主 编
Robert F. Spetzler
M. Yashar S. Kalani
Peter Nakaji

神经血管外科学

Neurovascular Surgery
2nd Edition

主 译
张建民 王 硕
毛 颖 岳树源

上海科学技术出版社

图书在版编目（CIP）数据

神经血管外科学 / （美）罗伯特·F. 斯佩兹勒
(Robert F. Spetzler)，（美）M. 雅沙·S. 卡拉尼
(M. Yashar S. Kalani)，（美）彼得·纳卡吉
(Peter Nakaji) 主编；张建民等主译. -- 上海：上海
科学技术出版社，2020.9
ISBN 978-7-5478-4985-9

Ⅰ. ①神… Ⅱ. ①罗… ②M… ③彼… ④张… Ⅲ. ①
神经外科学－血管外科学 Ⅳ. ①R651

中国版本图书馆CIP数据核字(2020)第113523号

Original title: Neurovascular Surgery, 2/e
by Robert F. Spetzler / M. Yashar S. Kalani / Peter Nakaji

上海市版权局著作权合同登记号 图字：09-2016-420 号

封面图片由译者提供

神经血管外科学
主编 Robert F. Spetzler M. Yashar S. Kalani Peter Nakaji
主译 张建民 王 硕 毛 颖 岳树源

上海世纪出版（集团）有限公司
上 海 科 学 技 术 出 版 社 出版、发行
（上海钦州南路 71 号 邮政编码 200235 www.sstp.cn）
浙江新华印刷技术有限公司印刷
开本 889×1194 1/16 印张 77 插页 4
字数：2500 千字
2020 年 9 月第 1 版 2020 年 9 月第 1 次印刷
ISBN 978-7-5478-4985-9/R·2125
定价：598.00 元

本书如有缺页、错装或坏损等严重质量问题，
请向承印厂联系调换

内容提要

神经血管外科学是神经外科学的分支，是在神经外科学、神经影像学、神经介入影像学等基础上发展形成的前沿学科。本书原著由国际知名神经外科权威专家Spetzler教授主持编写，在1994年出版的第一版基础上修订完成，分10篇共99章，主要内容包括神经系统发育、解剖及生理，脑血管病的评估和治疗策略，缺血性脑卒中的治疗管理，脑与脊髓海绵状血管瘤，脑和脊髓动脉瘤与动静脉畸形，肿瘤治疗中的血管考虑，常用的手术入路和大脑血管重建方法等。本书附有大量解剖和手术图片（近2 000幅）和视频实例（手术视频近140个，可以通过手机扫描二维码观看），是神经血管外科领域较为系统和全面的专著，对神经外科各年资临床医师、神经学领域的研究者等具有较好的参考价值。

献　辞

感谢那些“教导”我的患者。纪念我的好友兼同事 Phil Carter。

Robert F. Spetzler，MD

感谢我的父母，Afrouz 和 Mohammad，是他们让我懂得教育的价值。感谢 Maziyar 的友谊，感谢 Kristin 在我人生旅途中给予的支持。

M.Yashar S. Kalani，MD，PhD

感谢我的妻子 Nicole，以及我的孩子们，Nathan、Caden 和 Madeline，如果没有他们，我将一无所有。

Peter Nakaji，MD

译者名单

主　译　张建民　浙江大学医学院附属第二医院
王　硕　首都医科大学附属北京天坛医院
毛　颖　复旦大学附属华山医院
岳树源　天津医科大学总医院

副主译　陈　高　浙江大学医学院附属第二医院
洪　远　浙江大学医学院附属第二医院
杨新宇　天津医科大学总医院
吴　俊　首都医科大学附属北京天坛医院
李培良　复旦大学附属华山医院

参译人员（按所在单位及姓氏笔画排序）

浙江大学医学院附属第二医院

王　林　王　真　王勇杰　方　兵　闫　伟　许　璟　严　锋
李晨光　吴　群　谷　驰　陈　挺　陈　盛　陈敬寅　陈景森
邵安文　周景义　郑　建　柳夫义　祝向东　钱　聪　徐　良
徐佳鸣　董　啸　蒋定尧　蒋鸿杰　虞　军　蔡　锋　谭潇潇

首都医科大学附属北京天坛医院

于 洮 马 骥 仇汉诚 叶 讯 刘兴炬 李 昊 李 晨
李茂桂 李祉岑 何学文 佟献增 张 谦 张铁群 陈晓霖
赵元立 姜朋军 曹 勇 焦玉明

天津医科大学总医院

王 者 李梦琦 陈 谦 赵 岩 侯长凯 康晓魁 章 浩

复旦大学附属华山医院

王 莹 王潇文 史之峰 朱凤平 全 凯 刘佩玺 刘盈君
齐曾鑫 江汉强 苏佳斌 李思辰 杨紫潇 吴泽翰 何康民
邹 翔 张 新 岳 琪 周 南 孟相达 施奕敏 倪 伟
诸壬卿 蔡加君 蔡圣咏

编者名单

主 编

Robert F. Spetzler, MD
Director, Barrow Neurological Institute
J. N. Harber Chairman
Professor of Neurological Surgery
Division of Neurological Surgery
Barrow Neurological Institute
St. Joseph's Hospital and Medical Center
Phoenix, Arizona

M. Yashar S. Kalani, MD, PhD
Assistant Professor of Neurological Surgery
Division of Neurological Surgery
Barrow Neurological Institute
St. Joseph's Hospital and Medical Center
Phoenix, Arizona

Peter Nakaji, MD
Director, Neurosurgery Residency Program and Minimally Invasive Neurosurgery
Division of Neurological Surgery
Barrow Neurological Institute
St. Joseph's Hospital and Medical Center
Phoenix, Arizona

参编人员

Saleem I. Abdulrauf, MD, FACS
Professor and Chairman
Department of Neurosurgery
Saint Louis University
Saint Louis, Missouri

Adib A. Abla, MD
Assistant Professor
Director of Cerebrovascular Surgery
Director of Neurovascular Research
Department of Neurosurgery
University of Arkansas
for Medical Sciences College of Medicine
Little Rock, Arkansas

Joseph G. Adel, MD
Neurosurgeon
Department of Cerebrovascular/Endovascular and Skull Base
St. Mary's of Michigan
Saginaw, Michigan

Felipe C. Albuquerque, MD
Assistant Director and Professor
Endovascular Surgery
Division of Neurological Surgery
Barrow Neurological Institute
St. Joseph's Hospital and Medical Center
Phoenix, Arizona

Yazan J. Alderazi, MB, BCh
Fellow, Endovascular Surgical Neuroradiology
Department of Neurological Surgery
Rutgers, New Jersey Medical School
The State University of New Jersey
Newark, New Jersey

Michael J. Alexander, MD
Professor and Vice-Chairman
Director, Neurovascular Research
Cedars Sanai Medical Center
Department of Neurosurgery
Los Angeles, California

Ossama Al-Mefty, MD, FACS
Director
Skull Base Surgery
Department of Neurological Surgery
Brigham and Women's Hospital and Harvard Medical School
Lecturer
Harvard Medical School
Boston, Massachusetts

Kaith K. Almefty, MD
Neurosurgery Resident
Barrow Neurological Institute
St. Joseph's Hospital and Medical Center
Phoenix, Arizona

Rami O. Almefty, MD
Neurosurgery Resident
Barrow Neurological Institute
St. Joseph's Hospital and Medical Center
Phoenix, Arizona

João Paulo C. de Almeida, MD
Neurosurgery Resident
Department of Neurosurgery
State University of Campinas (UNICAMP)
Campinas, São Paulo, Brazil

Sepideh Amin-Hanjani, MD, FAANS, FACS, FAHA
Professor & Residency Program Director
Co-Director, Neurovascular Surgery
Department of Neurosurgery
University of Illinois at Chicago
Chicago, Illinois

Salah G. Aoun, MD
3rd Year Resident
Department of Neurological Surgery
The University of Texas Southwestern
Dallas, Texas

Adam S. Arthur, MD, MPH
Associate Professor
Department of Neurosurgery
University of Tennessee Department of Neurosurgery
Semmes Murphey Neurologic and Spine Institute
Memphis, Tennessee

Ramsey Ashour, MD
Cerebrovascular Fellow
Department of Neurosurgery
Brigham and Women's Hospital
Harvard Medical School
Boston, Massachusetts

Issam A. Awad, MD, MSc, FACS, MA (hon)
The John Harper Seeley Professor
Surgery (Neurosurgery), Neurology and the Cancer Center
Director of Neurovascular Surgery
University of Chicago Medicine and Biological Sciences
Chicago, Illinois

Mohammad Ali Aziz-Sultan, MD
Section Chief, Cerebrovascular/Endovascular Surgery
Department of Neurosurgery
Brigham and Women's Hospital
Harvard Medical School
Boston, Massachusetts

Daniel L. Barrow, MD, FACS
MBNA, Bowman Professor & Chairman
Director, Emory MBNA Stroke Center
Department of Neurosurgery
Emory University School of Medicine
Atlanta, Georgia

H. Hunt Batjer, III, MD, FACS
Professor & Chair
Department of Neurological Surgery
UT Southwestern Medical School
Dallas, Texas

Andrew M. Bauer, MD, MBA
Clinical Associate
Cerebrovascular Center
Cleveland Clinic
Cleveland, Ohio

Hansjörg Bäzner, MD
Neurosurgeon
Department of Neurology
Universitäts Medizin Mannheim UMM
University of Heidelberg
Mannheim, Germany

Tibor Becske, MD
Assistant Professor
Radiology (Neuro Interventional) and Neurology
New York University Langone Medical Center
New York, New York

Bernard R. Bendok, MD, MSCI
Chair
Department of Neurological Surgery
Mayo Clinic Hospital
Phoenix, Arizona

Helmut Bertalanffy, MD
Professor of Neurosurgery
Director of Vascular Neurosurgery
International Neuroscience Institute Hannover
Hannover, Germany

Gaurav Bhardwaj, MBBS, PhD
Ophthalmologist
Fellow in Medical Retina and Uveitis
The Royal Victorian Eye and Ear Hospital
Sydney, Australia

Jens Bjerregaard, MD, MS
Anesthesiologist
Department of Anesthesiology
Kaiser Permanente
Sacramento, California

Markus Bookland, MD
Assistant Professor
Division of Pediatric Neurosurgery
Connecticut Children's Medical Center
Hartford, Connecticut

James Brorson, MD
Associate Professor
Department of Neurology
The University of Chicago
Chicago, Illinois

Thomas G. Brott, MD
Professor
Department of Neurology
Mayo Clinic Florida
Jacksonville, Florida

Michaël Bruneau, MD, PhD
Professor
Skull Base and Vascular Programs Director
Department of Neurosurgery
Erasme Hospital
Brussels, Belgium

José Guilherme Mendes Pereira Caldas, MD, PhD
Director, Interventional Neuroradiology
Department of Radiology
University of São Paulo
São Paulo, Brazil

Alvaro Campero, MD, PhD
Assistant Professor
Department of Neurosurgery
Hospital Padilla
Tucumán, Argentina

Ricardo L. Carrau, MD
Professor
Department of Otolaryngology
Head & Neck Surgery
Director
The Comprehensive Skull Base Surgery Program
Co-Director
Anatomy Laboratory Toward Visuospatial Surgical Innovations in Otolaryngology and Neurosurgery (ALT-VISION)
The Ohio State University Wexner Medical Center Starling Loving Hall
Columbus, Ohio

Daniel B. Case, MD
Fellow
Neurointerventional Surgery
Radiology Associates of Florida
Tampa, Florida

Daniel D. Cavalcanti, MD
Assistant Professor
Department of Neurosurgery
Paulo Niemeyer State Brain Institute
Rio de Janeiro, Brazil

C. Michael Cawley, MD, FACS
Associate Professor
Department of Neurosurgery & Radiology
Emory University School of Medicine
Atlanta, Georgia

Feres Chaddad, MD, PhD
Professor of Vascular Neurosurgery
Department of Neurosurgery
Federal University of São Paulo-UNIFESP
São Paulo, Brazil

Nohra Chalouhi, MD
PGY-2 Resident
Department of Neurosurgery
Thomas Jefferson University and Jefferson Hospital for Neuroscience
Philadelphia, Pennsylvania

Steven D. Chang, MD
Robert C. and Jeannette Powell Professor
Department of Neurosurgery
Stanford University School of Medicine

Stanford, California

Fady T. Charbel, MD
Professor and Head
Department of Neurosurgery
University of Illinois at Chicago
Chicago, Illinois

Fangxiang Chen, MD
Assistant Professor
Department of Neurological Surgery
St. Louis University
St. Louis, Missouri

William P. Cheshire, Jr., MD
Professor of Neurology
Department of Neurology
Mayo Clinic
Jacksonville, Florida

Rohan Chitale, MD
Assistant Professor
Department of Neurological Surgery
Department of Radiology and Radiological Sciences
Vanderbilt University Medical Center
Nashville, Tennessee

Shakeel A. Chowdhry, MD
Clinical Assistant Professor
Division of Neurological Surgery
Barrow Neurological Institute
St. Joseph's Hospital and Medical Center
Phoenix, Arizona

Abhineet Chowdhary, MD
Director of Neurosurgery
Director of Neuro-Interventional Surgery
Overlake Hospital
Bellevue, Washington

E. Sander Connolly, Jr., MD
Bennett M. Stein Professor and Vice-Chairman
Department of Neurological Surgery
Columbia University
New York, New York

Douglas J. Cook, MD, PhD, FRCS(C)
Assistant Professor
Director, Translational Stroke Research Program
Department of Surgery, Division of Neurosurgery
Queen's University
Kingston, Ontario, Canada

Alexander L. Coon, MD
Assistant Professor of Neurosurgery, Neurology, and Radiology
Director of Endovascular Neurosurgery
Department of Neurosurgery
Johns Hopkins University School of Medicine
The Johns Hopkins Hospital
Baltimore, Maryland

R. Webster Crowley, MD
Assistant Professor
Division of Neurosurgery and Radiology
University of Virginia Health System
Charlottesville, Virginia

Mark J. Dannenbaum, MD
Assistant Professor
Department of Neurosurgery
The University of Texas Medical School Houston
Mischer Neuroscience Institute
Memorial Hermann/Texas Medical Center
Houston, Texas

Carlos A. David, MD
Director, Cerebrovascular and Skull Base Surgery
Department of Neurosurgery
Lahey Health
Burlington, Massachusetts

Arthur L. Day, MD
Professor, Vice Chairman, and Residency Program Director
Department of Neurological Surgery
Mischer Neuroscience Institute
University of Texas Medical School at Houston
Houston, Texas

Evandro de Oliveira, MD, PhD
Professor of Neurosurgery
Institute of Neurological Sciences
Institution Beneficência Portuguesa Hospital
São Paulo, Brazil

Robert J. Dempsey, MD
Chairman and Manucher J. Javid Professor of Neurological Surgery
Department of Neurological Surgery
University of Wisconsin School of Medicine and Public Health
Madison, Wisconsin

Mahua Dey, MD
Neurosurgery Resident
Neurovascular Surgery Program
Section of Neurosurgery
University of Chicago
Chicago, Illinois

Brian J. Dlouhy, MD
Neurosurgical Fellow
Centre for Minimally Invasive Neurosurgery
Kensington, New South Wales, Australia

Tristan van Doormaal, MD, PhD
Neurosurgeon
Department of Neurosurgery
University Medical Center Utrecht
Utrecht, The Netherlands

Chelsea A. Dorsey, MD
Chief Resident
Vascular and Endovascular Surgery
Stanford University
Palo Alto, CA

Andrew F. Ducruet, MD
Assistant Professor
Neurological Surgery
University of Pittsburgh
Pittsburgh, Pennsylvania

Aaron S. Dumont, MD
Chairman
Department of Neurosurgery
Tulane University School of Public Health
Tulane Neurosurgery Clinic
New Orleans, Louisiana

Travis M. Dumont, MD
Assistant Professor of Neurosurgery
Assistant Professor of Medical Imaging
Director, Neurovascular Program
Division of Neurosurgery, Department of Surgery
University of Arizona
Tucson, Arizona

Christopher S. Eddleman, MD, PhD
Neurosurgeon
Neurovascular Interventionalist
Hendrick Medical Center
Abilene, Texas
Adjunct Assistant Professor in Neurological Surgery
UT Southwestern Medical Center
Dallas, Texas

Tarek Y. El Ahmadieh, MD
Surgery Resident
Department of Neurological Surgery
University of Texas Southwestern
Dallas, Texas

Mohamed Samy Elhammady, MD
Assistant Professor
University of Miami
Department of Neurological Surgery
Lois Pope Life Center
Miami, Florida

Jorge L. Eller, MD, FAANS
Clinical Assistant Professor
Department of Neurological Surgery
Thomas Jefferson University at Atlanticare Regional Medical Center
Atlantic City, New Jersey

Jason A. Ellis, MD
Neurosurgeon
Department of Neurological Surgery
Columbia University Medical Center
New York, New York

Ahmed Elsharkawy, MD, PhD
Lecturer of Neurosurgery
Neurosurgery Department
Tanta University
Tanta, Egypt

Najib E. El Tecle, MD, MS
Resident
Department of Neurological Surgery
Northwestern Memorial Hospital
Chicago, Illinois

Yoshua Esquenazi, MD
Chief Resident
Department of Neurosurgery
University of Texas
Health Science Center at Houston
Houston, Texas

Jacob Fairhall, MB, BS (Hons), BSc (Med), FRACS
Consultant Neurosurgeon
Prince of Wales Hospital
Sydney, New South Wales, Australia

Manuel Ferreira, Jr., MD, PhD
Co-director of Skull Base and Minimally Invasive Neurosurgery
Harborview Medical Center
Assistant Professor of Neurological Surgery
University of Washington
Seattle, Washington

Mauro A. T. Ferreira, MD, PhD
Professor, Departments of Anatomy and Radiology
Federal University of Miinas Gerais
Belo Horizonte, Brazil
Former Dr. Robert F. Spetzler Research Fellow on

Microneurosurgical Anatomy
Barrow Neurological Institute
Phoenix, Arizona

David Fiorella, MD, PhD
Professor of Radiology and Neurosurgery
Department of Neurosurgery
Stony Brook Medical Center
Stony Brook, New York

Alana M. Flexman, MD
Clinical Assistant Professor
Department of Anesthesiology, Pharmacology, and Therapeutics
University of British Columbia
Vancouver, British Columbia, Canada

John C. Flickinger, MD
Professor
Department of Radiation Oncology
University of Pittsburgh
Pittsburgh, Pennsylvania

Benjamin D. Fox, MD
Neurovascular Medical Director
Southern Utah Neurosciences Institute
Intermountain Healthcare
St. George, Utah

Ian C. Francis, OAM, MB, BS (Syd), FRACS, FRANZCO, FASOPRS, PhD (NSW), FANZSOPS
Associate Professor
Department of Opthalmology
Ophthalmic Surgeon
Department of Ophthalmology
Prince of Wales Hospital
Sydney, Australia

W. David Freeman, MD
Professor of Neurology, Departments of Neurosurgery, Neurology and Critical Care, Neurosciences ICU Director
Neurosurgery
Mayo Clinic
Jacksonville, Florida

Juhana Frösen, MD, PhD
Associate Professor
Consultant Neurosurgeon
Department of Neurosurgery
Kuopio University Hospital
Kuopio, Finland

Michel Eli Frudit, MD, PhD
Assistant Doctor
Department of Neurosurgery
Department of Interventional Neuroradiology
Federal University of São Paulo-UNIFESP
University of São Paulo
São Paulo, Brazil

Takanori Fukushima, MD, DMSc
Director
Carolina Neuroscience Institute
Raleigh, North Carolina

Bernard George, PhD
Professor Emeritus
Department of Neurosurgery
Hôpital Lariboisière
Paris, France

Venelin Gerganov, MD, PhD
Associate Professor
Department of Neurosurgery
International Neuroscience Institute
Hannover, Germany

Mahan Ghiassi, MD
Co-Director Cerebrovascular and Endovascular Neurosurgery
Department of Neurosurgery
Washington Regional Medical Center
Fayetteville, Arkansas

Mayshan Ghiassi, MD
Co-Director Cerebrovascular and Endovascular Neurosurgery
Washington Regional Medical Center
Fayetteville, Arkansas

Basavaraj Ghodke, MD
Associate Professor
Department of Radiology
Neurological Surgery
University of Washington
Harborview Medical Center
Seattle, Washington

Steven L. Giannotta, MD
Chairman Department of Neurological Surgery
Keck/USC School of Medicine
Los Angeles, California

Hannah Goldstein, MD
Resident
Department of Neurosurgery
Columbia University Medical Center
New York, New York

L. Fernando González, MD
Associate Professor of Neurosurgery
Co-director Cerebrovascular and Endovascular Neurosurgery
Duke University
Durham, North Carolina

Peter A. Gooderham, MD, FRCSC
Active Staff
Department of Neurosurgery
University of British Columbia
Vancouver, British Columbia, Canada

Gaurav Gupta, MD, MS
Resident
Neurological Surgery
Columbia University Medical Center
New York, New York

Zakaria Hakma, MD
Neurosurgeon
Department of Neurosurgery
Capital Institute for Neuroscience
Pennington, New Jersey

Ricardo A. Hanel, MD, PhD
Endovascular Surgical Neuroradiology Fellowship Program Director
Mayo School of Graduate Medical Education
Jacksonville, Florida

Seth Hayes, MD
Neurosurgery Resident
Department of Neurosurgery
University of Miami-Miller School of Medicine
Miami, Florida

Joseph E. Heiserman, MD, PhD
Staff Neuroradiologist
Division of Neuroradiology
Barrow Neurological Institute
Phoenix, Arizona

Hans Henkes, MD
Medical Director
Klinikum Stuttgart
Stuttgart, Germany

Juha Hernesniemi, MD, PhD
Professor and Chairman
Department of Neurosurgery
Helsinki University Central Hospital
Helsinki, Finland

Roberto C. Heros, MD
Professor, Co-Chairman and Program Director
Department of Neurosurgery
University of Miami Miller School of Medicine
Miami, Florida

Randall T. Higashida, MD
Clinical Professor of Radiology
Neurological Surgery
Neurology and Anesthesiology
Director and Chief Of Interventional Neurovascular Radiology
Radiology
University of California, San Francisco Medical Center
San Francisco, California

Brian L. Hoh, MD
James and Newton Eblen Professor of Neurosurgery, Radiology, and Neuroscience
Chief
The UF Neurovascular Program
Department of Neurosurgery
University of Florida
Gainesville, Florida

Nikolai J. Hopf, MD, PhD
Neurosurgeon
Center for Endoscopic and Minimal Invasive Surgery
Stuttgart, Germany

L. Nelson Hopkins, MD
Distinguished Professor
Department of Neurosurgery
President, CEO
Gates Vascular Institute
CEO
Jacobs Institute
Buffalo, New York

James F. Howard, Jr., MD
Distinguished Professor of Neuromuscular Disease
Professor of Neurology & Medicine
Department of Neurology
University of North Carolina
Chapel Hill, North Carolina

Judy Huang, MD, FAANS
Associate Professor of Neurosurgery
Program Director, Neurosurgery Residency
Director, Fellowship in Cerebrovascular Neurosurgery
Johns Hopkins University School of Medicine
Baltimore, Maryland

Pascal M. Jabbour, MD
Associate Professor
Department of Neurological Surgery
Chief Division of Neurovascular Surgery and

Endovascular Neurosurgery
Thomas Jefferson University Hospital
Philadelphia, Pennsylvania

Richard A. Jaffe, MD, PhD
Professor
Departments of Anesthesiology and Neurosurgery
Stanford University School of Medicine
Stanford, California

Peter J. Jannetta, MD
Neurosurgeon
Department of Neurological Surgery
West Penn Allegheny General Hospital
Pittsburgh, Pennsylvania

Maziyar A. Kalani, MD
Neurosurgery Resident
Department of Neurosurgery
Stanford University School of Medicine
Stanford, California

Samuel Kalb, MD
Neurosurgery Resident
Barrow Neurological Institute
St. Joseph's Hospital and Medical Center
Phoenix, Arizona

Hideyuki Kano, MD, PhD
Research Associate Professor
Director of Clinical Research at Center for Image-Guided Neurosurgery
Department of Neurological Surgery
University of Pittsburgh
Pittsburgh, Pennsylvania

Syed Aftab Karim, MD
Neurosurgeon
Department of Neurosurgery
Stanford University Medical Center
Stanford, California

Amin B. Kassam, MD
Vice President
Neurosciences System Clinical Program
Aurora Neuroscience Innovation Institute
Medical Director
Neurosurgery-Aurora St. Luke's Medical Center
Milwaukee, Wisconsin

Juliet Kim, MD
Resident
University of California–Los Angeles Department of Surgery
Los Angeles, California

Louis J. Kim, MD
Associate Professor
Departments of Neurological Surgery & Radiology
University of Washington School of Medicine
Seattle, Washington

Riku Kivisaari, MD, PhD
Associate Professor
Department of Neurosurgery
Helsinki University Central Hospital
Helsinki, Finland

Douglas Kondziolka, MD
Peter J. Jannetta Professor and Vice-Chairman of Neurological Surgery
Department of Neurological Surgery
University of Pittsburgh
Pittsburgh, Pennsylvania

Miikka Korja, MD, PhD
Associate Professor, Cerebrovascular Consultant
Department of Neurosurgery
Helsinki University Central Hospital
Helsinki, Finland

Ali F. Krisht, MD, FACS
Professor and Director
Arkansas Neuroscience Institute at St. Vincent's
Director, Cerebrovascular and Neuroendocrine Clinics
Little Rock, Arkansas

Gyanendra Kumar, MD
Assistant Professor
Neurology
Kirklin Clinic
University of Alabama–Birmingham
Birmingham, Alabama

Yury Kushel, MD, PhD
Neurosurgeon
2nd Neurosurgical Department
Burdenko Neurosurgical Institute
Moscow, Russia

Aki Laakso, MD, PhD
Associate Professor
Department of Neurosurgery
Helsinki University Central Hospital
Helsinki, Finland

Maarten Lansberg, MD
Assistant Professor
Departments of Neurology, Neurosurgery, and Neurological Sciences
Stanford School of Medicine

Stanford, California

Giuseppe Lanzino, MD
Professor of Neurologic Surgery and Radiology
Mayo Clinic
Rochester, Minnesota

Michael T. Lawton, MD
Professor of Neurological Surgery
Chief of Vascular and Skull Base Neurosurgery
Vice-Chairman, Department of Neurological Surgery
University of California, San Francisco
San Francisco, California

Jason T. Lee, MD
Associate Professor of Surgery
Program Director
Vascular Surgery Residency/Fellowship Division of Vascular Surgery
Stanford University Medical Center
Stanford, California

Jin-Moo Lee, MD, PhD
Professor of Neurology, Radiology, and Biomedical Engineering
Head, Cerebrovascular Disease Section
Department of Neurology
Washington University School of Medicine
St. Louis, Missouri

Seon-Kyu Lee, MD, PhD
Director
Neurointerventional Radiology Service
Associate Professor of Radiology, Surgery, and Neurology
Interventional Neuroradiology Program
Section of Neuroradiology
University of Chicago
Chicago, Illinois

Martin Lehecka, MD, PhD
Associate Professor, Head of Section
Department of Neurosurgery
Helsinki University Central Hospital
Helsinki, Finland

Hanna Lehto, MD
Fellow in Vascular Neurosurgery
Department of Neurosurgery
Helsinki University Central Hospital
Helsinki, Finland

Michael R. Levitt, MD
Endovascular Neurosurgery Fellow
Department of Neurological Surgery
Barrow Neurological Institute
St. Joseph's Hospital and Medical Center
Phoenix, Arizona

Elad I. Levy, MD, MBA
Professor and Chairman of Neurological Surgery, Medical Director, Neuroendovascular Services, Gates Vascular Institute at Kaleida Health
Neurosurgery
University at Buffalo, The State University of New York
Buffalo, New York

Andrew S. Little, MD
Assistant Professor of Neurosurgery
Director, Neurological Intensive Care Unit
Director, Barrow Pituitary Outcomes Project
Barrow Neurological Institute
St. Joseph's Hospital and Medical Center
Phoenix, Arizona

Shih Sing Liu, MD
Clinical Instructor
Department of Neurosurgery and Brain Repair
University of South Florida
Tampa, Florida

Christopher M. Loftus, MD, Drhc(Hon), FAANS
Treasurer, World Federation of Neurological Societies
Chair, AANS International Programs
Professor and Chairman
Department of Neurosurgery
Professor of Neurology
Loyola University Stritch School of Medicine
Maywood, Illinois

Javier Lorenzo, MD
Clinical Instructor
Anesthesia and Critical Care
Stanford University School of Medicine
Department of Anesthesiology, Pain and Perioperative Medicine
Stanford, California

L. Dade Lunsford, MD, FACS
Lars Leksell and Distinguished Professor
Department of Neurological Surgery
University of Pittsburgh
Pittsburgh, Pennsylvania

William J. Mack, MD, MS
Associate Professor
Department of Neurosurgery
University of Southern California
Los Angeles, California

Jeffrey C. Mai, MD, PhD
Neurosurgeon

Innova Medical Group
Fairfax, Virginia

Hani Malone, MD
Resident Physician
Department of Neurological Surgery
Columbia University
New York, New York

Rosa Martinez, MD
Fellow
Clinic for Neuroradiology
Neurozentrum, Klinikum Stuttgart
Stuttgart, Germany

Cameron G. McDougall, MD, FRCSC
Professor of Neurological Surgery
Director of Endovascular Neurosurgery
Lou and Evelyn Grubb Endowed Chair
Division of Neurological Surgery
Barrow Neurological Institute
St. Joseph's Hospital and Medical Center
Phoenix, Arizona

Nancy McLaughlin, MD, PhD
Neurosurgeon
Department of Neurosurgery
David Geffen School of Medicine at University of California, Los Angeles
Los Angeles, California

A. David Mendelow, MB, BCh, FRCS (Edinburgh), PhD, FRCS (Surgical Neurology)
Professor of Neurosurgery
Department of Neurosurgery
Institute of Neuroscience
Newcastle University, UK

George A.C. Mendes, MD
Neurosurgeon
Division of Neurological Surgery
Barrow Neurological Institute
St. Joseph's Hospital and Medical Center
Phoenix, Arizona

Fredric B. Meyer, MD
Uihlein Professor and Chair
Department of Neurological Surgery
Enterprise Chair of Neurosurgery
Director of Neuroregenerative Medicine
Mayo Clinic and Mayo Graduate Schools
Rochester, Minnesota

Philip M. Meyers, MD
Department of Neurological Surgery and Department of Radiology
College of Physicians and Surgeons
Columbia University
Associate Professor of Radiology and Neurological Surgery
Clinical Co-Director
Neuroendovascular Services
Department of Neurosurgery
New York, New York

David A. Miller, MD
Assistant Professor
Department of Radiology
Mayo Clinic Florida
Jacksonville, Florida

Zaman Mirzadeh, MD, PhD
Neurosurgery Resident
Barrow Neurological Institute
St. Joseph's Hospital and Medical Center
Phoenix, Arizona

J Mocco, MD, MS
Professor and Vice Chairman for Education
Department of Neurologic Surgery
Mount Sinai Health System
New York, New York

Maxim Mokin, MD, PhD
Assistant Professor
Neurology and Neurosurgery
University of South Florida
Tampa, Florida

Jacques J. Morcos, MD
Professor of Clinical Neurosurgery and Otolaryngology
University of Miami Miller School of Medicine
Miami, Florida

Christian Musahl, MD
Neurosurgeon
Department of Neurosurgery
Dr. Horst Schmidt Klinik
Wiesbaden, Germany

Allan Douglas Nanney III, MD
Chief Resident
Neurosurgery
Northwestern University
Chicago, Illinois

Peter Kim Nelson, MD
Chief, Neurointerventional Service
Departments of Radiology, Neurology and Neurosurgery
New York University Langone Medical Center

New York, New York

Mika Niemelä, MD, PhD
Associate Professor, Chairman
Department of Neurosurgery
Helsinki University Central Hospital
Helsinki, Finland

Eric S. Nussbaum, MD
Chair, National Brain Aneurysm Center
John Nasseff Neuroscience Institute
Minnesota Neurovascular & Skull Base Surgery
Twin Cities, Minnesota

Christopher S. Ogilvy, MD
Director, Endovascular and Operative Neurovascular Surgery
Professor of Surgery, Harvard Medical School
Director, Beth Israel Deaconess Medical Center Brain Aneurysm Institute
Boston, Massachusetts

Mark E. Oppenlander, MD
Neurosurgery Resident
Barrow Neurological Institute
St. Joseph's Hospital and Medical Center
Phoenix, Arizona

Joshua W. Osbun, MD
Fellow, Cerebrovascular Surgery and Interventional Neuroradiology
Department of Neurosurgery
Emory University
Atlanta, Georgia

Donato Pacione, MD
Assistant Professor
Department of Neurosurgery
New York University Langone Medical Center
New York, New York

Vincenzo Paterno, MD
Associate Neurosurgeon
Department of Neurosergy
International Neuroscience Institute—Hanover
Hannover, Germany

Marta Aguilar Perez, MD
Neurosurgeon
Department of Neuroradiology
Katharinenhospital
Stuttgart, Germany

Luis Pérez-Orribo, MD
Fellow
Division of Neurological Surgery
Barrow Neurological Institute
St. Joseph's Hospital and Medical Center
Phoenix, Arizona

Maria Peris-Celda, MD, PhD
Research Fellow
Department of Neurological Surgery
University of Florida
Gainesville, Florida

Matthew B. Potts, MD
Resident
Department of Neurological Surgery
University of California, San Francisco
San Francisco, California

Henri-Benjamin Pouleau, MD
Neurosurgeon
Department of Neurosurgery
Erasme Hospital
Université Libre de Bruxelles
Brussels, Belgium

Daniel M. Prevedello, MD
Associate Professor
Director
Minimally Invasive Cranial Surgery Program
Department of Neurological Surgery
The Wexner Medical Center at The Ohio State University
Columbus, Ohio

Paulo Puglia Jr., MD, PhD
Department of Radiology
Division of Interventional Neuroradiology
University of São Paulo
Brazil

Alejandro A. Rabinstein, MD
Professor of Neurology
Medical Director, Neuroscience ICU
Department of Neurology
Mayo Clinic
Rochester, Minnesota

Leonardo Rangel-Castilla, MD
Cerebrovascular/Skull Base Fellow
Division of Neurological Surgery
Barrow Neurological Institute
St. Joseph's Hospital and Medical Center
Phoenix, Arizona

Eytan Raz, MD
Clinical Instructor
Department of Radiology, Section of Neuroradiology

New York University Langone Medical Center
New York, New York

Luca Regli, MD
Professor and Director
Department of Neurosurgery
University Hospital Zurich
Zurich, Switzerland

Matthew R. Reynolds, MD, PhD
Chief Resident
Department of Neurological Surgery
Washington University in St. Louis
St. Louis, Missouri

Albert L. Rhoton, Jr., MD
Professor and Chairman
Department of Neurosurgery
University of Florida
Gainesville, Florida

Howard A. Riina, MD
Professor and Vice Chairman
Department of Neurosurgery
New York University School of Medicine
New York University Langone Medical Center
New York, New York

Ana Rodríguez-Hernández, MD
Neurosurgeon, Attending
Department of Neurological Surgery
Vall d'Hebron University Hospital
Barcelona, Spain

Rossana Romani, MD, PhD
Adjunct Professor of Neurosurgery
University of Helsinki
Department of Neurosurgery
Queen's Hospital
Barts and The London
Queen Mary's School of Medicine and Dentistry
University of London
London, England, United Kingdom

Robert Rosenwasser, MD, FACS, FAHA
Jewell Osterholm Professor and Chairman,
Department of Neurological Surgery
Thomas Jefferson University
Philadelphia, Pennsylvania

Pablo Rubino, MD
Chief of Cerebrovascular Section and
Vice-Chairman of Department of Neurosurgery, Hospital El Cruce, Provincia de Buenos Aires, Argentina

Jonathan J. Russin, MD
Assistant Professor and Assistant Surgical Director
Center for Neurorestoration
Department of Neurological Surgery
University of Southern California
Los Angeles, California

Robert W. J. Ryan, MD, MSc, FRCSC
Assistant Clinical Professor
Division of Neurosurgery
University Neurosurgery Associates
University of California, San Francisco, at Fresno
Fresno, California

Duke S. Samson, MD
Professor Emeritus
Neurological Surgery
University of Texas Southwestern
Dallas, Texas

Sean I. Savitz, MD
Professor
Department of Neurology
Frank M. Yatsu, MD Chair in Neurology
Department of Neurology
Director
Vascular Neurology Program & Fellowship
Department of Neurosurgery
University of Texas Health Science Center at Houston
Houston, Texas

Clemens M. Schirmer, MD
Neurosurgeon
Neurological Surgery
Baystate Health
Springfield, Massachusetts

Johannes Schramm, MD, PhD
Professor Emeritus
Deapartment of Neurosurgery
Medical Faculty
Bonn University
Bonn, Germany

Albert J. Schuette, MD
Neurosurgeon
Department of Neurosurgery
Emory University
Atlanta, Georgia

Laligam N. Sekhar, MD, FACS, FAANS
William Joseph Leedom and Bennett Bigelow & Leedom Professor
Vice Chairman

Director of Cerebrovascular Surgery
Director of Skull Base Surgery
Harborview Medical Center
University of Washington
Seattle, Washington

Maksim Shapiro, MD
Assistant Professor
Bernard and Irene Schwartz Interventional Neuroradiology Section
Departments of Radiology and Neurology
New York University School of Medicine, New York University Langone Medical Center
New York, New York

Vilaas Shetty, MD
Assistant Professor of Radiology
Department of Radiology, Neuroradiology Division
Saint Louis University School of Medicine
Saint Louis, Missouri

Adnan H. Siddiqui, MD, PhD
Professor and Vice-Chairman
Department of Neurosurgery
University at Buffalo, the State University of New York
Buffalo, New York

Matthias Simon, MD
Associate Professor
Neurochirurgische Klinik
Universitätskliniken Bonn
Bonn, Germany

Paul Singh, MD, MPH
Assistant Professor
NeuroEndovascular Surgery & Vascular Neurology
Neurological Institute of New Jersey
Newark, New Jersey

Kenneth V. Snyder, MD, PhD
Assistant Professor
Departments of Neurosurgery, Radiology and Neurology
State University of New York at Buffalo
Buffalo, New York

Robert Solomon, MD
Byron Stookey Professor and Chairman
Department of Neurological Surgery
Columbia University College of Physicians and Surgeons
New York Presbyterian Hospital
New York, New York

Scott G. Soltys, MD
Assistant Professor
Department of Radiation Oncology
Stanford University
Stanford, California

Grant C. Sorkin, MD
Neurosurgeon
Rochestor Regional Health System
The Maxwell Boev Clinic
Rochester, New York

Gary K. Steinberg, MD, PhD
Bernard and Ronni Lacroute-William Randolph Hearst Professor of Neurosurgery and the Neurosciences
Chairman, Department of Neurosurgery
Stanford University School of Medicine
Stanford, California

Douglas L. Stofko, DO
Cerebrovascular Fellow
Neurosurgery
Capital Institute for Neurosciences
Trenton, New Jersey

Justin M. Sweeney, MD
Neurosurgeon
Neurosurgical Specialists of West County
St. Louis, Missouri

Pekka O. Talke, MD
Professor of Anesthesiology
Anesthesia/Perioperative Care
School of Medicine
University of California, San Francisco
San Francisco, California

Rafael J. Tamargo, MD, FAANS, FACS.
Walter E. Dandy Professor of Neurosurgery
Director, Division of Cerebrovascular Neurosurgery
Vice-Chairman, Department of Neurosurgery
Neurosurgery Co-Director, Neurosciences Critical Care Unit
Department of Neurosurgery
The Johns Hopkins University School of Medicine
Baltimore, Maryland

Farzana Tariq, MD
Department of Neurosurgery
Wayne State University
Detroit, Michigan

Philipp Taussky, MD
Assistant Professor
Division Chief, Endovascular Neurosurgery
University of Utah
Salt Lake City, Utah

Rabih G. Tawk, MD
Assistant Professor
Department of Neurosurgery
Mayo Clinic Florida
Jacksonville, Florida

Mohamed Teleb, MD
Neurointerventional Surgery
Stroke and Neurocritical Care Physician
Neurology
Banner Health
Phoenix, Arizona

Charles Teo, MBBS, FRACS
Director
Centre for Minimally Invasive Neurosurgery
Prince of Wales Hospital
Sydney, New South Wales, Australia

Stavropoula I. Tjoumakaris, MD
Assistant Professor
Associate Program Director
Fellowship Director, Endovascular Surgery and Cerebrovascular Neurosurgery
Thomas Jefferson University Hospital
Philadelphia, Pennsylvania

Cornelis A.F. Tulleken, MD, PhD
Neurosurgeon
Department of Neurosurgery
Rudolf Magnus Institute of Neuroscience
University Medical Center Utrecht
Utrecht, The Netherlands

Michael Tymianski, MD, PhD, FRCSC
Head, Division of Neurosurgery
University of Toronto
University Health Network
Senior Scientist
Toronto Western Research Institute
Toronto Western Hospital
Toronto, Ontario, Canada

Cristian Valdes-Whittle, MD
Neurosurgeon Fellow of Cerebrovascular Surgery
Department of Neurosurgery
Institute of Neurosurgery Asenjo
Santiago, Chile

Albert van der Zwan, MD
Neurosurgeon
Rudolf Magnus Institute of Neuroscience
Department of Neurosurgery
University Medical Center Utrecht
Utrecht, The Netherlands

Harry R. van Loveren, MD, FAANS
Professor and Chairman
Department of Neurological Surgery
The University of South Florida
Tampa, Florida

Awais Z. Vance, MD
First Year Resident
Department or Neurological Surgery
Brown University Alpert Medical School
Providence, Rhode Island

Erol Veznedaroglu, MD, FAANS, FACS, FAHA
Chairman, Department of Neurosurgery
Director, Capital Institute for Neurosciences
Stroke and Cerebrovascular Center of New Jersey
Chief, Cerebrovascular and Endovascular Neurosurgery
Capital Health System
Capital Institute for Neurosciences
Pennington, New Jersey

Christian von der Brelie, MD
Neurosurgeon
Departments of Neurosurgery and Epileptology
University of Bonn Medical Center
Bonn, Germany

Brian P. Walcott, MD
Robert G. and A. Jean Ojemann Professor of Neurosurgery
Harvard Medical School
Massachusetts General Hospital
Boston, Massachusetts

Michael J. Wang, MD
Clinical Assistant Professor
Department of Neurology
University of North Carolina-Chapel Hill
Chapel Hill, North Carolina

Kentaro Watanabe, MD
Fellow
Department of Surgery
Division of Neurosurgery
Duke University
International Neurosurgery Education and Research Foundation
Durham, North Carolina

Claudia Weissbach, MD
Neurosurgeon
Department of Neurosurgery
Klinikum Stuttgart
Stuttgart, Germany

Babu G. Welch, MD, FAANS
Associate Professor of Neurosurgery and Radiology
The University of Texas Southwestern Medical Center
Dallas, Texas

William L. White, MD, FACS
Chief of Surgical Endocrinology
Division of Neurological Surgery
Surgical Director, Barrow Pituitary Center
Barrow Neurological Institute
St. Joseph's Hospital and Medical Center
Phoenix, Arizona

Shawn Eugene Wright, MD
Lung Cancer and Interventional Pulmonology
Arizon Pulmonary Specialists Ltd.
Phoenix, Arizona

Bülent Yapicilar, MD
Assistant Professor
Neurosurgery
Metro Health Medical Center
Case Western Reserve University
Cleveland, Ohio

Jacky T. Yeung, MD
Resident, Neurosurgery
Yale School of Medicine
New Haven, Connecticut

Yasuhiro Yonekawa, MD
Professor Emeritus
University of Zürich
Zürich, Switzerland
Consultant Neurosurgeon
Klinik im Park, Zürich and Kantonsspital
Aarau, Switzerland

A. Samy Youssef, MD
Associate Professor, Neurosurgery
Director of Skull Base Surgery
University of Colorado Neurosurgery
Denver, Colorado

Joseph M. Zabramski, MD
Professor of Neurological Surgery
Chief, Section of Cerebrovascular Surgery
Barrow Neurological Institute
St. Joseph's Hospital and Medical Center
Phoenix, Arizona

Hasan A. Zaidi, MD
Neurosurgery Resident
Barrow Neurological Institute
St. Joseph's Hospital and Medical Center
Phoenix, Arizona

Gregory J. Zipfel, MD
Associate Professor and Program Director
Department of Neurological Surgery
Washington University School of Medicine
St. Louis, Missouri

Scott L. Zuckerman, MD
Resident
Department of Neurosurgery
Vanderbilt University Medical Center
Nashville, Tennessee

Daniel W. Zumofen, MD
International Neuroradiology Fellow
Section of Neurointerventional Radiology
Department of Radiology
New York University School of Medicine
New York University Langone Medical Center
New York, New York

中文版序一

脑血管疾病是严重影响人类健康的疾患。其中，由颅内动脉破裂出血、血管栓塞等引起的脑卒中更是国内居首的致死原因，给家庭和社会造成严重的负担。因此，寻求脑血管疾病有效安全的治疗手段是神经外科医师面临的共同挑战。在过去数十年中，随着手术技术的不断更新以及治疗设备、材料的不断开发和应用，脑血管病的外科治疗也取得了长足的进步。从动脉瘤颈夹闭或结扎术、动静脉畸形（AVM）切除、颈动脉内膜切除及颅外－颅内动脉搭桥等，到后来的颅内动脉瘤介入栓塞、颈内动脉支架、AVM伽马刀治疗，再到当今神经外科复合手术室的使用，这些进步都凝聚着无数神经外科工作者的心血。虽然，近年来脑血管疾病外科治疗以及血管内介入治疗不断发展、日趋完善，但依然存在不少问题：诸如由于脑血管疾病病种复杂，外科手术风险高，术者需要掌握较为完善的手术技术，因而培养周期也较长；介入治疗复发率相对较高，治疗的适应证范围有局限等。因此，熟悉不同脑血管疾病临床特点，掌握和了解不同治疗方法的利弊才能使患者最大限度获益。

美国巴罗神经学研究所名誉主任 Robert F. Spetzler 教授在脑血管疾病研究领域有极高的声望，他所编写的 *Neurovascular Surgery* 一书涵盖了脑血管疾病的解剖、诊断、治疗、并发症等多方面的内容。配合视频讲解，详尽剖析了关于脑血管疾病药物、血管再通、搭桥手术、放射治疗等治疗方法，分享了对于脑血管疾病各类手术的经验，并提出了独到的见解。

由浙江大学医学院附属第二医院、首都医科大学附属北京天坛医院、复旦大学附属华山医院、天津医科大学总医院共同翻译的这本 *Neurovascular Surgery* 的中文版，是具有较高参考价值的专著。在此，我愿将此书推荐给大家，希望此书能“传神经外科之道，解业内同行之惑”，普及脑血管神经外科的先进理念，提升我国脑血管病的外科治疗水平，推动神经外科的发展。

赵继宗

中国科学院院士

国家神经系统疾病临床研究中心主任

首都医科大学神经外科学院院长

首都医科大学附属北京天坛医院神经外科教授

2019 年 11 月 11 日

中文版序二

记得在20世纪70年代中后期，在我国结束“文化大革命”、迎来改革开放之际，曾任美国神经外科学会（AANS）主席、知名美籍华人周念椿（Chow SN）教授率领美国神经外科医师访问团20余人，在中美医学界开启“破冰之旅”，进行“民间”（people to people）学术交流。在这一教授专家云集的访问团内，有一位医生格外引人注目。他不仅年轻活跃，而且他的报告内容新颖而有创意。在他报告颅内外动脉吻合治疗脑缺血性卒中时，有一例患者的患侧无可用的供血颈外动脉，他独辟蹊径，用患者对侧的颈外动脉架桥，当中用游离大隐静脉跨越患者头顶部，接到患侧的大脑中动脉上。术后患者脑缺血症状显著改善。可是，患者不能戴帽，因为帽子会压迫桥接的大隐静脉，引发脑缺血症状。在20世纪六七十年代，颅内外动脉吻合技术刚刚起步，五花八门的搭桥技术层出不穷。但是，他这例的技术不仅新颖且技术难度大。报告引发了观众的笑声和掌声，也引发热烈讨论。更令人惊讶的是，此君还是一位在训的青年住院医师。他就是Spetzler医生。

在完成住院医生训练后不久，1983年，Spetzler医生从凯斯西储（Case Western Reserve）大学医院应聘到巴罗神经学研究所（Barrow Neurological Institute，BNI）担任主任。以后在BNI创始人Green教授退休后，又接任BNI主席直至2017年退休。在长达30余年的努力中，Spetzler教授不仅把BNI建成全美十佳神经外科中心之一，而且闻名全球。

Spetzler教授是位多才多艺的人，钢琴弹得好，还精通神经外科，特别是脑脊髓血管病的外科治疗。他与Kalani和Nakaji两位教授通力合作的*Neurovascular Surgery*总结了他毕生的经验，根据不同疾病分为10篇99章，对每种疾病从流行病学、病理生理、解剖特点、临床表现和治疗方法等各方面进行了全面、详尽的介绍。更难能可贵的是，这些章节的编写者几乎囊括全美乃至全球该领域顶级专家，反映了Spetzler教授的人脉和号召力。全书不仅图文并茂，而且配有视频进行直观的讲解。我认为，这是一本有关脑血管病外科治疗不可多得的参考书，可供临床医生和有关学科医生学习和参考。

以张建民教授（浙江大学医学院附属第二医院）、王硕教授（首都医科大学附属北京天坛医院）、毛颖教授（复旦大学附属华山医院）和岳树源教授（天津医科大学总医院）为首的神经外科专家团队，引进和翻译了Spetzler教授等编写的*Neurovascular Surgery*，为我国神经外科界带来了一部优秀译作，值得庆贺。我愿将此书推荐给大家，相信该译作会对我国从事脑血管疾病诊治的神经外科和有关学科医师有所助益，更希望该译作能促进我国有志于脑血管病外科的青年医生投身于该领域，推动并提升我国神经外科的整体水平。

周良辅

中国工程院院士
复旦大学神经外科研究所主任
复旦大学华山医院神经外科主任
上海神经外科临床医学中心主任

2019 年 11 月 17 日

中文版前言

脑血管病是一类常见病、多发病，具有高发病率、高致死率、高致残率及高复发率的“四高”特点，在当今人类的死亡病因中位列前茅。了解并熟练掌握脑血管疾病的相关基础知识及外科治疗对于神经外科医师，尤其是年轻神经外科医师的成长显得格外重要和迫切。由美国巴罗神经学研究所的 Spetzler 教授牵头组织编写的第一版 *Neurovascular Surgery* 自问世以来，得到了颇多同道的追捧及好评。它很好地总结了当时可通过手术治疗的神经血管疾病的知识，包括自然史、流行病学、病理生理学及治疗手段，但由于受时代的局限，当时血管内治疗正处于起步发展阶段，因此第一版中未对血管内治疗做详细的阐述。随着血管内治疗技术的发展、新器械新材料的不断问世以及经济条件的不断改善，脑血管病血管内治疗逐渐成熟，Spetzler 教授等在第二版中及时对血管内治疗的相应内容进行了更新，使得新版本更加与时俱进，更有利于指导临床中如何合理选择神经血管疾病的治疗措施。有鉴于此，我们深感此书是一部难得的学习及参考用书，尤其对年轻神经外科医师一定大有裨益，为此我们组织浙江大学医学院附属第二医院、首都医科大学附属北京天坛医院、复旦大学附属华山医院及天津医科大学总医院的脑血管病外科等团队一道对本书进行了合作翻译。

本书共分为 10 篇 99 章。第 1 篇是血管解剖基础。第 2 篇是关于神经血管疾病的评估和治疗。第 3 篇涉及缺血性卒中和血管功能不全。第 4 篇详细介绍了脑和脊髓海绵状血管畸形的生物学、病理生理以及外科治疗。第 5 篇阐释了脑和脊髓的动脉瘤。第 6 篇更新了对脑和脊髓动静脉瘘和畸形的认识。第 7 篇涵盖了微血管压迫综合征。第 8 篇与肿瘤处理中的血管因素有关。第 9 篇介绍了外科手术方法，尤其着重介绍颅底手术、微创手术和内镜手术。第 10 篇介绍了脑血管重建的各种技术和应用。总体来讲，本书涵盖内容广泛，结合了基础知识、技能提升及研究进展，相信不论是入门级的初学者还是进阶级的专家教授都能从中获益。

由于本书内容丰富、涉及面广，为更好地系统介绍其内容，对各个章节翻译质量落实到人，我们组织四家医院按不同篇章进行分工翻译：其中浙江大学医学院附属第二医院负责第 1、5 篇；首都医科大学附属北京天坛医院负责第 6~9 篇；复旦大学附属华山医院负责第 3、4、10 篇；天津医科大学总医院负责第 2 篇。各单位组织相关专业专家进行认真翻译、核对，既做到内容准确翔实，又文责自负，保证质量。

虽然我们已对译本进行了不断的核对及修改，但因水平有限，译稿内容难免会出现瑕疵，希望读者及朋友予以指正。

最后再次衷心感谢参与翻译的以上四家医院神经外科同道的共同努力，感谢每一位译者及校对者的辛勤付出和奉献。此外，还要感谢在本书翻译出版过程中给予无私帮助的朋友们！

浙江大学医学院附属第二医院 张建民

首都医科大学附属北京天坛医院 赵继宗

复旦大学附属华山医院 毛颖

天津医科大学总医院 岳树源

2019 年 12 月 12 日

英文版前言

距Carter教授、Spetzler教授和Hamilton教授编著的*Neurovascular Surgery*一书第一版发行已20余年，这期间世界发生了巨大改变。因特网从一个新奇事物变得家喻户晓，它让世界发生了巨大变化，与此同时，世界人口也增加了15亿。脑血管疾病谱与环境对人类的影响在今天与过去数十年间基本相似，但是，我们对脑血管疾病的理解与治疗手段在过去20年间都有了巨大的发展。

20年前，神经血管外科仍属于尖端的"危险领域"。因此，本书第一版主要目的是总结神经血管疾病的诊断和治疗方法，包括自然史、流行病学、病理生理学和治疗手段。这是一本拥有明确出版目的的巨著。在1994年该书出版时，神经血管外科手术刚刚开始发生变化，主要是血管内治疗的兴起。彼时，这种治疗方式在应用范围和传播广度上仍然很有限。但近年来，血管内治疗不断发展成熟，应用范围也越来越广。

针对何种神经血管疾病在什么时间点采用何种治疗方式的争论，在巴罗神经研究所内从来不比其他任何地方少。*Neurovascular Surgery*一书能够帮助实施血管内手术的医生在这个全新的、变化的领域中取得快速的发展。开放性血管手术的学习曲线在技术上已达到较高水平，但其他治疗手段的兴起意味着未来术者的熟练程度可能被一些因素影响——因为有了大量的新技术与方法，与上一代的术者相比，每一位新从业者从上一代术者中获得的经验将更加有限。由于上述原因，这些专职于神经血管外科的医师需要做好更深入的研究与准备工作，才能达到他们导师所获得的专业水平，毕竟他们的导师是在一个完全不同的时代获取经验。从某种程度上讲，我们三位编者分别代表了职业生涯的早期、中期和晚期阶段（我们留给读者猜测分别是谁代表了何种阶段）。

在我们创造新进展的同时，将知识代代相传是驱动我们前进的重要动力。在第二版*Neurovascular Surgery*中，我们通过呈现全面的、可行的治疗方法来保留和发展第一版出版时的目标。正如我们前面所提到的，多年来困扰患者的疾病并没有发生显著的变化，因此，神经血管手术的主题并没有发生很大的变化。然而，具体的目标和内容再被修订，反映了已获知识的进步以及在此期间本领域所享有的新技术的发展。有了这些更新，本书代表了目前已知的内容，为那些进入该研究领域的人们提供了重要文本，并为那些已熟练操作的医师提供参考。

本书分为10篇，共99章。第1篇介绍基础知识，涵盖发育、解剖以及正常、异常大脑和脊髓脉管系统相关的生理学知识。第2篇为神经血管疾病的评估与治疗。第3篇则包括了缺血性卒中与血管功能不全，这是神经学家与神经外科医师都感兴趣的领域，并且人们已经意识到本领域尚有许多工作有待完成。第 4 篇对脑与脊髓海绵状血管瘤的生物学、病理生理学及手术治疗进行了详细阐述。第 5 篇主要关注脑和脊髓动脉瘤。自上一版以来，动脉瘤的治疗已取得了长足的发展，该部分也反映了这一点。第 6 篇更新了脑和脊髓动静脉瘤与畸形的知识。这是一类经常令人迷惑并且处理棘手的疾病组合。第 7 篇涵盖了假突触传递失调，包括微血管压迫综合征。实施开放手术的医师对这类综合征充满兴趣，这些疾病主要是由血管改变引起，并通过手术移植血管来治疗。第 8 篇主要关注肿瘤治疗中的血管状况。对富血管肿瘤的外科治疗与血管畸形有许多相同之处，并且在栓塞治疗上也相似。第 9 篇介绍了手术入路，特别强调颅底手术、微创治疗和内镜的使用。第 10 篇阐述了不同技术在脑血管重建领域的应用，这一领域近来受到新的临床试验结果的巨大压力，其在脑血管缺血中的应用受到质疑。但是，该部分内容展示了搭桥手术的丰富应用，因此对掌握搭桥手术仍然是有价值的。

接下来对神经血管的认识和关注很可能会集中于分子诊断学和治疗学上。在这一方面，我们已掌握了部分知识，但是我们有这样一种感觉，我们就像早期的埃及文字学家，他们看到了象形文字，但是还没有找到罗塞塔石碑去破译它们。在本书中，有许多地方都涉及这样的知识。本书的下一版希望会在 20 年内完成，因为在这个领域取得的实质性进展和对患者生活质量的长期随访都使我们对这部分知识的认知更为完善。

神经外科知识的变化十分迅速。在这个数字化时代，许多信息都可在网上找到。您可能会在电子设备上获取这些内容，就如读纸质版书一样。对于我们中的一些人来说，在这个时代，翻阅纸质书籍显得尤为奢侈。本书附带的大量视频意味着读者必然会关注这些数字化内容。采用这样的一种形式的主要原因是因为这本书内容权威并被精心编辑，能适应时代变化。我们主要的目的和希望是将大量高质量的信息在此汇聚，并使神经血管疾病患者受益。

本书代表了许多人的巨大努力。我们感谢众多作者贡献他们的时间与精力在各个章节的文字和视频上。尤其是巴罗神经学研究所的同仁，无论我们给他们布置多少任务，他们都给予极大的支持，尤其值得尊敬。我们诚挚地感谢 Shelley Kick、Dawn Mutchler 和 Paula Card Higginson 修订了各个章节，我们也感谢 Clare Prendergast 校对文字和监督进程，感谢 Alison Huebner 和 Mandi Leite 对本书的排版和对我们的督促。Mark Schornak、Kristen Larson 和 Jennifer Darcy 提供了许多精彩的插图，将手术技巧与解剖结构带入书中。Michael Hickman 编辑了众多与文字相辅相成的操作视频，Mark Clarkson 制作了手术视频，并补充了相应的说明文字。Jaime–Lynn Canales 和 Cassandra Todd 精心编排了每幅图片。我们在 Thieme 出版社的朋友也因他们不断致力卓越的出版品质而被认可，我们也将他们作为新版本的出版者。从新版本的字数中我们可以看到，Yashar Kalani 博士承担了第二版的海量工作，第二版的出版在他的手中成为现实。

最后，我们哀悼本书上一版主编 Phil Carter 的离世。他的贡献是多方面的，他将被人们铭记。

请享受这本书给您带来的快乐！我们希望在 *Neurovascular Surgery* 的下一版编者名单中能有您的名字。

Robert F. Spetzler, MD

M. Yashar S. Kalani, MD, PhD

Peter Nakaji, MD

致 谢

我们感谢各章作者从他们繁忙的临床工作中抽出时间来协助编撰此书。特别感谢巴罗神经学研究所神经科学出版物办公室的编辑、插画师和动画师。如果没有 Mark Schornak、Jaime-Lynn Canales、Clare Prendergast、Dawn Mutchler、Paula Card Higginson、Michael Hickman、Marie Clarkson 和 Kristen Larson 的工作，这项工作将不可能完成。我们也对 Thieme 出版社的 Kay Conerly、Judith Tomat 和 Tim Hiscock 提供的帮助表示感谢。

目　录

视频目录

视频 15.4 脊髓圆锥动静脉畸形的吲哚菁绿血管造影
https://www.thieme.de/de/q.htm?p=opn/cs/18/8/6965236-ab48a283

视频 17.1 栓塞性卒中动画
https://www.thieme.de/de/q.htm?p=opn/cs/18/8/6965237-e3f6da38

视频 20.1 颈动脉内膜切除术
https://www.thieme.de/de/q.htm?p=opn/cs/18/8/6965238-6d44aec5

视频 20.2 颈动脉内膜切除术
https://www.thieme.de/de/q.htm?p=opn/cs/18/8/6965239-7baf107b

视频 21.1 颈动脉支架置入术
https://www.thieme.de/de/q.htm?p=opn/cs/18/8/6965240-338eadd9

视频 23.1 椎动脉 – 颈总动脉转位术
https://www.thieme.de/de/q.htm?p=opn/cs/18/8/6965241-29f86c4b

视频 23.2 椎动脉 – 颈总动脉转位术
https://www.thieme.de/de/q.htm?p=opn/cs/18/8/6965242-5b62a725

视频 35.1 额叶海绵状血管畸形
https://www.thieme.de/de/q.htm?p=opn/cs/18/8/6965243-4a2bba93

视频 35.2 眶颧部海绵状血管畸形
https://www.thieme.de/de/q.htm?p=opn/cs/18/8/6965244-786b8f10

视频 35.3 顶枕内囊海绵状血管畸形
https://www.thieme.de/de/q.htm?p=opn/cs/18/8/6965245-d551ba15

视频 36.1 半球间海绵状血管畸形
https://www.thieme.de/de/q.htm?p=opn/cs/18/8/6965246-df08593c

视频 36.2 中线海绵状血管畸形
https://www.thieme.de/de/q.htm?p=opn/cs/18/8/6965247-6e44e753

视频 36.3 乙状窦后脑桥海绵状血管畸形
https://www.thieme.de/de/q.htm?p=opn/cs/18/8/6965248-2a22178e

视频 36.4 乙状窦后海绵状血管畸形
https://www.thieme.de/de/q.htm?p=opn/cs/18/8/6965249-a6559d92

视频 36.5 小脑幕下海绵状血管畸形
https://www.thieme.de/de/q.htm?p=opn/cs/18/8/6965250-40c1f21a

视频 37.1　枕下 C1 海绵状血管畸形
https://www.thieme.de/de/q.htm?p=opn/cs/18/8/6965251-e3365a17

视频 37.2　C3-C4 海绵状血管畸形
https://www.thieme.de/de/q.htm?p=opn/cs/18/8/6965252-01181ad8

视频 37.3　巨大海绵状血管畸形
https://www.thieme.de/de/q.htm?p=opn/cs/18/8/6965253-3cf5faa9

视频 37.4　T12-L1 海绵状血管畸形
https://www.thieme.de/de/q.htm?p=opn/cs/18/8/6965254-761b4f15

视频 40.1　血管痉挛动画
https://www.thieme.de/de/q.htm?p=opn/cs/18/8/6965255-6ff7d85e

视频 41.1　神经源性心肌顿抑动画
https://www.thieme.de/de/q.htm?p=opn/cs/18/8/6965256-ecd1b1d4

视频 43.1　改良型眶颧入路处理脉络膜动脉瘤
https://www.thieme.de/de/q.htm?p=opn/cs/18/8/6965257-346789a6

视频 43.2　改良型眶颧入路处理脉络膜动脉瘤
https://www.thieme.de/de/q.htm?p=opn/cs/18/8/6965258-bc71190f

视频 43.3　改良型眶颧入路处理颈内动脉动脉瘤
https://www.thieme.de/de/q.htm?p=opn/cs/18/8/6965259-15491177

视频 43.4　改良型眶颧入路处理颈内动脉和后交通动脉瘤
https://www.thieme.de/de/q.htm?p=opn/cs/18/8/6965260-3e183714

视频 43.5　眶颞入路处理颈内动脉血泡样动脉瘤
https://www.thieme.de/de/q.htm?p=opn/cs/18/8/6965261-5362f390

视频 45.1　颈内动脉海绵窦段动脉瘤：颈内动脉 - 大脑中动脉搭桥术
https://www.thieme.de/de/q.htm?p=opn/cs/18/8/6965262-30c7f787

视频 45.2　颈内动脉海绵窦段动脉瘤：颈内动脉 - 大脑中动脉搭桥术
https://www.thieme.de/de/q.htm?p=opn/cs/18/8/6965263-5e038bba

视频 46.1　眶颧入路处理眼动脉瘤
https://www.thieme.de/de/q.htm?p=opn/cs/18/8/6965264-6b0ae43c

视频 46.2　眶颧入路处理双侧眼旁动脉瘤
https://www.thieme.de/de/q.htm?p=opn/cs/18/8/6965265-e067d264

视频 47.1 眼动脉动脉瘤的血管内治疗
https://www.thieme.de/de/q.htm?p=opn/cs/18/8/6965266-fb730fe7

视频 48.1 大脑中动脉动脉瘤
https://www.thieme.de/de/q.htm?p=opn/cs/18/8/6965267-4ca23afb

视频 48.2 小翼点入路处理大脑中动脉动脉瘤
https://www.thieme.de/de/q.htm?p=opn/cs/18/8/6965268-d57eac66

视频 48.3 大脑中动脉血栓性巨大动脉瘤
https://www.thieme.de/de/q.htm?p=opn/cs/18/8/6965269-5386d70b

视频 48.4 改良型眶颧入路处理大脑中动脉梭形动脉瘤
https://www.thieme.de/de/q.htm?p=opn/cs/18/8/6965270-af01a3b2

视频 48.5 眶颧入路处理大脑中动脉动脉瘤
https://www.thieme.de/de/q.htm?p=opn/cs/18/8/6965271-21ebc1fd

视频 48.6 豆纹动脉动脉瘤
https://www.thieme.de/de/q.htm?p=opn/cs/18/8/6965272-a809e3de

视频 50.1 既往大脑前交通动脉瘤栓塞术
https://www.thieme.de/de/q.htm?p=opn/cs/18/8/6965273-c7f4e5ae

视频 50.2 小眶颧入路处理破裂大脑前交通动脉瘤
https://www.thieme.de/de/q.htm?p=opn/cs/18/8/6965274-36e4c21c

视频 50.3 A1-A2 连接处的分叶状大脑前交通动脉瘤
https://www.thieme.de/de/q.htm?p=opn/cs/18/8/6965275-393b4407

视频 52.1 胼胝体周围动脉瘤
https://www.thieme.de/de/q.htm?p=opn/cs/18/8/6965276-d8349830

视频 52.2 A2-A3 交界处胼胝体周围动脉瘤
https://www.thieme.de/de/q.htm?p=opn/cs/18/8/6965277-37a95242

视频 52.3 胼周 A3-A3 搭桥治疗 A2 段梭形动脉瘤
https://www.thieme.de/de/q.htm?p=opn/cs/18/8/6965278-6b408f21

视频 54.1 眶颧入路处理基底动脉顶端动脉瘤
https://www.thieme.de/de/q.htm?p=opn/cs/18/8/6965279-14d74043

视频 54.2 颈内动脉、基底动脉顶端和小脑上动脉瘤
https://www.thieme.de/de/q.htm?p=opn/cs/18/8/6965280-70cf4ef0

视频 61.4 改良型眶颧入路处理先予介入栓塞的大脑前交通动脉瘤
https://www.thieme.de/de/q.htm?p=opn/cs/18/8/6965296-5c803456

视频 61.5 先予介入栓塞的巨大基底动脉顶端动脉瘤
https://www.thieme.de/de/q.htm?p=opn/cs/18/8/6965297-9198c81b

视频 61.6 前颞叶切除术以夹闭和切除巨大血栓型动脉瘤
https://www.thieme.de/de/q.htm?p=opn/cs/18/8/6965298-535744e9

视频 62.1 分叶状大脑中动脉动脉瘤
https://www.thieme.de/de/q.htm?p=opn/cs/18/8/6965299-7dbf43c7

视频 62.2 颈内动脉分叉部动脉瘤
https://www.thieme.de/de/q.htm?p=opn/cs/18/8/6965300-e22137dc

视频 64.1 脊髓动脉动脉瘤
https://www.thieme.de/de/q.htm?p=opn/cs/18/8/6965301-ae8c3521

视频 64.2 Adamkiewicz 动脉动脉瘤
https://www.thieme.de/de/q.htm?p=opn/cs/18/8/6965302-bbef787e

视频 69.1 额叶动静脉畸形栓塞
https://www.thieme.de/de/q.htm?p=opn/cs/18/8/6965303-8d19671e

视频 70.1 破裂顶叶动静脉畸形
https://www.thieme.de/de/q.htm?p=opn/cs/18/8/6965304-0f2f4fb1

视频 70.2 额叶动静脉畸形
https://www.thieme.de/de/q.htm?p=opn/cs/18/8/6965305-1b9dfe81

视频 70.3 幕上动静脉畸形
https://www.thieme.de/de/q.htm?p=opn/cs/18/8/6965306-a069f4e4

视频 70.4 静脉瘤合并动静脉畸形
https://www.thieme.de/de/q.htm?p=opn/cs/18/8/6965307-7a05fd3c

视频 70.5 左侧额叶动静脉畸形
https://www.thieme.de/de/q.htm?p=opn/cs/18/8/6965308-18026a39

视频 71.1 颅后脑小脑蚓部动静脉畸形
https://www.thieme.de/de/q.htm?p=opn/cs/18/8/6965309-e23f6069

视频 71.2 乙状窦后入路处理小脑动静脉畸形
https://www.thieme.de/de/q.htm?p=opn/cs/18/8/6965310-76cc6e85

视频 84.2 微血管减压术治疗偏侧面肌痉挛
https://www.thieme.de/de/q.htm?p=opn/cs/18/8/6965326-e009a232

视频 84.3 微血管减压术治疗偏侧面肌痉挛
https://www.thieme.de/de/q.htm?p=opn/cs/18/8/6965327-efdc74ab

视频 86.1 颈动脉体瘤
https://www.thieme.de/de/q.htm?p=opn/cs/18/8/6965328-c53db79c

视频 87.1 T1-T2 髓内血管母细胞瘤
https://www.thieme.de/de/q.htm?p=opn/cs/18/8/6965329-109b0caf

视频 87.2 巨大颈髓室管膜瘤
https://www.thieme.de/de/q.htm?p=opn/cs/18/8/6965330-000804fe

视频 87.3 C3-T1 室管膜瘤
https://www.thieme.de/de/q.htm?p=opn/cs/18/8/6965331-da5d35a3

视频 87.4 终丝髓外硬膜下肿瘤
https://www.thieme.de/de/q.htm?p=opn/cs/18/8/6965332-38d16c81

视频 88.1 眶颧入路动画
https://www.thieme.de/de/q.htm?p=opn/cs/18/8/6965333-3fcdc156

视频 88.2 小眶颧入路动画
https://www.thieme.de/de/q.htm?p=opn/cs/18/8/6965334-6becd2ce

视频 88.3 翼点入路动画
https://www.thieme.de/de/q.htm?p=opn/cs/18/8/6965335-ae64820f

视频 88.4 颅中窝入路动画
https://www.thieme.de/de/q.htm?p=opn/cs/18/8/6965336-8d0c0c19

视频 88.5 半球间入路动画
https://www.thieme.de/de/q.htm?p=opn/cs/18/8/6965337-971c8e1b

视频 89.1 远外侧入路动画
https://www.thieme.de/de/q.htm?p=opn/cs/18/8/6965338-c71f657f

视频 89.2 乙状窦后入路动画
https://www.thieme.de/de/q.htm?p=opn/cs/18/8/6965339-adf5bc0d

视频 89.3 Kawase 入路动画
https://www.thieme.de/de/q.htm?p=opn/cs/18/8/6965340-ab20dc9f

视频 95.3　大脑中动脉搭桥治疗烟雾病
https://www.thieme.de/de/q.htm?p=opn/cs/18/8/6965356-c0c4fc95

视频 96.1　翼点入路行颞前动脉 - 大脑中动脉搭桥
https://www.thieme.de/de/q.htm?p=opn/cs/18/8/6965357-fd0fff2d

视频 96.2　改良型眶颧入路行颞前动脉 - 大脑中动脉搭桥
https://www.thieme.de/de/q.htm?p=opn/cs/18/8/6965358-50481438

视频 96.3　远外侧入路行小脑下后动脉 - 小脑下后动脉搭桥
https://www.thieme.de/de/q.htm?p=opn/cs/18/8/6965359-99d94dbf

视频 98.1　眶颧入路行颞浅动脉 - 小脑上动脉搭桥
https://www.thieme.de/de/q.htm?p=opn/cs/18/8/6965360-d6a521ef

视频 98.2　远外侧入路行小脑后下动脉 - 枕动脉搭桥
https://www.thieme.de/de/q.htm?p=opn/cs/18/8/6965361-da30b993

第 1 篇

中枢神经系统的发育、解剖与生理

Development, Anatomy, and Physiology of the Central Nervous System

第 1 章

脑血管系统的发育

Zaman Mirzadeh and Robert F. Spetzler

亚里士多德（Aristotle，公元前 384—公元前 322 年）被认为是最早描述双侧颈动脉压迫效应的人[1]。虽然较希腊生理学家盖伦（Galen，129—199 年）确定动脉内含有血液而非空气[2]早了将近 500 年，亚里士多德的这一重要描述已表明大脑依存于颈部的大量血管而发挥其功能。尽管有了这些早期发现，但是直至欧洲文艺复兴时期（14—17 世纪），人们才开始尝试去研究人类血管系统的结构成分。1504—1506 年，艺术家与科学家列奥纳多·达·芬奇（Leonardo da Vinci，1452—1519 年）创作了大量精美的解剖画作，包括基于动物解剖及对一位 100 岁老人的细致研究所勾画的颈动脉图[1, 3]。此后，解剖学家安德烈·维萨里（Andreas Vesalius，1514—1564 年）在其代表作《人体结构》(1543 年)[1]中首次提供了基于动物及人体解剖的人类血管系统的研究。尽管这些解剖学研究为血管网络提供了良好的标识，对血流的理解仍依赖于盖伦系统，其理论认为血液是被动脉和静脉传输至末梢器官的。

直至 1628 年，威廉·哈维（William Harvey，1578—1657 年）在著作《心血运动论》中发表了革命性发现后，人们对血液循环的近代理解才确立[3, 4]。哈维的循环概念引导人们进一步理解血管解剖学。譬如伦敦生理学家托马斯·威利斯（Thomas Willis，1621—1675 年）在其著作《大脑解剖》(1664 年)[3]中论述了颈动脉流出的具体情况（位于颅底的 Willis 环即以其名字命名）。有趣的是，威利斯并非首个提出这一血管环的人，但他首次对这一血管环做了详尽的描述。加布里埃尔·法洛皮奥（Gabriel Fallopius，1523—1563 年）（输卵管即以其名字命名）早在 1561 年已给出了一个不完整的描述，朱利奥·卡塞尔（Giulio Casserio，1561—1616 年）（半月神经节即以其名字命名）则率先描画了这一血管环。德国解剖学家约翰·文斯林（Johan Vesling，1598—1649 年）也于 1653 年对该血管环做过描述，瑞士病理学家约翰·雅各布（Johann Jakob，1620—1695 年）也曾于 1658 年在其关于卒中的经典专著《卒中历史》[5]中描写了该血管环。最后，由葡萄牙神经病学家埃加斯·莫尼斯（Egas Moniz）发展并在其经典作品《大脑造影》(1934 年）中描述的脑血管造影术，使得在患者身上实现了对颈动脉及颅内血管系统的影像学评估[3]。这一针对脑血管系统描述的变革为观察人体血管树提供了无与伦比的视角。

较之先前的任何解剖学研究，脑血管造影术的大量开展更确切地证明了个体间脑血管系统存在的巨大差异，包括血管重复、开窗、发育不良、罕见吻合、混杂区域的过剩血管供给，以及血管系统对多种内在与外在疾病的反应。尽管终产物呈现出这样非常巨大的多样性，但人类的脑血管系统却具有共同的起源和发育进程。了解这种发育进程可帮助理解解剖多样性的重要意义，最终可以阐明某些脑血管疾病的病理生理机制，并有助于发现新的治疗方法。

脑血管发育的革命性认知

由于个体发生是对系统发生的重现，回顾脑血管树的进化过程有利于理解脑血管的发育。随着神经系统复杂性的增加，在血管的进化适应过程中存在两条指导原则：第一，脑血管网络的基础构建模式是血管的纵横交织[6]。这一模式在发育中的神经管及脊髓中表现得最为显著，节段性的血管由背主动脉发出供应相邻节段的脊髓。随着发育的推进，在相邻节段血管间形成纵向的吻合支，最后形成新的沿喙尾方向的血管通道以提供平行于神经轴方向的丰富的血液供给（如脊髓前动脉）。这种发育模式减少了对于各个层面横向的节段性血管的血流动力学需求，并使得部分血管发生了退化。第二，由于进化过程中产生新的脑区，已存在的血管网络会被逐渐利用，为新脑区提供供给，而非重新产生动脉 [5, 7]。从鱼类到人类的大脑血管逐渐进化分支的过程就生动地体现了这一原则，下文中将进一步详述（图 1.1）。

鱼类具有一个原始小脑，一个作为海马结构前体的原始的三层结构皮质，一个作为基底节前体的高级运动中枢，以及一个微小但有效的嗅叶。两条粗大的纵向血管——颈动脉——在颈部上升进入颅腔。每条血管均发出成对的纵向血管供给全脑 [5, 6]。向头侧走行的颈动脉分支被称为颅支，是大脑前动脉及大脑中动脉的前体。在鱼类中，颅支血管有两条分支：作为大脑前动脉前体的内侧嗅动脉和作为 Heubner 回返动脉和脉络膜前动脉前体的外侧嗅动脉。向尾侧走行的颈动脉分支被称为尾支，是后交通动脉及基底动脉顶端（在中线部位已融合）的前体。尾支精细化为供给脑干后顶部的顶盖动脉及作为小脑上动脉前体的小脑动脉。重要的是，在这一阶段尾支与脊髓 / 脊椎动脉系统之间不存在明显的生理性交通支 [6]。然而，在颈动脉进入颅支和尾支的分叉近端，存在连接颈动脉与椎动脉系统的非常细小的节段性交通支，即颈动脉 – 椎基底交通支，将在下文中进一步详述。在这一进化阶段，包括前脑和小脑在内的全脑本质上均由颈动脉供血。

在两栖类动物中，脑的体积已变大，有原始海马、扩大的基底节以及更大的小脑。这种脑灌注需求的增加导致一些由既有血管发出的血管分支变得肥大，同时一些小穿支血管合并成为有命名的大血管。此时肥大的外侧嗅动脉具有两条主要分支：作为 Heubner 回

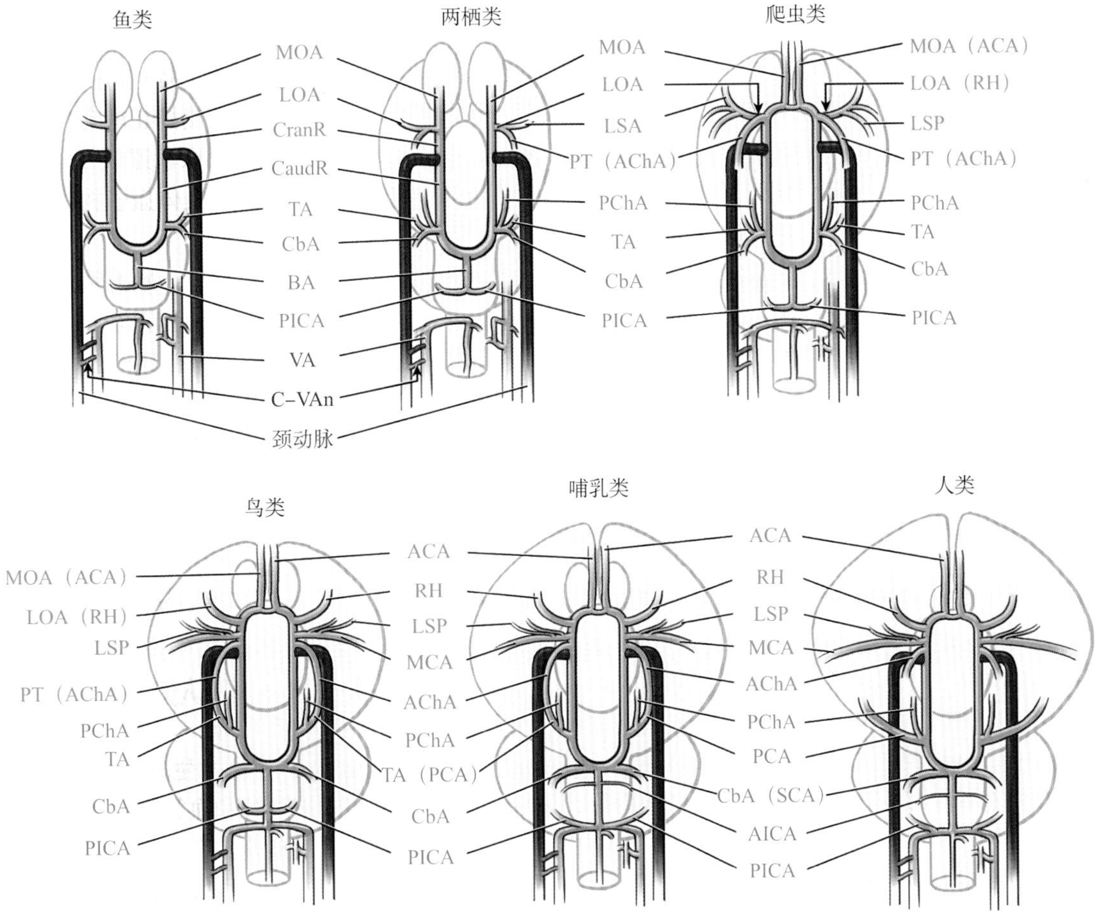

图 1.1　鱼类至人类的脑血管系统进化。大脑进行性增大，尤其是大脑半球和小脑，驱动着脑血管的肥大及分支的增多。血管树已根据血管来源被标记颜色：颈内动脉（ICA）为红色，颈内动脉颅支及其分支为绿色，颈内动脉尾支及其分支为蓝色，椎动脉系统为橙色。MOA，内侧嗅动脉；LOA，外侧嗅动脉；LSA，外侧纹状动脉；LSP，外侧纹状穿支；PT，端脑后动脉（后成为 AChA，脉络膜前动脉）；PChA，脉络膜后动脉；RH，Heubner 回返动脉；ACA，大脑前动脉；CranR，颈内动脉颅支；CaudR，颈内动脉尾支；TA，顶盖动脉（后成为 PCA，大脑后动脉）；CbA，小脑动脉（后成为 SCA，小脑上动脉）；BA，基底动脉（尾支融合）；PICA，小脑后下动脉；VA，椎动脉；C-VAn，节段性颈动脉 - 椎动脉交通支；AICA，小脑前下动脉；MCA，大脑中动脉。

返动脉和大脑中动脉前体的外侧纹状动脉，以及作为脉络膜前动脉前体的端脑后动脉[5, 6]。在颈动脉尾支上，顶盖 / 小脑动脉复合体进一步发出脉络膜后动脉，并为发育中的脉络丛供血。而在颈动脉尾支与椎动脉系统之间仍不存在明显的交通支。

在爬行类动物中，前分支的外侧纹状动脉分支产生多条穿支血管供应增大的大脑半球[5, 6]。这些穿支最终变成大脑中动脉的组成部分。在中线水平，内侧嗅动脉在一些爬行类动物中发生融合，从而形成原始的前交通动脉。端脑后动脉也已增大并为大脑半球后部供血，该现象一直持续至进化后期，然后这部分脑区转由大脑后动脉供血。在这一阶段，作为大脑后动脉前体的顶盖动脉还为一个包含视觉处理中枢的较小脑区供血。最终增大的小脑，尤其是它的尾端蚓部，由远端（尾端）基底动脉（仍在颈内动脉树中）发出的小脑后下动脉的同源动脉分支供血[6]。

伴随着鸟类的出现，大脑中动脉从外侧纹状血管中的一根主要穿支演变为一根独立的动脉，这又是由迅速增大的大脑皮质体积所驱动的[5, 6]。而在大脑前动脉供给脑区也出现了一条主要穿支，其与 Heubner 回返动脉同源。大脑后动脉或脉络膜前动脉继续成为顶 – 枕脑区的主要供血者，但此时它与顶盖动脉之间存在功能性交通支，顶盖动脉逐渐延伸其供血脑区范围，并最终覆盖了大脑后动脉供血区。椎动脉系统保留在脊髓内，不存在功能性交通支与颈动脉系统相连，因此颈动脉系统仍继续是大脑的唯一供血来源。

从鸟类到哺乳类的过渡中，增大的小脑和端脑后部增加了颈动脉系统尾支的供给需求。哺乳类进化至羊和犬的阶段时，颈动脉系统还能够满足这种不断增大的血供需求，这时在基底动脉中仍存在供给颅骨瓣的血流[5, 6]。然而在进化更高的哺乳类中，颈动脉系统最终达到其生理极限，而椎动脉系统则逐渐覆盖了基底脑区，从一开始供给小脑后下动脉脑区到最终供给全脑干及小脑。这种改变导致了在猴类、猿类及人类中观察到基底动脉中的血流由向尾侧方向逆转为向头侧方向[6]。

在人类中，椎基底动脉供血脑区最大限度地向前部延伸，直至包含了先前称作顶盖动脉的大脑后动脉以及发育完整的颈动脉循环。有趣的是，胚胎型后交通动脉变异（高达 25% 的病例）[8] 的存在成为椎基底系统还较少供应大脑后动脉供血脑区的一个证据。脑血管系统的这种或其他变异情况突显了理解大脑血供的系统发生及发育来源的重要性。

大血管的发育

主动脉弓及颈部大血管

在人类中，血管生成起始于胚胎发育第 18 天的胎盘脏壁中胚层内[9]。由下方的内胚层分泌的诱导因子促使海绵状的原始中胚层的部分细胞分化为成血管细胞，后者再发育成扁平的内皮细胞。这种内皮细胞共同参与形成被称为血管囊腔的小囊泡结构，进而合并为被称作成血管细胞索的长管或血管。有趣的是，鹌鹑 – 小鸡嫁接实验中将鹌鹑某个区域的中胚层组织移植到小鸡的另一个区域，结果显示，每个区域的血管的特征性分支模式是由下方的内胚层及其细胞外基质所决定的[9]，即受植区决定了来自供体中胚层组织的血管分支模式的形成。通过这一过程，一对纵向血管通道在中央旁区域形成并最终形成背主动脉。

在胚胎发育第 21~25 天，心内膜管融合成原始心脏，主动脉囊连接了背主动脉[3, 9]。随后胚胎的折叠将心内膜管带入腹侧胸腔，与心内膜管的颅端相连的成对的背主动脉被牵拉至腹侧，形成一对背腹侧环，即第一对主动脉弓。在胚胎发育第 4~5 周时，另外 4 对主动脉弓（第 2、3、4、6 对）依次由颅侧向尾侧发育，连接位于动脉干上端的主动脉囊与背主动脉。背主动脉在主动脉弓区域内仍保持独立，但在发育第 4 周，它们自第 4 胸段至第 4 腰段水平内融合在一起，并形成单独一条位于中线部位的背主动脉[9]。到了胚胎发育第 32 天，5 对主动脉弓（第 1、2、3、4、6 对）已完全形成[3]，成为血管化的 5 条鳃弓。在人类中，第 5 鳃弓一直未发育或仅短暂显现后即退化，因此第 5 鳃弓缺如。

前 3 条主动脉弓在胚胎发育第 28 天形成，但其中前 2 条在第 4 和第 6 主动脉弓形成前即对合，其结果是并非所有的主动脉弓在同一时段内出现[10]。特别的是，第 2 主动脉弓于胚胎发育第 26 天在第 2 咽弓（鳃弓）处形成。与此同时，除了小部分残留形成部分上颌动脉外，第 1 主动脉弓完全退化[8]。在胚胎发育第 29 天，除了小部分残留形成镫骨动脉供应发育中的耳内的镫骨原基之外，第 2 主动脉弓完全退化[8]。简单来说，第 3 主动脉弓发育成为颈总动脉和颈内动脉（在下文中详述），第 4 和第 6 主动脉弓经历了非对称性重建后供给上肢、背主动脉和肺部。左侧第 4 主动脉弓保留了与主动脉囊及在中线部位融合的背主动脉之间的连续性；而右侧第 4 主动脉弓则与在中线部位融合的背主动脉分离，与部分右侧背主动脉共同形成右侧锁骨下动脉的近端。最后，第 6 主动脉弓供给肺动脉和动脉导管 [3, 9]。

颈动脉

颈动脉的形成是 3 条分离的动脉节段退化改变的结果：前 2 条主动脉弓以及连接第 3、第 4 主动脉弓（也叫做动脉导管）的背主动脉节段 [3]。起初进入颅脑区域的血流自腹侧主动脉囊经由前两条主动脉弓至背主动脉，然而到胚胎发育第 29 天时前两条主动脉弓退化，到胚胎发育第 35 天时颈动脉导管也已退化。在这一阶段，经由背主动脉颅端供给头部的血液完全由第 3 主动脉弓提供。第 3 主动脉弓动脉发育成左右颈总动脉和颈内动脉近端，而颈内动脉远端则源自背主动脉在颅侧的延伸。

颈外动脉源自主动脉囊的直接分支，被称为腹侧咽动脉 [3]，供应第 1 和第 2 咽弓。在胚胎发育约第 40 天，心脏的快速沉降导致颈外动脉起始部从主动脉囊沿着第 3 主动脉弓向上迁移一段不定的距离。这一迁移最终确定了颈动脉在颈部的分叉点位置，并确定了第 3 主动脉弓是作为颈总动脉与颈内动脉节段的前体。

主要大脑动脉

在胚胎发育第 24 天，后循环原基被发现存在于沿着后脑腹侧面的血管丛中。这些血管合并后形成作为基底动脉前体的双侧纵向神经动脉 [3, 5, 11]。同时，一条分支血管从背主动脉的第 1 主动脉弓水平走行出来并向背侧走行至三叉神经节区域，与纵向神经动脉形成交通支。这一分支血管被称为三叉动脉，短暂地为后脑提供主要血供。随后，由于背主动脉颅侧端被合并入颈内动脉远端，因此三叉动脉即成为颈内动脉的分支。大量位于颈内动脉系统与纵向神经动脉之间更小的交通支增补了三叉动脉，其中包括第 1 颈椎节间动脉、舌下动脉和耳动脉。这些交通支共同为胚胎发育第 24~29 天的后脑提供了原始血供。

到胚胎发育第 29 天，颈内动脉远端分成颅侧支和尾侧支 [3]。尾侧支形成后交通动脉、大脑后动脉 P1 段以及部分基底动脉。后交通动脉迅速接管并成为供给后脑的主要血供，而三叉动脉在随后几天内（胚胎发育第 29~32 天）逐步退化。其结果是，尾侧支将供应中脑和后脑囊泡的血管均并入其循环 [5, 7]。颅侧支也被称为嗅动脉，供应较大的发育中的前脑囊泡，是最初的也是系统发生学最古老的端脑动脉——大脑前动脉的前体。除了形成大脑前动脉外，这一血管支随后还细分为多条分支为快速生长的端脑供血，其中包括脉络膜前动脉、大脑中动脉和前交通动脉。

到胚胎发育第 5 周，大脑已发育成为五囊泡器官，脉络丛开始在分散的中央管 / 脑室系统中分化 [5, 11]。代谢方面，脉络丛非常活跃且促进其自身血供的发育。其结果是，一条分支血管从颅侧支发出去供给端脑囊泡的脉络丛，这一分支即后来的脉络膜前动脉；另有一条分支血管从颅侧支走行去供给间脑和中脑的脉络丛，这一分支即脉络膜后动脉。连接端脑和间脑囊泡的部分，即后来的室间孔，是维持脉络膜前动脉与脉络膜后动脉之间血流动力学平衡的一个重要区域。最后，由基底动脉或称作纵向神经动脉发出的一个主要分支为第四脑室脉络丛提供血供，并最终成为小脑后下动脉。

在胚胎发育第 6~7 周，纵向神经动脉系统进一步成熟。双侧纵向神经动脉在腹侧后脑区融合形成中线部位的基底动脉，然而靠尾侧在脊髓水平则融合形成脊髓前动脉 [5, 7]。椎动脉的形成表现为位于脊髓外侧的颈椎节间动脉之间的纵向的交通支，并加入基底动脉和纵向神经系统的近端 [9]。随后，椎基底系统开始为脑干及小脑提供血供而后并入后交通动脉的供血脑区 [5, 11]。正如上文所述，后循环最终末也是最少供血的区域即是大脑后动脉的供血区域，这些血管也是发育学和系统发生学中出现最晚的脑血管。这些血管供血脑区的发育转变对于理解血管结构多样性及血管病病理机制至关重要，将在下文中详述。

大脑静脉系统

静脉系统最早出现于胚胎发育第 26~28 天，呈现为后脑区域内一过性出现的中线部位血管 [12]。到胚胎发育第 31 天，被称为前主静脉的双侧静脉通道出现，并首次为硬脑膜毛细血管丛提供了确切的引流系统 [9, 11]。在这一发育阶段有 3 条硬脑膜丛：前硬脑膜丛引流端脑和中脑，中硬脑膜丛引流后脑区域（包括后来的小脑部分），后硬脑膜丛引流末脑区域 [12]。引流这些血管丛的原始头静脉都是后来形成颈内静脉的前主静脉的属支 [11]。在这一阶段发育的其他相关静脉包括原始上颌静脉和腹侧咽静脉，其后来形成舌静脉、面静脉和颈外静脉 [12]。

在胚胎发育第 35~37 天，前硬脑膜丛与原始边缘窦相关联，并开始转变为后来的上矢状窦与横窦 [9, 11, 12]。在端脑囊泡下，一条被称为大脑中浅静脉的静脉在随后形成并开始发生。同时期在后脑的发育中，后硬脑膜丛汇入原始头静脉，而后者回流入前主静脉（如原始颈内静脉）。因此后硬脑膜丛的主干构成了后来的乙状窦尾侧端。

到胚胎发育第 43 天，中、后硬脑膜丛之间形成了次级交通支，静脉回流方式改变为向一条新的、位于背侧的通道引流。这种回流的改变最早提示了横窦与乙状窦的形成，其中横窦代表了大部分颅侧交通支而乙状窦则代表了尾侧部分 [12]。

到胚胎发育第 50~52 天，颅窦的发育性变化持续进行，横窦的形成更明确，并首次提示上、下矢状窦的形成。尽管这些改变持续存在，静脉发育依然滞后于动脉系统，在胚胎期结束时也仅有乙状窦是明确形成的颅窦。上矢状窦在胚胎发育第 60 天才开始明显，此时大脑半球正在增大。原始直窦和原始大脑 Galen 静脉也在这一时期开始发育，以提供大脑深部的回流通道 [11]。最后，小脑静脉也在该时期形成。

大脑静脉通过左右侧前主静脉回流入发育中的心脏。前主静脉最初通过颈总静脉将血液引流入窦角 [9]。这种对称性的结构仅持续短暂时间，随后左侧前主静脉近端与左侧窦角之间的连接即退化。这一连接退化后留下的小残基被称为左心房斜静脉，贴敷于心脏表面。一条中间交通支，由胸腺静脉和甲状腺静脉发育而来，连接了左右侧前主静脉。一旦左侧前主静脉失去了其与心脏的连接，所有从左侧头颅和颈部回流的静脉血均将借由这一新生交通支分流至右侧前主静脉。左侧前主静脉近端也同样接受来自左侧锁骨下静脉的回流，后者由左上肢静脉丛汇合形成。位于主静脉间的交通支承载了来自左上肢和左侧头颅的血液，被称为左头臂静脉。这一交通支血管在其与右头臂静脉连接处汇入右侧前主静脉。右侧前主静脉连接头臂静脉与右心房的一小段血管形成上腔静脉 [9]。在胚胎发育阶段结束时，上腔静脉引流来自双侧头部及双上肢的静脉血。

较之动脉系统，大脑发育性静脉变异更常见且在常规神经影像学研究中频繁遇到 [11–13]。大多数病例中，这些病灶被认为极可能是大脑血管系统的解剖学变异，且具有良性病程。然而，非典型病理变化往往与海绵状静脉畸形有关，且动脉化的发育性静脉异常会带来高风险的脑出血及其临床后遗症。

微血管的发育

脑血管系统可被分为 3 个主要的部分：脑外的脑膜微血管、脑内外来的微血管和脑内固有的微血管 [14]。脑外部分包括位于硬膜层的主要静脉窦以及位于蛛网膜层的主要大脑动静脉。脑外部分的发育在之前已有详述，然而，由于在神经系统中尚无定居的血管祖细胞，穿支微血管的发育需要依靠这些脑外血管的神经组织浸润。由于这些浸润性血管的微观特性，微血管浸润过程的发育学研究滞后于对脑外部分大血管的研究。特别的是，浸润性血管的来源是软脑膜的交通支毛细血管丛，其在组织发生前期常常无意识地与脑膜一起移动，导致大脑皮质表面无法残留可辨识的血管系统 [14]。

软脑膜的交通支毛细血管丛实际上是外脑膜最内层部分。该部分的发育起始于胚胎第 6~7 周脑膜建立之时。脑膜的所有血管成分，包括硬脑膜静脉窦、蛛网膜主要动静脉以及软脑膜毛细血管丛，均出现于人类胚胎发育的第 7 周 [15–17]。胚胎发育第 7 周也是不可渗透性膜覆盖于脑表面（在软脑膜下）的时期，该膜主要由胶质细胞终足通过紧密连接而组成，并被包埋于基板内。

在胎儿发育早期，从胚胎发育第 7~25 周，终足的这一不可渗透性的外胶质界膜归属于放射状胶质细胞。放射状胶质细胞是一种胚胎神经干细胞，可以在胚胎脑发育过程中产生神经元、星形胶质细胞和少突胶质细胞。这种延伸性的、径向的干细胞将其胞体维持在脑室区，紧邻脑室壁，且伸出长的底突至软脑膜表面形成它们的终足。出生后放射状胶质细胞经过一次分化而成为星形胶质细胞，届时其长的突起卷曲使得胞体上升并接近软脑膜表面，成为成年人脑中产生外胶质界膜的所特有的第 1 层星形胶质细胞 [18, 19]。

软脑膜毛细血管丛是一种短链的交通支血管丛，其在发育时覆盖于全脑皮质表面，其无数的毛细血管与位于成纤维细胞、脑膜细胞及胶原纤维下的外胶质界膜相分离 [14]。这一血管丛是穿支血管的来源，将通过与发育阶段血管丛扩增相符地增加穿支血管数量而使脑皮质内部形成血管化。为了能进入脑皮质，软脑膜毛细血管在胚胎发育第 7 周首先穿透位于近端（腹侧）皮质区的外胶质界膜，进而朝着远端（背侧）区域前行。纹状体和梨状叶是首先形成内部血管化的区域，而至胚胎发育第 8 周，全脑皮质表面均存有可辨识的穿支血管。需要注意的是，这种由腹侧向背侧的进展是与早期来自皮质外神经元和神经纤维的抵达平行发生的 [14]。

软脑膜毛细血管穿透外胶质界膜是一个复杂的发育过程，具有 4 个明确的阶段，该结果被高尔基体快速制备后用电子显微镜所描述 [20]。首先是软脑膜毛细血管形成与外胶质界膜的直接接触。随后，外胶质界膜中引导内皮细胞接触毛细血管被证明存在大量膜活动。细胞伸展出多个丝状伪足，其中部分穿过血管板和皮质基板并透入神经组织内。胶质细胞终足附着于丝状伪足浸润的区域，先膨胀后失去其紧密连接物，并进入第三阶段。该阶段全部的内皮细胞开始穿透至神经组织内。最后，浸润性内皮细胞的增殖和成管化导致新皮质毛细血管的原位形成。有趣的是，最初浸润的丝状伪足被融合的血管板与胶质细胞（外胶质界膜）基板所包绕。其结果是，新生的浸润性毛细血管被重建的外胶质界膜所包绕[14]。位于浸润性毛细血管与外胶质界膜之间的血管周围间隙与脑外脑膜间隙互相连续并包绕软脑膜毛细血管丛。这些血管周围间隙被称为 Virchow–Robin 间隙。皮质毛细血管被这些间隙所包绕并组成脑内外来的微血管部分[14]。

在原位发育过程中，外来微血管的软脑膜毛细血管穿透外胶质界膜后仅进入而非穿出皮质。随后的循环动力学决定哪些血管将进入小动脉或汇入小静脉，其最终模式为每条引出的小静脉被 8~10 条进入的小动脉所包绕[14]。由于皮质的扩张，新穿透的血管继续在先前区域内深入并维持在脑表面固定的 400~600 μm 血管间距内。这一相邻穿支的血管间距及其导致的固有毛细血管丛（将在下文中详述）代表了哺乳类动物大脑对氧及能量的生理需求量。

外来微血管的浸润性毛细血管在多个位点同步进入脑组织内，大多朝着垂直于皮质表面的方向穿入脑室区域。在脑室区域，一种固有的毛细血管交通支血管丛形成了所有穿支血管的相互连接。这一脑室周围血管丛在众多固有毛细血管丛中首先在大脑皮质上升层和由内而外的板层平行发育[17, 21]。

外来的毛细血管微血管系统的最后一个重要的功能是包绕与其伴随的 Virchow–Robin 间隙。Virchow–Robin 间隙相对脑膜间隙是开放的，进而为这种脑内成分与脑膜提供了交换途径。从本质上讲，这些间隙为缺乏真正淋巴通道的大脑提供了淋巴等效引流途径[17, 20, 22]。然而，由于其缺乏与其他器官淋巴通道共通的特征（如瓣膜），这一淋巴系统是无效的。一种针对这些血管周围空隙内液体和碎片流动的机制认为，这是具有单一浅表性脑膜开放的穿支血管规律性搏动的表现，内容物最终通过脑膜的血管周围淋巴通道实现了脑膜回流[14, 23]。

正如以上描述，在进行性的皮质神经发育的由内而外模式下，固有的交通支毛细血管丛在外来系统的相邻穿支血管间发育。由于其早期原始性活动，血管周围基质区域最先形成血管化，随后依序形成白质、板下带，并最终形成成熟的灰质[14]。为了相互连接相邻的外来血管，固有系统的毛细血管通过一种类似于软脑膜毛细血管穿透皮质外胶质界膜的模式穿透 Virchow–Robin 间隙的外胶质细胞墙与基板并进入脑实质内。由相邻外来血管发生的毛细血管建立了连接并形成短暂的交通支血管丛。固有毛细血管直径大约 5 μm，且独自组成由胶质细胞单一基板覆盖的内皮细胞和血管，其胶质细胞终足伸入毛细血管的管腔表面。尽管这些毛细血管上没有平滑肌细胞，但丰富的周细胞定位于外壁并产生脉动流[24]。此外，在固有毛细血管水平不存在 Virchow–Robin 间隙，取而代之的是复杂且尚未被完全理解的由内皮细胞与胶质细胞相互作用而形成的血脑屏障。固有血管丛的大小、密度、三维构造等在产前产后皮质发育过程中均保持不变，具有 80~100 μm 直径的统一的毛细血管间隙[14]。这些间隙在灰质中虽小但血管密度高，毛细血管间隙由神经元占据。由于其复杂性，关于脑血管系统，尤其是关于扩增的人类大脑皮质的解剖学与功能学发育的知识内容依然需要被充分了解与理解。

脑血管发育的分子机制

临床医生目前对脑血管发育的了解几乎完全基于细胞和组织水平的描述性组织学研究。对推动这一发育的分子因素的研究仍较少，但该领域代表了最新的热点及今后的发展趋势。早在 1986 年就已发现中枢神经系统能产生促血管生长因子，包括成纤维细胞生长因子 1[25] 和血管内皮生长因子 A（VEGF–A）[26, 27]。有趣的是，VEGF–A 在神经管中的表达受发育过程调控[28, 29]。对神经管中 VEGF–A 的基因消融不仅引起了血管密度及分支的下降，而且对神经管本身产生损伤[30, 31]。

这些关于 VEGF–A 的早期研究发现，很多在血管发育过程中重要的信号通路可被发育中的神经系统选择。这些信号通路包括 VEGF/VEGF 受体、信号素 / 丛状蛋白受体、神经毡蛋白（VEGF 和丛状蛋白受体的共受体）、神经生长因子 /UNC 受体 /DCC 受体以及 slits/Robo 受体[32]。为了了解这些信号通路在血管发育过程中的特殊作用，特异性敲除信号通路中细胞自治成分的实验被设计应用于发育中的血管或发育中的神经组织。在这样的研究中，分析特异性敲除 VEGF–A 受体 flk–1 的神经组织并未被发现在神经发育过程中表现出有害效应。因此，该文作者认为，先前全脑 VEGF–A 敲除所观察到的损伤源自对内皮细胞的直接影响[30]。然而，这一结果与其他报道认为的 VEGF 信号通路对神经存活及功能至关重要之间存在矛盾[33–35]。

除了原位细胞自治的基因消融外，采用基因修饰嫁接的研究可在神经血管界面选择性地切割信号通路的差异效应。这些研究基于小鼠胚胎干细胞来源的胚体性能，将其嫁接以促进宿主（鹌鹑）神经周围血管丛的血管生成及内皮细胞生成。经基因消融 VEGF 受体 flk-1 后的胚体被嫁接至鹌鹑体内，其在成血管细胞迁徙及神经周围血管丛方面均存在损伤，这表明 VEGF 信号通路在神经周围血管丛的生成中发挥重要作用[36]。相反地，将小鼠神经管移植至鹌鹑胚胎则导致位于移植体周围的鹌鹑来源的神经周围血管丛发生异位成形，揭示神经管是血管内移模式信号的来源。类似地，采用离体共培养系统培养鹌鹑神经管与小鼠体壁中胚层发现，血管成形过程需要神经源性 VEGF-A 参与。功能获得性实验也支持 VEGF-A 在神经血管发育过程中的重要作用。通过电穿孔技术选择性地表达定位于发育过程中神经管位点上的 VEGF-A 的主要同型 VEGF165 和 VEGF189，可诱导局部神经周围血管丛血管的异位内移，但不会显著影响神经元的存活或功能模式[37]。相反地，电穿孔 VEGF 抑制剂可溶性 VEGF 受体 sFlt-1 则可局部阻断这一血管内移现象。

血管内皮生长因子信号通路并非独立促进神经血管的发育。事实上，神经毡蛋白共受体可增强 VEGF 信号通路并独立于 VEGF 而在神经发育过程中发挥其他作用。内皮特异性删除神经毡蛋白 1 导致脑内形成大量非分支血管[38]。这一发现与整体敲除神经毡蛋白 1 所观察到的表型相一致，其存在血管浸润神经管以及在脑室区域边界上沿放射状胶质细胞迁移但无法形成侧转等现象[39]。有趣的是，神经毡蛋白同时也作为共受体与丛状蛋白作用，从而调节信号通路。最近的一项研究旨在检验这些信号通路的潜在交互性，Sema/ 神经毡蛋白信号通路在发育过程中的后脑内仅可调节神经部分，而无法调节血管部分[40]。这一结果表明尽管信号组分内存在潜在的重叠，但特殊的共受体结合或能实现不同细胞或组织类型的信号通路的分离。

其他在脑血管发育中较少被了解的通路包括神经生长因子 /UNC 通路，对于该通路一些相互矛盾的功能获得性研究已报道了血管系统或过或缺的现象[41, 42]。最后，另一项研究显示了 Wnt 信号通路的作用：同时基因敲除发育中神经管的 Wnt7a 和 Wnt7b 可干扰血管内移[43]。临床医生对引导脑血管发育的分子线索的了解尚处于初期阶段，很多挑战性问题有待解答。重要的是，对脑血管发育有一个较好的分子学了解具有显著的潜在治疗价值，包括发展小分子激动剂 / 拮抗剂用于治疗诸如颅内动脉粥样硬化和脑肿瘤等多种疾病。

临床意义：作为一种发育残痕的解剖变异

脑血管发育过程解释了临床人群中所见到的变异的血管解剖。譬如，永久存在的颈内动脉 - 椎基底动脉血管吻合是一种退化失败后的发育残痕[11]。在胚胎发育过程中，在椎动脉形成前，这些吻合可保证颈内动脉对后循环供血。最常见的永久吻合即正常的后交通动脉[3]。其他永久吻合通道则并不常见，发生率约 0.1%~1.2%。其中永久性三叉动脉是最常见的（约占 85%），其次是舌下动脉，而耳动脉及寰前节间动脉（持续性第一颈椎节间动脉）则较罕见[44]。永久性三叉动脉被认为是近海绵窦段颈内动脉的一条重要分支，在海绵窦内向后走行并位于三叉神经眼支的内侧。血管与三叉神经伴行或通过鞍背融入中段基底动脉。一般情况下，与三叉动脉同侧的椎动脉和后交通动脉是发育不全的。舌下动脉是颈内动脉颈段远端的一条分支，起自 C1 与 C3 之间，穿过舌下神经管向后、向上走行进入颅底并融入近段基底动脉。寰前节间动脉连接颈段颈内动脉远端或颈外动脉与椎动脉，在枕部与 C1 动脉弓之间走行。耳动脉则是一条极其罕见的血管，自岩段颈内动脉内侧发出经由内耳道延伸至近段基底动脉[11]。

脑循环各个区域内还有其他血管解剖的变异。譬如大脑前动脉 / 前交通动脉复合体存在着多种变异形式。不成对的配置被称为奇大脑前动脉，即前交通动脉远端只发出单一的动脉干供给双侧大脑半球。奇大脑前动脉的发生率在 0~5%[45]。供给双侧大脑半球的大脑前动脉包含一条供给双半球内侧部位的胼周动脉，而对侧的那条大脑前动脉则发育不全，仅供给胼缘分支。这种变异情况在解剖样本中发生率为 2%~7%[46]。三联的大脑前动脉多出来的那根有多个名称，包括内侧大脑前动脉、第三 A2 段动脉和副大脑前动脉[8]。这一血管也被称为胼胝体内侧动脉，被认为是源于胚胎期的胼胝体内侧动脉，后者是前交通动脉的一条分支，在正常胼周动脉后方与其平行走行，为胼胝体、隔核、透明隔、喙部穹窿以及部分额叶提供血供。这一血管有时候在临床中很重要，比如它常成为前交通动脉瘤基底部发出的一个分支，而又很难被识别，在动脉瘤夹闭术中特别需要注意避免误夹。

最后，在基底动脉融合模式中也存在多种变异。基底动脉由多条隶属于纵向神经动脉（在上文中已详述）的血管通道融合而成。基底动脉的变异源自这种融合的范围及完全程度的差别，这种融合发生于自尾侧向头侧的方向 [5]。譬如，短基底动脉就是尾侧段融合不足导致的，而未融合的上段基底动脉则是由于喙侧段融合不足，而中段的未完整融合则最终导致动脉开窗的产生 [8]。

结论

胚胎型神经系统没有“定居”的血管祖细胞，因此脑血管发育过程需要精心安排的一系列事件引导血管浸润至神经组织内。来自中胚层的血管前体首先形成大的通道，包括颈内动脉及其颅支和尾支，在早期为整个发育中的大脑提供血供。在随后的发育阶段中，纵向神经动脉形成基底动脉并在近端连接椎动脉，覆盖了后循环。微血管发育进程伴随着来自软脑膜毛细血管丛浸润神经实质内，并最终形成高度分支及高密度的脑内固有毛细血管网络。驱动所有这些进程的分子因素才刚刚被发现，这具有重大的临床及治疗意义。对信号通路的进一步了解可发现新的药物靶点，用于治疗自卒中至脑肿瘤等的多种神经血管疾病。

参·考·文·献

[1] O'Malley CD, Saunders JB. Leonardo on the Human Body. New York: Dover; 1983
[2] The cerebral circulation. In: Fishman AP, Richards DW, eds. Circulation of the Blood: Men and Ideas. New York: Oxford University Press; 1964:703
[3] Dungan DH, Heiserman JE. The carotid artery: embryology, normal anatomy, and physiology. Neuroimaging Clin N Am 1996;6:789–799
[4] Roberts KB, Tomlinson JDW. The Fabric of the Body: European Traditions of Anatomical Illustration. Oxford: Oxford University Press; 1992
[5] Lasjaunias PL, Ter Brugge KG, Berenstein A. Surgical Neuroangiography: Clinical Vascular Anatomy and Variations, 2nd ed. Berlin: Springer-Verlag; 2006
[6] Shapiro M. Neurovascular evolution. 2012. www.neuroangio.org
[7] Shapiro M. Vascular neuroembryology. 2012. www.neuroangio.org
[8] Okahara M, Kiyosue H, Mori H, Tanoue S, Sainou M, Nagatomi H. Anatomic variations of the cerebral arteries and their embryology: a pictorial review. Eur Radiol 2002;12:2548–2561
[9] Larsen WJ. Development of the Vasculature. Human Embryology. New York: Churchill Livingstone; 1997:189–227
[10] Padget DH. The development of the Cranial Arteries in the Human Embryo. Washington: Carnegie Institute of Washington; 1948
[11] Raybaud C. Normal and abnormal embryology and development of the intracranial vascular system. Neurosurg Clin N Am 2010;21: 399–426
[12] Scher MS. Developmental origins of cerebrovascular disease I: prenatal cerebrovascular development—classic findings in the context of advances in genetic and fetal surveillance evaluations. J Child Neurol 2012;27:121–131
[13] Lee HS, Han J, Bai HJ, Kim KW. Brain angiogenesis in developmental and pathological processes: regulation, molecular and cellular communication at the neurovascular interface. FEBS J 2009;276:4622–4635
[14] Marín-Padilla M, Knopman DS. Developmental aspects of the intra-cerebral microvasculature and perivascular spaces: insights into brain response to late-life diseases. J Neuropathol Exp Neurol 2011;70:1060–1069
[15] Marin-Padialla M. Embryogenesis of the early vascularization of the central nervous system. In: Yaşargil MG, ed. Microneurosurgery. Stuttgart, Germany: Thieme-Verlag; 1987:23–47
[16] Marin-Padilla M. Embryonic vascularization of the mammalian cerebral cortex. In: Peters A, Jones EG, eds. Cerebral Cortex. New York: Plenum Press; 1988:479–509
[17] Marin-Padilla M. The Human Brain. Prenatal Development and Structure. Heidelberg, Germany: Springer; 2011
[18] Marín-Padilla M. Prenatal development of fibrous (white matter), protoplasmic (gray matter), and layer I astrocytes in the human cerebral cortex:a Golgi study. J Comp Neurol 1995;357:554–572
[19] Merkle FT, Tramontin AD, García-Verdugo JM, Alvarez-Buylla A. Radial glia give rise to adult neural stem cells in the subventricular zone. Proc Natl Acad Sci U S A 2004;101:17528–17532
[20] Marin-Padilla M. Early vascularization of the embryonic cerebral cortex: Golgi and electron microscopic studies. J Comp Neurol 1985;241:237–249
[21] Strong LH. The early embryonic pattern of internal vascularization of the mammalian cerebral cortex. J Comp Neurol 1964;123:121–138
[22] Pile-Spellman JM, McKusick KA, Strauss HW, Cooney J, Taveras JM. Experimental in vivo imaging of the cranial perineural lymphatic pathway. AJNR Am J Neuroradiol 1984;5:539–545
[23] Weller RO, Subash M, Preston SD, Mazanti I, Carare RO. Perivascular drainage of amyloid-beta peptides from the brain and its failure in cerebral amyloid angiopathy and Alzheimer's disease. Brain Pathol 2008;18:253–266
[24] von Tell D, Armulik A, Betsholtz C. Pericytes and vascular stability. Exp Cell Res 2006;312:623–629
[25] Risau W. Developing brain produces an angiogenesis factor. Proc Natl Acad Sci U S A 1986;83:3855–3859
[26] Eichmann A, Marcelle C, Bréant C, Le Douarin NM. Two molecules related to the VEGF receptor are expressed in early endothelial cells during avian embryonic development. Mech Dev 1993;42:33–48
[27] Flamme I, Breier G, Risau W. Vascular endothelial growth factor (VEGF) and VEGF receptor 2 (flk-1) are expressed during vasculogenesis and vascular differentiation in the quail embryo. Dev Biol 1995;169:699–712
[28] Hogan KA, Ambler CA, Chapman DL, Bautch VL. The neural tube patterns vessels developmentally using the VEGF signaling pathway. Development 2004;131:1503–1513
[29] Ogunshola OO, Stewart WB, Mihalcik V, Solli T, Madri JA, Ment LR. Neuronal VEGF expression correlates with angiogenesis in postnatal developing rat brain. Brain Res Dev Brain Res 2000;119:139–153
[30] Haigh JJ, Morelli PI, Gerhardt H, et al. Cortical and retinal defects caused by dosage-dependent reductions in VEGF-A paracrine signaling. Dev Biol 2003;262:225–241

[31] Raab S, Beck H, Gaumann A, et al. Impaired brain angiogenesis and neuronal apoptosis induced by conditional homozygous inactivation of vascular endothelial growth factor. Thromb Haemost 2004;91:595–605
[32] Bautch VL, James JM. Neurovascular development: The beginning of a beautiful friendship. Cell Adhes Migr 2009;3:199–204
[33] Carmeliet P. Blood vessels and nerves: common signals, pathways and diseases. Nat Rev Genet 2003;4:710–720
[34] Lambrechts D, Carmeliet P. VEGF at the neurovascular interface: therapeutic implications for motor neuron disease. Biochim Biophys Acta 2006;1762:1109–1121
[35] Ward NL, Lamanna JC. The neurovascular unit and its growth factors: coordinated response in the vascular and nervous systems. Neurol Res 2004;26:870–883
[36] Ambler CA, Schmunk GM, Bautch VL. Stem cell-derived endothelial cells/progenitors migrate and pattern in the embryo using the VEGF signaling pathway. Dev Biol 2003;257:205–219
[37] James JM, Gewolb C, Bautch VL. Neurovascular development uses VEGF-A signaling to regulate blood vessel ingression into the neural tube. Development 2009;136:833–841
[38] Gu C, Rodriguez ER, Reimert DV, et al. Neuropilin-1 conveys semaphorin and VEGF signaling during neural and cardiovascular development. Dev Cell 2003;5:45–57
[39] Gerhardt H, Ruhrberg C, Abramsson A, Fujisawa H, Shima D, Betsholtz C. Neuropilin-1 is required for endothelial tip cell guidance in the developing central nervous system. Dev Dyn 2004;231:503–509
[40] Vieira JM, Schwarz Q, Ruhrberg C. Selective requirements for NRP1 ligands during neurovascular patterning. Development 2007;134:1833–1843
[41] Lu X, Le Noble F, Yuan L, et al. The netrin receptor UNC5B mediates guidance events controlling morphogenesis of the vascular system. Nature 2004;432:179–186
[42] Wilson BD, Ii M, Park KW, et al. Netrins promote developmental and therapeutic angiogenesis. Science 2006;313:640–644
[43] Stenman JM, Rajagopal J, Carroll TJ, Ishibashi M, McMahon J, McMahon AP. Canonical Wnt signaling regulates organ-specific assembly and differentiation of CNS vasculature. Science 2008;322:1247–1250
[44] Yilmaz E, Ilgit E, Taner D. Primitive persistent carotid-basilar and carotidvertebral anastomoses: a report of seven cases and a review of the literature. Clin Anat 1995;8:36–43
[45] Calzolari F, Ceruti S, Pinna L, Tamarozzi R. Aneurysm of the azygos pericallosal artery. One case. J Neuroradiol 1991;18:277–285
[46] Perlmutter D, Rhoton AL Jr. Microsurgical anatomy of the distal anterior cerebral artery. J Neurosurg 1978;49:204–228

第2章

颈内动脉与椎动脉的显微外科解剖

Maria Peris-Celda, Alvaro Campero, Pablo Rubino, and Albert L. Rhoton, Jr.

脑血管解剖的透彻理解对于解决涉及大脑的病理学问题至关重要。本章回顾了颈内动脉与椎动脉的显微外科解剖，并强调治疗血管病变的重要胚胎学和病理学内容。

颈内动脉的显微外科解剖

颈内动脉（ICA）起自颈部，其由颈总动脉（CAA）分叉形成颈内动脉（ICA）和颈外动脉（ECA）。颈内动脉由近及远可被分为 4 个部分：C1 段又称颈段，自颈内动脉与颈总动脉连接处延伸至颈动脉管外口；C2 段又称岩段，走行于颈动脉管内并终止于动脉进入海绵窦处；C3 段又称海绵窦段，走行于海绵窦内并终止于动脉穿经硬脑膜处，形成了海绵窦的顶部；C4 段又称床突上段或颅内段，起自动脉进入蛛网膜下腔时并终止于颈内动脉分叉为大脑前动脉和大脑中动脉处[1]（图 2.1）。

C1 段或颈段

颈总动脉及其分叉形成颈内动脉和颈外动脉的部位位于颈部的颈动脉三角内（图 2.2a、b）。该三角是属于颈前三角的一部分，向上为二腹肌后腹，向前为肩胛舌骨肌上腹，向后为胸锁乳突肌。颈总动脉的分叉部通常位于三角区的中心，后界为颈内静脉，前界为甲状舌面静脉干回流入颈静脉处，上界为舌下神经（Farabeuf 三角）（图 2.2b）。

颈总动脉分叉部的位置会有明显的变异。在一项研究中，43% 的病例分叉部出现在甲状软骨上缘，25% 的病例与舌骨相对，18.3% 的病例位于甲状软骨与舌骨之间[2]。约有 5% 的病例分叉部位于低于甲状软骨上缘以下，而 3.3% 的病例位于舌骨以上。在罕见情况下，颈内动脉可能直接由主动脉弓发出。典型的 C1 段通常是笔直的，但当其不像寻常那般邻近扁桃体走行而是靠近咽部时，其走行可能是曲折的。颈内动脉入颅前不发出任何分支。

颈内动脉最初位于颈外动脉的浅表面，但走行 10~20 mm 后其转向内侧并在更深的部位上行至颅底的颈动脉孔。颈外动脉最先走行于前内侧，而后弯曲回至浅表侧。基于这一特征，颈内动脉的 C1 段可被分为舌骨上段和茎突后段[3, 4]。二腹肌后腹是区分这两段的标志（图 2.2c~e）。

舌骨上段

舌骨上段位于椎骨前平面，向后毗邻头长肌。咽部在其内侧，颈浅筋膜横向覆盖颈内动脉。颈内静脉较颈内动脉位置稍靠后，舌下神经在二腹肌后腹的下方向动脉外侧走行。颈袢上根自舌下神经前方、邻近动脉处下降并汇入颈丛下根。迷走神经于颈内动脉与颈静脉之间相对靠后的平面内走行，交感神经链则被封闭在颈内动脉后方的椎前筋膜内。咽升动脉是颈外动脉的一条分支，其位于颈内动脉前方并与其交叉后直接向内走行进入咽部。起自迷走神经的喉上神经位于颈内动脉后方并与其交叉后向内走行以支配喉部。在二腹肌水平，颈内动脉向前与颈外动脉的分支——枕动脉、耳后动脉相交叉。

茎突后段

咽旁间隙位于翼内肌、腮腺深部与咽侧壁之间。该间隙被茎突隔膜分为茎突前部分和茎突后部分（岩下间隙）。颈内动脉在二腹肌与茎突肌后方穿行并进入茎突后间隙。其后界为椎骨前平面，内界为咽部，前外侧界为茎突肌与茎突筋膜所形成的茎突平面。颈外动脉在茎突舌骨肌与茎突舌肌间向外侧部穿行。舌咽神经在该血管与颈内静脉之间向外侧穿过颈外动脉进入位于茎突咽肌与茎突舌肌间的间隙内。迷走神经的咽部分支抵达位于颈内动脉内侧的咽部。

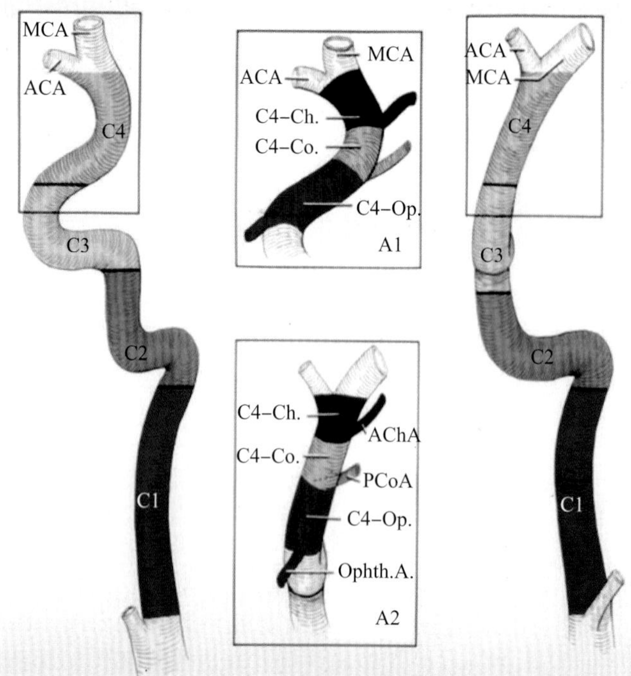

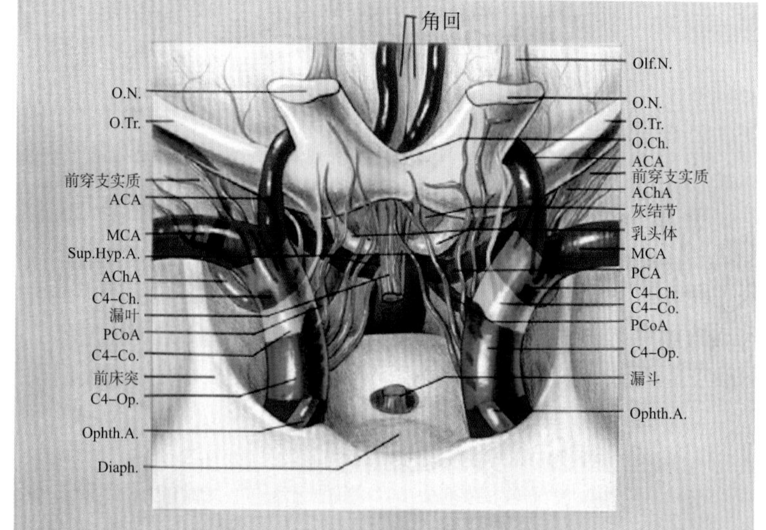

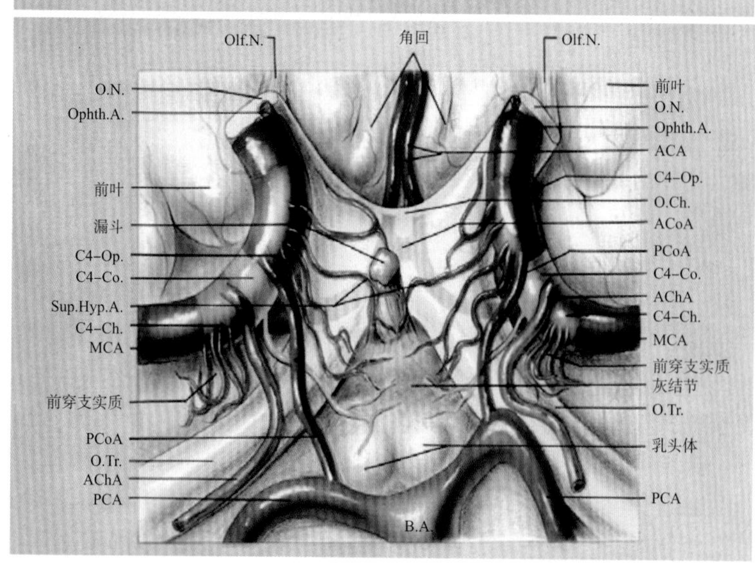

图 2.1 颈内动脉。a. 颈内动脉侧视图（左）与正视图（右）以及颈内动脉床突上段（C4段）（插图为大脑前动脉 A1 段与 A2 段）。颈内动脉分为 4 个部分，由近及远分别为 C1 段或颈段、C2 段或岩段、C3 段或海绵窦段、C4 段或床突上段。b、c. 颈内动脉 C4 段的前视图（b）与下视图（c）。基于其主要分支来源，颈内动脉 C4 段被分为 3 个部分：眼段起自眼动脉起始部至后交通动脉起始部（C4-Op. 深蓝色），交通段起自后交通动脉起始部至脉络膜前动脉起始部（C4-Co. 淡绿色），脉络膜段起自脉络膜前动脉起始部至颈内动脉形成大脑前动脉与大脑中动脉的分叉部（C4-Ch. 深绿色）。C4 段发出约 8~12 条穿支动脉。A.，动脉；ACA，大脑前动脉；AChA，脉络膜前动脉；Ant.，前部；BA，基底动脉；Ch.，脉络膜的；Cin.，灰结节；Co.，交通的；Diaph.，隔膜；Fr.，前部；Gyr.，脑回；Hyp.，垂体的；MCA，大脑中动脉；N.，神经；O.Ch.，视交叉；Olf.，嗅的；O.N.，视神经；Op.，眼的；Ophth.，眼的；O.Tr.，视束；PCA，大脑后动脉；PCoA，后交通动脉；Perf.，穿支；Subst.，实质；Sup.，上部。

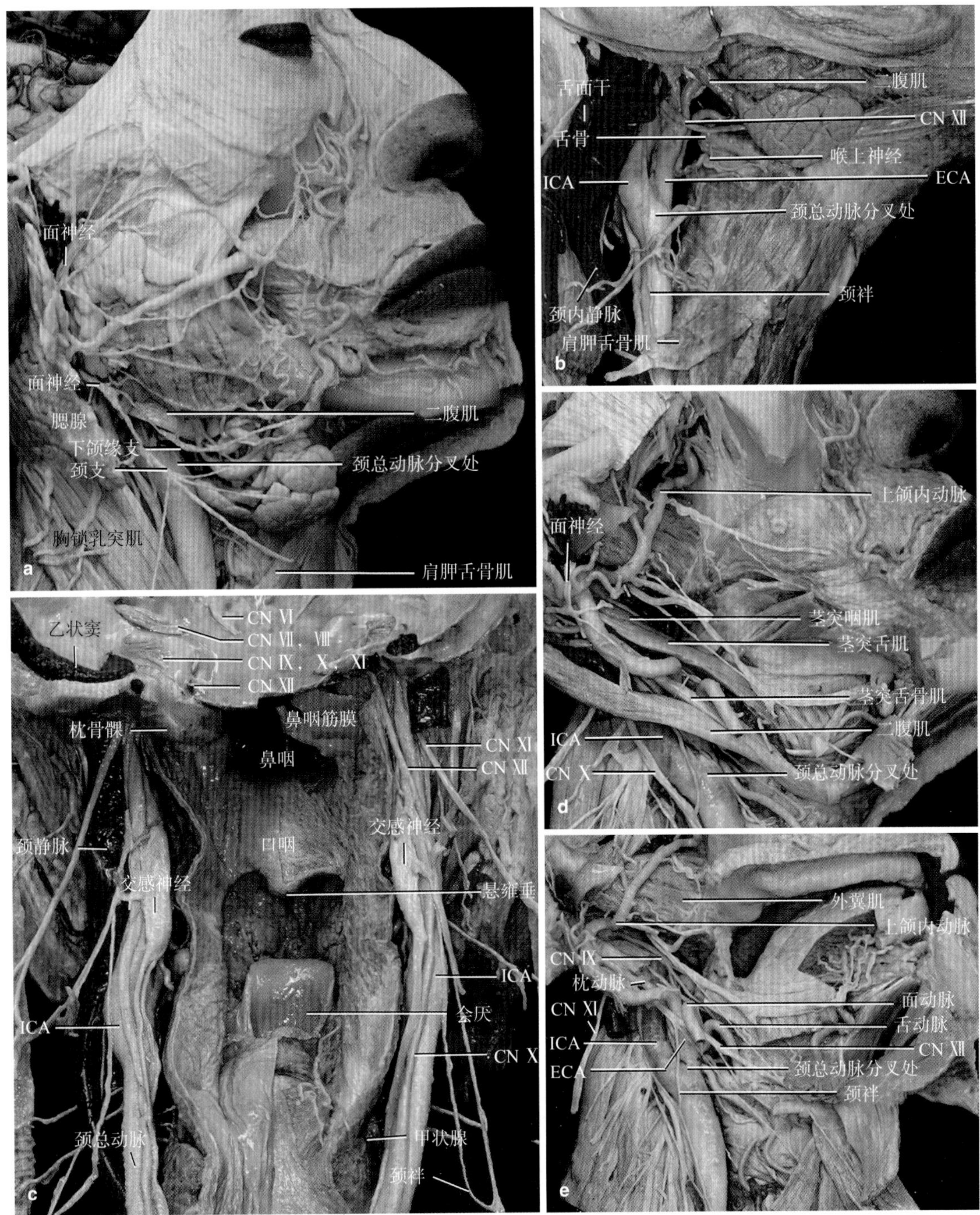

图 2.2　颈内动脉 C1 段或颈段。a. 颈总动脉及其形成颈内动脉与颈外动脉的分叉部位于颈动脉三角区，其后界为胸锁乳突肌，上界为二腹肌后腹，前界为肩胛舌骨肌上腹。腮腺的浅表叶被提起以便暴露位于颈总动脉分叉部浅表的面神经及面神经颈支、下颌缘支；b. 颈动脉分叉部相关的解剖结构为上界的舌下神经（第Ⅻ对脑神经）、后界的颈静脉及前界的甲状舌面静脉干。后者在照片上已牵向侧面。这 3 个结构组成了 Farabeuf 三角；c. 移除颈椎后的颈内动脉后视图及其咽旁关系。第Ⅸ、Ⅹ、Ⅺ、Ⅻ对脑神经位于动脉后方出颅。第Ⅹ对脑神经在下方，第Ⅺ对脑神经在侧方并支配胸锁乳突肌与斜方肌，第Ⅸ、Ⅻ对脑神经在动脉外侧与其交叉后前行（第Ⅻ对脑神经在舌骨上部的二腹肌肌腱水平而第Ⅸ对脑神经在其上方的茎突后部内）；d. 胸锁乳突肌与下颌骨被移除以便暴露颈总动脉分叉部。颈外动脉在茎突舌骨肌与茎突舌肌间穿过，而颈内动脉继续在茎突肌与茎突隔膜后方的茎突后间隙内上行；e. 移除茎突舌骨肌后颈内动脉在翼外肌后方穿行的视图。第Ⅸ、Ⅻ对脑神经在该动脉的外侧与其交叉。CN，脑神经；ECA，颈外动脉；ICA，颈内动脉。

在颅底附近，颈内动脉与副神经的关系是多变的。神经可位于颈内静脉的后方或介于静脉与颈内动脉之间，并支配胸锁乳突肌。在颅底水平，颈内静脉与颈内动脉分别进入颈静脉孔与颈动脉孔，并形成颈动－静脉三角。在颈动脉管与颈静脉球之间，有两个微小的孔容舌咽神经鼓室支（Jacobson）及迷走神经耳支（Arnold）通过。在这一水平，舌咽神经、迷走神经、副神经与舌下神经均位于颈内动脉与颈内静脉之间。

C2 段或岩段

岩段起自颈内动脉由颅底的颈动脉孔进入颈动脉管处，终止于该动脉离开颈动脉管进入海绵窦处，其离开颈动脉管后向内穿过位于破裂孔内软骨上方的岩舌韧带（图 2.3）。其包括后垂直段、水平段和前垂直段。后膝部位于后垂直段与水平段之间，前膝部位于水平段与前垂直段之间。

颈内动脉后垂直段位于茎突前内侧，咽鼓管骨部与软骨部连接处的后方，耳蜗与鼓室的前方。后垂直段经由一个微小的骨性薄层与鼓室及咽鼓管相分离，此骨性薄层在年轻时带有筛孔，而至老年时筛孔被部分吸收 [5]。颈鼓动脉分支自该段发出，细小且偶尔呈双侧发育的颈鼓血管通过颈动脉管内的小孔进入鼓室，其与上颌动脉前鼓室支、茎乳动脉相交通。

颈内动脉水平岩段上内侧部经常与 Meckel 腔内的三叉神经相交，其间可无组织覆盖，72.5% 的颅骨中无覆盖部位位于 Meckel 腔侧面，17.5% 的位于 Meckel 腔中部，而完全被岩舌韧带覆盖的占 10%。水平段位于向内侧前行中不断向下倾斜的鼓膜张肌和咽鼓管的后方 [6]。

水平段被静脉丛及由颈上神经节颈内支产生的颈动脉自主神经丛所包绕。在前膝部水平，这一神经丛分成岩深神经。岩深神经汇入岩浅大神经并形成翼管神经和颈动脉神经，后者位于颈内动脉上方。岩大神经位于颅中窝，平行紧邻颈内动脉水平段上方。在前膝部水平汇入岩深神经并形成翼管神经后，岩大神经向内沿着岩段颈内动脉水平段的上表面穿行并进入翼管。

翼动脉或翼管动脉时有时无。当其存在时即与同名神经一起进入翼管内并与腭大动脉（返）支相交通。翼管动脉通常在翼腭窝内起自颈外动脉分支的上颌动脉。然而在 45% 的病例中存在一支独立的翼管动脉自颈动脉岩段发出，这些病例中翼管动脉大多起自颈内动脉水平段，但也有一些起自前膝部 [7]。

两个不恒定的动脉分支——镫骨动脉与骨膜动脉——与颈内动脉 C2 段相关联。镫骨动脉在进入成人期后逐渐消失，这是胚胎型颈动脉的次级分支，可从其名称看出其横穿镫骨下肢。约占 8% 案例的骨膜动脉则起自颈内动脉的岩段 [8, 9]。

C3 段或海绵窦段

颈内动脉穿出位于破裂孔上方和鞍背侧方的颈动脉管后穿行于岩舌韧带下方，随后其急转向前并沿着颈动脉沟及蝶骨体侧方前行。它形成一个垂直向后的弯曲，并沿水平方向向前行进约 2 cm 后形成一个水平向前的弯曲。其最终沿着床突内侧面及视柱后表面向上前行，并穿过海绵窦顶部而终止。颈内动脉床突段被骨质严密包绕，其外侧界为前床突，前界为视柱，内界为颈动脉沟，仅在骨质与动脉之间残留了一部分狭窄的间隙。

衬在这些朝向前床突的骨性结构表面上的硬膜形成包绕在床突段周围的颈动脉套环。20 例床突旁区域内有 19 例被发现存有一个颈动脉窝，如同一个硬膜内袋在位于颈内动脉壁与包绕颈内动脉的硬膜套环间的远端硬膜环水平之下延展 [10]。远端硬膜环紧贴于颈内动脉前外侧壁并紧邻前床突与视柱，但并不位于颈动脉窝面朝颈动脉沟上部的动脉的内侧和后侧。

垂体上动脉常起自颈动脉窝，该窝的平均深度和周长分别为 2.4 mm（1.5~5 mm）和 9.9 mm（范围是 4.5~12 mm）。在影像学上，在颈动脉窝水平出现的动脉瘤可能向下超过前床突的上界水平，然而事实上它们可延伸至蛛网膜下腔并成为蛛网膜下腔出血的来源 [11]。

海绵窦内的颈内动脉相对固定。当从侧方观察时，海绵窦段（C3 段）和颅内段（C4 段）具有多个弯曲并形成一个 S 形的曲线。这些部分被统称为颈动脉虹吸段（图 2.3）。S 形的下半部分主要由海绵窦内段形成，呈现前凸状。上半部分则由床突上段形成，呈现后凸状 [12]。在 1.5% 的案例中，前床突和中床突一起参与形成包绕在动脉周围的颈内动脉床突环。

动眼神经、滑车神经、视神经及展神经均位于颈内动脉外侧。展神经完全位于海绵窦内，而其他神经在行进至眶上裂前被海绵窦外侧壁的耳周层所包埋 [13]。

海绵窦内的颈内动脉发出分支供给蝶鞍、海绵窦及天幕的侧壁及其围成的封闭结构。脑膜垂体干和下外侧干是海绵窦内颈内动脉最为固定的分支，在 6% 的海绵窦案例中它们起自单一的血管干 [14]。脑膜垂体干是海绵窦内颈内动脉最大的分支，其起自鞍背外

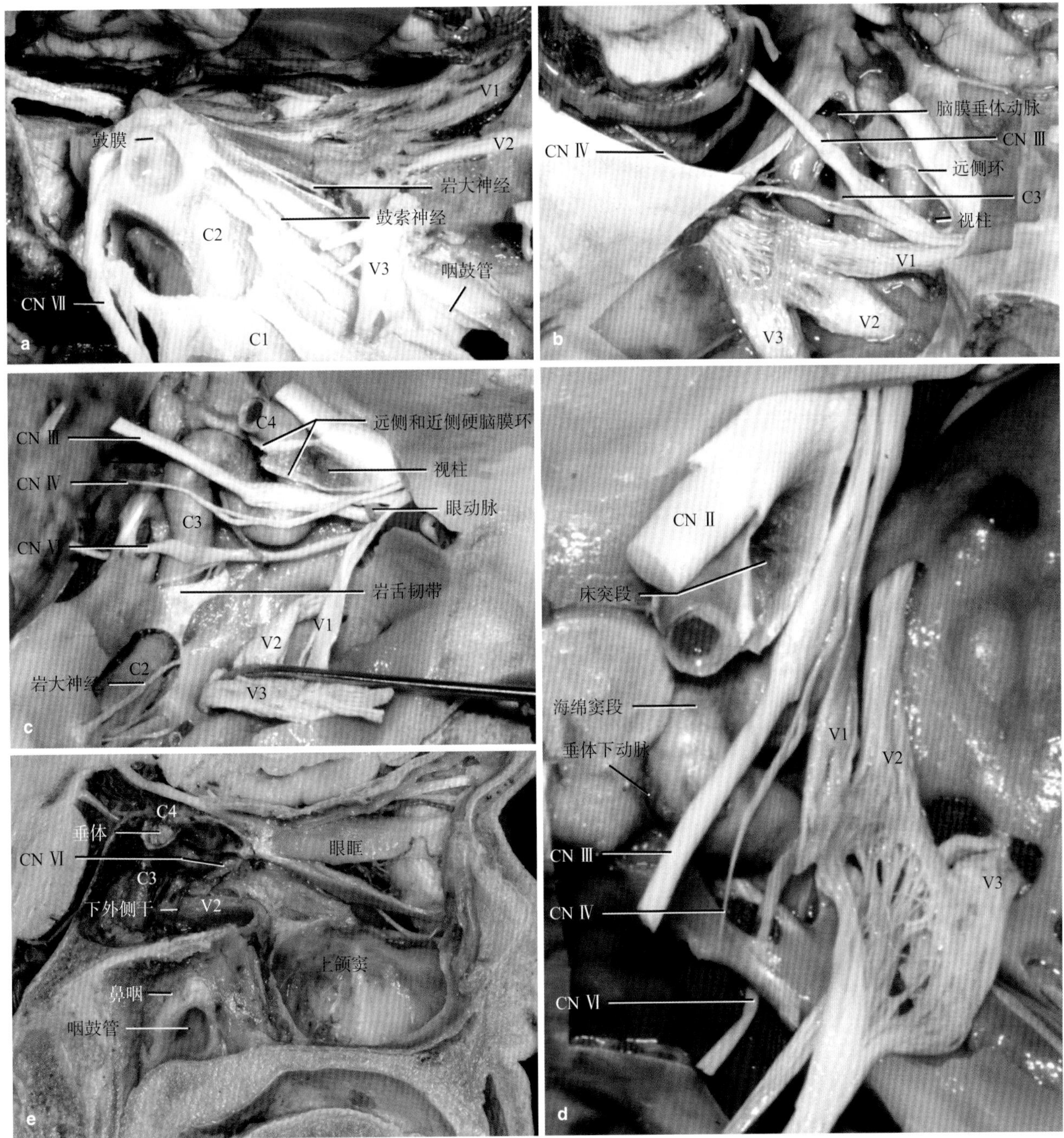

图 2.3　颈内动脉岩段（C2 段）和海绵窦段（C3 段）。a. 岩段的侧视图。颞骨钻孔后暴露 C2 段的鼓室后部与咽鼓管前部的关系。向后的弯曲位于鼓膜水平。颈内动脉被一在年轻时带有筛孔而至老年时筛孔被部分吸收的薄的骨片与鼓室及咽鼓管相分离；b. 切开左侧海绵窦后的 C3 段，可见海绵窦虹吸部以及 C3 段上界的远端硬膜环。脑膜垂体干是海绵窦部的一个分支，在 Parkinson 三角中可被辨识；c. C2 段水平部。典型的 C2 段在其 Meckel 腔下方内侧是未被硬膜覆盖的，三叉神经已被切开并牵开。在向内穿过岩舌韧带后，颈内动脉呈现一个前膝部并进入海绵窦；d. 颈内动脉 C3 段上视图。颈内动脉位于硬膜环近远端间的床突段是位于海绵窦内的；e. 标本的矢状切面，切开了蝶窦的外侧壁。C3 段可被完全看清，下外侧干位于三叉神经节的内侧、颈内动脉的外侧。CN，脑神经。

侧，海绵窦内颈内动脉第一弯曲的顶点或近顶点处，其粗细大约与眼动脉相当。在其多数完整发育形式中，其发出天幕动脉（内侧分支及外侧分支）、垂体下动脉和背脑膜动脉。下外侧干也称为侧主干动脉或海绵窦下方动脉，起自海绵窦内颈内动脉水平段的中部外侧面，距离脑膜垂体干起始处约 5~8 mm。这些分支可以独立或以不同组合形式发自颈内动脉 [15]。所有的分支及其供血区域被总结于表 2.1 中。

表 2.1　海绵窦段（C3 段）颈动脉分支、血供及其流行性

<table>
<tr><th>动脉</th><th>血供</th><th>定位及流行性</th></tr>
<tr><td>破裂孔返动脉</td><td>破裂孔骨膜、颈动脉管硬脑膜、颈动脉壁、颈动脉周围交感神经丛、三叉神经节下缘</td><td>破裂孔；经常缺如</td></tr>
<tr><td>脑膜垂体干</td><td></td><td>Parkinson 三角；海绵窦内颈内动脉第一弯曲的顶点或近顶点处</td></tr>
<tr><td>内侧天幕动脉（Bernasconi–Cassinari）</td><td>第Ⅲ、Ⅳ对脑神经跨硬脑膜段、海绵窦顶部、天幕的内侧 1/3、大脑镰后侧附着部</td><td>海绵窦顶部及天幕游离缘（天幕支 100% 存在）</td></tr>
<tr><td>外侧天幕动脉</td><td>附着在岩骨上的外侧 1/3 的天幕</td><td>海绵窦顶部及天幕（天幕支 100% 存在）</td></tr>
<tr><td>背侧脑膜动脉</td><td>第Ⅵ对脑神经进入 Dorello 管处、覆盖鞍背及斜坡的硬脑膜（内侧支）、附着于岩骨的天幕（外侧支）</td><td>与第Ⅵ对脑神经一起向后穿过海绵窦（90% 存在）</td></tr>
<tr><td>垂体下动脉</td><td>垂体、覆盖鞍底后部的硬脑膜（垂体动脉环）、后床突硬脑膜及海绵窦内侧壁（内侧斜坡动脉）</td><td>向下穿行并支配鞍底（80% 存在）</td></tr>
<tr><td>内侧斜坡动脉</td><td>覆盖后床突的硬脑膜、鞍背、海绵窦内侧壁</td><td>后床突和鞍背；通常是垂体下动脉的一条分支，偶为海绵窦段颈动脉分支</td></tr>
<tr><td>下外侧干</td><td>海绵窦下外侧壁及毗邻的颅中窝</td><td rowspan="4">海绵窦内颈内动脉水平段的中部外侧面，距离脑膜垂体干起始处约 5~8 mm（84% 存在）</td></tr>
<tr><td>上分支</td><td>第Ⅲ、Ⅳ对脑神经跨硬脑膜段、海绵窦顶部、内侧 1/3 的天幕、大脑镰后侧附着部</td></tr>
<tr><td>前分支</td><td>第Ⅲ、Ⅳ、Ⅵ对脑神经及包绕眶上裂的海绵窦硬脑膜、三叉神经第二支、包绕圆孔的硬脑膜</td></tr>
<tr><td>后分支</td><td>三叉神经第一支和第三支、第Ⅶ对脑神经（岩部）、包绕半月神经节的硬脑膜</td></tr>
<tr><td>被膜动脉</td><td>鞍底及鞍顶前缘硬脑膜</td><td>鞍前壁及鞍底；经常缺如</td></tr>
</table>

C4 段或床突上段

C4 段起自动脉发出于形成海绵窦顶的硬脑膜处，其沿着前床突内侧面及视神经下方穿行进入颅腔。它向后、向上且轻度向侧方走行并抵达视交叉外侧面。在外侧裂的内侧端前穿质下方，它分叉并发出大脑前动脉与大脑中动脉（图 2.1）。C4 段被定义为包含了发源大脑中动脉与大脑前动脉的分叉部，那些发源于大脑前动脉与大脑中动脉起始处血管壁顶部的分支血管被认为是颈内动脉的分支，如同源于这一顶部的动脉瘤被认为是颈内动脉分叉部动脉瘤一样。凸面段前方和后方的连接沿着前床突内侧面延伸，其主要的前分叉支有眼动脉、脉络膜前动脉、后交通动脉，它的穿支包括垂体上动脉。

直接沿着同侧蝶骨嵴或前床突的眶顶部可于硬脑膜内暴露 C4 段及 Willis 环前部。对于暴露颈内动脉，常用的方法是由近及远地从眼段开始、向远端分叉部进行。由于眼动脉硬膜内长度很短且位于视神经下方，因此对其的暴露很困难。当暴露远离眼动脉起始部的 C4 段后，外科医生经常可看到位于后交通动脉前方的脉络膜前动脉，尽管前者起始于其远端（图 2.4）。

根据眼动脉、后交通动脉及脉络膜前动脉的起源位置，C4 段被分为三段：眼段自海绵窦顶部及眼动脉起始部延伸至后交通动脉起始部，交通段自后交通动

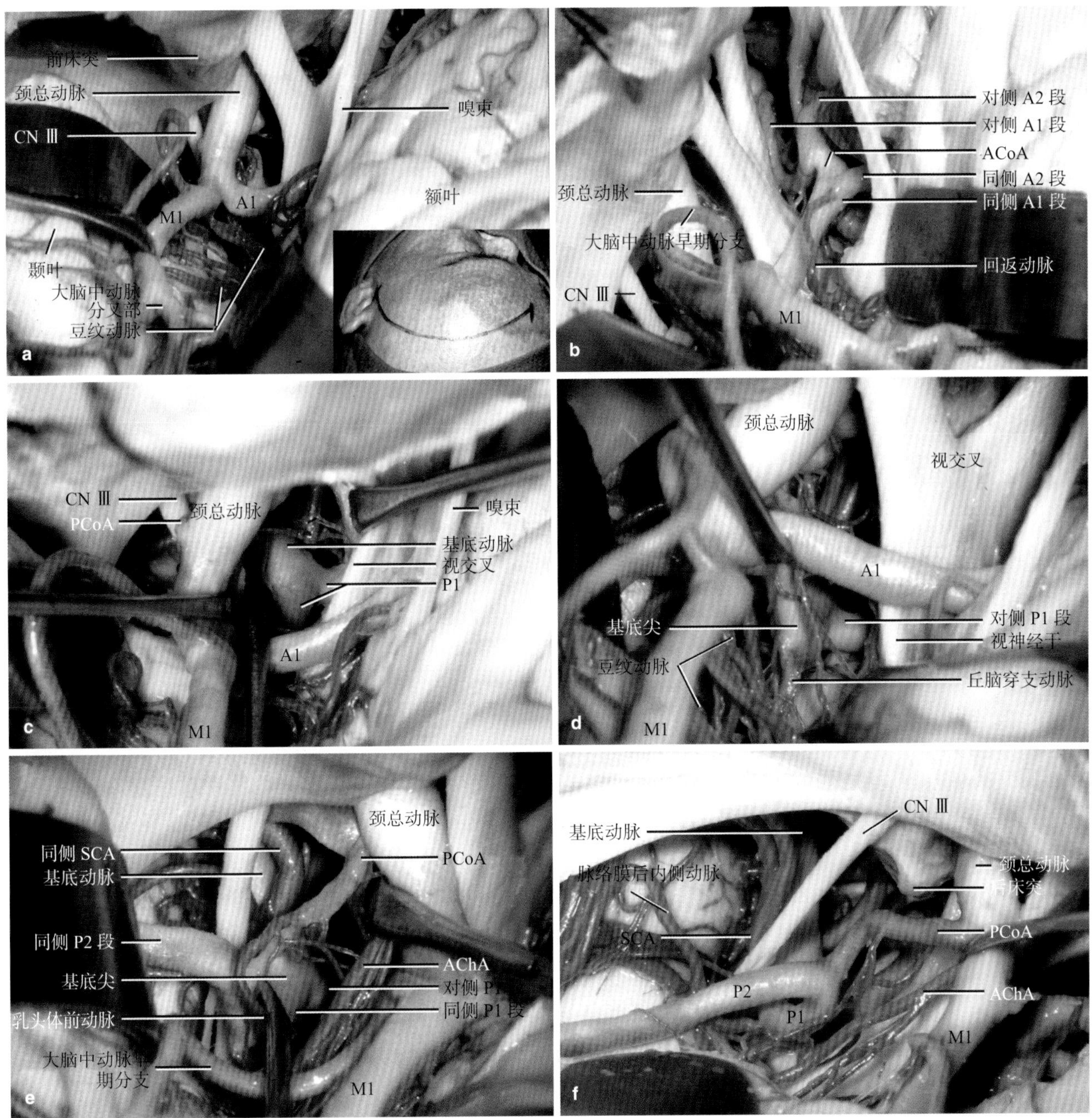

图 2.4　Willis 环的翼点暴露。a. 左侧额颞骨瓣被抬起、硬脑膜被打开，左侧额叶及颞叶被牵拉以便暴露颈动脉进入前床突内侧的硬脑膜，颈动脉分叉部已被暴露。豆纹动脉自大脑中动脉 M1 段发出。M1 段分裂成三叉样；b. 自视交叉与前额叶之间向前交通动脉与对侧大脑前动脉 A1、A2 段延伸暴露。发自前交通动脉附近的回返动脉侧向穿过颈动脉分叉部的上方；c. 通过位于颈内动脉、大脑前动脉 A1 段和视神经之间的视神经 - 颈内动脉三角暴露基底分叉部；d. 压迫颈动脉分叉部以便暴露位于颈动脉分叉部与视束下缘间的基底尖。穿过该区域的穿支使该入路变得十分危险。丘脑穿通动脉自同侧大脑后动脉 P1 段发出；e. 往后牵拉颞极以便达到颞前暴露。颈动脉与脉络膜前动脉被提起以便暴露后交通动脉，其发出一条被称为乳头体前动脉的粗大穿支动脉。M1 段发出一条靠近三叉部的分支，大脑后动脉的 P2 段在其上方延伸，小脑上动脉在动眼神经下方延伸；f. 颞下的前视图。颞极与颈动脉被提起以便暴露正常大小的后交通动脉起始部。脉络膜前动脉向后穿过钩回的内侧缘。一支粗大的内侧脉络膜后动脉自 P1 段发出并向下弯曲穿至四叠体池。

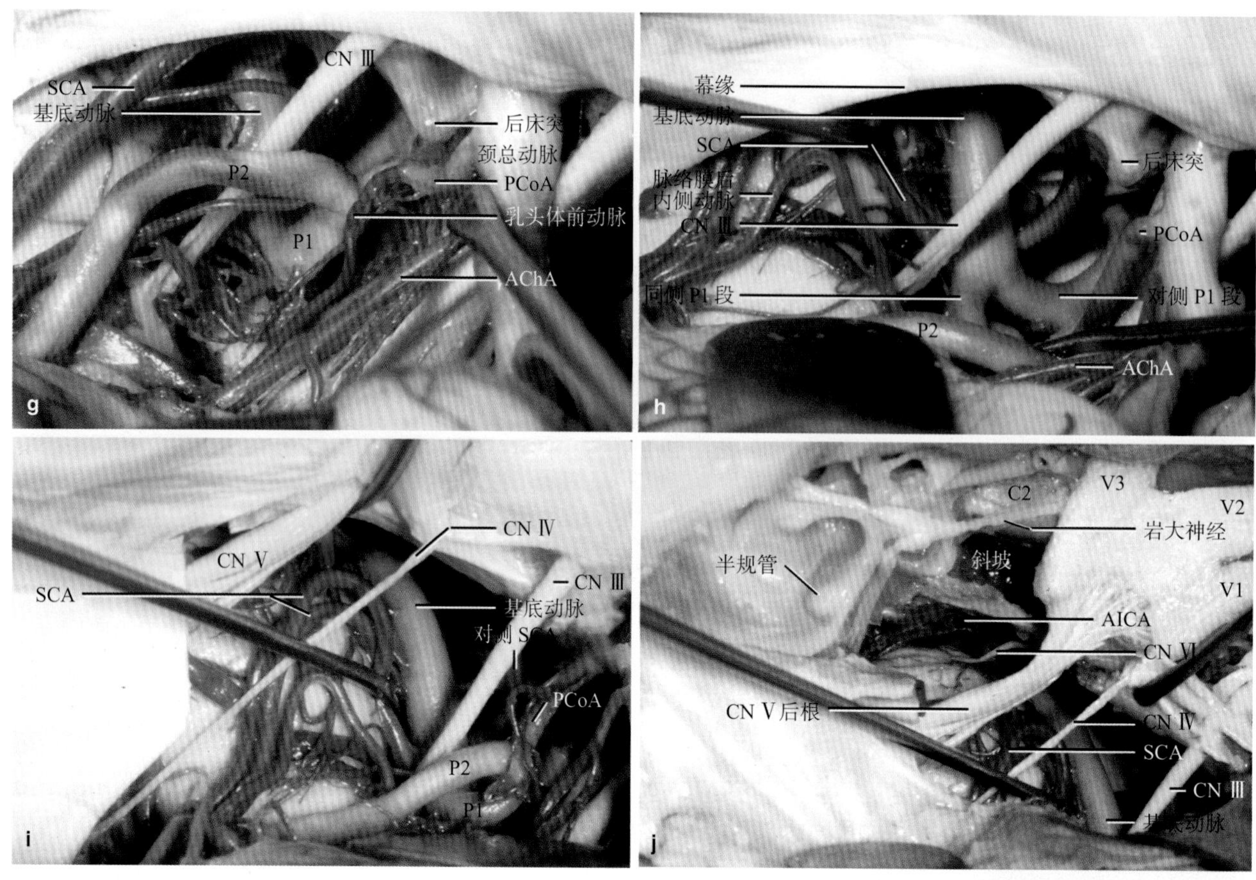

图 2.4 （续）g. 脉络膜前动脉被提起以便暴露被称为乳头体前动脉的粗大的后交通动脉穿支；h. 后交通动脉被提起以便良好暴露基底尖及 P1 段。同侧小脑上动脉表现为两支动脉形式；i. 天幕在滑车神经入缘的后方被分割，这增加了基底动脉暴露的长度。包含两支的小脑上动脉干向下朝三叉神经方向弯曲；j. 岩尖部被移除以便完成前岩锥切除入路，其增加了抵达脑干前部及基底动脉的可能。在这种情况下，包括耳蜗与半规管在内的迷路以及位于内耳道的神经已被暴露用以展示这些结构与岩锥切除术过程中钻孔之间的关系。前路岩锥切除术的钻孔直接位于迷路内侧的岩段颈动脉后方，并向内穿至岩下窦及斜坡侧。展神经（第Ⅵ对脑神经）和颈内动脉在暴露部位的下缘。AChA，脉络膜前动脉；ACoA，前交通动脉；AICA，小脑前下动脉；CN，脑神经；PCoA，后交通动脉；SCA，小脑上动脉。

脉起始部延伸至脉络膜前动脉起始部，脉络膜段自脉络膜前动脉起始部延伸至颈内动脉分叉部。其中眼段最长而交通段最短 [16]。平均约有 8 条（范围 3~12 条）穿支动脉（不包括眼动脉、后交通动脉及脉络膜前动脉）自 C4 段发出（图 2.1）。

眼段

眼动脉是 C4 段的第一个分支（图 2.5）。大多数眼动脉出现在位于海绵窦硬脑膜顶上方的床突上区域内，发自视神经下方并在视神经下方向前外侧穿行进入视神经管及眶部。8% 的眼动脉起源于海绵窦内，很少见发自位于前床突内侧的颈内动脉的床突段或发自脑膜中动脉 [1, 17, 18]。它们罕见缺如。眼动脉偶尔发出颅内穿支，若发出，则这些穿支向后延伸并分布于视神经、视交叉及垂体柄的腹侧。

眼动脉通常发源自 C4 段上表面的内 1/3 处并远离位于视神经下方的海绵窦区域。在一项研究中，78% 的大脑半球中眼动脉发源自 C4 段上表面的内 1/3 以上，而 22% 则发源自上表面中间 1/3 的上方 [16]。尚未发现眼动脉发源自上表面的外 1/3 处。其可在外侧扭结，在进入视神经管前少见地表现为视神经外侧的一小段。它的起始部可较前床突顶端有向前 5 mm 至向后 7 mm 的变动范围，较床突内侧也有 2~10 mm 的变动 [19]。大多数眼动脉于前床突顶端前约 5 mm、靠前床突内侧发出。

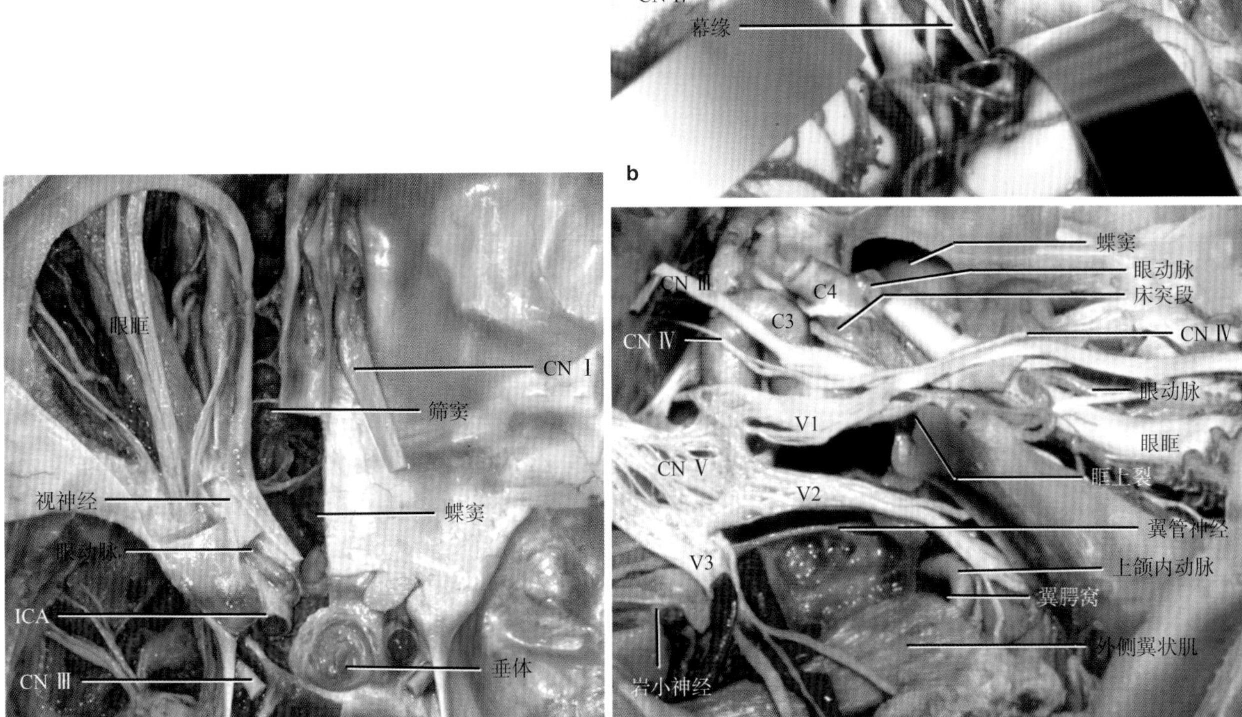

图 2.5 眼动脉。a. 向上切开左颅前窝、颅中窝及眶部。在大多数情况下眼动脉发自颈内动脉床突上段或颅内段，其穿过视神经管进入位于视神经下方的眶部；b. 眶颧入路后的术野图，前床突被移除且视神经管顶被打开。颅中窝硬脑膜已被部分移除。可见位于视神经与远端硬脑膜环（已被切除）上方颈内动脉之间的眼动脉；c. 海绵窦内颈内动脉及眶部侧面的侧视图显示眼动脉的颅内段及眶内段。CN，脑神经；ICA，颈内动脉。

眼动脉颅内段通常很短。在我们实验室以前的一项研究 [19, 20] 中，14% 的病例该段出颈内动脉后直接进入视神经管内。在剩下的 86% 的病例中，孔前段的最大长度为 7 mm 而平均长度为 3 mm。颅内段通常发源自眼段上表面的内 1/3 处，位于视神经下方并通常在发出后 1~2 mm 内即进入视神经孔。通过移除前床突及视神经管顶部以及切开镰状突—— 一条薄的、自前床突向内延伸并覆盖 0.5~11 mm（平均 3.5 mm）视神经段直接邻近视神经孔的硬脑膜皱褶——可便利地暴露眼动脉。

平均约有 4 条（范围 1~7 条）穿支动脉发自眼段（图 2.1），大多数发自动脉的后侧或内侧。这些分支大多分布于垂体的漏斗（柄）及视交叉，而少量分布于视神经、三脑室底的乳头体前部及视束。少数血管终止于覆盖在前床突、蝶鞍及鞍结节的硬脑膜内。发源自这一段并穿行至垂体漏斗部的动脉被称为“垂体上动脉” [16, 20]。垂体上动脉罕见有发自颈内动脉颅内段的 [8]，它们是一组小的分支动脉群（平均 2 支，范围是 1~5 支），终止于垂体及垂体柄，但也发出分支至视神经、视交叉以及三脑室底，其中最粗大的分支即垂体上动脉。这些分支中的大部分起自动脉的后内侧、内侧或后侧。

交通段

后交通动脉形成了 Willis 环的侧方边界，其发自眼动脉起始部与终末分叉部中间的 C4 段后内侧表面。它在灰结节下方及蝶鞍上方向后、向内回返，并在动眼神经稍上方及内侧并入大脑后动脉。

在胚胎期，后交通动脉延续为大脑后动脉，但在成年期，大脑后动脉发自基底动脉，由基底动脉系统供血为主。若成年后后交通动脉仍然是大脑后动脉的主要来源，则该结构被称为“胚胎型”。若后交通动脉较小或正常粗细，其向后内侧走行并入位于动眼神经内上方的大脑后动脉。胚胎型大脑后动脉则进一步在动眼神经上方或外侧向外延伸（图 2.4 和图 2.6）。后交通动脉通常发自 C4 段的后内侧或后侧，其在颈动脉发源处的直径略大于其与大脑后动脉交汇处的直径，但这种差异少有超过 1 mm 的。

后交通动脉在C4段起始部出现膨大的被称为“功能性膨大”或“漏斗状扩大”，在大脑半球中的发现率约 6%。这种膨大可能很难与动脉瘤相鉴别。由于其组织学外观与动脉瘤相似，一些作者将其视为动脉瘤形成的早期阶段。而基于组织学技术，其他一些人总结认为这种交界性的膨大既非动脉瘤样的也非前动脉瘤样的 [21, 22]。

平均约有 8 条（4~14 条）穿支发自后交通动脉，其中大多来自上表面和侧面。这些分支向上走行并以发生率递减的方式穿过灰结节及三脑室底的乳头体前部，向后穿入脑实质、脚间窝、视束、垂体柄及视交叉。这些分支同时供给丘脑、下丘脑、底丘脑及内囊 [23]。分支源头相对均匀地沿动脉走行分布。漏斗动脉是一组源自后交通动脉并分布于漏斗部的动脉群。漏斗动脉数量少于垂体上动脉。1/4 病例的大脑半球中有一支或两支漏斗动脉，而其余则缺如。

垂体上动脉和漏斗动脉于视交叉下方向内穿行至灰结节。它们在垂体柄周围混合并形成良好的吻合环，称之为环形漏斗状吻合。这些动脉及环漏斗丛分布于垂体柄及垂体前叶。海绵窦内颈内动脉脑膜垂体干的垂体下分支供给垂体后叶。被膜动脉也发自海绵窦内颈内动脉并供给垂体被膜 [19]。

环漏斗丛发出升支及降支动脉。降支动脉包括短柄动脉和浅表动脉。短柄动脉在漏斗部穿行并形成毛细血管，引出沿垂体柄向下走行的血窦。浅表动脉在垂体柄外侧的蛛网膜下腔内向下走行并在垂体前叶穿行。升支动脉供给灰结节、正中隆起及视交叉下表面。垂体上动脉同时发出分支至视交叉及视神经近端。

乳头体前动脉是发自后交通动脉的最大分支，其在乳头体与视束间进入位于乳头体前部或侧旁的第三脑室底（图 2.6f）。乳头体前动脉也被视为前丘脑穿支动脉。乳头体前动脉大多起源自交通动脉中 1/3 部位，但也可发自前或后 1/3 处。其供给下丘脑后部、丘脑前部、内囊后肢及底丘脑。后交通动脉穿支的前群供给下丘脑、腹侧丘脑、前 1/3 视束及内囊后肢；后群穿行至脑实质及丘脑底核。阻断丘脑底核的分支可引起对侧偏身抽搐。

超过一半的大脑半球案例中没有穿支从交通段发出。即使有，仅被发现 1~3 支。这些分支经常围绕后交通动脉颈部被拉伸。

脉络膜段

脉络膜前动脉通常作为独立动脉发自 C4 段，大多靠近后交通动脉起始部发出而非颈动脉分叉部（图 2.4 和图 2.7）。少数情况下其可以呈两段独立动脉或单一动脉直接分叉为两条动脉干的形式发自 C4 段（47% 病例的大脑半球）[23, 24]。起源自大脑中动脉和后交通动脉的少于 1%。脉络膜前动脉起始处的直径近似眼动脉但较后交通动脉细小，除非后交通动脉本身较细或发育不全。胚胎型后交通动脉起始处的直径约为脉络膜前动脉的 2 倍。在 2/3 病例的大脑半球中脉络膜前动脉是 C4 段的第一条分支并远离后交通动脉，而在余下病例中则为一条或多条穿支动脉后的第二、第三甚至第四级分支。典型的是，穿支源自后交通动脉与脉络膜前动脉间并终止于视束、内侧颞叶及后穿质。

脉络膜前动脉起始部直接位于颈内动脉内后方。在正位血管造影上，脉络膜前动脉的起始部可在颈内动脉内侧被看到。脉络膜前动脉的起始处位于视束的侧方，但在很多病例的大脑半球中其起始段由外向内跨过视束，少有存在走行于视束外侧的。它沿着视束内侧面或下方穿行至大脑脚外侧缘。这一动脉在视束后平均约 12 mm（范围 5~25 mm）[24]。在外侧膝状体的前缘，脉络膜前动脉再次由内而外地跨过视束并经由位于大脑脚与钩回间的脚池向后外侧走行。其抵达钩回的上内侧，在那里穿过脉络膜裂隙进入位于颞角的脉络膜丛内。它沿着脉络丛内界走行并接近大脑后动脉的脉络膜后外支。在一些案例中它可以沿着脉络膜丛内界向背侧走行并抵达室间孔。

脉络膜前动脉分为脑池段和丛段 [24]。脑池段自脉络膜裂起始部延伸并在外侧膝状体前缘分为近端与远端两部分。丛段由一条或多条分支组成，其穿过脉络膜裂并分支进入颞角的脉络膜丛。从其起始部至穿过脉络膜裂处平均长度为 24 mm（范围 20~34 mm）。若存在两条动脉，则远端分支通常终止于颞叶，而近端分支滋养剩余的脉络膜前动脉区域。

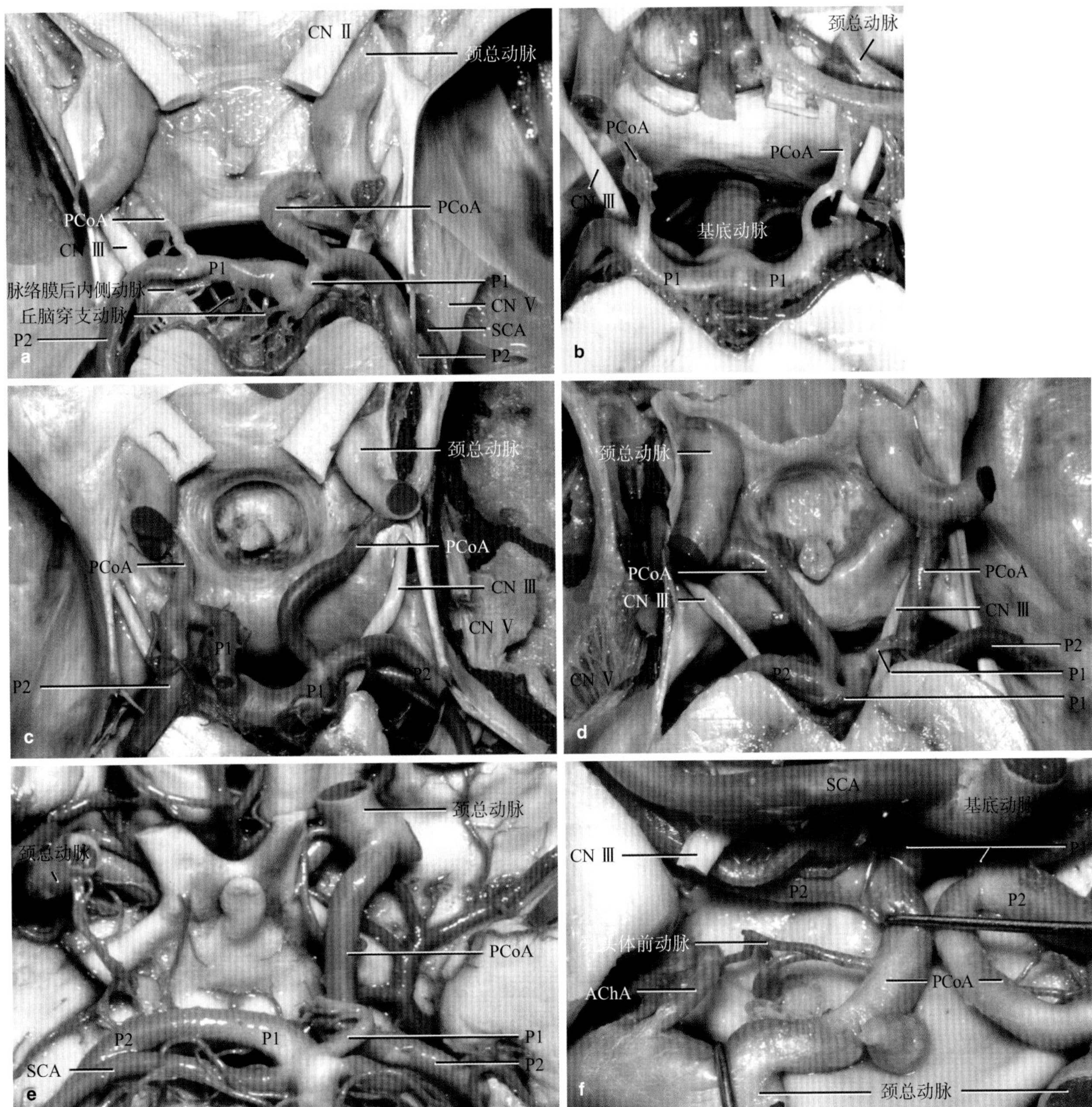

图 2.6　Willis 环后部的变异，包括不同长度和直径的后交通动脉或大脑后动脉 P1 段。a. 上视图。左侧后交通动脉发育不全，右侧较对应的 P1 段粗大。左侧后交通动脉是笔直且短小的，而右侧则较长且内凸。右侧 P2 段称为后交通动脉的直接延伸段。内侧脉络膜后动脉向内走行至左侧 P2 段。丘脑穿通支自基底动脉分叉部发出；b. 两支 P1 段均主要自基底动脉发出。上述发育不全的后交通动脉向上、向内走行至动眼神经；c. 右侧后交通动脉及 P1 段尺寸大致相等且后交通动脉与 P2 段的交界处形成锐角。左侧 P1 段直接位于 P2 段与后交通动脉接合处的前方。右侧后交通动脉明显长于左侧；d. 右侧 P1 段主要自后交通动脉发出。右侧 P1 段小而短，在长度上刚好足够抵达动眼神经上方。左侧后交通动脉和 P1 段大小接近但左侧 P1 段较短。双侧的后交通动脉与 P2 段的接合处均形成锐角；e. 下视图。左侧 P1 段发育不全且左侧 P2 段主要自后交通动脉发出。右侧大脑后动脉主要自基底动脉发出；f. 粗大弯曲的后交通动脉大多触及中线部位。P2 段主要从大的后交通动脉发出，此动脉较 P1 段明显粗大。后交通动脉的乳头体前穿支自双侧发出。AChA，脉络膜前动脉；CN，脑神经；PCoA，后交通动脉；SCA，小脑上动脉。

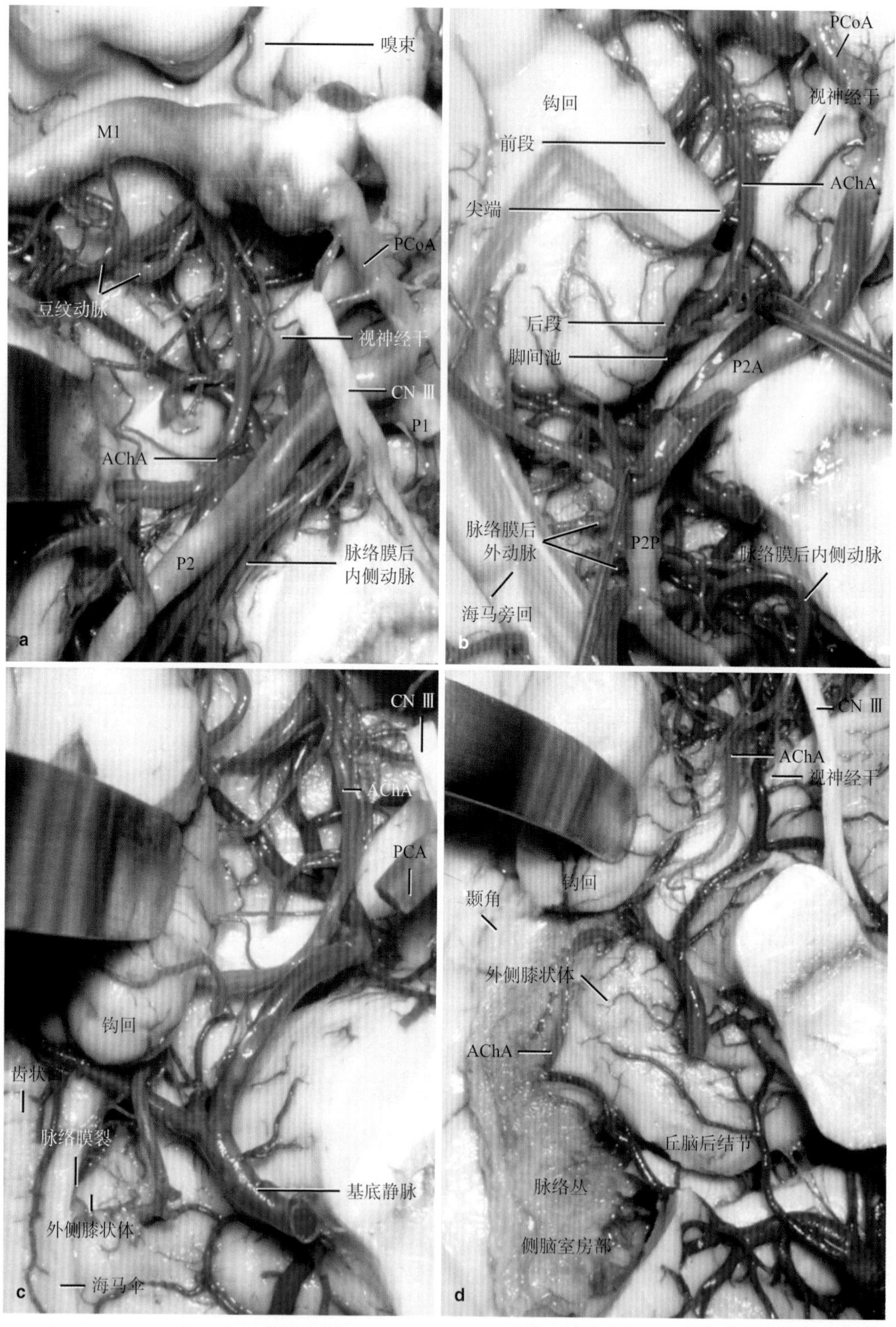

图 2.7 脉络膜前动脉，下视图。a. 右侧脉络膜前动脉自颈内动脉后壁发出，位于后交通动脉起始处的上方，向后自视束下方穿行并从侧面并入大脑后动脉。当它向后走行时其围绕钩回内侧面上升；b. 海马旁回内侧部已被移除。脉络膜前动脉向后走行至钩回前部的内侧并抵达位于沟回前后端交界处的钩顶，并在那里转向侧方沿着钩回后段上缘抵达脉络膜裂；c. 牵拉钩回后部。脉络膜前动脉在钩回后段上方穿行并通过位于丘脑之上、穹窿海马伞之下的脉络膜裂进入颞角。外侧膝状体在动脉进入脉络膜裂隙的上方形成丘脑部分。齿状回位于海马伞的下缘；d. 颞角及海马伞的底面已被移除以便暴露脉络膜前动脉通过恰位于钩回后段后方的脉络膜裂进入颞角的脉络膜丛。脉络膜裂隙的下端和动脉通过裂隙的部位称为下脉络膜点。

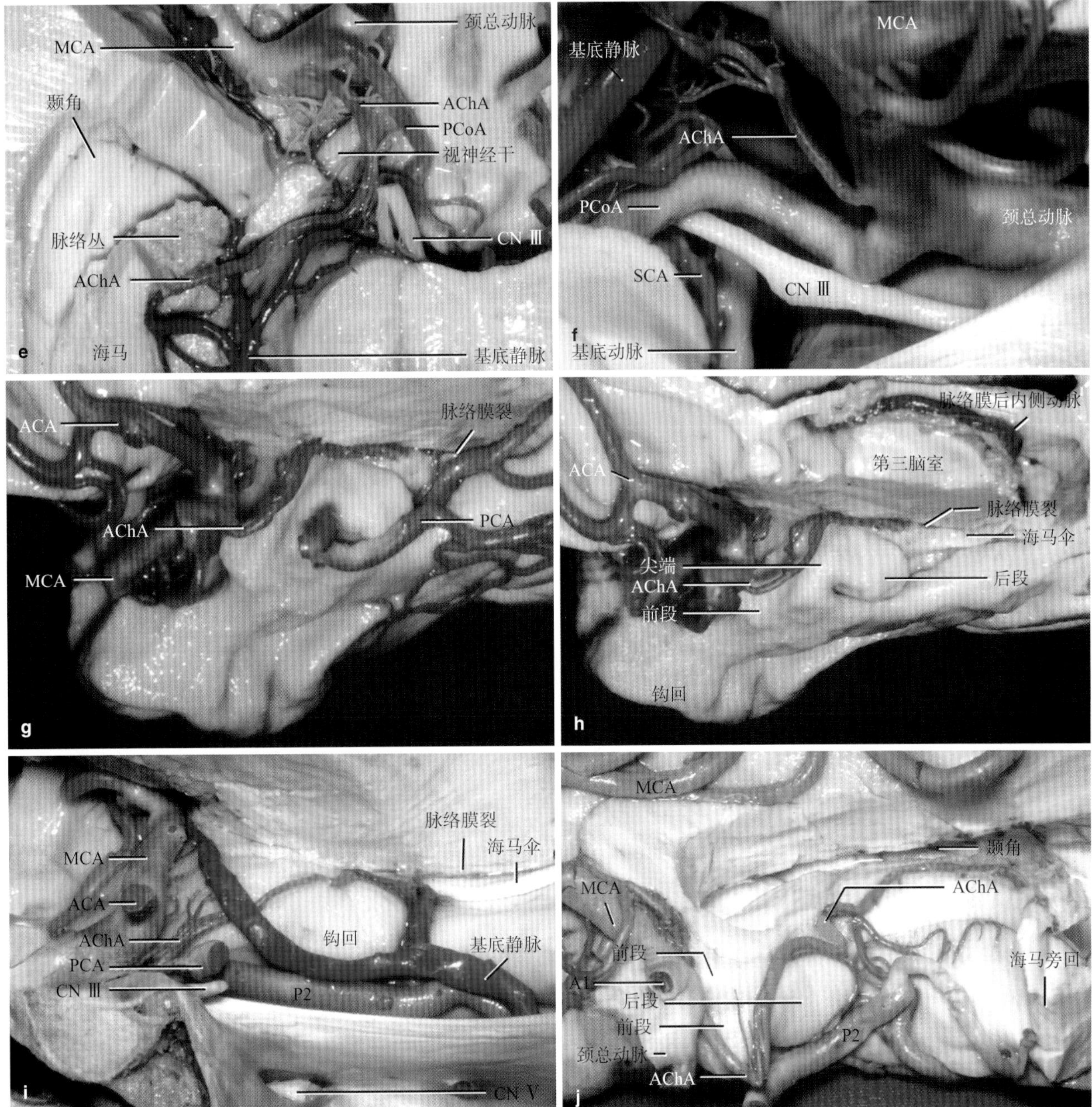

图 2.7 （续）e. 脉络膜前动脉下视图。右侧颞极的下部已被移除以便暴露脉络膜前动脉，其向后穿行至视束内侧面，并在那里转向外侧，再次于视束下方穿行并围绕钩回进入颞角；f. 侧视图。右侧脉络膜前动脉自后交通动脉起始处的上方发出并向上、向后围绕着钩回穿行至颞角；g. 右侧钩回的内侧面。脉络膜前动脉围绕钩回内侧面穿行至脉络膜裂的下界，在那里进入颞角。大脑后动脉沿着钩回的后方穿行；h. 大脑后动脉被移除。脉络膜前动脉沿着钩回前段上升至钩顶，在那里转向外侧，在钩回后段进入恰位于钩回后段及海马头后方的脉络膜裂隙下端的下脉络膜点。钩回前段包含杏仁核而钩回后段主要由海马头部所形成；i. 另一个标本的右侧脉络膜前动脉内视图。横断面延伸穿过蝶鞍的中线。这一视图直接从侧面鞍顶朝向颈内动脉、钩回及脉络膜前动脉起始处的内侧面。脉络膜前动脉围绕钩回到达脉络膜裂隙的下端；j. 另一例颞叶的内侧视图。脉络膜前动脉继续成角度地走行，沿着钩回前段下降，但在钩顶位置其急转向上，在进入颞角前抵达钩回后段的上部。ACA，大脑前动脉；AChA，脉络膜前动脉；CN，脑神经；MCA，大脑中动脉；PCA，大脑后动脉；PCoA，后交通动脉；SCA，小脑上动脉。

平均数量约 9 条（范围 4~18 条）的分支根据其发源自脑池段或丛段而被划分。来自脑池段的分支以发生率递减的方式穿过视束、钩回、大脑脚、颞角、外侧膝状体、海马、齿状回、穹窿及前穿质。这些分支通常供给视束、膝状体外侧部、内囊后肢的后 2/3、苍白球大部、视辐射起始部及大脑脚中 1/3 部。这些分支较少供给部分尾状核头、梨状皮质、钩回、杏仁核后内侧部、黑质、红核、丘脑底核及丘脑腹外侧核的浅表部。然而，这些结构中没有一个一直被该动脉供给。大约 2/3 的大脑半球中，该动脉供给了苍白球内侧部、内囊的后肢及晶状体后部、视束及外侧膝状体。除了颞角的脉络丛外没有哪一结构在每一病例中均接受这些分支供给。大约一半的大脑半球中，这些动脉供给苍白球外侧部及尾状核尾。在 1/3 的大脑半球中，其供给丘脑、下丘脑及底丘脑。

脉络膜前动脉与其邻近的 C4 段、大脑后动脉、后交通动脉、大脑中动脉分支供给之间存在显著交替性。C4 段大多发出细小分支分布于通常由脉络膜前动脉近端分支供给的区域。这些动脉大约有 4 支，发自介于后交通动脉与脉络膜前动脉间的颈动脉后壁。它们也大多以频率递减的方式终止于视束、前穿质、钩回、下丘脑、垂体柄及大脑脚 [23]。

另一个存在交替供血的例子出现在内囊中。若后交通动脉细小，则脉络膜前动脉可侵占它的正常供给区并供给内囊膝部及其前 1/3 部。若脉络膜前动脉细小，后交通动脉供给区可能会扩大并包含内囊后肢的更多部分 [25]。这一反转关系——一条动脉供给区扩大而另一条动脉供给区缩小——发生在大脑后动脉与脉络膜前动脉之间，涉及它们所供给的大脑脚、黑质、红核、下丘脑、视束及外侧膝状体。一条粗大的脉络膜前动脉通常在其旁边伴有一条细小的后交通动脉。

丛段通常发自脉络膜前动脉的单一分支并穿过脉络膜裂。对于脉络丛附近的其他小分支，可能在脉络膜裂近端发出。这些丛分支划分并进入颞角的脉络丛内界，通常靠近脉络膜后外动脉分支的交通支走行。脉络膜前动脉的一些分支向后穿入脉络丛中部，并随后在丘脑上方前行去供给脉络丛，甚至远至室间孔。

近于一半的大脑半球研究发现，大脑后动脉与脉络膜前动脉之间存在交通支。最丰富的交通支位于脉络丛表面、大脑后动脉的脉络膜后外分支部。脉络膜前动脉与大脑后动脉间的交通支也被发现存在于外侧膝状体外表面及钩回附近的颞叶处。这些复杂且多变的交通支使得阻断单一脉络膜前动脉后的效果变幻莫测，并解释了与脉络膜前动脉闭塞相关的非一致性结果。

平均约 4 条（范围 1~9 条）穿支发自脉络膜段，其中大多发自于动脉壁的后 1/2 处，并以频率递减的方式终止于前穿质、视束及钩回。

椎动脉的显微外侧解剖

成对的椎动脉是锁骨下动脉的第一分支也是最大的分支。它们自锁骨下动脉发出，通常经由上部 6 个颈椎的横突上升并在寰椎侧块后方穿过，进入枕骨髁后方的硬脑膜，再经由枕骨大孔上升穿行至延髓前部，在脑桥延髓交界处与对侧椎动脉合并形成基底动脉。每条动脉分为硬膜内和硬膜外部分。硬膜外部分又分为 3 段（V1、V2、V3 段），而硬膜内部分为 V4 段 [26]。

V1 段

第一段（V1 段）也被称为开口段，其自锁骨下动脉的起始处上升至 C6 横突（图 2.8a、b）。V1 段在锁骨下动脉其他分支、甲状颈干及肋颈干中是最先被识别的，因为其缺乏近端分支。V1 段大多起源自锁骨下动脉颅侧面或后侧面，较少起源自其前侧面。

第一段自锁骨下动脉的起始点延伸至其进入最低位横突孔处，后者通常指 C6 椎体水平。然而有一些时候，它可进入第五、第四或第七颈椎椎体水平的横突孔。在一项 700 例有关椎动脉的研究中，该动脉进入 C6 横突的占 94.9%[27]。异常椎动脉入口占 5.1%，以 1.6%、3.3%、0.3% 的概率分别进入 C4、C5、C7 横突。

第一段位于一个称为椎动脉三角的三角区内，其边界为颈长肌外侧缘、前斜角肌内侧缘及锁骨下动脉第一部分。在 36 例病例中有 2 例（5.6%）存在异常椎动脉入口，骨外椎动脉形成少有的内环，椎动脉中心位于颈长肌内侧 [27]。这一三角区包含了椎动脉第一段及位于其前方的椎静脉。V1 段位于颈内静脉及椎静脉的后方，颈总动脉与迷走神经的后方，并位于颈长肌与前斜角肌之间，恰在第七颈椎横突的前方。

V1 段前方被甲状腺下动脉及来自交感神经链的锁骨下袢横跨，胸导管在其左侧而右淋巴管在其右侧。甲状腺下动脉跨过 V1 段上部的前表面。胸导管自后纵隔上升至汇入颈－锁骨下静脉交界前的颈总动脉，跨过左侧 V1 段的前表面。右侧淋巴管在右侧也有类似走行。颈下神经节与第一胸神经节相融合后形成位于第一肋椎交界水平的椎动脉内侧缘的星状神经节。锁骨下袢围绕锁骨下动脉穿行并向前跨

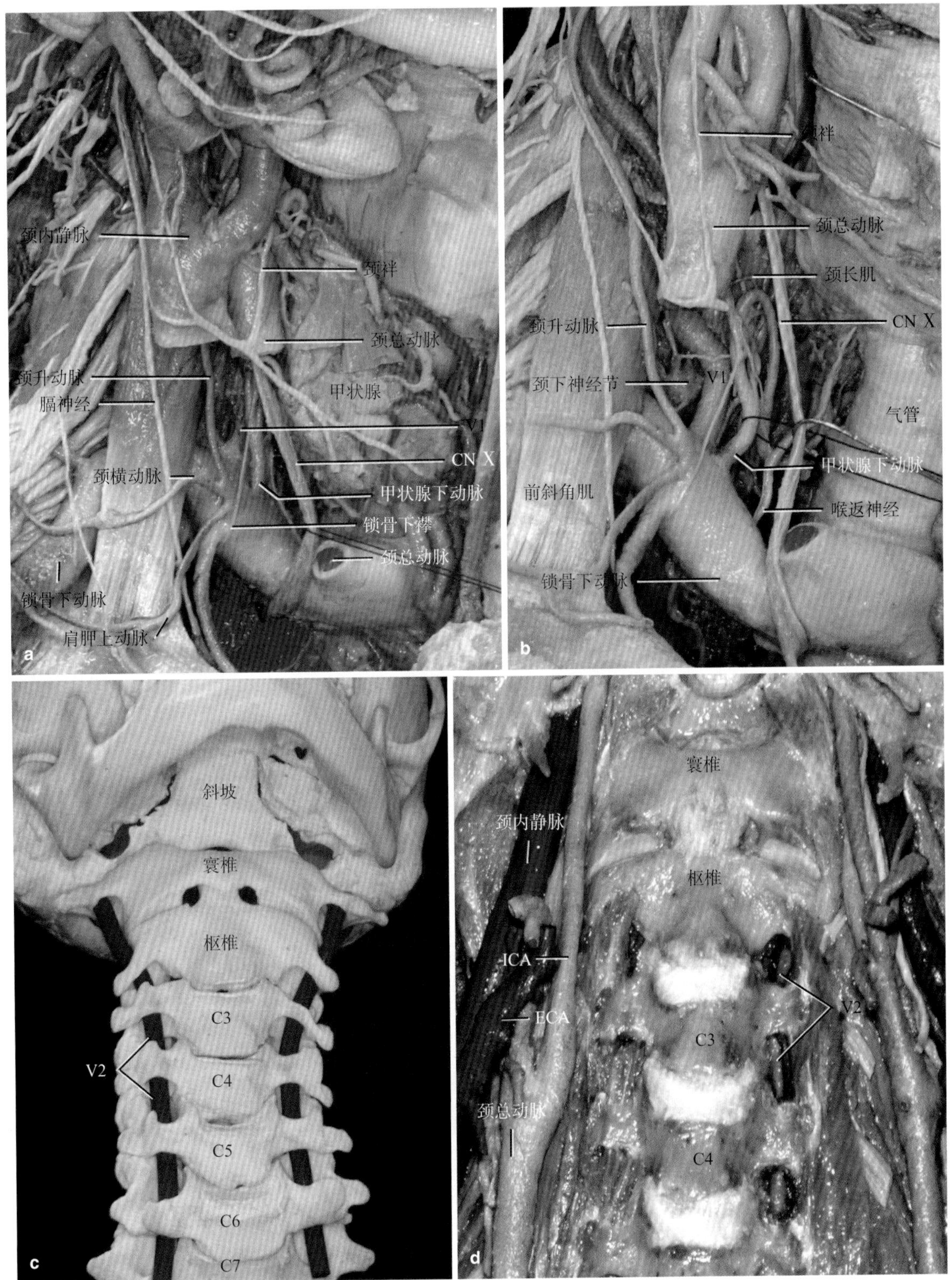

图 2.8　椎动脉 V1 段与 V2 段。a. 切除右侧的低位水平颈椎与颈胸连接。锁骨及锁骨下静脉被移除。颈内静脉及颈总动脉已被分离。椎动脉是锁骨下动脉的第一分支，位于颈总动脉、颈静脉与第Ⅹ对脑神经的后方。在这一标本中，其起始处可于甲状腺下动脉后方被观察到。膈神经在椎动脉的外侧；b. 同一切面的近观。甲状腺下动脉已被向内牵拉以显示椎动脉 V1 段，其包含自锁骨下动脉起始部至进入横突孔的轨迹。最常见的进入点是第 6 颈椎，但存在变异。V1 段存在于椎动脉三角内，后者由前斜角肌内侧面、颈长肌外侧面及锁骨下动脉所围成。在这一标本中，甲状腺下动脉作为一条独立动脉发出而非起源于甲状颈干；c. 颈椎及关节连接的结构。椎动脉被塑模材料呈现，显示其 V2 段经由横突孔穿行；d. 颈椎和椎动脉前视图。椎动脉第二段（V2 段）在颈神经根的前方经由上 6 个颈椎的横突孔上升。右侧 V2 段隐藏于横突间肌肉后方，左侧这部分肌肉已被移除以便暴露该动脉。

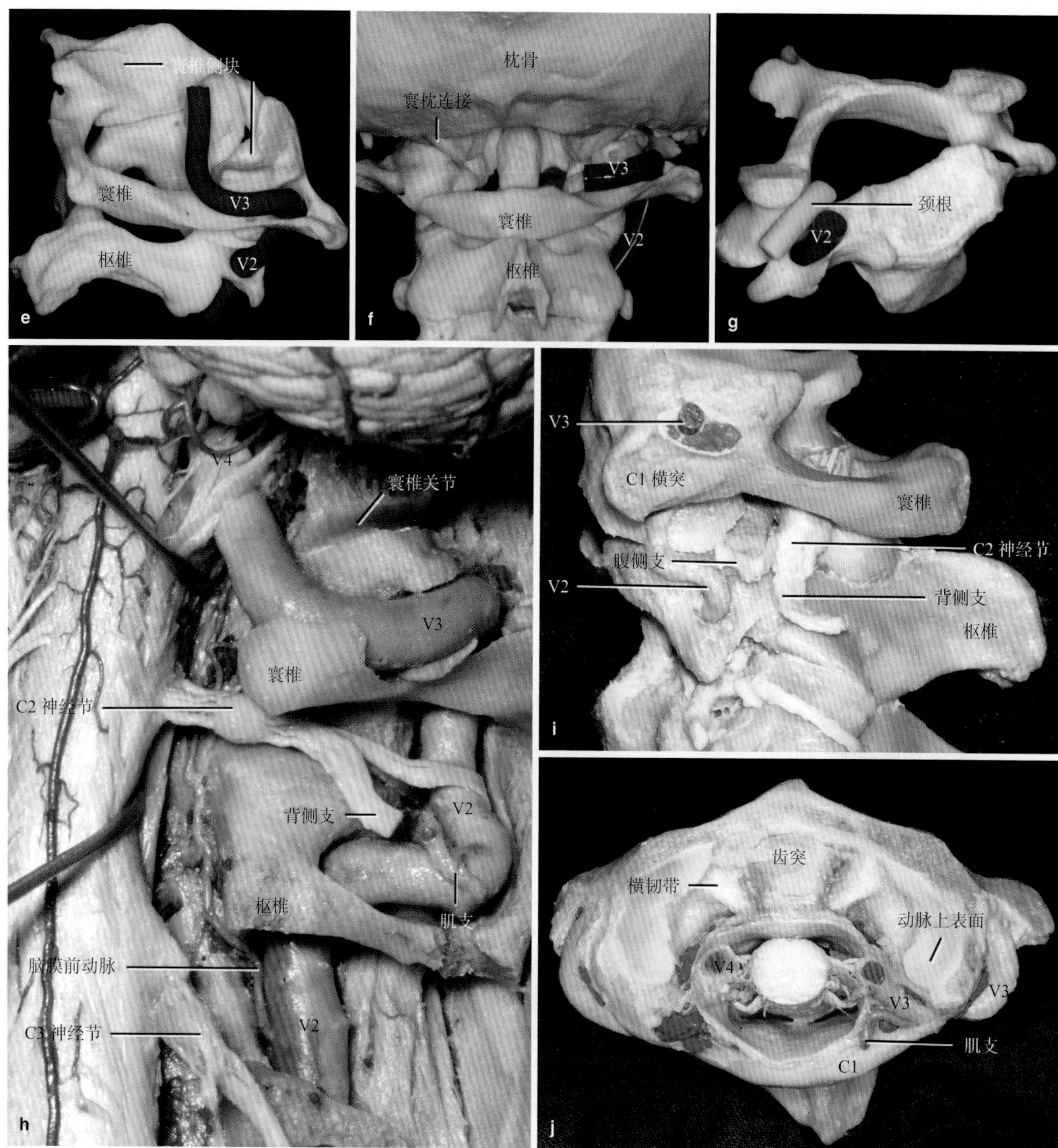

图 2.8 （续）e、f. V2 段与 V3 段椎动脉及其与寰枢椎的关系的斜视图（e）与后视图（f）。V3 段在进入颅后窝硬脑膜前经寰椎侧块的后方穿过。另有分类方法将其视为位于 C2 与 C1 横突孔之间的 V3 段的一部分；g. 椎动脉位于颈神经根前方；h、i. 解剖椎动脉的侧视图。椎动脉向侧方偏离并向前抵达 C1 段横突孔。颈神经根分支向后走行至椎动脉；j. 寰椎水平椎管的上视图。V3 段向内沿寰椎后弓的上表面走行至硬脑膜。椎动脉肌肉支供给寰椎侧块附近颈深部的肌肉并与枕动脉、咽升动脉、颈动脉分支相吻合。

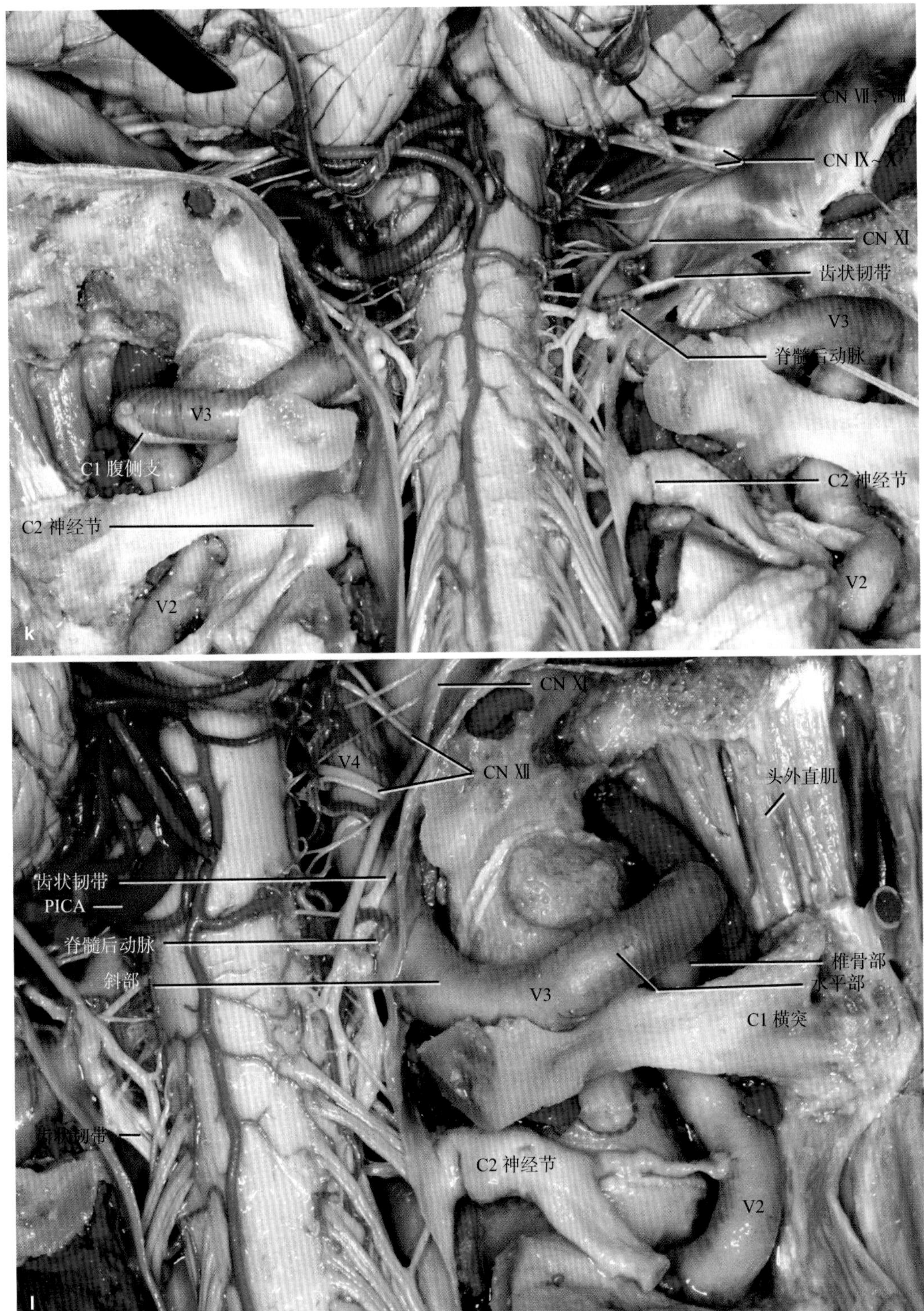

图 2.8 （续）k. 颅颈交界的后视图。V3 段从寰椎横突孔延伸至其穿经硬脑膜部位并与枕骨大孔和颅颈交界区关系密切；l. 放大视图。V3 段被分为 3 个部分：垂直部分恰位于 C1 段横突的上方；水平部分在寰椎后弓凹槽内；斜向部分自寰椎上表面凹槽的内侧边延伸至硬脑膜入口处。齿状韧带与副神经脊髓段的上接连部在 V4 段后方上升。舌下神经细支在 V4 段后穿向外侧。脊髓后动脉发出分支沿脊髓后外侧面上升或下降。CN，脑神经；ECA，颈外动脉；ICA，颈内动脉；PICA，小脑后下动脉。

过椎动脉形成连接颈中神经节及颈下神经节的环（图 2.8a、b）。

V1 段没有骨性结构保护，当围绕其周围的肌肉被分离后有受损的风险。因此在术前评估时辨识其进入横突孔的变异情况对于避免无意的损伤是十分重要的。在 CT 上，留空的横突是短小或缺如的。在这样的病例中，与闭塞的或发育不全的椎动脉进行鉴别诊断可基于对比增强 CT、MRI 及 CT 或 MR 血管造影 [28-30]。

V2 段

椎动脉的第二段（V2 段）经由上 6 个颈椎横突孔在颈神经根前方上升（图 2.8c、d）。在这些孔中，动脉被横突间肌肉所覆盖。其与来自下交感神经节的神经丛伴行并被静脉丛所包绕，后者可形成椎静脉。这一段恰在枢椎上方向外偏离至更外侧的寰椎横突（图 2.8）。该段与一些解剖标志之间的关系在外科暴露过程中非常有用。在 C3–C6 水平，该动脉可在椎体中部靠外约 13 mm 处被发现。由于椎动脉在其上升至寰椎横突过程中逐渐靠外，因此该距离在 C3–C6 水平较 C2 水平更短。若以 C3–C6 水平的钩突为标志，椎动脉可在外侧约 2 mm 处被发现 [31-33]。

V3 段

椎动脉第三段（V3 段）紧邻枕骨大孔及颅椎交界。其自寰椎横突孔延伸至穿过硬脑膜的位点（图 2.8、图 2.9、图 2.10）[34-37]。另有研究者认为 V3 段自 C2 横突孔延伸至枕骨大孔硬脑膜 [37]。V3 段因其穿过

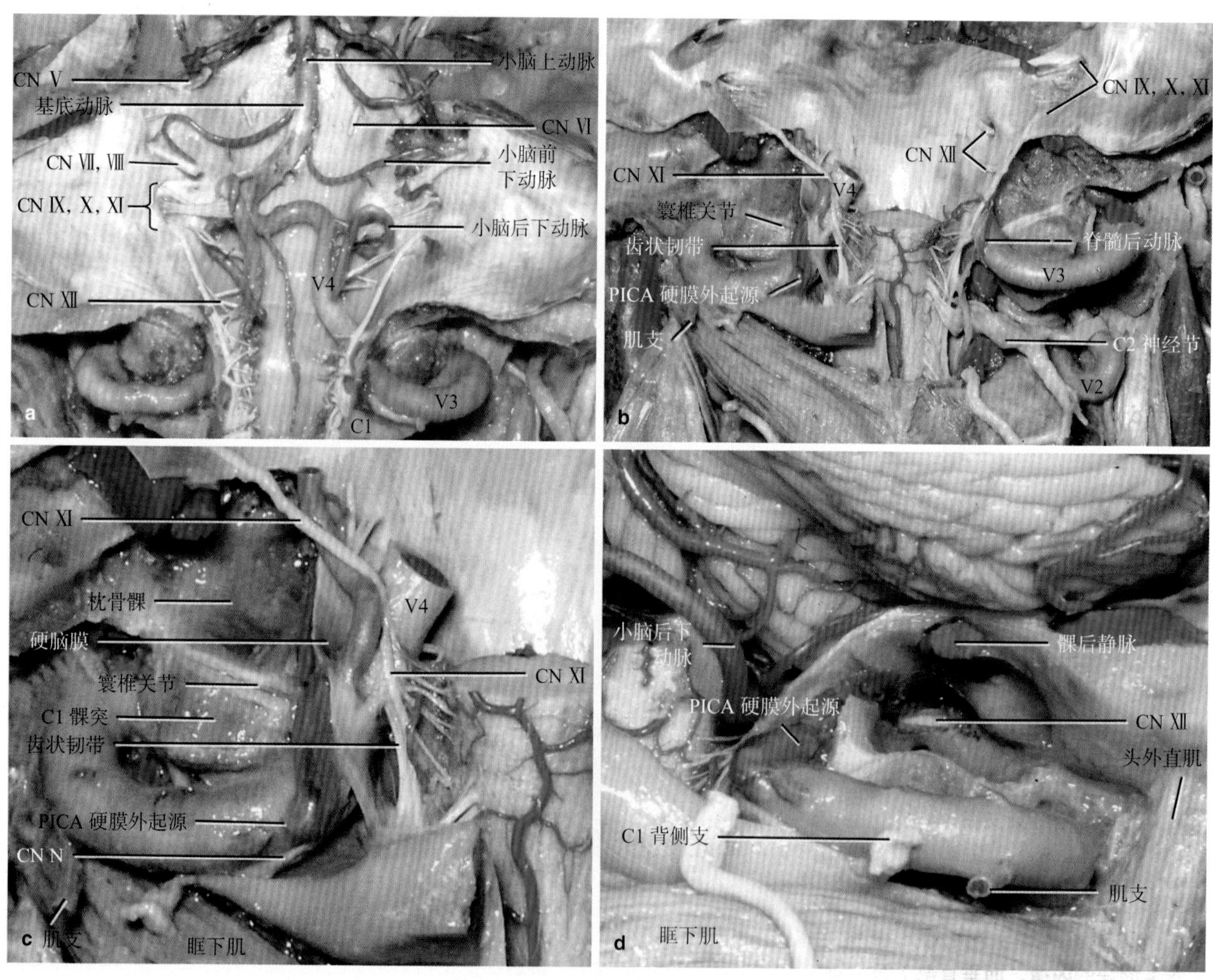

图 2.9 后视图。a.V3 段在寰椎侧块及寰枕关节的后内侧穿行。小脑后下动脉发自椎动脉硬膜内段（V4 段）；b. 枕骨大孔后视图。脊髓后动脉通常发自 V3 段的后内侧面，恰在硬脑膜外侧。左侧的小脑后下动脉恰在硬膜外侧发出；c. 放大视图。V4 段起自位于枕骨大孔外侧缘下方的硬膜孔。该区域的硬膜较厚并形成漏斗样孔包绕 4~6 mm 长的动脉。左侧小脑后下动脉发自 V3 段硬膜外侧并与 V3 段一起穿过硬膜。齿状韧带上部附着点及副神经上于椎动脉后方上升；d. 右侧小脑后下动脉发自 V3 段硬膜外侧。

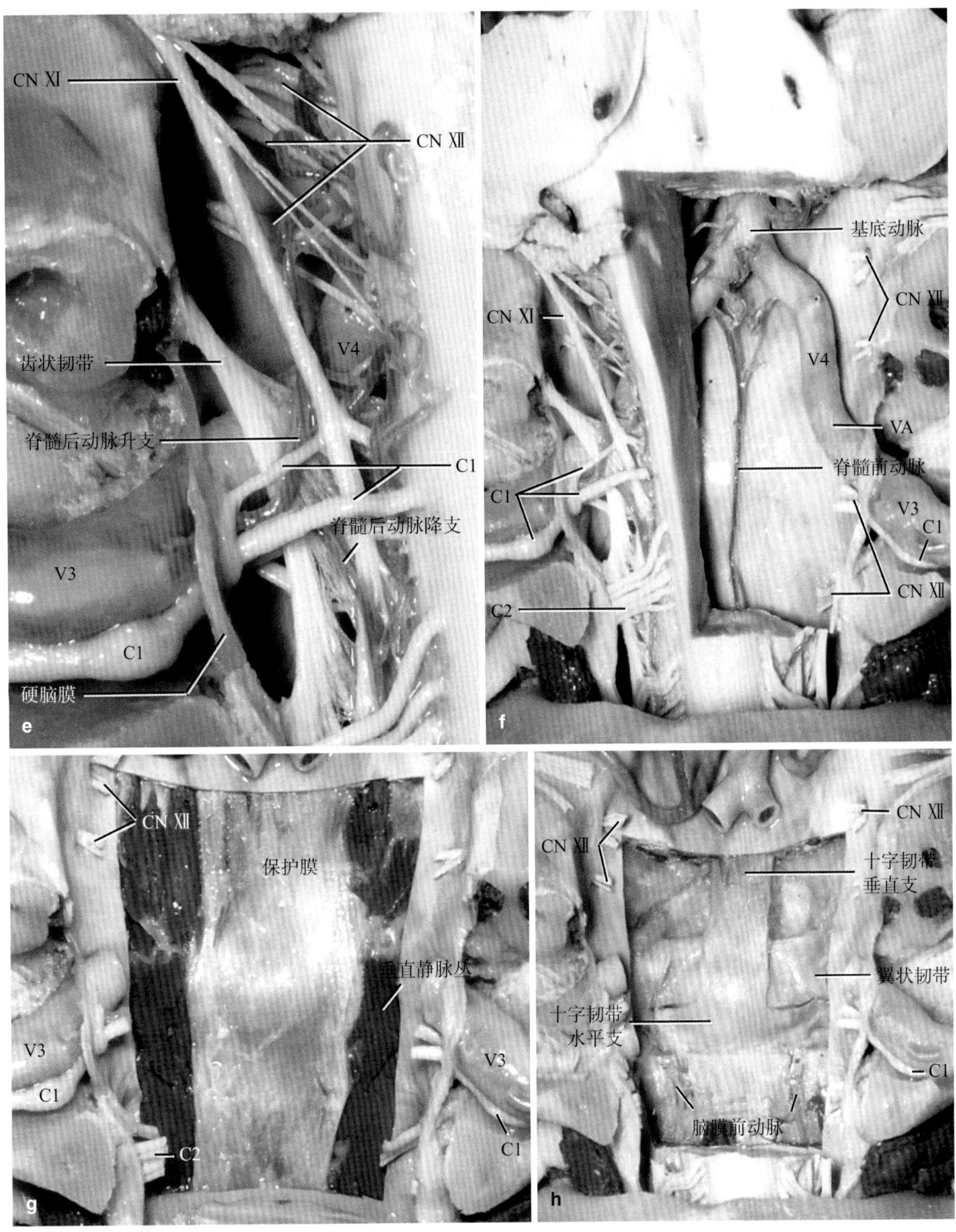

图 2.9 （续）e~h. 逐步向后解剖。e. 枕骨大孔左半部分的放大图。椎动脉在寰枕关节后下方穿行并穿过硬膜，在齿状韧带、副神经及细支前方穿行并形成 C1 神经。齿状韧带的喙端抵达枕骨大孔水平的硬膜。C1 神经与椎动脉、脊髓后动脉一起穿过硬膜。舌下神经细支在 V4 段后方穿行并在其穿过硬膜后分为若干束抵达舌下神经管。脊髓后动脉在椎动脉进入硬膜处起源并发出升支与降支。舌下神经细支的若干束在不同位点穿过硬膜；f. 右半部分延髓被移除以便暴露椎基底动脉交界处及脊髓前动脉的起始部。脊髓前动脉主要发自左侧 V4 段，也少量发自右侧 V4 段；g. 放大图。延髓被移除。C1 神经根与椎动脉一起穿过硬膜。V4 段及硬膜沿着枕骨大孔前缘部分被移除以便暴露覆膜——后纵韧带往头端的延伸——和走行于硬膜外侧的椎静脉丛；h. 覆膜被移除以便暴露十字韧带和翼状韧带。十字韧带的水平部被称为寰椎横韧带，向外侧延伸并抵达寰椎侧块的内缘，而垂直部上升并抵达位于覆膜深部的枕骨大孔前缘。翼状韧带向上、向外起自齿突穿止于枕骨大孔外侧缘。脑膜前动脉沿着硬膜及前椎管内韧带结构走行。CN，脑神经。

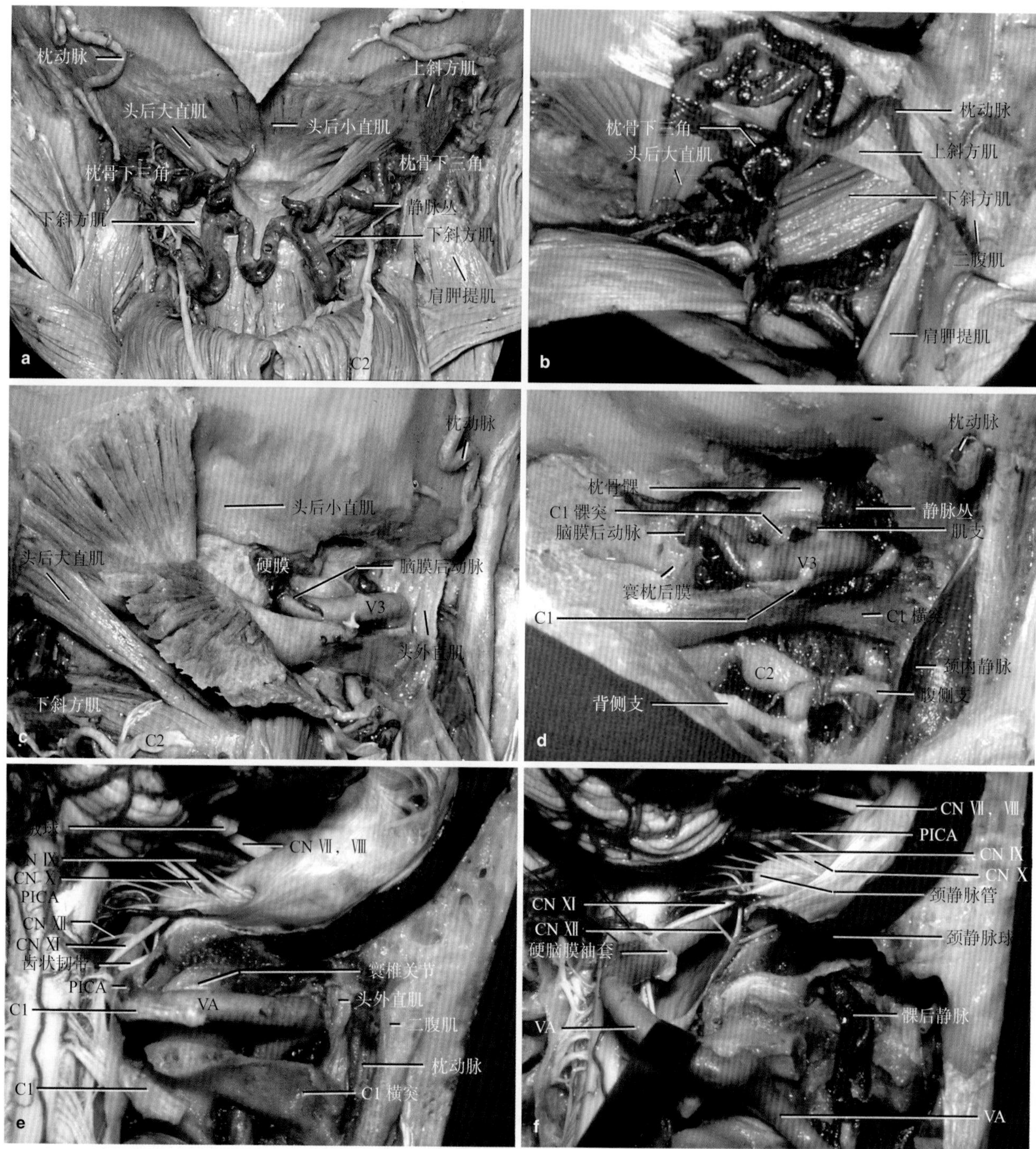

图 2.10 枕下三角暴露 V3 段。a. 浅表肌肉已被切除以便暴露由上、下斜肌及头后大直肌所形成的枕下三角。上斜肌自枕骨延伸至 C1 段横突，下斜肌自 C1 横突斜方肌穿至 C2 的棘突。头后大直肌自枕骨延伸至 C2 的棘突。V3 段向内穿过 C1 后弓上表面，深达枕下三角区深部，在那里被静脉丛包绕；b. 后外侧视图。枕动脉在上斜肌后方穿行；c. 头后大直肌及其与头后小直肌毗邻部分已被向下、向内显示。上斜肌与下斜肌已被向下显示。V3 段在寰椎髁后方穿行并发出脑膜后分支，穿过寰枕筋膜进入硬膜。头外侧直肌自 C1 段横突延伸至位于颈静脉孔后方的枕骨；d. 形成右侧枕下三角及包绕 V3 段的静脉丛的边缘肌肉被移除。V3 段发出脑膜后动脉分支，经枕骨大孔并沿着枕骨硬膜上升。V3 段一肌支被分离。C1 神经在椎动脉与寰椎后弓之间穿行；e. 实施枕下开颅手术并移除寰椎后弓。V3 段部分隐藏于寰枕关节后方并在该后方穿行。小脑后下动脉恰在硬膜外侧发源并与椎动脉一起穿过硬膜。齿状韧带与脊髓副神经在 V4 段后方上升。舌下神经细支围绕 V4 段后表面延伸。齿状韧带的头端附着处位于枕骨大孔水平。第Ⅸ、Ⅹ及Ⅺ对脑神经在 V4 段后方穿行并进入颈静脉孔；f. 硬膜切口完全围绕 V3 段与 V4 段交界处，在动脉上留下的狭窄硬膜囊可允许动脉的灵活变动。在髁上区域钻孔以便暴露位于舌下神经管内的舌下神经，其可向硬膜外侧延伸至颈静脉结节水平以便触及脑干及斜坡前部。

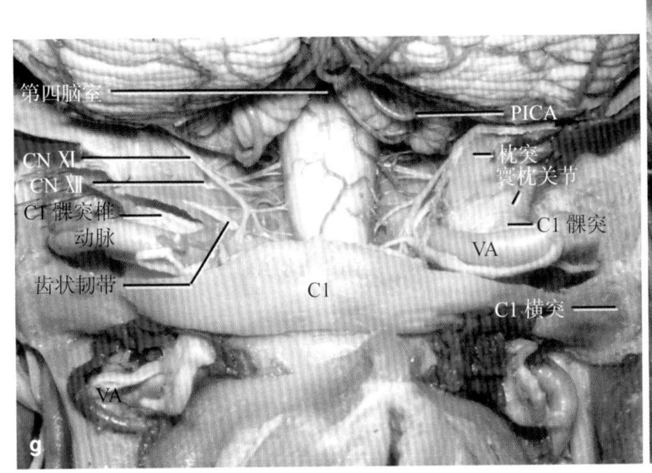

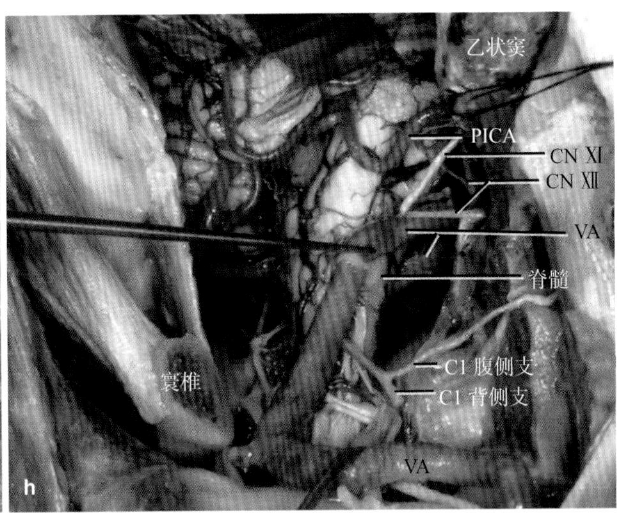

图 2.10 （续）g. 比较远侧暴露与经髁暴露。右侧的远侧暴露延伸至寰椎与枕骨髁及寰枕关节内侧缘的后界。右侧髁突限制了沿枕骨大孔前外侧缘的暴露。而在左侧，完全的经髁暴露可通过移除枕骨髁上部来实现。较之远侧暴露，通过经髁暴露的硬膜可能在更外侧显示。用于沿着脑干和斜坡暴露和解剖时，髁突钻孔提供了更大角度的视野和额外的空间暴露。齿状韧带及副神经经由枕骨大孔及 V4 段后方上升。齿状韧带头端附着处位于枕骨大孔水平；h. 右侧枕骨髁内侧部及 C1 后弓被移除。正常情况下走行在 C1 神经根上方的 V3 段已被松解并缩回至 C1 神经根以下。右侧 V4 段已被向后牵拉并提供了进入颈髓区的入路。对侧 C4 段在延髓前方被暴露。舌下神经细支在椎动脉后方穿行。髁突钻孔为抵达下斜坡和延髓前外侧面提供了广泛的入路。CN，脑神经；PICA，小脑后下动脉；VA，椎动脉。

可移动的骨性结构而存在复杂的走行，从而在颈部旋转期间保持血液流动。C2 横突的方向是一个与其他颈椎横突相反的斜向下的方向，其他颈椎横突为水平或垂直于椎体方向。因此为了从 C3 走行至 C2 横突，椎动脉必须向外侧方上升。

V3 段被分为 3 个部分：垂直部分自 C1 横突上升，水平部分在寰椎后弓上表面的椎动脉沟内穿行，斜向部分穿入硬脑膜（图 2.81）。在经过寰椎横突后，该动脉定位于头外侧直肌的内侧面。第三段在寰椎侧块与寰枕交界后方向内穿行并被压入寰椎后弓外侧部分上表面的椎动脉沟内。在那里，它沿着由头后大直肌与上、下斜肌所形成的枕下三角底部走行并部分被寰枕筋膜及头半棘肌所覆盖（图 2.10）[38]。由颈深静脉与硬膜外静脉之间的吻合所形成的静脉丛所包绕。

椎动脉经由寰枕膜外侧界的前方进入椎管内。C1 神经根穿过位于动脉与寰椎后弓凹槽之间的椎动脉下表面的硬脑膜。这一骨性的凹槽位于寰椎后弓的上表面，经常被转变为骨性管完全包绕一小段动脉。在先前一项对 50 例动脉的研究中[39]，24 例（48%）的动脉在这一浅槽中，12 例（24%）部分但未完全被骨质所包绕，14 例（28%）在完全包绕该动脉的骨性环内穿行。椎动脉末端硬膜外段发出分支至脑膜后动脉及脊髓后动脉，分支分布于颈深肌并偶尔分布于小脑后下动脉[39]。后正中线与硬脑膜入口处的距离约 12 mm。

V4 段

椎动脉硬膜内段（V4 段）起自位于枕骨大孔外侧缘下方的硬膜孔（图 2.9、图 2.10）。在这一区域内硬脑膜较其他区域更厚，且其形成一个漏斗样孔包绕 4~6 mm 长的动脉（图 2.10）。第一颈神经出自椎管，脊髓后动脉经过这一硬膜孔与椎动脉伴行进入椎管。纤维硬脊膜带在该孔处将这 3 部分结构结合在一起。椎动脉硬膜内段的起始部恰在第一颈神经背根与腹侧根上方穿行且位于脊髓后动脉、齿状韧带及副神经脊髓段的前方。

一旦位于硬脑膜内，椎动脉从延髓的外下侧上升至延髓的前上侧（图 2.9、图 2.10）。该动脉的硬膜内部分被分为延髓外侧段与延髓前段。延髓外侧段起自硬膜孔并沿着延髓外侧面向前、向上穿行并终止于前橄榄沟外侧。延髓前端起自前橄榄沟，在舌下神经细支间或其前方穿行并穿过锥体与另一侧椎动脉汇合于脑桥延髓沟或其附近，形成基底动脉。在它们上升过程中，延髓外侧段的前外侧面朝向枕骨髁、舌下神经管及颈静脉结节。延髓前段位于斜坡上（图 2.9）[40]。

椎动脉分支

发源自椎动脉的分支可被分为两组。颈脊组包含外侧脊髓动脉与肌动脉。颅侧组位于枕骨大孔与颅颈交界区，包含脊髓前动脉与脊髓后动脉、脑膜前动脉与脑膜后动脉及小脑后下动脉。

颈脊组

外侧脊柱分支经过椎间孔进入椎管并分成沿背神经根与腹神经根穿行供给脊髓周围部分及其包膜的分支。它们与来自毗邻水平的动脉相交通。这些分支分成升支与降支，并与毗邻水平的升支与降支相交通（图 2.9e）。外侧脊柱分支也发出位于椎弓根附近的小分支。这些小分支供给椎体及骨膜，并与来自对侧的类似分支汇合形成位于椎体下表面的中央交通链 [5]。

肌支供给位于寰椎侧块附近的颈深部肌肉，并与枕动脉、咽升动脉及颈动脉相交通（图 2.8、图 2.9）。

颅侧组

脊髓后动脉通常发自椎动脉的后内侧面，恰在硬膜外侧（图 2.8k、l）。它也可发自椎动脉硬膜内段起始部或小脑后下动脉。当硬膜被打开时，需关注脊髓后动脉，因为它可能被并入了椎动脉周围的硬膜内。由于脊髓后动脉穿过硬脑膜时其与椎动脉及第一颈神经根一样被纤维管包绕。在蛛网膜下腔内，其在齿状韧带喙侧面后方向内穿行。在抵达低位延髓后，其分为升支与降支。升支走行于枕骨大孔并供给绳状体、薄束、楔束结节、副神经细支及脉络丛。降支在背根细支与位于脊髓后外侧面的齿状韧带间向下穿行。这一分支供给半个脊髓背侧浅表部分。它与进入低位椎孔的椎动脉后支相交通 [35, 37]。

小脑后下动脉是椎动脉的最大分支（图 2.9、图 2.11），通常源自硬脑膜内。少数情况下，它源自椎动脉硬膜外终止部（图 2.9）[39, 40]。它通常发源自下橄榄附近的椎动脉并围绕髓质向后穿行。在髓质的前外侧缘，它向喙侧或尾侧穿行至舌下神经或在舌下神经细支间穿行。在髓质的后外侧缘，它向喙侧穿行至舌咽神经、迷走神经及副神经或在其纤维间走行。穿过上述神经后，它在小脑扁桃体周围走行并进入小脑延髓裂，向后穿行至第四脑室顶的后半部。出小脑延髓裂后，它的分支分布于枕骨下表面的小脑蚓部及小脑半球。发源自小脑后下动脉的分支包括穿支、脉络膜动脉及皮质动脉。皮质动脉被分为蚓部组、扁桃体组及小脑半球组 [41, 42]。小脑后下动脉被分为五段：p1 段或髓质前段，p2 段或髓质侧段，p3 段或扁桃体髓质段，p4 段或帆扁桃体段，p5 段或皮质段 [43]。每一段都可被多于一条的动脉干形成，取决于动脉分叉部的水平。

p1 段位于髓质前方，其起自位于髓质前方的小脑后下动脉起始部并向后经由作为髓质前侧面与外侧面分界标志的下橄榄大部延伸穿过舌下神经细支并抵达喙尾线水平。p2 段起自动脉穿过橄榄外侧部的位置并终止于舌咽神经、迷走神经及副神经细支的起始水平。这段在大多数小脑后下动脉中均存在。p3 段起自小脑后下动脉向后穿入舌咽神经、迷走神经及副神经的位置并跨过位于扁桃体喙半侧附近的髓质后部向内延伸。

p4 段是最复杂的一段，其起自小脑后下动脉沿扁桃体内侧面上升至第四脑室顶的中部，终止于位于小脑蚓部、小脑扁桃体及小脑半球间的裂隙出口处，并抵达枕骨下表面。这部分形成一个凸面的头端曲线，被称为颅侧环。颅侧环的顶部通常走行于扁桃体颅极与下髓帆中央部之间。该段发出分支供给脉络组织及第四脑室的脉络丛。p5 段起自血管干及分支离开内侧蚓部与扁桃体、外侧小脑半球间的凹槽处。它包含终端皮质支。

大多数小脑后下动脉分叉成一条内侧的小支干和一条外侧的大支干。内侧干供给蚓部及毗邻的小脑半球，而外侧干供给枕骨下表面的小脑半球大部及扁桃体部。小脑后下动脉及其干支发出穿支至髓质、脉络膜动脉并供给脉络组织及脉络丛、皮质动脉。形成 p5 段的皮质动脉被分为内侧及旁内侧蚓部动脉、扁桃体动脉及内侧、中部及外侧小脑半球动脉。

穿支动脉是一组小动脉，发自三个髓质节段并终止于脑干。它们被分为直线型与曲线型。直线型继续笔直走行并进入脑干。曲线型在终止于脑干之前绕其走行。

脊髓前动脉由成对的脊髓前动脉组成，后者源自位于基底动脉起始处附近的椎动脉髓质前段（图 2.9）。在大多数病例的脑干中，这些脊髓前动脉汇合处位于橄榄下界附近的枕骨大孔水平。

脑膜动脉加上脑膜垂体干的前脑膜分支、咽升动脉及枕动脉的脑膜分支一起供给所有沿颅后窝分布的硬膜分支。椎动脉的前脑膜分支起自位于第三颈椎横突孔上方的椎动脉硬膜外部的内侧面。这一分支供给斜坡区域及枕骨大孔与上部椎管前部的硬脑膜（图 2.8h）。

脑膜后动脉起自走行于寰椎侧块周围的椎动脉后上表面（图 2.10c、d），在后弓上方或恰在其进入硬膜前。然而，若其为硬膜内起源，那么它可穿过蛛网

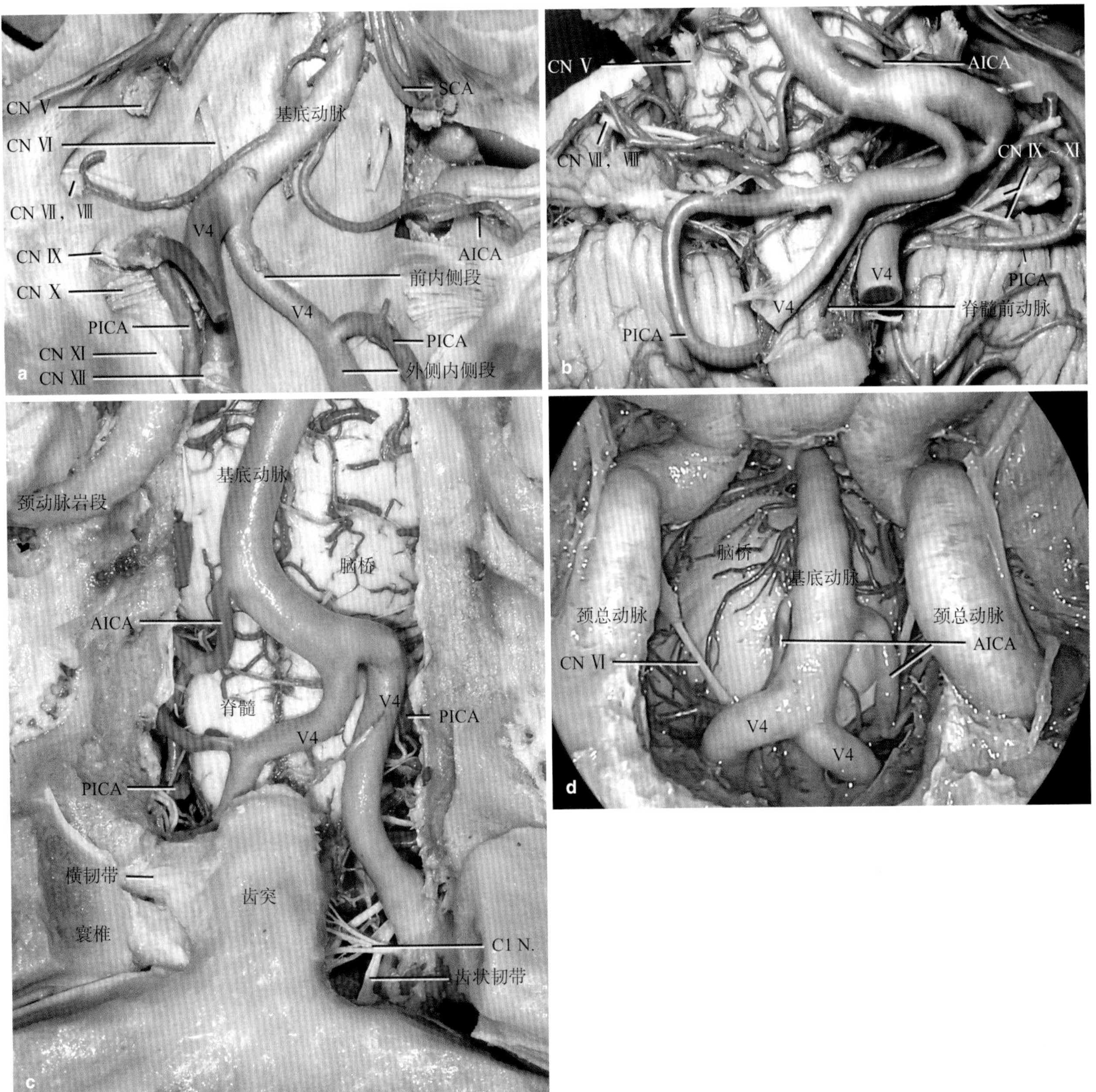

图 2.11　V4 段。a. 后视图。一旦位于硬脑膜内，V4 段从延髓的外下侧上升至延髓的前上侧，与对侧另一支在脑桥延髓交界处汇合形成基底动脉。根据其与延髓的关系，V4 段的硬膜内部分被分为延髓外侧段和延髓前段。该动脉在第Ⅸ、Ⅹ、Ⅺ及Ⅻ对脑神经前方上升。小脑后下动脉通常起自 V4 段而小脑前下动脉起自基底动脉；b. 另一标本的前视图。远侧 V4 段通常偏离中线并朝向或进入某一侧的小脑脑桥角。在这种情况下，远侧 V4 段已偏入左侧脑桥角；c. 前视图。寰椎前弓被移除，斜坡被打开。V4 段偏向左侧脑桥角并在脑桥延髓交界处附近汇合并形成基底动脉。在延髓前方的右侧小脑后下动脉及左侧小脑后下动脉发自延髓外侧缘的前部。C1 神经沿着 V3 及 V4 交界下缘出硬膜。大多数头侧齿状韧带附着于 V4 后方的硬膜；d. 经鼻入路内镜视图。双侧 V4 段在脑桥延髓交界处汇合形成基底动脉。展神经起自脑桥延髓交界处的内侧。AICA，小脑前下动脉；CN，脑神经；N.，神经；PICA，小脑后下动脉；SCA，小脑上动脉。

膜抵达硬膜[35, 37, 40]。

总结

脑血管疾病的治疗依赖于对脑血管及周围组织正常解剖、变异及异常解剖的理解。本章及第3章、第4章均基于前循环和后循环的解剖，对于临床实践者与培训人员是必不可少的。掌握脑血管解剖能实现对颅内疾病的安全、精准及有效治疗。

参·考·文·献

[1] Perlmutter D, Rhoton AL Jr. Microsurgical anatomy of the anterior cerebral-anterior communicating-recurrent artery complex. J Neurosurg 1976;45:259–272

[2] Al-Rafiah A, EL-Haggagy AA, Aal IH, Zaki AI. Anatomical study of the carotid bifurcation and origin variations of the ascending pharyngeal and superior thyroid arteries. Folia Morphol (Warsz) 2011;70:47–55

[3] Testut L. Anatomia Topografica. Barcelona: Salvat; 1928

[4] Testut L, Lararjet A. Angiologia, Sistema Nervioso Central, 9th ed. Barcelona: Salvat; 1966

[5] Susan S, Henry G. Gray's Anatomy: The Anatomical Basis of Clinical Practice, 40th ed. London: Churchill Livingstone, Elsevier; 2008

[6] Osawa S, Rhoton AL Jr, Tanriover N, Shimizu S, Fujii K. Microsurgical anatomy and surgical exposure of the petrous segment of the internal carotid artery. Neurosurgery 2008;63(4, Suppl 2):210–238, discussion 239

[7] Osawa S, Rhoton AL Jr, Seker A, Shimizu S, Fujii K, Kassam AB. Microsurgical and endoscopic anatomy of the vidian canal. Neurosurgery 2009; 64(5, Suppl 2):385–411, discussion 411–412

[8] Tubbs RS, Hansasuta A, Loukas M, et al. Branches of the petrous and cavernous segments of the internal carotid artery. Clin Anat 2007;20:596–601

[9] Paullus WS, Pait TG, Rhoton AL Jr. Microsurgical exposure of the petrous portion of the carotid artery. J Neurosurg 1977;47:713–726

[10] Rhoton AL Jr. The cavernous sinus, the cavernous venous plexus, and the carotid collar. Neurosurgery 2002;51(4, Suppl):S375–S410

[11] Joo W, Funaki T, Yoshioka F, Rhoton AL Jr. Microsurgical anatomy of the carotid cave. Neurosurgery 2012;70(2, Suppl Operative):300–311, discussion 311–312

[12] Rhoton AL Jr. The supratentorial arteries. Neurosurgery 2002;51(4, Suppl): S53–S120

[13] Campero A, Campero AA, Martins C, Yasuda A, Rhoton AL Jr. Surgical anatomy of the dural walls of the cavernous sinus. J Clin Neurosci 2010;17: 746–750

[14] Inoue T, Rhoton AL Jr, Theele D, Barry ME. Surgical approaches to the cavernous sinus: a microsurgical study. Neurosurgery 1990;26:903–932

[15] Martins C, Yasuda A, Campero A, Ulm AJ, Tanriover N, Rhoton A Jr. Microsurgical anatomy of the dural arteries. Neurosurgery 2005;56(2, Suppl): 211–251, discussion 211–251

[16] Gibo H, Lenkey C, Rhoton AL Jr. Microsurgical anatomy of the supraclinoid portion of the internal carotid artery. J Neurosurg 1981;55:560–574

[17] Liu Q, Rhoton AL Jr. Middle meningeal origin of the ophthalmic artery. Neurosurgery 2001;49:401–406, discussion 406–407

[18] Renn WH, Rhoton AL Jr. Microsurgical anatomy of the sellar region. J Neurosurg 1975;43:288–298

[19] Harris F, Rhoton AL Jr. Microsurgical anatomy of the cavernous sinus. Surg Forum 1975;26:462–463

[20] Fujii K, Lenkey C, Rhoton AL Jr. Microsurgical anatomy of the choroidal arteries: lateral and third ventricles. J Neurosurg 1980;52:165–188

[21] Epstein F, Ransohoff J, Budzilovich GN. The clinical significance of junctional dilatation of the posterior communicating artery. J Neurosurg 1970;33:529–531

[22] Hassler O, Saltzman GF. Histologic changes in infundibular widening of the posterior communicating artery. A preliminary report. Acta Pathol Microbiol Scand 1959;46:305–312

[23] Saeki N, Rhoton AL Jr. Microsurgical anatomy of the upper basilar artery and the posterior circle of Willis. J Neurosurg 1977;46:563–578

[24] Rhoton AL Jr, Fujii K, Fradd B. Microsurgical anatomy of the anterior choroidal artery. Surg Neurol 1979;12:171–187

[25] Abbie AA. The clinical significance of the anterior choroidal artery. Brain 1933;56:233–246

[26] Campero A, Rubio PA, Rhoton AL. Anatomy of the vertebral artery. In: George B, Bruneau M, Spetzler RF, eds: Pathology and Surgery around the Vertebral Artery. Paris: Springer-Verlag France; 2011: 29–40.

[27] Hong JT, Park DK, Lee MJ, Kim SW, An HS. Anatomical variations of the vertebral artery segment in the lower cervical spine: analysis by three-dimensional computed tomography angiography. Spine 2008;33:2422–2426

[28] Tubbs RS, Salter EG, Wellons JC III, Blount JP, Oakes WJ. The triangle of the vertebral artery. Neurosurgery 2005;56(2, Suppl):252–255, discussion 252–255

[29] Ikegami A, Ohtani Y, Ohtani O. Bilateral variations of the vertebral arteries: the left originating from the aortic arch and the left and right entering the C5 transverse foramina. Anat Sci Int 2007;82:175–179

[30] Bruneau M, Cornelius JF, George B. Anterolateral approach to the V1 segment of the vertebral artery. Neurosurgery 2006;58(4, Suppl 2): ONS-215–ONS-219, discussion ONS-219

[31] Bruneau M, Cornelius JF, Marneffe V, Triffaux M, George B. Anatomical variations of the V2 segment of the vertebral artery. Neurosurgery 2006;59(1, Suppl 1):ONS20–ONS24, discussion ONS20–ONS24

[32] Kawashima M, Tanriover N, Rhoton AL Jr, Matsushima T. The transverse process, intertransverse space, and vertebral artery in anterior approaches to the lower cervical spine. J Neurosurg 2003;98(2, Suppl):188–194

[33] Russo VM, Graziano F, Peris-Celda M, Russo A, Ulm AJ. The V(2) segment of the vertebral artery: anatomical considerations and surgical implications. J Neurosurg Spine 2011;15:610–619

[34] Bruneau M, Cornelius JF, George B. Antero-lateral approach to the V3 segment of the vertebral artery. Neurosurgery 2006;58(1, Suppl):ONS29–ONS35, discussion ONS29–ONS35

[35] Rhoton AL Jr. The foramen magnum. Neurosurgery 2000;47(3, Suppl) S155–S193

[36] Rhoton AL, de Oliverira E. Anatomical basis of surgical approaches to the region of the foramen magnum. In: Dickman CA, Spetzler RF, Sonntag VKH, eds. Surgery of the Craniovertebral Junction. New York: Thieme Medical Publishers; 1998:13–57

[37] Wen HT, Rhoton AL Jr, Katsuta T, de Oliveira E. Microsurgical anatomy of the transcondylar, supracondylar, and paracondylar extensions of the farlateral approach. J Neurosurg 1997;87:555–585

[38] Gupta T. Quantitative anatomy of vertebral artery groove on the posterior arch of atlas in relation to spinal surgical procedures. Surg

Radiol Anat 2008;30:239–242

[39] Fine AD, Cardoso A, Rhoton AL Jr. Microsurgical anatomy of the extracranial-extradural origin of the posterior inferior cerebellar artery. J Neurosurg 1999;91:645–652

[40] de Oliveira E, Rhoton AL Jr, Peace D. Microsurgical anatomy of the region of the foramen magnum. Surg Neurol 1985;24:293–352

[41] Lister JR, Rhoton AL Jr, Matsushima T, Peace DA. Microsurgical anatomy of the posterior inferior cerebellar artery. Neurosurgery 1982;10:170–199

[42] Matsushima T, Rhoton AL Jr, Lenkey C. Microsurgery of the fourth ventricle: Part 1. Microsurgical anatomy. Neurosurgery 1982;11:631–667

[43] Rodríguez-Hernández A, Rhoton AL Jr, Lawton MT. Segmental anatomy of cerebellar arteries: a proposed nomenclature. Laboratory investigation. J Neurosurg 2011;115:387–397

第3章

前循环颅脑血管解剖

João Paulo C. de Almeida, Feres Chaddad, Albert L. Rhoton, Jr., and Evandro de Oliveira

血管神经外科是神经外科学中最复杂的领域之一。进入该领域需要接受大量的实验室训练、多年临床和外科的实践，并且学习和掌握扎实的大脑解剖学知识。对于显微外科医师而言，全面掌握脑循环血管的显微解剖结构以及血管与神经之间的关系也极其重要[1]。全面综合掌握大脑血管的走行、解剖变异、吻合支和侧支血管、穿支的解剖、每一特定血管的灌注区等知识与治疗颅内动脉瘤和血管畸形密切相关。理解颅内血管的显微解剖结构，有助于外科医生为患者选择最合适的显微外科手术或血管内介入治疗。

本章阐述了大脑前循环的显微解剖结构，着重强调了大脑前动脉、大脑中动脉以及前穿支血管，并且详细地分析了在前循环动脉瘤手术中，这些血管与神经之间的关系和解剖因素。

前循环（或者是颈内动脉的分布）是指一组起源于双侧颈内动脉的供血动脉。它包括颈内动脉及其分支血管、大脑前动脉、大脑中动脉以及通往对侧及后循环的穿支和侧支动脉。对于后循环脑血管和颈内动脉及其分支血管的解剖，我们将分别在第 2 章和第 4 章进行阐述。

大脑中动脉

大脑中动脉既是颈内动脉最大的终支也是前循环中最复杂的血管。在过去，对于涉及大脑中动脉的手术，重点在于避免损伤术区中的大脑中动脉的分支。显微神经外科技术使得大脑中动脉的重建和搭桥、外科手术处理大脑中动脉动脉瘤、大脑中动脉分支相关动静脉畸形切除等手术成为血管神经外科的常规手术[2, 3]。

大脑中动脉的发出点位于外侧裂深部内侧端的颈动脉池，它位于前穿质的下方、视交叉的外侧、嗅束向后分为内外侧嗅纹处（图 3.1）。大脑中动脉起始部

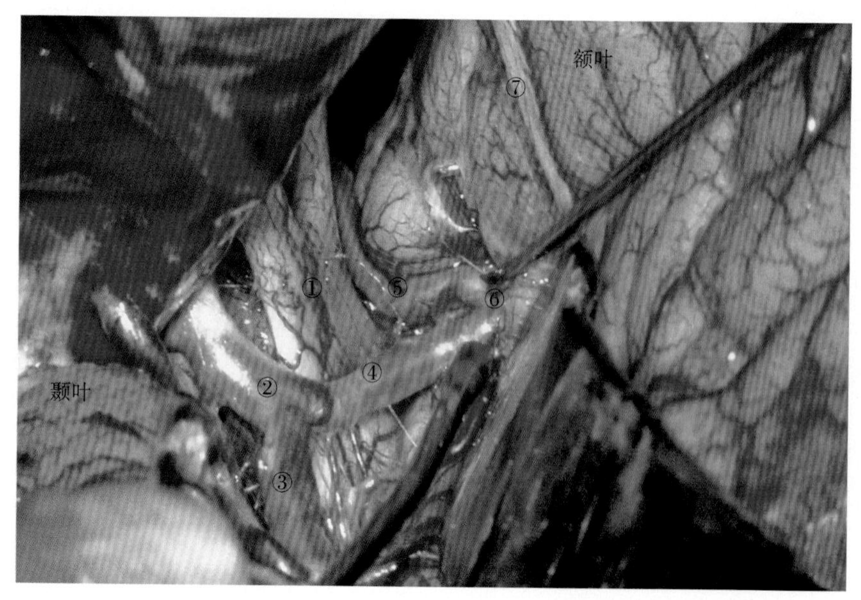

图 3.1　左颞前入路手术视野。额叶被向上牵拉暴露左侧颈内动脉分叉②、大脑中动脉（MCA，③）、大脑前动脉（ACA，④）、前交通动脉⑥。大脑前动脉在其走向的内侧中部通过位于视交叉①上方的前交通动脉汇入对侧血管，并沿大脑纵裂前后走向。大脑中动脉的近端（M_1 段）横向走行进入大脑外侧裂，沿途发出内侧动脉、中间动脉、纹状体动脉，它们的主要供血部位为基底神经节和内囊。①视交叉；②颈内动脉分叉处；③左侧大脑中动脉；④左侧大脑前动脉；⑤右侧大脑前动脉；⑥前交通动脉；⑦嗅束。

管径大小范围为 2.4~4.6 mm，几乎为大脑前动脉起始部管径的 2 倍。大脑中动脉自起始部向外侧走行，平行于蝶骨小翼并延伸至蝶骨嵴后 1 cm；延伸到大脑岛阈的后上方，形成大脑中动脉膝部，并到达岛叶的表面（图 3.2）。

随后，大脑中动脉的走行是向上或向下，取决于颈动脉分叉的高度。因颈内动脉床突上段较长导致分叉处位置较高时，动脉的走行向下从前穿质通过岛阈的侧下方。如果颈动脉分叉位置比较低，大脑中动脉则向上走行。

颈内动脉床突上段的长度对拟行手术治疗颈动脉分叉处动脉瘤、大脑中动脉近端动脉瘤、大脑前动脉近端动脉瘤至关重要。在颈动脉分叉比较高的病例中，更低视野的手术入路比传统翼点手术入路更加有用。在许多病例中，经眶颧弓入路可以减少对额叶的牵拉并且可以提供宽阔的视野。在岛叶的周围，大脑中动脉分支通过额叶岛盖的内侧面、颞叶、顶叶。然后，这些血管分支围绕着大脑顶盖周围延伸至大脑半球下面的外侧面。

外侧裂

全面掌握大脑中动脉的解剖结构必须理解外侧裂这一解剖结构。根据 Gibo 等的描述[2]，外侧裂有深、浅两段。

外侧裂浅段包括 1 个主干，3 个分支：前水平支、前升支、后支。前水平支和前升支之间为额下回三角部。额下回的眶部位于前水平支的前缘。额下回岛盖部分位于前升支后缘。后支在额顶叶上方和下方颞叶之间向后延续。在额下回三角部以下，3 个分支汇合于大脑半球的侧表面。外侧裂的浅段在这一水平非常大，因为额下回三角轻微的收缩[4]。因此，这个区域通常是对外侧裂进行解剖最简单的区域。从此处开始，如果有必要的话可以向前及向后对更深的部位进行解剖。

外侧裂的深（脑池）段分 2 个部分：前部分称为蝶段，后部分称为岛盖段。蝶室从前穿质外侧缘的岛阈区域发出。蝶段是蝶骨嵴后一狭窄的空间，位于额叶与颞叶之间并与颈动脉池内侧相连。岛盖段位于侧表面外侧裂浅支的深部[5]。岛盖段由 2 个狭窄的裂隙组成：位于额顶对侧的嘴唇和颞叶岛盖之间的鳃裂和位于岛叶与鳃盖之间的岛叶裂。岛叶裂上肢位于岛叶与额顶岛盖之间；下肢位于岛叶与颞叶岛盖之间。在前方，前肢的垂直高度高于后肢，但是在后方后肢的高度与前肢相等，甚至高于前肢[2]。

大脑中动脉的分段

按照传统观点，脑中动脉分为 4 个解剖节段（M1~M4）：蝶段、岛叶段、岛盖段、皮质段[4]。

蝶段（M1）起于大脑中动脉在颈动脉分叉起始部止于岛阈。蝶段横向行走于外侧裂的深部、蝶骨嵴后 1 cm，并且通过颈动脉池及侧裂池。在岛阈前方，蝶段有一个 90° 的拐弯称为大脑中动脉膝部。M1 段分成 2 个部分：分叉前部和分叉后部。分叉前部起于大脑中动脉止于主干的分叉。分叉后部由分支组成，起于大脑中动脉分叉的分支止于大脑中动脉膝部。一般而言，86% 的大脑中动脉分叉位于膝

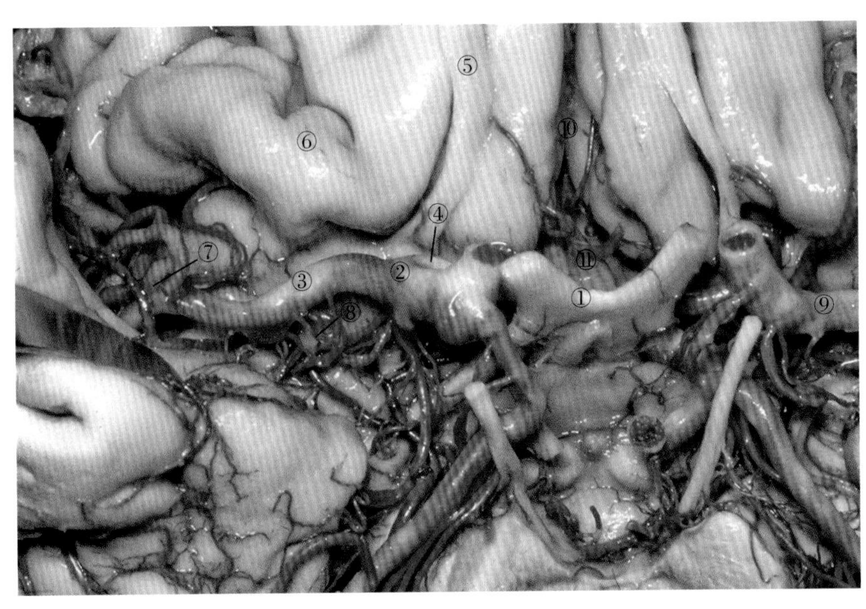

图 3.2　大脑中动脉 M1 段（③）、颈动脉分叉（②）、大脑前动脉（④）、前交通动脉（⑪）的下面观。①视交叉；②颈内动脉分叉；③右侧大脑中动脉 M1 段；④右侧大脑前动脉；⑤右侧嗅束；⑥眶后回；⑦右侧大脑中动脉膝部；⑧豆纹动脉；⑨左侧大脑中动脉 M1 段；⑩大脑纵裂；⑪前交通动脉。

部的近端（图 3.3）[2]。

岛叶段（M2）由位于岛叶的大脑中动脉主干及分支组成，并为岛叶供血；它起于膝部止于岛叶的环状沟。M2 段一般有 2 个主要的分支：下干和上干。在大多数情况下，下干占主导地位，直径较上干更大，是颞叶和顶叶的主要供血动脉。大脑中动脉的最大分支起于岛叶前面膝部的远端。这些分支血管的走行对额叶与颞叶而言相对偏短，仅仅穿过岛叶的短回。然而，顶叶的后部分和角回分支血管穿过短回、岛叶中央沟以及离开岛叶表面的长回（图 3.4）。

岛盖段（M3）起于岛叶环岛沟，止于外侧裂表面。M3 段的血管分支与额顶叶和颞叶岛盖密切相关，穿过这些血管分支可以到达外侧裂额浅段。额叶与顶叶的血管分支经过两次弯曲到达大脑半球表面[6]。第一个 180° 反转或第一个转弯处位于岛叶的环状沟，这些动脉分支向下通过额顶岛盖并到达大脑凸面。第二个拐弯处位于外侧裂的表面，这些动脉分支向上至额叶与顶叶的侧面。第一个拐弯发生在环状沟的前方。血管造影表明，大部分的后环和内环位于岛叶后方被称为侧裂点的地方。它与颞横回（Heschl 回）内侧关系紧密，位于侧脑室外侧壁的外侧和代表了外侧裂向后的界限[5]。颞叶的血管分支有着规律的走行，血管沿着岛叶环状沟下缘走行，然后沿着颞叶岛盖的内侧面向上横向行走。达到外侧裂表面后，血管沿着颞叶外侧面向下、向后走行（图 3.5）。

大脑中动脉的终末段——皮质段（M4），起于外侧裂表面并延续至额叶、顶叶、颞叶表面的皮质。

大脑中动脉的穿支

由大脑中动脉发出的一组 2~15 支小动脉组成了豆纹动脉。在血管的起始部，这些血管形成血管环并且伴随进入前穿质侧方 2/3 的皮质。大约 80% 的豆纹动脉起源于 M1 段分叉前段，M1 分叉后段是剩余的其他分支的起始部位。然而，有些分支仍可能起源于 M2 段的近端。外科治疗大脑中动脉近端动脉瘤和颈动脉分叉处动脉瘤时，术中探查血管分支是重要的一步，并且对 M1 段的牵拉要轻柔，因为一些分支血管起源于大脑中动脉近端下壁。

据 Yasargil 报道[1]，豆纹动脉的起源分为 3 种类型。最常见的一种是由起源于大脑中动脉 M1 段下壁的单一主干组成，主干延伸 2~10 mm 后分成多个穿支动脉（这种情况占 40%）。第二种类型是 2 个平行的血管主干，随后 2 个主干分支形成纹状体动脉（这种情况占 30%）。第三种类型是纹状体动脉直接由大脑中动脉近端的下壁发出（这种情况占 30%）。

豆纹动脉分为内侧组、中间组、外侧组。根据其组成、分布、形态，每组都有其独特的特征。内侧组（3 组中最常见的）由起源于 M1 段分叉前内侧部分的后下壁发出的 1~5 支血管分支组成。这些分支以相对较直的走行进入前穿质，仅仅只有起源于鞍上颈内动脉的外侧分支穿入前穿质，并且进入前穿质的外侧区。

豆纹动脉的中间组能在 90% 的大脑半球中观察到。它最少包括一个主要的动脉，此动脉作为多达 30 多支穿支血管的起源。只有少许穿支动脉直接起源于

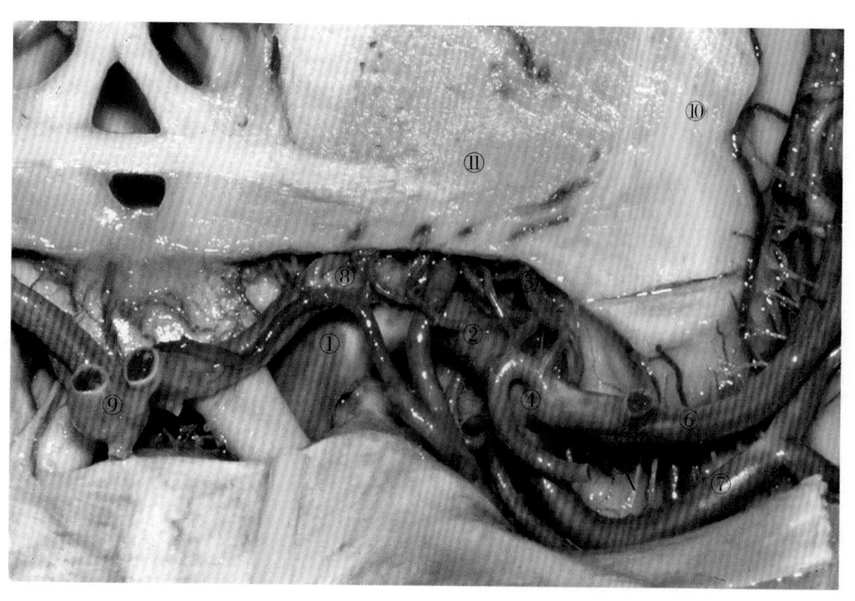

图 3.3 切除左右大脑半球前部分后大脑中动脉的前面观。可观察到左侧大脑中动脉起于视交叉旁、前穿质下方。M1 段（②）平行于蝶骨小翼向外侧走行至岛阈，在此弯曲 90°（大脑中脉膝部）转向岛叶侧面发出 M2 段（⑥、⑦）。在大多数情况下，大脑中动脉膝部在大脑中动脉的近端。在图片中可以观察到大脑中动脉穿支血管朝向前穿质为基底节供血。①颈内动脉床突上段；② M1 段；③豆纹动脉；④大脑中动脉分叉；⑤岛阈；⑥大脑中动脉上干；⑦大脑中动脉下干；⑧大脑前动脉（A1）；⑨前交通动脉；⑩岛叶；⑪豆状核。

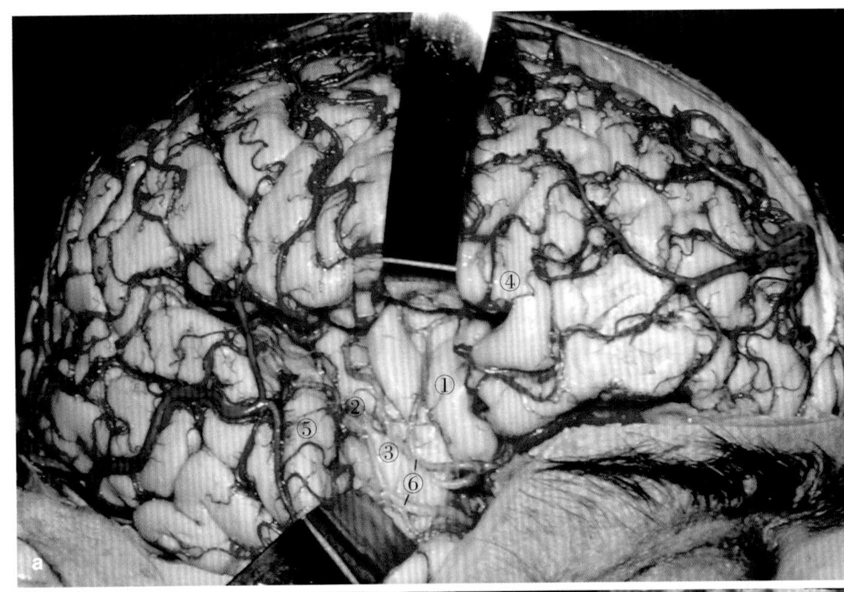

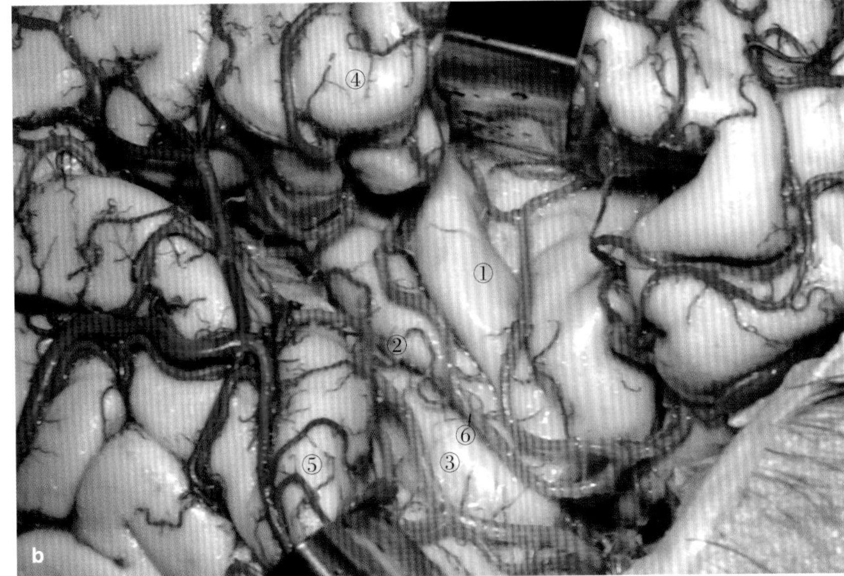

图 3.4　a. 切除额顶岛盖（④）和颞叶岛盖（⑤）后 M2 段侧面观。M2 段（⑥）起于大脑中动脉膝部止于岛叶环状沟。可以观察到大脑中动脉的上干和下干均通过岛叶的侧面。额叶和颞叶血管分支的走行通常短于顶叶血管分支的走行。b. a 图的特写。①短回；②岛叶中央沟；③长回；④额顶岛盖；⑤颞叶岛盖；⑥ M2 段。

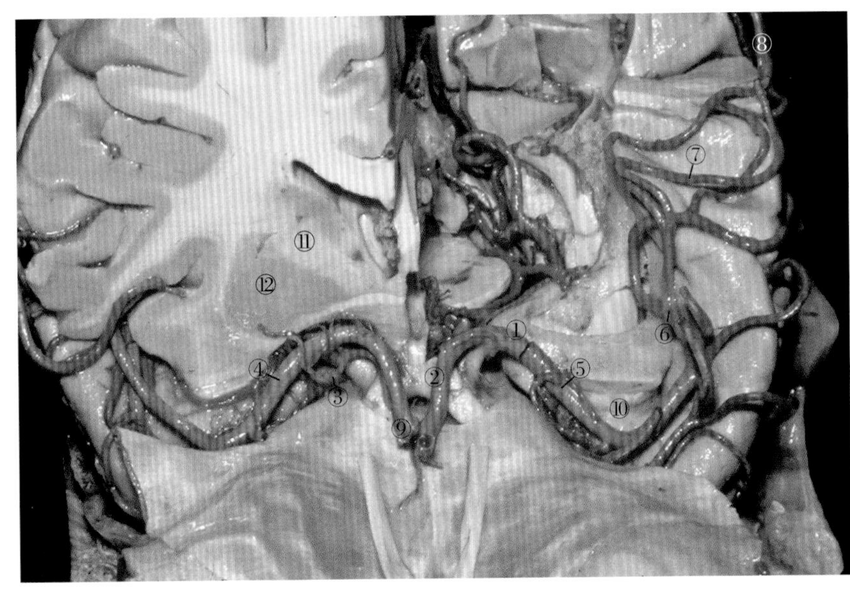

图 3.5　切除左右大脑半球前部分后的大脑中动脉、前交通动脉、大脑中动脉分段的前面观。大脑中动脉分为 4 段：M1（颈动脉分叉处至大脑中动脉膝部）（①、④、⑤）、M2（膝部至岛叶环状沟）（⑥）、M3（岛叶环状沟至大脑半球侧侧面）（⑦）、M4（皮质支）（⑧）。①左侧 M1 段（分叉部分）；②大脑前动脉（A1 段）；③ Heubner 返动脉；④右侧 M1 段；⑤左侧 M1 段（分叉后部分）；⑥左侧 M2 段；⑦左侧 M3 段；⑧大脑中动脉皮质分支（M4）；⑨前交通动脉；⑩岛阈；⑪右侧内囊；⑫苍白球。

大脑中动脉。这一组起源于 M1 段分叉前的后或后下壁，或者起源于它上级的分支，并朝向前穿质走行渗入外侧区。

外侧组在几乎所有情况下都会出现。由平均 5 个豆纹动脉分支组成，这些分支在穿透前穿质的后外侧方之前分成多达 20 支血管。这组动脉可能起源于 M1 段的分叉前也可以起源于 M1 段的分叉后，甚至起源于 M2 段。这些动脉通常起源于大脑中动脉的后方，并且在走行于前穿质的过程中形成多个血管环 [4]。

对于计划手术治疗涉及大脑中动脉的颅内动脉瘤，术中评估外侧豆纹动脉与大脑中动脉分叉之间的关系至关重要。将近有 30% 的外侧豆纹动脉起源于分叉前或分叉后 2 mm，少部分起源于 M1 段分叉处。因此，在动脉瘤原位夹闭的前后强烈推荐仔细检查这些血管分支及起源 [2]。

大脑中动脉分叉

大脑中动脉分叉 86% 位于岛阈的最高点 [2]，大脑中动脉膝部近端。正如前面所述，大脑中动脉分叉的远端上支及后支向后上方走行至岛叶表面，并从此处发出大脑中动脉膝部。按照传统观点，分叉处通常也被描述为形成“Ω”形，因为起始端是分散的，随后又聚合于大脑中动脉的主干。一般而言，分叉附近血管分支的管径与血管主干管径相仿。因此，表现就像出现了假三叉或假四分支。然而，在一个真正意义上的大脑半球中，大脑中动脉三分叉的发生率只有 12%，而且多分叉的发生率只有 10%[2]。在相同研究的基础上，上干管径大的情况为 28%，下干管径大的情况为 32%，两支血管管径相等的情况为 18%，具有多个主干且管径不同的情况为 22%[2]。

动脉干和皮质支

动脉干起源于大脑中动脉主干或起源于动脉主干分叉之后，最常见的类型是每个大脑半球八支动脉干。从每支动脉干发出 1~5 支皮质动脉直接进入大脑半球的外侧及底部。两支动脉干直接进入额叶。一支动脉干发出眶额动脉、额前动脉和中央前动脉，其他动脉干发出中央动脉。顶叶接受两支来自大脑中动脉血管干血供，其中一支发出顶前动脉和顶后动脉，另一支发出角回动脉。与其他脑叶相比颞叶接受更多的起自大脑中动脉血管干的供血，颞叶通常接受 4 支血管干的直接供血，供血部位为：颞极、颞上回、颞中回、颞下回。

皮质支的供血范围为：大脑半球表面的外侧及底部。从大脑中动脉下干发出颞极动脉、颞枕动脉、角回动脉、颞叶前动脉、颞叶中动脉、颞叶后动脉。眶额动脉、额前动脉、中央前动脉和中央动脉通常起源于大脑中动脉上干。顶上动脉和顶下动脉的起始部均匀分布于两支主干，顶下动脉通常起源于直径较大的主干。

大脑中动脉的皮质支通常用于血管搭桥。最大的皮质支是：颞枕动脉、角回动脉、颞叶后动脉（长度最少为 4 mm）。因此，这些动脉（主要是角回动脉）分支通常选择作为颞浅动脉——大脑中动脉搭桥手术的分支 [4]。

早期分支

早期分支是起源于大脑中动脉分叉近端的动脉 [7]。这些动脉的供血部位为：额叶的眶额区和前额区以及颞叶的颞极和颞前区。

皮质区

基于 Michotey[8] 提出的分类方法将大脑中动脉供血的皮质区分为 12 区。额叶分为 4 个区域：眶额、前额、中央前回、中央区。顶叶包括：顶前区、顶后区以及角区。颞叶由 5 个部分组成：颞枕区（部分由枕叶构成）、颞极、颞上回、颞中回、颞下回。

大脑前动脉 – 前交通动脉复合体

大脑前动脉 – 前交通动脉复合体动脉瘤是血管神经外科领域中最复杂的病变之一。这个区域解剖结构的多样性以及病变与穿支血管之间的关系，通常与这一区域动脉瘤夹闭术后并发症密切相关。这一区域动脉瘤走行方向的不同可能会阻碍对这一区域主要血管及穿支血管的识别。处理这一区域血管病变的另一关键点是对 Heubner 返动脉的识别。此区域的血管病变会引起偏瘫和失语。

大脑前动脉起源于颈内动脉分叉处内侧、位于前穿质下方的颈动脉池（图 3.6）。大脑前动脉于前内侧走行进入终板池，并从视交叉上方进入大脑纵裂。在视交叉上方，大脑前动脉在终板池前方上行，并在通过大脑半球纵裂之前通过大脑前交通动脉汇入对侧大脑前动脉。在此部分血管的走行，通常是一支远端大脑前动脉位于另一支的凹面。越过终板，大脑前动脉围绕着胼胝体膝部，并在胼胝体上部向后走行进入胼周池。大脑前动脉围绕胼胝体压部继续向后走行，并止于第三脑室脉络丛（图 3.7）。

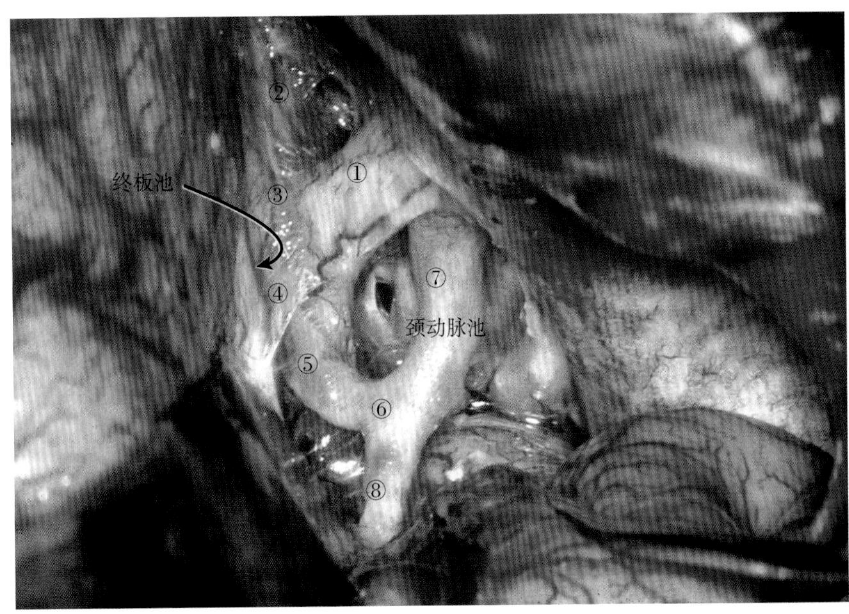

图 3.6 右颞前入路手术视野。额叶向前牵拉以暴露从左侧颈内动脉分叉（⑥）至大脑中动脉（⑧）和大脑前动脉（ACA，⑤）以及大脑前动脉 - 前交通动脉复合体。大脑前动脉的近端（A1 段，⑤）起源位于颈动脉池的颈内动脉分叉处，向内侧走行通过薄层蛛网膜（④）进入终板池，并与对侧大脑前动脉在视交叉上方（③）吻合。①右侧视神经；②左侧视神经；③视交叉；④位于终板池与颈动脉池之间的蛛网膜；⑤右侧大脑前动脉 A1 段；⑥右侧颈内动脉分叉；⑦左侧颈内动脉；⑧右侧大脑中动脉 M1 段。

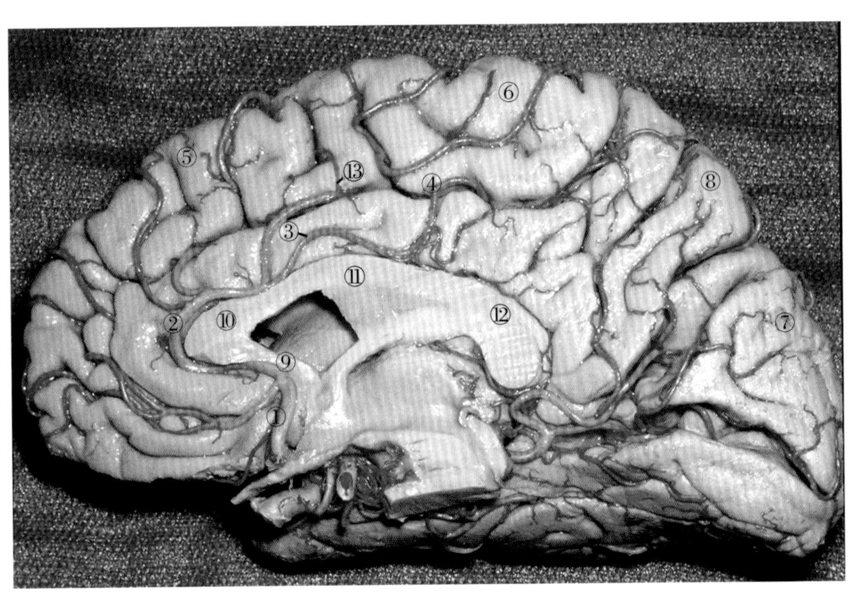

图 3.7 大脑半球内侧面矢状位观，展示了大脑前动脉的分段及其走行。始于前交通动脉（①）通过终板，止于胼胝体喙部（⑨）与胼胝体膝部（⑩）连接处。A3 段（胼胝体前段）围绕胼胝体膝部走行，止于胼胝体膝部上方动脉向后急剧转弯处。A4 段（胼胝体上段，③）和 A5（胼胝体后段，④）位于胼胝体上部，并且被与冠状缝后方紧密相连外侧面的中点分为前后两部分。① A2 段；② A3 段；③ A4 段；④ A5 段；⑤额上回；⑥旁中央小叶；⑦楔叶；⑧楔前叶；⑨胼胝体嘴；⑩胼胝体膝部；⑪胼胝体体部；⑫胼胝体压部；⑬胼缘动脉。

大脑前动脉的分段

大脑前动脉分为两段：近段和远段 [9]。近段（A1）起于颈动脉池，它是颈动脉分叉处发出的最细的分支，A1 段的管径范围为 0.9~4.0 mm（平均 2.6 mm），长度为 7.2~8.0 mm 不等（平均 12.7 mm）。A1 段朝终板池向前内侧走行，止于视交叉上方、大脑前动脉通过前交通动脉汇入对侧大脑前动脉处。A1 段可能向前走行更长的距离并且汇入对侧大脑前动脉的位置是在视神经水平（这种情况占 30%）。尽管两支甚至多支连接血管可能出现，但是所有的大脑前动脉通常只有一支前交通动脉相连接 [9]。

在一个正常的大脑前动脉 – 前交通动脉复合体，由前交通动脉相连的两侧 A1 段的管径大小几乎相等，A1 段与大脑前动脉足够长，能够满足两侧颈内动脉通过 Willis 环的前部分进行血液循环 [4]。前交通动脉的管径平均为 1 mm 并小于 A1 段的管径。A1 段直径小于 1.5 mm 认为是血管发育不良。基于这一标准，10% 的 A1 段发育不良。A1 段发育不良伴随高的动脉瘤发生率，85% A1 段发育不良伴有前交通动脉瘤 [10]。前交通动脉的大小与两侧大脑前动脉 A1 段直径的差异密切相关。例如，当前交通动脉管径很大，那么左右两侧的大脑前动脉直径差异很大。实际上，一组大脑中前交通动脉的平均直径为 1.2 mm 时，那么 A1 段之间的直径差异为0.5 mm以内，如果两者差异大于0.5 mm，那么前交通动脉的平均直径为2.5 mm[9]。

在脑血管造影时，大脑前交通动脉不易显影，它的走行通常为斜行或直前后走行。两侧的A2段很少并行走行，因而斜位片上前交通动脉可以显影。

大脑前动脉的远端分为4个部分：A2段（胼胝体下段）、A3段（胼胝体前段）、A4段（胼胝体上段）、A5（胼胝体后段）。胼胝体下段（A2）起于前交通动脉向前通过终板，止于胼胝体喙部与胼胝体膝部连接处。胼胝体前段（A3）围绕胼胝体膝部走行，止于胼胝体膝部上方动脉向后急转弯处。胼胝体上段（A4）和胼胝体后段（A5）位于胼胝体上部并且被与冠状缝后方紧密相连外侧面的中点分为前（A4）后（A5）两部分。A2段和A3段称为上升段，A4段和A5段称为水平段。胼周动脉一词用于描述大脑前动脉交通后的远侧端。

在终板的上方，胼胝体下段（A2）被描述为嗅区内向前走行的曲线。下一个弯曲部围绕着胼胝体喙部并且存在背凸。第三个弯曲是在胼胝体膝部的下方凸向前方。在一些情况下，动脉向后走行通过胼胝体压部达第三脑室顶部。

大脑前动脉的分支

Heubner 返动脉

绝大部分大脑半球的Heubner返动脉是起自A1段或A2段近端0.5 mm处的大动脉，它一般起自A2段，管径通常小于A1段。但是，在A1段血管发育不良的情况下，它的管径和A1的管径相当，甚至大于A1段的管径[9]。

返动脉的走行是固定的，它两次返回到大脑前动脉并且在进入前穿质之前通过颈内动脉分叉和大脑中动脉上方进入外侧裂内侧部（图3.8）。返动脉通常向前走行至A1段，并且在抬高额叶的情况下，在看到A1段之前就能看到返动脉。它通常也能向前走行至A1段或者在A1段与前穿质之间进入A1段，甚至是循环后再进入A1段。在向前穿质行走的过程中，返动脉位于颈动脉分叉及大脑中动脉近端的上方。

在外科夹闭前交通动脉瘤的过程中，操作必须十分小心，以避免切断或夹塞返动脉。返动脉的供血范围为：尾状核前部、豆状核前外侧部、苍白球前外侧段、内囊前肢前下部、钩束，还包括不常见的部位：下丘脑前部。因此，如果夹闭了返动脉主要为内囊前肢供血的分支，将会导致面部及上肢的偏瘫，如果受累动脉位于优势半球会导致失语[4]。

基底穿支

前穿质、额下区、视交叉的背面、视交叉上区、下丘脑、外侧裂接受起源于大脑前动脉的A1段和A2段的基底穿支动脉供血。大部分基底穿支（68%）起自A1段的外侧半，大部分起自血管的上表面[9]。与返动脉相比，A1段终末分支的最大不同是：没有返动脉分支为视神经及视交叉的背侧面、下丘脑前部供血，也没有发出许多分支动脉进入外侧裂。A2段可以发出多达4支基底穿支动脉，这些穿支动脉通常起源于A2段的侧壁和上壁，主要的直接供血区域为：直回和下额叶区。偶尔地，前穿质、视交叉的背侧、视交叉上区也会接受起源于A2段的基底分支的血液

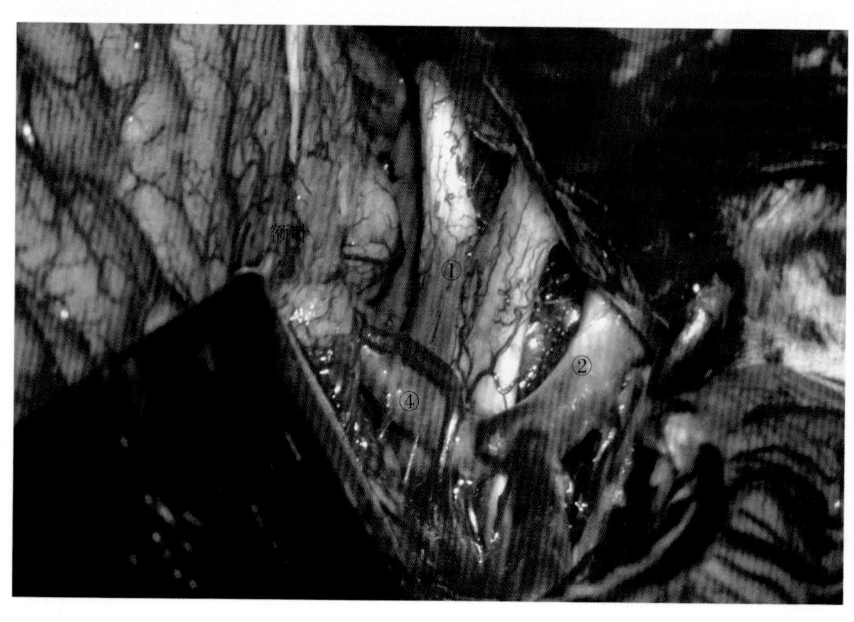

图3.8 右侧翼点手术入路展示了由大脑前动脉和前交通动脉连接处发出的返动脉。返动脉两次返回到大脑前动脉，并且在进入前穿质之前通过颈内动脉分叉和大脑中动脉上方进入外侧裂。①视交叉；②右侧颈内动脉；③右侧大脑中动脉M1段；④右侧大脑前动脉A1段；⑤右侧返动脉［图转载于Chaddad-Neto F，Campos Filho JM，Doria-Netto HL，Faria MH，Ribas GC，Oliveira E: The pterional craniotomy: Tips and Tricks.Arquivos de Neuro-Psiquiatria，70(9).2012］。

供应（图 3.9）。

前交通动脉发出的基底穿支动脉的供血范围：视交叉的背侧、视交叉上区、前穿质。这些动脉起源于前交通动脉不同部位的概率分别为：上壁（54%）、后壁（36%）、前壁（7%）、下壁（3%）[4]。

胼缘动脉

胼缘动脉是大脑前动脉发出的主要分支，它在扣带沟内或在扣带沟附近走行，几乎与胼周动脉平行，它至少发出两支皮质支进入大脑半球内侧面。胼缘动脉可以起源于 A2 部分近端（ACA 的远端）至胼胝体膝部这一段的任一部位，但是它通常起源于胼胝体前区（A3）（图 3.10）[11]。胼周动脉的管径与胼缘动脉的管径密切相关，当胼缘动脉的管径偏大，胼周动脉的管径通常小于平均值。

大脑镰的前部分始终比后部分狭窄。前部分的游离缘位于胼胝体膝部的上方，因此后部分的游离缘靠近胼胝体压部。整个胼周动脉的走行，除了血管的后部分外，其他均位于大脑镰游离缘的下方。因此，胼周动脉可以自由穿过中线而移位。相反，胼缘动脉前部分大多位于大脑镰游离缘的下方，余下的部分位于游离缘之上，并且跨过中线移位被坚硬的大脑镰所限制[4]。

皮质支

大脑前动脉远端发出的皮质支主要分布于额叶的内侧面及基底部和顶叶的内侧面。在内侧面，大脑中动脉的主要供血部位为：额上回、扣带回、嗅区、中

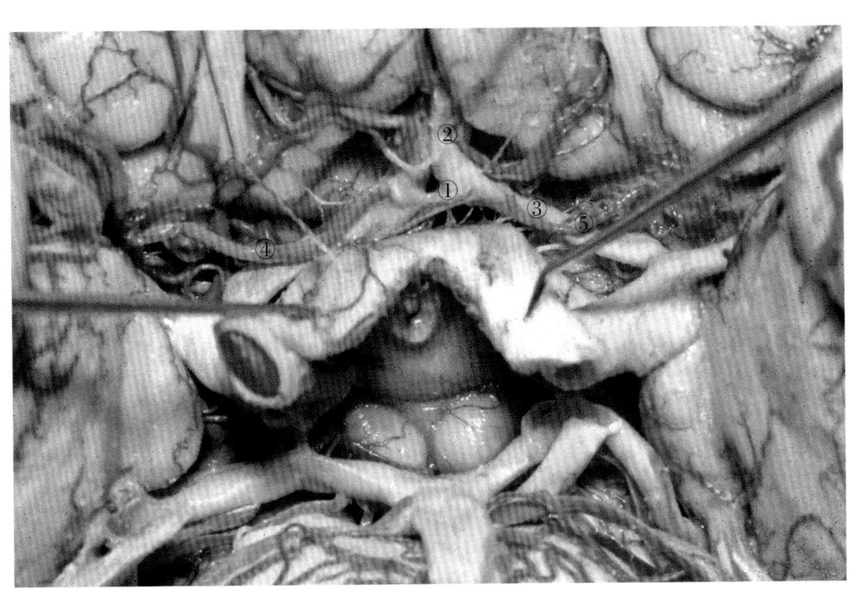

图 3.9 牵拉视神经后大脑前动脉（②，③）-前交通动脉（①）复合体下面观。大脑前动脉走行于视交叉的内侧与对侧同名动脉相吻合。A2 段继续向前走行进入大脑纵裂，并供应大脑内侧面的部分血供。起源于 A1 段的穿支动脉朝着前穿质走行。在 A1 段于前交通动脉连接处，可以看到从此处发出的返动脉（④）。这些动脉朝前穿质向外侧走行，供血部位为：尾状核、壳核、内囊前肢。①前交通动脉；② A2 段；③左侧 A1 段；④右侧 Heubner 返动脉；⑤左侧 Heubner 返动脉。

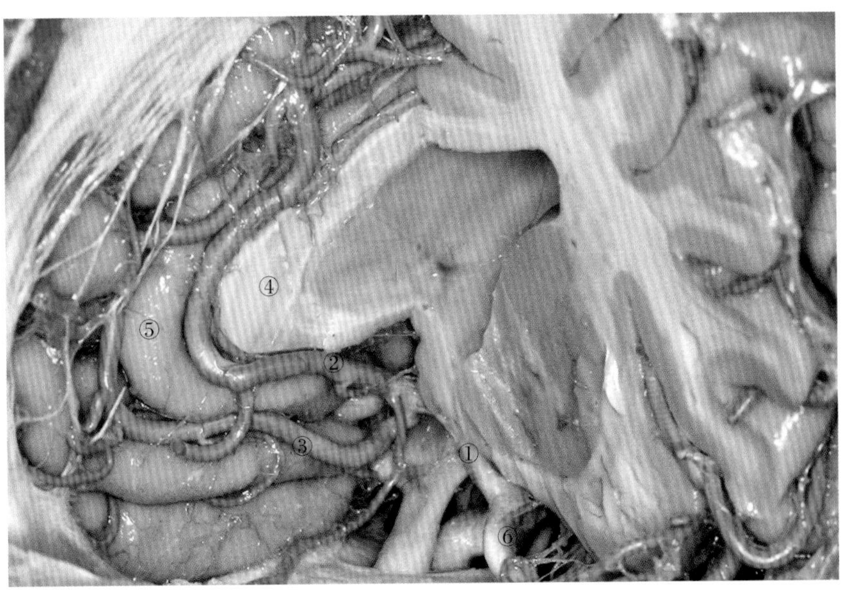

图 3.10 通过额叶和岛叶的冠状切口胼胝体水平的正中矢状面观。在本图中，大脑前动脉的远端在胼胝体下段发出胼缘动脉。通常，有一些动脉分支起自大脑前动脉的 M3 段。胼缘动脉沿扣带沟走行，并与胼周动脉平行。①左侧 A1 段；②左侧 A2 段；③左侧胼周动脉；④胼胝体膝部；⑤扣带回；⑥左侧大脑中动脉。

央旁小叶、胼胝体。在基底部，大脑前动脉的主要供血部位为：眶回的内侧部、直回、嗅球和嗅束。最后，大脑前动脉也为额叶和顶叶外侧面的小部分皮质供血，包括：额上回以及中央前回、中央回、中央后回的上部分皮质（图 3.11 和图 3.12）[9, 11]。

大脑前动脉通常发出 8 支皮质支：眶额动脉、额极动脉、旁中央动脉、额内侧组（额前动脉、额中动脉、额后动脉）、顶叶组（顶上动脉、顶下动脉）。眶额动脉起源于 A2 段，从起始部开始，作为单一分支或作为额极动脉的共同主干，朝向前颅底并达到蝶骨平台水平，它的供血部位为：直回、嗅球和嗅束、额叶眶回的内侧部。在 90% 的情况下，额极动脉起于胼周动脉 [11]，沿着大脑半球内侧面朝向额极走行，它的供血部位为：额叶的内侧面和外侧面。

额内动脉由 A3 段发出并朝向额上回的内侧面和外侧面走行。额前动脉的供血部位为：额上回的前部。额中动脉的供血部位为：额上回的中部。额后动脉的供血部位为：额上回的下部以及扣带回的一部分。

旁中央动脉起源于 A4 段或者胼缘动脉，它通常向前走行于扣带回边缘或者走行于在它发出垂直分支进入中央旁小叶上部之前的旁中央沟内，它的供血部位为：运动前区的一部分、运动区、躯体感觉区，并且代表大脑中动脉的终末端。顶部血管主要的供血部位为：旁中央小叶的后部。顶部血管起自 A4 段或者 A5 段，靠近胼胝体的压部走行，在某些情况下，发出的分支为楔前叶及楔叶核供血。

胼胝体分支

大脑前动脉是胼胝体的主要供血动脉，它发出的

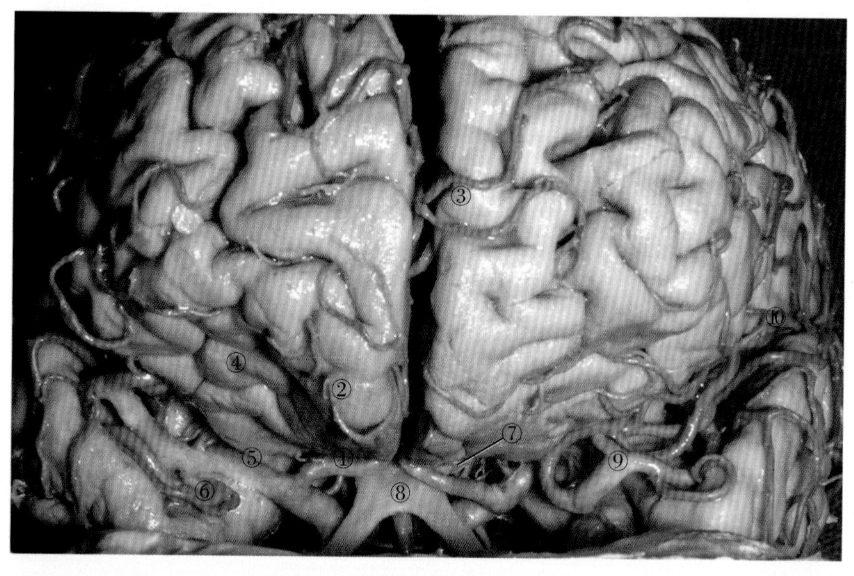

图 3.11　大脑的前面观。大脑前动脉的主要灌注部位为额叶的内侧及底部，因此大脑中动脉的主要灌注部位为大脑半球的外侧面。①右侧 A1 段；②右侧额极分支；③左侧额内侧分支；④眶回；⑤右侧大脑中动脉；⑥右侧颞极动脉；⑦左侧 A1 段发出的穿支动脉；⑧视交叉；⑨左侧大脑中动脉分叉；⑩左外侧裂。

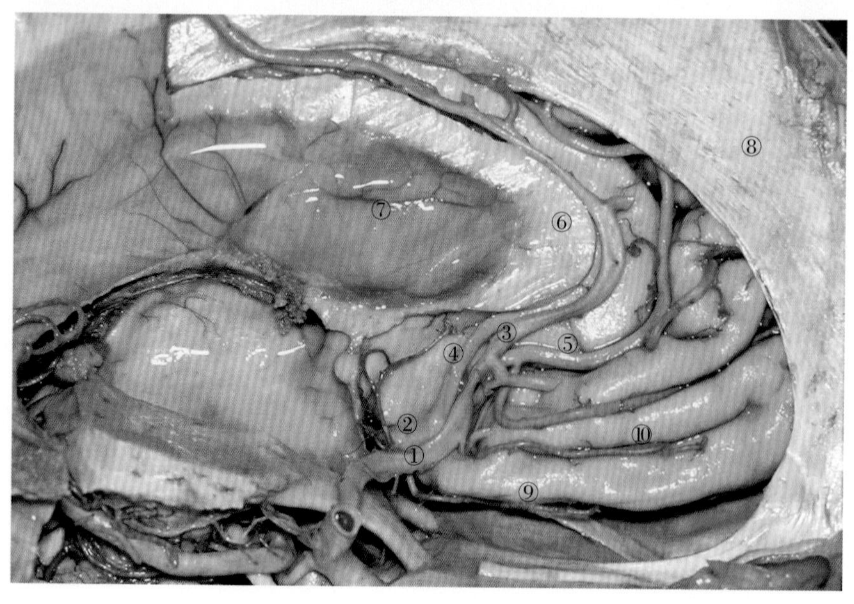

图 3.12　左侧大脑半球内侧面矢状面观。在内侧面，大脑前动脉的主要灌注区域为：额上回、扣带回、嗅区、旁中央小叶、胼胝体。①右侧 A1 段；②左侧 A1 段；③右侧 A2 段；④左侧 A2 段；⑤右侧胼缘动脉；⑥胼胝体膝部；⑦透明隔；⑧大脑镰；⑨额极分支；⑩眶额分支。

分支的主要供血部位为：胼胝体喙部、胼胝体膝部、胼胝体体部、胼胝体压部。胼胝体的灌注动脉既有短胼胝体动脉又有长胼胝体动脉。起源于胼周动脉和穿支的短胼胝体动脉直接进入胼胝体，这些动脉除了为胼胝体供血外，并穿过胼胝体为透明隔、穹窿前柱，以及部分前联合供血。长胼胝体动脉起源于胼周动脉并与之相伴平行走行于侧支血管与胼胝体表面之间，长胼胝体血管发出胼胝体穿支血管。除了发出胼胝体分支外，还发出皮质支为邻近皮质、隔核、透明隔以及穹窿柱上部供血 [4]。

前穿质动脉

前穿质动脉是起源于颈内动脉、大脑前动脉、大脑中动脉的一组血管，并通过前穿质进入大脑 [12]。这些血管位于额叶的底部，因为靠近动脉瘤发生的重要部位，因此了解它的显微结构极其重要。错误的夹闭前穿质血管将导致严重的并发症。

前穿质

前穿质是位于外侧裂深部的菱形区域，它的界限分别为：嗅纹的内侧及外侧（前缘）、岛阈（外侧缘）、视束和颞叶（后缘）、视交叉 / 大脑纵裂（内侧缘）。

前穿质可以根据颈内动脉、大脑前动脉、大脑中动脉发出穿支的进入点的不同分类分为内外走向和前后走向两种 [12]。内外走向的前穿质进入大脑的位置确定与沿嗅束向后走行的这一条线的关系密切。这一条线在它横径最大和视束横截面上方穿过前穿质并通过大脑脚。内侧区包括内外线与大脑纵裂之间的空间。外侧区包括从内外线至外侧裂这一区域以及岛叶。当前穿质被分为前后方向时，可以观察到前、中、后 3 个区域。这些区域从大脑纵裂至岛阈跨过整个前穿质。

颈内动脉发出的穿支

颈内动脉仅仅从其脉络膜段发出前穿支，从脉络膜前动脉远端血管的后壁发出 1~9 支穿支动脉（平均 3.9 支）。大部分（80%）的穿支由颈内动脉分叉处近端发出，仅仅只有 20% 的穿支血管从颈内动脉分叉处发出。这些血管朝着视束附近的前穿质后上走行，有相同数量的穿支血管穿入前穿质的内侧及外侧。基于前穿质的前后分区，大部分的穿支动脉进入前穿质的后区及中间区，只有 5% 的分支经过前方进入前穿质的前区。颈内动脉发出的穿支主要与由脉络膜前动脉发出的分支之间相互交叉吻合，后者发出的穿支主要进入前穿质的后区。颈内动脉发出的穿支和由其他动脉发出的穿支在蛛网膜下隙中不发生吻合。

脉络膜前动脉发出的穿支

脉络膜前发出 1~10 支不等的穿支动脉进入前穿质（平均 2.2 支）。脉络膜前动脉发出的穿支动脉有 3 种类型。第一种类型出现在一半的大脑半球，由脉络膜前动脉发出的 1~3 支穿支动脉再发出分支进入前穿质。第二种类型是由大脑脉络膜动脉主干发出分支直接进入前穿质。第三种类型是脉络膜动脉分叉发出的上支发出穿支进入前穿质。由脉络膜动脉发出的大部分穿支动脉沿后、上、中间三种走行进入前穿质，也可以直接后上走行进入前穿质。它们通常穿透前穿质的后区和中央区在视束附近与来自颈内动脉的分支广泛吻合。

大脑中动脉发出的前穿支

由大脑中动脉发出的进入前穿质的分支称为豆纹动脉。这些穿支动脉起源于 M1 和 M2 段，参与组成每侧大脑半球的3~21支的穿支血管（平均10.4支）[12]。这些分支的大部分（80%）起源于 M1 段的分叉处。仅仅只有 17% 起源于 M1 段分叉之后，3% 起源于 M2 段近端。当 M1 段分叉稍早时，起源于 M1 段分叉后的穿支血管通常比较多。

在讨论大脑中动脉的穿支血管时已经提到，豆纹动脉分为内侧组、中间组、外侧组。每一组的组成、分布、形态都有它们独有的特征。

大脑前动脉发出的前穿支

由大脑前动脉发出的穿支血管起源于 A1 段和 Heubner 返动脉（通常起源于 A2 段）。A1 段发出 1~11 支穿支血管止于前穿质（平均 6.4 支）。随着分支血管进入前穿质，这些血管被分为 4~49 支血管 [4, 12]。大部分穿支血管起源于 A1 段外侧的上壁和后壁，并在沿后上方走行进入前穿质。这些分支的大部分穿透前穿质的前区、中间区、后区，起自返动脉的分支向后方走行，起自颈内动脉的分支朝前内侧走行。

Heubner 返动脉发出的前穿支

大脑前动脉的返动脉是通向前穿质的最大最长的血管分支。正如之前所提到的，返动脉起源靠近 A1 段与 A2 段连接处，朝前穿质走行并原路返回大脑前动脉 [9]。每侧大脑半球可能有 1~4 支返动脉。如果出现2支返动脉，有一支或两支全部起源于A1段与A2段连接处，每支返动脉主干可以发出1~28支穿支动脉进入前穿质（平均9.6支）[9]。这些分支广泛地穿入前穿质的内外侧面。但是，基于前穿质的前后走行，由Heubner返动脉发出的许多穿支动脉穿透前穿质的前区。

前穿支动脉的供血范围

前穿支动脉经过部分尾状核、壳核、前穿质正上方的内囊并向后走行供应苍白球和丘脑大部分血供以及两者连接处的血供。

颈内动脉段分支灌注区域为：与苍白球相邻的内囊膝部、内囊后肢以及丘脑。

脉络膜前动脉的供血部位为：苍白球的内侧部、内囊后肢、丘脑前核及腹外侧核[12, 13]。

内侧豆纹动脉的灌注区为：苍白球的外侧部、内囊前肢、尾状核头的前上部分。中间及外侧豆纹动脉供血部位为：内囊的上部分、尾状核头、尾状核体[2]。

A1段穿支供血部位为：视交叉区域、前联合、下丘脑前部、内囊膝部、苍白球的前部。其他罕见的情况，这些分支延伸入内囊后肢及丘脑前部的连续部分[9]。

Heubner返动脉发出的穿支动脉继续灌注于尾状核头部、壳核以及内囊前肢。

结论

详尽地了解脑血管解剖、血管的变异、分支的类型、血管之间的吻合对神经血管外科手术的成功开展至关重要。作为神经外科医师，理应熟悉掌握本章中的解剖结构知识及其他章节中关于后循环血管解剖和大脑静脉血管解剖的结构和知识。

参·考·文·献

[1] Yaşargil MG. Microneurosurgery. New York: Thieme; 1984

[2] Gibo H, Carver CC, Rhoton AL Jr, Lenkey C, Mitchell RJ. Microsurgical anatomy of the middle cerebral artery. J Neurosurg 1981;54:151–169

[3] Kalani MY, Zabramski JM, Hu YC, Spetzler RF. Extracranial-intracranial bypass and vessel occlusion for the treatment of unclippable giant middle cerebral artery aneurysms. Neurosurgery 2013;72:428–435, discussion 435–436

[4] Rhoton AL Jr. The supratentorial arteries. Neurosurgery 2002;51(4, Suppl): S53–S120

[5] Wen HT, Rhoton AL Jr, de Oliveira E, Castro LH, Figueiredo EG, Teixeira MJ. Microsurgical anatomy of the temporal lobe: part 2—sylvian fissure region and its clinical application. Neurosurgery 2009;65(6, Suppl):1–35, discussion 36

[6] Lazorthes G, Gouaze A, Salamon G. Vascularisation et Circulation de l'Encephale. Anatomie Descriptive et Fonctionnelle. Paris: Elsevier: Masson; 1976

[7] Tanriover N, Kawashima M, Rhoton AL Jr, Ulm AJ, Mericle RA. Microsurgical anatomy of the early branches of the middle cerebral artery: morphometric analysis and classification with angiographic correlation. J Neurosurg 2003;98:1277–1290

[8] Michotey P, Moscow N, Manelfe CL, et al. The territory of the cortical branches of the middle cerebral artery. In: Meyer JS, Lechner H, Reivich M, et al. Cerebral Vascular Disease. Berlin: Georg Thieme Verlag; 1974

[9] Perlmutter D, Rhoton AL Jr. Microsurgical anatomy of the anterior cerebral-anterior communicating-recurrent artery complex. J Neurosurg 1976;45:259–272

[10] Stehbens WE. Aneurysms and anatomical variation of cerebral arteries. Arch Pathol 1963;75:45–64

[11] Perlmutter D, Rhoton AL Jr. Microsurgical anatomy of the distal anterior cerebral artery. J Neurosurg 1978;49:204–228

[12] Rosner SS, Rhoton AL Jr, Ono M, Barry M. Microsurgical anatomy of the anterior perforating arteries. J Neurosurg 1984;61:468–485

[13] Rhoton AL Jr, Fujii K, Fradd B. Microsurgical anatomy of the anterior choroidal artery. Surg Neurol 1979;12:171–187

第4章 后循环颅脑血管解剖

Michaël Bruneau and Henri-Benjamin Pouleau

后循环的颅脑血管解剖包括双侧椎动脉，它们融合成基底动脉。基底动脉终止于大脑后动脉。本章详细介绍后循环的分支及其解剖变异的情况。

椎动脉

椎动脉颅内段（直径 2.8~3 mm，也称为硬膜段或 V4 段）起始于其外侧缘下方的枕骨大孔水平的硬脑膜处。在其起始处，V4 段固定于远端硬膜环处；在其末端，它与对侧的椎动脉 V4 段汇合形成基底动脉[1–3]。包绕枕下 V3 段的骨膜鞘（横突骨膜的延展部分）与硬脑膜紧密连接结合形成 1~2 mm 至 4~6 mm 长，距离中线 10 mm 的双垄沟[4]。骨膜鞘内包绕 V3 段的静脉丛并不连续，硬膜的胶原纤维像钳子一样，穿过血管外膜抵达血管中层并锚定在血管壁上[4]。椎动脉、脊髓后动脉进入硬膜部分和第一颈神经出硬脊膜后被纤维带以漏斗样小孔的形式固定[2]，防止椎动脉在远端环的水平处与硬脑膜分离[5]。

硬脑膜内成对的椎动脉经过枕骨大孔向上走行于延髓前方，在脑桥延髓连接点的水平，双侧椎动脉汇合形成基底动脉（图 4.1 和图 4.2）。在 2/3 的情况下，椎基底动脉连接点位于延髓脑桥沟下方［平均（4.34 ± 1.85）mm］；另外 20% 的情况下，椎基底动脉连接点位于脑桥延髓沟水平；在 12% 的情况下，椎基底动脉连接点位于脑桥延髓沟上方［平均（4.42 ± 2.05）mm］[3]。椎基底动脉连接角为（52.2 ± 18.2）°[3]。

V4 段的行程刚好位于第一颈神经背侧和腹侧根的上方，而且刚好在脊髓后动脉、齿状韧带、副神经脊髓根的前方[2]。动脉沿着延髓下外侧面向上走行至前上表面，并且进一步细分为延髓外侧段和延髓前段[2]。延髓外侧段起始于硬脑膜孔水平，在延髓外侧面向前上走行终止于橄榄前沟[2]。它的前外侧面面对枕髁、舌下神经管和颈静脉孔结节[2]。椎动脉 V4 段穿过由第一和第二齿状韧带尖端形成的弓形下方[4]。它穿过副神经脊髓前根和第一颈神经脊神经节的后侧面。延髓前段从橄榄前沟开始延续至舌下神经根前方（或之间），并进一步穿过锥体与对侧动脉汇合形成基底动脉[2, 4, 6]。延髓前段椎动脉依靠在斜坡上[2]。

变异

椎动脉优势定义为两侧椎动脉直径差异大于 1 mm，有一大型尸体解剖研究发现双侧椎动脉宽度相同占 61.5%，左侧优势占 21.2%，而右侧优势占 17.3%。椎动脉发育不全定义为椎动脉直径相对较小。椎动脉直径和血流不同导致基底动脉弯曲和椎基底动脉连接处梗死的发生[7]。椎动脉发育不良的发生率变异很大，原因可能与血管截面大小和测量方法有关[8]。当椎动脉发育不良定义为直径 < 2 mm 时，左侧、右侧和双侧椎动脉发育不良的发生率分别为 14.4%、20.2% 和 4.8%[3]。

分支

在枕骨大孔区，椎动脉发出脊髓后动脉，小脑后下动脉，脊髓前动脉和脑膜前、后动脉[6]。

脊髓后动脉

脊髓后动脉起始于硬脑膜外 V3 段的后内侧面。脊髓后动脉穿过硬脑膜进入与椎动脉和第一颈神经根相同的纤维袖套。打开椎动脉周围硬膜袖套的手术必须非常小心，以避免损伤脊髓后动脉[2, 9]。脊髓后动脉也可能起源于小脑后下动脉或者硬脑膜内椎动脉的起始部分。在蛛网膜下隙内，脊髓后动脉在齿状韧带最靠头侧的附着处的后面向中线走行，并在抵达下部延髓时分为上升支和下降支。脊髓后动脉上升支上行穿过枕骨大孔供应小脑下脚蝇状体、薄束和楔束结

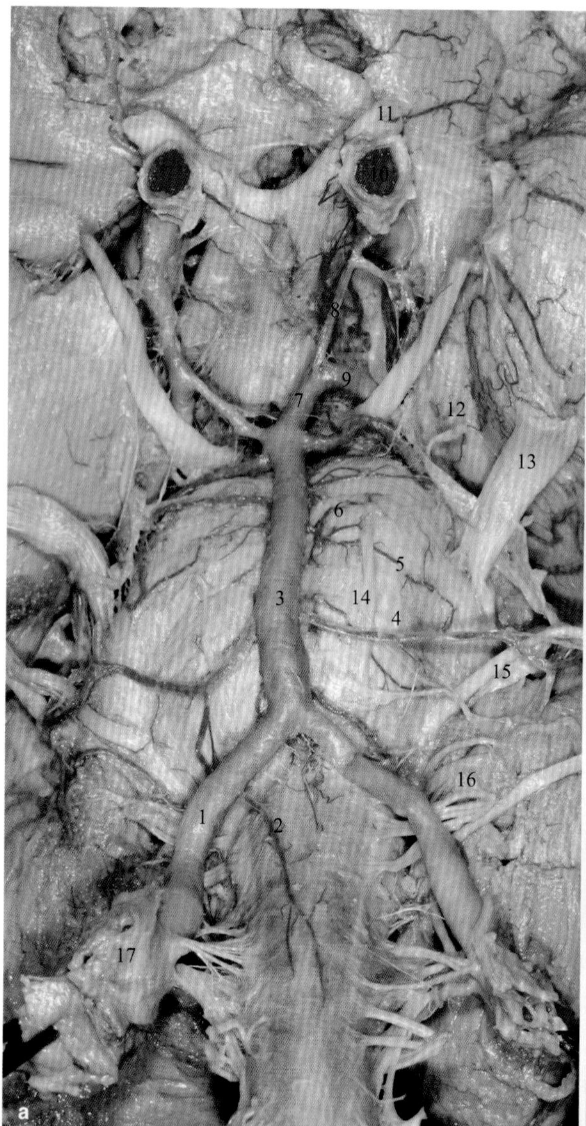

图 4.1　后循环血管的解剖标本。a. 椎动脉，基底动脉及分支的前面观。1，椎动脉；2，脊髓前动脉；3，基底动脉；4，小脑前下动脉；5，脑桥外侧动脉；6，脑桥前外侧动脉；7，大脑后动脉 P1 段；8，后交通动脉；9，大脑后动脉 P2A 段；10，颈内动脉；11，视神经；12，滑车神经；13，三叉神经；14，展神经；15，面神经和前庭蜗神经；16，后组脑神经；17，远端硬膜环；b. 脑干上部前面观和颞叶、枕叶下面观。1，基底动脉；2，小脑上动脉；3，长回旋动脉；4，滑车神经；5，大脑后动脉 P1 段；6，后交通动脉；7，大脑后动脉 P2A 段；8，海马动脉；9，颞前动脉；10，颞中动脉；11，颞后动脉；c. 顶枕叶内侧观。1，大脑后动脉 P3 段；2，距状动脉；3，顶枕沟内的顶枕动脉的位置。

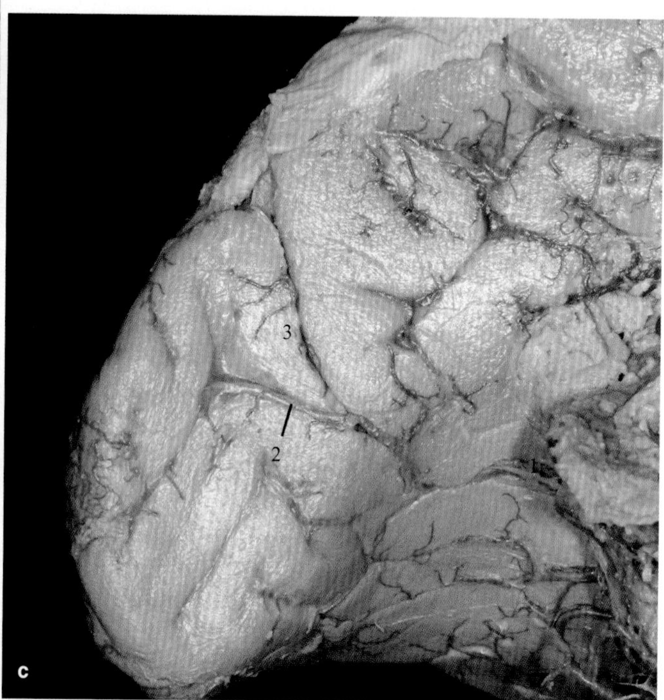

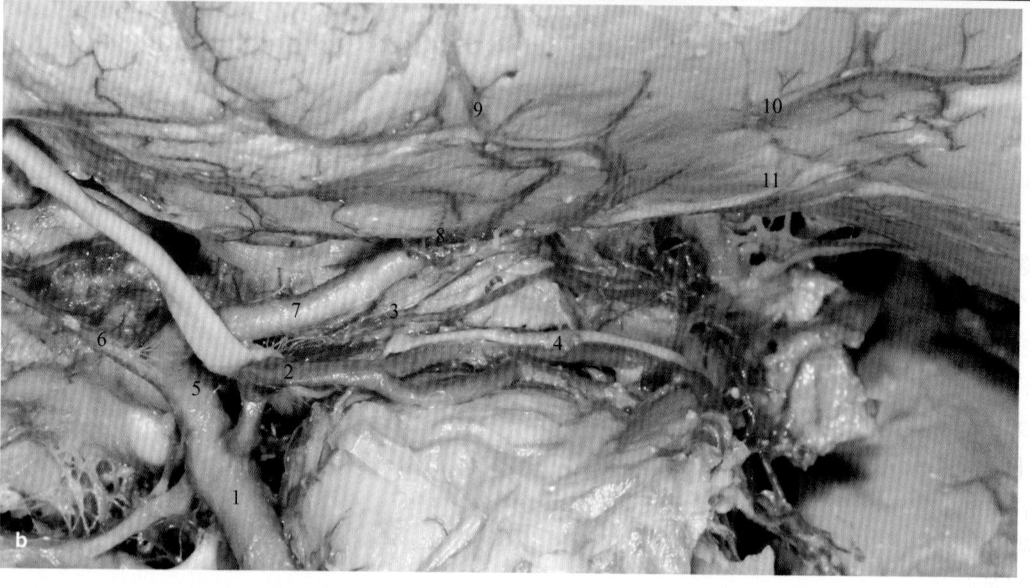

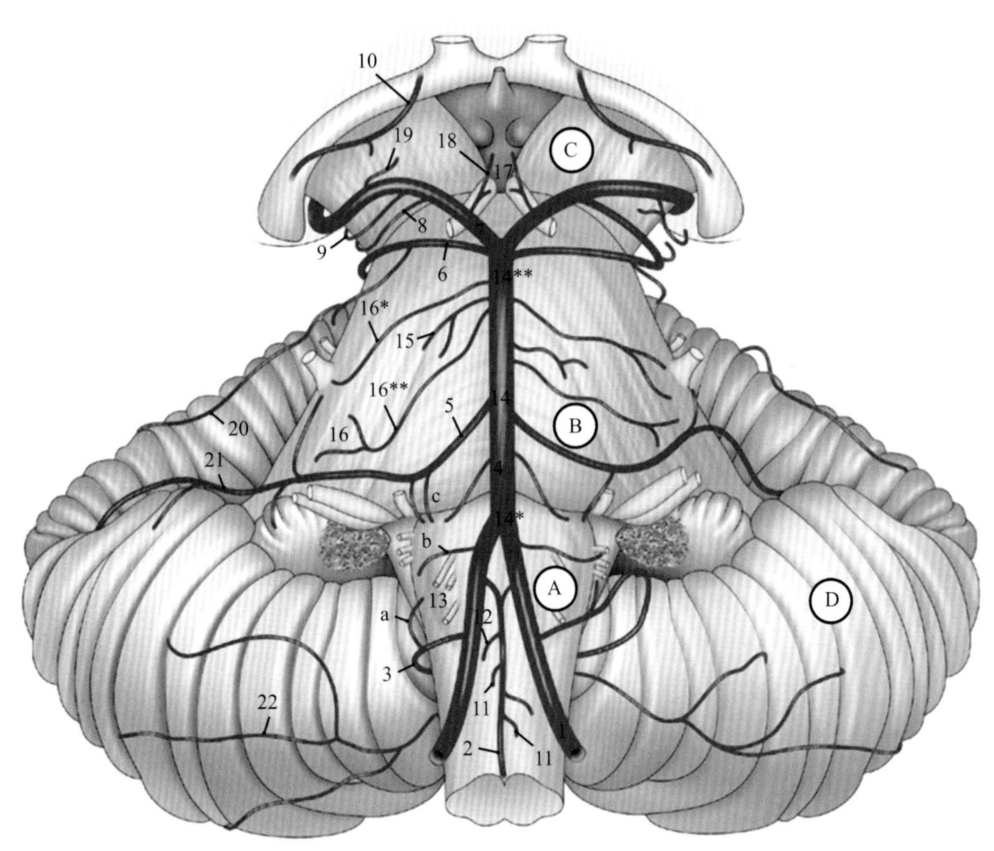

图 4.2　供应脑干的分支和小脑动脉前面示意图。Ⓐ延髓；Ⓑ脑桥；Ⓒ中脑；Ⓓ小脑；动脉主干：1，椎动脉；2，脊髓前动脉；3，小脑后下动脉；4，基底动脉；5，小脑前下动脉；6，小脑上动脉；7，大脑后动脉；8，丘动脉；9，脉络膜后内动脉；10，脉络膜前动脉；脑干前部和外侧面的动脉：11，延髓动脉前内侧组；12，延髓动脉前外侧组；13，延髓动脉外侧组（延髓外侧窝动脉），a，下支，b，中支，c，上支；14，脑桥动脉前内侧组，穿过基底动脉沟的分支（14），穿过脚尖窝分支（14*），脚尖窝下支，穿过盲孔（14**）；15，脑桥动脉前外侧组；16，起源于脑桥上外部的脑桥动脉外侧组（16*）脑桥下外侧动脉（16**）和来自小脑前下动脉的分支；17，中脑动脉前内侧组（脚尖窝中间支）；18，丘脑穿通动脉（脚间窝上支）；19，中脑动脉前外侧组。小脑前面动脉；20，小脑上动脉分支；21，小脑前下动脉分支；22，小脑后下动脉分支。

节、副神经根和脉络丛。下降支在后根和齿状韧带之间在脊髓后外侧面向下走行，供应颈髓背侧浅表部分的血供。在较低一点的节段中，该分支与进入椎孔的根动脉的后支相吻合 [2, 9]。成对的脊髓后动脉供应后 1/3 脊髓。双侧脊髓后动脉供应的直接穿通血管和软脑膜血管丛形成一个丰富的血管吻合网络，这是脊髓后动脉综合征很少发生的原因 [10]。

小脑后下动脉

作为椎动脉最大的分支，小脑后下动脉有迂曲而多变的复杂行程（图 4.4）[11]。它一般起源于椎基底动脉连接处的近端 16 mm 或 17 mm 处，并具有多种变异 [9]。它穿过延髓周围脑池时的外径是 1.7~1.8 mm，而终止于小脑半球时外径为 1.3~1.4 mm [12]。小脑后下动脉以单干（84%）或者双干（2.4%）出现，起源于枕骨大孔水平以上（83.3%）或者以下（16.7%）[13]。

如 Rodríguez-Hernández 等学者所阐述的 [11]，3 支小脑动脉（小脑上动脉、小脑前下动脉和小脑后下动脉）与周围结构（比如脑干、小脑脚、脑干小脑裂和小脑表面）具有对应的关系。这些动脉还与一组脑神经（第 Ⅲ ~ Ⅴ、Ⅵ ~ Ⅷ和Ⅸ ~ Ⅻ对脑神经）有关。小脑后下动脉属于下部神经血管复合体，包含延髓、小脑下脚、小脑延髓裂、枕下小脑表面、舌咽神经、迷走神经、脊髓副神经和舌下神经。

小脑后下动脉在下橄榄附近起始于椎动脉，然后向后走行经过并围绕延髓 [11]。在延髓前外侧，它在舌下神经根的喙侧、尾侧或者之间走行。在延髓后外侧缘，它从舌咽神经、迷走神经和副神经的喙侧或者之间走过。然后绕小脑扁桃体形成袢，进入小脑延髓裂，

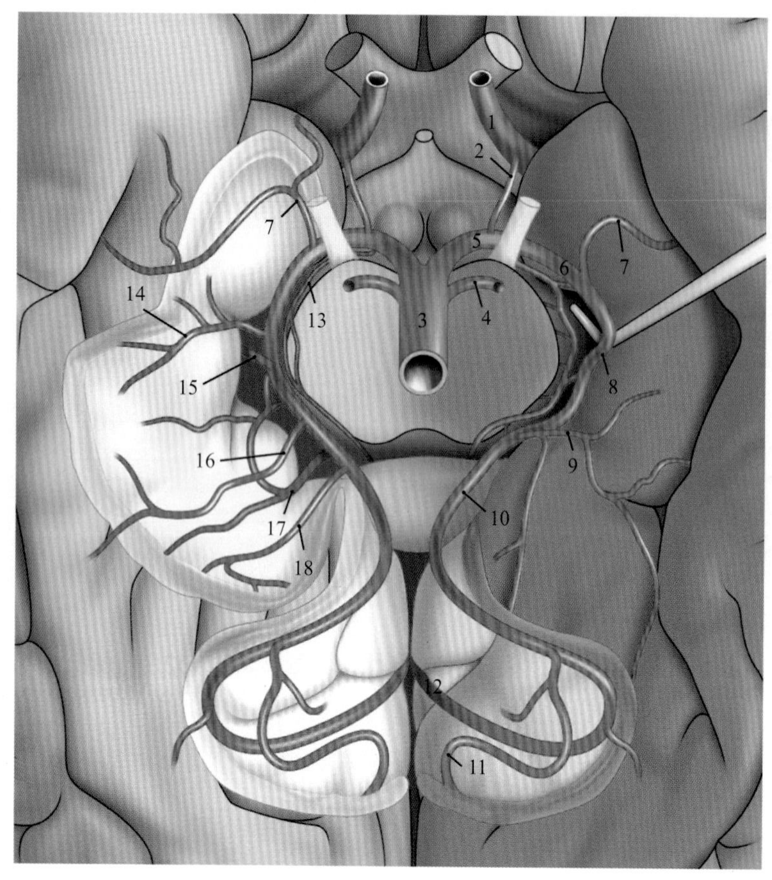

图 4.3 大脑后动脉分支。1，颈内动脉；2，后交通动脉；3，基底动脉；4，小脑上动脉；5，P1 段；6，P2A 段；7，颞前动脉；8，P2P 段；9，颞叶固有动脉；10，P3 段；11，距状动脉；12，顶枕动脉；13，长回旋动脉；14，海马动脉；15，脉络膜前动脉；16，颞中动脉；17，脉络膜后外动脉；18，颞后动脉。

并向后穿过第四脑室底的下半部分。在出小脑延髓裂时，大多数小脑后下动脉分成两干分布到小脑蚓部和枕下小脑半球表面。内侧干供应小脑蚓部和邻近的小脑半球结构，而外侧干供应小脑扁桃体的皮质和小脑半球。

分段

小脑后下动脉分支分成穿通支、脉络丛支和皮质支，而皮质支又进一步分为蚓部组、扁桃体组和半球组。小脑后下动脉分为延髓前段、延髓外侧段、小脑扁桃体延髓段、膜髓帆扁桃体段和皮质段（图 4.4），依据动脉分叉的情况皮质段可能包含多个干 [11]。已经通过尸体解剖对幕下小脑血管的分段进行了描述 [13]。为了方便教学和实践的目的，多种类似脑动脉编号系统的命名法被用来给小脑动脉命名 [11]。

延髓前段

该段出现在小脑后下动脉起始于延髓前侧时，而当椎动脉起源于延髓外侧时该段消失。该段在小脑后下动脉起始于椎动脉上部时较容易出现，因为椎动脉从延髓外侧向下延伸至延髓前面。经过延髓外侧时位于延髓外前面的下方。从起始部开始的小脑后下动脉通常往后走行，包绕或穿过舌下神经根。然而，它可能在往后围绕或穿过舌下神经根前向上、下或外侧形成袢。延髓前段经过嘴尾线水平时穿过下橄榄最明显的部分为延髓前面和外侧面的边界 [11]。

延髓外侧段

该段位于橄榄最突出的点和舌咽神经、迷走神经、副神经根的起始处之间。它的行程可能变化很大，并伴有许多复杂动脉袢 [11]。

小脑扁桃体延髓段

小脑扁桃体延髓段起始于小脑后下动脉经过舌咽、迷走和副神经之后。小脑后下动脉的近端常常经过外侧隐窝。它通过小脑扁桃体下极的后方然后往内侧经过延髓，再沿着小脑扁桃体内侧面转向喙侧形成尾袢或小脑扁桃体下袢 [11]。尾袢的下端位于枕骨大孔边缘的上方、下方或者同一水平的概率分别为 88%、9.5% 和 2.5% [9]。如果小脑后下动脉沿着小脑扁桃体表面上行抵达小脑半球表面，或者小脑后下动脉起始于椎动脉的较低部分然后往后上经过延髓抵达小脑扁桃体时，尾袢可能缺失。当动脉经过小脑扁桃体尾极上方或下方时它直接从小脑扁桃体和延髓之间的内侧穿过。扁桃体延髓段终止于其上升至小脑扁桃体内侧面的中线位置 [11]。

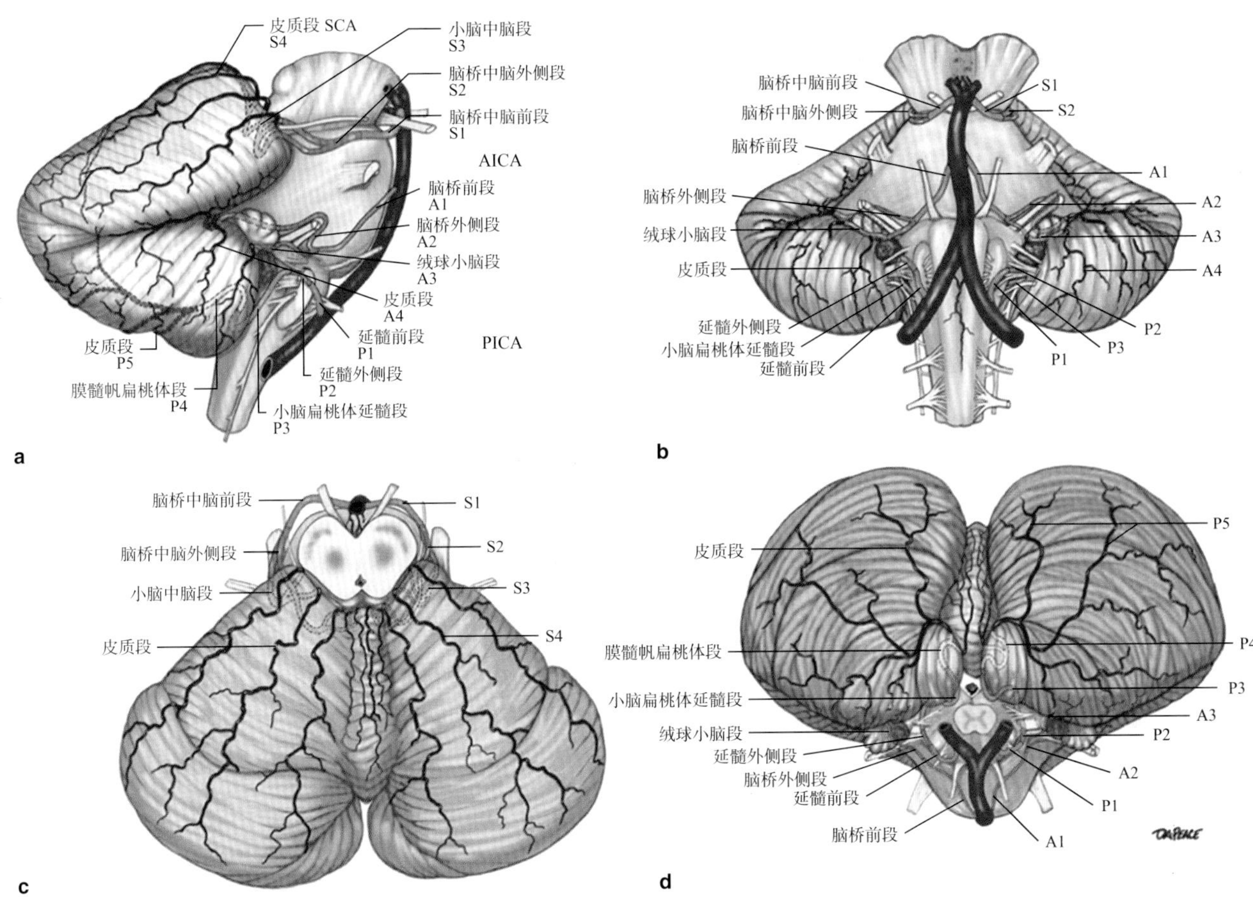

图 4.4　幕下动脉分段解剖概观，外侧观（a）、前面观（b）、上面观（c）和下面观（d）。AICA，小脑前下动脉；PICA，小脑后下动脉；SCA，小脑上动脉。

膜髓帆扁桃体段

高度复杂的膜髓帆扁桃体段起始于小脑后下动脉的中间部分，它沿小脑扁桃体内侧面上升朝向第四脑室顶。它离开小脑蚓部，扁桃体和半球间的裂隙抵达枕下小脑面[11]。在大多数小脑半球，该段形成颅袢，该袢是凸向喙侧的弧形曲线，位于第四脑室尖顶的尾侧，在下方的小脑扁桃体和上方的由脉络组织和后髓帆所形成的第四脑室顶下半部分之间。该段发出的分支供应第四脑室的脉络膜和脉络丛。

皮质段

小脑后下动脉经常在皮质段起始处附近分叉，该起始部位于动脉主干和分支离开被内侧的小脑蚓部、外侧的小脑扁桃体和小脑半球包绕的间隙后。该段包含皮质终末分支，覆盖范围从小脑扁桃体上外侧边界至小脑蚓部和小脑半球的其他部分[11]。

变异

一些小脑后下动脉的变异包括硬脑膜外起源、发育不全、重复血管和起源异常。

硬膜外起源的小脑后下动脉

尽管单侧硬膜外起源的小脑后下动脉比较常见（占 5%~20%），但双侧硬膜外起源的小脑后下动脉非常少见[14]。硬膜外起源的小脑后下动脉可能起始于椎动脉 V3 水平段，刚好在硬膜外或者更外侧的寰椎横突孔上方。小脑后下动脉走行于硬膜外平行于椎动脉和 C1 神经，它们均一同穿过硬脑膜。进入硬脑膜后小脑后下动脉仍然在脑干的后外侧并供应延髓的后外侧。而当硬膜外的小脑后下动脉起始于硬脑膜内时，其第一段走行在延髓前方并供应脑干的前部。另外，硬膜外起源的小脑后下动脉也可能起源于椎动脉 V3 段，然后在 C2 和 C1 之间穿过硬膜。由于存在上述不常见的变异，当分离椎动脉 V3 段时很可能使小脑后下动脉有缺血的危险。在颅颈交界处后入路中被误认为是肌支、脑膜后动脉或者是脊髓后动脉时，小脑后下动脉也可能有损伤风险。

小脑后下动脉发育不良

起源于椎动脉的小脑后下动脉有缺如的可能，该情况大概占 16%[13]。在此情况下，同侧的小脑前下动脉或者小脑上动脉通常供应小脑的下部[15]。

小脑后下动脉起源异常

在小脑后下动脉起源异常的情况下，该血管可能起始于舌下动脉、寰前动脉或脑膜后动脉[16-18]。

双侧半球小脑后下动脉

在出现双侧半球小脑后下动脉（少于 0.1%）[15]的情况下，双侧小脑后下动脉均起始于优势侧椎动脉。真性双侧半球小脑后下动脉由单侧动脉干供应双侧小脑半球。小脑蚓部变异时，单小脑后下动脉仅供应双侧小脑蚓部的血供，同时，小脑上动脉或小脑前下动脉供应对侧小脑的其余部分。

重复小脑后下动脉

小脑后下动脉双重起源（发病率 1.45%~2%）可能与颅外小脑后下动脉起源以及发生颅内动脉瘤的风险相关[19, 20]。两条管道汇合导致小脑后下动脉远而长。颅管内的分支起源于椎动脉 V4 段。尾侧管内分支典型的起源为椎动脉寰枕间段或者相对较少地起源于 C1~C2 段[21]。

脊髓前动脉

对比剂增强的高分辨率空间三维磁共振血管造影是观察脊髓前动脉最敏感的可视化方法，其检出率高达 96%。多层螺旋 CT 血管造影只能在一半的病例中显示脊髓前动脉。传统的血管造影帮助不大，即便是选择性椎动脉造影也不能显示脊髓前动脉的起源[22, 23]。

靠近椎基底动脉连接处的椎动脉延髓前段是成对的脊髓前腹侧动脉的发源处，后者汇合形成脊髓前动脉[2]。脊髓前动脉构成了一个沿着脊髓全长延伸的连续性的管道，沿途与根动脉发出的上升支和下降支相互吻合[22]。脊髓前动脉下降穿过枕骨大孔前方的延髓和脊髓的前正中裂附近[2, 9]。在脊髓，脊髓前动脉供应锥体和锥体交叉、内侧丘系、橄榄间束、舌下神经核和神经，以及后纵束[9]。其与前根动脉吻合的大小与下降通道的大小成反比[9]。椎基底动脉连接处和前腹侧脊髓动脉或脊髓前动脉起源处的平均距离为 6.8~7.5 mm（范围为 0.2~15 mm），平均动脉大小为 0.6~0.9 mm[22, 24]。

脊髓前动脉由两侧脊髓前腹动脉形成（占 60%）。比较少的情况是，脊髓前动脉成为左侧椎动脉（30%）、右侧椎动脉（8%）或者基底动脉（2%）的直接分支[24]。

“教科书”式对称的两支前腹侧脊髓动脉下行而后汇合形成脊髓前动脉主干，该情形仅占 18%。来源于两侧椎动脉的两支前腹侧脊髓动脉存在巨大变异，特别是在大小和分布上[22, 24]。脊髓前腹动脉或脊髓前动脉主要起源于椎动脉 V4 段的内侧壁（占 43.8%），但是也可能起源于后内侧（23.8%）或者后壁（18.5%），远离小脑后下动脉并位于距椎基底动脉连接处平均约 6.86 mm（2.86~12.38 mm）[22, 24]。Kawashima 等[25]发现在 84% 的尸体标本中脊髓前腹动脉汇合处在枕骨大孔上方靠近橄榄核下极。

根据 Er 等的研究[23]，脊髓前动脉的起源可能分为三种主要类型和数种亚型。Ⅰ型的特点是两支血管汇合形成脊髓前动脉，Ⅱ型的特点是一支延续形成脊髓前动脉主干，Ⅲ型的特点是两支独立主干分别向下走行[22, 23]而且可能与脊髓前交通动脉相连[26]。Ⅰa 亚型里脊髓前动脉向下走行，而在Ⅰb 亚型中，脊髓前动脉分成 2 支单独的脊髓前动脉主干，脊髓前动脉可能起源于连接双侧椎动脉的血管弓（Ⅰc 亚型）。在Ⅱa 亚型中，单根脊髓前动脉起自左侧或者右侧椎动脉。在Ⅱb 亚型中，脊髓前动脉有 2 支：一支走行很短，而另一支供应脊髓。而在Ⅱc 亚型中，优势的一支向下走行为脊髓前动脉主干，而较小的一支以端侧吻合的方式汇入主干[22, 23]。

起源于脊髓前动脉的终末支包括中央旁支（100% 发生，平均 14.7 支 / 脑干），短圆周支（100% 发生，平均 9.4 支 / 脑干）和长圆周支（84% 发生，平均 3.5 支 / 脑干）[24]。直的中央旁支穿入脊髓腹侧供应内侧的锥体。短圆周支供应喙侧锥体和橄榄，但未穿过延髓前外侧沟（橄榄前沟）。在 84% 的脑干里，长圆周支走行越过脊髓前外侧沟供应橄榄[24]。

Marikovic 等[27]注意到穿支血管起源于椎动脉（54.54%）、脊髓前动脉（100%）、脊髓前腹侧动脉（95.45%）、延髓前外侧动脉或延髓外侧动脉（回旋动脉，50%）的现象。椎动脉的穿通支进入盲孔和上延髓中间沟的上部，并供应上延髓的旁中央区域包括锥体束、内侧丘系、内侧纵束、舌下神经核颅脑部分和中央旁网状结构[26]。

脊髓前动脉供应脊髓前部 2/3，而脊髓 75% 的血供来源于脊髓前动脉[22]。在进行任何手术和血管内操作之前，外科医生必须掌握脊髓前动脉的各种解剖变异使灾难性的缺血性并发症最小化。这些知识可能有助于预估闭塞单支脊髓前动脉的耐受度。在脊髓前动脉起始处附近闭塞可能导致延髓内侧梗死[22]。脊髓前动脉的脊髓段闭塞与脊髓前动脉综合征有关，可伴或不伴呼吸障碍，主要与是否累及颈部延髓有关[22]。前部延髓和橄榄通常有丰富的血管吻合网，这可能是橄榄水平延髓梗死很罕见的原因[26]。

脑膜动脉

小脑后下动脉、脊髓后动脉和椎动脉硬膜内部分很少发出脑膜支 [9]。通常颅后窝和枕骨大孔周围的硬脑膜由椎动脉后脑膜支、咽升动脉和枕动脉脑膜支及起源于颈内动脉海绵窦段的脑膜垂体干背侧脑膜支一起供血 [2]。

椎基底动脉连接处周围的穿支动脉

Grand 等 [28] 将基底动脉下段及椎动脉区域的穿支动脉根据它们进入脑干的位置分为 4 组。

第Ⅰ组穿支血管起自椎动脉近端和小脑后下动脉起始处，穿过延髓外侧区域位于橄榄后沟的尾侧和橄榄后沟最尾端部分 [28]。它穿过延髓后，这些穿支血管轻微转向背侧并供应三叉神经核团和神经束、脊髓丘脑束和脊髓小脑束、内侧弓状纤维、疑核、迷走神经背侧运动核、外侧网状核和部分舌下神经核 [28]。

第Ⅱ组穿支血管起自小脑后下动脉的延髓外侧段和椎动脉远段的外侧部。它们穿过橄榄后沟，供应背侧副橄榄、背侧下橄榄、疑核、迷走神经背侧运动核、脊髓丘脑束、三叉神经核团和神经束、孤束、下泌涎核、外侧网状核和绳状体下部 [28]。

起自椎基底动脉连接处外侧面和小脑前下动脉的穿支血管为第Ⅲ组，而起自椎基底动脉连接处背侧面的穿支血管穿过盲孔为第Ⅳ组，这两组都将在基底动脉穿支血管里介绍。

基底动脉

基底动脉起源于双侧椎动脉汇合处靠近脑桥延髓连接处，终止于脑桥中脑连接处的分叉 [12, 24, 29]。它的直径（3.75~4.1 mm）在小脑上动脉水平可能达 3.5 mm，而在分叉处可能增宽至 4.1 mm，在 16% 的情况下分叉处增宽的动脉形状像眼镜蛇样 [29]。基底动脉的平均长度为 32 mm（15~40 mm）。基底动脉分叉最喙侧至乳头体而最尾侧至脑桥中脑连接处下方 1.3 mm。基底动脉分叉和乳头体之间的平均距离为 5~10 mm，总体距离范围为 0~20 mm[29, 32]。相对于鞍背，基底动脉尖 70% 在双侧床突线以上（最高 15.3 mm），20% 在双侧床突线水平，10% 在双侧床突线以下（最低 4.2 mm）[32]。

基底动脉分叉的水平影响小脑上动脉近端的起源和位置。在正常基底动脉分叉情况下，起源于基底动脉的小脑上动脉汇入大脑后动脉（约 50%）。在高位基底动脉分叉情况下（约占 2/3），小脑上动脉以单根血管起源于基底动脉干，能与大脑后动脉清楚分开。当基底动脉分叉位于脑桥中脑连接处尾侧时，小脑上动脉近端位于脚间池或脑桥前池 [33]。

基底动脉分叉在双侧 P1 段之间的平均角度为 109°。该角度可能在 30°~180° 内变化，在不同情况分别伴有低位基底动脉尖和双侧垂直 P1 段 [32]，高位基底动脉尖靠近端脑和双侧水平位 P1 段。基底动脉尖和大脑脚间的平均距离略大于 3 mm（2~4.4 mm），距离脚间窝中央的距离约为 10 mm（5~14 mm）[32]。为了选择合适的手术入路到达基底动脉尖，明确操作空间和识别重要结构并防止破坏，术者必须考虑基底动脉分叉和乳头体、鞍背和大脑脚间的关系，基底动脉分叉角度和穿支血管的位置也同样需要 [32]。

不同的分类法被用于描述穿入脑干的动脉（图 4.2）。Tatu 等 [34] 阐明了能够与 CT 和 MR 血管造影结果比较的前后联合平面对应切片上的血管分布（图 4.5）。Lazorthes 等 [35] 和 Foix 以及 Hillemand[36] 将浅表动脉根据它们进入脑实质的位置单独分为前和中央旁、外侧和短圆周、后侧和长圆周组。Duvernoy[37, 38] 基于它们穿入脑干的位置将前组动脉分为前内和前外侧组，将脑干区域分为前内侧、前外侧、外侧和后侧动脉组。内侧支也称为中央或旁中央支，而外侧支称为横支或圆周支 [29]。一些分支进一步分为中央组、中间组、外侧组和后组 [28]。基底动脉侧支吻合血管分为穿动脉、脑桥大血管和小脑动脉，小脑动脉经常发出分支形成前外侧分支 [39]。

旁中央分支终止于脑桥外侧、大脑脚和后穿质。短回旋动脉穿入脑干腹侧面在旁中央分支的外侧。长回旋动脉进入脑干背侧面 [29]。平均来说，有 11 根短回旋动脉和 8 根长回旋动脉，2/3 情况起源于基底动脉远端，一般起源于后面，而 1/4 起源于双侧，没有起源于基底动脉前面的情况 [12, 29]。然而基底动脉近端是血管闭塞好发部位。好几种分支形式已经被观察到，血管以单个分支或主干形式出现 [12]。上侧旁中央动脉可能在脚尖窝形成一个复杂的动脉丛，出现自基底动脉分叉下方 2 mm 或 3 mm 处和内侧 P1 分支混合在一起 [29]。尽管吻合可能发生在长回旋支和主要基底动脉分支之间，但短回旋支和旁中央血管间却不常形成吻合 [12]。

穿支动脉

穿支动脉分为尾侧组、中间组和喙侧组。尾侧穿支动脉作为单支或共干起源于基底动脉起始和小脑前下动脉起始之间的基底动脉背侧面 [39]。这些血管属于 Grand 等 [28] 分型里的第Ⅲ和Ⅳ组。它们可能作为脑桥延髓动脉的吻合支起源于小脑前下动脉或者与小脑前下动脉

区域 Ⅰ

髓质的动脉区域
- 前内侧组（脊髓前动脉）
- 前外侧组（脊髓前动脉、椎动脉）
- 外侧组（小脑后下动脉）
- 后组（脊髓后动脉）

小脑的动脉区域
- 小脑后下动脉的外侧分支
- 小脑后下动脉的内侧分支

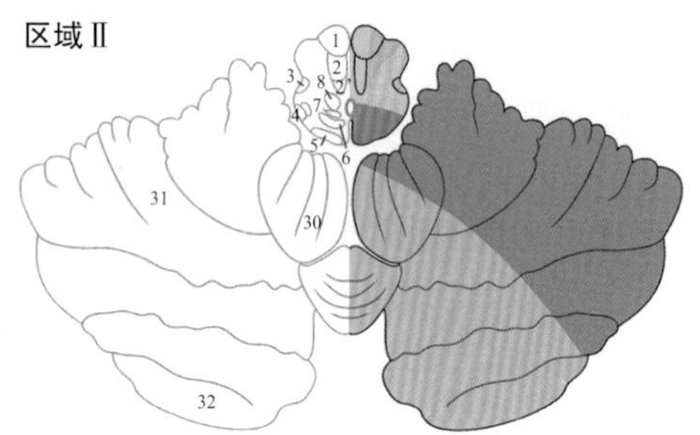

髓质的动脉区域
- 前内侧组（脊髓前动脉）
- 前外侧组（脊髓前、小脑后下动脉）
- 外侧组（小脑后下动脉）
- 后组（脊髓后动脉）

小脑的动脉区域
- 小脑后下动脉的外侧支
- 小脑后下动脉的内侧支

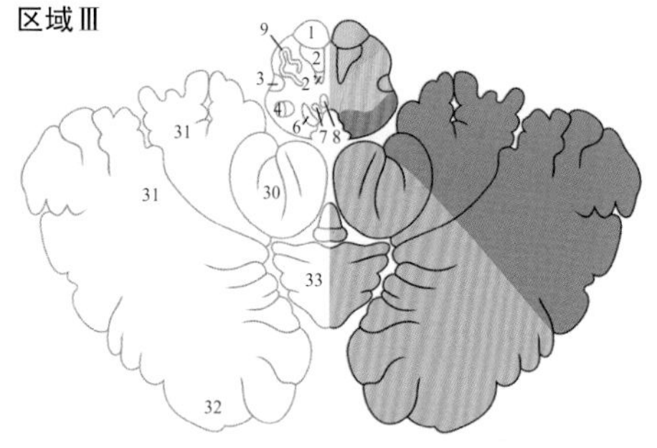

髓质的动脉区域
- 前内侧组（脊髓前动脉）
- 前外侧组（脊髓前、小脑后下动脉）
- 外侧组（小脑后下动脉 - 外侧髓窝下支）
- 后组（小脑后下动脉）

小脑的动脉区域
- 小脑后下动脉的外侧支
- 小脑后下动脉的内侧支

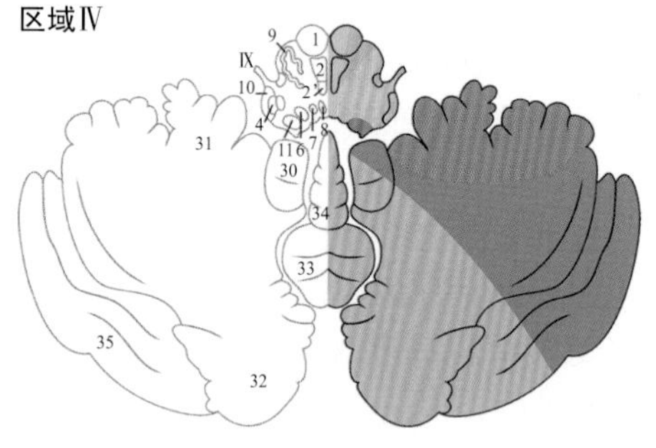

髓质的动脉区域
- 前内侧组（脊髓前、椎动脉）
- 前外侧组（脊髓前、椎动脉）
- 外侧组（椎动脉 - 髓外窝中支）
- 后组（小脑后下动脉）

小脑的动脉区域
- 小脑前下动脉
- 小脑后下动脉的外侧支
- 小脑后下动脉的内侧支

图 4.5 脑干和小脑轴位主要动脉供血范围。切面与 MR 影像对应而且能够转换至 MR 影像上。1，皮质脊髓束；2，内侧丘系；2'，内侧纵束；3，脊髓丘脑束；4，脊髓三叉束和核团；5，薄束和楔束核；6，孤束核；7，迷走神经背核；8，舌下神经核；9，下橄榄核；10，小脑下脚；11，前庭核；12，前置核；13，面神经核；14，上橄榄核；15，展神经核；16，脑桥核；17，三叉神经运动核；18，三叉神经感觉主核；19，蓝斑核；20，小脑上脚；21，黑质；22，下丘；23，滑车神经核；24，上丘；25，动眼神经核；26，红核；27，乳头体；28，视束；29，外侧膝状体；30，小脑扁桃体；31，二腹小叶；32，下半月小叶；33，小脑蚓部锥体；34，蚓垂；35，上半月小叶；36，蚓结节；37，小脑中脚；38，齿状核；39，蚓小叶；40，小结节；41，绒球小叶；42，小脑山坡；43，小脑单小叶；44，小脑小山；45，四角小叶；46，中央小叶；47，中央小叶的翼；Ⅴ，三叉神经；Ⅶ，面神经；Ⅷ，前庭蜗神经；Ⅸ，舌咽神经（根据 Tatu 等 [34] 重绘）。

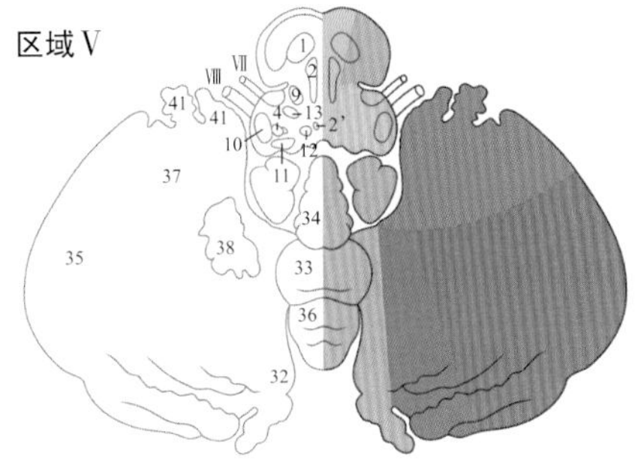

脑桥的动脉区域

- 前内侧组（盲囊孔动脉 – 基底动脉）
- 前外侧组（基底动脉）
- 外侧组（椎体及前下小脑动脉 – 外髓窝上支）

小脑的动脉区域

- 小脑前下动脉
- 小脑上动脉的外侧分支
- 小脑后下动脉的外侧分支
- 小脑后下动脉的内侧分支

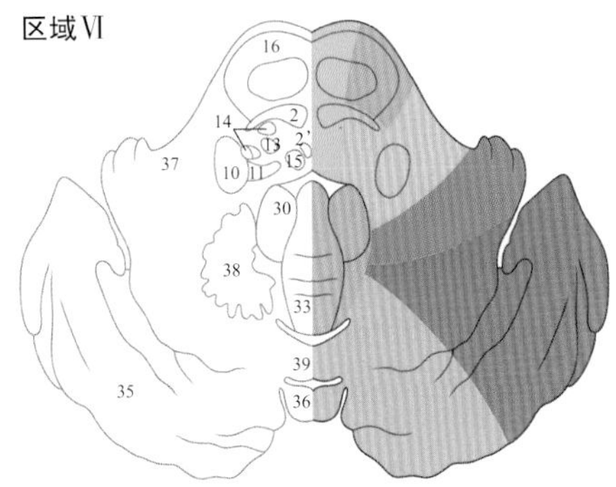

脑桥的动脉区域

- 前内侧组（盲囊孔动脉 – 基底动脉）
- 前外侧组（基底动脉）
- 外侧组（基底动脉、小脑前下动脉 – 外髓窝上支）

小脑的动脉区域

- 小脑前下动脉
- 小脑上动脉的外侧分支
- 小脑上动脉的内侧分支
- 小脑后下动脉的内侧分支

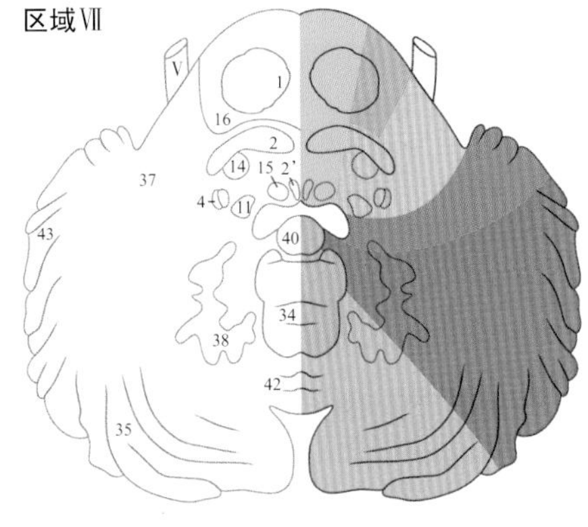

脑桥的动脉区域

- 前内侧组（基底动脉、盲囊孔动脉）
- 前外侧组（基底动脉）
- 外侧组（基底动脉 – 桥外侧动脉及小脑前下动脉 – 外侧髓窝上支）

小脑的动脉区域

- 小脑前下动脉
- 小脑上动脉的外侧分支
- 小脑上动脉的内侧分支
- 小脑后下动脉的内侧分支

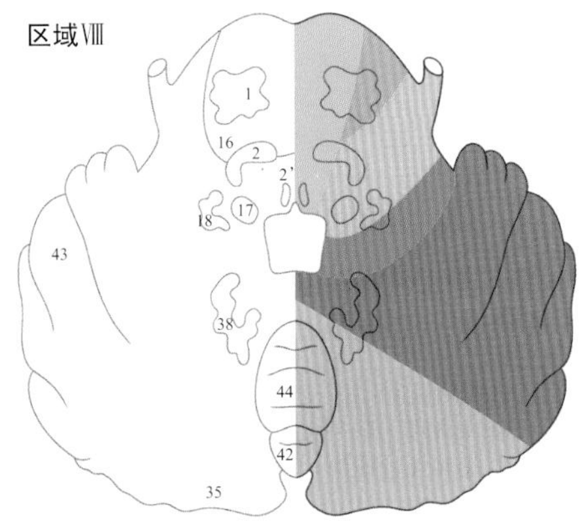

脑桥的动脉区域

- 前内侧组（基底动脉）
- 前外侧组（基底动脉）
- 外侧组（基底动脉 – 桥外侧动脉和小脑前下动脉）

小脑的动脉区域

- 小脑前下动脉
- 小脑上动脉外侧支
- 小脑上动脉内侧支

图 4.5 （续）

区域Ⅸ

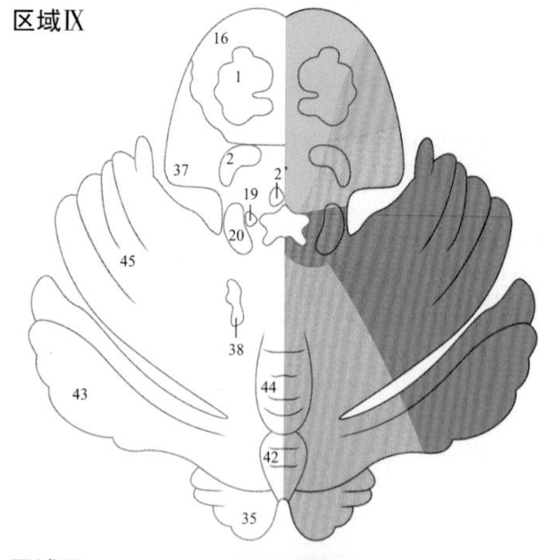

脑桥的动脉区域
- 前内侧组（基底动脉及脚间窝动脉）
- 前外侧组（基底动脉）
- 外侧组（基底动脉－桥外侧动脉）
- 后组（小脑上动脉）

小脑的动脉区域
- 小脑上动脉外侧支
- 小脑上动脉内侧支

区域Ⅹ

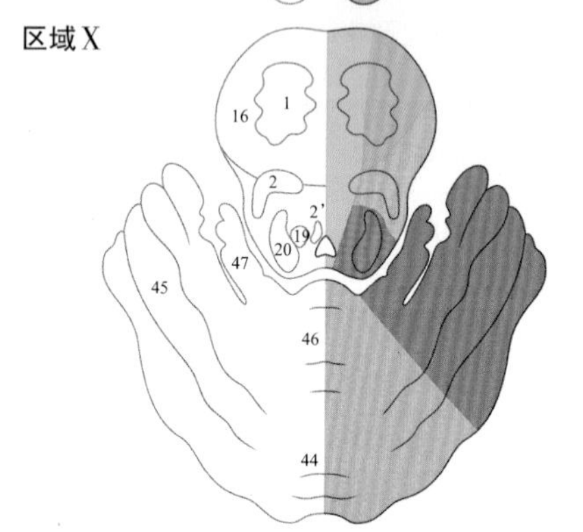

脑桥的动脉区域
- 前内侧组（基底动脉及脚间窝动脉）
- 前外侧组（基底动脉）
- 外侧组（小脑上动脉）
- 后组（小脑上动脉）

小脑的动脉区域
- 小脑上动脉外侧支
- 小脑上动脉内侧支

区域Ⅺ

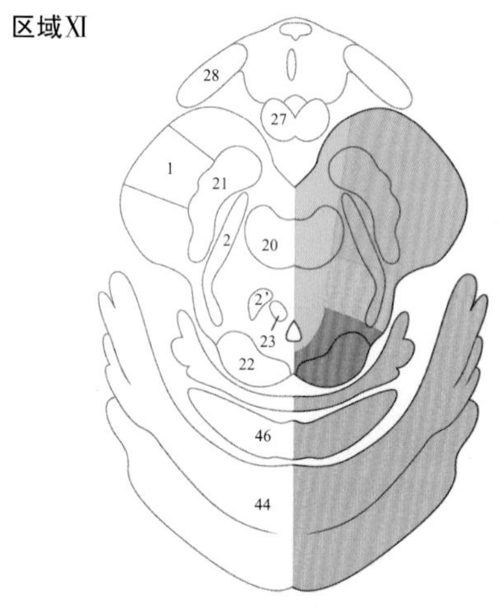

中脑的动脉区域
- 前内侧组（脚间窝动脉）
- 前外侧组（锁骨及后内侧脉络膜动脉）
- 外侧组（锁骨动脉）
- 后组（小脑上动脉和颈动脉）

小脑动脉区
- 小脑上动脉内侧支

区域Ⅻ

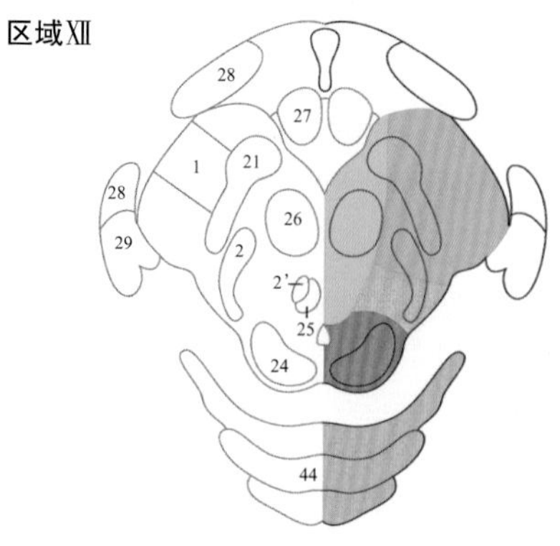

中脑的动脉区域
- 前内侧组（脚间窝动脉）
- 前外侧组（锁骨、后内侧和前脉络膜动脉）
- 外侧组（锁骨、后内侧脉络膜、脑后动脉）
- 后组（丘动脉、后内侧脉络膜动脉）

小脑的动脉区域
- 小脑上动脉内侧支

图 4.5 （续）

共干，或者与中间组来源的穿支血管共干，或者作为小脑后下动脉的吻合支，或者作为小脑后下动脉 – 小脑前下动脉共干的吻合支 [39]。尾侧穿支动脉沿基底动脉沟下行在脑桥延髓沟和前中央沟连接处穿过盲孔（约占 60%），包括脑桥延髓动脉、前外侧支、展神经穿支、锥体支、延髓前中央沟喙侧部分的细小分支及舌下神经的大分支。尾侧穿支和其他穿支间吻合非常常见（约占 50%），包括基底动脉中间穿支（33%）、椎动脉或脊髓前动脉穿支（16%）和对侧尾侧穿支（8%）。

中间穿支动脉作为共干或者单独血管起源于中间基底动脉后外侧面（在小脑前下动脉起始处和后外侧动脉起始处之间），分别伴有喙侧动脉沿基底动脉沟上行和最尾侧动脉沿基底动脉沟下行 [39]。穿支放射状走行并穿入基底动脉沟边缘。在 25% 的脑内，所有中间穿支血管起源于基底动脉。中间穿支血管也起源于长脑桥动脉的共干（占 1/4~1/3），与脑桥延髓动脉共干（占 1/6），与前外侧动脉共干（占 1/4），与小脑前下动脉共干（占 1/6），与后外侧动脉共干（占 1/12），或者与尾侧穿支共干（占 1/12）。穿支血管起源于小脑前下动脉水平（占 1/6）或者其以下（占 1/4）但不在后外侧动脉的喙侧。在小脑前下动脉起始处和最近穿支血管的最短距离为 0.9~5.6 mm（平均 2.7 mm）。

3 种类型的吻合血管起源于中间穿支动脉。前外侧支出现在所有的情况下，其中尾侧支供应展神经（有时穿过展神经）。长脑桥动脉出现在 1/4 的脑里。脑桥延髓动脉出现在 1/12 的脑里 [39]。穿通动脉、前外侧血管和到展神经或长脑桥动脉的分支分别在左侧（41.6%）或者右侧（58.3%）形成复杂的动脉复合体。2/3 情况下有 1~2 个吻合支存在，大多数在中间穿支动脉和尾侧穿支动脉之间，2 支相邻中间穿支动脉间或者（罕见）喙侧和中间穿支或左右穿支之间。中间穿支的终末支穿过基底动脉沟的边缘分为长和短的脑桥内分支，靠近脑桥中缝核走行。

喙侧动脉起源于单支或者与基底动脉终末的外侧和内侧面共干（平均 3~3.5 支 / 基底动脉）[33, 39]。这些小穿支属于上内侧脑桥组（占 60%）、脚间组（占 26%）、外侧脑桥组（12%）或者脑桥下内侧组（2%）[33]。在 8%~16% 的情况下它们可能缺如 [33]。在大于 90% 情况下，一或两支穿通血管起源于基底动脉或者小脑上动脉起始部。少数情况下，它们起源于后外侧动脉或者前外侧动脉 [39]。大多数动脉起源于小脑上动脉的喙侧，但它们可能起源于小脑上动脉水平（41.6%）、小脑上动脉和后外侧动脉之间（1/3）或者基底动脉和大脑后动脉之间的边界（1/6）。穿支血管起源处与小脑上动脉之间的平均距离为 1.3 mm（0.7~2.1 mm），而离基底动脉分叉距离为 2.5 mm（0.9~3.9 mm）。吻合血管（大多数是单侧）出现在超过 40% 的脑内，连接喙侧穿支、大脑后动脉的丘脑穿支和小脑上动脉的主干。

尽管有几位研究者报道少量穿支起源于基底动脉尖，但大量的研究认为并无这些穿支血管 [30, 40–42]。有 50% 的概率可见平均约 2.5 支小的水平穿支供应后穿质最下方和脑桥上部 [32]。它们平均成 93° 角（75°~110°）从基底动脉尖发出。起源于基底动脉最后 5 mm 内的穿支动脉、双侧小脑上动脉起始的 7 mm 和大脑后动脉起始的 P1 段均穿过脚间窝上部这一狭小的空间 [42]。该空间的前 2/3 由后穿质占据，后 1/3 是穿支血管穿入并供应下部中脑的位置。后穿质分为前后两部分，分别由丘脑旁中央动脉和上旁中央中脑动脉供血。穿支动脉起源于单干，单独供应后穿质前半部（占 30%），或后半部（占 13%），或同时供应两者（占 57%）。下旁中央中脑动脉 32% 起源于 P1 段，45% 起源于小脑上动脉近端 7 mm，23% 起源于基底动脉最后 5 mm，然后穿过脚间窝上部的后 1/3。

变异

开窗

根据大型 MRI 影像学研究，基底动脉开窗的发生率高达 2.1%，而最常见的发生在基底动脉起始段（占 94%）。小脑前下动脉起始于开窗处血管占 39%。开窗发生在椎基底动脉连接处或者 V4 段分别占 0.18% 或 0.54%。在这些特殊情况中，小脑后下动脉和小脑前下动脉可能起始于该开窗段 [43]。

颈内动脉 – 椎基底动脉吻合

三叉、耳和舌下胚胎动脉构成椎基底动脉系统发育的基础 [44]。上述胚胎动脉的残留可导致颈内 – 椎基底动脉的吻合。这些变异一般为单侧（偶尔双侧）且一般是偶然发现，但可能是脑缺血事件或者动脉瘤发生的原因 [1]。

永久性三叉动脉

最常见的血管吻合是永久性三叉动脉（脑血管造影显示的发生率为 0.1%~0.2%）。在这些病例中，海绵窦内颈内动脉后部连接于基底动脉的远端 1/3 处，位于小脑上动脉和小脑前下动脉起始处之间 [44, 45]。外侧或岩部永久性三叉动脉起源于海绵窦内颈内动脉的 C4 段的后外侧，在展神经下方穿过 [45]，将展神经顶向上方，并在三叉神经感觉根内侧穿过硬膜。内侧或蝶窦永久性三叉动脉起源于海绵窦内颈内动脉 C4 段的后内侧，然后穿过鞍背的硬脑膜入颅。在这一变异中，85% 的吻合近端的基底动脉连同椎动脉表现出发育不全。同侧后交通动脉的大小与永久性三叉动脉成反比 [44]。永久性三叉动脉可能压迫展神经导致复视或刺激三叉神经导致面部神经痛。

耳动脉

文献里对是否真实存在耳动脉吻合有争议 [44]。它可能起源于颈内动脉的岩骨内颈内动脉管段，穿过内听道与尾端基底动脉吻合。

舌下动脉

舌下动脉吻合的发生率为 0.02%~0.09%[44]。双侧异常占总体的 1.4%，且在女性和左侧略微多见 [44]。舌下动脉起始于颈内动脉后部通常在 C1–C2 水平，而从不低于 C3–C4 水平。该动脉往后上走行一小段距离，然后略微往内侧上行至舌下神经管，在其内走行并最后终止于基底动脉。

分支

基底动脉分叉形成大脑后动脉之前的主要分支为小脑后下动脉（25% 的情况中）、小脑前下动脉和小脑上动脉。小脑前下动脉起源于基底动脉近端的情况大于 90%。小脑上动脉起源于基底动脉的终末段 [39]。

小脑前下动脉

小脑前下动脉属于中间神经血管复合体，并与其中的一些结构密切相关，包括脑桥、小脑中脚、小脑脑桥裂、小脑岩骨面，以及展神经、面神经和前庭蜗神经 [11, 46]。典型的小脑前下动脉直径约 1 mm，以单干起源于基底动脉脑桥水平 [11, 12, 46]。它包绕脑桥走行于展神经、面神经和前庭蜗神经之间，通常在面神经 – 前庭蜗神经复合体附近分叉形成喙侧干和尾侧干。喙侧干沿小脑中脚走行至小脑脑桥裂的上唇和岩骨附着面。尾侧干滋养下岩骨面，包括部分绒球和脉络丛。小脑前下动脉发出穿支动脉供应脑干，发出脉络支供应脉络膜和脉络丛，以及发出多根神经滋养动脉 [11, 46]。

分段

小脑前下动脉分为脑桥前段、脑桥外侧段、绒球小脑脚段和皮质段（图 4.4）。根据动脉分叉的位置，每段可能有多根动脉干组成 [11, 46]。

脑桥前段（A1）

该段位于斜坡和脑桥腹侧之间。它起始于小脑前下动脉起始处至脑桥向上的延长线，然后穿过下橄榄长轴。脑桥前段通常与展神经根接触 [11, 46]。

脑桥外侧段（A2）

该段起始于脑桥前外侧缘，它在面神经和前庭蜗神经上方、下方或之间穿经桥小脑角，接近内听道、外侧隐窝和从 Luschka 孔向外突出的脉络丛。小脑前下动脉有数根与神经相关的分支，包括迷路动脉，其供应面神经、前庭蜗神经以及前庭蜗迷路；回返穿通动脉，其穿向内听道然后往内侧回转供应脑干；弓下动脉，该动脉进入弓下窝。脑桥外侧段根据它与内听道内口的关系，分为内听道前部、内听道部和内听道后部 [11, 46]。

绒球小脑脚段（A3）

该段在抵达小脑中脚和小脑脑桥裂前从喙侧或尾侧经过绒球小叶。沿小脑脚走行的动脉主干可能隐藏在绒球小叶或者小脑唇下 [11, 46]。

皮质段（A4）

该段由皮质分支构成，供应小脑岩骨面 [11, 46]。

小脑上动脉

小脑上动脉是最常见的且位于最头侧的天幕下动脉，属于上神经血管复合体。上神经血管复合体包括中脑、小脑中脑裂、小脑上脚、小脑天幕面，以及动眼神经、滑车神经和三叉神经 [11, 33]。小脑上动脉（平均长度 1.38~1.5 mm）通常起始自基底动脉尖附近，而很少起自大脑后动脉近端 [12, 33, 46]。每个小脑上动脉以典型的单支血管起自基底动脉干，与大脑后动脉清晰地分开（占 35%）[33]，或者起源于基底动脉分叉形成大脑后动脉处（占 35%）。两侧小脑上动脉均起源于大脑后动脉很少见。较常见的是一侧小脑上动脉起源于大脑后动脉，而另一侧起源于基底动脉。或者是一侧小脑上动脉起自基底动脉发出大脑后动脉的分叉处，而对侧小脑上动脉直接起自对侧大脑后动脉。双干小脑上动脉可能从基底动脉的两侧发出，或者两支小脑上动脉起始于基底动脉的一侧，另一单根小脑上动脉起始于对侧 [33]。小脑上动脉通常以单干起始（占 90%），在环池分叉成喙侧干和尾侧干（或者内侧干和外侧干），最常见于距上脑桥 1/3 距离的腹外侧区域。然而，小脑上动脉可能以双干或复干起源 [12, 33, 46]。喙侧干供应小脑蚓部和小脑蚓部旁区域，而尾侧干供应小脑半球的枕面 [46]。

小脑上动脉发出穿支血管至脑干和小脑脚 [46]。它通过环池时发出数目较恒定且间距规律的穿支血管，在主干形成分叉前或者刚形成分叉后的头侧或尾侧干的近端一半上发出的穿支血管数目最少 [12]。由于穿支血管常在小脑上动脉近端 1 mm（占 1/3）或者 2 mm（占 1/2）处发出分支，所以小脑上动脉近端不是无穿支段 [33]。

穿支动脉在两个主要区域进入脑干。脚间组、脑桥内侧组的上下部、脑桥外侧组和小脑基底组在腹侧穿支血管区域进入脑干，而丘系三角组在背侧穿支血管区域进入脑干[33, 47]。小脑上动脉的直接穿支属于脚间组（占 85%）或者上脑桥内侧组（占 15%）[33]。短回旋穿支在脑桥外侧和上内侧脑桥区域进入。最少见的长回旋穿支属于小脑基底组。上丘脊髓动脉三角组位于脑干后外侧面与脑桥被盖有关。

分段

小脑上动脉分为脑桥中脑前段、脑桥中脑外侧段、小脑中脑段和皮质段。

脑桥中脑前段（S1）

该段走行在鞍背和脑干上部之间。它起源于小脑上动脉的起始处，然后经过动眼神经下方（如果起源于大脑后动脉则它在动眼神经上方经过）。它延伸至脑干前外侧缘。它的外侧部走行于小脑幕游离缘前半部的内侧[11, 46]。

脑桥中脑外侧段（S2）

该段从脑干前外侧缘延伸至小脑中脑裂的前缘。它形成尾侧袢，该袢可能延伸至三叉神经根进入脑干的水平。该段平行走行于基底静脉和大脑后动脉的下方。在其中部，它向下跨过滑车神经。尽管该段的前部常见于小脑幕上方，它的尾侧袢则通常位于小脑幕下方[11, 46]。

小脑中脑段（S3）

该段走行在小脑中脑裂内。小脑上动脉分支在其最浅部三叉神经根入脑干处进入该裂。该动脉向内侧走行至天幕缘而其分支与滑车神经缠绕。小脑上动脉经过几个急弯深入到小脑中脑裂，且向上在小脑幕最低点穿至天幕面的前方[11, 46]。

皮质段（S4）

该段包括远至小脑延髓裂的分支和天幕缘下方的分支。皮质支终于小脑半球和蚓部动脉以及边缘支[46]。皮质段的供血范围比小脑前下动脉和小脑后下动脉更加恒定。该范围包括位于天幕裂前方的天幕面的部分即整个天幕面的一半，重叠到对侧一半蚓部，小脑枕下面的上部，以及小脑岩骨面的上 2/3 包括双侧岩骨裂的唇部[46]。

Willis 环后部的变异

Willis 环后部的主要变异为正常型（成人型）、胚胎型和过渡型或中间型。基于大脑发育阶段和不同类型的 Willis 环后部结构的出现之间的联系，Van Overbeeke 等[48]认为该结构的变异是发育修饰造成的结果。事实上，成人型和胚胎型出现的频率随着过渡型的减少而增加。正常型 Willis 环后部（占 14%~65.4%）是指双侧 P1 段的直径大于其相应的后交通动脉[29, 48–53]。而变异情况包括后交通动脉和 P1 段发育不全（直径小于 1 mm）[30]或者缺如，无论是单侧或双侧（更少见）。发育不全的后交通动脉和 P1 段发出相同数目和大小的穿支动脉，并终止于与正常大小血管相似的部分。因此，发育不全段的血管应该被小心处理，并在谨慎考虑后再予以分离，再暴露基底动脉分叉部[29]。

胚胎型 Willis 环后部（单侧占 4%~28%，双侧占 2%~12%）[54, 55]总体上是指 P1 段直径小于相应的后交通动脉的情况[29, 30, 51]。Van Raamt 等[56]将该型定义为“部分”胚胎型，而将 CTA 或 MRA 上 P1 段缺如或者椎动脉造影时 P1 段无充盈，大脑后动脉起始自颈内动脉者称为“完全”胚胎型。胚胎型结构导致更大区域的脑组织由颈内动脉供血，并且意味着软脑膜血管不能在前后循环之间发育[56]，因此增加了进入颈内动脉的血流，从而增加了颈内动脉发生动脉瘤的风险[57]。在过渡型中，后交通动脉和 P1 段的直径是相同的[49, 56]。

大脑后动脉

作为中脑周围脑池内最重要的动脉结构，大脑后动脉起源于基底动脉分叉处。尽管它通常起源于脑桥中脑连接处（占 2/3）水平的脚间池，但它向尾侧最远也可位于脑桥中脑连接处以下 1.3~2 mm，或者向喙侧最远至乳头体和第三脑室底，该结构可能被高位基底动脉分叉推移向上。大脑后动脉在脚间池外侧缘连接后交通动脉。它围绕同侧大脑脚，在上方跨过同侧动眼神经，穿过脚间池、大脑脚池、环池和四叠体池，然后分布于大脑半球的后部（图 4.1~ 图 4.3）[30, 31, 58]。大脑后动脉供应颞叶和枕叶的基底面，且发出重要分支至丘脑、中脑和其他深部结构包括脉络丛以及侧脑室和第三脑室壁（图 4.6）[30, 31, 58]。图 4.7 显示了 Tatu 等[59]用 CT 和 MRI 描述的大脑后动脉供血区域，而动脉供应区域的变异有许多研究者报道[36, 60–63]，包含最小与最大的外延范围。

分段

大脑后动脉可根据不同的分类方法分为 P1 至 P4 或 P5 段（图 4.1 和 图 4.3）[29, 31, 47, 58, 64]。Zeal 和 Rhoton[31]提出的与 Parraga 等[58]提出的分类系统之间的主要不同在于将 P2 段进一步分为 P2A 和 P2P，以及

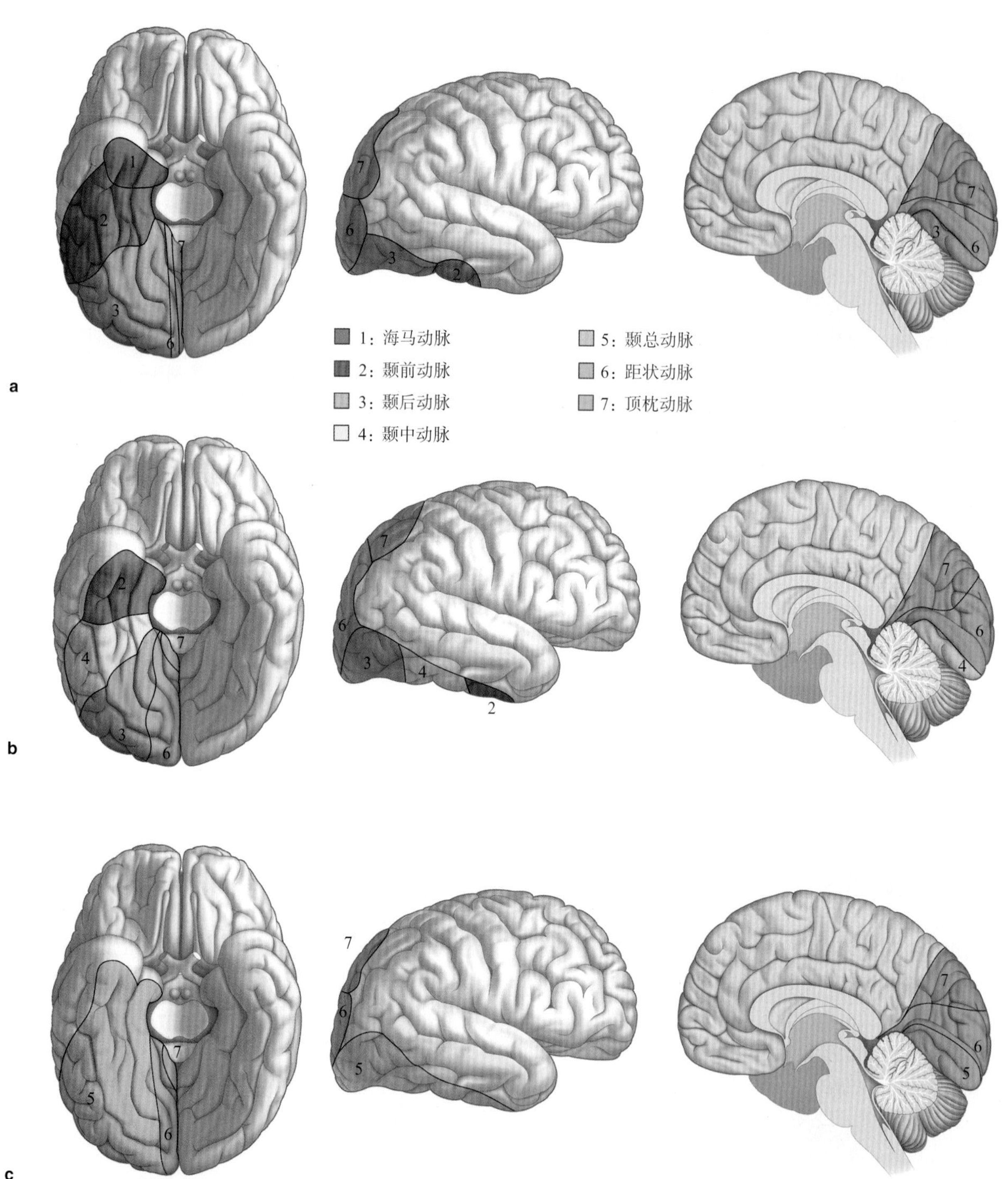

图 4.6 大脑后动脉皮质分布的基底面、外侧面和内侧面示意图。a. 在 44% 的半球中观察到最常见的模式。该形式包括海马动脉，颞前、颞后动脉。顶枕动脉的皮质分布比距状动脉的皮质分布更广；b. 第二常见的模式在 20% 的半球中出现。该模式包括颞前动脉，颞中动脉和颞后动脉；距状动脉和顶枕动脉。在此情况下颞前动脉供应原来由海马动脉供应的区域；c. 第三常见的模式在 16% 的半球中出现。由颞叶固有动脉供应颞叶整个下面。距状动脉和顶枕动脉都存在。

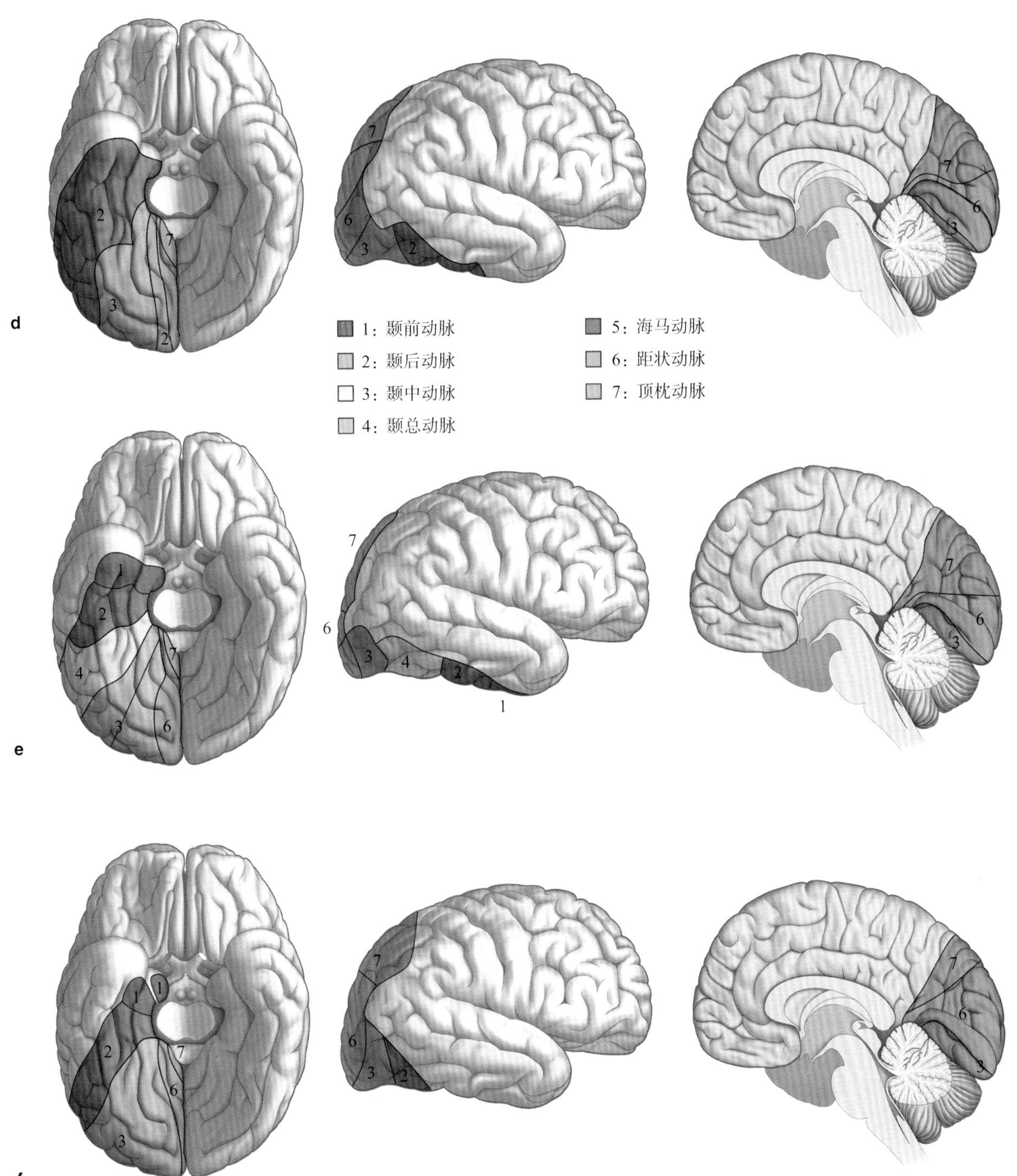

图 4.6 （续）d. 第四常见的模式在 10% 的半球中出现。在此情况下颞前动脉，颞后动脉，距状动脉和顶枕动脉都存在但海马动脉和颞中动脉未被发现。距状动脉的范围被分为两块区域，表明有两根距状动脉起自大脑后动脉（占 10% 半球）；e. 第五常见模式发生在 10% 的半球。它包括海马动脉，颞前动脉、颞中动脉和颞后动脉，距状动脉和顶枕动脉。大脑后动脉滋养的区域分为两部分提示两支颞后动脉起自大脑后动脉。顶枕动脉供应了颞叶内侧面大部分区域；f. 最后一种模式显示了明显的变异。2 支海马动脉起自大脑后动脉，发生在 12% 的大脑半球。颞前动脉供应较小的区域而由大脑中动脉供应更大的区域。距状动脉供应颞叶内侧面不常见的巨大区域。

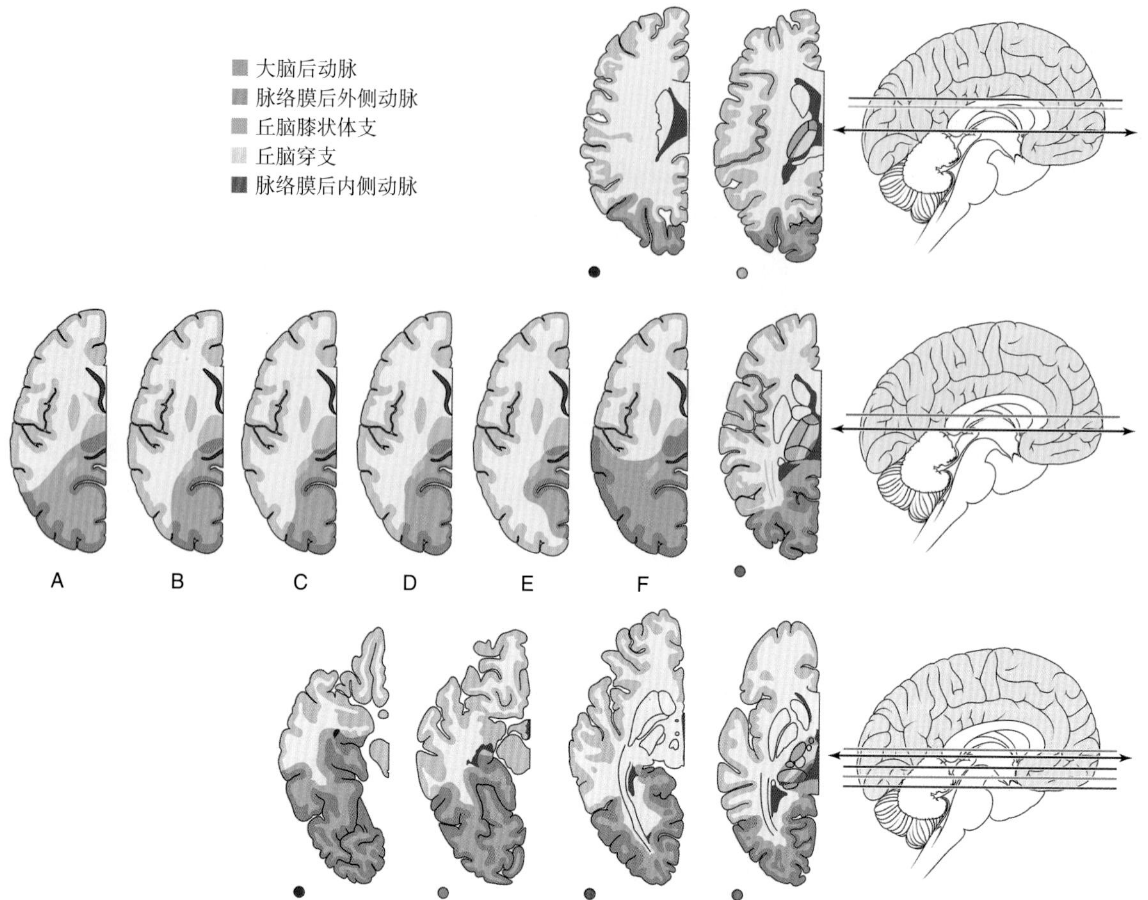

图 4.7　根据 Tatu 等 [59] 的研究，在不同水平的大脑后动脉供应范围以及相同水平的变异。A，根据 Duret[61]；B，Foix 和 Hillemand[36]；C，Zulch[62]；D，Stephens 和 Stilvell[63]；根据 Beevor[74]，大脑后动脉分布最大（E）和最小（F）的范围。

在 P3 段和 P4 段之间加入的过渡部分。Krayenbuhl 和 Yasargil[64] 的血管造影分类和 Margolis 等 [65] 的血管造影分类将大脑后动脉分别分为 2 段（环形段 / 基底段和皮质段）和 3 段（大脑脚段、环池段和四叠体池段）。Margolis 等 [65] 认为大脑脚段被后交通动脉一分为二。

P1 段

P1 段（也称为交通前段、大脑脚近段、中脑段、环段或基底段）从基底动脉分叉开始延伸至与后交通动脉连接处。它的平均长度为 7 mm（范围从 3~20 mm），而在胚胎型的情况下其平均长度约再长 2 mm。P1 段在由内向外方向走行时靠近大脑脚。它开始于下后的位置，从内侧向上方动眼神经方向走行 [30, 31, 58]。P1 段的分支包括丘脑穿通动脉，其通过后穿质进入大脑；脉络膜后内侧动脉，该动脉走向第三脑室和侧脑室的脉络丛；四叠体分支和延伸至大脑脚和中脑被盖的分支。

P2 段

P2 段（也称为中脑周围段或交通后段）起始于后交通动脉和大脑后动脉连接处水平。它走行进入大脑脚池和环池，终止于中脑外侧的后缘 [30, 31, 58]。由于 P2 段的前部和后部需要明显不同的手术入路，而且为了确定许多 P2 段分支的起源，P2 段分为前部（称为 P2A 段，大脑脚池段或大脑脚段）和后部（称为 P2P 段，环池段或中脑外侧段）。P2A 段在环池内走行于大脑脚周围，而 P2P 段在环池内走行于中脑外侧 [30]。

许多研究者定义了 P2 前后部分之间不同的过渡方式。Zeal 和 Rhoton[31] 创造了 P2A 和 P2P 的概念，定义该过渡区域为大脑脚后缘，该处与中脑外侧沟相对。他们认为该过渡区域的定义能在血管造影中容易辨认以及能够很容易区分暴露大脑后动脉前后入路的范围，而 Parraga 等 [58] 则认为过渡区域应该是大脑脚外侧最明显的地方，并在环池内。Yasargil[47, 66] 并不细分 P2 段，他认为 P2 段终止于颞前动脉的起始处，过渡点可能变异很多且难以辨认 [58]。

P2A 走行在大脑脚和钩回之间的大脑脚池内，位于视束下方平均约 4~6 mm 处 [58]（离 P2A 段远端更近）。P2A 走行在 Rosenthal 基底静脉下方，该静脉位于基底池顶部 [30, 31, 58]。脉络膜前动脉和 P2A 段之间的平均距离为 5.3 mm（范围从 1~10 mm）[58]。它在钩突水平（占 94.3%），或在钩突上方（3 mm 内，占 2.9%），或在其下方（1 mm 内，占 1.4%）[58] 穿过大脑脚池。P2P 段在环池内沿着中脑外侧，在海马旁回和齿状回内侧走行。它走行在视束、Rosenthal 基底静脉和外侧膝状体下方，丘脑后结节下外侧，滑车神经和小脑幕游离缘的上内侧 [30, 31, 58]。它终止于环池和四叠体池之间的界线。Zeal 和 Rhoton[31] 报道相似的 P2 段长度（约 25 mm）。Parraga 等 [58] 报道 P2A 和 P2P 的平均长度分别为 23.6 mm（18~30 mm）和 16.4 mm（9~25 mm），直径分别为 1.7 mm（1~3 mm）和 1.4 mm（0.8~2 mm）[58]。

P3 段

P3 段（也称为四叠体段），它从外侧中脑的后缘向后方走行，平均长度为 19.8 mm，而平均直径为 1.1 mm[58]。双侧 P3 段从环池起走行至四叠体池外侧。它们往内侧汇聚至上下丘或位于丘后的四叠体点，两边的动脉（大脑后动脉干或者当抵达该点前动脉干分叉形成终末支时则为距状动脉）在血管造影前后位上最靠近，它们之间距离约 8.9~15.7 mm[30, 31, 58]。

Yasargil[47, 66] 和 Parraga[58] 等定义 P3 和 P4 段间的过渡区域在顶枕沟起始部沿着距状裂走行，其中 P3 段沿着距状沟近端或者在其内走行。Zeal 和 Rhoton[31] 都认为 P3 段很短，而 P4 段起始于距状裂的前界。顶枕沟可能起自顶枕动脉和距状动脉的起点 [47, 66]，但是 P3 段通常由多个血管干组成，因为大脑后动脉在抵达距状裂前分叉形成它的主要终末支（距状动脉和顶枕动脉）[30, 58]。

P4 段

大脑后动脉的 P4 段是走行于顶枕沟和距状裂远端的分支。这些动脉各自成为顶枕动脉和距状动脉，包括分布于皮质表面的分支。

分支

大脑后动脉的分支分为 3 个主要类型 [30, 31, 58]。中央穿支供应间脑和中脑。脑室支供应脉络丛和侧脑室与第三脑室的壁。脑支供应大脑皮质和胼胝体压部。

中央支

中央支分为 2 组：直接穿支是指从母干发出后直接穿入脑干，回旋动脉是指进入端脑和中脑前环绕脑干的穿支。直接穿支包含起自 P1 的丘脑穿动脉和起自 P2 的丘脑膝状穿动脉和大脑脚穿支。回旋支分为长、短组，根据其在脑干表面走行的距离来分 [30]。

丘脑穿动脉

丘脑穿动脉起自 P1（后组）和后交通动脉（前组）。后丘脑穿动脉最大分支通常是 P1 段第一个分支而且其直径达 1.5 mm[29, 30]。平均有 3 支丘脑穿支动脉可见，而最多可达 10 支 [29, 58]。偶尔 P1 可能不发出任何丘脑穿动脉，其供应的区域由发育良好的对侧分支供血 [29]。如果 P1 第一分支不是丘脑穿支动脉，它相当于终止于大脑脚或者中脑后区域的回旋支。丘脑穿支最常见起自 P1 中 1/3 位置，随后是内侧或外侧 1/3[30]。尽管它们通常起自 P1 段的后面（占 2/3），它们也可能起自 P1 段的上面（占少于 1/3），或者更少见地起自前面 [30, 58]。

丘脑穿动脉往后走行进入脚尖窝上部、大脑脚和动眼神经内侧。它们走行在乳头体后方，穿过后穿质后进入大脑 [29, 58]。进入同一区域的后交通动脉分支称为乳头体前动脉 [30]。它们供应丘脑前部、丘脑后部的一部分、下丘脑、底丘脑和中脑上内部，包括黑质、红核、第Ⅲ对和第Ⅳ对脑神经核、动眼神经、中脑导水管周围网状结构、第四脑室前内侧面和内囊后肢 [30, 58]。

丘脑膝状动脉

平均有 2.4~3.6 支丘脑膝状动脉（范围从 1~17 支）在丘脑外侧的下方直接起自 P2 段 [29, 30, 58, 67]。根据 Parraga 等 [58] 的研究，丘脑膝状动脉一般起自 P2P 段（占 90%）刚刚由 P2A 过渡至 P2P 的位置，或者起自 P2A 段（占 5.7%）。Zeal 和 Rhoton[31] 认为这些动脉在 P2A 和 P2P 交界处附近以近乎相等的比例出现。起自上动脉的分支占 62.9%，起自内侧动脉占 21.4%，而起自下动脉的占 2.7%。

丘脑膝状动脉在上方走行至由外侧膝状体和丘脑后结节形成的环池顶部。它们穿过膝状体的下面供应外侧丘脑的后半部分、内囊后肢和视束 [30, 31]。它们在丘脑中部附近与 P1 段的分支相遇而与后交通动脉的乳头体前分支在外侧核团前方相遇。该区域同样受环行于脑干的长短回旋动脉和后内侧脉络膜动脉供血。但无论如何，丘脑膝状动脉的名称是指直接起自大脑后动脉的分支 [30, 31]。

大脑脚穿动脉

大多数大脑脚穿动脉起自 P2A 段（根据 Parraga 等 [58] 和 Zeal 与 Rhoton[31] 的研究，概率分别为 58.6% 和 94%），其次为 P1 和回旋支。平均有 2.8~3.3 个分支（范围从 0~6 支）[30, 31, 58] 起自动脉上面（占一半）和内侧面（34.3%）[58]。它们从大脑后动脉发出直接穿入大脑脚，并供应皮质脊髓束和皮质核束、黑质、红核、中脑被盖和动眼神经核 [30, 31, 58]。

回旋动脉

回旋动脉根据是否抵达膝状体或丘可分为短和长

的回旋血管。回旋动脉起自 P1 和 P2，然后绕大脑脚走行于大脑后动脉内下方和小脑上动脉上方 [30, 31, 58]。

短回旋动脉绕脑干走行一小段距离后进入大脑 [31]。它们起自 P1 段占 51.4%，而起自 P2A 段占 48.6%，平均每侧大脑半球有 1.2 支 [58]。Parraga 等 [58] 观察到 1~3 支短回旋支，而 Zeal 和 Rhoton 在 66% 的半球中观察到了短回旋支。这些动脉位于 P2 段，在脉络膜后内动脉和长回旋动脉内侧 [30, 31]。它们发出分支至大脑脚和内侧膝状体的后外侧界。它们可能发出分支至脚间窝和后穿质，该区域主要由丘脑穿动脉供应 [31]。短回旋动脉起自 P1 段终止于大脑脚的后外侧界占 76%，终止于被盖区域占 11%，内侧膝状体占 13%，这些起源 P2 的分支动脉仅供应膝状体和中脑被盖区域 [30, 31]。

长回旋动脉（也称为四叠体动脉）出现在 96% 半球里 [31]。它们约 80% 起自 P1，远离短回旋动脉起始处，或者起自 P2A 段占 14.3%~20%，从动脉下面发出的占 85.7%[31, 58]。通常有 1~2 支（平均 1.1 支）[58]。它们绕中脑走行于大脑后动脉内侧穿过大脑脚池、环池和四叠体池以供应四叠体 [30, 58]。它们发出 5 支甚至更多小分支至大脑脚和膝状体，偶尔发出分支至被盖和后结节，并终于四叠体。长回旋支的终末支在丘上形成丰富的动脉网，与小脑上动脉分支形成吻合。上下丘分别受大脑后动脉和小脑上动脉的分支供血 [30, 31]。

脑室和脉络丛动脉

大脑后动脉和其分支发出血管称为脉络膜后动脉，该血管穿入侧脑室和第三脑室供应脉络丛和脑室壁。内外侧脉络膜后动脉根据其起源和供应区域分别进行描述 [30]。

脉络膜后内动脉最常起自大脑后动脉近端的后内侧面或者其中一个分支 [30]。根据使用的分类系统，脉络膜后内动脉起自 P1 段占 12%~14.3% 的半球，起自 P2A 占 50%~70%，起自 P2P 占 5.7%~21%，起自 P3 占 4%~5.7%，起自 P4 占 1.4%~13%[31, 58]。在 50% 以上的半球中有一根动脉 [31, 58]，而 2 根和 3 根的报道分别占 32% 和 14%[31]。脉络膜后内动脉与大脑后动脉主干平行且向内侧走行，环绕中脑抵达四叠体池。它们往前沿松果体外侧转向进入丘脑之间大脑中间帆池内的第三脑室顶。它们抵达室间孔前沿脉络裂走行，然后穿过室间孔终止于侧脑室脉络丛 [30, 31, 58]。

脉络膜后内动脉起自顶枕动脉和距状动脉和大脑后动脉远端，从它们起始至进入第三脑室顶有一处逆行走行 [30]。在 12% 的半球中，脉络膜后内动脉向外走行于四叠体池内，在丘脑后结节后方穿过脉络裂进入脉络膜后外动脉供应的区域 [31]。在 17% 的半球里，P2A 的一分支（顶枕动脉回旋支）与脉络膜后内动脉汇合形成单支血管进入三脑室顶 [31]。沿着它们的行程脉络膜后内动脉发出分支至大脑脚，中脑被盖，内外侧膝状体，上、下丘，丘脑后结节，松果体和内侧及背侧丘脑 [30, 31, 58]。

脉络膜后外侧动脉起自大脑后动脉或它的分支。它们向外侧走行穿过脉络裂向上越过丘脑后结节供应侧脑室脉络丛 [30, 31]。据报道平均有 2~4 支脉络膜后外侧动脉 [68]，12% 为单支 [31]。根据 Zeal 和 Rhoton 的研究 [31]，脉络膜后外侧动脉大多数直接起自 P2P 段（占 35%），然后起自 P2A 和 P3 段（各占 16% 和 13%）。大脑后动脉是最常见的起源（占 25%），然后是大脑后动脉的分支比如海马支（8%）、颞前动脉（10%）、颞后动脉（9%）、颞中动脉（2%）、顶枕动脉（13%）、脉络膜后内动脉（4%）和距状动脉（2%）。最大的脉络膜后外动脉起自 P2P 段 [31, 69]。Parraga 等 [58] 认为脉络膜后外侧动脉起自 P2P 段出现在 87.1% 的半球中，起自 P2A 段占 7.1%，起自 P2A 和 P2P 占 4.3%，起自 P3 占 1.4%。动脉起源于大脑后动脉外侧或上面各占 78.6% 和 20%。

Zeal 和 Rhoton[31] 根据动脉的起源报道了 2 种不同的走行。起源自 P2A 段或它的皮质支的脉络膜后外动脉走行时向外穿过脉络膜裂至颞角的脉络丛和侧脑室房部的脉络球，并与脉络膜前动脉吻合 [31, 70, 71]。起自 P2P、P3 或它们皮质支的脉络膜后外动脉走行于后结节上和穹窿柱下方进入侧脑室房部和体部 [31]。最大的脉络膜后外侧动脉滋养大脑脚、后联合、部分穹窿脚和体、外侧膝状体、后结节、丘脑背内侧核团和尾状核体部 [30, 31, 68]。

大脑分支

大脑后动脉的大脑分支包括颞下动脉、顶枕动脉、距状动脉和胼胝体压部动脉（图 4.1b、c，图 4.3，图 4.6，图 4.7）。

颞下动脉

颞下动脉起自大脑后动脉，包括海马动脉、颞前动脉、颞中动脉、颞后动脉和颞叶固有动脉 [30, 58]。起自大脑中动脉的颞叶分支称为颞上动脉 [30, 31]。根据 Parraga 等 [58] 的研究，颞下动脉起自 P2A 至 P2P 过渡部分占 45% 半球，而起自 P2A 或 P2P 段占 25.7%。平均有 3 支颞下动脉（2~5 支）向外沿颞叶基底部走行。在 42% 半球中，它们抵达颞中回的外侧面 [30, 31, 58]。颞动脉产生分支穿过脉络膜裂进入侧脑室颞角抵达脉络膜后外动脉供血区域 [30, 31]。这些动脉供应颞叶下内侧面包括钩回、海马、海马旁回和齿状回[58]。

根据分支及其供应区域有 5 组颞下动脉[29, 31, 58]。组 1（占 10%~36%）为所有颞下动脉分支都存在（海马动脉、颞前动脉、颞内动脉和颞后动脉）[30, 31, 58]。组 2（占 16%~23%）中单支粗大的干（颞叶固有动脉）起自大脑后动脉并通过其分支供应颞叶下面。组 3（占 8%~20%）缺少海马动脉但包含颞前动脉，颞内动脉和颞后动脉。组 4（占 7%~10%）缺少海马动脉和颞内动脉，但颞前和颞后动脉存在。组 5（占 26%~44%）颞内动脉缺失，但海马动脉、颞前动脉和颞后动脉存在[30, 31, 58]。

海马后动脉

Zeal 和 Rhoton[31] 分别在 52% 和 12% 的半球中观察到单支或双支海马后动脉（0~4 支）[72, 73]。海马后动脉是大脑后动脉第一根皮质分支，起自大脑脚池或环池[30, 31, 58]。根据 Zeal 和 Rhoton 的研究，海马后动脉起源自大脑后动脉占 64%，起自 P2A 段占 54% 而起自 P2P 占 10%。根据 Parraga 等的研究[58]，这些动脉起自 P2A 段、颞叶固有动脉、颞前动脉、P2P 段分别各占 60%、20%、16% 和 3%。

海马后动脉向外走行，通常形成分叉并沿伞齿状沟走行。它供应钩回、前海马旁回、海马、齿状回和伞部[30, 31, 58]。颞极通常由大脑中动脉供应，但大脑后动脉的小分支可能延伸至颞叶外侧面并往前延伸至颞极[30, 31]。如果皮质第一分支供应颞叶下部的大部分和海马回，那么该分支被认为是颞前动脉[30, 31]。海马动脉分支延伸至颞极占 7%~25%[31, 73]。

颞前动脉

颞前动脉是大脑后动脉的第二皮质分支，但是它在海马动脉缺失时成为第一分支[30, 31]。该动脉不一定出现，根据 Zeal 和 Rhoton 的研究[31] 出现率为 84%。它在环池近端起自 P2A 段占 64% 或起自 P2P 段占 20%。它供应颞叶前下面、部分颞极（6%），抵达颞中裂和颞中回（52%）[3, 31]。

颞中动脉

作为颞下动脉中分支最小和分支最少的动脉，颞中动脉出现在 38% 的大脑半球里。它在大脑脚池和环池内起自 P2A（16%）和 P2P（22%），并供应颞下回[30, 31, 54–57]。

颞后动脉

除了颞叶固有动脉，颞后动脉（96%）是最大的动脉干以及有最多分支。它起自大脑后动脉下面或外侧面，特别是环池内的 P2P 段（占 85%），大脑脚池内的 P2A 段（占 4%），或者四叠体池内的 P3 段（3%）。两支颞后动脉可能出现在 6%~20% 的半球里。颞后动脉向后外侧方向斜行至枕极，并供应颞叶和枕叶下面，包括枕极和舌回[30, 31, 65]。

颞叶固有动脉

颞叶固有动脉在 16% 半球中被 Zeal 和 Rhoton[31] 记录。该单个大脑后动脉分支起自 P2P 段（占 10%）或 P2A 段（占 6%），然后供应颞叶和枕叶下面的大部分。

顶枕动脉

作为大脑后动脉 2 个终末分支之一，顶枕动脉在 96% 半球里出现[30, 31, 58]。根据 Parraga 等的研究[58]，它在进入距状裂前起自大脑后动脉，起自 P3（占 72.4%）或 P2P（占 1.4%）或距状裂内的大脑后动脉（27.1%）。根据 Zeal 和 Rhoton 的统计[31]，该动脉起自 P3 占 46%，P2P 占 40% 而 P2A 占 10%。平均存在一条顶枕动脉，偶然有两条可见[30, 31, 58]。

顶枕动脉走行在顶枕沟内，供应矢状窦旁后回、楔回、楔前回、枕外侧回和少见的中央前叶和顶上小叶[30, 31, 58]。近端起源的动脉与起始自中脑、丘脑、后结节和外侧膝状体的动脉相比，趋向于更大且更加血管化。它们穿过环池在大脑后动脉内侧往后走行于海马裂中[30, 31]。近端起源的动脉发出分支穿过脉络膜裂到侧脑室，而且偶尔抵达第三脑室由脉络膜后内动脉或胼胝体压部动脉供应的区域[30, 31]。

距状动脉

距状动脉是大脑后动脉的第二终末支[30, 31, 58]。它以单干出现占 90%[30, 31]，而以双干出现占 10%[31]。根据 Parraga 的研究该动脉起源处位于进入距状裂前，起自 P3 段最常见占 64.3%，然后是距状裂内的大脑后动脉占 27.1%，以及不常见的顶枕动脉。距状动脉起源自 P3（发生率为 48%）、P2P（发生率 42%）、顶枕动脉（发生率 10%）[30, 31]。它走行穿过距状裂到达颞极，然后又发出分支供应楔下回和舌回[30, 31, 58]。

胼胝体压部动脉

大脑后动脉和它的分支总是发出胼胝体压部动脉（也成为胼周后动脉）[30, 31, 58, 65]。根据 Parraga 等[58] 的研究，胼胝体压部动脉起始部为顶枕动脉占 45.7%，P3 段占 27.1%，脉络膜后内动脉占 14.3%，距状裂内的大脑后动脉占 2.9%。根据 Zeal 和 Rhoton 的研究[31]，起自顶枕动脉占 62%，距状动脉占 12%，脉络膜后内动脉占 8%，颞后动脉占 6%，P2P 占 4%，P3 占 4%，脉络膜后外动脉占 4%。胼胝体压部动脉走行向上围绕胼胝体压部，然后往前越过胼胝体沟直到与胼周前动脉吻合（大脑前动脉的分支）[30, 31, 58]。它供应胼胝体压部。

结论

大脑后循环起自双侧并汇合成基底动脉的椎动脉，然后终止于大脑后动脉。在它们的走行过程中，这些动脉发出几个重要的分支供应脑干和大脑半球。作为经典解剖的补充，还存在一些相关的解剖变异。

参·考·文·献

[1] Bruneau M, De Witte O, Regli L, George B. Anatomical variations. In: George BM, Spetzler RF, eds. Pathology and Surgery Around the Vertebral Artery. Paris: Springer; 2011

[2] Campero A, Rubino P, Rhoton AL Jr. Anatomy of the vertebral artery. In: George BM, Spetzler RF, eds. Pathology and Surgery Around the Vertebral Artery. Paris: Springer; 2011

[3] Songur A, Gonul Y, Ozen OA, et al. Variations in the intracranial vertebrobasilar system. Surg Radiol Anat 2008;30:257–264

[4] Peltier J, Toussaint P, Deramond H, et al. The dural crossing of the vertebral artery. Surg Radiol Anat 2003;25:305–310

[5] Bruneau M, George B. Surgical technique for the resection of tumors in relation with the V3 and V4 segments of the vertebral artery. In: George BM, Spetzler RF, eds. Pathology and Surgery Around the Vertebral Artery. Paris: Springer; 2011

[6] de Oliveira E, Rhoton AL Jr, Peace D. Microsurgical anatomy of the region of the foramen magnum. Surg Neurol 1985;24:293–352

[7] Hong JM, Chung CS, Bang OY, Yong SW, Joo IS, Huh K. Vertebral artery dominance contributes to basilar artery curvature and peri-vertebrobasilar junctional infarcts. J Neurol Neurosurg Psychiatry 2009;80:1087–1092

[8] Park JH, Kim JM, Roh JK. Hypoplastic vertebral artery: frequency and associations with ischaemic stroke territory. J Neurol Neurosurg Psychiatry 2007;78:954–958

[9] Rhoton AL Jr. The foramen magnum. Neurosurgery 2000;47(3, Suppl): S155–S193

[10] Turnbull IM. Microvasculature of the human spinal cord. J Neurosurg 1971;35:141–147

[11] Rodríguez-Hernández A, Rhoton AL Jr, Lawton MT. Segmental anatomy of cerebellar arteries: a proposed nomenclature. Laboratory investigation. J Neurosurg 2011;115:387–397

[12] Shrontz C, Dujovny M, Ausman JI, et al. Surgical anatomy of the arteries of the posterior fossa. J Neurosurg 1986;65:540–544

[13] Lister JR, Rhoton AL Jr, Matsushima T, Peace DA. Microsurgical anatomy of the posterior inferior cerebellar artery. Neurosurgery 1982;10:170–199

[14] Fine AD, Cardoso A, Rhoton AL Jr. Microsurgical anatomy of the extracranial-extradural origin of the posterior inferior cerebellar artery. J Neurosurg 1999;91:645–652

[15] Cullen SP, Ozanne A, Alvarez H, Lasjaunias P. The bihemispheric posterior inferior cerebellar artery. Neuroradiology 2005;47:809–812

[16] Ogawa T, Fujita H, Inugami A, Shishido F, Higano S, Uemura K. Anomalous origin of the posterior inferior cerebellar artery from the posterior meningeal artery. AJNR Am J Neuroradiol 1991;12:186

[17] Manabe H, Oda N, Ishii M, Ishii A. The posterior inferior cerebellar artery originating from the internal carotid artery, associated with multiple aneurysms. Neuroradiology 1991;33:513–515

[18] Ahuja A, Graves VB, Crosby DL, Strother CM. Anomalous origin of the posterior inferior cerebellar artery from the internal carotid artery. AJNR Am J Neuroradiol 1992;13:1625–1626

[19] Osborn A. The Vertebrobasilar System. Philadelphia: Lippincott Williams & Wilkins; 1999

[20] Lesley WS, Rajab MH, Case RS. Double origin of the posterior inferior cerebellar artery: association with intracranial aneurysm on catheter angiography. AJR Am J Roentgenol 2007;189:893–897

[21] Kwon BJ, Jung C, Im SH, Lee DH, Han MH. Double origin of the postero-inferior cerebellar artery: angiographic anatomy and endovascular treatment of concurrent vertebrobasilar dissection. Neurosurgery 2007;61(5, Suppl 2):242–247, discussion 247–248

[22] Er U, Lanzino G. The origin of the anterior spinal artery from the vertebral artery: a brief overview of its anatomical variation and initial course. In: George BM, Spetzler RF, eds. Pathology and Surgery Around the Vertebral Artery. Paris: Springer; 2011

[23] Er U, Fraser K, Lanzino G. The anterior spinal artery origin: a microanatomical study. Spinal Cord 2008;46:45–49

[24] Santos-Franco JA, de Oliveira E, Mercado R, Ortiz-Velazquez RI, Revuelta-Gutierrez R, Gomez-Llata S. Microsurgical considerations of the anterior spinal and the anterior-ventral spinal arteries. Acta Neurochir (Wien) 2006;148:329–338, discussion 338

[25] Kawashima M, Tanriover N, Rhoton AL Jr, Matsushima T. The transverse process, intertransverse space, and vertebral artery in anterior approaches to the lower cervical spine. J Neurosurg 2003;98(2, Suppl): 188–194

[26] Akar ZC, Dujovny M, Gómez-Tortosa E, Slavin KV, Ausman JI. Microvas-cular anatomy of the anterior surface of the medulla oblongata and olive. J Neurosurg 1995;82:97–105

[27] Marinković S, Milisavljević M, Gibo H, Maliković A, Djulejić V. Microsurgical anatomy of the perforating branches of the vertebral artery. Surg Neurol 2004;61:190–197, discussion 197

[28] Grand W, Budny JL, Gibbons KJ, Sternau LL, Hopkins LN. Microvascular surgical anatomy of the vertebrobasilar junction. Neurosurgery 1997;40: 1219–1223, discussion 1223–1225

[29] Saeki N, Rhoton AL Jr. Microsurgical anatomy of the upper basilar artery and the posterior circle of Willis. J Neurosurg 1977;46:563–578

[30] Rhoton AL Jr. The supratentorial arteries. Neurosurgery 2002;51(4, Suppl):S53–S120

[31] Zeal AA, Rhoton AL Jr. Microsurgical anatomy of the posterior cerebral artery. J Neurosurg 1978;48:534–559

[32] Caruso G, Vincentelli F, Giudicelli G, Grisoli F, Xu T, Gouaze A. Perforating branches of the basilar bifurcation. J Neurosurg 1990;73:259–265

[33] Garcia-Gonzalez U, Cavalcanti DD, Agrawal A, Spetzler RF, Preul MC. Anatomical study on the "perforator-free zone": reconsidering the proximal superior cerebellar artery and basilar artery perforators. Neurosurgery 2012;70:764–772, discussion 771–772

[34] Tatu L, Moulin T, Bogousslavsky J, Duvernoy H. Arterial territories of human brain: brainstem and cerebellum. Neurology 1996;47:1125–1135

[35] Lazorthes G, Gouaze A, Salamon G. Vascularisation et Circulation de l'Encephale. Paris: Masson; 1976

[36] Foix C, Hillemand P. Les syndromes de l'artere cerebrale anterieure. Encephale 1925;20:209–232

[37] Duvernoy H. Human Brain Stem Vessels. New York: Springer-Verlag; 1978

[38] Duvernoy H. The Human Brain Stem and Cerebellum: Surface, Structure, Vascularization, and Three-Dimensional Sectional Anatomy with MRI. New York: Springer-Verlag; 1995

[39] Marinković SV, Gibo H. The surgical anatomy of the perforating branches of the basilar artery. Neurosurgery 1993;33:80–87

[40] Grand W, Hopkins LN. The microsurgical anatomy of the basilar artery bifurcation. Neurosurgery 1977;1:128–131

[41] Tulleken CA, Luiten ML. The basilar artery bifurcation: microscopical anatomy. Acta Neurochir (Wien) 1987;85:50–55

[42] Pedroza A, Dujovny M, Ausman JI, et al. Microvascular anatomy of

the interpeduncular fossa. J Neurosurg 1986;64:484–493
[43] Uchino A, Saito N, Okada Y, et al. Fenestrations of the intracranial vertebrobasilar system diagnosed by MR angiography. Neuroradiology 2012; 54:445–450
[44] Pasco A, Papon X, Bracard S, Tanguy JY, Ter Minassian A, Mercier P. Persistent carotid-vertebrobasilar anastomoses: how and why differentiating them? J Neuroradiol 2004;31:391–396
[45] Salas E, Ziyal IM, Sekhar LN, Wright DC. Persistent trigeminal artery: an anatomic study. Neurosurgery 1998;43:557–561, discussion 561–562
[46] Rhoton AL Jr. The cerebellar arteries. Neurosurgery 2000;47(3, Suppl): S29–S68
[47] Yaşargil M. Microsurgical anatomy of the basal cisterns and vessels of the brain, diagnostic studies, general operative techniques and pathological considerations of the intracranial aneurysms. In: Yasargil M, ed. Microneurosurgery. Stuttgart, Germany: Georg Thieme Verlag; 1984:133–164
[48] Van Overbeeke JJ, Hillen B, Tulleken CA. A comparative study of the circle of Willis in fetal and adult life. The configuration of the posterior bifurcation of the posterior communicating artery. J Anat 1991;176:45–54
[49] Li Q, Li J, Lv F, Li K, Luo T, Xie P. A multidetector CT angiography study of variations in the circle of Willis in a Chinese population. J Clin Neurosci 2011;18:379–383
[50] De Silva KR, Silva R, Amaratunga D, Gunasekera WS, Jayesekera RW. Types of the cerebral arterial circle (circle of Willis) in a Sri Lankan population. BMC Neurol 2011;11:5
[51] Eftekhar B, Dadmehr M, Ansari S, Ghodsi M, Nazparvar B, Ketabchi E. Are the distributions of variations of circle of Willis different in different populations? Results of an anatomical study and review of literature. BMC Neurol 2006;6:22
[52] Alpers BJ, Berry RG, Paddison RM. Anatomical studies of the circle of Willis in normal brain. AMA Arch Neurol Psychiatry 1959;81:409–418
[53] Riggs HE, Rupp C. Variation in form of circle of Willis. The relation of the variations to collateral circulation: anatomic analysis. Arch Neurol 1963; 8:8–14
[54] Kaplan H, Ford D. The Brain Vascular System. Amsterdam/New York: Elsevier; 1966
[55] Jongen JC, Franke CL, Ramos LM, Wilmink JT, van Gijn J. Direction of flow in posterior communicating artery on magnetic resonance angiography in patients with occipital lobe infarcts. Stroke 2004;35:104–108
[56] van Raamt AF, Mali WP, van Laar PJ, van der Graaf Y. The fetal variant of the circle of Willis and its influence on the cerebral collateral circulation. Cerebrovasc Dis 2006;22:217–224
[57] Horikoshi T, Akiyama I, Yamagata Z, Sugita M, Nukui H. Magnetic resonance angiographic evidence of sex-linked variations in the circle of willis and the occurrence of cerebral aneurysms. J Neurosurg 2002;96:697–703
[58] Párraga RG, Ribas GC, Andrade SE, de Oliveira E. Microsurgical anatomy of the posterior cerebral artery in three-dimensional images. World Neurosurg 2011;75:233–257
[59] Tatu L, Moulin T, Bogousslavsky J, Duvernoy H. Arterial territories of the human brain: cerebral hemispheres. Neurology 1998;50:1699–1708
[60] van der Zwan A, Hillen B. Review of the variability of the territories of the major cerebral arteries. Stroke 1991;22:1078–1084
[61] Duret H. Recherches anatomiques sur la circulation de l'encephale. Arch Physiol Norm Pathol Deuxieme Serie 1874:316–353
[62] Zülch K. Die Pathogenese von Massenblutung und Erweichung unter besonderer Berucksichtigung klinischer Gesichtspunkte. Acta Neurochir Suppl (Wien) 1961;7:51–117
[63] Stephens R, Stilvell D. Arteries and Veins of the Human Brain. Springfield IL: Charles C. Thomas; 1969
[64] Krayenbühl H, Yaşargil M. Cerebral Angiography, 2nd ed. Philadelphia: Lippincott; 1968
[65] Margolis M, Newton T, Hoyt W. Gross and roentgenologic anatomy of the posterior cerebral artery. In: Radiology of Skull Base and Brain, vol 2, book 2. St. Louis: Mosby; 1974
[66] Yaşargil M. Microneurosurgery, vol 2. New York: George Thieme Verlag; 1984
[67] Rhoton AL Jr, Saeki N, Perlmutter D, Zeal A. Microsurgical anatomy of common aneurysm sites. Clin Neurosurg 1979;26:248–306
[68] Fujii K, Lenkey C, Rhoton AL Jr. Microsurgical anatomy of the choroidal arteries: lateral and third ventricles. J Neurosurg 1980;52:165–188
[69] Galloway JR, Greitz T. The medial and lateral choroid arteries. An anatomic and roentgenographic study. Acta Radiol 1960;53:353–366
[70] Carpenter MB, Noback CR, Moss ML. The anterior choroidal artery; its origins course, distribution, and variations. AMA Arch Neurol Psychiatry 1954;71:714–722
[71] Galatius-Jensen F, Ringberg V. Anastomosis between the anterior choroidal artery and the posterior cerebral artery demonstrated by arteriography. Radiology 1963;81:942–944
[72] Waddington M. Atlas of Cerebral Angiography with Anatomic Correlation. Boston: Little, Brown; 1974
[73] Muller J, Shaw L. Arterial vascularization of the human hippocampus. 1. extracerebral relationships. Arch Neurol 1965;13:45–47
[74] Beevor C. On the distribution of the different arteries supplying the human brain. Philos Trans R Soc Lond [Biol]1909;200:1–55

第5章

颅内静脉解剖

Mauro A.T. Ferreira

与大脑动脉能自由穿行蛛网膜下隙不同，颅内静脉紧紧贴附软脑膜并存在广泛的吻合。静脉穿过脑池、脑裂和脑沟，没有静脉瓣。静脉壁较薄且只有少量肌细胞。颅内静脉解剖各异，所以术中处理静脉时需要非常谨慎。一些研究报道了因各种静脉闭塞导致的神经功能障碍。有趣的是，静脉的牺牲或静脉闭塞在一部分患者中会引起神经功能损伤，而在另一部分患者中却没有。这些发现可能提示在不同个体中颅内静脉解剖变异很大，且具有不同的吻合方式。

本章回顾了大脑的深、浅静脉系统。浅静脉系统回流大脑不同表面的静脉进入硬脑膜静脉窦。深静脉系统主要包括大脑内静脉和基底静脉（Rosenthal 静脉），两者均汇入大脑大静脉（Galen 静脉）。一些头皮静脉或肌肉静脉丛相互连接，并发出导静脉通过颅孔或颅缝连接颅内静脉，使得颅外静脉与颅内的静脉窦相通。

静脉可能成为手术入路的障碍，比如上矢状窦左右两侧静脉、四叠体池内松果体区的静脉以及颞叶被抬起或被牵拉时会碰到的 Labbé 静脉。不像动脉能够被自由地分离或移动，静脉经受不起大幅度的手术操作。大部分情况下，因为静脉是广泛汇合的，所以手术过程中牺牲少部分表浅静脉是可以接受的。但是，如果术中发现一支静脉比预想中的粗大，则需要尽可能地保留它或至少尽可能少牺牲它的属支。

板障静脉和导静脉

板障静脉

这些静脉占据了一些颅骨的板障中的通道。它们比较粗大，且在不规则间隙中进行扩张。其薄层血管壁仅由弹性组织支撑一层内皮细胞构成。其连接脑膜静脉、静脉窦和颅周静脉。最常见的 4 类板障通道包括：①额部板障静脉：起自眶上孔的颅骨，连接眶上静脉；②颞（顶）前部板障静脉：主要局限于额骨，穿过蝶骨大翼，终止于蝶顶窦或颞前部深静脉；③颞（顶）后部板障静脉：位于顶骨，下降到颞骨乳突角或乳突孔；④枕部板障静脉：最大，局限于枕骨，开口于枕静脉或窦汇处的横窦，或进入枕部的导静脉。

导静脉

这些血管穿过颅骨孔隙，连接静脉窦和颅外静脉。有些是固定存在的，有些可能会缺如。乳突孔中的导静脉连接乙状窦和耳后静脉或枕静脉。当实施乙状窦后入路的手术时，这些导静脉经常被切断并用骨蜡封住乳突孔。需要注意的是，避免将骨蜡压入乙状窦，造成乙状窦闭塞的危险。Mortazavi 等最近报道了颅内导静脉的解剖及手术相关并发症[2]。Reis 等[3]讨论了乳突部导静脉的解剖和手术相关内容。顶部导静脉穿过顶骨孔，连接上矢状窦和头皮静脉。舌下神经管的静脉丛连接乙状窦和颈内静脉。髁后导静脉连接乙状窦和枕下静脉丛，这可能是手术过程中大量出血的原因。一簇导静脉通过卵圆孔连接海绵窦和翼状静脉丛（即所谓的海绵旁窦）[4]。2~3 支小静脉穿过破裂孔，连接海绵窦和咽静脉及翼状静脉丛[4]，一支静脉穿过蝶导静脉孔也连接上述这些静脉。颈内动静脉丛穿过颈动脉管连接海绵窦和颈内静脉。枕窦与枕骨大孔附近发育各异的静脉（边缘窦）相连，并由此与椎静脉丛相连。椎静脉丛是当颈内静脉闭塞或被结扎时的代偿引流途径[1]。眼静脉连接颅内外静脉，因此也是潜在的导静脉[2]。这些静脉的相互连接解释了感染是如何扩散进入颅内的，同样也解释了损伤或结扎一侧颈内静脉而不引起临床症状的原因：静脉血通过改变路线进入代偿流出通道。术中出现空气栓塞也与这些静脉连接有关，特别是患者处于坐位或半坐位的时候。

浅静脉

浅静脉引流半球皮质表面的静脉血。此系统引流大脑表面 1/5 厚度脑组织的血液[5]。这些血液进入 4 组桥静脉[6]：上矢状窦组引流进入上矢状窦，蝶组引流进入蝶顶窦或海绵窦，小脑幕组汇聚进入小脑幕的静脉窦，大脑镰组进入下矢状窦或直窦及其属支。如果上矢状窦组、蝶组或小脑幕组的属支较发达，可引流半球表面大部分血液。静脉窦是位于双层硬膜间的通道，其引流大脑和颅骨的血液。静脉窦内衬内皮细胞且没有静脉瓣，其血管壁缺乏肌细胞。

上矢状窦

上矢状窦起自额窦后部并沿中线向后延伸，终于枕内粗隆（图 5.1a 和图 5.2a），并在此处汇入横窦，通常右侧横窦接收上矢状窦的大部分血液（图 5.2b）。上矢状窦的横截面呈三角形，它接收来自额极、额叶和顶叶的血液，并且随着向后延伸管径逐渐增加。

在窦的两侧能看到扩大的静脉空间，即所谓的静脉腔隙（图 5.1a、c），蛛网膜的绒毛细胞主要存在于这些腔隙中。婴儿期未见静脉腔隙，而老年期静脉腔隙可扩大。这些腔隙主要引流与脑膜动脉伴行的脑膜

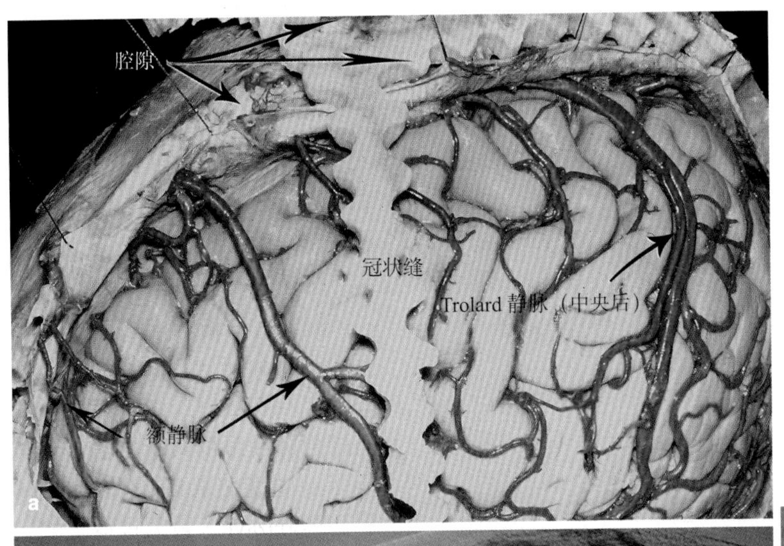

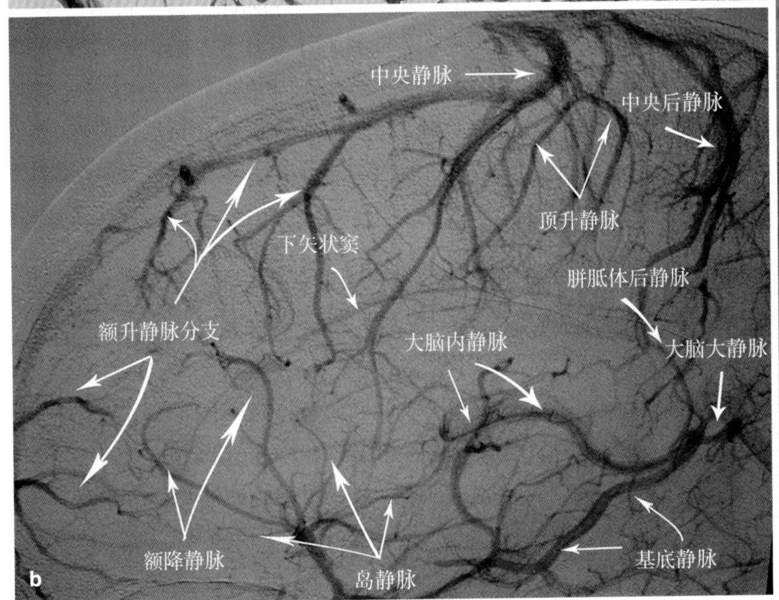

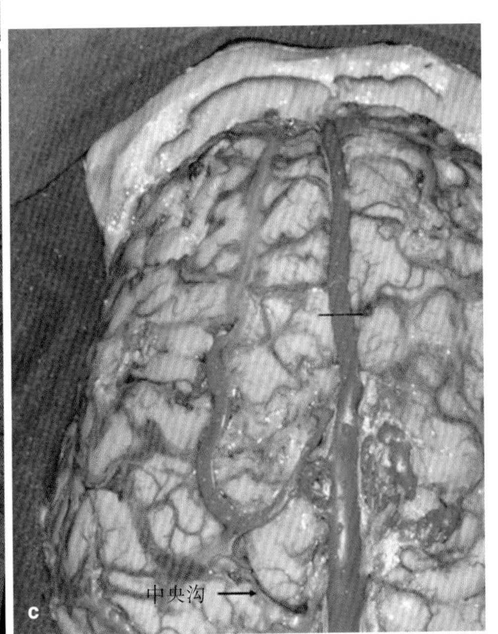

图 5.1　a. 左侧大脑半球：冠状缝、人字缝和矢状缝被保留。静脉属支通常在静脉间隙的下方汇入上矢状窦（箭头）；b. 静脉造影侧面观。上矢状窦引流额叶静脉。额叶半球间入路通常能够在额叶静脉间隙进行；c. 上矢状窦及静脉间隙的上面观。此例标本中间 1/3 显示得更清楚（经 Barrow 神经学研究所授权使用）。

静脉。

静脉以不同的角度汇入上矢状窦。前部的静脉几乎以直角汇入上矢状窦，而后部的静脉斜行向前，与窦内的血流方向相反[5, 6]。这种方向性的不同能够防止薄壁的静脉血管因颅内压增高而塌陷，而另一个因素是人体发育过程中大脑半球向后部生长及由此引发的发育过程中的血管位移[1]。较常见的是，表浅静脉在静脉腔隙下走行，并最终汇入上矢状窦[6]（图 5.1a）。皮质静脉可直接加入上矢状窦，或加入脑膜窦，然后通过脑膜窦加入上矢状窦。这些脑膜窦可在上矢状窦外侧扩展 0.5~3.0 cm。

这些静脉汇入上矢状窦的方向对于制订半球间入路的手术方式至关重要。有文献报道结扎 1 根或更多位于上矢状窦前 1/3 的血管通常都可以接受。此外，桥静脉之间经常会有几厘米的距离，也有助于半球间入路的选择（图 5.1b）。

然而，Shucart 描述了两种主要的并发症，一种来自放在上矢状窦上的牵开器所造成的压力，另外一种是来自不可逆地结扎汇入上矢状窦的大静脉，分别会造成双侧额叶静脉性脑梗死和右侧额叶梗死[7]。Hassaneen 等[8]报道 38 例患者经胼胝体前部入路切除肿瘤后并发症的发生率为 50%。他们的研究结果显示结扎桥静脉会影响患者结局。其中一例患者是胼周动脉瘤，在冠状缝前结扎上矢状窦（开颅过程中撕裂上矢状窦）以后出现双侧额叶梗死，从而导致严重的神经功能损害（数据未发表）。因窦汇附近 5~9 cm 范围内无桥静脉，所以枕叶经半球间入路通常是安全的。

切除中央沟周围区域的桥静脉可能导致对侧偏瘫，下肢更显著，但可能是一过性的偏瘫。这些静脉的自发性闭塞可能引起对侧运动功能障碍、头痛和癫痫发作[6]。相反，有两项研究结果显示，在儿科患者群体中，牺牲上矢状窦中间 1/3 的 1~2 根桥静脉并未显示有危害[9, 10]。其他研究仍认为结扎汇入上矢状窦中间 1/3 的引流静脉是有害的[6, 11, 12]。

下矢状窦

下矢状窦走行于大脑镰的下端（图 5.1b）。它起源于胼胝体前部上方，并在往后汇入直窦的过程中逐渐扩大。下矢状窦的起点收集大脑镰、胼胝体及扣带回三者附近的静脉血。其最大属支是胼周前静脉。如果下矢状窦异常粗大，则需要非常注意，它可能是汇集了大脑内侧面的大部分引流静脉，并向上靠近上矢状窦[6]。

小脑幕窦

小脑幕内有 2 支恒定但不对称的血管：内、外侧小脑幕窦。内侧组汇集了小脑上表面的静脉。外侧组汇集了颞叶和枕叶基底面及外侧面的静脉（图 5.3a）。掌握这个解剖结构对于指导手术入路非常重要，比如枕部经小脑幕入路、幕下小脑上入路及乙状窦前入路需要切开小脑幕。前后方向切开小脑幕应该在小脑幕窦之间进行。如果需要横行切开小脑幕，切口应该在外侧小脑幕窦的前方[13]。我们在尸体头部标本上发现一个解剖变异，右侧基底静脉走行于小脑幕内，然后汇入直窦（图 5.3b）。这些发现与 Rhoton 的研究一致，即如果基底静脉后段缺失的话，中间段就会在幕缘水平汇入静脉窦[6]。

海绵窦

海绵窦位于蝶鞍的两侧，包含重要的神经血管结构。颈内动脉走行于海绵窦内，从岩骨的动脉出口（岩舌韧带水平）到硬膜环，处于硬膜外，位于海绵窦最内侧。三叉神经第一支及第二支部分纤维、滑车神经和动眼神经走行于海绵窦的外侧[14]。这些神经鞘膜的延伸形成了海绵窦的外壁（图 5.4a）。展神经走行于海绵窦内，但不构成其外壁。

在这些结构之间，存在一些静脉间隙（图 5.4b）。海绵窦的静脉血分别通过前后的海绵间窦相连。在前方，海绵窦与蝶顶窦和眼静脉相交通；在中间，海绵窦通过经蝶骨大翼内侧面向外延伸，并穿过棘孔和卵圆孔的小静脉连接翼状静脉丛[1]；在后方，海绵窦后部、海绵间窦后部、岩上窦及基底静脉丛相连形成一个窦的汇合。在蝶鞍的后部，很难界定这些窦的边界（图 5.4c）。各种静脉湖存在于海绵窦内不同的区室。海绵窦是由一支静脉自身围绕形成，还是由很多静脉共同形成仍需进一步讨论。

直窦

直窦在胼胝体压部的下方由下矢状窦和大脑大静脉汇合而成（图 5.2a、图 5.3a、图 5.5）。它也接收来自小脑上部和基底静脉的静脉血（图 5.5）。在大脑镰和小脑幕的结合部向后下走行，最终汇入横窦，但多数主要汇入左侧的横窦[6, 14]。

横窦

左右两侧的横窦都源自枕内粗隆水平。枕骨内侧面的沟提示了横窦的解剖位置。横窦起自窦汇，

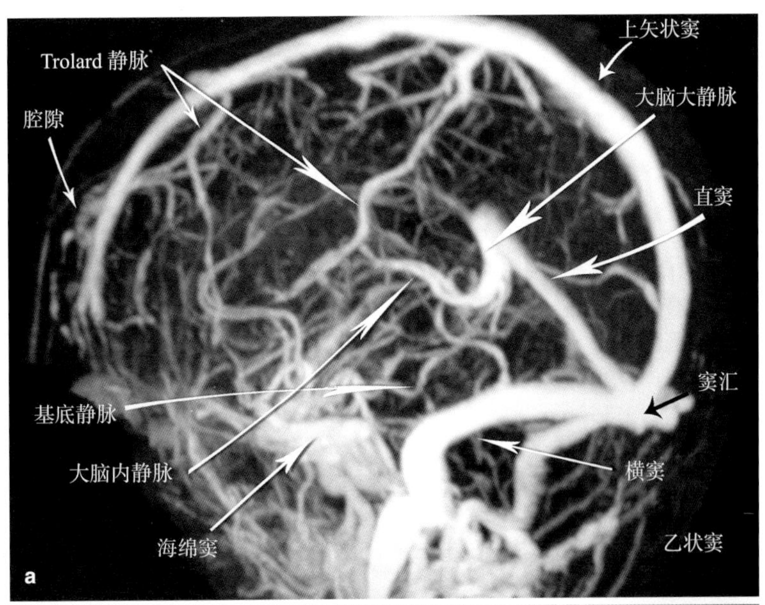

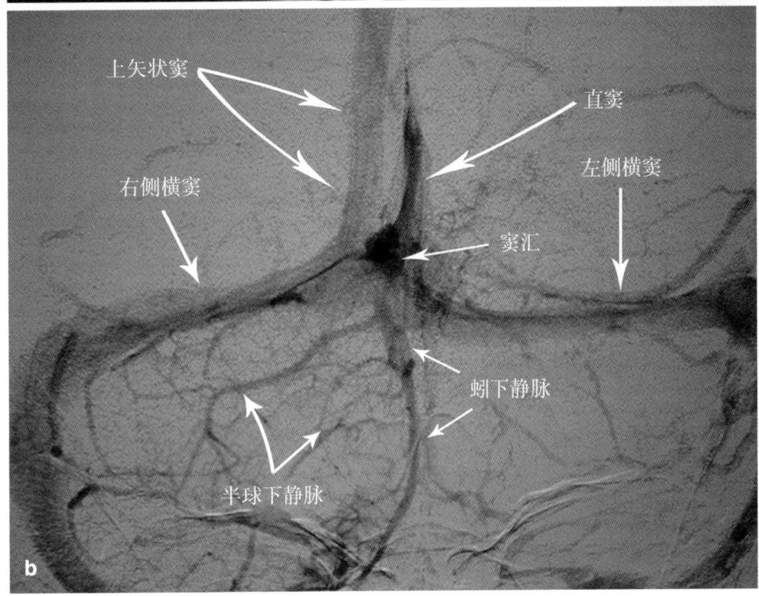

图 5.2　a. MRA 显示大脑静脉窦；b. 血管造影后面观，显示上矢状窦更倾向汇入右侧横窦。直窦主要汇入右侧横窦（经 Barrow 神经学研究所授权使用）。

沿着枕骨内侧面浅沟向前外侧走行，在岩骨嵴的基底部与岩上窦汇合形成乙状窦（图 5.2a 和图 5.3a）。它通过依附小脑幕紧贴枕骨内侧。右侧横窦通常较左侧粗大，并接收上矢状窦的大部分血液（图 5.2b）[6, 14]。左侧横窦较小，通常接收来自直窦的静脉血。因此，右侧横窦、乙状窦和右侧颈内静脉引流大脑半球浅表的静脉血，而左侧横窦、乙状窦和左侧颈内静脉引流大脑深部的静脉血（直窦）（图 5.2b）。当乳突被切除时，就能清楚地看到横窦 – 乙状窦与岩上窦的交汇点。

颞叶外侧的皮质静脉可直接汇入横窦，或在进入横窦前弯曲在颞叶底部进入小脑幕窦。颞叶和枕叶底部的皮质静脉通常汇入外侧的小脑幕窦。最终，颞叶外侧表面、颞叶基底面和枕叶基底面的静脉血汇合形成 Labbé 复合体，然后汇入横窦 – 乙状窦交点。

岩上窦

岩上窦位于小脑幕前外侧的附着处。岩上窦自内侧与海绵窦的交点逐渐向后外侧延伸，汇入外侧的横窦 – 乙状窦结合处。其走行于岩骨嵴的上方（图 5.4c），接收来自小脑或脑干的桥静脉，但不接收来自大脑的静脉血 [6]。

蝶顶窦、蝶基底窦及蝶岩窦

蝶顶窦是一支伴随脑膜动脉的大静脉窦，在翼点以上水平伴随脑膜中动脉的前支。San Millan 等指出

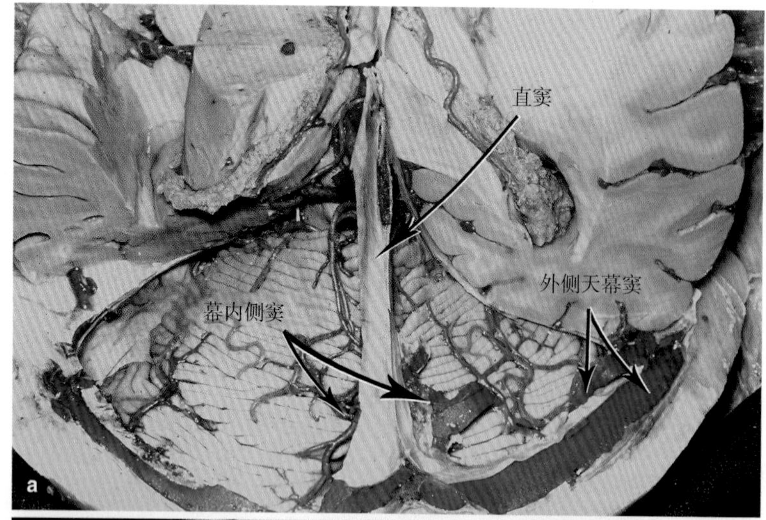

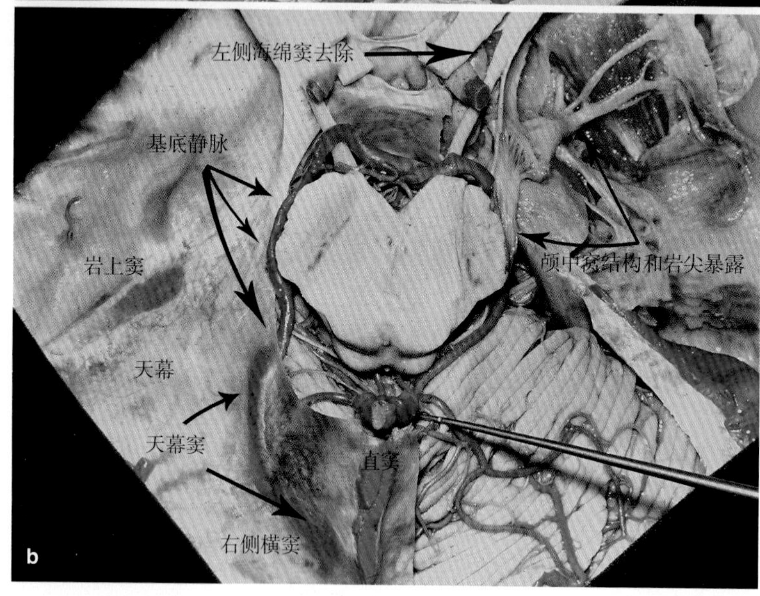

图 5.3 a. 小脑半球上面观，显示内侧及外侧小脑幕窦；b. 上面观显示基底静脉汇入一侧小脑幕窦并走向窦汇（经 Barrow 神经学研究所授权使用）。

蝶顶窦实际上与两个静脉结构非自然的汇合相对应：脑膜中静脉前支的顶部和位于蝶骨小翼下方的静脉窦[15]。其最终汇入海绵窦的前部，而沿着蝶骨嵴走行的窦可向下到达颅中窝，最终通过蝶骨导静脉进入翼状静脉丛，而非直接进入海绵窦的前部。

蝶顶窦向外侧走行出颅，连接翼状静脉丛和蝶骨导静脉，称为蝶基底窦。侧裂静脉更多的是汇入蝶顶窦。当窦发育不好或缺如时，这些静脉则汇入海绵窦或蝶基底窦，少部分可进入蝶岩窦[1]。Lv 等详细描述了外侧海绵窦的解剖[4]。

枕窦

这个最小的静脉窦位于大脑镰附着点的边缘，有时是双侧的。它通过几条小的静脉起自枕骨大孔，连接乙状窦的末端，与内侧椎静脉丛相连，终于窦汇。

侧裂浅静脉及上、下吻合静脉

侧裂浅静脉，或称侧裂静脉丛，沿外侧裂走行，通常贴附在颞上回。其更多的是沿着蝶骨嵴汇入蝶顶窦[6, 14]。侧裂浅静脉可能是一根血管，也可形成外侧裂浅静脉复合体，或者可能缺失（图 5.6）。它接收来自额、顶、颞叶的分支。

外侧裂通常有静脉的分支跨过，术中打开外侧裂时必须牺牲这些静脉（图 5.6b），这种操作通常被认为是安全的。然而，当侧裂静脉由一支或更多的大静脉构成时，其更倾向于引流邻近额、顶、颞叶的血液，这种情况下无视这些血管会造成静脉血回流障碍，引起颞叶的水肿[6]。

如果侧裂浅静脉缺失，来自额叶和顶叶的静脉向上连接汇入上矢状窦的静脉。颞叶附近的静脉向

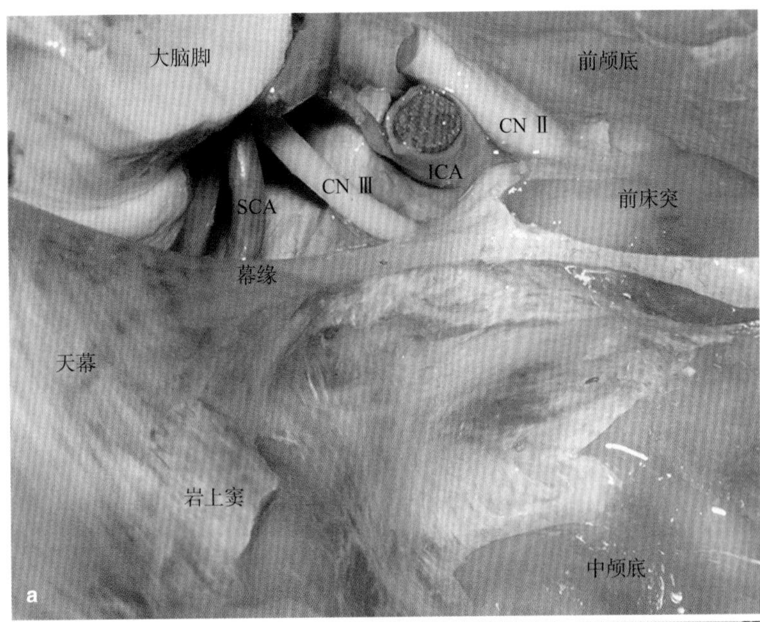

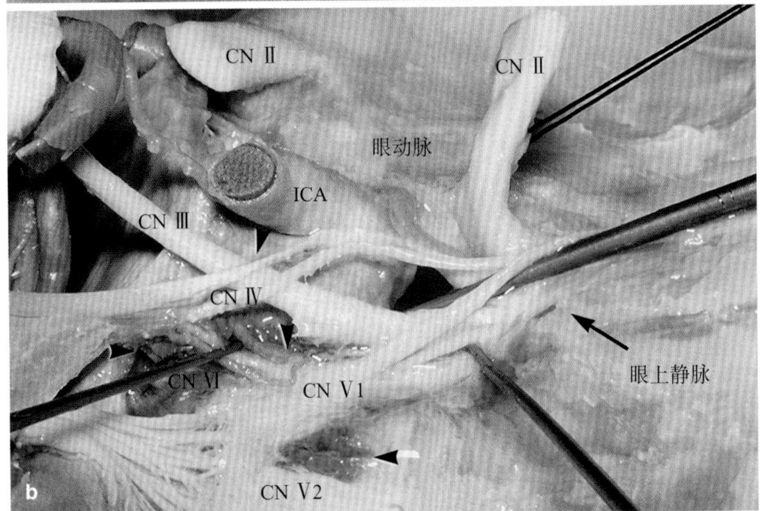

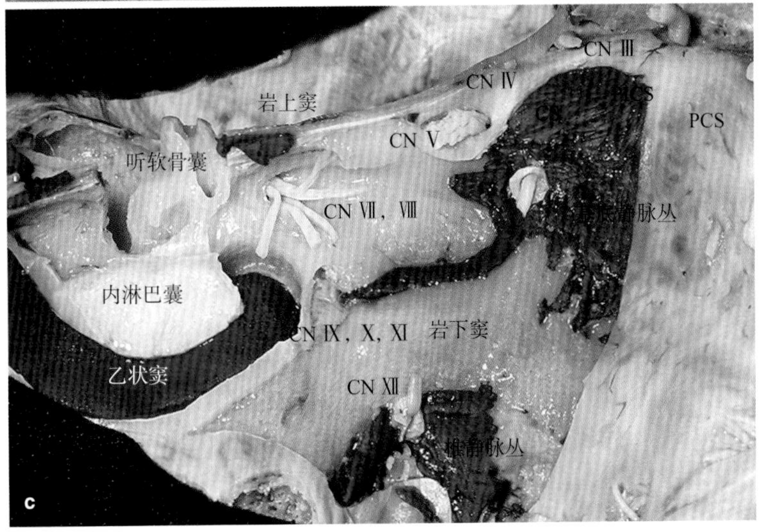

图 5.4　海绵窦侧面观。a. 第Ⅲ、Ⅳ对脑神经及三叉神经第一支和部分第二支的神经鞘膜延伸形成海绵窦真正的外侧壁；ICA，颈内动脉；SCA，小脑上动脉；b. 海绵窦及其内容物，静脉间隙以箭头标示；c. 颅后窝的后面观。左侧静脉窦已被切除。PICS，海绵间窦后部；PCS，海绵窦后部；CN，脑神经（经 Barrow 神经学研究所授权使用）。

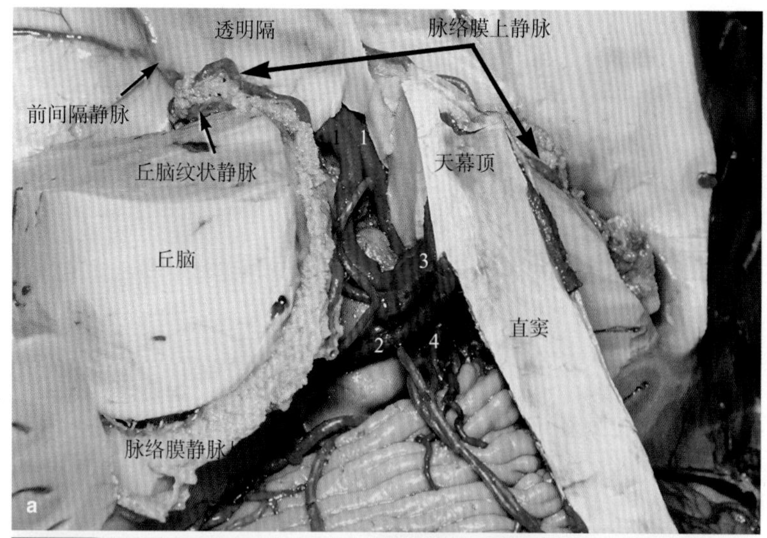

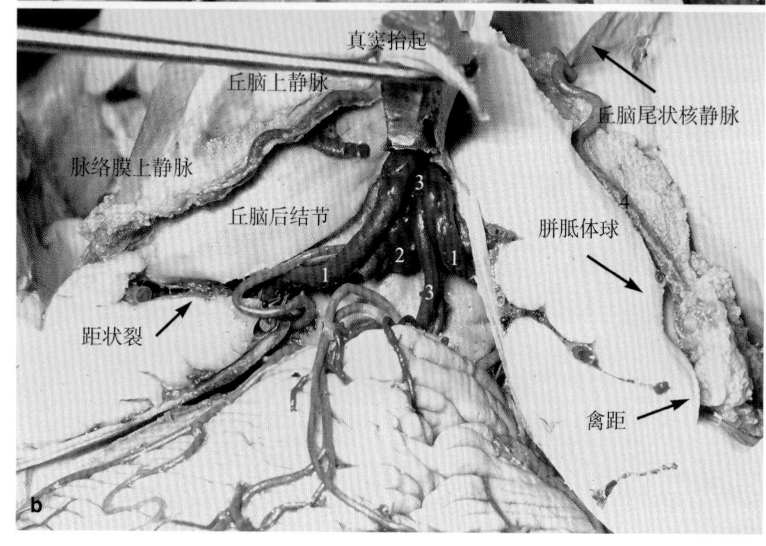

图 5.5　a. 四叠体池区域后外侧视图，显示大脑大静脉汇入直窦；b. 四叠体池区域后面观，各静脉属支汇入大脑大静脉，再进一步汇入直窦。直窦被向上抬起。1，基底静脉；2，大脑内静脉；3，Labbé 静脉；4，脉络丛上方脉络丛静脉（经 Barrow 神经学研究所授权使用）。

后下连接进入颞叶底部静脉窦的静脉。上吻合静脉（Trolard）连接侧裂浅静脉和上矢状窦（图 5.1a 和图 5.7），常位于中央沟和中央后沟水平，但位置可能会有所变化。它通常以单支向上走行，沿途接收额顶外侧面的血管属支，最终汇入上矢状窦，但偶尔也可见 2 支（图 5.7b）。

下吻合静脉（Labbé）连接侧裂浅静脉系统与横窦（图 5.8a）。其常起源于外侧裂中间部分，但也存在其他可能 [6]。它位于颞叶表面向后下走行以连接横窦（图 5.8a~c），在到达横向的横窦 – 乙状窦交界处之前，通常于枕前切迹区域汇入小脑幕窦（图 5.8b）。下吻合静脉是单支血管，也可见 2 支（图 5.6b）。Labbé 静脉接收来自颞叶后外侧面及颞叶和枕叶下面的静脉血，形成所谓的 Labbé 复合体。

Labbé 静脉闭塞可能导致颞叶静脉性脑梗死，于脑内产生占位效应，出现对侧肢体偏瘫、失语、定向障碍和死亡 [6]。曾经有一例患者 Labbé 静脉自发性血栓形成，随后导致横窦闭塞，最终需要行去骨瓣减压术。另一例患者出现颞叶梗死，可能是因为在行乙状窦前入路切除海绵窦后部脑膜瘤的过程中将自动牵开器放在了 Labbé 静脉的下端从而引起 Labbé 静脉闭塞（未发表的数据）。必须仔细制订手术计划。术中抬起或牵开颞叶时，最好确定静脉的形态和位置（图 5.8c、d）。

皮质静脉

皮质静脉包括不同的静脉系统，收集大脑外侧、内侧和基底面 3 个表面的血液。下面讨论几个主要的静脉组成，但像大脑动脉一样，术中很难辨认出患者每一个静脉。虽然介绍了这些静脉，但读者可参考其他资料，以便全面了解相关解剖知识 [16]。

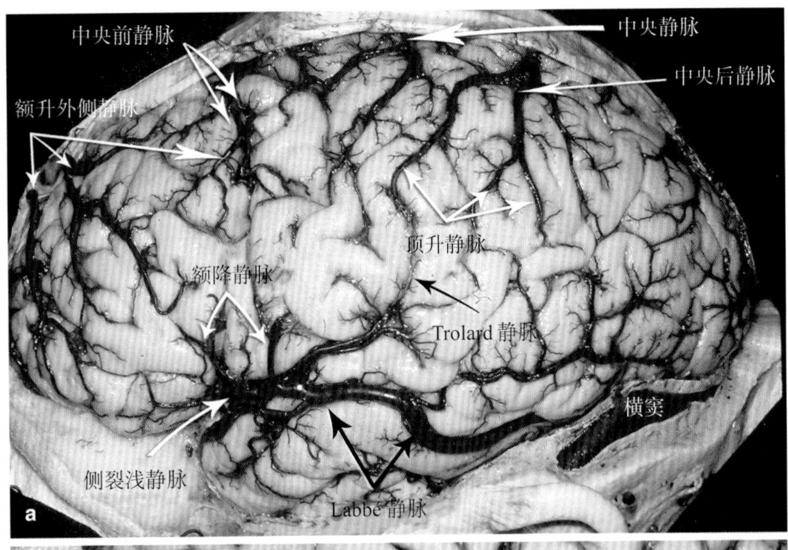

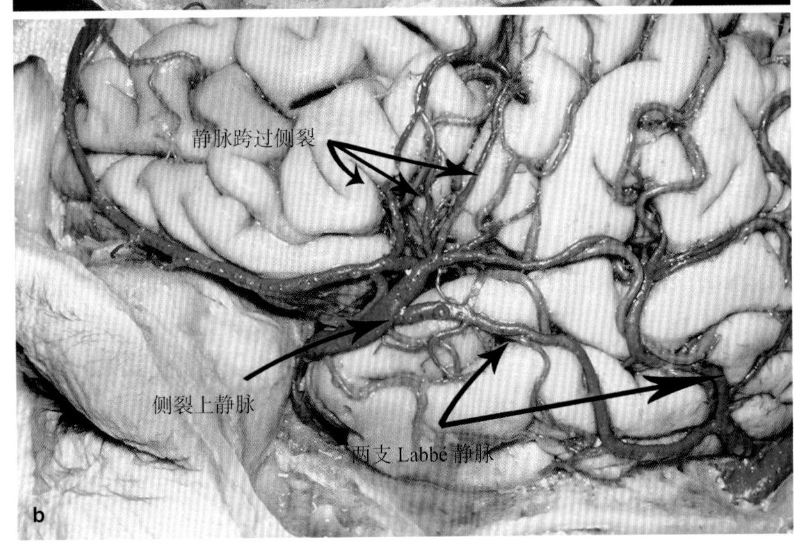

图 5.6　大脑表浅静脉。a. 清楚显示 Labbé 静脉；b. 侧裂静脉复合体。此标本可见静脉跨过外侧裂（经 Barrow 神经学研究所授权使用）。

额叶

额叶的静脉可分为外侧组、内侧组和基底面组（图 5.1b、图 5.7a、图 5.8a、图 5.8c）。额叶外侧静脉可分为升组和降组。升组的静脉汇入上矢状窦，降组的静脉汇入侧裂浅静脉。升组的静脉来自额极静脉，额前、中、后静脉，中央前静脉和中央沟静脉；降组静脉由额外侧裂静脉组成。升组静脉通常较降组粗大。侧裂浅静脉未发育完全，所以升组静脉相对更重要。升组静脉可直接终止于上矢状窦或者在途中加入其他汇入上矢状窦的静脉。

额叶内侧面的皮质静脉由扣带沟分为内侧和外侧两组。额内侧静脉分为升组和降组，升支汇入上矢状窦，降支汇入下矢状窦，或汇入胼胝体周围的静脉后最终汇入基底静脉前端。升组由额叶前内侧静脉、中间内侧静脉、后内侧静脉和旁中央沟静脉组成。降组静脉为胼周静脉、终板旁静脉和大脑前静脉。额下叶静脉（引流额叶眶面的静脉血）分为前、后两组，前组引流进入上矢状窦的前段，后组由嗅静脉和眶额后静脉组成，汇入基底静脉的第一段[5,6]。

顶叶

顶叶浅表静脉分为两组，一组引流外侧面静脉，另一组引流内侧面静脉。外侧组可进一步分为升组静脉和降组静脉，前者汇入上矢状窦，后者汇入侧裂浅静脉（图 5.1b、图 5.7a、图 5.8a、图 5.8c）。升组静脉包括中央沟静脉和中央后沟静脉，以及顶前静脉和顶后静脉。降组则由顶外侧裂静脉构成。内侧面静脉也可分为升组和降组，升组包括旁中央沟静脉、顶前内侧静脉和顶后内侧静脉，汇入上矢状窦。降组是围绕胼胝体膝部的胼周后静脉，最终汇入大脑大静脉或其属支。

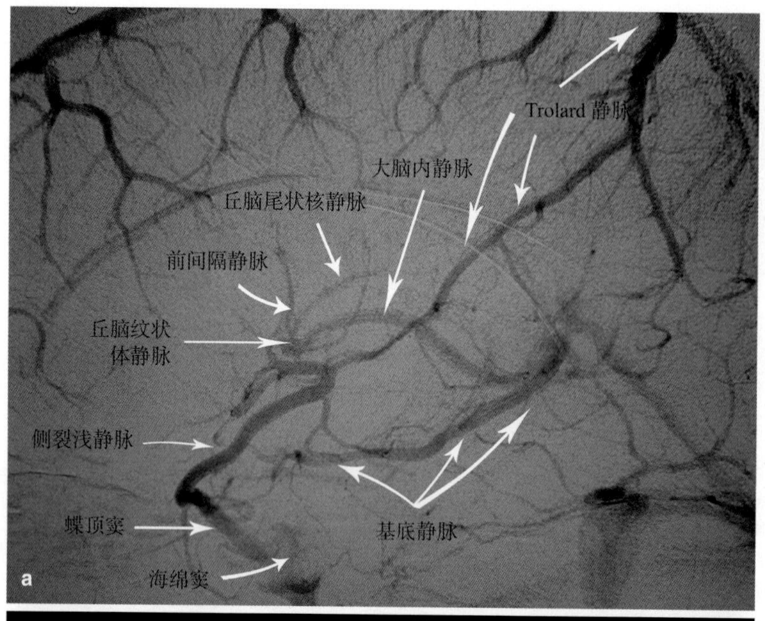

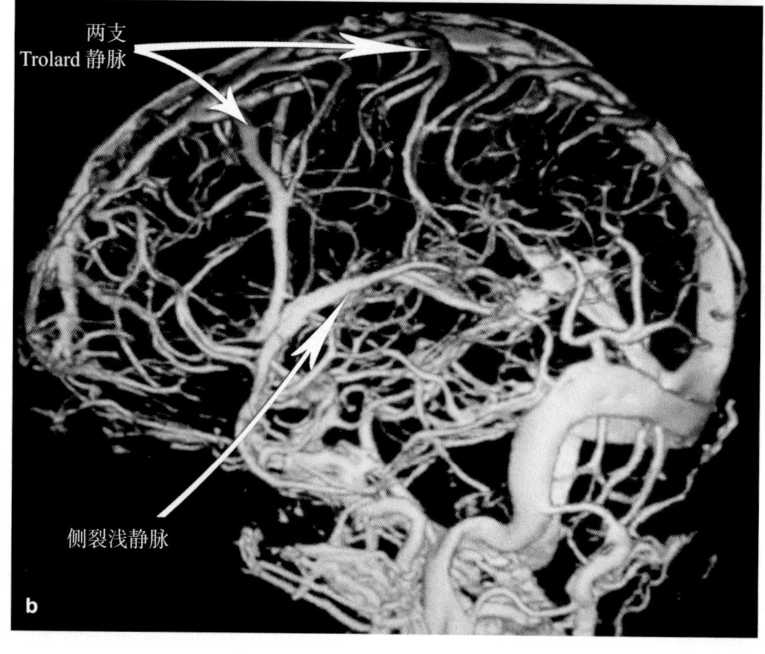

图 5.7 a. 血管造影侧面观，显示上吻合静脉（Trolard）；b. MRA 侧面观，显示成对的上吻合静脉（经 Barrow 神经学研究所授权使用）。

颞叶

颞叶皮质静脉分为引流大脑半球外侧面的外侧组和引流颞叶基底面的下组（图 5.1b、图 5.7a、图 5.8a、图 5.8c）。外侧组可进一步分为升组（颞叶侧裂组）和降组（外侧裂前、中、后静脉）。前者汇入外侧裂浅静脉，后者汇入颞叶底面的静脉窦。下组静脉可分为外侧组和内侧组，前者汇入小脑幕前外侧的静脉窦（前、中、后颞基底静脉）。内侧组汇入围绕脑干上部的基底静脉，在视交叉之下，靠近颞叶内侧面结构（钩回、海马前回和颞叶内侧静脉）。颞极基底面由颞叶外侧裂静脉引流。

枕叶

枕叶皮质静脉由内、外和基底面 3 组引流。引流颞叶和枕叶后部的静脉可在外侧面引流枕叶前部的血液。由于这些引流静脉指向前端进入上矢状窦，而且沿中线在距窦汇 4~9 cm 范围内无桥静脉，因此，枕部（后部）半球间入路是比较安全的手术路径[6]。枕叶内侧面是由距状沟前静脉（也称枕叶内侧静脉）和距状沟后静脉引流。距状沟前静脉闭塞会引起同向偏盲。距状沟后部（初级视觉皮质）是由距状沟后静脉引流。枕叶下面由枕叶基底静脉引流，此静脉源自引流舌回下外侧部和邻近枕颞回及颞下回的静脉，它朝

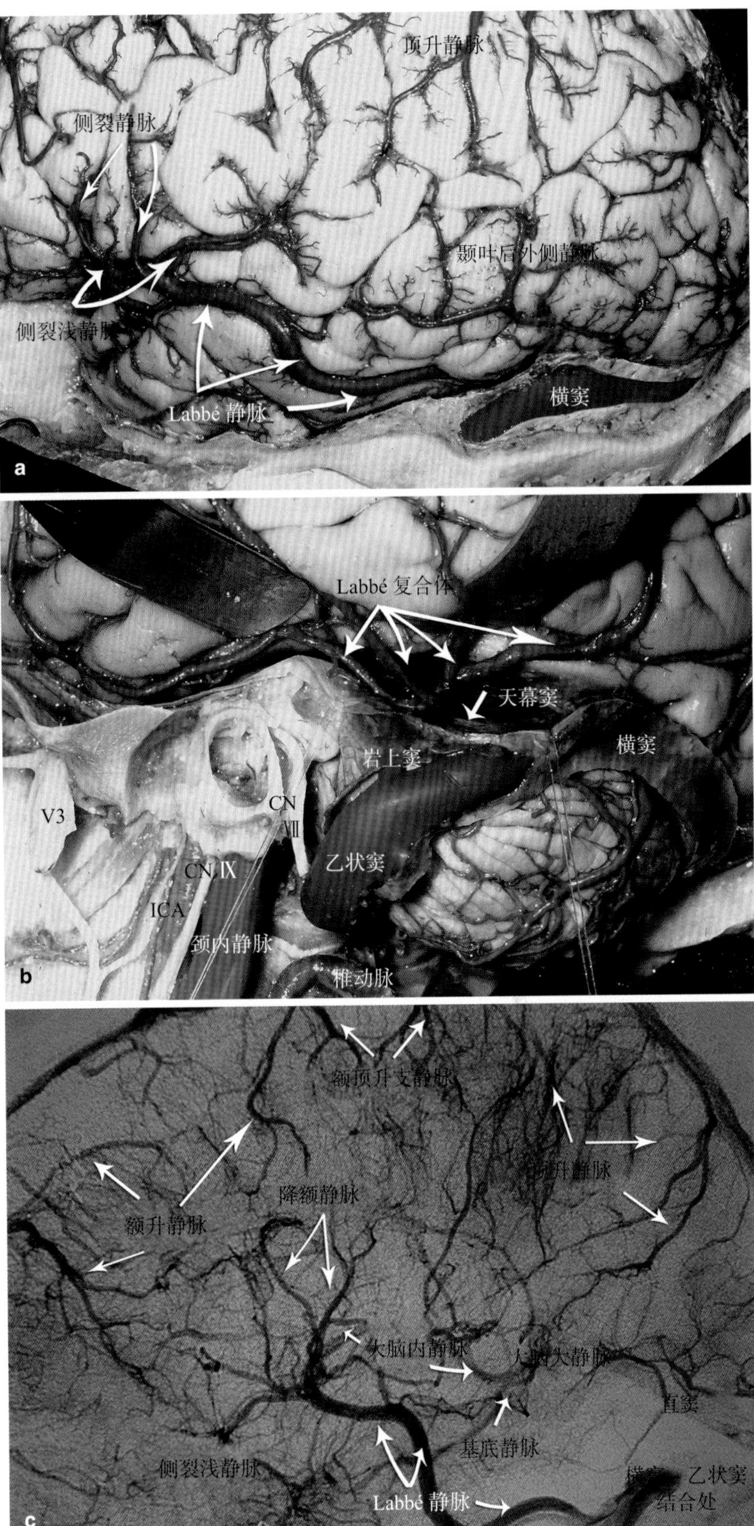

图 5.8　a. 下吻合静脉（Labbé）起自外侧裂，并走向横窦；b. 切除颅底外侧面，抬起颞叶，显示 Labbé 静脉复合体的属支在汇入横窦 - 乙状窦之前已汇入小脑幕窦；c. 血管造影清楚显示 Labbé 静脉。

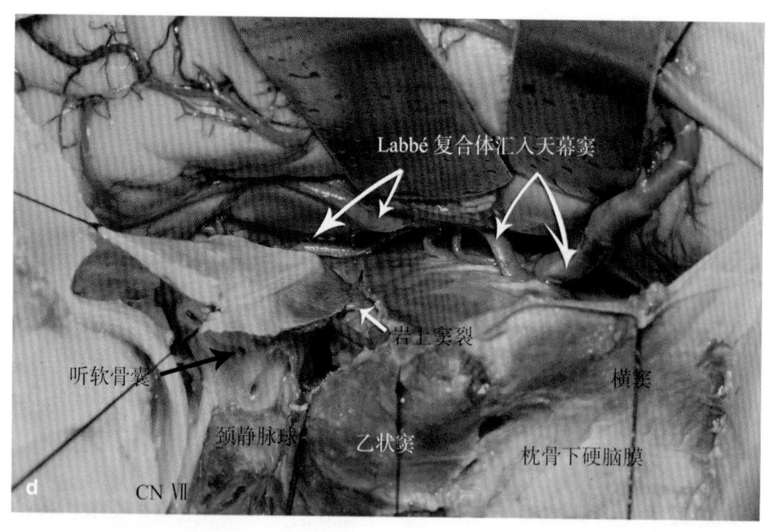

图 5.8 （续）d. 经小脑幕乙状窦入路中抬起颞叶，显示 Labbé 静脉属支汇入外侧小脑幕窦。判断无重要静脉后放入自动牵开器。CN，脑神经；ICA，颈内动脉（经 Barrow 神经学研究所授权使用）。

枕前切迹向下外侧方向走行，通常在汇入小脑幕外侧静脉窦之前先汇入颞基底后静脉。

大脑深静脉

大脑深部静脉引流围绕侧脑室、第三脑室及基底池周围的脑深部灰白质血液。以大脑大静脉为中心，有 2 支主要属支：成对的大脑内静脉和基底静脉[6, 14]。深静脉系统负责引流大脑半球内部 4/5 的血液[5]。

深部静脉系统可分为脑室静脉和脑池静脉[6]。丘脑由两种静脉同时引流。脑室静脉引流基底节、丘脑、内囊、胼胝体、透明隔、穹窿和深部灰质。脑池静脉引流与 3 处解剖区域相关的结构，即前、中、后脑池区域和所谓的前、中、后切迹间隙。

脑池组

脑池组引流区域起于第三脑室的前方，向外延伸至外侧裂，然后向后到达几个脑池壁，即视交叉池、脚间池、大脑脚池、环池和四叠体池。在四叠体池前方的引流静脉最终汇入基底静脉，而四叠体区域的静脉则汇入基底静脉、大脑内静脉和大脑大静脉。

基底静脉在小脑幕切迹前间隙处由大脑中深静脉、大脑前静脉、下纹状静脉（出前穿质）、额眶静脉和嗅静脉汇合而成（图 5.9a）。大脑中深静脉以一支静脉起自岛叶中央沟，行向前下，于岛阈处汇入其他岛叶静脉（图 5.9b）。其向后走行，终于大脑脚前外侧大脑脚静脉汇入基底静脉处。基底静脉往后走行在脑干外侧与颞叶内侧间的切迹中间隙。其主要属支为脑室下静脉，引流脑室颞角和引流颞叶内侧面（钩回、海马）的静脉。在环池，中脑外侧静脉是基底静脉的主要属支，它是辨认大脑脚的重要手术标志。切迹后间隙位于中脑的后方，与松果体区对应。基底静脉的后段起于环池后部边缘，并于此处走向中脑后部的边缘，到达四叠体池，最终汇入大脑内静脉或大脑大静脉。

脑室组

幕上脑室系统包含 5 个腔：侧脑室的额角、体部、房部、枕角和颞角。这些空腔以 C 字形围绕丘脑（图 5.10），包含顶壁、底壁、外侧壁和内侧壁。额角和房部还有一个前壁。脉络丛平行于穹窿，从下脉络点向外下延伸至室间孔。脉络丛位于穹窿和丘脑之间的一个裂隙中，即所谓的脉络裂（图 5.10b）。

脑室静脉根据其是引流脉络裂丘脑侧还是穹窿侧，可分为外侧组和内侧组（图 5.11a）。两组血管都在室管膜下沿着脑室壁行向脉络裂。外侧组引流脑室外侧壁，并沿着丘脑内侧走行，在室管膜下通过脉络裂的丘脑侧，最终汇入大脑内静脉、基底静脉和大脑大静脉。

内侧组引流侧脑室额角、体部、房部、枕角的内侧壁和顶壁，以及颞角的底部。在到达脉络膜裂附近的侧脑室内侧面之后，此组静脉穿过穹窿离开侧脑室汇入大脑内静脉、基底静脉和大脑大静脉。脉络膜上静脉和脉络膜下静脉是脉络丛中最恒定的血管。

大脑内静脉

成对的大脑内静脉起自室间孔的正后方，并向后走行，于松果体的上外侧加入大脑大静脉（图

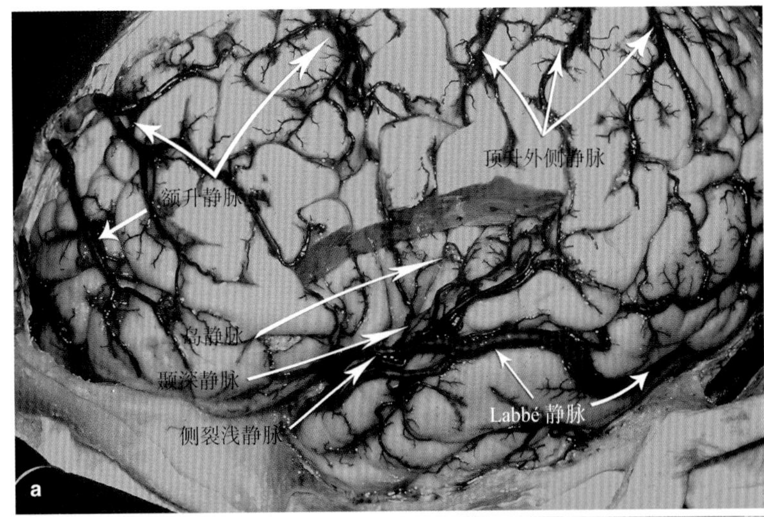

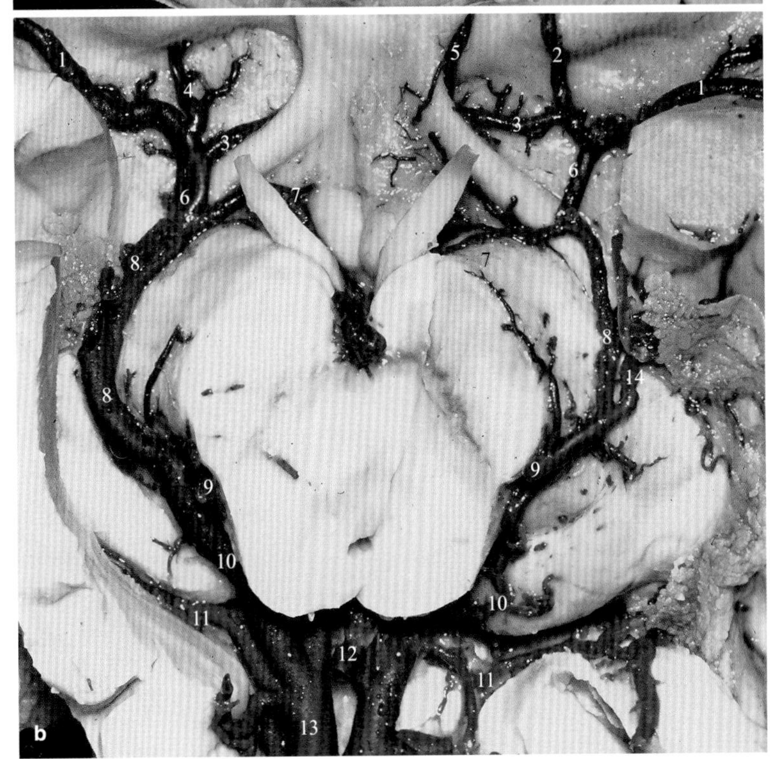

图 5.9　a. 尸体标本的外侧面观，移除额颞顶盖后显示岛叶静脉汇入深部颞中静脉；b. 大脑下面观，显示基底静脉的位置和属支。1，颞中深静脉；2，后额叶基底静脉；3，大脑前静脉；4，前穿质静脉；5，嗅静脉；6，基底静脉前段；7，大脑脚前静脉；8，基底静脉第二段；9，中脑外侧静脉；10，基底静脉第三段；11，距状沟前静脉；12，上蚓静脉；13，近端大静脉；14，脑室上静脉（经 Barrow 神经学研究所授权使用）。

5.11a）。大脑内静脉走行于第三脑室顶部的中间髓帆内（图 5.11b）。在中间髓帆内，静脉位于穹窿的上方和第三脑室脉络丛的下方（图 5.11c）。大脑内静脉的前部由透明隔前静脉和丘纹静脉汇合而成（图 5.11a），并接收来自附近结构的多条属支。侧脑室额角、体部和房部的静脉行经中间髓帆时汇入大脑内静脉。

如果为了扩大通过室间孔观察第三脑室后部的视野而切断丘纹静脉，则会引起神经功能障碍，比如昏睡、缄默、偏瘫和基底节静脉性梗死 [17]。切开脉络裂有助于切除深在第三脑室、松果体区、大脑脚池、环池和四叠体池的病变。此过程需一直在脉络裂的穹窿侧进行，而不需要牺牲任何静脉（图 5.11d）。如果手术在脉络裂的丘脑侧，侧脑室额角和体部的外侧壁上的静脉及丘纹静脉和丘尾静脉就不可避免会遭到损伤，并可能出现相关的临床症状。Wen 等很好地展示了经脉络膜入路的显微解剖 [18]。大脑内静脉损伤会引起一系列的临床症状，如间脑水肿、精神症状、昏迷、高热、心动过速、呼吸急促、瞳孔缩小、肢体僵硬和腱反射亢进 [6]。

有趣的是，丘纹静脉这个词暗示这支静脉与丘脑有关，不过这支静脉虽然走行于丘脑外侧缘，但并无

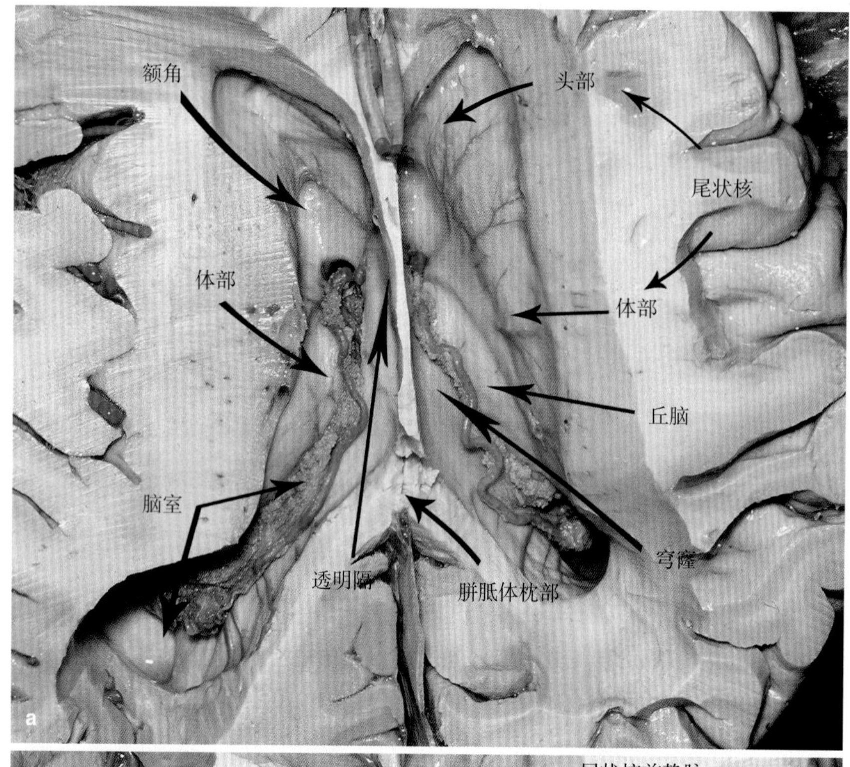

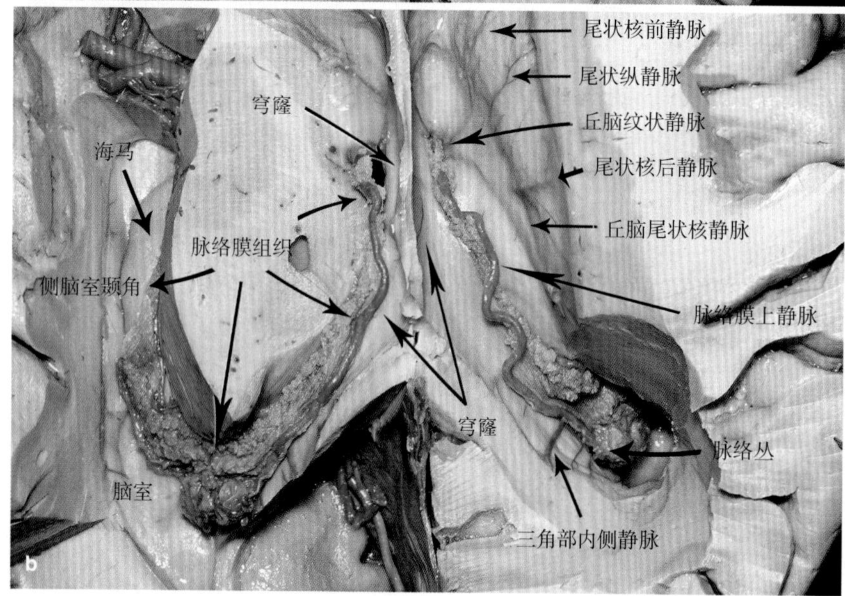

图 5.10　脑室系统上面观。a、b. 脑室系统和脑室静脉分布（经 Barrow 神经学研究所授权使用）。

丘脑的静脉汇入。

丘脑深部静脉可分为前、上、下、后 4 组。丘脑前静脉引流丘脑前部的静脉血，并于室间孔处汇入其他血管。丘脑上静脉是 4 组中最大的一支，起自丘脑中部的上面，向后走行在中间髓帆的下方，最终汇入大脑内静脉或大脑大静脉。丘脑下静脉起自丘脑的前下侧，横穿后穿质，汇入后交通静脉和大脑脚静脉。后组静脉起自丘脑下后外侧，最终汇入基底静脉的后部或沿中脑后外侧面走行的静脉。

大脑大静脉

大脑大静脉（Galen）位于切迹后间隙（四叠体池），与松果体有关。是一支粗短的静脉，位于胼胝体压部后下侧，并在此处汇入小脑幕尖的直窦。大脑大静脉由大脑内静脉、基底静脉、枕叶内侧静脉（距状沟前静脉）、小脑上蚓静脉汇合而成。此外，也接收部分松果体区邻近结构的血液（图 5.12）。这些静脉有很重要的临床意义，因为进入松果体区的手术需

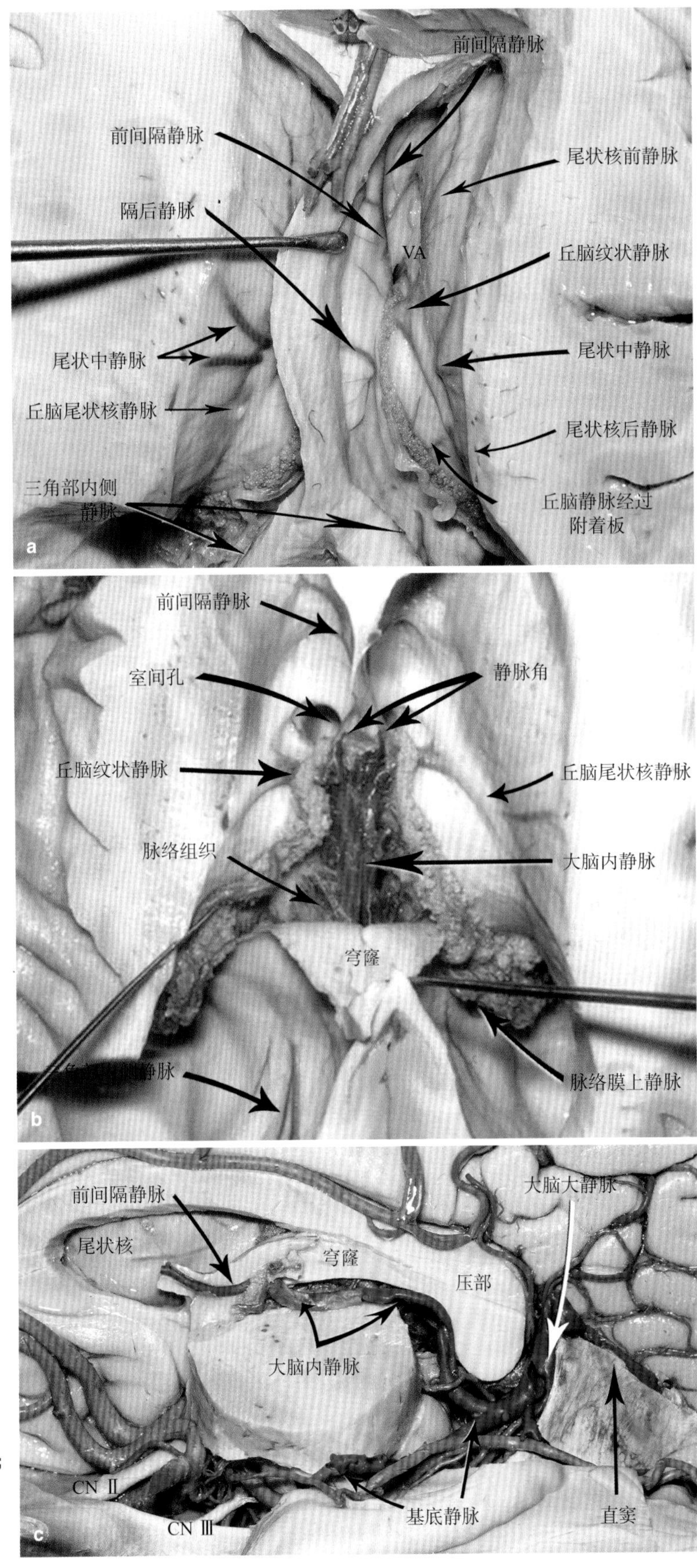

图 5.11　a. 脑室系统上面观（椎动脉，静脉角）；b. 大脑内静脉形成上面观。穹窿柱已被切断并向后移；c. 中间帆侧面观和大脑内静脉汇入大脑大静脉。

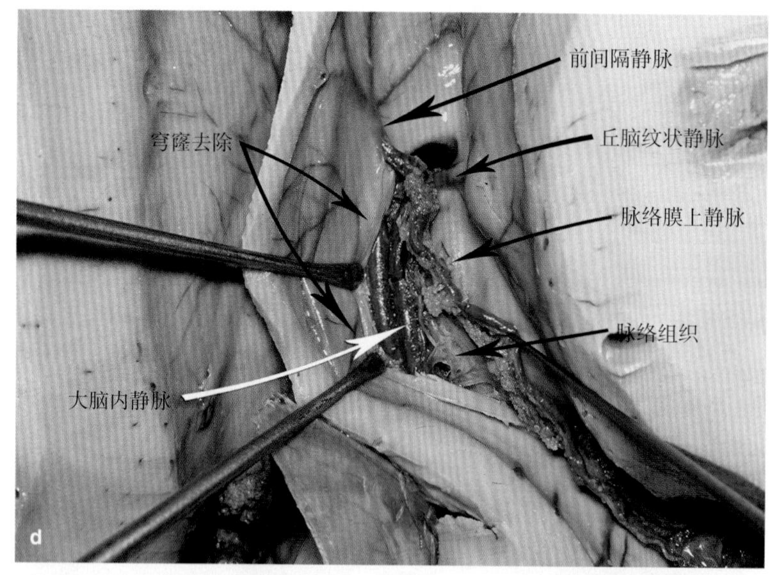

图 5.11 （续）d. 经脉络丛入路：穹窿移向内侧，以免牺牲大脑内静脉属支。CN，脑神经（经 Barrow 神经学研究所授权使用）。

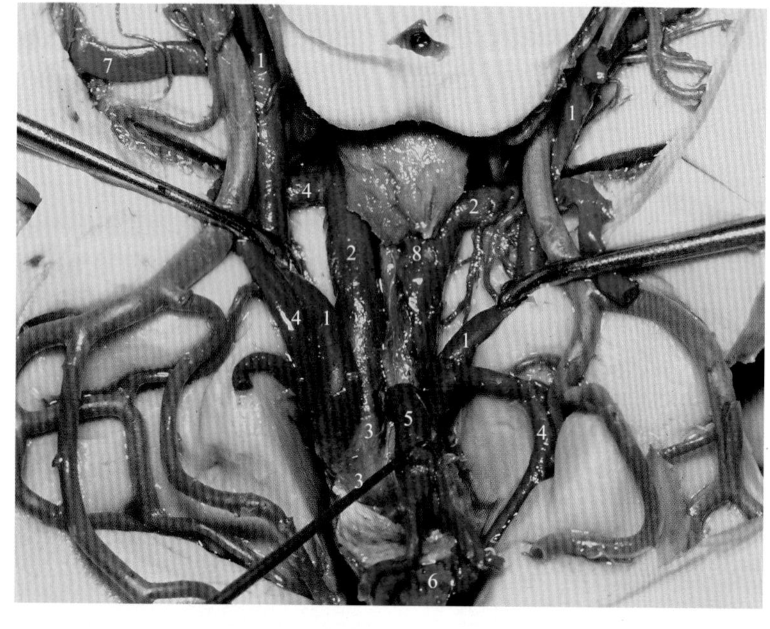

图 5.12 松果体区域下面观。1，基底静脉；2，大脑内静脉；3，大静脉；4，距状沟前静脉；5，移向后方的上蚓静脉；6，直窦；7，丘脑下静脉；8，大脑内静脉（经 Barrow 神经学研究所授权使用）。

要牺牲其中一支或更多的静脉。大脑大静脉的闭塞会造成严重的后果[6]。很多研究已经报道如何诊治此区深部病变[19–21]及其详细的显微解剖结构[22]。但是，也有一项个案报道大脑大静脉的结扎并未引起任何临床症状[23]。

颅后窝静脉

颅后窝静脉系统可分为 3 组。前组（或岩部）汇入岩上窦和岩下窦；上组（大脑大静脉组）汇入大脑大静脉；后组（小脑幕组）汇入靠近窦汇的静脉窦。这些静脉倾向于汇入最近的引流系统。颅后窝静脉具有广泛的吻合。除了行于脑干表面的静脉汇入大脑大静脉组以外，小脑岩骨面的静脉和脑干前面的静脉倾向于通过岩上静脉汇入岩上窦。岩上静脉是由桥横静脉、脑桥三叉静脉、小脑脑桥裂静脉汇合而成（图 5.13b）。通过枕下外侧入路，特别是在 CPA 区和岩尖的手术过程中通常能看到此静脉。

手术过程中导致此静脉的闭塞一般是无害的，一项解剖学研究报道可以形成其他的引流通道[24]。但是，Koerbel 等研究发现在治疗岩尖脑膜瘤时切断岩静脉的 30 例患者中有 9 例出现了手术相关并发症[25]。Zhong 等研究发现，临时阻断此静脉后，8.6% 的患者出现异常的脑干诱发电位或三叉神经诱发电位[26]。最

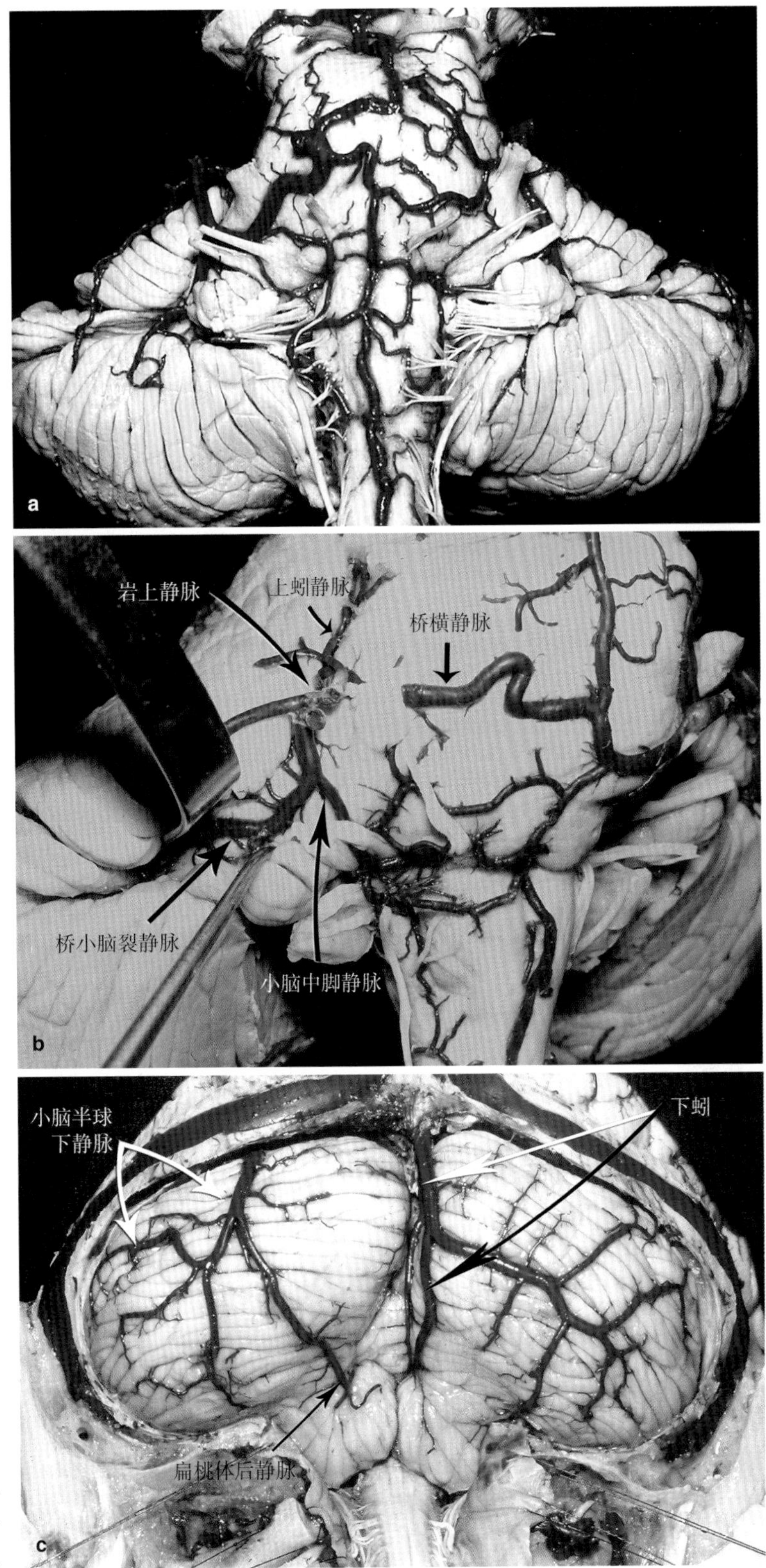

图 5.13　颅后窝静脉。a. 枕叶下面观；b. 脑干和小脑前面观，显示大量静脉吻合结构；c. 岩上静脉形成（经 Barrow 神经研究所授权使用）。

常见的并发症是小脑和脑干出现充血。通常，有一支或更多的分支可以结扎而不需要牺牲主干。

小脑幕组（后组）汇入窦汇附近的小脑幕窦，汇入此窦的静脉还包括小脑下蚓静脉及其上、下小脑扁桃体属支和半球上静脉及半球下静脉（图 5.13c）。上组（大脑大静脉组）汇入大脑大静脉，汇入此静脉的还包括中脑各静脉属支（脑桥中脑前内侧静脉、脑桥中脑外侧静脉、中脑外侧静脉、大脑脚静脉、中脑后静脉和顶盖静脉）和小脑各属支静脉（小脑前中央静脉及其变异支和上蚓静脉）。

岩部可分为以下 5 组：①与脑干前部相关的静脉；②小脑前中央裂外侧缘的静脉；③小脑上表面和下表面的静脉（半球上静脉和半球下静脉，包括水平裂静脉）；④小脑延髓裂的小脑面（扁桃体内侧静脉）和延髓面的静脉（后橄榄静脉和小脑下脚静脉）；⑤第四脑室外侧隐窝静脉。Matsushima 等提供了颅后窝静脉的详细显微外科解剖知识[27]。

结论

全面掌握大脑静脉的相关知识是避免手术并发症的关键。非预期的术后并发症可能与静脉引流障碍有关。静脉系统远比动脉系统变化多端，所以术前了解患者静脉系统独特的类型对于术中处理大脑静脉至关重要。术中一旦破坏静脉，其修复远比动脉要困难。然而，有趣的是，当术中特定的静脉牺牲后，一些患者表现出神经功能障碍，而另一部分患者表现正常。所以建议无论进行哪种手术入路或病变切除时，要尽可能多地保留静脉。

参·考·文·献

[1] Williams PL, Bannister LH, Berry MM. Cranial and intracranial veins. In: Gray's Anatomy, 38th ed. New York: Churchill-Livingstone; 1996:1580–1589

[2] Mortazavi MM, Tubbs RS, Riech S, et al. Anatomy and pathology of the cranial emissary veins: a review with surgical implications. Neurosurgery 2012;70:1312–1318, discussion 1318–1319

[3] Reis CV, Deshmukh V, Zabramski JM, et al. Anatomy of the mastoid emissary vein and venous system of the posterior neck region: neurosurgical implications. Neurosurgery 2007;61(5, Suppl 2):193–200, discussion 200–201

[4] Lv X, Jiang C, Li Y, Liu L, Liu J, Wu Z. The laterocavernous sinus system: venous inflows, venous outflows, and clinical significance. World Neurosurg 2011;75:90–93, discussion 34–35

[5] Wen HT, Mussi ACM. Surgical anatomy of the brain. In: Winn HR, Youmans JR, eds. Youmans Neurological Surgery, 5th ed. Philadelphia: Saunders; 2004:5–44

[6] Rhoton AL Jr. The supratentorial arteries. Neurosurgery 2002;51(4, Suppl): S53–S120

[7] Shucart W. The anterior transcallosal and transcortical approaches. In: Apuzzo M, ed. Surgery of the Third Ventricle, 2nd ed. Baltimore: Williams & Wilkins; 1998:369–389

[8] Hassaneen W, Suki D, Salaskar AL, et al. Immediate morbidity and mortality associated with transcallosal resection of tumors of the third ventricle. J Clin Neurosci 2010;17:830–836

[9] McNatt SA, Sosa IJ, Krieger MD, McComb JG. Incidence of venous infarction after sacrificing middle-third superior sagittal sinus cortical bridging veins in a pediatric population. J Neurosurg Pediatr 2011;7:224–228

[10] Aryan HE, Ozgur BM, Jandial R, Levy ML. Complications of interhemispheric transcallosal approach in children: review of 15 years experience. Clin Neurol Neurosurg 2006;108:790–793

[11] Kalberg RM. Cerebral venous thrombosis. In: Kapp JD, ed. The Cerebral Venous System and Its Disorders. Orlando: Grune & Stratton; 1984:505–536

[12] Krayenbühl HA. Cerebral venous and sinus thrombosis. Clin Neurosurg 1966;14:1–24

[13] Lustig LR, Jackler RK. The vulnerability of the vein of Labbé during combined craniotomies of the middle and posterior fossae. Skull Base Surg 1998;8:1–9

[14] Casecki AP, Barnett HJM. Venous anatomy. In: Carter LP, Spetzler RF, eds. Neurovascular Surgery, 1st ed. New York: McGraw-Hill; 1995:35–64

[15] San Millán Ruíz D, Fasel JH, Rüfenacht DA, Gailloud P. The sphenoparietal sinus of breschet: does it exist? An anatomic study. AJNR Am J Neuroradiol 2004;25:112–120

[16] Oka K, Rhoton AL Jr, Barry M, Rodriguez R. Microsurgical anatomy of the superficial veins of the cerebrum. Neurosurgery 1985;17:711–748

[17] Hirsch JF, Zouaoui A, Renier D, Pierre-Kahn A. A new surgical approach to the third ventricle with interruption of the striothalamic vein. Acta Neurochir (Wien) 1979;47:135–147

[18] Wen HT, Rhoton AL Jr, de Oliveira E. Transchoroidal approach to the third ventricle: an anatomic study of the choroidal fissure and its clinical application. Neurosurgery 1998;42:1205–1217, discussion 1217–1219

[19] Kunicki A. Operative experiences in 8 cases of pineal tumor. J Neurosurg 1960;17:815–823

[20] Stern WE, Batzdorf U, Rich JR. Challenges of surgical excision of tumors in the pineal region. Bull Los Angeles Neurol Soc 1971;36:105–118

[21] Suzuki J, Iwabuchi T. Surgical removal of pineal tumors (pinealomas and teratomas). Experience in a series of 19 cases. J Neurosurg 1965;23:565–571

[22] Chaynes P. Microsurgical anatomy of the great cerebral vein of Galen and its tributaries. J Neurosurg 2003;99:1028–1038

[23] Youssef AS, Downes AE, Agazzi S, Van Loveren HR. Life without the vein of Galen: Clinical and radiographic sequelae. Clin Anat 2011;24:776–785

[24] Ebner FH, Roser F, Shiozawa T, et al. Petrosal vein occlusion in cerebellopontine angle tumour surgery: an anatomical study of alternative draining pathways. Eur J Surg Oncol 2009;35:552–556

[25] Koerbel A, Gharabaghi A, Safavi-Abbasi S, et al. Venous complications following petrosal vein sectioning in surgery of petrous apex meningiomas. Eur J Surg Oncol 2009;35:773–779

[26] Zhong J, Li ST, Xu SQ, Wan L, Wang X. Management of petrosal veins during microvascular decompression for trigeminal neuralgia. Neurol Res 2008;30:697–700

[27] Matsushima T, Rhoton AL Jr, de Oliveira E, Peace D. Microsurgical anatomy of the veins of the posterior fossa. J Neurosurg 1983;59:63–105

第6章

脊髓血管解剖

Peter Kim Nelson and Maksim Shapiro

本章总结了目前人们对脊柱脊髓的解剖和生理特征的认识。我们认为深入理解脊柱脊髓血管的局部解剖和病理生理特征具有重要的临床实际意义，这将促进最佳诊疗方案的规划及开展。并且，静脉系统及其在动静脉分流中的病理生理作用也受到了特别关注。

历史回顾

我们对于脊柱脊髓血管解剖的认识是从一系列较为严谨的研究中获取的。尽管不能列举所有的重要贡献，但以下的里程碑事件值得关注：18 世纪 70 年代，Albert Adamkiewicz[1, 2] 对脊柱脊髓进行大体解剖研究，使得现在拥有了以他名字命名的动脉。1889 年，Heinrich Kadyi[3] 发表文章以深入阐述脊柱脊髓动静脉的解剖学特征。他的绝大多数论断经受住了一个世纪以来不断发展的科技的考验。随着脊髓血管造影的发展和应用，20 世纪六七十年代，Doppman、Djindjian 和 Lazorthes[4–9] 等做出了许多重要的贡献，特别是对脊髓静脉及其在硬脊膜动静脉瘘的致病机制中提出了独到的见解。1988 年，Armin Thron 等[10] 出版的《脊髓的血管解剖》一书总结了其对于脊柱脉管系统的解剖和病理生理学的观察研究成果。不久前，Lasjaunias 和 Berenstein[11] 出版了具有里程碑意义的《神经外科血管造影术》第一版，这本书不仅参考了许多 Thron 的观点，并且汇聚了当代对于脊髓血管结构的理解（第三卷），以及血管内治疗在脊髓血管疾病中应用的重要性（第五卷）。2001 年，《神经外科血管造影术》第二版第一卷出版[12]。新近二十年主要的进展集中于诊断性微血管造影和栓塞技术。

脊髓血管发育：血管网的形成

作为整体躯体定位组成的一部分，成人的脊髓血供及所有可能的解剖上的变异取决于生长发育的最初几周内。这可概括为多细胞器官形成的系统发育蓝图，包括从线虫到人类。人类胚胎可以细分为 31 个体节，每一体节都发展为不同部分，并且最终形成内、外、中胚层。每一体节由来自背主动脉的部分成对动脉供血。因此，从头尾系统命名法的观点看，早期血管网包含了多样的横向血管（节段动脉）及负责连接的纵向血管（主动脉），胚胎的生长和演变伴随着纵向吻合通道的完善。在成人的脊柱脊髓中，仍然能看到这种基本的网状血管排列结构，特别是下胸段和上腰段更易被识别，这两段每一部分动脉都参与供应相对应的骨骼、肌肉和神经，尤其是胸髓段的肋间动脉最明显地保留了节段性特征。连续横向节段性动脉与沿着脊柱轴分布的纵向动脉成功吻合，这些纵向动脉包含了位于椎体前外侧部附近的椎动脉，它们分别在脊柱前、后方横向吻合，沿着脊柱两侧一直延伸到颅底部。无独有偶，在腰骶椎，也可见类似结构——骶正中动脉被认为是主动脉的延续，髂内动脉被认为是椎旁纵行连拱的同系物，各自独立地供应相应低段腰骶段体节（图 6.1）。选择性地对骶正中动脉灌注能形象地显示大多数或所有低段腰骶部动脉，我们能看到这些动脉与其相应的纵向血管分支进行了横向吻合（图 6.2）。因此，完整的脊髓血管造影需要包含对两侧髂内动脉、骶外侧动脉和骶正中动脉的显影。

类似这种节段性分布，尽管在上胸段和颈段有了较大的演变，但仍可被发现。头尾向节间吻合的形成促进了头部的血管化，再加上颈部组织的减少，产生一种明显以纵向通道为主的结构，每条通道都对应

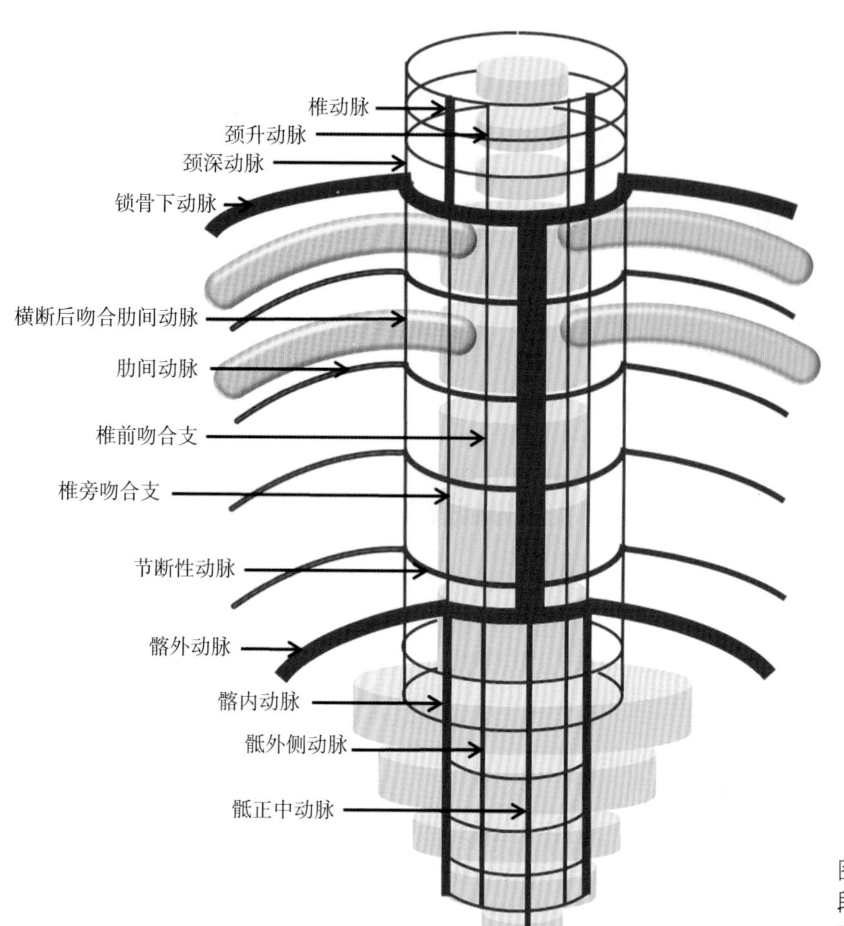

图 6.1 椎 - 脊髓动脉血管结构，显示节段性血管和同源的纵向吻合（由 Maksim Shapiro 提供，www.neuroangio.org）。

一条胸椎水平的同源血管。从前到后，颈前动脉对应椎前动脉，椎动脉和椎旁动脉同源，而颈深动脉和横突后吻合血管同源（图 6.1）。在脊椎血管闭塞疾病中，值得注意的是，剩余的部分横向颈椎动脉不仅连接了这些分散的纵向通道，而且还是潜在的侧支循环。作为胚胎学来源的血管结构的产物，颈部血管对于脊髓前轴的贡献可来自于上述的任一纵向动脉，通常最普遍的情况是，来自于椎动脉下部的主要根髓分支（Lazorthes 动脉，图 6.3）。而上胸椎作为一个中段过渡性区域，是由肋间动脉供血，并对应了延续上方主动脉弓及下方位变异结构的锁骨下动脉的前横向吻合。

节段动脉解剖

如图 6.4 所示，典型的胸髓或腰髓节段动脉（图 6.4，B）来自主动脉（图 6.4，A）。偶尔能观察到发育不良的节段动脉可被相邻的同侧的椎前或椎旁动脉增大的吻合支代偿（图 6.5），在血管造影下可以看到这些“连合”的节段动脉。在腰髓段，完全或近乎完全连合的对侧性节段性动脉出现的频率逐渐增加。L4–L5 段的部分节段动脉可能来自骶正中动脉，反之亦然，这取决于动脉分叉的水平。

从主动脉分出后，近端节段动脉（图 6.4，B）循着椎体后外侧的轮廓走行，沿途发出短的分支（D）并进入皮质，并可能参与骨髓血管损伤时的代偿。在椎体侧面，节段动脉分出脊髓背侧干（E，也就是背侧脊髓动脉或脊髓背侧动脉）后很快又分为背侧支（K）和腹侧支（H）（在某些情况下，腹侧分支会单独形成，正如 Thron 等 [10] 在其著作第 9 页的图表及本章的图 6.4 所示，被称作是脊髓分支）。节段动脉继续走行，可分支成肋间动脉（F，在胸段水平）或肌动脉（F，在腰段水平）。

关于脊髓背侧动脉，其腹侧分支可穿过神经孔以供给所有毗邻椎管或位于椎管内部的神经、硬膜和骨组织。在穿过神经根鞘膜前，脊髓背侧动脉的腹侧支向前发出前硬膜外分支以形成典型的六角形后侧动脉

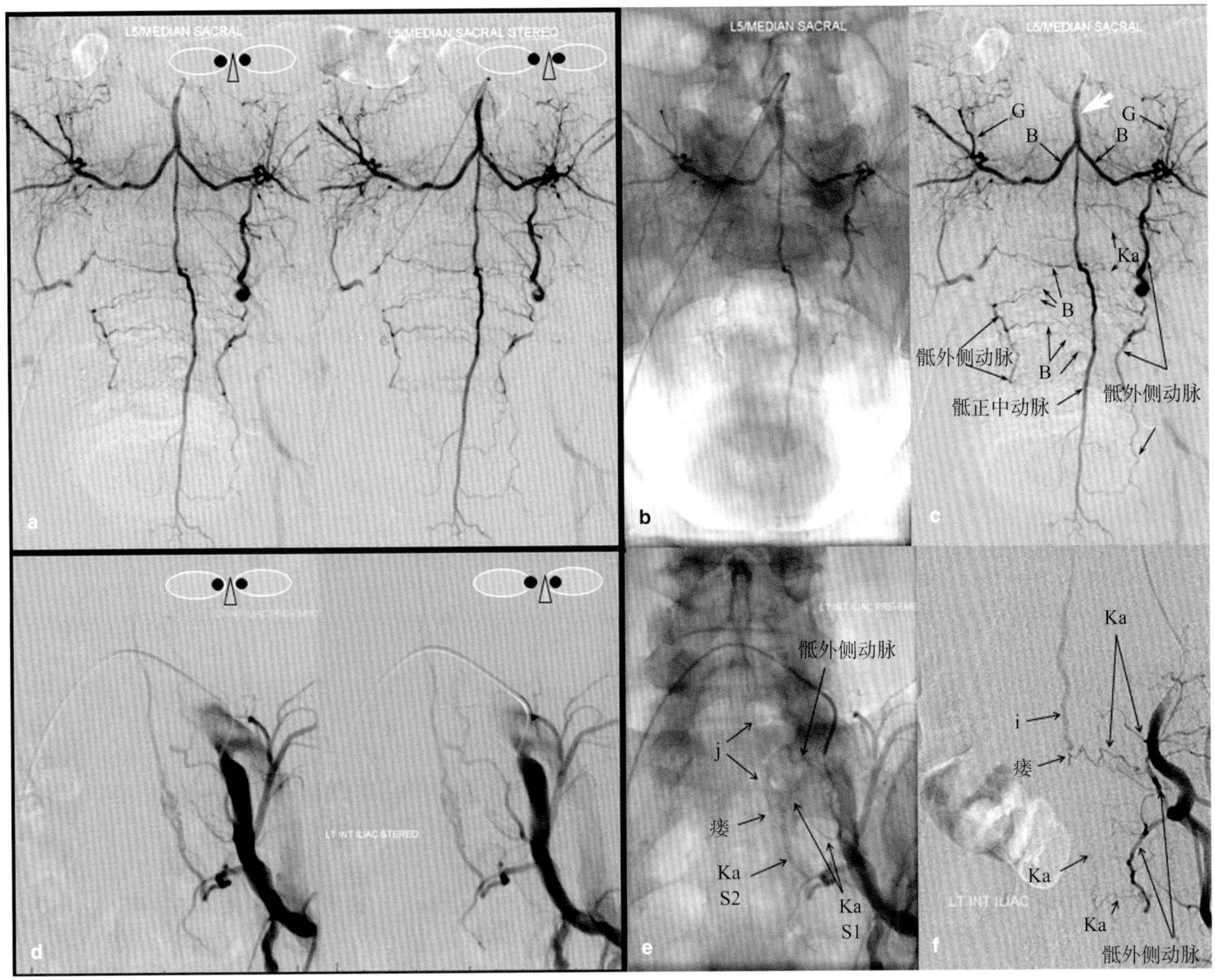

图 6.2　a~f. 下腰椎和骶骨解剖。a. 立体像；b. 本像；c. 常见于 L5 节段主干置管（白色箭头），同样显像骶正中动脉（通常起源于主动脉髂分支区域）。显影双侧 L5 和骶段动脉（B）、椎前吻合网（G），与骶侧动脉同源。A，立体像；B，本像。d、e. 左侧髂外侧动脉注射的血管造影图像，显示在 S1 和 S2 水平的根动脉（Ka）和 S2 根静脉（j）之间存在 S2 水平的硬膜动静脉瘘。f. 另一名患者存在硬膜动静脉瘘，由髂内动脉供应（由 Maksim Shapiro 提供，www.neuroangio.org）。

连拱结构，位于腹侧硬膜外间隙（La），以此作为对侧节段动脉的潜在侧支分流通道，而其发往背侧硬膜外间隙的分支（Lb）则形成一个相对不常见的硬膜外动脉连拱结构以供给部分后侧骨性结构。此后，腹侧支继续延续并与对应的神经根鞘膜相连，在此处发出“神经根 – 硬膜”分支（M）以供给局部的硬膜并最终进入神经根鞘膜形成根髓动脉，以供应前侧和后侧神经根，同时发出神经根脊髓动脉（P）和神经根软膜动脉（O）参与脊柱脊髓的血管网形成。

脊髓背动脉的背侧支（图 6.4，H）则在同侧横突的下方沿着椎板的外表面向后延伸形成横突后纵行血管丛（I），其毗邻棘突，并发出众多分支供给椎旁组织（J）。毗连动脉的侧支吻合则同时存在于脊髓内外。上文已提及，最有效的左右侧血管的横向吻合为腹侧硬膜外间隙的后侧动脉连拱（La）（图 6.5）。虽然在椎骨或横突前方（图 6.4，C），或者偶尔出现在横突后发生的节段动脉纵行吻合更加有效（图 6.5、图 6.6，G），但就是这一连拱结构亦能供应着毗邻组织（图 6.7）。除其走行更弯曲，以及与脊髓脊柱根髓动脉相比其背侧干方向不同外，横突后连拱有时会被误认为是脊髓前后动脉，使用立体化和斜视化视角会有助于解决该问题（图 6.6）。在颈椎水平，颈升动脉、椎动脉和颈深动脉分别是椎体前（图 6.4，C）、横突前（G）、横突后（I）纵行连拱的同源结构。

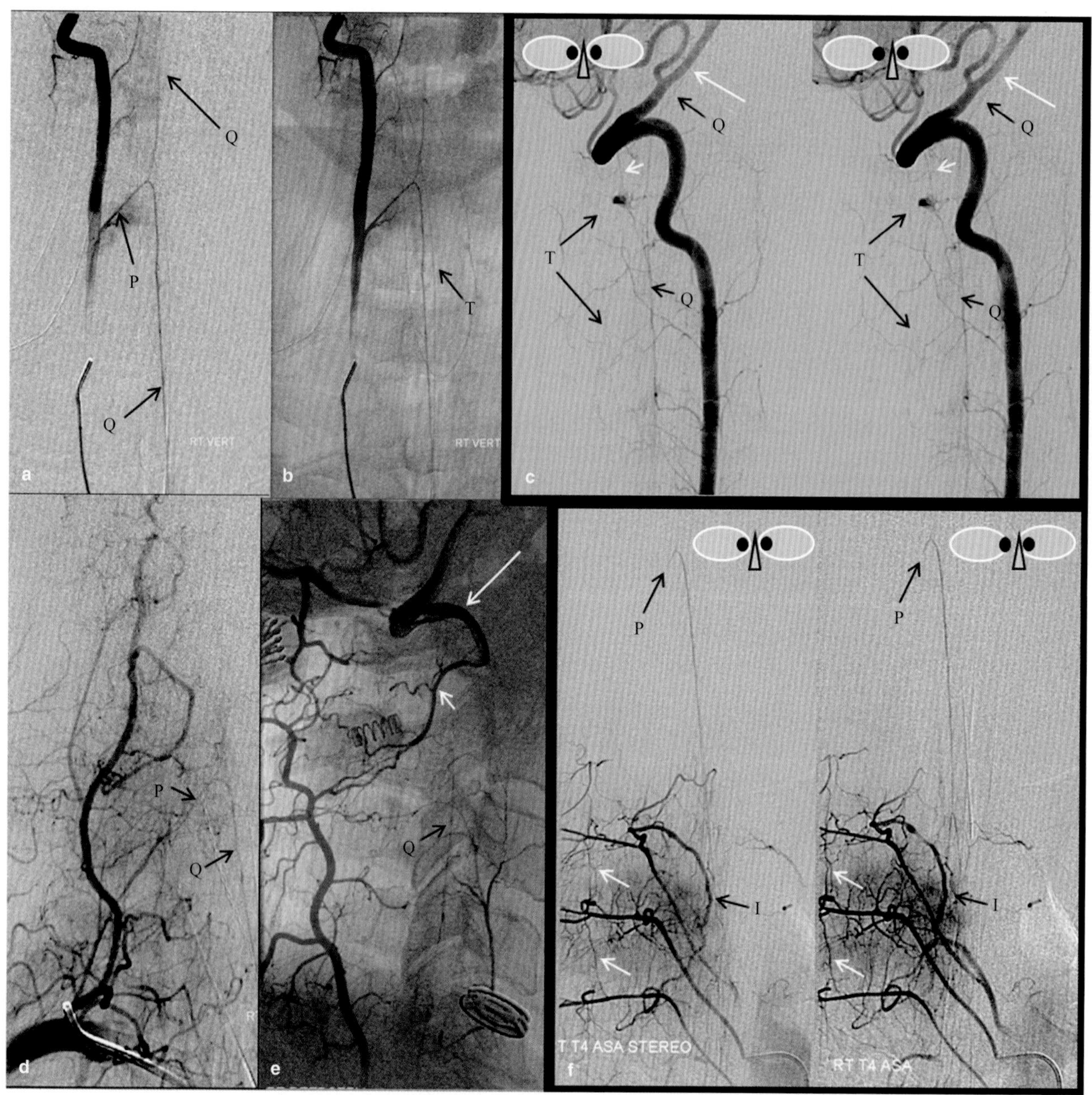

图 6.3 a~f. 正位（a、b）和侧位（c）立体数字减影显影右侧椎动脉血管的图像，显示颈髓神经根动脉（P，Lazorthes 动脉）和脊髓前动脉（Q），与其基底同源（白色长箭头）吻合。模糊的后脊髓动脉（T）和侧脊髓动脉（白色短箭头）在立体像能够最好的显影。d、e. 脊髓前动脉（Q）源自颈深动脉。注意经 C2 节段动脉的椎动脉侧支（白色长箭头）。P，前根动脉。f. 立体像，右侧脊髓前动脉的上肋间节段动脉的起源，经右侧 T4 节段动脉注射后显影。注意到短暂的造影剂回流到颈神经根的分支（P），横向后吻合显影（I），相邻的上肋间、T4、T5 等动脉间也有纵向吻合（白色箭头）（由 Maksim Shapiro 提供，www.neuroangio.org）。

硬脊膜的血供

硬脊膜的血供来自于每条脊髓背侧动脉（图 6.4，K）的腹侧（髓内）分支，循着双侧节段性分布。这些硬膜动脉（M）供应了神经根鞘膜，并且在椎管内发出腹侧与背侧分支，但对代偿对侧的血流供应潜力有限。在枕骨大孔水平，腹侧硬脊膜分支与咽升动脉的背侧分支相吻合，背侧硬脊膜动脉则通常与小脑后下动脉的分支或与椎骨、枕骨的硬脑膜分支相吻合。

脊髓的动脉血液供应

硬脊膜内神经结构的血管供应系统分为 3 组。小根动脉（图 6.4，Ka）是脊髓背侧动脉的分支，几乎每一节段均可看到，并且此血管供应神经根。它们没有参与脊髓束的血液供应，并且往往低于血管造影的分辨率。在一些节段，此类血管的并不局限于神经根，当它们供应脊髓轴前部（图 6.3、图 6.6、图 6.8）时，此类血管被称为脊神经根动脉（P）；当它们供应后侧或后外侧的脊柱动脉连拱（图 6.6，a、b）时被称为根软膜动脉（O），或偶然情况下，当其同时供应脊柱前方和后方时被称为软膜根动脉（图 6.6，c）。

脊髓前动脉

从发育的角度来看，除了持续存在的脊神经根动脉，脊髓前动脉（图 6.4，Q）参与了多重横向根动脉之间的纵向血管吻合，随之与众多逆行的根动脉汇合（Lasjaunias 等 [12]，其中的第 77~81 页），除外持续存在的脊神经根动脉（P）。在成年人中，前动脉走行于脊髓前正中裂中。血管直径因局部血流动力学需求不

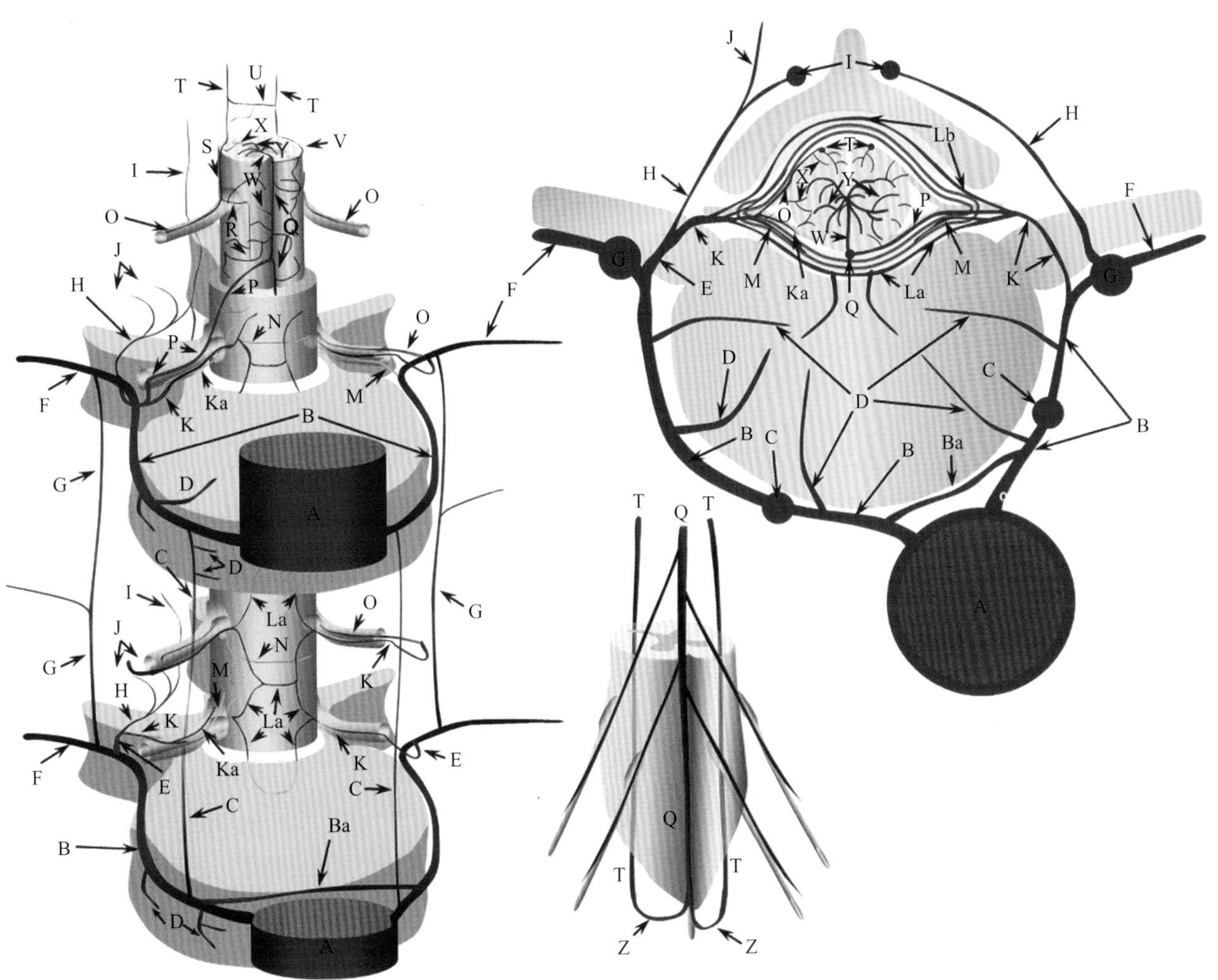

图 6.4　椎 - 脊髓动脉循环示意图。A，主动脉；B，节段动脉；Ba，椎间动脉吻合；C，椎前吻合网；D，椎体直接供血动脉；E，脊髓背动脉；F，肋间 / 肌性动脉；G，横断前吻合网；H，脊髓背动脉的背侧分支；I，横断后吻合网；J，横断后吻合网肌肉分支；K，脊柱背动脉的腹侧分支；Ka，神经根动脉；La，腹侧硬膜外分支；Lb，背侧硬膜外分支；M，背侧脊髓动脉腹侧区神经根袖硬脊膜支；N，背侧脊髓动脉硬脊膜支；O，软脑膜动脉；P，前根动脉；Q，脊髓前动脉；R，类网格软脑膜动脉网络；S、T，脊髓后动脉；U、V，脊髓前、后动脉系统间的软脑膜动脉网；W，沟连合动脉；X，沟动脉系统中央（离心）；Y，外周（向心）系统的穿支，起源于脊髓网，软脑膜网络和穿支（R+Y）称为血管冠或冠状血管；Z，rami 十字（又称血管分支或吻合支）。（在所有与动脉系统有关的图片中，这些相同的标签都适用）（由 Maksim Shapiro 提供，www.neuroangio.org）。

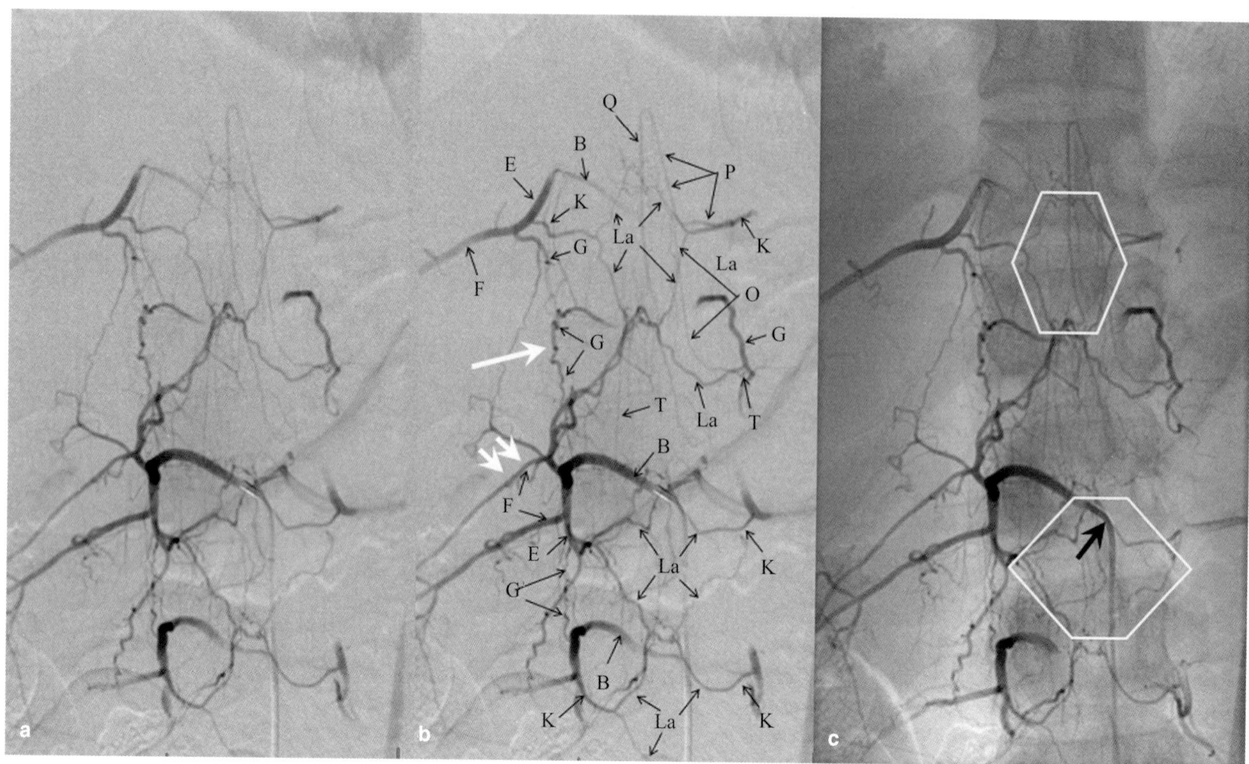

图 6.5　a~c. 一位年轻、体型较瘦的患者经 T12 节段动脉注射显影剂，采用各种精细可视化的跨节段吻合，显示了一个六边形（白色六边形）的多层前硬膜外吻合（La）和椎前吻合（G）。注意右侧 T11 段动脉发育不全（单白色箭头，导管上方水平），与正常位置对应的小肋间动脉尾端（双白色箭头）。软脑膜动脉（P）和前根动脉（O）均存在，前者显示其特有的中线（由 Maksim Shapiro 提供，www.neuroangio.org）。

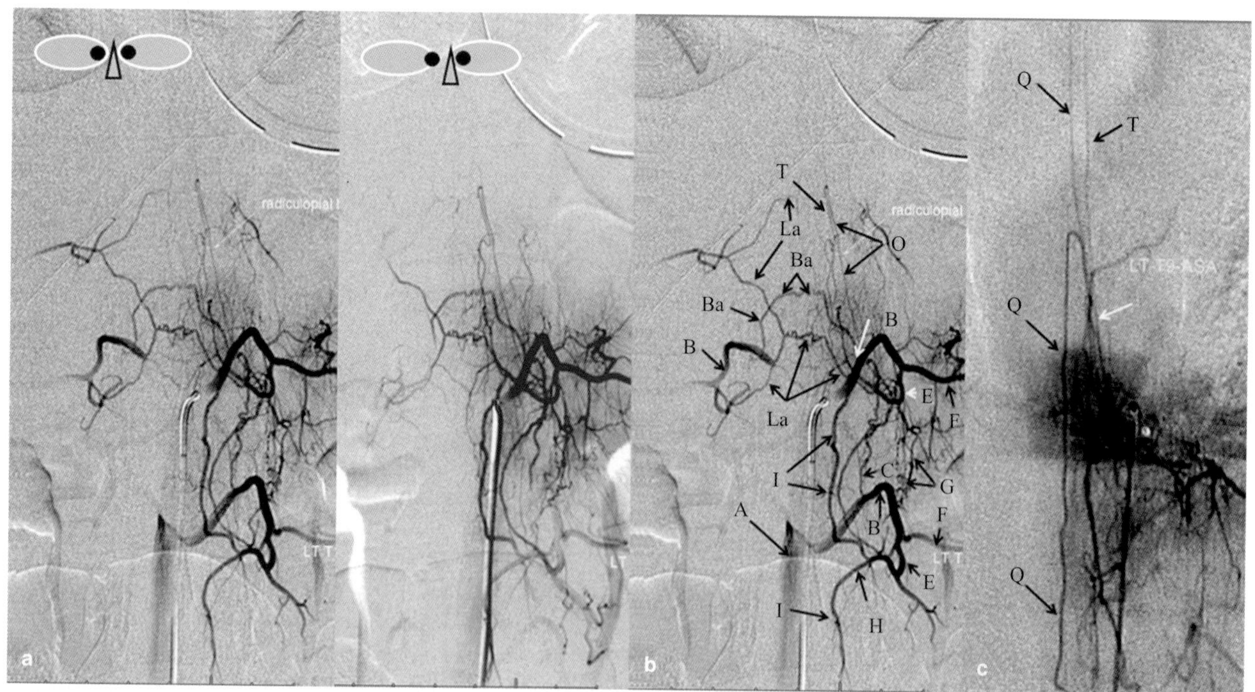

图 6.6　a~c. 立体像（a）和图例（b）显示跨多节段和纵向吻合连接网。椎前连接以其与椎体动脉近端相对的位置为特征，标记为 C。同时显示存在横突前（G）和横突后（I）吻合。两者之间不常见的吻合存在于近端节段动脉（Ba），沿椎体前周围存在。可见明显的后脊髓动脉（T）及其神经根供应动脉（O），位于偏中线位置。c. 延髓神经根动脉（白色箭头），供应脊髓前（Q）和后（T）动脉（由 Maksim Shapiro 提供，www.neuroangio.org）。

同而有所不同，其在颈段直径为 0.2~0.5 mm，在腰段直径较大，为 0.5~0.8 mm，而在胸正中区域则较细，为 0.1~0.4 mm。(Thron 等[10]，其中的第 7 页)(图 6.9)。重复和窗式变异很常见，尤其多见于邻近优势侧根髓动脉的汇合处（图 6.8)。

根髓动脉

根髓动脉参与的颈脊髓前动脉（即所熟知的颈膨大处的动脉）最常见的起始部位是近侧颈段椎动脉（时而被命名为 Lazorthes 动脉）(图 6.3，a~d)，尽管

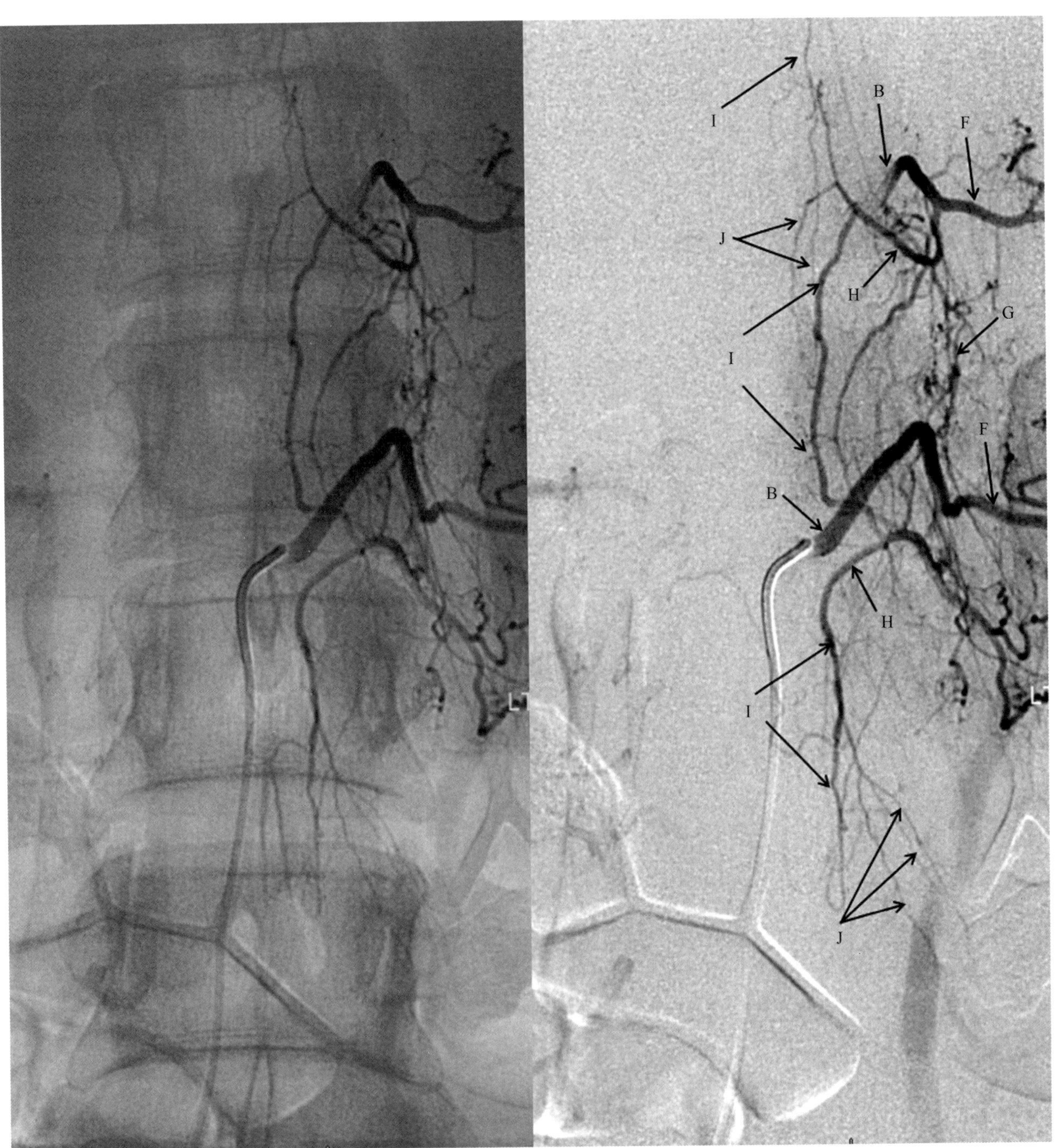

图 6.7　腰椎节段动脉注射显影剂，可见横突后吻合网良好（I），通过节段动脉（B）的腹侧部（H），伴肌肉分支（J）以及横突前吻合（G），均参与显示邻近的颅内节段动脉（B）。F，肌动脉，与肋间动脉同源（由 Maksim Shapiro 提供，www.neuroangio.org）。

有时候它起源于颈前部及颈深部（图 6.3，d、e）、最上肋动脉或胸廓上动脉（图 6.3，f），这反映了个体躯体组织节段形成中的差异现象。在胸段和腰段水平，根髓动脉起始于节段动脉的腹侧支。通常，成年个体含 6~10 支根髓动脉，这包括极为典型的颈膨大处的 Lazorthes 动脉和腰膨大处的 Adamkiewicz 动脉。Adamkiewicz 动脉（图 6.6 和图 6.8）可起源于下胸段或上腰段，其中，75% 起源于 T9–T12 的左侧节段，这可能是因为受胚胎形成过程中的血流动力学影响所致，并且为下段脊髓前根髓动脉的形成提供了基础。根髓动脉在硬脊膜走行中呈现特征性上升的特点，根髓动脉与脊髓前动脉汇合时呈现特征性的“发夹状”式转角，在此处，可以见到较大直径的下段脊髓前动脉及更小直径的上段脊髓前动脉，并呈现典型的不连续性的特征（图 6.8）。

与脊髓前部的血管系统相比，脊髓后动脉（图 6.4，S、T）不存在成对的连续性通道（尽管仍存在诸多误导性文字和图表的展示）。事实上，脊髓后动脉连拱在诸多邻近节段是极为不连续的。它主要是由很多根动脉供应（O），其中，较大的在血管造影术时可以观察到，为发夹样形状，与根动脉很相似，但是，这类血管经常偏离正中位置且没有和脊髓前动脉直接相连（图 6.6）。可观察到的根动脉的数量与血管造影的技术水平及 X 线设备有关。

脊髓表面覆盖着一层细网状动脉通道，这参与了软脊膜动脉网的形成。脊髓前动脉和脊髓后动脉可以被认为是该血管的纵向扩大通道（Thron 等 [10]）。偶然地，脊髓前动脉发出的软脊膜血管分支（图 6.4，V）可环绕后加入后部脊髓血管连拱，反之亦然。

特别地，与脊髓后动脉系统的不连续性特征不同，脊髓两端的动脉血管系统具有明显的差异。脊髓圆锥的动脉供应包含一个典型的篮状结构，通过相对明显的吻合通道（十字形血管或弓形吻合支，图 6.4，Z），前部脊柱的终末动脉和成对的后部（后外侧部）脊柱动脉相互汇合（图 6.10）。这个血管网包括了前部血管终末支（Q）、成对的后部血管（T）和它们之间的血管吻合（Y）。这些特征结构对于在血管造影中观察完整的脊髓血管造影及判断脊髓圆锥的部位具有重要价值。在脊髓头端，脊髓前动脉常和基底动脉（这可能是脑干水平的脊髓前动脉同源体）（图 6.3）吻合。

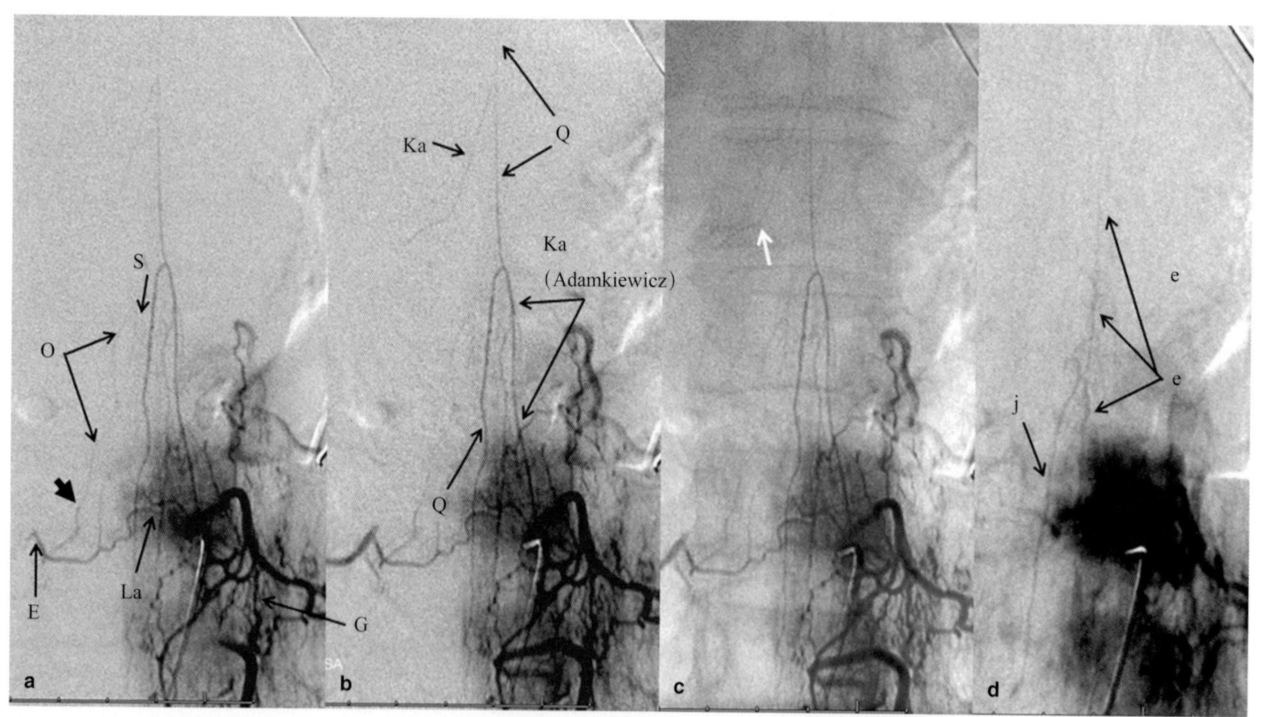

图 6.8　a~d. 动脉早期（a）、动脉晚期（b）、自然期（c）和静脉期图像（d）。Adamkiewicz（Ka）的动脉起源于左侧 L1 水平，使脊柱前动脉（Q）显影。注射造影剂的力量瞬间逆转了 Adamkiewicz 较小的髓神经根动脉（Ka）的血流。从右上侧 L1 水平通过前硬膜外吻合（La）可见一条模糊的神经根动脉（O）。注意神经根动脉穿硬脑膜处的细微管径变化（黑色短箭头）。静脉相图像（d）显示表面脊髓静脉（e，前或后）和根静脉（i），与 Adamkiewicz 静脉同源（由 Maksim Shapiro 提供，www.neuroangio.org）。

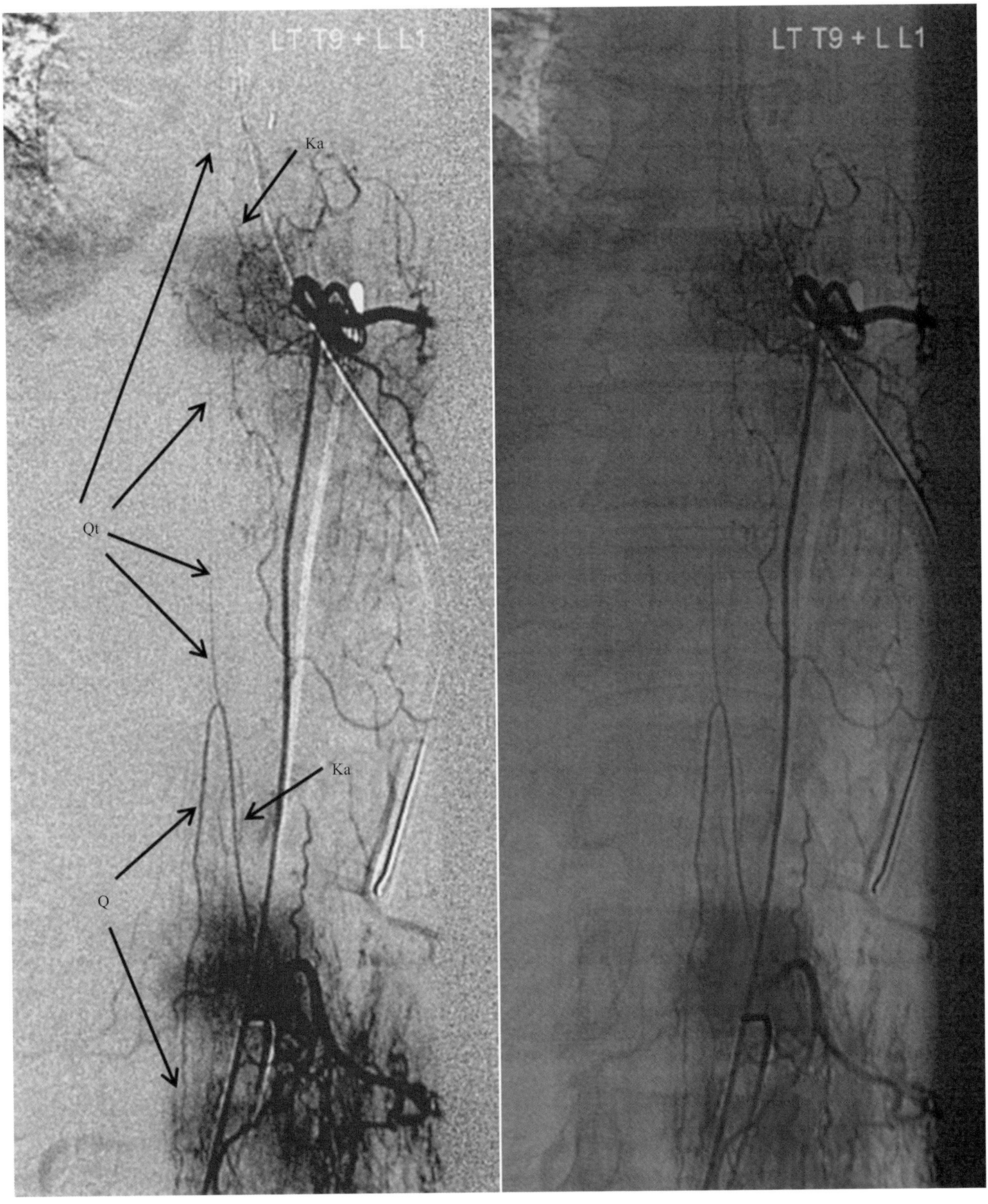

图 6.9　双导管探查下肢截瘫患者脊髓前动脉完整性。左侧 T9 和 L1 节段动脉同时注入造影剂，使胸椎前动脉下段较细的节段显影（由 Maksim Shapiro 提供，www.neuroangio.org）。

延髓脊髓交界处表面的后部/侧部和高颈髓部位由侧面的脊髓动脉供血，它与远端椎动脉或小脑后下动脉的关系被 Lasjaunias 等 [13] 用于理论上解释小脑后下动脉及椎动脉形成过程中的诸多变形 [14]。尽管部分学者不认同这个观点，但他们一致认为存在一个相对恒定的后外侧血管供应上颈脊髓。

自 Kadyi[3] 和 Adamkiewicz[1, 2] 的研究开始，从固有的脊髓血液供应观点来看，脊髓的微动脉系统可被细分为中央型和周围型部分。脊髓前动脉（和主要的根髓动脉）发出诸多沟连合动脉（图 6.4，W），它们可通过前正中裂供应深部的中央灰质，这些血管在颈膨大和腰膨大处数量最多，但不能被数字血管减影术所分辨，仅是偶尔在较瘦的或年轻患者中被发现（图 6.10）。沟连合动脉产生小血管网（图 6.4，Y）从脊髓中央向周围辐射，进而滋养灰质和白质。沟连合分布区通常被认为是位于脊髓横断面前 2/3 的区域，它末梢的周围型分支和穿通支汇合，向心性地指向起源于覆盖在脊髓表面的广泛的软脊膜血管网（血管冠或冠状滋养血管）深穿支，这种分布在脊髓实质的中央部分和周围部分间形成了一个分水岭。Thron 等 [10] 利用离体切片证实了这一结构区域。

脊髓的静脉解剖

以前，脊髓的血管解剖工作重点关注动脉网。但在近期，越来越多的研究开始关注静脉系统。这很大程度上是因为静脉系统在脊髓血管病变的病理生理过程中亦起了重要作用。其中，典型代表为硬脊膜漏。当前，我们对于脊髓静脉系统相关的解剖学和生理学认识得到了逐步的深化，Lasjaunias 和 Berenstien[11, 12] 及 Thron 等 [10] 的研究为深入学习解剖和病理生理学提供了基础。

传统上讲，脊髓静脉系统被分为 3 个组成部分，

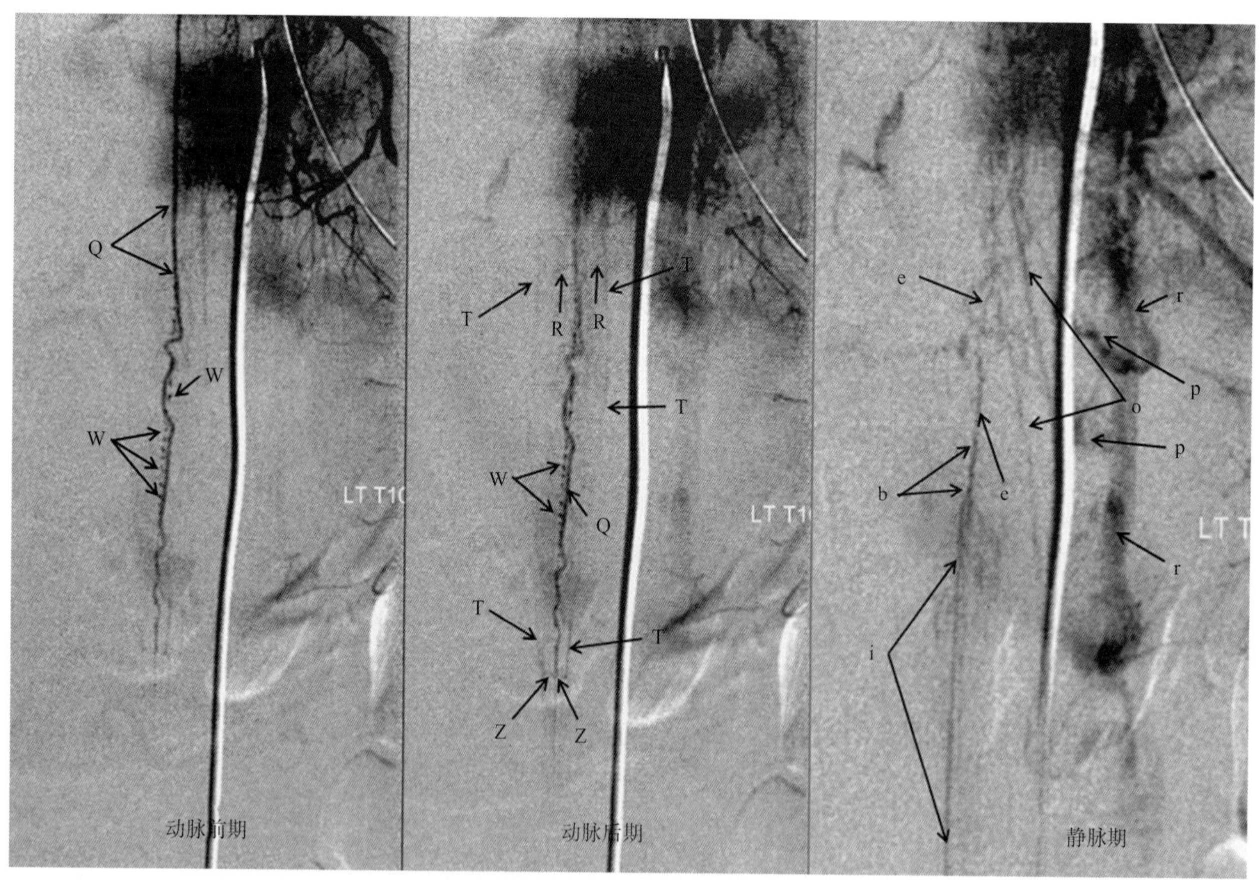

图 6.10 一位身材娇小的患者的脊髓前动脉圆锥视图。动脉前期图像显示罕见的（体内）支沟连合动脉（W），末端多个点勾勒出正中裂。动脉后期图像显示脊髓圆锥的外观，前脊髓（Q）与后脊髓（T）吻合（Z），这些吻合被称为 rami 十字、十字血管膜、吻合支弓。在脊髓表面隐约可见几条冠状软脑膜动脉（R）。静脉期图像显示脊柱前（或后）表面静脉（e）、纤维末端静脉（i）和多个马尾神经根静脉（o）。背景中可见几根椎间静脉（p），汇入上行腰椎静脉（r）（由 Maksim Shapiro 提供，www.neuroangio.org）。

如图 6.11 所示。椎管内静脉包括：①脊髓实质内的固有静脉网；②外在的脊髓表面静脉和神经根静脉，以连接硬脊膜内静脉系统及硬膜外静脉丛；③硬膜外静脉丛，该静脉丛包括椎体内和椎体外静脉，以及分布于椎旁肌肉背侧及毗邻的后部组织内的静脉。固有静脉系统引流脊髓实质。外部静脉系统即硬膜下静脉，包括了脊髓表面的静脉及根静脉，将脊髓和硬膜外的静脉丛联系在一起。尽管固有静脉系统和硬膜外静脉系统高度关联，但当发生静脉淤血时，外部静脉系统特别是根静脉系统是相对较为薄弱的部分。

尽管上述命名方式在大体解剖中较为有用，但当更多的解剖研究关注于脊髓和椎体内的血管构造时，这些术语就显得令人困惑和不方便了。各静脉丛的命名不能直观反映它们的定位或功能。其他术语尽管较少有解剖上的定义，但实际上却有更多的功能意义，比如，最初只被认为是一个并行于腔静脉系统的 Batson 静脉丛[15]。了解了这些，我们在探讨脊髓静脉系统的组成时会更多地基于它们的定位和引流区域，并和既往的命名相关联。

髓内静脉在固有静脉系统中古老的命名法是相对精确的（图 6.11 中的黑色表示）。它负责引流脊髓内的物质。考虑到大量的变异，髓内静脉血管网主要包括两个部分：中央（沟）的和外周区域的静脉。中央区（图 6.11，a）的静脉主要以向心的方式将灰质的血液引流至沟连合静脉（和沟连合动脉的离心动脉系统正好相反），最终汇入脊髓表面的静脉（b）。对于静脉系统，没有前部和后部之间静脉的区分，整个系统以一种循环的方式运行。末梢的髓内静脉包含迂回排列在脊髓周围的短辐射状静脉（c，也被 Thron 等[10]称为边缘支），将白质内的血液引流至脊髓表面静脉。

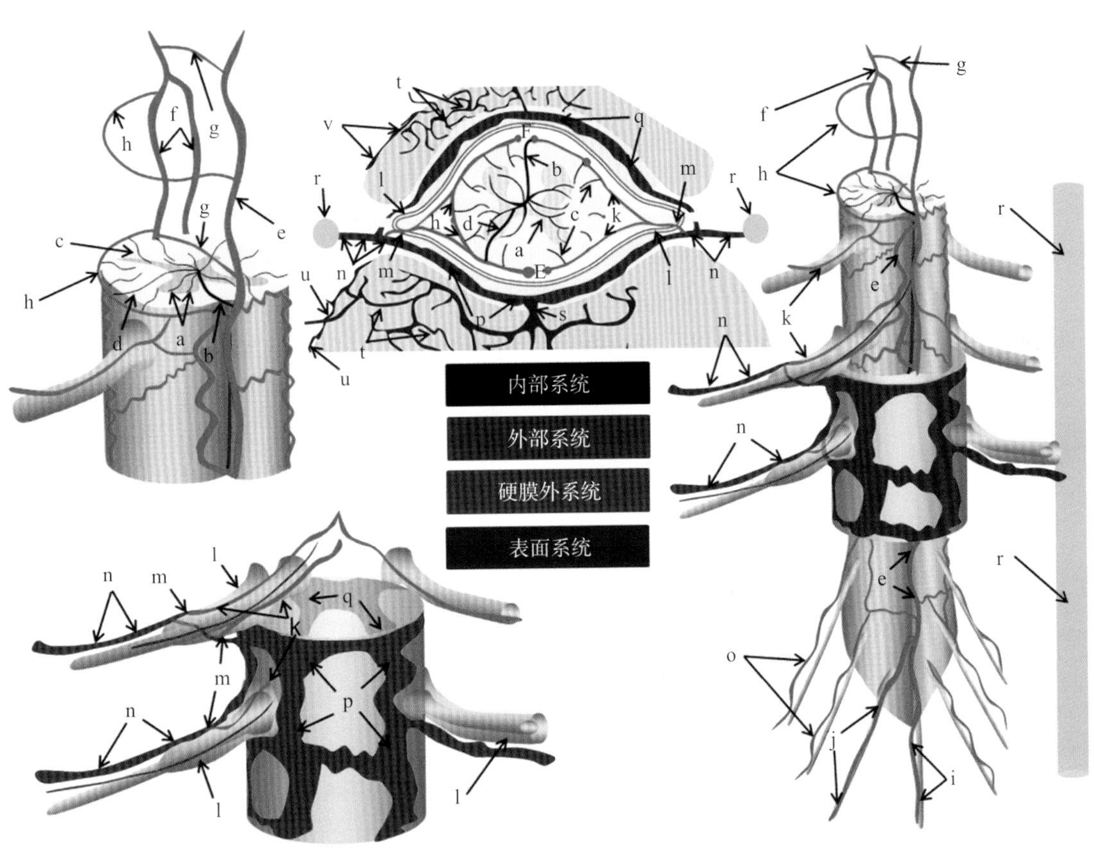

图 6.11　椎脊髓静脉系统。a，向心静脉网主要将灰质区静脉（b）汇入内部系统中央（沟）静脉；c，内部系统的外周（径向，亦称边缘）静脉；d，向心系统与离心系统的静脉吻合；e，前（腹侧）正中静脉（面索静脉）；f，后（背侧）正中静脉（面索静脉）；g，背侧与腹侧表面脊髓静脉的经髓吻合；h，背侧与腹侧表面脐带静脉表面吻合；i，终丝静脉；j，马尾神经根支配静脉；k，根静脉；l，神经根袖；m，根静脉浅角穿过硬脑膜的神经根袖；n，椎间静脉；o，马尾神经根静脉；前硬膜外静脉丛；p，前硬膜外静脉丛；q，后硬膜外（背侧固有）静脉丛；r，升脊髓（腰椎）静脉；s，椎体基底静脉，引流椎体内静脉丛（t）；u 为环绕椎体表面的前外侧静脉丛；v，后静脉丛位于椎板 / 后部的表面，也参与椎旁肌肉区的引流（在所有关于静脉系统的图片中，这些标签同样适用）（由 Maksim Shapiro 提供，www.neuroangio.org）。

这些髓内静脉主要以横向节段性排列为主，缺乏纵向排列的静脉。然而，在中央和周围髓内静脉之间存在大量的横向性节段性的脊髓静脉网（d），同时，有更大的血管汇合存在于脊髓表面血管之间（g，h），这可以有效地均衡脊髓各节段性区域内的静脉压力。

外部静脉系统是一个很容易令人误解的词汇，因为它包括了解剖学和功能学的元素。它是由更应该被称作脊髓表面静脉（e，f）和根静脉（k）的血管组成，其通过椎间孔－神经根管静脉与脊髓表面静脉相连接。这两个系统的共同点是它们都是硬脊膜内的和髓外的。这对大体解剖的描述是足够的，但未考虑到它们的根本区别，下文将有所讨论。

类似于经常在断层成像类的文献中所描述的那样，呈现于脊髓表面的静脉将被认为是脊髓表面静脉或者是脊髓静脉，尤其是当描述它们在动静脉分流中的突出作用时。尽管存在巨大的变异性，但多数研究标本显示了发育良好的脊髓前正中静脉（e，在前正中裂内走行，距离前部脊髓动脉很近）和脊髓后正中静脉（f）在背正中沟出现。与动脉不同的是，脊髓表面的静脉可大可小，最大直径可达 1.5 mm。在胸段脊髓，后部的脊髓静脉呈现直接的更粗的趋向，并且经常会出现 2 个或更多的分支。这种后部优势在病理情况下会持续出现。例如，扩张的脊髓后部表面静脉是硬脊膜动静脉瘘的一个标志。前正中和后正中静脉是由很多横向的静脉相连接（h），伴随着脊髓的弯曲和脊髓通道（g）走行。这些连接在颈段和上胸段的脊髓是最丰富的，人们认为这些血管是一种有效机制，以均衡贯穿脊髓表面通道的压力，尤其是考虑到可能有限的髓内压力平衡机制。脊髓静脉相对较粗，血管造影术中优势的根髓动脉典型的不透明化之后即会出现静脉像。与正常脑内动静脉引流相比，该显像在血管造影时序上会偏晚出现（6~8 秒）。当不能观察到脊髓表面静脉或流经脊髓实质的静脉时，提示潜在的脊髓静脉淤血，偶尔可见于动静脉瘘（图 6.12）。在颈段脊髓血管造影中，也常能观察到脊髓表面的静脉，因为较人体躯干部位相比，颈部的组织厚度较少受到影响。在颅颈连接处，脊髓静脉和边缘窦相沟通，与枕骨大孔相衔接，或者和岩下枕窦相连通。这些特点已经被 Batson[15] 较好地证实过。当运用血管造影追踪进展性硬脊膜动静脉瘘时，有时候这些颅颈静脉连接可呈现延迟显像，提示存在严重的脊髓淤血和相应的根静脉节段性闭塞（图 6.12）。在马尾部，脊髓前部

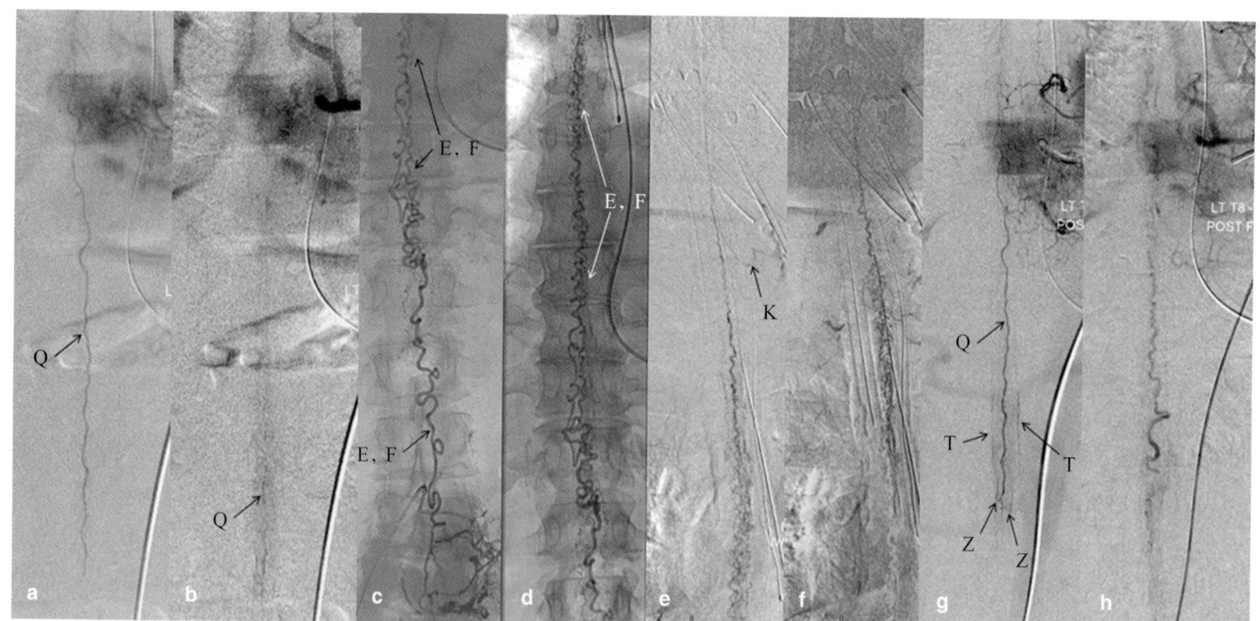

图 6.12　a~h. 高流量硬脊膜瘘患者脊髓静脉情况。a. 左侧 T8 段动脉注射造影剂显影 Adamkiewicz 动脉，在动脉后期，脊髓前动脉（Q）显影；b. 同一注射剂延迟观察，表面未见脊髓静脉，对比剂在实质内持续，是静脉充血的有力证据；c、d. 左 L4 节段动脉注射，未显示潜在的硬膜瘘，胸、腰椎表面脊髓静脉明显充血；整个胸椎未显影根静脉；e、f. 脊柱及颅底后的瘘管延迟显影，保留根静脉（引流颈椎水平的瘘管，更多的颅内引流也存在，因为于颅底水平见脊髓静脉）；g. 脊髓前动脉注射 N- 羟丁基 - 氰基丙烯酸酯栓塞后，在动脉晚期阶段可见圆锥；h. 静脉相图像显示脊髓引流入表面静脉（E，前或后），证实脊髓静脉充血经栓塞后消失（由 Maksim Shapiro 提供，www.neuroangio.org）。

和后部的静脉常以终端静脉（图 6.10，i）继续延续，或者以一明显的终端静脉随着神经根延续。这也可以被认为是根静脉（图 6.11，j），最终注入硬膜外椎间的静脉（图 6.11，n）。

根静脉（图 6.11，k）伴行于背侧和（或）腹侧的神经根，从脊髓表面开始延伸，穿过蛛网膜下隙，进入硬脑膜神经根鞘（l）。这些静脉以一个较小角度穿过神经根鞘（m）。因此，部分静脉在硬脊膜内走行——目前该结构被很多解剖学家认为是一个功能阀，它在 Valsava 动作及其他中心静脉压增高的情况下可防止静脉反流至脊髓（机械瓣膜是否存在于根静脉中并没有得到公认，并且几乎可以肯定的是在人类中不存在）。在神经鞘的外面，根静脉经常汇入传统意义上的椎间静脉（n），同时也引流前部和后部的硬膜外静脉丛血液（p），下面会做相关讨论。血管造影可以发现胸腰段连接区域内大的根静脉的存在，但几乎从未出现在 Adamkiewicz 动脉走行的区域（图 6.8）。在尾端马尾神经根走行区域，偶尔可以看到正常的细根静脉（o）伴行（在个子较小的人群中）。通常情况下，类似单根的偏心性大根静脉（j）引流脊髓篮。在 Thron[10] 的研究中，共计 30~50 支根静脉通过尸检被证实；相比而言，通过血管造影术可见的则更少，这很大程度上是由于血管造影术的空间分辨率和不能使脊柱轴同时不显影所导致的。然而，不管在同一区域或者伴随着马尾，作为可以观察到前部和后部根动脉的 Adamkiewicz 动脉注射方法也应该至少使 1 个（2 个或 3 个）根静脉不显影（如上所述）。

不管是何种原因，当处于慢性静脉淤血状态时，根静脉似乎更容易失去功能，例如有伴随症状的硬脊膜动静脉瘘就是个例子（图 6.12）。典型的瘘是建立在一个根动脉和邻近的根静脉之间，在神经根鞘区域内。这导致根静脉淤血，伴随着血液逆流至表面的髓周静脉中。脊髓最依赖的方面总是最拥挤的，而不管实际的动静脉瘘所处的位置。这种状态可以通过病理学的重新分配流入到有效的脊髓表面静脉吻合而代偿一段时间，最后将过量的血液分流到邻近的正常的根静脉中去。然而，随着时间的推移，这些分流的根静脉可能会关闭。随着头端的根静脉都被用来缓解过量的脊髓血液引流，淤血会加重。在某些情况下，进行血管造影并进行专门的评估时，只有纵向的脊髓静脉直接流向颅底窦道时才能被看到。值得一提的是，即便是在根性引流系统遭到严重破坏时，封闭瘘口的神经系统功能缺失的改善或恢复仍明显有效。正如上述建议，静脉淤血的一项重要提示是通过一个优势的根动脉血管造影后没有及时看到脊髓表面的静脉显影（通常伴随着一个延长的脊髓实质期充盈），这可以证明正常引流排出系统的受损。因此，通过血管内或外科手术的方法成功处理瘘口的效果常常是可以肯定的，不仅可以消除分流，更是通过血管造影术在合适的脊髓节段的静脉期看到脊髓表面的血管[16]（图 6.12）。

历史上，非固有静脉系统包含椎内前静脉丛（图 6.11，p；硬膜外腹侧丛及很多类似名词的组合）、椎内后静脉丛（硬脊膜外背侧脊柱静脉丛），以及更应该被称作神经 – 椎间孔静脉丛（n）的椎间静脉丛。在解剖上，腹侧硬膜外静脉丛和背侧硬膜外静脉丛看起来是最恰当的。这两个静脉丛都是高度复杂的，腹侧静脉丛更大一些。两个在动脉血管造影术中都不容易被看到。它们的直接静脉注射在以前诊断椎间盘突出和其他疾病中具有较好的效果，而现在则通过横断面显影的方法诊断（图 6.13）。静脉期增强 CT 血管造影术和增强磁共振成像术也能很好地显示静脉丛。它们的血管造影应该是类似的，以至于可以发现潜在的静脉淤血的情况，颈丛可能最常涉及脊椎和椎旁动静脉瘘。从功能方面讲，这两个静脉丛含有如此复杂的纵向排列的静脉湖，沿着整个脊柱扩张，与颅骨内至末端及岩静脉窦都有潜在的联系，Batson[15] 已经证实了这些。

硬膜外静脉丛汇入到椎间静脉（图 6.11，n），也接受根静脉（k）的血液。与其用模糊的名词椎间静脉，我们更倾向于选择高度描述性的词汇——孔静脉。这些静脉可能是丛状的，有很大的容量可以容纳分流，我们可能看到，伴随着高流量的颈椎动脉的动静脉瘘，整个神经孔填充着大量的静脉结构。它们在腔静脉系统闭塞时为 Batson 静脉丛和半奇静脉系统间的联系提供了基础。在高分辨率的 MRI 中（尤其是腰椎），正常的孔静脉横穿过孔道时被脂肪组织所包绕，可能很容易被看见，伴随着相应的神经和动脉走行。在孔外，它加入了很多颈部的和椎旁的静脉，常常汇入局部静脉，在腰部称为上升静脉（r），随后进入半奇静脉系统、下腔静脉和骨盆静脉，这取决于位置的不同。

脊柱的静脉引流系统已经被详细阐述。椎体内部丰富的静脉网汇入腹侧的硬膜外静脉丛，最终汇入后正中皮质表面共同的椎体静脉丛（s）。它的骨质通道在 CT 矢状面图像重建中常呈现特征性的裂缝（图 6.13，e）。很多额外的经骨的静脉（有时在甲基丙烯

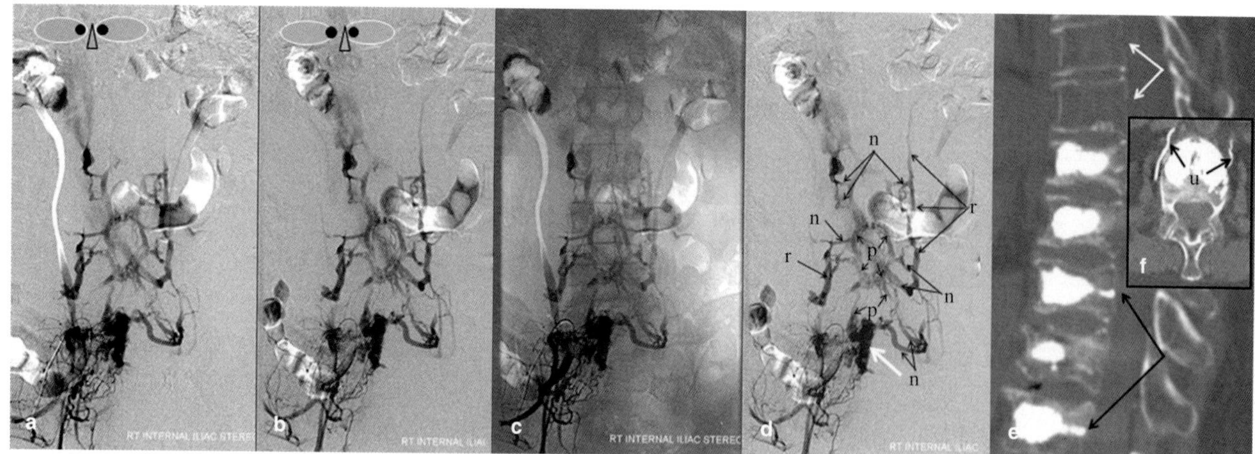

图 6.13 a~f. 硬膜外静脉内丛。a、b. 立体像；c. 本像；d. 图注。髂内动脉注射造影剂显影患者多发椎旁血管瘤，其中一个位于 L5 / S1 腹侧硬膜外腔（白色箭头），显示升腰椎静脉充血（r），上、下椎间孔（椎间）静脉（n）和腹侧内静脉丛（p）。患者因静脉充血患有背部疼痛和神经根病，经 N- 羟丁基 - 氰基丙烯酸酯栓塞术后缓解；e. 另 1 例合并多处压缩性骨折，图为经皮穿刺后图像，显示基底静脉口（白色箭头）和甲基丙烯酸甲酯填充（黑色箭头）；f. 两个静脉通道，部分前外静脉丛（u）在另一平面注射后不显影（由 Maksim Shapiro 提供，www.neuroangio.org）。

酸甲酯中更清晰可见）也存在，并且，在椎体中，汇入既往被称为椎前外侧静脉丛中（u）；椎骨前静脉丛看似为更准确的名称。后方的血液引流至一个被粗略定义的椎体后外侧静脉丛内（v），我们认为它称之为椎旁静脉丛更合适。它位于椎板的外面，伴随着棘突间韧带，在椎旁肌竖脊肌及结缔组织间。

结论

与颅内血液循环系统相比，脊柱脊髓的血管解剖较不统一。尽管存在变异性，但基于胚胎发育过程中的演变模式仍存在诸多共性。对脊柱脊髓血管解剖的详尽理解对于后续的诊断和治疗过程都是很有必要的。

参·考·文·献

[1] Adamkiewicz AW. Die Blutgefäße des Mencshlichen Rückenmarks. I. Die GefaBe der Ruckenmarks Substanz. Berlin: Sitz. Ber. Akad. Wiss. Wien, Math. nat. Kl.; 1881:469–502

[2] Adamkiewicz AW. Die Blutgefäße des Mencshlichen Rückenmarks. II. Die Gefäße der Rückenmarks-Oberflashe. Berlin: Sitz. Ber. Akad. Wiss. Wien, Math. nat. Kl.; 1882:101–130

[3] Kadyi H. Uber die Blutgefäße des Menschlichen Rückenmarkes. Lemberg: Gubrynowicz u Schmidt; 1889

[4] Djindjian R. Angiography of the spinal cord. In: Hurth M, ed. Angiography of the Spinal Cord. Baltimore: University Park Press; 1970:482

[5] Lazorthes G, Gouaze A, Djindjian R. Vascularizaion et pathologie vasculaire de la moelle épinière. Masson, Paris; 1973

[6] Doppman JL, Di Chiro G, Ommaya AK. Percutaneous embolization of spinal cord arteriovenous malformations. J Neurosurg 1971;34:48–55

[7] Djindjian R, Merland JJ, Djindjian M, Houdart R. [Embolization in the treatment of medullary arteriovenous malformations in 38 cases (author's transl)]. Neuroradiology 1978;16:428–429

[8] Djindjian R. Angiography in angiomas of the spinal cord. In: Pia HW, Djindjian R eds. Spinal Angiomas: Advances in Diagnosis and Therapy. Berlin: Springer; 1978:98–136

[9] Djindjian R. Treatment of spinal angiomas by embolization. In: Pia HW, Djindjian R eds. Spinal Angiomas: Advances in Diagnosis and Therapy. Berlin: Springer; 1978:189–200

[10] Thron AK, Rossberg C, Mironov A. Vascular Anatomy of the Spinal Cord: Neuroradiological Investigations and Clinical Syndromes. Vienna; New York: Springer-Verlag; 1988

[11] Lasjaunias PL, Berenstein A, Raybaud C. Surgical Neuroangiography. Berlin; New York: Springer-Verlag; 1987

[12] Lasjaunias PL, Berenstein A, Ter Brugge K. Surgical Neuroangiography, 2nd ed. Berlin; New York: Springer; 2001

[13] Lasjaunias P, Vallee B, Person H, Ter Brugge K, Chiu M. The lateral spinal artery of the upper cervical spinal cord. Anatomy, normal variations, and angiographic aspects. J Neurosurg 1985;63:235–241

[14] Siclari F, Burger IM, Fasel JH, Gailloud P. Developmental anatomy of the distal vertebral artery in relationship to variants of the posterior and lateral spinal arterial systems. AJNR Am J Neuroradiol 2007;28:1185–1190

[15] Batson OV. The vertebral system of veins as a means for cancer dissemination. Prog Clin Cancer 1967;3:1–18

[16] Shapiro M. [Cerebrospinal neurovascular information source]. 2012. www.neuroangio.org

第7章

脑血管生理学

Jens Bjerregaard and Richard A. Jaffe

本章对脑血管生理学及临床常用的评估技术进行了一个简明而全面的回顾。内容包括脑血管对正常组织和损伤组织中生理条件变化做出反应的基本原理，讨论了神经外科医师经常接触到的麻醉剂及其他药物的作用。

脑代谢和脑血流

脑血流的正常值和测量

大脑能精细地控制其能量供应和需求间的平衡。大脑约占身体 2% 的重量，没有大量的能量储存，但却具有非常高的能量需求。在安静状态下，大脑消耗人体 20% 的氧供和 25% 的葡萄糖。为了满足这一能量需求，大脑接收静息心搏出量的 15% 或大约 750 mL/min 的血液。大脑所需能量同时供给其基础代谢和功能活动。基础能量保持细胞的完整性、离子梯度和其他的细胞基本功能，功能活动消耗（占大脑总耗能的 60%~70%）主要包括更高水平的神经元活动，动作电位的产生和扩散，以及神经递质的合成、释放和再摄取。

在正常清醒的人中，其大脑血流量，包括白质和灰质，是 50 mL/（100 g · min），氧代谢率（$CMRO_2$）是 3.5 mLO_2/（100 g · min）[1]。灰质的血流量是 70~80 mL/（100 g · min），而白质的血流量仅为 15~20 mL/（100 g · min）[2]。虽然脑血流调节主要发生在软脑膜和穿通动脉水平的微循环中，但有证据表明大动脉也参与脑血流的调节 [3]。

脑血流量的测量

临床上并没有测量脑血流量的金标准。不同的技术之间很难比较，因为它们的侵入性、检查所需时间和设备都不同。也就是说，临床医生可以用经颅多普勒超声检查、分子示踪、正电子发射断层扫描（PET）、功能磁共振成像（fMRI）、吲哚菁绿（ICG）血管造影、热弥散和其他间接测量技术来评估脑血流量（表 7.1）。包括放射性微球技术或氢清除法在内的许多侵入性技术目前仅只限于实验室的动物实验。

经颅多普勒超声检查，起源于 20 世纪 90 年代，是一种连续性、无创的临床应用技术。但是，因其应用仅限于大动脉（如大脑中动脉）且依赖于红细胞移动速度与脑血流量直接相关的假设而受到限制。因此，难以从脑血流量的实际变化来分辨脑血管收缩或痉挛。如果血管直径和血液黏滞度是恒定的，那么麻醉患者的血流速度降低超过 60% 可能对应着脑血流量小于 20 mL/（100 g · min）[4]。经颅多普勒超声检查也可以用来测量脑血管自动调节的上限和下限，并能确定平均动脉压，低于该值时颅内血液流动就会停止 [5]。

最早的量化脑血流量（CBF）的方法是分子示踪技术。这些技术或者是通过记录示踪分子（例如注射或吸入的氙气）在体内的分布或者是通过记录这些分子的洗入 / 洗出曲线（图 7.1），并基于 Kety-Schmidt 方法，来评估大脑半球（非局部脑组织）的血流量。它需要抽取颅外向颅内供应的和从颅内回流的血样本来测量动静脉中注射进入的示踪剂浓度随血流量的变化。该方法需要获取外周动脉血和中心静脉血。因此，这种方法比较笨拙，很难在临床上及时获取患者血流量动态变化的信息。PET 和 fMRI 虽是非侵入性成像技术，但往往需要价格昂贵且复杂的设备。同样的，高昂的费用也限制了其临床应用。但是，这种方法能够让临床医生很容易将血液生理与解剖结构信息关联在一起。到目前为止，这些方法尚不能应用于术中，但快速发展的技术也许能使其在未来成为现实。

表 7.1 测量脑血流不同方法之间的对比

方法	相关花费	分辨率	时间刻度	是否可重复测量	侵入性	示踪剂	放射性
Kety–Schmidt	+	半球	立即	是	颈静脉穿刺	N_2	否
						^{133}Xe	是
						^{83}Kr	是
$AVDO_2$	+	半球	短暂	是	颈静脉穿刺	N/A	否
IV^{133}Xenon	+	3~4 cm 皮质	立即	是	IV	^{133}Xe	是
PET	+++++	＜1 cm，3D	较长	受限	IV	正电子发射体	是
fMRI	+++	＜1 cm，3D	较长	受限	IV	对比增强剂	磁性
经颅多普勒超声	+	半球	短暂	是	否	N/A	超声
吲哚菁绿视频血管造影	+	＜1 cm	短暂	是	否	吲哚菁绿	荧光

注：① $AVDO_2$，动静脉氧含量差；fMRI，功能磁共振成像；IV，静脉注射；PET，正电子发射断层扫描；3D，三维。②引自 Cottrell JE，Young WL. Cottrell and Young's Neuroanesthesia，5th ed. Philadelphia：Mosby/Elsevier；2010。

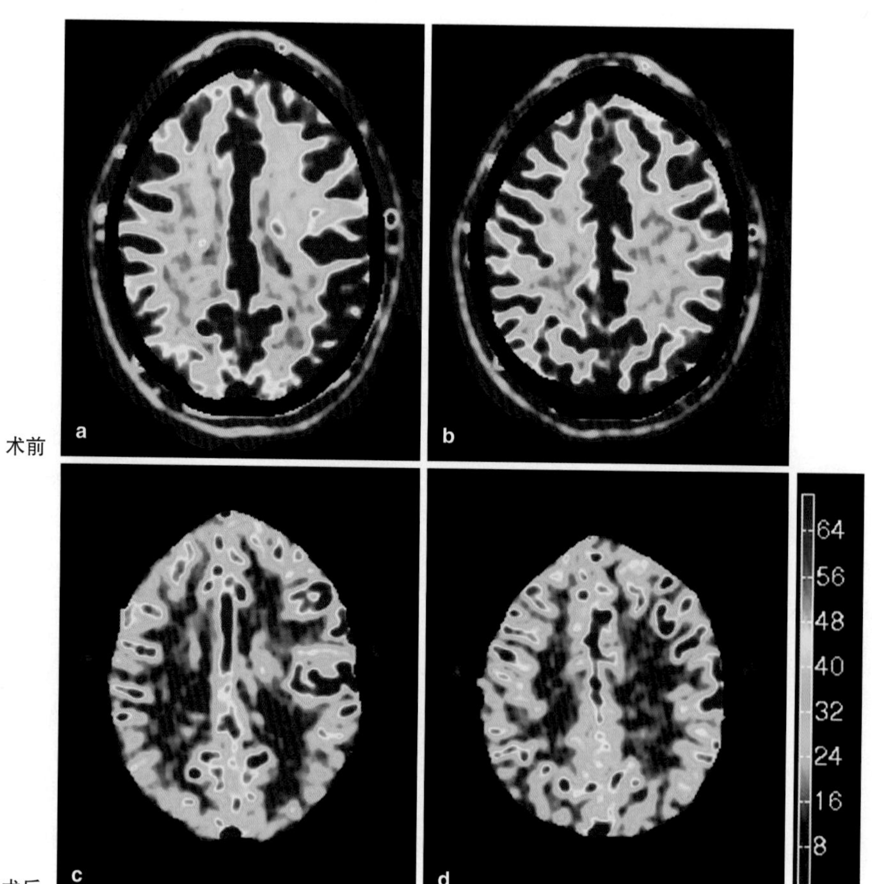

图 7.1 一例烟雾病患者进行了两个水平的 PET 扫描。a、b. 术前在分水岭区可见血流灌注严重减少；c、d. 双侧颅内外血管搭桥术后 1 年随访图像，显示了脑血流明显好转；注意给出的灌注指数的刻度表，低灌注指数（渐变谱的蓝色区域）对应的是高灌注水平（经 G. K. Steinberg，MD，PhD 同意使用）。

磁共振成像（MRI）、PET 和较早应用的分子示踪技术同样准确 [6]。研究人员采用一系列不同的 MRI 和 PET 技术测量同一组健康志愿者，得到脑血流量的一个范围，提示了不同个体和不同测量方法之间具有很大变异度 [7]。虽然所有的方法测量出的脑血流量都接近经常应用的 50 ml/（100 g · min），但这些测量值可能会偏差多达近 50%。

外周血管和脑血管都可以采用 ICG 血管造影显示出来。ICG 分子在近红外光照射下发射出近红外荧光，它可以在脑血管手术中定性评价脑血流量，比如对烟雾病患者行颅内外血管搭桥术时 [8]（图 7.2）。研究者在这些手术中通过比较 ICG 血管造影和 DSA 与 CTA 的结果证实了此种方法的有效性 [9]。ICG 血管造影提供了脑局部的血流量的定性信息，但还未适用于评估区域的或半球的脑灌注情况。

脑血流量是否充足的信息可通过颈静脉球血氧

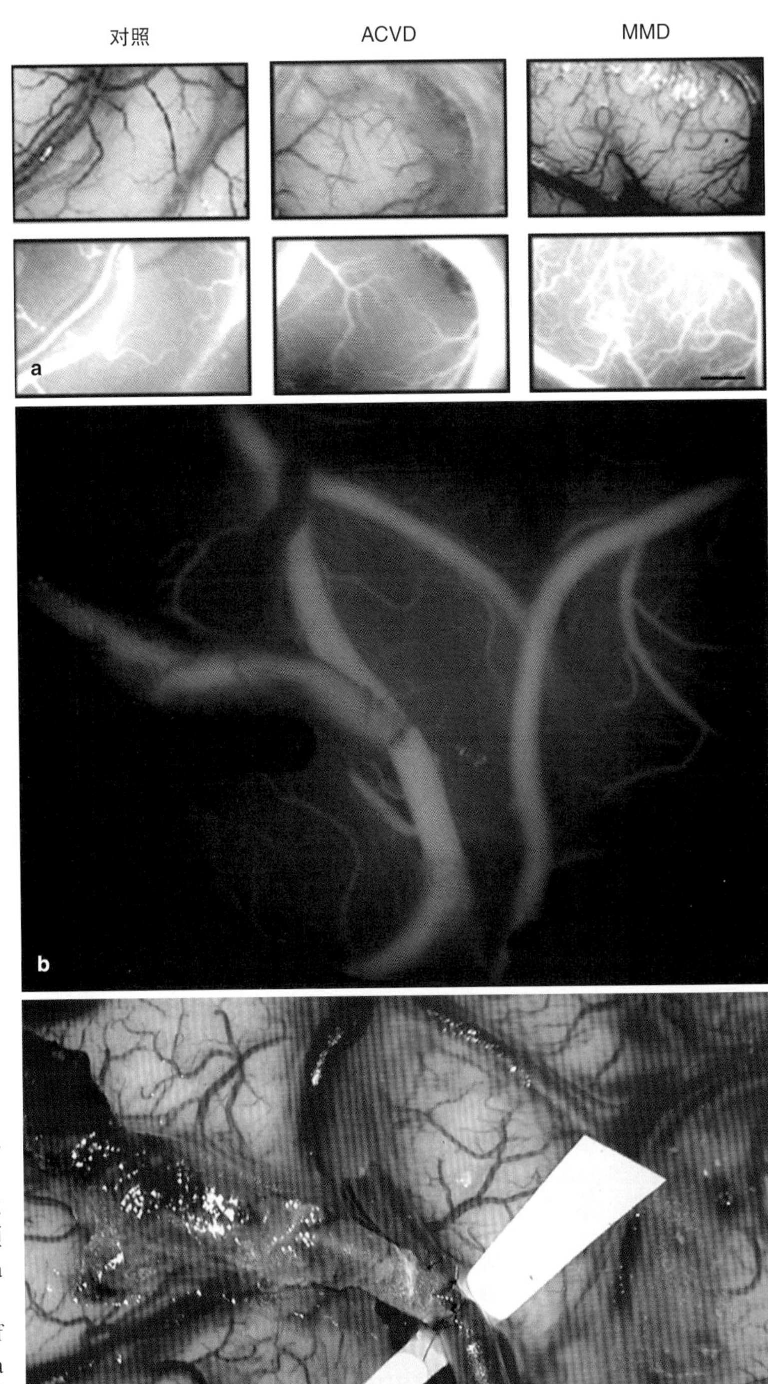

图 7.2　a. 正常对照组患者、动脉粥样硬化性血管病（ACVD）患者和烟雾病患者术中皮质微血管（顶部）和相对应的 ICG 血管造影（底部）图像；b. ICG 血管造影图像；c. 颅内外搭桥术中搭桥后的图像［来自 Czabanka M，Pena-Tapia P，Schubert GA，Woitzik J，Vajkoczy P，Schmiedek P. Characterization of cortical microvascularization in adult moyamoya disease. Stroke2008；39(6): 1703-1709. b、c 图经 G. K. 同意使用］。

测定，脑血氧测定，热弥散和近红外光谱进行部分测定。颈静脉球血氧测定是有创的，它需要在颈内静脉进行逆向置管操作。基于其血氧测定的数据，临床医师可以推测大脑半球脑血流量的供需是否平衡。如果想获取局部脑血流信息，可以将脑血氧测定探针（例如 Licox®，Integra Life-Science, Ratingen, Germany）直接插入脑组织，测量插入位置的组织氧分压。但是，这种探针是侵入性和有创的，并且在大部分医疗中心很难应用。

另外一种同样具有侵入性和创伤性的设备称为 Hemedex 脑灌注探针（Hemedex，Inc.，Cambridge，MA），是基于热弥散技术来测量局部脑血流量。通过组织血氧测定，临床医师可以评价脑血流量是否充足并评估脑血流自动调节能力，从而对脑外伤患者给出最优的灌注策略 [10]。近红外光谱技术（NIRS）是一种发展中的技术，它可以提供额叶皮质或其他部位更加局限的组织氧供信息，且其具有无创性的特点（图 7.3)。遗憾的是，NIRS 的结果受组织重叠的影响（例如头皮、颅骨、脑脊液），以致其结果解读比较困难。但是，新出现的有限的临床证据支持将 NIRS 应用于心血管和神经外科患者群体中 [11]。

脑功能激活

脑局部血流量的变化

虽然大脑半球脑血流量和脑代谢值保持相对稳定，但局部脑血流量（CBF）可能因为局部脑组织动脉氧分压和二氧化碳分压以及局部脑灌注压的变化而发生巨大变化。由于大脑缺乏显著的能量储存，这些局部需求的变化依赖于脑血管的自动调节，这是一种快速的补偿性供需匹配机制。自动调节过程有助于调节脑血流量（CBF）在一定范围内的灌注压力下与需求匹配，从而避免脑缺血的发生，同时也避免了过度灌注的风险，诸如出血和水肿。

调节脑血管张力的化学介质

一氧化氮（NO）、内皮素和其他一些化学物质通过复杂的过程和通路来调节脑血管张力，这些机制也仅仅是最近才开始被了解（图 7.4)。NO 是广为人知的血管张力调节剂，参与了复杂的机制，涉及与许多其他介质的相互作用。当 NO 被内皮细胞合成后，通过一种鸟苷酸环化酶介导的机制与血管平滑肌相互作用，引起血管松弛。NO 是否在 CO_2 的血管舒张作用中起作用尚不明确。但是，研究人员发现在蛛网膜下腔出血（SAH）期间，一氧化氮合成酶（NOS）是受抑制的，从而导致血管痉挛发生 [12]。

确切的机制目前尚不明确。然而，一氧化氮合成酶的抑制使得血管张力调节平衡点更倾向于因内皮素和某种前列腺素的作用引起血管收缩。Hansen-Schwartz 研究发现在蛛网膜下腔出血（SAH）发生后，大脑动脉内皮的血管内皮素受体出现上调，这也进一步证实了上述的平衡失调 [13]。尼卡地平通过阻断钙离子通道防止钙离子内流，从而阻断内皮素在发生 SAH

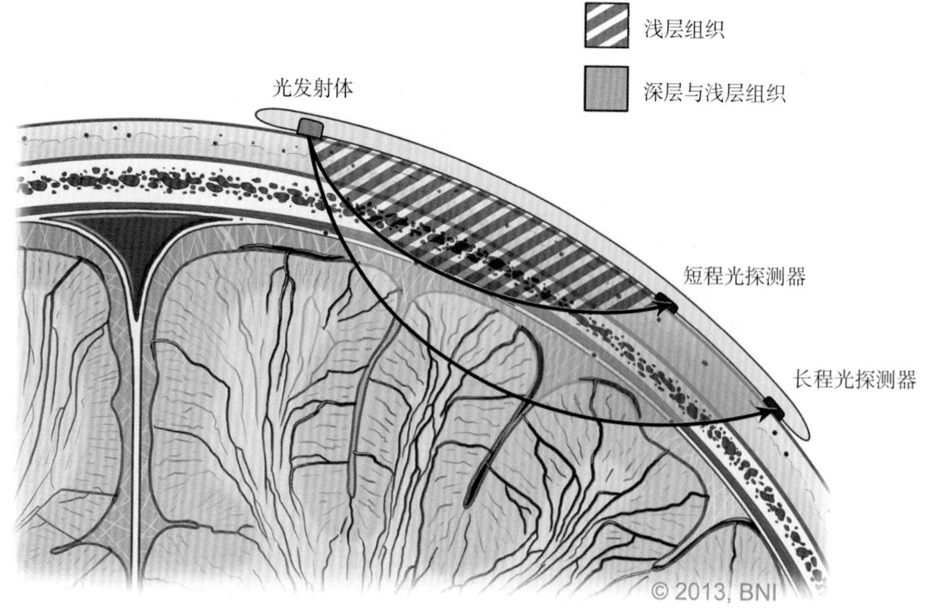

图 7.3　近红外光谱系统（INVOS System，Somanetics，Troy，MI）图。基本的近红外光谱设置是由一个光发射器和两个或两个以上的探测器组成。从理论上讲，光线主要经过浅层组织（短路径长度）或通过浅层和深层组织（长路径长度）后到达探测器。虽然对氧化作用评估的有效性是受限的，无法完全弥补由组织层叠造成变量信号的干扰，但通过测量多个波长的吸收比率和尝试减去浅层组织信号的干扰，也可以估计氧合作用（由 Barrow 神经学研究所提供）。

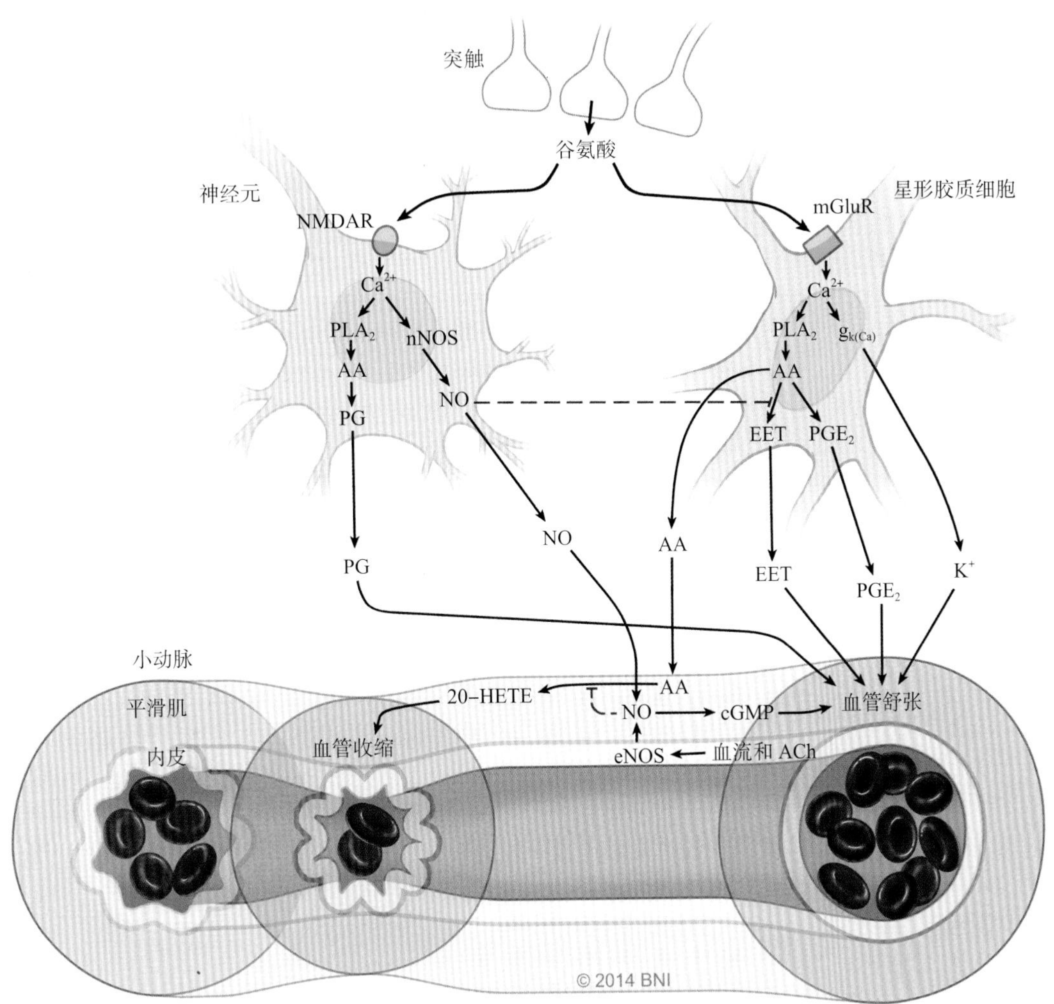

图 7.4 脑血流量（CBF）一部分是受到由谷氨酸对星形胶质细胞和神经元作用的影响。谷氨酸的直接影响是通过提高 Ca^{2+} 的浓度，引起 NO 和各种花生四烯酸衍生的信使合成。NO 通过直接的方式或通过花生四烯酸衍生信使相互作用的方式影响血管张力。NO 由 NO 合酶生成，抑制血管收缩剂 20- 羟基二十碳四烯酸（20-HETE）（虚线）和血管舒张剂环氧二十碳三烯酸（EET）的形成。血管内皮上的一氧化氮合酶可由血流剪切力或乙酰胆碱激活。它生成血管舒张剂 NO，后者对小动脉平滑肌内的 20- 羟基二十碳四烯酸有抑制作用。AA，花生四烯酸；cGMP，环鸟苷酸；PLA_2，磷脂酶 A_2；PGE_2，前列腺素 E_2（由 Barrow 神经学研究所提供）。

时引起血管痉挛，这种钙离子内流的机制是内皮素起效的关键[14]。

血管活性肽，如 P 物质和神经激肽 A，也能在脑血管系统中充当血管扩张剂。某种血管活性物质参与了偏头痛的病理生理过程，在动物实验中发现降钙素基因相关肽是引起低血压的重要调节剂[15]。

其他的细胞信使（如 CO 和 H_2S）与介导血管舒张有关。CO 是亚铁血红素氧化酶催化降解亚铁血红素的产物，而这种酶的异构体（HO-2）在脑组织基线水平存在[16]。当脑组织出现缺血、急性缺氧或癫痫发作时，HO-2 介导的 CO 就会迅速增加，有助于增加脑血流量。虽然这个效应是快速出现的，但因为 CO 介导对于 NOS 的抑制效应使得扩张效果会逐渐减弱，从而保证了一个快速、短暂的保护作用。H_2S 的合成量与 NO 的存在相关。它的效应位置在 ATP 敏感的 K^+ 通道。K^+ 外流的增加使得细胞膜超极化，使得血管平滑肌松弛[17]。H_2S 也可能在血管平滑肌细胞的增殖和凋亡过程中发挥作用[18]。

星形胶质细胞可作为调节脑血管张力的介质

胶质细胞，包括星形细胞，能够调节脑血管的张力。星形胶质细胞是大脑内最常见的神经胶质细胞，其在皮质的数量要多于神经元细胞，能够维持和控制大脑内环境的稳定。星形胶质细胞对于神经元细胞、血脑屏障（BBB）和信号传导的作用已被广为报道。Koehler 等[19]描述了星形胶质细胞在维持脑血管张力方面的作用。调节脑血管张力的关键介质似乎是覆盖大部分脑内微循环的星形胶质细胞的末端突起（例如终足）内的 Ca^{2+} 水平。此外，资料显示当体内腺苷二磷酸（ADP）和谷氨酸浓度升高时，会刺激星形胶质细胞释放 CO，这个过程需要 NO 的存在[16]。CO 在新生儿的脑血管调节中可能尤其重要。因为大部分实验都在幼猪大脑中实施，而 CO 在成人脑中的作用尚不完全明确[19]。

为了能够耐受缺血环境，星形胶质细胞有保护性适应：具有比正常神经元细胞更少的离子通道，使得维持细胞完整性的能量需求较低，并且拥有相对更多的糖原储备，这可能在接近缺血的状态下起到保护作用[20]。但是，在完全缺血的情况下，无氧糖酵解期间产生的乳酸的破坏作用会使得糖原储存的益处变得没有意义。这个与脑卒中患者在高血糖情况下出现细胞损伤的过程类似。

研究显示交感神经系统直接影响脑血流量。它似乎提供了一种保护机制，通过这种机制减弱脑灌注压的升高。这种机制是在交感神经受到刺激时通过大动脉和小动脉来进行调节的[3]。这种神经源性的血管舒缩调节的意义尚不明确，但它是维持充分脑灌注压的复杂机制中的组成部分。

脑血管生理的药理作用

麻醉药物

在大脑脉管系统稳定和敏感的内环境中，药物对于脑血流量（CBF）、颅内压（ICP）和脑代谢率（CMR）的作用是很有意义的。患者很少只接受一种麻醉相关药物。因此，临床医师必须考虑和了解所有麻醉干预措施包括静脉麻醉药物、阿片类药物、吸入性药物和肌肉松弛剂在内的综合效应（表 7.2）。

增加巴比妥类药物剂量的显著特点就是增加了神经元的抑制作用。比如，增加硫喷妥钠的剂量会导致脑代谢率发生与脑血流相关的降低，直至最终抑制脑电波波形并实现爆发抑制。这个时候测量到的脑代谢率是正常清醒者的 30%。硫喷妥钠剂量的进一步增加对脑代谢率（CMR）没有可测量到的保护性作用。安静状态下脑氧代谢的 30% 代表了基础代谢，是正常体温下药物对大脑功能抑制后所能取得的绝对最低代谢水平[21]。这个水平代表了能够维持脑细胞基础功能，包括用来维持重要离子跨膜梯度的离子转运泵所需的最低的能量水平。上述代谢作用也适用于其他能够抑制脑电活动的情况（比如低体温）和其他麻醉剂（比如丙泊酚）（图 7.5）。

表 7.2 麻醉剂对脑血管生理的影响

麻醉剂	脑血流	颅内压	脑氧基础代谢率	自动调节	CO_2 反应性	脑脊液生成和吸收
硫喷妥钠	–	–	–	无改变	无改变	无改变
依托咪酯	–	–	–	无改变	无改变	无改变
丙泊酚	–	–	–	无改变	无改变	无改变
氯胺酮[a]	+	+	+	无改变	无改变	吸收降低
苯二氮䓬类	–	–	–	无改变	无改变	无改变
阿片类（IPPV）	无改变	无改变	无改变	无改变	无改变	吸收增加
阿片类（SV）	+	+	无改变	无改变	无改变	吸收增加
吸入性药物						
异氟烷[b]	+	+	–	受损	无改变	生成减少和吸收增加
七氟烷[b]	+	+	–	受损	无改变	生成减少
地氟烷	+	+	–	受损	无改变	无改变
NO	+	+	–	无改变	无改变	无改变

注：改编自 Garner A，Hirsch N. Pharmacological and pathological modulation of cerebral physiology. Anaesth Intensive Care Med 2007；8：413-417；[a] 单独用于有自主呼吸的患者；[b] 低浓度时，脑血流下降。

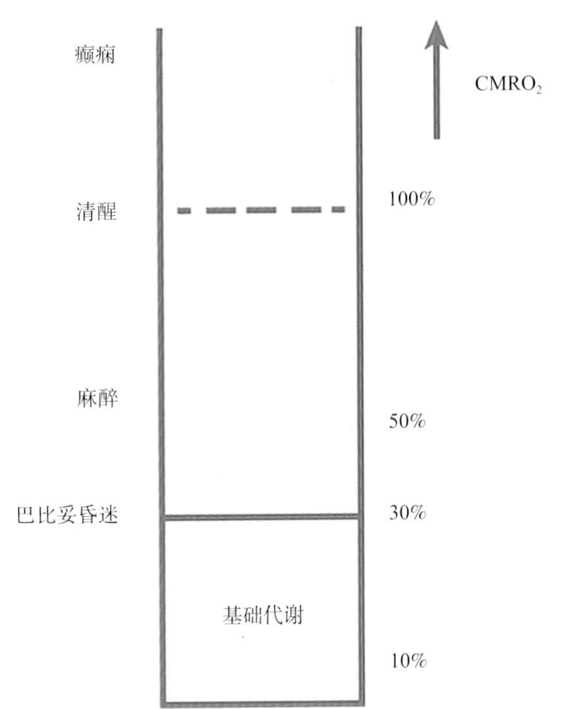

图 7.5　不同意识水平的对脑代谢需求的影响。在正常体温下，30% 的基线代谢率标志着巴比妥昏迷可达到的最低水平的代谢。低温需要进一步降低细胞的能量利用（改编自 Astrup J，Sørensen PM，Sørensen HR. Oxygen and glucose consumption related to Na-K transport in canine brain. Stroke 1981；12:726；and Astrup J，Sørensen PM，Sørensen HR. Inhibition of cere-bral oxygen and glucose consumption in the dog by hypothermia，pentobarbital and lidocaine. Anesthesiology 1981；55:263）。

常规剂量的阿片类药物对于脑血流量（CBF）和脑代谢率（CMR）的作用是有限的，其作用很大程度与其他同时使用的麻醉剂有关[22]。对于自主呼吸的患者，阿片类药物的呼吸抑制作用可导致高碳酸血症，从而间接增加脑血流量。阿片类药物在麻醉稳定中的优势表现在它们能减轻交感神经对于手术刺激的反应，以及稳定血流动力学状况。

在浓度接近最小肺泡浓度或更高浓度时，吸入性药物，如异氟烷、七氟烷和地氟烷，会产生去偶联效应，继续增加代谢的抑制作用，反而会增加脑血流，而这种效应在静脉麻醉中不会出现。PET 显示这种扩血管效应在正常健康人中因地区而异，提示在颅内顺应性降低的患者中存在潜在危害[23]。通过使用高浓度（两个最小肺泡浓度）的吸入性药物，如异氟烷，在脑电图达到平波以后能够使得脑代谢率（CMR）达到一个平台期，这与静脉给药所达到的效果类似[24]。

在神经外科手术中使用笑气（N_2O）尚有争议。在某些情况下，它能够增加脑血流量（CBF）、脑代谢率（CMR）和颅内压（ICP），其增加的程度取决于与何种其他药物同时使用，比如异氟烷、七氟烷或丙泊酚[25, 26]。但是，轻度的过度通气（低碳酸血症）可能会减弱这些效应，即便是在有神经功能损伤的患者中也是如此[27, 28]。当患者出现静脉气栓时，持续使用 N_2O 会使受阻的气体扩散，加重患者的病情。类似的，如果在开颅手术关闭硬膜前未停止使用 N_2O，就会加重气颅的危害。但是，一项随机实验显示在关闭硬膜后持续使用 N_2O 并未增加颅内压[29]。持续使用 N_2O 会增加恶心和呕吐的发生率，并且会导致临床显著的维生素 B_{12} 缺乏，可能进一步导致脊髓病变[30]。

早期的研究显示氯胺酮应禁用于神经外科手术患者。这些研究结果显示在自主呼吸的患者中单独使用氯胺酮会增加脑血流量（CBF）、颅内压（ICP）和脑代谢率（CMR）[31, 32]。现在认为这些效应是动脉血二氧化碳分压增加的结果。虽然最近有很多证据显示出了氯胺酮的优点，比如，研究人员表明氯胺酮能够维持颅内灌注压的稳定，并能降低机械通气和镇静下创伤性脑损伤（TBI）患者的颅内压（ICP）[33, 34]，但是它因上述存在的问题而很难得到广泛的应用。在颅内弹性受损的患者中使用氯胺酮，只有在镇静和机械通气的情况下才能取得最佳的效果[35]。氯胺酮作为 N- 甲基 -D- 天冬氨酸受体拮抗剂，可能具有显著的神经保护特性（图 7.6）。它阻止了谷氨酸的释放，从而预防了谷氨酸相关兴奋性细胞毒性造成的进一步的细胞损伤[35]。虽然缺乏临床证据的支持，但是很多基础实验和动物研究结果显示氯胺酮能够在大脑缺氧、缺血和机械损伤模型中降低神经损伤。

非去极化神经肌肉阻滞剂对于脑血流（CBF）和脑代谢率（CMR）没有明显的直接影响（表 7.3）。常用的非去极化神经肌肉阻滞剂，如罗库溴铵、维库溴铵、泮库溴铵、顺式阿曲库铵，均无显著的组胺释放作用，从而能够避免老一代药物（如右旋筒箭毒碱）所导致的脑血流量（CBF）增加。

目前，唯一仍在使用的去极化的神经肌肉阻滞剂是琥珀酰胆碱。它在神经外科手术切除脑肿瘤的过程中会增加脑血流和颅内压[36]。这些结果与动物实验的结果一致，在服用琥珀酰胆碱之前先服用小剂量的非去极化神经肌肉阻滞剂，能够阻止琥珀酰胆碱的作用[37, 38]。但是，脑外伤患者出现颅内压增高时，使用琥珀酰胆碱并未进一步增加颅内压[39]。

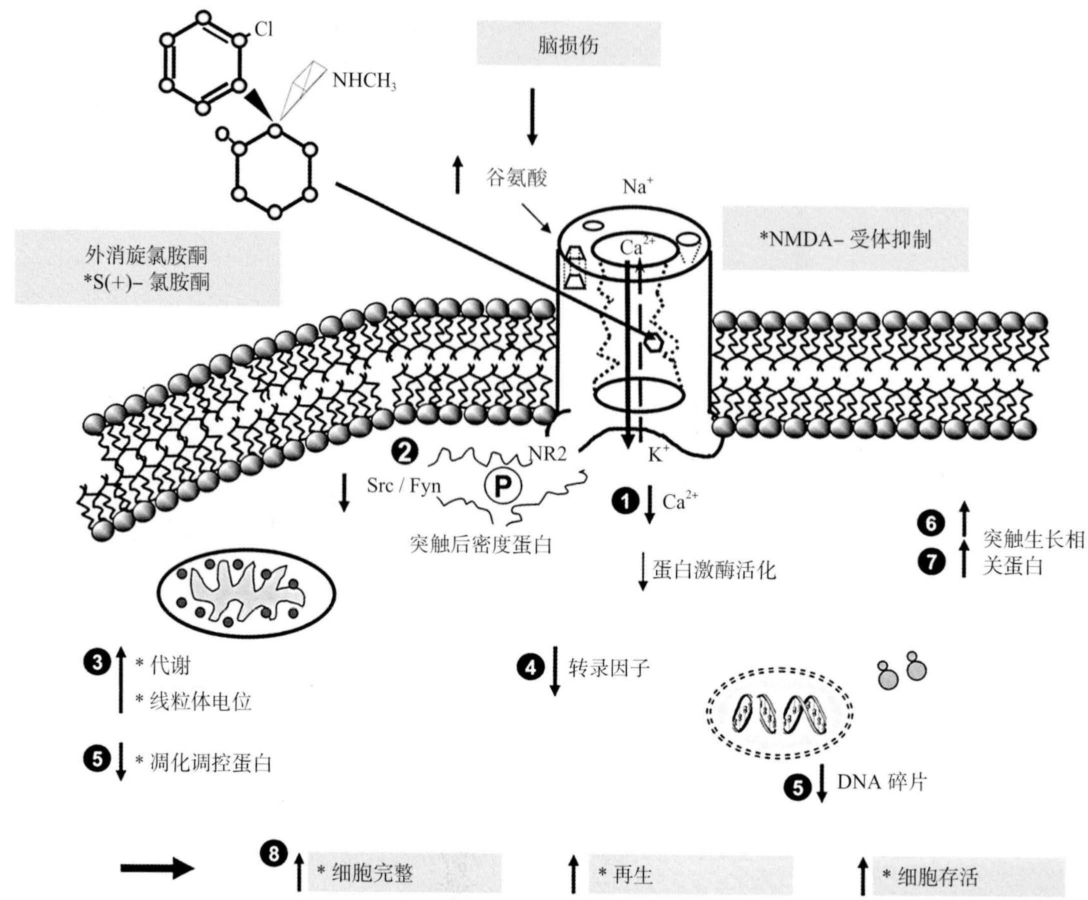

图 7.6 外消旋和右旋氯胺酮药理作用研究的报道，推测其可能与神经保护作用有关。脑损伤发病后，氯胺酮阻断了对 N-甲基 -D- 天冬氨酸（NMDA）受体的过度刺激，减少 Ca^{2+} 通过受体通道内流（1）。这种减少减弱了 NMDA 受体亚基组装和相互作用超生理剂量的增加，突触后密度蛋白和其他细胞内信号传导系统，如蛋白激酶（2）。因此，一些激酶转导级联反应很少被激活。结果是提高了代谢储存和维持了线粒体的跨膜电位（3）。反过来，转录因子的病理活化减少（4）。参与细胞凋亡的蛋白质的激活减少，这与 DNA 的碎片少有关（5）。突触蛋白得到更好的保存（6），生长蛋白的表达（7）表明成年神经元的再生能力增强。最后，对 NMDA 受体病理性增加的控制增加了细胞的存活、保存细胞和突触的完整性和再生的能力（8）。*S（+）- 氯胺酮单独诱导的优越性 / 效果（转载自 Himmelseher S, Durieux ME. Revising a dogma: ket-amine for patients with neurological injury? Anesth Analg 2005；101: 524–534）。

其他药物

渗透性药物、儿茶酚胺和吲哚美辛对脑血管生理学也有重要的作用。

甘露醇和高渗盐水是常见的渗透药物，用于降低升高的颅内压和改善手术暴露情况。甘露醇是降低大脑的水含量，而非减少脑血容量 [40]。事实上，快速输入甘露醇会一过性地增加脑血流量，并降低脑灌注压，对颅内压是有害的。如果使用得当，甘露醇能够改善脑灌注。在创伤性脑损伤（TBI）患者中，甘露醇不但能够降低颅内压，也能够显著地提高低灌注脑区的血流量 [41]。虽然没有大型的临床随机对照试验的证据，但现有文献表明高渗盐水具有与甘露醇同等降低颅内压的效果 [42]，并且还可以避免甘露醇使用后可能会带来的利尿效应。如果使用高渗盐水，必须密切监测电解质，以防血钠突然过快升高。

儿茶酚胺（如去氧肾上腺素）常用于危重症患者以维持血流动力学稳定，也用于神经外科手术患者以通过增加脑灌注压从而改善脑血流量。软脑膜动脉和大脑小动脉具有 α－肾上腺素能受体。去氧肾上腺素、去甲肾上腺素和多巴胺都能增加创伤性脑损伤（TBI）患者脑血流量。但是，去甲肾上腺素对于脑局部氧合作用具有更好的效果，所以其增加患者脑血流量效果可能是最可靠的 [43]。

吲哚美辛阻止了脑血管对高碳酸血症的反应，从而诱导血管收缩 [44]。这种作用是由于直接抑制了磷脂酶的作用，从而防止前列腺素（PGs）的合成，包括前列腺素 E2（PGE2）。虽然吲哚美辛似乎在改善脑灌注的同时降低了颅内压和脑血流量，但目前尚无大型的随机对照试验证据支持其在创伤性脑损伤（TBI）患者中的应用[45]。仅仅使用 30 mg 剂量的吲哚美辛，不但能够降低颅内压，而且也能起到退热剂的作用，对有神经系统损伤的患者可能有更深远的意义[46]。其他非甾体抗炎药（如布洛芬和阿司匹林）并不能降低脑血流量[47, 48]。临床医生应该谨慎衡量吲哚美辛诸多优点和缺点，包括加重肾脏功能损伤和增加出血的风险。

表 7.3 关于各种神经肌肉阻滞剂对自主神经系统作用及组胺释放的总结

药物	类别	对自主神经系统作用	组胺释放	备注
琥珀酰胆碱	去极化神经肌肉阻滞剂	刺激自主神经节和毒蕈碱受体	轻度	短效、快速起效
顺－阿曲库铵	非去极化苄基异喹啉神经肌肉阻断剂	无	轻度	不依赖肝肾代谢
右旋筒箭毒碱	非去极化苄基异喹啉神经肌肉阻断剂	阻断自主神经节	中度	美国已停止临床使用
维库溴铵	非去极化的甾体类神经肌肉阻断剂	无	无	有间隔时间，起效较慢
泮库溴铵	非去极化的甾体类神经肌肉阻断剂	阻断心肌 M 受体	无	长效
罗库溴铵	去极化的甾体类神经肌肉阻断剂	无	无	有间隔时间，快速起效

温度的作用

体温每下降 1℃，脑氧代谢率（CMR）就下降 2%~7%。虽然麻醉药只能够降低脑功能代谢的能量消耗，但是低温能够进一步降低脑基础代谢所需的能量。在脑缺血的实验以及心肌缺血性损伤的患者中，降低体温所带来的好处已经被证实[49]。但是，相关的通路很复杂，直到最近这些潜在通路的特性才逐渐被人所知[50]。更多关于术中低体温的详细讨论见第 13 章。

尽管有可信的基础实验的证据，但是神经外科手术中使用低体温尚有争议。在患者出现心室颤动性心搏骤停后使用中度到深度低体温疗法的证据是最有说服力的[51]。在治疗巨大动脉瘤的手术中可能需要暂时阻断血流，这时诱导低体温是很有益处的[52]。但是，这些效果对于已经出现创伤性脑损伤或脊髓损伤的患者来说就没有那么明显了。

灌注压、脑血流和自动调节

对于神经外科患者，了解颅内压（ICP）、脑灌注压（CPP）和自动调节机制之间的相互关系对于维持良好的脑部生理环境至关重要。脑灌注压等于平均动脉压减去颅内压或中心静脉压——取决于这两个值哪个比较大。因为颅腔容积是固定的，代偿机制有限，颅腔内容物的增加，比如占位性病变、水肿或脑积水，都会使得颅内压有非线性的增加。因为颅腔体积是固定的，其内任何成分的增加必须同时有其他组分的减少来代偿，这个概念称为 Monro-Kellie 原理。

桥静脉和颅内压

桥静脉通常是开放的，允许静脉血无受阻地回流。如果颅内压升高，一般考虑颅内静脉可能会塌陷，导致静脉血回流受阻，从而使得颅内内容物体积增加。但是，Yu 等[53]证实桥静脉一般不会塌陷；实际上，他们会因颅内压增高而扩张。这种反应提示流出道梗阻可能发生在更远端的引流静脉中。通过颅内压增加，远端静脉回流阻力增加，使得桥静脉不会出现受压和受阻，从而能够保证血流从压力高的颅内静脉系统中回流到压力低的区域。

自动调节

自动调节是指大脑在一系列不同的灌注压的情况下通过改变脑血管阻力来维持脑血流量的能力（图 7.7）。血压正常患者平均动脉压的自动调节范围在

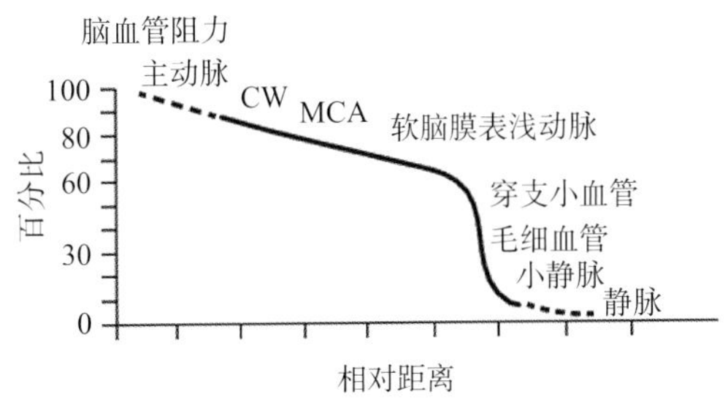

图 7.7 节段性脑血管阻力的评估。通过长的软脑膜表浅动脉的阻力与通过较短的脑实质穿支动脉的阻力相近。CW，Willis 环；MCA，大脑中动脉（转载自 Carter LP, Spetzler RF, Hamilton MG, eds. Neurovascular Surgery. New York: McGraw-Hill, 1995）。

55~160 mmHg，这个上下限尚存在疑问，在健康人群中也会有所变化[54]。当平均动脉压在这个范围之下时，血流就以血压依赖的方式下降，首先影响更脆弱的分水岭区域。在健康人的大脑，血流是通过小动脉控制的，当血压升高时小动脉收缩，血压降低时小动脉扩张。自动调节是一种非常重要的功能，它对人们在不同姿势和活动状态下的血压波动进行代偿。当达到自动调节的最高端，接近 160 mmHg 时，增加的血流很快就会导致脑水肿的发生。

病态或受创伤的大脑可能会失去自动调节功能，此时脑血流在所有平均动脉压下均变成血压依赖性。这种功能的缺失在一些蛛网膜下腔出血或创伤性脑损伤患者中可涉及整个大脑，或者在颅内占位性病变（如脑肿瘤）患者中表现为局部功能的缺失。一些脑损伤患者的自动调节功能可通过过度通气实现部分恢复[55]。

对于患有慢性高血压的患者，血管系统会进行代偿，平均动脉压范围的高限和低限均向右侧偏移，与血压控制水平成反比。高血压得到有效治疗后，血管系统会适应，自动调节范围及血压均可恢复正常。麻醉药物对自动调节的影响是不同的。静脉注射剂如丙泊酚和阿片类似物似乎可以保持自动调节能力。然而，高剂量的挥发性麻醉药具有去除自动调节作用的去偶联效应，尽管降低了代谢需求，但仍然导致 CBF 的增加[56]。

环境作用和脑血流

维持动脉氧分压在正常范围通常是理想的目标。但是，控制患者动脉二氧化碳分压是少数有效的治疗颅内压升高的急性干预措施之一（图 7.8）。

$PaCO_2$

动脉二氧化碳分压对脑血流影响很大。一般来说，动脉二氧化碳分压每改变 1 mmHg，脑血流会改变 2 ml/（100 g · min）。动脉二氧化碳分压从 40 mmHg 急速降至 20 mmHg 可使 CBF 降低约 50%。当高碳酸血症达到极限并且小动脉也达到最大程度的扩张时，自动调节机制就会失效。

当 CO_2 快速扩散透过血脑屏障时，通过小动脉壁周围脑脊液中 pH 的改变而介导血管活性效应[57]。该过程通过脑血管舒张和与高碳酸血症呼吸性酸中毒相关的脑血流增加来得到证实。但是，在代谢性酸中毒患者中不会产生该效应，因为此时氢离子不能通过血脑屏障。

迅速降低颅内压增高患者的脑血容量可能对他们的急性期管理至关重要。过度通气患者通过降低动脉二氧化碳分压可快速降低脑血流和颅内压。但是，对大多数患者来说，当二氧化碳分压水平降低到 20 mmHg 或更低时，脑血流就会低于 25 ml/（100 g · min），上述益处就会因大脑缺血而受限。虽然过度通气对于颅内压极度升高的患者可能是挽救性命的措施，但这种措施的常规应用还有争议[58]，可能还是尽量少应用。

通过改变动脉二氧化碳分压引起的脑血流的急剧变化可通过代偿机制迅速衰减。通过过度通气导致低碳酸血症的 6~8 小时内，血液中的碳酸氢根离子浓

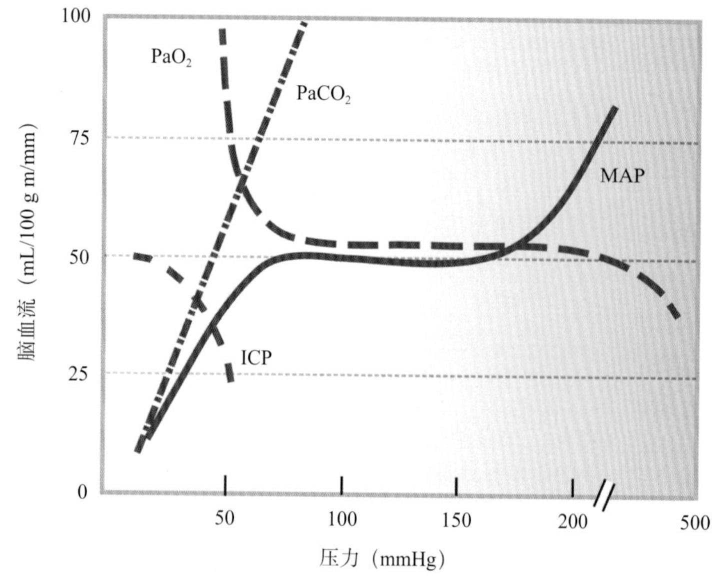

图 7.8 颅内压（ICP）、动脉氧分压（PaO_2）、动脉二氧化碳分压（$PaCO_2$）和平均动脉压（MAP）对脑血流（CBF）的影响（转载自 Hines RL，Marschall KE. Stoelting's Anesthesia and Coexisting Disease，5th ed. Philadelphia: Saunders/Elsevier，2008. Copyright Elsevier）。

度降低，脑脊液 pH 和脑血流恢复正常。因此，必须立即停止过度通气以尽量减少反弹性充血和颅内压增高。

在脑缺血区域，二氧化碳反应性丧失。此时过度通气可产生逆向盗血现象。这种现象能够使得周围正常脑组织血管收缩，增加缺血区的血流。相反，通气不足时，由高碳酸血症对周围正常脑组织所产生的血管舒张作用可能会进一步降低已受损缺血区域的血流。

动脉氧分压的作用

动脉氧分压对脑血管张力的调节作用很微弱，除非脑缺氧状态非常明显。一旦动脉氧分压下降到 50 mm 以下，脑组织就会开始进行无氧代谢，脑血流（和脑血容量）就会明显增加。

脑缺血和改变的灌注状态

脑血管对缺血的复杂反应取决于多种因素：缺血的程度、持续时间和部位，缺血事件出现前后所采取的保护性治疗，以及手术干预后快速再灌注的效果。

缺血的程度和持续时间决定了脑细胞损伤的程度以及所启动的保护性机制是哪些。例如，在缺血半暗带，代偿机制就会控制实现及时的再灌注和启动细胞凋亡之间的平衡。在缺血区域，小动脉可能因为腺苷水平的增加而扩张[59]。然后，在接下来的数分钟之内，ATP 的浓度下降，影响细胞膜上的 ATP 依赖性离子通道和离子泵，从而影响细胞膜维持关键的钠、钾和钙离子跨膜浓度梯度的能力。

临床医师在患者出现脑缺血事件前和发作期间应采取保护性的措施来降低能量需求。例如，他们可以给患者使用足以导致爆发抑制的浓度的麻醉剂，从而能够抑制脑功能代谢，将能量需求降低到基础代谢需求的 50% 以下。他们也可以通过诱导轻度和中度的低温（30℃ ~33℃）进一步降低基础代谢需求至 30%~50%。通过调控血脑屏障相关的级联反应和基因调节，即使损伤已经出现，低温也可能对脑组织产生额外的保护作用[50]。

脑血管有缺陷的患者的脑组织会出现低灌注区域，这些区域也无法从侧支血管的发育中获益。最终，这些区域的局灶性血流减少超过侧支循环的代偿能力后患者就会出现缺血症状。同样，伴有高通量的动静脉畸形（AVM）的患者中，病变周围的血管也会因为盗血现象而受到影响。

当灌注状态因为手术干预（例如颈内动脉内膜剥脱术或高通量 AVM 切除术）后恢复正常，有可能会出现过度灌注综合征（脑水肿甚至出血）[60]。Spetzler 及其同事[61]提出正常脑灌注压突破的概念，意指已脱敏的小动脉无法承受突然恢复正常的脑灌注。临床上，过度灌注综合征的患者会表现出明显的偏侧头痛，并且会因为脑水肿的恶化和出血进一步进展而出现明显的神经功能症状。该综合征可能发生在任何神经血管手术后，包括颈内动脉内膜剥脱术、AVM 和颅内外动脉搭桥手术，这些手术使得已经缓慢适应低灌注状态的区域重新恢复正常血流。这种综合征常见于烟雾病患者和具有动脉粥样硬化闭塞性脑血管疾病的患者[62]中，并且可能很难治疗。

结论

对脑血管生理学的透彻理解对于神经血管疾病患者的护理和管理至关重要。病理状态会导致基础生理学参数的变化，神经血管团队必须及时识别这些变化，从而使并发症率降到最小。

参·考·文·献

[1] Lassen NA. Normal average value of cerebral blood flow in younger adults is 50 ml/100 g/min. J Cereb Blood Flow Metab 1985;5:347–349

[2] Yonas H, Darby JM, Marks EC, Durham SR, Maxwell C. CBF measured by Xe-CT: approach to analysis and normal values. J Cereb Blood Flow Metab 1991;11:716–725

[3] Willie CK, Ainslie PN, et al. Integrative regulation of human brain blood flow. J Physiol 2014;592(5):841–859

[4] Jørgensen LG. Transcranial Doppler ultrasound for cerebral perfusion. Acta Physiol Scand Suppl 1995;625:1–44

[5] Marval PD, Perrin ME, Hancock SM, Mahajan RP. The effects of propofol or sevoflurane on the estimated cerebral perfusion pressure and zero flow pressure. Anesth Analg 2005;100:835–840 table

[6] Bokkers RP, Bremmer JP, van Berckel BN, et al. Arterial spin labeling perfusion MRI at multiple delay times: a correlative study with H(2)(15)O positron emission tomography in patients with symptomatic carotid artery occlusion. J Cereb Blood Flow Metab 2010;30:222–229

[7] Henriksen OM, Larsson HB, Hansen AE, Grüner JM, Law I, Rostrup E. Estimation of intersubject variability of cerebral blood flow measurements using MRI and positron emission tomography. J Magn Reson Imaging 2012;35:1290–1299

[8] Bjerregaard J., Jaffe R, et al. Occurrence of severe hypotension after indocyanine green injection during the intraoperative period. A&A Case Reports 2013;1(1):26–30
[9] Pandey P, Steinberg GK. Neurosurgical advances in the treatment of moyamoya disease. Stroke 2011;42:3304–3310
[10] Rosenthal G, Sanchez-Mejia RO, Phan N, Hemphill JC III, Martin C, Manley GT. Incorporating a parenchymal thermal diffusion cerebral blood flow probe in bedside assessment of cerebral autoregulation and vasoreactivity in patients with severe traumatic brain injury. J Neurosurg 2011;114:62–70
[11] Smith M. Shedding light on the adult brain: a review of the clinical applications of near-infrared spectroscopy. Philos Trans A Math Phys Eng Sci 2011;369:4452–4469
[12] Toda N, Ayajiki K, Okamura T. Cerebral blood flow regulation by nitric oxide: recent advances. Pharmacol Rev 2009;61:62–97
[13] Hansen-Schwartz J. Receptor changes in cerebral arteries after subarachnoid haemorrhage. Acta Neurol Scand 2004;109:33–44
[14] Lavine SD, Wang M, Etu JJ, Meyers PM, Joshi S. Augmentation of cerebral blood flow and reversal of endothelin-1-induced vasospasm: a comparison of intracarotid nicardipine and verapamil. Neurosurgery 2007;60:742–748, discussion 748–749
[15] Hong KW, Pyo KM, Lee WS, Yu SS, Rhim BY. Pharmacological evidence that calcitonin gene-related peptide is implicated in cerebral autoregulation. Am J Physiol 1994;266(1 Pt 2):H11–H16
[16] Leffler CW, Parfenova H, Jaggar JH. Carbon monoxide as an endogenous vascular modulator. Am J Physiol Heart Circ Physiol 2011;301:H1–H11
[17] Qi M, Hang C, Zhu L, Shi J. Involvement of endothelial-derived relaxing factors in the regulation of cerebral blood flow. Neurol Sci 2011;32:551–557
[18] Leffler CW, Parfenova H, Jaggar JH, Wang R. Carbon monoxide and hydrogen sulfide: gaseous messengers in cerebrovascular circulation. J Appl Physiol (1985) 2006;100:1065–1076
[19] Koehler RC, Roman RJ, Harder DR. Astrocytes and the regulation of cerebral blood flow. Trends Neurosci 2009;32:160–169
[20] Rossi DJ, Brady JD, Mohr C. Astrocyte metabolism and signaling during brain ischemia. Nat Neurosci 2007;10:1377–1386
[21] Michenfelder JD. The interdependency of cerebral functional and metabolic effects following massive doses of thiopental in the dog. Anesthesiology 1974;41:231–236
[22] Fodale V, Schifilliti D, Praticò C, Santamaria LB. Remifentanil and the brain. Acta Anaesthesiol Scand 2008;52:319–326
[23] Schlünzen L, Cold GE, Rasmussen M, Vafaee MS. Effects of dose-dependent levels of isoflurane on cerebral blood flow in healthy subjects studied using positron emission tomography. Acta Anaesthesiol Scand 2006;50:306–312
[24] Newberg LA, Milde JH, Michenfelder JD. The cerebral metabolic effects of isoflurane at and above concentrations that suppress cortical electrical activity. Anesthesiology 1983;59:23–28
[25] Eng C, Lam AM, Mayberg TS, Lee C, Mathisen T. The influence of propofol with and without nitrous oxide on cerebral blood flow velocity and CO_2 reactivity in humans. Anesthesiology 1992;77:872–879
[26] Kaisti KK, Långsjö JW, Aalto S, et al. Effects of sevoflurane, propofol, and adjunct nitrous oxide on regional cerebral blood flow, oxygen consumption, and blood volume in humans. Anesthesiology 2003;99:603–613
[27] Hörmann C, Schmidauer C, Haring HP, Schalow S, Seiwald M, Benzer A. Hyperventilation reverses the nitrous oxide-induced increase in cerebral blood flow velocity in human volunteers. Br J Anaesth 1995;74:616–618
[28] Hörmann C, Schmidauer C, Kolbitsch C, Kofler A, Benzer A. Effects of normo- and hypocapnic nitrous-oxide-inhalation on cerebral blood flow velocity in patients with brain tumors. J Neurosurg Anesthesiol 1997;9:141–145
[29] Domino KB, Hemstad JR, Lam AM, et al. Effect of nitrous oxide on intracranial pressure after cranial-dural closure in patients undergoing craniotomy. Anesthesiology 1992;77:421–425
[30] Myles PS, Leslie K, Chan MT, et al. ENIGMA Trial Group. Avoidance of nitrous oxide for patients undergoing major surgery: a randomized controlled trial. Anesthesiology 2007;107:221–231
[31] Gardner AE, Dannemiller FJ, Dean D. Intracranial cerebrospinal fluid pressure in man during ketamine anesthesia. Anesth Analg 1972;51:741–745
[32] Takeshita H, Okuda Y, Sari A. The effects of ketamine on cerebral circulation and metabolism in man. Anesthesiology 1972;36:69–75
[33] Bar-Joseph G, Guilburd Y, Tamir A, Guilburd JN. Effectiveness of ketamine in decreasing intracranial pressure in children with intracranial hypertension. J Neurosurg Pediatr 2009;4:40–46
[34] Mayberg TS, Lam AM, Matta BF, Domino KB, Winn HR. Ketamine does not increase cerebral blood flow velocity or intracranial pressure during isoflurane/nitrous oxide anesthesia in patients undergoing craniotomy. Anesth Analg 1995;81:84–89
[35] Himmelseher S, Durieux ME. Revising a dogma: ketamine for patients with neurological injury? Anesth Analg 2005;101:524–534 table
[36] Clancy M, Halford S, Walls R, Murphy M. In patients with head injuries who undergo rapid sequence intubation using succinylcholine, does pretreatment with a competitive neuromuscular blocking agent improve outcome? A literature review. Emerg Med J 2001;18:373–375
[37] Lanier WL, Milde JH, Michenfelder JD. Cerebral stimulation following succinylcholine in dogs. Anesthesiology 1986;64:551–559
[38] Minton MD, Grosslight K, Stirt JA, Bedford RF. Increases in intracranial pressure from succinylcholine: prevention by prior nondepolarizing blockade. Anesthesiology 1986;65:165–169
[39] Kovarik WD, Mayberg TS, Lam AM, Mathisen TL, Winn HR. Succinylcholine does not change intracranial pressure, cerebral blood flow velocity, or the electroencephalogram in patients with neurologic injury. Anesth Analg 1994;78:469–473
[40] Diringer MN, Scalfani MT, Zazulia AR, Videen TO, Dhar R, Powers WJ. Effect of mannitol on cerebral blood volume in patients with head injury. Neurosurgery 2012;70:1215–1218, discussion 1219
[41] Scalfani MT, Dhar R, Zazulia AR, Videen TO, Diringer MN. Effect of osmotic agents on regional cerebral blood flow in traumatic brain injury. J Crit Care 2012;27:526
[42] Mortazavi MM, Romeo AK, Deep A, et al. Hypertonic saline for treating raised intracranial pressure: literature review with meta-analysis. J Neurosurg 2012;116:210–221
[43] Pfister D, Strebel SP, Steiner LA. Effects of catecholamines on cerebral blood vessels in patients with traumatic brain injury. Eur J Anaesthesiol Suppl 2008;42:98–103
[44] Pickard JD, Mackenzie ET. Inhibition of prostaglandin synthesis and the response of baboon cerebral circulation to carbon dioxide. Nat New Biol 1973;245:187–188
[45] Puppo C, Lopez L, Farina G, et al. Indomethacin and cerebral autoregulation in severe head injured patients: a transcranial Doppler study. Acta Neurochir (Wien) 2007;149:139–149, discussion 149
[46] Jensen K, Ohrström J, Cold GE, Astrup J. The effects of indomethacin on intracranial pressure, cerebral blood flow and cerebral metabolism in patients with severe head injury and intracranial hypertension. Acta Neurochir (Wien) 1991;108:116–121
[47] Markus HS, Vallance P, Brown MM. Differential effect of three cyclooxygenase inhibitors on human cerebral blood flow velocity and carbon dioxide reactivity. Stroke 1994;25:1760–1764
[48] Patel J, Roberts I, Azzopardi D, Hamilton P, Edwards AD. Randomized double-blind controlled trial comparing the effects of ibuprofen with indomethacin on cerebral hemodynamics in preterm infants with patent ductus arteriosus. Pediatr Res 2000;47:36–42
[49] Delhaye C, Mahmoudi M, Waksman R. Hypothermia therapy: neurological and cardiac benefits. J Am Coll Cardiol 2012;59:197–210

[50] Zhao H, Steinberg GK, Sapolsky RM. General versus specific actions of mild-moderate hypothermia in attenuating cerebral ischemic damage. J Cereb Blood Flow Metab 2007;27:1879–1894

[51] Hypothermia after Cardiac Arrest Study Group. Mild therapeutic hypothermia to improve the neurologic outcome after cardiac arrest. N Engl J Med 2002;346:549–556

[52] Schebesch KM, Proescholdt M, Ullrich OW, et al. Circulatory arrest and deep hypothermia for the treatment of complex intracranial aneurysms—results from a single European center. Acta Neurochir (Wien) 2010;152:783–792

[53] Yu Y, Chen J, Si Z, et al. The hemodynamic response of the cerebral bridging veins to changes in ICP. Neurocrit Care 2010;12:117–123

[54] Drummond JC. The lower limit of autoregulation: time to revise our thinking? Anesthesiology 1997;86:1431–1433

[55] Rangel-Castilla L, Lara LR, Gopinath S, Swank PR, Valadka A, Robertson C. Cerebral hemodynamic effects of acute hyperoxia and hyperventilation after severe traumatic brain injury. J Neurotrauma 2010;27:1853–1863

[56] Strebel S, Lam AM, Matta B, Mayberg TS, Aaslid R, Newell DW. Dynamic and static cerebral autoregulation during isoflurane, desflurane, and propofol anesthesia. Anesthesiology 1995;83:66–76

[57] Vavilala MS, Lee LA, Lam AM. Cerebral blood flow and vascular physiology. Anesthesiol Clin North America 2002;20:247–264

[58] Curley G, Kavanagh BP, Laffey JG. Hypocapnia and the injured brain: more harm than benefit. Crit Care Med 2010;38:1348–1359

[59] Kulik T, Kusano Y, Aronhime S, Sandler AL, Winn HR. Regulation of cerebral vasculature in normal and ischemic brain. Neuropharmacology 2008; 55:281–288

[60] Piepgras DG, Morgan MK, Sundt TM Jr, Yanagihara T, Mussman LM. Intracerebral hemorrhage after carotid endarterectomy. J Neurosurg 1988;68:532–536

[61] Spetzler RF, Wilson CB, Weinstein P, Mehdorn M, Townsend J, Telles D. Normal perfusion pressure breakthrough theory. Clin Neurosurg 1978; 25:651–672

[62] Yamaguchi K, Kawamata T, Kawashima A, Hori T, Okada Y. Incidence and predictive factors of cerebral hyperperfusion after extracranial-intracranial bypass for occlusive cerebrovascular diseases. Neurosurgery 2010;67:1548–1554, discussion 1554

第2篇

脑血管病评估和治疗方案设计

Evaluation and Treatment Considerations for Neurovascular Disease

第8章

神经血管疾病病史采集和查体

M. Yashar S. Kalani, Luis Pérez-Orribo, Gaurav Bhardwaj, Ian C. Francis, and Joseph M. Zabramski

虽然在过去的几十年中，影像学诊断技术有了非常明显的进步，但是，临床医生在对脑血管疾病患者进行评估时，仍然非常依赖患者的病史及体格检查。这一点可以通过在影像报告中经常看到的一句话来得到印证："建议结合临床"。目前已经研究并确认了大量的血管病理的风险因素，只有通过详尽细致的病史询问和查体才能从各种各样的因素和伴随情况中将其鉴别出来，然后对患者准确诊断。虽然对不同的血管病有不同的查体和病史询问方式，但是，总的来说，还是有一定的共性，我们将在这一章中详细讨论。

神经科疾病史

当面对疑似脑血管病的患者时，通常不能直接获得准确的结论，患者有可能不能提供一个清晰明确的病史，而且由于血管病的特殊性，患者也许并不能主动提示一些重要症状，特别是对于右侧大脑半球出现损害的患者，经常不能发现一些显著的神经功能缺失。而那些左侧大脑半球有损害的患者，则不能提供一个清楚的病史，神经血管的损伤通常导致思维的混乱或者嗜睡，从而使得临床医生不能获得有效的病史。甚至这些损伤会使患者陷入昏迷，导致医生不能直接从患者那里获得相关病史。有一点必须牢记，准确的神经科疾病的病史采集，不仅是从患者本人那里获得，也要从患者家属、医疗辅助人员、护理人员，甚至是患者的熟人那里获得；有时重要的病史是从目击者那里获得，如果条件允许，也应该从患者的家庭医生或家属那里获得患者的既往史。

采集病史的时候，以下问题都要进行询问：

症状是什么时候开始的？是逐渐加重还是突然出现？

出现症状的时候患者在做什么？患者是否还清醒？发病的时候有没有特殊情况或者患者有什么活动？有什么事情可以减轻或加重症状？

症状的发生是怎样一个过程？这些症状是逐步进展，还是逐渐减轻，还是维持一个不变的水平？如果症状出现了变化，那么在变化之间发生了什么？这些症状是逐渐加重还是逐渐减轻？如果症状是暂时性的，持续了多长时间？

患者的运动或感觉有无变化？检查者应该特别注意神经功能的变化，包括局灶性的无力、感觉变化、言语困难或理解困难、视觉变化以及头晕、头痛、呕吐、意识混乱或丧失、癫痫发作等变化。

患者是否有引起脑血管病的相关药物治疗史？仔细询问患者的药物服用史能够发现一些重要的脑血管病风险因素。得知患者的既往病史，比如高血压、糖尿病、甲状腺疾病、心脏病、外周血管疾病、TIA 或卒中，能帮助临床医生准确地评估患者罹患神经血管疾病的风险，另外，如果患者有外周血管疾病或手术史，那么就有可能在血管内介入、诊断和治疗时带来困难。表 8.1 列举了与血管病或卒中相关的疾病。

表 8.1　可能与脑血管病有关的疾病

疾病	机制
出血性卒中	
大脑淀粉样变性	
冰岛型、荷兰型	脑出血
大脑畸形	
Bannayan–Zonana 综合征	海绵状血管畸形
家族性动静脉畸形	动静脉畸形
家族性海绵状血管瘤	海绵状血管畸形
家族性颅内动脉瘤	动脉瘤

（续表）

疾病	机制
遗传性神经表皮样血管瘤	海绵状血管畸形
多囊肾综合征	动脉瘤
Rendu–Osler 综合征	毛细血管扩张症
Von Hippel–Lindau 综合征	小脑血管母细胞瘤
结缔组织疾病	
Ehlers–Danlos 综合征	动脉瘤、动静脉瘘
Marfan 综合征	动脉瘤
弹性假黄瘤	动脉瘤
凝血因子缺乏	
凝血因子Ⅶ缺乏	出血
凝血因子Ⅷ缺乏（血友病 A）	出血
凝血因子Ⅸ缺乏（血友病 B）	出血
凝血因子Ⅹ缺乏	出血
凝血因子Ⅺ缺乏	出血
凝血因子XIII 缺乏	出血
遗传性血小板疾病	出血
其他	
肌纤维发育不良	动脉瘤、动静脉畸形
烟雾病	脑室内出血、蛛网膜下腔出血
神经皮肤综合征	
神经纤维瘤病	动脉瘤
结节性硬化病	动脉扩张
缺血性卒中	
红细胞异常	
镰状细胞性贫血	血栓形成、内膜增生
镰状细胞 C 病	血栓形成、内膜增生
镰状细胞特质	血栓形成、内膜增生
原发性红细胞增多症	血栓形成
凝血蛋白缺乏	
抗凝血酶Ⅲ缺乏	血栓形成（初级静脉）
肝素辅助因子Ⅱ缺乏 *	血栓形成（初级静脉）
蛋白激酶 C 缺乏	血栓形成（初级静脉）
蛋白激酶 S 缺乏 *	血栓形成（初级静脉）
纤溶异常	
异常纤维蛋白原血症 *	血栓形成
凝血因子Ⅻ缺乏 *	血栓形成

（续表）

疾病	机制
纤溶酶原激活物缺乏 *	血栓形成
纤溶酶原缺乏	血栓形成
激肽释放酶原缺乏 *	血栓形成
异常脂蛋白血症	加速性动脉粥样硬化
结缔组织病	
Ehlers–Danlos 综合征	详细查究
Marfan 综合征	详细查究
弹性假黄瘤	动脉狭窄；冠状血管疾病
心脏疾病	
家族性心房黏液瘤	心脏栓塞
遗传性心肌病	心脏栓塞
遗传性传导异常	心脏栓塞、心律失常
二尖瓣脱垂	心脏栓塞、心内膜炎
神经皮肤综合征	
神经纤维瘤病	由纤维神经瘤引起的血管阻塞；颅内动脉狭窄和闭塞
结节性硬化病	与心脏横纹肌瘤相关的栓子；颅内动脉狭窄
其他	
Fabry 病	早发性冠脉病变；血栓栓塞
家族偏瘫性偏头疼	不确定
纤维肌性发育不良	血栓性栓塞；详细查究
高胱氨酸尿症	血栓形成
MELAS	不确定
烟雾病	不确定

注：MELAS（mitochondrial myopathy，encephalopathy，lactic acidosis，and strokelike episodes），线粒体肌病、脑病伴乳酸性酸中毒和卒中样发作；来源：Hart 和 Kanter[32]、Testai 和 Gorelick[33]、Strouse 等 [34]、Meschia 等 [35]、Natowicz 和 Kelley[36]，以及 Mackey 等 [37]；* 表示疾病和卒中之间的关系罕见或不确定。

有无脑血管病家族史？有脑动脉瘤或海绵状血管畸形家族史的人也很容易患有同样的疾病。缺血性卒中或容易导致缺血性卒中的其他疾病（例如心房颤动、心脏病），或有这些疾病家族史的患者，也容易发生缺血性脑卒中。

个人史中是否有可能使患者易患血管病的因素？例如是否吸烟？吸烟在很多研究当中已经被证实是血管类疾病的启动和促进因素。有没有酗酒或药物滥用的病史？越来越多的证据表明，慢性酒精中毒可以导致全身性的损害，包括肝损伤和造血系统损伤，从而进一步导致凝血功能障碍和血管损害；而药物滥用，尤其是使用兴奋剂如可卡因或者安非他命等，能够增加脑动脉瘤、动静脉畸形破裂出血以及继发于血管病变的自发性脑出血的概率。

患者应该有机会自己描述症状发生的过程。一些开放式的问题通常对了解患者很有帮助，例如“你今天为什么来医院进行评估？”患者来医院的时候可能并不知道他的症状和脑血管病有关联，进行病史询问和查体的医生应该关心以下问题：

（1）行为的改变。

（2）定向力的混乱或丧失。

（3）记忆力、判断力或认知能力下降。

（4）四肢或者面部刺痛、麻木或感觉丧失。

（5）四肢或者面部瘫痪、无力或笨拙。

（6）视觉症状，包括部分或全部的单眼视力丧失，同侧偏盲，视力模糊或复视。还有可能出现一些阳性的异常症状，包括异常的闪烁或颜色。

（7）语言和理解功能障碍，重点区分失语和言语困难，如果言语困难已经确定，接下来要对患者进行读和写的评估。

（8）吞咽困难。

（9）眩晕、晕厥或平衡障碍。

（10）意识水平的下降，包括嗜睡、昏睡或昏迷。

（11）癫痫发作。

（12）头痛。

（13）恶心或呕吐。

神经血管检查

神经血管检查的方法与其他所有血管疾病的检查方法大部分是一致的。医生在对可能患有脑血管疾病的患者进行查体的时候，不但要进行详细的神经系统检查，同时也要仔细地进行心肺、眼科及四肢查体。下面我们将对神经血管疾病诊断中的一些重要检查做一个详细的回顾。此外，本节还介绍了常见脑血管病变患者体格检查时的特殊考虑因素。

血压

高血压在心血管疾病中的重要促进作用已经非常明确，慢性高血压可以逐步造成细小穿支动脉的损伤，从而引起脑白质变性，如脑白质病、腔隙性梗死以及包括痴呆在内的认知功能障碍。虽然“正常”或“生理性血压”的定义在不断更新，但截至目前，其标准为收缩压 95~120 mmHg，舒张压 60~80 mmHg。高血压、低血压、体位性血压变化或血压不对称能为评估血管疾病的病变部位和程度提供线索。

测量血压时应该让患者采取坐位，并测量双侧上肢血压。一侧血压降低造成的双侧肢体血压明显不对称就可以提示该侧存在锁骨下动脉或肱动脉疾病。如果是左上肢的血压降低，那么就要考虑左侧锁骨下动脉狭窄和椎动脉盗血综合征的可能。如果患者出现眩晕或晕厥，那么就要分别测量站位、坐位和仰卧位的血压。体位性低血压的定义是，当变换体位时，收缩压降低大于 20 mmHg 或舒张压降低大于 10 mmHg，并且通常伴有代偿性的脉率增快。体位性低血压通常与自主神经衰竭（例如糖尿病和周围神经病变的患者）、心脏疾病和心搏出量减少（心搏出量减少相关的心脏疾病）以及降压药和利尿药物的并发症有关，尤其多见于老年患者[1]。

测量患者血压时的另一个重要指标是确定踝臂指数（ABI；图 8.1）。周围血管疾病（PVD）是提示脑血管疾病一个很好的征象，因为这两种病的进展过程拥有类似的病理因素。下肢的血压通常高于上肢的血压，如果脚踝的血压比上臂的血压低，那么就要考虑患者有周围血管疾病。若踝臂指数小于 0.9，就可以诊断为 PVD；小于 0.8 表明有中度的缺血性疾病；小于 0.5 则表明有严重的缺血性疾病。

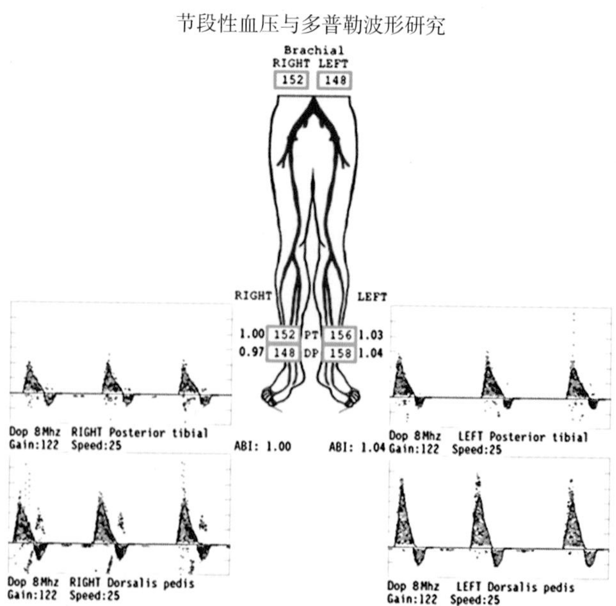

图 8.1　正常休息状态下的踝臂指数与对应的多相多普勒波形。

脉搏

如果考虑一个患者患有血管疾病，那么必须检测患者四肢的近心端和远心端脉搏。当怀疑患者有缺血性脑血管病时，查体时应该触诊上肢动脉、颈部动脉、面部动脉的搏动情况，包括眶上动脉、滑车上动脉、颞浅动脉、颈动脉及其近端分叉处、锁骨下动脉(锁骨上及锁骨下的位置)、肱动脉和桡动脉（图 8.2)。应该对双侧动脉同时进行触诊，以区分出脉搏充盈时间及振幅的不同。通常情况下，脉搏的不对称比单纯的脉搏增强或减弱更能说明问题。

由于患者习惯不同，动脉的触诊有时候会比较困难，而且不论从灵敏性还是从特异性上，单纯靠这种方法来诊断颈动脉疾病是不够明确的。例如，当颈内动脉完全闭塞时，颈总动脉或邻近的颈外动脉搏动是可以传导到闭塞动脉处。所以，在触诊颈动脉时，颈动脉分叉的近端和远端都要进行触诊，以评估血流的变化。在主动脉没有狭窄的情况下，颈动脉杂音就与局灶的动脉粥样硬化有关系了[2]。颈动脉搏动的消失或减弱通常与血管迂曲有关，而与血管闭塞关系不大。如果搏动减弱，就应该对颈动脉进行更进一步的触诊，触诊是从中心到两侧来进行，这样就可以触及迂曲的血管。

触诊面部的血管，可以为诊断颅外颈动脉闭塞这类的疾病提供线索[3]。眶上动脉和滑车上动脉是眼动脉的末端分支。滑车上动脉也被称为额动脉，主要接受由颞浅动脉提供的侧支供血，同时面动脉、眶下动脉也为滑车上动脉依次提供侧支供血；眶上动脉接收颈外动脉末端分支——颞浅动脉的侧支供血。眶上和滑车上动脉的血流是顺行的，也就是从眶内向眶外流动，因此，眶上或滑车上动脉搏动减弱是和同侧眼动脉、颈内动脉或颈总动脉的狭窄相关联的。当颈内动脉出现严重狭窄，这两支血管可以作为颈外动脉代偿血流的接收血管，为颅内供血提供一个

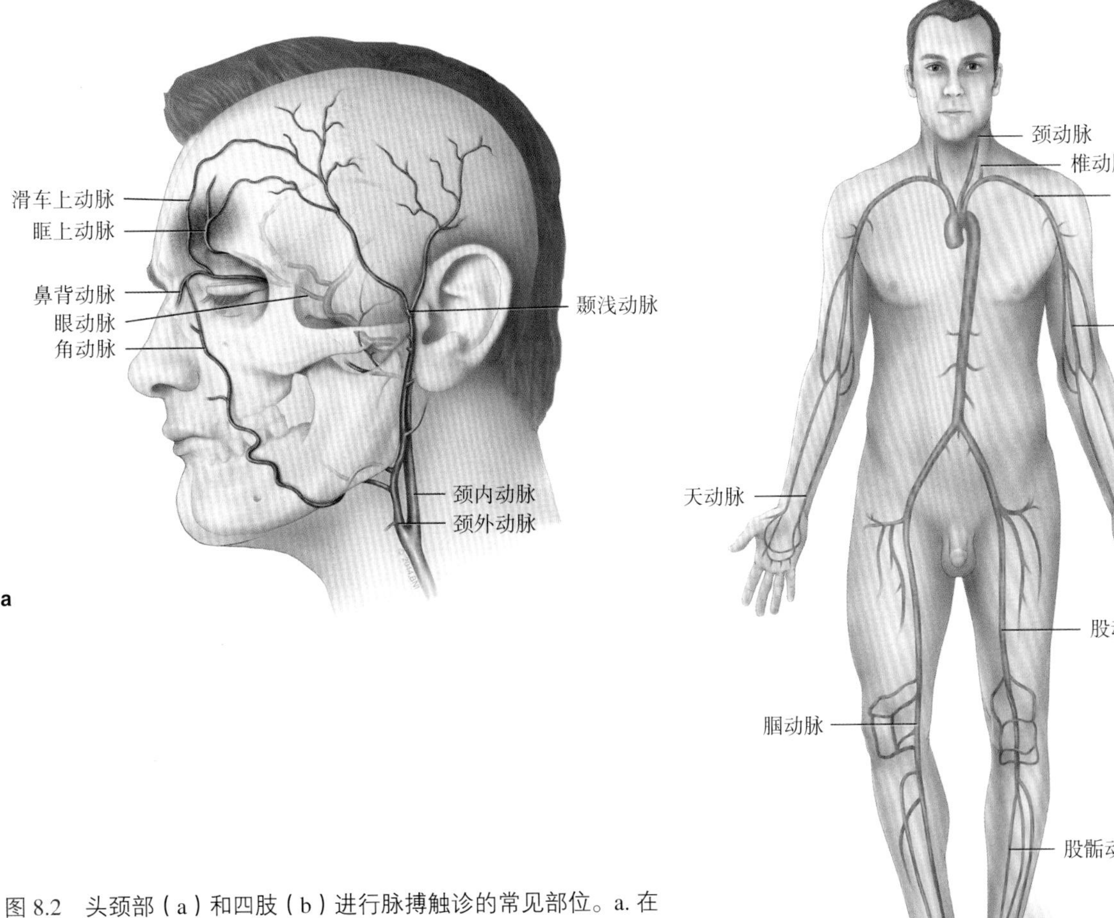

图 8.2　头颈部（a）和四肢（b）进行脉搏触诊的常见部位。a. 在头部和颈部，触诊脉搏的常见部位包括眶上动脉、滑车上动脉、颞浅动脉、内眦动脉和颈动脉；b. 在四肢，脉搏触诊部位包括锁骨下动脉、肱动脉、桡动脉、股动脉、腘动脉、胫后动脉和足背动脉（由 Barrow 神经学研究所提供）。

通道（当颈内动脉出现严重狭窄，这两支血管可以通过颈外动脉代偿颅内供血），此时血流流向可能逆转。在眶上和额部交替按压这两支血管，就可以判断血流的方向（图 8.2）[2]。当压住颞浅动脉、面动脉或眶下动脉的时候，就能够触摸到眶上动脉和滑车上动脉的搏动，当这两支血管的搏动明显减弱，就提示同侧眼动脉或颈内动脉存在严重的狭窄。虽然对面部血管进行触诊能够获得有价值的信息，但是作为一种诊断方法，它需要检查者有充分的经验，且检查的方式和方法是正确的。

两侧颞浅动脉搏动不对称与 3 种不同类型的颈动脉疾病模式一致：①同侧颈总动脉狭窄或闭塞；②同侧颈外动脉狭窄或闭塞；③对侧颈内动脉狭窄或闭塞而同时伴随有颈外动脉侧支血管的代偿，这种代偿使病变侧的颞浅动脉搏动显著增强。当触诊老年人的颞浅动脉时出现僵直或疼痛，就提示有颞浅动脉炎的可能。

腹主动脉、双侧股动脉以及下肢远端血管的搏动都应该进行触诊。腹主动脉粥样硬化有时与脊髓或马尾神经的症状和体征相关，而股动脉搏动消失或腹部的搏动性肿块都是血管类病变的重要体征。

心脏和血管的听诊

心脏听诊应该认真进行，它可以起到两方面重要作用，一是能够发现一些可能与卒中有关的心脏问题，二是可以鉴别出一些可传导至颈动脉的心脏杂音，从而避免与颈动脉杂音相互混淆。心脏杂音主要产生于瓣膜疾病、局部的动脉狭窄、血流量的增加，以及血管结构畸形。

图 8.3 显示了脑血管循环的听诊部位。听诊内容包括双侧椎动脉、颈动脉和锁骨下动脉的杂音。头颅的听诊要包括眼眶、额部、颞部和寰枕部，眼眶杂音可提示对侧颈内动脉的狭窄[4]，头颅血管杂音还可以帮助临床医生鉴别颈内动脉海绵窦漏以及其他的硬脑膜动静脉瘘。在极少情况下，可以识别出与颅内脑动静脉畸形相关的杂音。

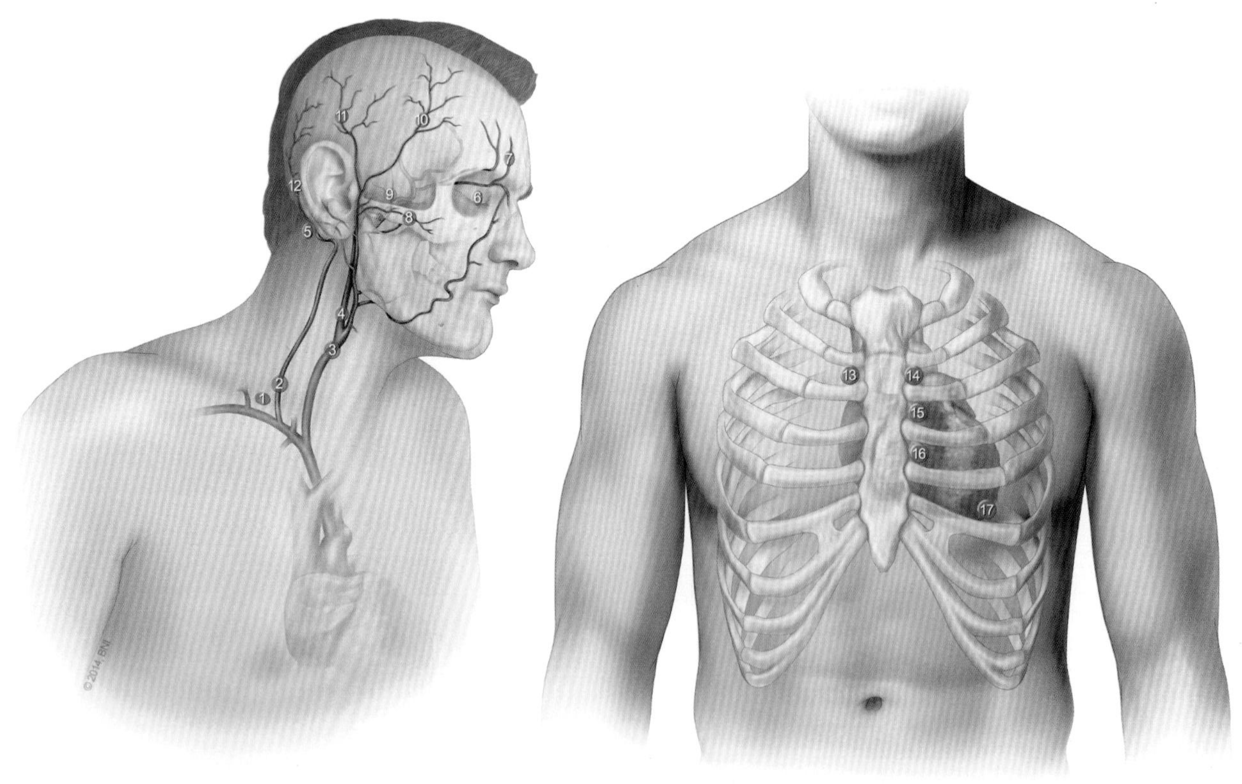

图 8.3　头颈部（a）和胸部（b）用于心脏检查的听诊部位。1，锁骨下动脉；2，椎动脉；3，颈动脉分叉；4，颈内动脉；5，耳后动脉；6，眼动脉；7，滑车上动脉 / 眶动脉；8，面横动脉；9，上颌内动脉；10，颞浅动脉额支；11，颞浅动脉顶支；12，枕动脉；13，主动脉瓣听诊区；14，肺动脉瓣听诊区；15，主动脉瓣第二听诊区；16，三尖瓣听诊区；17，二尖瓣听诊区（由 Barrow 神经学研究所提供）。

听诊颈部血管时应让患者取端正坐位，并让患者平静呼吸以减少气道杂音。为了避免无意中产生的 Valsalva 动作，最好让患者暂时停止呼吸而不是屏住呼吸。听不到杂音的时候，可以让患者把头转向另一侧，这时候可能会发现杂音。颈动脉分叉部位的听诊至关重要，其位置就在下颌角下方及胸锁乳突肌后方。当区分颈动脉杂音与心脏杂音的时候，将听诊器从锁骨沿着颈动脉缓慢移动会有所帮助，如果杂音在颈动脉中部和远部逐渐减弱，可以认为是来自心脏杂音的传导。

一般来说，杂音的持续时间、强度和频率与血管狭窄的程度呈正相关[5]。当管腔狭窄超过 50%，或者大于 75% 的时候，杂音就会变得明显，随着狭窄程度的加重，杂音会越来越强，动脉的杂音一般情况下是在心脏收缩期听到，但是，当狭窄超过 80%，甚至到 90% 的时候，在心脏舒张期也可以听到杂音。当血管狭窄极其严重，管腔内径和血流几乎消失的情况下，杂音也可能消失。

然而，颈动脉杂音的敏感性和特异性在很大范围内是可变的，所以近年来这种间接诊断血管狭窄的方式已经广泛被颈部血管彩色多普勒超声所替代[6]。重要的是要注意，并不是所有的血管狭窄都表现出杂音。尽管狭窄程度越高，杂音出现的概率就越大，但即使是在重度血管狭窄的患者，也只有少部分可听到血管杂音。在一项经典研究中，Ingall 等[7] 发现在血管狭窄超过 50% 且伴有缺血性症状的患者中，只有 33% 的患者能够听到杂音。

颅内血管杂音不是诊断颅内血管疾病的敏感体征，但是很多时候可以为诊断提供非常有帮助的信息。眼部是最常听到血管杂音的位置，而在顶骨上方、乳突 – 枕骨区及颞部也可以听到杂音。头部血管杂音的另一个特点就是杂音的位置与颅内病变的位置并不十分一致。颅内巨大动脉瘤很少能听到杂音[8]，而对于颈内动脉 – 海绵窦瘘的患者，有超过一半的患者可以听到杂音[9]。面部和颅内血管的听诊对鉴别诊断有一定的帮助。

正确听诊眼眶的方式是让患者闭上眼睛，把听诊器膜部放在患者的眼睑上，然后让患者睁开对侧的眼睛以消除源自肌肉的噪音，这个噪音来源于眨眼时的肌肉运动所造成的听诊器和肌肉之间的噪音。眼部的杂音可以提示在颅外血管出现狭窄或闭塞的时候，来自对侧的代偿血流给正常血管带来的杂音，这可能是眼部血管杂音最常见的原因。眼部血管的杂音还可来源于颈内动脉 – 海绵窦瘘、脑膜瘤[10] 以及心脏瓣膜杂音向颅内的传导[11]。

眼科学检查

脑血管疾病的查体中必须包含一套完整的眼科学检查。完整的眼科学检查包括每只眼睛视力和视野的检测，眼球运动的检查，眼睑、结膜、角膜、虹膜、瞳孔以及晶状体的观察。眼底的检查也是必须的，检查眼底的时候要采用眼底镜，最好是在扩瞳后进行。

视力与视野

视力检查时需要将视力检查表放在 20 英尺[12]（1 英尺 =0.305 米）的距离，但是近年来视力检查方法的不断发展提高了其敏感性和准确性，最新的如自适应光学检测法[13]。

对于患脑血管病的患者，视力下降可能是由以下 3 个原因造成的，一是眼前节缺血，包括角膜、虹膜和晶状体；二是眼后节缺血，如视网膜；第三是视神经缺血。颈内动脉系统血管病变的患者可以出现单眼视力的下降，例如患者若出现中心和旁中心的盲点（整个视野的缺损），通常是由视网膜栓塞造成的。虽然青光眼也可以导致盲点的出现，但它们都是视网膜缺血或者视神经疾病的表现。如果是由于瞳孔传入阻滞而出现了盲点，经常提示为视神经病变，视神经前部的缺血性病变可能性最大。

偏盲的患者会经常诉有单眼的视觉障碍（图 8.4）。在排除双颞侧偏盲的情况下，一侧偏盲通常对应于视交叉后方的损伤。在多数病例中，不协调的同向偏盲通常提示病变发生于视交叉和外侧膝状体之间，或者外侧膝状体本身的病变。一般情况下，对称的偏盲提示病变位于外侧膝状体以远（之后）。如果偏盲毫无规律，那么病变就有可能位于视觉皮质。视野下 1/4 象限偏盲，通常可将病变定位于顶叶中的视放射。视野上 1/4 象限的偏盲，则可将病变定位于 Meyer 环，其位置在颞叶视放射的下部。脑梗死、脑实质内自发性脑出血以及脑动静脉畸形的占位效应，是造成外侧膝状体、视放射和枕叶皮质损伤的常见血管因素。后交通动脉和大脑动脉的动脉瘤很少累及视束和外侧膝状体。

前交通动脉瘤、大脑前动脉动脉瘤以及一些很少见的颈动脉床突上段和床突旁段动脉瘤，是造成双颞侧或四象限边缘偏盲的常见脑血管原因[12]。

眼球外部检查

检查眼部及眼球运动的时候，确定哪一侧是病侧是非常重要的。为了能与患者目前的眼部情况作对比，可以询问患者眼球不对称的病史，也可以参考他

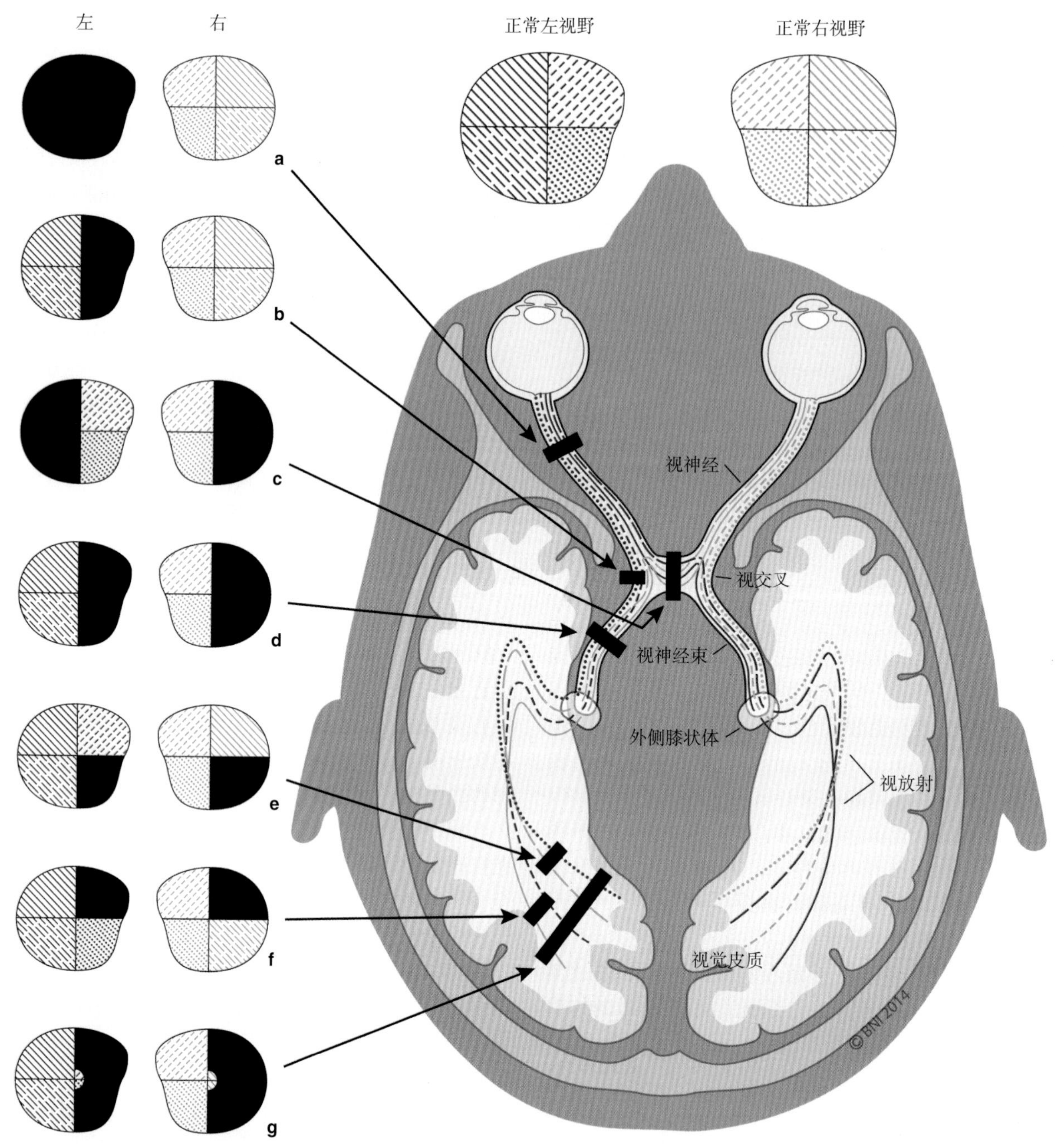

图 8.4　视觉传导通路中不同部位损伤的视野缺损图示：a. 由视神经受损导致的左眼视力丧失；b. 由视交叉外侧损伤引起的左眼鼻侧偏盲；c. 视交叉损伤引起的双颞侧偏盲；d. 由视束损伤引起的右侧同向偏盲；e、f. 由视放射损伤引起的右下 1/4 象限视野缺损（e）和右上 1/4 象限视野缺损（f）；g. 由视觉皮质损伤引起的除黄斑区以外的右侧偏盲（由 Barrow 神经学研究所提供）。

过去的照片。在对上睑下垂病例进行回顾分析时，发现最常见的原因是肌源性（42%）的，之后依次是腱膜性（35%）、混合性（16%）和神经性（7%）[14]。但是，真性上睑下垂通常与同侧的动眼神经麻痹或 Horner 综合征相伴随。常见的动眼神经麻痹会导致上睑下垂，产生这一现象的原因包括血管源性、缺血性、肿瘤、脱髓鞘、炎症和创伤 [15-18]。如果两侧瞳孔不等大超过 2 mm，那么就需要通过影像学来排除后交通动脉病变的可能 [19-21]。重症肌无力患者的上睑下垂，在发病期间病情是轻重交替的，甚至两侧眼睛的上睑下垂是交替出现的 [18]。

由严重的颈动脉疾病造成的慢性眼球缺血的临床表现有时与静脉充血导致的结膜和角膜充血类似。静脉怒张最常见的原因是动静脉瘘，患者的角膜会出现水肿，并且会有云雾状的表现，虹膜的血管会扩张，并且可能出现可见的新生血管，这被称为虹膜红变。这些新生血管异常可能会导致青光眼，这是慢性眼部缺血最严重的并发症之一，随着病情的进展也可以导致视神经损伤和视野缺损。

瞳孔检查

瞳孔检查应首先被动进行，检查室的灯光应偏暗。瞳孔不等大可以是生理性的也可以是病理性的。生理性的瞳孔不等大，瞳孔的对光反射是正常的。病理性的瞳孔不等大是由通路中传出神经损伤造成的，而不是传入神经的损伤。瞳孔在黑暗环境当中，尤其是前 5 秒钟会扩散到最大 [12, 22]。瞳孔不等大是最重要的被动瞳孔征象，即使在正常人群中也很普遍。在正常人群当中，有 40% 的人会间断出现瞳孔大小相差 0.4 mm 或更多的现象 [23]。Horner 综合征的患者会出现单侧上睑下垂，但偶尔也会有双侧上睑下垂。上睑下垂是由于眼交感神经的传导通路受到损伤，这个通路可以从下丘脑一直延伸到肺尖和颈内动脉。如果一个患者存在可逆性上睑下垂及非生理性瞳孔不等大，那么通过这些症状和体征就足以诊断 Horner 综合征 [18]。交感神经的损伤可以发生在这个三级通路上的任何一点，第一级神经元位于下丘脑，向下通过脑干到达低颈段脊髓，交换神经元后再通过椎旁交感神经链到达颈上交感神经节，最终到达瞳孔舒张肌 [24]。Horner 综合征患者的瞳孔不等大在昏暗的灯光下会更严重，而且会出现延迟扩大现象 [25]。下丘脑、脑干或颈髓的缺血或出血性病变都可以导致节前性 Horner 综合征。急性颈动脉血栓形成、颈动脉剥离以及颈上神经节的缺血 [26]，也可以导致 Horner 综合征。然而，总体而言，中枢神经系统的缺血性病变造成的 Horner 综合征要远远多于颈动脉病变所导致的 Horner 综合征 [24]。

临床上遇到昏迷或昏睡的患者时，如果出现了瞳孔异常，并伴有上睑下垂和眼球内收障碍（即内直肌麻痹），这可能是早期颞叶钩回疝的一个重要征象。如果出现了小脑幕切迹疝，那么可以表现为双眼的上睑下垂、核间性眼肌麻痹及双眼垂直凝视麻痹。在脑死亡的时候，瞳孔可以是在眼球的中间位置或瞳孔散大、没有对光反射 [27]。

后交通动脉瘤是最常见的导致动眼神经麻痹的脑动脉瘤。上睑下垂通常是最显著的表现，而且与动眼神经损伤导致的复视相比，更多地作为主诉症状。后交通动脉瘤中大约 50% 的患者会出现动眼神经麻痹 [28]，其他较少见的情况有基底动脉瘤和海绵窦内动脉瘤。颈内动脉－海绵窦瘘患者也可能会出现动眼神经麻痹，通常同时伴有其他脑神经的麻痹和一些眼部体征，包括结膜水肿、搏动性眼球突出。

单侧的瞳孔缩小障碍在光线充分的房间里会更加严重。用光线刺激病侧眼球时，可引起一致的瞳孔反应而无直接反应，在排除了动眼神经损伤的体征后，这通常提示瞳孔括约肌的异常。瞳孔收缩迟缓通常见于虹膜缺血或者由眼外伤导致的瞳孔括约肌断裂的患者，有时也与既往的眼部手术史有关，最常见于白内障手术。

Marcus–Gunn 现象（瞳孔的一种传入性障碍）可以通过交替的灯光来进行检查：让患者注视远方，然后用交替的灯光来对患者瞳孔进行检查，这样可以将瞳孔的适应性收缩和混杂的光反应的瞳孔收缩区别开来。瞳孔的传入性障碍通常提示视神经病变，而很少发生于视网膜缺损。

眼底镜检查

在神经血管查体的时候，眼底的检查非常重要。对眼底的检查应该包括：眼球的缺血、视网膜的栓塞、高血压或糖尿病相关性视网膜病变、视网膜缺血及暗示颅内出血的视网膜出血等（图 8.5）。

眼球运动

眼球运动的基本特征可以帮助临床医生对他的脑血管病患者进行定位诊断。

眼球固定并向一侧凝视提示以下结构有损伤：一是与凝视方向同侧的大脑半球损伤，二是对侧脑桥中线旁的网状结构或展神经核的损伤。大约 20% 的大脑半球卒中的患者会发生眼球向一侧凝视，其中左侧半球的发生率少于右侧半球，大脑半球的病变可以位于额叶、颞叶和顶叶。眼球的垂直凝视减少通常是由丘脑或脑干的病变导致，其中向上凝视减少通常发生在后联合、单侧丘脑、中脑被盖、双侧顶盖前区或中脑导水管的背侧灰质，而单纯的向下凝视麻痹是非常罕见的，往往是由中脑损害导致的。垂直凝视麻痹源于缺血性病变，或者出血血肿及梭形动脉瘤的占位效应，也可能是血管痉挛的结果 [29]。

第Ⅲ或第Ⅳ对脑神经损伤造成的复视通常是在侧方出现，有时也会在垂直和水平方向出现，水平方向的复视提示第Ⅵ对脑神经损伤，通俗地说，就是当患者眼球向眼外肌麻痹侧运动时，复视会出现或加重。例如，当一个患者向右注视时出现复视，则是由于右眼的外直肌和展神经损伤所致。侧方的复视是由于同侧眼球上斜肌和滑车神经损伤导致的。

后循环缺血或出血性病变的常见症状就是眼球运动障碍。瞳孔光反射的消失常伴有眼球运动障碍和上

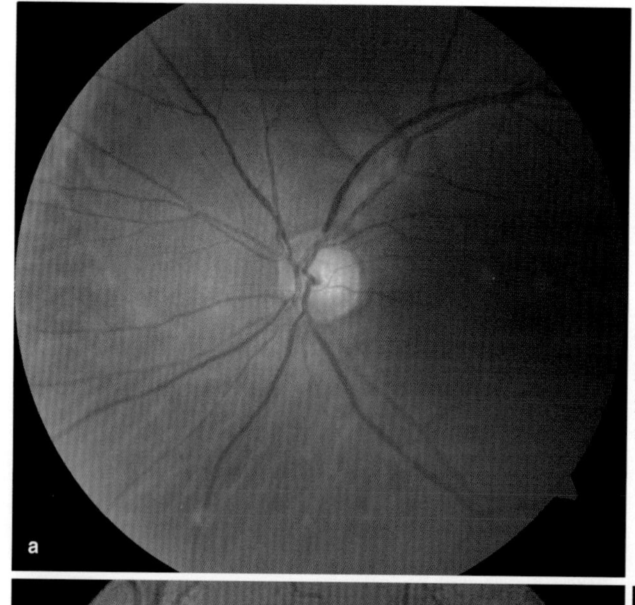

图 8.5 眼底镜检查可以给检查者提供丰富的关于患者目前血管情况的信息。a. 正常视网膜的眼底镜影像，可见最低限度的和患者年龄相适应的血管改变；b. 一例颅内压增高患者的眼底镜影像，可见其变钝的视神经盘；c. 在视神经出血的前提下，眼底镜影像显示和 Terson 综合征相关的视网膜出血；d. 一例糖尿病患者的视网膜血管阻塞和出血的眼底镜像，可见在视盘小凹上的亮点和出血斑；e. 在眼底镜影像上可以看到右侧视网膜中心动脉阻塞以及明显的樱桃红斑，可见缩小变窄的高血压动脉影像（b 图转载于 Koc K，Anik I，Altintas O，Ceylan S，Endoscopic optic never decompression for idiopathic intracranial hypertension in two cases: case report，Minim Invasive Neurosurg 2008: 51: 72-75，with permission from Georg Thieme Verlag KG Stuttgart。a、c~e 图 由 Barrow 神经学研究所提供）。

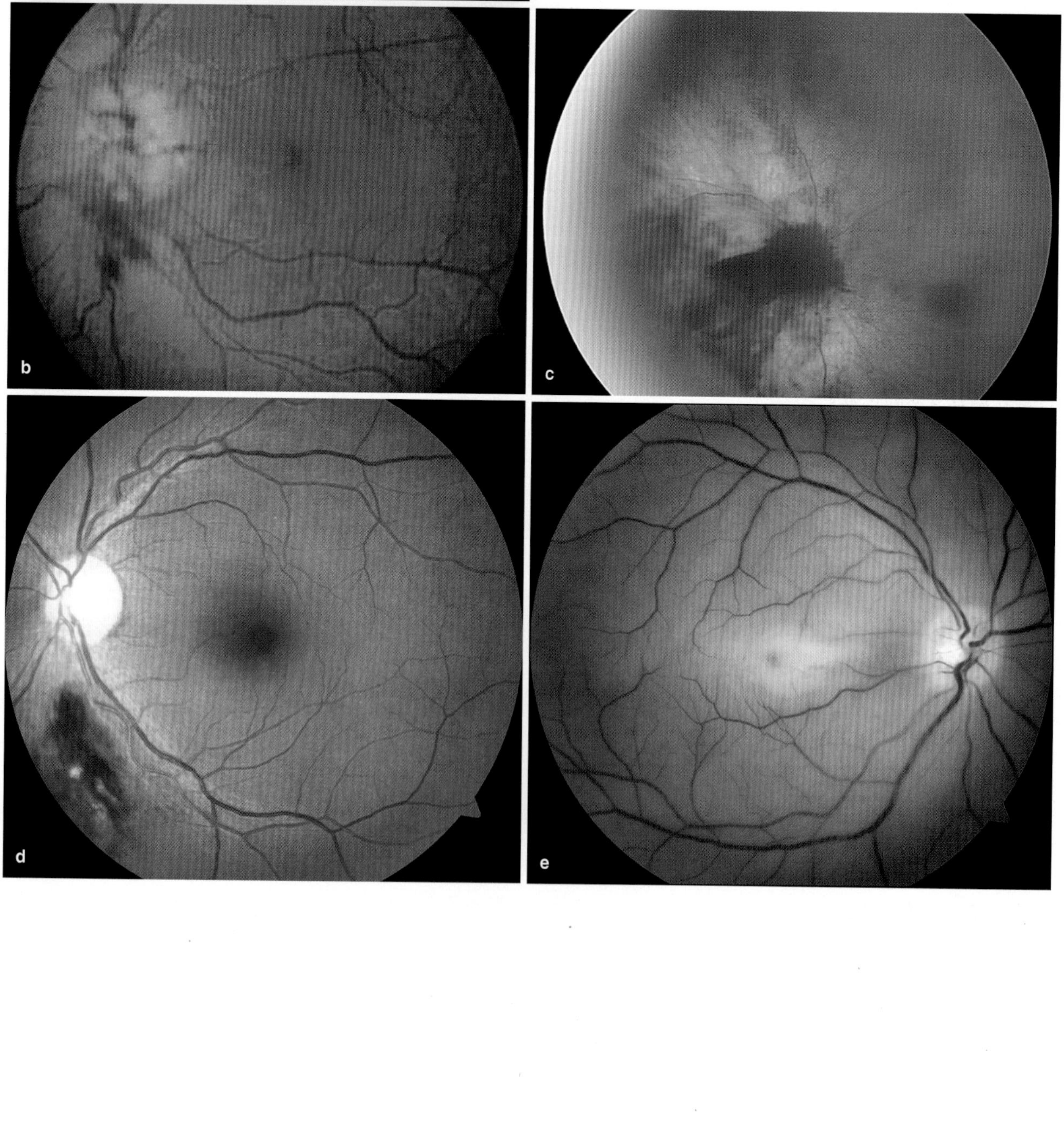

睑下垂，但是也有报道称，在动脉瘤发病的早期，瞳孔对光反射仍存在[30]。患者一旦出现完全的动眼神经麻痹和瞳孔固定，就应该考虑后交通动脉瘤的可能。如果出现动眼神经麻痹而瞳孔对光反射存在，尤其对于老年患者，可以密切观察病情变化，但是在现有的技术条件下也可以对这些患者进行无创的影像学检查来排除动脉瘤或颅内其他病变的可能。

海绵窦病变通常累及多支脑神经，有时是展神经联合 Horner 综合征。海绵窦动静脉瘘和海绵窦段动脉瘤所累及的第Ⅲ、第Ⅳ、第Ⅴ对脑神经（第一支及第二支）和第Ⅵ对脑神经甚至包括视神经，它们出现功能障碍的过程是相似的，可以把两者区别开来的特征性表现是突眼和球结膜水肿，这两个表现多见于海绵窦动静脉瘘[12]。

表 8.2　GCS 评分：评估昏迷程度的常用评分办法

睁眼反应（E）	言语反应（V）	肢体运动（M）
4- 自发睁眼	5- 正常交流	6- 按吩咐动作
3- 语言吩咐睁眼	4- 言语错乱	5- 对疼痛刺激定位反应
2- 疼痛刺激睁眼	3- 只能说出单词（不适当）	4- 对疼痛刺激屈曲反应
1- 无睁眼	2- 只能发音	3- 去皮质状态
	1- 无发音	2- 去大脑状态
		1- 无反应

注：GCS 总分 =E+V+M；数据来源：Teasdale G，Jennett B.Assessment of coma and impaired consciousness：a practical scale. Lancet 1974：2：81-84。

昏迷患者的检查

虽然临床医生可以在门诊为一些患者做初步的神经血管查体，但是有时候也会需要在急诊的情况下进行神经血管方面的检查，尤其是一些昏迷的患者。

对昏迷患者的查体应该与急诊处理同时进行，包括保持呼吸道通畅，维持正常的血压和组织灌注。一旦气道和血压的问题解决了，应当马上评估患者的整体意识状态。最常用的昏迷程度评分是 GCS 评分系统[31]，它从患者的睁眼反应，语言交流能力和运动反应 3 个方面进行评估（表 8.2）。GCS 评分从 3~15 分，其中 3~8 分为重度昏迷，是需要紧急治疗的指征，通常需要进行密切观察并考虑放置脑室外引流以监测颅内压。

除了进行意识状态的评估，还应该对患者进行彻底的有针对性的神经血管检查，包括脑神经查体、运动和感觉的检查。当检查蛛网膜下腔出血的患者时，应当特别注意脑膜刺激征是否存在。对于可能行血管内介入检查或治疗的患者来说，外周血管搏动情况的检查也是非常重要的。

当神经科查体完成以后，常规的实验室检查也要进行，包括全血细胞计数（血常规），全套生化监测（生化全项），凝血监测（凝血机制），阿司匹林和氯吡格雷反应实验。对疑有蛛网膜下腔出血而 CT 检查不能确诊的患者，必须进行腰椎穿刺检查，不但能通过脑脊液中的红细胞明确蛛网膜下腔出血诊断，还可以排除导致昏迷的其他原因。

对昏迷患者的影像学检查至关重要，最常采用的是头部 CT 平扫，但是，目前在急诊情况下，CT 血管造影越来越多地用于协助为蛛网膜下腔出血或缺血性卒中的患者进行病情评估。对于缺血性卒中的患者，CT 血管造影的检查应该同时包括头部和颈部的血管，在一些医院甚至可以开展 CT 血管灌注检查。关于疾病的影像学表现，会在其他章节中详细叙述。

对一个患者采取什么样的治疗措施取决于患者的意愿、临床检查结果和影像学检查结果。最后，针对病因的特异性治疗及各种治疗方式将在本书的不同章节中分别进行详细讨论。

结论

在脑血管疾病诊断过程中，影像技术的应用已经极大减少了临床医生对病史和体格检查的依赖。尽管如此，病史采集和体格检查依然是对神经外科患者进行病情评估的重要组成部分。一个准确的病史和体格检查不仅有助于疾病的确诊，也有助于鉴别诊断。

参·考·文·献

[1] Novak V, Hajjar I. The relationship between blood pressure and cognitive function. Nat Rev Cardiol 2010;7:686–698

[2] Toole JF. Cerebrovascular Disorders, 4 ed. New York: Raven Press; 1990

[3] Caplan LR. The frontal-artery sign—a bedside indicator of internal carotid occlusive disease. N Engl J Med 1973;288:1008–1009

[4] Smith JH, Fugate JE, Claassen DO. Pearls & Oy-sters: the orbital bruit: a poor man's angiogram. Neurology 2009;73:e81–e82

[5] Spenser MP, Reid JM. Cerebrovascular Evaluation with Doppler Ultrasound. The Hague: Martinus Nijhoff; 1981

[6] Jahromi AS, Cinà CS, Liu Y, Clase CM. Sensitivity and specificity of color duplex ultrasound measurement in the estimation of internal carotid artery stenosis: a systematic review and meta-analysis. J Vasc Surg 2005; 41:962–972

[7] Ingall TJ, Homer D, Whisnant JP, Baker HL Jr, O'Fallon WM. Predictive value of carotid bruit for carotid atherosclerosis. Arch Neurol 1989;46: 418–422

[8] Fox JL. Intracranial Aneurysms. New York: Springer-Verlag; 1983

[9] Ellis JA, Goldstein H, Connolly ES Jr, Meyers PM. Carotid-cavernous fistulas. Neurosurg Focus 2012;32:E9

[10] Dalsgaard-Nielsen T. Studies on intracranial vascular sounds. Acta Psychol Neurol Scand 1939;14:69

[11] MacKenzie I. The intracranial bruit. Brain 1955;78:350–368

[12] Liu GT, Galetta SL. The neuro-ophthalmologic examination (including coma). Ophthalmol Clin North Am 2001;14:23–39, vii

[13] Roorda A. Adaptive optics for studying visual function: a comprehensive review. J Vis 2011;11:7

[14] Baggio E, Ruban JM, Boizard Y. [Etiologic causes of ptosis about a series of 484 cases. To a new classification?]. J Fr Ophtalmol 2002;25:1015–1020

[15] Tan H. Bilateral oculomotor palsy secondary to pseudotumor cerebri. Pediatr Neurol 2010;42:141–142

[16] Bahmani Kashkouli M, Khalatbari MR, Yahyavi ST, Borghei-Razavi H, Soltan-Sanjari M. Pituitary apoplexy presenting as acute painful isolated unilateral third cranial nerve palsy. Arch Iran Med 2008;11:466–468

[17] Beleza P, Machado A, Soares-Fernandes J, et al. Isolated oculomotor nerve paresis as the presenting sign of multiple sclerosis. Arq Neuropsiquiatr 2008;66:254–255

[18] Black EH, Nesi FA, Calvano C, Gladstone GJ, Levine MR. Nesi's Ophthalmic Plastic and Reconstructive Surgery, 3rd ed. New York: Springer; 2012

[19] Brazis PW. Isolated palsies of cranial nerves III, IV, and VI. Semin Neurol 2009;29:14–28

[20] Akagi T, Miyamoto K, Kashii S, Yoshimura N. Cause and prognosis of neurologically isolated third, fourth, or sixth cranial nerve dysfunction in cases of oculomotor palsy. Jpn J Ophthalmol 2008;52:32–35

[21] Cullom ME, Savino PJ, Sergott RC, Bosley TM. Relative pupillary sparing third nerve palsies. To arteriogram or not? J Neuroophthalmol 1995;15: 136–140, discussion 140–141

[22] Pilley SF, Thompson HS. Pupillary "dilatation lag" in Horner's syndrome. Br J Ophthalmol 1975;59:731–735

[23] Lam BL, Thompson HS, Corbett JJ. The prevalence of simple anisocoria. Am J Ophthalmol 1987;104:69–73

[24] Giles CL, Henderson JW. Horner's syndrome: an analysis of 216 cases. Am J Ophthalmol 1958;46(3 Part 1):289–296

[25] Walton KA, Buono LM. Horner syndrome. Curr Opin Ophthalmol 2003;14: 357–363

[26] Sears ML, Kier EL, Chavis RM. Horner's syndrome caused by occlusion of the vascular supply to sympathetic ganglia. Am J Ophthalmol 1974;77: 717–724

[27] Wijdicks EF. Determining brain death in adults. Neurology 1995;45: 1003–1011

[28] Soni SR. Aneurysms of the posterior communicating artery and oculomotor paresis. J Neurol Neurosurg Psychiatry 1974;37:475–484

[29] Leigh RJ, Zee DS. The Neurology of Eye Movement. Philadelphia: Davis; 1983

[30] Nadeau SE, Trobe JD. Pupil sparing in oculomotor palsy: a brief review. Ann Neurol 1983;13:143–148

[31] Teasdale G, Jennett B. Assessment of coma and impaired consciousness. A practical scale. Lancet 1974;2:81–84

[32] Hart RG, Kanter MC. Hematologic disorders and ischemic stroke. A selective review. Stroke 1990;21:1111–1121

[33] Testai FD, Gorelick PB. Inherited metabolic disorders and stroke part 1: Fabry disease and mitochondrial myopathy, encephalopathy, lactic acidosis, and strokelike episodes. Arch Neurol 2010;67:19–24

[34] Strouse JJ, Lanzkron S, Urrutia V. The epidemiology, evaluation and treatment of stroke in adults with sickle cell disease. Expert Rev Hematol 2011;4:597–606

[35] Meschia JF, Nalls M, Matarin M, et al. Siblings With Ischemic Stroke Study Investigators. Siblings with ischemic stroke study: results of a genomewide scan for stroke loci. Stroke 2011;42:2726–2732

[36] Natowicz M, Kelley RI. Mendelian etiologies of stroke. Ann Neurol 1987; 22:175–192

[37] Mackey J, Brown RD Jr, Moomaw CJ, et al. FIA and ISUIA Investigators. Unruptured intracranial aneurysms in the Familial Intracranial Aneurysm and International Study of Unruptured Intracranial Aneurysms cohorts: differences in multiplicity and location. J Neurosurg 2012;117:60–64

第9章

术中脑血流评估

Sepideh Amin-Hanjani and Fady T. Charbel

在脑血管手术过程中，评估脑血流状态是成功执行手术计划非常重要的组成部分。监测获得的信息有助于临床医生在术中做出决策，并且能够确保手术成功，尤其是在血管重建或脑动脉瘤的手术当中，脑血流监测是最有说服力的证据。本章将重点讨论脑血流的监测工具与策略，特别是脑血流的定量监测。

术中脑血流监测技术

术中监测脑血流的技术有很多，这些技术依赖于生理学证据来直接评估血流动力学。例如，通过评估脑实质中的灌注血流或监测脑电生理功能来间接地评估脑血流的情况。现在的直接影像技术也是非常重要的术中血流监测方法，例如术中采用吲哚菁绿（ICG）使术野中的血管显影来直接评估血流。每一种技术都有它相对的优点和缺点，这就需要临床医生在手术中有选择地使用。

直接血管检测

多普勒超声检查可以评估特定血管内的血流状态。这个技术是通过声波反射流动血液时的频移来计算血流速度，从而反应血流的状态。手术中显微血管多普勒超声能够实时评估血管的通畅性[1]。这种小型的显微多普勒探头（直径小至 1 mm）在术野当中的使用很方便。探头还可以快速重复使用。但是这个设备只能定性评估血管中血流是否存在，不能定量检测其实际流量。因此血管狭窄是不容易被检测出来的。虽然流速值和多普勒信号的特性可能会反映流量情况，但是在术中使用这种多参数的分析增加了评估的复杂性。

相比之下，微血管超声流量探头（Charbel Micro-Flowprobe，Transonics Systems Inc.，Ithaca，NY）可以直接定量地测量血流量。这个探头不依赖于涡流或者流速参数，可以直接使用实时的流量参数[2, 3]。这个设备由 2 个超声换能器和 1 个声波反射器组成，形成一个可以把目标血管包含在里面的 C 形结构。换能器发射出来的超声穿过血管而被声波反射器接收，同时被另外一个超声换能器接收并转化为电信号。这样流量检测装置能够从电信号中获得精确检测的转换时间（就是超声波从一个换能器到另外一个换能器的时间）。转换时间受到血管内血流速度的影响，可以用每分钟每毫升（mL/min）血流量作为计量单位来直接检测血流（并且通过血管上游和下游之间的转换时间不同来测量血流的每分钟流量）。

这种探头有各种大小不同的直径（1.5 mm、2 mm 和 3 mm），能够适应颅内 1~3 mm 直径范围内的血管；同时也配备了适应颅外更大直径血管的探头。与传统的电磁流量探头技术相比，这个探头不需要和血管壁直接紧密的贴合，血管和探头之间的空隙可以用凝胶或者盐水等耦合剂填充，而不需要将探头直接压在血管上。此外，传统电磁流量探头测量血流的准确性还受到血细胞比容和血管壁厚度的影响，而这两者都不会影响转换时间的检测。体内和体外试验都已验证了这个超声波流量探头的精确性[3]。

脑实质灌注监测

脑实质的监测技术包括监测脑组织热扩散和组织血氧测定的装置。前者使用直接放置于脑实质内的探头，并通过测量组织的热导率，从而从中导出关于血流量的信息[4, 5]。脑组织氧监测采用近红外光谱，通过检测氧合血红蛋白和脱氧血红蛋白相对的光波吸收率来计算脑组织氧合情况[6, 7]。这两种技术只能在有限的区域监测血流灌注情况，并且不能监测皮质下或者远隔部位的组织。

电生理监测

诱发电位的电生理监测是一种用于检测和避免脑血管手术期间发生脑缺血的技术[8]。感觉诱发电位和运动诱发电位都被广泛使用。电位的衰减或缺失可以提示脑缺血的发生，间接反映出脑血流量的下降。但是这个监测仅限于感觉运动功能，因此一些术野中的目标血管会出现假阴性的情况，而且这种监测依赖于更多的专业技术，还会受到麻醉技术的影响。在缺乏缺血对照的情况下，单纯的电生理信息并不能辨别是血管狭窄还是管腔闭塞。

血管成像

传统上，脑血管介入手术后评估血管通畅性主要依赖于常规血管造影术对血管的可视化。术中血管造影技术被广泛使用[9, 10]，而且能够观察到完整的脑血管全貌，不只局限于手术视野范围，还可以发现术中的残余动脉瘤或残存的动静脉畸形及动静脉瘘。但是，在手术室中进行血管造影也存在一些固有的限制，例如，血管造影需要配备相关人员及设备，且患者手术的特殊体位增加了选择性导管插入的难度。术中行血管造影也会延长手术时间，给患者增加另外一个有侵袭的操作和射线损害，另外造影剂通过血管的速度非常快，这样也很难精确地计算血流量。

另外一种能够在术中快速显示脑血管情况的造影方式就是手术显微镜下的吲哚菁绿血管造影。这项技术依赖于静脉注射ICG染料，然后通过近红外光照射染料显影，观察血管内荧光情况，从而判断血管的充盈性[11,12]。吲哚菁绿血管造影非常实用，它甚至可以在显微镜下看到即使在血管造影中也无法显示的小型穿支血管，而且具有简单快速的特点，但往往只能观察到直接暴露在术野之内的血管。虽然吲哚菁绿可以重复使用，但是两次显影之间必须间隔5~10分钟的时间，以便把上一次的吲哚菁绿清除出去。此外，虽然吲哚菁绿显像可以判断血管的通畅性，但它并不能直接对血流进行定量监测。最新的技术是通过吲哚菁绿的定量评估局部脑血流量，这一技术现在正在研究中[13]。

术中血流监测

采用仪器在术中直接对血流量进行监测，例如应用超声血流监测探头，能够为术中策略的制订及判断手术干预是否成功提供非常重要的依据。从技术层面上讲，使用超声探头需要把目标血管的一部分从脑实质中分离出来，这样才可以在直视下将血管包含在探头之内，探头周围要浸满生理盐水。血流的波形以及平均流速、最大流速和最小流速都要记录下来，其中平均流速是在手术干预前后比较的主要指标。这个方法可以根据需要在术中重复使用。生理学指标的改变可以影响脑血流量，例如，血压、呼气末CO_2含量以及麻醉操作（例如爆发抑制）导致的生理学改变不可避免会影响脑血流量。因此，在监测脑血流的时候必须要保持麻醉状态和生理指标的平稳。

颅内动脉瘤手术中的血流监测

颅内动脉瘤手术在解决动脉瘤的同时，还要避免载瘤血管和相关血管的损害。术中相关血管闭塞是动脉瘤手术发生术后病残的一个重要原因。本章前面所述的血流监测技术皆可用于动脉瘤手术中，但每种技术都有它的局限性。直接的血流量监测是评估载瘤动脉和分支动脉血管充盈程度强有力的方法。这些方法和吲哚菁绿血管造影评估穿支血管的方法结合起来可以在动脉瘤手术当中评估动脉瘤残余情况。

技术

动脉瘤手术中监测血流的一般方法见图9.1[14]。动脉瘤和载瘤血管暴露充分以后，针对有闭塞风险的血管测量血管内血流量作为基线，这就需要把目标血管从脑表面充分游离出来才能将血管包含在探头内。探头与手柄间的灵活连接可以让器械在比较小的术野和很深位置的血管也能方便操作。目标血管根据动脉瘤的位置不同而不同。例如，大脑中动脉瘤对应监测M2分支的血流量，床突段颈内动脉瘤对应监测M1和A1的血流量。探头要尽量远离动脉瘤颈以避免在放置动脉瘤夹后阻碍再次探测的位置，但是探头需要不断调整是实际操作当中潜在的一个问题。动脉瘤在夹闭前后都要做血流的监测，来证实动脉瘤夹闭后相关血流灌注未受到影响。

注意点

有时候，尤其是动脉瘤破裂患者，对动脉瘤远端分支的血流进行监测受到操作空间或者动脉瘤瘤体的限制，这种情况下就可以采用间接监测方法。例如，检测M1中的血流量作为M2血流量的参考值并当作基数使用。在夹闭前交通动脉瘤时，双侧A2的血流也可以间接测量：在临时阻断对侧A1的情况下，把探头放在同侧A1上进行测量。

测量血管的直径若小于探头直径的一半，检查结果可能不准确，所以选择合适的探头非常重要。目前这

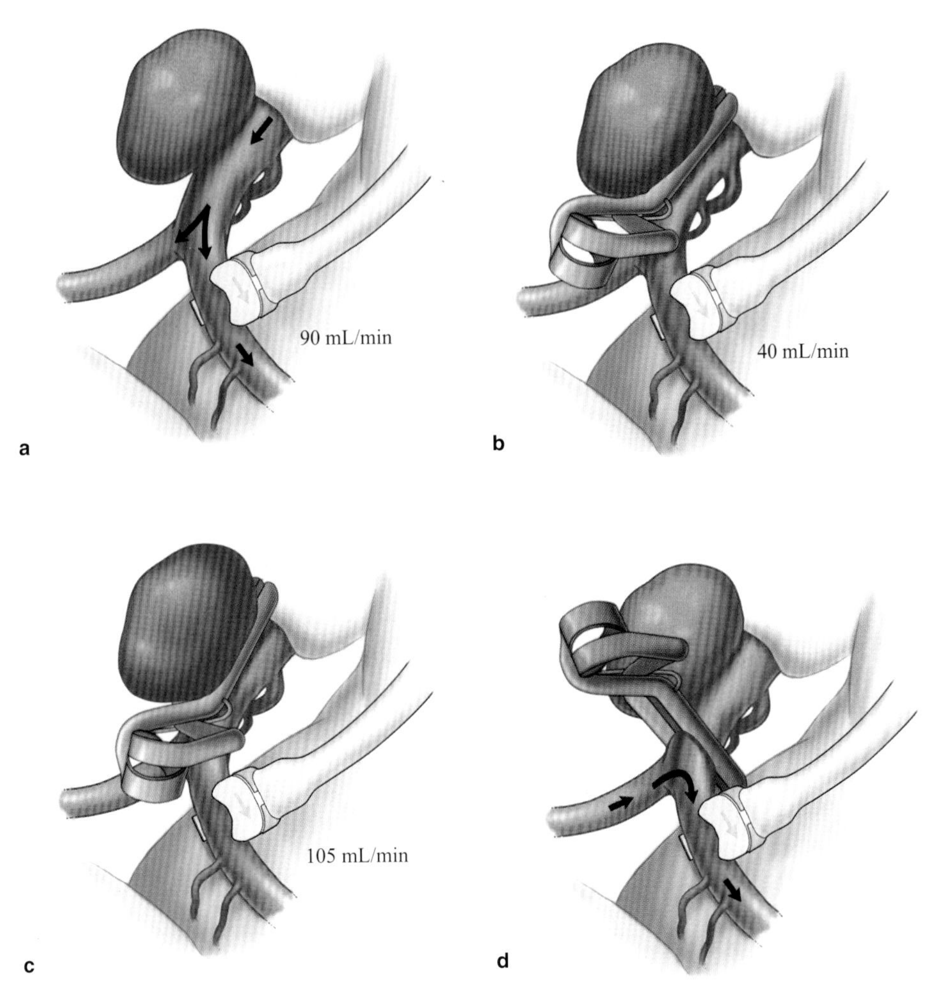

图 9.1　颈内动脉（ICA）近端动脉瘤术中血流监测演示。a. 夹闭动脉瘤前，监测主要远端分支即大脑中动脉（MCA）的血流；b. 夹闭动脉瘤后再次测量 MCA，血流显著减少（＞ 50%）；c. 调整瘤夹位置后血流速度回到基线。在调整瘤夹位置时经常会出现短暂性血流速度增快，与缺血后高灌注一致；d. 血流监测被证实也可以用于评估暂时性阻断颈内动脉的安全性或者确定载瘤血管闭塞术是否安全（引自 Amin-Hanjani S，et al. The utility of intraoperative blood flow mea-surement during aneurysm surgery using an ultrasonic perivascular flow probe. Neurosurgery 2006；58: ONS-306，转载自 Wolters Kluwer Health）。

类探头的最小宽度是 1.5 mm，不能准确测量直径小于 1 mm 的血管。所以，只有血管直径大于 1 mm 才能用这种方法进行监测，比如后交通动脉、脉络膜前动脉。

大型的、复杂的或动脉粥样硬化严重的动脉瘤，需要多个动脉瘤夹来完全夹闭动脉瘤，这时候每放一个动脉瘤夹都必须检测分支的血流情况是否受到影响。这种方法的优点是可以单独调整每一个动脉瘤夹，而不必在夹闭瘤颈后重新调整所有的动脉瘤夹（图 9.2）。

血流监测还可以用于评估侧支循环的血流情况以及临时阻断的耐受情况，甚至可以用来评估是否可以永久闭塞某支血管。这种情况通常发生在颈内动脉近端的动脉瘤，在临时阻断颈内动脉后，监测同侧 M1 的血流来评估通过前交通和后交通侧支循环代偿的情况（图 9.1d）。这一思路可以扩展到在手术中需要意外牺牲某些血管的时候也可采用。即使在释放阻断夹子以后血流没有衰减，如同在球囊阻塞（BOT）试验中进行脑血流刺激性试验一样，对术中夹闭后远端的血管也要进行血管收缩刺激实验，用来判断脑血流是否充分。术中血管舒张功能试验可以通过适当的过度通气使患者血液中的呼气末 CO_2 分压增加 10 mmHg 来实现。

相关解释

在实际操作当中，基线血流量在动脉瘤夹闭后下

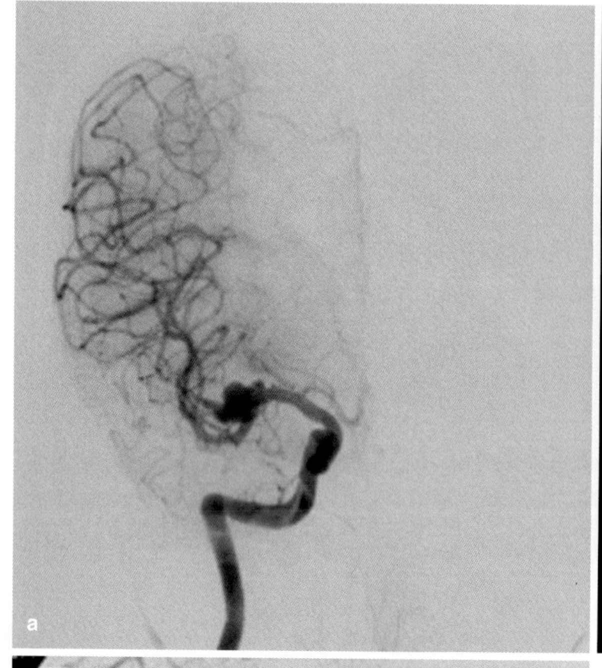

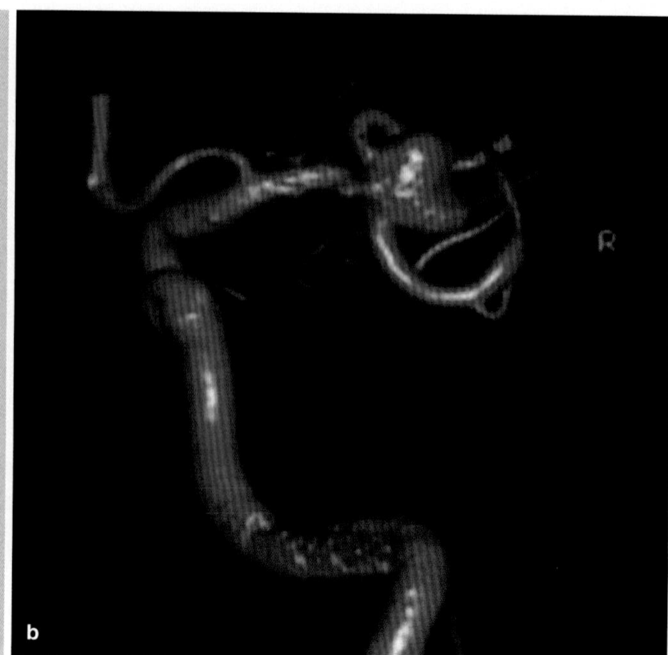

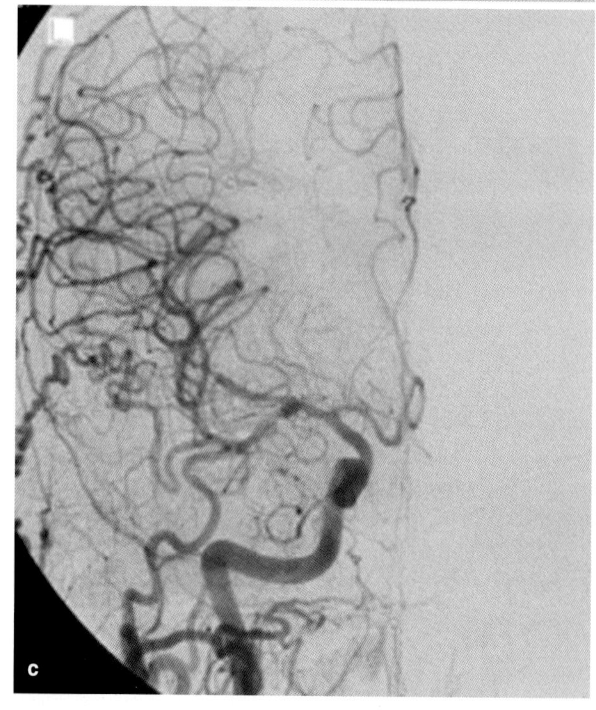

图 9.2　一例 54 岁女性患者，直径 11 mm 大脑中动脉（MCA）动脉瘤的血管造影图像。随访中动脉瘤稍扩大的影像学证据提示可能需要手术治疗。a. 术前血管造影前视图显示右侧大脑中动脉不规则动脉瘤；b. 术前三维血管造影，动脉瘤血管造影后视图，显示了 M2 段并入动脉瘤瘤颈；c. 术后的前视图显示大脑中动脉动脉瘤完全夹闭，术中使用堆叠夹闭策略并在术中血流监测的协助下使 M2 段保持通畅（由芝加哥伊利诺伊大学 Sepideh Amin-Hanjani 提供）。

降 25% 以上就被认为血流受到了严重影响，25% 的指标是借鉴在颈动脉闭塞的患者中，脑血流下降 25% 即为发生脑梗死的高风险指标 [15–17]。另外有数据证实，只有当血管狭窄达到 80% 的时候血流下降才会达到 25%[18]。大多数神经外科医师认为这样的狭窄程度会产生显著的临床症状。

采用这样一个标准，一项涉及 100 多例动脉瘤手术的回顾性研究发现，约有 25% 的病例因为血流受到影响需要重新调整动脉瘤夹的位置 [19]，此外有 3 例患者通过血流检测发现不必再调整动脉瘤夹，还有 3 例患者即使闭塞掉载瘤血管也不会对患者的血流造成影响。由于根据血流情况制订了相应的策略，在这一组病例中没有发生预料外的大血管闭塞或卒中。

血管重建手术中的血流监测

脑血管重建手术就是在合适的患者中开展从颅外

到颅内的血管搭桥手术，也称为颈外动脉到颈内动脉的搭桥手术。在血管搭桥手术中，临床医生会用到多种技术，比如选择恰当的供给和接受血管、血管的重建以及血管吻合技术。具体的血管搭桥方式要考虑到多种因素，包括供给血管和接受血管的有效性和特异性。在术中评价搭桥手术是否成功，不只是评价搭桥血管是否通畅，通过血流监测证实搭桥血管供血充分也是非常重要的。临床上为患者实施颈外到颈内搭桥手术主要有以下两种适应证：一种是为脑缺血患者提供补偿的血流，另一种是为牺牲掉的血管改建通道以提供正常的血流（通常见于复杂性动脉瘤的治疗）[20]。在这两种情况中，术中脑血流评估是搭桥手术成功的重要保证和关键步骤。

为提供补偿血流所实施的搭桥手术

为大脑提供补偿血流旨在改善脑血流量以降低脑缺血的风险。这种方法通常用于烟雾病、前循环和后循环的动脉粥样硬化性脑血管闭塞性疾病。但是为动脉硬化性脑缺血患者做搭桥手术依然处于随机试验的验证中。最近进行的手术治疗颈动脉闭塞的研究（COSS）没能够证明在颈内动脉闭塞和血流动力学受到影响的患者中搭桥手术的治疗效果优于药物治疗[21]，但是这个试验研究在方法学上并没有针对高风险的患者[22]，而且患者在围手术期间的卒中风险高于普通组。这项研究给临床医生的主要启示是，搭桥手术目前还不能作为脑缺血患者的一种常规治疗方法。因此，对于动脉硬化缺血性脑血管病的患者，在有血管闭塞和血流动力学障碍的患者人群中经过了严格的最大剂量的药物治疗，依然有卒中风险的患者可以在“有经验”的医院（能够保持一个较低围手术期并发症的发生率）进行搭桥手术[23]。

烟雾病是颈内动脉床突上段及其分支逐步闭塞的一类疾病，且在病情发展过程中会在颅底形成很细小的自身侧支循环。患者的典型表现是脑缺血，这是由于侧支循环不足而导致脑血流障碍。烟雾病也可表现为出血，出血血管来源于颅底形成的脆弱的烟雾血管，或者来源于脑深部血管形成的假性动脉瘤。烟雾病是逐渐进展的而且药物治疗多数是无效的，因此手术治疗是必要的选择[24]。搭桥手术分为直接搭桥和间接搭桥，间接搭桥已经证实通过贴敷手术后逐渐形成的烟雾血管可以为颅脑提供有效的血流，但是直接搭桥手术能够更有效地为患者提供血液供应。间接搭桥已被证实可以通过颞肌贴敷为小儿患者提供有效血供，但是直接血管搭桥能够更有效地为成人供血[25,26]。

在搭桥手术中对桥血管血流量进行直接监测有利于手术进行，为评估手术远期效果和血管充盈程度提供有力的帮助[27]。

技术要点

用于增加脑血流的搭桥手术通常采用颞浅动脉和大脑中动脉搭桥，有时也会采用枕动脉作为供血血管进行后循环血运重建。在这种情况下，大多数不推荐使用桡动脉或者大隐静脉做高流量搭桥，因为脑组织经历了慢性缺血，高通量搭桥可能会导致高灌注脑出血[28]。此类搭桥手术有一个标准程序，首先是分离血管，然后进行血管吻合，之后再在以下两个时间点进行血流监测：

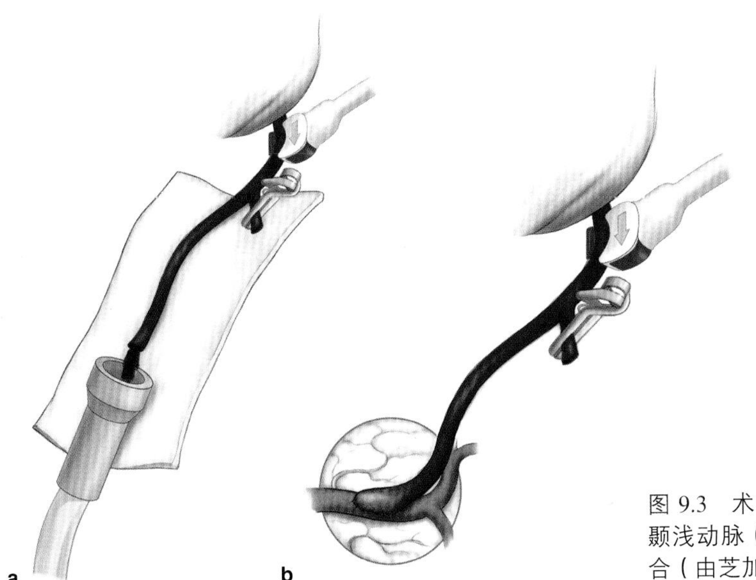

图 9.3 术中血流监测在颅内外搭桥手术中的应用。a. 切断颞浅动脉（STA）或枕动脉（OA）血流；b. 旁路移植后吻合（由芝加哥伊利诺伊大学 Sepideh Amin-Hanjani 提供）。

（1）将供体血管在远端剪断后，对断端血管的最大血流量进行检测，方法如图 9.3a。

（2）吻合血管完毕后开放临时阻断夹，再对供体血管的血流量进行监测，方法见图 9.3b。

对于脑缺血患者，由于长期的低灌注及继发的血管扩张，脑皮质受体血管区域的血管阻力往往比较低，这两者应该比供体血管内的压力低，这一阻力和供体血管的血流量相比可以作为一个搭桥指数来评估搭桥手术是否成功（因此，搭桥血管的血流量应该尽量与供体血管的离断血流量相近）。搭桥指数公式：供体血管阻力指数 = 搭桥血管的血流量（mL/min）/ 供体血管的离断血流量（mL/min）。

这一指数为准确评估搭桥手术成功与否提供了帮助，这一指数在 1.0 附近提示搭桥手术非常成功。

特殊考虑

搭桥的供体血管在分离和准备的过程中有发生血管痉挛的倾向，所以必须要解除血管痉挛，可以采用罂粟碱棉条包裹浸泡供体血管的办法来解除血管痉挛。根据 Poiseuille 定律可知供给血管的血流量与其长度相关，因此，在搭桥之前对供给血管进行修剪，血流量可能会有所增加。

相关解释

切流指数是评估搭桥手术的一个有力指标。低切流指数的产生有内源性和外源性因素。一类错误是患者的脑供血并没有受到显著程度的损害而降低，还未达到行血管搭桥的指征。认识到这种错误并不能改变手术计划，但是却有助于改进以后手术指征的选择。另一类错误是手术技术的问题，其一是供给血管的问题，比如有严重的动脉内的粥样硬化或钙化，或在分离过程中发生医源性损伤；其二是血管吻合的问题，比如吻合口附近发生血栓；其三是供给血管流出道出现问题，这主要是由于受体血管直径过小或受体血管床有病变，如狭窄、闭塞，限制了血液流出。

采用吲哚菁绿血管造影的方法有助于上述错误的识别，比如，搭桥血管或吻合口出现血栓。如果血管没有闭塞，应高度警惕发生第二类第三种错误的可能。这些信息能够指导临床医生在手术中采取正确的措施，例如，可以重新进行血管吻合来改正第二类的第二种错误，通过另外一个血管搭桥来预防第二类错误中的第一种和第三种情况发生。在一项 51 例的血流补偿类搭桥手术的研究中，切流指数和手术远期成功率密切相关，当该指数 < 0.5 的时候，只有 50% 的血管是充盈的，而当该指数 ≥ 0.5 时，约有 92% 的搭桥血管是充盈良好的。在手术中，虽然有时供体切流指数是偏低的，但是在术野中血管还是充盈良好的。这就说明在搭桥手术中，术野中血管的充盈并不是成功搭桥手术的唯一指标，血管中的血流通过量才是搭桥手术更重要的指标。

血流置换搭桥手术

血流置换搭桥手术通常用于人为闭塞病变血管的情况下，例如在颅内复杂动脉瘤直接夹闭或血管内介入治疗不能够保证在闭塞动脉瘤的同时确保载瘤动脉通畅的情况下实施[29,30]。血流置换搭桥手术有时也会用于颅底累及大血管的肿瘤全切手术当中[31]。虽然患者可能会耐受闭塞一侧颈内动脉而无脑缺血发作，但是仍有 30% 的患者易发生脑缺血和卒中[32]。这部分患者需要搭桥手术来进行血运重建。尤其是预计生存期较长的年轻患者需要做搭桥手术，另外如果颈内动脉有双侧动脉瘤处理一侧而且对侧将来还需要再做治疗的情况下，这一侧需要做搭桥手术。

颈内动脉的血管内球囊闭塞试验，也就是 BOT 试验[33]，可以评估人为闭塞一侧颈内动脉后的耐受程度。评估颈内动脉闭塞耐受性的指标有很多，包括临床表现、血管造影的影像表现、电生理情况以及血流再灌注的影像表现，甚至可以在球囊试验当中做血压降低的试验。如果球囊闭塞试验为阳性，那么就有很强的指征来做血管重建手术。如果在试验当中患者很快就出现了神经症状，说明患者缺乏所有的主要供血动脉，这样的患者就需要行高通量的血管搭桥手术。而那些耐受性较好的患者就可以做低流量的血管搭桥，比如颞浅动脉或枕动脉到大脑中动脉的搭桥来辅助作为替代供血。对于颅内远端血管的复杂或梭形动脉瘤，比如大脑中动脉或其分支的动脉瘤，由于该区域内的侧支血管吻合通常是不充分的，所以有必要行替代性的搭桥手术。

颈外到颈内搭桥手术的供体血管有很多。从远期效果来看，颞浅动脉的原位搭桥手术有更好的血管充盈度和更长期的供血效果，且颞浅动脉的搭桥只需要进行一次血管吻合操作，所以在条件合适的情况下，这种手术方式是最佳选择。传统的供血血管的选择依赖于对血管运输能力和血流量的预测，大隐静脉移植被认为是高通量搭桥，桡动脉移植被认为是中通量搭桥，颞浅动脉和枕动脉移植被认为是低通量搭桥。但是，直接的术中血流监测技术为供血血管的选择提供了更有力的证据[34]，并且能够最终验证搭桥手术成功与否。

技术要点

在替代性搭桥手术中有很多监测血流的方法来帮

助完成手术，首先是载瘤动脉远端血管的血流量，其次是监测供血血管（如颞浅动脉、枕动脉）断端的血流量来判断是否为适当的替代血管，第三是监测血管吻合后搭桥血管远端的血流量以判断是否满足搭桥手术的要求，最后是阻断载瘤动脉来证实搭桥血管是否能够做到完全替代。

基于这种模式，在治疗颈内动脉床突段大型动脉瘤时，如果需要闭塞载瘤的颈内动脉，必须在术中测量动脉瘤远端血管的血流量或者同侧大脑中动脉第一段的血流量，也可以同时监测大脑前动脉第一段的血流量。首先检测血管阻断前的基础血流量，然后在临时阻断颈内动脉后测量载瘤血管远端的血流，这两次血流量之差就是搭桥血管需要为脑组织提供的血流量（图 9.4）。在载瘤动脉更远的分支上，同样需要进行血流量检测决定搭桥手术要提供多少血流（图 9.5）。一旦载瘤血管远端的血流量以及阻断后需要替代供给的血流量确定以后，那么供体血管和手术方式就可以确定了。

相关解释

如果供血血管的断端血流量足以提供替代血流，那么就可以做一个简单的原位颞浅或者枕动脉搭桥手术，否则就需要采用桡动脉或大隐静脉作为搭桥血管

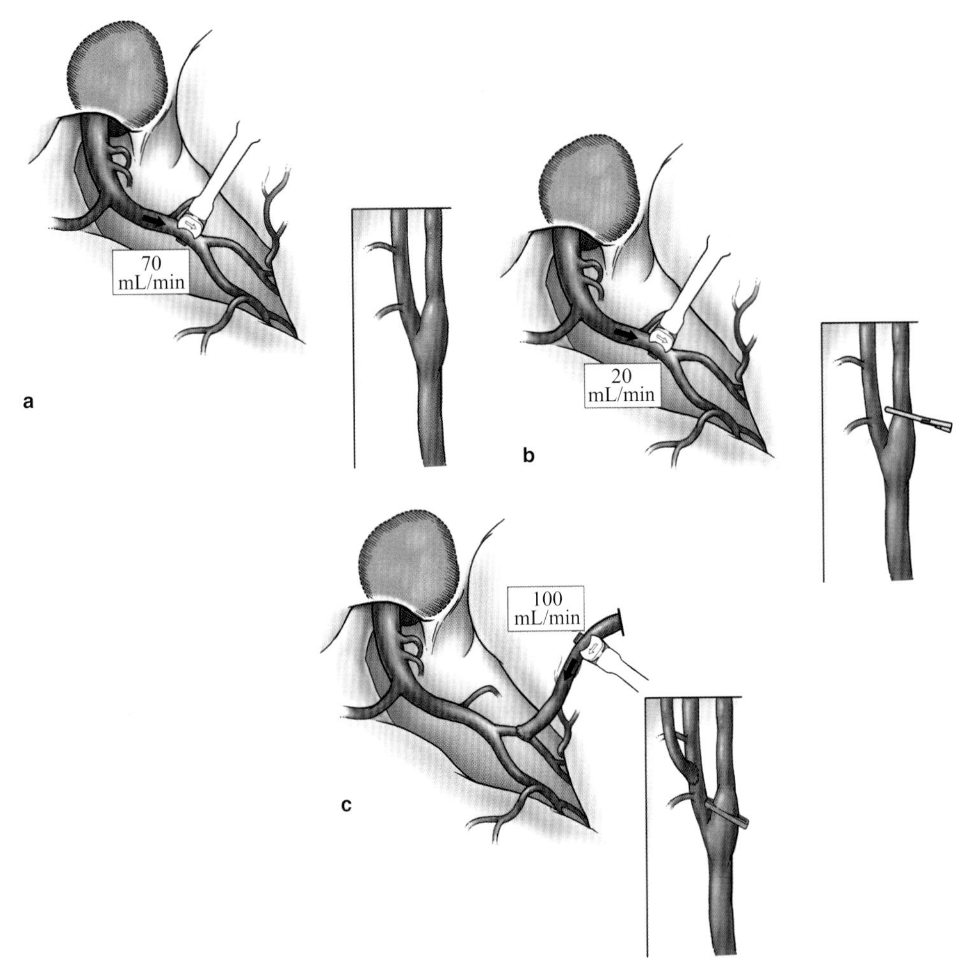

图 9.4　术中血流监测在颈内动脉（ICA）近端动脉瘤实施搭桥手术的步骤。a. 顺着暴露的颈内动脉及颅内血管，监测 M1 段的基线血流。如有必要，在大脑前动脉没有通过前交通动脉的侧支循环的情况下，监测 A1 段血流；b. 暂时性夹闭颈内动脉颈部，重新监测 M1 段血流，适当的话监测 A1。在本例中，流量从 70 mL/min 下降到 20 mL/min，显示流量以 50 mL/ min 的速度减少。监测颞浅动脉减少流量。如果颞浅动脉血流不足以供应颈内动脉血流减少量，需要从颈外动脉插入移植到大脑中动脉；c. 搭桥术后，永久阻塞近端血管。血流监测证实搭桥血管通畅。在本例中，由于插入大尺寸导管，供给流量甚至可以超过先前监测减少的流量，达到近似颈动脉生理学最大流量。只要流量匹配或超过减少流量，搭桥血管可以成功供给血管分布的区域［引自 Amin-Hanjani S，Alaraj A，Charbel FT. Flow-replacement bypass for aneurysms: decision-making using intraoperative blood flow measurements. Acta Neurochir（Wien）2010；152: 1021–1032。转载自 Springer］。

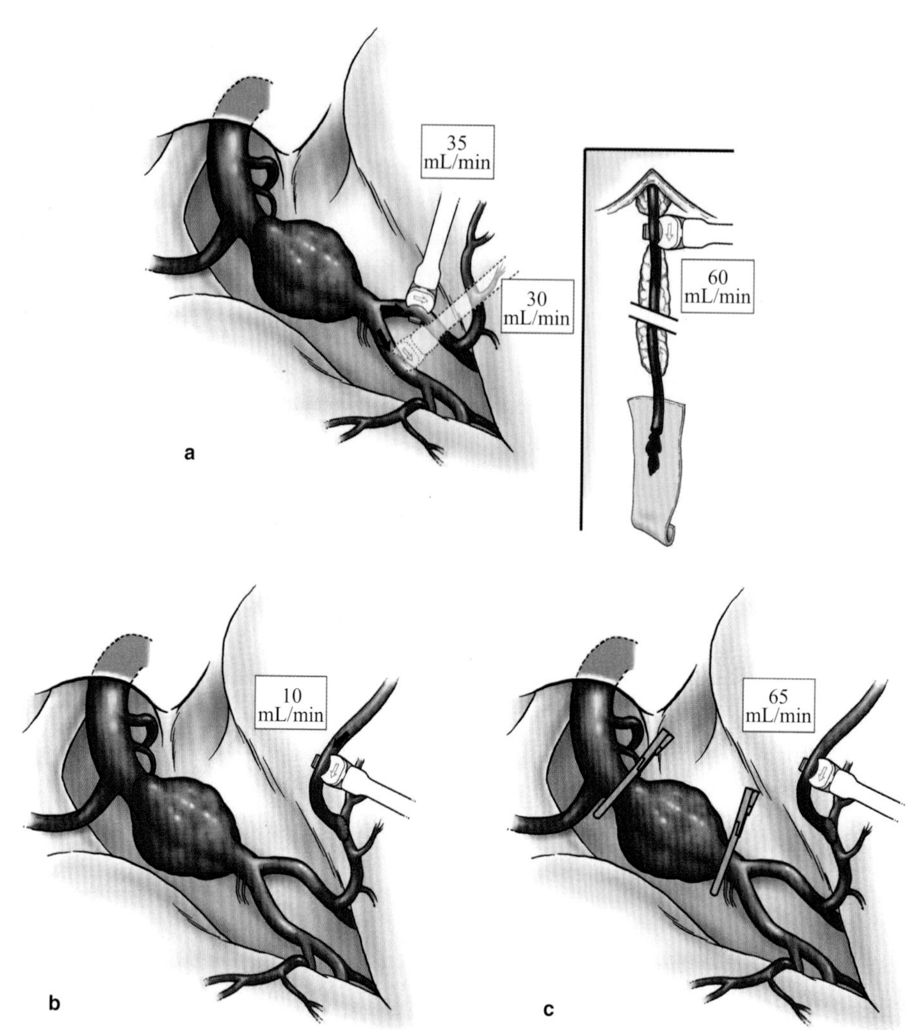

图 9.5 术中血流监测在终段动脉瘤实施搭桥手术的步骤。a. 图示 M1 段梭形动脉瘤。M2 段两个分支血流量共计 65 mL/min。监测颞浅动脉（STA）的切面流速发现远端组织供血流量近似在 60 mL/min；b. STA 和 M3 段进行吻合。搭桥血管血流监测证实搭桥血管通畅，但是由于主干血管仍然开放，因此供给血流较慢；c. 夹闭 M1 段以闭塞动脉瘤。最后通过监测搭桥血管血流证实搭桥的通畅性和安全性，以 65 mL/min 的流速供给远端大脑中动脉供血区［引自 Amin-Hanjani S，Alaraj A，Charbel FT. Flow replacement bypass for aneurysms: decision-making using intraoperative blood flow measurements. Acta Neurochir（Wien）2010；152: 1021–1032。转载自 Springer］。

(图 9.6 和图 9.7)。采取这种方式能够选择恰当的供给血管，而且在手术完成的时候，无论供给血管是颞浅动脉、枕动脉还是由患者自体取出的一段血管，都能够通过检测，验证这些血管是否能够为脑组织提供充分的血流。充足的替代血流应该与牺牲病变血管之前的基础血流相等。这种监测不只从手术技术上确保了手术的成功，也为制订手术策略提供了至关重要的帮助。这样的手术效果自然要优于单纯在术中采取吲哚菁绿血管造影或传统血管造影的验证方法。

结论

术中直接血流量监测的方法有助于脑血管手术如颅内外搭桥手术、动脉瘤手术中策略的制订，并提供了最佳的术后评估方法。这一方法在理论和技术上完美地补充了吲哚菁绿血管造影和电生理监测的不足，而且这一手术设备简便易行，可以在手术台上方便使用。

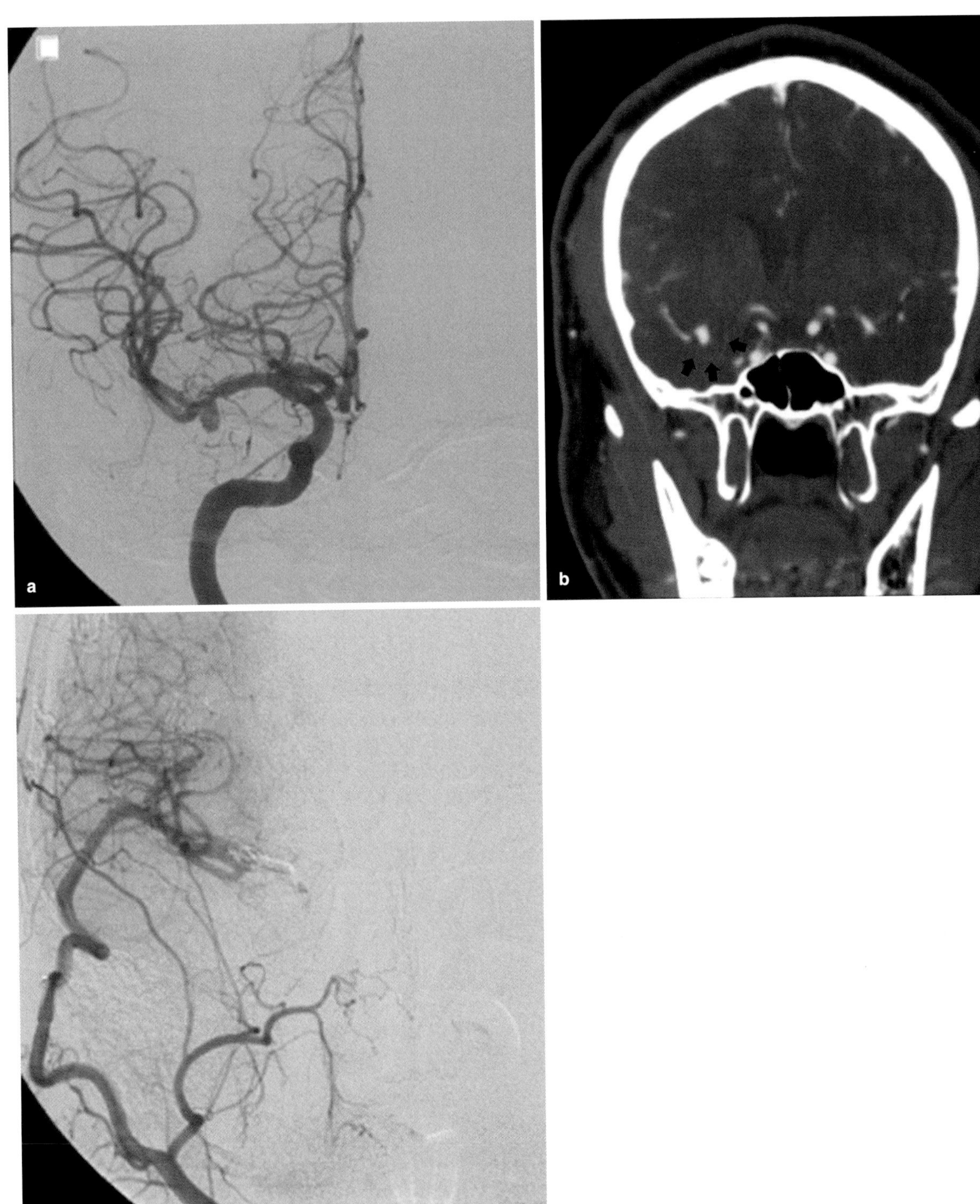

图 9.6　一名 27 岁男子，存在脑动脉瘤家族史，出现头痛，患有 M1 段末梢动脉瘤。术中发现动脉瘤部分呈梭形。为远端供血的大脑中动脉（MCA）分支的血流流速为 51 mL/min。颞浅动脉（STA）供给流量为 127 mL/min，从而足够用于远端供血区血运重建。实施颞浅动脉和大脑中动脉间搭桥的同时进行 M1 近端动脉瘤的闭塞。最终的搭桥血管的血流量为 45 mL/min，近似于远端供血区血流量，证实可以代替供血。a. 术前造影前后视图提示在右侧颈内动脉动脉瘤注射造影剂后显示出动脉瘤的部分形态，刚好邻近大脑中动脉的分叉处；b. 术前 CTA 冠状位显示动脉瘤中血栓形成的部分（箭头处）；c. 右侧颈外动脉术后血管造影的前后视图显示颞浅动脉与大脑中动脉的搭桥填充部位以及闭塞的动脉瘤（由芝加哥伊利诺伊大学 Sepideh Amin-Hanjani 提供）。

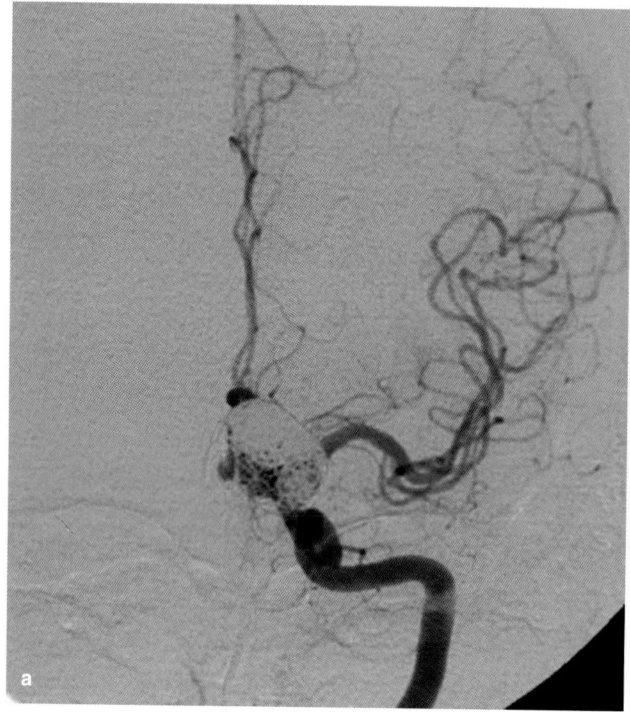

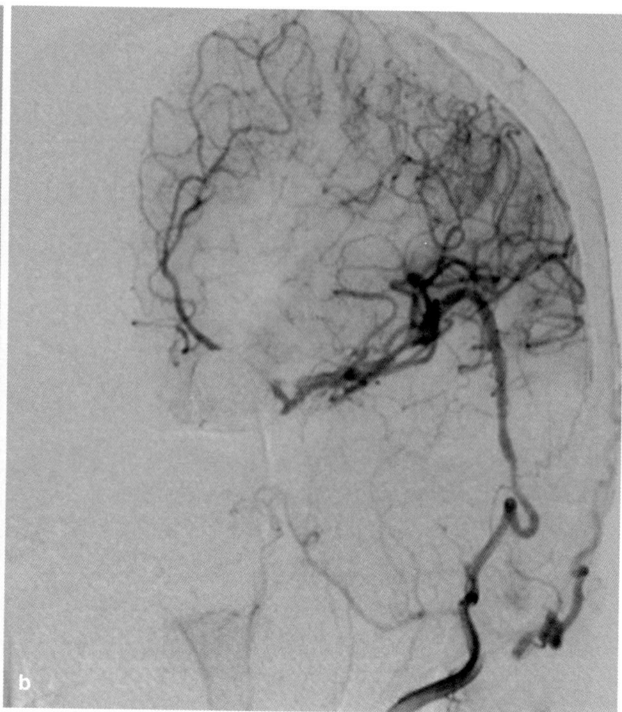

图 9.7　一名 53 岁女性，患有左侧复发性巨型眼动脉动脉瘤，既往植入支架和导丝栓塞多次，渐进性视力丧失。造影显示一个孤立半球、缺少前交通动脉和后交通动脉的影像学表现。在临床上，球囊扩张后的术前球囊阻断测试失败。术中血流监测在 A1 和 M1 段血流量为 62 mL/min，在临时阻断颈内动脉（ICA）时显著下降至 2 mL/min，表示有 60 mL/min 的流量减少。颞浅动脉（STA）供血量是不够的，但是颞浅动脉大的切流量为 120 mL/min。因此，在颞浅动脉的残端和大脑中动脉间进行血管搭桥。最初在颈内动脉开放时搭桥血管的血流量只有 3 mL/min。随着颈内动脉近端闭塞，搭桥血管的血流提高到 62 mL/min，与监测到的血流减少量相匹配。a. 右侧眼动脉瘤支架植入及部分导丝闭塞的术前造影前后视图；b. 颞浅动脉和大脑中动脉搭桥术后造影前后视图以及大脑前动脉供血区（由芝加哥伊利诺伊大学 Sepideh Amin-Hanjani 提供）。

参·考·文·献

[1] Bailes JE, Tantuwaya LS, Fukushima T, Schurman GW, Davis D. Intraoperative microvascular Doppler sonography in aneurysm surgery. Neurosurgery 1997;40:965–970, discussion 970–972

[2] Charbel FT, Hoffman WE, Misra M, Ostergren L. Ultrasonic perivascular flow probe: technique and application in neurosurgery. Neurol Res 1998; 20:439–442

[3] Lundell A, Bergqvist D, Mattsson E, Nilsson B. Volume blood flow measurements with a transit time flowmeter: an in vivo and in vitro variability and validation study. Clin Physiol 1993;13:547–557

[4] Choksey MS. Cortical thermal clearance as a predictor of imminent neurological deterioration. Cerebrovasc Brain Metab Rev 1996;8:230–271

[5] Carter LP. Surface monitoring of cerebral cortical blood flow. Cerebrovasc Brain Metab Rev 1991;3:246–261

[6] Calderon-Arnulphi M, Alaraj A, Amin-Hanjani S, et al. Detection of cerebral ischemia in neurovascular surgery using quantitative frequency-domain near-infrared spectroscopy. J Neurosurg 2007;106:283–290

[7] Murkin JM, Arango M. Near-infrared spectroscopy as an index of brain and tissue oxygenation. Br J Anaesth 2009;103(Suppl 1):i3–i13

[8] Schramm J, Koht A, Schmidt G, Pechstein U, Taniguchi M, Fahlbusch R. Surgical and electrophysiological observations during clipping of 134 aneurysms with evoked potential monitoring. Neurosurgery 1990;26:61–70

[9] Tang G, Cawley CM, Dion JE, Barrow DL. Intraoperative angiography during aneurysm surgery: a prospective evaluation of efficacy. J Neurosurg 2002;96:993–999

[10] Klopfenstein JD, Spetzler RF, Kim LJ, et al. Comparison of routine and selective use of intraoperative angiography during aneurysm surgery: a prospective assessment. J Neurosurg 2004;100:230–235

[11] de Oliveira JG, Beck J, Seifert V, Teixeira MJ, Raabe A. Assessment of flow in perforating arteries during intracranial aneurysm surgery using intraoperative near-infrared indocyanine green videoangiography. Neurosurgery 2007;61(3, Suppl):63–72, discussion 72–73

[12] Raabe A, Nakaji P, Beck J, et al. Prospective evaluation of surgical microscope-integrated intraoperative near-infrared indocyanine green videoangiography during aneurysm surgery. J Neurosurg 2005;103:982–989

[13] Kamp MA, Slotty P, Turowski B, et al. Microscope-integrated quantitative analysis of intraoperative indocyanine green fluorescence angiography for blood flow assessment: first experience in 30 patients. Neurosurgery 2012;70(1, Suppl Operative):65–73, discussion 73–74

[14] Amin-Hanjani S, Charbel FT. Flow-assisted surgical technique in cerebrovascular surgery. Surg Neurol 2007;68(Suppl 1):S4–S11

[15] Charbel FT, Zhao M, Amin-Hanjani S, Hoffman W, Du X, Clark ME. A patient-specific computer model to predict outcomes of the balloon occlusion test. J Neurosurg 2004;101:977–988

[16] Eckert B, Thie A, Carvajal M, Groden C, Zeumer H. Predicting hemodynamic ischemia by transcranial Doppler monitoring during

therapeutic balloon occlusion of the internal carotid artery. AJNR Am J Neuroradiol 1998;19:577–582
[17] Jawad K, Miller D, Wyper DJ, Rowan JO. Measurement of CBF and carotid artery pressure compared with cerebral angiography in assessing collateral blood supply after carotid ligation. J Neurosurg 1977;46:185–196
[18] Spencer MP, Reid JM. Quantitation of carotid stenosis with continuous-wave (C-W) Doppler ultrasound. Stroke 1979;10:326–330
[19] Amin-Hanjani S, Meglio G, Gatto R, Bauer A, Charbel FT. The utility of intraoperative blood flow measurement during aneurysm surgery using an ultrasonic perivascular flow probe. Neurosurgery 2008;62(6, Suppl 3):1346–1353
[20] Charbel FT, Guppy KH, Ausman JI. Cerebral revascularization: superficial temporal middle cerebral artery anastomosis. In: Sekhar LN, Fessler RG, eds. Atlas of Neurosurgical Techniques. New York: Thieme; 2006
[21] Powers WJ, Clarke WR, Grubb RL Jr, Videen TO, Adams HP Jr, Derdeyn CP; COSS Investigators. Extracranial-intracranial bypass surgery for stroke prevention in hemodynamic cerebral ischemia: the Carotid Occlusion Surgery Study randomized trial. JAMA 2011;306:1983–1992
[22] Carlson AP, Yonas H, Chang YF, Nemoto EM. Failure of cerebral hemodynamic selection in general or of specific positron emission tomography methodology?: Carotid Occlusion Surgery Study (COSS). Stroke 2011;42: 3637–3639
[23] Amin-Hanjani S, Charbel FT. Is extracranial-intracranial bypass surgery effective in certain patients? Neurol Clin 2006;24:729–743
[24] Kuroda S, Houkin K. Moyamoya disease: current concepts and future perspectives. Lancet Neurol 2008;7:1056–1066
[25] Houkin K, Kuroda S, Ishikawa T, Abe H. Neovascularization (angiogenesis) after revascularization in moyamoya disease. Which technique is most useful for moyamoya disease? Acta Neurochir (Wien) 2000;142:269–276
[26] Bang JS, Kwon OK, Kim JE, et al. Quantitative angiographic comparison with the OSIRIS program between the direct and indirect revascularization modalities in adult moyamoya disease. Neurosurgery 2012;70:625–632, discussion 632–633
[27] Amin-Hanjani S, Du X, Mlinarevich N, Meglio G, Zhao M, Charbel FT. The cut flow index: an intraoperative predictor of the success of extracranialintracranial bypass for occlusive cerebrovascular disease. Neurosurgery 2005;56(1, Suppl):75–85, discussion 75–85
[28] Stiver SI, Ogilvy CS. Acute hyperperfusion syndrome complicating EC-IC bypass. J Neurol Neurosurg Psychiatry 2002;73:88–89
[29] Kalani MY, Zabramski JM, Nakaji P, Spetzler RF. Bypass and flow reduction for complex basilar and vertebrobasilar junction aneurysms. Neurosurgery 2013;72:763–775, discussion 775–776
[30] Kalani MY, Zabramski JM, Hu YC, Spetzler RF. Extracranial-intracranial bypass and vessel occlusion for the treatment of unclippable giant middle cerebral artery aneurysms. Neurosurgery 2013;72:428–435, discussion 435–436
[31] Kalani MY, Kalb S, Martirosyan NL, et al. Cerebral revascularization and carotid artery resection at the skull base for treatment of advanced head and neck malignancies. J Neurosurg 2013;118:637–642
[32] Nishioka H. Results of the treatment of intracranial aneurysms by occlusion of the carotid artery in the neck. J Neurosurg 1966;25:660–704
[33] Eckard DA, Purdy PD, Bonte FJ. Temporary balloon occlusion of the carotid artery combined with brain blood flow imaging as a test to predict tolerance prior to permanent carotid sacrifice. AJNR Am J Neuroradiol 1992; 13:1565–1569
[34] Ashley WW, Amin-Hanjani S, Alaraj A, Shin JH, Charbel FT. Flow-assisted surgical cerebral revascularization. Neurosurg Focus 2008;24:E20
[35] Amin-Hanjani S, Alaraj A, Charbel FT. Flow replacement bypass for aneurysms: decision-making using intraoperative blood flow measurements. Acta Neurochir (Wien) 2010;152:1021–1032, discussion 1032

第 10 章

神经外科手术麻醉

Alana M. Flexman and Pekka O. Talke

由于脑血管生理功能与手术及麻醉之间有复杂的关系，所以脑血管病手术对麻醉有特殊的要求。本章将回顾麻醉对脑生理的影响、神经生理监测以及对这些患者的术前评估方面的内容，并对特殊脑血管手术的术中、术后麻醉的注意事项进行回顾。

神经生理学和药理学的许多观点是一致的，但神经麻醉技术却不是这样。当今没有证据表明某一种麻醉方式优于其他方式，而麻醉方式的选择更多是基于各医疗单位人员的经验和熟练程度。有经验的神经外科医师、神经麻醉师和护士共同配合，在遵循总的神经麻醉原则基础上，熟练地使用药物和技术，才可能获得最理想的结果。

麻醉与脑血流

反映颅内压和术中脑水肿情况的一个重要指标就是脑血流量。患者在麻醉后，脑血流量受到多重因素的调节，包括 CO_2 分压、动脉氧分压、脑代谢率 ($CMRO_2$)、脑自主调节能力以及麻醉药物。手术中经常采用过度换气的方法来降低血中的 CO_2 分压，以此来减少脑血流量，从而达到快速降低颅内压的目的。当 CO_2 分压在 20~80 mmHg 之间时，与脑血流量呈线性关系：CO_2 分压每改变 1 mmHg，脑血流量就会相应增加或降低 3%~4%[1]。CO_2 分压是通过改变脑血管周围脑脊液的 pH 来调节脑血流量的，而且由于脑脊液中碳酸氢盐水平的增高，这种作用可持续 6~8 小时[2]。但是一定要避免过分的过度换气（CO_2 分压小于 30 mmHg），因为这可能会导致脑缺血的发生。相反，当氧分压显著降低至低于 50 mmHg 时，脑血流量将呈指数级增加。脑氧代谢率是通过血流 - 代谢偶联来调节脑血流量的，血流 - 代谢偶联机制确保了脑氧代谢率的变化可引起脑血流量成比例的变化。

健康成人的平均血压在 50~150 mmHg 之间时，脑血流的自主调节机制保证了大脑中有足够的血流量。脑血流自主调节的临界值受一些因素的影响，例如高血压、贫血。颅内损伤或某些病理改变会在整体或局部破坏脑的自主调节能力。同样在麻醉状态下也会损害脑血流的自主调节，例如高碳酸血症、低体温和某些麻醉药物[1]。一旦自主调节能力受到损害，脑血流量就与系统血压呈线性相关，这时就要避免过多的血流动力学改变。

静脉麻醉剂可以引起脑血管收缩，并且在保护血流 - 代谢耦联机制的同时抑制脑代谢率，例如异丙酚、硫喷妥钠。因此，这些制剂能够减低脑血流并降低颅内压。异丙酚在健康人群中也能够保护脑的自主调节机制，但是其作用可能无法达到受损伤的脑区域[1]。苯二氮草类和阿片类制剂也能够降低脑血流量和脑氧代谢率，但是远不如异丙酚和巴比妥类。右美托嘧啶可以降低脑血流量和脑氧代谢率，但是对颅内压无影响。综上所述，使用静脉麻醉剂，例如异丙酚联合阿片类制剂，能够较好地降低脑血流和脑氧代谢率，适用于大多数神经外科患者。

吸入性麻醉剂（包括七氟烷、异氟烷和地氟烷）对脑氧代谢率、脑血流的自主调节机制、脑血流量产生重要影响。所有的吸入麻醉制剂都是有力的脑血管舒张剂，因此大剂量使用会升高颅内压。吸入麻醉制剂还能破坏脑血流的自主调节机制，剂量依赖性地降低脑氧代谢率，大剂量的吸入麻醉［ > 1.5~2 最小肺泡浓度（MAC）］还能减弱血流代谢耦联机制[1]。七氟烷在保护脑血流自主调节机制上优于其他制剂，因此更常使用[1]。

N_2O 在理论上有很多不足之处，包括轻度增加脑血流量和脑氧代谢率，而且在关颅后有可能加重颅内积气[3]。尽管如此，在临床上还没有证据表明 N_2O 与不良预后有关，现在很多医疗单位仍在继续使用。总的来说，对于颅压增高或颅内顺应性降低的患者，吸入麻醉制剂与静脉麻醉制剂相比有很多不利之处。

依托咪酯和氯胺酮在神经外科手术中的应用是有争议的。早期研究发现氯胺酮可以增加脑代谢指数和脑血流量。虽然它们的作用可能会被其他麻醉药物所减弱，但是在颅内顺应性降低的患者中一般都避免使用这类药物[4]。依托咪酯可以降低脑氧代谢率和脑血流量，也能够维持稳定的脑血流动力学，尽管如此，依托咪酯还是有很多缺陷。在动物试验和脑动脉瘤夹闭手术的临床试验中，依托咪酯会加重脑缺血损伤，这可能是由于依托咪酯抑制了 NO 合成酶的功能[5, 6]。所以，依托咪酯不作为神经外科手术的首选麻醉制剂。

颅内高压的管理

需要行手术治疗的脑血管病患者多数都有颅内压增高症状和体征，甚至没有症状的患者也会表现出颅内顺应性下降。颅内压增高通常与脑组织水肿或颅内出血有关，它不但减少了脑组织的血液供应，还给手术操作空间带来不利影响，还会增加术中发生恶性脑肿胀的可能。在开颅打开硬脑膜之后，硬膜下压力可独立预测术中脑组织肿胀的程度[7]。因此，脑血管外科开颅手术中用非手术方法来降低颅内压是神经麻醉管理的一个最基本的要求。

脑内容物包括脑组织、脑血流、脑脊液和病变组织。降低颅内压一定是针对这几种成分之一（表 10.1）。在神经外科手术麻醉中，多种方法可以快速调节脑血流量。过度通气就经常被用来减少脑组织容积和降低颅内压[8]。由于静脉麻醉制剂具有脑血管收缩作用（如异丙酚），所以常用来降低脑血流量。手术中通常还要抬高头位，并且避免压迫颈内静脉，以保证颈静脉回流通畅。虽然呼气末压力低于颅内压应该是安全的，但是呼气末正压通气对颅内压的影响仍是有争议的[9]。甘露醇和高渗液体可以把脑组织中的水分转移到血液中，从而有效地降低脑组织容积和颅内压[10, 11]。大剂量应用甘露醇的时候应该注意患者可能会发生低钠血症、高钾血症、充血性心力衰竭和严重脱水[10, 12]。虽然呋塞米常与甘露醇联合使用来降低颅内压，但是呋塞米药物的确切疗效还没有明确[13]。它可能的机制是减少脑组织中水的含量及减少脑脊液的产生。最后一种常用的减轻脑水肿的制剂是激素，但是其作用较缓慢。

表 10.1　降低颅内压的麻醉策略

颅内成分	策略
脑血流	过度换气
	避免血氧不足
	避免过度高血压
	完全静脉麻醉
	抬高头位
	避免压迫颈静脉窦
脑组织体积	渗透性利尿剂
	高渗盐水
	呋塞米
	激素
脑脊液	呋塞米
	碳酸酐酶抑制剂

神经外科手术中患者体液的管理

有关神经外科手术患者的体液管理是存有争议的，只有一些原则性的理论指导，很少有相关指南。手术中通常要避免使用含糖的液体，因为高血糖可能会对损伤的脑组织有不利影响。低渗透压的液体也要避免使用，因为理论上它可以导致自由水分进入脑组织，从而造成脑水肿[12]。乳酸林格液虽是轻度的低渗溶液，但是在常规使用中，还没有发现其有明显的并发症。高渗溶液如甘露醇和高渗盐水可将水分从脑组织中移除，从而可以用来减少脑组织水含量和颅内压[12]。补液时要补足非显性的丢失和尿量，特别是在使用甘露醇或其他利尿剂的患者当中要注意这一点。我们往往通过静脉输液补充至少一半由甘露醇介导的尿量流失。理论上，只要血浆渗透压维持在正常或稍高范围内，静脉补液不会加重脑水肿。

有的时候在手术中会使用白蛋白或合成淀粉类胶体，但是，并没有临床试验表明胶体液优于晶体液，甚至有些证据表明在手术中使用白蛋白一类的胶体液对脑外伤患者是有害的[14]。这还需要进一步的研究来验证这些论断，以明确胶体液是否适用于脑血管病手术。合成淀粉类的胶体液可能会诱发患者血液呈高凝状态，这会给神经外科手术患者带来灾难性结果[15]。

对于由颅内出血、脑外伤或脑外科手术导致的神经相关症状的患者，输血的指征还不是特别明确。在一项有关蛛网膜下腔出血患者的观察研究发现，无论是贫血还是输血都与不良的预后相关[16, 17]。至今仍不能确定贫血是不良预后的标志还是不良预后的原因。输血可能会引发感染、急性肺损伤、溶血反应、免疫抑制等，所以要尽量避免输血[18]。一项最近的研究表明，血红蛋白低于 9 g/mL 与脑组织缺氧密切相关[19]，这可能是输血的一个合理指征。应该避免过度输血，因为由其带来的血细胞比容增高会增加血液黏度并降低脑血流量。

麻醉和脑保护

神经外科手术麻醉期间脑保护的目标是预防由于脑血流和脑供氧不足导致的原发性及继发性脑损害，并预防癫痫发作。继发性脑损害一般源于细胞凋亡、炎症反应、蛋白合成障碍、氧化应激，这些在麻醉中都可以采取针对性措施进行神经保护[5]。所采取的措施包括亚低温、麻醉制剂以及严格的血糖控制[4, 5, 20, 21]。

麻醉药物的脑保护作用是麻醉学研究的一个重点内容。例如巴比妥类、异丙酚、氯胺酮、依托咪酯、右美托咪啶以及挥发性麻醉药物，都可以降低脑代谢率或使脑电活动平稳，从而起到神经保护的作用。由于早期的研究显示，巴比妥类药物可以显著抑制脑电活动，并且在动物模型中能够明显改善长期预后，所以巴比妥类被认为是脑保护的黄金标准[20]。但是后来的动物实验有相矛盾的结果。虽然巴比妥类药物能够产生等电位的脑电活动并且降低 50% 的脑代谢率，但是对于严重的全脑缺血或多部位缺血可能是无效的，因为在脑血流停止后的几分钟内脑电活动就会消失[20]。此外，脑缺血发作的严重程度、脑保护治疗周期的长短以及伴随的护理水平都有可能造成研究结果的不一致[21]。目前没有任何一项临床试验明确麻醉剂有临床相关的神经保护作用，包括巴比妥类药物。国际动脉瘤手术亚低温治疗试验发现，在夹闭动脉瘤手术中做临时阻断的时候，不管有无亚低温治疗，神经保护药物（硫喷托纳或依托咪酯）对预后都没有任何影响[22]。总的来说，在临床实践当中，目前还没有证据表明麻醉剂具有确切的神经保护作用。

亚低温治疗同样可以降低脑氧代谢率。极度的亚低温联合心脏停搏的手术方式已经成功地在新生儿和成年人的心血管外科手术和颅内巨大动脉瘤的手术中应用[5, 23]。这样的方式虽然有很大的风险，但是对于特殊的病例还是有应用的价值的。一些临床研究探讨了轻 – 中度亚低温对人类的神经保护作用。中度亚低温已被证实对心脏停搏的患者具有神经保护作用[24]。但是，一项大型的、随机的、前瞻性及多中心的研究——国际动脉瘤手术亚低温治疗试验，并没有发现亚低温治疗在脑动脉瘤手术中有任何的神经保护作用[25]。相反，这项研究还发现接受亚低温治疗的患者细菌感染的概率增加。后期还需要更多的研究来判断究竟哪些患者适合亚低温治疗。

虽然目前还没有更多的证据支持常规使用亚低温或者有神经保护作用的麻醉剂，但是有很多证据表明高热与神经科的不良预后密切相关[26, 27]。而且高血糖也与急性缺血性卒中的不良预后密切相关，这些不良情况在临床中都是应该避免的[28, 29]。此外，高血糖患者的脑缺血范围大于血糖正常的患者[5]。一项前瞻性随机试验对严格控制血糖是否改善预后进行了评估，发现并没有显著的差异，但是这个研究的统计学方法实施并不是十分严格[30]。目前还不清楚高体温和高血糖是不良预后的标志还是原因。但是在临床实践当中，脑损伤患者还是应该尽量避免出现这两种情况。

目前还没有强有力的证据表明某一种麻醉技术或围手术期亚低温治疗具有临床上的神经保护作用。但是，一些医院还是主张采用这些神经保护策略。不管选择哪种麻醉技术，麻醉师在术中应该维持正常的脑灌注压、降低颅内压以及避免高血糖的发生，以减少脑损害。

神经电生理监测和麻醉

在脑血管手术中进行术中电生理监测对麻醉技术有重要意义。如果在脑血管外科手术中脑解剖结构有损伤的风险，就可以采用监测运动或感觉诱发电位、脑电图以及肌电图来保证手术的安全性。麻醉的管理通常是在足够的麻醉深度、最佳的手术条件和利于神经电生理监测三者之间取得平衡。由于这三者之间固有的冲突，这就需要手术团队和麻醉团队进行良好的沟通。

所有的麻醉制剂都能够降低体感诱发电位和运动诱发电位的波幅并且延长潜伏期。高浓度（$>$ 1 MAC）的吸入麻醉剂（七氟醚、地氟醚、异氟醚）能够抑制体感和运动诱发电位[31]。但是低浓度（$<$ 0.5 MAC）的吸入麻醉对体感和运动诱发电位的影响较小，尤其是没有神经系统损伤症状的患者[31]。但是，即使低浓度的吸入麻醉对诱发电位也还是有一定程度的影响，N_2O 也有同样的作用[31]。

阿片类制剂（芬太尼、瑞芬太尼、舒芬太尼、阿芬太尼）和丙泊酚对体感和运动诱发电位的影响很小。丙泊酚在高剂量或者冲击剂量的时候能够抑制体感和运动诱发电位。静脉麻醉使用丙泊酚和阿片类制剂，联合或不联合小剂量的吸入麻醉，对电生理监测的影响很小，这也是脑血管外科手术当中最常采用的麻醉技术。

右美托嘧啶是一种静脉麻醉剂，在低剂量的时候对体感诱发电位的影响很小[32, 33]，但高剂量时对体感诱发电位产生不利影响。右美托嘧啶对运动诱发电位的影响还不清楚，但是由于右美托嘧啶能引起血流动力学的改变（低血压、心动过缓），所以其在脑血管外科手术中的应用受到一定程度的限制。氯胺酮对体感和运动诱发电位的影响较小，但是由于可能会导致颅内压增高，所以应用较少。神经肌肉阻断剂可以完全消除肌电图和运动诱发电位。在脑电图监测过程中可以使用任何麻醉技术。由于硫喷妥钠作用有限，可以使用大剂量丙泊酚来实现脑电图爆发抑制。

除了麻醉剂，电生理监测还受到其他围手术期生理情况的影响，例如低血压、低体温、电解质紊乱和低颅压。在这些因素中，维持适当的脑灌注压以保证充足的脑血流量，可能对预后产生有利的影响。考虑到神经电生理监测也有一些不利之处，例如延长了手术时间或对患者监测区域造成损伤，所以应该有选择地应用。

术前评估

脑血管外科手术的术前评估要关注手术本身的适应证和患者伴随的疾病。除了患者的麻醉史和体格检查，还需要详细评估患者目前的主诉、诊断及当前的神经科状态。要对患者进行检查和询问以判断患者是否存在颅内压增高、局灶性神经功能缺失和癫痫的可能性。对这一类患者还需要筛查心血管和呼吸系统疾病的情况。很多脑血管病患者同时有高血压病史、吸烟史和其他血管类疾病的风险因素。这一类患者很容易出现心血管并发症，例如心肌缺血和心律失常。少数情况下，颅内血管疾病（例如脑动脉瘤和动静脉畸形）可能是多器官功能紊乱的表现之一，例如胶原性血管病、遗传性出血性毛细血管扩张症。应该高度重视患者的基础血压和血管活性药物的使用，这可以指导临床医生在术中对血流动力学采取正确的管理措施。

在对颅内动脉瘤和动静脉畸形的患者进行术前评估的时候要特别注意这些病变是否发生了破裂。未破裂的血管性病变通常是由于出现了局灶性神经功能障碍或者癫痫才被发现，这类患者存在着局部的占位效应或盗血现象。颅内出血，不管是脑内血肿还是蛛网膜下腔出血，都会导致颅内压增高、血管痉挛、脑积水以及癫痫等。必须对这些患者进行非神经科合并症的筛查，包括心律失常、心力衰竭、神经源性肺水肿、电解质紊乱和弥散性血管内凝血（DIC）。这些并发症可能对手术时间和麻醉的管理产生影响，包括有创监测和术后的通气管理。对于有可能再出血的患者要严格避免出现血压过高，但是如果患者出现血管痉挛或者动脉瘤已经夹闭或栓塞，可以适当地升高血压。

麻醉师在手术前要阅读影像检查结果来评估颅内压升高和脑水肿的情况。对于大的有占位效应的病变即使没有症状，也要考虑在围手术期由于颅内容积顺应性已经严重下降，患者处于颅内压力失代偿的高风险状态。血管类病变的位置和大小要作为术中可能出血的预估因素。在出现暂时性的血管临时阻断时，需评估阻断血管的远端脑组织出现缺血的风险，包括评估侧支循环的状态。在术中采取升高血压的措施来为患者提供安全保障。接受血管介入手术的患者涉及抗凝药和造影剂的使用，麻醉师要关注患者的凝血状态和肾功能状态。如果术中出现大量失血应该检测血红蛋白和血细胞的计数结果。心脏的检查包括心电图、超声心动图、冠状动脉造影检查，要根据患者的症状和功能状态来进行，并严格按照目前的指南来执行。对合并心血管疾病的患者开始脑血管手术之前就要对风险做认真的评估。

患者术前口服药物的情况也要得到麻醉师的管理。术前一些药物是否服用到手术之前需要得到麻醉师的同意，例如一些抗高血压的药物，如血管紧张素转化酶抑制剂在手术之前必须停掉，以避免在全麻之后患者出现顽固性低血压。而抗癫痫药需全程使用以避免在围手术期出现癫痫。这些药物在患者进入手术室之前要根据手术和患者的身体状态来决定是否继续服用。许多患者需要静脉给予小剂量的苯二氮草类药物以缓解焦虑。但是在有颅高压的患者中使用镇静药物需要慎重，要注意因低通气造成神经系统病情加重的风险。

脑血管和脑血管畸形手术中麻醉的注意事项

对于未破裂动脉瘤或者破裂动脉瘤合并或者不合并血管痉挛的患者，麻醉师要有不同的考虑并将面临不同的挑战。对于所有的动脉瘤手术，麻醉管理过程中一定要避免血压的急剧上升以防止动脉瘤术中破裂，同时通过降低颅内压方便手术的暴露操作过程，还要兼顾保持恰当的脑灌注压，以防止在手术操作中的临时阻断、血管痉挛或者脑压板的压力造成脑缺血。

未破裂动脉瘤的患者通常没有神经科异常体征，颅内压正常，并且是择期手术。在这类患者中除了要避免高血压，麻醉要着力于减少脑血流量和脑组织含水量，以达到最佳的手术暴露并最大程度减少对脑组织的牵拉。破裂动脉瘤的患者有非常高的再出血风险，血压要控制在等于或略微低于基础血压。因为这样的患者很可能同时具有颅高压的现象，所以低血压的状态是要避免的，以保证足够的脑灌注压。既有破裂动脉瘤又有脑血管痉挛的患者是对麻醉师来说最具挑战的情况。血压增高可能导致再出血，哪怕只是临时的降血压也可能会导致脑血流灌注不足。因为动脉瘤的手术包括了较广范围的刺激，所以在这类手术过程中要随时关注患者的血压状态。

没有神经科异常体征的患者可能会有一些术前用药，例如静脉给予 1~2 mg 的咪达唑仑。麻醉诱导、插管、上头架以及皮肤切开都是已知的可能导致高血压的刺激因素。降低这种高血压状态通常是使用冲击剂量的镇痛剂（如芬太尼、瑞芬太尼），冲击剂量的异丙酚和（或）拉贝洛尔。镇痛剂［芬太尼 2 μg/（kg · h）］联合丙泊酚［100 μg/（kg · min）］为基础，加或不加小剂量（< 0.5 MAC）的吸入麻醉，可用来维持麻醉。这种麻醉方式与神经电生理监测没有矛盾。有创动脉压的监测能够随时反应患者的血压波动，通常是在患者麻醉插管之前就建立好有创动脉血压监测。现在神经麻醉还提倡维护正常血容量和术中轻度过度换气（维持 CO_2 分压在 30~35 mmHg）。多数患者在手术开始时还会静脉内给予甘露醇（0.5~1 g/kg）、地塞米松（10 mg）和抗生素。

术中麻醉维持的时候给予丙泊酚有可能会发生术中低血压的问题。为了维护血流动力学稳定和足够的脑灌注压，同时给予升压药是通常采用的办法。除了在术中释放脑脊液还有一些办法可用来减少脑体积和脑容量（见上文）。大多数患者在手术后会在手术室中拔除气管插管、复苏。在拔管的时候通常使用拉贝洛尔来预防紧急的血压升高。动脉瘤手术最常见的并发症是术中动脉瘤破裂，大多数术中动脉瘤破裂发生在夹闭动脉瘤的时候。患者至少保持 2 条通畅的静脉通道和动脉内导管以帮助和指导血管内的容量复苏。当术中上临时阻断夹的时候，要把脑灌注压临时增高到等于或高于基础血压值，以增加侧支循环向缺血区域的供血。但是如果术中出血太多影响了手术术野时要适当地降低血压，帮助手术医生控制出血以看清手术视野。最近有报道建议使用肾上腺素来控制血压和临时诱导心动过缓或心脏停搏[34]。

在脑血管畸形的手术准备和麻醉中主要的注意事项和脑血管瘤手术类似，但是也有一些不同。这类患者通常术前有诊断性或治疗性（如栓塞）的介入操作过程，手术医师和麻醉师对血管畸形的解剖结构包括出现术中大出血的风险已经有了很清晰的了解。虽然血管畸形也常常合并动脉瘤，但这类患者的手术即使出血也很少发生高血压的情况。因此，有创动脉压监测通常是在麻醉以后才开始置管。中心静脉压监测也是很少使用，除非预计在手术当中可能会大量出血或患者有其他合并症。

术中的麻醉维持通常是采用丙泊酚和镇痛剂静脉给药，加或不加小剂量的吸入麻醉，保证电生理监测的正常进行。可能需要静脉给予去甲肾上腺素以维持血压。神经肌肉阻断剂只是在气管插管的时候使用以方便插管，在切除脑血管畸形时，只有在不影响电生理监测的前提下才使用。

在预计会有术中大量失血的时候要注意维持全身血容量的平衡。脑灌注压要保持足够高以减少牵拉脑组织造成的缺血。术后的血压管理是有争议的，血管畸形周边“正常”脑组织的血流自我调节机制由于长期受到血管畸形盗血的影响已经适应了相对低的脑灌注压，可能不能够耐受血管畸形切除后带来的高灌注。另外，高血压可能会导致脑肿胀，也可能会引起残留的脑血管畸形破裂出血。

神经介入手术的麻醉

通常神经介入的治疗包括血管内对脑动脉瘤、脑血管畸形和硬脑膜动静脉瘘的介入治疗[35]，以及术前对肿瘤的栓塞治疗[36]。接受治疗的患者包括门诊的、没有其他合并症的、健康状态良好的患者，以及从重症监护室来的病情严重的患者。介入过程的麻醉需要有一些特殊的考虑。

大多数的介入室是远离手术室的，麻醉师一定要考虑到由于这段距离导致一些紧急情况下麻醉物品、麻醉设备使用上的延迟问题。而且在介入治疗过程当中麻醉师通常是不能像普通手术一样守护在患者身旁的。手术结束后把患者转运到复苏室或 ICU 的时候，一定要有监测和紧急的气道插管条件再转运患者。神经介入手术的麻醉还要尽量使用短效的麻醉制剂以方便在手术后能够尽快地评估患者的状态。同时神经介入操作在术中、术后是微创的，对患者的损伤很小，所以长效的阿片类制剂要避免使用。

神经介入的麻醉通常包括局麻、镇静和全麻。具体麻醉形式的选择需要手术医师和麻醉医师的协商，以及考虑到患者的状态、手术时长和复杂性及各个医疗单位的工作习惯。神经介入手术中经常需要短暂的停止呼吸以便更清晰的成像。呼吸暂停在清醒的患者中可以配合完成，在全麻插管的患者中需要使用肌松剂。在全麻的时候一般通过气管内插管（相对于声门上的通气装置，如喉罩）来保护气道，因为考虑到麻醉师不会在介入手术期间一直守护在患者身边。在介入操作过程中要求患者完全制动，患者身体的异常运动会导致插管出现穿刺损伤或导致血管痉挛。局麻手术的优点是很少会发生低血压而且便于术中观察患者的意识状态，但是也存在着呼吸抑制、误吸或患者躁动不配合的问题[36]。通常在局麻的时候间断给予小剂量的咪达唑仑（1~2 mg）和芬太尼（25~50 μg）就可以辅助完成手术。

通常在神经介入手术中侵袭性的监测措施比在普通全麻开刀手术室里使用要少[37]，但是如果患者有颅内血管病变、出血或者卒中，还是需要比较精细的围手术期血流动力学管理，因为这些患者在麻醉开始和手术过程中可能出现明显的血流动力学变化。在治疗蛛网膜下腔出血导致的血管痉挛时，血流动力学会发生变化。球囊辅助的血管成形过程经常造成血压增高，而向脑动脉内注入血管扩张剂则会导致血压降低。另外，侵袭性的监测还会在介入操作出现并发症[38, 39]，例如产生了动脉夹层和在血管破裂的时候使用。

神经介入的操作经常需要抗凝治疗，介入医师和麻醉师要经常地、准确地交流手术操作所需要的肝素使用剂量和时间。抗凝剂的给药需要麻醉师口头确认并需要具体指标来监测（如 ACT 时间），否则如果产生颅内血管血栓，后果会非常严重。如果在使用肝素的时候出现了颅内出血的情况，麻醉师需要给予鱼精蛋白来拮抗肝素的抗凝作用。

在介入栓塞颅内动脉瘤时，麻醉师要持续观察血压和心率的变化，突然的血压升高或心率下降预示颅内出血，这种情况下要及时通报介入医师。栓塞大血管畸形时可能会发生肺部并发症，栓塞制剂可能会通过血管畸形进入到肺动脉终末支里，导致肺的无效腔增加，对患者的氧饱和度和通气产生不良影响。

小儿脑血管手术的麻醉

成人脑血管疾病麻醉的原则多数适合于儿童，另外还有几点特殊需要考虑。新生儿、婴儿和儿童与成人相比解剖和生理的差异还是非常大的，最好由专门的小儿麻醉师来管理。儿童早期的解剖和生理学的变化非常大。婴儿头部在身体中所占的比例很大。另外，婴儿头部所接收的心脏输出量比例也远远大于成年人，同时婴儿的绝对血容量少，因此术中失血对婴儿的影响极大。儿童大脑的自主调节范围较成人范围更窄更低，在手术当中需要很严格的血流动力学管理。在这类患者的神经外科手术中常需要有创的监测措施和通畅的静脉输液通道以便于进行容量复苏。手术前服用镇静剂和进入手术室后的吸入麻醉诱导是必须的。不同于成人，小儿动静脉通道通常是在麻醉诱导之后才能建立，并且在一些年龄较小的患儿身上还是很有难度的。

多数的脑血管手术在患儿中涉及动静脉分流的问题。术中出现心搏出量的很大一部分流入动静脉短路血管，可能造成高搏出量的心力衰竭。手术中关闭这些分流口可能会导致术中的血流动力学不稳定。而且病理性的分流和持续的先天性分流的存在可能会增加静脉空气血栓的风险。所以，所有静脉输液管道应该严格排气。

颅后窝手术的麻醉管理

颅后窝脑血管手术的麻醉原则和幕上手术类似，但是有一些特殊的注意事项。颅后窝手术中可能会对脑神经和脑干造成牵拉，这样在术中或者术后会产生显著的血流动力学变化，包括心脏停搏。一些颅后窝手术会采取坐位，这样方便了手术操作和暴露，但是也会带来很多并发症。坐位手术可能会与神经损伤、血流动力学不稳定、气道损伤以及最重要的静脉空气栓塞等并发症相关。静脉空气栓塞并发症可在手术中的任何时间发生，从切皮到缝合，只要当手术区域的静脉存在负压时，都有静脉空气栓塞的风险。手术中要采取特殊的监测手段（如呼气末 CO_2，心前区的超声多普勒和多腔的中心静脉压导管）来监测是否有静脉空气栓塞的形成。反常的静脉气栓（经过右心向左心的分流）能够导致脑卒中或者心肌梗死。患者在术前应该进行超声心动图的检查以发现他们是否有卵圆孔未闭的问题。如果有这样的合并症要避免使用坐位。将一个麻醉的患者摆放成坐位还可能导致血液淤积在下肢，造成相对的低血容量（心脏前负荷降低）。大量静脉补液、下肢的加压装置以及血管收缩剂通常是在麻醉中使用，以保持足够的脑灌注压。幸运的是，目前越来越少采用坐位手术，但是当使用坐位手术时，麻醉师处理相关风险的经验也相对减少。经食管超声心电图是监测静脉内空气栓塞最敏感的手段，它需要专门的医生来识别，因此在实践当中使用比较困难。超声多普勒对心内空气泡的检测很敏感，但是几乎没有几个麻醉师对此有足够的经验。呼气末 CO_2 分压的突然下降也可提示静脉气栓形成，但是没有多普勒检查特异性高。在发生静脉气栓时，由于空气栓子阻塞了肺内血管，导致肺内死腔的增加，从而引起呼气末 CO_2 分压下降，同时伴有动脉内 CO_2 分压的增高。然而，血流动力学的变化是静脉空气栓塞的一个晚期变化。

一旦发现出现了静脉空气栓塞，最重要的工作是尽快制止更多空气从术野进入到静脉内。这需要手术医师和麻醉医师良好的沟通和一个有经验的团队，来降低这类手术的风险。传统的以液体浸没术野以及降低患者的头位可能是必要的措施。但是这些操作有时候很难完成。轻轻压迫颈静脉以提升头颈部的静脉压能够帮助手术医师发现静脉空气栓塞的产生位置。麻醉医师在发生静脉空气栓塞时要给患者 100% 的纯氧，并且停止给予 NO。给予心血管系统支持以及处理严重的低血容量是主要的治疗方案。在制订颅后窝手术计划时，麻醉师要和手术医师就麻醉和拔管过程中有可能出现的紧急情况做出应对。脑干的压迫、水肿、脑神经的功能不良以及可能的出血可能会在拔管以后导致患者失去气道的自我保护以及出现致命的呼吸障碍。

烟雾病和颅内外血管搭桥时的麻醉管理

烟雾病患者以及做颅内外血管搭桥手术的患者可能是脑血管手术中麻醉管理最为复杂的情况。这类患者多数有脑血流不足或已经存在脑梗死，术中临时阻断时并没有一个恰当的监测方式能发现高危区域血流灌注不足的情况。为了避免血流量降低，在手术麻醉过程中要保持基础的脑血流水平，并且在临时阻断相应脑血管的时候提升脑灌注血流。一种方法是在维持基础血压的时候，阻断血管的时候提升 10% 的动脉压。在麻醉插管之前要预置动脉压插管以测定基础血压。麻醉后要使用去甲肾上腺素来预防低血压的发作，过度换气和亚低温是要避免使用的，中心静脉压导管监测也要用来维护正常血容量或稍高血容量。

结论

脑血管外科手术的麻醉涉及患者很复杂的情况和手术过程，这需要有经验的手术医师和麻醉医师团队很好的交流。麻醉医师的目标是在手术中维护正常的脑灌注，使之与患者的脑氧代谢指数相匹配。为了尽量少地增高颅内压，适当的神经保护剂也是应该使用的，虽然还没有显著的临床证据证明这一点，但是尤其在临时阻断导致脑供血不足的时候，神经保护剂还是应该使用的。最后，神经电生理监测在手术管理和麻醉管理中也有非常重要的作用，需要在麻醉管理过程中给予高度重视。

参·考·文·献

[1] Dagal A, Lam AM. Cerebral autoregulation and anesthesia. Curr Opin Anaesthesiol 2009;22:547–552

[2] Andrews RJ, Bringas JR, Alonzo G. Cerebrospinal fluid pH and PCO_2 rapidly follow arterial blood pH and PCO2 with changes in ventilation. Neurosurgery 1994;34:466–470, discussion 470

[3] Dinsmore J. Anaesthesia for elective neurosurgery. Br J Anaesth 2007; 99:68–74

[4] Schifilliti D, Grasso G, Conti A, Fodale V. Anaesthetic-related neuroprotection: intravenous or inhalational agents? CNS Drugs 2010;24:893–907

[5] Fukuda S, Warner DS. Cerebral protection. Br J Anaesth 2007;99:10–17

[6] Drummond JC, McKay LD, Cole DJ, Patel PM. The role of nitric oxide synthase inhibition in the adverse effects of etomidate in the setting of focal cerebral ischemia in rats. Anesth Analg 2005;100:841–846

[7] Rasmussen M, Bundgaard H, Cold GE. Craniotomy for supratentorial brain tumors: risk factors for brain swelling after opening the dura mater. J Neurosurg 2004;101:621–626

[8] Gelb AW, Craen RA, Rao GS, et al. Does hyperventilation improve operating condition during supratentorial craniotomy? A multicenter randomized crossover trial. Anesth Analg 2008;106:585–594

[9] Lowe GJ, Ferguson ND. Lung-protective ventilation in neurosurgical patients. Curr Opin Crit Care 2006;12:3–7

[10] Rozet I, Tontisirin N, Muangman S, et al. Effect of equiosmolar solutions of mannitol versus hypertonic saline on intraoperative brain relaxation and electrolyte balance. Anesthesiology 2007;107:697–704

[11] Wu CT, Chen LC, Kuo CP, et al. A comparison of 3% hypertonic saline and mannitol for brain relaxation during elective supratentorial brain tumor surgery. Anesth Analg 2010;110:903–907

[12] Tommasino C. Fluids and the neurosurgical patient. Anesthesiol Clin North America 2002;20:329–346, vi

[13] Priebe HJ. Aneurysmal subarachnoid haemorrhage and the

anaesthetist. Br J Anaesth 2007;99:102–118
[14] Myburgh J, Cooper DJ, Finfer S, et al. SAFE Study Investigators; Australian and New Zealand Intensive Care Society Clinical Trials Group; Australian Red Cross Blood Service; George Institute for International Health. Saline or albumin for fluid resuscitation in patients with traumatic brain injury. N Engl J Med 2007;357:874–884
[15] Hartog CS, Bauer M, Reinhart K. The efficacy and safety of colloid resuscitation in the critically ill. Anesth Analg 2011;112:156–164
[16] Naidech AM, Jovanovic B, Wartenberg KE, et al. Higher hemoglobin is associated with improved outcome after subarachnoid hemorrhage. Crit Care Med 2007;35:2383–2389
[17] Smith MJ, Le Roux PD, Elliott JP, Winn HR. Blood transfusion and increased risk for vasospasm and poor outcome after subarachnoid hemorrhage. J Neurosurg 2004;101:1–7
[18] McEwen J, Huttunen KH. Transfusion practice in neuroanesthesia. Curr Opin Anaesthesiol 2009;22:566–571
[19] Oddo M, Milby A, Chen I, et al. Hemoglobin concentration and cerebral metabolism in patients with aneurysmal subarachnoid hemorrhage. Stroke 2009;40:1275–1281
[20] Baughman VL. Brain protection during neurosurgery. Anesthesiol Clin North America 2002;20:315–327, vi vi
[21] Head BP, Patel P. Anesthetics and brain protection. Curr Opin Anaesthesiol 2007;20:395–399
[22] Hindman BJ, Bayman EO, Pfisterer WK, Torner JC, Todd MM. IHAST Investigators. No association between intraoperative hypothermia or supplemental protective drug and neurologic outcomes in patients undergoing temporary clipping during cerebral aneurysm surgery: findings from the Intraoperative Hypothermia for Aneurysm Surgery Trial. Anesthesiology 2010;112:86–101
[23] Grigore AM, Murray CF, Ramakrishna H, Djaiani G. A core review of temperature regimens and neuroprotection during cardiopulmonary bypass: does rewarming rate matter? Anesth Analg 2009;109:1741–1751
[24] Bernard SA, Gray TW, Buist MD, et al. Treatment of comatose survivors of out-of-hospital cardiac arrest with induced hypothermia. N Engl J Med 2002;346:557–563
[25] Todd MM, Hindman BJ, Clarke WR, Torner JC. Intraoperative Hypothermia for Aneurysm Surgery Trial (IHAST) Investigators. Mild intraoperative hypothermia during surgery for intracranial aneurysm. N Engl J Med 2005; 352:135–145
[26] Azzimondi G, Bassein L, Nonino F, et al. Fever in acute stroke worsens prognosis. A prospective study. Stroke 1995;26:2040–2043
[27] Hajat C, Hajat S, Sharma P. Effects of poststroke pyrexia on stroke outcome: a meta-analysis of studies in patients. Stroke 2000;31:410–414
[28] Adams HP Jr, del Zoppo G, Alberts MJ, et al. American Heart Association/ American Stroke Association Stroke Council; American Heart Association/ American Stroke Association Clinical Cardiology Council; American Heart Association/American Stroke Association Cardiovascular Radiology and Intervention Council; Atherosclerotic Peripheral Vascular Disease Working Group; Quality of Care Outcomes in Research Interdisciplinary Working Group. Guidelines for the early management of adults with ischemic stroke: a guideline from the American Heart Association/ American Stroke Association Stroke Council, Clinical Cardiology Council, Cardiovascular Radiology and Intervention Council, and the Atherosclerotic Peripheral Vascular Disease and Quality of Care Outcomes in Research Interdisciplinary Working Groups: The American Academy of Neurology affirms the value of this guideline as an educational tool for neurologists. Circulation 2007;115:e478–e534
[29] Baird TA, Parsons MW, Phan T, et al. Persistent poststroke hyperglycemia is independently associated with infarct expansion and worse clinical outcome. Stroke 2003;34:2208–2214
[30] Gray CS, Hildreth AJ, Sandercock PA, et al. GIST Trialists Collaboration. Glucose-potassium-insulin infusions in the management of post-stroke hyperglycaemia: the UK Glucose Insulin in Stroke Trial (GIST-UK). Lancet Neurol 2007;6:397–406
[31] Banoub M, Tetzlaff JE, Schubert A. Pharmacologic and physiologic influences affecting sensory evoked potentials: implications for perioperative monitoring. Anesthesiology 2003;99:716–737
[32] Thornton C, Lucas MA, Newton DE, Doré CJ, Jones RM. Effects of dex-medetomidine on isoflurane requirements in healthy volunteers. 2: Auditory and somatosensory evoked responses. Br J Anaesth 1999;83:381–386
[33] Tobias JD, Goble TJ, Bates G, Anderson JT, Hoernschemeyer DG. Effects of dexmedetomidine on intraoperative motor and somatosensory evoked potential monitoring during spinal surgery in adolescents. Paediatr Anaesth 2008;18:1082–1088
[34] Luostarinen T, Takala RS, Niemi TT, et al. Adenosine-induced cardiac arrest during intraoperative cerebral aneurysm rupture. World Neurosurg 2010;73:79–83, discussion e9
[35] Hughey AB, Lesniak MS, Ansari SA, Roth S. What will anesthesiologists be anesthetizing? Trends in neurosurgical procedure usage. Anesth Analg 2010;110:1686–1697
[36] Varma MK, Price K, Jayakrishnan V, Manickam B, Kessell G. Anaesthetic considerations for interventional neuroradiology. Br J Anaesth 2007;99:75–85
[37] Lai YC, Manninen PH. Anesthesia for cerebral aneurysms: a comparison between interventional neuroradiology and surgery. Can J Anaesth 2001; 48:391–395
[38] Schmidt U, Bittner E, Pivi S, Marota JJ. Hemodynamic management and outcome of patients treated for cerebral vasospasm with intraarterial nicardipine and/or milrinone. Anesth Analg 2010;110:895–902
[39] Flexman AM, Ryerson CJ, Talke PO. Hemodynamic stability after intra-arterial injection of verapamil for cerebral vasospasm. Anesth Analg 2012;114:1292–1296

第 11 章

神经电生理监测

Christian Musahl, Claudia Weissbach, and Nikolai J. Hopf

指征

术中神经电生理监测（IONM）已成为神经外科手术中不可或缺的辅助项目。脑血管病手术很大程度地依赖于持续电生理监测的反馈。脑血管病的一些手术，例如脑干海绵状血管瘤切除、脑动脉瘤术中载瘤血管临时阻断，以及在颅内外血管搭桥、动静脉畸形的供血动脉和运动皮质的供应动脉的鉴别、血管吻合，这些手术操作都有导致患者发生永久性神经功能缺失的风险[1]。在电生理技术的改进下，这类技术越来越多地应用于监测患者的运动和感觉功能，语言和记忆功能以及鉴别和监测脑神经的功能，从而提高了患者的预后[2–4]。电生理监测的最终目标是防止脑结构的损伤，并且为手术医师从神经功能方面提供指引和导航。

术中电生理监测能够帮助手术医师识别神经功能的个体化表现，因此有助于在患者身上定位大脑的功能区。例如可将脑神经的运动核团或者其纤维传导束在第四脑室底定位出来，或是追踪其在颅底的走行及毗邻血管病变时的位置。监测感觉运动和脑神经的传导通路能够避免造成神经功能损伤或完全的神经功能丧失。术中的神经功能监测能及时发现手术对神经功能造成的伤害，诱发电位要镜像反映出神经手术的进行状态（时间同步性），意即神经电生理监测的变化要和手术步骤关联起来。如果诱发原因被消除的话，电位的变化一定是可逆的。这种技术的精确性只有通过现代计算机技术才得以实现，当今电生理监测的效率是以往的 5 倍，能够同时记录 16 个导联的信号变化，即使在复杂的脑干电生理监测中也能够完成监测任务。

术中电生理监测有很多的方法，他们的选择依赖于病变的结构和特点[5, 6]。这些技术包括：持续的功能监测、监测特定脑功能区和传导束的完整性、绘制和定位脑功能区。持续的功能监测在手术中能够为手术医师提供脑功能的实时反应，随时通过与手术开始时电生理状态的对比来反映脑功能的变化。这种实时的信息反馈可能改变手术的策略。这一类的具体技术包括脑电图（EEG）、诱发电位［包括体感诱发电位（SSEPs）、运动诱发电位（MEPs）、听觉诱发电位（AEPs）以及视觉诱发电位（VEPs）］、肌电图（EMG）、硬膜外运动诱发电位（D–wave）、球海绵体反射以及在唤醒手术中监测语言功能。功能区定位技术包括术中的脑绘图，后者包括直接皮质刺激（DCS）、电波倒相以及在导航下的经颅磁刺激（nTMS）。

在我们医院的神经外科，术中电生理的监测几乎用于所有的脑和脊髓的血管病手术中。电生理监测的程度依赖于病变性质和位置。因为脑血管病患者常常不止一处血管问题（比如其他地方的血管狭窄、高血压、血管炎等），所以术中的神经电生理监测至少要有持续的体感和运动诱发电位监测。

方法

麻醉的考虑

术中电生理监测对麻醉有非常高的要求，特别是有经验的麻醉师对电生理监测会有很大的帮助。一方面需要有足够的麻醉镇静，同时又要有精确的可控性以及对神经功能活动微小但可预测的效应。肌松药物要使用短效的，如潘库溴铵。特别是在手术关键步骤时，肌松药的效用要及时减除，在做运动诱发电位监测或肌电图的时候，肌松药应避免使用。吸入麻醉在高于 0.5 MAC 的吸入浓度时，即会导致体感诱发电位延迟及幅度降低，对运动诱发电位会显著提高它的阈值，所以一般尽量采用静脉全麻。阿片类制剂对运动诱发电位的影响很小，但是给予冲击量的时候还是会造成影响。苯二氮䓬类和巴比妥类药物能抑制运动诱发电位。最佳的麻醉方法是联合使用丙泊酚和非冲击量的阿片类受体麻醉药，尽量避免吸入麻醉，如必须使用，吸入麻醉的剂量（MCA）< 0.5。麻醉的深度要采取脑电双频指数（BIS）的方法来监测，BIS 是一个非创伤性的持续监测方法，文献报道采用 BIS 监测的方法能显著减少麻醉意外的发生 [7]。BIS 的探头置于患者的额头，显示的数据从 0~100 表示从深度麻醉到完全清醒，0~100 的数值是源于脑电图的分析。在手术中 BIS 值一般保持在 40~60 之间。

监测

脑电图

脑电图反映的是大脑皮质和皮质下的功能，不反映更深的结构如感觉和运动传导束、脑神经和脊髓的功能。脑电图记录的是兴奋性和抑制性电位的总和，幅度在 10~100 mV。脑电图的电极常规放置在国际通用的“10~20”点上。Δ 波（4 Hz 以下）代表“慢波睡眠”或是深度麻醉，可在缺血性脑损伤的患者中看到。θ 波（4~7 Hz）通常见于全身麻醉或者缺血事件后，或在中毒及严重代谢紊乱的时候。α 波（8~12 Hz）通常在清醒患者闭上双眼时见于枕叶。β 波（12~30 Hz）代表精神活动和集中注意力，或者也可以被小剂量苯二氮䓬类和巴比妥类药物激发出来。在手术深度麻醉的情况下，α 或 β 波都是看不到的。

皮质脑电活动消耗近 50% 的脑需氧量，而其他的脑需氧量用于维持脑细胞的完整性。当阻断了一个主要血管，脑血氧供应降低时，脑电活动会降低，从而警示手术医师可能将要发生脑损伤。

在临床实践中，通常采取的办法是在每一侧大脑半球中放置两个记录电极，一个放在大脑前动脉（ACA）供血区，另一个放在大脑中动脉（MCA）供血区。

诱发电位

电刺激神经系统诱导的反应被称为诱发电位(EPs)。诱发电位有特异的波形和潜伏期，这些参数能反映关于受测生理通道完整性的重要信息。现在的计算机技术能有效地减除背景噪音，并且能够筛选出有效的诱发电位，从而帮助监测。

体感诱发电位

体感诱发电位能客观反映感觉系统的功能。通过刺激上肢和下肢的外周神经来诱发出感觉电位。上肢诱发电位是通过在腕管正中神经位置放置一个刺激电极而完成，下肢是通过在内踝后方的胫神经上放置刺激电极而完成的。如果诱发电位质量不高，可以通过降低刺激频率而延长单个刺激的时间来改善。刺激强度最高可达 50 mA。每个循环当中 250 次的重复频率能够获得一个比较好的诱发电位和较好的信噪比。对外周神经的刺激会沿着脊髓背侧柱和皮质感觉纤维束最终到达对侧的中央后回，皮质的电生理活动会被头皮上的电极所记录 [8, 9]，一些基本参数例如体温、血压、麻醉深度和方式的变化以及颅内积气等手术无关的因素会影响体感诱发电位。

运动诱发电位

对暴露的脑运动皮质或是经颅给予电刺激或磁刺激后，可以记录到相应的运动诱发电位。在脑血管外科手术当中以一连串刺激或是多次冲击性电刺激诱导运动诱发电位是一个常规的操作。在国际标准 10~20 脑电图系统当中，运动诱发电位通常摆放在 C3、C4 的位置，通常 100 mA 的刺激量就可以诱发出运动电位，最大的刺激不超过 200 mA，尤其是手术暴露了运动皮质的时候，10~20 mA 的刺激电流就已经足够。

电刺激会激活锥体束并沿着皮质脊髓束向下传递，肢体皮下的记录电极通常用来记录肌肉的运动电位。运动电位在幅度和潜伏期上的变化提示运动系统出现了结构上的损害，常用于记录诱发电位的肌肉是用来观测上肢运动的拇短展肌或前臂的屈肌，以及用来观测下肢运动的踇趾外展肌和胫前屈肌。

改变或消除运动诱发电位的影响因素包括吸入性麻醉制剂（如恩氟烷、氟烷、异氟醚）和肌松剂，另外血压的变化、体位不良造成的对外周神经的压迫等其他因素也能影响运动电位的可靠性。

听觉诱发电位

听觉诱发电位是在被检测用耳塞重复播放 95 dB 的敲击音，同时在另外一侧持续播放 65 dB 的背景噪音的情况下完成的。诱发电位的记录是通过摆放在耳屏前方的电极完成的，临床评估依赖于诱发电位的波幅和潜伏期，这些诱发电位的波幅很低（< 1 μV），同时潜伏期非常短（小于 6 ms）。由于波幅很低，故增益应放到最大，刺激频率要在能够辨别单个刺激的基础上放到最大，从而快速发现病理性的改变。

诱发信号从耳蜗通过蜗神经到蜗神经核，通过对侧的外侧丘系进入中脑的下丘，最后通过内侧膝状体到达初级听觉皮质，在刺激后的 1 秒内，约有 20 个诱发电位波产生，但只有波Ⅰ~Ⅴ是有临床意义的（图 11.1），这 5 个波和听觉通路上的解剖标志相对应，波Ⅰ产生于蜗神经远端，波Ⅱ产生于蜗神经和蜗神经核交界处，波Ⅲ产生于脑桥的尾侧，波Ⅳ产生于内侧丘系，波Ⅴ反映下丘。

影响听觉诱发电位的因素包括突然的体温和血压降低，手术室内很响的噪音、脑压板的牵拉以及手术野中的温度变化。

视觉诱发电位

视觉诱发电位可以用来监测视觉系统及其周边结构所有的病理学变化，强光源（LEDs）的发明可实现为视觉系统提供稳定的刺激 [10]，但是目前波幅或潜伏期的变化不能对应一个确切的解剖学定位。由于视觉诱发电位的波幅和潜伏期会受到麻醉的影响，所以目前还不是神经血管外科手术中一个常规的检测手段。

硬膜外运动诱发电位

硬膜外运动诱发电位（D-wave），或称为 D 波，是通过颅外给予电刺激诱发的。记录电极置于脊髓的硬脊膜外，运动刺激是给予单刺激。D 波波幅相对反映了皮质脊髓束中快速传导纤维的数量。手术中 D 波波幅的降低是逐步发生的，D 波波幅减少 50% 以上预示脊髓不可逆的损伤。因此 D 波联合肌诱发运动电位是一个非常有效的监测手段，手术中如果患者不能诱发出运动诱发电位但是保留了 D 波，预示着患者术后可能会出现运动障碍，但多数患者会逐步恢复，若 D 波波幅减少 50% 以上甚至完全丧失，则预示持久的运动功能障碍 [11]。麻醉和肌松剂对 D 波的影响不大。

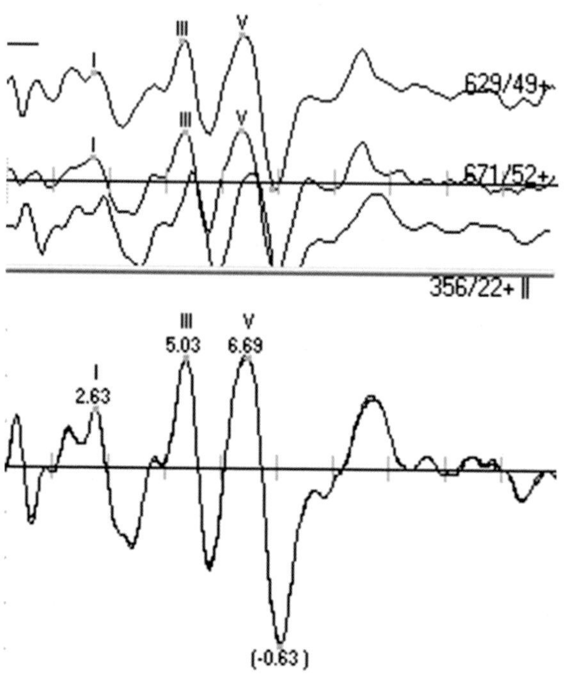

图 11.1　外科手术过程中记录的听觉诱发电位。下图是基线水平的测量值，上图是术中的连续监测值。波 I 、Ⅲ、V 被标记出来（由 Nikolai Hopf 提供）。

脑神经的肌电图

使用肌电图监测脑神经的方法，分为直接刺激暴露的运动神经来识别和监测其功能和使用肌电图来监测自发的脑神经活动。

脑神经的监测最早源于小脑脑桥角手术 [12]，在听神经瘤手术时刺激面神经同时观察患者的面部来判定面神经的功能，Delgado 等 [13] 最早报道了刺激颅内段面神经后可以在面肌上测到肌电图电位。自从 Møller 和 Jannetta[12] 在 1985 年发表文献后，在手术中给予脑神经单相或双相刺激并通过电极针记录相应肌肉的电位变化成为手术中检测运动神经的标准操作 [14, 15]。另外通过直接刺激已暴露的中枢神经结构来鉴定脑神经、神经核团和传导束也变为了可能 [16, 17]。双极刺激器是使用 0.05~2 mA 的电流来刺激脑神经核，在相应的肌肉上放置成对的电极针来记录信号。通过在神经的不同部位（近端和远端）给予一系列刺激来检测神经功能。在正常神经中，刺激神经远端时引起的电位的潜伏期要比刺激近端引起的电位的潜伏期短。如果只有在神经远端的刺激诱发出肌电位，那么说明神经传导已不连续，术后很可能会出现功能障碍。

脑脊液会造成电流短路，从而影响脑神经电生理的监测，如果神经近端和远端的潜伏电位时间相同，要高度考虑脑脊液的短路效应，应该吸干脑脊液后重复刺激来验证。

在直接刺激脑神经之外，还可以通过记录自发的肌电图来反映脑神经的自发活动。不适当的术中操作或神经损伤（如牵拉造成的脑神经受损）可以通过脑电监测识别（图 11.2）[14, 16]，这样的监测是实时反馈的，并能够最大限度地保证手术安全进行。肌电图诱发电位有两种形式，接触性电活动是一种手术操作中同步产生的电活动，而且在手术操作停止时自发停止。而病理性电活动或病理性自发性电活动超出了手术操作的范畴，和接触性电活动相反，它预示着神经结构的损伤和术后功能障碍。高频率、高波幅的长程电活动，预示着神经纤维功能的缺失，也预示着术后功能障碍。这些电生理活动和短程的、节律性的、多导上同步发生的人工噪音是不一样的。

球海绵体反射

球海绵体反射（BSR）是一个多突触的反射，用来监测肛门括约肌的功能，通过放置在阴茎、阴蒂和阴唇表面的电极来刺激阴茎或阴蒂神经来监测。5 个连续的刺激就可以完成这样的监测。通过记录外肛门括约肌的反应来完成监测 [18]。BSR 记录的完整性预示着术后括约肌功能的完整。术中 BSR 的丧失预示着至

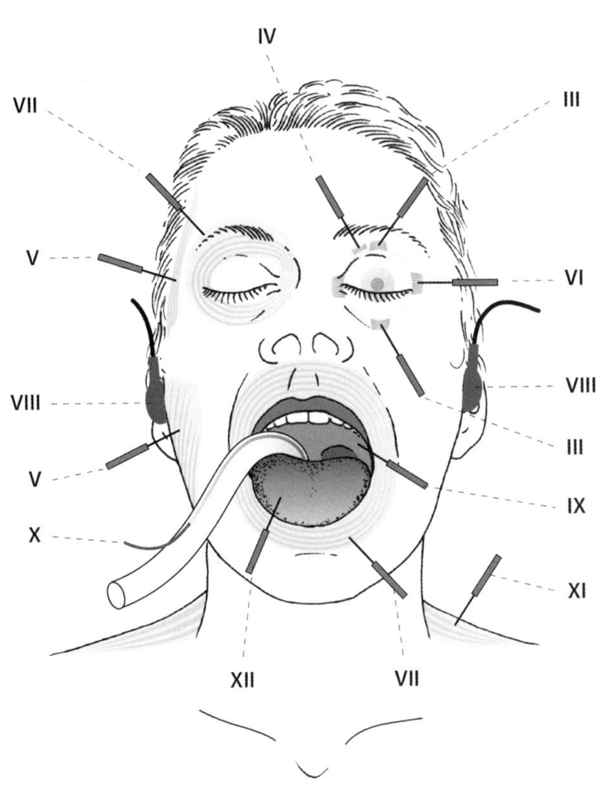

图 11.2　进行脑神经（CNs）肌电图（EMG）监测的标准探针放置位置（中枢神经系统）。监测第 X 对脑神经的电极是嵌入在气管插管上的（由 Nikolai Hopf 提供）。

少术后有一过性括约肌功能障碍，在相同情况下的肌诱发电位应该同时使用以鉴定麻醉的影响。

脑功能地图

术中脑地形图

直接皮质刺激

脑功能区内或附近的病变会造成该区域解剖位置的变化，术中难以根据正常解剖定位直接辨识这些功能区[19]。早在 1954 年，由 Foerster、Penfield 和 Jasper 采用术中直接皮质刺激的方法来定位大脑皮质的功能，成为金标准。手术中暴露大脑皮质后，使用一串间隔 0.5 ms 的连续 5 个刺激，每串刺激间隔 4 ms，刺激强度以 1 mA 为单位可逐渐上调到最高 25 mA，直到记录到肌电图的反应（图 11.3）。运动诱发电位通过在肢体肌肉上的电极来记录，或同时让患者按指令做动作来完成监测，刺激每一个区域后给予数字编码[20]，这样对于每个患者来说就能描绘出个体化的运动功能脑皮质分布图。病变附近的脑功能区域和皮质下的纤维束就能通过这个过程识别出来。患者良好的预后与完整的诱发电位密切相关，麻醉深度的变化和肌松剂的使用会直接影响皮质刺激的检测结果。

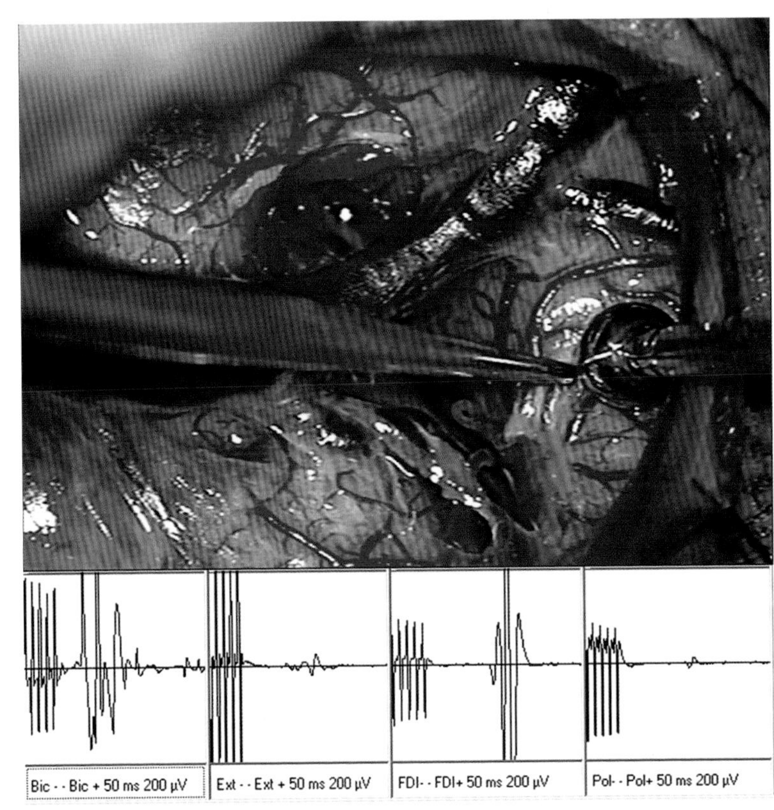

图 11.3　术中直接皮质电刺激。上图：神经导航定位运动皮质后术中进行直接皮质电刺激（DCS）的图像；下图：从上肢监测到的 DCS 后的反应，尤其是肱二头肌和手的小肌肉有较强烈的反应（由 Nikolai Hopf 提供）。

电波倒相

电波倒相是通过在皮质记录正中神经和胫神经的体感诱发电位来定位中央沟的一种电生理方法 [21]。这样电极上记载的感觉区和运动区的电位极相正好相反，所以称为电波倒相，这也是这种监测方法的基本原理所在。当刺激正中神经和胫神经的时候，术者沿着垂直于估计的中央沟的方向在脑皮质表面放置条状电极，根据记录的诱发电位来绘制皮质定位地图。每个条状电极至少含有 4 个以上的单个记录电极。脑皮质记录的体感诱发电位是高波幅的，一个可供参考的波幅值可以通过直接观察或做最小平均值的方法得到。这种技术通常需要小于 10 次的记录。感觉皮质电极记录的刺激正中神经后的诱发电位，表现为一个明显的约 20 ms 潜伏期的负相波峰，而来源于胫神经的刺激则出现一个延迟 40 ms 的正相波峰。运动皮质上电极记录到的是正相波峰（图 11.4）。这样中央沟就可以定位于正相和负相波峰之间。对这一记录的影响因素和常规体感诱发电位监测的影响因素是一样的。

语言功能监测

当血管病变位于脑语言功能区如 Broca 区和 Wernicke 区时，监测患者的语言功能需要患者处于清醒合作的状态。现在麻醉制剂丙泊酚和瑞芬太尼可以让麻醉师能够精确地控制患者镇痛和镇静的水平，这样的麻醉药组合可以让患者保持舒适，并在手术中迅速地恢复意识，与手术医师监测团队进行语言交流来完成脑皮质地图绘制和语言功能的检测。在这个过程中，包括一名专业的语言专家的一个有经验的手术治疗团队对于完成这种唤醒手术模式是十分关键的。

手术中患者要摆放成很舒适的仰卧位并且头部略向右偏，头部用 Mayfield 头架固定，开颅及打开硬脑膜后使患者恢复清醒，语言治疗师与患者交流，要求患者大声说出特殊的卡片或电脑屏幕上的物体的名字，同时手术医师用双极给予脑皮质 4 秒 5~20 mA 的刺激，在刺激中可能会癫痫发作，所以需要配合持续的脑电图监测，另外持续刺激 Broca 区和 Wernicke 区可能会有短暂的失语发生。脑皮质刺激的位点用数字来标识，这样就为患者描画出一个特异的脑语言地形图 [20]，定位后可以继续全麻来切除血管性的病变，如果病变位于语言功能区的内部或非常邻近的区域，也可以在患者清醒的状态下完成病变的切除。

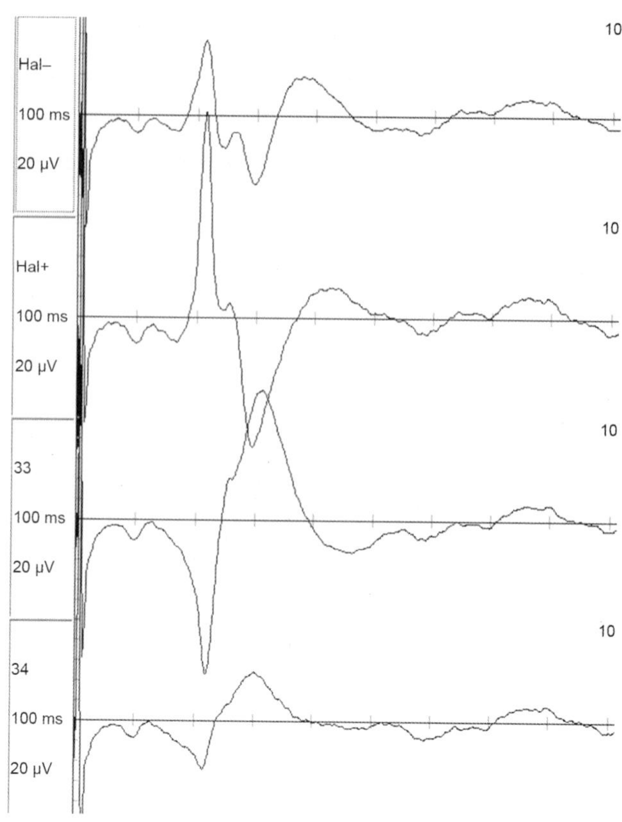

图 11.4　为了确定中央沟而在皮质上记录到的体感诱发电位。可以看到在第 2 个和第 3 个电极之间出现了相位反转（由 Nikolai Hopf 提供）。

术前脑地形图

导航下的经颅磁刺激

在现有技术条件下，手术前非侵袭性脑功能定位可以通过功能磁共振（fMRI）的方法来完成。在定位脑皮质运动区的时候通过一系列标准的运动监测方法可以定位运动皮质。但是这种方法对患者服从运动指令的要求很高，那些不能配合或瘫痪的患者是不能完成这项检查的 [22]。另外脑血管畸形因为有不正常的血流动力学表现，在功能磁共振检查中也是有困难的 [23]。导航下的经颅磁刺激（nTMS）可以像术中的直接脑皮质刺激一样，直接将皮质功能区定位出来，是术前进行脑功能定位的一个新方法 [24]。

第一个商品化的导航下经颅磁刺激是 NBS 系统（Nexstim，Helsinki，Finland）。这个系统有一个光学示踪系统作为非侵袭无框架导航的基础，同时还有一个导航用的磁线圈和一个计算机界面，根据个体解剖和线圈的位置来计算电场的分布。在此之前，还要完成一个磁化准备的快速梯度回波序列（MP-RAGE）以便精确定位。患者需要用体表和标志物整合注册的方式在经颅磁刺激系统中进行注册。经颅磁刺激利用磁场在组织中诱发电流，从而引发一个直接的电刺激，就像在术中直接皮质刺激时做得一样。在肢体肌肉中可记录到肌电图的反应。反映运动皮质的阳性反应通过医学数字成像和通信（DICOM）系统整合输入到术中神经导航软件 iPlan 2.0（Brainlab，Feldkirchen，Germany）中，并与术前的 MP-RAGE 序列图像融合后输出到手术室中供导航使用（图 11.5）。经颅磁刺激的方法可在最低遵医嘱水平的患者中使用，只需患者能服从简单的指令，所以可以在失语的患者、严重痴呆或那些不能完成特定功能磁共振运动检测流程的有严重额叶综合征的患者中进行。导航下的经颅磁刺激还特别适用于功能磁共振不太适合的脑血管畸形患者。另外，对于小儿配合度差的情况，经颅磁刺激可能是进行术前功能检测的唯一选择。

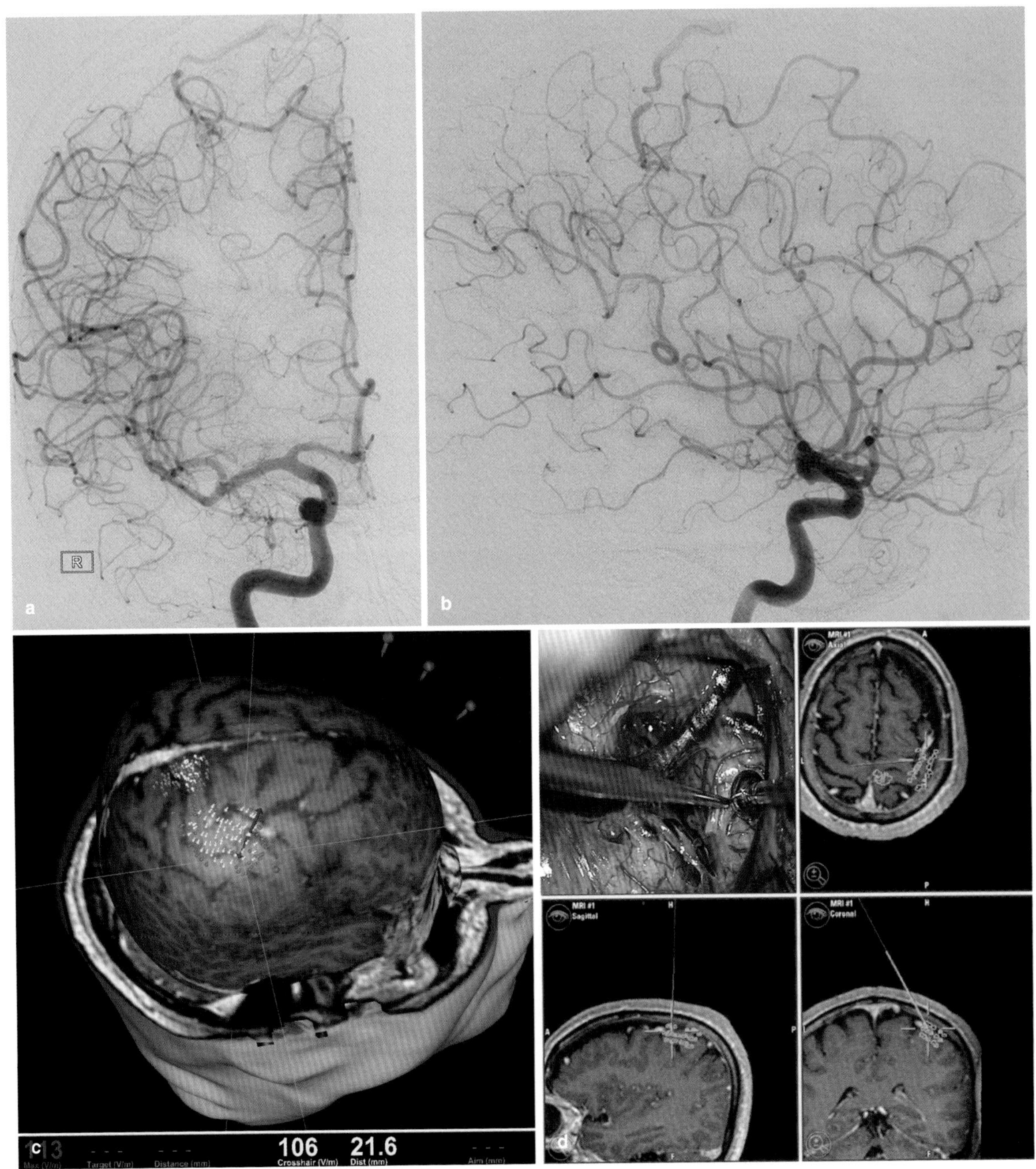

图 11.5　正位（a）和侧位（b）术前血管造影显示位于中央区的一个动静脉畸形（AVM）。通过导航下经颅磁刺激（nTMS）（c）对运动皮质的术前定位。磁共振成像中的标记点代表刺激后的有运动反应的点。直接皮质电刺激术中屏幕截图（d），以及它的运动反应（e），与神经导航同时使用显示出与导航下经颅磁刺激（nTMS）有良好的相关性。术后正位（f）和侧位（g）血管造影证实病变完全切除（由 Nikolai Hopf 提供）。

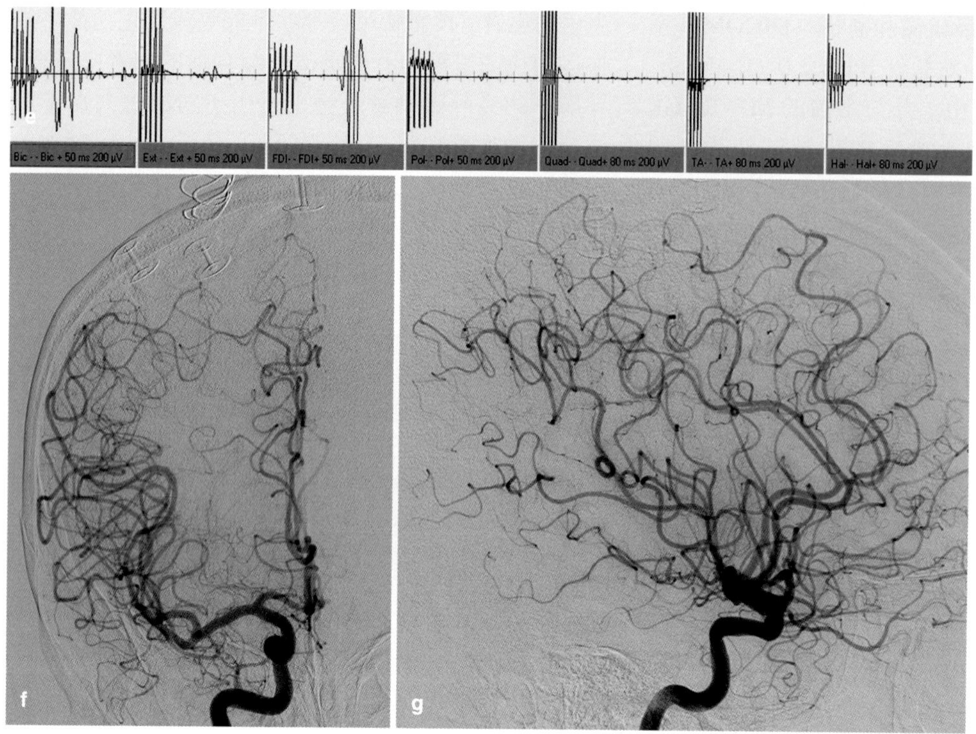

图 11.5 （续）

临床应用

幕上动脉瘤（框 11.1）

框 11.1 幕上动脉瘤

血管病变
- 颈内动脉瘤，大脑前动脉瘤，大脑中动脉瘤，后交通动脉瘤，前交通动脉瘤

影响区域
- 言语区：产生和理解
- 运动和感觉皮层

推荐监测
- 运动诱发电位，脊髓体感诱发电位

可选监测
- 唤醒麻醉
- 脑电图

病例 1

49 岁女性患者，有动脉瘤破裂蛛网膜下腔出血病史，并有多发动脉瘤待评估。患者虽然有过出血，但没有神经科异常体征。颅内多发动脉瘤采用了显微手术和介入方法治疗，随访造影发现经过治疗的左侧大脑中动脉瘤出现了复发。手术计划采取眉弓眶上入路夹闭复发动脉瘤。术中进行了持续的体感和运动诱发电位监测，发现多个动脉瘤弹簧圈片段已从动脉瘤壁穿出并进入蛛网膜下腔，这导致了大脑中动脉下干的穿孔。为了处理穿孔的血管壁，术中要对大脑中动脉 M1 段进行临时阻断，阻断 5 分钟后体感诱发电位波幅开始下降，但运动诱发电位保持平稳（图 11.6）。于是，在夹闭动脉瘤前再次开放 M1 段，体感诱发电位迅速恢复正常。但是夹闭动脉瘤需要反复阻断 M1 段，故在夹闭之前给予患者高浓度氧气吸入。夹闭动脉瘤花费了 8 分钟的时间，临时阻断到夹闭完成这段时间内体感和运动诱发电位又开始出现波幅下降，夹闭动脉瘤后再次开放 M1 段，体感和运动诱发电位迅速恢复。术后患者没有出现新的神经功能障碍。造影显示大脑中动脉动脉瘤完全夹闭，患者出院前的 CT 显示没有任何的缺血改变。

Rolandic 血管病变（框 11.2）

框 11.2 Rolandic 血管病变

血管病变
- 动脉瘤：大脑中动脉，颈内动脉
- 动静脉畸形：中央区
- 海绵状血管畸形：中央区

影响区域
- 运动和感觉皮层

推荐监测
- 运动诱发电位，脊髓体感诱发电位
- 直接皮层刺激，脑电双频指数

可选监测
- 导航经颅磁刺激

病例 2

63 岁男性患者，以突发剧烈的头痛起病，CT 显示患者的中央沟有少量不典型的蛛网膜下腔出血，脑血管造影显示在中央前沟有一个 Spetzler–Martin 分级为Ⅱ级的脑血管畸形。尝试血管内介入栓塞不成功，准备做脑血管畸形的切除手术。由于脑血管畸形的伪影影响，无法通过术前功能磁共振来定位患者的运动皮质（“门把手”结构），故采取导航下经颅磁刺激的办法确定运动皮质恰好在脑血管畸形团所在脑沟的正后方。通过导航确定了损伤最小的手术入路，术中采用持续的体感和运动诱发电位监测。术中打开硬脑膜后采用直接皮质刺激的办法定位运动功能区（图 11.5）。所以术中尽可能全部切除血管畸形，手术过程中体感和运动电位平稳，术后患者没有出现新的神经功能障碍，全脑血管造影证实脑动脉畸形全部切除。对导航下的经颅磁刺激和术中的皮质直接刺激数据进行了回顾性分析，显示两者吻合度非常高。

Broca 区和 Wernicke 区的血管病变（框 11.3）

框 11.3　Broca 区和 Wernicke 区的血管病变

血管病变
- 动脉瘤：左侧大脑中动脉，左侧颈内动脉
- 动静脉畸形：左侧颞叶，左侧岛叶，左侧额叶
- 海绵状血管畸形：言语区

影响区域
- 言语区：产生和理解
- 运动皮层：左侧
- 感觉皮层：左侧

推荐监测
- 运动诱发电位，脊髓体感诱发电位
- 脑电双频指数

可选监测
- 唤醒麻醉
- 直接皮层刺激：言语区映射
- 脑电图：癫痫信号识别

病例 3

43 岁女性患者，突发双侧耳鸣，磁共振显示可疑脑血管畸形，脑血管造影显示是一个位于额颞部 Broca 区附近的 Spetzler–Martin 分级为Ⅳ级的脑血管畸形，经过分次介入栓塞减少了血管畸形的体积，但是残余部分紧邻 Broca 区，试验性地阻断残余部分供血动脉近端（位于 M2 段）导致完全的失语。因此，提示需要对这个患者采取觉醒手术来切除残余的脑动静脉畸形团。

术中采取持续的体感和运动诱发电位监测以及语言功能监测，同时以脑电图来监测术中可能出现的癫痫。开颅在全麻下进行，打开硬脑膜后则停止镇静药，采取直接皮质刺激的方法鉴定脑的 Broca 区，在切除血管畸形的过程中临时阻断重要的供血动脉，同时反复测试患者的语言功能（图 11.7）。当语言功能保持良好时，才继续进行脑血管畸形的切除。当术中试验性阻断某一血管会导致失语时，这个血管就解除阻断，这一部分的切除就停止。

患者手术过程顺利，手术中因为临时阻断相关血管而出现暂时性的功能障碍，打开阻断重新供血后在术中就完全恢复，术后也没有新的神经功能障碍出现。如术者所预计，术后造影发现很少量的脑血管畸形残留。这部分不能够切除的血管畸形（图 11.7）采取了术后立体定向放射治疗的办法。

脑桥小脑脚的血管病变（框 11.4）

框 11.4　脑桥小脑角的血管病变

血管病变
- 动脉瘤：后循环
- 动静脉畸形：小脑
- 海绵状血管畸形

影响区域
- 脑神经
- 脑干
- 小脑

推荐监测
- 第Ⅲ～Ⅺ对脑神经的肌电图监测
- 运动诱发电位，脊髓体感诱发电位
- 脑电双频指数

病例 4

16 岁女性患者，以小脑出血起病，怀疑有动静脉畸形，脑血管造影显示在右侧幕下的一个由小脑后下动脉和小脑前下动脉供血的 Spetzler–Martin 分级为Ⅳ

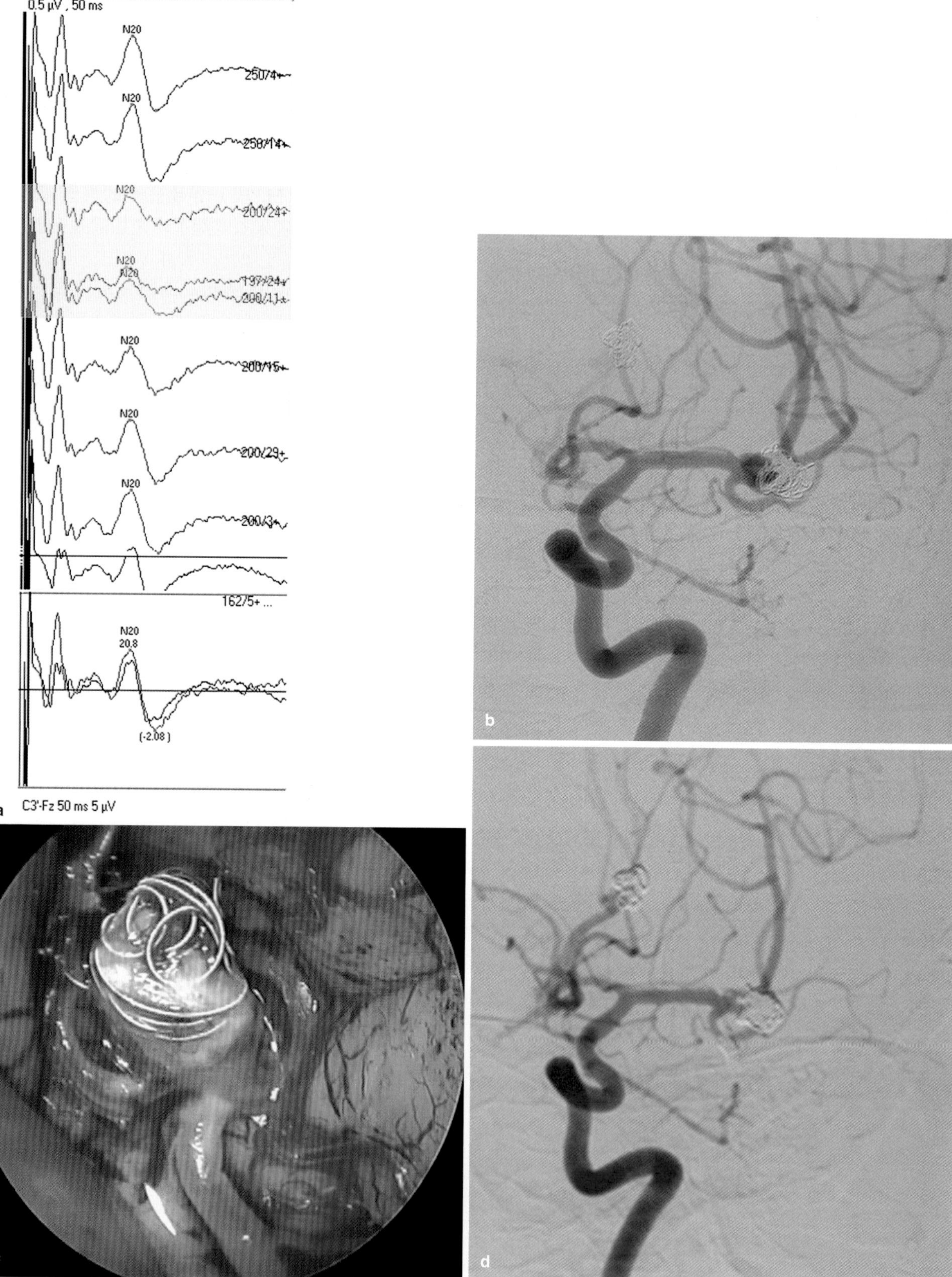

图 11.6 a. 术中体感诱发电位（SSEP）的监测，底部是基线水平。高亮部分表示 M1 段临时阻断后导致 SSEP 波幅降低，但动脉重新开放后，诱发电位恢复正常；b. 术前造影正位像显示已经过弹簧圈栓塞动脉瘤；c. 术中图片显示突出到蛛网膜下腔的弹簧圈，其缠绕在一个 M2 段的分支周围并导致穿孔；d. 术后造影正位像显示动脉瘤已完全闭塞（由 Nikolai Hopf 提供）。

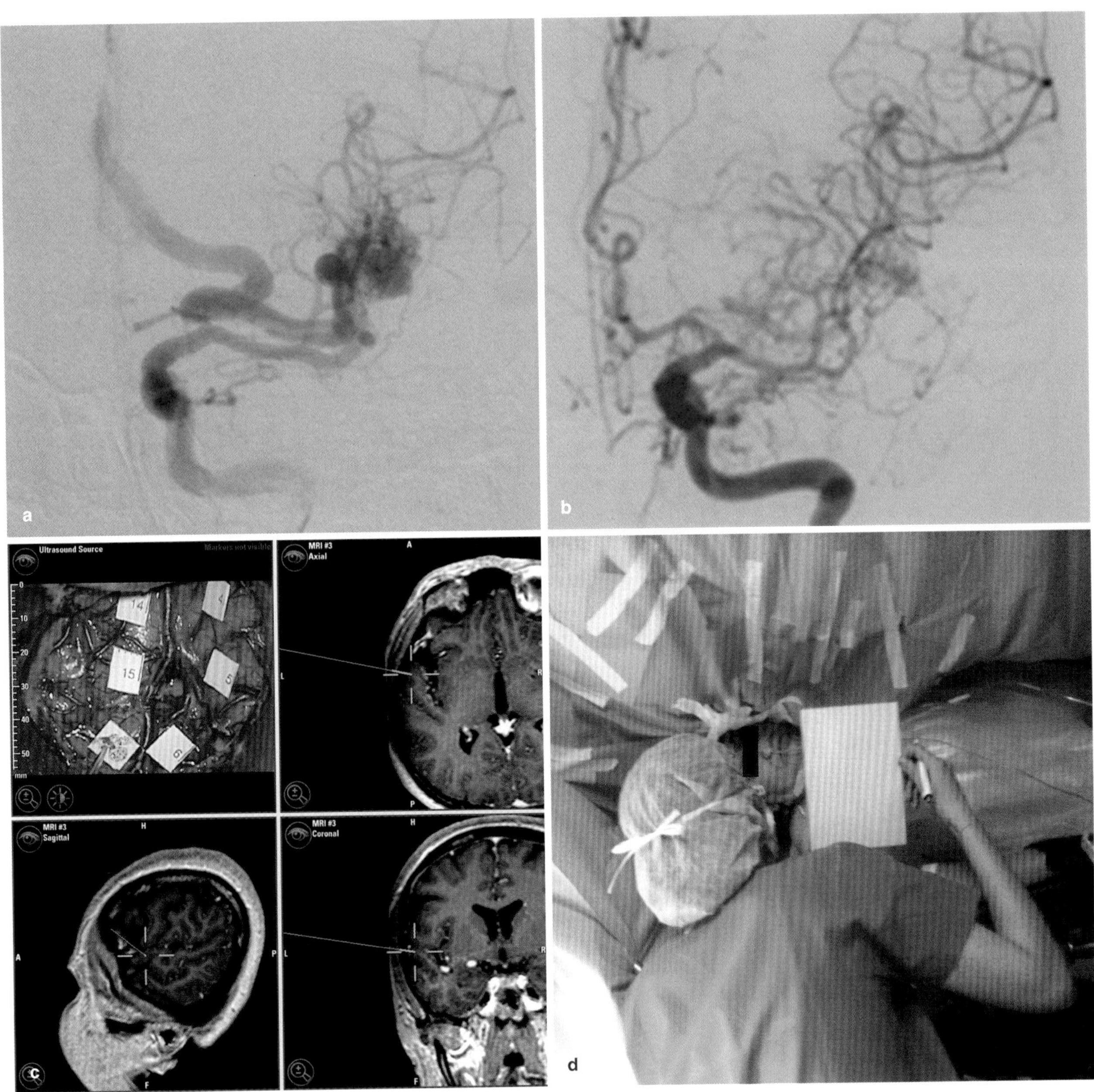

图 11.7　a. 动静脉畸形（AVM）的术前正位造影；b. AVM 术后正位造影显示存在小部分残留；c. 通过语言功能测试完成对 Broca 区的术中定位后，对神经导航系统的屏幕截图；d. 术中语言治疗师通过向完全清醒的患者出示画有物体的卡片对其进行语言功能测试。

级的血管畸形，磁共振显示血管畸形从右侧脑桥小脑脚延伸到第四脑室和乙状窦。多次血管内栓塞治疗明显减少了血管畸形的有效体积，最后一次栓塞后患者出现了左侧躯体感觉障碍和右侧听力障碍。

于是计划在导航下行右侧枕下乙状窦后入路血管畸形切除手术，术中采取持续的体感诱发电位和运动诱发电位监测，同时联合第Ⅴ～Ⅺ对脑神经的肌电图监测。最后血管畸形达到了全切，同时所有监测的结构无改变。

由于切除了右侧小脑半球的一大部分，术后患者出现了新发的小脑症状，但脑神经功能没有出现异常。造影复查显示血管畸形全切（图 11.8）。磁共振没有发现缺血性变化。

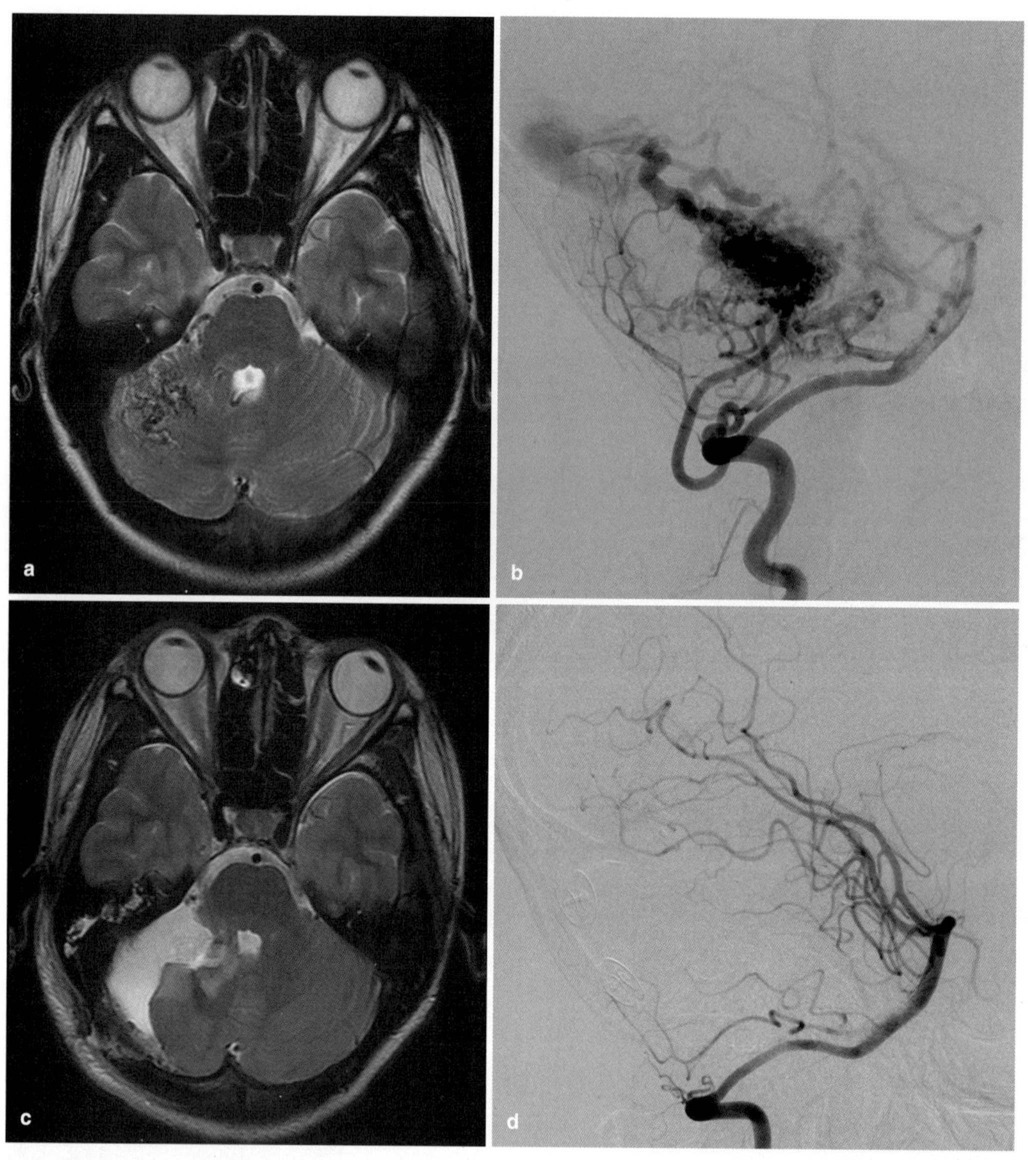

图 11.8 a. 术前 T2 加权磁共振成像；b. 小脑脑桥角动静脉畸形的血管造影侧位像；c. 术后 T2 加权磁共振成像显示病灶完全切除，并且没有脑神经损伤；d. 血管造影侧位像显示没有血管畸形残余。

脑干的血管病变（框 11.5）

框 11.5 脑干血管病变

血管病变
- 海绵状血管畸形
- 动静脉畸形
- 动脉瘤：椎动脉，基底动脉

影响区域
- 脑干：运动和感觉束
- 脑神经核

推荐监测
- 运动诱发电位，脊髓体感诱发电位
- 第Ⅲ ~ Ⅺ对脑神经的肌电图监测
- 脑电双频指数

病例 5

24 岁男性患者，突然出现右侧的轻瘫和左侧上、下肢的反射亢进。MRI 显示右侧脑桥海绵状血管瘤伴发急性出血，血肿直径约 18 mm（图 11.9）。

手术采用右侧枕下乙状窦后入路，术中采取持续体感和运动诱发电位监测联合第Ⅲ－Ⅻ对脑神经的肌电图的监测，术中导航确定切开脑干表面到达病变部位的最佳位点。切除病变时，体感和运动诱发电位波幅降低了近 50%，而脑神经的监测保持稳定，术中海绵状血管瘤全切。

术后患者直接出现左侧偏瘫和复视，几天后复视消失，偏瘫逐渐好转，5 天之内患者即可以自主行走，但是左手的瘫痪依然存在。术后 MRI 证实血管病变完全切除，同时未见缺血病灶。

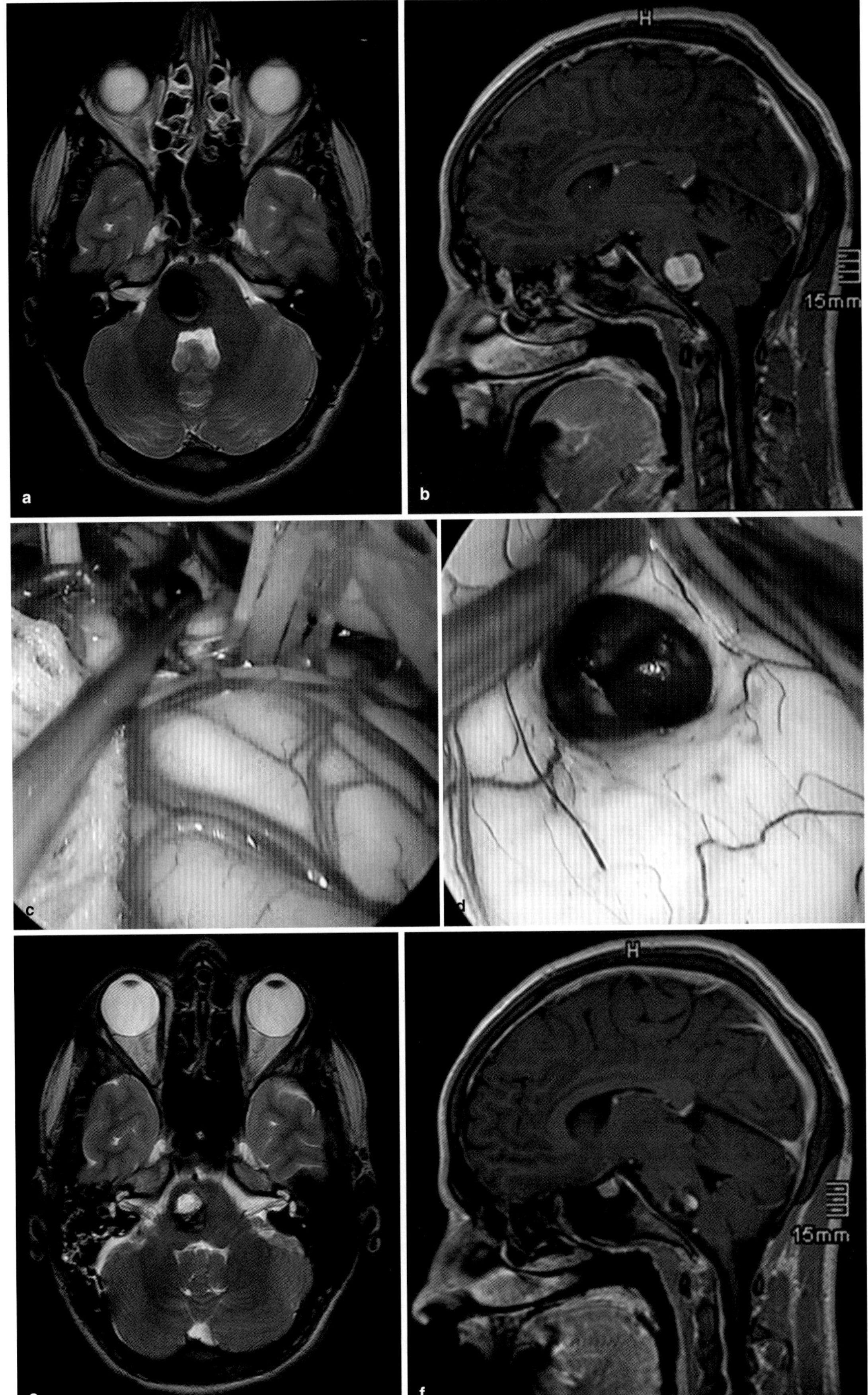

图 11.9　术前 T2 加权磁共振轴位像（a）和 T1 加权磁共振矢状位像（b）和右侧脑桥海绵状血管瘤的血管造影侧位像，以及病变切除后的术中显微镜视图（c、d）。术后 T2 加权磁共振轴位像（e）和 T1 加权磁共振矢状位像（f）显示病变完全切除，术腔内有少量出血。

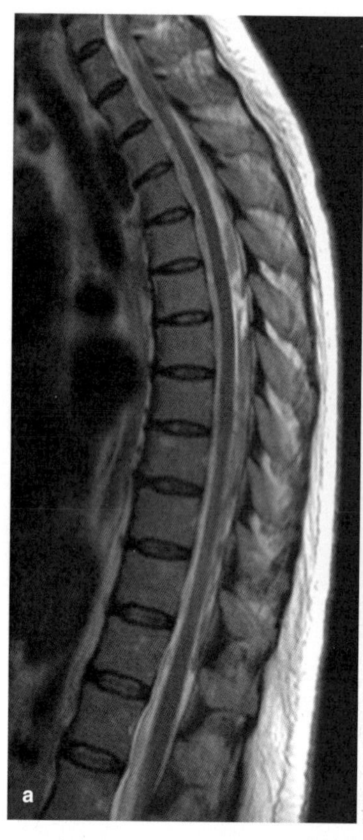

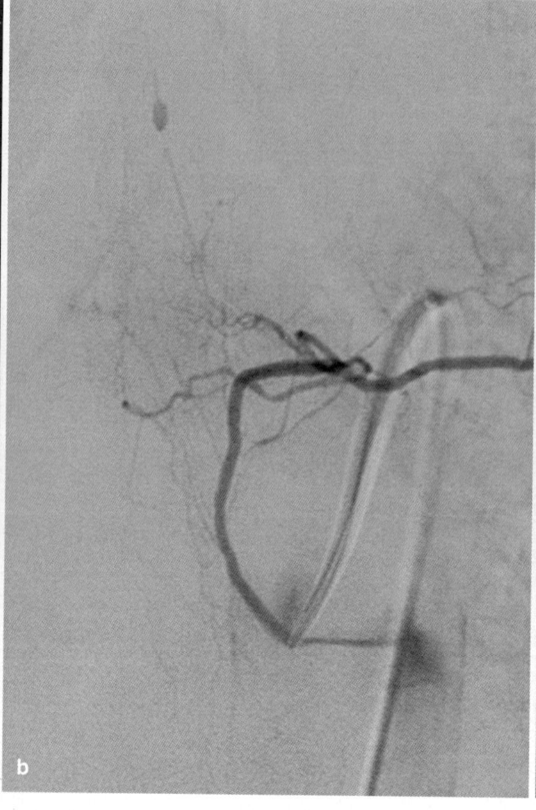

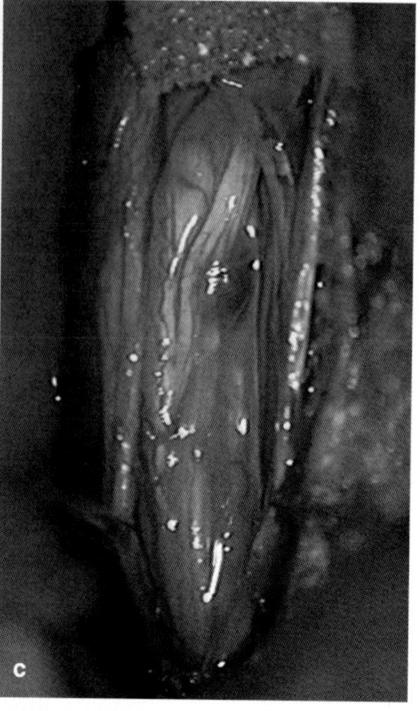

图 11.10 a. 术前 T2 加权磁共振矢状位成像显示急性的胸段脊髓硬膜下出血；b. 脊髓血管造影正位像显示第 7 胸椎水平硬膜下动脉瘤，c. 术中图片显示部分栓塞的动脉瘤。

脊髓血管病变（框 11.6）

框 11.6 脊髓血管病变

血管病变
- 动脉瘤：硬膜内
- 动静脉畸形：脊髓
- 海绵状血管畸形：脊髓

影响区域
- 脊髓：运动和感觉束
- 膀胱 / 肠道功能

推荐监测
- 运动诱发电位，脊髓体感诱发电位 • D-Wave

可选监测
- 球海绵体反射

病例 6

51 岁的女性患者，突然出现背部疼痛同时伴有头痛、恶心和呕吐。患者还出现膀胱功能障碍，以及自肛周起始的逐渐加重的感觉障碍。脊髓 MRI 显示一个严重的脊髓自发性蛛网膜下腔出血。脊髓血管造影显示胸椎（T7）硬膜下的动脉瘤，可作为蛛网膜下腔出血的原因。

患者进行了脊髓减压手术和动脉瘤夹闭术，术中进行了持续的体感诱发电位、运动诱发电位和 D 波监测。行 T7 节段的左侧半椎板切开术，打开硬脑膜，吸出一层厚厚的凝固的血块形成的膜后，发现动脉瘤位于脊髓背侧（图 11.10），临时阻断载瘤血管没有出现任何体感和运动诱发电位的变化。于是，将动脉瘤孤立之后进行了完全切除。

术后患者没有出现新的神经功能障碍，膀胱功能障碍和感觉减退症状在几天内逐步恢复，脊髓血管造影显示动脉瘤完全消失。

结论

术中神经电生理监测是神经外科手术中非常有价值的辅助手段，极大地增加了神经血管疾病手术操作的安全性。

参·考·文·献

[1] Krayenbühl N, Sarnthein J, Oinas M, Erdem E, Krisht AF. MRI-validation of SEP monitoring for ischemic events during microsurgical clipping of intracranial aneurysms. Clin Neurophysiol 2011;122:1878–1882

[2] Sala F, Bricolo A, Faccioli F, Lanteri P, Gerosa M. Surgery for intramedullary spinal cord tumors: the role of intraoperative (neurophysiological) monitoring. Eur Spine J 2007;16(Suppl 2):S130–S139

[3] Sala F, Lanteri P. Brain surgery in motor areas: the invaluable assistance of intraoperative neurophysiological monitoring. J Neurosurg Sci 2003;47:79–88

[4] Sala F, Krzan MJ, Deletis V. Intraoperative neurophysiological monitoring in pediatric neurosurgery: why, when, how? Childs Nerv Syst 2002;18:264–287

[5] Nuwer MR. Intraoperative monitoring of the spinal cord. Clin Neurophysiol 2008;119:247

[6] Møller AR. Intraoperative Neurophysiological Monitoring, 2nd ed. Totowa, NJ: Humana Press, 2006

[7] Myles PS, Leslie K, McNeil J, Forbes A, Chan MT. Bispectral index monitoring to prevent awareness during anaesthesia: the B-Aware randomised controlled trial. Lancet 2004;363:1757–1763

[8] Grundy BL. Monitoring of sensory evoked potentials during neurosurgical operations: methods and applications. Neurosurgery 1982;11:556–575

[9] Grundy BL, Nelson PB, Doyle E, Procopio PT. Intraoperative loss of somatosensory-evoked potentials predicts loss of spinal cord function. Anesthesiology 1982;57:321–322

[10] Kodama K, Goto T, Sato A, Sakai K, Tanaka Y, Hongo K. Standard and limitation of intraoperative monitoring of the visual evoked potential. Acta Neurochir (Wien) 2010;152:643–648

[11] Deletis V, Sala F. Intraoperative neurophysiological monitoring of the spinal cord during spinal cord and spine surgery: a review focus on the corticospinal tracts. Clin Neurophysiol 2008;119:248–264

[12] Møller AR, Jannetta PJ. Monitoring of facial nerve function during removal of acoustic tumor. Am J Otol 1985;Suppl:27–29

[13] Delgado TE, Bucheit WA, Rosenholtz HR, Chrissian S. Intraoperative monitoring of facila muscle evoked responses obtained by intracranial stimulation of the facila nerve: a more accurate technique for facila nerve dissection. Neurosurgery 1979;4:418–421

[14] Eisner W, Schmid UD, Reulen HJ, et al. The mapping and continuous monitoring of the intrinsic motor nuclei during brain stem surgery. Neurosurgery 1995;37:255–265

[15] Romstöck J, Strauss C, Fahlbusch R. Continuous electromyography monitoring of motor cranial nerves during cerebellopontine angle surgery. J Neurosurg 2000;93:586–593

[16] Strauss C, Romstöck J, Nimsky C, Fahlbusch R. Intraoperative identification of motor areas of the rhomboid fossa using direct stimulation. J Neurosurg 1993;79:393–399

[17] Fritschi JA, Reulen HJ, Spetzler RF, Zabramski JM. Cavernous malformations of the brain stem. A review of 139 cases. Acta Neurochir (Wien) 1994;130:35–46

[18] Deletis V, Vodusek DB. Intraoperative recording of the bulbocavernosus reflex. Neurosurgery 1997;40:88–92, discussion 92–93

[19] Ebeling U, Reulen HJ. Space-occupying lesions of the sensori-motor region. Adv Tech Stand Neurosurg 1995;22:137–181

[20] Ojemann G, Ojemann J, Lettich E, Berger M. Cortical language localization in left, dominant hemisphere. An electrical stimulation mapping investigation in 117 patients. J Neurosurg 1989;71:316–326

[21] Cedzich C, Taniguchi M, Schäfer S, Schramm J. Somatosensory evoked potential phase reversal and direct motor cortex stimulation during surgery in and around the central region. Neurosurgery 1996;38:962–970

[22] Stippich C, Kress B, Ochmann H, Tronnier V, Sartor K. [Preoperative functional magnetic resonance tomography (FMRI) in patients with rolandic brain tumors: indication, investigation strategy, possibilities and limitations of clinical application]. Rofo 2003;175:1042–1050

[23] Juenger H, Ressel V, Braun C, et al. Misleading functional magnetic resonance imaging mapping of the cortical hand representation in a 4-year-old boy with an arteriovenous malformation of the central region. J Neurosurg Pediatr 2009;4:333–338

[24] Picht T, Schmidt S, Brandt S, et al. Preoperative functional mapping for rolandic brain tumor surgery: comparison of navigated transcranial magnetic stimulation to direct cortical stimulation. Neurosurgery 2011;69: 581–588, discussion 588

第 12 章

脑血管病手术中的脑保护

Douglas J. Cook, Jacob Fairhall, Cristian Valdes, and Michael Tymianski

在脑血管疾病的手术过程中，临时或永久的血管阻断或对脑的牵拉可能引起脑组织损伤。例如在治疗复杂的脑动脉瘤、颈动脉血管重建以及脑血管的搭桥手术过程中需要临时阻断相应的动脉，此时脑组织将经历一段缺血时间。永久性血管阻断也是一些脑血管手术中的必要步骤，例如在 Hunterian 结扎术中或在永久阻断脑动静脉畸形和动静脉瘘时。另外，永久性血管闭塞或狭窄也可能作为神经外科手术的医源性并发症而存在。另外，手术中出现低血压、大量失血、血液稀释、低血糖、低血氧等情况，可以诱发缺血性损伤。这些损伤更常见于低血流量的疾病，例如烟雾病、动脉粥样硬化性血管狭窄或闭塞。随着对缺血性脑损害的病理生理过程的不断了解以及对避免永久性神经损伤需求的增加，一些保护脑细胞避免缺血性细胞死亡的方法正在研究当中，并且在神经血管手术中开始使用。

脑缺血的病理生理学和神经保护的概念

脑缺血被定义为在特定大脑区域由于脑血流量的减少，使其低于满足正常生理功能所需的最低代谢要求时所造成的脑损伤。当脑血流量低于 8 mL/（100 g 脑组织 · 分钟）时，这些脑组织会迅速发生细胞坏死[1]。在脑动脉闭塞的情况下，脑缺血的核心区域被脑缺血半暗带包围。通常脑缺血半暗带的脑血流量在 8~20 mL/（100 g 脑组织 · 分钟）之间[2]。在脑缺血时，脑组织最早的反应是通过一种自我调节机制来改善血液灌注和氧的供应[3]。当脑灌注压降低时，脑小动脉会扩张，以增加脑血容量，从而增加缺血区的脑灌注量。大脑以这种方式增加脑血容量，以改善脑血供的程度，被称为脑的血流动力学储备。在细胞水平上，脑细胞会从血液中提取更多的氧气，这种通过提高氧的摄取率来克服缺血的方式被称为脑灌注储备，但是随着脑灌注的持续下降，这些自主调节机制会逐渐衰竭最终导致细胞功能衰竭。从宏观上看，脑缺血后缺血半暗带的电生理活动很快静息下来。如果缺血半暗带的灌注能得到及时恢复，则可恢复正常的电生理功能，相反，如果脑缺血持续存在，则缺血半暗带中的细胞也将逐步死亡[1, 2]。但有时，即使血流再灌注能够提供血流，缺血半暗带中的一些细胞也会出现迟发性死亡[4–6]。

在细胞水平，缺血时会触发大量分子级联反应从而导致细胞死亡（图 12.1）。细胞死亡通过细胞坏死（即刻的细胞死亡，源于细胞结构的损害或者激活了溶酶体）或者是通过细胞凋亡（一种延迟的死亡过程，是缺血损伤导致细胞成分的损害，激活了细胞程序性凋亡的通道，导致细胞最终死亡）。最初，在缺乏氧气和葡萄糖的情况下，有氧呼吸过程受损，葡萄糖和糖原储备迅速耗竭。在缺血发作数分钟内，氧化磷酸化过程停止，细胞内的高能磷酸盐浓度急剧下降，此时细胞内无氧酵解开始，乳酸浓度增加，导致细胞酸中毒。在没有高能磷酸盐的情况下，神经元和神经胶质细胞中的能量依赖性的内稳态机制失效，特别是 Na^+/K^+–ATP 酶失效导致细胞内钠离子浓度增高和细胞肿胀，在组织水平表现为细胞毒性水肿。持续的细胞内环境失衡可以导致细胞坏死，但是如果能在细胞肿胀早期重新恢复能量储备，则早期的细胞肿胀是可逆的。

兴奋性神经递质谷氨酸在突触处的重新摄取在能量衰竭时严重受损，导致 N– 甲基 –D– 天冬氨酸（NMDA），α – 氨基 –3– 羟基 –5 甲基 –4– 异恶唑丙酸（AMPA）和其他代谢型谷氨酸受体激活，最终导致钙内流。细胞内钙离子超载导致细胞内结构蛋白和胞外基质蛋白的降解，引起细胞损伤、细胞间黏附丧

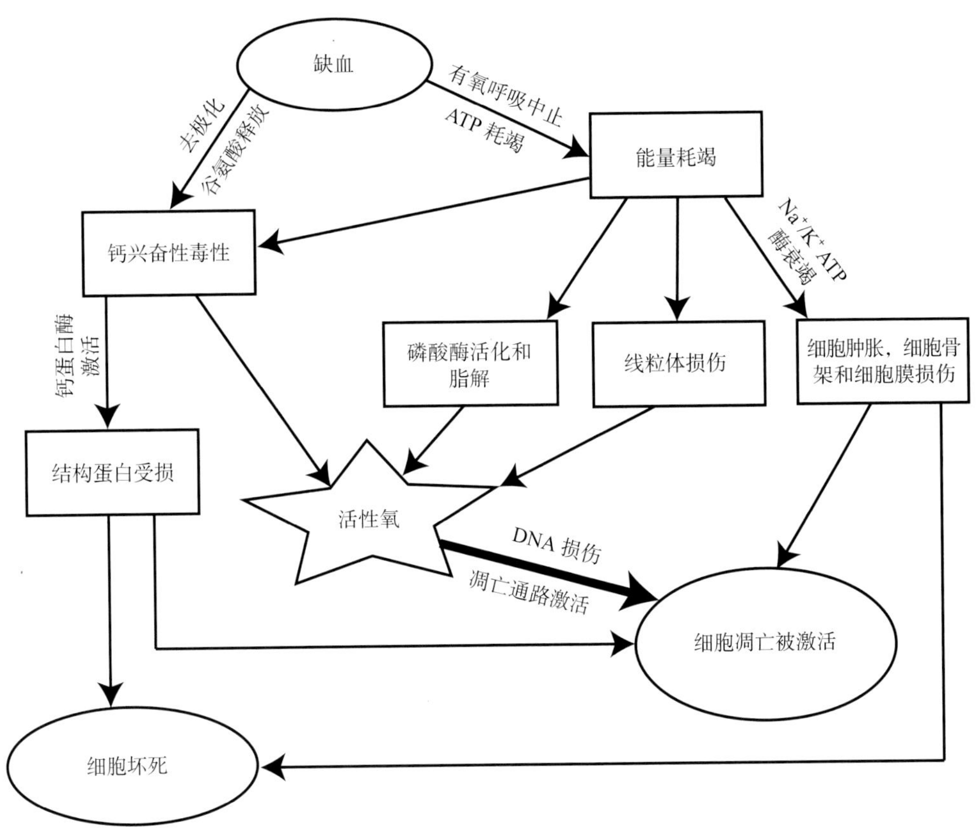

图 12.1　随着脑细胞缺血症状的发生，通过即刻坏死和延迟凋亡机制发生的细胞死亡随之而来。细胞坏死机制由细胞内环境稳态或细胞内结构的破坏引起，而细胞凋亡机制的发生是由细胞损伤的积累诱发的，例如活性氧、DNA 受损、结构蛋白质受损和三磷酸腺苷的积聚。

失和细胞死亡。细胞内钙内流还可以直接激活磷脂酶，导致细胞内和线粒体膜中的磷脂水解成游离脂肪酸，进一步代谢产生白三烯和前列腺素，诱导炎症级联反应及增加细胞通透性。磷脂酶还可水解线粒体膜内的心磷脂，损伤电子传导链，导致自由基的产生，对线粒体膜的损伤还直接导致线粒体的破坏和促凋亡因子细胞色素 C 和凋亡诱导因子的直接释放，通过激活凋亡相关信号通路（包括激活 Caspase-3）促进细胞死亡。

氧化应激在缺血后诱导的细胞凋亡中起主要作用。NMDA 受体的激活直接诱导产生一氧化氮合酶（NOS）[7, 8]，NOS 激活后通过将精氨酸转化为瓜氨酸释放自由基 NO[9]。另外，在精氨酸缺乏的情况下，NOS 活化导致超氧化物产生，这是活性氧的另一来源[9]。NO 与超氧化物反应产生过氧亚硝酸盐，它是一种引起细胞和线粒体直接损伤的活性氮。如前所述，磷脂酶 A2 水解线粒体膜内的心磷脂引起氧自由基的堆积，这也是超氧化物的另一种来源[10]。氧化物堆积的最终结果是损伤细胞膜和线粒体膜并导致 DNA 损伤，最终导致凋亡途径的激活。

脑缺血情况下的细胞损伤和死亡存在着几种不同的机制。针对这几个不同机制的脑细胞保护治疗方法在动物模型和临床试验中已经开展。旨在保护大脑免受缺血性细胞死亡或逆转局部缺血造成的损害的治疗方法被统称为神经保护。神经保护的理念也源于缺血半暗带在脑供血恢复之后具有恢复神经功能的可能性。神经保护的概念也包括在缺血半暗带内逆转或阻止细胞凋亡程序，从而防止细胞发生迟发性死亡。总的来说，脑缺血后细胞的命运不论是存活还是死亡，可以简单地理解为保护和细胞需求之间的平衡。如果在缺血期间有充足的氧气和葡萄糖供应或细胞内能量储存足以满足细胞的最低代谢需求，则细胞存活。如果最低限度的代谢需求不能得到满足，则细胞死亡会通过细胞凋亡或坏死的机制发生，这取决于细胞能量缺乏的严重程度。基于这个前提，神经血管手术中预期缺血的保护策略可以分为 3 个部分：①减低代谢需求；②增加侧支循环代偿；③增加细胞耐受性或者减少继发性、缺血性损伤。

脑血管手术中的脑保护

降低能量需求

缺血导致细胞内能量衰竭，导致细胞损伤和死亡。细胞内能量衰竭是因缺氧和无氧呼吸底物的缺乏，导致在缺血期间有限的高能量磷酸盐供应。降低细胞内所储存的高能量磷酸、氧、葡萄糖和糖原的消耗速率，能够在缺血发作和能量衰竭之间提供更长的手术时间 [11]。低温能够降低代谢、减少氧自由基产生、抑制细胞色素 C 释放、减少脑缺血后的细胞凋亡 [11-13]。20 世纪 50 年代，多伦多大学 Bot-terell 等 [14, 15] 首次将低温应用于动脉瘤手术（图 12.2），从那以后，低温被越来越多地应用于临床。而且，在暂时性血管阻断时多采取诱导中度低温，在需要长时间阻断时采取深度低温和心脏停搏的方法 [16, 17]。一项脑动脉瘤手术中观察低温效果的研究 [18] 在 1 001 例患者中比较了中度低温（目标 33℃）和正常体温的差异，发现两组在功能结局评分方面没有差异。在次要结果分析中，低温治疗组（5%）与对照组（3%）相比更易发生菌血症。虽然这项试验并未证实亚低温治疗能够显著改善预后，但其至少表明中度低温在动脉瘤手术中虽然有一些不良反应，总体还是安全的。术中低温可以通过冷却毯、血管内降温装置或体外降温的方式达到 [19, 20]，具体方法的选择依赖于降温的深度和患者的体形。

类似于在动脉瘤手术中支持低温的论据，在围缺血期避免发热可以改善预后。在缺血性脑卒中动物模型中，高热与更差的功能和组织学结局相关 [21]，临床研究也表明，脑缺血后的发热与不良预后相关 [22, 23]。在手术期间使用药物减少神经元活动可以降低代谢需求，并可以作为脑保护的方法。麻醉剂中如巴比妥类、苯二氮草类、丙泊酚、依托咪酯和吸入性麻醉剂都可以达到此目的 [24, 25]。使用术中脑电图（EEG）来滴定这些药物以达到脑电图等电位（或至少 EEG 爆发抑制）。动物实验表明在脑组织缺血时通过麻醉剂的脑电图爆发抑制作用可以降低代谢需求、减少自由基的积累、改进细胞膜的稳定性、减少细胞和组织的死亡以及改善细胞功能 [26, 27]。在手术病例的研究中发现，术中脑电图中的爆发抑制现象能够降低脑代谢的需求 [28]，虽然在神经血管手术过程中尚未针对临时血管阻断开展爆发抑制，但是这一概念已经被广泛接受并且能够安全地实施。但是，这些麻醉剂都有降低血压的倾向，必须联合其他技术来保持血压的稳定或者在缺血的过程当中适当提升血压。

低温和爆发抑制通常被联合应用作为治疗一过性脑缺血的神经保护策略 [29, 30]，这一技术具有良好的生理学基础，对这些措施的回顾已证明将两者结合使用的安全性。因此，联合应用低温和爆发抑制来减少脑

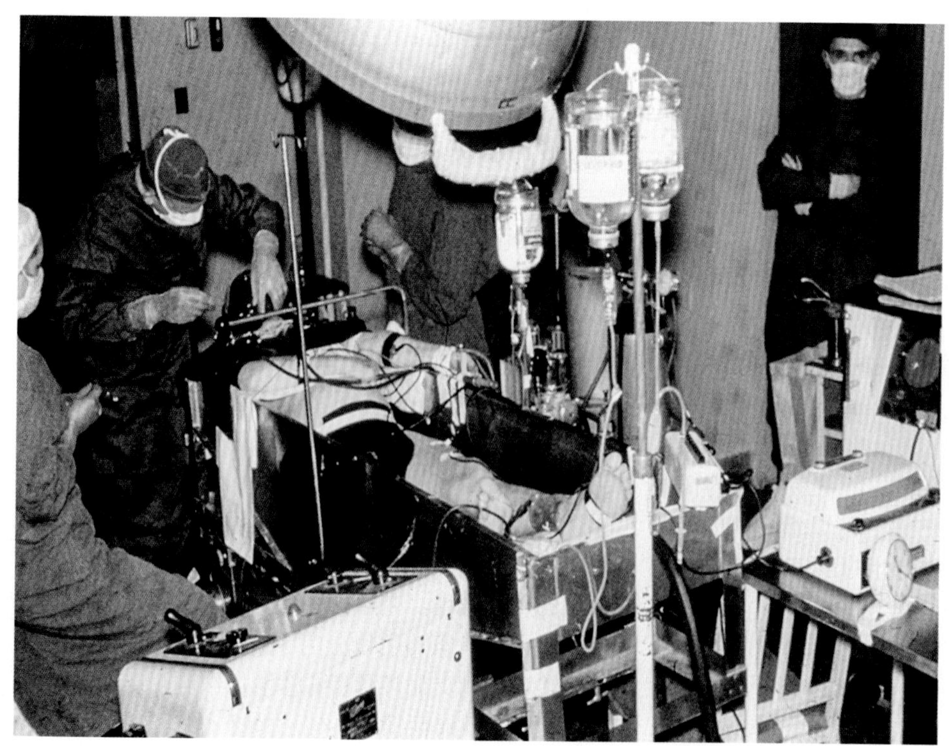

图 12.2 William Lougheed 和 E .Harry Botterell 在多伦多大学首次进行复杂脑动脉瘤手术中的低温治疗。这张照片描绘的是通过将麻醉后的患者转移至一个装满冰块和酒精的容器内来对动脉瘤患者进行术中低温治疗的早期案例（由多伦多大学神经外科博士 William Lougheed 提供）。

细胞代谢需求可以在手术中达到神经保护的作用，这一方法还没有经过临床试验验证。但是在动物实验中，已经显示出了其安全性和有效性。

改善血液供应

大脑中的侧支循环为血液流向大脑特定区域提供了替代途径。个体之间因为解剖差异的存在，侧支血流的程度也不同。但是这些现象可以通过术前评估来助力术中决策，在临时和永久阻断血管的选择上做出正确的判断。Willis 环是脑内侧支循环的一个最好的例子 [31]，两侧大脑半球的侧支循环可以通过前交通动脉实现，前循环和后循环之间的侧支循环可以通过后交通动脉实现。在需要临时阻断血管的手术例如颈动脉内膜剥脱术时，后交通动脉和前交通动脉的情况，如交通动脉是否存在和交通动脉的直径大小，是手术中决定是否需要采取转流措施的依据 [32]。在巨大前循环动脉瘤需要进行颈内动脉近端血管阻断或巨大后循环动脉瘤需要行椎动脉近端血管阻断时，完整的 Willis 环是保障手术安全的必要条件，通常需要术前用临时球囊阻断载瘤血管来做闭塞实验以测试这些侧支循环 [33]。颅内循环更远端的侧支供应取决于血管区域的重叠和软脑膜侧支循环的程度。例如闭塞大脑中动脉近端 M1 或 M2 段通常不能忍耐较长的时间，这是因为大脑中动脉和大脑前动脉之间的邻近血管代偿

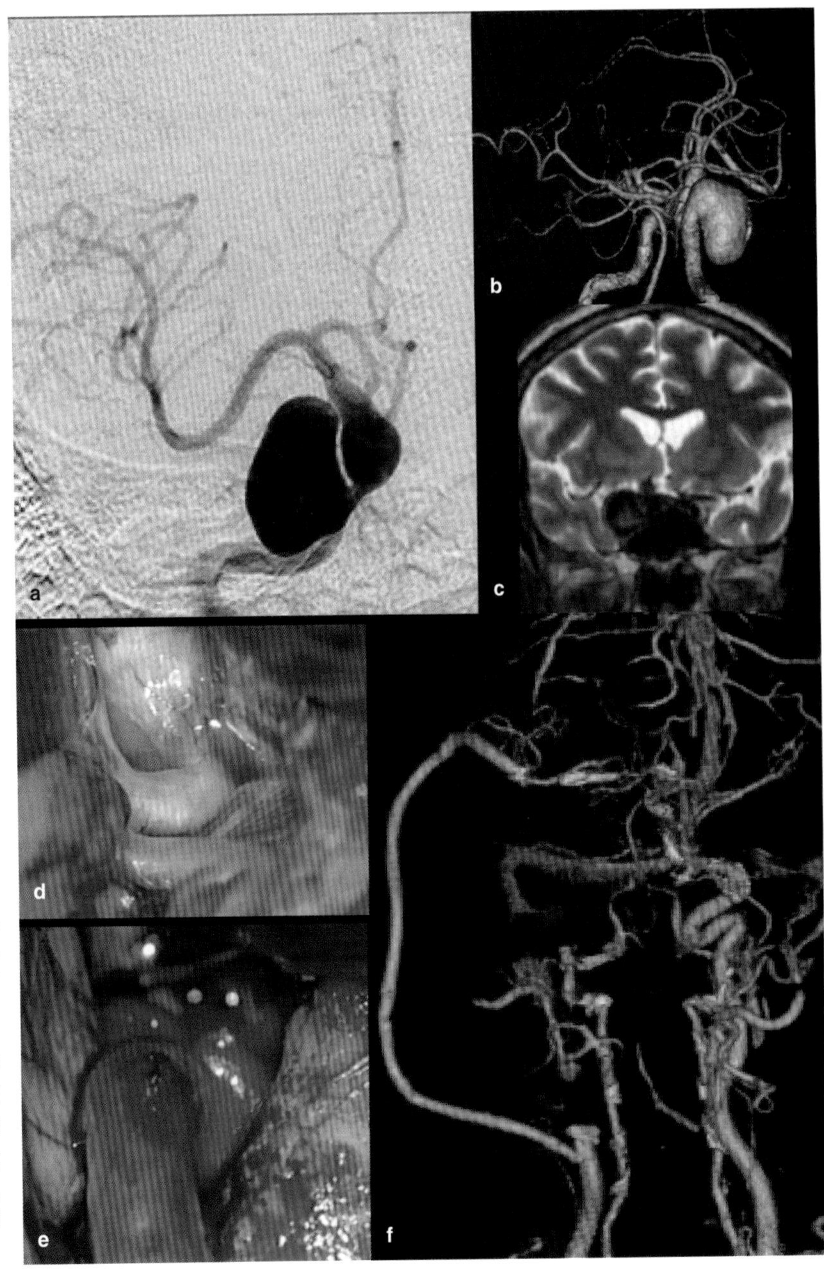

图 12.3　在治疗颈内动脉海绵窦段巨大动脉瘤时采取的保护性搭桥术。a~c. 患者出现眼肌麻痹后，发现存在动脉瘤。该动脉瘤被认为不适合进行血管内治疗或者直接进行动脉瘤夹闭，因此采用颈外动脉至大脑中动脉搭桥术以帮助封闭动脉瘤；d. 颈内动脉分叉处显示大脑中动脉、大脑前动脉和颈内动脉远端动脉瘤样扩张；e. 吻合术中远端大隐静脉移植物和 M1 段的吻合用到了激光辅助的非封闭性吻合技术，随着大脑中动脉和大脑前动脉由外部的大隐静脉移植物供血，动脉瘤最终被孤立；f. 断层扫描血管造影技术显示的最终结果。

供应和软脑膜血管代偿供应通常是不足的，但是如果阻断更远端如M3或M4段的大脑中动脉就可以阻断更长时间。因为阻断区域邻近血管之间的网络结构已经很丰富，可以提供侧支代偿血流。这一原则适用于供应大脑和小脑皮质的颅内血管，然而供应皮质下深部结构的血管通常缺乏恒定的侧支循环供应，一般不能够耐受临时或永久的阻断。

基于以上原理和相应的解剖基础，临床医师可以判定手术中阻断血管患者是否可以耐受还是需要提供侧支血流来保障阻断后的血液供应。例如，在颅脑远端的血管性病变可以耐受较长的阻断时间来切除病变，因而具有较少的缺血风险。而近端的血管阻断通常需要一些保护措施或者间歇性再灌注。然而，间歇性再灌注在理论上的保护性和有害性影响之间是有争议的[34, 35]。

提供侧支血流以延长近端脑血管系统暂时闭塞的一种直接方法是使用保护性旁路（图12.3）[36, 37]。这个方法通常用在治疗复杂性的大脑中动脉近端动脉瘤，在临时阻断大脑中动脉近端时，其临时旁路可以为大脑中动脉远端供血区域提供血流灌注。远端血管区域的血流需求可通过使用非侵入性技术测量近端血管的术前血流来估算，例如非侵入性最佳血管分析磁共振成像（NOVA MRI）[38]。为该流量设定了一个目标，以便在术中选择使用颞浅动脉提供低流量血供或大隐静脉搭桥提供较高流量血供。术中可以采用多普勒的方法利用切流指数来评估血流是否能够充分代偿临时阻断期间的血流[39]。在暂时性阻断血管之前要证实血管搭桥确实成功而且血流通畅，然后在临时阻断载瘤血管的情况下处理动脉瘤，载瘤血管一旦重建完成，桥血管就可以阻断。如果动脉瘤过于复杂，需要永远阻断载瘤血管，以及动脉瘤孤立手术时，就保留桥血管为远端组织供血。

在脑血管病手术期间，诱导性高血压也是增加侧支血供的一个方法。在动物模型中，平均动脉压的轻度升高已被证明可以改善脑氧供应和脑血流供应[38, 40]，这个方法和脑皮质侧支循环的改善相关[41]。在急性缺血性卒中的临床和动物实验中也证实了诱导性高血压是一种治疗方法。尤其在动物实验当中有比较好的结果[40]，但是在临床观察中的证据还不足，也没有大规模的试验来证实这个问题[42]。但是在手术中临时阻断血管后，远端血管在升高血压的时候可以观察到通过侧支循环的血流增加，直接的证据源于大脑中动脉远端分支临时阻断，或者是在M4段做搭桥手术进行阻断时，诱导性高血压能够增加侧支循环的血流，从而改善血液供应、改善诱发电位和脑电图的监测情况[43]。

蛛网膜下腔出血后的症状性血管痉挛常常归因于严重狭窄的颅内血管的血流受损[44]。为了治疗这种血管痉挛造成的血流不足并通过直接和侧支途径改善远端灌注，通常采用动脉内给予钙通道拮抗剂或采用血管成形术来改善近端血管狭窄情况。这两种方法都是有效的，不论是在临床检查还是灌注成像方面都能显示出良好的治疗效果[45, 46]。

改进血液流变学特性和血氧携带能力在脑缺血的时候也能够改善脑氧供应。血红素的水平要保持稳定，在急性缺血期间，无论是贫血还是血细胞比容升高与不良预后密切相关[47, 48]。同时为了最大限度地保证氧输送，还应避免低氧血症的发生。同样的，在急性缺血性卒中也必须避免低血糖，因为它与神经系统不良结局相关，但是预防低血糖的时候也要注意防止血糖过高[49]。

改善细胞对缺血的耐受性

针对脑缺血后细胞内缺血性的神经毒性反应，很多增强细胞缺血耐受性的治疗方法在临床和动物实验中进行了研究。例如，在脑缺血后血糖的升高能够增加自由基的产生，并且在局灶性脑缺血的啮齿动物模型中观察到结果恶化[50]。另外，如果在短暂的缺血后血糖升高，神经功能的损害将更加严重，且需要更长的时间才能得到恢复[51]。这种效应归因于局部组织酸中毒而不是离子通道损伤。临床上，急性缺血性卒中患者入院时若伴随血糖升高则可抵消溶栓治疗的有益效果，并且与半暗带组织的挽救减少、增大缺血损伤病灶体积以及预后更差相关[52, 53]。相反，如果在手术和围手术期能保持血糖稳定，则能够增加细胞对缺血损伤的耐受。但是，目前还没有确切的临床研究资料证明这一点。

已经在急性缺血性卒中的临床试验中评估了几种用于减少局部缺血后继发性损伤的药物。NMDA受体激活诱导的神经毒性一直是治疗继发性损伤最常见的靶向机制[54]。NMDA拮抗剂已被开发用于预防由NMDA受体激活引起的细胞钙内流和NOS活化所诱导的神经毒性。这些药物包括塞福太（selfotel）、阿替加奈（aptiganel）、依利罗地（eliprodil）、利可替奈（licostinel）和氯胺酮等，但是这些药物治疗在急性缺血性卒中相关临床试验中均没有显示出显著的治疗效果[55]，而且会导致低血压、心理障碍和其他一些副作用，目前还没有在临床中普遍使用，这些药物在脑血管外科手术中临时阻断缺血期间的神经保护作用也没有得到研究和验证。另外，对细胞凋亡反应链中的下游靶目标也进行了一些研究，例如膜蛋白 PSD-95 能与激活的 NMDA 相结合，引导 NOS 启动谷氨酰胺导致神经毒性。PAP-N22B9C 作为一种特异的 PSD-95 抑制剂，用来研究抑制 NOS 的神经毒性 [56, 57]。这一工作在实验动物中进行了研究。在血管内介入治疗脑动脉瘤的实验中也进行了首次研究 [58]，为预防神经血管手术当中的脑卒中提供了保护神经元的新思路。

镁在急性缺血性卒中动物模型中具有神经保护作用 [59]。镁通过进入并阻断 NMDA 受体通道的孔隙来抑制谷氨酸的兴奋毒性 [60, 61]。在急性缺血性卒中后输注硫酸镁的早期临床试验中并未显示出其显著的临床疗效 [62]。在急性缺血性卒中的院前急救过程中给予镁离子的治疗正在研究中 [63]。手术中临时阻断血管来治疗动脉瘤时给予硫酸镁的作用也在研究中 [64]。有证据表明，镁离子可以在脑缺血的过程中改善脑氧含量，并且增加再灌注后的脑氧恢复的速率。尚需更进一步的研究来验证该方法在治疗神经血管手术过程中的神经保护作用。

针对其他缺血后神经毒性机制的药物治疗还没有得到确切的临床疗效 [65]。这些机制可能与神经血管手术的脑保护有关，但尚未明确提出各自的适应证。由于这些机制涉及治疗方法太多，从而无法在本章中详细叙述，但可以在此做出简要总结。例如在 NMDA 拮抗剂之外，NMPA 和代谢性谷氨酰胺受体拮抗剂也是降低兴奋性缺血性脑损伤的治疗药物。钙通道阻滞剂和钙螯合剂已被提出用于降低胞外钙浓度，并降低钙流入和兴奋毒性。旨在中和堆积的自由基的抗氧化剂和自由基捕获剂已被提出，以防止卒中后与活性氧相关的继发性损伤。炎症抑制剂也可以通过抑制炎症反应来减少卒中后炎症相关的继发性神经损伤。他汀类药物已被证明具有抗炎和神经保护作用，在缺血性卒中前接受他汀类药物预处理的患者已显示出临床改善，表明他汀类药物预处理可能在神经血管手术前有益。最后，γ-氨基丁酸和丝氨酸激动剂能够降低神经元代谢，延长神经细胞对缺血损伤的耐受。

在蛛网膜下腔出血相关的血管痉挛中，L 形钙通道阻滞剂尼莫地平已被用作脑保护剂，以防止迟发性神经功能损伤 [66, 67]。但是尼莫地平确切的作用机制是通过扩张血管，还是通过钙离子通道的抑制来发挥神经保护作用，或是改善血液流变的作用目前还不清楚 [44, 68]。

结论

神经血管手术过程中的脑保护贯穿整个围手术期的方方面面，例如对糖尿病患者必须术前在门诊予以密切监测，需要相应措施纠正围手术期的高血糖。外科医师和麻醉医师可能会选择给患者在术前使用他汀类药物治疗，特别是血脂异常患者。术中脑保护可根据个体情况进行量身定制，或在所有神经血管病例中开发统一的流程。由于脑保护的方法繁多，各医疗单位经验不同，所以脑保护总体上没有一个统一的指南或参考原则。用于神经血管手术期间的脑保护方案可能包括诱导低温、爆发抑制、诱导性高血压和最佳血糖控制。目前还没有证据表明围手术期脑保护的管理方法哪一项更佳，但是这些方法都是安全有效并可以联合使用的。

用于神经血管手术期间的神经保护药物还在研究中。任何可以改善患者临床结局的机会都不应该错过。然而，在神经血管手术之前或期间可能发现的神经保护剂将革新特定的开放性和血管内手术，但其中长期临时阻断血管的风险因为过高而无法尝试。

参·考·文·献

[1] Baron JC. Perfusion thresholds in human cerebral ischemia: historical perspective and therapeutic implications. Cerebrovasc Dis 2001;11(Suppl 1): 2–8

[2] Astrup J, Siesjö BK, Symon L. Thresholds in cerebral ischemia—the ischemic penumbra. Stroke 1981;12:723–725

[3] Lee DH, Kang DW, Ahn JS, Choi CG, Kim SJ, Suh DC. Imaging of the ischemic penumbra in acute stroke. Korean J Radiol 2005;6:64–74

[4] Ito U, Spatz M, Walker JT Jr, Klatzo I. Experimental cerebral ischemia in mongolian gerbils. I. Light microscopic observations. Acta Neuropathol 1975;32:209–223

[5] Pulsinelli WA, Brierley JB, Plum F. Temporal profile of neuronal damage in a model of transient forebrain ischemia. Ann Neurol 1982;11:491–498

[6] Kirino T. Delayed neuronal death in the gerbil hippocampus following ischemia. Brain Res 1982;239:57–69

[7] Sattler R, Xiong Z, Lu WY, Hafner M, MacDonald JF, Tymianski M. Specific coupling of NMDA receptor activation to nitric oxide neurotoxicity by PSD-95 protein. Science 1999;284:1845–1848

[8] Sattler R, Xiong Z, Lu WY, MacDonald JF, Tymianski M. Distinct roles of synaptic and extrasynaptic NMDA receptors in excitotoxicity. J Neurosci 2000;20:22–33

[9] Porasuphatana S, Tsai P, Rosen GM. The generation of free radicals by nitric oxide synthase. Comp Biochem Physiol C Toxicol Pharmacol 2003;134: 281–289

[10] Adibhatla RM, Hatcher JF, Dempsey RJ. Phospholipase A2, hydroxyl radicals, and lipid peroxidation in transient cerebral ischemia. Antioxid Redox Signal 2003;5:647–654

[11] Rozet I, Tontisirin N, Muangman S, et al. Effect of equiosmolar solutions of mannitol versus hypertonic saline on intraoperative brain

relaxation and electrolyte balance. Anesthesiology 2007;107:697–704

[12] Wu CT, Chen LC, Kuo CP, et al. A comparison of 3% hypertonic saline and mannitol for brain relaxation during elective supratentorial brain tumor surgery. Anesth Analg 2010;110:903–907

[13] Tommasino C. Fluids and the neurosurgical patient. Anesthesiol Clin North America 2002;20:329–346, vi vi

[14] Botterell EH, Lougheed WM, Scott JW, Vandewater SL. Hypothermia, and interruption of carotid, or carotid and vertebral circulation, in the surgical management of intracranial aneurysms. J Neurosurg 1956;13:1–42

[15] Botterell EH, Lougheed WM, Morley TP, Vandewater SL. Hypothermia in the surgical treatment of ruptured intracranial aneurysms. J Neurosurg 1958;15:4–18

[16] Bell TE, Kongable GL, Steinberg GK. Mild hypothermia: an alternative to deep hypothermia for achieving neuroprotection. J Cardiovasc Nurs 1998; 13:34–44

[17] Spetzler RF, Hadley MN, Rigamonti D, et al. Aneurysms of the basilar artery treated with circulatory arrest, hypothermia, and barbiturate cerebral protection. J Neurosurg 1988;68:868–879

[18] Todd MM, Hindman BJ, Clarke WR, Torner JC. Intraoperative Hypothermia for Aneurysm Surgery Trial (IHAST) Investigators. Mild intraoperative hypothermia during surgery for intracranial aneurysm. N Engl J Med 2005; 352:135–145

[19] Steinberg GK, Ogilvy CS, Shuer LM, et al. Comparison of endovascular and surface cooling during unruptured cerebral aneurysm repair. Neurosurgery 2004;55:307–314, discussion 314–315

[20] Tsuei BJ, Kearney PA. Hypothermia in the trauma patient. Injury 2004;35:7–15

[21] Kim Y, Busto R, Dietrich WD, Kraydieh S, Ginsberg MD. Delayed postischemic hyperthermia in awake rats worsens the histopathological outcome of transient focal cerebral ischemia. Stroke 1996;27:2274–2280, discussion 2281

[22] Azzimondi G, Bassein L, Nonino F, et al. Fever in acute stroke worsens prognosis. A prospective study. Stroke 1995;26:2040–2043

[23] Wartenberg KE, Schmidt JM, Claassen J, et al. Impact of medical complications on outcome after subarachnoid hemorrhage. Crit Care Med 2006; 34:617–623, quiz 624

[24] Baughman VL. Brain protection during neurosurgery. Anesthesiol Clin North America 2002;20:315–327, vi vi

[25] Hoff JT, Pitts LH, Spetzler R, Wilson CB. Barbiturates for protection from cerebral ischemia in aneurysm surgery. Acta Neurol Scand Suppl 1977; 64:158–159

[26] Majewska MD, Strosznajder J, Lazarewicz J. Effect of ischemic anoxia and barbiturate anesthesia on free radical oxidation of mitochondrial phospholipids. Brain Res 1978;158:423–434

[27] Kawaguchi M, Furuya H, Patel PM. Neuroprotective effects of anesthetic agents. J Anesth 2005;19:150–156

[28] Doyle PW, Matta BF. Burst suppression or isoelectric encephalogram for cerebral protection: evidence from metabolic suppression studies. Br J Anaesth 1999;83:580–584

[29] Zausinger S, Westermaier T, Plesnila N, Steiger HJ, Schmid-Elsaesser R. Neuroprotection in transient focal cerebral ischemia by combination drug therapy and mild hypothermia: comparison with customary therapeutic regimen. Stroke 2003;34:1526–1532

[30] Stone JG, Young WL, Marans ZS, et al. Consequences of electroencephalographic-suppressive doses of propofol in conjunction with deep hypothermic circulatory arrest. Anesthesiology 1996;85:497–501

[31] Alpers BJ, Berry RG, Paddison RM. Anatomical studies of the circle of Willis in normal brain. AMA Arch Neurol Psychiatry 1959;81:409–418

[32] Lopez-Bresnahan MV, Kearse LA Jr, Yanez P, Young TI. Anterior communicating artery collateral flow protection against ischemic change during carotid endarterectomy. J Neurosurg 1993;79:379–382

[33] van Rooij WJ, Sluzewski M, Metz NH, et al. Carotid balloon occlusion for large and giant aneurysms: evaluation of a new test occlusion protocol. Neurosurgery 2000;47:116–121, discussion 122

[34] David CA, Prado R, Dietrich WD. Cerebral protection by intermittent reperfusion during temporary focal ischemia in the rat. J Neurosurg 1996; 85:923–928

[35] Steinberg GK, Panahian N, Sun GH, Maier CM, Kunis D. Cerebral damage caused by interrupted, repeated arterial occlusion versus uninterrupted occlusion in a focal ischemic model. J Neurosurg 1994;81:554–559

[36] van Doormaal TP, van der Zwan A, Verweij BH, Regli L, Tulleken CA. Giant aneurysm clipping under protection of an excimer laser-assisted nonocclusive anastomosis bypass. Neurosurgery 2010;66:439–447, discussion 447

[37] Hongo K, Horiuchi T, Nitta J, Tanaka Y, Tada T, Kobayashi S. Double-insurance bypass for internal carotid artery aneurysm surgery. Neurosurgery 2003;52:597–602, discussion 600–602

[38] Ashley WW, Amin-Hanjani S, Alaraj A, Shin JH, Charbel FT. Flow-assisted surgical cerebral revascularization. Neurosurg Focus 2008;24:E20

[39] Amin-Hanjani S, Du X, Mlinarevich N, Meglio G, Zhao M, Charbel FT. The cut flow index: an intraoperative predictor of the success of extracranialintracranial bypass for occlusive cerebrovascular disease. Neurosurgery 2005;56(1, Suppl):75–85, discussion 75–85

[40] Hayashi S, Nehls DG, Kieck CF, Vielma J, DeGirolami U, Crowell RM. Beneficial effects of induced hypertension on experimental stroke in awake monkeys. J Neurosurg 1984;60:151–157

[41] MacKenzie ET, Strandgaard S, Graham DI, Jones JV, Harper AM, Farrar JK. Effects of acutely induced hypertension in cats on pial arteriolar caliber, local cerebral blood flow, and the blood-brain barrier. Circ Res 1976;39:33–41

[42] Wityk RJ. Blood pressure augmentation in acute ischemic stroke. J Neurol Sci 2007;261:63–73

[43] Smrcka M, Ogilvy CS, Crow RJ, Maynard KI, Kawamata T, Ames A III. Induced hypertension improves regional blood flow and protects against infarction during focal ischemia: time course of changes in blood flow measured by laser Doppler imaging. Neurosurgery 1998;42:617–624, discussion 624–625

[44] Weyer GW, Nolan CP, Macdonald RL. Evidence-based cerebral vasospasm management. Neurosurg Focus 2006;21:E8

[45] Kassell NF, Helm G, Simmons N, Phillips CD, Cail WS. Treatment of cerebral vasospasm with intra-arterial papaverine. J Neurosurg 1992;77:848–852

[46] Newell DW, Eskridge JM, Mayberg MR, Grady MS, Winn HR. Angioplasty for the treatment of symptomatic vasospasm following subarachnoid hemorrhage. J Neurosurg 1989;71(5 Pt 1):654–660

[47] Allport LE, Parsons MW, Butcher KS, et al. Elevated hematocrit is associated with reduced reperfusion and tissue survival in acute stroke. Neurology 2005;65:1382–1387

[48] Tanne D, Molshatzki N, Merzeliak O, Tsabari R, Toashi M, Schwammenthal Y. Anemia status, hemoglobin concentration and outcome after acute stroke: a cohort study. BMC Neurol 2010;10:22

[49] Bruno A, Levine SR, Frankel MR, et al. NINDS rt-PA Stroke Study Group. Admission glucose level and clinical outcomes in the NINDS rt-PA Stroke Trial. Neurology 2002;59:669–674

[50] Li PA, Liu GJ, He QP, Floyd RA, Siesjö BK. Production of hydroxyl free radical by brain tissues in hyperglycemic rats subjected to transient forebrain ischemia. Free Radic Biol Med 1999;27:1033–1040

[51] Siemkowicz E, Hansen AJ. Brain extracellular ion composition and EEG activity following 10 minutes ischemia in normo- and hyperglycemic rats. Stroke 1981;12:236–240

[52] Alvarez-Sabín J, Molina CA, Montaner J, et al. Effects of admission hyperglycemia on stroke outcome in reperfused tissue plasminogen activator–treated patients. Stroke 2003;34:1235–1241

[53] Parsons MW, Barber PA, Desmond PM, et al. Acute hyperglycemia adversely affects stroke outcome: a magnetic resonance imaging and

spectroscopy study. Ann Neurol 2002;52:20–28

[54] Hoyte L, Barber PA, Buchan AM, Hill MD. The rise and fall of NMDA antagonists for ischemic stroke. Curr Mol Med 2004;4:131–136

[55] Ikonomidou C, Turski L. Why did NMDA receptor antagonists fail clinical trials for stroke and traumatic brain injury? Lancet Neurol 2002;1:383–386

[56] Aarts M, Liu Y, Liu L, et al. Treatment of ischemic brain damage by perturbing NMDA receptor–PSD-95 protein interactions. Science 2002;298: 846–850

[57] Cook DJ, Teves L, Tymianski M. Treatment of stroke with a PSD-95 inhibitor in the gyrencephalic primate brain. Nature 2012;483:213–217

[58] Hill MD, Martin RH, Mikulis D, et al. ENACT trial investigators. Safety and efficacy of NA-1 in patients with iatrogenic stroke after endovascular aneurysm repair (ENACT): a phase 2, randomised, double-blind, placebocontrolled trial. Lancet Neurol 2012;11:942–950

[59] Miles AN, Majda BT, Meloni BP, Knuckey NW. Postischemic intravenous administration of magnesium sulfate inhibits hippocampal CA1 neuronal death after transient global ischemia in rats. Neurosurgery 2001;49:1443–1450, discussion 1450–1451

[60] Hallak M, Berman RF, Irtenkauf SM, Janusz CA, Cotton DB. Magnesium sulfate treatment decreases N-methyl-D-aspartate receptor binding in the rat brain: an autoradiographic study. J Soc Gynecol Investig 1994;1:25–30

[61] Chahal H, D'Souza SW, Barson AJ, Slater P. Modulation by magnesium of N-methyl-D-aspartate receptors in developing human brain. Arch Dis Child Fetal Neonatal Ed 1998;78:F116–F120

[62] Muir KW, Lees KR, Ford I, Davis S. Intravenous Magnesium Efficacy in Stroke (IMAGES) Study Investigators. Magnesium for acute stroke (Intravenous Magnesium Efficacy in Stroke trial): randomised controlled trial. Lancet 2004;363:439–445

[63] Saver JL, Kidwell C, Eckstein M, Starkman S. FAST-MAG Pilot Trial Investigators. Prehospital neuroprotective therapy for acute stroke: results of the Field Administration of Stroke Therapy-Magnesium (FAST-MAG) pilot trial. Stroke 2004;35:e106–e108

[64] Chan MT, Boet R, Ng SC, Poon WS, Gin T. Magnesium sulfate for brain protection during temporary cerebral artery occlusion. Acta Neurochir Suppl (Wien) 2005;95:107–111

[65] Shuaib A, Hussain MS. The past and future of neuroprotection in cerebral ischaemic stroke. Eur Neurol 2008;59:4–14

[66] Kassell NF, Sasaki T, Colohan AR, Nazar G. Cerebral vasospasm following aneurysmal subarachnoid hemorrhage. Stroke 1985;16:562–572

[67] Barker FG II, Ogilvy CS. Efficacy of prophylactic nimodipine for delayed ischemic deficit after subarachnoid hemorrhage: a metaanalysis. J Neurosurg 1996;84:405–414

[68] Macdonald RL, Pluta RM, Zhang JH. Cerebral vasospasm after subarachnoid hemorrhage: the emerging revolution. Nat Clin Pract Neurol 2007; 3:256–263

第 13 章

脑血管疾病手术中的低温保护和心搏骤停处理的基本原则及技术要点

Javier Lorenzo and Richard A. Jaffe

人们了解到低温可以改善预后这一现象的时间与现代医学的历史同样长。被誉为第一位现代医生的希波克拉底用冰块和雪来为受伤的战士包扎伤口[1]。拿破仑军队中的一名法国外科医生，发现远离酷热环境的士兵有更高的存活率[1]。1950 年，麻醉师们采用 25℃的低温在脑动脉瘤手术中保护大脑避免缺血损伤[2]，由此心脏外科和神经外科的医生都在推测术中低温对患者可能会有益处[3, 4]。在开始阶段，术中低温采取的是深度低温的办法，但是患者容易出现心搏骤停、心律失常和感染等并发症，这一技术很快受到了质疑。直到 1987 年，研究发现在脑卒中实验动物模型中将大鼠核心体温降低 1~2℃的时候能够明显地保护其脑组织[5]，因此这一方法又重新引起了人们的重视。

2002 年，两项同时发表的具有里程碑意义的人类临床研究（一项在欧洲进行，另一项在澳大利亚完成）均表明在术中心搏骤停后采取低温的方式对患者有益[6]。此后，轻度降低体温的管理办法得到了重视，低温治疗获得了更多的研究。本章回顾了低温治疗的生理学和物理学变化，探讨了低温对心脏和神经系统保护的机制，以及这一技术的具体方法及并发症。

低温治疗的生理学和物理学

在现代的手术室里面，低温通常用来减少脑和心脏的缺血损伤。要充分理解低温如何起到保护作用，需要回顾人体生理学、热产生和传导的物理学以及全身麻醉期间所发生的大量热扰动。

正常情况下人类自身体内的平衡调节机制调节身体核心温度在一个有限设定的范围内［(36.6 ± 0.38) ℃］。核心部分包括躯干和头部，不包括皮肤，这两部分占据身体 50%~60% 的体积[7]，外周部分包括皮肤和四肢，外周的体温调节远没有核心部分严格。通过血管收缩和舒张调节血流分布来维持体温恒定。温度调节时血管扩张能够将代谢产生的热量转移到外周，相反血管收缩后可以保持代谢产生的热量保留在核心部位，增大核心到外周身体的温度梯度。代谢是身体内部唯一的产热来源。热量的产生与代谢成正比。蛋白质和糖的分解代谢可以分别产生 9.3 kcal/kg 和 4.1 kcal/kg 的热量，脑和躯干内的脏器是代谢最活跃的组织，也是静息状态下的主要产热源。

全麻后，绝大多数患者的体温会降低 1~3℃。诸如环境温度、手术暴露范围以及麻醉类型都可以影响热量丢失。麻醉以后四肢和皮肤的血管舒张会将核心躯体内的热量散发到外周组织中从而降低核心体温，这样将脑和内脏等核心躯体部分的热量转移到外周，通过皮肤和四肢将热量散发到外周环境当中。

身体热量的丢失方式包括热辐射、热传导、对流以及蒸发。正常静息状态下，清醒患者 50%~70% 的热量丢失是通过热辐射完成的[8]，这种情况下热传导是不发挥作用的，物体之间的空气并不能将热量传导出去。

如果将一个表面低温的物体贴合在患者的皮肤上，热量会通过热传导的方式传递。例如，患者躺在一个温度很低的降温毯上和站在室内环境当中相比，热量的丢失是有极大差异的。现在大多数传导降温的方式是在患者皮肤温度和降温毯之间保持一个较大的温度差来保持热传导从而降温。

对流描述了通过流体或气体内由分子运动所转移的热能。热能的转化是通过媒介中每个分子的随机布朗运动来实现的。例如，在诱导低温期间，将风吹到患者身上会引起对流热损失。对流散热仍然是麻醉和外科手术过程中热量丢失的第二大重要来源。

蒸发散热是热量将液体转化为气体的散热方式。蒸发也是降温的过程，当液体介质中的分子获得了充分的能量，便从液体中逃离变成气体并带走它所需要的能量。随着蒸发，液体当中保存的热能逐步减少，温度降低。在临床当中，对流散热和蒸发能联合使用来加速诱导低温，在皮肤表面擦涂液体介质（如水和酒精）可以通过蒸发的方式散热，如果再用风扇将空气吹向湿润的皮肤上则散热会更快。

细胞缺血性损伤与低温

一些缺血性损伤例如心搏骤停、卒中或临时性动脉闭塞，能够导致脑血流下降，在细胞水平可供产生能量的氧供应下降，氧供应下降导致三磷酸腺苷（ATP）的水平下降引起无机磷酸盐、乳酸盐和氢离子的堆积。在脑组织里，这种内环境会导致缺氧去极化以及谷氨酸盐的释放，后者刺激 NMDA 受体引起细胞内钙离子超载，进一步引发细胞膜不稳定和线粒体功能障碍。暴露于缺血环境的细胞可能会坏死或凋亡，但是如果及时再灌注纠正缺氧，一些细胞会恢复活力。但即使再恢复血流，远期的继发损伤依然可以发生。因为积累的过氧化物能够诱发脂质蛋白以及核酸的过氧化反应，使细胞的抗氧化系统衰竭。

过去研究者认为低温的保护作用来源于降低细胞氧代谢率。体温每降低 1℃，代谢率降低 6%~7%[9]。但低温的保护机制远不止于此，低温带来的临床收益远远大于降低代谢带来的收益。近来研究表明，多种细胞的保护机制可以在低温之后激活，从而对缺血损伤产生保护作用。

有研究表明低温可以通过抑制 Caspase 的激活来阻止细胞进入细胞凋亡程序[10, 11]。低温在缺血和再灌注时也能够抑制神经兴奋性损伤，减少细胞内钙超载，从而减少钙超载所引起的线粒体功能障碍、细胞膜去极化以及兴奋性氨基酸向细胞外释放[12]。细胞外谷氨酸盐的积累会激活钙离子通道诱发钙离子内流引起细胞的兴奋性损伤。动物实验表明低温能够改进细胞内离子环境的稳定，从多方面阻止兴奋性谷氨酸盐所造成的细胞损伤[13, 14]。

低温的收益

公认的低温治疗的主要临床适应证为院外心搏骤停后的脑保护作用，但是低温治疗的适应证在不断扩大，其确切的作用还有待于研究。目前常用于院内心搏骤停、新生儿缺血缺氧性脑病[15]以及某些类型的创伤性脑损伤[16, 17]。多年来，低温治疗也被用于神经外科和心脏外科手术当中。本节将重新审视低温的一些临床应用。

脑血管外科手术

1954 年，Rosomoff 和 Holaday[4] 发现在轻度和中度低温期间，脑血流量和脑氧代谢率（$CMRO_2$）随着体温下降而下降。脑氧代谢率的下降降低了缺血状态下脑组织对 ATP 的需求[18]。在脑氧代谢率下降机制之外，还存在着其他的一些机制与治疗性低温的保护作用有关[19, 20]。

20 世纪八九十年代时，一些研究表明，低温降低了广泛性和局灶性缺血大鼠模型的脑损伤[5, 21]。这些研究重新引起了人们对低温治疗的兴趣，特别是在手术室可以轻松实现的温度范围（33~34℃）。脑动脉瘤手术期间非常适合低温治疗，在夹闭动脉瘤之前，手术团队有充足的时间来诱导体温达到低温的标准，而且在关颅的时候能够安全有效地复温。

在治疗条件下，一些缺血损伤是可以预计的，因此低温治疗可以在缺血发生之前就开始，这样从理论上最大限度地减少了损伤。脑动脉瘤手术中动脉瘤破裂或临时阻断血管的时候会增加局部缺血的风险，因此，已有前瞻性研究评估脑动脉瘤患者手术中使用低温治疗的情况[22]。为了比较低温（32.5~33.5℃）和常温（36~37℃）对动脉瘤性蛛网膜下腔出血患者长期神经学结局的影响，设计了动脉瘤手术的术中低温试验（IHAST）[22]，入院患者均为手术前 2 周内确诊为动脉瘤破裂伴蛛网膜下腔出血，最终共有 1 001 例患者被随机分配到低温治疗组。术后 3 个月对患者进行 Glasgow 预后评分。低温组的患者除了术后发热的发生率稍高以外，没有发现其他的不良反应，但是在 3 个月时，低温组并没有表现出术中低温治疗对改善预后有明显的益处。两组在住院天数、死亡率、出院状态之间没有差异，两组之间 Glasgow 预后评分良好的患者比例接近（66% vs 63%，P=0.32）。在随访到 15 个月时，神经认知功能缺陷在低温组略有下降，但两组之间依然没有统计学差异[23]。

这两组之间低温治疗没有差异的原因可能是脑动脉瘤破裂后血管痉挛导致脑缺血这一因素所致。患者没有从低温中获益是因为低温仅仅在术中短时间内采用，在这项研究当中，手术多数是在动脉瘤破裂后 14

天才完成。术中遇到动脉瘤破裂或临时阻断的时候还是罕见的情况，因此术中低温预防脑缺血事件并不常见。这个试验虽然没有阳性结果，但并不能否认从试验到临床低温治疗的潜在收益。因此我们认为，否认低温治疗在脑缺血高风险的患者中的保护作用是不合适的。

心脏外科手术

在心脏外科手术当中，轻度和中度的低温治疗被广泛采用。一般在心肺分流手术中用来保护神经、心脏及其他重要器官。心脏手术后患者出现神经损伤和神经认知功能障碍是一个常见现象，是由多种致病因素导致的[24, 25]。这些因素可能包括空气和血栓、搭桥后炎症反应、血小板激活以及全脑低灌注。几项随机前瞻性试验未能证明低体温可预防术后神经系统和神经认知功能障碍。然而，试验的评估方法各不相同，低温干预和复温策略的目标也不同。其他研究发现，如果给患者快速复温，常会出现体温过高[26]，在动物实验中，即使是很低水平的高温也会明显加剧缺血性脑损伤[27]。因此，体外循环术后复温过程中出现的体温过高可能会混淆临床试验结果，在一定程度上掩盖了术中低温用于预防心肺分流期间造成的脑损害的作用。

在轻度低温患者中采取慢速复温的方式避免了复温后的高温，从而可为患者带来额外益处。Nathan 等[28]将 233 例接受颈动脉搭桥手术的患者诱导体温至 32℃作为手术期间的神经保护策略。然后随机将患者的复温目标设定为 37℃或 34℃。复温至 34℃的患者术后 1 周检查发现术后神经认知功能缺陷明显低于复温至 37℃的患者。3 个月时认知功能障碍在两组间差异减小但仍然具有统计学差异。在 5 年的随访中，是否存在差异尚无定论[29]。在实验室的研究中发现低温对缺血和再灌注有确切的保护作用。但是，在临床中还没有得到验证，这提示心脏手术后神经认知功能障碍可能不仅仅是因为缺血这个单一机制造成的。

心搏骤停

低温治疗对心室颤动（后文简称室颤）或无脉性室性心动过速相关的心搏骤停的益处是众所周知的。美国心脏病学会和国际复苏联合委员会都推荐对心搏骤停的患者和在复苏恢复自主循环后依然处于昏迷状态的患者给予轻度低温治疗。在一项具有里程碑意义的澳大利亚研究中，Bernard 等[30]研究了 77 例心搏骤停患者，这些患者在发病现场或在早期向医院转运过程中于心肺复苏期间即被诱导至低温状态。其目标温度为 33℃，在入院后维持 12 小时。结果显示，在低温组中 49%（21/43）的患者具有良好的神经系统结局，而对照组中仅为 26%（9/34）（$P = 0.046$），调整后的优势比为 5.25。另外一项欧洲类似的研究中，273 例心搏骤停的患者接受低温（32~34℃）治疗 24 小时，同样显示低温组具有较好的预后（55% vs 39%）。

最近，Nielsen 等[31]证实体温下降至 33℃与体温下降至 36℃的低温治疗在无意识的院外心搏骤停幸存者中未存在预后之间的差异。这项涉及 36 个 ICU 的多中心临床试验招募了 950 名成年人，并在心搏骤停后 8 小时内达到体温目标。这项研究发现，对患者在复苏后的管理中避免高温，就已经给患者带来了收益。此项研究中存在的一些问题，例如低温治疗启动延迟、快速复温、使用丙泊酚镇静以及不同程度的心血管损伤等，使本项研究不能从亚组中区分出哪些患者从低温中获益。正如我们所指出的，他们的研究结果并不支持放弃任何温度管理的策略。

创伤性脑创伤中的低温治疗

由于低温治疗可以降低颅内压[32]并提高癫痫发作的阈值从而减少癫痫发作，所以低温治疗已广泛用于创伤后脑损伤患者的治疗。动物研究表明，如果低温治疗是在原发性损伤的几个小时之内开始的，那么实验动物的神经系统结局可能会得到改善[33]。但这一点在临床中没有得到验证。最近的 meta 分析显示低温治疗在长期预后和降低死亡率方面与常温治疗并无差异[17]，因此，低温治疗的时间窗和治疗时长仍然存在。

深度低温循环阻断

随着血管内介入技术和临时阻断方法的不断改进，治疗复杂型或巨大颅内动脉瘤的安全性在不断提高。然而，对一些动脉瘤的手术治疗在技术上依然是极具挑战性的，为了达到手术区域无血流，从而达到安全夹闭动脉瘤的目标，有时还需要停止循环。Ponce 等[34]分析了使用深度低温循环阻断来治疗颅内动脉瘤的风险和长期临床结果。他们在对 105 例病例的回顾性研究中发现，与治疗相关的总体致残率和死亡率一共达到了 32%。在平均 9.7 年的长期随访中，63% 的患者恢复到了手术以前的状态或者更好的状态。我们认为与疾病的自然史相比，深度低温循环阻断的方法在致残率和死亡率上还是可以接受的。对于特定的复杂病变患者而言，较新的、较低风险的内膜替代物可能是合适的选择。

低温的作用

人体在低温的情况下会发生一系列变化来维持内环境的稳定。最初和最快的反应是通过交感神经兴奋和外周血管的收缩来尽量减少热量丢失。同时人体也通过肌肉的寒战和增加代谢来产生更多的热量，从表 13.1 可见几乎所有的器官系统在低温时都受到影响。

表 13.1 低温通过器官系统发挥生理作用梗概

系统	低温效应（33~35℃）
心血管系统	外周血管收缩增加全身静脉阻力[40] 初始窦性心动过速，随着体温下降出现窦性心动过缓（< 35℃） PR 间期和 QT 间期延长伴随复杂宽大 QRS 波群 当体温低于 30℃时室颤风险增加。低温性室颤不太可能对抗室颤和抗心律失常药物产生反应。倘若不复温，使用药物难以控制这一潜在的危及生命的心律失常
呼吸系统	外周血管阻力增加，缺氧性肺血管收缩减弱[41] 由于代谢率下降，呼吸机通气的患者需要调整每分钟通气量来保持 CO_2 维持在正常范围内 长时间的降温增加肺炎发生风险
肾脏系统	肾灌注下降，伴随与之相关的肾小球滤过率下降[42] 低温使得 Henle 环[43]升支溶质的重吸收下降，并且抑制了抗利尿激素的释放，这导致显著的体液流失 利尿引起的血容量下降使蛛网膜下腔出血和脑创伤患者结局恶化，因为即使短暂的低血压也可以对结局造成恶性的影响[44] 低血钾非常常见，因为血钾转移至胞内
肝 / 胃肠系统	低温使麻醉药最小肺泡浓度降低。肝脏和肾脏血流量的变化已被认为是麻醉药延长作用的机制[45]。低温后肝功能障碍非常罕见
凝血功能	低温由于血小板隔绝导致可逆性的血小板功能障碍，并可能通过降低凝血级联酶促反应引起凝血功能障碍[46]。然而在临床大多数神经外科患者当中，这一效应并不显著
内分泌系统	低温过程中，胰岛素释放和敏感性下降，最典型的表现是引起高血糖[47] 低温时段推荐密切监测血糖水平。糖皮质激素低温时段释放并没有被影响到，但是随着低温时间延长糖皮质激素释放量下降[48]
免疫系统	低温可以损伤免疫系统。事实上，移植免疫反应已经被提议作为低温保护机制之一。低温抑制白细胞和吞噬细胞迁移[49] 高血糖在低温期间进一步增加感染的风险 一些研究已经报道了低温患者伤口感染的高风险。但是短时间降温（< 24 h）并没有增加感染风险
肌肉骨骼系统	寒战是产热的一种机制。假如寒战没有被很好控制，低温的神经保护作用可能丧失[50]。控制寒战的方法有逆流冷却，充分镇静，甚至使用肌松剂。在逆流冷却中，清醒患者的头部和手臂被加热，而核心温度下降。肌肉放松过程中，无法识别的非惊厥性癫痫活动风险增加，特别是在创伤性脑损伤或缺氧性损伤的患者中

低温技术

随着越来越多地使用低温治疗作为实现神经和心脏保护作用的工具，人们更多地关注于支持不同低温技术诱导低温的有效性和安全性的证据上。关于诱导低温设备，如下几点需要考虑。首先，一个理想的诱导低温设备应该快速精确地诱导低温，还要避免过度降温，也应该允许以最少的温度波动来维持低温的恒定。同时也应能提供一个可控的复温阶段，具有较少的不良反应，为医护人员的工作和耗材的使用提供最高的性价比。

临床上因为患者和疾病状态的不同，诱导和维持低温是具有挑战性的。通常情况下，为了达到低温设定的温度，需要打破患者体内维持核心脏器温度的平衡机制。患者的某些身体特征（包括年龄偏高和高体重指数）可能会降低外部冷却技术的有效性。寒战反应的强度对于四肢和靠近躯体核心部位的肌肉也是不同的。在手术室，全身麻醉的诱导有助于诱导核心低温。但是在麻醉状态下手术室内低温的维持和复温的速度也有各自的困难所在。

所有的散热方式如辐射散热、传导散热、对流散热和蒸发散热都可以在降温的过程中使用。每个患者热量散发取决于温度梯度、体表暴露的范围、可用于传导的区域大小以及导热系数。在降温程序启动之后，传导和对流的方式会促进热量的丢失，血液会将核心躯体部分的热量带到四肢。许多方法和设备可用于诱导和维持低温，可分为非侵袭性方法和侵袭性方法，前者包括水循环降温垫、气垫和冰袋，后者包括血管内热交换装置、静脉内输注冷液以及膀胱或腹膜的低温灌洗。

很多研究报道采用血管内热量交换装置能够很快地降低温度并保持恒定的低温状态。它的缺点是在降温启动前需要一个手术置入过程。在手术室中由于环境的稳定和可避免紧急情况，这一装置优越性更为明显，尤其是在术中目标降温时间有限的时候，侵袭性的降温装置能够更快地达到目标。在使用这一装置时，一是能够用影像方法来证实装置的正确安放，二是熟练掌控装置的医生能参与手术。

大多数体重指数小于 30 kg/m^2 的患者可以通过包括或不包括膀胱冲洗在内的表面方法成功冷却（2~3℃ / h）和复温（约 1℃ / h）。对于肥胖的患者则需要更多的非侵袭性的方法来辅助，目前还没有任何的降温装置在预防和治疗术中缺血性损伤方面得到官方批准。使用降温的方式来避免神经的损伤需要得到患者的知情同意。很多设备在重症管理和围手术期取得了良好的效果，研究发现，在水循环制冷和空气制冷装置的比较中，水循环降温毯在降温中更有效率。下面对非侵袭性和侵袭性的技术做进一步描述，简要讨论其机制和建议的使用方法。

非侵袭性方法

皮肤暴露被动降温（辅以或不辅以水 / 酒精）

通过暴露患者的皮肤降温是几乎所有的低温治疗在开始阶段都采用的方法。这种被动的降温方法简便快捷、风险低。通常在麻醉诱导以后将患者的身体暴露于较冷的环境中能够促进体温降低。吸入麻醉剂的使用能够促进血管扩张加速降温。单纯在空气中暴露的降温速度是相对比较慢的，只有 0.5℃ /h，而且维持低温的过程比较困难。在复温阶段不能使用环境暴露，因为在这种方法下，手术室其他的工作人员可能无法忍受环境中的高温。使用蒸发散热的方式向患者皮肤喷洒水或者酒精，再以风扇来辅助散热可以加速降温。酒精的效率要高于普通水，能够加速降温达到 1℃ /h。但这种方法的缺点是加大了护理的工作量，带来了火灾和爆炸的风险，在复温中也是无效的。

空气循环降温毯

空气循环降温毯相对便宜，这一方法在手术室和重症监护室经常被使用，这一装置在复温和维护低温状态的时候效果好，但是在降温的时候没有皮肤蒸发与辐射散热效率高，它的散热降温速率只有 0.5℃ /h。

冰水浸泡和冰袋表面降温

将患者身体全部浸泡在冰水当中无论是在手术室还是重症监护室都是不切实际的。为了在现场或其他严峻环境中快速诱导体温降低，该方法以最小的成本提供非常快速的冷却速度（8~10℃/h）。在重症监护室内用冰袋进行表面降温是可行的，但是加大了护理的工作量，同时也可能带来皮肤的冻伤。

冷水循环降温

LRS Thermosuit（Life Recovery Systems，Kinnelon，NJ）系统可能是市场上速度最快的冷却系统。在动物研究中，冷却速度可达 10℃/h[35]。这种方法将循环冷水与患者的皮肤接触，而且能够和患者身体大部分的皮肤直接接触，但是这一系统只是提供降温，无法保持温度恒定。在快速降温的同时必须高度重视快速降温所致电解质紊乱的不良反应。

水循环降温毯和降温垫

降温垫降低患者温度的方法并不是让冰水和患者的身体直接接触，而是通过控制循环水温的方法来节省医护劳动，增加了安全系数。用两个降温垫将患者包裹其中可以加大降温力度。有些厂家可以提供相对便宜的降温背心或者重复使用的冰毯。

水凝胶涂覆的水循环垫（例如 Arctic Sun Temperature Management System，Medivance，Inc.，Louisville，CO）由黏附于患者的黏附性水凝胶涂覆的水循环垫组成，而循环水在外部装置中冷却。水凝胶能够加快热传导并且使降温垫和皮肤贴合，由于贴合得比较紧密可以减少患者体表覆盖的表面积，降温速度也相对较快，能够达到 1.5~2℃ /h。这种设施在维护低温和复温阶段也可以使用，但是有时候会给皮肤造成损伤。这种装备由于效率高、相对安全、使用简便，在 ICU 中广泛使用，比单纯的橡胶水循环降温毯在管理卒中后高温的患者更为可靠[36]，但是这种冰毯是一次性的，所以花费偏高。潜在的皮肤低温损伤以及在使用高剂量的血管收缩药时，这类降温毯也不能使用，另外左心室功能障碍或是需要术中停循环的患者也不能使用这一类冰毯。

侵袭性方法（躯体核心部分降温）

直接输入或者使用 4℃冰盐水灌洗能够很快地降低温度，也可以联合其他非侵袭性的办法一起使用。快速输入低温的晶体或者 5% 的白蛋白溶液可以达到 2.5~3.5℃的降温速度。这种方法的缺点是可能会造成容量超负荷以及肺水肿。这一方法也不适用于维持低温状态，因此需要和其他降温方法联合使用。Bernard 等 [30] 使用大剂量冰冷的乳酸林格液（30 mL/kg）对 22 例院外心搏骤停的昏迷患者降温，能够成功地将躯体核心部位温度降到 35.5~33.8℃，降温过程在 30 分钟内完成，并没有出现不良反应。也有其他的研究证明，采取这样的方法降低体温 2~4℃并不出现左室收缩功能障碍或心输出量受损，也没有增加肺水肿的概率 [37]。

血管内导管

血管内导管技术在降温和保持低温的使用方面越来越多地表现出它的优势和安全性。在一项多中心的研究中，比较了导管介入降温和体表降温的两组患者，患者都进行了未破裂动脉瘤的夹闭手术，导管介入降温的患者在夹闭动脉瘤的时候体温降到了 33℃，而体表降温的患者只有 20% 达到了这一温度。在降温精确度上两组有显著的统计学差异，导管介入降温在降温速度上也非常有效，达到了 4.77℃ /h，而体表降温组只有 0.87℃ /h。复温温度在导管介入组也明显快于普通降温组（1.88℃ /h vs 0.69℃ /h，$P < 0.001$），80% 导管介入组的患者在手术结束时温度恢复到了正常 [38]。

所有的导管介入降温装置都是通过股静脉穿刺将热交换装置放到中心静脉的位置，在体外通过一个动力装置将无菌生理盐水在热交换装置内循环，这样直接为血液降温。在使用 CoolLine 装置的情况下，可以通过锁骨下或颈内静脉插入较小的导管。CoolLine 导管包含一个温度探头和两个通道，分别用于采集血样和给予药物。对于 CoolLine 导管，已发表的研究中最大冷却速率平均为 2~2.5℃ / h。不足之处是需要在降温开始前进行介入操作，同时与深静脉血栓形成的风险增加有关。

摄氏温度控制系统（InnerCool Therapies）是一种温度控制系统，水通过放置在下腔静脉中的柔性金属导管循环。热交换导管设计成湍流样流动以加快热交换，在温度控制上更加精确。与 Alsius 系统不同，InnerCool 设备不用作中心静脉导管来使用。但这一装置不适用于清醒或可移动的患者，因为这一装置从股静脉到机器的连线长而复杂，并且在静脉穿刺的孔径很大（10.7~14F），需要患者保持下肢不动维持髋关节最小屈曲状态。这一装置在 ICU 或手术室中比较容易放置，可以通过便携式荧光透视检查或胸部 X 线确认导管尖端在静脉中的位置。血管内冷却系统相对昂贵且使用复杂，但是综合考虑医护的工作量、远期的并发症以及患者的远期效果，它还是很有价值的。

结论：未知的领域

虽然在脑缺血的动物模型中的低温治疗取得了显著效果，但是在临床患者脑保护中低温是否有效依然存在争议。有研究者认为手术中低温效率的减低有可能是因为实验动物如大鼠的脑皮质和脑组织结构与人类相比相对简单，更容易对低温的保护有良好的反应。通常情况下，他们引用 IHAST 研究 [22] 来支持他们的立场，忽略了 IHAST 并非旨在直接回答这个问题的事实。另外，在相对复杂的灵长类神经元和简单的蠕虫神经元之间，缺血诱发细胞凋亡的分子机制也没有完全了解清楚。

正如 Yenari 和 Han[39] 在他们的综述中所述，“低温影响几乎所有研究过的细胞死亡途径，包括导致兴奋性中毒、细胞凋亡、炎症反应和自由基产生的途径，并且很可能没有单一因素可以解释其潜在的有益效果。”有一点很清楚：低温的临床应用可能对有手术缺血风险的神经外科患者有益，但其成功实施需要严格地遵守操作规范，并得到医护人员的高度重视且严格执行。

参·考·文·献

[1] Polderman KH. Application of therapeutic hypothermia in the ICU: opportunities and pitfalls of a promising treatment modality. Part 1: Indications and evidence. Intensive Care Med 2004;30:556–575

[2] Michenfelder JD, Terry HR Jr, Daw EF, Uihlein A. Induced hypothermia: physiologic effects, indications and techniques. Surg Clin North Am 1965; 45:889–898

[3] Pontius RG, Bloodwell RD, Cooley DA, De Bakey ME. The use of hypothermia in the prevention of brain damage following temporary arrest of cerebral circulation: experimental observations. Surg Forum 1955;5:224–228

[4] Rosomoff HL, Holaday DA. Cerebral blood flow and cerebral oxygen consumption during hypothermia. Am J Physiol 1954; 179:85–88
[5] Busto R, Dietrich WD, Globus MY, Valdés I, Scheinberg P, Ginsberg MD. Small differences in intraischemic brain temperature critically determine the extent of ischemic neuronal injury. J Cereb Blood Flow Metab 1987;7: 729–738
[6] Hypothermia after Cardiac Arrest Study Group. Mild therapeutic hypothermia to improve the neurologic outcome after cardiac arrest. N Engl J Med 2002;346:549–556
[7] English MJM. Physical principles of heat transfer. Curr Anaesth Crit Care 2001;12:66–71
[8] Choi DW, Rothman SM. The role of glutamate neurotoxicity in hypoxicischemic neuronal death. Annu Rev Neurosci 1990;13:171–182
[9] Milde LN. Clinical use of mild hypothermia for brain protection: a dream revisited. J Neurosurg Anesthesiol 1992;4:211–215
[10] Xu L, Yenari MA, Steinberg GK, Giffard RG. Mild hypothermia reduces apoptosis of mouse neurons in vitro early in the cascade. J Cereb Blood Flow Metab 2002;22:21–28
[11] Adachi M, Sohma O, Tsuneishi S, Takada S, Nakamura H. Combination effect of systemic hypothermia and caspase inhibitor administration against hypoxic-ischemic brain damage in neonatal rats. Pediatr Res 2001;50:590–595
[12] Siesjö BK, Bengtsson F, Grampp W, Theander S. Calcium, excitotoxins, and neuronal death in the brain. Ann N Y Acad Sci 1989;568:234–251
[13] Winfree CJ, Baker CJ, Connolly ES Jr, Fiore AJ, Solomon RA. Mild hypothermia reduces penumbral glutamate levels in the rat permanent focal cerebral ischemia model. Neurosurgery 1996;38:1216–1222
[14] Globus MY, Alonso O, Dietrich WD, Busto R, Ginsberg MD. Glutamate release and free radical production following brain injury: effects of posttraumatic hypothermia. J Neurochem 1995;65:1704–1711
[15] Jacobs S, Hunt R, Tarnow-Mordi W, Inder T, Davis P. Cooling for newborns with hypoxic ischaemic encephalopathy. Cochrane Database Syst Rev 2007; 4:CD003311
[16] Guidelines for the management of severe traumatic brain injury. J Neurotrauma 2007;24(Suppl 1):S1–S106
[17] Peterson K, Carson S, Carney N. Hypothermia treatment for traumatic brain injury: a systematic review and meta-analysis. J Neurotrauma 2008; 25:62–71
[18] Michenfelder JD, Theye RA. The effects of anesthesia and hypothermia on canine cerebral ATP and lactate during anoxia produced by decapitation. Anesthesiology 1970;33:430–439
[19] Busto R, Globus MY, Dietrich WD, Martinez E, Valdés I, Ginsberg MD. Effect of mild hypothermia on ischemia-induced release of neurotransmitters and free fatty acids in rat brain. Stroke 1989;20:904–910
[20] Clifton GL, Jiang JY, Lyeth BG, Jenkins LW, Hamm RJ, Hayes RL. Marked protection by moderate hypothermia after experimental traumatic brain injury. J Cereb Blood Flow Metab 1991;11:114–121
[21] Ridenour TR, Warner DS, Todd MM, McAllister AC. Mild hypothermia reduces infarct size resulting from temporary but not permanent focal ischemia in rats. Stroke 1992;23:733–738
[22] Todd MM, Hindman BJ, Clarke WR, Torner JC. Intraoperative Hypothermia for Aneurysm Surgery Trial (IHAST) Investigators. Mild intraoperative hypothermia during surgery for intracranial aneurysm. N Engl J Med 2005; 352:135–145
[23] Samra SK, Giordani B, Caveney AF, et al. Recovery of cognitive function after surgery for aneurysmal subarachnoid hemorrhage. Stroke 2007;38: 1864–1872
[24] Roach GW, Kanchuger M, Mangano CM, et al. Multicenter Study of Perioperative Ischemia Research Group and the Ischemia Research and Education Foundation Investigators. Adverse cerebral outcomes after coronary bypass surgery. N Engl J Med 1996;335:1857–1863
[25] Newman MF, Mathew JP, Grocott HP, et al. Central nervous system injury associated with cardiac surgery. Lancet 2006;368:694–703
[26] Grocott HP, Newman MF, Croughwell ND, White WD, Lowry E, Reves JG. Continuous jugular venous versus nasopharyngeal temperature monitoring during hypothermic cardiopulmonary bypass for cardiac surgery. J Clin Anesth 1997;9:312–316
[27] Dietrich WD, Busto R, Valdes I, Loor Y. Effects of normothermic versus mild hyperthermic forebrain ischemia in rats. Stroke 1990;21:1318–1325
[28] Nathan HJ, Wells GA, Munson JL, Wozny D. Neuroprotective effect of mild hypothermia in patients undergoing coronary artery surgery with cardiopulmonary bypass: a randomized trial. Circulation 2001;104(12, Suppl 1): I85–I91
[29] Nathan HJ, Rodriguez R, Wozny D, et al. Neuroprotective effect of mild hypothermia in patients undergoing coronary artery surgery with cardiopulmonary bypass: five-year follow-up of a randomized trial. J Thorac Cardiovasc Surg 2007;133:1206–1211
[30] Bernard S, Buist M, Monteiro O, Smith K. Induced hypothermia using large volume, ice-cold intravenous fluid in comatose survivors of out-of-hospital cardiac arrest: a preliminary report. Resuscitation 2003;56:9–13
[31] Nielsen N, Wettersley J, et al. Targeted temperature management at 33℃ versus 36℃ after cardiac arrest. N Engl J Med. 2013; 369(23):2197–206
[32] Clifton GL, Miller ER, Choi SC, et al. Lack of effect of induction of hypothermia after acute brain injury. N Engl J Med 2001;344:556–563
[33] Clark RS, Kochanek PM, Marion DW, et al. Mild posttraumatic hypothermia reduces mortality after severe controlled cortical impact in rats. J Cereb Blood Flow Metab 1996;16:253–261
[34] Ponce FA, Spetzler RF, Han PP, et al. Cardiac standstill for cerebral aneurysms in 103 patients: an update on the experience at the Barrow Neurological Institute. Clinical article. J Neurosurg 2011;114:877–884
[35] Janata A, Weihs W, Bayegan K, Schratter A, Holzer M, Behringer W, Schock RB, Losert UM, Springler G, Schmidt P, Sterz F. Therapeutic hypothermia with a novel surface cooling device improves neurologic outcome after prolonged cardiac arrest in swine. Crit Care Med 2008;36:895–902.
[36] Mayer SA, Kowalski RG, Presciutti M, et al. Clinical trial of a novel surface cooling system for fever control in neurocritical care patients. Crit Care Med 2004;32:2508–2515
[37] Polderman KH, Rijnsburger ER, Peerdeman SM, Girbes AR. Induction of hypothermia in patients with various types of neurologic injury with use of large volumes of ice-cold intravenous fluid. Crit Care Med 2005;33: 2744–2751
[38] Steinberg GK, Ogilvy CS, Shuer LM, et al. Comparison of endovascular and surface cooling during unruptured cerebral aneurysm repair. Neurosurgery 2004;55:307–314, discussion 314–315
[39] Yenari MA, Han HS. Neuroprotective mechanisms of hypothermia in brain ischaemia. Nat Rev Neurosci 2012;13:267–278
[40] Reuler JB. Hypothermia: pathophysiology, clinical settings, and management. Ann Intern Med 1978;89:519–527
[41] Benumof JL, Wahrenbrock EA. Dependency of hypoxic pulmonary vasoconstriction on temperature. J Appl Physiol 1977;42:56–58
[42] Boylan JW, Hong SK. Regulation of renal function in hypothermia. Am J Physiol 1966;211:1371–1378
[43] Wong KC. Physiology and pharmacology of hypothermia. West J Med 1983;138:227–232
[44] The Brain Trauma Foundation. The American Association of Neurological Surgeons. The Joint Section on Neurotrauma and Critical Care. Guidelines for cerebral perfusion pressure. J Neurotrauma 2000;17:507–511
[45] Heier T, Caldwell JE, Sessler DI, Miller RD. Mild intraoperative

hypothermia increases duration of action and spontaneous recovery of vecuronium blockade during nitrous oxide-isoflurane anesthesia in humans. Anesthesiology 1991;74:815–819
[46] Doutremepuich C. Haemostasis defects following cardio-pulmonary bypass based on a study of 1350 patients. Thromb Haemost 1978;39:539–541
[47] Kanter GS. Renal clearance of glucose in hypothermic dogs. Am J Physiol 1959;196:866–872
[48] MacPhee IW, Gray TC, Davies S. Effect of hypothermia on the adrenocortical response to operation. Lancet 1958;2:1196–1199
[49] Salman H, Bergman M, Bessler H, Alexandrova S, Beilin B, Djaldetti M. Hypothermia affects the phagocytic activity of rat peritoneal macrophages. Acta Physiol Scand 2000;168:431–436
[50] Polderman KH, Peerdeman SM, Girbes AR. Hypophosphatemia and hypomagnesemia induced by cooling in patients with severe head injury. J Neurosurg 2001;94:697–705

第 14 章

脑血管的侵袭性和非侵袭性成像

Joseph E. Heiserman

颅内血管由于颅骨的覆盖、高度的血管密度、复杂的颅内动脉走行，导致显像非常困难。1927 年，Lisbon 大学神经教授 Egas Moniz，通过放射影像的方法首次成功显示 20 岁的患者的脑血管结构 [1]。通过与尸头上血管位置的比较，Moniz 以影像上血管的移位来诊断垂体瘤，也发明了一项诊断颅内病变的新方法。虽然脑血管造影诊断颅内病变的方法后来被断层成像超越，但是当今的全脑血管造影依然对颅内血管病变诊断有重要的意义。早期脑血管造影的死亡率大约在 1.5% 左右，如今已经非常安全。然而，传统的脑血管造影仍然是一种有创而耗时的手术。血管造影在无创或侵袭性更小的新技术出现之前 50 年中起到了非常大的作用。无创成像实际上成为一种辅助检查手段而不是替代方案。20 世纪 80 年代早期，颈部和经颅多普勒超声开始进入临床实践，可提供对颈部和颅内血管有限的但无创和简便易行的评估。另外，1954 年，在磁共振技术（NMR）引入后不久，曾有研究报道脑血流对磁共振信号的影响。但是直到 1985 年，磁共振血管成像技术才进入临床实践。随着螺旋 CT，特别是多层螺旋 CT 的发展，CT 血管造影成为现实。1992 年首次报道 CT 血管造影应用于脑血管成像。因此，进入 21 世纪以后，多种方法用于颅内血管的成像和评估。本章主要介绍当前脑血管检查技术，以及它们的优势、缺陷和诊断方面的应用。

传统脑血管造影

数字脑血管造影体系包括 X 射线源，X 射线聚焦设备和检测器。本质上这是一个 X 线照相机，或者是一个成像系统，或者更形象的来说是一个固态探测器。射线源和检测器放在一个固定的位置，患者摆放在两者之间，探测器检测患者身体穿透过去的 X 射线。探测器上接收的射线成像后反映了人体的解剖结构。每一个 X 线成像都可以在垂直方向上分成两个矩阵，也称为像素，成像的清晰度取决于像素和 X 线聚焦点的大小以及其他影响因素。当需要更高的解析度的时候，DSA 可以在高放大倍率下进行，尤其是需要将动脉和静脉区分的之时。在脑血管造影的时候，标准的速率是每秒钟 4 帧。

脑血管造影也可以在双成像系统中完成，这样可以同时得到两个方向的互相垂直的投射结果。三维旋转血管造影技术（RA）在成像方面取得重大的进展。在持续向血管内注射造影剂的时候，在计算机控制下，造影系统围绕病变进行半周旋转完成 3D 成像，并可以从任何一个角度来重建。3D 成像对造影设备的要求很高，5~10 秒旋转 180°，同时收集 100~200 张成像。但是为了快速成像，往往需要牺牲一定程度的空间分辨率，最终成像上会有约 0.5 mm 体素的误差。

在血管造影期间，高速旋转的构台也可以同时采集断层成像。这一技术被称平面探测或 C 形臂锥束 CT，其成像接近标准多探头 CT 扫描的清晰度。然而对比分辨率（信号对背景噪声的比率）还是受到 X 射线散射的影响。这一系统除了在血管内介入治疗和手术治疗外还有很多应用方向。

风险

在最近的几项研究中，脑血管造影过程发生神经系统事件的概率大约为 1%，而且大约一半的症状是一过性的。与其他患者相比，蛛网膜下腔出血和脑动脉粥样硬化的患者发生并发症的概率为前者的 2.5 倍 [2]。脑血管造影的总体死亡率比较低，大约为 0.3%。大约 0.4% 患者出现医源性动脉夹层，通常涉及椎动脉，但很少出现症状 [3]。椎动脉造影时，一过性失明的发生率为 0.3%~1%，这可能和造影剂的神经毒性有关[4]。脑血管造影时，动脉瘤破裂的发生率为 1%~2%，但一旦破裂就会出现极高的致残率和致死率[5]。动脉瘤破裂可能与注射造影剂时血流动力学改变有关。动脉瘤破裂发生率在 3D 造影时可能更高，这是因为需要持续注入造影剂。

动脉内注射碘化造影剂的过敏反应非常少见，大约为 0.06%。造影剂诱发的肾脏病变与造影后肾功能恶化有关，尤其在肾功能不全的患者中常见。有研究表明，动脉内注射造影剂引发肾脏病变的概率要高于静脉内注射 2 倍[6]。为了尽量减少造影剂所引起的肾脏损伤，充分水化是其中一个补救措施。其他预防和治疗的措施并没有证据支持[7]。之前，曾有过报道肾功能不全患者使用钆对比剂，然而，由于注射高剂量钆对比剂存在肾脏毒性和肾纤维化的可能性，目前已不再推荐[8]。偶尔的，对于造影剂过敏或肾功能不全患者，二氧化碳可以作为一种安全有效的对比剂。

CT 血管造影

脑血管阻力不高，动静脉循环的时间大概只有 4 秒，因此精确控制对比剂进入脑血管的时间和迅速进行脑血管成像，是 CTA 技术的核心。现在的 CT，尤其是 64 排 CT，可以在几秒内扫描整个头部结构，完成 CT 血管造影。

在血管 CT 的检查过程中，装配有 X 线发生器和探测器的 CT 构台，在患者缓慢移动的时候快速旋转扫描，得到一个螺旋扫描的结果，经过后期处理得到连续的轴位图像。覆盖范围由单个检测器定义的间距决定，即患者每转一圈的距离除以 X 线束的宽度。等于 1 的间距对应连续覆盖，小于 1 的间距导致重叠，大于 1 的间距产生间隙，但有着更快的扫描速度。当有多个检测器时，虽然处理过程比较复杂，但原理是相同的。每次旋转都会获取与探测器组长度相等的体积，从而加速采集的速度。

影响 CT 扫描质量的因素包括空间分辨率，对比剂分辨率和部分容积效应。多排 CT 的空间分辨率受到很多因素的共同影响，包括 X 线束宽度、探测器尺寸、重建滤波器、矩阵和显示器 FOV。我们可以使得探测器宽度近似于通过平面（沿患者轴）的分辨率，且 FOV 用于除以平面内（横向）分辨率或像素大小的矩阵。平面内和通过平面的最小典型值为 0.5~0.6 mm，这比 DSA 获得的像素尺寸大 2~3 倍。对比度分辨率决定特定图像特征与背景的区别，这取决于 X 线剂量和能量。当具有不同 X 线衰减的组织（如骨和血管）对单个体素有贡献，是会出现部分容积效应的。在这种情况下，CT 图像中相关像素的亮度是组织的容积平均值。

部分容积效应是 CT 脑血管造影伪影的重要原因。例如血管边缘钙化的斑块可导致部分容积伪影，从而显示出相邻血管的管腔狭窄。通过增加空间分辨率和增加对比分辨率可以使伪影减小。部分容积效应也可以通过后期处理而减小。CT 血管造影需要权衡最大空间分辨率和扫描时间，以及可接受的空间分辨率和辐射剂量。

完全覆盖成人的大脑需要探测器至少具有 256 个 0.5 mm 长的元件，最多可拥有 320 个元件。旋转时间小于 1 秒的这些机器可以获得 0.5 mm 空间分辨率和小于 1 秒的及时分辨率的一系列成像，这些参数足以识别脑血管动脉和静脉期的变化，当然质量比不上 DSA。再另外一方面，采集时间可以控制在心动周期内，从而获得诸如脑动脉瘤的病理成像。

因为多探测器 CT 血管造影在短时间内产生大量成像，后处理方法变得非常重要[9]。因为分辨率具有同向性，图像可在多个不同方向进行观察，通常包括矢状位、轴位和冠状位。这个过程即多平面重建，重建出的图片厚度稍微增大。通过指定一条沿着血管的线可实现曲面重建，从而实现感兴趣区的线性投影。渲染软件可以构建模拟血管的影像，这些图像可以旋转以全面评估复杂的血管解剖。最大密度投影成像通过沿着穿过图像的径向射线选择最亮的像素获得，并形成类似于血管的投影。

CT 血管成像最大的缺陷在于对颅底血管的走行显示不清楚。骨质信号与造影剂信号相似，而且血管走行迂曲使得评估很难。这些困难可以通过几种方法解决。例如，在造影剂使用之前先进行扫描，再剪影时可以去除颅骨的影响，这与 DSA 方法类似。另外，双能量 CT 扫描采用 80 kVP 和 140 kVP X 线能够区分造影剂和骨质，使得骨质剪影成为可能[10]。

每一个扫描后重建的步骤都与伪影以及辐射剂量有关。扫描次数越多，丢失信息和伪影的发生概率越大，因此，相对于立体渲染和最大密度投影而言，多平面重建受到的影响最小。在立体渲染图像中，局部钙化和小动脉瘤表现类似，血管内的结构例如夹层中的活瓣则不显影[11]。在最大密度投影成像中，血管狭窄常常被高估，而邻近的骨钙或者强化信号常常与血管结构难以区分。考虑到这些方法上的缺陷，这些方法只能用作补充手段。在诊断非常难的情况下，仔细区分原始图像常常可以解决这些困难。

离子辐射相关风险

高剂量X射线具有危害性，但是暴露于低剂量X射线，例如CT血管成像和脑血管造影成像中，X射线的危害还不清楚。在日常生活中，我们常常暴露于日常射线下，日常射线包括宇宙射线、矿物质射线，以及食物中摄取的放射性同位素发出的射线。在医学影像中，X射线的吸收剂量通常使用放射当量（mSV）表示。环境中的放射剂量因地而异，但一般说来不超过3 mSV。

当能量充足时，射线可以电离物质。在生物组织中，射线导致的离子化能使体细胞损伤，能量很高的时候可以导致细胞死亡，射线还损伤DNA，如果这种损伤没有得到及时修复，有可能引发体细胞的恶变，并可能导致配子基因组的有害突变，从而不断蓄积并影响后代。对原子弹爆炸幸存者的调查研究发现，他们体内的射线当量最低为50 mSv，这些当量的射线导致肿瘤、白血病以及死亡的风险增加[12]。然而，50 mSv当量以下的辐射剂量是否有害是必须考虑的，主要是考虑临床所用的辐射剂量通常为1~10 mSv。这些风险讨论的依据是辐射剂量可能和损伤存在线性相关的关系。尽管如此，在医疗诊断和治疗当中，使用X射线的能量和计量，即使对于儿童还是可以接受的[13]。

射线诱发肿瘤是和年龄相关的，儿童由于体重小，所以每千克体重接受的剂量相对较大，对于同一剂量的话，儿童相对来说更敏感，主要因为儿童的细胞分裂活跃。而且儿童由于预期寿命长于成年人，发生肿瘤突变的概率更大。根据这些观点，对于婴幼儿和青少年来讲，肿瘤风险相对较高[14]。妇女尤其是女孩，由于乳腺和卵巢对射线更加敏感，也是高风险人群。相反地，预期寿命短的患者射线所导致的肿瘤发生相对较少。

现代的CT扫描趋向于减少X线剂量。但是随着CT扫描的普及，CT检查越来越成为X射线暴露的一个重要源头[15]。剂量指标即有效剂量可以通过总结每个器官吸收的剂量计算得出。这个剂量可以反映所有辐射器官的总和。代表性的有效剂量见表14.1。

表 14.1　成人和儿童有效成像放射剂量值 *

模态	成人（mSv）	儿童（mSv）
脑CT	2.7	2
CT脑血管造影	1.6	6
CT颈部血管造影	3.8	14
CT灌注成像 †	4.9	10
脑血管造影	5 ‡	10 ‡

注：*64层CT扫描检查[50]的成人值[51]和儿童值[52]；†目标器官（脑）的剂量超过100 mSv，经过反复检查可能导致不良反应，如皮肤红斑和可能的认知功能影响；‡平均值；范围相当大，取决于难度和操作员的经验。

有效剂量可以与风险数据相结合，从而预测风险的发生率，比如远期肿瘤的发生率。然而，一些因素使得这个预测并不精确。这些因素的范围很广，包括低剂量的不确定性以及与年龄、体重、性别和累计效应相关的组织。即便这样，指南还是发表了[12]。例如连续暴露于10个mSV剂量的30岁女性诱发肿瘤的风险是0.1%，而对婴幼儿而言，同样剂量的暴露诱发肿瘤的风险大约是0.5%。然而，这些数据应该对生命中发生肿瘤的风险做校正[16]，因此在这个例子中，射线暴露所增加的肿瘤风险大约仅为0.2%。更重要的是，这仅是简单的推测，其他辐射相关的风险以及患者当时的年龄同样需要与未来发生肿瘤的风险相比较。对于成年人而言，肿瘤所致的死亡率大约占肿瘤发生率的一半，这对辐射相关的死亡率同样适用，所以真实增加的风险仅为0.2%。

CT扫描为患者疾病的诊断带来了巨大收益，当CT扫描可能为患者的治疗提供重要信息时，与这些收益相比，射线的损害是非常小的。从这个观点出发，肿瘤的发生风险应当视为一个重要的人群问题。反应每年进行CT扫描的次数。儿童相对来说风险较高，因此必须重视。在为患者选择检查的时候，要尽量避免不必要的扫描，选择可能的病变范围，使用最小的剂量，或者是采用磁共振的办法[17]。

磁共振血管成像

当水中的氢原子被强磁场极化的时候，给予一个弱的外加磁场，氢原子的极向会有所改变，但在外加磁场取消后会重新指向原来的磁场方向。在这一过程当中，原子释放能量是有规律的。这些能量信号被捕获后，就能够将水中物质的信号转变为成像，这是磁共振的原理[18]。质子自旋有一个特征时间，即沿着主磁场返回堆砌状态的时间，也就是T1。由于氢原子在不同的环境中运动的速率不同，因此当所有的氢原子恢复同步需要一定的时间，而这一时间特征即T2。一个混乱的磁场或射频脉冲可以操纵自旋，从而提取不同组织的信息。特定的脉冲可以用来研究不同的组织特性。特别是对流动敏感的序列使得MR血管造影成为可能。目前应用磁场存在多种显示血流的方法[19]。

目前 MR 血管造影技术主要分为三类：时间飞跃（TOF）、相称（PC）和对比增强（CE）。每项技术都有多种变异形式。目前最常用的技术为 TOF 变异[20]。这些方法主要依据静止组织和流动血液不同的特性。与静止组织不同，血液中氢原子自旋并不受先前的操控。因此，流动的血液在 MR 显示更为明亮，从而便于提取。血液自身的运动可以被检测到，其中的机制主要涉及 TOF。使用 1.5 mm 薄层扫描获得成像即 2D TOF，使用厚的序列并分段为薄层获得成像称为 3D TOF。2D TOF 的成像特点是对缓流的中等吸收性和高敏感性。它的成像在不规则流动区域的信号消失，例如不规则的动脉狭窄的末梢或动脉瘤内。3D TOF 则对不规则流动获得较高的吸收率和低敏感性，但在缓流趋势失去信号。因为造影图像是依赖于 T1 加权的，因此在 T1 相敏感的组织例如脂肪和血流可模拟流动。

我们可以应用一个可以变化的磁场，在这个磁场中，与静止的自旋相比，流动血液中的自旋在单位时间内的速度是不同的。这种速度上的不同可以形成图像，在这些图像上，血管结构显示得更加清楚。获得对流量敏感信号，并剪影对流动相对不敏感的信号，即消除来源于组织中的背景信号。这个过程即相称 MR 血管成像的原理。与 TOF 的方法不同，相称 MR 血管成像不能消除不规则流动的伪影。另外，使用者必须评估血管内感兴趣区的最大运动速率，称之为编码速率。如果数值太小，血管内信号降低；如果编码速度太大，敏感性则随之下降。因为使用者难以预测最大速率，尤其是对病变的血管，这成为这项技术的缺陷。最新的研究进展成功解决这些关键的问题，有可能使得相称 MR 血管成像应用更加广泛[21]。

TOF 和相称 MR 血管造影都比较耗时。这个缺陷及其他局限都可以通过对比强化 MR 血管造影解决。这种方法可以在静脉内注射造影剂时快速成像。这种方向主要依赖于 CT 脑血管造影中的流明技术，但不利的一面是需要进行造影剂注射，这需要花费时间和金钱。对比强化 MR 血管造影的风险比较小，范围比较广，从造影剂外渗到出现过敏反应。对于肾功能不全的患者，钆造影剂可能与肾脏系统性纤维化有关[22]。

通过门控可以使得相称 MR 血管造影的采集和心动周期同步，从而显示收缩期和舒张期血流的变化。但是，采集需要耗费几分钟，而且难以实现真正的时间分辨成像。另外一方面，获取对比强化 MR 血管造影的时间足够快，足以显示动脉和静脉期血流的情况。为了减少差距，已经开发出减少图像收集时间的方法[23]。通常采用锁孔成像的技术。这种方法仅收集某些需要构建全分辨率的图像信息。这些全分辨率图像会定期更新，并共享以重建频率更高的分辨率图像。这样做可以每 1~2 秒获取一次血管成像，并允许对预先的扫描进行剪影[24]。在另外一种创新方法中，HYPR-CE 血管造影可分别获取时间和空间的信息[25]。除了解剖信息外，4D MR 血管造影还可以提供有关血流速度和方向有关的数据以及与可能的诊断信息，例如早期引流静脉的出现。这些数据与 DSA 提供的数据相似，尽管时空分辨率较低。

与 CT 脑血管造影一样，MR 血管造影序列中所获得的图像通常使用多平面重建的方式或者是后处理形成血管造影的图像。这些后处理图像可以交互旋转，并可以从任何角度进行查看，这是绝对的优势。但是任何后处理都有可能带来伪影，原始图像在评估有问题的案例中仍然作用很大。

主磁场的场强决定了产生图像信号的多少。场强高的磁共振能够提供更高的信噪比。目前常用的磁共振在 1.5~3.0 T，而实验用的场强能够达到 7T。场强加倍可能使得信躁比加倍，使更高分辨率或更快速的扫描成为现实。

高场强还可以提供其他益处[26]。由于软组织中 T1 弛豫时间在高场强中延长，T1 纵向磁化恢复减少。因此与 TOF 方法相比，来自背景的信号减少（图 14.1）。同样的理由，造影剂在高场强下对比效果增强。高场强下高信躁比使得并行成像成为可能，从而缩短扫描时间。但是与空气或骨骼和软组织之间磁特性差异性相关的伪影在高场强下更明显，从而使贴近颅骨的血管信号丢失。总的来说，磁共振血管成像使用高场强的磁共振，成像效果好，节省扫描时间。

灌注成像

到目前为止，影像学技术已提供了中小型血管结构的信息，而灌注成像增加了有关微血管的信息。在灌注碘化对比剂的过程中，通过重复成像获得了 CT 灌注成像结果。如要接近全脑覆盖范围，至少需要 256 个探测器。通过取样动脉和静脉对比度衰减，灌注值可以被量化。生成按像素表示的脑血流量、脑血容量和平均通过时间图像[27]。利用动态磁敏感对比增强灌注 MR 成像（DSC P-MRI）可以生成关于使用静脉造影剂团的相对流量的数据。然而，量化比 CT 灌注更困难。这些研究的准确性可能对成像参数以及后处理方法有影响[28]。

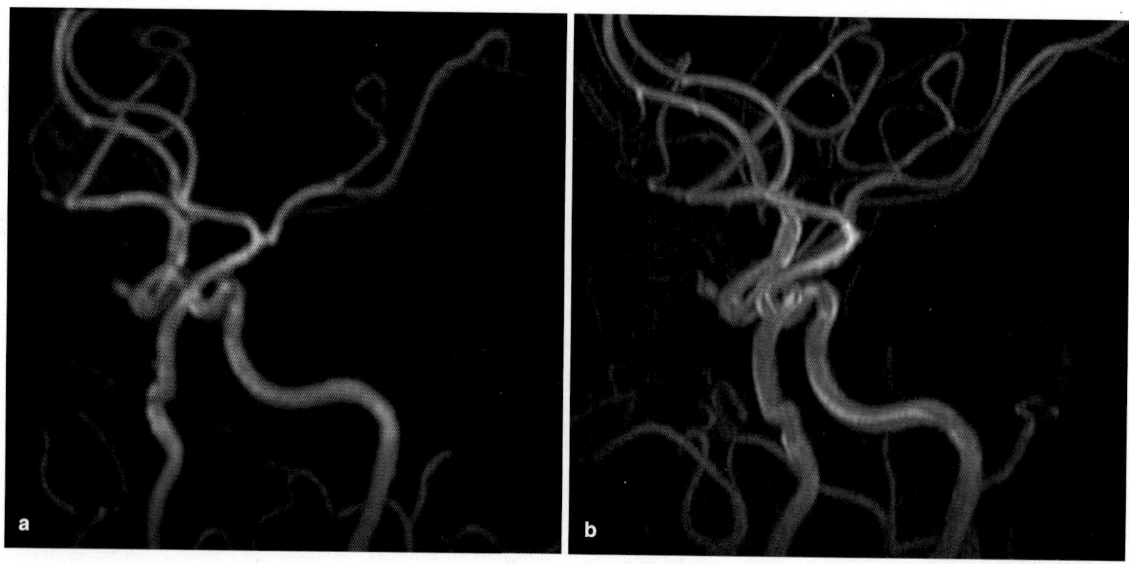

图 14.1　磁共振最大强度成像显示出一个眼动脉段动脉瘤：1.5 T（a）和 3.0 T（b）。相较于 1.5 T，3.0 T 呈现出更高的空间分辨率，外周动脉有更好的清晰度以及更好的背景噪声抑制（由 Barrow 神经学研究所提供）。

应用

血管狭窄和闭塞

CT 血管成像和磁共振血管成像对于检查颅内血管第一级和第二级的闭塞非常敏感。在高度狭窄的病例中可能会出现闭塞的假阳性诊断，也可以确定中至重度的局限性狭窄，特别是在较大的近端血管中。但是，精确判断狭窄度受到空间分辨率的技术限制。磁共振血管成像中，由于狭窄及其远端的血流异常有可能会高估狭窄程度。但这两项技术在血管狭窄和闭塞的筛查中依然非常有效。由于后处理技术的影响，靠近颅底的钙化和骨质可能导致对 CT 血管造影狭窄程度的错误估计。在 CT 血管造影中，骨剪影技术往往与狭窄过度评估有关 [29]。在所有的情况中，原始成像是最少受到影响的。灌注成像在这种情况下也有一定的应用，特别是在卒中评估时。CT 血管成像在诊断近端大血管痉挛时具有技术上的优势，CT 灌注也能有所帮助。在轻度狭窄的诊断中，这两种技术都不太可靠。例如在血管炎相关的轻度狭窄诊断中，准确性不如 DSA。

血管 CT 造影和磁共振血管成像在诊断颈动脉分叉部狭窄中有重要作用。两种方法都有倾向于高估狭窄程度的技术问题。由于对比增强 MR 血管造影对流量相关的信号丢失不敏感，因此它较少受到这种缺陷的影响，因为可能是较少创伤下最准确的方法 [30]。为了筛查或确认多普勒超声的结果，MR 血管造影通常是较好的选择。这一类非侵袭的检查手段在检测小的溃疡斑块的时候灵敏度不足。CT 血管造影通常用于评估椎动脉的狭窄，因为略高的空间分辨率可以更精确地确认血管狭窄程度。对比强化 MR 血管造影也可应用于此 [31]。

在诊断血管狭窄之外，斑块性质的分析也是一项非常有良好前景的技术。高分辨率磁共振成像可以显示颈动脉分叉处动脉壁以及斑块成分 [32]。CT 血管造影还能提供有用的信息，尤其是在显示钙化存在时。

CT 血管造影和对比增强 MR 血管造影都可以作为支架植入手术前的评估手段。MR 血管造影在大多数支架区域存在伪影，而 CT 血管成像能够比较好地反映支架后血管的通畅性（图 14.2）。

动脉夹层

非侵袭性和创伤性小的成像方法可以检测和探查动脉夹层 [33]。CT 血管成像对于诊断血管内损伤和相应的内膜撕裂损伤敏感性很强。而且由于检查相对简便，是血管损伤的筛查的重要手段，适用于高风险的人群的检查 [34, 35]。在发病后的几天再进行磁共振成像和磁共振血管成像能够显示血管内的假腔和其中的亚急性血栓，能够进一步明确诊断（图 14.3），提高诊断的特异性。CT 血管造影还可以显示壁间血肿 [36]。这两种检查方法都可以在高风险患者的检查中互为补充。CT 血管造影和 MR 血管造影均可能受到伪影的影响，因此检查结果必须谨慎解读 [37]。

静脉窦血栓

标准的磁共振成像对诊断亚急性静脉窦血栓具有

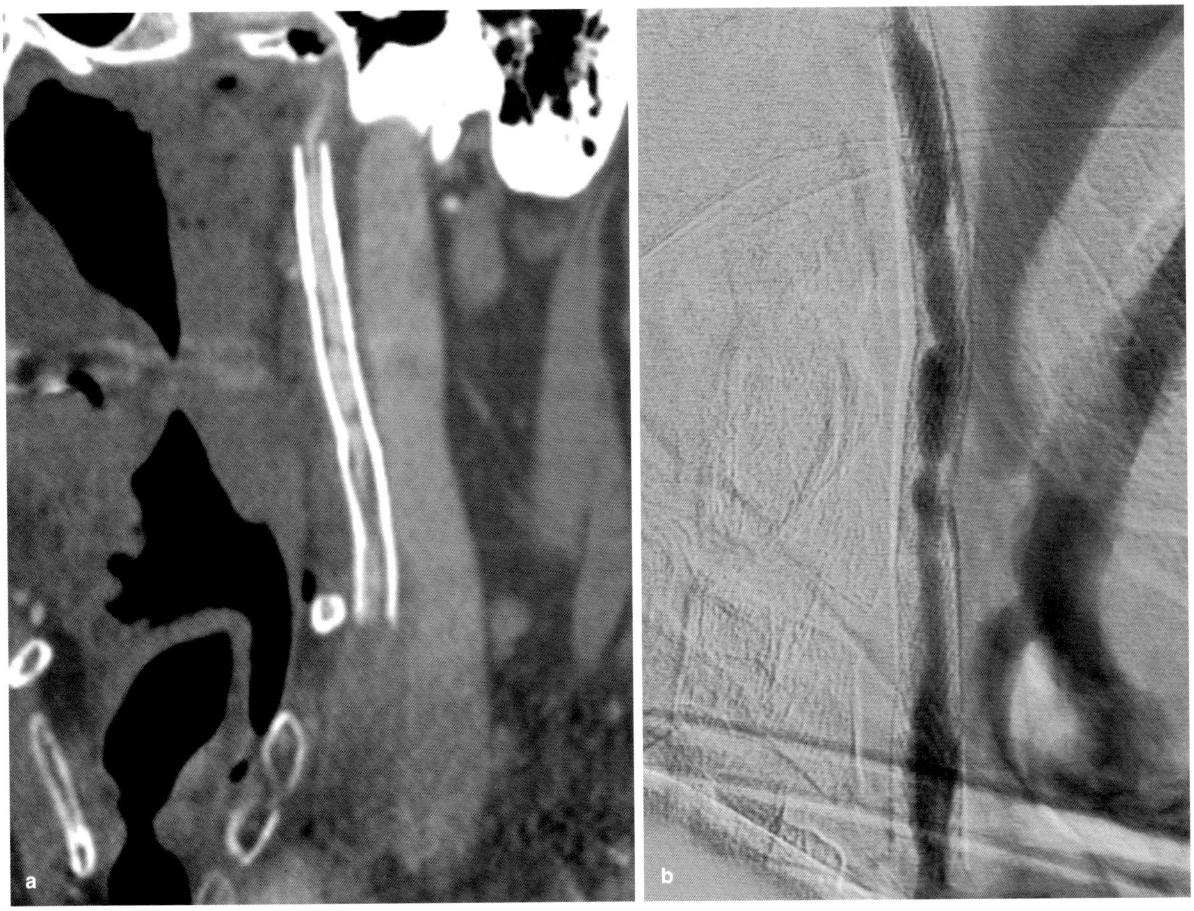

图 14.2　多平面融合成像：a. CTA 提示血管支架内再狭窄；b. 在数字减影血管造影中得到证实（由 Barrow 神经学研究所提供）。

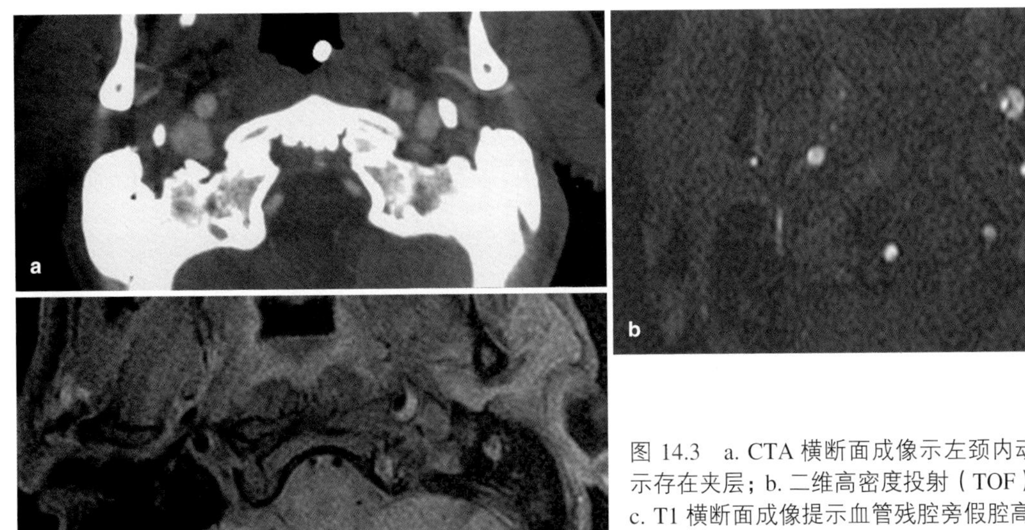

图 14.3　a. CTA 横断面成像示左颈内动脉轮廓不规则，提示存在夹层；b. 二维高密度投射（TOF）磁共振横断面成像；c. T1 横断面成像提示血管残腔旁假腔高信号（由 Barrow 神经学研究所提供）。

较高的敏感性[38]，在发病后几天到 1~2 周，受累的静脉窦在 T1 加权上表现为高信号。在急性期，这些发现更加不易被识别，T1 加权上没有正常的流空血流，但在 T2 加权上是持续存在的低信号，类似于血流信号。这些成像序列受伪影的影响，降低了其特异性。由于静脉窦内的血流减慢，最常累及上矢状窦后部和横窦，普通 MRA 对于皮质静脉的显影不够敏感。磁共振扫描和 2D TOF 血管成像结合是很好的筛查方法

(图 14.4)，当考虑孤立的皮质静脉血栓形成时，建议行强化磁共振血管成像。

CT 血管造影对于诊断血栓也有较高的敏感性，与对比增强 MR 一样，可以提供良好的皮质静脉可视化。为了使硬膜窦达到最佳的可视化，在采集中增加几秒延迟时间，这项技术成为 CT 静脉造影。

基于 MR 和 CT 都存在一定的缺陷并受到伪影干扰[39]。如前所述，与流量相关的信号变化可能混淆 MR 静脉造影的结果。高信号血栓可模拟 MR 静脉造影的血流，但 2D TOF 可以解决这一问题。同样，高密度血管或慢性血栓的对比增强也有可能混淆 CT 静脉造影的血流。

颅内动脉瘤

微创和无创性的成像方法对于检测颅内直径 3 mm 以上的动脉瘤非常敏感[40]。MR 血管造影通常用于筛查高危人群和评估未破裂动脉瘤。3T TOF 磁共振血管造影特别有用，因为它具有高分辨率和出众的背景信号抑制能力。在大动脉瘤中可能会发生血流相关的信号损失，主要可能与停滞的血流有关。在蛛网膜下腔出血患者中，CT 血管造影是首选的检查方法，因为对于这种危重患者而言，短时间的扫描具有更好的安全性。同时邻近蛛网膜下腔出血时，血管内的造影剂具有更高的密度，因此分辨率更高。联合使用骨骼减影术和双能量技术，除了特别细小的动脉瘤以外，CTA 在诊断动脉瘤的敏感度上非常高。静脉造影剂的伪影，尤其是在海绵窦段的静脉伪影，能够降低这一颅骨段 CT 血管成像敏感度。造影剂强化的磁共振血管成像也有这样的问题。CT 和磁共振血管成像可以在多个层面重建后阅读分析影像。如果诊断还有困难，就需要进行 DSA 检查，例如在区分非常细小的动脉瘤和血管的突起时还是需要行 DSA 检查。另外，在侵袭性较小的检查结果提示阴性时，常规血管造影也有进一步评估的作用。例如评估蛛网膜下腔出血，以排除诸如泡状动脉瘤之类的隐匿性动脉瘤。

在动脉瘤夹闭术后的患者中，螺旋扫描 CT 血管造影显示伪影，其严重程度取决于动脉瘤夹的数量、大小和组成。小钛夹通常与轻度伪影有关，CT 血管造影术可在此情况下识别小至 2 mm 的残留充盈（图 14.5）[41]。MR 血管造影通常表现出与易感性相关的不可接受的人为因素。无论 CT 血管成像和磁共振血管成像上动脉瘤夹的伪影，都可以影响血管的重建和观察。血管内介入栓塞之后 CTA 上有更严重的伪影，但是磁共振血管成像可以发现小的残留和动脉瘤内的不致密填塞（图 14.6）[42]。在这种情况下，TOF 磁共振就可以完成该检查，强化的磁共振血管成像一般不是必须的。平面血管 CT 造影在静脉注射造影剂的成像条件下，用来分析动脉瘤夹闭后的残留情况，但当使用多个或者大的动脉瘤夹的时候，准确度就会下降[43]。

血管畸形

微创或无创技术可以对脑动静脉畸形进行成像，常常用于诊断和分型。但是，对于诊断细微的血管畸形，特别是动静脉瘘敏感度不足。此外，由于缺乏时间分辨率，它们不能识别早期静脉充盈。MR 血管造影和 CT 血管造影能够提供与时间变量相关的信息，在这方面有一定的潜力，尤其是 3T 场强的磁共振。曾有报道 4D CT 血管成像才能够识别脑动静脉畸形，参数为 0.5 mm 各向同性体素，1 秒时间分辨率和 5 mSv 射线剂量[44]。提高时间分辨率必须增大辐射的剂量。一项

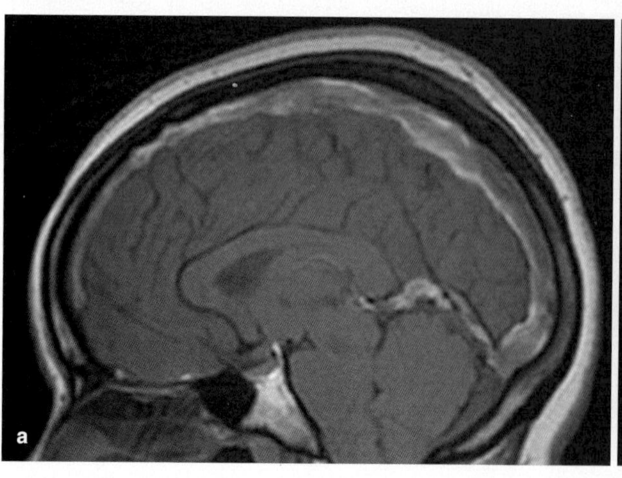

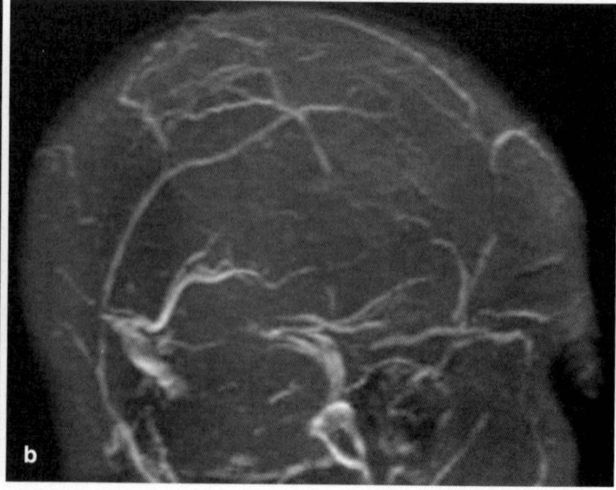

图 14.4　a. 由于亚急性血栓形成使得 T1 矢状位脑成像提示硬膜窦内的高信号影；b. 二维高密度投射 TOF MRV 证明硬膜窦多处缺乏血流，伴随乙状窦少部分供血不足（由 Barrow 神经学研究所提供）。

研究表明，4D MR 血管造影同样可以识别脑动静脉畸形，其参数为 1.1 mm × 1.4 mm × 1.1 mm 体素，时间分辨率为 0.6 秒[45]。4D MR 血管造影和 CT 血管造影均可以识别滋养动脉和动静脉瘘，并能分辨出引流静脉。很多研究发现，DSA 上的发现与 Spetzler–Martin 分级相符合，然而，深部静脉引流和颅内动脉瘤常常无法识别。因此，对于复杂或者细微病变的评估，更高分辨率和成膜速率的 DSA 更为适合。

一直以来，非侵袭检查技术对于硬脑膜动静脉瘘的诊断是比较困难的。时间分辨或许可以解决这一问题。在一项报道中，参数为 1 mm × 1 mm × 1.5 mm 体素，时间分辨率为 2 秒的 MR 血管造影的发现与 DSA 结果类似[46]。在另一项研究中，参数为 0.5 mm 各向同性体素，时间分辨率为 1 秒的 4D CT 血管造影也有类似发现[47]。CT 所具有的较高的空间分辨率是一个优势，因为大部分区域都与颅底相近。这两种检查手段都可能对小的滋养动脉和小的体积病灶不敏感。尽管 DSA 仍是动静脉瘘检查的金标准，但是，相对微创的检查技术对于特定部位的动静脉瘘的随访还是有用的。

磁共振和磁共振血管成像通常用于治疗后的随访。在增强扫描没有阳性发现的时候，可以进行 DSA 来证实血管畸形治愈。

脊髓

脊髓血管病变通常由于体积小，周边结构紧密，非损伤性的成像困难。特别是诊断脊髓硬膜动静脉

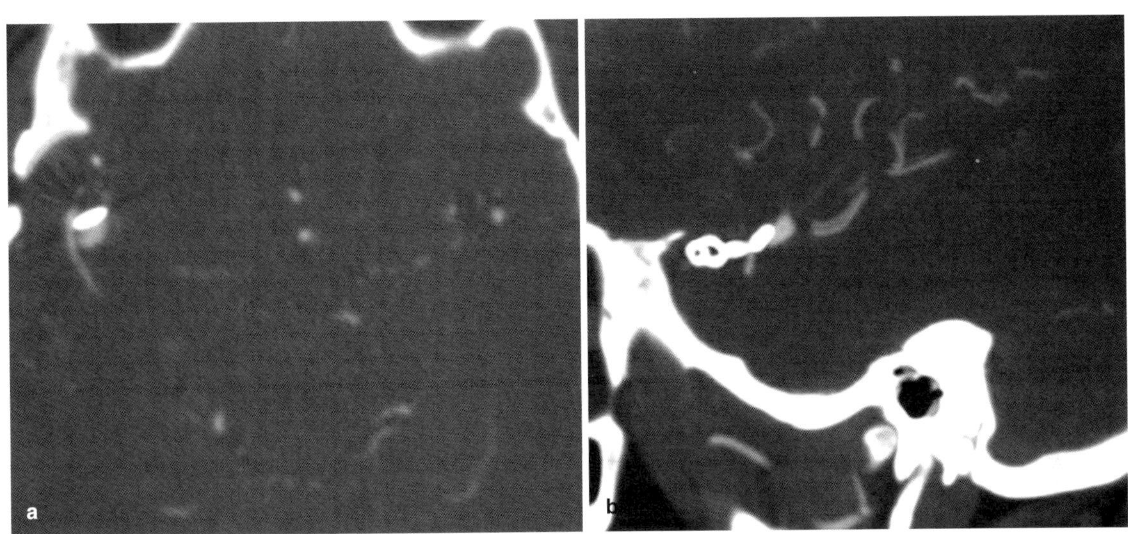

图 14.5　CTA 提示毗邻一个动脉瘤钛夹的右侧大脑中动脉复发小动脉瘤。a. 轴位；b. 矢状位（由 Barrow 神经学研究所提供）。

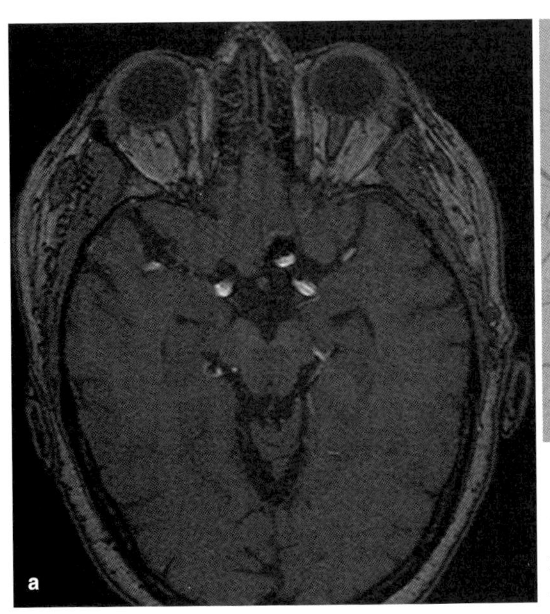

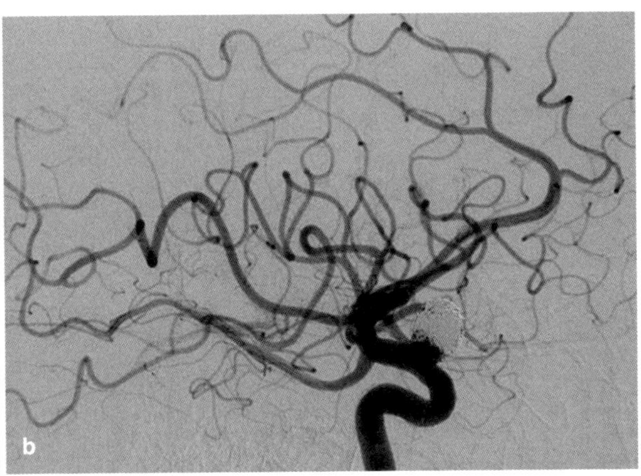

图 14.6　a. TOF MRA 提示眼动脉旁动脉瘤基底部小部分造影剂残留；b. 这个动脉瘤可由颈动脉血管造影侧位片证实（由 Barrow 神经学研究所提供）。

瘘时，在对滋养动脉和明确瘘的位置和性质方面，MRA[48] 与 CTA[49] 两者远远不及全脊髓血管造影，在进行 DSA 和治疗之前，4D MR 血管造影可用于确定脊髓大动脉的起源。

结论

目前具有的多种影像检测方法可供临床选择，从而帮助明确诊断，并降低治疗中的风险，提高准确度。表 14.2 提供了这些具体的方法，自 Monis 以来，神经血管成像的创新仍在持续。高场强磁共振、多排快速 CT 系统、更少的放射暴露，以及用于 MR 血管造影和 CT 血管造影的新型后处理方案中的神奇后期处理技术，都是当前不断创新的脑血管成像领域中的组成部分，更先进的创新技术还将会不断涌现。

表 14.2　不同成像模式概要

模态	方法	风险	应用
MR 血管造影	2D TOF	非侵袭性	颈动脉分叉筛查 颅内静脉窦筛查
	3D TOF	非侵袭性	颈动脉分叉筛查 颈动脉夹层评估 颅内动脉评估用于动脉瘤、血管狭窄（常选 3T） 动脉瘤栓塞术后评估
	相差	非侵袭性	血流量大小和方向的定量评估
	对比度增强	侵袭性小	颈动脉分叉评估 椎体源性狭窄评估
CT 血管造影	多探头	侵袭性小	急性卒中的综合评估 蛛网膜下腔出血患者的动脉瘤检测 夹闭后残余动脉瘤的评估 颈动脉夹层评估 评估支架置入后血管通畅性
MR 血管造影 /CT 血管造影	4D	侵袭性小	当前正在发展中的技术 对选定的血管病变的评估和随访可能有用
数字减影血管造影（DSA）	双平面	侵袭性	解决有问题的病例 细微狭窄的检测（血管炎、轻度血管痉挛） 血管内治疗
	旋转血管造影	侵袭性	评估血管解剖结构，特别是在复杂区域和动脉瘤附近

注：CT，计算机断层扫描；MR，磁共振；TOF，飞行时间。

参·考·文·献

[1] Antunes JL. Egas Moniz and cerebral angiography. J Neurosurg 1974;40: 427–432

[2] Kaufmann TJ, Huston J III, Mandrekar JN, Schleck CD, Thielen KR, Kallmes DF. Complications of diagnostic cerebral angiography: evaluation of 19,826 consecutive patients. Radiology 2007;243:812–819

[3] Cloft HJ, Jensen ME, Kallmes DF, Dion JE. Arterial dissections complicating cerebral angiography and cerebrovascular interventions. AJNR Am J Neuroradiol 2000;21:541–545

[4] Till V, Koprivsek K, Stojanovic S, Avramov P, Vulekovic P. Transient cortical blindness following vertebral angiography in a young adult with cerebellar haemangioblastoma. Pediatr Radiol 2009;39:1223–1226

[5] Klisch J, Weyerbrock A, Spetzger U, Schumacher M. Active bleeding from ruptured cerebral aneurysms during diagnostic angiography: emergency treatment. AJNR Am J Neuroradiol 2003;24:2062–2065

[6] Katzberg RW, Barrett BJ. Risk of iodinated contrast material—induced nephropathy with intravenous administration. Radiology 2007;243:622–628

[7] Ellis JH, Cohan RH. Reducing the risk of contrast-induced nephropathy: a perspective on the controversies. AJR Am J Roentgenol 2009;192:1544–1549

[8] Ledneva E, Karie S, Launay-Vacher V, Janus N, Deray G. Renal safety of gadolinium-based contrast media in patients with chronic renal insufficiency. Radiology 2009;250:618–628

[9] Fishman EK, Ney DR, Heath DG, Corl FM, Horton KM, Johnson

PT. Volume rendering versus maximum intensity projection in CT angiography: what works best, when, and why. Radiographics 2006;26:905–922

[10] van Straten M, Schaap M, Dijkshoorn ML, et al. Automated bone removal in CT angiography: comparison of methods based on single energy and dual energy scans. Med Phys 2011;38,11:6128-6137

[11] Takhtani D. CT neuroangiography: a glance at the common pitfalls and their prevention. AJR Am J Roentgenol 2005;185,3:772-783

[12] Hall EJ, Brenner DJ. Cancer risks from diagnostic radiology. Br J Radiol 2008;81:362–378

[13] Kleinerman RA. Cancer risks following diagnostic and therapeutic radiation exposure in children. Pediatr Radiol 2006;36(Suppl 2):121–125

[14] Brenner D, Elliston C, Hall E, Berdon W. Estimated risks of radiationinduced fatal cancer from pediatric CT. AJR Am J Roentgenol 2001;176:289–296

[15] Brenner DJ, Hall EJ. Computed tomography—an increasing source of radiation exposure. N Engl J Med 2007;357:2277–2284

[16] Surveillance, Epidemiology, and End Results Program. Cancer Statistics Review. 1975–2009 (Vintage 2009 Populations). Bethesda, MD: National Cancer Institute; 2012

[17] Brenner DJ. Medical imaging in the 21st century—getting the best bang for the rad. N Engl J Med 2010;362:943–945

[18] Jacobs MA, Ibrahim TS, Ouwerkerk R. AAPM/RSNA physics tutorials for residents: MR imaging: brief overview and emerging applications. Radiographics 2007;27:1213–1229

[19] Ivancevic MK, Geerts L, Weadock WJ, Chenevert TL. Technical principles of MR angiography methods. Magn Reson Imaging Clin N Am 2009;17:1–11

[20] Miyazaki M, Lee VS. Nonenhanced MR angiography. Radiology 2008;248: 20–43

[21] Turk AS, Johnson KM, Lum D, et al. Physiologic and anatomic assessment of a canine carotid artery stenosis model utilizing phase contrast with vastly undersampled isotropic projection imaging. AJNR Am J Neuroradiol 2007;28:111–115

[22] Hellman RN. Gadolinium-induced nephrogenic systemic fibrosis. Semin Nephrol 2011;31:310–316

[23] Blackham KA, Passalacqua MA, Sandhu GS, Gilkeson RC, Griswold MA, Gulani V. Applications of time-resolved MR angiography. AJR Am J Roentgenol 2011;196:W613-20

[24] Cashen TA, Carr JC, Shin W, et al. Intracranial time-resolved contrast-enhanced MR angiography at 3T. AJNR Am J Neuroradiol 2006;27:822–829

[25] Wu Y, Johnson K, Kecskemeti SR, et al. Time resolved contrast enhanced intracranial MRA using a single dose delivered as sequential injections and highly constrained projection reconstruction (HYPR CE). Magn Reson Med 2011;65:956–963

[26] Huang BY, Castillo M. Neurovascular imaging at 1.5 tesla versus 3.0 tesla. Magn Reson Imaging Clin N Am 2009;17:29–46

[27] Leiva-Salinas C, Provenzale JM, Kudo K, Sasaki M, Wintermark M. The alphabet soup of perfusion CT and MR imaging: terminology revisited and clarified in five questions. Neuroradiology 2012;54:907–918

[28] Lui YW, Tang ER, Allmendinger AM, Spektor V. Evaluation of CT perfusion in the setting of cerebral ischemia: patterns and pitfalls. AJNR Am J Neuroradiol 2010;31:1552–1563

[29] Buerke B, Puesken M, Wittkamp G, et al. Bone subtraction CTA for transcranial arteries: intra-individual comparison with standard CTA without bone subtraction and TOF-MRA. Clin Radiol 2010;65:440–446

[30] Chappell FM, Wardlaw JM, Young GR, et al. Carotid artery stenosis: accuracy of noninvasive tests—individual patient data meta-analysis. Radiology 2009;251:493–502

[31] Khan S, Cloud GC, Kerry S, Markus HS. Imaging of vertebral artery stenosis: a systematic review. J Neurol Neurosurg Psychiatry 2007;78:1218–1225

[32] Oppenheim C, Naggara O, Touzé E, et al. High-resolution MR imaging of the cervical arterial wall: what the radiologist needs to know. Radiographics 2009;29:1413–1431

[33] Provenzale JM, Sarikaya B. Comparison of test performance characteristics of MRI, MR angiography, and CT angiography in the diagnosis of carotid and vertebral artery dissection: a review of the medical literature. AJR Am J Roentgenol 2009;193:1167–1174

[34] Sliker CW. Blunt cerebrovascular injuries: imaging with multidetector CT angiography. Radiographics 2008;28:1689–1708, discussion 1709–1710

[35] Steenburg SD, Sliker CW, Shanmuganathan K, Siegel EL. Imaging evaluation of penetrating neck injuries. Radiographics 2010;30:869–886

[36] Lum C, Chakraborty S, Schlossmacher M, et al. Vertebral artery dissection with a normal-appearing lumen at multisection CT angiography: the importance of identifying wall hematoma. AJNR Am J Neuroradiol 2009;30:787–792

[37] Provenzale JM, Sarikaya B, Hacein-Bey L, Wintermark M. Causes of misinterpretation of cross-sectional imaging studies for dissection of the craniocervical arteries. AJR Am J Roentgenol 2011;196:45–52

[38] Poon CS, Chang JK, Swarnkar A, Johnson MH, Wasenko J. Radiologic diagnosis of cerebral venous thrombosis: pictorial review. AJR Am J Roentgenol 2007;189(6, Suppl):S64–S75

[39] Provenzale JM, Kranz PG. Dural sinus thrombosis: sources of error in image interpretation. AJR Am J Roentgenol 2011;196:23–31

[40] Hacein-Bey L, Provenzale JM. Current imaging assessment and treatment of intracranial aneurysms. AJR Am J Roentgenol 2011;196:32–44

[41] Zachenhofer I, Cejna M, Schuster A, Donat M, Roessler K. Image quality and artefact generation post-cerebral aneurysm clipping using a 64-row multislice computer tomography angiography (MSCTA) technology: a retrospective study and review of the literature. Clin Neurol Neurosurg 2010;112:386–391

[42] Schaafsma JD, Velthuis BK, Majoie CB, et al. Intracranial aneurysms treated with coil placement: test characteristics of follow-up MR angiography—multicenter study. Radiology 2010;256:209–218

[43] Psychogios MN, Wachter D, Mohr A, et al. Feasibility of flat panel angiographic CT after intravenous contrast agent application in the postoperative evaluation of patients with clipped aneurysms. AJNR Am J Neuroradiol 2011;32:1956–1962

[44] Willems PW, Taeshineetanakul P, Schenk B, Brouwer PA, Terbrugge KG, Krings T. The use of 4D-CTA in the diagnostic work-up of brain arteriovenous malformations. Neuroradiology 2012;54:123–131

[45] Hadizadeh DR, Gieseke J, Beck G, et al. View-sharing in keyhole imaging: Partially compressed central k-space acquisition in time-resolved MRA at 3.0 T. Eur J Radiol 2011;80:400–406

[46] Nishimura S, Hirai T, Sasao A, et al. Evaluation of dural arteriovenous fistulas with 4D contrast-enhanced MR angiography at 3T. AJNR Am J Neuroradiol 2010;31:80–85

[47] Willems PW, Brouwer PA, Barfett JJ, terBrugge KG, Krings T. Detection and classification of cranial dural arteriovenous fistulas using 4D-CT angiography: initial experience. AJNR Am J Neuroradiol 2011;32:49–53

[48] Backes WH, Nijenhuis RJ. Advances in spinal cord MR angiography. AJNR Am J Neuroradiol 2008;29:619–631

[49] Yamaguchi S, Nagayama T, Eguchi K, Takeda M, Arita K, Kurisu K. Accuracy and pitfalls of multidetector-row computed tomography in detecting spinal dural arteriovenous fistulas. J Neurosurg Spine 2010;12:243–248

[50] Mnyusiwalla A, Aviv RI, Symons SP. Radiation dose from multidetector row CT imaging for acute stroke. Neuroradiology 2009;51:635–640

[51] Mettler FA Jr, Huda W, Yoshizumi TT, Mahesh M. Effective doses in radiology and diagnostic nuclear medicine: a catalog. Radiology 2008;248:254–263

[52] Raelson CA, Kanal KM, Vavilala MS, et al. Radiation dose and excess risk of cancer in children undergoing neuroangiography. AJR Am J Roentgenol 2009;193:1621–1628

第 15 章

吲哚菁绿血管造影在神经血管外科手术中的应用

Jacky T. Yeung, M. Yashar S. Kalani, and Peter Nakaji

在神经血管外科手术中，保持脑组织正常血流灌注是最基本的要求，在手术中可以在显微镜下直接观察血管的充盈状态。但是，这种方法在观察动脉瘤是否完全被夹闭、硬脑膜动静脉瘘是否被阻断、穿支血管是否通畅、搭桥血管是否血流通畅等还是有比较大的困难。虽然术前和术后的脑数字减影血管造影（DSA）是评估这些神经血管外科手术效果的金标准，但是这些方法还是比较费时，而且需要移动造影设备或者采用复合手术室。术中采用吲哚菁绿进行血管造影可以观察到血管的充盈和通畅，吲哚菁绿造影所需的设备可以和手术显微镜整合到一起。本章讨论吲哚菁绿的生物学特性，讨论术中使用吲哚菁绿的方法以及目前在治疗各种神经血管疾病中的具体应用。

吲哚菁绿的药理学

吲哚菁绿（$C_{43}H_{47}N_2NaO_6S_2$）是水溶性近红外荧光的显影剂（图 15.1），最大吸收光谱在 800 nm，发射光谱峰值在 835 nm，在这个波谱中内源性的吸收光谱强度非常低。静脉注射以后 95% 的吲哚菁绿很快与血浆白蛋白结合。它没有经历显著的肝外或肠肝循环。染料在人体内大部分是惰性的，因为染料的肾、外周、肺或脑脊液吸收可以忽略不计。染料完全被肝实质细胞摄取并分泌到胆汁中，这是评估肝功能的有用特征。

染料制剂中碘化钠的含量不得超过 5%，但对碘过敏的患者仍应谨慎使用。在没有明确碘过敏史的患者可能会出现过敏和荨麻疹等反应，不良反应的发生率与其他的造影剂相类似，发生率大约在 0.05%~0.2%[1, 2]。吲哚菁绿是妊娠期 C 类药物，因其没有动物实验的结果支持，只有存在较强的临床适应证的情况下才能在孕妇中使用。

含有硫酸氢钠的肝素制剂可以降低吲哚菁绿在血液中的吸收峰值。吲哚菁绿燃料的半衰期是 2.5~3 分钟，吲哚菁绿在健康人体当中每分钟衰减 18%~24%。静脉内注射燃料 20 分钟之后，最多只有 4% 的药物还存留在体内。在术中显微镜下，吲哚菁绿血管造影的推荐剂量是 0.2~0.5 mg/kg，每天最大的吲哚菁绿注射剂量不应该超过 5 mg/kg[3]。

历史

吲哚菁绿在 1959 年被美国食品和药物监督管理局批准应用于心脏循环手术以及肝功能的评估。1969 年，吲哚菁绿又被批准在诊断眼底病变中使用[4]，后来它被整形外科医生在术中广泛应用，用来评估皮瓣的血流供应情况。腹部外科医生也用它来评估血管吻合手术过程中的血管通畅情况。1995 年，由 Hongo 等[5]研究 ICG 染料作为研究脑血流动力学的一种无创性方法。基于术中显微镜的 ICG 视频血管造影术（ICG-VA）于 2003 年由 Raabe 等[6]首次引入，用于夹闭颅内动脉瘤。他也将术中吲哚菁绿使用的情况和术前、术后的 DSA 检查结果进行对比，并得出 ICG-VA 在 90% 的病例中与 DSA 具有相同的效果[3]。随后，吲哚菁绿血管造影广泛应用于颅内外搭桥手术[7]、颅外椎动脉手术[8]、开颅后皮质脑灌注的评估[9]、脑动静脉畸形[10]，以及脑[11]和脊髓硬脑膜动静脉瘘[12]的评估。

方法学

显微镜与近红外技术的整合

卡尔 · 蔡司公司将显微镜和吲哚菁绿血管造影技

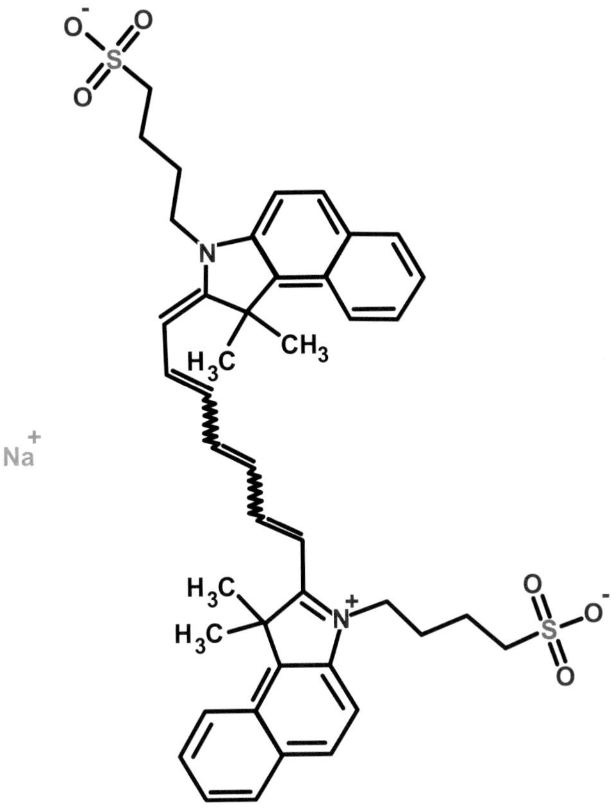

图 15.1　吲哚菁绿的化学结构。

术进行整合，这一新的系统将近红外成像与手术显微镜相整合，从而获得了高分辨率和高对比度的近红外成像[13]。一个特殊的光学激发设计，让近红外波长的光可以通过显微镜的光学设施，其波长恰巧与吲哚菁绿的吸收波段相匹配，从而使荧光显像清晰。显微镜内的一个光学分束器将吲哚菁绿的荧光直接反射到了一个黑白照相机中。这样可以直接看到高分辨率的近红外成像，而不影响显微镜的术野光线与照明。

术中应用

术野当中的照明光源，其波长覆盖了吲哚菁绿的吸收波段（700~750 nm，最大的吸收波段在 805 nm）[3]。一般将 25 mg 吲哚菁绿溶解在 5 ml 注射用水中，将吲哚菁绿通过外周静脉快速推注，ICG-VA 的推荐剂量是 0.2~0.5 mg/kg。我们在 Barrow 神经学研究所为所有患者使用每剂 25 mg 的标准剂量。重复给药可以在 10 分钟后显微镜下上一次荧光显影消失以后再次进行。当吲哚菁绿进入手术视野的时候，荧光显像就可以被观察到。荧光造影被一个视频照相机记录，在屏幕上可以直接观察到动脉、毛细血管以及静脉血管造影图像。

颅内血管性病变中的应用

脑动脉瘤

如 Raabe 等[6]描述的，术中显微镜整合 ICG-VA 的首次应用主要用于夹闭颅内动脉瘤，他们检查了 12 例颅内动脉瘤患者。术中显示了出色的成像质量和分辨率，为术中实时评估脑循环提供了非常大的帮助。造影的准备时间在 1~3 分钟，术中观察 30~40 秒后，动脉、毛细血管以及静脉期相能够在显微镜和荧光造影屏幕上充分地分辨出来，这与 DSA 的过程是一致的。重要的是，直径小于 0.5 mm 的穿支动脉也可以被观察到。这份开创性的报道首次指出术后血管造影结果与术中 ICG-VA 结果相符。ICG-VA 在该系列中的使用显著改变了 12 例患者中 3 例的手术进程。

随后有前瞻性研究进一步报道在 114 例患者中对 124 个动脉瘤术中吲哚菁绿应用的情况[3]，术中载瘤血管的通畅性、分支血管、穿支动脉以及夹闭的动脉瘤都与术后、术中的 DSA 结果进行比较。术中吲哚菁绿视频血管造影与 DSA 结果在 90% 的病例中是相一致的，而且术中荧光造影可以评估直径小于 1 mm 的微细血管的血流情况，见图 15.2。

ICG-VA 与 DSA 相比的优势

术中吲哚菁绿造影非常简便、省时，这样能在短时内评估动脉瘤夹闭的效果，让手术医师可以快速地调整动脉瘤夹的位置，避免发生严重的脑缺血。与传统的 DSA 相比，ICG-VA 具有较高的空间分辨率。即使在需要术中行 DSA 的复杂病例中，ICG-VA 仍可作为辅助手段来检查穿支血管的通畅性且优于传统术中 DSA。术中 DSA 需要一个经验丰富的队伍，最少的评估时间也需要 20 分钟，这已经超过了复杂病例缺血性脑损伤的最大允许时间[14]。根据 DSA 的结果再调整动脉瘤夹，避免误夹载瘤血管的方法使大约有 33% 的患者仍不可避免地会发生脑卒中[15]。术中吲哚菁绿血管造影的方法有效地节省了评估时间，极大地减少了术中因评估时间过长所造成的脑缺血损害。

ICG-VA 与 DSA 相比的缺点

吲哚菁绿造影只是显示手术显微镜下术野中的情况，而且只有表面的血管可以显影。那些被血块、动脉瘤、脑组织覆盖的血管是不能够被显影的[16]，因此当动脉瘤中出现缓慢的吲哚菁绿充盈时要考虑可能有动脉瘤的不完全夹闭。而 DSA 可以充分反映远端血管的充盈状态，以及夹闭后载瘤血管相对狭窄带来的血流动力学问题。Raabe[3] 报道大约 7.3% 的病例在

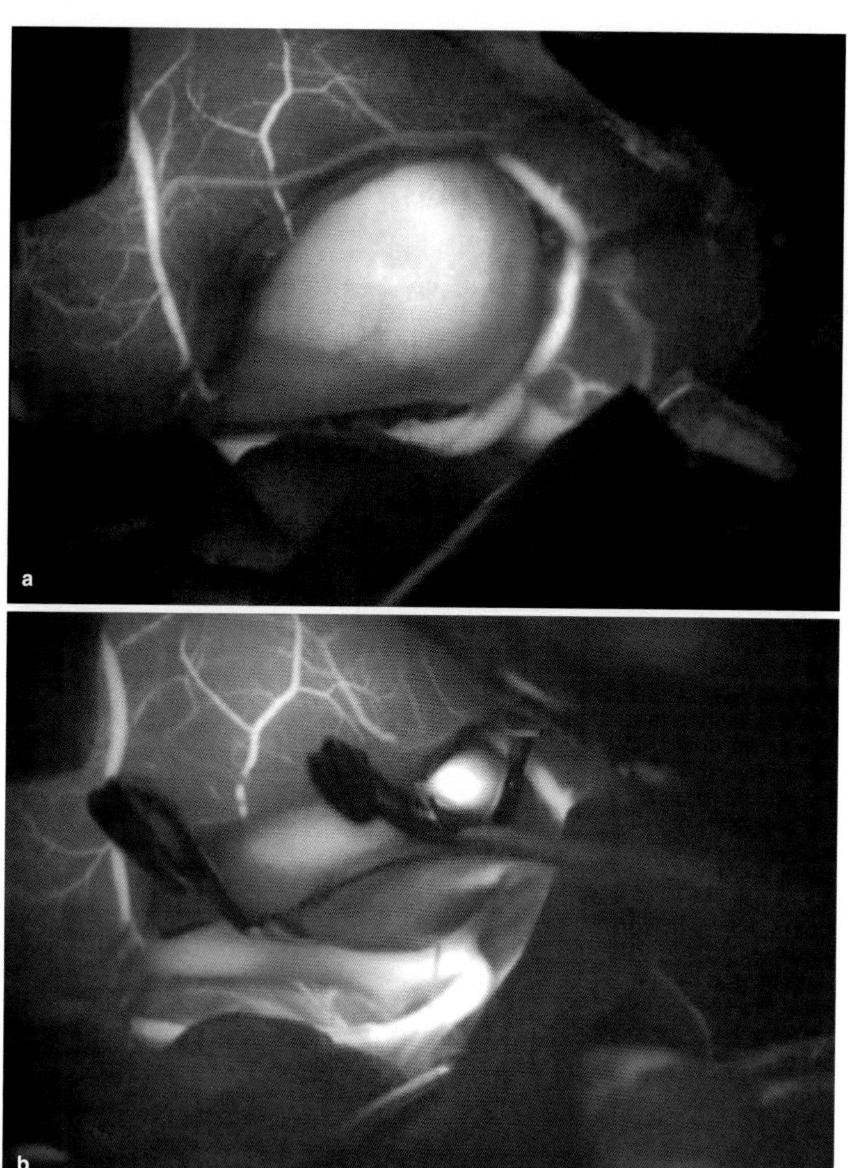

图 15.2　吲哚菁绿血管造影应用于颅内动脉瘤夹闭。a. 静脉注射 ICG 后动脉瘤与滋养动脉和引流静脉一起突出显示；b. 吲哚菁绿血管造影发现动脉瘤夹闭后囊内血流停止，而穿支动脉仍然有少量血流（经 Barrow 神经学研究所许可使用）。

吲哚菁绿血管造影没有发现异常后，在 DSA 检查中发现有相对的血管狭窄带来的血流动力学问题，包括 1 例由于血管狭窄造成的血流动力学障碍，以及 2 例动脉瘤颈残余的问题，而这些问题在吲哚菁绿造影中都没有显示出来。其中 1 例动脉瘤颈残余达到 4 mm，需要再次手术。使用 ICG-VA 很难检测到动脉瘤后面的颈部残留 [17]，Mery 等 [18] 也报道在动脉瘤夹闭后，有 2 例虽然吲哚菁绿造影没有瘤颈残余，但是依然有造影剂很缓慢地向动脉瘤内充盈的现象。而且，在动脉瘤手术中，吲哚菁绿可能会有高达 9% 的假阴性发现 [3]。血管壁上的钙化和动脉硬化斑以及由于血栓导致部分或全部闭塞的动脉瘤都能够影响吲哚菁绿血管显像。在这种情况下，尤其是对复杂或巨大的动脉瘤，术中 DSA 依然是必要的检查、评估方法。同时可以辅助使用吲哚菁绿造影来对小的穿支血管进行评估。

动静脉畸形

现在的一些技术包括术前的栓塞、影像导航、术中电生理监测，对提高脑动静脉畸形的手术效果有很大帮助。但是功能区的动静脉畸形手术依然是非常具有挑战性的手术，显微切除手术还是脑动静脉畸形即刻消除出血风险的唯一方法 [19]。术中 DSA 可以发现、定位动静脉畸形团，并且验证手术是否全部切除 [20, 21]。与脑动脉瘤手术相似，术中 DSA 需要比较长的时间，并且将造影结果与手术术野情况进行二次整合，然后再进行分析。有报道认为 3.7%~27.3% 的术中 DSA 可以显示还没有切除完全的脑动静脉畸形残余[22, 23]。

在 Killory 等[10]的一项前瞻性研究中，10 例患者使用 ICG-VA 进行 AVM 切除。在 8 例患者中，它有助于区分 AVM 血管。4 例术后进行吲哚菁绿造影的患者，其中 3 例造影显示动静脉畸形完全切除[10]。相反，这 3 例中有 2 例在 DSA 中显示还有动静脉畸形的残余，需要手术切除。脑血管畸形手术中，吲哚菁绿造影能够帮助显示动静脉畸形及其分流血管，帮助手术医师鉴别畸形动脉、引流静脉以及皮质静脉。Hänggi[24]在 2010 年报道了 15 例脑动静脉畸形的吲哚菁绿术中造影情况，发现与此前一篇报道类似的动静脉畸形残余，需要再次继续手术切除。图 15.3 显示了 1 例脑动静脉畸形手术中的吲哚菁绿显影情况。

ICG-VA 与 DSA 相比的优势

吲哚菁绿显影设备与手术显微镜的结合在脑动静脉畸形中提供了更多的信息，帮助手术决策。术中可以快速多次进行吲哚菁绿显像，帮助手术进行。这种方法也是安全可靠的，至今没有并发症及致残致死的报道出现[10]。吲哚菁绿造影最主要的优点在于影像信息可以和手术视野最快速度结合，这一技术非常适于显示早期术野中脑动静脉畸形的动脉和静脉，来帮助手术医师对手术过程以及切除程度做出判断。这些信

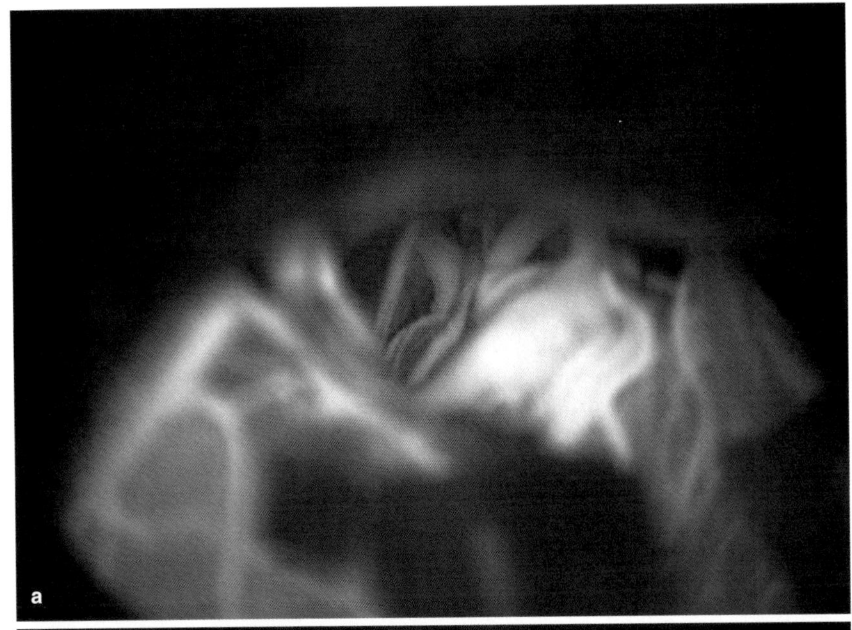

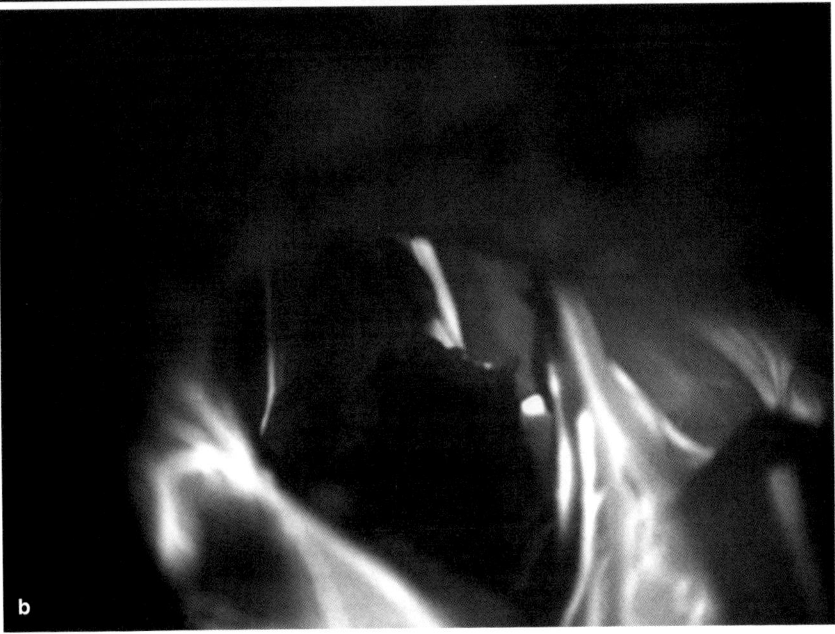

图 15.3　吲哚菁绿视频血管造影在颅内动静脉畸形栓塞中的应用。a. 静脉注射吲哚菁绿后动静脉畸形血管团高度显影；b. AVM 与供血动脉一起被栓塞（经 Barrow 神经学研究所许可使用）。

息能够让手术更加安全、迅速，让手术医师在切断动静脉畸形的动脉且暂时保留引流静脉时更有把握。

ICG-VA 与 DSA 相比的缺点

脑组织深部的动静脉畸形，由于位置深、手术通道狭小，而且畸形团容易被血块和脑组织覆盖，导致吲哚菁绿显影不良[10]。动脉粥样硬化和钙化血管也掩盖了 ICG-VA 的结果。在这些情况下，术中 DSA 仍然是术中成像的黄金标准。在 DSA 检查的同时可以采用吲哚菁绿造影的方法显示细小及穿支血管的情况。

硬脑膜动静脉瘘

尽管大多数颅内硬脑膜动静脉瘘（DAVF）可以通过腔内阻塞治疗[25]，但由于解剖学限制，有一些仍需要开放手术治疗。通过手术显微镜下的直接观察，微血管多普勒超声检查[26]和术中 DSA[27]对颅内 DAVF 的手术治疗进行补充。吲哚菁绿血管造影的出现对硬脑膜动静脉瘘的手术起到了很大的帮助，Schuette 等[11]使用吲哚菁绿辅助治疗了 13 例颅内硬脑膜动静脉瘘的病例，术中吲哚菁绿能够非常精确地显示瘘口，并且验证手术的有效性。我们也发现，在吲哚菁绿造影中充分暴露引流静脉是非常重要的。例如在他的 1 个病例中，1 个颅前窝底的硬脑膜动静脉瘘是具有双侧静脉引流的，如果术中没有把大脑镰切开，吲哚菁绿就有可能漏诊另一侧的引流静脉[11]。

颅内外搭桥手术

脑血运重建在治疗复杂颅内动脉瘤[28-31]、烟雾病[32]和其他引起脑缺血的疾病[7, 33]中有很重要的作用。颅内外搭桥手术（EC-IC）中重要的一个环节就是在手术中评估桥血管的通畅性，术中 DSA 是这一评估的金标准[34]，其他的一些方法如术中超声、动脉温度成像等也在以往采用，但是各有缺陷。

吲哚菁绿血管造影在搭桥术后检测桥血管狭窄以及血流通畅的情况方面的可靠性已有报道[7, 29]。在颞浅动脉到大脑中动脉的搭桥手术中，它的作用已经得到了充分验证，在颞浅动脉到大脑后动脉以及大隐静脉为桥血管的高通量搭桥手术中也得到了验证[7]。术后的 DSA 以及 CT 血管造影与术中吲哚菁绿造影情况相一致，尤其是颅内外搭桥手术血管的通畅率，吲哚菁绿与 DSA 造影百分百相匹配[7]。总体而言，吲哚菁绿血管造影是评估术中血管通畅性的有效方法（图 15.4）。

颅内肿瘤

吲哚菁绿血管造影最早应用于脑血管病变，但是它在术野中能够显示血管的特性在肿瘤切除手术当中也得到应用，在所有的病例中动脉相、毛细血管相和静脉相能够充分显影[35, 36]。吲哚菁绿通过肿瘤血管的时间与正常相似，但是在恶性肿瘤中通过的时间更短[37]。在高级别胶质瘤中由于导致动静脉分流的病理性低阻力血管的存在，使得血流通过时间更短，新生血管、异型血管和血栓形成同样如此[37]。吲哚菁绿能够更好地显示和评估瘤周血管，尤其是肿瘤切除后引流静脉的显影[36]。但是这一方法依然处于起步阶段，对于改进患者预后是否有帮助还有待进一步的数据支持。

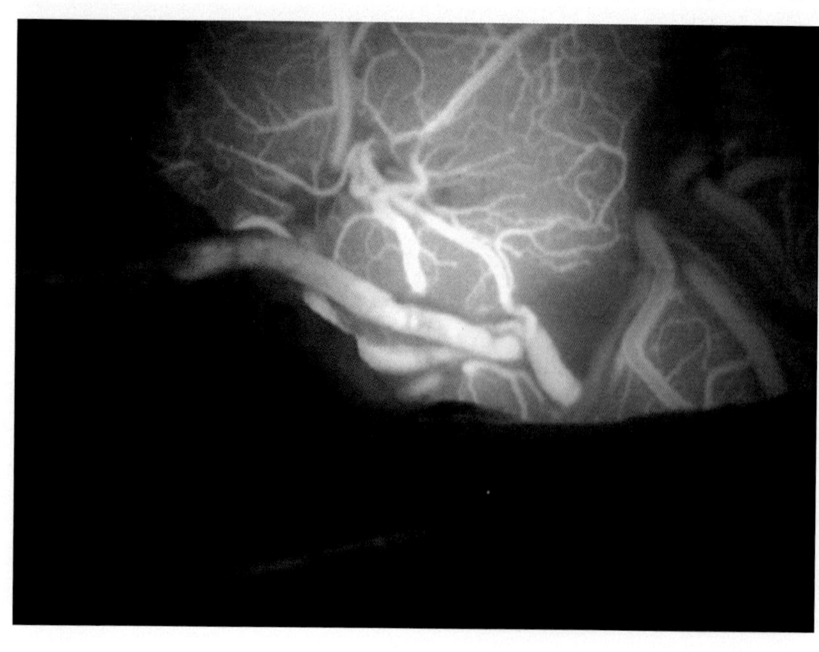

图 15.4　吲哚菁绿血管造影在颞浅动脉–大脑中动脉搭桥术中的应用。吲哚菁绿血管造影表明旁路通畅（经 Barrow 神经学研究所许可使用）。

近年来，体内近红外激光聚焦显微内镜结合吲哚菁绿的方法开始应用于肿瘤切除中，用来鉴定肿瘤边界正常组织，从而达到最大程度切除肿瘤而保留正常脑组织的目的 [38]。在小鼠的动物实验中，可以看到瘤周组织中的单个肿瘤细胞，这样就有可能为手术切除范围的鉴定做出最有力的帮助 [38]，但这一方法还需要临床验证。

脊髓血管病变中的应用

脊髓动静脉畸形

在 Barrow 神经学研究所，我们已经开始在脊髓动静脉畸形手术中使用吲哚菁绿血管造影来鉴别供血动脉、AVM 病灶和引流静脉。术中吲哚菁绿血管造影的概念与脑动静脉畸形切除手术类似。使用吲哚菁绿血管造影辅助手术的目标是在最大限度地切除动静脉畸形的同时保留引流静脉。目前，它作为 DSA 的辅助手段正在研究当中，尚需进一步确定其疗效。

脊髓硬脊膜动静脉瘘

与颅内手术应用吲哚菁绿血管造影相似，脊髓硬脊膜动静脉瘘的手术中应用吲哚菁绿，也是在于发现瘘口，评估瘘周围的血管以及阻断瘘口的效果，见图 15.5。在术前脊髓 DSA 检查的基础上，术中医生要在术野中鉴别出瘘口、供养动脉以及引流静脉 [12]。鉴定瘘口及其引流静脉非常重要，并非瘘口相关的静脉，如果误诊，可能会导致脊髓引流不畅、水肿等严重后果。ICG-VA 已被证明是 DAVF 手术治疗定位和确认完全闭塞的有用辅助手段 [11, 12, 39, 40]。在 Hanel 等 [12] 的一系列病例报道中有 1 例患者通过吲哚菁绿术中造影帮助鉴别保留了瘘口附近的 1 条正常动脉。吲哚菁绿还能帮助在术中鉴定术前 DSA 造影不显影的其他引流静脉 [40]。

结论

吲哚菁绿血管造影术因其与手术显微镜相结合而

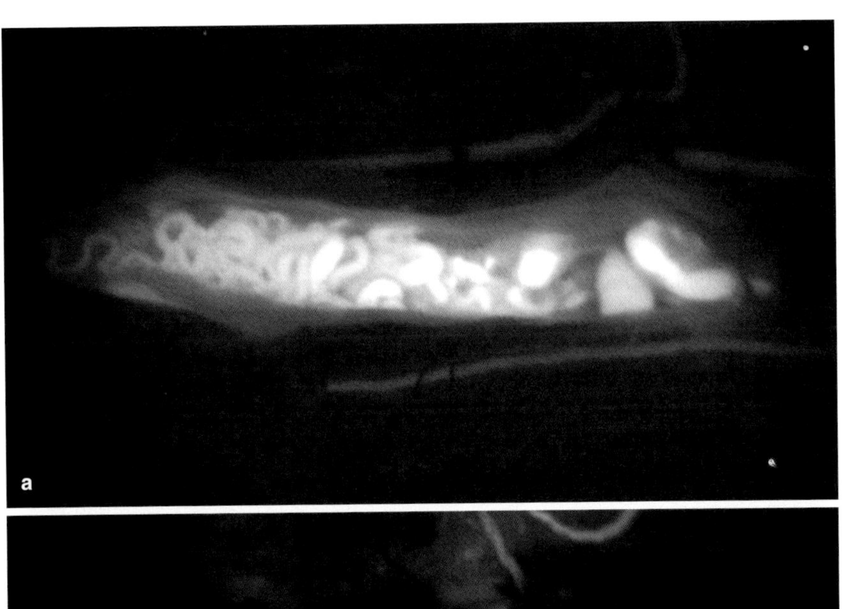

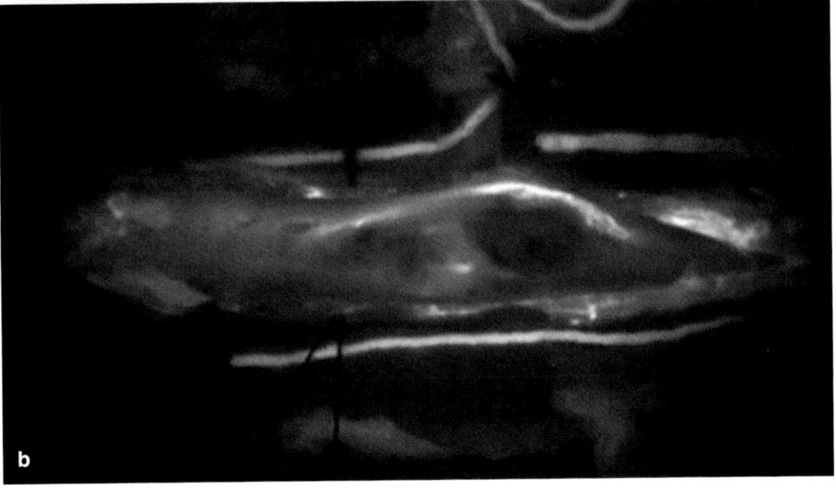

图 15.5　吲哚菁绿血管造影在脊髓硬脑膜动静脉瘘（DAVF）闭塞中的应用。a. 吲哚菁绿血管造影评估硬脊膜动静脉瘘异常血流；b. 吲哚菁绿血管造影提示硬脊膜动静脉瘘完全闭塞（经 Barrow 神经学研究所许可使用）。

成为神经血管手术中的宝贵工具，这种方法能够非常迅速地反馈术野中的血管情况，并且对细小血管、穿支血管有很高的敏感性。吲哚菁绿的整体安全性已经得到验证，至今没有出现严重副作用的报道。已显示其与颅内动脉瘤夹闭术和AVM切除术的术中和术后DSA良好相关。它的局限性在于，如果手术部位比较深、病变被血块和脑组织遮盖的时候会显影不良。在脑和脊髓的硬脑膜动静脉瘘的手术当中，吲哚菁绿血管造影还处在早期研究阶段。吲哚菁绿在这种手术中的应用，与作为金标准的DSA检查比较还有待于更多的研究。总的来说，吲哚菁绿血管造影是一种独立于DSA的检验方法，也可以在术中或术后作为DSA的辅助手段。

参·考·文·献

[1] Cochran ST, Bomyea K, Sayre JW. Trends in adverse events after IV administration of contrast media. AJR Am J Roentgenol 2001;176:1385–1388

[2] Hope-Ross M, Yannuzzi LA, Gragoudas ES, et al. Adverse reactions due to indocyanine green. Ophthalmology 1994;101:529–533

[3] Raabe A, Nakaji P, Beck J, et al. Prospective evaluation of surgical microscope-integrated intraoperative near-infrared indocyanine green videoangiography during aneurysm surgery. J Neurosurg 2005;103:982–989

[4] Feindel W, Yamamoto YL, Hodge CP. Intracarotid fluorescein angiography: a new method for examination of the epicerebral circulation in man. Can Med Assoc J 1967;96:1–7

[5] Hongo K, Kobayashi S, Okudera H, Hokama M, Nakagawa F. Noninvasive cerebral optical spectroscopy: depth-resolved measurements of cerebral haemodynamics using indocyanine green. Neurol Res 1995;17: 89–93

[6] Raabe A, Beck J, Gerlach R, Zimmermann M, Seifert V. Near-infrared indocyanine green video angiography: a new method for intraoperative assessment of vascular flow. Neurosurgery 2003;52:132–139, discussion 139

[7] Woitzik J, Horn P, Vajkoczy P, Schmiedek P. Intraoperative control of extracranial-intracranial bypass patency by near-infrared indocyanine green videoangiography. J Neurosurg 2005;102:692–698

[8] Bruneau M, Sauvageau E, Nakaji P, et al. Preliminary personal experiences with the application of near-infrared indocyanine green videoangiography in extracranial vertebral artery surgery. Neurosurgery 2010;66:305–311, discussion 311

[9] Woitzik J, Peña-Tapia PG, Schneider UC, Vajkoczy P, Thomé C. Cortical perfusion measurement by indocyanine-green videoangiography in patients undergoing hemicraniectomy for malignant stroke. Stroke 2006;37:1549–1551

[10] Killory BD, Nakaji P, Gonzales LF, Ponce FA, Wait SD, Spetzler RF. Prospective evaluation of surgical microscope-integrated intraoperative near-infrared indocyanine green angiography during cerebral arterio-venous malformation surgery. Neurosurgery 2009;65:456–462, discussion 462

[11] Schuette AJ, Cawley CM, Barrow DL. Indocyanine green videoangiography in the management of dural arteriovenous fistulae. Neurosurgery 2010; 67:658–662, discussion 662

[12] Hanel RA, Nakaji P, Spetzler RF. Use of microscope-integrated near-infrared indocyanine green videoangiography in the surgical treatment of spinal dural arteriovenous fistulae. Neurosurgery 2010;66:978–984, discussion 984–985

[13] Raabe A, Beck J, Seifert V. Technique and image quality of intraoperative indocyanine green angiography during aneurysm surgery using surgical microscope integrated near-infrared video technology. Zentralbl Neurochir 2005;66:1–6, discussion 7–8

[14] Balamurugan S, Agrawal A, Kato Y, Sano H. Intra operative indocyanine green video-angiography in cerebrovascular surgery: an overview with review of literature. Asian J Neurosurg 2011;6:88–93

[15] Batjer HH, Frankfurt AI, Purdy PD, Smith SS, Samson DS. Use of etomidate, temporary arterial occlusion, and intraoperative angiography in surgical treatment of large and giant cerebral aneurysms. J Neurosurg 1988;68: 234–240

[16] de Oliveira JG, Beck J, Seifert V, Teixeira MJ, Raabe A. Assessment of flow in perforating arteries during intracranial aneurysm surgery using intraoperative near-infrared indocyanine green videoangiography. Neurosurgery 2007;61(3, Suppl):63–72, discussion 72–73

[17] Dashti R, Laakso A, Niemelä M, Porras M, Hernesniemi J. Microscope-integrated near-infrared indocyanine green videoangiography during surgery of intracranial aneurysms: the Helsinki experience. Surg Neurol 2009;71:543–550, discussion 550

[18] Mery FJ, Amin-Hanjani S, Charbel FT. Is an angiographically obliterated aneurysm always secure? Neurosurgery 2008;62(4):979-82; discussion 982

[19] Pikus HJ, Beach ML, Harbaugh RE. Microsurgical treatment of arteriovenous malformations: analysis and comparison with stereotactic radiosurgery. J Neurosurg 1998;88:641–646

[20] Anegawa S, Hayashi T, Torigoe R, Harada K, Kihara S. Intraoperative angiography in the resection of arteriovenous malformations. J Neurosurg 1994;80:73–78

[21] Munshi I, Macdonald RL, Weir BK. Intraoperative angiography of brain arteriovenous malformations. Neurosurgery 1999;45:491–497, discussion 497–499

[22] Bauer BL. Intraoperative angiography in cerebral aneurysm and AV-malformation. Neurosurg Rev 1984;7:209–217

[23] Zhao JZ, Wang S, Yuan G, Xu J, Jin M. [Intraoperative angiography in treatment of neurovascular disorders]. Zhonghua Yi Xue Za Zhi 2006;86:1044–1047

[24] Hänggi D, Etminan N, Steiger HJ. The impact of microscope-integrated intraoperative near-infrared indocyanine green videoangiography on surgery of arteriovenous malformations and dural arteriovenous fistulae. Neurosurgery 2010;67:1094–1103, discussion 1103–1104

[25] Andres RH, Barth A, Guzman R, et al. Endovascular and surgical treatment of spinal dural arteriovenous fistulas. Neuroradiology 2008;50:869–876

[26] Padovani R, Farneti M, Maida G, Ghadirpour R. Spinal dural arteriovenous fistulas: the use of intraoperative microvascular Doppler monitoring. Br J Neurosurg 2003;17:519–524

[27] Xia Y, Ishii K, Nakamura M, et al. The validity of intraoperative angiography for the treatment of spinal arteriovenous fistula. J Spinal Disord Tech 2007;20:442–448

[28] Quiñones-Hinojosa A, Lawton MT. In situ bypass in the management of complex intracranial aneurysms: technique application in 13 patients. Neurosurgery 2005;57(1, Suppl):140–145, discussion 140–145

[29] Ma CY, Shi JX, Wang HD, Hang CH, Cheng HL, Wu W. Intraoperative in-docyanine green angiography in intracranial aneurysm surgery: microsurgical clipping and revascularization. Clin

Neurol Neurosurg 2009;111: 840–846

[30] Kalani MY, Zabramski JM, Nakaji P, Spetzler RF. Bypass and flow reduction for complex basilar and vertebrobasilar junction aneurysms. Neurosurgery 2013;72:763–775, discussion 775–776

[31] Kalani MY, Zabramski JM, Hu YC, Spetzler RF. Extracranial-intracranial bypass and vessel occlusion for the treatment of unclippable giant middle cerebral artery aneurysms. Neurosurgery 2013;72:428–435, discussion 435–436

[32] Awano T, Sakatani K, Yokose N, et al. EC-IC bypass function in Moyamoya disease and non-Moyamoya ischemic stroke evaluated by intraoperative indocyanine green fluorescence angiography. Adv Exp Med Biol 2010; 662:519–524

[33] Awano T, Sakatani K, Yokose N, et al. Intraoperative EC-IC bypass blood flow assessment with indocyanine green angiography in moyamoya and non-moyamoya ischemic stroke. World Neurosurg 2010;73:668–674

[34] Yanaka K, Fujita K, Noguchi S, et al. Intraoperative angiographic assessment of graft patency during extracranial-intracranial bypass procedures. Neurol Med Chir (Tokyo) 2003;43:509–512, discussion 513

[35] Ferroli P, Nakaji P, Acerbi F, Albanese E, Broggi G. Indocyanine green (ICG) temporary clipping test to assess collateral circulation before venous sacrifice. World Neurosurg 2011;75:122–125

[36] Kim EH, Cho JM, Chang JH, Kim SH, Lee KS. Application of intraoperative indocyanine green videoangiography to brain tumor surgery. Acta Neurochir (Wien) 2011;153:1487–1495, discussion 1494–1495

[37] Ferroli P, Acerbi F, Albanese E, et al. Application of intraoperative indocyanine green angiography for CNS tumors: results on the first 100 cases. Acta Neurochir Suppl (Wien) 2011;109:251–257

[38] Martirosyan NL, Cavalcanti DD, Eschbacher JM, et al. Use of in vivo nearinfrared laser confocal endomicroscopy with indocyanine green to detect the boundary of infiltrative tumor. J Neurosurg 2011;115:1131–1138

[39] Spiotta AM, Bain M, Moskowitz S. Intraoperative indocyanine green angiography as a substitute for conventional angiography in the surgical management of spinal dural arteriovenous fistulae. J Neurointerv Surg 2011; 3:182–185

[40] Killory BD, Nakaji P, Maughan PH, Wait SD, Spetzler RF. Evaluation of angiographically occult spinal dural arteriovenous fistulae with surgical microscope-integrated intraoperative near-infrared indocyanine green angiography: report of 3 cases. Neurosurgery 2011;68:781–787, discussion 787

第3篇

缺血性脑卒中与血管功能不全

Ischemic Stroke and Vascular Insufficiency

第 16 章

脑缺血的病理生理学

Andrew M. Bauer and Robert J. Dempsey

数个世纪的研究使我们积累了丰富的关于脑缺血病理生理学的知识。脑血流与脑功能的关系，早在公元前 6 世纪，就被毕达哥拉斯的学生——来自克罗顿的 Alcmaeon 发现，他认识到脑静脉中血液的不足及充盈对脑功能很重要[1]。莱昂纳多 · 达 · 芬奇发现压迫颈部的血管会产生意识丧失，所以血流一定对脑功能至关重要[2]。脑缺血的病理生理学机制是复杂而多样的，尽管如此，了解其根本机制能帮助指导今后的研究，以及改善患者的预后。

人体本身有良好的对抗卒中及血管缺血所致脑损伤的机制。Willis 环保障了有充足的侧支循环来保护大脑免受近端血管闭塞引起的梗死。然而，面对更远端的阻塞，梗死的发生却常常难以避免。梗死灶的面积直接取决于软脑膜间侧支循环的存在与否和范围。侧支循环无疑是相当重要的，因为有证据表明，在许多有症状的卒中患者中，常常以前就发生过脑梗，只是由于侧支循环的存在而使症状稍轻微或无明显症状。缺血损伤在许多条件下都会发生，常见的有血栓栓塞或动脉粥样硬化。其他病因包括外伤、血管炎性疾病、出血、高凝状态和静脉血栓形成。与其他组织相比，脑组织有许多特点，例如其严格依赖葡萄糖和氧作为能量底物，血流自我调节以及血脑屏障的存在，这也使得缺血成为一个多样而多因素的过程。本章回顾了脑缺血的病理生理过程，并着重强调干预和研究的可能途径。

定义

“脑卒中”与“脑血管意外”两个名词基本上是同义的，指的是由缺血或出血导致的血管源性急性神经功能障碍。大脑通过利用葡萄糖和氧来满足其代谢所需。这些供应不能间断，因为大脑事实上没有能量储存。当葡萄糖或氧的输送不能达到脑组织代谢的需求时，缺血就发生了。缺氧指的是局部的氧分压下降，而无氧则表示输送到组织中的血流完全没有氧分[3]。脑梗死则发生在受影响区域的神经元或胶质细胞死亡之后。

缺血可分为完全性及不完全性，或是全脑性及局灶性。例如由心搏骤停导致的全脑缺血，会同时影响全脑的血流。这种情况下很少有形成侧支供应的机会，梗死程度的差异是由各个区域对于缺血的敏感程度差异而决定的。全脑缺血的持续时间与生命息息相关，通常来说相当短暂，而在心搏骤停后缺氧脑损伤持续期间造成的功能损害通常十分严重。局灶性缺血常由血栓栓塞导致，但也会由蛛网膜下腔出血、脑出血及外伤导致。从总体上看，相比全脑缺血，局灶性缺血导致的脑功能损害更为轻微，但局部症状更明显。梗死程度不仅由细胞群的脆弱程度决定，也受流入梗死区域的侧支血流的影响。

血管生物学

除了从躯干部位，如心脏脱落血栓所导致的继发缺血，大脑缺血常起始于供应脑部的颈动脉或椎动脉或更小血管的血管内皮。近年来，公众的关注点聚焦于饮食和高胆固醇血症在血管粥样硬化发病中的作用，然而这种模型将其本质的病理生理学过度简化了。

大量的证据显示血管粥样硬化是内皮细胞及其合成功能受到炎性破坏的结果[4]。这种炎症进程有多个启动开关，包括血循环中升高的低密度脂蛋白（LDL）水平、吸烟或其他来源的自由基、高血压、糖尿病、代谢紊乱，甚至有人提出了感染性因素。无论是何种起始因素，如果放任这种炎症级联引起的内皮损伤，都会导致粥样硬化复合物的病灶形成。血管分支处及分叉处尤其容易发生这种损伤，因为这些部位的血管壁承受了更多的切应力和湍流[5]。

血管内皮损伤刺激内皮细胞表达细胞表面分子，导致单核细胞和 T 细胞在血管壁的黏附、迁移和聚集。随着单核细胞聚集于血管壁，其产生的细胞因子和其他炎症介质会通过募集更多炎症细胞来加强这种进程。

起初的炎症反应刺激了平滑肌细胞的募集和增殖，导致动脉壁的增厚。虽然这种平滑肌增生朝向血管的外表面发生，但随着管壁硬度的增加，其管腔却更狭窄了。有趣的是，我们发现在有症状和无症状的颈动脉斑块的分子遗传学有所不同，表明症状斑块开始呈现与肿瘤相似的基因表达谱[6]。在我们的实验室中，测量了斑块纤维帽中新生血管形成的密度，发现有症状患者的新生血管密度显著高于无症状患者[7]。我们提出假设：这种新生血管形成对加重斑块的不稳定性及造成破裂和远端栓塞起到重要作用[8]。进一步了解血管形成和平滑肌细胞增生脱离正常遗传调控的机制可能有助于确定卒中风险较高的患者，并能够进行早期干预。

其他一些粥样硬化斑块中的因素也可能导致更高的卒中风险。随着炎症反应的继续，T 淋巴细胞和其他炎症细胞刺激巨噬细胞分泌基质金属蛋白酶，分解血管壁的纤维结缔组织，并驱使平滑肌细胞凋亡[9]。因此，可以认为 T 细胞介导的免疫反应也在斑块的不稳定性中起到关键作用。斑块溃疡或破裂之后，非内皮细胞暴露于血流中，这非常容易造成血栓形成。血小板的黏附和纤维蛋白凝块的形成将造成远端栓塞（图 16.1）。这构成了用血小板抑制剂治疗动脉粥样硬化性颈动脉疾病的基础。

脑血流

脑血流（CBF）的病理生理学与脑缺血或脑梗死有密切关系。脑血流由 4 条主要动脉供应。这些血管在颅底形成吻合以保障血流及血液供应充足有余。已经确定了几种调节 CBF 的相互依赖的机制，其功能与身体其他部位不同。这些机制包括神经血管耦合，脑血流自动调节和神经控制。

代谢或神经血管偶联是脑血流对细胞外间隙中代谢产物的反应，已经被研究了一个多世纪。近来，更可以通过血氧浓度水平依赖的（BOLD）功能磁共振（fMRI）序列来研究这种偶联[10]。质子、钾离子、一氧化氮、腺苷、类花生酸、内皮素以及其他分子都被认为与代谢偶联的过程有关。值得关注的是，通过这种机制，相较于神经元放电，脑血流的变化似乎对细胞外环境更为敏感[11]。

脑血流自动调节指的是在广泛的脑灌注压（50~150 mmHg）范围内维持近乎恒定的脑血流的现象。自我调节的机制包括了脑内阻力血管（前毛细血管小动脉）对升高的跨壁压的限制。在慢性缺血、蛛网膜下腔出血、创伤性脑损伤、特定的代谢紊乱以及动静脉畸形的血管中，这种自我调节将受损，或是失效[12]。尽管脑血流自动调节的确切机制不明，仍然有一些假说尝试着解释临床中观察到的现象。肌源性假说认为，动脉壁的平滑肌细胞能够在钙离子的影响下，通过其固有的机械感受器，直接对压力的变化做出反应[13]。内皮假说提出，自我调节或许是通过内皮细胞感受到管壁压力后释放的一氧化氮来控制的[14]。最后，神经源假说将自我调节归因于血管前神经纤维释放的神经递质[15]。从解剖上说，脑血管自身的神经支配为最后一种假说提供了一些证据。大脑表面以及 Virchow–Robin 间隙的血管受三叉（感觉支）、颈上（交感）及蝶腭（副交感）神经节的支配。一旦血管深入脑实质，就受附近基底节、蓝斑及中缝背核的支配[11]。很明显的是，这种神经支配在正常或病理状态下都发挥了复杂的交互作用。

在讨论 CBF 时，难免要论及二氧化碳（CO_2）的作用。众所周知，过度通气是颅内高压的有效短期疗法，这已经被证实多年。过度通气是通过降低脑内 CO_2 浓度（并因此降低氢离子 H^+ 浓度）来实现这一疗效的。CO_2 是人类最有效的脑血管扩张剂之一，吸入 5%~7% 的 CO_2 将会增加 50%~100% 的脑血流[16]。一般认为 CO_2 起效是通过降低局部血管周围液体（及细胞外间质）的 pH，导致 K^+ 外流，血管平滑肌细胞超极化，并且降低胞浆内 Ca^{2+} 浓度，从而导致血管舒张[17]。CO_2 对 CBF 的影响会在 3~5 小时内递减。而氧气则被认为是 CBF 另一种重要的调节物质，并且通过与 CO_2 类似的机制起作用（尽管作用相反）。此外，缺氧会刺激延髓头端腹外侧区的神经元，通过上述的神经源性机制影响脑血流[18, 19]。

缺血半暗带

数十年来，识别并保护缺血半暗带一直是脑卒中领域的研究重点。这是基于一种理论，即脑血流存在不同的阈值，不同阈值下的细胞处于不同的活性状态，或失活或死亡。如果血流能够恢复或者减轻继发

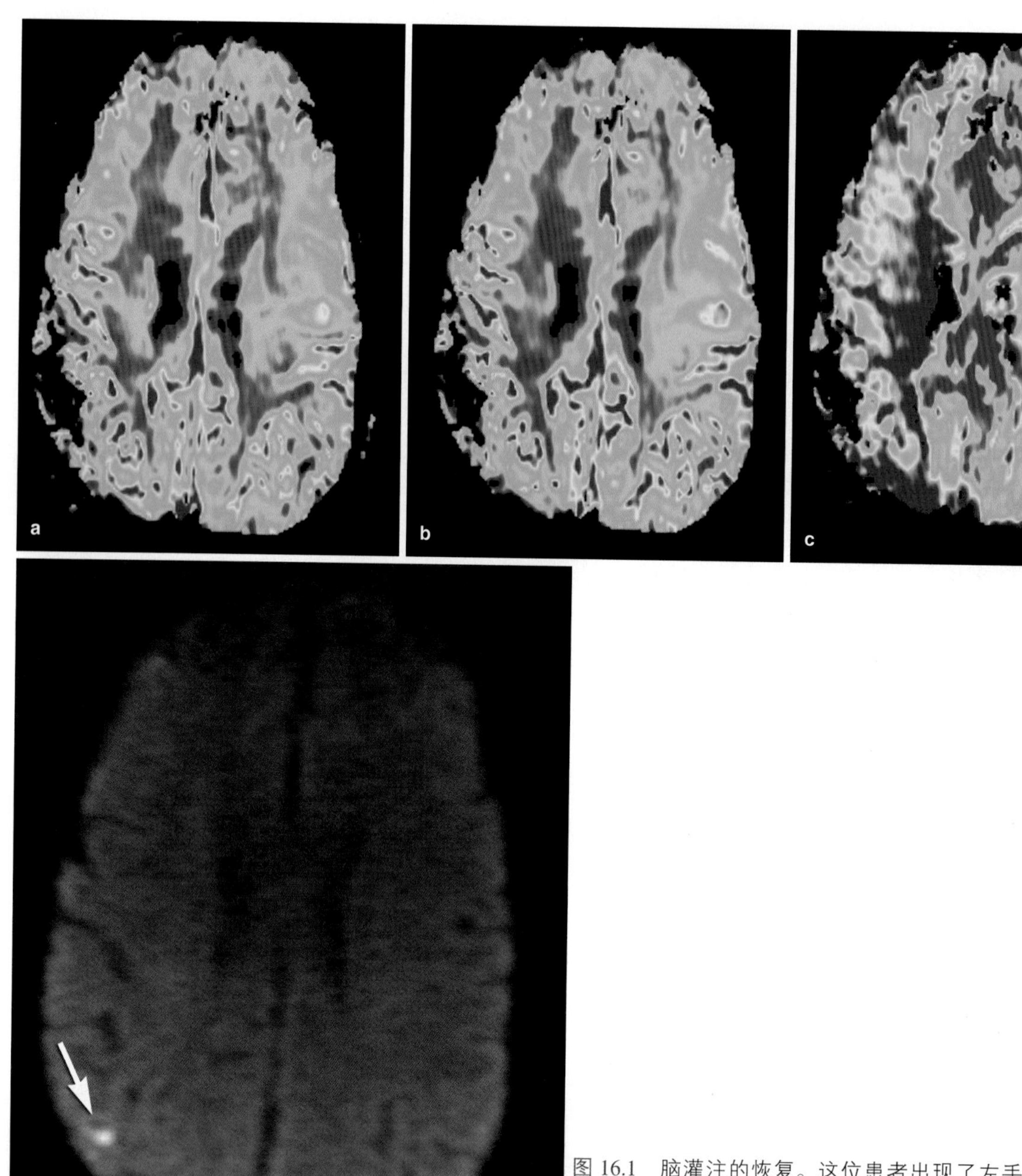

图 16.1 脑灌注的恢复。这位患者出现了左手臂短暂缺血发作。磁共振灌注成像显示了在右大脑中动脉（MCA）区域中脑血流量相对充分（a）、血流量轻度下降（b）以及短时间内右侧大脑中动脉（MCA）区域平均通过时间明显增加（c）。弥散加权成像显示边缘处几个小梗死灶（d，箭头处）。

性损伤，那么那些处在失活但尚未死亡的细胞，理论上能够被挽救（图 16.2）。

Sundt 等在 1974 年发表的论文[20]中提出，在颈动脉内膜剥脱术中，阻断单侧颈动脉后，脑血流会下降至 18 ml/（100 g · min）以下，并导致同侧脑电图（EEG）的抑制。但在放置了转流装置后，即便有时这个过程的时间持续超过 10 分钟，EEG 功能也会恢复，并且无一病例发生术后脑梗。而短时间脑血流下降至 6~8 ml/（100 g · min）将导致三磷酸腺苷（ATP）的耗尽，以及细胞外 K^+ 浓度的上升，表明细胞膜功能受损[21]。细胞的活性不仅与灌注的绝对量有关，也与血流量改变持续的时间有关[22]。脑组织能承受血流量低于 6~8 ml/（100 g · min）的状况持续至多 1 小时，而不产生永久性的坏死或损伤[23]。在另一项研

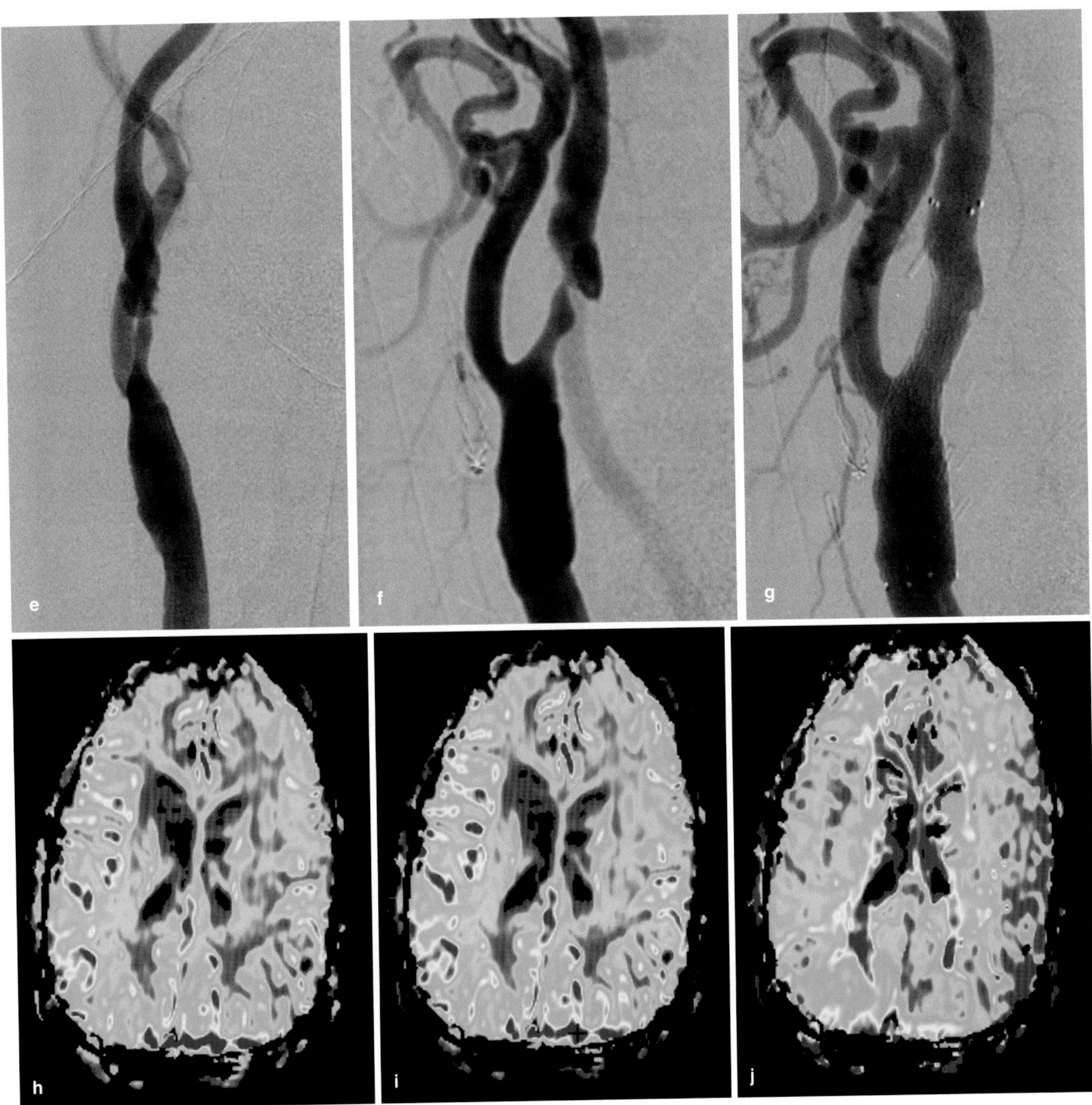

图 16.1 （续）右侧颈总动脉造影前后位（e）及侧位（f）显示高度狭窄伴颈内动脉分叉处远端溃疡斑块。介入支架植入后再次造影显示血管管径恢复（g）。介入术后 4 个月磁共振成像显示脑血容量（h）、脑血流（i）及平均通过时间（j）接近正常。治疗后患者没有再产生任何其他症状。

究皮质神经元存活的实验中，细胞在流量低于 5 ml/（100 g · min）的情况下超过 20 分钟就不再产生自发活动，而在低于 8 ml/（100 g · min）时能承受 30 分钟，低于 12 ml/（100 g · min）则是 50 分钟，低于 15 ml/（100 g · min）时则超过 80 分钟[24]。这项研究提示，缺血至灌注少于 18 ml/（100 g · min）而未能及时发现，将会导致永久的细胞损伤（表 16.1）。

虽然脑缺血性损伤与血流带来的能量底物有直接关系，但是即使重新获得底物，由缺血启动的细胞代谢改变将会持续发生[25]。这提示我们虽然恢复脑血流是恢复脑功能及防止进一步损伤的必要措施，但这项措施本身或单靠这一措施并不足以充分解决问题。下一节将介绍发生这种情况的具体机制。

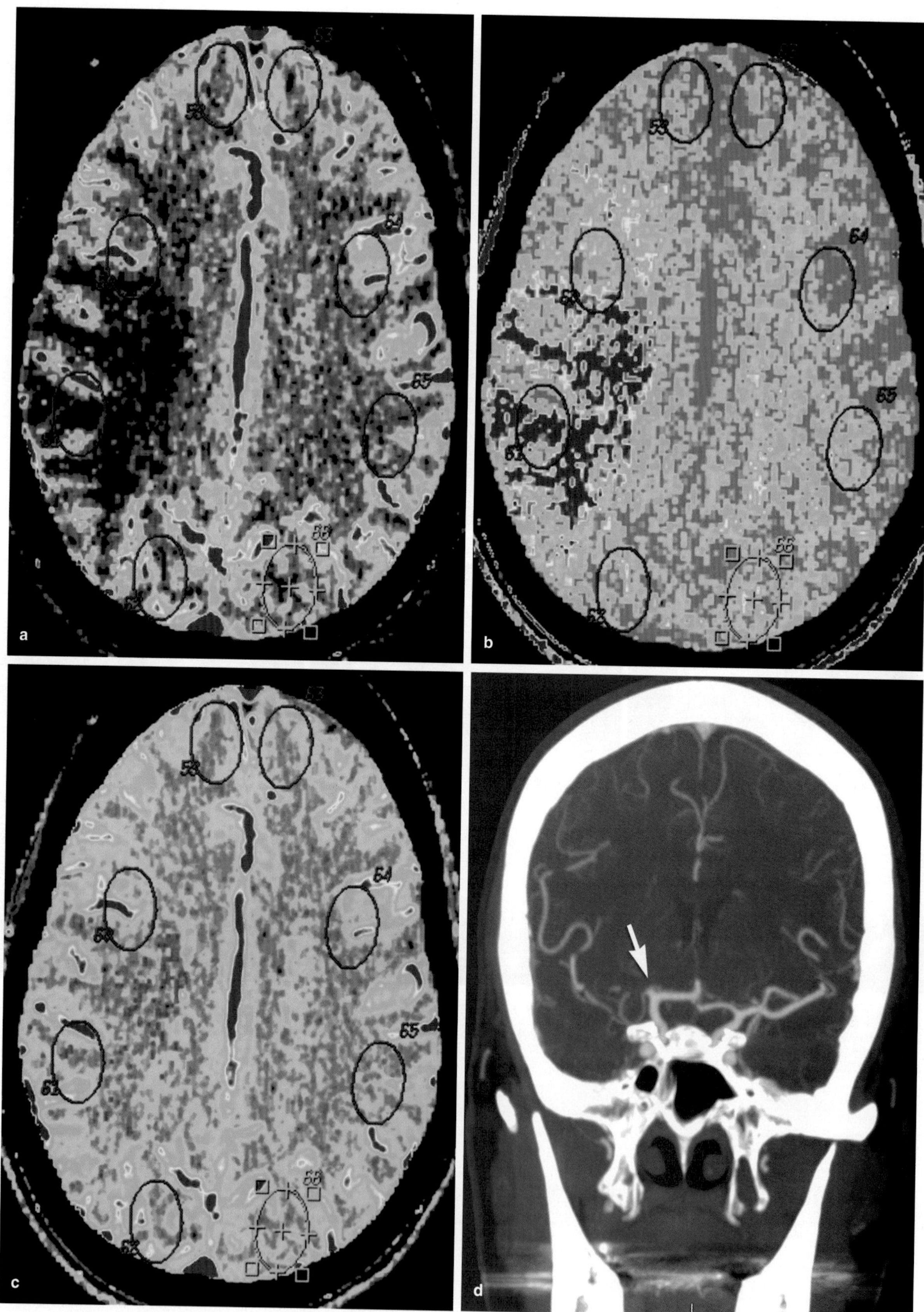

图 16.2　脑血流及机械溶栓。CT 灌注图显示右侧大脑中动脉（MCA）额叶分布区血流下降（a）、平均通过时间（MTT）增加（b）以及血流量得以维持（c）。这种现象是严重的血流及 MTT 障碍，但侧支循环的底物供应存在的表现。CT 血管造影显示右侧 MCA 闭塞（箭头处）（d）。

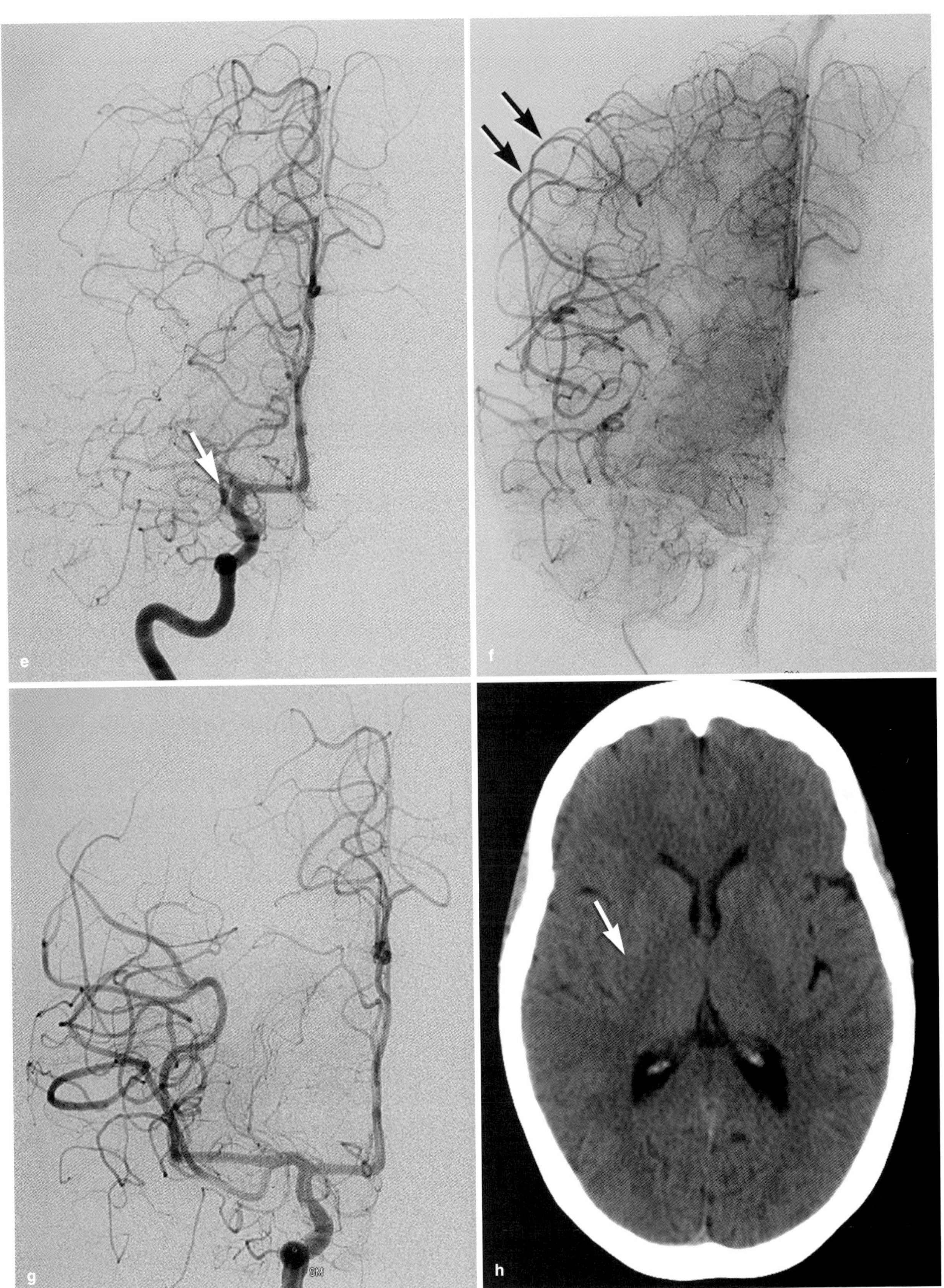

图 16.2 （续）右颈内动脉造影前后位（e）显示 MCA 闭塞（箭头处）伴密集的大脑前动脉（ACA）-MCA 软膜间侧支循环（f，箭头处）。机械溶栓后，右 ICA 血管造影前后位（g）显示 MCA 血流与 ACA 同步。两周后的 CT 平扫（h）显示仅右侧岛叶皮质有一小片充血及梗死（箭头处），与一开始灌注缺失的区域相比小了很多。

表 16.1　脑缺血的不同阶段

阶段	脑血流流速［ml/(100 g · min)］	神经功能障碍	生物力学事件
正常	50~60	无障碍	无改变，血流足以供应氧和葡萄糖
血流动力学异常	20~50	轻度或无，可恢复	侧支血管扩张使得血流量增加，以保障底物相对充足。一旦小动脉完全扩张，氧和葡萄糖的摄取率就上升以维持代谢。细胞损害很小。如果在此阶段干预不会造成再灌注损伤。此阶段可能产生轻度酸中毒
缺血半暗带	10~20	严重，可恢复(仅在短时间内)	脑电图中出现电活动衰竭。有氧代谢减少，细胞膜离子泵衰竭。细胞外钾和细胞内钙轻度上升。细胞外谷氨酸的增加会产生兴奋性毒性。因活性氧堆积，可能出现再灌注损伤，将造成炎症介质生成及炎症细胞募集
脑梗死	< 10	严重，不可恢复(梗死)	离子通道及质膜完全衰竭并导致细胞死亡。大量的钙内流及钾外流。炎症反应显著并将诱导周围组织受损。因离子泵及代谢衰竭，造成脑水肿。因血脑屏障被破坏，再灌注可能造成脑出血

缺血导致神经元死亡的模式

细胞凋亡和坏死是脑缺血时最受关注的两种细胞死亡模式。凋亡是细胞受到特定死亡信号时，细胞器功能丧失而发生的“细胞自杀”。细胞崩解为包含有残存的细胞器及细胞核的富含胞质的、由细胞膜包裹的小囊泡[26]。这些“凋亡小体”接着被免疫介导的吞噬作用清除出体外。周围组织产生的炎症反应很轻微，偶尔遗留一些细胞曾经存在过的痕迹。凋亡是一种受控的细胞死亡方式，既可存在于病理过程中，也可存在于正常组织的更替维护。此方式的多种形式在胎儿发育期至关重要，将帮助大脑从一堆杂乱的细胞“雕刻”为有功能的神经网络。

与此相反，细胞坏死是一种不受控制且剧烈的细胞死亡。这种过程常起始于由细胞结构能源缺乏，并造成 ATP 耗竭及细胞膜损伤。与细胞崩解并被吞噬不同，坏死的细胞会持续收缩直到细胞膜最终溶解，细胞内容物直接被释放到细胞外间质。这常使得细胞坏死后不会发生周围细胞损伤以及强烈的炎症反应[26]。最后，坏死组织被巨噬细胞清除，而其他炎症细胞被胶质瘢痕组织替代（图 16.3）。

在显微镜下可以观察到，梗死灶的核心主要表现为坏死。缺血最严重的组织常受到致命损害，并且不能恢复。未来脑卒中治疗的目标之一就包括调节梗死核心周围的炎症反应。虽然未经证实，但这种反应若不加以控制则往往造成进一步的组织损伤及死亡。而另一方面，凋亡或许在缺血半暗带的细胞延迟死亡中起到了作用，这些细胞在最初的梗死后能被保护数小时至数天[27]。如果凋亡信号能在正确的时间窗内被阻断或减轻，那么半暗带中的组织可能将得以保留。

大脑中细胞凋亡既能通过内源性通路也能通过外源性通路（图 16.4）。两条通路最后都导致细胞色素通过线粒体外膜释放到胞质中。在内源性通路中，由线粒体直接破坏导致，或由依赖 Bcl–2 蛋白活性的线粒体外膜通透性改变造成[28]。外源性通路中，Fas 配体与其受体结合，导致细胞膜“死亡结构域”的激活。起初认为，比起急性缺血，外源性通路在正常组织维护中起到更多作用。不过有研究发现，在人类大脑的缺血半暗带中，Fas 及 FasL 的免疫活性上升[29]。这表示半暗带中的神经元可能接收到被缺血损害的周围组织发出的“自毁”信号。这些发现提供了我们一个干预这项过程并保护半暗带的机会。

在凋亡的最终共同通路中，来自线粒体的细胞色素 c 与胞质中多种蛋白结合形成凋亡小体。这些凋亡小体导致多个细胞级联反应的激活，尤其是 Caspase–3，其执行了细胞凋亡的最后一步[30]。Caspase–3 能裂解二磷酸腺苷（ADP）、多聚（ADP– 核糖）聚合酶（PARP）（一种 DNA 修复酶）、多种胞膜离子通道以及多种其他细胞骨架成分。对这一最终共同通路的干预是阻断各种因素导致的凋亡的机会。

缺血脑组织中的生化及代谢紊乱

脑细胞缺乏代谢底物时会发生一系列的改变。总体来说，能分为代谢方面细胞信号及传导的改变，以

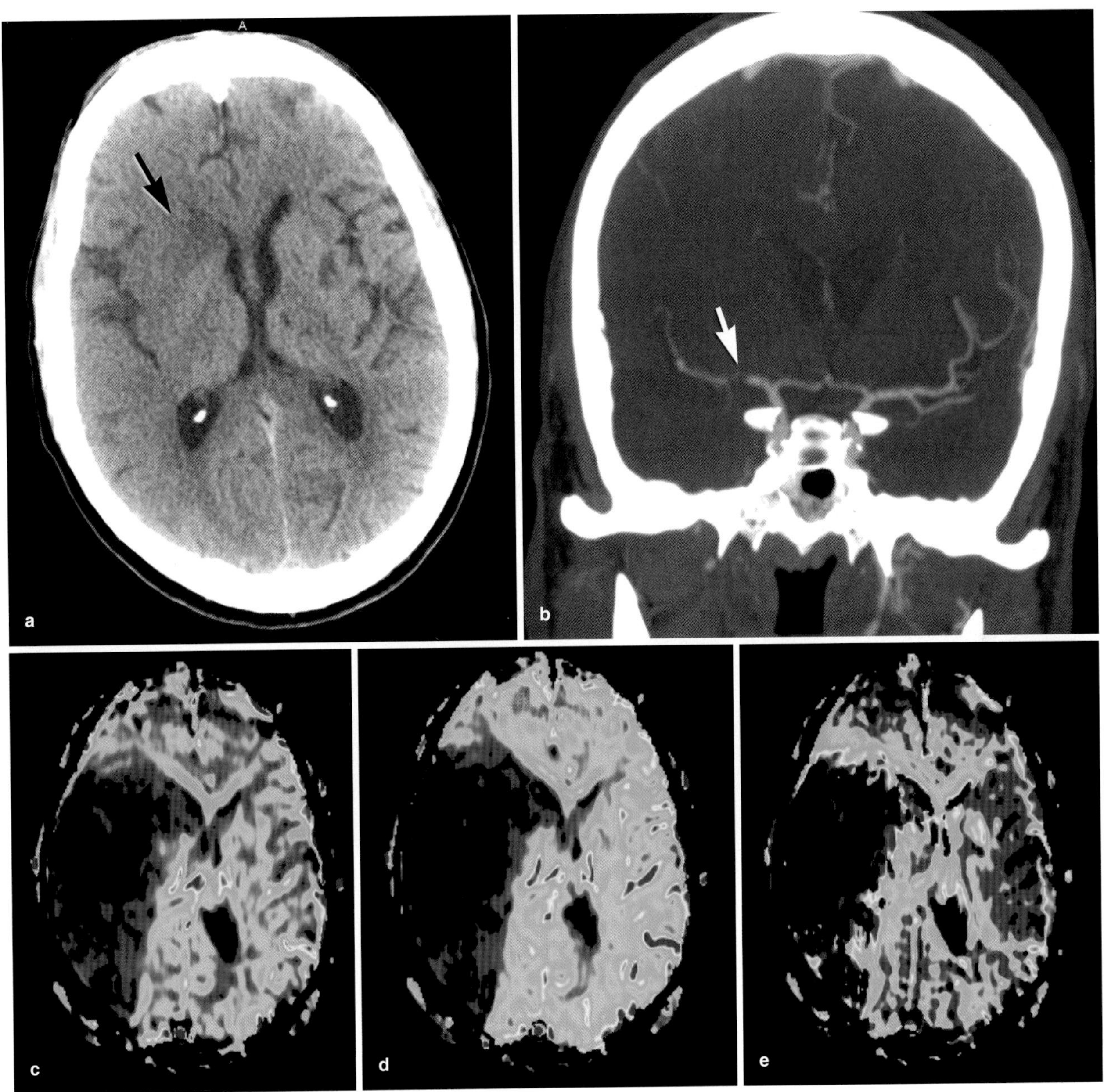

图 16.3　脑梗死的进展。该患者以左侧无力起病。头部 CT（a）显示轻度皮质水肿（箭头处）但没有明显的梗死，然而 CT 血管造影（b）显示右侧大脑中动脉（MCA）闭塞（箭头处）。CT 灌注成像显示右侧 MCA 分布区脑血容量减少（c）、血流减少（d）以及平均通过时间（e）增加。

及基因方面调控及表达的改变 [25]。事实上，缺血造成细胞能量底物、离子内环境以及细胞结构完整性的破坏 [31]。

总体上，大脑在身体所有组织中对能量的需求度最高。大脑在休息时就接受了 25% 的心输出量，并且消耗 20% 的身体总能量储备 [32]。脑血流最重要的功能就是为线粒体氧化磷酸化和产生 ATP 提供葡萄糖和氧。ATP 作为大脑的能量传递分子十分重要，其重要性也包括维持离子内稳态以及动作电位的传导（通过 Na^+/K^+-ATP 酶）、神经递质重吸收，以及细胞分子及蛋白质的合成。细胞对缺血的实际反应很大程度上取决于可用的葡萄糖储备或者侧支循环能提供的葡萄糖和氧的量。

细胞静息膜电位的维持高度依赖通过 Na^+/K^+-ATP 酶的钠离子与钾离子交换，这就需要 ATP 的水解供能。缺血发生后数秒至数分钟，ATP 的水平能依靠一些短时储备分子产生的 ATP 来维持在基线水准附近，例如磷酸肌酸 [33]。星形胶质细胞同样有自

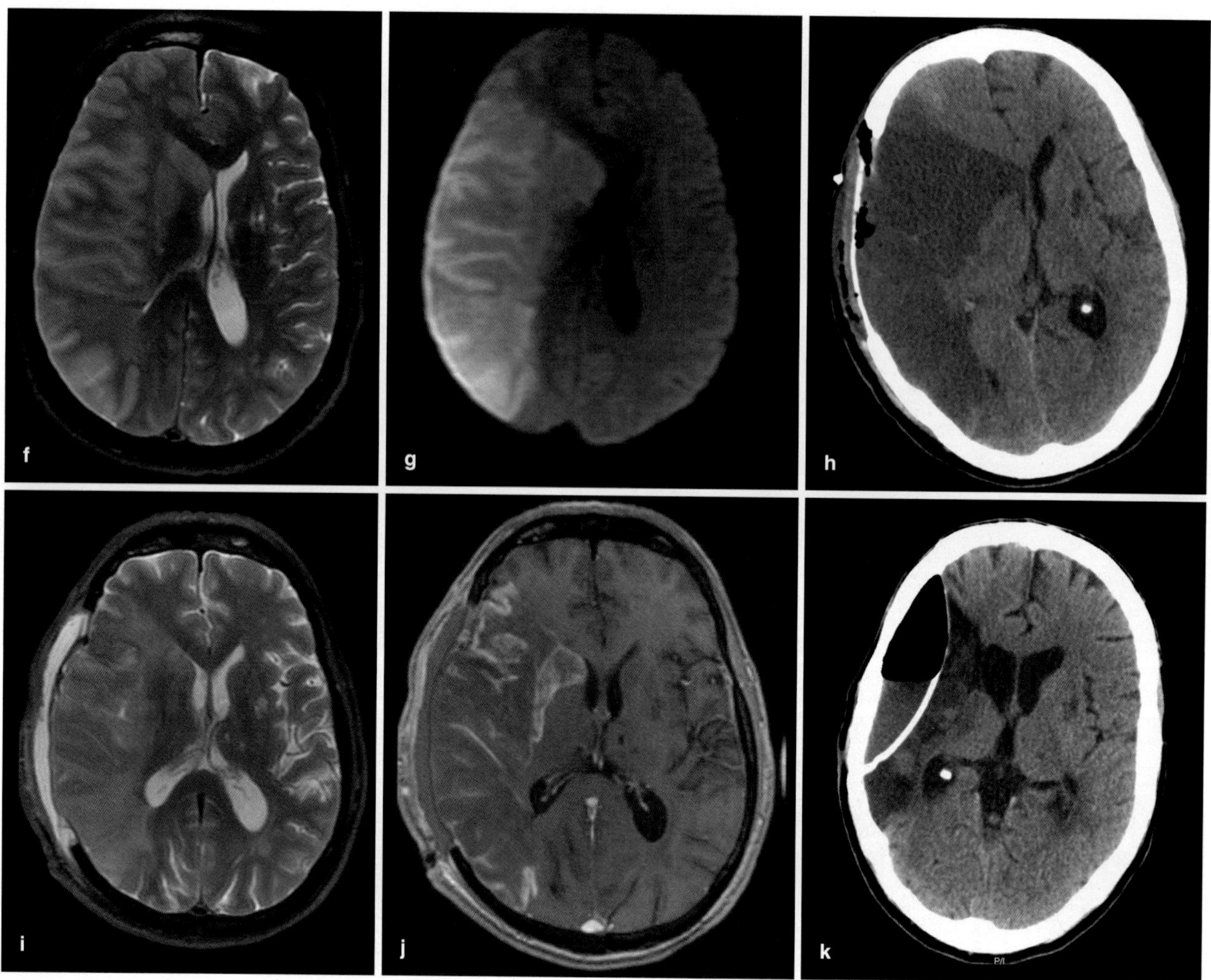

图 16.3 （续）磁共振显示脑回 T2 高信号（f）及右侧 MCA 分布区弥散受限（g）。第三天时，右侧 MCA 梗死已经在 CT 上很明显（已行开颅手术）（h）。在第二周，T2 高信号仍然存在（i），并且因为血脑屏障被破坏，脑回对比增强（j）。第六个月时（k），梗死的大脑已经历坏死改变。

身的糖原供应，因此在缺氧环境中能通过无氧酵解合成 ATP[34]。在这期间，细胞仍能继续正常工作，并不断地消耗 ATP 储备。随着 ATP 水平继续下降，Na^+/K^+-ATP 酶停止工作，细胞膜就会变得“漏洞百出”。这就导致了 K^+ 不断漏出，因此静息膜电位也不断抬高 [35]。随着静息膜电位抬高，电压门控的离子通道开放，造成更进一步的钾离子外流，以及 Na^+、Ca^{2+} 和 Cl^- 内流。静息膜离子浓度梯度的破坏引起细胞毒性水肿，因为水会随着 Na^+ 和 Cl^- 内流入细胞。水分子的移动将造成局部或整个脑部的颅内压增高，导致 CBF 减少，引起进一步继发的缺血损害。这一理念催生了早期去骨瓣减压手术，以减轻颅内压增高的影响，并保障缺乏足够 ATP 区域的血供。如果没有手段来重建足够维持正常细胞功能的离子浓度梯度，那么最后这些去极化的神经元将发生电沉默 [36]。

通过兴奋性毒性，这些最终去极化的神经元也被认为在继发脑损伤中起到作用 [37]。ATP 耗竭后，去极化神经元释放谷氨酸，同时细胞外重吸收减少（一种 ATP 依赖的过程），造成了细胞外谷氨酸（一种兴奋性氨基酸）浓度上升。尽管缺血半暗带中的神经元理论上拥有足够的底物供应以维持细胞功能，但其 ATP 储备仍将会被谷氨酸所激活的 N- 甲基 -D- 天冬氨酸（NMDA）或 α - 氨基 -3- 羟基 -5- 甲基 -4- 恶唑丙酸（AMPA）受体介导的、反复的去极化 / 复极化所消耗，这将造成其最终去极化 [38]。这一谷氨酸介导的去极化过程将导致进一步的细胞内 Ca^{2+} 过载，又引起了继发的细胞结构损害。这一理论被认为是半暗带中组织在恢复血流后有时不能完全被保留的潜在原因。

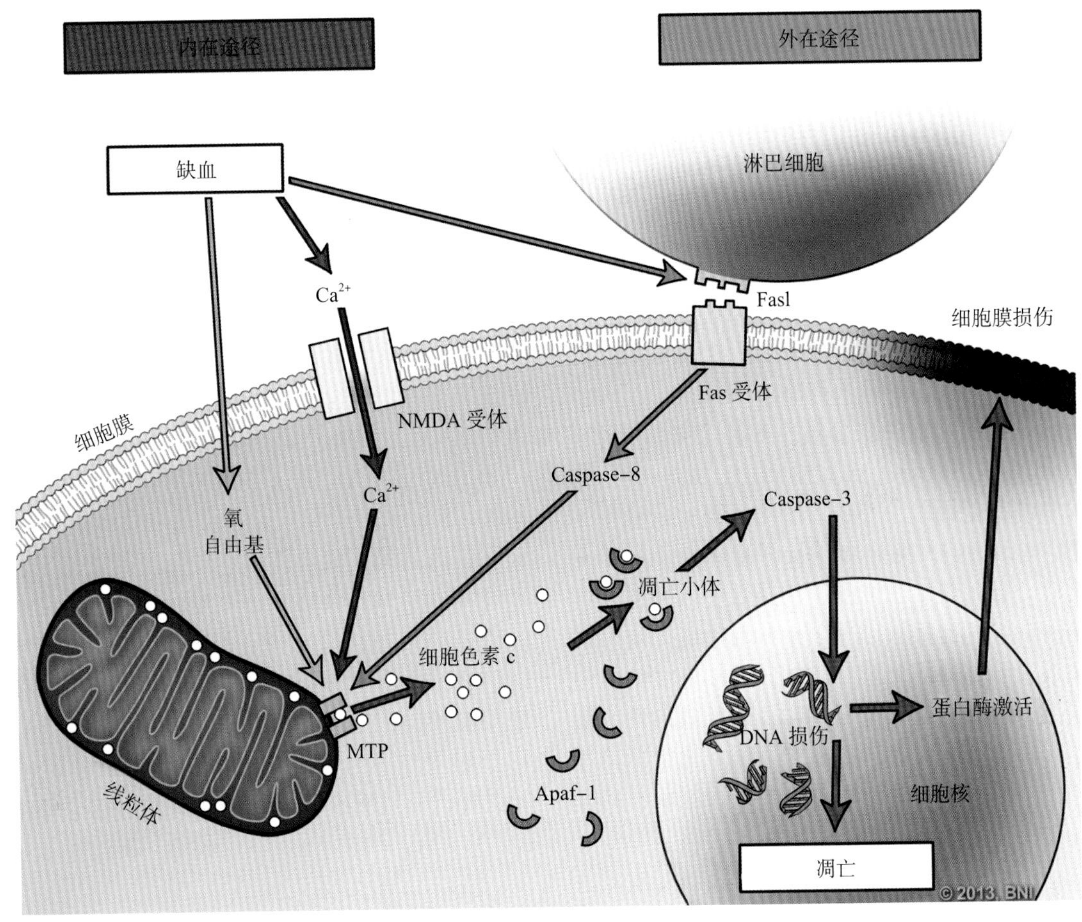

图 16.4　凋亡通路。内源性通路中，缺血导致了线粒体转运孔（MTP）的钙依赖性改变。这会导致细胞色素 c 从线粒体外流，形成凋亡小体并最终激活 Caspase-3。外源性途径是由与细胞膜受体结合的，特定的死亡配体（FasL）介导的，并造成直接激活或通过改变 MTP 激活 Caspase-3。Caspase-3 是两种凋亡模式的共同通路的启动位点，启动后会导致 DNA 破坏以及蛋白酶激活，接着分解细胞膜并直接导致凋亡小体产生及细胞死亡。值得注意的是，这些通路同样能被缺血组织再灌注产生的活性氧激活。NMDA，N- 甲基 -D- 天冬氨酸（由 Barrow 神经学研究所提供）。

另一个造成缺血半暗带继发损伤的因素是酸中毒。正因为缺血半暗带中氧化磷酸化和无氧糖酵解的平衡，细胞外 pH 也随着乳酸或质子的生成而下降。已有证据表明，缺血前的高血糖状态能加剧脑缺血损伤，并且导致更大（且更早）的梗死区域。高血糖通过增加乳酸的生成和无氧酵解来加剧酸中毒 [39]。酸中毒和细胞内 Ca^{2+} 浓度也有复杂的相互作用。线粒体螯合是细胞质 Ca^{2+} 主要的控制手段之一；然而，随着局部缺氧的线粒体从胞浆中获取 Ca^{2+}，其产生 ATP 的能力也随之下降 [31]。当线粒体功能进一步受损，就会将 Ca^{2+} 释放回胞浆，创造出细胞损伤和分解的正反馈回路。虽然酸中毒或许能减轻谷氨酸介导的 Ca^{2+} 内流，但是总体上还是通过生成自由基造成更大的细胞损伤 [40]。

脑缺血中的炎症介质

没有炎症细胞及介质，脑组织就不会从缺血进展到梗死。但是，认为炎症在缺血或受损伤的大脑中仅起到负面作用的观点也是错误的。由缺血组织产生的炎症介质是最后的“呼救”，可能产生一些保护机制，也可能衍生出炎症反应，造成继发损伤以及最终更大的梗死灶。最终，白细胞导致了由脑缺血到脑梗死的过程 [41]。

炎症基因，例如白介素 -1（*IL-1*）、*IL-6*、肿瘤坏死因子 - α（*TNF-α*）及转化生长因子 - β（*TGF-β*），在缺血组织中过表达，导致这些炎症因子的生成 [42]。这很大程度上由缺血本身造成，钙内流和活性氧同样也参与其中。这些炎症细胞因子会造成细胞黏附因子的上调，诸如脑微血管中内皮细胞中 E- 选择蛋白、细胞间黏附分子 -1（ICAM-1）、ICAM-2，以及血管细胞黏附分子 -1（VCAM-1）[41]。这些黏附分子反过来结合中性粒细胞并帮助其移行到脑实质中。有研究者认为，微血管中充斥着中性粒细胞、血小板及红细胞会阻碍这些脑区的灌注（无回流现象）[43]。这种反应即使当组织恢复灌注也会继续，导致更多的炎症细胞浸润，并且这些炎症细胞在缺血半暗带及周围组织中由于细胞因子在局部的活动被激活。炎症细胞产生的活性氧是再灌注损伤中一个重要的因素。

除了白细胞被从血流中募集，脑组织中小胶质细胞也在缺血发生后数分钟内被激活[44]。类似脑卒中发展过程中的其他因素，小胶质细胞的炎症反应似乎也是一把“双刃剑”。炎症介质及细胞有助于延长对损伤的反应，导致半暗带的受损、脑水肿以及血脑屏障的损坏。白细胞能释放因子，来激活血管内皮中的基质金属蛋白酶，进而分解细胞外间质和胞膜的蛋白质[45]。炎症反应也诱导了血管内皮细胞的收缩性物质激活，并形成了更大的缝隙连接[46]。随着血脑屏障进一步破坏，脑实质会被浸没于更多的炎症细胞，同样的，白蛋白以及其他渗透性物质也会造成脑卒中中常见的血管源性水肿。这些因素进一步引起继发缺血并威胁到缺血半暗带。

与此同时，激活的小胶质细胞似乎会通过分泌细胞因子和趋化因子来帮助维护周围的细胞[44]。尽管人脑具有一定的再生与修复功能的这一理念已基本得到共识，炎症反应也确实会诱导神经干细胞向受损组织增殖并迁移[47]。我们发现骨桥蛋白、半乳糖凝集素 -3 以及单核细胞趋化因子蛋白 -1 的表达能刺激脑室下区的血管形成，并诱导神经祖细胞增殖及向缺血区域迁移[48-50]。通过利用这些介质并限制其不利影响，临床医生或许能使该进程朝着有利于卒中后功能恢复的方向进展。

再灌注及脑损伤

如果直接的缺血细胞损伤程度仍然不重，那么缺血性卒中的治疗可能通过再灌注，进一步加重继发损伤。再灌注是缺血性疾病中的一环，可能由成功的医疗干预引起，也可能由自发的溶栓或动脉侧支的供应引起。在急性缺血事件发生后的一小段时间内，组织对氧的获取率大于对代谢底物的摄取。这造成线粒体中产生了活性氧，并导致蛋白质氧化 / 亚硝基化 / 硝化、脂类过氧化及 DNA 损伤，所以尽管恢复正常氧及代谢底物供应，仍引起了细胞死亡[51]。此现象可能造成了一些再灌注治疗未能成功改善预后的现象。

尽管脑组织处于缺血状态，但是任何剩余 ATP 的消耗都会产生嘌呤类代谢产物，如黄嘌呤和次黄嘌呤。在再灌注后，这些代谢产物会被氧化分解，形成过氧化或超氧化物自由基。缺血时细胞内高浓度的钙也被认为会产生活性氧并损伤细胞。有趣的是，尽管这些代谢产物中部分是在缺血期间生成，但是其并不会对组织产生损害，直到组织重新获得灌注，细胞重新获得氧供[52]。这些活性氧接着会造成脂类过氧化、蛋白质变性、细胞所必需的酶的失活、DNA 破坏、进一步的细胞内钙释放（进一步增强影响）以及细胞结构破坏[53]。

自由基的生成会使得正在恢复的细胞发生继发能量衰竭，因为自由基使三羧酸循环酶系失活以及线粒体膜电位耗散，造成电子传递链失效[54]。随后通过 DNA 损伤和活性氧，激活 PARP-1，导致氧化态的烟酰胺腺嘌呤二核苷酸（NAD^+）耗尽，能量衰竭又进一步加重。因为 NAD^+ 的生成是 ATP 依赖的，所以能量耗竭、代谢衰竭、细胞坏死的恶性循环将继续进行[55]。

结论

大脑的重要功能直接依赖于连续的血流来传递代谢底物。大脑不像身体其他器官，自身只有很少的能量储备，并且一旦受损后只有很有限的修复功能。脑缺血事件是重要的致死致残因素。通过了解缺血引发脑损伤的多因素进程，希望能够使有脑卒中风险的患者，获得早期诊断及合适的治疗。在本章中，我们概括了脑血流的主要调控因素和缺血大脑中发生的主要病理生理事件。干预可能以预防动脉粥样硬化性疾病的形式出现，或以脑保护的形式出现。

脑卒中的研究领域前景光明，有获得巨大进展的潜力。随着对动脉粥样硬化的病因和遗传因素有了进一步了解，研究者会发现新的预防及治疗手段。对“不稳定”斑块的识别或许有助于对高危患者的早期干预和治疗。了解脑梗死的病理生理机制会使临床医生得以控制原发性及继发性脑损伤。随着再灌注技术的进步，临床医生将不仅聚焦于对有危险的组织的再灌注，并且将限制任何再灌注后活性氧和免疫反应带来的损害。最后，尽管不能预防每一例的脑梗死，但是或许能够掌控“正在呼救”的炎症反应，使其帮助脑组织重塑并再生。

参·考·文·献

[1] Singer CJ. A short History of Anatomy from the Greeks to Harvey, 2nd ed. Mineola, NY: Dover Publications; 1957

[2] da Vinci L. The Notebooks of Leonardo da Vinci. New York: Reynal and Hitchcock; 1938

[3] Sharp F, Swanson R, Honkaniemi J, Kogure K. Neurochemistry and molecular biology. In: Barnett HJ, Mohr JP, Stein BM, Yatsu FM, eds. Stroke: Pathophysiology, Diagnosis, and Management, 3rd ed. Philadelphia: Churchill Livingstone; 1998

[4] Ross R. Atherosclerosis—an inflammatory disease. N Engl J Med 1999; 340:115–126

[5] Zarins CK, Giddens DP, Bharadvaj BK, Sottiurai VS, Mabon RF, Glagov S. Carotid bifurcation atherosclerosis. Quantitative correlation of plaque localization with flow velocity profiles and wall shear stress. Circ Res 1983;53:502–514

[6] Vemuganti R, Dempsey RJ. Carotid atherosclerotic plaques from symptomatic stroke patients share the molecular fingerprints to develop in a neoplastic fashion: a microarray analysis study. Neuroscience 2005; 131:359–374

[7] Türeyen K, Vemuganti R, Salamat MS, Dempsey RJ. Increased angiogenesis and angiogenic gene expression in carotid artery plaques from symptomatic stroke patients. Neurosurgery 2006;58:971–977, discussion 971–977

[8] Dempsey RJ, Vemuganti R, Varghese T, Hermann BP. A review of carotid atherosclerosis and vascular cognitive decline: a new understanding of the keys to symptomology. Neurosurgery 2010;67:484–493, discussion 493–494

[9] Golledge J, Greenhalgh RM, Davies AH. The symptomatic carotid plaque. Stroke 2000;31:774–781

[10] Villringer A, Dirnagl U. Coupling of brain activity and cerebral blood flow: basis of functional neuroimaging. Cerebrovasc Brain Metab Rev 1995;7:240–276

[11] Peterson EC, Wang Z, Britz G. Regulation of cerebral blood flow. Int J Vasc Med 2011;2011:823525

[12] Hurn P, Traystman R. Overview of cerebrovascular hemodynamics. In: Caplan LR, Reis DJ, Siesjo BK, Weir B, Welch KM, eds. Primer on Cerebrovascular Diseases. San Diego: Academic Press; 1997:42–44

[13] Zou H, Ratz PH, Hill MA. Temporal aspects of Ca(2+) and myosin phosphorylation during myogenic and norepinephrine-induced arteriolar constriction. J Vasc Res 2000;37:556–567

[14] Rubanyi GM, Freay AD, Kauser K, Johns A, Harder DR. Mechanoreception by the endothelium: mediators and mechanisms of pressure- and flowinduced vascular responses. Blood Vessels 1990;27:246–257

[15] Paulson OB, Strandgaard S, Edvinsson L. Cerebral autoregulation. Cerebrovasc Brain Metab Rev 1990;2:161–192

[16] Traystman R. Regulation of cerebral blood flow by carbon dioxide. In: Caplan LR, Reis DJ, Siesjo BK, Weir B, Welch KM, eds. Primer on Cerebrovascular Diseases. San Diego: Academic Press; 1997:55–57

[17] Harder DR. Effect of H+ and elevated PCO_2 on membrane electrical properties of rat cerebral arteries. Pflugers Arch 1982;394:182–185

[18] Golanov EV, Reis DJ. Oxygen and cerebral blood flow. In: Caplan LR, Reis DJ, Siesjo BK, Weir B, Welch KM, eds. Primer on Cerebrovascular Diseases. San Diego: Academic Press; 1997:58–59

[19] Golanov EV, Reis DJ. Contribution of oxygen-sensitive neurons of the rostral ventrolateral medulla to hypoxic cerebral vasodilatation in the rat. J Physiol 1996;495(Pt 1):201–216

[20] Sundt TM Jr, Sharbrough FW, Anderson RE, Michenfelder JD. Cerebral blood flow measurements and electroencephalograms during carotid endarterectomy. J Neurosurg 1974;41:310–320

[21] Jones TH, Morawetz RB, Crowell RM, et al. Thresholds of focal cerebral ischemia in awake monkeys. J Neurosurg 1981;54:773–782

[22] Astrup J, Siesjö BK, Symon L. Thresholds in cerebral ischemia—the ischemic penumbra. Stroke 1981;12:723–725

[23] Morawetz RB, DeGirolami U, Ojemann RG, Marcoux FW, Crowell RM. Cerebral blood flow determined by hydrogen clearance during middle cerebral artery occlusion in unanesthetized monkeys. Stroke 1978;9:143–149

[24] Heiss WD. Flow thresholds of functional and morphological damage of brain tissue. Stroke 1983;14:329–331

[25] Pulsinelli W. Pathophysiology of acute ischaemic stroke. Lancet 1992;339:533–536

[26] Elmore S. Apoptosis: a review of programmed cell death. Toxicol Pathol 2007;35:495–516

[27] Broughton BR, Reutens DC, Sobey CG. Apoptotic mechanisms after cerebral ischemia. Stroke 2009;40:e331–e339

[28] Hengartner MO. The biochemistry of apoptosis. Nature 2000;407:770–776

[29] Sairanen T, Karjalainen-Lindsberg ML, Paetau A, Ijäs P, Lindsberg PJ. Apoptosis dominant in the periinfarct area of human ischaemic stroke—a possible target of antiapoptotic treatments. Brain 2006;129(Pt 1):189–199

[30] Cohen GM. Caspases: the executioners of apoptosis. Biochem J 1997;326(Pt 1):1–16

[31] Siesjö BK. Pathophysiology and treatment of focal cerebral ischemia. Part I: Pathophysiology. J Neurosurg 1992;77:169–184

[32] Siesjo BK. Brain Energy Metabolism. New York: John Wiley & Sons; 1978

[33] Katsura K, Kristián T, Siesjö BK. Energy metabolism, ion homeostasis, and cell damage in the brain. Biochem Soc Trans 1994;22:991–996

[34] Brown AM. Brain glycogen re-awakened. J Neurochem 2004;89:537–552

[35] Tan CC, Khurana VG, Benarroch EE, Meyer FB. Cerebral blood flow and metabolism and cerebral ischemia. In: Youmans Neurological Surgery: Expert Consult, 6th ed. Philadelphia: Saunders; 2011:3537–3562

[36] Hansen AJ, Nedergaard M. Brain ion homeostasis in cerebral ischemia. Neurochem Pathol 1988;9:195–209

[37] Choi DW. The excitotoxic concept. In: Caplan LR, Reis DJ, Siesjo BK, Weir B, Welch KM, eds. Primer on Cerebrovascular Diseases. San Diego: Academic Press; 1997:187–190

[38] Nedergaard M, Hansen AJ. Characterization of cortical depolarizations evoked in focal cerebral ischemia. J Cereb Blood Flow Metab 1993;13:568–574

[39] Siesjo BK, Smith M-L. Mechanisms of acidosis-related damage. In: Caplan LR, Reis DJ, Siesjo BK, Weir B, Welch KM, eds. Primer on Cerebrovascular Diseases. San Diego: Academic Press; 1997:223–226

[40] Ying W, Han SK, Miller JW, Swanson RA. Acidosis potentiates oxidative neuronal death by multiple mechanisms. J Neurochem 1999;73:1549–1556

[41] Huang J, Upadhyay UM, Tamargo RJ. Inflammation in stroke and focal cerebral ischemia. Surg Neurol 2006;66:232–245

[42] Clark WM. Cytokines and reperfusion injury. Neurology 1997;49(5, Suppl 4):S10–S14

[43] Winquist RJ, Kerr S. Cerebral ischemia-reperfusion injury and adhesion. Neurology 1997;49(5, Suppl 4):S23–S26

[44] Gehrmann J, Banati RB, Wiessner C, Hossmann KA, Kreutzberg GW. Reactive microglia in cerebral ischaemia: an early mediator of tissue damage? Neuropathol Appl Neurobiol 1995;21:277–289

[45] del Zoppo GJ, Milner R, Mabuchi T, et al. Microglial activation and matrix protease generation during focal cerebral ischemia. Stroke 2007;38(2, Suppl):646–651

[46] Bolton SJ, Anthony DC, Perry VH. Loss of the tight junction proteins occludin and zonula occludens-1 from cerebral vascular endothelium during neutrophil-induced blood-brain barrier

breakdown in vivo. Neuroscience 1998;86:1245–1257
[47] Dempsey RJ, Kalluri HS. Ischemia-induced neurogenesis: role of growth factors. Neurosurg Clin N Am 2007;18:183–190, xi
[48] Yan YP, Lang BT, Vemuganti R, Dempsey RJ. Galectin-3 mediates postischemic tissue remodeling. Brain Res 2009;1288:116–124
[49] Yan YP, Sailor KA, Lang BT, Park SW, Vemuganti R, Dempsey RJ. Monocyte chemoattractant protein-1 plays a critical role in neuroblast migration after focal cerebral ischemia. J Cereb Blood Flow Metab 2007;27:1213–1224
[50] Kalluri HS, Dempsey RJ. Osteopontin increases the proliferation of neural progenitor cells. Int J Dev Neurosci 2012;30:359–362
[51] Sugawara T, Chan PH. Reactive oxygen radicals and pathogenesis of neuronal death after cerebral ischemia. Antioxid Redox Signal 2003;5:597–607
[52] Hall ED. Lipid peroxidation. In: Caplan LR, Reis DJ, Siesjo BK, Weir B, Welch KM, eds. Primer on Cerebrovascular Diseases. San Diego: Academic Press;1997:200–204
[53] Kontos HA. Oxygen radicals in cerebral ischemia: the 2001 Willis lecture. Stroke 2001;32:2712–2716
[54] Zhang Y, Marcillat O, Giulivi C, Ernster L, Davies KJ. The oxidative inactivation of mitochondrial electron transport chain components and ATPase. J Biol Chem 1990;265:16330–16336
[55] Shall S, de Murcia G. Poly(ADP-ribose) polymerase-1: what have we learned from the deficient mouse model? Mutat Res 2000;460:1–15

第17章

心源性脑栓塞的管理

Yazan J. Alderazi and Sean I. Savitz

由于脑卒中的循证医学治疗方案是基于卒中亚型做出的，因此明确缺血性卒中的病因对于其二级预防十分关键。心源性栓塞以及小血管病变、颅内和颅外动脉粥样硬化是缺血性卒中的主要原因，其他少见病因包括动脉夹层和更为罕见的血管炎。还有一些存在争议的病因包括卵圆孔未闭引起的反常性栓塞。此外，许多患者同时存在多个卒中的可能原因，致使卒中反复发作。因此，完整评估每一个患者的主要卒中原因是十分必要的。

作为心源性栓塞的主要病因，心房颤动（后文简称房颤）的处理尽管已经有了较成熟的方案，包括确定风险因素、预后因素，选择诊断方式以及实施有效治疗，但该疾病依然是一项重要的公共健康问题。发达国家的人口老龄化以及全球高血压发病率升高的趋势均提示房颤仍将是今后几年心源性卒中的主要原因。心源性卒中的其他病因也并不少见，其中一些需要采取不同的防治措施，包括感染性心内膜炎以及与心脏手术相关的围手术期卒中。

相关的解剖学

全脑的血液供应是由主动脉近端分支所供应的。心源性栓塞中栓子来源于分支近端，因此大脑的前后循环都可以受累，而且常常是同时受累。在这种卒中亚型中，任何一个半球都可能受到影响并且有卒中复发的风险。栓子可以阻塞近端的大血管，如颈内动脉，使该血管供血区的大面积脑组织面临缺血风险。远端分支的栓塞可造成局灶性损害，例如远端大脑中动脉（MCA）分支或更小的分支。根据侧支循环状态以及栓子的溶解速度，有些心源性栓塞引起的梗死范围可局限于穿支血管供血区，如豆纹血管或脑桥血管穿支。这一点非常重要，因为在一些病例中，心源性卒中的初期表现和预后常类似于这种小血管疾病。心源性卒中的表现形式也可以类似于交界区梗死，或称为分水岭梗死，因为一些小栓子容易嵌在交界区的小供血动脉。心源性栓塞应与一些更少见的栓塞相鉴别，例如主动脉弓粥样硬化斑块以及反常栓塞。这些疾病可以和心源性栓塞有类似的表现。

大部分心脏栓子起源于左心室，特别是心房颤动时源自左心房和左心耳。左心室、二尖瓣和主动脉瓣膜是心源性栓塞的其他部位，如附壁血栓、机械性瓣膜病和风湿性心脏病。在大多数患者中，通过肺毛细血管系统和完整的心房内隔膜将右心循环与左心循环有效分开。三尖瓣疾病和肺动脉疾病不被视为脑栓塞的直接解剖基础。

心源性卒中的病理生理学和自然史

心脏栓子的来源各异，一般根据不同的病理生理和解剖学特点进行分类。

心律失常

房颤是引发心源性卒中的主要原因。根据来自Framingham的研究，房颤可使卒中风险增加5倍[1]。高血压、冠心病、酒精滥用、心脏瓣膜疾病、扩张性心肌病、肥厚性心肌病和甲状腺功能亢进是目前已知的房颤危险因素。

房颤可以无明显不适症状。房颤根据时程可分为阵发性、持续性和长期持续性。其中阵发性和持续性房颤与卒中风险升高相关[2]。房颤患者的脑栓塞风险并不一致，许多评分系统也用于对这类患者进行卒中风险分层，例如 $CHADS_2$ 评分（表17.1）[3]。这些评分系统对于既往无缺血性卒中或短暂性脑缺血发作（TIA）的患者，决定何时进行抗凝治疗十分有用，尤

其是对于年轻的低 $CHADS_2$ 评分的患者。对于既往有缺血性卒中或 TIA 的患者，抗凝治疗的益处已明确，这类患者有更高的卒中风险。

表 17.1 $CHADS_2$ 评分

特征	评分
近期充血性心力衰竭	1
高血压	1
年龄超过 75 岁	1
糖尿病	1
既往有卒中或 TIA 发作	2

电生理学上，房颤是由左心房异常的大小返折波引起的。这些电流需要被触发或产生于异常的基质环境。这些电流起始于 4 条肺静脉 1~3 cm 的肌袖中，以及左心房中的触发活动。这 5 处自律性的神经节位于房间沟的心外膜以及肺静脉孔附近的 Marshall 韧带中，与肺静脉一同触发房颤。在高心房率的作用下以及冠心病、二尖瓣狭窄等病理状态下，左心房组织会发生重构。从解剖角度来讲，左心耳是房颤引起血栓的主要区域。心房壁电传导的损害致使心房收缩减退，停滞的血流易形成血栓。房颤患者的左心房通常是扩大的。

心房扑动是另一种影响有效心房收缩，易引起心源性血栓的一类心律失常。尽管目前的临床数据并不足以形成可靠的风险评估系统，患者的治疗方式是与房颤相似的。

最后一种易引起心源性血栓的常见心律失常是窦房结功能障碍和起搏器的使用。窦房结功能障碍或病态窦房结综合征的许多病因已超出了本章的范围。该病的重要性在于其可以引起快－慢综合征，即交替性的室上性心动过速（房颤、房扑）和室上性心动过缓，可能需要起搏器治疗。由于这类患者通常因心动过缓作为首发症状而安装起搏器，因此往往淡化了随访心电图的意识，未能及时发现房颤或房扑直到发生了缺血性卒中。值得庆幸的是，这些起搏器可以被诊断为房性心律失常。

左心室血栓、急性心肌梗死和心肌病

急性心肌梗死和左心室血栓

心肌梗死与随后的缺血性卒中相关。除了有关的其他相似危险因素例如高龄、高血压、高血脂、糖尿病之外，其他独特情况值得一提。心肌梗死常造成左心室收缩力减退，1/3 的前壁心梗患者若未行再灌注治疗，会在前 2 周内发生左心室血栓。但再灌注治疗并不一定能消除这种风险 [4]。合并左心室血栓的心肌梗死患者发生心源性卒中风险为 10%，而单纯心肌梗死患者的卒中发生率是 2%，风险增加 5 倍 [5]。但是，仅有心室收缩减退的患者发生卒中的风险是否明显增加，目前仍不清楚。值得注意的是，大多数的心室血栓发生较早，但一些会在出院后发生：50% 可在住院期间被检出，90% 能在 3 个月内被发现 [6]。

心肌病和左心室血栓

缺血性心脏病是心肌病以及充血性心力衰竭（CHF）的主要原因。尽管心肌病并不局限于左心室，但通常在这种情况下扩张的左心室更易被认为是血栓形成的位置。在一些情况下，已经证明在左心室内形成血栓并随后发生栓塞。在一项前瞻性研究中，左心室射血分数小于 35% 的患者脑栓塞的发生率每年从 1.5% 到 4% 不等。既往有缺血性卒中或 TIA 病史的心肌病患者，发生缺血性卒中的风险是否明显高于无既往史的患者，这一点仍不明确。充血性心力衰竭常与房颤共存；这些患者卒中复发的风险比单病患者高了许多。

心脏瓣膜疾病

风湿性瓣膜病

作为过去的一类主要心血管疾病，现在风湿性瓣膜病已在发达国家中十分少见了。在所有风湿性瓣膜病中，二尖瓣狭窄与心源性卒中联系最为紧密。未经抗凝治疗的患者卒中年发病率为 9.6%[7]。其中大部分患者同时伴有房颤 [8]。血栓通常在左心房中形成，尤其是在左心耳 [9]。在不伴有房颤的二尖瓣狭窄患者中，脑栓塞的发生风险还不明确。卒中后 1 年是心源性栓塞复发的高峰期，大多数常发生于 6 个月之内 [8]。其他类型的风湿性瓣膜病与血栓形成以及栓塞发生的关系不大。

二尖瓣脱垂、二尖瓣环钙化和主动脉硬化

目前仍不明确二尖瓣脱垂、二尖瓣环钙化和主动脉硬化是否可以导致心源性栓塞。其中主动脉硬化并不增加卒中风险 [10, 11]。二尖瓣环钙化与心源性栓塞的关系相对最为密切，但并不能肯定是否为一个独立风险因素 [12]。

人工心脏瓣膜

人工心脏瓣膜术后心源性血栓的风险取决于换瓣的位置（二尖瓣 vs 主动脉瓣）、瓣膜的材料（生物瓣 vs 机械瓣）以及手术方式（开放 vs 腔内）。窦性心律

的换生物瓣患者的卒中风险仅轻微增高，尤其是正在行抗血小板治疗的患者。置换生物二尖瓣较主动脉瓣在术后 3 个月内的卒中风险也有轻度增高，据此应推荐术后短期抗凝治疗。机械瓣的术后卒中风险较高，已淘汰的球笼瓣较侧倾碟瓣或双叶瓣有更高的风险。此外患者换瓣后还有并发房颤和感染性心内膜炎的可能，卒中风险和治疗方案均可因此改变。

感染性心内膜炎

感染性心内膜炎是一种不常见，但却重要的心源性栓塞形成因素。血栓起源于赘生物，附着于瓣膜上（天然或人工），内含有细菌、中性粒细胞、血小板和纤维素。在抗生素出现之前，感染性心内膜炎引起血栓的概率高达 70%~97%。左心瓣膜的病灶最易引起脑卒中，人工瓣膜的心内膜炎致血栓可能性更高。这些含有病菌的栓子常会诱发脑梗向自发性出血转变，有时还会造成真菌性动脉瘤。最初的梗死可能没有任何症状，磁共振（MRI）可表现为单发或多发的大小不一的病灶，与其他原因引起的栓塞卒中十分类似（图 17.1）。

非细菌性血栓性心内膜炎和疣状心内膜炎

此二种心内膜炎也需要重视。它们同样以赘生物的形式附着于瓣膜上——主动脉瓣一般是非细菌性血

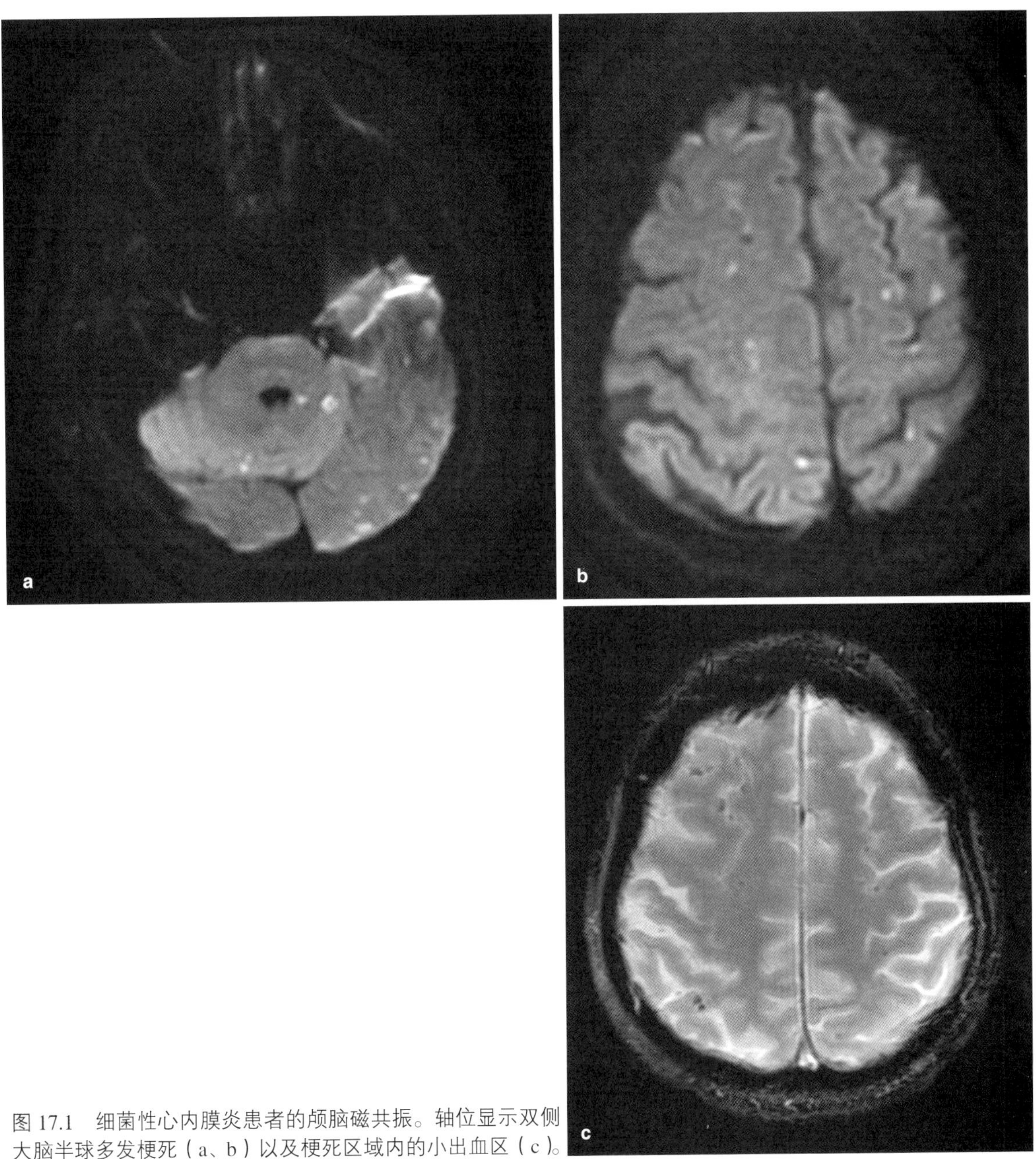

图 17.1 细菌性心内膜炎患者的颅脑磁共振。轴位显示双侧大脑半球多发梗死（a、b）以及梗死区域内的小出血区（c）。

栓性心内膜炎，二尖瓣两者兼有。非细菌性血栓性心内膜炎，又称为消耗性心内膜炎，其赘生物成分为血小板和纤维，没有炎性浸润。非细菌性血栓性心内膜炎主要见于癌症患者，但也可见于脓毒症后弥漫性血管内凝血的患者。疣状心内膜炎则好发于系统性红斑狼疮以及抗磷脂综合征的患者，赘生物中除了血小板和纤维蛋白外，还包含单核细胞和免疫复合物。

这两种赘生物的大小各异，通常小于 3 mm，经食管超声心动图（TEE）较常规经胸心超（TTE）更具诊断价值。非细菌性血栓性心内膜炎被认为处于高凝状态，几乎可以肯定的是，MRI 上大多是多发的不同大小的病灶，小则＜ 10 mm，大则＞ 30 mm。患者在出现明显局灶病变前常表现为血栓性脑病。也有在免疫抑制治疗后，疣状心内膜炎合并细菌性心内膜炎的报道，但这是极为少见的。

反常栓塞

反常栓塞是指栓子从静脉系统即右侧循环向动脉系统即左侧循环栓塞的情况。这种右向左的分流一般见于心脏结构的异常，卵圆孔未闭最为常见，心脏外的异常分流，如肺动静脉畸形，较为罕见。一些隐源性卒中实际上是反常栓塞。卵圆孔未闭作为一种胎儿期循环的残余，在隐源性卒中患者中的发生率（45%）较有明确卒中原因的患者高（23%）[13]。此外，相比于小的卵圆孔未闭，中到大的卵圆孔未闭在隐源性卒中患者中更常见（26% vs 6%）[13]。

尽管如此，卵圆孔未闭在不发生缺血性卒中的人群中仍十分常见（15%~38%）[14, 15]。无论在正常人群还是患者中，卵圆孔未闭的发生率随年龄递减[14]。而对于其他危险因素，例如高血压、动脉粥样硬化和房颤，发生率则在 55 岁之后明显升高，而在年轻人中罕见。这些危险因素与老年患者的反复卒中发作有关。因此，在卒中患者的常规评估检查中发现卵圆孔未闭可能性较低。还有一些研究报道，中到大型的卵圆孔未闭在隐源性卒中患者中更为常见。在卵圆孔未闭 - 房间隔动脉瘤（PFO-ASA）的研究中发现，卵圆孔的大小并不是卒中复发风险的预测因子[16]。好在阿司匹林能够降低此类患者卒中复发的风险，为每 4 年 2%[15–17]。

PFO-ASA 研究中患者的年龄均小于 55 岁。另有研究显示，卵圆孔未闭患者中，有 1/3 卒中复发另有原因[18]。因此，在归咎于卵圆孔未闭之前，对于隐源性卒中的患者应先仔细排查其他原因。尤其是阵发性房颤、小血管病、颅内血管狭窄以及动脉夹层，都是容易被遗漏的病因。对于患有卵圆孔未闭的隐源性卒中的患者，除动脉血栓外，静脉性血栓也应被考虑。例如遗传性或者获得性的高凝状态，见下述[19]。

反常栓塞的其他情况

另一解剖学考虑是存在与卵圆孔未闭相关的心房动脉瘤，占卵圆孔未闭卒中患者的 4%~9%[16, 17]。同样的，一些关于卒中复发风险的前瞻性队列研究得出了不一致的结果。在 PFO-ASA 研究中，存在房间隔缺损的患者卒中复发率在 6 年内升高 15%，但囊括了更高龄患者的 PICSS 研究并没有类似结论[20, 21]。

总结一下，对于一个卒中患者，即使检查发现有卵圆孔未闭，也不足以说明其是卒中原因。一般对于年龄小于 55 岁、中到大的卵圆孔未闭，以及头颅 MRI 有明显梗死征象的患者，排除前面列出的原因后，PFO 才被考虑（图 17.2）。

心脏手术

多种心脏手术可以引起心源性栓塞。发病的风险取决于手术方式以及技术的革新。冠脉的导管检查（0.03%~3%）和介入治疗（0.3%~0.4%）风险较低，冠脉搭桥术（CABG）的风险较高（1.6%），瓣膜手术风险最高。其中直接手术换瓣的风险是 2.1%，经导管主动脉瓣置换是 3.8%，多瓣膜手术的风险是 8%[22–25]。多数情况下造成栓塞的原因可能与对主动脉弓上的动脉粥样斑块触碰有关。对于主动脉狭窄，钙化栓子是另外一种重要的栓塞原因。临床表现可以包括认知缺陷、脑病和局灶性神经功能损害，其表现各异，将在下面进行讨论。

心脏肿瘤

心脏肿瘤是极其罕见的卒中原因，心房黏液瘤是其中之一。

临床表现

心源性栓塞的主要临床表现是多个血管供血区由于反复卒中造成的局灶神经功能障碍，左右半球和前后循环均可累及。首次发作是否出现临床症状主要取决于是否累及功能区。

一般来说，卒中的临床特征与阻塞的血管供应区域有关。栓子的大小与成分各异。因此，任何脑血管阻塞临床表现形式也各不相同。临床表现并不能单独作为推测心源性或非心源性卒中的依据。患者可能由于皮质的单灶梗死表现出局灶性神经功能损害，例如

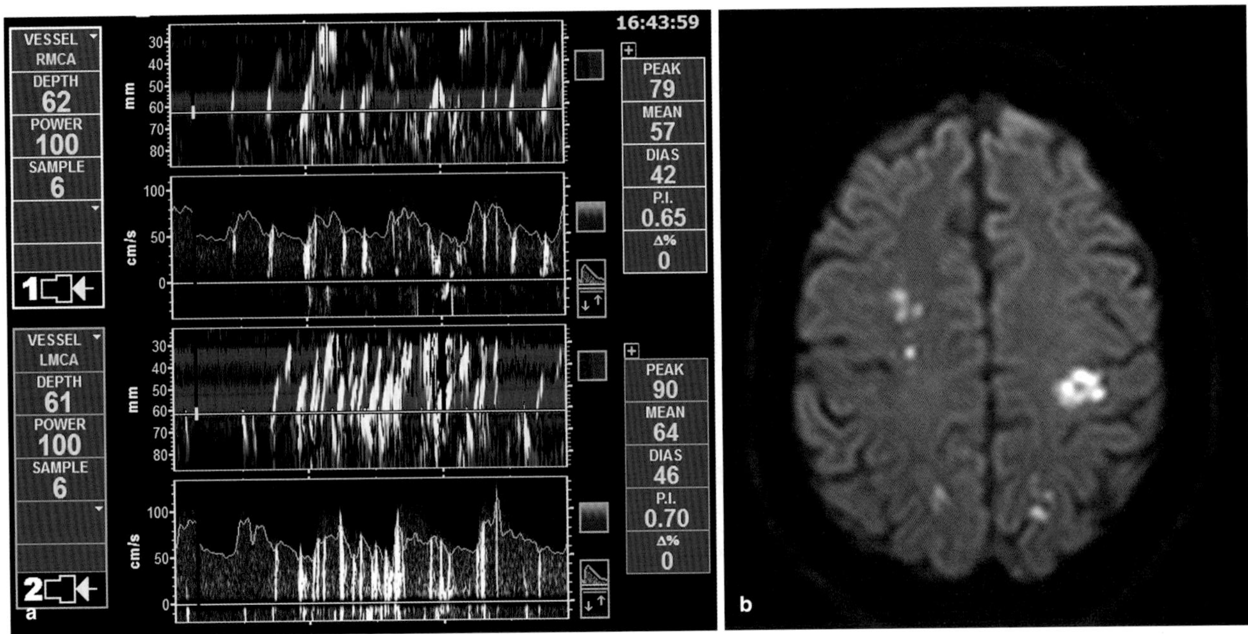

图 17.2　一名 44 岁卵圆孔未闭栓塞性卒中患者的影像学表现。a. 经颅多普勒提示 Valsalva 动作后大脑中动脉多发短暂高密度信号；b. 磁共振显示典型的梗死征象。

血管分支栓塞造成的手部无力和失语。广泛皮质或皮质下的损害可能来源于 MCA 或基底动脉的栓塞。若以昏迷或脑神经损害为表现，则可能是由于心源性栓子栓塞了基底动脉影响脑干。

根据侧支循环的状态以及自发溶栓的速度，部分局灶性神经功能损害的患者可能不出现皮质症状，导致与小血管病造成的卒中不易区分。患者经常是无症状由影像学检查发现有卒中史的，但仔细检查可能发现轻微的认知功能损害。多发栓塞性卒中患者的诊断可能是栓塞性脑病，可以发生在搭桥术后或无菌性血栓性心内膜炎的患者中。最后，脊髓梗死是心源性栓塞的一个罕见的表现，发生在某些瓣膜手术后。但是在大多数病例中，栓子的来源大多是主动脉。尽管心源性卒中的特征性表现是多供血区的反复卒中，所有的缺血性卒中评估时都不应忽视心源性这一可能。

心源性栓塞的评估

心源性栓塞的评估目标包括以下几个方面：明确缺血性卒中的诊断、找到心源性栓子的来源、鉴别卒中病因，以及诊断并发症。心源性卒中患者可以通过 CT 和 MRI 的结构成像确认是否发生缺血性卒中；而颅内外血管的 CT 血管造影、磁共振血管造影或超声可以诊断诸如动脉粥样硬化和动脉夹层这些脑血管病理改变。即使高度怀疑心源性栓塞，这些检查应纳入作为缺血性卒中患者的常规评估，因为不同的结果对应着不同的医疗管理。

心律失常的检查

12 导联心电图

有 25% 的缺血性卒中患者心电图（ECG）检查能够发现房颤[26]。约 10% 的卒中患者可存在新发房颤[27, 28]。房颤对于卒中的治疗和预后都有重要指导意义，因此 ECG 应作为缺血性卒中患者的常规检查。正如之前所述，起搏器会干扰 ECG 的结果，因此这类患者应对心脏节律做进一步排查。ST 段改变、Q 波以及左室肥厚常常是伴发急慢性冠脉综合征或心肌病的症状。如果出现这些征象，则卒中由心肌梗死、附壁血栓或心肌病引起的可能性就明显上升了。

住院心电监测、动态心电图（Holter）以及长程监测

目前主张对住院的缺血性卒中患者进行不少于 24 小时的心电监测或 Holter 检查，以降低阵发性房颤的漏诊概率。通过这一方法得出的房颤在缺血性卒中患者中的发生率约为 4%~8%[29]。住院卒中病房未配备心电监测的单位可使用 Holter 进行检查。Holter 也同样适用于门诊患者的检查。另一种成本较低的住院患者的检查方案是连续 4 天的 ECG 检查[27]。

对于某些患者，比如卒中原因不明且头颅 MRI 呈心源性栓塞表现或左房扩张的患者，建议延长监测时间。新一代的设备可以对心律失常进行长达 7 天的

监测。这样检出的房颤在缺血性卒中患者中的发生率可以再提高 6%~15%[30, 31]。

超声心动图

超声心动图主要用于诊断左房血栓、附壁血栓、瓣膜赘生物、卵圆孔未闭、心肌病以及严重的二尖瓣狭窄。其中诊断卵圆孔未闭时需要使用生理盐水－气体混合液或造影剂。经食管超声心动图在诊断左房血栓、瓣膜赘生物、主动脉弓斑块及卵圆孔未闭上优于经胸超声心动图（93%~100% vs 39%~73%，82%~100% vs 58%~62%，89%~100% vs 50%）。在左室病变的诊断上，经胸与经食管超声心动图类似 [28]。尽管经食管超声心动图是安全的，但由于需要镇静，因此对一些卒中患者并不适合。相比之下，经胸超声心动图对血流动力没有影响，因此更易操作，应用范围更广。

经颅多普勒超声（TCD）虽然不能对心脏结构进行成像分析，但依然是一种评估右向左分流的安全有效的手段。相比于经食管超声心动图这一金标准，TCD 的敏感性为 91.3%，特异性为 92.8%。此外 TCD 的价格低廉，无不适感觉，检查方便，急诊患者和救护车上均能使用（图 17.2）[32]。

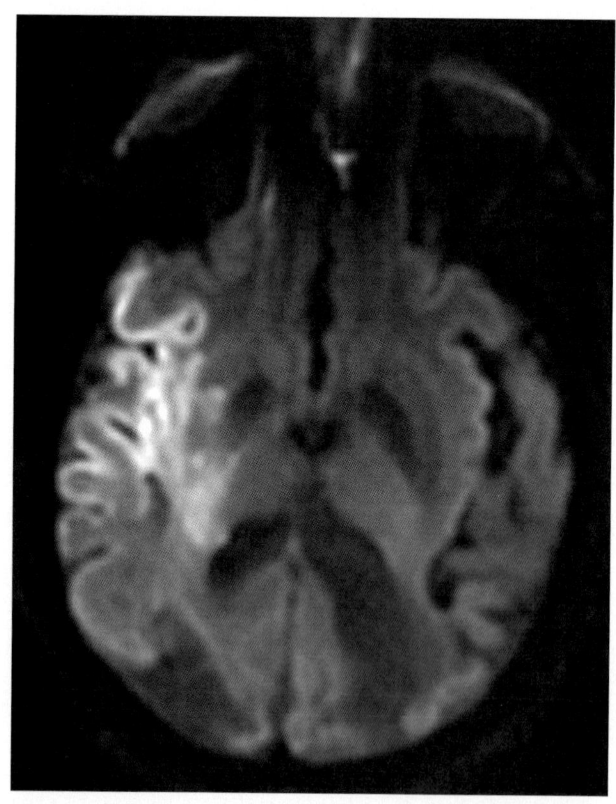

图 17.3 房颤患者的颅脑磁共振显示可疑的心源性卒中征象：典型的双侧半球多血管累及，急性右侧大脑中动脉梗死，以及无症状的慢性双侧大脑后动脉梗死。

选择何种检查需要综合患者的诊断倾向、伴发疾病和现有条件进行决策。当高度怀疑心内膜炎（感染性、非感染性或 Libman–Sacks 病）或心房血栓，应直接进行经食管超声心动图检查。当怀疑有反常栓塞，经食管超声心动图或经胸超声心动图联合 TCD 则是首选检查。对于其他情况，尤其是在伴发疾病已经明确的情况下，经胸超声心动图即可满足检查需要 [28]。

颅脑 MRI 检查

颅脑 MRI 是诊断脑梗死的最佳检查方法。尽管 MRI 不能直接确诊心源性栓塞，但梗死的影像学表现有助于病因推测。心源性栓塞的典型 MRI 征象如下：①颅内大血管栓塞造成的独立大片梗死，伴或不伴有自发性再通。②大脑小脑之间的多发梗死灶。③双侧半球的多发梗死灶（图 17.1~ 图 17.3）[29]。尽管如此，对于其他梗死表现的患者仍需要完善心源性评估，因为常有阳性发现 [29]。

血液学检查

心源性卒中患者的基础血液检查包括血常规、生化、血脂、快速血糖和糖化血红蛋白，用以明确患者存在的合并疾病及危险因素。当怀疑感染性心内膜炎时，血培养有时可帮助诊断。此外，血沉升高也可用于判断心内膜炎，但不是特异性的。当有年轻患者已确认右向左分流，则应检查是否有遗传性或获得性的高凝状态。

反常栓塞患者的必要检查

包括以下检查在内的充分高凝状态的检查都是已出现卒中表现的反常栓塞患者所必须的。

- 蛋白 C 抗原及活性
- 蛋白 S 抗原及活性
- 抗凝血酶Ⅲ抗原及活性
- 凝血因子Ⅴ Leiden 突变
- 凝血酶原基因突变
- 活化蛋白 C 抵抗

心源性栓塞的治疗

对于急性缺血性卒中的患者，已有许多方法被证明能够改善患者预后，而这些方法也适用于心源性卒中的患者。可行的治疗途径包括溶栓、危险因素控制、预防及治疗并发症、卒中单元治疗、早期康复和卒中中心的护理（表 17.2）。这些在本书相关章节均有描述。

表 17.2　心源性卒中的急救措施以及危险因素调整

血压	超急性措施：目标< 220/120 mmHg（或溶栓患者< 185/110 mmHg），避免低血压，即收缩压< 100 mmHg，或平均动脉压< 70 mmHg 24 小时后：逐渐平稳降压 长期血压目标：< 135/85 mmHg，或接近正常血压 120/80 mmHg
胆固醇	目标：< 70 mg/dL 或至少将低密度脂蛋白降低 50% 他汀类药物为首选
吸烟	住院期间应戒烟 措施：心理咨询、尼古丁替代或药物治疗来帮助戒烟
缺乏体力活动	目标：安全回归正常体力活动和日常锻炼 措施：依据康复计划制订运动规划
急救措施	专业卒中治疗机构（或卒中团队或专业护士） 地方卒中中心 尽早转运 预防深静脉血栓，肝素或低分子肝素皮下注射，或非药物措施 康复计划应在卒中后第一天开始 进食前误吸风险的评估 皮肤护理

房颤引起的卒中的治疗

抗凝治疗已被证实是能够安全降低房颤患者卒中复发风险的主要治疗方法（表 17.3、表 17.4）。抗凝治疗对于房颤患者的益处优于阿司匹林治疗或联合抗血小板治疗。华法林抗凝治疗引起的大出血的风险与阿司匹林联合氯吡格雷治疗相当。已有研究证实，新型口服抗凝药——达比加群、利伐沙班、阿哌沙班对于房颤患者预防卒中的效果不弱于华法林。因此抗凝药物的选择主要依据患者意愿、合并疾病以及医疗条件。这一节我们将对降低房颤患者卒中风险的各种治疗方法的适应证和依据进行介绍。

表 17.3　心源性卒中的二级预防推荐

心源性栓子亚型	推荐治疗	评论
心律失常		
房颤 房扑 病窦综合征	抗凝治疗（华法林控制 INR2~3 之间，达比加群、利伐沙班、阿哌沙班）	卒中复发风险已被很好地量化；治疗措施有高质量证据支持
左心室疾病		
心肌梗死	若无血栓，则抗血小板治疗	卒中风险已被很好地量化
左心室血栓	抗凝治疗（华法林控制 INR2~3 之间）至少 3 个月	卒中风险已被很好地量化；治疗措施有较好证据支持
不伴有心室血栓的心肌病	卒中患者：抗凝治疗（华法林控制 INR2~3 之间）至少 3 个月或抗血小板治疗 非卒中患者（如一级预防）：抗血小板治疗	卒中风险因素不明
心脏瓣膜病		
风湿性瓣膜病	卒中伴严重的二尖瓣疾病：抗凝治疗（华法林控制 INR2~3 之间） 其他风湿性病灶：抗血小板治疗	二尖瓣病变与房颤关系密切；治疗方法推荐基于观察研究与专家意见

（续表）

心源性栓子亚型	推荐治疗	评论
人工心脏瓣膜	金属瓣膜：抗凝治疗（华法林控制 INR2.5~3.5 之间） 生物瓣膜：抗血小板治疗，失败后应抗凝治疗	
感染性心内膜炎	抗感染治疗；避免抗凝和溶栓	高出血转化风险
非细菌性血栓性心内膜炎	治疗潜在相关疾病；使用肝素抗凝治疗	此种状况下的血栓形成与维生素 K 无关
疣状心内膜炎	治疗潜在相关疾病（例如系统性红斑狼疮） 抗凝治疗	应注意可能合并感染性心内膜炎
二尖瓣脱垂，二尖瓣环钙化	抗血小板治疗	并不明确是否是卒中的独立风险因素；缺乏高质量的用于二级预防证据
心脏手术		
心导管 冠脉旁路移植术 瓣膜手术	抗血小板治疗	彻查有无其他诱因十分必要
心脏肿瘤		
黏液瘤	治疗黏液瘤	
反常栓塞		
卵圆孔未闭	抗凝治疗（华法林控制 INR2~3 之间）或单药抗血小板治疗 封闭治疗的益处目前仍在临床试验阶段	彻查有无其他卒中诱因，适用患者年龄小于 55 岁

表 17.4 抗凝药物比较

抗凝药	起效时间	半衰期	清除途径	作用机制	剂量	监测
华法林	数日	20~60 小时	肝脏 CYP	维生素 K 拮抗剂（维生素 K 环氧化物还原酶抑制剂）	每日服药维持 INR 2~3 之间	INR
达比加群	0.5~2 小时	12~17 小时	80% 经肾脏	达比加群酯前体转化为达比加群，凝血酶直接抑制剂	150 mg Bid 或 110 mg Bid；若肌酐清除率 15~30 ml/min 则 75 mg Bid	非必要；若 PTT 正常则达比加群效果甚微；正常 TT 则达比加群无效；ECT 监测效果最佳
利伐沙班	2~4 小时	5~9 小时	66% 经肾脏、28% 经肝脏和粪排泄	Xa 因子直接抑制剂	每天 20 mg； 若肌酐清除率 15~49 ml/min 则 15 mg/ 天	非必要；需要时检测抗 Xa 因子活性
阿哌沙班	3~4 小时	12 小时	肝脏 CYP3A4 和肾脏	Xa 因子直接抑制剂	大多数患者 5 mg Bid，以下情况应调整为 2.5 mg Bid：年龄大于 80 岁，体重小于 60 kg，血肌酐 > 1.5 mg/dl (133 μmol/l)。	非必要；需要时检测抗 Xa 因子活性

注：INR，国际标准化比率；Bid，每天 2 次；PTT，部分凝血活酶时间；ECT，蛇毒凝血时间；CYP，细胞色素 P450。

华法林

早在 1940 年华法林就被用于降低房颤患者的卒中发生。华法林是维生素 K 环氧化物还原酶抑制剂，是维生素 K 拮抗剂，能够减少还原性维生素 K 的数量，而后者是多个凝血因子，包括凝血酶原（凝血因子Ⅱ）和凝血因子Ⅶ、Ⅸ和Ⅹ羧化所必须的因子（表 17.4）。国际标准化比率（INR）的出现使得对抗凝效果的监测有了更可靠的指标。房颤患者华法林治疗的 INR 控制目标在 2.5（2~3 之间）[33]。INR 低于 2 的患者发生缺血性卒中的风险明显升高；而 INR 高于 3 则颅内出血的风险会升高[33]。实验数据表明尽管华法林治疗开始 2 天内 INR 就能出现延长，但其发挥抗凝作用还要再过至少 4 天。华法林的半衰期是 36~48 小时。由于其经细胞色素 P450 2C9 代谢并能与血浆蛋白结合，许多药物和食物会影响华法林的代谢，因此 INR 需要频繁监测。即使在现在的临床试验中，也只有 60%~65% 的患者能够将 INR 控制在目标范围内[34]。

在随机对照试验中，华法林被证明效果优于安慰剂、单纯阿司匹林以及阿司匹林联合氯吡格雷治疗，并且与安慰剂的治疗效果对比优势十分显著。华法林能够降低 68% 的缺血性卒中复发风险，一级预防研究为每年 1.5%，而安慰剂则为每年 4.5%；二级预防研究为每年 4%，安慰剂为每年 12%[35-37]。在一级预防研究中，与安慰剂和阿司匹林相比，华法林导致的出血率并不高（1.3% vs 1%）。而在二级预防的研究中，华法林的致出血率每年增长 2.8%，阿司匹林则每年增加 1%[36, 38]。房颤的风险随年龄增加，房颤患者的卒中复发的风险也是一样[39]。考虑到华法林的风险 – 获益比在老年人中可能不同，伯明翰老年房颤治疗（BAFTA）研究选取了大于 75 岁的患者，随机使用华法林或阿司匹林治疗[38]。尽管大部分患者超过了 80 岁，研究依然显示了华法林在预防卒中方面的优势，且并未有出血率的升高（华法林 1.4%/ 年，阿司匹林 1.6%/ 年）[38]。

对于某些患者，虽然 INR 控制在目标范围内，但仍发生了卒中。此时应特别关注其他原因，譬如颈动脉狭窄。当 INR 超过 3 后会明显升高大出血率，但没有证据表明会提升治疗效果。此外，目前也没有证据支持华法林联合阿司匹林治疗房颤，即使患者同时伴有稳定的冠脉疾病；联合用药引起的出血风险较房颤引起的出血风险要高（3.9% vs 2.3%）[40]。所以，除非伴有急性冠脉综合征，或者装有机械瓣或支架，一般应避免华法林联合阿司匹林使用。

达比加群

达比加群作为一类凝血酶的直接抑制剂，已被证实可以作为华法林的替代药物用于房颤患者的抗凝治疗。达比加群由前体药物达比加群酯转化而来，抗凝起效时间短（0.5~2 小时），半衰期 12~17 小时，且不需化验监测凝血功能（表 17.4）。长期抗凝治疗随机评估试验（RE–LY）对两种达比加群剂量方案的治疗效果与华法林的治疗效果进行了对比研究[34]。每天 2 次、每次 110 mg 的达比加群治疗方案预防缺血性卒中复发的效果并不逊于华法林；而每天 2 次、每次 150 mg 的方案效果已优于华法林。在这一剂量下，达比加群导致的大出血风险与华法林相当。在 RE–LY 试验中，华法林治疗组患者 INR 达到目标范围的比率为 64%，与大多数此类临床试验的数据一致。另一方面，华法林导致的颅内出血更多，而达比加群造成的消化道出血更常见。

在评估达比加群抗凝效果时，一些特殊的临床情况需要引起重视，这包括急诊手术或创伤患者。在这种情形下，凝血酶原时间（PT）以及 INR 都是受干扰的。部分凝血活酶时间（PTT）对此类患者更加敏感，但对达比加群的反应却是非线性的。如果 PTT 完全正常，则达比加群的抗凝效果微乎其微。但如果 PTT 延长，即使只是轻度的，也可能有十分明显的抗凝效果。达比加群也可延长凝血酶时间（TT），其反映出的抗凝效果比监测 PTT 更加可靠；若 TT 正常则达比加群无效。目前临床尚未采用的蛇毒凝血时间（ECT）与达比加群的抗凝效果呈线性关系，可能是一种更为理想的监测指标。目前，达比加群还没有有效的拮抗药物，但由于其蛋白结合率低，达比加群应该可以被透析。最后，若患者有严重的肾功能障碍（肌酐清除率为 15~30 ml/min）而又选择使用达比加群，美国 FDA 推荐的剂量为每天 2 次，每次 75 mg。

利伐沙班

利伐沙班是Ⅹa 因子的直接抑制剂，而不需抗凝血酶Ⅲ介导。该药的起效时间是 3 小时，半衰期 5~9 小时，同样也不需要化验监测（表 17.4）。ROCKET–AF 研究是一项针对非瓣膜性房颤患者的Ⅹa 因子抑制剂利伐沙班与维生素 K 拮抗剂治疗疗效对比的随机对照试验[41]。研究显示每天口服 20 mg 利伐沙班对于预防卒中复发的效果不低于华法林，也没有更高的致大出血风险。ROCKET–AF 试验中华法林的 INR 控制率为 55%。与达比加群一样，PT 和 INR 也无法反映利伐沙班的药物效果。抗Ⅹa 因子分析（Ⅹa 因子活性检测）是利伐沙班效果的最主要评测指标。若患者存在肾功能损害、肌酐清除率介于 30~49 mL/min 之间，则利伐沙班的剂量为每天口服 15 mg。利伐沙班的血浆蛋白结合率高，不能被透析代谢。

阿哌沙班

阿哌沙班也是一类不需抗凝血酶Ⅲ介导的Ⅹa因子的直接抑制剂，起效时间3~4小时，半衰期12小时，不需化验监测（表 17.4）。ARISTOTLE 研究和 ASA 研究分别将阿哌沙班对房颤患者心源性栓塞预防作用与华法林和阿司匹林做了对比[42, 43]，结果显示阿哌沙班 5 mg 每天两次的预防卒中复发效果不低于华法林，患者死亡率以及大出血风险更低。ARISTOTLE 试验中华法林组患者 INR 控制于目标范围的比例是 62%。与阿司匹林比较，阿哌沙班对于心源性栓塞的预防更加有效，出血风险不增加[42]。如果必须监测阿哌沙班的药物效果，可以选择抗 Xa 因子的活性监测。以下条件若满足 2 个，则需调整阿哌沙班剂量为 2.5 mg 每天 2 次：年龄大于 80 岁；体重小于 60 kg；血肌酐大于 1.5 mg/dL（133 μmol/L）。

抗血小板药物

在房颤患者的卒中复发预防上，抗凝药物的效果比抗血小板药物更明确。在新型口服抗凝药问世之前，阿司匹林是有华法林使用禁忌患者的备用药物。房颤卒中预防（SPAF）研究结果显示，325 mg 剂量的阿司匹林具有微弱但有效降低房颤患者卒中复发率的作用[35]。ACTIVE 试验研究了氯吡格雷联合阿司匹林对比单用华法林或阿司匹林治疗房颤患者的疗效差别。结果表明华法林预防复发心源性卒中的作用优于联合用药，且联合用药的大出血风险与华法林相当[44, 45]，这种联合用药的高出血率抵消了联合用药相比阿司匹林单药在房颤患者卒中预防中增加的获益。因此，除非某些特定情况明确需要联合用药，房颤患者的治疗应避免氯吡格雷和阿司匹林联合用药。

血管内介入及手术治疗

房颤的血管内介入及手术治疗目标是将左心耳隔绝于循环之外以及控制心律失常。

Watchman 装置是为将左心耳隔绝于循环之外设计的。在 PROTECT AF 试验中比较了这种经皮放置的闭合装置与华法林对于房颤患者的卒中预防作用的差别。结果发现，两组患者卒中事件发生率类似。但装置组存在较多的操作并发症，其中一些还比较严重。植入该装置后依然需要一套复杂的抗凝方案：包括最初 45 天的华法林治疗，之后改为阿司匹林和氯吡格雷联合治疗，最后单用阿司匹林治疗。86% 的患者在成功植入装置后 45 天可停用华法林。目前该研究的随访时间只有 18 个月。因此，虽然封闭左心耳是将来研究的一个方向，但现阶段仍不能代替抗凝治疗。

心律控制

AFFIRM 试验显示，对于房颤患者，控制心率比控制心律更能降低患者的死亡率[46]。但该试验中心律控制采用的是药物方法。更有效的心律控制方法如经导管肺静脉孤立及其他消融手术的发展正成为房颤患者心律控制的热门方法。这些治疗方法能够有效控制房扑和房颤。但房颤消融术后，卒中复发风险下降的程度是否与抗凝治疗相当仍未明确。

左心室血栓引起的卒中的治疗

根据 3 个小型随机对照试验以及一些观察研究，抗凝治疗对于左室血栓患者缺血性卒中的预防是有效的[47–49]。预防治疗的时程目前尚不明确，但应在心梗发生后至少维持 3 个月，因为这段时间是血栓最易形成的时期，也最容易发生栓塞[6, 50]。华法林抗凝治疗的推荐目标是维持 INR 到 2.5（2~3 之间）。其他抗凝药物预防左室血栓性卒中的作用尚未被研究（表 17.3）。

心肌病相关卒中的治疗

观察性研究表明，心肌病患者的卒中发生率为 1.5%~4%。针对心脏射血分数下降患者的 WARCEF 研究显示，抗凝治疗对射血分数小于 35% 的患者不能降低死亡率或卒中率[51]。但是此研究中，只有少数患者在纳入研究前发生过卒中，因此该研究设计更接近一级预防而不是二级预防。研究明确了对于射血分数低的患者，哪些治疗会降低卒中率和死亡率。但大多数死亡事件是非相关的[51]。对于射血分数低且发生过卒中的患者，存在着证据与临床均势的差距。可采用的方案包括以 2.5（范围为 2~3）为目标 INR 的华法林抗凝治疗，或从单一抗血小板治疗开始：阿司匹林、氯吡格雷或阿司匹林 – 双嘧达莫（表 17.3）。

原发性瓣膜病相关卒中的治疗

从 20 世纪 40 年代开始的观察性研究表明，风湿性疾病患者进行抗凝治疗有助于降低心源性卒中复发，而且大多数患者有动脉内血栓的自发溶栓[7, 8, 52]。这些研究推荐华法林对风湿性二尖瓣狭窄患者心源性卒中二级预防的目标 INR 是 2~3。目前仍没有关于非风湿性瓣膜病、二尖瓣环钙化、二尖瓣脱垂、主动脉硬化的随机对照试验。对于这些患者，抗血小板治疗包括阿司匹林、阿司匹林 – 双嘧达莫，或氯吡格雷推荐用于卒中二级预防。除了常见的血管危险因素分层外（表 17.3），该患者组没有使用抗血小板治疗来作为卒中的一级预防。

人工心脏瓣膜相关卒中的治疗

此类患者推荐使用抗凝治疗预防瓣膜血栓形成以及进行卒中的一级和二级预防。卒中发生后，安装人工机械心脏瓣膜的患者应继续或恢复华法林抗凝治疗，INR 目标值为 2.5~3.5。如果患者卒中发生前已经足量抗凝，可考虑加用阿司匹林。但未安装机械心脏瓣膜的房颤患者不能采用此治疗方案。对于感染性心内膜炎或大面积心梗的患者，在初期颅内出血风险高的阶段建议中断使用抗凝治疗（表 17.3）。对于正在接受抗血小板治疗的置换生物瓣膜的患者，如果发生卒中且出血风险低，可考虑行华法林抗凝治疗，控制 INR 在 2~3。

感染性心内膜炎相关卒中的治疗

抗生素治疗可以有效降低感染性心内膜炎造成栓塞的风险 [53]。抗凝治疗对于感染性心内膜炎不仅没有研究能够证实其有效性而且具有很高的颅内出血风险。抗凝治疗无效的可能的病理生理的解释是抗凝治疗对于细菌性栓子没有作用。此外，一项随机试验结果显示，阿司匹林并不能减少患者心源性栓塞的发生 [54]。因此，抗生素仍然是感染性心内膜炎相关卒中的主要治疗手段，抗凝治疗因其风险应避免使用。这对于人工瓣膜的感染性心内膜炎的早期治疗也是如此。待神经系统病情稳定，可以恢复既往的机械瓣膜抗凝治疗（表 17.3）。

疑似反常栓塞卒中的治疗

对于存在卵圆孔未闭的年轻隐源性卒中患者，无论是抗血小板治疗或抗凝治疗都是合理的，因为卵圆孔未闭往往是偶然发现的，复发率低。对于卵圆孔未闭及深静脉血栓或血栓形成的患者，应采取抗凝治疗。目前，还没有证据证明卵圆孔未闭封堵术是否对房颤患者的卒中预防具有益处。CLOSURE 1 临床试验将隐源性卒中或 TIA 的房颤患者分为 2 组，一组使用 Starflex（NMT Medical Inc.，Boston，MA）封堵器封堵，另一组使用阿司匹林或华法林治疗 [55]。试验结果提示封堵手术没有明显优势，两组患者 2 年卒中率分别为 2.9% 和 3.1%。是否存在房间隔动脉瘤（每组约 35%）以及卵圆孔未闭的程度对治疗的预后均没有影响 [55]。

在进一步的研究证明封堵术相对于抗凝治疗的优势之前，这种治疗方法仅限于临床试验使用。RESPECT 试验是这类研究中正在进行的一项。该试验通过对卵圆孔未闭相关隐源性卒中患者抗血小板或抗凝治疗与 Amplatzer 卵圆孔未闭封堵器（AGA Medical Corp，Plymouth，MN）治疗的比较，评估后者的安全性和有效性。与 CLOSURE 1 研究不同，RESPECT 研究排除了 TIA 患者。此外 RESPECT 研究方案中还充分排除了其他病因的卒中，尤其是颅内动脉粥样硬化和腔隙性梗死。RESPECT 研究选择的终点是卒中或死亡，而不包括 TIA。RESPECT 试验将纳入约 900 例患者，样本量类似于 CLOSURE 试验 [56]。

患者预后

在目前使用组织前纤溶酶原激活剂治疗和去骨瓣减压治疗的时代下，心源性卒中，特别是房颤相关心源性卒中的发病 1 年内的 30 天病死率（17%~32%）和病残率（30%~60%）均较高 [26]。即使对观察研究中的患者年龄进行调整，患者的死亡率依然较高。心源性栓塞相关的死亡和致残风险比其他卒中亚型高。超过 20% 的患者在出院时仍无法行走或满足日常生活需要（改良 Rankin 评分：mRS 4~5 分）。心源性卒中死亡率在出院前也同样高于 20%[57]。大多数死亡与卒中相关，而非心脏原因。对于仍存活的患者，高达 15% 的缺血性卒中复发率突显了充分的二级预防治疗对每位心源性卒中患者的必要性。对于发生缺血性卒中的患者，心肌梗死的风险在早期阶段为 1%~2%，并会持续到卒中后 1 年 [58]。而长期的心肌梗死风险可高达每 5~10 年 10%~20%。心源性因素是远期死亡的主要因素 [58]。这一发现进一步强调了对这类患者明确相关危险因素的必要性。

房颤的治疗选择

当为房颤患者选择治疗方案时，有些要点和临床情况需要进一步考虑。

房颤患者心源性卒中后的抗凝时机

这是最常见的一种临床情况。华法林或新型抗凝药物的抗凝治疗对房颤患者卒中的二级预防作用已得到研究证实 [38]。但大多数研究入组患者均在患者发生卒中至少14天后，因此目前还不清楚卒中发生后14天内的最佳抗凝时间。抗凝治疗所关注的是早期抗凝的出血转化风险与延迟抗凝的卒中复发风险之间的平衡。肝素治疗急性栓塞性卒中试验（HAEST）对房颤患者发生急性缺血性卒中的情况进行了评估。

患者在卒中发生30小时内被随机分配到阿司匹林组或达肝素钠（低分子肝素）组。根据HAEST试验，阿司匹林组患者在卒中14天内出现卒中复发的风险为7.5%。达肝素钠组的卒中复发率为8.5%，并没有减少卒中复发的风险[59]。

进一步的观察性研究和meta分析表明，抗凝治疗剂量的肝素或依诺肝素的出血风险已超过其减少心源性栓塞风险的益处[60, 61]。然而，这些药物预防深静脉血栓形成的剂量是安全的[62]。由于仍没有明确的证据，对患者出血风险分层处理来决定何时开始抗凝治疗是值得尝试的。在临床上，通常将梗死面积大，脑水肿进行性加重而非消退和出现出血转化征象视为出血风险高的标志。对于这样的患者，我们建议推迟抗凝时间到卒中发生14天以后。对于梗死面积小、无水肿或出血转化的患者，应在卒中发生后尽早抗凝治疗。在患者出院前开始抗凝治疗是十分重要的，这样可以确定患者是否耐受治疗以及依从性是否良好。

房颤抗凝治疗的药物选择

抗凝治疗中对华法林、达比加群、利伐沙班、阿哌沙班的选择是个体化的。这些选择取决于患者存在的伴发疾病、个人喜好、治疗的依从性以及可获得的药物资源。所有的新药均与华法林进行了比较。每个试验中华法林维持治疗INR的时间都不同，并且每个试验的设计也稍微不同[34, 43]。这些差异使得无法确定哪些药物最为有效。若患者的INR可以达到并维持在所需的范围内，则华法林治疗是合适的。若患者不希望频繁监测INR，或难以维持INR水平，则可选择新型抗凝药。从疗效角度来看，达比加群和阿哌沙班是较好的华法林替代药物（在比较时，服用华法林患者的INR处于治疗范围内的时间比例分别有64%和62%）[34, 43]。阿哌沙班的大出血风险较低，安全性方面优于华法林[43]。利伐沙班的优点是只需每日一次给药[41]。

对华法林有禁忌的房颤患者

从前，若患者对华法林治疗有绝对禁忌，则会选择阿司匹林治疗或不进行治疗。但是现在已经有了其他的选择。阿哌沙班比华法林更安全，与阿司匹林的风险类似，并且至少有一项研究证明其比华法林更有效。另一种选择是每天2次110 mg达比加群。对一些病例可考虑经皮左心耳封闭术联合抗血小板治疗的方案。但是由于仍需要抗血小板治疗，因此使用Watchman装置治疗的患者依然存在出血风险。因新型抗凝剂具有很好的安全性，这种治疗已受争议。至少一项研究显示阿哌沙班的安全性类似于阿司匹林。在现阶段，消融治疗是房颤患者预防心源性栓塞的重要治疗，但疗效未经证实，目前仍然不能被推荐为常规方法替代抗凝治疗。

结论

心源性栓塞仍然是在美国和世界各地的缺血性卒中的主要原因。心律失常的药物治疗已使得患者的预后得到改善。对于缺血性卒中，应始终贯彻全面的心脏病史询问和检查，以明确心源性栓塞是否是卒中的来源。

参·考·文·献

[1] Wolf PA, Abbott RD, Kannel WB. Atrial fibrillation as an independent risk factor for stroke: the Framingham Study. Stroke 1991;22:983–988

[2] Roy D, Marchand E, Gagné P, Chabot M, Cartier R. Usefulness of anticoagulant therapy in the prevention of embolic complications of atrial fibrillation. Am Heart J 1986;112:1039–1043

[3] Gage BF, Waterman AD, Shannon W, Boechler M, Rich MW, Radford MJ. Validation of clinical classification schemes for predicting stroke: results from the National Registry of Atrial Fibrillation. JAMA 2001;285:2864–2870

[4] Solheim S, Seljeflot I, Lunde K, et al. Frequency of left ventricular thrombus in patients with anterior wall acute myocardial infarction treated with percutaneous coronary intervention and dual antiplatelet therapy. Am J Cardiol 2010;106:1197–1200

[5] Vaitkus PT, Barnathan ES. Embolic potential, prevention and management of mural thrombus complicating anterior myocardial infarction: a metaanalysis. J Am Coll Cardiol 1993;22:1004–1009

[6] Domenicucci S, Chiarella F, Bellotti P, Bellone P, Lupi G, Vecchio C. Longterm prospective assessment of left ventricular thrombus in anterior wall acute myocardial infarction and implications for a rational approach to embolic risk. Am J Cardiol 1999;83:519–524

[7] Szekely P. Systemic embolism and anticoagulant prophylaxis in rheumatic heart disease. BMJ 1964;1:1209–1212

[8] Adams GF, Merrett JD, Hutchinson WM, Pollock AM. Cerebral embolism and mitral stenosis: survival with and without anticoagulants. J Neurol Neurosurg Psychiatry 1974;37:378–383

[9] Wood P. An appreciation of mitral stenosis. I. Clinical features. BMJ 1954; 1:1051–1063

[10] Kizer JR, Wiebers DO, Whisnant JP, et al. Mitral annular calcification, aortic valve sclerosis, and incident stroke in adults free of clinical cardiovascular disease: the Strong Heart Study. Stroke 2005;36:2533–2537
[11] Boon A, Lodder J, Cheriex E, Kessels F. Risk of stroke in a cohort of 815 patients with calcification of the aortic valve with or without stenosis. Stroke 1996;27:847–851
[12] Benjamin EJ, Plehn JF, D'Agostino RB, et al. Mitral annular calcification and the risk of stroke in an elderly cohort. N Engl J Med 1992;327:374–379
[13] Steiner MM, Di Tullio MR, Rundek T, et al. Patent foramen ovale size and embolic brain imaging findings among patients with ischemic stroke. Stroke 1998;29:944–948
[14] Hagen PT, Scholz DG, Edwards WD. Incidence and size of patent foramen ovale during the first 10 decades of life: an autopsy study of 965 normal hearts. Mayo Clin Proc 1984;59:17–20
[15] Di Tullio MR, Sacco RL, Sciacca RR, Jin Z, Homma S. Patent foramen ovale and the risk of ischemic stroke in a multiethnic population. J Am Coll Cardiol 2007;49:797–802
[16] Mas JL, Arquizan C, Lamy C, et al. Patent Foramen Ovale and Atrial Septal Aneurysm Study Group. Recurrent cerebrovascular events associated with patent foramen ovale, atrial septal aneurysm, or both. N Engl J Med 2001; 345:1740–1746
[17] Meissner I, Khandheria BK, Heit JA, et al. Patent foramen ovale: innocent or guilty? Evidence from a prospective population-based study. J Am Coll Cardiol 2006;47:440–445
[18] Mono ML, Geister L, Galimanis A, et al. Patent foramen ovale may be causal for the first stroke but unrelated to subsequent ischemic events. Stroke 2011;42:2891–2895
[19] Pezzini A, Del Zotto E, Magoni M, et al. Inherited thrombophilic disorders in young adults with ischemic stroke and patent foramen ovale. Stroke 2003;34:28–33
[20] Overell JR, Bone I, Lees KR. Interatrial septal abnormalities and stroke: a meta-analysis of case-control studies. Neurology 2000;55:1172–1179
[21] Homma S, Sacco RL, Di Tullio MR, Sciacca RR, Mohr JP. PFO in Cryptogenic Stroke Study (PICSS) Investigators. Effect of medical treatment in stroke patients with patent foramen ovale: patent foramen ovale in Cryptogenic Stroke Study. Circulation 2002;105:2625–2631
[22] Fuchs S, Stabile E, Kinnaird TD, et al. Stroke complicating percutaneous coronary interventions: incidence, predictors, and prognostic implications. Circulation 2002;106:86–91
[23] Tarakji KG, Sabik JF III, Bhudia SK, Batizy LH, Blackstone EH. Temporal onset, risk factors, and outcomes associated with stroke after coronary artery bypass grafting. JAMA 2011;305:381–390
[24] Smith CR, Leon MB, Mack MJ, et al. PARTNER Trial Investigators. Transcatheter versus surgical aortic-valve replacement in high-risk patients. N Engl J Med 2011;364:2187–2198
[25] Bucerius J, Gummert JF, Borger MA, et al. Stroke after cardiac surgery: a risk factor analysis of 16,184 consecutive adult patients. Ann Thorac Surg 2003;75:472–478
[26] Marini C, De Santis F, Sacco S, et al. Contribution of atrial fibrillation to incidence and outcome of ischemic stroke: results from a populationbased study. Stroke 2005;36:1115–1119
[27] Kallmünzer B, Breuer L, Hering C, et al. A structured reading algorithm improves telemetric detection of atrial fibrillation after acute ischemic stroke. Stroke 2012;43:994–999
[28] Morris JG, Duffis EJ, Fisher M. Cardiac workup of ischemic stroke: can we improve our diagnostic yield? Stroke 2009;40:2893–2898
[29] Tagawa M, Takeuchi S, Chinushi M, et al. Evaluating patients with acute ischemic stroke with special reference to newly developed atrial fibrillation in cerebral embolism. Pacing Clin Electrophysiol 2007;30:1121–1128
[30] Jabaudon D, Sztajzel J, Sievert K, Landis T, Sztajzel R. Usefulness of am-bulatory 7-day ECG monitoring for the detection of atrial fibrillation and flutter after acute stroke and transient ischemic attack. Stroke 2004;35:1647–1651
[31] Barthélémy JC, Féasson-Gérard S, Garnier P, et al. Automatic cardiac event recorders reveal paroxysmal atrial fibrillation after unexplained strokes or transient ischemic attacks. Ann Noninvasive Electrocardiol 2003;8:194–199
[32] Klötzsch C, Janssen G, Berlit P. Transesophageal echocardiography and contrast-TCD in the detection of a patent foramen ovale: experiences with 111 patients. Neurology 1994;44:1603–1606
[33] Hylek EM, Skates SJ, Sheehan MA, Singer DE. An analysis of the lowest effective intensity of prophylactic anticoagulation for patients with nonrheumatic atrial fibrillation. N Engl J Med 1996;335:540–546
[34] Connolly SJ, Ezekowitz MD, Yusuf S, et al. RE-LY Steering Committee and Investigators. Dabigatran versus warfarin in patients with atrial fibrillation. N Engl J Med 2009;361:1139–1151
[35] Stroke Prevention in Atrial Fibrillation Study. Final results. Circulation 1991;84:527–539
[36] EAFT (European Atrial Fibrillation Trial) Study Group. Secondary prevention in non-rheumatic atrial fibrillation after transient ischaemic attack or minor stroke. Lancet 1993;342:1255–1262
[37] Hart RG, Pearce LA, Aguilar MI. Meta-analysis: antithrombotic therapy to prevent stroke in patients who have nonvalvular atrial fibrillation. Ann Intern Med 2007;146:857–867
[38] Mant J, Hobbs FD, Fletcher K, et al. BAFTA investigators; Midland Research Practices Network (MidReC). Warfarin versus aspirin for stroke prevention in an elderly community population with atrial fibrillation (the Birmingham Atrial Fibrillation Treatment of the Aged Study, BAFTA): a randomised controlled trial. Lancet 2007;370:493–503
[39] Gage BF, van Walraven C, Pearce L, et al. Selecting patients with atrial fibrillation for anticoagulation: stroke risk stratification in patients taking aspirin. Circulation 2004;110:2287–2292
[40] Dentali F, Douketis JD, Lim W, Crowther M. Combined aspirin-oral anticoagulant therapy compared with oral anticoagulant therapy alone among patients at risk for cardiovascular disease: a meta-analysis of randomized trials. Arch Intern Med 2007;167:117–124
[41] Patel MR, Mahaffey KW, Garg J, et al. ROCKET AF Investigators. Rivaroxaban versus warfarin in nonvalvular atrial fibrillation. N Engl J Med 2011;365:883–891
[42] Connolly SJ, Eikelboom J, Joyner C, et al. AVERROES Steering Committee and Investigators. Apixaban in patients with atrial fibrillation. N Engl J Med 2011;364:806–817
[43] Granger CB, Alexander JH, McMurray JJ, et al. ARISTOTLE Committees and Investigators. Apixaban versus warfarin in patients with atrial fibrillation. N Engl J Med 2011;365:981–992
[44] Connolly S, Pogue J, Hart R, et al. ACTIVE Writing Group of the ACTIVE Investigators. Clopidogrel plus aspirin versus oral anticoagulation for atrial fibrillation in the Atrial fibrillation Clopidogrel Trial with Irbesartan for prevention of Vascular Events (ACTIVE W): a randomised controlled trial. Lancet 2006;367:1903–1912
[45] Connolly SJ, Pogue J, Hart RG, et al. ACTIVE Investigators. Effect of clopidogrel added to aspirin in patients with atrial fibrillation. N Engl J Med 2009;360:2066–2078
[46] Wyse DG, Waldo AL, DiMarco JP, et al. Atrial Fibrillation Follow-up Investigation of Rhythm Management (AFFIRM) Investigators. A comparison of rate control and rhythm control in patients with atrial fibrillation. N Engl J Med 2002;347:1825–1833
[47] Nordrehaug JE, Johannessen KA, von der Lippe G. Usefulness of high-dose anticoagulants in preventing left ventricular thrombus in acute myocardial infarction. Am J Cardiol 1985;55(13 Pt 1):1491–1493
[48] Davis MJ, Ireland MA. Effect of early anticoagulation on the frequency of left ventricular thrombi after anterior wall acute myocardial infarction. Am J Cardiol 1986;57:1244–1247
[49] Gueret P, Dubourg O, Ferrier A, Farcot JC, Rigaud M, Bourdarias

JP. Effects of full-dose heparin anticoagulation on the development of left ventricular thrombosis in acute transmural myocardial infarction. J Am Coll Cardiol 1986;8:419–426

[50] Lapeyre AC III, Steele PM, Kazmier FJ, Chesebro JH, Vlietstra RE, Fuster V. Systemic embolism in chronic left ventricular aneurysm: incidence and the role of anticoagulation. J Am Coll Cardiol 1985;6:534–538

[51] Homma S, Thompson JL, Pullicino PM, et al. WARCEF Investigators. Warfarin and aspirin in patients with heart failure and sinus rhythm. N Engl J Med 2012;366:1859–1869

[52] Silaruks S, Thinkhamrop B, Tantikosum W, Wongvipaporn C, Tatsanavivat P, Klungboonkrong V. A prognostic model for predicting the disappearance of left atrial thrombi among candidates for percutaneous transvenous mitral commissurotomy. J Am Coll Cardiol 2002;39:886–891

[53] Paschalis C, Pugsley W, John R, Harrison MJ. Rate of cerebral embolic events in relation to antibiotic and anticoagulant therapy in patients with bacterial endocarditis. Eur Neurol 1990;30:87–89

[54] Chan KL, Dumesnil JG, Cujec B, et al. Investigators of the Multicenter Aspirin Study in Infective Endocarditis. A randomized trial of aspirin on the risk of embolic events in patients with infective endocarditis. J Am Coll Cardiol 2003;42:775–780

[55] Furlan AJ, Reisman M, Massaro J, et al. CLOSURE I Investigators. Closure or medical therapy for cryptogenic stroke with patent foramen ovale. N Engl J Med 2012;366:991–999

[56] Randomized Evaluation of Recurrent Stroke Comparing PFO Closure to Establish Current Standard of Care Treatment. Plymouth, MN: AGA Medical Corp.; 2012

[57] Grau AJ, Weimar C, Buggle F, et al. Risk factors, outcome, and treatment in subtypes of ischemic stroke: the German stroke data bank. Stroke 2001;32(11):2559–2566

[58] Vickrey BG, Rector TS, Wickstrom SL, et al. Occurrence of secondary ischemic events among persons with atherosclerotic vascular disease. Stroke 2002;33:901–906

[59] Berge E, Abdelnoor M, Nakstad PH, Sandset PM. Low molecular-weight heparin versus aspirin in patients with acute ischaemic stroke and atrial fibrillation: a double-blind randomised study. HAEST Study Group. Heparin in Acute Embolic Stroke Trial. Lancet 2000;355:1205–1210

[60] Paciaroni M, Agnelli G, Micheli S, Caso V. Efficacy and safety of anticoagulant treatment in acute cardioembolic stroke: a meta-analysis of randomized controlled trials. Stroke 2007;38:423–430

[61] Hallevi H, Albright KC, Martin-Schild S, et al. Anticoagulation after cardioembolic stroke: to bridge or not to bridge? Arch Neurol 2008;65:1169–1173

[62] Sherman DG, Albers GW, Bladin C, et al. PREVAIL Investigators. The efficacy and safety of enoxaparin versus unfractionated heparin for the prevention of venous thromboembolism after acute ischaemic stroke (PREVAIL Study): an open-label randomised comparison. Lancet 2007;369:1347–1355

第 18 章

脑梗死的诊断

Mohamed Teleb, Paul Singh, and Maarten Lansberg

脑梗死这一临床诊断名称很早就已存在。早期的神经病学专家、卒中领域的先驱泰斗，麻省总医院的 C. Miller Fisher 教授曾说过："一次卒中的诊治过程可以教会一个医生整个神经病学"。很多大家现在所熟知的卒中症状都是由 Fisher 教授描述的，他还发现了很多导致卒中的原因，如颈动脉狭窄、房颤导致的心源性栓塞性卒中和腔隙性梗死，甚至动脉瘤性蛛网膜下腔出血的评分量表也是以 Fisher 教授命名的 [1]。现今，脑梗死的临床诊断高度依赖影像学诊断工具。现代脑梗死的定义自计算机断层扫描（CT）运用到头颅检查后出现了很大的变革，但直到斯坦福大学医疗中心发明了磁共振成像（MRI）的弥散加权成像序列，才形成了目前这个被大家广为接受的定义 [2]。如今很多医生甚至认为短暂性脑缺血发作（TIA）的定义中还需要加入影像学上出现局部弥散缺失这一表现。关于这一争议观点探讨的文献发表在了包括《新英格兰杂志》在内的多本杂志上 [3]。

卒中的诊断不仅需要精确的临床检查，还需要进一步的影像学支持，因此本章的内容分为两个部分。第一部分主要介绍脑梗死的临床诊断，包括初步评估和诊断的方法、卒中的鉴别诊断以及根据卒中类型（腔隙性、大血管性、血栓性）和血管分布区定义的常见卒中综合征。第二部分介绍能够帮助确定脑梗死或脑缺血诊断的不同的影像学检查方法。卒中的循证医学治疗会在本书的其他章节中介绍。

急性脑梗死的临床诊断

评估

脑梗死的初步评估因不同的患者的不同临床状况而异。刚出现症状的新发病的急诊患者与既往有手术史的患者的评估方法是不同的，但初步评估方法类似。颈动脉内膜剥脱术后患者就是一个典型的例子。与急诊患者不同，术后患者的病史一般是明确的，迅速浏览手术记录往往比联系其家庭成员获取相关病史更加快捷而有效，因为这些家属对患者的印象可能还停留在神经功能正常的状态。对于这部分患者需要进行急诊的颈动脉影像学评估。而对于初发的急诊患者，血管的急诊影像学评估在大多数医疗中心不是常规检查，急诊处置只需要进行头颅 CT 检查。

诊断相关病史采集

快速、准确地采集与本次发病相关的急性脑梗死患者的病史对患者的临床治疗十分有利（表 18.1）。确定发病时间对判断患者是否具有采用组织型纤溶酶原激活剂（t–PA）等药物进行急诊溶栓治疗或介入治疗指征具有重要作用，上述治疗必须在症状出现数小时内进行。同样，辨别病程发展是急是缓也非常重要。除了个别情况，如表现为言语不利的 TIA 或与颅内外血管狭窄相关的缺血症状，大多数血管性事件是急性起病的。

表 18.1　基于时间的诊断路径

时间	措施
0~10 分钟	检查生命体征 病史收集：症状、发病时间、近期手术史 实验室检查：血糖、INR/PTT、BMP、CBC
10~20 分钟	再次检查生命体征 行 NIHSS 评分及其他相关神经学检查
20~40 分钟	紧急影像学检查：CT 平扫、CT 血管造影、CT 灌注或 MR 成像
40~50 分钟	决定治疗方案

注：INR，国际标准化比值；PTT，部分凝血活酶时间；BMP，基础代谢率；CBC，全血细胞计数；NIHSS，国立卫生研究院卒中量表。

确定与卒中相关的症状同样十分重要，这些症状可以帮助鉴别脑梗死与假性卒中，并且可能提示脑梗死的原因。例如，一位患者表现为剧烈胸痛并向颈部放射可能提示其发生心肌梗死并引起心脏栓塞，而另一位患者同样表现为突发剧烈胸痛，但向后背部放射，则可能提示发生累及颈动脉或椎动脉的主动脉夹层。病史不仅仅帮助医生确定可能的病因，同时也帮助医生选择可能的干预措施。

当患者到达急诊室后，向任意可以提供患者病史的人员获取病史。这些人员包括患者本人、家庭成员、护士、其他参与患者救治的医生以及急救送诊人员。除了要迅速采集急性症状体征，还要询问伴随症状和体征、发病时间及其他相关因素比如既往药物治疗和手术治疗史（表 18.2）。静脉 t-PA 溶栓治疗是发病 4.5 小时内的患者的标准治疗[4]，病史的采集应当着重于患者是否具有应用 t-PA 的指征或禁忌证。最后，同样应当快速获取具有假性卒中特征的临床病史（表 18.3）。在发病急性期，假性卒中的诊断是非常困难的。约 3%~16% 接受 t-PA 治疗的患者为假性卒中[5, 6]。幸运的是，包括 meta 分析在内的多项研究显示，这批患者的预后得到改善并且没有增加症状性颅内出血的风险[6]。只有颅内肿瘤的患者不容易被误诊，因为 t-PA 溶栓前的 CT 检查通常可以发现这些肿瘤。

表 18.2 相关病史

现病史	发病时间，伴随症状（头痛、癫痫），症状演变（突发、渐进），胸痛
既往史	颅内出血史、头部外伤、心肌梗死、心房颤动
手术史	近期或重大手术史，无法压迫部位的动脉穿刺
过敏史	尤其是造影剂
用药史	尤其是抗凝药

表 18.3 卒中的鉴别诊断及其特点

鉴别诊断	注释 / 特点
癫痫	发作后常出现托德麻痹或基底节区梗死常见的全身强直阵挛发作
偏头痛	症状出现后可发生头痛
晕厥	常为低血压或心律失常引起的单独症状；有其他脑干症状时提示椎基底动脉供血不足
低血糖症	可出现局部肌力下降；有糖尿病病史者应提高警惕；随时检测血糖水平
代谢性脑病	可出现意识混乱，言语不清或失语
药物过量	患者无反应，易与后循环卒中和大量致死性出血相混淆；体格检查和生命体征的情况有助于鉴别
疱疹性脑炎	累及颞叶，因而可能会出现意识混乱、失语症、视野缺损，但发热或其他中枢神经系统感染症状有助于鉴别
硬膜下血肿	尤其是有轻微外伤史的老年人；影像学检查可帮助排除该诊断
周围神经压迫	通常不是突然发生，除非患者枕手臂睡觉，醒来时立刻发现压迫症状；无力或麻木出现在某一特定周围神经分布区域
贝尔面瘫	尽管部分贝尔面瘫患者症状出现较缓慢，闭眼和额纹的检查仍需常规进行（面神经远端症状）；脑桥卒中的患者也会出现远端面神经症状，但常有其他脑神经累及，尤其是展神经
良性阵发性位置性眩晕	眩晕、恶心、呕吐、不平衡感；通常在向一侧转头后出现；根据是否有其他脑神经检查结果与卒中鉴别
转换障碍	针对无吸毒史的年轻患者，要注意询问有无精神疾病史；如果判断症状是真实的，则进行对症治疗
陈旧性卒中复发	乏力或任何代谢紊乱均可导致出现

诊断相关体格检查

急性缺血性卒中患者的评估同其他疾病的评估一样，需要首先从生命体征入手。这些体征信息可以为判断脑梗死的自然史（是出血性还是缺血性）和原因提供有用信息（表 18.4）。例如，对于心动过速、心律不齐的患者会考虑心源性血栓性缺血性卒中，而对一个血压明显升高且意识反应差的患者则倾向于出血性卒中的诊断。

在了解患者生命体征并确保气道、呼吸以及循环均稳定后，应根据美国国立卫生院卒中量表（NIHSS）进行一次快速的神经系统体格检查（表 18.5）。这项量表最初由 Brott 等[7]在 1989 年创建，用于临床评估卒中的程度，到现在已经被广泛用于急性卒中患者的初步评估，成为急性卒中诊治的一项评估标准[8]。该项量表的评估可快速完成，评估结果不仅可以预测短期或长期预后，并且对确定大血管闭塞也有帮助[9, 10]。总而言之，这项量表可信度高，可重复性强，但应用量表的人员需要经过培训并取得美国卒中协会网站（www.strokeassociation.org）颁发的证书[11, 12]。

表 18.4　缺血性卒中和出血性卒中的临床特征

特征	缺血性卒中	出血性卒中
起病	突发或断续	突发
缓解	可以缓解（如 TIA）	不能缓解
血压	各不相同但通常升高；出现低血压症状提示可能存在限制血流的狭窄	IPH 和 aSAH 患者血压升高，CAA、AVM、CAVMAL、静脉血栓形成和肿瘤患者根据疾病不同其血压变化程度也不同
意识水平	除了后循环基底动脉卒中外，通常清醒	血块的占位效应、脑积水或脑干受累可导致意识障碍
头痛	通常没有	常见

注：TIA，短暂性脑缺血发作；IPH，脑实质出血；aSAH，动脉瘤性蛛网膜下腔出血；CAA，脑淀粉样变；AVM，动静脉畸形；CAVMAL，海绵状血管瘤。

表 18.5　美国国立卫生研究院卒中量表

1a. 意识水平	0= 警觉 1= 不警觉，能唤醒 2= 不警觉，反应迟钝 3= 无反应	4. 面瘫	0= 正常 1= 轻微面瘫 2= 部分面瘫 3= 完全面瘫	7. 共济失调	0= 无共济失调 1= 一侧肢体共济失调 2= 两侧肢体共济失调
1b. 提问	0= 两项均正确 1= 一项正确 2= 两项均不正确	5a. 左上肢活动	0= 无移位 1=10 秒内移位 2=10 秒内坠落 3= 不能抵抗重力活动 4= 无运动	8. 感觉	0= 正常 1= 轻微缺失 2= 严重缺失
1c. 指令	0= 两项指令均正确完成 1= 一项指令正确完成 2= 两项指令均未正确完成	5b. 右上肢活动	评分形式同左上肢	9. 语言	0= 正常 1= 轻微失语 2= 严重失语 3= 缄默或完全失语
2. 凝视	0= 正常 1= 部分凝视麻痹 2= 完全凝视麻痹	6a. 左下肢活动	0= 无移位 1=5 秒内移位 2=5 秒内坠落 3= 不能抵抗重力活动 4= 无运动	10. 构音障碍	0= 正常 1= 轻度 2= 重度
3. 视野	0= 无视野缺损 1= 部分偏盲 2= 完全偏盲 3= 双侧偏盲	6b. 右下肢活动	评分形式同左下肢	11. 忽视 / 注意力下降	0= 正常 1= 轻度 2= 重度

注：可从 www.ninds.nih.gov/doctors/NIH_Stroke_Scale.pdf 处下载。

脑梗死的症状和体征

脑梗死的临床诊断高度依赖临床医师识别各种卒中综合征的能力。对于前循环梗死，卒中的体征可以根据梗死部位的责任血管进行命名。而对于后循环梗死，卒中的体征通常用发现这一体征的医生的名字命名。但是，这个默认的守则在后循环梗死的命名中发生了变化。随着影像学技术的进步，后循环梗死的综合征现在也开始用责任血管进行命名。本章记述了最常见的综合征，表 18.6 列举了根据动脉分类的症状和体征 [13–15]。此列表不能囊括所有症状，主要聚焦于患者最有可能出现的症状和体征。

表 18.6　缺血性脑梗死常见症状和体征

血管 / 卒中类型	症状和体征
MCA	对侧面部、上肢、部分下肢的运动和感觉丧失；若为优势半球出现失语，非优势半球则出现忽略
ACA	对侧下肢及部分上肢肌力和感觉丧失
PCA	对侧视野缺失；优势半球可能出现意识混乱和失语；左侧病变可出现失读但不伴失写
基底动脉	多种形式的肢体共济失调，构音障碍，吞咽困难，面部及四肢肌力及感觉丧失（有时为双侧），双侧瞳孔不等大，眼球不共轭凝视，视野缺损，反应下降；幻视，梦样行为，易激惹行为，健忘
SCA	构音障碍，肢体共济失调
AICA	共济失调，步态不稳，同侧第Ⅴ、Ⅶ、Ⅷ对脑神经功能障碍，急性听力缺失伴共济失调
PICA	眩晕，恶心，呕吐，步态不稳
椎动脉	同侧肢体共济失调，Horner 综合征，交叉性感觉缺失，眩晕，吞咽困难，声音嘶哑（延髓外侧 /Wallenberg 综合征）
穿支动脉（腔隙综合征）	
MCA 穿支（内囊 / 放射冠）	单纯对侧偏瘫（单纯运动性卒中）或对侧偏瘫 + 与无力程度不成比例的共济失调（共济失调性偏瘫）
基底动脉穿支（脑桥腹侧）	无皮质症状
PCA 穿支（丘脑）	单纯对侧感觉消失（单纯感觉性卒中）；无皮质症状

注：MCA，大脑中动脉；ACA，大脑前动脉；PCA，大脑后动脉；SCA，小脑上动脉；AICA，小脑前下动脉；PICA，小脑后下动脉；资料来源：来自于 Barrett 等 [13]，Jones 等 [14]，Uchino 等 [15]。

有一些很实用的方法可以帮助鉴别脑梗死的部位。大脑前动脉（ACA）动脉瘤夹闭术后的患者有可能出现 Heubner 回返动脉梗死。对这部分患者，如果术后出现偏瘫应立即行影像学检查（例如，在这些经过手术的动脉周围寻找可能造成脑梗死的原因）。出现偏瘫的患者既有可能是大血管梗死，也有可能是腔隙性梗死，获取更多的皮质症状信息，如失语、视野缺损以及偏侧或分离性单侧肌力下降有助于准确定位。偏瘫的患者根据患者体检有无其他症状，如脑神经功能障碍、共济失调、恶心或交叉性感觉异常等，可以判断梗死位于前循环还是后循环 [16]。这一点很重要，因为许多医疗中心只能依靠临床体检和非增强的头颅 CT 的结果来判断患者是否有介入治疗指征。

急性脑梗死的神经影像学检查

急性脑梗死的治疗，如 t-PA 溶栓和机械取栓的目的是挽救那些已经梗死但未完全死亡的脑组织。通过影像学手段来确定哪些患者能够从这些治疗中获益对急性脑梗死的治疗是必要的。1996 年美国 FDA 首次通过静脉给药 t-PA 治疗时，唯一要求的影像学检查是头颅 CT 平扫未发现颅内出血 [17]。早期的国家神经疾病与卒中研究院（NINDS）研究显示神经功能症状出现 3 小时内接受 t-PA 治疗的脑梗死患者的预后明显好于接受安慰剂治疗的患者，但其他多项研究，如欧洲联合急性卒中研究Ⅲ（ECASS Ⅲ）显示，明显超过这个时间窗的患者也可能从溶栓治疗中获益 [18]。在过去的 15 年里，临床医师正在尝试用影像学检查替代“时间窗”用于判断患者是否适合脑再灌注治疗。

脑缺血由不同程度的低灌注脑组织构成，包括不可逆性细胞损伤的缺血核心区以及可能挽救但有梗死风险的脑血流低灌注区域或缺血半暗带。缺血半暗带的血流灌注相对低于正常脑组织，但并未完全梗死[19]。因此，仍有希望通过各种再灌注治疗进行挽救。如果放弃再灌注治疗，缺血半暗带脑组织就会转变成缺血核心区脑组织，患者的病情会进一步恶化。多种影像学手段被尝试用于确定缺血半暗带的体积，包括正电子发射成像（PET）[22, 23]、氙 CT（Xe–CT）[7]、弥散加权和灌注加权 MRI 成像[24, 25]以及 CT 灌注成像[26]。我们主要介绍 MRI 和 CT，因为这 2 项检查在筛选适合再灌注治疗条件的患者上最为简便实用[27]。

MRI

多模态 MRI 相比 CT 在诊断缺血性及出血性卒中的精确性方面具有诸多优势[28]。在灌注成像时代，众多灌注加权参数已得到充分开发用于脑血流动力学评估[29]。有一种假说认为弥散加权成像上的缺血核心区与灌注加权成像上的低灌注区之间不能重叠的区域即为缺血半暗带的影像学特征，可以将此作为指导脑梗死急性治疗的工具[27]。另外，磁共振血管造影（MRA）可以显示大血管的通畅性，梯度回波成像（GRE imaging）可发现颅内出血。本部分内容讨论急性期评估的常用序列。

弥散加权成像

弥散加权成像序列可以评估脑缺血后发生细胞毒性水肿的脑组织中水分子的有限活动[30]。针对人群的研究显示弥散加权成像序列可以在缺血发生 30 分钟内出现变化[31]，并且弥散加权成像上弥散受限区域的体积与不可逆性缺血核心区体积具有高度一致性[32]。因此，其在发现急性缺血性卒中方面相比传统平扫 CT 具有更高的敏感性（图 18.1a）[28, 33]。联合灌注成像作为弥散加权成像的特点使其成为检测卒中患者缺血半暗带十分有效的方法。

缺血组织的体积超过一定范围后，再灌注损伤的风险大于组织成功再灌注后潜在的获益。尽管这一范围的精确值存在争议，但 Mlynash 团队[34]发现，DWI 成像上梗死体积超过 80 ml 与预后不良相关。因此，这类患者不适用于诸如血管内治疗等血管再通治疗。

表观弥散系数图

表观弥散系数是基于不同弥散程度计算得出的确认图。这一通过计算得出的图像对限制性水活动的评估更为量化，急性缺血性卒中在该图像上表现为相对正常脑组织的低信号。该低信号最长可持续到缺血发生后 1 周，然后变为等信号，最终变为高信号[30]。基于这些特征，弥散加权成像的高信号应当对应表观弥散系数成像图的低信号（图 18.1b）。

梯度回波序列

梯度回波序列（GRE），或称 T2* 序列，是一种用于判断是否存在出血的特殊的 T2 加权序列。去氧的血液代谢产物具有顺磁性，可呈现低信号。对于出血急性期的病例，在出血后不久，含氧和去氧血液代谢产物的混合物会在影像学上形成混杂信号（图 18.2）。这种序列对原发性出血和梗死转化性出血的评估均有帮助[35]。

CT

由于患者首诊的小型医院可能没有 MRI 设备，有学者努力研究 CT 在这种情况下能否成为判断患者能从动脉内再灌注治疗中获益的可靠替代方法。尽管 CT 诊断出血性卒中的能力非常出色，但头颅 CT 平扫无法在缺血性卒中发生超过 6 小时后显示异常。梗死的早期会出现一些征象，包括代表血栓阻塞的高密度血管影、脑缺血或水肿引起的灰白质交界边缘模糊不清或岛带消失征，以及不对称脑沟消失（图 18.3），但不局限于此。遗憾的是，CT 在诊断急性缺血性卒中方面仍没有弥散加权成像那样准确[28, 33]。有大量文献报道了利用 Alberta 卒中项目早期 CT 评分（ASPECTS）改善卒中患者神经内外科治疗选择的情况。这项评分需要对 CT 平扫上 10 个特定区域进行评估，出现一个异常区域记为 1 分（图 18.4）。Yoo 及其团队[36]发现 ASPECTS 评分大于 7 分的患者的预后优于改良 Rankin 评分在 0~2 分之间的患者。

磁共振血管造影（MRA）和计算机断层扫描血管造影（CTA）

加州大学洛杉矶分校 Bash 及其团队[37]在一项研究中对增强型 MRA 和 CTA 在显示颅内血管狭窄或闭塞方面的敏感性进行了比较。MRA 显示颅内血管狭窄和闭塞的敏感性分别为 70% 和 87%。而对应的 CTA 的敏感性则为 98% 和 100%。而当检查对象为颅外血管如颈动脉分叉部时，CTA 相比增强型 MRA 仍具有少量优势（97% vs 92%~95%）[38]。但两者都不及数字减影血管造影（DSA）敏感性高。然而，两者都不失为相对较好的非创伤性检查。图 18.5 为颅内成像技术的示例。

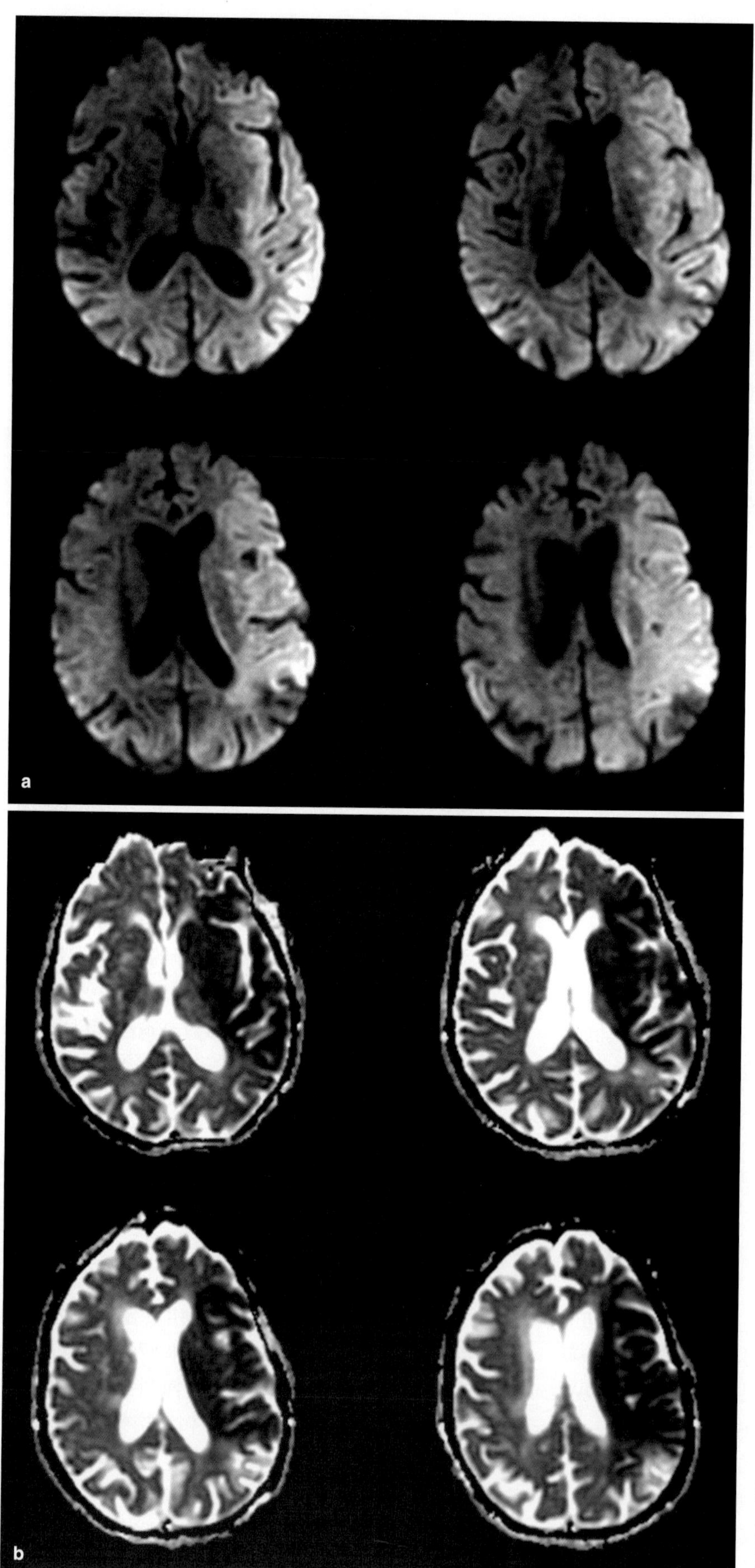

图 18.1　a. 一例急性左大脑中动脉供血区卒中患者的 4 张轴位 DWI 序列图像；b. 同一位患者相对应的表观弥散系数成像图。

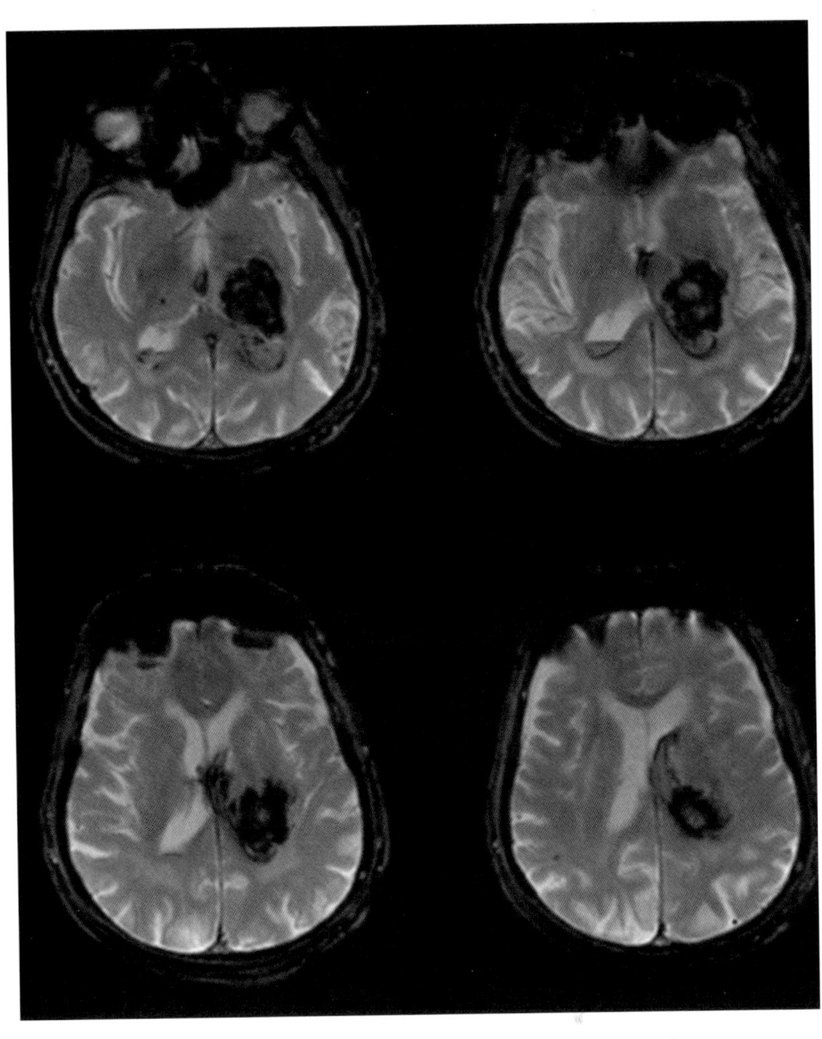

图 18.2　一例左侧脑实质出血向脑室内扩散患者的 4 幅轴位梯度回波序列图像。注意出血区域信号强度异质性提示超急性及急性期血液代谢产物。

灌注加权磁共振成像

灌注加权 MRI 需要使用顺磁性的钆造影剂进行增强扫描，每 1~2 秒检测顺序序列上 T2* 信号的强度。通过信号强度的“振幅 – 时间”曲线得出局部脑血流地形图，而该曲线的积分则用于计算该区域的脑血流量。组织内造影剂到达时间用于计算其他灌注参数，如平均通过时间、达峰时间、最大浓度时间（T_{max}）等 [39, 40]。已经有很多研究尝试了如何将这些参数转化为能够判断缺血半暗带体积的具有临床意义的数据。若该方法测得的病灶体积比 DWI 测得的缺血核心体积大，那么患者就能够从动脉内再灌注治疗中获益。

T_{max} 是研究较充分的参数中的一个，它代表钆剂团注后的时间延迟 [41]。PET 研究对此进行了证实。研究发现，延迟阈值设定为大于 5.5 秒时，测定半暗带的敏感性最高 [40]。利用斯坦福卒中中心数据的弥散与灌注成像评估卒中转归（DEFUSE）研究中的临床资料显示，T_{max} 大于 6 秒时形成的图像与半暗带组织的范围相关性良好。因此，我们使用 6 秒作为判定灌注 / 弥散成像未重叠的计算时间。若灌注加权成像显示病灶范围超过 120% 弥散加权成像显示的体积范围，则将其定义为未重叠 [42]。图 18.6 为一名灌注 / 弥散未重叠患者的示例，通过软件计算弥散加权成像上的病灶体积和 T_{max}6 秒下的灌注加权成像病灶体积。图 18.7 和图 18.8 显示一例完全性左侧大脑中动脉梗死的不同灌注序列影像。

CT 灌注成像采用的参数与 MR 灌注成像相同，经过缓慢的发展，其在预测缺血半暗带的能力上已有明显改善，但其在确定缺血核心区体积上至今仍没有一个得到一致认可的方法，这使得通过 CTP 判断灌注 / 弥散不重叠的缺血半暗带存在困难。但是，基于先前的 DEFUSE 2 研究的数据，T_{max}6 秒时的 CT 灌注与 T_{max}6 秒时的 MRI 灌注具有良好的一致性是较为明确的。而一些仍在进行的研究，如 CT 灌注预测缺血性卒中血管再通治疗效果（CRISP）研究和斯坦福卒中研究中心关于 DEFUSE 2 的亚组研究正在使用脑血流

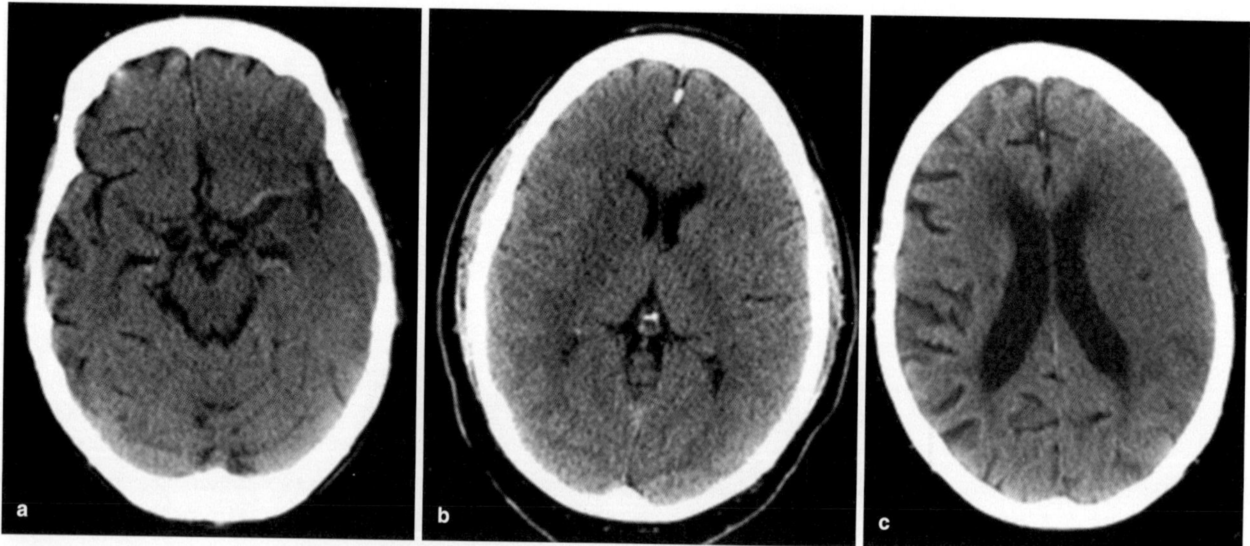

图 18.3　a. 左侧大脑中动脉（MCA）密度增高伴岛带消失及左侧颞叶沟回消失；b. 灰白质交界处模糊，此范围累及左侧尾状核、内囊和壳核；c. 整个左侧大脑中动脉供血区沟回消失，灰白质交界处模糊。

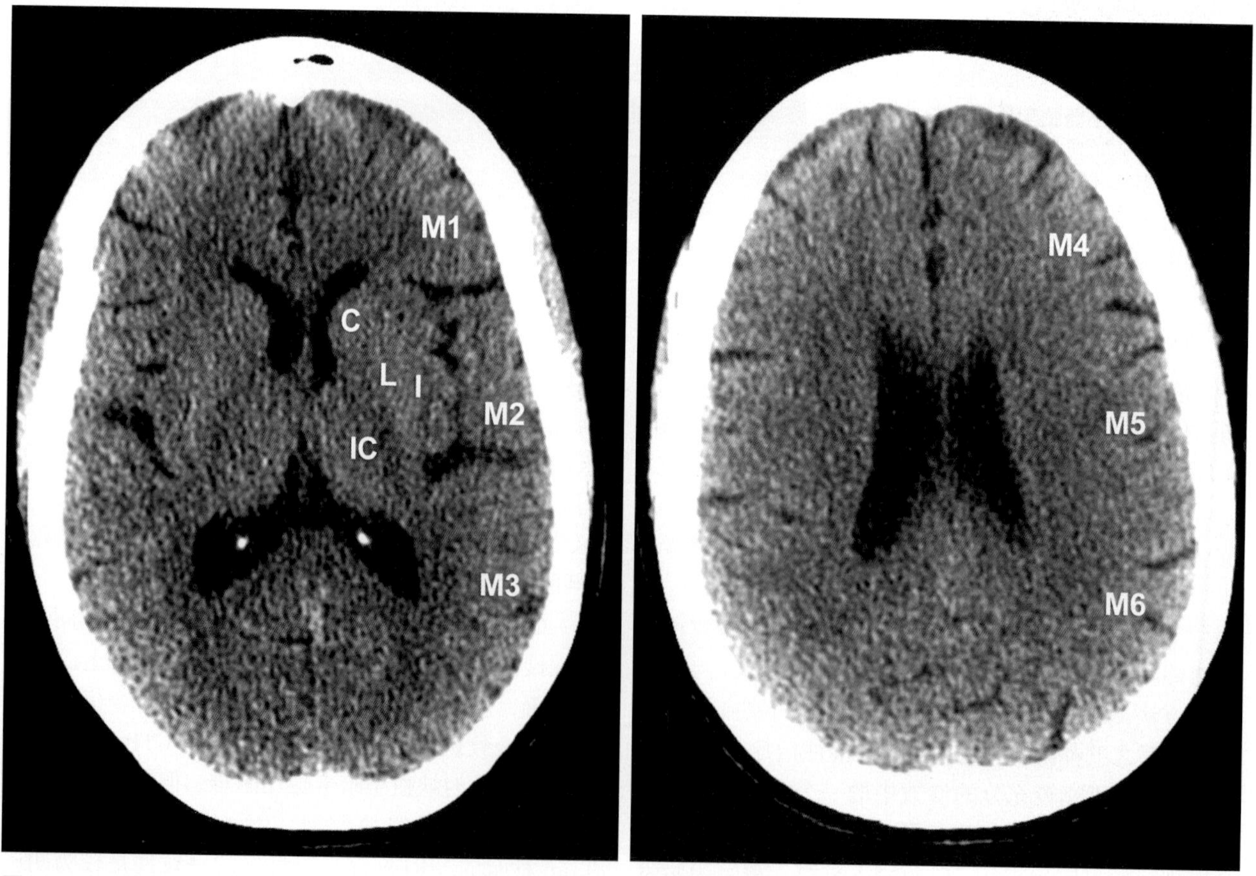

图 18.4　ASPECTS 划分。共有 10 个区域，具体如下：C = 尾状核，L = 豆状核，IC = 内囊，I = 岛叶，M1~M6 = 相应大脑中动脉供血区域。

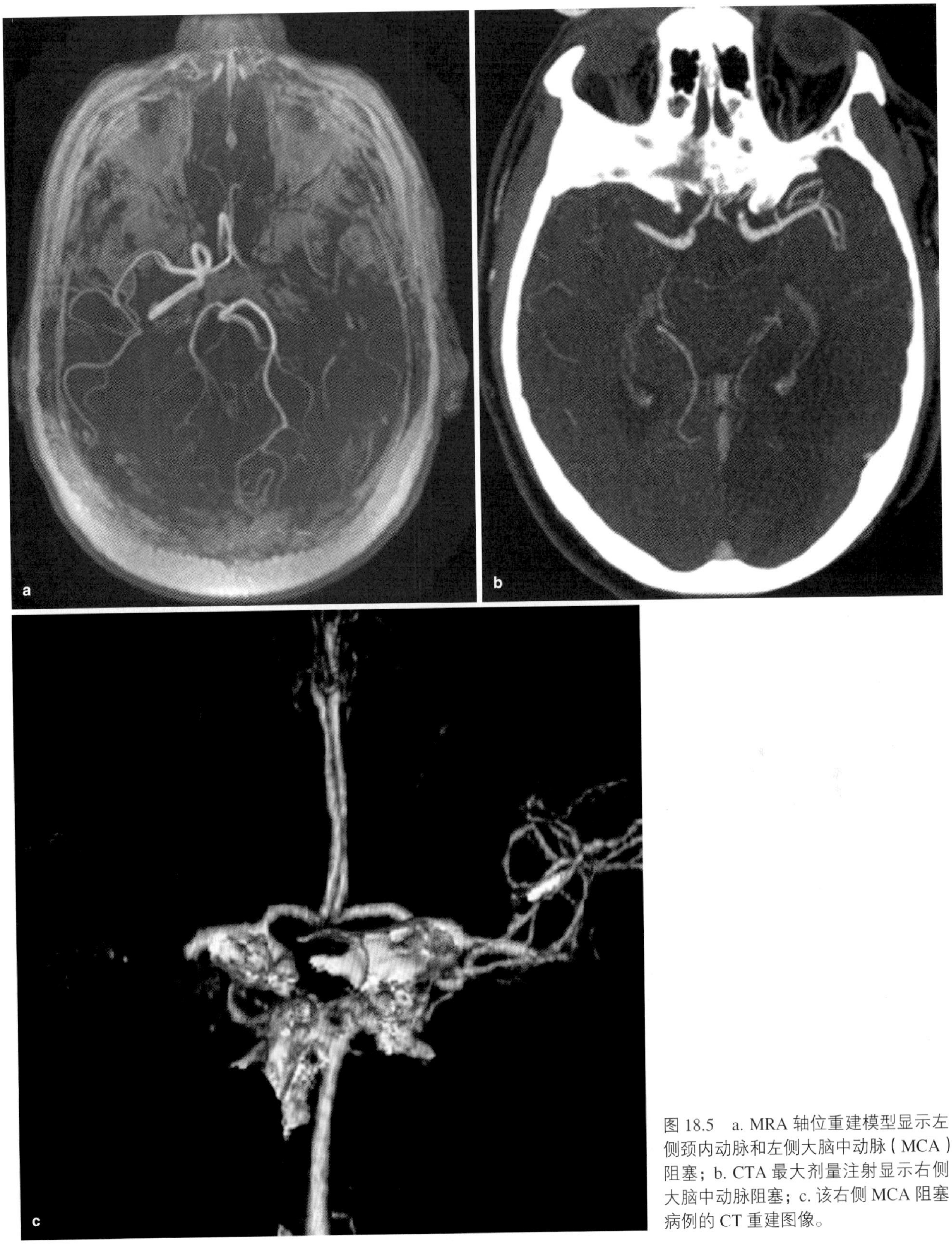

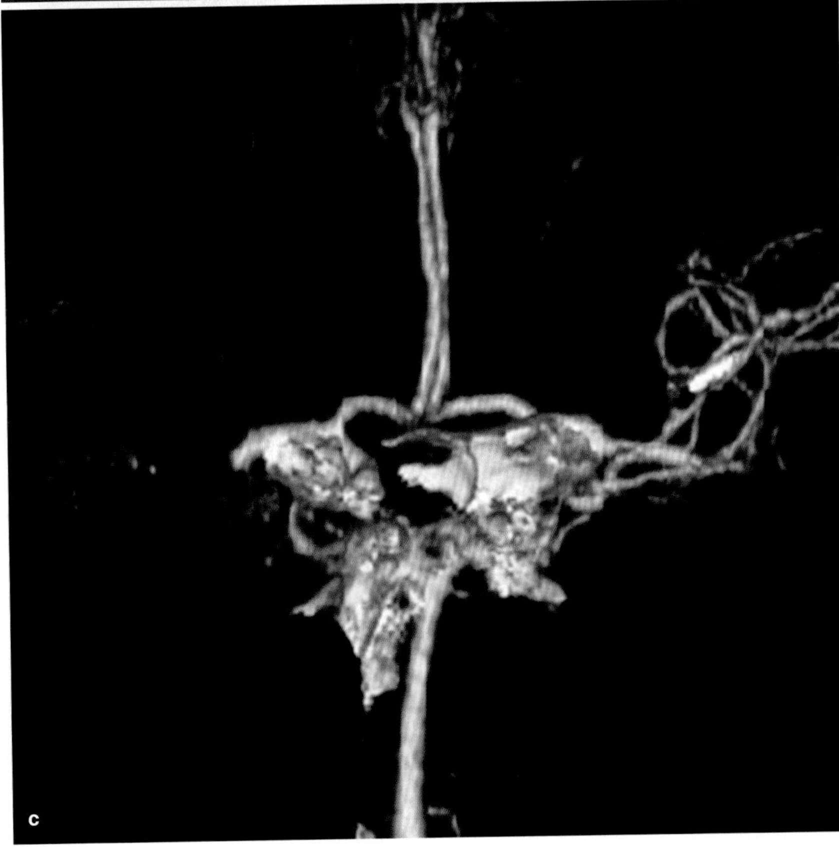

图 18.5　a. MRA 轴位重建模型显示左侧颈内动脉和左侧大脑中动脉（MCA）阻塞；b. CTA 最大剂量注射显示右侧大脑中动脉阻塞；c. 该右侧 MCA 阻塞病例的 CT 重建图像。

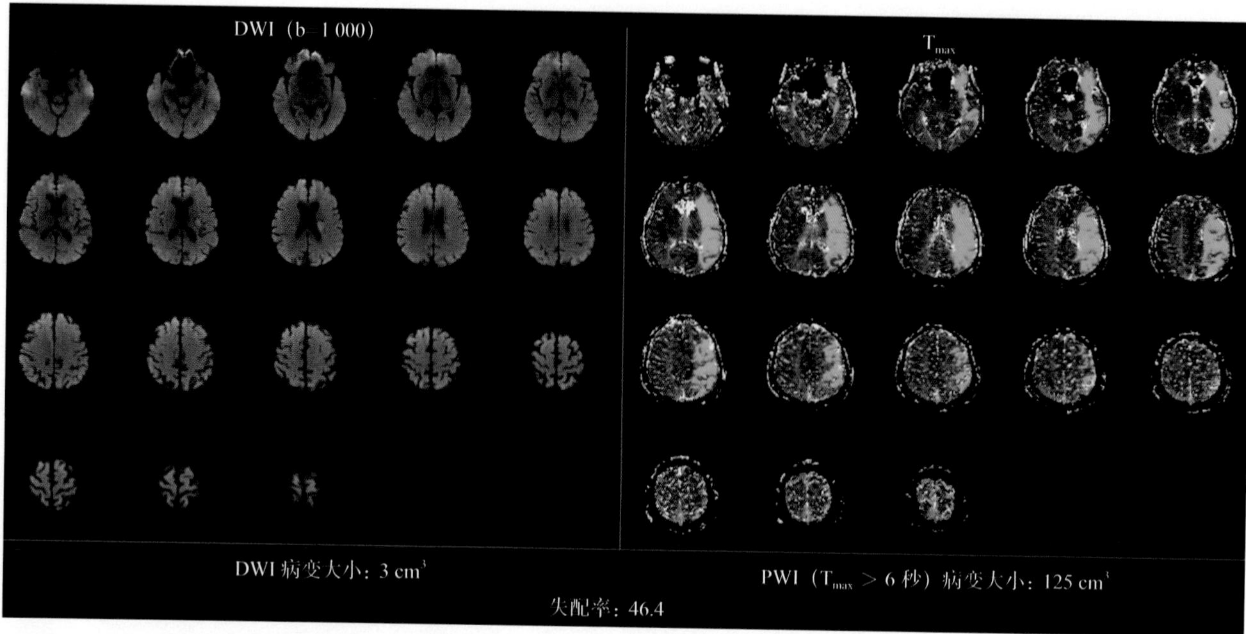

图 18.6　软件生成的未重合区域图像。粉色区域代表 DWI 显示的缺血部位面积（缺血核心大小）；而绿色区域显示的是 T_{max} 参数设置为大于 6 秒时 PWI 显示的缺血面积（缺血半暗带大小）。

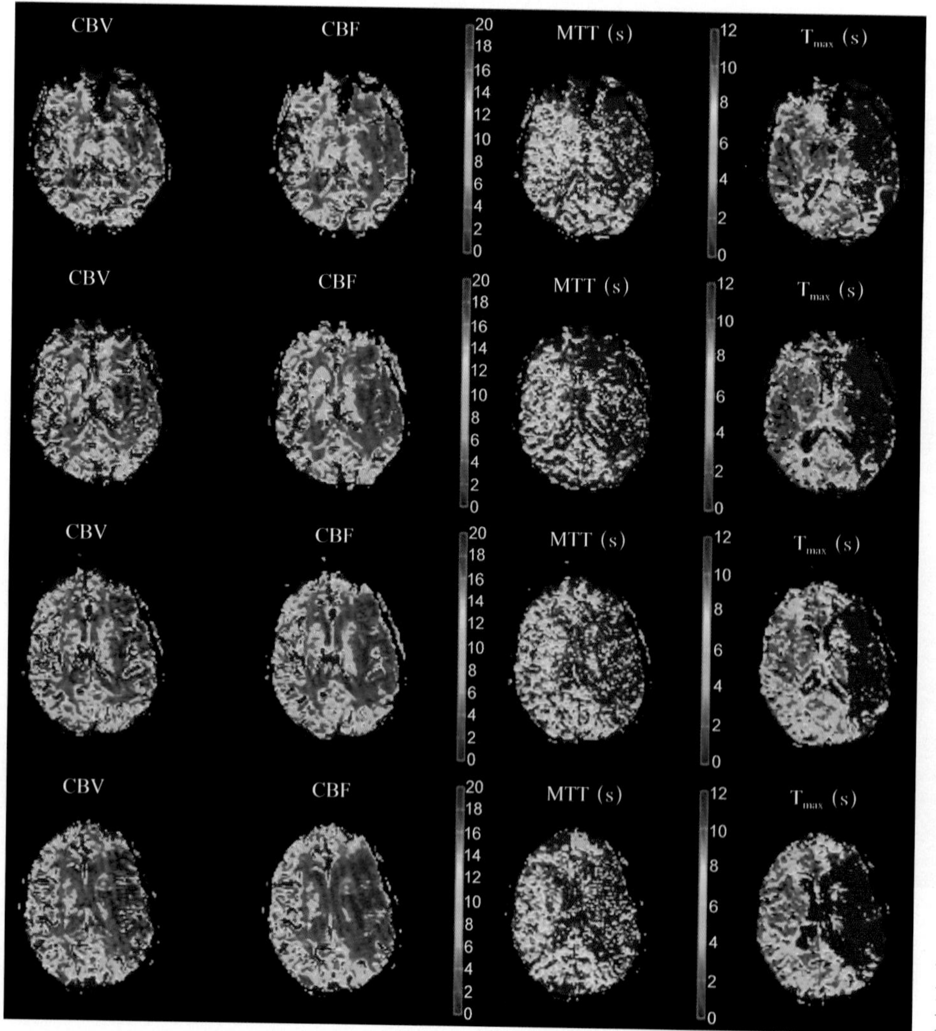

图 18.7　一例完全性左侧大脑中动脉卒中患者轴位灌注加权成像显示大脑血容量（CBV）和大脑血流（CBF）以及平均转移时间（MTT）和 T_{max}，注意 CBV 减少、CBF 延迟、MTT 延迟和 T_{max} 延迟现象。

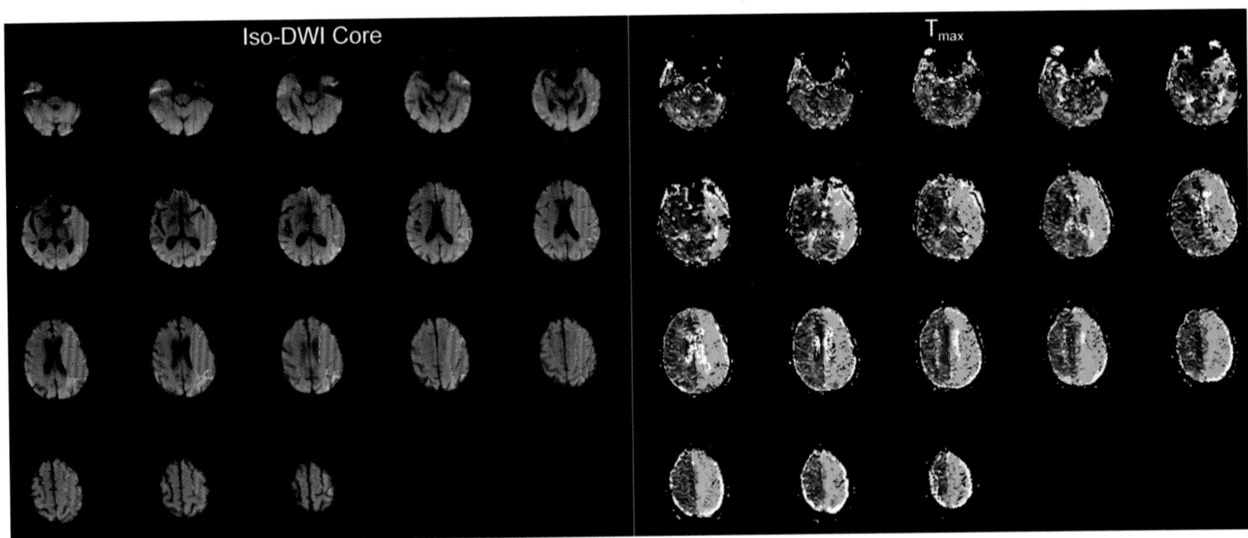

图 18.8　与图 18.5a 中显示的是同一位患者软件生成的不匹配脑地图。粉色区域代表 DWI 显示的缺血部位面积（缺血核心大小）；而绿色区域显示的是 T_{max} 参数设置为大于 6 秒时 PWI 显示的缺血面积（缺血半暗带大小）。该患者并不具有符合再灌注治疗指征的不匹配比率。

和脑血容量这些参数来更好地在 CT 下勾画缺血核心区域。

结论

卒中的初步床旁诊断依赖于建立在扎实的神经解剖学定位基础上的临床知识，同时，对病因学全方位的了解有助于对患者做出正确的诊疗计划。在影像学技术迅猛发展的今天，缺血性卒中的急性期治疗领域也不断完善，从时间窗的概念转变为影像学窗口的概念，这样可以明显改善对具有再灌注指征的患者的选择。鉴于脑梗死的高致残率，这些影像学入选标准改良的目的是提高脑梗死患者短期和长期的临床预后。

参·考·文·献

[1] Fisher CM. A career in cerebrovascular disease: a personal account. Stroke 2001;32:2719–2724

[2] Moseley ME, Kucharczyk J, Mintorovitch J, et al. Diffusion-weighted MR imaging of acute stroke: correlation with T2-weighted and magnetic susceptibility-enhanced MR imaging in cats. AJNR Am J Neuroradiol 1990;11:423–429

[3] Albers GW, Caplan LR, Easton JD, et al. TIA Working Group. Transient ischemic attack—proposal for a new definition. N Engl J Med 2002;347:1713–1716

[4] Adams HP Jr, del Zoppo G, Alberts MJ, et al. American Heart Association; American Stroke Association Stroke Council; Clinical Cardiology Council; Cardiovascular Radiology and Intervention Council; Atherosclerotic Peripheral Vascular Disease and Quality of Care Outcomes in Research Interdisciplinary Working Groups. Guidelines for the early management of adults with ischemic stroke: a guideline from the American Heart Association/American Stroke Association Stroke Council, Clinical Cardiology Council, Cardiovascular Radiology and Intervention Council, and the Atherosclerotic Peripheral Vascular Disease and Quality of Care Outcomes in Research Interdisciplinary Working Groups: the American Academy of Neurology affirms the value of this guideline as an educational tool for neurologists. Stroke 2007;38:1655–1711

[5] Chang J, Teleb M, Yang JP, et al. A model to prevent fibrinolysis in patients with stroke mimics. J Stroke Cerebrovasc Dis 2011

[6] Tsivgoulis G, Alexandrov AV, Chang J, et al. Safety and outcomes of intravenous thrombolysis in stroke mimics: a 6-year, single-care center study and a pooled analysis of reported series. Stroke 2011;42:1771–1774

[7] Brott T, Adams HP Jr, Olinger CP, et al. Measurements of acute cerebral infarction: a clinical examination scale. Stroke 1989;20:864–870

[8] Lyden PD, Lu M, Levine SR, Brott TG, Broderick J. NINDS rtPA Stroke Study Group. A modified National Institutes of Health Stroke Scale for use in stroke clinical trials: preliminary reliability and validity. Stroke 2001;32:1310–1317

[9] Adams HP Jr, Davis PH, Leira EC, et al. Baseline NIH Stroke Scale score strongly predicts outcome after stroke: A report of the Trial of Org 10172 in Acute Stroke Treatment (TOAST). Neurology 1999;53:126–131

[10] Fischer U, Arnold M, Nedeltchev K, et al. NIHSS score and arteriographic findings in acute ischemic stroke. Stroke 2005;36:2121–2125

[11] Lyden P, Raman R, Liu L, et al. NIHSS training and certification using a new digital video disk is reliable. Stroke 2005;36:2446–2449

[12] Goldstein LB, Bertels C, Davis JN. Interrater reliability of the NIH stroke scale. Arch Neurol 1989;46:660–662

[13] Barrett KM, Levine JM, Johnston KC. Diagnosis of stroke and stroke mimics in the emergency setting. Continuum Lifelong Learning Neurol. 2008;14:13–27

[14] Jones HR, Srinivasan J, Allam GJ, Baker RA. Netter's Neurology,

2nd ed. Philadelphia: Saunders; 2011

[15] Uchino K, Pary J, Grotta J. Acute Stroke Care, 2nd ed. Cambridge, England: Cambridge University Press; 2011

[16] Searls DE, Pazdera L, Korbel E, Vysata O, Caplan LR. Symptoms and signs of posterior circulation ischemia in the New England Medical Center posterior circulation registry. Arch Neurol 2012;69:346–351

[17] The National Institute of Neurological Disorders and Stroke rt-PA Stroke Study Group. Tissue plasminogen activator for acute ischemic stroke. N Engl J Med 1995;333:1581–1587

[18] Hacke W, Kaste M, Bluhmki E, et al. ECASS Investigators. Thrombolysis with alteplase 3 to 4.5 hours after acute ischemic stroke. N Engl J Med 2008; 359:1317–1329

[19] Astrup J, Siesjö BK, Symon L. Thresholds in cerebral ischemia—the ischemic penumbra. Stroke 1981;12:723–725

[20] Furlan M, Marchal G, Viader F, Derlon JM, Baron JC. Spontaneous neurological recovery after stroke and the fate of the ischemic penumbra. Ann Neurol 1996;40:216–226

[21] Baron JC. Mapping the ischaemic penumbra with PET: implications for acute stroke treatment. Cerebrovasc Dis 1999;9:193–201

[22] Read SJ, Hirano T, Abbott DF, et al. The fate of hypoxic tissue on 18F-fluoromisonidazole positron emission tomography after ischemic stroke. Ann Neurol 2000;48:228–235

[23] Olivot JM, Mlynash M, Zaharchuk G, et al. Perfusion MRI (Tmax and MTT) correlation with xenon CT cerebral blood flow in stroke patients. Neurology 2009;72:1140–1145

[24] Albers GW, Lansberg MG, Norbash AM, et al. Yield of diffusion-weighted MRI for detection of potentially relevant findings in stroke patients. Neurology 2000;54:1562–1567

[25] Kidwell CS, Alger JR, Saver JL. Beyond mismatch: evolving paradigms in imaging the ischemic penumbra with multimodal magnetic resonance imaging. Stroke 2003;34:2729–2735

[26] Wintermark M, Flanders AE, Velthuis B, et al. Perfusion-CT assessment of infarct core and penumbra: receiver operating characteristic curve analysis in 130 patients suspected of acute hemispheric stroke. Stroke 2006;37:979–985

[27] Grigoryan M, Tung CE, Albers GW. Role of diffusion and perfusion MRI in selecting patients for reperfusion therapies. Neuroimaging Clin N Am 2011;21:247–257, ix–x

[28] Chalela JA, Kidwell CS, Nentwich LM, et al. Magnetic resonance imaging and computed tomography in emergency assessment of patients with suspected acute stroke: a prospective comparison. Lancet 2007;369:293–298

[29] Baird AE, Warach S. Magnetic resonance imaging of acute stroke. J Cereb Blood Flow Metab 1998;18:583–609

[30] Albers GW. Diffusion-weighted MRI for evaluation of acute stroke. Neurology 1998;51(3, Suppl 3):S47–S49

[31] Schaefer PW, Grant PE, Gonzalez RG. Diffusion-weighted MR imaging of the brain. Radiology 2000;217:331–345

[32] Campbell BC, Purushotham A, Christensen S, et al. EPITHET–DEFUSE Investigators. The infarct core is well represented by the acute diffusion lesion: sustained reversal is infrequent. J Cereb Blood Flow Metab 2012;32:50–56

[33] Lansberg MG, Albers GW, Beaulieu C, Marks MP. Comparison of diffusionweighted MRI and CT in acute stroke. Neurology 2000;54:1557–1561

[34] Mlynash M, Lansberg MG, De Silva DA, et al. DEFUSE-EPITHET Investigators. Refining the definition of the malignant profile: insights from the DEFUSE-EPITHET pooled data set. Stroke 2011;42:1270–1275

[35] Kidwell CS, Chalela JA, Saver JL, et al. Comparison of MRI and CT for detection of acute intracerebral hemorrhage. JAMA 2004;292:1823–1830

[36] Yoo AJ, Zaidat OO, Chaudhry ZA, et al. Impact of pretreatment noncontrast CT Albert Stroke Program Early CT Score on clinical outcome after intraarterial stroke therapy. Stroke 2014;45(3):746–751

[37] Bash S, Villablanca JP, Jahan R, et al. Intracranial vascular stenosis and occlusive disease: evaluation with CT angiography, MR angiography, and digital subtraction angiography. AJNR Am J Neuroradiol 2005;26:1012–1021

[38] Anzidei M, Napoli A, Zaccagna F, et al. Diagnostic accuracy of colour Doppler ultrasonography, CT angiography and blood-pool-enhanced MR angiography in assessing carotid stenosis: a comparative study with DSA in 170 patients. Radiol Med (Torino) 2012;117:54–71

[39] Roldan-Valadez E, Gonzalez-Gutierrez O, Martinez-Lopez M. Diagnostic performance of PWI/DWI MRI parameters in discriminating hyperacute versus acute ischaemic stroke: finding the best thresholds. Clin Radiol 2012;67:250–257

[40] Zaro-Weber O, Moeller-Hartmann W, Heiss WD, Sobesky J. Maps of time to maximum and time to peak for mismatch definition in clinical stroke studies validated with positron emission tomography. Stroke 2010;41:2817–2821

[41] Olivot JM, Mlynash M, Thijs VN, et al. Optimal Tmax threshold for predicting penumbral tissue in acute stroke. Stroke 2009;40:469–475

[42] Albers GW, Thijs VN, Wechsler L, et al. DEFUSE Investigators. Magnetic resonance imaging profiles predict clinical response to early reperfusion: the diffusion and perfusion imaging evaluation for understanding stroke evolution (DEFUSE) study. Ann Neurol 2006;60:508–517

第19章

颈动脉疾病

Nohra Chalouhi, Rohan Chitale, Pascal M. Jabbour, Stavropoula I. Tjoumakaris, Aaron S. Dumont, Robert Rosenwasser, and L. Fernando Gonzalez

尽管脑卒中的诊断和治疗近来有了很大进展，其死亡率仍高居美国引起死亡的各类疾病的第三位，每年有超过 143 579 人死于脑卒中[1]。颈动脉粥样硬化性疾病是脑卒中的主要原因，因此目前对该疾病已启动大规模筛查。本章将讨论并总结颈动脉疾病诊断与治疗的重要发现。

相关解剖

颈内动脉颅外段

颈总动脉（CCA）直径约 7 mm，分叉为颈内动脉和颈外动脉。颈内动脉（ICA）是其中较大的分支，左右两侧成对分布，供应两侧大脑半球的血供。根据 Bouthillier 等的分类[2]，颈内动脉颈段（C1）即颈内动脉起始于颈总动脉分叉处，终止于颈内动脉进入颞骨岩部的颈动脉管。

颈动脉球

在 C1 的近段有一个局灶性扩张，直径 7.5 mm，被称为颈动脉球。由于存在动脉分叉点、搏动性血流以及颈内动脉和颈外动脉（ECA）的径流阻力不同等因素，此处可观察到具有血流逆转和血流静止的动态螺旋血流模式。在分叉的顶端附近，能观察到单向顺行血流，提供大脑的主要血供。

上升段

在颈动脉球的远端，颈内动脉变窄，直径约 4.7 mm，标志着颈内动脉 C1 段的第二段，称为上升段。C1 全长包裹在颈动脉鞘中，颈动脉鞘是一个筋膜间隙，其中还包含疏松结缔组织、颈内静脉（IJV）、静脉丛、节后交感神经和第Ⅸ~Ⅻ对脑神经（CN）。

颈动脉鞘中 C1 段与其他结构关系

在颈动脉鞘中，迷走神经（CN Ⅹ）以及颈内静脉在 ICA 的后方及稍外侧。ICA 起始于颈外动脉的后外侧，在上升过程中沿着颈外动脉主干内侧走行。在上颈部，舌咽神经（CN Ⅸ）、迷走神经（CN Ⅹ）、副神经（CN Ⅺ）以及舌下神经（CN Ⅻ），都在颈动脉鞘中，并且将颈内动脉与颈内静脉分开。在软腭水平，除了迷走神经外其他神经出颈动脉鞘。

颈动脉鞘的位置关系

颈动脉鞘的前外侧被胸锁乳突肌覆盖。颈动脉鞘的后方有头长肌和颈上交感神经节。颈动脉鞘的前内侧是咽黏膜和咽旁间隙。在颈动脉鞘外侧，二腹肌水平以下，有舌下神经、颈神经丛颈袢的一部分以及舌静脉和面静脉。

解剖变异

虽然颈总动脉通常的分叉位置在甲状软骨（C4）水平附近，但实际上该位置可在 C1 到 T2 水平之间变异。ICA 从颈总动脉分叉处内侧起源是一种常见的变异。此外，在有些人中，尤其是年轻的儿童和老人可能存在血管迂曲。颈外动脉和颈内动脉从主动脉弓起源也是一种罕见的异常起源。单侧或双侧先天性的 ICA 缺如也是罕见的变异，常伴发骨性颈动脉管缺如[3]。广泛的颈内动脉狭窄可由动脉粥样硬化、夹层、血管炎或肌纤维发育不良引起。如果狭窄引起了明显的血流动力学异常，则可能会出现侧支循环。颈内动脉颈段的双支畸形和穿通畸形也有可能发生，会增加手术的复杂性。尽管通常颈内动脉没有未命名的分支，但胚胎型舌下或寰前 – 节间颈动脉 – 基底动脉吻合支可能存在。

病理生理以及自然史

颅外段颈动脉粥样硬化与全身其他部位的动脉粥样硬化在本质上是相关的[4, 5]。实际上，11%~26% 的冠状动脉疾病患者和 25%~49% 的外周血管疾病患者同时伴有无症状性颈动脉狭窄[1]。颈动脉粥样硬化的危险因素包括高龄、吸烟、动脉性高血压、糖尿病、代谢综合征、缺乏体育锻炼、心肌梗死（MI）史、总胆固醇升高、低密度脂蛋白升高、高密度脂蛋白降低，以及甘油三酯升高[6–8]。男性患颅外段颈动脉狭窄的概率是女性的 2 倍。颅外段脑血管疾病的患者也好发高同型半胱氨酸血症，但其相对应的缺血事件与高同型半胱氨酸血症的关系还不确定[9]。其他的因素如颈动脉解剖与形态，特别是分叉处的颈内动脉角度和半径，也可能是除传统血管危险因素外的狭窄风险因子[10]。

颈动脉粥样硬化斑块是由纤维组织和平滑肌细胞构成的致密纤维帽包绕脂质核心构成。症状性 / 不稳定性颈动脉斑块尤其容易发生破裂和溃疡，这种斑块的纤维帽较薄，含有大量巨噬细胞和 T 淋巴细胞，平滑肌细胞成分较少。与此相反，无症状性 / 稳定性颈动脉斑块的纤维帽较厚，炎症细胞量少而平滑肌细胞数量较多。大多数与颈动脉疾病相关的脑卒中，是因动脉粥样硬化斑块栓塞或急性颈动脉闭塞（斑块破裂引起）伴随远端血栓扩张引起的[11]。一部分脑卒中也可能因低灌注（斑块狭窄）或夹层引起。

颅外段颈动脉狭窄引起的卒中约占急性脑卒中的 30%。目前有几个明确的颈动脉狭窄患者发生卒中的预测因子。第一，无论斑块是何种性质，脑卒中的风险与狭窄的程度密切相关。比如，在有症状患者中，狭窄程度小于 50% 者，5 年内脑卒中风险为 18.7%；狭窄程度为 50%~70% 者该风险为 22.2%；而狭窄程度大于 70% 者，2 年内脑卒中风险即为 26%[12]。然而奇怪的是，尽管这些患者脑卒中的风险与狭窄程度显著相关，但当狭窄程度达到 94%~99% 时，卒中的风险反而降低了。除了狭窄程度，有症状患者的卒中风险也较高。比如在狭窄程度大于 50% 的患者中，无症状患者的年卒中风险是 2.35%，而有症状患者的年卒中风险为 4.4%[13, 14]。同样，发现脑微栓塞和隐匿性脑梗死是无症状颈动脉狭窄患者出现高卒中风险的标志。多项研究提示心血管事件危险因素（比如高血压、吸烟）控制不佳的患者发生脑卒中的概率也更高[15, 16]，这一结果也是容易理解的。每年有 4%~29% 的患者会发生颈动脉狭窄进展，这也是一个能够预测脑卒中风险的因素。最近一项针对 1 469 例无症状颈动脉狭窄患者的最新研究提示快速颈动脉管腔狭窄进展速率快与同侧神经系统事件的发生显著相关[17]。狭窄进展的预测因子包括糖尿病、吸烟、高血压、对侧病变和严重狭窄。最后，由磁共振（MRI）发现的斑块内出血也许能够预测颈动脉狭窄患者发生缺血事件的风险[18]。

必须指出的是，颈动脉狭窄患者发生冠脉事件的风险可能超过发生脑卒中的风险。实际上，在颈动脉狭窄 ≤ 75% 的患者中，年卒中发生率是微不足道的，然而冠脉和全身血管事件的合并风险高达 9.9%[19]。相应地，颈动脉超声测出的颈动脉内 – 中膜厚度（MIT）是全身动脉粥样硬化的标志，并已被连续证实可用于预测心梗风险[20]。

临床表现

有症状颈动脉狭窄是指狭窄引起了同侧视网膜或大脑半球短暂或永久的神经功能障碍。大部分有症状颈动脉狭窄患者的最初表现为短暂性脑缺血发作（TIA）。在这些患者中，脑卒中的风险显著升高，90 天卒中发生率为 13%，5 年卒中率则高达 30%[12]。颈动脉相关短暂缺血性发作的症状应与椎基底动脉相关的 TIA 症状相鉴别。颈动脉疾病引起的运动和感觉症状通常累及对侧面部和肢体，而后循环 TIA 可能引起双侧或交叉的功能障碍。颈内动脉狭窄的症状包括视网膜缺血引起的短暂单侧偏盲（一过性黑矇），对侧无力或偏瘫、失语、构音障碍以及视野缺损，而椎基动脉 TIA 症状包括共济失调、复视、构音障碍以及双侧视力缺损。

术前评估

充分询问病史和体格检查应当是潜在颈动脉狭窄患者评估的首要步骤。对于表现为急性神经功能障碍的患者，治疗应当积极稳定患者病情、明确诊断并根据脑卒中管理指南进行治疗[21]。精确评估颈动脉狭窄的严重程度对风险分层和选择合适患者进行颈动脉血管再通术也非常重要。

听诊对颈动脉狭窄的诊断敏感性（55%~77%）和特异性（52%~71%）均不是最佳的[22]。并且杂音的大小和颈动脉狭窄程度不相关。事实上，轻度狭窄的颈动脉的杂音可能更响，而当狭窄非常严重时，血流明显受限，杂音反而消失。尽管如此，颈动脉听诊仍是无症状患者的重要筛查手段。

多普勒超声是检测已发生明显血流动力学异常的颈动脉狭窄的最常用的初步检查方法。这是一项无创、无射线、价廉并且容易普及的诊断工具。然而，它很大程度依赖操作者的技巧和经验，具有较大的操作者间的偏倚。此外，多普勒超声会高估狭窄的程度，近全闭塞的动脉可能被误判为完全闭塞。颈动脉多普勒的敏感度和特异性分别为 86% 和 87%[23]。颈动脉多普勒检查的指征包括患者出现与一侧颈内动脉供血区相关的神经症状；颈动脉听诊出现杂音的无症状患者；无颈动脉症状的症状性外周动脉疾病患者（PAD），冠脉疾病或主动脉瘤；以及有多项心血管危险因素的无症状患者。

在颈动脉多普勒超声检查中有明显异常发现的患者应该进行进一步的影像学检查，如 MRA、CTA 以及传统血管造影术，以更好评估解剖结构、侧支循环和斑块形态。这些检查有利于颅内血管结构评估以排除伴发病变。MRA 和 CTA 有高度的敏感性和特异性，使其已经成为多普勒检查提示颈动脉狭窄患者的确认检查方法。MRA 的敏感度为 92.6%~98%，特异性为 90%~100%[1]。很重要的一点是，与多普勒超声和 CTA 不同，MRA 对动脉钙化的显影相对不敏感，使其成为这三种检查中最受欢迎的检查方法，因为其假阳性率不高。但是，MRA 可能高估狭窄的程度，并且鉴别近全闭塞和完全狭窄的能力也较弱。MRA 不适用于体型肥胖、幽闭恐惧症和携有金属内植物的患者。CTA 能够对动脉管腔进行直接成像，图像质量高并能提供三维图像便于病变的评估，因此受到许多临床医生的推崇。它的敏感度和特异性分别为 85% 和 93%[24]。CTA 相较于 MRA 的多种优势包括数据获得迅速、幽闭恐惧患者耐受性好以及可兼容内植物（起搏器、除颤器等）。CTA 的缺点是成像受到动脉钙化以及跨越的骨性和静脉性结构干扰，并且具有电离辐射。由于 CTA 检查需要使用碘造影剂，肾功能不全的患者更推荐采用 MRA。总而言之，MRA 和 CTA 是非常实用且非创伤性的影像学检查方法，能够提供颈动脉狭窄程度和形态学特征的精确评估，因此在大部分病例中可以免于再行传统经导管血管造影。

传统的血管造影仍是评估颈动脉狭窄的金标准。然而，由于其费用和风险（包括脑卒中风险），该检查已很少作为诊断工具来应用，只有在无创性检查不能确诊或不能适用的某些病例才进行传统血管造影。患者接受经导管血管造影术具有操作风险，但对于有可能同期接受介入治疗的患者可考虑采用血管造影进行检查。

治疗方法

颈动脉狭窄的最佳治疗方法目前仍有巨大争议。目前可供选择的治疗方案包括药物治疗、颈动脉内膜剥脱术（CEA）以及颈动脉支架成形术（CAS）。几项随机对照试验（RCT）提高了我们对这几种治疗选择结果比较的认识。美国卒中协会（ASA）和美国心脏协会（AHA）以及一些其他组织最近发表了更新的颈动脉疾病诊治的循证医学指南[12]。

症状性颈动脉疾病

北美症状性颈动脉狭窄内膜剥脱术试验（NASCET）和欧洲颈动脉狭窄手术治疗试验（ECST）已经明确，对于有症状的严重颈动脉狭窄（≥ 70%）患者，CEA 的疗效优于单独药物治疗。NASCET 将 50 个医疗中心的有症状患者随机分为 CEA 合并药物治疗和单独药物治疗组[25]。试验在对动脉狭窄程度 70%~99% 的患者随访 18 个月后因 CEA 疗效的显著优势而中止了试验。在这批患者中，2 年内病变同侧的卒中累积风险在 CEA 治疗组为 9%，而在药物治疗组为 26%。NASCET 的进一步研究结果在 1998 年发表，结果表明对于颈动脉狭窄程度在 50%~69% 的患者，CEA 治疗相比药物治疗的疗效优势虽不如狭窄程度＞ 70% 组的患者明显，但仍有优势（5 年同侧卒中风险在 CEA 组为 15.7%，而在药物治疗组为 22.2%）[13]。但对于狭窄程度在 50% 以下的患者，CEA 的疗效并无显著优势。随机纳入 2 518 例颈动脉狭窄患者的 ECST 试验结果与上述结论一致。这项试验同样发现，在狭窄程度≥ 70% 的患者中 CEA 的疗效优于药物治疗，而在狭窄程度＜ 70% 的患者中两者无明显差别[26]。总体上，CEA 预防卒中的作用在狭窄程度≥ 70% 的患者中明显优于药物治疗，在狭窄程度为 50%~70% 的患者中依然具有优势但差别缩小。目前对于无创检查提示狭窄程度≥ 70%（Ⅰ级推荐，A 类证据）以及经导管血管造影提示狭窄程度≥ 50%（Ⅰ级推荐，B 类证据）的有症状的颈动脉狭窄患者，如果预期围手术期卒中率或死亡率＜ 6%，且手术风险一般或较低，推荐在出现症状的 6 个月内进行 CEA 治疗[12]。由于 RCT 研究的亚组分析提示，接受早期血管再通术的患者的围手术期风险并未增加，因此倾向于在指征事件发生后 2 周内进行手术治疗（Ⅱ a 级推荐，B 类证据）。对于狭窄程度＜ 50%（Ⅲ级推荐，A 类证据）的患者，靶动脉慢性完全闭塞（Ⅲ级推荐，C 类证据）和已由脑梗死引起严重残疾（Ⅲ级，C 类证据）的颈动脉狭窄患者不推荐进行颈动脉血管再通术[12]。

无症状颈动脉疾病

随着无创性影像学检查的普及和应用，大多数确诊颈动脉疾病的患者在诊断时无症状。应当权衡无症状颈动脉狭窄患者的治疗获益与疾病自然史和治疗风险。实际上，在选择适合颈动脉再通术的患者时，除了充分权衡手术的潜在风险和获益外，还应该考虑患者的预期寿命、伴发疾病和患者意愿。2 项大型的 RCT 研究，无症状颈动脉粥样硬化研究（ACAS）和无症状颈动脉手术研究（ACST），对狭窄程度超过 60% 的无症状患者进行 CEA 术的净获益进行了评估。在 ACAS 研究中，1 662 例无症状颈动脉狭窄患者被随机分为单独药物治疗和药物治疗联合 CEA 组。由于在狭窄 ≥ 60% 的患者中，CEA 组的疗效显著优于药物治疗组，该试验在启动 2.7 年后中止（推算 5 年同侧卒中、围手术期卒中和死亡率，CEA 组为 5.1%，单独药物治疗组为 11%）。有趣的是，分层分析后显示，该优势在男性患者中依然存在，而在女性中两种治疗方式的差别不明显。值得注意的是，由于研究中的 CEA 均由经验丰富的外科医生进行，因此围手术期卒中发生率极低（2.3%），这一情况在结果分析是应当得到考虑[27]。与 ACAS 结果相一致，ACST 入组了 3 120 例狭窄程度大于 60% 的无症状颈动脉狭窄患者，研究报告显示早期手术组患者的 5 年卒中发生率及死亡率为 6.4%，而在单纯药物初始治疗组为 11.7%。综上所述，这些数据提示在狭窄 ≥ 70% 的无症状患者中，如果围手术期卒中、心肌梗死及死亡率较低，应推荐进行 CEA（Ⅱa 级推荐，A 类证据）[12]。但是有一点很重要，由于近期药物治疗的迅猛发展，当代药物强化治疗是否会削弱 CEA 治疗的优势目前不得而知。需要有新的临床试验对无症状颈动脉狭窄患者的血管再通治疗与当前最佳药物治疗方案的疗效进行评估，以选择最佳方案对目前正迅猛增长的颈动脉狭窄患者进行治疗。

手术治疗与介入治疗的比较

颈动脉内膜剥脱术是一项非常成熟的颈动脉狭窄的治疗方式。然而，尽管其疗效可靠，但这项有创的操作需要全身麻醉，并且要承担心血管事件、伤口并发症、脑神经损伤等不可忽视的风险。近来，CAS 被认为是一项较 CEA 相对无创的治疗手段，具有更少的心血管事件发生，无脑神经瘫痪风险，仅需轻度镇静，对有严重心肺疾病患者具有可行性，并且更适于具有解剖性病变和颈部放疗史等优点。相较于 CEA，CAS 的主要缺点在于高围手术期的栓塞性脑卒中风险。栓塞保护设备（EPD）对于减少围手术期脑卒中风险非常重要。近期一项比对具有 EPD（11 项试验，共 839 例）和不具有 EPD（26 项试验，共 2 357 例）CAS 的 meta 分析提示，在没有栓塞保护措施的患者中，围手术期脑卒中和死亡率为 5.5%，而在有脑保护措施中，仅为 1.8%[28]。

几项研究比较了颈动脉狭窄患者行 CEA 术与血管成形术和支架术的差异。内膜切除术高风险患者中保护下支架术和血管成形试验（SAPPHIRE）是比较有保护 CAS 与 CEA 的试验中的一项[29]。试验包括 334 例狭窄程度 ≥ 50% 有症状及狭窄程度 ≥ 80% 的高风险患者。具有至少以下标准中的一项纳入高风险患者：临床严重心脏疾病，严重肺部疾病，对侧颈动脉阻塞，对侧喉神经麻痹，早先曾行颈部根治性手术或颈部放射治疗，复发内膜切除术后狭窄以及年龄 ＞ 80 岁。研究者发现了与之前相似结果，在 1 年内 CAS 能够受益（早前以 1 年内脑卒中或死亡为终止节点，在 CAS 中为 12.2%，而 CEA 为 20.2%，非劣效性 P=0.004，优势性 P=0.053）。长期的 3 年随访提示在两组脑卒中事件发生概率相似（CAS 为 7.1%，而在 CEA 为 6.7%，P=0.945）。

在德国进行的一项支架保护血管成形术与颈动脉内膜切除术试验（SPACE）随机入组了 1 214 例狭窄 ≥ 50% 的行 CAS 或 CEA 的有症状患者，并且发现在对 2 组 2 年的随访中，在同侧缺血性脑卒中和死亡率无明显差异（CAS 为 9.5%，而 CEA 为 8.8%，P=0.62）[30]。法国进行的有症状严重颈动脉狭窄患者内膜切除术与支架术试验（EVA-3S）入组了狭窄程度大于 60% 的有症状颈动脉疾病患者，试验于 2005 年终止，因 CAS 组患者具有高 30 天脑卒中率及高副反应[31]。这项研究因没有在所有患者中应用 EPD，在早期终止点排除了心梗、血管内介入者水平欠佳而受到批评，实际上，他们中有很多还在训练阶段。

国际颈动脉支架术研究（ICSS）是一项大型多中心研究，随机选取 1 713 例有症状颈动脉狭窄 ≥ 50% 的患者进行 CEA 和 CAS[32]。近期发表的初步结果提示在 CAS 组具有包括脑卒中风险等显著的高不良事件发生率（在 CAS 患者中 120 天的脑卒中、死亡及有关心梗的综合概率为 8.5%，而在 CEA 组为 5.2%，P=0.006）。这项试验的缺点在于，EPD 的使用未经过授权，入组仅限于有症状患者，以及血管介入者未经过标准化训练，还需要计划 3 年的长期随访以确认安全。

最后，颈动脉血管再通内膜切除术对比支架术试验（CREST）是一项针对有传统意义风险的颈动脉狭窄患者最大型也可能是最严格执行的比较 CEA 和 CAS 的试验 [33]。试验入组了 2 522 例美国以及加拿大有症状和无症状患者，研究发现在 CAS 组和 CEA 组中比较 30 天（在 CAS 为 5.2%，CEA 为 4.5%，P=0.38）及 2.5 年随访（CAS 为 7.2%，CEA 为 6.8%，P=0.51）脑卒中、死亡和脑梗死的终点事件率无明显差异。在比较 CAS 和 CEA 围手术期的脑卒中风险未见明显差异（CAS 为 4.1%，CEA 为 2.3%，P=0.01）。相反地，心梗或脑神经瘫痪的风险在 CAS 要明显低于 CEA（心梗 1.1% vs 2.3%；脑神经瘫痪 0.3% vs 4.8%；$P < 0.05$）。亚组分析发现年龄＜ 70 岁的患者能更好适应 CAS，然而 70 岁及以上从 CEA 受益更多。在 CREST 研究中将无症状患者心梗作为初期终止事件广受非议，因为亚临床心梗相关的心肌酶与患者的生活质量之间的相关性仍有争议，而不像卒中具有对患者结局明确的破坏性影响。实际上，如果将无症状心脏事件从 CREST 初期终点事件中剔除，结果将会不同，CEA 是更加安全的操作，比 CAS 具有更低的围手术期脑卒中和死亡率。

根据 ASA/AHA 推荐，当围手术期脑卒中和死亡率＜ 6% 时，对于无创性检查提示颈动脉狭窄程度 ≥ 70% 以及介入血管造影术显示狭窄程度 ≥ 50% 的有症状患者，若血管介入性操作相关并发症发生率在平均水平及以下，CAS 可作为 CEA 供代替的选择（Ⅰ级推荐，B 类证据）[12]。CAS 对于颈动脉狭窄程度 ≥ 70% 的无症状患者，也可以考虑（Ⅱb 级推荐，B 类证据）。在颈部解剖结构不佳的患者，选择 CAS 而非 CEA 是合理的，如第二颈椎远端动脉狭窄、锁骨下动脉狭窄、曾行同侧 CEA、对侧声带麻痹、开放性气管切开、对侧颈动脉阻塞、根治性外科手术，以及放疗（Ⅱa 级推荐，B 类证据）[12]。另一方面，在老龄患者，特别是对于血管内介入治疗颈动脉解剖不佳者（如动脉迂曲及钙化），选 CEA 较 CAS 更为合理（图 19.1）。

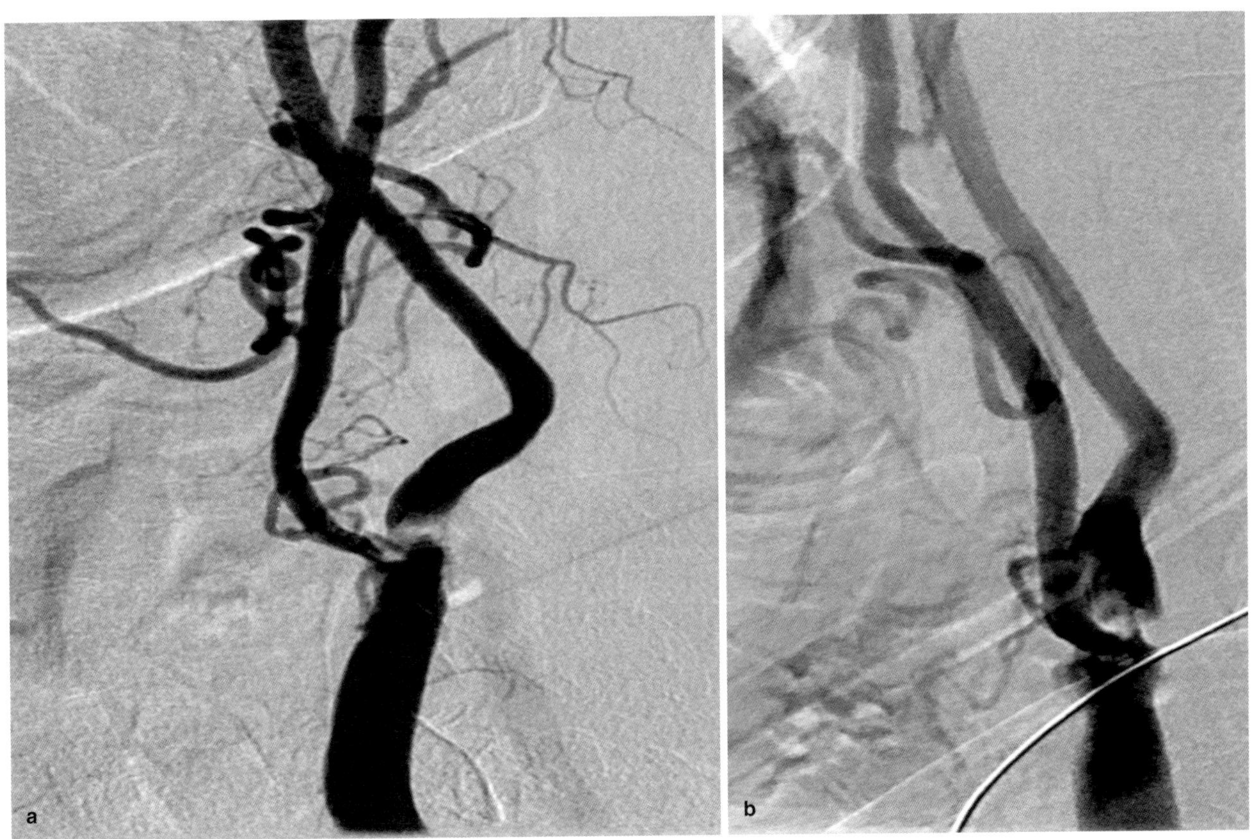

图 19.1　a、b. 一位 82 岁的妇女，左颈内动脉 98% 症状性狭窄（a、b）。由于患者的年龄和严重的同心圆形钙化病变，建议行颈动脉内膜切除术。

手术 / 介入治疗技术

无论进行 CEA 或 CAS，术者需经过所有诊断性影像学检查充分了解患者的血管解剖。这包括对于双侧椎动脉和对侧颈动脉通畅性的了解。患者及其家属必须知晓操作的风险、获益以及所有可能的选择。

对于每种操作都有一系列的麻醉和监测选择。两种操作均可在患者监测下全麻或清醒镇静下进行。在 CEA 中，对于血管灌注的术中评估可以通过压力测定、氙区域脑血流研究、经颅多普勒和血管造影术进行。在两项操作中脑功能可通过脑电图和体感诱发电位监测。

颈动脉内膜剥脱术

进行 CEA 有几种选择。是否需要术中分流仍未形成共识。一些外科医生倾向于在所有患者应用术中分流以最大程度进行脑保护。其他人则认为 CEA 不需要行分流术，因分流器植入能够引起动脉夹层。然而，当有脑电图（EEG）监测或清醒患者术中检查提示存在交叉阻塞的神经功能缺陷的证据时，多数人选择进行分流术。

患者取仰卧位，头部仰伸并转向手术对侧，以将 ICA 位于 ECA 侧方便于暴露。当 ICA 在分叉处位于 ECA 内侧，可能需要调整 ECA 以暴露 ICA。

切口是一条沿着胸锁乳突肌前界的直线，以估计的分叉处水平为中心。放置牵开器，使颈静脉位于暴露的侧方。这种方法能够使得 ICA 处于一个更表浅的位置。需要特别注意避免内侧喉神经损伤以及外侧的副神经和舌下神经损伤。需仔细暴露颈总动脉，颈外动脉以及颈内动脉，巧妙处理颈动脉球。近端颈总动脉、远端颈内动脉和远端颈外动脉 360° 仔细解剖，而在分叉处（CEA 操作处）下端不予解剖以避免动脉卷曲。在静脉注射 5 000 U 肝素后，在这个特定部位夹闭 ICA、CCA 和 ECA。应避免疏忽夹闭迷走神经和夹闭 ECA 远离近端的分支。显微镜操作时在放大照明下进行。血管剪开应用 11 号刀片，并以 Potts 剪刀结束。应用 Penfield 4 号剥离子精细剥脱血管内斑块。用剪刀将斑块从颈总动脉和颈内动脉切除，并从颈外动脉取出。

在斑块取出后，血管切开处应用 6 号不可吸收线缝合修补。首先打开甲状腺上动脉和颈外动脉的夹子，然后暂时打开颈总动脉。这样可以使得碎片通过颈外动脉流出。再次将颈总动脉夹闭，打开颈内动脉，碎片从 ICA 流回分叉处，流入 ECA。然后重新定位夹闭 ICA，最后打开 CCA 夹子。最终，移除 ICA 夹子。一旦完成止血和超声影像学检查，或者最后吲哚菁绿荧光血管造影确认血流，可以进行缝合关闭。

血管内支架术

患者在操作前至少 5 天，需经抗血小板双抗介导，一般为阿司匹林和氯吡格雷。患者术前行经皮起搏器，以避免血管成形术介导的心率缓慢和高血压。在股动脉应用 Seldinger 技术插入 8F 鞘以建立血管通路。需要注意的是，一些血管支架可以使用 6F 鞘用于导入。进行持续性的肝素冲洗以减少血管介入操作中血栓栓塞性事件风险。一旦介入导管置入接近病变，狭窄部位与附在导丝上的远端保护装置交叉，随后用于血管成形术和支架置入术（图 19.2）。在狭窄严重的情况下（1 mm 或更小的动脉腔），医生可以选择使用气囊进行预处理，或者进行自膨式支架。预扩张意味着要通过狭窄处 2 次，可引起从斑块带出栓塞碎片的风险。支架的大小需要足够长以贯穿整个斑块，并且需有与颈总动脉直径相似的预展开直径。支架放置通过 ECA 需要注意避免内漏。支架放置后，如有残余狭窄，需要进行再扩张。最后需要进行血管造影术以观察支架通畅率、血流再通、夹层或其他的血栓栓塞事件的证据。

值得注意的是，避免微栓塞的脑保护也可采用经颈或经股动脉入路的流量反转技术。简言之，在阻断 ECA 和近端 CCA 后，在 ICA 和 IJV 中间建立动静脉分流，因此最初的血流从 ICA 逆流进入静脉系统。经过病灶是 CAS 中最容易形成栓塞灶的操作，这项技术相对于 EPD 的优势是，脑保护在经过病灶前即可建立。这项操作的相对复杂之处是在一些病例不能耐受血流逆流以及在整个操作过程中可能不能实现（取决于动静脉压力梯度），这是这项技术的主要缺陷。

患者预后

在 CEA 和 CAS 中，围手术期不良事件的风险为 2.5%~6%。CEA 可能的并发症包括出血、高血压、低血压、急性动脉闭塞、脑卒中、心梗、静脉血栓栓塞、感染、脑神经瘫痪、动脉再狭窄和死亡。CAS 的并发症有脑卒中、接触部位并发症、目标血管穿孔、颈外动脉阻塞、设备故障、再狭窄和死亡。正如前文所述，围操作期脑卒中在 CAS 中更可能发生。然而，根据几项包括 SAPPHIRE、SPACE 和 CREST 等大型试验的结果，未来一侧缺血性事件比例在两项操作中相似，在有症状患者中分别约为每年 1%~2%[13, 26]，而在无症

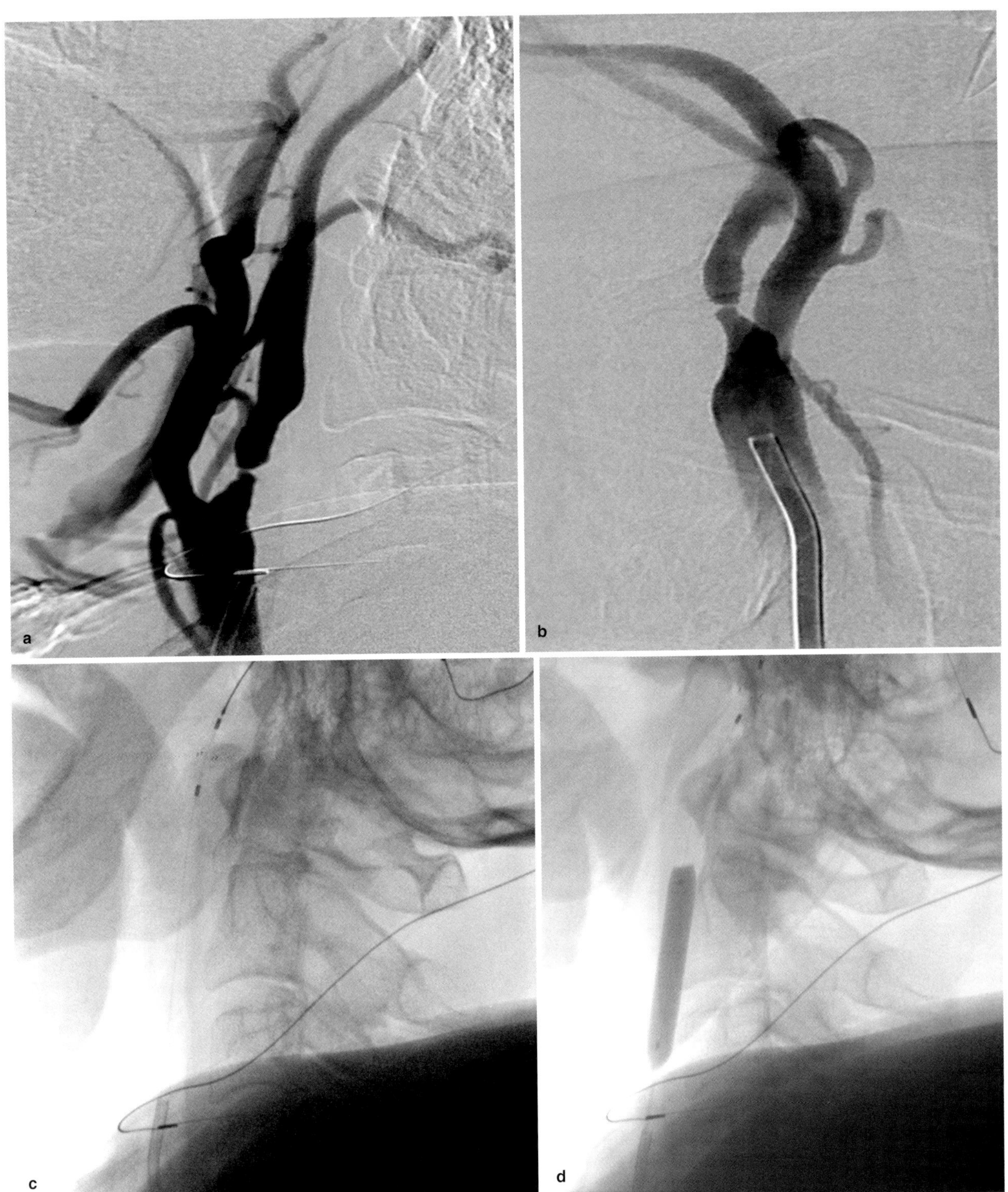

图 19.2　a、b. 59 岁男性，右侧颈内动脉（ICA）98% 症状性狭窄（a、b）；c. 狭窄处与远端栓塞保护装置交叉；d. 球囊血管成形术在支架置入术前进行。

状患者为 0.5%~0.8%[27, 34]。血流动力学显著的再狭窄风险在大型研究中为 5%~7%，并在 CAS 中较高。在 SPACE 试验中超声检查一年内再狭窄≥ 70% 的概率在 CEA 为 4.6%，而 CAS 为 10.7%[30]。然而，比例很大程度取决于再狭窄的定义、影像学工具（包括可能的分流引起的伪影）、双重速率标准的应用以及随访的期限。此外，再狭窄临床意义较小，大部分无症状，发现时，很容易进行再次单独应用血管成形术的血管

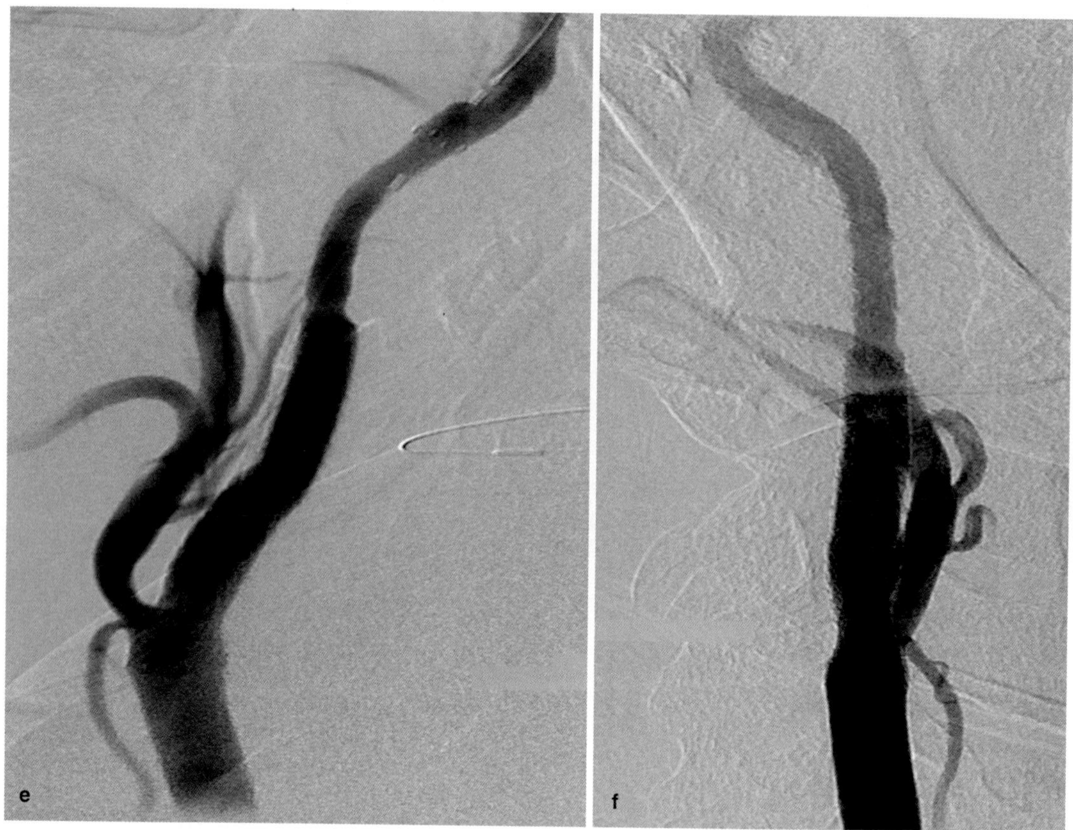

图 19.2 （续）e、f. 支架置入术后动脉造影显示 ICA 管径明显增加。

内治疗。推荐 CAS 及 CEA 后 1 个月、6 个月以及以后每年行颈外动脉无创性的影像学检查以排除再狭窄和新生对侧病灶。

辅助治疗

应通过控制危险因素进行颈动脉狭窄患者的管理。对于无症状和有症状颈动脉狭窄患者开始抗高血压药物治疗以控制血压小于 140/90 mmHg。因为吸烟能够显著增加脑卒中风险，所有患者应被强烈建议戒烟。开始他汀类药物治疗异常重要，用于将无症状患者低密度脂蛋白降低到 100 mg/dL 以下，而有症状患者降低至 70 mg/dL 以下。饮食、锻炼和降血糖药物对于有糖尿病和颈动脉疾病的患者有一定作用。考虑到颈动脉狭窄和冠脉事件的关系，推荐阿司匹林（每天 81~325 mg）预防心血管事件。对于持续 TIA/ 脑卒中的患者，建议服用阿司匹林、氯吡格雷，或阿司匹林与长效双嘧达莫联合用药。

对于进行 CAS 的患者，在操作前 5 天以及操作后至少 1 个月，需要进行阿司匹林（每天 81~325 mg）和氯吡格雷（每天 75 mg）的双抗抗血小板治疗。对于 CEA 的患者，在操作前和术后长期服用阿司匹林（每天 81~324 mg）。围手术期血压控制和他汀类药物治疗对于 CAS 和 CEA 也非常重要。

结论

随着药物治疗和血管内治疗的发展，颈动脉疾病的诊治在近年来有显著进步。CEA 对于颈动脉血管重建仍是标准处理方式，而 CAS 对于很多患者是一项新兴的有效合理的选择。未来在血管支架、EPD、技术和操作者经验等方面的进步无疑能够提高 CAS 的安全性。

参·考·文·献

[1] Taussky P, Hanel RA, Meyer FB. Clinical considerations in the management of asymptomatic carotid artery stenosis. Neurosurg Focus 2011;31:E7
[2] Bouthillier A, van Loveren HR, Keller JT. Segments of the internal

carotid artery: a new classification. Neurosurgery 1996;38:425–432, discussion 432–433

[3] Quint DJ, Boulos RS, Spera TD. Congenital absence of the cervical and petrous internal carotid artery with intercavernous anastomosis. AJNR Am J Neuroradiol 1989;10:435–439

[4] von Kemp K, van den Brande P, Peterson T, et al. Screening for concomitant diseases in peripheral vascular patients. Results of a systematic approach. Int Angiol 1997;16:114–122

[5] Espeland MA, Tang R, Terry JG, Davis DH, Mercuri M, Crouse JR III. Associations of risk factors with segment-specific intimal-medial thickness of the extracranial carotid artery. Stroke 1999;30:1047–1055

[6] Heiss G, Sharrett AR, Barnes R, Chambless LE, Szklo M, Alzola C. Carotid atherosclerosis measured by B-mode ultrasound in populations: associations with cardiovascular risk factors in the ARIC study. Am J Epidemiol 1991;134:250–256

[7] Tatsukawa M, Sawayama Y, Maeda N, et al. Carotid atherosclerosis and cardiovascular risk factors: a comparison of residents of a rural area of Okinawa with residents of a typical suburban area of Fukuoka, Japan. Atherosclerosis 2004;172:337–343

[8] Ebrahim S, Papacosta O, Whincup P, et al. Carotid plaque, intima media thickness, cardiovascular risk factors, and prevalent cardiovascular disease in men and women: the British Regional Heart Study. Stroke 1999;30:841–850

[9] Alvarez B, Yugueros X, Fernández E, Luccini F, Gené A, Matas M. Relationship between plasma homocysteine and the morphological and immunohistochemical study of carotid plaques in patients with carotid stenosis over 70%. Ann Vasc Surg 2012;26:500–505

[10] Phan TG, Beare RJ, Jolley D, et al. Carotid artery anatomy and geometry as risk factors for carotid atherosclerotic disease. Stroke 2012;43:1596–1601

[11] Golledge J, Greenhalgh RM, Davies AH. The symptomatic carotid plaque. Stroke 2000;31:774–781

[12] Brott TG, Halperin JL, Abbara S, et al. 2011 ASA/ACCF/AHA/AANN/AANS/ACR/ASNR/CNS/SAIP/SCAI/SIR/SNIS/SVM/SVS Guideline on the Management of Patients With Extracranial Carotid and Vertebral Artery Disease: Executive Summary A Report of the American College of Cardiology Foundation/American Heart Association Task Force on Practice Guidelines, and the American Stroke Association, American Association of Neuroscience Nurses, American Association of Neurological Surgeons, American College of Radiology, American Society of Neuroradiology, Congress of Neurological Surgeons, Society of Atherosclerosis Imaging and Prevention, Society for Cardiovascular Angiography and Interventions, Society of Interventional Radiology, Society of NeuroInterventional Surgery, Society for Vascular Medicine, and Society for Vascular Surgery Developed in Collaboration With the American Academy of Neurology and Society of Cardiovascular Computed Tomography. J Am Coll Cardiol 2011;57:1002–1044

[13] Barnett HJ, Taylor DW, Eliasziw M, et al. Benefit of carotid endarterectomy in patients with symptomatic moderate or severe stenosis. North American Symptomatic Carotid Endarterectomy Trial Collaborators. N Engl J Med 1998;339:1415–1425

[14] Hobson RW II, Weiss DG, Fields WS, et al. The Veterans Affairs Cooperative Study Group. Efficacy of carotid endarterectomy for asymptomatic carotid stenosis. N Engl J Med 1993;328:221–227

[15] Kawachi I, Colditz GA, Stampfer MJ, et al. Smoking cessation and decreased risk of stroke in women. JAMA 1993;269:232–236

[16] MacMahon S, Peto R, Cutler J, et al. Blood pressure, stroke, and coronary heart disease. Part 1, Prolonged differences in blood pressure: prospective observational studies corrected for the regression dilution bias. Lancet 1990;335:765–774

[17] Hirt LS. Progression rate and ipsilateral neurological events in asymptomatic carotid stenosis. Stroke 2014;45:702–706

[18] Altaf N, MacSweeney ST, Gladman J, Auer DP. Carotid intraplaque hemorrhage predicts recurrent symptoms in patients with high-grade carotid stenosis. Stroke 2007;38:1633–1635

[19] Norris JW, Zhu CZ, Bornstein NM, Chambers BR. Vascular risks of asymptomatic carotid stenosis. Stroke 1991;22:1485–1490

[20] Arnold AM, Psaty BM, Kuller LH, et al. Incidence of cardiovascular disease in older Americans: the cardiovascular health study. J Am Geriatr Soc 2005;53:211–218

[21] Adams HP Jr, del Zoppo G, Alberts MJ, et al. American Heart Association/American Stroke Association Stroke Council; American Heart Association/American Stroke Association Clinical Cardiology Council; American Heart Association/American Stroke Association Cardiovascular Radiology and Intervention Council; Atherosclerotic Peripheral Vascular Disease Working Group; Quality of Care Outcomes in Research Interdisciplinary Working Group. Guidelines for the early management of adults with ischemic stroke: a guideline from the American Heart Association/American Stroke Association Stroke Council, Clinical Cardiology Council, Cardiovascular Radiology and Intervention Council, and the Atherosclerotic Peripheral Vascular Disease and Quality of Care Outcomes in Research Interdisciplinary Working Groups: The American Academy of Neurology affirms the value of this guideline as an educational tool for neurologists. Circulation 2007;115:e478–e534

[22] Johansson EP, Wester P. Carotid bruits as predictor for carotid stenoses detected by ultrasonography: an observational study. BMC Neurol 2008;8:23

[23] Nederkoorn PJ, van der Graaf Y, Hunink MG. Duplex ultrasound and magnetic resonance angiography compared with digital subtraction angiography in carotid artery stenosis: a systematic review. Stroke 2003;34:1324–1332

[24] Koelemay MJ, Nederkoorn PJ, Reitsma JB, Majoie CB. Systematic review of computed tomographic angiography for assessment of carotid artery disease. Stroke 2004;35:2306–2312

[25] North American Symptomatic Carotid Endarterectomy Trial Collaborators. Beneficial effect of carotid endarterectomy in symptomatic patients with high-grade carotid stenosis. N Engl J Med 1991;325:445–453

[26] Randomised trial of endarterectomy for recently symptomatic carotid stenosis: final results of the MRC European Carotid Surgery Trial (ECST). Lancet 1998;351:1379–1387

[27] Endarterectomy for asymptomatic carotid artery stenosis. Executive Committee for the Asymptomatic Carotid Atherosclerosis Study. JAMA 1995;273:1421–1428

[28] Kastrup A, Gröschel K, Krapf H, Brehm BR, Dichgans J, Schulz JB. Early outcome of carotid angioplasty and stenting with and without cerebral protection devices: a systematic review of the literature. Stroke 2003;34:813–819

[29] Gurm HS, Yadav JS, Fayad P, et al. SAPPHIRE Investigators. Long-term results of carotid stenting versus endarterectomy in high-risk patients. N Engl J Med 2008;358:1572–1579

[30] Eckstein HH, Ringleb P, Allenberg JR, et al. Results of the Stent-Protected Angioplasty versus Carotid Endarterectomy (SPACE) study to treat symptomatic stenoses at 2 years: a multinational, prospective, randomised trial. Lancet Neurol 2008;7:893–902

[31] Mas JL, Chatellier G, Beyssen B, et al. EVA-3S Investigators. Endarterectomy versus stenting in patients with symptomatic severe carotid stenosis. N Engl J Med 2006;355:1660–1671

[32] Ederle J, Dobson J, Featherstone RL, et al. International Carotid Stenting Study investigators. Carotid artery stenting compared with endarterectomy in patients with symptomatic carotid stenosis (International Carotid Stenting Study): an interim analysis of a randomised controlled trial. Lancet 2010;375:985–997

[33] Brott TG, Hobson RW II, Howard G, et al. CREST Investigators. Stenting versus endarterectomy for treatment of carotid-artery stenosis. N Engl J Med 2010;363:11–23

[34] Halliday A, Mansfield A, Marro J, et al. MRC Asymptomatic Carotid Surgery Trial (ACST) Collaborative Group. Prevention of disabling and fatal strokes by successful carotid endarterectomy in patients without recent neurological symptoms: randomised controlled trial. Lancet 2004;363:1491–1502

第20章

颈动脉内膜剥除术

Markus Bookland and Christopher M. Loftus

解剖

任何手术操作都需要扎实的解剖学知识。在颈动脉内膜剥除术（CEA）中，最常见的斑块在颈总动脉分叉口处。但是，分叉口在颈部位置的高低变异性很大。关键的解剖学关系结合正侧位的血管造影或CTA/MRA可以指导外科医生找到病变的位置。

颈总动脉走行于颈动脉鞘中，从胸腔出口的大血管起始沿胸锁乳突肌和颈内静脉的深部内侧走行终止于其分叉处。分离胸锁乳突肌内侧面是颈内动脉内膜剥除术的第一步。解剖分离一定要万分小心，因为副神经就走行于胸锁乳突肌的下方，容易受损伤。胸锁乳突肌深部的内侧是颈内静脉，沿着颈内静脉的内侧缘可以找到很多重要的血管，如面静脉、甲状腺上静脉，甲状腺中静脉都需要仔细结扎并切断以达到更好的暴露条件。面静脉一般是颈内静脉属支中最大的一支，经常在颈动脉分叉处的表面跨过，可以作为术中标志性的解剖结构。

颈动脉分叉处还有一些重要的神经伴行或跨过，手术中必须仔细辨认并注意保护，以避免术后发生相应的脑神经功能障碍。在CEA术中最常需要注意的两个神经为舌下神经和迷走神经。迷走神经从颈静脉孔出颅，伴行于颈动脉走行于颈动脉鞘内，位于颈静脉的内侧深方。迷走神经的一个分支——喉返神经，走行于气管食管沟中，也存在被向内侧深部放置的撑开器损伤的风险，一旦损伤则造成术后声音嘶哑。我们自从在暴露的过程中只使用钝性鱼钩后，就很少发生损伤喉返神经的病例。舌下神经在颈内静脉和颈内动脉之间下行，一般在颈动脉分叉的上方越过颈内动脉，向内侧走行到达其支配的肌肉。在暴露一个偏低的或标准的颈动脉分叉部的过程中，舌下神经不是重要的问题，但是如果要暴露位置偏高的颈内动脉的远端时，就要注意轻柔地牵开舌下神经。尽管，舌下神经并不是一根很明显的神经，但是颈动脉周围的交感神经链也需要注意，术中如果无意间损伤到这一神经丛，术后将会出现同侧的Horner综合征。

一旦颈动脉分叉被定位，区分颈内动脉和颈外动脉就非常容易。位于相对后方的颈内动脉没有颅外的分支，而颈外支则有好几个分支。颈外动脉的第一个分支是甲状腺上动脉，在比对血管造影图像判断斑块的远端位置时可以作为解剖学参考。当颈动脉树被切开时，甲状腺上动脉支需要缝扎以防止有回流血。更远端的其他分支都位于颈外动脉上阻断夹的位置以远。

病理生理

颈动脉分叉处的斑块形成是由于颈总动脉分叉处会形成湍流血流，激活血栓因子，出现炎症反应，最后形成异常的血管内皮。因为这些病理变化理论上会发生在全身所有的血管树分叉部位，所以颈动脉狭窄的患者也需要做全身其他部位的阻塞性血管疾病的筛查。当血管内皮的损伤、炎症以及血小板聚集导致颈动脉斑块形成时，通常斑块形成在颈总动脉分叉处后方2 cm内的动脉血管壁，一般主要在颈内动脉内，而后稍微爬行到颈总动脉和颈外动脉内。

因为斑块形成而导致的哪怕是颈内动脉的部分阻塞都会造成缺血后遗症[1]。通过对颈内动脉的超声检查以及对视网膜动脉的直接观察都发现了由颈内动脉狭窄继发的微小栓子。微小的栓子可以向头端进入视网膜和颅脑的脉管系统，造成一过性或永久性的缺血事件[2]，其严重程度因人而异，主要取决于栓塞的血管、堵塞的时间以及受影响区域的侧支循环代偿。症状性颈内动脉近端血管病变的患者通常有一定的颅内血管反应性受损的问题，不足以代偿因血栓栓塞造成的急性缺血[3]。

没有干预治疗的颅外段的颈内动脉狭窄往往会演变成完全的阻塞。加之如果没有足够的侧支循环作为补充的话，很可能会发展成严重的卒中。甚至在一侧颈内动脉阻塞形成之后，其造成的后方低血流量状态会接着引起血栓形成，并向远端蔓延。颈动脉完全闭塞后造成缺血事件的风险随着时间逐渐下降，到完全闭塞 1 年以后，这种风险几乎可忽略不计[4]。

斑块的一些特点可以用来预测梗死。由斑块造成的血管腔闭塞的比例是对颈动脉斑块研究最清楚和最详细的一个特点。根据北美症状性颈动脉内膜剥脱对照研究（NASCET）和欧洲颈动脉手术对照研究（ECST），有症状的患者加上影像学提示颅外段的颈动脉狭窄超过 50%，则 2 年的卒中发生率约为 26%。同样的，根据无症状性的颈动脉粥样硬化研究（ACAS）和无症状性的颈动脉手术对照研究（ACST），无症状的患者加上影像学提示颅外段的颈动脉狭窄超过 60%，则 5 年的卒中发生率大约为 11%[5]。这些数据表明了血管的线性狭窄及血管闭塞和颅内缺血甚至卒中直接相关，并且需要外科手术的介入。斑块溃疡形成、破裂和出血是作为不稳定性颈动脉斑块的标志，并且提示会更容易造成局部血栓形成或栓子脱落。但是，目前还没有足够证据表明斑块的某一个特点能可靠地预测脑缺血的发生。更有一些研究表明，斑块溃疡和出血在有症状和无症状的患者身上有相同的发生率[6, 7]。

临床表现和围手术期的评估

很多患有颈动脉狭窄的患者是无症状性的，是通过筛查发现的，还有一些是颈动脉听诊闻及杂音而来。把听诊器放在颈部侧方置于下颌角与甲状软骨上缘之间，就可以听到颈动脉杂音。颈部血管杂音并不能确定是颈动脉狭窄，因为静脉杂音、心脏杂音、胸廓杂音、甲状腺肿等都可能表现为类似颈动脉杂音[8]。同样的，无颈动脉杂音也不可以排除颈动脉狭窄。20%~35% 的颈动脉颅外段重度狭窄的患者听诊时并没有杂音[9]。

对于有症状的患者来说，病史极为重要。一过性或者持续状态的缺血症状如偏瘫、偏侧感觉障碍、语言变化、视物不清（一过性黑矇）都是活动性颈动脉斑块的一个最早的表现，这些症状往往促使临床医生启动与卒中相关的一系列检查。血脂水平、高凝状态的实验室检查、头颅 MRI 以及颈动脉成像（超声、CTA、MRA、DSA）可用来明确是否发生缺血事件，并定位它的来源。

影像学的检查手段具有局限性，根据经验来看，超声结果和检查者水平有很大关系，所以常常是不太精确的。MRI 在区分颈内动脉远端是闭塞前狭窄还是完全阻塞方面，还不能达到合格水平。而 CTA 在颈动脉分叉钙化严重的情况下容易低估狭窄的程度。DSA 可以最准确地评估颈动脉分叉处的情况，也可以为外科医生提供斑块最准确的解剖位置参考，比如下颌角、毗邻颈椎椎体和颈外动脉附近的分支（图 20.1）。CTA 可以提供和 DSA 类似多的信息，并且包括 3D 图像，涵盖了更多的解剖细节，并且避免了 DSA 可能造成的副作用（图 20.2）。但是我们在上文已提到，与 DSA 相比，CTA 在颈动脉上的重点关注

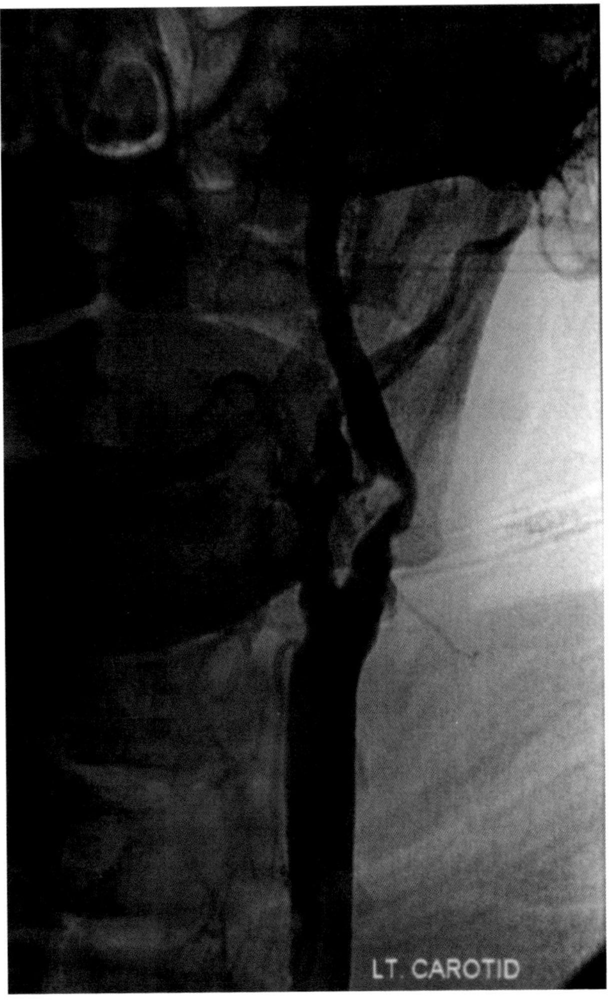

图 20.1 DSA 清楚展示了一个适合手术的左颈内动脉斑块的病例，同时显示了血管和骨性的解剖结构。

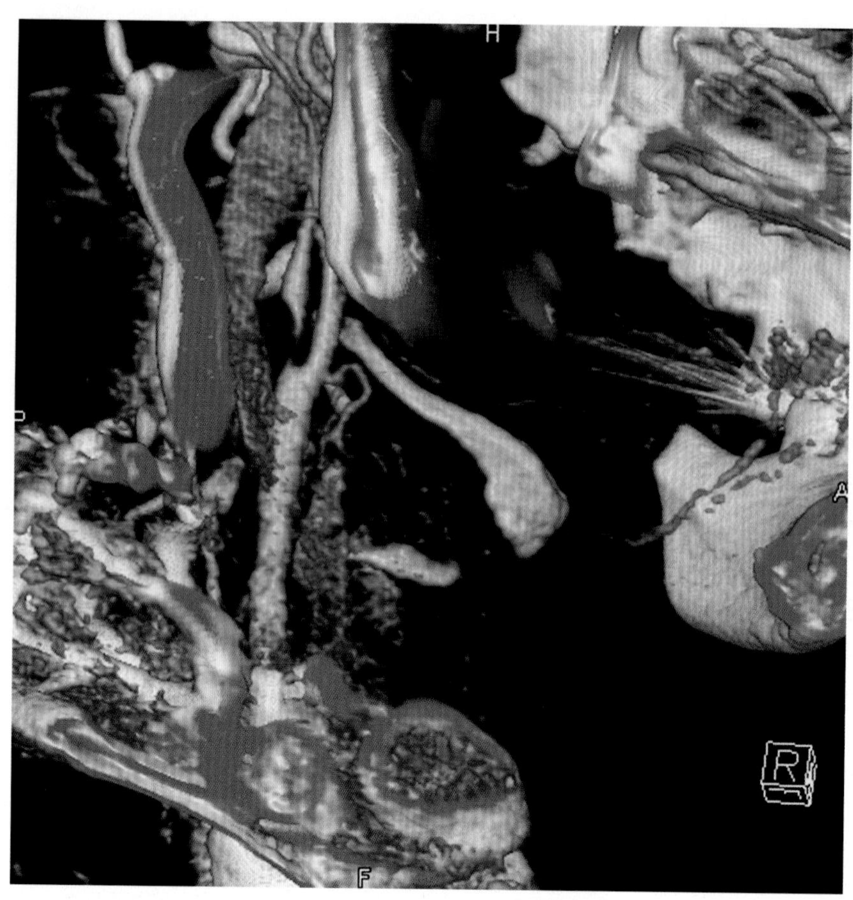

图 20.2　CTA 显示需要手术处理的右颈内动脉狭窄的 3D 图像，并显示了与旁边下颌骨和舌骨的关系。

部位存在钙化时，其检查结果的准确性就要打折扣。颈动脉超声经常用于颈动脉狭窄的筛查，但问题是在确认性检查如 CTA、DSA 未做的情况下，超声结果是否足够用以诊断重度颈动脉狭窄呢？超声更多是依靠技师的技术，所以建议，只有当超声检查对于 50% 以上狭窄的阳性诊断率超过 90% 的话，那么才可以将超声作为独立的诊断工具 [10]。颈部血管超声非常安全，并且相对较便宜，对于筛查来说非常合适，但是不推荐只通过一个超声结果就直接去做手术。

不管患者是否有症状或者是否存在缺血导致的神经症状，详尽的病史都是需要的。病史里需要涵盖一过性或永久性的局灶视野变化、语言障碍、面瘫、构音困难、麻木或乏力等。这些线索可以帮助定位缺血损伤的部位。病变表现和影像学变现出的狭窄侧处于同侧时，那么就有更强的手术指征。对于未治疗的颈动脉狭窄患者来说，有症状和无症状的发生卒中的风险有显著差异（3 年卒中率分别是 26% 和 6.2%）[11, 12]。

最初的术前评估还应当判断心血管系统中是否存在其他的并发症。应当嘱患者戒烟、控制血压（小于 140/90 mmHg），滴定式调控血糖（如果患者有糖尿病的话），如果可能的话尽量将总胆固醇与高密度脂蛋白比值降至 4 以下 [13]。不管一个颈动脉狭窄的患者最终是否需要接受手术治疗，患者未来 5 年中发生心梗、卒中或者其他周围血管性疾病的概率超过 20%。患者应当及时寻求心血管系统的检查和监护 [13, 14]。

最后，颈动脉狭窄的患者应当常规服用阿司匹林。围手术期服用阿司匹林（81~325 mg）可以有效减少术后 6 个月内发生卒中的风险，这是研究所得的 I 类证据 [15, 16]。其他抗血小板的药物如氯吡格雷、噻氯匹定等都应在进行颈动脉内膜剥除术前停药（7~10 天最佳）。因为抗血小板药物会增加术中的出血风险。氯吡格雷是否对于围手术期的心血管意外具有保护作用尚存在争论，并且这种保护作用还需要考虑到其对凝血功能的不利影响加以衡量 [17]。华法林一定要在术前停药。服用过华法林的患者需要医生允许住院并在入院后转换成肝素治疗直到 INR 恢复正常。一台颈动脉内膜剥除术在肝素点滴下可以顺利完成，有一些报道称使用肝素静滴的情况下术后出现血肿的概率只轻微增加（0.7%）[18]。

临床试验和治疗方式

颈动脉狭窄的治疗指南在过去 40 年里不断改善。早期研究认为内科保守治疗，包括控制血压、抗血小板药物的使用等优于外科治疗 [19]。但是最近的多中心研究得到令人满意的结果，对有症状的和无症状的颈动脉狭窄患者中的特定病例来说，外科干预明显优于内科治疗 [12, 20, 21]。NASCET 的数据表示颈动脉内膜剥除术使得所有颈动脉狭窄超过 70% 的有症状的患者获益，并且也有益于特定的一部分管腔狭窄超过 50% 的有症状患者。相同的是，ACAS 的数据提示狭窄超过 60% 的无症状患者通过手术比保守治疗的患者获得了更好的预后。这些设计良好的 RCT 实验使得颈动脉内膜剥除术成为颈动脉狭窄超过 50% 的患者的治疗选择之一 [22]。

NASCET 和 ACAS 的临床试验已经做了 20 年。很多内科医生已经开始使用各种新型抗血小板药物和他汀类药物积极地治疗颈动脉狭窄。早期的数据表明，这些新药联合使用治疗有症状和无症状的颈外或颈内动脉狭窄的患者，其降低卒中发生率的效果可以接近颈动脉内膜剥除术。在一项评估有症状性颈动脉狭窄并且合并颅内疾病的患者的研究中，予以阿司匹林和氯吡格雷联合治疗，可以发现 TCD 显示的微栓子明显减少了（*RRR*=42.4%，*P*=0.025）。类似的影像学表现上的阳性改变可以推测是这一结果，但并不必然与远期缺血风险有关 [23]。为了验证氯吡格雷在减少缺血意外发生概率方面的临床有效性，一些 RCT 实验对比了阿司匹林、氯吡格雷以及联合用药治疗患者。欧洲卒中预防研究 -2（ESPS-2）和欧洲 / 大洋洲对可逆性缺血的卒中预防临床试验（ESPRIT）都得出结果，联合用药相比单一使用任意一个药，可显著减低卒中发生的风险（阿司匹林和波立维 37%；阿司匹林 18%；*P*=0.039）[24, 25]。其他 RCT 试验则提示这些药物只能增加出血风险而并不能带来缺血风险的降低 [26, 27]。

使用他汀类药物的颈动脉狭窄患者显示出更好一些的效果。在“积极降低血脂预防卒中的临床试验”（SPARCL）中对 1 007 例无冠脉并发疾病的颈动脉狭窄的患者的亚组研究表明随机分到每天服用 80 mg 阿托伐他汀组的患者比安慰剂组的患者发生卒中的风险显著降低了 33%（*P*=0.006）[28]。另外，对于内皮损伤、NO 介导的血管扩张以及 HMGCoA 还原酶治疗的患者的研究表明，他汀类药物可以抑制早期内皮损伤进程以及相关的动脉粥样硬化改变 [29]。

尽管内科治疗无法替代颈动脉内膜剥除术成为治疗颈动脉狭窄的主导方式，但是由于颈动脉支架的普及，颈动脉狭窄的治疗方法确实也发生了一些转变。目前一共有 11 个针对颈动脉内膜剥除术和颈动脉支架植入术对比的 RCT 研究 [30–37]，结果未能证实支架植入术是一个不比内膜剥除术差的治疗手段。并且，还有不少研究表明支架植入比颈动脉剥脱要承担更多手术相关的卒中风险。这些研究中比较有名的是 Leicester 和 WALLSTENT 的临床试验研究，他们发现支架植入会发生 2~4 倍于内膜剥除术的围手术期同侧大脑缺血卒中的风险 [36, 38]。这个结果引起了很多关注，反对者们回应说这只是在支架技术初期所经历的经验不足造成的后果。尽管如此，在最近的 RCT 研究中，支架保护的血管成形术与颈动脉内膜剥脱术的对照研究（SPACE）结果轻微偏向内膜剥除术，症状性颈动脉严重狭窄患者的支架和剥脱对照研究（EVA-3S）结果明确支持内膜剥脱术，国际颈动脉支架研究 -2（ICSS-2）的初步数据分析显示在预防卒中方面内膜剥除术比保护性支架置入有显著的优势 [32, 39]。

最新关于 CAS 和 CEA 之间安全性的 RCT 研究在 CREST 机构进行。这个多中心 RCT 研究收录了 2 502 例患者，包括 1 262 例 CEA 和 1 240 例 CAS，这项研究包含了无症状和有症状的造影证实颈动脉狭窄超过 60% 或超过 50% 的患者。所有加入这项临床试验的外科医生和介入科医生都必须获得手术资质的证明。行 CAS 手术的时候，只要可行的话都会使用栓子保护伞。这个试验的主要终点事件为围手术期卒中、心梗、死亡以及手术后 4 年中出现与病变血管同侧的卒中或心梗。

在最后的分析中，CREST 的作者认为这两种治疗方式中主要终点事件的发生率无显著性差异（支架组 7.2%，剥脱组 6.8%；95% 可信区间 0.81~1.51；*P*=0.51）。尽管这个结果可被作为说明两者等效的证据，但是其中的基础数据又可以得出另一种解释。分别独立地分析卒中和心梗——这两个 CREST 的最主要的终点事件。研究发现，支架患者的围手术期卒中的概率明显增高（支架 4.1%，剥脱 2.3%；*P*=0.012），这和之前的研究结果相似，而剥脱术患者的围手术期心梗的概率增高（支架 1.1%，剥脱 2.3%；*P*=0.032）。根据研究中 4 年随访记录的生活质量评估（medical outcomes study 36-item short-form health survey，SF-36）的结果，心梗对于患者的生活质量没有什么显著的影响，但围手术期卒中却是有明显影响的。再者，即使应用了栓子保护装置，支架手术的患者发生显著同侧卒中的风险也比做剥脱手术的患者几乎高 1 倍（支架 15.2%；剥脱 8.0%）[40]。

如果这样理解 CREST 的数据，而不仅仅是看一个简单的总结陈述，这项最新的大型临床研究实际上得到一个与以往一些对比 CAS 和 CEA 的 RCT 研究相类似的结论，即 CREST 试验再次证实支架手术无论临床实际上还是在统计数据上，相比于剥脱手术有更高的发生围手术期卒中的风险。并且，这个风险并没有因为应用远端的栓子保护装置而明显减少。这可能是由于颈动脉狭窄的患者常合并有主动脉弓的斑块，早在放置远端保护伞之前，神经血管的介入医生就必须要先穿过这些血管斑块。

因此，尽管在颈动脉狭窄的治疗中，CAS 代表了技术上的巨大飞跃，也毋庸置疑是治疗颈动脉狭窄的一种重要手术方式，但是到目前为止的证据还是更支持切开手术。众多 RCT 研究提供了一致的可重复性证据证实 CEA 有更低的 30 天内卒中发生率。在没有其他新的证据支持 CAS 时，目前循证医学仍认为在治疗颈动脉狭窄的方法中 CEA 更优于 CAS。

手术技巧

一旦一个患者被建议手术，并签字决定做手术，那么患者和手术团队都需要开始做好准备。所有的患者都必须从术前开始服用阿司匹林。正如前文提及的那样，如果术前已经进行了肝素治疗，那么整个手术过程也可继续维持。继续给予药物控制血压，在整个围手术期血压必须保持稳定 [41]。

尽管关于局麻和全身麻醉有很多争议，但我们仍建议全身麻醉。其中的好处之一在于有更好的掌控性。此外，吸入麻醉药和静脉使用巴比妥类镇静剂可以显著降低颅内代谢和需氧量 [42]，可以起到很好的保护作用。按照以往经验，局部麻醉更安全，但我们认为有很多缺点，比如存在感染风险，患者会在手术过程中不自觉移动，还存在着局麻转全麻造成血流动力学改变的风险，并且清醒患者在手术中会有精神紧张。一个比较局麻和全麻做 CEA 手术的回顾性研究提示局麻并未带来更多的临床益处。尽管局麻可以减少脑电改变和术中分流，但是没有找到基于显著的卒中发生率、并发症发生率、住院时间和总体预后的差异的理由让我们转变麻醉方式 [43]。

关于麻醉方法还有一点就是，医生必须术前决定是否需要在颈动脉阻断时使用术中监测技术。在过去的几十年，很多种监测方式被应用于临床来降低术后神经功能缺失的风险。我们在每个病例中都常规使用 3 种方法：术中颈动脉多普勒、脑电图（EEG）和感觉皮质诱发电位（SSEP）。尤其是后面两个方法的作用已经得到广泛赞同。EEG 和脑血流（CBF）密切相关。Trojaborg 和 Boysen[44] 在 1973 年就清晰地阐释了脑血流减少是如何显著影响脑电图记录波形的，当脑血流下降到 22 mL/（100 g · min）以下时，脑电波明显减弱变得低平。体感诱发电位 N20–P25 成分波的波幅持续降低大于 50% 也被证明与术后神经功能损伤密切相关 [45]。诸如此类，这两种监测方法的配合使用可以帮助及时地提示脑血管外科医生颅内局部的血流减少和随之而来就要发生的脑缺血。有了 EEG 可以提高我们的监测效率，但是为了保证安全，我们还是在一些病例中增加了体感诱发电位的监测，比如当麻醉深度、近期卒中带来的改变影响了脑电图监测的精确性时。

一旦麻醉医生完成了插管，静脉通路打开，动脉导管置入，神经监测导联连接完毕，我们将患者在手术床上放置为仰卧位，两手安全地固定在两边。一小团毛巾或者其他软垫摆放在肩膀间使得锁骨和肩膀离开术区。台面稍微倾斜头部放低，使得患者头部过伸，术区获得最大的暴露。医生根据术前影像学资料，计量旋转度数，大多数患者颈内动脉直接在颈外动脉下方，而颈部的旋转正好可以使得颈内动脉从侧面暴露出来，使得分离更加方便。将同侧耳廓折叠起来用一小条胶带固定并向前牵拉，使之尽量与术区隔离，也方便术中向耳后区延长切口，以备颈动脉分叉异常或过高。

手术切口设计于胸锁乳突肌的内侧缘，中心差不多在颈动脉球附近，可以轻轻触诊颈动脉范围并且结合血管造影结果定位颈动脉球。我们建议将切口上部向后弧线弯向耳后区，以防斑块的末端可能延伸至颈内动脉内更远处，便于更好地暴露。

手术切口设计完之后，常规消毒铺巾，准备消毒好的手术器械（图 20.3）。备皮时可以注射围手术期使

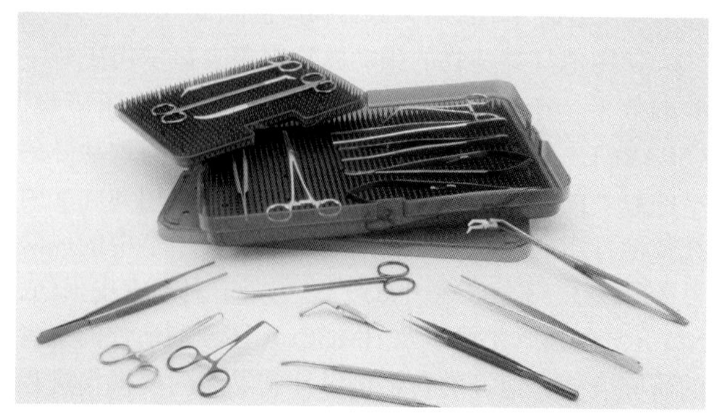

图 20.3　我们在术中使用 Loftus-Scanlan 颈动脉器械套装。里面包括适用于不同血管解剖结构的多种手术夹钳和镊子。

用的抗生素。如果需要，可以沿着切口皮下注射局麻药，以减少术中和术后的疼痛（尽管我们并不这么做）。

首先切开皮肤，然后用 Bovie 电凝切开皮下组织。在分离到颈阔肌时，使用 Debakey 镊提起肌肉，并使用电凝切开。小心地分离切开有助于减少出血（我们从未给予一个 CEA 患者输过血）。双极电凝可以进一步消灭单极电凝切开留下的一些浅表出血点。颈阔肌被打开后，我们使用钝性的钩子而不是金属撑开器，尽管撑开效果不如金属撑开器，但是损伤很小也可以降低损伤喉返神经的风险。

在颈阔肌下方，我们需要辨别胸锁乳突肌的内侧面，并且沿着内侧缘找到颈内静脉。肥胖的患者此处会有厚厚的一层脂肪，避免分离到错误的层面。此外，当分离过程中撑开器插入胸锁乳突肌内侧缘的深方向外牵拉时，注意不要损伤走行于肌肉下方的副神经脊髓支。

颈静脉被暴露完毕后，沿着颈内静脉内侧缘分离一些从颈内静脉跨到术野内侧面的小分支。这些分支中最大的就是面总静脉，它通常在颈动脉分叉顶端的上方或附近。为了安全起见，这根静脉必须双重结扎后切断。然后，需要区分颈内动脉，一般来说，颈总动脉最先被暴露，在进一步分离和对血管的任何操作之前，通常会要求麻醉医生给予 5 000 U 的肝素静脉注射。沿着颈动脉向近端暴露其分支直到将颈动脉球近端的颈总动脉充分暴露以便于放置软头的 Fogarty 阻断夹。在远端需要继续分离使得颈内动脉到斑块远端都完全游离出来，从而有足够的空间放下 bulldog 阻断夹。颈外动脉要向远端暴露到超过甲状腺上动脉以便于放置阻断夹。每一根血管都需要分离出来并且使用 0–0 的丝线结扎以获得对颈内动脉及其分支最大的掌控。颈总动脉的地方放置 Rummel 止血带以便意外发生时最快止血。甲状腺上动脉必须双重结扎，防止在血管切开时有血液反流。在暴露颈动脉球的时候，患者可能会经历心动过缓和低血压，如果生命体征不稳定，可以在颈动脉窦处注射 2~3 mL 1% 的利多卡因来阻断压力感受性反射。

颈内动脉远端的暴露是最难点。颈动脉鞘可以用 4–0 的线固定，可以将颈内动脉提升到术野中来，在阻断血管前确定颈内动脉斑块的远端位置非常重要，这里可以使用多普勒超声定位，或者通过视觉线索比如动脉壁的颜色变化（当斑块终止时黄色变成粉红色），或者是数字化触诊技术定位硬斑块的边缘。为了获得更高的颈内动脉暴露，必须沿着颈静脉的内侧面进行分离。舌下神经就在颈内动脉和颈静脉之间的沟内下行，然后越过颈内动脉向内侧走行。我们沿着舌下神经的外侧缘进行分离，用一个血管套绳将它孤立出来，并小心拉向一边，避免后面术中造成电凝和牵拉损伤（图 20.4）。对于确实需要暴露得非常高的病例，可以切开二腹肌的后腹以暴露更多的颈内动脉。一旦获得了比较舒服的颈内动脉远端的暴露，就可以尝试是否可放下 Fogarty 和 bulldog 阻断夹，然后用灭菌记号笔画一条从颈总动脉越过颈动脉球到颈内动脉的切开标记线。马上要开始阻断血管前先通知监测 SSEP 和 EEG 的技术人员，并要求麻醉医生诱导爆发抑制。一旦获得了监测的基线水平，先用较小的夹力弱的 bulldog 阻断夹阻断颈内动脉（我们先这么做是因为这样可以减少脑血栓的发生），随后使用 Fogarty 阻断夹阻断颈总动脉，用大一点的 bulldog 阻断夹阻断颈外动脉。我们用 15 号刀切开之前在动脉壁上的画线，然后用 Potts 剪刀剪开。如果监测指标发生变化，我们首先在颈总动脉内放置转流管，用 Rummel 止血带固定，然后排空空气和残渣后再接入颈内动脉，在病变远端用弹簧夹固定（图 20.5 和图 20.6）。随后使用超声多普勒判断分流管内血流情况。我们希望血流恢复后监测指标至少部分回到基线，如果失败，那么分流需要评估并可能需要重新放置。

斑块剥除需要小心地使用小血管钳夹住血管壁，并用 Freer 钳在血管壁和斑块之间找到一个界面进行剥离。通常先剥除外侧壁而后是后侧壁，然后再剥除内侧壁，直到斑块一周被完整地剥除。在邻近颈总动脉的地方，必须使用锋利的 Metzenbaum 剪刀剪除，并且将过渡区修剪得越光滑越好。颈内动脉端是非常

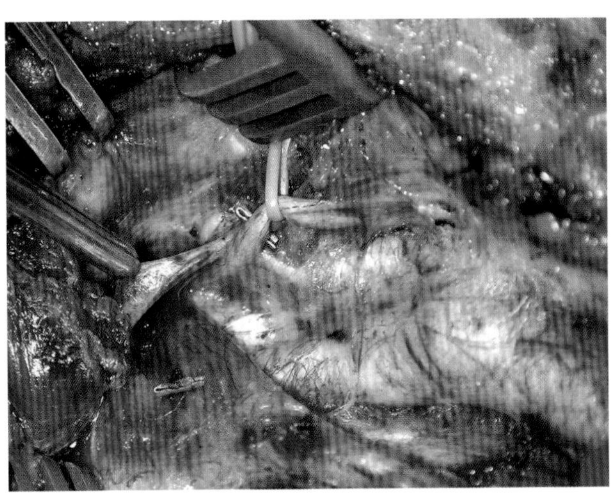

图 20.4　将舌下神经从缠绕的颈外动脉分支旁边分离出来。

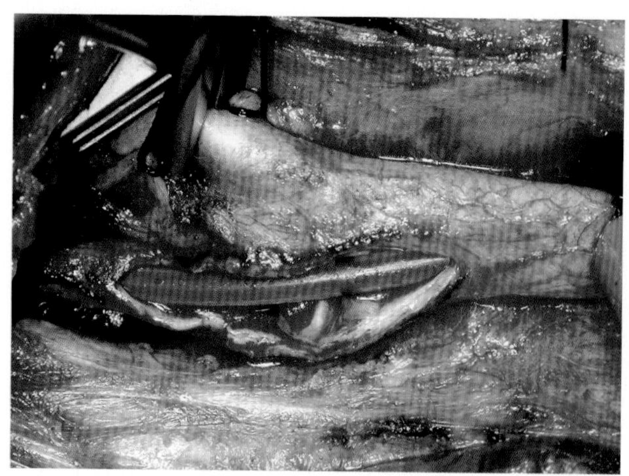

图 20.5 一个 Loftus-type 转流管连接入颈内动脉和颈总动脉（CCA）内。黑色标注了转流管的中心，可为术者提示在初始插入置后插管是否移向了头侧。

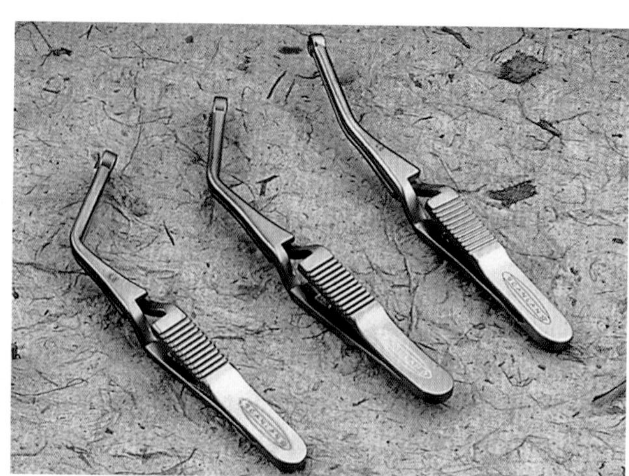

图 20.6 带有定制尖端的 Loftus-Scanlan 弹簧夹可恰好放置到颈内动脉周围，用来固定分流管的远端。

重要的，所有的操作都必须非常小心。斑块在颈内动脉的附着最好要一点一点从内膜上剥下来，但有时候也需要锐性分离以避免从暴露出的颈内动脉范围之外切下斑块（图 20.7）。一定要避免从手术视野外硬扯或拉下斑块。较松的成束斑块可以使用双层 6–0 的 prolene 线缝到血管壁上，结打在血管壁的外面。

颈内动脉和颈总动脉的斑块附着点被游离下来以后，使用小的蚊式钳推到颈外动脉口。然后用动脉夹深入颈外动脉中取出斑块。在很少见的情况下，会有较大的斑块碎片落在颈外动脉里，如果在关闭血管切口之前这些碎片未被取出，则会造成术后血栓形成。因此常常需要延长切口到颈外动脉做内膜剥除，以完成斑块的完整取出（图 20.8）。

斑块切下来以后，需要检查血管内壁，看是否有小的松散的碎片仍连在血管壁上漂浮在血管腔内。使用特制的环形镊子配合脑棉轻抚血管，可以将之清理干净。顽固的残留不会产生血栓因此不需要完整的清理。在一些情况下，在切掉一大块环形的病变后，血管壁上有的地方会非常薄弱，需要加固。然后我们通常使用一圈的修补材料来实现（图 20.9）。

一旦内腔清理完毕，内膜松散的碎片被钉到血管壁上，血管切开需要被缝合。最开始的修补需要显微镜或头戴放大镜的帮助。使用补片修剪适当后覆盖于开口。然后使用双层 6–0 prolene 在近端和远端分别缝合（图 20.10）。内侧壁的缝线可以采用连续缝合，到了颈总动脉锚接口将 prolene 与之缝合。在内侧壁缝

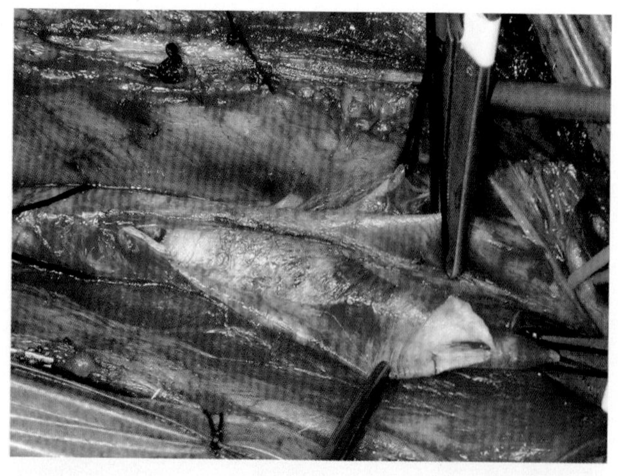

图 20.7 这里斑块已经从动脉壁上剥除了。注意在颈内动脉内斑块被整齐切断，在这个情况下不需要缝线固定。

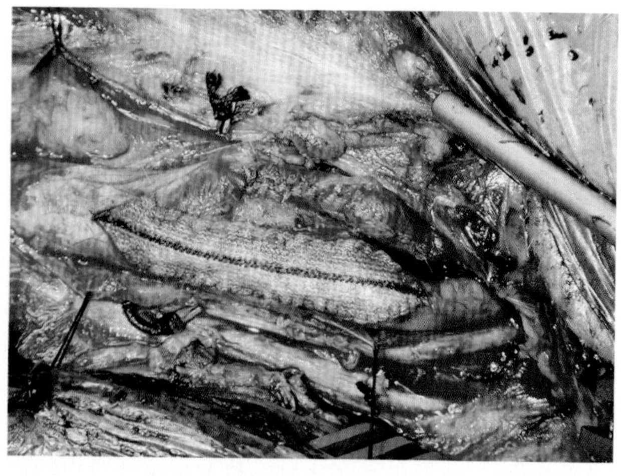

图 20.8 有补片辅助下的颈内动脉缝合和无补片的颈外动脉的缝合。在这种情况下，ECA 被打开以清除残余斑块，然后以间断缝合方式关闭。

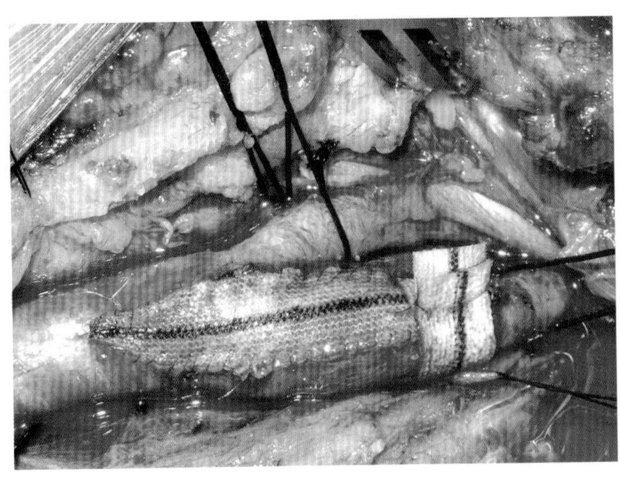

图 20.9　这里展示的是一个额外的 Hemashield 包裹来加固一处颈内动脉壁的薄弱段。包裹的两端用 6-0 聚丙烯缝线缝起来。

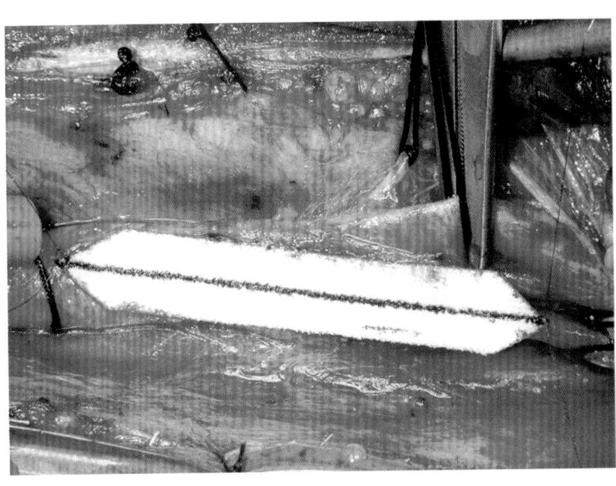

图 20.10　一个 Hemashield 补片被修剪到合适大小，并用 6-0 聚丙烯缝线固定在近端和远端。

合完毕之后，外侧壁依然采用类似方法不间断缝合。不同于内侧壁的是，两根 6–0 prolene 都需要在颈动脉分叉口的地方打结。一个颈内动脉的锚接线用来缝合从颈内动脉到颈总动脉的外侧壁。颈总动脉的一个锚接线用来缝合从颈总动脉到颈内动脉的外侧壁。

如果使用了分流管，则需要用两把蚊式钳夹住两段，然后一剪二分别取出。之后，在外侧壁的两根缝线打结之前，医生必须循序地让颈动脉各分支排出空气。之后，肝素生理盐水冲洗器轻轻地插入内腔清洗。随后打紧两端 6–0 prolene 缝线。

最后的缝线缝好之后，颈动脉阻断夹就可以放开。按照颈外动脉 – 颈总动脉 –（10 秒后）颈内动脉的顺序（图 20.11）。这样可能存在的空气和杂物就被冲向了颈外动脉系统，而不是入颅。通常情况下，还会有一些小的出血点。可以使用 6–0 prolene 加固。之后还可以覆盖一片速即纱在切口上防止再出血的发生（图 20.12）。在最后的缝合之前，使用多普勒检查所有的分支。一旦有问题，立即解决。

在确保上述步骤完成的情况下，医生可以开始关闭创口。在钝性的钩子取下之后，固定用的缝线也要剪开取出，小的出血点一定要使用双极电凝止血。常规在颈阔肌下放置一根引流条。随后依次缝合颈阔肌和皮肤。

患者麻醉复苏后转往 ICU 监护。如果有血压降低、评分下降的情况，需要及时地进行血管成像，如果没有这个条件，那么需要返回手术室进行探查。所有的患者

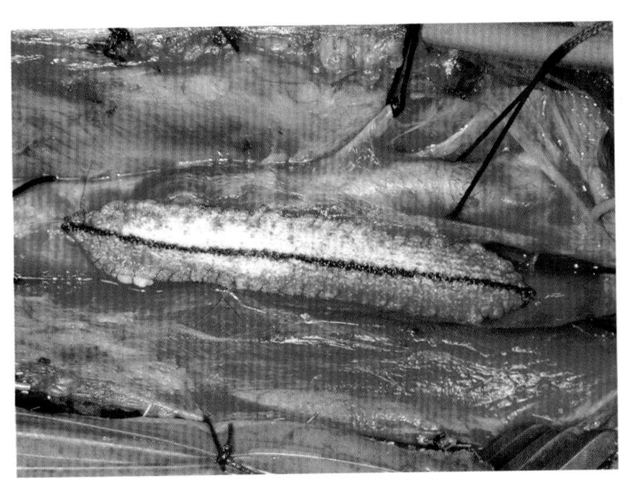

图 20.11　一个完整的动脉切开后修复。

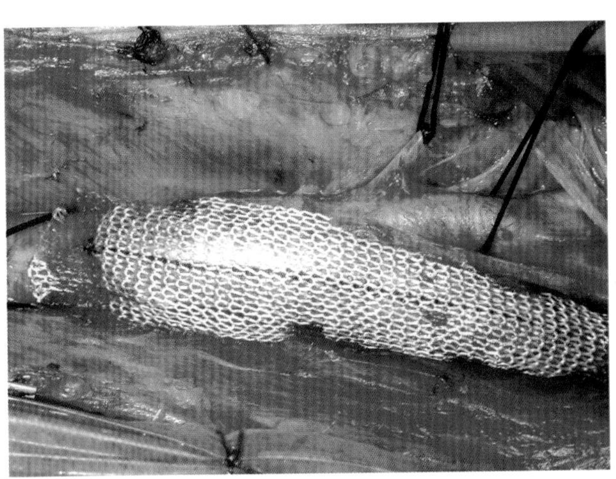

图 20.12　速即纱已被放置在经皮血管移植修复上。注意在一个精细的外科操作中，很少需要使用额外的止血剂或止血操作。

都需要继续服用阿司匹林。建议复查血管成像以获得术后的颈动脉血管的基线情况。术后的随访可以根据不同的习惯，建议1~6个月复查超声，随后每年复查。

患者预后

和本文前面提到的一样，CEA的预后较其他的治疗方法好。整个围手术期的致死致残率约为2%~7%，其中的并发症多为可逆性[30–38, 46, 47]。我们医院的卒中发生率少于2%，包括所有高危人群。所有的患者几乎在2~4天可以出院，1个月后可以恢复术前的状态，有较高的患者满意度[48]。

结论

颈动脉内膜剥除术目前仍然是治疗颈动脉狭窄的最佳方法。随着内科治疗和血管内支架技术的发展，根据不同的病例可以采用不同的个体化治疗方法。

参·考·文·献

[1] Kistler JP, Ropper AH, Heros RC. Therapy of ischemic cerebral vascular disease due to atherothrombosis (1). N Engl J Med 1984;311:27–34

[2] Fisher CM. Observations of the fundus oculi in transient monocular blindness. Neurology 1959;9:333–347

[3] Hedera P, Bujdáková J, Traubner P. Effect of collateral flow patterns on outcome of carotid occlusion. Eur Neurol 1995;35:212–216

[4] Kleiser B, Widder B. Course of carotid artery occlusions with impaired cerebrovascular reactivity. Stroke 1992;23:171–174

[5] Loftus CM. Carotid Endarerectomy: Principles and Technique, 2nd ed. New York: Informa Healthcare; 2006

[6] Hatsukami TS, Ferguson MS, Beach KW, et al. Carotid plaque morphology and clinical events. Stroke 1997;28:95–100

[7] Carr S, Farb A, Pearce WH, Virmani R, Yao JS. Atherosclerotic plaque rupture in symptomatic carotid artery stenosis. J Vasc Surg 1996;23:755–765, discussion 765–766

[8] Sauvé JS, Laupacis A, Ostbye T, Feagan B, Sackett DL. The rational clinical examination. Does this patient have a clinically important carotid bruit? JAMA 1993;270:2843–2845

[9] Davies KN, Humphrey PR. Do carotid bruits predict disease of the internal carotid arteries? Postgrad Med J 1994;70:433–435

[10] Ballotta E, Da Giau G, Abbruzzese E, et al. Carotid endarterectomy without angiography: can clinical evaluation and duplex ultrasonographic scanning alone replace traditional arteriography for carotid surgery workup? A prospective study. Surgery 1999;126:20–27

[11] National Center for Health Statistics. Annual summary of births, marriages, divorces, and deaths: United States. Mon Vital Stat Rep 1994;42:13

[12] Endarterectomy for asymptomatic carotid artery stenosis. Executive Committee for the Asymptomatic Carotid Atherosclerosis Study. JAMA 1995;273:1421–1428

[13] Anderson KM, Odell PM, Wilson PW, Kannel WB. Cardiovascular disease risk profiles. Am Heart J 1991;121(1 Pt 2):293–298

[14] Anderson KM, Wilson PW, Odell PM, Kannel WB. An updated coronary risk profile. A statement for health professionals. Circulation 1991;83:356–362

[15] Taylor DW, Barnett HJ, Haynes RB, et al. Low-dose and high-dose ace-tylsalicylic acid for patients undergoing carotid endarterectomy: a randomised controlled trial. ASA and Carotid Endarterectomy (ACE) Trial Collaborators. Lancet 1999;353:2179–2184

[16] Lindblad B, Persson NH, Takolander R, Bergqvist D. Does low-dose acetylsalicylic acid prevent stroke after carotid surgery? A double-blind, placebo-controlled randomized trial. Stroke 1993;24:1125–1128

[17] Payne DA, Jones CI, Hayes PD, et al. Beneficial effects of clopidogrel combined with aspirin in reducing cerebral emboli in patients undergoing carotid endarterectomy. Circulation 2004;109:1476–1481

[18] Poisik A, Heyer EJ, Solomon RA, et al. Safety and efficacy of fixed-dose heparin in carotid endarterectomy. Neurosurgery 1999;45:434–441, discussion 441–442

[19] Fields WS, Maslenikov V, Meyer JS, Hass WK, Remington RD, Macdonald M. Joint study of extracranial arterial occlusion. V. Progress report of prognosis following surgery or nonsurgical treatment for transient cerebral ischemic attacks and cervical carotid artery lesions. JAMA 1970;211:1993–2003

[20] MRC European Carotid Surgery Trial: interim results for symptomatic patients with severe (70–99%) or with mild (0–29%) carotid stenosis. European Carotid Surgery Trialists' Collaborative Group. Lancet 1991;337:1235–1243

[21] North American Symptomatic Carotid Endarterectomy Trial Collaborators. Beneficial effect of carotid endarterectomy in symptomatic patients with high-grade carotid stenosis. N Engl J Med 1991;325:445–453

[22] Loftus CM. Carotid endarterectomy: the asymptomatic carotid. In: Batjer HH, ed. Cerebrovascular Disease. New York: Lippincott-Raven; 1996:406–420

[23] Wong KS, Chen C, Fu J, et al. CLAIR study investigators. Clopidogrel plus aspirin versus aspirin alone for reducing embolisation in patients with acute symptomatic cerebral or carotid artery stenosis (CLAIR study): a randomised, open-label, blinded-endpoint trial. Lancet Neurol 2010;9:489–497

[24] Diener HC, Cunha L, Forbes C, Sivenius J, Smets P, Lowenthal A. European Stroke Prevention Study. 2. Dipyridamole and acetylsalicylic acid in the secondary prevention of stroke. J Neurol Sci 1996;143:1–13

[25] Halkes PH, van Gijn J, Kappelle LJ, Koudstaal PJ, Algra A. ESPRIT Study Group. Aspirin plus dipyridamole versus aspirin alone after cerebral isch-aemia of arterial origin (ESPRIT): randomised controlled trial. Lancet 2006;367:1665–1673

[26] Diener HC, Bogousslavsky J, Brass LM, et al. MATCH investigators. Aspirin and clopidogrel compared with clopidogrel alone after recent ischaemic stroke or transient ischaemic attack in high-risk patients (MATCH): randomised, double-blind, placebo-controlled trial. Lancet 2004;364:331–337

[27] Bhatt DL, Fox KA, Hacke W, et al. CHARISMA Investigators. Clopidogrel and aspirin versus aspirin alone for the prevention of atherothrombotic events. N Engl J Med 2006;354:1706–1717

[28] Sillesen H, Amarenco P, Hennerici MG, et al. Stroke Prevention by Aggressive Reduction in Cholesterol Levels Investigators. Atorvastatin reduces the risk of cardiovascular events in patients with carotid atherosclerosis: a secondary analysis of the Stroke Prevention by Aggressive Reduction in Cholesterol Levels (SPARCL) trial. Stroke 2008;39:3297–3302

[29] Tuñón J, Martín-Ventura JL, Blanco-Colio LM, Egido J.

Mechanisms of action of statins in stroke. Expert Opin Ther Targets 2007;11:273–278

[30] Halliday A, Mansfield A, Marro J, et al. MRC Asymptomatic Carotid Surgery Trial (ACST) Collaborative Group. Prevention of disabling and fatal strokes by successful carotid endarterectomy in patients without recent neurological symptoms: randomised controlled trial. Lancet 2004;363:1491–1502

[31] Halliday AW, Thomas D, Mansfield A. Steering Committee. The Asymptomatic Carotid Surgery Trial (ACST). Rationale and design. Eur J Vasc Surg 1994;8:703–710

[32] Mas JL, Chatellier G, Beyssen B, et al. EVA-3S Investigators. Endarterectomy versus stenting in patients with symptomatic severe carotid stenosis. N Engl J Med 2006;355:1660–1671

[33] Ringleb PA, Allenberg J, Brückmann H, et al. SPACE Collaborative Group. 30 day results from the SPACE trial of stent-protected angioplasty versus carotid endarterectomy in symptomatic patients: a randomised noninferiority trial. Lancet 2006;368:1239–1247

[34] Endovascular versus surgical treatment in patients with carotid stenosis in the Carotid and Vertebral Artery Transluminal Angioplasty Study (CAVATAS): a randomised trial. Lancet 2001;357:1729–1737

[35] CARESS Steering Committee. Carotid revascularization using endarterectomy or stenting systems (CARESS): phase I clinical trial. J Endovasc Ther 2003;10:1021–1030

[36] Naylor AR, Bolia A, Abbott RJ, et al. Randomized study of carotid angioplasty and stenting versus carotid endarterectomy: a stopped trial. J Vasc Surg 1998;28:326–334

[37] Gurm HS, Yadav JS, Fayad P, et al. SAPPHIRE Investigators. Long-term results of carotid stenting versus endarterectomy in high-risk patients. N Engl J Med 2008;358:1572–1579

[38] Brooks WH, McClure RR, Jones MR, Coleman TC, Breathitt L. Carotid angioplasty and stenting versus carotid endarterectomy: randomized trial in a community hospital. J Am Coll Cardiol 2001;38:1589–1595

[39] Ederle J, Dobson J, Featherstone RL, et al. International Carotid Stenting Study investigators. Carotid artery stenting compared with endarterectomy in patients with symptomatic carotid stenosis (International Carotid Stenting Study): an interim analysis of a randomised controlled trial. Lancet 2010;375:985–997

[40] Mantese VA, Timaran CH, Chiu D, Begg RJ, Brott TG. CREST Investigators. The Carotid Revascularization Endarterectomy versus Stenting Trial (CREST): stenting versus carotid endarterectomy for carotid disease. Stroke 2010;41(10, Suppl):S31–S34

[41] Steiger HJ, Schäffler L, Boll J, Liechti S. Results of microsurgical carotid endarterectomy. A prospective study with transcranial Doppler and EEG monitoring, and elective shunting. Acta Neurochir (Wien) 1989;100:31–38

[42] Gelb AW. Anesthetic considerations for carotid endarterectomy. Int Anesthesiol Clin 1984;22:153–164

[43] Loftus CM. Anesthesia for carotid endarterectomy: general vs. local? In: Bederson JB, Tuhrim S, eds. Treatment of Carotid Disease: A Practitioner's Manual. Park Ridge, IL: AANS Publications; 1998:181–190

[44] Trojaborg W, Boysen G. Relation between EEG, regional cerebral blood flow and internal carotid artery pressure during carotid endarterectomy. Electroencephalogr Clin Neurophysiol 1973;34:61–69

[45] Loftus CM. Historical perspective on carotid reconstruction. In: Loftus CM, ed. Carotid Endarterectomy: Principles and Technique. New York: Informa Healthcare; 2007:25

[46] Alberts MJ, McCann R, Smith TP. A randomized trial of carotid stenting versus endarterectomy in patients with symptomatic carotid stenosis: study design. J Neurovasc Dis 1997;2:228–234

[47] Yadav JS, Wholey MH, Kuntz RE, et al. Stenting and Angioplasty with Protection in Patients at High Risk for Endarterectomy Investigators. Protected carotid-artery stenting versus endarterectomy in high-risk patients. N Engl J Med 2004;351:1493–1501

[48] Barnason S, Rasmussen D. Patient outcomes beyond hospitalization: carotid endarterectomy surgical patient outcomes after a rapid recovery program. Clin Nurse Spec 2002;16:100–105

第21章

颈动脉狭窄的介入治疗

Travis M. Dumont, Kenneth V. Snyder, Adnan H. Siddiqui, L. Nelson Hopkins, and Elad I. Levy

颈动脉血管重建能够降低症状性[1,2]或者无症状性颈动脉狭窄[3,4]患者的卒中风险。介入治疗与颈内动脉内膜剥脱术一样，是治疗颈内动脉狭窄的主要策略[5]。

解剖

双侧颈内动脉提供大脑半球的大部分血供[6]。对它们解剖起源（从主动脉弓开始）的理解对治疗这些血管的狭窄十分重要（图 21.1)。大多数患者的颈总动脉（CCA）分叉处位于中上颈段，该部位是最常见的狭窄处[6]。

虽然仍有极少部分存在解剖变异，大多数右侧颈总动脉起源于头臂干动脉（或者无名动脉）[6]。该血管是主动脉弓的最主要的大分支。左侧颈总动脉是主动脉弓发出的第二大分支。其最常见的变异是牛型主动脉弓，即头臂干和左颈总动脉共干，可见于 25% 的血管造影中[6]。

主动脉弓的解剖变异可能随着年龄和血管疾病的进展而改变。在颈动脉放置支架治疗后，应当通过术后 CT 或 MRI 研究头臂干和左颈总动脉的开口相对于主动脉弓顶点的位置关系[7]。头臂干（无名动脉）或左颈总动脉在主动脉弓顶点的近端发出（Ⅱ型或Ⅲ型主动脉弓），与在主动脉弓顶点发出（Ⅰ型主动脉弓）相比（图 21.1)，通过标准股动脉入路进入颈动脉时需要有一个额外的弯曲导管或需要其他设备辅助，因而会给介入操作医生造成更大的困难。

疾病的病理生理学和自然史

颈动脉狭窄是由于软性（动脉粥样硬化性）和硬性（硬化性）斑块沉积形成所导致的原有动脉管腔狭窄。该病可能没有临床表现，也可能由于血流受限或

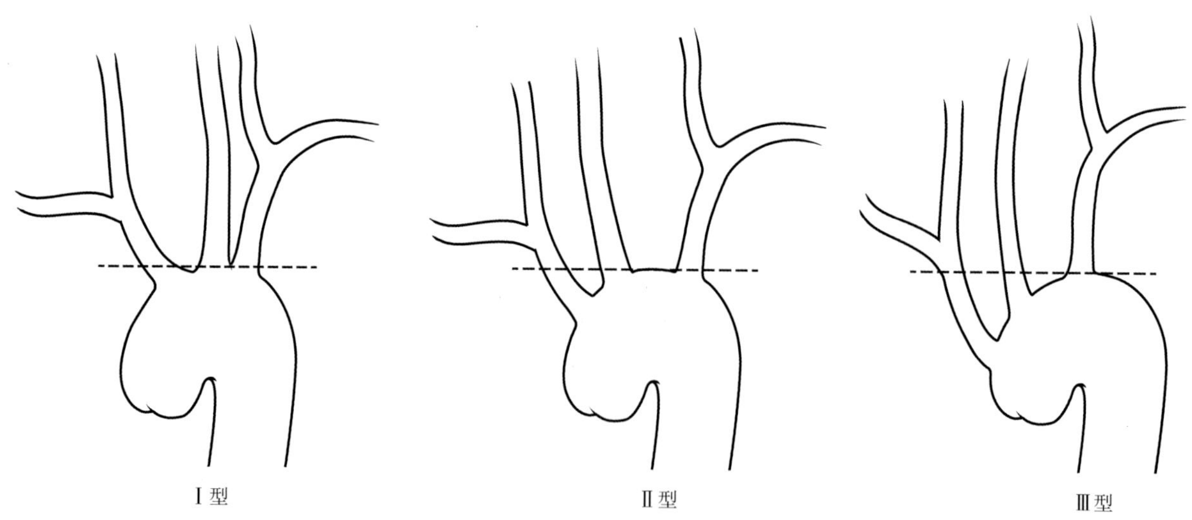

图 21.1　典型主动脉弓的解剖。Ⅰ型：头臂干动脉（无名动脉）、左颈总动脉（CCA）、左锁骨下动脉按照由近到远的顺序排列，并且所有动脉在主动脉弓顶点或其远端发出。Ⅱ型：头臂干（无名动脉）在主动脉弓顶点的近端发出。Ⅲ型：头臂干（无名动脉）和左颈总动脉在主动脉弓顶点的近端发出。Ⅱ型及Ⅲ型主动脉弓的颈动脉更难通过介入方式进入。

斑块栓塞而导致神经学症状。目前斑块沉积的原因还不是十分清楚，但认为其与高胆固醇血症、高血压、糖尿病、肥胖症和吸烟因素有关[8, 9]。最近研究发现，局部和全身炎症反应与颈动脉粥样硬化有关[10, 11]。颈动脉斑块中的炎症反应可能会促使斑块形成、斑块内出血或斑块破裂[12–14]。

颈动脉狭窄的自然史取决于临床症状和斑块形态，可能会随着药物[10, 15, 16]或手术[1–4]处理而改变。溃疡、出血等斑块特征可能会提示缺血事件发生的危险性增加[17–19]。

对于没有临床症状的患者，颈动脉狭窄的程度会逐渐进展，同侧梗死的风险也会随之增加[20]。部分无症状患者由于生活方式改变或颈动脉狭窄伴随疾病的治疗也可能会出现斑块消退。有趣的是，未接受颈动脉血管重建术的颈动脉狭窄患者接受现有药物治疗后，同侧卒中的发病率也会下降。在无症状颈动脉粥样硬化研究（ACAS，1987—1993 年随机化研究，药物治疗包括阿司匹林）中，处理组同侧缺血性卒中的年发病率是 2.2%[3]。在无症状患者颈动脉手术试验（ACST，1993—2003 年随机化研究，药物治疗包括 ACEI、ARB 和他汀类药物）中，处理组同侧缺血性卒中的年发病率是 1.7%[4]。多个前瞻性研究显示，应用现有治疗方法治疗无症状颈动脉狭窄患者，其同侧卒中的年发病率小于 1%[15, 16]。

根据 1981—1994 年主要应用阿司匹林治疗的大量研究，对于有症状的颈动脉狭窄患者，在 2~3 年内复发性同侧缺血性卒中的发病率是 17%~25%[1, 21, 22]。由于在北美有症状患者颈内动脉内膜剥脱术试验（NASCET）[1] 和欧洲颈动脉手术试验（ECST）[2] 中患者卒中的危险性显著下降，因此颈动脉血管重建现已成为标准治疗方法。然而，有症状颈动脉狭窄患者应用现有治疗方法治疗后，复发同侧缺血性卒中的自然史仍不清楚。

临床表现

颈动脉狭窄可能有或没有临床症状。对于有前循环缺血症状而没有心源性栓塞的患者，应当采用无创的影像学方法如多普勒超声、CT 或 MRA 评估颈动脉狭窄。如果影像学检查提示根据 NASCET 标准，颈动脉狭窄超过正常管腔直径的 50%，则应当考虑进行颈动脉血管重建。

无症状的颈动脉狭窄通常因为常规体检时听到颈动脉杂音而发现。如果患者有典型的并发疾病或颈动脉粥样硬化疾病家族史，应当通过超声进行筛查。部分患者也可能因为其他原因进行影像学检查而偶然发现颈动脉狭窄。

治疗方法

一旦决定实行颈动脉血管重建术，就应当评估患者的血管（包括主动脉弓）的解剖结构，以发现是否存在有适于或不适于介入治疗的解剖变异。大多数颈动脉患者可以通过标准前入路进行颈内动脉内膜剥脱术，但是一些特定的解剖特征可能会在术中给患者带来不必要的风险。例如颈动脉高位分支（在 C2 平面以上）或者颈动脉斑块延伸到颈动脉分支远端的患者，术中更有可能造成喉下神经损伤[23–25]；而颈动脉低位分支或颈动脉斑块在颈动脉分支处近端 3 cm 以上的患者，术中更有可能造成喉返神经损伤。除此之外，之前接受过放疗或颈部大手术的患者由于颈部手术难度大，围手术期的风险也会更大。有颈动脉分支处狭窄合并同侧近端狭窄或颅内狭窄的患者最好应用介入治疗，因为这些病变都必须接受治疗，而且介入治疗术中不良事件的发生率较低[25, 26]。一些医学上的危险因素如近期或活动期合并神经学症状的心肌梗死，会增加颈内动脉内膜剥脱术的围手术期风险，但并不会增加颈动脉支架术的风险[23, 27, 28]。

装置

一旦决定给患者实行颈动脉支架术，介入入路的准备是手术成功的关键。对于每一位患者，支架、栓子保护装置及血管成形球囊等都必须仔细挑选。术中还需要其他辅助设备如血管内超声（IVUS）、气管插管等。血管解剖是选择装置的首要因素。装置的选择对于颈动脉支架的成功且安全放置非常重要，具体内容会在下面讨论。在颈动脉支架术中，用到的所有装置都使用一个快速交换的输送系统，而不是有线的设计，这样使标准导丝的工作管腔长度变短，避免了导丝和导管的交换，从而节省了手术时间[29]。

栓子保护装置

栓子保护装置能够降低颈动脉支架介入术中的血栓性卒中风险[30, 31]，已经成为支架介入手术的标准流程[32]。操作流程包括带有滤过装置的远端保护和血流控制或血流逆转的近端保护。不管近端还是远端保护装置，设计目的都是用来限制支架介入手术过程中血小板碎片的血栓形成。两者可以共同使用以达到双重保护作用。

远端保护装置是管腔内滤过装置，放在颈内动脉狭窄段远端。由于使用简单（相比于近端栓子保护装置）和围手术期预防卒中的有效性，临床上大部分情况下都使用远端保护装置[5]。所有的装置都能兼容 6F 鞘管，从而避免使用更长系统而导致的血管损伤和出血并发症。由于血细胞和血小板能够轻易通过滤孔，在远端保护装置的操作过程对血流没有影响。这样就不影响脑血流灌注，但这是近端保护装置的主要缺点。远端保护装置的主要缺点是滤网必须穿过狭窄处到达远端后才能释放，因此在远端保护装置建立起保护之前可能出现颈内动脉内血小板破裂及血栓形成。此外，根据微粒尺寸大小，滤网装置也多种多样；但是，直径＜ 40 μm 的微粒也不能被最超选的滤网所捕获[33]。在远端保护装置操作过程中，通过鞘管穿过病灶的每一个步骤都有出血风险。微粒物质可能通过鞘管转移并清除出体外，而不是进入颅内血液循环。

近端保护装置是一个特殊的 9F 鞘管，由颈外动脉球囊、颈总动脉球囊共 2 个球囊构成。球囊在支架穿过颈内动脉狭窄段前膨胀。膨胀后，进入 ICA 的血流临时阻断，或者通过强有力的吸气达到血流通过鞘管内腔逆流。支架形成的碎片通过鞘管清洗出体外，而非阻塞大脑血供。主要缺点是由于临时阻断或逆流，同侧颈内动脉系统存在理论上缺血。不过实际上，球囊临时阻断时间远远小于颈内动脉内膜剥脱术中的阻断时间，因此比较容易耐受。由于不论在 CEA 术中还是 CAS 术中，运用近端栓子保护装置出现转流（EM–PiRE 装置[34]）或用 Moma 近端保护装置临时阻断血流出现不耐受[35]，所以临床上很少需要用到选择性血管分流。这是因为 Willis 环存在代偿的对侧血流。

选择栓子保护机制类型主要根据解剖考虑。有些情况不适合远端保护装置[36, 37]，例如严重狭窄或者复杂性狭窄导致的鞘管不能在不破坏斑块的情况下轻易通过狭窄段或者狭窄段远端扭曲 / 病变的血管致滤网撑开时可能损伤血管壁。在这些情况下，近端保护装置比较合适。相反的，远端保护装置可用于以下情况：近端保护装置的球囊因为颈总动脉没法进入 ECA；狭窄程度不是很厉害；对侧颈动脉闭塞或者 Willis 环代偿不充分；无症状患者。最新的一个观点（目前可能是假说）：基于有数据支持的假设，远端保护装置的有效性高于近端保护装置。这个假说在一定程度上得到了 ARMOUR[35] 和 EM–PiRE[34] 两个临床试验及其他运用远端保护装置的临床试验的支持。比较具有争议的观点认为近端保护装置比较适合一些斑块（特别是流动的斑块）在操作时存在血栓高危因素的病例，例如有症状患者或者临床上无症状但影像学上提示同侧颅内血管有无症状梗死史或者磁共振斑块分析提示是一个出血型斑块，此时运用逆转或滞留血液比较安全而远端保护装置相对不安全。

支架

多种不同特点的支架已在试验中证明有效（表 21.1）。然而有无环区（支架之间的无覆盖区）的闭环式支架是多数颈动脉支架治疗的首选[38, 39]。闭环式支架在支架局部异位时再次定位，减少末梢血栓保护装

表 21.1　各种颈动脉支架及栓塞保护装置概况

支架	描述	栓塞保护装置	描述	研究
Xact（Abbott Vascular）	闭环	Neuroshield，Emboshield（both Abbott Vascular）	远端保护	SECURITY，EXACT
ACCULINK（Guidant）	开环	ACCUNET（Guidant）	远端保护	ARCHER，CAPTURE，CAPTURE2
Wallstent（Boston Scientific）	闭环	FilterWire EX/EZ（Boston Scientific）	远端保护	BEACH
Exponent（Medtronic）	开环	Guardwire（Medtronic）	远端保护	MAVErlC Ⅰ & Ⅱ
NexStent（Boston Scientific）	开环	FilterWire EX/EZ（Boston Scientific）	远端保护	CABERNET
Protégé（ev3）	开环	Spider（ev3）	远端保护	CREATE
Precise（Cordis）	开环	AngioGuard（Cordis）	远端保护	CASES–PMS，SAPPHIRE Worldwide
FDA 批准的	–	Gore flow reversal system	近端保护	EMPIRE
FDA 批准的	–	FiberNet（Lumen Biomedical）	远端保护	EPIC
FDA 批准的	–	Mo.Ma（Invatec）	近端保护	PRIAMUS，ARMOUR

置被支架捕获的风险。闭环式支架相较开环式支架最重要的优势在于无环区域更小，同时限制板块及其碎片进入血管腔。由于有证据证实术后同侧脑卒中在第1~30 天均有发生 [28, 40]，这是预防术后血栓形成的最重要设计。然而，闭环式支架的设计缺陷在于不易弯曲，无法完全贴附血管壁，导致支架段血管变直。如果血管严重弯曲（无论发生在近段还是远段），则可造成血流量下降。相反，开环式支架可以更好适应弯曲的血管狭窄段，避免支架段血管扭结风险。有小的无环区的支架理论上通过限制血栓形成能够限制斑块，特别是血管壁支架的斑块 [41]。足够长度的支架可以覆盖整个病变区，沟通 ICA 与 CCA。

血管成形球囊

尽管在部分医疗中心血管成形术已成为常规治疗手段，但我们更倾向于仅在支架无法简易、安全通过时才使用血管成形术。对血管最狭窄处，多数病例采用支架后血管成形术。支架置入后血管成形导丝的选择需略小于 ICA 的直径 [42]。为了操作简便及降低血栓形成风险，支架置入后有必要行血管成形术。血管成形球囊可根据血管直径及使用支架的大小选择不同的直径及长度。与其他材料相同，宜采用快速交换机制。血管成形术的弊端在于它被认为是血栓形成的启动因素，因为其使得斑块破裂，使碎片进入血管。这正是我们建议仅在支架置入后行血管成形术的原因，因为支架稳定斑块，将斑块碎片限制在血管壁。此外，越积极的血管成形，由于球囊直径仅比ICA直径略小，斑块碎片释放的风险越高。最后，支架置入中的血管成形术是迷走反射最强的刺激因素，在心动过缓及多巴能受体激动剂治疗有心血管风险的患者中可能造成心肌缺血。因此，我们认为需要限制血管成形球囊的应用，尤其是冠脉旁路移植术前的患者。同时，在颈动脉支架置入前常规应用胆碱能受体拮抗剂格隆溴铵可防止血管成形术引起的心动过缓。

导丝

导丝的选择关系到能否以最小的血管切开长度完成支架置入。对于大多数病例，6F Cook Shuttle 长鞘（Cook Medical，Bloomington，IN）是导丝的首选。这种导丝有足够的刚性，操作流程简便，同时为支架置入提供稳定的空间。导丝长 90 cm，工作内径 0.087 英寸（1 英寸 =2.54 cm），能方便通过 Cook Shuttle 进入颈动脉狭窄处。对于 5F 置入导管的支架［6 mm 或 8 mm Wallstent（Boston Scientific，Natick，MA），工作内径 1.67 mm］，需使用 6F Envoy 导管（工作内径 0.070 英寸，Codman，Raynham，MA）作为导引导管通过 6F 股动脉鞘。对于小颈动脉且血管曲度有限的患者来说，Envoy 导管能方便置入狭窄的近端。这是一种足够刚性的导管，5F 置入导管的支架可以不用导引导管的方式置入且没有下行进入主动脉弓的风险。对于近端保护的患者，选择 9F Mo.Ma 导管引导（Mo.Ma 流量稳定系统，Medtronic，Minneapolis，MN）。这些导管不及 Cook Shuttle 的刚性，有特殊的闭塞球囊末端，它们通过 9F 股动脉鞘（与 9F 导管兼容）使用。Mo.Ma 导管能将已在 ECA（狭窄位置在 ICA 内）或 CCA 位置的操纵绳交换出来直接到达位置。

术前和术后药物处理

阿司匹林（每天 325 mg）和氯吡格雷（每天 75 mg）的多种抗血小板药物疗法对于预防血小板在支架上凝集，防止术中术后支架管腔内血栓形成有很好的效果。对于不能应用阿司匹林或氯吡格雷的患者，其他抗血小板药物也可以应用。抗血小板药物应当在术前应用 5 天以上，先应用起始剂量阿司匹林（650 mg 口服，一次）和氯吡格雷（600 mg 口服，一次）以迅速接近治疗所需要的血药浓度，再按照日常用量维持应用至术前。多种抗血小板药物疗法应在支架放置后应用至少 1 个月，之后停用氯吡格雷，阿司匹林持续服用。

术中药物处理

目前对于神经科介入术中的最佳抗凝药物和剂量还未达成共识 [43]。根据心内科的文献，应用与体重相关剂量的肝素（每千克体重 60 U 通常有效）使激活凝血时间达到 250~300 秒，可以减少术中的并发症 [44]。在介入通过病变部位之前应用肝素，能够减少放置在颈内动脉的装置上的血栓形成。

在颈动脉支架术中会出现血流动力学不稳定的现象，术前应用抗胆碱药物如甘罗溴铵或阿托品能够减少心动过缓的发生 [45, 46]。术前应当准备血管升压药以防止术中心动过缓或低血压的发生。多巴胺由于其正性肌力作用，也可以用来治疗术中低血压或心动过缓。

介入技术

以下是我们医院实行颈动脉支架术的常规操作技术。

麻醉

在我们医院，颈动脉支架术通常在患者应用轻度镇静剂和局麻药但意识清醒的情况下进行。应用咪达唑仑和芬太尼，滴至患者安静且能够术中评价神经功能。心肺基本生命体征需要持续监测，并且将动脉鞘管连接传感器，术中持续进行有创血压监测。在动脉穿刺部位局部注射利多卡因，放入股动脉鞘管。

手术准备

颈动脉支架术需要在颈内动脉放置一根细丝，这可能会导致血栓形成。为了防止血栓形成，除应用肝素外，还应考虑任何调整手术过程而不会对患者造成危险的方法。因此，术中所用装置都按照制造商的推荐用生理盐水冲洗。所有的导管都连接到了一个持续冲洗系统，包含有一个控制血液回流瓣（COPILOT）或旋转止血瓣。我们倾向于按照使用顺序将装置分别摆放在单独的铺巾上，放置在手术台的末端（图21.2）。这样放置可以让手术医师或助手快速方便地取用装置，特别是可以减少远端保护中远端栓子过滤装置的放置时间，或者近端保护中顺行血流被阻断或逆流的时间，此时血栓栓塞的可能性最大。手术可能会产生一系列并发症，包括从暂时性、轻微的并发症如血管痉挛到可能危及生命的并发症，如血管切开、穿孔、血栓栓塞、心肺功能降低或者入路的并发症等。对于并发症的预防可以减少继发神经系统损害。以下总结了神经介入医生为防止介入手术并发症应当准备的药物和装置：

- 鱼精蛋白（用于逆转抗凝药作用）
- 依替巴肽（用于血栓栓塞并发症）
- 组织型纤溶酶原激活物（用于血栓栓塞并发症）
- 肾上腺素（用于严重过敏反应）
- 硝酸甘油（用于医源性血管痉挛、心绞痛）
- 维拉帕米（用于医源性血管痉挛）
- 阿托品、甘罗溴铵、多巴胺（治疗心动过缓、低血压、心脏停搏）
- 劳拉西泮、磷酸苯妥英钠（抗癫痫药物）
- 气管切开术包
- 壁式吸引器
- 急救车，包括除颤仪
- 多种微小导管及导丝
- 可脱及可推弹簧圈（用于出血性并发症）

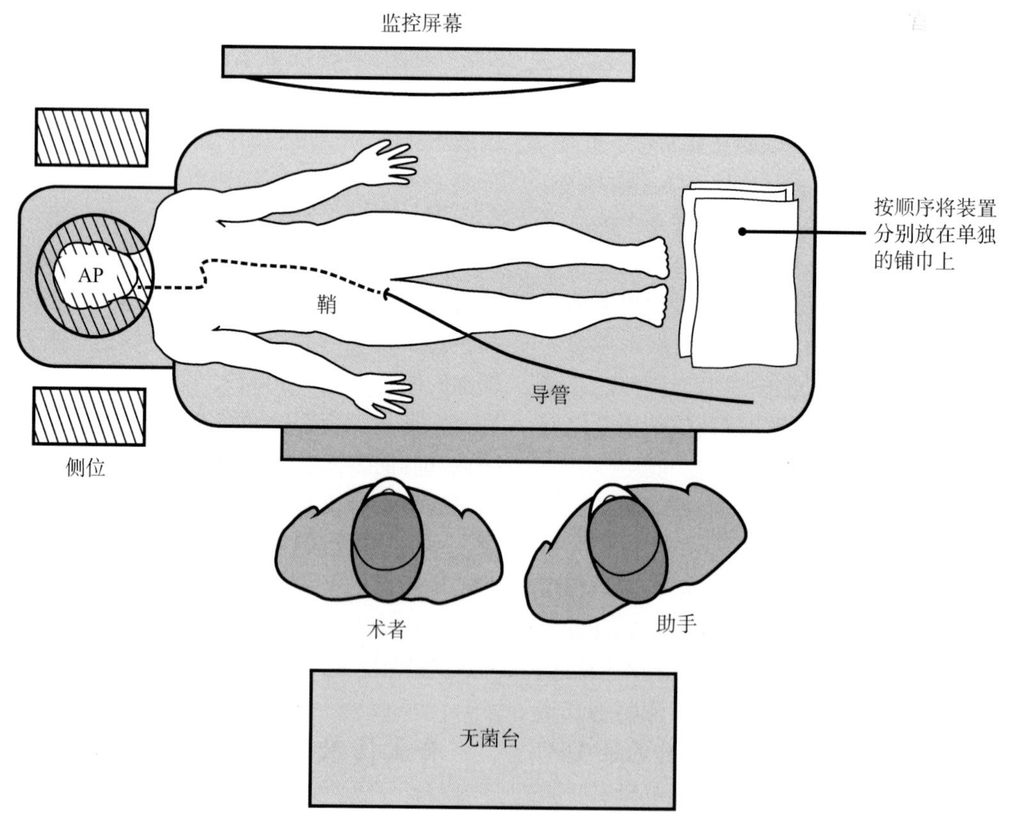

图 21.2　介入手术示意图。介入器材用消毒方巾分开，按使用顺序堆放在手术台末端，以方便手术医师及助手在术中取用。AP，正位。

• 液体栓塞药物：n- 氰基丙烯酸正丁酯、Onyx (ev3)（用于出血性并发症）
• 机械性血栓切除术系统（如 Penumbra、Solitaire 或 Trevo）
• 颅内支架（用于可能的颅内血管重建）
• 外周血管支架（用于任何腹股沟入路并发症）

穿刺置鞘

绝大多数颈动脉支架病例都使用标准的股动脉入路。置鞘尺寸的选择取决于即将使用的介入材料，从 5F 鞘（或用 Cook）到带有近端保护装置的 9F 鞘。术前需检查和评估患者股动脉搏动。既往有股动脉手术史或支架介入史的患者术前需通过影像学检查评估股动脉解剖结构，因为可能传统的股动脉入路不合适或者不是最佳的选择。

动脉穿刺前，推荐使用荧光镜检查穿刺部位，确保动脉鞘安全置入以降低穿刺部位血肿或假性动脉瘤形成的概率。穿刺点太高（高于腹股沟韧带）可能造成腹膜后血肿，特别当支架植入时抗凝剂的运用，可能发生致死性并发症。通过简单的穿刺技巧把微穿刺针植入右侧股动脉。可以持续应用血管扩张器扩张血管直到尺寸合适的鞘管置入。鞘管置入后，推荐即刻进行腹股沟区的血管造影确认动脉入路成功，特别是确认无血管穿刺过高。如果血管穿刺过高，放弃此次操作，压迫血管，推迟 2、3 天后再次进行操作。

目标血管选择和导引导管置入

实际上，颈动脉支架介入手术中最有挑战的步骤就是导管的放置。与颅内血管介入操作流程不同的是，颅外支架操作过程中，导引导管要通过颈动脉狭窄段受限；这样，需要一个较硬的导引导管以防导引导管在支架置入操作时下滑至主动脉弓。此外，颈动脉粥样硬化性狭窄患者大多数都有扭曲的颈动脉血管（由于长期慢性高血压和年龄增大），使导引导管进入 CCA 的操作在没有导丝支撑的情况下十分困难。这样，相对较硬的导引导管必须在有限的操作空间且没有目标斑块的干扰下放置到 CCA 中。这项技巧十分有难度，将在下面 3 个常用的导引导管运用中描述。

6F 短鞘管置入

运用 5F 鞘管（Wallstent，直径 6 mm 或 8 mm）放置颈动脉支架操作上相对简单。6F 导引导管（例如 Envoy）通过 6F 股动脉鞘后在一根软的 0.035 英寸导丝辅助下进入降主动脉（图 21.3a）。然后直视下通过 / 不通过导丝的辅助把导引导管插入目标血管进入 CCA（图 21.3b）。双平面造影和路径图技术有利于确保导引导丝进入到 CCA。转动造影臂，正位上可以直视主动脉弓，侧位可以清楚看到颈动脉分叉处，这样可以超选进入 ECA。一旦视图确定下来，就可以生

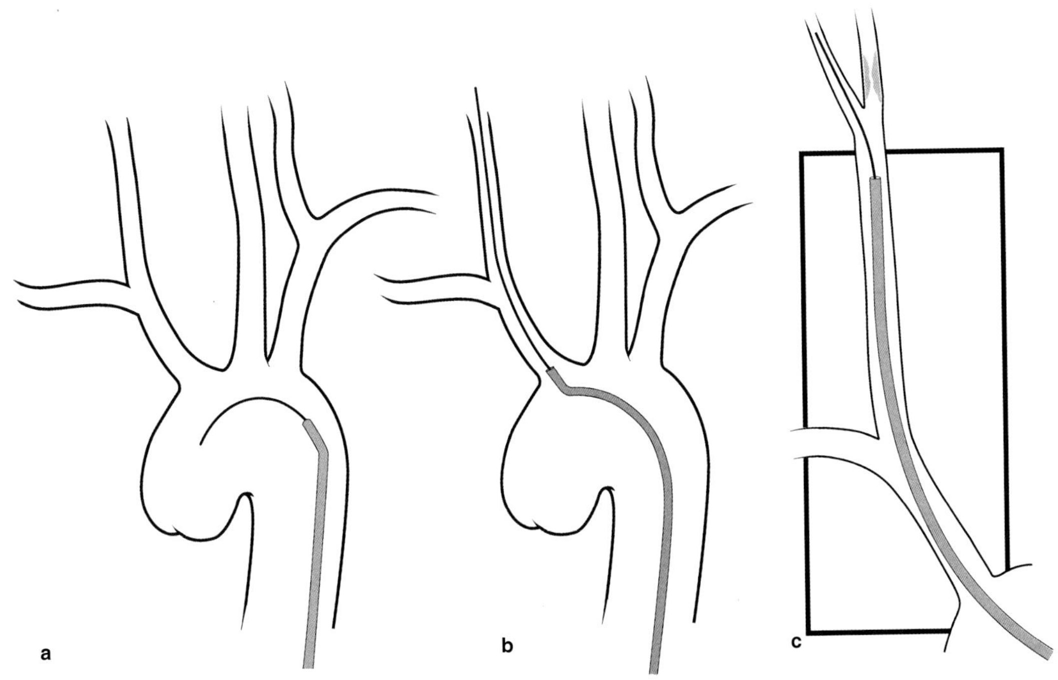

图 21.3 通过小 6F 导管导引导管放置。a. 6F 导引导管沿着 0.035 英寸柔软导丝通过股动脉鞘管进入体内，停在降主动脉中；b. 在直接透视下，Envoy 导管带角度的末端将导管插入到目标血管。导丝先进入颈外动脉或颈总动脉，以防破坏颈动脉斑块；c. 导引导管沿导丝到达颈动脉狭窄近端。

成目标血管的路径图，然后导丝就可以进入ECA或CCA，操作时避免干扰颈动脉斑块。然后导引导管顺着导丝进入到颈内动脉狭窄段近端（图21.3c）。

6F长鞘管置入

这项技术十分适合任何远端保护装置的支架置入。这项技术中Cook Shuttle是十分理想的导引导管。对于Cook Shuttle，交换导丝通过股动脉鞘后降主动脉。在造影直视下，把股动脉鞘管退出，通过交换导丝置入Cook Shuttle。Cook Shuttle和扩张器通过导丝进入降主动脉的位置，然后导丝和鞘相继撤出。Cook Shuttle目前位于选择目标血管的位置（图21.4a）。VTK鞘（Vitek，Cook Medical，Bloomington，IN）可用于辅助进入左侧或右侧ICA，成角的Slip鞘（Vitek，Cook Medical，Bloomington，IN）可用于辅助如CCA。VTK鞘在左向右通过主动脉弓具有优势。在直视下把鞘管置入目标血管（图21.4b）。双平面造影和路径图有利于确保导引导丝进入到CCA。正位图中间能够在主动脉弓捡到VTK鞘和Cook Shuttle。侧位可以清楚看到颈动脉分叉处然后可以选择ECA后套入鞘管避免颈动脉斑块干扰。一旦视图确定下来，就可以生成目标

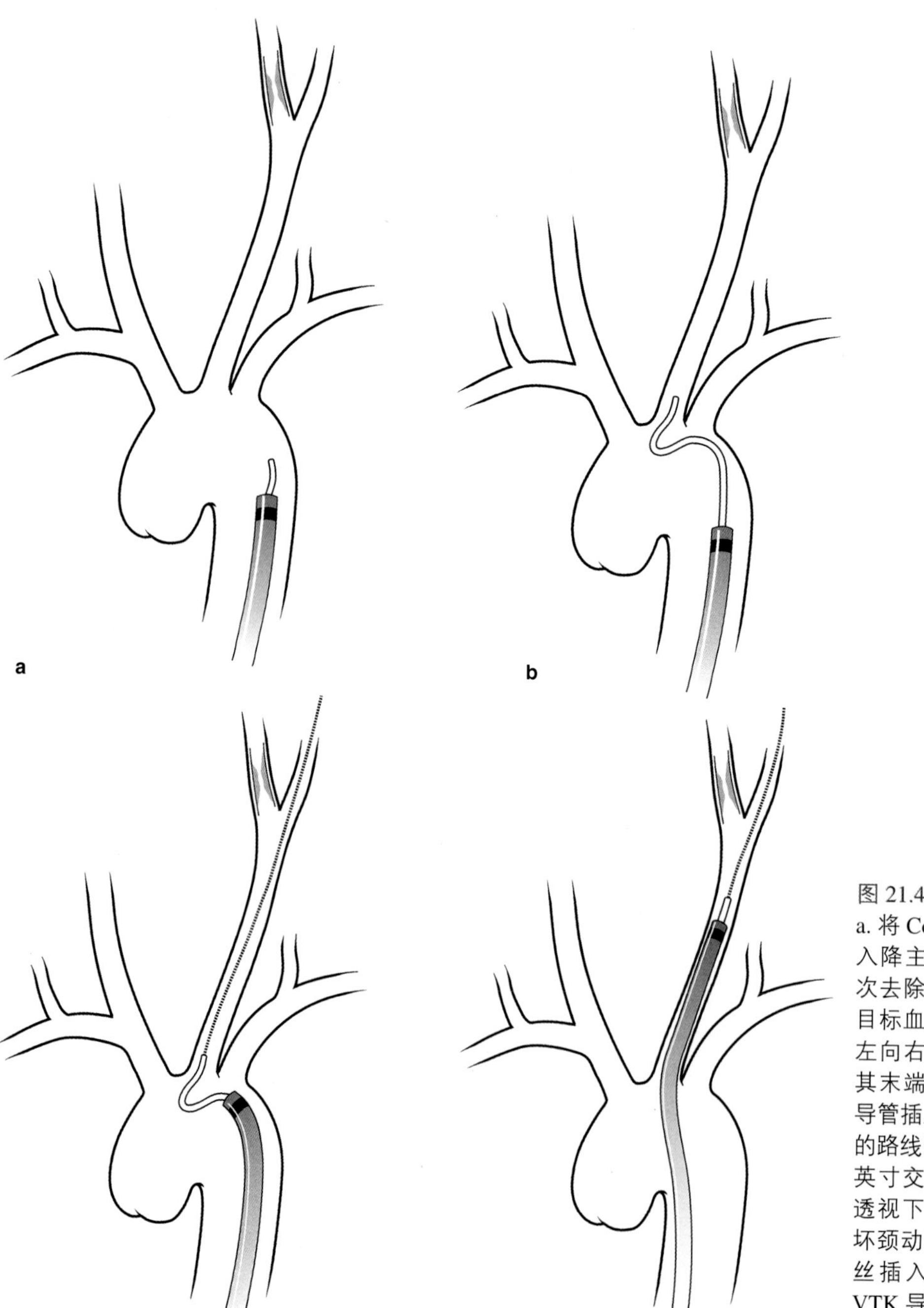

图21.4　6F长鞘管内放置导引导管。a.将Cook Shuttle和扩张器沿导丝放入降主动脉，然后将导丝和鞘管依次去除。Cook Shuttle现在可以选择目标血管的位置；b.将VTK导管沿左向右的方向穿过主动脉弓，保持其末端指向头部。在直接透视下将导管插入目标血管；c.建立目标血管的路线图，将一条0.035英寸或0.038英寸交换长度导丝在路线图导航的透视下插入颈外动脉，注意不要破坏颈动脉斑块；d.将VTK导管沿导丝插入血管，再将Cook Shuttle沿VTK导管插入，直至其进入颈总动脉，到达颈动脉狭窄近端。

血管的路径图，用一个较硬的 0.035 英寸或者标准的 0.038 英寸长交换导丝在路径图引导下直视进入 ECA，注意避免干扰颈动脉斑块（图 21.4c）。对于 CCA 病灶，用硬的导丝和 J 头（Amplatz J，Cook Medical，Bloomington，IN）置入到 CCA 远端，避免干扰颈动脉斑块。VTK 鞘管先置入，然后是导丝，接下来 Cook Shuttle 通过 VTK 鞘和导丝进一步置入直到 CCA 内近狭窄处近端的合适位置（图 21.4d）。在面对一些扭曲的无名动脉和右 CCA 复杂病例，Slip 鞘比 VTK 鞘更有利于 Cook Shuttle 通过，通过校正无名动脉和右 CCA 起始处的形态。但是，Slip 鞘头端在主动脉弓里的难控性会干扰主动脉弓内的斑块而使患者血栓发生率提高。

近端保护或复杂主动脉弓

对于近端保护装置放置或在一些导引导管不容易通过导丝到达目标位置的远端保护装置病例中，需要用到导管交换技术。这项技术中，需要用到 9F 鞘管。直视下把造影导管插入目标血管。双平面造影和路径图有利于安全放置到颈总动脉合适位置。正位可以看到导引导管位于主动脉弓的情况。侧位可以清楚看到颈动脉分叉处后选择 ECA，让鞘通过 0.035 英寸软导丝进入到 ECA，避免干扰颈动脉斑块。一旦视图确定下来，就可以生成目标血管的路径图，直视下把软导丝深入到 ECA，避免干扰颈动脉斑块（图 21.5a）。通过导丝把造影导管深入到 ECA 后（图 21.5b），把软导丝撤出。用一个较硬的交换长导丝（Supra Core，Abbott Vsacular，Abbott Park，Ⅱ）通过造影导管深入到 ECA 合适位置后，把造影导管撤出（图 21.5c）。在远端的硬导丝可以易化扭曲的血管，让导引导管易

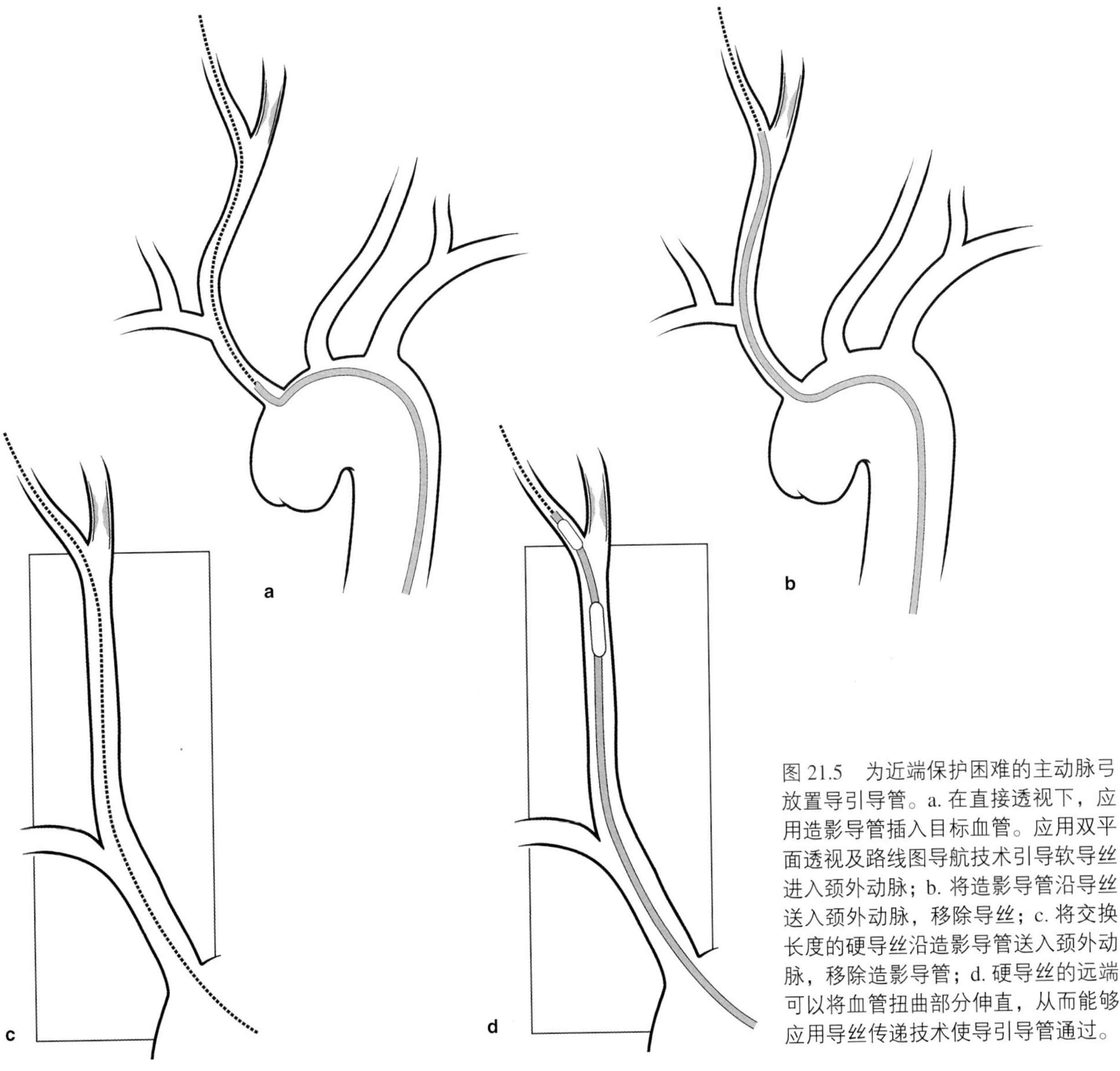

图 21.5　为近端保护困难的主动脉弓放置导引导管。a. 在直接透视下，应用造影导管插入目标血管。应用双平面透视及路线图导航技术引导软导丝进入颈外动脉；b. 将造影导管沿导丝送入颈外动脉，移除导丝；c. 将交换长度的硬导丝沿造影导管送入颈外动脉，移除造影导管；d. 硬导丝的远端可以将血管扭曲部分伸直，从而能够应用导丝传递技术使导引导管通过。

于进入（图 21.5d）。

微导丝操作

当导引导管进入到狭窄段的近端时，就可以进行微导丝的操作了。对于近端保护装置的病例，使用操作简单的 0.014 英寸导丝比较容易通过狭窄段。对于远端保护装置病例，0.014 英寸导丝就在该系统内。在两者都运用的病例中，推荐使用头端成角度的微导丝使其易于通过狭窄区域。微导丝根据患者解剖结构塑形是必不可少的，根据颈动脉分叉处形状选择长一点或者短一点的成角。

微导丝或者微导丝－滤网系统是在导引导管操作深入到导丝的头端，然后生成路径图查看 ECA 和 ICA，可以看到狭窄段。对于近端保护装置病例，CCA 和 ECA 闭塞球囊可用盐水和造影剂（比例 50 : 50）填充使其可视化。注射少许造影剂可能可以检测到血流瘀滞。在两个闭塞球囊中间的近端保护导管中引导微导丝头退出时可能会遇到一些困难。如果微导丝不能通过简单的扭转操作从鞘里面退出时，可采用远端进入导管或多功能成角度的导管重新调整微导丝退出近端保护装置和病灶。在变换成远端进入导管或多功能成角度导管时，闭塞球囊必须松开（保证血流），然后在微导丝准备好要通过病灶时再次填充（血流滞留或逆流）。

微导丝必须在路径图引导下仔细操作通过狭窄段，防止干扰斑块。一旦通过斑块区域，微导丝很容易就导到病灶远端的位置（图 21.6）。理想情况下，微导丝头端位于 ICA 岩骨段的位置以易于支架进入到合适位置。对于 ICA 扭曲或成圈的病例，导入 ICA 颈段远端位置可能比较困难。这种情况下，微导丝只要进入到 ICA 颈段某个能够满足支架进入覆盖狭窄段的位置即可，而不要过度操作损伤血管壁。对于近端保护装置病例，导丝和支架现在已经在合适位置准备穿过病灶处。对于远端保护装置，滤网在 ICA 颈段远端打开后，交换介入导管为支架置入做准备。

大部分病灶可以使用容易操作的微导丝，但是，在一些病例中，需要用到较硬一些的导丝。例如，严重或复杂的狭窄使微导丝不能在没干扰斑块的情况下轻易通过。在这些病例中，多功能成角度的导管和 0.035 英寸软导丝比较容易通过病灶，虽然可能伴随

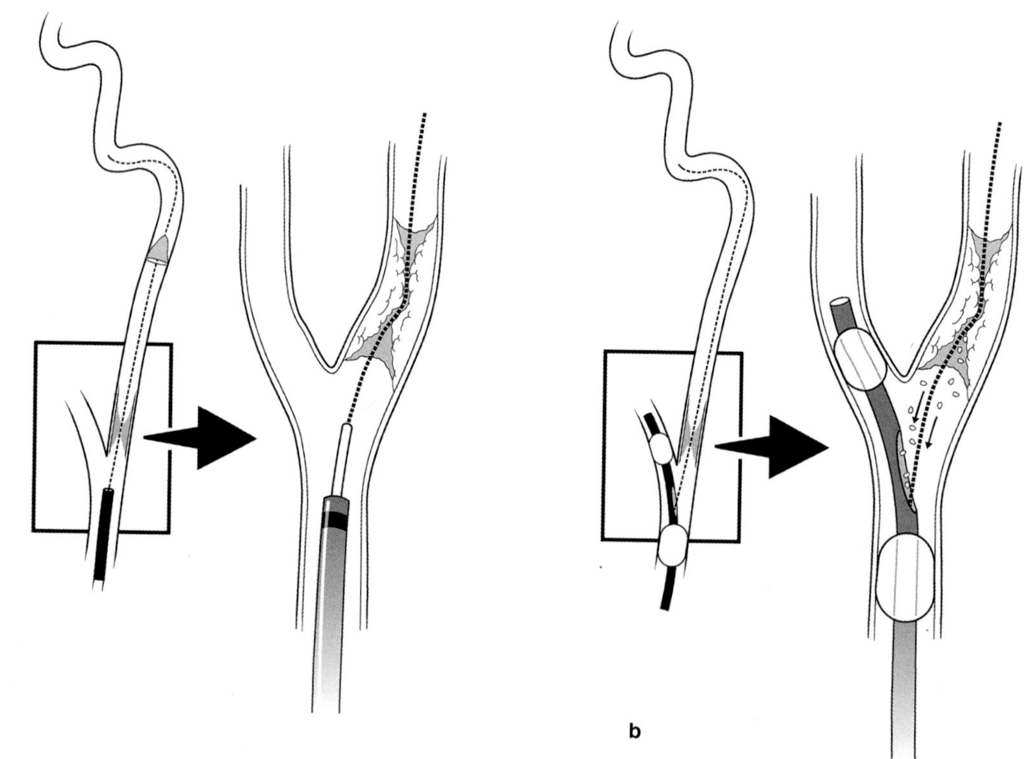

图 21.6　微导丝操作和穿过病变部位。a. 远端保护示例：远端保护系统由一条 0.014 英寸可操纵的微导丝和一个与其相连的过滤系统组成。在路线图导航下，微导丝小心地通过病变部位以减少斑块损伤。微导丝需要被送到颈内动脉岩骨段。一旦导丝穿过病变部位，过滤装置就会被放置。为了在导丝穿过病变部位直到过滤装置放置前起到保护作用，导引导管应保持开放以防止血液回流和排出斑块脱落颗粒，使其不进入脑部；b. 近端保护示例：近端保护系统可以在微导丝穿过病变部位时提供保护作用。放置在颈总动脉和颈外动脉的球囊扩张后可以阻止或逆转血流，因此穿过病变部位时斑块脱落的颗粒可以通过导引导管吸出，而不会进入脑部。

斑块破坏。在这个方案中，滞留血流的近端保护装置更有益，降低血栓风险。一旦 0.035 英寸导丝通过病灶，多功能成角度导管随后通过病灶，撤出 0.035 英寸导丝，换成 0.014 英寸导丝。支架通过微导丝传递进入狭窄段的合适位置。

交换技术

远端滤网保护装置的撤出、支架放置和支架后血管成形是手术的重要步骤。这些步骤都需要细心的交换技术以保证成功的支架放置和血管成形。这个需要使用到的特殊技术被称为"快速交换"，与之相对的是"导丝上交换"。被称为快速的理由是任何时候只有被传递的装置的一小部分在导丝上快速运动。这个是在心脏介入中很普及的快速交换系统，亦被称为单轨运输系统。该系统能够使装置推到病灶处并快速回收，不像在导丝上要求那样严谨的交换。唯一真正需要交换的时机是该单轨运输系统的导丝需要被撤出。微导丝上的交换可以由一个术者独立完成，但是一个介入神经外科医师和一个熟练的助手配合操作是最好的。介入神经外科医师负责微导丝的远处头端和确保微导丝头端细微操作及远端保护装置（如果应用的话）。助手负责保持微导丝的稳定性及监测导引导管，防止在装备传递间歇中滑落至主动脉弓内。

交换的第一部分是保证装置传递导管在微导丝上的撤出。对于一个微导丝交换，介入神经外科医师细心地把装置传递导管沿着微导丝长轴向前推进，操作过程中不能失去对微导丝的抓力（图 21.7a）。为了完成这项任务，介入神经外科医师用左手抓微导丝，用右手操作导管脱离身体后进行交换。当导管不能在没有推微导丝的情况下再也不能被拖出时，单轨操作的

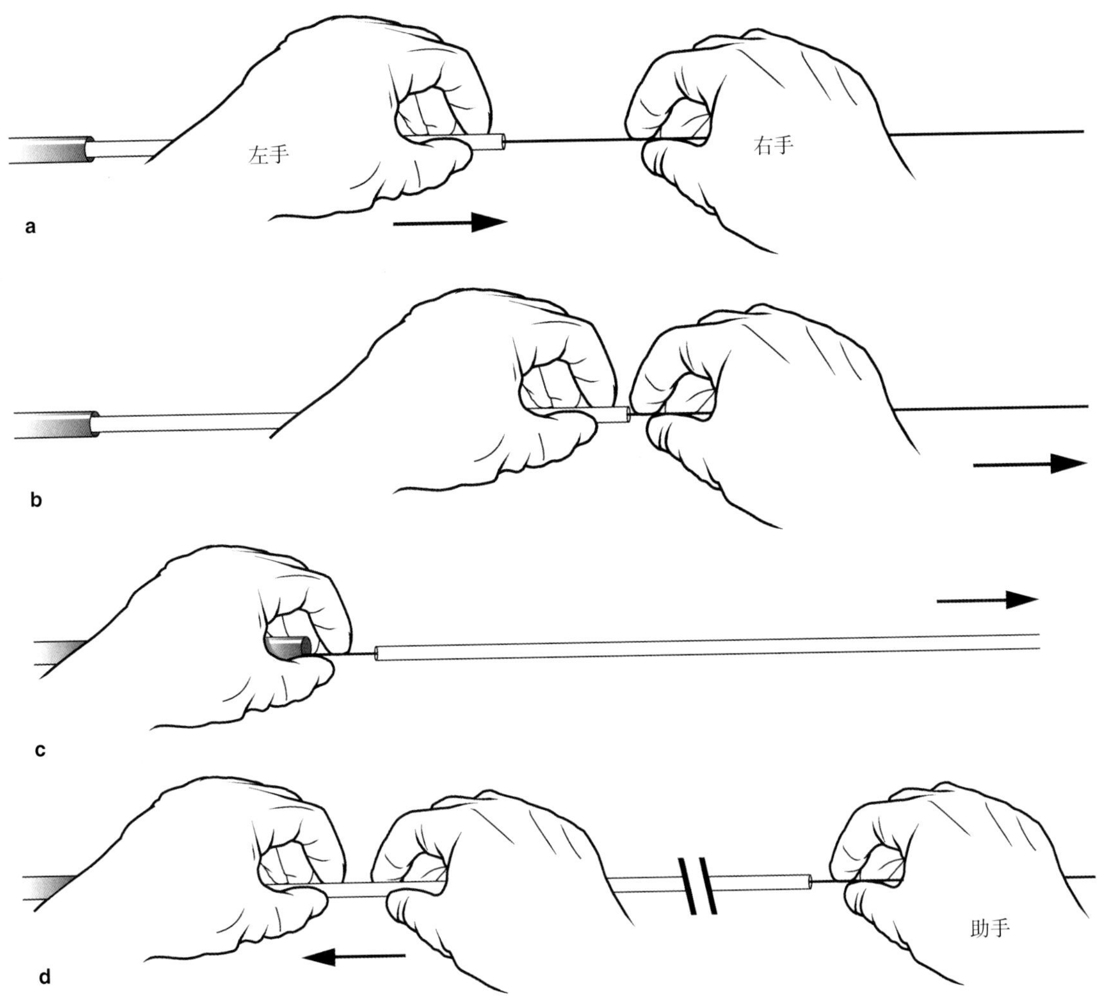

图 21.7　交换技术。介入神经外科医师在不松开微导丝的情况下小心地将装置传输导管拉出。交换的第一部分是沿微导丝取出装置传输导管。a. 用右手将导丝固定，左手将导管沿伸直的导丝取出；b. 左手抓住导管及导丝，右手向导丝远端移动，重新握住导丝；c. 重复 a 和 b 的步骤直到导管的末端已经超出鞘管，导丝能够控制住；d. 介入医师用左手控制鞘管，右手将要换上的装置沿导丝送入。助手在操作过程中帮助控制导丝。这样的交换过程在支架手术的每一步都会重复。

微导管在导引导管的中心（图 21.7b）。在这个时间点，我们开始简单交换，即左手抓着微导管撤离身体后在右手固定微导丝的情况下沿着微导丝向心端继续移动到右手处，右手继续向微导丝向心端前进，直到微导管完全离开中心。这时，介入神经外科医师拧住鞘口的微导丝，助手撤出装置传递导管并且把下一个设备装载在导丝上（图21.7c）。通过这样的交换流程，介入神经外科医师可以在造影的帮助下持续不断地监测微导丝的远侧头端位置。

为了使设备能够传递并通过病灶，设备导管沿着微导丝紧接着前进到鞘整个位置所在。然后助手抓着微导丝的控制点（微导管单轨操作系统的末尾）后，在退出微导管的时候注意导丝。助手固定导丝，在直接造影直视下确保头端一直在 ICA 的高颈段或者岩骨段不要移动（图 21.7d）。介入神经外科医师把微导管推入鞘里，在整个单轨系统内传递，同时助手固定导丝。一旦介入神经外科医师重新获得对微导丝的控制后，用左手持住导丝同时用右手向远心端推进导管直到在造影直视下看到它在远侧头端显示出来。这时，介入神经外科医师用右手把设备通过导丝传递到病灶所在位置，同时用左手捏住并控制导丝。这个过程在造影直视下完成。交换流程在支架手术的每个步骤中反复进行。

支架置入及血管成形

支架置入位置取决于血管造影。远距离的支架位置应由骨性标志（颈椎水平）确认，因为血管的变形可使得血管路径不再可靠。在支架置入和血管成形时应使用连续透视，支架通过一种交换技术带入位置。如果支架不易通过病灶处，则可先行血管成形，使用稍小一些的成形球囊（一般 2~3 mm）为支架开拓通路。球囊导管应扩张至标准压力然后迅速松开，使用小球囊是为了最小化斑块损伤。成形之后，便可通过导丝将支架送入后替换。

支架在非展开状态下很容易在导管内看到，应小心和迅速地送入狭窄中心处。尽管由介入医师递送支架，但助手也应监视导引导管的位置关注有无向主动脉弓的下疝征象。若出现这种情况，导引导管应重新送入位置。当支架到达正确位置时，远端应首先定位于拟定的骨性标志处，再根据厂家的使用说明来展开。对于闭孔支架，若放置错位，部分展开并调整位置可导致支架破裂（约占闭孔支架的 80%）。一般来说，在狭窄最严重处支架的持续缩窄是常见的，需要支架置入后的血管成形。

支架递送导管替换成形球囊时，应依靠球囊导管的透视标记来定位。一旦到位，成形球囊应扩张至标准压力然后立即松开撤离。

远端保护装置回收

当支架展开和血管成形完成后，需要颈动脉的血管造影来确认血管成形充分，且无血管损伤（图 21.8）。此外，还需 1~2 步额外步骤。首先，假如使用远端血栓保护，则吸入导管［例如 Export AP catheter（Medtronic，Minneapolis，MN）或 Pronto catheter（Vascular Solutions，Minneapolis，MN）］被用于撑开微滤器末端，吸出 60~100 mL 血液，去除悬浮的和滤器上的血栓碎片。血液通过微滤器过滤并回输。这一步骤受少量证据所支持，因为能够在过滤时发现血栓碎片[47]。当两次回吸过滤均为阴性时，则可移除吸入导管。

第二步一般对于近端或远端保护均适用，即使用 IVUS 导管进行缓慢排查，包括仔细检查导管尖端，确保没有突出于支架外的血栓及管腔内的血栓残留。当 IVUS 检查为阴性时，整个操作步骤已接近尾声，只剩下移除导丝以及血栓保护装置。

对于近端保护，我们在 IVUS 检查阴性之前，不会复查血管造影。当血管造影提示成形充分，远端保护装置已不再需要，只要简单地在透视下移除导丝，确保通过支架时无阻碍。当使用了远端保护装置时，取回导管顺着导丝送入支架近端。在透视下，回收导管通过支架到达远端保护滤器的近端。之后滤器回拉入回收导管，与导丝一起整体通过支架并移除。同时导引导管开放回血，使得血栓最小化。

取回导管通过支架时可能会遇到困难，尤其是使用网孔支架时。导管尖端可能会卡在支架两端，甚至是网孔里。这时可嘱患者向一侧转头，并再次尝试通过支架。如果仍未成功，可能需要进一步推进导引导管，以改善回收装置的角度。如果仍旧失败，可能需要使用多角度导管。

当装置从导引导管移除后，我们会复查血管造影，观察颈部血管的区域血供是否顺畅而同步，有无毛细血管或大血管的阻塞。同时也会进行基本的神经系统监测，确保没有血栓碎片进入颅内循环的临床证据。当上述一切确认完毕，经血管注入Ⅱ a/Ⅲ b 抑制剂[48]，一般维持 24 小时。若有大血管阻塞，则考虑溶栓或切开取栓。

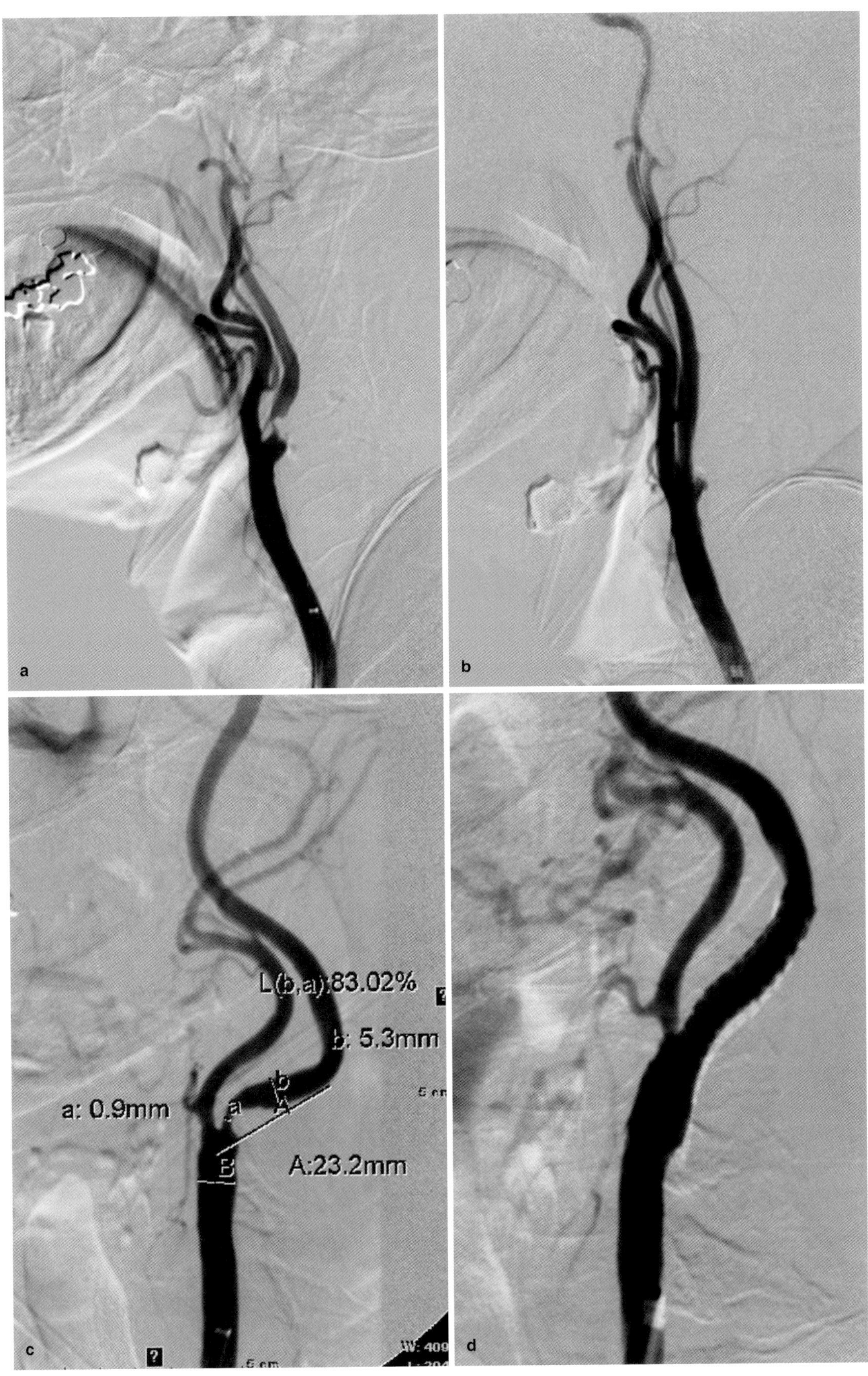

图 21.8　颈动脉支架示例。闭环支架放置的术前（a）和术后（b）血管造影。开环支架放置的术前（c）和术后（d）血管造影。血管在狭窄部位有弯曲，因而采用开环支架。

动脉切开的封闭

封闭器的使用可以缩短患者术后制动的时间。封闭后，推荐卧床 1~2 小时。当不能使用封闭器时，鞘管应留置直到凝血活酶时间和部分凝血酶时间正常，以防止血肿。人工按压 30~40 分钟，然后卧床 4 小时一般足以防止血肿形成。

术后护理

术后患者应进行至少 12 小时的神经血管监护和严格护理。当血管成形位于颈动脉球时，术后患者将经受血压心率的大范围波动。收缩压一般控制于正常的 60%~80% 以最小化再灌注出血的风险。血管加压药或降压药按需使用。大多数患者可在术后第一天出院。血管多普勒应重新检查，作为今后随访的基线。此后的血管多普勒随访应在术后 1 个月、6 个月和每年进行，以确保支架通畅。

预后

颈动脉内膜剥脱术 vs 支架临床试验（CREST）[5] 的结果提示颈动脉支架在手术期并发症和长期预后上都有较好的结果，虽然该临床试验没有纳入近端保护装置的潜在受益。CREST 临床试验的围手术期并发症发生率为 5.2%，包括卒中、心肌梗死及术后 30 天内死亡，与 CEA 患者的 4.5% 的围手术期并发症率无显著的统计学差异。经过两者治疗后，4 年内同侧卒中的发生率仅为 2%。

结论

在众多临床随机试验中，颈动脉内膜剥脱术与单纯药物治疗相比有显著疗效提高 [1, 3, 4, 21, 22]。虽然颈动脉支架介入不能显示比 CEA 更好的疗效，但是在一些临床试验中 [5]，CAS 有更低的并发症发生率 [49]。正在进行的临床试验、技术进步和对微侵袭操作的喜好可能最终会导致未来有一天支架在围手术期安全性上超越 CEA。

致谢

我们感谢 Paul H.Dressel 准备的图片素材和 Debra J.Zimmer 编辑的帮助。

参·考·文·献

[1] North American Symptomatic Carotid Endarterectomy Trial Collaborators. Beneficial effect of carotid endarterectomy in symptomatic patients with high-grade carotid stenosis. N Engl J Med 1991;325:445–453

[2] Randomised trial of endarterectomy for recently symptomatic carotid stenosis: final results of the MRC European Carotid Surgery Trial (ECST). Lancet 1998;351:1379–1387

[3] Endarterectomy for asymptomatic carotid artery stenosis. Executive Committee for the Asymptomatic Carotid Atherosclerosis Study. JAMA 1995; 273:1421–1428

[4] Halliday A, Mansfield A, Marro J, et al. MRC Asymptomatic Carotid Surgery Trial (ACST) Collaborative Group. Prevention of disabling and fatal strokes by successful carotid endarterectomy in patients without recent neurological symptoms: randomised controlled trial. Lancet 2004;363:1491–1502

[5] Brott TG, Hobson RW II, Howard G, et al. CREST Investigators. Stenting versus endarterectomy for treatment of carotid-artery stenosis. N Engl J Med 2010;363:11–23

[6] Osborn AG, Jacobs JM. Diagnostic Cerebral Angiography, 2nd ed. Philadelphia: Lippincott-Raven; 1999

[7] Schneider PA, Bohannan WT, Silva MB, eds. Carotid Interventions. New York: Marcel Dekker; 2004

[8] Bogousslavsky J, Regli F, Van Melle G. Risk factors and concomitants of internal carotid artery occlusion or stenosis. A controlled study of 159 cases. Arch Neurol 1985;42:864–867

[9] Duncan GW, Lees RS, Ojemann RG, David SS. Concomitants of atherosclerotic carotid artery stenosis. Stroke 1977;8:665–669

[10] Klingenberg R, Hansson GK. Treating inflammation in atherosclerotic cardiovascular disease: emerging therapies. Eur Heart J 2009;30:2838–2844

[11] Krupinski J, Font A, Luque A, Turu M, Slevin M. Angiogenesis and inflammation in carotid atherosclerosis. Front Biosci 2008;13:6472–6482

[12] Golledge J, Cuming R, Ellis M, Davies AH, Greenhalgh RM. Carotid plaque characteristics and presenting symptom. Br J Surg 1997;84:1697–1701

[13] Stoll G, Bendszus M. Inflammation and atherosclerosis: novel insights into plaque formation and destabilization. Stroke 2006;37:1923–1932

[14] Redgrave JN, Lovett JK, Gallagher PJ, Rothwell PM. Histological assessment of 526 symptomatic carotid plaques in relation to the nature and timing of ischemic symptoms: the Oxford plaque study. Circulation 2006;113:2320–2328

[15] Goessens BM, Visseren FL, Kappelle LJ, Algra A, van der Graaf Y. Asymptomatic carotid artery stenosis and the risk of new vascular events in patients with manifest arterial disease: the SMART study. Stroke 2007;38:1470–1475

[16] Marquardt L, Geraghty OC, Mehta Z, Rothwell PM. Low risk of ipsilateral stroke in patients with asymptomatic carotid stenosis on best medical treatment: a prospective, population-based study. Stroke 2010;41:e11–e17

[17] Altaf N, Daniels L, Morgan PS, et al. Detection of intraplaque hemorrhage by magnetic resonance imaging in symptomatic patients with mild to moderate carotid stenosis predicts recurrent neurological events. J Vasc Surg 2008;47:337–342

[18] Eliasziw M, Streifler JY, Fox AJ, Hachinski VC, Ferguson GG,

Barnett HJ. Significance of plaque ulceration in symptomatic patients with high-grade carotid stenosis. North American Symptomatic Carotid Endarterectomy Trial. Stroke 1994;25:304–308

[19] Altaf N, Goode SD, Beech A, et al. Plaque hemorrhage is a marker of thromboembolic activity in patients with symptomatic carotid disease. Radiology 2011;258:538–545

[20] Hirt LS. Progression rate and ipsilateral neurological events in asymptomatic carotid stenosis. Stroke 2014;45:702–706

[21] European Carotid Surgery Trialists' Collaborative Group. MRC European Carotid Surgery Trial: interim results for symptomatic patients with severe (70-99%) or with mild (0-29%) carotid stenosis. Lancet 1991;337:1235–1243

[22] Mayberg MR, Wilson SE, Yatsu F, et al. Carotid endarterectomy and prevention of cerebral ischemia in symptomatic carotid stenosis. Veterans Affairs Cooperative Studies Program 309 Trialist Group. JAMA 1991;266:3289–3294

[23] Sieber FE, Toung TJ, Diringer MN, Wang H, Long DM. Preoperative risks predict neurological outcome of carotid endarterectomy related stroke. Neurosurgery 1992;30:847–854

[24] Simonian GT, Pappas PJ, Padberg FT Jr, et al. Mandibular subluxation for distal internal carotid exposure: technical considerations. J Vasc Surg 1999;30:1116–1120

[25] Sundt TM, Sandok BA, Whisnant JP. Carotid endarterectomy. Complications and preoperative assessment of risk. Mayo Clin Proc 1975;50:301–306

[26] Gasecki AP, Eliasziw M, Ferguson GG, Hachinski V, Barnett HJ. North American Symptomatic Carotid Endarterectomy Trial (NASCET) Group. Long-term prognosis and effect of endarterectomy in patients with symptomatic severe carotid stenosis and contralateral carotid stenosis or occlusion: results from NASCET. J Neurosurg 1995;83:778–782

[27] Sundt TM Jr, Sharbrough FW, Trautmann JC, Gronert GA. Monitoring techniques for carotid endarterectomy. Clin Neurosurg 1975;22:199–213

[28] Yadav JS, Wholey MH, Kuntz RE, et al. Stenting and Angioplasty with Protection in Patients at High Risk for Endarterectomy Investigators. Protected carotid-artery stenting versus endarterectomy in high-risk patients. N Engl J Med 2004;351:1493–1501

[29] Amighi J, Sabeti S, Dick P, et al. Impact of the rapid-exchange versus overthe-wire technique on procedural complications of renal artery angioplasty. J Endovasc Ther 2005;12:233–239

[30] Kastrup A, Gröschel K, Krapf H, Brehm BR, Dichgans J, Schulz JB. Early outcome of carotid angioplasty and stenting with and without cerebral protection devices: a systematic review of the literature. Stroke 2003;34:813–819

[31] Kastrup A, Gröschel K, Nägele T, et al. Effects of age and symptom status on silent ischemic lesions after carotid stenting with and without the use of distal filter devices. AJNR Am J Neuroradiol 2008;29:608–612

[32] MacDonald KR, Feinberg J. Enhanced four-wave mixing by use of frequency-shifted optical waves in photorefractive BaTiO3. Phys Rev Lett 1985;55:821–824

[33] Myla S, Bacharach JM, Ansel GM, Dippel EJ, McCormick DJ, Popma JJ. Carotid artery stenting in high surgical risk patients using the FiberNet embolic protection system: the EPIC trial results. Catheter Cardiovasc Interv 2010;75:817–822

[34] Clair DG, Hopkins LN, Mehta M, et al. EMPiRE Clinical Study Investigators. Neuroprotection during carotid artery stenting using the GORE flow reversal system: 30-day outcomes in the EMPiRE Clinical Study. Catheter Cardiovasc Interv 2011;77:420–429

[35] Ansel GM, Hopkins LN, Jaff MR, et al. Investigators for the ARMOUR Pivotal Trial. Safety and effectiveness of the INVATEC MO.MA proximal cerebral protection device during carotid artery stenting: results from the ARMOUR pivotal trial. Catheter Cardiovasc Interv 2010;76:1–8

[36] Orion D, Siddiqui AH, Levy EI, Hopkins LN. When and how to use proximal occlusion devices during carotid artery angioplasty and stenting. Vascular Disease Management 2012;9:E5–E12

[37] Schneider PA, Ansel G. How do I select cerebral protection devices today? J Cardiovasc Surg (Torino) 2010;51:873–883

[38] Müller-Hülsbeck S, Preuss H, Elhöft H. CAS: which stent for which lesion. J Cardiovasc Surg (Torino) 2009;50:767–772

[39] Bosiers M, Deloose K, Verbist J, Peeters P. Carotid artery stenting: which stent for which lesion? Vascular 2005;13:205–210

[40] Hopkins LN, Myla S, Grube E, et al. Carotid artery revascularization in high surgical risk patients with the NexStent and the Filterwire EX/EZ: 1-year results in the CABERNET trial. Catheter Cardiovasc Interv 2008;71:950–960

[41] Hart JP, Bosiers M, Deloose K, Uflacker R, Schönholz CJ. Impact of stent design on the outcome of intervention for carotid bifurcation stenosis. J Cardiovasc Surg (Torino) 2010;51:799–806

[42] Ricotta JJ, Aburahma A, Ascher E, Eskandari M, Faries P, Lal BK. Society for Vascular Surgery. Updated Society for Vascular Surgery guidelines for management of extracranial carotid disease. J Vasc Surg 2011;54:e1–e31

[43] Durran AC, Watts C. Current trends in heparin use during arterial vascular interventional radiology. Cardiovasc Intervent Radiol 2012;35:1308–1314

[44] Levine GN, Bates ER, Blankenship JC, et al. ACCF; AHA; SCAI. 2011 ACCF/AHA/SCAI Guideline for Percutaneous Coronary Intervention: executive summary: a report of the American College of Cardiology Foundation/American Heart Association Task Force on Practice Guidelines and the Society for Cardiovascular Angiography and Interventions. Catheter Cardiovasc Interv 2012;79:453–495

[45] Mlekusch W, Schillinger M, Sabeti S, et al. Hypotension and bradycardia after elective carotid stenting: frequency and risk factors. J Endovasc Ther 2003;10:851–859, discussion 860–861

[46] Chung C, Cayne NS, Adelman MA, et al. Improved hemodynamic outcomes with glycopyrrolate over atropine in carotid angioplasty and stenting. Perspect Vasc Surg Endovasc Ther 2010;22:164–170

[47] Sorimachi T, Nishino K, Shimbo J, Morita K, Ito Y, Fujii Y. Routine use of debris aspiration before retrieval of distal filter protection devices in carotid arterial stenting: analysis of captured debris and evaluation of clinical results. Neurosurgery 2010;67:1260–1267, discussion 1267

[48] Dumont TM, Kan P, Snyder KV, Hopkins LN, Siddiqui AH, Levy EI. Adjunctive use of eptifibatide for complication management during elective neuroendovascular procedures. J Neurointerv Surg 2013;5:226–230

[49] Siddiqui AH, Natarajan SK, Hopkins LN, Levy EI. Carotid artery stenting for primary and secondary stroke prevention. World Neurosurg 2011;76(6, Suppl):S40–S59

第22章

椎基底动脉闭塞性疾病的管理

Matthew R. Reynolds, Gyanendra Kumar, Jin-Moo Lee, and Gregory J. Zipfel

椎基底动脉（VB）缺血占缺血性卒中疾病的20%[1]。后循环阻塞情况在很大程度上决定了疾病的临床表现，主要包括：①小血管疾病（如玻璃样变）；②动脉粥样硬化、血栓或栓子引发的基底动脉（BA）疾病；③动脉粥样硬化狭窄、栓塞、原位血栓形成或动脉夹层引起的大血管狭窄闭塞性疾病如椎－基底动脉闭塞性疾病（VBOD）。多种临床疾病都可归入椎基底动脉缺血分类中[2]。本章主要关注和讨论 VBOD 及大血管闭塞性疾病，包括：①基底动脉闭塞（BAO），其结局通常是灾难性的；②椎基底动脉夹层，可表现为短暂性脑缺血发作（TIA）或基底动脉闭塞；③椎基底动脉狭窄或弥漫性动脉粥样硬化性疾病，可表现为反复 TIA、复发椎基底动脉缺血性卒中发作或基底动脉闭塞。

病因学

相比于前循环卒中性疾病，大动脉闭塞性疾病在后循环缺血性卒中的发病原因中占据更大比重，而动脉间栓塞和动脉穿透性病变在两者的病因中所占比例相似[3]。如表 22.1[3–7] 所示，综合多项对于椎基底动脉缺血性疾病病因学的研究可见，大动脉疾病（狭窄或粥样硬化疾病）是椎基底动脉缺血最常见的病因（30%），其次是心源性脑栓塞（22%）和动脉玻璃样变（16%）。其他病因（如偏头痛和动脉夹层）是比较罕见的。

在新英格兰医学中心注册的针对椎基底动脉缺血病因的研究中，超过 50% 的病因为阻塞性病变，其中 9% 的患者病灶位于双侧颅内椎动脉（VA），7% 在双侧颅外椎动脉、27% 位于基底动脉[3]。在病灶位于双侧颅内椎动脉的病例中，76% 的病例伴有高血压，52% 伴有胆固醇升高，36% 伴有糖尿病史，36% 伴有吸烟史。而基底动脉闭塞性疾病病例中，2/3 伴有高血压史，1/3 伴有糖尿病、高胆固醇、冠状动脉疾病或吸烟史。基底动脉国际合作研究（BASICS）[1] 是一项前瞻性的国际研究，旨在更好地了解椎基底动脉缺血治疗后的疗效和治疗反应的差异。该研究表明，62% 的患者伴有高血压史，22% 伴有糖尿病史，28% 伴有血脂异常，21% 伴有心房颤动，18% 伴有冠状动脉疾病。在 592 例患者椎基底动脉卒中病因中，36% 是栓塞，35% 是动脉粥样硬化，5% 是动脉夹层。

椎基底动脉闭塞性疾病的自然史

很少有研究评估椎基底动脉阻塞性疾病中缺血性脑卒中发生的危险因素[5–15]。我们对现有的研究进行了荟萃分析（图 22.1）[3–7]。当椎基底动脉狭窄程度超过 50%，则卒中复发的平均加权概率约为 23%（图 22.1a）[8–14]。椎基底动脉严重狭窄或闭塞，其死亡的平均加权概率为 44%（图 22.1b）[4, 10, 14, 15]。纳入荟萃分析的 4 项研究平均随访时间为 3 个月到 6 年。由于在研究设计、不同药物治疗方案、随访时间和时间偏差（研究包括 1986—2009 年）等方面的差异，故该项荟萃分析异质性较显著。

急性基底动脉闭塞

急性基底动脉闭塞是一种临床上具有高致残率和死亡率的疾病。对 11 项常规药物用于治疗 BAO（抗血小板和 / 或抗凝治疗）的研究进行的一项随机效应荟萃分析显示，其死亡率为 51%（图 22.2a）[1, 16–25]。其统计学异质性与前文交代情况相似。值得注意的是，统计学森林图表明，其死亡率随着时间的推移而逐渐改善，这表明了治疗方法的进步（图 22.2b）[1, 16–25]。类似的研究结果在另一项分析中也有体现，其死亡率为 77%（图 22.3）[1, 16–25]。在这些研究中，我们无法比较抗血小板和抗凝治疗的效果。

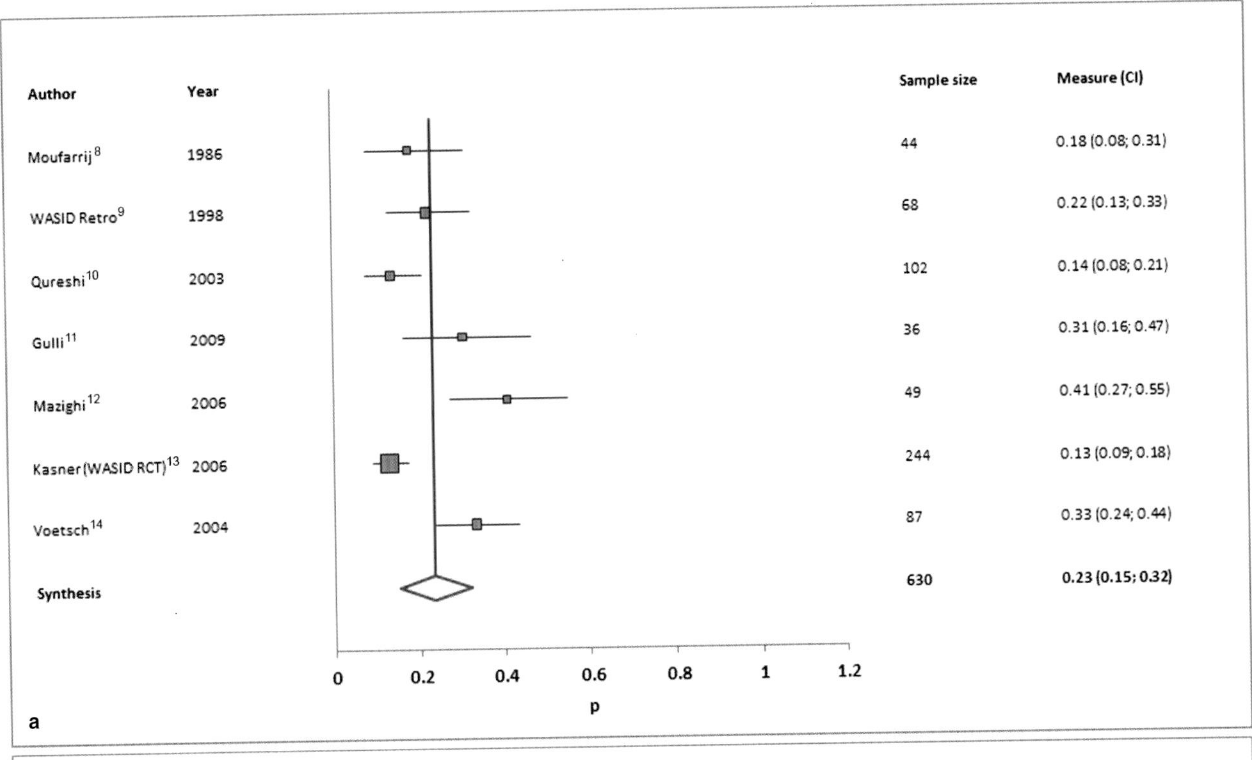

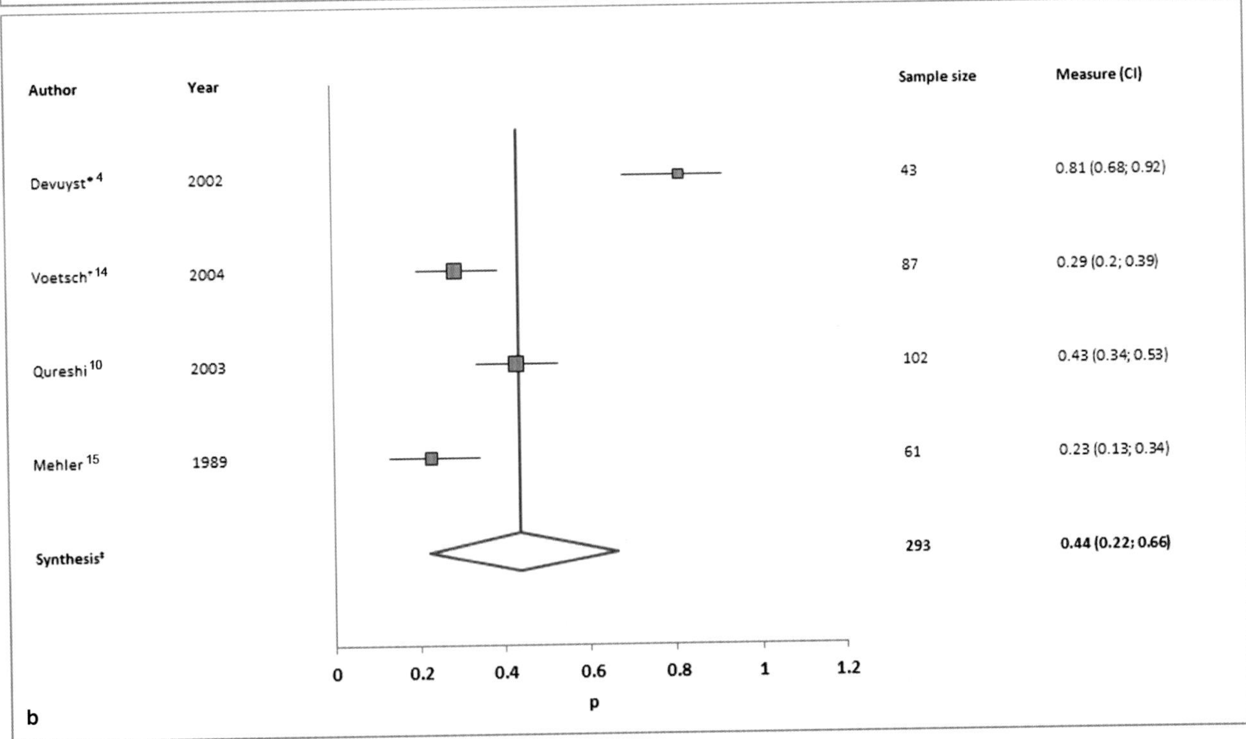

图 22.1　a. 椎 - 基底动脉闭塞性疾病脑卒中加权平均复发率（图为 Devuyst 和 Voetsch 注册的研究结果，除椎 - 基底动脉狭窄患者外还包括椎 - 基底动脉闭塞患者；其他研究只包括椎 - 基底动脉狭窄患者）；b. 椎 - 基底动脉闭塞性疾病脑卒中加权平均死亡率（Devuyst 和 Voetsch 注册的研究结果，除椎 - 基底动脉狭窄患者外还包括椎 - 基底动脉闭塞患者；其他研究只包括椎 - 基底动脉狭窄患者）。*，Lausane 卒中研究；†，NEPCSR；‡，加权平均概率。

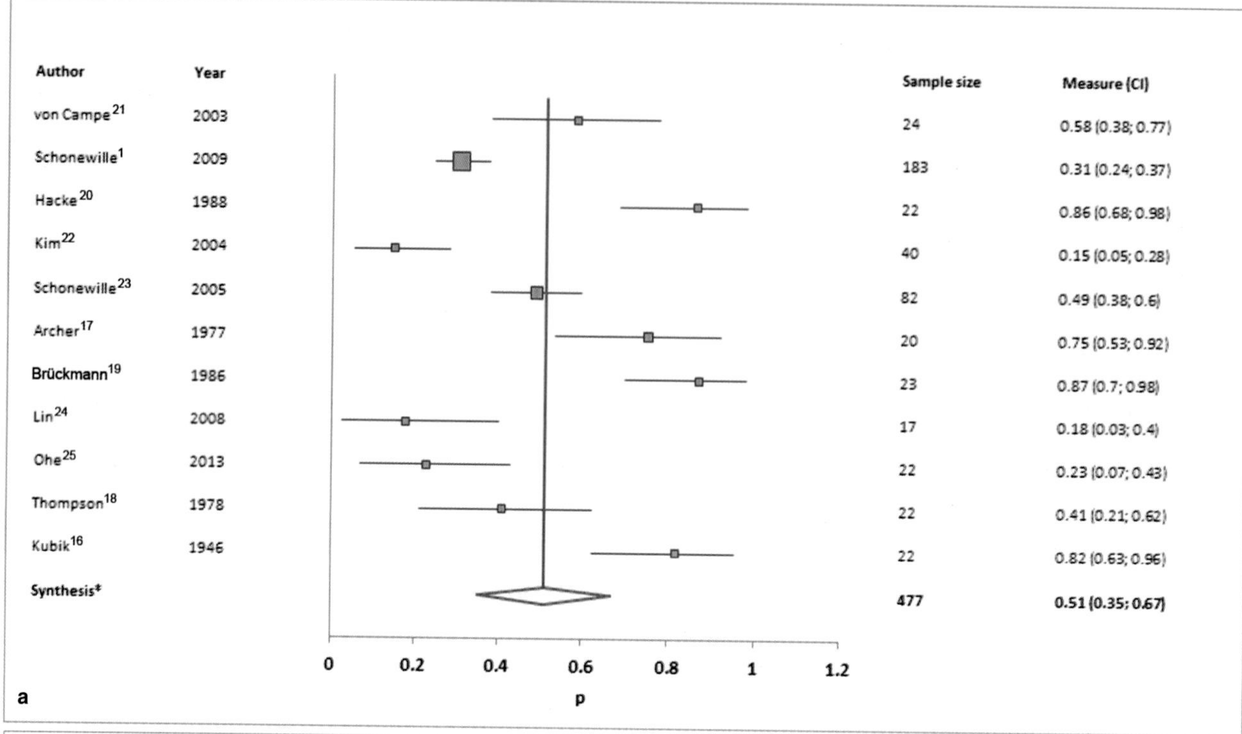

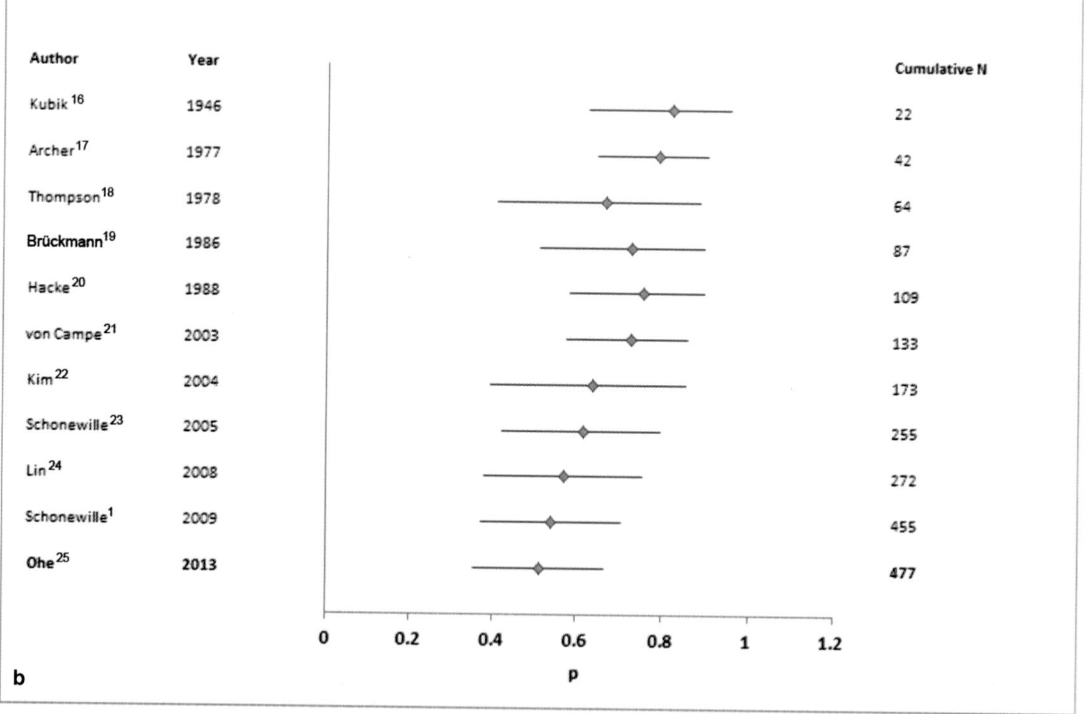

图 22.2 a. 常规疗法（抗血小板和 / 或抗凝）治疗基底动脉闭塞（BAO）的平均加权死亡率；b. 用常规疗法治疗的死亡率累积森林图。该结果说明了研究年份的影响。随着医疗保健和技术的提高，死亡率降低。‡，加权平均概率。

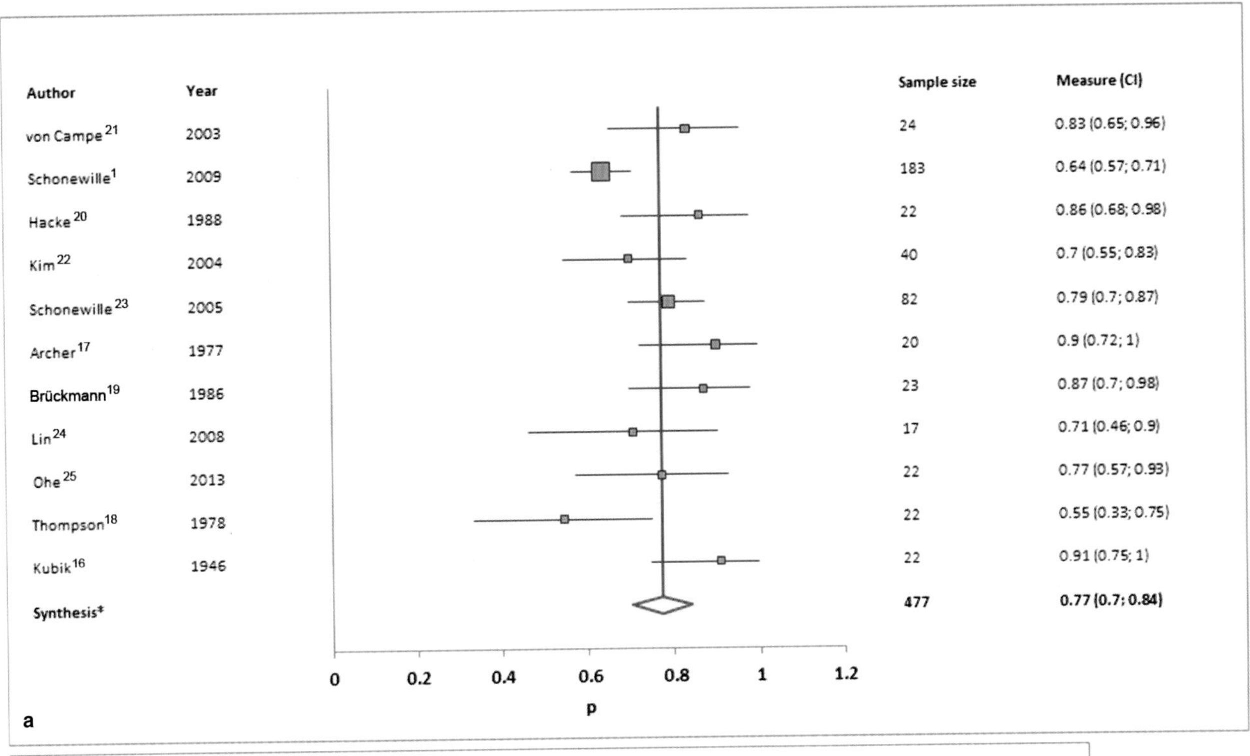

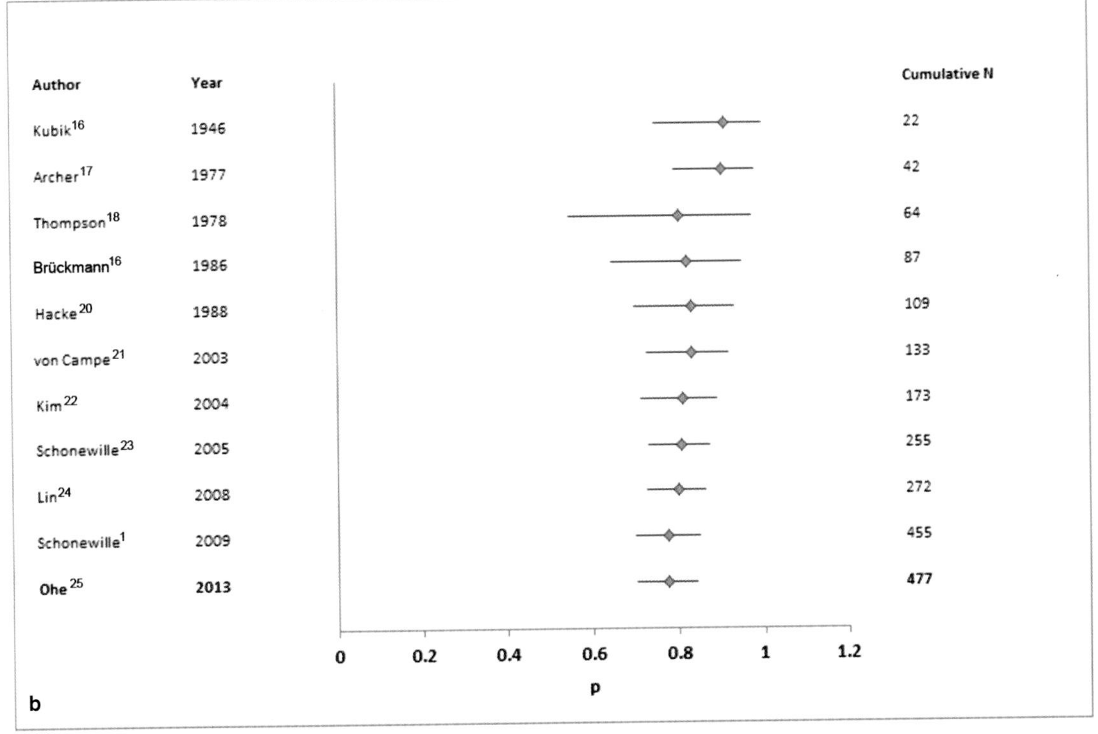

图 22.3　a. 常规疗法（抗血小板和 / 或抗凝）治疗基底动脉闭塞（BAO）的平均加权死亡率；b. 用常规疗法治疗的死亡率累积森林图。死亡率下降作为时间的函数。‡，加权平均概率。

动脉夹层

严重的椎基底动脉闭塞很少由动脉夹层引起（BASICS 研究中仅占病因的 5%）。然而，它也是急性基底动脉闭塞的一个重要病因。一项针对颈动脉夹层与缺血性卒中患者（CADISP）的大规模观察性研究[26]发现，相比于颈内动脉夹层（ICAD）患者，椎动脉夹层（VAD）患者常具有以下特征：更年轻、女性患者比例更高、往往有近期感染、多有近期颈部外伤史，而头痛、脑缺血等表现则相对较少。在美国国立卫生研究院卒中量表（NIHSS）评分结果是 VAD 患者评分较 ICAD 患者更低（比值比 3.99；95% 可信区间 2.32~6.88）且 VAD 患者表现出更好的 3 个月后恢复的可能。然而，在调整了基线的 NIHSS 评分结果则体现出差异显著：双侧颈内动脉夹层及严重的缺血意味着更差的预后[27]。

诊断与神经影像

颅脑成像是任何急性缺血性卒中治疗前所必需的[28]。在大多数情况下，头部计算机断层扫描（CT）可以为急诊处理急性卒中提供重要的信息。例如，CT 上显示基底动脉高密度影可以为基底动脉血栓形成提供重要的诊断依据，可能预示着更差的卒中后短期和长期预后[29]。与 CT 相比，磁共振成像（MRI）可以更好地显示颅后窝颅内影像，并可以提高脑组织的显像灵敏度。然而，对于与时间赛跑的急性缺血性卒中，由于其检查时间长、对于金属内植物不兼容等原因，MRI 在急性缺血性卒中的应用有限。扩散加权成像（DWI）具有较高的敏感性和对于缺血性卒中病灶检测的特异性，可以为临床治疗提供重要的参考信息[28]。灌注加权成像（PWI）通过评估脑血流容量和平均通过时间的综合分析，对于缺血病灶的风险性提供了一种评估方式。DWI 和 PWI 之间的不匹配可能表明缺血性卒中有进展为梗死的风险。梯度回波序列（GRE）对于检测急性出血具有高灵敏度。因此，短时间内的多通道磁共振成像可能取代 CT 成为对急性卒中进行诊断并为治疗提出进一步建议的首要选择。

表 22.1　多项关于后循环卒中病因研究汇总

研究	作者 / 年	病例数	心源性卒中	大血管狭窄 ± 动脉粥样硬化血栓	腔隙性脑梗
NEMCR[3]	Caplan/2004	407	24	46	14
LSR[4]	Devuyst/2002	233	16	39	16
BSR[5]	Moulin/2000	251	30	34	7
ASR[6]	Vemmos/2000	259	23	16	23
TOAST[7]	Libman/2001	180	17	14	24
平均加权概率			22%	30%	16%

注：ASR，雅典卒中研究；BSR，贝桑松卒中研究；LSR，洛桑卒中研究；NEMCR，新英格兰医学中心卒中研究；TOAST，ORG 急性卒中研究。

对比增强磁共振血管造影（MRA）是检测椎动脉狭窄灵敏度和对比度最高的无创检测技术[30]。CT 血管造影（CTA）也具有良好的灵敏度和对比度[31]。相比之下，超声检测灵敏度较低，可能漏诊大部分的椎 – 基底动脉闭塞性疾病[30]。MRA 对于识别基底动脉病灶灵敏度高于识别颅内、颅外椎动脉病灶[31]。美国卒中协会指南推荐无创成像 CTA 或 MRA（而不是超声）作为评估具有椎基底动脉循环卒中症状的患者病情的初始检查[32]。

临床治疗

静脉组织型纤溶酶原激活剂

国家神经疾病和卒中研究所（NINDS）发布试验，发病 3 小时内使用静脉（IV）组织型纤溶酶原激活剂（t–PA）作为急性缺血性脑卒中治疗的主要措施[33]。欧洲急性卒中合作研究Ⅲ（ECASS Ⅲ）[34]试验的研究结果，将该药的用药窗口时间延伸到 4.5 小时[35]。

然而，因为某些原因，Ⅳ型 t–PA 在椎基底动脉缺血性卒中使用的安全性和有效性仍然相对不确定。首先，在 NINDS 研究的患者中，只有 5% 的患者罹患椎基底动脉缺血性卒中（尽管据统计卒中的病灶中 20% 定位于椎基底动脉）[1]。其次，没有关于Ⅳ型 t–PA 的疗效和安全性的随机对照试验研究。再次，ECASS Ⅰ[36] 和 ECASS Ⅱ[37] 研究只包括半球卒中患者，而 ECASS Ⅲ [32] 和阿替普酶溶栓治疗急性缺血性脑卒中的非干预性治疗（亚特兰蒂斯）[38, 39] 试验没有椎基底动脉缺血性卒中患者的数量报告。至少有一项研究表明，前、后循环缺血性卒中的预后和死亡率是相似的 [40]。

纳入 5 项研究的荟萃分析发现，急性 BAO 患者使用Ⅳ型 t–PA 血管再通率为 57%[1, 41–44]（图 22.4a）。在静脉使用 t–PA 治疗急性 BAO 的患者，死亡平均加权概率为 40%（图 22.4b），其中预后最差的一项研究其死亡率为 63%（图 22.4c）。脑出血（ICH）平均加权概率为 13%（图 22.4d），相比之下Ⅳ 型 t–PA 用于椎基底动脉卒中治疗后脑出血概率会降低很多 [40]。这可能是由于椎基底动脉卒中患者常合并腔梗等其他小型栓塞。这些结果说明，不论是何种病理类型，t–PA 治疗在急性卒中的治疗中是必须的。

抗血小板药物

脑卒中及 TIA 二级预防中，阿司匹林（50~325 mg/d）、阿司匹林加缓释双嘧达莫（分别每次 25 mg 和 200 mg，每天 2 次）或氯吡格雷（每天 75 mg）是一个可以接受的选择 [45]。抗血小板治疗应该开始于卒中发作后 48 小时内 [28]。抗血小板治疗方案应根据患者风险因素、成本、患者耐受性等临床特征，按照监管机构指南要求进行个体化治疗 [32]。没有证据证明阿司匹林和氯吡格雷双重抗血小板治疗更为有效，且由于其更高的出血风险 [46] 而不被推荐。

抗凝药

急性缺血性卒中发作期使用抗凝药并没有作用 [28]。并且在发病 24 小时内的 Ⅳ型 t–PA 治疗期间抗凝治疗也不应该被起用 [28]。为预防下肢深静脉血栓形成，可以在静脉使用Ⅳ型 t–PA 24 小时后使用预防剂量的抗凝药。

椎动脉狭窄、短暂性脑缺血发作或卒中患者最佳的药物治疗，包括抗血小板治疗、他汀类药物治疗和风险因素的评估 [45]。最近的一项大型随机对照试验表明，对于症状性颅内动脉粥样硬化性闭塞性疾病，积极的药物治疗的效果超过了血管成形术及支架术 [47]。总体来说，有症状的椎基底动脉阻塞性疾病患者应接受抗血小板治疗（阿司匹林 75~325 mg/d）以预防心肌梗死（ML）和缺血症状 [32]。对于房颤患者，长期口服抗凝药与维生素 K 拮抗剂（如 Coumadin）可以有助于卒中预防 [45]。对于高风险因素（TIA 或脑卒中 3 个月内、$CHADS_2$ 评分为 5 分或 6 分以及伴发机械性或风湿性心脏瓣膜病）的卒中患者，如果需要临时中断口服抗凝药，则应该临时改用皮下注射低分子量肝素治疗（LMWH）[45]。

值得一提的是，并没有临床证据证明，对于颈内动脉夹层和椎动脉夹层患者使用抗血小板治疗和抗凝治疗孰优孰劣 [48]。目前，没有随机对照实验表明两者的优劣性。一项结合 34 个非随机研究的荟萃分析（N= 762）表明，那些单独接受抗血小板或抗凝治疗的颈内动脉夹层和椎动脉夹层患者，其卒中和死亡风险并无明显差异 [49]。由于随机临床试验的缺乏，对于椎动脉夹层、缺血性卒中或 TIA 患者，单独使用抗凝（如肝素或低分子肝素、香豆素）或血小板抑制剂（阿司匹林、氯吡格雷或阿司匹林加缓释双嘧达莫）至少 3~6 个月是有疗效的 [48]。

降血脂药物

缺血性卒中或 TIA 患者伴有胆固醇升高、冠状动脉疾病或任何一种动脉粥样硬化，应根据国家胆固醇教育计划（NCEP Ⅲ）管理指南要求，改变生活方式、膳食习惯并及时用药 [45]。推荐他汀类药物用于充血性心脏疾病（CHD）或症状性动脉粥样硬化伴有低密度脂蛋白（LDL）＜ 100 mg/dL 的患者。建议在有多种危险因素的高危患者中使低密度脂蛋白＜ 70 mg/dL。基于卒中预防的积极降低胆固醇水平（SPARCL）试验的结果，他汀类药物推荐使用于缺血性卒中或 TIA 患者的二级预防。

血压管理

血压控制既被推荐用于预防卒中复发，也被推荐用于缺血性脑卒中或 TIA 超过 24 小时的患者预防其他血管事件发生 [45]。绝对的目标血压和血压降低的程度是不确定的，但应个体化调控。平均减少 10/5 mmHg 比较适宜，正常的血压水平已被定义为低于 120/80 mmHg。除了饮食和生活方式的调整，药物治疗也十分必要。能达到目标的正常血压的最佳药物治疗方案并不确定，但现有的数据表明，利尿剂或利尿剂联合血管紧张素转换酶抑制剂（ACEI）的组合是有效的。

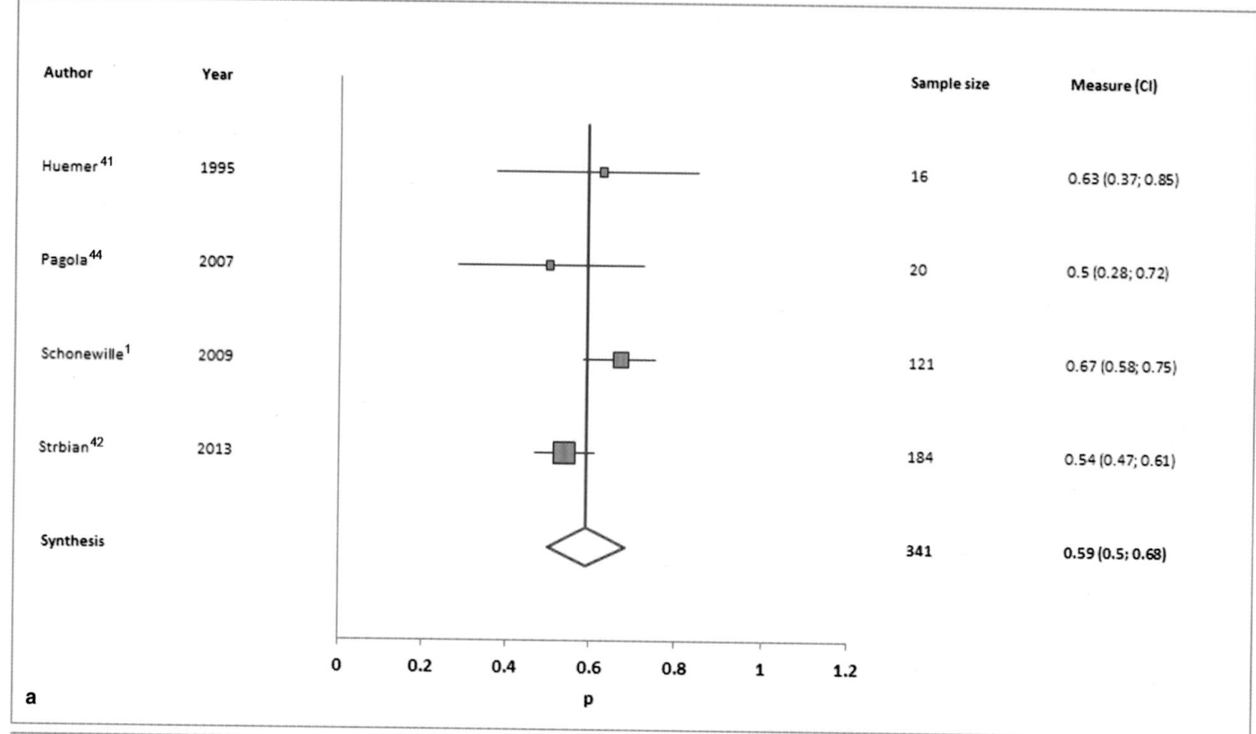

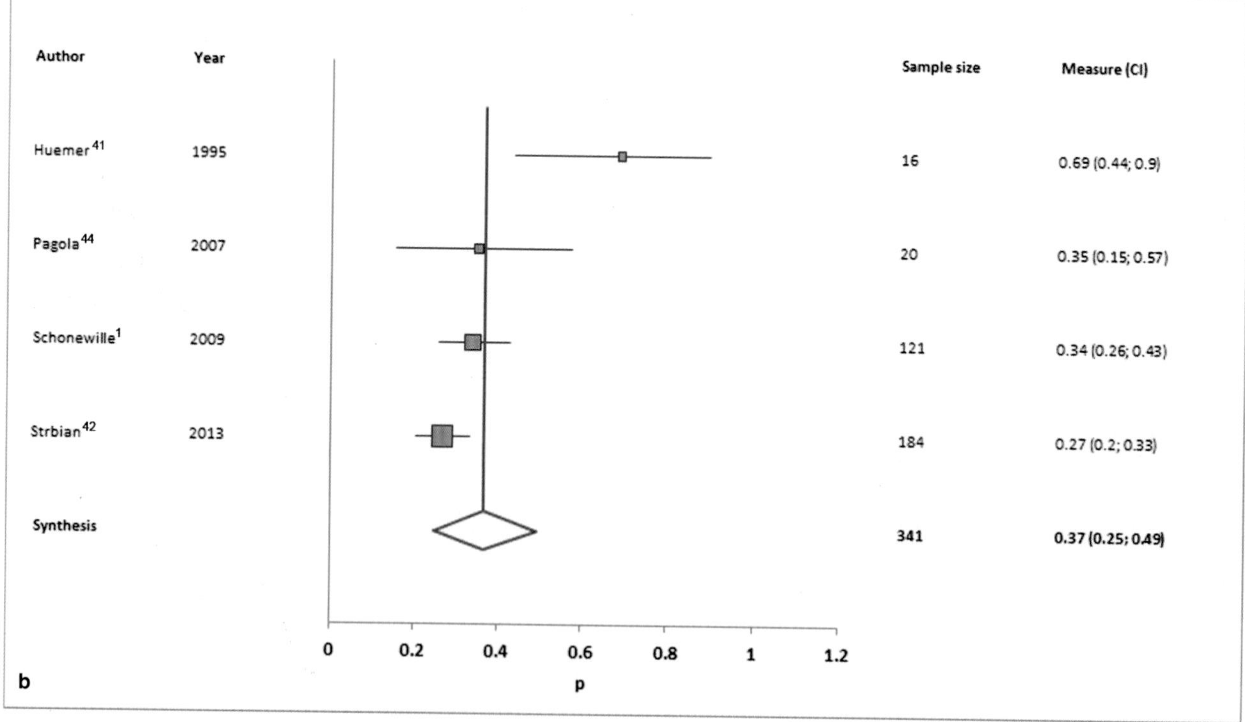

图 22.4 a. 静脉溶栓治疗基底动脉闭塞的平均加权再通率；b. 静脉溶栓治疗基底动脉闭塞的平均加权死亡率。

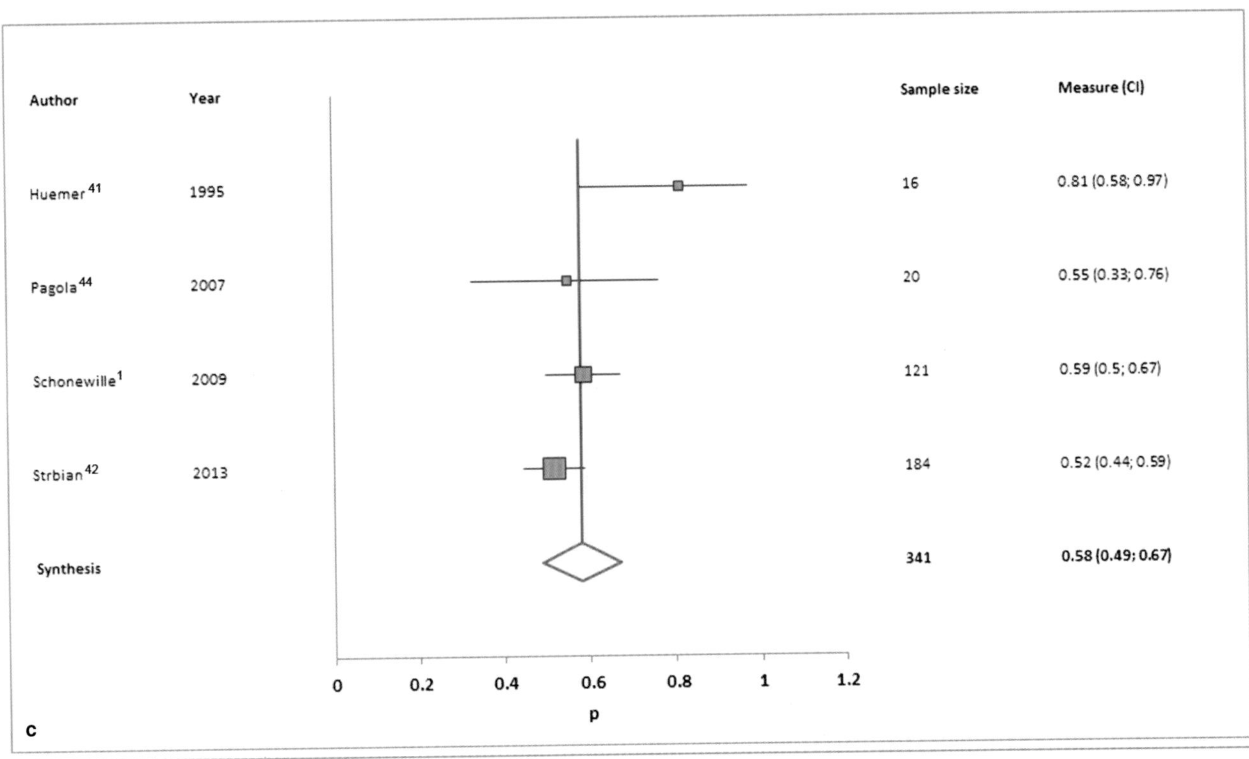

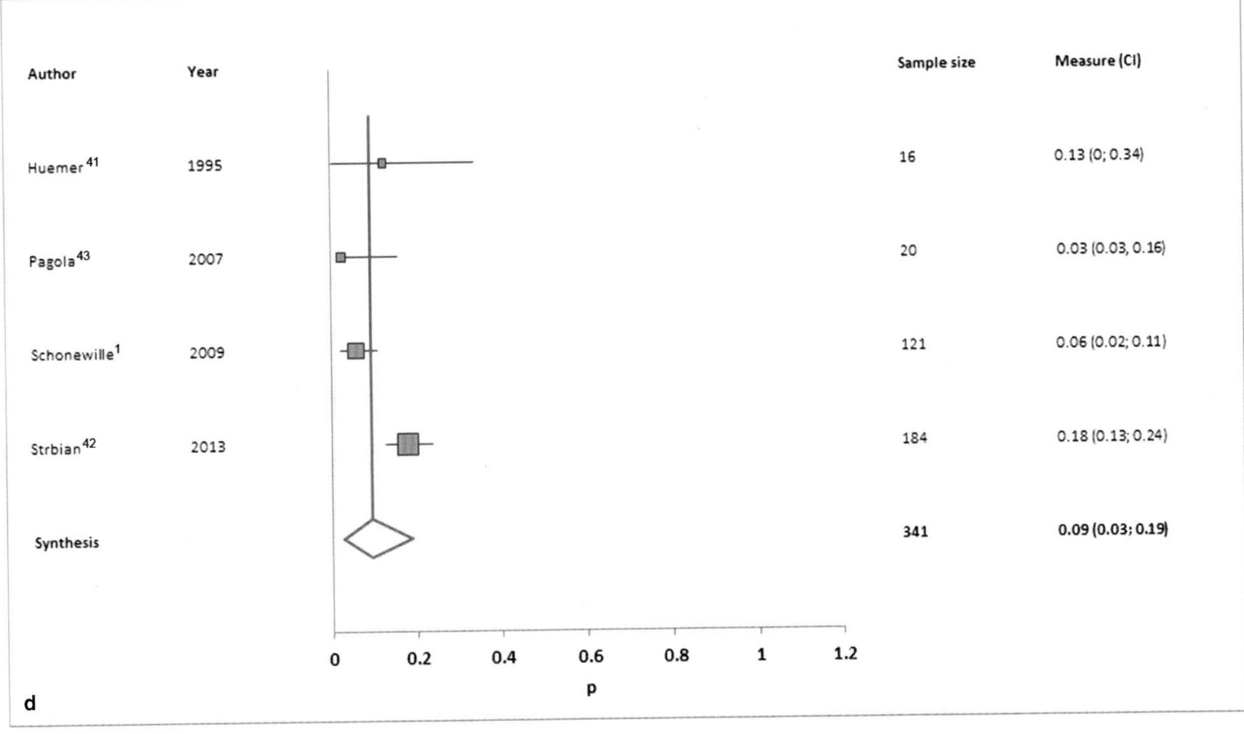

图 22.4　（续）c. 静脉溶栓治疗基底动脉闭塞的平均加权死亡率或依赖率；d. 基底动脉闭塞后静脉溶栓的脑出血平均加权概率。

饮食和生活方式的改变

除了限盐、减肥和食用水果、蔬菜和低脂乳制品之外，戒烟也是预防卒中的重要措施[45]。戒烟药物的使用、重要的医疗咨询和使用尼古丁替代品往往是有效的。缺血性卒中或TIA患者如有酗酒，应尽量控制饮酒量。轻至中度的酒精摄入（男性< 2杯/天、未孕妇女1杯/天）是合理的。每周3次、每次至少30分钟的中等强度（可以流汗或提高心率）的体育锻炼可减少卒中发作及复发的可能性。

手术治疗

血管腔内手术

除了药物治疗外，血管内手术治疗也可用来扩大缺血区脑血流量。对于手术治疗的技术细节，我们将在另一章中讨论。在本节中，我们主要回顾文献中关于血管内手术和药物治疗的比较。在某些研究中，如华法林和阿司匹林治疗症状性颅内疾病的临床试验（WASID）[50]结果表明，单纯药物治疗提高了颅内动脉狭窄患者的卒中复发率，这可能为此类患者的干预措施提供了选择。然而，大多数对于VBOD患者血管内手术治疗的文献样本量均较小。最近的一项支架与积极的药物治疗预防颅内动脉狭窄和卒中复发（SAMMPRIS）的临床试验[51]发现，对于症状性颅内动脉粥样硬化患者，积极的药物治疗效果优于血管成形术和支架置入术。虽然这项试验提供了对这些患者进行积极的药物治疗的证据，但对于此类患者的治疗措施选择仍存疑问。在许多临床机构中，血管内手术治疗虽然并不是VBOD患者的必需选择，却也是重要方向。血管内治疗方案包括血管成形术或支架置入术(无论是球囊扩张还是自扩张)。

血管成形术

Sundt等[52]最早在1980年报道了球囊辅助血管成形术治疗椎基底动脉狭窄的案例。从那时起，许多研究将血管成形术作为治疗椎基底动脉阻塞性疾病的独立治疗方式[52–56]。一组回顾性研究发现，血管成形术可以使80%的患者狭窄（狭窄< 50%）减少，其卒中和死亡率在4%~40 %[54, 56–63]。颅内血管成形术后预后研究的数据有限，但术后再狭窄的发生率是显著的（24%~40%）[59]。一项关于120例患者颅内血管成形术后预后的研究发现，其卒中概率为4.4%（其中3.2%位于现在部位）[64]。考虑到此类研究入组患者数量少，且是回顾性研究以及缺乏神经病学专家监管，因此难以给出术后卒中发病率的精确概率。

血管成形术和支架置入术

鉴于血管成形术后弹性斑块的回缩趋势，这种技术通常与支架置入术同时实行以防止血管狭窄。一项比较这两种技术的荟萃分析数据显示，血管成形术并行支架置入术1年后卒中和死亡率比单独使用血管成形术更低[65]。技术成熟度、并发症发生率以及再狭窄率两者相似[66]。虽然更多的数据表明，颅内支架置入术具有更高的安全性和有效性，但这些报道大多是单中心病例研究[67–69]。更多近期的研究表明，颅内动脉狭窄患者支架置入术后的卒中发病率可能比WASID研究中单独药物治疗的卒中率更低。

最近一项动脉粥样硬化椎动脉或颅内动脉支架置入术（SSYLVIA）[70]是一项研究球囊扩张金属裸支架用于治疗颅内动脉狭窄疗效和安全性的多中心Ⅰ期临床试验研究。本研究的目的是评价支架术治疗61例颅内动脉狭窄后交通动脉前部（PICA）狭窄，或椎动脉开口50%或更严重的狭窄患者的安全性和性能。95%入组患者成功置入支架。内支架置入术后30天，55例颅内或PICA狭窄患者植入支架后的患者中4例（7.3%）出现卒中（30天率7.2%）。在1年内卒中的概率是10.9%（55例中有6例患者发作）。值得一提的是，所有的卒中都发生在进行治疗的动脉。6个月狭窄复发（狭窄> 50%）概率为35%（51例患者中18例复发）。与再狭窄相关的因素有糖尿病、小血管直径和术后狭窄> 30%。

最常用的自膨胀支架是Wingspan支架（Boston Scientific，Marlborough，MA）。在一系列颅内动脉狭窄（50%~99%）患者抗血小板治疗过程中与复发缺血的患者的使用过程中证实了该设备的安全性和有效性[71]。45例患者中支架置入成功44例（98%），围手术期卒中/死亡率4.4%。同侧卒中/死亡1年发生率为9.3%（43例中出现4例）。重要的是，40例中仅有3例（7.5%）在6个月内狭窄复发，且都没有症状[71]。Wingspan支架在SAMMPRIS试验中被用来研究对于症状性颅内动脉狭窄患者，血管成形术+支架置入术是否优于积极的药物治疗（疗程的前90天每天325 mg阿司匹林和氯吡格雷75 mg，同时使用积极的降脂和降血压药物）。由于支架置入组的30天发病率和死亡率大于预期，以及药物治疗组卒中率低于预期，本试验在2011年即停止。总体而言，支架置入组患者术后 30 天的卒中或死亡率为 14%，而药物治疗组为 5.8%。治疗 30 天后复发性卒中风险无差异。研究者得出结论，积极的药物治疗是优于血管成形术和支架置入术的处理方式。

椎动脉和颈动脉血管成形术研究（CAVATAS）是一项比较有症状的 ICA 和 VA 狭窄患者经血管内治疗后与单独积极药物治疗的预后差异的随机临床试验。接受血管成形术治疗的椎动脉狭窄患者治疗成功率为 100%，无围手术期卒中或死亡事件发生[72]。尽管本研究的患者样本量小，但却是唯一的椎动脉狭窄血管内治疗和药物治疗比较的随机临床试验。

目前正在进行一项多中心、随机临床试验——椎动脉支架试验（VAST），目的是比较积极的药物治疗合并或不合并支架植入术对于新发症状性动脉狭窄（> 50%）患者的疗效。主要结局的评估指标是有无围手术期卒中、死亡或非致死性心肌梗死。我们热切地期待着这一重要的试验结果，以判定此类患者椎动脉支架的安全性和疗效[73]。

脑血管搭桥

对于后循环缺血病变患者，狭窄或病变段的外科血运重建是一个治疗的选择。虽然血管旁路技术主要运用在颈动脉循环血运重建，但随着技术上的成熟，后循环搭桥也已报道。为提高血流量，基底动脉尖部旁路选择包括使用颞动脉（STA）作为供体动脉以及小脑上动脉（SCA）或小脑后下动脉（PCA）为受体血管[74]。基底动脉近侧狭窄患者可能需要枕动脉 – 小脑后下动脉搭桥或小脑后下动脉侧侧吻合。椎基底动脉阻塞性疾病患者的手术管理会在其他章节提到[75]。在本章中，我们主要探讨文献中对于搭桥治疗与药物治疗的比较。

多个小型回顾性分析研究阐述了颅内 – 外（EC–IC）直接旁路对于症状性颅内动脉狭窄患者治疗的安全性和有效性。然而，研究中大多数病例的疾病进程不同，仅少数患者为有症状、难治性颅内动脉粥样硬化。韦恩斯坦等[76]首先报道了有症状的缺血性脑动脉粥样硬化患者 EC–IC 旁路手术的结果。该研究入组 105 例患者，其移植血管通畅率为 97%，围手术期并发症的发生率和死亡率分别为 2.8% 和 1%。每年的术后卒中发生率为 1.5%，这已经远低于药物治疗后患者卒中发病率。

EC–IC 搭桥试验[77]是最深刻影响颅内外搭桥手术指征的研究。该研究为前瞻性随机对照研究，研究目的为确认缺血性颅内动脉粥样硬化闭塞性疾病患者颅内外搭桥加药物治疗效果是否优于单纯药物治疗。符合条件的患者为单次或多次 TIA 或轻微卒中 3 个月内，或有证据表明颈动脉闭塞或重度狭窄的患者。研究结果显示，该研究中 96% 搭桥通畅，围手术期的短暂性脑缺血症状发病率为 12.2%，围手术期严重卒中发生率为 4.5%，围手术期死亡率为 1.1%。随机接受 EC–IC 搭桥手术的患者的轻微和主要围手术期卒中率高于仅接受药物治疗的患者。这些强烈的负面结果导致颅内外搭桥手术的普遍减少。

EC–IC 搭桥试验主要缺点是缺乏脑血流动力学评估。颈动脉闭塞手术研究（COSS）[78]则可以回答这个问题。这是一项前瞻性随机治疗试验，其目的是探究除了药物治疗外，EC–IC 搭桥手术是否可改善 ICA 闭塞缺血患者的同侧缺血复发概率，其检测方式包括氧摄取率测定（OEF）和正电子发射断层扫描（PET）。这项研究的结果表明，手术与非手术组 2 年同侧卒中复发率相似（分别为 21% 和 22.7%）。另外，手术组与非手术组相比 30 天内同侧缺血性卒中事件发生率明显升高（分别为 14.4% 和 2%）。另有一项研究也证实[79]搭桥手术组具有以下优势：①旁路移植通畅率高(最终随访通畅率为 96%)；②可以改善脑血流动力学；③与非手术组比较表现出较低的 2 年后同侧卒中复发率（分别为 9% 和 22.7%）。

血运重建的另一种手术方法是间接旁路，目的是促进病变区血运增加。Komotar 等[80]报道了脑 – 硬脑膜 – 动脉血管融合术或钻孔处理症状性颅内动脉闭塞患者［通过单光子发射计算机断层显像（SPECT）检测］，围手术期并发症的发病率和死亡率分别为 27% 和 0%。通过 SPECT 后期随访发现，只有 2 例患者出现了灌注量改善，同时有 5 例患者缺血性脑梗死复发。通过手术结果与荟萃分析发现，对于有症状的颈动脉闭塞和脑缺血的患者，间接旁路并没有使其缺血性脑卒中发病率有所改善。

结论

有症状的 VBOD 在美国已经越来越成为财政、情感和社会健康的负担，它既是缺血性脑卒中的主要原因，也是缺血性病变复发的重要原因。现代微创影像技术有助于 VBOD 的精确诊断和有效治疗。目前，有大量的证据表明，抗血小板治疗优于预防性抗凝治疗。SAMMPRIS 试验表明血管成形术和支架置入术效果不如积极的药物治疗。此外，至今的临床试验并不支持直接和间接的外科搭桥手术用于 VBOD 患者的治疗。我们仍然持谨慎乐观的态度，随着新的影像技术和外科技术的发展，受益于这些干预措施的患者亚群可能会被确认。然而，这些干预措施必须要经过随机临床试验验证。

参·考·文·献

[1] Schonewille WJ, Wijman CA, Michel P, et al. BASICS study group. Treatment and outcomes of acute basilar artery occlusion in the Basilar Artery International Cooperation Study (BASICS): a prospective registry study. Lancet Neurol 2009;8:724–730

[2] Caplan LR, Rosenbaum AE. Role of cerebral angiography in vertebrobasilar occlusive disease. J Neurol Neurosurg Psychiatry 1975;38:601–612

[3] Caplan LR, Wityk RJ, Glass TA, et al. New England Medical Center Posterior Circulation registry. Ann Neurol 2004;56:389–398

[4] Devuyst G, Bogousslavsky J, Meuli R, Moncayo J, de Freitas G, van Melle G. Stroke or transient ischemic attacks with basilar artery stenosis or occlusion: clinical patterns and outcome. Arch Neurol 2002;59:567–573

[5] Moulin T, Tatu L, Vuillier F, Berger E, Chavot D, Rumbach L. Role of a stroke data bank in evaluating cerebral infarction subtypes: patterns and outcome of 1,776 consecutive patients from the Besançon stroke registry. Cerebrovasc Dis 2000;10:261–271

[6] Vemmos KN, Takis CE, Georgilis K, et al. The Athens stroke registry: results of a five-year hospital-based study. Cerebrovasc Dis 2000;10:133–141

[7] Libman RB, Kwiatkowski TG, Hansen MD, Clarke WR, Woolson RF, Adams HP. Differences between anterior and posterior circulation stroke in TOAST. Cerebrovasc Dis 2001;11:311–316

[8] Moufarrij NA, Little JR, Furlan AJ, Leatherman JR, Williams GW. Basilar and distal vertebral artery stenosis: long-term follow-up. Stroke 1986;17:938–942

[9] The Warfarin-Aspirin Symptomatic Intracranial Disease (WASID) Study Group. Prognosis of patients with symptomatic vertebral or basilar artery stenosis. Stroke 1998;29:1389–1392

[10] Qureshi AI, Ziai WC, Yahia AM, et al. Stroke-free survival and its determinants in patients with symptomatic vertebrobasilar stenosis: a multicenter study. Neurosurgery 2003;52:1033–1039, discussion 1039–1040

[11] Gulli G, Khan S, Markus HS. Vertebrobasilar stenosis predicts high early recurrent stroke risk in posterior circulation stroke and TIA. Stroke 2009;40:2732–2737

[12] Mazighi M, Tanasescu R, Ducrocq X, et al. Prospective study of symptomatic atherothrombotic intracranial stenoses: the GESICA study. Neurology 2006;66:1187–1191

[13] Kasner SE, Chimowitz MI, Lynn MJ, et al. Warfarin Aspirin Symptomatic Intracranial Disease Trial Investigators. Predictors of ischemic stroke in the territory of a symptomatic intracranial arterial stenosis. Circulation 2006;113:555–563

[14] Voetsch B, DeWitt LD, Pessin MS, Caplan LR. Basilar artery occlusive disease in the New England Medical Center Posterior Circulation Registry. Arch Neurol 2004;61:496–504

[15] Mehler MF. The rostral basilar artery syndrome: diagnosis, etiology, prognosis. Neurology 1989;39:9–16

[16] Kubik CS, Adams RD. Occlusion of the basilar artery; a clinical and pathological study. Brain 1946;69:73–121

[17] Archer CR, Horenstein S. Basilar artery occlusion: clinical and radiological correlation. Stroke 1977;8:383–390

[18] Thompson JR, Simmons CR, Hasso AN, Hinshaw DB Jr. Occlusion of the intradural vertebrobasilar artery. Neuroradiology 1978;14:219–229

[19] Brückmann H, Ferbert A, del Zoppo GJ, Hacke W, Zeumer H. Acute vertebral-basilar thrombosis. Angiologic-clinical comparison and therapeutic implications. Acta Radiol Suppl 1986;369:38–42

[20] Hacke W, Zeumer H, Ferbert A, Brückmann H, del Zoppo GJ. Intra-arterial thrombolytic therapy improves outcome in patients with acute vertebrobasilar occlusive disease. Stroke 1988;19:1216–1222

[21] von Campe G, Regli F, Bogousslavsky J. Heralding manifestations of basilar artery occlusion with lethal or severe stroke. J Neurol Neurosurg Psychiatry 2003;74:1621–1626

[22] Kim HY, Chung CS, Moon SY, Lee KH, Han SH. Complete nonvisualization of basilar artery on MR angiography in patients with vertebrobasilar ischemic stroke: favorable outcome factors. Cerebrovasc Dis 2004;18:269–276

[23] Schonewille WJ, Algra A, Serena J, Molina CA, Kappelle LJ. Outcome in patients with basilar artery occlusion treated conventionally. J Neurol Neurosurg Psychiatry 2005;76:1238–1241

[24] Lin L, Huang Y, Zhang W. Acute basilar artery occlusion: topographic study of infarcts. Neurol Res 2008;30:341–343

[25] Ohe Y, Dembo T, Horiuchi Y, et al. Clinical review of 28 patients with basilar artery occlusion. J Stroke Cerebrovasc Dis 2013;22(4):358–363

[26] Debette S, Grond-Ginsbach C, Bodenant M, et al. Cervical Artery Dissection Ischemic Stroke Patients (CADISP) Group. Differential features of carotid and vertebral artery dissections: the CADISP study. Neurology 2011;77:1174–1181

[27] de Bray JM, Penisson-Besnier I, Dubas F, Emile J. Extracranial and intracranial vertebrobasilar dissections: diagnosis and prognosis. J Neurol Neurosurg Psychiatry 1997;63:46–51

[28] Adams HP Jr, del Zoppo G, Alberts MJ, et al. American Heart Association; American Stroke Association Stroke Council; Clinical Cardiology Council; Cardiovascular Radiology and Intervention Council; Atherosclerotic Peripheral Vascular Disease and Quality of Care Outcomes in Research Interdisciplinary Working Groups. Guidelines for the early management of adults with ischemic stroke: a guideline from the American Heart Association/American Stroke Association Stroke Council, Clinical Cardiology Council, Cardiovascular Radiology and Intervention Council, and the Atherosclerotic Peripheral Vascular Disease and Quality of Care Outcomes in Research Interdisciplinary Working Groups: the American Academy of Neurology affirms the value of this guideline as an educational tool for neurologists. Stroke 2007;38:1655–1711

[29] Goldmakher GV, Camargo EC, Furie KL, et al. Hyperdense basilar artery sign on unenhanced CT predicts thrombus and outcome in acute posterior circulation stroke. Stroke 2009;40:134–139

[30] Khan S, Rich P, Clifton A, Markus HS. Noninvasive detection of vertebral artery stenosis: a comparison of contrast-enhanced MR angiography, CT angiography, and ultrasound. Stroke 2009;40:3499–3503

[31] Bhadelia RA, Bengoa F, Gesner L, et al. Efficacy of MR angiography in the detection and characterization of occlusive disease in the vertebrobasilar system. J Comput Assist Tomogr 2001;25:458–465

[32] Brott TG, Halperin JL, Abbara S, et al. ASA/ACCF/AHA/AANN/AANS/ACR/ASNR/CNS/SAIP/SCAI/SIR/SNIS/SVM/SVS guideline on the management of patients with extracranial carotid and vertebral artery disease: a report of the American College of Cardiology Foundation/American Heart Association Task Force on Practice Guidelines, and the American Stroke Association, American Association of Neuroscience Nurses, American Association of Neurological Surgeons, American College of Radiology, American Society of Neuroradiology, Congress of Neurological Surgeons, Society of Atherosclerosis Imaging and Prevention, Society for Cardiovascular Angiography and Interventions, Society of

Interventional Radiology, Society of NeuroInterventional Surgery, Society for Vascular Medicine, and Society for Vascular Surgery. Stroke 2011;42:e464–e540

[33] Tissue plasminogen activator for acute ischemic stroke. The National Institute of Neurological Disorders and Stroke rt-PA Stroke Study Group. N Engl J Med 1995;333:1581–1587

[34] Hacke W, Kaste M, Bluhmki E, et al. ECASS Investigators. Thrombolysis with alteplase 3 to 4.5 hours after acute ischemic stroke. N Engl J Med 2008;359:1317–1329

[35] Del Zoppo GJ, Saver JL, Jauch EC, Adams HP Jr. American Heart Association Stroke Council. Expansion of the time window for treatment of acute ischemic stroke with intravenous tissue plasminogen activator: a science advisory from the American Heart Association/American Stroke Association. Stroke 2009;40:2945–2948

[36] Hacke W, Kaste M, Fieschi C, et al. The European Cooperative Acute Stroke Study (ECASS). Intravenous thrombolysis with recombinant tissue plasminogen activator for acute hemispheric stroke. JAMA 1995;274:1017–1025

[37] Hacke W, Kaste M, Fieschi C, et al. Second European-Australasian Acute Stroke Study Investigators. Randomised double-blind placebo-controlled trial of thrombolytic therapy with intravenous alteplase in acute ischaemic stroke (ECASS II). Lancet 1998;352:1245–1251

[38] Clark WM, Wissman S, Albers GW, Jhamandas JH, Madden KP, Hamilton S. Recombinant tissue-type plasminogen activator (Alteplase) for ischemic stroke 3 to 5 hours after symptom onset. The ATLANTIS Study: a randomized controlled trial. Alteplase Thrombolysis for Acute Noninterventional Therapy in Ischemic Stroke. JAMA 1999;282:2019–2026

[39] Clark WM, Albers GW, Madden KP, Hamilton S. The rtPA (alteplase) 0-to 6-hour acute stroke trial, part A (A0276g) : results of a double-blind, placebo-controlled, multicenter study. Thrombolytic therapy in acute ischemic stroke study investigators. Stroke 2000;31:811–816

[40] Sarikaya H, Arnold M, Engelter ST, et al. Outcomes of intravenous thrombolysis in posterior versus anterior circulation stroke. Stroke 2011;42:2498–2502

[41] Huemer M, Niederwieser V, and Ladurner G. Thrombolytic treatment for acute occlusion of the basilar artery. J Neurol Neurosurg Psychiatry 1995;58(2):227–228

[42] Strbian D, Sairanen T, Salonen, et al. Thrombolysis of basilar artery occlusion: impact of baseline ischemia and time. Ann Neurol 2013;73(6): 688–694

[43] Lindsberg PJ, Soinne L, Tatlisumak T, et al. Long-term outcome after intravenous thrombolysis of basilar artery occlusion. JAMA 2004;292(15): 1862–1866

[44] Pagola J, Ribo M, Alvarez-Sabin J, et al. Timing of recanalization after microbubble-enhanced intravenous thrombolysis in basilar artery occlusion. Stroke 2007;38(11):2931–2934

[45] Furie KL, Kasner SE, Adams RJ, et al. American Heart Association Stroke Council, Council on Cardiovascular Nursing, Council on Clinical Cardiology, and Interdisciplinary Council on Quality of Care and Outcomes Research. Guidelines for the prevention of stroke in patients with stroke or transient ischemic attack: a guideline for healthcare professionals from the American Heart Association/American Stroke Association. Stroke 2011;42:227–276

[46] Adams RJ, Albers G, Alberts MJ, et al. American Heart Association; American Stroke Association. Update to the AHA/ASA recommendations for the prevention of stroke in patients with stroke and transient ischemic attack. Stroke 2008;39:1647–1652

[47] Chimowitz MI, Lynn MJ, Derdeyn CP, et al. SAMMPRIS Trial Investigators. Stenting versus aggressive medical therapy for intracranial arterial stenosis. N Engl J Med 2011;365:993–1003

[48] Brott TG, Halperin JL, Abbara S, et al. ASA/ACCF/AHA/AANN/AANS/ACR/ASNR/CNS/SAIP/SCAI/SIR/SNIS/SVM/SVS guideline on the management of patients with extracranial carotid and vertebral artery disease: executive summary: a report of the American College of Cardiology Foundation/American Heart Association Task Force on practice guidelines, and the American Stroke Association, American Association of Neuroscience Nurses, American Association of Neurological Surgeons, American College of Radiology, American Society of Neuroradiology, Congress of Neurological Surgeons, Society of Atherosclerosis Imaging and Prevention, Society for Cardiovascular Angiography and Interventions, Society of Interventional Radiology, Society of NeuroInterventional Surgery, Society for Vascular Medicine, and Society for Vascular Surgery. Stroke 2011;42:e420–e463

[49] Menon R, Kerry S, Norris JW, Markus HS. Treatment of cervical artery dissection: a systematic review and meta-analysis. J Neurol Neurosurg Psychiatry 2008;79:1122–1127

[50] Chimowitz MI, Lynn MJ, Howlett-Smith H, et al. Warfarin-Aspirin Symptomatic Intracranial Disease Trial Investigators. Comparison of warfarin and aspirin for symptomatic intracranial arterial stenosis. N Engl J Med 2005;352:1305–1316

[51] Chimowitz MI, Lynn MJ, Derdeyn CP, et al. SAMMPRIS Trial Investigators. Stenting versus aggressive medical therapy for intracranial arterial stenosis. N Engl J Med 2011;365:993–1003

[52] Sundt T Jr, Smith H, Campbell J, Vlietstra R, Cucchiara R, Stanson A. Transluminal angioplasty for basilar artery stenosis. Mayo Clin Proc 1980;55:673–680

[53] Ahuja A, Guterman LR, Hopkins LN. Angioplasty for basilar artery atherosclerosis. Case report. J Neurosurg 1992;77:941–944

[54] Higashida RT, Tsai FY, Halbach VV, et al. Transluminal angioplasty for atherosclerotic disease of the vertebral and basilar arteries. J Neurosurg 1993;78:192–198

[55] Higashida RT, Hieshima GB, Tsai FY, Halbach VV, Norman D, Newton TH. Transluminal angioplasty of the vertebral and basilar artery. AJNR Am J Neuroradiol 1987;8:745–749

[56] Takis C, Kwan ES, Pessin MS, Jacobs DH, Caplan LR. Intracranial angioplasty: experience and complications. AJNR Am J Neuroradiol 1997;18:1661–1668

[57] Clark WM, Barnwell SL, Nesbit G, O'Neill OR, Wynn ML, Coull BM. Safety and efficacy of percutaneous transluminal angioplasty for intracranial atherosclerotic stenosis. Stroke 1995;26:1200–1204

[58] Marks MP, Marcellus M, Norbash AM, Steinberg GK, Tong D, Albers GW. Outcome of angioplasty for atherosclerotic intracranial stenosis. Stroke 1999;30:1065–1069

[59] Connors JJ III, Wojak JC. Percutaneous transluminal angioplasty for intracranial atherosclerotic lesions: evolution of technique and short-term results. J Neurosurg 1999;91:415–423

[60] Alazzaz A, Thornton J, Aletich VA, Debrun GM, Ausman JI, Charbel F. Intracranial percutaneous transluminal angioplasty for arteriosclerotic stenosis. Arch Neurol 2000;57:1625–1630

[61] Nahser HC, Henkes H, Weber W, Berg-Dammer E, Yousry TA, Kühne D. Intracranial vertebrobasilar stenosis: angioplasty and follow-up. AJNR Am J Neuroradiol 2000;21:1293–1301

[62] Gress DR, Smith WS, Dowd CF, Van Halbach V, Finley RJ, Higashida RT. Angioplasty for intracranial symptomatic vertebrobasilar ischemia. Neurosurgery 2002;51:23–27, discussion 27–29

[63] Gupta R, Schumacher HC, Mangla S, et al. Urgent endovascular revascularization for symptomatic intracranial atherosclerotic stenosis. Neurology 2003;61:1729–1735

[64] Marks MP, Wojak JC, Al-Ali F, et al. Angioplasty for symptomatic intracranial stenosis: clinical outcome. Stroke 2006;37:1016–1020

[65] Siddiq F, Memon MZ, Vazquez G, Safdar A, Qureshi AI. Comparison between primary angioplasty and stent placement for symptomatic intracranial atherosclerotic disease: meta-analysis of case series. Neurosurgery 2009;65:1024–1033, discussion 1033–1034

[66] Jiang WJ, Xu XT, Du B, et al. Long-term outcome of elective stenting for symptomatic intracranial vertebrobasilar stenosis. Neurology 2007;68:856–858

[67] Gomez CR, Misra VK, Campbell MS, Soto RD. Elective stenting

of symptomatic middle cerebral artery stenosis. AJNR Am J Neuroradiol 2000;21:971–973

[68] Gomez CR, Misra VK, Liu MW, et al. Elective stenting of symptomatic basilar artery stenosis. Stroke 2000;31:95–99

[69] Jiang W-J, Wang Y-J, Du B, et al. Stenting of symptomatic M1 stenosis of middle cerebral artery: an initial experience of 40 patients. Stroke 2004;35:1375–1380

[70] SSYLVIA Study investigators. Stenting of symptomatic atherosclerotic lesions in the vertebral or intracranial arteries (SSYLVIA). Stroke 2004;35:1388–1392

[71] Bose A, Hartmann M, Henkes H, et al. A novel, self-expanding, nitinol stent in medically refractory intracranial atherosclerotic stenoses: the Wingspan study. Stroke 2007;38:1531–1537

[72] Coward LJ, McCabe DJ, Ederle J, Featherstone RL, Clifton A, Brown MM. CAVATAS Investigators. Long-term outcome after angioplasty and stenting for symptomatic vertebral artery stenosis compared with medical treatment in the Carotid And Vertebral Artery Transluminal Angioplasty Study (CAVATAS): a randomized trial. Stroke 2007;38:1526–1530

[73] Compter A, van der Worp HB, Schonewille WJ, et al. VAST: Vertebral Artery Stenting Trial. Protocol for a randomised safety and feasibility trial. Trials 2008;9:65

[74] Kalani MY, Hu YC, Spetzler RF. A double-barrel superficial temporal artery-to-superior cerebellar artery (STA-SCA) and STA-to-posterior cerebral artery (STA-PCA) bypass for revascularization of the basilar apex. J Clin Neurosci 2013;20:887–889

[75] Kalani MY, Zabramski JM, Nakaji P, Spetzler RF. Bypass and flow reduction for complex basilar and vertebrobasilar junction aneurysms. Neurosurgery 2013;72:763–775, discussion 775–776

[76] Weinstein PR, Rodriguez y Baena R, Chater NL. Results of extracranial-intracranial arterial bypass for intracranial internal carotid artery stenosis: review of 105 cases. Neurosurgery 1984;15:787–794

[77] Group TEIBS; The EC/IC Bypass Study Group. Failure of extracranial-intracranial arterial bypass to reduce the risk of ischemic stroke. Results of an international randomized trial. N Engl J Med 1985;313:1191–1200

[78] Powers WJ, Clarke WR, Grubb RL Jr, Videen TO, Adams HP Jr, Derdeyn CP. COSS Investigators. Extracranial-intracranial bypass surgery for stroke prevention in hemodynamic cerebral ischemia: the Carotid Occlusion Surgery Study randomized trial. JAMA 2011;306:1983–1992

[79] Grubb RL Jr, Powers WJ, Clarke WR, Videen TO, Adams HP Jr, Derdeyn CP. Surgical results of the Carotid Occlusion Surgery Study. J Neurosurg 2013;118:25–33

[80] Komotar RJ, Starke RM, Otten ML, et al. The role of indirect extracranial-intracranial bypass in the treatment of symptomatic intracranial atherooclusive disease. J Neurosurg 2009;110:896–904

第23章

椎基底动脉供血不足的外科治疗

Mohamed Samy Elhammady and Jacques J. Morcos

相关解剖

椎动脉

椎动脉走行一般分成4段。第一段（颅外段或者V1段）走行于椎动脉起始处到颈椎横突孔之间。椎动脉通常起源于锁骨下动脉。它走行于前斜角肌后方，然后分别进入C6、C5、C7颈椎横突孔的比例大致为90%、7%和3%[1]。椎动脉起源动脉的变异情况也被充分认识到。在大约5%的变异情况中，左椎动脉直接起源于主动脉弓[2]。同样的，许多其他椎动脉起源变异的案例也被报道，比如：右椎动脉也起源于主动脉弓[3]，双侧椎动脉均起源于主动脉弓[4]，以及右椎动脉起源于右颈总动脉等[5]。也有一些罕见的变异情况，包括双椎动脉和窗式变异。50%的情况是左侧椎动脉作为优势动脉供血[6]，然而右侧椎动脉作为优势动脉却占到25%，也有大约25%的情况是双侧均匀支配[7]。

第二段（横突孔段或者V2段）自C6颈椎横突孔走行至C1颈椎横突孔，在这段走行中，椎动脉首先沿着C6~C3横突孔形成的骨性孔道垂直上行，当到达C2横突孔时，椎动脉在枢椎水平处向外侧走行，然后继续上升，略微往前走行穿出C1横突孔。椎动脉V2段的分支血管包括以下血管：从C1~C5水平发出来的根髓动脉、C4~C6水平双侧椎动脉发出的支配颈膨大的动脉、与脊髓前动脉相吻合的细小动脉、硬脊膜前动脉以及一些支配肌肉的分支动脉。

第三段（椎管外段或者V3段）自C1横突孔开始走行至椎动脉刚进入硬脑膜处。出第一颈椎横突孔后，沿着寰枕关节后内侧走行于寰椎后弓的动脉沟内。然后椎动脉在枕骨大孔水平，分成前、中、后3支穿入寰枕关节后膜和硬脑膜内。椎动脉V3段的分支包括5%~20%情况下起源于硬脑膜外的小脑后下动脉和脑膜后动脉[8]。

第四段（硬脑膜内段或者V4段）主要是椎动脉的颅内走行段。此段椎动脉沿着延髓的前面上行，然后在延髓脑桥连接处与对侧椎动脉汇合形成基底动脉。它走行在第Ⅸ～Ⅻ对脑神经以及齿状韧带的前方。椎动脉V4段的分支包括小脑后下动脉、脊髓前后动脉以及一些供应橄榄核和小脑下脚的穿通支。在此段中，椎动脉偶尔以正常形态的小脑后下动脉的走行结束，也可能以发育不良的小脑后下动脉走行结束。

基底动脉

基底动脉起源于延髓脑桥沟，沿着脑桥腹侧面上行，终止于靠近中脑脑桥交界处。它通过许多正中、旁正中以及侧向的脑桥穿通动脉来为脑桥供血。基底动脉在脑桥中部水平也发出一些迷路动脉和成对的小脑前下动脉（AICA），同时在脑桥中脑连接处也发出成对的小脑上动脉（SCA）。基底动脉在脚间池水平最终分叉形成成对的大脑后动脉（PCA）。起源于基底动脉尖端和大脑后动脉近端的后丘脑穿通动脉为中脑头端及内侧间脑供血。后交通动脉（PCoA）在大脑脚前面连接双侧的大脑后动脉。当出现椎基底动脉血管闭塞性疾病时，后交通动脉可以作为重要的侧支循环血管供血，既可从近端向下逆行向基底动脉供血，也可以从远端向大脑后动脉幕上区域供血。

颞浅动脉

颞浅动脉（STA）是颈外动脉（ECA）两个终末分支中较小的一支。颞浅动脉起于腮腺实质内，向后走行至下颌骨颈部，作为颈外动脉的终末延续并继续上行，穿过颞骨颧突后根处，最后分成小的额支和较大的顶支。额支向前上走行至前额部，在此处与眶上动脉额动脉血管相吻合[9]。顶支向后上走行至颞肌筋膜表面，在此处与对侧颞浅动脉、耳后动脉以及枕动脉相吻合 [9]。颞浅动脉在颧骨水平处直径是 1.93 mm（±0.48 mm）[9]，而 Marano 等 [10] 在尸体标本研究中得出颞浅动脉在颧骨水平和 STA 分叉处的平均直径分别为 2.2 mm 和 1.9 mm。额支和顶支从颧弓处走行至血管直径缩小为 1 mm 处的平均长度分别为 99.2 mm（范围 45~200 mm）和 106.0 mm（范围 35~163 mm）。

枕动脉

枕动脉走行可以分为 3 段 [11]。第一段又叫二腹肌段，自枕动脉的起始处走行至乳突枕骨凹槽出现处。枕动脉在下颌角水平从颈外动脉的后壁或侧壁发出，在颈外动脉的内侧和颈内静脉的外侧向上走行至茎突后内侧的一点，然后沿着侧后方先后走行于头外侧直肌和上斜肌的表面 [12]，最终被二腹肌后腹从侧面覆盖，因此这段被称为二腹肌段。枕动脉最后走行于枕骨凹槽内，或者偶尔走行于乳突切迹内侧形成的真性骨性通道内，这也是二腹肌后腹所出现的地方 [12]。

第二段又叫枕骨下段或者水平段，从乳突枕骨凹槽内走行并延伸至上项线。枕动脉从上斜肌和二腹肌后腹之间穿出乳突枕骨凹槽，走行至头夹肌和胸锁乳突肌深面。枕动脉水平向内走行于头最长肌的表面还是深面取决于枕骨凹槽是否存在。枕动脉在枕后三角上部和上项线之下继续走行在头半棘肌表面，然后改变线路垂直上行，从连接头颅骨和斜方肌及胸锁乳突肌之间的筋膜穿出，止于上项线 [13]。枕骨下段向上向下分别分出支配肌肉的血管分支，同时也分出支配颅后窝硬脑膜的骨穿支。枕骨下段的血管直径范围为 1.6~2.2 mm（平均 1.9 mm），走行长度范围为 75~85 mm（平均 79.3 mm）[14]。

第三段又叫枕骨段或者帽状腱膜下段，在枕动脉穿出连接斜方肌和胸锁乳突肌的筋膜后，自上项线处开始走行。在尸体标本研究中发现，枕动脉一般从离枕骨隆突旁 35 mm（±10.5 mm）处穿过上项线 [11]。枕动脉在分出终末支之前，一直走行于枕骨隆突之下枕肌之上。位于上项线处的枕动脉的直径是 1.4 mm（±0.3 mm）[11]。

小脑后下动脉

Lister 等 [15] 提出的小脑后下动脉的分段观点被大多数学者所认同，即依据走行过程中与小脑和延髓的毗邻关系，将小脑后下动脉分成 5 段：延髓前段、延髓外侧段、扁桃体延髓段、帆扁桃体段以及皮质段。

延髓前段从下橄榄体附近由椎动脉发出后到橄榄最隆凸部的垂线即延髓前面和外侧面的分界线为止。小脑后下动脉主要是由椎动脉发出，同时，PICA 起源的变异较多，较常见的有发自基底动脉、与同侧小脑前下动脉共干、由 AICA 发出或由对侧 PICA 发出 [8, 16-21]。另外也有 PICA 为硬膜外起源，即由椎动脉颅外段发出。此外，基底动脉起源的 PICA 需注意与高度发育的 AICA 相区别，一般分布至小脑下蚓的为 AICA。因为当一侧 PICA 缺失时，其供血范围可以由同侧 AICA 代替，下蚓部可由对侧 PICA 供应。延髓侧段从橄榄最隆凸部至舌咽、迷走、副神经根起始处平面，此段走行不一，或上升，或下降。扁桃体延髓段从副神经平面，沿扁桃体下行，终于扁桃体内面中高处，常形成一下袢。帆扁桃体段较复杂，动脉在小脑延髓裂内沿扁桃体内侧面向第四脑室顶上升，继转而向下，到达小脑下面即下蚓、扁桃体和半球之间的出口处，此段形成凸向上方的一弯曲上襻。皮质段从内为下蚓部和扁桃体，外为半球之间的沟处开始，于此分叉为蚓支和半球支，在扁桃体上外缘向外辐射到下蚓部和半球。在小脑后下动脉的行程中有下列分支血管：①从延髓前段、延髓侧段和扁桃体延髓段发出的穿支动脉支配脑干的血供；②从扁桃体延髓段、帆扁桃体段以及较小程度上延髓侧段发出的脉络膜分支动脉支配第四脑室及周围脉络丛的血供；③内外侧皮质支为 PICA 的直接延续，其中内侧支主要分布于小脑下蚓部，供应蚓结节、蚓垂、蚓椎；外侧支主要供应小脑半球下部。

小脑前下动脉

小脑前下动脉一般以单干起源于基底动脉的近端，偶尔也会以双干或者三干起源。从起始部开始包绕脑桥走行至小脑脑桥角处，并于此处走行于展神经的上面或者下面，然后从内听道旁通过，并在此处发出分支血管支配面神经和听神经丛以及第四脑室外侧孔的脉络膜丛。接着穿过绒球体周围，继续走行至小脑岩部表面，在经过面听神经之前或者之后，小脑前下动脉分叉成头侧支和尾侧支。小脑前下动脉走行分成 4 段：脑桥前段、脑桥侧段、绒球小结叶段以及皮质段 [13]。Kawashima 及其同事们 [13] 在尸体标本研究中发现小脑前下动脉的脑桥前段和皮质段的血管平均直径分别为 1.34 mm 和 1.07 mm。

小脑上动脉

小脑上动脉在脑桥中脑连接处水平起源于基底动脉的远端，虽然通常情况下是单干起源，但也可以双干起源。小脑上动脉沿着脑干周围走行，先后走行于动眼神经下方和小脑幕下方，并依据行程分为4段[13]。脑桥中脑前段从起始处走行至脑干的前外侧缘，直径为1.67 mm。脑桥中脑侧段从脑干前外侧缘开始止于小脑中脑沟前缘。以单干起源的所有小脑上动脉最终均分叉成头侧支和尾侧支。Kawashima等[13]在尸体标本研究中得出，脑桥中脑侧段主干和头尾侧分支血管的平均直径分别是1.51 mm、1.25 mm和1.15 mm。小脑中脑段走行于相对应的沟内，并发出穿通支支配脑干和小脑的血供。皮质段则发出远端分支支配小脑幕表面的血供。

大脑后动脉

大脑后动脉在脑桥中脑连接处水平起源于基底动脉分叉处，包绕中脑走行，并支配大脑半球后部的血供，按行程分成4段（P1~P4）。P1段从基底动脉分叉处延伸至后交通动脉在大脑脚前连接双侧大脑后动脉处；P2段从后交通动脉起始处延伸至四叠体池处并进一步被外侧中脑沟分为前段（P2a）和后段（P2p）；P3段穿过四叠体池，走行于中脑的后部，到达距状裂的前缘；P4段构成大脑后动脉的远端终末分支。Kawashima等[13]在尸体标本研究中得出P2a、P2p和P3段血管的平均直径分别为2.13 mm、1.73 mm和1.67 mm。大脑后动脉走行过程中发出以下分支：①支配中脑和间脑的穿通动脉，包括丘脑穿通动脉、大脑脚穿通动脉和丘脑膝状体穿通动脉；②供应脑室的分支血管，比如脉络膜后外侧动脉和脉络膜后内侧动脉，两者分别支配侧脑室脉络丛和第三脑室脉络丛；③供应大脑半球后部和胼胝体的大脑分支血管，包括颞下动脉、顶枕动脉、距状裂动脉和胼胝体动脉。

病理生理和自然史

椎基底动脉供血不足主要是由大脑后循环的血流受阻所致，可能的病因有以下几点。

动脉粥样硬化性疾病

动脉粥样硬化是目前为止最常见的导致大脑后循环缺血的病因。动脉粥样硬化病变既可以涉及颅外血管（主动脉弓、锁骨下动脉和椎动脉），也可以涉及颅内血管系统，甚至可以影响到椎动脉和基底动脉的分支血管。AICA闭塞的原因常常就是血管原位处形成的动脉粥样硬化血栓，PICA闭塞则是由血管原位处形成的动脉粥样硬化血栓和心源性血栓这两个同等重要的病变所导致的，SCA闭塞最常见的原因事实上却是由心源性血栓所导致的[22]。PCAs的近端也是动脉粥样硬化好发的部位。导致后循环缺血的机制可能是仅次于进行性动脉狭窄因素的低灌注现象，或者是血栓栓塞形成，也可能是这些机制的混合。基底动脉内的血栓播散通常是受到限制的，而且不会延伸到迂曲回旋的小脑动脉（AICA和SCA）之外，一般栓子最容易在BA和PCAs的顶端被发现。这种现象也可以解释下面这个事实：BA的血管直径通常比颅内VA的要大，所以如果栓子可以通过VA，那么它一定也会畅通无阻地通过BA，除非近端血管腔内有动脉粥样硬化所致的狭窄。虽然小的穿通支的血管闭塞被经典地认为是血管脂质透明变性所致，但在这些血管中也能发现微小动脉粥样斑块形成，并导致脑干梗死。

颅外椎动脉粥样硬化病变的自然史还没有被完全认识透彻。新英格兰医学中心的后循环研究部门认为，颅外椎动脉粥样硬化病变在后循环卒中发生中起到10%~20%的作用[23]。在一项前瞻性随机研究中（CAVATAS），16例椎动脉狭窄程度大于50%的患者被随机分配接受血管内球囊成形术、支架植入术和健全的医疗护理。在平均随访4.7年后发现，不论在哪个治疗组中均没有出现椎动脉卒中事件[24]。类似地，在Moufarrij等[25]发表的一项回顾性研究中，对96例椎动脉狭窄程度大于50%的患者平均随访观察了4.6年，其中椎动脉起始部狭窄的有89例（93%）。在随访期间，19例（19.8%）患者经历了椎基底动脉供血不足的症状，但无一人出现卒中事件。仅有2例患者遭受了脑干卒中（均死亡），并且在随访之前这两例患者同时有椎动脉狭窄和基底动脉狭窄。

与前循环血管疾病相对比，颅内椎基底动脉粥样硬化病变的自然史并没有被很好地研究和阐明。Moufarrij及其同事们[26]对44例VA或者BA远端狭窄程度大于50%的患者平均随访了6.1年。随访期间，7例（16%）出现了明确的椎基底动脉供血不足的症状，3例可能出现了椎基底动脉供血不足症状，5例（11%）遭受了椎基底动脉区域的卒中，3例（7%）死亡（2例出现脑干梗死，1例出现脑室内出血）的次要原因均是卒中事件。基于对VA近端闭塞性疾病的研究资料[25]，作者得出远端椎基底动脉闭塞性疾病具有更高的脑干梗死的风险。WASID研究团队对有症状的颅内椎基底动脉狭窄患者的预后进行了回顾性的分析[27]，共计入选了68例（VA 31例、BA 28例、PCA 6例、PICA 3例）狭窄程度位于50%~99%之间的患者，其中 42 例接受华法林治疗，26 例接受阿司匹林治疗，并对所有患者平均随访了 13.8 个月。在随访期间，15 例（22%）遭受了反复出现的卒中事件，其中 4 例（4/15）死亡。不同动脉狭窄在同一随访期间内卒中事件的发生率是不一样的，其中 BA 狭窄是 10.7%，VA 狭窄是 7.8%，PCA 和 PICA 狭窄均为 6.0%。

动脉夹层

动脉夹层可以同时涉及 VA 和 BA，由夹层导致的后循环缺血中最常涉及的血管是颅外椎动脉。夹层通常起始于 VA 起始部之上，它经常发生于颈部旋转或者创伤（钝性伤或贯穿伤）之后，也可能自然发生。椎动脉夹层的出现常常与以下几个疾病相关：马凡综合征、埃勒斯当洛斯综合征、弹性纤维假黄瘤、系统性红斑狼疮以及肌纤维发育不良。除了有 VBI 的症状之外，患者通常会出现放射到枕后和肩部的头颈痛。PICA 供血区域的梗死导致的延髓外侧综合征并不是一个罕见的情况。颅内椎动脉夹层比颅外椎动脉夹层要更少见，患者可以表现为蛛网膜下腔出血、局部缺血或者更为少见的占位效应。局部缺血可能是由供血血管自身闭塞、穿通支闭塞或者血栓栓塞现象导致。出血和缺血的临床表现与动脉壁夹层发生的位置（内膜下和外膜下）有很大联系。与椎动脉相比较，基底动脉及其主要分支出现夹层要更少见，与颅内椎动脉夹层一样，患者也可以表现为出血、缺血和占位的症状。

外部压迫

临床上由外部压迫导致血流动力学受损的颅外椎动脉血管与出现 VBI 的血管特征比较类似，均可能为血管发育不良、血管狭窄，或者对侧椎动脉闭塞并伴有少量来自前循环发出的侧支。外部侵犯压迫血管的病变包含前斜角肌或颈长肌、纤维束带、沿着 V1 段的交感神经节或神经纤维、C6 和 C2 水平的骨质增生和椎间盘突出、C1~C2 水平受压迫以及经典的亨特综合征。出现的症状通常是一过性的，而且容易被头部旋转和颈部伸展所触发。偶尔的，血管内低速血流容易促进血栓形成和栓塞。动态血管造影对于证明间歇性的血管外部受压具有极大的帮助，它通过比较注射造影剂期间患者头部保持中立位置和旋转位置时椎动脉血流的不同来证明（图 23.1）。

锁骨下动脉盗血综合征

锁骨下动脉盗血综合征是一种良性的血管血流动力学疾病，是指在锁骨下动脉或头臂干上，椎动脉起始处的近心段，有部分的或完全的闭塞性损害，由于虹吸作用（盗血）引起患侧椎动脉中的血流逆行。锁骨下动脉盗血综合征往往用于描述出现症状的盗血现象。1960 年，Contorni[28] 报道了第一例锁骨下动脉盗血综合征，接下来一年，Reivich 等 [29] 报道了一例有症状的锁骨下动脉盗血现象。Fisher 在针对 Reivich 等的经典病例报告进行讨论时，首次提出了锁骨下动脉盗血综合征这一词条 [30-33]。锁骨下动脉盗血综合征最常见的病因是动脉粥样硬化导致的锁骨下动脉狭窄，而且以左侧锁骨下动脉多见，可能是由于左侧锁骨下动脉起始部呈锐角，导致局部血管内容易出现湍流，随之动脉粥样硬化形成。其他罕见的病因包括大血管炎（大动脉炎和巨细胞动脉炎）、外部压迫（肋锁综合征）、医源性狭窄（放疗导致）以及先天性血管异常 [34]。锁骨下动脉盗血综合征总是发生在运动或者使用身体患侧上肢的情况下，表现为椎基底动脉供血不足和患侧上肢缺血的症状。当锁骨下动脉区域听到杂音或者双侧上臂收缩压相差大于 20 mmHg 时，可以考虑诊断为锁骨下动脉盗血综合征 [12, 33, 35]。锁骨下动脉的狭窄程度可以由 CTA 和 MRA 来评估，DSA、超声或 MRI 可以明确椎动脉血流的逆流情况。

心源性栓塞

瓣膜病、心内膜炎以及心律失常等心脏异常情况均可以导致栓子的形成。如先前提到的一样，栓子最常在远端基底动脉的分支处被发现，并且通常会影响到小脑和枕叶的血供。

临床表现

椎基底动脉供血不足是用来描述后循环支配区域供血不足时出现的一类症状，以下是临床上最常见的症状：

- 意识下降
- 晕厥
- 恶心 / 呕吐
- 视野缺损
- 瞳孔异常
- 复视和眼肌麻痹
- 面部麻木 / 无力
- 眩晕和头晕
- 听力受损
- Horner 综合征

- 构音障碍和言语困难
- 吞咽困难
- 味觉障碍
- 步态 / 肢体共济失调
- 肢端无力和麻木

一些脑干综合征的描述与总结见表 23.1。双侧运动或感觉症状、小脑功能障碍以及脑神经麻痹是 VBI 的标志表现。值得注意的是单纯的眩晕和头晕并不是 VBI 的主要症状，应该寻找其他的原因。根据病因的不同，症状可能是暂时的或永久性的、波动的或渐进的（通常是阶梯式）、轻微的或严重的，但总是突然发生的，这些都反映了疾病的本质是血管方面的。在一些严重的病例中，病因机制往往是“血流动力学”异常，它的症状可以重复出现，并随身体的位置和血压而变化。

与 VBI 相关的症状很多而且很模糊。常常会与其他系统疾病或神经系统疾病的相关症状混淆。前庭或迷路结构的感染或功能障碍（迷路炎、前庭神经元炎、梅尼埃病、良性阵发性体位性眩晕）、脱髓鞘病、偏头痛、颅后窝肿瘤（CPA 或轴索内小脑病变）、Chiari 畸形以及脊髓损伤都可以表现出 VBI 的症状。同样的，在一些导致心输出量减少（如心律失常、心肌梗死）

表 23.1　脑干综合征

综合征	同侧体征	对侧体征
中脑		
Weber	动眼神经麻痹	肌力减弱
Claude	动眼神经麻痹	共济失调，震颤
Benedikt	动眼神经麻痹	肌力减弱，共济失调，震颤
Nothnagel	动眼神经麻痹，共济失调	共济失调
Parinaud	上视麻痹，辐辏式回缩性眼震 眼睑挛缩，对光反射异常	同左
脑桥		
Raymond–Céstan	核内眼肌麻痹，展神经麻痹	肌力减弱，共济失调
Raymond	无	肌力减弱
Ataxic–hemiparesis	无	肌力减弱，共济失调
Millard–Gubler	展神经和面神经麻痹	肌力减弱
Foville	展神经麻痹，有时面神经麻痹	肌力减弱，感觉丧失
延髓		
Wallenberg	面部痛温觉丧失 软腭、口咽及鼻咽肌肉无力 Horner 综合征，共济失调	面部痛温觉丧失
Babinski–Nageotte	同 Wallenberg	面部痛温觉丧失，肌力减弱
Cestan–Chenals	面部痛温觉丧失 软腭、口咽及鼻咽肌肉无力 Horner 综合征	面部痛温觉丧失，肌力减弱
Reinholds	类似 Cestan–Chenals + 共济失调和舌下神经麻痹	类似 Cestan–Chenals
Avellis	软腭、口咽及鼻咽肌肉无力	躯体痛温觉丧失
Jacksons	舌下神经麻痹 软腭、口咽及鼻咽肌肉无力	肌力减弱
Dejerine	舌下神经麻痹	肌力减弱，位置和振动觉异常

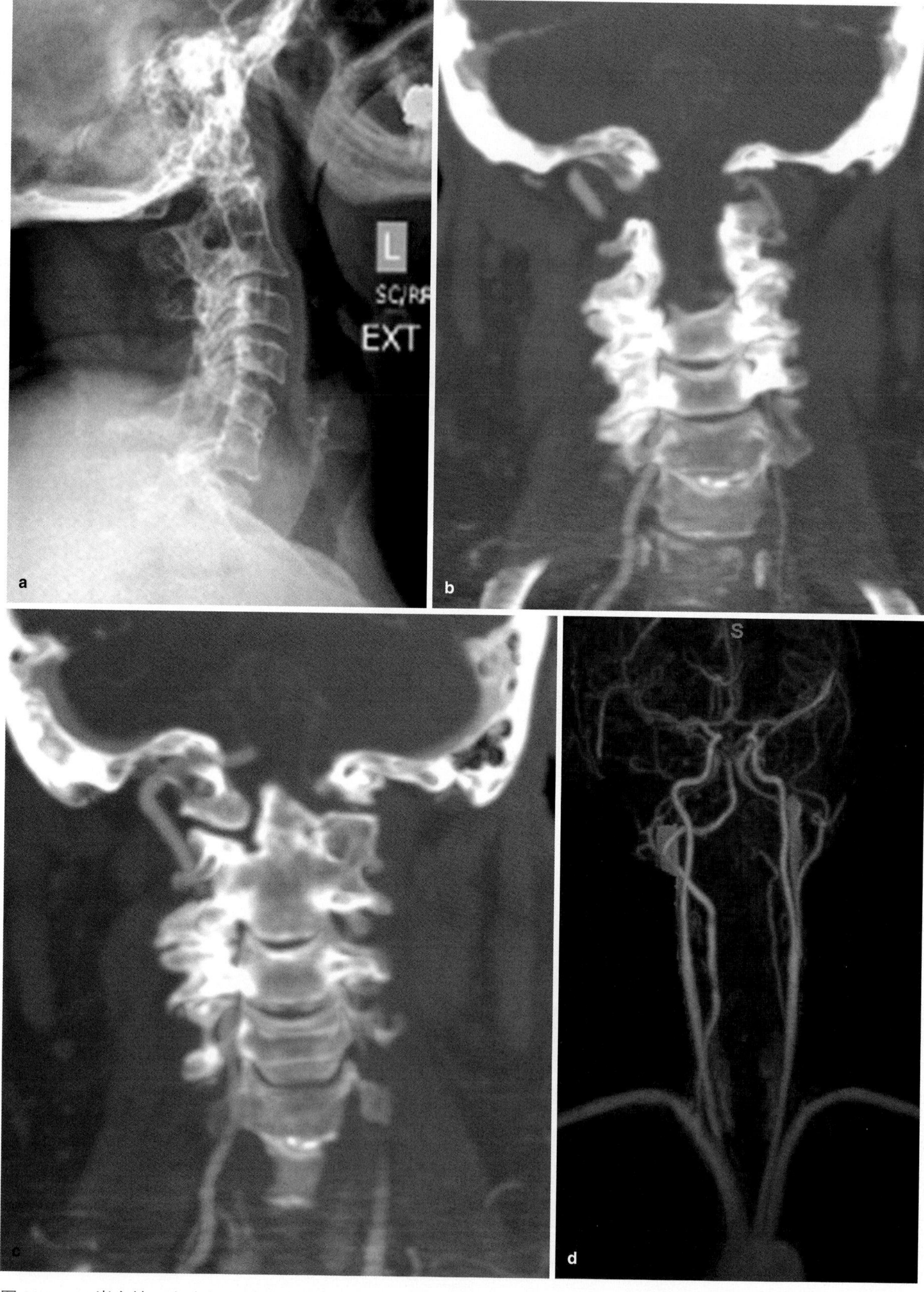

图 23.1　57 岁女性，当头向右侧转动超过 30° 时，晕厥发作，已持续数月，不久前颈部外伤史，具体不详，可能有非手术的颈椎骨折，无神经功能缺损。a. 侧位颈椎 X 线检查证明 C2-C3 和 C6-C7 先天性融合（Klippel-Feil）；b、c. 冠状位 CTA 显示左椎动脉闭塞，右椎动脉位于 C6 横突孔出口处远端血管直径减小；d. 颈部中立位 MRA 显示右椎动脉于 C6 水平即 V1 与 V2 段结合处血管有些狭窄。

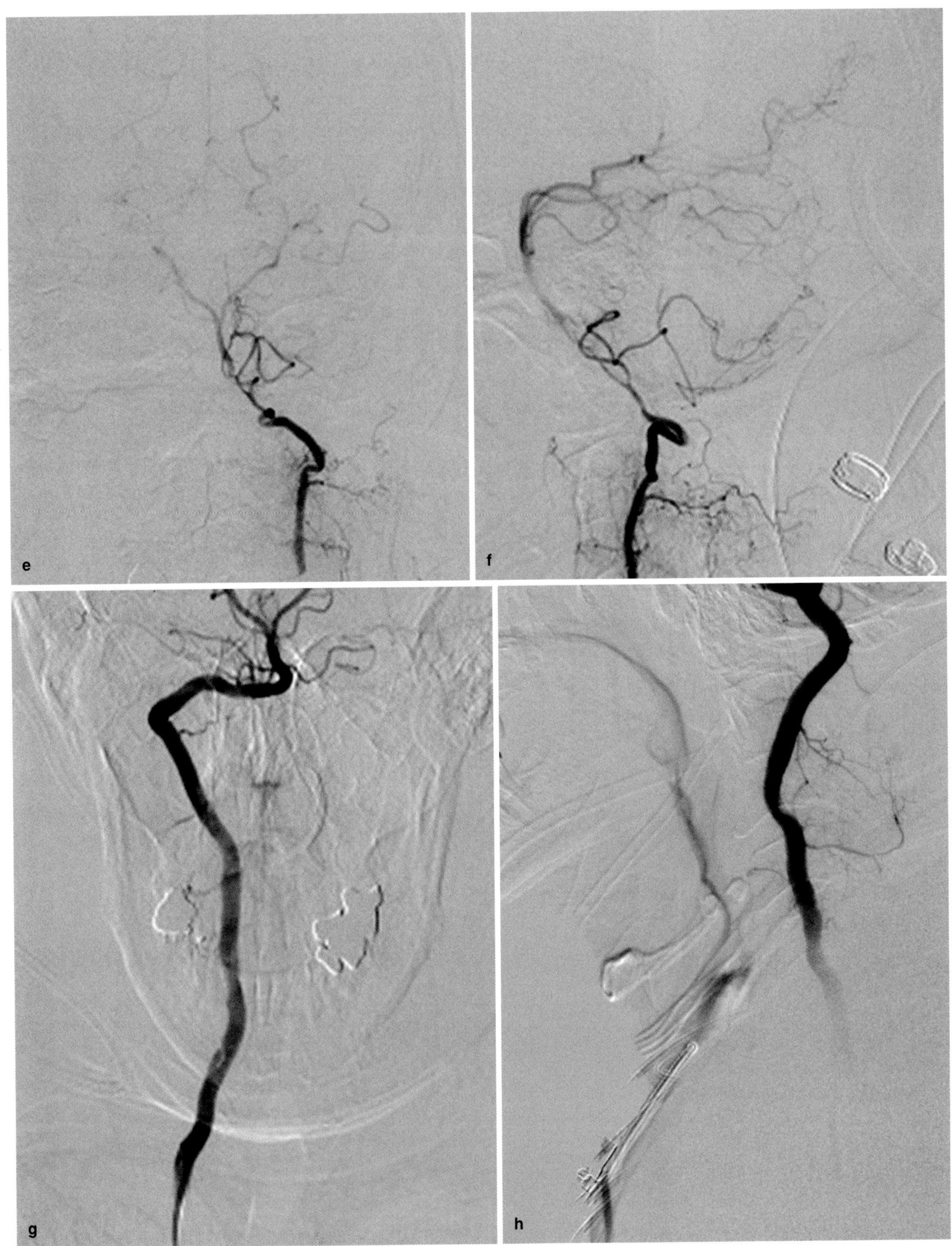

图 23.1 （续）e、f. 左椎动脉造影显示远端 V3 段小血管与基底动脉部分相通；g、h. 颈部中立位时右椎动脉造影显示血流通过较好，C6 水平处血管走行有轻微扭曲。

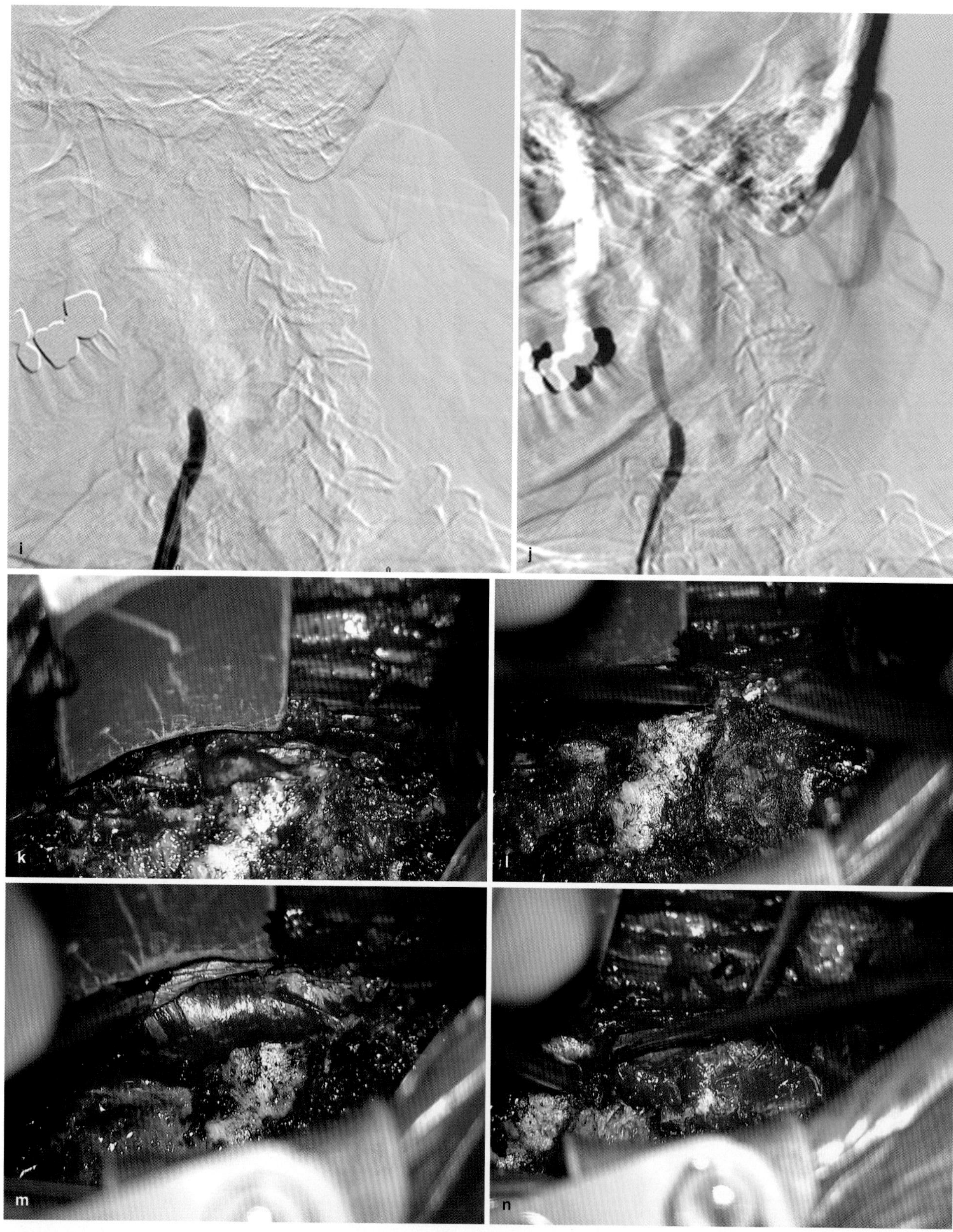

图 23.1 （续）i. 头右转时右椎动脉造影显示 C6 水平处血管立即完全闭塞；j. 头再转向中立位时右椎动脉造影显示 C6 水平处血管立即复通；k. 手术时右颈部做斜切口，侧向推开颈长肌到达脊柱前方，于 C6-C7 处暴露右椎动脉，发现右椎动脉先天性融合；l. 用克氏咬骨钳打开右侧 C6 横突孔；m. 右椎动脉暴露更加显著；n. 横突孔处压迫椎动脉的纤维束被切除。

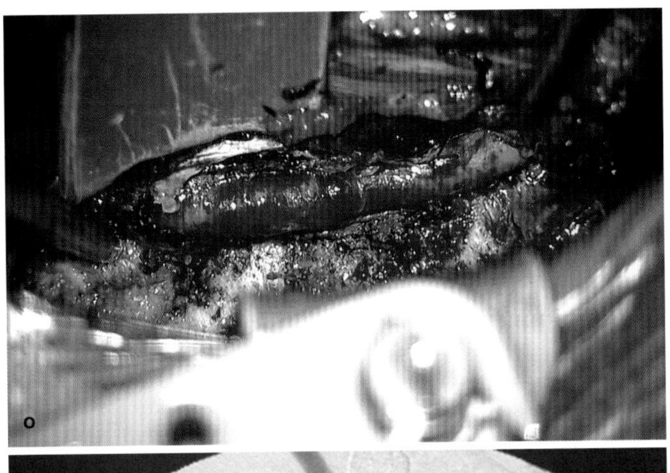

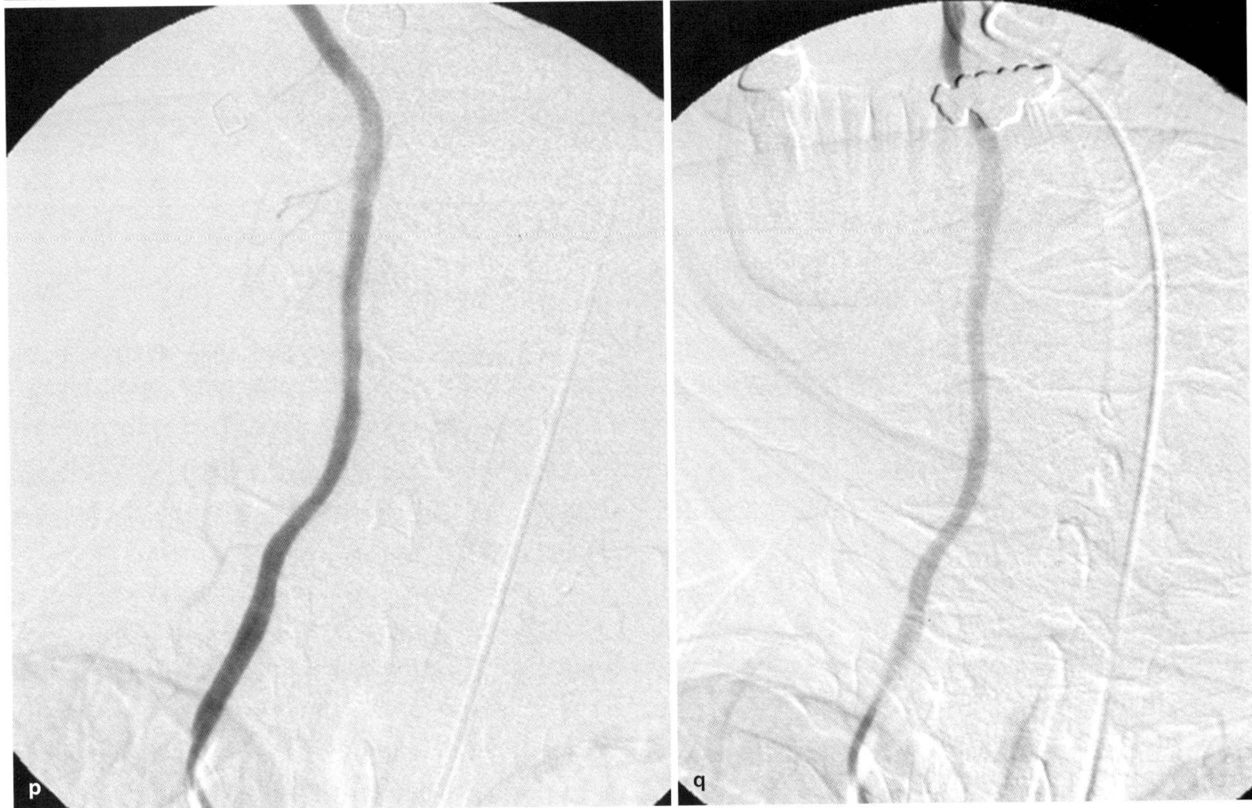

图 23.1 （续）o. 解除 C6 和 C5 横突孔的压迫后，椎动脉可完全自由活动；p. 术中颈部中立位时右椎动脉造影显示极好的前向血流；q. 术中被动将头转向右侧并行右椎动脉造影，未见到任何内在压迫。患者的位置性晕厥通过手术治愈。

和血栓形成（如心瓣膜病、心内膜炎、心律失常）的心血管疾病中，出现的症状也可能与 VBI 混淆。

术前评估

评估椎基底动脉系统缺血患者的第一步是获得全面的病史和检查，有利于建立 VBI 的诊断和排除其他可能的非缺血性病因。值得注意的是，VBI 是一种症状突发性的血管现象。

术前评估包括标准术前实验室检查、心电图、胸片以及患者健康状况的评价。影像学检查包括脑实质和颅内外血管系统评估。头部 CT 是一种很好地用于排除肿块或出血的筛查技术。脑 MRI 有更敏感的成像方式，可以显示后循环区域内的缺血性损伤和排除脱髓鞘病或肿块。CTA 和 MRI 是评价颅内、外血管循环的无创筛查工具。然而，它们在准确界定动脉狭窄程度上能力有限，更重要的是，他们缺乏证明血流损伤及侧支生成的动态状态的能力，超声和经颅多普勒超声（TCD）对颅外 VA 及颅内椎基底动脉系统的评价十分有用。TCD 的优势包括成本低，适用范围广及非侵入性。然而，正如所有的超声检查，它的操作客观性和敏感性低于 CTA 或 MRA。

脑部数字减影血管造影（DSA）是评价颅内外血管的金标准，我们认为，它是诊断 VBI 的一个基本成像方式。与无创成像相比，脑血管造影能够动态监测锁骨下动脉盗血综合征中椎动脉的反流现象，还可以检测到从后交通动脉发出的参与前循环的侧支血管，也可以提供血流动力学参数来判断血管狭窄程度。此外，DSA 能很好地监测颅外椎动脉损伤时的头部位置，如 bow-hunter 综合征患者在转动头部时，V2/V3 会在 C1/C2 处间歇性阻塞。主动脉弓以及颈动脉和椎动脉的起源及走向，必须在颅外椎动脉疾病中可视化。在颅内椎基底动脉供血不足的情况下，椎动脉及供血不足部位的血管直径以及后交通动脉的直径都必须进行评估，必要时进行 Alcock 试验（在椎动脉注射造影剂期间压迫颈动脉）来判断后交通动脉是否存在及其直径大小。在考虑行颅内外动脉搭桥术的情况下，STA 和 OA 的直径与走向，PCA、SCA、AICA 和 PICA 的直径与形态及其分支血管都应该仔细检查。

物理成像技术如正电子发射断层扫描（PET）、氙 CT（Xe-CT）、单光子发射计算机断层扫描（SPECT）、CT 灌注成像（CTP）、磁共振灌注（MRP），常用于检测前循环闭塞性疾病时的血流动力学损伤，因其区域分辨率有限，在评估后循环时效果不明显 [36]。此外，这些影像技术在检测后循环缺血时的有效性仍不确定。近年来已用于临床的实时定量磁共振血管造影技术（QMRA），可直接测量通过后循环或前循环的主要血管的容积血流（mL/min）。该项技术已在 NOVA（Noninvasive Optimal Vessel Analysis）系统（VasSol，Inc.，Chicago，IL）的商品化软件中得到改进与加强。表 23.2 列举了 50 例健康患者的后循环血管平均血流量的数值及范围 [37]。上述血流量的测定已证明能高度预测症状性 VBI（椎基底动脉狭窄程度 ≥ 50% 或闭塞）患者的卒中复发率。一项含有 47 例症状性椎基底动脉疾病患者的回顾性研究发现，经过平均 28 个月的随访后，与血流量正常的患者（19%/ 人年 vs 0%/ 人年）相比 [37]，基底动脉血流量（< 120 mL/min）和 PCAs 血流量（< 40 mL/min）减少大于 20% 的患者有较高的卒中风险。同样，在 24 个月内，低血流量组无卒中存活率为 71%，正常血流量组为 100%。VERiTAS（椎基底动脉的血流评估和短暂性脑缺血发作及卒中的风险研究）是一项正在进行的前瞻性多中心的观察性研究，由美国国立卫生研究院资助，研究目的是确定 QMRA 在评估症状性 VBI（椎基底动脉闭塞或狭窄 ≥ 50%）疾病中的有效性。如果预测有效，QMRA 评估可以帮助识别一些高危患者，并且这些患者可以通过手术血管重建或者血管内支架成形术的治疗手段获益最多。

表 23.2　50 例健康患者的后循环血管平均血流量的数值及范围

血管	平均流速 (mL/min)	范围 * (mL/min)
BA	190	150~230
LPCA	72	50~94
RPCA	68	50~86
LVA	126	94~158
RVA	110	81~139

注：* 范围：均值减去标准差～均值加上标准差。BA，基底动脉；PCA，大脑后动脉；VA，椎动脉；L，左；R，右。

术前准备、麻醉技巧与神经保护

大多数 VBI 患者会接受抗血小板或抗凝治疗。对于尚未接受阿司匹林治疗或中途停药以及用药不规律的患者，我们在围手术期给予每天 325 mg 阿司匹林治疗。需要接受枕动脉（OA）搭桥的患者是唯一的例外。相比 STA 桥血管的获取，获取 OA 时需要分离大量肌肉，使出血风险大大增加。对于这类患者，我们倾向于在术前 1 周开始停用阿司匹林以避免术后出现血肿。这种情况下，合理的替代治疗方式应当是对患者进行静脉抗凝或低分子肝素抗凝，并在术前 6 小时或 1 天停药。对于接受双抗治疗的患者，比如同时服用阿司匹林和氯吡格雷（Plavix），我们通常停用氯吡格雷而保留阿司匹林，可单独使用阿司匹林或与低分子肝素联合应用直至术前 1 天。接受华法林治疗的患者需要改为静脉肝素抗凝，并和阿司匹林一样在术前 6 小时停药。

患者在全麻状态下接受手术治疗。在麻醉诱导阶段必须避免容量不足或低血压，尤其是患者的脑灌注处于临界状态时。事实上无需过多考虑，对于极度依赖血压来保证脑灌注的患者，在搭桥手术等操作完成前都需要保持足够高的血压。要绝对避免过度通气和 α 肾上腺素能药物的使用，这两种情况会导致血管收缩。对于需要进行颅内操作的患者，尤其是颞下入路手术的患者，颅内压的控制倾向于使用腰大池进行脑脊液引流，以避免高渗药物和过度通气的使用。在整个麻醉过程中，我们常规采用轻度低温（33℃）的措施。同时，在临时阻断阶段，诱导提升血压至基线水平以上 20%~30% 以增加侧支代偿血流。包括体感诱发电位、运动诱发电位和脑干听觉诱发电位（SSEP、MEP、BAEP）在内的电生理监测有利于早期发现缺血或过度的牵拉和对脑组织的操作。其他医疗单位有部分医生会在搭桥手术中采用巴比妥类药物来增加患者对脑低灌注的耐受性。巴比妥类药物的脑保护机制存在多种途径但均没有被研究透彻。目前认为其效应可能是一种可逆的、剂量依赖的脑血流抑制，进而导致脑代谢率和颅内压的下降[38-41]。此外，脑血流正常区域的脑血管收缩会产生逆向盗血现象使脑血流向缺血脑组织重分布[42]。在细胞水平，巴比妥类药物能够减少缺血导致的谷氨酸释放[43]，提高 γ- 氨基丁酸（GABA）转运[44, 45]，并通过同时抑制电压门控钙通道和 N- 甲基 -D- 天冬氨酸（NMDA）受体减少缺血导致的钙内流[46]。除了前面所提到的神经保护作用外，巴比妥类药物还能够清除膜损伤产生的自由基。尽管此类药物有这些潜在的作用和益处，但考虑到其可能引起呼吸和循环抑制以及术后苏醒延迟，我们并不常规使用巴比妥类药物进行脑保护。只有在吻合操作时存在技术困难，在临时阻断时间大大延长的情况下，我们才考虑使用巴比妥类药物。

椎基底动脉供血不足的手术治疗

介入技术的发展以及颅内外支架和球囊的普及，血管成形术已经能够治疗多种原因引起的椎基系统缺血性疾病，对单一的外科血管再通术是一种极大的补充。但是，仍有一些病情必须依靠外科开放手术才能得到有效治疗，特别是考虑到目前针对支架与积极药物治疗预防颅内血管狭窄引起的卒中的疗效的对比研究（SAMMPRIS 研究）[47] 并未发现支架具有疗效优势的情况下。有一些文献和书籍详细探讨后循环外科血管再通术的手术技巧，其中最具代表性的分别是 Spetzler 等[48]、Hopkins 等[49] 和 Charbel 等[50] 撰写的内容。

椎基底系统外科血管再通术的手术指征

后循环血流动力学异常并伴有反复循环相关性短暂性脑缺血发作（TIA）或卒中经过最佳药物治疗仍无法控制的卒中是外科手术的指征，此外，具有下列情况的任何一种也具有手术指征：

（1）血管内介入手段到达病变部位困难或无法到达的患者

1）路途血管扭曲

i. 远端路途血管：股动脉、肱动脉、降 / 升主动脉

ii. 病变部位路途血管：主动脉弓、头臂干、VA、CCA

2）路途血管闭塞

（2）靶血管无法得到满意和持久的支架放置 / 血管成形。

（3）抗血小板药物抵抗。

手术步骤

椎基系统供血不足的手术治疗大致可分为两类：颅内或颅外。具体列举如下，其内容在后文中详述。

（1）颅外段手术

1）近段椎动脉（V1）

i. 血管重建术

a. VA–CCA 转位

b. VA– 锁骨下动脉或 VA– 甲状颈干再植

c. VA–CCA 或锁骨下动脉原位搭桥

ii. 内膜剥脱术

iii. 减压术

2）中段椎动脉（V2）

i. 对引起椎动脉狭窄的骨源性因素进行减压术

ii. 血管重建术

a. ECA–VA 转位

b. VA–CCA、ICA 或 ECA 原位搭桥

3）远段椎动脉（V3）

i. 减压术

ii. 血管重建术

a. ECA 或 OA–VA 搭桥

（2）颅内段手术

1）血管重建术

i. 上段椎基系统供血区

a. STA–PCA 端侧搭桥

b. STA–SCA 端侧搭桥

c. SCA–PCA 侧侧搭桥

ii. 下段椎基系统供血区

a. VA–PICA 原位搭桥

b. PICA 向 VA 再植

c. OA–PICA 端侧搭桥

d. PICA–PICA 侧侧搭桥

iii. 中段椎基系统供血区

a. OA-AICA 端侧搭桥

2）内膜剥脱术

i. V4 段

颅外段手术

椎动脉第一段病变的手术治疗

近段椎动脉（V1）的暴露

椎动脉 V1 段起于 VA 起始部，终于第 6 颈椎横突孔。通过锁骨上入路可以暴露近端 VA 和 CCA。从胸锁关节开始，在锁骨上方 2 cm 处向外侧做一个与锁骨平行的 6~7 cm 长的直切口。其下方的颈阔肌横行切开。胸锁乳突肌锁骨头处离断，锁骨头上肌肉残端保留用于肌肉复位缝合。然后将肌肉向上方牵拉。下方的肩胛舌骨肌同样也可以切开。打开颈动脉鞘，将颈内静脉向外侧牵拉而 CCA 向内侧牵拉。迷走神经通常位于颈动脉鞘的后壁，虽然其变异至前方的概率很小，但仍需仔细操作以避免将其损伤。前斜角肌及其上方的膈神经位于此暴露范围的外侧，不需要进行游离或切开（图 23.2）。

左侧切口和右侧切口对损伤喉返神经和淋巴引流的风险是不同的。右侧喉返神经在接近气管时绕锁骨下动脉形成袢状结构，因此在内侧牵拉气管时更容易将其损伤。而左侧的喉返动脉绕主动脉弓成袢，在更低的水平到达气管，因而不太容易受到牵拉损伤。淋巴引流在右侧由小的淋巴管向锁骨下静脉和颈静脉引流，而在左侧则由位置较表浅的胸导管向左侧锁骨下静脉和颈内静脉交汇处引流。因此，右侧病变手术更容易损伤喉返神经而左侧病变手术更容易导致淋巴瘘。此外，无论哪一侧手术，应当注意淋巴管是不能够被妥善电凝封闭的，应当将其游离后结扎。

有两种方法可以辨认椎动脉。第一种是由外侧向内侧辨认的方法。首先暴露锁骨下动脉远端，然后沿此动脉向近端暴露其分支。锁骨下动脉可以分为 3 段，其中第二段被前斜角肌覆盖，可以以此为标记确认锁骨下动脉。椎动脉从锁骨下动脉第一段的后上方发出，其近端没有分支血管发出。这是其与甲状颈干最主要的区别，后者从锁骨下动脉前上方发出并在发出后分成多个分支。此外，椎动脉是锁骨下动脉上方发出的第一个分支，而甲状颈干是第二个分支。另一种方法从内上方暴露椎动脉，扪及 C6 横突前（颈）结节，找到椎动脉入横突孔处。椎动脉在由前斜角肌（外侧）、颈长肌（内侧）和锁骨下动脉第一段（下方）形成的三角中向上走行，此三角以颈结节为顶点。由椎旁静脉丛形成的椎静脉在其出 C6 横突孔时位于动脉前方。在暴露过程中，必须保护好喉返神经、颈交感干和下臂丛神经。

椎动脉转位 / 再植术

此手术方式适用于锁骨下动脉近端闭塞并且有临床或血管造影上椎动脉盗血证据的患者，或椎动脉起始部闭塞且对侧椎动脉血流有限的患者。椎动脉可以向 CCA 转位或向锁骨下动脉或甲状颈干再植。

椎动脉－颈总动脉转位术

在充分暴露血管后，需要对近端 VA 和 CCA 进行一定处理。去除 CCA 需要接受吻合一侧的血管外

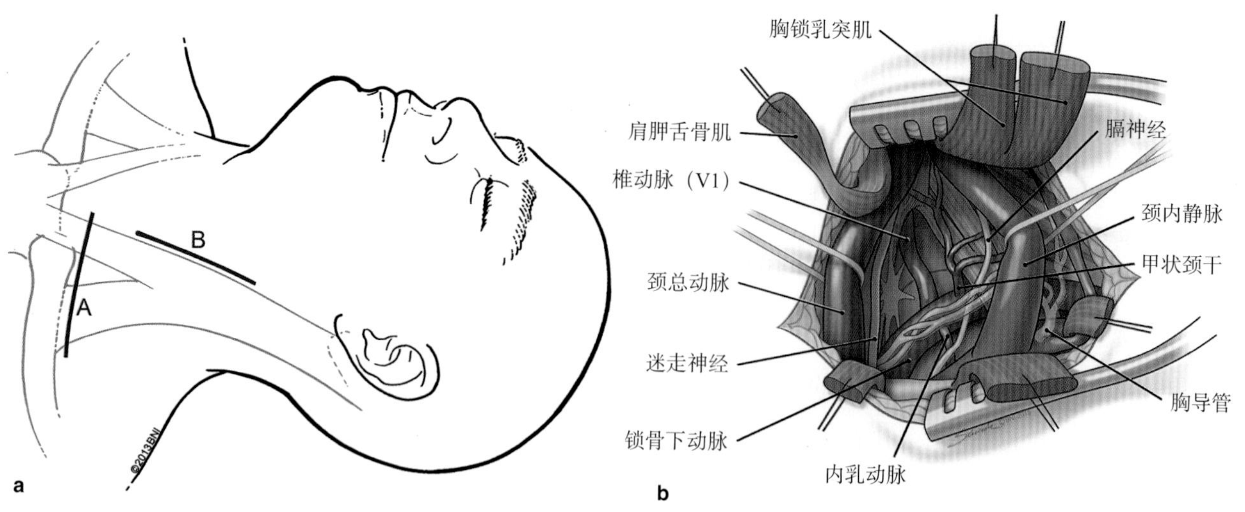

图 23.2　a、b. 左侧颈部手术典型步骤。a. 锁骨上皮肤切口暴露 V1（A），纵行皮肤切口暴露 V2（B）；b. 切开胸锁乳突肌后，牵拉颈总动脉的中间部分，分离脂肪层，以下结构可以识别：颈内静脉、内乳动脉、膈神经、锁骨下动脉、胸导管、甲状颈干、椎动脉 V1 段和迷走神经（由 Barrow 神经学研究所提供）。

筋膜。近端在 VA 起始部用 Weck 夹将其阻断，而在远端在其要进入横突孔时用临时阻断夹将其阻断。在 Weck 夹处将 VA 截断，管腔用肝素生理盐水冲洗干净。偶尔当发现管腔因动脉粥样硬化斑块而狭窄时，需要行内膜剥脱。如果 VA 过短无法被转位到 CCA，则需要将 VA 从 C6 横突孔中游离出来。将 VA 近端 1 cm 范围内血管外膜外的筋膜层剔除，然后斜行截断，并在其外侧角处稍剪成鱼口状。这样可以增加搭桥血管的横截面积并提供足够的 VA 血管壁，因而可以最大程度降低吻合部位狭窄的可能。根据患者体重，静脉使用 3 000~5 000 U 肝素对患者进行肝素化以预防临时阻断期间可能形成的血管内栓塞。可以通过诱导中度高血压（基线水平以上 30%）以及适度的低体温进行脑保护。

在注射肝素 5 分钟后，将接受吻合部位的 CCA 进行阻断，用阻断夹将其横行夹闭，旋转并暴露动脉的侧后壁。根据椎动脉的管径用椭圆血管咬钳在 CCA 上形成一个直径 4~5 mm 的缺口。游离椎动脉并用 7-0 单纤维缝线将其与颈动脉吻合。吻合的方式有多种（端侧吻合技术详见下文）。我们偏好先固定 VA 的根部（鱼口端），然后先间断缝合吻合口的后壁，接着再以连续缝合的方式吻合前壁。第一针固定缝合的进针方式采用“先由外向内、再由内向外”的方式，这样可以在打结时使线头位于动脉管腔外。吻合首先从较为困难的背侧血管壁开始，此时医生看到的是血管壁内侧面。当吻合至头端后，每根缝线都与自身打结。背侧血管壁缝合完成后，在头端再做另一针固定缝合。然后，以类似的方式在直视血管外表面的情况下将血管前壁缝合。在完成最后一个打结前，向 VA 和 CCA 的管腔内注入肝素盐水，然后让血流逆流冲刷管腔。打结完成后，松开阻断夹，观察吻合口有无出血。少量渗血用速即纱（Johnson & Johnson）辅以脑棉轻压止血。术野留置负压引流，胸锁乳突肌锁骨头复位，逐层关闭切口。手术完成后的情况如图 23.3 所示。

椎动脉 - 锁骨下动脉或甲状颈干再植术

除 VA-CCA 转位术外，VA- 锁骨下动脉（图 23.4）或甲状颈干再植术也是可以选择的手术方式。在 CCA 同样狭窄或闭塞的情况下，这种手术方式更能突显其优势。这种手术方式的另一个优势是可以避免颈动脉阻断带来的缺血风险。需要注意的是锁骨下动脉上血管再植的位置通常在 VA 起始部的远端、前

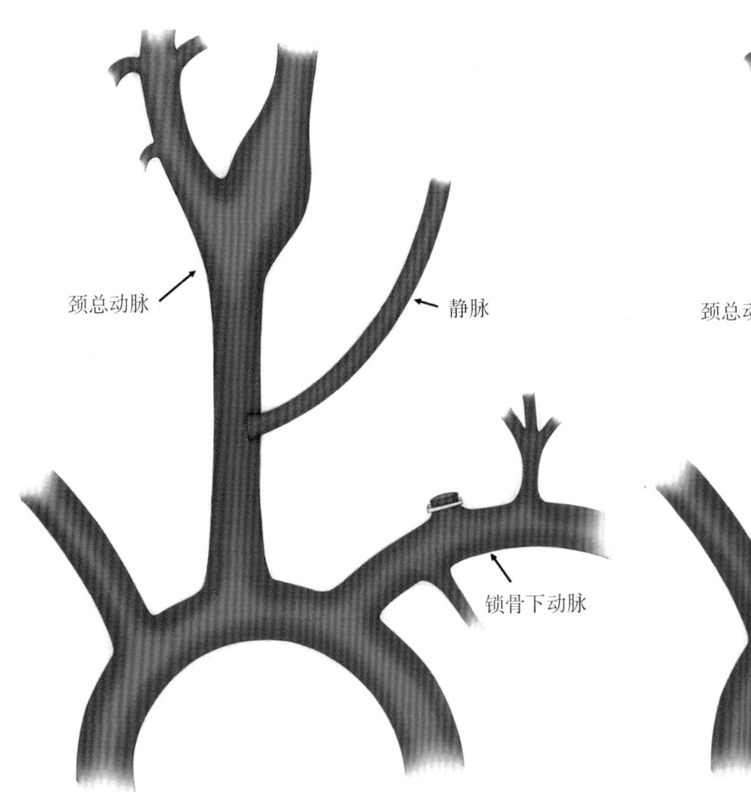

图 23.3　左侧椎动脉 V1 段向左颈总动脉再植。

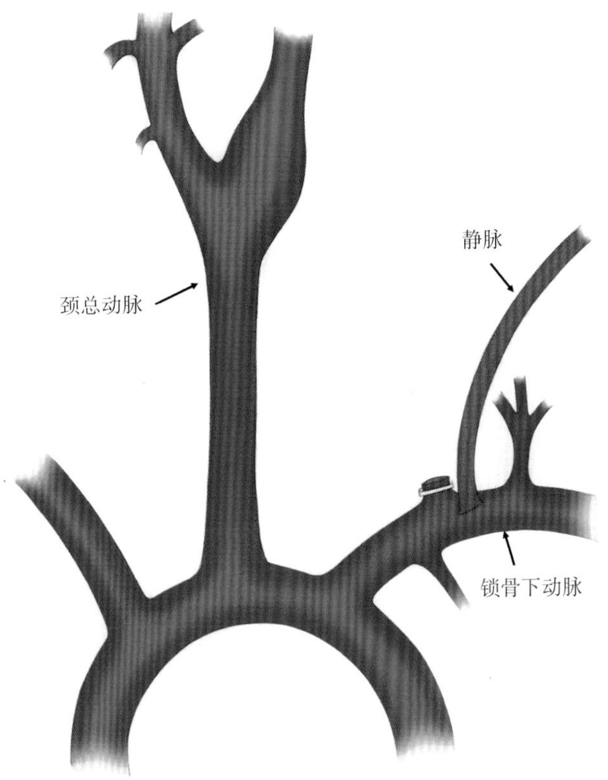

图 23.4　左侧椎动脉 V1 段向左锁骨下动脉再植。

斜角肌的范围内。

椎动脉移植血管插入术

当 VA 过短无法进行转位时，可以采用插入移植血管段的方式协助手术。移植血管一端可以以端侧吻合的方式与锁骨下动脉或 CCA 吻合，而另一端用端端吻合的方式与 VA 吻合。移植血管的种类有多种，包括自体静脉和动脉移植血管（如大隐静脉和髂内静脉以及胸廓内动脉和桡动脉）以及合成移植血管如聚对苯二甲酸乙二醇酯（Dacron）或聚四氟乙烯(PTFE)。移植血管插入的缺点是由于需要做两处吻合，所以手术耗费的时间较长，并且如果要利用自身移植血管，获取移植血管还需要花费时间。此外，如果将 CCA 选作受体血管，那么阻断颈动脉还会带来相应的缺血并发症风险。图 23.5 是 CCA– 大隐静脉 –VA 移植血管插入吻合的示意图。图 23.6 是锁骨下动脉暴露和大隐静脉移植血管插入的临床示例图片。

椎动脉起始部内膜剥脱术

目前，随着介入技术发展得越来越简便及安全，椎动脉内膜剥脱术已很少开展。对于罕见的 VA 起始部狭窄同时伴有锁骨下动脉闭塞的患者，由于无法通过桡动脉或肱动脉进行介入操作，仍需考虑进行椎动脉内膜剥脱术。此手术的切口与暴露方法与前文所述相同。VA

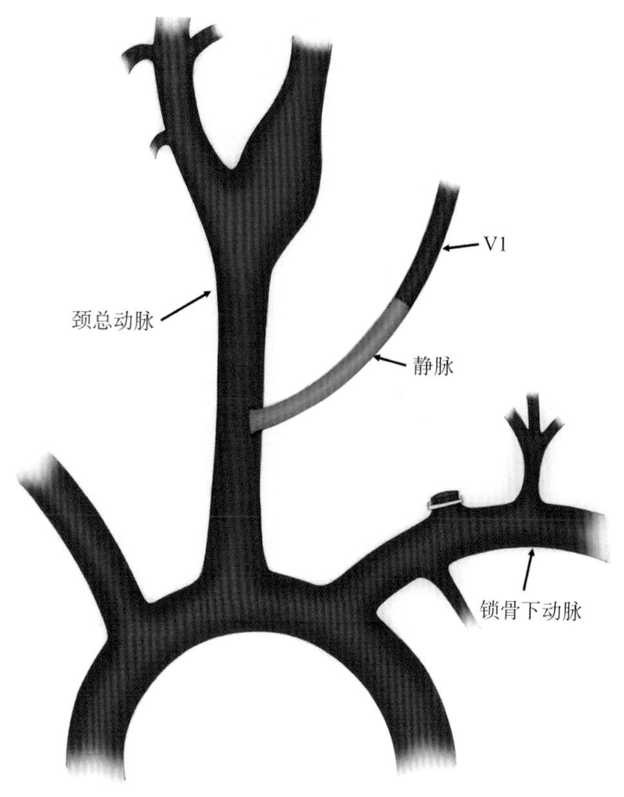

图 23.5 静脉插入移植：颈总动脉 - 静脉 - 椎动脉 V1 段。

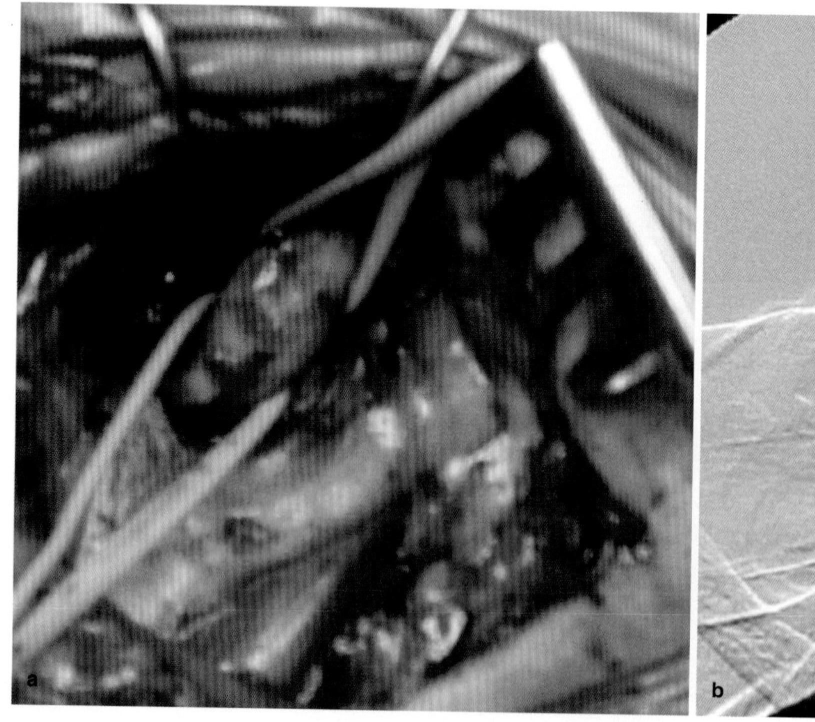

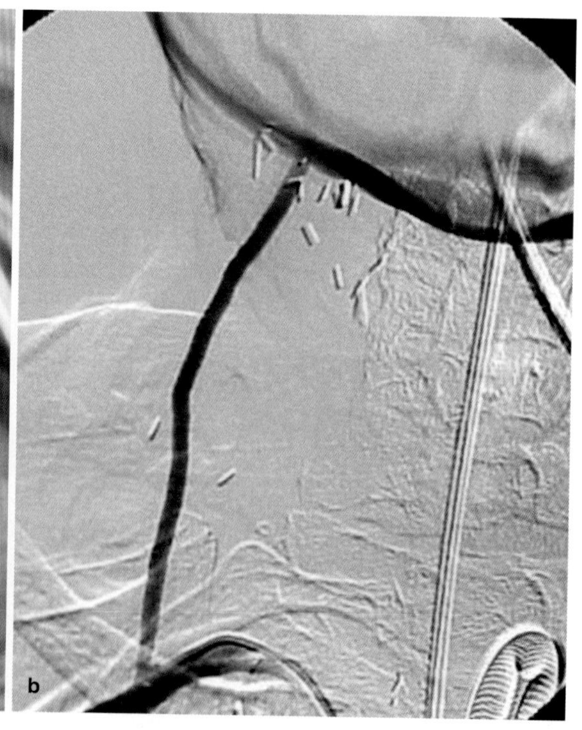

图 23.6 a、b. 使用锁骨下动脉供体。a. 通过锁骨上入路暴露和控制锁骨下动脉；b. 锁骨下动脉移植大隐静脉术后动脉造影。

起始部远端及近端的锁骨下动脉均需暴露，而 VA 不需要游离至其入横突孔处。甲状颈干和胸廓内动脉必须游离并进行临时阻断。此时，注射一剂肝素对患者进行肝素化。在 VA 斑块上方放置临时阻断夹，并在 VA 起始部远近端用血管钳将锁骨下动脉阻断。

清除斑块有两种方法。第一种是沿锁骨下动脉的长轴在椎动脉起始部下方的锁骨下动脉前上壁水平切开动脉（图 23.7）。斑块切除从锁骨下动脉开始并逐渐向椎动脉推进。椎动脉斑块很少会累及其起始部开始 1 cm 以外的范围。在锁骨下动脉内膜剥脱的远端对内膜进行锚定缝合可能是必要的。另一种方法是在椎动脉上做垂直的切口，并延伸至锁骨下动脉（图 23.8）。这样可以看清椎动脉远端的斑块。我们更喜欢后一种方法。

斑块清除后，用 6–0 单纤维缝线缝合血管。采用后一种方法（垂直切口）时，可以使用血管补片（静脉或合成）协助血管缝合以避免椎动脉起始部狭窄。在完成最后一针打结前，让椎动脉内的血流逆流冲刷吻合口。最后依次移开椎动脉临时阻断夹和锁骨下动脉远近端的血管钳。

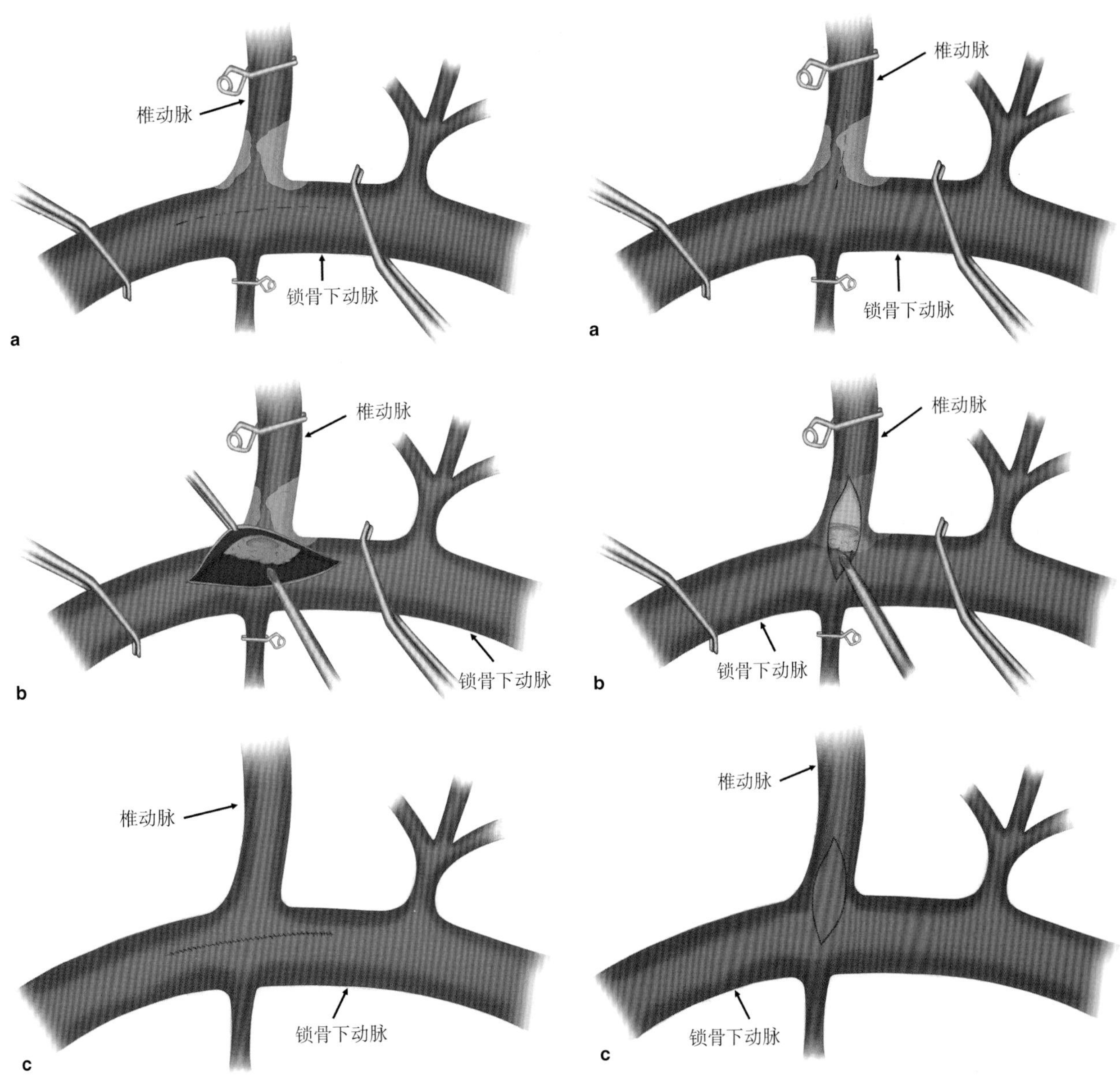

图 23.7　a~c. 左侧椎动脉 V1 段内膜切除术，纵向方式。a. 自椎动脉起始部下方锁骨下动脉行水平切口；b. 从椎动脉起始部切除动脉粥样硬化；c. 完成动脉内膜切除术，缝合动脉。

图 23.8　a~c. 左侧椎动脉 V1 段内膜切除术，垂直方式。a. 自椎动脉起始部行垂直切口；b. 从椎动脉起始部切除动脉粥样硬化；c. 完成动脉内膜切除术，使用血管补片协助动脉缝合，预防早期或迟发性狭窄。

椎动脉 V1 段减压术

少部分情况下，前斜角肌或颈长肌肌腱形成的颈部纤维束会压迫近端 VA。当对侧 VA 血流闭塞或严重受限时就会出现明显临床症状。患者以扭头后出现椎基底动脉系统缺血症状为典型表现。头部正中位和旋转位的动态颈部椎动脉血管造影可以在侧位片上证实椎动脉受到压迫。在将椎动脉从其起始部暴露至 C6 横突孔水平处后，切除其表面覆盖的束缚血管的韧带、肌肉和束带，如此就完成了手术减压操作。偶尔会有交感神经结或神经纤维压迫 VA。虽然对星状神经结的游离通常会导致轻度的同侧 Horner 综合征，但少数情况下必须切除该神经结才能解除患者 VA 的压迫。此时，为避免出现严重的 Horner 综合征，可选择切断椎动脉，将其充分松解后再将其以端端吻合连接的方式进行手术。

椎动脉第二段（V2）病变的手术治疗

椎动脉 V2 段的暴露

椎动脉 V2 段的范围从 C6 横突孔开始到其进入 C1 横突孔结束。V2 段的暴露采用颈前路的方式。在颈椎间盘切除的过程中，如果椎间盘的切除 / 剜除太靠外侧，偶尔会无意中损伤 V2 段椎动脉。患者取仰卧位，肩胛下垫圆枕使颈部轻度过伸以利于深部结构的暴露。应避免使用大号护口器以最大限度增加下颌空间，这对 C1–C2 水平 V2 段远端的暴露是至关重要的。皮肤切口做横切口或竖切口均可行，取决于需要暴露的节段数量。横切口可以利用颈部皮纹，从中线至刚过胸锁乳突肌前缘的横切口足以暴露 1~2 个节段的病变。竖切口位于胸锁乳突肌前缘，从锁骨上约 2 横指延伸至下颌角下 2 横指，C1–C2 水平的远端 V2 段的暴露需要进一步向头端延伸切口，切口头端向乳突方向轻微弯曲以避免损伤面神经下颌支。这种手术方式由 Bernard George 发展形成了所谓的“前外侧”入路 [51]。应当注意需要根据病变的位置调整切口的长度与位置。可以在切皮前利用颈部 X 线协助定位，并在手术过程中反复确认。

锐性切开颈阔肌，避免损伤位于切口上端紧贴颈阔肌深面的耳大神经。在胸锁乳突肌肌腹中段通常会遇到颈横皮神经。有时为了暴露需要可以将其切断，但会导致术后短暂的颈前部皮肤麻木，这种症状通常会在术后 6 个月内随着神经再生而消失。随后的解剖暴露沿胸锁乳突肌前缘进行。自动撑开器的拉钩在内侧需要放置在较表浅的位置以保护喉神经，而在外侧的位置要略深。应当避免过度牵拉，否则会导致脊髓副神经的牵拉损伤。牢记脊髓副神经在其上中 1/3 交界处，从胸锁乳突肌内侧缘穿行，这点十分重要。在深部的解剖操作需要根据所需暴露的 V2 段的节段位置进行操作。

C6 水平 V2 段的暴露

C6 横突水平 VA 的手术暴露与前文所描述的 V1 段的暴露类似。打开颈动脉鞘，将颈内静脉向外侧牵拉、CCA 向内侧牵拉。进一步向深部游离。扪及 C6 横突前（颈）结节，然后在骨膜下游离斜角肌和颈长肌，必要时游离的范围可以向头端延伸至 C5 水平。然后用高速磨钻（金刚钻头安全性更好）、Kerrison 咬骨钳和刮匙将横突孔去顶开窗暴露其下的椎动脉。滋养 VA 的静脉丛应当仔细电凝并从动脉上将其切断。

C2–C5 水平 V2 段的暴露

V2 中段的暴露需要在内侧的带状肌群、甲状腺、气管和食管与外侧的胸锁乳突肌和颈动脉鞘之间进一步游离。打开椎前筋膜并暴露其下的前纵韧带和颈长肌。然后，从目标节段的椎体前表面和横突上将同侧的颈长肌离断。颈交感干位于颈长肌的外侧，必须予以保护。同样，在游离横突前结节上的肌肉时也应小心操作，以避免损伤此处从侧方和后方发出的颈神经。最后，用高速磨钻、Kerrison 咬骨钳和刮匙将位于前结节内侧深部的横突孔磨开，暴露其内走行的椎动脉。滋养 VA 的静脉丛应当仔细电凝并从动脉上将其切断。保护 VA 的根髓动脉分支对避免脊髓缺血损伤是至关重要的。

C1–C2 水平 V2 段的暴露

C1–C2 水平远端 V2 段的暴露有助于进行血管重建操作。这一入路需要较高位置的暴露。患者取仰卧位，头转向对侧。如前文所述，切口从胸锁乳突肌前缘开始，沿胸锁乳突肌走行，到达下颌角下两横指处后稍向后弯曲，呈弧形指向乳突以避免损伤面神经下颌支。多项措施可帮助实现高位置的暴露。麻醉时采用鼻插管可避免在嘴中放置口腔保护套，这样可以取得最大的下颌下空间。同样在极少数情况下，需要打开颞下颌关节、离断胸锁乳突肌或切断下颌骨。耳神经就在切口顶端的颈阔肌下方走行，手术时可能需要将其切断。腮腺的下极向前上方翻折。

打开颈动脉鞘，找到颈内静脉。在内侧的颈内静脉与外侧的胸锁乳突肌之间进一步游离。脊髓副神经在胸锁乳突肌的后缘深面潜行，将其找到并加以保护。用鱼钩将二腹肌牵向前上方有助于远端结构的暴露，少数情况下需要将二腹肌切断。扪及 C1 和 C2 前结节的位置，可以通过术中荧光造影加以确认。肩胛提肌附着于 C1~C4 横突后结节，需要将其切开从而暴露 C2 神经根前支。在外侧切断 C2 神经根，在 C1 和 C2 之间暴露 VA。再进一步的暴露则需要将 VA 从 C1 横突孔中游离出来。滋养 VA 的静脉丛应当仔细电凝并从动脉上将其切断。

V2 段椎动脉减压术

颈部强直性脊柱炎或横突内 / 横突间纤维粘连对 V2 段椎动脉造成的外部压迫会导致有症状的 VA 供血不足。症状通常是间歇性的并在转头时出现。动态血管造影以及 CT 或 CTA 能够确诊。减压方法是去除造成压迫的病变。血管狭窄节段上、下的横突均需要暴露。打开横突孔，滋养 VA 的静脉丛仔细电凝并从动脉上离断。从外侧游离椎动脉以暴露从钩突上长出的骨赘。用高速磨钻及刮匙将骨赘切除，对限制性纤维束带或粘连予以松解。在操作结束时，椎动脉应恢复到正常管径。

V2 段椎动脉血管重建术

椎动脉 V2 段血管重建适用于近端 VA 闭塞而 DSA 证实远端 VA 通畅的患者。参与远端 VA 血管重建的血管多选取发自颈动脉或枕动脉上升段的肌肉侧支。V2 段血管重建的方法包括血管转位术以及移植血管插入术。

转位术

V2 段血管转位术在手术方式上有多种选择。如果 ECA 有足够长度且颈动脉分叉处无动脉粥样硬化斑块，ECA 或其分支均可作为供应血管转位至椎动脉 V2 段。暴露颈动脉分叉部，将 ECA 骨骼化。所有 ECA 分支均双股结扎并切断。枕动脉通常需要保留，尤其是如果其承担主要的 VA 代偿血管作用时。然后在 C1–C2 水平暴露 VA，将吻合口部位的动脉外膜清除。算好 ECA 转位至 V2 段所需的足够长度，保证无张力转位，然后将 ECA 切断。剥除 ECA 远端 1 cm 处的动脉外膜，将其修剪成鱼口状，用 8–0 单纤维缝线通过端侧吻合的方式将其与 VA 吻合。除此之外，ICA、ECA 或 CCA 均可以采用端侧吻合的方式向 VA 转位。

移植血管插入术

当 ECA 主干或其分支长度不够时，可选择实施移植血管转位术。移植血管可选择自体移植血管（静脉或动脉）或合成移植血管（Dacron 或 PTFE）。在 C1–C2 水平暴露椎动脉，清除吻合部位的血管外膜组织。CCA、ICA 或 ECA 均可作为供血动脉，其中 ECA 是首选的供血动脉，因为 ECA 吻合在术中可以避免因颈动脉临时阻断造成的脑梗死。图 23.9 是 CCA– 大隐静脉 – 椎动脉 V2 段移植血管插入术的示意图。

椎动脉第三段（V3）病变的手术治疗

椎动脉 V3 段的暴露

椎动脉 V3 段起自 C1 横突孔，终于椎动脉硬膜入口处。采用后正中入路就可以轻松暴露 V3 段。患者取侧卧位，头转向对侧。做曲棍球杆形的切口。切口起自 C3 棘突水平的后正中线上，垂直向上达到上项线上 2 cm，然后拐向外侧，与上项线平行走行至乳突上方，最后，切口再向下拐直至乳突下方。如需利用 OA 进行搭桥操作，则在切皮时应当对其加以仔细保护（见“枕动脉搭桥”）。切开枕下筋膜和肌肉，上项线上留肌肉根部用于关闭切口时肌肉复位缝合。皮肌瓣翻向外侧达乳突水平，C1 和 C2 同样予以暴露，尽可能多地暴露枕骨。在 C1 动脉沟中找到椎动脉，周围的静脉丛仔细电凝后从动脉上剥下。切除 C1 后根通常可以暴露 1~1.5 cm 长水平节段的椎动脉。如果需

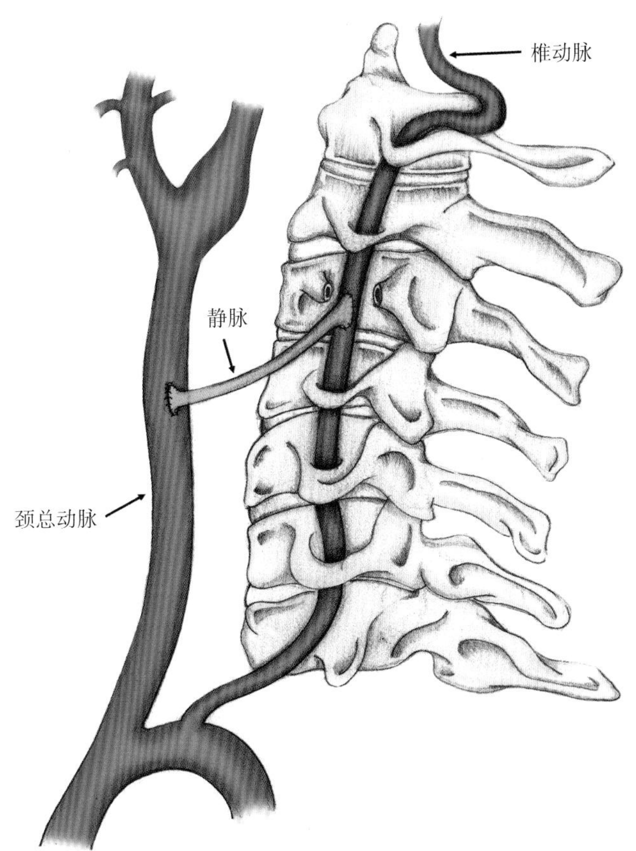

图 23.9　静脉移植：颈总动脉 - 静脉 - 椎动脉 V2 段。注意本例中 C3 处的横突孔被打开。

要暴露更长节段的 VA，可以磨开 C1 横突孔以将其松解游离。图 23.10 是一例远外侧入路手术的示例，图片显示动脉沟处 V3 段的暴露情况以及右侧枕动脉的游离情况。

V3 段椎动脉减压术

1978 年，Sorensen[52] 首次归纳总结了 Bow–hunter 卒中（综合征），该疾病以转动头部导致颅外段椎动脉血流受阻引起椎基系统供血不足表现为特征。出现此病症的患者由于对侧椎动脉发育不良、狭窄或闭塞只有一套孤立的后循环供血系统，并且前循环代偿量很少。Bow–hunter 综合征通常发生在寰枢椎水平，因为 C1 和 C2 横突孔内和动脉沟到硬膜入口处的这段 VA 是无法移动的。如前文所述，转动头部引起 VA 血流受损也有可能是其他节段 VA 受到纤维束带、肌腱或强直性脊柱炎骨刺压迫引起。动态血管造影是诊断该疾病的金标准。手术治疗方式包括 C1–C2 融合或 VA 减压术 [53–55]。

V3 段椎动脉血管重建术

对 VA 近端闭塞的患者可以实施 V3 段搭桥术。必须行 DSA 明确来自上行的颈动脉或枕动脉肌肉侧支血管的血流在远端 VA 的代偿情况。大多数情况下采用 OA 作为搭桥血管。但需要注意的是，如果 OA 已经是该患者的主要侧支血供来源，那么进行 OA 搭桥术得到的代偿血流可能不会超过原先已有的代偿血流。此时，行 VA 与 ECA 或 CCA 之间的移植血管插入术可能更为稳妥。

在获取 OA 并暴露 V3 段后，从 C1 横突孔将 VA 松解出来。在确定合适的 OA 长度后将其切断，去除远端的血管外膜并修剪成鱼口状。患者静脉推注一剂肝素，同时升高血压。然后用临时阻断夹孤立需要接受吻合的 VA 节段。用 8–0 或 9–0 单纤维缝线通过端侧吻合的方式进行搭桥（此方法在下文详述）。

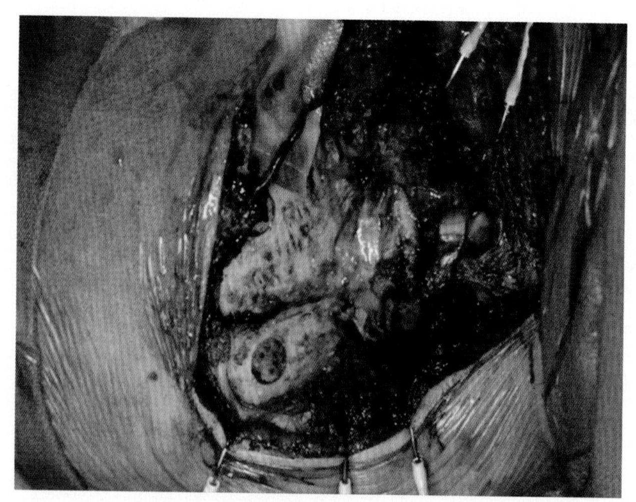

图 23.10　右侧远外侧入路包括枕下后正中暴露的手术视图。注意右侧枕动脉和椎动脉 V3 节段的解剖和分离。患者呈 3/4 俯卧位。

颅外段手术

颅外（EC）- 颅内（IC）血管搭桥术

针对椎基系统供血不足病变的 EC–IC 搭桥手术的指征非常严格。截至目前，尚没有随机对照研究证实此类手术的有效性。1985 年发布的经典的 EC–IC 搭桥研究未能显示 STA–MCA 搭桥对治疗不适合颈动脉内膜剥脱治疗的有症状的动脉粥样硬化性 ICA 或 MCA 有效。这项研究由于缺乏基于血流动力学的患者入选标准而广受批判。近期，颈动脉闭塞手术治疗研究（COSS）的结果得到公布 [56]。研究将近期（< 120 天）有过短暂性脑缺血发作或闭塞的颈动脉供血区发生半球缺血性卒中和 PET 检查有血流动力学受损表现的患者随机分入药物治疗组和 STA–MCA 搭桥治疗组。但由于中期分析显示搭桥治疗无明显益处，此项研究被提前终止。该研究的 2 年主要预后指标（所有术后 30 天内的卒中事件发生率和死亡率以及 2 年内同侧缺血性卒中发生率）在两组间并没有统计学差异（手术治疗组 21%，药物治疗 22.7%），并且手术组的围手术期致残率高达 15%，抵消了卒中发生率降低和循环储备改善带来的益处。但是要注意，在该研究中，一旦手术组患者度过了围手术期，卒中发生率相比药物治疗组会明显下降（2.5 倍）。手术组患者 PET 评估显示病变血管供血区的脑组织灌注明显改善。遗憾的是该研究药物治疗组中的患者在随机分组时接受 PET 评估后就未再进行 PET 复查 [57]。基于上述结果，后循环缺血病变的 EC–IC 搭桥手术治疗颇具争议。只有当患者出现持续的椎基系统血流动力学缺血症状并且最大药物治疗无效同时无法接受介入治疗时，才考虑搭桥手术治疗。

颞浅动脉（STA）搭桥

STA 可作为供体血管与 SCA 或 PCA 吻合。手术采用颞下入路。选择右侧血管搭桥可避免对优势半球的颞叶造成损伤。患者取侧卧位或仰卧位、同侧肩部垫高。用三钉头架将头部固定：①头部转向对侧使颞叶与地面平行；②垂直面上头略后仰，利用重力作用牵开颞叶与天幕间隙。腰穿引流可以帮助降低脑组织张力、减少颞叶牵拉引起的并发症。理发后用移动多普勒探头确定颧弓根部 STA 主干、额支及颞支的位置及走行。

STA 的游离可以在显微镜下操作也可以用头戴式放大镜操作。以我们的经验来看，放大镜已足够满足操作需要且效率更高。按动脉走行于其正上方切开表皮及真皮层。当需要用到 STA 前支时，如果直接在动脉上方做切口，切口会超出发际线，此时可选择在发际线后做一弧形切口，然后在皮瓣下分离血管。我们倾向于先确定远端 STA 的位置，再逐步向近端游离。这样做的好处在于动脉一旦不幸在分离的早期受损，近端还有足够长度的动脉血管可供搭桥所用。将动脉从帽状腱膜上游离下来，动脉表面可保留一层软组织。在距离主干数毫米的位置将分支血管电凝后切断，避免对主干血管造成热损伤。皮肤切口需要到达颧弓根水平以下约 5 mm。用于 SCA 或 PCA 搭桥的 STA 长度需要 8~10 cm。游离的动脉用罂粟碱棉片包裹以缓解血管操作造成的痉挛。STA 桥血管在需要进行吻合时再切断，也可以先将远端切断，近端用临时阻断夹阻断后管腔内用肝素盐水冲洗干净。

颞肌筋膜和颞肌的切开方式有 3 种：①沿皮肤切口直线切开；② T 形切开，在颞上线处留蒂；③ C 形切开，在颞上线处留蒂。我们偏向采用最后一种方式。切开后将颞肌用骨膜下分离的方法从颞骨鳞部剥离下来，并用鱼钩牵开。形成暴露颞下的标准颞骨骨瓣。此步骤的关键是要磨除所有颞骨鳞部的突出部分，使骨窗与中颅底齐平。然后沿基底部向下 C 形剪开硬膜，用 4–0 Nurolon 缝线（Medline Industries，Mundelein，IL）悬吊。

手术操作进行到此时，应通过腰穿引流释放了 25~50 mL 脑脊液以降低脑组织张力。在显微镜下抬起颞叶，自颞叶下表面发出的向天幕引流的桥静脉必要时可以电凝牺牲，直到暴露天幕游离缘。用脑组织牵开器维持颞下空间的暴露。然后打开环池蛛网膜，找到 SCA 和 PCA。可能需要在滑车神经出天幕游离缘处的后方切开天幕并牵拉以暴露 SCA。然后游离受体动脉，找到一处没有穿通动脉的区域用于吻合。用橡胶垫衬在游离节段的深面。将可塑形显微自动吸引器放在吻合口附近将脑脊液及出血吸除。然后用端侧吻合的方式进行 STA–PCA 或 STA–SCA 搭桥手术，具体方法下文详述。

搭桥完成后，逐层关闭切口。在硬膜上做一小裂隙供 STA 穿过，然后用 4–0 Nurolon 疏松地缝合硬膜。在硬膜未闭合处覆以 DuraGen 人工硬膜（Integra Life Science，Plainsboro，NJ）。在骨瓣上开一小窗供 STA 不受压迫地通过，然后将骨瓣复位、用连接片和螺丝固定。伤口用抗生素盐水充分冲洗。肌肉用 2–0 薇荞缝线疏松缝合，确保肌肉不会压迫 STA。头端的皮肤切口需要缝合两层，第一层用 2–0 薇荞线间断缝合，第二层用 3–0 Prolene 缝线连续缝合。STA 上方的尾端切口用 3–0 Prolene 缝线做单层间断褥式缝合以避免损伤 STA 或形成张力。2 周后拆线。在手术室中、患者拔除气管插管前就给予一次阿司匹林栓剂（325 mg）。

图 23.11 是右侧颞下入路 STA–SCA 搭桥术的各个步骤。图 23.12 是基底动脉闭塞 STA–PCA 搭桥术的各个步骤。

枕动脉搭桥

枕动脉（OA）可用作供体动脉与 PICA 或偶尔与 AICA 进行吻合。虽然要进行 AICA 搭桥可能需要采用远外侧入路进行暴露，但通常此类手术还是采用枕下外侧入路（于乙状窦后在枕骨大孔处暴露中线）。患者可采用俯卧或 3/4 侧俯卧位以及侧卧位。用三钉头架固定头部。头钉的放置位置非常重要，安放位置不正确会妨碍手术操作。单针的头钉应当放置在供体 OA 侧耳朵前上方 2 cm 处。双针头钉的后针应放置在对侧耳廓上 2 cm 处。头部位置高于心脏平面以减少脑组织静脉充血。如果采用 3/4 侧俯卧位，固定头部位置时要有 4 个动作：①屈曲并稍低头以暴露枕下区域；②向对侧旋转使同侧手术区域位于最高点；③向对侧弯曲头颈以获得同侧肩膀与枕下区域间的手术空间；④稍向上抬，使同侧寰枕关节巧妙地部分呈半脱位状态以利于磨除枕骨髁。而如果采用俯卧位，则固定头架时要做 2 个动脉：①屈曲并稍低头以充分暴露颅后窝；②向同侧轻度旋转使同侧手术区域位于最高点。

扎起头发，用可移动多普勒探头在头皮上自乳突向项上线上约 4 cm 处确定 OA 走行。切皮前如切口下需注射盐水分离层次，此盐水中不能加入缩血管药物。切口从 C3 棘突附近开始，沿无血管的中线向上延伸至项上线上约 2 cm，然后拐向外侧平行与项上线走行直到与远端 OA 交叉处，用一把弯血管钳将 OA 上方皮下组织分开以保护 OA，然后继续延长切口到达乳突上方，最后切口再向下拐至乳突下端。远端 OA 在近端用临时阻断夹阻断、远端用 Weck 钛夹夹闭后予以切断。切开枕下筋膜和肌肉，项上线上留肌肉蒂，这样有利于在手术结束后严密缝合肌肉，因为由于搭桥完成后硬膜上要留有间隙供 OA 通过，硬膜无法达到水密缝合，肌肉严密缝合非常重要。然后沿白线切开枕下筋膜和肌肉。在骨膜下剥离向外侧分开

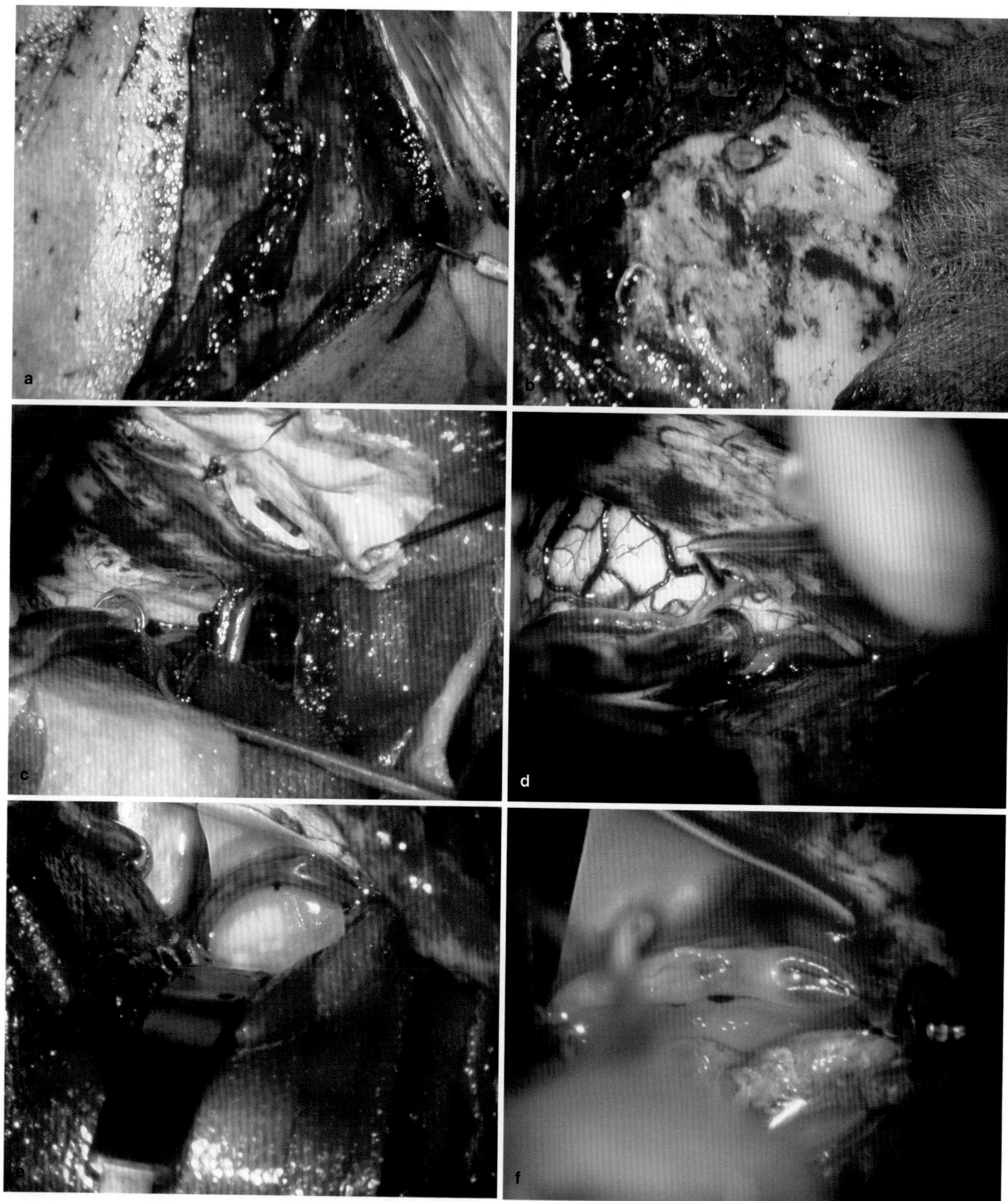

图 23.11　a~j. 右侧颞浅动脉（STA）- 小脑上动脉（SCA）搭桥手术步骤。a. 游离 STA 的顶叶支，保留一层保护性的软组织；b. 颞肌向前牵开，STA 顶骨支用棉片包裹在原位。形成颞骨骨瓣；c. 经硬膜下颞下入路，保留 Labbe 复合体静脉（已置腰穿引流）；d. 在环池游离 SCA；e. 在 SCA 下方植入橡皮衬垫，为缝合做准备；f. 纵行切开 SCA，切口为供体血管直径 2 倍。

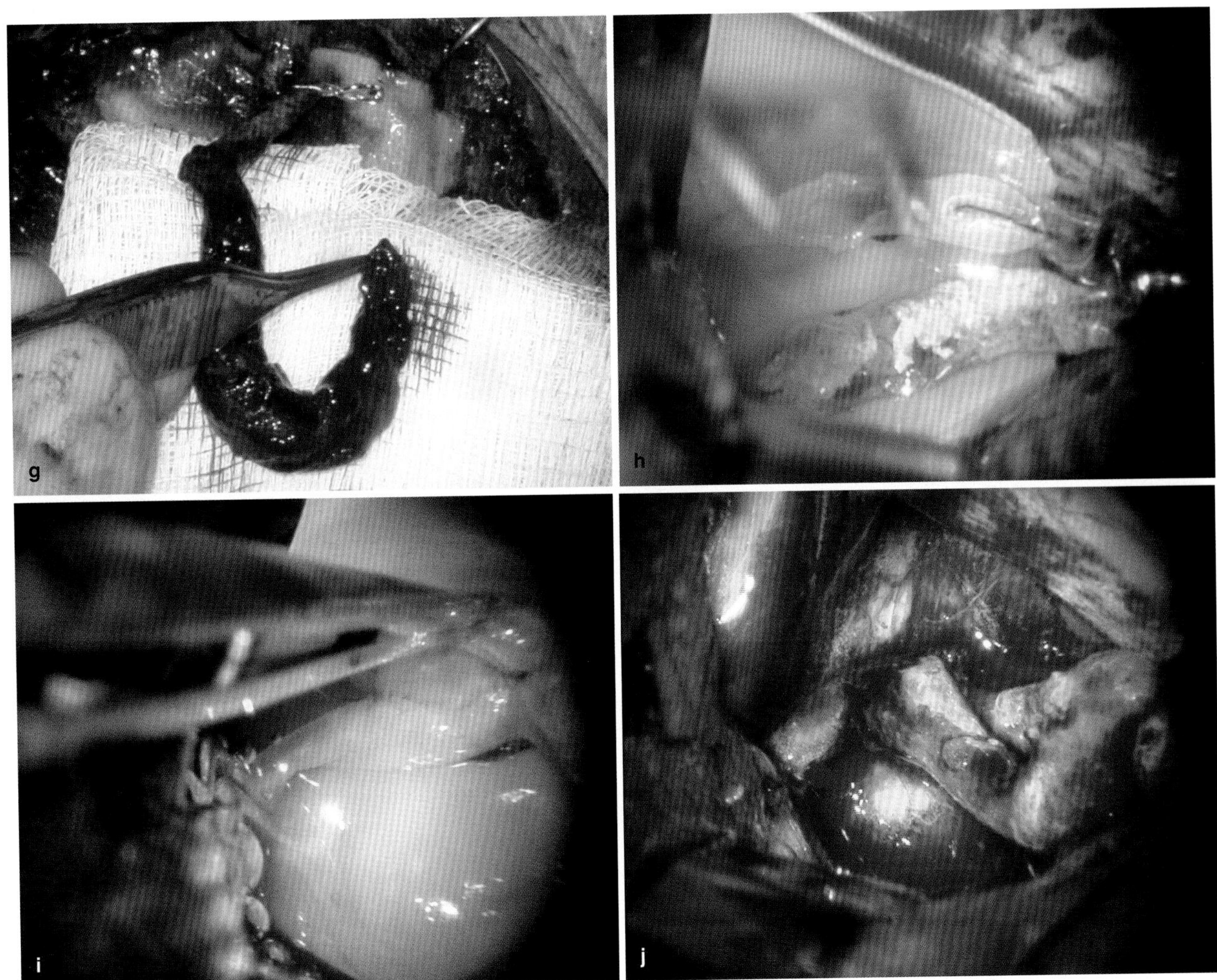

图 23.11 （续）g. 修剪 STA 远端，包括一侧为鱼嘴状；h. STA 和 SCA 并排放置，以精确匹配血管吻合长度；i. 用 10-0 缝线连续缝合后壁，在缝合血管前壁前检查血管内皮表面管腔和完整性；j. 完成吻合，去除所有临时阻断夹。搭桥血管开放。

枕下肌群以暴露枕骨，外侧达乳突处，下方达 C1 水平。用鱼钩向外下方牵开皮肌瓣。

接下来在皮瓣下肌肉平面内由远端向近端游离 OA。此过程当然可以在显微镜下完成，但以我们的经验，头戴式放大镜已经足够清晰能满足操作需要并且更为简便有效。由于 OA 走行迂曲且与周围组织粘连，OA 的游离是整个手术操作最困难的部分。OA 通常被静脉丛包绕，本身同枕神经一起在筋膜鞘中潜行。动脉周围的外膜组织鞘膜不刻意去除，小的分支血管用低电流双极电凝镊仔细电凝，避免对供体血管造成热损伤。分支血管在距离其 OA 主干起源一定距离处切断。尽可能多地游离枕动脉至枕动脉沟近端十分重要，这样可以确保有足够的移植血管长度。PICA 搭桥所需的 OA 长度大约为 6 cm，而 AICA 搭桥所需的血管长度还要略长。在 OA 近端乳突沟水平放置临时阻断夹，然后移去远端的临时阻断夹，用肝素盐水将管腔冲洗干净。用罂粟碱棉片将 OA 包裹以缓解血管操作造成的血管痉挛，在吻合前再将包裹解除。

做同侧枕下开颅，内侧过中线，下方打开 C1 后弓。必要时切口可以延长，暴露乙状窦，并磨除后内 1/3 枕骨髁形成远外侧 / 部分经髁入路。开放的乳突气房必须用骨蜡严密封涂以避免发生术后脑脊液漏。在 C1 水平中线处打开硬膜，然后向骨窗的外上方延伸，另外再做一个从中线至内上方的硬膜切口。硬膜瓣随后用 4–0 Nurolon 缝线固定于周围组织。

在手术显微镜下向外上方牵开同侧小脑扁桃体，找到 PICA 尾袢。尽管事实上脑干会阻挡手术暴露，但我们通常会尽量避免牵拉脑干。如果必须进行牵

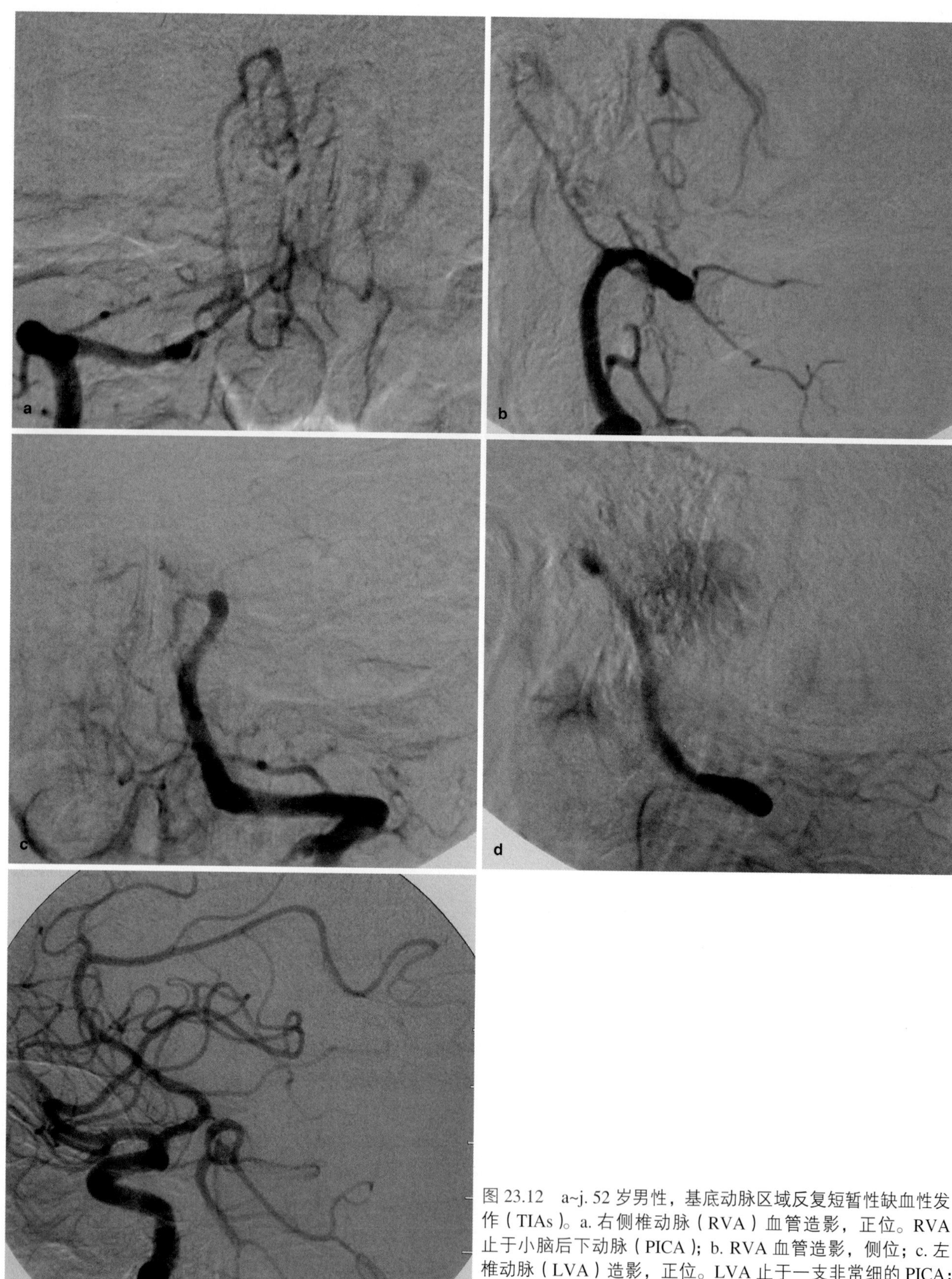

图 23.12　a~j. 52 岁男性，基底动脉区域反复短暂性缺血性发作（TIAs）。a. 右侧椎动脉（RVA）血管造影，正位。RVA 止于小脑后下动脉（PICA）；b. RVA 血管造影，侧位；c. 左椎动脉（LVA）造影，正位。LVA 止于一支非常细的 PICA；d. LVA 血管造影，侧位；e. 右侧颈内动脉（RICA）血管造影，侧位。右侧后交通动脉（PCoA）紧邻基底动脉的顶部。

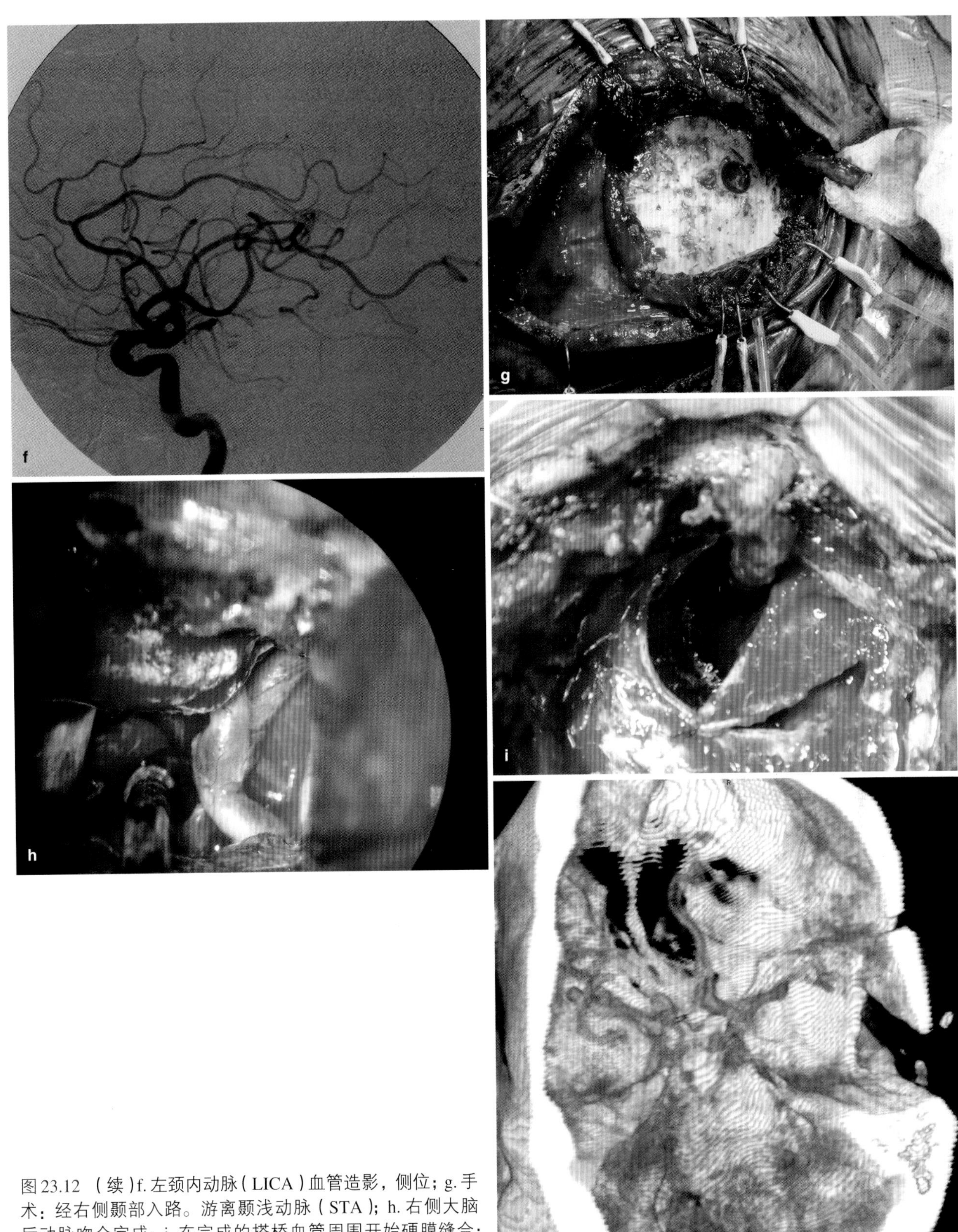

图 23.12　（续）f. 左颈内动脉（LICA）血管造影，侧位；g. 手术：经右侧颞部入路。游离颞浅动脉（STA）；h. 右侧大脑后动脉吻合完成；i. 在完成的搭桥血管周围开始硬膜缝合；j. 术后血管造影显示血管通畅。

拉，我们会使用一把锥形的脑组织自动牵开器进行牵拉。锐性分离 PICA 尾襻与延髓背侧的蛛网膜粘连，仔细游离尾袢。找到一段无分支的血管段，然后将一片橡胶垫垫在其深面。将可塑形显微自动吸引器放在吻合口附近将脑脊液及出血吸除。然后用端侧吻合的方式进行 OA-PICA 搭桥手术，具体方法下文详述。

如果需要进行的是 OA-AICA 搭桥，则需要用乙状窦后入路开颅暴露 CPA。必要时需要磨除迷路后骨质以便向前松解乙状窦，为缝合 AICA 提供更多的手术空间。极少的病例需要进行全岩骨入路将乙状窦前后均暴露出来才能对 AICA 进行手术操作。找到一段没有穿通动脉易于手术操作的 AICA 作为受体血管，按下文所述方法进行 OA 搭桥。

搭桥完成后逐层缝合切口。原位缝合或人工脑膜修补缝合硬膜。如前所述，由于硬膜上需要留间隙供 OA 穿过，因此硬膜无法做到水密缝合。在硬膜的间隙上可以覆以 DuraGen 人工硬膜。骨瓣上做小孔供 OA 不受压迫地通过。将骨瓣复位、用连接片和螺丝固定。伤口用抗生素盐水充分冲洗。肌肉与项上线上的肌肉蒂复位缝合。肌肉和筋膜逐层严密缝合是避免脑脊液漏的关键，将患者的体位恢复到正常状态可能有利于肌肉的缝合。皮肤切口需要缝合 2 层，第一层用 2-0 倒薇乔线间断缝合，第二层用 3-0 Prolene 缝线连续缝合。在手术室中、患者拔除气管插管前就给予一次阿司匹林栓剂（325 mg）。

图 23.13 显示了通过远外侧入路完成 OA-PICA 搭桥。

颅内血管端侧吻合的基本技术

准备吻合用的供体血管（STA 或 OA），确定搭桥所需的动脉长度然后在远端切断。游离供体动脉后非常重要的一点是理顺动脉使其保持生理走行，外力作用下的血管扭结会导致移植血管闭塞。移植动脉的远端 1 cm 范围需要剥除动脉外膜 [58]。供体血管的切断方式有多种，其中 3 种最为常见：① 90° 直角切断；② 45° 斜行切断；③ 90° 直角切断后在其一端做鱼口状修剪，鱼口的长度等同于供体血管周径的一半（或者简单的方法就是瘪塌的血管的直径）。我们更倾向使用最后一种方法，这样可以增加血管可供吻合的横截面积（是 45° 斜切法的 2 倍、单纯 90° 直切法的 4 倍），并且会形成额外增加供体动脉血管壁。这样可以最大程度降低吻合口狭窄的概率。我们认为，端侧吻合总体上优于会形成“象脚样”吻合口的端端吻合，这种吻合方式形成的增多的供体血管壁会使完成吻合后的吻合口喇叭样张开，减少狭窄或闭塞的风险。此外，这种吻合方式形成的斜行的血管角度可以使血流方向按术者意愿指向基底动脉。除了修剪成鱼口状外，我们通常还会将 90° 鱼口状切口的锐角修“圆”或稍许裁剪以利于连续缝合，这种方法在下文会有所叙述。

在 Charbel 等 [50] 的帮助下，我们在搭桥手术过程中会常规测定供体动脉和受体动脉的血流。最先测定的是“截面血流”，或者又称为无下游阻力下供体动脉最大血流负载量。受体动脉基线血流也要同时测定并对所需要替代或补偿的血流量做出预测。吻合完成后，利用微血管血流超声探头（Charbel Micro-Flowprobe，Transonic System，Inc.，Ithaca，NY）再次测量通过供体动脉的血流量，这就是所谓的“搭桥血流”。这一数据代表通过搭桥血管的血流量，可以即刻确认搭桥血流的通畅性和充分性。搭桥血流与截面血流的比值即 Charbel 及其团队所谓的截面血流指数。该指数大于 0.5 是术后搭桥血管通常的一个敏感预测因子 [59]。

第二步是对受体血管做吻合准备。在用于吻合的受体血管段两端用迷你临时夹夹闭。在临时阻断期间将患者的血压提升至基线水平以上 20%~30%。用 27 号针头或刀片切开动脉，然后用显微剪刀将开口扩大。吻合节段的血管管腔用肝素盐水通过连接 25 号血管导管的注射器冲洗干净。

血管吻合的方式有多种。我们喜欢先将供血动脉远端的根部（修剪成鱼口状的一侧）与受体血管开口的一端固定。而有些医生则喜欢先固定供血动脉远端的头部（非鱼口状的一侧）。后面一种方法在受体动脉切口过长时可以相应地延长供体动脉的鱼口长度。另一种方法是将供血动脉远端切口的头部和根部均先固定。这样做的好处是可以避免缝合时由于进针间距不一致而导致的差错。尽管有优点，但我们仍不喜欢先将两端均固定，因为这样会减少供体动脉和受体动脉上可用管壁空间，并且会阻碍缝合时术者对血管壁的观察。

血管吻合的方式既可以采用间断缝合，也可以采用连续缝合。虽然间断缝合的优势是理论上随着时间的推移搭桥血管可以有一定程度增大，但实际操作中这一问题并不需要考虑，除非搭桥血管十分纤细。我们采用吻合口前后壁分开连续缝合的方式进行吻合，这样随着时间推移，搭桥血管也会有一定程度增大。

第一针固定缝合的进针方式采用“先由外向内、再由内向外”的方式，这样可以在打结时使线头位于动脉管腔外。吻合首先从较为困难的背侧血管壁开始。要注意避免用器械抓取血管，这样会损伤动脉内膜。进针时用镊子轻柔地固定住血管。每一针都不要抽紧而是保持疏松的螺线圈样形态直到整个后壁的缝合完成。然后用两把镊子从固定缝合的第一针开始将每一个线结抽紧，最后一针打结固定。后壁缝合完成后，将供体动脉翻转暴露前壁。此时手术医师可以顺便观察已缝合一侧血管内壁的完整性。然后再另做一个固定缝合，用相同的方式将血管前壁吻合。在完成最后一针打结前，将受体动脉的管腔中注满肝素盐水。整个吻合采用 10–0 单纤维缝线。我们喜欢使用货号 70–3 或 75–3 的强生 BV 或 V 型角针（Ethicon，Johnson & Johnson，New Brunswick，NJ）。该缝针为 3/8 圆形，因此相比半圆形的缝针，可以最大程度减少缝合时手腕所需转动的角度。

在吻合完成恢复血流时，先取下受体动脉上的临时阻断夹，再取下供体动脉上的阻断夹。吻合口上的少量渗血可覆以单层速即纱或用脑棉轻压止血。少数情况如果上述轻压的办法无法止血，需要再加缝一针。用手持多普勒探头做最终的血管通畅性评估，如果有定量血流探头则更佳。也可以采用术中血管造影或吲哚菁绿造影。

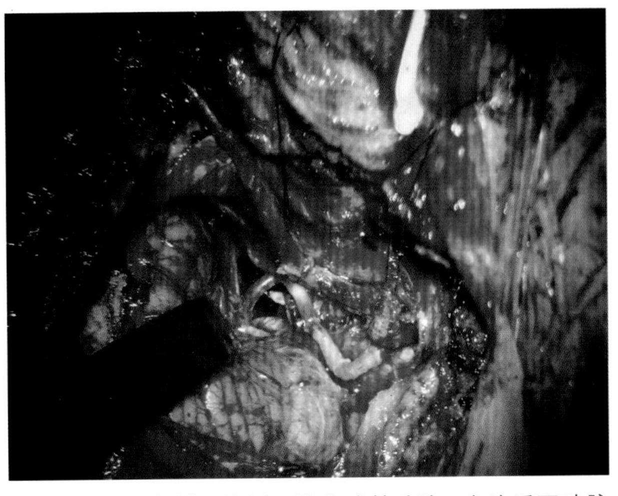

图 23.13　经右侧远外侧入路完成枕动脉 - 小脑后下动脉吻合。

颅内（IC）- 颅内（IC）血管搭桥术

此方法包括 PICA–PICA 搭桥和极少见的 PCA–SCA 搭桥。本文仅介绍前者。

PICA–PICA（侧侧吻合）搭桥

对罕见的一侧 PICA 近段 VA 闭塞、对侧 VA 变异终于 PICA 的椎基底动脉系统供血不足患者可采用 PICA–PICA 搭桥治疗。需要通过术前影像学检查确定双侧 PICA 之间的距离。双侧 PICA 之间最近处距离小于 4~5 mm 是较为理想的情况，这种情况下对游离 PICA 的要求不高，操作安全性高，不需要对 PICA 主干及其穿通支过度牵拉。手术采用枕下后正中入路，C1 后弓需要打开。Y 形剪开硬膜，充分打开蛛网膜池，轻柔地抬起双侧小脑扁桃体并用自动牵开器固定。然后，仔细游离 PICA 扁桃体延髓段和帆扁桃体段，并寻找一段无穿通血管的节段。将双侧血管轻柔地松动，并互相靠近。用微血管超声血流探头（Charbel Micro–Flowprobe）测定两根血管的血流量。用小块明胶海绵和橡胶片垫在 PICA 血管袢下轻柔地抬起两根动脉。

在吻合部位远近段分别放置迷你临时阻断夹。在临时阻断期间将患者的血压提升至基线水平以上 20%~30%。用 27 号针头或刀片切开动脉，切开长度应至少是 PICA 直径的 2~3 倍。此外，如果将两条相互靠近的动脉的横截面想象成两个钟表的盘面，那么在时针的 1∶30 位置和 10∶30 位置做动脉切口，相比在 3∶00 和 9∶00 位置做切口或在双侧的 12∶00 位置做切口要更利于血管吻合（图 23.14）。吻合期间的

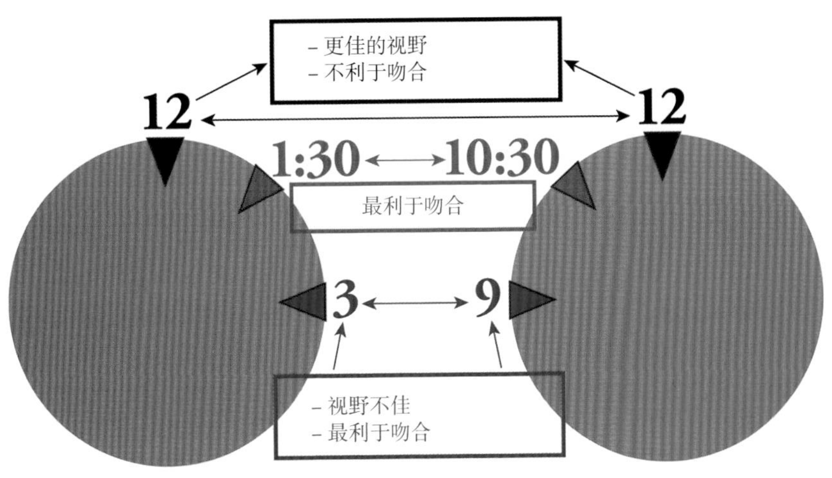

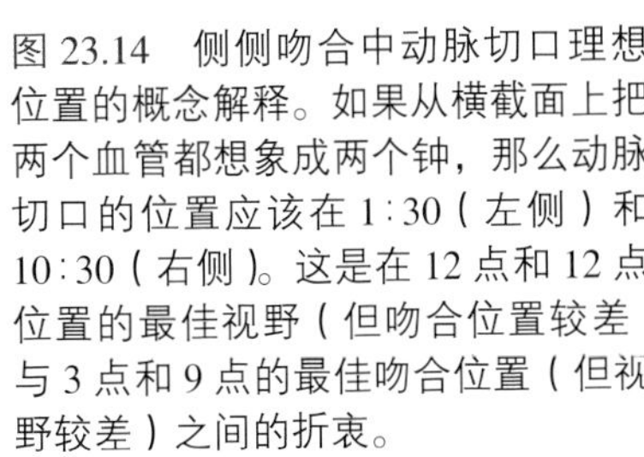

图 23.14　侧侧吻合中动脉切口理想位置的概念解释。如果从横截面上把两个血管都想象成两个钟，那么动脉切口的位置应该在 1∶30（左侧）和 10∶30（右侧）。这是在 12 点和 12 点位置的最佳视野（但吻合位置较差）与 3 点和 9 点的最佳吻合位置（但视野较差）之间的折衷。

血管管腔用肝素盐水通过连接25号血管导管的注射器冲洗干净。吻合采用10–0单纤维缝线，先缝合吻合口后壁。在动脉切口的头端先做一针固定缝合。常规进针方式采用先由外向内（其中一根血管，对右利手术者而言通常是右侧PICA）、再由内向外（另一根血管，对右利手术者而言为左侧PICA）的方式，这样可以在打结时使线头位于动脉管腔外。然后缝针从线结下通过，在两根血管间进行连续缝合。连续缝合先由外向内穿过一根血管（对右利手医师而言为左侧PICA），然后再由内向外通过另一根血管。每一针都不要抽紧而是保持疏松的螺线圈样形态直到缝合至6∶00位置。此处，缝针先在一侧由内向外缝出，再在另一侧由外向内缝入，最后再由内向外缝至血管前壁。按前述办法从固定缝合的第一针开始，按顺序将每一个线结抽紧，最后一针打结固定，线结位于管腔外。用生理盐水冲洗管腔并检查。这是检查后壁吻合口有无缺陷的最后机会。然后，在血管前壁12∶00位置做一针新的固定缝合，后壁缝合完成后，将供体动脉翻转暴露前壁。此时手术医师可以顺便观察已缝合一侧血管内壁的完整性。然后再另做一个固定缝合，用相同的方式将比较容易缝合的吻合口前壁吻合完成（图23.15）。

先取下受体动脉上的临时阻断夹，再取下供体动脉上的阻断夹。用手持多普勒探头、定量血流探头、术中血管造影或吲哚菁绿血管造影做最终的血管通畅性评估。

图23.16显示的是在中线部位双侧PICA帆扁桃体段之间侧侧吻合搭桥术的各个步骤。

颅内椎动脉内膜剥脱术

根据目前所具备的介入治疗技术，大多数颅内段椎基系统供血不足疾病可通过介入方法进行治疗，颅内椎动脉内膜剥脱术的指征极其有限。但对于颅内PICA近端VA狭窄病例中不适合介入治疗的患者仍需考虑采用内膜剥脱术进行治疗。

该手术采用远外侧入路、曲棍球杆样切口（见上文）。将VA周围的静脉丛电凝切开后在硬膜外暴露VA。然后，做同侧枕下骨窗开颅并咬除C1后弓。骨窗范围从中线旁到乙状窦，下方需要打开枕骨大孔后缘，有时还需要磨除同侧枕骨髁的内1/3。以乙状窦为基底、枕骨大孔水平为中心，C形剪开硬膜。抬起同侧小脑扁桃体，暴露VA颅内段以及后组脑神经。切断齿状韧带的前两支，在外侧游离脊髓副神经以方便暴露椎动脉。临时阻断病变节段VA。近端的阻断夹既可以放在颅外也可以放在颅内，远端阻断夹则紧贴PICA近端放置。切开椎动脉，将斑块从血管壁上剥离下来。在确认所有内膜上的斑块均剥除后用8–0或9–0单纤维缝线缝合动脉切口。

结论

当前，很多人认为椎基底动脉系统供血不足病变的手术治疗是过时的老方法。两个主要因素导致其应用至今仍在不断下降：其一是总体上缺血病变（不论是前循环还是后循环）的血管重建治疗疗效不确定；其二是当治疗指征明确时，有简单和安全得多的方

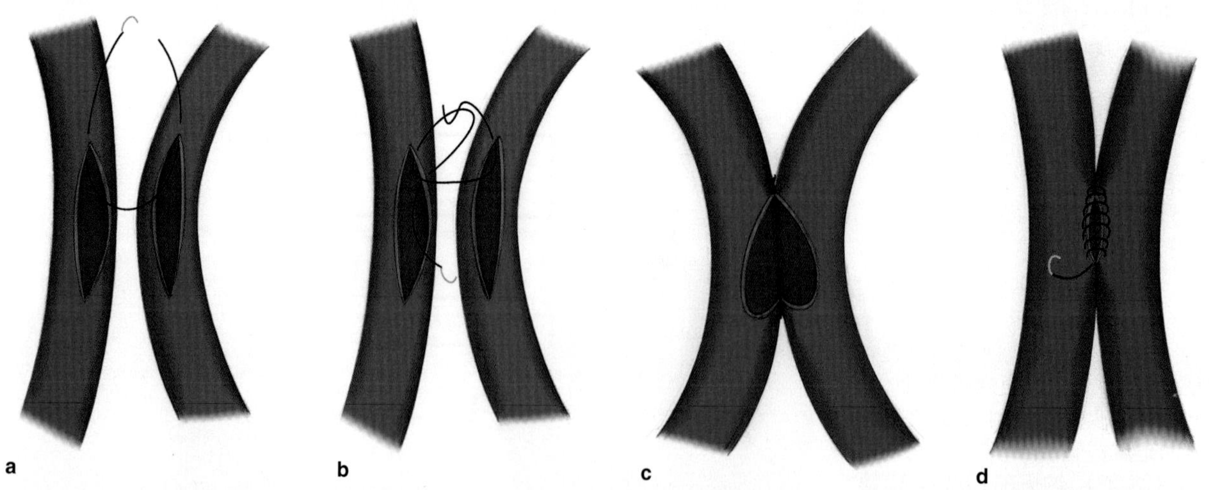

图23.15　a~d. 理想侧侧吻合示意图。a. 最初的尖针放置（由外向内依次排列）在12点钟的假想位置（时钟正对着外科医生）；b. 先打结，然后是关键的一步，将针穿过结后，开始后壁缝合。一个右利手的外科医生会从结下方的左壁开始（由外向内）；c. 完成后壁缝合。缝线在6点钟位置打结；d. 前壁更容易缝合，新的缝合开始于12点位置，缝至6点位置。

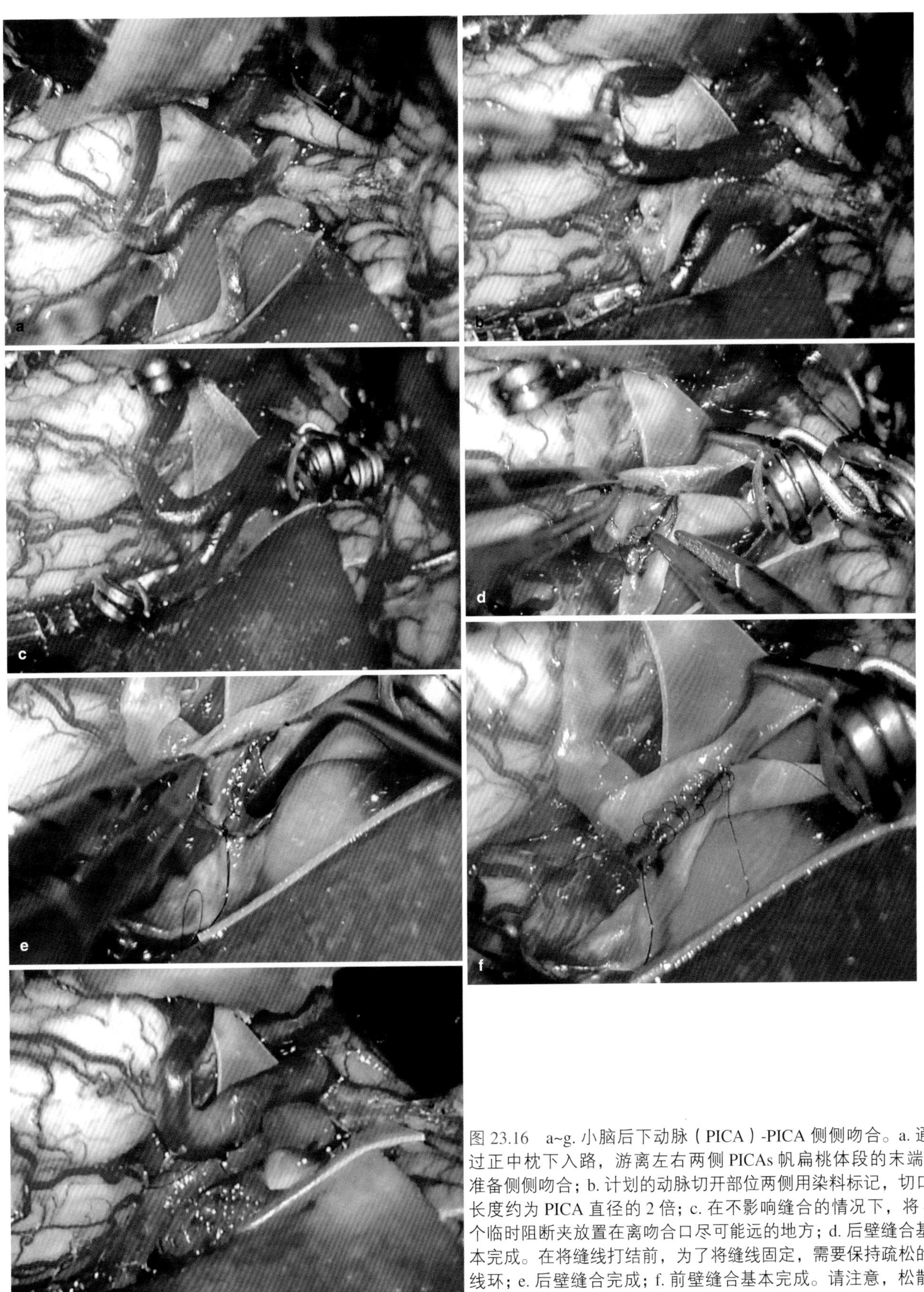

图 23.16　a~g. 小脑后下动脉（PICA）-PICA 侧侧吻合。a. 通过正中枕下入路，游离左右两侧 PICAs 帆扁桃体段的末端，准备侧侧吻合；b. 计划的动脉切开部位两侧用染料标记，切口长度约为 PICA 直径的 2 倍；c. 在不影响缝合的情况下，将 4 个临时阻断夹放置在离吻合口尽可能远的地方；d. 后壁缝合基本完成。在将缝线打结前，为了将缝线固定，需要保持疏松的线环；e. 后壁缝合完成；f. 前壁缝合基本完成。请注意，松散的连续环（在拉紧之前）类似于笔记本的螺旋装订孔；g. 完成吻合，取出所有临时阻断夹，吻合血管通畅。

法，即介入治疗方法可以实现治疗目标。但是，有少数椎基底动脉系统病变的患者手术治疗是其最后的希望，尤其是 SAMMPRIS 研究的最新结果证实，颅内支架术在有效性和安全性上均劣于最佳的药物治疗。在过去的 20 年，研究的重点应当放在动脉粥样硬化药物治疗的改进上。手术治疗适应证确实在不断缩小，但并没有消失。当前仍需要具备专业知识和技术的脑血管显微外科医师去识别并治疗这一患者群体。我们希望本章对手术技术的介绍可以帮助感兴趣的读者了解外科手术过去可以治疗哪些疾病以及目前仍适合治疗哪些疾病，同时也介绍一些最新的进展以及现代治疗观念的转变。

参·考·文·献

[1] Harrigan MR, Deveikis JP. Handbook of Cerebrovascular Disease and Neurointerventional Technique. New York: Humana Press; 2009

[2] Osborne AG. Diagnostic Cerebral Angiography, 2nd ed. Philadelphia: Lippincott Williams & Wilkins; 1999

[3] Lemke AJ, Benndorf G, Liebig T, Felix R. Anomalous origin of the right vertebral artery: review of the literature and case report of right vertebral artery origin distal to the left subclavian artery. AJNR Am J Neuroradiol 1999;20:1318–1321

[4] Goray VB, Joshi AR, Garg A, Merchant S, Yadav B, Maheshwari P. Aortic arch variation: a unique case with anomalous origin of both vertebral arteries as additional branches of the aortic arch distal to left subclavian artery. AJNR Am J Neuroradiol 2005;26:93–95

[5] Palmer FJ. Origin of the right vertebral artery from the right common carotid artery: angiographic demonstration of three cases. Br J Radiol 1977;50:185–187

[6] Goddard AJ, Annesley-Williams D, Guthrie JA, Weston M. Duplication of the vertebral artery: report of two cases and review of the literature. Neuroradiology 2001;43:477–480

[7] Cloud GC, Markus HS. Diagnosis and management of vertebral artery stenosis. QJM 2003;96:27–54

[8] Fine AD, Cardoso A, Rhoton AL Jr. Microsurgical anatomy of the extracranial-extradural origin of the posterior inferior cerebellar artery. J Neurosurg 1999;91:645–652

[9] Kawashima M, Rhoton AL Jr, Tanriover N, Ulm AJ, Yasuda A, Fujii K. Microsurgical anatomy of cerebral revascularization. Part I: anterior circulation. J Neurosurg 2005;102:116–131

[10] Marano SR, Fischer DW, Gaines C, Sonntag VK. Anatomical study of the superficial temporal artery. Neurosurgery 1985;16:786–790

[11] Alvernia JE, Fraser K, Lanzino G. The occipital artery: a microanatomical study. Neurosurgery 2006;58(1, Suppl):ONS114–ONS122, discussion ONS114–ONS122

[12] Rhoton AL Jr. The far-lateral approach and its transcondylar, supracondylar, and paracondylar extensions. Neurosurgery 2000;47(3, Suppl):S195–S209

[13] Kawashima M, Rhoton AL Jr, Tanriover N, Ulm AJ, Yasuda A, Fujii K. Microsurgical anatomy of cerebral revascularization. Part II: posterior circulation. J Neurosurg 2005;102:132–147

[14] Ateş O, Ahmed AS, Niemann D, Başkaya MK. The occipital artery for posterior circulation bypass: microsurgical anatomy. Neurosurg Focus 2008;24:E9

[15] Lister JR, Rhoton AL Jr, Matsushima T, Peace DA. Microsurgical anatomy of the posterior inferior cerebellar artery. Neurosurgery 1982;10:170–199

[16] Lesley WS, Rajab MH, Case RS. Double origin of the posterior inferior cerebellar artery: association with intracranial aneurysm on catheter angiography. AJR Am J Roentgenol 2007;189:893–897

[17] Ahuja A, Graves VB, Crosby DL, Strother CM. Anomalous origin of the posterior inferior cerebellar artery from the internal carotid artery. AJNR Am J Neuroradiol 1992;13:1625–1626

[18] Lasjaunias P, Vallee B, Person H, Ter Brugge K, Chiu M. The lateral spinal artery of the upper cervical spinal cord. Anatomy, normal variations, and angiographic aspects. J Neurosurg 1985;63:235–241

[19] Manabe H, Oda N, Ishii M, Ishii A. The posterior inferior cerebellar artery originating from the internal carotid artery, associated with multiple aneurysms. Neuroradiology 1991;33:513–515

[20] Ogawa T, Fujita H, Inugami A, Shishido F, Higano S, Uemura K. Anomalous origin of the posterior inferior cerebellar artery from the posterior meningeal artery. AJNR Am J Neuroradiol 1991;12:186

[21] Tanaka A, Kimura M, Yoshinaga S, Tomonaga M. Extracranial aneurysm of the posterior inferior cerebellar artery: case report. Neurosurgery 1993;33:742–744, discussion 744–745

[22] Mohr JP, Caplan LR. Stroke: Pathophysiology, Diagnosis, and Management, 5th ed. Philadelphia: Saunders; 2011

[23] Caplan LR, Wityk RJ, Glass TA, et al. New England Medical Center Posterior Circulation registry. Ann Neurol 2004;56:389–398

[24] Coward LJ, McCabe DJ, Ederle J, Featherstone RL, Clifton A, Brown MM. CAVATAS Investigators. Long-term outcome after angioplasty and stenting for symptomatic vertebral artery stenosis compared with medical treatment in the Carotid And Vertebral Artery Transluminal Angioplasty Study (CAVATAS): a randomized trial. Stroke 2007;38:1526–1530

[25] Moufarrij NA, Little JR, Furlan AJ, Williams G, Marzewski DJ. Vertebral artery stenosis: long-term follow-up. Stroke 1984;15:260–263

[26] Moufarrij NA, Little JR, Furlan AJ, Leatherman JR, Williams GW. Basilar and distal vertebral artery stenosis: long-term follow-up. Stroke 1986;17:938–942

[27] The Warfarin-Aspirin Symptomatic Intracranial Disease (WASID) Study Group. Prognosis of patients with symptomatic vertebral or basilar artery stenosis. Stroke 1998;29:1389–1392

[28] Cortini L. [The vertebro-vertebral collateral circulation in obliteration of the subclavian artery at its origin] Minerva Chir 1960;15:268–271

[29] Reivich M, Holling HE, Roberts B, Toole JF. Reversal of blood flow through the vertebral artery and its effect on cerebral circulation. N Engl J Med 1961;265:878–885

[30] Bornstein NM, Norris JW. Subclavian steal: a harmless haemodynamic phenomenon? Lancet 1986;2:303–305

[31] Fields WS, Lemak NA. Joint Study of extracranial arterial occlusion. VII. Subclavian steal—a review of 168 cases. JAMA 1972;222:1139–1143

[32] Tan TY, Schminke U, Lien LM, Tegeler CH. Subclavian steal syndrome: can the blood pressure difference between arms predict the severity of steal? J Neuroimaging 2002;12:131–135

[33] Labropoulos N, Nandivada P, Bekelis K. Prevalence and impact of the subclavian steal syndrome. Ann Surg 2010;252:166–170

[34] Betensky BP, Jaeger JR, Woo EY. Unequal blood pressures: a manifestation of subclavian steal. Am J Med 2011;124:e1–e2

[35] Toole JF, Tulloch EF. Bilateral simultaneous sphygmomanometry. A new diagnostic test for subclavian steal syndrome. Circulation 1966;33:952–957

[36] Haase J, Magnussen IB, Ogilvy CS, et al. Evaluating patients with vertebrobasilar transient ischemic attacks. Surg Neurol 1999;52:386–392

[37] Amin-Hanjani S, Du X, Zhao M, Walsh K, Malisch TW, Charbel FT. Use of quantitative magnetic resonance angiography to

stratify stroke risk in symptomatic vertebrobasilar disease. Stroke 2005;36:1140–1145
[38] Howe JR, Kindt GW. Cerebral protection during carotid endarterectomy. Stroke 1974;5:340–343
[39] Michenfelder JD, Milde JH, Sundt TM Jr. Cerebral protection by barbiturate anesthesia. Use after middle cerebral artery occlusion in Java monkeys. Arch Neurol 1976;33:345–350
[40] Gross CE, Adams HP Jr, Sokoll MD, Yamada T. Use of anticoagulants, electroencephalographic monitoring, and barbiturate cerebral protection in carotid endarterectomy. Neurosurgery 1981;9:1–5
[41] Imparato AM, Ramirez A, Riles T, Mintzer R. Cerebral protection in carotid surgery. Arch Surg 1982;117:1073–1078
[42] Feustel PJ, Ingvar MC, Severinghaus JW. Cerebral oxygen availability and blood flow during middle cerebral artery occlusion: effects of pentobarbital. Stroke 1981;12:858–863
[43] Amakawa K, Adachi N, Liu K, Ikemune K, Fujitani T, Arai T. Effects of preand postischemic administration of thiopental on transmitter amino acid release and histologic outcome in gerbils. Anesthesiology 1996;85:1422–1430
[44] Buggy DJ, Nicol B, Rowbotham DJ, Lambert DG. Effects of intravenous anesthetic agents on glutamate release: a role for GABAA receptor-mediated inhibition. Anesthesiology 2000;92:1067–1073
[45] Bieda MC, MacIver MB. Major role for tonic GABAA conductances in anesthetic suppression of intrinsic neuronal excitability. J Neurophysiol 2004;92:1658–1667
[46] Zhan RZ, Fujiwara N, Endoh H, et al. Thiopental inhibits increases in [Ca2+]i induced by membrane depolarization, NMDA receptor activation, and ischemia in rat hippocampal and cortical slices. Anesthesiology 1998;89:456–466
[47] Chimowitz MI, Lynn MJ, Derdeyn CP, et al. SAMMPRIS Trial Investigators. Stenting versus aggressive medical therapy for intracranial arterial stenosis. N Engl J Med 2011;365:993–1003
[48] Spetzler RF, Hadley MN, Martin NA, Hopkins LN, Carter LP, Budny J. Vertebrobasilar insufficiency. Part 1: Microsurgical treatment of extracranial vertebrobasilar disease. J Neurosurg 1987;66:648–661
[49] Hopkins LN, Martin NA, Hadley MN, Spetzler RF, Budny J, Carter LP. Vertebrobasilar insufficiency. Part 2. Microsurgical treatment of intracranial vertebrobasilar disease. J Neurosurg 1987;66:662–674
[50] Charbel FT, Alaraj A, Amin-Hanjani S. Extracranial vertebral artery diseases. In: Winn RH, ed. Youmans Neurological Surgery, 6th ed. Philadelphia:Elsevier, Saunders; 2011:3681–3697
[51] George B, Dematons C, Cophignon J. Lateral approach to the anterior portion of the foramen magnum. Application to surgical removal of 14 benign tumors: technical note. Surg Neurol 1988;29:484–490
[52] Sorensen BF. Bow hunter's stroke. Neurosurgery 1978;2:259–261
[53] Ford FR. Syncope, vertigo and disturbances of vision resulting from intermittent obstruction of the vertebral arteries due to defect in the odontoid process and excessive mobility of the second cervical vertebra. Bull Johns Hopkins Hosp 1952;91:168–173
[54] Yang PJ, Latack JT, Gabrielsen TO, Knake JE, Gebarski SS, Chandler WF. Rotational vertebral artery occlusion at C1-C2. AJNR Am J Neuroradiol 1985;6:96–100
[55] Shimizu T, Waga S, Kojima T, Niwa S. Decompression of the vertebral artery for bow-hunter's stroke. Case report. J Neurosurg 1988;69:127–131
[56] Powers WJ, Clarke WR, Grubb RL Jr, Videen TO, Adams HP Jr, Derdeyn CP; COSS Investigators. Extracranial-intracranial bypass surgery for stroke prevention in hemodynamic cerebral ischemia: the Carotid Occlusion Surgery Study randomized trial. JAMA 2011;306:1983–1992
[57] Amin-Hanjani S, Barker FG II, Charbel FT, Connolly ES Jr, Morcos JJ, Thompson BG. Cerebrovascular Section of the American Association of Neurological Surgeons; Congress of Neurological Surgeons. Extracranial-intracranial bypass for stroke-is this the end of the line or a bump in the road? Neurosurgery 2012;71:557–561
[58] Elhammady MS, Morcos JJ. OA-PICA bypass. In: Abdulrauf SI, ed. Cerebral Revascularization: Techniques in Extracranial-to-Intracranial Bypass Surgery. Philadelphia: Saunders; 2011:99–112
[59] Ashley WW, Amin-Hanjani S, Alaraj A, Shin JH, Charbel FT. Flow-assisted surgical cerebral revascularization. Neurosurg Focus 2008;24:E20

第24章

血管内介入治疗椎基底动脉供血不足

Ramsey Ashour and Mohammad Ali Aziz-Sultan

病理生理学和自然史

椎基底动脉供血不足的原因是各种原因引起的后循环缺血（框 24.1）。

框 24.1　椎基底动脉缺血的病理生理学

栓子来源
- 心脏
- 主动脉弓
- 锁骨下动脉
- 椎动脉

大血管动脉粥样硬化
- 原位血栓形成
- 限流狭窄

微小血管动脉粥样硬化闭塞
- 腔隙性梗死

椎动脉夹层
- 自发性
- 外伤性

椎动脉受压
- 脊椎骨赘
- 软组织带
- Bow-hunter 综合征

盗血综合征
- 近椎动脉起源处锁骨下动脉狭窄 / 闭塞
- 高流量动静脉内瘘累及椎动脉

其他
- 血管炎 / 炎症性疾病
- 肌纤维发育不良
- 体位性低血压

引起后循环卒中的最常见原因是来源于心脏、主动脉弓、锁骨下动脉或近端椎动脉的栓子脱落[1]。值得注意的是，由于基底动脉比椎动脉都要粗大，因此通过椎动脉的栓子也可以通过基底动脉，但最终会卡在基底动脉的顶端[2]。椎基底动脉供血不足的另一个常见原因是颅内动脉粥样硬化，它会造成动脉的狭窄，从而引起血流动力学的改变，并进一步导致原位血栓的形成或者引起远端血管栓塞，而这些后果的任意一项或者几项都会在临床明显地表现为后循环短暂性脑缺血发作（TIA）或者卒中[3]。也有可能会引起小穿支动脉的粥样硬化闭塞，特别是在慢性高血压患者当中，从而导致脑干的腔隙性梗死[4]。不太常见但被良好认识的椎基底动脉供血的原因包括椎动脉夹层[5]、椎动脉受压（如脊柱骨赘）[6]、高流量的动静脉内瘘[7]，以及锁骨下动脉盗血综合征[8]。后者指后循环中的血液通过椎动脉倒流给锁骨下动脉的上肢供血，而这些是由于锁骨下动脉靠近椎动脉起始端的狭窄所致。

虽然根据统计资料显示后循环的卒中约占所有缺血性卒中的 30%[1, 9, 10]，但椎基底动脉粥样硬化症状的病程进展与其他前循环缺血疾病相比并没有得到很好的研究或理解。华法林和阿司匹林治疗颅内相关疾病的实验（WASID）[11] 是最大的评估临床治疗颅内动脉粥样硬化的前瞻性研究，在研究中颅内椎基底动脉疾病的患者发生椎基底动脉卒中的概率约为每年 8.7%。除了此项研究外，在多项回顾性研究中也认为症状性颅内椎基底动脉硬化的患者发生缺血性卒中的概率与患有症状性前循环疾病的患者发生卒中的概率相当[12–14]。而另一方面，与前循环脑卒中相比，后循环脑卒中引起神经系统疾病发病和死亡的概率更高[11, 15]，这也反映了脑干及其供血血管的重要性。

与颅内病变相比，颅外椎动脉粥样硬化的疾病进程还需要进一步研究。颅外椎动脉硬化常累及血管的起源或近端，而这也是缺血性脑卒中除颈动脉分叉处狭窄外最常见的动脉狭窄处。而颅外椎动脉粥样硬化斑块与颈动脉的粥样硬化斑块相比更加光滑且不易破溃[16, 17]。根据新英格兰医学研究中心有关后循环疾病的统计，颅外椎动脉粥样硬化引起了约 10%~20% 的后循环卒中，然而根据目前最大的有关介入治疗和口服药治疗椎动脉狭窄的前瞻性随机研究（CAVATAS）中，有关颈动脉和椎动脉血管内成形术的研究人员报道，在他们的研究中，两组患者在平均随访 4.7 年的时间内均没有椎基底动脉卒中发生[18]。此外，有关椎动脉近端狭窄患者病程进展的最大的回顾性研究认为，椎动脉近端狭窄引起后循环卒中的概率每年仅为 0.4%[19]。尽管这些伴随颈动脉疾病的患者发生卒中的风险明显更高，但是有关椎动脉狭窄的病程进展和最佳处理方式仍有待进一步研究。

相关解剖

左右椎动脉通常发自各自的锁骨下动脉的第一分支，椎动脉的起源也包括某些熟知但罕见的变异，如左侧椎动脉直接起源于主动脉弓或右侧椎动脉与右颈总动脉共起源。两侧的椎动脉沿内上方向前行穿 C6 平面颈椎横突孔（V1 段）垂直向上穿越颈椎横突孔（V2 段），抵达 C2 横突孔再向上穿越 C1 横突孔，首先向后沿着 C1 的椎弓前行向后上进入枕骨大孔（V3 段），然后穿透硬脑膜进入颅内（V4 段）之后在脑桥延髓交界处与对侧的椎动脉汇合形成基底动脉（图 24.1）。而在 C1 和 C2 段之间走行的椎动脉迂曲形成两个特征性的直角转弯（图 24.2），而这个特征性的转弯也使得椎动脉可以适应头部转向，同时这也使得针对这一特定区域的血管成形术和支架植入术更具有挑战性。椎动脉的硬膜外分支包括脑膜后动脉，其通常发自 V3 段以及源自 V2 段的多节段颈椎（肌肉）的分支。当出现颅外椎动脉闭塞引起的疾病，这些以及其他的硬膜外分支可以成为颈外动脉和椎基底动脉循环之间潜在侧支循环。椎动脉硬膜内的分支包括小脑后下动脉（PICA）、脊髓前动脉（ASA）以及脊髓后动脉（PSA）（图 24.3）。在 50% 的病例中认为左椎动脉是优势动脉，而右侧椎动脉在 25% 病例中被认为是优势动脉，在剩余的 25% 病例中认为两者地位是均等的[16]。一侧的椎动脉偶尔会终止于正常大小的小脑后下动脉，这也有可能是由发育不全所引起的。而在这种情况下，当只有一条椎动脉供应整个基底动脉循环时，其病理性或医源性的闭塞往往导致毁灭性的后果。

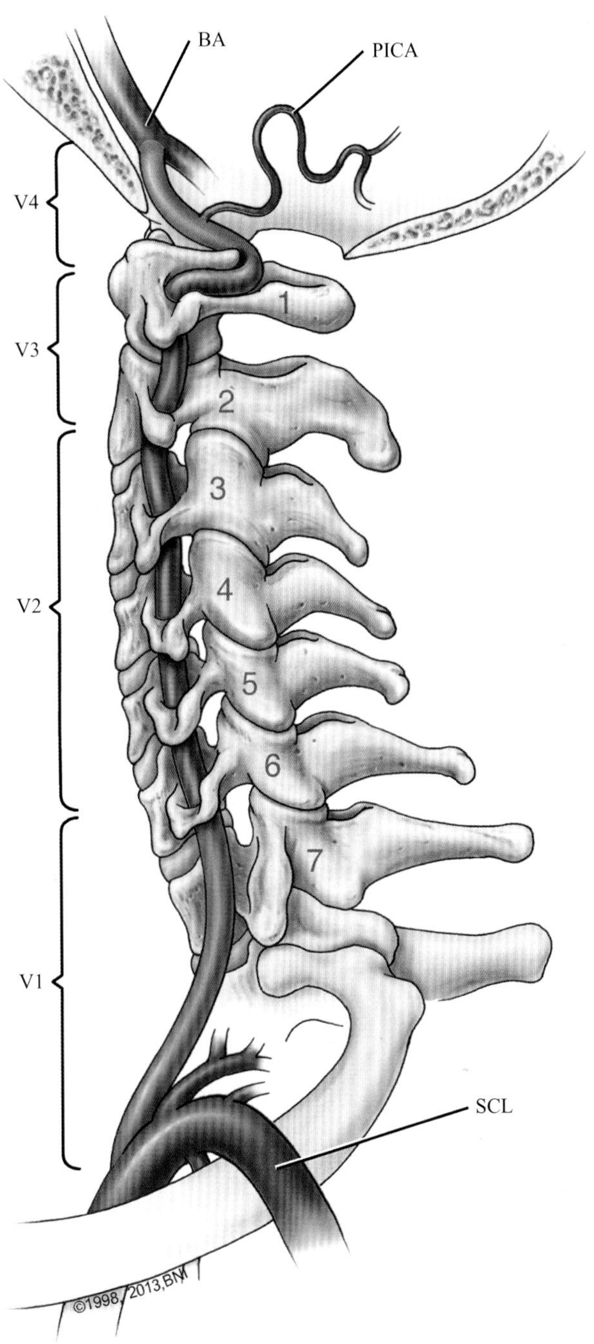

图 24.1　每一侧的椎动脉通常发自各自的锁骨下动脉（SCL），然后沿内上侧前行至颈椎的横突孔。V1 是最初的椎间孔外段，是指从锁骨下动脉到 C6 的横突孔之间，V2 是 C6~C2 之间的椎间孔段，V3 始于动脉从 C2 横突孔穿出到穿入硬膜，成为颅内的 V4 段。BA，基底动脉；PICA，小脑后下动脉；SCL，锁骨下动脉（由 Barrow 神经学研究所提供）。

基底动脉向上走行于脑桥和中脑前方，并通过多个旁中央和短旋分支向其供血。而长旋分支则向脑干以及小脑供血，也包括在脑桥中间水平的成对小脑前

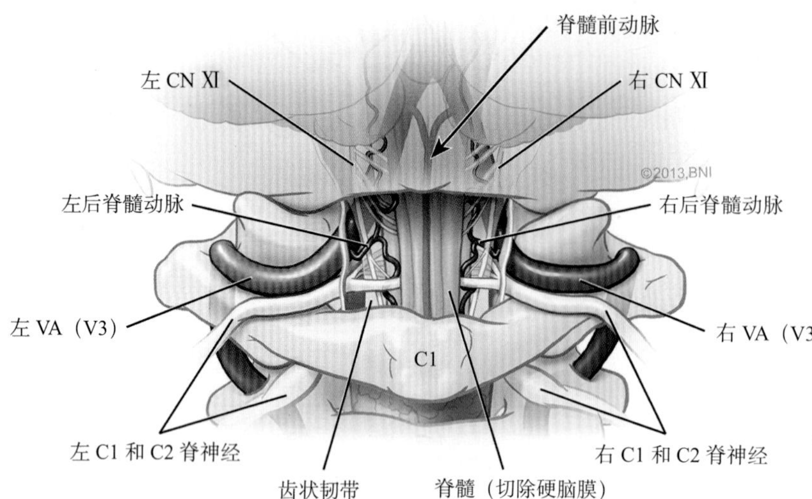

图 24.2　椎动脉先沿 C1 的椎弓向后前行在弯曲之前穿过枕下三角之后向上穿过枕骨大孔。CN，脑神经；VA，椎动脉（由 Barrow 神经学研究所提供）。

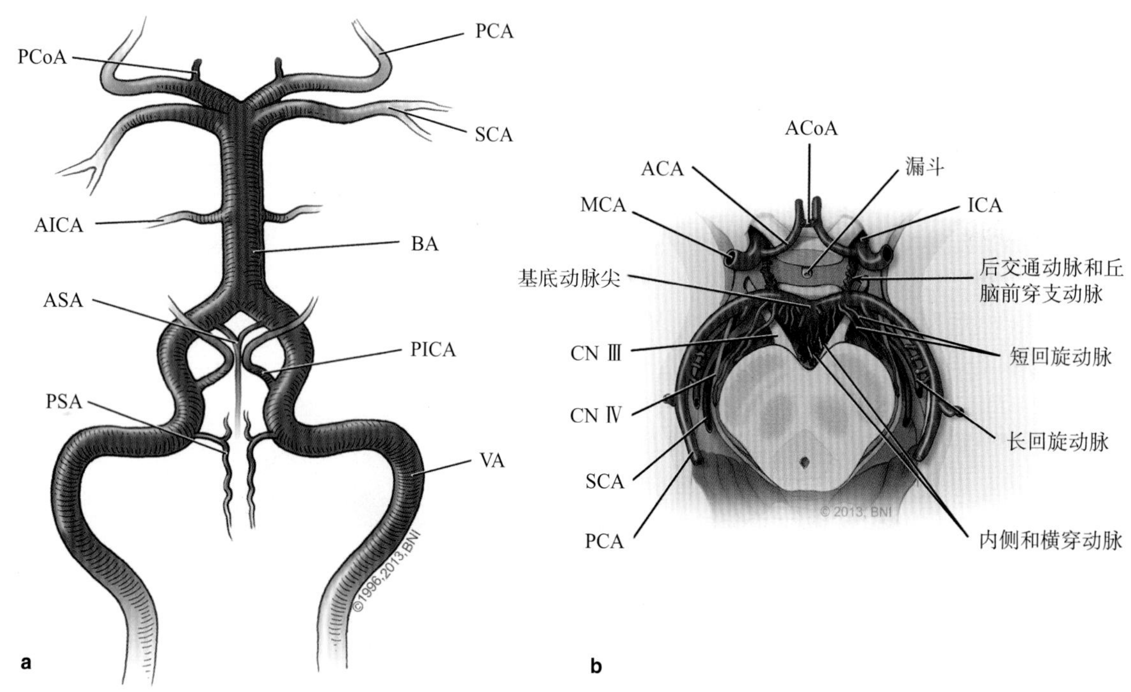

图 24.3　a. 颅内段的椎动脉在脑桥延髓交界处汇合形成基底动脉，然后沿脑桥旁正中上升，发出多个旁中央和短旋穿支以及两条长旋分支：小脑前下动脉和小脑上动脉；b. 基底动脉在脚间池水平分为双侧大脑后动脉。ACA，大脑前动脉；ACoA，前交通动脉；AICA，小脑前下动脉；ASA，脊髓前动脉；BA，基底动脉；CN Ⅲ，动眼神经；CN Ⅳ，滑车神经；ICA，颈内动脉；MCA，大脑中动脉；PCA，大脑后动脉；PCoA，后交通动脉；PICA，小脑后下动脉；PSA，脊髓后动脉；SCA，小脑上动脉；VA，椎动脉（由 Barrow 神经学研究所提供）。

下动脉（AICA）以及在脑桥中脑交界的成对小脑上动脉。基底动脉在脚间池水平的分支成为一对大脑后下动脉（PCA）。后丘脑穿通支发自基底动脉的顶端以及近端 PCA，并主要向中脑头端和间脑内侧供血。后交通动脉在大脑脚前连接 PCA，而当出现椎基底动脉供血不足的情况时，它们可以作为侧支血流通过逆行的方式在下部为基底动脉供血，或者为远侧的幕上 PCA 区域供血。

临床表现

椎底动脉供血不足根据病理位置的不同有多种不同的症状和临床表现（框 24.2）。

框 24.2　椎底动脉缺血症状和表现

- 意识下降
- 恶心 / 呕吐
- 瞳孔异常
- 面部麻木 / 面瘫
- 听力下降
- 构音障碍 / 发声困难
- 味觉障碍
- 严重的肢体乏力和麻木
- 晕厥
- 视野缺损
- 复视 / 眼肌麻痹
- 眩晕 / 头晕
- Horner 综合征
- 吞咽困难
- 步态 / 肢体共济失调

头晕、眩晕、头疼、视力下降、复视、麻木、乏力、运动不协调、口齿不清、吞咽困难、意识水平下降是最常见的临床表现。此外，双侧运动、感觉丧失、小脑症状 / 体征、交叉性长传导束和脑神经功能障碍都是椎底动脉缺血的标志。神经科专科医师已对多种明确的椎底动脉卒中综合征有了清楚的认识，也在其他杂志发表了相关综述[20]。然而，患者很少单纯表现出某一种特定的综合征。依据患者的病因不同，症状可能是短暂或永久的、波动或进展的（通常症状逐步加剧）、轻微或严重的，但通常以偶发和突发为主，这也反映了问题的“血管”性质。

围手术期评估

对于有后循环缺血体征和症状的患者，一个详细的病史和体格检查通常可以将病灶定位于椎基底动脉区域，从而缩小与其他非缺血性病因进行鉴别诊断的范围（框 24.3）。

框 24.3　椎底动脉供血不足的鉴别诊断

- 内耳炎
- 美尼尔综合征
- 前庭神经鞘瘤
- 心源性晕厥
- 神经肌肉疾病
- 副肿瘤综合征
- 海绵窦病变（如颈动脉海绵窦瘘、Tolosa–Hunt 综合征）
- 眼科病变（Graves 眼病）
- 感染（梅毒、结核）
- 前庭神经细胞炎
- 良性阵发性体位性眩晕
- 偏头疼
- 脱髓鞘疾病
- 肿瘤

当一些症状偶尔发生时，特别是如晕厥、头晕这样的模糊症状，相比于急性卒中，椎底动脉供血不足就很难做出诊断。因此，就必须特别注意症状的起始的时间和进程、临床进程或改善、治疗的尝试、心血管危险因素、整体医疗状况、认知和神经功能的基线水平、手术史、出血倾向、外伤史、非法成瘾物质以及其他相关因素。

对于疑似急性缺血性神经功能缺陷的患者，首先应进行 CT 扫描排除出血。根据 CT 结果，也可以排除椎基底动脉延长扩张症、血管钙化、慢性脑软化、全脑萎缩。基底动脉处高密度提示急性血栓，而在晚期的患者中（> 6 小时）低密度的脑组织提示梗死。考虑了上述几种因素后，在进行进一步的影像学评估之前，可考虑是否静脉注射组织特异性的纤溶酶原激活剂。

CT 扫描后，磁共振成像 / 磁共振血管造影术适用于进一步评估卒中，评价相关血管系统的开放程度。由于颅后窝的解剖学限制，相比于前循环缺血，磁共振灌注成像对椎底动脉弥散 – 灌注的识别作用较差。因此，当前正研究通过定量 MRA 的血流测量作为替代方法来研究椎底动脉供血不足[21]。对于急性大血管堵塞案例，可基于几种因素考虑使用脑血管造影术和血管重建术，这些因素包括患者的临床状态、卒中的位置和范围、堵塞血管的位置和形态学特征、症状起始时间以及其他相关因素。

当患者表现为反复发作椎底动脉短暂性脑缺血性发作或急性期外的卒中时，管理应聚焦于预防未来卒中事件的发生。一个全面的评估包括查体、心脏测试、前庭测试、颈部超声、经颅多普勒超声、大脑灌注成像（SPECT、PET）以及其他检查。通常当椎底动脉供血不足被诊断或通过影像学诊断时，对于那些错过最佳医学治疗机会的患者，可进行介入栓塞，但这个本身就是存在争议的。

治疗方案

椎底动脉供血不足的介入治疗要依据症状的起始时间和病因。对于急性卒中，动脉内纤溶酶原激活剂以及机械溶栓是实现堵塞血管再通的主要血管内工具，且在本书的其他部分有讨论。在这里，我们关注血管内介入治疗用于动脉粥样硬化引起的椎底动脉供血不足，包括：①颅内基底动脉或椎动脉狭窄；②颅外椎动脉狭窄；③锁骨下动脉盗血综合征。我们还简单讨论了血管内介入治疗在椎动脉破裂和高流速动静脉瘘管中的非常规应用。

血管内技术

球囊血管成形术和支架术：基底动脉狭窄

行支架术之前至少5天内每日口服阿司匹林（325 mg）和波立维（75 mg）进行双联抗血小板疗法。如果患者配合可进行清醒镇静，这将有利于进行神经系统检查。全身麻醉使患者麻痹，减少患者的移动，从而能更好地进行可视化荧光镜检查。

患者仰卧，头自然居中。左右腹股沟无菌处理并铺巾，如有需要可以通过双侧经皮穿刺股动脉。所有的导管和外鞘都用肝素化盐水进行连续冲洗，6F血管鞘首先导入降主动脉，通过标准经皮股动脉途径靶向至锁骨下动脉。静脉注射肝素进行系统抗凝，使得整个手术过程中的活化凝血时间维持在200~300秒之间。6F引导管通过鞘引导靶向颈部椎动脉，从而获得血管造影显像。在诊断性血管造影术也可首先用5F导管实施，尤其是在介入过程还没有完全定下来时，在有需要的时候也可以使用6F导管。

微导管可通过6F引导导管引入，之后经微导丝引导小心地进入基底动脉，在路线图指导下穿过狭窄处。一旦微导管位于狭窄处的末端，则引入交换长度的微导丝用以维持通向狭窄远侧的目标血管的导丝通路。之后小心撤去微导管。长的交换微导丝充当导管使用，血管成形术球囊或支架此时可通过导管穿过狭窄。

如果狭窄非常严重，以至于支架本身很难通过狭窄处，就需要先实施预支架球囊血管成形术。根据制造商的建议，Gateway球囊（Boston Scientific，Marlborough，MA）应缩小至靶向血管直径的80%，从而减少血管壁损伤或穿孔的风险。球囊在导航指引下通过狭窄处，在可视化荧光镜下用吹入器冲入以7∶3比例制备的造影剂/盐水混合物，在适当位置保持几秒钟，然后缓慢放气，后面即可实施血管造影术，并可根据需要重复进行血管成形术。

移除球囊之后，Wingspan支架（Boston Scientific）通过长的交换微导丝引入，在荧光镜确认其处于治疗狭窄的最佳位置（图24.4）。支架应在狭窄近端和远端延伸至少3 mm，其直径应选择与狭窄段相邻的正常血管管径相匹配。通过慢慢移除，支架被展开。如果支架置入后再次出现明显的狭窄，则应考虑支架内球囊血管成形术。获得最终的血管造影后，将所有的导管和导丝取出，并在手术结束时使用经皮闭合装置

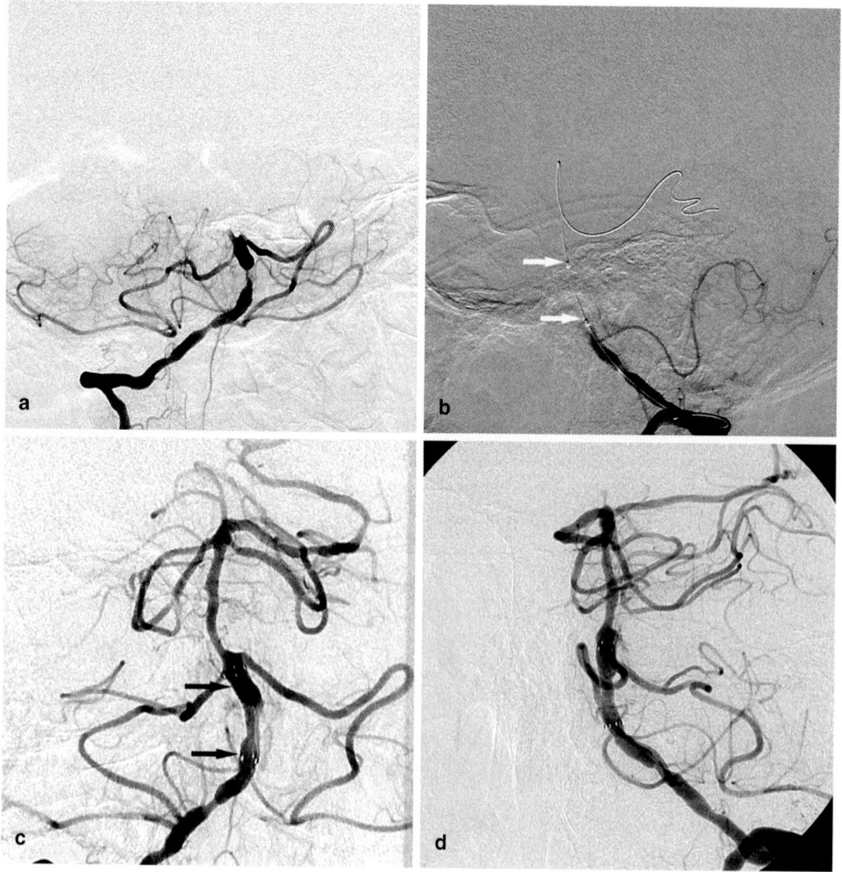

图24.4 a. 椎基底动脉短暂缺血患者的血管造影显示严重狭窄；b. 侧位的术中图像显示长的交换微导丝定位在小脑上动脉远侧。荧光标记（箭头）提示球囊的位置是通过导丝穿过狭窄准备实施血管成形术处于支架放置之前；c、d. 术后即刻（c）和6个月后的随访（d）显示狭窄已经解决，可以观察到支架（箭头）。

关闭股动脉切开处。

除了血管造影术的常规风险外，动脉粥样硬化性基底动脉狭窄患者的球囊成形术和支架置入术还会增加手术相关栓子、支架血栓形成 / 闭塞、血管解剖或破裂的风险（图 24.5），以及动脉粥样硬化血管成形术和支架术后底部穿孔器封闭器移位（“snow-plowing”效应）、再灌注出血等风险。框 24.4 列出了血管内介入治疗椎底动脉疾病期间各种并发症的规避措施。

框 24.4　血管内介入治疗椎基底动脉供血不足——并发症的类型及规避措施

手术相关栓塞

- 在插入血管鞘时实施系统性抗凝
- 确认在治疗前和之后的数小时内使用肝素进行治疗（使得活化凝血时间保持在 250~300 秒）
- 术后持续滴注肝素 12~24 小时

支架血栓

- 支架植入前至少 5 天进行双联抗血小板治疗
- 手术早期发现支架血栓，考虑动脉内输入血小板聚集抑制剂（如阿昔单抗）

医源性血管损伤

- 使用穿越导丝技术在标准路线图指导下进行选择性椎动脉导管导入
- 在选择性导管导入之前使用锁骨下动脉血管造影来评价椎底动脉起始部

血管破裂 / 穿孔

- 血管成形术的气囊直径缩小至血管直径的 80%
- 长的交换微导丝插入和移除是由两人合作完成，并需要较好的交流
- 在长的交换微导丝插入和移除前，释放系统的前压，防止导丝弹跳前进

出血

- 手术前后确保血压控制
- 在肝素化过程中需保证鱼精蛋白随时可得，特别是在发生血管穿孔时
- 发生穿孔时，可通过气球充气短暂封堵穿孔

患者结局

支架与积极医疗管理预防颅内狭窄再发卒中（SAMMPRIS）研究是一项随机对照试验[22]，比较了积极药物治疗和血管成形术 / 支架置入术对严重（70%~99%）症状性颅内动脉粥样硬化狭窄的疗效。该实验在招募到 451 例患者的早期治疗被停止。主要是由于在支架组中，30 天的卒中和死亡率（14.7%）明显高于积极药物治疗组（5.8%）（P=0.002）。超过 30天后，1年随访期间两组受试者的卒中发生率相当。研究者指出，支架组的围手术期卒中发生率高于以前

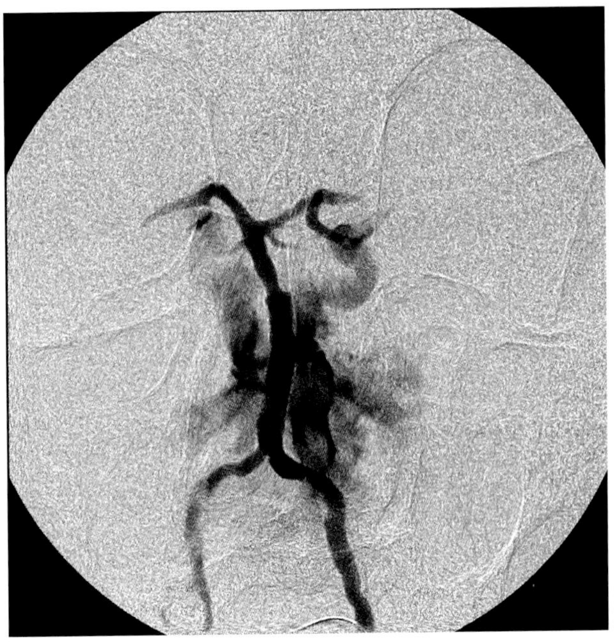

图 24.5　在严重的基底动脉粥样硬化实施支架置入后的左椎动脉图像。显示有扩散外渗，符合由于支架过大引起基底动脉破裂的表现。

注册的研究[23, 24]。此外，与 WASID 试验[11]相比，医学治疗组的卒中发生率低于预期。

与预期一致，文献的关注点都集中于解释 SAMMPRIS 实验的“负面”结果[25, 26]。然而，就数据而言，对于颅内动脉粥样硬化疾病来说，趋势已明显远离支架术。正如文献所指出的[26]，12.2% 的药物治疗患者在 1 年中即达到主要终点事件（30 天内发生任何形式的卒中或死亡，或者 30 天后受影响区域卒中）这一事实说明颅内动脉粥样硬化疾病的医疗管理方面还有显著的改善空间。随着新一代装置的研发，尤其是不需要长的交换微导丝插入的单步输送系统的使用，很可能显著减少围手术期并发症的发生率。不过如今对于有症状的颅内动脉粥样硬化疾病的支架术，该方法还是应该被保留的，尤其是在那些现有药物治疗不起作用的严重狭窄患者。

球囊 – 安装支架：椎动脉起源的狭窄

颅外椎动脉支架术的设置和技术与颅内支架术类似。使用双联抗血小板治疗进行预处理。相比于颅内支架术，颅外椎动脉支架术所需的全身麻醉和药物麻痹更少，且我们通常更倾向于在实施过程中使用清醒镇静。放入 6F 引导管到目标锁骨下动脉后，微导管引导微导丝穿过狭窄，进入到远端椎动脉。移除微导丝，引入长的交换微导丝以维持通过狭窄的通路，然后移除微导管。将一个装有球囊的支架引入狭窄处的

微导丝上。支架直径应该符合狭窄周围的正常血管的直径。然而，为了确保足够的血管壁附着以及适应部分支架反冲，支架应稍微大一点。支架通过球囊充气15~30秒，之后放气来展开支架。可根据需要重复进行血管成形术（图24.6）。对于椎动脉源性狭窄并伴有锁骨下动脉本身严重动脉粥样硬化的患者，应调整支架的尺寸和展开位置，使其近端略微伸入锁骨下动脉的管腔内，以避免支架近端闭塞[27]。

患者结局

椎动脉或颅内动脉症状性动脉粥样硬化病变支架（SSYLVIA）研究[28]是一项非随机多中心前瞻性的具有安全性和可行性的研究，评估NEUROLINK（Guidant Corp.，Menlo Park，CA）球囊支架系统用于有症状的颅内动脉粥样硬化或颅外椎管狭窄患者。在颅外椎动脉狭窄的患者组中（n=18），治疗1年后卒中发生率为11%，6个月时再狭窄率为43%。对于椎体前缘病变，再狭窄率为67%。然而，大多数再狭窄患者都是无临床症状的。

CAVATAS研究纳入了3个独立的随机试验，其中一个将症状性椎动脉狭窄患者（n=16）随机分为血管内治疗或药物治疗组[18]。8例血管内治疗患者中，6例单独行血管成形术，仅有2例行支架植入术。平均随访4.7年后，任何一组患者均未出现椎－基底动脉区域卒中。然而，本研究尚不能充分证明血管内治疗的益处。

尽管在颈动脉疾病中颅外椎动脉狭窄是卒中增加的标志，但其与椎底动脉区域卒中的关系却是不明确的[29]。因此，对于药物治疗不起作用的有症状的严重狭窄患者，尤其是椎底动脉是其后循环唯一大动脉供应的患者，血管内治疗应该被保留。颅外椎动脉狭窄的手术选择（例如椎体－颈动脉转位）比血管成形术和支架术更持久，但也更具侵入性。它们已经在一些特殊患者中成功使用[30–32]，且在本章的其他地方也有讨论。

血管成形术和支架术：锁骨下动脉盗血综合征

对于锁骨下动脉狭窄患者，如果标准的经皮穿刺股动脉入路不适用，可采用逆行经桡动脉途径。当狭窄严重到足以引起症状时，通常需要进行预支架血管成形术，并且，偶尔首先必须使用较小球囊的血管成形术，以便允许尺寸与正常血管直径相当的较大球囊能够穿过病变。球囊安装和自扩张支架都已成功用于治疗锁骨下狭窄，这两种类型都没有明显优于其他类型[33]。尽管球囊安装支架可能更容易展开且几乎没有任何投影缩短，但自扩张支架术设计更灵活，且非常适合解剖上曲折的锁骨下动脉。为了减少手术相关栓塞风险，在锁骨下动脉血管成形术/支架术中已做了椎动脉保护，如使用过滤装置以减少手术栓塞风险[34, 35]。然而，这种策略的益处还有待被确立。事实上，锁骨下动脉血管成形术后的椎动脉血流逆转已被证明以延迟的方式发生，通常需要几分钟时间，用于降低介入后血栓到达后循环的直接风险[36]。完整的锁骨下动脉闭塞也可以通过机械血栓切除术后血管成形术和支架术进行血管内治疗（图24.7）[37]。然而，相比于潜在的非狭窄病变，通过堵塞的困难降低治疗的成功率[38, 39]。

患者预后

对于锁骨下动脉狭窄来说，单独的血管成形术就能取得很好的临床改善率，但同时也有较高的长期再狭窄发生率。然而，放射诊断的再狭窄通常临床上无症状。增加支架尽管增加了很小的发病率，但却能改善治疗的持久性，因此仍然是一线治疗方式。尽管有

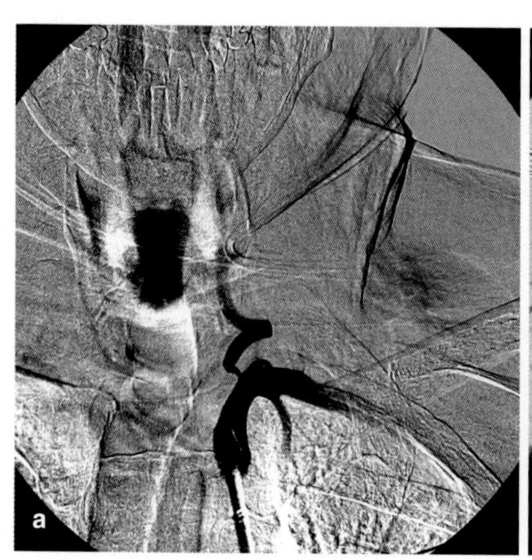

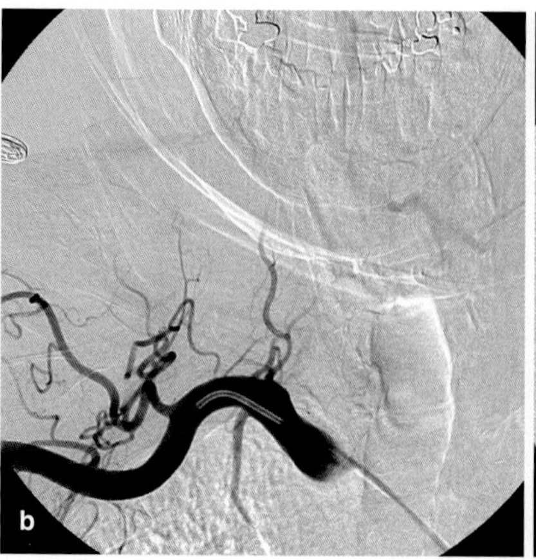

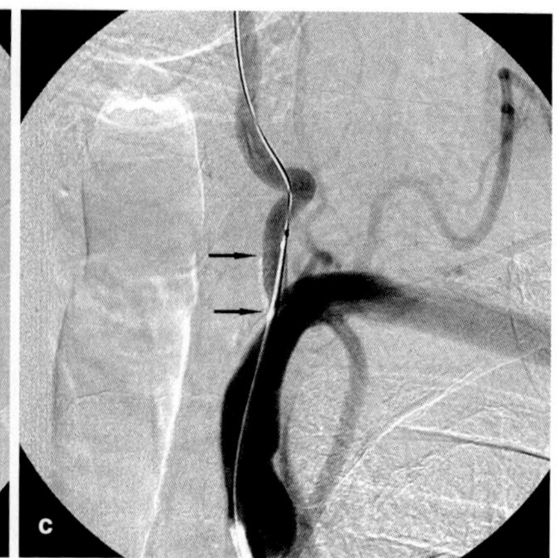

图24.6　a、b. 锁骨下动脉血管造影，显示阻塞在左椎动脉严重狭窄的起始段和右椎动脉阻塞，患者表现为右小脑动脉梗死；c. 最终术后图像显示血管成形术和球囊放置支架解决了狭窄，箭头所指是支架的位置。

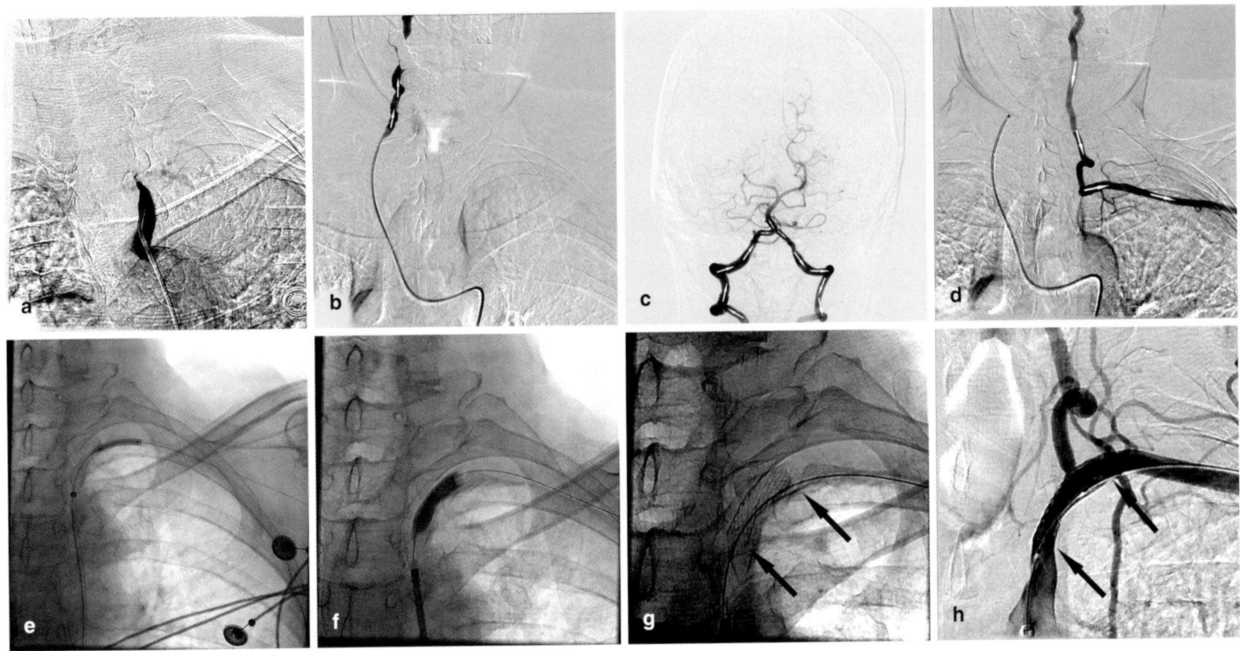

图 24.7 a. 血管造影显示椎基底动脉供血不足和手臂不灵活的患者左侧椎动脉起源附近的近完全性左锁骨下动脉闭塞；b~d. 颅内、延迟显影血管造影表明前向血流量沿右侧椎动脉向上流动，然后逆向流入左侧椎动脉至左侧锁骨下动脉。箭头显示血流的流向，符合锁骨下动脉盗血。荧光图像显示预支架血管成形术球囊完全充气。支架后球囊血管成形术（e）的球囊充分充气（f），可见放置自扩张支架最终的位置（g）（箭头）。最终血管成形术（h）术后的照片显示狭窄已解决，左椎动脉血管内血流正常。箭头指向支架的最终位置。

血管成形术和支架术后的总 5 年通畅率低于开放性手术旁路的报道（70% vs 96%）[40-42]，但开放性手术的手术并发症率（6%~28.9%）和死亡率（0~2.2%）却显然高于血管内治疗的并发症率（2%~11.4%）和死亡率（0~1%）[33]。

椎动脉夹层

无论是外伤导致的还是自发形成的，椎动脉夹层都主要采用抗凝血剂和抗血小板药物治疗以预防栓塞性缺血事件。球囊安装和自扩张支架用于治疗颅外椎动脉破裂并不多，但对于治疗的患者却都具有较好的效果及较低的与手术相关的并发症发生率[43-47]。在小部分受治疗的患者中，支架对于椎动脉夹层的作用还有待研究，但对于那些药物不起作用或是禁忌，或夹层造成流速限制甚至堵塞及所涉及的椎动脉是后循环的唯一大动脉供应的患者，该治疗方法还是应该被保留的。

与椎动脉相关的高流速动静脉瘘管

涉及一个或两个椎动脉的高流速动静脉瘘管可能造成后循环远端血管盗血，从而导致缺血，这可能是先天性的、创伤性的、医源性的，或特发性获得性病变引起的（图 24.8）。尽管瘘管并不是椎动脉供血不足的常见病因，但它们也是非常需要被研究的，因为成功治疗后临床症状的改善通常是快速和显著的。特异性的血管内治疗包括：①经动脉或静脉栓塞来消灭瘘管，我们通常使用液体栓塞剂；②通过在椎动脉血管腔内使用线圈消灭瘘口；③通过瘘管点在椎动脉内放置覆膜支架来获得瘘管的分流。使用血管内介入、开放手术或联合方法的选择要依赖于几个因素，在本书的其他章节有详细讨论，包括位置、大小、形态、瘘管的情况以及患者的状态。为了检测病变是否复发，进一步的放射检查是有必要的，这与一般的血管内介入治疗不一样。

结论

椎基底动脉供血不足的血管内治疗主要集中于球囊血管成形术联合支架术来改善患者动脉粥样硬化狭窄。不常见的需要血管内治疗的情况包括椎动脉夹层和造成后循环缺血的与椎动脉相关的高流速动静脉瘘。根据干预部位（颅内椎基底动脉与颅外椎骨和锁骨下动脉）的不同，操作技术、支架的选择、球囊的使用、结局以及并发症风险不同。此外，对于一些药物治疗效果不佳的患者血管内治疗也应该要保留。当有一些改善性治疗方式时，如 SAMMPRIS 试验所示，

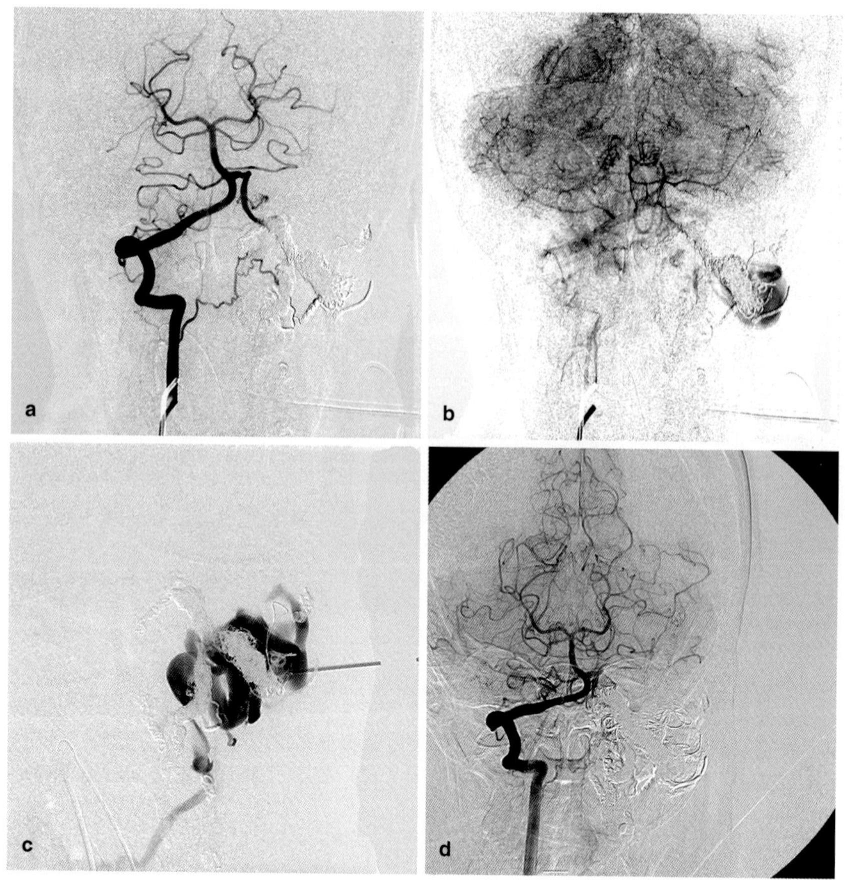

图 24.8 早期（a）和晚期（b）右椎动脉血管造影检查显示复发的高流量动静脉瘘，累及左侧椎动脉并引流至扩张的颈后静脉袋。患者最初表现为椎基底动脉供血不足，并曾经历过多次颈动脉栓塞。在通过静脉囊（c）直接穿刺和栓塞后，在6个月的随访血管造影图（d）上，瘘管仍为消除状态。

血管内介入也是一部分特殊人群的有效治疗手段，因而不应该被抛弃。然而，未来的血管内技术和设备必须进行严格的研究和审查，以确定其在椎基底动脉疾病治疗中的作用。

参·考·文·献

[1] Caplan LR, Wityk RJ, Glass TA, et al. New England Medical Center Posterior Circulation registry. Ann Neurol 2004;56:389–398

[2] Kubik CS, Adams RD. Occlusion of the basilar artery; a clinical and pathological study. Brain 1946;69:73–121

[3] Savitz SI, Caplan LR. Vertebrobasilar disease. N Engl J Med 2005;352:2618–2626

[4] Fisher CM. Lacunar strokes and infarcts: a review. Neurology 1982;32:871–876

[5] Fisher CM, Ojemann RG, Roberson GH. Spontaneous dissection of cervicocerebral arteries. Can J Neurol Sci 1978;5:9–19

[6] Hardin CA, Williamson WP, Steegmann AT. Vertebral artery insufficiency produced by cervical osteoarthritic spurs. Neurology 1960;10:855–858

[7] Halbach W, Higashida RT, Hieshima GB. Treatment of vertebral arteriovenous fistulas. AJR Am J Roentgenol 1988;150:405–412

[8] Fisher CM. A new vascular syndrome—the subclavian steal. N Engl J Med 1961;265:912–913

[9] Bogousslavsky J, Van Melle G, Regli F. The Lausanne Stroke Registry: analysis of 1,000 consecutive patients with first stroke. Stroke 1988;19:1083–1092

[10] Moulin T, Tatu L, Vuillier F, Berger E, Chavot D, Rumbach L. Role of a stroke data bank in evaluating cerebral infarction subtypes: patterns and outcome of 1,776 consecutive patients from the Besançon stroke registry. Cerebrovasc Dis 2000;10:261–271

[11] Chimowitz MI, Lynn MJ, Howlett-Smith H, et al. Warfarin-Aspirin Symptomatic Intracranial Disease Trial Investigators. Comparison of warfarin and aspirin for symptomatic intracranial arterial stenosis. N Engl J Med 2005;352:1305–1316

[12] Komotar RJ, Wilson DA, Mocco J, et al. Natural history of intracranial atherosclerosis: a critical review. Neurosurgery 2006;58:595–601, discussion 595–601

[13] Qureshi AI, Ziai WC, Yahia AM, et al. Stroke-free survival and its determinants in patients with symptomatic vertebrobasilar stenosis: a multicenter study. Neurosurgery 2003;52:1033–1039, discussion 1039–1040

[14] Moufarrij NA, Little JR, Furlan AJ, Leatherman JR, Williams GW. Basilar and distal vertebral artery stenosis: long-term follow-up. Stroke 1986;17:938–942

[15] De Marchis GM, Kohler A, Renz N, et al. Posterior versus anterior circulation strokes: comparison of clinical, radiological and outcome characteristics. J Neurol Neurosurg Psychiatry 2011;82:33–37

[16] Cloud GC, Markus HS. Diagnosis and management of vertebral artery stenosis. QJM 2003;96:27–54

[17] Imparato AM, Riles TS, Kim GE. Cervical vertebral angioplasty for brain stem ischemia. Surgery 1981;90:842–852

[18] Coward LJ, McCabe DJ, Ederle J, Featherstone RL, Clifton A,

Brown MM; CAVATAS Investigators. Long-term outcome after angioplasty and stenting for symptomatic vertebral artery stenosis compared with medical treatment in the Carotid And Vertebral Artery Transluminal Angioplasty Study (CAVATAS): a randomized trial. Stroke 2007;38:1526–1530

[19] Moufarrij NA, Little JR, Furlan AJ, Williams G, Marzewski DJ. Vertebral artery stenosis: long-term follow-up. Stroke 1984;15:260–263

[20] Wolf JK. The Classical Brainstem Syndromes. Springfield, IL: Charles C Thomas; 1971

[21] Amin-Hanjani S, Rose-Finnell L, Richardson D, et al. VERiTAS Study Group. Vertebrobasilar Flow Evaluation and Risk of Transient Ischaemic Attack and Stroke study (VERiTAS): rationale and design. Int J Stroke 2010;5:499–505

[22] Chimowitz MI, Lynn MJ, Derdeyn CP, et al. SAMMPRIS Trial Investigators. Stenting versus aggressive medical therapy for intracranial arterial stenosis. N Engl J Med 2011;365:993–1003

[23] Zaidat OO, Klucznik R, Alexander MJ, et al. NIH Multi-center Wingspan Intracranial Stent Registry Study Group. The NIH registry on use of the Wingspan stent for symptomatic 70-99% intracranial arterial stenosis. Neurology 2008;70:1518–1524

[24] Bose A, Hartmann M, Henkes H, et al. A novel, self-expanding, nitinol stent in medically refractory intracranial atherosclerotic stenoses: the Wingspan study. Stroke 2007;38:1531–1537

[25] Abou-Chebl A, Steinmetz H. Critique of "Stenting versus aggressive medical therapy for intracranial arterial stenosis" by Chimowitz et al in the new England Journal of Medicine. Stroke 2012;43:616–620

[26] Marks MP. Is there a future for endovascular treatment of intracranial atherosclerotic disease after Stenting and Aggressive Medical Management for Preventing Recurrent Stroke and Intracranial Stenosis (SAMMPRIS)? Stroke 2012;43:580–584

[27] Cloud GC, Crawley F, Clifton A, McCabe DJ, Brown MM, Markus HS. Vertebral artery origin angioplasty and primary stenting: safety and restenosis rates in a prospective series. J Neurol Neurosurg Psychiatry 2003;74:586–590

[28] SSYLVIA Study Investigators. Stenting of Symptomatic Atherosclerotic Lesions in the Vertebral or Intracranial Arteries (SSYLVIA): study results. Stroke 2004;35:1388–1392

[29] Stayman AN, Nogueira RG, Gupta R. A systematic review of stenting and angioplasty of symptomatic extracranial vertebral artery stenosis. Stroke 2011;42:2212–2216

[30] Berguer R, Feldman AJ. Surgical reconstruction of the vertebral artery. Surgery 1983;93:670–675

[31] Spetzler RF, Hadley MN, Martin NA, Hopkins LN, Carter LP, Budny J. Vertebrobasilar insufficiency. Part 1: Microsurgical treatment of extracranial vertebrobasilar disease. J Neurosurg 1987;66:648–661

[32] Berguer R, Flynn LM, Kline RA, Caplan L. Surgical reconstruction of the extracranial vertebral artery: management and outcome. J Vasc Surg 2000; 31(1 Pt 1):9–18

[33] Aiello F, Morrissey NJ. Open and endovascular management of subclavian and innominate arterial pathology. Semin Vasc Surg 2011;24:31–35

[34] Michael TT, Banerjee S, Brilakis E. Subclavian artery intervention with vertebral embolic protection. Catheter Cardiovasc Interv 2009;74:22–25

[35] Stiefel MF, Park MS, McDougall CG, Albuquerque FC. Endovascular treatment of innominate artery occlusion with simultaneous vertebral and carotid artery distal protection: case report. Neurosurgery 2010;66:E843–E844, discussion E844

[36] Ringelstein EB, Zeumer H. Delayed reversal of vertebral artery blood flow following percutaneous transluminal angioplasty for subclavian steal syndrome. Neuroradiology 1984;26:189–198

[37] Dayama A, Riesenman PJ, Cheek RA, Kasirajan K. Endovascular management of aortic arch vessel occlusion: successful revascularization of innominate and left subclavian arteries. Vasc Endovascular Surg 2012;46:273–276

[38] Sixt S, Rastan A, Schwarzwälder U, et al. Results after balloon angioplasty or stenting of atherosclerotic subclavian artery obstruction. Catheter Cardiovasc Interv 2009;73:395–403

[39] Linni K, Ugurluoglu A, Mader N, Hitzl W, Magometschnigg H, Hölzenbein TJ. Endovascular management versus surgery for proximal subclavian artery lesions. Ann Vasc Surg 2008;22:769–775

[40] AbuRahma AF, Bates MC, Stone PA, et al. Angioplasty and stenting versus carotid-subclavian bypass for the treatment of isolated subclavian artery disease. J Endovasc Ther 2007;14:698–704

[41] Palchik E, Bakken AM, Wolford HY, Saad WE, Davies MG. Subclavian artery revascularization: an outcome analysis based on mode of therapy and presenting symptoms. Ann Vasc Surg 2008;22:70–78

[42] Modarai B, Ali T, Dourado R, Reidy JF, Taylor PR, Burnand KG. Comparison of extra-anatomic bypass grafting with angioplasty for atherosclerotic disease of the supra-aortic trunks. Br J Surg 2004;91:1453–1457

[43] Cohen JE, Gomori JM, Umansky F. Endovascular management of symptomatic vertebral artery dissection achieved using stent angioplasty and emboli protection device. Neurol Res 2003;25:418–422

[44] Cohen JE, Gomori JM, Umansky F. Endovascular management of spontaneous bilateral symptomatic vertebral artery dissections. AJNR Am J Neuroradiol 2003;24:2052–2056

[45] Lee YJ, Ahn JY, Han IB, Chung YS, Hong CK, Joo JY. Therapeutic endovascular treatments for traumatic vertebral artery injuries. J Trauma 2007;62:886–891

[46] Price RF, Sellar R, Leung C, O'Sullivan MJ. Traumatic vertebral arterial dissection and vertebrobasilar arterial thrombosis successfully treated with endovascular thrombolysis and stenting. AJNR Am J Neuroradiol 1998;19:1677–1680

[47] Pham MH, Rahme RJ, Arnaout O, et al. Endovascular stenting of extracranial carotid and vertebral artery dissections: a systematic review of the literature. Neurosurgery 2011;68:856–866, discussion 866

第25章

颅内动脉粥样硬化疾病的临床管理

Shakeel A. Chowdhry and Peter Nakaji

颅内动脉狭窄闭塞性疾病的发病率在美国乃至世界范围内都居高不下。其潜在的病理生理变化多种多样，最主要的病因包括动脉粥样硬化、动脉夹层、烟雾病以及栓塞性疾病。本章讨论颅内动脉粥样硬化疾病的管理。

自然史和病理生理学

在美国，卒中是引起死亡的第三大原因，也是致残的首要原因。缺血性卒中占所有脑血管意外事件中的85%，在美国，8%~10%的缺血性卒中是由颅内动脉粥样硬化狭窄所致（引起每年60 000例患者罹患卒中）[1-6]。一些研究描述了患有症状性颅内动脉粥样硬化疾病的人口分布信息。种族和人口统计学分布是不相称的，颅内动脉粥样硬化引起的卒中在黑人中占6%~29%，在亚洲人中占22%~26%，在西班牙裔人达11%。相应的，在世界上其他地区，颅内动脉粥样硬化（IA）所引起的缺血性脑卒中的比例比美国更高，在亚洲大约占30%~50%[7-13]。尽管男性更易受到影响，但症状性颅内动脉狭窄的女性患者发生复发性缺血性卒中的风险较高，而社会经济地位存在显著差异是该数据的混杂因素[14]。

很少有数据报道关于无症状的颅内动脉粥样硬化性疾病的发病率，大多数研究选择纳入有症状的疾病患者亚群。对北美有症状的颈动脉内膜切除术的研究（NASCET）试验数据的分析显示，26.9%的患者存在轻度颅内动脉粥样硬化性疾病（血管壁出现不规则但无狭窄），5.8%的患者存在中度粥样硬化伴狭窄程度小于50%，0.5%的患者狭窄程度大于50%[15]。西班牙的一项研究发现存在中度到高度血管危险因素的无症状IA患者卒中发生的概率达9%[16]。基于有症状的患者数据显示，一半的粥样硬化斑块存在于颈内动脉颅内段。

对IA疾病的自然史目前尚缺乏了解。研究对IA的监测主要是通过经颅多普勒超声检查或常规血管造影表明颅内狭窄可能会继续进展，或保持现状，甚至也可能减轻[1, 17, 18]。一项meta分析显示，每年IA患者同侧卒中发生率是3.1%~8.1%[19]。后循环IA的卒中风险并不比前循环IA高，这一发现与华法林阿司匹林症状性颅内疾病（WASID）试验和其他前瞻性试验的研究结果（图25.1）一致[17]。

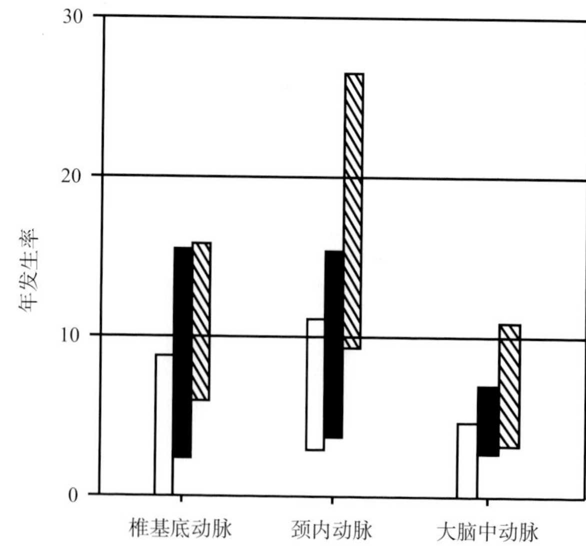

图25.1　基于发病位置分布的颅内动脉粥样硬化的年死亡率和脑卒中率。此图展示了患有颈内动脉、椎基底动脉、大脑中动脉（MCA）狭窄的患者每年的死亡和卒中发生率（同一位置的卒中和任何位置的卒中）[17, 56-65]（由Barrow神经学研究所提供）。

与有症状的 IA 狭窄分布区域相同的血管发生卒中的概率在第一年总体约 11%，假如狭窄程度大于 70%，则风险增高近 2 倍 [20]。这些数据比之前的前瞻性研究中发现的卒中概率更高，如在颅外 – 颅内（EC–IC）的旁路手术研究的手术组中，发现颈动脉虹吸部和大脑中动脉（MCA）狭窄的患者，若进行药物治疗，改善危险因素，每天服用阿司匹林 1 300 mg，则每年发生卒中风险仅为 10% [21]。有症状的 IA 患者同时合并无症状 IA 的患病率相当高，造影显示狭窄 > 50% 的无症状 IA 患者卒中发生率达 19%。几项关于卒中患者伴有无症状 IA 的回顾性研究中对累积卒中风险进行了推测，以及前瞻性研究的亚组分析显示无症状颅内血管狭窄的卒中风险比有症状的病变的卒中风险低 [22, 23]。

来自 WASID 试验和其他几项研究的数据的亚组分析表明，若患者存在症状性颅内动脉狭窄风险，则其与一般的心血管疾病有相同的危险因素，包括既往脑缺血事件、既往心脏缺血事件、高血压、糖尿病、高脂血症和吸烟 [20, 24]。卒中的其他危险因素包括颅内动脉狭窄的程度、伴发无症状 IA、存在有症状的病变部位 [即美国国立卫生研究院卒中量表（NIHSS）评分 > 1 分]、代谢综合征、血流动力学显著狭窄和 MCA 进展性狭窄 [20, 25]。

然而，颅内动脉粥样硬化疾病的治疗与心脏疾病不同，因为终末器官耐受性的根本差异以及颅内动脉和冠状动脉之间的关键组织学和解剖学差异。大脑动脉除了其管径较小、管壁更薄外，它没有外弹性膜，外膜更少，相对而言中膜较多。这些特点可能使脑动脉血管痉挛和破裂的风险较冠脉血管更高。

颅内动脉粥样硬化性疾病可通过以下任一过程进展为缺血事件：①灌注不足；②在狭窄部位的血栓形成；③血栓栓塞；④穿支动脉闭塞。栓塞事件可能会突然在某个地方出现或者在固定的地方发生。但低灌注引起的症状会波动，在血压增高时症状相应缓解。临床实践中，症状表现可能涉及一种以上的病理生理途径。不稳定的斑块形态可表现为狭窄或血栓栓塞部位的血栓形成。

影像学评估

DSA 仍然是诊断的金标准。CT 血管造影的准确性有明显的改善，其敏感性也在不断提高。磁共振血管造影以及经颅多普勒超声检查均具有较高的阴性预测价值，但在颅内动脉粥样硬化的卒中结果和神经影像学研究（SONIA）中发现其阳性预测值较低，SONIA 是 WASID 研究的子集分析 [26]。因此，后一类方法主要作为筛查工具以排除颅内动脉粥样硬化性疾病的存在。然而，这两种方法都不能可靠地评估狭窄的程度，特别是在发生严重狭窄的时候。

灌注研究在检测由于颅内动脉粥样硬化疾病引起的血流相关变化方面效果较好。灌注研究可以间接评估患者的情况，以反映特定的血管分布情况。目前的检测方式包括 PET 和 SPECT、Xe–CT 灌注以及 MR 灌注。目前，已经有回顾性研究证实灌注研究可以帮助患者检测流量的变化，从而使得患者在积极的治疗中受益 [27]。日本 EC – IC 旁路临床试验（JET）利用 SPECT 评估患者血流相关的严重狭窄，为旁路手术提供参考 [28]。颈动脉阻塞手术研究（COSS）利用 PET 测量氧摄取分数，以评估脑储备 [29]。

临床管理：数据和试验

华法林历来是治疗症状性颅内血管疾病的主要手段，这一模式受到多项回顾性研究的支持，认为华法林比抗血小板聚集治疗所获得的收益更多 [30, 31]。但一项大型的回顾性研究（WASID）提出了不同观念，随后由美国国立卫生研究院（NIH）资助的一项随机双盲多中心的前瞻性的 US 研究（比较华法林和阿司匹林对症状性颅内动脉狭窄的疗效）表明，华法林对症状性颅内动脉粥样硬化性疾病的治疗效果并不优于阿司匹林 [3, 32]。这项研究纳入了 569 例患者，严重狭窄的定义为狭窄程度大于 50%。 患者被随机分配到高剂量阿司匹林（650 mg，每天 2 次）或华法林治疗组 [目标国际标准化比值（INR）为 2~3]。两组的脑血管事件发生率没有显著差异。阿司匹林组 2 年卒中风险为 19.7%，而华法林组为 17.2%。这项研究因两组发生颅外大出血的概率差异较显著而被早期终止（阿司匹林组 3.2%，而华法林组高达 8.3%）。与服用高剂量阿司匹林的患者相比，服用华法林的患者发生死亡、大出血、心肌梗死（MI）或猝死的风险显著增加。在校正了年龄、性别和种族这些变量后分析发现，在血管狭窄的患者中，重度狭窄患者（> 70%）和发生了标准结局事件后早期入组（< 17 天）的患者其卒中风险最高 [20]。

对于颅内动脉狭窄患者发生卒中的二级预防，任何其他抗血小板药物是否与阿司匹林等效或者更优，目前尚无相关文献数据的报道。一项随机开放盲法终点的试验比较了阿司匹林加氯吡格雷与只用阿司匹林治疗有症状的颈内动脉（ICA）或大脑中动脉狭窄（MCA）患者的疗效，经颅多普勒研究发现联合治疗比单一治疗更能有效减少微栓塞的信号[33]。有效避免二次卒中的预防方案（PRoFESS）研究纳入了既往发生卒中的患者，研究发现接受其他抗血小板药物，如氯吡格雷和阿司匹林–双嘧达莫治疗的患者其二次卒中的发生率相似[34]。一项多中心、双盲、安慰剂对照试验比较了西洛他唑和阿司匹林联用与单用阿司匹林对有症状的M1段或基底动脉狭窄患者的疗效，发现接受西洛他唑的患者血管狭窄有所转归[35]。而紧接着的一项西洛他唑联合阿司匹林与氯吡格雷联合阿司匹林进行比较的研究中，西洛他唑并没有表现出缓解有症状IA进展的优势[35, 36]。该研究的亚组分析发现，高密度脂蛋白（HDL）胆固醇升高，再加上残余脂蛋白胆固醇降低和低载脂蛋白B / A–Ⅰ，与缺乏症状性IA的血管造影进展相关[37]。

随后的多中心前瞻性研究的亚组分析评估了症状性颅内动脉狭窄（其中25%位于颈内动脉，近50%位于后循环），发现尽管进行了药物治疗，但2年的复发率仍然很高，若存在血流动力学显著狭窄，卒中风险将增高近2倍[38]。这些研究与其他类似的研究结果指出，存在复发性脑卒中高风险的症状性颅内动脉狭窄患者，尽管进行了药物治疗，但仍需采纳更多的治疗方案。不过，对前瞻性随机患者人群（WASID）进行亚组分析并没有提示抗血栓治疗失败（即抗血小板或抗凝治疗）的患者其复发性卒中的风险更高[39]。

继Mahmut Gazi Yasargil于1967年首次进行颅内外（EC–IC）动脉搭桥以来，EC–IC得到了普及，成为症状性颈动脉或MCA狭窄的治疗可选方案之一。颅外 / 颅内动脉吻合的国际合作研究始于1977年，以评估EC–IC搭桥对症状性ICA和MCA动脉粥样硬化病变的价值[40]。在颈动脉闭塞和颅内疾病患者中，最初的EC–IC搭桥试验并未显示脑血管搭桥比药物治疗更有效[21]。该研究纳入了1 495例患者，随机分配到药物治疗或手术治疗组，其中118例被排除，因为经医生评估后他们直接进行手术治疗。平均随访的55.8个月中，药物治疗组的卒中发生率为18%。总体而言，手术组的卒中率为20%。MCA重度狭窄的亚组患者手术干预效果特别差。缺乏血流动力学功能的评估和明显的选择偏倚是该研究的主要问题。很多人认为，无法从那些低风险患者中区分出高风险的卒中复发人群造成了该研究的阴性结果。一项回顾性研究根据血流动力学参数进行分层，使65例患者中的88%获得了神经学改善[27]。JET研究利用乙酰唑胺来挑战PET、SPECT和Xe–CT成像，以确定血流动力学上显著表现的连续缺血。在JET研究中，纳入了从1998—2002年的206例患者，其中症状性ICA或MCA患者狭窄程度均大于70%。随访2年时，手术组的卒中复发率和死亡率显著降低[28]。COSS拟评估比较颞浅动脉到MCA搭桥联合药物治疗与药物治疗对症状性动脉粥样硬化ICA闭塞患者的治疗效果。该研究应用了PET显像来评估血流动力学功能。药物疗法包括经治医生的判断进行抗血栓治疗，将血压控制在< 130/85 mmHg的目标水平，低密度脂蛋白（LDL）< 100 mg/dl，甘油三酯< 150 mg/dl，以及糖化血红蛋白< 7.0。在2002年6月至2010年6月共纳入了195例患者到这项平行分组、随机开放、双盲的多中心治疗研究中。该试验提前终止，手术加药物治疗（21.0%）相较于单纯的药物治疗（22.7%）并不能减少2年后同侧缺血性卒中的复发风险，差异无统计学意义。

值得注意的是，手术组中绝大多数同侧缺血事件发生在前30天（14.4%），而药物组仅为2.0%[29]。在几个对症状性IA采用间接血管重建的小型回顾性研究中，其汇总的结果未表明手术组疗效优于药物治疗组[41, 42]。但目前手术对于有症状IA疾病患者亚群仍是治疗的选择之一。

症状性颅内狭窄患者存在很高的卒中发生率，这推动了血管内治疗的发展，以减少卒中的发生。初步的研究证实了血管成形术和颅内支架植入术的可行性。大多数数据是以注册和回顾的形式获得。血管成形术具有相对较高的再狭窄率，因而合并支架植入能维持血管通畅，尽管也有一些研究发现支架置入相对于血管成形术的疗效优势并不明显[43, 44]。其他研究主张使用药物洗脱支架以降低支架内狭窄的风险[45]。

2005年，最初FDA出于“人道主义器械豁免基础”批准Wingspan支架（Boston Scientific，Marlborough，MA；现在隶属于Stryker）上市是基于一项前瞻性单队列研究，该项研究纳入了45例患者，他们先进行了Gateway球囊导管成形术，随后进行了自扩张的Wingspan支架植入术。30天时联合的同侧卒中 / 死亡率为4.5%，6个月时为7.0%[46]。同样地，2007年发表的一项独立的多中心前瞻性研究，采用了Gateway球囊和Wingspan支架治疗，对于症状性狭窄> 70%的患者，其主要的围手术期神经系统并发症发生率为6.1%[47]。在这些研究中，手术成功率大于97%。然而，随着颅内狭窄支架置入术的增加，meta分析发现支架成形术治疗 IA 疾病时存在一系列围手术期发病率[48]。

这些可行性研究，再加上基于 WASID 数据显示超过 70% 狭窄的症状性患者卒中风险更高，以及 EC–IC 搭桥试验的结果，鼓励选择一部分患者积极进行血管内治疗。最终，2009 年 11 月启动了一项大的前瞻性随机试验［支架置入术与加强药物治疗对预防颅内血管狭窄患者的再次卒中（SAMMPRIS）］比较了最佳药物治疗方法与最佳药物疗法合并支架置入术的疗效差异。这项研究在 2011 年 4 月提前终止，因为血管内治疗的围手术期风险高于预期。经皮腔内血管成形术和支架术联合强化药物治疗与只进行强化药物治疗相比，30 天卒中或死亡率分别为 14.7% 和 5.8%（P=0.002）[49]。支架植入术的围手术期高卒中和死亡率可能是由于以下因素产生的偏倚：注册和回顾性研究中的偏倚，对缺血性事件的更积极监测，以及对标准事件的更早期干预。尽管如此，在 WASID 中可能符合 SAMMPRIS 纳入标准（年龄＜ 80 岁，在纳入后 30 天内发生标准结局事件，以及狭窄大于 70%）的患者比 WASID 患者的首要结局事件的发生率更高（29%）[20, 50]。支架组同侧区域卒中的发生率也更高（10.3% vs 4.4%），其症状性围手术期出血发生率也更高（4.5%）。

虽然血管内的并发症发生率明显高于预期，在药物治疗组中极其低的缺血事件发生率着实令人惊讶。在 SAMMPRIS 研究中，积极的危险因素管理包括控制目标血压＜ 140/80 mmHg（如果有糖尿病则控制收缩压＜ 130 mmHg）和低密度脂蛋白＜ 70 mg/dL。给患者提供了免费的瑞舒伐他汀（Crestor）、多种降压药物、阿司匹林、氯吡格雷（波立维），这些可以增加患者依从性。此外，还有生活指导员通过 INTERxVENT（Boston，Ontario，Canada）鼓励患者加强依从性和调节生活方式，如改善饮食、戒烟、调节压力和锻炼。根据 WASID 数据，采用上述措施能使不良结局事件的发生率比预期减少 50% 以上。

与 WASID 的药物队列相比，SAMMPRIS 试验的队列研究数据表明，对危险因素的积极治疗可显著降低有症状 IA 患者的卒中风险。但非常值得注意的是，SAMMPRIS 方案未经证实获得的数据可被用作科学的队列研究。但 WASID 的药物组和 SAMMPRIS 药物组间卒中发生率存在显著差异，这表明改善卒中危险因素在降低卒中风险中可能发挥巨大作用。每种干预的相对影响目前还不清楚，需要进一步研究来确定每种改良方案的相对影响。

抗血小板药物

有些抗血小板药物是可选用的，最常用的药物在本章中进行讨论。

乙酰水杨酸

阿司匹林，也被称为乙酰水杨酸，是世界范围内常用的药物。阿司匹林是不可逆环加氧酶抑制剂对酶的 COX–1 变体有特异性的抑制作用。通过抑制环加氧酶，可阻止前列腺素和血栓烷 A2 的生成。阿司匹林起效迅速，在给药 1 小时内即产生抗聚集活性。剂量仍存在争议，但通常推荐低剂量，因为这样可以降低出血风险。

噻吩并吡啶类衍生物：噻氯匹定和氯吡格雷

噻氯匹定推荐用于卒中的二级预防，但由于其不良反应而很少被使用。典型的剂量方案是 500 mg，每天 2 次。它通过抑制结合腺苷 –5’ – 二磷酸（ADP）受体拮抗剂，即抑制 ADP 介导的纤维蛋白原与血小板的结合，从而降低血小板的聚集。除腹泻的发生率较高之外（20%），噻氯匹定与严重的中性粒细胞减少症显著相关（约 1%），通常发生在开始治疗后的 2~3 个月时。噻氯匹定也会增加血栓性血小板减少性紫癜的风险。出于以上原因，通常推荐患者在接受噻氯匹定治疗的前 3 个月内，每 2 周进行全血细胞计数。

氯吡格雷与噻氯匹定结构类似，多出一个羧甲基侧链。2~3 天内出现显著的血小板抑制作用，最大抑制作用发生在 4~7 天时。对于噻氯匹定，也可见类似的血小板抑制作用。一次口服氯吡格雷（300~600 mg），从而降低血小板抑制时间至少 2~3 小时。在心脏的球囊成形支架置入术相关文献中，可见大部分关于氯吡格雷的数据。与噻氯匹定相比，氯吡格雷安全性更好，只有轻微的中性粒细胞减少的风险。与氯吡格雷代谢相关的肝药酶的多态性［细胞色素 P450（CYP）1A2，CYP3A4，CYP2C19］或血小板 $P2Y_{12}$ 受体可能会影响氯吡格雷抑制血小板聚合的活性。目前，对使用氯吡格雷进行卒中二级预防的患者来说，不需要进行定期筛查[17]。与阿司匹林相比，氯吡格雷皮疹及腹泻的风险稍高，但胃肠不适及胃肠道出血的风险稍低。

其他

双嘧达莫通过抑制腺苷脱氨酶和磷酸二酯酶的活性，从而抑制血小板活化，增加环磷酸腺苷和环磷酸鸟苷水平。双嘧达莫半衰期短，因此，需要每 8 小时给药一次。缓释剂型可以 1 天给药 2 次。通常与阿司匹林联合给药（200 mg 双嘧达莫和 25 mg 阿司匹林）。最常见的不良反应是头痛，服药者中的发生率为 38%，可能是由血管扩张所引起。在欧洲卒中预防研究 –2（ESPS–2）的实验中发现，其与阿司匹林 25 mg 合用于卒中的二级预防时，疗效较好[51]。

西洛他唑是磷酸二酯酶 –3 抑制剂，主要用于治疗与周围血管疾病相关的间歇性跛行。西洛他唑用于卒中治疗的研究，大部分是在亚洲进行的，提示其用于卒中二级预防的疗效与阿司匹林相似[35]。三氟醋铆酸是结构上与阿司匹林相关的抗血小板药，只在欧洲和南、北美洲（除美国外）应用。目前，在美国的应用仅限于研究目的。

临床管理：目前推荐

目前对于症状性颅内动脉狭窄患者的治疗策略的建议包括：积极纠正可改变的危险因素，以及用单一抗血小板药物治疗。

症状性颅内动脉狭窄患者可处理的危险因素包括：

- 饮食
- 运动
- 戒烟
- 控制糖尿病（目标糖化血红蛋白＜ 7）
- 积极控制血压（血压＜ 130/80 mmHg）
- 降低低密度脂蛋白（目标＜ 100 mg/dL），一般用他汀类药物
- 增加高密度脂蛋白

症状性颅内动脉粥样硬化的推荐包括：

- 不建议抗凝
- 单一抗血小板治疗，阿司匹林、氯吡格雷或阿司匹林联合双嘧达莫
- 基于研究表明，波立维与阿司匹林 – 双嘧达莫联合用药可获得轻微受益，但成本劣势明显
- 发生缺血事件后双重抗血小板治疗 3 个月，然后进行单一抗血小板药物治疗

无症状颅内动脉粥样硬化的推荐包括：

- 改变危险因素
- 抗血小板治疗可以考虑，但因为有限的自然史数据和缺乏相关研究，因此并不推荐

没有研究证明单一药物较阿司匹林在有症状颅内动脉粥样硬化的卒中二级预防中有优势。尽管如此，许多医生仍然使用氯吡格雷代替阿司匹林或与阿司匹林联合使用。根据现有的数据，可考虑予以氯吡格雷 75 mg 每日 1 次的单药治疗或阿司匹林 – 双嘧达莫 25 mg/200 mg 每日 2 次作为代替阿司匹林的初始治疗。这种治疗方式比阿司匹林在预防再次卒中方面表现出了一定的优势，但这些优势也被其增加的成本相抵消。在本书撰写时，氯吡格雷比阿司匹林 – 双嘧达莫便宜一些，但仍是阿司匹林价格的 14 倍多。

在美国许多神经血管外科医师在患者使用单一抗血小板药物仍然出现缺血事件时会额外增加第二种抗血小板药物。基于 SAMMPRIS 的数据，在一些症状性颅内大血管疾病患者出现急性事件之后几个月使用双联抗血小板治疗能够获得一定的受益，但是也有一些研究表明会增加出血的风险。在双抗治疗复发性卒中时，并发症发生的概率可能大于所获得的受益[52, 53]。并不推荐在患者中常规检测血小板的反应性，但仍可在使用抗血小板治疗但仍反复发作的患者中检测到。

建议严格控制血压，因为血压的升高与缺血性卒中显著相关[54]。降低低密度脂蛋白，一般推荐使用 3– 羟甲基 3– 戊二酰辅酶 A（HMG–CoA）抑制剂（也被称为“他汀类”）。LDL 的目标值是 100 mg/dL 以内，而根据 SAMMPRIS 的研究表明，进一步降低 LDL 的水平也能获得更大的受益。推荐在糖尿病患者中将糖化血红蛋白严格控制到 7 以下。推荐治疗代谢综合征、改变饮食习惯、运动、戒烟[55]。基于西洛他唑在症状性颅内动脉狭窄的实验研究（TOSS–2）的亚组分析，考虑通过药物手段增加较低的 HDL 的量，因为 HDL 可能对 IA 的进展有保护作用，尽管对卒中发生率的影响目前尚不清楚[37]。

目前对无症状的颅内动脉粥样硬化闭塞的患者的医疗处理尚缺乏共识。积极调整可改变的危险因素是适当的，但基于有限的疾病自然史数据，抗血栓药物的作用尚不清楚。

结论

颅内动脉粥样硬化疾病是一个多因素的致病过程，并具有较高的发病率和死亡率。虽然手术和血管内治疗试图通过改变血管以解决局部缺血的危险，但目前的研究表明积极的临床管理与改变生活方式相结合是最好的治疗手段，可以最大程度降低这些患者的发病率。而随着更有效的血管内介入手段的发展，血管内治疗可能成为药物治疗的辅助或替代性方法。

参·考·文·献

[1] Akins PT, Pilgram TK, Cross DT III, Moran CJ. Natural history of stenosis from intracranial atherosclerosis by serial angiography. Stroke 1998;29:433–438

[2] Chaturvedi S, Turan TN, Lynn MJ, et al. WASID Study Group. Risk factor status and vascular events in patients with symptomatic intracranial stenosis. Neurology 2007;69:2063–2068

[3] Chimowitz MI, Lynn MJ, Howlett-Smith H, et al. Warfarin-Aspirin Symptomatic Intracranial Disease Trial Investigators. Comparison of warfarin and aspirin for symptomatic intracranial arterial stenosis. N Engl J Med 2005;352:1305–1316

[4] Lloyd-Jones D, Adams RJ, Brown TM, et al. WRITING GROUP MEMBERS; American Heart Association Statistics Committee and Stroke Statistics Subcommittee. Heart disease and stroke statistics—2010 update: a report from the American Heart Association. Circulation 2010;121:e46–e215

[5] Sacco RL, Kargman DE, Gu Q, Zamanillo MC. Race-ethnicity and determinants of intracranial atherosclerotic cerebral infarction. The Northern Manhattan Stroke Study. Stroke 1995;26:14–20

[6] Goldstein LB, Bushnell CD, Adams RJ, et al. American Heart Association Stroke Council; Council on Cardiovascular Nursing; Council on Epidemiology and Prevention; Council for High Blood Pressure Research; Council on Peripheral Vascular Disease, and Interdisciplinary Council on Quality of Care and Outcomes Research. Guidelines for the primary prevention of stroke: a guideline for healthcare professionals from the American Heart Association/American Stroke Association. Stroke 2011;42:517–584

[7] Caplan LR, Gorelick PB, Hier DB. Race, sex and occlusive cerebrovascular disease: a review. Stroke 1986;17:648–655

[8] Feldmann E, Daneault N, Kwan E, et al. Chinese-white differences in the distribution of occlusive cerebrovascular disease. Neurology 1990;40:1541–1545

[9] Gorelick PB. Distribution of atherosclerotic cerebrovascular lesions. Effects of age, race, and sex. Stroke 1993;24(12, Suppl):I16–I19, discussion I20–I21

[10] Moossy J. Pathology of cerebral atherosclerosis. Influence of age, race, and gender. Stroke 1993;24(12, Suppl):I22–I23, I31–I32

[11] Wong KS, Li H. Long-term mortality and recurrent stroke risk among Chinese stroke patients with predominant intracranial atherosclerosis. Stroke 2003;34:2361–2366

[12] Wong LK. Global burden of intracranial atherosclerosis. Int J Stroke 2006;1:158–159

[13] Waddy SP, Cotsonis G, Lynn MJ, et al. Racial differences in vascular risk factors and outcomes of patients with intracranial atherosclerotic arterial stenosis. Stroke 2009;40:719–725

[14] Williams JE, Chimowitz MI, Cotsonis GA, Lynn MJ, Waddy SP. WASID Investigators. Gender differences in outcomes among patients with symptomatic intracranial arterial stenosis. Stroke 2007;38:2055–2062

[15] Ferguson GG, Eliasziw M, Barr HW, et al. The North American Symptomatic Carotid Endarterectomy Trial: surgical results in 1415 patients. Stroke 1999;30:1751–1758

[16] López-Cancio E, Dorado, L, Millàn, et al. The population-based Barcelona-Asymptomatic Intracranial Atherosclerosis Study (ASIA): rationale and design. BMC Neurol 2011;11(33):11–22

[17] Meyers PM, Schumacher HC, Higashida RT, et al. Indications for the performance of intracranial endovascular neurointerventional procedures. A scientific statement from the American Heart Association Council on Cardiovascular Radiology and Intervention, Stroke Council, Council on Cardiovascular Surgery and Anesthesia, Interdisciplinary Council on Peripheral Vascular Disease, and Interdisciplinary Council on Quality of Care and Outcomes Research. J Neurointerv Surg 2010;2:177–188

[18] Wong KS, Li H, Lam WW, Chan YL, Kay R. Progression of middle cerebral artery occlusive disease and its relationship with further vascular events after stroke. Stroke 2002;33:532–536

[19] Komotar RJ, Wilson DA, Mocco J, et al. Natural history of intracranial atherosclerosis: a critical review. Neurosurgery 2006;58:595–601, discussion 595–601

[20] Kasner SE, Chimowitz MI, Lynn MJ, et al. Warfarin Aspirin Symptomatic Intracranial Disease Trial Investigators. Predictors of ischemic stroke in the territory of a symptomatic intracranial arterial stenosis. Circulation 2006;113:555–563

[21] The EC/IC Bypass Study Group. Failure of extracranial-intracranial arterial bypass to reduce the risk of ischemic stroke. Results of an international randomized trial. N Engl J Med 1985;313:1191–1200

[22] Famakin BM, Chimowitz MI, Lynn MJ, Stern BJ, George MG; WASID Trial Investigators. Causes and severity of ischemic stroke in patients with symptomatic intracranial arterial stenosis. Stroke 2009;40:1999–2003

[23] Nahab F, Cotsonis G, Lynn M, et al. WASID Study Group. Prevalence and prognosis of coexistent asymptomatic intracranial stenosis. Stroke 2008;39:1039–1041

[24] Turan TN, Makki AA, Tsappidi S, et al. WASID Investigators. Risk factors associated with severity and location of intracranial arterial stenosis. Stroke 2010;41:1636–1640

[25] Grundy SM, Cleeman JI, Daniels SR, et al. American Heart Association; National Heart, Lung, and Blood Institute. Diagnosis and management of the metabolic syndrome: an American Heart Association/National Heart, Lung, and Blood Institute Scientific Statement. Circulation 2005;112:2735–2752

[26] Feldmann E, Wilterdink JL, Kosinski A, et al. Stroke Outcomes and Neuroimaging of Intracranial Atherosclerosis (SONIA) Trial Investigators. The Stroke Outcomes and Neuroimaging of Intracranial Atherosclerosis (SONIA) trial. Neurology 2007;68:2099–2106

[27] Mendelowitsch A, Taussky P, Rem JA, Gratzl O. Clinical outcome of standard extracranial-intracranial bypass surgery in patients with symptomatic atherosclerotic occlusion of the internal carotid artery. Acta Neurochir (Wien) 2004;146:95–101

[28] Ogasawara K, Ogawa A. [JET study (Japanese EC-IC Bypass Trial)]. Nihon Rinsho 2006;64(Suppl 7):524–527

[29] Powers WJ, Clarke WR, Grubb RL Jr, Videen TO, Adams HP Jr, Derdeyn CP; COSS Investigators. Extracranial-intracranial bypass surgery for stroke prevention in hemodynamic cerebral ischemia: the Carotid Occlusion Surgery Study randomized trial. JAMA 2011;306:1983–1992

[30] Burén A, Ygge J. Treatment program and comparison between anticoagulants and platelet aggregation inhibitors after transient ischemic attack. Stroke 1981;12:578–580

[31] Olsson JE, Brechter C, Bäcklund H, et al. Anticoagulant vs anti-platelet therapy as prophylactic against cerebral infarction in transient ischemic attacks. Stroke 1980;11:4–9

[32] Chimowitz MI, Kokkinos J, Strong J, et al. The Warfarin-Aspirin Symptomatic Intracranial Disease Study. Neurology 1995;45:1488–1493

[33] Wong KS, Chen C, Fu J, et al. CLAIR study investigators. Clopidogrel plus aspirin versus aspirin alone for reducing embolisation in patients with acute symptomatic cerebral or carotid artery stenosis (CLAIR study): a randomised, open-label, blinded-endpoint trial. Lancet Neurol 2010;9:489–497

[34] Sacco RL, Diener HC, Yusuf S, et al. PRoFESS Study Group. Aspirin and extended-release dipyridamole versus clopidogrel for recurrent stroke. N Engl J Med 2008;359:1238–1251

[35] Kwon SU, Cho YJ, Koo JS, et al. Cilostazol prevents the progression of the symptomatic intracranial arterial stenosis: the multicenter double-blind placebo-controlled trial of cilostazol in symptomatic intracranial arterial stenosis. Stroke 2005;36:782–786

[36] Jung JM, Kang DW, Yu KH, et al. TOSS-2 Investigators. Predictors

of recurrent stroke in patients with symptomatic intracranial arterial stenosis. Stroke 2012;43:2785–2787

[37] Kim DE, Kim JY, Jeong SW, et al. Association between changes in lipid profiles and progression of symptomatic intracranial atherosclerotic stenosis: a prospective multicenter study. Stroke 2012;43:1824–1830

[38] Mazighi M, Tanasescu R, Ducrocq X, et al. Prospective study of symptomatic atherothrombotic intracranial stenoses: the GESICA study. Neurology 2006;66:1187–1191

[39] Turan TN, Maidan L, Cotsonis G, et al. Warfarin-Aspirin Symptomatic Intracranial Disease Investigators. Failure of antithrombotic therapy and risk of stroke in patients with symptomatic intracranial stenosis. Stroke 2009;40:505–509

[40] The International Cooperative Study of Extracranial/Intracranial Arterial Anastomosis (EC/IC Bypass Study): methodology and entry characteristics. The EC/IC Bypass Study group. Stroke 1985;16:397–406

[41] Komotar RJ, Starke RM, Otten ML, et al. The role of indirect extracranial-intracranial bypass in the treatment of symptomatic intracranial atheroocclusive disease. J Neurosurg 2009;110:896–904

[42] Dusick JR, Liebeskind DS, Saver JL, Martin NA, Gonzalez NR. Indirect revascularization for nonmoyamoya intracranial arterial stenoses: clinical and angiographic outcomes. J Neurosurg 2012;117:94–102

[43] Marks MP, Wojak JC, Al-Ali F, et al. Angioplasty for symptomatic intracranial stenosis: clinical outcome. Stroke 2006;37:1016–1020

[44] Siddiq F, Vazquez G, Memon MZ, et al. Comparison of primary angioplasty with stent placement for treating symptomatic intracranial atherosclerotic diseases: a multicenter study. Stroke 2008;39:2505–2510

[45] Gupta R, Al-Ali F, Thomas AJ, et al. Safety, feasibility, and short-term follow-up of drug-eluting stent placement in the intracranial and extracranial circulation. Stroke 2006;37:2562–2566

[46] Bose A, Hartmann M, Henkes H, et al. A novel, self-expanding, nitinol stent in medically refractory intracranial atherosclerotic stenoses: the Wingspan study. Stroke 2007;38:1531–1537

[47] Fiorella D, Levy EI, Turk AS, et al. US multicenter experience with the wingspan stent system for the treatment of intracranial atheromatous disease: periprocedural results. Stroke 2007;38:881–887

[48] Gröschel K, Schnaudigel S, Pilgram SM, Wasser K, Kastrup A. A systematic review on outcome after stenting for intracranial atherosclerosis. Stroke 2009;40:e340–e347

[49] Chimowitz MI, Lynn MJ, Derdeyn CP, et al. SAMMPRIS Trial Investigators. Stenting versus aggressive medical therapy for intracranial arterial stenosis. N Engl J Med 2011;365:993–1003

[50] Sila C. Medical treatment of intracranial atherosclerosis has been shown to be superior. J Neurointerv Surg 2012;4:83–84

[51] Diener HC, Cunha L, Forbes C, Sivenius J, Smets P, Lowenthal A. European Stroke Prevention Study. 2. Dipyridamole and acetylsalicylic acid in the secondary prevention of stroke. J Neurol Sci 1996;143:1–13

[52] Diener HC, Bogousslavsky J, Brass LM, et al. MATCH investigators. Aspirin and clopidogrel compared with clopidogrel alone after recent ischaemic stroke or transient ischaemic attack in high-risk patients (MATCH): randomised, double-blind, placebo-controlled trial. Lancet 2004;364:331–337

[53] Benavente OR, Hart RG, McClure LA, Szychowski JM, Coffey CS, Pearce LA; SPS3 Investigators. Effects of clopidogrel added to aspirin in patients with recent lacunar stroke. N Engl J Med 2012;367:817–825

[54] Turan TN, Cotsonis G, Lynn MJ, Chaturvedi S, Chimowitz M. Warfarin-Aspirin Symptomatic Intracranial Disease (WASID) Trial Investigators. Relationship between blood pressure and stroke recurrence in patients with intracranial arterial stenosis. Circulation 2007;115:2969–2975

[55] Hussain MS, Fraser JF, Abruzzo T, et al. Society for NeuroInterventional Surgery. Standard of practice: endovascular treatment of intracranial atherosclerosis. J Neurointerv Surg 2012;4:397–406

[56] Craig DR, Meguro K, Watridge C, Robertson JT, Barnett HJ, Fox AJ. Intracranial internal carotid artery stenosis. Stroke 1982;13:825–828

[57] Marzewski DJ, Furlan AJ, St Louis P, Little JR, Modic MT, Williams G. Intracranial internal carotid artery stenosis: longterm prognosis. Stroke 1982;13:821–824

[58] Borozan PG, Schuler JJ, LaRosa MP, Ware MS, Flanigan DP. The natural history of isolated carotid siphon stenosis. J Vasc Surg 1984;1:744–749

[59] Wechsler LR, Kistler JP, Davis KR, Kaminski MJ. The prognosis of carotid siphon stenosis. Stroke 1986;17:714–718

[60] Bogousslavsky J. Prognosis of carotid siphon stenosis. Stroke 1987;18:537

[61] Corston RN, Kendall BE, Marshall J. Prognosis in middle cerebral artery stenosis. Stroke 1984;15:237–241

[62] Feldmeyer JJ, Merendaz C, Regli F. [Symptomatic stenoses of the middle cerebral artery]. Rev Neurol (Paris) 1983;139:725–736

[63] Bogousslavsky J, Barnett HJ, Fox AJ, Hachinski VC, Taylor W. Atherosclerotic disease of the middle cerebral artery. Stroke 1986;17:1112–1120

[64] Moufarrij NA, Little JR, Furlan AJ, Leatherman JR, Williams GW. Basilar and distal vertebral artery stenosis: long-term follow-up. Stroke 1986;17:938–942

[65] Pessin MS, Gorelick PB, Kwan ES, Caplan LR. Basilar artery stenosis: middle and distal segments. Neurology 1987;37:1742–1746

第 26 章

急性缺血性卒中的临床管理与溶栓治疗

W. David Freeman and Thomas G. Brott

卒中在 1939 年之前一直是美国的第二大致死原因，但是得益于系统化的卒中护理、溶栓治疗和临床管理的不断改善，它已经于 2011 年被报道下降成为美国第三大致死原因[1]。每年美国新发或者复发的卒中的患者达到了 780 000 人[2]，在全世界范围内这个数字是 580 万人。在幸存的患者中，卒中可以造成很高的致残率[1–5]。到目前为止，静脉注射的重组组织型纤溶酶原激活物（rt–PA）依旧是唯一一种被美国食品药品监督管理局（FDA）批准的用于治疗发病 3 小时内的急性缺血性卒中（AIS）的药物[3, 6, 7]。

本章首先回顾了针对 AIS 患者的紧急溶栓决策与临床管理。这将为收治 AIS 的医疗机构提供一个从发病第一小时到第一周内的实用指南。AIS 患者临床管理的首要任务是在评估静脉使用 rt–PA 的可行性同时尽可能稳定患者病情。因此，本章将重点关注那些经历严重缺血性卒中和接受了静脉 rt–PA 治疗后被收入重症监护室（ICU）患者的临床管理。其次，本章也将基于病理生理的角度讨论临床管理。最后，本章将讨论卒中并发症的精准管理，从概念上阐述“颅内”（颈部以上）并发症与“颅外”（颈部以下）并发症的管理。

急性缺血性卒中患者的初始临床管理

针对 AIS 患者的初始干预首先基于对缺血性卒中的快速临床诊断，这些情况通常发生于急诊入院或者就在急诊室中。AIS 患者通常会突然表现出典型的阳性（头痛、幻视）或者阴性（面部、手臂或腿部无力，共济失调，复视）神经系统症状或体征。出现在急诊室的 AIS 患者需要尽快进行评估，评估最好由一个专门的卒中团队来完成，以尽可能确保高效。一个卒中团队通常包括一名“一唤医师”，例如一名急诊医师，并且如果条件允许，团队内还应该包含神经病学专家、住院医师或卒中专家。AIS 患者评估中最重要的环节之一是初始病史的采集和体格检查，这些工作通常可由护士或辅助医疗人员加速完成，来为团队获取尽可能多的信息。在评估急性卒中患者时，应提供一些测量神经功能缺损的方法来尽快完成神经系统功能的筛查。例如，美国国立卫生研究院卒中量表（NIHSS）或洛杉矶院前卒中筛查表（LAPSS）经常被使用。虽然这些筛查性量表不是完整的神经系统检查，但它们确实节省了急性卒中临床管理的宝贵时间。NIHSS 和 LAPSS 有助于评估卒中的严重程度，而严重程度往往可能与缺血 / 梗死的脑组织量有关。

仅仅凭借临床表现，缺血性卒中并不能与急性颅内出血相鉴别，明确诊断还需要急诊神经影像学的支持，如 CT 或 MRI。这个观点得到了由美国国立神经疾病和卒中研究所（NINDS）主持的一项静脉应用 rt–PA 的治疗性试验的支持，该试验要求在采取溶栓治疗前必须有基线头部 CT 平扫的结果[6]。为了快速评估患者病情，至关重要的是急诊室或医院必须建立一套卒中流程来帮助高效化卒中患者的临床照护。

图 26.1 显示了急诊卒中患者从接受院外急诊医疗服务（EMS）到转运至急诊室（ED），再到经过头颅 CT 平扫鉴别为急性缺血性卒中或者颅内出血的整个流程。表 26.1 描述了一旦卒中患者到达后，急诊科和院内立即启用的首要“卒中方案”流程。次级流程可以在患者接受初始评估后进行，包括超声心动图和颈动脉超声。

从患者本人、家人 / 看护者（如果患者失语或丧失意识时）或者急救人员处获取准确病史对于帮助做出紧急诊疗决策至关重要。急救人员还可以描述获得或发现患者的场景，或者当患者在地上被发现且无

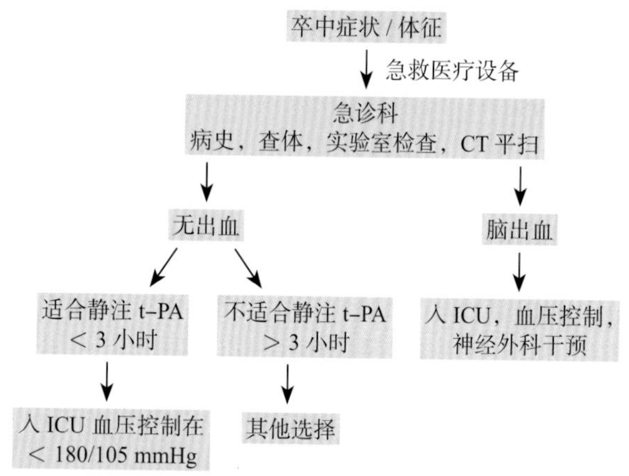

图 26.1 基于初始 CT 扫描的院外急诊的急性脑卒中评估方法。ICU，重症监护病房；t-PA，重组组织纤溶酶原激活剂。

法提供病史时，他们则可以提供现场目击者的姓名和联系电话。护理人员通常可以提供初始生命体征、LAPSS 结果和“指检”血清葡萄糖值以筛查低血糖症。当患者在担架上被转运进急诊室时，一些医疗中心还可以通过地上的磅秤来获得患者的体重。一旦患者被搬离急救人员的担架时，患者的体重自然从急救人员担架上的总重量中被扣除。由于静脉使用 rt-PA 的剂量取决于患者的体重，那么快速获得患者的确切体重可能非常有帮助。其他可以获得患者体重数据的办法包括急诊室或医院的能够称量患者体重的病床。

从急救人员或患者本人（如果患者能够说话）获得病史中的关键内容包括卒中的发作时间（TOO），如果 TOO 未知，那么需要获得最后目击神经功能正常的时间（LSN），这对患者的后续临床救治将起到非常重要的作用。如果无法从患者或急救人员处获得这些信息，则可以试图从现场目击者处获得。有时患者的手机或其他物品（例如商店购物票据）可以对提供患者的 LSN 或基线时间提供一些参考。LSN 和 TOO 是确定是否符合条件使用静脉 rt-PA 溶栓的关键因素。然而不幸的是，许多患者常常超出了静脉使用 rt-PA 的 3 小时内时间窗，他们的大面积脑组织仍有继发缺血和梗死的风险。特别是当急诊平扫 CT 未见梗死面积超过大脑中动脉（MCA）供血区的 1/3 或其他血管供血区域发生梗死或其他早期缺血改变时，这种关联更为紧密。

急性卒中患者的病情稳定策略

急性卒中患者应首先评估整体病情和神经系统稳定性。对于 Glasgow 昏迷评分（GCS）≤ 8 分的意识障碍或昏迷，失去咳嗽或呕吐等自我保护性气道反射，或床旁评估明显存在低氧血症或供氧不足的患者，应进行插管。卒中患者的指氧饱和度［外周血氧饱和度（SpO）］应维持在大于 92%~95% 的区间内，因为缺氧会导致已经脆弱的脑组织产生继发性损伤。

血压管理

急性卒中患者通常会表现出急性反应性高血压[8]，类似于 Cushing 反射。在 AIS 中这种高血压反应可能具有自我保护的作用，因为血压升高可以增加流向受损脑组织的血流。因此，管理 AIS 患者的基本前提是允许出现“可耐受的高血压”。然而，最近的指南表明血压控制可能存在上限，超过该上限后，未受控制的高血压会增加出血性转化的风险，无论该患者是否接受了溶栓治疗[3]（框 26.1）。

框 26.1 NINDS 溶栓条件 *（< 3 小时）和欧洲合作急性卒中研究Ⅲ（ECASS Ⅲ）（3~4.5 小时）

纳入条件
- 平扫 CT 显示无颅内出血（ICH）
- 存在显著的可测量的临床症状（通过 NIHSS）

排除条件（首字母缩略词 AAA-PILGRIMS-GPS）
- 动脉瘤或动静脉畸形（AVM）
- 抗凝［国际标准化比值（INR）> 1.7］
- 任何可疑蛛网膜下腔出血（SAH）的病史
- 一周内不可压缩部位的穿刺（或腰椎穿刺）
- ICH 病史
- 低血小板，< 100 000 / μl
- 葡萄糖< 50 mg/dl 或> 400 mg/dl
- 快速消退的或轻微的神经功能缺损
- 颅内肿瘤
- 2 周内接受过大手术或遭受过严重的身体创伤
- 3 个月内遭受卒中或严重的头部创伤
- 21 天内存在胃肠道 / 泌尿生殖道出血
- 血压> 180/110 mmHg
- 卒中发作时伴随癫痫

ECASS Ⅲ额外排除标准
- 年龄> 80 岁
- 基线 NIHSS 评分> 25 分
- 口服抗凝药，无论 INR 多少
- 既往卒中病史合并存在糖尿病

注：* 数据来自 The National Institute of Neurological Disorders and Stroke rt-PA Stroke Study Group[6]。

对于接受静脉溶栓治疗的患者，应允许收缩

压（SBP）升至 180 mm Hg，但如果 SBP 高于 185 mmHg，则需使用短效降压药物治疗。类似地，非溶栓患者的血压上限阈值较高，在 SBP 数值达到 220 mmHg 前无需间歇性使用拉贝洛尔或静脉使用肼苯哒嗪等短效降压药物。如果间歇性用药不能将血压降低到所需范围内，则可以使用静脉持续滴注，例如尼卡地平（起始剂量 5 mg/h）。此外，也可以根据已知的药物机制和患者生命体征选择其他抗高血压药物（例如，如果患者是心动过速合并高血压，则应使用艾司洛尔而不是尼卡地平）。

表 26.1　AIS 患者的初始缺血性卒中流程

病史	症状，既往医疗（手术）史，用药史，发病时间和最后目击正常时间（通过患者本人、家属或周围目击人）
检查	快速 NIH 卒中量表（NIHSS）评估或洛杉矶院前卒中筛查量表（LAPSS）
影像学检查	标准头部 CT 平扫（鉴别缺血性卒中 vs 出血）
心电图（ECG）	12 导联心电图，评估心肌缺血，心律失常
实验室检查	包含各个子项与血小板值的全血细胞计数
	凝血酶原时间（PT）与国际标准化比值（INR），尤其在患者服用华法林时
	活化部分凝血活酶时间（APTT）
	血清葡萄糖（检测低血糖症，高血糖症＞ 250 mg/dl）
	电解质
	血清肌酐［例如计算肾小球滤过率（GFR）］和血尿素氮（BUN）
	育龄期妇女的妊娠试验
	滥用药物筛查
	肌钙蛋白（如果肾功能损害，则检测肌酸激酶同工酶 CK-MB）

注：数据来源于 Rosamond 等 [2]。

紧急溶栓和干预决策

评估急性卒中患者最重要的决策之一是筛查患者是否符合卒中发病 3 小时（可能 4.5 小时）内接受静脉溶栓治疗的条件。如果患者适用于静脉使用 rt-PA，则应与患者本人（如果可能）或他的医疗决策代理人讨论此治疗方案。该方案讨论应包括与溶栓相关的潜在出血风险。根据随机对照试验 NINDS 的结果，当静脉使用剂量为 0.9 mg/kg，最大值为 90 mg 的 rt-PA 时，颅内的出血风险为 6.6%。接受治疗的 AIS 患者首剂静脉使用量为总剂量的 10%，后续剂量则在发病后 3 小时的时间窗内使用完毕。该研究结果表明，对符合条件的卒中患者发病后 3 小时内静脉使用 rt-PA，可改善其 3 个月的临床预后。NINDS 的纳入和排除标准列在上面的文本框中，本章的第一作者建议使用由排除标准的首字母组成的缩写词，如框中所示的 AAA-PILGRIMS-GPS。建议临床医生将这些纳入 / 排除标准作为“口袋书”参考或张贴于在急诊室中的某处。发病 3 小时内使用 rt-PA 的试验结果（NINDS）与 ECASS Ⅲ 试验得到的可延长治疗时间窗口至发病 4.5 小时内的结果 [9]，这两项试验结果的合理性将在下文中被讨论。此外，其他几项溶栓研究目前也已经完成，其中最近的一项 meta 分析结果表明，对于符合指征的卒中患者，越早使用溶栓药物其预后往往也越好，发病后给予 rt-PA 的时间越晚反而会增加出血的风险 [10]。

ECASS Ⅲ 试验重点研究了在卒中发病后 3~4.5 小时的延长窗口期给予静脉 rt-PA 的方案 [9]。而 ECASS Ⅱ 试验的主要结局中，52% 的接受 rt-PA 治疗患者被定义为良好［改良 Rankin 量表（mRS）评分为 0~1 分］，而接受安慰剂治疗的患者中这一比例只有 45%［比值比为（OR）1.34；95% 置信区间为（CI）1.02~1.76；P=0.04］。次要结局包括整体满意预后（mRS 为 0~1 分，Barthel 指数＞ 95，NIHSS 评分为 0~1 分，格拉斯哥预后量表得分为 1 分）。接受了 rt-PA 治疗的患者中 2.4% 发生了症状性脑出血，而安慰剂组这一比例为 0.2%（OR=9.85；95% CI=1.26~77.32；*P*=0.008）。接受了安慰剂治疗的患者死亡率比接受了 rt-PA 治疗的患者略高，但这种差异并不显著（8.4% vs7.7%；*P*=0.68）。基于这些数据，虽然 FDA 尚未批准在 3 小时时间窗口外应用 rt-PA，但是仍有一些中心正按照 ECASS Ⅲ的试验方案来治疗患者。

接受静脉溶栓或其他干预治疗的患者通常需要在 ICU 中观察至少 24 小时来监测血压和神经功能。而未接受静脉 rt-PA 或卒中干预治疗的患者通常不会入住 ICU，除非他们同时伴有严重的神经功能缺损（NIHSS 评分＞ 24 分）、昏迷、呼吸系统受损或需要静脉输注药物来控制的高血压危象。神经功能缺损较轻、未接受静脉 rt-PA 或干预治疗的患者以及未见呼吸系统受损或血流动力学波动的患者入住普通（非 ICU）病房。

卒中的临床管理：病理生理学的 7 个“P”

卒中病理生理学的基本认知对于实现卒中患者的最佳临床管理是十分必要的。脑缺血主要表现为缺乏足够的脑血流量（CBF）以维持正常的脑组织功能，从而导致一过性缺血或者永久性损伤，这种表现也被称为脑梗死。大脑缺血主要表现为神经功能缺陷和受供血区域影响的脑组织相应的症状。短暂性的脑缺血是可逆的，但是若时间变长，神经组织则会遭受不可逆的损害或产生梗死。

大脑是一个严格需氧的器官，依赖于充分的氧气供给。当脑组织无法从 CBF 中获取氧和葡萄糖时，将会迅速耗尽神经细胞内储存的三磷酸腺苷（ATP）。当没有充足的 ATP 时，葡萄糖将代谢为乳酸，同时仅产生 2 个 ATP，而有氧代谢产生的 ATP 可高达 36 个。ATP 的减少会导致神经元 / 星形胶质细胞功能不足，从而引起细胞酸中毒和一系列导致细胞死亡的级联事件。无论各种机制引起的动脉闭塞或 CBF 减少（例如栓塞或动脉粥样硬化血栓形成），缺血性梗死都是最终的共同结局。因此，大脑暴露于低 CBF［通常低于 10~20 ml/（100 g · min）］的持续时间与脑组织梗死的程度成正比 [11, 12]。这种关系已被定义为“时间就是脑组织”。

不幸的是，大多数患有 AIS 的患者往往超过了静脉 rt-PA 溶栓再灌注的 3 小时时间窗 [3]。因此，缺血性卒中患者的后续临床和管理是实现患者最佳预后的基础。在本章中，我们将 AIS 患者的临床管理划分为生理学和脑局部解剖学的问题来达到管理的目的。下面将阐述 AIS 患者的 7 项生理管理策略（“7P”）（表 26.2）。这些策略是对先前 Rowley、Felberg 和 Naidech 做出的杰出工作的改进和扩展。

表 26.2　急性缺血性卒中管理的 7 条生理学（“7P”）策略

管道（pipes）	动脉闭塞引起卒中的机制
压力（pressure）	平均动脉压和脑灌注压（CPP）
灌注（perfusion）	脑血流量（CBF）
泵（pump）	心输出量（CO，CO=SV × HR）
半暗带（penumbra）	潜在的可挽救的脑组织，同时存在短时间内转变为梗死区域的风险，与正常组织相比 CBF 减低
预防（prevent）	预防卒中引起的并发症，例如吸入性肺炎、深静脉血栓、肺栓塞和二次卒中
固缩（pyknosis）	通过了解梗死周围半暗带脑组织的去极化、未来神经保护的策略以及预防 / 治疗发热和低血压来保护预防继发性脑损伤

注：SV，卒中体积；HR，心率。来源：本表是对 Rowley[13]、Felberg 和 Naidech[14] 研究结果的改进和扩展。

管道（pipes）

AIS 患者中最常见的脑缺血机制是“堵管”机制，导致下游脑组织缺血。因此，像静脉使用 rt-PA 这样的“管道疏通剂”的考虑是最基本的生理步骤。如果存在可以通过再灌注挽救的被称为半暗带的脑组织区域，则可以考虑动脉血管内治疗。此外，动脉血管闭塞的发现可以进一步揭示导致脑缺血的机制。例如，鉴别闭塞来源于心脏栓子，来源于另一动脉（例如，来自颈动脉粥样硬化斑块）或来源于小血管的动脉硬化，可以为决策和干预提供重要信息。外伤或者自发产生的动脉夹层是另一种可以引起卒中的原因。夹层发生时，伴随着血管腔内动脉壁的撕裂，从而导致血栓形成、血管闭塞、栓子栓塞或出血。神经血管成像，例如头颈部血管的 CT 血管造影（CTA）、MR 血管造影（MRA）或超声检查，可以发现血管（管道）闭塞并帮助医疗决策。

压力（pressure）

在诊治 AIS 患者时，需要记住几个关键的方程式。第一个要考虑的方程是血压（*BP*），它等于心输出量（*CO*）乘以全身血管阻力（*SVR*）：

$$BP = CO \times SVR$$

CO 和 SVR 需要通过侵入性有创设备测量获得，但是相比于 CO 和 SVR，BP 更加容易获得。可以使用无创血压（NIBP）袖带在患者床旁获得 BP 值。此外，AIS 患者需要频繁地进行 NIBP 监测（刚开始前几小时是每 15 分钟一次，之后可每小时检测），尤其在静脉使用 rt–PA 后 [3]，用来帮助指导 BP 管理（图 26.2）。

医疗服务提供者使用的另一个重要方程用来计算平均动脉压（MAP），可以使用脉压（PP，收缩压减去舒张压）和舒张压（DBP）计算：

$$MAP = 1/3PP + DBP$$

MAP 是组织器官“感受”的驱动压力，而 PP 体现血压的水锤效应（图 26.3）。此外，颅内压（ICP）是 MAP 的“反向”压力，并将在下一小节中描述。因此，MAP 是驱动力，ICP 是对 MAP 的抵抗力。当 ICP 接近 MAP 时，脑灌注压（CPP）接近 0。但是，AIS 患者在正常情况下，ICP 应处于正常水平，同时 CPP 应该与 MAP 基本一致 [15]。

灌注（perfusion）

要记住的另一个重要方程是计算脑血流方程：

$$CBF = CPP / CVR$$

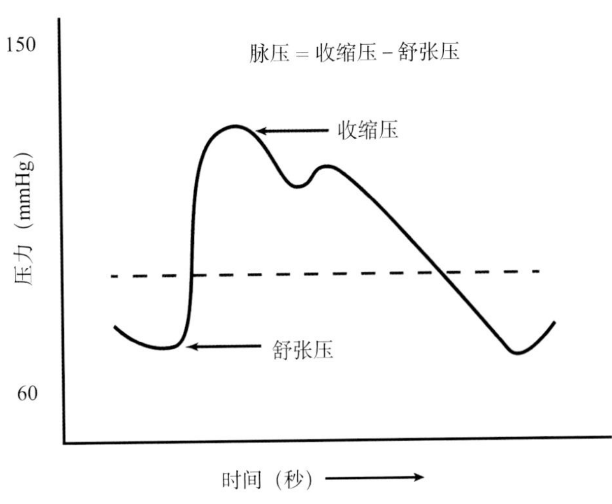

图 26.3 脉压图。

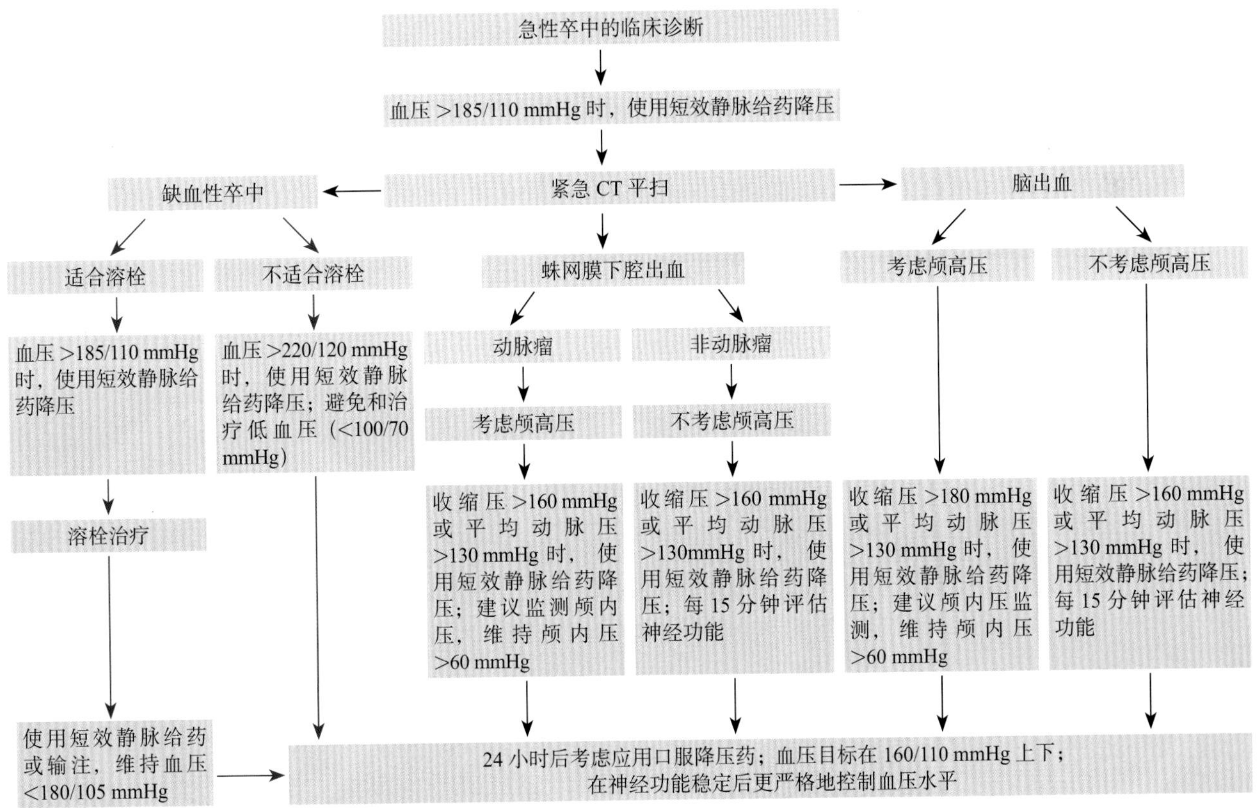

图 26.2 急性脑卒中患者的急性期血压处理。对于潜在的冠状动脉疾病或房颤患者，建议停用 β 受体阻滞剂或氯硝西汀（以及其他慢性口服降压药）。然而，避免低血压也很重要（引自 Qureshi AI. Acute hypertensive response in patients with stroke: pathophysiology and management. Circulation. 2008:118:176-187，获得 Lippincott Williams 和 Wilkins/Wolters Kluwer Health: the American Heart Association 的许可，Copyright 2008）。

式中 *CVR* 是指脑血管阻力或血管反应性或血管直径的变化。*CBF*（图 26.4）依赖于 *CPP*，可以通过 *MAP* 和 *ICP* 获得：

$$CPP = MAP - ICP$$

脑缺血区定义为 CBF 小于 20 ml/（100 g · min）的脑组织。正常 CBF 通常为 50 ml/（100 g · min），在灰质中更高。如果脑缺血［CBF < 20 ml/（100 g · min）］在几分钟内未能得到纠正，则缺血性脑组织会出现梗死（不可逆转的损伤或死亡）。在颅内大动脉缺血性卒中模型中，梗死的中心区域被称为梗死的“核心”区域。而脑组织 CBF 超过 20 ml/（100 g · min）但小于 50 ml/（100 g · min）的区域则可称为“血流量减少区”。围绕梗死核心区的血流量减少区域被称为半暗带（penumbra）。然而，半暗带容忍相对较低 CBF 的时间很有限，超过时间则会产生不可逆的细胞损伤和死亡。脑组织死亡后，组织会经历细胞毒性水肿或肿胀。继发性缺血可来源于大面积脑半球梗死后水肿产生的占位效应和动脉（静脉）血管的机械性闭塞。可出现恶性“雪球”征象，引起严重中线移位和脑疝（图 26.5 和图 26.6）。

泵（pump）

心脏是驱动全身血流的泵。当心脏功能受损时，流向身体器官（包括大脑）的血流量减少。大脑需求至少整个人体 15% 的心搏出量，考虑到它的质量仅为 3 磅（约 1 500 克），这个需求量占比与它的质量占比并不相称。心搏出量（*Q*）由以下等式表示：

$$Q = SV \times HR$$

这里，*SV* 表示以毫升为单位测量的每搏输出量，*HR* 表示心脏每分钟跳动的频率。卒中患者优化 *Q* 值很重要。作为可以引起卒中的潜在因素，心泵功能也值得关注。心室壁血栓（心肌梗死后）或来源于房颤患者左心耳的血栓均可以引起心源性卒中。

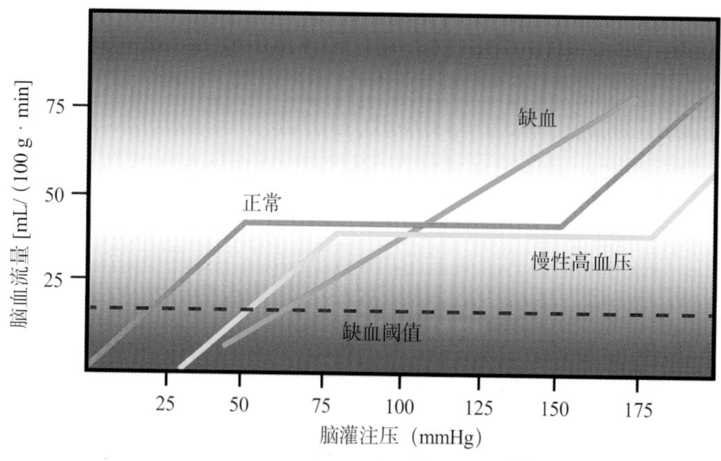

图 26.4　大脑“压力”自动调节关系。x 轴表示脑灌注压（CPP），由 *CPP=MAP – ICP* 方程定义，其中 MAP 为平均动脉压，或 1/3PP+ DBP，ICP 表示颅内压。PP 是脉压，即收缩压和舒张压的差值。y 轴表示脑血流（CBF），单位为 mL/100 g/min。缺血可发生在 CBF 20 U 以下（虚线红线）。当 CBF 接近 0 时，梗死迅速发生[11, 12]（引自 Rose JC, Mayer SA. Optimizing blood pressure In neurological emergencies. Neurocrit care 2004; 1:287-299，获得 Springer Science+ Business Media 的许可）。

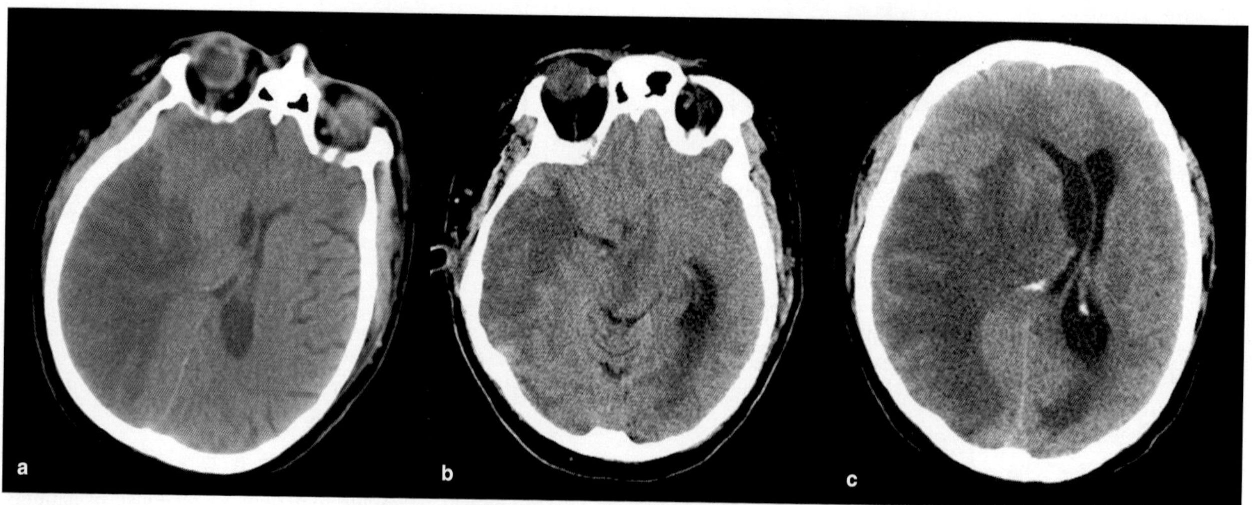

图 26.5　a~c. 72 岁男性急性缺血性脑卒中患者的 CT 图像（a）。他的大脑持续膨胀，导致出现进行性脑疝。b、c. 12 天后，进行性肿胀导致中脑、丘脑、基底神经节深部穿支继发性缺血。扩大的梗死区导致了患者死亡。

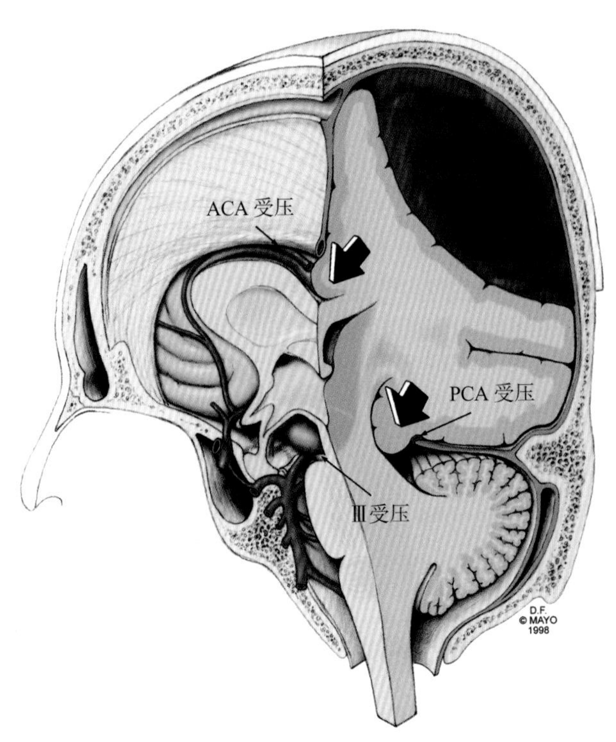

图 26.6　硬膜下血肿的占位效应导致脑干向下移位（脑疝），类似于恶性大脑中动脉（MCA）梗死后的中线移位。脑疝不仅使脑组织移位，而且压迫穿支动脉和小动脉，造成脑组织血管损伤。ACA，大脑前动脉；PCA，大脑后动脉（由 Mayo Foundation for Medical Education and Research 提供，版权所有）。

半暗带（penumbra）

半暗带指的是部分低血流区域潜在的在恢复正常血流以后可以重新获得生命力的脑组织，但是它们也具有转变成脑梗死的风险。与半暗带定义相对应的，AIS 患者的核心梗死区域则定义为不可挽救的脑组织，因为它在相当长的时间内维持了非常低的 CBF［< 10 ml/(100 g · min)］。

预防（prevent）

预防继发性缺血性卒中是一项非常重要的任务，现在已成为卒中住院患者治疗质量评估的指标。初发卒中的患者往往存在继发性卒中的风险。明确卒中的发生原因是指导卒中二级预防的基础。例如，如果患者的 AIS 是由房颤导致，并且在 3 小时内给予静脉 rt–PA 治疗，那么应在第一个 24 小时后仔细考虑是否开始使用阿司匹林进行二级预防或开始抗凝治疗。如果患者的卒中与症状性颈动脉疾病有关，那么应考虑是否开始或者改变抗血小板治疗方案，同时应权衡颈动脉血运重建的收益和风险。从长远来看，更需要优化各个风险因素，如将血压控制在最佳状态，启动或调整降脂药物的使用以及其他风险因素都应纳入考虑。预防卒中并发症如吸入性肺炎、深静脉血栓和肺栓塞，也是保障 AIS 患者获得最佳预后的关键。

核固缩（pyknosis）

核固缩是梗死区域内的神经元和星形胶质细胞为了避免继发性退化或细胞凋亡所产生的改变。尽管上述策略的主要目的是最小化和恢复梗死区域脑组织的 CBF，但预防继发性脑损伤同样重要。梗死区域周围的去极化是指半暗带脑组织中发生的放电。在 CBF 已经降低的情况下，这些放电可以引起细胞内“供 – 需”生理上的不平衡，导致细胞需求增加 [16–20]。产生谷氨酸级联神经毒性，随后导致细胞死亡。然而不幸的是，目前并无有效的神经保护策略可用，同时正在开发的用于卒中的神经保护剂很少。目前唯一有效的神经保护策略是尽快重建血流量。小心谨慎的医疗干预可能会产生间接的保护作用。众所周知，高热会引起卒中后继发性脑损伤，体温的升高对于已经受损和代谢脆弱的脑组织有害 [21–26]。因此，监测、干预和积极治疗高热（即体温超过 38.0℃或更高）是非常重要的。如果患者的肝脏可以耐受，则可以使用对乙酰氨基酚治疗发热（例如，每 6 小时口服或静脉注射 650 mg 至 1 g，大多数患者可耐受最大剂量每天 4 g）。对于高热的重症患者，则应进行中心静脉置管和 Foley 导尿管的培养，并且行胸部 X 线检查评估肺部情况。避免显著的低血压（MAP < 65 mmHg）是 AIS 患者的另一种保护策略。患有严重低血压的 AIS 患者神经功能通常会看起来更差。因此，在 AIS 后的急性期（24~48 小时），有时会考虑停用部分患者的口服降压药物。当不可避免的情况下需要治疗高血压时，建议使用短效抗高血压药（图 26.2）。

脑卒中的高级神经影像学方法和干预管理

在急诊室能够快速获得的高级神经影像学方法如 CT 脑血管造影（CTA）和灌注（CTP）或 MRI 弥散灌注，可能会对评估病情有所帮助。这种先进的神经影像可以帮助识别那些潜在的能够通过血流重建挽救部分脑组织的患者。在检测小血管疾病相关的梗死方面，MRI 通常比 CT 成像更有效，特别是那些位于脑干和颅后窝的梗死。然而在大多数机构中，MRI 的采集和处理时间超过 CT。对于无法获得高级影像结果的急诊室和医院，建议成立专门的具有神经学评估经验的卒中小组。对于神经功能不稳定的患者，建议转诊至更高水平的区域性卒中或神经外科中心（图 26.7）。

在卒中的干预治疗中，机械取栓与其他的血管内再灌注方法，是目前热烈讨论和研究的重点。迄今为止，尚未证实在使用这些新策略以后患者的临床结局获得改善。然而一些研究表明，与单独静脉使用 rt-PA 相比，血管内治疗后的再灌注率更高。这种改善再灌注率的研究结果同时可以推动器械装置的不断改进和快速管理系统的不断完善。

在这种背景下，明确血管闭塞的位置并确定是否存在可以挽救的半暗带是至关重要的，特别是那些不符合静脉使用 rt-PA 指征的患者。同时应尽量减少拖延干预的时间并进行流程分析，以便持续改进实践流程，达到快速治疗卒中患者的目的。例如，护士可以快速建立外周静脉通道或者快速获取所需的实验室检查结果。呼吸治疗师或心电图（ECG）技术人员的快速反应可以加快辅助检查的进行。同时 CT 检查也应该依据美国心脏协会（AHA）所推荐的卒中医疗中心的相关标准快速完成 [2]。

病例 1：可挽救的半暗带

患者为 66 岁女性，左利手，有心房颤动病史，服用达比加群预防卒中，准备接受心脏消融手术。术前几天停用达比加群。术后予以 150 mg 达比加群口服帮助重新抗凝以预防继发性卒中。消融术后 30 分钟，出现急性构音障碍、左侧偏瘫（面部、手臂和腿部）、感觉丧失和共济失调，NIHSS 评分为 14 分。患者接受了当地神经科医师和心脏病专家的访视，由于缺乏对达比加群与 rt-PA 相互作用的了解，当地医师对静脉使用 rt-PA 并没有信心。由于当地医师认为颅内出血的风险太高，在发病超过 3 小时后将患者转诊至我们医院，拟行经动脉取栓术。患者接受了头部 CT 平扫、CT 血管造影和基本的实验室检查，全血细胞计数及血小板和血清肌酐均正常。由于转运延误，患者在卒中发病后 6 小时才到达我们医院，并且活化部分凝血活酶时间（APTT）为 41.9 秒（正常范围为 22.7~36.1 秒）。患者头部 CT 平扫结果（图 26.8a）显示右侧 MCA-M1 段高密度影。

患者入院后立即进行 CT 灌注血管造影，峰值时间和排空时间结果对比提示脑血容量（CBV）与 CBF 之间的不匹配（图 26.8b）。

灌注成像的不匹配表明潜在的可挽救的半暗带约占右 MCA 供血区域的一半。介入小组复核了影像学结果以后决定立即行吸引器“抽吸”机械取栓术。在取栓术之前，患者的数字减影血管造影（DSA）结果显示右侧 MCA-M1 远端腔内存在充盈缺损，与腔内血栓部位一致（图 26.8c）。

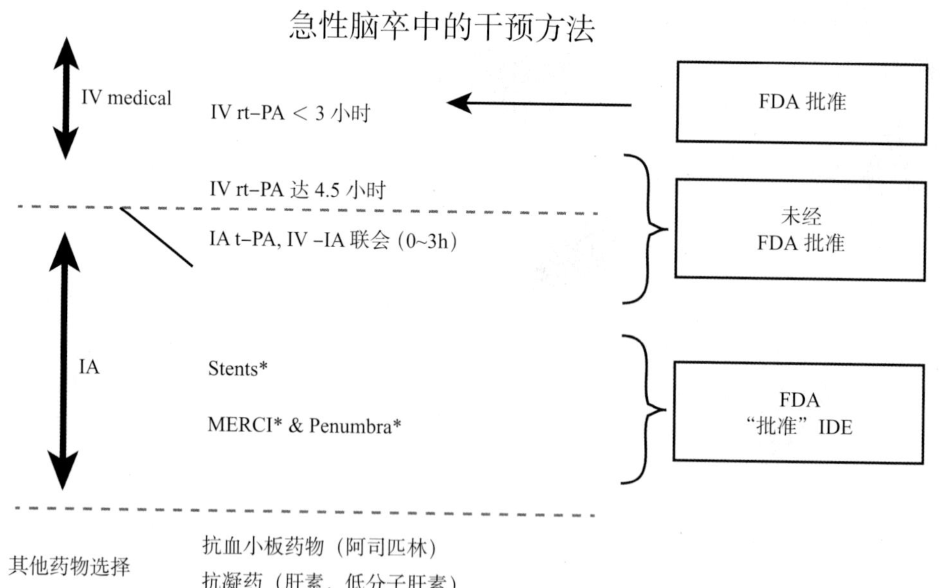

图 26.7 美国食品药品监督管理局（FDA）批准的急性缺血性脑卒中（AIS）治疗方法概要。静脉（IV）组织类型重组纤溶酶原激活物（rt-PA）是唯一被 FDA 批准应用于 3 小时内 AIS 的药物，但美国心脏协会基于欧洲合作急性卒中研究（ECASS）标准治疗患者的结果，同意使用用药窗口延长至 4.5 小时。某些卒中治疗介入方法如机械血块抽吸设备和颅内支架可能获得 FDA 的批准，这是一种类似于人道主义或人道主义研究豁免设备（IDE）。IA，经动脉的；LMWH，低分子肝素。
* 为在 IDE 下

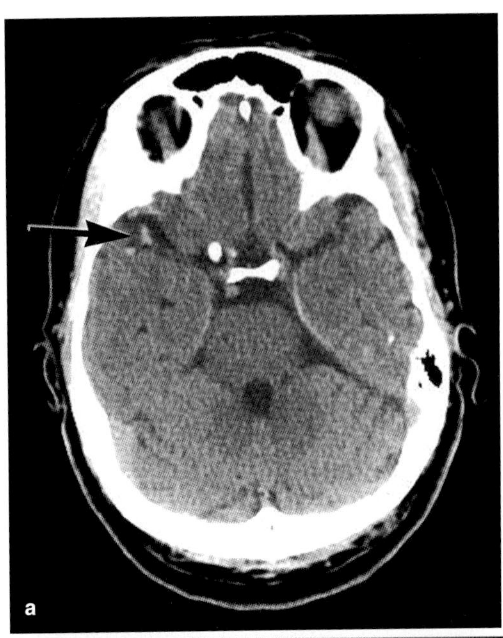

图 26.8　a. CT 平扫图像显示致密右侧大脑中动脉（MCA）-M1 征象（黑色箭头）；b. CT 灌注研究显示，脑血容量（CBV）与脑血流（CBF）以及时间 - 峰值（TTP）和时间 - 流失（TTD）图不匹配。灌注成像上的不匹配表明，右侧 MCA 区域约一半的血管半暗带是可修复的。

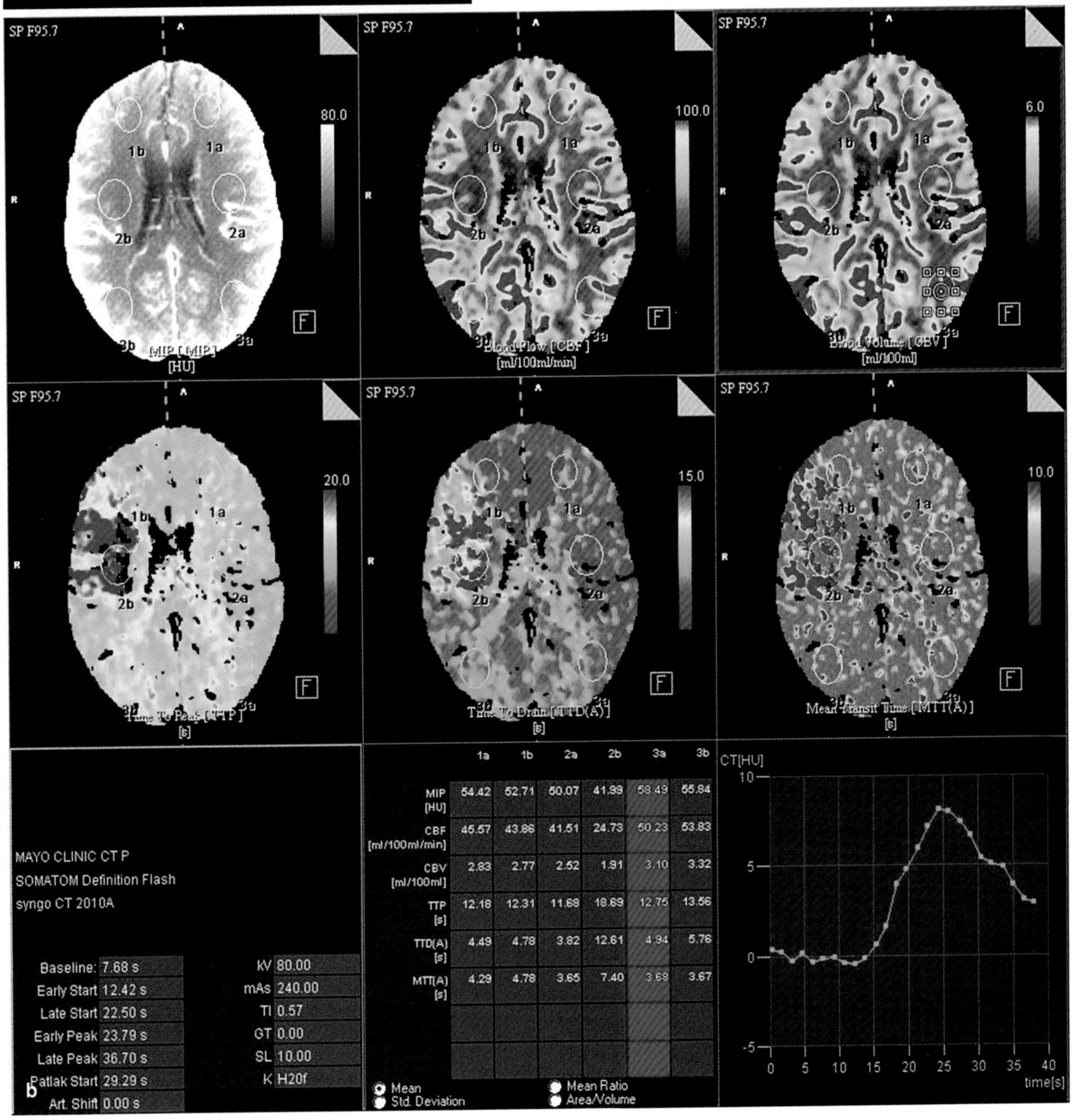

	1a	1b	2a	2b	3a	3b
MIP [HU]	54.42	52.71	50.07	41.99	58.49	55.84
CBF [ml/100ml/min]	45.57	43.86	41.51	24.73	50.23	53.83
CBV [ml/100ml]	2.83	2.77	2.52	1.91	3.10	3.32
TTP [s]	12.18	12.31	11.68	18.69	12.75	13.56
TTD(A) [s]	4.49	4.78	3.82	12.61	4.94	5.76
MTT(A) [s]	4.29	4.78	3.65	7.40	3.68	3.67

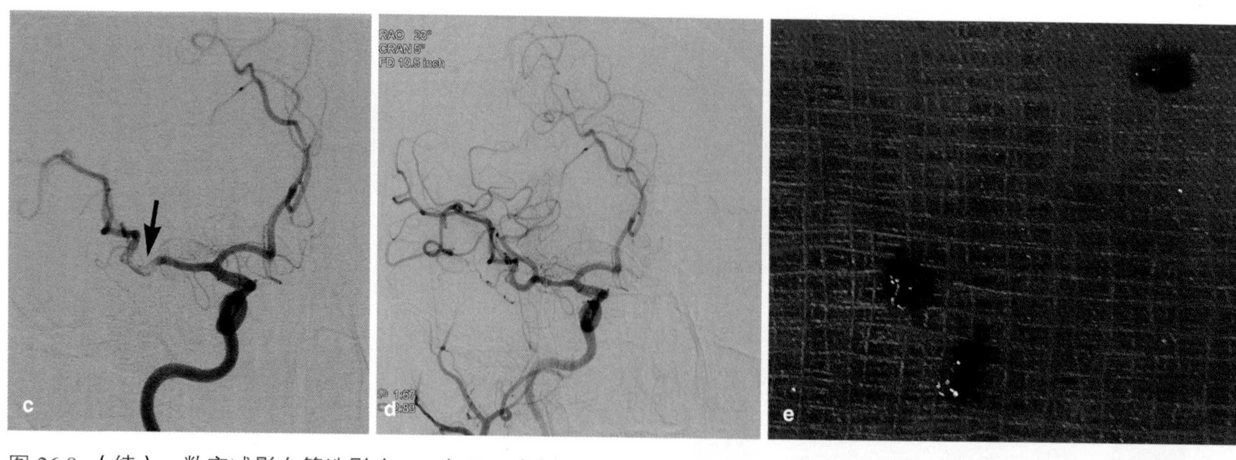

图 26.8 （续）c. 数字减影血管造影（DSA）显示右侧 MCA-M1 远端静脉末段充盈缺损，与血栓抽吸前腔内血栓（箭头）一致；d. 血栓取出后的 DSA，右侧 MCA 充盈，可见较多的 MCA 分支；e. 从注射器取出的“红色血块”碎片置于无菌布上。

血栓取出后，右侧 MCA–M1 及其分支即刻充盈良好（图 26.8 d、e）。术后患者神经功能得到改善，NIHSS 评分为 3 分（左侧面部 2 分 + 左臂移动 1 分）。术后第二天，患者的 NIHSS 评分降至 2 分（肢体麻木及轻度面部肌力减退）。

对于那些可能没有可挽救的半暗带区域的患者，完善先进的神经影像检查也很重要。这些患者可能更常出现稳定持续的而不是波动的神经功能缺陷，其影像学结果通常无特异性。

病例 2：不可挽救的梗死

患者为 63 岁男性，Ⅳ期肺癌病史，最后目击正常时间 4 小时后被送到急诊室。患者严重失语，右侧偏瘫和感觉丧失，NIHSS 评分为 21 分。其 CT 灌注结果如图 26.9 所示。除了需要发病时间窗小于 3 小时，患者符合 NINDS 研究 [6] 的其他所有标准。患者 CTA 图像丢失，但双侧 MCA–M1 均显影正常。患者左侧有 MCA–M2 闭塞。成像结果提示，CT 灌注 CBF、CBV 和对比剂时间 – 峰值图均匹配。因此，考虑左侧 MCA–M2 分支的供血区内没有可挽救的半暗带。患者发病超过 3 小时，治疗的出血风险高于 3 小时内发病。值得注意的是，NINDS 试验并没有包括采用高级神经影像技术例如 CT 灌注来评估脑组织活力，而是仅仅采用头部 CT 平扫和列出的其他纳入标准来进行评估（参见本章前面的内容）。

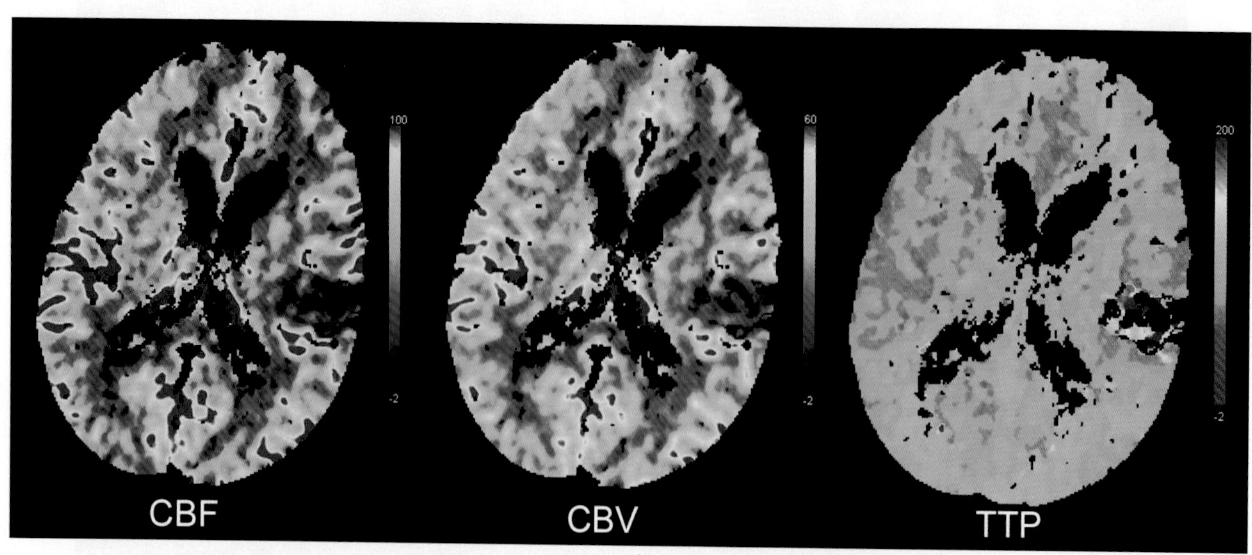

图 26.9　不可挽救性组织梗死与脑血流（CBF）、脑血容量（CBV）、峰间时间（TTP）图的匹配。

急性缺血性卒中并发症的精准（topographic）临床管理

急性卒中患者常常出现可能需要 ICU 管理的神经系统和非神经系统并发症（表 26.3）。这些并发症出现的时间可能从患病第一周到数个月之后（图 26.10）。AIS 后发生的卒中相关并发症（表 26.4）可归纳为与卒中本身相关的颅内并发症或继发性的颅外并发症，如吸入性肺炎（图 26.11）。

表 26.3　卒中治疗与潜在并发症及其证据级别

治疗事项	治疗计划及潜在并发症	证据级别
A. 气道 / 呼吸	所有患者心脏监测至少 24 小时，缺氧患者给予吸氧，气道压迫要行插管 / 机械通气	Ⅰ
B. 血压	根据卒中类型个性化管理	Ⅱ
	评估和治疗低血压的发生	Ⅰ
C. 脑灌注压	控制升高的颅内压	Ⅱ
D. 深静脉血栓	加压装置预防或治疗，直到出血停止	Ⅰ
	考虑皮下注射普通肝素或低分子肝素	Ⅱ
E. 早期活动	物理疗法，进行早期活动；注意跌倒风险	Ⅰ
F. 发热	积极治疗达到正常体温	Ⅱ
G. 血糖	如果血糖水平 >140~185 mg/dl，按需使用胰岛素；如有低血糖，需要尽快纠正	Ⅰ

注：修改自 Freeman 等 [5] 和美国心脏协会指南 [3]。

颅内并发症

如果血流重建的尝试失败，则会继发出现进行性的梗死。尤其是颈内动脉末端闭塞（T–lesion）或 MCA 近端主干闭塞，可以导致严重的脑水肿。这种梗死和脑水肿可导致进行性中线移位、脑疝和死亡。为了减弱这一过程，高渗盐水和甘露醇是首选的一线用药。甘露醇可以通过带有结晶过滤器的输液器经外

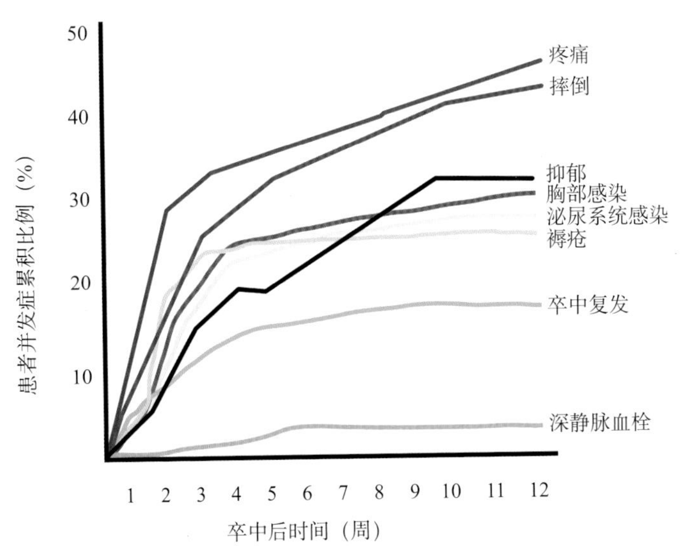

图 26.10　缺血性卒中后并发症。DVT，深静脉血栓形成；UTI，尿路感染（修改自 Langhorne P，Stott DI，Robertson L et al. Medical complications after stroke: a multicenter study. Stroke 2003；31:1223-1229. 获得 Wolters Kluwer Health 许可）。

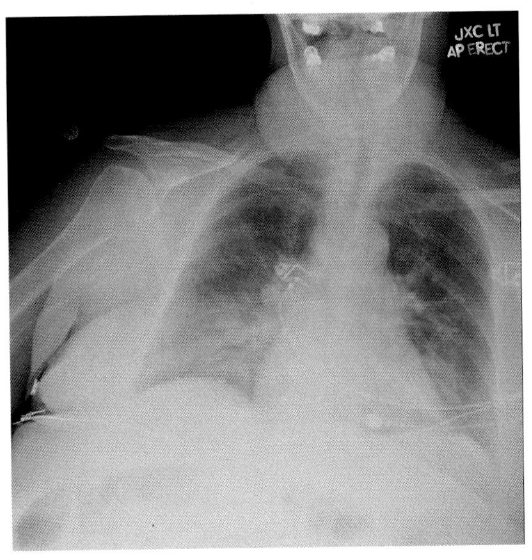

图 26.11　胸片显示 77 岁卒中妇女右下叶吸入性肺炎。患者后来逐渐缺氧，行气管插管。同时发现有血管过度增生和肺充血。

表 26.4 并发症和处理

颅内并发症	处理
原发性脑损伤	
•首次卒中	
■神经运动，感觉	康复（物理治疗、职业治疗）
■功能受损，吞咽困难，认知	认知疗法，语言和吞咽疗法
•复发卒中	卒中预防，康复
继发性脑损伤	
•缺血性卒中进展	
■半暗带（“边界线组织”）进展至彻底梗死	血管再生
■缺血梗死的出血转化（例如，在溶栓后）	避免极度高血压、再灌注损伤
■脑水肿，占位效应，脑疝，颅内压升高	甘露醇 0.25~1 g/kg 静脉滴注，对顽固性病例行去骨瓣术
■脑积水（尤其是脑疝后引起的梗阻）	脑室造瘘
■癫痫	抗癫痫药物
•卒中特有的并发症	
■神经呼吸模式（如 Cheyne-Stokes 征，长吸式混乱呼吸）	气道支持，氧气供应，必要时插管
■自主神经功能障碍 – 急性高血压反应	频繁的血压监测
■库欣反射	治疗颅内压升高
■抑郁 / 焦虑	抗抑郁药
■压迫性单神经病（“压迫性麻痹”）和在重症监护病房的特发性肌神经病	识别 / 消除压迫，积极的康复
■疼痛（不活动）、挛缩、痉挛或中枢神经痛	运动，物理治疗，对中枢性疼痛予加巴喷丁或三环抗抑郁药，抗痉挛
头部和颈部	
•舌咬，舌体肿胀，卒中后跌倒	气道损害监护
•rt-PA 或血管紧张素转换酶抑制剂 / 血管紧张素受体拮抗剂（ACEI/ARB）后出现血管源性水肿伴气道损害	停止 ACEI/ARB，床头抬高，使用类固醇药物，评估气管插管困难可能
•颅面外伤，卒中后跌倒	复查头颅 CT 检查有无颅内出血，颅骨骨折，考虑颈椎影像学检查
肺部	
•肺不张 [偏瘫性脑卒中导致的相对换气不足（上运动神经元损伤）]	补充氧气呼吸疗法
•吸入性肺炎，肺炎	禁食，抗生素，床头升高
•急性肺损伤，肺水肿，急性呼吸窘迫综合征，肺栓塞	氧气，可能插管机械通气
内分泌	
•水、钠的内环境紊乱（如抗利尿激素分泌异常综合征）	液体管理 / 液体限制，或 3% 高渗盐水，或考尼伐坦、托伐普坦（抗利尿激素拮抗剂），或地美环素
心脏	
•应激性心肌梗死或原发性心肌梗死	氧气，疼痛 / 心率控制，阿司匹林，β 受体阻滞剂（如无哮喘），严重者行冠状动脉介入
•心源性神经损伤（如 Takotsubo 型心肌病、肌钙蛋白“渗漏”）	供氧，疼痛和心率控制，β 受体阻滞剂
•心电图改变：心律不齐，心电图 ST 和 T 波改变，房颤	利用心电图和肌钙蛋白治疗心律不齐、异位、心肌梗死
胃肠	
•库兴溃疡	H_2 阻滞剂，如雷尼替丁或质子泵抑制剂
•胃肠不活动（肠梗阻）	促进蠕动，使用大便软化剂，如果呕吐和肠梗阻可鼻胃减压

（续表）

颅内并发症	处理
泌尿生殖	
• 急性尿潴留	导尿管
• 慢性尿路（急迫性尿失禁，或神经性，或因“膀胱过度活跃”）	膀胱管理，神经源性膀胱药物达瑞芬那星、索利那新、特司普铵
• 尿路感染	抗生素，尽快拔除尿管
肢体	
• 淋巴－静脉瘀滞（“肢体水肿”），由于不活动	促进活动，液体平衡
• 深静脉血栓形成，下腔静脉滤器	抗凝，如无禁忌证（近期颅内出血或大面积半球缺血性脑卒中存在出血的风险）
• 挛缩和粘连性囊炎	物理治疗，如有严重的挛缩，可使用肉毒毒素
皮肤	
• 褥疮性溃疡	每 2 小时翻身一次，专业护理床，伤口护理，优化营养

周静脉输入，而高于 3%浓度的高渗盐水必须通过中心静脉输入。用药剂量的调整与方案的改变可以通过以下方法达到：滴定法直至产生临床效果，或达到 320 mOsm 的血清渗透压上限，或达到每升 155 mEq 的血清钠上限。

如果高渗治疗失败，其他可以选择的方案包括插管后的深度镇静和诱导麻醉。静脉注射巴比妥类药物可减少大脑的氧消耗和降低代谢率，有效地让正常脑组织“休眠”以减轻水肿，并为颅内水肿、受损的脑组织提供空间。亚低温疗法目前正在研究中，已有报道亚低温治疗难治性脑水肿的一些成功病例。减压性半球切除术（DHC）已经在 DECIMAL、DESTINY 和 HeADDFIRST 试验中得到了研究[27–29]。Meta 分析[30, 31]表明虽然 DHC 可以改善恶性 MCA 梗死的生存率，但它并没有改善卒中初始的神经功能缺陷。

颅外并发症

表 26.4 列出了颅外并发症，并注明了这些并发症可能的临床管理策略。针对这些并发症的详细讨论将在其他章节进行[3–5]。

结论

急性缺血性卒中管理的基础是及时评估是否可以静脉使用 rt–PA 溶栓，这目前仍是唯一获得 FDA 批准的针对 AIS 的治疗方案。最近 ECASS Ⅲ的数据显示，部分患者在卒中发病后 4.5 小时内仍可从静脉使用 rt–PA 中获益。临床控制血压、预防和积极治疗高热以及预防深静脉血栓和肺炎的发生对于改善患者预后至关重要，且这种改善将随着时间的推移而得到进一步提升。

参·考·文·献

[1] Towfighi A, Saver JL. Stroke declines from fourth leading cause of death in the United States. Stroke 2011;42:2351–2355

[2] Rosamond W, Flegal K, Furie K, et al. American Heart Association Statistics Committee and Stroke Statistics Subcommittee. Heart disease and stroke statistics—2008 update: a report from the American Heart Association Statistics Committee and Stroke Statistics Subcommittee. Circulation 2008;117:e25–e146

[3] Adams HP Jr, del Zoppo G, Alberts MJ, et al. American Heart Association; American Stroke Association Stroke Council; Clinical Cardiology Council; Cardiovascular Radiology and Intervention Council; Atherosclerotic Peripheral Vascular Disease and Quality of Care Outcomes in Research Interdisciplinary Working Groups. Guidelines for the early management of adults with ischemic stroke: a guideline from the American Heart Association/American Stroke Association Stroke Council, Clinical Cardiology Council, Cardiovascular Radiology and Intervention Council, and the Atherosclerotic Peripheral Vascular Disease and Quality of Care Outcomes in Research Interdisciplinary Working Groups: the American Academy of Neurology affirms the value of this guideline as an educational tool for neurologists. Stroke 2007;38:1655–1711

[4] Langhorne P, Stott DJ, Robertson L, et al. Medical complications after stroke: a multicenter study. Stroke 2000;31:1223–1229

[5] Freeman WD, Dawson SB, Flemming KD. The ABC's of stroke complications. Semin Neurol 2010;30:501–510

[6] The National Institute of Neurological Disorders and Stroke rt-PA Stroke Study Group. Tissue plasminogen activator for acute ischemic stroke. N Engl J Med 1995;333:1581–1587

[7] Fonarow GC, Smith EE, Saver JL, et al. Timeliness of tissue-type

plasminogen activator therapy in acute ischemic stroke: patient characteristics, hospital factors, and outcomes associated with door-to-needle times within 60 minutes. Circulation 2011;123:750–758
[8] Qureshi AI. Acute hypertensive response in patients with stroke: pathophysiology and management. Circulation 2008;118:176–187
[9] Hacke W, Kaste M, Bluhmki E, et al. ECASS Investigators. Thrombolysis with alteplase 3 to 4.5 hours after acute ischemic stroke. N Engl J Med 2008;359:1317–1329
[10] Hacke W, Donnan G, Fieschi C, et al. ATLANTIS Trials Investigators; ECASS Trials Investigators; NINDS rt-PA Study Group Investigators. Association of outcome with early stroke treatment: pooled analysis of ATLANTIS, ECASS, and NINDS rt-PA stroke trials. Lancet 2004;363:768–774
[11] Gomez CR. Time is brain! J Stroke Cerebrovasc Dis 1993;3:1–2
[12] Saver JL. Time is brain—quantified. Stroke 2006;37:263–266
[13] Rowley HA. The four Ps of acute stroke imaging: parenchyma, pipes, perfusion, and penumbra. AJNR Am J Neuroradiol 2001;22:599–601
[14] Felberg RA, Naidech AM. The 5 Ps of acute ischemic stroke treatment: parenchyma, pipes, perfusion, penumbra, and prevention of complications. South Med J 2003;96:336–342
[15] Rose JC, Mayer SA. Optimizing blood pressure in neurological emergencies. Neurocrit Care 2004;1:287–299
[16] Shin HK, Dunn AK, Jones PB, Boas DA, Moskowitz MA, Ayata C. Vasoconstrictive neurovascular coupling during focal ischemic depolarizations. J Cereb Blood Flow Metab 2006;26:1018–1030
[17] Dohmen C, Sakowitz OW, Fabricius M, et al. Co-Operative Study of Brain Injury Depolarisations (COSBID). Spreading depolarizations occur in human ischemic stroke with high incidence. Ann Neurol 2008;63:720–728
[18] Strong AJ, Anderson PJ, Watts HR, et al. Peri-infarct depolarizations lead to loss of perfusion in ischaemic gyrencephalic cerebral cortex. Brain 2007;130(Pt 4):995–1008
[19] Selman WR, Lust WD, Pundik S, Zhou Y, Ratcheson RA. Compromised metabolic recovery following spontaneous spreading depression in the penumbra. Brain Res 2004;999:167–174
[20] Obrenovitch TP. The ischaemic penumbra: twenty years on. Cerebrovasc Brain Metab Rev 1995;7:297–323
[21] Oliveira-Filho J, Ezzeddine MA, Segal AZ, et al. Fever in subarachnoid hemorrhage: relationship to vasospasm and outcome. Neurology 2001;56:1299–1304
[22] Carhuapoma JR, Gupta K, Coplin WM, Muddassir SM, Meratee MM. Treatment of refractory fever in the neurosciences critical care unit using a novel, water-circulating cooling device. A single-center pilot experience. J Neurosurg Anesthesiol 2003;15:313–318
[23] Diringer MN; Neurocritical Care Fever Reduction Trial Group. Treatment of fever in the neurologic intensive care unit with a catheter-based heat exchange system. Crit Care Med 2004;32:559–564
[24] Leira R, Dávalos A, Silva Y, et al. Stroke Project, Cerebrovascular Diseases Group of the Spanish Neurological Society. Early neurologic deterioration in intracerebral hemorrhage: predictors and associated factors. Neurology 2004;63:461–467
[25] Marion DW. Controlled normothermia in neurologic intensive care. Crit Care Med 2004;32(2, Suppl):S43–S45
[26] Kilpatrick MM, Lowry DW, Firlik AD, Yonas H, Marion DW. Hyperthermia in the neurosurgical intensive care unit. Neurosurgery 2000;47:850–855, discussion 855–856
[27] Vahedi K, Vicaut E, Mateo J, et al. DECIMAL Investigators. Sequential-design, multicenter, randomized, controlled trial of early decompressive craniectomy in malignant middle cerebral artery infarction (DECIMAL Trial). Stroke 2007;38:2506–2517
[28] Jüttler E, Schwab S, Schmiedek P, et al. DESTINY Study Group. Decompressive surgery for the treatment of malignant infarction of the middle cerebral artery (DESTINY): a randomized, controlled trial. Stroke 2007;38:2518–2525
[29] Frank JI. Hemicraniectomy and durotomy upon deterioration from infarction-related swelling trial (HeADDFIRST): first public presentation of the primary study findings. Neurology 2003;60(Suppl 1):A426
[30] Vahedi K, Hofmeijer J, Juettler E, et al. DECIMAL, DESTINY, and HAMLET investigators. Early decompressive surgery in malignant infarction of the middle cerebral artery: a pooled analysis of three randomised controlled trials. Lancet Neurol 2007;6:215–222
[31] Gupta R, Connolly ES, Mayer S, Elkind MS. Hemicraniectomy for massive middle cerebral artery territory infarction: a systematic review. Stroke 2004;35:539–543

第27章

急性缺血性脑卒中的介入治疗现状

Philipp Taussky, Rabih G. Tawk, David A. Miller, Ricardo A. Hanel

脑卒中是目前全世界范围内危害公共健康的主要疾病之一。在美国，每年有20万患者死于脑卒中[1]，死亡率高居第三。在北美地区，脑卒中还是导致长期严重残疾的主要因素，每年有79.5万人罹患脑卒中，其中60万人是首发患者，18.5万人是复发的患者[2]。

大约80%急性缺血性脑卒中是由颅内动脉血管闭塞所造成，大多数表现为血栓栓塞性闭塞[3]。针对闭塞血管的再通和重建是治疗急性缺血性脑卒中的重要措施，也是目前被认为最有效果的治疗方法[4]。早在20世纪30年代，当时治疗的理念集中在药物治疗使得血栓破碎，然而，由于缺少CT等必需的诊断性医疗设备，很多脑出血患者被误用了纤溶药物[5]。直到90年代后，通过一系列大型的随机临床试验，缺血性脑卒中的溶栓治疗才开始得到系统性研究。截至目前，世界范围内一共开展了21项大型随机、对照临床试验，入组超过7 000例病例，研究缺血性脑卒中的溶栓治疗[6]。

随着现代医学影像学技术的发展以及介入技术和工具的出现，脑卒中的治疗出现了革命性的进展。特别是现代介入工具的应用，像经典的支架抓取器的引入，使得脑卒中的介入治疗在近些年取得了翻天覆地的变化，当然，这一领域仍然在被广泛研究。

神经影像

头颅CT扫描由于其普及广泛、方便易行，已经成为几乎所有脑卒中临床试验所采用的诊断工具。头颅CT平扫能够有效、迅速地帮助医生鉴别诊断缺血性和出血性脑卒中，这也是缺血性脑卒中治疗方案中的第一步。头颅CT平扫不能够提供血流灌注的信息，但是能够帮助判断脑组织的活性。Alberta卒中早期CT评分表（ASPECTS）是一项专门针对大脑中动脉区域脑卒中的评分体系，共计10分，用于评价缺血性脑卒中患者的临床预后，被广泛应用于许多临床试验[7-10]，这个评分体系主要针对大脑中动脉供血区域进行节段性评分，发现一个区域有梗死就扣掉1分（表27.1）[9]。虽然这个评分体系对于预测患者预后很有帮助，但是对于评价哪些患者可以接受急诊介入治疗却仍然不明确。

表27.1 Alberta卒中方案早期CT评分（ASPECTS）评分

	尾状核
	壳核
	内囊
	岛叶
M1	前大脑中动脉区皮质，对应额盖
M2	岛带外侧的大脑中动脉区皮质，与前额叶对应
M3	后大脑中动脉皮质，对应后颞叶
M4	紧邻M1上方的前大脑中动脉区域
M5	紧邻M2上方的大脑中动脉侧方区域
M6	紧邻M3上方的大脑中动脉后区域

注：对大脑中动脉区域进行节段性评估，如果该区域有梗死的证据，则从最初的10分中去掉1分。

利用头颅CT灌注成像的参数，包括平均达峰时间（MTT）、脑血流量（CBV）和脑血流速度（CBF），能够有效地辨别脑梗死区（核心区域）和供血不足的脑区（缺血半暗带），及时的血管再通可挽救缺血的脑组织。我们认为低血流量（CBV）的脑组织是梗死的核心区，通常无法逆转，而那些低血流速（CBF）和达峰时间（MTT）长的脑组织，虽然有进一步形成梗死的风险，但是存在潜在的逆转可能，称为缺血半暗带。虽然这项技术并没有在大型的随机、对照临床试验中得到验证，但是被认为能够有效地筛选出存在可逆转的缺血半暗带的患者，他们可能通过急诊血管再通手术获益[11–13]。另一方面，头颅 MRI 也提供了许多诊断上的帮助，比如，弥散加权成像序列被认为在诊断早期脑缺血中具有很高的敏感性和特异性，相较于头颅 CT 平扫，MRI 能够检测到由于缺血导致的早期代谢异常，这是 MRI 的独特优势。我们认为，弥散加权成像通常能够有效地发现梗死核心区域，而灌注加权成像可显示低灌注区域，即缺血半暗带。而这两个区域的差异部分就是灌注 – 弥散错配。这种错配的缺失往往提示该区域均为梗死核心区而没有缺血半暗带，血管再通治疗无效，而大量的错配存在则提示脑组织存在很大面积的缺血半暗带，可以通过及时的血管重建治疗得到挽救。另外一些特殊的 MRI 序列，比如快速梯度回波序列（GRE），能够快速检测到颅内出血，从而有助于鉴别出血性脑卒中和缺血性脑卒中。但是，MRI 也有自身的局限，首先检查费用较贵，另外并不是每一家医疗机构都拥有 MRI 设备，整个扫描时间也相对较长，对于急性卒中的诊疗方案的制订而言，头颅 MRI 无法进行大范围的推广应用，此外，对于装有起搏器和特定内植物的患者来说 MRI 扫描是禁忌证。

尽管临床医生普遍都会通过 CT 或者 MRI 检查来筛选可能从血管内介入治疗中受益的患者，但是筛选标准目前仍未达成一致，尚存在争议。

脑卒中的治疗：动脉内溶栓

随着微导管设计技术的不断发展，使得临床医生能够将微导管超选进入颅内动脉的远端，将高浓度的纤溶药物直接投送到血栓栓子局部，避免了静脉给药造成的大剂量溶栓药物对全身系统的影响，同时提高了血管再通率。伴随着第二代溶栓药物的诞生，比如尿激酶，很多大型随机对照临床试验都逐步开展对于该类药物进行动脉内溶栓的效果评估[14]。在一项名为“重组尿激酶原治疗急性脑血栓栓塞”（PROACT Ⅰ）的临床试验中，评价了动脉内给予重组尿激酶原的安全性和血管再通率。一共 40 例患者入组了该项研究（39 例患者接受了尿激酶治疗，14 例患者仅仅接受了安慰剂治疗）（表 27.2）[15]。这项研究由 37 个中心共同参与，具体研究结果在 1998 年报道，结果显示重组尿激酶（r–proUK）的应用和高血管再通率密切相关，溶栓后脑出血导致的神经功能障碍率在治疗组中为 15.4%，安慰剂组为 7.1%，两者没有统计学意义。这个阳性结果使得实验继续，在 1999 年报道的 PROACT Ⅱ结果中，共 180 例患者（诊断为发病 6 小时内的大脑中动脉闭塞）随机入组，治疗组为动脉内给予尿激酶（9 mg）联合肝素化治疗，对照组为仅予静脉肝素治疗。研究的主要结果以治疗强度分组分析，基于 90 天后改良 Rankin 量表（mRS）评分≤ 2 分的患者比例，即无或者有轻微神经功能障碍。次要结果包括大脑中动脉血管再通率和颅内出血率，以及出血后导致的致残率和死亡率。分析显示，40% 的治疗组患者和 25% 对照组患者 mRS 评分＜ 2 分（P=0.04），治疗组和对照组的死亡率分别为 25% 和 27%，血管再通率为 66% 和 18%（$P < 0.001$），24 小时内发生颅内出血并且伴有神经功能障碍的患者比例为 10% 和 2%（P=0.06）。尽管早期症状性颅内出血的比例较高，但是在发病 6 小时内，利用动脉内尿激酶治疗大脑中动脉闭塞导致的急性缺血性脑卒中可以明显改善治疗后 90 天的临床预后[16]。虽然有 PROACT Ⅰ期和Ⅱ期的阳性的临床试验结果，但美国 FDA 并没有批准尿激酶动脉内溶栓的临床应用。

机械性血栓切除术的早期尝试

血管内溶栓术的开展让人们开始考虑更进一步采用主动的方式取出血栓而非用药物溶解它。毫无疑问，机械性取栓的优势是明显的，通常称之为“血管内血栓切除术”，相当于对闭塞血管的一种直接治疗，能够有效地、迅速地实现血流重建，避免了溶栓药物的副作用，实现血管重建后理论上也更有利于改善患者的临床预后。最早的用于血管内血栓取出的装置有两种，一种是 Merci 捕获器（Stryker Neurovascular，Fremont，CA），另一种是 Penumbra 吸引装置（Penumbra，Alameda，CA）（图 27.1 和图 27.2），这两种装置在专门的取栓支架（Stent Retriever）出现之前被广泛应用。

MERCI retriever 系统是由一种具有弹性的镍钛记忆合金线制作而成，内部存在环形线圈，整体制作成螺丝锥样，与微导管和 8–9F 球囊引导的导管配合使用。这款装置在 2004 年被美国 FDA 批准用于急性缺血性脑卒中患者颅内血栓取出的治疗，这也是第一款被批准使用的用于颅内血栓切除的介入器械[17, 18]。这一款手术器械的使用效果在 Mechanical Embolus Removal in Cerebral Ischemia（MERCI）和 Multi–MERCI 临床试验中均有报告[17, 18]。Ⅰ期多中心临床

表 27.2 Prolyse 急性脑血栓栓塞试验（PROACT）Ⅰ和Ⅱ的结果

	PROACT Ⅰ		PROACT Ⅱ	
患者数	40		180	
CT 扫描排除标准	脑出血，伴中线移位的占位效应，颅内肿瘤，早期缺血改变		与前相同。超过 1/3 大脑中动脉区域脑沟低密度或消失	
中位 NIHSS 评分	重组尿激酶原组 17 分；安慰剂组 19 分		重组尿激酶原组 17 分；安慰剂组 17 分	
肝素	所有患者均接受肝素静滴。 前 16 例患者接受 100 U/kg 剂量，随后 4 小时输注 100 U/h；其余患者接受 4 000 U 剂量，随后以 500 U/h 输注 4 小时		所有患者均接受 2 000 U 肝素静注，随后 500 U/h 静注 4 小时	
药物使用	6 mg 重组尿激酶原，超过 2 小时则 9 mg		9 mg 重组尿激酶原。超过 2 小时，9 mg 重组尿激酶原和肝素	
安慰剂组	生理盐水 30 mL/h 超过 2 小时		低分子肝素	
机械溶栓	不允许		不允许	
	重组尿激酶原	**安慰剂**	**重组尿激酶原**	**安慰剂**
血管再通 (TIMI 评分 2 分或 3 分)(%)	58	14	66	18
有症状脑出血（%）	15	7	10	2
结局（%）:				
mRS 0 和 1 分	31	21	–	–
mRS 0~2 分	–	–	40	25
90 天内死亡率（%）	27	43	25	27

试验共入组 30 例患者，均通过脑血管造影证实存在一根颅内大血管堵塞，同时 NIHSS 评分 ≥ 10 分[19]。其中 28 例患者［平均年龄 68 岁，平均基线 NIHSS 评分 22 分（范围为 12~39 分）］接受了治疗，堵塞部位包括：颈内动脉颅内段 5 例（18%）、大脑中动脉 18 例（64%）、同时累及颈内动脉和大脑中动脉的 3 例（11%）、椎基底动脉 2 例（7%），从出现症状到完成治疗的中位时间是 6 个小时 15 分钟。单纯通过支架进行机械取栓达到成功的血管再通［心肌梗死溶栓评分（TIMI）2~3 分］比例为 12 例（占 43%），机械取栓联合动脉内使用重组组织型纤溶酶原激活剂（rt-PA）的血管再通率为 18 例（64%）。这些治疗病例中仅出现一例操作相关的并发症，没有造成任何临床症状。其中有 12 例患者发生无症状的颅内出血，没有出现任何引起神经功能障碍的颅内出血病例。治疗后 1 个月，18 例血管再通的患者中有 9 例获得明显的临床症状改善（mRS 评分 ≤ 3 分），而 10 例没有达到血管再通的患者均没有获得临床改善，其中 10 例（36%）在术后 30 天随访点已经死亡，但是均与采用 MERCI 系统治疗无关。

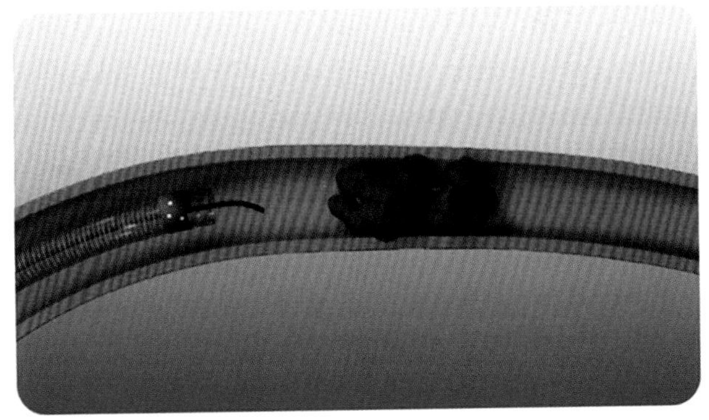

图 27.1 半暗带抽吸装置，显示其分离和吸引血块的方法。

MERCI 和 Multi-MERCI 均是多中心前瞻性的单组无对照的临床试验，为了检测 MERCI 系统在急性卒中后 8 小时血管再开放治疗中的安全性和有效性[17, 18]。Multi-MERCI 实验共入组了 164 例患者，中位 NIHSS 评分为 19 分（范围 15~23 分），利用 MERCI retriever

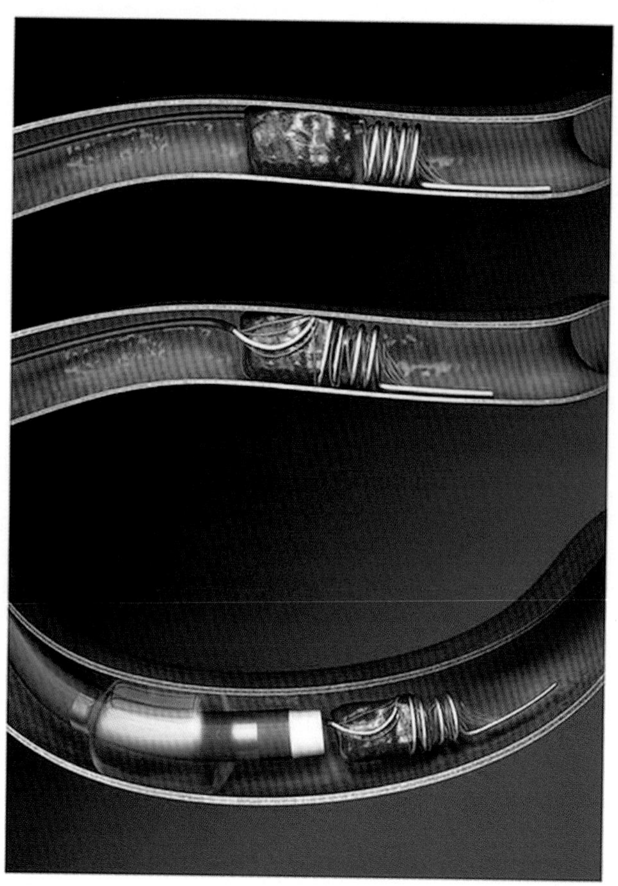

图 27.2 Merci 抽吸装置通过其螺丝锥样设计去除闭塞血栓。

治疗后血管再通率达到 57.3%（75/131 例），如果配合辅助治疗（动脉内 t-PA 给药）再通率可以提升至 69.5%（91/131 例）。总体来说，36% 的患者临床预后较好（mRS 评分 0~2 分），死亡率为 34%，死亡率和临床症状改善情况均与血管再通相关。仅有 16 例（9.8%）患者出现症状性颅内出血，因操作导致的临床症状明显的并发症有 9 例（5.5%）[17]。

Penumbra 系统有一个用来抽吸血栓块的再灌注导管和一个用来切碎栓子防止堵管的分离装置。实验性的多中心研究涉及 6 个国际临床中心，入组 23 例患者，其中 21 例患者存在血管闭塞（7 例颈内动脉、5 例大脑中动脉、9 例基底动脉），20 例在发病后 8 小时内接受了治疗，平均基线 NIHSS 评分为（21 ± 8）分，3 例患者因为存在血管迂曲无法进行血管内机械性取栓治疗，最终入组率为 87%（20/23 例）。在给予进一步动脉内溶栓治疗之前，所有的治疗病例都获得了血管再通（48% 的患者 TIMI 评分 2 分，52% 的患者 TIMI 评分 3 分）。其中 6 例患者对于静脉 rt-PA 治疗无效，9 例患者接受了 Penumbra 治疗后的动脉内 rt-PA 治疗。45% 的患者在治疗 30 天时获得较好的临床预后（mRS 评分≤ 2 分或者 NIHSS 降低 4 分），死亡率为 45%，均与 Penumbra 装置的操作本身无关。8 例患者出现颅内出血，其中 2 例有临床症状，统计分析发现机械取栓治疗后辅以动脉内溶栓治疗与颅内出血增加有关[20]。在此后的一个 Penumbra 前瞻性、单盲、多中心临床试验中（Penumbra Stroke Trial），结果显示相似的治疗效果，84% 患者达到血运重建，这也使得美国 FDA 在 2008 年批准 Penumbra 的血栓抽吸装置用于颅内血栓取出，治疗急性脑卒中患者[21, 22]。

尽管 MERCI 和 Penumbra 装置引领了动脉内机械取栓时代的潮流，但在这些技术的实际应用过程中，只有 2/3 的患者能够获得成功的血运重建。

颅内支架治疗急性缺血性脑卒中

借鉴冠脉血管和外周血管中利用机械碎栓血管成形配合大量支架植入的应用实现血管再通的经验，急性缺血性脑卒中也尝试使用支架植入进行血管内治疗。在微导管呈递支架诞生之前，也尝试过使用冠脉支架，由于缺少引导系统，因此治疗的局限性很大[23]。

最早应用的是一种专为治疗颅内动脉瘤（Neuroform，Stryker；Enterprise，Codman，Raynham，MA）或颅内动脉粥样硬化（Wingspan，Stryker）的自膨式支架，这类支架或作为使用其他工具进行急性颅内血管再通失败后的挽救治疗[24]，或者直接作为首选治疗[25]。

在一项经过 FDA 批准的针对急性颅内动脉闭塞导致的急性缺血性脑卒中的前瞻性单盲临床试验中，Levy 等[25]证实采用 Wingspan 支架（Stryker）进行血管再通，可以作为一项安全、有效的一线疗法，血管再通率几乎达到 100%（60% 患者 TIMI 评分 3 分，40% 患者 TIMI 评分 2 分）。

对于急性期支架的应用也存在一定顾虑，主要是支架植入前必须进行即刻的抗血小板治疗，这会导致颅内出血风险的增加。

取栓支架（Stent Retriever）的诞生

考虑到 Merci 和 Penumbra 两个血栓抽吸系统的治疗成功率有限，以及利用颅内支架实现血运重建的操作相对简单，催使一种新的复合式的血管内治疗方法逐渐诞生，即支架取栓。这种取栓支架装置成功的关键在于将支架置入血栓内部，让血栓陷在支架的管腔内，得以随支架一起完整取出，从而获得成功的血运重建。相较于其他机械装置，利用支架取栓实现血管再通的成功率更高，另外其在取出血栓之前，就能够通过自身膨胀恢复血流灌注，这也是一项明显的优势。目前，此类装置包括 Solitaire（Covidien/eV3，Maple Grove MN）和 Trevo（Stryker Neurovascular）(图 27.3 和图 27.4)。

Solitaire 产品早在 2009 年就已经上市，但是直到 2012 年 3 月 Solitaire With The Intention For Thrombectomy（SWIFT）临床试验后才被美国 FDA 批准应用于治疗急性缺血性脑卒中 [26, 27]。SWIFT 是一个随机、平行对照、非劣效性临床试验，主要和 Merci 装置进行比较。这个试验一共有 18 个临床中心参与（17 个在美国，1 个在法国），Solitaire 治疗组入组 58 例，Merci 治疗组入组 55 例。所有入组患者均为发病后 8 小时内，神经功能障碍轻重各异，主要研究终点是经过 2~3 次取栓治疗后血流再通，达到 TIMI 评分 2 分或 3 分，但没有症状性脑出血。结果显示 Solitaire 较 Merci 更有效（有效率 61% vs 24%，$P < 0.0001$，"不逊于"；$P=0.0001$，"优于"）。采用 Solitaire 的患者 3 个月后临床症状的改善情况更好（神经功能障碍改善率 58% vs 33%，$P=0.0001$，"不逊于"；$P=0.02$，"优于"）。90 天的死亡率也比 Solitaire 组更低（17% vs 38%，$P=0.001$，"不逊于"；$P=0.02$，"优于"）。这些结果奠定了 Solitaire 装置在治疗急性缺血性脑卒中的主要价值，操作简便、并发症低，这些都是 Solitaire 装置的优势，最主要的是大量的临床实践应用均证实了它在取出血栓和恢复血流中的安全性和有效性 [28–31]。

Trevo 装置在完成 TREVO–2 临床试验后也在 2012 年获得了美国 FDA 的批准 [32]。TREVO–2 是一个随机对照临床研究，在美国 26 个医疗中心和 1 个西班牙医学中心同步开展，入组标准为：年龄 18~85 岁，全脑血管造影明确大血管闭塞，症状出现后 8 小时内 NIHSS 评分 8~29 分。入组患者被随机分在 Trevo 治疗组和 Merci 治疗组，随机化分层指标为：年龄 $<$ 68 岁和 69~85 岁、NIHSS 评分 $\leqslant$ 18 分和 19~29 分，各种规格的转换部件均被应用到这项研究中。疗效结果在已知的核心实验室统一评估，主要疗效终点为，仅使用分配到的溶栓装置治疗后评价再灌注程度的"脑梗死溶栓"（TICI）评分 $\geqslant$ 2 分。主要安全终点为各种操作相关不良事件。采用治疗意向分析进行最终的研究结果分析。一共 88 例患者入组 Trevo 治疗组，90 例患者入组 Merci 治疗组，76 例（86%）Trevo 治疗组患者和 54 例（60%）Merci 治疗组患者经过手术治疗达到了主要疗效终点（$P < 0.0001$，"优于"）。主要安全终点提示两者无明显差异（15% 的 Trevo 组患者存在安全危险，23% 的 Merci 患者存在安全危险，$P=0.1826$）。

可见 Solitaire 和 Trevo 装置拥有较高的取栓成功率和血运重建率，相较之前的装置，这些现代化的血

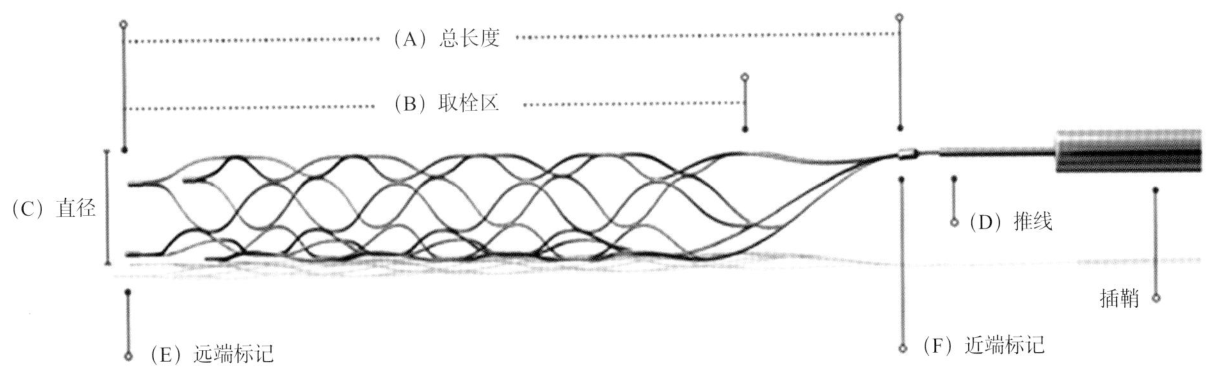

图 27.3　Solitaire 卒中取栓装置的设计展示。

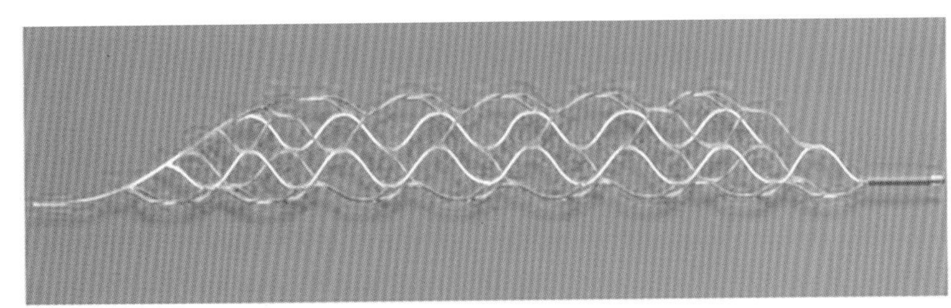

图 27.4　Trevo 卒中取栓装置的照片。

栓捕获器能够使得 90% 的闭塞大血管获得血运重建。Solitaire 和 Trevo 两者在疗效和安全性方面相似，因此，选择哪一种装置大多取决于医生的个人偏好，而对一些血栓负荷大、血运重建十分困难的病例，可能会同时用到两种装置。

由于利用目前的取栓支架系统能够获得较高的血运重建比例，对于急性卒中的介入治疗的重点也发生了转变。早期焦点主要集中于如何在血管内治疗的工具技术上进行改进，达到有效的血栓取出，目前则更多地关注于患者的选择。由于血运重建成功率已经可以达到 90% 以上，因此下一步的关键在如何正确挑选患者，使得适合血管内介入治疗的患者更大程度获益，同时排除那些介入治疗无效甚至会造成危害，特别是会引发颅内出血的患者。

病例 1

男性，76 岁，被发现时躺倒在工作单位外面，随即被送往医院。体格检查发现失语和严重的右侧肢体乏力。NIHSS 评分为 23 分，首先给予患者 t-PA 静脉治疗，但没有任何症状改善，于是在发病后的 2 小时启动血管内介入治疗。术中发现大脑中动脉 M2 段闭塞。采用 Solitaire 4 mm × 20 mm 装置进行取栓和彻底的血运重建。治疗后的 MRI 发现左侧颞叶弥散受限，患者临床症状改善明显，在术后 48 小时内就恢复了语言功能和右侧肢体的运动功能。术后 5 天顺利出院，出院时还存在轻度的唤词困难，但言语流畅。3 周后重新恢复正常工作（图 27.5）。

病例 2

83 岁，男性，既往有冠心病病史，主诉为言语困难伴左侧肢体乏力。入院时 NIHSS 评分 18 分。CTA 发现右侧颈内动脉完全闭塞，CT 灌注成像提示右侧基底节区中等大小的核心梗死灶伴有右侧大脑半球大片半暗带。患者在发病后 6 小时推入 DSA 手术室，DSA 提示右侧颈内动脉颅内段完全没有血流通过。通过使用 Solitaire 装置 2 次取栓，颈动脉末端部分实现部分开通，再利用 Trevo 装置实现近端大脑中动脉完全血运重建，此时可以看到大脑中动脉远端充盈，但仍有部分血栓残留。该例手术虽然实现了颅内血流的血运重建，但是患者没有任何临床症状的改善，最后不得不送往看护医院继续康复和护理（图 27.6）。

脑卒中的血管内介入治疗临床试验新进展

尽管文献引用了一系列应用血管内介入治疗成功地实现大血管闭塞后血运重建的临床试验结果，但是许多试验的结果被混在一起了。最近两项临床试验值得我们特别关注一下。

第一项研究名为“脑卒中的介入治疗（Ⅲ）”（IMS3）[33]，随机入组轻度到重度的急性缺血性脑卒中患者，这些患者分别分配到用组织纤溶酶原激活物（t-PA）静脉溶栓后再接受血管内介入治疗组和仅在发病后 3 小时内接受 t-PA 静脉溶栓治疗组。主要结局评估指标为改良 Rankin 评分（mRS）：在 90 天时，mRS ≤ 2 分（提示可以独立活动），临床预后被认为较好。这项研究过早被叫停，因为随机入组了 656 例患者后发现两组疗效没有差异。这 656 例患者，随机化分配后 434 例接受血管内取栓治疗，222 例仅接受静脉 t-PA 溶栓治疗，90 天的 mRS 评分≤ 2 分的患者比例提示没有明显差异［血管内治疗组 40.8%，静脉 t-PA 治疗组 38.7%，95% 可信区间（CI）为 -6.1~9.1］。两组的 90 天死亡率也没有明显差异（血管内治疗组 19.1%，静脉 t-PA 治疗组 21.6%，*P*=0.52）。除此之外，无症状颅内出血的比例也相似（血管内治疗组 6.2%，静脉 t-PA 治疗组 5.9%，*P*=0.83）。

第二项研究是一个多中心随机对照研究，这项研究针对急性缺血性脑卒中进行动脉内介入治疗，结果提示疗效较前有明显改善[34]。在这项研究中，入组的病例均为大脑前循环近端动脉闭塞，在症状发生后的 6 小时内分别给予动脉内介入治疗加静脉溶栓和单纯静脉溶栓治疗。共有 500 例患者入组，平均年龄 65 岁，大多数患者（89.0%）在随机分组之前都接受了静脉阿替普酶的治疗，结果显示神经功能基本恢复的患者（mRS 评分 0~2 分）比例在血管内介入治疗组中达到 32.6%，要比单纯静脉溶栓组的 19.1% 高了 13.5%（95% 可信区间为 5.9~21.2），两者在死亡率和症状性颅内出血发生率上均相差无异，这项研究也是最早的几个证实血管内血运重建联合标准的急性卒中治疗方案能够有效改善患者的神经功能的研究之一。

结论

尽管急性脑卒中的血管内治疗方案持续获得较高的血运重建比率，但仍然有一些问题亟待解决。目前还没有一个标准的监护体系，特别是将患者转运至专业的高级脑卒中中心的速度还远远不够理想，估计仅有 1%~7% 的卒中患者能及时到达医院以获得血运重建治疗。即使在一些有着积极完善的卒中管理体系的社区，也只有 10% 的患者能够获得及时治疗[35]。患

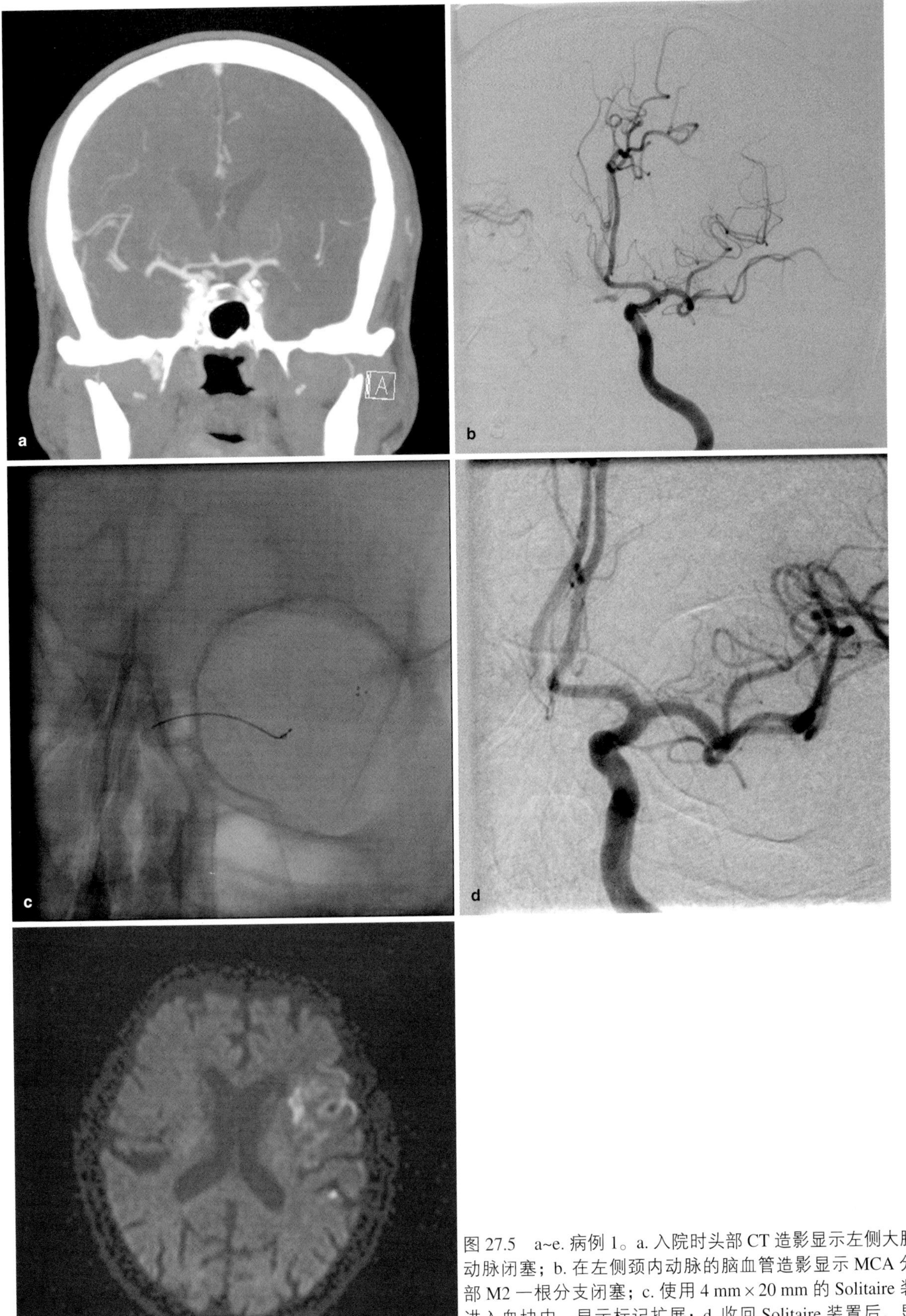

图 27.5　a~e. 病例 1。a. 入院时头部 CT 造影显示左侧大脑中动脉闭塞；b. 在左侧颈内动脉的脑血管造影显示 MCA 分叉部 M2 一根分支闭塞；c. 使用 4 mm × 20 mm 的 Solitaire 装置进入血块中，显示标记扩展；d. 收回 Solitaire 装置后，显示 MCA 分叉部的完全血运重建；e. 介入治疗后弥散磁共振成像显示左侧岛叶和左侧颞叶部分高信号。

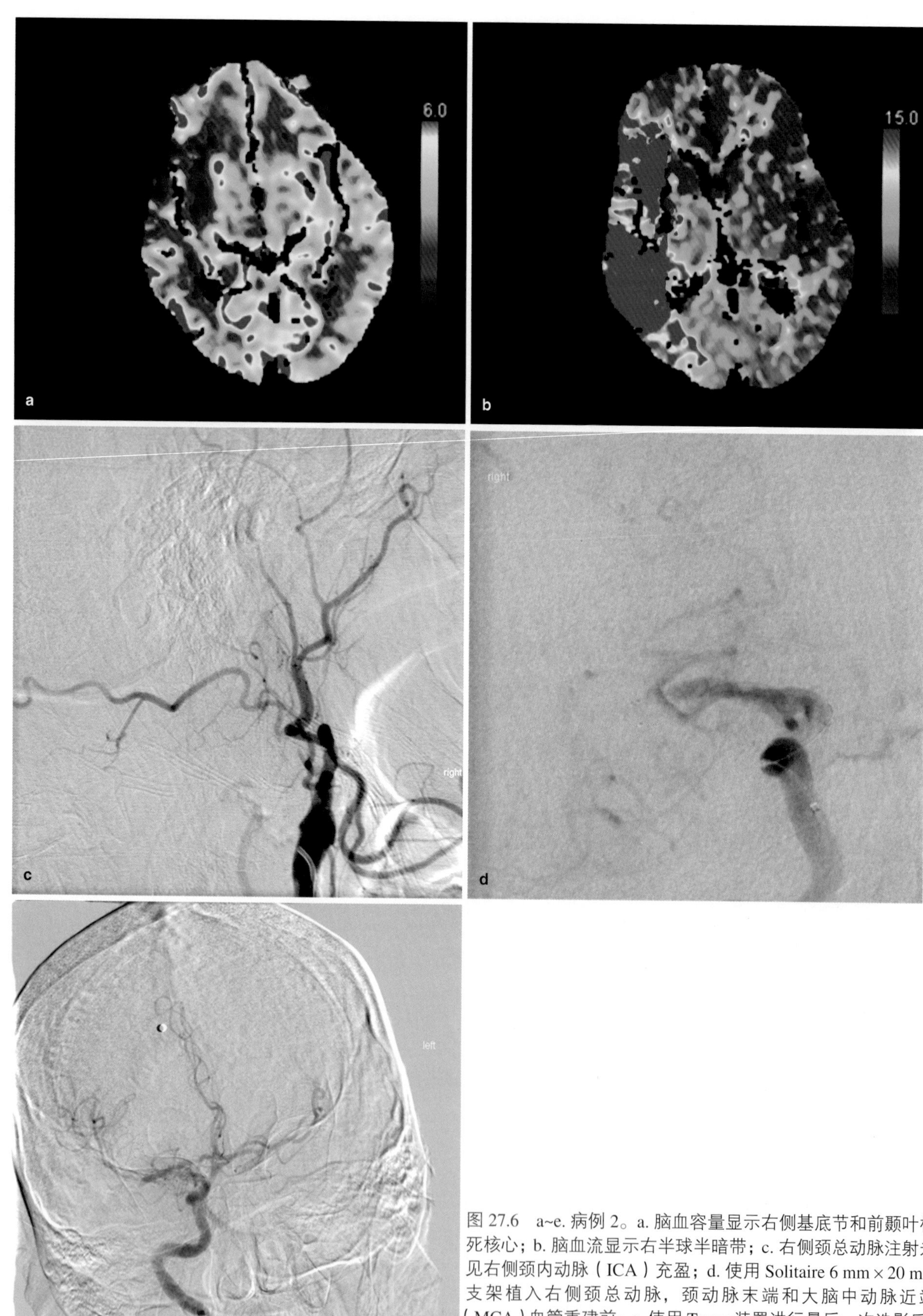

图 27.6　a~e. 病例 2。a. 脑血容量显示右侧基底节和前颞叶梗死核心；b. 脑血流显示右半球半暗带；c. 右侧颈总动脉注射未见右侧颈内动脉（ICA）充盈；d. 使用 Solitaire 6 mm × 20 mm 支架植入右侧颈总动脉，颈动脉末端和大脑中动脉近端（MCA）血管重建前；e. 使用 Trevo 装置进行最后一次造影后，可以看到右侧 ICA 和 MCA 的血运重建，MCA 分叉处有一些残余血块，但远端充盈。

者选择这一话题还在延续，目前通过 CT 灌注和 MRI 扫描上看到的卒中病理生理变化和临床结局以及与功能预后的关联有限。目前血运重建技术的成功率可以达到 90% 左右，但是还有很多工作需要做，特别是在患者筛选的标准方面，让能够获益的患者接受治疗，而排除一些血运重建后反而存在较高的再灌注后脑出血风险的患者。目前，CT 灌注扫描已经能够广泛开展，并且检查可以快速完成。但是一些文献的作者认为，能具体地分析脑血流弥散和灌注情况的特别定制的 MRI 序列将在未来起到关键的作用。而进一步的技术发展可能让临床医生在进行脑卒中介入治疗前或是治疗过程中在血管造影室就直接获得生理学影像数据。最后想提到的是，虽然血管内介入治疗能够达到很高的血运重建率，但是仍然没有一项随机对照临床试验证实它比静脉 t-PA 溶栓更有效。但是，不妨碍很多医生从临床经验出发觉得血管内介入治疗效果更好，目前也有好几项临床研究正在开展，试图科学地回答这一问题。当然，随着血管内治疗技术的不断发展，未来需要更好地了解缺血区域的病理生理机制，从而佐证各类卒中治疗方案的有效性。

参·考·文·献

[1] http://www.stroke center.org/patients/stats.htm

[2] Perkins WJ, Lanzino G, Brott TG. Carotid stenting vs endarterectomy: new results in perspective. Mayo Clin Proc 2010;85:1101–1108

[3] Williams GR, Jiang JG, Matchar DB, Samsa GP. Incidence and occurrence of total (first-ever and recurrent) stroke. Stroke 1999;30:2523–2528

[4] Adams H, Adams R, Del Zoppo G, Goldstein LB. Stroke Council of the American Heart Association; American Stroke Association. Guidelines for the early management of patients with ischemic stroke: 2005 guidelines update a scientific statement from the Stroke Council of the American Heart Association/American Stroke Association. Stroke 2005;36:916–923

[5] Clarke RL, Cliffton EE. The treatment of cerebrovascular thromboses and embolism with fibrinolytic agents. Am J Cardiol 1960;6:546–551

[6] Wardlaw JM, Murray V, Berge E, Del Zoppo GJ. Thrombolysis for acute ischaemic stroke. Cochrane Database Syst Rev 2009;4:CD000213

[7] Huisa BN, Raman R, Ernstrom K, et al. Alberta Stroke Program Early CT Score (ASPECTS) in patients with wake-up stroke. J Stroke Cerebrovasc Dis 2010;19:475–479

[8] Mak HK, Yau KK, Khong PL, et al. Alberta Stroke Programme Early CT Score. Hypodensity of > 1/3 middle cerebral artery territory versus Alberta Stroke Programme Early CT Score (ASPECTS): comparison of two methods of quantitative evaluation of early CT changes in hyperacute ischemic stroke in the community setting. Stroke 2003;34:1194–1196

[9] Pexman JH, Barber PA, Hill MD, et al. Use of the Alberta Stroke Program Early CT Score (ASPECTS) for assessing CT scans in patients with acute stroke. AJNR Am J Neuroradiol 2001;22:1534–1542

[10] Sillanpaa N, Saarinen JT, Rusanen H, et al. The clot burden score, the Boston Acute Stroke Imaging Scale, the cerebral blood volume ASPECTS, and two novel imaging parameters in the prediction of clinical outcome of ischemic stroke patients receiving intravenous thrombolytic therapy. Neuroradiology 2012;54:663–672

[11] Dankbaar JW, Hom J, Schneider T, et al. Dynamic perfusion-CT assessment of early changes in blood brain barrier permeability of acute ischaemic stroke patients. J Neuroradiol 2011;38:161–166

[12] Kan P, Snyder KV, Binning MJ, Siddiqui AH, Hopkins LN, Levy EI. Computed tomography (CT) perfusion in the treatment of acute stroke. World Neurosurg 2010;74:550–551

[13] Suzuki K, Morita S, Masukawa A, Machida H, Ueno E. Utility of CT perfusion with 64-row multi-detector CT for acute ischemic brain stroke. Emerg Radiol 2011;18:95–101

[14] Hill MD, Rowley HA, Adler F, et al. PROACT-II Investigators. Selection of acute ischemic stroke patients for intra-arterial thrombolysis with prourokinase by using ASPECTS. Stroke 2003;34:1925–1931

[15] del Zoppo GJ, Higashida RT, Furlan AJ, Pessin MS, Rowley HA, Gent M. PROACT: a phase II randomized trial of recombinant pro-urokinase by direct arterial delivery in acute middle cerebral artery stroke. PROACT Investigators. Prolyse in Acute Cerebral Thromboembolism. Stroke 1998;29:4–11

[16] Furlan A, Higashida R, Wechsler L, et al. Intra-arterial prourokinase for acute ischemic stroke. The PROACT II study: a randomized controlled trial. Prolyse in Acute Cerebral Thromboembolism. JAMA 1999;282:2003–2011

[17] Smith WS, Sung G, Saver J, et al. Multi MERCI Investigators. Mechanical thrombectomy for acute ischemic stroke: final results of the Multi MERCI trial. Stroke 2008;39:1205–1212

[18] Smith WS, Sung G, Starkman S, et al. MERCI Trial Investigators. Safety and efficacy of mechanical embolectomy in acute ischemic stroke: results of the MERCI trial. Stroke 2005;36:1432–1438

[19] Gobin YP, Starkman S, Duckwiler GR, et al. MERCI 1: a phase 1 study of Mechanical Embolus Removal in Cerebral Ischemia. Stroke 2004;35:2848–2854

[20] Bose A, Henkes H, Alfke K, et al. Penumbra Phase 1 Stroke Trial Investigators. The Penumbra System: a mechanical device for the treatment of acute stroke due to thromboembolism. AJNR Am J Neuroradiol 2008;29:1409–1413

[21] Penumbra Pivotal Stroke Trial Investigators. The Penumbra Pivotal Stroke Trial: safety and effectiveness of a new generation of mechanical devices for clot removal in intracranial large vessel occlusive disease. Stroke 2009;40:2761–2768

[22] Tarr R, Hsu D, Kulcsar Z, et al. The POST trial: initial post-market experience of the Penumbra system: revascularization of large vessel occlusion in acute ischemic stroke in the United States and Europe. J Neurointerv Surg 2010;2:341–344

[23] Levy EI, Ecker RD, Horowitz MB, et al. Stent-assisted intracranial recanalization for acute stroke: early results. Neurosurgery 2006;58:458–463, discussion 458–463

[24] Mocco J, Hanel RA, Sharma J, et al. Use of a vascular reconstruction device to salvage acute ischemic occlusions refractory to traditional endovascular recanalization methods. J Neurosurg 2010;112:557–562

[25] Levy EI, Siddiqui AH, Crumlish A, et al. First Food and Drug Administration-approved prospective trial of primary intracranial stenting for acute stroke: SARIS (stent-assisted recanalization in acute ischemic stroke). Stroke 2009;40:3552–3556

[26] Saver JL, Jahan R, Levy EI, et al. SWIFT Trialists. SOLITAIRE™ with the intention for thrombectomy (SWIFT) trial: design

of a randomized, controlled, multicenter study comparing the SOLITAIRE™ Flow Restoration device and the MERCI Retriever in acute ischaemic stroke. Int J Stroke 2014;9:658–668

[27] Saver JL, Jahan R, Levy EI, et al. SWIFT Trialists. Solitaire flow restoration device versus the Merci Retriever in patients with acute ischaemic stroke (SWIFT): a randomised, parallel-group, non-inferiority trial. Lancet 2012;380:1241–1249

[28] Dávalos A, Pereira VM, Chapot R, Bonafé A, Andersson T, Gralla J; Solitaire Group. Retrospective multicenter study of Solitaire FR for revascularization in the treatment of acute ischemic stroke. Stroke 2012;43:2699–2705

[29] Koh JS, Lee SJ, Ryu CW, Kim HS. Safety and efficacy of mechanical thrombectomy with solitaire stent retrieval for acute ischemic stroke: a systematic review. Neurointervention 2012;7:1–9

[30] Machi P, Costalat V, Lobotesis K, et al. Solitaire FR thrombectomy system: immediate results in 56 consecutive acute ischemic stroke patients. J Neurointerv Surg 2012;4:62–66

[31] Stampfl S, Hartmann M, Ringleb PA, Haehnel S, Bendszus M, Rohde S. Stent placement for flow restoration in acute ischemic stroke: a singlecenter experience with the Solitaire stent system. AJNR Am J Neuroradiol 2011;32:1245–1248

[32] Nogueira RG, Lutsep HL, Gupta R, et al. TREVO 2 Trialists. Trevo versus Merci retrievers for thrombectomy revascularisation of large vessel occlusions in acute ischaemic stroke (TREVO 2): a randomised trial. Lancet 2012;380):1231–1240

[33] Broderick JP, Palesch YY, Demchuk AM, et al. Interventional Management of Stroke (IMS) III Investigators. Endovascular therapy after intravenous t-PA versus t-PA alone for stroke. N Engl J Med 2013;368:893–903 (Erratum in N Engl J Med. 2013 Mar 28;368(13):1265)

[34] Berkhemer OA, Fransen PS, Beumer D, et al. MR CLEAN Investigators. A randomized trial of intraarterial treatment for acute ischemic stroke. N Engl J Med 2015;372:11–20

[35] Morgenstern LB, Staub L, Chan W, et al. Improving delivery of acute stroke therapy: The TLL Temple Foundation Stroke Project. Stroke 2002;33:160–166

第28章

脑内血肿的病理生理和手术治疗

A. David Mendelow

自发性脑出血（ICH）（图 28.1）是脑卒中当中一种非常严重的临床病症，死亡率和致残率均非常高，特别是如果合并存在脑室内出血（IVH）和脑积水的时候[1]，这一类患者的死亡率和致残率接近 90%。相对而言，如果没有合并脑室内出血和脑积水，患者的死亡率和致残率为 70%。自发性幕上脑出血的临床预后和小脑出血不太相同，同样因为动脉瘤或者动静脉畸形引起的脑出血的出血压力和自发性脑出血也不尽相同。患者的年龄和与之相关的衰老性脑萎缩在脑出血后都会影响临床预后。这些情况经常会一起出现，但是只要理解这些因素造成的病理生理改变，就能够认清它们是不同性质的疾病。更多时候对于自发性脑出血的诊断和治疗必须明确它的病因，目前认为造成自发性脑出血的病因有如下几点：

- 高血压
- 动脉瘤
- 动静脉畸形和动静脉瘘
- 凝血障碍
- 血管淀粉样变性
- 药物（可卡因）
- 肿瘤
- 外伤
- 海绵状血管瘤
- 缺血性卒中的出血性转化
- 静脉血栓形成

如果存在上述病因，还会导致血肿扩大甚至再次出血。因此在处理自发性脑出血的患者必须注意 2 点：第一，处理好出血本身；第二，针对造成出血的根本原因进行治疗。许多时候需要两者同时处理，例如，脑动脉瘤或者动静脉畸形造成的脑出血就必须在治疗疾病本身的时候进行血肿清除。这些特殊的情况会在本章后面进行讨论，而对于动脉瘤和动静脉畸形的治疗可参见本书的第 5 篇和第 6 篇。

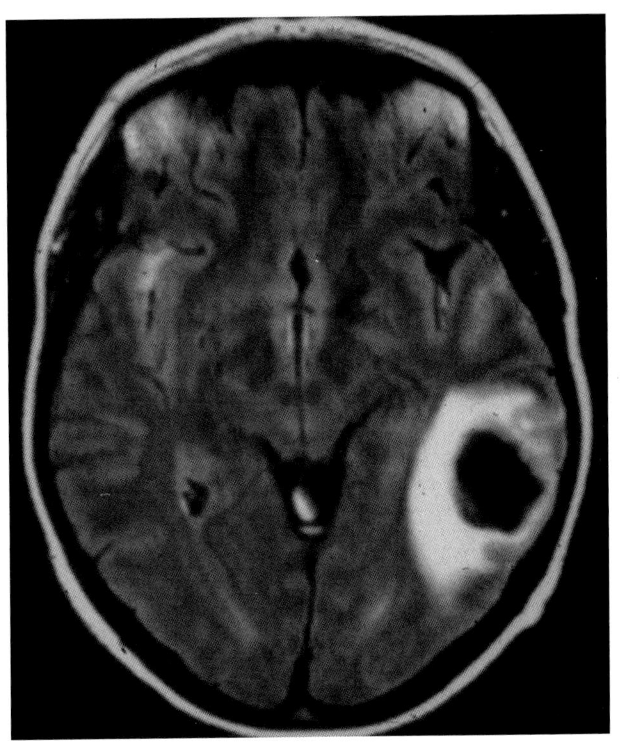

图 28.1　磁共振成像（MRI）显示左浅表脑出血（ICH）（右侧黑色区域），其周围有半暗带功能受损但可能存活的组织（白色区域）。

脑出血造成脑损伤的机制

白质纤维束的破坏

自发性脑出血可以通过几种不同的机制导致脑损伤。如果自发性脑出血破坏了重要的白质纤维束，例如内囊，那患者毫无疑问会永久性偏瘫。被破坏的白质纤维束不可能会愈合，这也是每个神经外科医师的共识。相反，如果白质纤维束仅仅受压移位而非横行切断，占位效应解除之后纤维束的功能能够得到恢复，这也解释了一部分基底节深部血肿的患者出现偏瘫无法康复，但是只要内囊未受损，比如深部小血肿，患者仍然会有康复的机会。因此深部自发性脑出血与内囊的精准定位可以作为一个重要的预后指标。

颅内压升高和脑灌注压下降

自发性脑出血导致脑损伤的第二个机制就是颅内压增高连带脑灌注压下降。这个损伤机制可以通过神经外科医师的治疗得到直接纠正。重症监护团队必须对大脑自身调节机制有充分的理解，避免在脑灌注压已经较低的情况下还进一步给予没有必要的降血压治疗。目前已经有临床试验在研究急性期降血压的作用和相关影响（见后文）。当然，持续的高血压也存在造成血肿扩大的风险。

血肿周边的半暗区

目前，针对自发性脑出血的患者存在一个非常有意思的争论，就是是否存在造成功能损伤的半暗带，还是仅仅就是血凝块周边的可见脑组织。现阶段大量的实验研究证实了自发性脑出血患者存在缺血半暗带[2, 3]（图 28.2）。还有研究显示解除占位效应后能够改善脑血流量[4]。利用 SPECT 检测临床脑血流量也证实了幕上自发性脑出血患者存在缺血半暗带[5]（图 28.3）。同样，Zazulia 等[6]的研究结果也证实了利用 PET 可以在自发性脑出血发生后 21 小时观察到缺血半暗带和脑血流量下降（图 28.4）。另外在一些脑出血的患者中，需要接受开颅手术，术中为了到达血肿部位，需要切除一部分血肿周边的脑组织，这些组织中也发现了半暗带的存在。虽然血肿会即刻导致周边的神经元损伤，但是，还发现远处的神经元也存在凋亡现象。这些程序性的细胞死亡提示曾经存活的细胞都经历过凋亡这一过程（图 28.5）。上述这些证据都充分证实自发性脑出血患者存在缺血半暗带。

除了占位效应，血液本身和血液成分都对脑组织有毒性作用，因此，有人提出了化学性半暗带的概念。血红蛋白和它的降解产物以及铁对大脑具有直接毒性作用，血肿周边的水肿带形成主要是由于血脑屏障被破坏的缘故。自 2008 年起，一共开展了 150 项关于脑出血的试验研究，研究结果在第三届国际脑出血会议上由 Zhang 和 Colohan 两人总结并且以简报的形式报道[7]。后续的内容更新在第四届大会上再次报道。当出血侵犯脑组织，凝血酶就被直接和间接（血脑屏障破坏）迅速激活[8]。另外，由于肿瘤坏死因子 α（TNF-α）和白介素 -1（IL-1）的表达升高，造成炎症反应的发生[9]。这一系列的反应刺激细胞间黏附因子（ICAM-1 和 E-selectin）的释放[10]，促进了嗜中性粒细胞向脑实质内的迁移，进一步加重了炎症反应。凝血酶还可以单独激活蛋白酶活化受体（PARs），诱导信号通路的激活，导致细胞凋亡、星形胶质细胞增殖和神经生长因子产生[11]。这些病理生理反应都是可逆转的，给靶向治疗提供了新的思路。

大多数内科和外科治疗自发性脑出血的方案都基于半暗带的存在来考虑，目的就是为了保护神经功能。如果患者不存在半暗带，可能所有的治疗都是无意义的。最大可能是有些患者存在半暗带，有些患者不存在，那就需要个体化治疗。在这一方面，基础实验工作对临床

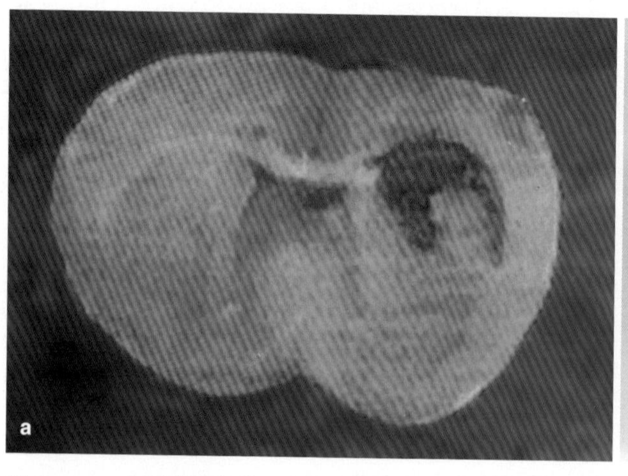

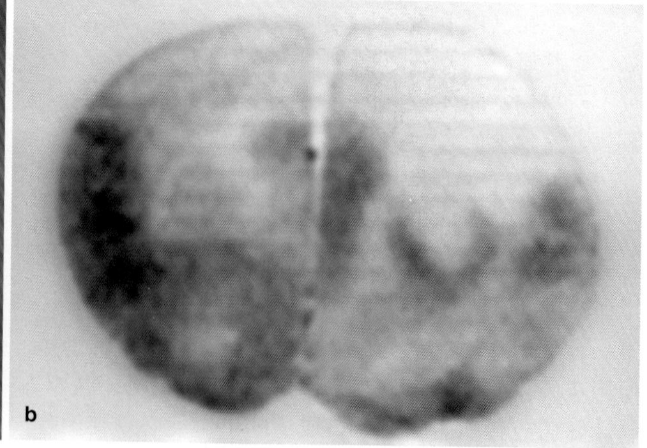

图 28.2　a. 大鼠大脑切片，左侧可见脑内血肿；b. 从同一只老鼠身上取下立即切片的 ^{14}C 放射照片，显示血流减少，所占面积比血肿本身大得多。

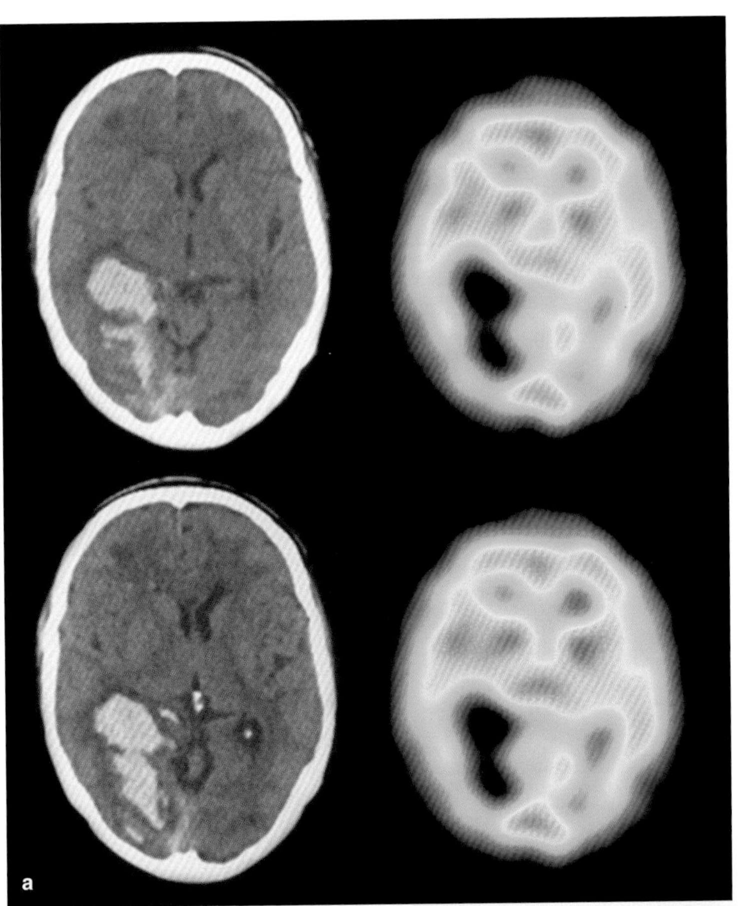

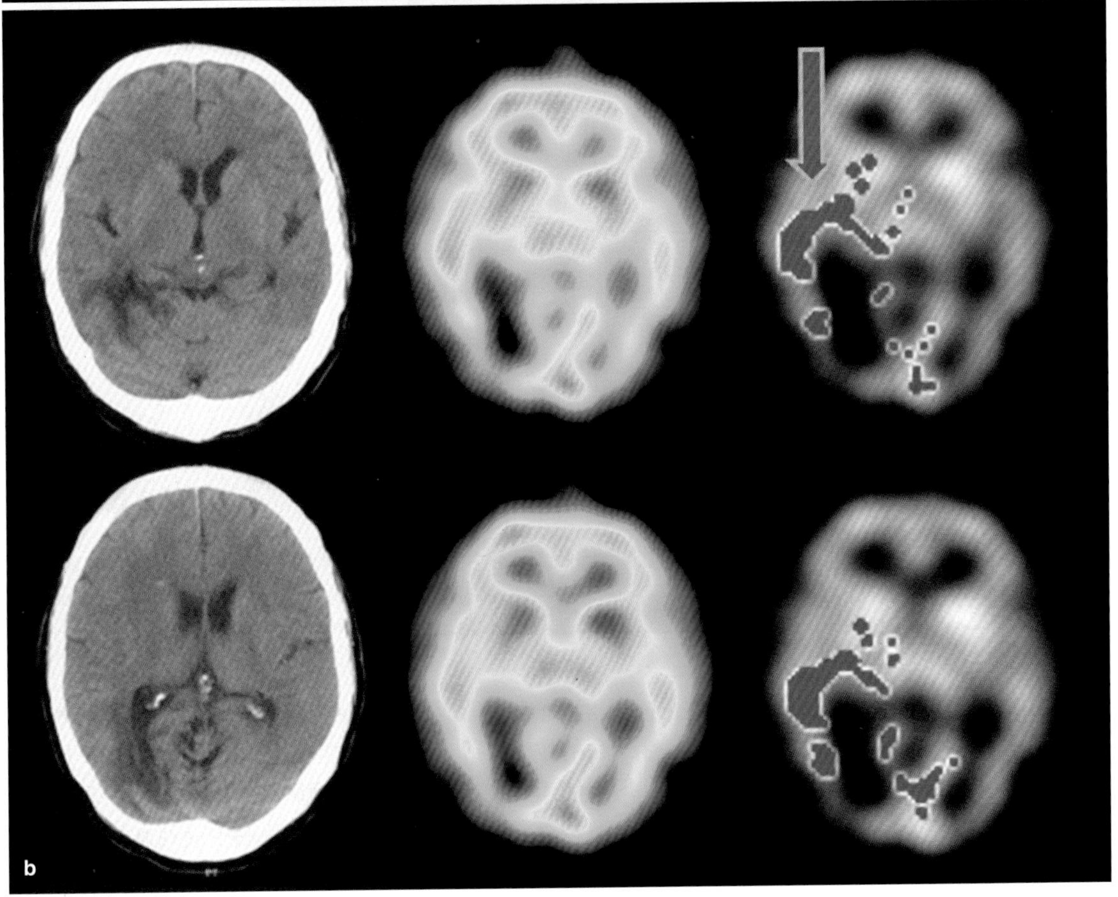

图 28.3　a、b. 计算机断层扫描（CT）和匹配的单光子发射计算机断层扫描（SPECT）在脑出血（ICH）吸收后不久（a）和延迟状态（b）显示半暗带，血流相对基线水平增加了 15%~40%（箭头），使用基于差异的区域生长（DBRG）方法[5]。

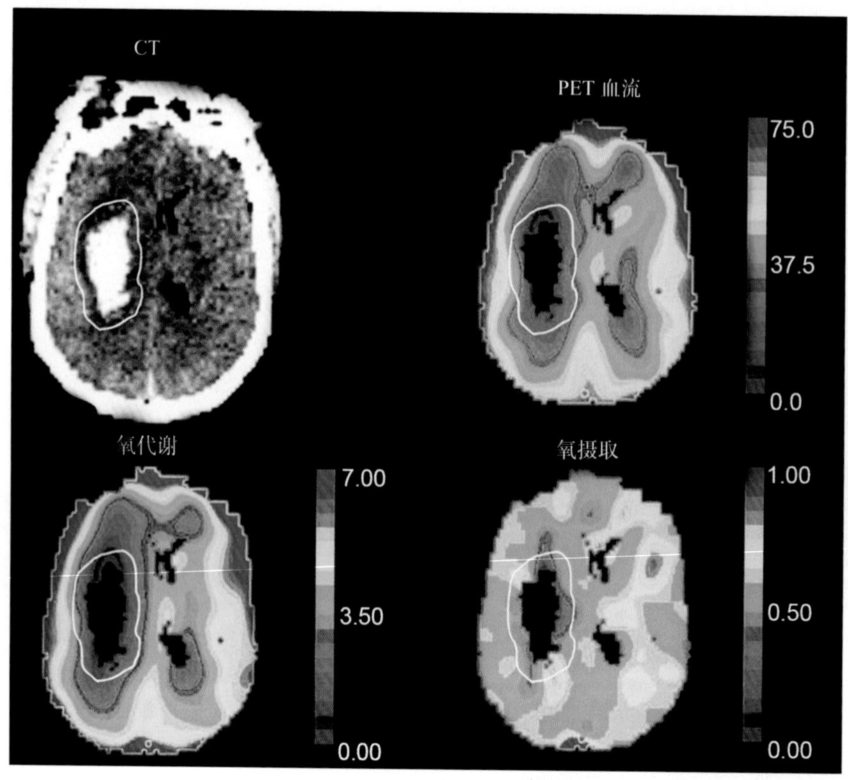

图 28.4　脑出血患者的计算机断层扫描（CT）和正电子发射断层扫描（PET）显示脑血流（CBF）减少，但氧摄取功能正常[6]。

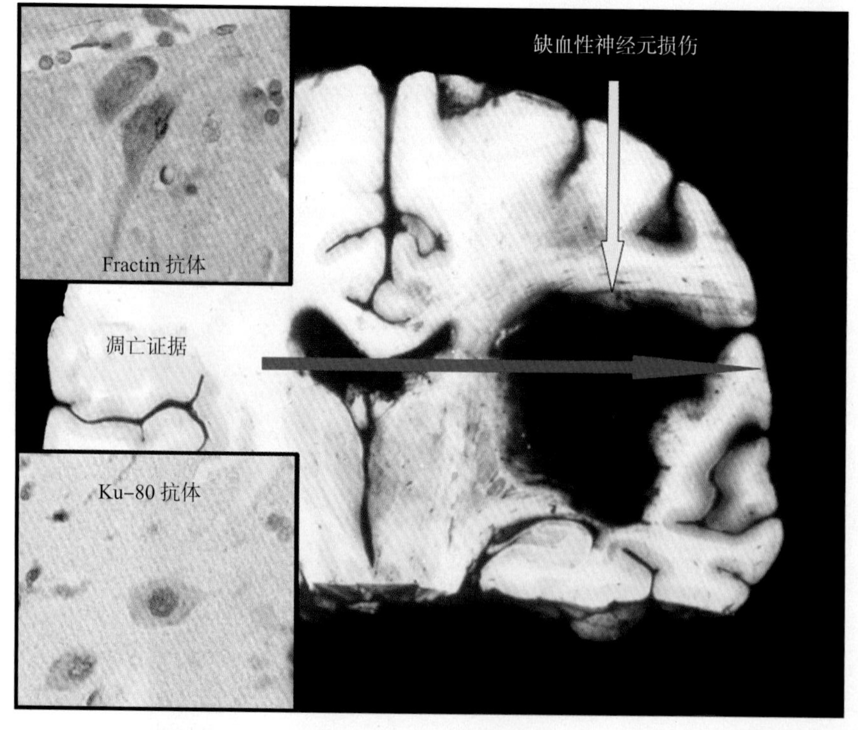

图 28.5　开颅清除颅内积血（ICH）获得细胞凋亡标本的位置。用于显示细胞凋亡的染色剂为 Fractin 和 Ku-80 抗体（M.S. Siddique，personal communication）。

有很重要的推进作用，主要集中在如何缓解血肿周边水肿带内的化学损伤，使得半暗带得到再灌注。

脑脊液循环和吸收障碍导致脑积水

第三脑室或第四脑室内的血凝块堵塞或邻近血肿的压迫，都会造成梗阻性脑积水的产生。一些患者在发病后的数小时或者几天内病情出现恶化，多数是由于脑积水的产生。当血肿发生在颅后窝时，脑室外引流术可以改善患者的意识状况，但是如果脑干受到血肿压迫，单纯脑室外引流可能效果不佳，需要联合血凝块清除术一同治疗。相比之下，幕上脑室系统内出血累及第三脑室和第四脑室，这类疾病采用单侧或者双侧脑室外引流往往具有不错的效果，尽管有时候引流管本身会被血凝块堵塞。目前有两项临床试验（CLEAR IVH 和 CLEAR Ⅲ）正在开展，评价加速脑室内血块溶解的方法，内容是经引流管注射纤维蛋白溶解药物，防止血凝块阻塞导致导管不通（见下文）。此外，避免过度降低平均动脉压是否可以有效地维持脑灌注压，ATACH Ⅱ 和 INTERACT Ⅱ 两项临床试验正在解决这一问题。

脑内再出血

在年轻自发性脑出血患者群体中，大约 10%~18% 的患者存在基础性的血管病变 [12]。而在成年和老年患者中，如果颅内血肿较大，会有 30%~40% 的患者在发病后的 24~48 小时内出现血肿增大 [13]。这两种不同类型的继发性脑出血需要我们高度关注。脑动脉瘤、动静脉畸形和动静脉瘘需要在不同的时间段接受额外治疗。总的来说，动脉瘤最好在急诊血肿清除术的同时给予处理 [14]。动静脉畸形的手术治疗最好选择在初次发病后的 12 周内，因为随着血肿吸收，手术路径的选择会越来越困难。动静脉瘘的治疗则取决于是否能找到大脑静脉反流（CVR）。Borden[15]、Cognard[16]、Djindjian[17] 三种分类都将存在静脉反流归为易出血的高危病例。由于高血压或者淀粉样脑血管变性造成的脑叶内血肿，如果血压控制不好，持续高血压会使得血肿进一步扩大。这也是为什么目前很多学者都积极呼吁在治疗自发性脑出血的时候需要降血压，可能会阻止血肿进一步增大。但目前的争论在于降血压的同时会降低脑灌注压，这个问题在前面的章节也有提到。因此，目前两项正在开展的临床试验未来可能会解答这一问题。关于再次出血和血肿扩大造成的脑损伤，快速纠正凝血功能障碍，或者应用新型的促凝血治疗策略，在整个治疗过程中是非常重要的。例如，在一些早期的临床试验中发现应用重组凝血Ⅶ a 因子对于治疗非常有效。但在最近的一项 FAST 临床试验中却发现其效果不佳 [18]。目前，其他新的促进凝血功能的治疗药物和方法正在不断研发中。

临床表现

脑出血的患者多表现为头痛、意识障碍、类卒中综合征以及突发的晕厥等。随着颅内压的不断增高，这些临床症状都会逐步出现。以卒中症状起病最常见，通常头颅 CT 和 MRI 扫描可以帮助明确诊断。有时候患者颅内压没有明显增高时会出现一些局部症状，约 20% 的患者会有癫痫发作。部分患者发病时血肿较小，但随着血肿逐步增大，颅内压也会不断上升，导致意识障碍加重，出现许多卒中相关的临床表现。有时候仅仅从临床表现上来看，脑出血和缺血性脑卒中往往较难鉴别，比如小脑出血，一开始只有一些局部症状，之后由于梗阻性脑积水的发生，才逐步出现意识障碍。所以，小脑出血临床症状表现较少，一旦送往医院就诊多是因为梗阻性脑积水导致意识评分下降。为了诊断脑出血，头颅 CT 或 MRI 扫描是诊断的主要依据。

影像学表现

对于以卒中表现来就诊的患者，通常头颅 MRI 扫描是首选，CT 扫描适用于以头痛或者颅内压升高症状来就诊的患者。幸运的是，急性期脑出血往往在 CT 和 MRI 检查中很容易识别（表 28.1）。脑出血早期在 CT 上表现为高密度病灶，随着病程发展，高密度病灶会逐渐转变为等密度和低密度灶。所以亚急性期脑出血的 CT 表现往往很难与颅内占位性病变相鉴别（图 28.6）。很多神经外科临床中心在 CT 扫描的同时都会做 CT 血管造影（CTA）和 MR 血管造影（MRA）以排除潜在的血管疾病，比如动脉瘤（图 28.6d）或者动静脉畸形。

表 28.1　脑出血初次发作后不同时间的 MRI 及 CT 表现

发作后时间	临床描述	MRI 显示血块		血红蛋白的状态	血栓的 CT 表现
		T1	T2		
即刻	即刻	等密度	高密度	细胞内氧化血红蛋白	高密度
6 小时	急性期	等密度	低密度	细胞内去氧血红蛋白	高密度
6~48 小时	亚急性早期	高密度	低密度	细胞外去氧血红蛋白	高密度
2 周	亚急性末期	高密度	高密度	细胞外高铁血红蛋白	等密度
3 周以上	慢性	低密度	低密度	含铁血黄素	低密度

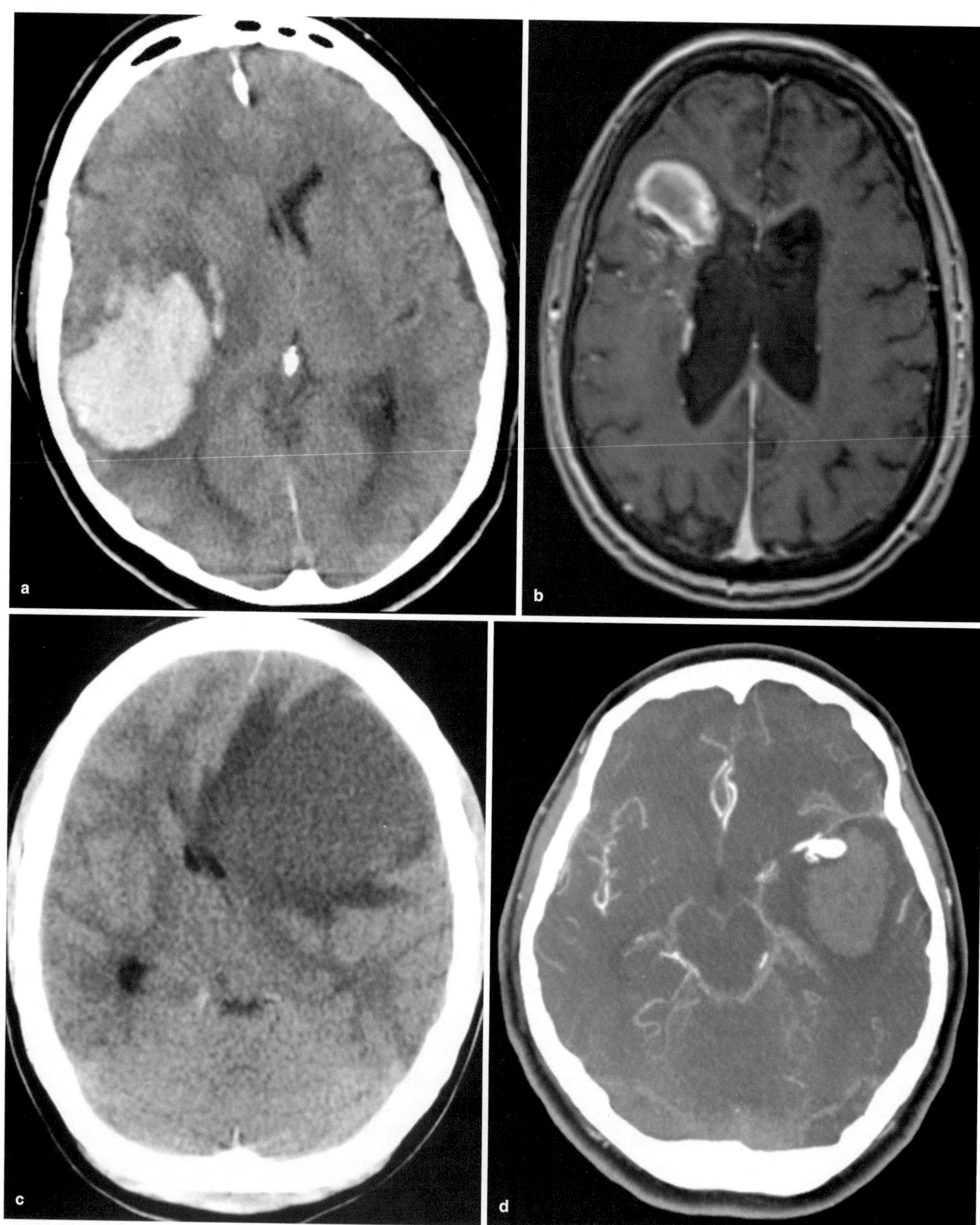

图28.6　a~d. 不同类型颅内出血的CT和MRI扫描。a. 分析CT上急性出血的表现；b. 晚期亚急性出血的MRI影像表现；c. 慢性血肿的CT影像表现；d. CT血管造影显示大脑中动脉破裂动脉瘤。

脑出血的手术治疗

外科治疗脑出血有 3 个目标，首要目标是防止进一步出血，包括血液从血肿壁渗出，或者来源于动脉瘤和动静脉畸形等血管性疾病的出血。开颅手术就能够实现这个目标，但对于深部脑血肿而言，开颅也会造成脑损伤，主要是在到达血肿之前需要切开正常脑组织。一项知名的国际外科治疗脑出血的临床试验（STICH）[19] 认为表浅的血肿手术治疗效果要好于深部血肿。然而，这个结果并非首要结局评估指标，更多的临床试验还在进行中并去说明这个问题。STICH Ⅱ期试验快要接近完成[20]，已经随机入组 572 例患者，届时差不多有 600 例病例会完成 6 个月的随访。在 STICH Ⅱ期试验中，表浅的颅内血肿患者被随机分入手术组和保守治疗组，深部的脑血肿和脑室内出血被排除在此项研究之外。动脉瘤破裂引起的脑出血被认为开颅手术治疗预后较好，但是在随后的外科治疗脑出血的研究中这一情况也被排除在外[14]。

第二个目标是去除脑出血后的占位效应，从而恢复半暗带（如果存在）的神经功能。毫无疑问，任何形式的外科手术都能够实现这个目标。对于表浅的血肿而言，开颅手术肯定是恢复半暗带最理想的手段。对于深部血肿而言，微创、介入的手术方法能够更有效地保护覆盖在表面的大脑皮质，从而更安全地实现去除占位效应的目的。截至今日，一项名为“微侵袭显微外科联合 t-PA 应用清除脑出血”(MISTIE Ⅱ) Ⅱ期临床试验正在开展，已经成功清除了 93 例患者颅内的血凝块，当然这项研究的最终结果尚未公布。此外，一项基于独立患者数据的 meta 分析总结了过往 8 个临床试验研究脑出血外科治疗的治疗结果，共纳入患者 2 186 例，结果显示早期手术（发病后 8 小时内）患者可能有更好的临床获益，特别是血肿量在 20~50 ml、格拉斯哥评分（GCS）9~12 分、年龄在 50~69 岁的患者群体中，手术效果更为明显[22]。对这一批基于独立患者数据的 meta 分析会在图 28.7 中以时间元件图的形式展现。而另一篇汇总了截至

Review: Trials of surgery for intracerebral hemorrhage (Version 02)
Comparison: 05 Time from event
Outcome: 02 Unfavorable outcome

Study or subcategory	Surgery n/N	Conservative n/N	OR (fixed) 95% CI
01< 8 hrs			
Morgenstern (2001)[24]	12/13	11/12	1.09 [0.06, 19.63]
Zuccarello (1999)[25]	4/7	3/4	0.44 [0.03, 6.70]
Chen (1992)[26]	97/123	75/90	0.75 [0.37, 1.51]
Teernstra (2003)[27]	20/23	23/27	1.16 [0.23, 5.81]
Mendelow (2003)[28]	80/87	75/86	1.68 [0.62, 4.55]
Wang (2009)[29]	66/144	95/136	0.37 [0.22, 0.60]
Subtotal (95% CI)	397	355	0.58 [0.41, 0.83]
Total events: 279 (surgery), 282 (Conservative)			
Test for heterogeneity: Chi^2 = 9.17, df = 5 (P = 0.10), I^2 = 45.4%			
Test for overall effect: Z = 3.03 (P = 0.002)			
02 8< 24 hrs			
Morgenstern (2001)[24]	0/1	2/3	0.20 [0.00, 8.82]
Zuccarello (1999)[25]	0/2	4/7	0.16 [0.01, 4.40]
Chen (1992)[26]	69/90	59/80	1.17 [0.58, 2.35]
Teernstra (2003)[27]	3/3	2/2	Not estimable
Mendelow (2003)[28]	134/158	167/197	1.00 [0.56, 1.80]
Wang (2009)[29]	12/30	13/22	0.46 [0.15, 1.42]
Subtotal (95% CI)	284	311	0.90 [0.60, 1.35]
Total events: 218 (surgery), 247 (Conservative)			
Test for heterogeneity: Chi^2 = 3.71, df = 4 (P = 0.45), I^2 = 0%			
Test for overall effect: Z = 0.52 (P = 0.60)			
03 24< 72 hrs			
Chen (1992)[26]	40/50	42/60	1.71 [0.71, 4.16]
Teernstra (2003)[27]	9/9	4/5	6.33 [0.21, 188.16]
Mendelow (2003)[28]	164/223	167/214	0.78 [0.50, 1.21]
Wang (2009)[29]	9/20	12/23	0.75 [0.23, 2.50]
Subtotal (95% CI)	302	302	0.93 [0.64, 1.34]
Total events: 222 (surgery), 225 (Conservative)			
Test for heterogeneity: Chi^2 = 3.77, df = 3 (P = 0.29), I^2 = 20.5%			
Test for overall effect: Z = 0.41 (P = 0.68)			

0.1　0.2　0.5　1　2　5　10
Favors surgery　Favors conservative

图 28.7　来自 8 个试验的患者数据（IPD）meta 分析显示，早期干预（发作 8 小时内）可改善术后结局（转载得到参考文献 22 作者的允许）。

2010 年完成的 14 项大型随机对照前瞻性临床试验结果的 meta 分析在图 28.8 进行了总结。从这些数据中可以清晰地看到在过去的一个世纪，外科治疗确实能够降低脑出血患者的致残率和死亡率。当然，这些 meta 分析的结果很有可能在两项正在进行的临床试验（STICH Ⅱ 和 MISTIE Ⅲ）中得到证实或驳斥。

第三个目标就是治疗由脑室内出血造成或者幕下（小脑）脑出血引起的脑积水。一般小脑出血后 8~12 个小时就会引起脑积水。这个时候神经重症监护非常必要，能够帮助临床医师判断小脑损伤是否由于脑积水造成颅高压所引起，如果是这种情况，脑室外引流的效果很好。相比较而言，单纯脑室内出血会在短时间内引起脑积水，脑室外引流往往会被脑室内的血凝块所阻塞。所以针对这一问题，CLEAR Ⅲ 期临床试验计划随机入组 500 例患者，一部分接受单纯的脑室外引流，一部分附加给予组织型纤溶酶原激活物（t-PA），目前一半患者已经入组。

开颅手术

标准的开颅手术治疗脑出血包括肉眼直视下的血肿清除和颅内止血，这样可以同时实现阻止进一步出血和去除占位效应这两大之前提过的手术目标。尽管显微镜和导航不是必须的，但是两者的应用能够帮助神经外科医师更精准有效地开展手术。现代化不粘双极镊子（Kirwan Aura，Kirwan Surgical Products，Marshfield，MA；Codman Iso-Cool tips，Medline，Mundelein，IL）的应用不仅能够起到电凝止血的作用，而且对于需要电凝的组织不会过度灼烧和粘连。术中 MRI 和 CT 导航或者三维超声导航都能够帮助彻底清除血凝块。术中利用止血材料，比如 Surgicel、Fibrillar、Gellaticel、Floseal（Baxter，Deerfield，IL）能够有效防止再次出血。有时候，术中会碰到一些意想不到的血管畸形、动脉瘤或肿瘤，此时开颅手术的优势就能体现出来，切除的标本能够明确诊断，而且还能够使患者第一时间得到治疗。当然，开颅手术也有一定缺陷，对于深部占位需要损伤正常脑组织才能够达到手术区域，所以目前认为深部脑血肿采用微创技术，比如立体定向下抽吸或者内镜手术，效果可能更好。

微侵袭手术技巧

立体定向或者徒手吸引可以用于各类脑内血肿清除术，而深部血肿肯定是最理想的手术适应证，但难点在于有时候血肿可能清除不彻底，所以 t-PA 辅助治疗下的血肿腔引流被广泛推荐[40]。随着 MISTIE Ⅱ 的成功，正计划开展一项正式的前瞻性随机对照试验（MISTIE Ⅲ）。Auer 等是最早推荐使用内镜治疗脑出血的研究者，在 1989 年就提出这一方法[31]，这一方法是否有效，目前 MISTIE-CT 导航内镜手术临床试验（MISTIE-ICES）正在进行相关结果的验证工作[41]。或许内镜下血肿清除术未来会是最有效果的一种手术

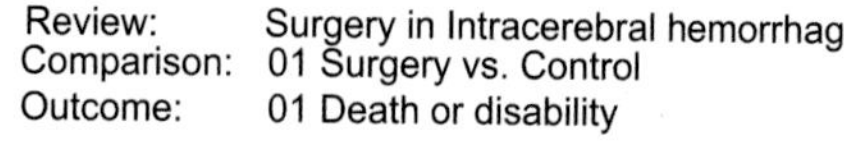

图 28.8　2010 年以前发表的 14 项脑出血手术治疗试验的死亡和伤残情况的 meta 分析。

方式，但现阶段仍需要进一步的临床试验验证。

去骨瓣减压术

有时候，脑出血导致脑组织肿胀明显，硬膜缝合十分困难，神经外科医师往往会做去骨瓣减压术。然而，现在已经很少有医师会在治疗脑出血的时候采用这种方法，文献也很少提及[42]。

小脑出血

小脑出血的手术疗效惊人，所以很多时候相较于幕上脑出血，小脑出血多采用外科手术治疗。但是针对这一现象，目前没有相关临床试验予以验证，结合临床经验，Mathew 等提出了小脑出血的有利治疗方案[43]。

脑干出血

脑干内原发性出血会导致严重的神经功能损伤，主要取决于出血的确切部位。这些出血往往由海绵状血管瘤造成，在血肿清除术的同时可以一并切除病灶，由于出血形成的空间占位效应，反而给了神经外科医师很好的手术通道，进行病灶切除不会造成额外的神经功能损伤，当血肿和海绵状血管瘤接近脑干表面时，这种情况最多见，手术效果令人满意[44]。

结论

通过之前多个随机对照临床试验结果的 meta 分析可以清楚地看到外科手术对于治疗脑出血的有效性，但是仍然没有一项规模足够大的临床试验来确定临床规范的治疗标准。所以，STICH Ⅱ期、MISTIE Ⅲ期和 CLEAR Ⅲ期 3 项临床试验结果非常让人期待，如何规范化处理脑出血的患者也有赖于这 3 项临床研究的结果。当然也有例外，比如由于基础性脑血管病变造成的脑出血和小脑出血后造成的脑积水，这两种疾病的外科治疗非常重要。

参·考·文·献

[1] Bhattathiri PS, Gregson B, Prasad KS, Mendelow AD. STICH Investigators. Intraventricular hemorrhage and hydrocephalus after spontaneous intracerebral hemorrhage: results from the STICH trial. Acta Neurochir Suppl (Wien) 2006;96:65–68

[2] Mendelow AD. Mechanisms of ischemic brain damage with intracerebral hemorrhage. Stroke 1993;24(12, Suppl):I115–I117, discussion I118–I119

[3] Mendelow AD, Bullock R, Teasdale GM, Graham DI, McCulloch J. Intra cranial haemorrhage induced at arterial pressure in the rat. Part 2: Short term changes in local cerebral blood flow measured by autoradiography. Neurol Res 1984;6:189–193

[4] Kingman TA, Mendelow AD, Graham DI, Teasdale GM. Experimental intracerebral mass: description of model, intracranial pressure changes and neuropathology. J Neuropathol Exp Neurol 1988;47:128–137

[5] Siddique MS, Fernandes HM, Wooldridge TD, Fenwick JD, Slomka P, Mendelow AD. Reversible ischemia around intracerebral hemorrhage: a single-photon emission computerized tomography study. J Neurosurg 2002;96:736–741

[6] Zazulia AR, Diringer MN, Videen TO, et al. Hypoperfusion without ischemia surrounding acute intracerebral hemorrhage. J Cereb Blood Flow Metab 2001;21:804–810

[7] Zhang JH, Colohan A. Intracerebral Haemorrhage Research: From Bench to Bedside. Loma Linda, CA: Springer; 2010

[8] Xi G, Reiser G, Keep RF. The role of thrombin and thrombin receptors in ischemic, hemorrhagic and traumatic brain injury: deleterious or protective? J Neurochem 2003;84:3–9

[9] Hua Y, Keep RF, Hoff JT, Xi G. Brain injury after intracerebral hemorrhage: the role of thrombin and iron. Stroke 2007;38(2, Suppl):759–762

[10] Thorp KM, Southern C, Bird IN, Matthews N. Tumour necrosis factor induction of ELAM-1 and ICAM-1 on human umbilical vein endothelial cells—analysis of tumour necrosis factor-receptor interactions. Cytokine 1992;4:313–319

[11] Xi G, Keep RF, Hoff JT. Thrombin and secondary brain damage following intracerebral haemorrhage. In: Carhuapoma JR, Mayer SA, Hanley DF, eds. Intracerebral Haemorrhage. Cambridge, England: Cambridge University Press; 2010:206–216

[12] Zhu XL, Chan MS, Poon WS. Spontaneous intracranial hemorrhage: which patients need diagnostic cerebral angiography? A prospective study of 206 cases and review of the literature. Stroke 1997;28:1406–1409

[13] Broderick JP, Brott TG, Duldner JE, Tomsick T, Leach A. Initial and recurrent bleeding are the major causes of death following subarachnoid hemorrhage. Stroke 1994;25:1342–1347

[14] Heiskanen O, Poranen A, Kuurne T, Valtonen S, Kaste M. Acute surgery for intracerebral haematomas caused by rupture of an intracranial arterial aneurysm. A prospective randomized study. Acta Neurochir (Wien) 1988;90:81–83

[15] Borden JA, Wu JK, Shucart WA. A proposed classification for spinal and cranial dural arteriovenous fistulous malformations and implications for treatment. J Neurosurg 1995;82:166–179

[16] Cognard C, Gobin YP, Pierot L, et al. Cerebral dural arteriovenous fistulas: clinical and angiographic correlation with a revised classification of venous drainage. Radiology 1995;194:671–680

[17] Djindjian R, Cophignon J, Rey Théron J, Merland JJ, Houdart R. Superselective arteriographic embolization by the femoral route in neuroradiology. Study of 50 cases. 3. Embolization in craniocerebral pathology. Neuro-radiology 1973;6:143–152

[18] Steiner T, Vincent C, Morris S, Davis S, Vallejo-Torres L, Christensen MC. Neurosurgical outcomes after intracerebral hemorrhage: results of the Factor Seven for Acute Hemorrhagic Stroke Trial (FAST). J Stroke Cerebrovasc Dis 2011;20:287–294

[19] Mendelow AD, Gregson BA, Fernandes HM, et al. STICH investigators. Early surgery versus initial conservative treatment in patients with spontaneous supratentorial intracerebral haematomas in the International Surgical Trial in Intracerebral Haemorrhage (STICH): a randomised trial. Lancet 2005;365:387–397

[20] Mendelow AD. STICH II Trial. http://research ncl ac uk/stich. 2012. Accessed May 13, 2012

[21] Mould WA, Carhuapoma JR, Muschelli J, et al. MISTIE Investigators. Minimally invasive surgery plus recombinant tissue-type plasminogen activator for intracerebral hemorrhage evacuation decreases perihematomal edema. Stroke 2013;44:627–634

[22] Gregson BA, Broderick JP, Auer LM, et al. Individual patient data subgroup meta-analysis of surgery for spontaneous supratentorial intracerebral hemorrhage. Stroke 2012;43:1496–1504
[23] Hanley DF. CLEAR-III intraventricular thrombolysis clinical trial. http://braininjuryoutcomes com/bios/clear-about. 2012. Accessed May 14, 2012
[24] Morganstern LB, Demchuk AM, Kim DH, Frankowski RF, Grotta JC. Rebleeding leads to poor outcome in ultra-early craniotomy for intracerebral hemorrhage. Neurology 2001;56(10):1294–1299
[25] Zuccarello M, Brott T, Derex L, et al. Early surgical treatment for supratentorial intracerebral hemorrhage: a randomized feasibility study. Stroke 1999;30(9):1833–1839
[26] Chen X, Yang H, Cheng Z. The comparative study of the total medical and surgical treatment of hypertensive intracerebral haemorrhage. Acta Acad Med Shanghai 1992;19:234–240
[27] Teernstra OP, Evers SM, Lodder J, Leffers P, Franke CL, Blaauw G. Stereotactic treatment of intracerebral hematoma by means of a plasminogen activator: a multicenter randomized controlled trial (SICHPA). Stroke 2003;34(4):968–974
[28] Mendelow AD, Teasdale GM, Barer D, Fernandes HM, Murray GD, Gregaon BA. Outcome assignment in the International Surgical Trial of Intracerebral Haemorrhage. Acta Neurochir (Wien) 2003;145(8):679–681
[29] Wang WZ, Jiang B, Liu HM, et al. Minimally invasive craniopuncture therapy vs. conservative treatment for spontaneous intracerebral hemorrhage: results from a randomized clinical trial in China. Int J Stroke 2009; 4(1):11–16
[30] McKissock W, Richardson A, Taylor J. Primary intracerebral haemorrhage: a controlled trial of surgical and conservative treatment in 180 unselected cases. Lancet 1961;278:221–226
[31] Auer LM, Deinsberger W, Niederkorn K, et al. Endoscopic surgery versus medical treatment for spontaneous intracerebral hematoma: a randomized study. J Neurosurg 1989;70:530–535
[32] Juvela S, Heiskenen O, Poranen A, et al. The treatment of spontaneous intracerebral hemorrhage. A prospective randomized trial of surgical and conservative treatment. J Neurosurg 1989;70(5):755–758
[33] Batjer HH, Reisch JS, Allen BC, Plaizier LJ, Su CJ. Failure of surgery to improve outcome in hypertensive putaminal hemorrhage. A prospective randomized trial. Arch Neurol 1990;47(10):1103–1106
[34] Morgenstern LB, Frankowski RF, Shedden P, Pasteur W, Grotta C. Surgical treatment for intracerebral hemorrhage (STICH): a single-center, randomized clinical trial. Neurology 1998;51(5):1359–1363
[35] Cheng X-C, Wu J-S, Zhou X-P. The randomized multicentric prospective controlled trial in the standardized treatment of hypertensive intracerebral hematomas: the comparison of surgical therapeutic outcomes with conservative therapy. Chin J Clin Neurosci 2001;9(4):365–368.
[36] Hosseini H, Leguerinel C, Hariz M, et al. Stereotactic aspiration of deep intracerebral hematomas under computed tomographic control: a multicentric prospective randomised trial. 12th European Stroke Conference 2003, Valencia, Spain:57.
[37] Hattori N, Katayama Y, Maya Y, Gatherer A. Impact of stereotactic hematoma evacuation on activities of daily living during thechronic period following spontaneous putaminal hemorrhage: a randomized study. J Neurosurg 2004;101(3):417–420
[38] Mendelow Ad, Gregson BA, Fernandes HM. Early surgery versus initial conservative treatment in patients with spontaneous supratentorial intracerebral haematomas in the International Surgical Trial in Intracerebral Haemorrhage (STICH): a randomised trial. Lancet 2005;365(9457):387–397
[39] Pantazis G, Tsitsopoulos P, Mihas C, Katsiva Vstavrianos V, Zymaris S. Early surgical treatment vs conservative management for spontaneous supratentorial intracerebral hematomas: a prospective randomized study. Surg Neurol 2006;66(5):492–501.
[40] Naff NJ, Hanley DF, Keyl PM, et al. Intraventricular thrombolysis speeds blood clot resolution: results of a pilot, prospective, randomized, doubleblind, controlled trial. Neurosurgery 2004;54(3):577–583
[41] Vespa P, Martin NA, Hanley DF. MISTIE-ICES trial. http://braininjuryoutcomes com/studies/mistie. 2012. Accessed May 14, 2012
[42] Mitchell P, Gregson BA, Vindlacheruvu RR, Mendelow AD. Surgical options in ICH including decompressive craniectomy. J Neurol Sci 2007;261:89–98
[43] Mathew P, Teasdale G, Bannan A, Oluoch-Olunya D. Neurosurgical management of cerebellar haematoma and infarct. J Neurol Neurosurg Psychiatry 1995;59:287–292
[44] Samii M, Eghbal R, Carvalho GA, Matthies C. Surgical management of brainstem cavernomas. J Neurosurg 2001;95:825–832

第29章

颅内静脉窦及脑静脉血栓形成的药物和血管内治疗

Nohra Chalouhi, Stavropoula I. Tjoumakaris, L. Fernando Gonzalez, Aaron S. Dumont, Robert Rosenwasser, and Pascal M. Jabbour

颅内静脉窦及脑静脉血栓形成（CSVT）是一种少见但却有潜在致命危险的疾病，年发病率为3/1 000 000人，在全部脑卒中里比例不足1%[1]。儿童的发病率比成人高，年发病率6.7/1 000 000人[2]。CSVT较常见于年轻患者（平均年龄39岁），男女比例为1 : 3[3]。CSVT的临床和影像学表现多种多样，故诊断通常延迟近1周[3]。抗凝治疗是主要治疗手段。对于重度和难治病例，可行血管内化学性和机械性溶栓介入治疗，使受累静脉窦再通。

相关解剖

对血管内介入和神经血管外科医师而言，对于颅内静脉系统的认识是至关重要的。颅内静脉系统通常解剖结构较为固定，偶尔大小、位置和小静脉连接会有少许变异。颅内静脉和静脉窦的通畅性对于颅内循环中充分的流出是十分必要的。尽管颅内存在一些吻合血管网络，但颅内主要静脉梗阻会导致充血、出血、钩回疝甚至出现死亡等严重后果。

硬脑膜窦是在两层硬脑膜之间的内皮组成的静脉通道，是颅内静脉系统的末端，最终流入颈内静脉。主要静脉窦有上矢状窦、下矢状窦、直窦、横窦、岩上窦、乙状窦、岩下窦、海绵窦、小脑天幕窦、枕窦、蝶顶窦和蝶基底窦[4]。

上矢状窦前端从盲孔向上后端达窦汇，通过皮质桥静脉接受来自幕上皮质（额叶、顶叶和枕叶）的大部分血流，也是CSVT最常累及的静脉窦（占62%）[3]。

直窦起自胼胝体后方、Galen静脉和下矢状窦交界处，向后经大脑镰和小脑幕交界处，引流至横窦。Galen静脉发自大脑内静脉和Rosenthal基底静脉。大脑深部静脉的大部分血流汇聚至Galen静脉。这些静脉引流侧脑室、第三脑室、基底节、内囊、丘脑、下丘脑、中脑和松果体区域。累及直窦和深部静脉系统的CSVT分别占18%和10.9%[3]。

横窦发自窦汇，在枕骨的小沟中、小脑幕之间向两侧延伸。在与岩上窦的交汇处，横窦的小脑幕被膜消失，移行为乙状窦。通常右侧横窦较为发达，接受来自上矢状窦的大部分引流（如大脑浅表引流），而相对较小的左侧横窦主要接受直窦的引流（如大脑深部引流）。这种引流特点解释了左侧和右侧横窦血栓形成的差异。45%患有CSVT的患者存在横窦血栓。乙状窦引流横窦，穿过枕乳突裂后接受岩下窦形成颈内静脉。几乎12%的CSVT患者有颈内静脉受累[3]。

海绵窦是主要的多房隔静脉窦，分居蝶骨大翼两侧。通过眼下静脉和眼上静脉连接颅内外循环。海绵窦也与基底窦、岩下窦、岩上窦、蝶顶窦、翼颚窝的翼状静脉丛相交通，并通过海绵间窦与对侧海绵窦相交通。海绵窦内有颈内动脉，第Ⅲ、Ⅳ、Ⅴ（V1、V2）和Ⅵ对脑神经。海绵窦血栓形成仅占所有CSVT患者的1.3%[3]。

除了引流额叶、顶叶、颞叶和枕叶的小静脉，皮质静脉系统还包括从额顶叶皮质走行至上矢状窦的Trolard解剖静脉和从颞叶走行至乙状窦的Labbé静脉。Labbé静脉是颞叶的主要引流血管，所以Labbé静脉血栓形成可导致失语和偏瘫。大约17%的CSVT患者有皮质静脉血栓[3]。

病理生理学和危险因素

CSVT常由Virchow三联征即高凝状态、血液淤滞、血管内皮损伤引起。在高凝状态下，血管内皮损伤激活凝血级联系统而导致血栓形成。颅内静脉阻塞使静脉压升高，血液淤滞在静脉室中，造成血脑屏障破坏，继而产生血管源性水肿 [5]。局部血流的减少也会改变 Na^+/K^+-ATP 酶泵功能，引起细胞性水肿 [6]。除了这些因素外，脑脊液通过蛛网膜颗粒进入静脉系统的吸收异常，加速了颅内压升高。

常见诱因包括遗传和获得性的血栓形成倾向、妊娠和产褥期、感染、药物、手术和外伤 [7]。颅内静脉和硬脑膜窦血栓形成国际研究（ISCVT）是一项纳入了 624 例 CSVT 患者的大规模多中心前瞻性临床研究，结果显示 44% 的患者有不止一种诱因 [3]。因此，寻找危险因素对于患者尤其是有血栓形成倾向的患者而言，是非常重要的，有时当有显而易见的原因时也要再寻找。Heller 等 [8] 在儿科患者中开展研究后强调指出这类疾病是由多因素引起的，对大部分患者而言，CSVT 是血栓前的危险因素和潜在的临床疾病共同作用的结果。

CSVT 患者中有血栓前疾病的占 21%~34%[3, 9]。被认为与 CSVT 相关的血栓形成危险因素包括蛋白 C、蛋白 S 和抗凝血酶Ⅲ缺乏 [10]，凝血因子Ⅴ基因 Leiden 突变 [11]，抗磷脂和抗心磷脂抗体 [10] 和凝血酶 G20210A 突变 [12]。研究同时也发现了 CSVT 与高同型半胱氨酸血症的强烈相关性。在一项大的病例对照研究中，在 CSVT 组患者中 27%（33/121）的患者检测出血浆中高浓度的同型半胱氨酸 [13, 14]，而对照组仅有 8%（20/242），危险度 *OR* 为 4.2[14]。

妇女在妊娠期间患包括 CSVT 在内的静脉血栓性疾病风险升高 [15]。尤其在晚期妊娠和产褥期风险最高 [16]。口服避孕药是 CSVT 的高危因素，一个纳入了 16 项研究的荟萃分析显示其相对危险度为 15.9[17]。事实上，几乎所有患 CSVT 的女性患者（近 96%）都在使用口服避孕药。

大约有 12% 的 CSVT 患者伴有中枢神经系统感染或是耳部、鼻窦、口腔、面部、颈部感染。头颈部感染在儿童患者中尤其常见，几乎占到 40%[18]。与 CSVT 相关的其他较少见因素包括恶性肿瘤、血液系统疾病、缺铁性贫血、血管炎和其他炎症性全身性疾病、头部外伤、腰椎穿刺、颅脑肿瘤、动静脉畸形、甲状腺疾病、手术和脱水 [19]。另有部分患者（ISCVT 研究中占 12.5%）未发现潜在基础疾病 [3]。

临床表现

由于变异较多且缺乏特征性的临床表现，CSVT 的诊断不易做出。常见的症状和体征包括头痛、局灶性的神经功能缺失、癫痫、视盘水肿和意识改变。头痛是最常见的症状，出现在约 90% 的患者中，提示有颅高压存在。头痛通常表现为全脑弥散性痛，并在几天内逐渐加重，但也有雷劈样和偏头痛样头痛的描述。视盘水肿常在缓慢进展的 CSVT 中常见，而不出现在急性起病的患者中。对于有头痛、视盘水肿或复视（第Ⅵ对脑神经麻痹）症状的患者，应该考虑 CSVT 诊断。部分患者尤其是横窦血栓的患者，可只表现为头痛而没有视盘水肿或神经功能缺损症状，诊断难度很大。年轻和存在诱因（包括口服避孕药）是诊断这类患者的重要线索。静脉梗死或出血导致的局灶性神经功能缺损同样也很常见，并且发生率超过 70% [3]。运动功能缺损（偏瘫、单肢瘫、下肢瘫）最常见，而失语和感觉功能缺损相对少见。失语发生在 19% 的患者中，通常出现在左侧横窦血栓患者。上矢状窦血栓形成造成的双侧皮质损伤导致双侧的功能障碍（下肢瘫）虽然少见，但却是 CSVT 的特征性表现。

癫痫出现在 40% 左右的 CSVT 患者中，这有助于 CSVT 和动脉性卒中的鉴别，在动脉性卒中中，癫痫的发生率仅有 5%[20]。典型表现为癫痫局灶和自限性发作，但大发作和癫痫持续状态也不少见。

在海绵窦血栓形成患者中，眼眶充血是最为突出的症状，如眼球突出、球结膜水肿、复视和眼眶疼痛。在上矢状窦血栓患者中，癫痫和双侧神经功能缺损是常见症状。在横窦血栓形成患者中，可表现为耳和乳突感染、颅内压升高和失语（出现在左侧横窦血栓）。当深静脉系统（直窦及其分支）阻塞时，会继而出现双侧丘脑和基底节损伤，引起双侧运动功能缺损、行为症状、精神状态异常甚至昏迷。皮质静脉阻塞常常导致癫痫、运动或感觉功能缺损。

围手术期评估

年轻患者以新出现的头痛或卒中样症状起病而无心血管危险因素时，应考虑是否有颅内静脉窦和静脉血栓形成的可能。若合并有妊娠、产褥期、口服避孕药和血栓形成倾向家族史等诱因时应更加怀疑 CSVT。由于 CSVT 缺乏特异性临床症状和体征，影像学检查对于做出诊断而言是必需的。头颅 CT 扫描通常是评估有新发神经症状的患者的首选影像学检查（图 29.1）。CT 平扫帮助不大，70% 的患者会出现假阴性 [21]。CSVT 在 CT 上的典型表现是受累的静脉窦或

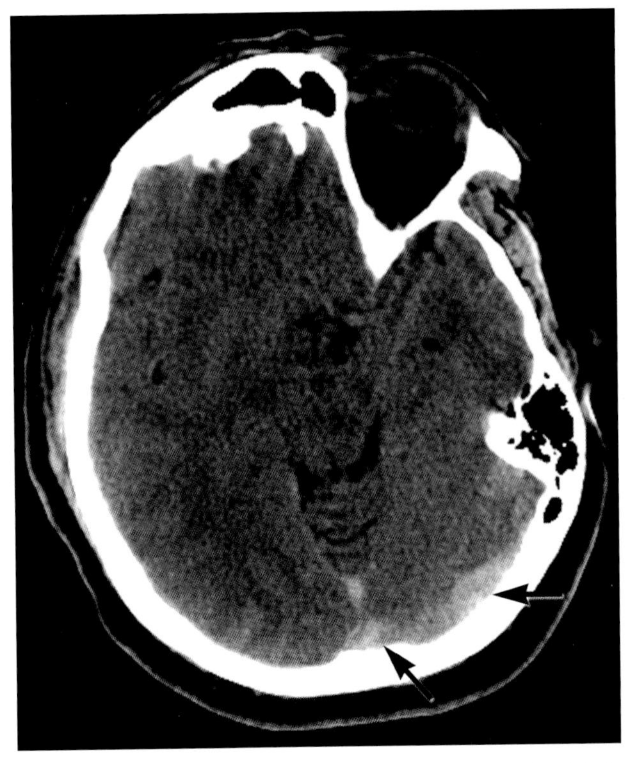

图 29.1　头颅 CT 提示上矢状窦和横窦内的高密度影（箭头）。

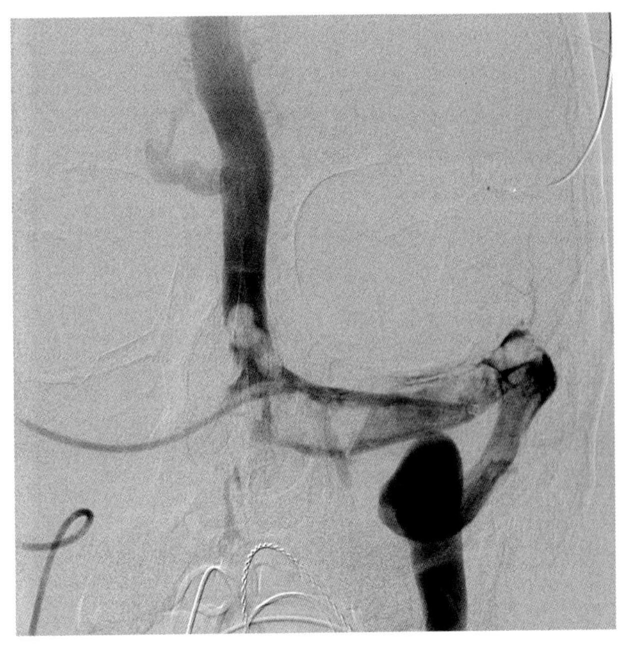

图 29.2　超选注射血管造影静脉相的前后位提示上矢状窦、横窦和乙状窦内有血栓形成。

静脉充盈着高密度影。CT 也同样可见“高密度三角征”（上矢状窦后部高密度影）或是“细绳征”（形成血栓的皮质静脉呈高密度影）。在注入造影剂后，CT 上呈现出静脉或静脉窦中的充盈缺损；窦汇区充盈缺损称为“空 δ 征”。CT 可以显示是否存在脑水肿、静脉阻塞、出血。多中心、伴出血、不局限于动脉供血区或紧邻静脉窦的阻塞高度提示 CSVT。

磁共振成像（MRI）结合磁共振静脉造影（MRV）在诊断 CSVT 上敏感度很高，是首选的影像学检查手段。MRI 上最典型的表现是可见高信号的静脉或静脉窦。发病初期，栓塞的静脉窦在 T1 加权上表现为等信号，T2 加权上为低信号 [22]。发病 5 天后，受累静脉窦在 T1 和 T2 加权图像上表现为高信号。MRI 上静脉窦有异常信号，且 MRV 上血流消失可以诊断为 CSVT。仅仅有 MRV 的表现，并不能很好地鉴别静脉窦血栓形成和静脉窦发育不全（左侧横窦），因此需要结合 MRI 来判断。梯度回波 T2 加权图像结合 MRI 尤其对于血栓形成的急性期或是孤立的皮质静脉阻塞的诊断更有价值 [19]。栓塞的静脉窦通常在梯度回波 T2 加权上表现为低信号。CT 静脉造影（CTV）在诊断 CSVT 上与 MRV 相比有相似的敏感度和特异性 [23]。碘造影剂过敏和毒性反应、放射性暴露、骨伪影干扰静脉窦增强后的显示是这项技术的潜在缺点。应进行 MRV 或 CTV 检查以明确诊断及确定 CSVT 的范围，并且在症状持续或进展的患者、怀疑血栓扩展时，应再次检查。

由于 MRV 和 CTV 等无创性影像学检查具有高敏感度和特异性，全脑血管造影极少用于 CSVT 的诊断（图 29.2）。但当 MRV 和 CTV 诊断不明确、没有检查条件，或是准备进行血管介入治疗时，可选择全脑血管造影。其典型表现包括栓塞静脉窦或静脉里有充盈缺损、静脉淤血、静脉血流逆流和静脉循环延迟显影。

除了常规血液检查之外，对于确诊 CSVT 的患者而言，均应该全面筛查血栓形成倾向（蛋白 C、蛋白 S 和抗凝血酶缺乏，抗磷脂综合征，凝血酶 G20210A 突变和凝血因子Ⅴ Leiden 突变）和血栓形成状态的危险因素 [19]。尽管存在一些局限性，但 D- 二聚体水平测定有助于排除 CVST。该检查的敏感度为 97.1%，特异性为 91.2%，阴性预测值高达 99.6%，阳性预测值为 55.7%[24]。但应引起重视的是，在有慢性症状及仅表现为头痛或局限性静脉窦血栓形成的患者中该检查的假阴性率较高，因而在用于此类患者中可靠性受限。此外，对于临床上高度怀疑 CSVT 的患者，阴性的检验结果不能取代影像学检查。只有当怀疑感染引起的CSVT时，才进行脑脊液（CSF）检查。可能会发现脑脊液压力增高、蛋白和细胞计数升高，但CSF检查较缺乏特异性。

多种治疗方案的讨论

2011年，美国心脏协会和美国卒中协会公布了CSVT管理的循证医学指南[19]。包括美国神经外科医师协会（AANS）和神经外科学会（CNS）在内的多个知名组织均公开支持该指南。

药物治疗

抗凝治疗

使用肝素进行系统性抗凝是治疗CSVT的主要手段。抗凝治疗目的是达到阻塞静脉窦再通、防止血栓扩大及预防肺栓塞。无论是否存在颅内出血（ICH），CSVT患者均应使用抗凝治疗，以使活化部分凝血活酶时间（APTT）达到基线2~3倍的目标[19]，可皮下注射体重调整后的低分子肝素（LMWH），或剂量调整的普通肝素（UH）。2项小型临床试验和多项观察性研究报道了抗凝治疗的安全性和有效性[25, 26]。这2项试验的meta分析（包括79例患者）比较了抗凝治疗同安慰剂的作用，结果显示抗凝治疗组可降低13%的死亡或残疾的绝对风险，降低54%的相对风险（但无统计学意义）[25]。此外，抗凝治疗后并没有出现新发的ICH，提示抗凝治疗并不会增加ICH的风险。CSVT患者使用肝素后的ICH率为0~5.4%[19]。

相比UH而言，LMWH更加安全有效。ISCVT研究者近期对比了接受LMWH治疗的119例患者和接受UH治疗的302例患者[27]。比较6个月后生活独立率，LMWH是UH的2倍［危险度（OR）为2.4；95%可信区间（CI）为1.0~5.7］。这些表现符合van Dongen等[28]做的meta分析的结论，该分析纳入了22项研究、共8 867例患静脉血栓的患者，分析结果表明LMWH较UH有效性更佳，并且严重出血和总死亡率显著减少。

关于用口服抗凝剂治疗CSVT的最佳疗程目前仍缺乏有效数据。口服抗凝剂治疗的目标是防止CSVT的复发，避免出现其他颅外静脉血栓形成。在ISCVT研究中，CSVT复发率为2.2%（624例患者中有14例复发），其他部位血栓形成率（四肢或盆腔血栓形成、肺栓塞、脑卒中、短暂脑缺血发作及急性肢体缺血）为3%（624例患者中有19例）[3]。约有40%的患者发生血栓事件时在服用抗凝药物。血栓形成的总复发率为4.1/100人年。在另一项包含了145例CSVT患者的大规模研究中，停用抗凝剂之后颅内和颅外静脉血栓形成的复发率分别为3%和7%，而总的复发率为2.03/100人年[29]。男性和重度血栓形成倾向被认为是静脉血栓形成复发的危险因素。与此类似，颅外静脉血栓形成的患者中，对于有一过性危险因素的患者，建议连续服用维生素K拮抗剂3~6个月；对于特发性CSVT患者建议连续服用6~12个月；对于有重度血栓形成倾向或静脉血栓复发的患者建议终身服药［国际标准化比值（INR）的目标值维持于2~3］[19]。

癫痫治疗

癫痫在CSVT患者中十分常见，发生于40%的患者中。局灶性运动/感觉缺失、皮质静脉血栓形成、ICH、阻塞和局部水肿被认为是早期癫痫的潜在诱因[30, 31]。对于有癫痫发作的CSVT患者，无论是否有实质病变表现，均建议早期服用抗癫痫药物预防癫痫再发[19]。对于入院时无癫痫发作病史的患者，发生癫痫的风险非常低，预防性抗癫痫治疗不是必须的[19]。

抗生素、阿司匹林和类固醇

若怀疑细菌感染导致CSVT，应该使用抗生素，适当引流脓液。CSVT的治疗中不应使用阿司匹林。CSVT急性期使用类固醇并无益处，相反可能有害。ISCVT研究人员比较使用和不使用类固醇治疗的CSVT患者的临床预后，发现使用类固醇并没有帮助。并且，没有实质病变的患者使用类固醇治疗后较未使用者预后更差（OR=4.2；P=0.008）[32]。

颅高压的治疗

在CSVT患者中颅高压很常见，引起头痛、视盘水肿和第Ⅲ和Ⅳ对脑神经麻痹。颅高压患者应该使用乙酰唑胺，同时密切监测防止进行性视力下降。对于可能有视力损害的患者，可以做腰穿放足量脑脊液以降至正常压力。但是，这需要暂时停用抗凝剂，可能有血栓扩散的风险。使用乙酰唑胺和反复腰椎穿刺后如果视力继续恶化，则需考虑行视神经减压和分流手术。

介入治疗

CSVT系统化抗凝治疗的诸多限制使得人们对介入治疗产生很大的兴趣。尽管使用抗凝治疗和有效的药物治疗，仍有大约15%的CSVT患者预后很差[3]。单用系统化抗凝治疗很少能使广泛或播散的血栓溶解，很多患者合并顽固性颅高压，且在肝素治疗期间持续加重。单用抗凝治疗的血管再通率并不理想，多达30%的患者在随访时影像学提示未再通[33]。化学溶栓和机械溶栓目前的结果非常有前景，并越来越多地被应用于 CSVT 的治疗中。这些治疗手段使阻塞静脉窦能更好更快地再通，有时颅高压和神经缺损症状可以极大缓解，能挽救危重患者的生命[34]。然而，目前仍缺乏来自随机对照试验的数据，临床上应用的经验仅来自于个案报道和小规模的病例研究[35–37]。因此，血管内介入治疗被应用于已使用足量抗凝治疗但病情仍持续恶化的重症患者[19]。

化学溶栓是通过局部注射尿激酶或组织型纤维酶原激活剂（t–PA）而完成（图 29.3）。之所以更倾向使用 t–PA，是因为其具有凝结特异性，且其可以使血流复通时间较尿激酶短，而尿激酶已在医疗市场上消失。无论使用何种试剂，化学溶栓在治疗 CSVT 方面均展现出较好的结果。Frey 等[36]用化学溶栓联合静脉肝素治疗患有 CSVT 的 12 例临床上残疾、未溶解或症状加重的患者。6 例患者实现了完全再通，3 例患者部分再通。共 9 例患者达到临床上的改善。另有 2 例患者因出血导致病情恶化，其中一例进行了血肿清除手术。另一项关于 CSVT 化学溶栓的研究中，Kim 和 Suh[38]用 t–PA 直接注射治疗 9 例患者，所有患者均达到成功的血管再通（平均再通时间为 20 小时）和症状改善。该研究未有加重的或新出现的颅内出血报道。一项包含经过局部溶栓治疗后的 169 例患者的系统综述提示对于 CSVT 重症患者而言溶栓治疗有可能会有获益，如昏迷患者或是深静脉系统血栓形成[39]。我们同时发现 17% 的患者出现颅内出血，5% 出现临床症状恶化，而 21% 的患者出现颅外出血，2% 的患者需要输血。总之，尽管有发生出血等并发症的风险，化学溶栓对于治疗 CSVT 仍是有效且相对安全，在重症或病情恶化的患者中是可行的方案。

机械溶栓联合或不联合同步化学溶栓，最近被用于 CSVT 的治疗[37, 40]。机械取栓为快速地使栓塞的静脉窦再通而不需使用 t–PA 注射提供了可能，尤其对于已存在颅内出血的患者极有帮助。事实上，使用机械取栓并发颅内出血的概率似乎较溶栓要低。Soleau 等[41]报道了 31 例 CSVT 患者用不同方法治疗，发现化学溶栓组的患者 37.5% 出现出血并发症，而机械取栓组的出血率为 25%。根据他们的经验，我们推荐单用系统化抗凝治疗或联合机械取栓治疗 CSVT 患者。诸多器材包括冠脉血管成形球囊、AngioJet 仪器（Medrad Inc.，Warrendale，PA），Merci 仪器（Concentric Medical，Mountain View，CA）和最新的 Penumbra 系统（Penumbra Inc.，Alameda，CA）被用于 CSVT 的治疗。不论器材的型号，机械取栓有产生静脉破裂继发硬膜下血肿、肺栓塞的风险，在卵圆孔未闭患者中理论上可能出现动脉缺血性卒中。

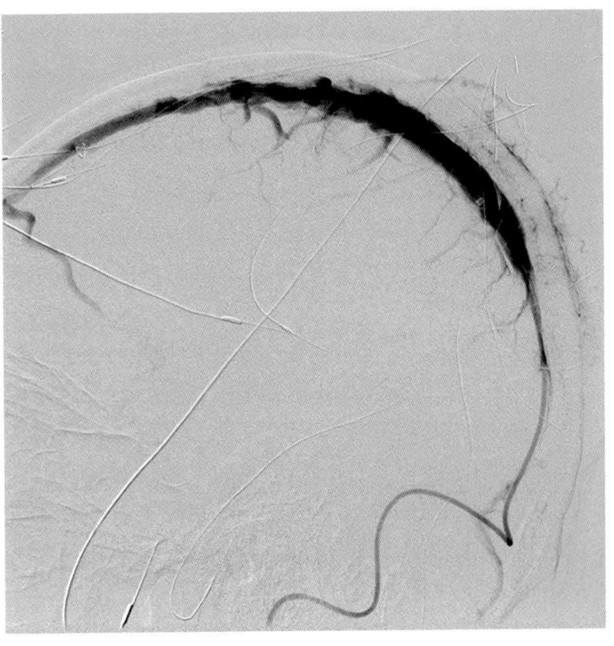

图 29.3 血管造影静脉相侧位图：使用微导管进入上矢状窦超选注射 t-PA 24 小时后。

冠脉血管成形球囊或顺应性球囊（HyperForm，HyperGlide，ev3 Endovascular，Plymouth，MN）可以在溶栓前用于部分取栓，从而将溶栓的剂量用到最低，将出血风险降至最低[42]。这项技术的不足之处在于在颅内静脉内实行冠脉血管成形球囊技术难以定位，且存在静脉窦破裂或夹层剥脱的风险。

诸多病例研究报道了 Angiojet Rheolytic 取瘤栓系统的安全性和有效性，它是为 CSVT 患者设计的一种外周血管和冠脉取栓设备[40, 43]。AngioJet 使用高速逆向盐水喷射器形成了一个负压区域，达到了强力真空效果从而将栓子吸进导管，并将其分块排出体外。最近的一项 CSVT 的综述指出，使用流变溶栓治疗的全部 32 例患者，有 82% 的患者被证实预后良好，仅 12% 的患者出现治疗相关并发症，如股动脉假性动脉瘤、颅后窝血肿和贫血[40]。最近，Dashti 等[43]报道了 13 例患者使用 AngioJet 取栓联合系统化抗凝治疗作为 CSVT 的一线治疗方案。所有阻塞的静脉窦都再通成功，并在之后随访影像学上保持通畅。该治疗方法目前发现唯一的并发症是颅内静脉的无症状破裂。在 9 例跟踪随访的患者中，7 例临床预后极佳，另 2 例死亡。我们认为机械性取栓可作为 CSVT 的一线治疗手段，并可迅速改善患者的神经症状。但是，仍需要来自随机对照试验的高质量证据来佐证这项技术作为所有 CSVT 患者常规一线治疗。由于 AngioJet 导管的尺寸和硬度使得其在进入颅内循环后难以定位，且可能有补液过量的潜在风险，这些是这项技术开展的受限之处。

Merci 设备成功地用于一例 CSVT 患者 [44]。当释放时，该设备盘绕成线圈形状以套住栓子。它主要用来机械性打碎血凝块，实现静脉窦部分再通，以减少进入静脉窦的溶栓药物的使用剂量。与 AngioJet 相比，该设备更易定位，但有损伤静脉窦内皮和小梁的风险。

Penumbra 系统是一种新型取栓装置，专门用来取出大的血栓，尤其适合 CSVT 患者。这种装置同时运用了血凝块分离（通过分离器）和吸引（通过吸引器）以移除血栓。Penumbra 系统在治疗 CSVT 方面有良好前景，但目前仅有个例报道和小规模的病例分析 [37, 45]。Choulakian 和 Alexander[37] 用 Penumbra 系统而未使用同步化学溶栓，成功治疗了 4 例 CSVT 患者。全部 4 例患者均实现了静脉窦再通和神经功能改善，且未发生手术相关并发症，未出现新发 / 加重 ICH。

目前仍需要进行随机对照试验来更好地明确化学和机械性溶栓在治疗 CSVT 中的作用。同时，这些技术应该是有选择性地谨慎使用。

外科手术

外科治疗对于治疗 CSVT 作用有限。对于因 ICH、颞叶钩回疝或较大静脉性阻塞导致顽固性颅高压的患者可考虑行去骨瓣减压术 [19]。

血管内介入技术

血管内治疗在全身麻醉下实行，需要持续静脉肝素化以将活化凝血时间维持在 200~300 秒，并需要包括诱发体感电位、脑干听觉诱发电位和脑电图等持续电生理监测。首先，在股动脉置入 5F 鞘管，再将 5F 导引导管放至颈总动脉处。做双侧颈总动脉造影以明确有无血栓，观察静脉像上血栓的位置和范围。再将 6F 导引导管由股静脉进入后选择性地放入颈内静脉。微导管经微导丝放入阻塞的静脉窦。栓子可以通过导丝和导管进行机械操作，以让溶栓药物更好地作用于血栓，减少溶栓药物的使用剂量。将初始负荷量的 t-PA 作用于血栓全长。接着用微导管在血栓嘴部按 1~2 mg/h 滴速持续灌注 t-PA。在灌注治疗期间，必要时可复查静脉窦静脉造影以实时监测治疗效果。由于治疗时间可能较长（24 小时以上），治疗过程中应不断评估患者的神经功能和生命体征。

机械取栓可比化学溶栓更快更有效地使静脉窦再通。机械取栓通畅需联合化学溶栓。如上文所述，全套设备包括冠脉球囊或顺应性球囊、AngioJet 仪器、Merci 仪器和 Penumbra 系统。神经外科医师联合使用这些设备以达到最佳的静脉窦再通。球囊进入阻塞静脉窦，扩张打开然后收缩。可能需要进行多次尝试直到部分静脉再通。AngioJet 设备在 CSVT 机械取栓中目前使用的最多。6F 的 KSAW 穿梭鞘管（Cook Medical，Bloomington，IN）置入颅内静脉系统，尽可能地放在受累静脉窦的远端。接着经微导丝置入 4F 或 5F 的 AngioJet 导管，在 KSAW 帮助下放入阻塞静脉窦。激活 AngioJet 设备开始流变取栓，缓慢地从阻塞静脉窦取出。

Penumbra 和 Merci 设备专用于脑血管，可轻松地在颅内静脉窦内导航定位。必要时用这两种设备取栓后需行球囊成形术。

患者预后

不同于动脉性卒中，CSVT 预后相对较好，随访发现 80% 的患者可痊愈 [3]。一项系统综述显示，该病的死亡率和抚养比例分别为 9.4% 和 9.7%[3]。ISCVT 研究提示，预示着长期预后不良的因素有年龄＞37 岁、男性、昏迷、心理障碍、入院时 CT 提示 ICH、深静脉血栓、中枢神经系统感染和癌症 [3]。与之相对的是，格拉斯哥评分≥ 14~15 分和单纯颅高压综合征则预示着预后较好 [46]。CSVT 患者早期死亡（30 天内）的最常见原因是因 ICH、弥漫性脑水肿或多发实质病变引起的小脑天幕疝 [47]。其他可能致死原因包括癫痫持续状态、肺栓塞和基础疾病。30 天死亡的危险因素有昏迷、深静脉血栓形成、ICH 和颅后窝病变 [47]。CSVT 患者患病后 50% 可有轻微神经精神症状（抑郁、焦虑）和轻度认知缺损症状。

阻塞静脉窦 / 静脉的再通率为 85%，且再通一般出现在溶栓治疗后前 3 个月。3 个月之后再通极少见。尽管静脉再通与预后无关，但仍推荐所有患者在 3~6 个月后复查 CTV 或 MRV 来评估阻塞静脉窦 / 静脉的再通情况 [19]。CSVT 较少复发，复发率仅为 2.2%[3]。后期并发症包括头痛（50%）、迟发性癫痫（11%）、视盘水肿和视神经萎缩引起的视力下降（2%）和硬脑膜或软脑膜动静脉瘘（1%）。

结论

综上所述，CSVT 是一种长期临床预后良好且复发率低的少见疾病。临床表现可以非常轻微，因此临床上对高度怀疑患者的诊断需引起重视。必须经 MRI 和 MRV（或 CTA）检查明确后才能做出诊断。系统化抗凝治疗是其主要治疗方法。对于重症患者及症状加重或足量药物治疗无效的患者，可选择血管内介入治疗，包括机械取栓或化学溶栓。

参·考·文·献

[1] Bousser MG, Ferro JM. Cerebral venous thrombosis: an update. Lancet Neurol 2007;6:162–170

[2] deVeber G, Andrew M, Adams C, et al. Canadian Pediatric Ischemic Stroke Study Group. Cerebral sinovenous thrombosis in children. N Engl J Med 2001;345:417–423

[3] Ferro JM, Canhão P, Stam J, Bousser MG, Barinagarrementeria F. ISCVT Investigators. Prognosis of cerebral vein and dural sinus thrombosis: results of the International Study on Cerebral Vein and Dural Sinus Thrombosis (ISCVT). Stroke 2004;35:664–670

[4] Rhoton AL Jr. The cerebral veins. Neurosurgery 2002;51(4, Suppl):S159–S205

[5] Stam J. Thrombosis of the cerebral veins and sinuses. N Engl J Med 2005;352:1791–1798

[6] Gotoh M, Ohmoto T, Kuyama H. Experimental study of venous circulatory disturbance by dural sinus occlusion. Acta Neurochir (Wien) 1993;124:120–126

[7] Filippidis A, Kapsalaki E, Patramani G, Fountas KN. Cerebral venous sinus thrombosis: review of the demographics, pathophysiology, current diagnosis, and treatment. Neurosurg Focus 2009;27:E3

[8] Heller C, Heinecke A, Junker R, et al. Childhood Stroke Study Group. Cerebral venous thrombosis in children: a multifactorial origin. Circulation 2003;108:1362–1367

[9] de Freitas GR, Bogousslavsky J. Risk factors of cerebral vein and sinus thrombosis. Front Neurol Neurosci 2008;23:23–54

[10] Martinelli I, Sacchi E, Landi G, Taioli E, Duca F, Mannucci PM. High risk of cerebral-vein thrombosis in carriers of a prothrombin-gene mutation and in users of oral contraceptives. N Engl J Med 1998;338:1793–1797

[11] Dentali F, Crowther M, Ageno W. Thrombophilic abnormalities, oral contraceptives, and risk of cerebral vein thrombosis: a meta-analysis. Blood 2006;107:2766–2773

[12] Reuner KH, Ruf A, Grau A, et al. Prothrombin gene G20210—>A transition is a risk factor for cerebral venous thrombosis. Stroke 1998;29:1765–1769

[13] Cantu C, Alonso E, Jara A, et al. Hyperhomocysteinemia, low folate and vitamin B12 concentrations, and methylene tetrahydrofolate reductase mutation in cerebral venous thrombosis. Stroke 2004;35:1790–1794

[14] Martinelli I, Battaglioli T, Pedotti P, Cattaneo M, Mannucci PM. Hyper-homocysteinemia in cerebral vein thrombosis. Blood 2003;102:1363–1366

[15] James AH, Bushnell CD, Jamison MG, Myers ER. Incidence and risk factors for stroke in pregnancy and the puerperium. Obstet Gynecol 2005;106:509–516

[16] Cantú C, Barinagarrementeria F. Cerebral venous thrombosis associated with pregnancy and puerperium. Review of 67 cases. Stroke 1993;24:1880–1884

[17] Gillum LA, Mamidipudi SK, Johnston SC. Ischemic stroke risk with oral contraceptives: A meta-analysis. JAMA 2000;284:72–78

[18] Boncoraglio G, Carriero MR, Chiapparini L, et al. Hyperhomocysteinemia and other thrombophilic risk factors in 26 patients with cerebral venous thrombosis. Eur J Neurol 2004;11:405–409

[19] Saposnik G, Barinagarrementeria F, Brown RD Jr, et al. American Heart Association Stroke Council and the Council on Epidemiology and Prevention. Diagnosis and management of cerebral venous thrombosis: a statement for healthcare professionals from the American Heart Association/American Stroke Association. Stroke 2011;42:1158–1192

[20] Brott T, Bogousslavsky J. Treatment of acute ischemic stroke. N Engl J Med 2000;343:710–722

[21] Leach JL, Fortuna RB, Jones BV, Gaskill-Shipley MF. Imaging of cerebral venous thrombosis: current techniques, spectrum of findings, and diagnostic pitfalls. Radiographics 2006;26(Suppl 1):S19–S41, discussion S42–S43

[22] Boukobza M, Crassard I, Bousser MG, Chabriat H. MR imaging features of isolated cortical vein thrombosis: diagnosis and follow-up. AJNR Am J Neuroradiol 2009;30:344–348

[23] Majoie CB, van Straten M, Venema HW, den Heeten GJ. Multisection CT venography of the dural sinuses and cerebral veins by using matched mask bone elimination. AJNR Am J Neuroradiol 2004;25:787–791

[24] Kosinski CM, Mull M, Schwarz M, et al. Do normal D-dimer levels reliably exclude cerebral sinus thrombosis? Stroke 2004;35:2820–2825

[25] Coutinho J, de Bruijn SF, Deveber G, Stam J. Anticoagulation for cerebral venous sinus thrombosis. Cochrane Database Syst Rev 2011;8:CD002005

[26] Einhäupl KM, Villringer A, Meister W, et al. Heparin treatment in sinus venous thrombosis. Lancet 1991;338:597–600

[27] Coutinho JM, Ferro JM, Canhão P, Barinagarrementeria F, Bousser MG, Stam J. ISCVT Investigators. Unfractionated or low-molecular weight heparin for the treatment of cerebral venous thrombosis. Stroke 2010;41:2575–2580

[28] van Dongen CJ, van den Belt AG, Prins MH, Lensing AW. Fixed dose subcutaneous low molecular weight heparins versus adjusted dose unfractionated heparin for venous thromboembolism. Cochrane Database Syst Rev 2004;4:CD001100

[29] Martinelli I, Bucciarelli P, Passamonti SM, Battaglioli T, Previtali E, Mannucci PM. Long-term evaluation of the risk of recurrence after cerebral sinus-venous thrombosis. Circulation 2010;121:2740–2746

[30] Ferro JM, Correia M, Rosas MJ, Pinto AN, Neves G. Cerebral Venous Thrombosis Portuguese Collaborative Study Group[Venoport]. Seizures in cerebral vein and dural sinus thrombosis. Cerebrovasc Dis 2003;15:78–83

[31] Masuhr F, Busch M, Amberger N, et al. Risk and predictors of early epileptic seizures in acute cerebral venous and sinus thrombosis. Eur J Neurol 2006;13:852–856

[32] Canhão P, Cortesão A, Cabral M, et al. ISCVT Investigators. Are steroids useful to treat cerebral venous thrombosis? Stroke 2008;39:105–110

[33] Stolz E, Trittmacher S, Rahimi A, et al. Influence of recanalization on outcome in dural sinus thrombosis: a prospective study. Stroke 2004;35:544–547

[34] Wasay M, Bakshi R, Bobustuc G, et al. Cerebral venous thrombosis: analysis of a multicenter cohort from the United States. J Stroke Cerebrovasc Dis 2008;17:49–54

[35] Nimjee SM, Powers CJ, Kolls BJ, Smith T, Britz GW, Zomorodi AR. Endovascular treatment of venous sinus thrombosis: a case report and review of the literature. J Neurointerv Surg 2011;3:30–33

[36] Frey JL, Muro GJ, McDougall CG, Dean BL, Jahnke HK. Cerebral venous thrombosis: combined intrathrombus rtPA and intravenous heparin. Stroke 1999;30:489–494

[37] Choulakian A, Alexander MJ. Mechanical thrombectomy with

the penumbra system for treatment of venous sinus thrombosis. J Neurointerv Surg 2010;2:153–156

[38] Kim SY, Suh JH. Direct endovascular thrombolytic therapy for dural sinus thrombosis: infusion of alteplase. AJNR Am J Neuroradiol 1997;18:639–645

[39] Canhão P, Falcão F, Ferro JM. Thrombolytics for cerebral sinus thrombosis: a systematic review. Cerebrovasc Dis 2003;15:159–166

[40] Gala N, Agarwal N, Barrese J, Gandhi CD, Prestigiacomo CJ. Current endovascular treatment options of dural venous sinus thrombosis: a review of the literature. J Neurointerv Surg 2013;5:28–34

[41] Soleau SW, Schmidt R, Stevens S, Osborn A, MacDonald JD. Extensive experience with dural sinus thrombosis. Neurosurgery 2003;52:534–544, discussion 542–544

[42] Stam J, Majoie CB, van Delden OM, van Lienden KP, Reekers JA. Endovascular thrombectomy and thrombolysis for severe cerebral sinus thrombosis: a prospective study. Stroke 2008;39:1487–1490

[43] Dashti SR, Hu YC, Yao T, et al. Mechanical thrombectomy as first-line treatment for venous sinus thrombosis: technical considerations and preliminary results using the AngioJet device. J Neurointerv Surg 2013;5:49–53

[44] Newman CB, Pakbaz RS, Nguyen AD, Kerber CW. Endovascular treatment of extensive cerebral sinus thrombosis. J Neurosurg 2009;110:442–445

[45] Kulcsár Z, Marosfoi M, Berentei Z, Szikora I. Continuous thrombolysis and repeated thrombectomy with the Penumbra System in a child with hemorrhagic sinus thrombosis: technical note. Acta Neurochir (Wien) 2010;152:911–916

[46] Ferro JM, Lopes MG, Rosas MJ, Ferro MA, Fontes J. Cerebral Venous Thrombosis Portugese Collaborative Study Group. Long-term prognosis of cerebral vein and dural sinus thrombosis. results of the VENOPORT study. Cerebrovasc Dis 2002;13:272–278

[47] Canhão P, Ferro JM, Lindgren AG, Bousser MG, Stam J, Barinagarrementeria F. ISCVT Investigators. Causes and predictors of death in cerebral venous thrombosis. Stroke 2005;36:1720–1725

第30章

脊髓梗死

Michael J. Wang, William P. Cheshire, and James F. Howard, Jr.

急性脊髓缺血是一种具有高死亡率和高致残率的潜在致命的疾病。幸运的是，脊髓梗死发生的概率远低于脑梗死。尽管脊髓缺血的发病率不详，但医学界普遍认为发病率相对较低，在 20 世纪 80 年代的某医疗中心，该病占该院神经血管病住院患者的 1.2%[1]。根据美国全部卒中发病率约为每年 800 000 例来推算，每年约出现 9 600 例脊髓梗死[2]。该疾病主要发生在成人，但是儿童在某些情况下也会出现脊髓梗死[3]。

Spiller 在 1909 年第一次报道了一例脊髓前动脉综合征的病例，该患者有脊髓前动脉血栓形成，随后尸检证实在脊髓前部有梗死灶[4]。脊髓梗死的典型临床表现包括急性下肢轻瘫或四肢轻瘫，由受损脊髓平面决定。尽管神经影像学有助于确诊并排除其他疾病，临床诊断常常还是根据病史、临床症状和体征而做出。

解剖

脊髓血供主要源自颈部从椎动脉发出的 3 条血管：1 条脊髓前动脉和 1 对脊髓后动脉。脊髓前动脉供应脊髓的前 2/3 部分，在延髓水平发自椎动脉最腹侧，从枕大孔沿脊髓前部中央的前正中沟下行至脊髓圆锥（图 30.1）。尽管脊髓前动脉的血流通常在其全程都是连续的[4]，但脊髓前动脉的直径在其全程变化很大，

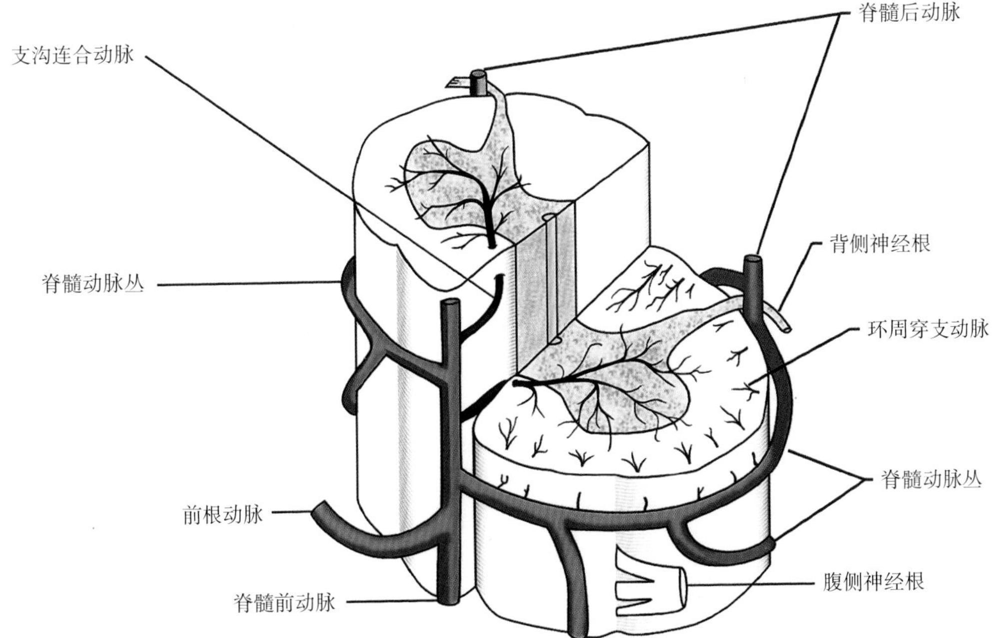

图 30.1　脊髓的外部动脉供血。不同平面的根动脉汇合形成不连续的脊髓前动脉。通过脊髓动脉丛与 2 条脊髓后动脉相吻合。脊髓前动脉在头侧发自椎动脉的分支，在尾侧发自 Adamkiewicz 根髓大动脉（引自 Cheshire WP，Santos CC，Massey EW，Howard JF Jr. Spinal cord infarction: etiology and outcome. Neurology 1996；47:321–330，经 Lippincott Williams & Wilkins 允许）。

在脊髓胸段最细而在腰骶段最粗[5]。

在其走行过程中，脊髓前动脉在不同部位接受了6~9支根动脉的滋养。这些小动脉经椎间孔进入脊髓椎管内，对发出的神经根供血。脊髓胸段尤其依赖根动脉的供血，因此可能更易发生缺血性损伤。但是胸段分水岭区的概念目前已被质疑，因为脊髓胸段动脉血供相对减少这一特点是与其代谢需要量较少相一致的[6]。胸段主要的根动脉，大根髓动脉（又名Adamkiewicz动脉），提供了下胸段、腰段和脊髓圆锥的主要血供（图30.2）。这条动脉通常发自左侧肋间隙，75%的人位于T9~T12之间，15%位于T5~T8之间，10%位于L1~L2之间[7]。另一支根动脉常位于T7附近。

脊髓后动脉发自椎动脉或小脑后下动脉，沿脊髓后外侧沟下行（图30.3）。与脊髓前动脉相似，脊髓后动脉也受到10~20支根动脉的滋养[8]。根动脉互相之间形成很多吻合，与椎旁及后外侧血管丛紧密联系。脊髓背侧柱和后角是脊髓后动脉供应的区域。

脊髓前动脉和后动脉形成了脊髓动脉丛，在脊髓表面紧密交织在一起。这些血管间吻合发出圆周动脉向脊髓的外表面供血。脊髓前动脉的穿支为左右沟连合动脉，对脊髓深部结构供血[6]。

需要注意的是，大约T4~T8的中胸段脊髓为相对乏血管区，正好位于腰椎供血和椎动脉供血区域之间。这一区域血管间吻合较少，所以较脊髓其他部位灌注减低[9, 10]。因此，在进行胸段手术或可能导致主动脉压下降的其他疾病时，这一区域最易出现梗死。

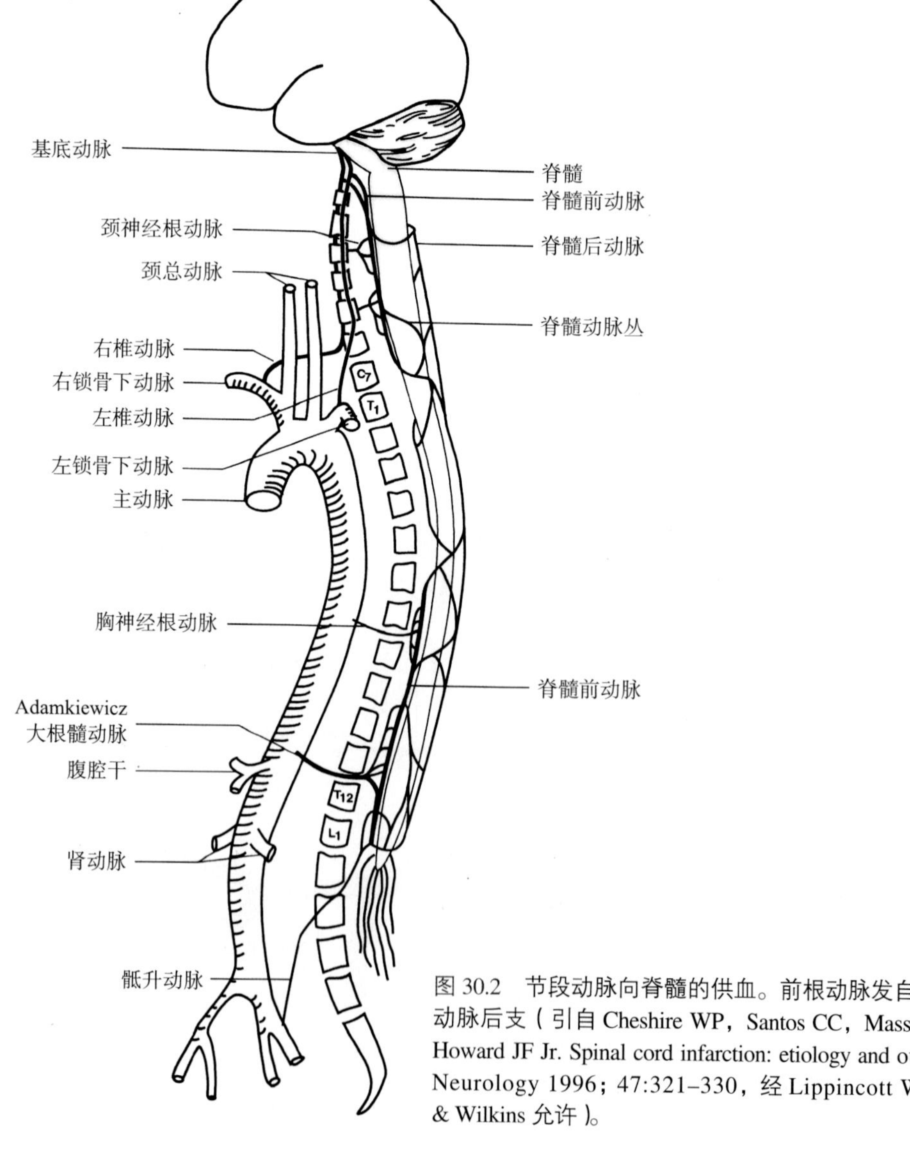

图30.2　节段动脉向脊髓的供血。前根动脉发自腰肋间动脉后支（引自Cheshire WP，Santos CC，Massey EW，Howard JF Jr. Spinal cord infarction: etiology and outcome. Neurology 1996；47:321–330，经Lippincott Williams & Wilkins允许）。

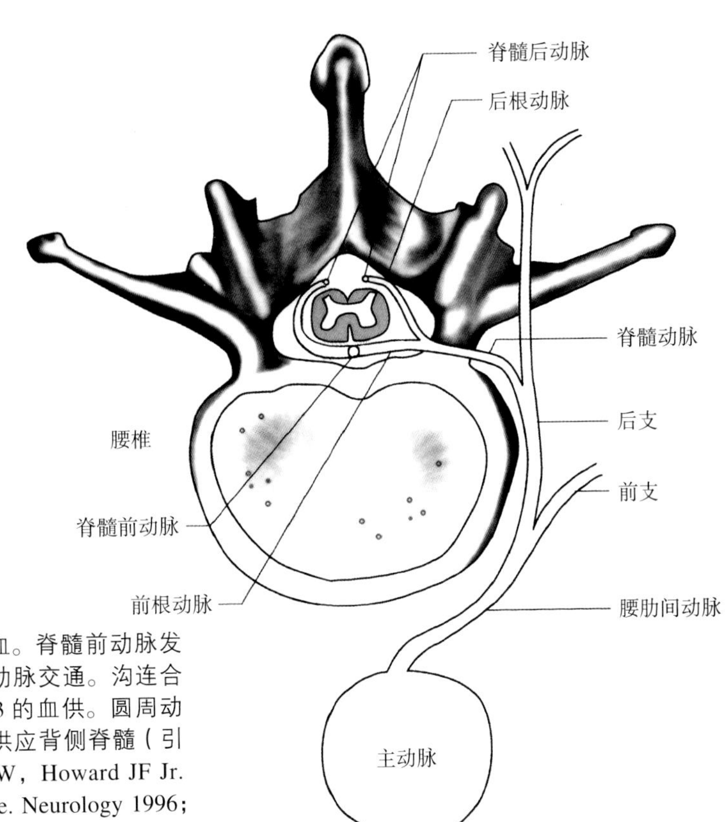

图 30.3　脊髓斜切面提示内部动脉的供血。脊髓前动脉发自前根动脉，通过脊髓动脉丛与脊髓后动脉交通。沟连合动脉从脊髓前动脉发出，供应脊髓前 2/3 的血供。圆周动脉发出穿支供应脊髓表面。脊髓后动脉供应背侧脊髓（引自 Cheshire WP，Santos CC，Massey EW，Howard JF Jr. Spinal cord infarction: etiology and outcome. Neurology 1996; 47:321–330，经 Lippincott Williams & Wilkins 允许）。

在出现这些情况的时候，维持充足的脊髓灌注压对于避免该区域缺血损伤是极为重要的[11]。脊髓的静脉回流依靠两条主要的脊髓静脉，脊髓后正中静脉和前正中静脉，并与环绕脊髓周围的静脉网广泛连接。这两条静脉回流至一系列的根静脉。前根静脉和后根静脉回流至硬膜外静脉丛（又名 Batson 静脉丛）。该静脉丛回流至胸部、腹部和肋间静脉，最终流向奇静脉和盆底静脉系统[12]。需要注意的是，脊髓的静脉回流并没有静脉瓣，所以腹内压增高可导致携带转移性肿瘤细胞或感染性物质的血液逆流至硬膜外腔，使盆腔或腹部肿瘤或感染性病变通过血源性途径传播到脊髓。

病理生理学

许多不同的疾病过程都可能造成脊髓梗死。其中最常见的导致脊髓梗死的原因是主动脉的病变或手术。尤其是涉及胸降主动脉和胸腹主动脉的手术有很大的发生脊髓缺血的风险，在主动脉动脉瘤开放性修补手术中脊髓缺血的发生率高达 32%[13]。血管内介入修补胸主动脉手术中，发生脊髓梗死的风险相对较低，但无论开放手术还是血管内介入修补均会出现脊髓缺血[14]。当合并术中低血压或在肾动脉近端的主动脉处夹闭时间延长时，脊髓缺血的手术风险更大。手术结扎下胸段或腰段血管进一步增加缺血风险[15]。从主动脉瓣延伸到主动脉分叉部的急性降主动脉夹层可引起脊髓动脉闭塞，导致脊髓梗死[16]。

系统性低血压（如继发于心肺停搏、出血等）是脊髓缺血的主要因素。一项针对已知有心搏骤停或阵发性系统性低血压导致的脑缺血缺氧损伤患者的尸检研究显示，45% 的患者同时伴有脊髓损伤，最常见于脊髓腰骶段[17]。推测腰骶段的代谢需求高且存在大量神经元，以此可以解释为何脊髓下段最易受到全身缺血后低血压的影响[17]。

血栓栓塞疾病是脊髓梗死的另一血管性诱因。来自心房黏液瘤、人工心脏瓣膜、瓣膜赘生物或如冠状动脉造影等有创操作所引起的心源性栓子是脊髓梗死的常见发病原因[18]。纤维软骨栓子是脊髓梗死的少见诱因。纤维软骨栓子来源于突出的椎间盘，但椎间盘碎片如何进入血管的机制尚不清楚。在发病前，患者可有轻度头颈外伤。推测轴向负荷过高引起突出的椎间盘内压力升高，将半流体髓核注入脊椎神经丛和动脉通道内，导致脊髓梗死。大多数栓塞病例发生在颈髓，有时延伸至下延髓或上胸段脊髓[19]。

除了血管因素之外，脊髓疾病（如腰椎强直、脊髓压缩性骨折、脊髓前移和颈椎椎间盘突出）和可能诱发动脉夹层的被动运动（如背部过伸、手臂移动、Valsalva 活动和行走启动时）产生的机械性压力可能导致脊髓动脉闭塞，也是引起急性脊髓梗死较少见的原因[20]。在同一节段的机械性脊髓疾病显示出了尤其强的相关性，因为其可增加局部根动脉发生闭塞或外伤性损伤的风险。脊髓椎间盘脱垂或突出可导致急性血管受压，根动脉常常受累，脊髓前动脉或腰动脉也有可能受累。

脊髓短暂缺血发作的典型表现为暂时的无痛性下肢轻瘫或四肢轻瘫，持续几分钟到数小时，没有意识障碍或颅内定位性症状。局部动脉粥样硬化疾病可导致脊髓的间歇性跛行，表现为活动后短暂的脊髓病症状[20, 21]。脊髓间歇性跛行症状最常见于椎孔狭窄患者做颈部或腰部过伸动作时，由于椎间孔变窄导致流经的脊髓根动脉受累。

许多脊髓梗死的患者并没有找到明确的病因。通常这些患者有动脉粥样硬化的危险因素，而动脉血栓性疾病被认为是脊髓梗死的诱因之一。其他原发血栓和血管疾病也会引起脊髓缺血[6]。系统性炎症性疾病如克罗恩病、结节性多动脉炎和巨细胞动脉炎等导致的血管炎也可引起缺血性脊髓病。高凝状态和镰状细胞贫血可见于某些脊髓梗死患者。血管痉挛药物如可卡因或鞘内注射本应是硬膜外注射的化学刺激性药物，也可诱发血栓形成和脊髓梗死。梅毒性动脉炎曾经是脊髓前动脉缺血的常见原因，而至今细菌感染仍是导致截瘫的血管源性因素之一。脊髓静脉梗死很罕见，可表现为出血或缺血。潜水员中的减压病性脊髓病由积聚在脊髓静脉中的氮气气泡导致，脊髓内可表现为局灶性出血[22, 23]。

临床表现

脊髓缺血的病程在时间发展和症状的严重程度上都各不相同。脊髓梗死所致的功能影响可从轻微乏力到下肢截瘫或四肢瘫。大多数患者先出现感觉异常的症状，再出现运动乏力。从刚开始发病到出现乏力的时间可从数分钟到 24 小时不等[24]。很多患者发病时最常见的症状是在病变平面的急性背部疼痛，在其他神经缺损症状表现出来时疼痛消失。

大多数脊髓梗死出现在脊髓的下胸段和腰段。最常见的临床表现为脊髓前动脉综合征，梗死出现在脊髓的前 2/3 部分。患脊髓前动脉梗死的患者典型表现为突发的病变平面以下的肢体无力和脊髓丘脑束传导的痛温觉消失。其他常见症状包括躯干下部和下肢的烧灼感、疼痛感、压紧感和刺痛感。振动觉和本体感觉缺失在该综合征中较少见。脊髓梗死的急性期可见下肢软瘫和反射消失，但该症状随着病程的进展数周后可转为强直痉挛和反射亢进[25]。

急性脊髓动脉梗死时可有明显的自主神经功能障碍。这些自主神经功能缺失的症状包括排便或排尿障碍、麻痹性肠梗阻、性功能障碍和直立性或持续性低血压。病变平面以下的血管收缩和汗腺分泌的神经支配异常可导致体温调节功能受损。急性期常见尿潴留，而不自主排尿排便也可见于缺血发作时。膀胱过度活动症在慢性期常见。脊髓 T5 以上平面病变的患者可表现为自主神经反射异常，因为在此平面上的中间外侧细胞柱内交感神经元被去抑制，从而当受到诸如膀胱膨胀等轻微有害刺激的情况下可产生放大的交感神经亢进反应[26]。此外，如果病变位于 C3~C5 水平的脊髓，膈神经的神经支配会受到阻断，导致呼吸功能受损。

脊髓后动脉梗死十分少见，可由弥漫性动脉硬化导致的脊髓后动脉血流不畅或侧支循环灌注不足引起。由于脊髓背柱受累，脊髓后动脉梗死常伴随损伤平面以下的本体感觉和震动觉缺失、损伤平面短暂的全部感觉缺失和后角受累导致的反射消失[8]。脊髓后动脉梗死可有运动无力，但通常程度较轻且短暂。

对于怀疑脊髓缺血的患者，全面的神经系统检查是十分重要的，因为实际的临床表现并不总是同教科书描述的完全一致，而一些患者的早期症状可能非常轻微。最常见的体检发现（尤其是脊髓前动脉梗死患者）是双下肢软瘫和病变平面以下的伸肌腱反射减弱或消失。肌力和反射正常则提示更可能是脊髓后动脉供血区缺血。感觉检查可发现脊髓丘脑束传导的痛温觉减退，急性期可伴随本体感觉减退。单纯的本体感觉缺失十分罕见。失张力性膀胱导致的急性尿潴留较常见，但由于感觉缺失可能不易被患者自己发现。在脊髓梗死急性期，直肠张力常常减弱。

诊断性试验

尽管脊髓梗死可根据临床表现做出诊断，但脊髓梗死的临床症状体征在开始阶段可多种多样，且没有特异性。突然起病的脊髓病变可能有其他一些原因，需要在鉴别诊断时注意。最重要的是，首先需排除由血肿、脓肿、硬脊膜外或硬脊膜下腔肿瘤引起的脊髓受压，因为这些疾病都有急诊手术的指征，需要通过外科手术减压或行急诊放射治疗。横贯性脊髓炎和急性多神经病（如吉兰－巴雷综合征）的不典型临床表现也可能与脊髓梗死相混淆。由于与急性脊髓病类似症状的疾病鉴别诊断较多，还需进行其他诊断性检查。

大多数患者需要紧急做磁共振检查（MRI），用以初步排除引起压迫性脊髓损伤的其他疾病。MRI 也能够提供脊髓梗死的明确依据和病因学信息。90% 以上脊髓梗死患者 MRI 的 T2 加权像上有高信号的改变，尽管这对提示病因并无特异性 [27]。但仅仅依靠 MRI 仍然很难鉴别脊髓梗死和其他急性非压迫性脊髓病。此外，现有 MRI 技术的一个主要弊端是标准的 MRI 敏感度偏低，尤其是在症状出现后的头几个小时 [28]。弥散加权影像是诊断急性脑缺血最敏感的方法，有望成为评估脊髓缺血的一项重要技术 [29]。但是，这种方法能否有效地获取足够的图像受到很多技术层面的限制，譬如运动伪影和磁敏感性伪影。近期，磁共振线性扫描弥散影像（弥散加权影像的一种变异方式，对磁敏感性效应和运动伪影相对不敏感）的出现为急性期脊髓梗死提供了更加可靠的诊断方法 [30, 31]。

在 MRI 引入之前，脊髓 CT 是评估怀疑有脊髓梗死的患者首选的影像学检查方法。CT 目前仍被用于影像学评估外伤、骨性异常、脊髓出血和怀疑椎间盘突出的患者 [32]。但是，当怀疑有脊髓梗死时仍首选 MRI 检查，因为 MRI 对发现脑和脊髓实质病变的敏感性较 CT 高。当由于患者存在 MRI 的禁忌——如装有心脏起搏器时，也可选择做 CT 脊髓造影检查。脊髓梗死的 CT 脊髓造影通常是正常的，但是病变平面的充盈缺损可能提示由于脊髓髓内肿胀导致的脊髓增粗 [33]。

脊髓血管造影是在脊髓血管疾病的评估中另一种有用的检查方法。临床上最常用于怀疑有脊髓血管异常的患者，如动静脉畸形 [34]。脊髓血管造影也可用于明确受累血管有无闭塞或狭窄，尽管有一项病例研究提示该方法检查血管异常的敏感度为 55%[24]。既往曾有些针对脊髓血管造影安全性的争议，但近来的文献报道显示脊髓血管造影造成神经系统或全身的并发症风险非常低 [35]。而磁共振血管成像和 CT 血管成像的应用相对还不成熟。

一些罕见的外伤合并脊髓梗死的患者中，应当拍脊髓 X 线片以排除任何可能出现的骨折，其可因脊髓疼痛或脊髓损伤而与脊髓梗死相混淆。但是，一项包含了 8 例诊断为外伤性梗死患者的研究并未发现脊髓 X 线片上有骨性异常。此外，其中 7 例患者做了 CT 脊髓造影并发现全部正常 [36]。

如果怀疑有感染性或炎症性因素引起的脊髓病时，需进行腰椎穿刺检查。脊髓梗死可导致脑脊液（CSF）中蛋白升高，但一般不伴有细胞数增多。检测 CSF 中免疫球蛋白 G 水平和寡克隆带可能对鉴别脱髓鞘疾病和血管因素引起的急性脊髓病有一定帮助。

治疗

至今为止，尚没有专门用于脊髓梗死的治疗方案。过去人们研究了急性期脊髓梗死的其他治疗方法，特别是在胸主动脉和腹主动脉动脉瘤修补的病例中。这些治疗方法包括远端主动脉灌注、控制性低温、肋间动脉再植术以及为防止脊髓缺血而采用的药物治疗 [37]。尽管这些技术降低了围手术期和术后脊髓梗死的发生率，但脊髓缺血发生的风险依然很高 [38]。

对于经过主动脉手术或胸部的血管内主动脉修补后有脊髓缺血的患者，特别的治疗方法包括使用血管升压药提高血压和腰大池引流以降低脊髓椎管内压力，这两种方法结合可能对减轻神经功能缺损的程度起一定作用 [13]。术前被认为存在脊髓缺血高危因素的患者（如既往腹主动脉瘤修补史、既往主动脉夹层、主动脉支架过长，T6~L2 后肋间动脉或双侧髂内动脉闭塞），术中应行神经电生理监测。该监测（如脑电图和体感或运动诱发电位）能发现手术中脑或脊髓缺血损伤的依据，从而采取紧急干预措施来逆转或限制神经功能损伤的程度 [39]。此外，对有高危因素的患者常常需放置腰大池引流，通过间断的 CSF 引流将术中颅内压维持在 8~12 mmHg[40]。如果术后患者神经系统检查正常，则腰大池引流持续引流 12 小时后关闭。如果接下来 24 小时内没有脊髓缺血的症状体征则可拔除腰大池引流。

术后一系列神经系统评估对于早期发现脊髓缺血症状是很必要的。如果患者术中或术后出现下肢乏力症状，则需使用扩容和升压药物将平均动脉压以每 5 分钟 10 mmHg 的速度提高上来，直到症状缓解、有出血并发症出现或是平均动脉压高出可接受值为止。通常这时升压药剂量远超出治疗低血压时使用的常规剂量。如果已有腰大池引流，应该立即开放引流，维持 8~12 mmHg 的颅内压；倘若未放置腰大池引流，激进的升压治疗则是首选治疗方案。如果升压治疗 10~20 分钟后仍没有效果，则应放置腰大池引流。升压药应该在 24~48 小时内逐渐缓慢停药，并持续密切监测神经功能。当停用升压药支持之后，应关闭腰大池引流，并在24小时后如果神经系统检查仍稳定时予以拔除[13]。应注意这项治疗方案尚未在任何一项对照研究中评价过，且其在其他原因所致脊髓梗死中的应用亦尚未研究。

目前脊髓缺血的溶栓治疗仍在尝试中，并未系统地研究过。有一些针对有脊髓梗死症状体征的患者在发病3小时之内进行静脉溶栓的个案报道[41]。但需要进一步研究来评估在脊髓缺血时使用静脉溶栓药物的利弊，因为其有潜在导致出血的风险。具体而言，在治疗时间窗内使用溶栓疗法需排除溶栓药物的禁忌，如主动脉夹层和血管畸形。

对所有致脊髓梗死的已知潜在病因（如系统性血管炎、主动脉夹层和心源性栓塞）的治疗目标都应为预防病情进一步加重和防止继发性脊髓缺血。如果证实且需要手术治疗时，应对脊髓血管畸形进行手术以预防进一步神经功能缺损。对于有潜在血管危险因素或同时伴有血管病的患者，与脑血管病患者的治疗相似，建议使用抗血小板药物预防继发性卒中。

在后期，康复治疗对于脊髓梗死患者的恢复过程非常重要。与脑卒中患者相似，脊髓梗死患者接受有效的康复治疗对得到最大程度的功能恢复和最好的生活质量是至关重要的，同时尽可能降低因无法活动、疼痛或自主神经功能障碍导致的残疾。尽管尚无针对脊髓梗死后物理治疗和专业康复治疗有效性的临床对照试验，对于脊髓功能缺损的患者，用于指导治疗其他原因导致的类似神经功能缺损的原则可同样用于治疗脊髓神经功能缺损。总之，综合康复方案可有效再训练运动技能，当运动缺损不能完全恢复时则教会患者怎样使用妥协性的技巧，同时预防跌倒、肌肉挛缩、深静脉血栓和褥疮等并发症。康复锻炼可在多个不同地点、由一名康复治疗师带领协调多学科综合团队进行康复治疗[42]。

预后

脊髓梗死患者的预后取决于发病初期神经功能损伤尤其是运动功能缺损的严重程度[43, 44]。神经综合征和最初的神经损伤严重程度常根据美国脊髓损伤协会（ASIA）的标准评判。ASIA基于每侧下肢的感觉和运动缺损来对损伤的严重性分级。ASIA A级表示骶部S4–S5运动或感觉功能丧失。ASIA B级提示骶部S4–S5平面及以下的感觉功能保留，而任一侧运动平面以下的运动功能保留不超过3个节段。ASIA C级和D级脊髓损伤均保留损伤平面以下的运动功能，主要的不同是ASIA C级患者在损伤平面以下大部分重要肌肉不能完全抵抗重力，而ASIA D级患者可完全抵抗重力[45]。

发病后首次神经体检发现重度损伤（尤其是ASIA A级或B级患者）是临床预后不良的最佳预测因子。在初期缺损症状较轻时，临床功能恢复的可能性增加。在一定程度上保护损伤平面以下的脊髓功能对于康复过程而言是关键的。瑞士伯尔尼的一项研究提示，近1/3首次体检发现神经受损较严重的患者（ASIA A级或B级）需要长期坐轮椅，而超过90%急性期轻度神经缺损（ASIA D级）的患者在4年内可以独立或在辅助设施帮助下行走[43]。另一项梅奥诊所的研究发现，尽管患完全或近完全脊髓综合征的患者长期预后不良，58%的患者可能会有迟发的功能恢复。极重度损伤患者出院后和早期随访时可随着时间进展功能有所恢复。首次神经系统体检发现本体感觉完好也提示着预后良好[46]。高龄和女性等因素是否影响功能预后仍有争议。

脊髓梗死后的死亡率为9%~23%[43, 47]，主动脉急性破裂或夹层的情况下并发脊髓缺血的患者死亡风险最高。腹主动脉动脉瘤破裂外科修补手术后出现脊髓梗死并发症的患者住院期间死亡率超过50%[48]。高位颈髓梗死患者也有出现潜在致命并发症的风险，与病变的节段和范围有关。C1–C2水平广泛病变可导致对膈神经的下行呼吸控制功能完全受损，导致突发呼吸抑制和死亡。C3–C4水平的局部病变亦可选择性抑制自主或非自主呼吸通路[49]。

结论

脊髓梗死是在脊髓血供不能充分满足需要时出现的一种少见疾病。有许多潜在的病因导致脊髓缺血，常见的包括主动脉血管手术、全身性低血压、血栓栓塞疾病和机械性外伤。尽管脊髓梗死诊断通常根据乏力、感觉缺失、背部疼痛和排尿功能失调等临床表现做出，但影像学依据也有助于明确诊断并排除急性脊髓病的其他原因。MRI是首选的诊断性影像检查。目前，脊髓梗死在急性期并没有特殊的治疗手段，术中体感诱发电位监测、升压治疗联合腰大池CSF引流可降低手术相关脊髓缺血的风险。该病的发病率和死亡率均较高，在严重神经功能缺损的患者中尤其如此。尽管如此，通过逐步的康复锻炼，患者还是有机会恢复一定的功能。

参·考·文·献

[1] Sandson TA, Friedman JH. Spinal cord infarction. Report of 8 cases and review of the literature. Medicine (Baltimore) 1989;68:282–292

[2] Broderick J, Brott T, Kothari R, et al. The Greater Cincinnati/Northern Kentucky Stroke Study: preliminary first-ever and total incidence rates of stroke among blacks. Stroke 1998;29:415–421

[3] Nance JR, Golomb MR. Ischemic spinal cord infarction in children without vertebral fracture. Pediatr Neurol 2007;36:209–216

[4] Biglioli P, Roberto M, Cannata A, et al. Upper and lower spinal cord blood supply: the continuity of the anterior spinal artery and the relevance of the lumbar arteries. J Thorac Cardiovasc Surg 2004;127:1188–1192

[5] Hurst RW. Spinal vascular disorders. In: Atlas SW, ed. Magnetic Resonance Imaging of the Brain and Spine. Philadelphia: Lippincott-Raven;1996:1387–1412

[6] Cheshire WP, Santos CC, Massey EW, Howard JF Jr. Spinal cord infarction: etiology and outcome. Neurology 1996;47:321–330

[7] Sloan TB, Jameson LC. Electrophysiologic monitoring during surgery to repair the thoraco-abdominal aorta. J Clin Neurophysiol 2007;24:316–327

[8] Mascalchi M, Cosottini M, Ferrito G, Salvi F, Nencini P, Quilici N. Posterior spinal artery infarct. AJNR Am J Neuroradiol 1998; 19:361–363

[9] Zhang Z-A, Nonaka H, Hatori T. The microvasculature of the spinal cord in the human adult. Neuropathology 1997;17:132–142

[10] Hassler O. Blood supply to human spinal cord. A microangiographic study. Arch Neurol 1966;15:302–307

[11] Chang CK, Chuter TA, Reilly LM, et al. Spinal arterial anatomy and risk factors for lower extremity weakness following endovascular thoraco-abdominal aortic aneurysm repair with branched stent-grafts. J Endovasc Ther 2008;15:356–362

[12] Prasad S, Price RS, Kranick SM, Woo JH, Hurst RW, Galetta S. Clinical reasoning: a 59-year-old woman with acute paraplegia. Neurology 2007;69:E41–E47

[13] McGarvey ML, Mullen MT, Woo EY, et al. The treatment of spinal cord ischemia following thoracic endovascular aortic repair. Neurocrit Care 2007;6:35–39

[14] Messé SR, Bavaria JE, Mullen M, et al. Neurologic outcomes from high risk descending thoracic and thoracoabdominal aortic operations in the era of endovascular repair. Neurocrit Care 2008;9:344–351

[15] Geldmacher DS, Shah L. Vascular myelopathies. Continuum: Lifelong Learning in Neurology 2008;14:71–90

[16] Gaul C, Dietrich W, Friedrich I, Sirch J, Erbguth FJ. Neurological symptoms in type A aortic dissections. Stroke 2007;38:292–297

[17] Duggal N, Lach B. Selective vulnerability of the lumbosacral spinal cord after cardiac arrest and hypotension. Stroke 2002;33:116–121

[18] Vatankulu MA, Kayrak M, Alihanoglu Y, Salli A, Ulgen MS. A rare but serious complication of percutaneous coronary intervention: spinal cord embolism. J Spinal Cord Med 2010;33:85–89

[19] Tosi L, Rigoli G, Beltramello A. Fibrocartilaginous embolism of the spinal cord: a clinical and pathogenetic reconsideration. J Neurol Neurosurg Psychiatry 1996;60:55–60

[20] Novy J, Carruzzo A, Maeder P, Bogousslavsky J. Spinal cord ischemia: clinical and imaging patterns, pathogenesis, and outcomes in 27 patients. Arch Neurol 2006;63:1113–1120

[21] Kauppila LI, Karhunen PJ, Lahdenranta U. Intermittent medullary claudication: postmortem spinal angiographic findings in two cases and in six controls. J Spinal Disord 1994;7:242–247

[22] Hallenbeck JM, Bove AA, Elliott DH. Mechanisms underlying spinal cord damage in decompression sickness. Neurology 1975;25:308–316

[23] Hardman JM. Histology of decompression illness. In: Moon JE, Sheffield JE, eds. Treatment of Decompression Illness. Kensington, MD: Undersea and Hyperbaric Medical Society; 1996:10–20

[24] Cheng MY, Lyu RK, Chang YJ, et al. Spinal cord infarction in Chinese patients. Clinical features, risk factors, imaging and prognosis. Cerebrovasc Dis 2008;26:502–508

[25] Gaeta TJ, LaPolla GA, Balentine JR. Anterior spinal artery infarction. Ann Emerg Med 1995;26:90–93

[26] Cheshire WP. Autonomic disorders and their management. In: Goldman L, Schafer AL, eds. Cecil's Textbook of Medicine. Philadelphia: Elsevier; 2011:2391–2396

[27] Fortuna A, Ferrante L, Acqui M, Trillò G. Spinal cord ischemia diagnosed by MRI. Case report and review of the literature. J Neuroradiol 1995;22:115–122

[28] Weidauer S, Nichtweiss M, Lanfermann H, Zanella FE. Spinal cord infarction: MR imaging and clinical features in 16 cases. Neuroradiology 2002;44:851–857

[29] Thurnher MM, Bammer R. Diffusion-weighted MR imaging (DWI) in spinal cord ischemia. Neuroradiology 2006;48:795–801

[30] Nogueira RG, Ferreira R, Grant PE, et al. Restricted diffusion in spinal cord infarction demonstrated by magnetic resonance line scan diffusion imaging. Stroke 2012;43:532–535

[31] Shinoyama M, Takahashi T, Shimizu H, Tominaga T, Suzuki M. Spinal cord infarction demonstrated by diffusion-weighted magnetic resonance imaging. J Clin Neurosci 2005;12:466–468

[32] Earnest F IV, Baker HL Jr, Kispert DB, Laws ER Jr. Magnetic resonance imaging vs. computed tomography: advantages and disadvantages. Clin Neurosurg 1985;32:540–573

[33] Burton C. Spontaneous ischemic infarction of the spinal cord with traumatic sequela. Stroke 1970;1:397–400

[34] Bandyopadhyay S, Sheth RD. Acute spinal cord infarction: vascular steal in arteriovenous malformation. J Child Neurol 1999;14:685–687

[35] Chen J, Gailloud P. Safety of spinal angiography: complication rate analysis in 302 diagnostic angiograms. Neurology 2011;77:1235–1240

[36] Choi JU, Hoffman HJ, Hendrick EB, Humphreys RP, Keith WS. Traumatic infarction of the spinal cord in children. J Neurosurg 1986;65:608–610

[37] Cheung AT, Weiss SJ, McGarvey ML, et al. Interventions for reversing delayed-onset postoperative paraplegia after thoracic aortic reconstruction. Ann Thorac Surg 2002;74:413–419, discussion 420–421

[38] Woo EY, Mcgarvey M, Jackson BM, Bavaria JE, Fairman RM, Pochettino A. Spinal cord ischemia may be reduced via a novel technique of intercostal artery revascularization during open thoracoabdominal aneurysm repair. J Vasc Surg 2007;46:421–426

[39] Cheung AT, Pochettino A, McGarvey ML, et al. Strategies to manage paraplegia risk after endovascular stent repair of descending thoracic aortic aneurysms. Ann Thorac Surg 2005;80:1280–1288, discussion 1288–1289

[40] McGarvey ML, Cheung AT, Szeto W, Messe SR. Management of neurologic complications of thoracic aortic surgery. J Clin Neurophysiol 2007;24:336–343

[41] Restrepo L. Acute spinal cord ischemia during aortography. Tex Heart Inst J 2007;34:259

[42] Good DC, Bettermann K, Reichwein RK. Stroke rehabilitation. Continuum (Minneap Minn) 2011;17(3 Neurorehabilitation): 545–567

[43] Nedeltchev K, Loher TJ, Stepper F, et al. Long-term outcome of acute spinal cord ischemia syndrome. Stroke 2004;35:560–565

[44] Robertson CE, Brown RD Jr, Wijdicks EF, Rabinstein AA. Recovery after spinal cord infarcts: long-term outcome in 115 patients. Neurology 2012;78:114–121

[45] Kirshblum SC, Burns SP, Biering-Sorensen F, et al. International standards for neurological classification of spinal cord injury (revised 2011). J Spinal Cord Med 2011;34:535–546

[46] Masson C, Pruvo JP, Meder JF, et al. Study Group on Spinal Cord Infarction of the French Neurovascular Society. Spinal cord infarction: clinical and magnetic resonance imaging findings and short term outcome. J Neurol Neurosurg Psychiatry 2004;75:1431–1435
[47] Salvador de la Barrera S, Barca-Buyo A, Montoto-Marqués A, Ferreiro-Velasco ME, Cidoncha-Dans M, Rodriguez-Sotillo A. Spinal cord infarction: prognosis and recovery in a series of 36 patients. Spinal Cord 2001;39:520–525
[48] Peppelenbosch AG, Vermeulen Windsant IC, Jacobs MJ, Tordoir JH, Schurink GW. Open repair for ruptured abdominal aortic aneurysm and the risk of spinal cord ischemia: review of the literature and risk-factor analysis. Eur J Vasc Endovasc Surg 2010;40:589–595
[49] Howard RS, Thorpe J, Barker R, et al. Respiratory insufficiency due to high anterior cervical cord infarction. J Neurol Neurosurg Psychiatry 1998;64:358–361

第31章

跛行的药物、手术和血管内介入治疗

Chelsea A. Dorsey and Jason T. Lee

跛行，或称间歇性跛行，是指下肢行走时的疼痛和不适，经休息后可缓解。跛行这个词起源于拉丁语中的claudicare，字面意思是“跛行”。间歇性跛行属于慢性下肢缺血的范畴，也被称为下肢外周动脉疾病（PAD）。经典的临床病例通常是一个老年人，诉行走一段距离后出现的小腿痉挛和疲劳，在休息一段时间后症状会减轻。这些症状可反复出现，且往往随着疾病进展而恶化。跛行是就诊于血管外科医师的最常见症状之一。腿部疼痛的鉴别诊断很多，其中包括神经性跛行（椎管狭窄）、关节炎、有症状的贝克囊肿、腘窝压迫综合征、纤维肌发育不良、静脉性跛行和髂外动脉内部纤维化等。因此，必须注意详细采集患者的病史，让医师更易辨别出血管源性的跛行。本章的重点是关于血管源性间歇性跛行的药物和手术治疗。

流行病学和相关危险因素

据此前报道，50岁以下的人群中间歇性跛行的患病率为1%~2%，50~70岁人群的患病率为5%，而70岁以上的人群为10%[1-3]。在Framingham心脏研究中，50岁以上的参与者在2年的时间内发展为间歇性跛行的平均比例分别是：男性0.7%，女性0.4%[4]。全国健康和营养调查（NHANES）调查了9 000名40岁以上的成人，获取了人口学和外周动脉疾病危险因素方面的信息。此外，调查还获得了2 000多名患者的踝臂指数（ABI）。外周动脉疾病的总体患病率（ABI < 0.9）为4.3%。与之前的研究类似，患病率随年龄增加而显著增加。40~50岁之间的参与者其ABI异常的概率小于1%，而70岁以上的则达到14.5%[5]。

已经确认了几个促使外周动脉疾病发生的危险因素。Cole及其同事发现曾吸过烟的人群出现PAD的风险比从不吸烟的人群增加7倍[6]。据作者估计，找血管专科医师就诊的患者中有吸烟病史的高达90%[7]，从Framingham研究进一步获得的信息显示糖尿病患者发生跛行的风险会增加（男性增加3.5倍，女性增加8.6倍）[8]。更早的研究表明女性在晚年更可能罹患PAD。但最新的研究已经证明，间歇性跛行的年龄调整发病率在不同性别之间无差别[9, 10]。值得注意的是，女性PAD患者的冠状动脉疾病和脑血管疾病的患病率比PAD男性患者要低[10]。研究表明PAD与种族和民族间存在相关性。在NHANES的进一步研究中Ostchega及其同事[11]发现非西班牙裔的黑人男性和女性以及墨西哥裔美国女性发生PAD的风险（19%）比非西班牙裔白人男性和女性（15%）要高。1997年，Murabito及其同事研究了跛行与高脂血症之间的联系，发现总胆固醇水平≥240 mg/dL的70岁男性其发生间歇性跛行的风险会增加2倍以上[12]。患者患有高同型半胱氨酸血症与间歇性跛行也存在轻度的相关性[13]。

病因和发病机制

不同类型的PAD的普遍病因都是胆固醇在动脉壁的沉积和最终的动脉粥样硬化斑块形成。PAD的主要临床表现均是逐渐进展的动脉粥样硬化性血管狭窄的结果。目前，已提出一些动脉粥样硬化形成的理论猜想。Virchow在19世纪中叶提出了脂质假说，他指出动脉粥样硬化是对脂质浸润的反应性变化[14]。而Rokitansky提出的解释完全相反，他认为是动脉壁中的纤维蛋白等蛋白质的退行性变导致的动脉粥样化改变[15]。后来的假说主要集中在平滑肌细胞迁移和增生以及作为损伤应答的结缔组织的增生造成了动脉粥样硬化。所有上述理论的共同点是承认斑块形成的动态特性，其中包括进展、消退、破溃、糜烂和溃疡。在大多数情况下，动脉粥样硬化病变的进展演化需要许多年。但斑块突然变化所造成的灾难性的影响也不容忽视，如心肌梗死、急性肢体缺血、缺血性卒中和急性肠系膜缺血。临床医生对粥样硬化斑块的认识仍在不断发展。诊治任何类型跛行的专家应熟悉病变的自然进程，以便做出最好的药物或手术治疗的决定。

临床表现

血管源性间歇性跛行的患者通常描述其疼痛为小腿肌肉痉挛或疲劳的感觉。根据疾病的严重程度症状各异，一些患者可能表现出臀部或大腿疼痛。一般来说，症状在持续行走时发生，休息时减轻。“无痛”行走的距离是完全可预测和可重复检测的。为了能将血管性跛行与其他情况造成的跛行区别开来，医生对患者的病史采集要尽量详细，尤其需要关注患者下肢疼痛的细节。2003 年，泛大西洋国际社会共识列出了用作可疑间歇性跛行患者初始评估的一张问题清单 [16]。此外，完整的病史信息还应该包括患者其他医疗问题的信息，这可能提示了导致患者发生 PAD 的潜在危险因素。回顾患者当前的药物方案能使医生评估其是否已经达到最佳效果。此外，了解目前症状究竟对患者的生活质量带来多大的影响非常关键。以上的问题可以让血管专家不仅能准确地诊断间歇性跛行，还能辨别出真正需要手术干预的那部分患者。

评估跛行时，应进行完整的从头到脚的体格检查。要测量生命体征，特别还要分别测量双臂血压。体格检查如发现手指和脚趾感觉减退、搏动性的腹部肿块，或显著喘息则表明存在不同程度的合并症，这便于排除其他情况，也有助于医生评估患者是否适合手术治疗。特别要注意每一位患者的脉搏检查。医师应当清楚地记录患者脉搏是否存在，脉搏强度和特征。传统上，脉搏强度可以按 0~3 级进行分级，其中 0 级代表无脉，1 级表示脉搏减弱，2 级代表正常脉搏，3 级代表异常强劲的脉搏。但脉搏触诊比较主观且容易出错。当脉搏不容易触及时，临床上可利用手持多普勒用于客观评估血流，尤其在测量脚踝血压时。

诊断和术前评估

血管实验室检查能够提供关于下肢血流有用的诊断信息。ABI 是脚踝收缩压除以手臂收缩压得到的计算结果。正常 ABI 范围为 1.0~1.2（图 31.1）。而跛行患者的 ABI 通常＜ 0.9，有组织损伤的患者其

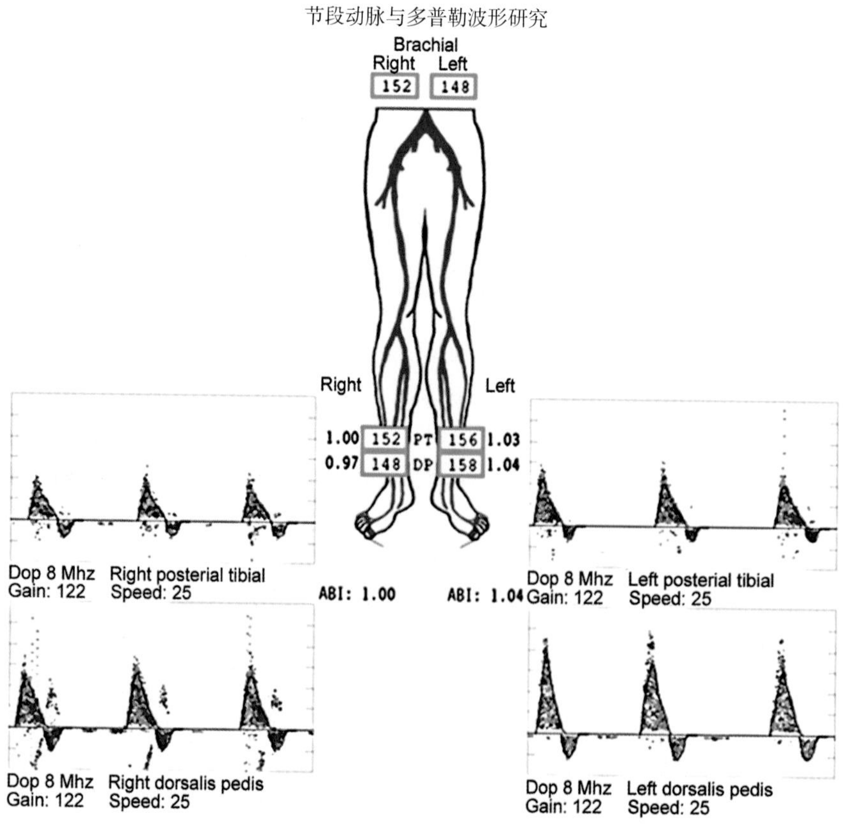

图 31.1 正常静息状态下踝肱指数（ABI）对应的多相多普勒波形。

ABI往往＜0.5。ABI＜0.3则表明严重肢体缺血，需要紧急评估和干预。值得注意的是，糖尿病患者可出现继发于小腿的小血管内腔钙化的ABI假性升高。在这些患者中，应当获取其趾肱指数。在症状与体征（即可触及的脉搏，正常的静息ABI）明显不符的患者，运动试验可能有用[17]。它的计算方法是患者的静息ABI除以患者在12°的坡度上以3.5公里/小时的速度走跑步机后的ABI，这时患者往往能体验到跛行类似的症状。ABI下降20%或以上往往表明存在血管性跛行[18]。如果降低很少或没有降低，则其他疾病的可能性更大。

一旦做出诊断，可以进行影像学检查，以进一步明确病变程度及设计手术方案。正式的多普勒超声联合节段性动脉波形分析对确定血管的狭窄程度和位置非常有帮助。但是多普勒超声成像依赖于操作者的技术，并且常常不像其他影像一样容易获得。此外，这些研究结果在肥胖、水肿或具有广泛动脉壁钙化导致伪影的患者中，是很难解读的。

可以通过传统的诊断性造影来进一步明确疾病的程度，它的优点在于能同时对局部闭塞性病变立即进行经皮血管内治疗。但是血管造影术可能比其他影像检查方式的致死致残率更高一些。严重的造影剂反应、死亡率和对治疗计划产生副作用的并发症的发生风险分别是0.1%、0.16%和0.7%[19]。计算机断层血管造影（CTA）和磁共振血管造影（MRA）等成像技术的进展使得基本无创的检查也能够显示主动脉、髂动脉以及远端血管闭塞病变的程度。CTA检查速度更快，不太依赖患者的配合，且分辨率比MRA更高。对于一般的成人，通常大约需要100 mL的碘造影剂来完成一次CTA检查，可包括腹部、盆腔和双侧下肢。因此，这项检查仅限于肾功能正常或评估下来明显利大于弊的患者。在许多医疗机构，已经建立了包括静脉补液、给予碳酸氢钠和乙酰半胱氨酸的肾脏保护方案。对于MRA，医生必须牢记，有金属内植物的患者往往不予考虑。此外，严重幽闭恐惧症的人可能需要镇静，镇静本身也有相关的风险。

鉴别诊断

一些其他的疾病过程也可以表现为间歇性跛行[20]。可能最难鉴别的是神经性跛行（NC），传统上认为它是腰椎管狭窄（LSS）的典型临床表现，是一种主要影响老年人的退行性疾病过程[21, 22]。尽管很难确定LSS的患病率，但是高达90%的美国人群都在他们生活的某一阶段经历过下部背痛[23]，因此这也是个不能忽视的医疗问题[24]。

想要成功治疗神经性跛行（NC），必须深入了解椎管内部结构之间的解剖学关系[26]。从轴平面观察时，腰椎管呈三角形并且在其前后径最狭窄[26]。前后径的变化范围约从15~23 mm[27]。椎管的边界如下：前界是椎体的后缘；侧面是椎弓根、关节突关节及关节囊；后界为椎板和黄韧带[26]。腰椎管内空间及椎间孔的大小主要由发育的变异性及退行性变所决定[25]。其他会导致变化的因素包括局部感染、创伤或者医源性因素，如之前曾在该区域做过外科手术操作等。胚胎学的观点认为，妊娠7周后腰椎开始发育。在这个阶段每个椎弓形成两个软骨化的中心[28, 29]。直到出生后的几年，骨形成以及椎体和锥弓的骨性融合的自然发育过程才会完成[30]。

周围的骨性的、软骨的和韧带的进行性肥大会对神经造成压迫。除此之外，椎间盘的髓核组织和纤维盘会断裂，并向后方疝出导致压迫。另外值得注意的是，脊髓的终端即脊髓圆锥通常终止于正常成年人的L1和L2水平，在其下端，马尾的神经根都包含在硬膜囊内的蛛网膜下隙内。因此LSS通常导致的是神经根功能障碍，而不是脊髓功能障碍[26]。

由于LSS存在多种潜在的病因，故LSS也有多种分类方法。最简单直观的方法将病因分成遗传性的和后天获得性的。先天性的LSS比较不常见。这种疾病最先由Sarpyener在儿童中发现，而后Verbiest在成人中也发现。先天性LSS患者中常见短而厚的椎弓根、增厚的椎板和小关节面，或过度的脊柱侧弯或前凸。一般而言，这些解剖学上的改变只有当伴随着如椎间盘突出的占位性病变，从而导致进一步压迫时，才会导致明显的临床症状[26]。软骨发育不全的侏儒症患者，能够看到其整个椎管呈发育性狭窄，通常因成对的椎体和背外侧神经弓骨化中心过早的生长停止造成[31, 32]。在这些患者中，由于前后径和横径过窄引起的椎管狭窄造成随着年龄的增长对脊髓和马尾神经丛进行性的压迫[33]。

对大部分LSS的患者来说，后天的退化或关节炎性改变是致病因素。常见的解剖学改变包括椎管周围关节的过度增生、椎间盘突出、黄韧带过度增生和骨赘形成[26]。退行性脊椎病主要包括增生、纤维化，以及纤维环、后纵韧带和黄韧带的软骨化生[25]。对大部分患者来说，常见黄韧带增厚至5~10 mm，这就是导致腰椎管狭窄的主要原因[28]。在退行性脊椎滑脱患者中，不存在继发导致椎管狭窄的神经弓的缺陷，但因存在后部韧带和小关节增生，故在一些情况下可能导致完全的脊髓造影的阻塞[25]。

关节面的微小不稳定因素，或者微小而重复性的关节运动过程会导致解剖学上进行性结构改变，从而影响腰椎管造成 LSS[34]。相对于缺血性的跛行，Wilson 将神经性跛行（NC）归为姿势性的跛行[35]。姿势性 NC 的患者在脊椎伸直时部分组织（退化的椎间盘和增厚的黄韧带）会暂时性向后突出，从而出现相应的临床症状。缺血性病变主要是当行走时需氧量增加，诱发了腰神经供应血管的短暂缺血。

尽管很不常见，其他与 LSS 相关的后天原因还包括甲状旁腺功能亢进、Paget 病、强直性脊柱炎、库欣病、肢端肥大症、椎间盘间隙感染、骨髓炎、脊椎结核病、外科手术（椎板切除术或脊柱融合术）、外伤、风湿性关节炎、假痛风以及肾性营养不良[36-46]。

药物治疗

有血管源性间歇性跛行的患者应该制订全面的药物治疗计划，旨在降低有威胁的风险因素。抗血小板治疗仍是降低心血管疾病风险的主要治疗方法。吸烟因导致冠状动脉疾病而被证明增加了死亡率，另外也增加了下肢血管重建失败的风险[47, 48]。正因为如此，应特别强调戒烟的重要性。关于高血脂，所有患间歇性跛行的患者应使用他汀类药物，使低密度脂蛋白小于 100 mg/dL。有其他心血管危险因素（例如冠状动脉疾病）的患者，低密度脂蛋白的目标值应在 70 mg/dL 以下。另外还应该增强锻炼、减肥、控制血压，糖尿病患者还应严格控制血糖。

严格监督下的运动疗法是能够持续增加无痛的最大行走距离的唯一治疗方法[49]。美国心脏协会的推荐是一次走路 30~45 分钟，一周 3~4 次，坚持 12 周。患者应该一直走到疼痛无法忍受，休息到疼痛达到缓解，然后继续走路锻炼[20]。尽管这个策略很有效，但患者对它的依从度很低，从而限制了它的效果。大量研究都着重于不同的药物治疗跛行，大多数都有争议且常常只是短期有效。己酮可可碱是第一个美国食品药品管理局（FDA）许可的用来治疗跛行的药物，该药物是甲基次黄嘌呤衍生物，它能够降低血液黏稠度，抑制血小板凝集。有研究表明，使用己酮可可碱能够显著增加最大行走距离[50]，但临床效果的显著性差异却很难证明。西洛他唑是另一种选择，它是一种磷酸二酯酶抑制剂，通过抑制平滑肌细胞收缩和血小板凝集起效，该药物在 1999 年通过 FDA 批准。附加效应还包括减少平滑肌细胞增殖，减少血清甘油三酯水平，同时增加保护性的高密度脂蛋白的水平。Barnett 等[51]证实它能增加 50% 的最大行走距离，并且提高患者生活质量。尽管这些药物的治疗结果各有不同，6~8 周的实验性治疗应该与运动疗法一起进行。西洛他唑的主要禁忌证是充血性心力衰竭。

开放性和血管内介入治疗的比较

对药物治疗无效的跛行患者可能成为血管重建手术的候选对象。当决定考虑血管重建时，无论选择开放手术还是介入手术，权衡手术的风险及预期的症状改善程度是很重要的。跛行和那些严重的肢体缺血需要清晰地区分开来。对跛行患者来说，只有当他们的症状严重干扰了其生活方式，才应该选择进行手术治疗。例如，如果患者严重失能，生活无法自理，或者无法工作，这时才能考虑血管重建手术。

跛行患者的开放手术的术式取决于动脉堵塞的位置。年轻的吸烟患者出现腹主动脉髂动脉近端重度狭窄或闭塞性病变，适合做主动脉股动脉搭桥手术。这项手术包括经腹膜或从后腹膜的开腹探查，夹闭肾动脉下段或肾动脉上段的主动脉。通过端侧或端端吻合来创建流入道，在股动脉分支处设置流出道。这项手术在减轻症状和伤口愈合方面远期效果很好。开放性手术的致残率在 2%~6% 之间，可能的并发症包括心肌梗死、出血、伤口感染、移植感染或血栓形成和截肢。过于年老或过于体弱的不能经受开腹探查的患者，可从腋动脉搭桥到股动脉。腋动脉股动脉搭桥适合搭在上臂血压较高的一侧，同时还要做腋 – 股动脉人工血管转流术。这种术式的心肺并发症的风险较低，因为不需要打开腹腔。为了维持桥血管的长期通畅，搭桥后的多普勒超声监测是重要的辅助检查项目。这些提到的血管重建手术都有超过 80% 的 5 年血管通畅率，患者也可以长期不用担心要再次接受开放性血管重建手术。人工合成的移植血管大量用在这类血管重建手术中。

在吸烟、糖尿病和老年的血管性跛行患者中，闭塞性病变常位于股动脉区域，那么开放性手术术式包含股动脉的内膜剥脱术及补片血管成形术。手术目的是剥除斑块，以及用补片修复使血管腔变宽。手术耐受性好，大多仅在腹股沟区域进行，手术的风险主要在伤口愈合问题上。这种血管重建手术有超过 70% 的 5 年血管通畅率，并经常需要延长重建范围至股深动脉系统的第一级或第二级分支。另外，有股浅动脉系统病变的跛行患者，如症状严重影响生活时，可以行经典的股动脉腘动脉旁路手术。一般原则来讲，使用静脉比使用假体血管有更高的通畅率，一般有 60% 的 5 年内血管通畅率，但在膝关节下的只有 30%~40% 的通畅率。随着血管内介入治疗和微创技术的发展，跛行患者行下肢搭桥手术的总量在过去 10 年内有所下降。

下肢的血管内介入治疗包括血管成形术、支架植入术或斑块切除术。这些手术针对髂动脉的局限性狭窄病变是成功率最高的，5 年的血管通畅率相当于开放性的主动脉 – 股动脉搭桥术——大于 80%。当病变涉及更远端的末梢血管时，传统的血管成形术和支架植入术的持久有效性会显著降低，加之对特定的患者缺乏关于最佳治疗方案的明确指南，使得血管源性跛行成为治疗上颇具挑战的疾病之一。未来技术的提高和发展例如药物洗脱支架的出现可能会提高下肢血管介入治疗的应用，并找到一种最有持久性和最经济实惠的治疗方案。对于进行了开放的血管重建手术的患者，使用多普勒超声进行长期监测十分重要，这样当再次狭窄发生时，有利于及时再次治疗（图 31.2）。与失败的外科血管重建手术相比，失败的血管内支架手术会导致更严重的和更急性的肢体缺血。尽管经皮方法更加微创，但明显并不意味着风险更小，应该由血管病学专家为各种下肢血管闭塞性疾病的患者根据其综合情况制订治疗方案。

结论

跛行对专科医师来说是一种多因素的、致残的、具有挑战性的疾病。在进行任何治疗之前先清楚地区分神经源性和血管性跛行是至关重要的。神经性跛行通常在早晨最为严重，活动时能改善，在某一特定姿势能缓解。恢复通常需要为被压迫的神经根减压或修复腰骶区域错位的解剖结构。血管性跛行是肌肉局部缺血的问题，活动时加重，休息时能改善，如果忽视的话病情进展将导致坏死、静止痛和截肢。提高血管流量的方法可以被分为传统的开放式手术重建和微创性的介入血管成形术或支架术。对哪种病变决定选择哪种手术方式治疗最佳对于血管外科医师来说仍是棘手的问题，并且很大程度受到患者偏好、自体血管的情况和当地医师对微创技术掌握情况的影响。总之，区分神经性和血管性跛行是为这些有症状患者选择最佳治疗方案的关键。

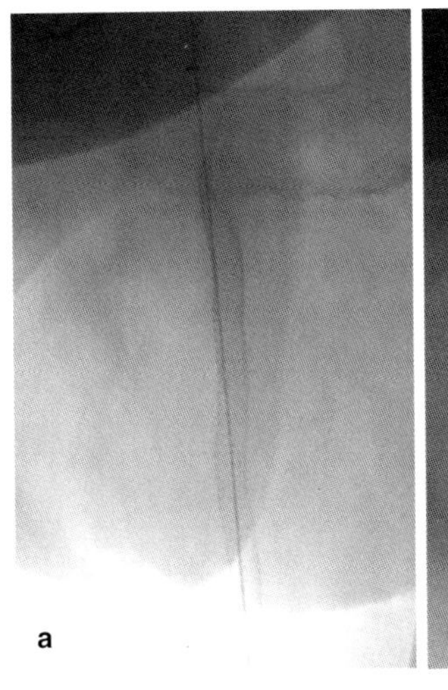

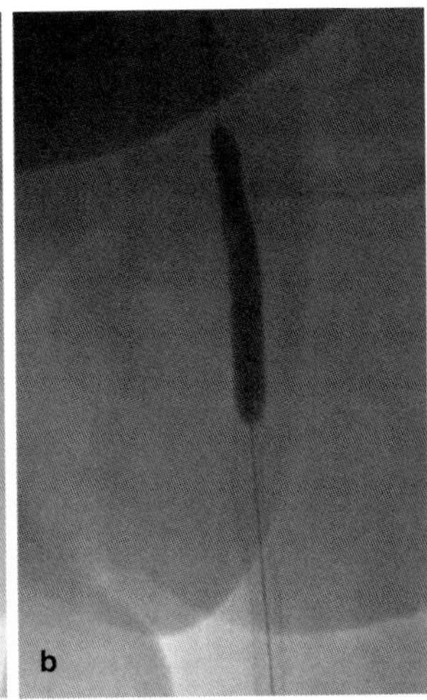

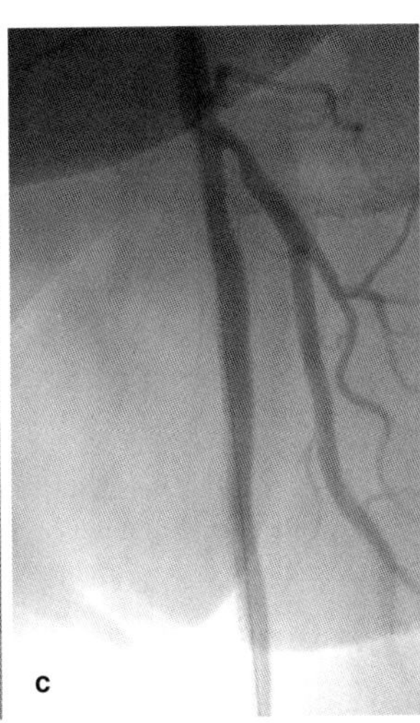

图 31.2　股动脉狭窄的血管内二次手术。a. 正位血管造影显示左侧股浅动脉近端支架手术后出现再狭窄；b. 正位血管造影显示在狭窄位置局部进行的球囊扩张血管成形术；c. 血管成形术后完整的正位血管造影。

参·考·文·献

[1] Criqui MH, Fronek A, Barrett-Connor E, Klauber MR, Gabriel S, Goodman D. The prevalence of peripheral arterial disease in a defined population. Circulation 1985;71:510–515

[2] Fowkes FG, Housley E, Cawood EH, Macintyre CC, Ruckley CV, Prescott RJ. Edinburgh Artery Study: prevalence of asymptomatic and symptomatic peripheral arterial disease in the general population. Int J Epidemiol 1991;20:384–392

[3] Novo S, Avellone G, Di Garbo V, et al. Prevalence of risk factors in patients with peripheral arterial disease. A clinical and epidemiological evaluation. Int Angiol 1992;11:218–229

[4] Kannel WB, McGee DL. Update on some epidemiologic features of intermittent claudication: the Framingham Study. J Am Geriatr Soc 1985;33:13–18

[5] Selvin E, Erlinger TP. Prevalence of and risk factors for peripheral

arterial disease in the United States: results from the National Health and Nutrition Examination Survey, 1999–2000. Circulation 2004;110:738–743

[6] Cole CW, Hill GB, Farzad E, et al. Cigarette smoking and peripheral arterial occlusive disease. Surgery 1993;114:753–756, discussion 756–757

[7] Fowkes FG. Epidemiological research on peripheral vascular disease. J Clin Epidemiol 2001;54:863–868

[8] Kannel WB, McGee DL. Diabetes and cardiovascular disease. The Framingham study. JAMA 1979;241:2035–2038

[9] Management of peripheral arterial disease (PAD): Trans Atlantic Inter-Society Consensus (TASC). Eur J Vasc Endovasc Surg 2000;19(Suppl A):S1–S250

[10] Mittelmark MB, Psaty BM, Rautaharju PM, et al. Prevalence of cardiovascular diseases among older adults. The Cardiovascular Health Study. Am J Epidemiol 1993;137:311–317

[11] Ostchega Y, Paulose-Ram R, Dillon CF, Gu Q, Hughes JP. Prevalence of peripheral arterial disease and risk factors in persons aged 60 and older: data from the National Health and Nutrition Examination Survey 1999–2004. J Am Geriatr Soc 2007;55:583–589

[12] Murabito JM, D'Agostino RB, Silbershatz H, Wilson WF. Intermittent claudication. A risk profile from the Framingham Heart Study. Circulation 1997;96:44–49

[13] Darius H, Pittrow D, Haberl R, et al. Are elevated homocysteine plasma levels related to peripheral arterial disease? Results from a cross-sectional study of 6880 primary care patients. Eur J Clin Invest 2003;33:751–757

[14] Virchow R. Gesammelte Abhandlungen zur Wissenschaftlichen Medicin. Frankfurt: Meideinger John; 1856

[15] Rokitansky C. A Manual of Pathological Anatomy. London: Sydenham Society; 1852

[16] Dormandy JA, Rutherford RB. Management of peripheral arterial disease (PAD). TASC Working Group. TransAtlantic Inter-Society Consensus (TASC). J Vasc Surg 2000;31(1 Pt 2):S1–S296

[17] Gahtan V. The noninvasive vascular laboratory. Surg Clin North Am 1998;78:507–518

[18] Nordness PJ, Money SR. Evaluation of claudication. In Mansour, MA, Labropoulos, N, eds. Vascular Diagnosis. Philadelphia: Saunders; 2005:207–214

[19] Bettmann MA, Heeren T, Greenfield A, Goudey C. Adverse events with radiographic contrast agents: results of the SCVIR Contrast Agent Registry. Radiology 1997;203:611–620

[20] Hirsch AT, Haskal ZJ, Hertzer NR, et al. American Association for Vascular Surgery; Society for Vascular Surgery; Society for Cardiovascular Angiography and Interventions; Society for Vascular Medicine and Biology; Society of Interventional Radiology; ACC/AHA Task Force on Practice Guidelines; American Association of Cardiovascular and Pulmonary Rehabilitation; National Heart, Lung, and Blood Institute; Society for Vascular Nursing; TransAtlantic Inter-Society Consensus; Vascular Disease Foundation. ACC/AHA 2005 guidelines for the management of patients with peripheral arterial disease (lower extremity, renal, mesenteric, and abdominal aortic): executive summary a collaborative report from the American Association for Vascular Surgery/Society for Vascular Surgery, Society for Cardiovascular Angiography and Interventions, Society for Vascular Medicine and Biology, Society of Interventional Radiology, and the ACC/AHA Task Force on Practice Guidelines (Writing Committee to Develop Guidelines for the Management of Patients With Peripheral Arterial Disease) endorsed by the American Association of Cardiovascular and Pulmonary Rehabilitation; National Heart, Lung, and Blood Institute; Society for Vascular Nursing; TransAtlantic Inter-Society Consensus; and Vascular Disease Foundation. J Am Coll Cardiol 2006;47:1239–1312

[21] Verbiest H. Chapter 16. Neurogenic intermittent claudication in cases with absolute and relative stenosis of the lumbar vertebral canal (ASLC and RSLC), in cases with narrow lumbar intervertebral foramina, and in cases with both entities. Clin Neurosurg 1973;20:204–214

[22] Boden SD, Davis DO, Dina TS, Patronas NJ, Wiesel SW. Abnormal magnetic-resonance scans of the lumbar spine in asymptomatic subjects. A prospective investigation. J Bone Joint Surg Am 1990;72:403–408

[23] Weinstein P. Lumbar stenosis. In: Hardy RW Jr, ed. Lumbar Disc Disease, 2nd ed. New York: Raven; 1993:241–255

[24] Roberts M. Complications of lumbar disc surgery. In: Hardy RW Jr, ed. Lumbar Disc Disease, 2nd ed. New York: Raven; 1993:161–169

[25] Ciricillo SF, Weinstein PR. Lumbar spinal stenosis. West J Med 1993;158:171–177

[26] Alvarez JA, Hardy RH Jr. Lumbar spine stenosis: a common cause of back and leg pain. Am Fam Physician 1998;57:1825–1834, 1839–1840

[27] Weinstein P. Anatomy of the lumbar spine. In: Hardy RW Jr, ed. Lumbar Disc Disease, 2nd ed. New York: Raven; 1993:5–13

[28] Weinstein PR. The application of anatomy and pathophysiology in the management of lumbar spine disease. Clin Neurosurg 1980;27:517–540

[29] Epstein BS, Epstein JA, Lavine L. The effect of anatomic variations in the lumbar vertebrae and spinal canal on cauda equina and nerve root syndromes. Am J Roentgenol Radium Ther Nucl Med 1964;91:1055–1063

[30] Angevine JB Jr. Clinically relevant embryology of the vertebral column and spinal cord. Clin Neurosurg 1973;20:95–113

[31] Morgan DF, Young RF. Spinal neurological complications of achondroplasia. Results of surgical treatment. J Neurosurg 1980;52:463–472

[32] Donath J, Vogal A. Untersuchungen uber den chondrodystrophischen Zwerguchs. Gesamte Neurol Psychiatry 1927;111:333–335

[33] Epstein JA, Malis LI. Compression of spinal cord and cauda equina in achondroplastic dwarfs. Neurology 1955;5:875–881

[34] Jane JA Sr, Jane JA Jr, Helm GA, et al. Acquired lumbar spinal stenosis. Clin Neurosurg 1996;43:275–299

[35] Wilson CB. Significance of the small lumbar spinal canal: cauda equina compression syndromes due to spondylosis. 3: Intermittent claudication. J Neurosurg 1969;31:499–506

[36] Weinstein P. Lumbar disc disease. In: Hardy RW Jr, ed. Lumbar Disc Disease. New York: Raven; 1982:257–276

[37] Grabias S. Current concepts review. The treatment of spinal stenosis. J Bone Joint Surg Am 1980;62:308–313

[38] Hasue M, Kikuchi S, Inoue K, Miura H. Posttraumatic spinal stenosis of the lumbar spine: report of a case caused by hyperextension injury; review of literature. Spine 1980;5:259–263

[39] Weisz GM. Lumbar spinal canal stenosis in Paget's disease. Spine 1983;8:192–198

[40] Weinstein PR, Karpman RR, Gall EP, Pitt M. Spinal cord injury, spinal fracture, and spinal stenosis in ankylosing spondylitis. J Neurosurg 1982;57:609–616

[41] Luken MG III, Patel DV, Ellman MH. Symptomatic spinal stenosis associated with ankylosing spondylitis. Neurosurgery 1982;11:703–705

[42] Karpman RR, Weinstein PR, Gall EP, Johnson PC. Lumbar spinal stenosis in a patient with diffuse idiopathic skeletal hypertrophy syndrome. Spine 1982;7:598–603

[43] Magnaes B, Hauge T. Rheumatoid arthritis contributing to lumbar spinal stenosis. Neurogenic intermittent claudication. Scand J Rheumatol 1978;7:215–218

[44] Epstein N, Whelan M, Benjamin V. Acromegaly and spinal stenosis. Case report. J Neurosurg 1982;56:145–147

[45] Moreland LW, López-Méndez A, Alarcón GS. Spinal stenosis: a comprehensive review of the literature. Semin Arthritis Rheum 1989;19:127–149

[46] Lipson SJ, Naheedy MH, Kaplan MM, Bienfang DC. Spinal stenosis

caused by epidural lipomatosis in cushing's syndrome. N Engl J Med 1980;302:36
[47] Kabir Z, Connolly GN, Clancy L, Koh HK, Capewell S. Coronary heart disease deaths and decreased smoking prevalence in Massachusetts, 1993–2003. Am J Public Health 2008;98:1468–1469
[48] Willigendael EM, Teijink JA, Bartelink ML, Peters RJ, Büller HR, Prins MH. Smoking and the patency of lower extremity bypass grafts: a meta-analysis. J Vasc Surg 2005;42:67–74
[49] Gardner AW, Poehlman ET. Exercise rehabilitation programs for the treatment of claudication pain. A meta-analysis. JAMA 1995;274:975–980
[50] Porter JM, Cutler BS, Lee BY, et al. Pentoxifylline efficacy in the treatment of intermittent claudication: multicenter controlled double-blind trial with objective assessment of chronic occlusive arterial disease patients. Am Heart J 1982;104:66–72
[51] Barnett AH, Bradbury AW, Brittenden J, et al. The role of cilostazol in the treatment of intermittent claudication. Curr Med Res Opin 2004;20:1661–1670

第32章

动脉损伤的药物、手术和血管内治疗

Benjamin D. Fox and Adam S. Arthur

相关解剖和病理生理

神经外科医师、神经病学家、创伤外科医师和介入神经性放射学家经常遇到脑血管动脉损伤。这些血管损伤的原因包括自发性的、经皮手术或者血管内的治疗导致的医源性病因，又或者是头部或颈部的钝伤或穿通伤。这些损伤的形式包括夹层、撕裂、撕脱、血栓形成以及闭塞。脑血管损伤可以发生在颈动脉或椎动脉，又或者是颅内动脉等。

自发的脑血管损伤

自发的脑血管损伤主要是指动脉夹层，经常发生于颅外血管中。“自发的”是指没有钝物或者是穿通伤导致的伤口。然而，自发的颅血管损伤经常由一些小事所引起，如打喷嚏、咳嗽、转头或者是小创伤。颅外脑血管自发性动脉夹层的年发生率约为3/100 000~5/100 000，它们经常发生在颈内动脉，然后是椎动脉[1]。颅内的自发性动脉夹层的发生率就低得多。超过10年时间的脊脑部动脉夹层的发生率仅仅为颅内血管的0.04%[2]。

通常来说，动脉夹层开始于一个或多个动脉血管壁的破裂、撕裂或者是缺陷。解剖学上，这些动脉夹层被分为内膜下或者是外膜下。当内膜发生了破坏，管腔内的血液就暴露于内膜下组织（内膜和中膜之间），启动了凝血连锁反应，形成了血栓。这些栓子推动下游并且导致栓塞性卒中。除此之外，由于血液在压力的推动下进入外膜下组织，这种层流可以导致夹层、肿胀和壁内血肿的加重（图32.1、图32.2）。大的夹层、肿胀和血肿可以减少或者堵塞血管的功能性直径，这会出现灌注相关（血流动力学）的结果。夹层也可以扩展到外膜下组织，在外膜下层及中膜和外膜之间。血管壁的损伤可以导致夹层动脉瘤的形成，也成为假性动脉瘤（图32.3）。单独的出血或者血肿可以自发形成或者是继发于直接的血管损伤。这些情况经常发生在中膜，并且可以导致血管腔的狭窄和堵塞。

颅外血管的自发性动脉夹层可能是由于血管壁的小创伤和遗传的结构畸形一起导致的，虽然这个还没有完全被弄清楚。颅外血管的自发性动脉夹层与结缔组织的失常有关，如肌纤维发育不良、马方综合征、多囊肾、抗胰蛋白酶缺乏、Ⅰ型成骨不全、埃乐斯－当洛斯综合征和囊性中央坏死。除了这些全身的结缔组织失常外，自发性动脉夹层的患者皮肤活检提示其他的非全身性的结缔组织畸形。它们的潜在的相关因素是感染、炎症和自发性夹层的家族史。当有这些遗传结构畸形的患者发生血管壁的小损伤或者打喷嚏、咳嗽、转头等快动作，就会导致夹层的发生。

在解剖学上，颅内动脉在几个方面上区别于颅外动脉。颅内血管没有外部的弹力膜，所以内部的弹力膜比较发达，并且中膜和外膜的组织减少。除此之外，绝大部分的颅内血管走行于蛛网膜下隙，所以没有邻近的结缔组织的支持。这些不同导致了夹层动脉瘤更经常在颅内血管中发生和破裂（血管外血肿）。与颅外血管相似，颅内血管的自发性动脉夹层也被认为与潜在的血管结构条件或者上述所列的缺陷有关。其他的相关因素包括颅内粥样硬化、丙型肝炎、偏头痛、结节性动脉周围炎、烟雾病、格林－巴利综合征和高血压（尤其是合并有椎基底动脉夹层）[1]。

颅外自发性动脉夹层特征性地出现在颈内动脉和椎动脉的易变的部位，包括颈内动脉中距离颈动脉分叉点几厘米处和椎动脉的第二（横突孔）和第三段的（C1–C2）部位。在总的夹层病例中，有10%~17%的夹层能够扩展到颅内血管[1]。在颅内，与前循环相比，自发的动脉夹层更经常发生在椎基底动脉系统。在颅

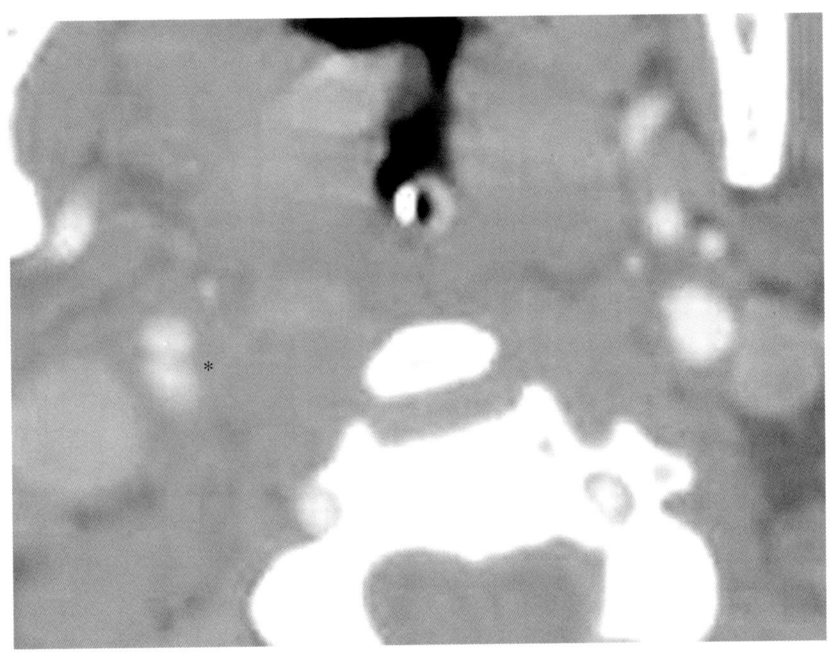

图 32.1　一个出现卒中症状的急性右侧颈内动脉的患者的轴向 CT 血管造影。* 表示夹层皮瓣。

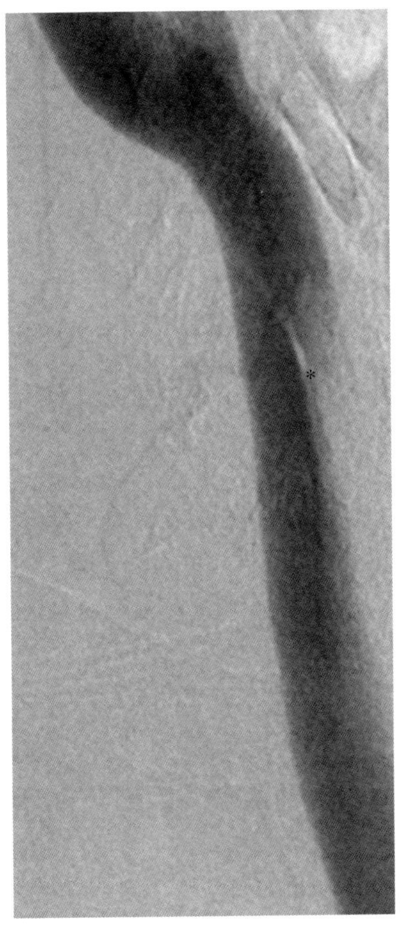

图 32.2　一个右颈总动脉夹层的患者在右颈总动脉注射造影剂后的脑部正位血管造影。* 表示夹层皮瓣。

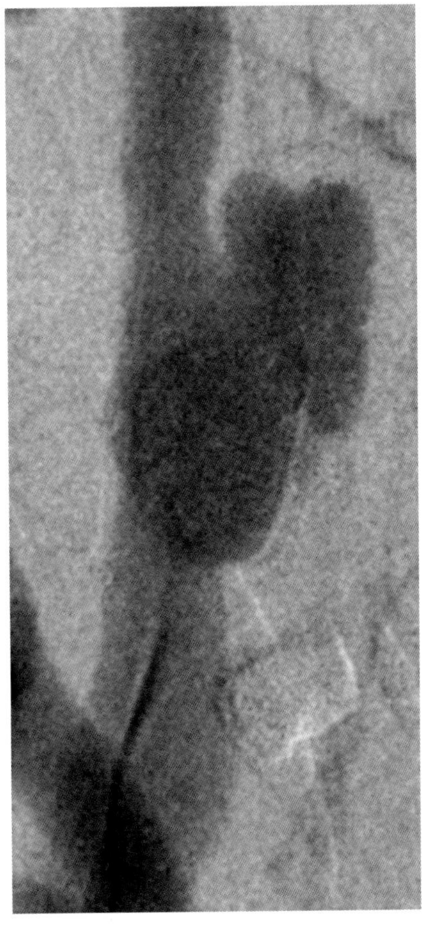

图 32.3　放大的脑部正位血管造影证实了右侧颈内动脉的一个夹层动脉瘤（假性动脉瘤）。

内椎动脉夹层中，有 54%~76% 的夹层出现夹层动脉瘤，而在颈动脉 / 前循环夹层中，仅有 10%~57%[2-5]。在日本的一项队列研究中，93% 的患者颅内夹层动脉瘤分布在椎基底动脉上[6]。

儿童脑血管自发性动脉夹层与成人的不同。他们更经常出现在颅内而不是颅外，而且更常见于前循环而不是后循环[7]。

脑血管外伤

脑血管损伤可以来源于医源性损伤或者是头部或颈部的钝物损伤 / 穿通伤。

钝物损伤脑血管

钝物导致的脑血管损伤的发生率是 1%，这相比于椎动脉更经常出现于颈内动脉，颅外动脉比颅内动脉更容易受影响[8]。颈内动脉相关的钝器损伤最常见的原因是机动车事故，然后是打架和行人坐车时发生的损伤。在 18%~38% 的事件中，超过一处颅外血管受损，而且，双侧椎动脉受损的时间达到 28%。与自发性动脉损伤相似，大多数与颈内动脉损伤相关的缺血事件和神经的损伤是由夹层或者血栓栓塞所导致的。损伤的颈内动脉也可以导致继发于血管损伤的动脉阻塞或者高度狭窄，这可以产生血流动力学相关的卒中。然而，当治疗这些创伤时，如果有颅内或者脊柱混杂性的创伤，估计其发生率和找到病因是非常难的。

通常来说，颅外颈内动脉的钝物损伤的发生有 4 种机制：血管拉伸、骨损伤 / 骨折导致的血管损伤、直接的血管损伤和口内入路的损伤[8]。血管拉伸经常发生在颈部的过度伸展、旋转或者侧曲时，颈椎的椎体或者侧突压迫颈内动脉，经常发生于 C1~C3。直接的血管损伤的发生率较低，经常是由于钝物对血管的直接损伤所致。除此之外，颈部的过度屈曲可以导致颈椎和下颌骨之间压缩性骨折。颅外的脑血管损伤，尤其是椎动脉损伤的常见来源是颈椎的损伤，包括颈椎骨折、半脱位和横突孔骨折。由于椎动脉与颈椎紧密相连，所以椎动脉损伤经常发生于第二和第三片段。口内入路的损伤主要发生在儿童和当患者在口内有异物然后坠落或者其他受伤的结果。在所有头部 / 颈部受伤的病例中，损伤引发的颅外动脉瘤在颈内动脉中占了 15%~33%，在椎动脉中占 4%~8%。损伤引发的颅外血管瘘最经常见于颈外动脉的分支。

头部遭受钝器损伤后，出现的颅内血管损伤最经常发生于颈内动脉。头部遭受钝器损伤后可以导致颅内夹层、损伤的动脉瘤、血管堵塞和瘘。颅内的颈内动脉损伤常见于颅底骨折，而且达到了颈动脉管骨折的 11%[9]。损伤的颅内动脉瘤在成人中占 1%，在小儿中占 20%[10]。

颅内损伤性动脉瘤根据发生的部位分为 3 种：颅底、皮质下和皮质远端[10]。发生于颅底的颅内损伤性动脉瘤是最常出现的，继发于颅底骨折。皮质下动脉瘤的出现经常是由于钝器伤所导致的脑部运动的加速或减速，从而抵抗固定结构的作用，如大脑镰（影响大脑前动脉）、蝶骨翼（大脑中动脉）和小脑幕（大脑后动脉）[8]。当颅骨骨折（如凸性骨折）损伤皮质的远端血管，经常会出现皮质远端颅内损伤性动脉瘤[10]。颅内损伤性动脉瘤不仅仅在分叉点处出现，而且会出现在一个没有解剖学意义的“颈部”的某个位置。

颈动脉海绵窦瘘是最常见的颅内瘘，是由钝器损伤头部所致，在所有蝶骨骨折的患者中，其发生率达到 3%~5%[8]。损伤性的颈动脉海绵窦瘘连接海绵窦内的颈内动脉或其一条分支及海绵窦。这可以是自发的，或继发于钝器损伤或者穿通伤，以及手术后（医源性的）。这些瘘可以是直接的（颈内动脉到海绵窦）或者是间接的（颈内动脉的分支或者其他的颈动脉到海绵窦）。失明经常发生于静脉阻塞后，且是典型地延迟发生。这是颈内动脉海绵窦瘘的最严重后果。然而，即使海绵窦表面覆盖硬脑膜，动脉瘤也几乎破入蛛网膜下腔，引起蛛网膜下腔出血或者破入蝶窦引起严重的鼻出血[8, 10]。

脑血管的穿通伤

颈内动脉的穿通伤经常继发于故意的或者意外的刺伤、撕裂伤或者穿刺以及弹药伤。在当今社会，颈内动脉的穿透伤主要是由枪伤所导致的。头部或者颈部的穿通伤可以引起一条动脉完全的或部分的破坏、血流动力学不稳定、动脉内血栓或者阻塞，以及邻近血肿的动脉压迫。由于动脉出血的血流动力学改变，因而大多数的损伤在穿透伤一开始就出现症状。潜在的损伤可能会导致亚急性或者延迟（数月的）症状，如动脉夹层、夹层动脉瘤或者动静脉瘘等。正如脑血管的钝物损伤一样，头部和颈部的穿通伤在评估静脉系统方面的作用十分重要。

在解剖学上，一侧的颈部分为 3 个区域。区域 1 从锁骨到环状软骨，区域 2 从环状软骨到下颌角，区域 3 从下颌角到颅底。这些区域已经被用来帮助估计那些没有明显的血流动力学不稳定性症状的血管损伤患者的危险性，以及用来决定分类和治疗策略。虽然这些区域仍被用于描述穿通伤的部位，但是在现代影像学已经很少不用血管造影（CT 血管成像）而单独只在血流动力学稳定患者中确定治疗策略。出于这个原因，这些区域在这里并没有详细地被描述。

头部穿通伤的并发症发生在 5%~40% 的病例中[11]。除了血管夹层所导致的血肿，夹层动脉瘤是最常见的头部穿通伤所导致的血管损伤[11]。

脑血管中的静脉损伤

颅内的和颅外的静脉系统损伤有非常严重的神经病学后遗症，尤其是在伴随有头部损伤的患者。脑血管的静脉系统损伤可以影响硬脑膜静脉窦和其他重要的引流静脉，从而导致静脉血栓，以及影响主要的颈部静脉的流出途径。这些静脉损伤可以导致大脑静脉梗死或者继发于静脉充血的颅内压升高。当评估头部和颈部的血管损伤时，静脉系统不能被忽视。

医源性脑血管损伤

医源性的脑血管损伤常常继发于各种血管内（图 32.4）、经皮的、开放性手术和内镜治疗。估计其发生率是非常困难的，因为大部分小的、易疏忽的损伤都得到很好的恢复而没有后遗症。在颈内静脉中央线位置使用标记时，意外的颈动脉损伤的发生率在成人中为5%。这个发生率在急症和小儿中更高，而在超声引导下可以降低其发生率[12]。虽然会发生意外的颈动脉穿通伤，但是很少有卒中或者其他严重的并发症被报道。

在颈椎前部的手术中，很少会发生椎动脉的损伤，其发生率为 0.3%~0.5%。颈椎后部手术所导致的脑血管损伤的发生率很大程度上依赖于治疗方法。C1–C2 跨关节面放置螺钉的脑血管损伤的发生率为 4.1%~8.2%，然而在轴下侧块放置螺钉很少报道有脑血管损伤[13]。

颈椎的手部治疗方法，例如脊椎按摩疗法，已经被证明是导致脑血管夹层的独立危险因素，虽然仍然有些争议。发生在椎基底动脉系统的夹层比起前循环更经常被报道。椎基底动脉夹层的发生率为 1/1 000 000~1/10 000，而颈椎手部治疗方法所导致的缺血性卒中的发生率为 1/200 000~1/100 000[8]。

疾病的自然史

从过去十年到现在，自发的颅外动脉夹层的死亡率达 3%~7%，比之前的报道要少。考虑到先进的医学影像发展以及抗凝或者抗血小板治疗的推广，死亡率的改善似乎反映了更早和更好的检测水平。虽然神经病学症状的改善在大部分患者中越来越好，仍然将近有一半的患者遗留永久的神经系统缺陷[1, 14]。在自发的颅外夹层受伤后的第 1 周是卒中发生的最危险时期，其发生率为每年 0.3%~3.4%。夹层的痊愈被认为发生在 3~6 个月内，而且相比颈内动脉、椎动脉更经常发生。夹层相关的硬化或者堵塞在椎动脉的发生率为 42%~68%，比颈内动脉更容易发生，而且经常在 6 个月内出现。

通常来说，自发性的颅外夹层动脉瘤不被认为是高危险性的动脉瘤，它们在引起大脑缺血症状上是低危险性的。在 3 个规模较大的回顾性研究中，这些动脉瘤在 59%~100% 的病例中保持大小稳定，而在 5%~30% 的病例中出现大小减小，而且没有发生破裂或者卒中[15–17]。

自发的颅内夹层和动脉瘤与相应的颅外病变不同。考虑到这些病变罕见，其自然史较少被人们所记载和所知。在日本一个关于单独用医疗方法治疗颅内夹层动脉瘤的队列研究中，79% 的患者都有很好的恢复。然而，自发性颅内夹层动脉瘤并不像颅外那样良性，而且在引起出血和动脉瘤进展方面有很大的危险性。Naito 等[18]报道了在 21 例椎基底动脉夹层的患者中，有 3 例发生了蛛网膜下腔出血。他们也被认为出现夹层进展或者在其他的 4 例患者中有动脉瘤的增大。

评估颅外和颅内的颈内动脉损伤的自然史是很难的。由于患者的多发伤和颅内损伤的发现，可能会使得病情复杂，难以确定患者神经性损伤的确切病因。许多患者的颅内和颅外的脑血管损伤的延迟出现或者刚开始是正常的症状，这一个事实使得病情更加混乱。

损伤的颅内动脉瘤也延迟出现。但是这些动脉瘤在诊断后的第 1 周有 50% 的可能性会发生破裂。这些病变被认为是不稳定的，而且采取保守治疗，死亡率为 50%[19]。

颈动脉海绵窦瘘的死亡率没有提高，但是在一些罕见病例中会出现颅内破裂。主要的并发症是失明，发生率为 20%~30%[20]。据报道称这些病变在严重性和症状上会有所进展，甚至 20%~50% 的病例会自发恢复[20]。

临床表现

自发的颅外动脉夹层

自发性颅外动脉夹层的患者有大脑缺血、疼痛（头或颈部）或 Horner 综合征等症状或体征。大脑缺血出现在 67% 的颅外自发性动脉夹层中，表现为短暂缺血或缺血性卒中[21]。这些缺血事件最常由栓塞导

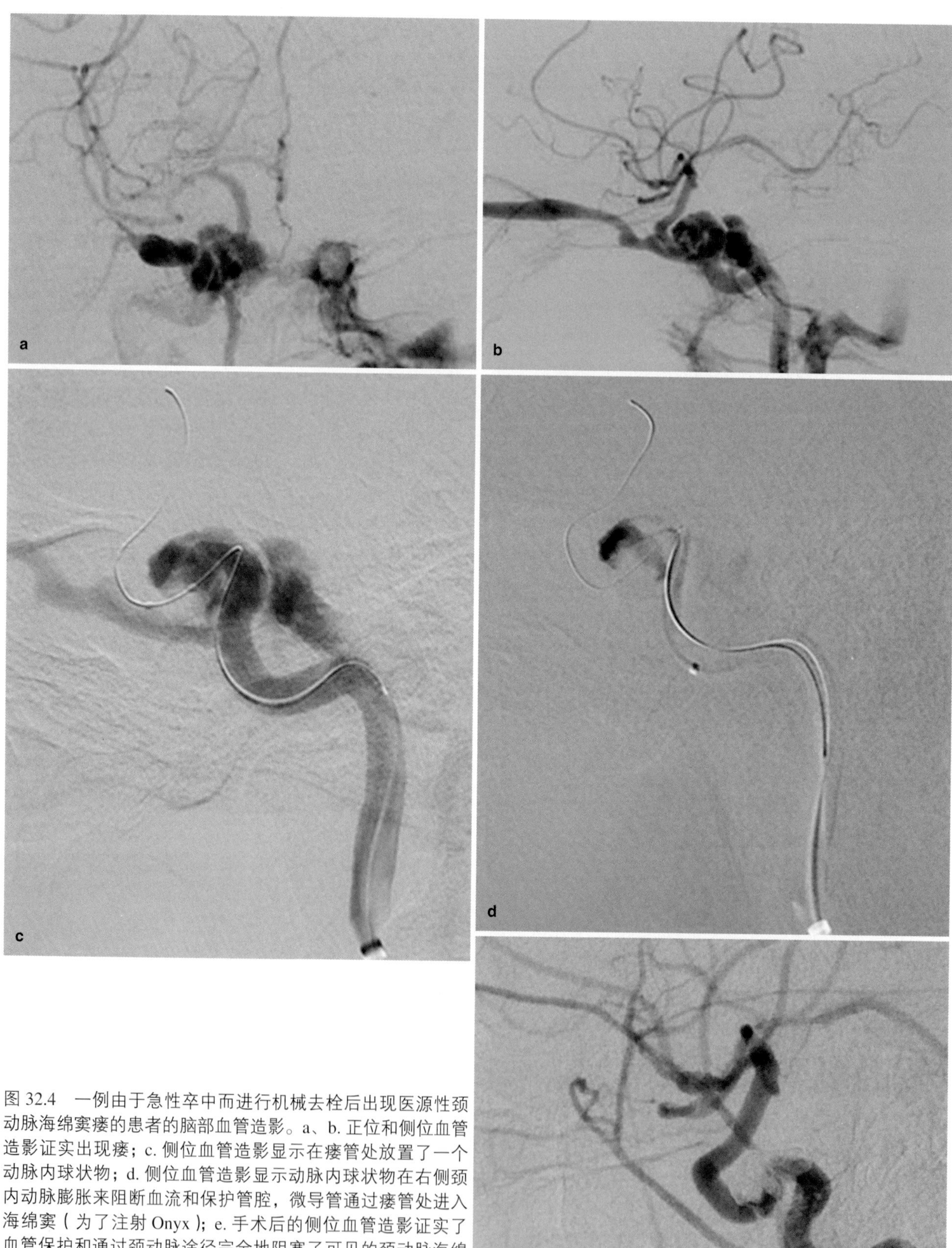

图 32.4　一例由于急性卒中而进行机械去栓后出现医源性颈动脉海绵窦瘘的患者的脑部血管造影。a、b. 正位和侧位血管造影证实出现瘘；c. 侧位血管造影显示在瘘管处放置了一个动脉内球状物；d. 侧位血管造影显示动脉内球状物在右侧颈内动脉膨胀来阻断血流和保护管腔，微导管通过瘘管处进入海绵窦（为了注射 Onyx）；e. 手术后的侧位血管造影证实了血管保护和通过颈动脉途径完全地阻塞了可见的颈动脉海绵窦瘘。

致，但是如果有完全或者几乎完全的血管堵塞伴随较差的侧支循环就可能是与灌注相关的。

疼痛在自发性动脉夹层的患者中的发生率达到70%，在颈内动脉夹层中典型地表现为额颞部头痛，而在椎动脉夹层中典型地表现为颅顶和枕部疼痛。相比于颈内动脉夹层，颈部疼痛更常见于椎动脉夹层，但是其发生率低于头痛。Horner 综合征在 10%~12% 的颈内动脉自发性动脉夹层的患者中出现症状，并且在 28%~58% 的颈内动脉自发性动脉夹层的患者中被发现。因为自发性动脉夹层更经常发生在颈内动脉，所以 Horner 综合征排在第三位，体征包括眼睑下垂、瞳孔缩小，但是没有无汗，因为控制汗腺的神经与颅外颈动脉并行。自发性动脉夹层的其他症状包括搏动性耳鸣、脊髓缺血和颈部神经根病。自发性动脉夹层的患者在身体的其他部分也容易发生夹层，可能会出现其他全身性的症状。自发性颅内动脉夹层的患者有头或颈部疼痛、缺血症状、波动的神经症状或者蛛网膜下腔出血（来自夹层动脉瘤）等典型症状。

创伤性或者穿通性动脉损伤

有主要创伤性或者穿通性动脉损伤的患者会出现血流动力学不稳定或者血管堵塞等症状。那些创伤性颅内或者颅外动脉损伤并且血流动力学稳定患者的症状与自发性损伤（上面所述）相似，但是也包括了出血、血肿和创伤性瘘。创伤性和自发性动脉损伤的不同点在于创伤性动脉损伤的症状延迟出现，在某些病例中出现在血管检查正常后。约 90% 的创伤性颅内动脉瘤与颅骨骨折相关。创伤性动脉瘤经常在原发性损伤几天到几周后出现。颈动脉海绵窦瘘出现海绵窦综合征，特点为颅盖骨神经痛、球结膜水肿、疼痛性眼球突出和眼球部杂音 [20]。

脑血管损伤的影像

影像检查不是全面和完整病史及体格检查的替代品。病史和体格检查包括损伤机制的发现和证据，有利于病情的检查和脑血管损伤的诊断。

非增强 CT 扫描是出现缺血症状患者应该首先采取的影像学检查。除此之外，头部和颈部的非增强 CT 扫描也是对钝器伤或穿通性头部 / 颈部创伤的标准评估方法。病史和体格检查以及这些非增强 CT 扫描的结果可以帮助指导未来的血管检查，因为明确的 CT 扫描结果可以提高对潜在血管损伤的怀疑。影像学的发现，如卒中、颅内出血、颅底或者颅骨骨折、颈椎损伤或骨折及头部穿通性损伤伴随静脉窦损伤等，都会提高对脑血管损伤的怀疑以及确定进行未来的血管检查。

脑部的数字减影血管造影（DSA）是评估和诊断脑血管损伤的金标准。DSA 能够检测血管损伤，如内膜损伤（夹层）、内膜撕脱、假性或者双腔血管、血管硬化或堵塞、管腔内血栓、侧支循环和动脉瘤或者瘘。DSA 的缺陷在于与其他影像学检查相比是有创的，不是所有的医疗中心都有，耗钱且耗时，而且它不适合病情不稳定的患者。除此之外，DSA 会遗漏血栓性的夹层动脉瘤。DSA 适合于需要进行血管内治疗和其他横断面影响使得不能诊断或者诊断不清楚的患者。

无创性横断面血管造影可以获得高质量和高分辨率的图像，在很多病例中被认为是更加敏感和精确以及 DSA 有效的替代物。欧洲神经科学会联盟建议用 MRI/MRA 来诊断动脉夹层 [22]。DSA 和 MRI 或者 MRA 在检测自发性颈内动脉和椎动脉夹层的灵敏度分别是 60% 和 87%~99%[1]。MRI 的另一个优点是为脑部的缺血性损伤提供更加准确的信号，并且不需要对比剂。除此之外，MR 灌注和弥散序列提供了缺血半暗带这一有价值的信息，这会影响是否进行神经介入的决策。而且，MRI 对检测血栓性夹层动脉瘤来说比 DSA 更有价值。MRI/MRA 对小的或者位置远的动脉瘤，或者伴随严重的或者多样的全身性损伤的患者并不是理想的检查手段。它的缺陷还在于耗时以及并不是所有的医疗中心都有。

头部或者颈部的 CT 血管造影是替代 DSA 的无创性检查。它可以立刻进行检查，存在于大多数医疗中心中，在诊断颈内动脉夹层动脉瘤中有类似的敏感度，并且在诊断椎动脉夹层中的敏感度和特异性分别为 100% 和 98%，优于 MRI/MRA[1]。CTA 的主要优点是可以快速进行检查，几乎存在于所有的医疗中心中，而且它可以提供关于脊柱和颅骨的重要信息，这些使得 CTA 成为钝器伤和穿通性头部及颈部损伤所导致的急性血管损伤的最优影像学检查。与 MRI 相比时，另一个缺点为确认缺血部位的正确性。然而，在 CT 扫描中，CT 灌注成像可以与 CTA 同时进行。CT 灌注可以提供关于缺血半暗带的信息，这可以帮助临床医生进行治疗决策 [8]。

对于急性创伤性的和自发性的血管损伤来说，多普勒超声是较为无用的检查手段。主要的缺陷在于超声对于检测小的自发性夹层的正确性有所欠缺 [23]。然而，大多数研究者认为超声在颅外血管损伤和病变的长期追踪有实用性 [1, 8]。

治疗

血流动力学不稳定性损伤

严重的颅外血管损伤经常会导致患者出现血流动力学不稳定的现象，这时通常需要进行手术。这些损伤主要的治疗是进行介入或者血管手术，通过直接的血管修复，放置血管支架，或者有或无血管再生的血管阻断技术。

血流动力学稳定性损伤

动脉夹层

动脉夹层的治疗策略注重于防止血栓形成和控制血管硬化。现今没有决定性证据证明抗凝或抗血小板药物在治疗无症状或症状性动脉夹层中哪个更好。系统评价和 Cochrane 评价不能找到一个治疗优于另一个治疗的理论。专家认为需要一个大型的随机对照试验来解决这个问题[1, 24]。现在有一个正在进行的随机临床实验（卒中研究中的颈部动脉夹层），希望能够解决其中的部分问题[23]。

最常用来治疗动脉夹层的抗血小板药物是阿司匹林。这似乎是由于它的便宜、广泛性和容易获得，是双嘧达莫、氯吡格雷、普拉格雷和噻氯匹定等其他潜在药物的替代物。抗血小板药物相比抗凝药物有某些优势。抗血小板药物出血性并发症的发生率更低，所以使得在治疗创伤性和颅内夹层更具有吸引力。除此之外，阿司匹林更加便宜而且不需要经常检测其水平。

在进行评估病变愈合情况的血管检查后，抗凝治疗经常持续 3~6 个月。如果病变痊愈，则可以停止抗凝治疗，如果没有，则治疗需要持续额外的 3 个月。抗凝治疗的缺陷在于引起颅内和全身性出血的高危险性，颅内血肿扩大的潜在危险性，以及需要经常进行血液检测。抗凝治疗在治疗游离可见栓子时具有优势。全身性溶栓药物在有卒中和动脉夹层的患者中使用，其并发症的发生率与在有卒中但无夹层的患者中使用时相似。在对 50 例有动脉夹层和卒中并且用溶栓药物治疗的患者进行评价的研究中，40% 的患者有一个好的治疗结果[25]。

对颅外动脉夹层进行血管内治疗已经被证实可以成功修复夹层，包括在损伤区域的经皮动脉支架。在发生血管硬化的区域，血管成形术可以被应用，但是当没有明显的管腔硬化时可以不必使用。Donas 及其同事[26] 回顾了之前的文献，并且提出对进行血管内治疗的夹层患者有 100% 的成功率。然而，相反的事件发生在 TU 患者在进行血管内治疗时。如果颈内动脉不进行支架或者药物治疗，则可以被放弃。被放弃的血管可以进行血管内或者开放的手术治疗，然而，需要在此之前进行闭塞试验和刺激性试验。

没有证据可以证明某种方法是颅内动脉夹层治疗的理想疗法。有研究支持抗凝和抗血小板药物用于治疗颅外动脉夹层。所有颅内动脉夹层的患者必须进行一系列血管检查来监控夹层动脉瘤的进展。

夹层动脉瘤

夹层动脉瘤可以出现在自发的或者创伤性的动脉夹层中。夹层动脉瘤理想的治疗策略还没有建立。研究表明没有并发颅内出血的自发性夹层动脉瘤可以被成功地治疗[6]。其他的研究证实这些动脉瘤存在发生蛛网膜下腔出血的高风险[18]。当这些动脉瘤破裂时，它们再出血的发生率高，而且必须进行治疗。相反地，创伤性夹层动脉瘤是不稳定性病变，而且需要保证进行治疗。

夹层动脉瘤在解剖学上与囊状动脉瘤不同，并且它们的治疗也是不同的。因为这些动脉瘤缺少颈部，所以手术治疗被限制了。血管内治疗包括血管阻塞、在夹层区域放置支架、Onyx（液体栓子）栓塞等。因为夹层动脉瘤通常形状不规则而且没有瘤颈，故最经常使用的血管内治疗是血管栓塞 / 支架辅助防止血管形成疝。当阻塞血管的夹层动脉瘤部位时，通过隔离动脉瘤使得动脉瘤完全地排除在血液循环之外。这能防止血液倒流引起的再通、进展或者破裂。为了保护血管，支架辅助治疗在血管夹层区域放置一个支架，这可以使得内膜生长并修复动脉瘤和夹层。

破裂的夹层动脉瘤的治疗方法有很大的改变。当血管栓塞是一个合适的选择和将不会导致明显的并发症发生率和死亡率时，血管栓塞 / 隔离通常是最优的治疗方法。在急性蛛网膜下腔出血时，人们提倡用支架辅助治疗方法[27]。其他的选择包括 Onyx 栓塞、血流改道（由于抗血小板药物的使用而具有争议）、血管旁路栓塞 / 隔离，手术切除和手术重建血管。

颈动脉海绵窦瘘

如上所述，自发的、间接的瘘有时可以自发痊愈。创伤性瘘趋向于直接的颈动脉海绵窦瘘，并且不能自发地痊愈。颈动脉海绵窦瘘的治疗包括阻断海绵窦内的颈内动脉和海绵窦之间的连接。颈动脉海绵窦瘘闭塞通常通过经动脉的或经静脉的血管内途径。闭塞治疗曾经是血管内治疗的基础，但是美国现在已经不用了。经静脉闭塞是闭塞颈动脉海绵窦瘘极好的方法。经静脉到达海绵窦的途径可以是从前面或者从后面。到达海绵窦的后部入路经常是通过颈内静脉和下岩窦。到达海绵窦的前部入路是通过面静脉和眼上静脉。同时还有通过眼上静脉的经皮途径以及其他的经静脉途径，如上岩窦、翼骨丛和皮质静脉[28]。在海绵窦中的栓塞材料可以被用于阻塞颈动脉海绵窦瘘。

经动脉治疗包括通过动脉缺口仔细地放置微小导管进入海绵窦（图 32.4）。通过放置可拆开的卷曲物或注射栓塞物质进入海绵窦来进行闭塞。当注射栓塞物质后，颈内动脉海绵窦可以短暂地膨胀来防止栓塞物质进入颈内动脉和血管下游。颈内动脉海绵窦瘘可以通过颈内动脉闭塞进行治疗。其他的经动脉治疗颈动脉海绵窦瘘包括使用覆盖支架，但是考虑到它们的硬度，放置支架进入颈内动脉海绵窦可能会有难度。

结论

抗凝和抗血小板药物都为动脉夹层患者提供了很好的栓塞保护。通常来说，我们更倾向于使用阿司匹林，由于它具有便宜、使用广泛以及导致颅内出血的危险性低等特性。当患者即使进行了阿司匹林治疗仍复发缺血症状，我们提倡使用双重抗血小板药物或者考虑进行抗凝治疗。如果症状持续，则患者应该进行通过支架或者血管栓塞等可能的血管内治疗。我们更加愿意采用传统的 DSA 技术来诊断急性夹层，并且通过一系列影像（横断面或者动态 DSA）来随访病变直到夹层被治愈。为期一年的影像随访也被提倡。在出现血流限制性硬化的患者中，我们提倡采用伴或不伴血管成形术的支架治疗或者血管栓塞等血管内介入的手段。

在一些医疗中心中，新的趋势是研究关于没有导致血流限制的创伤性颈动脉或椎动脉夹层患者的支架治疗。通常来说，这些患者也需要其他的手术治疗（典型的如整形外科），因为他们不能持续地使用肝素。颅外血管夹层发病的主要原因是栓塞性卒中。从生物学上来说，夹层本身和金属支架都可以是血栓来源。抗凝和抗血小板药物已经被证实对这些并发症有效。虽然支架可以有效地减少栓子的来源，但是支架本身会导致血栓栓塞，并且需要双重的抗血小板药物治疗。没有证据证明在无血流限制的颅外动脉夹层中支架治疗优于药物治疗。

在创伤患者中，抗血小板药物通常比抗凝药物在引起全身性或颅内出血具有更低的危险性。我们认为这些无症状患者应该采用阿司匹林治疗，然后进行必要的整形外科手术治疗。支架治疗应该用于有症状的患者和那些导致血流限制的动脉夹层患者，并且对于那些即使使用阿司匹林仍然持续出现栓塞性卒中的患者也应该被考虑使用。

参·考·文·献

[1] Fusco MR, Harrigan MR. Cerebrovascular dissections—a review part I: Spontaneous dissections. Neurosurgery 2011;68:242–257, discussion 257

[2] Biller J, Hingtgen WL, Adams HP Jr, Smoker WR, Godersky JC, Toffol GJ. Cervicocephalic arterial dissections. A ten-year experience. Arch Neurol 1986;43:1234–1238

[3] Chaves C, Estol C, Esnaola MM, et al. Spontaneous intracranial internal carotid artery dissection: report of 10 patients. Arch Neurol 2002;59:977–981

[4] Ohkuma H, Suzuki S, Ogane K. Study Group of the Association of Cerebrovascular Disease in Tohoku, Japan. Dissecting aneurysms of intracranial carotid circulation. Stroke 2002;33:941–947

[5] Shin JH, Suh DC, Choi CG, Leei HK. Vertebral artery dissection: spectrum of imaging findings with emphasis on angiography and correlation with clinical presentation. Radiographics 2000;20:1687–1696

[6] Yamaura A, Ono J, Hirai S. Clinical picture of intracranial non-traumatic dissecting aneurysm. Neuropathology 2000;20:85–90

[7] Fullerton HJ, Johnston SC, Smith WS. Arterial dissection and stroke in children. Neurology 2001;57:1155–1160

[8] Fusco MR, Harrigan MR. Cerebrovascular dissections: a review. Part II: blunt cerebrovascular injury. Neurosurgery 2011;68:517–530, discussion 530

[9] Resnick DK, Subach BR, Marion DW. The significance of carotid canal involvement in basilar cranial fracture. Neurosurgery 1997;40:1177–1181

[10] Krings T, Geibprasert S, Lasjaunias PL. Cerebrovascular trauma. Eur Radiol 2008;18:1531–1545

[11] Kazim SF, Shamim MS, Tahir MZ, Enam SA, Waheed S. Management of penetrating brain injury. J Emerg Trauma Shock 2011;4:395–402

[12] Reuber M, Dunkley LA, Turton EP, Bell MD, Bamford JM. Stroke after internal jugular venous cannulation. Acta Neurol Scand 2002;105:235–239

[13] Peng CW, Chou BT, Bendo JA, Spivak JM. Vertebral artery injury in cervical spine surgery: anatomical considerations, management, and preventive measures. Spine J 2009;9:70–76

[14] Chandra A, Suliman A, Angle N. Spontaneous dissection of the carotid and vertebral arteries: the 10-year UCSD experience. Ann Vasc Surg 2007;21:178–185

[15] Guillon B, Brunereau L, Biousse V, Djouhri H, Lévy C, Bousser MG. Longterm follow-up of aneurysms developed during extracranial internal carotid artery dissection. Neurology 1999;53:117–122

[16] Benninger DH, Gandjour J, Georgiadis D, Stöckli E, Arnold M, Baumgartner RW. Benign long-term outcome of conservatively treated cervical aneurysms due to carotid dissection. Neurology 2007;69:486–487

[17] Touzé E, Randoux B, Méary E, Arquizan C, Meder JF, Mas JL. Aneurysmal forms of cervical artery dissection: associated factors

and outcome. Stroke 2001;32:418–423

[18] Naito I, Iwai T, Sasaki T. Management of intracranial vertebral artery dissections initially presenting without subarachnoid hemorrhage. Neurosurgery 2002;51:930–937, discussion 937–938

[19] Uzan M, Cantasdemir M, Seckin MS, et al. Traumatic intracranial carotid tree aneurysms. Neurosurgery 1998;43:1314–1320, discussion 1320–1322

[20] Miller NR. Diagnosis and management of dural carotid-cavernous sinus fistulas. Neurosurg Focus 2007;23:E13

[21] Lee VH, Brown RD Jr, Mandrekar JN, Mokri B. Incidence and outcome of cervical artery dissection: a population-based study. Neurology 2006;67:1809–1812

[22] Masdeu JC, Irimia P, Asenbaum S, et al. EFNS. EFNS guideline on neuroimaging in acute stroke. Report of an EFNS task force. Eur J Neurol 2006;13:1271–1283

[23] Arnold M, Baumgartner RW, Stapf C, et al. Ultrasound diagnosis of spontaneous carotid dissection with isolated Horner syndrome. Stroke 2008;39:82–86

[24] Donnan GA, Davis SM. Extracranial arterial dissection: anticoagulation is the treatment of choice. Stroke 2005;36:2043–2044

[25] Cervical Artery Dissection in Stroke Study Trial Investigators. Antiplatelet therapy vs. anticoagulation in cervical artery dissection: rationale and design of the Cervical Artery Dissection in Stroke Study (CADISS). Int J Stroke 2007;2:292–296

[26] Donas KP, Mayer D, Guber I, Baumgartner R, Genoni M, Lachat M. Endovascular repair of extracranial carotid artery dissection: current status and level of evidence. J Vasc Interv Radiol 2008;19:1693–1698

[27] Yuki I, Murayama Y, Viñuela F. Endovascular management of dissecting vertebrobasilar artery aneurysms in patients presenting with acute subarachnoid hemorrhage. J Neurosurg 2005;103:649–655

[28] Gemmete JJ, Ansari SA, Gandhi DM. Endovascular techniques for treatment of carotid-cavernous fistula. J Neuroophthalmol 2009;29:62–71

第33章

垂体卒中

Rami O. Almefty, Andrew S. Little, Shih Sing Liu, and William L. White

垂体卒中存在血管性病因，由垂体肿瘤或正常腺体出血，或者梗死引起。临床症状包括：头痛、视力视野损害、眼外肌麻痹、意识水平下降等。这些症状与动脉瘤及其他颅内血管疾病的症状相似。

垂体卒中存在多种多样的临床表现，并且与垂体腺瘤症状性出血或梗死更有关联。自 19 世纪末垂体卒中被首次提出，学术界对其认识一直很模糊，直到 1950 年，Brougham 等发表了具有里程碑意义的论文 [1]，他们报道了 5 例发生急性退行性改变的垂体腺瘤病例，并回顾了文献报道的另外 7 例病例后，将以突发头痛、弱视、复视、嗜睡或昏迷为特征的临床综合征定义为垂体卒中。

我们认为，垂体卒中是由于垂体肿瘤或正常腺体出血或梗死引起的包括任何急性神经、内分泌障碍的临床综合征。典型症状包括突发头痛、精神状态改变、视力视野损害、眼外肌麻痹、脑膜刺激征。严重症状包括发热、急性垂体衰竭，下丘脑功能障碍以及死亡。垂体肿瘤或正常腺体无症状性出血或梗死不能定义为“卒中”。

发病率

根据多个报告，垂体肿瘤出血的发病率在 7%~25.7% 之间 [2-9]，垂体卒中发病率在 1%~20%（表 33.1）。

垂体卒中男性发病率稍高（男女比例 1.3 : 1），在一项 241 例垂体卒中患者的文献中，141 例为男性 [10]，100 例为女性。这些患者年龄分布 6~88 岁，平均年龄 46.7 岁 [11-13]。这一分布的原因或是因垂体瘤一般是成年人所患 [14, 15]，儿童、青春期患者仅占 10%[16, 17]。

垂体腺瘤卒中由神经病学家 Pearce Bailey 于 1898 年首次报道 [18]，这是一例 50 岁男性患者，有酗酒史、肢端肥大，表现为突发头痛、恶心、呕吐、发热、眼外肌麻痹及视力丧失。活检发现鞍内腺瘤新鲜出血，腺垂体多处血管内膜炎，垂体后叶正常。Bailey 认为垂体内病变血管即出血来源。

1905 年，Bleibtreu 报道了一例垂体腺瘤卒中 [19]。尸检显示，21 岁男性肢端肥大患者，垂体被橙色的软物所替代。1913 年波兰病理学家 Glinski 通过尸检首次报道了 2 例垂体前叶广泛急性坏死 [20]。第一例是 37 岁女性，因剖宫产后子宫收缩乏力继发产后出血 9 天后死亡。第二例是 33 岁女性，死于妊娠 6 个月自发流产 6 周后发生的充血性心力衰竭。Glinski 认为垂体前叶坏死是由于垂体供血动脉血栓造成的。后续还有很多类似的报道也发现了垂体卒中与产后出血、休克、脓毒症的相关性。

病理学

垂体卒中已被认为与嫌色细胞腺瘤 [21-27]、嗜酸细胞腺瘤 [1, 11, 28-33]、嗜碱细胞腺瘤、Rathke 囊肿 [36]、垂体转移肿瘤 [36] 有关。Brougham 等 [1] 认为嗜酸细胞腺瘤有更高的出血倾向。Rovit 与 Fein 认为 [37]，与无分泌功能的嫌色细胞腺瘤相比，分泌功能活跃的垂体腺瘤（肢端肥大症、Cushing 综合征）发生卒中风险更高。Lopez[38] 和 Wright[35] 等回顾总结文献报道发现嫌色细胞腺瘤的卒中发生率更高。然而，一些学者也驳斥了将垂体卒中与特定组织学类型的垂体瘤联系起来的观点 [3, 9, 10, 21, 36, 39]。这些明显的发病差异可能仅是由于垂体肿瘤不同组织学类型的分布。而且大多数研究都是根据光学显微镜确定的肿瘤类型，而非电子显微镜或免疫组织化学研究 [17, 40-42]。目前，根据电子显微镜和免疫组织化学的肿瘤分类提示，内分泌活跃腺瘤在垂体肿瘤中占 75%，其中又以泌乳素瘤（36%~46%）为主。

表 33.1 垂体卒中发病率

研究者	病例数	平均年龄（岁）	卒中发病例数	男女比例	头痛发生率（%）
Onesti 等，1990[36]	16	48	2	8：8	88
Ebersoid 等，1983[12]	13	55	1	8：5	92
Fraioli 等，1990[2]	13	–	3	9：4	62
McFadzean 等，1991[46]	15	52	3	8：7	100
Laws 与 Ebersoid，1982[45]	11	–	1.5	7：4	91
Tsitsopoulos 等，1986[3]	13	49	17	5：8	85
Hickstein 等，1986[3]	10	40	6	5：5	90
Wakai 等，1981[9]	51	38	9	28：23	63
Semple 等，2005[56]	62	51	4	38：24	87
Lubina 等，2005[56]	40	51	2.5	27：13	63
Seuk 等，2011[96]	31	42	6	21：8	100
Bills 等，1993[50]	37	57	2	25：12	95
Randeva 等，1999[53]	35	50	3	21：14	97

临床表现

长期以来，学界公认垂体腺瘤出血或梗死后急剧增大可引起从急性头痛到死亡的一系列临床表现。垂体卒中引起症状体征突然进展十分常见，时间可从数小时至数周不等。Weisberg[44] 认为垂体卒中的诊断必须要求患者在 48 小时内发生症状。虽然病理机制尚不明确，但这些临床表现反映出对鞍内、鞍旁结构的急性压迫；血液或坏死组织渗出至鞍外相邻蛛网膜下腔，罕见的可进入脑室；以及对正常腺垂体、神经垂体结构破坏造成相应内分泌紊乱。

头痛

突发头痛或头痛突发加重是最常见的症状，并且通常早于眼部症状体征出现。头痛通常伴随恶心、呕吐。头痛作为最常见症状在约 80% 病例中提示卒中发生（表 33.1）[2, 6, 9, 12, 36, 45, 46]。卒中头痛类似于蛛网膜下腔出血引起的头痛所描述的那样，是突发起病的。头痛部位常见于额颞部、眶后部，单侧的或弥散的，少数为枕部痛。头痛一般由脑膜刺激、硬膜牵拉，或可能是三叉神经第一支在海绵窦内受刺激引起。

视力下降

突发视力视野障碍是垂体卒中的重要标志。视力下降可以较轻，也可在数小时至数日内造成单侧盲或双侧盲。一些患者视力也可正常。

但视力视野缺损不是垂体卒中的特征性表现。在垂体瘤患者中视力障碍可以有多样化的表现，包括双颞侧偏盲、同向偏盲、鼻侧偏盲或中央盲点[47, 48]，双颞侧偏盲在多数研究中是最常见的类型[36, 39, 44]。McFazean 等[46] 报道的 15 例病例中有 2 例双侧视野正常，1 例单眼视野正常，9 例存在中央盲点，还有 6 例是经典的双颞侧视野缺陷。Petersen 等[49] 报道了 3 例垂体卒中患者表现为急性单眼中央盲点和头痛，最初诊断为视神经炎。累及视神经而后引起单侧中央盲点出现的情况十分少见，在垂体瘤的患者中发生率只占 1%。盲点可由于腺瘤向前生长压迫或视交叉后置而导致。Mohr 等[48] 报道 77 例垂体大腺瘤中有 74 例（96%）存在视力视野缺陷。眼底镜检查提示正常眼底、视神经萎缩和视盘水肿。另一个视神经受压的早期临床症状是颞侧视野红色视觉受损（红色觉减饱和）。

肿瘤侧向生长累及海绵窦可引起复视、眼肌麻痹、颈动脉旁交感神经链反应引起 Horner 征、三叉神经功能障碍、颈内动脉海绵窦段狭窄或阻塞、眶内静脉回流障碍。眶内静脉回流障碍可引起眼球突出、眼睑肿胀。

脑神经麻痹

可能出现单个或多个脑神经的麻痹，以及单侧或双侧的眼肌麻痹[8, 35, 50–58]。最常累及的是动眼神经[12, 36, 43, 51, 53–56]，其次是展神经[10, 43, 51, 53–56]。滑车神经麻痹不常发生，并且在嗜睡的患者中常难检出[7, 36, 58]。刺激三叉神经眼外支可引起单侧面部疼痛、感觉减退、角膜反射消失[29, 35, 58]。

同时发生的多条眼外肌麻痹常误诊为海绵窦血栓或颈内动脉海绵窦瘘[59]。垂体腺瘤与颈内动脉海绵窦瘘同时存在十分罕见[60]。眼外肌麻痹与垂体腺瘤逐渐增大有关[47, 58, 61, 62]。Trautmann 与 Laws[63] 报道 851 例垂体腺瘤患者中，仅 12 例存在术前眼外肌麻痹，11 例动眼神经麻痹，1 例展神经麻痹。Wilson 与 Dempsey[42] 报道 250 患者中 12 例存在眼球运动障碍 (4.8%)。

复视是清醒瘤患者常见主诉，提示动眼神经、滑车神经、展神经受累[8, 37, 43, 44, 49, 58, 64, 65]。极少数继发于非麻痹性复视[66]。

低血压

累及下丘脑可引起低血压[1, 8, 27, 31]、发热[27]、低体温[44]、心律失常、呼吸困难[10]。低血压常提示下丘脑 – 垂体 – 肾上腺轴功能障碍或水盐代谢紊乱[25]。

脑膜刺激、发热及精神状态改变

脑膜刺激、畏光、发热、精神状态改变都是常见症状[5, 27, 30, 44]。脑脊液常因血液或坏死组织进入蛛网膜下腔而呈血性，黄变或浑浊[5, 35, 67]。然而，若出血局限于肿瘤中则脑脊液仍为澄清[32, 37, 58]。脑脊液细胞数基本正常[68–74]，但蛋白量一般上升[27, 30]。

精神状态改变范围从嗜睡到昏迷[31]，及可由下丘脑受累、蛛网膜下腔出血、小脑幕切迹疝、肿瘤体积迅速增大致颅内压增高、电解质紊乱或内分泌水平紊乱引起[29]。通常这些患者并没有内分泌疾病的直接依据[10, 27, 31, 32, 37, 60]。Cardoso 与 Peterson 发现 64% 的患者并未知晓有垂体腺瘤。

其他特点

病理机制

垂体卒中病理机制尚不完全明确。多数病例起病前并无明确诱因，然而文献已报道了一系列风险因素。包括心脏手术[55–57]、气脑造影[8, 27, 31, 37]、颈动脉血管造影术[12]、胰岛素 –TRH–LHRH 试验[22]、闭合性颅脑损伤[1, 15, 36, 56, 58]、放射性物质接触[9, 21, 24, 27, 36, 44, 56, 75]、咳嗽发作[21]、抗凝治疗[25, 37, 57]、血小板减少症[57, 76]、溴隐亭治疗[36]、妊娠[4, 36]、胃肠炎[24, 38]、TRH 兴奋试验[24]、口腔手术[15]、糖尿病酮症酸中毒[1, 13]、肾上腺切除手术[34, 37]、低血压[1] 以及 TRH–GnRH 释放试验[23]。

缺血与出血

目前，已有专家提出了一些有意思但存在争议的理论来解释垂体卒中病理机制。缺血与出血都是垂体卒中常见的病理表现，但它们在卒中中扮演的角色仍有争论[28, 29, 58, 59]。Bailey[18] 在其关于垂体卒中的经典描述中表明垂体内发现的动脉内膜炎是出血的来源。Brougham 等[1] 提出出血、坏死是由腺瘤快速增大超出其血供引起的。

Rovit 与 Fein[37] 提出肿瘤增大压迫鞍隔处的垂体柄和门脉血管是卒中的初始事件。压迫作用使腺体与腺瘤缺血。海绵窦受压迫，累及颈内动脉海绵窦段与垂体下动脉。之后进一步缺血会累及垂体、腺瘤、间脑与视器。Ebersold 等[12] 也支持这一理论，因为其报道的垂体卒中患者中有一普遍特点是垂体腺瘤内静脉窦血栓形成。

垂体大腺瘤卒中可能与上述血供不足[1] 或压迫[37] 有关，两者均未能解释小腺瘤出血、梗死的发生[3]。另外也有其他基于血管造影和尸检的关于腺瘤和腺体血供情况的报道反驳了血供不足的理论[2, 10, 58]。

Mohanty 等认为出血或梗死倾向与肿瘤大小、血供分布有直接关系[5, 8]。其他学者认为出血坏死与肿瘤血管脆性有关[3, 5, 8]。电子显微镜显示肿瘤血管基底膜增厚，层数增多；内皮细胞肿胀，孔洞消失[77]。Gorczyca 与 Hardy[78] 进一步推定发自垂体下动脉的这些肿瘤血管，血压高于腺垂体内血窦。这种高压与肿瘤内自发性出血有关。

影像学检查

目前，用于评估鞍区、鞍旁病变的神经影像学检查方法是磁共振（MRI）。异常影像学信号可为垂体疾病诊断提供线索，特别是尚无内分泌功能异常的患者。然而，该方法对于垂体卒中并无特异性[79]。这些影像学表现包括：蝶鞍扩大、双鞍底、鞍背侵蚀软化破坏前床突，蝶窦内软组织团块、病理性钙化[4, 21, 27, 31]。有时垂体卒中患者也表现为正常的蝶鞍结构[34]。

CT

CT 常表现鞍区增大或结构破坏，伴或不伴蝶窦浑浊。垂体卒中的其他异常表现取决于卒中原因是出血还是梗死、卒中发生与 CT 扫描的间隔时间[26]。

CT检查需行轴位平扫及增强扫描，冠状位1.0 mm或1.5 mm平扫及增强扫描。如果存在肿瘤内出血，急性期（0~3天内）CT可见腺瘤内高密度影（图33.1a、b）[12, 36, 60]。急性出血可累及鞍上池与蛛网膜下腔，使之与动脉瘤破裂引起的SAH表现类似[60]，少见的可累及脑室[80~82]或脑实质[83]。

卒中由梗死引起或伴血肿溶解时，团块呈低密度或等密度，常伴环状强化[80]。但这一表现并不能提示诊断卒中，因其易与囊性变、脓肿及单纯性腺瘤混淆[84]。

MRI

MRI常用于垂体及鞍旁结构的影像学评估（图33.1c~e）[85, 86]。在T1加权像上，微腺瘤与正常垂体相比通常呈低信号，与灰质相比呈等信号。在T2加权像上，微腺瘤呈高信号。而大腺瘤因出血、梗死或囊变而常常呈不均匀信号。

垂体梗死后伴囊变可在MRI与慢性出血相鉴别。囊变部位在T1相呈低或稍高信号，这与囊液内蛋白含量有关，在T2相呈高信号。不同于CT，MRI可敏感地反映出垂体腺瘤中发生的亚急性、慢性出血[36]。垂体腺瘤出血与脑内血肿相似。7天内的急性血肿在T1上与灰质比较呈等或稍低信号，在T2呈低信号。7天至1个月内的亚急性血肿由于高铁血红蛋白的顺磁性，先是在T1呈高信号，之后在T2呈高信号。

Onesti等[36]报道了16例垂体卒中患者，其中10例MRI中的9例，15例CT中的6例表现与出血相同。MRI识别的腺瘤出血中有4例在CT上并未提示出血。Rachlin等[76]发现MRI相较CT能更准确地提示肿瘤内的出血（100% vs 38%）。

鉴别诊断

准确、迅速诊断垂体卒中十分重要。临床上常有误诊，尤其是在应用CT、MRI之前的年代。垂体卒中的误诊常导致严重后果，尤其是危及视力时。动脉瘤性蛛网膜下腔出血与脑膜炎是最需要鉴别的两大疾病。其他少见疾病包括垂体脓肿、术后鞍内血肿、脑血管意外、海绵窦血栓形成、颅内血管畸形、复杂性偏头痛、椎-基底动脉功能不全、颞动脉炎、视网膜中央动静/脉闭塞。

动脉瘤

突发头痛伴恶心呕吐是垂体卒中最常见症状[13, 27, 58, 76]。同时可有精神状态改变[31, 80]和颈项强直[12, 21, 36]。这些症状难以与破裂动脉瘤鉴别。尽管卒中患者常有视野缺陷或眼外肌麻痹，这些症状也可出现于前循环的巨大动脉瘤患者。

垂体脓肿

垂体脓肿少见，一般症状包括头痛、视力下降、视野缺损（双颞侧偏盲多见）、前后叶功能障碍、颈项强直和发热。反复发作的脑膜炎伴脑脊液鼻漏也是常见症状[87]。大多数病例呈慢性迁延病程[87]。在少数病例中，垂体脓肿也可表现为与垂体卒中类似的急性爆发性病程[71, 88]。这些病例症状包括精神状态改变、恶心呕吐、突发或加重的头痛、发热、颈项强直、偏瘫[87]、展神经麻痹[88]、动眼神经麻痹[87]、眼肌麻痹[71]、三叉神经第一和二支区域感觉减退[71]、失明[88]。这些病例往往伴有鞍内肿瘤，通常为垂体腺瘤[71, 87, 88]。

垂体卒中与垂体脓肿鉴别困难，因其病史、体征、脑脊液细胞增多表现、CT表现可以基本相同。若是垂体腺瘤相关的脓肿则更加大了鉴别难度。两者均为严重的急性症状，均需要快速准确的诊断。因此，如果考虑垂体卒中可能性大并决定手术干预，有必要术前应用抗生素及大剂量糖皮质激素。若合理运用抗生素及糖皮质激素后症状没有快速改善，就有明确指征需要经蝶鞍入路进行探查减压。

正常垂体缺血坏死（Sheehan综合征）

正常垂体缺血坏死患者很少表现出明显症状。度过病程初期的患者，大多数都有不同程度的垂体功能障碍。研究非垂体肿瘤导致的垂体卒中最佳选择是Sheehan综合征患者。

妊娠妇女诊断Sheehan综合征常被延迟。从分娩到诊断的时间间隔从1小时到47年不等（平均6.8~10.5年）[89]。如果垂体前叶受损，绝大多数患者会出现全垂体功能减退。激素水平下降通常以以下顺序出现：生长激素、黄体激素、卵泡刺激素、促甲状腺激素、ACTH及泌乳素。

Sheehan综合征在发达国家少见，但有复杂生育史的垂体功能衰竭妇女均需要考虑。产后垂体功能减退需主要鉴别的是淋巴细胞性垂体炎，这是一种分娩时或产后发病的自身免疫性疾病。

预后

垂体卒中的病程不可预知。可以是温和进展，表现

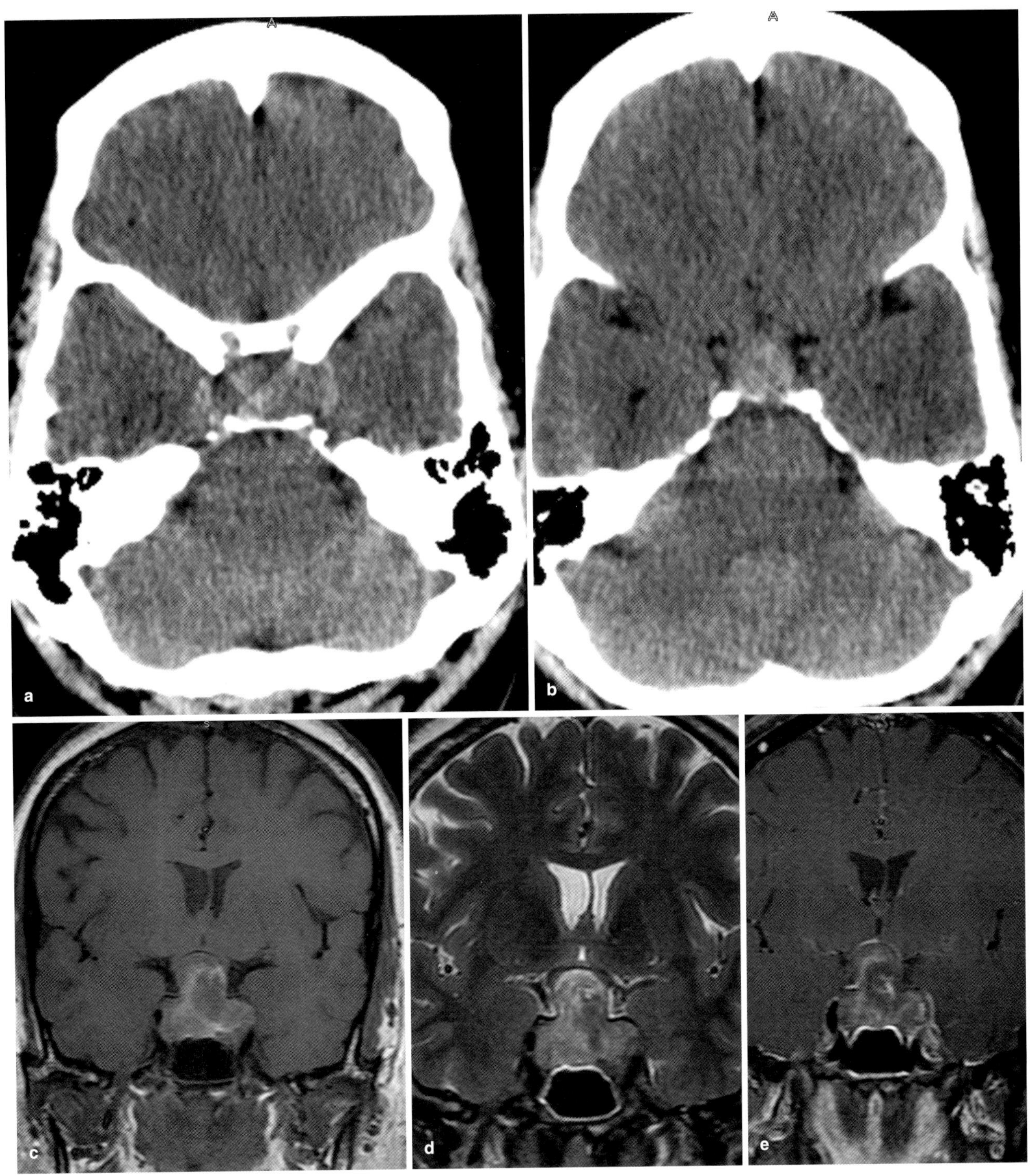

图 33.1　患者为 50 岁女性，头痛 2 天伴左侧动眼神经麻痹。CT 平扫（a、b）提示鞍区肿瘤团块向海绵窦内延伸，内在高密度提示出血。MRI 冠状位 T1（c）、T2（d）、T1 增强（e）更清晰提示鞍区混杂信号团块向海绵窦、鞍上延伸，T1 呈高信号（由 Barrow 神经学研究所提供）。

为可自发缓解的内分泌异常及包括视力视野损害、眼外肌麻痹在内的视力问题[35]，也可以是致命的[27, 80, 82]。近年来，由于快速准确的影像学诊断、手术技术提高、激素替代治疗的应用，其发病率及死亡率均有下降。

1970 年，Lopez[38] 分析了全球文献报道的 135 例垂体卒中患者。75 例记录详细，75 例中 29 例为未手术的死亡病例，46 例接受手术的病例中 39 例存活。总死亡率 48%，手术死亡率 15%。Taylor 等[13] 报道

25例肢端肥大症伴卒中患者中有6例死亡。Laws与Ebersold[45]在其病例系列报道中未提及发病率或死亡率，而Onesti等[36]、Hickstein等[3]及其他研究者报道死亡率在3.1%~21.4%之间。

视力视野损害及眼球运动缺陷是垂体卒中常见症状。视力的改善是垂体卒中治疗中最重要的一项。多数病例都会有一定程度的恢复。表33.2介绍了近期病例研究报道的视力恢复比例。垂体卒中患者失明的预后统计值得关注。Agrawal与Mahapatra[90]的报道中研究了8例患者的14只失明的眼睛，占所有垂体卒中患者的35%。于神经外科就诊的时间平均延迟了10天。所有患者在入院后24小时内进行手术。3只眼睛(来自2例患者)的视力完全恢复。另外4只眼睛（来自2例患者）的视力恢复至2/60以上。所有患者均在起病7天内手术。Muthukumar[91]回顾了4例患者，3例单眼失明，1例双眼失明。双眼失明的患者卒中7天后接受手术，其视力恢复到6/9、6/12。2例卒中2~3周后手术的患者视力均恢复到6/60水平。1例2个月后手术患者随访视力恢复至1/60水平。Semple等[56]报道62例患者，6例失明没有恢复，文中并未提及这6例患者的特点。然而，平均就诊时间是卒中后14天。另有专家共识指出，眼外肌麻痹的恢复较视力视野恢复更可预期，也更早发生[3, 8, 24, 39, 45, 60]。

垂体卒中保守治疗后长期随访提示数天到数年之内肿瘤消退或复发、内分泌紊乱、再次垂体卒中均有发生[54, 55, 57, 92]。肿瘤消退可造成完全或部分空蝶鞍。

垂体卒中常发生在之前未诊断垂体瘤的患者[10, 12]。约30%~50%有基础内分泌疾病[12]，这也增加了垂体卒中的发病率和死亡率。发生卒中后垂体功能正常者少见。仔细的激素水平检查常提示单种或多种垂体前叶激素功能不全，甚至垂体前叶功能全面衰竭。近期文献中报道的激素评估结果见表33.3。

在对全球文献的回顾分析中，Veldhuis与Hammond[33]发表的文献报道垂体卒中患者88%存在生长激素缺乏。66%患者ACTH–肾上腺轴功能不全。44%患者甲状腺激素水平减退。67%患者有低促性腺激素性功能减退症。其中4例患者，2例有高泌乳素血症，1例低泌乳素血症，1例无泌乳素分泌。Rachlin等[32]报道32例患者中9例（28%）需要激素替代治疗。Arafah等[93]报道早期手术减压显著改善垂体功能。

垂体后叶功能减退并不常见（表33.3）[4, 13, 25, 34, 42, 76, 93]。Veldhuis与Hammond[33]报道4%的患者卒中后出现一过性尿崩及2%出现长期尿崩。Rachlin等[32]报道10例患者（31%）术后出现一过性尿崩，1例（3%）出现长期性尿崩。

治疗

垂体卒中的治疗取决于卒中类型与严重程度，尤其是神经功能缺损进展的速度[3, 21, 80, 93]。由于肾上腺功能不全发生率较高，推荐给予大剂量糖皮质激素治疗[33, 93]。激素治疗同时可改善视力缺陷[13, 27]。多数患者有各类垂体前叶功能障碍，因此，需要评估内分泌水平，可能的话给予合适的激素替代治疗[3, 30, 33]。

需要密切监测水电解质平衡紊乱。下丘脑–垂体轴受损可继发一过性尿崩及少数情况下抗利尿激素分泌异常综合征（SIADH）。糖尿病患者由于病情常反复，需监测血糖及胰岛素水平[1, 13]。高泌乳素血症患者需辅助使用溴隐亭[49, 100]。

手术

尽管有零星的保守治疗恢复的报道[27, 54, 55, 57, 94, 95]，但多数报道还是建议有视力下降及其他神经功能受损症状的患者行手术减压[4, 10, 37, 43, 46, 50–53, 59, 76, 93, 96]。手术时机尚存在争议。多数认为有严重神经功能缺陷及严重视力受损而药物控制稳定的患者需急诊手术干预[10, 43–45, 76]。相反，眼外肌麻痹和单一或多条脑神经麻痹因常可自愈，并非急诊手术绝对指征[10, 13, 27, 60]。对于有局灶性大脑半球功能缺陷及颈内动脉、大脑前动脉、大脑中动脉闭塞的患者的手术经验较少[34, 37, 69, 70, 83, 97–99]。报道的7例患者中5例行急诊手术，总体结果不良，3例患者死亡，6例有偏身轻瘫症状，其中2例症状恢复。

因手术死亡率低[42, 63]，对多数垂体卒中患者推荐经蝶鞍入路手术[4, 42, 43]。有大的鞍上病灶、蝶窦气化不良、正常蝶鞍、合并动脉瘤或有脑内血肿并发症时考虑开颅手术[44]。1970年，Zervas与Mendelson[100]及Berti等[21]提出了立体定向经蝶鞍吸除坏死肿瘤组织的方法。

手术治疗与保守治疗的比较

当垂体卒中患者存在视力与神经–眼科功能障碍时，手术治疗为首选。对于无神经功能缺陷的垂体卒中非手术治疗包括激素冲击、水电解质平衡纠正以及血流动力学支持。然而，越来越多的研究建议垂体卒中表现为视力丧失时可尝试保守治疗[54, 55, 57, 95]。对仅有脑神经功能障碍的患者的研究也支持这一建议。Sibal等[55]回顾了45例病例，其中18例保守治疗。

表 33.2　垂体卒中手术后功能障碍恢复情况（单位：例）

研究，年份	病例数	手术	视力缺陷	恢复（完全恢复）	视野缺陷	恢复（完全恢复）	眼外肌麻痹	恢复（完全恢复）	随访正常垂体功能	备注
Sibal 等，2004[55]	45	27	14	13（8）	16	15（7）	14	13（9）	5（19%）	7 天前后手术：无差异
Ayuk 等，2004[54]	33	15			7	4（4）	8	5（5）	≤ 2	8 天前后手术：无差异
Gruber 等，2006[57]	30	10	7	5（4）	8	5（2）	5	3（2）	2（20%）	手术时机不影响恢复
Maccagnan 等，1995[95]	12	5	5	5（5）	–	–	2	2（2）	–	–
Woo 等，2010[51]	12	12	12	11（3）	11	5（2）	7	7（5）	–	2 例全盲部分恢复；3 天前后手术无差异
Randeva 等，1999[53]	35	31	23	20（16）	25	16（12）	23	21（13）	≥ 42%	8 天内手术恢复好（视力 100%，视野 75% 恢复）
Bills 等，1993[50]	37	36	19	17	24	23	29	29	≥ 11%	7 天内手术恢复好（全部视力恢复）；3 天内与 7 天内无差异
Seuk 等，2011[96]	29	29	26	20（14）	23	18（13）	–	–	–	48 小时内恢复好
Takeda 等，2010[102]	12	12	9	9	7	5	3	3	–	–
Lubina 等，2005[52]	40	34	–	–	61%	81%	40%	71%	14%	所有病例 3 天内手术
Arafah 等，1989[103]	8	8	–	–	7	7（5）	4	4（4）	–	所有病例 4 天内手术

注：– 为数据未提供。

表 33.3　垂体卒中后内分泌水平的随访结果

研究，年份	病例总数 / 手术例数	全面垂体功能减退起病时 / 随访（%）	甲状腺功能减退起病时 / 随访（%）	肾上腺功能减退起病时 / 随访（%）	性腺功能减退起病时 / 随访（%）	随访激素替代治疗（%）	尿崩（%）
Semple 等，2005[56]	62/58	?/?	55/?	38/?	25/?	77	一过性，5；长期，9
Gruber 等，2006[57]	30/10	?/?	?/69	?/66	?/82	90	长期，28
Bills 等，1993[50]	37/36	?/?	?/89	?/82	?/64	≥ 89	一过性，20；长期，11
Lubina 等，2005[52]	40/34	?/27	52/54	15/40	?/79	86	一过性，35；长期，8
Arafah 等，1989[93]	8/8	25/0	38/12	88/12	75/38	?	一过性，50；长期，0
Ayuk 等，2004[54]	33/15	?/?	37/67	50/79	72/76	≥ 79	?
Randeva 等，1999[53]	35/31	?/?	50/45	76/58	79/43	≥ 58	一过性，16；长期，6
Sibal 等，2004[55]	45/27	?/?	57/?	60/?	76/?	84	?

注：? 为未知数据。

所有未手术病例的视力、视野均完全恢复或接近完全恢复。他们总结认为轻度、非进展性的神经－眼外肌麻痹也可保守治疗。Maccagnan 等 [95] 报道对其所有的 15 例患者最初均进行保守治疗，对保守治疗 1 周后视力损伤、意识状态障碍没有改善的或停止地塞米松后症状出现反复的患者再行手术治疗。2 例有视力缺陷患者均完全恢复，7 例脑神经功能障碍的患者中 6 例恢复。Ayuk 等 [54] 报道 33 例患者，对其中 18 例视力稳定或在改善的患者行保守治疗，在这些保守治疗的病例中，6 例视力障碍及 7 例脑神经功能障碍的患者完全恢复。Gruber 等 [57] 报道了包括 30 例患者的病例组，对其中 20 例视力稳定或在改善的患者行保守治疗。7 例视力丧失的患者症状均恢复，4 例视野缺陷患者中 3 例恢复，12 例眼外肌麻痹患者均恢复，效果均与手术治疗组相当。

尽管越来越多报道支持保守治疗，多数学者仍建议有视力损害时早期行手术减压 [46, 50–53, 56, 93, 96]。然而，手术时机是否影响治疗效果仍存在争议。Suek 等 [96] 报道了 31 例手术治疗患者，发现 48 小时内接受手术的患者的视力改善情况有显著差异。Bills 等 [50] 报道 36 例 7 天内手术患者视力改善情况有显著差异，其中 3 例从视力丧失恢复，其中 2 例达到了完全恢复。Muthulumar 等 [91] 报道的关于视力丧失患者恢复的文献提出，只有在 1 周内进行手术的患者才可能有比较好的结局。Randeva 等 [53] 报道了 31 例手术治疗的患者，那些在 8 天内接受手术的，其结果有显著差异。相反，在一些大型病例组研究报道中，McFadzean 等 [46]、Sibal 等 [55] 及 Ayuk 等 [54] 并没有发现手术时机对视力改善有显著影响。几乎没有病例是行急诊手术治疗的，因此关于它的必要性和好处，无法做出推荐。然而，多数学者仍建议视力丧失或严重缺陷的患者需急诊手术减压。

根据目前的临床证据，对轻度视力缺陷患者先行保守治疗是安全的。症状无改善或恶化需行手术治疗。介于早期手术改善症状的证据，若无推迟手术的强烈指征，推荐及时减压。而全身情况不稳定或病程早期高风险患者仍可从非急诊手术中获益。

放射治疗

全身情况差不能耐受手术的垂体卒中患者建议放射治疗 [30, 37, 98]。由于肿瘤复发常见，放疗也是减压手术后的一项辅助治疗 [24, 45, 71, 76, 100]。有学者认为放疗可逆转肿瘤复发 [101]。

结论

垂体卒中是垂体腺瘤（少数为正常垂体）出血、梗死引起的临床综合征。症状、体征多样，包括头痛、视力丧失、眼外肌麻痹、急性垂体功能衰竭、猝死。尽管手术、药物治疗近年来多有进展，但其病理机制仍存争议。CT 与 MRI 检查可用来评估患者病情。少数患者需要腰椎穿刺与血管造影。术前术后需进行全面内分泌功能检查。视力下降、神经功能缺损加重的患者需及时经蝶鞍手术减压。肿瘤未全切或复发可考虑放疗防止复发。卒中后出现新的神经功能缺陷或呈慢性迁延性病程者需考虑血管痉挛因素。

参·考·文·献

[1] Brougham M, Heusner AP, Adams RD. Acute degenerative changes in adenomas of the pituitary body—with special reference to pituitary apoplexy. J Neurosurg 1950;7:421–439

[2] Fraioli B, Esposito V, Palma L, Cantore G. Hemorrhagic pituitary adenomas: clinicopathological features and surgical treatment. Neurosurgery 1990;27:741–747, discussion 747–748

[3] Hickstein DD, Chandler WF, Marshall JC. The spectrum of pituitary adenoma hemorrhage. West J Med 1986;144:433–436

[4] Lunardi P, Rizzo A, Missori P, Fraioli B. Pituitary apoplexy in an acromegalic woman operated on during pregnancy by transphenoidal approach. Int J Gynaecol Obstet 1991;34:71–74

[5] Mohanty S, Tandon PN, Banerji AK, Prakash B. Haemorrhage into pituitary adenomas. J Neurol Neurosurg Psychiatry 1977;40:987–991

[6] Muller W, Pia HW. [Clinical aspects and etiology of massive hemorrhage in pituitary adenoma] Dtsch Z Nervenheilkd 1953;170:326–336

[7] Müller-Jensen A, Lüdecke D. Clinical aspects of spontaneous necrosis of pituitary tumors (pituitary apoplexy). J Neurol 1981;224:267–271

[8] Symon L, Mohanty S. Haemorrhage in pituitary tumours. Acta Neurochir (Wien) 1982;65:41–49

[9] Wakai S, Fukushima T, Teramoto A, Sano K. Pituitary apoplexy: its incidence and clinical significance. J Neurosurg 1981;55:187–193

[10] Cardoso ER, Peterson EW. Pituitary apoplexy: a review. Neurosurgery 1984;14:363–373

[11] Arisaka O, Hall R, Hughes IA. Spontaneous endocrine cure of gigantism due to pituitary apoplexy. Br Med J (Clin Res Ed) 1983;287:1007–1008

[12] Ebersold MJ, Laws ER Jr, Scheithauer BW, Randall RV. Pituitary apoplexy treated by transsphenoidal surgery. A clinicopathological and immunocytochemical study. J Neurosurg 1983;58:315–320

[13] Taylor AL, Finster JL, Raskin P, Field JB, Mintz DH. Pituitary apoplexy in acromegaly. J Clin Endocrinol Metab 1968;28:1784–1792

[14] Bakay L. The results of 300 pituitary adenoma operations (Prof. Herbert Olivecrona's series). J Neurosurg 1950;7:240–255

[15] Jefferson AA. Some clinical features of the pituitary chromophobe

adenomata and of the Rathké pouch cysts. Ann R Coll Surg Engl 1957;21:358–381
[16] Parent AD, Bebin J, Smith RR. Incidental pituitary adenomas. J Neurosurg 1981;54:228–231
[17] Russell DS, Rubinstein LJ. Secondary tumours of the nervous system. In: Russell DS, Rubinstein LJ, eds. Pathology of Tumours of the Nervous System. Baltimore: Williams & Wilkins; 1989:809–817
[18] Bailey P. Pathological report of a case of akromegaly, with especial reference to the lesions in the hypophysis cerebri and in the thyroid gland; and a case of hemorrhage into the pituitary. Philadelphia Med J 1898;1:789–792
[19] Bleibtreu VL. Ein fall von akromegalie (zerstorung der hypophysis durch blutung). Munch Med Wochenschr 1905;52:2079–2081
[20] Sheehan HL. Post-partum necrosis of the anterior pituitary. J Pathol Bacteriol 1937;45:189–214
[21] Berti G, Heisey WG, Dohn DF. Pituitary apoplexy treated by stereotactic transphenoidal aspiration. Cleve Clin Q 1974;41:163–175
[22] Chapman AJ, Williams G, Hockley AD, London DR. Pituitary apoplexy after combined test of anterior pituitary function. Br Med J (Clin Res Ed) 1985;291:26
[23] Drury PL, Belchetz PE, McDonald WI, Thomas DG, Besser GM. Transient amaurosis and headache after thyrotropin releasing hormone. Lancet 1982;1:218–219
[24] Hutchinson DO, Avery SF. Pituitary apoplexy. N Z Med J 1989;102:158–160
[25] Nourizadeh AR, Pitts FW. Hemorrhage into pituitary adenoma during anticoagulant therapy. JAMA 1965;193:623–625
[26] Rauhut F, Clar HE. [Hemorrhage in hypophyseal tumors and in the chiasm area—urgent surgical indications]. Nervenarzt 1982;53:584–588
[27] Sachdev Y, Gopal K, Garg VK, Mongia SS. Pituitary apoplexy (spontaneous pituitary necrosis). Postgrad Med J 1981;57:289–293
[28] Kirshbaum JD, Chapman BM. Subarachnoid hemorrhage secondary to a tumor of the hypophysis with acromegaly. Ann Intern Med 1948;29:536–540
[29] Locke S, Tyler HR. Pituitary apoplexy. Report of two cases, with pathological verification. Am J Med 1961;30:643–648
[30] Rigolosi RS, Schwartz E, Glick SM. Occurrence of growth-hormone deficiency in acromegaly as a result of pituitary apoplexy. N Engl J Med 1968;279:362–364
[31] Sachdev Y, Evered DC, Hall R. Spontaneous pituitary necrosis. BMJ 1976;1:942
[32] Tsementzis SA, Loizou LA. Pituitary apoplexy. Neurochirurgia (Stuttg) 1986;29:90–92
[33] Veldhuis JD, Hammond JM. Endocrine function after spontaneous infarction of the human pituitary: report, review, and reappraisal. Endocr Rev 1980;1:100–107
[34] Cardoso ER, Peterson EW. Pituitary apoplexy and vasospasm. Surg Neurol 1983;20:391–395
[35] Wright RL, Ojemann RG, Drew JH. Hemorrhage into pituitary adenomata. report of two cases with spontaneous recovery. Arch Neurol 1965;12:326–331
[36] Onesti ST, Wisniewski T, Post KD. Clinical versus subclinical pituitary apoplexy: presentation, surgical management, and outcome in 21 patients. Neurosurgery 1990;26:980–986
[37] Rovit RL, Fein JM. Pituitary apoplexy: a review and reappraisal. J Neurosurg 1972;37:280–288
[38] Lopez IA. Pituitary apoplexy. J Oslo City Hosp 1970;20:17–27
[39] Kaplan B, Day AL, Quisling R, Ballinger W. Hemorrhage into pituitary adenomas. Surg Neurol 1983;20:280–287
[40] Kovacs K, Horvath E, Ezrin C. Pituitary adenomas. Pathol Annu 1977;12 (Pt 2):341–382
[41] Wilson CB. A decade of pituitary microsurgery. The Herbert Olivecrona lecture. J Neurosurg 1984;61:814–833
[42] Wilson CB, Dempsey LC. Transsphenoidal microsurgical removal of 250 pituitary adenomas. J Neurosurg 1978;48:13–22
[43] Pawlikowski M, Kunert-Radek J, Radek M. plurihormonality of pituitary adeonomas in light of immunohistochemical studies. Endokrynol Pol 2010;51(1):63–66
[44] Weisberg LA. Pituitary apoplexy. Association of degenerative change in pituitary ademona with radiotherapy and detection by cerebral computed tomography. Am J Med 1977;63:109–115
[45] Laws ER Jr, Ebersold MJ. Pituitary apoplexy—an endocrine emergency. World J Surg 1982;6:686–688
[46] McFadzean RM, Doyle D, Rampling R, Teasdale E, Teasdale G. Pituitary apoplexy and its effect on vision. Neurosurgery 1991;29:669–675
[47] Meadows SP. Unusual clinical features and modes of presentation in pituitary adenoma, including pituitary apoplexy. In: Smith JL, ed. Neuroophthalmology, IV. St. Louis: Mosby; 1968:178–189
[48] Mohr G, Hardy J, Comtois R, Beauregard H. Surgical management of giant pituitary adenomas. Can J Neurol Sci 1990;17:62–66
[49] Petersen P, Christiansen KH, Lindholm J. Acute monocular disturbances mimicking optic neuritis in pituitary apoplexy. Acta Neurol Scand 1988;78:101–103
[50] Bills DC, Meyer FB, Laws ER Jr, et al. A retrospective analysis of pituitary apoplexy. Neurosurgery 1993;33:602–608, discussion 608–609
[51] Woo HJ, Hwang JH, Hwang SK, Park YM. Clinical outcome of cranial neuropathy in patients with pituitary apoplexy. J Korean Neurosurg Soc 2010;48:213–218
[52] Lubina A, Olchovsky D, Berezin M, Ram Z, Hadani M, Shimon I. Management of pituitary apoplexy: clinical experience with 40 patients. Acta Neurochir (Wien) 2005;147:151–157, discussion 157
[53] Randeva HS, Schoebel J, Byrne J, Esiri M, Adams CB, Wass JA. Classical pituitary apoplexy: clinical features, management and outcome. Clin Endocrinol (Oxf) 1999;51:181–188
[54] Ayuk J, McGregor EJ, Mitchell RD, Gittoes NJ. Acute management of pituitary apoplexy—surgery or conservative management? Clin Endocrinol (Oxf) 2004;61:747–752
[55] Sibal L, Ball SG, Connolly V, et al. Pituitary apoplexy: a review of clinical presentation, management and outcome in 45 cases. Pituitary 2004;7:157–163
[56] Semple PL, Webb MK, de Villiers JC, Laws ER Jr. Pituitary apoplexy. Neurosurgery 2005;56:65–72, discussion 72–73
[57] Gruber A, Clayton J, Kumar S, Robertson I, Howlett TA, Mansell P. Pituitary apoplexy: retrospective review of 30 patients—is surgical intervention always necessary? Br J Neurosurg 2006;20:379–385
[58] Symond SC. Ocular palsy as the presenting symptom of pituitary adenoma. Bull Johns Hopkins Hosp 1962;111:72–82
[59] Kosary IZ, Braham J, Tadmor R, Goldhammer Y. Trans-sphenoidal surgical approach in pituitary apoplexy. Neurochirurgia (Stuttg) 1976;19:55–58
[60] Majchrzak H, Wencel T, Dragan T, Bialas J. Acute hemorrhage into pituitary adenoma with SAH and anterior cerebral artery occlusion. Case report. J Neurosurg 1983;58:771–773
[61] David NJ, Gargano FP, Glaser TS. Pituitary apoplexy in clinical perspective. In: Glaser TS, Smith JL, eds. Neuroophthalmology, VII. St. Louis: Mosby; 1975:140–165
[62] Weinberger LM, Adler FH, Grant FC. Primary pituitary adenoma and the syndrome of the cavernous sinus. A clinical and anatomic study. Arch Ophthalmol 1940;24:1197–1236
[63] Trautmann JC, Laws ER Jr. Visual status after transsphenoidal surgery at the Mayo Clinic, 1971–1982. Am J Ophthalmol 1983;96:200–208
[64] Purnell DC, Randall RV, Rynearson EH. Postpartum pituitary insufficiency: (Sheehan's syndrome): review of 18 cases. Mayo Clin Proc 1964;39:321–331
[65] Tamasawa N, Kurahashi K, Baba T, et al. Spontaneous remission of acromegaly after pituitary apoplexy following head trauma. J Endocrinol Invest 1988;11:429–432
[66] Lyle TK, Clover P. Ocular symptoms and signs in pituitary tumours. Proc R Soc Med 1961;54:611–619

[67] Daniel PM, Prichard MM. Anterior pituitary necrosis; infarction of the pars distalis produced experimentally in the rat. Q J Exp Physiol Cogn Med Sci 1956;41:215–229

[68] Cooperman D, Malarkey WB. Pituitary apoplexy. Heart Lung 1978;7:450–454

[69] Fong LP, Fabinyi GC. Ophthalmic manifestations of pituitary apoplexy. Med J Aust 1985;142:142–143

[70] Goodman JM, Gilson M, Shapiro B. Pituitary apoplexy—a cause of sudden blindness. J Indiana State Med Assoc 1973;66:320–321

[71] Guarnaschelli JJ, Talalla A. Pituitary apoplexy: a case report. Bull Los Angeles Neurol Soc 1972;37:12–18

[72] Reutens DC, Edis RH. Pituitary apoplexy presenting as aseptic meningitis without visual loss or ophthalmoplegia. Aust N Z J Med 1990;20:590–591

[73] Sussman EB, Porro RS. Pituitary apoplexy: the role of atheromatous emboli. Stroke 1974;5:318–323

[74] Winer JB, Plant G. Stuttering pituitary apoplexy resembling meningitis. J Neurol Neurosurg Psychiatry 1990;53:440

[75] Lawrence AM, Gordon DL, Hagen TC, Schwartz MA. Hypothalamic hypopituitarism after pituitary apoplexy in acromegaly. Arch Intern Med 1977;137:1134–1137

[76] Maitland CG, Abiko S, Hoyt WF, Wilson CB, Okamura T. Chiasmal apoplexy: report of four cases. J Neurosug 1982;56(1):118–122

[77] Tomiyasu U, Hirano A, Zimmerman HM. Fine structure of human pituitary adenoma. Arch Pathol 1973;95:287–292

[78] Gorczyca W, Hardy J. Microadenomas of the human pituitary and their vascularization. Neurosurgery 1988;22(1 Pt 1):1–6

[79] Kurnick JE, Hartman CR, Lufkin EG, Hofeldt FD. Abnormal sella turcica. A tumor board review of the clinical significance. Arch Intern Med 1977;137:111–117

[80] Challa VR, Richards F II, Davis CH Jr. Intraventricular hemorrhage from pituitary apoplexy. Surg Neurol 1981;16:360–361

[81] Kalyanaraman UP. Clinically asymptomatic pituitary adenoma manifesting as pituitary apoplexy and fatal third-ventricular hemorrhage. Hum Pathol 1982;13:1141–1143

[82] Patel DV, Shields MC. Intraventricular hemorrhage in pituitary apoplexy. J Comput Assist Tomogr 1979;3:829–831

[83] Chen ST, Chen SD, Ryu SJ, Hsu TF, Heimburger RF. Pituitary apoplexy with intracerebral hemorrhage simulating rupture of an anterior cerebral artery aneurysm. Surg Neurol 1988;29:322–325

[84] Sakoda K, Mukada K, Yonezawa M, et al. CT scan of pituitary adenomas. Neuroradiology 1981;20:249–253

[85] Scotti G, Triulzi F, Chiumello G, Dinatale B. New imaging techniques in endocrinology: magnetic resonance of the pituitary gland and sella turcica. Acta Paediatr Scand Suppl 1989;356:5–14

[86] Wilkins RH. Hypothalamic dysfunction and intracranial arterial spasms. Surg Neurol 1975;4:472–480

[87] Nelson PB, Haverkos H, Martinez AJ, Robinson AG. Abscess formation within pituitary tumors. Neurosurgery 1983;12:331–333

[88] Whalley N. Abscess formation in a pituitary adenoma. J Neurol Neurosurg Psychiatry 1952;15:66–67

[89] Slee PH, Rensma PL. Hypopituitarism following complicated child birth (Sheehan's syndrome). Neth J Med 1990;37:120–123

[90] Agrawal D, Mahapatra AK. Visual outcome of blind eyes in pituitary apoplexy after transsphenoidal surgery: a series of 14 eyes. Surg Neurol 2005;63:42–46, discussion 46

[91] Muthukumar N, Rossette D, Soundaram M, Senthilbabu S, Badrinarayanan T. Blindness following pituitary apoplexy: timing of surgery and neuro-ophthalmic outcome. J Clin Neurosci 2008;15:873–879

[92] Baker HL Jr. The angiographic delineation of sellar and parasellar masses. Radiology 1972;104:67–78

[93] Arafah BM, Harrington JF, Madhoun ZT, Selman WR. Improvement of pituitary function after surgical decompression for pituitary tumor apoplexy. J Clin Endocrinol Metab 1990;71:323–328

[94] Bjerre P, Lindholm J, Videbaek H. The spontaneous course of pituitary adenomas and occurrence of an empty sella in untreated acromegaly. J Clin Endocrinol Metab 1986;63:287–291

[95] Maccagnan P, Macedo CL, Kayath MJ, Nogueira RG, Abucham J. Conservative management of pituitary apoplexy: a prospective study. J Clin Endocrinol Metab 1995;80:2190–2197

[96] Seuk JW, Kim CH, Yang MS, Cheong JH, Kim JM. Visual outcome after transsphenoidal surgery in patients with pituitary apoplexy. J Korean Neurosurg Soc 2011;49:339–344

[97] Itoyama Y, Goto S, Miura M, Kuratsu J, Ushio Y, Matsumoto T. Intracranial arterial vasospasm associated with pituitary apoplexy after head trauma—case report. Neurol Med Chir (Tokyo) 1990;30:350–353

[98] Miner ME, Fields WS, Walker J. Pituitary apoplexy complicating chronic secondary amenorrhea. J Fam Pract 1982;14:873–877

[99] Pozzati E, Frank G, Nasi MT, Giuliani G. Pituitary apoplexy, bilateral carotid vasospasm, and cerebral infarction in a 15-year-old boy. Neurosurgery 1987;20:56–59

[100] Zervas NT, Mendelson G. Treatment of acute haemorrhage of pituitary tumours. Lancet 1975;1(7907):604–605

[101] Tsitsopoulos P, Andrew J, Harrison MJ. Pituitary apoplexy and haemorrhage into adenomas. Postgrad Med J 1986;62:623–626

[102] Takeda N, Fujita K, Katayama S, Akutu N, Hayashi S, Kohmura E. Effect of transsphenoidal surgery on decreased visual acuity caused by pituitary apoplexy. Pituitary 2010;13:154–159

[103] Arafah BM, Taylor HC, Salazar R, Saadi H, Selman WR. Apoplexy of a pituitary adenoma after dynamic testing with gonadotropin-releasing hormone. Am J Med 1989;87:103–105

第4篇

脑和海绵状血管畸形

Cerebral and Spinal Cavernous Malformations

第34章

中枢海绵状血管畸形：自然史、流行病学、临床表现和治疗方法

Hasan A. Zaidi and Joseph M. Zabramski

中枢海绵状血管畸形（CM），又称为中枢海绵状血管瘤（cavernous angiomas）。光学显微镜下 CM 由缺乏肌层和弹性纤维的大小不等的海绵状血管窦组成，导致病灶易发生出血。该疾病几乎在任何年龄都可能出现症状，然而近年来，无临床症状的 CM 的比例逐渐增高，常因体检做影像学检查而发现此病。本章重点讨论 CM 的自然史、流行病学、临床表现和治疗。

流行病学

海绵状血管瘤比报道的要常见得多，根据 2 项大型的死后神经病理学研究（n=30 269）[1, 2] 和 2 项大型机构 MRI 扫描检查结果（n=22 166）[3, 4]，综合 1984 年以来的大组尸检资料（52 435 例），CM 发病率约为 0.34%~0.53%，平均 0.47%，即人群中每 200 人中约有 1 人患此病。

CM 主要呈现两种发病形式：散发型和家族型，后者约占 6%[5]。散发型多表现为单个病例和单个病灶，并且无神经系统疾病家族史。家族型多表现为多个病灶和多个病例，有遗传倾向、明显的家族型癫痫发作史，目前常见的遗传方式符合染色体显性遗传。考虑到超过 40% 的家族型 CM 患者平日并没有症状，临床上一旦发现 3 个及以上 CM 病灶的患者，需要通过严格筛查，排除家族遗传。

CM 在全年龄段均可发病，但绝大多数发病年龄在 30~40 岁之间，男女发病率基本相同 CM 可发生在中枢神经系统的任意部位，大致与神经组织的体积比例如下：80% 的病灶位于幕上，15% 位于脑干和基底节，余下 5% 位于脊髓。

病理生理学

CM 病理学检查可见病灶主要为不含脑或者脊髓实质的共壁血管腔，腔壁衬有内皮细胞，血窦腔内可见不同时期的出血表现，缺少紧密连接、平滑肌和动脉外膜等成熟血管壁成分。大体上，由于微血管的堵塞和再通，CM 呈边缘清楚的紫红色桑葚样病灶。CM 病变血管之间没有神经组织，这是其有别于毛细血管扩张症的特点。病灶周围存在大量含铁血黄素沉着，提示病灶曾发生多次隐性出血。除非出血破入脑实质，一般情况下病灶周围没有水肿。

既往 CM 一直被认为是静态的，但是最新的影像学研究证实其病情呈动态演变，既可以增长，也可以退化，甚至可以表现为新发病灶，在散发型和家族型均可以观察到 [6–8]。因此，这些患者需要进行持续的观察和随访，以及神经功能的全面评估。

自然史

CM 的自然史各家观点不一，统计学方法的差异往往出现不同的结果，不同的临床症状也可以使该疾病表现为不同的转归。既往回顾性分析的数据提示出血率大约 0.25%~2.3%/（人 · 年）。考虑到这些研究都基于“CM 自患者出生就已经存在”这一前提，CM 出血的风险可能被低估了 [3, 9, 10]。最新的前瞻性研究数据提示 CM 的再出血率为 4.5%/（人 · 年），明显高于偶发病灶或者癫痫起病病灶，两者的年出血率分别是：0.6%/ 人和 0.4%/ 人 [9, 11]。Port 等的报告提示：预测 CM 出血最重要的因素是病灶的位置 [12]。脑干和基底节的病灶年出血率约为 10.6%/ 人，而皮质的病灶则为 0%/ 人。此外，对于突破囊壁，在周边脑组织形成所谓的“大出血”，多篇报道指出其再出血率高达

25.2%/（人·年）[13]。

影像学诊断

在血流动力学上，海绵状血管瘤属于低压、低流量的血管畸形，血管造影往往成像不佳。在血管造影的静脉期，因病灶内流量较低，偶尔可致造影剂滞留，常见于 CM 伴发静脉畸形时。CT 诊断 CM 的敏感度低于 50%，但可用于检测局部钙化和急性出血。

MRI 是评估 CM 患者的金标准，病灶的 MRI 特征是高特异性的，并在文献中被较好地描述。典型的 MRI 表现为：在 MRI 的 T1、FLARI 和 T2 加权图像上，海绵状血管瘤表现为中央呈网状混杂信号的核心（不同时期出血及其产物），周围为低信号环（含铁血黄素沉着）。新近出血者，病灶周围脑组织可有水肿。T2/GRE 序列被推荐用于观察和诊断单发 / 多发、散发型 / 家族型海绵状血管瘤，具有很高的灵敏度。Denier 及其合作者曾报道过 132 例家族型 CM 的患者，T2 加权像上可见平均 5 个病灶 / 例，而 T2/GRE 可见约 20 个病灶 / 例 [14]。相比于 T2 序列，T1 及其增强序列常在手术方面给予帮助，如观察病灶的大小和发现伴发的静脉发育异常等，现在一般认为约 1/3 的 CM 患者伴发静脉发育异常 [15–17]。

Zabramski 等 [6] 将 CM 分为 4 类（表 34.1），原本主要用来描述家族型的 CM，现普遍用于所有 CM，包括家族型和散发型。既往文献指出，Ⅰ类和Ⅱ类 CM 的出血风险较其他两型显著增高，建议临床医生外科干预[18, 19]。Ⅰ型病变包含急性/亚急性出血的病灶区域，可分为两类：ⅠA 型病灶有病灶外出血，常伴有周围水肿；ⅠB 型的出血为病灶内出血。ⅠA 型病灶几乎都是症状性的，并且伴有复发性出血的高风险（每年高达 25%）。ⅠB 为亚急性型（3~6 周），出血风险和临床表现及位置相关。脑干病灶年出血率达 5%~10%，幕上无症状病灶年出血率为 0.5%~1%。Ⅱ类呈经典 CM 的 MRI 表现，中央呈网状混杂信号，“爆米花样或者椒盐样”，周围为低信号环，出血位于囊壁内，可见局部钙化。和Ⅰ类相比，Ⅱ类的再出血风险和临床表现及位置相关。有症状病灶每年的再出血率达 4%~5%，而无症状病灶每年的再出血率仅有 0.5%~1%。Ⅲ类表现为较小的病灶，其内或周边有慢性陈旧性出血和含铁血黄素信号。Ⅲ类很少有症状，年出血率小于 0.5%。Ⅳ类在 T2/GRE 序列呈现低信号的微小点状病灶，提示

表 34.1　海绵状血管畸形的 Zabramski 分类

病灶类型	MRI 信号特点	病理特点	自然史和出血风险
ⅠA 型	T1：出血的高信号点 T2：高或低信号的出血灶，延伸突破了病灶周围至少一面低信号带；可见到局灶性水肿	出血灶明显延伸至囊外	几乎所有病灶都是有症状的；每年高达 60% 的脑干病灶，可再发症状性出血
ⅠB 型	T1：高信号的出血灶 T2：高或低信号出血灶，周围一圈低信号带	病灶内亚急性出血灶	症状性出血风险与临床表现和部位相关：脑干和基底节区病灶风险更高（每年 5%~10%）；无症状性病灶风险较低（每年 0.5%~1%）
Ⅱ型	T1：核心为网格状混杂信号 T2：网格状混杂信号，核心周围一圈低信号带	分叶状出血灶；不同阶段的血栓，伴黄染的胶质增生带，大的病灶中可见钙化灶	症状性出血风险与临床表现有关：有症状的患者再发出血风险为每年 4%~5%；无症状的患者风险较低（每年 0.5%~1%）
Ⅲ型	T1：等或低信号 T2：低信号，伴低信号周围带，使得病灶看似扩大 GRE：较 T2 相具有更大的信号区	慢性消融的出血灶，伴病灶内和病灶外含铁血黄素沉积	很少有症状；病灶出血风险低（每年 <0.5%）
Ⅳ型	T1：病灶很难清楚显示 T2：病灶很难清楚显示 GRE：点状低信号病灶	该类型中的病灶在病理上被认为是毛细血管扩张	从不出现症状；出血风险非常低

注：GRE，梯度回波序列。

CM处于早期阶段，这类患者往往表现在家族型CM患者中。

临床表现

反复的出血是CM临床特点之一。根据病灶大小和位置的不同，出血可无症状也可引起严重的神经障碍。幕上病灶的患者最常见的症状是癫痫，约有40%~80%的幕上病灶的患者以癫痫起病（图34.1）[3, 4, 6]。癫痫可能源于病灶对邻近脑组织的机械作用（缺血、压迫）及继发于血液漏出等营养障碍，病灶周边脑组织常因含铁血黄素沉着、胶质增生或钙化成为致痫灶[20]。脑干病灶最常见的临床表现是出血继发的局灶神经功能障碍（图34.2）。病灶的出血刺激或者机械压迫导致发病时症状最明显，当血肿吸收和机化后，症状逐渐缓解。然而，对于反复出血的脑干CM来说，如果不得到及时治疗，患者将遭受永久的神经障碍甚至死亡。无症状的CM患者死亡罕见。脊髓病灶通常有以下两种不同的临床表现之一：①由于大出血而突然出现运动/感觉缺陷，甚至脊髓功能完全丧失；②继发于小出血后的慢性进行性脊髓病变或神经根病变（图34.3）。疼痛往往是脊髓CM的主要症状，需要积极手术治疗并且复发率较高（既往文献提示高达48%）[10]。

偶然发现的CM

随着现代人就医意识增强，因各种原因就诊而偶然发现的无临床症状的海绵状血管瘤的比例逐渐增高。轻微头痛和头晕可能是唯一主诉。常因此或其他原因或体检做影像学检查而发现本病。闭合性颅脑损伤后，因常规行头颅CT或者MRI也可导致无症状CM被发现。为了预测一般人群中CM的患病率，Vernooij等在2007年对2 000例无症状成人进行MRI筛查，发现CM占总人群的0.4%（1/250）[21]。

CM和妊娠

一些个案报告提出：妊娠期激素的变化可能会加剧CM的生长，增加出血的风险[22–24]。这一观念让许多产科医师倾向对伴发CM的孕妇进行提前剖宫产以减少潜在的风险。有时甚至满孕龄前数周就行剖宫产终止妊娠。然而，最近的报道表明，产褥期出血率和既往CM流行病学调查的结果并无明显不同[25, 26]。Kalani等[25]分析了168例妊娠的患者，仅有5人出血，出血率约为3%，和CM的整体出血率相仿[27]。这组数据表明，妊娠并不像之前报道的那样会增加CM的出血风险，孕妇的分娩方式应该纯粹地由产科因素决定。

家族型CM

家族型CM是一种常染色体不完全显性遗传疾病，经过对许多家族型海绵状血管瘤的探索，3个主要的基因被标记出来，被命名为*CCM1/KRIT1*、*CCM2/MGC4607*和*CCM3/PDCD10*[16, 28]。*KRIT1*（*CCM1*）是

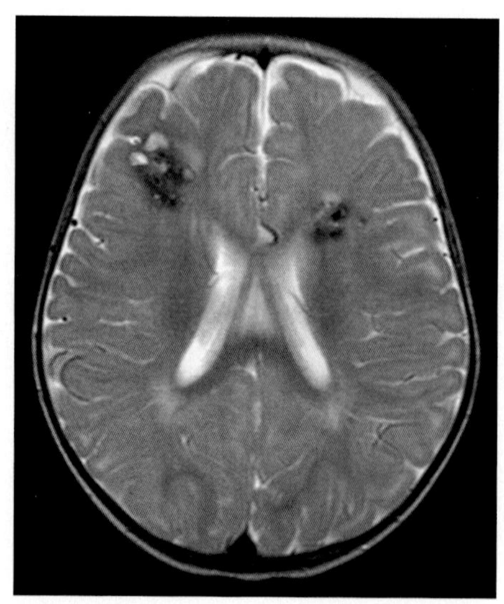

图34.1　一例3岁小女孩，新发癫痫起病，MRI T2轴位相显示2处额叶深部白质内的海绵状血管畸形，伴有典型的草莓样改变和周围含铁血黄素沉积（来自Barrow神经学研究所）。

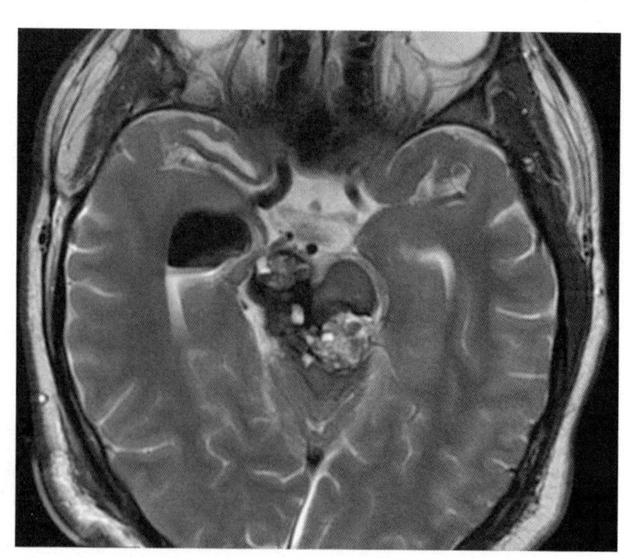

图34.2　一例21岁男性多发脑干海绵状血管畸形患者，MRI上显示在出血后伴有急性的神经症状恶化（来自Barrow神经学研究所）。

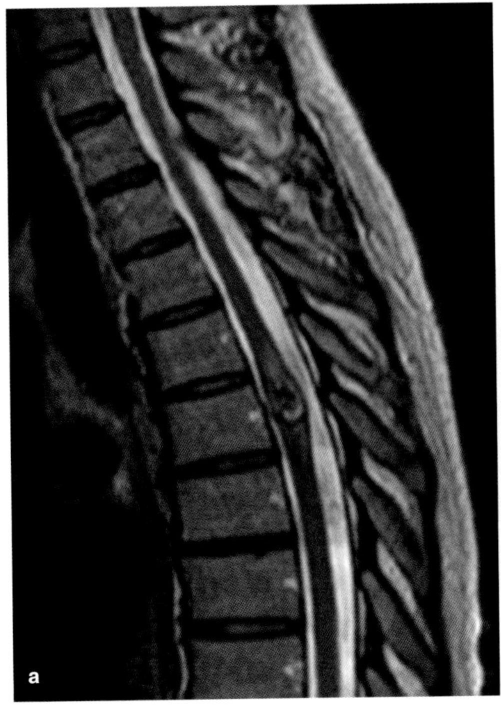

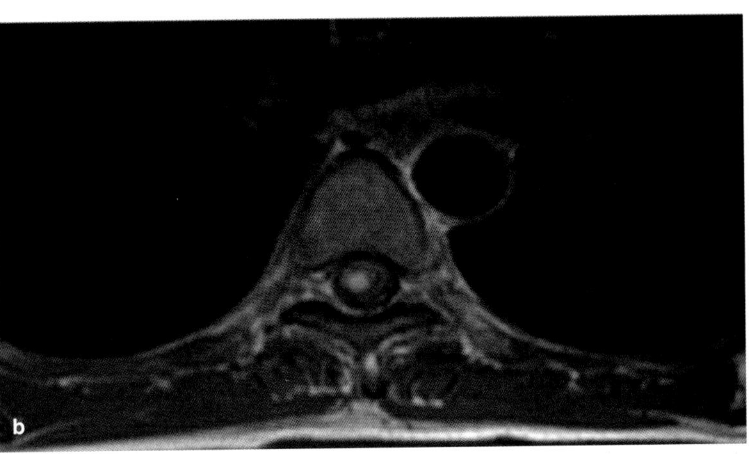

图 34.3　矢状位 T2 相（a）和轴位 T1 相显示胸段海绵状血管病，伴亚急性出血（T1/T2 相高信号点）（来自 Barrow 神经学研究所）。

其中最主要的突变（约占 56%），*KRIT1* 被认为是一种支架和效应蛋白，可能抑制肿瘤生长及与血管壁内皮细胞的发育、分化和调控有关[29]。*MGC4607*（*CCM2*）约占所有突变的 33%，其作用可能和 *KRIT1* 介导的信号传导通路有关。*PDCD10*（*CCM3*）存在于 6% 的家系中，已被证明其在动脉形态的凋亡中扮演重要角色。这 3 个基因相互作用，形成一个单一的复合物，随后影响下游蛋白[30–33]。虽然这些基因早已广为人知，但是关于 CM 的形成病理生理机制仍然知之甚少。

最新的前瞻性研究指出，家族型 CM 常表现为无症状出血，在 Zabramski 报道[6]的 6 个家族近 59 个成员中，出血率约为 2%/年，其中有症状的仅有 1.1%。约有 29% 的成员出现了新的病灶。Brunereau 等[34]报道的结果和上述类似，其中新病灶的出现率达到 27.5%，每年的出血率约为 0.2 个 / 人。由此，家族型 CM，特别是病灶数在不断变化的家族，应建议密切的临床和影像学随访。

治疗

1928 年，Walter Dandy[35] 总结了当时仅有的 44 例 CM 的报道，针对这些极其罕见的病例，指出“只有摘除病灶才是圆满的治疗”[36]。尽管手术仍然是治疗该类患者的重要手段之一，但是神经外科医师必须仔细评估外科手术的风险和 CM 的自然演变史[37]。

无症状性 CM

目前，关于管理和治疗无症状 CM 的指南尚未建立。手术决策取决于多种因素，包括病灶的大小和位置、散发型或家族型、患者的生活方式和爱好、术者的经验等。然而，最重要的是，外科医生必须认真地分析病灶的自然演变史。多篇报道指出，出血的风险和病灶的 MRI 特征及既往出血史相关。在我们的医疗机构，偶然发现无症状的病灶，在影像学上归类为ⅠB，Ⅱ和Ⅲ类病灶一般都建议保守治疗（表 34.1）。这些患者出现症状性出血的风险不高于 0.5%~1%。当然保守治疗的风险和后续的随访需要告知患者并与其协商[18]。ⅠB 和Ⅱ类患者建议每年随访 MRI 以评估病灶的变化，反复出血的患者建议手术治疗。病灶较为稳定的ⅠB 和Ⅱ类患者，所有Ⅲ类患者，若无新的症状出现，随访间隔可以延长到 3~5 年。

无症状 CM 的手术治疗极具争议，在我们的医疗机构，只有极少数情况下才考虑手术。例如无症状脑干病灶明显增大或者由Ⅱ类转变为Ⅰ类，手术指征应相对放宽。同样，由于脊髓病变有更高概率导致出血和神经功能障碍，对于位于脊髓表面的ⅠB 和Ⅱ类或者位于脊髓背侧束的无症状 CM 可以考虑手术治疗 [36]。对位于脊髓腹侧的无症状 CM 来说，手术可能导致更严重的神经功能症状，故首选保守治疗 [37]。

症状性 CM

癫痫起病的 CM 初期可服用药物，一些小样本数据显示多达 60% 的该类患者药物控制良好 [38]。然而，前瞻性研究提示该类患者复发率较高，每人每年复发率达 5.5%。Kondziolka 等 [9] 报道提示该类最终发展成耐药性癫痫的概率是 20%，而且一旦耐药性癫痫形成，手术干预的效果明显降低。Ferroli 等 [39] 研究指出手术对于偶发癫痫的 CM 患者效果良好，约 98% 的患者在术后得到治愈。与此结果形成鲜明对比的是，手术对于癫痫长期发作的 CM 患者疗效一般，术后的癫痫控制率仅有 69%。病灶全切后残留的含铁血黄素被认为是术后癫痫的原因之一。另外，反复的癫痫发作可以导致新的癫痫灶形成，而切除继发癫痫灶是该类患者再次手术控制癫痫的重点 [36]。基于这些结果，我们在手术切除难治性癫痫伴发的 CM 时更加积极，在全切 CM 的同时要求切除新的癫痫灶。出血后局灶性神经功能障碍起病的 CM 患者因病灶位置毗邻功能区或者位置较深，手术治疗十分困难，稍有不慎可能造成更严重的并发症。一些医疗机构提出对于病灶明显出血或者局灶神经症状明显的患者，除非出血量巨大，否则可行暂时观察对症治疗 [16]。我们的治疗理念是在手术风险和 CM 自然发展史之间取得平衡。对于有症状的 ⅠA 类患者（ⅠA、表 34.1），由于再出血的风险高达 25%/ 年，只要手术易到达病灶，外科医生应积极手术治疗。只有症状较轻或者病变较深的患者考虑保守治疗，对于再次出血并且病灶较表浅的患者进行手术。近年来，由于神经外科医师技能和经验的不断积累，我们团队已经开始对以前保守治疗的患者提供手术治疗。回顾在我们机构治疗的 200 例脑干 CM 患者，Abla 等提出不仅仅是表浅的病灶，连脑桥深部的病灶都可以安全切除 [40]。我们建议，每例有症状的病灶术前均应根据位置和术者的技巧和经验进行评估。

家族型 CM 的治疗

有症状的家族型 CM 患者治疗难度明显提高，但治疗理念没有发生变化：手术治疗减少再出血和控制癫痫。对于多发 CM 患者来说，责任病灶的定位是手术的关键。急性局灶性神经功能障碍起病患者的定位较为容易，药物难治性癫痫患者的定位必要时可以借助脑电图监测。在进行了一系列仔细术前评估后，Rocamora 等提出约 80% 的多发 CM 患者均只有一个致痫病灶 [41]。由于该类人群中每年出现 0.2~0.4 个新病灶，对于无症状的病灶一般建议保守治疗 [6, 19]。

结论

随着病情演变，CM 可能需要手术治疗，但是优化地管理和评估该类疾病非常重要。术者应全面地了解 CM 的流行病学和自然史，进行个体化分析，权衡利弊选择是否外科切除。

参·考·文·献

[1] McCormick WF. Pathology of Vascular Malformation of the Brain. Baltimore: Williams and Wilkins; 1984

[2] Otten P, Pizzolato GP, Rilliet B, Berney J. [131 cases of cavernous angioma (cavernomas) of the CNS, discovered by retrospective analysis of 24,535 autopsies]. Neurochirurgie 1989;35:82–83, 128–131

[3] Del Curling O Jr, Kelly DL Jr, Elster AD, Craven TE. An analysis of the natural history of cavernous angiomas. J Neurosurg 1991;75:702–708

[4] Robinson JR, Awad IA, Little JR. Natural history of the cavernous angioma. J Neurosurg 1991;75:709–714

[5] Al-Holou WN, O'Lynnger TM, Pandey AS, et al. Natural history and imaging prevalence of cavernous malformations in children and young adults. J Neurosurg Pediatr 2012;9:198–205

[6] Zabramski JM, Wascher TM, Spetzler RF, et al. The natural history of familial cavernous malformations: results of an ongoing study. J Neurosurg 1994;80:422–432

[7] Houtteville JP. Brain cavernoma: a dynamic lesion. Surg Neurol 1997;48:610–614

[8] Lehnhardt FG, von Smekal U, Rückriem B, et al. Value of gradient-echo magnetic resonance imaging in the diagnosis of familial cerebral cavernous malformation. Arch Neurol 2005;62:653–658

[9] Kondziolka D, Lunsford LD, Kestle JR. The natural history of cerebral cavernous malformations. J Neurosurg 1995;83:820–824

[10] Kim LJ, Klopfenstein JD, Zabramski JM, Sonntag VK, Spetzler RF. Analysis of pain resolution after surgical resection of intramedullary spinal cord cavernous malformations. Neurosurgery 2006;58:106–111, discussion 106–111

[11] Aiba T, Tanaka R, Koike T, Kameyama S, Takeda N, Komata T. Natural history of intracranial cavernous malformations. J Neurosurg 1995;83:56–59

[12] Porter PJ, Willinsky RA, Harper W, Wallace MC. Cerebral cavernous malformations: natural history and prognosis after clinical deterioration with or without hemorrhage. J Neurosurg 1997;87:190–197

[13] Barker FG II, Amin-Hanjani S, Butler WE, et al. Temporal clustering of hemorrhages from untreated cavernous malformations of the central nervous system. Neurosurgery 2001;49:15–24, discussion 24–25

[14] Denier C, Labauge P, Brunereau L, et al. Sociéte Française de

Neurochirgurgie; Sociéte de Neurochirurgie de Langue Française. Clinical features of cerebral cavernous malformations patients with KRIT1 mutations. Ann Neurol 2004;55:213–220

[15] Rigamonti D, Spetzler RF. The association of venous and cavernous malformations. Report of four cases and discussion of the pathophysiological, diagnostic, and therapeutic implications. Acta Neurochir (Wien) 1988;92:100–105

[16] Batra S, Lin D, Recinos PF, Zhang J, Rigamonti D. Cavernous malformations: natural history, diagnosis and treatment. Nat Rev Neurol 2009;5:659–670

[17] Abdulrauf SI, Kaynar MY, Awad IA. A comparison of the clinical profile of cavernous malformations with and without associated venous malformations. Neurosurgery 1999;44:41–46, discussion 46–47

[18] Dalyai RT, Ghobrial G, Awad I, et al. Management of incidental cavernous malformations: a review. Neurosurg Focus 2011;31:E5

[19] Labauge P, Brunereau L, Laberge S, Houtteville JP. Prospective follow-up of 33 asymptomatic patients with familial cerebral cavernous malformations. Neurology 2001;57:1825–1828

[20] Chusid JG, Kopeloff LM. Epileptogenic effects of pure metals implanted in motor cortex of monkeys. J Appl Physiol 1962;17:697–700

[21] Vernooij MW, Ikram MA, Tanghe HL, et al. Incidental findings on brain MRI in the general population. N Engl J Med 2007;357:1821–1828

[22] Katayama Y, Tsubokawa T, Maeda T, Yamamoto T. Surgical management of cavernous malformations of the third ventricle. J Neurosurg 1994;80:64–72

[23] Yamasaki T, Handa H, Yamashita J, et al. Intracranial and orbital cavernous angiomas. A review of 30 cases. J Neurosurg 1986;64:197–208

[24] Zauberman H, Feinsod M. Orbital hemangioma growth during pregnancy. Acta Ophthalmol (Copenh) 1970;48:929–933

[25] Kalani MY, Zabramski JM. Risk for symptomatic hemorrhage of cerebral cavernous malformations during pregnancy. J Neurosurg 2013;118:50–55

[26] Witiw CD, Abou-Hamden A, Kulkarni AV, Silvaggio JA, Schneider C, Wallace MC. Cerebral cavernous malformations and pregnancy: hemorrhage risk and influence on obstetrical management. Neurosurgery 2012;71:626–630, discussion 631

[27] Moriarity JL, Wetzel M, Clatterbuck RE, et al. The natural history of cavernous malformations: a prospective study of 68 patients. Neurosurgery 1999;44:1166–1171, discussion 1172–1173

[28] Dubovsky J, Zabramski JM, Kurth J, et al. A gene responsible for cavernous malformations of the brain maps to chromosome 7q. Hum Mol Genet 1995;4:453–458

[29] Bacigaluppi S, Retta SF, Pileggi S, et al. Genetic and cellular basis of cerebral cavernous malformations: implications for clinical management. Clin Genet 2013;83:7–14

[30] Hilder TL, Malone MH, Bencharit S, et al. Proteomic identification of the cerebral cavernous malformation signaling complex. J Proteome Res 2007;6:4343–4355

[31] Ma X, Zhao H, Shan J, et al. PDCD10 interacts with Ste20-related kinase MST4 to promote cell growth and transformation via modulation of the ERK pathway. Mol Biol Cell 2007;18:1965–1978

[32] Voss K, Stahl S, Schleider E, et al. CCM3 interacts with CCM2 indicating common pathogenesis for cerebral cavernous malformations. Neurogenetics 2007;8:249–256

[33] Zhang J, Clatterbuck RE, Rigamonti D, Chang DD, Dietz HC. Interaction between krit1 and icap1alpha infers perturbation of integrin beta1-mediated angiogenesis in the pathogenesis of cerebral cavernous malformation. Hum Mol Genet 2001;10:2953–2960

[34] Brunereau L, Levy C, Laberge S, Houtteville J, Labauge P. De novo lesions in familial form of cerebral cavernous malformations: clinical and MR features in 29 non-Hispanic families. Surg Neurol 2000;53:475–482, discussion 482–483

[35] Dandy W. Venous abnormalities and angiomas of the brain. Arch Surg 1928;17:715–793

[36] Kivelev J, Niemelä M, Hernesniemi J. Treatment strategies in cavernomas of the brain and spine. J Clin Neurosci 2012;19:491–497

[37] Labauge P, Bouly S, Parker F, et al. French Study Group of Spinal Cord Cavernomas. Outcome in 53 patients with spinal cord cavernomas. Surg Neurol 2008;70:176–181, discussion 181

[38] Churchyard A, Khangure M, Grainger K. Cerebral cavernous angioma: a potentially benign condition? Successful treatment in 16 cases. J Neurol Neurosurg Psychiatry 1992;55:1040–1045

[39] Ferroli P, Casazza M, Marras C, Mendola C, Franzini A, Broggi G. Cerebral cavernomas and seizures: a retrospective study on 163 patients who underwent pure lesionectomy. Neurol Sci 2006;26:390–394

[40] Abla AA, Lekovic GP, Turner JD, de Oliveira JG, Porter R, Spetzler RF. Advances in the treatment and outcome of brainstem cavernous malformation surgery: a single-center case series of 300 surgically treated patients. Neurosurgery 2011;68:403–414, discussion 414–415

[41] Rocamora R, Mader I, Zentner J, Schulze-Bonhage A. Epilepsy surgery in patients with multiple cerebral cavernous malformations. Seizure 2009; 18:241–245

第35章

幕上海绵状血管瘤的手术治疗

Helmut Bertalanffy, Venelin Gerganov, and Vincenzo Paterno

若将海绵状血管瘤（CM）分为幕上和幕下，则幕上血管瘤并不少见。这种血管畸形可见于幕上大脑表面和深部的任何位置，独立或者多发，大小均可见，而且多在体检过程中发现，其临床症状和病灶与是否位于功能区、是否出血等因素相关。很显然，处于深部的海绵状血管瘤具有更明显的出血倾向，其致残率、致死率也较表浅病变高。

海绵状血管瘤的病因学和流行病学

海绵状血管瘤本质上是仅由单层内皮细胞组成的薄壁毛细血管团，这样的内皮层由异常的紧密连接构成，其屏障功能也出现破坏[1, 2]。一些跨膜细胞连接蛋白和血管黏附分子出现了明显的过表达或者细胞上位置的变化可能是海绵状血管瘤的毛细血管壁经常发生出血和红细胞渗出的原因[3]，结果就直接导致了在病灶周围形成一个明显的含铁血黄素圈带[4]。大体上看，海绵状血管瘤呈现红色或紫色大小不等的桑葚样结构，包含不同阶段的血栓组织，但其中并无脑组织。

海绵状血管瘤在脑血管病中总的发病率约占8%~15%[1, 5, 6]，MRI和尸检发现的概率约为0.1%~4%，然而临床上只有25%的患者是有症状的[4, 5]。海绵状血管瘤的大小变化从几毫米到几厘米不等，而颅内多发患者占总体的10%~20%[1, 7]。近年来的放射和免疫组化研究发现，海绵状血管瘤中的内皮样增生和血管新生呈现出动态变化。

海绵状血管瘤的单发和家族性发病均有报道，其中30%的病例为家族性海绵状血管瘤，表现为不完全外显的常染色体显性方式[8, 9]，家族性发病则更多地被认为是以出血概率增高和增长明显为特征的强侵袭性生物活性。分子遗传学研究表明，家族性病变主要与染色体上的3个位点相关性较强：7q（*CCM1*）、7p（*CCM2*）和3q（*CCM3*）[4, 10]，这些基因所表达的蛋白在血管内皮细胞的细胞骨架和细胞间的连接蛋白中起重要作用，这些基因一旦缺失，将破坏内皮细胞间的细胞间连接和血管新生能力[2, 11]。家族性的海绵状血管瘤更倾向于颅内多发，而单发病例则以颅内单病灶居多。

多样性

超过1/5的颅内海绵状血管瘤患者表现为多发。在遗传性海绵状血管病患者中有90%的患者均表现为颅内多发病灶[1]，这些病灶大小不同，出血时间也各异，在治疗策略的选择也较颅内单发病灶患者有更高的难度（图35.1）。多发病灶中虽然有些位于非功能区，但另一些病灶可能会在包括脑干的大脑深部。现如今尚无针对颅内多发海绵状血管瘤通用的治疗策略，尤其是病灶较多的时候更为困难。与症状相关的病灶需要手术切除，而其他的病灶则可选择MRI随访。

病灶发展

通常在MRI随访单个海绵状血管瘤过程中，病灶的体积会出现增大（图35.2），但这并不一定是病灶本身的进展：海绵状血管瘤体积的增大不能仅通过逐渐扩大的颅内血肿来判定，还需要结合未出血处海绵状血管瘤本身组织的增长。通常，海绵状血管瘤实际的大小需要通过影像学和术后的情况共同判定。因此，如果病灶在随访过程中出现了增大，在决定手术指征时，需要在基于既往经验基础上仔细考虑。

新病灶的发现

随着高场强磁共振的使用，新发海绵状血管瘤，

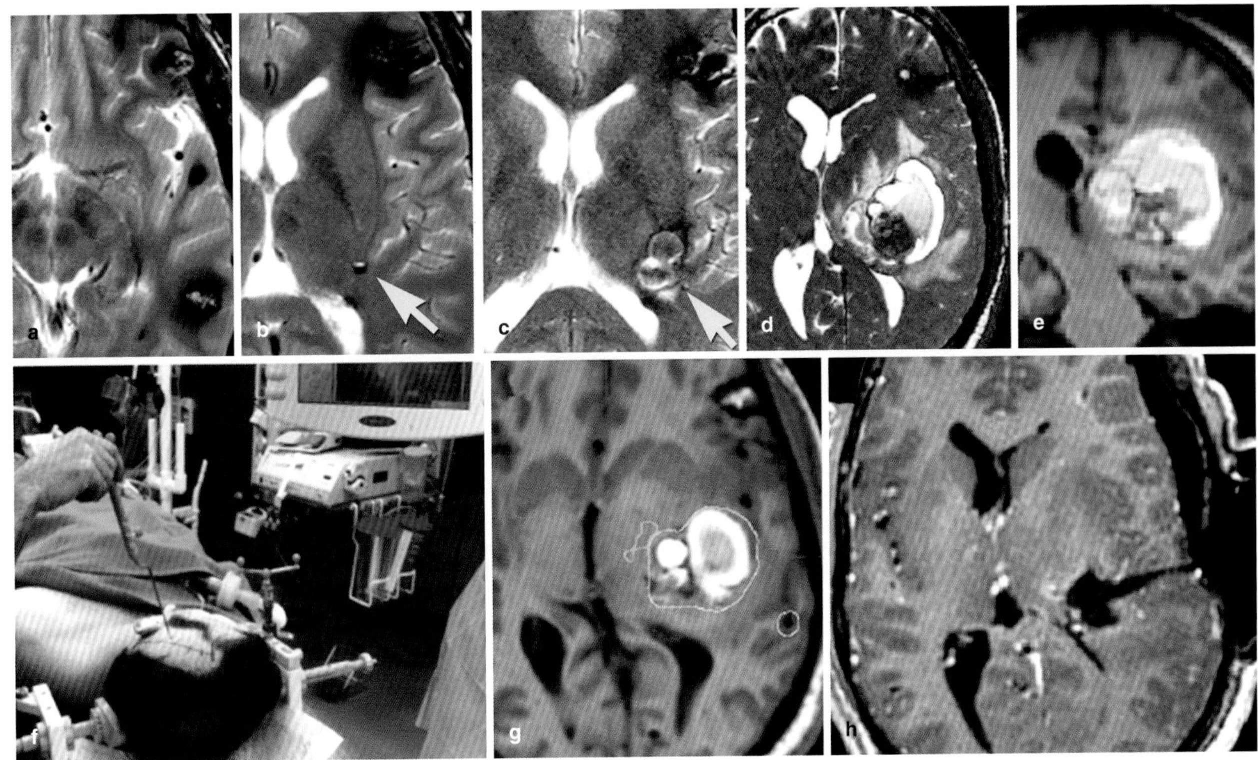

图 35.1　患者男，30 岁，头颅 MRI 提示颅内多发海绵状血管瘤，幼年时即发现。5 岁时，患者接受了第一次手术以清除右侧顶叶海绵状血管瘤引起的血肿。术后几年其临床状况保持稳定，定期 MRI 随访。a、b. 在出现症状前 2 年，MRI-T2 水平位显示出 3 个独立病灶：一个在左侧额下回皮质部分，毗邻 Broca 区；另一个在左颞皮质下回；第三个小病灶在丘脑和纹状体之间，累及内囊后肢（箭头）。当时患者无特殊症状；c. 15 个月后，内囊内的病灶体积出现了明显的增大（箭头），但此时所有病灶仍未引起临床症状；d、e. 6 个月后，间脑的海绵状血管瘤瘤内形成一巨大血肿，突入左侧纹状体和后丘脑的区域，患者表现为进行性头痛，注意力下降，右侧偏侧感觉迟钝和轻偏瘫。其余的病灶大小并未改变；f. 患者在神经导航和术中磁共振辅助下接受急诊手术，体位为仰卧位，头向右旋转，为便于行术中磁共振，头颅使用头架固定；g. 术中叠加 DTI 和神经纤维示踪（绿色区域），左侧皮质脊髓束向病灶内侧偏移；h. 术中 MRI 显示，通过远外侧入路，完全切除血肿和血管病变。

尤其是多发病灶，更易被发现[1, 5]。虽然这些新发现的病灶表现的病因学机制尚不明确[11]，但具有重要意义：无论是否通过手术切除过病灶，这些新发患者需要每年 1~2 次的 MRI 随访。

解剖学分布

60%~80% 的颅内幕上海绵状血管瘤位于大脑皮质、皮质下或深部区域[1, 12]，临床上这种病灶可见于大脑任何位置。大多数病变位于额叶，枕叶和颞叶次之；可邻近皮质，亦可接近颅底；可在大脑半球间、纵裂、沟回表面、室管膜表面甚至侧脑室和第三脑室，病灶位于皮质下的白质、岛叶深部、纹状体或下丘脑。对于功能区的皮质及皮质下病灶的治疗方式则具有更多挑战性，需要通过比较不同的手术入路选择最优方式，以避免引起手术区域的相关并发症。

临床表现

由于海绵状血管瘤的大小、位置和生物学特性各异，所以引起的临床表现和自然史也各不相同。即使是同一病灶，由于其不停地发生变化，所以在自然史中病灶的加重和缓解的可能性均存在。海绵状血管瘤内部或瘤周的出血以及病灶的占位效应，可引起不同的症状，常见的为癫痫、头痛、颅高压症状以及功能区病变引起的神经功能缺陷。其严重程度各异，轻者如短暂的头痛，重者可发生癫痫、严重神经功能障碍甚至死亡[1, 5, 10]。最常见的临床表现为癫痫（38%~70%）、明显的出血（8%~37%）以及局灶性神经功能障碍（10%~25%）[1, 5, 13]。随着病变的进展，神经功能缺陷可表现为一过性的、进展的、间歇或终身的。有近 20% 的患者是在体检 MRI 中偶然发现的，并无明显的相关症状。

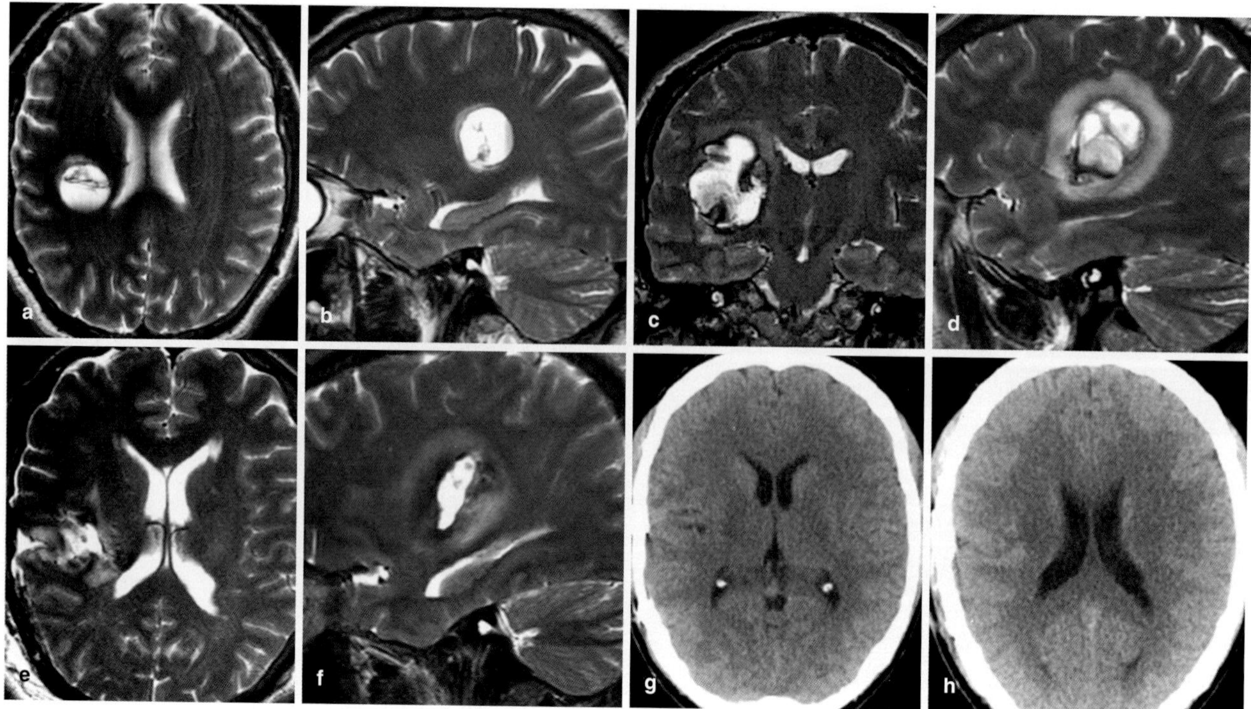

图 35.2　患者男，44 岁，图为 MRI 影像学表现。a、b. 出现症状前 3 个月 MRI T2 矢状位和水平位显示：出血性，并在位于右侧放射冠后向下级延伸至岛叶下壳核外侧区域。患者主诉为间歇性左侧偏身感觉障碍。在手术和保守选择中，患者选择了随访；c、d. 6 周后，MRI 提示病灶内血肿和瘤周水肿显著增大，尽管此时患者的症状只是稍有加重，但患者选择手术，血肿和病灶通过远外侧入路完全切除；e、f. 术后 3 天的 MRI 显示，病灶和血肿被完全切除，但瘤周水肿依旧存在；g、h. 6 周后 CT 显示无明显异常，水肿完全消退，患者在术后无神经功能障碍。

有 35%~70% 的有症状患者会出现反复的癫痫发作，其中有 40% 的症状使用药物难以控制。对于单个患者而言，癫痫发生率约为 1.51%/（人 · 年）或者 2.48 个 /（病灶 · 年）[1, 14, 15]。癫痫发作的根本病因并不一定是由海绵状血管瘤本身引起，而是通过病灶周围脑组织的胶质化、出血代谢产物沉积、缺血、静脉高压和炎症反应引起 [14]。癫痫发作的主要原因多为瘤周含铁血黄素沉积的组织（图 35.3 和图 35.4）。另一方面，海绵状血管瘤还易通过脑网络系统引起继发的癫痫灶，如肢体活动和感觉的异常。两次的癫痫发作被认为是手术的指征之一。

每年海绵状血管瘤的出血率在 0.25%~5% 之间 [1, 10, 12, 16, 17]，若已发生过病灶出血，则二次出血率将更高 [18]，深部病灶是否更易出血则有争议。5%~17% 的颅内海绵状血管瘤发生在基底神经节或丘脑 [16, 19]，这些病灶引起特征性的对侧运动感觉障碍，而少有头痛、癫痫、出血、脑水肿、偏盲、复视、丘脑综合征和锥体外系综合征等。

特定病灶出血和再出血的评估

目前，尚无明确的临床和神经影像学方法能针对特定病灶进行是否出血和再出血的准确评估。总体看来，出血两次或两次以上的颅内海绵状血管瘤比出血一次的病灶更容易出血。在很多病例中，最初的单一出血灶可能在某一阶段处于“沉默”状态。我们同样也看到过海绵状血管瘤内部出现了比较大的血肿，其逐渐消失之后没有复发出血。因此，我们在患者病情允许的情况下，如果脑实质内的海绵状血管瘤没有明显的占位效应，倾向于采取进一步观察和随访的策略。

神经影像学

神经影像学为海绵状血管瘤的位置、大小和数目提供了充足的信息，包括既往病灶内或外的出血情况、与皮质和皮质下组织结构的关系以及相关发育性的脑静脉血管畸形（DVA）。海绵状血管瘤的血管造影通常是阴性，肿瘤本身也很难通过 CT 发现。如果病灶出现了钙化或者出血，则可以在 CT 上表现为高密度灶。

海绵状血管瘤的诊断主要通过 MRI 进行，其敏感性和特异性均最佳。标准的术前检查包括 MRI 平扫

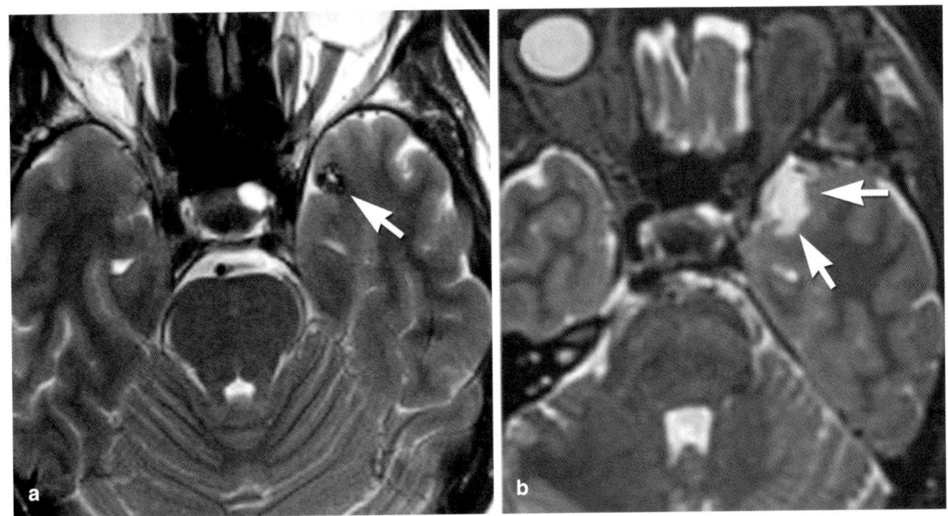

图 35.3　患者男，31 岁。a. 术前 MRI T2 水平位提示左颞叶海绵状血管瘤。皮质下的病灶直径约 5 mm，周围是一圈含铁血黄素（箭头），患者无病灶出血和神经功能障碍。其主诉主要有频繁恶心、眩晕和左侧面部疼痛，大大影响了他的生活质量。最初，并不清楚颞叶海绵状血管瘤为何可以造成这些症状，加之没有发现异常脑电图（EEG），所以予以随访。几个月后，尽管病灶在 MRI 上保持不变，但患者由于症状发作的频率增加，治疗欲望强烈。他这类模糊的神经系统表现解释为亚临床发作；b. 术中 MRI 显示完整切除病灶和相邻的脑实质（箭头）。术中发现是令人信服的：病灶表现为典型的海绵状血管瘤，周围脑组织由于含铁血黄素沉积和胶质样变出现了典型的病理特征。手术后癫痫随即消除，患者在术后 4 个月的随访期间，癫痫无发作。

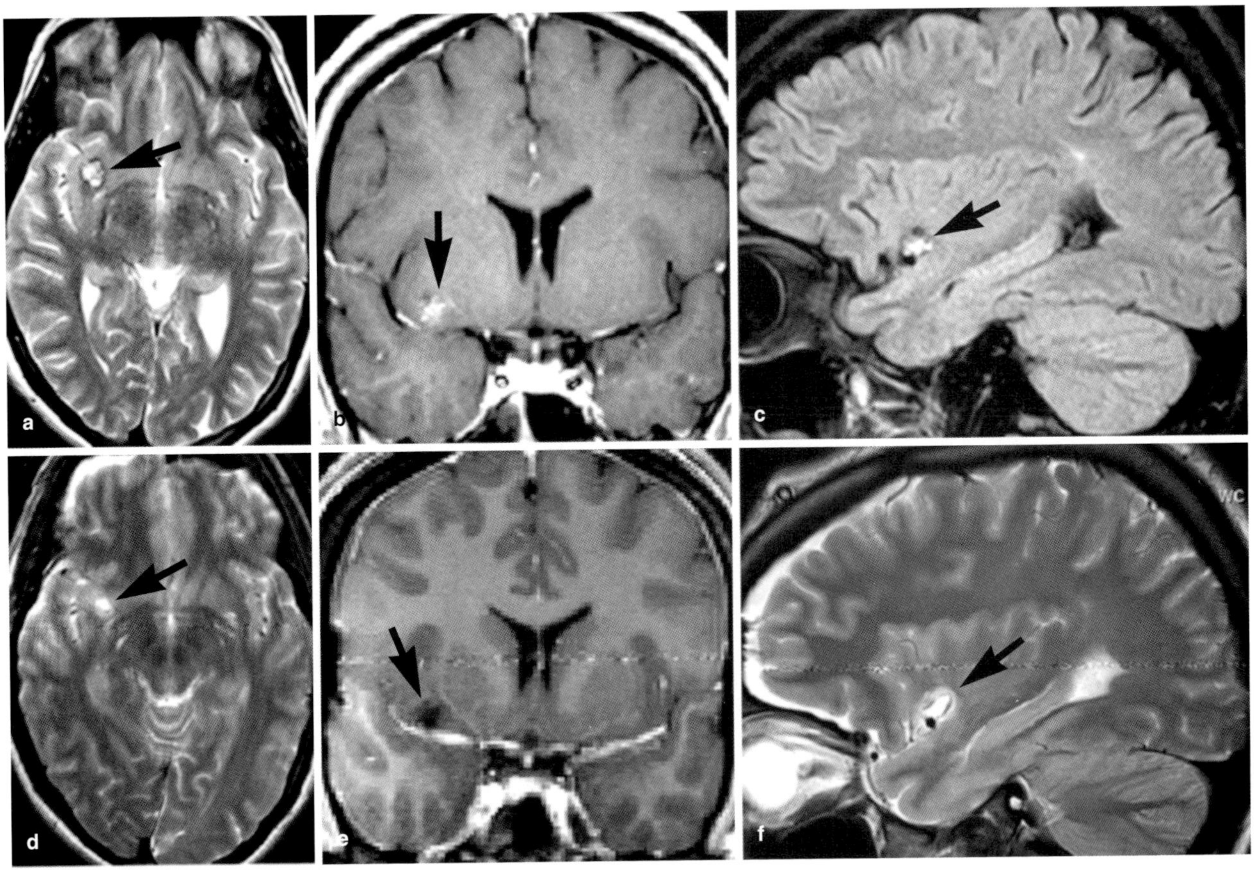

图 35.4　患者女，5 岁，5 年以上反复的颞叶癫痫，表现为频率渐繁的反复跌倒和手指感觉异常。抗癫痫药物不能有效控制癫痫发作，故予以手术。a~c. 术前 MRI 扫描提示一个岛叶前下方位于屏状核下方、壳核前下的 8 mm 海绵状血管瘤（箭头）。病灶通过右侧翼点切口，在神经导航辅助下经近端大脑侧裂暴露。病变大体是一个典型的海绵状血管瘤，嵌入到周围的脑组织。病变和邻近胶质组织被完全切除；d~f. 术后 MRI 显示的病灶全切（箭头）。患者在术后没有额外的并发症，癫痫发作被有效控制。

和增强 MRI，其中增强 MRI 能够特异地发现病灶内的静脉发育畸形，从而与其他病变进行鉴别。通常，海绵状血管瘤在 T1 及 T2 加权中呈现混合信号，在 T2 加权中可表现为病灶周围环形的由于含铁血黄素沉积导致的低信号 [20]。然而，由于病灶内或外的出血处在不同的阶段，所以海绵状血管瘤的 MRI 表现可能存在比较明显的异质性。所以，其鉴别诊断主要与一些出血性的占位相区别，如脑转移瘤或胶质瘤，但有时与脑膜瘤、颅内脂肪瘤和一些炎性病变的鉴别存在难度 [1]。根据既往研究，Zabramski 等将 T1 和 T2 加权上高信号的病灶定义为Ⅰ型海绵状血管瘤 [18]；混合信号并伴有含铁血黄素环的定义为Ⅱ型；等低信号的病灶定义为Ⅲ型；Ⅳ型通常为小病灶，表现为在梯度回波反相位（GRE）序列中发现的点状低密度灶。目前，对这样的毛细血管扩张是否为早期的海绵状血管瘤还存在争议。

GRE 序列的 T2 加权是评估海绵状血管瘤最为敏感的影像学手段 [21]，表现为由于含铁血黄素沉积所引起的低信号占位。一些微小或者隐匿的病灶甚至只能通过 GRE 序列诊断。这种成像方式的缺点是含铁血黄素磁敏感效应。这种效应使得病变看上去更大，正常或含铁血黄素沉积的脑组织可能被误认为是病灶的一部分：这对手术决定方面有重要的影响。磁敏感加权成像（SWI）是近年来新开发的磁共振对比增强成像技术，能够可靠地检测未出血的海绵状血管瘤和毛细血管扩张 [22]。

弥散张量成像（DTI）的纤维示踪和功能磁共振成像（fMRI）是现代成像技术，在决定功能区附近 CMs 手术策略方面是不可缺少的。fMRI 使活跃的大脑区域变得可视化，神经元激活导致局部能量的需求增加和脱氧血红蛋白 / 氧合血红蛋白的比例变化，就产生所谓的血氧水平相关（BOLD）反应，形成了特定 MR 信号。利用各种 MRI 序列不仅能够显示躯体运动、躯体感觉和视觉皮质，而且可显示高级大脑功能，如语言、记忆、情感和人格等。fMRI 是无创且安全的，可以多次重复进行（图 35.5）。

DTI 技术为显示不同的功能神经分布提供了基础，这一功能可以用来重建白质神经束并明确海绵状血管瘤和神经束的关系。DTI 同样可以显示白质神经束和脑组织的关系，重现其完整性。除了皮质脊髓束和视

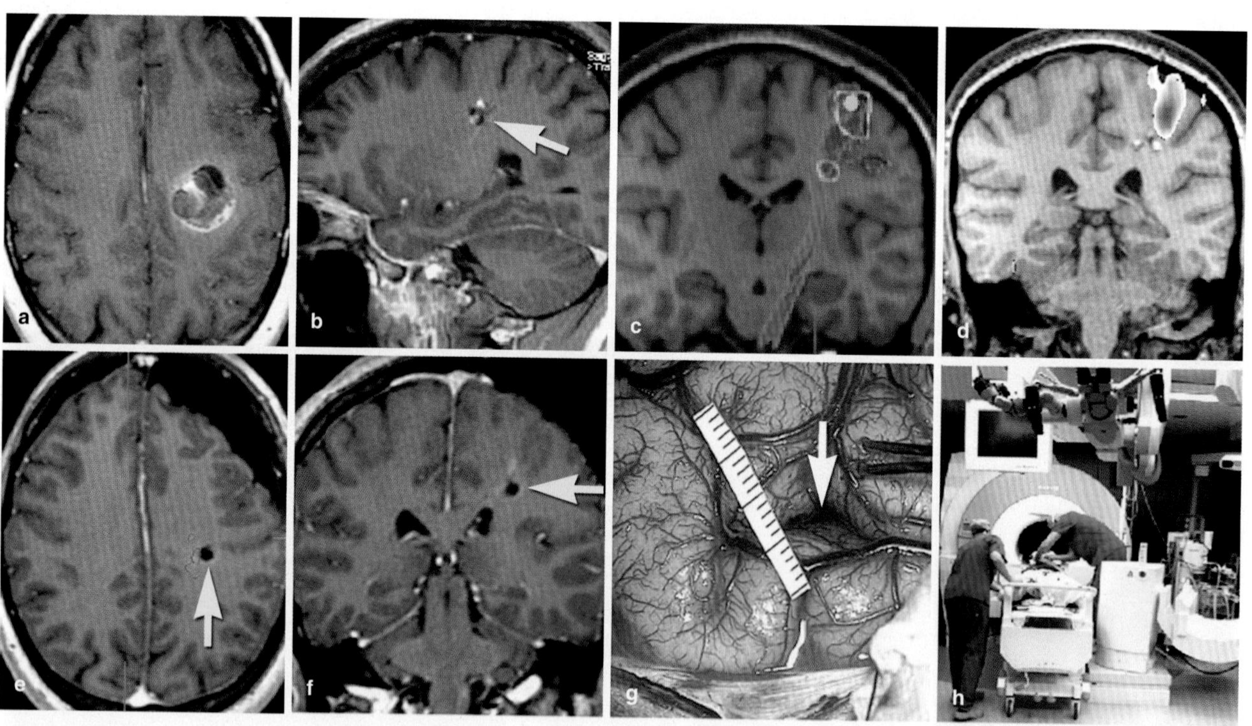

图 35.5 患者女，32 岁，由我们医院 2 年半前接诊。a. 首次因头痛、右侧偏瘫、感觉异常、步态共济失调和失语症就诊，体检发现出血灶为脑皮质下的海绵状血管瘤，起初选择保守治疗，症状逐渐缓解。4 周前，患者出现了第二次病灶出血，表现为头痛、疲劳、左侧面部疼痛和右手无力；b、c. 术前 MRI 提示中央前白质内、皮质脊髓束旁有一小病灶伴静脉畸形（箭头）；d. 术前 fMRI 提示病变位于控制手部的中央前回。病变被通过经中央沟入路显微手术切除；e、f. 术中 MRI 提示血管畸形全部切除，仅残留微小的瘤腔（箭头）；g. 照片显示术中中央沟的切入点在大脑表面的暴露情况（箭头）和 Ojemann 皮质刺激探针置于左侧中央前回手功能区；h. 在手术室中行病灶切除术的照片：麻醉患者置于术中 MRI 中。

辐射，小神经束的重建，如弓形束、穹窿甚至单根神经，都越来越可行。DTI 和纤维跟踪成像并不需要患者积极配合，从而拓宽了其适用性。

相关静脉畸形

常规 MRI 检查只能显示 25%~30% 的海绵状血管瘤的相关静脉畸形 [1]。然而，近来高场强 MRI 研究证明：海绵状血管瘤附近的静脉畸形比之前预想的更多 [23]。病灶相关静脉畸形的临床意义取决于它的大小。虽然小的静脉畸形出现血凝和手术切除过程中不产生任何额外的并发症，但较大的静脉畸形可能会引流大量的脑实质回流，因此应保持完整。在手术过程中，只能够电凝海绵状血管瘤的直接引流静脉分支，而不能将静脉畸形的主要部分都电凝，因为引流不畅会导致严重的脑水肿和神经功能障碍。这样的病例在我们的患者中也发生过（图 35.6）。

幕上海绵状血管瘤的治疗

基本原则

有症状的海绵状血管瘤患者首诊通常在全科医师处，而非神经外科医师，全科医师可能会建议保守治疗。当这些患者转诊至神经外科医师时，他们可能已

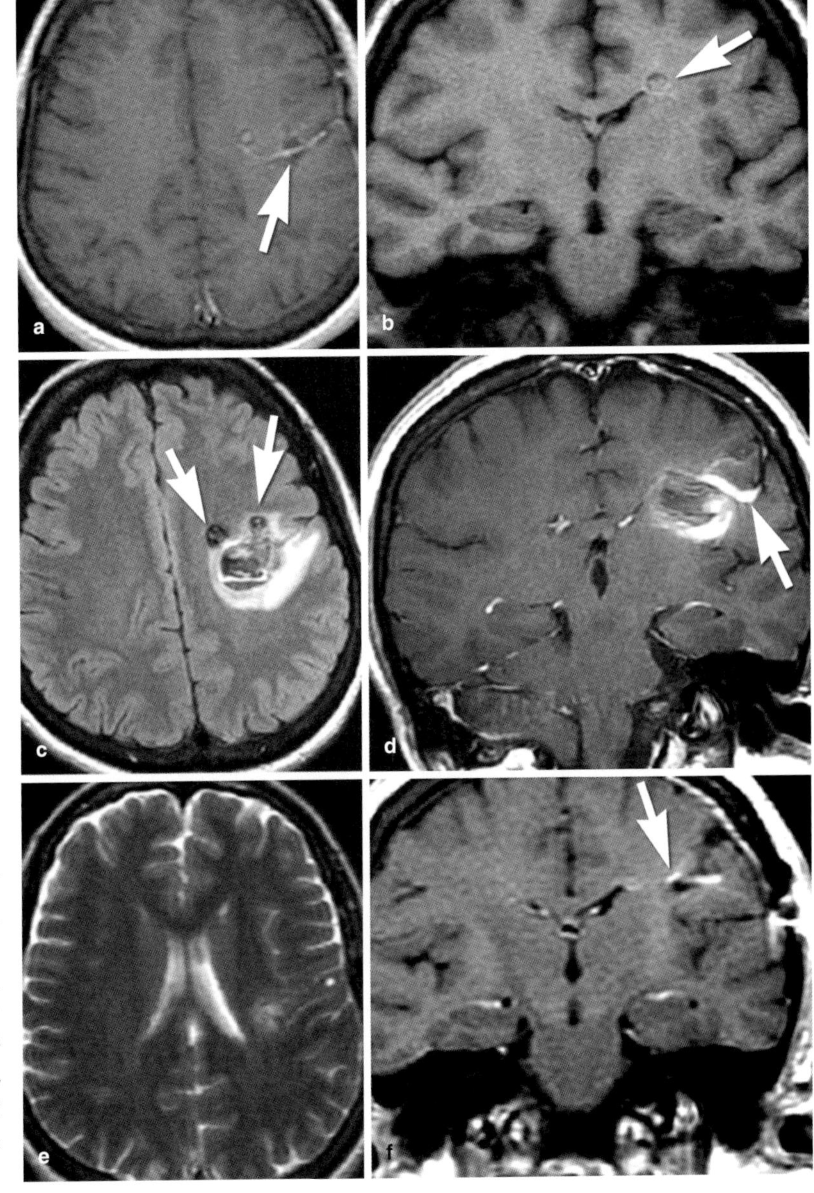

图 35.6 患者女，51 岁，图为 MRI 扫描。5 年前因与病灶无关的视觉障碍接受 MRI 检查。a、b. 检查提示病灶为一个微小的海绵状血管瘤，位于脑室周围的左侧中央前回白质中（箭头），患者 5 年内无明显相关症状。手术前 2 个月，患者的右手和右面部运动障碍出现进展；c、d. MRI 提示：出血区位于可疑海绵状血管瘤内，在左侧中央前回白质内有明显的瘤周水肿，病情病灶周围出现两个小的卫星病灶，相邻静脉畸形增大（箭头）。在神经导航下，患者接受手术治疗，入路为左侧中央前沟，探查见病灶表面覆有静脉畸形的分支静脉，电凝切断部分分支后完全切除病灶，这导致在术后 CT 复查中出现了比较明显的白质水肿（图中未显示），这可以作为术后初始阶段严重的失语和右手运动障碍的主要原因，这些神经障碍在接下来的几天稍有好转；e、f. 术后 3 个月，MRI 复查见一个小切除腔和部分的静脉畸形（箭头所指），复查时患者神经功能完全恢复。

经处于急性或亚急性阶段，即可能出现新鲜的海绵窦源性血肿，或者已经过了出血期后的几个星期或几个月，已处在无出血期。有时，患者可能是由于其他方面的体检，而 MRI 发现了海绵状血管瘤。获得病灶详细临床影像和形态对于后续治疗策略的选择起着决定性作用。除了患者的年龄和性别，以下这些情况应该明确：症状出现的确切日期，症状的具体描述，其进展后症状的发展和变化速度，第二次出现症状加重或者病情恶化的情况（提示第二次出血），患者初次发病后的药物治疗，女性患者要考虑妊娠的可能性和其他并发疾病[1]。需通过 MRI 明确上面提到的几个病灶重要特性。

评估手术切除的可能性

对于一个技术熟练的神经外科医师，切除海绵状血管瘤并非难事，但是对于位于间脑深部小病灶的切除的确存在挑战，术后可能会出现长久的或者一段时间的功能障碍。很多神经外科医师都将此类病灶的手术区域视为“禁区”。

对于经验丰富的神经外科医师，其手术切除病灶的经验来自既往类似病变的患者，评估手术风险不仅来自既往文献的数据，还从自己治疗的患者处得来。告知患者治疗的结果并清晰地描述最好和最坏的结果，将增强患者的信心，加强医患关系，使患者做出更明智的决定。

手术指征

相对于大脑半球非功能区域的病变，大多数的深部病变才会对患者的健康构成潜在威胁。然而，所有症状性病灶，无论其位置如何，均可能会影响患者的日常生活，故均符合手术治疗的标准。

一般情况下，以下几点可作为病灶手术的指征：

- 有症状的出血后海绵状血管瘤，引起长期的神经功能缺失或反复癫痫发作。
- 两次或两次以上出血的有症状病灶。
- 颅内多发的出现一次以上症状的海绵状血管瘤。

产生了轻微的临床症状的轻中度占位效应的病灶（图 35.2），或者产生了一次癫痫非出血病灶，均可先行随访。因为病灶在首次引起症状后均会产生一段静息期。偶然发现的海绵状血管并不是手术指征，因为这样的病灶较容易监测，可复查磁共振进行随访。

手术时机

手术的时机主要取决于患者是否表现出急性、亚急性或慢性海绵状血管瘤发展阶段。明显的病灶内部或周围的出血可能需要立即治疗。正如上面提到的，症状随着时间推移进展，决定手术的时机。我们曾经遇到以下情况：

- 在一个巨大的海绵状血管瘤产生血肿并且临床表现不断恶化时立即急诊手术（图 35.1）。
- 有临床表现的恶化但未那么明显则需要尽早手术，但不作为急诊手术。因此，患者有足够的时间来考虑神经外科医师的手术建议，可以和家人或其他医生讨论这个问题（图 35.6）。
- 基于 MRI 的随访，在已经出现了第一次出血海绵状血管瘤情况稳定后，可以暂时推迟外科手术治疗，但每 2~4 个月常规 MRI 随访（图 35.2）。

手术目标

一旦符合手术适应证，手术应实现以下目标：

- 完全切除病灶，消除出血的风险。
- 改善临床症状（癫痫、神经障碍等）。
- 在邻近脑实质和脑血管附近避免大幅度的操作。
- 选择最佳的手术入路和使用适当的显微外科技术（图 35.7）。
- 避免完全阻断一个病灶相关的静脉畸形，使得相邻脑实质引流明显减少，尽量阻断病灶相关的小的分支静脉。

幕上海绵状血管瘤的其他治疗

伽马刀治疗

伽马刀治疗已被视作海绵状血管瘤治疗的一个重要方法，适用于各个位置，尤其是位于颅脑深部的在手术中更具挑战性的病变[24–26]。放射治疗可以闭塞部分病灶相关血管，减小海绵状血管瘤体积，在 2 年内减少病灶出血风险。根据最近的研究，放疗在既往治疗过出血的多病灶患者中似乎有效。Nagy 等比较了两组位于颅脑深部海绵状血管瘤出血的有症状患者[26]：一组为单个病灶出血，另一组为多个病灶出血。他们发现伽马刀治疗在既往治疗过出血的多病灶的患者中明显降低了患者的再出血风险，而对仅有一次出血情况的患者是否有利则仍然不清楚。在第一组中，在治疗之前每年的出血率为 30%，治疗后下降到每年 15%，而在治疗后第二年则降至 2.4%。来自第二组的患者在治疗前的出血率为 2.2%，治疗后第一年为 5.1%，第二年为 1.3%。而且，放疗后只有轻微的永久性放疗反

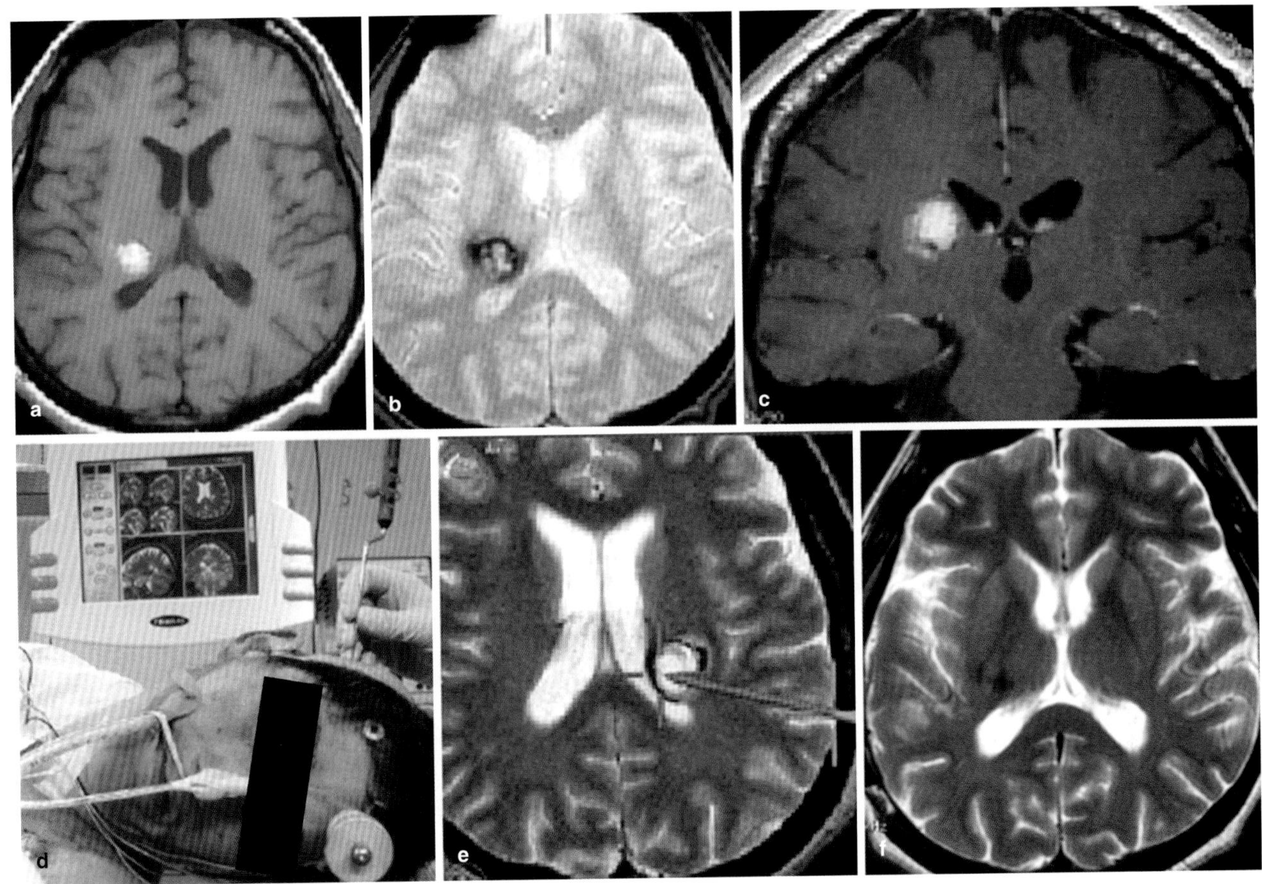

图 35.7　患者女，45 岁，临床表现为左侧轻瘫和感觉障碍。a~c. 术前 MRI 提示伴有瘤内新鲜出血的海绵状血管瘤位于右侧丘脑后外侧偏上，脑室上方达室周白质；d. 患者在神经导航辅助下接受手术，仰卧位，头向左旋转，通过远外侧入路暴露肿瘤；e. 神经导航辅助下，切皮前使用导航探针明确手术病灶位置；f. 术后 MRI 提示病灶完全切除，术后患者平稳，无临床症状进展。

应（7.3% 的患者）。其他的研究也表明，在单个出血的海绵状血管瘤患者中，伽马刀也能够有效降低其再出血概率 [27]。

尽管这方面研究比较多，但仍没有证据表明放疗可以避免海绵状血管瘤的出血风险。这些研究会遇到方法学上的困难：如选择性偏倚、出血性事件的不同定义、不同的计算年出血率的方法等 [28]。放疗的保护效应假说也许只是海绵状血管瘤自然史的一部分。在海绵状血管瘤自然史的研究中，其动态变化为：一些病灶保持稳定，而另一些则表现为病灶体积的增大或减小 [29]。此外，海绵状血管瘤每年的出血风险并不是一定的，因为这些病变不是静态的 [10, 12]。另一点值得注意的是，海绵状血管瘤的大小和出血的风险之间的相关性并没有得到证实。同时，放疗并不是绝对安全的，特别是病灶位于功能区时。

放疗也被推荐作为海绵状血管瘤所致癫痫患者的治疗。基于一项多中心研究的结果，Régis 等提出伽马刀可以用于位于功能区的海绵状血管瘤和其所致癫痫病灶的治疗 [30]。结果分析表明：53% 的患者癫痫被有效控制，而在 20% 的患者癫痫发作的次数显著减少。显微外科切除病灶应用于不在功能区的皮质或者皮质以下的病灶。伽马刀治疗后病灶出血的风险并未消除，在一些研究中由于放疗引起的并发症发生率高达 13%[31]，然而，此治疗方式的优势的确是毋庸置疑的。

显微手术切除海绵状血管瘤

术前规划和入路选择

一旦符合适应证，手术必须精心准备。术前 3 个平面的 MRI 和神经纤维示踪，加上 fMRI 将为外科医生对于手术入路的选择提供足够数据。经皮质的入路是可以的，对于不在表浅的更深位置的病灶则可以选择经脑沟入路（图 35.5 和图 35.8）。深部的海绵状血管瘤可以通过占位效应和瘤周水肿，明显改变病灶周围的大脑结构。这些深部病变需要结合各种神经影像学手段，精确分析后再决定手术方式。在一些罕见的

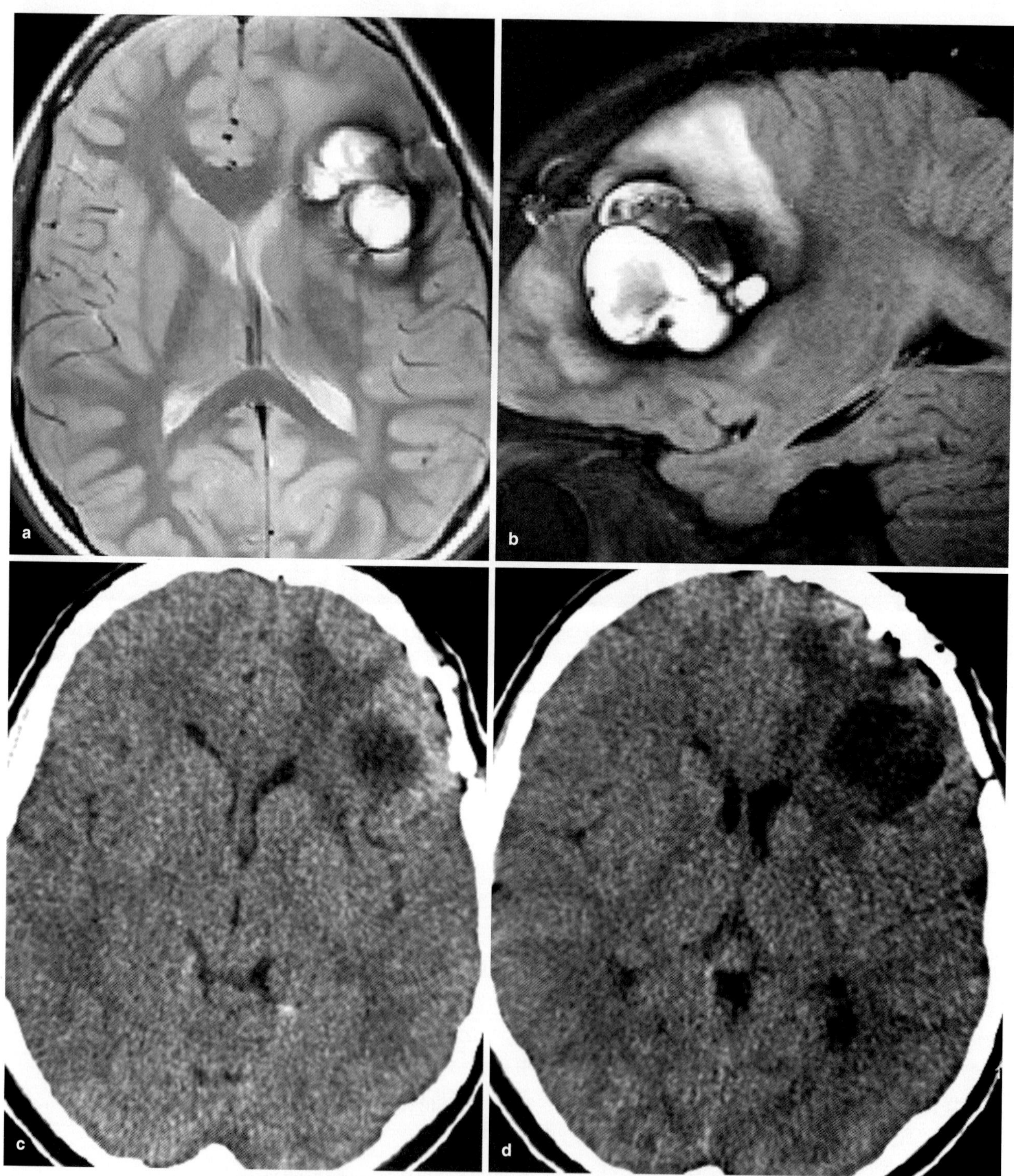

图 35.8　患者女，11 岁，患有遗传性海绵状血管瘤病，表现为颅内多发病灶。4 岁时由于脑桥海绵状血管瘤出血而行手术治疗，当时，左额中回内皮质下海绵状瘤已经存在，1 年后拟显微镜下行完整切除。除了轻微的右侧半身痉挛综合征，患者其他神经功能尚可。术前几周由于头痛加剧，来我们医院就诊，拟行手术治疗。a、b. 术前 MRI 显示在既往手术区域前外侧出现巨大的出血性病变，伴有明显的瘤周水肿，病灶位于 Broca 区前方。假设能够在原手术基础上完整切除病灶，则病灶左前方的隐蔽部分可能为此次再出血的来源。则需要第三次手术以完整切除血管畸形团；c、d. 术后 1 天 CT 复查没有发现肿瘤局部异常。此年轻患者术后状况平稳，未出现语言障碍。

情况下，颅底入路如眶颧入路可能对某些间脑的病变更适合（图 35.9）。

在大多数情况下，经侧裂入路（图 35.1、图 35.4、图 35.7）、经幕下小脑上入路（图 35.10）、经额底－纵裂－经终板入路（图 35.11）和经前纵裂胼胝体入路（图 35.12 和图 35.13）为海绵状血管瘤的切除提供了更多的选择，每一个手术入路均有其优势和相关并发症。

术中视野和肿瘤暴露

由于新技术的发展及其在神经外科的应用，安全手术切除海绵状血管瘤已经不是难题（即使是那些既往手术技术认为的高危手术区域）[1, 32]。

术前解剖和功能成像数据（fMRI 和 MRI-DTI）可以在术中进行融合，对病灶进行三维显示，明确海绵状血管瘤周围的神经与血管的结构（图 35.13）。这些信息为术前手术的规划提供了基础，可用于在术中进行术区选择和导航。术中神经导航可以帮助选择最佳的手术入路，规划手术路径，保留关键的神经与血管的结构。在手术过程中，功能神经导航引导定位大脑开颅位置和选择最佳入口区域，并显示切除病灶最短和最安全的手术路径（图 35.1、图 35.4~ 图 35.7、图 35.9、图 35.13）。小的深部的海绵状血管瘤可以更容易定位并暴露，以更有目的性地达到病灶切除。例如，如果选择经胼胝体入路，则选择胼胝体针对性切口，切除路径与神经纤维平行，可能会降低神经系统并发症的发生率。尤其是大脑关键区域的病灶，利用功能神经导航具有非常大的优势，它不仅有助于防止损伤皮质，更有助于保护皮质下的神经束连接[33]。就如 fMRI 和神经纤维示踪所描述的那样，功能皮质和神经束之间的 5~10 mm 安全距离被普遍推荐，以避免神经功能缺失。

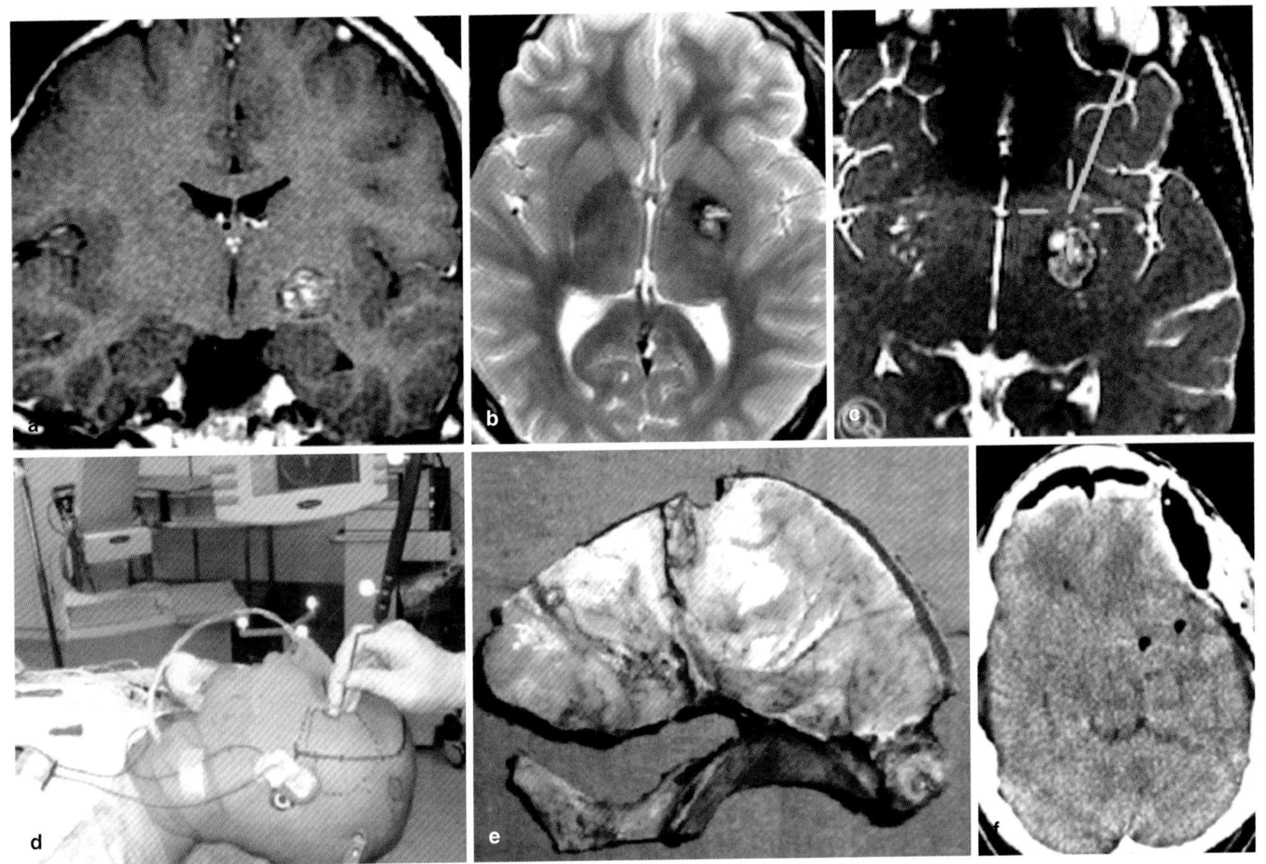

图 35.9　患者男，19 岁，由于纹状体左侧海绵状血管瘤病灶内出血引起右侧偏瘫。a、b. 术前 MRI 提示病灶位于左侧苍白球，靠近内囊后肢，为典型的海绵状血管瘤表现；c. 术中神经导航显示手术计划路径；d. 患者仰卧位，头稍微转向右边；神经导航明确病变的边缘；e. 额颞叶眶颧入路的骨瓣。手术使用左侧翼点眶颧入路切口，经侧裂入路；f. 术后即刻 CT 显示：病变完全切除，无局部并发症。患者手术后恢复良好。

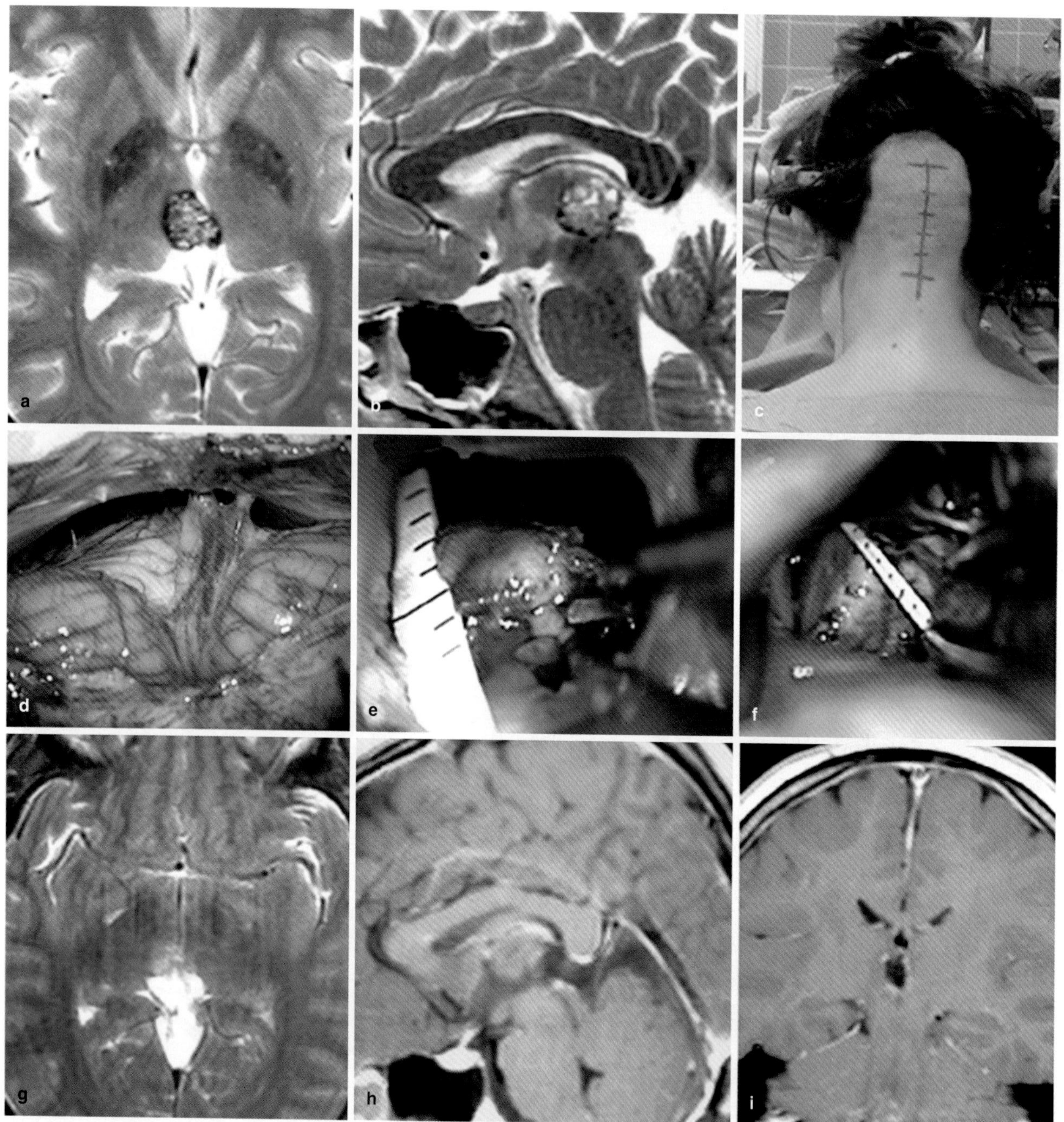

图 35.10　患者女，32 岁，丘脑后海绵状血管瘤压迫中脑导水管引起梗阻性脑积水，导致颅内压升高。a、b. 术前 MRI 水平位示：病灶源自右侧丘脑后方，其内侧面延伸至第三脑室，并抵住左侧丘脑；c. 患者位于半坐位；d~f. 术中照片显示入路：枕后正中开颅，下限延伸至横窦以下暴露小脑背面，硬脑膜悬吊于骨窗上方，保证能提起横窦扩大手术视野，肿瘤通过天幕上小脑下入路暴露并完整切除，双侧小脑桥中静脉都保存了下来；g~i. 术后 MRI 复查肿瘤已完全切除，术后未发现神经功能障碍。

然而，由于脑组织的变形或迁移，手术时神经导航的准确性将降低。这种迁移是由脑脊液的释放、牵引器对于脑组织的牵拉、重力作用和病灶的挪移所致。因此，术前获得的数据集不能够完全反应术中组织的关系，这种误差可以通过使用数学模型或生物力学仿真计算进行补偿。然而，最有效的方法是使用术中成像工具，如术中超声、CT 或 MRI（图 35.1、图 35.3、图 35.5、图 35.11~ 图 35.13）。对大多数海绵状血管瘤并不需要术中再进行更正（如大型的皮质或皮质下病变）。他们可以使用术前进行的神经导航进行切除。此外，脑组织的迁移可以通过对手术时头位的充分固定、更小的切口和更合适的脑组织牵开而达

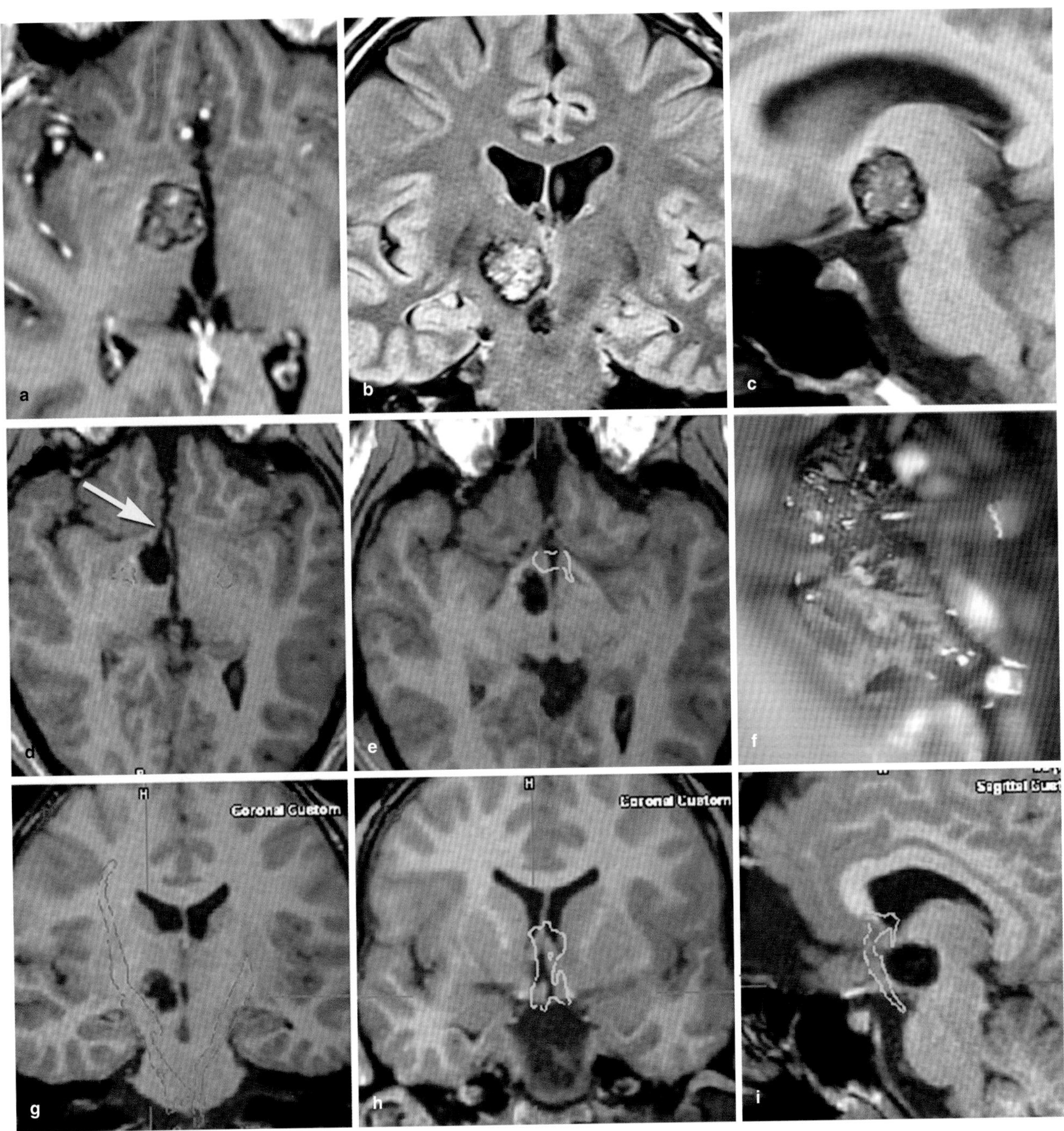

图 35.11　患者男，33 岁，丘脑 / 下丘脑前方海绵状血管瘤。此患者表现为进行性左侧偏身痉挛综合征，而无突然出血病灶。a~c. 术前 MRI 3 个平面显示病变位于丘脑前部，部分压迫中脑上部；d、e. 术中 MRI 示病灶完整切除。使用经脑实质的小切口进入，通过两半球间入路切除病灶，上达终板（箭头）。皮质脊髓束位于病灶侧面（紫色），穹窿则向病灶前内移位（绿色）；f. 使用双极电凝止血时的肿瘤腔；g~i. 术后 MRI-T1 复查，DTI 显示皮质脊髓束（紫色）和穹窿（绿色）的轮廓。

到。因此，对于岛叶的海绵状血管瘤患者，头位应旋转 90°，重力引起的大脑迁移只发生在垂直平面上，使其产生的效果更为可测。在先前展示过的一系列岛叶海绵状血管瘤患者中，成熟的神经外科手术也是基于术前成像和对于神经导航产生高度的信任，系统的定位精度在 8 个患者中只有 1 个表现出不足。

超声波也用于 2D 或 3D 的术中成像，它也可以集成到现有的神经导航系统或作为一个单独的 3D 超声导航工具。为达成一体化平台的概念，超声波硬件组件也被集成到神经导航系统中[34]。使用一个半透明的颜色叠加，高回声区域的可视程度被优化。超声波还可以作为一个独立系统使用。现代超声波提供高质

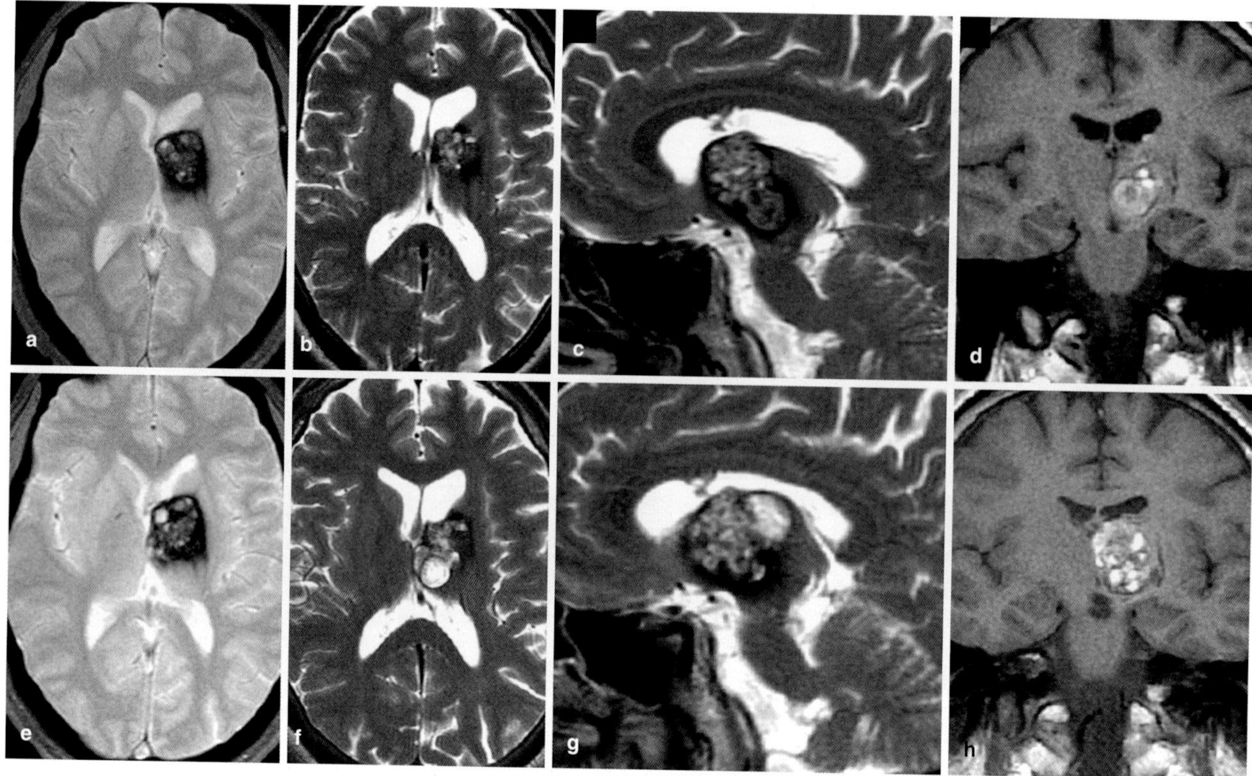

图 35.12 患者男，34 岁，术前 MRI 示间脑延伸至中脑的巨大海绵状血管瘤。在术前 3 年开始出现左侧面瘫，2 年后患者开始表现出构音障碍、书写困难、左侧上睑下垂、右臂疼痛。a~d. 术前 6 个月患者在我们医院行 MRI 检查，发现一些局灶的血肿；e~h. 术前 2 个月 MRI 复查提示病变体积增大，一些病灶内出现新鲜血肿。

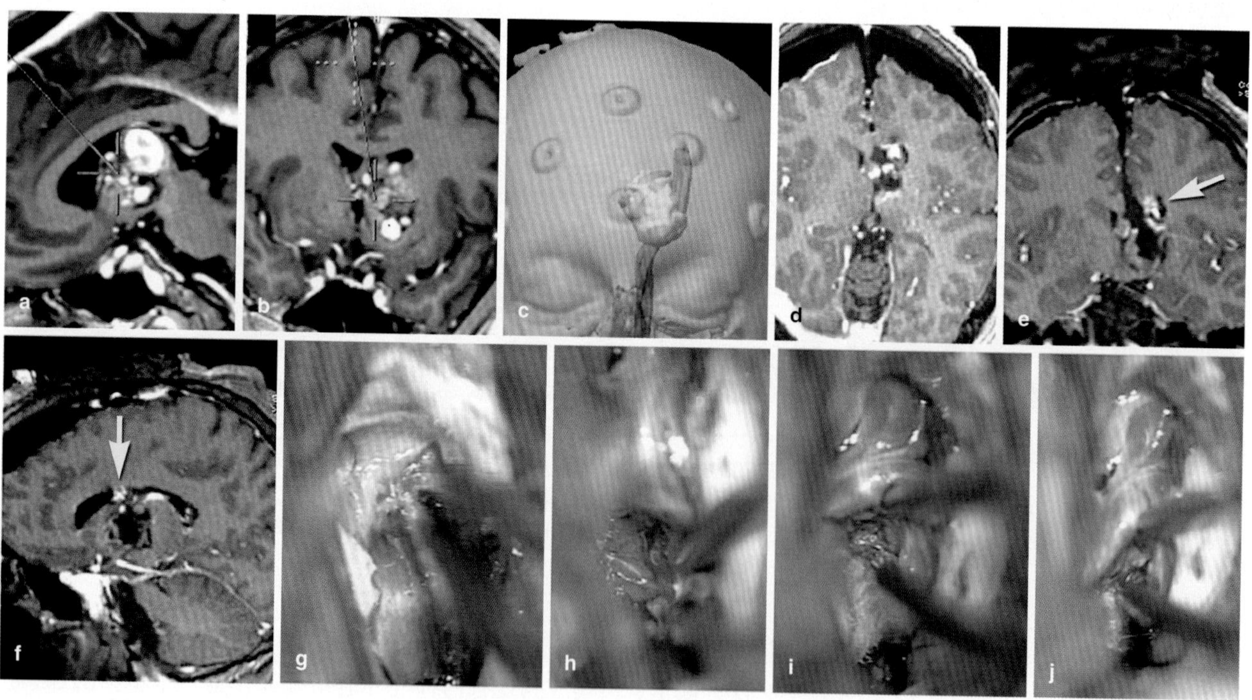

图 35.13 图 35.12 患者的术中 MRI。a~c. 当探针指向海绵状血管瘤时的术中导航截图，病变侧面与皮质脊髓束关联紧密，同时也可见病灶后方的血肿进一步扩大；d~f. 术中 MRI 显示巨大丘脑海绵状血管瘤被切除。术者在术中肉眼可见病变被完全移除，幸运的是，术中 MRI 提示胼胝体内仍有一些与主要病灶隔着脑实质的小的病灶残留（箭头）。若无术中 MRI 提示，则肿瘤可能仍有残留，只能达到次全切；g~j. 术中照片显示手术选择了经胼胝体入路直达病灶，保留扩大的丘脑纹状静脉。术后患者无明显的神经功能障碍和认知障碍。

量的图像，特别是开始手术的时候，超声清晰地反映出表面的病灶、其解剖标志以及附近大血管[35]。术中超声比 MRI 更便宜，也更便利，另一个优势是超声的图像采集需是实时获得的，不需要中断手术流程。超声也存在一些缺点，包括深部病灶显示不清，术中图像质量的损失，以及对超声显示结果判断上的困难。

术中 MRI，特别是高场强 MRI，更新了解剖和功能两方面的神经导航概念。可用的 MRI 序列以及其图像质量均足以进行病灶诊断。可以通过处理这些数据，转移到导航系统，用于后续的手术。通过操控 MRI，可以确切地展示整个大脑，包括瘤周感兴趣的区域。根据我们的既往经验，可将这些信息和更新后的神经纤维示踪数据转移到导航系统中，将非常有助于指导切除复杂、深部的海绵状血管瘤。该技术推广的主要限制在于其高成本和复杂的工作流程。

显微操作技术

海绵状血管瘤可在任何阶段出血。畸形出血越频繁，则血管瘤内部和瘤周瘢痕越严重。海绵状血管瘤并不仅仅由病理血管和结缔组织这样的软组织构成，同时也包含致密纤维和膜性结构组成的基底。这些有孔洞的致密包膜将病变和脑组织紧紧相连。一旦海绵状血管瘤拟手术切除，应注意完全切除病变，不要留下病变的残余部分。为实现这一目的，需要减少手术对病灶周围的脑实质的操作，可以在生理盐水湿润情况下打开血肿的包膜吸取新鲜或陈旧的血肿。这样的操作非常重要，尤其是对于深部病灶的肿瘤减压和后期暴露非常有利。然而，有些病灶并没有瘤内血肿。

下一步是为手术对病灶和周围脑实质的操作暴露一个清晰的切除平面，尽可能保证病灶能够完整切除。较韧的瘢痕可能需要使用显微剪分块并锐性切除。解剖的层次应该在各个方向上都得到明确，最好是病灶 360° 水平均可暴露。然后将病灶和脑组织逐渐分离，同时降低双极的能量，逐渐切除肿瘤。一部分小的动脉或静脉可能是海绵状血管瘤的相关血管，可使用显微剪逐渐分离并电凝。应避免牵拉分离肿瘤，特别是功能区病灶，因为它可能损害大脑实质。对于深部病灶，手术入路通常会比其他血管畸形的视野小得多，在这种情况下，已和大脑分离的病灶部分可以先行切除。此策略为后续肿瘤的切除提供了更多的操作空间，如果需要的话，可以反复进行此操作。海绵状血管瘤周围含铁血黄素黄染带为肿瘤的切除提供了很大的便利。然而，一些病灶并没有这样的黄染表现，而是直接嵌入大脑实质，虽然不一定是大脑深部，但很可能在一个比较微妙的位置。在这种情况下，可以小心地使用双极烧灼病灶周边并使用小的 Cottonoid 帮助分离病灶和脑组织。完整切除之后，外科医生必须仔细检查肿瘤切除后的瘤腔，以确保没有病灶残留。作者进行仔细的低能量的烧灼，从而完整地将海绵状血管瘤完全切除。良好的止血将帮助临床医生更好地切除残余的病理性血管病变。

预后

评估手术预后的指标包括病灶是否完整切除，是否造成了临时或永久性神经功能恶化，以及是否控制了癫痫发作。海绵状血管瘤的低发病率和术后的神经康复情况肯定了手术治疗的意义。一般来说，手术风险和预后取决于病灶的位置，众多报道表明其手术死亡率为 0~1.9% 不等[1, 19, 36, 37]，一过性的神经障碍的风险为 7.6%~21%，永久性残疾的为 1.3%~3.2%。Chang 等对 79 例功能区的幕上海绵状血管瘤患者进行了分析：术后 6 个月时，81% 的患者情况较术前好转，18% 无变化，好的预后达到了 97%[37]。Gross 等对基底节和丘脑的海绵状血管瘤切除进行了荟萃分析，发现切除率为 89%，手术远期并发症率为 10%，手术死亡率为 1.9%[19]。

尽管手术并不作为海绵状血管瘤相关癫痫的一线治疗，但疗效却被反复提及[38]。病灶和其周围含铁血黄素沉积带的切除改善了大多数癫痫患者[1]。Van Gompel 等发现，90% 的患者发作频率出现减少，60%~90% 的患者出现癫痫症状消失[39]。一项多中心研究对 168 例颅内单发幕上有癫痫症状的海绵状血管瘤患者进行随访，70% 的术后患者在前 3 年无发作，25% 的患者癫痫只有罕见发作，较前明显好转（Engel 分级Ⅱ ~ Ⅲ级）[15]；研究中没有观察到死亡病例，只有 7% 的患者有轻微的术后神经功能障碍。其他研究者也发现了类似的情况[14, 40]。

长期癫痫发作的患者症状难以控制，在选定的慢性或复杂癫痫患者中，术前进行有创或无创性脑电图记录或脑磁图描记术，术中脑电图监测可以指导术中的切除范围[41]。在内侧颞叶相关癫痫患者中，脑电图监测的结果与选择性海马 – 杏仁核切除的预后相关，当颞叶切除术术中监测放电被明显限制时，多数患者的癫痫得到了缓解[41–43]。

结论

幕上与幕下海绵状血管瘤在病理形态特点和出血

倾向方面并无不同，幕上和幕下的划分方法主要是与病灶的临床表现和干预手段相关。海绵状血管瘤可发生在幕上的任何位置，包括功能区。大脑深部病变，特别是在间脑内病变，由于解剖位置的关系使其术中难以暴露，因而极具挑战性。现代神经影像学不仅精确地描述了病灶的形态、组成、大小、位置、程度及其与病变周边的关系，而且可提供病灶对大脑功能的影响。海绵状血管瘤的手术适应证为有或没有神经功能障碍和癫痫发作的出血病灶。在某些情况下，病灶的严重出血甚至可能需要紧急手术。放疗被用于关键位置的病灶。然而，目前研究尚未表明这种治疗可消除反复出血的风险。手术的主要目标为完整地切除病灶以避免病灶出血。在海绵状血管瘤相关静脉畸形的处理方面应慎重处理，尤其是比较大的血管，需要避免局部静脉充血或梗死。显微外科手术仍然是海绵状血管瘤目前主要的治疗方法。对于大型和深部海绵状瘤，熟练的操作技术可以达到成功切除病灶，并达到可接受的并发症发生率。

参·考·文·献

[1] Bertalanffy H, Benes L, Miyazawa T, Alberti O, Siegel AM, Sure U. Cerebral cavernomas in the adult. Review of the literature and analysis of 72 surgically treated patients. Neurosurg Rev 2002;25:1–53, discussion 54–55

[2] Leblanc GG, Golanov E, Awad IA, Young WL. Biology of Vascular Malformations of the Brain NINDS Workshop Collaborators. Biology of vascular malformations of the brain. Stroke 2009;40:e694–e702

[3] Schneider H, Errede M, Ulrich NH, Virgintino D, Frei K, Bertalanffy H. Impairment of tight junctions and glucose transport in endothelial cells of human cerebral cavernous malformations. J Neuropathol Exp Neurol 2011;70:417–429

[4] Krisht KM, Whitehead KJ, Niazi T, Couldwell WT. The pathogenetic features of cerebral cavernous malformations: a comprehensive review with therapeutic implications. Neurosurg Focus 2010;29:E2

[5] Smith ER, Scott RM. Cavernous malformations. Neurosurg Clin N Am 2010;21:483–490

[6] Washington CW, McCoy KE, Zipfel GJ. Update on the natural history of cavernous malformations and factors predicting aggressive clinical presentation. Neurosurg Focus 2010;29:E7

[7] Rigamonti D, Hadley MN, Drayer BP, et al. Cerebral cavernous malformations. Incidence and familial occurrence. N Engl J Med 1988;319:343–347

[8] Mindea SA, Yang BP, Shenkar R, Bendok B, Batjer HH, Awad IA. Cerebral cavernous malformations: clinical insights from genetic studies. Neurosurg Focus 2006;21:e1

[9] Cavalcanti DD, Kalani MY, Martirosyan NL, Eales J, Spetzler RF, Preul MC. Cerebral cavernous malformations: from genes to proteins to disease. J Neurosurg 2012;116:122–132

[10] Moriarity JL, Clatterbuck RE, Rigamonti D. The natural history of cavernous malformations. Neurosurg Clin N Am 1999;10:411–417

[11] Sure U, Freman S, Bozinov O, Benes L, Siegel AM, Bertalanffy H. Biological activity of adult cavernous malformations: a study of 56 patients. J Neurosurg 2005;102:342–347

[12] Gross BA, Lin N, Du R, Day AL. The natural history of intracranial cavernous malformations. Neurosurg Focus 2011;30:E24

[13] Maraire JN, Awad IA. Intracranial cavernous malformations: lesion behavior and management strategies. Neurosurgery 1995;37:591–605

[14] Awad I, Jabbour P. Cerebral cavernous malformations and epilepsy. Neurosurg Focus 2006;21:e7

[15] Baumann CR, Acciarri N, Bertalanffy H, et al. Seizure outcome after resection of supratentorial cavernous malformations: a study of 168 patients. Epilepsia 2007;48:559–563

[16] Kondziolka D, Lunsford LD, Kestle JR. The natural history of cerebral cavernous malformations. J Neurosurg 1995;83:820–824

[17] Kalani MY, Zabramski JM. Risk for symptomatic hemorrhage of cerebral cavernous malformations during pregnancy. J Neurosurg 2013;118:50–55

[18] Zabramski JM, Wascher TM, Spetzler RF, et al. The natural history of familial cavernous malformations: results of an ongoing study. J Neurosurg 1994;80:422–432

[19] Gross BA, Batjer HH, Awad IA, Bendok BR. Cavernous malformations of the basal ganglia and thalamus. Neurosurgery 2009;65:7–18, discussion 18–19

[20] Campbell PG, Jabbour P, Yadla S, Awad IA. Emerging clinical imaging techniques for cerebral cavernous malformations: a systematic review. Neurosurg Focus 2010;29:E6

[21] Lehnhardt FG, von Smekal U, Rückriem B, et al. Value of gradient-echo magnetic resonance imaging in the diagnosis of familial cerebral cavernous malformation. Arch Neurol 2005;62:653–658

[22] Pinker K, Stavrou I, Szomolanyi P, et al. Improved preoperative evaluation of cerebral cavernomas by high-field, high-resolution susceptibilityweighted magnetic resonance imaging at 3 Tesla: comparison with standard (1.5 T) magnetic resonance imaging and correlation with histopathological findings—preliminary results. Invest Radiol 2007;42:346–351

[23] Dammann P, Wrede KH, Maderwald S, et al. The venous angioarchitecture of sporadic cerebral cavernous malformations: a susceptibility weighted imaging study at 7 T MRI. J Neurol Neurosurg Psychiatry 2013;84:194–200

[24] Kondziolka D, Flickinger JC, Lunsford LD. Radiosurgery for cavernous malformations. Prog Neurol Surg 2007;20:220–230

[25] Liscák R, Vladyka V, Simonová G, Vymazal J, Novotny J Jr. Gamma knife surgery of brain cavernous hemangiomas. J Neurosurg 2005;102(Suppl):207–213

[26] Nagy G, Razak A, Rowe JG, et al. Stereotactic radiosurgery for deep-seated cavernous malformations: a move toward more active, early intervention. Clinical article. J Neurosurg 2010;113:691–699

[27] Liu KD, Chung WY, Wu HM, et al. Gamma knife surgery for cavernous hemangiomas: an analysis of 125 patients. J Neurosurg 2005;102(Suppl):81–86

[28] Steiner L, Karlsson B, Yen CP, Torner JC, Lindquist C, Schlesinger D. Radiosurgery in cavernous malformations: anatomy of a controversy. J Neurosurg 2010;113:16–21, discussion 21–22

[29] Clatterbuck RE, Moriarity JL, Elmaci I, Lee RR, Breiter SN, Rigamonti D. Dynamic nature of cavernous malformations: a prospective magnetic resonance imaging study with volumetric analysis. J Neurosurg 2000;93:981–986

[30] Régis J, Bartolomei F, Kida Y, et al. Radiosurgery for epilepsy associated with cavernous malformation: retrospective study in 49 patients. Neurosurgery 2000;47:1091–1097

[31] Hasegawa T, McInerney J, Kondziolka D, Lee JY, Flickinger JC, Lunsford LD. Long-term results after stereotactic radiosurgery for patients with cavernous malformations. Neurosurgery 2002;50:1190–1197, discussion 1197–1198

[32] Tirakotai W, Sure U, Benes L, Krischek B, Bien S, Bertalanffy H. Imageguided transsylvian, transinsular approach for insular cavernous angiomas. Neurosurgery 2003;53:1299–1304, discussion 1304–1305
[33] Fronda C, Miller D, Kappus C, Bertalanffy H, Sure U. The benefit of image guidance for the contralateral interhemispheric approach to the lateral ventricle. Clin Neurol Neurosurg 2008;110:580–586
[34] Tirakotai W, Miller D, Heinze S, Benes L, Bertalanffy H, Sure U. A novel platform for image-guided ultrasound. Neurosurgery 2006;58:710–718, discussion 710–718
[35] Unsgård G, Solheim O, Lindseth F, Selbekk T. Intra-operative imaging with 3D ultrasound in neurosurgery. Acta Neurochir Suppl (Wien) 2011;109:181–186
[36] Amin-Hanjani S, Ogilvy CS, Ojemann RG, Crowell RM. Risks of surgical management for cavernous malformations of the nervous system. Neurosurgery 1998;42:1220–1227, discussion 1227–1228
[37] Chang EF, Gabriel RA, Potts MB, Berger MS, Lawton MT. Supratentorial cavernous malformations in eloquent and deep locations: surgical approaches and outcomes. Clinical article. J Neurosurg 2011;114:814–827
[38] Englot DJ, Han SJ, Lawton MT, Chang EF. Predictors of seizure freedom in the surgical treatment of supratentorial cavernous malformations. J Neurosurg 2011;115:1169–1174
[39] Van Gompel JJ, Marsh WR, Meyer FB, Worrell GA. Patient-assessed satisfaction and outcome after microsurgical resection of cavernomas causing epilepsy. Neurosurg Focus 2010;29:E16
[40] Ferroli P, Casazza M, Marras C, Mendola C, Franzini A, Broggi G. Cerebral cavernomas and seizures: a retrospective study on 163 patients who underwent pure lesionectomy. Neurol Sci 2006;26:390–394
[41] Paolini S, Morace R, Di Gennaro G, et al. Drug-resistant temporal lobe epilepsy due to cavernous malformations. Neurosurg Focus 2006;21:e8
[42] Stefan H, Scheler G, Hummel C, et al. Magnetoencephalography (MEG) predicts focal epileptogenicity in cavernomas. J Neurol Neurosurg Psychiatry 2004;75:1309–1313
[43] Chen X, Sure U, Haag A, et al. Predictive value of electrocorticography in epilepsy patients with unilateral hippocampal sclerosis undergoing selective amygdalohippocampectomy. Neurosurg Rev 2006;29:108–113

第36章

脑干海绵状血管畸形的手术治疗

Adib A. Abla, M. Yashar S. Kalani, and Robert F. Spetzler

海绵状血管畸形，也称为海绵状血管瘤，是一种良性的血管新生物，可发生在中枢神经系统的各个部位。脑干海绵状血管畸形（包括位于中脑、脑桥与中脑连接处、脑桥、延髓脑桥连接处以及延髓的海绵状血管畸形）约占所有颅内海绵状血管畸形的 20%[1–4]，其中脑干最常见的病变部位是脑桥[5]。与脑皮质的海绵状血管畸形相比，脑干的病变症状更加明显，出现癫痫的概率更小。脑干海绵状血管畸形能够引起很多症状，包括脑神经功能损害、运动或感觉症状，还能导致头痛、复视、眩晕以及共济失调。

并不是所有的脑干海绵状血管瘤患者都需要手术治疗，因此在开始治疗前应该权衡病变的自然史与手术风险和医师经验之间的利弊。本章将简要论述手术适应证、手术时机以及在不危及患者预后的情况下提供最佳入路的手术方法。

脑干海绵状血管畸形的临床表现和自然史

海绵状血管畸形的患者有很多症状，有的症状较轻，但有些和出血相关的症状较重，可能会导致昏迷乃至死亡。反复出血的脑干海绵状血管畸形患者的死亡率在 0~17% 之间[5–7]。统计最近在我们医院接受手术治疗的患者发现[8]，脑干海绵状血管畸形的临床症状包括脑神经病变（63%）、感觉损害（53%）、运动障碍（37%）、头痛（39%）、复视（33%）、共济失调（29%）、眩晕（25%）、恶心或者呕吐（17%）、构音障碍（12%）以及吞咽困难（11%）。海绵状血管畸形突然发作或者反复出血导致的残疾可定位于相应的脑白质纤维或者病变附近的脑神经损害。

尽管这方法并不十分精确，但从疾病发生开始就可以计算因脑干海绵状血管畸形造成的出血概率。从疾病发生时对出血概率进行回顾性研究发现这一概率是可以变化的。有学者报道这一出血概率仅有 0.25%[9]。然而还有学者报道，在家族性发病的病例中患者的出血概率高达每年 6.5%（每年每处病变的出血概率为 1.1%）[10]。

能促使患者海绵状血管畸形破裂的因素包括病变位于颅后窝[9–11]、病变大小、既往破裂史以及伴发的发育性静脉异常[12–14]。既往海绵状血管畸形破裂史可以使未来再次破裂的风险增加 7 倍[2, 15, 16]。

与其他部位海绵状血管畸形相比，脑干海绵状血管畸形患者的症状性出血和再出血发生率更高[5]。根据最近越来越多的病例报道显示，患有脑干海绵状血管瘤的成年患者手术前每年的出血概率为 4.6%[8]，在脑干海绵状血管畸形破裂的儿童患者中，由于其生存年限较短，其预期出血概率显著高于成人。作者通过回顾性研究计算得出的概率，即从转诊中心转移到对这些患有侵袭性病变患者进行手术的医院自然带有选择偏倚。

因脑干海绵状血管畸形而出血的患者可能会发生短时间内的再次出血[17]。从作者对反复出血的成人和儿童患者的研究发现，在观察期内，从他们发生第一次出血到手术前这段时间每位患者每年的出血概率在成人是 35%[8]，儿童是 44%[18]。其他学者也发现脑干海绵状血管畸形在观察期的再出血概率在 21%~60% 之间[7]。

手术依据和手术时机

脑干海绵状血管畸形经常导致反复的出血。血管畸形破裂通常使周围的结构移位包括颅内的神经核团、纤维束或者下行的运动传导通路和上行的感觉传导通路。由海绵状血管畸形引起的出血会导致暂时性的神经功能障碍，此症状将在血肿逐渐吸收后得到缓解。因此，有关手术时机的适应证尚不明确。因为症状可以改善，所以一些医师认为应延迟手术治疗的时间。他们认为对海绵状血管瘤的外科治疗事实上是提前模拟了血管破裂出血，这将引起临床症状并在短期内使患者的功能障碍恶化。还有一些医师则认为在出血后及时的手术干预能够清除对神经核团有害的血肿及其分解产物，与此同时，还可以最大限度地减少对颅内重要传导束的压迫。然而，这两种方案不能以随机的方式进行实验，在进行手术干预之前必须考虑患者的特异性因素。我们更倾向于在上次出血后的 4~8 周内进行手术。然而，由于患者的原因，一些患者在出血后不久就进行了手术。在一些患者情况急剧恶化的病例中需要马上进行手术。在 Barrow 神经病学研究所，对于有症状的患者或者病变位于软脑膜表面附近的患者进行手术治疗。对于症状轻微或者病变位置不在软脑膜附近的患者，我们倾向于进行保守治疗。

脑干海绵状血管畸形的手术入路及辅助治疗

对于脑干的手术入路在不断的演进中[4, 8, 18]。以前对于位置深在的病变，临床医生一般需要大面积的颅底入路，最近随着手术器械和手术技术的进展，使人们不再需要面积广泛的入路。在我们的研究中心，常规使用几种入路方法来暴露脑干处的病变（表 36.1）。结合使用以前没有出现的一些新技术经过这些入路来清除所有的脑干海绵状血管畸形十分合适。这些新技术包括二氧化碳激光器、轻型双极、显微吸引器、纤维束成像技术、弥散张量成像，还有使用内镜前颅底入路显示脑干的腹侧面及神经导航技术（图 36.1）。

这些手术入路在到达脑干前不会侵及脑实质，而是用另一种方法即通过小脑中脚到达脑桥。我们在所有的脑干手术中均监测了躯体感觉诱发电位和运动诱发电位，表明从侧方入路暴露脑干的结果很理想。暴露脑干的入路面积小，即与从皮质发出的横向纤维平行。显微外科器械可以触及脑干处的病变而不接触软脑膜的边缘。术中的影像导航对脑干海绵状血管畸形尤其是位置较深的病变十分重要。

表 36.1　根据脑干海绵状血管畸形位置推荐的手术入路

病变位置	手术入路位置
延髓	枕骨下入路 远外侧入路
脑桥延髓连接处	枕骨下入路 经乙状窦后入路
脑桥	乙状窦后入路（如果病变可通过 CP 角或小脑中脚到达） 乙状窦后入路或幕下小脑上入路（用于小脑中脚外侧或上方的海绵状血管畸形） 枕骨下膜髓帆入路（用于小脑中脚内下方的海绵状血管畸形）
脑桥中脑连接处	乙状窦后入路 外侧幕下小脑上入路 经眶颧骨入路（如果病变没有被斜坡或岩骨尖遮挡）
中脑	外侧幕下小脑上入路（包括延伸至丘脑的病变） 经眶颧骨入路

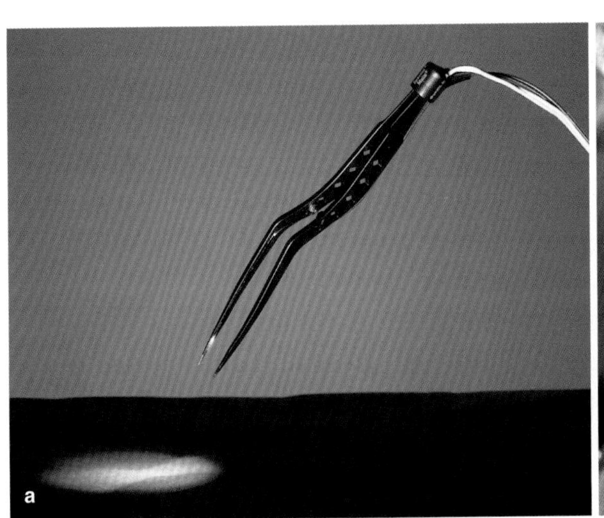

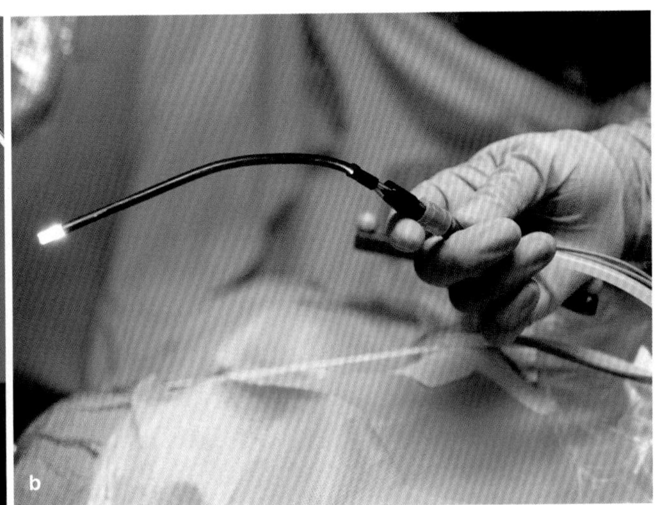

图 36.1　a. Spetzler 带光源栓状双极；b. 塑形的显微吸引器。带光源的器械可更好地显露深部病变，尤其是脑干手术（引自 Spetzler RF, Sanai N. The quiet revolution: retractorless surgery for complex vascular and skull base lesions. J Neurosurg 2012:116:291–300。经 American Association of Neurological Surgeons 和 *Journal of Neurosurgery* 允许）。

两点法可以指导最佳开颅方式的选择（图 36.2）[19]。这种方法需要在病变中央或在想要切除的边缘处放置一个点，第二个点位于脑干软脑膜上最容易进入的位置。将这两个点之间的连线投射到表面，该处就是针对这个病变最佳的开颅位置。此外，在对脑干海绵状血管畸形患者进行手术时，必须密切注意几种常规技术的要点。首先，必须保护与海绵状血管畸形相关的发育性静脉异常，一旦损伤可能造成脑干内静脉高压甚至造成死亡。而且，还应该保护在海绵状血管畸形周围的环形组织，这些组织由胶质细胞增生形成。其次，在这些入路的过程中一定要注意保护第四脑室的底部。

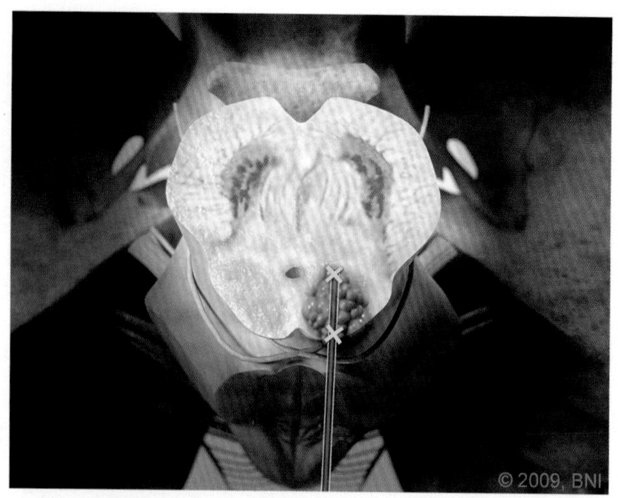

图 36.2　两点法用来确定开颅的最佳位置，该位置由病变中心处一点和相应的软脑膜上一点连线的体表投影决定（由 Barrow 神经学研究所提供）。

经眶颧弓入路

经眶颧弓入路（图 36.3）最常用于位于小脑脚之间病变，尤其是中脑腹侧面的病变。我们之前已经出版了很多有关不同形式的经眶颧弓开颅术的技术指导著作[20]。最近在整个经眶颧弓开颅的过程中已经不需要去除整个颧突了。取而代之的是，我们采取了一种更好的改良过的经眶颧弓入路的方法，这种方法能够充分暴露颞下窝的中部、外侧裂，如果需要的话颞叶的可动范围也较大，这都为暴露中脑提供了充足的空间。开颅时必须非常小心保护基底动脉，并保持一致处于皮质脊髓束内侧。在一些罕见病例中，这一入路也可以通过向运动传导通路的侧方移动来切除病变。可以使用视神经颈动脉窗，动眼神经颈动脉窗或者两者并用，以此暴露中脑切除病变。

枕骨下入路

经枕骨下入路是切除脑干海绵状血管畸形和大部分小脑病变的主要入路方法。这种方法可以从后面方便地抵达从延髓颈髓交界处到第四脑室底部的病变。经膜髓帆入路是枕骨下入路的一种类型，即切开髓帆下部和第四脑室的脉络丛以此切除位于小脑脚中间部位的病变（特别是病变位于小脑脚中间中下部位时最适合）。靠近面神经丘的第四脑室底部是术中的重要标志，应该加以识别和保护，任何在这附近的海绵状血管畸形切除术均应该谨慎操作。因为病变突入了第四脑室，所以面神经丘这一区域的外生性病变非常适合这种入路方法。然而，那些还被脑实质覆盖没有暴露的病变很容易导致展神经和面神经麻痹，对于这种病变，我们倾向于等待其发生出血将病变推到表面。为了防止出现术后脑积水，术中在第四脑室放置一片明胶海绵吸收术中可能出现的出血显得尤为重要。

经乙状窦后入路

经乙状窦后入路（图 36.4）是切除脑桥病变的一种方法，脑桥的病变体积可以增长到很大。脑桥的病变通常不会突到软脑膜的表面，这些病例中，我们通常经小脑脚中间暴露病变。过去我们通过岩锥切除术经颞下入路到达脑桥病变处，现在如果病变位于脑桥中脑交界处且更靠前一点，我们使用经眶颧弓入路，如果病变位置较靠后，我们选用经乙状窦后入路。我们倾向于在三叉神经后到达小脑中脚。在病变部位位置更靠前的时候，我们从乙状窦处开颅，在运动纤维的侧面抵达病变（图 36.5）。

远外侧入路

远外侧入路适用于延髓或颈髓延髓交界处前方和侧方的病变，还可以和经乙状窦后入路一起使用作为一条附加通路。远外侧入路应使患者呈侧俯卧位。尽管其他人使用弯形切口或者 Lazy S 切口，我们还是使用中线外线性切口入路[21]。在枕骨髁状突上钻孔让硬脑膜向侧方回缩，使内侧的视野扩大。尽管使用远外侧入路 C1 椎板切除术可以变为半椎板切除术而且开颅处会偏向手术侧，但远外侧入路可以将相似的开颅术和 C1 椎板切除术应用于枕骨下入路。远外侧入路时椎动脉移位很少见却很容易损伤。因此，不断触诊 C1 的横突以定位椎动脉十分重要。以前我们经远外侧入路暴露位置比较靠上的病变，需要靠近低位脑神经进入脑干[4, 18, 19]，最近对于这些病变我们使用损伤更小、患者耐受度更好的乙状窦后入路。硬膜下切开的

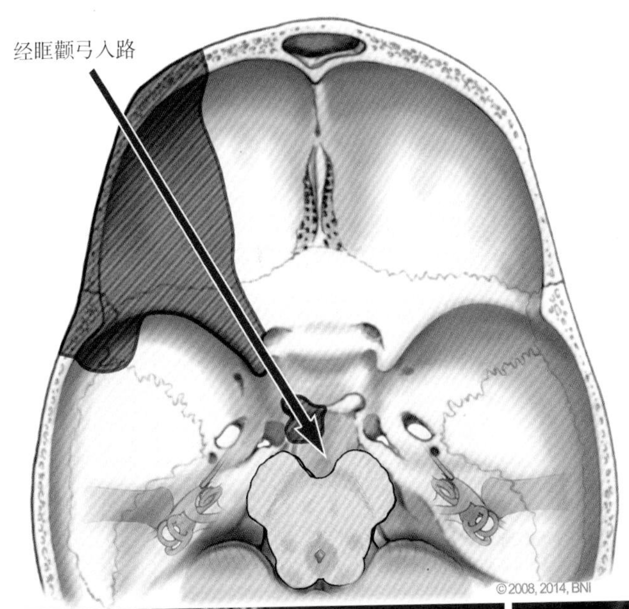

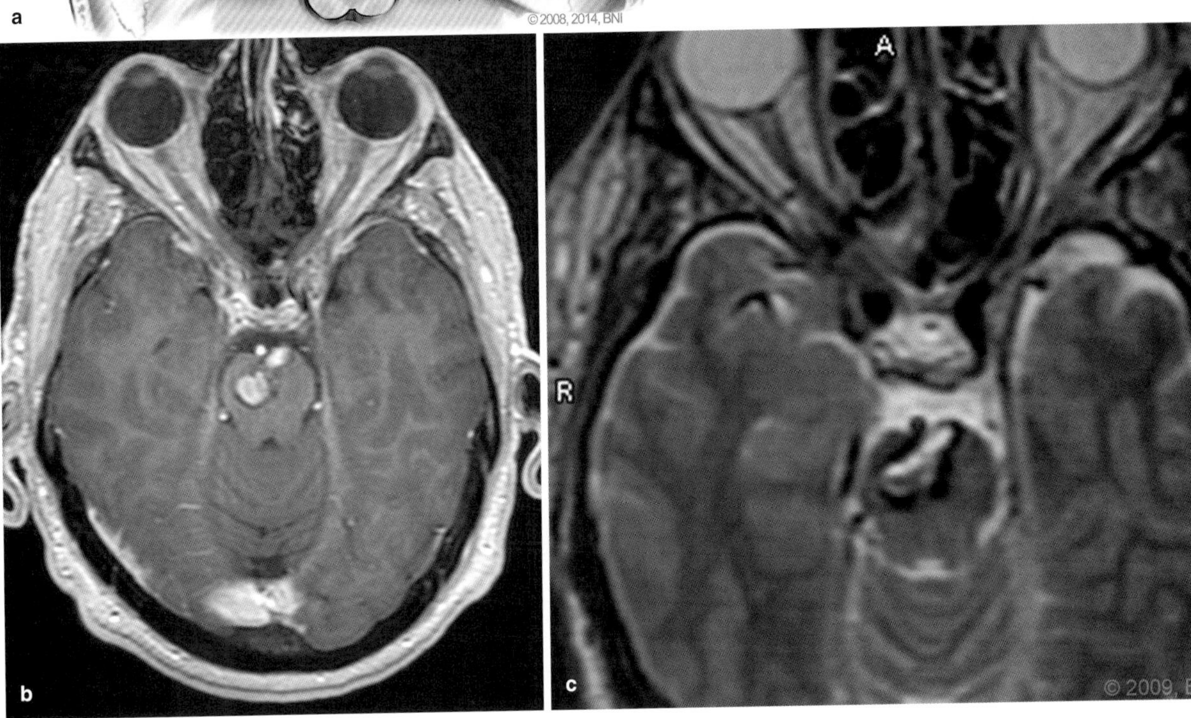

图 36.3　a. 经眶颧弓入路即经过眶颧弓暴露位于脑干腹侧面的病变；b. 术前增强 MRI T1 加权相显示有两处海绵状血管畸形；c. 术后增强 MRI T2 加权相显示由左侧眶颧弓入路后经脚间窝切除病变造成的少量出血（由 Barrow 神经学研究所提供）。

结构包括第Ⅻ对脑神经的小支以及在接近延髓时应结扎椎动脉和小脑后下动脉。在此入路的颅内侧经常可见第Ⅵ对脑神经。

外侧幕下小脑上入路

用来切除脑干海绵状血管畸形的外侧幕下小脑上入路是目前最常用的一种幕下小脑上入路（图 36.6）。在以下情况，我们使用该入路：进入中脑后部的病灶时，进入点可能位于第Ⅳ对脑神经的起始点附近时，或切除延伸至丘脑的病变需要经过环池后方时。同样，如果病变的位置太高，位于小脑中脚的上部接近小脑上脚时可以经此入路从上面切除。因外侧小脑上入路和乙状窦后入路的切口和开颅方式有很多相似之处，所以这两种入路方法可以一起使用。小脑上入路需要暴露少量乙状窦并且开颅时会经过横窦，所以硬脑膜可以从上方翻折。但当联合使用这两种入路方法时就有可能使小脑远离岩骨向内下部移位[22]。

手术切除脑干海绵状血管畸形的结局

几项最近的研究强调了手术切除脑干海绵状血管

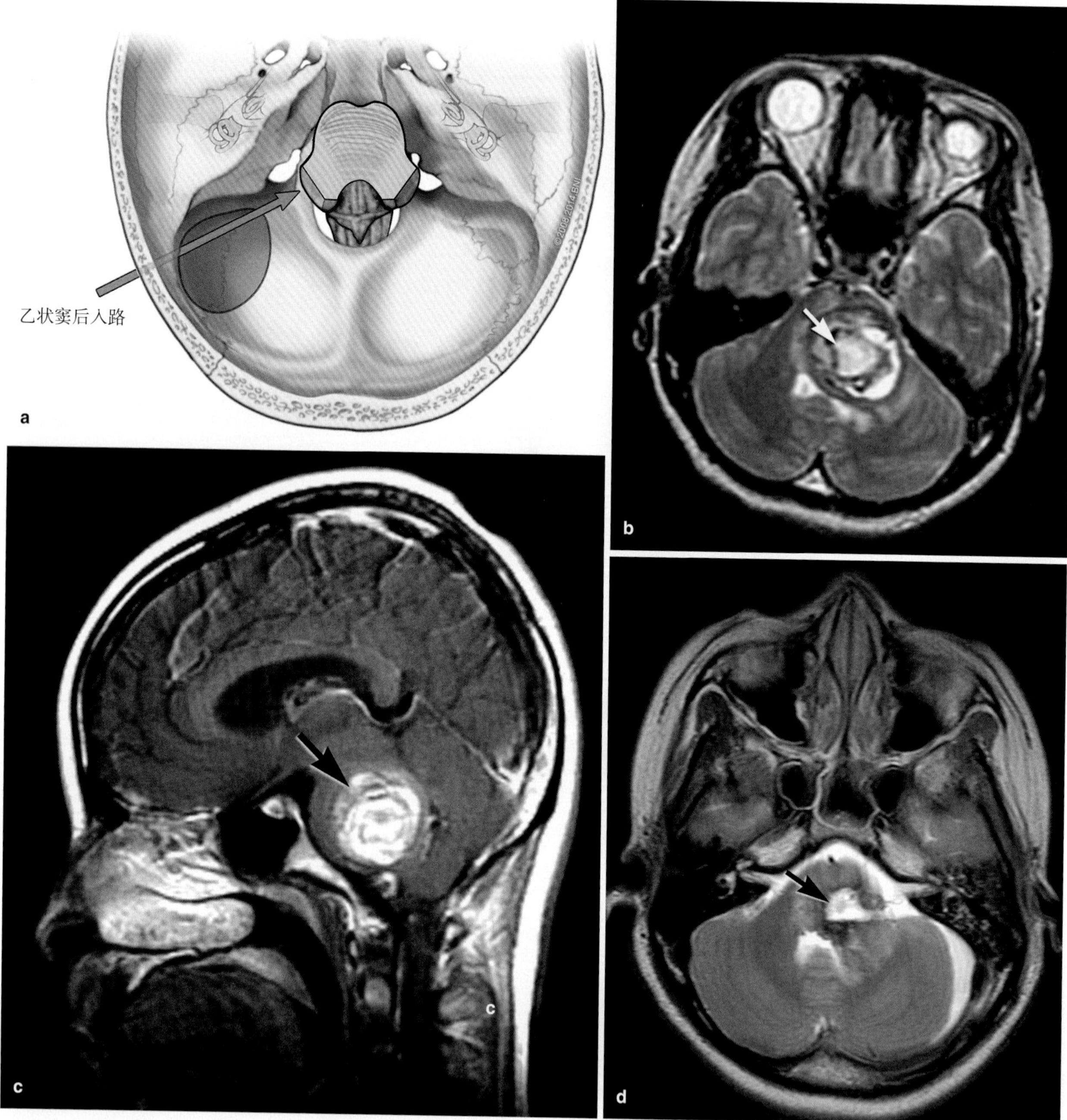

图 36.4　a. 经乙状窦后入路较多地被用于位于脑干侧面的病变；b. 患有海绵状血管畸形的 11 岁患者的术前轴位 T2 加权相；c. 矢状面增强 MRI；d. 术后 MRI T2 加权相显示病变已切除（由 Barrow 神经学研究所提供）。

畸形的可行性和安全性[4, 8, 18, 23-26]。

我们的研究中心最近的两篇报道论述了他们对于成人和儿童的研究结果。成人组有 260 例患者，我们记录了术后新发功能障碍或恶化的准确概率（137 例出现新发的功能障碍，队列研究结果为 53%），其中大部分损害是暂时性的，日后都有了改善。永久性的新发功能障碍 93 例，占 36%。围手术期 74 例出现并发症（28%）包括气管切开、置管营养支持和修复脑脊液漏。18 例在随访期间经历了再出血，12 例需要因手术残余或复发性血管畸形再次手术。我们对成人组的平均随访时间为 51 个月，最后一次随访时 GOS 评分为 4.6 分，而出院时为 4.2 分，术前为 4.4 分。

儿童组有 40 例患者[18]，我们注意到术后暂时性功能障碍的发生率同样很高。儿童海绵状血管畸形的体积一般比成人更大（2.3 cm vs 1.8 cm）。术前术后平均 GOS 为 4.2 分，出院时降为 4.05 分，但最后一次

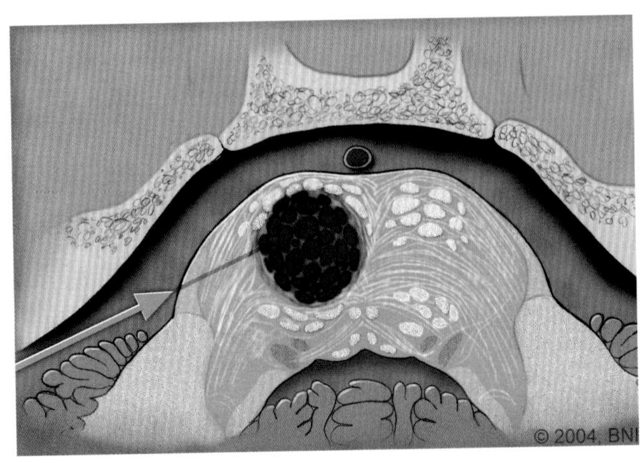

图 36.5 本图描述了从侧方入路至脑桥海绵状血管畸形，并避免损伤前方的运动纤维（由 Barrow 神经学研究所提供）。

随访时改善为 4.5 分。和基线相比有 16 例的症状得到了改善，只有 1/5 的患者怀疑出现了再出血，2 例在超过平均 31.9 个月的随访期后需要手术治疗。1/4 的儿童组患者遗留了永久的功能障碍。与上述成人组相比，儿童组患者有更高的再出血的风险（术后每年出血概率 5.25%）。

根据我们的经验，大多数脑干海绵状血管畸形患者术后都有较好的效果，任何一组的大多数患者不会再次出血：87.5% 的儿童患者和 92.3% 的成人患者不会再次出血。与术前出血相比，97.5% 的儿童和 96.9% 的成人有所好转。

Steinberg[26] 最近简要介绍了斯坦福大学关于切除位置深在的脑干和丘脑海绵状血管畸形的经验。176 例患者共有 179 个海绵状血管畸形病变，其中 136 个位于脑干。这些患者最常见的临床症状包括脑神经功能障碍（51.1%）、偏瘫（40.9%）、肢体麻木（34.7%）、小脑症状（38.6%）。这项研究记载术后新发功能障碍的概率为 31.2%。随访期间 105 例患者有所改善（61.8%），44 例没有效果（25.9%），19 例神经病学症状更加严重（11.2%），这些数据包括丘脑病变的患者。该研究的作者得出结论，术前较好的改良 Rankin 评分和只有一次出血的患者术后更容易有较好的长期结局。

Li 等 [25] 研究了 242 例接受显微手术治疗的患者，

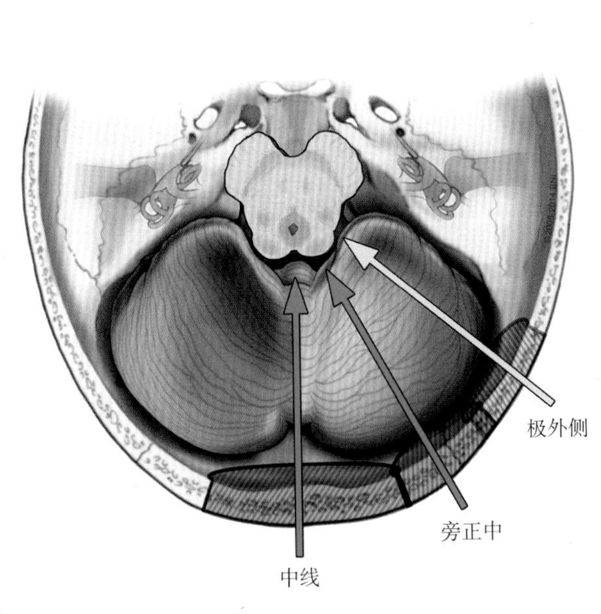

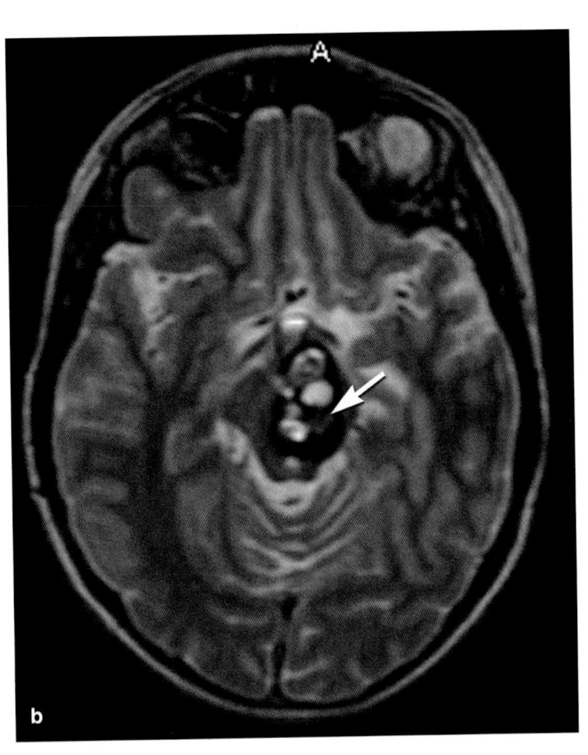

图 36.6 切除位于中脑和脑桥上部的脑干海绵状血管畸形时几种不同的幕下小脑上入路方式的比较（a），对该方法的 3 种不同方式及其路线都进行了描述（箭头）。经左外侧幕下小脑上入路治疗患有中脑 - 丘脑处脑干海绵状血管畸形的 15 岁女孩。术前 MRI 轴位 T2 加权相经中脑（b）、丘脑（c）及矢状面 T1 相（d）上的箭头显示。术后残余病变可以由 MRI 轴位 T2 相经中脑（e）、丘脑下部及上部（f、g），矢状面上可经中线（h）及左侧丘脑（i）显示。第一次切除的入路（e、h 中箭头）见图。矢状面显示切除的边界（g）和切除后留下的空洞（f、i）。术后 4 天采用相同的方法进行二次手术（j），矢状面显示二次切除的方式（k~o），扩大的空洞在术后轴位 T2 相显示（j~l）以及经矢状面显示（m）、经矢状面中线和偏左侧显示（n、o）（经 Barrow 神经学研究所同意使用）。

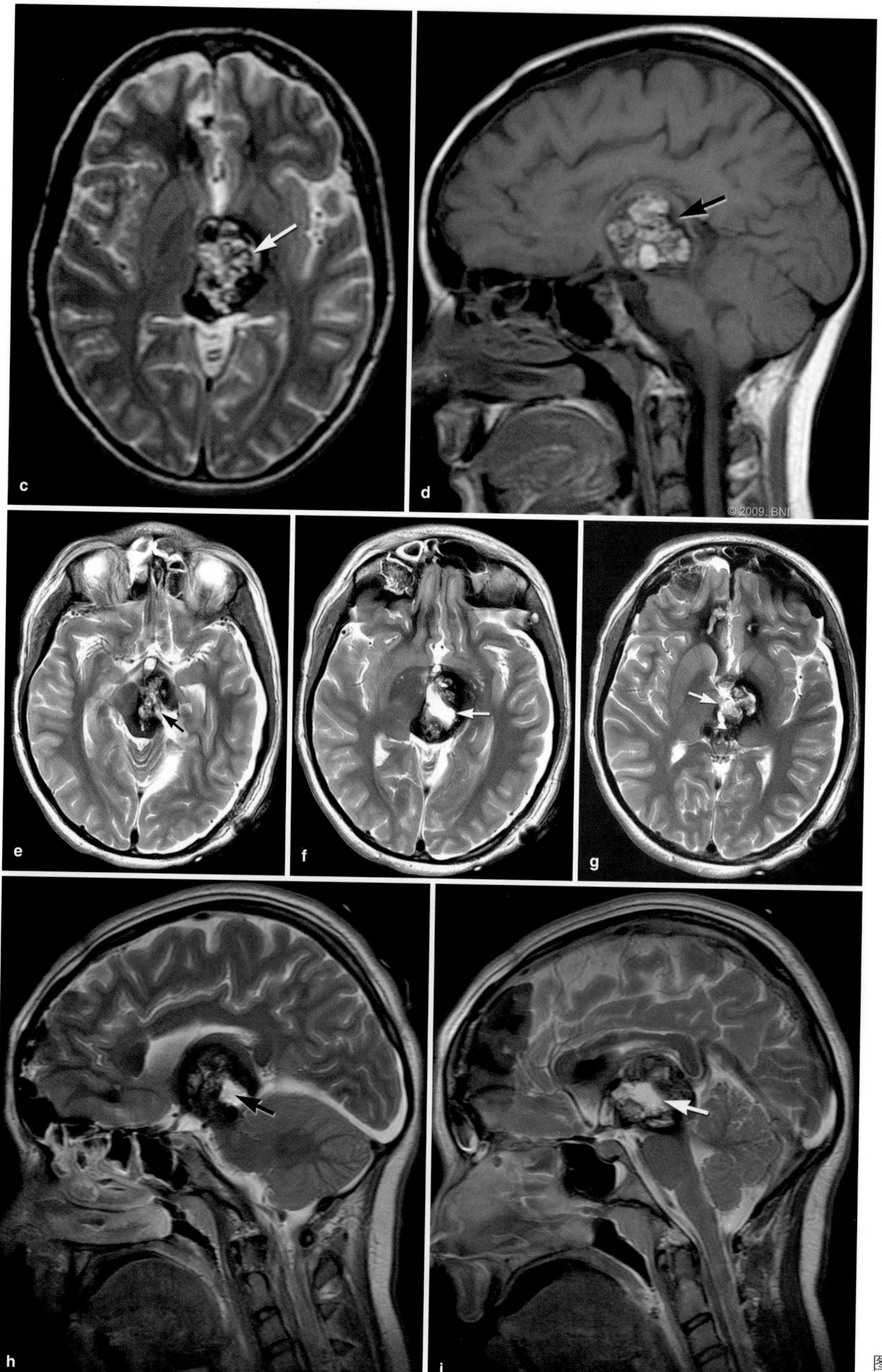

图 36.6
（续）

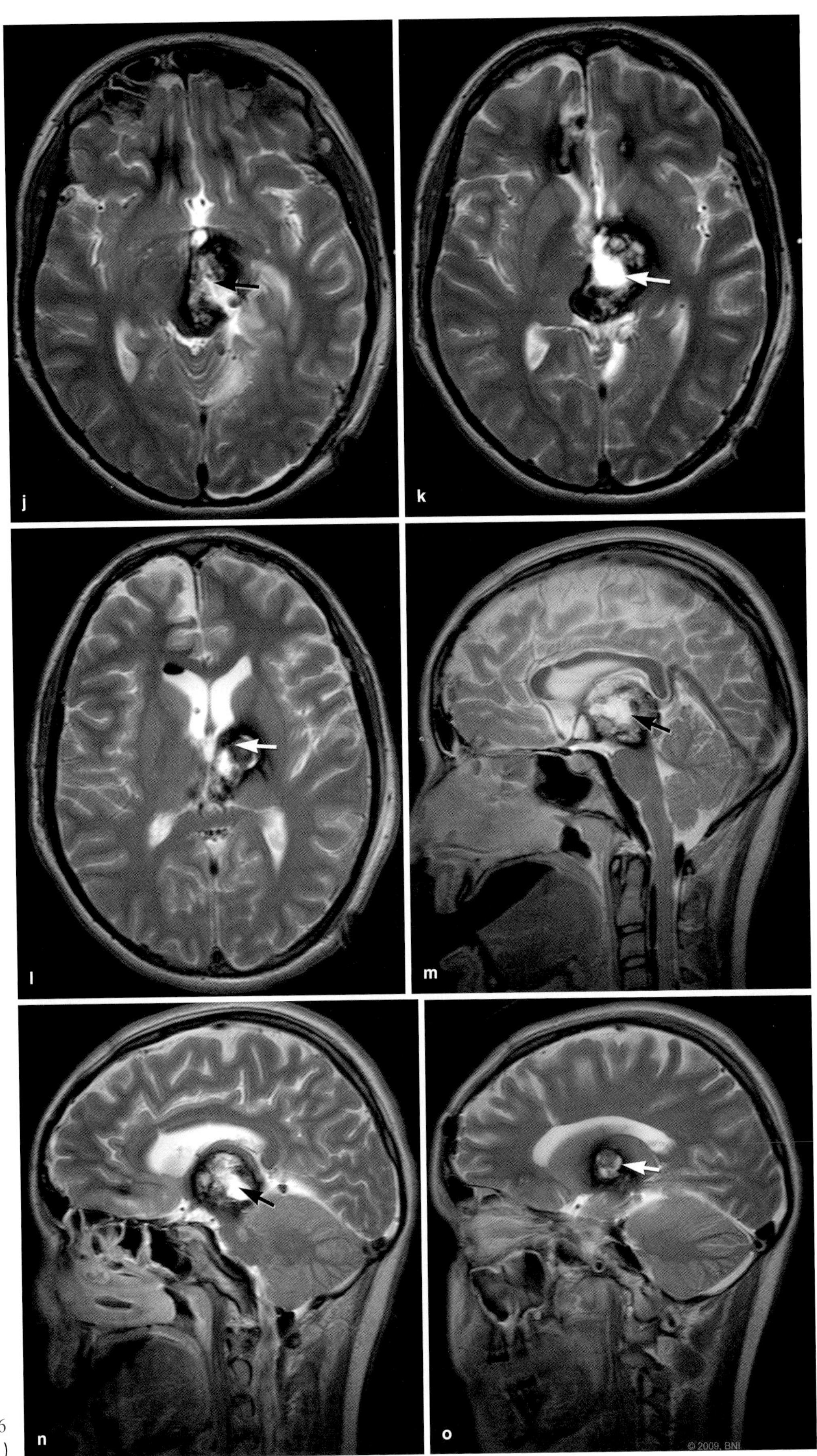

图 36.6
（续）

95% 的患者完成了手术切除，术后 46.3% 的患者出现新发功能障碍。尽管本组 35.1% 的患者术后症状恶化，但大多数和基线相比在术后 3~6 个月内获得了改善。在平均 89.4 个月的随访期间，60.7% 的患者症状好转，28.9% 的患者没有变化，10.3% 的患者出现恶化。术后每年再出血的概率为 0.4%。平均改良 Rankin 评分入院时为 2.2 分，出院时 2.6 分，术后 3~6 个月为 2.3 分，最近一次评估为 1.8 分。

Gross 等 [27] 最近总结了 1 390 例经过脑干海绵状血管畸形手术的患者的结局。在部分切除海绵状血管畸形的病例中，近 2/3（62%）再度出现症状。和手术相关的早期神经功能损害率为 45%。这些患者大多需要气管切开术或者胃造瘘术。长期随访的数据显示大多数患者切除血管畸形后症状有所改善。整体手术或海绵状血管瘤相关死亡率为 1.5%。

结论

海绵状血管畸形手术并不是没有内在的风险，应该基于病变的自然史、手术医师的经验和预期致残率来确定治疗方式。最近进展的新技术允许在暴露位置较深的病变时减少损伤。辅助措施比如神经导航，生理学监测，更好的手术器械可以最大限度地减少致残率并改善患者的预后。尽管有这些新进展，但脑干手术还是会发生较高概率的暂时性神经功能障碍，患者在术前应该咨询发生暂时性功能障碍的可能性。

参·考·文·献

[1] Ferroli P, Sinisi M, Franzini A, Giombini S, Solero CL, Broggi G. Brainstemcavernomas: long-term results of microsurgical resection in 52 patients. Neurosurgery 2005;56:1203–1212, discussion 1212–1214

[2] Samii M, Eghbal R, Carvalho GA, Matthies C. Surgical management of brainstem cavernomas. J Neurosurg 2001;95:825–832

[3] Wang CC, Liu A, Zhang JT, Sun B, Zhao YL. Surgical management of brainstem cavernous malformations: report of 137 cases. Surg Neurol 2003;59:444–454, discussion 454

[4] Porter RW, Detwiler PW, Spetzler RF, et al. Cavernous malformations of the brainstem: experience with 100 patients. J Neurosurg 1999;90:50–58

[5] Fritschi JA, Reulen HJ, Spetzler RF, Zabramski JM. Cavernous malformations of the brain stem. A review of 139 cases. Acta Neurochir (Wien) 1994;130:35–46

[6] Porter PJ, Willinsky RA, Harper W, Wallace MC. Cerebral cavernous malformations: natural history and prognosis after clinical deterioration with or without hemorrhage. J Neurosurg 1997;87:190–197

[7] Al-Shahi Salman R, Hall JM, Horne MA, et al. Scottish Audit of Intracranial Vascular Malformations (SAIVMs) collaborators. Untreated clinical course of cerebral cavernous malformations: a prospective, population-based cohort study. Lancet Neurol 2012;11:217–224

[8] Abla AA, Lekovic GP, Turner JD, de Oliveira JG, Porter R, Spetzler RF. Advances in the treatment and outcome of brainstem cavernous malformation surgery: a single-center case series of 300 surgically treated patients. Neurosurgery 2011;68:403–414, discussion 414–415

[9] Del Curling O Jr, Kelly DL Jr, Elster AD, Craven TE. An analysis of the natural history of cavernous angiomas. J Neurosurg 1991;75:702–708

[10] Zabramski JM, Wascher TM, Spetzler RF, et al. The natural history of familial cavernous malformations: results of an ongoing study. J Neurosurg 1994;80:422–432

[11] Moriarity JL, Clatterbuck RE, Rigamonti D. The natural history of cavernous malformations. Neurosurg Clin N Am 1999;10:411–417

[12] Kupersmith MJ, Kalish H, Epstein F, et al. Natural history of brainstem cavernous malformations. Neurosurgery 2001;48:47–53, discussion 53–54

[13] Hasegawa T, McInerney J, Kondziolka D, Lee JY, Flickinger JC, Lunsford LD. Long-term results after stereotactic radiosurgery for patients with cavernous malformations. Neurosurgery 2002;50:1190–1197, discussion 1197–1198

[14] Abdulrauf SI, Kaynar MY, Awad IA. A comparison of the clinical profile of cavernous malformations with and without associated venous malformations. Neurosurgery 1999;44:41–46, discussion 46–47

[15] Mathiesen T, Edner G, Kihlström L. Deep and brainstem cavernomas: a consecutive 8-year series. J Neurosurg 2003;99:31–37

[16] Kondziolka D, Lunsford LD, Kestle JR. The natural history of cerebral cavernous malformations. J Neurosurg 1995;83:820–824

[17] Barker FG II, Amin-Hanjani S, Butler WE, et al. Temporal clustering of hemorrhages from untreated cavernous malformations of the central nervous system. Neurosurgery 2001;49:15–24, discussion 24–25

[18] Abla AA, Lekovic GP, Garrett M, et al. Cavernous malformations of the brainstem presenting in childhood: surgical experience in 40 patients. Neurosurgery 2010;67:1589–1598, discussion 1598–1599

[19] Brown A, Thompson B, Spetzler RF. The two point method: Evaluating brain stem lesions. Barrow Neurological Institute Quarterly 1996;12:20–24

[20] Lemole GM Jr, Henn JS, Zabramski JM, Spetzler RF. Modifications to the orbitozygomatic approach. Technical note. J Neurosurg 2003;99:924–930

[21] Velat GJ, Spetzler RF. The far-lateral approach and its variations. World Neurosurg 2012;77:619–620

[22] de Oliveira JG, Lekovic GP, Safavi-Abbasi S, et al. Supracerebellar infratentorial approach to cavernous malformations of the brainstem: surgical variants and clinical experience with 45 patients. Neurosurgery 2010;66:389–399

[23] Gross BA, Batjer HH, Awad IA, Bendok BR, Du R. Brainstem cavernous malformations: 1390 surgical cases from the literature. World Neurosurg 2013;80:89–93

[24] Chen LH, Zhang HT, Chen L, Liu LX, Xu RX. Minimally invasive resection of brainstem cavernous malformations: surgical approaches and clinical experiences with 38 patients. Clin Neurol Neurosurg 2014;116:72–79

[25] Li D, Yang Y, Hao SY, et al. Hemorrhage risk, surgical management, and functional outcome of brainstem cavernous malformations. J Neurosurg 2013;119:996–1008

[26] Pandey P, Westbroek EM, Gooderham PA, Steinberg GK. Cavernous malformation of brainstem, thalamus, and basal ganglia: a series of 176 patients. Neurosurgery 2013;72:573–589, discussion 588–589

[27] Gross BA, Batjer HH, Awad IA, Bendok BR, Du R. Brainstem cavernous malformations: 1390 surgical cases from the literature. World Neurosurg 2013;80:89–93

第37章

髓内海绵状血管瘤的显微手术治疗

M. Yashar S. Kalani, Maziyar A. Kalani, and Robert F. Spetzler

海绵状血管瘤（CM）是较为常见的良性血管性病变[1]。虽然之前被认为是少见病，但MRI的广泛应用使得这些可导致局灶性神经功能障碍的病灶被频繁发现[2]。CM由内皮细胞来源的畸形血管团组成，并不介入正常脑实质。CM发生于脊髓较为少见，主要分为4型：髓内型[3–5]、硬膜内髓外型[6, 7]、硬膜外型[8, 9]以及椎体型（可侵犯至椎管内）[10]。近来，文献还报道了一例膜内外并侵犯骨质和神经的CM[11]。

Schultze等[12]首次报道了成功切除髓内CM的案例。随着影像学的进步和外科技术的提高，这类病灶被越来越多地发现并被切除。现在治疗髓内CM的目标是安全有效地全切病灶，促进患者功能的恢复和疼痛的改善[3–5, 8, 9]。本章主要介绍髓内CM的发病率、临床表现、手术指征和手术技巧。

流行病学

CM在人群中的发病率约为0.5%[13]。这些病灶往往出现在特定的人群中，可能和种族、遗传或移民相关[14, 15]。CM主要有两种发病形式：散发性（单一病灶无家族史）和家族性（多发、家族史）。MRI应用于临床后，脑和脊髓中的CM病例明显增加。脊髓CM约占所有中枢CM的5%左右，占所有脊髓血管畸形的5%~12%左右。脊髓CM在全年龄段均可发病，但绝大多数发病年龄在30~50岁之间[3–5, 7, 15, 16]。

虽然早先的报道认为CM患者中女性偏多，但后来大规模临床数据显示男女发病率基本相同[4, 17]。基于一些个例报告，女性的激素在CM的生物学过程中的作用具有一定的争议，有人认为孕期女性更容易发生出血[11, 18]。但是，该观点最近受到了挑战，Kalani等对疾病自然史数据的分析并没有发现妊娠、分娩和产褥期CM出血风险的增加[1]。

多发性CM患者可能占所有CM患者的一半[19, 20]。据以往的经验，8%的CM患者具有家族史，而且这些患者更可能在脑内和脊髓都存在病变[4]。对已发现脊髓CM的患者进行头部影像学检查，有34%合并一个或者多个脑内病变。

临床表现

大部分CM临床上并无症状，仅为意外发现或引起局灶性神经功能障碍时被发现。和颅内CM相比，髓内CM更容易引起功能障碍并进展[4, 21]。髓内CM最常见于胸段[3–5, 16, 17]（表37.1）。不同解剖部位的髓内CM引起的临床症状不同。髓内CM按照起病方式主要分两型：亚急性或慢性脊髓病型和急性起病型[22, 23]，文献报道的混合型则是有一种类型相对另一种症状更加明显[3–5]。慢性起病型患者疾病进展缓慢，还可能合并有脱髓鞘改变，比如多发性硬化或者Foix–Alajouanine综合征[15]。最近研究发现，脊髓CM的症状持续时间平均为20个月[5]，绝大多数患者的神经功能随着时间的推移慢慢改善[3]。

表37.1　脊髓海绵状血管畸形的分布（根据脊柱节段）

脊柱节段	病例分布（%）
颈椎	20~30
胸椎	54~77
腰椎	3~10
骶椎	＜1

反复出血是其造成神经功能障碍的根本原因。急性起病型由于脊髓实质内显著出血，脊髓和椎管的体积较小，一个较大的血肿产生的占位效应就能导致神

经功能的快速恶化，且患者常出现对应节段的疼痛。急性出血后患者的神经功能可能会迅速减退持续数日，并且需数周乃至数月才能改善[3–5]。慢性起病型则是由于反复微小出血后形成紧邻脊髓的含铁血黄素胶质环。出血、血肿形成、血块吸收能导致血红蛋白的毒性代谢产物释放，造成胶质增生、瘢痕产生，以及神经组织的破坏。毒性和代谢改变以及 CM 对周围脊髓的压迫共同导致了脊髓神经症状的产生。和其他脊髓血管畸形比如动静脉畸形症状一开始即达到高峰的特点不一样，脊髓 CM 体现出的是进行性的神经功能缺损[24]。

影像学表现

由于 CM 的静脉本质且缺少动脉输入，它在早先被认为是造影阴性的病灶[25]。因此，血管造影和脊髓造影很少显示出这类病灶。由于非侵入性成像形式的普及，这些侵入性操作往往不被建议对脊髓 CM 进行诊断和治疗。虽然 CT 的敏感程度不高，但其价格低廉，在绝大多数中心都容易获取。CT 上可能表现为髓内病灶合并近期出血[15, 23]。

MRI 是诊断脊髓 CM 以及规划手术方案的主要成像手段（图 37.1 和图 37.2）[2, 26]。CM 是一种反复进行出血和血肿吸收过程的动态病灶，因此 MRI 上这些病灶的表现可能与出血时间有关[27]。通常 CM 在 T1 加权像上是等或低信号（图 37.2a），在 T2 加权像上呈高信号“爆米花样”病灶，周围有一圈低信号环包绕（图 37.2b），这一 T2 上的低信号环是由于反复微出血导致的含铁血黄素沉积[26]。使用钆对比剂增强后的表现则因人而异。

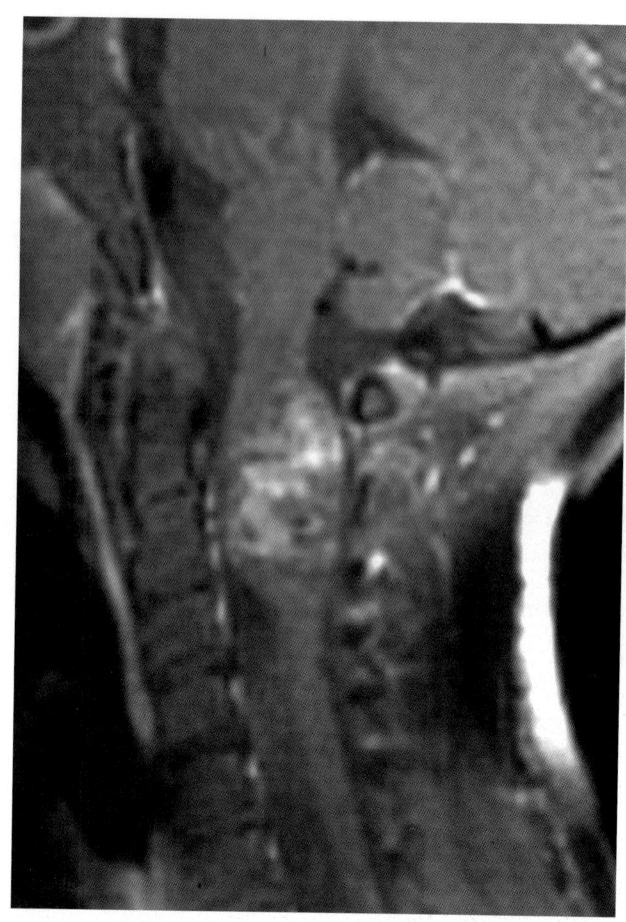

图 37.1　脊髓 CM 的 MRI 表现。矢状位 T1 加权 MRI 可见一等或低信号的病灶，但 T2 加权相可见一高信号的“爆米花样”病灶以及周围的低信号环。由于病灶和血肿都参与急性出血和慢性期组织重建的过程，CM 的 MRI 表现可能会随着这个过程改变（由 Barrow 神经学研究所提供）。

手术指征和手术时机

在 Barrow 神经学研究所，我们对有症状的脊髓 CM 进行手术处理，对偶然发现无症状的病灶一般都建议患者保守治疗，并且对患者进行一系列的临床和 MRI 随访。有轻微症状的患者会进行一系列评估，以决定是否需要手术干预。术者需要认真权衡个体的出血和手术的风险（出血风险大约在每年 1.4%~4.5% 之间）[16, 28]。

介于脊髓 CM 相对罕见，对于有症状患者的最佳手术时机，目前的数据量仍然较少。有人提出出血后 4~6 周，周围出现胶质增生后较有利于病灶的切除[16]。然而，脊髓和椎管内狭小的空间并不能耐受体积迅速膨胀的出血，早期手术切除病灶和血肿有助于缓解髓内压力，改善预后。影像术后功能改善的因素有术前的神经功能缺损程度和短期内是否延迟手术[29]。在一项比较早期手术和延迟手术治疗有症状髓内 CM 的研究中，发现前者 3 年后功能改善优于后者（76% vs 52%）。

手术方法

术前准备

手术的目的是缓解脊髓症状，消除血肿压迫，阻止神经功能恶化，预防再次出血。术前应做好医患沟通：术后症状短期内有加重可能，但经过长期适当的康复治疗后症状普遍能够得到改善。积极的宣教可以帮助患者了解疾病转归和恢复期望，在治疗过程中至

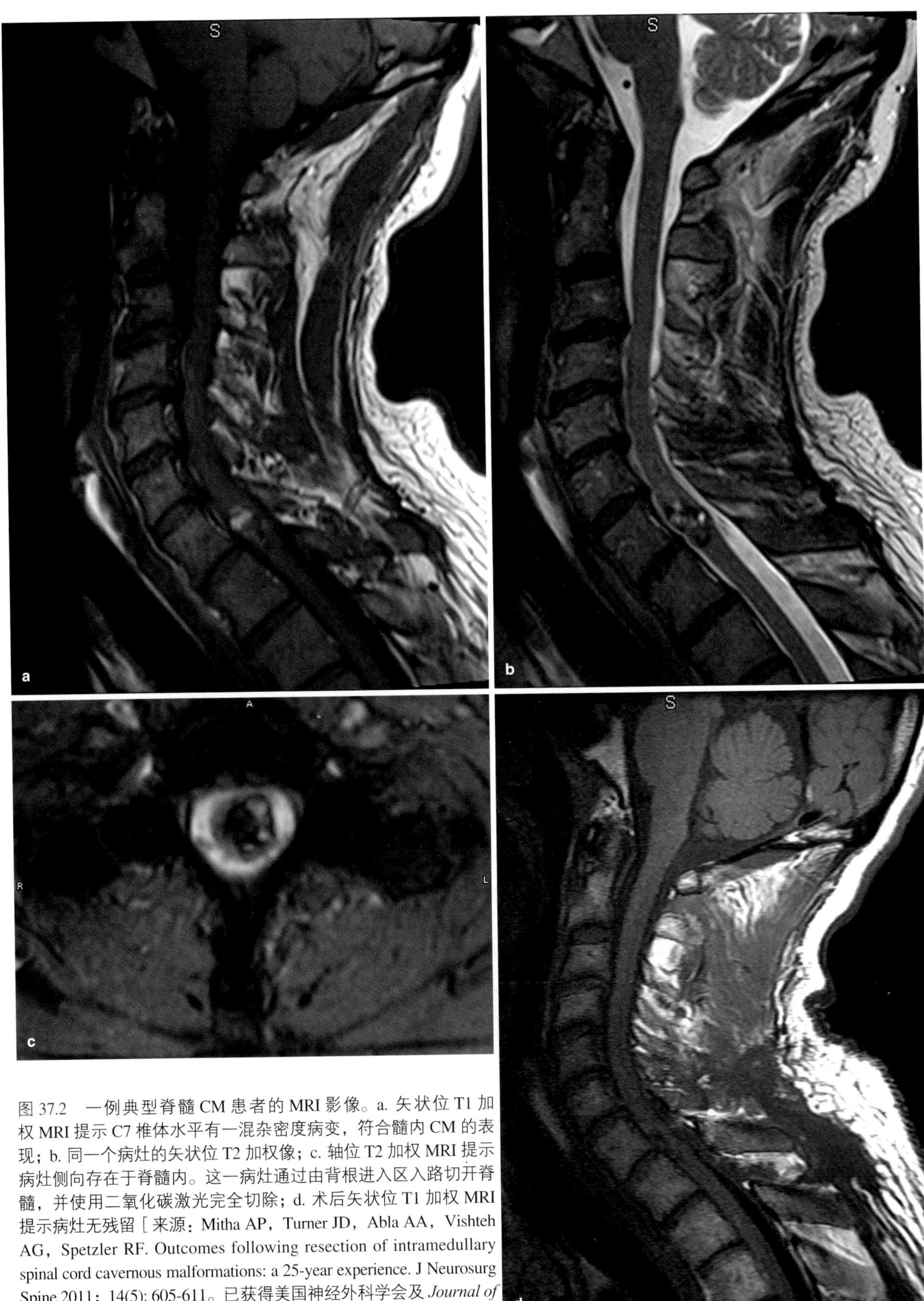

图 37.2　一例典型脊髓 CM 患者的 MRI 影像。a. 矢状位 T1 加权 MRI 提示 C7 椎体水平有一混杂密度病变，符合髓内 CM 的表现；b. 同一个病灶的矢状位 T2 加权像；c. 轴位 T2 加权 MRI 提示病灶侧向存在于脊髓内。这一病灶通过由背根进入区入路切开脊髓，并使用二氧化碳激光完全切除；d. 术后矢状位 T1 加权 MRI 提示病灶无残留［来源：Mitha AP，Turner JD，Abla AA，Vishteh AG，Spetzler RF. Outcomes following resection of intramedullary spinal cord cavernous malformations: a 25-year experience. J Neurosurg Spine 2011；14(5): 605-611。已获得美国神经外科学会及 *Journal of Neurosurgery: Spine* 杂志的转载许可］。

关重要。

术中监测

在 Barrow 神经学研究所，所有脊髓 CM 的手术患者都接受脊髓躯体感觉诱发电位和运动诱发电位监测。在摆放体位前后都应进行基线检测，以避免对脊髓强直的患者造成血管损伤或脊髓损伤。

手术技巧

大多数脊髓 CM 位于背侧，可采用后正中入路或后外侧入路。我们更倾向于后正中入路，配合椎板成形术或者椎板切除术，两者均可通过椎板锁孔式切开进行。使用 Midas Rex footplate（Medtronic，Elizabeth，NJ）放置于椎板下方，并向头侧进行钻孔以去除整个节段。根据定位使用显微剪剪开硬脊膜，并固定于周围软组织上。显微镜下仔细观察脊髓背侧表面，可见呈蓝色的病灶区域（图 37.3），由此可确定病变部位。如果病灶或者变色区域在视野中不可见，术中超声可以帮助进行病灶定位和指导脊髓切开 [30]。如果髓内型病灶脊髓表面颜色正常，则于脊髓后正中入路、经胶状质入路于侧后部背根进入区（dorsal root entry zone，DREZ），或者于齿状韧带腹侧的侧方入路这些外科间隙进入脊髓（图 37.4）[4, 16]。据报道后方入路的患者术后往往有一定的后柱功能障碍 [3]。脊髓切开后，轻轻固定软脊膜以获得更好的暴露。在术中，我们建议保持平均动脉压维持在 85 mmHg 以上，避免血压降低导致脊髓缺血。

显微外科技术广泛应用于脊髓 CM 的切除，手术

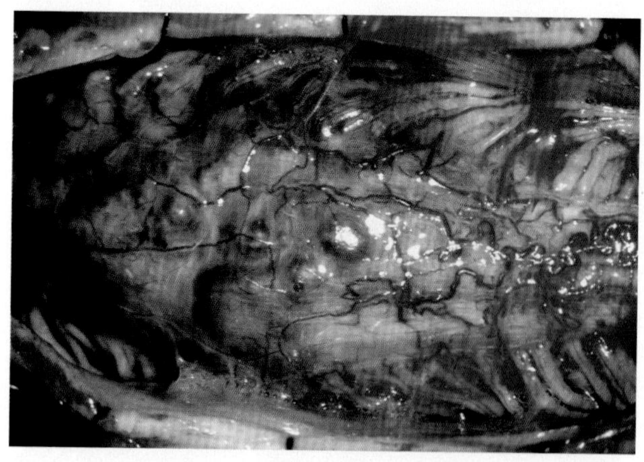

图 37.3 一例脊髓 CM 的术中照片，可见明显的蓝色病灶区域。虽然这些病灶可以在显微镜下清晰见到，但术中超声可以辅助鉴别没有外生成分的病灶（由 Barrow 神经学研究所提供）。

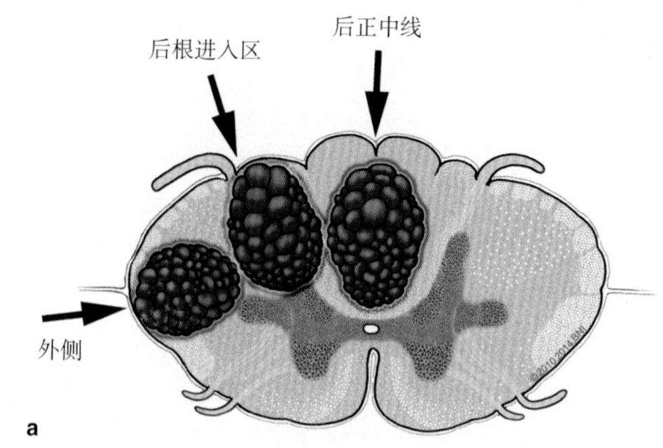

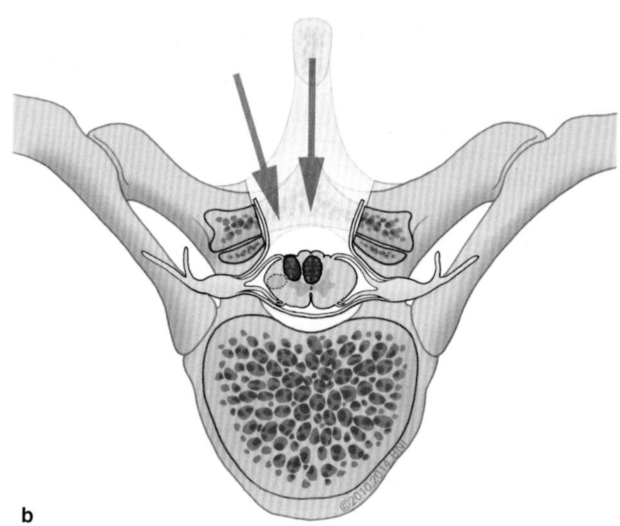

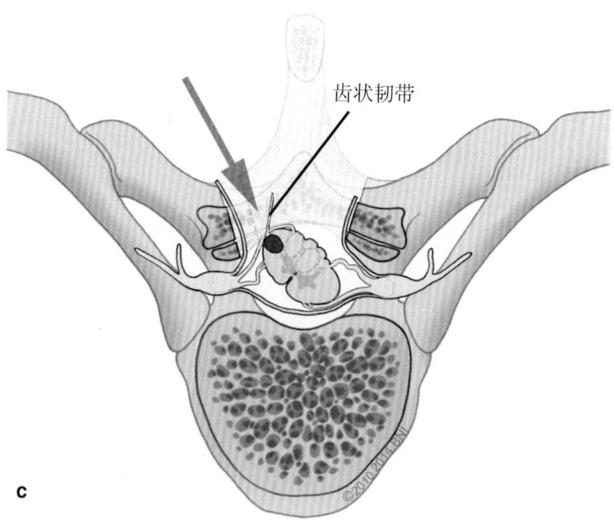

图 37.4 a~c. 在安全区域进行脊髓切开治疗髓内 CM 的示意图。箭头提示进入髓内的轨迹。切除此类病灶所使用的器械与切除髓内良性肿瘤的器械类似。术中需在显微镜下沿胶质边界小心分离，以免损伤正常脊髓组织。尽量减少电凝的使用，含铁血黄素染色的组织则需尽可能保留（由 Barrow 神经学研究所提供）。

技巧类似于其他髓内良性肿瘤手术。相比于其他良性肿瘤手术，CM 和正常脊髓的边界相对不清[31]，在大多数情况下，周围多次出血形成的胶质环将病灶与正常的脊髓组织（虽然有含铁血黄素染色）分隔开。在反复出血导致病程长、症状缓慢加重的患者中，脊髓可能出现萎缩[3]。尽量减少电凝的使用，含铁血黄素染色的脊髓组织则需尽可能保留。术中需在显微镜下沿胶质边界小心分离，以免损伤正常脊髓组织。对于较小的病灶，我们建议整块切除，而对于较大的病灶，则需要分块切除，以免对正常脊髓产生损伤[32]。对于常常合并 CM 生长的静脉畸形，术中需小心保护，因为这些隐匿的静脉畸形作为 CM 周围区域的主要引流，如不慎损伤或切除可导致永久性的神经功能障碍[33]。在大多数情况下，病灶切除后周围脊髓组织的少量渗血通常是静脉性的，易于控制。

CM 残留可造成再次出血引起脊髓症状加重，为了防止残留，术中应仔细探查瘤床，确切止血后使用 4–0 Nurolon 或 6–0 Prolene 线缝合硬脊膜。对于接受椎板成形术的患者，使用钛板将整块椎板重新固定在脊椎上。

术后注意事项

情况稳定的患者需在术后 1 天复查 MRI，以此作为日后研究对比的基线并观察 CM 是否残留。目前，术后 MRI 随访的意义并不明确，因为术中含铁血黄素环的残留可在影像学上模仿 CM 残留。所以我们建议术后每年复查 MRI 至少 2 年以观察 CM 是否复发。对有症状的患者进行更加频繁的检查和评估，对无症状的患者，随访间隔可适当延长。数据显示，尽管术后多次 MRI 提示 CM 已经治愈，术后的复发率仍然高达 5%[4, 34]。新生或者肉眼及术后影像学不可见的残留病灶被认为是复发的可能原因。

手术预后

患者术后常有一过性神经功能障碍加重，随着时间的推移，绝大多数症状通常可恢复到基线水平或者较术前改善[3–5, 21, 35]。背侧外生型 CM 手术并发症的风险最低，其次是背侧和腹侧病变。Zevgaridis 等[16]回顾了 117 例脊髓 CM，症状较术前有 66% 改善，28% 类似，6% 恶化。在另一个最近的报道中，有 35.9% 改善，54.7% 持平，9% 恶化[5]。Jallo 等[21]报道约 50% 的患者术后神经功能下降明显，但经过了 4.5 年的随访，只有 8% 的患者较术前恶化，46% 的患者和术前类似，其余 46% 患者较术前改善。我们已经完成对 100 例以上的脊髓 CM 的切除。在前 80 例患者中，术后 11% 的患者较术前恶化，83% 类似，6% 术后立即得到改善。随访 5 年后，10% 患者较术前恶化，68% 类似，23% 改善（图 37.5 和表 37.2）。

表 37.2 患者术前、术后即刻以及术后长期随访的神经功能评估

Frankel 分级	术前 *n*（%）	术后即刻 *n*（%）	长期随访 *n*（%）
A	1（1.3）	1（1.3）	1（1.6）
B	1（1.3）	0（0）	0（0）
C	9（11.3）	14（17.5）	4（6.4）
D	47（58.8）	44（55）	37（59.7）
E	22（27.5）	21（26.3）	20（32.3）
合计	80（100）	80（100）	62（100）

注：本表来源 Mitha AP，Turner JD，Abla AA，Vishteh AG，Spetzler RF. Outcomes following resection of intramedullary spinal cord cavernous malformations：a 25-year experience. J Neurosurg Spine 2011；14（5）：605-611。已获得美国神经外科学会及 *Journal of Neurosurgery: Spine* 杂志的重印许可。

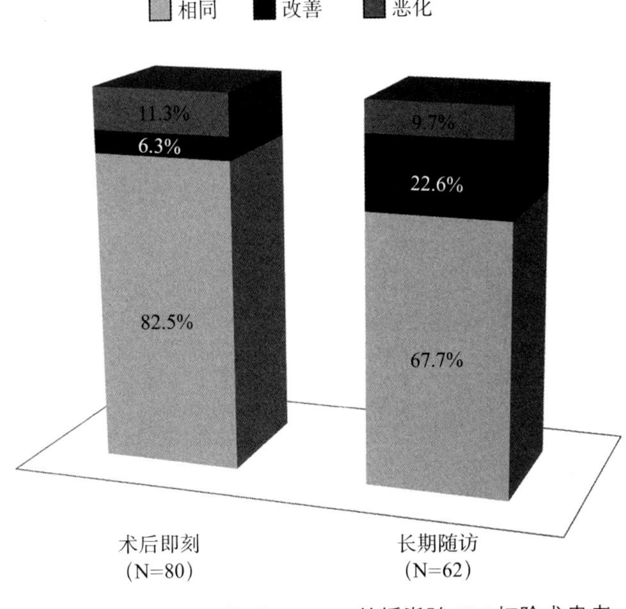

图 37.5 本图显示了接受 Spetzler 教授脊髓 CM 切除术患者的短期和长期预后［来源：Mitha AP，Turner JD，Abla AA，Vishteh AG，Spetzler RF. Outcomes following resection of intramedullary spinal cord cavernous malformations: a 25-year experience. J Neurosurg Spine 2011；14(5)：605-611。已获得美国神经外科学会及 *Journal of Neurosurgery*: *Spine* 杂志的转载许可］。

回顾这些研究发现，手术时机的选择可以明显改变脊髓CM术后短期和长期效果。若在出血后延迟手术，待出血急性期过后再行择期手术，则更多的患者在术后主诉功能下降。若患者在出血后立即接受手术，因其神经功能已被出血影响，将有更多患者在随访时主诉功能无明显变化或者改善。以往经验告诉我们，即使术中仔细探查，仍有5%的患者出现再出血[4]。

在我们医院治疗的髓内CM患者中，无死亡患者，仅少量并发症（表37.3）。术后短期并发症为6%，长期并发症为14%。短期并发症包括脑脊液漏和深静脉血栓。长期并发症包括脊髓栓系、后凸畸形以及由椎板成形术或椎板切除术导致的退行性脊椎滑脱症等。若患者术后症状复发且未见CM残留，应考虑术后瘢痕形成造成的脊髓局部栓系可能。

术后继发于慢性进行性脊髓病的神经功能障碍转归较差，这可能和起病时神经功能的急剧下降有关[21]。手术切除病灶可以有效地缓解疼痛[36]，然而这种效果可能是暂时的[37]。即刻的疼痛缓解可能是由于脊髓切开导致后柱疼痛通路中断所致。

Labauge等[17]发现病灶在脊髓水平层面的位置与术后改善有关，而我们发现患者的长期预后和病灶的前后径存在着显著关联[14]。

表37.3 术后短期和长期的手术相关并发症情况

并发症	例数（%）
短期（$n = 80$）	
DVT	2（2.5）
CSF漏	2（2.5）
积液	1（1.3）
长期（$n = 71$）	
脊柱后凸	4（5.6）
脊髓栓系	3（4.2）
狭窄	2（2.8）

注：DVT，深静脉血栓；CSF，脑脊液。来源：Mitha AP，Turner JD，Abla AA，Vishteh AG，Spetzler RF. Outcomes following resection of intramedullary spinal cord cavernous malformations: a 25-year experience. J Neurosurg Spine 2011；14（5）：605-611。已获得美国神经外科学会及*Journal of Neurosurgery: Spine*杂志的转载许可。表中每种并发症的发生率被表示为病例数及占所有病人的百分数。

结论

积极手术切除髓内CM可使患者预后良好，并发症较少。绝大多数CM都可经后路安全切除，防止未来再出血。手术应在具有经验的专业医疗中心施行。

参·考·文·献

[1] Kalani MY, Zabramski JM. Risk of symptomatic hemorrhage during pregnancy in cerebral cavenous malformations. J Neurosurg 2013;118:50–55

[2] Rigamonti D, Hadley MN, Drayer BP, et al. Cerebral cavernous malformations. Incidence and familial occurrence. N Engl J Med 1988;319:343–347

[3] Tong X, Deng X, Li H, Fu Z, Xu Y. Clinical presentation and surgical outcome of intramedullary spinal cord cavernous malformations. J Neurosurg Spine 2012;16:308–314

[4] Mitha AP, Turner JD, Abla AA, Vishteh AG, Spetzler RF. Outcomes following resection of intramedullary spinal cord cavernous malformations: a 25-year experience. J Neurosurg Spine 2011;14:605–611

[5] Liang JT, Bao YH, Zhang HQ, Huo LR, Wang ZY, Ling F. Management and prognosis of symptomatic patients with intramedullary spinal cord cavernoma: clinical article. J Neurosurg Spine 2011;15:447–456

[6] Heimberger K, Schnaberth G, Koos W, Pendl G, Auff E. Spinal cavernous haemangioma (intradural-extramedullary) underlying repeated subarachnoid haemorrhage. J Neurol 1982;226:289–293

[7] Pagni CA, Canavero S, Forni M. Report of a cavernoma of the cauda equina and review of the literature. Surg Neurol 1990;33:124–131

[8] Hillman J, Bynke O. Solitary extradural cavernous hemangiomas in the spinal canal. Report of five cases. Surg Neurol 1991;36:19–24

[9] Padovani R, Tognetti F, Proietti D, Pozzati E, Servadei F. Extrathecal cavernous hemangioma. Surg Neurol 1982;18:463–465

[10] Guthkelch AN. Haemangiomas involving the spinal epidural space. J Neurol Neurosurg Psychiatry 1948;11:199–210

[11] Oppenlander ME, Kalani MY, Dickman CA. Spinal and paraspinal giant cervical cavernous malformation with postpartum presentation. J Neurosurg Spine 2012;16:447–451

[12] Schultze F. Weiterer Beitrag zur Diagnose und operativen Behandlung von Geschwulsten der Ruckenmarkshaute und des Ruckenmarks. Duetsch Med Wochenschr 1912;38:1676–1679

[13] Labauge P, Laberge S, Brunereau L, Levy C, Tournier-Lasserve E. Hereditary cerebral cavernous angiomas: clinical and genetic features in 57 French families. Société Française de Neurochirurgie. Lancet 1998;352:1892–1897

[14] Samii M, Klekamp J. Surgical results of 100 intramedullary tumors in relation to accompanying syringomyelia. Neurosurgery 1994;35:865–873, discussion 873

[15] Cosgrove GR, Bertrand G, Fontaine S, Robitaille Y, Melanson D. Cavernous angiomas of the spinal cord. J Neurosurg 1988;68:31–36

[16] Zevgaridis D, Medele RJ, Hamburger C, Steiger HJ, Reulen HJ. Cavernous haemangiomas of the spinal cord. A review of 117 cases. Acta Neurochir (Wien) 1999;141:237–245

[17] Labauge P, Bouly S, Parker F, et al. French Study Group of Spinal Cord Cavernomas. Outcome in 53 patients with spinal cord cavernomas. Surg Neurol 2008;70:176–181, discussion 181

[18] Safavi-Abbasi S, Feiz-Erfan I, Spetzler RF, et al. Hemorrhage of

cavernous malformations during pregnancy and in the peripartum period: causal or coincidence? Case report and review of the literature. Neurosurg Focus 2006;21:e12
[19] Santoro A, Piccirilli M, Frati A, et al. Intramedullary spinal cord cavernous malformations: report of ten new cases. Neurosurg Rev 2004;27:93–98
[20] Vishteh AG, Zabramski JM, Spetzler RF. Patients with spinal cord cavernous malformations are at an increased risk for multiple neuraxis cavernous malformations. Neurosurgery 1999;45:30–32, discussion 33
[21] Jallo GI, Freed D, Zareck M, Epstein F, Kothbauer KF. Clinical presentation and optimal management for intramedullary cavernous malformations. Neurosurg Focus 2006;21:e10
[22] Ogilvy CS, Louis DN, Ojemann RG. Intramedullary cavernous angiomas of the spinal cord: clinical presentation, pathological features, and surgical management. Neurosurgery 1992;31:219–229, discussion 229–230
[23] Zentner J, Hassler W, Gawehn J, Schroth G. Intramedullary cavernous angiomas. Surg Neurol 1989;31:64–68
[24] Harrison MJ, Eisenberg MB, Ullman JS, Oppenheim JS, Camins MB, Post KD. Symptomatic cavernous malformations affecting the spine and spinal cord. Neurosurgery 1995;37:195–204, discussion 204–205
[25] Campeau NG, Lane JI. De novo development of a lesion with the appearance of a cavernous malformation adjacent to an existing developmental venous anomaly. AJNR Am J Neuroradiol 2005;26:156–159
[26] Rigamonti D, Drayer BP, Johnson PC, Hadley MN, Zabramski J, Spetzler RF. The MRI appearance of cavernous malformations (angiomas). J Neurosurg 1987;67:518–524
[27] Zabramski JM, Wascher TM, Spetzler RF, et al. The natural history of familial cavernous malformations: results of an ongoing study. J Neurosurg 1994;80:422–432
[28] Sandalcioglu IE, Wiedemayer H, Gasser T, Asgari S, Engelhorn T, Stolke D. Intramedullary spinal cord cavernous malformations: clinical features and risk of hemorrhage. Neurosurg Rev 2003;26:253–256
[29] Zevgaridis D, Büttner A, Weis S, Hamburger C, Reulen HJ. Spinal epidural cavernous hemangiomas. Report of three cases and review of the literature. J Neurosurg 1998;88:903–908
[30] Lunardi P, Acqui M, Ferrante L, Fortuna A. The role of intraoperative ultrasound imaging in the surgical removal of intramedullary cavernous angiomas. Neurosurgery 1994;34:520–523, discussion 523
[31] Thompson BG, Oldfield EH. Spinal arteriovenous malformations. In: Winn HR, ed. Youmans Neurological Surgery. Philadelphia: Saunders; 2004:2375
[32] Vishteh AG, Spetzler RF. Radical excision of intramedullary cavernous angiomas. Neurosurgery 1999;44:428
[33] Vishteh AG, Sankhla S, Anson JA, Zabramski JM, Spetzler RF. Surgical resection of intramedullary spinal cord cavernous malformations: delayed complications, long-term outcomes, and association with cryptic venous malformations. Neurosurgery 1997;41:1094–1100, discussion 1100–1101
[34] Porter RW, Detwiler PW, Spetzler RF, et al. Cavernous malformations of the brainstem: experience with 100 patients. J Neurosurg 1999;90:50–58
[35] Anson JA, Spetzler RF. Surgical resection of intramedullary spinal cord cavernous malformations. J Neurosurg 1993;78:446–451
[36] Kim LJ, Klopfenstein JD, Zabramski JM, Sonntag VK, Spetzler RF. Analysis of pain resolution after surgical resection of intramedullary spinal cord cavernous malformations. Neurosurgery 2006;58:106–111, discussion 106–111
[37] Deutsch H. Pain outcomes after surgery in patients with intramedullary spinal cord cavernous malformations. Neurosurg Focus 2010;29:E15

第5篇

脑和脊髓动脉瘤

Cerebral and Spinal Aneurysms

第38章

颅内动脉瘤

Martin Lehecka, Juhana Frösen, Miikka Korja, Hanna Lehto, Riku Kivisaari, Rossana Romani, Mika Niemelä, and Juha Hernesniemi

颅内动脉瘤是获得性的颅内动脉扩张，通常位于颅底动脉分叉处。颅内动脉瘤的形成和破裂是一个多因素相关的事件，目前仅证实一部分内源性和外源性的危险因素。颅内动脉瘤破裂时造成蛛网膜下腔出血。动脉瘤性蛛网膜下腔出血病情危重，发病6个月累积死亡率高达50%[1, 2]。虽然动脉瘤性蛛网膜下腔出血仅占脑卒中5%~10%，但其发病年龄在脑卒中患者中相对较轻（50~60岁），且常致命，因此，其丧失生产力寿命与脑梗死和脑出血相似。先前，颅内动脉瘤的治疗几乎专注于破裂的动脉瘤患者。目前，随着越来越多的未破裂动脉瘤被现代影像学技术检查出来，对于未破裂颅内动脉瘤的预防性治疗变得同样重要。

病理生理

结构

动脉瘤是血管壁各层退行性变导致血管扩张引起的。与正常血管壁的解剖结构相比，颅内动脉瘤壁缺少正常颅内血管壁的弹性层，没有明显的内膜、中膜和外膜层[3]。

分级

颅内动脉瘤按形状可分成囊状动脉瘤，梭形动脉瘤两型。囊状动脉瘤是血管壁局部囊状扩张。梭形动脉瘤是沿着血管的较大病变段的管状扩张（图38.1）。绝大多数颅内动脉瘤为囊状动脉瘤（占96%，引自赫尔辛基脑动脉瘤数据库中数据，详见下面临床表现），并且通常出现在大动脉的近端分支部位。梭形动脉瘤（占3%，赫尔辛基数据库）主要发生于颅内主要动脉近侧段的分叉处。在组织学上梭形动脉瘤和囊状动脉瘤很相似，大部分类似于囊状动脉瘤。

动脉瘤的大小可以影响其组织结构。体积最大的为巨大动脉瘤，最小的则是血泡样动脉瘤。两者的组织病理结构和其他的动脉瘤不同。巨大动脉瘤（直径≥25 mm）常表现为具有不同阶段血栓的“洋葱皮样”的层状结构。异常小的动脉瘤，即所谓的夹层或血泡样动脉瘤，呈现局灶性改变，其极薄的动脉壁尚未分化成明显的动脉瘤形状。

除了形状和体积，颅内动脉瘤还可根据病因学进行分类。动脉壁损伤会引起动脉瘤样扩张，为假性动脉瘤（0.5%，赫尔辛基数据库），其中动脉壁因创伤而中断。血液从血管腔漏出，使动脉壁外层扩张，甚至穿破整个动脉壁，形成血肿。血流在血肿内不停循环。

颅内动脉壁局灶性感染性疾病引发的炎症反应也能引发动脉瘤形成。尽管被称为霉菌性动脉瘤，这些感染性动脉瘤大多是细菌源性（常常是远端和栓塞性的），仅占动脉瘤的很小部分（< 0.1%，赫尔辛基数据库）。它们的组织学表现为更广泛的动脉壁退行性改变，通常比其他动脉瘤更易破裂。

起源

未破裂的颅内动脉瘤在儿童中非常罕见，但在30岁以上的人群中患病率增加[4, 5]。在动物模型中，诱导高血压和改变脑血液循环血流动力学可引发颅内动脉瘤。这表明颅内动脉瘤是获得性病变。虽然颅内动脉瘤不是先天性疾病，但是一些影响颅内动脉结构、强度和脑血管血流动力学的先天性因素可能促成颅内动脉瘤形成。在动物模型中，颅内动脉壁的炎症与诱导形成颅内动脉瘤有关。虽然动脉瘤壁的炎症与变性和破裂有关，但大多数动脉瘤不是由感染引起的。

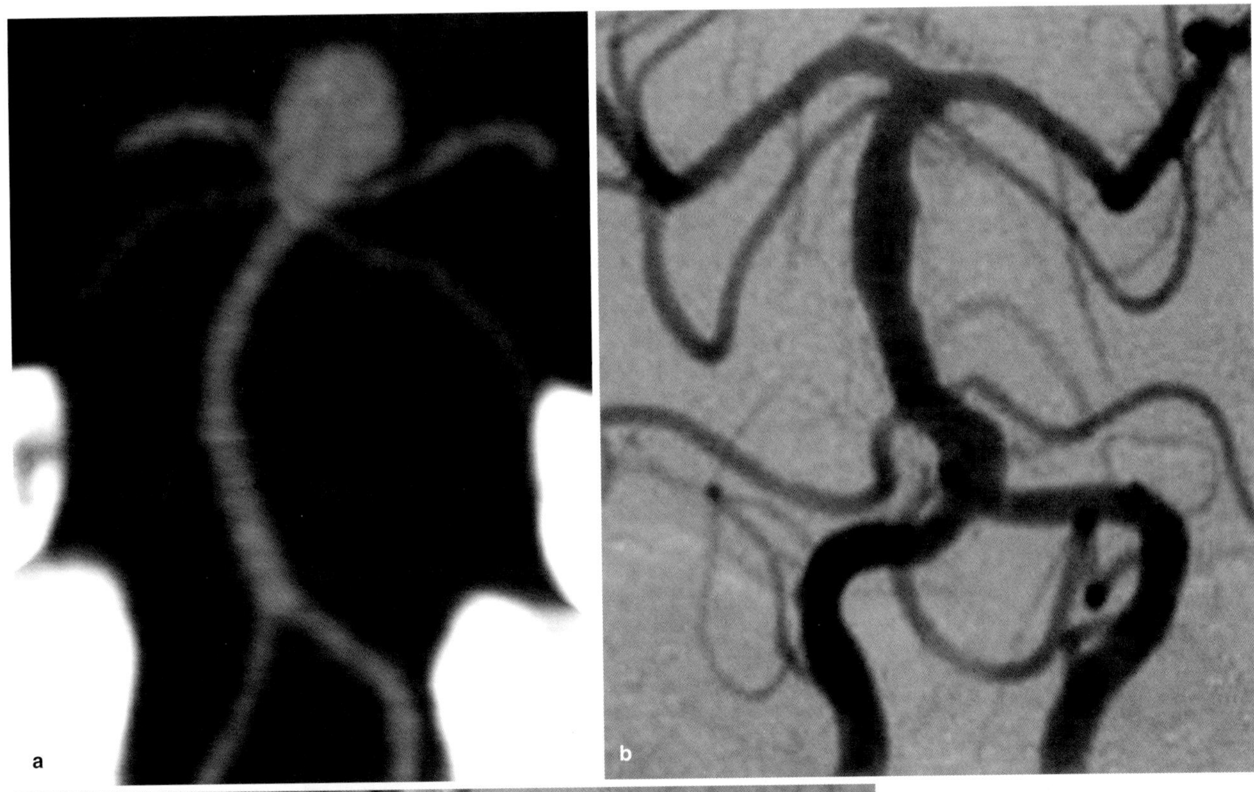

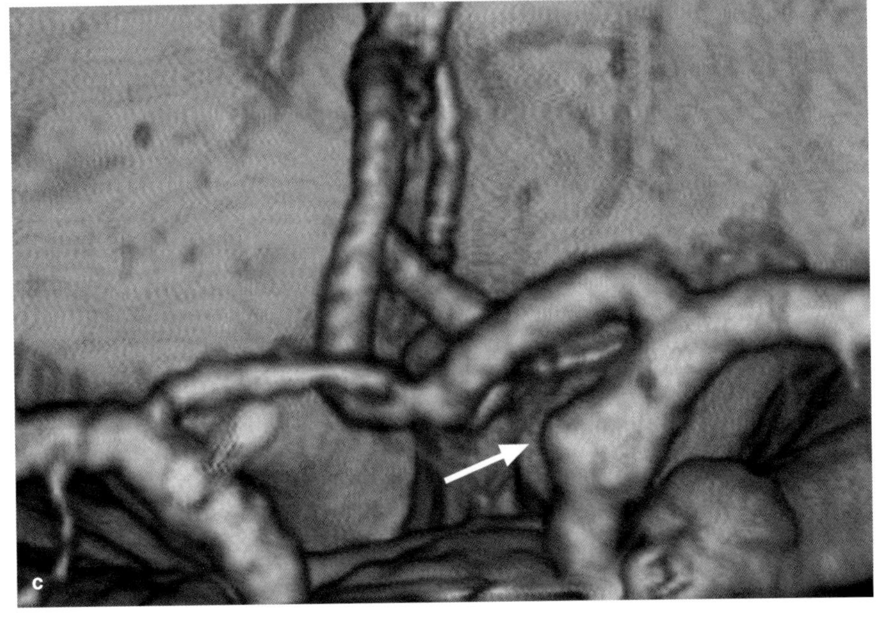

图 38.1　a. 基底动脉分叉处囊状动脉瘤；b. 基底动脉干梭形动脉瘤；c. 左颈内动脉内侧壁血泡样动脉瘤（箭头）。

动脉瘤壁退化和破裂的病理生理学机制

虽然已建立颅内动脉瘤的实验动物模型，但目前还没有颅内动脉瘤自发破裂的实验模型。这表明颅内动脉瘤形成和颅内动脉瘤破裂是两个分开的过程。临床上也可观察到一些从不破裂的颅内动脉瘤。

目前，还没有颅内动脉瘤自发破裂的实验模型，所以大多数关于颅内动脉瘤壁退化和破裂的病理生理学机制是通过对人未破裂动脉瘤和破裂动脉瘤的组织样本进行观察性比较得出的。这些研究表明颅内动脉瘤壁破裂与动脉瘤壁内皮细胞缺损，管腔血栓形成，颅内动脉瘤壁平滑肌细胞缺损，细胞外基质最终退化有关[3, 5]。另外，颅内动脉瘤壁炎症细胞浸润和体液免疫系统激活（补体）也和颅内动脉瘤壁退化和破裂相关[3, 5, 6]。

未破裂动脉瘤壁也可检测到炎症细胞和补体激

活，并且与破裂时间没关系[3, 5]。此外，炎症细胞浸润也存在于破裂后仅数小时内切除的颅内动脉瘤壁[3]。上述发现表明颅内动脉瘤壁的炎症反应在动脉瘤破裂前就已发生。

虽然炎症反应和颅内动脉瘤壁退化有关，并且在动脉瘤破裂前即出现，但目前还不清楚炎症反应是否是动脉瘤壁退化的原因或仅仅是诱导退化过程中的一个反应。与破裂动脉瘤壁不同，未破裂动脉瘤壁通常由内皮层、平滑肌细胞层和结缔组织与成纤维细胞外层组成（图 38.2）[3]。平滑肌层组织结构和肌内膜样增生时的平滑肌层相似，而肌内膜样增生是动脉壁在受到机械应激或内皮细胞、平滑肌细胞损伤时产生的反应[5]。目前还不清楚肌内膜样增生的未破裂颅内动脉瘤壁是如何变成乏细胞、变性和炎性变的具有破裂倾向的颅内动脉瘤壁的。

颅内动脉瘤结构变化引起的异常血流通过破坏内皮层和管腔内血栓形成导致颅内动脉瘤壁退化[5]。颅内动脉瘤几何结构改变造成瘤腔内涡流、非生理性的透壁压力和血管壁上的剪切力。这些因素足以引起平滑肌细胞稳态改变，内皮层完整性缺失，最终导致血

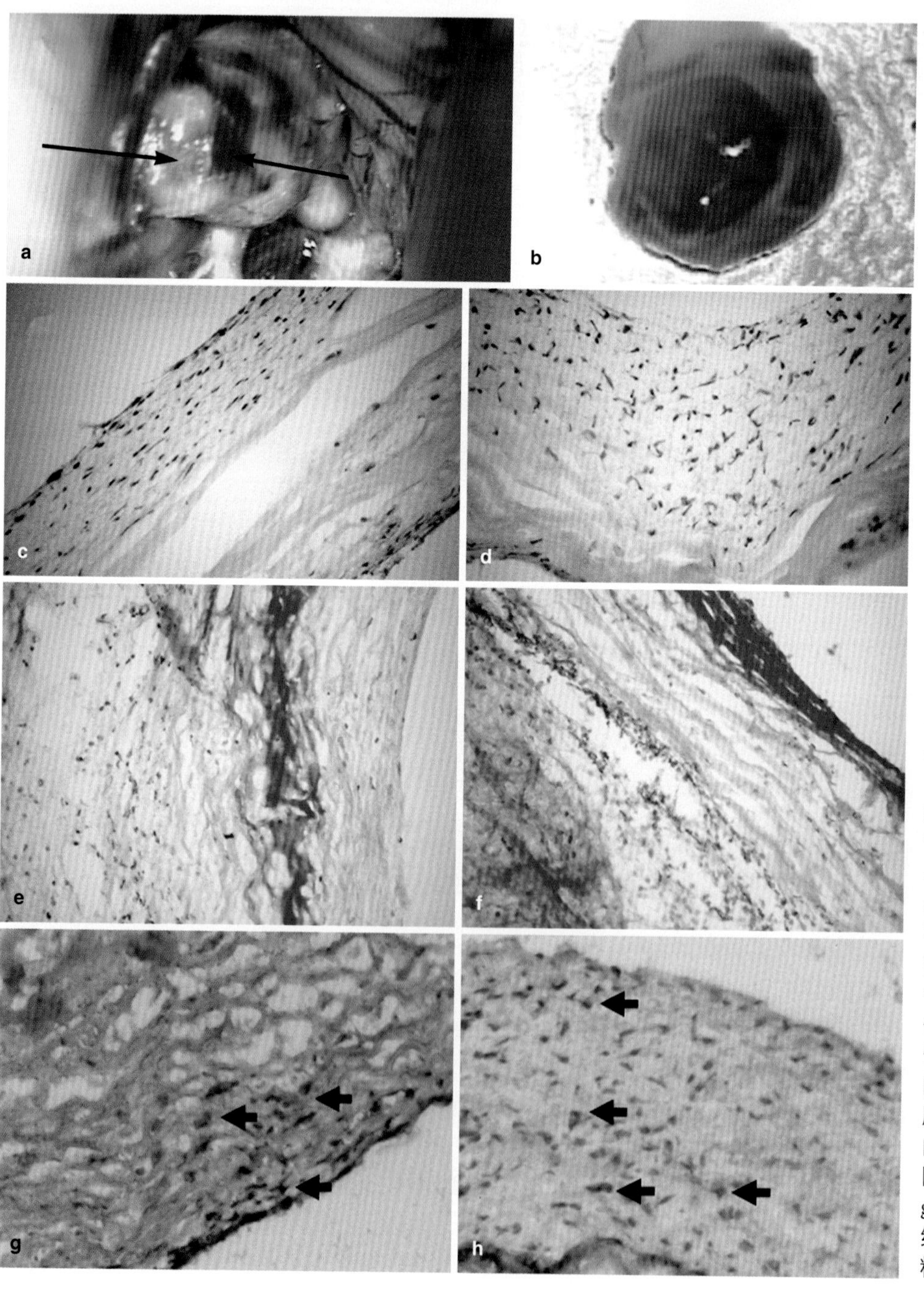

图 38.2　不同动脉瘤中瘤壁的结构不同，甚至在同一动脉瘤中也不尽相同。a. 术中可见很薄且透明的壁（箭头），而其他部位的壁较厚，也较为坚实；b. 类似的局灶性改变可在一些专家进行病理学研究的颅内动脉瘤大体检查中看到，也能在组织病理学研究中利用显微镜观察到；c、d. 瘤壁的结构与动脉瘤的破裂有关。未破裂动脉瘤的壁与没有弹性层的正常脑动脉壁相似（c），或与增生内膜层相似（d）；e、f. 破裂动脉瘤壁表现为平滑肌细胞缺失、壁基质降解、炎症反应；g、h. 炎性细胞浸润（箭头）在退化的动脉瘤壁（棕色为炎性细胞，红色为脂肪堆积的基质）中比类似于正常脑动脉或增生内膜层的颅内动脉瘤壁中更高（c~f 图为 HE 染色的显微照片，g 图和 h 图为 CD45 免疫组化染色以及伊红和苏木精染色的显微照片）。

循环中的脂质、蛋白和其他大分子物质扩散进入颅内动脉瘤壁[5]。而且，血流异常之后管腔会形成血栓，与颅内动脉瘤壁退化和破裂有关[3, 5]。腔内血栓会破坏氧分子和营养物质弥散到肌内膜样增生的动脉瘤壁内，这也是产生具有细胞毒性氧化应激作用的氧自由基和铁离子的一个来源。此外，管腔内血栓是蛋白酶的来源，这些蛋白酶能降解颅内动脉瘤壁的细胞外基质[5]。

相关解剖

颅内动脉瘤根据解剖位置分为前循环动脉瘤和后循环动脉瘤。前循环动脉瘤位于颈内动脉或其末端分支，大脑中动脉或大脑前动脉。后循环动脉瘤起源于椎 – 基底动脉或其末端分支，小脑动脉或大脑后动脉。颅内动脉瘤在不同血管上的分布是不同的。有些动脉及其节段的发生率相对较高，可能与血流相关（详见以下临床表现）。

颅内动脉瘤通常位于颅内主要动脉的分支部位，被蛛网膜下隙脑池包绕。蛛网膜下隙的大小和形状因解剖位置和个体差异而不同。位于狭窄蛛网膜下隙的颅内动脉瘤多被周围脑组织包绕。

动脉瘤基底部往往延伸出一条或多条分支。保留分支动脉血供完整是动脉瘤治疗中的一个重要目的。分支的大小、数量和方向因动脉瘤解剖位置和血管结构而异。除了主要分支，许多颅内动脉瘤还与小穿支动脉相连。小的穿支动脉的闭塞可引起非常严重的神经功能缺损。根据颅内动脉瘤的大小和位置，也有可能直接与脑干或其他中枢神经结构相关联。

流行病学

颅内动脉瘤在儿童和年轻人中很少见，但在大于 30 岁的人群中发病率显著增加[4]。一项关于尸检系列和影像学研究的荟萃分析中，未破裂动脉瘤人群的总发病率约为 2% 左右[7]。当荟萃分析针对年龄和性别进行调整后发现，未破裂动脉瘤的发生率在中年人中显著提高：在没有并发症，性别分布相同的中位年龄（50~60 岁）人群中的发生率为 3.2%［95% 置信区间（CI）1.9~5.2］[4]。虽然不同种族的动脉瘤性蛛网膜下腔出血的发病率不同，但颅内未破裂动脉瘤的发病率在不同国家或不同种族间无显著性差异[4]。

颅内未破裂动脉瘤在女性人群或有动脉瘤性蛛网膜下腔出血或未破裂动脉瘤家族史的人群中发病率更高[4]。目前，尚未开展基于人群的前瞻性随访队列研究来显示颅内未破裂动脉瘤形成的危险因素。在先前接受过治疗的颅内动脉瘤患者中，新的动脉瘤形成的危险因素为吸烟、高血压和女性[8]。这些因素可能也是之前没有动脉瘤史的颅内动脉瘤患者的危险因素。

遗传学

基因在多因素疾病的患病率和发病率中的作用是通过疾病的遗传度来衡量的，描述为特定群体中某性状（例如疾病）的变异有多少是由基因而不是由环境所引起的。通常通过亲属之间的相关性测量多因素疾病和功能紊乱的遗传度，最有效的方法便是采用大型双胞胎队列研究。

目前，还没有颅内动脉瘤遗传性方面的研究，因此，基因在颅内动脉瘤发病中的作用还不清楚。临床医师认为约 10% 的蛛网膜下腔出血患者与家族史有关[9]。家族内共同发病可能是基因因素、环境因素或两者共同作用引起。目前，最大的双胞胎研究显示双胞胎均患有蛛网膜下腔出血的概率非常低（1.2%）[10]。相应的统计学模型估计遗传性约 41%[10]，但不十分准确，因为共发病的病例数只有 6 对可用于统计分析。但是，41% 的概率提示遗传因素在蛛网膜下腔出血的病因中只是一个中等因素。另一个大型的研究也发现家族性蛛网膜下腔出血是非常罕见的事件[11]。尽管这些研究涉及蛛网膜下腔出血而不是针对动脉瘤本身，但目前还没有可靠的流行病学研究显示动脉瘤病例的家族聚集是由遗传或环境因素所导致的。

已有一些关于家族性颅内动脉瘤的遗传学研究的报道[12]。有趣的是，最近有研究表明颅内动脉瘤和高血压在 5q23.2 有共同的遗传背景[13]，这提示尽管一些遗传因素与颅内动脉瘤无关，可能与其危险因素有关。所有的相关性研究也应该强调变量相关的危险因素是否会随着环境危险因素（如高血压和吸烟）的改变而发生显著变化。

简单地讲，全基因组研究是用来确认相关性，而不是因果关系，这容易被很多因素干扰，如家庭危险因素（在几乎所有研究设计中都不受控制）。现有关于颅内动脉瘤遗传性的研究并没有提供所需的答案，所以更加严格控制的、大型的确定性研究是未来的趋势。

疾病相关动脉瘤

有些疾病与颅内动脉瘤形成密切相关，比如常染色体遗传多囊肾和纤维肌性发育不良[14]，具体的机制目前还不清楚，但这些患者往往有很严重的高血压。不过，在常染色体遗传多囊肾患者中，引发疾病的缺失基因产物直接表达在脑动脉的平滑肌细胞上。

在颅内动脉瘤形成前，结缔组织疾病使得脑动脉壁变得薄弱。因为这些疾病发病率相对较低，大部分未破裂颅内动脉瘤是无症状性的且需要影像学检查来帮助诊断，所以这些结缔组织疾病与颅内动脉瘤的相关性缺乏强有力的证据。有一些证据表明，Ⅳ型胶原蛋白障碍 Ehlers–Danlos 综合征可能与动脉瘤性蛛网膜下腔出血有关[14]。然而，与之前认为的相反，更常见的 Marfan 综合征引起动脉壁弹性纤维缺损并易于发生主动脉瘤，但和颅内动脉瘤却没有相关性。

虽然其他血管疾病的表现（如动脉粥样硬化或颅外动脉瘤）与颅内动脉瘤没有明确的相关性，但经过治疗的颅内动脉瘤患者之后发生闭塞性血管病的危险性更高。这可能是因为与颅内动脉瘤和动脉粥样硬化有共同的危险因素，例如吸烟和高血压。

自然史

前瞻性尸检发现未破裂颅内动脉瘤的发生率为2%~3.6%[7]，由此推断，大部分的颅内动脉瘤不破裂。因为没有关于非选择性偶发颅内动脉瘤破裂危险因素的前瞻性随访研究，所有关于颅内动脉瘤破裂风险的预测都是基于选择性颅内动脉瘤患者或因治疗其他破裂动脉瘤入院的无症状性颅内动脉瘤患者的随访研究。一项荟萃分析发现，在 5 年随访期内，颅内动脉瘤破裂的整体风险为每年 1.2%[15]。然而，多个因素可以影响颅内动脉瘤的自然史，在评估破裂风险时应考虑这些因素。

患者相关的颅内动脉瘤破裂的危险因素

老龄、女性、吸烟和高血压增加颅内动脉瘤破裂的风险[9, 15]。既往有动脉瘤性蛛网膜下腔出血病史的未破裂颅内动脉瘤患者发生动脉瘤破裂的风险升高，但原因不明[15]。

动脉瘤相关的破裂危险因素

未破裂颅内动脉瘤的随访研究表明，动脉瘤越大，破裂风险越高。后循环动脉瘤破裂的风险更大。观察性研究显示：动脉瘤尖端的形状不规则，圆顶形动脉瘤可能与破裂有关。另一方面，临床研究发现：位于前循环的特定位置的动脉瘤更易发生破裂，如前交通动脉和胼周动脉（详见下面临床表现）。

动脉瘤生长和破裂风险

颅内动脉瘤的大小是动脉瘤破裂的危险因素。一些长期随访研究甚至表明，随着动脉瘤体积的不断增大，破裂的年度风险也在不断增加[16]。因此，颅内动脉瘤的大小看起来是预测动脉瘤破裂一个很好的指标，因为动脉瘤的大小比较容易测量。然而，尽管动脉瘤越大其破裂风险越高，但这一指标并不十分灵敏。很多破裂的颅内动脉瘤是体积比较小的动脉瘤（详见下面临床表现）。此外，动脉瘤大小和动脉壁结构之间没有明显的相关性，意味着颅内动脉瘤破裂可能因为动脉瘤壁薄弱、退化，而不是因为其体积大[3]。因此，不能单凭动脉瘤大小这一指标排除未破裂动脉瘤患者的治疗。

动脉瘤性蛛网膜下腔出血

动脉瘤性蛛网膜下腔出血的发病率各不相同。在大多数人群中，动脉瘤性蛛网膜下腔出血的人群发病率为每年（6~10）/100 000 人[17]。在芬兰、瑞典北部和日本的发病率更高，每年（16~20）/100 000 人，具体原因不明确[2]。这些国家有多个基于人群的国家卫生登记系统，这些系统都包含了蛛网膜下腔出血的死亡病例。而其他国家则没有类似的登记系统，这或许是其中的原因之一。首次破裂出血引起的死亡最多。大约 15% 的蛛网膜下腔出血患者到达医院前就已经死亡[18]。根据 Pakarinen[18] 所做的时效性非选择系列研究，蛛网膜下腔出血第一天的累积死亡率为 32%，第一周为 46%，第一个月为 56%，前 6 个月为 60%。如果动脉瘤未经过治疗，在首次出血后 6 个月内，1/3 存活的患者会因为再次破裂出血而死亡。迟发性脑血管痉挛是首次出血存活的患者死亡的第二位主要原因。即使应用现代化的治疗方案，蛛网膜下腔出血后 1 个月的病例死亡率仍接近 50%[1]。

临床表现

这一部分和下一部分的数据来自赫尔辛基脑动脉瘤数据库，该数据库包含了 1980—2008 年赫尔辛基大学中心医院神经外科收治的 4 257 例颅内动脉瘤患者的信息。该中心非选择性地服务芬兰南部约 200 万人口。在 4 257 例患者中，3 062（72%）例患者表现为动脉瘤性蛛网膜下腔出血和动脉瘤破裂，仅 1 195

(28%) 例为未破裂动脉瘤患者。

在该系列动脉瘤破裂患者中，女性患者明显多于男性患者（58% vs 42%）。男性（平均年龄 49 岁，范围 5~88 岁）发生蛛网膜下腔出血的年龄相对女性（平均年龄 54 岁，范围 15~92 岁）更小。

4 257 例患者共有 6 163 个动脉瘤——3 062 个破裂动脉瘤和 3 101 个未破裂动脉瘤。30% 的患者有多发动脉瘤。

大部分动脉瘤发生在前循环（89% 的破裂动脉瘤，90% 的未破裂动脉瘤）。破裂动脉瘤最常位于前交通动脉，占 31%；大脑中动脉分叉处，占 26%；颈内动脉后交通动脉起始部，占 13%。在后循环中，最常见的位置为基底动脉分叉处（4%）。而未破裂动脉瘤的位置分布则不同，分别为：前交通动脉，10%；大脑中动脉分叉处，30%；颈内动脉后交通动脉起始部，6%；基底动脉分叉处，4%（表 38.1）。

大多数动脉瘤小于 15 mm。破裂动脉瘤的中位大小为 8 mm（范围 1~70 mm）；未破裂动脉瘤的中位大小为 4 mm（范围 1~60 mm）。在破裂动脉瘤中，37% 小于 7 mm，90% 小于 15 mm。动脉瘤大小详见表 38.1。

表 38.1　1980—2008 年赫尔辛基大学中心医院神经外科收治的 4 257 例颅内动脉瘤患者中发现的 6 163 个动脉瘤的大小和位置

	破裂	未破裂
数量	3 062	3 101
位置		
颈内动脉	622（20%）	741（24%）
颈内动脉后交通动脉起始部	396（13%）	200（6%）
前交通动脉	945（31%）	318（10%）
大脑中动脉	1 020（33%）	1 577（51%）
大脑中动脉分叉处	810（26%）	917（30%）
大脑前动脉远端	143（5%）	168（5%）
椎基底动脉区（后循环）	332（11%）	297（10%）
椎基底动脉分叉处	127（4%）	111（4%）
大小，中位数（范围）	8（1~70）	4（1~60）
＜ 7 mm	1 123（37%）	2 256（74%）
7~14 mm	1 616（53%）	609（20%）
15~24 mm	281（9%）	103（3%）
＞ 24 mm	42（1%）	94（3%）

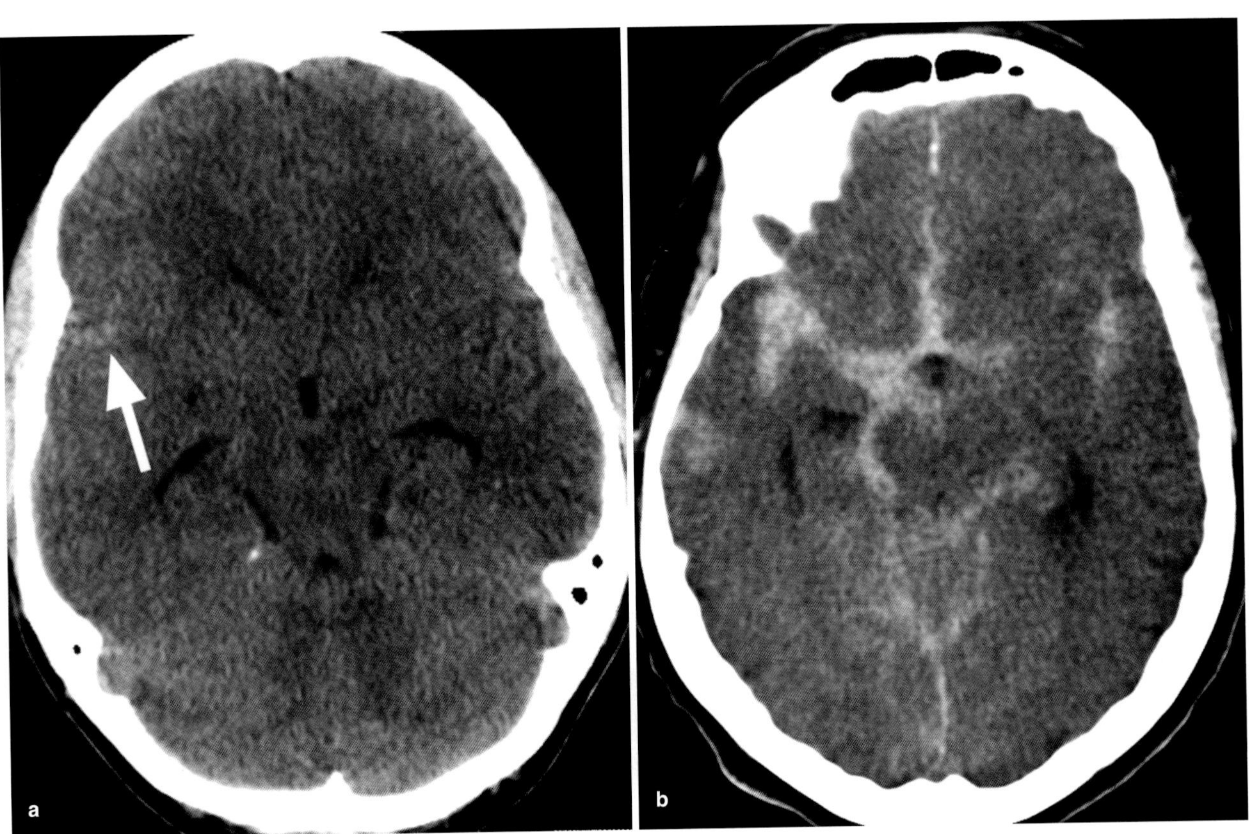

图 38.3　急性蛛网膜下腔出血的不同 CT 表现。a. 仅在蛛网膜下腔内有薄层血液（箭头）（Fisher 分级Ⅱ级）；b. 蛛网膜下腔显著血液积聚（Fisher 分级Ⅲ级）。

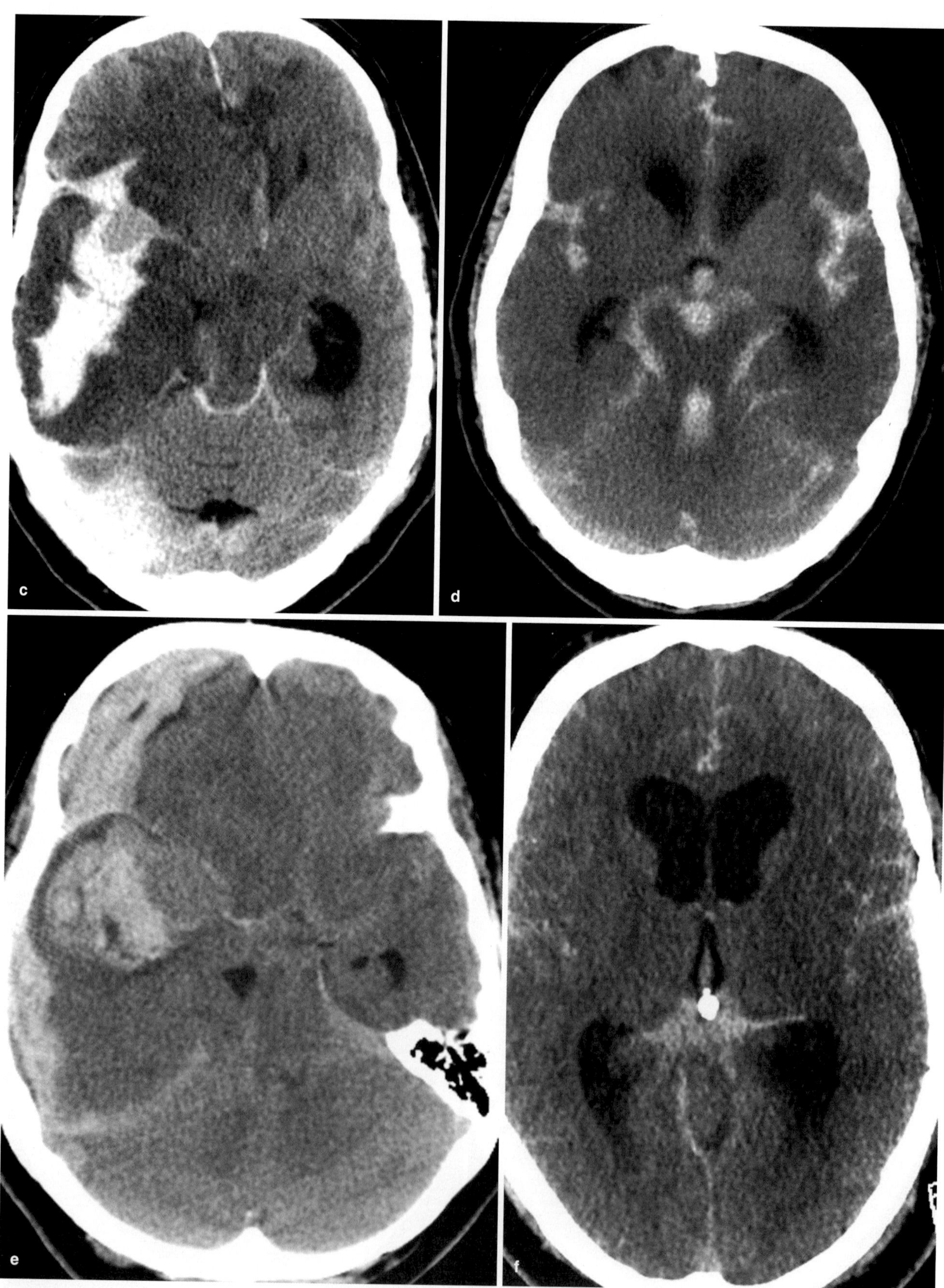

图 38.3 （续）c. 与右侧大脑中动脉动脉瘤破裂有关的脑内血肿；d. 与后循环动脉瘤破裂相关的脑室内出血（IVH）（Fisher 分级Ⅳ级）；e. 与右侧大脑中动脉动脉瘤破裂相关的硬膜下血肿和脑内血肿；f. 一个动脉瘤性蛛网膜下腔出血患者表现为急性脑积水。

动脉瘤破裂模式

在动脉瘤性蛛网膜下腔出血病例中，CT 检查可以发现各种不同的破裂模式（图 38.3）。不同位置的动脉瘤根据其大小、与周围脑组织的粘连情况以及其所在脑池的宽度不同而产生不同的破裂模式。表 38.2 显示了不同破裂模式相对于动脉瘤位置的频率。最常见的是蛛网膜下腔出血，指血肿仅发生在蛛网膜下腔内（45%）。一些破裂动脉瘤伴脑内血肿（33%）、脑室内出血（12%），同时伴脑内血肿和脑室内出血（16%），或硬膜下血肿（4%）。脑内血肿最常见于大脑中动脉动脉瘤（47%）和胼周动脉动脉瘤（59%）。脑室内出血最常见于后循环动脉瘤和胼周动脉动脉瘤。高达 7% 的 MCA 动脉瘤破裂出现硬膜下血肿。同时出现脑内血肿和脑室内血肿的患者预后最差。蛛网膜下腔出血可导致脑积水。在我们的 3 062 例动脉瘤患者中，有 10% 在术前就发生了严重的脑积水（表 38.2）。

表 38.2 3 062 例动脉瘤性蛛网膜下腔出血患者不同位置动脉瘤的 CT 表现

	动脉瘤位置				
	前交通动脉	颈内动脉	大脑中动脉	大脑前动脉远端	椎基底动脉区
数量（例）	945	622	1 020	143	332
仅蛛网膜下腔出血	487（52%）	310（50%）	415（40%）	46（32%）	120（36%）
脑内血肿	307（32%）	126（20%）	480（47%）	84（59%）	10（3%）
脑内血肿 + 脑室内出血	204（22%）	73（12%）	158（16%）	39（27%）	7（2%）
脑室内出血	141（15%）	60（10%）	73（7%）	27（19%）	63（19%）
硬膜下血肿	21（2%）	20（3%）	75（7%）	11（8%）	3（1%）
严重脑积水	116（12%）	49（8%）	51（5%）	21（15%）	73（22%）

动脉瘤破裂模式和脑积水都会影响患者的初始状态。表 38.3 显示了基于世界神经外科协会联合会（WFNS）的关于动脉瘤位置的初始状况。在伴发脑内血肿（大脑中动脉和胼周动脉）的动脉瘤患者中，32% 初始分级较重（WFNS 4 级或 5 级），相比之下，破裂颈内动脉和前交通动脉动脉瘤患者中只有 22% 分级为 4 级或 5 级。后循环动脉瘤最常见合并脑室内血肿，亦反映在术前分级中。

表 38.3 3 062 例动脉瘤性蛛网膜下腔出血患者不同位置动脉瘤的不同 WNFS 分级情况

	动脉瘤位置				
	前交通动脉	颈内动脉	大脑中动脉	大脑前动脉远端	椎基底动脉
数量	945	622	1 020	143	332
初始 WNFS 分级					
1 级	561（59%）	355（57%）	460（45%）	64（45%）	160（48%）
2 级	149（15%）	107（17%）	143（14%）	23（16%）	53（16%）
3 级	20（2%）	24（4%）	97（9%）	14（10%）	7（2%）
4 级	98（10%）	57（9%）	138（14%）	16（12%）	38（11%）
5 级	117（12%）	79（13%）	181（18%）	26（18%）	74（22%）

影像学

在许多神经外科中心，多排螺旋 CT 血管造影（CTA）已经成为颅内动脉瘤影像学检查的主要手段。CTA 有以下优势：① CTA 与血流动力学状况具有虚拟独立性；②无创，检查快速；③对于 > 2 mm 的动脉瘤，CTA 的敏感性和特异性和数字减影血管造影相当[19]；④ CTA 能显示动脉壁和动脉瘤壁上的钙化；

⑤ CTA 能快速重建三维影像，显示外科医生手术时所需要的视角。普通的三维 CTA 难以显示一些非常小的动脉瘤，则需三维脑 DSA 检查。对于巨大梭形动脉瘤，不同序列的 MRI 结合三维 CTA 能帮助鉴别动脉瘤壁和管腔内血栓。

破裂动脉瘤的治疗

破裂颅内动脉瘤的治疗目标有 3 个：①防止再次破裂出血；②防止迟发性血管痉挛；③治疗蛛网膜下腔出血引起的其他问题。

防止再次破裂出血

破裂动脉瘤再次出血的高峰期为最初 24 小时，出血风险为 4%~7%[18]。24 小时以后至 2 周内，每天再出血风险保持在 1%~2%，第一个月累积再出血风险为 30%~35%。再出血患者死亡率为 60%[18]。防止再出血的最好方法是显微外科手术夹闭或血管内栓塞治疗。早期手术联用尼莫地平（钙离子拮抗剂）已经被证实能降低再出血率和血管痉挛风险[19]。早期手术能防止早期再出血，降低死亡率，提高患者生活质量[2]。早期应用氨甲环酸可能有利于减少破裂颅内动脉瘤再出血。

脑血管痉挛

脑血管痉挛指迟发性的颅内动脉狭窄，受累动脉供血区灌注减少，最终导致组织缺血缺氧。蛛网膜下腔出血后 3~5 天，50%~75% 的患者发生脑血管痉挛[20]。若不给予相关治疗，一半的患者会产生脑缺血神经功能障碍症状，有些甚至死亡。15% 的蛛网膜下腔出血患者致死致残与脑血管痉挛有关。目前还没有单独的防止脑血管痉挛的有效方法。

蛛网膜下腔出血其他并发症

与急性蛛网膜下腔出血相关的其他并发症包括脑积水、脑内血肿扩大、低钠血症、癫痫发作，少见的有心律失常、心功能不全、心肌损伤、肺水肿、急性肺损伤、肾功能不全和肝功能障碍[21]。因此，蛛网膜下腔出血不仅损伤大脑，还损伤全身。

动脉瘤治疗方法

颅内动脉瘤可通过显微神经外科手术动脉瘤夹夹闭瘤颈或血管内填塞弹簧圈栓塞动脉瘤。目前，这两种方法都普遍应用于颅内动脉瘤的治疗。如何选择最合适的治疗方案需要综合多种因素。解剖结构、血流相关因素及患者的年龄和临床状况对这两种方案并没有明显的倾向性。同时，还应考虑治疗费用。在很多国家，血管内治疗还是比显微手术昂贵。当然治疗团队的经验也是很重要的一个因素。相对于选择何种治疗方案，治疗结果更依赖于手术团队的整体经验。动脉瘤闭塞仅仅是治疗过程中的一部分。对于破裂动脉瘤，治疗后再出血的风险低（平均随访 9 年风险低于 1%），相对于血管内栓塞，手术夹闭后再出血的风险更低[22]。

破裂动脉瘤的结果

治疗结果

在过去 30 年，虽然蛛网膜下腔出血的病死率已经稍微有所下降，但是仍然高达 35%~50%[2]。治疗效果依赖于医院的收入院政策，尤其是病情严重患者的比例。在有积极的收入院政策和选择偏倚较少（严重患者也同样收入院治疗）的医疗中心，60%~80% 的患者治疗结局较好（GOS ≥ 4 分）[23]。因为有很多因素造成选择偏倚，不同患者组之间手术治疗结局的比较显得更加困难。这些因素包括治疗前临床状况、动脉瘤位置、治疗时机、治疗结果评估方法、随访时长、前瞻性研究还是回顾性研究。

判断预后的因素

预测蛛网膜下腔出血患者预后的因素包括：入院时神经功能评分、年龄、术前 CT 中出血量、脑内血肿、脑室内血肿、动脉瘤位置[24]。在这些因素中，入院时神经功能评分对预后的影响最大。不管选择何种治疗方案，入院时初始临床分级为Ⅳ级或Ⅴ级的患者中，仅有 30%~50% 预后较好，而术前临床分级较好（Ⅰ级或Ⅱ级）的患者中，就有 80%~90% 预后较好。第二重要的因素是年龄[24]。年轻患者比老龄患者更能承受急性蛛网膜下腔出血引起的系统性应激反应，因此，预后更好。基底池有较厚的血块（Fisher 评分 ≥ 3 分）是发生迟发性血管痉挛的危险因素，提示预后较差[25]。神经功能评分、年龄、CT 出血量在判断蛛网膜下腔出血的预后上相比其他因素更重要[24]。

蛛网膜下腔出血的长期预后

新生动脉瘤和再出血

治疗后恢复良好的动脉瘤性蛛网膜下腔出血患者

在长期随访过程中，治疗后动脉瘤再次破裂出血的风险是最主要的关注点。大约 1/3 的蛛网膜下腔出血患者检测到多发动脉瘤，通常在第一次蛛网膜下腔出血时即已发现，也有少部分在第一次出血后发现。与吸烟和高血压一样，多发动脉瘤被认为是蛛网膜下腔出血复发的诱发因素。随着随访时间的延长，累计破裂率增加，相比普通人群的风险更高。

在芬兰和日本的随访研究中，每年新发动脉瘤的发病率为 0.85%，远高于完全夹闭后 0.26% 的复发率[8]。荷兰一项研究发现，10 年随访期内破裂动脉瘤夹闭后复发性蛛网膜下腔的发生率为 3.2%，其中 77% 是由于新生动脉瘤引起[26]。可惜的是，目前还没有中位随访时间长达 15~20 年的基于人群的蛛网膜下腔出血研究。现有共识认为有多发动脉瘤或有蛛网膜下腔出血病史的患者随着时间的延长，新发动脉瘤的风险亦增加，但这些动脉瘤破裂的风险和其他未破裂动脉瘤一样。

长期死亡率

对动脉瘤性蛛网膜下腔出血的长期生存率的认识相对较少。大多数研究报道蛛网膜下腔出血的长期预后是指出血后 6~12 个月。只有一小部分基于人群的研究中位随访时间超过 5 年。这些研究表明在长期（> 5 年）的随访过程中经过治疗的动脉瘤性蛛网膜下腔出血患者较相匹配的一般人群死亡率显著提高[27]。至少死亡率中的一部分是归因于伴发心血管疾病的危险因素，如吸烟和高血压。

未破裂动脉瘤

在未破裂颅内动脉瘤患者的管理中，必须权衡治疗风险与不同人群破裂风险以及随后的并发症。未破裂动脉瘤每年破裂率大约在 1% 左右[7]。动脉瘤破裂的危险因素包括女性、吸烟、老龄、高血压。其中，吸烟所导致的破裂风险最高——几乎可达 50%。即使患者戒烟，发生蛛网膜下腔出血的风险仍比不吸烟者高[9]。关于未破裂动脉瘤的最大研究，国际未破裂颅内动脉瘤研究（ISUIA）在其前瞻性队列的多变量分析中发现，只有大动脉瘤和后循环位置可作为动脉瘤破裂的预测因素[28]。一项 1970—1996 年的荟萃分析发现，未破裂动脉瘤治疗的死亡率和发病率分别为 2.6% 和 11%[29]，该研究中巨大动脉瘤和后循环动脉瘤比例较高，所以对大部分动脉瘤来说风险可能更低。在前瞻性随访中，ISUIA 报道死亡率为 1.5%~2.3%，发病率为 10%~12%[28]。风险 / 收益分析需要对特定医疗中心治疗结果的全面信息有充分的了解。最初的蛛网膜下腔出血情况决定了破裂动脉瘤治疗的主要预后。不同的是，影响未破裂动脉瘤治疗预后的主要是医疗团队的经验、知识和治疗技术。

在考虑预防性治疗时，必须特别强调治疗方法的安全性和耐用性。对于安全性，很多大规模研究证实了未破裂动脉瘤经显微手术或血管内栓塞治疗的安全性。关于耐用性的长期数据就相当少，尤其是对于血管内栓塞技术。一些报道发现之前夹闭的未破裂动脉瘤在中位随访时间 10 年的随访期间内发生破裂是非常罕见的，而血管内栓塞这方面的数据很少。对于长期随访时间内已栓塞的未破裂动脉瘤的进展知之甚少。所有脑血管医生有必要根据疾病的自然史和自身的经验来制订治疗方案，同时综合各种治疗方案。

参·考·文·献

[1] Hop JW, Rinkel GJ, Algra A, van Gijn J. Case-fatality rates and functional outcome after subarachnoid hemorrhage: a systematic review. Stroke 1997;28:660–664

[2] Fogelholm R, Hernesniemi J, Vapalahti M. Impact of early surgery on outcome after aneurysmal subarachnoid hemorrhage. A population-based study. Stroke 1993;24:1649–1654

[3] Frösen J, Piippo A, Paetau A, et al. Remodeling of saccular cerebral artery aneurysm wall is associated with rupture: histological analysis of 24 unruptured and 42 ruptured cases. Stroke 2004;35:2287–2293

[4] Vlak MH, Algra A, Brandenburg R, Rinkel GJ. Prevalence of unruptured intracranial aneurysms, with emphasis on sex, age, comorbidity, country, and time period: a systematic review and meta-analysis. Lancet Neurol 2011;10:626–636

[5] Frösen J, Tulamo R, Paetau A, et al. Saccular intracranial aneurysm: pathology and mechanisms. Acta Neuropathol 2012;123:773–786

[6] Tulamo R, Frösen J, Junnikkala S, et al. Complement activation associates with saccular cerebral artery aneurysm wall degeneration and rupture. Neurosurgery 2006;59:1069–1076, discussion 1076–1077

[7] Rinkel GJ, Djibuti M, Algra A, van Gijn J. Prevalence and risk of rupture of intracranial aneurysms: a systematic review. Stroke 1998;29:251–256

[8] Juvela S, Poussa K, Porras M. Factors affecting formation and growth of intracranial aneurysms: a long-term follow-up study. Stroke 2001;32:485–491

[9] Feigin VL, Rinkel GJ, Lawes CM, et al. Risk factors for subarachnoid hemorrhage: an updated systematic review of epidemiological studies. Stroke 2005;36:2773–2780

[10] Korja M, Silventoinen K, McCarron P, et al. GenomEUtwin Project. Genetic epidemiology of spontaneous subarachnoid hemorrhage: Nordic Twin Study. Stroke 2010;41:2458–2462

[11] Bor AS, Rinkel GJ, Adami J, et al. Risk of subarachnoid

haemorrhage according to number of affected relatives: a population based case-control study. Brain 2008;131(Pt 10):2662–2665
[12] Yasuno K, Bilguvar K, Bijlenga P, et al. Genome-wide association study of intracranial aneurysm identifies three new risk loci. Nat Genet 2010;42:420–425
[13] Gaál EI, Salo P, Kristiansson K, et al. International Consortium for Blood Pressure Genome-Wide Association Studies. Intracranial aneurysm risk locus 5q23.2 is associated with elevated systolic blood pressure. PLoS Genet 2012;8:e1002563
[14] Schievink WI, Michels VV, Piepgras DG. Neurovascular manifestations of heritable connective tissue disorders. A review. Stroke 1994;25:889–903
[15] Wermer MJ, van der Schaaf IC, Algra A, Rinkel GJ. Risk of rupture of unruptured intracranial aneurysms in relation to patient and aneurysm characteristics: an updated meta-analysis. Stroke 2007;38:1404–1410
[16] Juvela S, Porras M, Poussa K. Natural history of unruptured intracranial aneurysms: probability of and risk factors for aneurysm rupture. J Neurosurg 2000;93:379–387
[17] Linn FH, Rinkel GJ, Algra A, van Gijn J. Incidence of subarachnoid hemorrhage: role of region, year, and rate of computed tomography: a metaanalysis. Stroke 1996;27:625–629
[18] Pakarinen S. Incidence, aetiology, and prognosis of primary subarachnoid haemorrhage. A study based on 589 cases diagnosed in a defined urban population during a defined period. Acta Neurol Scand 1967;43:29, 1–28
[19] Ohman J, Heiskanen O. Timing of operation for ruptured supratentorial aneurysms: a prospective randomized study. J Neurosurg 1989;70:55–60
[20] Kassell NF, Sasaki T, Colohan AR, Nazar G. Cerebral vasospasm following aneurysmal subarachnoid hemorrhage. Stroke 1985;16:562–572
[21] Solenski NJ, Haley EC Jr, Kassell NF, et al. Medical complications of aneurysmal subarachnoid hemorrhage: a report of the multicenter, cooperative aneurysm study. Participants of the Multicenter Cooperative Aneurysm Study. Crit Care Med 1995;23:1007–1017
[22] Molyneux AJ, Kerr RS, Birks J, et al. ISAT Collaborators. Risk of recurrent subarachnoid haemorrhage, death, or dependence and standardised mortality ratios after clipping or coiling of an intracranial aneurysm in the International Subarachnoid Aneurysm Trial (ISAT): long-term follow-up. Lancet Neurol 2009;8:427–433
[23] Koivisto T, Vanninen R, Hurskainen H, Saari T, Hernesniemi J, Vapalahti M. Outcomes of early endovascular versus surgical treatment of ruptured cerebral aneurysms. A prospective randomized study. Stroke 2000;31:2369–2377
[24] Rosengart AJ, Schultheiss KE, Tolentino J, Macdonald RL. Prognostic factors for outcome in patients with aneurysmal subarachnoid hemorrhage. Stroke 2007;38:2315–2321
[25] Fisher CM, Kistler JP, Davis JM. Relation of cerebral vasospasm to subarachnoid hemorrhage visualized by computerized tomographic scanning. Neurosurgery 1980;6:1–9
[26] Wermer MJ, Greebe P, Algra A, Rinkel GJ. Incidence of recurrent subarachnoid hemorrhage after clipping for ruptured intracranial aneurysms. Stroke 2005;36:2394–2399
[27] Huttunen T, von und zu Fraunberg M, Frösen J, et al. Saccular intracranial aneurysm disease: distribution of site, size, and age suggests different etiologies for aneurysm formation and rupture in 316 familial and 1454 sporadic eastern Finnish patients. Neurosurgery 2010;66:631–638, discussion 638
[28] Wiebers DO, Whisnant JP, Huston J III, et al. International Study of Unruptured Intracranial Aneurysms Investigators. Unruptured intracranial aneurysms: natural history, clinical outcome, and risks of surgical and endovascular treatment. Lancet 2003;362:103–110
[29] Raaymakers TW, Rinkel GJ, Limburg M, Algra A. Mortality and morbidity of surgery for unruptured intracranial aneurysms: a meta-analysis. Stroke 1998;29:1531–1538

第39章

蛛网膜下腔出血

Giuseppe Lanzino and Alejandro A. Rabinstein

定义

蛛网膜下腔出血（SAH）是指发生在蛛网膜下腔的出血。蛛网膜下腔出血一般分为创伤性和自发性，自发性蛛网膜下腔出血多由颅内动脉瘤破裂导致。本章着重讨论动脉瘤性蛛网膜下腔出血（aSAH）的一般特征，并对可逆性血管收缩综合征、非动脉瘤性蛛网膜下腔出血等较少见的自发性蛛网膜下腔出血的新进展和新观点进行阐述。

发病率

自发性蛛网膜下腔出血仅占脑卒中约5%，鉴于该疾病对青壮年人群构成的危害，其医疗卫生成本负担通常较为严重。

既往文献报道SAH的年自然发病率平均大约为9/100 000，但各地报道发病率高低不一[1]。年发病率最高的是日本（22.7/100 000）和芬兰（19.7/100 000），较低的是南美洲（4.2/100 000），而在美国这个数据大约是（6.9~9.4）/100 000[2, 3]，至于造成这种差异的原因，目前还不是十分清楚[1]。另外，除了不同国家地区的人群之间的发病率存在差异外，在美国，不同种族之间的发病率也存在差异。非洲裔和西班牙裔人群中的发病率就显著高于美国白人[3-5]。

1973—2002年，aSAH的平均发病年龄从52岁增至62岁[6]，且总体上男女的发病年龄上升的幅度相当。年龄组间分析表明，aSAH的发病率随着年龄增加而升高，人群总体发病率女性高于男性，这种性别差异也因年龄而异。25~45岁年龄段中，男性发病率高于女性，而在55~85岁年龄段，女性发病率高于男性[1]。

多项研究显示，过去20年间脑卒中的发病率正在以每年2%的速度持续下降，但除了近几年的少数报道外，SAH的发病率一直没有降低。Linn等发表的一篇meta分析发现，在截至1996年长达35年的时间里，SAH发病率并无明显变化[7]。随后，他们发现从1997年开始合理控制吸烟、高血压等SAH危险因素之后，SAH的发病率以每年0.6%的速率缓慢下降[1]。然而，相对于脑卒中总体的发病率下降的幅度来说，SAH发病率降低得并不明显。

根据已知危险因素的存在与否，一般人群中SAH的发病率和终生发病风险存在着较大的差异[8]。有学者对人群按年龄、性别、家族史、吸烟、高血压、高胆固醇血症等因素进行分组比较后发现，在排除上述风险的前提下，SAH年发病率可低至0.4/100 000，罹患风险则可降低至0.2%；反之，多种危险因素综合作用下，年发病率可达298/100 000，罹患风险则可升至7.2%[8]。

一些研究提示，季节变化也可能是影响SAH发病的因素之一。一项meta分析研究结果也显示，aSAH发病率冬季明显较夏季高，1月份发病率较6~9月高[9]。由于气候对该疾病的影响的相关数据和结论并不统一，造成发病率季节差异的具体原因仍不清楚[9]。

可控的危险因素

一些纵向和病例对照流行病学研究发现了多个与aSAH潜在相关的可控危险因素。北美和欧洲的aSAH发病人群中，吸烟或既往吸烟者的比例高达45%~75%，而普通成年人中吸烟或既往吸烟者比例为20%~35%[10]。与aSAH相关的疾病风险研究中，基于人群的大样本挪威北特伦德拉格健康（Norwegian Nord-Trøndelag Health，HUNT）队列研究发现，

1983—1986 年，吸烟［风险比（HR）=6.1］和既往吸烟者［风险比（HR）=2.7］的 aSAH 罹患风险显著高于不吸烟的人群 [11]。另一篇 meta 分析结果则显示吸烟人群罹患 aSAH 的风险比不吸烟、已戒烟人群分别高 2.2 倍和 3.1 倍 [10]，而已戒烟人群罹患风险也比不吸烟的人群高 2 倍 [10]。其他学者的研究也同样证明，尽管戒烟后 aSAH 的罹患风险相对于不戒烟的人有所降低，但仍然比不吸烟的人群有更高的风险 [12]。然而，吸烟与 aSAH 之间的发病联系至今尚不明确。相关的研究显示，直接使用烟叶的人群会摄入更多的尼古丁，但他们罹患 aSAH 的风险并没有显著增加，表明尼古丁的摄入量与 aSAH 的高风险可能并无关联 [12]。

目前，收缩压是另一个与 aSAH 相关的高危因素 [11]。在 HUNT 研究中，收缩压介于 130~139 mmHg 的人群，罹患 aSAH 的风险比收缩压＜ 130 mmHg 的人群高，风险比（HR）为 2.3，收缩压＞ 170 mmH 者则风险更高，HR 为 3.3[11]。

饮酒对 aSAH 发病的影响并没有吸烟和高血压那么明确。有一些队列研究和病例对照研究报道，排除吸烟和高血压的混杂影响，酒精摄入量增加（每周＞ 150 mg）可能增加 aSAH 的风险 [13]。

针对 50 岁以下或以上男性和女性发病风险，不同的研究涉及激素水平对 aSAH 的潜在影响。前面提到过，吸烟、高血压和饮酒是 aSAH 最重要的危险因素，而且这些因素在男性中更为流行。因此，这些因素并不能解释在 50 岁以后 aSAH 的发病率存在明显的性别差异 [14]。有 meta 分析显示使用口服避孕药的女性有更高的 aSAH 发病风险，同年龄段已绝经的女性也比未绝经的更容易患上 aSAH[14]。此外，他们还指出，接受激素替代治疗的女性 aSAH 患病风险会降低，妊娠、分娩、产褥也似乎并不增加其风险。

其他因素和罹患 aSAH 的关系则尚待明确。高胆固醇血症、糖尿病可能降低 aSAH 的风险，但当前的证据不够充足 [10]。也有报道指出：体重指数（BMI）升高可能降低 aSAH 的风险 [15]，但偏瘦体型、健壮体型的相关报道结果与之并不一致 [10]。最近一项前瞻性队列研究发现，肺功能低下会增加 aSAH 的患病风险 [16]，有假设认为这可能与两者共有的病理学机制（血管壁退变导致血管瘤形成）和肺实质的退变有关（肺实质退变导致呼吸功能减退）。

大多数危险因素会对女性的影响更大，一定程度上解释了 aSAH 患病风险的性别差异 [10]。吸烟和性别可能会产生相互影响，因为吸烟女性的患病风险比吸烟的男性还高 [17]。高血压和吸烟的共同作用比两者简单相加的效应更为明显，提示两者也存在着相互作用 [18]。一项前瞻性研究显示：吸烟的高血压患者罹患 aSAH 的风险比（HR）是不吸烟、无高血压人群的 13.3 倍 [18]。但该研究发现饮酒和吸烟、高血压之间却没有如此显著的相互影响。

临床表现

SAH 特征性症状是突发头痛，清醒患者常主诉“毕生最严重的头痛”。相比疼痛程度，急骤的病程更加具有诊断意义，然而有时在患者病史中难以体现出来 [19]。SAH 引起的头痛会在起病后呈弥漫性，并且持续数天时间。在某些特殊情况下，尤其是非动脉瘤性中脑周围出血，患者头痛会表现为枕部或上颈部区域疼痛。尽管起病急骤、疼痛剧烈并持续是 SAH 的主要特点，但仍有部分 SAH 患者起病表现不典型，尤其在患者初次起病的时候，这会大大增加诊断难度。在初步临床筛查时，表现为急性剧烈头痛的患者中，只有 10% 最终确诊为 aSAH[20]。初诊患者中，急性头痛伴意识障碍、既往头痛病史、未及时就诊等都是延误 aSAH 诊断和针对性治疗的重要原因 [21]。部分患者头痛发生的早期可能不会引起重视，在疼痛持续数天或者出现脑积水、血管痉挛导致症状恶化时才就诊。延迟数天就诊的患者入院前由于剧烈头痛、进食困难、呕吐，就诊时常常已经出现脱水的表现，因此及时的补液治疗通常能明显改善患者的头痛症状。

患者有时会出现颈强直，即脑膜刺激表现，但在少量出血的患者并不一定能出现该体征。SAH 早期可能不出现颈强直，而在发病 7~10 小时后才出现。恶心呕吐也是 aSAH 的常见症状，同样在轻症患者中可能也不会出现，而且由于半数电击性头痛起病的患者都会出现呕吐症状，因此，呕吐并不是特征性的症状 [22]。

aSAH 患者常出现短暂意识丧失，可能的原因是蛛网膜下腔出血时，颅内压突然升高，接近颅内血压或与之相等，出现断流现象。这是蛛网膜下腔出血存活患者机体止血的一种机制。对突发剧烈头痛的患者来说，这种短暂的意识丧失是鉴别 aSAH 的重要标志，而非动脉瘤性蛛网膜下腔出血的患者则不会有这种表现 [23]。

国际动脉瘤手术时机研究（International Study on Timing of Aneurysm Surgery）显示，2/3 的 SAH 患者在发病当天就会有不同程度的意识丧失 [24]。无论患者有无脑实质内出血，均有可能出现局灶性神经症状；

动脉瘤破裂会导致暂时性局部或弥漫性颅内血管痉挛，无脑实质内出血的患者的神经功能障碍可能与此机制有关，同时这也可能是在存活的患者颅内破裂动脉瘤止血的机制之一。临床表现不典型的 SAH 需要鉴别的疾病包括：伴有精神障碍的高血压危象（全身血压急剧升高导致）、伴有意识丧失和心律失常的急性心肌梗死（心电图上表现为频繁和偶尔的剧烈改变）。

患者入院后早期出现神经功能恶化并不罕见，高达 35% 的患者中可观察到该情况 [25]。预测早期神经功能恶化的因素包括高龄、血凝块增大、早期颅脑 CT 即可见出血 [25]。早期神经功能恶化的患者出现并发症以及住院时间延长的风险会升高，也是预测患者死亡的独立危险因素。

诊断

对出现典型的急性头痛、可疑 aSAH 的患者，在发病 6 小时内行 CT 扫描，并由经验丰富的影像学医师阅片，可使诊断敏感度达 100%[26]。此类患者不需要再进一步行腰椎穿刺脑脊液分析检查。CT 扫描诊断 aSAH 的能力取决于检查距发病的时间、出血量、成像质量以及影像医师水平 [19]。如果患者出现脑实质内出血，血肿对破裂动脉瘤定位诊断的价值要远优于脑池出血 [19]。

对病史典型而 CT 表现阴性，或临床表现不典型的患者，需要行腰椎穿刺以明确诊断，对出现头痛超过 6 小时的此类患者，腰椎穿刺的价值更为突出 [26]。但腰穿有出现穿刺损伤性出血的可能，对可疑的 SAH 诊断产生干扰。而脑脊液黄变现象（氧化血红蛋白降解产物，对辨别陈旧出血和新鲜出血有诊断意义）在出血后 6~12 小时变得明显。连续收集多管脑脊液标本进行细胞计数常被推荐作为鉴别穿刺损伤和 SAH 的依据，但有时并不一定可靠。腰椎穿刺时测颅内压很重要 [19]。如果患者出现急性头痛发作，腰穿见脑脊液清亮，同时伴有颅内压升高，需要警惕硬脑膜窦血栓形成、细菌性脑膜炎这两种致命性疾病，因为这两种疾病能模拟出 aSAH 的表现。另外，出现脑脊液清亮、脑脊液压力降低时可能表明颅内低压，这种情况也可模拟 SAH 的临床表现。

磁共振成像（MRI）在 aSAH 常规检查中的应用价值不大，在起病前几个小时内的早期诊断价值也不优于 CT[27]。在 aSAH 的亚急性期，血液重分布后 CT 可能难以发现，MRI 对此更敏感，尤其在液体衰减反转回波序列（FLAIR）和 T2 加权图像更为清晰 [28, 29]。在少数导管穿刺血管造影阴性的非动脉瘤性 SAH 患者，MRI 有很强的诊断价值。然而，对非动脉瘤性中脑周围出血常规进行 MRI 检查的意义不大，除非患者头痛起病的方式提示出血部位可能来源于颈髓或胸髓。

神经功能及影像学评分

神经功能损害的严重程度直接影响患者的预后。Hunt & Hess 评分是基于主观评价的系统，不同医师评分的结果可能并不一致 [30]。因此，我们更加推荐世界神经外科学会联盟（World Federation of Neurosurgical Societies，WFNS）评分量表（表 39.1）[31]。这个是基于患者意识水平分级的评分系统，将患者病情分为预后佳（Ⅰ ~ Ⅲ级）和预后不佳（Ⅳ级、Ⅴ级）。这种基于意识水平的分级更加简易实用。

表 39.1　动脉瘤性蛛网膜下腔出血临床表现严重程度分级

分级	Hunt & Hess 评分	WFNS 评分
Ⅰ	无症状或轻微头痛	GCS 总分 15 分，无偏瘫
Ⅱ	中到重度头痛，颈强直，除脑神经麻痹外无局灶性神经功能障碍	GCS 总分 13~14 分，无偏瘫
Ⅲ	意识模糊，嗜睡，脑神经麻痹伴轻度局灶性神经功能障碍	GCS 总分 13~14 分，有偏瘫
Ⅳ	昏睡，或中重度偏瘫	GCS 评分 7~12 分，伴或不伴偏瘫
Ⅴ	昏迷，伸展姿势，濒死状态	GCS 评分 3~6 分，伴或不伴偏瘫

注：WFNS，World Federation of Neurosurgical Societies，世界神经外科学会联盟；GCS：Glasgow Coma Scale，格拉斯哥昏迷量表。

虽然早期即对 aSAH 患者使用以上其中一种分级系统进行评分的做法已经形成了普遍的共识，但具体何时为确定临床分级的最佳时机目前尚无定论。现在一般在患者入院时立即对其评分。与患者入院病情最差时比较，早期经过全身和神经系统治疗后的评分能更精确地预测患者的预后 [32]。

基线 CT 平扫可以预测 aSAH 患者出现迟发性血管痉挛和脑梗死的风险。过去最常用的是由 CM

Fisher 等建立的早期 CT 评分系统 [33]。但是，这个评分还是有其不足：评级从 1 级开始，代表了 CT 上显示的出血量，但不是线性的关系（例如血管痉挛的风险从 1~3 级是增加的，而 4 级的风险低于 3 级），而且更重要的是这个评分系统不能解释脑室内出血伴有蛛网膜池出血的患者出现迟发性缺血的风险为何会增加。另一套由 Hijdra 等建立的评分系统比 Fisher 评分有更强的预测能力 [34]，但操作起来更繁琐，而且同样不能解释脑室内出血患者为何更容易发生迟发性缺血的问题 [35, 36]。如表 39.2 所示，改良 Fisher 评分从 0 级（CT 未见蛛网膜下腔出血为 0 级）开始，评分越高，迟发性缺血风险越高，同时把脑室内出血量也纳入缺血性风险的评价体系中。

不管使用哪种评分量表，都需要早期 CT 检查进行影像学分级。蛛网膜下腔出血发生 48 小时后，CT 就不再具有评估预后的价值 [37]。

表 39.2　评估动脉瘤性蛛网膜下腔出血后迟发性缺血风险的影像学评分

分级	Fisher 评分	改良 Fisher 评分
0		无 SAH 或 IVH
1	无 SAH 或 IVH	少量 / 极少量 SAH，双侧无 IVH
2	散在、少量 SAH，血凝块厚度≤ 1 mm	少量 / 极少量 SAH 伴双侧 IVH
3	出血部位血凝块厚度＞ 1 mm	大量 SAH，不伴 IVH
4	IVH 为主或无大量 SAH 的脑内血肿	大量 SAH 伴双侧 IVH

注：IVH，intraventricular hemorrhage，脑室内出血；SAH，subarachnoid hemorrhage，蛛网膜下腔出血。

非动脉瘤性蛛网膜下腔出血

即使应用多种诊断性检查手段，包括一次经导管穿刺血管造影在内，可能仍会有 15% 的急性非创伤性蛛网膜下腔出血患者会被漏诊 [38]。目前，已经发现多种血管造影阴性的 SAH：中脑周围出血型（图 39.1）、非中脑周围出血型（动脉瘤性）伴或不伴脑室内出血、大脑凸面型（或脑沟型）。

典型的中脑周围出血型 SAH 出血局限于中脑周围脑池，是一种相对良性的类型，出血点位于中脑（脑干）前，不伴纵裂和外侧裂内出血，不伴或仅有微量脑室内出血 [39]。这种类型有较好的测量可靠性，但不同的观察者可能有不同的结论 [40]。所以，即使患者表现为典型的中脑周围出血，为确保严谨也需要行血管成像检查。目前中脑周围出血的来源还不清楚，其中一种假说认为出血来源于静脉 [41]。这种假说的依据是，与动脉瘤破裂产生的头痛相比，中脑周围出血的 SAH 患者头痛一般起病较缓，而且一般不伴有意识丧失 [23]。而且，急性并发症（如脑积水和血管痉挛）的发生更少，患者预后更好，复发也更罕见。

脑血管造影阴性的非中脑周围蛛网膜下腔出血在诊断上是个很大的难题。有些患者可有相当典型的动脉瘤破裂的表现，此类患者最好重复行血管成像检查。随着影像学技术的发展，无创性血管成像有时也足以发现出血部位 [42]。但对于出血部位不明的 SAH，重复行经导管穿刺血管造影仍然是公认最优的检查手段 [43–46]。有时甚至可能需要第三次血管造影检查才能发现结构异常的出血血管 [47]。三维血管造影对发现小动脉异常尤为有效，例如血泡样动脉瘤。血管造影阴性的非中脑周围出血型 SAH 患者急性期出现脑积水和迟发性缺血的风险更高 [38]。虽然这些患者的预后和恢复优于动脉瘤性蛛网膜下腔出血，神经系统后遗症依然会发生 [48]。

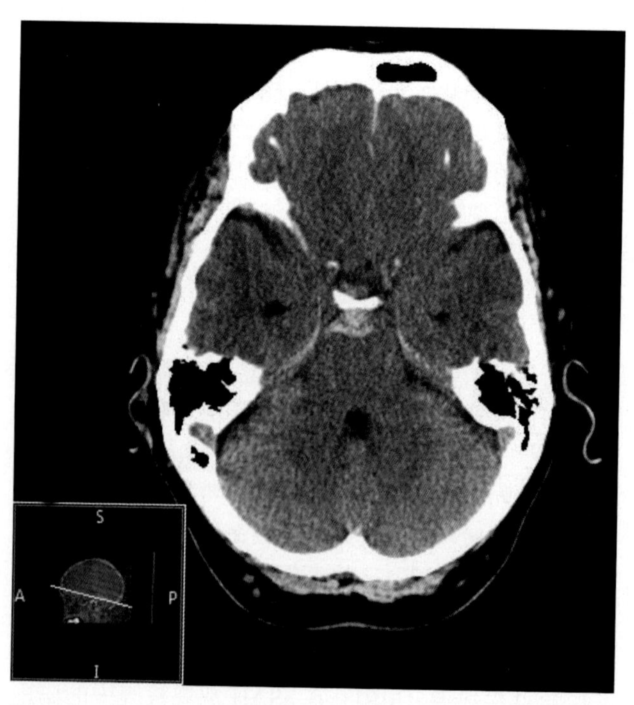

图 39.1　本图所示为急性枕部疼痛起病并迅速发展成弥漫性头痛的患者。头颅 CT 显示以脑桥前池为中心、仅有少量扩散至其他脑池的蛛网膜池出血。这种类型强烈提示非动脉瘤性中脑周围出血。

大脑凸面的 SAH 是指局限于半球脑沟内的出血，一般仅发生于一侧。外伤在此类患者需要谨慎鉴别。年轻的非创伤性 SAH 患者最常见病因是可逆性血管收缩综合征，而在老年患者则多为脑血管淀粉样变 [49]。真菌性动脉瘤和感染性血管炎少见，但仍需要按诊疗程序仔细鉴别排除。原发性血管炎所致脑沟出血罕见。如果发现患者颅内多发动脉形态异常，SAH 的病因很有可能就是可逆性脑血管收缩综合征。

动脉瘤性蛛网膜下腔出血

现在 aSAH 的自然史数据基本来源于很早以前的研究。近年来，大多数被认为有存活和痊愈机会的患者均会接受积极的动脉瘤干预治疗。大约 1/3 未经治疗的动脉瘤破裂患者在首次发病后 6 个月内会发生动脉瘤再出血 [50]。aSAH 后 6 个月内再出血的累积风险为 50%，6 个月以后再出血的风险每年下降 3%。

总体而言，aSAH 后 1 个月的病死率在 1973—2002 年每年下降 0.6% 或 30 年间共下降 18%[6]。SAH 的病死率和发病率一样显示出广泛的区域差异，欧洲（除芬兰和瑞典北部以外）患者病死率为 44.4%，芬兰和瑞典北部则为 42.9%，除日本以外亚洲患者病死率为 35.8%，日本为 26.7%，美国为 32.2%[6]。大约 8%~12% 的患者在入院前即已死亡 [6, 51]。aSAH 患者生存率则上升至 65%[6, 52, 53]。荷兰进行过一次大范围的研究，纳入了自 1997—2008 年共 11 263 例确诊为非创伤性 SAH 的病例，其中 6 999 例患者（62%）存活时间超过 3 个月 [54]。瑞典也有类似的一项研究，在 1987—2003 年共 17 705 例患者中，存活时间超过 3 个月的患者共 11 374 例，占 64%[55]。

神经功能的评级是判断预后的重要因素 [6]。最近报道表明，相比在患者入院时立即进行的神经功能评级，神经功能和全身情况稳定后进行的评级对预后的判断准确得多，在入院时有颅内压升高等诸多干扰因素影响判断的情况下尤其如此。少数基于人群的神经功能预后随访调查显示，35%~55% 的幸存患者可以获得较好的功能恢复（改良 Rankin 评分 0~3 分）[6]。没有明显肢体后遗症的 aSAH 幸存患者，常常会有认知功能障碍和情绪异常，而这些也会影响他们的整体生活质量 [56]。

在年龄和性别调整后，aSAH 患者吸烟和高血压比例明显高于对照组，幸存的 aSAH 患者期望寿命也较低 [57]。存活超过 1 年的 aSAH 患者死亡风险是普通人群的 2 倍 [58]，这主要和脑血管疾病（颅内出血和缺血性梗死）发生率升高有关。同样，国际蛛网膜下腔动脉瘤研究（ISAT）进行的中期随访调查显示了一项令人意外的结果：接受过手术治疗但未接受血管内治疗的患者死亡率较高 [59]。

过去的观点认为，“修补”破裂的动脉瘤可以有效根治 aSAH 患者，但这种观点已经过时了，现在普遍认为动脉瘤和 SAH 是一种慢性疾病 [56]。aSAH 患者有再次发生 aSAH 的潜在风险，有研究显示该风险比对照组高出 15 倍 [60]。远期复发的 aSAH 来源有 3 种：未完全闭塞的动脉瘤（图 39.2 和图 39.3）、新形成的动脉瘤（图 39.4）、已闭塞的动脉瘤再生。年龄较小、未戒烟、aSAH 家族史以及首次 aSAH 时出现多发性动脉瘤似乎与复发 aSAH 的风险增加有关 [61]。然而，关于经过治疗的破裂动脉瘤患者随访复查的频率和间隔时间仍然存在争议 [56]。

结论

动脉瘤性蛛网膜下腔（aSAH）出血占全部脑卒

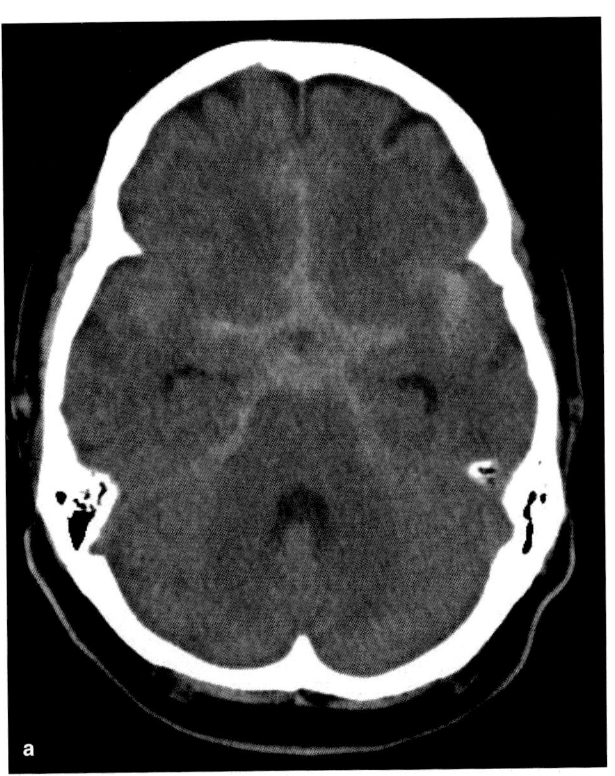

图 39.2　a. 未完全闭塞动脉瘤出现迟发性再出血。这名 71 岁的女性患者有吸烟史、动脉瘤性蛛网膜下腔出血家族史以及需要长期氧疗的肺功能不全，以意识水平下降起病，影像学提示高级别弥漫性蛛网膜下腔出血。

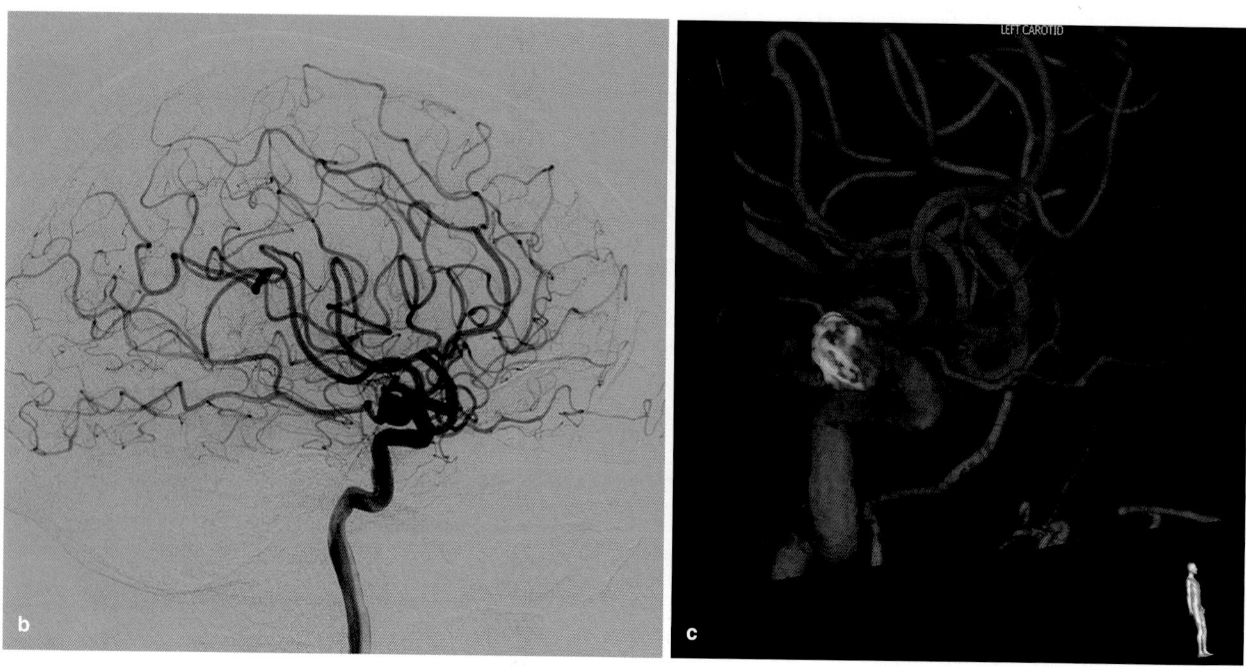

图 39.2 （续）b. 经导管穿刺血管造影显示患者后交通动脉（PCoA）近端的复杂的宽基底颈内动脉（ICA）动脉瘤。鉴于患者神经系统状况较差、年龄大、肺功能不全，对其施行血管内栓塞治疗。为了保护后交通动脉，同时降低再出血的风险，我们没有严密栓塞破裂的动脉瘤；c. 3D 血管造影重建显示栓塞后的弹簧圈团块。

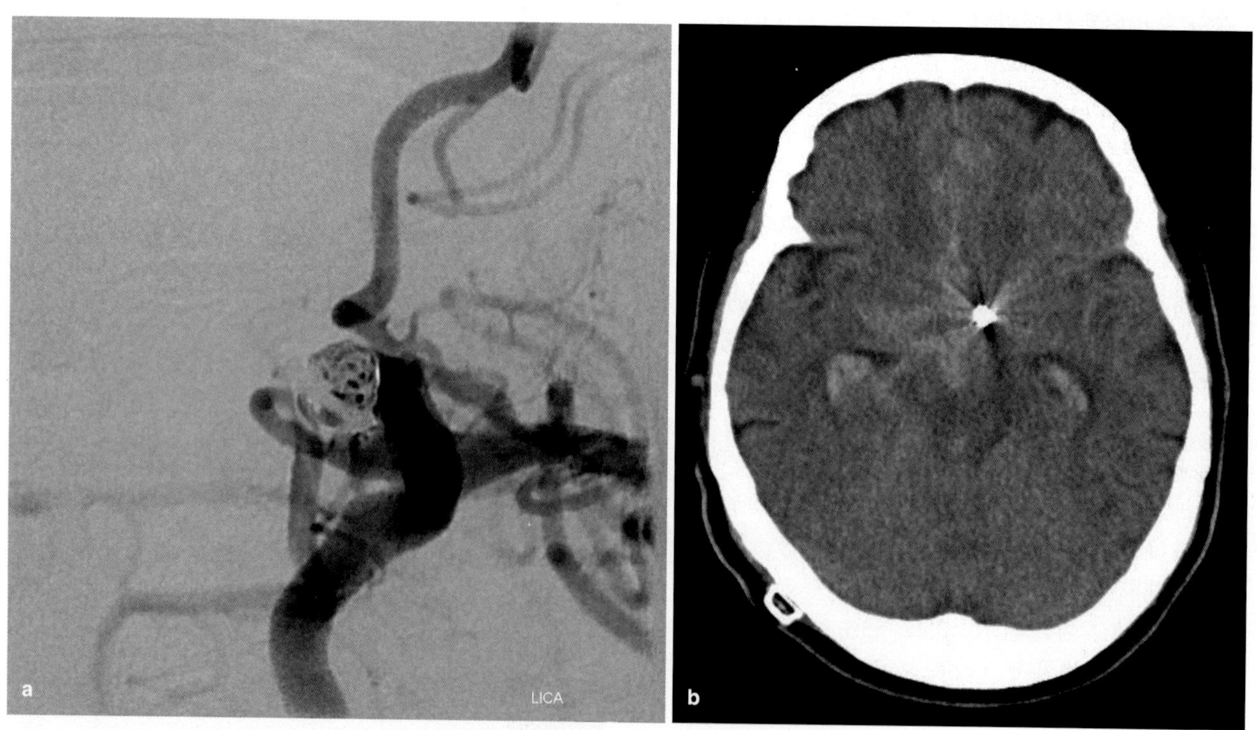

图 39.3 脑室腹腔分流术后，图 39.2 所示的患者术后恢复良好。a. 4 个月后随访复查血管造影示未完全闭塞的动脉瘤形态稳定。由于患者手术风险高，我们没有进一步行导管置入栓塞残留动脉瘤；b. 初次出血 8 个月后患者 SAH 复发，并且出血破入脑室。

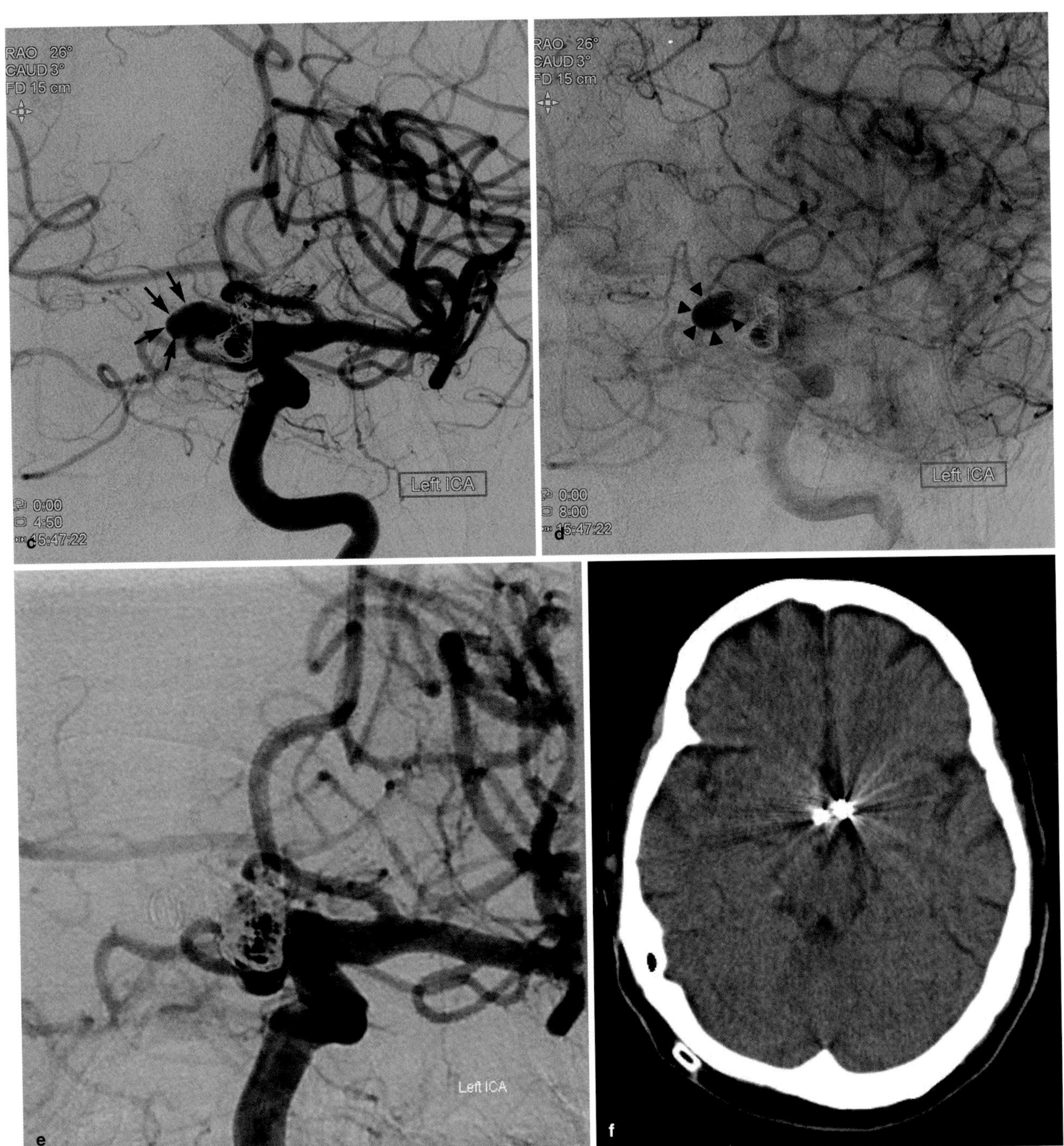

图 39.3 （续）c、d. 经导管穿刺血管造影示残余动脉瘤较前增大（箭头所示），还可见远端“假性动脉瘤”部位破裂形成的缓慢造影剂排空表现（d，箭头所示）；e. 该患者接受了再栓塞并痊愈；f. 分流管调整后复查头颅 CT 未见梗死灶。目前正考虑对该患者放置分流器。

中的 5%，人群总体发病率大约为 9/100 000，该发病率数据有明显的地区差异。吸烟和高血压是公认的动脉瘤形成和破裂的可控危险因素，而其他的可控危险因素还没有足够充分的证据支持。急剧发生的头痛是 aSAH 的特征性表现。因出血量、颅内压升高的程度不同，其临床表现多样。急诊头颅 CT 对发现蛛网膜下腔出血非常敏感，起病 6 小时以内完善 CT 效果更优。腰穿对部分未能及时入院的亚急性期患者仍有重要意义。多种神经功能和影像学评分系统被用于评估 aSAH 患者，方便记忆、简明实用、合理可靠并且有预后评估意义的评分系统应用最广。非动脉瘤性蛛网膜下腔出血现在是一种明

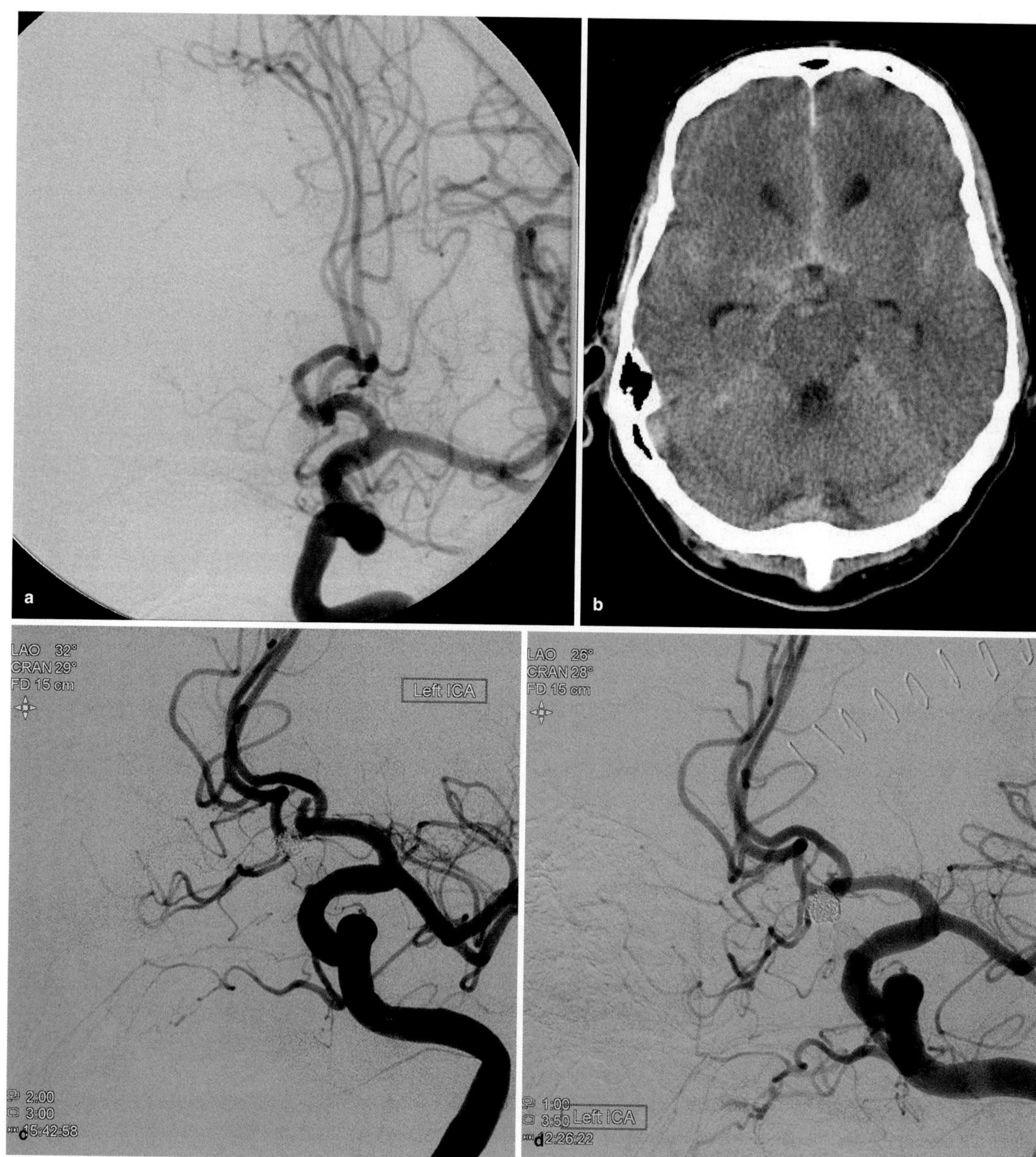

图 39.4 初发 SAH 患者 13 年后出现新发动脉瘤破裂所致 SAH。该例 68 岁的患者于 1999 年因前交通动脉瘤破裂出血入院，行弹簧圈栓塞术后痊愈出院。a. 4 年后复查血管造影示动脉瘤已充分栓塞，初发 8 年后复查 MRI 也证实了这一点；b. 初发 13 年后患者因 aSAH 复发入院；c. 经导管穿刺血管造影示已栓塞动脉瘤旁新发的前交通动脉瘤。该动脉瘤后来经手术夹闭。术中见新发动脉瘤完全独立于陈旧的破裂动脉瘤，并在前交通动脉瘤处向其对侧壁生长，术中对其进行夹闭；d. 术后血管造影证实该动脉瘤基本闭塞，仅在前交通动脉的两细小穿支之间残余微小的动脉瘤颈。

确存在的疾病，占所有 SAH 患者的 15%。近几十年由于神经监测技术和有创血管内治疗技术的发展，aSAH 患者的致死率持续下降，预后也得到了很大的改善。尽管如此，相当一部分幸存的 aSAH 患者依然会遗留一定程度的认知功能障碍，影响其生活质量。

参·考·文·献

[1] de Rooij NK, Linn FHH, van der Plas JA, Algra A, Rinkel GJ. Incidence of subarachnoid haemorrhage: a systematic review with emphasis on region, age, gender and time trends. J Neurol Neurosurg Psychiatry 2007;78:1365–1372

[2] Menghini VV, Brown RD Jr, Sicks JD, O'Fallon WM, Wiebers DO. Incidence and prevalence of intracranial aneurysms and hemorrhage in Olmsted County, Minnesota, 1965 to 1995. Neurology 1998;51:405–411

[3] Labovitz DL, Halim AX, Brent B, Boden-Albala B, Hauser WA, Sacco RL. Subarachnoid hemorrhage incidence among Whites, Blacks and Caribbean Hispanics: the Northern Manhattan Study. Neuroepidemiology 2006; 26:147–150

[4] Broderick JP, Brott T, Tomsick T, Huster G, Miller R. The risk of subarachnoid and intracerebral hemorrhages in blacks as compared with whites. N Engl J Med 1992;326:733–736

[5] Eden SV, Meurer WJ, Sánchez BN, et al. Gender and ethnic differences in subarachnoid hemorrhage. Neurology 2008;71:731–735

[6] Nieuwkamp DJ, Setz LE, Algra A, Linn FHH, de Rooij NK, Rinkel GJ. Changes in case fatality of aneurysmal subarachnoid haemorrhage over time, according to age, sex, and region: a meta-analysis. Lancet Neurol 2009;8: 635–642

[7] Linn FHH, Rinkel GJ, Algra A, van Gijn J. Incidence of subarachnoid hemorrhage: role of region, year, and rate of computed tomography: a metaanalysis. Stroke 1996;27:625–629

[8] Vlak MH, Rinkel GJ, Greebe P, Greving JP, Algra A. Lifetime risks for aneurysmal subarachnoid haemorrhage: multivariable risk stratification. J Neurol Neurosurg Psychiatry 2013;84:619–623

[9] de Steenhuijsen Piters WA, Algra A, van den Broek MF, Dorhout Mees SM, Rinkel GJ. Seasonal and meteorological determinants of aneurysmal subarachnoid hemorrhage: a systematic review and meta-analysis. J Neurol 2013;260:614–619

[10] Feigin VL, Rinkel GJ, Lawes CM, et al. Risk factors for subarachnoid hemorrhage: an updated systematic review of epidemiological studies. Stroke 2005;36:2773–2780

[11] Sandvei MS, Romundstad PR, Müller TB, Vatten L, Vik A. Risk factors for aneurysmal subarachnoid hemorrhage in a prospective population study: the HUNT study in Norway. Stroke 2009;40:1958–1962

[12] Koskinen LO, Blomstedt PC. Smoking and non-smoking tobacco as risk factors in subarachnoid haemorrhage. Acta Neurol Scand 2006;114:33–37

[13] Steiner T, Juvela S, Unterberg A, Jung C, Forsting M, Rinkel G. European Stroke Organization. European Stroke Organization guidelines for the management of intracranial aneurysms and subarachnoid haemorrhage. Cerebrovasc Dis 2013;35:93–112

[14] Algra AM, Klijn CJ, Helmerhorst FM, Algra A, Rinkel GJ. Female risk factors for subarachnoid hemorrhage: a systematic review. Neurology 2012;79:1230–1236

[15] Sandvei MS, Lindekleiv H, Romundstad PR, et al. Risk factors for aneurysmal subarachnoid hemorrhage—BMI and serum lipids: 11-year follow-up of the HUNT and the Tromsø Study in Norway. Acta Neurol Scand 2012;125:382–388

[16] Söderholm M, Zia E, Hedblad B, Engström G. Lung function as a risk factor for subarachnoid hemorrhage: a prospective cohort study. Stroke 2012;43:2598–2603

[17] Lindekleiv H, Sandvei MS, Njølstad I, et al. Sex differences in risk factors for aneurysmal subarachnoid hemorrhage: a cohort study. Neurology 2011;76:637–643

[18] Lindekleiv H, Sandvei MS, Romundstad PR, et al. Joint effect of modifiable risk factors on the risk of aneurysmal subarachnoid hemorrhage: a cohort study. Stroke 2012;43:1885–1889

[19] van Gijn J, Kerr RS, Rinkel GJ. Subarachnoid haemorrhage. Lancet 2007;369:306–318

[20] Linn FHH, Wijdicks EFM, van Gijn J, Weerdesteyn-van Vliet FAC, van der Graaf Y, Bartelds AIM. Prospective study of sentinel headache in aneurysmal subarachnoid haemorrhage. Lancet 1994;344:590–593

[21] Visser F, Rinkel GJ. Isolated headache in general practice: determinants for delay in referral in patients with subarachnoid haemorrhage. Eur J Gen Pract 2012;18:149–153

[22] Linn FHH, Rinkel GJ, Algra A, van Gijn J. Headache characteristics in subarachnoid haemorrhage and benign thunderclap headache. J Neurol Neurosurg Psychiatry 1998;65:791–793

[23] Dupont SA, Lanzino G, Wijdicks EF, Rabinstein AA. The use of clinical and routine imaging data to differentiate between aneurysmal and nonaneurysmal subarachnoid hemorrhage prior to angiography. Clinical article. J Neurosurg 2010;113:790–794

[24] Kassell NF, Torner JC, Haley EC Jr, Jane JA, Adams HP, Kongable GL. The International Cooperative Study on the Timing of Aneurysm Surgery. Part 1: Overall management results. J Neurosurg 1990;73:18–36

[25] Helbok R, Kurtz P, Vibbert M, et al. Early neurological deterioration after subarachnoid haemorrhage: risk factors and impact on outcome. J Neurol Neurosurg Psychiatry 2013;84:266–270

[26] Backes D, Rinkel GJ, Kemperman H, Linn FHH, Vergouwen MD. Time-dependent test characteristics of head computed tomography in patients suspected of nontraumatic subarachnoid hemorrhage. Stroke 2012;43:2115–2119

[27] Fiebach JB, Schellinger PD, Gass A, et al. Kompetenznetzwerk Schlaganfall B5. Stroke magnetic resonance imaging is accurate in hyperacute intracerebral hemorrhage: a multicenter study on the validity of stroke imaging. Stroke 2004;35:502–506

[28] Mitchell P, Wilkinson ID, Hoggard N, et al. Detection of subarachnoid haemorrhage with magnetic resonance imaging. J Neurol Neurosurg Psychiatry 2001;70:205–211

[29] Rabinstein AA, Lanzino G, Wijdicks EF. Multidisciplinary management and emerging therapeutic strategies in aneurysmal subarachnoid haemorrhage. Lancet Neurol 2010;9:504–519

[30] Hunt WE, Hess RM. Surgical risk as related to time of intervention in the repair of intracranial aneurysms. J Neurosurg 1968;28:14–20

[31] Report of World Federation of Neurological Surgeons Committee on a Universal Subarachnoid Hemorrhage Grading Scale. J Neurosurg 1988;68:985–986

[32] Giraldo EA, Mandrekar JN, Rubin MN, et al. Timing of clinical grade assessment and poor outcome in patients with aneurysmal subarachnoid hemorrhage. J Neurosurg 2012;117:15–19

[33] Fisher CM, Kistler JP, Davis JM. Relation of cerebral vasospasm to subarachnoid hemorrhage visualized by computerized tomographic scanning. Neurosurgery 1980;6:1–9

[34] Hijdra A, Brouwers PJ, Vermeulen M, van Gijn J. Grading the amount of blood on computed tomograms after subarachnoid hemorrhage. Stroke 1990;21:1156–1161

[35] Claassen J, Bernardini GL, Kreiter K, et al. Effect of cisternal and ventricular blood on risk of delayed cerebral ischemia after subarachnoid hemorrhage: the Fisher scale revisited. Stroke 2001;32:2012–2020

[36] Kramer AH, Hehir M, Nathan B, et al. A comparison of 3 radiographic scales for the prediction of delayed ischemia and prognosis following subarachnoid hemorrhage. J Neurosurg 2008;109:199–207

[37] Dupont SA, Wijdicks EF, Manno EM, Lanzino G, Rabinstein AA. Prediction of angiographic vasospasm after aneurysmal subarachnoid hemorrhage: value of the Hijdra sum scoring system. Neurocrit Care 2009;11:172–176

[38] Kim YW, Lawson MF, Hoh BL. Nonaneurysmal subarachnoid hemorrhage: an update. Curr Atheroscler Rep 2012;14:328–334

[39] van Gijn J, van Dongen KJ, Vermeulen M, Hijdra A. Perimesencephalic

hemorrhage: a nonaneurysmal and benign form of subarachnoid hemorrhage. Neurology 1985;35:493–497

[40] Brinjikji W, Kallmes DF, White JB, Lanzino G, Morris JM, Cloft HJ. Interand intraobserver agreement in CT characterization of nonaneurysmal perimesencephalic subarachnoid hemorrhage. AJNR Am J Neuroradiol 2010;31:1103–1105

[41] van der Schaaf IC, Velthuis BK, Gouw A, Rinkel GJ. Venous drainage in perimesencephalic hemorrhage. Stroke 2004;35:1614–1618

[42] Delgado Almandoz JE, Jagadeesan BD, Refai D, et al. Diagnostic yield of computed tomography angiography and magnetic resonance angiography in patients with catheter angiography-negative subarachnoid hemorrhage. J Neurosurg 2012;117:309–315

[43] Topcuoglu MA, Ogilvy CS, Carter BS, Buonanno FS, Koroshetz WJ, Singhal AB. Subarachnoid hemorrhage without evident cause on initial angiography studies: diagnostic yield of subsequent angiography and other neuroimaging tests. J Neurosurg 2003;98:1235–1240

[44] Jung JY, Kim YB, Lee JW, Huh SK, Lee KC. Spontaneous subarachnoid haemorrhage with negative initial angiography: a review of 143 cases. J Clin Neurosci 2006;13:1011–1017

[45] Andaluz N, Zuccarello M. Yield of further diagnostic work-up of cryptogenic subarachnoid hemorrhage based on bleeding patterns on computed tomographic scans. Neurosurgery 2008;62:1040–1046, discussion 1047

[46] Delgado Almandoz JE, Jagadeesan BD, Refai D, et al. Diagnostic yield of repeat catheter angiography in patients with catheter and computed tomography angiography negative subarachnoid hemorrhage. Neurosurgery 2012;70:1135–1142

[47] Dalyai R, Chalouhi N, Theofanis T, et al. Subarachnoid hemorrhage with negative initial catheter angiography: a review of 254 cases evaluating patient clinical outcome and efficacy of short- and long-term repeat angiography. Neurosurgery 2013;72:646–652, discussion 651–652

[48] Woznica M, Rosahl SK, Berlis A, Weyerbrock A. Outcome correlates with blood distribution in subarachnoid hemorrhage of unknown origin. Acta Neurochir (Wien) 2010;152:417–422

[49] Kumar S, Goddeau RP Jr, Selim MH, et al. Atraumatic convexal subarachnoid hemorrhage: clinical presentation, imaging patterns, and etiologies. Neurology 2010;74:893–899

[50] Jane JA, Kassell NF, Torner JC, Winn HR. The natural history of aneurysms and arteriovenous malformations. J Neurosurg 1985;62:321–323

[51] Huang J, van Gelder JM. The probability of sudden death from rupture of intracranial aneurysms: a meta-analysis. Neurosurgery 2002;51:1101–1105, discussion 1105–1107

[52] Koffijberg H, Buskens E, Granath F, et al. Subarachnoid haemorrhage in Sweden 1987–2002: regional incidence and case fatality rates. J Neurol Neurosurg Psychiatry 2008;79:294–299

[53] Lovelock CE, Rinkel GJ, Rothwell PM. Time trends in outcome of subarachnoid hemorrhage: Population-based study and systematic review. Neurology 2010;74:1494–1501

[54] Nieuwkamp DJ, Vaartjes I, Algra A, Rinkel GJ, Bots ML. Risk of cardiovascular events and death in the life after aneurysmal subarachnoid haemorrhage: a nationwide study. Int J Stroke 2012

[55] Nieuwkamp DJ, Algra A, Blomqvist P, et al. Excess mortality and cardiovascular events in patients surviving subarachnoid hemorrhage: a nationwide study in Sweden. Stroke 2011;42:902–907

[56] Rinkel GJ, Algra A. Long-term outcomes of patients with aneurysmal subarachnoid haemorrhage. Lancet Neurol 2011;10:349–356

[57] Ronkainen A, Niskanen M, Rinne J, Koivisto T, Hernesniemi J, Vapalahti M. Evidence for excess long-term mortality after treated subarachnoid hemorrhage. Stroke 2001;32:2850–2853

[58] Korja M, Silventoinen K, Laatikainen T, Jousilahti P, Salomaa V, Kaprio J. Cause-specific mortality of 1-year survivors of subarachnoid hemorrhage. Neurology 2013;80:481–486

[59] Molyneux AJ, Kerr RS, Birks J, et al. ISAT Collaborators. Risk of recurrent subarachnoid haemorrhage, death, or dependence and standardised mortality ratios after clipping or coiling of an intracranial aneurysm in the International Subarachnoid Aneurysm Trial (ISAT): long-term follow-up. Lancet Neurol 2009;8:427–433

[60] Epidemiology of aneurysmal subarachnoid hemorrhage in Australia and New Zealand: incidence and case fatality from the Australasian Cooperative Research on Subarachnoid Hemorrhage Study (ACROSS). Stroke 2000;31:1843–1850

[61] Wermer MJ, Greebe P, Algra A, Rinkel GJ. Incidence of recurrent subarachnoid hemorrhage after clipping for ruptured intracranial aneurysms. Stroke 2005;36:2394–2399

第40章

蛛网膜下腔出血相关的脑血管痉挛和迟发型缺血并发症

Guarav Gupta and E. Sander Connolly

病理和自然史

尽管目前的介入技术和神经学科的护理水平进展很快，动脉瘤性蛛网膜下腔出血（SAH）的自然史仍不乐观，死亡率平均25%~35%，某些系列甚至高达67%[1, 2]。在过去的30年里，治疗模式的改进使预后获得明显改善。基于人群的研究表明：与25年前相比，患者获得更早的介入治疗，可使病死率下降近50%。

SAH后血管痉挛是指出血后4~10天大、中管径的脑血管出现狭窄，它是预后不良的重要原因。尽管血管痉挛逐渐获得重视，但尚无资料显示血管痉挛的发生率和后遗症发生比例下降。45%的动脉瘤性SAH患者会发生脑血管痉挛，而且血管痉挛和SAH后脑卒中及死亡密切相关已被证实[3]。现已明确脑血管痉挛不是SAH患者发生缺血性损伤和梗死的唯一因素，脑血管痉挛的预防和治疗却显著地改善了SAH的自然史。基于此，大量研究工作集中在血管痉挛的发生和严重程度的细胞水平机制，使SAH靶向治疗飞速发展，其中很多研究在早期阶段显示趋势良好，却无法经得起大规模随机对照试验的考验。脑血管痉挛的治疗依然面临着巨大挑战。

脑血管痉挛的分子通路

SAH后血管痉挛表现出可逆性血管收缩以及脑血管自我调节能力的丧失[4]。血管收缩通常累及颅底Willis环的近端血管。在血管痉挛的起始过程中，大量的调控分子似乎出现失控。目前认为这个过程最初是由脑池积血的降解产物所激活。很多证据表明氧合血红蛋白是这个级联过程的始作俑者[5, 6]。在SAH实验中发现红细胞是血管痉挛发生的重要因素，也支持上述观点。在很多实验模型中发现全血造成血管痉挛的严重性要大于血红蛋白[7]。此外，很多因素诸如钙镁循环的阻断、NO的失调、花生四烯酸代谢产物、自由基、5-羟色胺、腺苷及胆红素氧化产物都被证明与血管痉挛的级联过程的起始有关[8–11]。在大动脉血管痉挛的病理过程研究中，内皮素A的重要性已经被很好阐明[12]，长久以来内皮素通路也一直在治疗方面饱受关注。在基因水平，Rho激酶通路的上调以及它与蛋白激酶C-δ的结合，似乎对于血管痉挛的起始很重要[13]。

通过选择性设计的药物或现有药物的应用，已经研究了许多途径用于靶向疗法的开发。从临床角度看，许多研究提出蛛网膜下腔的血肿量与血管痉挛的危险性密切相关。治疗也集中在血肿的清除。临床上治疗分为系统性治疗和局部治疗。局部治疗虽然起效快，但同时也增加了感染的可能，带来手术风险。目前，“最后的共同通路”远离了实验室工作者和临床医生的视线。相应的，针对单一分子通路的靶向治疗的临床研究开始出现，但大多结果令人失望。

迟发型缺血并发症是多因素的

迟发型缺血并发症的定义是出血后的3~14天觉醒水平的改变或新发的局灶神经功能缺失。现普遍认为它是多因素引起的。导致迟发型缺血并发症的重要原因包括微血栓形成[14]、皮质广泛去极化[15]、远端小动脉痉挛和炎症[16]。

血清凝血标记物的水平似乎与迟发型缺血并发症和SAH后脑梗死相关，为微血栓造成迟发型缺血并发症这一说法提供了可能性[17]。这些标记物包括β血小板球蛋白、血栓素B_2、血小板活化因子等[18]。从这些研究看，凝血级联反应很明显在急性发作后的2~4天启动。这个时间窗内标记物的水平升高可作为迟发型缺血并发症和预后差的早期预测因素，尽管目前还没有相关的临床报道。Giller 等[19]论证了通过经颅多普勒（TCD）可以更直接地探测到微血栓。他们的初步研究显示，4% 的患者可以通过常规 TCD 发现微血栓，但是 82% 的发现微血栓的 SAH 患者发展为 CT 低密度影，并与脑梗死相关。与之相比的是，对照组只有 24% 的比例。Romano 等[20]进一步报道高达 70% 的患者可以检测到微血栓现象，微血栓更常出现在症状性血管痉挛患者中。顺便一提的是，症状性血管痉挛可能是迟发型缺血并发症的早期征象。纤维蛋白溶解级联反应中的变化似乎也扮演了重要角色，基因变化导致的纤维蛋白溶解活性受损，使 SAH 患者获得迟发型缺血并发症的风险增加[21]。

在 1944 年首次描述了皮质扩散性去极化，有的文献也称作皮质扩散性抑制，它的临床意义到最近才开始明朗[22]。很多年里它被认为是偏头痛相关的脑电波变化。它被定义为一种神经元和胶质去极化形成的自行传播的波，传播速度为 2~5 mm/min，由局部缺血或其他损伤导致[23]。脑电图里表现为相应的皮质活动抑制期。更为重要的是脑血流随之相应的减少，伴随着能量需求的增加，原因是神经元和胶质细胞膜钠泵、钙泵为了重新平衡离子梯度而被激活。

尽管扩散性去极化这一现象在实验室里的研究较顺利，但是只有通过硬膜下电极才能在脑损伤和动脉瘤性 SAH 中观察到它[24]。Dreier 等[24]在 13 例动脉瘤夹闭术后的 SAH 患者中植入了硬膜下电极和激光多普勒血流测速仪光极。在这个巧妙的实验中，12 例患者发生了皮质扩散性去极化，有的人出现脑血流增多（充血去极化），也有人出现脑血流减少（缺血去极化）。在一特殊分组中同时植入了氧探针来记录邻近组织的氧分压，结果显示充血去极化导致脑高氧，缺血去极化导致脑缺氧。在 5 例患者中，去极化簇与脑低灌注、氧分压降低和脑电抑制持续相关[25]。在此期间受累皮质显示出的去极化簇，可能是脑缺血和梗死的重要因素。当然有些问题还需要在 SAH 后人群中进行更深入观察，以确定因果关系。比如，扩散性去极化是早于缺血，还是能量、血流匮乏的神经元和胶质细胞释放所致，争议仍然存在。

炎症似乎对脑血管痉挛的启动起重要作用。Dumout 等[26]已经论证了在痉挛动脉中炎症相关基因会快速上调。炎症标记物如黏附分子和补体级联蛋白不仅存在于 SAH 患者的脑脊液和血清，还似乎和 SAH 的功能结局相关[27]。基于此，完全消除炎症可能是治疗 SAH 后血管痉挛的有效手段。

近来微循环痉挛重新获得了人们关注。近 20 年有许多关于远端血管痉挛的记载。SAH 动物模型实验显示了脑实质内动脉和影像学无法显示的小动脉出现狭窄[28]。这些现象在人体也存在[29]，其中潜在的机制仍未明确。至今还没有严谨的实验能够证明尼莫地平和动脉内钙通道阻滞剂这些可以逆转大动脉痉挛的干预方式，对于微循环痉挛是否同样有效。

血管痉挛和迟发型缺血并发症的发病机制还在不断探索。血管痉挛是 SAH 的重要预后因素，与预后差以及缺血后遗症的进展密切相关。因此，寻找新的治疗血管痉挛的方法对于改善 SAH 预后至关重要。推荐经血管造影确定的血管痉挛应该行药物治疗，必要时采用介入治疗。但是，科学和医学协会已经明确提出，单独血管痉挛不是 SAH 患者脑梗死和预后差的原因。大家的目光已开始转向 SAH 后炎症反应、微血栓形成、微循环痉挛和扩散性去极化。

最后，有人提出，正是众多通路的一致作用通过自我循环导致了不可逆的缺血和梗死，而非某单一机制。例如，有人提出了大动脉痉挛、微血栓形成和血细胞降解产物会协同导致扩散性去极化的起始阈值降低。然而，在任何定论得出前，均需要进一步研究。

不同干预下患者的结局

这一节总结了降低 SAH 后血管痉挛和迟发型缺血并发症的治疗和干预，并讨论了未来的和新出现的治疗方法。这些正在测试的临床策略与皮质扩散性去极化、炎症反应、微循环痉挛以及微血栓形成之间的交互作用也会被阐述。

3H 治疗

3H 治疗包括血液稀释（hemodilution）、高血容量（hypervolemia）、高血压（hypertension），长久以来作为处理血管痉挛的核心疗法。目前缺乏可靠资料证明 3H 治疗可改善预后，尽管它的疗效很受期待。3H 表面的目标是改善脑血流。不过血液稀释可能有害，而且已有人提出高于基础水平的血红蛋白可作为治疗手段，目前 2 期临床试验正在进行[30]。然而基于临床经验，诱导高血压来挽救神经功能缺损似乎仍然备受推崇。

钙通道阻滞剂

二氢吡啶类钙通道阻滞剂尼莫地平，是唯一被批准用于预防迟发型缺血并发症（DIC）和改善 SAH 预后的药物[31]。表面上尼莫地平促进脑血管平滑肌松弛。有趣的是，研究表明尼莫地平降低 DIC 的发生率，但不降低血管痉挛的发生率[32]。有研究阐明尼莫地平增加纤溶活性，这可能是它对 SAH 人群起保护作用的原因[33]。尼莫地平的药效使它在世界范围内 SAH 治疗领域保持中坚地位。

介入技术：动脉内治疗

血管内介入技术，包括动脉输入罂粟碱、尼卡地平、维拉帕米以及血管成形术，已成为当今血管痉挛治疗的主要手段。在造影过程中可观察到这些技术逆转血管痉挛的效果[34]。尽管仍没有确切证据表明这些干预可以改善功能预后，在大多数机构，人们仍倾向于使用介入技术来治疗难治性血管痉挛。介入技术在自己的领域不断被完善，新的技术无疑也会融合入设备中。微导管的使用已有报道[35]，以及改善脑灌注的主动脉球囊闭塞技术[36]。

内皮素受体拮抗剂

内皮素 -1 一直是血管痉挛发病机制中的重要一环。选择性内皮素 -1A 受体拮抗剂克拉生坦似乎可减少 SAH 动物模型的血管痉挛。Ⅱ期临床试验“克拉生坦治疗 SAH 后神经系统缺血及梗死”(CONCIOUS-1)证实了血管痉挛可被显著缓解，但对预后改善无明显作用[37]。之后的Ⅲ期临床试验 CONCIOUS-2 比较了克拉生坦和安慰剂[38]。该试验中经手术夹闭动脉瘤的 SAH 患者随机分为克拉生坦组（n=768）和安慰剂组（n=389），药物治疗 14 天。克拉生坦治疗没有对终点（死亡率）造成显著影响，也没有影响 SAH 6 周后的血管痉挛相关并发症。两组都允许更积极的挽救治疗，包括经静脉血管加压药治疗、经动脉钙通道阻滞剂治疗、血管成形术，而这些可能会干扰治疗效果。尽管抗血管痉挛治疗很有必要，但这些数据显示单血管痉挛这一项不是 SAH 后致死和致残的原因。评论家们建议具有更强特异性的内皮素受体拮抗剂可能会带来比克拉生坦更大的益处[39]。

溶栓治疗、脑池 / 脑室灌洗和早期腰大池引流

如之前所提到的，清除脑池血肿已经作为治疗血管痉挛的手段开始尝试。溶栓剂治疗，包括组织纤溶酶原激活物（t-PA）和尿激酶，已进行过大量尝试。Kramer 和 Fletcher[40] 对 5 个溶栓治疗血管痉挛的随机对照实验进行荟萃分析（n=465），发现溶栓剂能够降低血管痉挛的发生以及 DIC 的进展。不过方法学和定义的不同影响了结论的可靠性。和溶栓剂治疗相伴的还有动力治疗，包括摇头技术和横向旋转方案。它们和溶栓剂的协同治疗作用的研究在不断进行[41, 42]。早期腰大池引流可作为清除蛛网膜下腔积血的手段，前期数据提示血管痉挛的发生率可降低[43]。尽管这些方法的前期结果很有吸引力，依然需要更严密的实验去考证。

镁

镁离子在生理环境下和钙离子相互竞争。镁可以完全阻断细胞膜钙通道。在 SAH 动物实验中，镁似乎可以降低血管痉挛和 DIC 的发生[44]。此外，2 期数据显示了 DIC 发病率降低的趋势。3 期试验“动脉瘤 SAH 的静脉硫酸镁治疗”（IMASH）结果有些令人失望，治疗组患者接受硫酸镁治疗维持镁离子浓度在基线水平 2 倍 10~14 天，6 个月后通过 GOS 评分评价预后效果时发现并无显著优势。换成改良 Rankin 量表或其他预后评估手段同样没有显著差异。值得注意的是，大剂量输入镁可能出现低血压和心动过缓等副作用，这些都是不利于 SAH 治疗的。支持者们争论需要再评估更高血镁水平的效果，因为脑脊液中的镁浓度较低[45]。针对这个问题，对狗进行了枕大池微导管输入镁的实验[46]。该领域研究的实验结果值得期待。

NO 供体

一氧化氮自由基可以介导血管平滑肌的舒张，长久以来人们认为它的缺失会造成血管痉挛的发生[47]。NO 供体如硝普钠和硝酸甘油半衰期短，低血压的副作用显著，不适合血管痉挛的治疗。关于 NO 供体，它们治疗血管痉挛的效果毋庸置疑，但是如何选择恰当的输送载体仍存在争议。$NaNO_2$ 可以通过静脉输入，已经在灵长类动物模型中测试，并显示可以减轻血管痉挛，而且在人体也能很好耐受[48, 49]。尽管目前没有证据支持 NO 供体可以常规用于治疗血管痉挛，但这个领域似乎是未来临床试验的热点。

他汀类

他汀类长久以来因它的多重效应而被重视。它们可以减少活性氧，上调一氧化氮合酶（NOS），并削弱谷氨酸的细胞毒性。目前尚无可靠资料显示他汀类可以越过血脑屏障，但是结果提示它们能够保护紧密连接，减慢脑实质的白细胞浸润[50]。两个涉及辛伐他汀和普伐他汀的 2 期临床实验显示药物可使 DIC 的发生率下降，并减少死亡率[51]。此外，SAH 后即刻使用他汀类治疗的安全性被广泛接受，肝功能监测未

见异常。多中心随机对照试验“辛伐他汀应用动脉瘤SAH的研究”（STASH）报道了他们的结果。实验组在SAH后96小时内开始连续3周每天服用40 mg辛伐他汀，对照组服用安慰剂。评估原发性预后相关指标：第六个月改良Rankin评分；并且评估继发性预后指标：健康测量量表（SF-36）、死亡率、住院时间。结果显示不论长期预后还是短期预后，辛伐他汀都没有表现出益处[55]。

局部尼卡地平治疗

Kasuya[52]报道了尼卡地平缓释片局部置入脑血管近端的基底池降低血管痉挛发生的实验结果。药片在超过14天的时间内不断释放。该实验在东京的多家机构进行，观察到血管痉挛发生率降低，预后也获得改善。随着介入技术应用的增加，通过导管输送缓释尼卡地平的方法也被证实可行[53]。

法舒地尔

法舒地尔是Rho激酶抑制剂，已经在血管痉挛治疗中研究，一些小规模的实验提示它似乎可降低血管痉挛的发生，但对功能预后的改善无影响[54]。由于技术和规范的不同，目前对于法舒地尔治疗SAH的效果还无可靠资料参考[31]。

讨论

本章作者重点强调了动脉瘤性SAH后血管痉挛的发病机制，以及该领域目前的主要争议，血管痉挛的有效治疗和DIC的有效预防的联系。这种联系尤其体现在临床试验CONSCIOUS-2中。内皮素-1A受体拮抗剂在多中心随机双盲对照研究中显示未体现益处，但是资料揭示了DIC的多因素性质。当然，对于缺血损伤进展的通路研究已经有进展。目前广泛接受小动脉痉挛、炎症、微血栓形成、皮质扩散性去极化是该患者人群的重要现象。可惜的是，针对这些因素的治疗没有比抗血管痉挛治疗更能改善预后。

不过还是有乐观的一面。一些临床3期实验，包括之前提到的他汀类治疗、静脉输入镁剂、早期腰大池引流，都得出了阳性的结论。如果他们的方法学恰当，这些治疗有可能成为标准治疗。一些目前处于发展阶段的治疗技术可能将来成为重要的治疗手段。例如亚硝酸钠输入和尼卡地平缓释片置入脑室的治疗，都需要进一步发展，而不是仅仅停留在测试阶段。还有很多新方法在美国和世界各地尝试，不过没有报道。比如在我们医院，我们正在观察难治性血管痉挛鞘内注射尼卡地平的疗效。

结论

神经外科和神经重症监护中心的实践病例将继续增加。作为I类证据支持的唯一药物治疗方法，尼莫地平的给药方式当然在所有治疗方案中保持不变。尽管缺乏随机对照资料，诱导性高血压和血管内介入技术也依然应用于难治性血管痉挛。临床医生对动脉瘤性蛛网膜下腔出血后血管痉挛发作和迟发性缺血并发症的认识正处于一个令人兴奋的十字路口。尽管结果不尽人意，但是新的重要的机制和理解很可能从这个领域中出现。临床医生似乎正在接近这个领域的突破口，将对患病人群影响重大。

参·考·文·献

[1] Lovelock CE, Rinkel GJ, Rothwell PM. Time trends in outcome of subarachnoid hemorrhage: Population-based study and systematic review. Neurology 2010;74:1494–1501

[2] Nieuwkamp DJ, Setz LE, Algra A, Linn FH, de Rooij NK, Rinkel GJ. Changes in case fatality of aneurysmal subarachnoid haemorrhage over time, according to age, sex, and region: a meta-analysis. Lancet Neurol 2009;8:635–642

[3] Crowley RW, Medel R, Dumont AS, et al. Angiographic vasospasm is strongly correlated with cerebral infarction after subarachnoid hemorrhage. Stroke 2011;42:919–923

[4] Khurana VG, Besser M. Pathophysiological basis of cerebral vasospasm following aneurysmal subarachnoid haemorrhage. J Clin Neurosci 1997;4:122–131

[5] Macdonald RL, Weir BK. A review of hemoglobin and the pathogenesis of cerebral vasospasm. Stroke 1991;22:971–982

[6] Nishizawa S, Laher I. Signaling mechanisms in cerebral vasospasm. Trends Cardiovasc Med 2005;15:24–34

[7] Macdonald RL. Pathophysiology and molecular genetics of vasospasm. Acta Neurochir Suppl (Wien) 2001;77:7–11

[8] Asano T, Sasaki T, Koide T, Takakura K, Sano K. Experimental evaluation of the beneficial effect of an antioxidant on cerebral vasospasm. Neurol Res 1984;6:49–53

[9] Cook DA, Vollrath B. Free radicals and intracellular events associated with cerebrovascular spasm. Cardiovasc Res 1995; 30:493–500

[10] Sano K, Asano T, Tanishima T, Sasaki T. Lipid peroxidation as a cause of cerebral vasospasm. Neurol Res 1980;2:253–272

[11] Suzuki H, Kanamaru K, Kuroki M, Sun H, Waga S, Miyazawa T. Effects of tirilazad mesylate on vasospasm and phospholipid hydroperoxides in a primate model of subarachnoid hemorrhage.

Stroke 1999;30:450–455, discussion 455–456

[12] Komotar RJ, Starke RM, Connolly ES. The effect of endothelin receptor antagonists on vasospasm following aneurysmal subarachnoid hemorrhage. Neurosurgery 2011;69:N13–N14

[13] Obara K, Nishizawa S, Koide M, et al. Interactive role of protein kinase C-delta with rho-kinase in the development of cerebral vasospasm in a canine two-hemorrhage model. J Vasc Res 2005;42:67–76

[14] Vergouwen MD, Vermeulen M, Coert BA, Stroes ES, Roos YB. Microthrombosis after aneurysmal subarachnoid hemorrhage: an additional explanation for delayed cerebral ischemia. J Cereb Blood Flow Metab 2008;28:1761–1770

[15] Leng LZ, Fink ME, Iadecola C. Spreading depolarization: a possible new culprit in the delayed cerebral ischemia of subarachnoid hemorrhage. Arch Neurol 2011;68:31–36

[16] Sarrafzadeh A, Schlenk F, Gericke C, Vajkoczy P. Relevance of cerebral interleukin-6 after aneurysmal subarachnoid hemorrhage. Neurocrit Care 2010;13:339–346

[17] Peltonen S, Juvela S, Kaste M, Lassila R. Hemostasis and fibrinolysis activation after subarachnoid hemorrhage. J Neurosurg 1997;87:207–214

[18] Nissen JJ, Mantle D, Gregson B, Mendelow AD. Serum concentration of adhesion molecules in patients with delayed ischaemic neurological deficit after aneurysmal subarachnoid haemorrhage: the immunoglobulin and selectin superfamilies. J Neurol Neurosurg Psychiatry 2001;71:329–333

[19] Giller CA, Giller AM, Landreneau F. Detection of emboli after surgery for intracerebral aneurysms. Neurosurgery 1998;42:490–493, discussion 493–494

[20] Romano JG, Forteza AM, Concha M, et al. Detection of microemboli by transcranial Doppler ultrasonography in aneurysmal subarachnoid hemorrhage. Neurosurgery 2002;50:1026–1030, discussion 1030–1031

[21] Vergouwen MD, Frijns CJ, Roos YB, Rinkel GJ, Baas F, Vermeulen M. Plasminogen activator inhibitor-1 4G allele in the 4G/5G promoter polymorphism increases the occurrence of cerebral ischemia after aneurysmal subarachnoid hemorrhage. Stroke 2004;35:1280–1283

[22] Dreier JP, Major S, Pannek HW, et al. COSBID study group. Spreading convulsions, spreading depolarization and epileptogenesis in human cerebral cortex. Brain 2012;135(Pt 1):259–275

[23] Somjen GG. Mechanisms of spreading depression and hypoxic spreading depression-like depolarization. Physiol Rev 2001;81:1065–1096

[24] Dreier JP, Woitzik J, Fabricius M, et al. Delayed ischaemic neurological deficits after subarachnoid haemorrhage are associated with clusters of spreading depolarizations. Brain 2006;129(Pt 12):3224–3237

[25] Dreier JP, Major S, Manning A, et al. COSBID study group. Cortical spreading ischaemia is a novel process involved in ischaemic damage in patients with aneurysmal subarachnoid haemorrhage. Brain 2009;132(Pt 7):1866–1881

[26] Dumont AS, Dumont RJ, Chow MM, et al. Cerebral vasospasm after subarachnoid hemorrhage: putative role of inflammation. Neurosurgery 2003;53:123–133, discussion 133–135

[27] Mack WJ, Ducruet AF, Hickman ZL, et al. Early plasma complement C3a levels correlate with functional outcome after aneurysmal subarachnoid hemorrhage. Neurosurgery 2007;61:255–260, discussion 260–261

[28] Ohkuma H, Itoh K, Shibata S, Suzuki S. Morphological changes of intraparenchymal arterioles after experimental subarachnoid hemorrhage in dogs. Neurosurgery 1997;41:230–235, discussion 235–236

[29] Ohkuma H, Manabe H, Tanaka M, Suzuki S. Impact of cerebral microcirculatory changes on cerebral blood flow during cerebral vasospasm after aneurysmal subarachnoid hemorrhage. Stroke 2000;31:1621–1627

[30] Chittiboina P, Conrad S, McCarthy P, Nanda A, Guthikonda B. The evolving role of hemodilution in treatment of cerebral vasospasm: a historical perspective. World Neurosurg 2011;75:660–664

[31] Castanares-Zapatero D, Hantson P. Pharmacological treatment of delayed cerebral ischemia and vasospasm in subarachnoid hemorrhage. Ann Intensive Care 2011;1:12

[32] Feigin VL, Rinkel GJ, Algra A, Vermeulen M, van Gijn J. Calcium antagonists in patients with aneurysmal subarachnoid hemorrhage: a systematic review. Neurology 1998;50:876–883

[33] Roos YB, Levi M, Carroll TA, Beenen LF, Vermeulen M. Nimodipine increases fibrinolytic activity in patients with aneurysmal subarachnoid hemorrhage. Stroke 2001;32:1860–1862

[34] Bederson JB, Connolly ES Jr, Batjer HH, et al. American Heart Association. Guidelines for the management of aneurysmal subarachnoid hemorrhage: a statement for healthcare professionals from a special writing group of the Stroke Council, American Heart Association. Stroke 2009;40:994–1025

[35] Albanese E, Russo A, Quiroga M, Willis RN Jr, Mericle RA, Ulm AJ. Ultrahigh-dose intraarterial infusion of verapamil through an indwelling microcatheter for medically refractory severe vasospasm: initial experience. Clinical article. J Neurosurg 2010;113:913–922

[36] Appelboom G, Strozyk D, Hwang BY, et al. Bedside use of a dual aortic balloon occlusion for the treatment of cerebral vasospasm. Neurocrit Care 2010;13:385–388

[37] Macdonald RL, Kassell NF, Mayer S, et al. CONSCIOUS-1 Investigators. Clazosentan to overcome neurological ischemia and infarction occurring after subarachnoid hemorrhage (CONSCIOUS-1): randomized, doubleblind, placebo-controlled phase 2 dose-finding trial. Stroke 2008;39:3015–3021

[38] Macdonald RL, Higashida RT, Keller E, et al. Clazosentan, an endothelin receptor antagonist, in patients with aneurysmal subarachnoid haemorrhage undergoing surgical clipping: a randomised, double-blind, placebocontrolled phase 3 trial (CONSCIOUS-2). Lancet Neurol 2011;10:618–625

[39] Meyers PM, Connolly ES Jr. Stroke: disappointing results for clazosentan in CONSCIOUS-2. Nat Rev Neurol 2011;7:660–661

[40] Kramer AH, Fletcher JJ. Locally-administered intrathecal thrombolytics following aneurysmal subarachnoid hemorrhage: a systematic review and meta-analysis. Neurocrit Care 2011;14:489–499

[41] Hänggi D, Steiger HJ. The influence of cisternal and ventricular lavage on cerebral vasospasm in patients suffering from subarachnoid hemorrhage: analysis of effectiveness. Acta Neurochir Suppl (Wien) 2011;110(Pt 2): 95–98

[42] Nakagomi T, Furuya K, Nagashima H, et al. Surgical procedure and results of cisternal washing therapy for the prevention of cerebral vasospasm following SAH. Acta Neurochir Suppl (Wien) 2011;110(Pt 2):105–109

[43] Bardutzky J, Witsch J, Jüttler E, Schwab S, Vajkoczy P, Wolf S. EARLYDRAIN—outcome after early lumbar CSF-drainage in aneurysmal subarachnoid hemorrhage: study protocol for a randomized controlled trial. Trials 2011;12:203

[44] Suarez JI. Participants in the International Multidisciplinary Consensus Conference on the Critical Care Management of Subarachnoid Hemorrhage. Magnesium sulfate administration in subarachnoid hemorrhage. Neurocrit Care 2011;15:302–307

[45] Wong GK, Poon WS, Chan MT, et al. IMASH Investigators. Intravenous magnesium sulphate for aneurysmal subarachnoid hemorrhage (IMASH): a randomized, double-blinded, placebo-controlled, multicenter phase III trial. Stroke 2010;41:921–926

[46] Mori K, Yamamoto T, Miyazaki M, et al. Optimal cerebrospinal fluid magnesium ion concentration for vasodilatory effect and duration after intracisternal injection of magnesium sulfate solution in a canine subarachnoid hemorrhage model. J Neurosurg 2011;114:1168–1175

[47] Fathi AR, Bakhtian KD, Pluta RM. The role of nitric oxide donors in treating cerebral vasospasm after subarachnoid hemorrhage. Acta Neurochir Suppl (Wien) 2011;110(Pt 1):93–97
[48] Fathi AR, Pluta RM, Bakhtian KD, Qi M, Lonser RR. Reversal of cerebral vasospasm via intravenous sodium nitrite after subarachnoid hemorrhage in primates. J Neurosurg 2011;115:1213–1220
[49] Pluta RM, Oldfield EH, Bakhtian KD, et al. Safety and feasibility of long-term intravenous sodium nitrite infusion in healthy volunteers. PLoS ONE 2011;6:e14504
[50] Béziaud T, Ru Chen X, El Shafey N, et al. Simvastatin in traumatic brain injury: effect on brain edema mechanisms. Crit Care Med 2011;39:2300–2307
[51] Tseng MY. Participants in the International Multidisciplinary Consensus Conference on the Critical Care Management of Subarachnoid Hemorrhage. Summary of evidence on immediate statins therapy following aneurysmal subarachnoid hemorrhage. Neurocrit Care 2011;15:298–301
[52] Kasuya H. Clinical trial of nicardipine prolonged-release implants for preventing cerebral vasospasm: multicenter cooperative study in Tokyo. Acta Neurochir Suppl (Wien) 2011;110(Pt 2):165–167
[53] Barth M, Pena P, Seiz M, et al. Feasibility of intraventricular nicardipine prolonged release implants in patients following aneurysmal subarachnoid haemorrhage. Br J Neurosurg 2011;25:677–683
[54] Liu GJ, Wang ZJ, Wang YF, et al. Systematic assessment and meta-analysis of the efficacy and safety of fasudil in the treatment of cerebral vasospasm in patients with subarachnoid hemorrhage. Eur J Clin Pharmacol 2012;68:131–139
[55] Kirkpatrick PJ, Turner CL, Smith C, Hutchinson PJ, Murray GD. STASH Collaborators: Simvastatin in aneurysmal subarachnoid haemorrhage (STASH): a multicentre randomised phase 3 trial. Lancet Neurol 2014;13:666–675.

第 41 章

蛛网膜下腔出血的内科管理

Shawn Eugene Wright

蛛网膜下腔出血的病理生理和自然史

蛛网膜下腔出血（SAH）是最危重的医疗紧急事件之一。对 SAH 患者的成功管理在于：一经发现，重症监护医师（护师）在 ICU 及时集中地治疗（护理）直至出院至神经康复中心。

流行病学

SAH 在人群中发生率是（6~10）/100 000[1, 2]。SAH 在芬兰和日本的发病率要高出 1 倍[1]。SAH 在年轻人中同样常见，年龄在 55 岁以下的患者占所有患者一半[2]。有报道称，SAH 存在种族差异，黑人患 SAH 的风险比白人高 2 倍[3]。85% 的 SAH 是由动脉瘤破裂导致，剩余 15% 源于非动脉瘤因素如外伤、感染、动脉炎、药物、恶性肿瘤以及相关的良性中脑周围 SAH（表 41.1）[4]。SAH 致死率在 45%~60% 不等[5, 6]。虽然缺乏确定性，一项 meta 分析显示约 12.4% 的 SAH 患者死于送往医院的途中[7]。除了致死率，SAH 的致残率也是显著的。SAH 患者在生活质量和病后活动能力方面通常受损。大多数会有记忆、认知功能以及语言能力的缺失[8]。虽然在过去十年里功能和心理预后得到改善，SAH 致残率仍然很高[9]。转移至拥有神经重症监护医师的高级中心可以改善动脉瘤 SAH 患者的出院情况[10]。

表 41.1　蛛网膜下腔出血病因

动脉瘤破裂	85%
非动脉瘤	15%
血管源性	
中脑周围出血	
动静脉畸形	
动脉夹层	
硬脑膜动静脉瘘	
Moyamoya 综合征	
炎症 / 感染	
血管炎	
真菌性动脉瘤	
可卡因相关	
外伤	
肿瘤	
凝血障碍	

动脉瘤性蛛网膜下腔出血的病理生理

颅内动脉瘤不是先天性血管病变，可以发生在任何年龄段[11]。这些动脉瘤大多数不会破裂。动脉瘤会由于一些常见的获得性因素进展，如持续的高血压和动脉硬化疾病。动脉瘤容易在血管弯曲、分叉以及因动脉硬化所致的血管壁完整性缺失处形成。动脉瘤破裂的风险大致与瘤体的直径相关这一说法已被认可，尽管这种物理学预测风险的方法研究得并不充分。有趣的是，有很多体积很小（通常小于 10 mm）的动脉瘤确实破了[11]。虽然，源于代谢性疾病（高血压、高脂血症、高血糖）和吸烟的动脉硬化所致的颅内动脉内膜损害被认为是动脉瘤形成的主要原因，其他非获得性因素同样也起着一定的作用。

颅内动脉瘤和遗传性结缔组织紊乱及颅内动脉瘤家族模式的关系已经被很好地描述，但这些仅占全部 SAH 的一小部分。在遗传性结缔组织紊乱患者中，如常染色体显性遗传多囊肾（ADPKD），动脉瘤发生率高达 10%。在家族性颅内动脉瘤（FIA）综合征患者中，动脉瘤通常有多发和早发的特点。最近的一项对芬兰、荷兰、日本动脉瘤患者的全基因组研究确认了FIA的5个基因位点[12]。罕见的基因疾病，如Ehlers-Danlos综合征和Klippel-Trenaunay-Weber综合征，可导致血管介质完整性缺失和弹性失调，也是导致动脉瘤形成的病因。

中脑周围蛛网膜下腔出血（PMSAH）占所有SAH的10%。出血发生在中脑脑池，并没有扩散至脑室。研究表明，中脑周围的初级静脉引流提示了PMSAH是静脉来源[13]。这类患者和普通SAH患者相比预后要好得多。

临床表现和诊断

SAH患者常伴随严重的高血压。其他异常生命体征包括低热、相对缓脉、呼吸减慢。SAH的主要症状，大部分患者会出现“一生中最剧烈的头痛”，几乎80%是突然发生的[14]。少数人的头痛可能在动脉瘤破裂之后几天表现出来，易混淆诊断。伴随严重头痛的其他症状包括恶心、呕吐、痫性发作以及意识水平改变。这些症状不是SAH的确诊表现，因为也会伴随非动脉瘤性头痛出现。但是动脉瘤性SAH发生时，它们常常会出现。伴随头痛发生的癫痫发作提示动脉瘤破裂。SAH起始时癫痫的发生率是8%，在动脉瘤处理前可高达26%。痫性发作预示着结局不良[15]。

警觉水平的起伏状态是急性SAH血肿和炎症的刺激效应的结果。同样的，颈项强直是蛛网膜下隙被刺激的表现。但是，这个征象需要在发作几个小时之后才表现出来，所以并不是敏感的早期临床指标。查体时患者很少会说出视力改变和盲点。在SAH中，眼出血发生率为17%~40%。急剧的颅内压升高被认为是眼出血的原因。玻璃体出血（terson syndrome）在重症SAH中很常见。玻璃体出血可通过眼底镜检查发现，这对于反应差的SAH患者至关重要，因为玻璃体出血会极大地增加致死率[16]。动眼神经麻痹可帮助定位动脉瘤在后交通动脉，因为后交通动脉从颈内动脉发出。

1/5的患者可能会发生前哨出血[17]。这个临床表现与动脉瘤破裂剧烈头痛相似。但是，比典型SAH破裂剧烈头痛轻的隐痛也可见。在许多患者中，前哨出血可能预示着2~6周后的动脉瘤破裂。伴随前哨出血的头痛代表早期的动脉瘤破裂还是其他原因导致的普通头痛，需要深入研究。能否通过识别这些“早期征象”改善患者的预后也尚不清楚[18]。

SAH诊断延误会使患者暴露在未处理动脉瘤再次破裂的风险之中。未破裂动脉瘤第一年再发出血的概率接近80%[11]。诊断SAH的基本手段是头颅CT平扫。目前的CT影像能够发现91%~95%的SAH。传统意义上，在CT影像阴性的研究中，附加上腰穿获取脑脊液化验几乎可以排除全部SAH。近来，有报道称，CT阴性的患者使用CT血管造影（CTA）可有效排除动脉瘤性SAH，敏感性和特异性接近100%。CT阴性后的CTA检查提供了一个快速、无创、耗时少的手段来诊断动脉瘤性SAH。一旦诊断出SAH，需要进一步确定是否来源于动脉瘤。CTA可发现94%的直径超过3 mm的动脉瘤，但是直径小于3 mm仅有70%可被检出。常规导管血管造影或者数字减影血管造影（DSA）仍然是诊断动脉瘤的标准检查，对于小于3 mm的动脉瘤也保持着近100%的敏感性和特异性[19]。在发现动脉瘤的同时能够利用血管内技术治疗。当高度怀疑动脉瘤性SAH时，如果患者情况不稳定或不适合行侵入性血管造影（抗凝或抢救），这时CTA可能比DSA更加有用。

初期神经重症监护医疗评估

如果可以，疑似或者确诊SAH的患者应该被收进高级监护中心。在动脉瘤性SAH患者的监护中，一个多学科合作的神经重症团队与预后改善密切相关[10]。重症监护医生的重心一定是基本监护，如提供充分开放的气道和确保血流动力学的稳定。其次是一些能够预测预后的评估，包括入院神经查体和早期影像学检查。

住院后神经损伤修复程度与预后相关[20]。临床等级评分量表，如Glasgow昏迷量表（GCS）、Hunt&Hess（HH）量表、Fisher量表以及世界神经外科学会联盟（WFNS）量表，作为基础“语言”评估临床严重性被沿用多年，这样临床医师可以描述损伤、检查结果，判断SAH伴随神经功能障碍患者的预后。GCS普遍地被用来评估SAH患者初始神经损伤的严重程度。低分（< 7~9分）提示意识水平低下，需要提供替代气道。与GCS不同，HH、Fisher、WFNS量表是专为评估SAH而设计的。HH量表同时评估SAH脑膜刺激征和神经功能失调。等级Ⅰ~Ⅴ是客观的（表41.2）。意料之中的是，研究证实了HH Ⅰ~Ⅲ级患者比Ⅲ~Ⅴ级患者预后更好[20]。WFNS量表预测预后的准确性要优于单独使用HH量表或GCS量表；然而，接下来的研究对此提出质疑[21]。Fisher量表描述基

线 CT 影像蛛网膜下腔出血。这个量表是客观的，虽然它是为预测脑血管痉挛而设计，但它受影像质量限制。改良 Fisher 量表能更加准确地预测血管痉挛，允许医师早期评估风险[22]。

SAH 患者的医学管理需要从病理生理学的不同阶段连续监护。不同阶段需要不同的重症监护策略。基于这个目的，SAH 的医学管理可以划分为早期、中期和晚期。

表 41.2　蛛网膜下腔出血（SAH）分级

分级	Fisher	Hunt & Hess	WFNS
Ⅰ	CT 无出血	无症状，轻度头痛，轻度颈项强直	Glasgow 昏迷评分 15 分
Ⅱ	弥散的薄层（< 1 mm）SAH，无凝血块	重度至重度头痛、颈项强直，脑神经麻痹，无神经功能缺失症状	Glasgow 昏迷评分 13~14 分，无运动功能缺损
Ⅲ	局部凝血块或血肿厚度> 1 mm	嗜睡或错乱，轻度局灶性神经功能缺失	Glasgow 昏迷评分 13~14 分，伴局灶性神经功能缺损
Ⅳ	脑内血肿或脑室内出血	昏迷，中度至重度偏瘫	Glasgow 昏迷评分 7~12 分
Ⅴ		深昏迷，去大脑强直	Glasgow 昏迷评分 3~6 分

SAH 重症监护医学管理策略

早期阶段（0~72 小时）

首次 SAH 后存活并到达医院的患者需进行快速神经功能评估以分类选择治疗方案。接下来的 72 小时需稳定病情、诊断和干预，以防止发生动脉瘤性 SAH 最严重的并发症——再出血。

SAH 患者入院期间有各种原因导致呼吸衰竭的风险。癫痫发作后的意识下降、脑膜炎症、颅内压升高、脑干受压以及脑积水是呼吸衰竭的常见原因。GCS 评分在 8 分或以下的患者、需要脑室外引流（EVD）者、HH 评分在Ⅲ级或以上和 Fisher 分级 3 分或以上的具有早期恶化风险的患者，需要控制选择性插管。早期阶段机械通气应该保证充足的氧气，避免高碳酸血症，使得血液 pH 在正常范围内。这个阶段最合适的通气策略包括机控模式如辅助控制通气（AC）或者压力控制通气（PC）。对于动脉瘤性 SAH 患者没有证据支持一种模式优于另一种模式。过度通气低碳酸血症作为一种降颅内压的策略仍饱受争议（尽管使用广泛）[23]。低碳酸血症对大脑和其他器官的毒副作用被充分论证。而且治疗性低碳酸血症通气改善脑损伤和中风的预后尚未证明[24]。诱导低碳酸血症所带来的益处可能被高估，只有在恶性颅内高压和其他治疗方法无效时才考虑使用这种治疗手段。

高血压在 SAH 患者中很常见，部分原因是脑损伤伴随疼痛和焦躁引发的肾上腺素“风暴”所致。控制高血压对预防未处理动脉瘤再出血至关重要[25]。最有效的控制血压的方法包括持续静脉滴注起效快、半衰期短的降压药物以维持收缩压不超过 160 mmHg。虽然硝普钠降压作用显著，但由于它的毒性和颅内压升高风险而不作为一线用药。尼卡地平和艾司洛尔降压作用明显，在 SAH 伴高血压患者中广泛使用。β 受体阻滞剂因为其心率过缓、心传导阻滞、支气管痉挛等副作用而使用受限。另外，左心室功能不全还是它的使用禁忌证。关于超短效钙离子通道阻滞剂氯维地平的多个临床试验表明治疗 SAH 时高血压有效[26]。由于它是一种乳化剂，也使其使用受限，另一种神经科 ICU 常用的脂类镇静药物是丙泊酚。

在急性 SAH 患者中低血容量很常见。很多 SAH 患者在进入 ICU 时存在功能性脱水，在第一个 24 小时内这些患者需要谨慎扩容以阻止终末器官功能失调，如肾血流量不足和消化道缺血。血管内环境在早期就会出现水电解质紊乱，因此这一时期选择生理盐水作为扩容剂。监测中心静脉压（CVPs）和终末器官灌注状态对于避免容量高负荷至关重要。虽然肺动脉导管大多情况下不再被推荐用于监测 SAH 患者中心血流动力学状态，液体反应度的评估可通过在机械通气的患者利用连续性心输出量监测和每搏量变异度（SVV）准确获得[27]。

SAH 早期有 1%~7% 的患者会出现癫痫发作[15]。动脉瘤性 SAH 发生之后很快癫痫发作的患者容易再出血，预后也很差[28]。所有伴随癫痫发作的患者都应该考虑气管插管保护气道、辅助通气、抗癫痫药物气管内快速给药。控制这类患者癫痫发作使用的药物剂量会加重呼吸抑制，在这种情况下气道保护尤为重要。预防性使用抗癫痫药物不被推荐，尤其是苯妥英钠 [25]。动脉瘤处理后的患者癫痫发作需要服用抗癫痫药物。但是，如果癫痫活动能够很好地控制并且之前没有癫痫发作史，药物治疗应缩短至 3~6 个月。高级别 SAH 患者中，非痉挛性发作并不少见，是早期神经功能恶化的一个重要原因 [29]。这类患者推荐连续脑电图（EEG）来诊断和治疗监测。

大约 25%~30% 的患者在 ICU 早期治疗阶段会有脑积水 [30]。即便住院时患者有良好的临床分级，脑积水仍然是脑室外引流的适应证。

再出血是 SAH 非常可怕的并发症。动脉瘤性 SAH 再发出血死亡率高达 80%，存活的患者致残率也是很显著的 [11]。

动脉瘤首次破裂后到第一个 24 小时再出血发生率高达 17%[31]。治疗延迟和动脉瘤未妥善处理将增加早期阶段再发出血的风险 [32]。过去阻止再出血的方法主要有早期卧床休息、减少刺激以及积极控制血压。虽然这些都是恰当的护理方式，但鲜有证据表明可以改善结果。为改善预后，动脉瘤破裂后早期手术或者血管内治疗作为首选策略。预后不良的危险性在手术治疗动脉瘤后降低接近 20%[33]。

因提倡早期手术治疗和介入治疗动脉瘤，早期抗纤溶治疗预防再出血被减少使用。以前数据显示使用氨基己酸（EACA）和氨甲环酸（TXA）抗纤溶治疗后，再出血比率显著下降，但是代价是脑缺血（血管痉挛）和卒中概率的增加 [34]。所以长程使用 EACA 或 TXA 不被推荐。动脉瘤手术夹闭合并短程抗纤溶治疗（≤ 72 小时），可有效降低再出血率而不影响功能预后。虽然有血栓形成风险的患者应避免使用抗纤溶剂，但在特殊情况下可以短程使用抗纤溶药物 [32]。

由 SAH 导致的严重的、可能不可逆转的脑损伤患者的临终护理有待讨论。这类患者及其家属有权利选择器官捐献，这些要在舒适护理之前讨论。对每一个住院时 GCS 在 5 分及以下的重症患者，来自当地器官获取组织经培训的器官捐献管理人员应尽早介入。这些患者主要由重症监护专家监护。在宣布脑死亡之前，重症监护专家应对患者进行恰当的治疗，以确保捐献的器官处于最好状态。我们的医疗机构使用特殊《重大脑损伤指南》方案指导这个过渡期的护理(图 41.1)。对重度脑损伤患者设定这些标准化及合理化的流程以确保捐献器官保存下来。

中期阶段（4~14 天）

血管痉挛和迟发脑缺血

中期阶段主要风险是血管痉挛和脑缺血。影像学血管痉挛可在 70% SAH 患者中检测到，但是仅 40% 发展为血管痉挛和脑缺血临床症状 [35, 36]。之所以称为迟发型脑缺血（DCI）是因为该缺血在第一个 72 小时内（早期阶段）鲜有发生，局部脑血流下降和乏氧可以导致认知功能障碍和局部神经功能缺失、意识模糊、反应迟钝和迟发神经功能恶化（DND）。虽然 DCI 的发展尚未完全了解，但是一些因素能明确地预测 SAH 患者的 DCI 发生，如 SAH 出血量、患者基线神经功能状态、起病时低血容量 / 低血压 [11]。

血管痉挛和 DCI 的医疗管理在于预防和早期诊断。口服尼莫地平是目前标准疗法，使用之后 DCI 相对危险下降 33%，在最近指南里是 I 级推荐 [25]。减少剂量增加频次可以减低尼莫地平导致的低血压发生率。

由于 SAH 会使脑血管调节功能受损，维持充足的容量状态有助于避免脑灌注下降。这个阶段以等容量为目标，因大部分数据不支持容量过载能获益 [37]。因为肺动脉导管不利于液体反应性评估，所以我们不推荐常规使用。

血管痉挛典型的放射学检查包含脑血管造影和经颅多普勒超声（TCD）。TCD 是一种准确而非侵入性检查，可以通过探测到升高 CBF 峰值和速度来发现血管痉挛。高级医疗中心每周进行 3 次 TCD 监测。脑组织氧监测（PbO_2）是一个诊断和监测血管痉挛的新技术。研究显示局部 PbO_2 降低与血管痉挛的严重程度相关 [38]。目前，试验性 PbO_2 监测由于侵袭性和组织取样有限，限制了它的使用。

血管痉挛的治疗重点是提高 CBF，改善脑血管因 SAH 而受损的自我调节能力。血管痉挛治疗主要靠稳定血流动力学，如高血压、高血容量和血液稀释疗法(3H 疗法，HHT)。其中诱导性高血压治疗可能是最有价值的；在一项关于 HHT 疗效的研究中，通过敏感性神经监测仪和血流动力学监测技术，证明只有诱导性高血压治疗才能使 CBF 提高 [39]。血流动力学的临床终点从文献中很难收集。典型策略是将收缩压升至 160~200 mmHg 或直至神经功能缺失改善。在此期间使用晶体或胶体维持足够的血容量。血液稀释（血细胞压积 30%）理论上降低血液黏滞度，但实际上会降低 PbO_2，这是由于降低的血细胞比容会减弱氧气携带能力 [36]。

重型颅脑损伤指南

日期 / 时间	Ⅳ：目标平均动脉压 60~110 mmHg
	5% 葡萄糖水溶液 500 mL，125 mL/h 静滴
	必要时 5% 白蛋白静滴维持平均动脉压 60~110 mmHg
	去氧肾上腺素注射液（开始时 50 μg/min，最大剂量不超过 300 μg/min）维持平均动脉压 60~110 mmHg。如果未达标↓
	合用血管加压素（开始 0.04 μg/min，最大不超过 0.2 μg/min）保持平均动脉压 60~110 mmHg。如果未达标↓
	合用多巴胺［开始 1.0 μg/（kg · min），最大不超过 10 μg/（kg · min）］维持平均动脉压 60~110 mmHg。如果未达标↓
	合用去甲肾上腺素［开始 1.0 μg/（kg · min），最大不超过 10 μg/（kg · min）］维持平均动脉压 60~110 mmHg。如果未达标↓
	使用血管加压素使尿量＜ 3 mL/（kg · min），保证尿 Na ＜ 135 mmol/L 或收缩压＞ 140 mmHg。
	呼吸机：
	FIO_2（吸入气中的氧浓度分数）＞ 97%
	PEEP（呼气末正压通气）与脑死亡前期的设置相同。如果之前未采用 PEEP，起始 PEEP 为 5
	PCV（定压控制通气模式）压力控制以保证流量 8 mL/kg（对于呼吸暂停测试，在呼吸暂停试验之前控制 PCO_2 水平，RT 可以取代 AC 或 PRVC 模式。测试完毕回复原先设定）
	PCO_2 ＞ 40 mmHg 的呼吸频率
	SVN 每 4 小时单位剂量沙丁胺醇
	初始通气参数设定后每半小时查血气分析。
	实验室检查：
	全血细胞计数（CBC），肺炎支原体抗体（CMP），凝血功能（COAGS），血气分析（ABG），pCXR
	每 8 小时血生化（BMP）
	持续目前用药
	目标：尿量＞ 0.5 mL/（kg · h）
	电解质方案
	NA^+ ＜ 130 mmol/L 时给予 3% 氯化钠 30 ml/h；如果 Na^+ ＞ 155 mmol/L，则暂停
	胰岛素泵维持血糖＜ 150 mg/dL
	如果尿量＞ 250 mL/h，改用 0.45% 盐水，可以考虑使用抗利尿激素
	重型颅脑损伤指南用于从脑死亡开始，患者护理评估直至 Arizona 器官捐献协会医护人员接手或者家属拒绝捐献器官。在宣布脑死亡之前，需要内科医师下令实施这个方案。如果器官捐献被家属拒绝，需要医嘱移除呼吸机，提供舒适护理。
	医师签名：　　　　日期：　　　时间：

图 41.1　重大脑损伤指南（由圣约瑟夫医院医学中心提供，Phoenix，Arizona，USA）。

用血管活性药物增加血流动力学对SAH的效果还没有完整评估。常用药物有去氧肾上腺素、多巴胺和去甲肾上腺素。我们已试验性使用去氧肾上腺素和去甲肾上腺素。如果发生了不可接受的心脏副作用（心动过缓、心律不齐、左心室功能抑制），可联合使用血管升压素和多巴酚丁胺或米力农。

心脏并发症和心肌顿抑

50% SAH患者可能发生心脏并发症。大多数情况是不需要处理的，包括一过性心电图改变和心律失常。大约20%~30%的患者在住院期间出现相对较严重的并发症，导致某些类型心脏失代偿[40]。SAH患者做心导管检查的选择基于多种因素。需要考虑到的是当冠脉支架置入后，需服用抗血小板药物和短期服用抗凝药物。显然，在SAH可能需神经外科手术的患者应该慎重考虑。

11%的SAH患者可能发生一过性左心室功能失调（TLVD）[41]。通常，肺水肿是左心收缩功能失调的早期征象。在SAH患者中有不同类别的心肌收缩功能失调。至于是诊断不同还是只是病理生理学谱的变量差异，存在争议。TLVD包含一系列综合征，如心肌顿抑（MCS）、心尖球形综合征（ABS）、神经心肌顿抑（NCS）、tako-tsubo心肌病（TTC）。这些综合征可由超声心动图鉴别。大多数研究者认为交感神经敏感性突然剧烈的增加导致氧自由基“风暴”。它引起一过性钙超载以及收缩反应性下降，最终导致心衰[42]。大多数患者的情况在48小时内可以改善，尽管这个阶段心功能失调可能依然很显著。急性肺水肿通常需要通气支持和心脏支持。治疗SAH患者TLVD的大多数策略是经验性的。使用正性肌力药物（米力农和多巴酚丁胺）和利尿剂是一线治疗方案。对这些患者进行超声心动图和血流动力学监测很重要。

在1996年，新技术主动脉内球囊（IABP）反搏用于心衰和SAH患者首次被报道[43]。IABP升高血压可以让重症NCS患者多方面获益。第一，IABP治疗在心源性休克患者中维持平均动脉压有效。第二，IABP维持增加CBF和减少SAH患者迟发性神经功能缺失。第三，它可以减少儿茶酚胺类药物在HHT中的使用，而这被认为是NCS可能的起病原因。

依据最近的纳入481例SAH患者的研究，与SAH相关的TLVD增加血管痉挛、低血压和肺水肿导致脑梗死的风险，但是ICU积极监护并不影响短期生存率或功能预后[41]。抗高血压药物如小剂量使用β受体阻滞剂可能会降低SAH后儿茶酚胺介导的损伤。

其他中期管理问题

低钠血症发生在30%~50%的SAH患者中，可能会加重脑水肿。大多数人认为低钠血症的病因是由于损伤脑组织中的利尿肽升高，导致脑性耗盐出现或者抗利尿激素的异常释放[44]。这两种情况“虽表现不同但没有区别”；这两个疾病最有效的治疗方式都与盐有关。大多数情况下注射高渗的生理盐水以及使用盐皮质激素（如氟氢可的松）在维持合适的血钠水平方面最为有效。地美环素也可以被用来维持血钠水平，但是起效缓慢。

即使使用充气压缩袜以及药物预防，近25%的SAH患者还是会发生深静脉血栓（DVT）[45]。DVT预防在这些患者中是必要的，而且应该在动脉瘤处理后或者住院72小时后开始，以防止DVT的发生。低分子肝素（LMWH）以及标准肝素都是预防DVT安全有效的方法[45]。LMWH应该在插入或移除静脉导管、监视器、腰大池引流管之前24个小时停止，以减少穿刺位点出血的风险。

在许多SAH患者进入中期阶段的开始，人工气道或者营养支持的作用变得突出。出血临床分级差伴随严重的神经系统损伤、脑干受累，往往需要气管切开术和胃造瘘支持。通过ICU和康复中心的积极治疗，许多患者逐渐康复，并最终移除这些导管。在高级别神经科学中心（James Forseth，MD，personal communication），床边经皮气管切开和胃造瘘是现在最好用的气道和消化道支持方案。

高血糖症在SAH患者中很常见，血糖控制在降低SAH患者感染风险和避免较差预后中显得尤为重要[46]。低血糖症的原因包括对现存的糖尿病控制不佳、应激导致的高血糖以及糖皮质激素的使用。许多糖尿病管理的章程是可行的。通过操作指南控制血糖可以有效避免低血糖症。低于正常水平的血糖可能代表大脑葡萄糖水平已经很低，这对已经损伤的大脑会造成更严重的打击。我们依据章程对轻、中度高血糖者使用皮下胰岛素注射，对重度高血糖者使用静脉胰岛素注射。允许根据血糖水平的控制情况自由切换两种方式。

贫血在这一阶段的SAH很常见，而且显著的贫血和更差的临床预后相关。术后失血和不必要的静脉切开是贫血的主要原因。应激性胃炎导致的急性消化道出血在正确的预防下并不常见。另外，威胁生命的出血点需要早期使用内镜探查。血红蛋白水平是大脑氧运输中的关键：

大脑 O_2 运输（CDO_2）$=CBF \times CaO_2$

CaO_2=（$1.34 \times Hb \times SaO_2$）+（$0.003 \times PaO_2$）

CaO_2 是动脉血氧含量；SaO_2 是血氧饱和度；PaO_2 是动脉氧分压。

因为 CaO_2 会随着血红蛋白水平发生显著变化，贫血会进一步阻碍氧供给，使得脑血流量减少并可能加重局部缺血[47]。然而，不加以选择的红细胞输注会使得患者获得边缘收益的同时暴露于其他风险。随血液制品输注而引发的免疫抑制性的，免疫性的以及感染性的并发症不容小觑。一份最优的流程应包括减少静脉切开术以及程序化的失血，使得输血需求更低并保证血红蛋白水平维持在 8 g/dl（80 g/L）以上。专家共识支持在蛛网膜下腔出血患者予以较非神经外科患者稍放宽的输注量[47]。

发热在中期非常常见，75% 以上的患者会出现，并且和蛛网膜下腔和脑室内血肿量相关[48]。发热常常与 SAH 预后不良相关，也与 ICU 治疗时间延长有关。发热源控制是必须的，合理排除感染因素后，使用对乙酰氨基酚及非甾体抗炎药控制发热通常很有效。被动降温如风扇、冰袋及冰毯可能会使蛛网膜下腔出血患者发生严重的寒战及交感神经兴奋。侵入性降温导管能有效降低患者的核心体温，并且对顽固性发热有效，但是目前缺乏关于蛛网膜下腔出血患者的神经预后情况的数据。

后期（超过 14 天）

在动脉瘤易破裂的早期以及 DCI 风险极高的中期过去后，后期就开始了。后期工作主要是对患者长期特级护理、康复需求、转出 ICU 的准备进行临床评估。后期需要关注的医学问题主要包括由于脑积水导致的长期 CSF 分流的需要，获得性医学问题的管理（如 DVT），长期的营养和呼吸支持等。

在这个时期 18%~26% 的患者仍存在脑积水，老年患者和那些大量脑室积血患者患脑积水风险最高[49]。这些患者需要永久的 CSF 分流。

有血栓栓塞风险的 SAH 患者，必须在这个时期评估长期抗凝治疗的需要。有 50% 以上的 SAH 患者在他们的住院期间发生静脉血栓栓塞[45]。临床数据支持这些患者在动脉瘤处理后抗凝的安全性，且不需要更多侵入性操作[50]。对于未破裂动脉瘤患者，需要谨慎考虑腔静脉滤器置入。

尽管得到妥善治疗，认知、社交、功能缺陷会伴随 SAH 幸存者，可能会持续很多年。意识到这一点，重症监护医生应该让合适的康复专家参与到后期的患者护理中。除了物理治疗和作业治疗，语言和神经认知治疗对于大部分人也是需要的。因为日常生活的辅助活动（IADLs）是一个复杂的活动，例如财务管理和家务，这些能力在很多 SAH 幸存者中受损[51]。

其他未经证明的治疗方法

对于管理 DCI 以及治疗 SAH 严重的并发症，新的治疗方式的开发迫在眉睫。硫酸镁、他汀类药物、内皮素拮抗剂以及红细胞生成素等，是急救医生管理 SAH 的有效工具。

镁

SAH 的镁治疗来自于脑血管痉挛病理生理学。在众多促进血管痉挛的炎症级联反应的节点上，镁对血管收缩的网络效应起拮抗作用。镁抑制了 Ca^{2+} 流入血管平滑肌细胞中，阻止了 Ca^{2+} 结合钙调蛋白，以减弱平滑肌的收缩。尽管先前的研究表明，对于 SAH 患者输注镁后可以导致不良预后风险下降 20%，但是最近的 meta 分析显示几乎无法获益[52]。尽管镁似乎可以在 SAH 患者的管理中起作用，仍需要更多的研究来证明这一点。

他汀类药物

3- 羟基 -3- 甲基戊二酰辅酶 A 还原酶抑制剂药物，也就是“他汀类药物”，正在作为减少血管痉挛和抑制 DCI 的潜在药物而经历持续的研究［辛伐他汀在动脉瘤蛛网膜下腔出血（STASH）试验］。这一试验结果是患者没有短期和长期预后获益[53]。他汀类药物可能通过功能性诱导一氧化氮产生以及抑制一些促炎症细胞因子，保护颅内血管，增强微血管的完整性，延缓血管收缩[54]。前瞻性的研究没能重现这一效应[55]。

内皮素受体拮抗剂

内皮素是一种主要由血管内皮产生的强力的血管收缩肽。内皮素与受体结合导致平滑肌收缩、钠潴留和高血压，会增加动脉瘤破裂的风险。内皮素受体拮抗剂（ERA）被证明是治疗心肺疾病的手段，在 SAH 血管痉挛预防的早期研究中也展现出效果。最近的 meta 分析纳入了进行 ERA 治疗的近 900 例患者，论证了血管痉挛减少的影像证据，但是和对照组相比患者预后没有显著性差异[56]，最近的 CONSCIOUS-2 试验的结果也不支持该类药的使用[57]。

红细胞生成素

红细胞生成素（EPO）是一个高度糖基化的蛋白，它在刺激红细胞产生上起关键作用。研究显示 EPO 水平在持续缺血或低氧损伤的脑组织中有显著性提高。这一证据说明 EPO 在 SAH 中起神经保护作用。一些研究显示，EPO 对于治疗血管痉挛有益并且能提高预后 [58]。由于 EPO 很难穿过血脑屏障，因此确定剂量比较困难。

结论

SAH 患者可能会病情严重，也可能几乎无症状，或者介于两者之间。病情的多样性使治疗策略变得更加复杂。SAH 的医学管理要求重症监护医生对每个患者的不同阶段和治疗目标迅速反应。认识 SAH 的不同时期和转变临床治疗方案的能力是很重要的。多学科交叉团队合作包括神经外科以及神经内科是改善这些患者预后所必须的。

参·考·文·献

[1] Linn FH, Rinkel GJ, Algra A, van Gijn J. Incidence of subarachnoid hemorrhage: role of region, year, and rate of computed tomography: a metaanalysis. Stroke 1996;27:625–629

[2] Epidemiology of aneurysmal subarachnoid hemorrhage in Australia and New Zealand: incidence and case fatality from the Australasian Cooperative Research on Subarachnoid Hemorrhage Study (ACROSS). Stroke 2000;31:1843–1850

[3] Labovitz DL, Halim AX, Brent B, Boden-Albala B, Hauser WA, Sacco RL. Subarachnoid hemorrhage incidence among Whites, Blacks and Caribbean Hispanics: the Northern Manhattan Study. Neuroepidemiology 2006;26:147–150

[4] Schwartz TH, Solomon RA. Perimesencephalic nonaneurysmal subarachnoid hemorrhage: review of the literature. Neurosurgery 1996;39:433–440, discussion 440

[5] Broderick JP, Brott TG, Duldner JE, Tomsick T, Leach A. Initial and recurrent bleeding are the major causes of death following subarachnoid hemorrhage. Stroke 1994;25:1342–1347

[6] Stegmayr B, Eriksson M, Asplund K. Declining mortality from subarachnoid hemorrhage: changes in incidence and case fatality from 1985 through 2000. Stroke 2004;35:2059–2063

[7] Huang J, van Gelder JM. The probability of sudden death from rupture of intracranial aneurysms: a meta-analysis. Neurosurgery 2002;51:1101–1105, discussion 1105–1107

[8] Mayer SA, Kreiter KT, Copeland D, et al. Global and domain-specific cognitive impairment and outcome after subarachnoid hemorrhage. Neurology 2002;59:1750–1758

[9] Lovelock CE, Rinkel GJ, Rothwell PM. Time trends in outcome of subarachnoid hemorrhage: Population-based study and systematic review. Neurology 2010;74:1494–1501

[10] Samuels O, Webb A, Culler S, Martin K, Barrow D. Impact of a dedicated neurocritical care team in treating patients with aneurysmal subarachnoid hemorrhage. Neurocrit Care 2011;14:334–340

[11] van Gijn J, Kerr RS, Rinkel GJ. Subarachnoid haemorrhage. Lancet 2007;369:306–318

[12] Ruigrok YM, Rinkel GJ. From GWAS to the clinic: risk factors for intracranial aneurysms. Genome Med 2010;2:61

[13] van der Schaaf IC, Velthuis BK, Gouw A, Rinkel GJ. Venous drainage in perimesencephalic hemorrhage. Stroke 2004;35:1614–1618

[14] Linn FH, Rinkel GJ, Algra A, van Gijn J. Headache characteristics in subarachnoid haemorrhage and benign thunderclap headache. J Neurol Neurosurg Psychiatry 1998;65:791–793

[15] Pinto AN, Canhao P, Ferro JM. Seizures at the onset of subarachnoid haemorrhage. J Neurol 1996;243:161–164

[16] Sung W, Arnaldo B, Sergio C, Juliana S, Michel F. Terson's syndrome as a prognostic factor for mortality of spontaneous subarachnoid haemorrhage. Acta Ophthalmol (Copenh) 2011;89:544–547

[17] Polmear A. Sentinel headaches in aneurysmal subarachnoid haemorrhage: what is the true incidence? A systematic review. Cephalalgia 2003;23:935–941

[18] Linn FH, Wijdicks EF, van der Graaf Y, Weerdesteyn-van Vliet FA, Bartelds AI, van Gijn J. Prospective study of sentinel headache in aneurysmal subarachnoid haemorrhage. Lancet 1994;344:590–593

[19] Lubicz B, Levivier M, François O, et al. Sixty-four-row multisection CT angiography for detection and evaluation of ruptured intracranial aneurysms: interobserver and intertechnique reproducibility. AJNR Am J Neuroradiol 2007;28:1949–1955

[20] Rosen DS, Macdonald RL. Subarachnoid hemorrhage grading scales: a systematic review. Neurocrit Care 2005;2:110–118

[21] Hirai S, Ono J, Yamaura A. Clinical grading and outcome after early surgery in aneurysmal subarachnoid hemorrhage. Neurosurgery 1996;39:441–446, discussion 446–447

[22] Frontera JA, Claassen J, Schmidt JM, et al. Prediction of symptomatic vasospasm after subarachnoid hemorrhage: the modified fisher scale. Neurosurgery 2006;59:21–27, discussion 21–27

[23] Laffey JG, Kavanagh BP. Hypocapnia. N Engl J Med 2002;347:43–53

[24] Curley G, Kavanagh BP, Laffey JG. Hypocapnia and the injured brain: more harm than benefit. Crit Care Med 2010;38:1348–1359

[25] Bederson JB, Connolly ES Jr, Batjer HH, et al. American Heart Association. Guidelines for the management of aneurysmal subarachnoid hemorrhage: a statement for healthcare professionals from a special writing group of the Stroke Council, American Heart Association. Stroke 2009;40:994–1025

[26] Bekker A, Didehvar S, Kim S, et al. Efficacy of clevidipine in controlling perioperative hypertension in neurosurgical patients: initial single-center experience. J Neurosurg Anesthesiol 2010;22:330–335

[27] Mutoh T, Ishikawa T, Suzuki A, Yasui N. Continuous cardiac output and near-infrared spectroscopy monitoring to assist in management of symptomatic cerebral vasospasm after subarachnoid hemorrhage. Neurocrit Care 2010;13:331–338

[28] Butzkueven H, Evans AH, Pitman A, et al. Onset seizures independently predict poor outcome after subarachnoid hemorrhage. Neurology 2000;55:1315–1320

[29] Little AS, Kerrigan JF, McDougall CG, et al. Nonconvulsive status epilepticus in patients suffering spontaneous subarachnoid hemorrhage. J Neurosurg 2007;106:805–811

[30] Sheehan JP, Polin RS, Sheehan JM, Baskaya MK, Kassell NF. Factors associated with hydrocephalus after aneurysmal subarachnoid hemorrhage. Neurosurgery 1999;45:1120–1127, discussion 1127–1128

[31] Laidlaw JD, Siu KH. Ultra-early surgery for aneurysmal subarachnoid hemorrhage: outcomes for a consecutive series of 391

patients not selected by grade or age. J Neurosurg 2002;97:250–258, discussion 247–249

[32] Starke RM, Connolly ES Jr. Participants in the International Multi-Disciplinary Consensus Conference on the Critical Care Management of Subarachnoid Hemorrhage. Rebleeding after aneurysmal subarachnoid hemorrhage. Neurocrit Care 2011;15:241–246

[33] Brilstra EH, Algra A, Rinkel GJ, Tulleken CA, van Gijn J. Effectiveness of neurosurgical clip application in patients with aneurysmal subarachnoid hemorrhage. J Neurosurg 2002;97:1036–1041

[34] Roos YB, Rinkel GJ, Vermeulen M, Algra A, van Gijn J. Antifibrinolytic therapy for aneurysmal subarachnoid haemorrhage. Cochrane Database Syst Rev 2003;2:CD001245

[35] Keyrouz SG, Diringer MN. Clinical review: prevention and therapy of vasospasm in subarachnoid hemorrhage. Crit Care 2007;11:220

[36] Lazaridis C, Naval N. Risk factors and medical management of vasospasm after subarachnoid hemorrhage. Neurosurg Clin N Am 2010;21:353–364

[37] Marshall SA, Nyquist P, Ziai WC. The role of transcranial Doppler ultrasonography in the diagnosis and management of vasospasm after aneurysmal subarachnoid hemorrhage. Neurosurg Clin N Am 2010;21:291–303

[38] Deshaies EM, Jacobsen W, Singla A, Li F, Gorji R. Brain tissue oxygen monitoring to assess reperfusion after intra-arterial treatment of aneurysmal subarachnoid hemorrhage-induced cerebral vasospasm: a retrospective study. AJNR Am J Neuroradiol 2012;33:1411–1415

[39] Muench E, Horn P, Bauhuf C, et al. Effects of hypervolemia and hypertension on regional cerebral blood flow, intracranial pressure, and brain tissue oxygenation after subarachnoid hemorrhage. Crit Care Med 2007;35:1844–1851, quiz 1852

[40] Rose JJ, Vanhecke TE, McCullough PA. Subarachnoid hemorrhage with neurocardiogenic stunning. Rev Cardiovasc Med 2010;11:254–263

[41] Temes RE, Tessitore E, Schmidt JM, et al. Left ventricular dysfunction and cerebral infarction from vasospasm after subarachnoid hemorrhage. Neurocrit Care 2010;13:359–365

[42] Bolli R, Marbán E. Molecular and cellular mechanisms of myocardial stunning. Physiol Rev 1999;79:609–634

[43] Apostolides PJ, Greene KA, Zabramski JM, Fitzgerald JW, Spetzler RF. Intra-aortic balloon pump counterpulsation in the management of concomitant cerebral vasospasm and cardiac failure after subarachnoid hemorrhage: technical case report. Neurosurgery 1996;38:1056–1059, discussion 1059–1060

[44] Rabinstein AA, Bruder N. Management of hyponatremia and volume contraction. Neurocrit Care 2011;15:354–360

[45] Ray WZ, Strom RG, Blackburn SL, Ashley WW, Sicard GA, Rich KM. Incidence of deep venous thrombosis after subarachnoid hemorrhage. J Neurosurg 2009;110:1010–1014

[46] Latorre JG, Chou SH, Nogueira RG, et al. Effective glycemic control with aggressive hyperglycemia management is associated with improved outcome in aneurysmal subarachnoid hemorrhage. Stroke 2009;40:1644–1652

[47] Dhar R, Zazulia AR, Videen TO, Zipfel GJ, Derdeyn CP, Diringer MN. Red blood cell transfusion increases cerebral oxygen delivery in anemic patients with subarachnoid hemorrhage. Stroke 2009;40:3039–3044

[48] Fernandez A, Schmidt JM, Claassen J, et al. Fever after subarachnoid hemorrhage: risk factors and impact on outcome. Neurology 2007;68:1013–1019

[49] Dorai Z, Hynan LS, Kopitnik TA, Samson D. Factors related to hydrocephalus after aneurysmal subarachnoid hemorrhage. Neurosurgery 2003;52:763–769, discussion 769–771

[50] Collen JF, Jackson JL, Shorr AF, Moores LK. Prevention of venous thromboembolism in neurosurgery: a metaanalysis. Chest 2008;134:237–249

[51] Al-Khindi T, Macdonald RL, Schweizer TA. Cognitive and functional outcome after aneurysmal subarachnoid hemorrhage. Stroke 2010;41:e519–e536

[52] Wong GK, Boet R, Poon WS, et al. Intravenous magnesium sulphate for aneurysmal subarachnoid hemorrhage: an updated systemic review and meta-analysis. Crit Care 2011;15:R52

[53] Kirkpatrick PJ, Turner CL, Smith C, Hutchinson PJ, Murray GD. STASH Collaborators: Simvastatin in aneurysmal subarachnoid haemorrhage (STASH): a multicentre randomised phase 3 trial. Lancet Neurol 2014;13:666–675.

[54] Vaughan CJ, Delanty N. Neuroprotective properties of statins in cerebral ischemia and stroke. Stroke 1999;30:1969–1973

[55] Kramer AH, Gurka MJ, Nathan B, Dumont AS, Kassell NF, Bleck TP. Statin use was not associated with less vasospasm or improved outcome after subarachnoid hemorrhage. Neurosurgery 2008;62:422–427, discussion 427–430

[56] Kramer A, Fletcher J. Do endothelin-receptor antagonists prevent delayed neurological deficits and poor outcomes after aneurysmal subarachnoid hemorrhage?: a meta-analysis. Stroke 2009;40:3403–3406

[57] Macdonald RL, Higashida RT, Keller E, Mayer SA, Molyneux A, Raabe A, Vajkoczy P, Wanke I, Bach D, Frey A, Marr A, Roux S, Kassell N. Clazosentan, an endothelin receptor antagonist, in patients with aneurysmal subarachnoid haemorrhage undergoing surgical clipping: a randomised, double-blind, placebo-controlled phase 3 trial (CONSCIOUS-2). Lancet Neurol. 2011;10:618–625

[58] Turner JD, Mammis A, Prestigiacomo CJ. Erythropoietin for the treatment of subarachnoid hemorrhage: a review. World Neurosurg 2010;73:500–507

第42章

蛛网膜下腔出血的血管内治疗

Nohra Chalouhi, Pascal Jabbour, Aaron S. Dumont, L. Fernando Gonzalez, Robert Rosenwasser, and Stavropoula I. Tjoumakaris

血管内治疗是目前新兴的治疗颅内动脉瘤安全、有效的微创手术方式。临床RCT研究有明确的证据表明血管内栓塞是治疗破裂的颅内动脉瘤非常有效的治疗手段[1–3]。这个领域的快速进步以及新材料、新技术的进展，使得血管内治疗适用于更广泛的颅内动脉瘤患者。

动脉瘤性蛛网膜下腔出血的病理生理

动脉瘤性蛛网膜下腔出血（SAH）的人群发病率在每年2~16/100 000左右[4]。女性、吸烟、高血压、过度的酒精摄入以及滥用可卡因是SAH的重要危险因素[5]。既往SAH病史、颅内动脉瘤或SAH的家族史也是危险因素。而且随着受累的一级亲属的人数增加[6]，SAH发生的风险增加。一项基于区域人口的病例研究表明，一位一级亲属受累时SAH风险增高2.15倍，两位一级亲属受累的人群SAH风险为普通人群的51倍[7]。有症状的，或较大的（> 7 mm），或后循环动脉瘤更容易发生破裂出血。同时，伴有常染色体遗传多囊肾、4型E–D综合征及肌纤维发育不良（FMD）等病患者发生动脉瘤的风险也增加[6, 8]。在约20%的SAH病例中追问病史可发现发病时处于激烈运动，或性爱，或负重活动时[9]。

颅内动脉瘤好发于Willis环或附近的血管分叉处，归因于较强的血流动力学压力长期作用于这些部位。有证据表明局部的炎症也是动脉瘤形成和破裂的关键点。血流动力学的长期作用导致血管内皮的功能障碍，进而局部的炎症导致血管中层薄弱，最后局部血管膨大[10]。炎症的进一步发展，动脉瘤壁变性、细胞死亡，最终导致动脉瘤破裂。在动物试验中，有多个针对炎症反应的治疗，包括使用核因子Kappa–B抑制剂以及金属蛋白酶抑制剂，似乎能减少动脉瘤的形成和减缓进展[10]。最近的未破裂颅内动脉瘤国际合作研究中，Hasan等[11]发现一周至少服用三次阿司匹林的未破裂动脉瘤患者较未服用阿司匹林者发生破裂的风险低，考虑是阿司匹林的抗炎作用所致。但是要完全了解颅内动脉瘤形成和破裂的病理生理，尚有许多工作要做。

SAH的其他原因包括：脑动静脉畸形、硬脑膜动静脉瘘、外伤、血管炎、颅内动脉夹层、脑动脉淀粉样病、出血倾向[8]。脑动静脉畸形是年轻人群发生自发性脑内血肿的最主要原因，约占SAH的9%。DAVF伴有皮质静脉引流（Borden分级2~3级，或Cognard分级2b级到4级）时，也易发生出血导致SAH或脑内血肿。血管内治疗已经成为治疗脑动静脉畸形和DAVF的重要手段，可以单独或联合其他治疗方法治愈疾病。最近，开始使用的Onyx（ev3，Irvine，CA）是血管内治疗“武器库”中重要的新成员，在脑血管畸形（特别是DAVF）的治疗中发挥革命性作用[12]。多位作者报道，使用Onyx治疗脑血管畸形取得很高的治愈率。但本章主要介绍动脉瘤性蛛网膜下腔出血的诊断和血管内治疗。

临床表现

颅内动脉瘤破裂时诱发的剧烈颅内高压及交感神经极度兴奋可导致10%~15%的患者发病后即刻死亡[13]。清醒患者最主要的主诉是“一生中从未有过的头痛”。头痛常被描述为突然的发生，并即刻进展到最高峰。10%~43%的患者仔细询问病史时可描述出在突发的剧烈头痛前，有由于少量渗血导致的前哨性头痛[13]。大多数到达医院就诊的SAH患者，可有恶心、呕吐（77%），以及不同程度的意识改变（65%）。在起病12小时后，颈项强直在大约35%的患者中发生，对于昏迷或少量出血的患者可以不发生颈项强直。脑神经压迫、脑内血肿，或局部脑缺血会导致局灶性神经功能缺损。尽管 SAH 的典型表现，临床上仍有约 12% 的患者在初诊时误诊，误诊原因常常是由于：没有行头颅 CT 扫描；没有腰穿；或对脑脊液化验结果的错误解读 [14]。由于没有及时准确地诊断出 SAH，会导致更高的致残率和死亡率，所以临床医生在遇到突然发生剧烈头痛的患者，应高度怀疑为 SAH，并毫不犹豫地给患者进行头颅 CT 平扫检查。

术前评估

若临床表现及查体怀疑患者发生 SAH，应及时行头颅 CT 平扫检查。在起病后 3 天内，头颅 CT 平扫对于诊断 SAH 的敏感性最高，可达 95% 以上，随后由于红细胞的分解，脑脊液的循环吸收，敏感性明显下降。对于高度怀疑 SAH，但头颅 CT 平扫阴性的患者，行腰穿脑脊液化验检查是必要的，往往在 SAH 患者中发现脑脊液黄变。脑脊液黄变可在出血后 6 小时就可发生，在 12 小时后几乎所有患者的脑脊液均有黄变 [15]。脑脊液黄变通常是行分光谱测量检测的。MRI 检查在诊断 SAH 时不常用，但在头颅 CT 阴性又不能行腰穿检查时，MRI 扫描使用梯度回波序列、DWI 序列以及液体衰减反转序列，可用于诊断 SAH。在出血早期，特殊序列的 MRI 扫描具有同 CT 平扫一样的敏感性，在出血多天后甚至较 CT 平扫有更高的敏感性 [16]。

在 SAH 时，具有 3D 重建功能的脑血管 DSA 检查是诊断颅内动脉瘤的金标准，可以了解动脉瘤解剖结构，并明确是否适合于血管内栓塞治疗。DSA 检查具有最高的诊断准确性，而且并发症率小于 1%[17]。在大部分的神经血管病诊治中心，DSA 是 SAH 患者明确是否有动脉瘤，了解动脉瘤解剖结构、评估血管内栓塞可行性的首选检查手段。但是，头颅 CTA 诊断颅内动脉瘤也具有很高的准确性，在许多中心已替代 DSA 作为 SAH 患者的最初检查手段 [18]。但是在发现小于 3 mm 的微小动脉瘤时，CTA 的敏感性仍要低于 DSA[19, 20]。因而，大部分专家仍建议在头颅 CTA 阴性时，仍要行 DSA 检查，除非是头颅 CT 平扫表现为典型的中脑周围蛛网膜下腔出血的患者 [13]。

临床诊治的严重程度可采用证实有效的简易分级方法进行评估，如 Hunt-Hess 分级系统或 WFNS 分级系统，两种分级方式都能很好地预测患者的预后。最初的治疗应专注于预防再出血和处理神经系统并发症。急性脑积水导致的意识障碍往往可以通过侧脑室外引流缓解。在最初的 24 小时内，约有 4%~13.6% 的患者发生再出血，80% 的再出血患者死亡或严重致残 [21]。因而，破裂动脉瘤应该及时行血管内治疗或显微外科手术修补，最好能在发病后 24 小时内完成。在动脉瘤修补手术完成前，建议控制收缩压在 160 mmHg 以下。抗纤溶药物，比如氨基己酸，有利于预防再出血，但在临床试验中并未发现能使患者最终获益 [22]。若没有禁忌，对于不能即刻行动脉瘤修补手术的患者，目前建议短期使用（小于 72 小时）抗纤溶药物以减少早期再出血。

颅内破裂动脉瘤的血管内治疗

目前的临床 RCT 研究发现血管内栓塞是治疗颅内破裂动脉瘤的优选方案 [1–3, 23]。在国际破裂动脉瘤研究（ISAT）中共有 2 143 例患者入组，随机分组到显微夹闭组（n=1 070）和血管内栓塞组（n=1 073），共有 42 个神经外科中心（绝大多数位于欧洲）参加该试验 [2]。在 ISAT 研究中，只选择既适合栓塞又适合夹闭的颅内破裂动脉瘤患者入组。其初步结果表明：在随访 1 年时，血管内栓塞组较显微夹闭组，患者残疾或死亡的相对风险下降 22.6%，分析认为是由于血管内栓塞组（8%）较夹闭组（19%）有较低的手术并发症所致。同时发现血管内栓塞组的癫痫发生率也较夹闭组低，但血管内栓塞组再出血率 2.9%，明显高于夹闭组（0.9%）。有批评者认为在 ISAT 中，约达 80%（7 416/9 559）的研究对象被剔除入组，导致了明显的选择偏倚。也有评论认为在 ISAT 研究中，大多血管内治疗的医生都经验丰富，而夹闭组的许多医生手术经验则有限。在后续的随访研究中，术后 5 年时，栓塞组的生存率仍高于夹闭组，但残疾率两组相当 [24]。

另一个单中心的前瞻性随机对照研究（BRAT）中，为避免类似 ISAT 研究选择偏倚，将研究期间所有该单位的破裂动脉瘤患者都纳入研究进行随机分组 [1]。在 BRAT 研究中，动脉瘤夹闭术和血管内栓塞术都由具有丰富经验的术者施行。共 472 例患者被随机分配成夹闭组（n=239）和栓塞组（n=233）。同 ISAT 研究类似，术后 1 年时，血管内栓塞组较手术夹闭组不良预后率低（23.2% vs 33.7%）。同时，BRAT 研究中栓塞术后 1 年内没有发现发生再出血的病例，这个疗效的改善被认为是近期血管内栓塞技术的提高和改良所致。术后 3 年时的随访研究发现，对于前循环动脉瘤，栓塞组和夹闭组总体相当 [25]。但夹闭组具有更高的动脉瘤完全消除率及更低的复发率和再治疗率。

破裂小动脉瘤的最佳治疗方案尚不明确，在ISAT研究中小动脉瘤未被纳入研究，而在BRAT研究中小动脉瘤被更多地分配到手术夹闭组。由于微导管到位相对困难，到位后也较不稳定，弹簧圈放置时易发生动脉瘤穿破或弹簧圈逃逸，所以破裂小动脉瘤的栓塞是个更具挑战的手术。多位作者报道小动脉瘤栓塞术中具有更高的术中破裂出血风险[26]，因而认为破裂的小动脉瘤更适合手术夹闭。最近，我们医疗中心回顾了151例小动脉瘤的治疗情况，其中91例行血管内栓塞术，60例行手术夹闭术[27]。我们发现栓塞组的手术并发症率明显低于夹闭组（9.8% vs 23.3%）。栓塞组中也只有3.7%的病例发生术中动脉瘤破裂。我们的研究提示对于破裂的小动脉瘤，只要技术可行，血管内栓塞也是不错的选择，但这需要进一步RCT研究明确。

在SAH时，选择手术夹闭还是血管内栓塞来修补破裂颅内动脉瘤应通过综合分析动脉瘤的部位、解剖特性、临床状态以及合并症等多种因素后决定。比如，大脑中动脉瘤由于解剖位置的关系，血管内栓塞的并发症率较高，更适合选择手术夹闭治疗[13]。在合并脑内血肿时，一般选择开颅手术夹闭动脉瘤术并同期清除血肿。但是有些情况下，动脉瘤栓塞后，将使后期的开颅血肿清除和减压术变得更安全和简单[28]。另外，在ISAT的分组分析中发现，对于小于50岁的人群，栓塞术较夹闭术的优势不如50岁以上的人群来得明显。对于年轻患者，由于较长的预期寿命，夹闭术能提供更可靠的疗效，因而对于年轻患者，总体来说，首选手术夹闭[29]。

但是，在我们医疗中心近期的一项研究中发现，小于35岁的年轻SAH患者行栓塞治疗后也能达到手术夹闭类似的预防再出血的效果，且预后良好比例达到85%[30]。同时，对于老年患者及重症患者（H&H分级4~5级）血管内栓塞术的优点更为明显。在我们中心，对于5级患者，一般先行侧脑室外引流，且只对外引流后症状改善的患者再进一步行动脉瘤栓塞术。同样，对于有出血倾向，或长期服用抗凝药物等情况时，也应优先血管内栓塞治疗。一般认为，血管内栓塞治疗基底动脉尖动脉瘤较开颅夹闭的优势明显[31]。在我们的医疗中心，绝大多数的后循环动脉瘤都选择栓塞治疗[32]。对于多发动脉瘤且责任动脉瘤不明确时，也推荐同期栓塞所有可疑动脉瘤。最后，路径动脉极度扭曲，严重血管痉挛，载瘤动脉明显粥样硬化时选择血管内栓塞治疗应极为慎重。

疗效的长效性是血管内栓塞治疗颅内动脉瘤最为关切的问题。栓塞治疗颅内动脉瘤后，后循环动脉瘤的复发率为24%~35%，大脑中动脉瘤复发率为18%~32%，后交通动脉瘤复发率为37%，前交通动脉瘤复发率25%，颈内动脉眼段动脉瘤复发率26%，海绵窦段动脉瘤复发率40%，床突旁动脉瘤复发率12%~29%[33]。治疗后脑动脉瘤再出血研究（CARAT）表明，动脉瘤栓塞的严密程度决定了再出血的风险，建议对于破裂动脉瘤应尽可能致密填塞。使用支架辅助或球囊辅助技术能显著提高动脉瘤的栓塞致密度，减少复发[32, 34, 35]。血管内栓塞材料和装置的进步，将会进一步提升血管内栓塞的长期疗效。尽管最初的临床反应很好，但对照研究发现生物修饰的弹簧圈的疗效并不比裸圈要好，所以对待新技术、新材料仍需谨慎、客观[36]。

血管内栓塞技术

动脉瘤弹簧圈栓塞

在我们中心，术前所有SAH患者均留置中心静脉通路和动脉血压监测。H&H分级3级或以上的患者均放置侧脑室外引流管和Swan-Ganz导管。血管内栓塞术在全麻下施行，并行体感诱发等神经电生理检测。对于后循环及后交通动脉瘤给予脑干听觉诱发电位检测。在全麻下手术，可以更平稳地控制血流动力学，减少术中再出血风险，有效控制颅内压，以及获得更为清晰的影像以提高操作的准确性。术中的肝素化可以减少血栓事件，但具体使用应由术者根据具体情况而定。在我们医疗中心，往往在第一个弹簧圈放置后再给予半量的肝素（50 U/kg）。合并脑内血肿或刚完成侧脑室外引流术（2小时内）时应避免使用肝素。

多数情况下，通过股动脉穿刺置入7F动脉鞘并缝合固定，以获得动脉通路。在导丝导引下使用6F导引管行选择性脑动脉造影。在出血原因和部位不明确时，应行六条脑动脉血管造影，包括双侧颈内动脉、双侧颈外动脉和双侧椎动脉。3D重建图像能更精确地测量动脉瘤大小，计算体－颈比，更清晰地显示动脉瘤颈及其同载瘤动脉和邻近分支之间的关系。通过分析3D图像，能更好地选择工作角度。瘤颈小于4 mm且体－颈比大于2的动脉瘤，多能通过单一弹簧圈栓塞治疗。通过导引管，在微导丝导引下缓慢推进微导管（我们多用 SL-10 微导管或 Echelon 微导管）进入动脉瘤内，并远离瘤颈。Echelon 微导管在需要时还可以使用 Onyx 胶。通常我们使用 Synchro-2 微导丝，在小动脉瘤时则使用 Synchro-10。接着就可以在影像监视下逐个放置弹簧圈（图 42.1）。在弹簧圈放置时，控制性降低血压（下降 15%~20%）。有各种形态、大小、长度以及软硬的圈可供选择。第一个圈多选择复杂形态的弹簧圈，希望进入瘤内后能更好地成篮。当弹簧圈到位良好并确认稳定后解脱弹簧圈，并接着放置弹簧圈直到动脉瘤完全填塞（需要在正常血压下，3 个不同角度造影确认动脉瘤腔内没有造影剂充盈）。为了更好地填塞瘤腔，收尾圈多选普通的螺旋弹簧圈。在动脉瘤栓塞后，维持平均动脉压在 90~100 mmHg，以预防血管痉挛及脑缺血。

血栓栓塞事件

血栓栓塞事件是动脉瘤栓塞过程中最需关切的并发症。通过术后脑磁共振 DWI 序列成像研究发现，系统抗凝下血管内治疗后仍有约 60% 的患者可见到大小不一的脑栓塞[37]。由于支架的致栓性及大型或宽颈动脉瘤的手术复杂度，导致支架辅助栓塞动脉瘤更易发生血栓栓塞事件。为减少血栓事件，术中应检测肝素化效果，在使用支架时需同时给予抗血小板药物。为减少血栓事件，我们的经验是在放置第一个圈时要尽量避免反复调整，以防止动脉瘤内新鲜血栓脱离到载瘤动脉。在放置最后一个圈时因避免弹簧圈突出到载瘤动脉内，以防止局部血栓形成。在未破裂动脉瘤栓塞时，若发生弹簧圈突入载瘤动脉，我们术后会给予患者持续 12 小时肝素化，并在 24~48 小时内使用右旋糖苷，以及至少 6 周的单一或双联抗血小板治疗。当然，出血急性期，使用抗凝和抗血小板药物要相对保守，使用后的风险和收益之间应当仔细评估。在出血量少、H&H 分级低的患者中使用抗凝或抗血小板药物相对安全。在栓塞过程中发现有血管闭塞时，应尽快完成栓塞动脉瘤，然后通过溶栓药物或机械的方法打通闭塞动脉。最常用的溶栓药物是组织纤维蛋白溶酶原激活剂和糖蛋白Ⅱb/Ⅲa 抑制剂（阿昔单抗）。动脉瘤栓塞时，不管是预防性治疗还是术中发生血栓后溶栓时，目前更多使用糖蛋白Ⅱb/Ⅲa 抑制剂[38]。

术中动脉瘤破裂

动脉瘤栓塞术中到位微导管、微导丝或放置弹簧圈过程中发生动脉瘤破裂出血的风险约 2%~8%，一旦发生将会导致灾难性后果（死亡率约 20%）[39]。破裂动脉瘤和小动脉瘤术中破裂出血的风险更高。术中规范操作，能减少术中破裂风险。在微导管进入到动脉瘤后撤出微导丝时应该先释放微导管的张力，在撤出微导丝的过程中应持续透视监视微导管头的位置并调整张力，以避免微导管不受控制地自主前进。第一

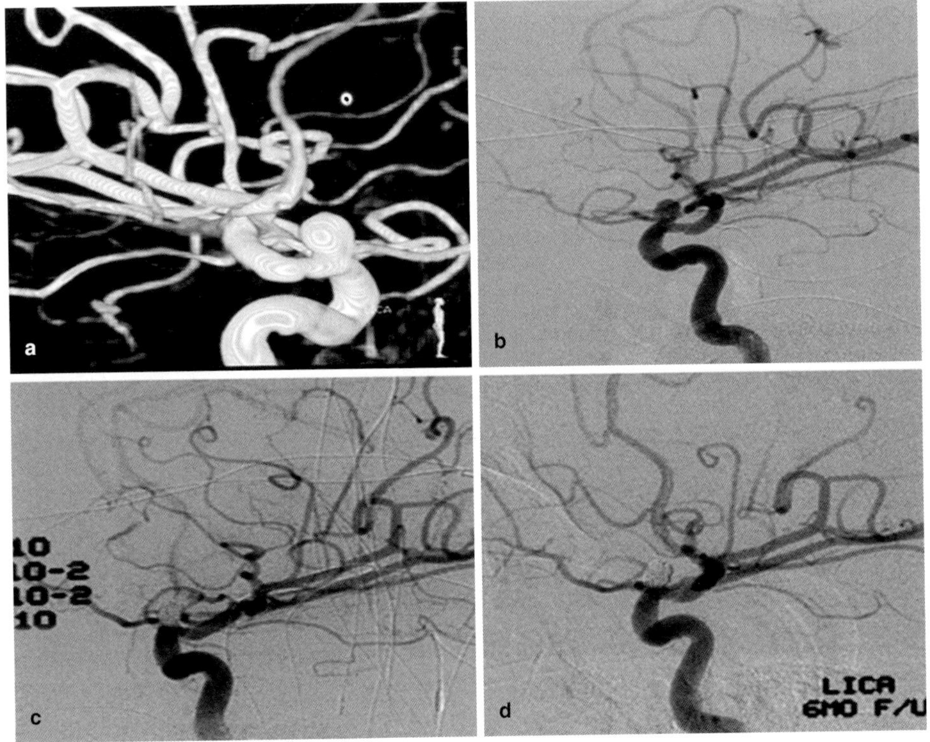

图 42.1　颈内动脉 3D 重建图像（a）及侧位图像（b）显示颈内动脉眼段动脉瘤。术后即刻（c）及术后 6 个月（d）复查颈内动脉造影侧位像提示动脉瘤完全填塞。

个圈尽量选用柔软的、亲水弹簧圈以减少通过阻力、减少对动脉瘤壁的张力，第一个弹簧圈直径选用比动脉瘤最大径小 1~2 mm 者。应当避免过度填塞动脉瘤，以防止动脉瘤基底部的张力过高增加动脉瘤破裂出血风险。术中发生动脉瘤破裂出血时，应立即中和肝素，但不要立刻撤离引起破裂的触犯物以起到临时填塞破口的作用。当微导管刺破动脉瘤后，释放第一个弹簧圈的一部分到蛛网膜下腔内，然后回撤微导管到动脉瘤内继续填塞，直到动脉瘤完全填塞。在放置弹簧圈过程中发生破裂，应释放完这个弹簧圈，并快速填塞后续的弹簧圈达到止血目标。在发生不能控制的破裂出血时，可以迅速到位不可解脱球囊（比如 EV3 公司的 hyperglide 球囊）横跨瘤颈充盈阻断血流，待动脉瘤内填塞止血后再抽瘪球囊。

支架辅助动脉瘤栓塞技术

使用常规弹簧圈填塞技术栓塞宽颈的、复杂形态的动脉瘤以及梭形动脉瘤非常困难。在早期，这类动脉瘤多倾向于选择手术夹闭。随着颅内支架的进步，越来越多的复杂动脉瘤选择支架辅助栓塞术（图 42.2）。在美国，多数临床医生不喜欢在 SAH 急性期使用支架辅助技术。因为使用支架后需要双联抗血小板治疗，增加了可能需要的侧脑室外引流术以及后续的一些侵入性操作的出血风险，并增加了动脉瘤再出血的可能。但我们的经验发现，在 SAH 急性期使用支架辅助弹簧圈栓塞动脉瘤的围手术期并发症为 15%，预后良好率达 63%，在可接受的范围内 [40]。在最近的一篇综述文献中，Bodily 等发现支架辅助栓塞术中的血栓性并发症并不常见，双联抗血小板治疗后侧脑室外引流术发生出血并发症少见 [41]。但另有其他专家建议，只有在其他风险较低的手术方案不可行时，才选择在急性期使用支架辅助栓塞动脉瘤技术 [13, 42]。

在我们的医疗中心，如果急性期施行支架辅助栓塞术，往往在释放第一枚弹簧圈后团注肝素 50 U/kg，并给予波立维 600 mg 负荷量，术后 6 周内每日给予波立维 75 mg 及阿司匹林 81 mg。目前常用的支架包括 Neuroform 支架（Stryker Neurovascular，Fremont，CA）和 Enterprise 支架（Cordis Neurovascular，Miami FL）。支架辅助弹簧圈栓塞动脉瘤可有 3 种手术方式：①先跨过动脉瘤颈在载瘤动脉内释放支架，再操控微导管通过支架网孔进入动脉瘤内进行栓塞；②先操作微导管进入动脉瘤腔内，然后释放支架保护载瘤动脉，再进行弹簧圈填塞（jailing technique）；③使用支架去保护突出到载瘤动脉内的弹簧圈，以及防止瘤颈部不稳定的弹簧圈移位脱落到载瘤动脉内。具体的手术方式取决于手术医师的经验、动脉瘤的形态以及载瘤动脉的迂曲度。我们的经验发现使用"弹簧圈填塞"时微导管最为稳定，弹簧圈疝出到载瘤动脉的可能性也较低。另外，在支架放置后超控微导管进入动脉瘤是个有挑战的工作，特别是使用闭合式支架或栓塞小动脉瘤时。

支架辅助栓塞在瘤颈处构成一个防止弹簧圈突出的"脚手架"，有利于动脉瘤的致密填塞和瘤颈部的密封。另外，在瘤颈处沿着支架生长的纤维组织形成"框架"有利于新生内膜覆盖，并可重新导向载瘤动

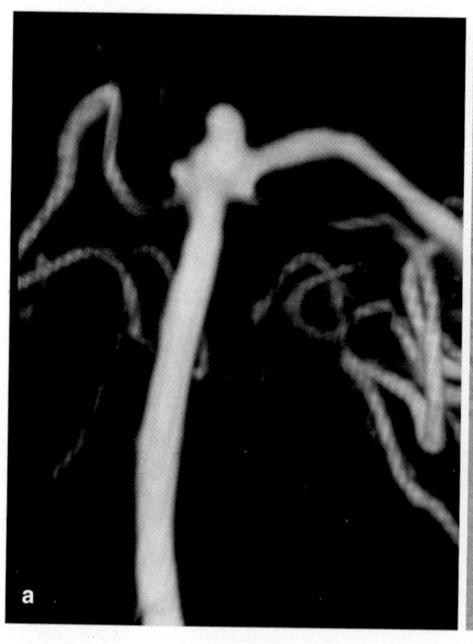

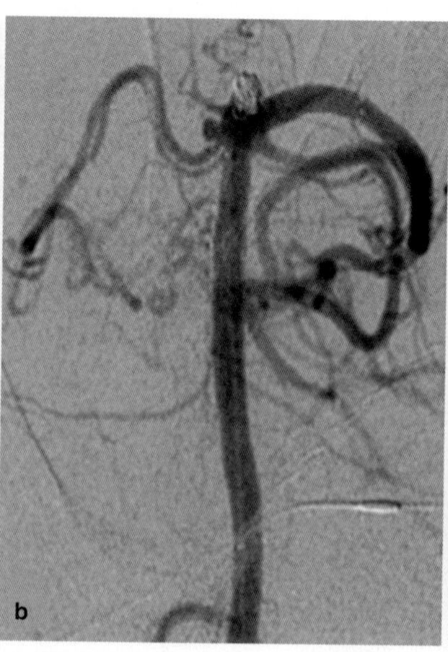

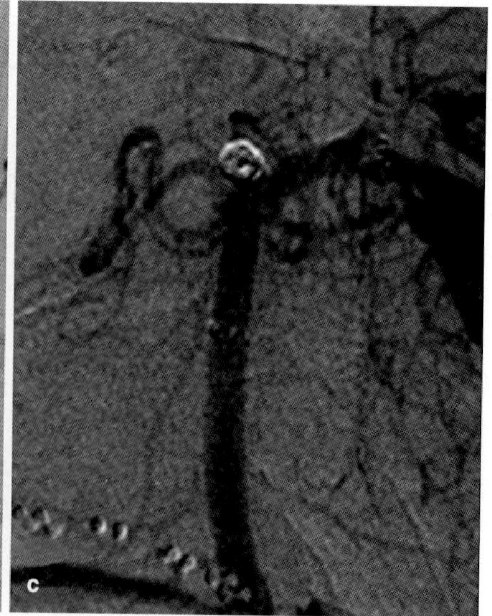

图 42.2　a. 一位 4 级 SAH 患者，3D-DSA 显示基底动脉尖 3 mm 大小宽颈动脉瘤；b. 一枚 Neuroform 支架从基底动脉上段放置到左侧大脑后动脉 P1 段；c. 术后 15 个月复查提示动脉瘤完全闭塞。

脉内血流，促进动脉瘤内血栓形成。因此，随访发现，支架辅助动脉瘤栓塞术较普通弹簧圈栓塞术具有更高的动脉瘤完全闭塞率[35]。

最近出现的腔内血管重建装置（PED）被用于宽颈动脉瘤、巨大动脉瘤、血泡样动脉瘤或梭形动脉瘤，发现安全性和效果均佳。但PED栓塞动脉瘤不能达到即刻闭塞效果，而是缓慢修复的过程，同时支架置入后需要严格的双联抗血小板治疗，对于破裂急性期的动脉瘤患者PED治疗后有很高的再出血风险。而且由于术前的抗血小板药物的不充分，术后缺血事件的发生率也较高。McAuliffe 和 Wenderoth 在急性期使用PED治疗11例动脉瘤，发现2例患者发生术后早期再出血导致患者死亡[43]。我们建议在动脉瘤破裂急性期使用PED栓塞后仍应该用弹簧圈致密填塞动脉瘤腔。

球囊重塑技术

球囊重塑技术用在复杂形态动脉瘤栓塞释放弹簧圈时，球囊横跨于瘤颈在载瘤动脉内充盈，防止弹簧圈突出到载瘤动脉。球囊重塑技术多用于宽颈动脉瘤或为保护接近动脉瘤颈处发出的分支时使用（图42.3）。由于球囊充盈后血流瘀滞或内膜损伤，以及在载瘤动脉内多导管操作，使用球囊重塑技术要重视预防血栓并发症。在一项法国进行的多中心研究中，Pierot 等[34]比较了160例使用球囊重塑技术栓塞的动脉瘤和608例常规弹簧圈栓塞的动脉瘤，发现两者缺血和术中出血并发症类似，但球囊重塑技术栓塞组的完全栓塞率更高。另外，Shapiro 等[44]回顾了23项研究的综述，发现在1 163例动脉瘤栓塞术中（其中273例采用球囊重塑技术辅助），球囊重塑组和常规弹簧圈栓塞组缺血并发症发生率无差异。在动脉瘤破裂的急性期，如果需要采用辅助栓塞技术，由于球囊辅助不需要抗血小板治疗以及可能的出血风险，介入科医师更倾向于选用球囊辅助栓塞技术，而非支架辅助技术。在动脉瘤栓塞过程中发生破裂时，充盈球囊也能临时隔绝循环血流进入瘤腔，有利于止血和进一步处理。但是，相较于支架辅助技术，球囊重塑技术不能保证瘤颈部的安全填塞以及完全避免瘤颈处弹簧圈突出或移位诱发的缺血事件。

在我们的医疗中心，最常使用的球囊是EV3公司的 Hyperglide 球囊和 Hyperform 球囊。Hyperform 球囊具有更高的顺应性，可以在扭曲的载瘤动脉及复杂形态动脉瘤栓塞过程中使用。手术过程中，先将球囊放置在横跨瘤颈处的载瘤动脉上，当尝试释放弹簧圈过程中如果有弹簧圈突出到载瘤动脉或邻近分支时，再充盈球囊。球囊充盈后，应尽可能地释放多条弹簧圈。弹簧圈放置到位后，在空白路图下，抽瘪球囊，观察弹簧圈填塞物是否稳定。如果弹簧圈不够稳定，再次充盈球囊，填塞更多的弹簧圈。如果多次尝试弹簧圈仍不稳定，则放置支架保护载瘤动脉。

Onyx HD-500

Onyx HD-500 胶是目前FDA批准的唯一可用于

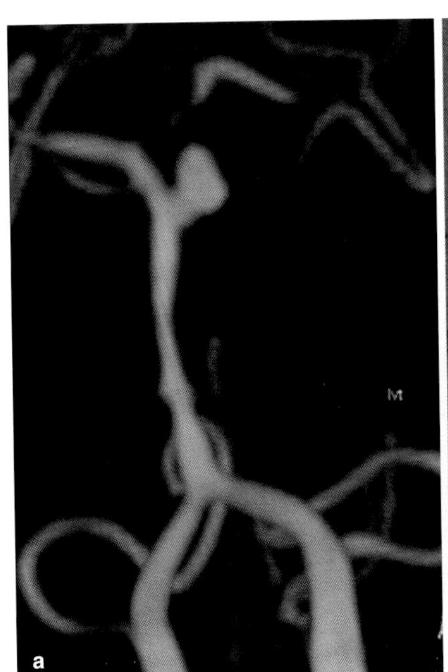

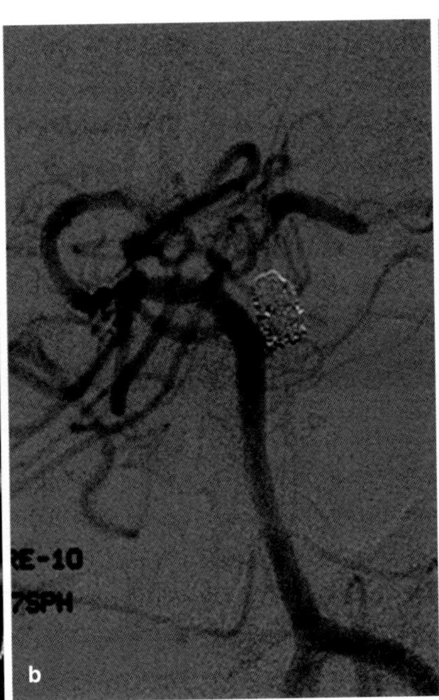

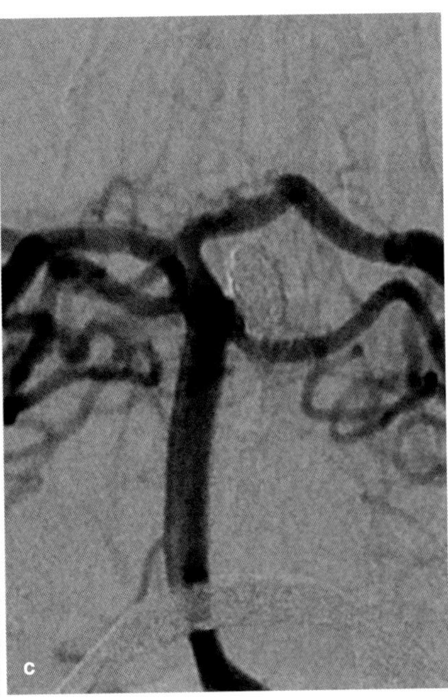

图 42.3 a. 一例3级SAH患者，3D-DSA显示小脑上动脉宽颈动脉瘤，大小约6 mm × 4 mm；b. 使用球囊辅助弹簧圈栓塞技术成功闭塞动脉瘤；c. 术后6个月后复查提示动脉瘤完全闭塞，载瘤动脉通畅。

颅内动脉瘤栓塞的液体栓塞剂。Onyx 胶只在一些特殊病例中使用，比如很宽颈又不规则形态的大型动脉瘤，或者是既往栓塞后复发的动脉瘤。Onyx HD-500 可以单独使用，也可以联合弹簧圈和支架一起使用。在使用 Onyx HD-500 栓塞过程中，需要使用球囊完全封闭瘤颈，防止栓塞剂渗漏到载瘤动脉引起误栓。Onyx 胶几乎能够充填动脉瘤囊的所有空间，并达到最好的瘤颈和载瘤动脉重建，诱发强烈的新生内皮反应，从而提高动脉瘤栓塞的长期疗效 [45]。Onyx 胶栓塞常见并发症主要包括 Onyx 胶填塞物不够稳定，导致局部血栓形成和远端动脉栓塞，以及 Onyx 胶填塞物造成占位效应对邻近神经结构的压迫。由于使用 Onyx 胶需要在术前、术后双联抗血小板治疗，在动脉瘤破裂急性期使用的经验非常有限，故在急性期使用 Onyx 胶应该非常谨慎。

载瘤动脉闭塞术

载瘤动脉闭塞包括载瘤动脉近端闭塞以改变血流方向或载瘤动脉及动脉瘤复合体一同闭塞。这项技术多用于常规栓塞不能治疗的夹层动脉瘤、巨大动脉瘤或血泡样动脉瘤等（图 42.4）。在载瘤动脉永久闭塞前需行球囊临时闭塞实验（BTO），以观察侧支循环情况评估术后脑梗死的风险和后果。在准备永久闭塞的血管段缓慢充盈球囊，并通过在近端注射造影剂来确认血流完全阻断。血流完全阻断后，在患者平常血压情况下监测神经体征 15 分钟。若患者无明显不适，再控制性降压 30%，继续监测神经体征 15 分钟。如果在整个过程中患者均无神经功能障碍则患者通过 BTO 试验。若在全麻状态下，神经电生理监测无变化且脑血管造影提示侧支循环充裕也认为通过 BTO 试验。通过 BTO 试验后即可行载瘤动脉闭塞术，若不能通过 BTO 试验，则需要行血管搭桥后再行载瘤动脉闭塞术。

载瘤动脉闭塞通常在近端血流控制的情况下进行，以便更好地填塞栓塞材料以及血流逆向后减少远端血管栓塞事件。我们中心多使用 Ascent 球囊双腔导管，该导管可以在球囊充盈阻断近端血流的情况下，通过中心管腔缓慢释放弹簧圈构成框架，一旦框架形成后就可以缓慢注入 Onyx 胶，Onyx 胶可以有效充盈弹簧圈间的空隙，更有效地堵塞血管。我们认为应当在血管完全闭塞后，卸除球囊，再造影确认闭塞完全。

载瘤动脉闭塞后的并发症发生率约在 16%~26%。最主要的并发症是载瘤动脉闭塞后迟发性脑缺血，原因是 BTO 试验对缺血事件的预测能力不够完美 [46]。对于 SAH 急性期患者，由于术后需要抗血小板药物，以及急性期可能的血管痉挛导致迟发脑缺血发生率升高，所以使用载瘤动脉闭塞术应非常谨慎。

血管痉挛的血管内治疗

约 70% 的 SAH 患者会发生影像学可见的血管痉挛，其中 30% 会出现临床症状。血管痉挛多在出血后 3~7 天发生，在出血后第二周达到高峰，在第三周到第四周后缓解。迟发性脑缺血是动脉瘤破裂后 SAH 患者的第二位致死、致残原因。但脑血管痉挛程度和脑缺血 / 梗死之间的关系并非正相关，有时候严重的血管痉挛并没有导致脑梗死，而轻微的血管痉挛却伴随着明显的脑梗死 [48]。

尽管 DSA 检查是诊断脑血管痉挛的金标准，但由于可能的并发症风险限制了其使用，故临床上最常使用无创的经颅多普勒（TCD）来评估 SAH 后的血管痉挛情况。TCD 诊断脑血管痉挛的敏感性和特异性在 70%~80%，同血管造影结果很好相符 [47]。但是 TCD 检查非常依赖于操作者的经验且不能进行定量分析。而 CTA 检查对于严重的血管痉挛的敏感性和特异性均很好，但对于轻中度的血管痉挛可靠性却不佳。灌注成像技术似乎比 TCD 或发现脑血管狭窄的解剖成像技术更能判断脑缺血与否，但对患者的配合度的要求高以及金属伪影的干扰，临床上并不常用 [13]。

有循证依据表明尼膜同能改善 SAH 患者的神经功能预后（但并非改善脑血管痉挛），故所有的 SAH 患者均应给予尼膜同口服治疗。由于蛛网膜下腔及脑室内积血的量是发生脑血管痉挛可能性的重要预测因子，故有研究尝试进行鞘内溶栓促进蛛网膜下腔积血的吸收来预防脑血管痉挛的发生。最近的荟萃分析评估了 5 项 RCT 临床试验后认为，腔内溶栓能有效地降低血管痉挛发生率，减少迟发性神经功能障碍，减少迟发性脑积水，从而改善预后，但这个结论尚需更大样本、更缜密研究的证据 [49]。预防性基底动脉血管成形术、预防性抗血小板药物、内皮受体拮抗剂以及硫酸镁均未在临床研究中证明能改善预后 [50]，应避免使用 [13]。尽管小样本的临床使用发现他汀药物可改善预后，但荟萃分析并未发现受益 [51]。

当患者出现症状性血管痉挛，且对扩容、升压治疗无反应或不能耐受时，可考虑行血管内治疗，术前复查头颅 CT 排除脑积水或再出血导致的神经功能变坏的可能。在我们的医疗中心，如果检查提示脑血管痉挛，而后给予最大级别的药物治疗后患者神经功能仍未好转，则选择行脑血管造影并给予动脉内

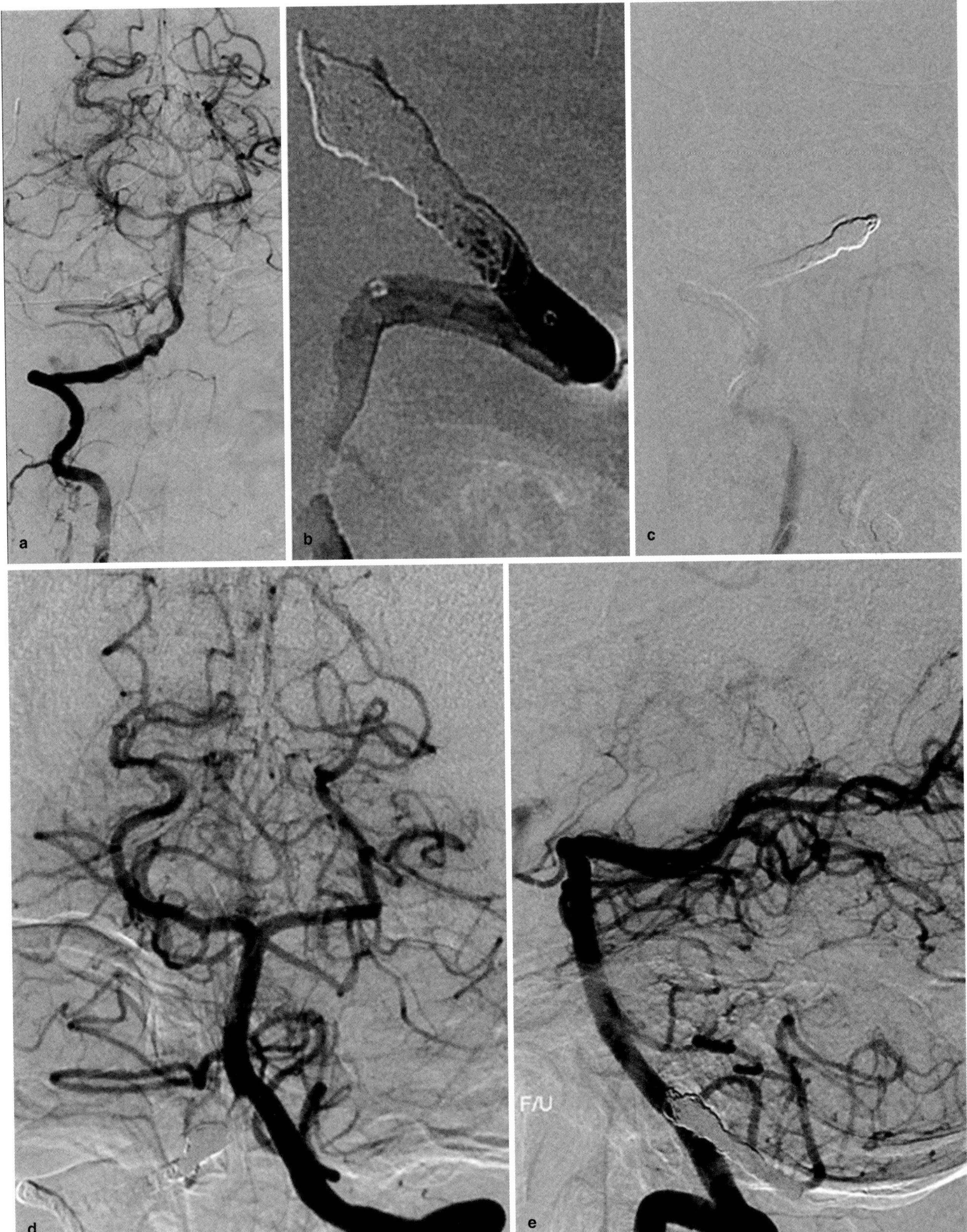

图 42.4　a. 一例 48 岁的 SAH 患者，正位 DSA 显示右侧椎动脉夹层动脉瘤；b、c. 使用弹簧圈及 0.7 ml Onyx 34 胶闭塞右侧椎动脉被动脉瘤累及节段；d、e. 术后 6 个月复查左侧椎动脉正位（d）和侧位（e）显示没有逆向血流充盈已闭塞的动脉瘤。

灌注药物或血管内球囊成形术缓解血管痉挛。正如Rosenwasser的文章中显示的一样，血管成形术在症状出现后2小时内能最有效地改善血管痉挛、缓解神经功能障碍并改善预后，故应尽快采取血管内治疗措施而不是过长时间的等待[52]。对于大血管的痉挛多采用球囊扩张血管成形术，而较小的远端分支的血管痉挛，我们采用动脉内药物灌注来解痉治疗。球囊扩张血管成形术有发生动脉撕裂或动脉夹层的风险，对于远端的小动脉风险更大，但是对比于药物灌注，球扩后痉挛动脉缓解的时限会更长。血管成形术后约80%~100%的患者血管痉挛情况缓解，约30%~80%的患者临床症状改善。动脉撕裂和动脉瘤再出血是球囊扩张血管成形术最常见也是灾难性的并发症，发生率分别为4%和5%。其他并发症尚有穿支动脉闭塞、出血性梗死以及动脉夹层。对于动脉瘤未处理的患者，若发现有严重的血管痉挛，同期采取血管内技术处理动脉瘤和血管痉挛较选择手术夹闭更为安全。

血管成形术在全麻下进行，并给予全量肝素化。球囊扩张可以安全地用于颅内近段动脉，包括颈内动脉，大脑中动脉M1段，大脑后动脉P1段，大脑前动脉A1段，椎－基底动脉主干（图42.5）。因为发生动脉撕裂的风险过高，不宜在PICA、AICA、P2、A2、M3及以远段的动脉行球囊扩张成形术。在我们的医疗中心最常使用Hyperglide球囊，球囊扩到正常动脉的50%~90%，避免过大的扩张球囊，以减少动脉撕裂风险。

远端分支动脉的血管痉挛选用动脉内药物灌注解痉。既往最常使用罂粟碱动脉内灌注，但由于其潜在的神经毒性，目前已不再使用罂粟碱[47]。在一些小样本的回顾性研究中发现，经动脉灌注钙离子拮抗剂比如尼莫地平、尼卡地平、维拉帕米等能缓解血管痉挛并改善神经功能状况。另有研究认为一氧化氮供体也具有疗效[13]，但这些治疗方法均需要RCT研究进一步确认。

结论

目前，血管内栓塞已成为破裂动脉瘤的支柱性治疗方式。血管内技术的进步以及栓塞装置的改进将进一步提高栓塞的安全性，改善患者的临床效果，并提升动脉瘤的栓塞治愈率。最后，我们需要提醒读者，尽管处于微创治疗的时代，开颅动脉瘤夹闭术仍是许多破裂动脉瘤患者的合适选择，不可轻易放弃这项技术。

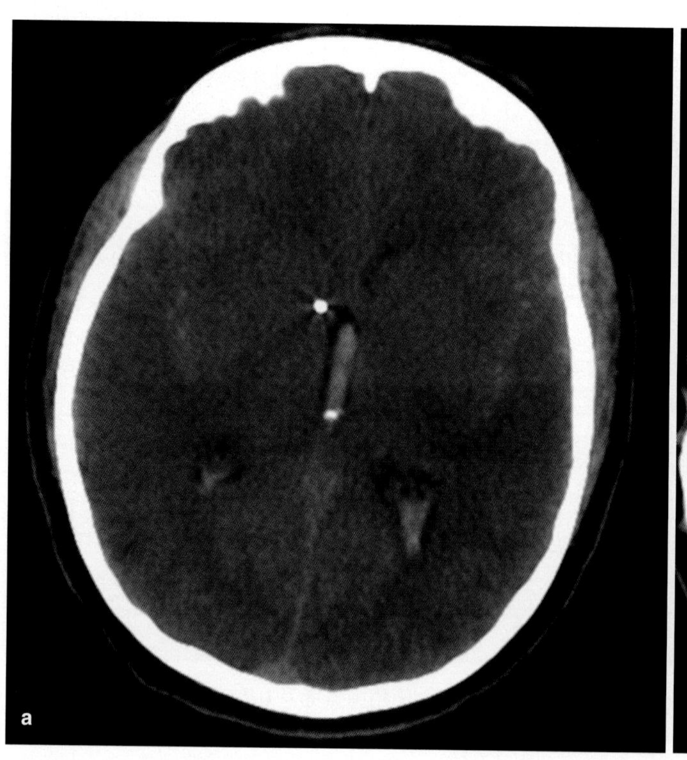

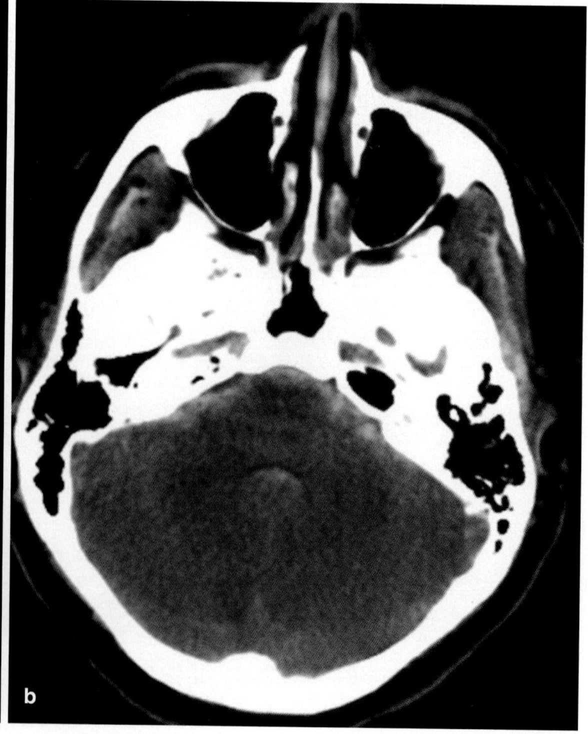

图42.5　a、b. 头颅CT平扫提示广泛的蛛网膜下腔出血，以颅后窝为主，Fisher分级为Ⅳ级；使用弹簧圈及0.7 ml Onyx 34胶闭塞右侧椎动脉被动脉瘤累及的节段。

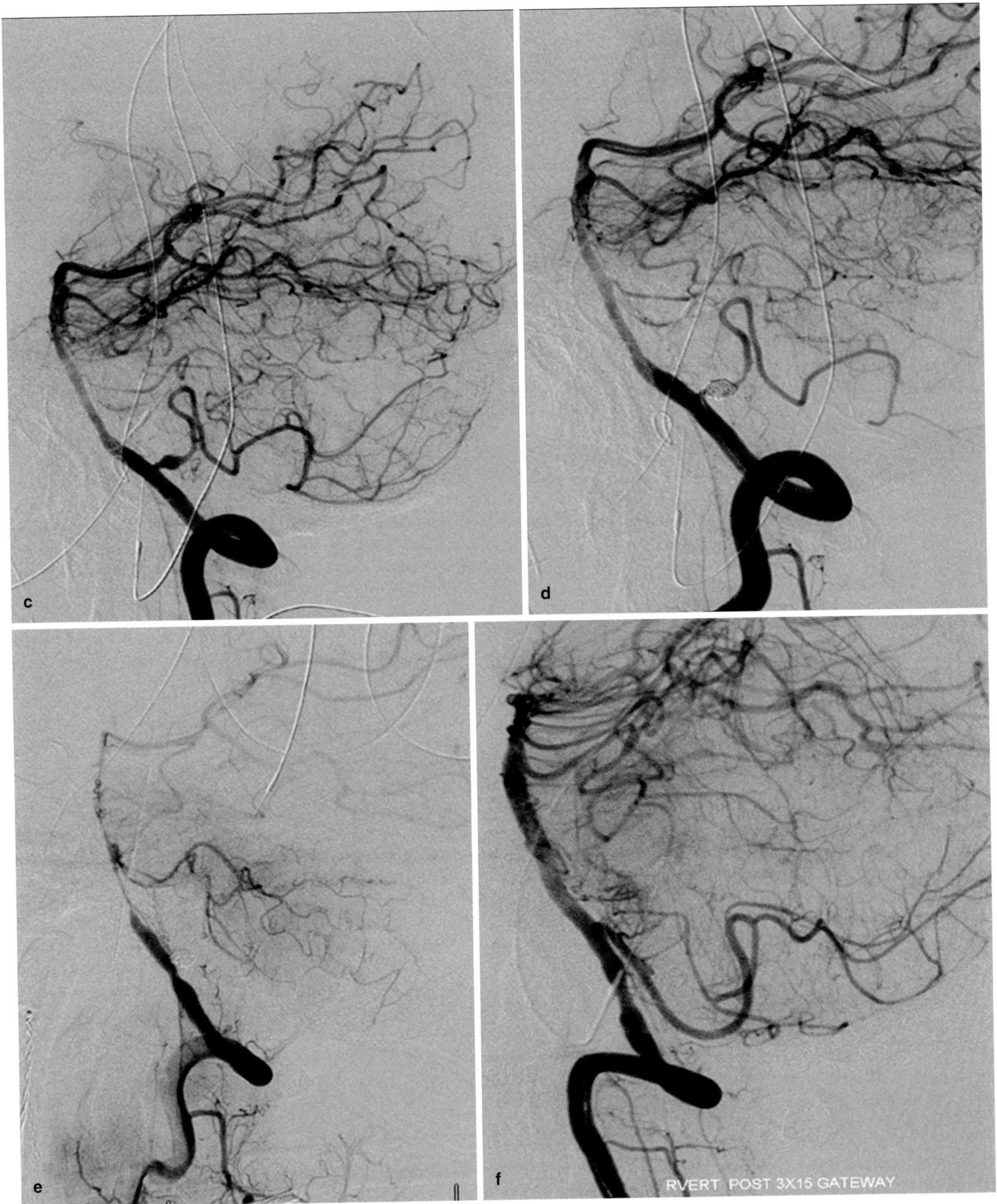

图 42.5 （续）c. 椎动脉侧位 DSA 显示 PICA 起始部梭形动脉瘤；d. 动脉瘤栓塞术后影像；e. 术后 3 天复查造影提示基底动脉严重的血管痉挛；f. 球囊扩张后复查造影提示痉挛动脉的管径明显改善。

参·考·文·献

[1] McDougall CG, Spetzler RF, Zabramski JM, et al. The Barrow Ruptured Aneurysm Trial. J Neurosurg 2012;116:135–144

[2] Molyneux A, Kerr R, Stratton I, et al. International Subarachnoid Aneurysm Trial (ISAT) Collaborative Group. International

Subarachnoid Aneurysm Trial (ISAT) of neurosurgical clipping versus endovascular coiling in 2143 patients with ruptured intracranial aneurysms: a randomised trial. Lancet 2002;360:1267–1274

[3] Molyneux AJ, Kerr RS, Yu LM, et al. International Subarachnoid Aneurysm Trial (ISAT) Collaborative Group. International subarachnoid aneurysm trial (ISAT) of neurosurgical clipping versus endovascular coiling in 2143 patients with ruptured intracranial aneurysms: a randomised comparison of effects on survival, dependency, seizures, rebleeding, subgroups, and aneurysm occlusion. Lancet 2005;366:809–817

[4] Feigin VL, Lawes CM, Bennett DA, Barker-Collo SL, Parag V. Worldwide stroke incidence and early case fatality reported in 56 population-based studies: a systematic review. Lancet Neurol 2009;8:355–369

[5] Feigin VL, Rinkel GJ, Lawes CM, et al. Risk factors for subarachnoid hemorrhage: an updated systematic review of epidemiological studies. Stroke 2005;36:2773–2780

[6] Chalouhi N, Chitale R, Jabbour P, et al. The case for family screening for intracranial aneurysms. Neurosurg Focus 2011;31:E8

[7] Bor AS, Rinkel GJ, Adami J, et al. Risk of subarachnoid haemorrhage according to number of affected relatives: a population based case-control study. Brain 2008;131(Pt 10):2662–2665

[8] Chalouhi N, Dumont AS, Randazzo C, et al. Management of incidentally discovered intracranial vascular abnormalities. Neurosurg Focus 2011;31:E1

[9] van Gijn J, Kerr RS, Rinkel GJ. Subarachnoid haemorrhage. Lancet 2007; 369:306–318

[10] Chalouhi N, Ali MS, Jabbour PM, et al. Biology of intracranial aneurysms: role of inflammation. J Cereb Blood Flow Metab 2012;32:1659–1676

[11] Hasan DM, Mahaney KB, Brown RD Jr, et al. International Study of Unruptured Intracranial Aneurysms Investigators. Aspirin as a promising agent for decreasing incidence of cerebral aneurysm rupture. Stroke 2011;42:3156–3162

[12] Ghobrial GM, Marchan E, Nair AK, et al. Dural arteriovenous fistulas: a review of the literature and a presentation of a single institution's experience. World Neurosurg 2013;80:94–102

[13] Connolly ES Jr, Rabinstein AA, Carhuapoma JR, et al. American Heart Association Stroke Council; Council on Cardiovascular Radiology and Intervention; Council on Cardiovascular Nursing; Council on Cardiovascular Surgery and Anesthesia; Council on Clinical Cardiology. Guidelines for the management of aneurysmal subarachnoid hemorrhage: a guideline for healthcare professionals from the American Heart Association/American Stroke Association. Stroke 2012;43:1711–1737

[14] Kowalski RG, Claassen J, Kreiter KT, et al. Initial misdiagnosis and outcome after subarachnoid hemorrhage. JAMA 2004;291:866–869

[15] van der Wee N, Rinkel GJ, Hasan D, van Gijn J. Detection of subarachnoid haemorrhage on early CT: is lumbar puncture still needed after a negative scan? J Neurol Neurosurg Psychiatry 1995;58:357–359

[16] Fiebach JB, Schellinger PD, Gass A, et al. Kompetenznetzwerk Schlaganfall B5. Stroke magnetic resonance imaging is accurate in hyperacute intracerebral hemorrhage: a multicenter study on the validity of stroke imaging. Stroke 2004;35:502–506

[17] Willinsky RA, Taylor SM, TerBrugge K, Farb RI, Tomlinson G, Montanera W. Neurologic complications of cerebral angiography: prospective analysis of 2,899 procedures and review of the literature. Radiology 2003;227:522–528

[18] Agid R, Lee SK, Willinsky RA, Farb RI, terBrugge KG. Acute subarachnoid hemorrhage: using 64-slice multidetector CT angiography to "triage" patients' treatment. Neuroradiology 2006;48:787–794

[19] McKinney AM, Palmer CS, Truwit CL, Karagulle A, Teksam M. Detection of aneurysms by 64-section multidetector CT angiography in patients acutely suspected of having an intracranial aneurysm and comparison with digital subtraction and 3D rotational angiography. AJNR Am J Neuroradiol 2008;29:594–602

[20] Westerlaan HE, van Dijk JM, Jansen-van der Weide MC, et al. Intracranial aneurysms in patients with subarachnoid hemorrhage: CT angiography as a primary examination tool for diagnosis—systematic review and meta-analysis. Radiology 2011;258:134–145

[21] Roos YB, de Haan RJ, Beenen LF, Groen RJ, Albrecht KW, Vermeulen M. Complications and outcome in patients with aneurysmal subarachnoid haemorrhage: a prospective hospital based cohort study in the Netherlands. J Neurol Neurosurg Psychiatry 2000;68:337–341

[22] Roos YB, Rinkel GJ, Vermeulen M, Algra A, van Gijn J. Antifibrinolytic therapy for aneurysmal subarachnoid haemorrhage. Cochrane Database Syst Rev 2003;2:CD001245

[23] Koivisto T, Vanninen R, Hurskainen H, Saari T, Hernesniemi J, Vapalahti M. Outcomes of early endovascular versus surgical treatment of ruptured cerebral aneurysms. A prospective randomized study. Stroke 2000;31:2369–2377

[24] Molyneux AJ, Kerr RS, Birks J, et al. ISAT Collaborators. Risk of recurrent subarachnoid haemorrhage, death, or dependence and standardised mortality ratios after clipping or coiling of an intracranial aneurysm in the International Subarachnoid Aneurysm Trial (ISAT): long-term follow-up. Lancet Neurol 2009;8:427–433

[25] Spetzler RF, McDougall CG, Albuquerque FC, et al. The Barrow Ruptured Aneurysm Trial: 3-year results. J Neurosurg 2013;119:146–157

[26] Brinjikji W, Lanzino G, Cloft HJ, Rabinstein A, Kallmes DF. Endovascular treatment of very small (3 mm or smaller) intracranial aneurysms: report of a consecutive series and a meta-analysis. Stroke 2010;41:116–121

[27] Chalouhi N, Penn DL, Tjoumakaris S, et al. Treatment of small ruptured intracranial aneurysms: comparison of surgical and endovascular options. J Am Heart Assoc 2012;1:e002865

[28] Tawk RG, Pandey A, Levy E, et al. Coiling of ruptured aneurysms followed by evacuation of hematoma. World Neurosurg 2010;74:626–631

[29] Mitchell P, Kerr R, Mendelow AD, Molyneux A. Could late rebleeding overturn the superiority of cranial aneurysm coil embolization over clip ligation seen in the International Subarachnoid Aneurysm Trial? J Neurosurg 2008;108:437–442

[30] Chalouhi N, Teufack S, Chandela S, et al. Aneurysmal subarachnoid hemorrhage in patients under 35-years-old: a single-center experience. Clin Neurol Neurosurg 2013;115:665–668

[31] Lusseveld E, Brilstra EH, Nijssen PC, et al. Endovascular coiling versus neurosurgical clipping in patients with a ruptured basilar tip aneurysm. J Neurol Neurosurg Psychiatry 2002;73:591–593

[32] Chalouhi N, Jabbour P, Gonzalez LF, et al. Safety and efficacy of endovascular treatment of basilar tip aneurysms by coiling with and without stent assistance: a review of 235 cases. Neurosurgery 2012;71:785–794

[33] Chalouhi N, Tjoumakaris S, Dumont AS, et al. Superior hypophyseal artery aneurysms have the lowest recurrence rate with endovascular therapy. AJNR Am J Neuroradiol 2012;33:1502–1506

[34] Pierot L, Cognard C, Anxionnat R, Ricolfi F. CLARITY Investigators. Remodeling technique for endovascular treatment of ruptured intracranial aneurysms had a higher rate of adequate postoperative occlusion than did conventional coil embolization with comparable safety. Radiology 2011;258:546–553

[35] Piotin M, Blanc R, Spelle L, et al. Stent-assisted coiling of intracranial aneurysms: clinical and angiographic results in 216 consecutive aneurysms. Stroke 2010;41:110–115

[36] Molyneux AJ, Clarke A, Sneade M, et al. Cerecyte coil trial: angiographic outcomes of a prospective randomized trial comparing endovascular coiling of cerebral aneurysms with either cerecyte or bare platinum coils. Stroke 2012;43:2544–2550

[37] Rordorf G, Bellon RJ, Budzik RE Jr, et al. Silent thromboembolic events associated with the treatment of unruptured cerebral

aneurysms by use of Guglielmi detachable coils: prospective study applying diffusion-weighted imaging. AJNR Am J Neuroradiol 2001;22:5–10

[38] Chalouhi N, Jabbour P, Kung D, Hasan D. Safety and efficacy of tirofiban in stent-assisted coil embolization of intracranial aneurysms. Neurosurgery 2012;71:710–714, discussion 714

[39] Jabbour PM, Tjoumakaris SI, Rosenwasser RH. Endovascular management of intracranial aneurysms. Neurosurg Clin N Am 2009;20:383–398

[40] Amenta PS, Dalyai RT, Kung D, et al. Stent-assisted coiling of wide-necked aneurysms in the setting of acute subarachnoid hemorrhage: experience in 65 patients. Neurosurgery 2012;70:1415–1429, discussion 1429

[41] Bodily KD, Cloft HJ, Lanzino G, Fiorella DJ, White PM, Kallmes DF. Stentassisted coiling in acutely ruptured intracranial aneurysms: a qualitative, systematic review of the literature. AJNR Am J Neuroradiol 2011;32:1232–1236

[42] Mocco J, Snyder KV, Albuquerque FC, et al. Treatment of intracranial aneurysms with the Enterprise stent: a multicenter registry. J Neurosurg 2009;110:35–39

[43] McAuliffe W, Wenderoth JD. Immediate and midterm results following treatment of recently ruptured intracranial aneurysms with the Pipeline embolization device. AJNR Am J Neuroradiol 2012;33:487–493

[44] Shapiro M, Babb J, Becske T, Nelson PK. Safety and efficacy of adjunctive balloon remodeling during endovascular treatment of intracranial aneurysms: a literature review. AJNR Am J Neuroradiol 2008;29:1777–1781

[45] Molyneux AJ, Cekirge S, Saatci I, Gál G. Cerebral Aneurysm Multicenter European Onyx (CAMEO) trial: results of a prospective observational study in 20 European centers. AJNR Am J Neuroradiol 2004;25:39–51

[46] Graves VB, Perl J II, Strother CM, Wallace RC, Kesava PP, Masaryk TJ. Endovascular occlusion of the carotid or vertebral artery with temporary proximal flow arrest and microcoils: clinical results. AJNR Am J Neuroradiol 1997;18:1201–1206

[47] Jabbour PM, Tjoumakaris SI, Rosenwasser RH. Neuroendovascular management of vasospasm following aneurysmal subarachnoid hemorrhage. Neurosurg Clin N Am 2009;20:441–446

[48] Etminan N, Vergouwen MD, Ilodigwe D, Macdonald RL. Effect of pharmaceutical treatment on vasospasm, delayed cerebral ischemia, and clinical outcome in patients with aneurysmal subarachnoid hemorrhage: a systematic review and meta-analysis. J Cereb Blood Flow Metab 2011;31:1443–1451

[49] Kramer AH, Fletcher JJ. Locally-administered intrathecal thrombolytics following aneurysmal subarachnoid hemorrhage: a systematic review and meta-analysis. Neurocrit Care 2011;14:489–499

[50] Kirkpatrick PJ, Turner CL, Smith C, Hutchinson PJ, Murray GD. STASH Collaborators. Simvastatin in aneurysmal subarachnoid haemorrhage (STASH): a multicentre randomised phase 3 trial. Lancet Neurol 2014;13(7):666–675

[51] Vergouwen MD, Meijers JC, Geskus RB, et al. Biologic effects of simvastatin in patients with aneurysmal subarachnoid hemorrhage: a doubleblind, placebo-controlled randomized trial. J Cereb Blood Flow Metab 2009;29:1444–1453

[52] Rosenwasser RH, Armonda RA, Thomas JE, Benitez RP, Gannon PM, Harrop J. Therapeutic modalities for the management of cerebral vasospasm: timing of endovascular options. Neurosurgery 1999;44:975–979, discussion 979–980

第43章

颈内动脉囊性动脉瘤的手术治疗

Leonardo Rangel-Castilla and Robert F. Spetzler

颈内动脉（包括后交通动脉）动脉瘤约占所有颅内动脉瘤的 35%~50%[1-5]。尽管外科方法能够轻易地暴露这些部位的动脉瘤且容易做到安全有效的夹闭，但目前血管内治疗技术的成熟，使越来越多的这个部位动脉瘤首选血管内栓塞术[6-10]。而开颅手术的方法只用于一些血管内治疗难以处理的复杂动脉瘤，比如一部分大型或巨大型动脉瘤，瘤颈部发出穿支动脉的动脉瘤，或一部分栓塞后复发的动脉瘤。在选择手术入路时应充分了解动脉瘤同颅底解剖及毗邻脑神经的关系[5, 11-13]。发自于不同节段的颈内动脉瘤有不同的解剖特性，临床表现、发生率也不同，手术的操作细节也有差别，手术的风险及总体预后也不一样。后交通动脉瘤约占所有颅内动脉瘤的 25%，在前交通动脉瘤之后排第二位。颈内动脉分叉处动脉瘤在成人动脉瘤中约占 15%，但却是儿童最常见的动脉瘤发生部位。脉络膜前动脉瘤发生率不高，约占所有颅内动脉瘤的 5%。本章主要回顾总结显微外科手术方法处理颈内动脉分叉部动脉瘤、后交通动脉瘤、脉络膜前动脉瘤的细节。

颈内动脉的胚胎学

颈内动脉颅内段起源于胚芽期的背侧主动脉。在胚胎期 4 周内，颈内动脉有尾侧部和头侧部。尾侧部颈内动脉与位于后脑的动脉（基底动脉前体）有多处吻合血管，出生后仅留后交通动脉。其他吻合血管包括舌下动脉、耳动脉和三叉动脉，大部分情况下在出生前均已退化消失[14]。在胚胎 45~48 天，大脑前动脉和大脑后动脉从起源于主动脉弓第三弓的胚胎血管。到胚胎第 8 周，颈内动脉发出的后交通动脉继续延伸形成大脑后动脉，但随着椎 – 基底动脉系统的发育，后交通动脉逐渐退化变细。如果后交通动脉没有退化，则后交通动脉的管径同大脑后动脉 P2 段近似，同时大脑后动脉 P1 段则是发育不良而细小，这种情况称为胚胎型大脑后动脉。大概在 30% 的个体中存在胚胎型大脑后动脉。这种情况下，枕叶的血流主要通过胚胎型大脑后动脉从颈内动脉供血[15]。

颈内动脉的解剖和手术策略

颈内动脉分为 4 段：颈段（C1）、岩段（C2）、海绵窦段（C3）、床突上段（C4）。床突上段开始于颈内动脉进入蛛网膜下腔处，一直延续到颈内动脉分叉处分为大脑前动脉和大脑中动脉。床突上段从硬膜环出来后在前床突内侧及视神经下走行。然后在视交叉外侧继续走行到达外侧裂内侧端的前穿质下方分为大脑前动脉和大脑中动脉。床突上段颈内动脉又可以分成 3 段[16, 17]：①眼段：从海绵窦顶部发出眼动脉处开始到后交通动脉发出处为止，是三部分中最长的一段；②后交通段：为发出后交通动脉到发出脉络膜前动脉之间的颈内动脉；③脉络膜段：发出脉络膜前动脉以后部分的颈内动脉，是三部分中最短的一段。眼段及发生于眼段的动脉瘤将在第 46 和 47 章讨论。每个节段都有固定的一些穿支动脉。后交通段约有 1~3 根穿支动脉，但有超过 50% 的后交通段颈内动脉可以没有穿支发出。眼段的穿支动脉起源于颈内动脉的后壁，供血到视通路、漏斗部和乳头体前膜。脉络膜段颈内动脉后壁发出 4~5 支穿支动脉，供血到视束、海马沟回及前穿质。

垂体上动脉和漏斗动脉

这是一组发自颈内动脉后内侧壁的动脉，通常包括 3~4 支细小动脉，供血到垂体、视通路以及第三脑室底。其中最大的一支为垂体上动脉，漏斗动脉可起自后交通动脉。垂体上动脉和漏斗动脉在视交叉下方进入灰结节并围绕垂体柄形成丛状吻合向垂体前叶供血。

颈内动脉末端和大脑前动脉 A1 段

颈内动脉在前穿质处分叉分为大脑前动脉和大脑中动脉，其中大脑前动脉第一段在视神经上方走行，终止于发出前交通动脉处。大脑前动脉 A1 段发出穿支供血到前脑基底部。大脑前 A1~A2 交界处尚发出回返动脉。大脑中动脉在额、顶岛盖处分叉。大脑前、中动脉的动脉瘤将在第 48、49、52 和 53 章详细讲述。

后交通动脉

后交通动脉在眼动脉和分叉部之间的中间处发自颈内动脉后内侧壁。后交通动脉向后、向内走行在动眼神经的内上方并汇入大脑后动脉。大脑后动脉在胚胎期是后交通动脉的直接延续，但在成人则附属于基底动脉系统 [13, 17]。在成人中大脑后动脉如果仍以后交通动脉为主要血流来源，则称为胚胎型大脑后动脉，在这种情况下后交通动脉在动眼神经的外侧走行 [5, 18–20]。在一般情况下，后交通动脉发出穿支供血到下丘脑、腹侧丘脑、视束、内囊后肢、后穿质以及丘脑底核。在约 6%~10% 的血管造影中可以发现后交通动脉起始部的功能性扩张，称为动脉漏斗样扩大。动脉漏斗成圆锥状或三角形或漏斗状，且最大不超过 3 mm。有些情况下，会很难鉴别动脉瘤和动脉漏斗，而且有文献报道动脉漏斗可能会进展形成动脉瘤 [21, 22]。从后交通动脉的上壁和侧壁平均发出 8 根穿支动脉，分别进入到灰结节、乳头体、后穿质、丘脑、视路、下丘脑、丘脑底核以及内囊。乳头体前动脉是其中最大的穿支，起自后交通动脉中份，在乳头体和视束之间进入第三脑室底，供血给下丘脑后部、腹侧丘脑以及内囊后肢。在有些情况下，后交通动脉发育不良，脉络膜前动脉可供血到内囊膝部和内囊前肢。

脉络膜前动脉

脉络膜前动脉在颈内动脉的发出点较后交通动脉发出点靠后且更偏外侧，同时颈内动脉在颅内向后外侧走行，所以在分离颈内动脉后，往往在看到后交通动脉之前会先暴露脉络膜前动脉。在大多数病例中，脉络膜前动脉从颈内动脉后壁较后交通动脉发出点更偏外侧处发出。脉络膜前动脉同后交通动脉比较走行更偏向外侧，常围绕着大脑脚向外进入颞角 [12, 16, 23]。大多数情况下，脉络膜前动脉为单支，但有些病例也可以同时有两支脉络膜前动脉。脉络膜前动脉偶尔可起自后交通动脉或大脑中动脉。脉络膜前动脉明显比眼动脉要细很多，大多数病例中比后交通动脉也要细小一些。在颈内动脉发出点，脉络膜前动脉在颈内动脉后方向后内侧走行，然后在视束的下方或视束的内侧达到大脑脚，进入大脑脚池（在大脑脚和钩回之间），随后通过脉络裂加入脑室颞角的脉络丛。脉络膜前动脉平均长度为 12 mm（5~25 mm），分成脑池段和脉络丛段。脑池段走向脉络裂，发出分支到外侧膝状体的近侧和远侧部。脉络丛段穿过脉络裂进入颞角汇入脉络丛。脉络膜前动脉发出穿支供血到苍白球、内囊后肢、视束和外侧膝状体 [4, 5]。脉络膜前动脉、后交通动脉和大脑后动脉的血液供应范围可以相互补偿。当脉络膜前动脉发育不良时，后交通动脉可以代偿供应内囊后肢的大部分 [24]。在一半以上的半球中可以有脉络膜前动脉和大脑后动脉之间的吻合。这些吻合可以位于外侧膝状体的外侧面，也可以位于颞叶的钩回附近，但最丰富的吻合是同大脑后动脉的脉络膜后外侧动脉之间发生于脉络丛表面的吻合。这些丰富的吻合可以解释脉络膜前动脉闭塞后多变的临床情况。

颈内动脉 C4 段动脉瘤手术中相关的静脉解剖

大脑前和大脑中浅静脉在颈内动脉分叉处的上方或下方汇入海绵窦或蝶顶窦。在深部，大脑前及大脑中深静脉和 Rosenthal 基底静脉同后交通动脉和脉络膜前动脉紧密相关。这些静脉在动脉瘤术中分离时应予细心保护，因为损伤后可能会导致神经功能障碍 [25]。

颈内动脉 C4 段动脉瘤的临床情况

流行病学

颈内动脉末端 /A1 段动脉瘤约占全部颅内动脉瘤的 5%~15%。国际未破裂动脉瘤研究（ISUIA）一期的结果发现颈内动脉瘤在未破裂动脉瘤组占比 24.8%，在破裂动脉瘤组占比 17.8%[26, 27]。在 2003 年，ISUIA 二期数据分析发现：在未治疗组，颈内动脉瘤占 22.9%；在治疗组，颈内动脉瘤占 34.8%[26, 27]。在家族性动脉瘤研究（FIA）中，颈内动脉瘤占全部动脉瘤的 40.1%[28, 29]。在国际蛛网膜下腔出血动脉瘤研究中（ISAT），颈内动脉瘤占全部动脉瘤的 32.5%[3, 30]。最近在日本完成的未破裂动脉瘤研究（UCAS）中，颈内动脉瘤占全部 6 697 例颅内动脉瘤的 18.6%[31]。在 Barrow 破裂动脉瘤研究（BRAT）中，只有 2.9% 的病例为颈内动脉末端动脉瘤[2, 32]。后交通动脉瘤是最常见的颈内动脉瘤，约占 50%，常见于女性。在 ISUIA 研究中，后交通动脉瘤在未破裂组占 13.9%，在破裂组占 17%[26, 27]。在 FIA 研究中，后交通动脉瘤占 10.4%[28, 29]。在 ISAT 研究中，后交通动脉瘤占 25%[3, 30]。UCAS 研究发现后交通动脉占 15.5%[31]。在 BRAT 研究中，后交通动脉瘤占全部动脉瘤的 20.6%[2, 32]。脉络膜前动脉瘤相对罕见，只占全部颅内动脉瘤的 2%~5%。在 BRAT 研究中，脉络膜前动脉约占整组病例的 2.2%，其他的大宗病例研究中均无脉络膜前动脉瘤的亚组分析[2–3, 26–32]。

临床表现

颈内动脉末端 /A1 段动脉瘤

颈内动脉末端 /A1 段动脉瘤可表现为伴有蛛网膜下腔出血的脑内血肿（基底节血肿）。如果动脉瘤足够大，可以压迫视束引起视力障碍[5]。由于动脉瘤壁钙化的情况多，颈内动脉末端动脉瘤的手术并发症率要比其他部位的颈内动脉瘤要高。颈内动脉分叉处动脉瘤在多发动脉瘤时特别适合从对侧入路夹闭[33]。

后交通动脉瘤

后交通动脉瘤破裂后表现为典型的鞍上池和环池为主的蛛网膜下腔出血，但约有 9% 的病例会伴有颞叶的脑内血肿以及 21% 的病例伴有颞角为主的脑室出血。另一少见的后交通动脉瘤破裂后临床表现是沿着天幕的硬膜下血肿往往伴有脑干的受压，这种情况需要急诊开颅硬膜下血肿清除术同时夹闭动脉瘤（图 43.1）[5, 34]。后交通动脉瘤也可以压迫并引起同侧动眼神经麻痹。另有一些作者把破裂的后交通动脉瘤归类于后循环动脉瘤。

脉络膜前动脉瘤

脉络膜前动脉瘤破裂后主要表现为鞍上池和环池为主的蛛网膜下腔出血，很难同后交通动脉瘤相鉴别。但脉络膜前动脉极少见有脑内血肿、脑室内出血或硬膜下血肿，也不太会出现动眼神经麻痹。偶尔脉络膜前动脉瘤可以被钩回掩埋导致术中难以发现。

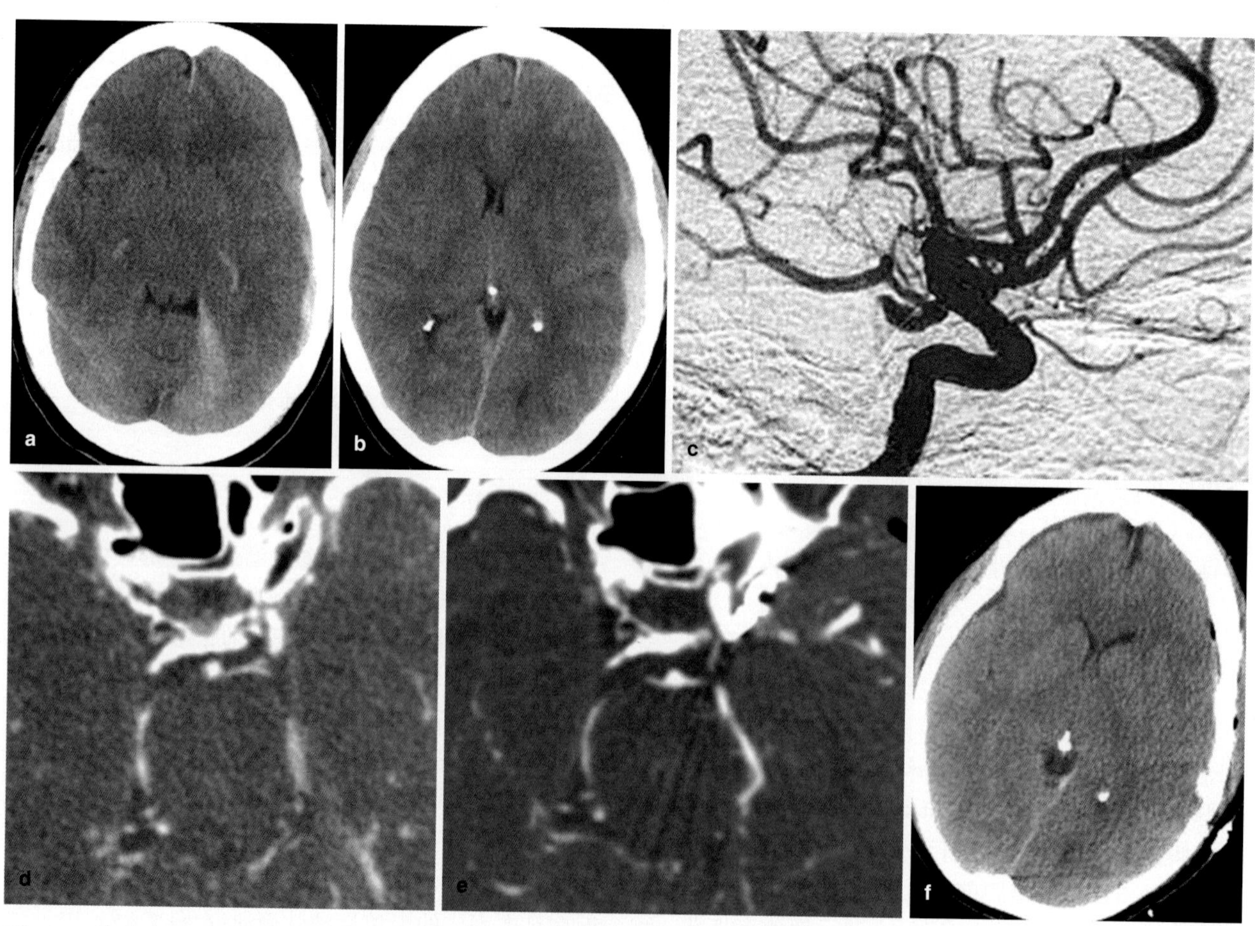

图 43.1　患者突发剧烈头痛。头颅 CT 平扫（a、b）提示脑室内出血和左侧额颞部及天幕上方硬膜下血肿，中线轻度向右侧移位；颈内动脉造影侧位像（c）和 CTA（d）显示一个后交通动脉瘤；术后 CTA（e）提示动脉瘤已完全消除；术后随访头颅 CT（f）提示无殊，患者无明显神经功能缺损（图片使用获 Barrow 神经学研究所允许）。

颈内动脉 C4 段动脉瘤的术前准备

这个部位动脉瘤手术夹闭的挑战在于非常有限和狭小的操作空间，以及邻近结构包括颈内动脉本身的活动度非常有限。有时需要磨除前床突显著突出的部分，以便更好地暴露动脉瘤。CTA 能很好地显示动脉瘤的解剖特性以及动脉瘤同前床突和其他骨性结构的关系。后交通动脉瘤可能会黏附于颞叶或小脑幕，MRI 检查可以提示这种粘连的情况。大型的颈内动脉分叉处动脉瘤会压迫视神经，术前的 MRI 可以显示动脉瘤同视路的关系。当颈内动脉分叉处动脉瘤伴有钙化或朝向后方时更适合行血管内治疗，CT 和 CTA 检查能够很好地提供这些信息。夹闭一个厚壁伴有钙化且严重动脉粥样硬化的动脉瘤是一件非常困难的事。夹闭这个部位动脉瘤的动脉瘤夹有时会压迫大脑前动脉 A1 段或大脑中动脉 M1 段的起始部。术中的电生理监测能有效评估患者对临时阻断的耐受性。在日常工作中，我们常规监测运动和体感诱发电位，发现在分离动脉瘤时，如果需要临时阻断载瘤动脉将是非常有用的评估患者耐受性的手段，特别是对于颈内动脉分叉处动脉瘤和脉络膜前动脉瘤手术时更是如此。

颈内动脉末端 /A1 段动脉瘤的解剖特征

颈内动脉分叉部动脉瘤可以是 2~3 mm 的微小动脉瘤，也可以是超过 25 mm 的巨大动脉瘤。有些分叉部动脉瘤会起源于颈内末端偏向 A1 起始部或偏向 M1 起始部，这些不固定的起源和瘤顶的指向必须在术前计划时仔细研究以便更好地夹闭动脉瘤并重塑载瘤动脉。由于动脉瘤位于颅底又深陷于脑叶之间，分离和夹闭重塑颈内动脉分叉处动脉瘤是比较困难的。动脉瘤顶可以有 3 种指向：①向上顶在嗅束或额叶眶回；②向后对着前穿质、外侧裂或终板池；③向下指向脚间池、大脑脚池和环池。这个部位大的动脉瘤会进入到外侧裂和终板池，压迫大脑中动脉、大脑前动脉以及它们发出的穿支动脉。同动脉瘤紧密毗邻的动脉在夹闭前都应该一一确认并小心分离，这些动脉包括颈内动脉、大脑中动脉、大脑前动脉，大脑前和大脑中动脉上发出的穿支，Heubner 回返动脉，豆纹动脉，大脑中动脉的颞支，脉络膜前动脉及其穿支，大脑后动脉及其穿支。其中最重要的是要确认并保护好从大脑前 A1 段和大脑中 M1 段及颈内动脉发出的内侧豆纹动脉，该动脉穿过前穿质供血基底节区域。重要的静脉也汇聚在这个区域，其中大脑中、前静脉可以在动脉瘤上方或下方进入海绵窦或蝶顶窦，大脑中深静脉和 Rosenthal 基底静脉会在这个部位大型动脉瘤的下方通过。

后交通动脉瘤的解剖特征

后交通动脉瘤是颈内动脉最常见的动脉瘤。后交通动脉瘤可以指向幕上的后外方向，瘤顶部毗邻于颞叶内侧，这类动脉瘤可以表现为颞叶血肿或脑室内出血。后交通动脉瘤也可指向幕下的后外方向，瘤基底部朝向脚间池和动眼神经。动脉瘤还可以指向前外侧(如果动脉瘤较大时，动脉瘤会遮盖后交通动脉起始部)。当指向后上方时，动脉瘤会处在天幕缘和蝶骨嵴之间。指向后外侧方向的后交通动脉瘤患者，可以表现出同侧瞳孔扩大和动眼神经麻痹。这种情况下，动脉瘤基底部被黏附及固定在蛛网膜增厚处，刚好为动眼神经穿过进入海绵窦的附近，在动眼神经、天幕缘和钩回的交汇处，蛛网膜在邻近 Liliquist 膜处覆盖后交通动脉和动眼神经。“纯正的后交通动脉瘤”为动脉瘤颈完全位于后交通动脉者，这种情况少见[37, 38]。偶尔，后交通动脉会被扩大的前床突部分遮挡，这种情况下为了更好地近端控制，必须磨除部分前床突或岩床韧带，甚至需要暴露颈段颈内动脉[39, 40]。

后交通动脉瘤同动眼神经、天幕以及颞叶的关系

后交通动脉同动眼神经在脚间池内相伴走行，当穿过 Liliquist 膜后分开走行。大型后交通动脉瘤可以压迫动眼神经。约 20% 的后交通动脉瘤可有动眼神经麻痹表现；而同颅内动脉瘤相关的动眼神经麻痹患者中 80% 的动脉瘤为后交通动脉瘤。这时，动脉瘤基底部紧密黏附在动眼神经。动脉瘤可以指向上方或下方并同天幕缘紧密粘连，在这种情况下，需要切除部分粘连在一起的天幕以便安全地暴露动脉瘤。后交通动脉瘤可以指向颞叶并被海马旁回或钩回遮盖。在这种情况下，需要在软膜下切除部分邻近的颞叶，以便安全地充分显露动脉瘤。最常见的术中破裂原因是在瘤顶部还同中央的颞叶相连时就去牵拉颞叶，或不成熟的时候就向内牵拉床突上段颈内动脉。

后交通动脉瘤同后交通动脉、脉络膜前动脉以及丘脑前穿支动脉的关系

后交通动脉在血管造影片上可以不显影，但这实际上并非没有后交通动脉，而是因为后交通动脉发育不良或被动脉瘤压迫所致，特别是在后交通动脉经过后床突时被动脉瘤压迫。后交通动脉起始部常被动脉瘤遮盖，在两者之间形成一个间隔平面。后交通动脉向后走向脚间窝，多在动脉瘤近端的下方。大型的后交通动脉把脉络膜前动脉推向后内侧，可能会被误认为是内侧纹状体动脉的一支。丘脑前穿支被推向动脉瘤的

内侧和后方，这些动脉（特别是乳头体前动脉）较发达，需要在夹闭前很好地显露并分离，以避免误夹。

脉络膜前动脉瘤解剖特征

脉络膜前动脉一般单干发自颈内动脉，然后分出多支分支，分支动脉可以在脉络膜前动脉进入到大脑脚池之前或之后发出。在 30% 的病例中，颈内动脉可直接发出 2~4 支脉络膜前动脉，但是只有一支会通过大脑脚池进入脉络裂 [41]。脉络膜前动脉大小可以在 0.5~2 mm。如果脉络膜前动脉瘤指向下、后和上外侧，动脉瘤体同中央颞叶关系紧密，类似于部分后交通动脉瘤，会被脑实质遮盖。这个部位的动脉瘤多位于小脑幕缘的上方，很少会同动眼神经接触。充分打开外侧裂有利于在术中识别脉络膜前动脉。脉络膜前动脉常走行于动脉瘤内侧，其脑池段会与动脉瘤顶粘连。夹闭动脉瘤时必须保留脉络膜前动脉，需要在术中仔细地从动脉瘤上剥离出脉络膜前动脉。

颈内动脉 C4 段动脉瘤夹闭术中的并发症

总体上说，颈内动脉分叉部和后交通动脉瘤的手术安全性较高。一组 55 例的颈内动脉分叉部动脉瘤手术后，49 例（89.1%）术后恢复良好，没有任何神经功能缺损状况 [4]。Lehecka 等回顾了一组大宗颈内动脉分叉部的动脉瘤的病例手术情况，发现是否发生手术并发症同术中穿支动脉特别是颈内动脉分叉部后壁发出的穿支保留情况密切相关 [42]。颈内动脉分叉部动脉瘤手术中发生夹闭前动脉瘤破裂的情况不常见。当颈内动脉分叉部动脉瘤指向前方时发生未成熟动脉瘤破裂的风险相对较高，多在动脉瘤基底部同额叶粘连尚未分离时抬起额叶或牵拉颈内动脉时发生动脉瘤破裂。在 Yasargil 报道的一组 173 例破裂的后交通动脉瘤夹闭术后，144 例（83.2%）预后良好，其余 19 例（16.8%）遗留永久性神经功能缺损，其中 6 例是手术过程本身引起的卒中导致 [4]。大型的后交通动脉瘤少见，但手术死亡率很高（18.2%）。一组后交通大型动脉瘤夹闭术后的长期随访的研究发现，83% 的患者 mRS 评分小于 2 分 [3, 4]。

脉络膜前动脉瘤的情况有所不同。脉络膜前动脉是一支重要的脑实质供血支，术中牺牲脉络膜前动脉可能会导致严重的术后缺血并发症。脉络膜前动脉闭塞后典型的临床表现为对侧肢体偏瘫、对侧偏身感觉障碍以及失语。脉络膜前动脉闭塞后大多会在影像上出现内囊后肢的梗死病灶（图 43.2）。有时因为侧支动脉的代偿，脉络膜前动脉主干误夹后在即刻可以没有症状 [35, 36]。对于一些迟发性的功能障碍的情况，可能是脑牵开器移除后额叶回位引起动脉瘤夹扭转后压迫或牵拉脉络膜前动脉导致其缓慢闭塞。Friedman 回顾了一组 51 例脉络膜前动脉瘤夹闭术后的情况，发现手术死亡率也达 4%，严重手术并发症（GOS < 3 分）为 10%，在这组病例中 16% 的患者发现有脉络膜前动脉供血区的梗死 [43]。

手术入路

颈内动脉 C4 段动脉瘤手术夹闭有三种常用手术入路：①翼点入路；②眶颧入路；③眶上外侧入路。下面详细介绍各个入路的适用范围和各自优缺点。

翼点入路

患者仰卧位，头部伸展并轻度转向对侧（大约 20°）固定在 3 点头架上。如果头位转向对侧的角度超过 30°，在打开外侧裂时同侧的颞叶会阻挡手术通道。头颈屈曲，使额叶在重力作用下自然地离开颅前窝底，减少牵开器的使用。切口位于发迹内，起自耳屏前方 1 cm 之内的颧弓根部水平，弧形向上达中线。皮瓣翻向前方，骨膜以额部为基底翻向前保留从前方来的血供。为保护面神经额支不受损伤，筋膜间分离颞肌，在颞肌附着处下方切断颞肌翻向下方，在颞上线上保留着附着的长条颞肌以便术后缝合颞肌用。在关键孔处及颧弓根上方各打一个骨孔，使用铣刀卸下骨瓣。骨瓣向内接近眶上切迹，向下尽可能的低至颅前窝底水平。骨瓣卸下后脑膜中动脉的出血使用双极电凝止血。磨除蝶骨嵴到暴露眶上裂为止，眶脑膜系带电凝后切开。脑膜悬吊在骨缘，弧形切开硬膜并翻向前方。双面脑膜使用湿润的 Telfa 片或脑棉片覆盖防止脱水皱缩。然后开始显微镜下操作，我们喜欢使用嘴控和脚踏调焦，这样不需要双手离开手术器械去调整显微镜了。

眶颧入路

眶颧入路有利于暴露比较低位的大型动脉瘤。使用眶颧入路可以增大颈内动脉瘤操作过程中的操作角度，减少对额叶和颞叶的牵拉。文献和手术实践都证明眶颧入路比翼点入路明显地增加了颅底的操作空间 [44–46]。我们在颈内动脉瘤手术中多使用眶颧入路，眶颧入路的具体开颅过程将在第 88 章里详细描述。

眶上外侧入路

眶上外侧入路对于暴露前交通动脉瘤和颈内动脉分叉部动脉瘤是足够的（图 43.3）。患者仰卧位，头

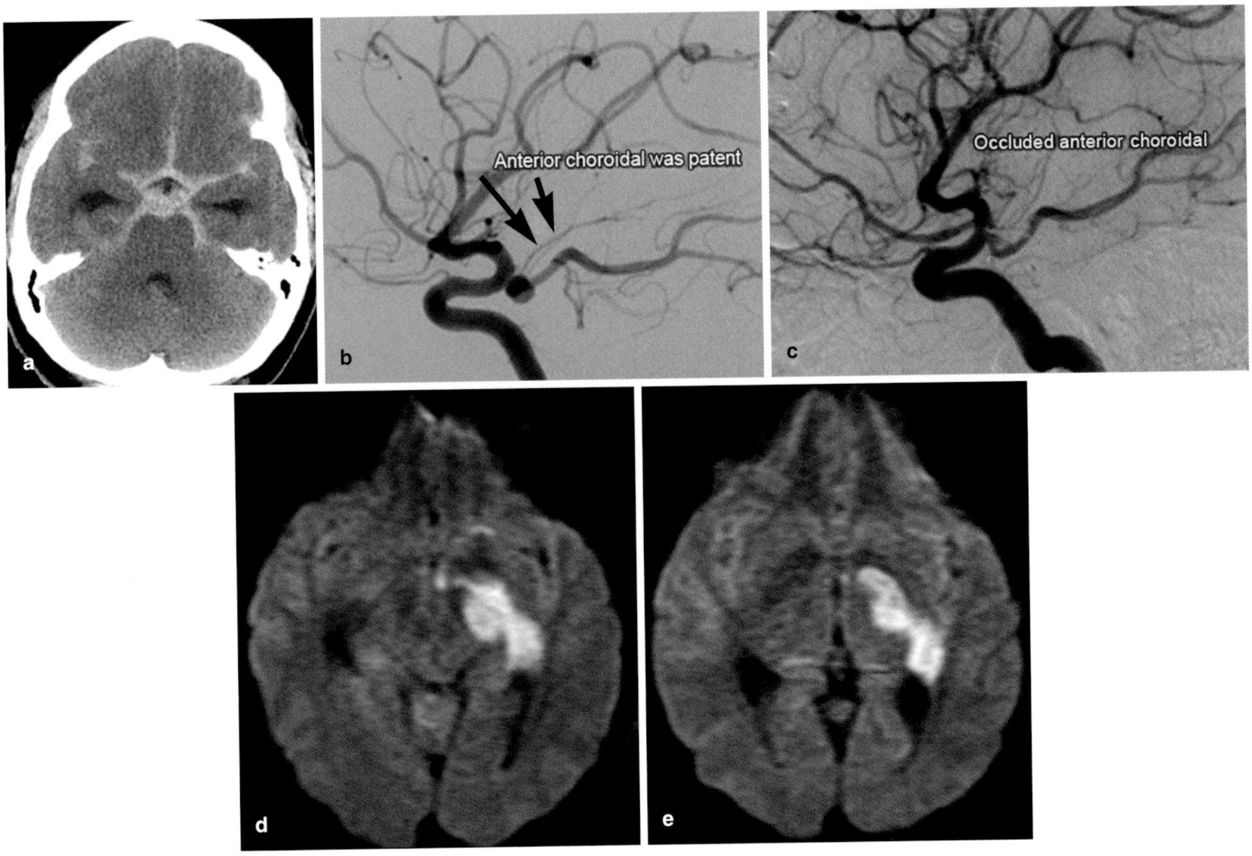

图 43.2　a. 头颅 CT 提示蛛网膜下腔出血，患者 H&H 分级 3 级；b. 颈内动脉侧位像提示后交通动脉瘤，并可见邻近的脉络膜前动脉。对患者行左侧开颅动脉瘤夹闭术，术中分离出脉络膜前动脉后再夹闭动脉瘤，夹闭后探查提示脉络膜前动脉血流通畅；c. 术后复查脑血管造影发现动脉瘤完全消除，但同侧脉络膜前动脉未见显影；d、e. 术后 24 小时头颅 MRI 提示左侧脉络膜前动脉供血区急性脑梗死（图片使用获 Barrow 神经学研究所允许）。

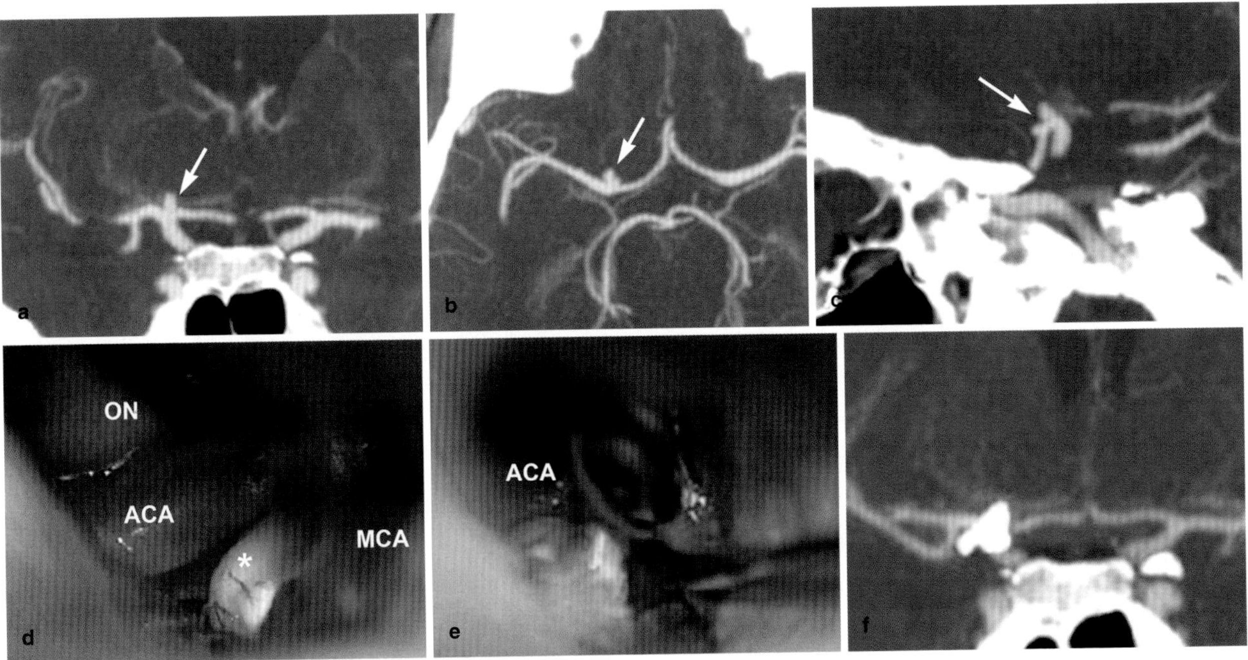

图 43.3　一例未破裂的颈内动脉分叉部动脉瘤通过右侧眶上外侧入路行动脉瘤夹闭术。a~c. 头颅 CTA 提示右侧颈内动脉分叉部小动脉瘤（大小约 5 mm）；d. 术中夹闭前图像（星号提示粥样变钙化的动脉瘤体）；e. 术中夹闭后图像；f. 术后头颅 CTA 检查提示动脉瘤完全消除。ON，视神经；ACA，大脑前动脉；MCA，大脑中动脉（图片使用获 Barrow 神经学研究所允许）。

部正中向上固定在3点头架上。在眉毛或其稍上方切开皮肤，切口起自眶上切迹，沿着眉毛弧形向外到眼眶的颧突处[47]。这个切口可以避免损伤面神经额支。骨膜马蹄形切开翻向下方，分离牵开少部颞肌暴露关键孔。关键孔处磨一骨孔，使用铣刀铣下骨瓣。高速磨钻磨平眶顶以消除对基底池的视野阻挡。以下部为基底弧形打开硬膜并翻向下方，然后开始在显微镜下操作。将额叶轻轻地抬离颅前窝底部，分离并打开视神经－颈内动脉池释放脑脊液，使额叶松解。打开外侧裂近部、视交叉池、颈内动脉池释放更多脑脊液，增加操作空间。这时就可以显露并分离颈内动脉分叉部动脉瘤。分离充分后使用直形动脉瘤夹夹闭动脉瘤。动脉瘤夹闭后术者需要确认颈内动脉、大脑前动脉及大脑中动脉的通畅性。然后严密缝合硬膜，封闭额窦。需要独立缝合骨膜，以减少脑脊液漏和感染的风险。最后分层缝合筋膜和皮肤。

显微外科技术

主刀医生坐在专用的手术椅上操作，使用显微吸引器、显微剥离子或双极镊子分离外侧裂，充分打开外侧裂可以减少脑牵拉。在颈动脉瘤手术中，我们很少需要使用脑压板。我们在术中多使用锐性分离技术，分离时可以使用显微剪刀或蛛网膜刀。分离外侧裂从额侧进行，从外侧裂的远侧部逐渐向近侧部分离，从深部分离到表浅。术中需要打开颈内动脉及视神经周边的脑池。颈内动脉分离时要首先从其前上表面开始进行，一直到颈内动脉的远近端均能控制后再去打开视神经－颈内动脉三角和动眼神经－颈内动脉三角，最后再去分离颈内动脉的内侧面。

颈内动脉分叉部/A1起始部动脉瘤的手术夹闭

在未破裂动脉瘤术中，充分打开外侧裂后可以见到一根细小的从颈内动脉供血到前床突硬膜的动脉，电凝然后切断。该细小动脉起源于颈内动脉在分叉部以近3~5 mm处的前壁。对于破裂动脉瘤，比较明智的做法是先从额下开始分离，首先暴露和分离床突上颈内动脉，以达到良好的近段控制。但是术者必须清楚地意识到抬起额叶有导致动脉瘤破裂的可能。术中需要暴露和识别出从动脉瘤颈部附近发出的大脑前动脉A1段和大脑中动脉M1段。只有充分地打开颈动脉和视神经周围的脑池以及外侧裂池，才能很好地暴露和确认上述动脉。分离外侧裂表面的蛛网膜后进入外侧裂池，然后向近侧部继续分离侧裂池并从深部向浅表推进。在这个过程中牵拉额叶一定要十分的小心谨慎。

当暴露到M1后，沿着动脉的外侧面继续分离暴露颈内动脉前外侧壁。进一步地向内侧分离将会暴露出A1，但向前指向的动脉瘤会遮挡住A1。在夹闭动脉瘤前需要充分显露颈内动脉分叉区域的所有分支和穿支动脉，并在夹闭时加以保护。对于颈内动脉分叉部/A1起始部动脉瘤，打开终板池和充分游离A1段有很大的好处，可以避免牵拉大脑前动脉导致潜在的动脉瘤基底部拉扯后出血的风险，可以清楚辨认Heubner回返动脉，可以评估前交通动脉和对侧A1段血流来决定是否在必要时可以牺牲同侧A1段。对于破裂动脉瘤，打开终板池更可以改善脑脊液的循环。术中同样需要识别出后交通动脉和脉络膜前动脉，并明确与动脉瘤的关系。在分叉部下面的分离有利于确认从后交通动脉和脉络膜前动脉发出的穿支动脉以及基底静脉，避免被误夹损伤。

动脉瘤有时会被额叶基底部遮盖，这时需要在局部脑回上切开一小口。将动脉瘤从大脑前动脉和大脑中动脉分离并辨认清Heubner回返动脉。为更安全地分离动脉瘤颈及基底部，可以在发出脉络膜前动脉以远没有穿支的颈内动脉区域上临时夹，有时需要同时在M1段和A1段上临时夹。大多数情况下使用直形动脉瘤夹，垂直于大脑前和大脑中动脉，缓慢地在动脉瘤和大脑前、中动脉之间摆动进入。对于宽颈动脉瘤，需要使用双极电凝塑形瘤颈。动脉瘤夹的长度约为动脉瘤颈的1.5倍。使用双极电凝对动脉瘤电凝塑形后，可以替换初始的动脉瘤夹，以达到更好的夹闭效果。最终放置的动脉瘤夹应顺着M1的长轴，以避免颈内动脉分叉部狭窄。对于宽颈的或厚壁的动脉瘤可能需要多枚动脉瘤夹。动脉瘤夹可能会向载瘤动脉滑移导致大脑前、中动脉的血流受影响，所以夹闭后需要行吲哚菁绿造影确认大脑前动脉和大脑中动脉血流的通畅。伴有明显血肿的破裂动脉瘤如果占位效应明显，可以在分离前根据CT定位先在皮质上切开一个小口，清除部分血肿缓解压力后再进行分离暴露动脉瘤，但应该避免在Broca区切开皮质。邻近动脉瘤处的血肿应该留在动脉瘤的远近端都得到控制后再去清除。

后交通动脉瘤的手术夹闭

充分打开外侧裂、视神经－颈动脉三角，进一步分离颈动脉内侧脑池，就可以显露后交通动脉起始部、后交通动脉穿支以及脉络膜前动脉。正如前面提到的，我们会在术中尽量避免使用脑压板。后交通动脉瘤有时会同颞叶海马旁回或钩回粘连，颞叶的牵拉可能会有撕脱动脉瘤基底的风险。同样，如果动脉瘤和颞叶、小脑幕或动眼神经粘连，将颈内动脉往前内侧牵拉也会有撕裂动脉瘤的风险。因为对动眼神经的牵拉骚扰就可能造成其不可逆转的损伤，所以应该避免分离动脉瘤顶部同动眼神经的粘连。而且，动脉瘤夹闭以后消除了动脉搏动性的冲击，这对于动眼神经麻痹的缓解已经是足够了。临时夹闭动脉瘤近端的床突上段颈内动脉有利于瘤颈的分离和动脉夹的放置。载瘤动脉临时阻断后，如果条件允许，术中神经检测对于评估脑缺血的耐受性是有帮助的。如果没有实时脑功能检测，可以交替阻断和再灌注各 3~5 分钟，这样一般不会发生脑缺血。在视神经和大脑前动脉上方打开终板池非常重要，这样可以在移动额叶时不会将拉力传递到动脉瘤处。打开终板池也有利于术者判断前交通动脉和大脑前动脉的交叉代偿血流。后交通动脉起始部就从动脉瘤颈近侧的颈内动脉后外侧壁上发出。使用吸引器头端轻轻将颈内动脉抬起并向外侧推拉就可以暴露颈内动脉的内侧部，从颈内动脉内侧部就可以看到后交通动脉、穿支动脉以及动脉瘤的全貌了。

识别脉络膜前动脉

后交通动脉瘤手术中必须要在早期识别出脉络膜前动脉，因为脉络膜前动脉的误伤、误夹导致动脉闭塞是术后出现并发症的重要原因之一。对于小的后交通动脉瘤，术中识别脉络膜前动脉不会有问题。但是，大型的后交通动脉瘤常会遮盖住脉络膜前动脉并在基底部粘连。在颈内动脉分叉下方的穿支动脉往往是脉络膜前动脉上发出的分支，顺着这些动脉向近端探查可以显露脉络膜前动脉。当动脉瘤被颞叶包埋且看不到脉络膜前动脉时，可以软膜下切除部分内侧颞叶粘连部，松解开动脉瘤基底部后再暴露出脉络膜前动脉。在动脉瘤远近端的颈内动脉都显露充分后，就可以使用直夹或者右侧成角的开窗夹去夹闭动脉瘤了。夹闭时最好要稍微离开颈内动脉残留一点点的瘤颈，并在此处夹闭动脉瘤，以保证颈内动脉的通畅。总之，安全夹闭动脉瘤的关键在于保证后交通动脉、后交通动脉穿支以及脉络膜前动脉的通畅。

硬膜下前床突磨除术

术前仔细评估颈内动脉与邻近骨性结构的关系，评估是否需要行颈部颈内动脉暴露或磨除前床突。在硬膜下磨除前床突，需要先切开前床突上的硬膜并向外剥离，然后使用 2 mm 的金刚砂磨头一点一点地从内向外（从视神经这一侧开始磨向眶上裂）磨除前床突，一直磨到视柱并钻透它。在有些病例中尚需打开远侧硬膜环和镰状韧带。

脉络膜前动脉的手术夹闭

同后交通动脉瘤类似，都需要充分打开外侧裂，开放脚间池、颈动脉池、视神经周围脑池以及终板池。后交通动脉及近端颈内动脉也必须暴露以便有空间在动脉瘤不成熟破裂时可以上临时夹控制血流。同样，需要识别脉络膜前动脉和其分支并游离之。然后游离动脉瘤颈并将脉络膜前动脉从动脉瘤基底部分离开，还可以使用一小片明胶海绵垫在动脉瘤和脉络膜前动脉之间。然后使用动脉瘤夹缓慢地夹闭瘤颈，夹闭过程中应注意是否发生颈内动脉扭转。如果有扭转，就需要调整动脉瘤夹。夹闭完成后仍需探查确认脉络膜前动脉及分支的完整性，以及确认动脉瘤夹的头端已明确跨过瘤颈。

颈内动脉血泡样动脉瘤和颈内动脉干腹侧部动脉瘤的手术夹闭

血泡样动脉瘤

这类动脉瘤呈薄壁的、宽颈的形态，而且没有解剖上的真正瘤颈。它们比一般的动脉瘤更薄弱。通常比较小，诊断有一定的困难。它们约占所有颅内动脉瘤的 0.3%~1%，颈内动脉瘤的 0.9%~6.5%。血泡样动脉瘤呈半球样凸起在床突上段颈内动脉没分支的节段（图 43.4）。血泡样动脉瘤的自然史和病理尚不清晰，它可以由颈动脉夹层导致。这类动脉瘤的瘤壁缺失内弹力板和中层平滑肌，瘤顶部仅仅覆盖着薄薄的外膜和纤维结缔组织。我们的观点是：血管内栓塞治疗这一类动脉瘤不够牢靠，效果也不持久，不宜选择常规栓塞术治疗这类动脉瘤。因为在暴露动脉瘤过程中发生动脉瘤撕裂导致大出血而需要牺牲患侧颈内动脉的情况并不少见，所以在术前必须要很好地评估对侧血流的代偿情况。在暴露动脉瘤前必须要有近端血流控制，最好暴露颈段颈内动脉。直接夹闭或包裹后夹闭是最牢靠和耐久的治疗方式[48]。使用环状动脉瘤夹夹闭也是可选的方案[49]。很多报道都认为直接夹闭非常危险，因为夹闭术中动脉瘤破裂风险高且易发生载瘤动脉狭窄，但我们发现这种情况并不常见。还有些外科医生喜欢在夹闭时，平行于颈内动脉长轴，并同时夹闭一小部正常血管壁，虽然造成颈内动脉的轻微狭窄但保证了夹闭的可靠度。

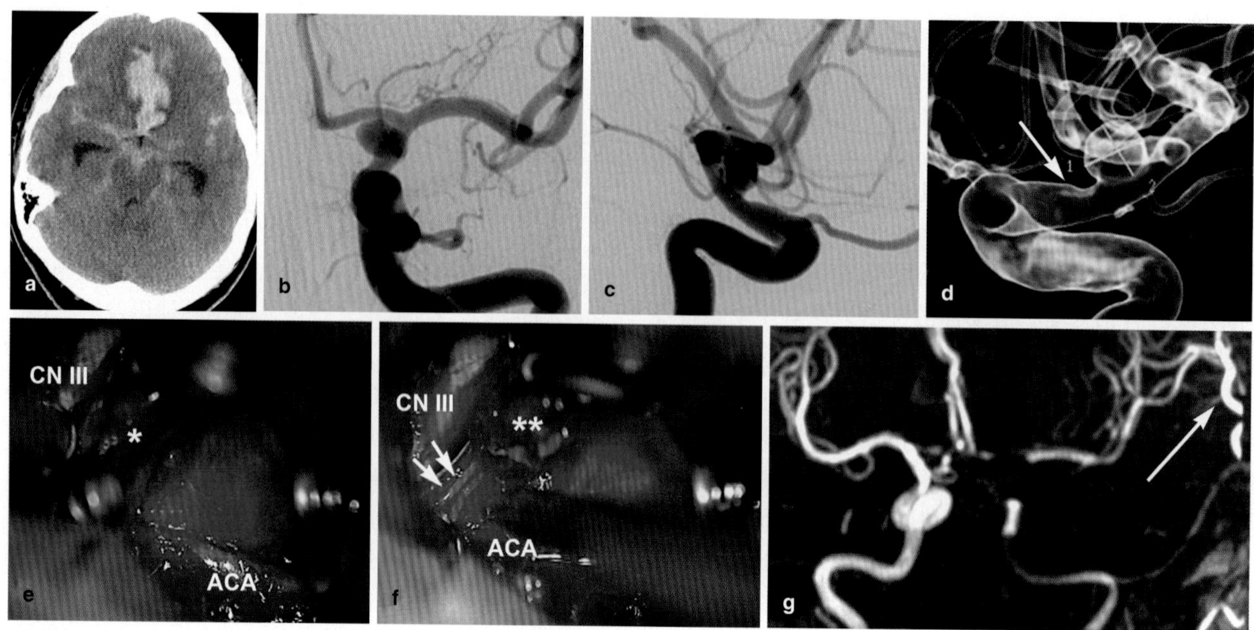

图 43.4 一位 26 岁女性表现为 H&H 分级 3 级的蛛网膜下腔出血。a. 头颅 CT 平扫提示弥散的蛛网膜下腔出血和双侧额底部血肿；b、c. 颈内动脉造影正侧位提示颈内动脉背侧壁动脉瘤；d. 脑动脉造影 3D 重建图像显示一血泡样动脉瘤，并可见动脉瘤近端颈内动脉局部狭窄（箭头），考虑为颈内动脉夹层伴血泡样动脉瘤；e. 术中图像可以看到使用 3 枚瘤夹分别阻断颈内动脉、大脑中动脉和大脑前动脉，从而达到旷置病变段颈内动脉（*）的目的，图中可见颈内动脉外侧的动眼神经；f. 清除动脉瘤表面的血块后，可以通过动脉瘤破口看到颈内动脉腔内结构（**），并可见到颈内动脉穿支（箭头），术中行 STA-MCA 搭桥后旷置颈内动脉；g. 术后头颅 MRA 检查显示血管桥通畅（箭头），大脑中动脉供血区灌注良好，患侧颈内动脉床突上段缺失。CN，脑神经；ACA，大脑前动脉（图片使用获 Barrow 神经学研究所允许）。

其实，处理这类动脉瘤最关键的还是术前意识到是血泡样动脉瘤以及暴露前很好的近端血流控制 [50, 51]。在暴露动脉瘤时，在近端血流控制前，千万不要去清除动脉瘤周边黏附的血块。

颈内动脉干腹侧壁动脉瘤

这类动脉瘤指向下方突入脚间池。颈内动脉干腹侧壁动脉瘤多为大型动脉瘤，瘤颈不明显，形态呈梭形，常有瘤内血栓且瘤壁钙化。后交通动脉和脉络膜前动脉可以直接发自动脉瘤。这类动脉瘤少见，所以治疗方案没有共识。可选的治疗方式有：塑型后直接夹闭瘤颈；血管内弹簧圈栓塞或支架辅助下弹簧圈栓塞；颈内动脉结扎或动脉瘤旷置术，同时伴或不伴动脉搭桥。

颈内动脉 C4 段动脉瘤手术疗效

自从显微手术的概念引入到动脉瘤夹闭术后，动脉瘤夹闭手术的疗效取得了显著的改善。Yasargil 报道一组 51 例破裂的颈内动脉分叉部动脉瘤夹闭术后，49 例（89%）预后良好没有任何神经功能缺损。这组预后良好的患者 H&H 分级在 1b 级到 4b 级，另有一位 5 级的患者死亡。在同一系列病例中，131 例后交通动脉瘤，分级在 0a 到 1a 者，预后均良好；分级在 2a 到 3a 者，88.3% 预后良好；分级 3b 者，37.5% 预后良好；分级 4 级的患者 20% 预后良好。Guresir 等通过荟萃分析发现，动眼神经麻痹的后交通动脉瘤患者，显微外科夹闭手术后动眼神经麻痹完全缓解率明显高于血管内治疗和未治疗的患者 [52]。Wirth 等发现后交通动脉瘤的手术夹闭的并发症率（5%）明显要低于其他部位的动脉瘤 [53]。Friedman 等报道他们的 51 例脉络膜前动脉瘤夹闭手术后随访结果，发现 82% 的患者 GOS 为 4 分或 5 分。但有 8 例（16%）发生脉络膜前动脉供血区梗死，其中有 5 例是在术后 6~36 小时才发生的迟发性梗死。但这组脉络膜前动脉瘤中有一部分病例最早在 1968 年完成，当时并未使用显微外科手术技术。在另一组更大宗的 99 例脉络膜前动脉瘤的报道中，Lehecka 等发现当脉络膜前动脉发自动脉瘤颈部以及同动脉瘤基底部粘连时，手术中保留脉络膜前动脉的血流最为困难 [36]。总之，术中能否保护好脉络膜前动脉是决定脉络膜前动脉瘤术后预后的最主要因素。

颈内动脉 C4 段动脉瘤的治疗选择：夹闭或者栓塞?

最近发表的 ISAT 研究和 BRAT 研究是两项比较血管内栓塞和手术夹闭治疗破裂颅内动脉瘤的前瞻性的 RCT 研究，两项研究结果均表明手术夹闭组较血管内栓塞组有更高的动脉瘤完全消除率、更低的复发率和更低的再治疗率。在 BRAT 研究中，3 年随访结果表明，血管内栓塞组较手术夹闭组的 mRS 评分较低，但两者比较无统计学差异[32]。颅内动脉瘤的理想治疗方式应该是短期可靠预防再出血同时长期随访稳固。手术夹闭更适合于年轻患者，以及瘤体较小或颈 - 体比大于 0.5 的动脉瘤。对于预期寿命更长的年轻患者，动脉瘤修复后的稳固性尤为重要。有趣的是，年轻患者更多发生颈内动脉分叉处的动脉瘤[4]。同时，颈内动脉分叉部动脉瘤多为大动脉瘤，而后交通动脉瘤更多为小动脉瘤[34]。后交通动脉瘤和脉络膜前动脉瘤会伴发脑内血肿和硬膜下血肿，常需要同时行开颅血肿清除术。颈内动脉分叉处的宽颈动脉瘤有时会累及到大脑前动脉或大脑中动脉。由于后交通动脉瘤更容易到位，同时术中容易清晰显示瘤颈，目前临床上，后交通动脉瘤更多地选择血管内栓塞，但血管内栓塞的缺点是有较高的复发风险[54]。Raymond 发现动脉瘤栓塞后总的复发率达 33.6%，而且 20.7% 的患者需要再次治疗[55]。后交通动脉瘤栓塞术后复发率在所有动脉瘤中排第二位，达 37.2%。ISAT 的研究中也发现后交通动脉瘤复发后需要再次栓塞[56]。

结论

颈内动脉是发生颅内动脉瘤的常见部位。起源于不同节段的颈内动脉的动脉瘤具有不同的发生率、不同的临床表现和解剖特征，手术的细节有差别，术后并发症和预后也有差异。这类动脉瘤手术通道狭窄、周围结构活动度小（受颈内动脉本身、前床突、视神经和动眼神经、岩斜韧带等的约束），为取得良好的手术效果，必须要具有精巧和注重细节的显微手术操作技术。

参·考·文·献

[1] Gibo H, Lenkey C, Rhoton AL Jr. Microsurgical anatomy of the supraclinoid portion of the internal carotid artery. J Neurosurg 1981;55:560–574

[2] McDougall CG, Spetzler RF, Zabramski JM, et al. The Barrow Ruptured Aneurysm Trial. J Neurosurg 2012;116:135–144

[3] Molyneux A, Kerr R, Stratton I, et al. International Subarachnoid Aneurysm Trial (ISAT) Collaborative Group. International Subarachnoid Aneurysm Trial (ISAT) of neurosurgical clipping versus endovascular coiling in 2143 patients with ruptured intracranial aneurysms: a randomized trial. J Stroke Cerebrovasc Dis 2002;11:304–314

[4] Yaşargil M, ed. Microneurosurgery, vol 1 and 2. New York: Thieme-Stratton; 1987

[5] Dehdashti A. Intracranial internal carotid artery aneurysms. In: Winn HR and Wallace MC, ed. Youmans Neurological Surgery, vol 4. New York: Elsevier; 2011, p. 3834–3840

[6] Pyysalo LM, Keski-Nisula LH, Niskakangas TT, Kähärä VJ, Ohman JE. Longterm follow-up study of endovascularly treated intracranial aneurysms. Interv Neuroradiol 2010;16:361–368

[7] Oishi H, Yamamoto M, Nonaka S, Arai H. Endovascular therapy of internal carotid artery bifurcation aneurysms. J Neurointerv Surg 2013;5:400–404

[8] Park JH, Park IS, Han DH, et al. Endovascular treatment of blood blisterlike aneurysms of the internal carotid artery. J Neurosurg 2007;106:812–819

[9] Cai Y, Spelle L, Wang H, et al. Endovascular treatment of intracranial aneurysms in the elderly: single-center experience in 63 consecutive patients. Neurosurgery 2005;57:1096–1102, discussion 1096–1102

[10] Raymond J, Roy D. Safety and efficacy of endovascular treatment of acutely ruptured aneurysms. Neurosurgery 1997;41:1235–1245, discussion 1245–1246

[11] Rhoton AL Jr. The anterior and middle cranial base. Neurosurgery 2002;51(4, Suppl):S273–S302

[12] Rhoton AL Jr. The cerebrum. Anatomy. Neurosurgery 2007;61(1, Suppl): 37–118, discussion 118–119

[13] Rhoton AL Jr, Fujii K, Fradd B. Microsurgical anatomy of the anterior choroidal artery. Surg Neurol 1979;12:171–187

[14] Yilmaz E, Ilgit E, Taner D. Primitive persistent carotid-basilar and carotidvertebral anastomoses: a report of seven cases and a review of the literature. Clin Anat 1995;8:36–43

[15] Tobenas-Dujardin AC, Duparc F, Ali N, Laquerriere A, Muller JM, Freger P. Embryology of the internal carotid artery dural crossing: apropos of a continuous series of 48 specimens. Surg Radiol Anat 2005;27:495–501

[16] Rhoton A. The supratentorial arteries. In: Rhoton A, ed. Cranial Anatomy and Surgical Approaches. Philadelphia: Lippincott Williams & Wilkins, Schaumburg; 2003:81–148

[17] Rhoton A. Aneurysms. In: Rhoton A, ed. Cranial Anatomy and Surgical Approaches. Philadelphia: Lippincott Williams & Wilkins, Schaumburg; 2003, p. 149–186

[18] Shaban A, Albright KC, Boehme AK, Martin-Schild S. Circle of Willis Variants: Fetal PCA. Stroke Res Treat 2013;2013:105937

[19] Schomer DF, Marks MP, Steinberg GK, et al. The anatomy of the posterior communicating artery as a risk factor for ischemic cerebral infarction. N Engl J Med 1994;330:1565–1570

[20] Vincentelli F, Caruso G, Grisoli F, Rabehanta P, Andriamamonjy C, Gouaze A. Microsurgical anatomy of the cisternal course of the perforating branches of the posterior communicating artery. Neurosurgery 1990;26:824–831

[21] Cowan JA Jr, Barkhoudarian G, Yang LJ, Thompson BG. Progression of a posterior communicating artery infundibulum into an aneurysm in a patient with Alagille syndrome. Case report. J Neurosurg 2004;101:694–696

[22] Fischer S, Hopf N, Henkes H. Evolution from an infundibulum of the posterior communicating artery to a saccular aneurysm. Clin

Neuroradiol 2011;21:87–90
[23] Rhoton AL Jr. The cerebrum. Neurosurgery 2002;51(4, Suppl):S1–S51
[24] Abbie AA. The blood supply of the lateral geniculate body, with a note on the morphology of the choroidal arteries. J Anat 1933;67(Pt 4):491–521
[25] Rhoton A. The cerebral veins. In: Rhoton A, ed. Cranial Anatomy and Surgical Approaches. Philadelphia: Lippincott Williams & Wilkins, Schaumburg;2003, p. 187–234
[26] International Study of Unruptured Intracranial Aneurysms Investigators. Unruptured intracranial aneurysms—risk of rupture and risks of surgical intervention. N Engl J Med 1998;339:1725–1733
[27] Wiebers DO, Whisnant JP, Huston J III, et al. International Study of Unruptured Intracranial Aneurysms Investigators. Unruptured intracranial aneurysms: natural history, clinical outcome, and risks of surgical and endovascular treatment. Lancet 2003;362:103–110
[28] Broderick JP, Sauerbeck LR, Foroud T, et al. The Familial Intracranial Aneurysm (FIA) study protocol. BMC Med Genet 2005;6:17
[29] Mackey J, Brown RD Jr, Moomaw CJ, et al. FIA and ISUIA Investigators. Unruptured intracranial aneurysms in the Familial Intracranial Aneurysm and International Study of Unruptured Intracranial Aneurysms cohorts: differences in multiplicity and location. J Neurosurg 2012;117:60–64
[30] Molyneux A, Kerr R, Stratton I, et al. International Subarachnoid Aneurysm Trial (ISAT) Collaborative Group. International Subarachnoid Aneurysm Trial (ISAT) of neurosurgical clipping versus endovascular coiling in 2143 patients with ruptured intracranial aneurysms: a randomised trial. Lancet 2002;360:1267–1274
[31] Morita A, Kirino T, Hashi K, et al. UCAS Japan Investigators. The natural course of unruptured cerebral aneurysms in a Japanese cohort. N Engl J Med 2012;366:2474–2482
[32] Spetzler RF, McDougall CG, Albuquerque FC, et al. The Barrow Ruptured Aneurysm Trial: 3-year results. J Neurosurg 2013;119:146–157
[33] van Rooij WJ, Sluzewski M, Beute GN. Internal carotid bifurcation aneurysms: frequency, angiographic anatomy and results of coiling in 50 aneurysms. Neuroradiology 2008;50:583–587
[34] Velat GJ, Zabramski JM, Nakaji P, Spetzler RF. Surgical management of giant posterior communicating artery aneurysms. Neurosurgery 2012; 71(1, Suppl Operative):43–50, discussion 51
[35] Heros RC. Microneurosurgical management of anterior choroidal artery aneurysms. World Neurosurg 2010;73:459–460
[36] Lehecka M, Dashti R, Laakso A, et al. Microneurosurgical management of anterior choroid artery aneurysms. World Neurosurg 2010;73:486–499
[37] Kuzmik GA, Bulsara KR. Microsurgical clipping of true posterior communicating artery aneurysms. Acta Neurochir (Wien) 2012;154:1707–1710
[38] Nakano Y, Saito T, Yamamoto J, et al. Surgical treatment for a ruptured true posterior communicating artery aneurysm arising on the fetal-type posterior communicating artery—two case reports and review of the literature. J UOEH 2011;33:303–312
[39] Chang DJ. The "no-drill" technique of anterior clinoidectomy: a cranial base approach to the paraclinoid and parasellar region. Neurosurgery 2009;64(3, Suppl):ons96–ons105, discussion ons105–ons106
[40] Park SK, Shin YS, Lim YC, Chung J. Preoperative predictive value of the necessity for anterior clinoidectomy in posterior communicating artery aneurysm clipping. Neurosurgery 2009;65:281–285, discussion 285–286
[41] Uz A, Erbil K, Esmer A. The origin and relations of the anterior choroidal artery: an anatomical study. Folia Morphol (Warsz) 2005;64:269–272
[42] Lehecka M, Dashti R, Romani R, et al. Microneurosurgical management of internal carotid artery bifurcation aneurysms. Surg Neurol 2009;71:649–667
[43] Friedman JA, Pichelmann MA, Piepgras DG, et al. Ischemic complications of surgery for anterior choroidal artery aneurysms. J Neurosurg 2001;94:565–572
[44] Figueiredo EG, Deshmukh P, Zabramski JM, et al. Quantitative anatomic study of three surgical approaches to the anterior communicating artery complex. Neurosurgery 2005;56(2, Suppl):397–405, discussion 397–405
[45] Gonzalez LF, Crawford NR, Horgan MA, Deshmukh P, Zabramski JM, Spetzler RF. Working area and angle of attack in three cranial base approaches: pterional, orbitozygomatic, and maxillary extension of the orbitozygomatic approach. Neurosurgery 2002;50:550–555, discussion 555–557
[46] Figueiredo EG, Deshmukh P, Nakaji P, et al. An anatomical analysis of the mini-modified orbitozygomatic and supra-orbital approaches. J Clin Neurosci 2012;19:1545–1550
[47] Kang HJ, Lee YS, Suh SJ, Lee JH, Ryu KY, Kang DG. Comparative analysis of the mini-pterional and supraorbital keyhole craniotomies for unruptured aneurysms with numeric measurements of their geometric configurations. J Cerebrovasc Endovasc Neurosurg 2013;15:5–12
[48] Kalani MY, Zabramski JM, Kim LJ, et al. Long-term follow-up of blister aneurysms of the internal carotid artery. Neurosurgery 2013;73:1026–1033, discussion 1033
[49] Park PJ, Meyer FB. The Sundt clip graft. Neurosurgery 2010;66(6, Suppl Operative):300–305, discussion 305
[50] Regelsberger J, Matschke J, Grzyska U, et al. Blister-like aneurysms—a diagnostic and therapeutic challenge. Neurosurg Rev 2011;34:409–416
[51] McLaughlin N, Laroche M, Bojanowski MW. Surgical management of blood blister-like aneurysms of the internal carotid artery. World Neurosurg 2010;74:483–493
[52] Güresir E, Schuss P, Seifert V, Vatter H. Oculomotor nerve palsy by posterior communicating artery aneurysms: influence of surgical strategy on recovery. J Neurosurg 2012;117:904–910
[53] Wirth FP, Laws ER Jr, Piepgras D, Scott RM. Surgical treatment of incidental intracranial aneurysms. Neurosurgery 1983;12:507–511
[54] Golshani K, Ferrell A, Zomorodi A, Smith TP, Britz GW. A review of the management of posterior communicating artery aneurysms in the modern era. Surg Neurol Int 2010;1:88
[55] Raymond J, Guilbert F, Weill A, et al. Long-term angiographic recurrences after selective endovascular treatment of aneurysms with detachable coils. Stroke 2003;34:1398–1403
[56] Campi A, Ramzi N, Molyneux AJ, et al. Retreatment of ruptured cerebral aneurysms in patients randomized by coiling or clipping in the International Subarachnoid Aneurysm Trial (ISAT). Stroke 2007;38:1538–1544

第44章

颈内动脉动脉瘤的血管内治疗

Tarek Y. El Ahmadieh, Najib E. El Tecle, Salah G. Aoun, Allan Douglas Nanney III, Joseph G. Adel, and Bernard R. Bendok

过去的20余年间，血管内治疗技术、手术技巧和策略的进步，使血管内治疗逐渐扩展到神经血管领域。一些原先被认为是无法治疗或者原有治疗方式伴随巨大并发症风险的复杂性脑血管疾病，目前都可以通过血管内方式治疗[1]。然而，新的挑战在于，如何根据病变的病理性质选择相应的策略，使治疗方案能够获得最优的近期和远期预后，同时又尽可能降低并发症的发生率。发生于颈内动脉（ICA）的动脉瘤占所有颅内动脉瘤的30%~50%[2, 3]。处理这类疾病，无论血管内手术还是显微手术都颇为棘手。例如，岩段和海绵窦段的动脉瘤，由于周围复杂的解剖结构包绕，显微手术难以显露病变。不过这类病变却可以通过血管内闭塞或重建血管的多种方式来治疗[4]。床突旁动脉瘤，既可以采用显微外科手术夹闭，也可以针对病例个性化选择多种血管内治疗技术来治疗。对于这一部位的特定病例，复合手术技术可能更有助于治疗[5]。对于血管内治疗来说，尽可能完全栓塞动脉的同时又保护眼动脉以及避免视神经受压是个巨大的挑战[6]。后交通段动脉瘤的问题在于如何保护载瘤动脉（尤其是脉络膜前动脉和胚胎型的后交通动脉），以及解除由于占位效应造成对动眼神经的压迫。颈动脉末端的动脉瘤通常可以采取标准的血管内治疗技术，首先应当考虑的是保护大脑前动脉及中动脉的解剖完整性。血管内治疗的方式总体上包括了血管闭塞和重建两种方式。在闭塞动脉前，通常需要球囊闭塞试验来判断患者是否耐受，以决定动脉闭塞后是否行旁路手术。血管重建的方式则包括了辅助栓塞、球囊成形、支架辅助栓塞、血流导向装置植入以及部分栓塞后二期夹闭等。本章主要讨论起源于颈内动脉的动脉瘤的流行病学、相关的手术及放射解剖、分类、自然史、临床表现以及目前的血管内治疗策略。

流行病学

颈内动脉岩段动脉瘤相对较为少见。在所有起源于颈内动脉的颅内动脉瘤中，海绵窦段和末端动脉瘤各占2%~9%[7, 8]，而床突段、眼段及后交通段动脉瘤各占20%~25%。蛛网膜下腔出血是囊状动脉瘤患者迄今为止最严重的急症。Beck等[9]的研究发现，直径≥7 mm的破裂动脉瘤中，颈内动脉动脉瘤占14.7%；而在直径＜7 mm的破裂动脉瘤中则占4.1%。

胚胎学

胚胎发育学上，颈内动脉的颈段来源于第三对大动脉弓，而颅内段则来自于背大动脉[10]。颅内脉管系统在早期胚胎发育上的改变可导致多样的解剖变异或异常。例如，第三对大动脉弓的发育障碍会导致颈内动脉不发育或发育不全。另一个例子是，颈内动脉开窗或特定节段的发育重复常常与这些部位囊状动脉瘤的发生相关，并且给血管内治疗造成一定困难。同样的，胚胎型的后交通动脉也为外科手术和血管内治疗带来了挑战。

解剖因素

Bouthiller等所提出的将颈内动脉分为C1~C7的七段分法是一项被广泛接受的颈内动脉分段法[11]。从近心端到远心端依次为颈段、岩骨段、破裂孔段、海绵窦段、床突段、眼段和交通段。正如数字剪影血管造影（digital subtraction angiography，DSA）图像所示，在多达70%的病例中，颈内动脉颈段（C1）的走行是直线形的[12]。在颈动脉管内，岩骨段（C2）的长度及形状由岩骨和蝶骨的形态所决定。岩骨段内有一段大约 1 cm 的血管向上走行穿越颅骨的最厚部分，紧接着向前方急剧转弯形成岩骨的水平段[11]。从岩骨尖开始，颈内动脉向上向内朝蝶鞍方向延伸，被命名为破裂孔段（C3）。此后，垂直上行进入海绵窦。

颈内动脉海绵窦段（C4）分为 5 个部分：后垂直段、后曲段、水平段、前曲段以及前垂直段[13]。在侧面投射角度上，这五部分形成一个“S”样形态，称为颈内动脉虹吸弯。但在前后投射角度，前后垂直段相互重叠[11]。颈内动脉海绵窦段后曲部的分支通常起源一个主干，即脑膜垂体干，或者来源于各个独立的分支。这些分支血管可能包括垂体下动脉、天幕缘、底面和背侧分支以及脑膜支[14]。

水平段上通常有两束主要的血管丛发出。向前走行的 McConell 囊状动脉向垂体前叶和邻近硬脑膜缘供血。由于直径太小，这些微血管通常在血管造影上无法显示，尽管如此，这一位置仍然有海绵窦段（C4）动脉瘤发生的可能。床突段（C5）是颈内动脉里最短的一段，这一段目前没有已知的分支。近端和远端硬膜环的存在使得这一段血管很难被血管造影或其他非侵袭性影像学检查中明确显示。颈内动脉眼段（C6）向后方走行，并发出眼动脉和垂体上动脉。在颈内动脉出海绵窦后，眼动脉通常是其发出的第一个分支[12]。在颈内动脉穿过硬脑膜环后，眼动脉从颈内动脉的前内侧面或上表面发出，这使得眼动脉的近端主干成为在血管造影上定位硬脑膜一个有效标志。眼动脉向前外侧走行并再次穿过硬脑膜进入视神经管，走行于视神经的下方或下外侧。垂体上动脉从眼动脉和后交通动脉中间或是下正中发出。床突上的颈内动脉首先向后方走行，尔后转弯走向前穿质方向。转弯处即是交通段（C7）的起始部，此处发出后交通动脉[15]。在血管造影上，交通段指的是颈内动脉发出后交通动脉后直至颈内动脉终点[14]。C7 段也发出脉络膜前动脉及其他细小的穿支动脉。颈动脉末端朝向上方及外侧走行。在侧面观上，由于大脑中动脉的分支掩盖，颈内动脉分叉部无法被准确识别。前后位上，颈内动脉分叉部位于岩骨段（C2）末端的上方。

颈内动脉动脉瘤的分类

颈内动脉动脉瘤可根据一些特点来分类，例如：类型（真性或者假性动脉瘤）；形状（梭形、囊状或者复杂形状）；大小（小型，＜ 10 mm；大型，10~24 mm；巨大型，≥ 25 mm）；部位（C1~C7）。但最常用的是 Rhoton[15] 所描述的分类方法，他根据重要的血管分支起源将蛛网膜下腔的颈内动脉动脉瘤分为以下 5 个类别：

（1）眼动脉动脉瘤：可以根据动脉瘤起源的位置、在空间中的方向以及与周围结构的关系进一步细分为 3 种不同类型的眼动脉动脉瘤：颈内动脉床突段动脉瘤、颈内动脉窝处发生的动脉瘤以及颈内动脉前壁动脉瘤（向上朝向视神经）。

（2）垂体上动脉动脉瘤：通常指向正中朝下方向。这些动脉瘤往往从前床突下方发出，而且在侧位血管造影上与海绵窦内动脉瘤相混淆。

（3）后交通动脉动脉瘤：典型的后交通动脉动脉瘤从颈内动脉后壁发出，并向外侧生长。动脉瘤在生长过程中，可能会压迫动眼神经。

（4）脉络膜前动脉动脉瘤：通常指向后方或后外侧，并远离动眼神经。

（5）颈内动脉末端动脉瘤：通常沿着动脉壁纵轴方向，即顺着血流方向生长。正如 Rhoton 所提到的，颈内动脉远端发出的穿支常常会伴随着动脉瘤，在治疗的过程中需仔细确认并分离。

自然史

颈内动脉动脉瘤的治疗需要临床医师对复杂并且时常自相矛盾的自然史研究数据有透彻的理解。无论是保守治疗或者积极干预，都需要权衡治疗本身带来的风险以及疾病自然史的风险。1998 年，未破裂颅内动脉瘤的国际研究试验（ISUIA-Ⅰ）回顾性报道了 1 937 例未破裂颅内动脉瘤的破裂风险[16]。在既往未发生过动脉瘤破裂的患者中，直径 10 mm 以下的动脉瘤，累积年破裂率低于 0.05%。随着动脉瘤直径增大，破裂风险增加。与前交通动脉动脉瘤相比，后交通动脉动脉瘤具有显著增加的破裂风险。2003 年公布的 ISUIA-Ⅱ试验结果中，包括了其中 1 692 例患者中的 2 686 例未破裂动脉瘤保守治疗前瞻性研究结果[3]。在既往无蛛网膜下腔出血病史患者中，直径小于 7 mm 的前交通动脉动脉瘤 5 年累积破裂率为 0%，这一发现仍然极具争议。根据大小将颈内动脉动脉瘤分为 7~12 mm、13~24 mm 及 ≥ 25 mm 三组，对应的破裂率为 2.6%、14.5% 及 40%[3]。2001 年公布的小型未破裂颅内动脉瘤观察研究（SUAVe），报道了 448 例直径小于 5 mm 的未破裂动脉瘤的年破裂率[17]。单个直径＜ 5 mm 的未破裂动脉瘤的年破裂率约为 0.34%。尽管这些研究数据提示小型非症状性动脉瘤具有较低的破裂风险，但这些研究结果仍有争议。临床实践发现，直径＜7 mm的破裂动脉瘤很常见[9, 18, 19]。此外，另一项研究发现，破裂动脉瘤的平均直径为6.28 mm，其中71.8%的破裂动脉瘤直径＜7 mm[20]。

最近，来自日本的未破裂颅内动脉瘤研究（UCAS）前瞻性随访了697例未破裂颅内动脉瘤，动脉瘤平均直径为（5.7±3.6）mm[21]。颅内动脉瘤的年破裂率约为0.95%。研究发现，动脉瘤大小（＞7 mm）、位置（前交通和后交通动脉）及形态学（伴有子囊）是破裂的独立预测因素。该研究中，起源于颈内动脉的动脉瘤占全部动脉瘤的34%。颈内动脉与后交通动脉交界处动脉瘤具有较高的破裂风险。这个部位直径在3~4 mm、5~6 mm、7~9 mm和10~24 mm的动脉瘤对应的年破裂率依次为0.41%、1.0%、3.19%和6.12%，且该部位巨大动脉瘤（＞25 mm）破裂风险极高。床突段、颈内动脉分叉处以及颈内动脉脉络膜前动脉处的动脉瘤破裂风险则相对较低，这些部位直径小于7 mm、7~9 mm、10~24 mm和大于25 mm的年破裂率依次为0~0.14%、1.19%、1.07%和10.1%。

既往的文献表明，研究动脉瘤破裂危险因素的兴趣日益增加[3, 16, 21–23]。动脉瘤随着时间的推演而增大是其中一项可能的危险因素。在最近一项针对64例未破裂且直径≤7 mm的动脉瘤的研究分析中，Chmayssani等[19]发现破裂动脉瘤的绝对直径增加值显著大于未破裂动脉瘤。文献中讨论的其他危险因素还包括高龄、女性、吸烟和高血压[24, 25]。与散发动脉瘤相比，家族性动脉瘤具有相对较高的破裂风险[26]。Broderick等在这组113例家族性动脉瘤患者的研究中报道动脉瘤的年破裂率为1.2%，比ISUIA-Ⅱ报道的散发性动脉瘤的破裂率高出17倍[26]。

临床表现

颈内动脉动脉瘤患者的临床表现很大程度上取决于动脉瘤的位置、大小和朝向。岩骨段（C2）动脉瘤患者可能以血栓栓塞性脑卒中、眩晕或头晕、听力缺失、搏动性耳鸣或是第Ⅷ对脑神经受损起病[4]。文献报道Horner综合征也常常与这些病变同时发生[27]。海绵窦段（C4）动脉瘤的患者通常无症状。这类动脉瘤由于占位效应导致的最常见症状为头痛和复视[28]。海绵窦段动脉瘤其他常见症状还包括：颈动脉海绵窦瘘和鼻出血（可以是致命的）[29]。当伴发颈动脉海绵窦瘘时，还可能出现球结膜水肿、搏动性突眼或眼眶杂音。

床突周围（C5、C6）动脉瘤的表现很大程度上取决于动脉瘤与硬脑膜环之间的位置关系。远端硬膜环近端发生的动脉瘤因局限于有限的硬膜外空间内，不会引起蛛网膜下腔出血。而远端硬膜环以远发生的动脉瘤，由于十分接近视神经，可以引起视觉症状。当这些动脉瘤处于硬脑膜下时，则可发生蛛网膜下腔出血。颈内动脉交通段（C7）动脉瘤患者常常表现为蛛网膜下腔出血或第Ⅲ对脑神经压迫症状。通常这些动脉瘤破裂出血多位于鞍上池外侧及环池。第Ⅲ对脑神经受压往往会导致疼痛以及不伴瞳孔散大的动眼神经麻痹。C7段发生的脉络膜前动脉动脉瘤由于指向小脑幕上方，很少导致脑神经障碍。颈内动脉分叉部动脉瘤常常表现为蛛网膜下腔出血或基底节区脑实质内出血，血肿增大到一定程度时可压迫视神经纤维而导致视觉障碍。

血管内治疗

颈内动脉动脉瘤血管内治疗的方案、策略以及器材的选择应当与开颅手术夹闭的方案、策略和工具以及动脉瘤自然史之间相互比较和权衡。有时，开颅手术与血管内治疗相结合的方式也是有益的[5, 30]。血管内治疗可分为3类：①弹簧圈栓塞动脉瘤伴载瘤动脉重塑技术；②以血流导向装置重塑载瘤动脉；③动脉闭塞技术，包括牺牲载瘤动脉同时伴或不伴解剖外旁路手术[31, 32]。应当根据病例实施个体化的措施，以避免决策失误。这之中需要考虑的因素包括患者年龄、临床表现、心血管危险因素、肾功能、动脉瘤大小和形态，包括与载体动脉的关系以及占位效应问题等[33, 34]。其他重要的因素包括患者能否耐受抗凝或抗血小板药物治疗以及患者的个人意愿。以下章节将讨论颈内动脉囊状动脉瘤各种血管内治疗的技术和方案，以及适应证、潜在并发症和临床预后。

弹簧圈栓塞动脉瘤合并载瘤动脉重建技术

弹簧圈栓塞技术

直径较小或中等大小、囊状并且具有良好的瘤体与瘤颈比值的动脉瘤通常采用这种技术[35]。岩骨段、海绵窦段及床突周围动脉瘤通常为宽颈动脉瘤。对任何弹簧圈栓塞操作而言，谨慎选择输送导管至关重要。最新的导引导管技术的发展使得输送系统在颅外段颈动脉的稳定性大大提升，而且那些具有优势的导引导管也为特殊的颅内导引导管带来进步的可能[36]。对动脉瘤以及载瘤动脉三维解剖结构的分析对治疗计划的制订尤其重要。栓塞过程中，操作者可以使用各平板的影像在不同角度上观察动脉瘤的解剖。栓塞过程中应当谨慎选择合适大小的弹簧圈并观察弹簧圈在瘤腔内的分布。弹簧圈在动脉瘤瘤腔内均匀分布可减少由于弹簧圈被压缩导致的动脉瘤再通[37]。因此，弹簧圈的分布均匀性、栓塞致密度和影像学上的闭塞可能是判断治疗效果稳定性的重要预测因素。在弹簧圈栓塞过程的收尾阶段，应当小心谨慎放置小的弹簧圈。阴性路线图可能有助于确认这些小的弹簧圈被完全释放于瘤腔内，并降低弹簧圈疝出及远端血栓形成的风险。水凝胶弹簧圈可能有益于提高动脉瘤闭塞率并降低再通率[38, 39]。

球囊辅助弹簧圈栓塞技术

该技术对宽颈动脉瘤治疗非常有效，但需要术中频繁充盈和去充盈球囊。它对特别的宽颈动脉瘤也不是特别适用。判断这项技术有效性的动脉瘤颈体比阈值仍有争议[40]。作者通常在微导管进入动脉瘤腔后在动脉瘤瘤颈处放置并覆盖动脉瘤颈。在一些特定的病例，可待释放数枚弹簧圈后再开始充盈球囊。应当注意球囊充盈后血管临时阻断次数。当栓塞结束后，如认为有必要，则可以释放支架。

支架辅助弹簧圈栓塞技术

这项技术可以用来治疗颈内动脉侧壁动脉瘤和颈内动脉分叉部动脉瘤。支架可以在微导管进入瘤腔前或之后释放。作者通常选择在微导管进入动脉瘤腔后释放支架来固定微导管。通常将用于释放支架的微导管在弹簧圈微导管进入动脉瘤前超选至合适位置。在植入支架前，释放弹簧圈的2~3个袢十分有利，有助于在支架植入前或是植入过程中保持微导管在瘤腔内的稳定性。若选择首先植入支架，微导管可以穿过支架侧壁的网孔进入瘤腔内，而随后弹簧圈释放的方向通常是笔直向前。

辅助及非辅助弹簧圈栓塞治疗的预后

国际蛛网膜下腔动脉瘤试验（ISAT）是第一个得出血管内栓塞破裂动脉瘤较手术夹闭治疗具有更好预后的随机研究[41]。该研究纳入了2 143例适于行任意一种治疗方式的患者。在这项研究报道的所有破裂动脉瘤中，发生在颈内动脉的动脉瘤占32.5%。随访一年结果表明，在死亡率和并发症发生率［改良Rankin评分（mRS）为3~6分］上，血管内栓塞治疗组较手术夹闭组显著降低（23.7% vs 30.6%；P= 0.001 9）。然而，长期随访结果提示，血管内治疗组较手术夹闭组有显著增加的动脉瘤复发风险。而血管内治疗组患者的5年死亡风险却相对较低，差别具有显著的统计学意义[42]。值得注意的是，由于试验筛选出的80%的动脉瘤患者未纳入研究，这使得研究结论的普遍性受到了限制。

最近，Barrow破裂动脉瘤试验（BRAT）报道了500例颅内破裂动脉瘤并均适宜行血管内治疗和开颅夹闭治疗的患者，其中大约75%的破裂动脉瘤发生于前循环。随访1年的结果提示血管内栓塞治疗的预后优于手术夹闭治疗（mRS大于2分的患者在腔内治疗组和开颅夹闭组分别占23.2%和33.7%；P=0.02）[43]。不良预后的预测因素包括年龄大于50岁及初始mRS评分大于2分[43]。BRAT试验的3年随访结果最近才被发表[44]。比较两组在随访3年时的mRS评分，虽然两组的差异并没有达到显著的统计学意义（P=0.25），但弹簧圈栓塞组患者良好预后率仍高于开颅夹闭组，差异的绝对值达到5.8%。开颅夹闭组患者的动脉瘤闭塞率较高，并且复发率和再治疗率较低。经治疗的脑动脉瘤破裂研究（CARAT）表明对于破裂动脉瘤而言，无论血管内治疗或是手术夹闭治疗，治疗后再破裂的风险较低[45]。然而，在术后第一年的随访中，血管内治疗组的再治疗率明显高于手术治疗组（P < 0.000 1）。该研究中的颈内动脉动脉瘤占所有动脉瘤的31%。

未破裂动脉瘤腔内治疗分析研究（ATENA）前瞻性地研究了649位未破裂颅内动脉瘤患者血管内治疗的短期预后。其中，54.5%的病例采用单纯弹簧圈栓塞治疗，37.3%的病例应用了球囊辅助栓塞治疗，7.8%的患者使用了支架辅助栓塞治疗[46]。超过1个月的随访结果表明，并发症发生率和死亡率分别为1.7%和1.4%。其中2.2%的颈内动脉动脉瘤，由于解剖或是技术原因，导致血管内治疗失败。血栓栓塞事件是导致并发症和死亡的主要原因，通常发生在大型动脉瘤以及采用支架辅助栓塞治疗的过程中。Piotin等回顾分析了1 137例破裂或未破裂动脉瘤患者，发现与单独弹簧圈栓塞相比，支架辅助栓塞治疗组具有显著增加的死亡率[47]。然而，该研究同时也发现支架辅助栓塞治疗后的动脉瘤复发率显著降低（14.9%，单纯栓塞组为33.5%；P < 0.000 1）。

水凝胶弹簧圈血管内动脉瘤栓塞及填充研究（HELPS）通过与裸铂金弹簧圈相比，来研究水凝胶弹簧圈的安全性及有效性[48]。总共 499 例破裂或未破裂动脉瘤患者，其中 98.6% 的患者达到成功栓塞。两组病例中均被允许采用辅助栓塞技术。在超过 3 个月的随访中，两组在死亡率上的差异并无显著的统计学意义［3.6% 水凝胶弹簧圈（Microvention，Aliso Viejo，CA）vs 2.0% 裸铂金弹簧圈］。在球囊和支架辅助栓塞过程中，不良事件（尤其是血栓栓塞并发症）发生率更高。

以血流导向装置重建血管

血流导向装置是一类自膨式的、直筒状带网孔的支架，用于重建载瘤动脉，并改变进入动脉瘤腔内的血流。这类装置即 Pipeline 栓塞装置（PED；Chestnut Medical Technologies，Menlo Park，CA）以及 Silk 血流导向装置（SFD；Balt extrusion，Montmorency，France），为血管内治疗原先难以治疗的颈内动脉动脉瘤提供了有效的工具。PED 在 2011 年获得了美国食品药品监督管理局（FDA）的批准，用于治疗颈内动脉岩骨段（C2）、海绵窦段（C4）以及床突周围段大型或者巨大宽颈动脉瘤[49]。而 SFD 仅仅只在欧洲和少数其他国家中获批使用。使用时，血流导向装置沿着载瘤动脉的纵轴释放，并覆盖动脉瘤颈全程。通过干扰动脉瘤内流入道和流出道的喷射性血流，诱发瘤腔内血流停滞及血栓形成。而且，通常认为血流导向装置可以诱发动脉壁内膜增生并覆盖支架金属丝，从而诱导新生内膜完全覆盖支架网孔[50]。在植入支架的同时又避免穿支血管闭塞是应用血流导向装置重建载瘤动脉技术上的一大挑战；然而，随着经验的积累，PED 和 SFD 的技术成功率已经分别达到 95%~100% 和 90%~96%[51–55]。

部分有关血流导向装置治疗颅内动脉瘤的安全性和有效性的研究结果已被发表[52–57]。植入 PED 术后即刻的动脉瘤完全闭塞率为 8%~21%；而在随访 3 个月、6 个月以及 12 个月的血管造影中，动脉瘤完全闭塞率为相应的 50% 以上、85%~95% 及大于 95%[51, 53, 55–57]。通常认为术后积极和持续的双联抗血小板治疗导致了植入这些装置后迟发血栓形成。PED 相关的并发症发生率和死亡率为 0~16.6%[51, 52]。引起并发症和死亡的常见原因包括支架内血栓形成或狭窄、穿支血管闭塞及颅内出血[51]。SFD 似乎有相对较低的完全闭塞率以及较高的血栓风险。SFD 植入后即刻动脉瘤完全闭塞率为 10%~11.8%；但 12 个月后的随访结果表明，这个比例将上升至 49%~70%[54, 55, 58]。SFD 相关的并发症发生率和死亡率为 3%~15%[55, 58, 59]。

有关血流导向装置术后长期的有效性和安全性问题以及它们能否适用于破裂动脉瘤仍有待进一步解答。此外，术后双联抗血小板治疗应当持续的时间仍不清楚。Klish 等[60]报道了 2 例治疗 1 年后且在 2 周内未连续使用抗血小板治疗而发生急性支架血栓形成的病例。此外，动脉瘤腔内具有生物学活性的红血栓形成而引起的迟发性动脉瘤破裂也被日益关注[61]。另外，在血管痉挛时血流导向装置释放困难以及迟发性的支架移位等技术挑战也在最近的文献中被相继报道[62, 63]。

载瘤动脉闭塞技术：包括牺牲载瘤动脉同时伴或不伴解剖外旁路手术

近端颈内动脉腔内亨特（hunterian）结扎旨在永久性阻断进入载瘤动脉及动脉瘤的血流，继而致使动脉瘤缩小和瘤腔内血栓形成。这项技术通常用于那些传统手术或血管内技术难以治疗的颈内动脉岩骨段（C2）和海绵窦段（C4）动脉瘤[64, 65]。尽管 80% 患者临床上可以耐受颈内动脉完全闭塞，但由于侧支循环建立不充分，这项技术也有引起缺血并发症的风险[32]。有时非常有必要通过解剖外旁路手术重建血流来增加患者对载瘤动脉闭塞的耐受性。在牺牲颈内动脉之前应用球囊闭塞试验（BTO）可以用来判断哪些患者需要行解剖外旁路手术（图 44.1）[66]。在计划闭塞的颈内动脉处，充盈球囊持续 30 分钟。同时，进行对侧颈内动脉以及双侧椎动脉血管造影来研究侧支血流。此外，当患者清醒时，可进行一系列神经功能评估来判断 BTO 是否造成临床上的功能障碍[32]。可以通过诱导性低血压加强试验，即在 BTO 期间将患者血压降至基线值的 2/3，观察有无低血压诱发的神经功能缺损。BTO 期间，通过持续脑电监测观察有无脑电活动异常。最后，可以使用单光子发射断层扫描（SPECT）检查来评估脑灌注。对于那些侧支脑血流建立不足的患者，可以应用解剖外旁路手术。不同病例的解剖外旁路手术类型需根据一些因素而定。这包括所需的血流量、供体血管的可获得性、受体血管的大小以及旁路手术的区域。在高流量解剖外旁路移植术完成后，应立即行颈内动脉血管内闭塞术，以避免由于载瘤动脉竞争性血流而导致旁路血管内血栓形成。而在低流量解剖外旁路移植术后，颈内动脉闭塞术可以在旁路手术 2~3 天后进行。表 44.1 总结了我们的医疗中心血管重建的适应证及方案。

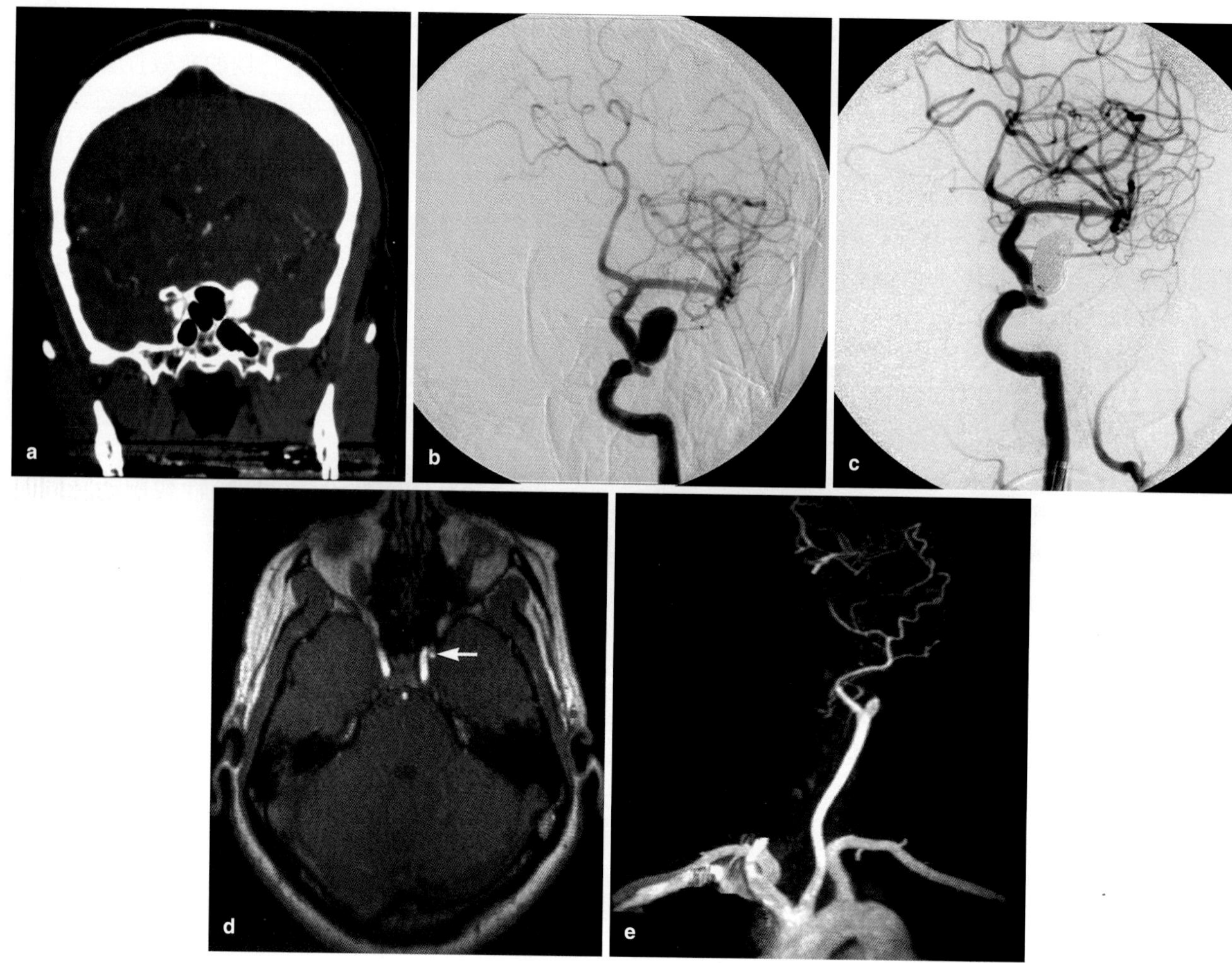

图 44.1　50 岁女性，突发头痛。a. CTA 提示颈内动脉海绵窦段侧面发出一个大小为 14 mm 的窄颈动脉瘤，并向硬脑膜内生长；b. 血管造影提示另外一个 2~3 mm 的近端动脉瘤；c. 这个患者接受了大动脉瘤的弹簧圈栓塞术，动脉瘤被完全闭塞。5 年后患者出现了左侧第Ⅲ对脑神经功能的进行性受损；d. 随后的 MRA 发现在动脉瘤部位一个 6 mm×4 mm 的显影 (箭头)，患者进行了球囊闭塞试验 (BTO)，并提示轻度的不对称血流；e. 颈动脉闭塞后立即行左侧颞浅动脉 (STA) 到大脑中动脉的旁路手术。她的第Ⅲ对脑神经功能在随访中部分恢复。

表 44.1　血管重建的适应证和方式

临床评估（正常血压）	诱导性低血压加强试验	脑电图（EEG）	单光子发射计算机断层现象（SPECT）	手术方式
通过	通过	通过	通过	颈内动脉闭塞
通过	未通过	未通过	未通过	颈内动脉闭塞伴低流量旁路移植（颞浅动脉 – 大脑中动脉）
未通过	未通过	未通过	未通过	颈内动脉闭塞伴高流量旁路移植（大隐静脉或桡动脉）
通过	未通过	通过	未通过	颈内动脉闭塞伴低流量旁路（颞浅动脉 – 大脑中动脉）

即便采用了 BTO，颈内动脉完全闭塞引起的缺血并发症发生率仍有 2%~22%[4]。Parkinson 等的文献综述分析了采用载瘤血管闭塞手术伴或不伴解剖外旁路手术治疗巨大颅内动脉瘤的预后结果，他们报道并发症发生率和死亡率分别为 7% 和 17%（不局限于颈内动脉动脉瘤）[66]。总体而言，即刻闭塞率估计为

81%。平均 14 个月的随访中，动脉瘤复发率为 1.1%。最近，Gobble 等 [67] 研究了巨大颅内动脉瘤旁路手术治疗的有效性与安全性。研究纳入了 36 例患者，其中 30 例患者的巨大动脉瘤起源于颈内动脉。36 例患者总共完成 37 例旁路移植术，包括 34 例采用大隐静脉以及 3 例采用桡动脉作为旁路血管。平均随访 53 个月，累计旁路血管的通畅率为 89.2%，而并发症发生率和死亡率均为 5.6%。

位置特异性注意事项

岩骨段（C2）动脉瘤

颈内动脉岩骨段（C2）动脉瘤最常见的是梭形动脉瘤 [68]。囊状动脉瘤在这一段较为少见 [69]。但是，这类病变可以很大，患者可表现为动脉瘤破裂、远端血栓栓塞症状或是局部症状（如耳鸣）[4]。岩骨段（C2）动脉瘤的治疗指征包括反复的短暂性脑缺血发作、缺血性脑卒中、脑神经症状、搏动性耳鸣或是动脉瘤破裂 [4]。动脉瘤快速增长可能也是干预的指征。治疗选择包括保守治疗结合影像随访、血管内弹簧圈栓塞治疗、球囊或是支架辅助弹簧圈栓塞治疗、植入血流导向装置及载瘤动脉闭塞伴或不伴旁路移植术。在一些病例中，如果 C2 段动脉瘤有较好的瘤颈，血管内弹簧圈栓塞治疗也是一种选择。对于颈较宽的动脉瘤，可能需要使用球囊或支架辅助技术。目前的支架都有足够的顺应性，确保可被轻易输送至扭曲的颈内动脉岩骨段（C2）[70]。PED 适用于巨大的或是更复杂的动脉瘤 [49, 52]。使用弹簧圈血管内完全闭塞颈内动脉也是复杂岩骨段（C2）动脉瘤的有效治疗选择 [4, 64]。在颈内动脉闭塞术前，所有患者都需进行 BTO 试验，来判断他们是否耐受 [66]。在长期的随访中，血管重建术常常与良好的临床预后相关 [66, 71]。

海绵窦段（C4）动脉瘤

通常认为颈内动脉海绵窦段（C4）动脉瘤有良性的自然史 [3]。此类动脉瘤尤其是小型的，可以通过影像学随访来保守观察。少数情况下，海绵窦段（C4）动脉瘤发展成为大型动脉瘤并压迫周围结构（海绵窦和脑神经），或是自发性破裂导致颈动脉海绵窦瘘。这些病变的治疗指征包括急性破裂（颈动脉海绵窦瘘）、进展性眼肌麻痹、严重的眼球后疼痛、蝶窦侵蚀（危及生命的鼻出血可能）及进行性动脉瘤扩大 [28, 32]。大型或是快速增长的无症状性海绵窦段（C4）动脉瘤也可以考虑纳入治疗。然而，目前尚不明确何种大小以及增长速度的动脉瘤需要治疗。可以根据海绵窦段（C4）动脉瘤的形态特征及瘤颈大小来决定是否支架辅助进行弹簧圈栓塞治疗 [28, 65]。在处理颈内动脉海绵窦瘘这类病变时，务必完全闭塞病变。在 Choulakian 等对 113 例海绵窦段动脉瘤患者的回顾研究中，他们发现无论是否采用支架辅助，血管内栓塞均获得了良好效果 [72]。75% 的病例获得完全闭塞。平均随访 6.2 个月，动脉瘤复发率约为 12%。虽然症状性海绵窦段动脉瘤的临床预后在他们的研究中没有被讨论，一些其他研究则报道患者的症状在血管内治疗后好转 [7, 73, 74]。在一项研究中，67 例有疼痛症状的患者，其中 64 例在血管内治疗后症状改善或是消失，而 64 例有复视症状的患者中只有 39 例获得改善 [7]。然而，在 Schaaf 等的系统性文献回顾中，他们报道 28 例最初有复视表现的患者，最终 27 例获得症状改善 [74]。

对于因为占位效应造成症状的患者，采用伴或不伴旁路移植的载瘤动脉闭塞术可能较血管内弹簧圈栓塞治疗获得更好的减压效果 [32]。事实上，血管内致密填塞可解脱弹簧圈可能会导致术后临床症状的急剧恶化，或者个别病例由于动脉瘤复发导致迟发性的占位效应 [32, 75]。Xu 等报道了 3 位经血管内弹簧圈栓塞治疗的海绵窦动脉瘤患者，无一例外随着动脉瘤复发出现迟发性的脑神经麻痹症状 [75]。他们认为栓塞后复发的动脉瘤腔内的血流可能导致持续性的血流动力学冲击和占位效应，从而使邻近组织受压。因此，伴有占位效应的颈内动脉海绵窦段（C4）动脉瘤患者可以通过伴或不伴旁路移植术的颈内动脉闭塞术来治疗。如前所述，推荐在闭塞颈内动脉前行 BTO 试验 [32, 66]。这项技术相关的死亡率为 0~1.7%，并发症发生率为 2.7%~6.6%[28]。对于这些动脉瘤，植入一个 PED 行血流导向治疗不失为另一个选择 [49, 52]。

眼段（C6）动脉瘤

临床实践中，颈内动脉眼段（C6）动脉瘤很常见，大约占所有颅内动脉瘤的 11%[76]。通常，眼段（C6）动脉瘤与颈内动脉两个主要动脉分支的起源相邻：即眼动脉或垂体上动脉。眼动脉起始部以远发出的动脉瘤往往朝上或正中往上朝向视神经生长 [77]，而与垂体上动脉相邻的动脉瘤延正中朝向视交叉生长。这两个部位动脉瘤治疗的指征包括动脉瘤破裂（蛛网膜下腔出血）、局灶性神经功能损害（视力障碍）、动脉瘤体积较大、形态不规则以及迅速生长 [6]。颈动脉眼段（C6）动脉瘤可以通过手术夹闭、血管内技术或是复合手术来治疗[78]。无论是由于术中直接压迫或损伤视神经，还是眼动脉远端血栓栓塞事件，所造成的视力障碍是手术夹闭和血管内治疗最令人担心的并发症[77]。

目前放置可解脱弹簧圈之前最重要的步骤，是评估目标动脉瘤与眼动脉或垂体上动脉起始部的解剖关系。在整个过程中，任何重要动脉分支的可疑影响都将导致血管内治疗或是显微手术方案的改变。对于窄颈而且不伴动脉分支从瘤体上发出的动脉瘤，可以直接行单纯弹簧圈栓塞治疗，而宽颈的眼段（C6）动脉瘤可以采用球囊辅助或支架辅助弹簧圈栓塞治疗。采用球囊辅助时需要精细操作来小心固定球囊导管，使之完全覆盖动脉瘤颈，防止球囊向远端移动。同样的，需要一定的技术来精确释放支架，通常经验丰富的术者可以安全完成。

在一项对比眼段（C6）动脉瘤血管内治疗和手术治疗预后的研究中，Hoh 等[79]回顾了 238 例采取血管内治疗或手术治疗的床突周围动脉瘤患者。其中 180 例手术治疗的患者，动脉瘤完全闭塞率约 94%，而 57 例血管内治疗的患者，动脉瘤完全闭塞率仅为 44%。血管内治疗组的死亡率和并发症发生率分别为 2% 和 3%，相比之下手术夹闭组为 0% 和 6%。Boet 等[80]报道了类似的结果，他们同时也注意到相比手术夹闭治疗，血管内治疗有更高的动脉瘤复发率。然而，最近更多的研究报道则认为血管内治疗眼段（C6）动脉瘤具有更高的完全闭塞率，尤其是采用球囊和支架辅助技术后[81, 82]。Yadla 等[81]报道了一项纳入 147 例未破裂眼段动脉瘤患者的研究，其中 81.6% 的患者接受了血管内治疗，该组动脉瘤闭塞率超过了 95%。平均随访 28.3 个月，动脉瘤复发率为 17.8%。1.4% 的病例发生重大并发症，且主要与巨大眼动脉动脉瘤有关。此外，Chalouhi 等[82]报道了 87 例垂体上动脉动脉瘤患者，术后即刻完全或近全动脉瘤闭塞率为 97.6%。所有动脉瘤通过单纯弹簧圈栓塞、球囊辅助或支架辅助栓塞或是植入血流导向装置。平均随访 10.4 个月，3.9% 的患者发生了动脉瘤复发。值得注意的是，这项研究发现相比单纯弹簧圈栓塞，支架辅助栓塞治疗的患者有较低的动脉瘤复发率。

颈内动脉眼段（C6）巨大动脉瘤是血管内治疗时的一个巨大挑战[66]。由于有非常高的破裂风险，绝大多数病例推荐行介入治疗。无论是否使用支架辅助，传统的弹簧圈栓塞治疗很难在减轻动脉瘤占位效应的同时又确保动脉瘤完全闭塞[83]。这些技术的主要不足之处是动脉瘤不完全闭塞和持续性压迫症状。眼段（C6）巨大动脉瘤的可替代治疗方式包括手术夹闭，或者手术夹闭与血管内治疗复合手术，如抽吸减压[5, 78]。与血管内治疗相比，手术夹闭在远期闭塞率和视觉预后上更有优势[84]。血管内闭塞颈内动脉瘤，同时伴或不伴旁路移植术也是眼段（C6）巨大动脉瘤的可替代治疗方式[32, 66]。

交通段（C7）动脉瘤

颈内动脉交通段（C7）动脉瘤通常自颈内动脉与其一条主要的动脉分支，即后交通动脉或脉络膜前动脉的夹角处发出。交通段（C7）动脉瘤的患者常常以动脉瘤破裂（蛛网膜下腔出血）、血栓栓塞症状或是第Ⅲ对脑神经麻痹为首发症状。这些病变可以通过多种血管内技术来治疗。通常根据动脉瘤的大小、形态及其与后交通动脉和脉络膜前动脉之间的关系来选择合适的方法。另外，决策时也应当考虑到占位效应。在进行弹簧圈栓塞之前，仔细探究 3D 影像上动脉瘤与颈内动脉和后交通动脉的关系至关重要（图 44.2）。如果后交通动脉自颈内 / 后交通动脉动脉瘤体部发出，尤其当后交通动脉为胚胎型，应当考虑行显微外科手术治疗。在这样的病例中，完全闭塞动脉瘤的同时保留后交通动脉是干预的主要目的[85]。球囊辅助弹簧圈栓塞技术是常见的可用于治疗颈内 / 后交通动脉动脉瘤的血管内治疗技术。针对那些后交通动脉自动脉瘤瘤颈发出的病例，在填塞弹簧圈时可以用球囊来保护后交通动脉的起始部。然而，后交通动脉并不总是能够被完全保护的，总体上这项技术的耐受性仍有争议[86]。在球囊辅助栓塞的过程中可以考虑使用持续性电生理监测，当怀疑发生缺氧时，应当间歇性去充盈球囊。支架辅助弹簧圈栓塞治疗是另一种常见的用于治疗交通段（C7）动脉瘤的技术。文献报道了在颈内及后交通动脉中使用 Y 形支架的病例[87]。这一技术可能能够分流原先进入动脉瘤的血流，从而减少“血流冲击”效应，进而降低动脉瘤复发的风险。支架辅助技术的潜在并发症包括支架释放不合理、支架内血栓形成以及支架内狭窄。

血管内治疗颈内 / 后交通动脉动脉瘤具有较高的动脉瘤复发率[86]。Raymond 等[88]对前瞻性收集的数据进行回顾性分析，他们研究了 501 例颈动脉动脉瘤血管内治疗后的复发率。颈内 / 后交通动脉动脉瘤有高达 37.2% 的复发率，为第二常见的动脉瘤复发部位，仅次于基底动脉分叉部动脉瘤。动脉瘤的大小以及初始闭塞率是动脉瘤复发及再出血的潜在危险因素[89, 90]。在

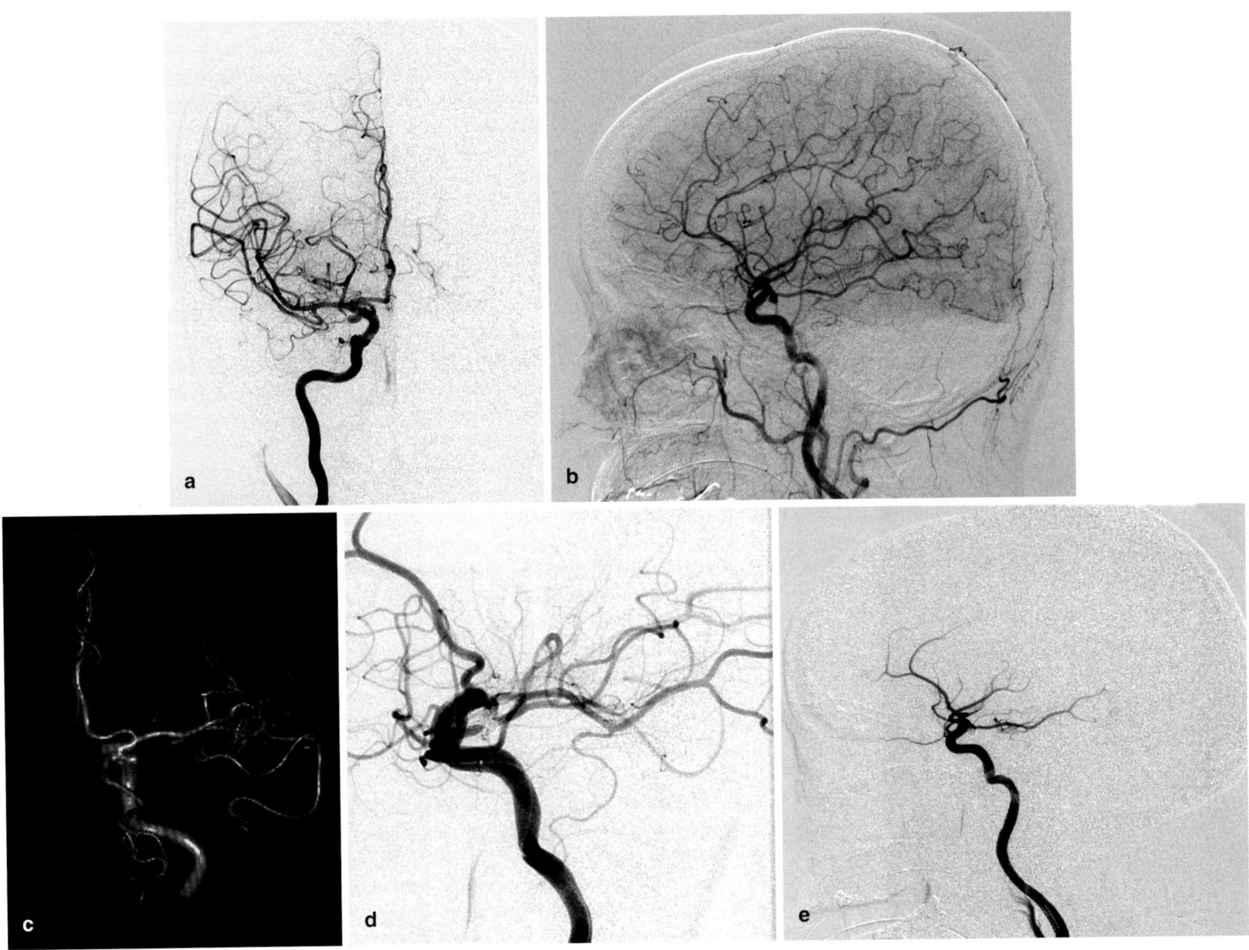

图 44.2　65 岁女性，因高血压危象及严重头痛表现来到急诊室就诊。a、b. 脑血管造影显示一枚 4.2 mm × 4.2 mm × 2.7 mm 的不规则形状动脉瘤，自右后交通动脉发出。动脉瘤颈宽 3.3 mm，且由两部分组成。大的部分从侧后走向上方；c. 小的部分在中间走行；d、e. 患者接受了颈内 / 后交通动脉动脉瘤栓塞治疗，最终血管造影显示动脉瘤近全闭塞，并且后交通动脉被保留。

颈内 / 后交通动脉动脉瘤的综合治疗上，另一个需要重点考虑的事项是动眼神经麻痹患者的神经功能预后。针对颈内 / 后交通动脉破裂和未破裂动脉瘤破裂引起的压迫症状，血管内弹簧圈栓塞治疗与手术夹闭治疗的效果对比仍具有争议 [86]。一些研究认为与血管内治疗相比，手术夹闭有显著优越的疗效 [91, 92]。这可以解释为：手术夹闭可以完全解除动脉瘤的占位效应，致使症状缓解。而另一方面，血管内弹簧圈栓塞治疗时需要在瘤腔内填塞弹簧圈，导致脑神经受到持续压迫，使原有症状无法缓解乃至加重。其他研究则报道了血管内弹簧圈栓塞治疗具有非常好的效果，86.4% 病例的症状有部分或完全缓解 [93, 94]。

颈内动脉交通段（C7）巨大动脉瘤相对较为少见 [95]。这些病变给临床医生在无论血管内治疗还是手术夹闭治疗上都带来了巨大挑战 [1, 96]。无论是否使用球囊或支架辅助，血管内治疗都很难在瘤腔内致密填塞弹簧圈 [1]。因此这项技术治疗后的动脉瘤复发率极高，并且通常在随访过程中需要再次行栓塞手术 [1]。无论是否行旁路移植术，通常不采用颈内动脉闭塞术治疗颈内 / 后交通动脉巨大动脉瘤，除非患者同侧后交通动脉缺如 [1]。经有经验的外科医师治疗后，巨大颈内 / 后交通动脉动脉瘤有较好的临床及影像学预后 [93]。

颈内动脉分叉部动脉瘤

颈内动脉分叉部动脉瘤占所有颅内动脉瘤的 2%~9%（图 44.3）[8]。球囊或支架辅助栓塞技术以及 Y 形支架技术可以用来治疗这一位置大型和宽颈动脉瘤。在治疗前，仔细判断动脉瘤与大脑前、中动脉的关系至关重要。在动脉瘤瘤颈处覆盖治疗有助于分流原先进入瘤腔的血流，并减少动脉瘤再通的风险。van Rooij 等 [97] 回顾了 46 例患者总共 50 个颈内动脉分叉部动脉瘤，血管内治疗后即刻有 94% 的完全或近全闭

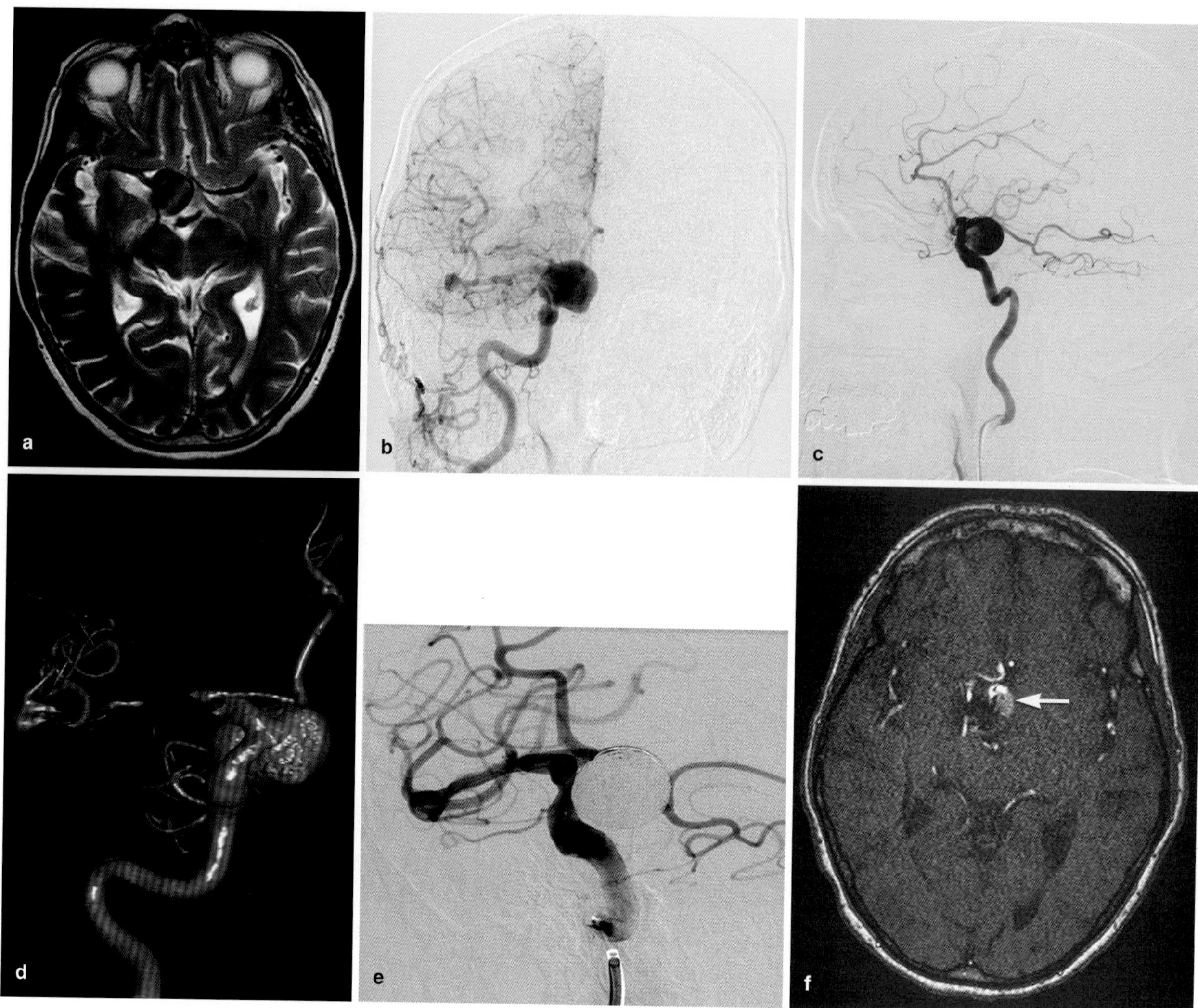

图 44.3　a. 74 岁女性患者，有吸烟史，MRI 检查发现一个大型右侧床突上动脉瘤；b~d. 脑血管造影显示右侧床突周围一枚大小为 20 mm × 20 mm 的动脉瘤，瘤颈 6 mm。另外右侧大脑中动脉一枚动脉瘤（6 mm × 6 mm），以及右侧胼胝体前方一枚动脉瘤（2 mm × 1.8 mm）。采用支架辅助栓塞床突旁大型动脉瘤；e. 达到了动脉瘤近全栓塞，术后 2 天患者恢复良好后出院；f. 9 个月的随访结果提示动脉瘤复发（箭头）。

塞率。手术相关并发症发生率和死亡率共为 4.4%。平均随访 16.2 个月后，再治疗率为 14%。所有再治疗的动脉瘤直径都大于 10 mm。Oishi 等 [8] 也研究了 25 例患者总共 25 个颈内动脉分叉部动脉瘤的血管内治疗的有效性及安全性。术后即刻完全闭塞率为 76%。平均随访 24.4 个月，动脉瘤复发率为 13.6%。这组研究中，有 2 例患者发生血栓栓塞事件。

结论

无论是显微手术还是血管内治疗，颈内动脉动脉瘤都是一类具有挑战性的疾病。然而，最大的挑战是如何根据病变的病理性质，选取相应的技术和方案，达到最佳的短期和长期预后。颈内动脉各段动脉瘤并非只适宜采用手术夹闭或血管内介入单一方式来治疗。相反，对这些病变进行个体化的多学科方法治疗成功的关键。针对具体病例进行个体化分析的方法使主治医师能够考虑所有的治疗选择，制订综合治疗方案，并和患者详尽讨论。为此，保证能够获得所有的治疗措施至关重要，并且能够使用这些治疗手段以及确保最熟练、有效实施这些技术也十分重要。

参·考·文·献

[1] van Rooij WJ, Sluzewski M. Endovascular treatment of large and giant aneurysms. AJNR Am J Neuroradiol 2009;30:12–18

[2] Vlak MH, Algra A, Brandenburg R, Rinkel GJ. Prevalence of unruptured intracranial aneurysms, with emphasis on sex, age, comorbidity, country, and time period: a systematic review and meta-analysis. Lancet Neurol 2011;10:626–636

[3] Wiebers DO, Whisnant JP, Huston J III, et al. International Study of Unruptured Intracranial Aneurysms Investigators. Unruptured intracranial aneurysms: natural history, clinical outcome, and risks of surgical and endovascular treatment. Lancet 2003;362:103–110

[4] Liu JK, Gottfried ON, Amini A, Couldwell WT. Aneurysms of the petrous internal carotid artery: anatomy, origins, and treatment. Neurosurg Focus 2004;17:E13

[5] Parkinson RJ, Bendok BR, Getch CC, et al. Retrograde suction decompression of giant paraclinoid aneurysms using a No. 7 French balloon-containing guide catheter. Technical note. J Neurosurg 2006;105:479–481

[6] Javalkar V, Banerjee AD, Nanda A. Paraclinoid carotid aneurysms. J Clin Neurosci 2011;18:13–22

[7] Stiebel-Kalish H, Kalish Y, Bar-On RH, et al. Presentation, natural history, and management of carotid cavernous aneurysms. Neurosurgery 2005;57:850–857, discussion 850–857

[8] Oishi H, Yamamoto M, Nonaka S, Arai H. Endovascular therapy of internal carotid artery bifurcation aneurysms. J Neurointerv Surg 2013;5:400–404

[9] Beck J, Rohde S, Berkefeld J, Seifert V, Raabe A. Size and location of ruptured and unruptured intracranial aneurysms measured by 3-dimensional rotational angiography. Surg Neurol 2006;65:18–25, discussion 25–27

[10] Truwit CL. Embryology of the cerebral vasculature. Neuroimaging Clin N Am 1994;4:663–689

[11] Bouthillier A, van Loveren HR, Keller JT. Segments of the internal carotid artery: a new classification. Neurosurgery 1996;38:425–432, discussion 432–433

[12] Osborn AG. Introduction to Cerebral Angiography. Philadelphia: Harper & Row; 1999

[13] Yasuda A, Campero A, Martins C, Rhoton AL Jr, Ribas GC. The medial wall of the cavernous sinus: microsurgical anatomy. Neurosurgery 2004;55:179–189, discussion 189–190

[14] Morris P. Practical Neuroangiography. Philadelphia: Lippincott Williams & Wilkins; 1997

[15] Rhoton AL Jr. Aneurysms. Neurosurgery 2002;51(4, Suppl):S121–S158

[16] International Study of Unruptured Intracranial Aneurysms Investigators. Unruptured intracranial aneurysms—risk of rupture and risks of surgical intervention. N Engl J Med 1998;339:1725–1733

[17] Sonobe M, Yamazaki T, Yonekura M, Kikuchi H. Small unruptured intracranial aneurysm verification study: SUAVe study, Japan. Stroke 2010;41:1969–1977

[18] Weir B, Disney L, Karrison T. Sizes of ruptured and unruptured aneurysms in relation to their sites and the ages of patients. J Neurosurg 2002;96:64–70

[19] Chmayssani M, Rebeiz JG, Rebeiz TJ, Batjer HH, Bendok BR. Relationship of growth to aneurysm rupture in asymptomatic aneurysms £ 7 mm: a systematic analysis of the literature. Neurosurgery 2011;68:1164–1171, discussion 1171

[20] Joo SW, Lee SI, Noh SJ, Jeong YG, Kim MS, Jeong YT. What is the significance of a large number of ruptured aneurysms smaller than 7 mm in diameter? J Korean Neurosurg Soc 2009;45:85–89

[21] Morita A, Kirino T, Hashi K, et al. UCAS Japan Investigators. The natural course of unruptured cerebral aneurysms in a Japanese cohort. N Engl J Med 2012;366:2474–2482

[22] Juvela S, Porras M, Poussa K. Natural history of unruptured intracranial aneurysms: probability of and risk factors for aneurysm rupture. J Neurosurg 2008;108:1052–1060

[23] Ishibashi T, Murayama Y, Urashima M, et al. Unruptured intracranial aneurysms: incidence of rupture and risk factors. Stroke 2009;40:313–316

[24] Nahed BV, DiLuna ML, Morgan T, et al. Hypertension, age, and location predict rupture of small intracranial aneurysms. Neurosurgery 2005;57:676–683, discussion 676–683

[25] Loewenstein JE, Gayle SC, Duffis EJ, Prestigiacomo CJ, Gandhi CD. The natural history and treatment options for unruptured intracranial aneurysms. Int J Vasc Med 2012;2012:898052

[26] Broderick JP, Brown RD Jr, Sauerbeck L, et al. FIA Study Investigators. Greater rupture risk for familial as compared to sporadic unruptured intracranial aneurysms. Stroke 2009;40:1952–1957

[27] Mangat SS, Nayak H, Chandna A. Horner's syndrome and sixth nerve paresis secondary to a petrous internal carotid artery aneurysm. Semin Ophthalmol 2011;26:23–24

[28] Eddleman CS, Hurley MC, Bendok BR, Batjer HH. Cavernous carotid aneurysms: to treat or not to treat? Neurosurg Focus 2009;26:E4

[29] Bendok BR, Murad A, Getch CC, Batjer HH. Failure of a saphenous vein extracranial-intracranial bypass graft to protect against bilateral middle cerebral artery ischemia after carotid artery occlusion: case report. Neurosurgery 1999;45:367–370, discussion 370–371

[30] Bendok BR, Ali MJ, Malisch TW, Russell EJ, Batjer HH. Coiling of cerebral aneurysm remnants after clipping. Neurosurgery 2002;51:693–697, discussion 697–698

[31] Parkinson RJ, Bendok BR, O'Shaughnessy BA, et al. Temporary and permanent occlusion of cervical and cerebral arteries. Neurosurg Clin N Am 2005;16:249–256, viii viii

[32] Surdell DL, Hage ZA, Eddleman CS, Gupta DK, Bendok BR, Batjer HH. Revascularization for complex intracranial aneurysms. Neurosurg Focus 2008;24:E21

[33] Brinjikji W, Rabinstein AA, Lanzino G, Kallmes DF, Cloft HJ. Effect of age on outcomes of treatment of unruptured cerebral aneurysms: a study of the National Inpatient Sample 2001–2008. Stroke 2011;42:1320–1324

[34] Earnest F IV, Forbes G, Sandok BA, et al. Complications of cerebral angiography: prospective assessment of risk. AJR Am J Roentgenol 1984;142:247–253

[35] Bendok BR, Hanel RA, Hopkins LN. Coil embolization of intracranial aneurysms. Neurosurgery 2003;52:1125–1130, discussion 1130

[36] Hurley MC, Sherma AK, Surdell D, Shaibani A, Bendok BR. A novel guide catheter enabling intracranial placement. Catheter Cardiovasc Interv 2009;74:920–924

[37] Mehra M, Hurley MC, Gounis MJ, et al. The impact of coil shape design on angiographic occlusion, packing density and coil mass uniformity in aneurysm embolization: an in vitro study. J Neurointerv Surg 2011;3:131–136

[38] Cloft HJ; HEAL Investigators. HydroCoil for Endovascular Aneurysm Occlusion (HEAL) study: 3–6 month angiographic follow-up results. AJNR Am J Neuroradiol 2007;28:152–154

[39] White PM, Lewis SC, Nahser H, Sellar RJ, Goddard T, Gholkar A. HELPS Trial Collaboration. HydroCoil Endovascular Aneurysm Occlusion and Packing Study (HELPS trial): procedural safety and operator-assessed efficacy results. AJNR Am J Neuroradiol 2008;29:217–223

[40] Nelson PK, Levy DI. Balloon-assisted coil embolization of wide-necked aneurysms of the internal carotid artery: medium-term angiographic and clinical follow-up in 22 patients. AJNR Am J Neuroradiol 2001;22:19–26

[41] Molyneux A, Kerr R, Stratton I, et al. International Subarachnoid

Aneurysm Trial (ISAT) Collaborative Group. International Subarachnoid Aneurysm Trial (ISAT) of neurosurgical clipping versus endovascular coiling in 2143 patients with ruptured intracranial aneurysms: a randomised trial. Lancet 2002;360:1267–1274

[42] Molyneux AJ, Kerr RS, Birks J, et al. ISAT Collaborators. Risk of recurrent subarachnoid haemorrhage, death, or dependence and standardised mortality ratios after clipping or coiling of an intracranial aneurysm in the International Subarachnoid Aneurysm Trial (ISAT): long-term follow-up. Lancet Neurol 2009;8:427–433

[43] McDougall CG, Spetzler RF, Zabramski JM, et al. The Barrow Ruptured Aneurysm Trial. J Neurosurg 2012;116:135–144

[44] Spetzler RF, McDougall CG, Albuquerque FC, et al. The Barrow Ruptured Aneurysm Trial: 3-year results. J Neurosurg 2013;119:146–157

[45] CARAT Investigators. Rates of delayed rebleeding from intracranial aneurysms are low after surgical and endovascular treatment. Stroke 2006;37:1437–1442

[46] Pierot L, Spelle L, Vitry F. ATENA Investigators. Immediate clinical outcome of patients harboring unruptured intracranial aneurysms treated by endovascular approach: results of the ATENA study. Stroke 2008;39:2497–2504

[47] Piotin M, Blanc R, Spelle L, et al. Stent-assisted coiling of intracranial aneurysms: clinical and angiographic results in 216 consecutive aneurysms. Stroke 2010;41:110–115

[48] White PM, Lewis SC, Gholkar A, et al. HELPS trial collaborators. Hydrogelcoated coils versus bare platinum coils for the endovascular treatment of intracranial aneurysms (HELPS): a randomised controlled trial. Lancet 2011;377:1655–1662

[49] Saatci I, Yavuz K, Ozer C, Geyik S, Cekirge HS. Treatment of intracranial aneurysms using the pipeline flow-diverter embolization device: a singlecenter experience with long-term follow-up results. AJNR Am J Neuroradiol 2012;33:1436–1446

[50] Wong GK, Kwan MC, Ng RY, Yu SC, Poon WS. Flow diverters for treatment of intracranial aneurysms: current status and ongoing clinical trials. J Clin Neurosci 2011;18:737–740

[51] Tse MM, Yan B, Dowling RJ, Mitchell PJ. Current status of pipeline embolization device in the treatment of intracranial aneurysms: a review. World Neurosurg 2013;80:829–835

[52] Chitale R, Gonzalez LF, Randazzo C, et al. Single center experience with pipeline stent: feasibility, technique, and complications. Neurosurgery 2012;71:679–691, discussion 691

[53] Nelson PK, Lylyk P, Szikora I, Wetzel SG, Wanke I, Fiorella D. The pipeline embolization device for the intracranial treatment of aneurysms trial. AJNR Am J Neuroradiol 2011;32:34–40

[54] Byrne JV, Beltechi R, Yarnold JA, Birks J, Kamran M. Early experience in the treatment of intra-cranial aneurysms by endovascular flow diversion: a multicentre prospective study. PLoS ONE 2010;5:9

[55] Lubicz B, Collignon L, Raphaeli G, et al. Flow-diverter stent for the endovascular treatment of intracranial aneurysms: a prospective study in 29 patients with 34 aneurysms. Stroke 2010;41:2247–2253

[56] Szikora I, Berentei Z, Kulcsar Z, et al. Treatment of intracranial aneurysms by functional reconstruction of the parent artery: the Budapest experience with the pipeline embolization device. AJNR Am J Neuroradiol 2010;31:1139–1147

[57] Lylyk P, Miranda C, Ceratto R, et al. Curative endovascular reconstruction of cerebral aneurysms with the pipeline embolization device: the Buenos Aires experience. Neurosurgery 2009;64:632–642, discussion 642–643, quiz N6

[58] Tähtinen OI, Manninen HI, Vanninen RL, et al. The silk flow-diverting stent in the endovascular treatment of complex intracranial aneurysms: technical aspects and midterm results in 24 consecutive patients. Neurosurgery 2012;70:617–623, discussion 623–624

[59] Berge J, Biondi A, Machi P, et al. Flow-diverter silk stent for the treatment of intracranial aneurysms: 1-year follow-up in a multicenter study. AJNR Am J Neuroradiol 2012;33:1150–1155

[60] Klisch J, Turk A, Turner R, Woo HH, Fiorella D. Very late thrombosis of flow-diverting constructs after the treatment of large fusiform posterior circulation aneurysms. AJNR Am J Neuroradiol 2011;32:627–632

[61] Turowski B, Macht S, Kulcsár Z, Hänggi D, Stummer W. Early fatal hemorrhage after endovascular cerebral aneurysm treatment with a flow diverter (SILK-Stent): do we need to rethink our concepts? Neuroradiology 2011;53:37–41

[62] McTaggart RA, Santarelli JG, Marcellus ML, et al. Delayed retraction of the pipeline embolization device and corking failure: pitfalls of pipeline embolization device placement in the setting of a ruptured aneurysm. Neurosurgery 2013;72(2, Suppl Operative):E245–E250, discussion E250–E251

[63] Chalouhi N, Satti SR, Tjoumakaris S, et al. Delayed migration of a pipeline embolization device. Neurosurgery 2013;72(2, Suppl Operative):ons229–ons234, discussion ons234

[64] Hoya K, Tanaka Y, Uchida T, et al. Treatment of ruptured internal carotid artery trunk aneurysms: feasibility of endovascular trapping or proximal obliteration of the ICA. Clin Neurol Neurosurg 2011;113:285–288

[65] van Rooij WJ. Endovascular treatment of cavernous sinus aneurysms. AJNR Am J Neuroradiol 2012;33:323–326

[66] Parkinson RJ, Eddleman CS, Batjer HH, Bendok BR. Giant intracranial aneurysms: endovascular challenges. Neurosurgery 2008;62(6, Suppl 3):1336–1345

[67] Gobble RM, Hoang H, Jafar J, Adelman M. Extracranial-intracranial bypass: resurrection of a nearly extinct operation. J Vasc Surg 2012;56:1303–1307

[68] Anderson RD, Liebeskind A, Schechter MM, Zingesser LH. Aneurysms of the internal carotid artery in the carotid canal of the petrous temporal bone. Radiology 1972;102:639–642

[69] Halbach VV, Higashida RT, Hieshima GB, et al. Aneurysms of the petrous portion of the internal carotid artery: results of treatment with endovascular or surgical occlusion. AJNR Am J Neuroradiol 1990;11:253–257

[70] Mericle RA, Lanzino G, Wakhloo AK, Guterman LR, Hopkins LN. Stenting and secondary coiling of intracranial internal carotid artery aneurysm: technical case report. Neurosurgery 1998;43:1229–1234

[71] Lawton MT, Hamilton MG, Morcos JJ, Spetzler RF. Revascularization and aneurysm surgery: current techniques, indications, and outcome. Neurosurgery 1996;38:83–92, discussion 92–94

[72] Choulakian A, Drazin D, Alexander MJ. Endosaccular treatment of 113 cavernous carotid artery aneurysms. J Neurointerv Surg 2010;2:359–362

[73] Vasconcellos LP, Flores JA, Veiga JC, Conti ML, Shiozawa P. Presentation and treatment of carotid cavernous aneurysms. Arq Neuropsiquiatr 2008;66:189–193

[74] van der Schaaf IC, Brilstra EH, Buskens E, Rinkel GJ. Endovascular treatment of aneurysms in the cavernous sinus: a systematic review on balloon occlusion of the parent vessel and embolization with coils. Stroke 2002;33:313–318

[75] Xu DS, Hurley MC, Batjer HH, Bendok BR. Delayed cranial nerve palsy after coiling of carotid cavernous sinus aneurysms: case report. Neurosurgery 2010;66:E1215–E1216

[76] Piché SL, Haw CS, Redekop GJ, Heran MK. Rare intracanalicular ophthalmic aneurysm: endovascular treatment and review of the literature. AJNR Am J Neuroradiol 2005;26:1929–1931

[77] Ferrell AS, Lessne ML, Alexander MJ, et al. Visual complications after stent-assisted endovascular embolization of paraophthalmic and suprasellar variant superior hypophyseal aneurysms: the Duke Cerebrovascular Center experience in 57 patients. World Neurosurg 2012;78:289–294

[78] Fulkerson DH, Horner TG, Payner TD, et al. Results, outcomes, and followup of remnants in the treatment of ophthalmic aneurysms: a 16-year experience of a combined neurosurgical and endovascular team. Neurosurgery 2009;64:218–229, discussion 229–230

[79] Hoh BL, Carter BS, Budzik RF, Putman CM, Ogilvy CS. Results

after surgical and endovascular treatment of paraclinoid aneurysms by a combined neurovascular team. Neurosurgery 2001;48:78–89, discussion 89–90
[80] Boet R, Wong GK, Poon WS, Lam JM, Yu SC. Aneurysm recurrence after treatment of paraclinoid/ophthalmic segment aneurysms—a treatmentmodality assessment. Acta Neurochir (Wien) 2005;147:611–616, discussion 616
[81] Yadla S, Campbell PG, Grobelny B, et al. Open and endovascular treatment of unruptured carotid-ophthalmic aneurysms: clinical and radiographic outcomes. Neurosurgery 2011;68:1434–1443, discussion 1443
[82] Chalouhi N, Tjoumakaris S, Dumont AS, et al. Superior hypophyseal artery aneurysms have the lowest recurrence rate with endovascular therapy. AJNR Am J Neuroradiol 2012;33:1502–1506
[83] Hauck EF, Welch BG, White JA, et al. Stent/coil treatment of very large and giant unruptured ophthalmic and cavernous aneurysms. Surg Neurol 2009;71:19–24, discussion 24
[84] Dehdashti AR, Le Roux A, Bacigaluppi S, Wallace MC. Long-term visual outcome and aneurysm obliteration rate for very large and giant ophthalmic segment aneurysms: assessment of surgical treatment. Acta Neurochir (Wien) 2012;154:43–52
[85] Zada G, Breault J, Liu CY, et al. Internal carotid artery aneurysms occurring at the origin of fetal variant posterior cerebral arteries: surgical and endovascular experience. Neurosurgery 2008;63(1, Suppl 1):ONS55–ONS61, discussion ONS61–ONS62
[86] Golshani K, Ferrell A, Zomorodi A, Smith TP, Britz GW. A review of the management of posterior communicating artery aneurysms in the modern era. Surg Neurol Int 2010;1:88
[87] Kim TG, Kim SH, Cho KG, Chung SS. Endovascular treatment of internal carotid-posterior communicating artery wide-necked aneurysm using 2 Enterprise stents in Y-configuration. Clin Neurol Neurosurg 2013;115:1117–1120
[88] Raymond J, Guilbert F, Weill A, et al. Long-term angiographic recurrences after selective endovascular treatment of aneurysms with detachable coils. Stroke 2003;34:1398–1403
[89] Campi A, Ramzi N, Molyneux AJ, et al. Retreatment of ruptured cerebral aneurysms in patients randomized by coiling or clipping in the International Subarachnoid Aneurysm Trial (ISAT). Stroke 2007;38:1538–1544
[90] Johnston SC, Dowd CF, Higashida RT, Lawton MT, Duckwiler GR, Gress DR. CARAT Investigators. Predictors of rehemorrhage after treatment of ruptured intracranial aneurysms: the Cerebral Aneurysm Rerupture After Treatment (CARAT) study. Stroke 2008;39:120–125
[91] Güresir E, Schuss P, Setzer M, Platz J, Seifert V, Vatter H. Posterior communicating artery aneurysm-related oculomotor nerve palsy: influence of surgical and endovascular treatment on recovery: single-center series and systematic review. Neurosurgery 2011;68:1527–1533, discussion 1533–1534
[92] Chen PR, Amin-Hanjani S, Albuquerque FC, McDougall C, Zabramski JM, Spetzler RF. Outcome of oculomotor nerve palsy from posterior communicating artery aneurysms: comparison of clipping and coiling. Neurosurgery 2006;58:1040–1046, discussion 1040–1046
[93] Chalouhi N, Theofanis T, Jabbour P, et al. Endovascular treatment of posterior communicating artery aneurysms with oculomotor nerve palsy: clinical outcomes and predictors of nerve recovery. AJNR Am J Neuroradiol 2013;34:828–832
[94] Hanse MC, Gerrits MC, van Rooij WJ, Houben MP, Nijssen PC, Sluzewski M. Recovery of posterior communicating artery aneurysm-induced oculomotor palsy after coiling. AJNR Am J Neuroradiol 2008;29:988–990
[95] Velat GJ, Zabramski JM, Nakaji P, Spetzler RF. Surgical management of giant posterior communicating artery aneurysms. Neurosurgery 2012;71 (1, Suppl Operative):43–50, discussion 51
[96] Sanai N, Caldwell N, Englot DJ, Lawton MT. Advanced technical skills are required for microsurgical clipping of posterior communicating artery aneurysms in the endovascular era. Neurosurgery 2012;71:285–294, discussion 294–295
[97] van Rooij WJ, Sluzewski M, Beute GN. Internal carotid bifurcation aneurysms: frequency, angiographic anatomy and results of coiling in 50 aneurysms. Neuroradiology 2008;50:583–587

第45章

海绵窦内动脉瘤的治疗策略

Babu G. Welch, Christopher S. Eddleman, Awais Z. Vance, and Duke S. Samson

长期以来，颈内动脉海绵段动脉瘤被认为破裂风险较低，发生影响生活的并发症的概率也较小。虽然文献报道了许多病例队列研究以及小型的前瞻性研究结果，但海绵窦动脉瘤（CCA）带来的主要困惑是其自然史目前知之甚少。按照病变位置而非病因进行回顾性分组，使得对自然史更难以理解。

过去十年里，针对各种神经系统主诉而进行的非侵袭性影像检查使得 CCA 的检出率明显升高。脑血管病专家常常会遇到未破裂或者无症状的 CCA 患者来寻求治疗建议。随着治疗选择的增加，有关此类病变合理的治疗指南的问题也随之增加。

通常 CCA 的治疗适应证包括动脉瘤增大、同侧脑神经功能损伤、慢性头痛以及动脉瘤破裂的症状［例如海绵窦颈动脉瘘（CCF）、海绵窦综合征等］。历史上，CCA 的治疗选择包括非手术保守治疗和手术治疗，例如近端动脉结扎同时伴或不伴解剖外旁路移植重建血运。过去十年里，随着弹簧圈栓塞、血管重塑技术以及血流导向装置等应用，血管内治疗技术几乎完全取代了手术治疗。因为适应证的不一致，CCA 真实的自然史仍不明确，CCA 的治疗决策往往取决于个人倾向，但缺乏强有力的证据来支持任何一种特定的治疗方案。

本章总结了目前已有的有关 CCA 的各种资料、治疗的适应证、可供选择的治疗方式以及这些治疗措施的预后。

解剖

海绵窦的存在使得颈内动脉的海绵窦段处于独特的解剖环境中。邻近多组脑神经、硬脑膜附着以及骨性边缘使得该区域内的任何病变都难以接近。不过与之矛盾的是，相较于位于远端颈内动脉的动脉瘤，正是这种环境造成了相对良性的蛛网膜下腔出血自然史。

海绵窦重要的骨性结构包括前床突（ACP）、后床突（PCP）以及斜坡外侧缘。颈内动脉海绵窦段起始于岩舌韧带的上缘，止于硬膜近环。海绵窦段进一步被分为后升段或垂直段、一段较长的水平段以及较短的前垂直段。颈内动脉海绵窦段处于海绵窦的正中。第Ⅲ及第Ⅳ对脑神经走行于海绵窦壁内，第Ⅵ对脑神经走行接近颈内动脉。三叉神经的眼支和上颌支同样走行于海绵窦的侧壁内。

多支动脉分支起源于颈内动脉海绵窦段，即脑膜垂体干的分支（垂体下动脉、天幕动脉和斜坡分支）、下干（向海绵窦内的脑神经、三叉神经半月节和海绵窦硬膜供血）、麦康奈尔（McConnell）包膜动脉（向垂体供血）。异常的原始血管吻合同样可以从海绵窦段发出，最常见的是永存三叉神经动脉，在脑血管造影发现率为 0.02%~0.06%[1]。这些异常血管吻合的存在通常与其他血管畸形（例如动脉瘤）的发生率增加有关，此类患者中血管畸形的检出率为14%[2]。

自然史以及临床表现

尽管 CCA 的发生常常归结于创伤和感染，老年人群中的常见症状表现则可能由良性或者特发性病因造成。基因、环境和习惯上的危险因素与其他动脉瘤相似，但是 CCA 的自然史和临床表现的多样化则不同。多数海绵窦段动脉瘤是无症状的。

通常认为海绵窦段动脉瘤占所有颈段颈内动脉远端动脉瘤的 2%~9%[3]，并且是颅底骨折相关的创伤性动脉瘤最好发的位置。CCA 是第四常见的镜像动脉瘤病变，大脑中动脉动脉瘤则是最常见的[4]。

对 CCA 的风险评估仍不容易，因为文献对不同的病变、短期的随访、不同的共存病等的描述不一致。迄今为止，关于未破裂动脉瘤最大的前瞻性研究，即颅内未破裂动脉瘤的国际化研究（ISUIA），报道了动脉瘤破裂风险与大小高度相关[5]。直径在 13~24 mm 和大于 25 mm 的无症状性 CCA 在 5 年内分别有 3% 和 6.4% 的破裂风险。

海绵窦段动脉瘤患者的症状在很多方面都表现得较为独特。多数 CCA 为无症状性，并且在无关的病情检查中发现。临床表现的缓急程度可能为分析诱发病因提供部分线索。快速进展性的症状通常提示动脉瘤的破裂或者较大动脉瘤腔内急性血栓形成，而缓慢增大的病变会引起相似但更隐匿的症状。

眼部神经症状是 CCA 最常见的临床表现。这些症状与病变对邻近硬脑膜和脑神经造成的占位效应有关。不同程度的眼肌麻痹可能由于占位效应或者急性海绵窦内血栓形成引起。Stiebel-Kalish 等[3]在他们的研究中报道了 18.4% 的患者发生了完全性海绵窦综合征。CCA 引起的疼痛可能表现为单侧的头痛、眶周疼痛或者刺激到三叉神经而引起的面部疼痛。另外较少发生的眼面部症状包括眼交感神经麻痹、角膜感觉减退以及三叉神经受刺激引起的触痛感。

虽然有人认为 CCA 越大，形成血栓和引起缺血表现的可能性越大，但是这个观点尚无文献支持。病变的大小同样与鼻窦周围结构和颞骨被破坏相关。蛛网膜下腔出血的特殊表现如经鼻窦的鼻出血或者海绵窦综合征，虽然少见但仍有可能。

在所有破裂的 CCA 病例中，其临床表现随着出血位置的改变而改变。如果病变进入了颅内蛛网膜下腔，最可能的就是蛛网膜下腔出血的一般表现。CCA 的破裂也是非创伤性颈动脉海绵窦瘘的可能病因之一。这种现象的影像资料很少，可能因为是动脉瘤在破裂的同时本身就闭塞了。CCA 破裂引发的颈动脉海绵窦瘘通常被归类于高流量和直接交通型（Barrow A 型[6]）。因动脉血流直接流入周围静脉，通常为眼上静脉，静脉返流引起球结膜水肿、搏动性突眼和眼球凸出。眼眶血管杂音不常见。

影像学

CCA 最具有挑战性的一面是选择最恰当的影像学检查方法及相关结果的解读。颈内动脉海绵窦段被骨性结构、血液、硬脑膜和神经等结构包绕，这使得单一的影像检查方法难以精确显示 CCA 的情况。尽管使用了高质量的影像检查方法，对于 CCA 是否进入蛛网膜下腔这一常见的问题，通常也难以回答。任何关于 CCA 的影像学评估都应将确定硬脑膜环、颈动脉孔和海绵窦的界限作为目标。

无创的成像方法正不断提升我们对于海绵窦解剖细节上的理解。参照并不那么特定的标志结构，如动脉瘤与眼动脉、前床突的关系，仍然是现代影像学常用的技术，并结合影像融合技术，来探究海绵窦组成结构的生理特征，提供更好的解剖信息。伴或不伴动态成像的多层螺旋 CT 血管成像更加适合显示骨结构的关系，而 MRI 能更清晰显示海绵窦内的细节。Hirai 等[7]使用了对比剂增强三维稳态结构相干序列（CE 3D-CISS）磁共振来精确评估 CCA 在硬脑膜内的表现。锥束 CT 扫描通过造影仪器的旋转 C 臂获得有创血管造影和传统 CT 检查的影像资料并相互融合。这种成像方式通过生成周围骨质以及血管组织的 3D 图像，增加了数字减影血管造影（DSA）获取的影像信息。高场强的 4D 对比剂增强 MRA[8, 9]能进行高空间分辨率成像，能使得 3D 图像细节更完整，并允许从各个角度进行观察，还能通过剪影剔除周围结构（如颅骨、硬膜等）。

影像学检查并非仅限于观察显示动脉瘤的形态学细节或者它周围的解剖结构。超声特别是经颅多普勒测量[10]，在判断是否存在栓子上具有全新的作用。鉴于动脉瘤的临床表现可能涵盖短暂性脑缺血症状，一些腔内部分血栓形成的病灶可能产生脱落的栓子，若检测到这些栓子将可能改变既定的治疗策略，而采用包括抗血小板药物治疗甚至是抗凝治疗等。远端的栓塞可能同样影响了较小病灶的治疗。

治疗的适应证

通常认为未突入蛛网膜下腔的海绵窦颈内动脉病变破裂风险较小，且不致命。即使是有症状的病变，通常表现为眼部症状，可能会随着时间的推移而慢慢消失[3]。一些影响因素，如眼眶疼痛、体积较大的动脉瘤、突入蛛网膜下腔和部分血栓形成等，可能提示较差的病程。而破裂的 CCA，无论临床表现如何，都需要迅速治疗。

根据 ISUIA 的研究结果，大的 CCA 并非良性病变，例如大于 13 mm 的动脉瘤 5 年以上破裂的风险为 3% 甚至更高。Choulakian 等[11]的研究纳入了 136 例 CCA，他们认为当 CCA 大于 15.3 mm 时，患者更容易发生出血或脑神经麻痹。当动脉瘤顶突入蛛网膜下腔或者周围的鼻窦时，其破裂风险也将升高。动脉瘤内部分血栓形成可导致血栓栓塞并发症。

治疗策略

CCA 的治疗目标与其他颅内动脉瘤一致：消除动脉瘤病变、避免损伤周围结构以及保持相关动脉远端充足的血供。CCA 的治疗上仍存在分歧，尤其是无症状性 CCA。症状性 CCA，尤其是伴有眼眶或者面部疼痛的患者，若仅仅靠观察，可能会发生不同的结果。在某些情况下，尤其是针对短暂性脑缺血发作（TIA），初始治疗即可应用抗血小板药物。但当患者出现更多不良症状时，如复视或眼肌麻痹，常常对抗血小板治疗以及观察治疗没有反应 [3]。

一旦海绵窦段动脉瘤发展到需要治疗时，主治医师务必理解各种治疗方式的风险。通常应用球囊闭塞试验（BTO）来确定载瘤动脉永久性闭塞后的卒中风险。许多更专业的医疗中心增加了另外的试验，如单光子发射计算机断层现象（SPECT）、诱发性低血压增强试验、脑电图（EEG）和组织氧监测等，利用这些辅助手段来更好地评估患者是否会因为 BTO 本身引起临床症状。如果这些试验提示同侧前循环能提供足够的侧支血流代偿，并且不会因为血流改变而威胁对侧血管病变时，那么一期颈内动脉闭塞后缺血风险小于 10%[12]。假如侧支循环不足或者对侧血管存在病变（如前交通动脉瘤），可能造成患者动脉瘤破裂风险，此时应考虑进行血管重塑。BTO 的结果决定了所需旁路移植术供体血管的类型。BTO 完全不能耐受的患者可能需要选择高流量的旁路移植术（如大隐静脉）。而 BTO 部分不耐受的患者，中 – 低流量的旁路移植术可能足够（如颞浅动脉或桡动脉到大脑中动脉旁路）。

根据术前评估结果，可以采用血管重建或者牺牲载瘤动脉的治疗方式。血管重建治疗包括了直视下显微外科动脉瘤夹闭、伴或不伴血管重塑装置的弹簧圈填塞、血流导向装置或使用液体栓塞剂等。牺牲载瘤动脉的方式包括了外科手术或者腔内技术闭塞载瘤动脉，可选择合并血管旁路移植进行血管重建。根据以往的观点，伴或不伴旁路移植术的载瘤动脉闭塞术是主流的治疗策略。然而，血管内装置治疗的有效性增加了保留载瘤动脉的可能，同时将 CCA 从原有循环中孤立。在随后的章节中，我们总结了这些治疗策略和对应的预后。

手术治疗

CCA 手术治疗的适应证非常有限。虽然对手术治疗效果更持久这一结果尚有争议，但是目前这些病变首选仍应当是血管内治疗。尽管各种血管内治疗手段都能获得技术上的成功，所有腔内治疗效果都依赖于长期抗血小板治疗的有效性和耐受性。若患者抗血小板治疗风险增高、对药物不耐受或者药物抵抗，此时可考虑行外科手术重建血管或牺牲载瘤动脉。目前，海绵窦段动脉瘤突入蛛网膜下腔或者处于海绵窦与蛛网膜下腔之间时，偶尔可以选择手术治疗。

外科手术重建血管治疗 CCA 的复杂性不应该被低估。尽管与文献报道不符 [13]，但难以避免的针对脑神经的手术操作引起的永久性并发症都应该在术前进行重点讨论。同样的，外科动脉瘤夹本身的占位效应与大的弹簧圈相似，均有发生远期并发症风险。任何对于 CCA 的手术入路都需开颅暴露动脉瘤以及通过手术暴露或者腔内球囊闭塞方式对瘤颈近端颈内动脉进行血流控制。CCA 在海绵窦段上的具体位置决定了手术入路。

若动脉瘤位于颈内动脉海绵窦前膝段及远端水平段时，可以利用标准或扩大翼点入路（图 45.1）。通常需要通过硬膜内或者硬膜外方式磨除前床突。虽然这两种方式都可以改善颈动脉裂孔及海绵窦段的显露，两者之间还是有细微的区别需要考虑。经硬膜外磨除床突延迟了动脉瘤的硬膜内评估、理论上减少直接损伤视神经的机会，但当颈动脉损伤时会影响对颈动脉的控制。硬膜内途径磨除床突可以根据手术暴露需要而调整，但床突磨除操作更贴近颈动脉以及视神经。

位于颈内动脉海绵窦段水平部的动脉瘤能通过帕金森三角（海绵窦三角）入路暴露。海绵窦三角内侧为滑车神经，外侧毗邻三叉神经旁 V1 段，底为滑车神经自小脑幕穿出点走行至梅克尔（Meckel）腔内三叉神经节内侧的一段。由于固有的手术暴露困难及围手术期并发症等原因，颈内动脉海绵窦后膝段与近端水平段的 CCA 通常不采用直接手术夹闭来重建血管。

传统观点认为，如果无法通过手术夹闭动脉瘤来重建血管并且血管内治疗存在禁忌，那么载瘤动脉闭塞同时伴或不伴解剖外旁路移植术重建血流也是一种选择（图 45.2）。载瘤动脉闭塞方式包括 CCA 完全孤立术，或者近端颈内动脉结扎造成逆向血流而使动脉瘤内血栓形成。选择载瘤动脉闭塞作为治疗方案时，务必厘清动脉瘤所在血管段上所有流入流出的分支血

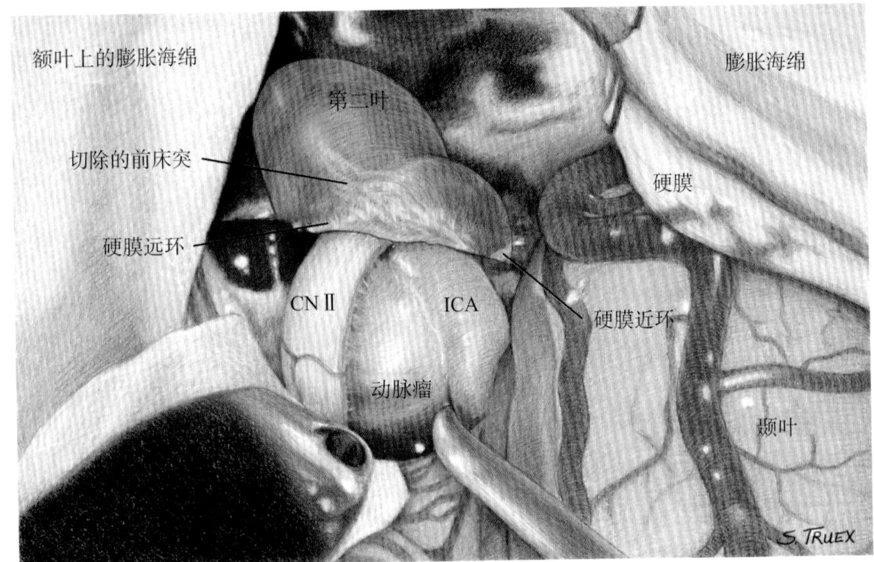

图 45.1　移行性颈内动脉（ICA）动脉瘤的术中暴露示意图。图为经左侧翼点入路手术修复移行性动脉瘤。为了改善术野进行了前床突磨除，还有视神经管的减压。术野中重要的解剖标志已经做了注释。需要说明的重点是视神经的内移，因为它会遮盖动脉瘤内侧突入海绵窦的部分。CN，脑神经（Suzanne Truex 绘制）。

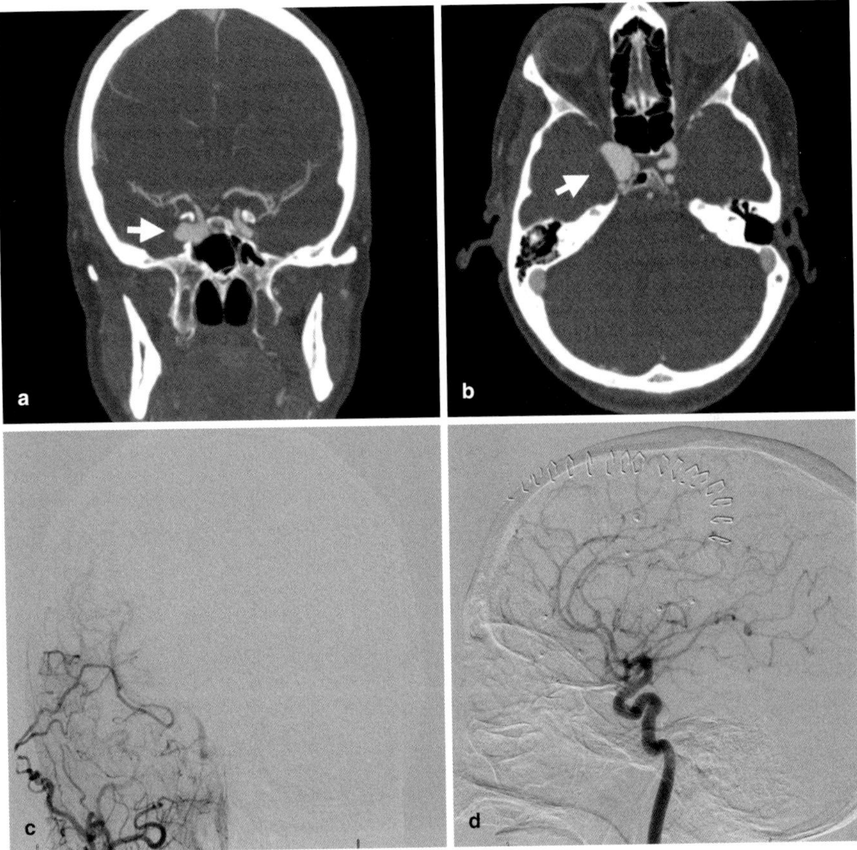

图 45.2　部分动脉瘤血栓形成的患者表现出卒中。56 岁老年女性，表现为右侧半球卒中。她的症状发生前有右侧眼眶区域的头痛。a. CTA 显示右侧海绵窦的动脉瘤部分血栓形成（箭头）；b. 经过 6 周的双联抗血小板治疗，动脉瘤内发生了再通（箭头）。球囊闭塞试验能够立刻改善她的眼眶痛，并且没有临床功能障碍，SPECT 显示双侧不对称。进行了左侧的颞浅动脉（STA）- 大脑中动脉（MCA）搭桥，还有颈动脉的近端夹闭；c、d. 术后血管造影显示动脉瘤内的逆向血栓形成以及旁路血管的开放。

管。通过这些血管进入动脉瘤的逆向血流可能会导致动脉瘤的迟发性破裂、脑神经症状进展或者血栓栓塞并发症。在任何可能的时候，在行原位动脉瘤联合载瘤动脉闭塞时应当在眼动脉近端的颈内动脉放置动脉瘤夹，这个位置是常见的逆向血流来源。当需要旁路移植时，应当在同一天行载瘤动脉闭塞以尽量减少对旁路血流的影响。

血管内治疗

CCA 血管内治疗技术正在不断发展。尽管吸收新技术的优点非常重要，医生必须同时承担由于技术发展不成熟带来的风险。若预期使用抗血小板药物进行治疗，务必确保患者对所选药物有效反应。阿司匹林抵抗的发生率估计为 0.4%~60%，而氯吡格雷抵抗率大约为 5%~31%[14, 15]。虽然有众多血小板功能障碍的检查，但目前仍然没有一种标准的检测方法。

与手术治疗相似，最完善的血管内介入治疗方法是载瘤动脉闭塞（图 45.3）。闭塞载瘤动脉的范围通常包括动脉瘤颈全程。闭塞动脉瘤颈全程既为了尽可能减小远端微血栓的风险，同时也减少由于逆向血流进入动脉瘤而导致海绵窦症状加重的可能。虽然通过导管和弹簧圈栓塞技术使得血管内闭塞颈动脉的并发症发生率得以降低，但随着血管内重建血管技术的发展，这种治疗方式正逐渐被摒弃。

弹簧圈填塞仍然是血管内治疗 CCA 中使用较多的一种手段。许多情况下，CCA 是宽颈或者是梭形的，因而需要一个支撑装置来保持管腔的通畅性。球囊辅助弹簧圈栓塞是一项发展较为成熟的技术。随着球囊技术的改进，先前存在的诸如球囊输送困难以及导致的动脉壁损伤的问题均已解决。为了合理地使用球囊，了解顺应性和非顺应性球囊的特点非常重要。使用支架或者血管重塑装置（VRD）作为一个连续的屏障阻止弹簧圈从瘤腔内疝出也已经成为一种常见的治疗方式。凭借卒中治疗的日益完善，一些作者论述了可回收 VRD 在动脉瘤栓塞中的使用[16]。与球囊辅助栓塞相比，可回收 VRD 的优势在于能够避免术中暂时性的血管闭塞。

由于本身不可被压缩的特质，或者说由此带来的动脉瘤复发率降低的可能，使得液体栓塞剂被用于体积较大的 CCA[17]。这些栓塞剂接触到血液后会凝固，在动脉瘤内形成一个物理的屏障而阻挡血液进入到动脉瘤中。在使用液体栓塞剂时必须使用球囊来覆盖动脉瘤颈，防止栓塞材料向远端逃逸。尽管能取得与目前弹簧圈栓塞类似的动脉瘤闭塞率，但有关液体栓塞剂造成迟发性血管闭塞的报道使得人们冷静看待这些技术的使用[17-19]。

使用血流导向装置（FDD）治疗 CCA 是目前最新的治疗方式（图 45.4）。与传统支架不同的是，目前的血流导向装置是编织的，在设计上减少了径向支

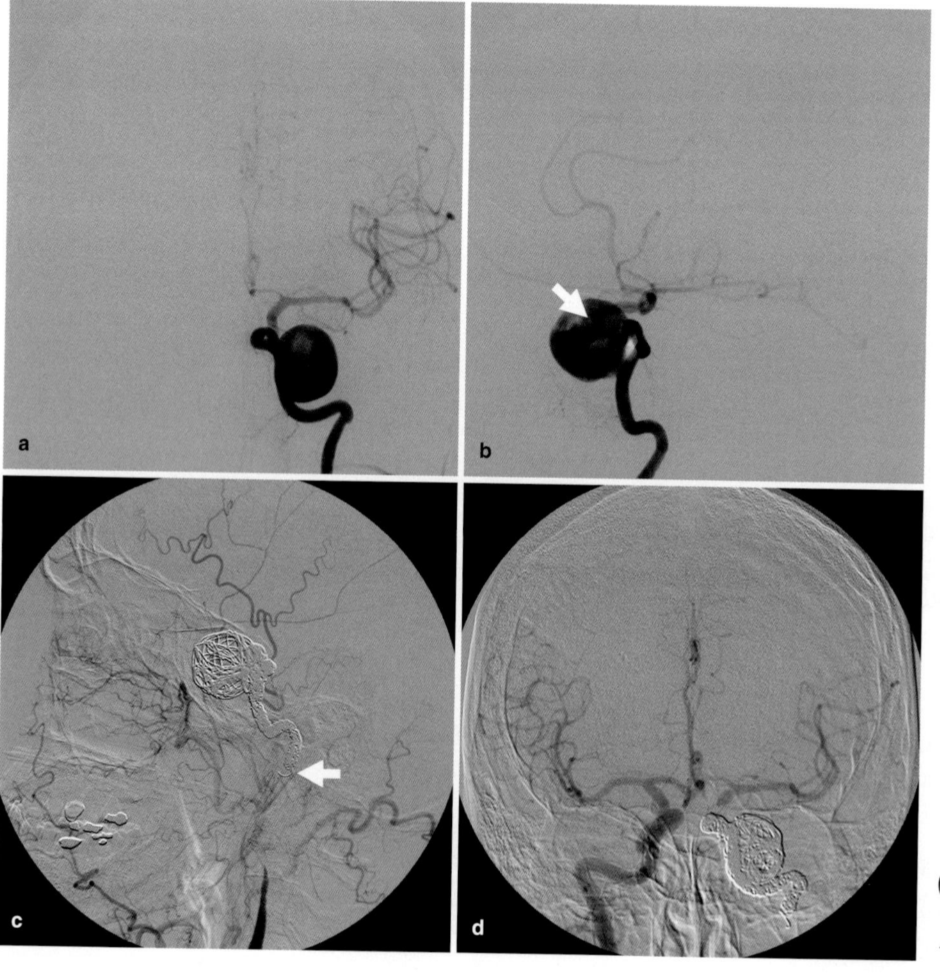

图 45.3　一位 66 岁老年女性临床表现为进展性的左侧视物复视 3~4 月。就诊多位医师后，进行了磁共振检查，发现一个左侧海绵窦段的动脉瘤，大小约 2.7 cm。a. 常规血管造影（前后位投影）显示颈内动脉一个巨型的动脉瘤。左侧颈内动脉行球囊闭塞试验没有引起神经功能障碍。SPECT 图像上未发现明显灌注缺失；b. 侧位的血管造影显示了动脉瘤颈的远端结构（箭头）。尝试使用血流导向装置进行治疗，但是没有成功。随后动脉瘤和载瘤动脉用弹簧圈进行了填塞。术后随访表明患者的复视症状得到了改善；c. 侧位序贯造影图像显示弹簧圈的近端（箭头）；d. 前后位的血管造影显示对侧颈内动脉注入同侧循环较充分。

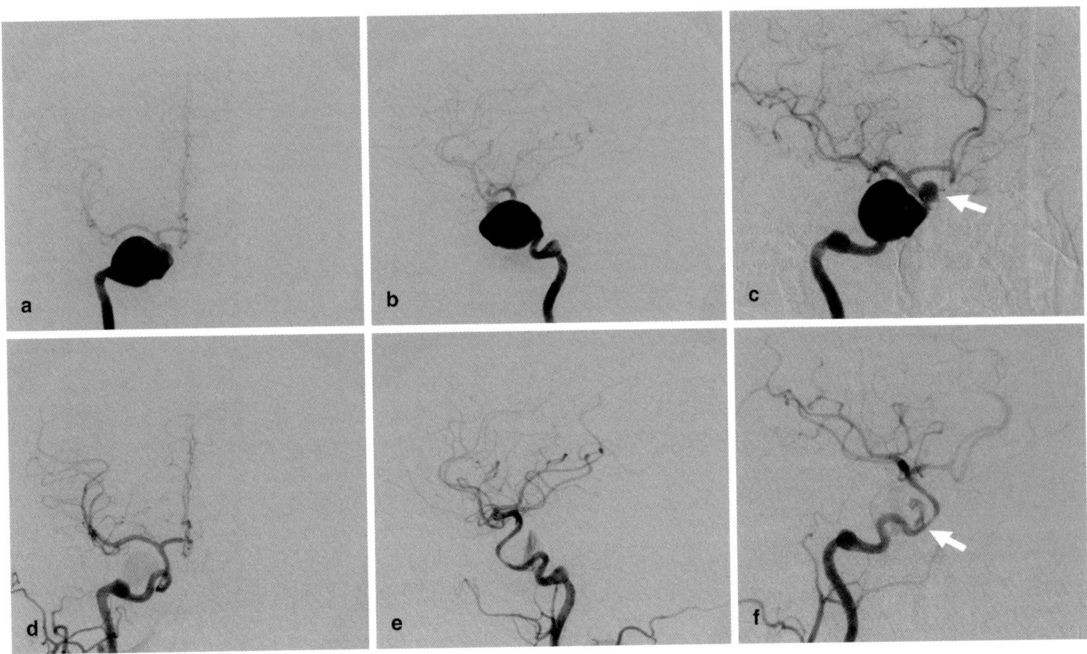

图 45.4 海绵窦段以及眼动脉段的串联动脉瘤。54 岁老年女性，临床表现为右侧第Ⅵ对脑神经麻痹。a~c. 数字减影血管造影显示右侧海绵窦段一个 2.5 cm 动脉瘤，眼动脉段有一个 9 mm 的动脉瘤，两者相互靠近（如箭头所示）；d~f. 血流导向装置的治疗使得血管得到保留，并且在治疗动脉瘤的基础上保留了眼动脉（f 图中箭头所示）。尽管装置成功放置，但是患者出现了术后的头痛和脑神经麻痹症状的短暂恶化。随访 3 个月后，患者的术后症状得到了缓解。

撑力。相应的，释放这种装置需要改良的方法，并由此建立一种新的血管内技术。由于这一装置在欧洲以及南美洲前期使用获得了良好的结果，美国食品药品监督管理局（FDA）批准了 Pipeline 栓塞装置（Pipeline Embolization Device，PED；Covidien，Mansfield，MA）作为第一种 FDD 在美国使用。Kan 等 [20] 的研究中报道了 58 例动脉瘤，均使用 FDD 治疗，其中 63% 的动脉瘤属于 CCA。重大并发症发生率为 8.5%，包括了卒中（1.6%）和致死性术后出血（6.9%），但无一例发生在海绵窦动脉瘤中。37 例动脉瘤患者中有 1 例患者（2.7%）的动脉瘤位于海绵窦至垂体段，术后脑神经症状加重。O'Kelly 报道了 FDD 在加拿大的使用经验，这组研究中 30% 的病例是 CCA，且 70% CCA 患者有脑神经症状。术后 61% 的患者症状改善，11% 不完全改善，但有 11.5% 的患者症状反而加重 [21]。一项来自意大利的大规模多中心回顾性研究报道了使用 FDD 治疗 295 例颅内动脉瘤的结果，术后 1 个月并发症发生率和死亡率分别为 3.7% 和 5.9%。此项研究共纳入了 76 例海绵窦动脉瘤，这一亚组中死亡率为 3 例（4%）[22]。欧盟则对 SILK 血流导向装置（Balt Extrusion，Montmorency，France）进行了评估。Berge 等报道了 77 例使用 SILK 装置治疗的未破裂动脉瘤，其中 CCA 占 32%。治疗后，30% 的动脉瘤形成血栓并完全消失，另外 52% 瘤体部分缩小 [23]。

复合治疗技术

尽管血管内技术在 CCA 的可选治疗方式中占主导地位，但在单一使用血管内治疗存在禁忌时（如：出血性体质、抗血小板药物抵抗、近端血管解剖扭曲等），联合显微手术以及血管内技术进行复合治疗应当被纳入讨论。拟实施复合治疗时，可以同时使用不同治疗手段或者分期应用，这取决于患者自身、病变情况和治疗医院的能力（图 45.5）[24]。

作为手术的辅助手段，血管内技术可以用于近端血管控制、闭塞血管或者显微手术的补救措施等。球囊闭塞技术可用于手术暴露颈段颈动脉时控制近端血管。当与大腔导管联用时，在相同的暴露条件下可以进行抽吸减压操作。此项技术可帮助缩小动脉瘤体积和改善动脉瘤夹重建血管时的视野。2009 年，Fulkersond 等 [25] 的报道比较了在进行眼动脉动脉瘤治疗时是否使用这一血管内技术的结果。血管内抽吸减压带来的获益随着动脉瘤壁内钙化程度不同而改变。更重要的是，血管内辅助技术没有使手术并发症增多。

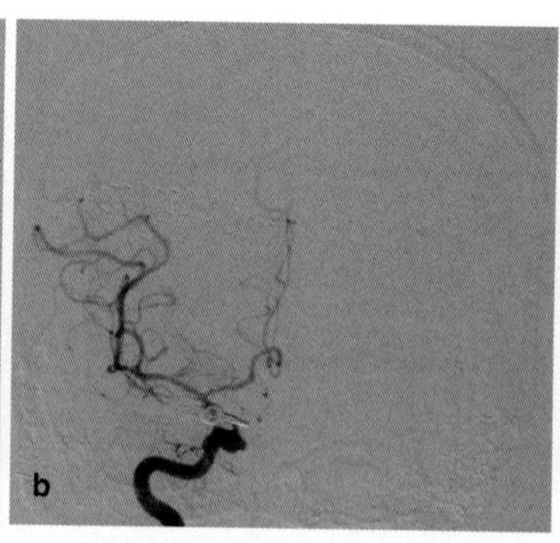
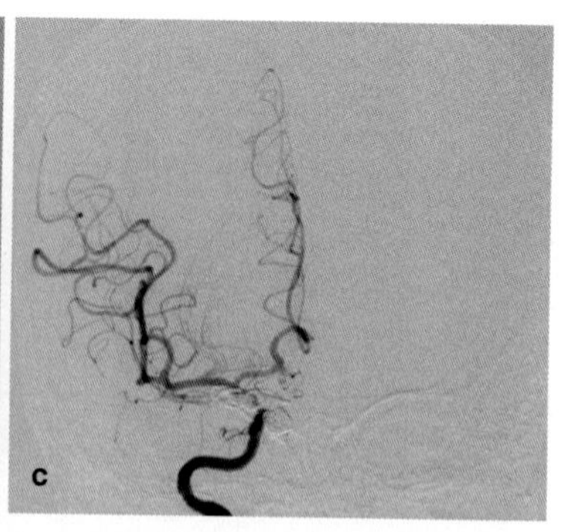

图 45.5　海绵窦移行性动脉瘤。51 岁老年女性，临床表现为慢性进行性头痛。磁共振检查认为颈内动脉近端存在动脉瘤，血管造影确诊为海绵窦和蛛网膜下腔的移行性动脉瘤（a 图中箭头和去尾箭头所示）。手术确认了动脉瘤的位置。术中动脉瘤破裂限制了手术的进行。b、c. 采用弹簧圈填塞来治疗动脉瘤的海绵窦近端组成部分。

在抽吸减压时，阻断眼动脉的必要性无需被过分强调。在应用动脉瘤夹重塑载瘤动脉时，通过改进球囊技术使之完全覆盖动脉瘤颈可以解决这一问题[26]。除了在术中动脉瘤破裂时控制近端血管外，在发育不良的病变中行动脉瘤夹重塑载瘤血管时，由于远端血管狭窄是这一术式固有的问题，因此可在远端血管放置球囊减少血管狭窄的可能。

在血管内技术闭塞载瘤动脉的情况下，手术可以帮助实现增加原载瘤血管的灌注，或者说旁路移植。同时，手术也可帮助更精确地闭塞远端血管（眼动脉近端）。针对近端血管解剖扭曲的病例，通过手术切开并直接建立颈内动脉通路有助于微导管通过，从而实施预期的血管内治疗方案。

并发症

CCA 治疗中的并发症可以在观察或者用某种方式治疗后的任意时间点发生。海绵窦独特的解剖特点，同样会导致新的并发症。CCA 的破裂风险前文已述及。这类病变常见的非手术相关并发症有脑神经麻痹、慢性头痛和血栓栓塞事件等。手术治疗可能导致静脉性脑梗死和脑脊液漏。血管内治疗的并发症通常与抗血小板药物以及治疗过程中发生的进行性血栓形成所导致的迟发性后果有关。

显微手术的并发症通常与手术入路相关或手术操作导致。任何进入海绵窦的手术入路都可能导致一些手术并发症，例如侧裂静脉结扎引起的静脉性脑梗死、海绵窦壁内脑神经受到损害以及蝶窦内的脑脊液漏。一期载瘤动脉重建可以引起载瘤动脉狭窄甚至血栓形成、颅内段颈内动脉近端周围分支动脉损伤（如眼动脉，脑膜垂体干）以及动脉瘤腔闭塞不全等。任何进入到海绵窦的手术入路，都会因为手术解剖等操作而增加了颈内动脉位于蛛网膜下腔的部分，所以在计算残余动脉瘤破裂风险时应该考虑到这一点。

血管内操作的并发症同样与入路和治疗措施相关。在术前决策时，造影剂、电离辐射、血管穿刺相关的并发症也是必须要考虑的。在 CCA 的治疗上，一期弹簧圈栓塞类似大小的动脉瘤时发生血栓栓塞和动脉损伤（血管穿破或夹层形成）的可能性与治疗其他颈动脉近端病变无明显差异。

随着血管内技术重建载瘤动脉治疗 CCA 被逐渐采用，释放弹簧圈后引起的占位效应也日益成为一个重要讨论点。早在 1994 年，Halbach 等[27]阐述了在接受血管内治疗的患者中，由于治疗产生的占位效应而引起的神经症状，其中 90% 最终获得缓解或改善。在 2005 年，Stiebel-Kalish 等[3]认为与复视相比，患者疼痛的症状更能获得改善，尽管有任意上述不适症状的患者在没有接受干预治疗时也有 56% 获得改善。更近期的报道表明在植入弹簧圈后动脉瘤体积减小和原有占位效应带来的症状持续减轻的可能性[24, 28]。占位效应相关症状的恢复过程与特定的症状、症状的持续期以及患者的共存病有关。

尽管血流导向治疗能稳定地让占位效应随着时间减轻，这项技术的普及也造成了一系列新的、目前仍缺乏量化或者解释的并发症的出现。血流导向治疗的相关并发症包括治疗后几天至几个月出现的动脉瘤破裂，还有动脉瘤远隔位置的迟发性脑叶出血[22, 23, 29-32]。迟发性动脉瘤破裂的机制可能包括血流导向不充分导致的动脉瘤中的流入血液流出受限，动脉瘤壁受红色血栓分泌的蛋白酶降解，或者上述机制的联合作用。未确诊的缺血性梗死的出血转化可能是迟发性出血的一种解释，另外还有人提出与血流导向装置引起的载瘤血管顺应性下降，从而改变了载瘤动脉的血流动力学有关。对越来越多的血流导向治疗进行更细致的研究，是更好地在 CCA 治疗中避免并发症发生的关键。

术后管理

无论采用什么方式，对 CCA 的护理都不应受到治疗干预的制订或施行的影响而停止。警惕治疗后的迟发性并发症是十分重要的。应当根据重塑载瘤动脉和闭塞载瘤动脉的治疗策略区别对待各自特有的术后问题。尽管不同医疗中心术后持续治疗的时限不一，但是没有人反对术后必要的抗血小板和抗凝治疗方案。

对于接受载瘤动脉闭塞治疗的患者，侧支循环尽可能开放和旁路血管的通畅性应当被重点考虑。无论患者在重症监护室或被转出，要重点关注其平均动脉压和容量状态。对于大型或者巨大型 CCA 的患者，类固醇激素通常用来减轻炎症反应和动脉瘤内血栓形成过程中的进行性头痛。动脉瘤内逆向充盈所致的动脉瘤不完全闭塞可能会引起硬脑膜扩张和三叉神经受刺激并严重影响功能和患者的预后。这种情况下可以选择用抗癫痫药物（如苯妥英、左乙拉西坦）。对于采用载瘤动脉闭塞的年轻患者应保证长期监测有无新生动脉瘤的形成[33]。

在血管重塑技术取得成功后，制订一个患者药物治疗的标准流程是十分重要的。因为缺少明确的文献支持，不同医疗中心在术后抗凝和抗血小板的药物使用时间上并不一致。抗凝药物的使用时限通常为立刻停止或治疗逆转后至静脉肝素化 12~24 小时，目的是为了尽可能减小血栓栓塞事件的风险。非血流导向的血管腔内装置术后通常需要 6 周至 3 个月的双联抗血小板治疗。有关 FDD 的文献建议术后至少维持 3 个月的双联抗血小板治疗，甚至持续至术后 1 年。

目前对这些患者没有建立标准的影像学随访方式。治疗方式的选择、待评估的解剖位置以及术中使用的材料等因素常常决定了随访的影像学方法。因为受到周围颅骨的限制和腔内治疗 CCA 时普遍使用金属材料的影响，数字减影血管造影仍旧是选择较多的一种影像随访方式。然而，诸如高场强磁共振血管成像等无创性的方法正被逐渐普及。

结论

颈内动脉海绵窦段动脉瘤有多种多样的临床表现。临床症状的严重程度和持续时间、动脉瘤的解剖通常决定了动脉瘤的处理方式。尽管血管内治疗是主要的治疗方式，但需明确显微外科手术辅助治疗能提供更持久的治疗效果。虽然动脉瘤破裂风险较低，但海绵窦动脉瘤患者的检出数量会随着无创影像检查的普及而增多。掌握症状性海绵窦动脉瘤的合理治疗方式，是脑血管病专家义不容辞的责任。

参·考·文·献

[1] Salas E, Ziyal IM, Sekhar LN, Wright DC. Persistent trigeminal artery: an anatomic study. Neurosurgery 1998;43:557–561, discussion 561–562

[2] Pasco A, Papon X, Bracard S, Tanguy JY, Ter Minassian A, Mercier P. Persistent carotid-vertebrobasilar anastomoses: how and why differentiating them? J Neuroradiol 2004;31:391–396

[3] Stiebel-Kalish H, Kalish Y, Bar-On RH, et al. Presentation, natural history, and management of carotid cavernous aneurysms. Neurosurgery 2005;57:850–857, discussion 850–857

[4] Meissner I, Torner J, Huston J III, et al. International Study of Unruptured Intracranial Aneurysms Investigators. Mirror aneurysms: a reflection on natural history. J Neurosurg 2012;116:1238–1241

[5] Wiebers DO, Whisnant JP, Huston J III, et al. International Study of Unruptured Intracranial Aneurysms Investigators. Unruptured intracranial aneurysms: natural history, clinical outcome, and risks of surgical and endovascular treatment. Lancet 2003;362:103–110

[6] Barrow DL, Spector RH, Braun IF, Landman JA, Tindall SC, Tindall GT. Classification and treatment of spontaneous carotid-cavernous sinus fistulas. J Neurosurg 1985;62:248–256

[7] Hirai T, Kai Y, Morioka M, et al. Differentiation between paraclinoid and cavernous sinus aneurysms with contrast-enhanced 3D constructive interference in steady-state MR imaging. AJNR Am J Neuroradiol 2008;29:130–133

[8] Grist TM, Mistretta CA, Strother CM, Turski PA. Time-resolved angiography: Past, present, and future. J Magn Reson Imaging 2012;36:1273–1286

[9] Wu Y, Chang W, Johnson KM, et al. Fast whole-brain 4D contrast-enhanced MR angiography with velocity encoding using undersampled radial acquisition and highly constrained projection reconstruction: image-quality assessment in volunteer subjects. AJNR Am J Neuroradiol 2011;32:E47–E50

[10] Alexandrov AV, Sloan MA, Tegeler CH, et al. American Society of Neuroimaging Practice Guidelines Committee. Practice standards for transcranial Doppler (TCD) ultrasound. Part II. Clinical indications and expected outcomes. J Neuroimaging 2012;22:215–224

[11] Choulakian A, Drazin D, Alexander MJ. Endosaccular treatment of 113 cavernous carotid artery aneurysms. J Neurointerv Surg 2010;2:359–362

[12] Higashida RT, Hieshima GB, Halbach VV. Advances in the treatment of complex cerebrovascular disorders by interventional neurovascular techniques. Circulation 1991;83(2, Suppl):I196–I206

[13] Dolenc V, Yasargil M. Anatomy and Surgery of the Cavernous Sinus. New York: Springer; 2003

[14] Mason PJ, Freedman JE, Jacobs AK. Aspirin resistance: current concepts. Rev Cardiovasc Med 2004;5:156–163

[15] Tantry US, Bliden KP, Gurbel PA. Resistance to antiplatelet drugs: current status and future research. Expert Opin Pharmacother 2005;6:2027–2045

[16] Lubicz B, Leclerc X, Levivier M, et al. Retractable self-expandable stent for endovascular treatment of wide-necked intracranial aneurysms: preliminary experience. Neurosurgery 2006;58:451–457, discussion 451–457

[17] Weber W, Siekmann R, Kis B, Kuehne D. Treatment and follow-up of 22 unruptured wide-necked intracranial aneurysms of the internal carotid artery with Onyx HD 500. AJNR Am J Neuroradiol 2005;26:1909–1915

[18] Cekirge HS, Saatci I, Ozturk MH, et al. Late angiographic and clinical follow-up results of 100 consecutive aneurysms treated with Onyx reconstruction: largest single-center experience. Neuroradiology 2006;48:113–126

[19] Molyneux AJ, Cekirge S, Saatci I, Gál G. Cerebral Aneurysm Multicenter European Onyx (CAMEO) trial: results of a prospective observational study in 20 European centers. AJNR Am J Neuroradiol 2004;25:39–51

[20] Kan P, Siddiqui AH, Veznedaroglu E, et al. Early postmarket results after treatment of intracranial aneurysms with the pipeline embolization device: a U.S. multicenter experience. Neurosurgery 2012;71:1080–1087, discussion 1087–1088

[21] O'Kelly CJ, Spears J, Chow M, et al. Canadian experience with the pipeline embolization device for repair of unruptured intracranial aneurysms. AJNR Am J Neuroradiol 2013;34(2):381–387

[22] Briganti F, Napoli M, Tortora F, et al. Italian multicenter experience with flow-diverter devices for intracranial unruptured aneurysm treatment with periprocedural complications—a retrospective data analysis. Neuroradiology 2012;54:1145–1152

[23] Berge J, Biondi A, Machi P, et al. Flow-diverter silk stent for the treatment of intracranial aneurysms: 1-year follow-up in a multicenter study. AJNR Am J Neuroradiol 2012;33:1150–1155

[24] van Rooij WJ. Endovascular treatment of cavernous sinus aneurysms. AJNR Am J Neuroradiol 2012;33:323–326

[25] Fulkerson DH, Horner TG, Payner TD, et al. Endovascular retrograde suction decompression as an adjunct to surgical treatment of ophthalmic aneurysms: analysis of risks and clinical outcomes. Neurosurgery 2009; 64(3, Suppl):ons107–ons111, discussion ons111–ons112

[26] Steiger HJ, Lins F, Mayer T, Schmid-Elsaesser R, Stummer W, Turowski B. Temporary aneurysm orifice balloon occlusion as an alternative to retrograde suction decompression for giant paraclinoid internal carotid artery aneurysms: technical note. Neurosurgery 2005;56(2, Suppl):E442, discussion E442

[27] Halbach VV, Higashida RT, Dowd CF, et al. The efficacy of endosaccular aneurysm occlusion in alleviating neurological deficits produced by mass effect. J Neurosurg 1994;80:659–666

[28] Morita K, Sorimachi T, Ito Y, et al. Intra-aneurysmal coil embolization for large or giant carotid artery aneurysms in the cavernous sinus. Neurol Med Chir (Tokyo) 2011;51:762–766

[29] Brinjikji W, Murad MH, Lanzino G, Cloft HJ, Kallmes DF. Endovascular treatment of intracranial aneurysms with flow diverters: a meta-analysis. Stroke 2013;44:442–447

[30] Gross BA, Frerichs KU. Stent usage in the treatment of intracranial aneurysms: past, present and future. J Neurol Neurosurg Psychiatry 2013;84:244–253

[31] Kulcsár Z, Houdart E, Bonafé A, et al. Intra-aneurysmal thrombosis as a possible cause of delayed aneurysm rupture after flow-diversion treatment. AJNR Am J Neuroradiol 2011;32:20–25

[32] Leung GK, Tsang AC, Lui WM. Pipeline embolization device for intracranial aneurysm: a systematic review. Clin Neuroradiol 2012;22:295–303

[33] Fujiwara S, Fujii K, Fukui M. De novo aneurysm formation and aneurysm growth following therapeutic carotid occlusion for intracranial internal carotid artery (ICA) aneurysms. Acta Neurochir (Wien) 1993;120:20–25

第46章

颈内动脉–眼动脉段动脉瘤的手术治疗

Arthur L. Day, Yoshua Levy Esquenazi, and Buelent Yapicilar

起源于颅内颈内动脉最近端的动脉瘤邻近前床突，它已经被正确定义为床突旁动脉瘤。本章只介绍起源于眼动脉的动脉瘤，并且讨论其特殊的解剖和临床特征、出血风险、干预指征以及安全有效的手术治疗方法。

相关的解剖和术语

与骨质和硬膜的关系

前床突是蝶骨小翼向内侧的延伸，它形成了眶上裂的顶部和海绵窦的前壁。这个骨性隆起也骑跨了颈内动脉出海绵窦后的前方和侧方，并使这个区域封闭起来。视柱在前床突中下方和蝶骨体部延伸并分隔了视神经管和眶上裂。

硬膜覆盖在前床突以及所有颅内骨质的表面，在手术处理这个位置的病灶时，必须要了解以下这些特殊的与硬膜的关系：

（1）海绵窦是一个由硬膜包裹成的静脉空间，它位于蝶骨体部蝶鞍的两旁，从前方的眶上裂延伸至后方的岩谷尖。

（2）硬膜镰状韧带是从前床突跨至鞍结节背部，并横跨了视神经出视神经管的后半部分。

（3）硬膜环是位于前床突中上方的硬膜孔，它连接了鞍隔与视神经管之间的硬膜。硬膜环是颈内动脉上升进入蛛网膜下隙的标志位点。硬膜环存在两个斜面，从前方向后面倾斜以及侧方向中央倾斜，这样在蛛网膜下隙形成了一个以颈内动脉为中心的憩室叫做颈动脉窝。

（4）颈动脉–动眼神经膜由前床突下方表面的硬膜形成，它从动眼神经的侧方延伸至颈内动脉，它是颈内动脉向上出海绵窦静脉腔的标志。

与血管的关系

眼动脉段是颈内动脉床突上段的一部分，它起始于硬膜环，终止于后交通动脉发出端。这个节段完全位于蛛网膜下隙，因此，任何位于这个节段的动脉瘤，不论其大小，都存在颅内出血的风险。眼动脉段包含两个弯曲和两条主要分支，这些引起了血流动力学上的压力点，成为动脉瘤形成的因素。第一个弯曲是颈内动脉上升穿过硬膜环后向后弯曲，这在侧位血管造影中能清楚地显示。这个弯曲形成了眼动脉段背侧的血流动力学压力。第二个弯曲是颈内动脉上升出硬膜环后到前床突的部分，是“外–中–外”的一个较缓和的弯曲，在正位血管造影中显示较清楚，它形成了颈内动脉眼动脉段内侧方的血流动力学压力。

眼动脉一般从颈内动脉眼动脉段硬膜环上的内上侧发出。它伴随着视神经穿过视神经管，为视网膜和眼球供血。垂体上动脉一般起源于眼动脉段的内侧或内下侧，它发出数根血管供应垂体柄和垂体、海绵窦硬膜以及视神经。有时这些血管也会从颈内动脉的床突段或海绵窦段发出。

与神经的关系

动眼神经、滑车神经、展神经、三叉神经（第一、第二分支）以及交感神经与位于前床突下方的海绵窦及其硬膜有着密切的联系。这些神经最终都通过海绵窦到达各自的靶点，并且它们一般不受眼动脉段动脉瘤的影响，因为病灶位于眶上裂和海绵窦侧壁的上方并且仍有一段距离。但是，视神经的走行经过动脉瘤膨胀点，因此它容易受到眼动脉段动脉瘤的挤压（图46.1）。

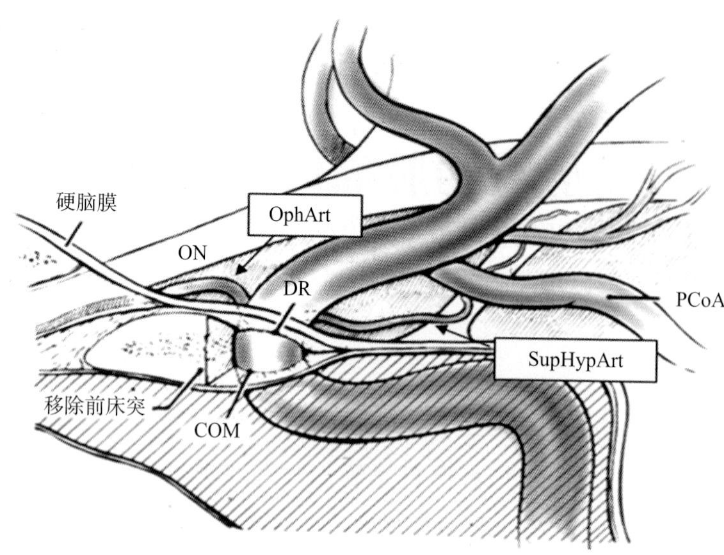

图 46.1 眼动脉段的骨质、硬膜、血管以及神经解剖的侧面观。前床突（AC）已被移除，其上方的硬膜覆盖形成硬膜环（DR），其下方的硬膜向侧方的延伸形成颈动脉 - 动眼神经膜（COM）。眼动脉段（OphSeg）完全位于蛛网膜下隙，起始于硬膜环，终止于后交通动脉（PCoA）起始部。有两根分支动脉从这个节段发出：眼动脉（OphArt）从硬膜环的上方发出，在视神经（ON）下方与之伴行进入眼眶；垂体上动脉（SupHypArt）从这个节段的中部发出（独立于眼动脉）供应视神经、视交叉及垂体。

动脉瘤的类型

Rhoton 提出绝大多数眼动脉段动脉瘤是囊性的[1]，它们一般在主干动脉与分支动脉间形成，并且常随着血流的方向膨出。眼动脉段动脉瘤有 3 种亚型（图 46.2）：

（1）眼动脉动脉瘤：这类动脉瘤与眼动脉有紧密的联系。它们一般从眼动脉起始部上端，颈内动脉的后弯曲部发出，恰好位于硬膜环上。这类动脉瘤一般向上方或上内侧方膨出，朝向视神经的外侧，并且经常会把镰状韧带处的视神经向上方或内侧顶起[2–5]。

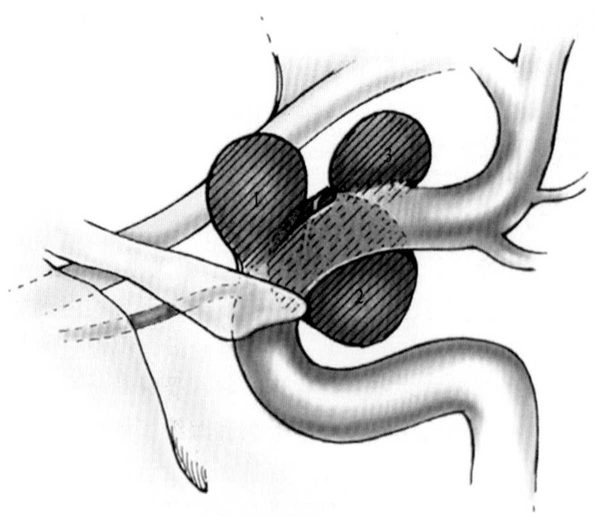

图 46.2 眼动脉段动脉瘤视图，侧面观。动脉瘤类型：1，眼动脉动脉瘤；2，垂体上动脉动脉瘤；3，背侧型动脉瘤。

（2）垂体上动脉动脉瘤：这类动脉瘤位于颈内动脉的缓和的外 – 内 – 外弯曲，并且与垂体上动脉起始部有密切的关系。它们一般从颈内动脉的内下面发出，位于鞍旁硬膜的侧方，硬膜环的上方。部分朝向内下方的动脉瘤会位于鞍隔下，并使颈动脉窝扩大，被称为鞍旁变异型动脉瘤[6, 7]。这一类是眼动脉段动脉瘤最常见的亚型，这类动脉瘤的底部被周围的硬膜包裹，因此它们引起蛛网膜下腔出血的风险较小。但是，如果这类动脉瘤不断增大，向上扩大至鞍上区，出血的风险就会明显增加。

（3）背侧型动脉瘤：这类动脉瘤起源于颈内动脉背侧并且与眼动脉无关联。它们似乎完全由血流在颈内动脉弯曲部位冲击而形成，根据其出血后的初始形态，多数学者称之为“水泡样动脉瘤”[3, 8, 9]。

临床表现

典型的眼动脉段动脉瘤好发于女性（约占 80%~90%），好发年龄为 50~70 岁（指出现症状的时间），并且伴有其他部位的动脉瘤（约 40%~50% 的患者存在至少一个其他部位的动脉瘤）。多数的这些病灶是在检查过程中发现的。

眼动脉段动脉瘤的症状表现为视力症状或自发性蛛网膜下腔出血，这两个症状出现的比例大致相同。那些出现视力症状的患者动脉瘤一般较大（> 2 cm），这表明较大的占位效应在视力缺损前已经存在[2, 3, 5]。由于鞍旁硬膜和视神经对动脉瘤基底的包裹，使得这类动脉瘤虽然有较大的瘤体，但是出血的风险较低。

眼动脉动脉瘤

多数眼动脉动脉瘤在其变大的过程会接触到视神经，视神经会像帽子一样盖在动脉瘤上，从而在一定程度上防止动脉瘤破裂。眼动脉动脉瘤常常会把同侧视神经向内上方推移，使视神经在镰状韧带边缘产生压迫，破坏外上的部分视神经纤维，导致视野缺损。典型的视野缺损为内下象限缺损，但是症状轻微的时候患者一般无法察觉，因此当患者察觉到症状时，动脉瘤往往已经长得很大了。

垂体上动脉动脉瘤

多数垂体上动脉动脉瘤向内侧扩张，并顶住鞍旁硬膜和颈动脉窝，受到相对于基底的支撑。当动脉瘤扩大至鞍上区时，其受到的包裹力将减少，出血的风险就会增加。由于这类动脉瘤一般向内上方膨大，当它扩大至鞍上区时，会向上压迫视交叉，出现典型的双颞侧视野缺损[2, 3, 5]。

背侧型动脉瘤

这类少见的动脉瘤起源于颈内动脉较远端的背侧，一般与这个节段的分支动脉无关联[1, 6, 8, 10]。许多引起蛛网膜下腔出血的该类动脉瘤，在解剖上表现为位于颈动脉背侧、眼动脉发出远端的水泡样动脉瘤。在初次血管造影上常会被看作非特异性的局部血管痉挛，但是过几天后，这个节段会逐渐膨大，使得病灶变得更明显[11]。

这类动脉瘤其中的一小部分为真性囊状动脉瘤，它与交通段血流动力学的改变有关。有时候，巨大的眼动脉动脉瘤的动脉壁会增厚或硬化，在动脉瘤起始部和眼动脉发出点之间形成一条沟，容易被误认为是背侧型动脉瘤。背侧型动脉瘤一般不会引起视力症状，因为它们更偏外侧，距离视觉系统更远[12, 13]。

影像学评估

典型的眼动脉段动脉瘤破裂在影像学上表现为视交叉池和鞍旁池的出血，有时表现为额部脑沟的局灶出血点，这在 CT 上显示得最清晰。由于眼动脉动脉瘤和垂体上动脉动脉瘤常向内侧扩张，因此出血常常会扩散到对侧的外侧裂[2, 3, 10]。CT 扫描能够提供重要的信息，包括动脉瘤颈部和体部的血栓或钙化、前床突和视柱的形态，动脉瘤在前床突段的起源等。

磁共振能够更清晰地显示动脉瘤与周围软组织的关系，比如视神经、视交叉以及垂体等。它在对骨质的显示上不如 CT，但是它可以作为一种筛查工具，特别是对需要重复检查的患者群体，因为它没有放射性[14, 15]。

经股动脉四血管造影是诊断眼动脉段动脉瘤的金标准。多维度的投影和三维重建能够很好地显示出病灶的解剖特点。颈内动脉和颞浅动脉也能同时显示，以评估临时阻断颈内动脉的风险和血管搭桥的可行性。脑血管造影时还可以进行清醒低血压状态下的球囊临时阻断试验，这个试验在治疗需要临时或永久阻断颈内动脉的颅内复杂动脉瘤时是非常有用的。

眼动脉动脉瘤一般起源于眼动脉起始部远端，颈内动脉背侧或背内侧（图 46.3）。它向上扩张会顶举位于其内上方的视神经，造成动脉瘤内上表面被压平。

垂体上动脉动脉瘤一般起源于颈内动脉的下方或内下方，朝内鞍区生长（图 46.4）。较大的动脉瘤一般有较宽的瘤颈，并且包绕了颈内动脉眼动脉段的内侧壁。其可以向内上方扩张进入鞍上区，甚至可以跨

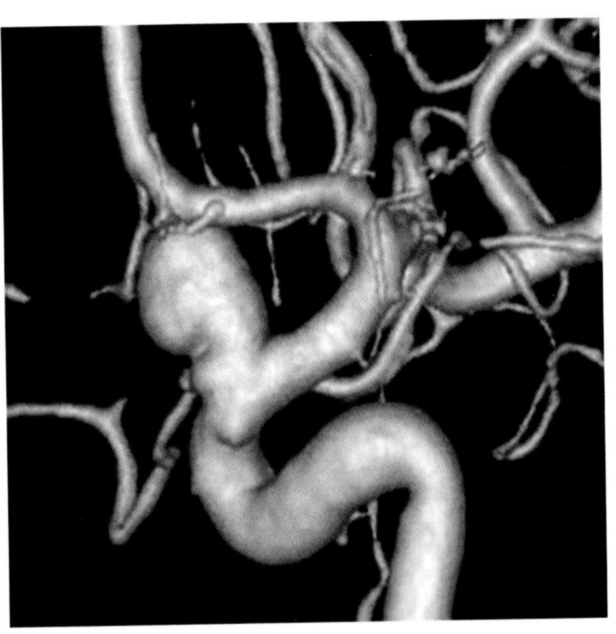

图 46.3　眼动脉段动脉瘤，眼动脉型。动脉瘤根部刚好在眼动脉上方，向内上方扩张。患者是一名 40 多岁的女性，表现为急性的右侧头痛，神经系统查体提示右眼视力减退及内下侧视野缺损。CT 扫描未发现明显的蛛网膜下腔出血。脑血管造影显示眼动脉段眼动脉起始部动脉瘤，8~9 mm 大小，向上方扩张。动脉瘤被夹闭，视力在术后 24 小时内得到改善，视野缺损仍存在，术后脑血管造影提示动脉瘤完全不显影。

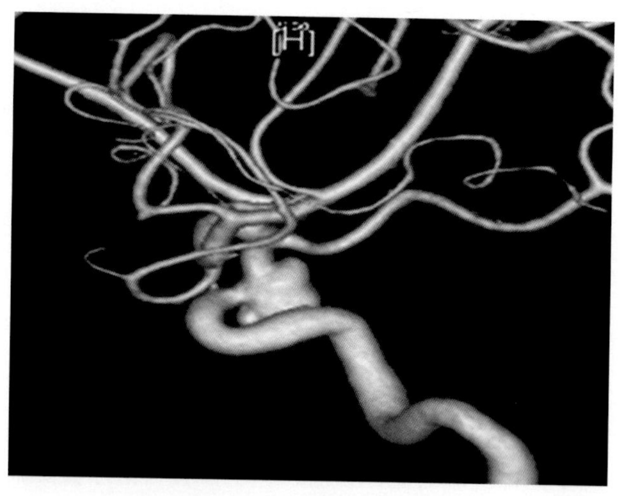

图 46.4 眼动脉段动脉瘤，垂体上动脉型。起源于颈内动脉的内下方，向鞍旁生长，靠近后交通动脉。

过中线。

背侧型动脉瘤一般起源于颈内动脉的背侧向上方扩张，这与眼动脉动脉瘤相似，但是它的起源一般在眼动脉起始部的远端，大概有 2~4 mm 的距离。在解剖上，由于出血或局部的血管痉挛，这种动脉瘤起初表现为局部的狭窄或小的凸起，但是由于动脉壁薄弱，这种动脉瘤会迅速扩张（图 46.5）。

治疗的适应证

有丰富经验的神经外科医师通过手术夹闭可以进行有效治疗，并且有较好的预后和较低的并发症 [2, 16]。但是，血管内治疗可以提供更多的选择 [17–20]。怎样的动脉瘤需要干预，用什么方法干预，这是一个有争议

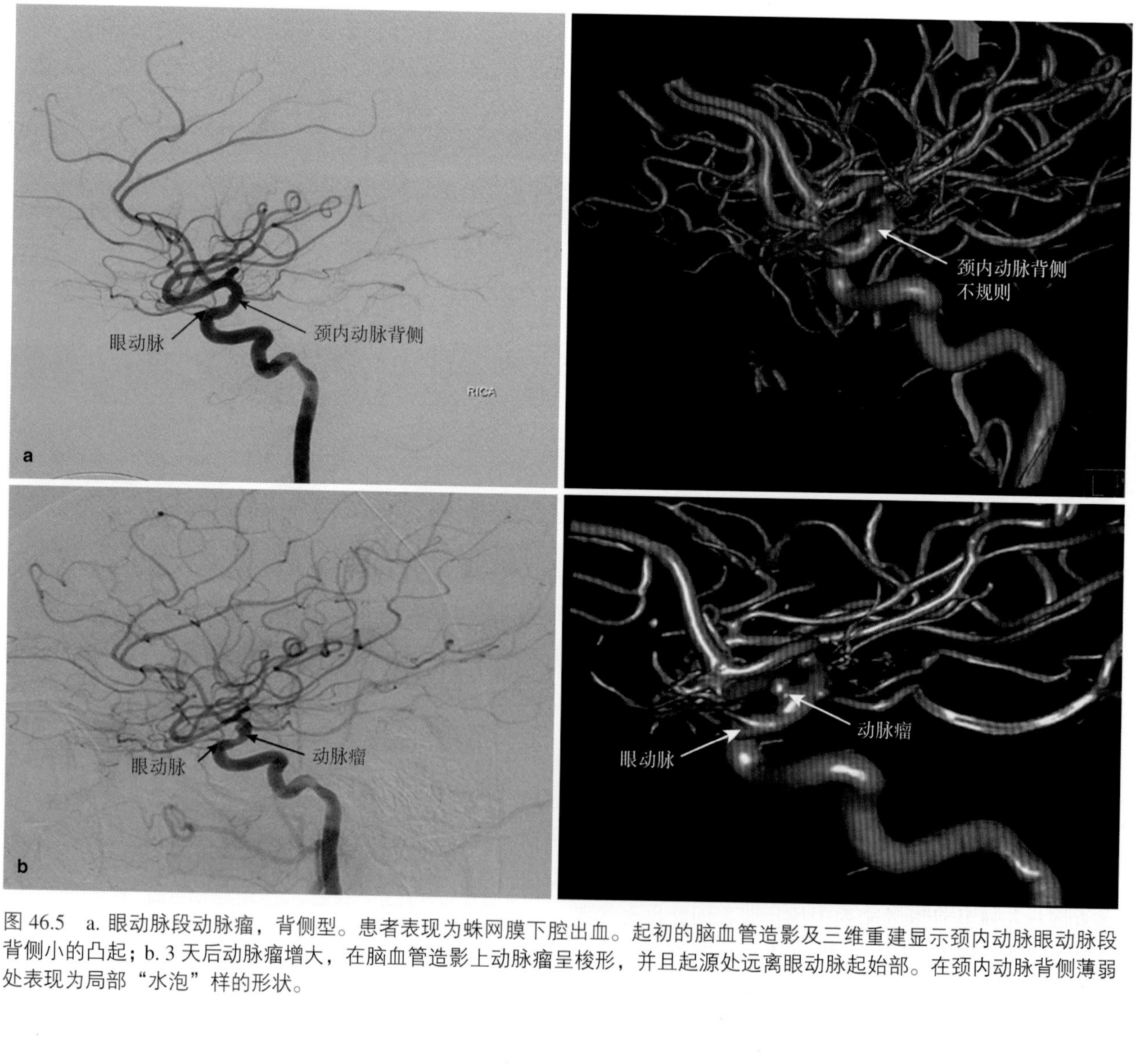

图 46.5 a. 眼动脉段动脉瘤，背侧型。患者表现为蛛网膜下腔出血。起初的脑血管造影及三维重建显示颈内动脉眼动脉段背侧小的凸起；b. 3 天后动脉瘤增大，在脑血管造影上动脉瘤呈梭形，并且起源处远离眼动脉起始部。在颈内动脉背侧薄弱处表现为局部“水泡”样的形状。

的问题。决定眼动脉段动脉瘤处理方法的因素包括：是否有蛛网膜下腔出血，动脉瘤的大小（小型、大型或巨大型），动脉瘤的类型（眼动脉型、垂体上动脉型或背侧型），有无视力影响以及患者的年龄。

以下几种情况下，治疗指征是比较明确的。破裂出血的眼动脉段动脉瘤必须进行治疗。尽管显微手术和血管内治疗都是可行的方法，但是在血管痉挛期，手术的解剖难度较大并且有较高的风险，所以在多种情况下，血管内治疗是更好的方法 [17–20]。部分血管内治疗需要支架辅助，需要进行抗凝治疗，这对新近出血和需要行脑室外引流的患者会增加风险。

较小的未破裂的鞍旁垂体上动脉动脉瘤一般出血的概率低，因此治疗需谨慎。未破裂动脉瘤直径大于 5 mm，特别是已突入蛛网膜下腔的动脉瘤，一般认为需要治疗 [21]。血管内治疗一般适用于年龄较大的患者，因为他们有较高的手术风险；手术治疗一般适用于较年轻的、预期寿命大于 10 年的患者 [22]，特别是那些通过单一栓塞治疗不能治愈的。

已经有视力影响的大型和巨大型动脉瘤，更适合手术治疗，因为视神经压迫和视野缺损能够在术后得到改善 [23]。通过颅底入路，磨除前床突，打开硬膜环，可以达到良好的手术效果并有效地控制并发症。在 Day[2] 的研究中，23 例有视力影响的眼动脉段动脉瘤患者，通过手术夹闭并减压后，17 例患者的视力得到改善，3 例术前没有视力影响的患者术后出现了视力减退。Kattner 等 [24] 报道了 29 例通过手术治疗的眼动脉段巨大动脉瘤患者，5 例患者术后视力得到改善，4 例没有变化，1 例出现了恶化。Heros 等 [25] 报道了 34 例眼动脉段巨大动脉瘤患者，18 例患者术前有视力受损，其中 10 例患者术后视力改善，4 例出现了恶化，2 例患者没有变化，2 例死亡。

最近 Dehdashti 等 [23] 报道了 38 例手术治疗眼动脉段大型和巨大型动脉瘤患者，其中 12 例患者在术前有视力受损，9 例（75%）患者术后视力得到改善，2 例（16%）患者没有变化，1 例（8%）患者出现恶化。血管内栓塞治疗实际上会加重动脉瘤的占位效应，加重视神经压迫 [18]。持久的占位效应大大降低了视力恢复的机会，这就像后交通动脉瘤和动眼神经麻痹一样 [26]。

在手术中，直接夹闭动脉瘤是最简单有效的方法。间接手术，比如颈内动脉的永久性阻断，加上颞浅动脉 – 大脑中动脉吻合术或大隐静脉移植术，只在一小部分动脉瘤患者中可以应用，而且术前必须进行球囊阻断试验 [27–30]。

手术步骤

麻醉和神经生理监测

预防性使用抗生素、静脉应用激素、轻度低温、有创的动脉压监测以及持续的脑部电生理监测，这些都是这类手术中需常规配备的。广泛地开放外侧裂和大量释放基底池脑脊液对于松弛大脑是非常重要的。对于已破裂的动脉瘤，可以在硬膜打开前 20 分钟予静脉滴注甘露醇，或者行对侧的脑室外引流，可以进一步降低颅压。腰大池外引流一般不适用于这些病例。如果手术中需要临时的动脉阻断，可以适度地升高血压以及静脉给予巴比妥。

患者的体位

术中患者一般取仰卧位，手术床的头部必须能通过射线，以便于使用术中脑血管造影。头一般向对侧倾斜 45° 左右，并且要高于心脏位置，以促进头部的静脉回流。头顶部要低于上颌，这样可以使额叶和颞叶受重力作用自然下垂。

颈内动脉暴露

在所有手术中，颈内动脉分叉部的皮肤需行术前消毒，并覆盖无菌单。在简单的或大型的未破裂动脉瘤患者中，一般不采用颈内动脉术前预置暴露，但在巨大复杂的破裂的动脉瘤患者中，这项准备是必须的。

颈内动脉暴露应尽可能靠上，使得术中需要临时阻断时，可以减少对颈动脉分叉处动脉斑块的影响。近端的血流控制后，可以在术中使用颈内动脉抽吸并且为血管搭桥做好准备。

皮瓣和开颅

头皮的切口要位于发际线后，从中线到颧弓，切开头皮时要保护好颞浅动脉，为血管搭桥做好准备。颞肌要和眶周完全分离 [31]。眶额骨瓣一般不常用。较常用的是额颞骨瓣，而且必须暴露前颅底至少 2 cm 以上。蝶骨小翼需要在硬膜外磨除至前床突基底，沿着眶后壁和侧壁，上至蝶骨大翼，下至眶上裂。磨除骨质的范围取决于是否要磨除前床突以及暴露动脉瘤（图 46.6）。

磨除前床突

对于所有巨大的、复杂的或破裂的动脉瘤，我们都倾向于硬膜内磨除前床突 [2]。一些临近前床突的，

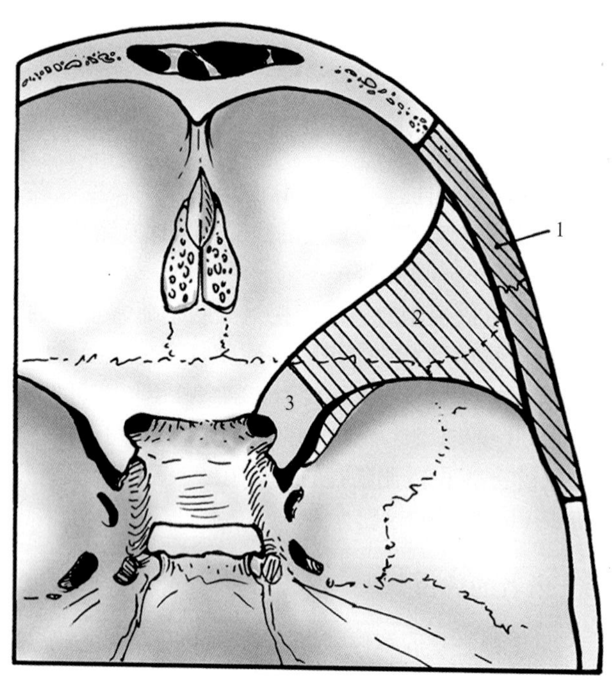

图 46.6　眼动脉段动脉瘤的颅骨切除范围。硬膜外颅骨切除的范围为额颞骨（阴影区域 1）和蝶骨嵴，眶后壁以及眶上裂（阴影区域 2）。蝶骨大翼的内侧和前床突一般在硬膜下磨除（阴影区域 3），以减少术中动脉瘤破裂的风险。

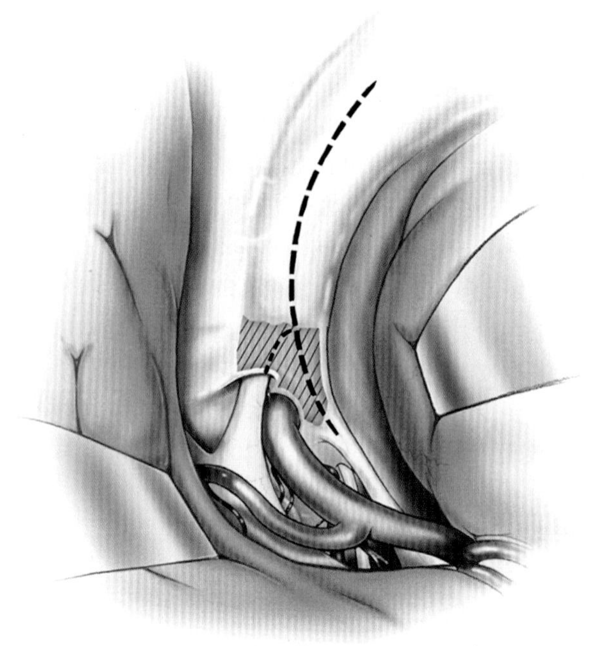

图 46.7　膜内的硬膜切开及前床突磨除。虚线表示蝶骨翼内侧至前床突的硬膜切口。延长的切口穿过镰状韧带和视神经鞘外侧，对视神经可以起到减压和松解的作用。

特别是瘤颈临近硬膜环的动脉瘤，使得硬膜外磨除前床突更加危险[32]。

当在硬膜外磨除前床突时，覆盖眶上裂的眶顶和眶外侧壁的后半部分会被磨除，直到清晰暴露视神经。一般使用高速金刚砂磨头将前床突磨成薄片，再使用小型咬骨钳仔细咬除前床突。可使用骨蜡或明胶海绵控制出血。

在硬膜内磨除前床突时（图 46.7），需要从前床突尖部至蝶骨嵴中点做一个长约 3~4 cm 的硬膜切口，然后再做一个切开镰状韧带的硬膜减张切口。用高速金刚砂磨头把前床突和视神经管上外侧壁磨薄，再用小型咬骨钳咬除。最后，磨除视柱以暴露床突段的前界。

背侧型的血泡样动脉瘤，一般不需要磨除前床突去暴露和夹闭。但是在解剖上，膜内磨除前床突可以暴露近端并放置临时夹，有利于动脉瘤的塑形。

临时夹闭和动脉瘤减压

所有的病例手术中都需要广泛地解剖侧裂，以得到充分的暴露和夹闭空间。所有临时夹闭或阻断的过程，无论是开颅手术还是血管内治疗，都必须在巴比妥诱导的 EEG 抑制和轻度高血压状态下。复杂或巨大的床突旁动脉瘤一般都需要瘤体减压，这样神经外科医生才能清晰地判断瘤颈的四周、附近的穿支血管及神经。临时的颈部颈内动脉结扎经常被用来降低动脉瘤内的压力，使得动脉瘤能够被夹闭。我们也可以采取暴露床突段来进行近端的临时夹闭阻断，但有时会造成眼睑轻度下垂和瞳孔缩小。

当需要进行动脉瘤包裹时，远端的动脉瘤夹要跨过颈内动脉并尽量靠近后交通动脉，以保证有足够的血流通过 Willis 环到达大脑半球。颈部颈内动脉回抽或直接动脉瘤体穿刺可以使动脉瘤进一步收缩[33–37]。

动脉瘤解剖和夹闭

对于眼动脉段动脉瘤，镰状韧带切开以及向视神经侧方延伸可以更好地暴露瘤颈近端和眼动脉（图 46.8）。瘤颈的远端一般很容易辨认，而且一般没有分支血管，在大部分情况下，可使用轻度弯曲或带侧角的动脉瘤夹，远离眼动脉起始部，平行于颈内动脉的方向将动脉瘤夹闭。当看到动脉瘤壁粥样硬化时，可以使用跨窗夹。背侧型的动脉瘤夹闭的方式相同，并可以更清晰地辨认瘤颈近端。

最困难的部分是解剖垂体上动脉动脉瘤的下方和内侧，这个位置的动脉瘤壁一般和鞍旁硬膜粘连而且瘤壁较厚。硬膜环周围的解剖，特别是解剖眼动脉起始部的内下方，可以更好地暴露动脉瘤颈和保护视神经的穿支血管。远端的颈内动脉腔可以用直角跨窗夹塑形，但应该避开后交通动脉起始部和其他穿支血管。瘤体的粥样硬化一般发生在内下侧，动脉瘤的近端区域最好选择短直的跨窗夹，这样可以更容易保留垂体上动脉（图 46.9）。

如果颈内动脉腔可以被塑形，第二个动脉瘤夹放置在远离第一个动脉瘤夹处，再放置第三个动脉瘤夹，使得第一个动脉瘤夹可以移除。这个过程可以重复，直至颈内动脉被完全塑形出来。完全夹闭后，可以打开动脉瘤体，清除内部的血栓和钙化，缩小动脉瘤体，对周围的神经起到减压作用。

关颅

不完美夹闭的风险在于动脉腔的狭窄和瘤颈的残留，特别是在动脉壁或瘤颈有粥样硬化斑块或钙化时，因此，术中造影非常有应用价值[38, 39]。吲哚菁绿术中荧光造影对观察穿支血管非常有用。

当确认动脉瘤夹放置至最佳位置后，需观察颅底是否存在脑脊液漏的可能，任何可能有沟通的地方需要用肌肉、明胶海绵或生物胶密封。前床突上剪开的硬膜需要用缝针间断缝合，并小心避免视神经受压。硬膜完全缝合后，骨瓣用钛合金装置固定，颅骨缺损处用生物胶密封。缝合颞肌并放置皮下引流管，伤口用无菌敷料覆盖。

术后治疗

术后出现任何新的或预期外的半球神经功能缺失需立即复查脑血管造影或返回手术室立即行二次开颅探查及动脉瘤夹调整。视力减退（无论是即刻还是迟发性）一般由穿支血管狭窄导致。只有当术中的操作不足以解释术后的视力缺失时，可以行二次开颅探查及动脉瘤夹调整。其他脑神经功能障碍，包括动眼神经、交感神经、滑车神经或展神经，一般是由以下情况造成的：手术解剖前床突时损伤、动脉瘤夹过于深入误伤、脑神经的过度干扰以及海绵窦的压迫。我们需要在术中温柔仔细地操作来避免神经功能的缺失，而不是靠运气。

结论

虽然很多眼动脉段动脉瘤可以通过血管内治疗而治愈，但是神经外科医师也必须熟练掌握这个部位的入路和解剖。颈内动脉背侧型动脉瘤是一种少见并具有挑战性的动脉瘤亚型，它需要更高的显微外科技术，包括高流量搭桥或动脉瘤夹包裹，以进行有效治疗。

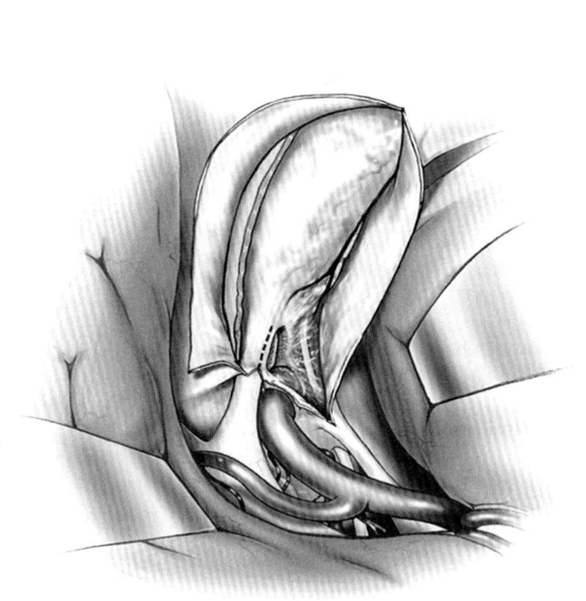

图 46.8　硬膜内切除前床突和视柱磨除后的暴露。虚线所示为沿着视神经管内视神经周围的蛛网膜下隙切开硬膜。视神经获得充分减压并可进行移位。缝针固定视神经管硬膜的颅内端开口，牵拉以充分暴露硬膜环和眼动脉起始部。

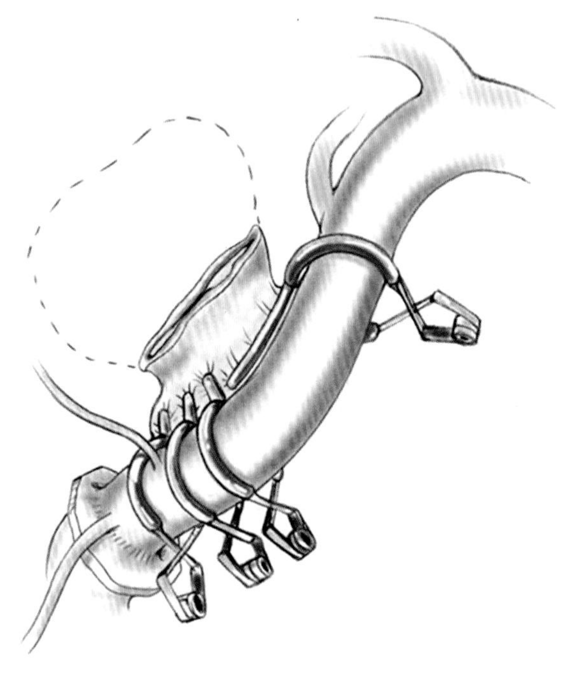

图 46.9　夹闭垂体上动脉动脉瘤。使用直角跨窗动脉瘤夹塑形颈内动脉，但需避开后交通动脉起始部和其他穿支血管。瘤体的粥样硬化一般发生在内下侧，动脉瘤的近端区域最好选择短直的跨窗夹，这样可以更容易地保留垂体上动脉。

参·考·文·献

[1] Rhoton AL Jr. Anatomy of saccular aneurysms. Surg Neurol 1980;14:59–66

[2] Day AL. Aneurysms of the ophthalmic segment. A clinical and anatomical analysis. J Neurosurg 1990;72:677–691

[3] Cawley CM, Zipfel GJ, Day AL. Surgical treatment of paraclinoid and ophthalmic aneurysms. Neurosurg Clin N Am 1998;9:765–783

[4] Batjer HH, Kopitnik TA, Giller CA, Samson DS. Surgery for paraclinoidal carotid artery aneurysms. J Neurosurg 1994;80:650–658

[5] Day AL, Masson RL, Knego RS. Surgical management of aneurysms and fistulas involving the cavernous sinus. In: Schmidek HH, Sweet WH, eds. Operative Neurosurgical Techniques. Philadelphia: WB Saunders; 1995:975–984

[6] Nutik S. Carotid cave aneurysms. J Neurosurg 1989;71:302–303

[7] Kobayashi S, Kyoshima K, Gibo H, Hegde SA, Takemae T, Sugita K. Carotid cave aneurysms of the internal carotid artery. J Neurosurg 1989;70:216–221

[8] Aldrich F. Anterior (dorsal) paraclinoid aneurysm: case report. Surg Neurol 1991;35:374–376

[9] Kalani MY, Zabramski JM, Kim LJ, et al. Long-term follow-up of blister aneurysms of the internal carotid artery. Neurosurgery 2013;73:1026–1033, discussion 1033

[10] Oshiro EM, Rini DA, Tamargo RJ. Contralateral approaches to bilateral cerebral aneurysms: a microsurgical anatomical study. J Neurosurg 1997;87:163–169

[11] Miyazawa N, Nukui H, Mitsuka S, et al. Treatment of intradural paraclinoidal aneurysms. Neurol Med Chir (Tokyo) 1999;39:727–732, discussion 732–734

[12] Harris FS, Rhoton AL. Anatomy of the cavernous sinus. A microsurgical study. J Neurosurg 1976;45:169–180

[13] Nishio S, Matsushima T, Fukui M, Sawada K, Kitamura K. Microsurgical anatomy around the origin of the ophthalmic artery with reference to contralateral pterional surgical approach to the carotid-ophthalmic aneurysm. Acta Neurochir (Wien) 1985;76:82–89

[14] Nagasawa S, Deguchi J, Arai M, Tanaka H, Kawanishi M, Ohta T. Topographic anatomy of paraclinoid carotid artery aneurysms: usefulness of MR angiographic source images. Neuroradiology 1997;39:341–343

[15] Teasdale E. Curved planar reformatted CT angiography: utility for the evaluation of aneurysms at the carotid siphon. AJNR Am J Neuroradiol 2000;21:985

[16] Nanda A, Javalkar V. Microneurosurgical management of ophthalmic segment of the internal carotid artery aneurysms: single-surgeon operative experience from Louisiana State University, Shreveport. Neurosurgery 2011;68:355–370, discussion 370–371

[17] Fernandez Zubillaga A, Guglielmi G, Viñuela F, Duckwiler GR. Endovascular occlusion of intracranial aneurysms with electrically detachable coils: correlation of aneurysm neck size and treatment results. AJNR Am J Neuroradiol 1994;15:815–820

[18] Heran NS, Song JK, Kupersmith MJ, et al. Large ophthalmic segment aneurysms with anterior optic pathway compression: assessment of anatomical and visual outcomes after endosaccular coil therapy. J Neurosurg 2007;106:968–975

[19] Park HK, Horowitz M, Jungreis C, et al. Endovascular treatment of paraclinoid aneurysms: experience with 73 patients. Neurosurgery 2003;53:14–23, discussion 24

[20] Thornton J, Aletich VA, Debrun GM, et al. Endovascular treatment of paraclinoid aneurysms. Surg Neurol 2000;54:288–299

[21] Iihara K, Murao K, Sakai N, et al. Unruptured paraclinoid aneurysms: a management strategy. J Neurosurg 2003;99:241–247

[22] De Jesús O, Sekhar LN, Riedel CJ. Clinoid and paraclinoid aneurysms: surgical anatomy, operative techniques, and outcome. Surg Neurol 1999;51:477–487, discussion 487–488

[23] Dehdashti AR, Le Roux A, Bacigaluppi S, Wallace MC. Long-term visual outcome and aneurysm obliteration rate for very large and giant ophthalmic segment aneurysms: assessment of surgical treatment. Acta Neurochir (Wien) 2012;154:43–52

[24] Kattner KA, Bailes J, Fukushima T. Direct surgical management of large bulbous and giant aneurysms involving the paraclinoid segment of the internal carotid artery: report of 29 cases. Surg Neurol 1998;49:471–480

[25] Heros RC, Nelson PB, Ojemann RG, Crowell RM, DeBrun G. Large and giant paraclinoid aneurysms: surgical techniques, complications, and results. Neurosurgery 1983;12:153–163

[26] Chen PR, Amin-Hanjani S, Albuquerque FC, McDougall C, Zabramski JM, Spetzler RF. Outcome of oculomotor nerve palsy from posterior communicating artery aneurysms: comparison of clipping and coiling. Neurosurgery 2006;58:1040–1046, discussion 1040–1046

[27] al-Rodhan NR, Piepgras DG, Sundt TM Jr. Transitional cavernous aneurysms of the internal carotid artery. Neurosurgery 1993;33:993–996, discussion 997–998

[28] Higashida RT, Halbach VV, Dowd C, et al. Endovascular detachable balloon embolization therapy of cavernous carotid artery aneurysms: results in 87 cases. J Neurosurg 1990;72:857–863

[29] Roy D, Raymond J, Bouthillier A, Bojanowski MW, Moumdjian R, L'Espérance G. Endovascular treatment of ophthalmic segment aneurysms with Guglielmi detachable coils. AJNR Am J Neuroradiol 1997;18:1207–1215

[30] Larson JJ, Tew JM Jr, Tomsick TA, van Loveren HR. Treatment of aneurysms of the internal carotid artery by intravascular balloon occlusion: long-term follow-up of 58 patients. Neurosurgery 1995;36:26–30, discussion 30

[31] Yasargil MG, Gasser JC, Hodosh RM, Rankin TV. Carotid-ophthalmic aneurysms: direct microsurgical approach. Surg Neurol 1977;8:155–165

[32] Dolenc VV. A combined epi- and subdural direct approach to carotid-ophthalmic artery aneurysms. J Neurosurg 1985;62:667–672

[33] Batjer HH, Samson DS. Retrograde suction decompression of giant paraclinoidal aneurysms. Technical note. J Neurosurg 1990;73:305–306

[34] Fan YW, Chan KH, Lui WM, Hung KN. Retrograde suction decompression of paraclinoid aneurysm—a revised technique. Surg Neurol 1999;51:129–131

[35] Mizoi K, Takahashi A, Yoshimoto T, Fujiwara S, Koshu K. Combined endovascular and neurosurgical approach for paraclinoid internal carotid artery aneurysms. Neurosurgery 1993;33:986–992

[36] Fahlbusch R, Nimsky C, Huk W. Open surgery of giant paraclinoid aneurysms improved by intraoperative angiography and endovascular retrograde suction decompression. Acta Neurochir (Wien) 1997;139:1026–1032

[37] Arnautović KI, Al-Mefty O, Angtuaco E. A combined microsurgical skullbase and endovascular approach to giant and large paraclinoid aneurysms. Surg Neurol 1998;50:504–518, discussion 518–520

[38] Rauzzino MJ, Quinn CM, Fisher WS III. Angiography after aneurysm surgery: indications for "selective" angiography. Surg Neurol 1998;49:32–40, discussion 40–41

[39] Origitano TC, Schwartz K, Anderson D, Azar-Kia B, Reichman OH. Optimal clip application and intraoperative angiography for intracranial aneurysms. Surg Neurol 1999;51:117–124, discussion 124–128

第47章

眼动脉动脉瘤的血管内治疗

Rosa Martinez, Marta Aguilar Perez, Nikolai J. Hopf, Hansjörg Bäzner, and Hans Henkes

尽管有大量的文献可以参考，但是颅内动脉瘤的完美治疗方法仍然存在争议。难以发现完美的治疗方法的部分原因是设计一个前瞻性随机试验非常困难。因此，关于脑动脉瘤的治疗的争论仍然分为两个阵营，一个是支持显微夹闭，另一个是血管内栓塞。关于在颈内动脉眼动脉旁段动脉瘤完美治疗方案的争论是激烈的。由于其解剖特点和特殊的自然史，眼动脉旁动脉瘤尤其复杂。

本章介绍了颈内动脉眼动脉段及该段动脉瘤的解剖概观。我们回顾该段动脉瘤的发病率和治疗方式的演变，重点介绍新的血管内治疗方式。

流行病学资料

根据已发表的几组文献数据，颈内动脉眼动脉段动脉瘤的发病率占所有动脉瘤的 5%~20%[1-4]。大型和巨大动脉瘤的发病率在该段有所增加。在大多数回顾性的文献中女性的发病率明显高于男性，男女比为 5 : 1[1-4]。患者的平均年龄为 50 岁。

解剖

颈内动脉眼动脉段近端的解剖结构非常复杂。这可能有助于解释为何该段动脉瘤的诊断与治疗是一种挑战。在该段血管和视神经之间存在密切的解剖联系，该结构与上内侧的颈内动脉床突旁段以及第Ⅲ对、第Ⅳ对、第Ⅵ对和第Ⅴ对脑神经第一支等结构有关。

另外颈内动脉眼动脉段位于蛛网膜和硬脑膜之间转换的空间内，而且该段与硬脑膜、海绵窦和蝶骨床突有密切的关系。颅底硬脑膜不是颈内动脉颅内段和海绵窦段的简单界线。正如 Drake 等在解剖研究中详细描述一样，在硬脑膜下颈内动脉内侧并不是被海绵窦包围。除了局部的骨质结构外，此处还有复杂结缔组织及多处坚韧致密的纤维束即韧带，根据动脉瘤出现的部位不同，上述结构影响着该段动脉瘤基底向纵轴的投射。

前床突在外侧限制了颈内动脉的硬脑膜移行区，个体化的变异会影响手术操作。颈内动脉虹吸前部内侧是蝶骨体部。三根韧带起源于前床突：①沿床突前折叠，小脑幕上缘前方扩展；②颈内动脉后方上面连接前床突和后床突的韧带；③连接前床突和后床突的床突间韧带。后两个韧带能够钙化形成颈动脉床突管和床突间桥 [5]。

除了前床突，还有 2 个限定颈内动脉床突旁段的硬脑膜环（上环和下环）。下环形成了海绵窦的底部并与覆盖前床突下外侧部分的硬脑膜延续。下环可能功能上闭锁不全。因此，在不同数量的案例中，静脉结构被发现从海绵窦疝出。上环覆盖视神经并与内侧镰状韧带相延续，并一直与颈内动脉的外层相延续并严重阻碍手术解剖。上环在其内侧面有一多余的结构也称为颈动脉腔 [6]。Kobayashi 等 [6] 将颈内动脉外侧壁描述为床突间隙，并认为它是非海绵窦段及非硬脑膜内段。

根据 DeJesus 等的系列文献和 Bouthillier 等 [7] 的分类法，对颈内动脉眼动脉段（C6）的定义有共识，即位于硬脑膜上环至后交通动脉起始处（PCoA）之间的颈内动脉。而床突段（C5）定义为硬脑膜上、下环之间的颈内动脉。床突段没有发出分支血管，因此该段动脉瘤的发生与分支无关。

几个不同的分类法被提出用来对颈内动脉床突旁段动脉瘤进行分类。由于在几个系列研究中 Ogilvy 的分类法被广泛使用，因此被选作我们分类的标准 [8]。Ogilvy 将与颈内动脉床突旁段有关的动脉瘤分为以下几类：

• 起源于海绵窦的移行动脉瘤，但其突入到蛛网膜间隙内。

• 颈动脉腔动脉瘤或床突内侧动脉瘤在造影上位于颈内动脉虹吸前部的内侧，并在前后位和斜位造影时最易发现；这些动脉瘤投射并破入蛛网膜间隙内。

• 眼动脉动脉瘤是指起自眼动脉起始处或者刚刚离开该起始处的动脉瘤。

• 颈动脉后壁动脉瘤起始自眼动脉远处的颈内动脉后壁或后外侧壁，投射向后下方。

• 垂体上动脉动脉瘤起源自颈内动脉内侧壁或者下内侧壁与其形成发出垂体穿支血管有关。

临床表现

根据以往可及的文献资料报道眼动脉动脉瘤患者最常见的临床表现是蛛网膜下腔出血（SAH）[2]。然而 SAH 只占该位置动脉瘤的 1/4[2]。与其他位置的动脉瘤相比，眼动脉旁动脉瘤患者的 SAH 发生率似乎更低[5]，其原因可能与受到硬脑膜、蝶鞍外侧壁、海绵窦顶和视交叉等结构的解剖限制有关。

其他常见的临床表现包括视神经压迫导致轻微或严重的视力改变（15%）、严重头痛（20%）、卒中或者与动脉瘤无关的颅内出血（13%）以及无关的症状（13%）比如眩晕和头晕。视神经受压导致的视力改变常常发生在眼动脉和垂体上动脉动脉瘤时，而且和动脉瘤的位置、朝向和大小有关[2]。一个很少见的临床表现是脑神经压迫导致的动眼神经麻痹[2]。由于占位效应对腺垂体和下丘脑的作用导致垂体功能低下的临床表现也已经被描述[9]。

血管内治疗

随着选择血管内治疗病例的扩大，使得临床医生能够在技术限制很少的情况下治疗多种类型的动脉瘤。一般来说比较血管内治疗和显微手术治疗的结果是非常有挑战性和有争议的。

在 2005 年国际蛛网膜下腔动脉瘤试验（ISAT）报道的血管内栓塞治疗破裂动脉瘤相关的绝对危险下降 7.4%（相对危险为 22.6%）[3]。ISAT 的结果已经被广泛地研究过。该研究的初始结果报道了仅 1 年的短期随访结果。该随访时间太短而不能够对动脉瘤再通、复发或者新生动脉瘤做出解释[10]。尽管该研究存在缺陷，美国神经放射介入治疗协会和美国放射协会将 ISAT 研究结果解释为支持血管内治疗作为破裂动脉瘤的一线治疗方法。

首选足够安全有效的血管内治疗方法，即动脉瘤囊内使用弹簧圈（GDC）闭塞[3, 13]。这些弹簧圈由柔软的铂金丝盘旋而成，而且被用来尽可能填满动脉瘤囊（图 47.1）。

该方法治疗所取得的主要改进成果是该弹簧圈能够通过电解一段金属区域来使其从导丝上可控地脱离。起初由直流电引起的电血栓形成被证明对弹簧圈堵塞动脉瘤无作用。无论弹簧圈被如何解脱，都能够干扰动脉瘤囊内的血流进而诱导弹簧圈之间形成血栓。该过程意外导致的纤维化过程能够促进动脉瘤颈部愈合并使动脉瘤不在血流之中。该过程同样预防了未破裂动脉瘤进一步生长破裂，并同样可靠地预防破裂的动脉瘤再次破裂出血。

过去 20 年中在原始弹簧圈的基础上做了大量的改良。常见的改良方法被广泛使用，比如三维弹簧圈，

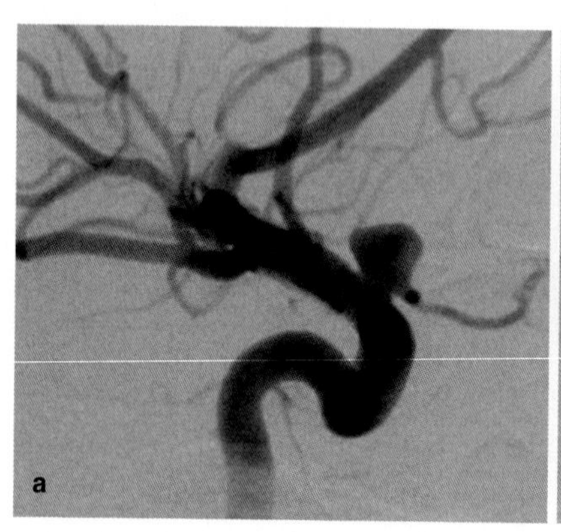

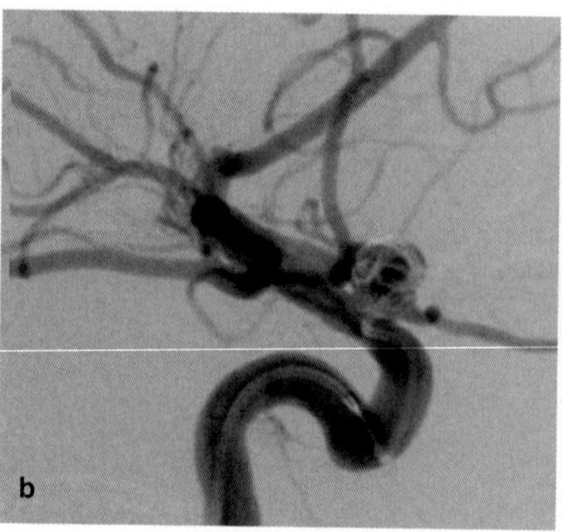

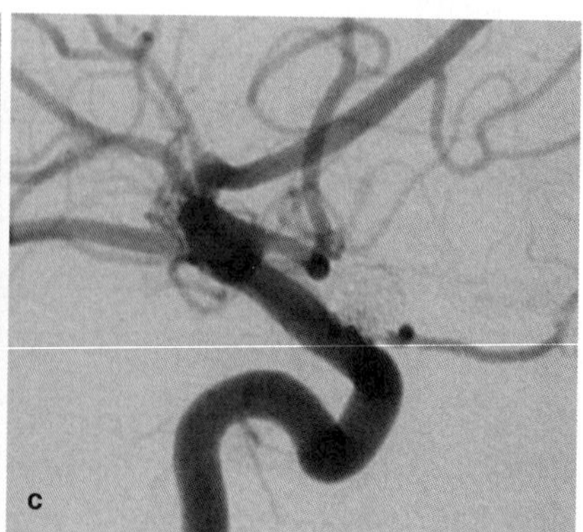

图 47.1　一例眼动脉旁动脉瘤的弹簧圈栓塞，侧位脑血管造影图像。a. 栓塞前；b. 栓塞中；c. 栓塞后。

不同柔软度的弹簧圈，具有生物活性能够促进动脉瘤内皮细胞表面愈合的弹簧圈。

弹簧圈的主要问题是在复杂形态动脉瘤治疗上的困难，特别是在那些宽颈动脉瘤时（> 4 mm）；在这些情况下弹簧圈的螺线倾向于突入载瘤动脉。为了避免该问题，球囊辅助的弹簧圈栓塞（也称为球囊重塑）和支架辅助的弹簧圈栓塞技术应运而生。

非辅助下的弹簧圈栓塞

颈动脉眼动脉段动脉瘤的弹簧圈栓塞在一些发表的文献中被广泛讨论。

1996 年，Gurian 等 [14] 研究了 11 例垂体上动脉动脉瘤使用 GDC 弹簧圈栓塞的患者，包括破裂的和未破裂的。研究者重点关注该解剖区域，因为出现了穿支血管供应垂体腺和视交叉。在这些穿支血管上的显微手术操作会导致视力症状和垂体功能低下，在一组患者中报道的发生率高达 10%[4]。弹簧圈栓塞的方法在 11 例中有 10 例成功，而且其中有 9 例有良好或极佳的临床疗效。弹簧圈栓塞未直接导致残疾或死亡。其中 1 例患者出现差的临床结果是由于严重的 SAH 和血管痉挛导致的多发脑梗死 [14]。

Roy 等 [15] 评估 GDC 栓塞了 26 例患者的 28 个颈动脉眼动脉段动脉瘤。28 个动脉瘤中 25 例解剖结果满意（89%），包括 14 例完全栓塞，10 例近完全栓塞，1 例“狗耳朵”样残留。结果受到患者的年龄和动脉瘤大小影响。仅 36% 大型动脉瘤完全栓塞。动脉瘤颈的大小是另外一个重要因素，只有 9% 的宽颈动脉瘤在栓塞后达到解剖满意。对于眼动脉段动脉瘤，血管内栓塞治疗后仅 21% 的动脉瘤完全闭塞。最多见的并发症是 2 例无临床后遗症的血栓栓塞事件和一例弹簧圈进入颈内动脉。与手术夹闭比较，弹簧圈栓塞的解剖结果略处于劣势，完全闭塞率低。

Boet 等 [16] 在 7 年时间内长期随访了 21 例眼动脉段动脉瘤，发现单纯弹簧圈栓塞的复发率高达 53%。

球囊重塑下的弹簧圈栓塞

非辅助下弹簧圈栓塞相关的填塞密度下降可能是血流动力因素和颈内动脉眼动脉段动脉形态共同作用下的结果。有假说认为血流动力产生的动脉壁剪切应力在颈内动脉虹吸部特别高。当动脉瘤的空间结构允许血流进入，血流的水锤作用在弹簧圈上将其进一步压缩并将其进一步转移到动脉瘤基底部。另外，由于颈内动脉海绵窦段和眼动脉段复杂弯曲的存在，微导管偏向于在置入弹簧圈时退出于动脉瘤外。这些现象部分解释了该段动脉瘤高再通率。文献报道弹簧圈栓塞的再通率在 32%~83%[8-17]。在一组多因素回顾性研究中，Sorimachi 等 [18] 发现两个预测经栓塞治疗的床突旁动脉瘤再通的指标：动脉瘤最大直径（直径大于 10 mm 时再通率 75%）和不良的体颈比（大于 50% 倾向于更高的再通率）。再通问题能够被动脉瘤球囊重塑部分解决，达到动脉瘤腔内更加致密的栓塞。在球囊重塑过程中，球囊不仅能预防弹簧圈突出，而且能将导管固定在合适的位置（图 47.2）。

球囊辅助下的弹簧圈栓塞也成为动脉瘤重塑技术在 1997 年由 Moret[19] 提出。它作为宽颈动脉瘤弹簧圈栓塞的辅助技术来避免弹簧圈进入载瘤动脉。1992—1996 年，Moret 的医疗团队治疗宽颈动脉瘤的总体闭塞率为 61%。

自从该技术发明以来，球囊重塑成为一个广泛应用的技术。有几家公司生产了专用兼容的球囊。球囊

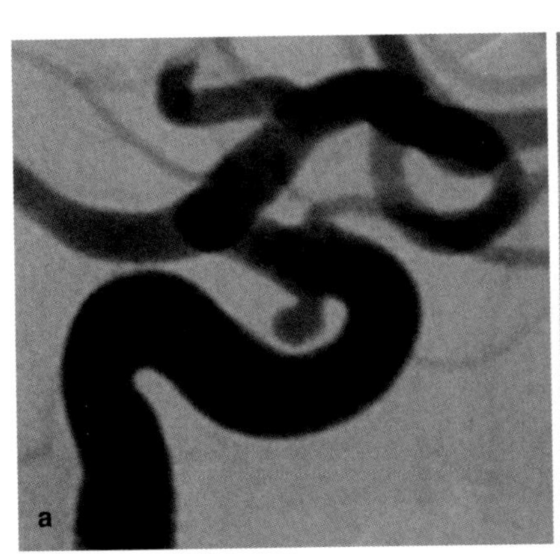

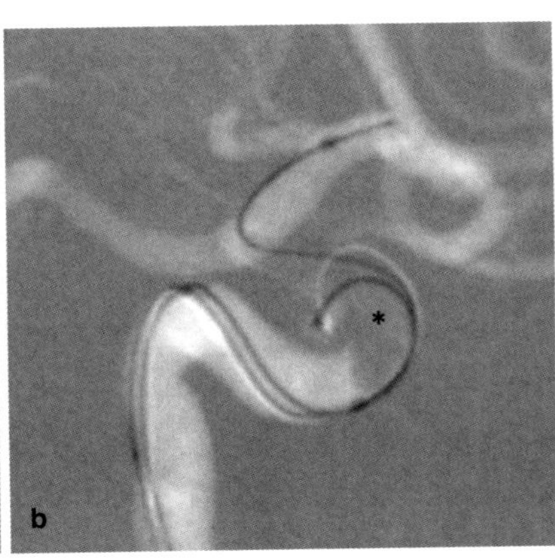

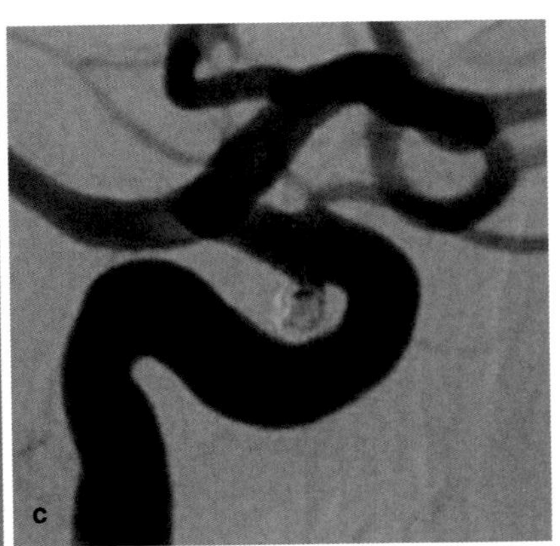

图 47.2 一例眼动脉旁动脉瘤在球囊辅助下的弹簧圈栓塞（也称为球囊重塑）。a. 颈内动脉后动脉瘤基底之间的角度为 – 90°；b. 可变球囊（星号）将微导管固定在合适的位置，使弹簧圈能放置在动脉瘤囊内；c. 球囊重塑使得弹簧圈致密栓塞很稳定。

重塑能帮助弹簧圈与载瘤动脉形成更加光滑而致密的界面，同时帮助弹簧圈形成更加致密的包裹。球囊的一过性充气需要一些经验。颈内动脉夹层、远端血栓和弹簧圈的线环脱垂是球囊放气是已知的风险。球囊辅助弹簧圈栓塞后不需要常规抗凝治疗。

几篇文献报道描述了球囊重塑技术治疗眼动脉旁动脉瘤的栓塞治疗 [9, 20, 21]。Thornton 等 [22] 在 2000 年发表了一组 66 例患者 77 个动脉瘤的研究。在 90 个操作中有 61 个床突旁动脉瘤通过血管内栓塞治疗。栓塞率大于 95% 占 85%（52/61），而栓塞率小于 95% 占 15%（9/61）。仅 46 例患者（74%）有大于 6 个月的血管造影随访。这 46 例患者中 8 例在血管内栓塞后需要手术治疗（2 例部分栓塞；2 例动脉瘤颈残余；2 例持续占位效应；2 例弹簧圈突出）。在这 90 个操作中，2 例患者（2.2%）出现持续性神经功能障碍（1 例单眼盲，1 例偏瘫），1 例患者（1.1%）出现小部分视野缺失和 2 例患者（2.2%）死于血栓栓塞事件。

Malek 等 [23] 研究了患有 22 个动脉瘤的 20 例患者，其中 1 例是眼动脉旁段动脉瘤（13 例眼动脉旁和 3 例垂体上动脉段）。研究者们选择了宽颈或者复杂结构的动脉瘤。球囊辅助下栓塞的技术成功率为 77%（17/22），而且 88% 的患者有非常好的临床结果。技术并发症大约为 13.6%，但都未导致临床后果。长期致残率（治疗 30 天后）和死亡率均为 0。该组病例报道了比 Moret 等 [19] 首次描述该技术时更高的血栓栓塞事件（11% vs 5.2%）。在之前 Thornton 等 [22] 引用的研究中，球囊辅助的栓塞相关死亡率为 2.2%，2 例患者死于操作后的大面积脑梗死，这些梗死被认为是血栓栓塞导致。其他病例研究的文献都显示较低的血栓栓塞风险 [19, 20, 23]。另外，这些事件的发生率都随着技术的改进及治疗前后使用抗凝和抗血小板药物的使用而下降。

为了使并发症最小化。比如动脉夹层、微导管或弹簧圈穿出动脉瘤等情况，操作者常建议操作过程中给球囊部分充气。同时建议球囊在动脉瘤颈近端时给球囊充气以避免动脉瘤内压力增高。

支架辅助弹簧圈栓塞

另外一个能稳定将微导管固定在动脉瘤内的方法是动脉瘤微导管到位后展开一个自膨胀支架于动脉瘤颈的位置 [24]（也被称为"监禁技术"）。在之前的 10 年间，多种自膨胀治疗颅内动脉瘤的支架被发明。在弹簧圈栓塞动脉瘤中，支架能够避免弹簧圈突入动脉瘤外，同时它能够降低弹簧圈紧密延迟的发生率 [25, 26]。而上述两者均与眼动脉旁动脉瘤有密切关系。与球囊重塑对支架一过性的支撑相比，支架能够给弹簧圈提供永久的支撑（图 47.3）。

尽管使用支架能获得很多优势，但使用支架前需要接受阿司匹林和氯吡格雷（双抗）治疗至少 6 周，之后需要继续服用单个药物（阿司匹林或氯吡格雷）至少 1 年。支架辅助下栓塞治疗所必需的抗凝治疗与蛛网膜下腔出血急性期相冲突（比如脑脊液引流，脑实质探头置入），而且在动脉瘤破裂急性期要避免使用。

有数个研究组报道相对于单纯弹簧圈栓塞治疗眼动脉旁动脉瘤，支架辅助下栓塞的完全闭塞率明显增高。有几组病例研究报道完全闭塞率达 40%~50% [21–29]。支架展开后可能稳定弹簧圈闭塞的程度，减少弹簧圈被压缩和动脉瘤再通的可能性。Ogilvy 等 [29] 的一篇回顾性研究中发现之前完全闭塞的动脉瘤在随访过程中有 4.3% 发生再通，而在未完全闭塞的患者里再通率高达 14.1%。但并不是部分再通的动脉瘤都需要再次治疗。

2012 年，Colby 等 [25] 发表的一组病例研究中支架辅助下栓塞的完全闭塞率为 43%（13/30），而未使用支架为 32%（19/60）。平均 12.8 个月的随访中，支架辅助栓塞的中动脉瘤再通率为 11.5%，而单独栓塞

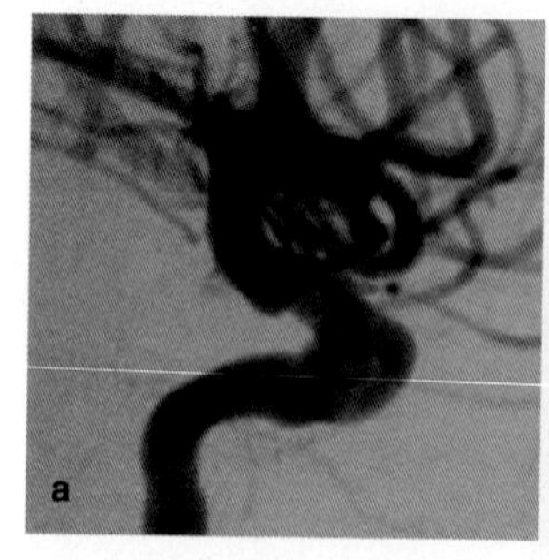

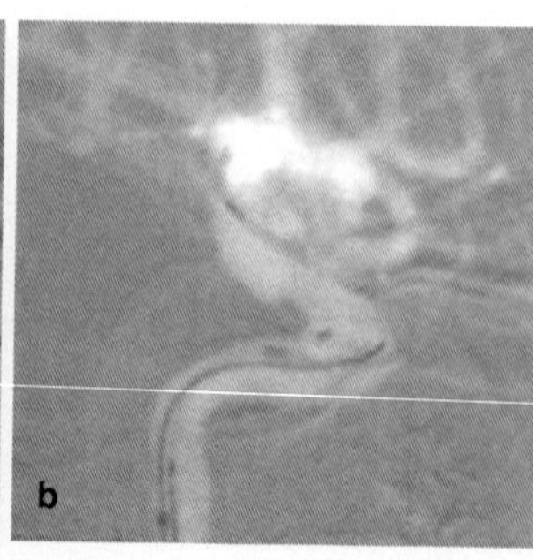

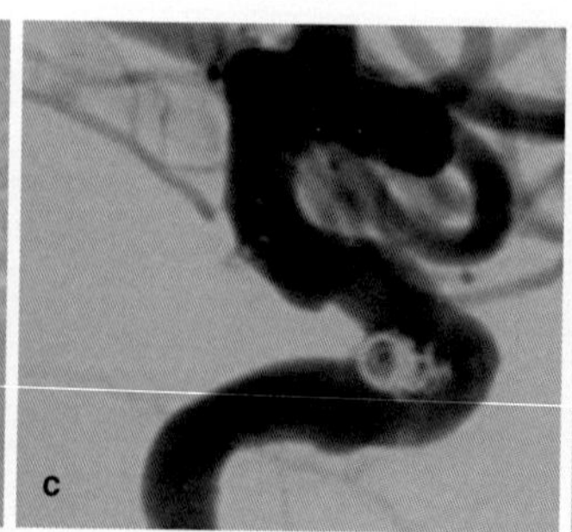

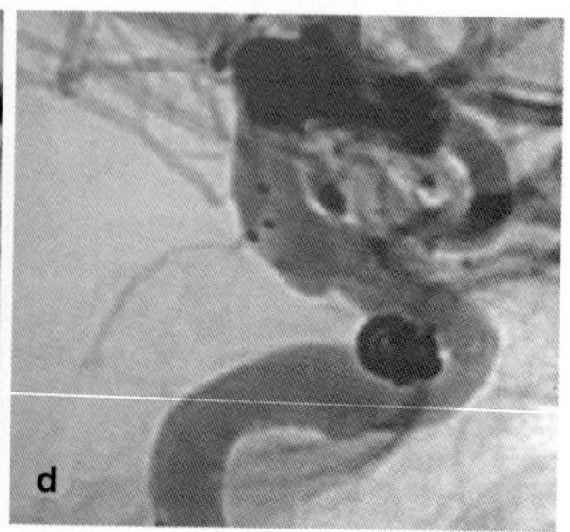

图 47.3　支架辅助下弹簧圈栓塞一例宽颈眼动脉旁动脉瘤。a. 动脉瘤颈过宽导致无法将弹簧圈放置在动脉瘤囊内；b. "导管囚禁"技术，微导管被一个打开的 solitaire 支架固定在合适的位置。同时在载瘤血管和动脉瘤之间形成人造边界，为弹簧圈缠结提供永久支持；c、d. 栓塞后造影。

的情况下为 36%。更长时间随访的结果下提示（支架辅助平均 14.5 个月，非支架辅助平均 37.6 个月）其复发率分别为 15% 和 42%。

在一组 459 例患者一共 489 个动脉瘤治疗的回顾性研究中，Jahshan 等 [30] 比较了支架辅助下栓塞和常规栓塞治疗（支架辅助治疗组破裂动脉瘤比例更低）。最后血管造影随访中发现支架辅助栓塞的完全闭塞率明显较高（60% vs 50%）。而操作相关的致残率无显著性差异，各组均低于 5%。

眼动脉旁动脉瘤中使用支架的主要问题是血管扭曲问题，扭曲血管可能导致支架扭结、扭曲和支架并壁欠佳。使用自膨胀支架栓塞结合手术治疗已经有报道 [31]。支架辅助栓塞相关的致残率为 6%~7%，死亡率为 3%~4%[26, 32, 33]。有几位作者认为支架辅助栓塞的长期栓塞闭塞稳定性高于球囊重塑栓塞法 [25, 30]。

血流导向装置

2005 年，在一种新的血管内治疗动脉瘤的方法出现的同时，一类血流导向装置设备出现。现在有几个血流导向装置已经在欧洲和美国获准上市。目前，所有上市的血流导向装置都是编织状，自膨胀的内植物。血流导向装置的网格密度较常规自膨胀支架的密度高，能够明显增加血管壁的覆盖。这些装置使用的主要目的不是立即闭塞动脉瘤囊，而是使血流方向改变不进入动脉瘤内，使血流沿着载瘤动脉纵轴方向上流动。动脉瘤内的血流隔离，同时引起血栓形成和血管壁重建（图 47.4 和图 47.5）。

血流导向装置引起动脉瘤的闭塞或缩小可能需要数周至数月。一个血流导向装置已经能够充分治疗小的动脉瘤和局部动脉壁异常疾病。在宽颈动脉瘤特别是梭形动脉瘤中，可能需要放置数个血流导向装置才能够有效改变动脉瘤内的血流。使用血流导向装置，理论上不但能闭塞动脉瘤，而且能够通过内皮细胞重新生长提供支持而使载瘤动脉形态重塑。已经发现血流导向装置相比较于其他血管内技术有更高的动脉瘤闭塞率，甚至在大型和巨大动脉瘤治疗上也有明显的效果（闭塞率在 52%[34]~100%[35]）。大多数病例报道致残率小于 15%[36, 37]，而死亡率小于 8%[33, 38, 39]。

血流导向装置需要中长期使用抗血小板药物来避免装置内闭塞或血栓栓塞事件发生。强化抗凝治疗在多个血流导向装置置入后是必须的。长期抗凝治疗可能引起各种出血并发症比如胃肠或后腹膜出血。内膜过度增生导致的支架内狭窄在血流导向装置内不常见而且是自限的。其他相关并发症是脑内出血率为 1.1%[33]~3.4%[34]。出血经常属于技术相关并发症（比如打开装置时产生问题，微导管穿破血管等），对抗血小板药物高度敏感或者治疗后产生微血栓和微梗死。各组报道的血栓栓塞事件相对较少（1.4%）[37]。动脉瘤闭塞的延迟使得血流导向装置在急性动脉瘤破裂时作为次选。但是在以往有 SAH 病史的患者中已经有使用血流导向装置的文献报道。不同的病例中迟发残疾和死亡率分别达到 4%~15% 和 4%~8%[33, 38]。

由于血流导向装置非常新，长期的使用经验尚在积累中。在文献报道病例中关注的一个严重问题就是在血流导向装置治疗后偶发的动脉瘤迟发破裂。该现象可能是由于早期形成的新鲜血痂缺少纤维蛋白成分并在动脉瘤囊内接连形成炎症反应。白细胞在动脉瘤囊内聚集伴有蛋白水解酶的增加导致动脉瘤壁变得薄弱。动脉瘤壁的炎症结合持续进入动脉瘤基底的残余血流能够一起导致动脉瘤壁迅速分解以及迟发性动脉瘤破裂 [40, 41]。Kulcsar 等 [42] 发表了对一组使用血流导向装置的患者出现迟发性动脉瘤破裂的文献。他们认

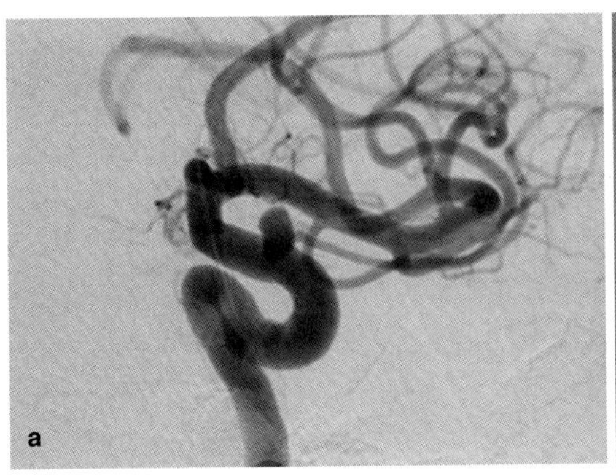

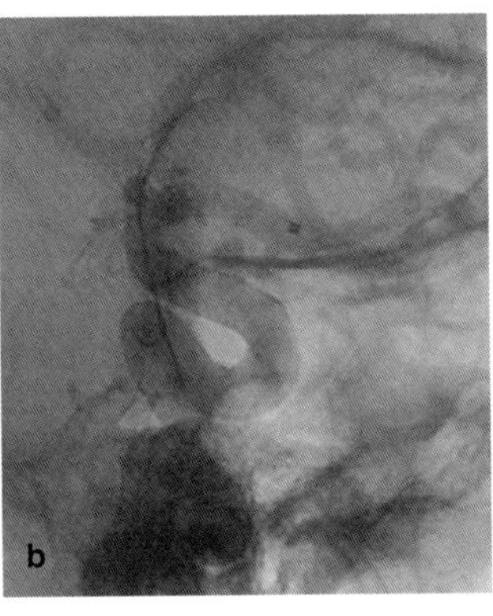

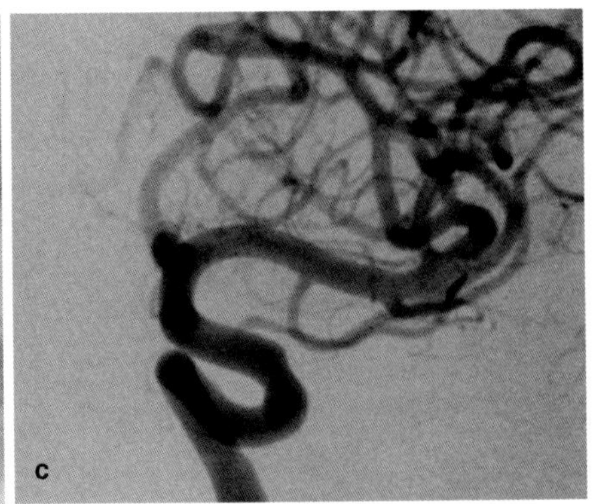

图 47.4　一例用血流导向装置治疗眼动脉旁未破裂小动脉瘤患者。a. 左侧颈内动脉血管造影提示动脉瘤位于眼动脉起始处；b. 两个血流导向装置覆盖动脉瘤；c. 2 个月后，脑血管造影随访复查确认动脉瘤完全闭塞，同时眼动脉通畅。

为新鲜血痂形成和炎症过程最有可能是动脉瘤破裂潜在的病因。为了验证这些发现，磁共振发现动脉瘤周围在 T2 相上高信号提示一个炎症过程[43]。炎症反应可能与使用血流导向装置后发生占位效应、头痛和视力障碍等有关。大型和巨大动脉瘤使用血流导向装置后，建议使用低剂量肝素、糖皮质激素和非甾体抗炎药[33]。

另外一个问题是被血流导向装置覆盖的载瘤动脉的分支，尤其是穿支血管。在眼动脉旁动脉瘤里，评估其覆盖眼动脉后的作用是最重要的。Puffer 等[44]回顾了一组 20 例床突旁动脉瘤接受血流导向装置的患者。他们发现 25% 覆盖眼动脉的患者出现眼动脉闭塞，但这些患者都没有出现临床症状。他们未发现相关的因素如放入的装置数目等，但仅仅一个血流导向装置也能够导致分支血管闭塞。

MRI 和 CT 的研究发现，使用血流导向装置后动脉瘤顶的大小分别缩小了 14% 和 61%[45-47]。该研究结果提示，当眼动脉旁动脉瘤具有占位效应压迫视神经或视交叉时，瘤体的缩小具有非常重要的作用[45, 46]。Lanzino 等[47]进行了一个 22 例床突旁动脉瘤使用 Pipeline 栓塞治疗的配对研究。其中对照组采用球囊重塑（32%），支架辅助下栓塞（9%）或者载瘤动脉闭塞（36%）治疗相似情况的动脉瘤。在该组病例中，大多数为大型或巨大动脉瘤，常规血管内栓塞方法并不适合。所有患者在治疗后随访 6~12 个月。随访后在完全闭塞率方面，Pipeline 组（76.2%）明显高于对照组（21.4%）。在随访过程中，永久致残并未在使用 Pipeline 组中发生，两组之间的并发症发生率相似[48]。这些结果在 PUES 临床试验中得以证实（1 年时 86% 的完全闭塞率），从而使 FDA 批准 Pipeline 在临床上使用。在 PUFS 试验中同侧主要卒中事件和颅内出血率分别为 5.6% 和 4.7%。在 Lanzino 等[47]的病例中仅有 1 例无症状性颈内动脉闭塞报道。治疗后最初的 2 周没有出血的病例。

由 Piano 等[46]发表的一组 104 例动脉瘤（47 例 Silk 血流导向装置，57 例 Pipeline）单中心病例研究（随访 6~12 个月），致残率和死亡率均为 3%。所有无临床表现的不良事件发生率为 20%。在治疗后的 6 个月，86% 的动脉瘤完全栓塞而 12% 部分栓塞。有 2 例动脉瘤无变化。在该组病例中，床突旁或床突上动脉瘤占所有病例的 49%。在这个特殊部位，中期闭塞率高达 93%。这些结果结合特殊的解剖环境（有限穿支血管，位于颈内动脉近端和颈内动脉具有充分大的直径）使得该部位的动脉瘤更适合使用血流导向装置。

血管内载瘤动脉闭塞

载瘤动脉闭塞（PVO）是治疗大型、巨大和部分血栓形成动脉瘤的明确、安全、直接而且广泛使用的方法。如果目标血管具有充分的吻合血管，那么载瘤动脉闭塞通畅是可以耐受的。通过球囊闭塞目标血管对吻合血管进行观察和功能测试。在眼动脉旁和其他颈内动脉硬膜内段动脉瘤中，顺应性球囊对球囊闭塞实验最好。使用两个独立的股动脉通路，目标颈内动脉闭塞不超过 20~30 分钟。在闭塞实验过程中，前交通动脉和后交通动脉需要通过对侧颈内动脉和一侧椎动脉注射造影剂来观察。如果双侧交通动脉消失或者直径很小，球囊闭塞实验应该就此终止，或者在患者出现神经功能缺陷或者剧烈头痛时立即终止。如果前交通动脉直径约 2 mm，前循环静脉显影时间有很高的预测价值。如果一侧颈内动脉闭塞后对侧颈内动

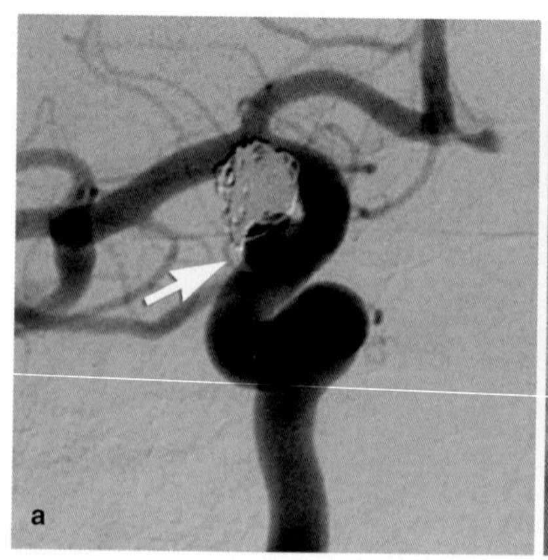

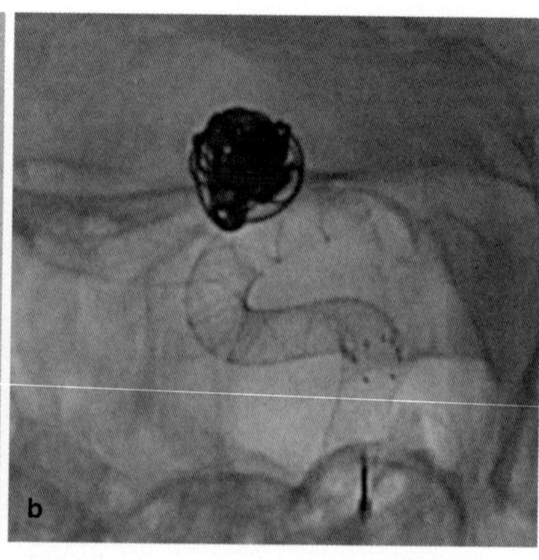

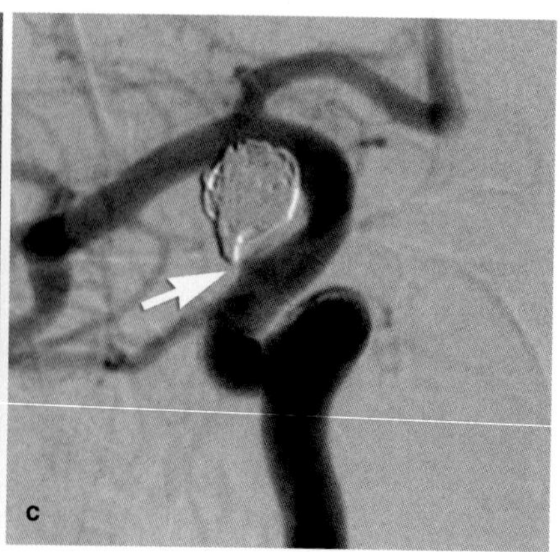

图 47.5　a. 一例眼动脉旁动脉瘤栓塞后动脉瘤颈残余部分增大。动脉瘤起始处由一个血流导向装置覆盖；b. 在放置血流导向装置时一个 Pipeline（ev3/Coviden，Plymouth，MN）植入过于靠近近端；c. 2 个月后残余瘤颈闭塞，同时眼动脉通畅。

脉注射造影剂，双侧大脑半球的静脉期显影是同步的那么提示永久闭塞该颈内动脉是可以耐受的。颈内动脉闭塞侧的大脑半球造影静脉期延迟提示侧支循环不够，尽管临床症状上球囊闭塞实验显示是可耐受的(图 47.6)。

在这些可疑的或者血管天然吻合不佳的病例中，常规颞浅动脉和大脑中动脉搭桥术或者高流量搭桥术可能允许载瘤动脉闭塞。在搭桥术后，侧支循环的解剖评估变得不可靠，因此球囊闭塞实验的评估主要依赖于临床耐受情况。

在动脉瘤具有明显的占位效应时，临床症状改善发生在 2/3 的病例中 [47]。在 Lanzino 等 [47] 最近的研究中，在对照组中的颈动脉牺牲率为 36.4%。

在 Gurian 等 [50] 报道的后循环动脉瘤研究中和 Vincent 等 [49] 报道的一例颈内动脉眼动脉段动脉瘤中，如果动脉瘤顶仍然与动脉血液循环有沟通，那么动脉瘤迟发性破裂的风险仍然存在。前交通动脉和后交通动脉处形成血流相关性动脉瘤的有限风险仍然存在，而且需要在后期随访检查中引起重视。

对于血管内载瘤动脉闭塞，目标动脉瘤和载瘤动脉的弹簧圈栓塞是首选方法。在闭塞后，患者需要在重症监护室内监护，并需要人为制造高血压状态，目标血压为收缩压 150~160 mmHg 持续 3~4 天。

治疗前后的视力障碍

血管内栓塞治疗视神经压迫导致产生临床症状和体征的患者，其治疗作用已经被很好地研究过。Heran 等 [17] 回顾了 17 例未破裂大型眼动脉旁动脉瘤。患者进行辅助或者非辅助下弹簧圈栓塞治疗顶 / 颈比欠佳、形态发育不良或者虹吸段极其弯曲的动脉瘤。治疗后 38% 视力症状改善，25% 患者无改善，而 38% 患者症状加重。在随访过程中 75% 患者视力症状稳定或者改善。

弹簧圈栓塞动脉瘤后视神经功能障碍的潜在机制有以下几点可能：①弹簧圈对视神经直接的占位效应；②动脉瘤囊内血栓形成导致动脉瘤肿胀；③动脉搏动波通过动脉瘤体传递至视神经。眼动脉或视网膜动脉的血栓栓塞性闭塞也是可能的，如果闭塞的血管具有良好的侧支循环，那么临床症状将是一过性的。显微动脉瘤夹闭术后眼动脉闭塞可能导致单眼盲 [51]。Schmidt 等 [52] 报道了眼动脉旁动脉瘤介入栓塞后发生非急性进展性视力减退的 8 例患者，MRI 同时显示了动脉瘤周围炎症反应和动脉瘤的占位效应。全身使用糖皮质激素改善了视神经障碍。

手术治疗组病例报道术后视神经障碍发生率为 10%~12%。在 Dehdashti 等的一组病例中，术后视力

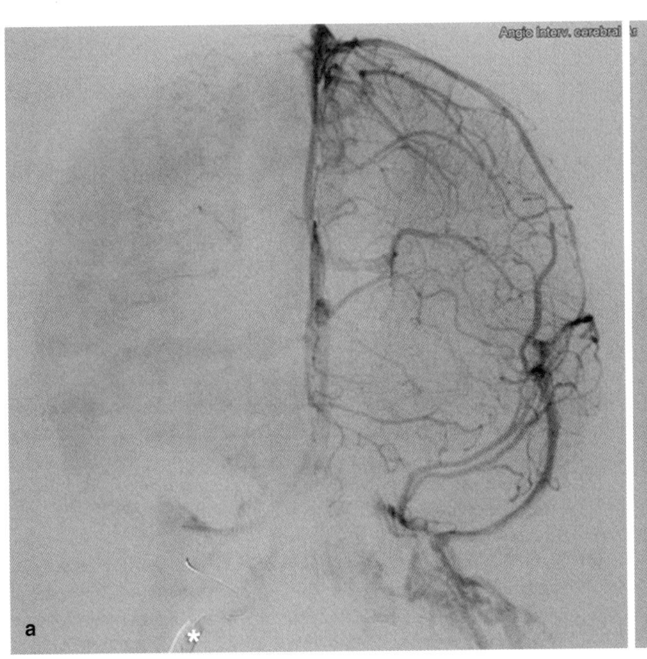

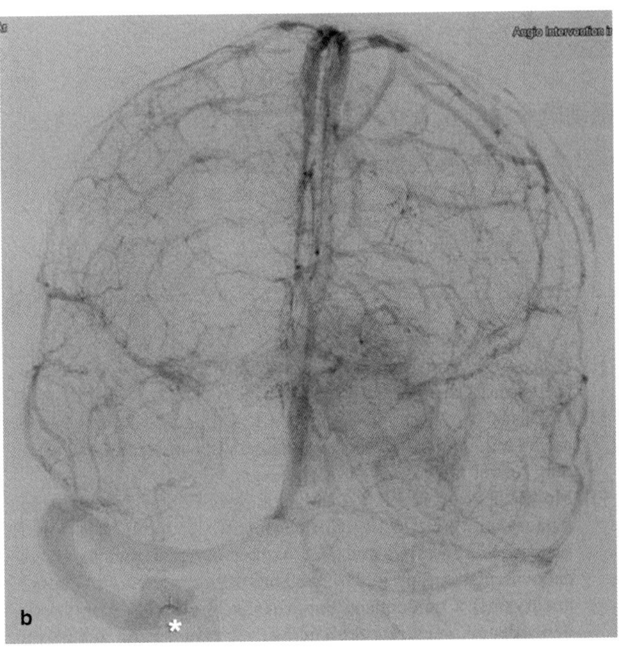

图 47.6　本图分别为颈内动脉球囊闭塞实验具有和不具有通过前交通动脉充分血管吻合的情况。在两例病例中都将右侧颈内动脉用球囊（星号）临时阻断而左侧颈内动脉注射造影剂。a. 静脉期造影发现左侧前循环静脉和静脉窦、大脑实质显影，而右侧半球静脉未显影。静脉显影延迟提示经前交通动脉的侧支循环不充分；b. 另一例造影检查静脉期影像。两侧的静脉和静脉窦同时显影。前交通动脉提供的侧支循环很充分，必要时右侧颈内动脉可以闭塞伴有少量血流动力学上的风险。

下降率为 14%，动脉瘤颈残余率为 28%。术后视力障碍的可能原因包括眼动脉被无意地夹闭，视神经的手术损伤，静脉性充血和动脉血管痉挛。手术后视力稳定或改善率大约为 80%~90%[53, 54]。床突旁动脉瘤的占位效应导致急性或者进行性视力障碍的患者中显微夹闭动脉瘤应该是一线治疗。当只能做到部分夹闭也是可以的，因为术后动脉瘤可以通过血流导向装置进一步治疗。

结论

颈内动脉眼动脉旁动脉瘤的治疗需要谨慎决定。显微手术治疗可能由于颈内动脉床突段、视神经、脑神经和海绵窦的解剖关系而存在一定技术困难。然而显微夹闭动脉瘤已经被证明是安全的，具有良好的解剖和临床效果，特别是破裂动脉瘤、向上投射的动脉瘤以及对视神经有压迫的动脉瘤。具有占位效应的复杂动脉瘤部分夹闭后再进一步行弹簧圈栓塞或者使用血流导向装置是一种可能方案。随着时间的推移，血管内治疗的方式将被逐步接受，作为显微夹闭动脉瘤的替代治疗方法。在眼动脉旁破裂或未破裂动脉瘤治疗中，弹簧圈栓塞（常常需要球囊重塑或者支架辅助）是可靠的选择。蛛网膜下腔出血急性期建议避免使用支架。床突旁段颈内动脉放入支架将阻碍弹簧圈团聚，并与动脉瘤再通相关。最近血流导向装置的使用已经使其作为弹簧圈栓塞的替代方法被接受。

以下的标准是基于个人和本医疗机构的经验，对眼动脉旁动脉瘤治疗时选择合适的方法可能有帮助：

- 小的未破裂动脉瘤，无视力障碍。
  - 弹簧圈栓塞，血流导向装置或者显微夹闭的选择基于个人和当地的标准（比如患者的偏好、一过性抗凝治疗的禁忌、年龄、动脉瘤的空间结构等）
- 各种大小但具有明显占位效应的动脉瘤包括视力障碍。
  - 显微手术夹闭
- 各种大小的破裂动脉瘤。
  - 任何症状的窄颈动脉瘤——弹簧圈栓塞优于开颅夹闭；不建议血流导向装置
  - 宽颈动脉瘤——显微手术夹闭优于弹簧圈栓塞；不建议支架或血流导向装置
  - 血泡样动脉瘤——显微手术夹闭或者血流导向装置
  - 破裂动脉瘤患者对开颅夹闭的相对禁忌包括不良的临床状况或者年龄过大
- 大型或巨型动脉瘤，手术或者血管内治疗失败或者两种方法实施都很困难时，同时确认有充分的侧支吻合血管。
  - 载瘤动脉闭塞
  - 载瘤动脉闭塞的相对禁忌包括年龄过大（＞ 70 岁）或者严重的神经血管粥样硬化
- 在弹簧圈栓塞或手术夹闭后动脉瘤颈残余。
  - 血流导向装置或者显微手术夹闭
  - 血流导向装置的相对禁忌包括已经使用了多孔径支架（血流导向装置的作用降低了），大型动脉瘤（血栓形成导致的动脉瘤破裂风险），动脉瘤有严重的占位效应或者双抗治疗禁忌

关于理想的治疗方法的最终决定依赖于在各种治疗方法的风险和收益之间取得平衡。

参·考·文·献

[1] Drake CG, Vanderlinden RG, Amacher AL. Carotid-ophthalmic aneurysms. J Neurosurg 1968;29:24–31

[2] De Jesús O, Sekhar LN, Riedel CJ. Clinoid and paraclinoid aneurysms: surgical anatomy, operative techniques, and outcome. Surg Neurol 1999;51:477–487, discussion 487–488

[3] Molyneux AJ, Kerr RS, Yu LM, et al. International Subarachnoid Aneurysm Trial (ISAT) Collaborative Group. International subarachnoid aneurysm trial (ISAT) of neurosurgical clipping versus endovascular coiling in 2143 patients with ruptured intracranial aneurysms: a randomised comparison of effects on survival, dependency, seizures, rebleeding, subgroups, and aneurysm occlusion. Lancet 2005;366:809–817

[4] Day AL. Aneurysms of the ophthalmic segment. A clinical and anatomical analysis. J Neurosurg 1990;72:677–691

[5] Garcia-Pastor C, Moreno-Jimenez S, Gomez-Llata Andrade S. Microanatomia de la region selar y paraclinoidea en especimenes mexicanos. Arch Neurocien (Mex) 2005;10:212–220

[6] Kobayashi S, Kyoshima K, Gibo H, Hegde SA, Takemae T, Sugita K. Carotid cave aneurysms of the internal carotid artery. J Neurosurg 1989;70:216–221

[7] Bouthillier A, van Loveren HR, Keller JT. Segments of the internal carotid artery: a new classification. Neurosurgery 1996;38:425–432, discussion 432–433

[8] Sherif C, Gruber A, Dorfer C, Bavinzski G, Standhardt H, Knosp E. Ruptured carotid artery aneurysms of the ophthalmic (C6) segment: clinical and angiographic long term follow-up of a multidisciplinary management strategy. J Neurol Neurosurg Psychiatry 2009;80:1261–1267

[9] Orozco LD, Buciuc RF. Balloon-assisted coiling of the proximal lobule of a paraophthalmic aneurysm causing panhypopituitarism: Technical case report. Surg Neurol Int 2011;2:59

[10] Juvela S, Porras M, Poussa K. Natural history of unruptured

intracranial aneurysms: probability of and risk factors for aneurysm rupture. J Neurosurg 2000;93:379–387

[11] Derdeyn CP, Barr JD, Berenstein A, et al. Executive Committee of the American Society of Interventional and Therapeutic Neuroradiology; American Society of Neuroradiology. The International Subarachnoid Aneurysm Trial (ISAT): a position statement from the Executive Committee of the American Society of Interventional and Therapeutic Neuroradiology and the American Society of Neuroradiology. AJNR Am J Neuroradiol 2003;24:1404–1408

[12] Guglielmi G, Viñuela F, Sepetka I, Macellari V. Electrothrombosis of saccular aneurysms via endovascular approach. Part 1: Electrochemical basis, technique, and experimental results. J Neurosurg 1991;75:1–7

[13] Guglielmi G, Viñuela F, Dion J, Duckwiler G. Electrothrombosis of saccular aneurysms via endovascular approach. Part 2: Preliminary clinical experience. J Neurosurg 1991;75:8–14

[14] Gurian JH, Viñuela F, Guglielmi G, Gobin YP, Duckwiler GR. Endovascular embolization of superior hypophyseal artery aneurysms. Neurosurgery 1996;39:1150–1154, discussion 1154–1156

[15] Roy D, Raymond J, Bouthillier A, Bojanowski MW, Moumdjian R, L'Espérance G. Endovascular treatment of ophthalmic segment aneurysms with Guglielmi detachable coils. AJNR Am J Neuroradiol 1997;18:1207–1215

[16] Boet R, Wong GK, Poon WS, Lam JM, Yu SC. Aneurysm recurrence after treatment of paraclinoid/ophthalmic segment aneurysms—a treatmentmodality assessment. Acta Neurochir (Wien) 2005;147:611–616, discussion 616

[17] Heran NS, Song JK, Kupersmith MJ, et al. Large ophthalmic segment aneurysms with anterior optic pathway compression: assessment of anatomical and visual outcomes after endosaccular coil therapy. J Neurosurg 2007;106:968–975

[18] Sorimachi T, Ito Y, Morita K, et al. Long-term follow-up of intra-aneurysmal coil embolization for unruptured paraclinoid aneurysms. Neurol Res 2012;34:864–870

[19] Moret J, Cognard C, Weill A, Castaings L, Rey A. The "Remodelling Technique" in the Treatment of Wide Neck Intracranial Aneurysms. Angiographic Results and Clinical Follow-up in 56 Cases. Interv Neuroradiol 1997;3:21–35

[20] Irie K, Kawanishi M, Nagao S. Balloon-assisted Guglielmi detachable coil placement in wide-necked internal carotid-ophthalmic aneurysms: a report of four cases. Minim Invasive Neurosurg 2002;45:146–150

[21] Iihara K, Murao K, Sakai N, et al. Unruptured paraclinoid aneurysms: a management strategy. J Neurosurg 2003;99:241–247

[22] Thornton J, Aletich VA, Debrun GM, et al. Endovascular treatment of paraclinoid aneurysms. Surg Neurol 2000;54:288–299

[23] Malek AM, Halbach VV, Phatouros CC, et al. Balloon-assist technique for endovascular coil embolization of geometrically difficult intracranial aneurysms. Neurosurgery 2000;46:1397–1406, discussion 1406–1407

[24] Spiotta AM, Wheeler AM, Smithason S, Hui F, Moskowitz S. Comparison of techniques for stent assisted coil embolization of aneurysms. J Neurointerv Surg 2012;4:339–344

[25] Colby GP, Paul AR, Radvany MG, et al. A single center comparison of coiling versus stent assisted coiling in 90 consecutive paraophthalmic region aneurysms. J Neurointerv Surg 2012;4:116–120

[26] Piotin M, Blanc R, Spelle L, et al. Stent-assisted coiling of intracranial aneurysms: clinical and angiographic results in 216 consecutive aneurysms. Stroke 2010;41:110–115

[27] Brisman JL, Song JK, Niimi Y, Berenstein A. Treatment options for widenecked intracranial aneurysms using a self-expandable hydrophilic coil and a self-expandable stent combination. AJNR Am J Neuroradiol 2005;26:1237–1240

[28] Kis B, Weber W, Berlit P, Kühne D. Elective treatment of saccular and broad-necked intracranial aneurysms using a closed-cell nitinol stent (Leo). Neurosurgery 2006;58:443–450, discussion 443–450

[29] Ogilvy CS, Natarajan SK, Jahshan S, et al. Stent-assisted coiling of paraclinoid aneurysms: risks and effectiveness. J Neurointerv Surg 2011;3:14–20

[30] Jahshan S, Abla AA, Natarajan SK, et al. Results of stent-assisted vs nonstent-assisted endovascular therapies in 489 cerebral aneurysms: singlecenter experience. Neurosurgery 2013;72:232–239

[31] Thomas JA, Watson VE, McGrail KM. Surgical management of a paraclinoid aneurysm containing a displaced Neuroform microstent: technical case report. Neurosurgery 2008;63:E817–E818, discussion E817–E818

[32] Fiorella D, Albuquerque FC, Woo H, Rasmussen PA, Masaryk TJ, McDougall CG. Neuroform in-stent stenosis: incidence, natural history, and treatment strategies. Neurosurgery 2006;59:34–42, discussion 34–42

[33] Saatci I, Yavuz K, Ozer C, Geyik S, Cekirge HS. Treatment of intracranial aneurysms using the Pipeline flow-diverter embolization device: a singlecenter experience with long-term follow-up results. AJNR Am J Neuroradiol 2012;33:1436–1446

[34] Fischer S, Vajda Z, Aguilar Perez M, et al. Pipeline embolization device (PED) for neurovascular reconstruction: initial experience in the treatment of 101 intracranial aneurysms and dissections. Neuroradiology 2012;54:369–382

[35] Lylyk P, Miranda C, Ceratto R, et al. Curative endovascular reconstruction of cerebral aneurysms with the Pipeline embolization device: the Buenos Aires experience. Neurosurgery 2009;64:632–642, discussion 642–643, quiz N6

[36] Lubicz B, Collignon L, Raphaeli G, et al. Flow-diverter stent for the endovascular treatment of intracranial aneurysms: a prospective study in 29 patients with 34 aneurysms. Stroke 2010;41:2247–2253

[37] Byrne JV, Beltechi R, Yarnold JA, Birks J, Kamran M. Early experience in the treatment of intra-cranial aneurysms by endovascular flow diversion: a multicentre prospective study. PLoS ONE 2010;5:9

[38] Pierot L. Flow diverter stents in the treatment of intracranial aneurysms: Where are we? J Neuroradiol 2011;38:40–46

[39] Szikora I, Berentei Z, Kulcsar Z, et al. Treatment of intracranial aneurysms by functional reconstruction of the parent artery: the Budapest experience with the Pipeline embolization device. AJNR Am J Neuroradiol 2010; 31:1139–1147

[40] Frösen J, Tulamo R, Paetau A, et al. Saccular intracranial aneurysm: pathology and mechanisms. Acta Neuropathol 2012;123:773–786

[41] Tulamo R, Frösen J, Hernesniemi J, Niemelä M. Inflammatory changes in the aneurysm wall: a review. J Neurointerv Surg 2010;2:120–130

[42] Kulcsár Z, Houdart E, Bonafé A, et al. Intra-aneurysmal thrombosis as a possible cause of delayed aneurysm rupture after flow-diversion treatment. AJNR Am J Neuroradiol 2011;32:20–25

[43] Berge J, Tourdias T, Moreau JF, Barreau X, Dousset V. Perianeurysmal brain inflammation after flow-diversion treatment. AJNR Am J Neuroradiol 2011;32:1930–1934

[44] Puffer RC, Kallmes DF, Cloft HJ, Lanzino G. Patency of the ophthalmic artery after flow diversion treatment of paraclinoid aneurysms. J Neurosurg 2012;116:892–896

[45] Fiorella D, Albuquerque F, Gonzalez F, McDougall CG, Nelson PK. Reconstruction of the right anterior circulation with the Pipeline embolization device to achieve treatment of a progressively symptomatic, large carotid aneurysm. J Neurointerv Surg 2010;2:31–37

[46] Piano M, Valvassori L, Quilici L, Pero G, Boccardi E. Midterm and long-term follow-up of cerebral aneurysms treated with flow diverter devices: a single-center experience. J Neurosurg 2013;118:408–416

[47] Lanzino G, Crobeddu E, Cloft HJ, Hanel R, Kallmes DF. Efficacy and safety of flow diversion for paraclinoid aneurysms: a matched-pair analysis compared with standard endovascular approaches.

AJNR Am J Neuroradiol 2012;33:2158–2161
[48] Food & Drugs Administration (FDA). Chestnut Medical Technologies. Pipeline Embolization Device Executive Summary P100018 [report online]. 2011 Feb 1. Accessed August 31st 2011. http://www.fda.gov/downloads/AdvisoryCommittees/CommitteesMeetingMaterials/MedicalDevices/MedicalDevicesAdvisoryCommittee/NeurologicalDevicesPanel/UCM 247160.pdf
[49] Vincent F, Weill A, Roy D, Raymond J, Guilbert F. Carotid ophthalmic aneurysm rupture after parent vessel occlusion. AJNR Am J Neuroradiol 2005;26:1372–1374
[50] Gurian JH, Viñuela F, Gobin YP, Waston VE, Duckwiler GR, Gulielmi G. Aneurysm rupture after parent vessel sacrifice: treatment with Guglielmi detachable coil embolization via retrograde catheterization: case report. Neurosurgery 1995;37:1216–1220, discussion 1220–1221
[51] Mascarenhas L, Ribeiro M, Guimaraes S, Rocha J, Alegria C. Unexpected angiographic and visual findings after clipping of a carotid-ophthalmic aneurysm. Neurocirugia (Astur) 2010;21:46–49
[52] Schmidt GW, Oster SF, Golnik KC, et al. Isolated progressive visual loss after coiling of paraclinoid aneurysms. AJNR Am J Neuroradiol 2007;28:1882–1889
[53] Raco A, Frati A, Santoro A, et al. Long-term surgical results with aneurysms involving the ophthalmic segment of the carotid artery. J Neurosurg 2008;108:1200–1210
[54] Dehdashti AR, Le Roux A, Bacigaluppi S, Wallace MC. Long-term visual outcome and aneurysm obliteration rate for very large and giant ophthalmic segment aneurysms: assessment of surgical treatment. Acta Neurochir (Wien) 2012;154:43–52

第48章

大脑中动脉瘤手术治疗

Hani Malone and Robert Solomon

大脑中动脉（MCA）动脉瘤是引起蛛网膜下腔出血（SAH）较常见的原因，约占所有SAH的20%[1-4]。近年来，血管内介入治疗在颅内破裂或未破裂动脉瘤的治疗中发挥越来越多的作用，然而，由于其解剖学的复杂性以及其瘤体形态的特殊性（比如瘤体大小或瘤颈指向等）[5]，大部分MCA动脉瘤仍需神经外科开颅手术治疗。毫不夸张地说，MCA动脉瘤手术几乎涵盖了所有动脉瘤手术的复杂程度，从需仔细分离侧裂的MCA表浅分支上的小动脉瘤，到M1近端包含豆纹动脉的巨大梭形动脉瘤。本章将复习MCA动脉瘤的解剖、疾病自然史和临床表现，重点探讨MCA动脉瘤血管内介入治疗及手术治疗的指征、技术及预后。

简明手术治疗史

手术结扎颈内动脉治疗颅内动脉瘤开始于200多年前，但直到1941年，第一例成功治疗MCA动脉瘤的手术才由Norman Dott[6]完成：他在临时阻断MCA后，将该巨大MCA动脉瘤打开，并用多片肌肉组织塞入瘤体基底部，以分隔动脉瘤与载瘤动脉，防止出血。3年后，Dandy[3]首次报道了一系列手术治疗颅内动脉瘤病例，包括4例MCA动脉瘤。不幸的是，这4例患者在围手术期去世，从而使Dandy认为手术治疗MCA动脉瘤前景黯淡。尽管如此，这是世界上首次利用动脉瘤夹治疗颅内动脉瘤的尝试，为现代手术治疗颅内动脉瘤奠定了基础[8]。

20世纪40年代到50年代期间，外科治疗颅内动脉瘤突飞猛进，由多位神经外科医师及生产厂家发明的特殊手术器械及动脉瘤夹，使得神经外科医师不仅可以暴露任何部位的动脉瘤，而且技术上可以阻断任何动脉瘤颈[9]。

McKissock及其同事进行了一项随机对照试验研究比较手术与传统治疗动脉瘤疗效[10]，结果表明对于后交通动脉瘤，手术较传统治疗方法并无优势[10]。他们的研究也激发了其他神经外科医师对手术治疗颅内动脉瘤的兴趣，在接下来的107例MCA动脉瘤随机对照研究中，研究者发现：手术治疗组患者死亡率23%，而传统治疗组死亡率为33%；而在女性患者中，无论手术治疗还是传统治疗，其死亡率均为29%，因此，手术治疗MCA动脉瘤似乎疗效甚微[11]。

在Hook和Norlen[12] 1958年的报道中，手术治疗MCA动脉瘤的疗效令人振奋：在45例手术治疗MCA动脉瘤患者中，4例在围手术期死亡，30例患者术后神经功能达到完全康复。这一结果掀起了那一时期手术结扎MCA动脉瘤的热潮。来自新西兰的Robinson报道了84例破裂的MCA动脉瘤，对于Ⅰ级和Ⅱ级患者，围手术期的死亡率为9%，而对于分级较高的患者，此比例则上升至50%；而当手术延迟至出血后11天时，该比例仅为7%；进一步研究还发现，如仅对动脉瘤瘤顶部做包裹处理，那么发生再出血引发的死亡率会骤然升至34%[13]。

20世纪60年代开始，随着显微镜的普及应用，颅内动脉瘤手术治疗也发生了革命性的变化，为手术治疗该类疾病增强了信心，尤其是Yasargil教授推广的翼点入路和其特殊的显微手术技术，为当代手术治疗前循环动脉瘤奠定了基础[14]：他强调磨除蝶骨嵴及相关脑池入路的重要性，最终的目的是为了术中尽可能减少对脑组织的牵拉及损伤。

Drake[15]，Peerless[16]，Suzuki以及Wilson[17]，Spetzler[18]等首次提出通过暴露基底池内的颈内动脉来成功实施MCA动脉瘤夹闭术，通过从外侧裂近端向远侧分离，可依次暴露颈内动脉（动脉瘤近端，用于术中临时阻断）和位于分叉处的MCA动脉瘤。

Symon[19] 和 Heros 等 [20] 通过切除部分颞上回进入外侧裂池，进而暴露 MCA 分叉处。Yasargil 等 [14] 提出的通过分离额叶与颞叶之间的侧裂直接暴露 MCA 分叉处且不产生皮质损伤的入路被认为是显微外科治疗 MCA 动脉瘤的标准入路，沿用至今。

相关解剖

MCA 是颅内解剖最复杂的动脉。颈内动脉在颅内延伸一段距离后分为大脑前动脉（ACA）和 MCA。MCA 的起点位于外侧裂的最内侧，其内侧为视交叉，上方是前穿质。MCA 内径平均比 ACA 宽 70%。

MCA 外侧平行于蝶骨脊进入外侧裂。MCA 的起始段被称为 M1 段，直到岛叶水平，在此 MCA 突然弯曲直达岛叶表面，延伸为 M2 段。在此节段，MCA 往往分为上下两支主干。32% 的人群中下干直径较宽，上干较宽的占 28%，一样宽的占 18%，未分支的畸形变异占 22%。上干主要供血额叶，而下干则供血颞叶，两者均部分供血顶叶 [21]。

在分叉处远端，MCA 的主干向后上方弯曲，到达岛叶表面，此弯曲段被称为膝段。MCA 的上干或下干在分叉处后可再次分叉，使得误认为 MCA 主干被分叉呈三干。Gibo 和 Rhoton 等解剖学研究中发现 [21]，大多数 MCA 分为两干（78%），分叉呈三干者 12%，四干或更多者占 10%[22, 23]。大约 90% 的 MCA 动脉瘤发生在分叉处，通常位于 M1 段平面外侧 [24]。

从岛叶延伸至侧裂表面，MCA 进一步分成许多分叉，行走于额盖和颞盖之间，此为 M3 段。M4 段为皮质表面血管。总体上，上下两干可进一步分叉至 6~11 支主要供血动脉，解剖变异率相当高，但最终都分叉成皮质供血动脉。

手术治疗近端 M1 段动脉瘤是一大挑战，然而此类动脉瘤只占所有 MCA 动脉瘤的 2%~12%（图 48.1）[22, 24–26]。众所周知，M1 段发出许多穿支动脉——豆纹动脉，这些动脉主要供血壳核、尾状核、内囊前臂苍白球外侧部和内囊后臂背侧 [27]。另外，在一些患者中分叉处可有返支向内侧延伸供应豆纹动脉，成为前穿支的一部分。

综上所述，当怀疑存在 MCA 动脉瘤时，术前行血管造影评估动脉瘤周围血管走行、数量等情况是非常有必要的。同时，还需结合不同角度倾斜观察，这样便于发现一些隐藏在血管襻或分叉处的小型动脉瘤。另外，三维重建还可以帮助反映动脉瘤与周围重要结构之间的关系（图 48.2）。

病理生理变化

对于 MCA 囊性动脉瘤形成的病理学原因、颅内血流动力学改变等情况，目前尚不十分清楚。颅内动脉瘤好发于动脉分叉处，这一现象说明血流动力学改变是血管内膜分离、进而形成动脉瘤的重要催化剂 [28]。梭形动脉瘤与感染相关性动脉瘤发生率相对较低，其病因与囊性动脉瘤亦不一样。与囊性动脉瘤一样，梭形动脉瘤亦好发于动脉分叉处，但其瘤体往往较大，形状迥异，在治疗上具有一定的挑战性。而感染相关性动脉瘤或霉菌性动脉瘤则往往好发于 M4 段，一般继发于感染性血栓形成或细菌性心内膜炎患者 [29]。

疾病自然史

在早期关于颅内破裂动脉瘤的临床多中心研究中 [1–4]，MCA 动脉瘤占颅内所有动脉瘤的 17%~21%。这些数据之所以存在差异，是因为其来自于不同的解剖研究。McCormick 和 Acosta-Rua[30] 在一项 3 425 例尸检研究中发现，MCA 动脉瘤占颅内动脉瘤的 38.9%（n=73），位居首位；相对于 ACoA 动脉瘤 52% 的破裂

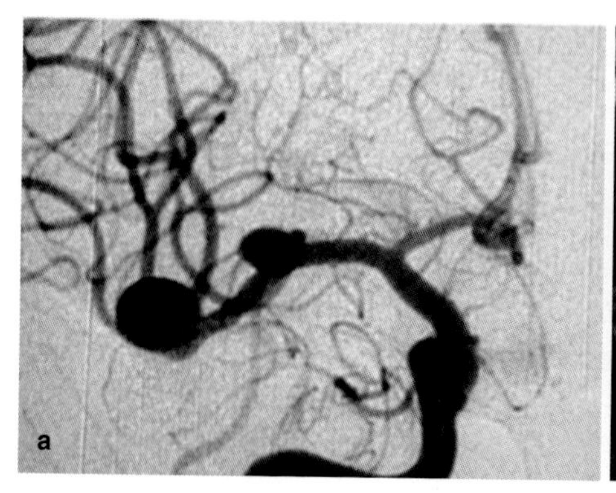

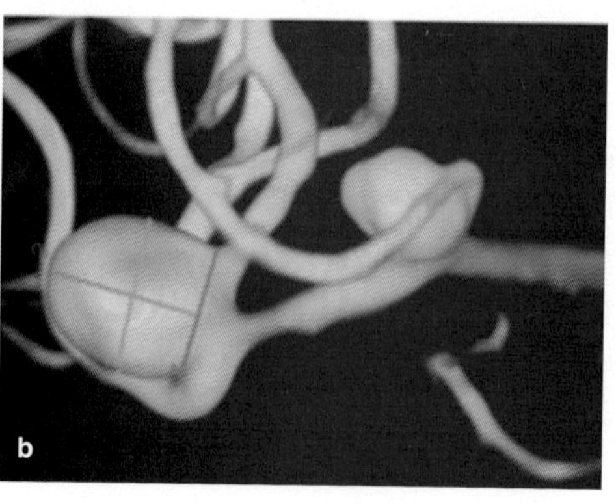

图 48.1　a. 颈内动脉血管造影提示 MCA 分叉处和 M1 近端一枚动脉瘤；b. 血管三维重建显示 M1 段动脉瘤起源于 MCA 膝部近端，此处可见颞支分支。

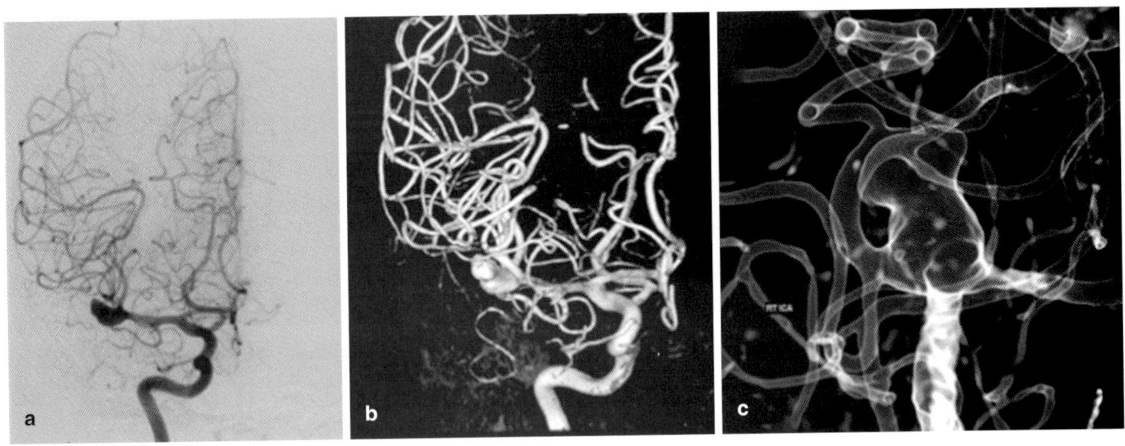

图 48.2　a. DSA 显示一枚呈双叶形的 MCA 动脉瘤；b、c. 术前血管三维重建显示复杂 MCA 动脉瘤形态及其与周围血管关系。

比例和颈内动脉 32% 的破裂比例，只有 19% 的 MCA 患者存在动脉瘤破裂相关的临床症状，提示 MCA 动脉瘤最不易发生破裂，这可能与 MCA 动脉瘤位于外侧裂中周围存在皮质脑组织保护有关，而其他部位的动脉瘤则完全位于脑池中。

最新的国际未破裂动脉瘤研究（ISUIA）[31] 的一项回顾性观察结果表明，在颅内未破裂动脉瘤病例中，MCA 动脉瘤占 22.7%，说明尸检研究结果明显高估了 MCA 动脉瘤的发病率。这可能与 MCA 动脉瘤较其他部位动脉瘤好伴发多发动脉瘤有关。该回顾性研究还发现，伴有 SAH 的多发动脉瘤患者中 MCA 动脉瘤占 37.8%。

ISUIA 研究还发现，对于直径小于 10 mm 的未破裂动脉瘤，其年破裂概率为 0.05%；而直径大于 10 mm 的未破裂动脉瘤，年破裂概率为 1%。对于既往有 SAH 病史的直径小于 10 mm 的动脉瘤，年破裂概率为 0.5%；此类直径大于 10 mm 的动脉瘤，年破裂概率为 1%。MCA 动脉瘤相较于其他部位动脉瘤（如基底动脉间、基底动脉 – 椎动脉、大脑后动脉、后交通动脉等）不易发生破裂。另外，对于无 SAH 病史的动脉瘤患者，动脉瘤体积增大和动脉瘤位置与出血风险相关；对于既往有破裂病史的患者，动脉瘤体积与年龄可能增加后期破裂出血的风险。

尽管 ISUIA 研究数据来自于多中心资料，但该项研究为回顾性研究，且存在选择偏倚 [32, 33]。由于入组的患者首先会向神经外科医师咨询，故一些存在破裂风险的病例会被有经验的神经外科医师识别并予积极治疗，故这些病例会被 ISUIA 研究排除在外。因而，ISUIA 研究中的动脉瘤破裂风险被明显低估了，位于前循环的动脉瘤尤甚 [32, 33]。

Juvela 等 [34] 进行了一项包含 142 例未破裂动脉瘤患者、平均随访时间为 19.7 年的回顾性研究，发现年破裂概率为 1.3%，131 例（92%）患者既往有动脉瘤破裂史，且颅内存在多发动脉瘤。正因如此，在此项研究中，更高比例的未破裂动脉瘤位于 MCA 上，故而其破裂概率能更准确地反映 MCA 动脉瘤破裂的风险。然而，Juvela 的研究缺少偶发的无症状动脉瘤病例（4%），而来自 ISUIA 的数据则提示既往有 SAH 病史的病例存在较高的破裂出血风险 [31]。另外一项来自芬兰的流行病学调查提示，在现代影像学技术广泛应用前，纯正的芬兰血统似乎是动脉瘤破裂的危险因素 [33]。

综上所述，ISUIA 研究及 Juvela 等 [34] 的研究结果均提示，多发动脉瘤患者出现 SAH 后，如果仅对责任动脉瘤做处理，其剩余动脉瘤引起的再出血的风险为 1%，相关的危险因素包括：高龄、高血压病史、吸烟史、动脉瘤直径及后循环动脉瘤的特殊位置等。

临床表现

由于 CT 及 MRI 的广泛应用，临床上越来越多的未破裂、无症状的动脉瘤被发现。和其他部位颅内动脉瘤相似，MCA 动脉瘤最常见的临床表现为 SAH[34]。头颅 CT 常常显示蛛网膜下腔出血或脑内出血，甚至向侧裂蔓延。CTA 或 MRA 可用于发现动脉瘤所在位置及形态特征，DSA 三维重建是动脉瘤诊断金标准，不仅可准确体现动脉瘤形态，还可以很好地显示动脉瘤与周围血管的关系，为手术治疗做准备（图 48.2）。如果头颅 CT 显示阴性，腰穿检查可用于进一步确诊。

当患者合并有急性脑积水时，可行脑室外引流及颅内压探头置入术，缓解颅内高压，为后期进一步行开颅

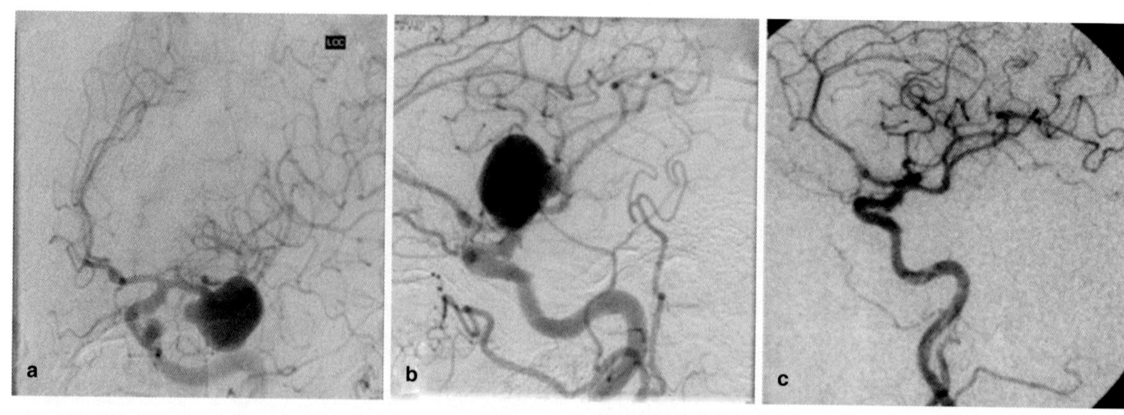

图 48.3 a、b. 一枚巨大的、伴局部钙化的 MCA 动脉瘤，在动脉瘤及 M1 段汇合处可见两支 M2 主干起源。治疗该动脉瘤时需临时阻断近端 M1 段血管，并辨认 M2 段，以对动脉瘤体做减容，并最终夹闭该动脉瘤；c. 术中吲哚菁绿血管造影及术后血管显影显示该动脉瘤被完全夹闭，M2 段血管未受影响。

动脉瘤夹闭术创造条件。此外，建议将患者送至重症监护室，进一步监测血压，将目标收缩压降至 140 mmHg 以下，直至动脉瘤处理后。有时，MCA 动脉瘤出血往往伴有脑内出血，使得对其的治疗变得更加复杂与棘手 [24, 35]。这类患者往往需要尽快行开颅血肿清除术及动脉瘤夹闭术，可改善其预后，这一处理方式甚至对 Hunt–Hess 分级较高的患者亦适用 [5]。此外，造成患者后期出现残疾的原因可能来自于最初的血肿 [5, 35]。

与其他部位的动脉瘤不同，临床上 MCA 动脉瘤体积有时可能很大，当出现明显的临床症状时，有些动脉瘤直径可达 20 mm 以上。颅内大动脉瘤（11~ 25 mm）和巨大动脉瘤（大于 25 mm）大多出现在 MCA 段（图 48.3）[24]。这些动脉瘤有时可因局部血栓形成及血流改变引起癫痫、局部占位效应及缺血症状 [22, 34]。

另外，MCA 动脉瘤患者好伴发其他部位动脉瘤。Rinne 等 [24] 发现 39% 的 MCA 动脉瘤常伴有其他部位动脉瘤，而其他部位动脉瘤此比例只占 20%[22]。所以当出现 SAH 时，有时很难判断责任动脉瘤，故此类多发动脉瘤的治疗往往具有一定的挑战性，尤其是当动脉瘤位于 M1 段时（图 48.1）[22, 24]，需要在手术时分离更多的侧裂。

当 MCA 动脉瘤破裂引起 SAH 或脑内出血时，需要早期手术干预。对于未破裂动脉瘤患者，一些与破裂相关因素必须予以考虑，包括疾病自然史、动脉瘤体积、形态、位置、可能的病因、患者年龄、用药情况及家族史等 [36]。

围手术期评估

关于 MCA 动脉瘤生长方向，尤其位于分叉处的动脉瘤，变化多端。CTA 或三维 DSA 检查可在术前对动脉瘤相关解剖、瘤体周围分支血管或穿支动脉等情况做详细评估（图 48.2）。

对于处于 MCA 分叉处的动脉瘤，术中动脉瘤定位毫无难度。但是对于罕见的位于 MCA 分支远端或位于皮质的霉菌性动脉瘤，术中定位动脉瘤会有一定难度，有时手术相关解剖关系容易混淆。此时，影像学辅助下导航可能会有所帮助，甚至可避免对相关分支动脉的辨认与骚扰 [37]。巨大或梭形动脉瘤需要术前仔细评估并制订详尽的手术计划，包括手术入路的设计或调整、血管重建的准备，甚至颅内外血管搭桥等 [22]。

治疗指征：手术治疗和血管内治疗

尽管此章重点探讨显微外科手术治疗 MCA 动脉瘤，但是，血管内治疗动脉瘤的作用同样不容忽视。神经外科医师和血管介入医师应通力合作，根据患者临床表现及动脉瘤疾病发展史，一同制订诊疗计划。

虽然，目前整体上，血管介入治疗动脉瘤日趋流行，但一些关键因素仍使得治疗更倾向于显微外科手术。例如，位于 MCA 分叉处动脉瘤，手术时只需将侧裂做有限的分离，即可完整暴露动脉瘤；而另一方面，据 ISAT 研究报道：可能因分叉处血流动力学压力等因素，介入治疗可能使治疗不彻底，甚至再度引发 SAH[38]。当然，据来自 Barrow 中心的最新临床试验（BRAT）结果提示 [39]：改进后的血管内介入技术可有效降低动脉瘤再出血风险，但在治疗时仍需考虑解剖学因素等可能带来的限制，尤其是在治疗 MCA 动脉瘤时。

在计划行血管内介入治疗时，还需考虑 MCA 动脉瘤形态特征、瘤壁旁重要分支动脉及瘤底与瘤颈比。位于深部 M1 起始段的 MCA 动脉瘤往往比较小，这会使得置入 Guglielmi 可分离弹簧圈变得尤为困难[22]；同样的，M1 段的穿支动脉和 M2、M3 段分支动脉也是在应用支架介入治疗时需考虑的关键因素。最后，MCA 动脉瘤一般为宽颈动脉瘤，从而使介入治疗变得尤为困难[22, 24, 40]。

需特别注意的是，无论 ISAT 抑或 BRAT，动脉瘤位置并非决定患者预后的关键因素，尤其是 MCA 动脉瘤，这使得术前评估最佳治疗方案显得比较困难。基于此，Regli 等[41]收集了 40 例未破裂 MCA 动脉瘤患者资料（1997—2000 年），用于比较血管介入治疗与开颅夹闭疗效之间的差别。一般来讲，只有当血管内治疗失败或者由于血管解剖因素不适合行介入治疗时，才考虑开颅夹闭术。基于此原则，Regli 研究发现，93% 的 MCA 未破裂动脉瘤需要开颅手术治疗，因此，尽管目前血管介入治疗日趋流行并在技术上有所改进，但开颅夹闭仍是治疗 MCA 动脉瘤的首选治疗方案[40, 41]。

手术技术

器械与设备

合适的手术器械和设备是手术治疗颅内动脉瘤成功的关键。特别对于 MCA 动脉瘤，手术时需分离侧裂，以更好地暴露动脉瘤和夹闭动脉瘤，这一点对于手术夹闭 MCA 动脉瘤尤为如此。另外，显微镜极大地提升了外科医生完成上述复杂手术的能力，同时也需要发展更长和更精细的手术操作器械。虽然还没有标准来规定动脉瘤手术需备有哪些器械与设备，但神经外科医师需掌握多种器械操作，这样可以在术中灵活选用各类器械，提高动脉瘤手术能力。

动脉瘤手术时，一套精细的解剖器械是必需的，最好具有多角度和多尺寸。在动脉瘤周围操作时，建议运用锐性分离，这样可以避免对瘤体的牵拉，减少术中出血的风险。

在动脉瘤手术中，动脉瘤夹钳的选择有时比动脉瘤夹的选择更重要。当然，目前已设计并应用许多动脉瘤夹，有优势也有弊端。作为手术医师，需熟练掌握动脉瘤夹钳，以用于不同角度的夹闭，尤其是在深部动脉瘤的暴露与关键部位的导航应用时。

翼点手术入路

除非很特殊的情况，几乎所有的 MCA 动脉瘤均适合用翼点入路手术。这一入路可以很好地利用已有的空间和平面，以对脑组织的最小牵拉作用暴露动脉瘤。尽管眶顶和蝶骨大翼占据了额底和额颞之间的空间，但循此潜在的腔隙可进入侧裂，甚至到达基底池区，暴露一些重要的血管。磨除蝶骨大翼和磨平眶顶骨质可以较小的力量牵开额叶，从而顺利进入鞍旁区域。另外，仔细分离侧裂池也可较好地暴露此区域，到达脑干前方及 MCA 区域。

患者体位

合适的体位可以帮助手术医师利用重力作用更好地暴露病灶，减少静脉回流受阻引发的恶性脑膨胀所带来的不便。标准的翼点入路：患者仰卧位，头位较床板抬高 10°~15°，确保头位高于心脏水平，三点头架随之固定；头架最好能透过射线，以便术中造影用。最后，颈部后仰，头高位并偏向对侧 30°（图 48.4）。

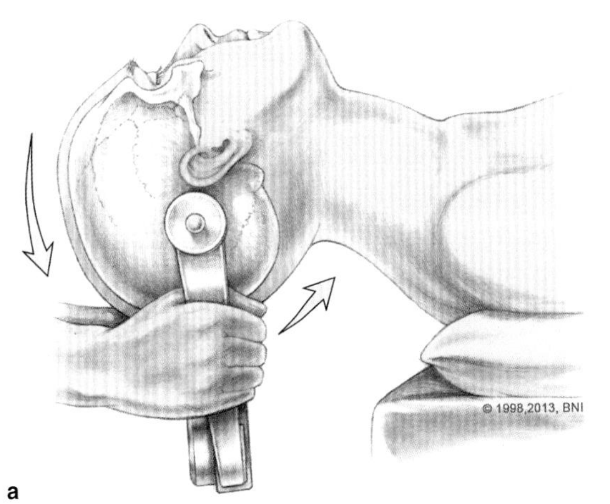

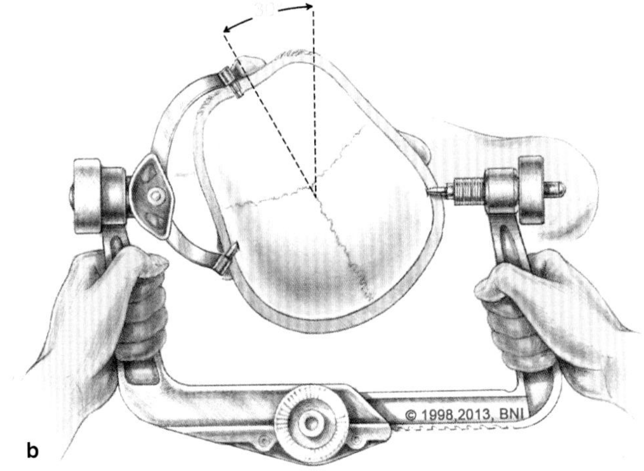

图 48.4　翼点入路体位。a. 侧方显示，三点头架固定头部，颈部尽量向后仰；b. 从上往下显示，头部向对侧旋转 30°。

这样可以利用重力减少对额叶的过度牵拉，同时减轻静脉压，防止脑组织充血水肿。

软组织分离

传统的皮肤切口设计：始于外耳道前 1 cm，沿发际线从颧弓根直至中线（图 48.5）。颞肌瓣与头皮一并向前翻起，直至颧弓水平，相较 Yasargil 的筋膜间颞肌瓣而言，这种分离方式可减少面神经额支的损伤[4]。另外，颞肌切开部位应在颞上线水平，这样在关颅时翻离的颞肌可缝合固定于颞骨上[42]。

颅骨与硬膜打开

高速气钻可用于开颅手术。可选择单一骨孔，该孔位于颞骨鳞部颞肌后方附着点处。铣刀可先沿颅骨暴露后缘向上，逐渐转向前至眶缘上方，至颧骨眶壁内侧 3~4 cm，然后转而向下至眶脊，并尽可能向前越过颞肌线，以便于完整暴露颅前窝底。当碰到蝶骨嵴时，铣刀可沿原路折回至初始的骨孔处，然后，反方向沿颞骨鳞部向下、之后向前及向上铣至蝶骨嵴下缘。

分离骨瓣与硬膜后，应用磨钻磨平眶顶骨质和部分隆起骨质，使得骨窗缘与额底位于同一平面。最后，根据不同手术需要，可将蝶骨嵴外侧缘磨平至眶上裂水平。

硬膜可呈半月形剪开，并翻向前。如此，不仅可以在术中防止硬膜外液体渗透入硬膜下，而且有利于在关颅时对硬膜进行水密性缝合。

脑松弛

术中脑组织有效松弛是动脉瘤手术成功的关键所在，对于伴随动脉瘤破裂至 SAH 或颅内高压的患者，尤其如此。对于如何到达有效的脑松弛，释放相邻部位脑池中的脑脊液是关键所在[43]。有时，脑脊液的释放需在硬膜打开前，使得颅内高压能降至正常。

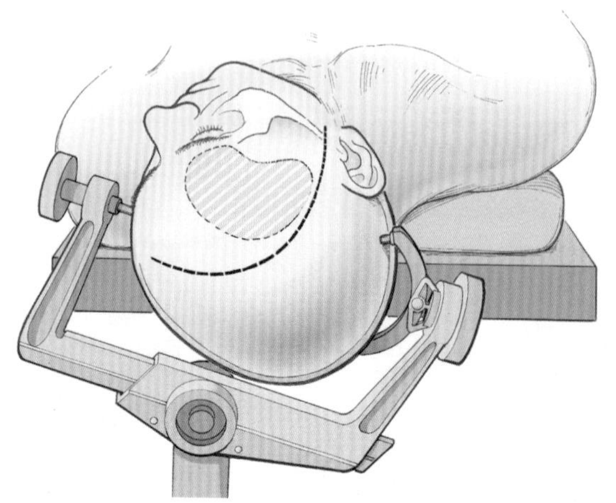

图 48.5　标准的皮肤切口设计（红色虚线）及翼点开颅范围（阴影部分）。

对于既有 SAH 又有脑积水的患者来说，脑室外引流是快速释放脑脊液、有效降低颅压的好方法。与之相同的是，还有术中放置腰大池引流。我们认为，SAH 发生 2 周以内的患者，在术中均需放置腰大池引流管。通常，在动脉瘤急诊手术时需释放 60~100 ml 脑脊液，以便使脑组织充分松弛。此外，无论是破裂亦或未破裂动脉瘤患者手术切皮时，以每千克体重 1~2 g 静脉滴注甘露醇亦可有效松弛脑组织。由于甘露醇还能有效保护脑组织缺血，因而在应用临时阻断夹时其可有效保护脑组织。

显微外科入路

外科手术显露 MCA 动脉瘤，首先需分离侧裂，而后可于近端从颈内动脉分叉处向远端分离解剖直至动脉瘤[16, 18]，也可从 M3 段分支开始，向近端分离至 MCA 分叉处[3, 44]。不过，对于 MCA 分叉处动脉瘤，完全分离侧裂至颈内动脉池是没有必要的。此入路的要求是侧裂分离充分，额叶和颞叶可有效牵拉即可。尽管有人认为分离侧裂耗时，但确实可在术中最大限度地控制 MCA。

以作者的经验，经侧裂至 MCA 分叉处是术前大部分外科医生对 MCA 动脉瘤手术制订的最常见且有效的手术计划。只要脑组织达到合适的松弛度，一旦侧裂打开，只需较小的牵拉度，就可很好地暴露 MCA 分叉处。实际上，在所有动脉瘤手术中，MCA 动脉瘤手术对脑组织牵拉要求最低（图 48.6），因而，即便是对脑组织水肿明显、分级较高的患者，经侧裂入路亦能对手术有很大帮助，可减少对蛛网膜下腔的进一步分离，将对皮质结构的损伤降至最低。

有些术者提倡经颞叶皮质暴露 MCA 动脉瘤[19, 20]，这样损伤了正常的颞叶脑组织，使得术后癫痫的发生风险增高，而且有可能在术中增加包裹在颞叶中的 MCA 动脉瘤破裂风险。所以，此入路已被摒弃，除非，额叶与颞叶粘连紧密，没有潜在的蛛网膜下腔池可供分离，此时可软膜下分离颞上回，直至侧裂池，以暴露 MCA。

侧裂分离

理论上，侧裂分离始于额下回三角部下方，因此处为远端侧裂最宽处。而实际操作时，术者应将分离的起始点定在额叶盖部与颞叶同向处，即透明蛛网膜明显处。值得注意的是，侧裂中静脉的解剖关系错综复杂，变异较多。有时，常有粗大的静脉沿侧裂回流如蝶顶窦或海绵窦内。尽管这些静脉引流额叶和颞叶组织血液，但绝大多数无一例外回流入颞叶侧的静脉窦内，所以在手术暴露分离侧裂时，需偏向额叶侧分离侧裂。

分离侧裂时需锐性分离，一旦进入侧裂内，需从内侧向近端仔细分离，且侧裂两侧壁施力相当。有时，一些叠加的桥接脑组织需被分离拉伸。一旦完全进入侧裂池内，接下来的分离需遵循“由内向外”，这么做的目的在于保护两侧脑组织软膜完整。有时，额眶回脑组织可嵌入至颞叶内，掩盖了部分脑池，此时只能在侧裂透明处软膜下分离进入侧裂内，而且唯一正确的标志是 MCA 在侧裂内的远端分支。尽管软膜下分离对于功能性脑组织无危险，但此举可引发出血，阻碍分离侧裂的进程。

再有，一些静脉有时桥接于额叶和颞叶之间，亦需离断以便有效分离侧裂。牺牲这些静脉是可以接受的，不会引起明显的临床症状。相反，大脑动脉不会同时供应额叶和颞叶。熟悉并理解这一解剖概念对于分离侧裂，尤其是当额颞叶紧密相连时，尤为重要和关键。

对于已破裂出血致额叶或颞叶内血肿的 MCA 动脉瘤，经蛛网膜下腔入路可有效降低对动脉瘤瘤体的骚扰。此时，术者可在进入脑组织及清除脑内血肿前即可夹闭动脉瘤。有时当血肿较大时，血肿本身即可分离侧裂，从而简化了侧裂分离的过程。但也需小心谨慎，因为血肿有时与动脉瘤体相连。

侧裂入路的缺点在于，在显露 M1 段前，MCA 动脉瘤体和瘤颈已先行显露。手术中如遇动脉瘤体，需选择对瘤体牵拉最小的分离途径，继续分离直至暴露动脉瘤颈及 M1 段动脉。一旦动脉瘤近端的 M1 段被临时阻断妥当，无需再做进一步的分离。MCA 动脉瘤手术的关键在于动脉瘤分离完成前，需很好地控制 M1 段。

MCA 动脉瘤手术时分离侧裂的程度远较其他动脉瘤手术时轻。在大多数 MCA 动脉瘤手术时，通常没必要打开侧裂前部，此处侧裂池通常与基底池相连通。MCA 动脉瘤通常平卧于侧裂内上方，与蝶骨大翼外侧相邻。因此，需暴露动脉瘤颈时只需分离侧裂浅部即可（图 48.6）。

Yasargil 曾详细描述如何在 MCA 动脉瘤手术时有效分离侧裂和暴露基底池及终板。其实，这种暴露程度显得有点过度，除非对于一些巨大动脉瘤需暴露充分者。事实上，对于位于 MCA 分叉处的中小动脉瘤，有效地分离侧裂对于暴露动脉瘤近端载瘤动脉及动脉瘤足矣。由于 MCA 解剖变异较多，有时还伴有

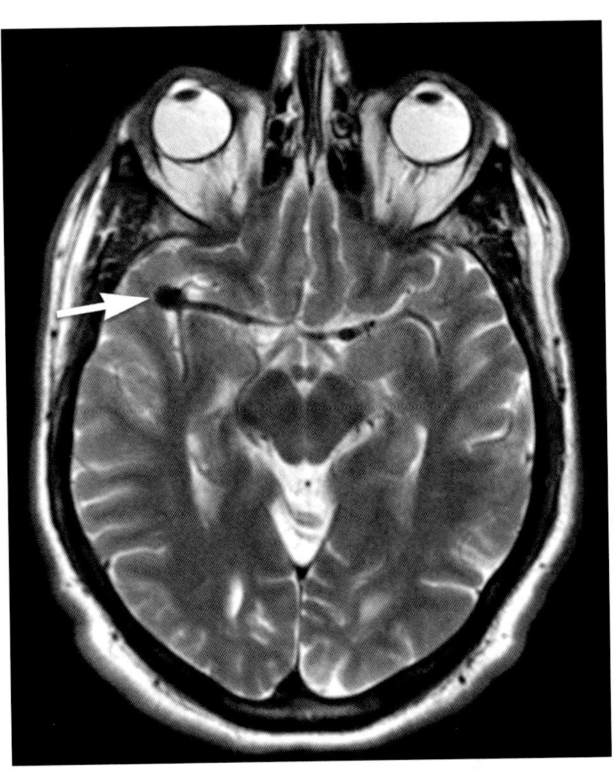

图 48.6　T2 像显示：典型的 MCA 分叉处动脉瘤（箭头）。该动脉瘤邻近皮质，需仔细分离侧裂以暴露动脉瘤颈。

一些重叠的血管袢，且造影时部分 M2 分支有时无法完全显影，故仍需术中对 MCA 分叉处做仔细探查。

对于一些起源于 M1 段、存在近段颞支的 MCA 动脉瘤，手术时分离侧裂更加复杂（图 48.1）。这类动脉瘤往往比较难以暴露，因为它们起源于 MCA 岛盖段及膝段的近端。此时，手术需进一步分离侧裂至颈内动脉分叉处，暴露 M1 近段动脉。同时，需注意保护前颞支和豆纹动脉。有时，还会出现豆纹动脉起源于 M2 段的返支。总之，夹闭动脉瘤时不慎将这些动脉一同夹闭会造成严重的后果，需避免。

动脉瘤分离

一旦动脉瘤近端的 M1 段被完全暴露，对侧裂的分离应适可而止，术者需将注意力转至动脉瘤本身了。尤其是近期破裂的动脉瘤，此时动脉瘤体部与软脑膜、蛛网膜及血凝块粘连，需仔细分离。大多数 MCA 动脉瘤起源于 M1 段向 M2 段移行的分叉处。此处最多时共有 4 条 M2 段分支。手术时需辨别动脉瘤周围的这些正常血管，避免被一同夹闭（图 48.7）。随着动脉瘤体积的增大，辨别及分离这些动脉将变得越加困难。

柔和地挤压动脉瘤颈部通常可使术者充分观察动脉瘤的后部，确保没有动脉分支粘连动脉瘤体后部。但是，对于巨大的、复杂的、伴有瘤内钙化的动脉瘤，

没有临时阻断夹的帮助，可能无法在术中探及瘤体背侧。载瘤动脉的临时阻断可使动脉瘤软化、且便于柔和地牵拉。在一些病例中，甚至需临时阻断 M2 段的 4 条分支及 M1 主干，方能完全使动脉瘤体塌陷，并对瘤体周围做 360° 全景探查（图 48.8）。

MCA 动脉瘤的分离有时被部分过路动脉（如 M2 和 M3 的主干）的粘连变得复杂。一旦这些动脉在术中被一同夹闭，往往会出现动脉的过度拉伸、扭曲甚至破裂出血。有时，这些动脉还紧密粘连薄壁动脉瘤，使得分离显得更加危险，故需临时阻断。

瘤夹应用

永久夹需在累及动脉瘤的所有 M1、M2 的所有分支及其他 MCA 分支均被辨认清楚后，方可安置夹闭。此外，还需仔细探查动脉瘤颈，以便决定动脉瘤夹的确切长度。如瘤夹臂太长，或者夹闭太深，可能会损伤部分动脉分支（图 48.7）。一旦动脉瘤夹夹闭，术者无法观察到瘤夹远端。因此，术者需在上动脉瘤夹前，对瘤夹的形状、尺寸及进夹的深度做必要的预判。

大部分 MCA 动脉瘤可被标准的直夹或弯夹夹闭。一些直径小于 1 cm 的动脉瘤，在充分分离后，径直上夹即可完成操作。对于巨大动脉瘤，尤其在靠近颈部的瘤壁上存在钙化的动脉瘤，单一的动脉瘤夹往往无法使动脉瘤被完全夹闭，即便动脉瘤夹足够长，也无法使钙化的动脉瘤壁被完全闭合。此时，建议使用直的开窗夹。动脉瘤颈近端部分及钙化部分在开窗夹中保留开放；而其瘤颈远端部分则被夹闭，残留的开窗部分可被短小但更有力的瘤夹单独夹闭处理。

由于 MCA 动脉解剖复杂，一旦在术中出现 MCA 动脉瘤破裂出血，将使手术变得复杂。出血会使手术视野变得模糊，增加损伤正常动脉的风险。此外，若动脉瘤夹未完全夹闭动脉瘤颈，可增加瘤夹穿通动脉瘤壁的风险。所以，对于大的（11~25 mm）、复杂的动脉瘤，在夹闭前临时阻断 M1 显得尤为重要，可有效减少术中动脉瘤破裂出血的风险。

对于巨大动脉瘤（> 25 mm），需更加注重临时阻断夹的应用。除了 M1 以外，所有位于动脉瘤远端的主要分支也需被临时阻断（图 48.8）。对于无钙化的巨大动脉瘤，2~5 分钟的阻断足可以打开动脉瘤体、塌陷动脉瘤并安置合适的动脉瘤夹；对于有钙化或血栓的动脉瘤，阻断时间需适当延长。因为即使瘤体被剪开，瘤底也不会马上塌陷下来，必须在夹闭前去除钙化组织或血栓。有时，探查瘤体内是否存在固体杂质还需超声帮助。一般很少在瘤颈位置将钙化组织做剥脱处理。在极少数情况下（如需阻断 10 分钟以上时），中深度低温可有效降低脑代谢和增加脑缺氧耐受能力 [45]，当然，随着血管内治疗、影像学发展和脑血管重建的革新，此方法已越来越少应用。

瘤夹检查

一旦永久瘤夹安置完成，术者需对瘤夹做仔细检查，确保有足够的血流通过 MCA 分叉处，没有重要血管（如穿支动脉、返支动脉等）被一同夹闭。凡是发现有上述情况发生，需重新安置动脉瘤夹。术中造影或荧光成像等技术可帮助术者判断动脉瘤是否夹闭完整，及重要动脉是否被一同夹闭 [46, 47]。

在一些罕见病例中，一些重要分支从动脉瘤体顶部发出，此时需更缜密恰当地应用动脉瘤夹以保证瘤体远端血管的通畅。有时，不阻断分支可能无法夹闭 MCA 动脉瘤。一些无症状、稳定的动脉瘤可暂时不予夹闭，或用棉纱包裹，或转而介入治疗。在此之前，

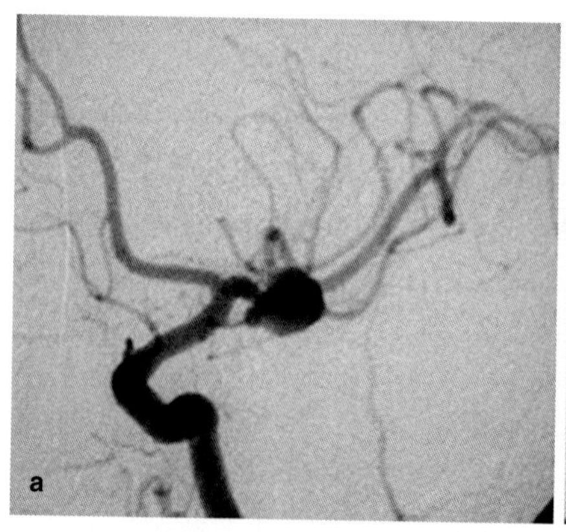

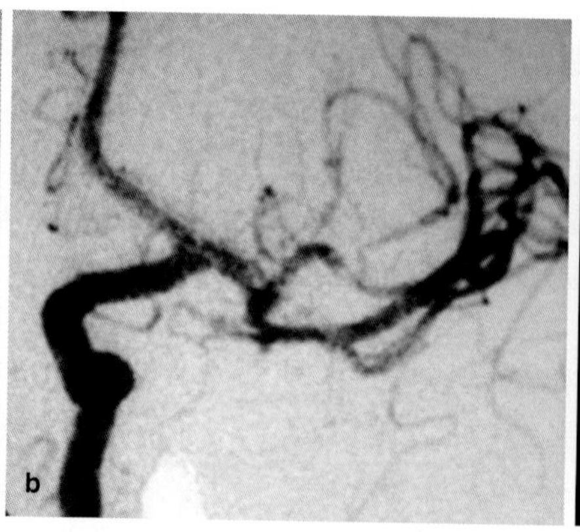

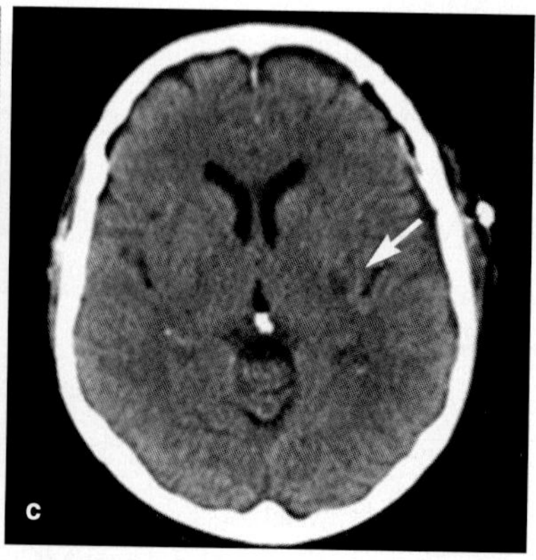

图 48.7　一枚位于 MCA 近端的大型动脉瘤，被夹闭后，患者右侧下肢肌力减弱。a. 术前血管造影显示一枚巨大的动脉瘤起源于 MCA 分叉处近端；b. 开颅夹闭术后，血管造影显示动脉瘤夹超出豆纹动脉分支起始部若干毫米；c. 术后头颅 CT 提示，左侧内囊 / 基底节后部少量脑梗死。同时，该动脉瘤夹位置太深，导致一支豆纹动脉梗死。

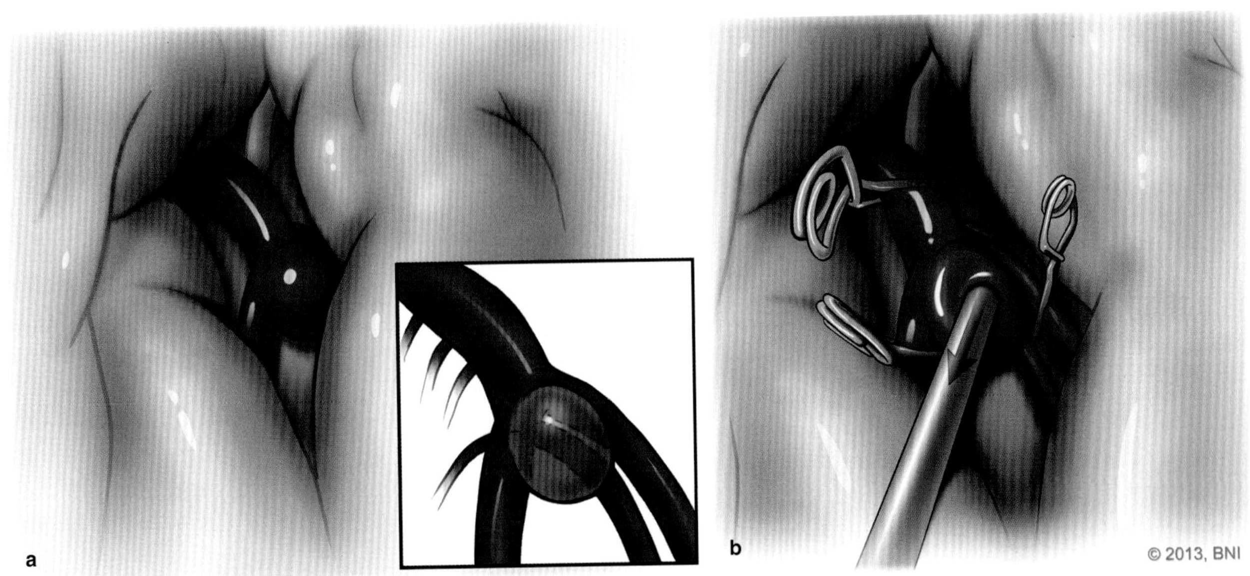

图 48.8　图为分离暴露 MCA 分叉处复杂动脉瘤的步骤。a. 显示侧裂分离后，暴露 M1 和 M2 血管、动脉瘤体。小图：显示 M2 段的一条分支隐藏在动脉瘤后方，同时有一返支豆纹动脉；b. 为安全暴露动脉瘤，临时阻断夹夹闭 M1 段及后方两支 M2 段血管。吸引器放置于动脉瘤破口处，使其塌陷缩小，随之分离暴露后方第三条 M2 分支和豆纹动脉。

破裂动脉瘤都被要求夹闭，这基于部分分支已有对侧侧支循环形成。在现阶段，对于不能夹闭或介入栓塞的动脉瘤，可考虑做搭桥手术 [26, 48–50]。

可替代的新型治疗技术

尽管显微外科技术有很大发展，但某些 MCA 动脉瘤的体积、形态和血管解剖决定其不适合开颅夹闭术。一般这类动脉瘤体积较大，或呈梭形，或伴钙化的宽基底，同时累及重要的载瘤动脉或关键穿支动脉。因此，针对这类动脉瘤，可替代的治疗策略包括近端动脉栓塞、动脉瘤包裹、血管重建等 [26, 48, 49, 51]。在决定用何种治疗方案治疗动脉瘤前，必须仔细评估术前血管造影，包括三维重建。

如果对侧循环存在，载瘤动脉血管内栓塞治疗可替代动脉瘤捕获或血管重建等替代治疗方法。除了脑血管造影，运用球囊临时阻断试验可更好帮助评估对侧循环情况，并可测试载瘤动脉阻断后功能保留情况。值得注意的是，目前还没有一种可靠的方法用于评估载瘤动脉被永久闭塞后是否会对神经功能有影响 [52]。尽管载瘤动脉被闭塞后，动脉瘤可能继续被血流充盈，但血流动力学的变化可能足以使动脉瘤内血栓形成，达到最终治愈的作用（图 48.9）[53]。但这种治疗效果并非永久性，有时同时行血管重建术可能有一定帮助 [54]。至于动脉瘤捕获治疗，是指通过手术或血管内介入治疗将动脉瘤近端及远端闭塞，以减少动脉瘤充盈及回流量。然而，这一方法并不适用于动脉瘤附近存在重要分支或穿支的情况。

血管重建技术可在动脉瘤未夹闭且缺少侧支循环的情况下，仍能保证动脉瘤远端血管的灌注。已有相关报道描述不同血管重建技术用于治疗巨大梭形 MCA 动脉瘤的案例。当然，一些具体的操作描述不在本章的讨论范围内，但在遇到特殊情况时，还是值得考虑尝试的。MCA 血管重建需通过翼点经侧裂入路，抑或扩大的眶上额外入路 [48]。搭桥常需颈外动脉的某条分支，通常是颞浅动脉（STA）或枕动脉，然后与 MCA 吻合 [55]。因此，在行 MCA 动脉瘤开颅手术时，STA 需提前预留，以备不时之需。对于小管径、低流量的血管重建术，神经外科医师需考虑到：重建后，在远端灌注方面，供血动脉可能无法替代动脉瘤近端血管。

对于高流量血管重建，如隐静脉或桡动脉，其往往可伴有对侧流量的增大；当然，这些高流量搭桥也会受干扰。当 M2 段的某支动脉已闭塞，无法行血管重建时，可考虑直接将 M2 段血管行侧侧吻合 [48]。也有文章报道，直接将 MCA 分叉处的动脉瘤切除，并行相关血管再吻合，可到达很好的临床效果 [56, 57]。Sanai 等 [50] 报道过颅外 – 颅内（EC–IC）或颅内 – 颅内（IC–IC）血管搭桥手术治疗复杂颅内动脉瘤，他们发现：基于完全的 IC–IC 的原位血管重建术对于动脉瘤的闭合效果及神经功能恢复等预后与 EC–IC 相当 [49]。

图48.9　一枚巨大梭形右侧MCA M1段动脉瘤。a. T1增强冠状位MRI图像；b. 轴位T2像；c、d. 三维CTA图像；e、f. DSA图像：动脉瘤内血栓形成，同时利用隐静脉行颅内外血管搭桥。该术者认为：该动脉瘤内血栓形成是由搭桥术后动脉瘤内血流减少而引起。术后随诊观察 10 年余，该患者已无需后续手术治疗。

结论

近年来，随着我们对颅内动脉瘤自然疾病史的进一步了解及对血管内治疗颅内动脉瘤技术的掌握，动脉瘤治疗发展迅速。在 MCA 动脉瘤治疗方面，开颅夹闭术仍是治疗的首选方法。Dott[6] 和 Dany[7] 的先驱性探索，结合科学技术的发展与进步，使得 MCA 动脉瘤预后明显改善。然而，对于一些复杂的 MCA 动脉瘤，仍是巨大的挑战，值得进一步研究及提升。

参·考·文·献

[1] Sahs A, Perret G, Locksley H. Intracranial Aneurysms and Subarachnoid Hemorrhage. A Cooperative Study. Philadelphia: Lippincott; 1969

[2] McKissock W, Paine K, Walsh L. An analysis of the results of treatment of ruptured intracranial aneurysms. J Neurosurg 1960;17:762–777

[3] Sundt T. Part I. Basic Considerations: Basic Principles and Technique. Baltimore: Williams & Wilkins; 1990

[4] Yaşargil MG. Microsurgical Anatomy of the Basal Cisterns and Vessels of the Brain. Microneurosurgery, vol 1. Stuttgart: Georg Thieme; 1984:208–271

[5] Shimoda M, Oda S, Mamata Y, Tsugane R, Sato O. Surgical indications in patients with an intracerebral hemorrhage due to ruptured middle cerebral artery aneurysm. J Neurosurg 1997;87:170–175

[6] Dott NM. Intracranial aneurysmal formations. Clin Neurosurg 1969;16:1–16

[7] Dandy W. Intracranial Arterial Aneurysms. Ithaca, NY: Comstock; 1944

[8] Polevaya NV, Kalani MY, Steinberg GK, Tse VC. The transition from hunterian ligation to intracranial aneurysm clips: a historical perspective. Neurosurg Focus 2006;20:E3

[9] Drake CG. Earlier times in aneurysm surgery. Clin Neurosurg 1985;32:41–50

[10] McKissock W, Richardson A, Walsh L. Posterior communicating aneurysms: a controlled trial of conservation and surgical treatment of ruptured aneurysms of internal carotid artery at or near the point of origin of the posterior communicating artery. Lancet 1960;1:1203–1206

[11] McKissock W, Richardson A, Walsh L. Middle cerebral aneurysms: further results in the controlled trial of conservative and surgical treatment of ruptured intracranial aneurysms. Lancet 1962;2:417–420

[12] Hook O, Norlen G. Aneurysms of the middle cerebral artery: A report of 80 cases. Acta Chir Scand Suppl 1958;235:1–39

[13] Robinson RG. Ruptured aneurysms of the middle cerebral artery. J

Neurosurg 1971;35:25–33
[14] Yaşargil MG, Fox JL. The microsurgical approach to intracranial aneurysms. Surg Neurol 1975;3:7–14
[15] Drake CG. On the surgical treatment of ruptured intracranial aneurysms. Clin Neurosurg 1965;13:122–155
[16] Peerless SJ. The surgical approach to middle cerebral and posterior communicating aneurysms. Clin Neurosurg 1974;21:151–165
[17] Suzuki J, Yoshimoto T, Kayama T. Surgical treatment of middle cerebral artery aneurysms. J Neurosurg 1984;61:17–23
[18] Wilson CB, Spetzler RF. Operative approaches to aneurysms. Clin Neurosurg 1979;26:232–247
[19] Symon L. Surgical management of middle cerebral artery aneurysms. In: Schmidek H, Sweet W, eds. Operative Neurosurgical Techniques: Indications, Methods and Results, vol 2. Philadelphia: 1982:891–908
[20] Heros RC, Ojemann RG, Crowell RM. Superior temporal gyrus approach to middle cerebral artery aneurysms: technique and results. Neurosurgery 1982;10:308–313
[21] Gibo H, Carver CC, Rhoton AL Jr, Lenkey C, Mitchell RJ. Microsurgical anatomy of the middle cerebral artery. J Neurosurg 1981;54:151–169
[22] Mason A, Cawley C, Barrow D. Surgical management of middle cerebral artery aneurysms. In: Winn HR, Connolly ES, Meyer FB, Spetzler RF, eds. Youmans Neurological Surgery, vol 4. Philadelphia: Elsevier Saunders; 2011:3862–3870
[23] Heros RC, Fritsch MJ. Surgical management of middle cerebral artery aneurysms. Neurosurgery 2001;48:780–785, discussion 785–786
[24] Rinne J, Hernesniemi J, Niskanen M, Vapalahti M. Analysis of 561 patients with 690 middle cerebral artery aneurysms: anatomic and clinical features as correlated to management outcome. Neurosurgery 1996;38:2–11
[25] Flamm E, Fein J. Middle cerebral artery aneurysms. In: Fein J, Flamm E, eds. Cerebrovascular Surgery. New York: Springer-Verlag; 1985;861–877
[26] Kalani MY, Zabramski JM, Hu YC, Spetzler RF. Extracranial-intracranial bypass and vessel occlusion for the treatment of unclippable giant middle cerebral artery aneurysms. Neurosurgery 2013;72:428–435, discussion 435–436
[27] Carpenter M, Sutin J. Human Neuroanatomy, 8th ed. Baltimore: Williams & Wilkins; 1983
[28] Ferguson GG. Physical factors in the initiation, growth, and rupture of human intracranial saccular aneurysms. J Neurosurg 1972;37:666–677
[29] Salgado AV, Furlan AJ, Keys TF. Mycotic aneurysm, subarachnoid hemorrhage, and indications for cerebral angiography in infective endocarditis. Stroke 1987;18:1057–1060
[30] McCormick WF, Acosta-Rua GJ. The size of intracranial saccular aneurysms. An autopsy study. J Neurosurg 1970;33:422–427
[31] International Study of Unruptured Intracranial Aneurysms Investigators. Unruptured intracranial aneurysms—risk of rupture and risks of surgical intervention. N Engl J Med 1998;339:1725–1733
[32] Piepgras DG. Unruptured aneurysms. J Neurosurg 2002;96:63
[33] Dumont AS, Lanzino G, Kassell NF. Unruptured aneurysms. J Neurosurg 2002;96:52–56, discussion 58–60
[34] Juvela S, Porras M, Poussa K. Natural history of unruptured intracranial aneurysms: probability of and risk factors for aneurysm rupture. J Neurosurg 2008;108:1052–1060
[35] Stoodley M, Weir B. Surgical treatment of middle cerebral artery aneurysms. In: Le Roux PD, Winn HR, Newell D, eds. Management of Cerebral Aneurysms. Philadelphia: Saunders; 2000:795–807
[36] Komotar RJ, Mocco J, Solomon RA. Guidelines for the surgical treatment of unruptured intracranial aneurysms: the first annual J. Lawrence Pool Memorial Research Symposium—controversies in the management of cerebral aneurysms. Neurosurgery 2008;62:183–193, discussion 193–194
[37] Sisti MB, Solomon RA, Stein BM. Stereotactic craniotomy in the resection of small arteriovenous malformations. J Neurosurg 1991;75:40–44
[38] Molyneux A, Kerr R, Stratton I, et al. International Subarachnoid Aneurysm Trial (ISAT) Collaborative Group. International Subarachnoid Aneurysm Trial (ISAT) of neurosurgical clipping versus endovascular coiling in 2143 patients with ruptured intracranial aneurysms: a randomised trial. Lancet 2002;360:1267–1274
[39] McDougall CG, Spetzler RF, Zabramski JM, et al. The Barrow Ruptured Aneurysm Trial. J Neurosurg 2012;116:135–144
[40] Zipfel GJ, Dacey RG. Update on the management of unruptured intracranial aneurysms. Neurosurg Focus 2004;17:E2
[41] Regli L, Dehdashti AR, Uske A, de Tribolet N. Endovascular coiling compared with surgical clipping for the treatment of unruptured middle cerebral artery aneurysms: an update. Acta Neurochir Suppl (Wien) 2002;82:41–46
[42] Spetzler RF, Lee KS. Reconstruction of the temporalis muscle for the pterional craniotomy. Technical note. J Neurosurg 1990;73:636–637
[43] Solomon RA, Onesti ST, Klebanoff L. Relationship between the timing of aneurysm surgery and the development of delayed cerebral ischemia. J Neurosurg 1991;75:56–61
[44] Yaşargil MG. Microneurosurgery, vol 2. Clinical considerations, Surgery of Intracranial Aneurysms, and Results. Stuttgart: Georg Thieme; 1984
[45] Mack WJ, Ducruet AF, Angevine PD, et al. Deep hypothermic circulatory arrest for complex cerebral aneurysms: lessons learned. Neurosurgery 2007;60:815–827, discussion 815–827
[46] Alexander TD, Macdonald RL, Weir B, Kowalczuk A. Intraoperative angiography in cerebral aneurysm surgery: a prospective study of 100 craniotomies. Neurosurgery 1996;39:10–17, discussion 17–18
[47] Raabe A, Nakaji P, Beck J, et al. Prospective evaluation of surgical microscope-integrated intraoperative near-infrared indocyanine green videoangiography during aneurysm surgery. J Neurosurg 2005;103:982–989
[48] Sanai N, Lawton MT. Microsurgical management of giant intracranial aneurysms. In: Youmans Neurological Surgery, vol 4, 6th ed. Philadelphia: Elsevier Saunders; 2011
[49] Lawton MT, Spetzler RF. Surgical strategies for giant intracranial aneurysms. Neurosurg Clin N Am 1998;9:725–742
[50] Sanai N, Zador Z, Lawton MT. Bypass surgery for complex brain aneurysms: an assessment of intracranial-intracranial bypass. Neurosurgery 2009;65:670–683, discussion 683
[51] Cantore G, Santoro A, Guidetti G, Delfinis CP, Colonnese C, Passacantilli E. Surgical treatment of giant intracranial aneurysms: current viewpoint. Neurosurgery 2008;63(4, Suppl 2):279–289, discussion 289–290
[52] Standard SC, Ahuja A, Guterman LR, et al. Balloon test occlusion of the internal carotid artery with hypotensive challenge. AJNR Am J Neuroradiol 1995;16:1453–1458
[53] Haque R, Kellner C, Solomon RA. Spontaneous thrombosis of a giant fusiform aneurysm following extracranial-intracranial bypass surgery. J Neurosurg 2009;110:469–474
[54] Lee KC, Joo JY, Lee KS, Shin YS. Recanalization of completely thrombosed giant aneurysm: case report. Surg Neurol 1999;51:94–98
[55] Ausman JI, Diaz FG, Vacca DF, Sadasivan B. Superficial temporal and occipital artery bypass pedicles to superior, anterior inferior, and posterior inferior cerebellar arteries for vertebrobasilar insufficiency. J Neurosurg 1990;72:554–558
[56] Ceylan S, Karakuş A, Duru S, Baykal S, Ilbay K. Reconstruction of the middle cerebral artery after excision of a giant fusiform aneurysm. Neurosurg Rev 1998;21:189–193
[57] Hadley MN, Spetzler RF, Martin NA, Johnson PC. Middle cerebral artery aneurysm due to Nocardia asteroides: case report of aneurysm excision and extracranial-intracranial bypass. Neurosurgery 1988;22:923–928

第49章

大脑中动脉动脉瘤的介入治疗

Jorge L. Eller, Travis M. Dumont, Grant C. Sorkin, Maxim Mokin, Kenneth V. Snyder, L. Nelson Hopkins, Adnan H. Siddiqui, and Elad I. Levy

血管内介入治疗大脑中动脉动脉瘤是神经介入治疗的一个前沿领域。自从ISAT临床试验发表以来，介入治疗颅内动脉瘤的优越性已经越来越被神经外科医师所接受[1]，但是大脑中动脉动脉瘤仍然选择手术夹闭治疗。主要原因如下：该部位动脉瘤的特殊解剖特点（往往是宽颈动脉瘤同时有血管分支从动脉瘤颈部发出），对于血管内治疗的导管和装置路径更长，该部位的动脉瘤更接近大脑表面（使得开颅手术的暴露更为容易）。同时由于中动脉动脉瘤在ISAT临床试验中的入组量非常少，使得该类型的动脉瘤入组没有完全达到开颅手术和介入治疗的随机对照研究，显示外科开颅手术效果更佳。

随着介入治疗器械的高速发展，目前介入治疗大脑中动脉动脉瘤的安全性和有效性被大量报道[2-4]。相信随着技术的进步，在不久的将来血管内介入治疗大脑中动脉动脉瘤会得到更广泛的应用。本章主要介绍该部位动脉瘤的解剖、临床特点、影像学特点，以及通过病例演示的形式来说明目前介入治疗大脑中动脉M1段和分叉部动脉瘤的一些技术要点。

相关解剖

大脑中动脉动脉瘤是颅内第三常见致出血的部位，占颅内动脉瘤的20%[5]。该部位动脉瘤的患者往往更容易合并其他部位动脉瘤。12%的大脑中动脉（以下简称中动脉）动脉瘤发生在大脑中动脉M1段，83%发生在中动脉分叉部，3%发生在中动脉二级分叉，2%发生在中动脉更远的分支上[5]。发生在M1段的动脉瘤可以位于颞极动脉起始部，前颞动脉起始部，或者这两支血管之间的中动脉主干上，也可以发生在外侧丘纹动脉的起始部[5]。中动脉分叉部动脉瘤有22%的情况下丘纹动脉靠近动脉瘤的。发生在中动脉分叉以远的动脉瘤非常少见，多为创伤性和感染性动脉瘤。

中动脉分叉部动脉瘤为最常见的中动脉动脉瘤，动脉瘤的瘤颈可以和中动脉的分支完全分离或者其中的一支或者两支都和瘤颈关系密切或自瘤颈上发出。有时候会有分支血管从动脉瘤的瘤体部发出。由于这些解剖上的多变，以及M2分支和M1主干血管之间的角度关系，使得血管内介入治疗在安全性和合理性上有很多不确定因素。

中动脉动脉瘤有一些解剖上的因素使得血管内介入治疗不适合：中动脉三分叉而不是两分叉，动脉瘤为宽颈动脉瘤，动脉瘤的顶/颈比＜2，M1主干狭窄，分支血管从动脉瘤的瘤颈或者瘤体发出[6]。出现这些情况时被认为是对血管内介入治疗而言的复杂动脉瘤，开颅夹闭手术更适合。

病理生理和自然史

有试图研究正常人群中未破裂动脉瘤的发生率，由于不同的方法学和实验设计，以及不同人群分布，使得发病率从1%~2%[7]至5%~10%[8]不等。颅内动脉瘤是否会破裂是决定是否需要通过外科干预的重要因素。国际未破裂颅内动脉瘤研究显示动脉瘤的大小和位置是两项最重要的预测破裂的因素[9]。近年来，其他的一些形态学的因素，包括动脉瘤瘤体的比例、动脉瘤角度、血管角度，这些因素被研究认为和动脉瘤的破裂有关[10-12]。Lin等研究了中动脉动脉瘤的几项几何学参数包括瘤体的比例（动脉瘤最高的瘤体垂直高度和动脉瘤的平均瘤颈之间的比例）、血流角度（动脉瘤的最大高度和载瘤血管中线之间的角度），还有一项新定义的参数，载瘤血管和流出血管角度（测量载瘤血管和流出血管之间的成角），这些参数和动脉瘤破裂风险增加有关。

载瘤血管和流出血管角度是研究动脉瘤周围的相关血管结构以及测量相应的载瘤血管和流出血管之间的角度[13]。根据 Lin 等的研究显示，该角度小则显著提高了中动脉动脉瘤的破裂风险。同时该角度的变化对于是否适合血管内介入治疗也非常重要，将在下面的章节中讨论。

临床表现

中动脉未破裂动脉瘤的临床表现包括头痛、动脉瘤相关远端血管的缺血事件和癫痫[14]。破裂中动脉动脉瘤的临床表现有其独特性，它不但表现为常见前循环破裂动脉瘤的蛛网膜下腔出血，还可以出现相应部位脑内血肿和侧裂内血肿。中动脉破裂动脉瘤的预后相比较其他前循环动脉瘤差[15]。这种差别被认为与中动脉破裂往往合并脑内血肿有关。合并有脑内血肿的中动脉动脉瘤占 35%~55%，大多数的血肿位于颞叶[16-18]。Yoshimoto 等对 92 例开颅手术的中动脉破裂动脉瘤进行回顾分析发现对于只有弥散蛛网膜下腔出血的破裂中动脉动脉瘤患者相比较，合并脑内血肿和侧裂血肿的患者其 Hunt–Hess 分级更低、预后更好[18]。对于这部分合并血肿的患者入院时更高的 Hunt–Hess 分级和更大的血肿与较差的预后成正相关。

对于合并脑内血肿的动脉瘤患者是否要手术清除血肿，取决于血肿的大小以及血肿对深部重要神经组织结构的压迫程度。如果需要外科开颅手术清除血肿应一期将中动脉动脉瘤夹闭，这类情况不适合血管内介入治疗。

术前评估

考虑到上述的中动脉动脉瘤解剖学特异性以及临床特征性表现，那么对于哪类中动脉动脉瘤患者适合选择介入治疗就尤为重要了。术前通过仔细研究 3D 血管造影的影像资料来评估动脉瘤的瘤颈、瘤体、形状以及载瘤血管非常必要，为最终选择手术治疗还是介入治疗提供依据。

对于中动脉动脉瘤的介入治疗结果很大程度上取决于是否能在介入治疗术中找到一个合适的工作角度来充分显示动脉瘤的瘤颈，同时该工作角度下显示的瘤颈不会被周围的血管掩盖。很多情况下因为无法找到一个合适的工作角度最终放弃血管内介入治疗。Fields 等的研究发现在 23 例采用支架辅助栓塞治疗的中动脉动脉瘤的患者中，有 30% 在初期的诊断造影中发现其解剖结构不太适合介入治疗。

我们发现通过局麻和中度镇静下介入治疗可以降低心血管以及肺部并发症。对于未破裂动脉瘤和 Hunt–Hess 低分级的患者可以安全有效地采用这种方法[19, 20]，同时术中可以直接评估患者的临床和神经功能情况。

自膨胀支架的使用扩大介入治疗颅内动脉瘤的适应证。由于这类支架的致血栓特性，患者术后需要使用双抗（阿司匹林和波立维）至少 3 个月，之后终身服用阿司匹林。术前仔细评估患者服用抗血小板药物是否会有并发症（如高敏反应以及消化道出血），对于患者是否适用介入治疗尤为重要。

介入治疗的途径和技术

介入治疗中动脉动脉瘤最为关键的是动脉瘤周围解剖的考虑。我们主要从两方面来考虑中动脉动脉瘤是否适合介入治疗以及术中需要哪些介入材料，就是动脉瘤的瘤 / 颈比和动脉瘤的流出血管（中动脉分支）和载瘤血管（M1 主干）之间的角度。对于不合适瘤颈比（＜ 2 : 1）的动脉瘤需要瘤颈的重建。不合适的流出血管和载瘤血管之间的角度（锐角）使得输送支架非常困难。通过预先考虑这些解剖因素，对于中动脉动脉瘤可以分为 5 种类型（图 49.1），每一种有其处理方法和相应风险。对于这 5 种类型的中动脉动脉瘤的形态和相应的介入治疗策略将在以下章节中阐述。

中动脉动脉瘤的形态以及相对应的介入治疗策略

类型 Ⅰ：合适的瘤 / 颈比（≥ 2 : 1）（图 49.1）

对于中动脉动脉瘤有合适瘤 / 颈比采用弹簧圈栓塞治疗是首选，尤其对于蛛网膜下腔出血患者[21-23]。弹簧圈栓塞操作不复杂，只需要简单的导管系统就能完成。我们一般采用 6F 的导引导管放置于颈部颈内动脉的远端，通过 0.014 英寸（1 英寸 =0.45 cm）的可塑性微导丝导引 0.016 5 英寸内径微导管在透视下直接进入动脉瘤。第一个根据动脉瘤大小选择的成栏圈小心地置入动脉瘤内。在释放第一个弹簧圈之前，造影证实弹簧圈的位置和载瘤血管以及流出血管的通畅。有需要再置入后续的弹簧圈（如充填圈和收尾圈）。

相比较合适的瘤 / 颈比的动脉瘤，宽颈动脉瘤（类型 Ⅱ 和 Ⅳ）需要瘤颈的重塑，通过临时的方法（球囊辅助）或者永久的方法（支架辅助）进行。

类型Ⅱ：宽颈动脉瘤合并一支中动脉分支有风险，钝角度（图 49.1）

很多中动脉动脉瘤为宽颈动脉瘤，需要瘤颈重塑的介入材料。类型Ⅱ是这类动脉瘤中最为简单的一种亚型，只需要一个支架重塑瘤颈。我们往往通过释放一个闭环支架来覆盖动脉瘤瘤颈。6F 导引导管至于颈部颈内动脉远端或者低位岩骨段颈内动脉。通过 0.014 英寸的可塑性微导丝或者 0.016 英寸的血流导向微导丝带领 0.021 英寸（适合闭环支架）或 0.027 英寸（适合开环支架）内径的微导管到达有风险的中动脉分支的远端。然后将支架输送到微导管中，将未打开的支架输送到动脉瘤的远端，然后回撤微导管使支架得以释放，最终使得支架的远端位于有风险的中动脉分支，近端位于载瘤动脉（M1）上。撤出微导管系统后，将 0.014 英寸的可塑性微导丝带领的 0.016 5 英寸内径微导管进入动脉瘤。也可以先将输送弹簧圈的微导管置入动脉瘤中然后释放支架，将输送微导管的支架固定在动脉瘤内，这被称为“jailing”技术。第一个根据动脉瘤大小选择的成栏圈在透视下小心地置入动脉瘤内，有需要再置入后续的弹簧圈（如充填圈和收尾圈）。

一般情况下我们愿意使用闭环支架，因为其更容易输送。开环支架的输送需要更粗的导管，到位更困难。对于开环支架，由于其更小的直径（2.5 mm）使得相比较 4.5 mm 的闭环支架对于细小的血管更适合。

对于释放一个支架来保护一支有风险的中动脉分支血管（类型Ⅱ），我们使用 L 形支架技术来实现一个支架保护两个分支血管。通过释放过程中将局部位于长轴上（M1）的支架推压向动脉分叉部，使得支架可以覆盖两支分支血管。这种方法叫 L 形支架技术，其技术要点在图 49.2 中展示。

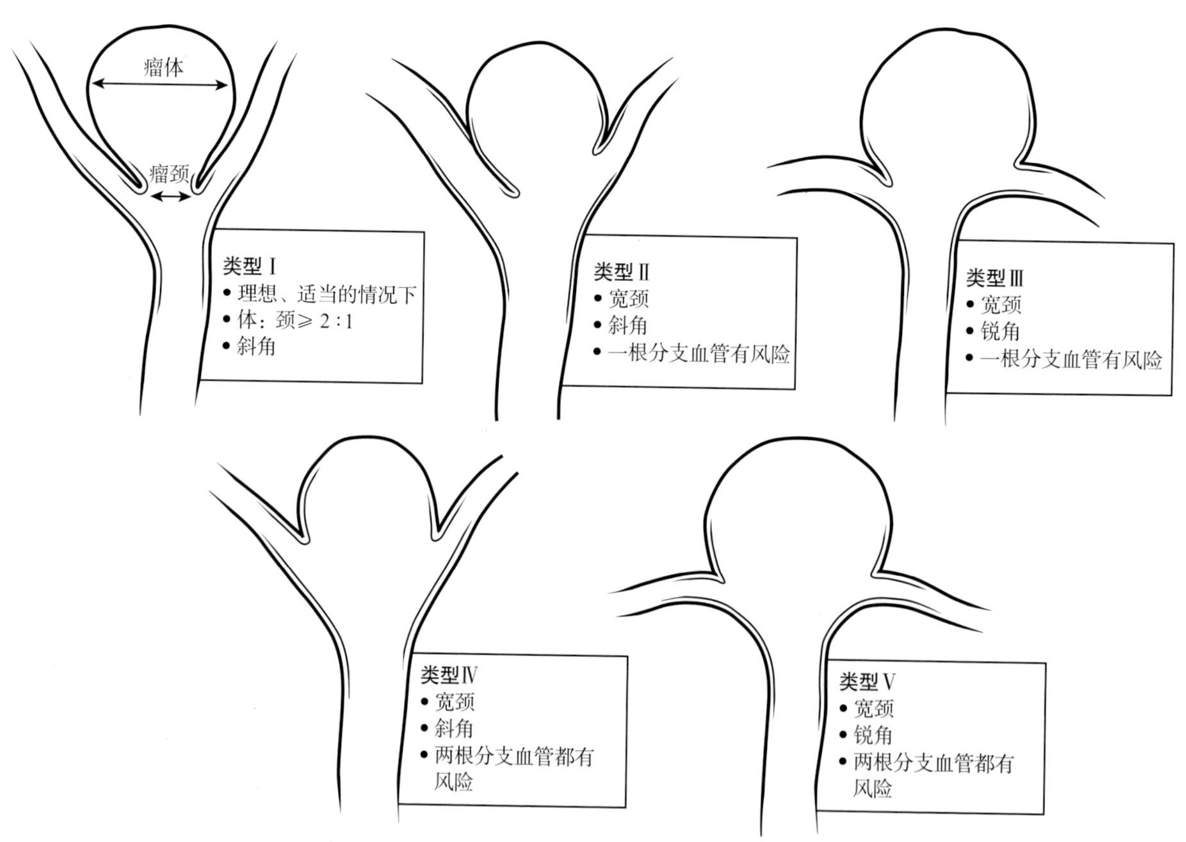

图 49.1 五种根据中动脉载瘤动脉（M1）和流出血管（M2）的角度分型。这种分型方式可以预测介入治疗中动脉分叉部动脉瘤瘤颈重塑的难易程度。类型Ⅰ：理想的瘤 / 颈比，适合介入栓塞治疗，同时由于 M1 和 M2 之间的夹角为钝角，瘤体内置入弹簧圈后不会突入到 M2 血管分支。类型Ⅱ：宽颈动脉瘤有一支 M2 有风险，M1 和 M2 之间的夹角为钝角，适合介入治疗，在有风险的 M2 分支中释放支架保护血管。类型Ⅲ：宽颈动脉瘤有一支 M2 有风险，M1 和一支 M2 之间的夹角为锐角，这种类型适合夹闭手术，如果选择介入治疗，需要采用临时瘤颈重建的方法，例如球囊辅助栓塞，因为在成锐角的血管中放置支架容易打折。类型Ⅳ：宽颈动脉瘤两支 M2 血管都有风险，M1 和两支 M2 之间的夹角为钝角，这种类型适合手术夹闭，如果采用介入治疗，需要 Y 形放置支架来重塑瘤颈保护。类型Ⅴ：宽颈动脉瘤两支 M2 有风险，M1 和两支 M2 之间的夹角均为锐角，这种类型适合手术治疗，如果采用介入治疗，“华夫饼干”（waffle-cone）式支架放置可以保护两支有风险的 M2。

类型Ⅲ：宽颈动脉瘤合并一支中动脉分支有风险，锐角度（图 49.1）

很多中动脉分叉部动脉瘤的载瘤血管和流出血管之间的角度为锐角。对于这样的情况会导致支架的放置出现困难，因为支架不能非常好地贴壁而造成弯折的情况，从而导致血流受影响或者导致血栓的形成。为了减少支架弯折情况的出现，选用开环支架可以更好地适应这类载瘤血管和流出血管之间锐角度的情况。支架的推送和弹簧圈的释放方式与类型Ⅱ动脉瘤相似。

对于这类支架弯折情况可以通过球囊辅助栓塞的方法避免。这种技术中需要使用两根微导管。输送弹簧圈的微导管首先到位于动脉瘤内。合适大小的输送球囊的微导管到达有风险的一支中动脉同时覆盖动脉瘤的瘤颈。在透视下将球囊充盈，然后将成栏圈输送入动脉瘤。对于成栏圈，我们喜欢选择球形而不是任意形的，是为了防止球囊去充盈后弹簧圈不至于突出到中动脉的分支上。球囊充盈的时间应该控制在 5 分钟之内以免缺血情况的出现。如之前所提到的，我们常规采用镇静的方式栓塞动脉瘤，如果弹簧圈填塞慢就会导致患者出现脑缺血的临床表现。因此我们在栓塞前为了节省术中的时间就已经决定好要使用的成栏圈和两个后续的充填圈。

鉴于类型Ⅲ这种复杂的中动脉分叉部动脉瘤，我们推荐手术夹闭的治疗方案，除非患者有严重的不适合手术的原因（图 49.1）。

类型Ⅳ：宽颈动脉瘤两支中动脉分支血管都有风险，钝角度（图 49.1）

对于类型Ⅳ动脉瘤血管内介入也是有可能完成的，但是手术是首选治疗方案，除非有严重的不适合手术的原因（表 49.1）。血管内介入治疗这种类型的动脉瘤和类型Ⅱ动脉瘤相似，但是需要释放两个支架来保护两支中动脉分支血管，两个支架呈 Y 形释放，

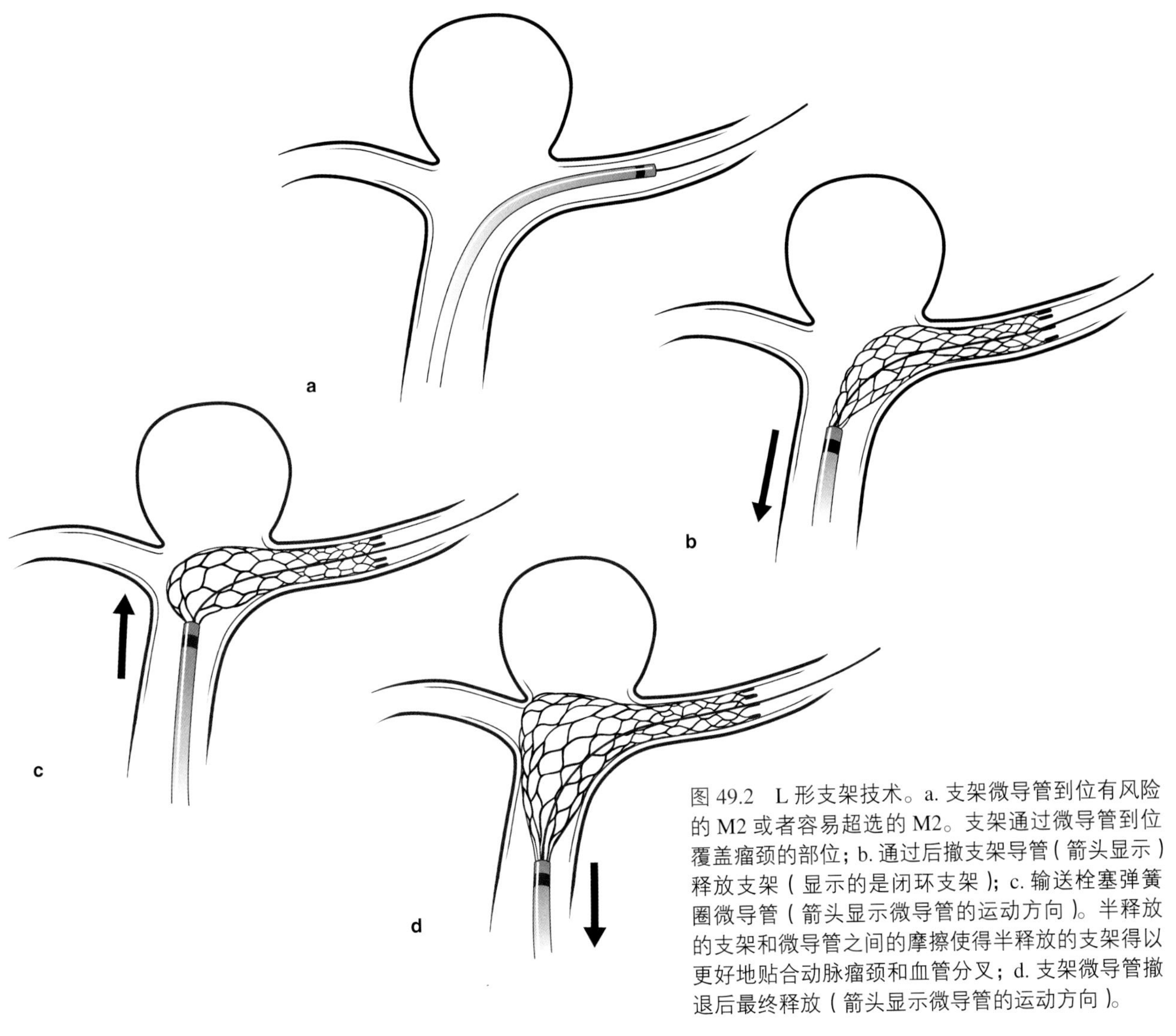

图 49.2　L 形支架技术。a. 支架微导管到位有风险的 M2 或者容易超选的 M2。支架通过微导管到位覆盖瘤颈的部位；b. 通过后撤支架导管（箭头显示）释放支架（显示的是闭环支架）；c. 输送栓塞弹簧圈微导管（箭头显示微导管的运动方向）。半释放的支架和微导管之间的摩擦使得半释放的支架得以更好地贴合动脉瘤颈和血管分叉；d. 支架微导管撤退后最终释放（箭头显示微导管的运动方向）。

这种类型的支架释放是动脉瘤治疗中技术难度最大的。因为要通过两个交叉的支架将输送动脉瘤的微导管输送到动脉瘤内非常困难，我们习惯将输送弹簧圈的微导管先到位动脉瘤内，然后再将两个支架释放。Y形释放两个闭环支架已有文献报道[24]。但是我们更愿意选择一个开环支架，然后选择一个闭环支架。两个支架的输送释放方式同类型Ⅱ动脉瘤中的描述。第一个支架输送到更难到位的那支分支血管中，第二个支架通过0.021英寸内径的微导管，这个支架导管通过第一个支架的开环网孔。两个支架释放以后，弹簧圈栓塞通过被固定的0.016 5英寸内径的微导管完成。

球囊辅助栓塞也可以用于该类型的动脉瘤，但是往往弹簧圈不稳定会突出至载瘤血管或者流出血管。如果Y形支架无法实现，可以采用“华夫饼干”(waffle cone）支架的方法。这种支架的方法是将支架的近端置于载瘤动脉中（M1）远端位于动脉瘤体内。从我们的经验来看，这种方法的复发率太高应尽量避免使用[25]。

类型Ⅴ：宽颈动脉瘤两支中动脉分支血管有风险，锐角度（图 49.1）

血管内介入治疗对于这种类型的动脉瘤不适合，由于Y形支架需要将两个支架放入两个锐角度的流出血管，这样的操作非常困难。如果要尝试介入治疗，可以使用上述提到的“华夫饼干”支架的方法。我们建议手术夹闭治疗这种类型的动脉瘤。

巨大的和梭形中动脉动脉瘤

对于巨大的和梭形中动脉动脉瘤需要引起特别关注。无论是手术治疗还是介入治疗都非常具有挑战。前循环巨大颅内动脉瘤（动脉瘤的直径大于25 mm）的5年累计破裂率达到40%[9]。手术的死亡率达到10%，致残率达到30%[26–29]。传统的介入治疗的方法包括弹簧圈栓塞和球囊辅助或支架辅助栓塞巨大动脉瘤的效果不满意，其栓塞率只有57%[30]，死亡率为7.7%[30]~11%[31, 32]之间。对于这种类型的动脉瘤需要两种治疗方法的结合[33, 34]。近年来，血流导向装置被用于颈内动脉巨大动脉瘤，已经被试用于后循环巨大动脉瘤和中动脉区的巨大动脉瘤[35, 36]。这种新型装置通过在动脉瘤的瘤颈部（如果是梭形动脉瘤通过病变的血管）放置一个金属高覆盖率的，低孔径的支架使得动脉瘤内的血管逐渐瘀滞，血栓形成，最终动脉瘤萎缩消失。血流导向使得载瘤血管的内膜得以重塑[37]。由于这种技术对于动脉瘤的大小，瘤颈大小，瘤、颈比以及是否弹簧圈致密栓塞没有关系，对于治疗大型、巨大型、宽颈和梭形动脉瘤是一种非常好的选择（图 49.3)。其目前在中动脉动脉瘤中应用受限主要是考虑豆纹动脉等穿支动脉闭塞而导致脑梗死的发生。随着这种技术的改进，将来会更多地应用在远端分叉部动脉瘤，包括中动脉动脉瘤。

表 49.1 决定介入还是手术治疗中动脉分叉部动脉瘤的因素

因素	适合介入治疗	适合手术治疗
蛛网膜下腔出血	没有占位效应	需要开颅清除血肿
动脉瘤瘤颈	瘤颈小	瘤颈宽
之前开颅手术	同侧	
抗血小板治疗		不适合
M1 血管长度	短	

病例演示

病例 1

54岁女性，临床表现为乏力。通过MRA和CTA检查发现双侧中动脉动脉瘤。推荐患者行开颅手术夹闭，但是由于患者家属中有手术死亡的事件故拒绝开

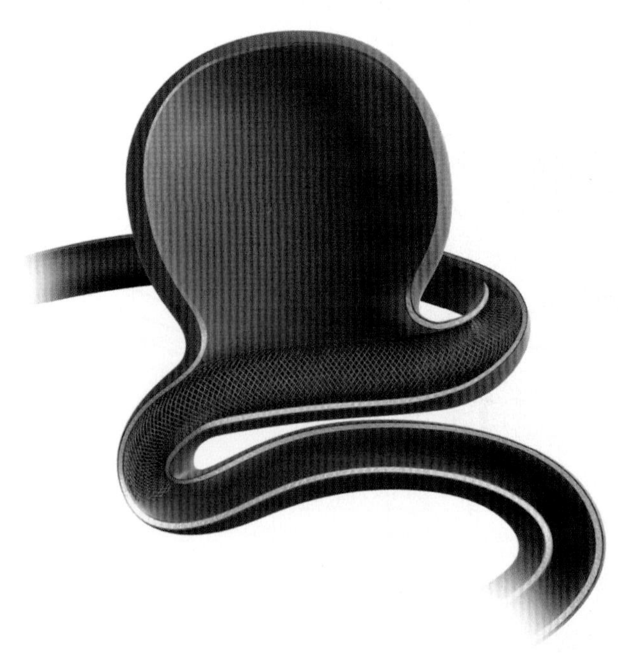

图 49.3　血流导向装置。图为一个血流导向装置（Pipeline，Covidien Vascular Therpies. Irvine，CA）放置在一个宽颈的巨大中动脉动脉瘤的瘤颈部位。血流导向装置的目的是降低流入动脉瘤的血流，使得瘤体内的血流瘀滞形成血栓。适合用于大型、巨大型和梭形动脉瘤，但是在中动脉动脉瘤应用时有可能影响到豆纹动脉，所以还在试用阶段。

颅手术。通过血管造影检查发现左侧中动脉动脉瘤从颞前动脉发出，瘤长 6 mm，可以通过单纯弹簧圈栓塞治疗（图 49.4a）。通过 0.014 英寸的导丝带 0.016 5 英寸的微导管进入动脉瘤瘤体，使用一个弹簧圈就将动脉瘤完全栓塞（图 49.4b），载瘤动脉没有影响。注意到在栓塞过程中在载瘤血管中放置一根微导管保持整个操作的稳定性[38]。6 个月后的随访没有动脉瘤残留复发。

病例 2

51 岁男性，临床表现为新发强直阵挛。检查发现颅内多发动脉瘤，包括左侧中动脉 M1 段巨大动脉瘤和左侧中动脉分叉部动脉瘤（图 49.5a）。与患者本

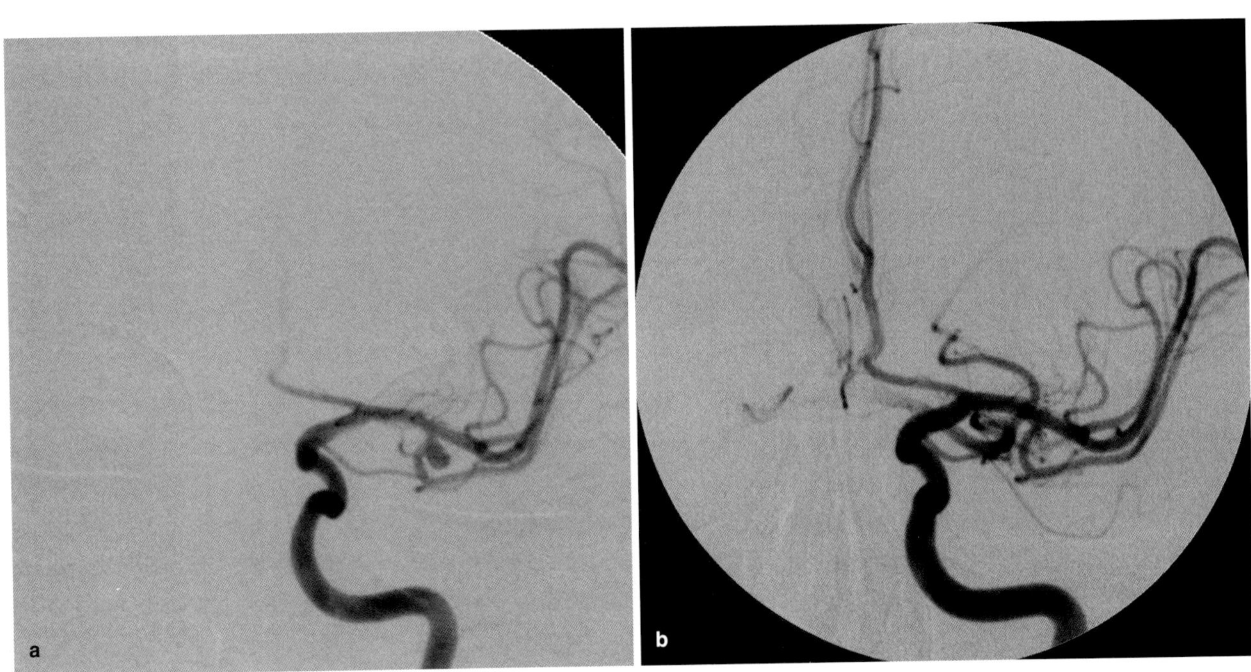

图 49.4　病例 1：血管造影检查左侧颈内动脉造影，前后位显示图。a. 中动脉动脉瘤从左侧颞前动脉发出，适合介入治疗；b. 最后造影提示动脉瘤完全栓塞的同时血管保留完好。

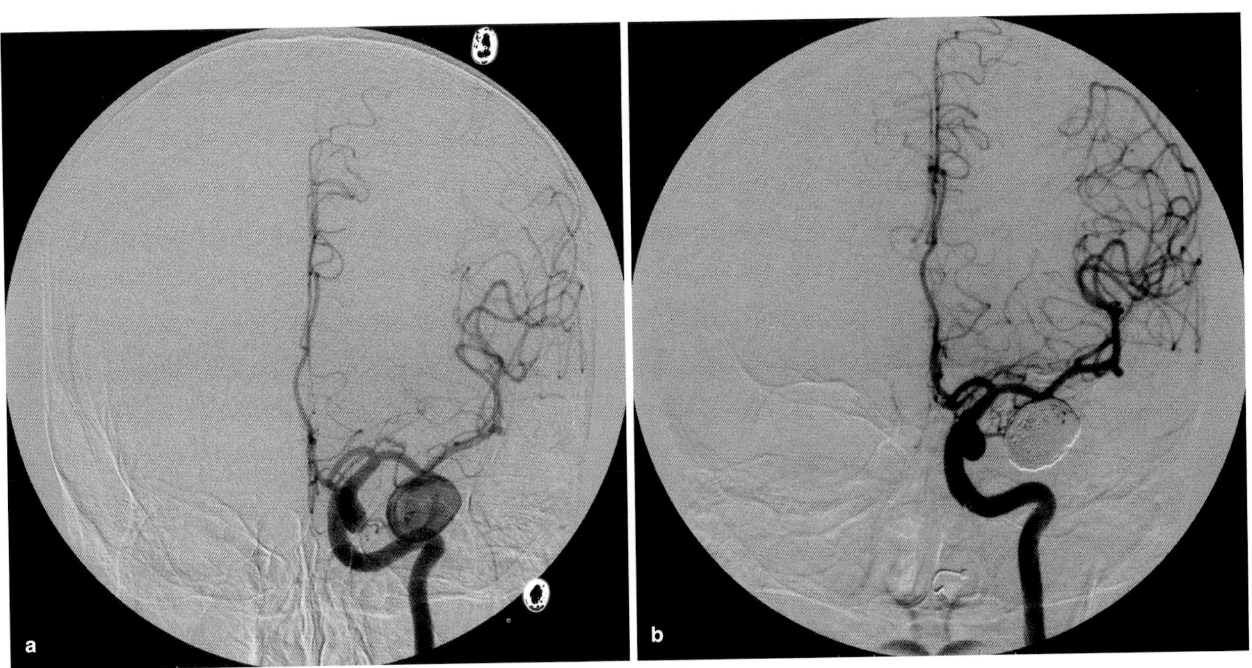

图 49.5　血管造影左侧颈内动脉前后位造影。a. 巨大中动脉 M1 段动脉瘤。患者选择介入治疗；b. 栓塞即刻的造影提示动脉瘤栓塞完好，同时 M1 血管保护完好。这个动脉瘤由于复发而进行再次介入治疗（这里没有显示）。

人讨论了治疗选择包括手术夹闭同时采用颅内外搭桥的可能以及支架辅助栓塞术。患者选择血管内介入治疗。通过 0.016 英寸导丝带 0.021 英寸微导管进入一支 M2 血管，然后将 0.014 英寸导丝带 0.016 5 英寸微导管进入动脉瘤瘤体。0.016 5 英寸微导管被一个横跨动脉瘤颈的闭环自膨胀支架固定在动脉瘤内。不同大小的弹簧圈将动脉瘤栓塞，即刻影像效果非常好，血管没有影响（图 49.5b）。术后 3 个月的复查发现 M1 的动脉瘤有复发，需要再次栓塞。

病例 3

60 岁女性患者，急诊就诊表现为半身麻木、言语不利。检查发现左侧 5 mm 大、不规则中动脉动脉瘤（图 49.6a）。由于患者的基础疾病多，排除了手术夹闭治疗，同时患者有动脉瘤破裂的家族史，推荐血管内介入治疗。考虑到动脉瘤的解剖结构，采用球囊辅助栓塞。球囊充盈后将输送弹簧圈的微导管固定在动脉瘤内（图 49.6b），动脉瘤被完全栓塞，球囊去充盈

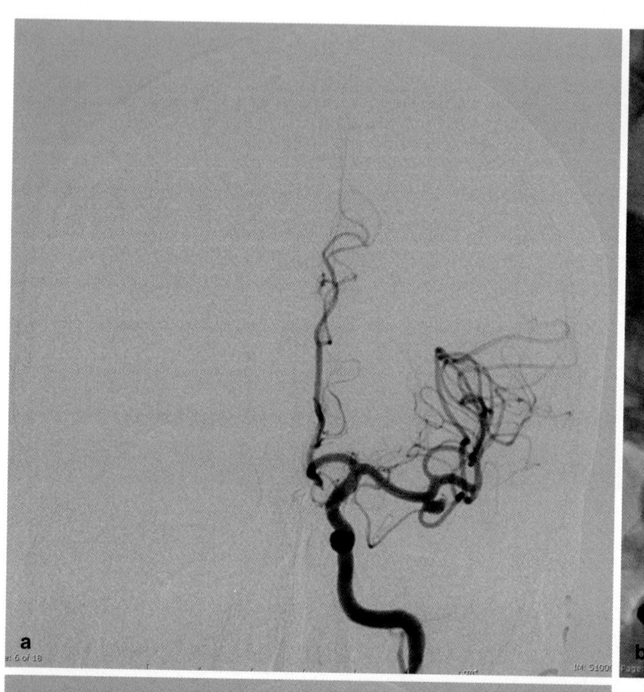

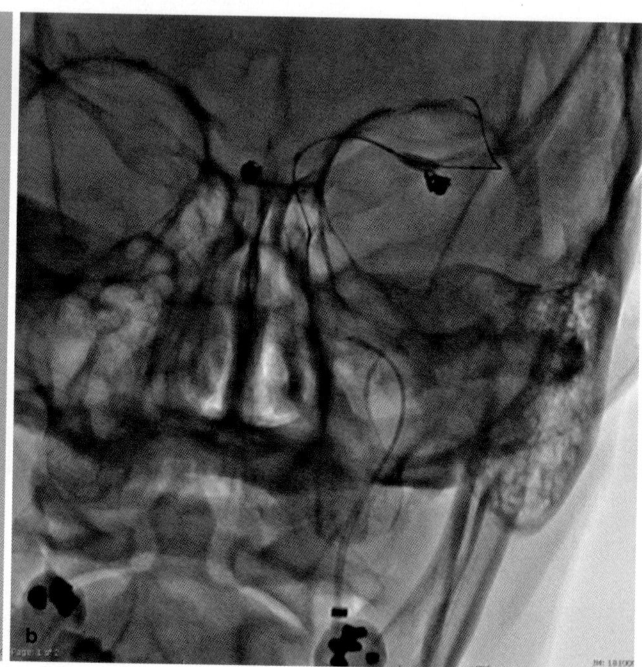

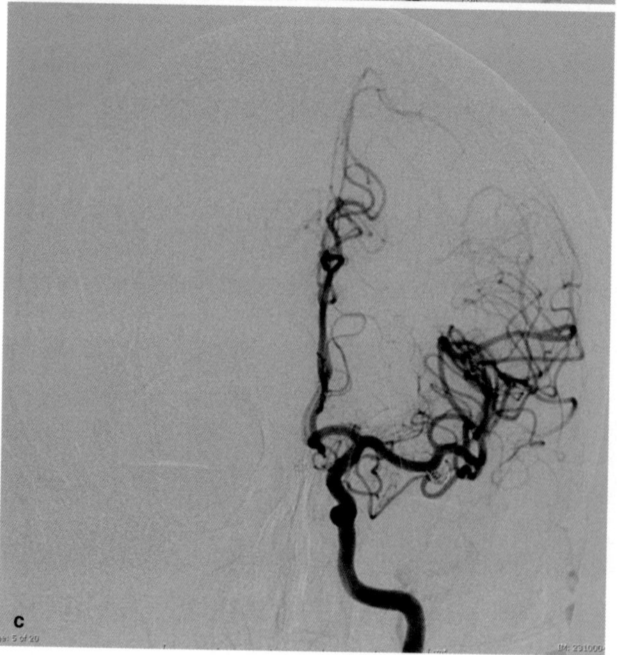

图 49.6　病例 3：a. 血管造影，左侧颈内动脉前后位造影显示左侧中动脉不规则动脉瘤。由于患者的其他疾病以及家族中的破裂动脉瘤病史，选择介入治疗；b. 透视下显示球囊充盈下动脉瘤填塞（球囊辅助技术）。在动脉瘤颈部充盈球囊时通过被固定住的微导管输送弹簧圈；c. 最后造影提示动脉瘤栓塞完好，载瘤血管通畅。

后弹簧圈稳定，分支血管未受影响（图 49.6c）。该患者还未随访。

病例 4

67 岁男性，由于意识变化至急诊就诊。检查显示左侧未破裂中动脉分叉部动脉瘤。造影检查证实左侧中动脉分叉部 5 mm 大小宽颈动脉瘤，两支 M2 分支血管均从瘤颈部发出（类型Ⅴ）（图 49.7a）。推荐患者行手术治疗。但是在手术过程中打开骨瓣之前，患者出现低血压导致心搏骤停，心肺复苏成功后停止手术。几天后采用血管内介入治疗。采用支架辅助栓塞的方法。一个闭环支架呈 L 形释放（图 49.2），将输送弹簧圈的微导管固定在瘤体内。动脉瘤被完全栓塞，载瘤血管和 2 支 M2 分支血管均未受影响（图 49.7b）。3 个月后的造影复查显示未见瘤体残留复发，血管未受影响，未见支架内狭窄和血栓。

病例 5

68 岁男性，临床表现为头晕加重、昏迷。检查发现左侧中动脉分叉部巨大动脉瘤，两支 M2 从动脉瘤颈以锐角发出（类型Ⅴ）（图 49.8a）。患者的病史复杂，曾经行左侧开颅动脉瘤夹闭一个和这次动脉瘤无关的左侧颈内动脉动脉瘤，因为克罗恩病行回肠切除术，冠脉疾病合并低射血分数。由于这些基础疾病，决定行血管内介入治疗。由于血管解剖关系决定行 Y 形支架辅助动脉瘤栓塞。在释放第二个支架时由于第一个开环支架移位导致部分释放成功，动脉瘤采用球形成栏圈栓塞，少量瘤颈残留（图 49.8b）。6 个月随访无变化。

病例 6

44 岁男性，由于 4 年前在外院行左侧 M1 段梭形动脉瘤夹闭术，目前动脉瘤逐渐增大（图 49.9a、b）。治疗选择包括继续观察，颅内外搭桥术加近端 M1 阻断，使用血流导向装置。患者决定采用血流导向装置治疗。2 个血流导向装置重叠释放在 M1 上。3 个月后随访动脉瘤完全消失（图 49.9c、d），支架位置良好，无支架内狭窄（图 49.9e）。

临床结果

Brinjikji[39] 等在一项回顾分析中显示 12 个临床研究中 1 030 个中动脉动脉瘤，其中 50% 为破裂动脉瘤，采用单纯栓塞的血管内介入治疗的对于未破裂和破裂动脉瘤的致残率和死亡率分别为 5.1% 和 6.0%。3 个月随访完全栓塞和近完全栓塞比例达到 82%。相应的一项 6 个病例回顾研究的分析显示手术治疗破裂和未破裂中动脉动脉瘤的致残率和死亡率

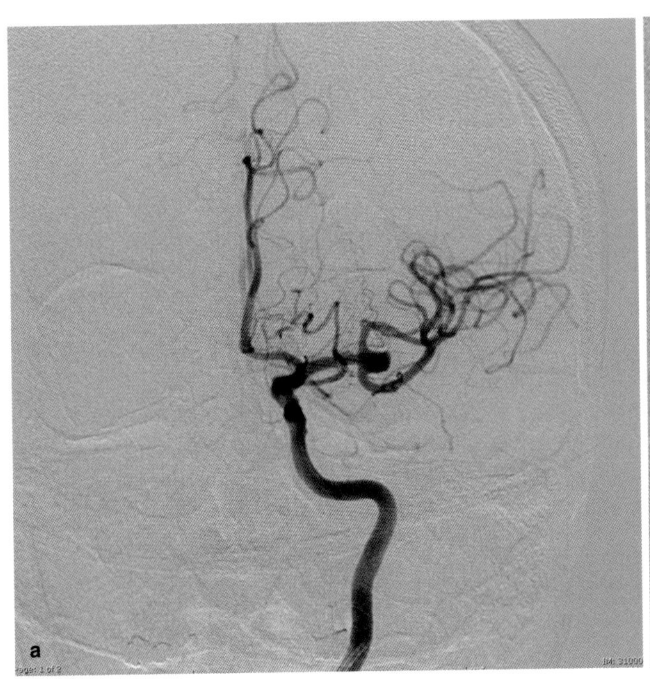

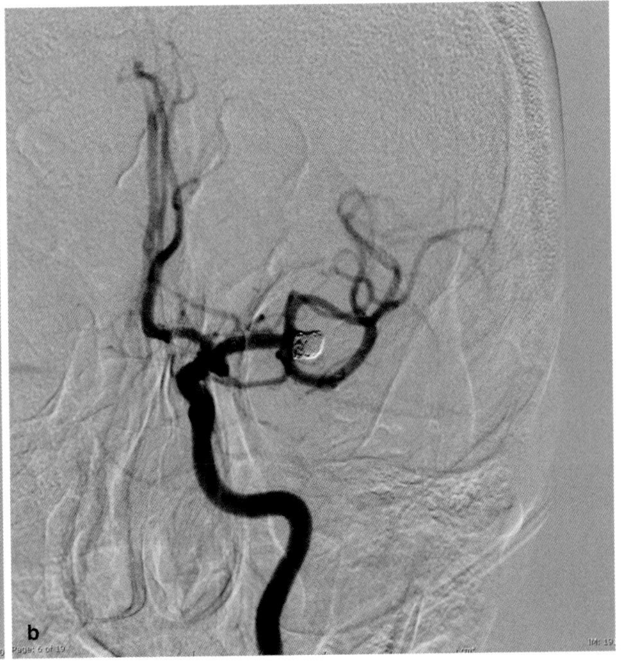

图 49.7　病例 4：a. 左侧颈内动脉前后位造影提示左侧宽颈中动脉动脉瘤，两支 M2 血管均发自瘤颈部。患者在最初接受开颅手术时突发心搏骤停；b. 最后造影提示采用支架辅助栓塞技术，用 L 形支架技术。两支 M2 血管保留，动脉瘤没有残留。

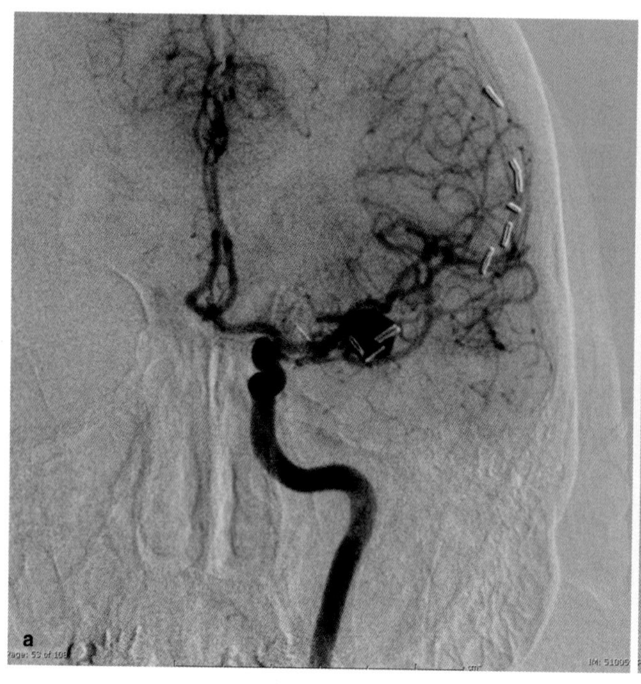

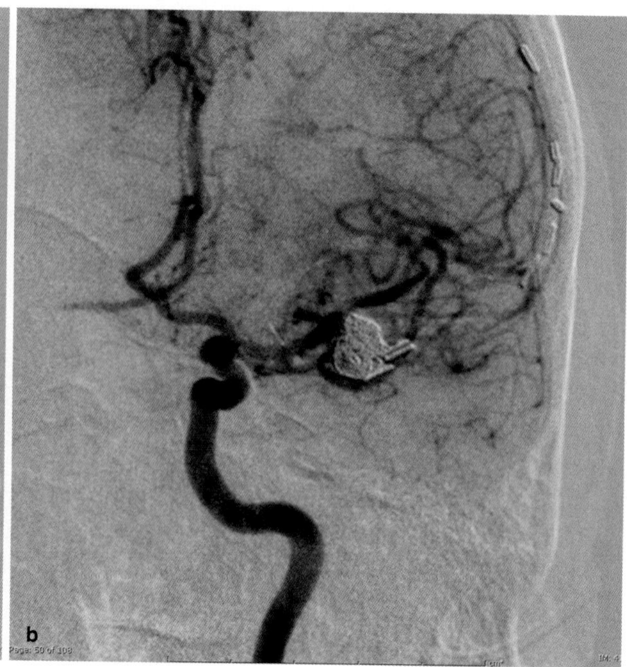

图 49.8　病例 5：a. 左侧颈内动脉前后位造影提示左侧中动脉分叉部大型动脉瘤，两支 M2 血管均发自瘤颈部。由于患者的合并疾病以及既往有同侧开颅手术病史，选择了介入治疗；b. 最后造影提示通过 Y 形支架保护两支 M2 血管，瘤颈部少量残留。

大约 10%[40]。

一些研究显示手术夹闭治疗有非常好的预后结果。Regli[41] 等报道 32 例中动脉动脉瘤患者手术治疗后 88% 获得良好和非常好的 GOS 预后评分，动脉瘤都完全夹闭。Van Dijk[42] 等报道 77 例破裂中动脉动脉瘤夹闭术后 80% 获得好的预后，19 例未破裂动脉瘤预后都好，89% 的动脉瘤完全夹闭。Morgan[43] 等在一项 263 例患者中的 339 例中动脉动脉瘤的大样本研究中显示手术夹闭后并发症和死亡率为 5%，6 周后预后良好和非常好的达到 95%。

近年来，由于瘤颈重塑技术例如支架辅助栓塞技术等的出现，又有一系列的病例研究探讨介入治疗的效果。Vendrell[4] 等报道 47 例患者的 50 个中动脉动脉瘤采用支架辅助栓塞成功率 96%，并发症率 4.3%。在这组病例中，由于抗血小板治疗不充分 20% 的患者有支架内血栓。Fields 等 [2] 报道 23 例支架辅助栓塞中动脉动脉瘤患者，4 例出现术中并发症（1 例术中破裂，3 例术中脑缺血事件），没有造成永久性神经功能缺失。术后 1 年随访，67% 动脉瘤完全栓塞，17% 瘤颈残留，17% 瘤体残留。一个有趣的现象是，对于这些动脉瘤，术后即刻造影和最后一次随访造影之间会有 50% 的病例出现动脉瘤的愈合，11% 的患者出现复发。

Hohnson 等 [3] 报道在 100 个中动脉动脉瘤的回顾分析中发现采用支架辅助栓塞的患者支架释放都成功，只有一例患者出现神经功能缺失的并发症和一例死亡。85 例术后 6 个月随访发现 90.6% 的动脉瘤完全栓塞，3.5% 的有瘤颈残留，5.9% 的有瘤体残留。

结论

过去 20 年以来，血管内介入治疗中动脉动脉瘤取得了长足的进步。尽管如此，还有很多医学中心对于中动脉动脉瘤认为手术是第一选择 [44, 45]，考虑到动脉瘤的位置比较浅表，采用标准翼点入路手术操作简单。同时由于往往合并有脑内血肿需要清除血肿使得开颅夹闭更为适用。

由于自膨胀支架的应用，使得血管内介入治疗的适应证进一步扩大。颅内支架的使用使得在栓塞动脉瘤时同时可以保证载瘤血管的通畅。这种技术的进步由于其可操作性强、并发症率低，使得一些原来认为不适合介入治疗的病例得以血管内治疗。支架辅助栓塞术后出现动脉瘤逐渐愈合的现象需要进一步研究，更好地理解动脉瘤术后残留复发的问题。

随着新的介入装置的发展，动脉瘤的血管内治疗进一步得到提高，尤其在中动脉动脉瘤中。血流导向

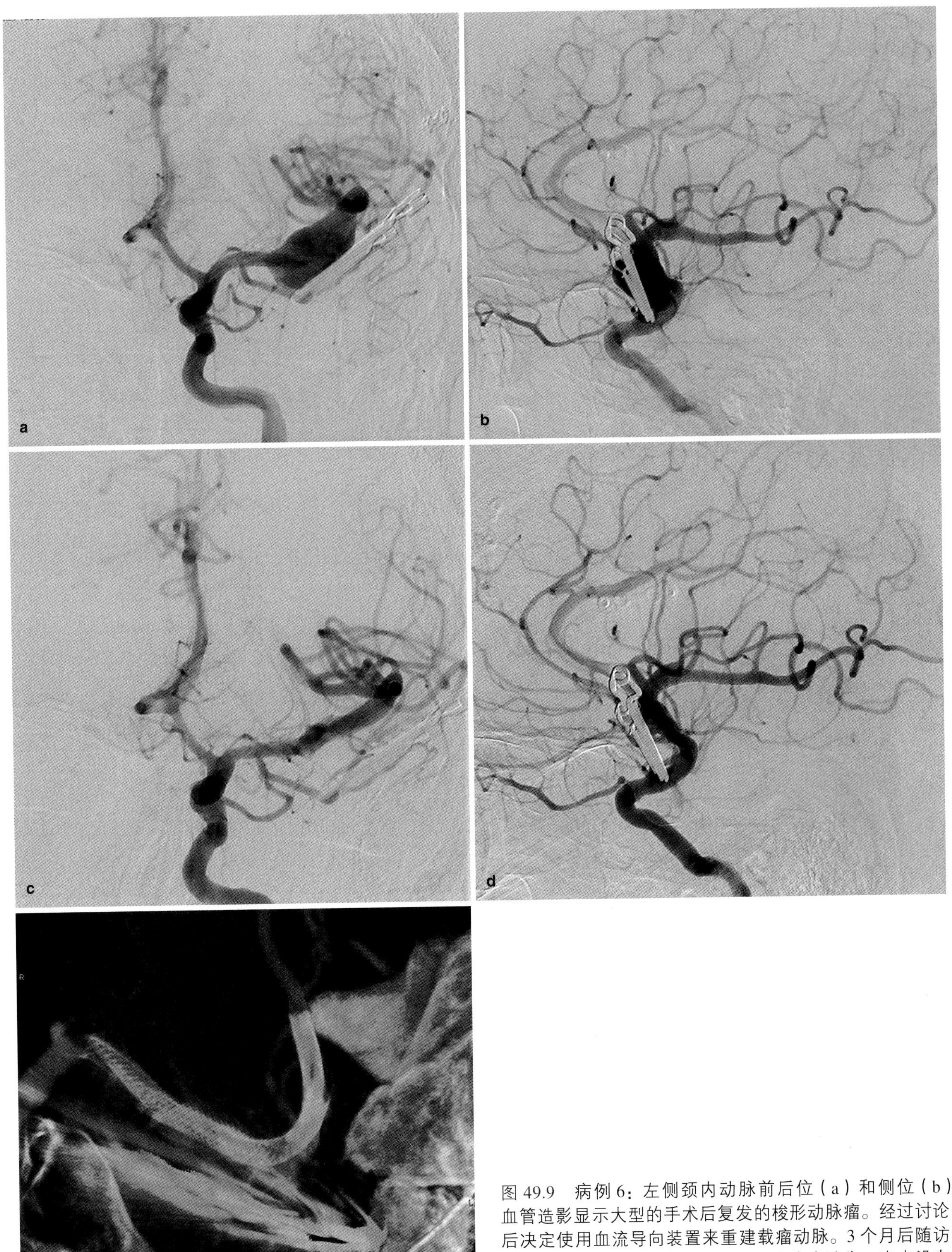

图 49.9　病例 6：左侧颈内动脉前后位（a）和侧位（b）血管造影显示大型的手术后复发的梭形动脉瘤。经过讨论后决定使用血流导向装置来重建载瘤动脉。3 个月后随访前后位（c）和侧位（d）造影显示动脉瘤消失，患者没有神经功能缺失。三维重建（e）显示血流导向装置贴壁良好，没有支架内血栓形成。

装置的应用已经改变了颈内动脉大型、巨大型和梭形动脉瘤的治疗，随着材料装置的进步必然会应用到颅内更远的血管分支动脉瘤中。同时，随着更适合细分支血管管径的支架的应用，对于治疗复杂困难的中动脉动脉瘤有非常好的前景[46]。

瘤颈重建装置[47]对于宽颈中动脉动脉瘤是更好的选择，尤其对于载瘤血管和流出血管成锐角的动脉瘤（类型Ⅲ和Ⅴ）。新型的动脉瘤内闭塞装置（图 49.10）在治疗中动脉分叉部宽颈动脉瘤（类型Ⅱ和Ⅴ）显示出比球囊辅助栓塞和支架辅助栓塞更好的效果[48–50]。这种装置的优势在于载瘤血管中的金属异物更少，术后出现血管内血栓的概率下降，不需要采用抗血小板治疗。一旦这种装置得到广泛应用，中动脉动脉瘤的血管内介入治疗比例将大大提升。

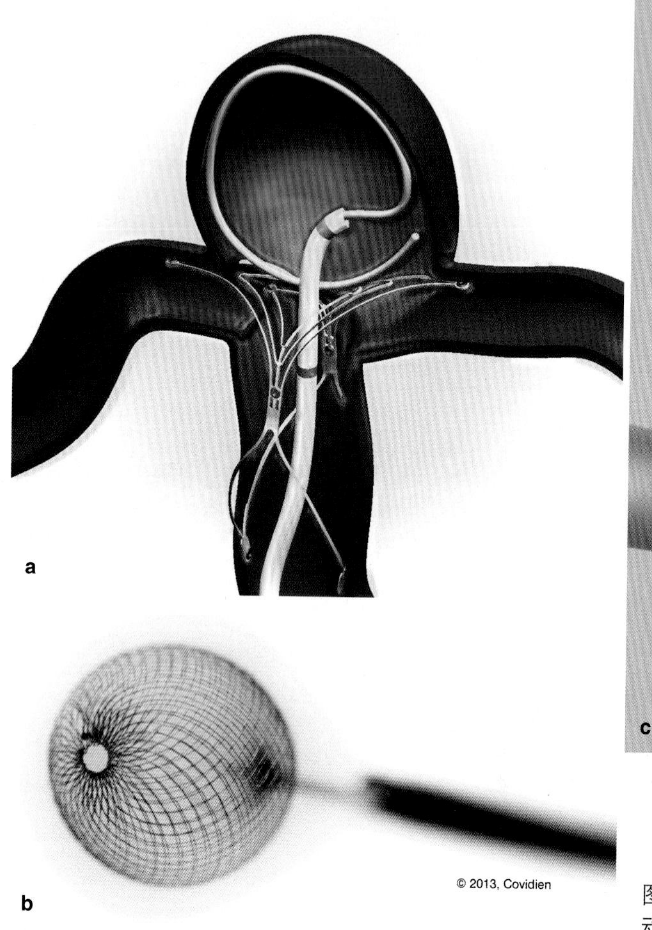

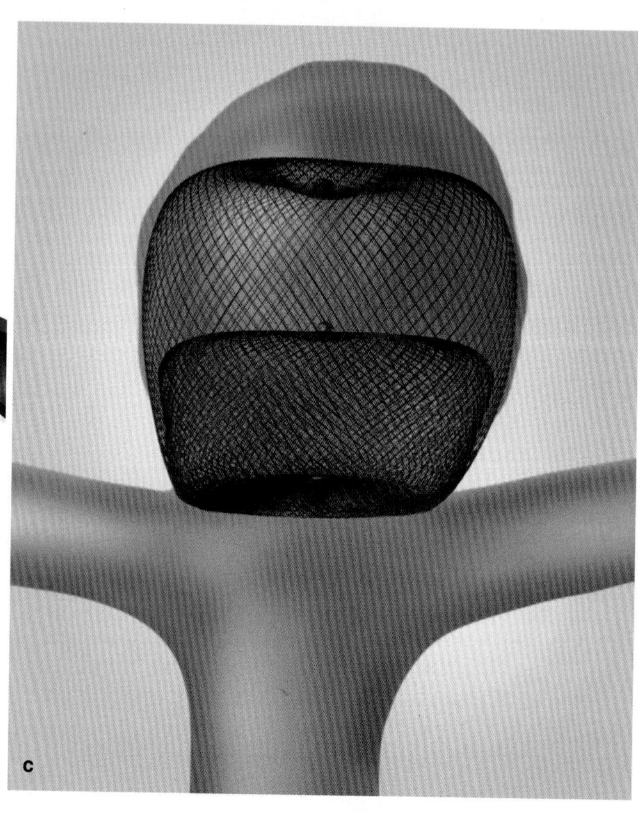

图 49.10　新型的动脉瘤内栓塞装置用于治疗中动脉分叉部动脉瘤。a. PulseRider；b. Luna；c. Web。

参·考·文·献

[1] Molyneux A, Kerr R, Stratton I, et al. International Subarachnoid Aneurysm Trial (ISAT) Collaborative Group. International Subarachnoid Aneurysm Trial (ISAT) of neurosurgical clipping versus endovascular coiling in 2143 patients with ruptured intracranial aneurysms: a randomised trial. Lancet 2002;360:1267–1274

[2] Fields JD, Brambrink L, Dogan A, et al. Stent assisted coil embolization of unruptured middle cerebral artery aneurysms. J Neurointerv Surg 2013;5:15–19

[3] Johnson AK, Heiferman DM, Lopes DK. Stent-assisted embolization of 100 middle cerebral artery aneurysms. J Neurosurg 2013;118:950–955

[4] Vendrell JF, Costalat V, Brunel H, Riquelme C, Bonafe A. Stent-assisted coiling of complex middle cerebral artery aneurysms: initial and midterm results. AJNR Am J Neuroradiol 2011;32:259–263

[5] Yaşargil MG. Middle cerebral artery aneurysms. In: Yaşargil MG, ed. Microneurosurgery, vol 2: Clinical Considerations, Surgery of the Intracranial Aneurysms and Results. New York: Thieme Medical Publishers; 1984:124–164

[6] Vendrell JF, Menjot N, Costalat V, et al. Endovascular treatment of 174 middle cerebral artery aneurysms: clinical outcome and radiologic results at long-term follow-up. Radiology 2009;253:191–

198

[7] Rinkel GJ, Djibuti M, Algra A, van Gijn J. Prevalence and risk of rupture of intracranial aneurysms: a systematic review. Stroke 1998;29:251–256

[8] Caranci F, Briganti F, Cirillo L, Leonardi M, Muto M. Epidemiology and genetics of intracranial aneurysms. Eur J Radiol 2013;82:1598–1605

[9] International Study of Unruptured Intracranial Aneurysms Investigators. Unruptured intracranial aneurysms—risk of rupture and risks of surgical intervention. N Engl J Med 1998;339:1725–1733

[10] Baharoglu MI, Schirmer CM, Hoit DA, Gao BL, Malek AM. Aneurysm inflow-angle as a discriminant for rupture in sidewall cerebral aneurysms: morphometric and computational fluid dynamic analysis. Stroke 2010;41:1423–1430

[11] Dhar S, Tremmel M, Mocco J, et al. Morphology parameters for intracranial aneurysm rupture risk assessment. Neurosurgery 2008;63:185–196, discussion 196–197

[12] Rahman M, Smietana J, Hauck E, et al. Size ratio correlates with intracranial aneurysm rupture status: a prospective study. Stroke 2010;41: 916–920

[13] Lin N, Ho A, Gross BA, et al. Differences in simple morphological variables in ruptured and unruptured middle cerebral artery aneurysms. J Neurosurg 2012;117:913–919

[14] Cianfoni A, Pravatà E, De Blasi R, Tschuor CS, Bonaldi G. Clinical presentation of cerebral aneurysms. Eur J Radiol 2013;82(10):1618–1622

[15] Rinne J, Hernesniemi J, Niskanen M, Vapalahti M. Analysis of 561 patients with 690 middle cerebral artery aneurysms: anatomic and clinical features as correlated to management outcome. Neurosurgery 1996;38:2–11

[16] Papo I, Bodosi M, Doczi T. Intracerebral haematomas from aneurysm rupture: their clinical significance. Acta Neurochir (Wien) 1987;89:100–105

[17] Pasqualin A, Bazzan A, Cavazzani P, Scienza R, Licata C, Da Pian R. Intracranial hematomas following aneurysmal rupture: experience with 309 cases. Surg Neurol 1986;25:6–17

[18] Yoshimoto Y, Wakai S, Satoh A, Hirose Y. Intraparenchymal and intrasylvian haematomas secondary to ruptured middle cerebral artery aneurysms: prognostic factors and therapeutic considerations. Br J Neurosurg 1999;13:18–24

[19] Kan P, Jahshan S, Yashar P, et al. Feasibility, safety, and periprocedural complications associated with endovascular treatment of selected ruptured aneurysms under conscious sedation and local anesthesia. Neurosurgery 2013;72:216–220, discussion 220

[20] Ogilvy CS, Yang X, Jamil OA, et al. Neurointerventional procedures for unruptured intracranial aneurysms under procedural sedation and local anesthesia: a large-volume, single-center experience. J Neurosurg 2011;114:120–128

[21] Debrun GM, Aletich VA, Kehrli P, Misra M, Ausman JI, Charbel F. Selection of cerebral aneurysms for treatment using Guglielmi detachable coils: the preliminary University of Illinois at Chicago experience. Neurosurgery 1998;43:1281–1295, discussion 1296–1297

[22] Fernandez Zubillaga A, Guglielmi G, Viñuela F, Duckwiler GR. Endovascular occlusion of intracranial aneurysms with electrically detachable coils: correlation of aneurysm neck size and treatment results. AJNR Am J Neuroradiol 1994;15:815–820

[23] Viñuela F, Duckwiler G, Mawad M. Guglielmi detachable coil embolization of acute intracranial aneurysm: perioperative anatomical and clinical outcome in 403 patients. J Neurosurg 1997;86:475–482

[24] Rohde S, Bendszus M, Hartmann M, Hähnel S. Treatment of a wide-necked aneurysm of the anterior cerebral artery using two Enterprise stents in "Y"-configuration stenting technique and coil embolization: a technical note. Neuroradiology 2010;52:231–235

[25] Dumont TM, Sorkin GC, Snyder KV, et al. On waffle cones and in vitro analysis of endovascular aneurysm treatment. World Neurosurg 2013;80:50–52

[26] Drake CG, Peerless SJ. Giant fusiform intracranial aneurysms: review of 120 patients treated surgically from 1965 to 1992. J Neurosurg 1997;87:141–162

[27] Hauck EF, Wohlfeld B, Welch BG, White JA, Samson D. Clipping of very large or giant unruptured intracranial aneurysms in the anterior circulation: an outcome study. J Neurosurg 2008;109:1012–1018

[28] Sughrue ME, Saloner D, Rayz VL, Lawton MT. Giant intracranial aneurysms: evolution of management in a contemporary surgical series. Neurosurgery 2011;69:1261–1270, discussion 1270–1271

[29] Kalani MY, Zabramski JM, Hu YC, Spetzler RF. Extracranial-intracranial bypass and vessel occlusion for the treatment of unclippable giant middle cerebral artery aneurysms. Neurosurgery 2013;72:428–435, discussion 435–436

[30] Parkinson RJ, Eddleman CS, Batjer HH, Bendok BR. Giant intracranial aneurysms: endovascular challenges. Neurosurgery 2008;62(6, Suppl 3):1336–1345

[31] Biondi A, Jean B, Vivas E, et al. Giant and large peripheral cerebral aneurysms: etiopathologic considerations, endovascular treatment, and long-term follow-up. AJNR Am J Neuroradiol 2006;27:1685–1692

[32] Jahromi BS, Mocco J, Bang JA, et al. Clinical and angiographic outcome after endovascular management of giant intracranial aneurysms. Neurosurgery 2008;63:662–674, discussion 674–675

[33] Lawton MT, Quinones-Hinojosa A, Sanai N, Malek JY, Dowd CF. Combined microsurgical and endovascular management of complex intracranial aneurysms. Neurosurgery 2003;52:263–274, discussion 274–275

[34] Zomorodi A, Bulsara KR, Friedman AH, Alexander MJ. Combined microsurgical and endovascular treatment of a giant left middle cerebral artery aneurysm. J Neurointerv Surg 2010;2:213–216

[35] Fiorella D, Woo HH, Albuquerque FC, Nelson PK. Definitive reconstruction of circumferential, fusiform intracranial aneurysms with the pipeline embolization device. Neurosurgery 2008;62:1115–1120, discussion 1120–1121

[36] Siddiqui AH, Kan P, Abla AA, Hopkins LN, Levy EI. Complications after treatment with pipeline embolization for giant distal intracranial aneurysms with or without coil embolization. Neurosurgery 2012;71:E509–E513, discussion E513

[37] D'Urso PI, Lanzino G, Cloft HJ, Kallmes DF. Flow diversion for intracranial aneurysms: a review. Stroke 2011;42:2363–2368

[38] Hauck EF, Tawk RG, Karter NS, et al. Use of the outreach distal access catheter as an intracranial platform facilitates coil embolization of select intracranial aneurysms: technical note. J Neurointerv Surg 2011;3:172–176

[39] Brinjikji W, Lanzino G, Cloft HJ, Rabinstein A, Kallmes DF. Endovascular treatment of middle cerebral artery aneurysms: a systematic review and single-center series. Neurosurgery 2011;68:397–402, discussion 402

[40] Horowitz M, Gupta R, Gologorsky Y, et al. Clinical and anatomic outcomes after endovascular coiling of middle cerebral artery aneurysms: report on 30 treated aneurysms and review of the literature. Surg Neurol 2006;66:167–171, discussion 171

[41] Regli L, Uske A, de Tribolet N. Endovascular coil placement compared with surgical clipping for the treatment of unruptured middle cerebral artery aneurysms: a consecutive series. J Neurosurg 1999;90:1025–1030

[42] van Dijk JM, Groen RJ, Ter Laan M, Jeltema JR, Mooij JJ, Metzemaekers JD. Surgical clipping as the preferred treatment for aneurysms of the middle cerebral artery. Acta Neurochir Wien 2011;153:2111–2117

[43] Morgan MK, Mahattanakul W, Davidson A, Reid J. Outcome for middle cerebral artery aneurysm surgery. Neurosurgery

2010;67:755–761, discussion 761
[44] Abla AA, Jahshan S, Kan P, et al. Results of endovascular treatment of middle cerebral artery aneurysms after first giving consideration to clipping. Acta Neurochir (Wien) 2013;155:559–568
[45] Rodríguez-Hernández A, Sughrue ME, Akhavan S, Habdank-Kolaczkowski J, Lawton MT. Current management of middle cerebral artery aneurysms: surgical results with a "clip first" policy. Neurosurgery 2013;72:415–427
[46] Turner RD, Turk A, Chaudry I. Low-profile visible intraluminal support device: immediate outcome of the first three US cases. J Neurointerv Surg 2013;5:157–160
[47] Turk A, Turner RD, Tateshima S, et al. Novel aneurysm neck reconstruction device: initial experience in an experimental preclinical bifurcation aneurysm model. J Neurointerv Surg 2013;5:346–350
[48] Klisch J, Sychra V, Strasilla C, Liebig T, Fiorella D. The Woven EndoBridge cerebral aneurysm embolization device (WEB II): initial clinical experience. Neuroradiology 2011;53:599–607
[49] Kwon SC, Ding YH, Dai D, Kadirvel R, Lewis DA, Kallmes DF. Preliminary results of the Luna aneurysm embolization system in a rabbit model: a new intrasaccular aneurysm occlusion device. AJNR Am J Neuroradiol 2011;32:602–606
[50] Turk AS, Turner RD, Chaudry MI. Evaluation of the Nfocus LUNA, a new parent vessel occlusion device: a comparative study in a canine model. Neurosurgery 2011;69(1, Suppl Operative):ons20–ons26

第50章

前交通动脉动脉瘤的手术治疗

Salah G. Aoun, Bernard R. Bendok, Tarek Y. El Ahmadieh, Najib E. El Tecle, and H. Hunt Batjer

从定义上来讲，前交通复合体是由双侧大脑前动脉（ACAs）A1段远端、前交通动脉（ACoA）及双侧ACAs的A2段近端组成的。前交通复合体作为颅内动脉瘤好发位置之一，反复在业内的标志性临床研究中被提及，约有39%的颅内动脉瘤发生于该部位[1–5]。位于前交通复合体的动脉瘤破裂倾向日趋增加，致残率和致死率较高，且患者相对年轻[1, 5]。除去上述流行病学因素外，ACoA动脉瘤位于主要大血管、视交叉、视神经交汇的“战略重地”，周围还有为数众多的、极为脆弱的穿支血管。无论是术中受到直接破坏，还是术后受到脑水肿或血管痉挛的间接影响，一旦这些穿支血管被损伤，都会造成各种神经功能缺失。另外，前交通复合体周围解剖结构个体差异极大，这显著增加了ACoA动脉瘤手术的复杂程度，要求主刀医生具有优秀的影像学读片能力、丰富的手术经验以及灵巧的操作技术。本章节概述了ACoA动脉瘤在胚胎学、解剖学及流行病学方面的各项要点，并且回顾了其术前、手术及介入治疗的相关基础知识。同时，我们还分享了一些关于手术治疗的小技巧。

前交通动脉瘤手术相关胚胎学

前交通复合体在胚胎早期形成阶段的发育异常与该区域存在的多种解剖学变异密切相关[6]。在尸体解剖研究中发现，有60%的前交通复合体存在结构异常。当胚胎发育至35天时，双侧颈内动脉各自发出一条原始的ACA主干。5天后（胚龄40天），这两条原始ACA主干开始朝中线处靠拢，并向对方发出多条桥接吻合血管。4天后（胚龄44天），这些桥接血管丛开始相互联合并形成ACoA。这时，ACoA所形成的几种主要解剖学变异如下所述：① ACoA完全缺失。据报道发生率由0.2%（一项样本量为1 803例的研究）至22%（样本量为87例的硅灌注脑模型研究）不等[7]；② ACoA开窗畸形；③多支ACoA畸形，文献报道双支或三支ACoA的发生率分别为30%和10%[6, 8, 9]。一旦胚胎ACoA形成，它将生发出一条靠近中线的原始ACA，也被称为胼胝体中线动脉，这条动脉将在成人时退化。该动脉退化失败可能会导致三动脉结构，即同时存在三条A2分支（发生率2%~13%），或者导致正常发育的双侧A2段退化合并胼胝体中线动脉的代偿性扩大，即所谓的“单一”A2（发生率小于1%~9.7%）[1]。单一动脉常常导致动脉瘤的形成。ACA的A1段也经常出现诸如发育不良、发育不全、重复发育、开窗畸形或其他非典型的解剖学变异。A1动脉干发育不良（胚胎学定义为血管直径小于1.5 mm）或发育不全的人群发生率分别为10%和0.26%。

前交通动脉复合体手术相关解剖学

大脑前动脉A1段

根据定义，ACA的A1段是颈内动脉的一个分支，起自其位于颈动脉池中的分叉处，终止于ACA与ACoA交汇处[1, 6]。A1段发出后朝向前方、中线侧走行并进入终板池。期间A1段常常被较厚的蛛网膜组织包裹，并在汇入ACoA之前可能发生多种变异。约2/3的A1–ACoA交汇点发生于视交叉水平，其余1/3发生于视神经之上。A1段的血管直径通常为大脑中动脉（MCA）的一半。一半情况下，双侧A1段血管的直径相当，而另一半人群中，两者直径相差> 5 mm[1, 2]。以上发现与临床及手术密切相关，因为统计发现85%的ACoA动脉瘤病例中存在双侧A1段不对等的情况。双侧A1血流量不均所造成的血流动力学压力可能是动脉瘤形成的原因，因为事实上大部分ACoA动脉瘤都起自优势供血侧的 A1 段，并且指向较小的或发育不良的对侧 A1 段（也就是从血流动力学压力较高的区域指向压力较低的区域）。

双侧 A1 段各自发出 2~15 条中央豆纹穿支动脉（MLAs），这些血管需要与大脑中动脉发出的外侧豆纹动脉以及 A2 段发出的走行于其前方的 Heubner 回返动脉（RAH）相区别。MLAs 中的大部分（86%）从 A1 段的后侧或上方发出，约 2/3 起自于其近端；41%~50% 的 MLAs 会继续分散成为数目超过 50 支的小型穿支血管，并经由前穿质的中线侧进入大脑[10]，供应包括内囊前臂、下丘脑前部、纹状体前部、尾状核下部、苍白球前部以及穹窿柱在内的多处重要结构[1, 5]。MLAs 损伤可能导致运动、感觉及认知方面的复合功能障碍。未进入前穿质的 MLAs 负责视交叉及视神经背侧、视束、视上核、侧裂、大脑纵裂和 / 或额叶下部的血液供应。

前交通动脉

前交通动脉被定义为双侧 A1 段在终板池内交汇所形成的解剖学结构。该结构沿冠状面与横断面相交的方向走行，长约 2~3 cm，直径约为 A1 段的一半，向上连接双侧 A2 段。在此之后，双侧 A2 段将并行进入大脑纵裂[1]。但是，仅有约 20% 的前交通动脉能够完全符合以上描述。在更为常见的情况下，双侧 A2 段均由一侧 A1 段发出，该侧 A1 段通常为优势供血侧，与对侧较细的 A1 段呈不对称分布。研究发现，双侧 A1 段的直径差异与 ACoA 的大小呈正相关，推测可能是为了代偿性补充由于对侧 A1 较为细小或发育不良所造成的 A2 段血供不足。该发现指出，由于前交通复合体动脉瘤通常继发于双侧 A1 发育不对称，因此，ACoA 动脉瘤患者中均应出现典型 ACoA 表现[6]。另外，仅有 20% 的 ACAs 能保持双侧对称地在 ACoA 水平进入大脑纵裂，导致 ACoA 常常位于倾斜或矢状位方向的平面上[1, 6, 11]。上述发现十分重要，因为它们将影响到术中 ACoA 和 ACoA 动脉瘤的显露、动脉瘤顶部的起源、ACoA 和 ACoA 动脉瘤与颅底的距离以及它们与从 ACoA 发出的穿支动脉之间的关系[11]。由经过 3D 建模软件加工获得的 CT 血管成像、磁共振血管成像以及 CT 血管重建模型在术前预估这些血管变异及规划安全手术入路方面十分有用。

报道中关于源自 ACoA 的穿支动脉情况的记载差异较大，数目为 0~11 条不等，而直径则分布于 0.1~2.1 mm。大多数穿支动脉起源于 ACoA 的上方及后方（与 A2 起始部垂直），因此使得术者无法直视。这些穿支动脉经常偏离中心，靠近优势 A1 一侧，而在双侧 A1 对称时，则沿中线分布[1]。它们异常脆弱，极易在分离或电凝时受到损伤，或是在受到动脉瘤夹压迫或粗暴扯动时发生扭曲痉挛，即使这些影响只是暂时的。这些穿支动脉负责向包括垂体柄、视交叉、下丘脑前部、穹窿、边缘系统及额叶下部沟回在内的重要结构供血。一旦受到损伤，可能会导致严重的神经系统功能障碍，包括记忆障碍、人格改变及水电解质失衡等[1, 11]。

大脑前动脉 A2 段

大脑前动脉 A2 段由 ACoA 发出后沿纵裂间走行，直到于胼胝体膝部移行为 A3 段。双侧 A2 段各自均发出以下 3 条主要分支[1]：第一条分支被称为内侧纹状动脉，起自于 A2 段邻近与 ACoA 交汇处。而在德国儿科医师 Johann Otto Leonhard Heubner（1843—1926）首先对其进行描述后，该动脉更经常被称作 Heubner 回返动脉（RAH）。第二条分支由眶额动脉构成，发出后向前下方走行，负责直回及嗅束的血液供应。第三条分支被称为额极动脉，在三条分支中发出点最远，径直向前方走行并穿过额下沟。充分了解上述解剖学特点可以帮助术者将起自于 A2-ACoA 交汇处数毫米、回返走行并平行于 A1 段的 RAH 与眶额、额极动脉区分开来。但是，在 10%~14% 病例中 RAH 起自于 A1 段远端[1]，而在 8% 的情况下，RAH 起自于 ACoA[10]。另外一个有助于区分不同分支的特征是，眶额动脉起自于终板池与胼胝体池的边界处。RAH 的直径介于 0.2~2.9 mm 不等，其长度约为 A1 段的 2 倍，介于 12~38 mm 之间，因此其在手术中受到损伤的风险也相应增加[1, 6, 10]。尽管 RAH 在起始时被较厚的蛛网膜组织包裹黏附于 A1 段，其远端则自由走行于蛛网膜下腔中，穿过脑组织后负责尾状核、壳核、苍白球以及内囊前支的血液供应。该穿支动脉受到损伤后可能并无临床症状，也可能会发生以面部和上肢为主的偏瘫或偏身舞蹈症、舌与上颚功能障碍及构音障碍，如果优势半球受累，还可能发生失语。所有症状可能会偶有好转，甚至在数月之间完全缓解。如果双侧 RAH 均出现阻塞，可能会导致动作不能性缄默症[12]。

ACoA 动脉瘤临床相关知识

流行病学

既往大型历史性队列研究发现，ACoA 动脉瘤是颅内动脉瘤形成及破裂发生率最高的类型。发表于 1966 年的原始合作性研究（纳入 2 695 例动脉瘤）显示：全部破裂动脉瘤中，ACoA 动脉瘤所占比例高达 28%[2]。一项来源于库奥皮奥市脑动脉瘤数据库（1977—2005 年）的研究共纳入了 4 253 例动脉瘤，该研究发现：23% 的动脉瘤是位于前交通复合体处的[1]。另一项关注于动脉瘤手术时间的国际性合作研究发现：39% 的颅内破裂动脉瘤均位于前交通复合体[3]。一项基于人口的原发动脉瘤性蛛网膜下腔出血研究共纳入 2 365 例患者，其中 30% 的动脉瘤破裂发生于 ACoA 处（于大脑中动脉分叉处动脉瘤发生率相近）[1]。最近一项国际性未破裂颅内动脉瘤研究（ISUIA）在纳入 4 060 例未破裂动脉瘤患者后发现：ACoA 动脉瘤所占比例为 12.3%[4]。同样，日本未破裂大脑动脉瘤研究（UCAS）共纳入 6 697 例未破裂动脉瘤后得出结论：ACoA 动脉瘤占全部动脉瘤的 15.5%[5]。另外，与其他类型动脉瘤相比，ACoA 动脉瘤破裂时体积较小，高达 50% 的破裂 ACoA 动脉瘤直径小于 7 mm。上述发现已经被最新发表的 UCAS 研究证实。他们提出：无论是在全部动脉瘤［风险比 2.02；95% 置信区间（CI）=1.13~3.58］，还是在直径 3~4 mm 的动脉瘤中（年破裂风险 0.9%；95% CI=0.45~1.80），ACoA 动脉瘤都具有最高的年破裂率[5]。

临床与影像学表现

尽管大多数破裂 ACoA 动脉瘤患者所经历的临床表现与其他颅内动脉瘤患者基本相同，但该类动脉瘤仍具有值得商榷的典型影像学相关标准。首先，ACoA 动脉瘤患者在蛛网膜下腔出血的基础上常常更倾向于出现侵及脑实质或脑室的病灶，甚至仅表现为独立单发病灶。据报道，在全部动脉瘤破裂病例中，29% 的患者存在出血破入脑室的情况[1]，出血侵犯脑实质的比例高达 32%[13]，而上述两者同时发生的概率约为 10%。出血破入脑室或侵犯脑实质的情况可能使临床预后变差，并更需要手术干预。另外，破裂 ACoA 动脉瘤患者更经常合并急性脑积水并需要立即行脑室外引流术（在库奥皮奥市系列研究中占 44%）。

第二，当蛛血的主要部分或全部均位于大脑纵裂间时，仅凭 CT 图像即可确定致病灶的位置。而如果发现位于直回的脑实质内血肿，则诊断更为精确地指向破裂 ACoA 动脉瘤。

第三，由于来自于双侧 A1 段的动脉血压力相当，ACoA 中的实际血流可能很小，由此可能导致与其他动脉瘤相比，ACoA 动脉瘤具有最高的血管造影假阴性率。尽管许多研究者提倡将 CT 血管造影作为诊断首选影像学检查，但是血管造影过程中人工压迫对侧颈内动脉可以增加 ACoA 血流量并帮助评估同侧血流[1, 6, 14]。

据报道，巨大 ACoA 动脉瘤可能会导致脑积水，并由于瘤体直接压迫或脑积水而引起认知功能不全，或是由于指向后方的动脉瘤影响视通路而引起视觉症状[1, 15]。在大于 3.5 cm 的巨型动脉瘤中，也存在关于痴呆症状的报道[15]。

ACoA 动脉瘤的术前评估

ACoA 动脉瘤手术所面临的最大挑战主要来源于其所在位置，ACoA 位于大脑中线深部并发出 11 条分支，包括供应其顺行及逆行血液的双侧 A1、A2、RAH、动脉和额极动脉[6]。对于动脉瘤的术前评估旨在于选择手术入路，需要结合患者临床、解剖因素，根据病例具体情况综合进行。

相关临床因素包括：①动脉瘤处于破裂还是未破裂状态；②距离前次出血或手术的时间（对于再次手术的动脉瘤患者），以便于为术者提供评估蛛网膜瘢痕及炎性粘连程度的重要信息；③患者的临床状态以及是否需要同时清除危及生命的脑实质或脑室内血肿[1]。能够影响手术入路选择的解剖学因素包括（不仅限于）：A1 段优势供血侧、动脉瘤大小、动脉瘤顶指向、前交通复合体距离颅底高度、ACoA 在矢状面及冠状面上的 3D 旋转程度、瘤颈部钙化程度、合并其他动脉瘤情况等。仔细研究高质量术前影像将会帮助术者识别以上大部分影像因素，并将术中发生预料外事件的可能性降到最小。

手术入路方向选择

本节主要介绍不经纵裂的各种手术入路，包括翼点入路、眶上入路以及后文将论及的眶颧入路等。选择手术入路方向的主要目的有 2 点：①对优势半球的损伤最小；②尽量分离瘤颈周围的小穿支动脉，避免其被瘤夹意外累及。首要的规则是，血流动力学压力通常导致动脉瘤沿着较细的或发育不全的 A1 段方向生长。瘤颈常常位于优势供血侧 A1 段，而其顶部则指向对侧。在夹闭过程中，全方位分离暴露瘤颈对于避免损伤穿支动脉来说是必须的，而选择供血优势侧入路进入可以让术者在接触瘤顶之前首先暴露瘤颈。

在比较少见的情况下，双侧 A1 段大小相同、动脉瘤完全位于中线并局限于矢状平面中，这时通常选择非优势半球入路。

ACoA 动脉瘤的解剖结构

早在 20 世纪 70 年代，Yasargil[16-18] 就认识到了 ACoA 动脉瘤顶部及颈部在空间上的朝向对于手术入路选择、脑组织牵开分离及动脉瘤最终夹闭操作的重要性。他将 ACoA 分为 5 种类型，每种类型都向术者展示了术前需要仔细检查，从而掌握的具体解剖学特点，以便于其了解本次手术的优劣之处，并优化手术入路、避免术中并发症（图 50.1）。大部分（71.2%）ACoA 动脉瘤投射方向局限于纵裂之中，仅有一小部分（16%）向下投射、朝向视交叉。另外 16% 的 ACoA 动脉瘤则形状复杂、多方向投射。接下来，本章将就 ACoA 动脉瘤中所占比例最大类型的主要特征进行讨论。

朝向上方的动脉瘤

本类型占全部 ACoA 动脉瘤的 34.4%[18]。朝向上方的动脉瘤位于纵裂内双侧 A2 段之间，顶部投射方

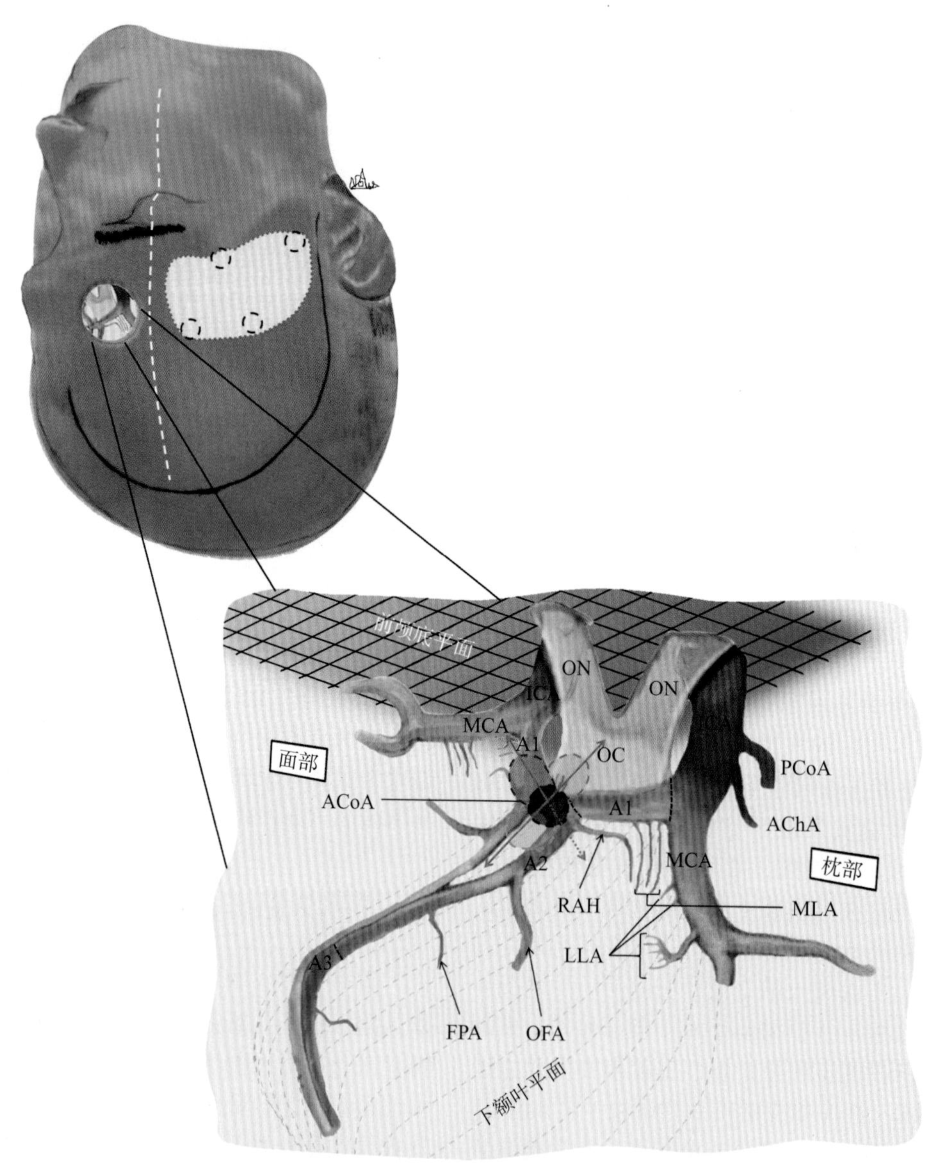

图 50.1 本图从右侧翼点入路视角展示了 ACoA 动脉瘤的四种主要变异形态及其与周边血管神经组织的解剖关系。4 种颜色所代表的动脉瘤朝向如下：蓝色动脉瘤，朝向下方；绿色动脉瘤，朝向上方；棕色动脉瘤，朝向前方；黑色动脉瘤，朝向后方。A1、A2、A3 分别代表前交通动脉的第一、二、三段；AChA，脉络膜前动脉；FPA，额极动脉；ICA，颈内动脉；LLA，外侧豆纹动脉；MCA，大脑中动脉；MLA，内侧豆纹动脉；OC，视交叉；OFA，眶额动脉；ON，视神经；ACoA，前交通动脉；PCoA，后交通动脉；RAH，Heubner 回返动脉。

向与 A2 段动脉相同。此类动脉瘤的优势在于通常不会与颅底相对固定的结构如视神经、视交叉发生粘连，因此在抬起额叶或经纵裂安放大脑牵开器以显露前交通复合体等关键结构，尤其是对侧 A1 段时，动脉瘤破裂的风险较小。但是，该类型动脉瘤的瘤颈及顶部后侧常常会与漏斗或下丘脑穿支动脉粘连，在安置瘤夹之前必须加以分离。如果上述操作过于困难或危险，可以使用跨窗夹绕开与之粘连的 A2 段动脉。由于该类型动脉瘤位于纵裂内侧由双侧 A2 段所组成的平面内，对于位置较高者还可以选择经纵裂入路。

朝向前方的动脉瘤

该类动脉瘤通常都沿垂直于双侧 A2 段所构成平面的方向向前投射，占全部 ACoA 动脉瘤的 22.7%[18]。这一类动脉瘤在得到显露后是最易于夹闭的，因为其朝向与漏斗、下丘脑穿支动脉相反，沿平行于 ACoA 的方向安置一枚直夹即可有效封闭动脉瘤，并避免损伤穿支动脉。但是，由于瘤体朝向的关系，该类动脉瘤的瘤顶部可能与眶额动脉或额极动脉相粘连，因此在分离瘤颈过程中，不得不分离甚至牺牲上述动脉。更重要的是，朝向前方的 ACoA 动脉瘤具有最高的术中破裂发生率[1]。由于其朝向的原因，瘤顶常常在直回水平与额叶相粘连，因此很可能在分离，尤其是额下牵拉过程中发生破裂。此时，应尽量避免牵拉额叶，可以通过策略性切除直回而获得动脉瘤 –A1–A2 复合体的显露。

朝向后方的动脉瘤

该类动脉瘤位于双侧 A2 所构成平面的后方，并面向枕部，通常位于纵裂当中。占全部 ACoA 动脉瘤的 14.1%[18]。尽管其顶部并不累及 A2 段，但颈部和瘤顶下部却恰好位于 ACoA 的众多穿支当中，因此这一类型的动脉瘤被认为是最难夹闭的。漏斗及下丘脑穿支动脉常常与瘤颈、瘤体粘连（常见情况下发生于瘤体下部，粘连位于瘤体上方的情况较为少见），需要在实行夹闭前仔细分离。一旦确认穿支动脉瘤的位置，通常沿平行于 ACoA 方向安放一枚直夹即可夹闭动脉瘤，但有时需要更为复杂的夹闭方案[2, 3]。

朝向下方的动脉瘤

该类动脉瘤占全部 ACoA 动脉瘤的 12.8%[18]。朝向下方的动脉瘤几乎完全位于纵裂之外，并常常与较为固定的结构（相比于额叶）相粘连，包括视交叉、视神经以及其间的硬膜组织。手术初期牵拉额叶的操作可能会导致瘤顶自其粘连处撕裂，从而造成难以控制的出血。大部分情况下，经由侧裂进入并切除部分直回即可在避免过度牵拉额叶的前提下为术者充分松解及显露前交通复合体。一旦瘤顶得到显露，需要沿其周围仔细检查并分离，因为通常在其后方会存在与漏斗、下丘脑相连的穿支动脉[1, 6]。一旦上述穿支动脉得到分离，沿平行于 ACoA 方向安放一枚直夹即可夹闭动脉瘤并避免损伤穿支。

ACoA 动脉瘤手术特有并发症

在本章之前部分，我们已经讨论了 ACoA 动脉瘤术中特有的、由于技术性血管损伤所造成的相关并发症。但是，仍有两种 ACoA 动脉瘤破裂或修复后常见并发症需要进一步讨论。

电解质异常

ACoA 动脉瘤破裂或术后可能会出现多种电解质失衡，但是最为常见的仍旧是低钠血症。之前，该现象的发生主要归因于抗利尿激素分泌异常，但是最近则被认为与脑耗盐综合征有关。Yasargil 发表的一项纳入 371 例破裂动脉瘤、随访期 1~5 天的研究指出，术前及术后脑耗盐综合征的发生率分别为 18% 和 40.5%[18]。

认知功能障碍

早先关于 ACoA 动脉瘤术后结果的报道曾描述了动脉瘤破裂或术后出现包括严重记忆缺失、人格改变及虚构症在内的综合征。这种异常是额叶底部受累造成，由于在临床上与 Wernicke–Korsakoff 综合征具有可比性，而被称为 ACoA 动脉瘤综合征[19]。但是，显微手术、重症监护及麻醉领域的进展使得这种综合征的表现逐渐趋于温和，部分患者可以获得部分甚至完全恢复。认知功能障碍不再被认为是一种完全性的记忆缺失，而更多是表现轻重不一、需要根据具体情况个体化处理的症状[19]。

前交通复合体的手术入路

目前前交通复合体区手术入路主要有四种：翼点入路、眶上外侧入路、纵裂入路以及眶颧入路。下文将就这几种入路的具体内容、特点以及针对各种类型 ACoA 动脉瘤所具有的优势逐一介绍。另外，后文还将介绍各类入路在术前及术中通用的一般性手术和麻醉原则，包括脑组织松解、必要时通过脑池引流、导航、神经监测及爆发抑制技术等。

翼点入路

大体手术技术

翼点入路的具体细节在大量文献中均有报道[1, 6, 17, 20]。患者头部略高于肩膀水平、向动脉瘤对侧旋转 45°~60° 并略伸，使得颧弓在轴面上位于最高点。上述体位可以使重力向下“牵拉”额叶离开前颅底，减少术中牵拉需要。之后，患者头部略向对侧旋转以保持额底平面与肩膀平行。弧形切口起自于耳屏前 1 cm 颧弓根水平处（避免额肌损伤），沿发际线向后止于中线（图 50.1）。上述切口起点与终点连线应该经过关键孔。对于发际线较高的患者，切口需要跨中线以保证充分的额部暴露，因为骨瓣可能会延伸至中线处眶上神经水平。对于未破裂动脉瘤，我们仅剪去足够的头发以保证术后头皮切口清洁即可，而对于破裂动脉瘤患者则需剪去更多的头发。我们倾向于使用牵开器牵开皮瓣，使其与颅底保持 45° 角，以免压迫眼眶及其内容物。我们习惯于保留颅骨骨膜及其蒂部以备术中所需。

接下来，我们从关键孔开始，沿颞上线下方 1 cm 切开颞肌筋膜直至头皮切口后端。并以此处为起点行第二道切口向下至颧弓根水平。之后，钝性向前分离颞肌并固定于牵开器上。我们通常需要三处钻孔，但对于硬膜粘连严重的老年人偶尔需要第四处钻孔。上述钻孔分别位于：①关键孔处；②颧弓根上方；③颞上线下 1 cm 处、切口后端前方。这三处钻孔在手术结束后将会被经过缝合的肌肉覆盖，以期达到较好的美容效果。如果需要，第四处钻孔位于颅底上方 2 cm 眶上切迹处。当使用开颅器制造骨瓣时，尽量使眶上部分的切割最大限度靠近颅底。骨瓣内侧界限为眶上切迹的外侧缘。当骨瓣被掀开后，沿其边缘环形悬吊。之后磨平蝶骨嵴并暴露眶上裂。可以适当分离硬膜以便于充分暴露并磨平蝶骨嵴。为尽量减少通过额下部暴露前交通动脉时所需的牵拉，可以对额骨内板进行打磨。一旦硬膜得以显露，应对其进行弧形切开并向前方翻起、覆盖骨缘，以便于避免折叠、最大限度地保证额下通路的暴露程度。这时，操作显微镜可以移至术区。对显微镜进行不同深度的对焦时，我们偏好使用咬口嘴进行操作，避免双手离开显微操作器械。

显微手术技术

术者需要在一种类似于画家的坐姿下进行工作。在大部分分离操作时，我们都习惯于使用蛛网膜刀进行锐性分离。钝性分离仅仅用于拉伸而非撕裂蛛网膜粘连，以便于进一步使用尖刀片切开。相关的脑池均应尽量开放，使得后续手术能够经脑池空间、而非“经脑”进行操作。有些情况下，开放侧裂对于显露巨大的或者相对颅底位置较高的动脉瘤十分有利。沿侧裂内侧支前缘放置一枚牵开器，使其前端位于视神经－颈内动脉池表面，该脑池需要开放以释放脑脊液。之后小心打开视神经池，尽量避免损伤视神经的供血小动脉。沿后内侧方向逐步置入牵开器，将额叶抬离前颅底及视神经，注意避免撕裂小血管与蛛网膜粘连。采取锐性分离可以保证分离过程轻柔并减小损伤。继续分离直到同侧 A1 段得以显露，如果需要的话，留出放置临时瘤夹的空间，此时需注意避免损伤 RAH。

现在，将牵开器向 A1–A1 汇合处旋转，并将其尖端置于视束侧方。然后沿中线进行脑池松解直到显露对侧 A1 段以备施行完全性近端阻断。如果必要，还可以进行软膜下直回部分切除。很重要的是，直到完全确认 RAH 起始部之前，必须保持所有的松解操作均在软膜下水平进行。可以在同侧 A2 较远端部分进入软膜后进一步探查纵裂并寻找对侧 A2 段。在远离动脉瘤的位置确认双侧 A2 段（有时会出现 3 条 A2）以便于施行远端阻断。之后，小心地逆向沿同侧 A2 段探查靠近动脉瘤，并应用锐性分离显露瘤颈部的 3D 结构。此时术者操作姿态的舒适性以及对解剖的充分掌握十分重要。未能完全掌握解剖结构常常会导致夹闭失误。充分分离显露 A1–A2 汇合部使得术者能够从底部视角看清前交通复合体，从而掌握穿支动脉走向以及动脉瘤和前交通复合体的 3D 形态。直到获得充足的视野显露及舒适的操作姿态之后，术者才能够开始进行夹闭操作。

手术夹闭

当进行 ACoA 动脉瘤夹闭时，最好在脑中预先构思好除去动脉瘤后的 ACoA 形态，因为动脉瘤夹闭的目的就在于重建功能性解剖结构，并将动脉瘤从循环中除去。这一步骤可以帮助术者在不影响对侧 A2 管径的前提下重建 A1–A2 汇合部以及 ACoA。临时阻断是安全的，尤其是对于脆弱的破裂动脉瘤或形态复杂的病灶。严密包裹可以对巨大、宽颈动脉瘤的夹闭起到巨大帮助作用。偶然的，我们发现使用腺苷可以起到软化巨大动脉瘤、帮助显露对侧 A1–A2 汇合部以及加速夹闭的作用 [21, 22]。避免误夹动脉瘤后方的下丘脑穿支动脉十分重要。当动脉瘤夹放置完毕后，需要反复仔细检查，以避免重要的血管结构受压，并且确认动脉瘤完全处于掌握之中。可以在术中适当应用吲哚菁绿血管造影来确认载瘤动脉的通畅和动脉瘤的封闭情况。

眶上外侧入路

尽管该入路受到某些外科医生的偏爱，我们并未将其纳入实际操作中 [1]。本入路操作方法如下：患者头部摆放需保证 ACoA 区位于术者暴露三角区的顶部，并且能够在手术期间通过旋转固定于手术床的头架而进行调节。在沿发际线后方行额颞部皮肤切口后，切开分离颞肌，皮瓣向前方翻开直到暴露眶缘。在邻近颞线内侧钻一孔，并去除小骨瓣。剪开硬膜并沿额叶下方锐性分离直到打开终板池。剩余显微手术步骤与翼点入路操作方法基本相似。

经纵裂前部入路

本入路适用于前交通动脉复合体位置距离前颅凹底部较高，尤其是距离大于 13 mm 的病例，否则在显露动脉瘤过程中将难以避免过度牵拉额叶[1, 6, 17, 18, 23, 24]。本入路对脑组织牵拉极小，且能够保留嗅束及直回。患者头部略高于心脏水平、位置居中，鼻梁位居中线并指向上方，为术者提供对于前交通复合体的垂直视角。皮肤切口位于发际线后，呈弧形并跨越中线。在皮肤拉钩协助下，如额骨得以暴露，可以不需双冠状切口。在中线处上矢状窦上方钻一孔。小心将硬膜与骨瓣分离，特别需注意桥静脉的汇入处。去除骨瓣后，弧形切开硬膜并向中线处翻开。将术野边角处加以覆盖以避免空气栓塞。进入纵裂后，采取锐性分离去除蛛网膜粘连，并沿扣带回之间的大脑镰前界逐步深入直至胼胝体池。这时可以看到胼胝体及胼周动脉。在纵裂内、胼胝体周围沿上述动脉分离，直到显露前交通复合体，之后即可分离瘤颈以便夹闭。

眶颧入路

眶颧入路对于巨大或距离颅底相对较高的动脉瘤十分有用[6, 25]。Gonzalez 等曾在尸头上进行研究，对比翼点入路、标准眶颧入路以及改良眶颧入路（延伸至上颌骨）对于颅底的暴露程度。他们发现，眶颧入路所获得的最大暴露角度远远超过翼点入路［(37.2 ± 4.7)° 与 (27.1 ± 4.3)°；$P < 0.001$］，而且经过延伸后能够进一步扩大［(42 ± 4.9)°；$P < 0.001$］。术者的操作区域与翼点入路（281 mm[3]）相比也有所增加（343 mm[3]）。因此，眶颧入路可以在脑组织牵拉最小化的前提下增加对于前交通复合体的暴露角度[26]。

前交通动脉瘤术后临床转归

自从 20 世纪 70 年代神经外科引入手术显微镜以来，ACoA 动脉瘤患者的术后转归相比于最初的队列研究结果已经产生了巨大进步。一项于 1958—1963 年进行的、纳入 300 例破裂 ACoA 动脉瘤患者、旨在对比手术及临床治疗效果的随机前瞻性研究发现，手术治疗的死亡率高达 44%，远高于保守治疗，且只有 37% 的手术患者得以恢复日常工作活动[6]。随着现代神经外科技术发展，Yasargil 于 20 世纪 70 年代中期发表的一篇纳入 371 例破裂 ACoA 动脉瘤的报道显示，该类手术的死亡率已经降至 5.9%。尽管该研究的大部分手术患者具有良好的围术期状态（80% Fisher 分级达到Ⅰ～Ⅱ级）[17, 18]。现今已知，术前临床表现也属于动脉瘤手术预后的预测指标之一。近期，更多的大型手术研究报道了更为中庸的数据；关于前交通复合体动脉瘤手术的国际合作研究揭示，其手术死亡率为 16.8%，而其总体死亡率为 30.1%。Proust 等[27]比较了 1990—1995 年 83 例接受 ACoA 动脉瘤显微手术的患者以及 1996—2000 年 103 例手术患者资料。他们发现前后两段时间内，手术相关的死亡率及永久性致残率出现显著下降，由前一段的 16.9% 降至后一段的 3.9%（P=0.011）。该领域的其他进步，例如腺苷被用于术中临时血流阻滞[21, 22]以及术中吲哚菁绿血管造影技术等进一步显著改善了以上数据。

ACoA 动脉瘤治疗决策：夹闭还是栓塞?

尽管已有部分研究报道，对于破裂动脉瘤，介入栓塞治疗在短期预后方面优于手术夹闭，仍有一些问题需要注意。比较性研究通常依靠有经验的团队来选取较为“平均”、即同时适合手术夹闭或者介入栓塞治疗的动脉瘤样本（图 50.2）。在绝大多数临床试验中，受到研究的都是这种特定类型的动脉瘤。这种评价方法具有极高的主观性，因为某一动脉瘤是否可以同时作为栓塞或夹闭的样本，会根据治疗组不同成员所受训练、经验及偏好而发生变化。另外，尚缺乏关于未破裂动脉瘤的随机研究数据。很明显，现今两种治疗方式尚无确切的优劣之分，而应选取能够带给患者最佳近期及远期结果的治疗方法。倾向于手术夹闭治疗的一般因素包括：患者年龄，因为患者年龄较小是保证耐受较长手术时间的必要条件；大型或巨型动脉瘤；破裂动脉瘤合并巨大血肿、需要同时进行血肿清除；动脉瘤瘤颈 - 高度比较大（> 0.5）、可能造成栓塞困难。另一方面，适于栓塞治疗的患者条件包括：患者高龄，因为高龄患者对于手术时间的耐受性较弱，同时存在较多增加手术风险的合并症；小型动脉瘤，尤其是颈部较窄的动脉瘤；存在血管痉挛，可能需要同时使用介入药物或机械性血管成形术的患者。

除去上述一般性因素的影响，出于血流动力学因素，前交通复合体动脉瘤较其他颅内动脉瘤具有更高的复发可能性[6]。Moret 等[28]发现，为期 12

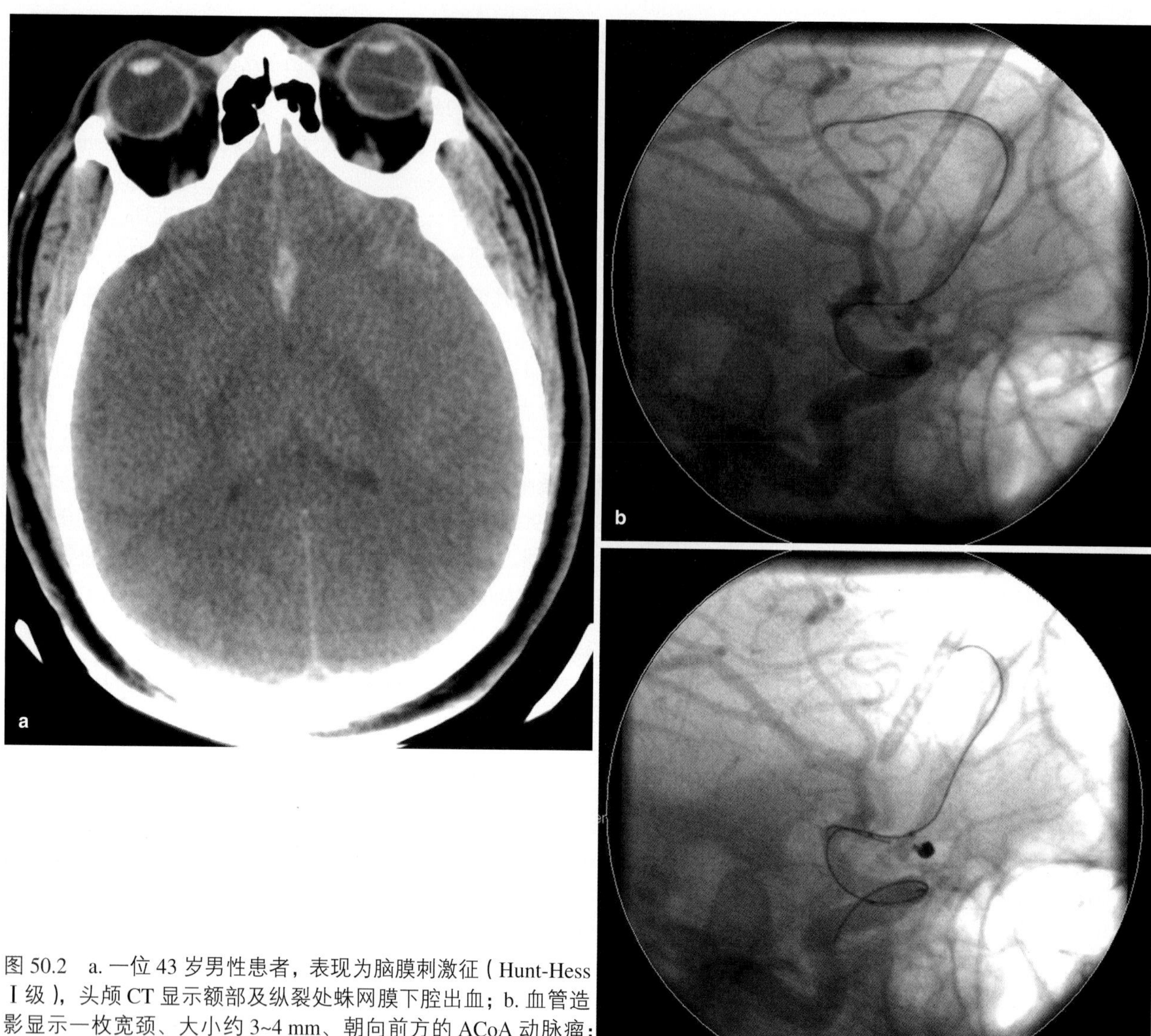

图 50.2 a. 一位 43 岁男性患者，表现为脑膜刺激征（Hunt-Hess Ⅰ级），头颅 CT 显示额部及纵裂处蛛网膜下腔出血；b. 血管造影显示一枚宽颈、大小约 3~4 mm、朝向前方的 ACoA 动脉瘤；c. 患者接受了球囊辅助栓塞术并获得初步完全闭塞。

个月的造影随访中，该类动脉瘤复发率为 25%。由于血流动力学压力增加或血流水压效应所造成的对栓塞弹簧圈的局部推挤可能是造成复发的原因之一。对于 A1 段发育不良或缺失的患者来说，ACoA 的介入评估可能更加难以进行。而朝向后方的动脉瘤则由于其投射方向形成锐角而难以评估[28]，尽管一些专家认为手术治疗具有更高的穿支损伤可能提升致残率，而推荐对该类动脉瘤行介入治疗[27]。另一方面，朝向前方、瘤顶高度小于 10 mm 且瘤颈较细的动脉瘤具有较高的初次完全闭塞率[29]。Guglielmi 等[30] 最近进行的一项纳入 306 例 ACoA 动脉瘤患者的研究显示，动脉瘤完全栓塞率为 45%，而残留率为 47%，致残率及死亡率分别为 3.5% 和 1%。其中 91.5% 的患者神经功能保持不变或得到改善。作者总结道：随着介入治疗技术的安全性及有效性不断改善、微导管技术不断进步，介入治疗 ACoA 动脉瘤将成为患者的一项可行选择，尤其是那些穿支损伤可能性大的病例。但是，最终治疗方案的确定将由患者的临床状态、解剖结构、患者意愿以及术者的专业方向共同决定。

结论

ACoA 复合体动脉瘤十分常见。尽管手术与介入治疗该类病灶都被证明有效，但具体治疗方案需要根据动脉瘤的特征、患者临床状态以及术者经验技术来个体化制订。对于治疗该类疾病来说，显微手术技术的掌握仍旧是十分必要的。

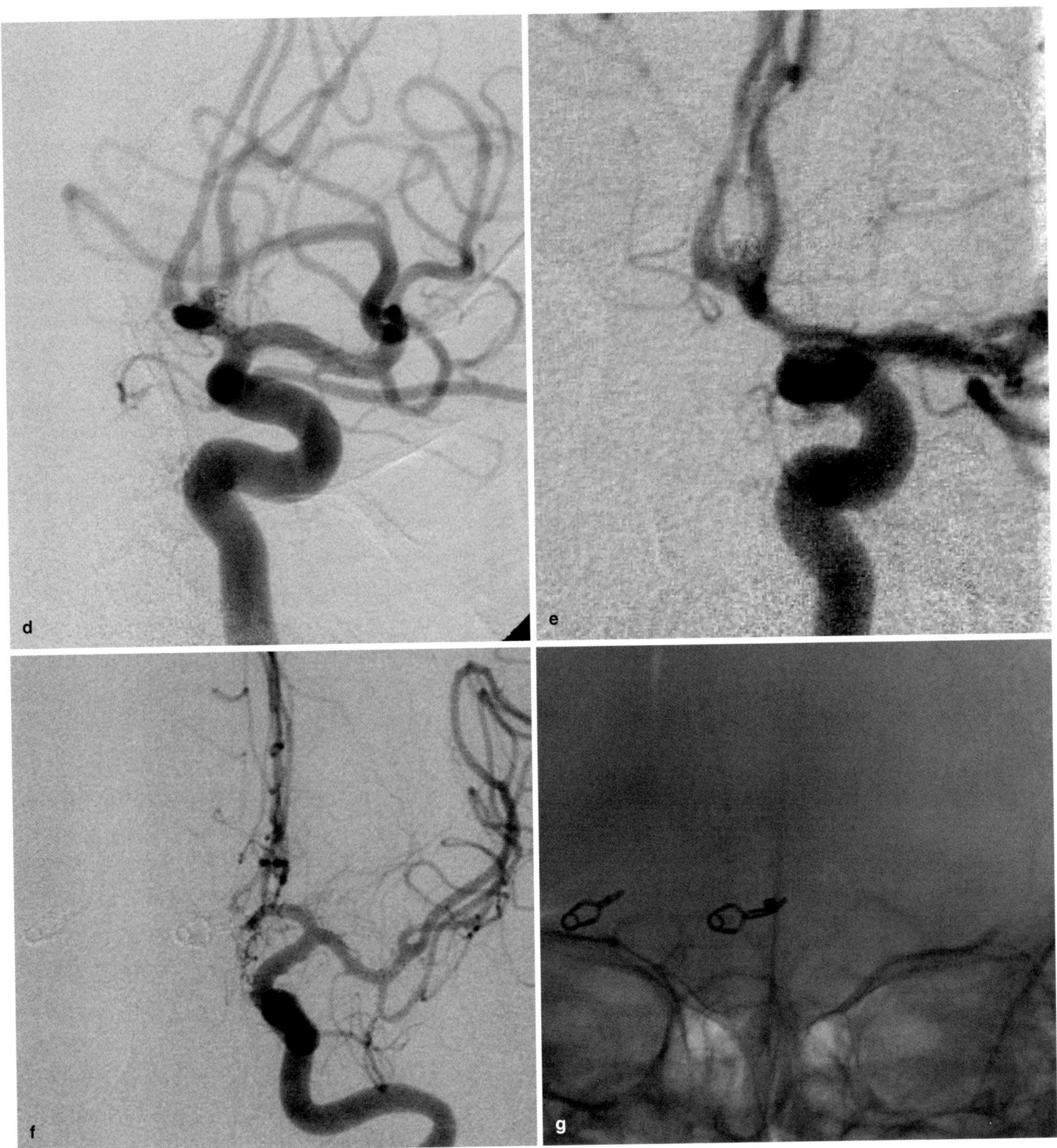

图 50.2 （续）d、e. 2 周后患者诉明显头痛，复查造影显示动脉瘤明显复发。患者接受翼点入路手术夹闭。术中见弹簧圈突出瘤壁及假包膜形成。术中意外发现一枚右侧 M1 段动脉瘤，并予同时夹闭；f、g. 术后造影显示动脉瘤完全闭塞。患者复苏后神经功能无明显缺失。

参·考·文·献

[1] Hernesniemi J, Dashti R, Lehecka M, et al. Microneurosurgical management of anterior communicating artery aneurysms. Surg Neurol 2008;70:8–28, discussion 29

[2] Locksley HB. Natural history of subarachnoid hemorrhage, intracranial aneurysms and arteriovenous malformations. Based on 6368 cases in the cooperative study. J Neurosurg 1966;25:219–239

[3] Kassell NF, Torner JC, Haley EC Jr, Jane JA, Adams HP, Kongable GL. The International Cooperative Study on the Timing of Aneurysm Surgery. Part 1: Overall management results. J Neurosurg 1990;73:18–36

[4] Wiebers DO, Whisnant JP, Huston J III, et al. International Study of Unruptured Intracranial Aneurysms Investigators. Unruptured

intracranial aneurysms: natural history, clinical outcome, and risks of surgical and endovascular treatment. Lancet 2003;362:103–110

[5] Morita A, Kirino T, Hashi K, et al. UCAS Japan Investigators. The natural course of unruptured cerebral aneurysms in a Japanese cohort. N Engl J Med 2012;366:2474–2482

[6] Huang J, Germanwala AV, Tamargo RJ. Anterior communicating artery aneurysms. In: Winn HR, ed. Youmans Neurological Surgery, 6th ed. Philadelphia: WB Saunders; 2011:3841–3852

[7] Merkkola P, Tulla H, Ronkainen A, et al. Incomplete circle of Willis and right axillary artery perfusion. Ann Thorac Surg 2006;82:74–79

[8] Perlmutter D, Rhoton AL Jr. Microsurgical anatomy of the distal anterior cerebral artery. J Neurosurg 1978;49:204–228

[9] Agrawal A, Kato Y, Chen L, et al. Anterior communicating artery aneurysms: an overview. Minim Invasive Neurosurg 2008;51:131–135

[10] Perlmutter D, Rhoton AL Jr. Microsurgical anatomy of anterior cerebral anterior communicating recurrent artery complex. Surg Forum 1976;27:464–465

[11] Serizawa T, Saeki N, Yamaura A. Microsurgical anatomy and clinical significance of the anterior communicating artery and its perforating branches. Neurosurgery 1997;40:1211–1216, discussion 1216–1218

[12] Toyoda K. Anterior cerebral artery and Heubner's artery territory infarction. Front Neurol Neurosci 2012;30:120–122

[13] Pasqualin A, Bazzan A, Cavazzani P, Scienza R, Licata C, Da Pian R. Intracranial hematomas following aneurysmal rupture: experience with 309 cases. Surg Neurol 1986;25:6–17

[14] Iwanaga H, Wakai S, Ochiai C, Narita J, Inoh S, Nagai M. Ruptured cerebral aneurysms missed by initial angiographic study. Neurosurgery 1990;27:45–51

[15] Lownie SP, Drake CG, Peerless SJ, Ferguson GG, Pelz DM. Clinical presentation and management of giant anterior communicating artery region aneurysms. J Neurosurg 2000;92:267–277

[16] Romani R, Laakso A, Niemelä M, et al. Microsurgical principles for anterior circulation aneurysms. Acta Neurochir Suppl (Wien) 2010;107:3–7

[17] Yaşargil MG, Fox JL. The microsurgical approach to intracranial aneurysms. Surg Neurol 1975;3:7–14

[18] Yaşargil MGF, Ray MW. The operative approach to aneurysms of the anterior communicating artery. In: Krayenbuhl HA, ed. Advances and Technical Standards in Neurosurgery. New York: Springer-Verlag; 1975:113–170

[19] Böttger S, Prosiegel M, Steiger HJ, Yassouridis A. Neurobehavioural disturbances, rehabilitation outcome, and lesion site in patients after rupture and repair of anterior communicating artery aneurysm. J Neurol Neurosurg Psychiatry 1998;65:93–102

[20] Solomon RA. Anterior communicating artery aneurysms. Neurosurgery 2001;48:119–123

[21] Bebawy JF, Gupta DK, Bendok BR, et al. Adenosine-induced flow arrest to facilitate intracranial aneurysm clip ligation: dose-response data and safety profile. Anesth Analg 2010;110:1406–1411

[22] Bendok BR, Gupta DK, Rahme RJ, et al. Adenosine for temporary flow arrest during intracranial aneurysm surgery: a single-center retrospective review. Neurosurgery 2011;69:815–820, discussion 820–821

[23] Lougheed WM. Selection, timing, and technique of aneurysm surgery of the anterior circle of Willis. Clin Neurosurg 1969;16:95–113

[24] Ito Z. The microsurgical anterior interhemispheric approach suitably applied to ruptured aneurysms of the anterior communicating artery in the acute stage. Acta Neurochir (Wien) 1982;63:85–99

[25] Zabramski JM, Kiriş T, Sankhla SK, Cabiol J, Spetzler RF. Orbitozygomatic craniotomy. Technical note. J Neurosurg 1998;89:336–341

[26] Gonzalez LF, Crawford NR, Horgan MA, Deshmukh P, Zabramski JM, Spetzler RF. Working area and angle of attack in three cranial base approaches: pterional, orbitozygomatic, and maxillary extension of the orbitozygomatic approach. Neurosurgery 2002;50:550–555, discussion 555–557

[27] Proust F, Debono B, Hannequin D, et al. Treatment of anterior communicating artery aneurysms: complementary aspects of microsurgical and endovascular procedures. J Neurosurg 2003;99:3–14

[28] Moret J, Pierot L, Boulin A, Castaings L, Rey A. Endovascular treatment of anterior communicating artery aneurysms using Guglielmi detachable coils. Neuroradiology 1996;38:800–805

[29] Gonzalez N, Sedrak M, Martin N, Vinuela F. Impact of anatomic features in the endovascular embolization of 181 anterior communicating artery aneurysms. Stroke 2008;39:2776–2782

[30] Guglielmi G, Viñuela F, Duckwiler G, Jahan R, Cotroneo E, Gigli R. Endovascular treatment of 306 anterior communicating artery aneurysms: overall, perioperative results. J Neurosurg 2009;110:874–879

第 51 章

前交通动脉动脉瘤的介入治疗

Douglas L. Stofko, Zakaria Hakma, and Erol Veznedaroglu

前交通动脉（ACoA）是颅内动脉瘤最为高发、也是最容易发生动脉瘤破裂的位置，占到全部动脉瘤性蛛网膜下腔出血（SAH）的 40%[1-3]。从历史观点上说，显微手术夹闭是治疗 ACoA 动脉瘤的最佳方法[4-6]。但是，解剖结构复杂、变异频率高、承载重要穿支动脉以及邻近视神经通路等因素使得该位置的动脉瘤的显微手术十分具有挑战性[7]。最近，基于介入设备及栓塞技术的进展，介入治疗 ACoA 动脉瘤越来越成为特定类型患者的一项安全且有效的治疗手段[8-15]。

正如显微夹闭手术一样，介入治疗 ACoA 动脉瘤也面临着众多挑战。动脉瘤顶部及瘤颈的朝向、囊颈比例以及动脉瘤总体大小均对介入治疗提出了严峻的挑战。另外，邻近血管变异的高发生率、ACoA 血流动力学的复杂程度也增加了成功栓塞的难度。

历史

颅内动脉瘤的介入治疗起源于 20 世纪 70 年代，源于可拆分乳胶气囊的应用[15]。尽管这些气囊最初是被用于阻滞载瘤动脉，仍有少量研究报道过在保留载瘤动脉的情况下闭塞动脉瘤的病例。之后，“可推进”的可拆分弹簧圈逐渐得到使用，但是由于其预期性及可控性较低，疗效并不确定[16]。直到一种可以在最终定型之前进行调整或退出的弹簧圈，即电解可脱性弹簧圈（GDC）出现，颅内动脉瘤的弹簧圈栓塞才变得可以预期且相对安全[10, 17]。

常规应用弹簧圈栓塞破裂或未破裂动脉瘤的治疗方法已经逐步得到推广，而且众多文献也已证明了介入技术的安全性和有效性。但遗憾的是，多数早期研究属于回顾性单中心研究[18, 19]。Koivisto 等[20]首先发表了一篇前瞻性随机对照研究，通过 1 年后格拉斯哥结果评分（GOS）来评价患者转归水平，从而比较介入和手术治疗破裂颅内动脉瘤的疗效。尽管两者在 1 年后总体结局方面并未出现显著性差异，结果显示介入治疗组 52 例患者中有 40 例（76.9%）恢复良好，而手术组 57 例患者中仅有 38 例（66.7%）恢复良好。尽管并不具有统计学显著性，但这一结果的确提示介入治疗可能获得良好的结局。

2002 年，一项称为国际动脉瘤性蛛网膜下腔出血研究（ISAT）的成果大大推进了介入治疗颅内动脉瘤的被接纳程度[13]，该研究显示与手术夹闭相比，介入治疗患者在 1 年后具有更低的致残率和死亡率，其中不良结果发生率相对偏低 7.4%。同样的，另一项称为国际未破裂颅内动脉瘤研究（ISUIA）也于 1998 年初次发表，旨在总结颅内未破裂动脉瘤自然史并进行修复风险的评估[8]。该研究从前瞻角度描述了多个中心关于动脉瘤治疗的病死率的研究数据。原始数据显示手术治疗的 1 年病死率处于 13.1%~15.7% 之间，高于之前结论。2003 年，ISUIA 的更新数据显示手术夹闭组的 1 年病死率仍然高于介入治疗组，分别为 12.6% 和 9.8%[21]。最近，一项称为巴罗破裂动脉瘤实验（BRAT）的单中心随机前瞻性研究对介入及手术治疗进行了对比，该研究发现，介入治疗组 1 年后不良结果发生率相对偏低，为 10.5%[22]。而最近发布的 3 年随访数据则显示，显微手术与介入治疗前循环动脉瘤疗效相近[23]。

上述研究显示，对于特定类型患者，介入治疗相比于手术夹闭更具有优势（或至少效果相近）。而从上述研究中唯一能够推测获得的、关于 ACoA 动脉瘤的信息显示，ACoA 及大脑前动脉动脉瘤在 ISUIA 和 ISAT 研究中所占比例分别为 12.3% 和 45.4%。

尽管数项研究均报道介入成功闭塞动脉瘤，仍有少数文献提出血流动力学复杂、血管变异以及动脉瘤形态会给介入成功栓塞动脉瘤带来挑战。Birknes 等[9]

首先报道了适合于介入治疗的动脉瘤形态标准。这一标准在2008年得到了Gonzalez等[24]的进一步扩展，他们发表了一系列迄今样本量最大的研究来评估适合于完全栓塞或动脉瘤再通的动脉瘤解剖特征。

发病率和自然史

尽管颅内动脉瘤的真实发病率尚属未知，粗略估计全体人群中约有1%~6%存在病灶，其中91%属于前循环动脉瘤[3, 21, 24, 25]。研究显示，颅内动脉瘤最为高发且破裂率最高的位置就是ACoA。一项关于颅内动脉瘤及蛛网膜下腔出血的原始合作性研究报道，在其2 349例病例中，30.3%属于ACoA动脉瘤[2]。同样的，在关于动脉瘤手术时间的一项国际性合作研究中，ACoA动脉瘤的发生率占到总体的39%[1]。

关于ACoA动脉瘤破裂自然史的报道很少。1966年，Locksley[2]在一项合作性研究中报道，ACoA动脉瘤破裂后患者死亡率为15.2%，而其他前循环动脉瘤的死亡率不到10%。另外，ACoA动脉瘤在第5~12周的再破裂发生率为每周2.6%，是其他前循环动脉瘤的2倍之高。同样的，其他国际性合作研究报道也提出，ACoA动脉瘤破裂后结局欠佳。

尽管关于未破裂颅内动脉瘤的流行病学数据尚存在极大的不一致性，仍有证据显示，ACoA动脉瘤具有更高的破裂风险[1, 13, 26]。Mira等[27]对1 400例未破裂ACoA动脉瘤进行了一项Meta分析。尽管ISUIA并不承认ACoA动脉瘤具有更高的破裂风险，但他们的研究数据却显示ACoA动脉瘤破裂风险至少是其他类型颅内动脉瘤的2倍，而且提示94.5%的破裂ACoA动脉瘤直径小于10 mm，46%小于6 mm，32%小于4 mm。另外，Okuyama等[28]比较了不同位置动脉瘤破裂发生率，他们发现直径为3 mm的破裂动脉瘤中，ACoA动脉瘤占55%，高度提示不论体积大小，ACoA动脉瘤均具有更高的破裂风险。

解剖学

ACoA复合体的动脉解剖十分复杂，这对于治疗该区域动脉瘤是一项技术性挑战。介入栓塞ACoA动脉瘤成功与否取决于术者对于复合体解剖结构是否具有透彻的理解，以及对于常见解剖学变异是否具有足够的知识。

大脑前动脉（ACA）为颈内动脉（ICA）终末分支中较为细小、靠近中线的一支，双侧各一。大脑前动脉A1段即由ICA分支起点至ACoA的部分，在嗅三角和视交叉之间的平面内向前内方走行。根据Perlmutter及Rhoton[29]的描述，A1段平均长度为13 mm，分布于7~18 mm。他们将直径小于1.5 mm的A1段定义为发育不良，占全体的10%。另外，双支A1段的出现率为2%。ACoA动脉瘤基底部通常位于优势供血侧，而顶部朝向发育不良的一侧，在多于85%的ACoA动脉瘤病例中，双侧A1段的直径是不同的，了解这一点十分重要[29, 30]。

前交通动脉下方、上方、后方分别由视交叉池、终板及终板表面软脑膜环绕，侧方则为额叶内侧的软脑膜。前交通动脉直径小于A1段，且由上方和后方发出数条穿支动脉供应下丘脑视上核、前穿质及视交叉[31]。前交通动脉的变异发生率为8%~20%[3]，变异的主要类型有双支（30%）、三支（10%）、缺如、发育不良以及开窗畸形[29]。

经由ACoA之后，大脑前动脉继续走行于大脑纵裂喙部，直至胼胝体喙部与膝部结合处的一段称为A2段。此处最为重要的一条穿支动脉是内侧豆纹动脉，可能由A1（78%）、近端A2（14%）或ACoA（8%）段发出，又称为Heubner回返动脉[29]。当其起自A2段时，内侧豆纹动脉是最大的一支分支血管。它起自ACA前外侧，与A1段平行并朝向颈内动脉分叉处走行，供应壳核、尾状核、苍白球外侧及内囊前支[31]。该血管损伤可能造成对侧面部及上肢偏瘫，如果损伤位于优势半球，可能会发生失语。眶额动脉同样从A2段发出，但是垂直于直回走行并越过嗅束。由A2段分出的另一支主要分支是额极动脉，沿额叶内侧表面走行并穿过额下沟。

临床和影像学表现

正如其他颅内动脉瘤一样，ACoA动脉瘤患者也会表现为自发性出血，或在较为少见的情况下出现占位效应。尽管ACoA动脉瘤自发性出血多表现为动脉瘤性蛛网膜下腔出血，其他类型的出血也时有发生。脑内血肿、纵裂间血凝块以及脑室内出血均较为常见，占全部病例的79%[32]。

在第39章中，我们已经总结了动脉瘤性蛛网膜下腔出血的临床表现，但是这里仍然要强调几个关键之处：相较于其他部位，ACoA动脉瘤破裂后低钠血症的发生率更高，仅次于位于供应下丘脑的ACoA近端分支处动脉瘤[33]。同样的，破裂ACoA动脉瘤患者常常会出现认知功能障碍，也称为前交通综合征[11]。该综合征是由于前脑底部受损造成，表现包括人格改变、短期记忆功能不全以及虚构倾向。少数情况下，巨大 ACoA 动脉瘤也可能因压迫视交叉而导致颞侧偏盲。

从影像学观点来看，ACoA 动脉瘤在 CT 上存在高度提示诊断的典型出血表现。孤立的、纵裂间血凝块或直回部位脑内血肿通常提示 ACoA 动脉瘤破裂（图 51.1）。

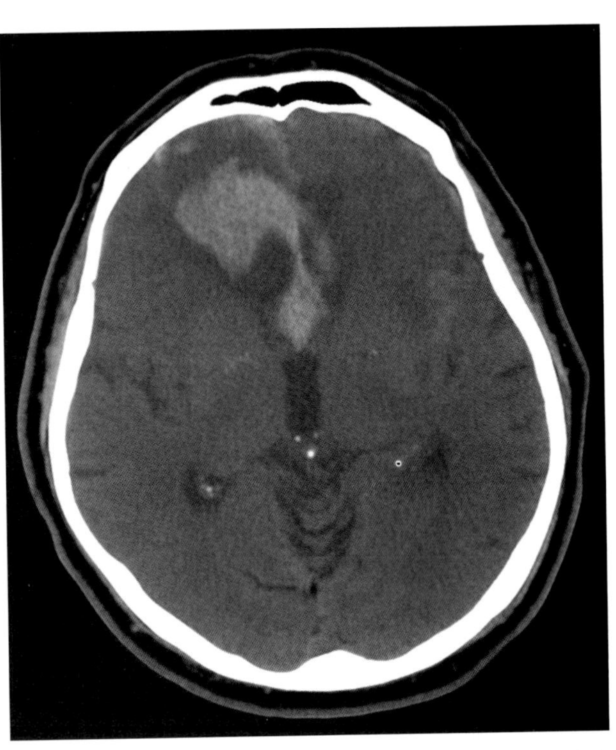

图 51.1　CT 扫描显示局限于大脑纵裂的急性蛛网膜下腔出血（SAH）合并直回处脑内血肿以及右侧额叶火焰状出血。

另一项 ACoA 动脉瘤的影像学特征就是，在合并存在蛛网膜下腔出血时，血管造影检查的假阴性发生率较高。Iwanaga 等[34]总结了 469 例合并 SAH 的患者资料，他们发现其中 38 例为动脉瘤造影阴性。这 38 例患者接受血管造影复查，其中 8 例得到阳性结果，而这些患者中 7 例诊断为 ACoA 动脉瘤。同样的，van Roojj 等[35]发现，在对 23 例 DSA 血管造影阴性患者中的 18 例进行复查时，有 11 例（61%）存在 ACoA 动脉瘤。在血管造影时，ACoA 动脉瘤可能由于对侧 A1 段的血流竞争效应而难以被发现，这时，采取注射造影剂同时压迫对侧 ICA 的方法可能会有所帮助。鉴于首次造影阴性患者中，复查发现 ACoA 动脉瘤的情况较为常见，对待该类患者，尤其当其存在典型 CT 出血表现时，必须警惕 ACoA 动脉瘤的可能性。

介入治疗的解剖及形态学思考

除去之前讨论过、经常发生的血管变异，还有其他一些会给导管置入或介入栓塞 ACoA 动脉瘤带来挑战的血管性因素。这些因素包括：ICA 与 A1 段形成锐角导致置管困难、A1–A2 段迂曲、多数 ACoA 动脉瘤相对偏小，以及由于动脉瘤邻近动脉分支较多导致难以获取足够的影像等。对于识别动脉瘤供血来源、选择栓塞入路，以及识别可能存在的 A1 段缺失来说，双侧 ICA 的影像学评估是十分必要的。在进行动脉瘤栓塞之前，A1 段缺失的情况必须被详细评估，因为保留 ACoA 以保证对侧 A2 段充盈至关重要。尽管一侧 A1 段缺失并不是介入治疗的禁忌证，但在操作时必须加以小心，任何对于 ACoA 的压迫都可能导致有害的后果。

对于制订最佳治疗计划来说，ACoA 动脉瘤的形态学评估与患者临床信息同样重要。长久以来，公认的介入栓塞颅内动脉瘤的最主要限制因素就是动脉瘤瘤颈宽度，即使对于多入路治疗宽颈动脉瘤来说也是一样[21]。尽管关于动脉瘤形态与介入治疗成功率的讨论在文献中多有涉及，但直到 Birknes 等[9]以及之后的 Gonzalez 等[24]才建立了用于评估指导介入治疗 ACoA 动脉瘤的解剖学变量因素。Birknes 等回顾性分析了 123 例 ACoA 动脉瘤，并将其按照形态学朝向及瘤颈宽度进行了分类。他们指出，在平均为期 8.6 个月的随访期间，90% 的窄颈（< 4 mm）且朝向前方的动脉瘤成功进行了介入栓塞治疗，再通率为 0%；而宽颈（> 4 mm）且朝向下方的动脉瘤栓塞成功率仅有 40%，再通率则为 100%。其余各类型动脉瘤的栓塞成功率及再通率则介于以上两者之间。在全部患者中，完全或近似完全闭塞率为 87.8%，而栓塞成功率为 69.9%。

同样的，Gonzalez 等[24]对 181 例经介入栓塞治疗的 ACoA 动脉瘤进行了回顾性研究。他们对动脉瘤的瘤顶朝向、瘤颈位置、是否合并 ACoA 复合体发育不良或缺失以及瘤颈比等因素进行分析，以预测介入治疗的成功率。作者发现，动脉瘤体积< 10 mm、窄颈（< 4 mm）以及朝向前方提示栓塞成功可能性大。相反的，如果动脉瘤体积> 10 mm、瘤顶朝向下方、瘤颈位于 ACoA 则提示栓塞难以完全，且均将发生动脉瘤再通。

尽管现今治疗设备及技术不断进步，例如可塑性微气囊、栓塞试剂、转流装置以及神经科专用自膨胀支架等的出现，介入治疗 ACoA 动脉瘤仍受到诸多限制，而动脉瘤形态对于治疗成功与否仍具有指导意义。

介入治疗技术

尽管弹簧圈栓塞是介入治疗 ACoA 动脉瘤的基本方法，仍有一些其他介入设备及技术可以起到辅助作用。为了治疗成功，有时需要根据不同的 ACoA 动脉瘤形态结合使用多种技术手段。本节将介绍用于治疗不同解剖及形态 ACoA 动脉瘤的设备、策略、相应技术及其潜在并发症。

想要成功栓塞 ACoA 或其他任何类型动脉瘤，都必须获取对于瘤颈、瘤体以及周围血管结构的充分认知。正如之前讨论过的，双侧 ICA 显像不仅能够发现 A1 段缺失，也用于评估确定动脉瘤供血来源以及介入治疗入路。如果存在支架辅助栓塞可能，还需评估 A1、A2 段以及 ACoA 的血管直径，血管直径需＞ 2 mm 才能够放置支架。

基本的弹簧圈栓塞

出于多种原因，弹簧圈栓塞始终是介入治疗 ACoA 动脉瘤最为常见的方法（图 51.2）[10]。尽管支架及重塑技术有时可行，但它们常常难以顺利通过迂曲的 A1 段血管。另外，当合并 SAH 时，必须考虑使用支架之后长期抗凝药物使用所带来的风险。

在多数医疗中心，颅内动脉瘤的治疗都是在全麻下进行，以保证较高的患者可控性和较好的成像质量，这一点在导管通过小口径且迂曲的血管或进入小型破裂动脉瘤时尤为重要。当患者处于全麻状态时，为增进介入治疗的安全性，通常可以使用神经监护技术。

在我们的研究中心，我们使用 6F 引导导管、亲水导丝并在持续冲洗状态下进行动脉瘤栓塞。当引导导管进入 ICA 后，我们将一条微导管通过软头微导丝引入动脉瘤中。上述微导丝及最终的导管置入都是按照设定好的“线路图”缓慢进行的。在荧光实时导向下，弹簧圈被置入动脉瘤。根据动脉瘤的形状及大小，我们首先使用较为复杂的框架弹簧圈，然后是较为柔软地填充弹簧圈，以期达到动脉瘤闭塞。最先选取的弹簧圈应该是型号最大的，它负责支撑动脉瘤的框架

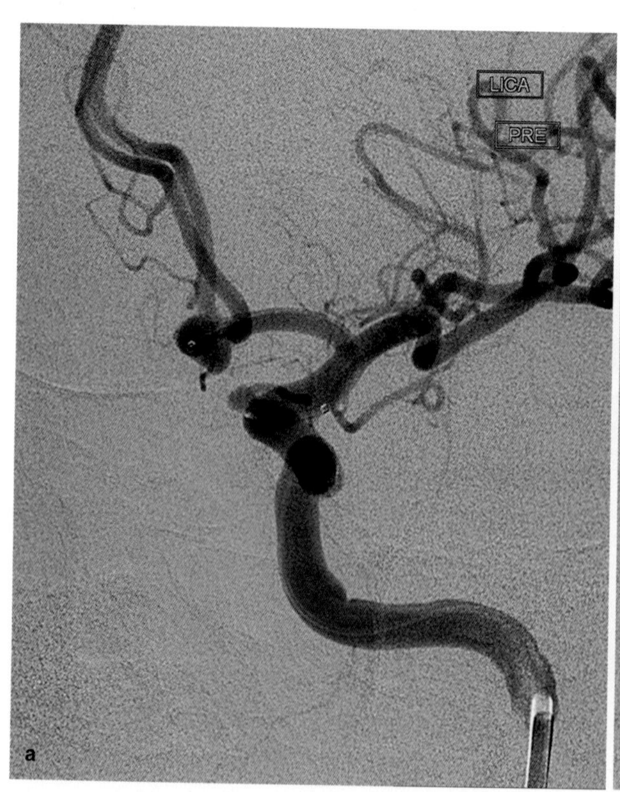

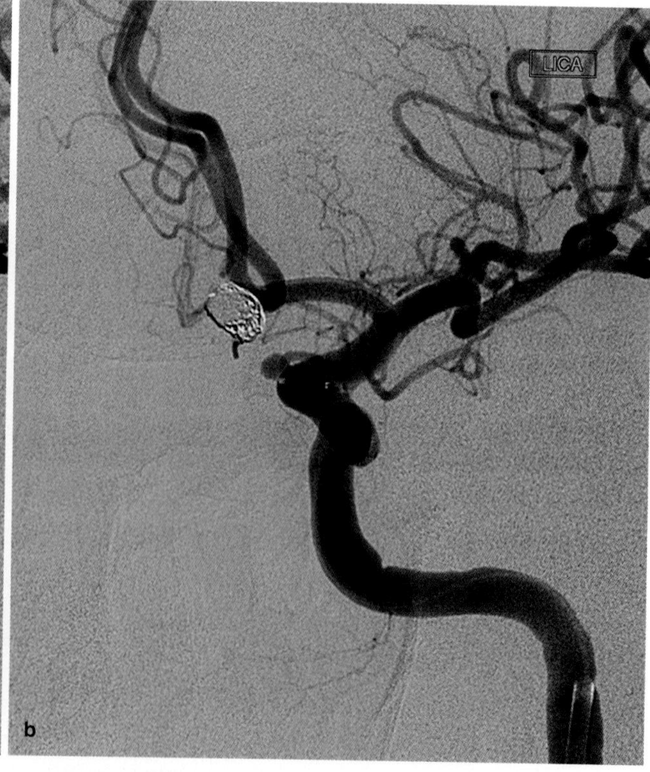

图 51.2 采取弹簧圈栓塞治疗破裂前交通（ACoA）动脉瘤。a. 左侧颈内动脉（ICA）前后位注射造影显示微导管由左侧 A1 段进入 ACoA 动脉瘤；b. 栓塞后前后位造影显示动脉瘤完全栓塞且弹簧圈密度适中。

边界。之后在造影显示下，适当地选取型号较小且较为柔软的弹簧圈来填充动脉瘤腔中的腔隙。动脉瘤腔的填充将逐步使得血流停滞、促进血栓形成并将动脉瘤从动脉循环中孤立出来。

当遇到较为迂曲的 A 段时，可将微导管尖端进行蒸气塑形或换用角度不同的微导管，以期顺利通过血管。其他设备，例如 DAC（远端可及导管，Concentric Medical，Mountain View，CA）能够增加微导管的稳定性以便进行进一步深入，并且减轻其在栓塞过程中发生的“弹回”现象。

考虑到血栓栓塞相关并发症是弹簧圈介入栓塞治疗颅内动脉瘤的主要风险，几乎所有中心都会在术中静脉使用肝素抗凝，其剂量各有不同。

支架辅助弹簧圈栓塞

治疗宽颈 ACoA 动脉瘤有多重策略，其中之一就是支架辅助弹簧圈栓塞 [36, 37]。尽管导航引导支架技术有所改进，但在 ACoA 动脉瘤手术中，支架的使用仍因为放置困难而受到限制，部分原因是 ACoA 长度过短 [38]。另外，在治疗破裂 ACoA 动脉瘤时，放置支架由于需使用双抗而变得更加不现实。辅助支架可以在弹簧圈栓塞治疗破裂 ACoA 动脉瘤时作为一种补救措施而保留。采取这种方案的适应证是弹簧圈疝入载瘤动脉或出现血管栓子，这时，安放支架的目的是保留载瘤动脉通畅。

对于 ACoA 动脉瘤来说，支架的安放存在许多微妙的技术特点。正如之前讨论过的，出于对手术策略及支架放置成功率的影响，各种解剖学变异以及瘤颈位置都必须被详细评估。支架的型号至关重要，过大的支架会促进支架内部血栓形成而加速狭窄。在少见的破裂 ACoA 动脉瘤支架置入病例中，由于血管痉挛而导致支架型号偏小的可能性较高 [38]。另一个需要纳入考虑的因素就是支架的设计。自膨胀闭孔支架（Enterprise，Cordis，Miami，FL）较为适合迂曲的血管构造，并在血管弯曲凸面处保持开孔，这使其突出载瘤血管腔或进入动脉瘤颈的可能性有所降低；同样的，该支架可以重新收入导管并进行位置调整。相反的，开孔式支架（Neuroform，Boston Scientific，Natick，MA）较难深入血管，还可能因为支架突出、进入动脉瘤而导致支架内狭窄，而且该类型支架也难以进行位置调整。

当跨过瘤颈成功安放支架后，微导管通过支架进入动脉瘤进行填塞。另一种可以采取的技术叫做“封堵”，是指在弹簧圈栓塞过程中，通过将微导管插入血管壁与支架之间来增加其稳定性。但是，新近置入的支架未必完全填满载瘤动脉内部，而弹簧圈很可能意外地进入支架与血管壁之间。有些学者因此推荐，在某些特定的未破裂动脉瘤治疗中采取二期手术放置弹簧圈的策略。同样的，新近置入的支架可能仍会移动，因此需要特别注意其是否随着微导管一起深入。

“华夫饼干”是用来栓塞宽颈动脉瘤的一种技术，是指将支架远端部分置入动脉瘤囊内部 [37, 38]。该技术的不足之处在于放置支架时可能导致动脉瘤破裂，或是将血流导入动脉瘤导致动脉瘤再通。

最近的文献中还报道了其他一些技术。Saatci 等 [39] 报道了在 5 例宽颈 ACoA 动脉瘤中采取的一种使用 X 形支架辅助弹簧圈栓塞的新技术。该技术是指：首先放置支架连接对侧 A2 与同侧 A1 血管，再通过已提前植入的微导管将弹簧圈填入动脉瘤内部，最后，通过对侧 ICA，放置第二枚支架连接对侧 A2 与同侧 A1 血管。在其进行上述双重支架置入病例中，未出现技术失败或不良事件。他们同时展示了在 6 个月随访时动脉瘤的完全栓塞效果。对于需要复杂技术手段才能进行栓塞或有可能出现灾难性并发症的复杂动脉瘤，最好在治疗之前请神经外科医师进行开颅夹闭手术的评估。

上述各种技术手段都是存在风险的。在接受导管置入及长期双抗治疗的风险之外，支架还有其特殊危险。通过迂曲的血管置入较硬的支架系统可能会增加动脉瘤破裂风险，因为所使用的微导丝及微导管末端可能会伸入动脉瘤内部。同样的，由于血管迂曲，支架可能会回缩并意外地将血流引入动脉瘤囊。另外，有些支架，如 Neuroform，根据设计需要交替使用不同长度的导丝才能置入，而这些交替动作有时在技术上存在困难，从而增加动脉瘤破裂风险。

球囊辅助弹簧圈栓塞

球囊辅助栓塞或重塑技术较为新颖，是由 Moret 团队于 1997 年最先描述 [40] 并进一步于 2009 年加以讨论 [41]，被证明适用于阻塞宽颈动脉瘤。该技术施行的前提就是在载瘤动脉中通过球囊建立支撑，从而使得框架弹簧圈得以进入动脉瘤。这一步骤将会起到“脚手架”的作用，便于之后进一步插入弹簧圈。另外，这一技术与支架辅助栓塞面临同样的困难——需要将相对刚性的设备通过迂曲的血管，以及置入球囊期间全身抗凝的要求。

针对 ACoA 动脉瘤，球囊辅助技术产生了一些变形，包括微导管进入一侧 A1 段，而辅助球囊则安置于对侧 A1 段。更进一步的是，一种叫做“亲吻”球囊技术要求通过微导管向双侧 A1 段均置入球囊，而第三只微导管则用于栓塞动脉瘤 [42]。

尽管上述技术较为新颖且具有挑战性，但在实施治疗前仍然需要衡量比较它们与开颅手术夹闭的风险。尤其是对于破口邻近瘤颈的、常表现为血泡样或子瘤的宽颈动脉瘤来说，这一点至关重要。球囊充气时可能会导致动脉瘤再破裂，而介入技术往往难以对此进行控制或加以保护。但是，随着弹簧圈科技以及 3D 复杂塑形弹簧圈的问世，球囊辅助弹簧圈栓塞技术已经使用较少了。

双导管技术

双导管技术是指同时使用两只微导管放置弹簧圈来栓塞宽颈动脉瘤 [43]。这一技术的基础在于依靠两枚弹簧圈彼此相互支撑来达到稳定的结构。同时向动脉瘤中伸入两支微导管并置入两枚弹簧圈，从而使得在最终释放弹簧圈之前即可获得稳定结构。两枚弹簧圈并列的结构一直延伸至瘤颈部，便于增加额外的支撑力，以免弹簧圈疝入载瘤动脉。这一技术要求同时将两支微导管置入狭窄且迂曲的血管中，甚至是两侧 A1 段血管。另外，这一操作方法对于技术的要求以及潜在的并发症风险也要求我们充分衡量其他治疗方法（如手术夹闭）的可行性。

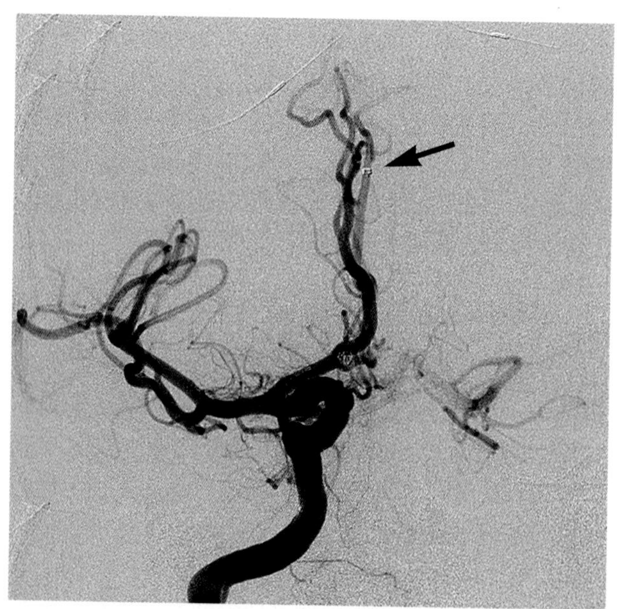

图 51.3　右侧颈内动脉（ICA）前后位数字减影血管造影（DSA）图像显示经过部分栓塞的小型前交通（ACoA）动脉瘤中弹簧圈（箭头）移动至远端胼周动脉。幸运的是，患者侧支循环良好，并未由于弹簧圈移位而残留任何神经后遗症。

弹簧圈部分栓塞

弹簧圈部分栓塞是一种处理不适于手术夹闭或基本弹簧圈栓塞的复杂破裂颅内动脉瘤的策略（图 51.3）。部分栓塞的前提在于在急性期预防再出血，并且在可能的情况下为进一步治疗提供机会。正如之前所强调的，有些破裂动脉瘤因为支架放置或抗凝治疗的原因无法进行介入治疗。同样，在合并 SAH 时，手术治疗也会因为脑水肿、颅内压升高以及患者低下的神经功能状态而难以进行。Waldau 等 [44] 发表了来自于 3 个医疗中心的 15 例破裂动脉瘤患者（53% 为 ACoA 或后交通动脉瘤）的数据，其初始治疗方案均为保护瘤顶而行部分栓塞。上述 15 例动脉瘤均行部分栓塞术，他们是从为期 4.5 年的随访期中从 428 名破裂动脉瘤患者中选出的。总体来讲，15 例动脉瘤中有 6 例（40%）具有子瘤、平均瘤颈宽度为 4.88 mm。初始栓塞距最终治疗的平均时间为 92 天。53% 的动脉瘤在经过最初栓塞后进行了手术夹闭，33% 进行了支架辅助栓塞，而 7% 进一步行弹簧圈栓塞或 Onyx 胶（Covidine ev3 Neurovascular，Irvine，CA）栓塞。我们发现，在最终治疗后 6 个月到 3 年的随访期中并未发现再出血病例。正如我们所承认的，该技术仍存在某些值得商榷之处，其中之一就是动脉瘤在经过初始栓塞后仍有破裂风险，而保护瘤顶并不总是能够预防再破裂的发生。

并发症

弹簧圈栓塞治疗 ACoA 动脉瘤的潜在并发症在之前介绍相应介入技术及设备时已经提及。这里我们将简要介绍其他一些介入治疗 ACoA 动脉瘤的潜在并发症，与其他位置动脉瘤的并发症基本类似。动脉瘤或血管被导丝、导管或弹簧圈穿透是一种常见并发症，在使用球囊或支架时则更为普遍。在 3.8%~9% 的病例中会发生症状性血栓栓塞，尤其是在宽颈动脉瘤中使用球囊辅助弹簧圈栓塞技术或弹簧圈疝入载瘤动脉时 [45]。另一些并发症包括血管撕裂、弹簧圈移位和弹簧圈伸展。

介入治疗巨型动脉瘤

尽管 ACoA 动脉瘤是最为常见的动脉瘤类型，巨型 ACoA 动脉瘤（> 2.5 cm）却很少见。Guglielmi 等 [11] 发现，在其连续治疗的 306 例 ACoA 动脉瘤中，仅有 8 例（2.6%）是巨型动脉瘤。这种动脉瘤如此少见的原因未明，但是公认的是也许与其相较于小动脉瘤具有更高的破裂风险有关[46]。但是，ACoA 动脉瘤的年破裂风险是证据充分的，ISUIA 统计巨型 ACoA 动脉瘤的年破裂率为 8%。正如之前讨论过的，当动脉瘤生长到巨大的体积时，它们可能因此压迫视觉通路或前脑底部。不幸的是，介入治疗仅能缓解一半病例中的占位效应，反而常常使得症状加剧[19, 47]。

即使不限形式，巨型动脉瘤的治疗仍旧十分具有挑战性。如果采取介入治疗，往往需要多个步骤，而超过半数接受介入栓塞治疗的巨型动脉瘤出现复发并且需要再次栓塞[19, 48]。介入治疗巨型动脉瘤的手段包括初步栓塞、载瘤动脉阻断、支架辅助栓塞、栓塞剂、覆膜支架及转流装置等。

巨型动脉瘤发生瘤腔内血栓形成的概率很高，巨型 ACoA 动脉瘤也不例外。瘤腔内血栓会给初步栓塞造成很大的困难，因为弹簧圈团经常会伸入瘤腔内血块之间，造成弹簧圈使用量增加且再通率增高[14, 49]。另外，瘤腔内部栓子或沿瘤囊进展的血栓可能会超出动脉瘤而累及载瘤动脉，导致血管堵塞。还有，一些已经发表的研究发现，使用 GDC 方法时，巨型动脉瘤的成功栓塞率仅为 50%，而其术后出血率则为 6.5%~33%[19]。Murayama 等[14]发现，在 11 年治疗的 916 例动脉瘤中，巨型动脉瘤的完全栓塞率仅有 26%，而小型动脉瘤（4~10 mm，颈宽＜ 4 mm）的完全栓塞率则为 75.4%。Jahromi 及其同事[49]发表了一篇关于接受介入栓塞治疗的 39 例巨型动脉瘤的长期临床及影像学随访研究。在 21 个月时，完全栓塞率为 36%，而具有 95% 以上栓塞程度的患者则占 64%。

载瘤动脉阻断是治疗巨型动脉瘤的方法之一，尤其是对于动脉瘤颈起自前交通复合体，或经过搭桥手术之后的患者。现今，转流装置在治疗巨型 ACoA 动脉瘤中越来越多地被成功运用[49, 50]。随着术者选取及相关文献支持的增加，该装置的使用也会随之增加[51]。

介入治疗小型动脉瘤

相对于较大动脉瘤来说，介入栓塞包括 ACoA 动脉瘤在内的小型动脉瘤（＜ 3 mm）出现动脉瘤穿透的风险更高（图 51.4）。由于其潜在的高并发症风险，介入治疗直径小于 3 mm 的 ACoA 动脉瘤始终受到争议[52]。Sluzewski 等[53]最先提出较小的动脉瘤体积是操作相关破裂的危险因素之一。但是，Suzuki 等[52]治疗了 21 例患有小型（＜ 3 mm）破裂动脉瘤的患者，其中 11 例为 ACoA 动脉瘤。他们均获得了动脉瘤完全闭塞并均未出现操作相关破裂。Tsutsumi 等[54]报道了一项纳入 19 例破裂小型（＜ 3 mm）ACoA 动脉瘤的研究，他们并未发现动脉瘤穿透或操作相关并发症。分别有 16 例（84.2%）和 3 例（15.8%）患者获得动脉瘤完全或近全闭塞的结果。以上研究进一步证实了，尽管小型动脉瘤的治疗具有挑战性，但仍旧可以通过介入手段安全且充分地得到治疗。这一结论至关重要，因为 ACoA 动脉瘤中有 55% 在直径达到 3 mm 时就出现破裂。

介入治疗未破裂动脉瘤

对于多数颅内动脉瘤来说，显微手术或介入技术都可以用于治疗。数项患者相关因素、术者对于个别病例的偏好以及动脉瘤的形态都将影响最佳治疗方案的决策。治疗年轻、相对低风险的未破裂颅内动脉瘤患者最好选择手术夹闭，因为对于该类患者，尽管技术设备不断进步，动脉瘤介入治疗的完全闭塞率较低，而再通率却仍然高达 20.9%[14]。

2010 年，Pierot 等[55]发表了关于介入治疗未破裂动脉瘤研究（ATENA）的一项前瞻性、多中心研究，旨在评估一大批接受介入治疗的未破裂颅内动脉瘤在术后即刻的解剖学结局。在接受评估的 694 例未破裂动脉瘤中，200 例位于 ACA 或 ACoA。在这 200 例接受治疗的动脉瘤中，有 110 例（55%）获得完全闭塞，53 例（26.5%）存在瘤颈残留，37 例（18.5%）存在动脉瘤残留。他们发现尽管术后解剖学结局受到动脉瘤大小及瘤颈宽窄的影响，但不同位置动脉瘤之间并不存在显著差异。当对所有位置动脉瘤进行统计时，术后闭塞率（包括完全闭塞及瘤颈残留）达到 85.4%。这一结果与之前发表的颅内未破裂动脉瘤栓塞满意率调查结果相同。

尽管年轻、相对健康患者的未破裂动脉瘤通常采取手术夹闭进行治疗，许多中心仍对形态合适的所有颅内动脉瘤进行介入治疗。只有当动脉瘤无法进行介入治疗时，才通过手术夹闭。Aghakhani 及其同事[7]治疗了 440 例未破裂动脉瘤，均首先考虑行介入治疗。在这 440 例接受评估的病例中，202 例进行了介入治疗，而 238 例通过手术夹闭。这些未破裂动脉瘤中 44 例（18.5%）为 ACoA 动脉瘤。采取上述治疗策略后，作者发现患者获得了在已发表的研究中最佳的血管造影及临床结局（死亡率 0%，致残率 1.7%，完全闭塞率 95%）。

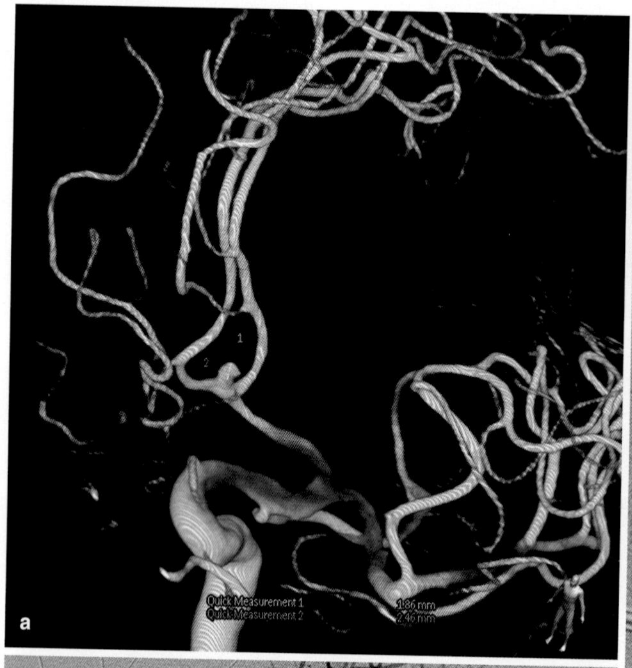

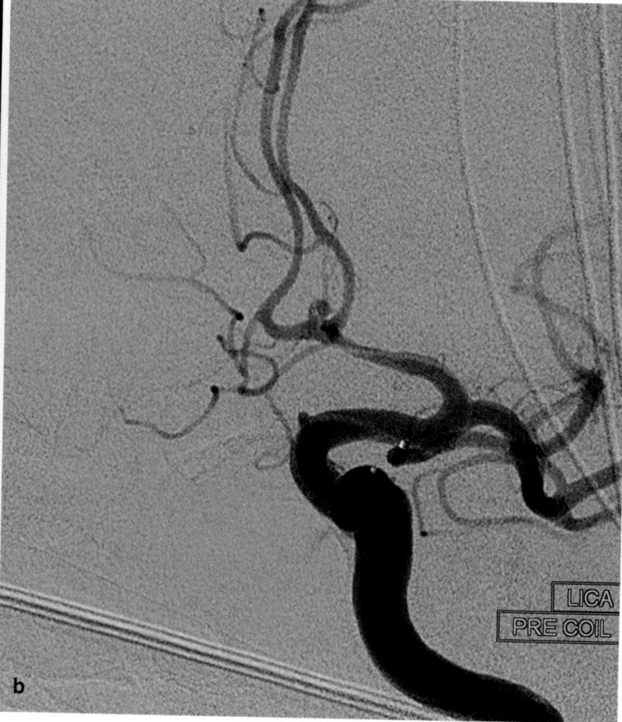

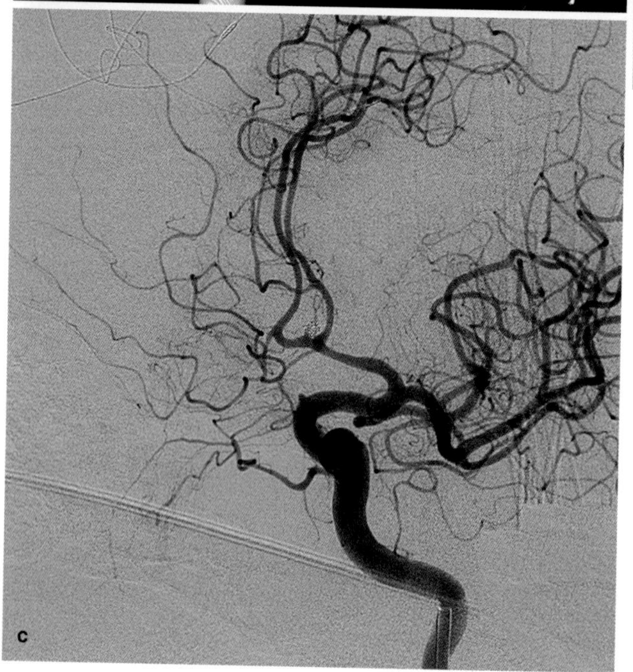

图 51.4 a~c. 小型前交通（ACoA）动脉瘤。a. 经左侧颈内动脉（ICA）注射的 3D 血管造影显示该小型（2.4 mm）破裂 ACoA 动脉瘤与载瘤血管的关系；b. 前后位造影显示微导管进入动脉瘤；c. 弹簧圈栓塞后造影显示动脉瘤完全闭塞。

介入治疗破裂动脉瘤

介入治疗破裂动脉瘤的效果已经在之前的 ISAT 及 BRAT 研究中得到评估。关于破裂 ACoA 动脉瘤，研究发现介入治疗对其是有效的 [3, 9, 11, 12, 24, 38, 39]。争议主要在于当动脉瘤形态适于介入治疗时，抗凝或抗血小板药物的使用方法。在这里，我们倾向于选择手术夹闭。尽管在破裂 ACoA 动脉瘤患者中，上述药物的影响尚缺乏全面研究，Rinkel 等 [56] 已经对 15 例接受抗凝治疗期间出现 SAH 及 126 例未接受抗凝治疗的 SAH 患者进行了研究。他们发现，15 例抗凝治疗患者中有 14 例在 SAH 后死亡或出现依赖性，而 126 例未接受抗凝治疗患者中仅 62 例发生上述情况，从而得出结论，抗凝药物治疗会使得合并 SAH 患者出现不良结局的风险在已经较高的基础上加倍。

当动脉瘤破裂合并颅内血肿时，患者预后不佳 [57]。这不仅是因为颅内血肿造成大脑损伤影响了患者的临床状态，也是由于血肿的占位效应以及最终造成的颅内压（ICP）升高。尽管手术可以降低颅内压并且稳定动脉瘤预防再出血，但其往往因为弥漫性脑水肿而难以进行。2010 年，Tawk 等[57] 发表了一篇研究，其中纳入了 30 例合并动脉瘤性 SAH 并接受介入治疗的破裂颅内动脉瘤患者，他们均在术后立即进行了开颅减压及血肿清除。在这 30 例患者中，7 例患有 ACoA 动脉瘤。他们发现 60.7% 的患者结局良好（GOS 4 分或 5 分）。于是得出结论，在特定的、合并动脉瘤性 SAH 及相关颅内血肿患者中，采取介入及开颅手术相结合技术既可以闭塞动脉瘤，也可以控制升高的 ICP 以获得良好结局。

长期造影结果

在我们的研究中心，获得完全或近全闭塞的患者将在术后 6 个月接受首次血管造影随访。获得部分闭塞的患者将在术后 3 个月随访复查血管造影。同样的，存在弹簧圈压缩风险的患者，例如瘤内血栓形成或巨型动脉瘤患者，也将在 3 个月后随访造影。如果复查造影显示动脉瘤完全闭塞，患者将在之后每 6 个月复查头颅磁共振。如果出现闭塞不完全，患者则将按照手术医师的指导在之后的 5 年中每 3~6 个月复查血管造影。

正如之前提到过的，完全闭塞率根据动脉瘤的形态而有所变化[3, 21]。具体到 ACoA 动脉瘤，Kazekawa 及其同事[12] 连续评估了 19 例接受 GDC 弹簧圈栓塞的 ACoA 动脉瘤患者，他们报道的完全闭塞率为 68%，瘤颈残留率为 32%。据 Gonzalez 等[24] 报道，181 例患者中，96 例（53%）获得完全闭塞，71 例（39.2%）存在瘤颈残留，8 例（4.4%）闭塞不完全。同样的，Guglielmi 等[11] 的研究中，139 例（45.4%）获得完全闭塞，145 例（47.5%）瘤颈残留，而 7% 的病例仍有动脉瘤显影。

根据文献记录，介入治疗动脉瘤的复发率处于 0~20.9%[9, 14]。具体到 ACoA 动脉瘤，Birknes 等[9] 发现，为期 8.6 个月的随访期中，再通率波动于窄颈（< 4 mm）且朝向前方动脉瘤的 0% 至宽颈（> 4 mm）且朝向后方的 100% 之间。Moret 及其同事[3] 随访了接受 GDC 可解脱弹簧圈栓塞的 24 例 ACoA 动脉瘤患者，随访期 3~28 个月不等。他们发现，21 例患者（87.5%）在随访造影中显示完全闭塞。2009 年，Guglielmi 等[11] 报道了其介入治疗 306 例 ACoA 动脉瘤患者的经验。他们发现随访造影中出现动脉瘤再通的概率为 16%，均发生在大型、宽颈动脉瘤中。同样的，Gonzalez[24] 收集了 181 例 ACoA 动脉瘤中 79 名的随访血管造影资料，随访期 1~60 个月不等，其中 12 例（15.2%）出现了动脉瘤再通。

结论

尽管目前尚无关于某一具体位置动脉瘤单一治疗方法的死亡率统计数据，但是显而易见，对于特定类型患者，介入治疗破裂与未破裂 ACoA 动脉瘤的比例越来越高。具体了解动脉瘤形态及解剖关系对于预见介入治疗成功的可能性来说十分重要。

即便技术和设备不断进步，如辅助微气囊、栓塞剂、转流装置以及神经系统专用自膨胀支架等，介入治疗 ACoA 动脉瘤仍存在不足之处。有经验的介入科医师和手术医师需要共同参与决策，以便选择最佳的治疗方案。

参·考·文·献

[1] Kassell NF, Torner JC, Haley EC Jr, Jane JA, Adams HP, Kongable GL. The International Cooperative Study on the Timing of Aneurysm Surgery. Part 1: Overall management results. J Neurosurg 1990;73:18–36

[2] Locksley HB. Natural history of subarachnoid hemorrhage, intracranial aneurysms and arteriovenous malformations. Based on 6368 cases in the cooperative study. J Neurosurg 1966;25:219–239

[3] Moret J, Pierot L, Boulin A, Castaings L, Rey A. Endovascular treatment of anterior communicating artery aneurysms using Guglielmi detachable coils. Neuroradiology 1996;38:800–805

[4] Agrawal A, Kato Y, Chen L, et al. Anterior communicating artery aneurysms: an overview. Minim Invasive Neurosurg 2008;51:131–135

[5] Fukushima T, Miyazaki S, Takusagawa Y, Reichman M. Unilateral interhemispheric keyhole approach for anterior cerebral artery aneurysms. Acta Neurochir Suppl (Wien) 1991;53:42–47

[6] Suzuki J, Mizoi K, Yoshimoto T. Bifrontal interhemispheric approach to aneurysms of the anterior communicating artery. J Neurosurg 1986;64:183–190

[7] Aghakhani N, Vaz G, David P, et al. Surgical management of unruptured intracranial aneurysms that are inappropriate for endovascular treatment: experience based on two academic centers. Neurosurgery 2008;62:1227–1234, discussion 1234–1235

[8] International Study of Unruptured Intracranial Aneurysms Investigators. Unruptured intracranial aneurysms—risk of rupture and risks of surgical intervention. N Engl J Med 1998;339:1725–1733

[9] Birknes JK, Hwang SK, Pandey AS, et al. Feasibility and limitations of endovascular coil embolization of anterior communicating artery aneurysms: morphological considerations. Neurosurgery 2006;59:43–52, discussion 43–52

[10] Guglielmi G. History of the genesis of detachable coils. A review. J Neurosurg 2009;111:1–8

[11] Guglielmi G, Viñuela F, Duckwiler G, Jahan R, Cotroneo E,

Gigli R. Endovascular treatment of 306 anterior communicating artery aneurysms: overall, perioperative results. J Neurosurg 2009;110:874–879

[12] Kazekawa K, Tsutsumi M, Aikawa H, et al. Endovascular treatment of anterior cerebral artery aneurysms using Guglielmi detachable coils: midterm clinical evaluation. Radiat Med 2002;20:291–297

[13] Molyneux A, Kerr R, Stratton I, et al. International Subarachnoid Aneurysm Trial (ISAT) Collaborative Group. International Subarachnoid Aneurysm Trial (ISAT) of neurosurgical clipping versus endovascular coiling in 2143 patients with ruptured intracranial aneurysms: a randomised trial. Lancet 2002;360:1267–1274

[14] Murayama Y, Nien YL, Duckwiler G, et al. Guglielmi detachable coil embolization of cerebral aneurysms: 11 years' experience. J Neurosurg 2003;98:959–966

[15] Serbinenko FA. Balloon catheterization and occlusion of major cerebral vessels. J Neurosurg 1974;41:125–145

[16] Casasco AE, Aymard A, Gobin YP, et al. Selective endovascular treatment of 71 intracranial aneurysms with platinum coils. J Neurosurg 1993;79:3–10

[17] Guglielmi G, Viñuela F, Sepetka I, Macellari V. Electrothrombosis of saccular aneurysms via endovascular approach. Part 1: Electrochemical basis, technique, and experimental results. J Neurosurg 1991;75:1–7

[18] Cognard C, Weill A, Spelle L, et al. Long-term angiographic follow-up of 169 intracranial berry aneurysms occluded with detachable coils. Radiology 1999;212:348–356

[19] Malisch TW, Guglielmi G, Viñuela F, et al. Intracranial aneurysms treated with the Guglielmi detachable coil: midterm clinical results in a consecutive series of 100 patients. J Neurosurg 1997;87:176–183

[20] Koivisto T, Vanninen R, Hurskainen H, Saari T, Hernesniemi J, Vapalahti M. Outcomes of early endovascular versus surgical treatment of ruptured cerebral aneurysms. A prospective randomized study. Stroke 2000;31:2369–2377

[21] Wiebers DO, Whisnant JP, Huston J III, et al. International Study of Unruptured Intracranial Aneurysms Investigators. Unruptured intracranial aneurysms: natural history, clinical outcome, and risks of surgical and endovascular treatment. Lancet 2003;362:103–110

[22] McDougall CG, Spetzler RF, Zabramski JM, et al. The Barrow Ruptured Aneurysm Trial. J Neurosurg 2012;116:135–144

[23] Spetzler RF, McDougall CG, Albuquerque FC, et al. The Barrow Ruptured Aneurysm Trial: 3-year results. J Neurosurg 2013;119:146–157

[24] Gonzalez N, Sedrak M, Martin N, Viñuela F. Impact of anatomic features in the endovascular embolization of 181 anterior communicating artery aneurysms. Stroke 2008;39:2776–2782

[25] Kassell NF, Torner JC. The International Cooperative Study on Timing of Aneurysm Surgery—an update. Stroke 1984;15:566–570

[26] Juvela S, Porras M, Poussa K. Natural history of unruptured intracranial aneurysms: probability of and risk factors for aneurysm rupture. J Neurosurg 2000;93:379–387

[27] Mira JM, Costa FA, Horta BL, Fabião OM. Risk of rupture in unruptured anterior communicating artery aneurysms: meta-analysis of natural history studies. Surg Neurol 2006;66(Suppl 3):S12–S19, discussion S19

[28] Okuyama T, Sasamori Y, Takahashi H, Fukuyama K, Saito K. [Study of multiple cerebral aneurysms comprised of both ruptured and unruptured aneurysm-an analysis of incidence rate with respect to site and size] No Shinkei Geka 2004;32:121–125

[29] Perlmutter D, Rhoton AL Jr. Microsurgical anatomy of anterior cerebral anterior communicating recurrent artery complex. Surg Forum 1976;27:464–465

[30] Wilson G, Riggs HE, Rupp C. The pathologic anatomy of ruptured cerebral aneurysms. J Neurosurg 1954;11:128–134

[31] Rosner SS, Rhoton AL Jr, Ono M, Barry M. Microsurgical anatomy of the anterior perforating arteries. J Neurosurg 1984;61:468–485

[32] Yock DH Jr, Larson DA. Computed tomography of hemorrhage from anterior communicating artery aneurysms, with angiographic correlation. Radiology 1980;134:399–407

[33] Joynt RJ, Afifi A, Harrison J. Hyponatremia in subarachnoid hemorrhage. Arch Neurol 1965;13:633–638

[34] Iwanaga H, Wakai S, Ochiai C, Narita J, Inoh S, Nagai M. Ruptured cerebral aneurysms missed by initial angiographic study. Neurosurgery 1990;27:45–51

[35] van Rooij WJ, Peluso JP, Sluzewski M, Beute GN. Additional value of 3D rotational angiography in angiographically negative aneurysmal subarachnoid hemorrhage: How negative is negative?. AJNR Am J Neuroradiol 2008;29:962–966

[36] Biondi A, Janardhan V, Katz JM, Salvaggio K, Riina HA, Gobin YP. Neuroform stent-assisted coil embolization of wide-neck intracranial aneurysms: strategies in stent deployment and midterm follow-up. Neurosurgery 2007;61:460–468, discussion 468–469

[37] Lubicz B, Leclerc X, Levivier M, et al. Retractable self-expandable stent for endovascular treatment of wide-necked intracranial aneurysms: preliminary experience. Neurosurgery 2006;58:451–457, discussion 451–457

[38] Huang Q, Xu Y, Hong B, Zhao R, Zhao W, Liu J. Stent-assisted embolization of wide-neck anterior communicating artery aneurysms: review of 21 consecutive cases. AJNR Am J Neuroradiol 2009;30:1502–1506

[39] Saatci I, Geyik S, Yavuz K, Cekirge S. X-configured stent-assisted coiling in the endovascular treatment of complex anterior communicating artery aneurysms: a novel reconstructive technique. AJNR Am J Neuroradiol 2011;32:E113–E117

[40] Moret J, Cognard C, Weill A, Castaings L, Rey A. The "Remodelling Technique" in the treatment of wide neck intracranial aneurysms. Angiographic results and clinical follow-up in 56 cases. Interv Neuroradiol 1997;3:21–35

[41] Pierot L, Spelle L, Leclerc X, Cognard C, Bonafé A, Moret J. Endovascular treatment of unruptured intracranial aneurysms: comparison of safety of remodeling technique and standard treatment with coils. Radiology 2009;251:846–855

[42] Kelly ME, Gonugunta V, Woo HH, Turner R IV, Fiorella D. Double-balloon trapping technique for embolization of a large wide-necked superior cerebellar artery aneurysm: case report. Neurosurgery 2008;63(4, Suppl 2): 291–292, discussion 292

[43] Baxter BW, Rosso D, Lownie SP. Double microcatheter technique for detachable coil treatment of large, wide-necked intracranial aneurysms. AJNR Am J Neuroradiol 1998;19:1176–1178

[44] Waldau B, Reavey-Cantwell JF, Lawson MF, et al. Intentional partial coiling dome protection of complex ruptured cerebral aneurysms prevents acute rebleeding and produces favorable clinical outcomes. Acta Neurochir (Wien) 2012;154:27–31

[45] Henkes H, Fischer S, Weber W, et al. Endovascular coil occlusion of 1811 intracranial aneurysms: early angiographic and clinical results. Neurosurgery 2004;54:268–280, discussion 280–285

[46] Lownie SP, Drake CG, Peerless SJ, Ferguson GG, Pelz DM. Clinical presentation and management of giant anterior communicating artery region aneurysms. J Neurosurg 2000;92:267–277

[47] Halbach VV, Higashida RT, Dowd CF, et al. The efficacy of endosaccular aneurysm occlusion in alleviating neurological deficits produced by mass effect. J Neurosurg 1994;80:659–666

[48] Gruber A, Killer M, Bavinzski G, Richling B. Clinical and angiographic results of endosaccular coiling treatment of giant and very large intracranial aneurysms: a 7-year, single-center experience. Neurosurgery 1999; 45:793–803, discussion 803–804

[49] Jahromi BS, Mocco J, Bang JA, et al. Clinical and angiographic outcome after endovascular management of giant intracranial aneurysms. Neurosurgery 2008;63:662–674, discussion 674–675

[50] Pierot L. Flow diverter stents in the treatment of intracranial aneurysms: Where are we? J Neuroradiol 2011;38:40–46

[51] Ringer AJ, Rodriguez-Mercado R, Veznedaroglu E, et al. Defining the risk of retreatment for aneurysm recurrence or residual after initial treatment by endovascular coiling: a multicenter study.

Neurosurgery 2009;65:311–315, discussion 315
[52] Suzuki S, Kurata A, Ohmomo T, et al. Endovascular surgery for very small ruptured intracranial aneurysms. Technical note. J Neurosurg 2006;105:777–780
[53] Sluzewski M, Bosch JA, van Rooij WJ, Nijssen PC, Wijnalda D. Rupture of intracranial aneurysms during treatment with Guglielmi detachable coils: incidence, outcome, and risk factors. J Neurosurg 2001;94:238–240
[54] Tsutsumi M, Aikawa H, Onizuka M, et al. Endovascular treatment of tiny ruptured anterior communicating artery aneurysms. Neuroradiology 2008;50:509–515
[55] Pierot L, Spelle L, Vitry F. ATENA investigators. Immediate anatomic results after the endovascular treatment of unruptured intracranial aneurysms: analysis of the ATENA series. AJNR Am J Neuroradiol 2010;31: 140–144
[56] Rinkel GJ, Prins NE, Algra A. Outcome of aneurysmal subarachnoid hemorrhage in patients on anticoagulant treatment. Stroke 1997;28:6–9
[57] Tawk RG, Pandey A, Levy E, et al. Coiling of ruptured aneurysms followed by evacuation of hematoma. World Neurosurg 2010; 74:626–631

第52章

手术治疗大脑前动脉远端动脉瘤

Clemens M. Schirmer and Carlos A. David

大脑前动脉远端（dACA）动脉瘤是指起源于大脑前动脉的前交通动脉远端及其分支的动脉瘤。第一例由 Sugar 和 Tinsley 在 1948 年报道[1]。该类动脉瘤发生率很低，大约占到颅内动脉瘤的 5%。并伴随有轻微的女性高发倾向。绝大多数的文献报道，该发生率占到 2%~9%[2-9]，同时往往伴随着其他位置的动脉瘤发生[3, 5, 9, 10]。最常见发生的位置在大脑前动脉主干和胼缘动脉之间的血管分叉处。

由于它们的位置往往处于大脑纵裂，而且常常跟周围的脑组织粘连紧密，遭受这一类动脉瘤破裂的患者，往往出现脑实质内血肿。由于狭窄的入路空间、模糊不清的解剖以及在破裂处严重的组织水肿都对手术治疗提出了巨大的挑战。表 52.1 列举了常见的一些陷阱以及处理建议[11]。

很多 dACA 动脉瘤破裂的时候，它们的体积往往很小[5]。尽管这些动脉瘤很小但仍然能产生很高的死亡率。前纵裂和胼胝体池形成一个狭小的空间，其被胼胝体、双侧扣带回、大脑镰包围。动脉瘤的穹窿部可能紧密地被固定在扣带回上。扣带回被一层非常薄的蛛网膜相互交错回旋地分开。手术入路可能被大脑表面回流到上矢状窦的引流静脉所影响。相关的额叶或者脑室内血肿可能会影响到脑组织松解，纵裂内血块可能会妨碍到正常的神经解剖。因为动脉瘤和大脑前动脉 A2 远端部分隐藏在胼胝体膝部，所以往往术中会先遭遇到远端的胼周动脉，手术医师要实现近端控制就非常具有挑战。局势有可能更复杂，动脉瘤可能位于单发的大脑前动脉 A2 分叉处。夹闭一个宽颈且动脉粥样硬化的动脉瘤可能会造成胼周动脉的狭窄。多发动脉瘤可能需要额外的翼点入路。

相比于其他的前循环动脉瘤，dACA 动脉瘤往往有着更高的手术致残率[2, 12]。手术死亡率随着时间的变化有着明显的下降，从早期手术报道的 32% 的死亡率[13]，降到 Drake 报道的一系列手术的 10% 死亡率[14]，而最近来自 2008 年文献只有 0.9% 的死亡率[11]。此

表 52.1　常见的困难和处理策略

困难	处理要点
体位	使用熟悉的朝向（如鼻朝上）；考虑使用神经导航
小骨窗	使用神经导航；为处理桥静脉和破裂时多手操作提供空间
桥静脉的损伤	骨窗足够大以更换入路
过度牵拉	头侧位以便使用重力效果
扣带回损伤导致的缄默症和记忆问题	减少牵拉
术中破裂	开颅前备好动脉瘤夹
载瘤动脉狭窄	考虑到潜在风险；使用微型多普勒仪；ICG 或术中造影评估远端血流
血管痉挛	积极的术后处理；术中使用钙离子拮抗剂

外，由于其罕见的发生率和快速增长的非手术的介入治疗，神经外科医师在手术处理该类病变所获得的经验将越来越少。

很多上述的病例具有排他性的手术选择，因为介入治疗胼周动脉动脉瘤伴随着异常困难的挑战[15]（介入治疗这些动脉瘤的内容参见第 53 章）。

相关解剖

动脉解剖

大脑前动脉起源于颈内动脉的分叉处，它的 A1 段走行于视神经的背外侧。同侧 A1 与对侧 A1 并行，通过前交通动脉相沟通。dACA 定义为从大脑前动脉的前交通动脉远端开始，沿着纵裂向上延伸，至大脑半球的内侧表面，向后延续到胼胝体的上表面，最后到达透明隔的最下缘（图 52.1）。

基于 Perlmutter 和 Rhoton 对 dACA 详细的图解[16, 17]，dACA 被分成如下几段：A2 位于胼胝体膝部的下方，A3 围绕着膝部，A4 、A5 作为终末分支。dACA 的分支血管可以分成中央组和皮质组。中央部的分支血管起源于 A2、A3，这部分血管进入终板和胼胝体下方的前端前脑，供应下丘脑前部、透明隔、中间块，穹窿柱、纹状体前下部。穿支血管的数量解剖变异很大。Perlmutter 和 Rhoton 的研究中描述了平均 5 支血管起源于 A2，3 只起源于 A3~A5。dACA 有 8 支皮质分

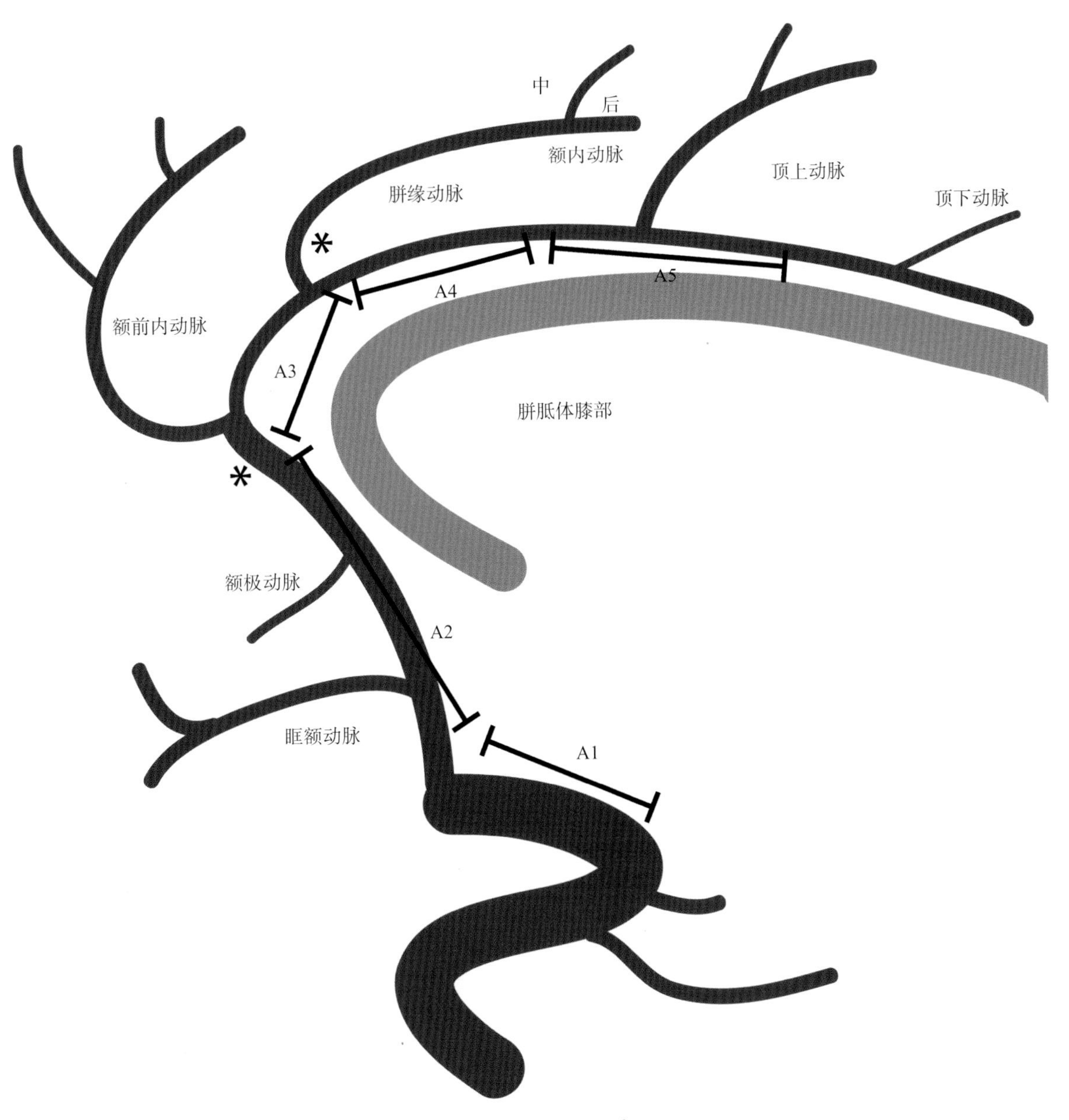

图 52.1　dACA 和周围结构相关的解剖特点。创伤性动脉瘤的最常见位置用 * 标记。

支，分别是眼眶动脉（OF）、额极动脉、前中后的额内动脉、旁中央动脉、枕上动脉、枕下动脉。胼缘动脉（CMA）作为A3主要分支，分为中额内动脉，后额内动脉，旁中央动脉。胼周动脉（A4和A5）发出最后两支动脉。

“胼周动脉”这个名词存在多种定义。一些研究者认为胼胝体缘动脉分叉处的远端A3~A5段是dACA。由于胼胝体缘动脉有时候缺失，Perlmutter和Rhoton建议把大脑前动脉在前交通动脉远端的部分作为dACA的定义。

回返动脉起源于A1或者A2近端，提供至尾状核头的前中部、内囊和壳核的邻近部以及部分隔核的血供。眼支动脉发出于dACA的上升段，垂直于胼胝体膝部，供应眼眶以及额叶内侧面。CMA是dACA的主要分支。它起源于额极动脉和前额内动脉的远端，向上走行于胼胝体背侧。该动脉的分支供应旁中央小叶和部分扣带回。CMA大小的变化与远端的胼周动脉系统成反比，可能是一根粗大的血管或者一组若干条起源于胼周动脉的血管[11]。

胼周动脉被认为是dACA的终末支，紧紧贴着胼胝体走行，到尾部沿着枕叶背侧表面，其中包括楔前叶。旁支血管可以在背侧胼胝体动脉中发现，该动脉起源于大脑后动脉，供应胼胝体压部和胼周动脉的终末分支。

dACA的解剖学变异很常见（图52.2），Baptisa报道变异的占到了总数的25%[18]。常见的形式是双侧A2都分别起源于同侧A1。第一种变异形式（azygos）是单支A2从双侧A1连接处发出[19]，然后逐步发出分支供应双侧大脑半球。第二种变异形式（bihemipheric）是一侧A2占主导并显著提供对侧大脑半球血供。而另一支A2发育不良，只提供一些近端分支的血供。第三种变异形式是出现了较小居中的第三支A2，供应部分或者两侧的大脑半球。不管远端分叉类型如何，远端交叉血管很常见（64%）。尽管第一种变异类型罕见，但其与7%~10%病例中的dACA动脉瘤有关[4, 5, 9]。动脉瘤可以生长于dACA任何位置，但是最常见的还是主干分支处，如胼胝体膝部、CMA起源位置。创伤性动脉瘤更常见于dACA分支在跨越大脑镰游离缘处而不是分支处。动脉瘤沿着CMA上升段生长较常见。

静脉解剖

大脑表面静脉起源于大脑皮质和皮下白质，汇合形成更大的静脉，最后汇入硬膜窦。三条巨大的引流静脉包括上静脉（Trolard静脉）、下静脉（Labbe静脉）、上浅中静脉（sylvian静脉）。静脉数目变化较大，通常10~15条。上静脉引流来自于大脑皮质和大脑半球内表面的血液，汇入上矢状窦。这些静脉相隔1~2 cm迂回着在软脑膜与蛛网膜之间穿越硬脑膜下的空间汇入矢状窦。一些静脉途经硬膜上的脑膜窦再汇入上矢状窦。大脑半球内表面的一些静脉汇入下矢状窦。大脑半球内表面的一些静脉被扣带回分为上升组和下降组，前者汇入上矢状窦，后者通过旁支汇入大脑前静脉[20]。上大脑静脉阻塞会导致静脉梗死，尤其是sylvian静脉系统或者吻合支欠发达的情况下[21]。

疾病的病理生理学和自然史

在一系列的大宗病例报道中，大多数患者症状来自于破裂动脉瘤。只有20%的动脉瘤是偶然发现[2-6, 9, 22]。Lehecka[23]报道了67例破裂动脉瘤的直径为7.4 mm，41例未破裂动脉瘤的直径是4.2 mm。68%病例有比载瘤动脉更宽的基底，94%病例中基底有分支血管。25%患者瘤顶和瘤颈比例为1 ∶ 1。异常的ACA出现在23例病例中（23%）。半数的患者有多发动脉瘤，多数（38%）位于大脑中动脉分叉处[23]。20例患者中dACA发现有第二个动脉瘤。在那些创伤性动脉瘤病例中，患者往往在严重的头部外伤后数天或者数周以后才会出现蛛网膜下腔出血。在这些病例中动脉瘤公认常常出现在dACA靠近大脑镰的游离缘。推测这种机制的形成有可能是头部外伤导致突然的减速运动致使动脉血管壁的损伤[24-26]。创伤型动脉瘤更常见在儿童患者身上。在一些似乎没有那么严重外伤的病例中都有报道[27, 28]。

临床症状

dACA破裂患者的临床症状和表现与传统的蛛网膜下腔出血患者是一样的。影像学上看，dACA比其他位置动脉瘤出血情况要更严重。一些患者出现巨大的脑实质内血肿，呈现出下肢偏瘫、轻瘫，或者单侧瘫痪。严重的胼胝体体内出血能导致裂脑综合征[29]。Hernesniemi[3]和其他学者[14]指出该类患者的H&H分级更高，60%~63%的患者评分超过Ⅲ级或者更高。脑实质内出血在破裂dACA患者中很常见。早期一些报道[4, 14]认为血肿发生率是50%，然而Lehecka报道[30-32]根据动脉瘤位置不同，血肿出现率大约在13%~29%。同时出现脑内血肿和脑室内血肿的概率在14%~24%，

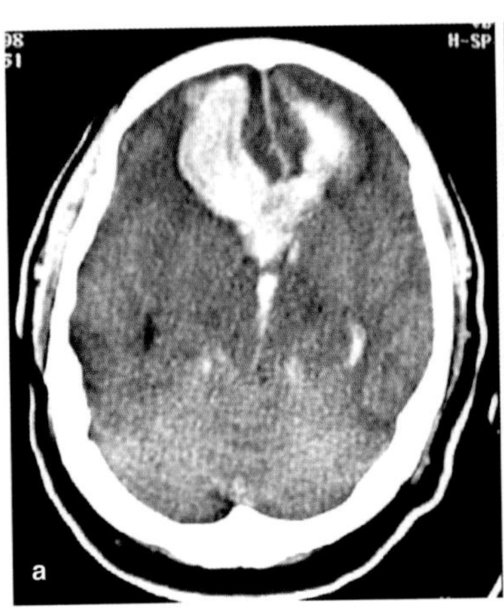
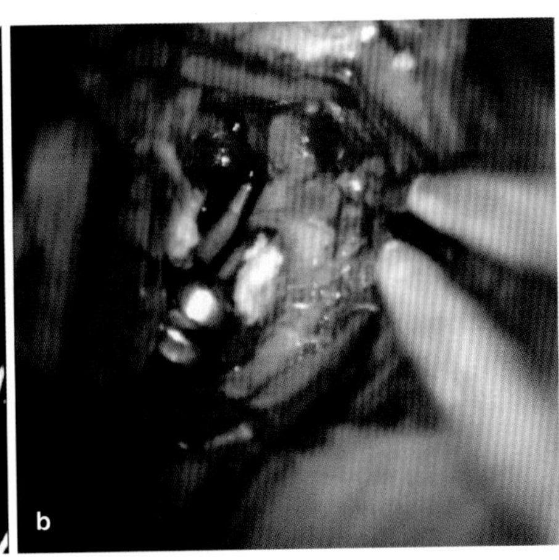
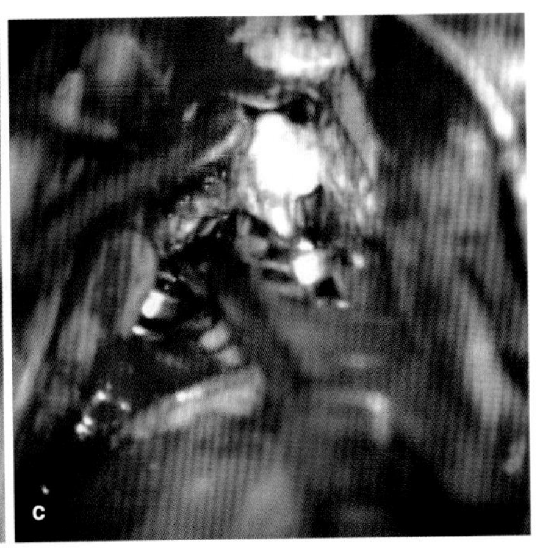

图 52.2　a. 一例 63 岁男性患者因 dACA 动脉瘤破裂出血而出现双侧额叶"火焰样"脑内血肿；b、c. 一例 Hunt & Hess 评分Ⅲ级的 58 岁女性因突发头疼伴晕倒起病。头颅 CTA 发现 dACA 动脉瘤和 Fisher 评分Ⅲ级的蛛网膜下腔出血。她接受了纵裂入路的手术方式夹闭动脉瘤。临时夹闭（b）能在完成正式的夹闭之前提供近端控制。

脑室内血肿单独出现概率为 10%~12%。

术前评估

评估颅内动脉瘤的标准原则同样适用于 dACA。破裂 dACA 和破裂 ACoA 的 CT 影像学表现是相似的。在动脉瘤破裂的病例中，dACA 的血肿更多地出现在胼胝体上方，而 ACoA 的血肿更多地出现在胼胝体下方。DSA 血管造影仍然是评估该类动脉瘤的金标准，可以更好显示瘤颈的形态以及和载瘤动脉的关系。当在选择手术方式时，动脉瘤的形态对手术还是介入选择非常重要。在决定动脉瘤优势侧时必须要注意，特别是当出现显著优势的 ACoA 使双侧 dACA 由同侧血管供血。使用 CTA 和 MRA 在检测小动脉瘤时的灵敏性是认可的，但还是不能替代常规 DSA。要记住绝大多数 CTA 对 Willis 环成像范围是从岩骨段颈内动脉中部至侧脑室前角，并不能包括 dACA。如果怀疑 dACA 的存在，且 Willis 环的 CTA 的结果是阴性的，可以考虑做一个更大范围的 CTA。Lau 等 [33] 指出如果发病 1 周后做影像学检查，胼胝体血肿会与胶质瘤难以鉴别，钙化、偶发且位于胼胝体上方的 dACA 与相同位置的脑膜瘤难以区分。通过研究术前 MRI 或者 CTA 上部层面图像来评估大脑皮质汇向上矢状窦的引流静脉的解剖情况。

多种手术入路讨论

动脉瘤的位置决定了最理想的手术入路。对于 dACA 动脉瘤，我们通常选择三种手术入路中的一种。当动脉瘤远离 ACoA 并位于胼胝体下方的 A2 段，我们会选择眶颧入路。当动脉瘤距离 ACoA 超过 1 cm 或者在胼胝体膝部前方时，我们采用额底纵裂入路。当动脉瘤位于胼胝体上方甚至更远时，我们采用旁正中纵裂入路（图 52.2）。对于患者头部的体位有很多种观点。手术医师必须通过体表参照物建立直觉上可靠的框架，从而利用重力效应在横向空间中实现更容易的操作和解剖。手术中的一些难点需要考虑到，包括狭小的手术操作空间、矢状窦旁静脉的处理、狭小的纵裂池，在不损伤引流静脉且不造成脑组织牵拉损伤的同时，得到足够的脑组织松弛和牵拉。

手术技术

胼胝体下方动脉瘤

对于距离 ACoA 1 cm 以内的 dACA 动脉瘤，标准的翼点入路就够了。可以考虑采用眶颧入路来获得术中更好的向上角度来避免过度的脑牵拉。我们推荐以颧突为最高处，头部转动 15°~30° 的体位。采用锐性分离，先分离找到 A1 再探寻 ACoA。经常需要切除直回来暴露 A2 和动脉瘤。

胼胝体膝部动脉瘤

当动脉瘤距离 ACoA 超过 1 cm 或者在胼胝体膝部水平时，我们采用额底纵裂入路。在这个操作过程中，患者头部用头钉固定，采用面朝正上方的自然体位或者向左侧偏 5° 的角度（对于右利手的手术医师）。对于位于胼胝体膝部下方的动脉瘤，头部偏 15° 可能

表 52.2　治疗 dACA 动脉瘤的手术入路选择的关键概念

	部位			
	胼胝体下		膝部	胼胝体上 / 远端
入路	经眶		额底纵裂	纵裂间，常从优势侧（右侧）
骨窗	翼点	眶颧	大的矢状窦旁开颅（鼻根和前囟之间的 1/3 至 1/2 处）	根据动脉瘤的部位进行矢状窦旁开颅（结合导航），开颅范围大，考虑到静脉阻挡
体位	头转 15° ~30°，颧突位于高点	颧突位于高点，头转 15° ~30°，后仰 15° ~20°	膝部以下：后仰 15° 膝部以上：中位	中位，颈屈曲 15°
分离策略	从 A1 追踪 ACoA 至 A2；切除部分直回，识别 A2 和眶颧动脉；分离动脉瘤，取得近端和远端的控制		保护静脉；轻柔地解剖；避免牵拉大脑镰；确认胼胝体（白色，横向走行的纤维），沿着胼周血管或 CMA 至 A3；避开底部，解剖对侧和瘤体上方，或胼胝体切除	以 SSS 为基底的硬膜瓣；松解蛛网膜粘连；仔细的静脉解剖；识别双侧胼周动脉（深达蛛网膜纤维）；沿着近端进行控制（胼周动脉后方解剖）；切开胼胝体，引流脑脊液；识别动脉瘤
近端控制	暴露 A2 或 A1		A2，胼胝体下	A2，位于动脉瘤前方或深部，可牵开膝部以取得近端控制
夹闭策略	尝试平行于载瘤动脉夹闭，可能需要成角夹或开窗夹		临时阻断，需要成角夹或侧弯夹	平行于载瘤动脉，需要小的成角夹

注：SSS，上矢状窦；CMA，胼缘动脉。

会有帮助，尽管自然体位对到达膝部更好。双侧冠状切口在这类手术中最常用，右侧切口比左侧切口更接近颧弓。这种切口同样能让外科医生得到一块大的骨膜来封闭额窦。选取一块单侧巨大跨越中线的旁正中骨瓣（1/3~1/2 从鼻根至前囟距离）。我们推荐在中间跨越上矢状窦处钻孔，从而在出血时能迅速有效地控制，同时避免骨缘在牵拉脑组织时带来麻烦。较小的额窦可以在打开骨瓣时避免暴露，但是如果为了不暴露额窦而影响手术显露就有点得不偿失了。通过清除额窦内的黏膜，填充脂肪，覆盖骨膜可以很好地修补额窦。打开一块与骨瓣大小相同的硬膜，反折于上矢状窦上。千万注意不要损伤任何的引流静脉。在为获得足够的牵拉空间时，牺牲任何的静脉前必须要深思熟虑。一些麻烦的静脉经常可以从蛛网膜上分离而无需牺牲。影像导航可以使手术入路到解剖动脉瘤的过程简单化。动脉瘤越靠近 ACoA，就越需要近端控制。牵拉右侧大脑半球来暴露大脑镰直至鸡冠。暴露视交叉上池来显露前交通复合体和 A2，再然后就是动脉瘤了。一定要抵御直接朝向动脉瘤分离解剖的诱惑。胼胝体和横向的纤维束可以作为解剖上重要的标记物。尤其是对一些巨大的动脉瘤的基底部应该避免解剖分离。动脉瘤顶部的解剖技术很有用，可以部分切除胼胝体。临时夹闭同时辅以麻醉下的脑组织保护剂，可以显著地降低动脉瘤的张力，有利于最后的解剖分离。必须要注意动脉粥样硬化的瘤颈，因为夹闭的时候动脉瘤瘤颈可能破裂。总的来说，必须要合理地摆放动脉瘤夹让其平行于载瘤动脉，从而避免造成严重的狭窄。这个时候经常需要仔细地考虑采用带有弧度的、开窗的或者直角的动脉瘤夹。在夹闭完成之后必须仔细地解剖和观察动脉瘤周围，确保动脉瘤夹的合适位置和穿支血管的保留。

远端动脉瘤

远端动脉瘤较容易到达，但分离受到纵裂狭小空间的限制。头位正中或向左侧转动 15°。我们倾向于根据动脉瘤的位置做骨瓣直接纵裂入路。导航在定位选择骨瓣很有帮助。当导航不能使用的时候，术前要仔细研究动脉瘤位于矢状位的截面图与冠状缝的关系，对大多数患者而言可以作为解剖学标志物。术前用导航或者冠状缝参照点来设计骨瓣的大小位置。采用一个旁正中额部骨瓣来实现前纵裂入路。我们提倡将骨瓣中心 2/3 处置于矢状窦上方。大多数病例中，我们提倡把骨瓣中心置于右侧大脑半球。尽管具有一定的片面性，目标是完全暴露静脉窦和一部分对侧硬膜，从而可以牵拉静脉窦，同时打开骨瓣后控制静脉窦的出血是十分重要的。我们对手术使用小骨瓣表示怀疑，有可能达不到足够的牵拉并无法处理未能预料的静脉。采用右侧旁正中额部骨瓣对于右利手的外科医师有利，可以提供更多的牵拉空间和操作器械角度。本书高年资的作者和其他人推荐头部水平位，因为该体位能更好地让双手并列平行使用而悬于上方[34]。尽管我们偏好这个手术入路，相信对该入路觉得舒适的外科医生使用起来有显著的优势，但在选择时需要权衡日常训练中不熟悉该入路的情况。动脉瘤的位置、动脉瘤瘤颈的指向、动脉瘤的大小都决定了骨瓣的选择。动脉瘤起源处跨越大脑镰，在不打开大脑镰的情况下是很难暴露动脉瘤的，此时采取同侧入路是不可取的。硬脑膜反折在矢状窦上，我们发现通过缝合牵拉硬脑膜的方法能帮助牵开矢状窦以获得额外的暴露。在条件允许的情况下尽量保护较大的静脉。在一些病例中增厚粘连的蛛网膜需要被分割开以提供放置牵拉器的空间。在一些病例中大脑镰是不完整的，这时就需要把粘连的两侧大脑半球分离开。在绝大多数病例中，大脑镰的垂直深度没有到达扣带回，而扣带回均匀一致地互相粘连在一起。最后一层垂直方向的蛛网膜纤维覆盖平行前进的胼周动脉。如果只发现一条动脉，就无法确定是否为胼周动脉，需要更广泛的暴露和探查。必须同时暴露载瘤动脉的远端和近端，并获得近端控制。在绝大多数病例中，放置动脉瘤夹时需平行载瘤动脉，以便获得良好的解剖学效果，如果垂直放置就有可能通过弯折造成载瘤动脉的闭塞。梭形动脉瘤极具手术难度，但是一些手术技巧比如 A3–A3 搭桥伴动脉瘤孤立术就可能解决问题[35]。

患者预后

Crithley[36] 报道了在保留回返动脉时仍然出现 dACA 梗死的情形。症状包括对侧下肢偏瘫或轻偏瘫、对侧感觉障碍、精神运动性症状、记忆损失、大小便失禁、视觉失认症、失用症。双侧症状有可能同时发生，但是由于丰富的血管吻合支，发生主分支闭塞后并不总是造成功能障碍。国际合作研究[37] 报道 dACA 动脉瘤比其他部位动脉瘤有着更差的预后。预后更差的影响因素主要包括狭小的脑池空间、邻近的额叶、ICH 的频发和患者评分较低。更近期的研究显示该类疾病的治疗预后有所改善。表 52.3 总结了已发表的一些相关病例的特点。Hernesniemi 及其同事[3] 报道了他们的一个大型的病例研究，总共包括 84 例患者，92 个动脉瘤；65 例有破裂的 dACA 动脉瘤，19 例动脉瘤是偶然发现的。我们报道了 9.3% 的死亡率和 22% 的致残率，其中 18.5% 出现了术中破裂的情况。Proust 等[6] 报道了手术治疗 43 位患者共 50 个动脉瘤。其中纵裂入路占到了病例的 83%。在 35 例破裂动脉瘤的病例中，63% 有良好的恢复（GOS 1 分）。不良预后主要与下列因素相关：内出血、载瘤动脉意

表 52.3　目前文献报道 dACA 动脉瘤患者临床和预后特点

第一作者	年	总数	破裂（%）	病例数（%）	女（%）	年龄（中位数）	死亡率（%）	致残率（%）
Otani[40]	2009	20	100	N/A	55	64	10	0
Lehecka[39]	2008	501	55	12	60	50	1	12
Lee[11]	2008	126	70	3.5	73	54	0.9	5.1
Pandey[38]	2007	41	82	1.5	29	53	2.4	7.3
de Sousa[2]	1999	72	90	5.3	51	44	6.9	8.3
Inci[4]	1998	14	86	2.8	8	44	7.1	0
Proust[6]	1997	43	81	5.7	27	49	14	16.3
Hernesniemi[3]	1992	84	77	7.3	41	49	7.5	17.9
Ohno[5]	1990	42	71	9.2	24	54	5.9	5.9
Sindou[22]	1988	19	95	N/A	12	49	0	6.3
Yaşargil[7]	1984	100	2.3	15	42	0	13	
Wisoff[9]	1987	20	60	N/A	13	51	15	10

外闭塞、临时阻断时间过长、未完全夹闭后的再出血（2.8%）。De Sousa 及其同事[2]报道了一项大宗病例研究，72 位患者其中有 65 个破裂动脉瘤，7 个未破裂动脉瘤。32 例患者在其他部位有多发动脉瘤。他们的手术致残率是 8.3%，死亡率是 6.9%。所有的死亡病例发生在多发动脉瘤患者，不良预后主要出现在入院时评分较差的患者中。Nguyen 等[15]报道了 25 例血管介入治疗 dACA 的病例，总结出处理该类动脉瘤的并发症要比其他位置动脉瘤高，但是长期随访持久性并没有显著区别。Pandey 及其同事[38]报道了 41 例接受治疗的患者，其中 28 例（22 例女性）采用介入治疗，90% 患者的动脉瘤顺利闭塞，64% 可以独立生活（mGOS Ⅰ ~ Ⅱ级），有 18% 在 16.5 个月时复发，没有复发蛛网膜下腔出血的病例，1 例患者接受了再次治疗。13 例采取手术夹闭治疗，成功夹闭达 100%，64% 可以独立生活（mGOS Ⅰ ~ Ⅱ级），没有复发病例。手术组患者治疗后状况稍好，但是这些差距并没有达到统计学意义，这可能有选择偏移的影响，因为病情更重或者年龄偏高的患者通常会选择栓塞治疗。目前最大宗的一项病例报道，Lehecka[39]报道了 501 例 dACA 动脉瘤病例。这些病例主要集中在 1980—2005 年，绝大部分采用手术治疗，囊括了 427 例患者。只有 17 例患者采用介入治疗。他们的手术结果是非常令人瞩目的，只有 1% 的死亡率和 12% 的致残率。

结论

dACA 动脉瘤通常很小，很容易处于破裂的状态，常常伴随着多发动脉瘤。一旦破裂，超过半数的患者会出现 ICH。高龄、较差的分级、治疗前再出血、ICH、严重的术前脑积水预示不乐观的结果[40]。该类动脉瘤与其他位置动脉瘤相比，有着相同的手术并发症发生率，对其而言显微手术夹闭是一种安全有效的治疗手段。无创伤的打开纵裂、保留重要的引流静脉、精准定位动脉瘤、控制近端血流均是保证安全的手段。使用临时夹、选择合适的动脉瘤夹、术中使用血管超声多普勒或者吲哚菁绿血管造影可以达到更好的保护 dACA 及其分支血管的目的。目前对比手术夹闭和介入治疗的研究太少，两种方式都各自有独特的挑战。仔细选择患者后，两种方式都可以顺利地治疗该类疾病。闭塞直径小于 7 mm 的 dACA 动脉瘤是合理的，因为有较好的预后。

参·考·文·献

[1] Sugar O, Tinsley M. Aneurysm of terminal portion of anterior cerebral artery. Arch Neurol Psychiatry 1948;60:81–85

[2] de Sousa AA, Dantas FL, de Cardoso GT, Costa BS. Distal anterior cerebral artery aneurysms. Surg Neurol 1999;52:128–135, discussion 135–136

[3] Hernesniemi J, Tapaninaho A, Vapalahti M, Niskanen M, Kari A, Luukkonen M. Saccular aneurysms of the distal anterior cerebral artery and its branches. Neurosurgery 1992;31:994–998, discussion 998–999

[4] Inci S, Erbengi A, Ozgen T. Aneurysms of the distal anterior cerebral artery: report of 14 cases and a review of the literature. Surg Neurol 1998; 50:130–139, discussion 139–140

[5] Ohno K, Monma S, Suzuki R, Masaoka H, Matsushima Y, Hirakawa K. Saccular aneurysms of the distal anterior cerebral artery. Neurosurgery 1990;27:907–912, discussion 912–913

[6] Proust F, Toussaint P, Hannequin D, Rabenenoïna C, Le Gars D, Fréger P. Outcome in 43 patients with distal anterior cerebral artery aneurysms. Stroke 1997;28:2405–2409

[7] Yaşargil MG. Distal anterior cerebral artery aneurysms. In: Yaşargil MG, ed. Microneurosurgery, vol 2. New York: Thieme Medical Publishers; 1984:224–231

[8] Shucart WA. Distal anterior cerebral artery aneurysms. In: Apuzzo MLJ, ed. Brain Surgery: Complication Avoidance and Management. New York: Churchill Livingstone; 1993:1035–1040

[9] Wisoff JH, Flamm ES. Aneurysms of the distal anterior cerebral artery and associated vascular anomalies. Neurosurgery 1987;20:735–741

[10] Yoshimoto T, Uchida K, Suzuki J. Surgical treatment of distal anterior cerebral artery aneurysms. J Neurosurg 1979;50:40–44

[11] Lee JW, Lee KC, Kim YB, Huh SK. Surgery for distal anterior cerebral artery aneurysms. Surg Neurol 2008;70:153–159, discussion 159

[12] Mann KS, Yue CP, Wong G. Aneurysms of the pericallosal-callosomarginal junction. Surg Neurol 1984;21:261–266

[13] Nishioka H. Report on the cooperative study of intracranial aneurysms and subarachnoid hemorrhage. Section VII. I. Evaluation of the conservative management of ruptured intracranial aneurysms. J Neurosurg 1966;25:574–592

[14] Snyckers FD, Drake CG. Aneurysms of the distal anterior cerebral artery. A report on 24 verified cases. S Afr Med J 1973;47:1787–1791

[15] Nguyen TN, Raymond J, Roy D, et al. Endovascular treatment of pericallosal aneurysms. J Neurosurg 2007;107:973–976

[16] Perlmutter D, Rhoton AL Jr. Microsurgical anatomy of the distal anterior cerebral artery. J Neurosurg 1978;49:204–228

[17] Perlmutter D, Rhoton AL Jr. Microsurgical anatomy of the anterior cerebral-anterior communicating-recurrent artery complex. J Neurosurg 1976;45:259–272

[18] Baptista AG. Studies on the Arteries of the Brain. II. The Anterior Cerebral Artery: Some Anatomic Features and Their Clinical Implications. Neurology 1963;13:825–835

[19] Royand F, Carter P, Guthkelch N. Distal anterior cerebral artery aneurysms. In: Carter LP, Spetzler RF, Hamilton MG, eds. Neurovascular Surgery. New York: McGraw-Hill, Health Professions Divisions; 1995:717–728

[20] Rhoton AL Jr. The cerebral veins. Neurosurgery 2002;51(4, Suppl):S159–S205

[21] Park J, Hamm IS. Anterior interhemispheric approach for distal anterior cerebral artery aneurysm surgery: preoperative analysis of the venous anatomy can help to avoid venous infarction. Acta

Neurochir (Wien) 2004;146:973–977, discussion 977

[22] Sindou M, Pelissou-Guyotat I, Mertens P, Keravel Y, Athayde AA. Pericallosal aneurysms. Surg Neurol 1988;30:434–440

[23] Lehecka M, Porras M, Dashti R, Niemelä M, Hernesniemi JA. Anatomic features of distal anterior cerebral artery aneurysms: a detailed angiographic analysis of 101 patients. Neurosurgery 2008;63:219–228, discussion 228–229

[24] Asari S, Nakamura S, Yamada O, Beck H, Sugatani H. Traumatic aneurysm of peripheral cerebral arteries. Report of two cases. J Neurosurg 1977;46:795–803

[25] Fleischer AS, Patton JM, Tindall GT. Cerebral aneurysms of traumatic origin. Surg Neurol 1975;4:233–239

[26] Nakstad P, Nornes H, Hauge HN. Traumatic aneurysms of the pericallosal arteries. Neuroradiology 1986;28:335–338

[27] Lam CH, Montes J, Farmer JP, O'Gorman AM, Meagher-Villemure K. Traumatic aneurysm from shaken baby syndrome: case report. Neurosurgery 1996;39:1252–1255

[28] Senegor M. Traumatic pericallosal aneurysm in a patient with no major trauma. Case report. J Neurosurg 1991;75:475–477

[29] Levin HS, Goldstein FC, Ghostine SY, Weiner RL, Crofford MJ, Eisenberg HM. Hemispheric disconnection syndrome persisting after anterior cerebral artery aneurysm rupture. Neurosurgery 1987;21:831–838

[30] Lehecka M, Dashti R, Hernesniemi J, et al. Microneurosurgical management of aneurysms at A3 segment of anterior cerebral artery. Surg Neurol 2008;70:135–151, discussion 152

[31] Lehecka M, Dashti R, Hernesniemi J, et al. Microneurosurgical management of aneurysms at the A2 segment of anterior cerebral artery (proximal pericallosal artery) and its frontobasal branches. Surg Neurol 2008; 70:232–246, discussion 246

[32] Lehecka M, Dashti R, Hernesniemi J, et al. Microneurosurgical management of aneurysms at A4 and A5 segments and distal cortical branches of anterior cerebral artery. Surg Neurol 2008;70:352–367, discussion 367

[33] Lau LS, Bannan E, Tress B. Pseudotumour of the corpus callosum due to subarachnoid haemorrhage from pericallosal aneurysm. Neuroradiology 1984;26:67–69

[34] Horiuchi T, Nitta J, Nakagawa F, Hongo K. Horizontal contralateral approach for the distal anterior cerebral artery aneurysm: technical note. Surg Neurol 2009;72:65–68

[35] Al-Khayat H, Kopitnik TA. Primary end-to-end anastomosis of anterior cerebral artery dissecting aneurysm: technical case report and review of literature. Neurosurgery 2004;55:435

[36] Critchley M. The anterior cerebral artery, and its syndrome. Brain 1930; 53:120–165

[37] Kassell NF, Torner JC, Jane JA, Haley EC Jr, Adams HP. The International Cooperative Study on the Timing of Aneurysm Surgery. Part 2: Surgical results. J Neurosurg 1990;73:37–47

[38] Pandey A, Rosenwasser RH, Veznedaroglu E. Management of distal anterior cerebral artery aneurysms: a single institution retrospective analysis (1997–2005). Neurosurgery 2007;61:909–916, discussion 916–917

[39] Lehecka M, Lehto H, Niemelä M, et al. Distal anterior cerebral artery aneurysms: treatment and outcome analysis of 501 patients. Neurosurgery 2008;62:590–601, discussion 590–601

[40] Otani N, Takasato Y, Masaoka H, et al. Clinical features and surgical outcomes of ruptured distal anterior cerebral artery aneurysms in 20 consecutively managed patients. J Clin Neurosci 2009;16:802–806

第53章

大脑前动脉远端动脉瘤的综合治疗

Clemens M. Schirmer and Carlos A. David

大脑前动脉远端动脉瘤起源于前交通动脉瘤的远端，占颅内动脉瘤的 6%[1]。在 ISAT 队列研究中，大脑前动脉远端动脉瘤破裂占 4.4%[2, 3]。然而，大部分未破裂动脉瘤都是偶然发现的。临床上，破裂的前交通远端动脉瘤主要是因为蛛网膜下腔出血典型的症状而就诊，比如突然剧烈头疼、昏迷。还有一些因为占位性病变或者卒中引起的特异性的临床症状，包括矢状窦旁皮质综合征、辅助运动区综合征、扣带回综合征和各种额叶综合征。典型的大脑前动脉动脉瘤通常起自动脉的分叉处（分叉型）或者沿着大脑前动脉弯曲的位置，主要是沿着胼胝体膝（侧壁型）。常见的影响动脉瘤治疗疗效的因素包括体积小，瘤顶到瘤颈比例不佳，有一根动脉的主要分支起自动脉瘤基底部。非典型动脉瘤，包括囊状动脉瘤和梭形动脉瘤，常见病因包括创伤、霉菌感染和动静脉畸形。

关于动脉解剖的思考

大脑前动脉通常分为 5 段[4]。在 A1 段，近端大脑前动脉围绕视神经管，在颈内动脉分叉处和前交通动脉之间。A2 段从前交通动脉处延伸至胼胝体嘴，经过终板前方。A3 段围绕胼胝体膝，可以进一步分为近段（胼胝体膝下方）、中间段（胼胝体膝前方）和远段（胼胝体膝上方）。A4 段在胼胝体周池的前面，在此处，胼周动脉和胼缘动脉走行在胼胝体之上。A5 段在最远端，往后至冠状缝水平的垂直线。

除此之外，大脑前动脉也可以按照另外一种方式分为两段，近段包括 A 段和前交通动脉，远段包括 A2~A5。大脑前动脉远段的分支类型变化较多。近段的眶额动脉和更远端的额极动脉通常起自 A2 段。远段然后在其第一个分叉处分为胼缘动脉和胼周动脉。在多数情况下，胼缘动脉和胼周动脉位于 A3 段。准确地说，这个分叉处在 60% 的病例中位于胼胝体膝的前方，30% 位于胼胝体膝的下方，5% 位于胼胝体膝的上方[5]。这个分叉的远端，胼周动脉通常走行在胼胝体沟内，非常靠近胼胝体体部。胼周动脉有很多变异的皮质分支，包括边缘沟动脉和一部分顶内分支。在胼胝体压部水平，胼周动脉延伸为夹肌前吻合动脉。胼缘动脉走行在胼周池内，与胼胝体体部的距离虽然有变化，但通常位于胼胝体沟内。从胼缘动脉处分出很多分支，包括额前动脉、额中动脉和额后内侧动脉。旁中央动脉可以起自胼周动脉，也可以起自胼缘动脉，这取决于两支动脉哪支占优势（图 53.1）。关于动脉供血区域，大脑前动脉远段的分支供应包括胼胝体、扣带回、额叶和顶叶内侧面。皮支可以供应包括额叶大部分（额上回、额周和中央前回）和顶叶（中央后回和顶上回）。

动脉瘤特点

大脑前动脉远端动脉瘤 70%~80% 的病例起自胼周和胼缘动脉的分叉部[6]。这个部位被称为“典型位置”。胼缘动脉和胼周动脉的分叉部相对于胼胝体的位置变异较大。因此，胼周 – 胼缘分叉部动脉瘤 70% 位于胼胝体膝的前端，18% 位于胼胝体膝的下端，6% 位于胼胝体体部的上端，1% 位于胼胝体膝的上端[5, 7]。“非典型位置”囊状动脉瘤起自眶额动脉的病例占 5%，起自 A4/A5 远端的占 4%，起自额极分叉部占 2%[5, 7]。远端的囊状动脉瘤发现时通常直径较小，平均 4.2 mm[5]。在发生蛛网膜下腔出血的患者中，平均直径为 7.4 mm，但是大约 2/3 的患者在动脉瘤破裂时直径小于 5 mm[8, 9]。其他常见的特点包括 94% 出现动脉主要分支起自动脉瘤基底部（例如胼周动脉），84% 患者伴有不规则的动脉瘤顶部，80% 患

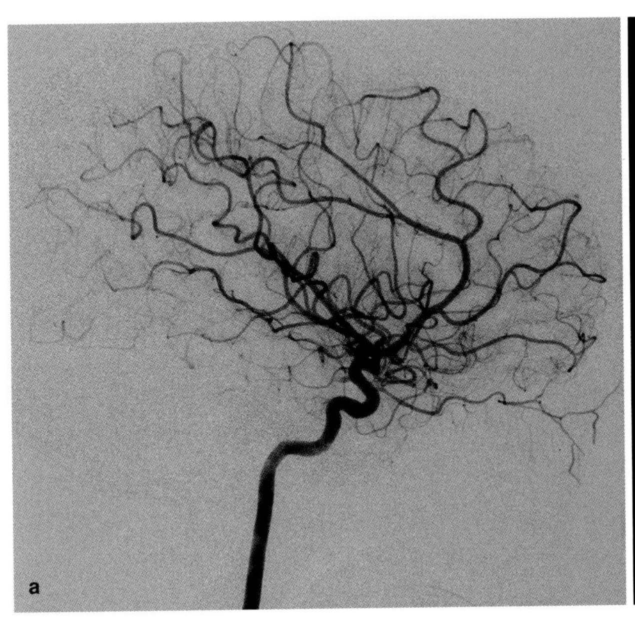

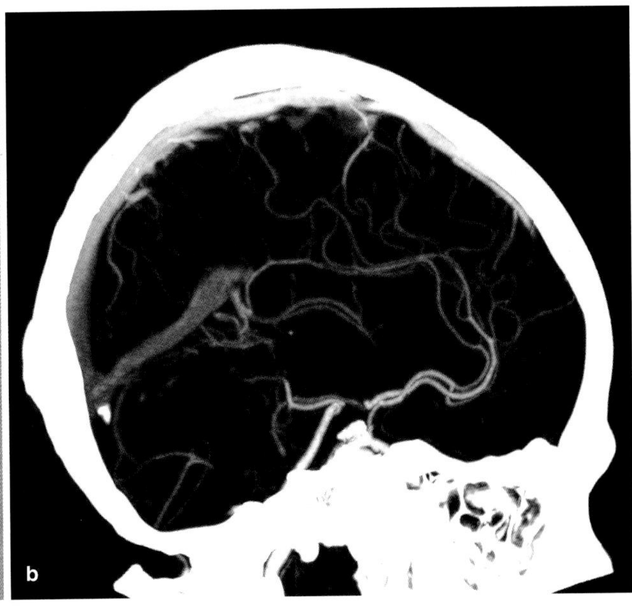

图 53.1　a. DSA 造影：颈内动脉动脉期的侧面显影。在这例胼周动脉为主的患者中，旁中央动脉起自胼周动脉主干。胼周 - 胼缘动脉分叉部位于胼胝体膝上方，冠状缝前方；b. CTA 大脑血管重建的矢状图。在这例胼缘动脉为主的患者中，旁中央动脉起自胼缘动脉主干。胼周 - 胼缘动脉分叉部位于胼胝体膝上方。冠状缝 / 矢状窦旁的桥静脉和胼周 - 胼缘动脉分叉部的位置关系显示在骨窗像上。

者伴有大的动脉瘤基底部（颈部和瘤顶的比例大于 1∶2）[5]。大型的远端大脑前动脉瘤也曾有报道，但是在日常医疗中也是极其罕见的[9]。在大脑前动脉远端动脉瘤中，23% 的患者会出现 A2 变异，包括 15% 是双侧的，4% 单侧和 4% 有 3 个分支[5]。一侧 A1 优势和大脑前动脉远端动脉瘤的侧白化没有明显的相关性。大部分破裂的大脑前动脉远端动脉瘤位于中线，动脉瘤顶指向上背侧。只有 25% 的动脉瘤指向外侧。在破裂动脉瘤患者中，这种构造使得动脉瘤顶卡入或者嵌入额叶实质里面。在 1/3~1/2 的患者中，这种构造与多发动脉瘤有关[8, 10]。在多发动脉瘤患者中，伴随的动脉瘤起源于大脑中动脉瘤分叉部占 60%，颈内动脉颅内段占 15%，前交通动脉段占 10%，后循环处占 6%[5]。

治疗指征和方法

破裂的大脑前动脉动脉瘤的适应证

对于评分是 5 级的蛛网膜下腔出血的患者来说，讨论如何通过治疗破裂动脉瘤来预防再次出血引起的生命危险。对于手术时间，我们跟其他医院一样，喜欢“next day，first position”的策略，因为此时患者比较稳定，病情不再恶化。

开颅手术和介入治疗破裂的大脑前动脉动脉瘤的对比

破裂的动脉瘤过去可以通过手术治疗[11]。近几年，对于治疗破裂的前循环动脉瘤，ISAT 和 BRAT 试验研究[12]发现，与开颅手术相比，介入治疗的患者预后好，但是复发率较高，对于再出血率没有明显差别。回顾性的多因素分析研究发现，对于破裂的胼周动脉瘤，介入治疗的致残率和围手术期死亡率都相对较低[13]。更确切地说，在专家手中，显微手术术中致残率为 0.4%，死亡率为 15%[1]。在一项荟萃分析中，与开颅手术相比，介入治疗的围手术期死亡率低，致残率约为 9%。如果只算破裂动脉瘤的话，这个比例为 11%[9]。尽管有这些研究结果，但是显微手术夹闭动脉瘤仍然是金标准。显微手术可以使得 90% 的动脉瘤完全闭塞，5% 的动脉瘤达到基本闭塞[1]。近几年因为弹簧圈的引入[14]，介入治疗大脑前动脉远端动脉瘤完全夹闭的概率从 25% 提高到 50%[15]。动脉瘤大于 90% 闭塞的概率为 45%[9]。如果近完全闭塞也算在内的话，就阻断动脉瘤内血流来说，介入治疗也在开颅手术的范围之内。

对于介入治疗来说，关键的问题是动脉瘤闭塞的持续性，从而能够长时间防止蛛网膜下腔出血。对前循环动脉瘤来说，完全夹闭后动脉瘤 10 年复发的概率为 2%[16, 17]。对于介入治疗，动脉瘤栓塞后 6~15 个月复发需要再治疗的概率为15%~20%[2, 18]。这个概率和其他部位动脉瘤介入栓塞后发生的概率差不多[9]。对于介入治疗大脑前动脉动脉瘤后复发的问题，有一些小型回顾性研究表明12个月的再破裂率很低。但是因为随访时间较短，证据强度不够[9]。我们认为，ISAT试验虽然不是专门针对大脑前动脉动脉瘤的研究，但是其研究结果非常可靠。患者接受介入治疗后每人每年再出血的概率为0.2%，因此与开颅手术相比，再出血的发生率没有明显的差异。综上所述，介入治疗后远期死亡率和开颅手术没有明显差别，但是复发率和需要再次手术的概率高于开颅手术[19]。鉴于介入治疗致残率较低，如果前交通动脉远端动脉瘤所在位置两种治疗方法的死亡率差不多，我们认为更应该选择介入治疗。

对于一些情况，开颅手术可能更加适合。通常颅内血肿扩大是被认为进行开颅手术的强有效的证据。虽然我们不能确定血肿清除是否能够改善神经功能障碍，但是我们发现血肿清除可以明显降低颅内压，促进患者恢复。从手术角度来看，血肿清除增加了半球间入路的手术操作空间，从而大大减少动脉瘤夹闭的难度。分叉部动脉瘤通常体积小，瘤顶－瘤颈比不佳，并且会有一支动脉主干起自动脉瘤基底部。虽然目前有多种复杂的介入方法来治疗这类动脉瘤[2, 20–24]，但是我们认为开颅手术治疗这类病例能够获得更高概率的完全闭塞。

在一些情况下，选择介入治疗可能更好。在现有的条件下，如果蛛网膜下腔出血比较弥散（评分较高），脑组织肿胀，开颅手术难度较高，此时，我们偏向于选择介入治疗。特别是当动脉瘤靠近胼胝体嘴的时候。因为在这些病例中，当动脉瘤暴露出来以后，近端处理比较容易[25, 26]。此外，对于多发动脉瘤，除了一个入路能同时处理多个动脉瘤的情况以外，我们觉得还是应该选择介入治疗。

可以说，介入治疗和开颅手术治疗都是治疗破裂的大脑前动脉远端动脉瘤的有效方式。基于现有的证据，我们认为，对于大脑前动脉动脉瘤来说，如果动脉瘤的构造比较好，介入治疗应该作为首选方式。

未破裂大脑前动脉远端动脉瘤手术指征

ISUIA和近期日本的UCAS试验已经对颅内动脉瘤的自然发展过程做了详细的研究[27, 28]。UCAS认为直径大于4 mm的动脉瘤每年破裂的概率大概是1%，而ISUIA试验的结果显示直径小于7 mm的前循环动脉瘤几乎没有破裂的风险。遗憾的是，这两个大型的前瞻性研究都没有对大脑前动脉远端动脉瘤进行进一步的亚组分析。现在临床上对无症状大脑前动脉远端动脉瘤进行手术的标准是4~5 mm。这个标准是基于ISUIA和UCAS试验的结论。但是有一点需要注意的是，在一些回顾性研究中，超过半数的破裂的大脑前动脉远端动脉瘤的直径小于5 mm[8, 9]。为了符合UCAS试验和其他研究的结论，我们推荐对伴有不规则动脉瘤顶，呈分叶状或者影像学上观察到动脉瘤逐渐增大的情况，应该降低预防性治疗的标准。最后，一些影响动脉瘤预后的独立危险因素也应该考虑在内，比如患者年龄、身体状况、既往有动脉瘤性蛛血，特殊的系统性疾病（常染色体显性多囊肾、爱唐综合征、马方综合征），伴有动脉瘤引起的焦虑和最重要的是患者自己选择。

开颅手术和介入手术治疗未破裂大脑前动脉远端动脉瘤疗效对比

对未破裂囊状前循环动脉瘤是选择开颅手术还是介入治疗已经展开激烈的争论，而近几年，大家逐渐都偏向于选择介入治疗[27, 29, 30]。至于治疗的效果，目前尚缺乏相关的循证医学证据。但是，研究结果也表示，对于经典部位的动脉瘤，两种处理方式的结果比动脉瘤自然演变的结果要好很多。在一些情况下，介入治疗的预后可能更好（mRS评分小于3分），但是可能远期复发率也会更高，进而需要影像学随访更加规律，接受再次手术的可能性也就越高[13]。临床上对于手术夹闭和栓塞还需要考虑一些问题。

对于解剖位置，动脉瘤的位置越位于动脉的远端，介入路径就会越曲折，那么介入治疗动脉瘤就会更加具有挑战性。与开颅手术对比，介入治疗更需要考虑颅外动脉的结构，特别是主动脉弓和升主动脉。另外一方面，开颅手术局限于可以到达的手术路径，因此更适合A3近端的动脉瘤，特别是当动脉瘤颈位于胼胝体膝下方。最后，我们认为，大脑前动脉结构异常是开颅手术很重要的证据，如果损伤造成动脉主干或者其分支损伤，可能会造成双侧大脑不可逆性缺血。如果考虑动脉瘤结构、弹簧圈收缩，动脉瘤再灌注的概率是很高的，特别是动脉主干（胼缘动脉）起自于基底动脉瘤的基底部[31]。介入治疗非常适合宽颈结构的动脉瘤（球囊或者支架塑形技术）。血管内重建装置目前在大脑前动脉远端动脉瘤的应用中很有局限性，因为动脉主干较细，不足以支撑传送装置。对于未破裂动脉瘤最佳治疗方案的选择取决于解剖结构和技术因素。我们认为，对于大脑前动脉远端动脉瘤，复杂的介入技术的疗效需要进一步验证，而开颅手术应该作为首选，特别是形状不规则的，分叉部宽颈动脉瘤，尤其是当动脉主要分支发自动脉瘤的基底部。

大脑前动脉远端动脉瘤手术入路

影响开颅手术处理大脑前动脉远端动脉瘤的因素包括相对较窄的术野，动脉瘤顶通常紧贴周围结构（如扣带回）[14]。因此在手术夹闭的过程中如果牵拉不当，动脉瘤有破裂的风险[32]。我们提倡手术入路和开颅成一个角度，这样就能够更加早地到达动脉瘤，而且能够在暴露瘤顶之前先暴露动脉瘤颈。为了预防术中动脉瘤破裂和避免手术造成的脑组织缺血，局部切除软膜下的扣带回，胼胝体最前端应该用力牵开来。用双极重新塑形瘤颈，并且同时用弯的钛夹可以避免在动脉瘤夹闭过程中意外地将侧支动脉也夹住[5]。采用显微多普勒、荧光血管造影和术中经股动脉血管造影可以进一步减小夹闭过程中导致的动脉狭窄，并且能够确保动脉瘤已经被夹闭。

翼点额下入路

对于 A2 段近端动脉瘤，包括起自眶额动脉的动脉瘤，我们喜欢采用这个入路。术中使用甘露醇，早期进行基底池脑脊液引流，并打开终板，可以为手术增加更多的操作空间。切除直回的前部会更加方便处理相关的血管，但是限制了额叶的牵拉。与传统经典的手术入路相比，更加往前切除了部分直回，也为瘤颈周围的操作增加更多的空间。

前方半球间入路

对于离前交通动脉 1 cm 以上，但是靠近胼胝体膝部的动脉瘤，我们更喜欢采用前方半球间入路。瘤顶垂直往上的动脉瘤更加适合这种入路[33, 34]。采用切开眉弓，眶上中间部位锁孔入路对 A2 远端未破裂动脉瘤来说是非常好的选择，因为这种动脉瘤的瘤颈一般都是位于胼胝体膝的下方。这个入路的缺点是有限的操作空间，因此很难进行近距离的操作。如果伴有蛛网膜下腔出血，则进行双侧冠状切口，额部大骨瓣开颅。利用杂交手术室的优势，在一些病例中，我们在破裂口的近端放置球囊导管，使得在不能直接进行近端手术操作的情况下，能够更加安全地进行动脉瘤的夹闭手术。患者采用仰卧位，颈部侧偏 15°，头部固定在 Mayfield 头架上。我们根据患者面部特征沿着前额下方的皱纹或者眉弓做一个横切口（图 53.2a）。半球间入路可以通过眉心上 2.5 cm 的锁孔入口（图 53.2b）。或者，在发际线后方做双侧冠状切口，在帽状腱膜下层翻起皮瓣。接着做一个额部跨中线的大骨瓣。我们一般不会打开额部的副鼻窦。如果术中不可避免要打开副鼻窦，那么最好是对额窦进行封闭，并小心闭塞额鼻道，避免术后出现黏液囊肿。硬膜翻向

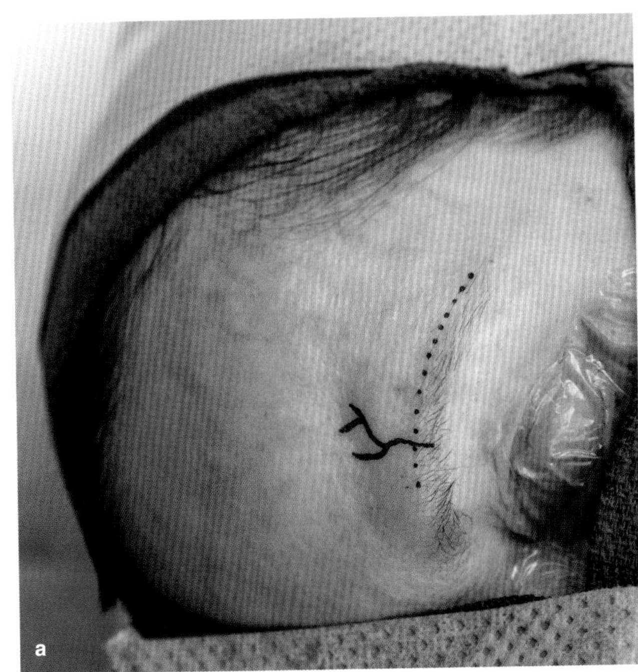

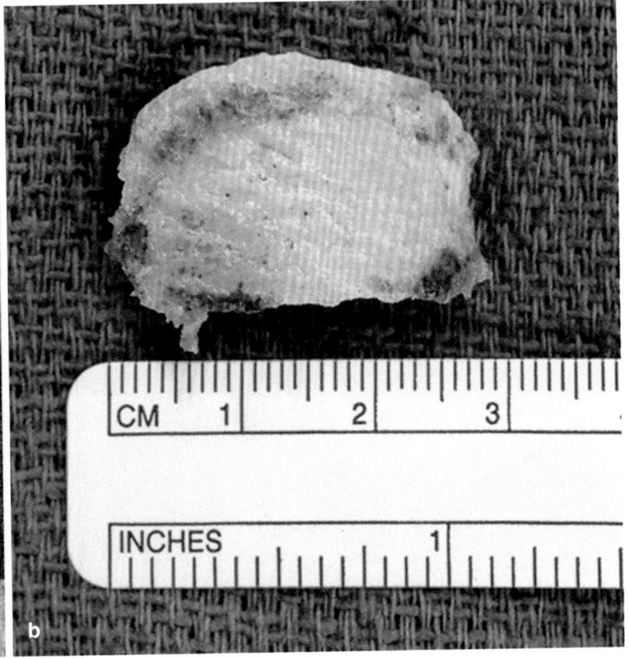

图 53.2　a. 眶上眉弓入路皮肤切口；b. 眶上锁孔入路开颅的小骨瓣。

上矢状窦，通过半球间入路即可到达硬膜深部的位置，到动脉瘤的距离不一定，这取决于动脉瘤起源在动脉上具体哪个部位。

矢状窦旁半球间入路

对于瘤颈在胼胝体前上方的破裂或者未破裂大脑前动脉远端动脉瘤，我们喜欢采用矢状窦旁半球间入路（图 53.3）。为了方便右利手的医生进行手术操作，除了极少数的患者，我们一般都选择右侧入路，这样也可以避免对左侧优势半球进行过度牵拉。如果右侧因为桥静脉之间很难找到手术通路，或者动脉瘤的瘤顶指向右侧，或者左侧有占位性的血肿，此时我们偏向于选择左侧入路。仅仅将胼周池的脑脊液释放出来往往不够。术前进行腰椎穿刺，或者围手术期进行脑室外引流，以及术中经胼胝体行脑室穿刺进行减压能够为半球间入路增加足够的手术空间，特别是在伴有蛛网膜下腔出血的情况下。

患者仰卧位，上半身抬高 30°，头部弯曲，位于头架正中间，使得开颅和动脉瘤之间的角度最适合术者手术操作。有些外科医生喜欢侧俯卧位，保持头部与地面平行。虽然这种体位可以利用重力作用进行牵拉，但我们通常还是喜欢头部保持在中间的位置，我们觉得这种体位对术者理解正常解剖结构更加方便。我们的经验是，脑血管造影的静脉期和数字减影前的图片的关系提示了颅骨标志和颅内桥静脉的关系，可以根据这种关系来选择最合适的开颅位点。

矢状缝对判断中线很有作用，并且可以凭此来判断上矢状窦的结构。冠状缝是开颅手术前后范围的标志。过去十年中，神经导航是一个非常有用的技术，它不但能够用来判断开颅的程度和桥静脉之间手术入路的关系，并且也能够进一步指导调整半球间入路的显微操作。

我们的其中一个常用的开颅方法是，跨中线 1 cm，到冠状缝后方 1~2 cm。我们选择跨中线 1 cm，使得轻轻牵拉上矢状窦和大脑镰就可以扩大术野。开颅后方的界限应该与第一运动区保持一定的距离。如果静脉窦出血，应立刻进行冲洗，避免出现空气栓子。硬膜尽可能翻向静脉窦，特别需要注意的是不要损伤任何桥静脉，包括一些在窦旁硬膜里面的静脉。

在半球间进行解剖时，对侧大脑需要用一大块非粘连的棉片进行保护。现在的手术过程中，只要有可能，我们倾向于不使用固定的牵开器。如果使用牵开器，特别注意动脉瘤顶是否包埋在额叶，以避免动脉瘤术中破裂。还要注意在牵开的过程中，避免压到额前部的小动脉，这些小动脉损伤后可能会因为局部缺血导致暂时性的运动功能障碍。牵开器的位置也要经常变换，因为长时间对扣带回进行牵拉会造成暂时性的运动不能性缄默。为了避免过度依赖牵开器，我们

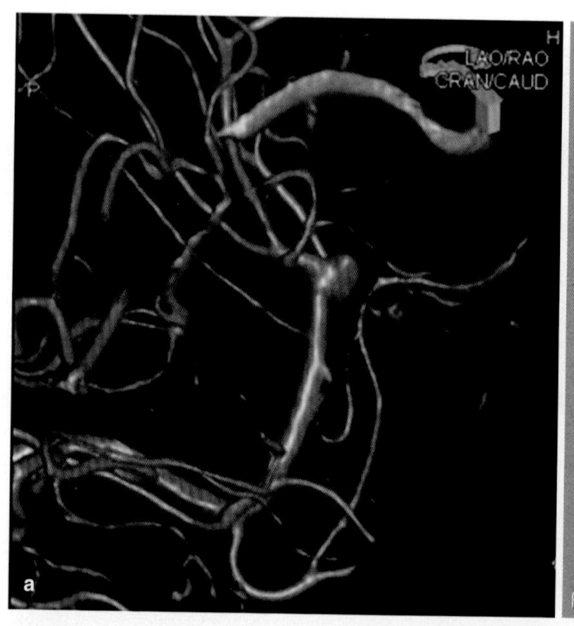

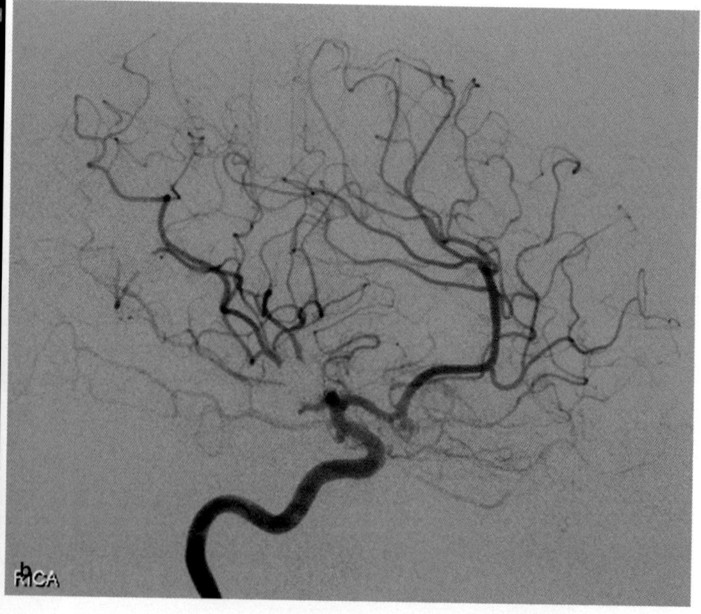

图 53.3 矢状窦旁半球间入路治疗未破裂胼周动脉动脉瘤。55 岁女性，偶然发现胼周动脉瘤。鉴于动脉瘤是宽颈的，我们决定采用右侧矢状窦旁半球间入路进行手术夹闭。a. 右侧颈内动脉造影 DSA 3D 图像显示一个小的宽颈的胼周动脉瘤；b. 术中 DSA 显示手术夹闭后动脉瘤已经完全消失。

可以在暴露部位的前后使用棉片，这样也能够保持暴露的位置一直开放。

对于显微解剖，我们通常是沿着大脑镰找到大脑镰的下缘，辨别出扣带沟和双侧胼缘动脉。接着，我们根据胼胝体非常明亮白色的特征找到胼胝体。在一些病例中，特别是大脑前动脉比较曲折，动脉瘤发自 A2 段，靠术前影像学检查难以判断。因此，我们留出足够的位置，在可疑动脉瘤位置的近端，双侧大脑前动脉进行动脉血流暂时性阻断。经过胼胝体前方对胼胝体做一个小切口，就能够夹闭瘤颈藏在胼胝体膝后方的动脉瘤。在胼胝体下方切除胼胝体膝是不可行的，这种操作可能会导致术后严重的神经功能障碍 [35]。

对于胼胝体前上方破裂的动脉瘤，我们通过部分切除同侧的扣带回，使得在处理动脉瘤之前能够容易进行近端操作。在近端解剖操作完成以后，再沿着主干动脉对动脉瘤颈进行解剖。对于未破裂动脉瘤，可以沿着大脑前动脉皮质动脉找到动脉瘤，而不需要进行近端的解剖操作。动脉瘤一般就在胼周动脉或胼缘动脉分叉部。动脉瘤夹平行胼周动脉进行夹闭。用双极对瘤颈进行塑形，并采用弯的动脉瘤夹能够避免夹到动脉的分支，并且也可以避免动脉主干出现扭曲。术中采用多普勒监测血流或者使用术中血管造影是必不可少的，A3/A4 非常轻微的扭曲也会造成动脉的损伤。最后，如果有必要的话，我们也会重新调整夹闭的位置，并可临时阻断血流。

介入治疗的几个思考

在介入治疗开展的初期，因为大脑前动脉远端动脉瘤的位置较偏，体积相对较小，通常不会采用介入治疗 [2, 15]。在那个时候，介入治疗被认为是手术的一个辅助治疗 [23]。但是在过去的十年，微导管和微导丝大大提高了介入的推送能力和设备的灵活程度，使得导管也能进入大脑前动脉终末段的动脉瘤（图 53.4）[14]。虽然介入技术有了很大的提高，但是大脑前动脉远端动脉瘤，特别是胼周动脉和胼缘动脉分叉处的动脉瘤，仍然是介入的一个挑战，

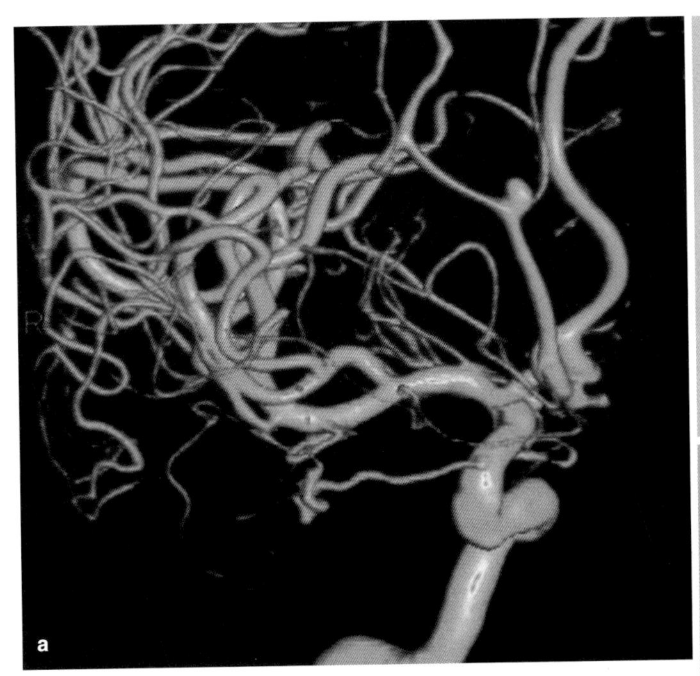

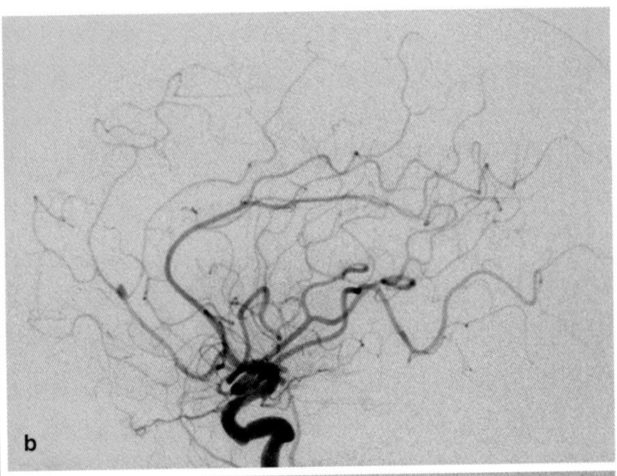

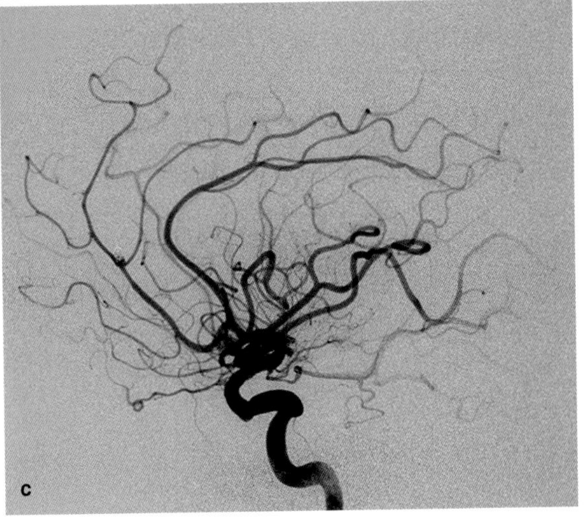

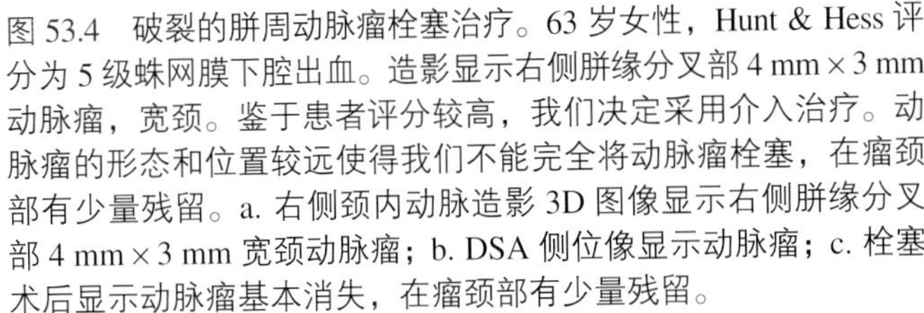

图 53.4　破裂的胼周动脉瘤栓塞治疗。63 岁女性，Hunt & Hess 评分为 5 级蛛网膜下腔出血。造影显示右侧胼缘分叉部 4 mm × 3 mm 动脉瘤，宽颈。鉴于患者评分较高，我们决定采用介入治疗。动脉瘤的形态和位置较远使得我们不能完全将动脉瘤栓塞，在瘤颈部有少量残留。a. 右侧颈内动脉造影 3D 图像显示右侧胼缘分叉部 4 mm × 3 mm 宽颈动脉瘤；b. DSA 侧位像显示动脉瘤；c. 栓塞术后显示动脉瘤基本消失，在瘤颈部有少量残留。

特别是因为操作过程中动脉瘤穿透的发生率高于平均风险[9, 18]。

介入治疗大脑前动脉远端动脉瘤的一个关键难题是建立足够的支撑，使得导管在遇到阻力时不需要转动很大的角度[18]。专用导管的使用，使得整个系统由三个轴支撑，包括 90 cm 引导管鞘和安置在颈内动脉下颌下段的导引管，从而能够为复杂操作的导丝提供一个稳定环境。过去的几年，"中间导引导管"（intermediate guiding catheters）也已经开始使用。这些导管可以按照指定的位置放置在颅内，或者在颈内动脉岩骨段或者导管的远端到达 A1。虽然这些装置的应用提供了一些支撑，但是大脑前动脉血流量的减少理论上来说也会造成低灌注损伤。最后的办法是，直接从颈动脉进行介入治疗，能够提高传送装置的稳定性[31]。

从技术上来说，微导管导航在大脑前动脉远端动脉瘤的治疗中是一个挑战。提前把微导管塑形成"J"形，能够使其更方便从颈内动脉末端，绕过大脑前动脉近端的弯部，最后达到指定的大脑前动脉远端动脉瘤。如果微导管因为过大的张力不能随着微导丝同时进行改进，我们发现通过将导丝导航到一个远离动脉瘤稳定的部位，使其能够锚定，然后通过稳定的导丝将微导管送到既定位置，这种方法也能起到很大的作用。在一开始通过将微导管送到动脉瘤里面进行弹簧圈填塞时，动作需要非常轻柔，因为动脉瘤壁非常容易破裂。鉴于在动脉弯曲部位，传送装置的反应不灵敏，我们推荐使用"跷跷板"策略。当微导管一旦超过动脉瘤，将微导丝慢慢退回来，接着使微导管也慢慢退到动脉瘤附近，当导管头端指向动脉瘤颈时停止。因为微导管可能会卡在 A2 段，可能需要通过微导管进行路径导航。遗憾的是，使用这个技术，弹簧圈有可能会脱落[14]。

最后，小型 3D 框架型弹簧和 2D 填塞性弹簧增加了这项技术的成功率[31]，并减少了动脉瘤复发和并发症发生率。目前，我们对于使用复杂的介入技术来治疗大脑前动脉远端动脉瘤非常谨慎。胼周动脉平均直径大概在 2.5 mm，更远端的动脉瘤可能只有 0.8 mm[36, 37]。最新一代的支架能够将动脉扩张到 2.5 mm，但是根据术者介绍，直径 2 mm 以下的动脉瘤无法使用支架。更重要的是，动脉直径太小，复杂介入技术所需的双导管技术更加不能实施。考虑到还可以选择手术进行治疗，我们认为，目前使用复杂介入技术来治疗大脑前动脉远端动脉瘤非常危险[24, 38]。

创伤性大脑前动脉远端动脉瘤

创伤性动脉瘤非常罕见，占所有颅内动脉不到 1%[39, 40]，常见于儿童[41]。对于大脑前动脉远端动脉瘤，胼周动脉在大脑闭合性损伤后更容易出现动脉瘤，因为其比较靠近大脑镰。此外，创伤性动脉瘤也会因为直接的贯穿伤而出现（如枪伤、锐器伤）[42]，或者大脑前动脉皮质分支在跨中线颅骨骨折时出现动脉瘤。创伤性动脉瘤分为两类：真性动脉瘤，缘于动脉壁不完全性损伤；假性动脉瘤，缘于动脉壁完全损伤后血肿引起的假壁。目前临床上所使用的技术手段很难区别这两种动脉瘤类型。关于这种情况的自然史目前研究并不是很多[43]，自发产生的情况非常罕见，这些脆弱的动脉瘤会逐渐增大，高达 60% 的患者以迟发性破裂而被发现[44]。鉴于这种动脉瘤破裂的死亡率高达 54%，最好是通过连续扫描的影像学检查结果来排除动脉瘤的可能性[45, 46]。

手术和介入闭塞动脉主干都是非常可靠的办法[44]。我们更喜欢采用介入栓塞动脉瘤近端动脉主干，因为动脉瘤非常脆弱，术中很有可能会出现破裂，手术的死亡率高达 22%[47]（图 53.5）。虽然对于一些瘤顶－瘤颈比较好的，且微导管比较容易到达的创伤性动脉瘤治疗有报道效果很好，但我们不是很推荐直接用弹簧圈对动脉瘤进行栓塞[43]。对动脉主干进行阻断，患者是可以耐受的，因为皮质和对侧循环有血流可以对阻断的部分进行替代。术后出现缺血症状的患者小于 5%[48]。因此，我们利用血管成像对旁边的血管进行评估确定是否要进行血管重建。

结论

大脑前动脉远端动脉瘤是一个罕见且具有挑战性的疾病。我们提倡对患者进行个体化治疗，多学科进行讨论，为患者提供最佳的治疗方案。虽然介入治疗和显微手术治疗平分秋色，但每一种治疗方案对一些特定的患者都会有优势。

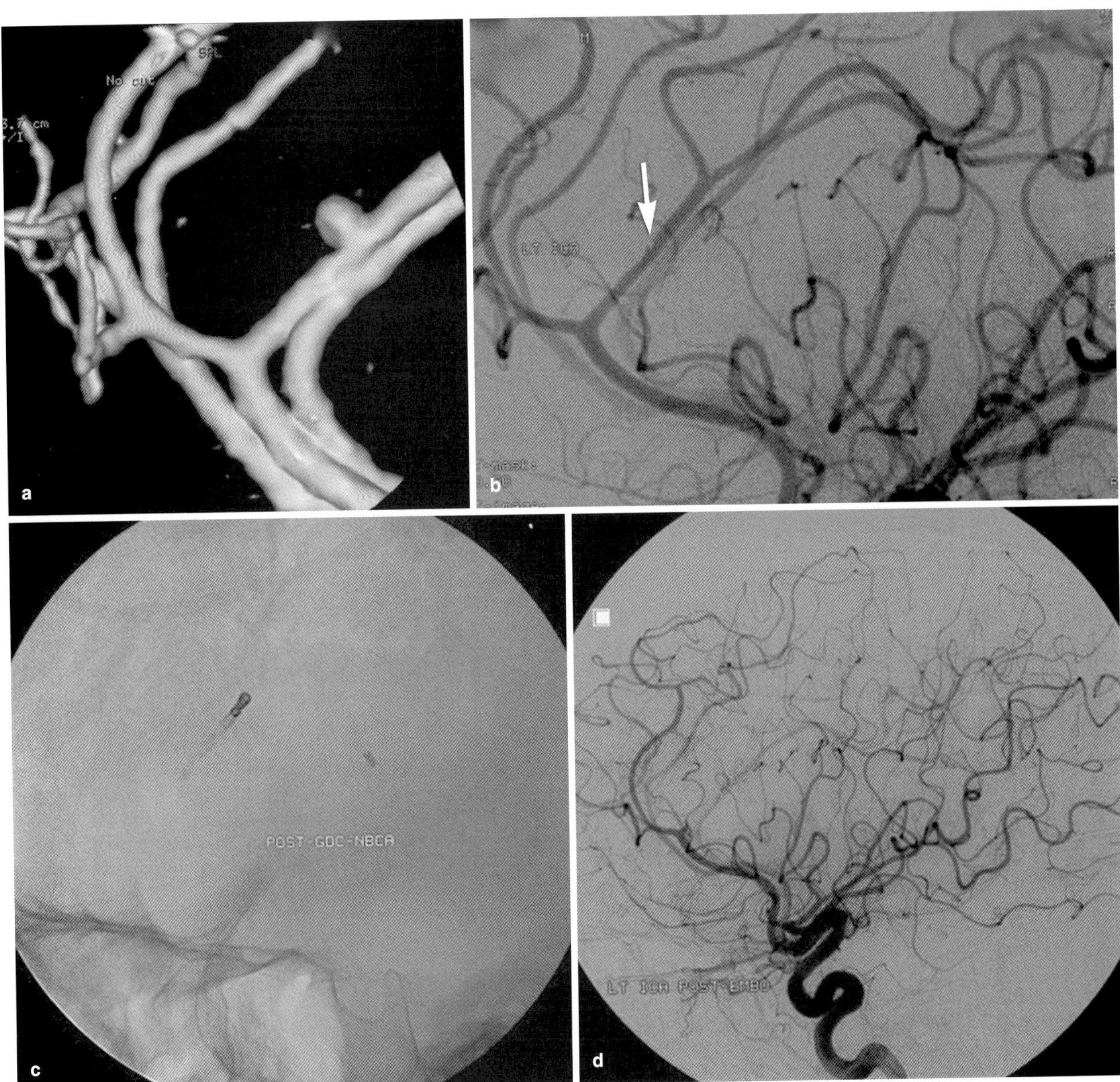

图 53.5　栓塞治疗 1 例继发于直接贯通伤的创伤性动脉瘤。39 岁，男性，左眼被刺伤。非增强 CT 显示左侧额叶实质内血肿和半球间血肿。CTA 显示左侧远端胼周动脉假性动脉瘤。DSA 造影没有显示假性动脉瘤，只显示血管部分狭窄。进一步观察发现，有一个部位随着心跳也在交替出现浑浊，提示假性动脉瘤的位置还在持续出血。椎动脉造影显示胼周后动脉提供侧支循环。我们决定牺牲掉胼周动脉。弹簧圈放在假性动脉瘤远端，以防胶水栓塞远端血管。之后，损伤的血管用 α - 氰基丙烯酸正丁酯填塞。栓塞后的造影图像显示左侧胼缘动脉和胼周后动脉提供中等量的侧支循环。a. CTA 显示左侧胼周动脉假性动脉瘤；b. DSA 侧位像显示假性动脉瘤部位有一个局部狭窄（箭头）；c. 侧位像透视显示胶水和弹簧圈；d. DSA 显示左侧动脉瘤栓塞后，胼周动脉瘤远端没有血流，胼缘动脉提供一些侧支循环。

参 · 考 · 文 · 献

[1] Lehecka M, Lehto H, Niemelä M, et al. Distal anterior cerebral artery aneurysms: treatment and outcome analysis of 501 patients. Neurosurgery 2008;62:590–601, discussion 590–601

[2] Waldenberger P, Petersen J, Chemelli A, et al. Endovascular therapy of distal anterior cerebral artery aneurysms—an effective treatment option. Surg Neurol 2008;70:368–377

[3] Molyneux AJ, Kerr RS, Yu LM, et al. International Subarachnoid Aneurysm Trial (ISAT) Collaborative Group. International subarachnoid aneurysm trial (ISAT) of neurosurgical clipping versus endovascular coiling in 2143 patients with ruptured intracranial aneurysms: a randomised comparison of effects on survival, dependency, seizures, rebleeding, subgroups, and aneurysm occlusion. Lancet 2005;366:809–817

[4] Fischer E. The change of location of the anterior cerebral artery in angiographic imaging. Zentralbl Neurochir 1938;3:300–312

[5] Lehecka M, Porras M, Dashti R, Niemelä M, Hernesniemi JA.

Anatomic features of distal anterior cerebral artery aneurysms: a detailed angiographic analysis of 101 patients. Neurosurgery 2008;63:219–228, discussion 228–229
[6] Krayenbuhl HYM. Cerebral Angiography, 2nd ed. New York: Thieme Medical Publishers; 1968
[7] de Sousa AA, Dantas FL, de Cardoso GT, Costa BS. Distal anterior cerebral artery aneurysms. Surg Neurol 1999;52:128–135, discussion 135–136
[8] Ohno K, Monma S, Suzuki R, Masaoka H, Matsushima Y, Hirakawa K. Saccular aneurysms of the distal anterior cerebral artery. Neurosurgery 1990;27:907–912, discussion 912–913
[9] Cavalcanti DD, Abla AA, Martirosyan NL, McDougall CG, Spetzler RF, Albuquerque FC. Endovascular management of distal ACA aneurysms: singleinstitution clinical experience in 22 consecutive patients and literature review. AJNR Am J Neuroradiol 2013;34:1593–1599
[10] Steven DA, Lownie SP, Ferguson GG. Aneurysms of the distal anterior cerebral artery: results in 59 consecutively managed patients. Neurosurgery 2007;60:227–233, discussion 234
[11] Hernesniemi J, Tapaninaho A, Vapalahti M, Niskanen M, Kari A, Luukkonen M. Saccular aneurysms of the distal anterior cerebral artery and its branches. Neurosurgery 1992;31:994–998, discussion 998–999
[12] McDougall CG, Spetzler RF, Zabramski JM, et al. The Barrow Ruptured Aneurysm Trial. J Neurosurg 2012;116:135–144
[13] Hui FK, Schuette AJ, Moskowitz SI, et al. Microsurgical and endovascular management of pericallosal aneurysms. J Neurointerv Surg 2011;3:319–323
[14] Menovsky T, van Rooij WJ, Sluzewski M, Wijnalda D. Coiling of ruptured pericallosal artery aneurysms. Neurosurgery 2002;50:11–14, discussion 14–15
[15] Pierot L, Boulin A, Castaings L, Rey A, Moret J. Endovascular treatment of pericallosal artery aneurysms. Neurol Res 1996;18:49–53
[16] David CA, Vishteh AG, Spetzler RF, Lemole M, Lawton MT, Partovi S. Late angiographic follow-up review of surgically treated aneurysms. J Neurosurg 1999;91:396–401
[17] Tsutsumi K, Ueki K, Usui M, Kwak S, Kirino T. Risk of recurrent subarachnoid hemorrhage after complete obliteration of cerebral aneurysms. Stroke 1998;29:2511–2513
[18] Nguyen TN, Raymond J, Roy D, et al. Endovascular treatment of pericallosal aneurysms. J Neurosurg 2007;107:973–976
[19] Lehecka M, Niemelä M, Seppänen J, et al. No long-term excess mortality in 280 patients with ruptured distal anterior cerebral artery aneurysms. Neurosurgery 2007;60:235–240, discussion 240–241
[20] Koenigsberg RA, Vakil N. Emergent management of ruptured pericallosalcallosomarginal artery aneurysm using stent-assisted coil embolization. Emerg Radiol 2006;12:196–198
[21] Turk AS, Niemann DB, Ahmed A, Aagaard-Kienitz B. Use of self-expanding stents in distal small cerebral vessels. AJNR Am J Neuroradiol 2007;28:533–536
[22] Sarikaya B, Oksuz E, Deniz FE, Firat MM. Endovascular treatment of a ruptured aneurysm at a very rare location. Distal azygos anterior cerebral artery. Interv Neuroradiol 2008;14:457–460
[23] Vora N, Thomas AJ, Gupta R, et al. Endovascular treatment of distal anterior cerebral artery aneurysms: technical results and review of the literature. J Neuroimaging 2010;20:70–73
[24] Darkhabani ZM, Lazzaro MA, Zaidat OO. Pericallosal artery aneurysm treatment using Y-configuration stent-assisted coil embolization: a report of four cases. J Neurointerv Surg 2012;4:459–462
[25] Dickey PS, Bloomgarden GM, Arkins TJ, Spencer DD. Partial callosal resection for pericallosal aneurysms. Neurosurgery 1992;30:136–137
[26] Traynelis VC, Dunker RO. Interhemispheric approach with callosal resection for distal anterior cerebral artery aneurysms. Technical note. J Neurosurg 1992;77:481–483
[27] Wiebers DO, Whisnant JP, Huston J III, et al. International Study of Unruptured Intracranial Aneurysms Investigators. Unruptured intracranial aneurysms: natural history, clinical outcome, and risks of surgical and endovascular treatment. Lancet 2003;362:103–110
[28] Morita A, Kirino T, Hashi K, et al. UCAS Japan Investigators. The natural course of unruptured cerebral aneurysms in a Japanese cohort. N Engl J Med 2012;366:2474–2482
[29] Brinjikji W, Rabinstein AA, Nasr DM, Lanzino G, Kallmes DF, Cloft HJ. Better outcomes with treatment by coiling relative to clipping of unruptured intracranial aneurysms in the United States, 2001-2008. AJNR Am J Neuroradiol 2011;32:1071–1075
[30] Johnston SC, Zhao S, Dudley RA, Berman MF, Gress DR. Treatment of unruptured cerebral aneurysms in California. Stroke 2001;32:597–605
[31] Suzuki S, Kurata A, Yamada M, et al. Outcomes analysis of ruptured distal anterior cerebral artery aneurysms treated by endosaccular embolization and surgical clipping. Interv Neuroradiol 2011;17:49–57
[32] Yaşargil MG, Carter LP. Saccular aneurysms of the distal anterior cerebral artery. J Neurosurg 1974;40:218–223
[33] Yeh H, Tew JM Jr. Anterior interhemispheric approach to aneurysms of the anterior communicating artery. Surg Neurol 1985;23:98–100
[34] Becker DH, Newton TH. Distal anterior cerebral artery aneurysm. Neurosurgery 1979;4:495–503
[35] Keogh AJ, Sharma RR, Vanner GK. Partial callosal resection for pericallosal aneurysms. Neurosurgery 1992;31:979–980
[36] Türe U, Yaşargil MG, Krisht AF. The arteries of the corpus callosum: a microsurgical anatomic study. Neurosurgery 1996;39:1075–1084, discussion 1084–1085
[37] Stefani MA, Schneider FL, Marrone AC, Severino AG, Jackowski AP, Wallace MC. Anatomic variations of anterior cerebral artery cortical branches. Clin Anat 2000;13:231–236
[38] Rohde S, Bendszus M, Hartmann M, Hähnel S. Treatment of a wide-necked aneurysm of the anterior cerebral artery using two Enterprise stents in "Y"-configuration stenting technique and coil embolization: a technical note. Neuroradiology 2010;52:231–235
[39] Benoit BG, Wortzman G. Traumatic cerebral aneurysms. Clinical features and natural history. J Neurol Neurosurg Psychiatry 1973;36:127–138
[40] Parkinson D, West M. Traumatic intracranial aneurysms. J Neurosurg 1980;52:11–20
[41] Sim SY, Shin YS, Yoon SH. Endovascular internal trapping of traumatic pericallosal pseudoaneurysm with hydrogel-coated self-expandable coil in a child: a case report. Surg Neurol 2008;69:418–422, discussion 422
[42] Kieck CF, de Villiers JC. Vascular lesions due to transcranial stab wounds. J Neurosurg 1984;60:42–46
[43] Cohen JE, Rajz G, Itshayek E, Shoshan Y, Umansky F, Gomori JM. Endovascular management of traumatic and iatrogenic aneurysms of the pericallosal artery. Report of two cases. J Neurosurg 2005;102:555–557
[44] Ventureyra EC, Higgins MJ. Traumatic intracranial aneurysms in childhood and adolescence. Case reports and review of the literature. Childs Nerv Syst 1994;10:361–379
[45] Asari S, Nakamura S, Yamada O, Beck H, Sugatani H. Traumatic aneurysm of peripheral cerebral arteries. Report of two cases. J Neurosurg 1977;46:795–803
[46] Buckingham MJ, Crone KR, Ball WS, Tomsick TA, Berger TS, Tew JM Jr. Traumatic intracranial aneurysms in childhood: two cases and a review of the literature. Neurosurgery 1988;22:398–408
[47] Larson PS, Reisner A, Morassutti DJ, Abdulhadi B, Harpring JE. Traumatic intracranial aneurysms. Neurosurg Focus 2000;8:e4
[48] Lempert TE, Halbach VV, Higashida RT, et al. Endovascular treatment of pseudoaneurysms with electrolytically detachable coils. AJNR Am J Neuroradiol 1998;19:907–911

第54章

基底动脉动脉瘤的手术治疗

Ali F. Krisht

历史

历史上第一例囊性基底动脉动脉瘤夹闭手术是Olivecrona在1954年完成的[1]。他通过颞下入路夹闭了1例瘤体方向朝前的基底动脉动脉瘤。术后患者恢复良好，能够完成兼职工作。20世纪60年代早期，Charles Drake[2]报道了他治疗4例破裂基底动脉动脉瘤的经验。尽管这部分患者的最终预后并没有取得令人鼓舞的效果，但其发表的文章“Surgical Treatment of Ruptured Aneurysms of the Basilar Artery”[3]，以及随后在1968年发表的文章“Further Experience with Surgical Treatment of Aneurysm of the Basilar Artery”体现了他对最早的几例病例治疗效果不理想原因的深刻理解。这一系列报道也体现了他坚信手术医师通过加深对这一疾病正常及病理状态解剖的理解，能够使患者获得更好的预后。值得一提的是，Drake治疗的第一例基底动脉动脉瘤，是一例基底动脉干动脉瘤。在几乎相同的时期，澳大利亚的K.G. Jamieson[5]在1964年报道了他治疗19例椎基底动脉动脉瘤的经验，紧接着，他在1967年又在*Journal of Neurosurgery*杂志上报道了另外7例椎基底动脉动脉瘤治疗的经验。尽管这两位外科医生在治疗这一类颇具挑战性的疾病中进行了先驱尝试，但目前认为Drake和Yasargil的贡献真正让基底动脉动脉瘤成为了一类能够通过外科手术治疗并使大部分患者获得良好预后的疾病[1-4, 6-11]。

病理生理学和自然史

基底动脉动脉瘤的发病诱因与其他部位的动脉瘤并无二致，其在女性中更常见，发病年龄在50~60岁较多。患者可因蛛网膜下腔出血或头痛病史或偶然发现就诊。个别患者则是因为巨大动脉瘤产生的占位效应就诊，包括步态不稳、平衡功能障碍以及因压迫大脑脚而产生的乏力症状。还有非常罕见的病例表现为动眼神经麻痹。一些有关此类动脉瘤自然史的研究表明，位于基底动脉尖端的动脉瘤较其他部位的动脉瘤更易发生破裂。其破裂率伴随着瘤体体积的增大而上升。颅内非破裂动脉瘤全球研究（ISUIA）报道基底动脉动脉瘤的年破裂率高达13.8%（$P < 0.001$）[12]。其他的相关研究也报道了类似的较高的年破裂率。因此，大部分基底动脉动脉瘤需要通过有效的治疗来降低其破裂风险[13, 14]。

手术入路

Drake在他的第一例病例及其余的大部分病例中均使用颞下入路进行手术夹闭基底动脉动脉瘤。在他有关椎基底动脉动脉瘤的书中，他指出：在切除蝶鞍上肿瘤的病例中，额颞部的暴露能够获得观察基底动脉的最好视角，但是在正常的大脑结构中，颈动脉旁的间隙即使在分离侧裂后仍然非常狭窄。他进一步指出，通过尸体解剖发现，颞下入路是到达这一部位最直接的入路，并且在必要时候还可以切开小脑幕。这些观点解释了Drake最早开始治疗这类动脉瘤时为什么更多地采用颞下入路。但在他后期发表的文章中，他意识到一些基底动脉尖端的动脉瘤位置可以非常高，而继续采取颞下入路夹闭会更大程度地损伤颞叶，因此他总结认为一些基底动脉动脉瘤通过翼点入路夹闭会是更好的选择[1]。

Yasargil引领的显微镜下手术给神经外科带来了革命性的变化。他通过经扩大侧裂入路和显微镜的使用，充分发挥了翼点入路的优势，使得这一入路在动脉瘤夹闭手术中的应用越来越广泛[9-11]。Yasargil基于其对基底池的显微解剖结构以及脚间窝的微小血管解剖结构的充分理解，大大改善了大部分动脉瘤尤其是基底动脉动脉瘤患者的预后。然而，Drake和Yasargil

都充分认识到他们各自选择的手术入路在夹闭一部分动脉瘤中仍然存在局限性。为了得到更好的暴露效果，通过基于包括浅表的和深部的颅底路径的入路的探索工作逐渐展开。Dolenc[15] 通过他针对海绵窦的开拓性的工作为手术到达基底动脉尖端区域开辟了新的入路。包括 Spetzler，de Oliveira，Al-Mefty 以及其他术者在内的先驱者们 [16–40]，深入介绍了经颅底入路的优点，包括对这一局部更好的暴露以及更安全地处理这一部位不同类型的病变。

基于这些不同入路的演变发展，以及对基底动脉不同类型动脉瘤病理解剖的理解的增加，本章将介绍我们处理基底动脉尖端动脉瘤的经验，特别是如何安全而有效地治疗那些不适合或者预期无法成功通过血管内治疗的复杂动脉瘤 [22–25]。

基底动脉尖端的解剖

能否安全通过显微手术治疗基底动脉尖端动脉瘤取决于对脚间窝部位血管正常显微结构以及其在不同疾病情况下解剖变化情况的充分理解。对于需要参与治疗基底动脉动脉瘤的神经外科医师来说，了解不同的神经血管结构和它们的正常与变异之间的关系非常重要。脚间池局部区域内紧密簇拥着几个贯穿基底动脉尖端前部及后部空间的穿支系统。它们包括后交通动脉发出的丘脑穿支、脉络膜前动脉分支、P1 段的穿支以及小脑上动脉向上发出的穿支。这些动脉都是终末动脉，受损后会引起相应的脑干和丘脑卒中。因此神经外科医师必须尽一切可能努力来保护每一条基底动脉尖端的穿支，并且在任何情况下都不应该因为一条穿支体积细小而觉得它并不重要。必须意识到任何情况都不能成为允许牺牲这些穿支的理由。

基底动脉尖端分叉位置的不同取决于它与后床突的关系，一般的患者基底动脉分叉部位于鞍背和后床突之间的水平。另有 1/3 的患者其位置比后床突高，而余下的患者则位置低于鞍背。分叉部的位置影响大脑后动脉的走行。这是因为 P1 段必须行经动眼神经上方后进入环池，而动眼神经的位置则相对恒定。这一解剖多样性会影响来自 P1 段的上升穿支的走行，以及其与动脉瘤顶端的关系。举例来说，当患者的分叉较高（高于后床突）的情况下，P1 段穿支向下穿过方向朝上的动脉瘤顶端。而另一方面，当动脉瘤起始于较低分叉部的时候，因为大脑后动脉的向上走行所导致的V形的分叉部，这些穿支会更靠近动脉瘤顶端。方向朝后的动脉瘤夹闭难度更高，因为动脉瘤的顶端和瘤颈往往深藏在位于穿支发起部后方的脚间窝内。在这些病例中，小脑上动脉的穿支往往会骑跨在方向朝后的动脉瘤瘤颈和瘤顶部分。在后面的部分中将会对这种情况详细描述。

病理解剖以及动脉瘤朝向

基底动脉尖端动脉瘤的多样性取决于动脉瘤的位置、动脉瘤的大小以及动脉瘤顶端的朝向。为了更清晰地进行描述，我们按局部解剖结构的不同将动脉瘤顶端分为朝前、朝上以及朝后三种。

方向朝前的动脉瘤

方向朝前的动脉瘤在动脉瘤体积较小以及未破裂的情况下夹闭过程相对复杂程度较低（图 54.1）。但当它们体积为中等大小，并且为破裂动脉瘤的情况下，由于其动脉瘤顶端朝向后床突，任何操作都极易造成再破裂出血，从而使得其处理的复杂程度大大增加。这一类病例中，在开始尝试夹闭动脉瘤前，获得能够有效控制近端的基底动脉干的最好视野极为重要。在这一类病例中，如果基底动脉分叉明显低于后床突，获得基底动脉干的视野将会变得非常困难。因此，针对此类病例，通过使用我们在后面部分讨论的经海绵窦入路将会增加夹闭过程的安全性。

方向朝上的动脉瘤

方向朝上以及体积较小的动脉瘤比较容易处理，特别是当基底动脉分叉并不是非常高的时候（图 54.2）。当动脉瘤方向朝上并且基底动脉分叉非常高的情况下，动脉瘤可能会深藏在第三脑室底部，从而使得夹闭瘤颈的间隙非常狭窄。在这类病例中，通过使用临时夹闭能够有效防止动脉瘤破裂，从而增加手术的安全性。这类病例的穿支动脉往往并不位于动脉瘤颈的近端，而是环绕在瘤颈的后方，因此在夹闭的过程中要避免带入穿支血管引起误夹。同时，在这种情况下，要注意对侧 P1 段的穿支常常会被位置较高的基底动脉分叉阻挡。因此，在完成所有步骤前，应该尽最大的努力 360° 全方位观察动脉瘤的基底。

方向朝后的动脉瘤

方向朝后的动脉瘤是最复杂的病例（图 54.3）。P1 段的穿支往往骑跨在动脉瘤基底的前方，从而阻碍了夹闭的实施。根据我们的经验，这一类动脉瘤的瘤顶往往与穿支血管黏附在一起。不仅如此，从小脑上动脉上行发出的穿支血管常常会骑跨在瘤顶的后方，非常容易被动脉瘤夹后方的叶片一起带入夹闭。在我们的医疗中心，通过一系列技巧安全夹闭动脉瘤的同时能够保留穿支血管，并且不造成瘤体的残留。当基

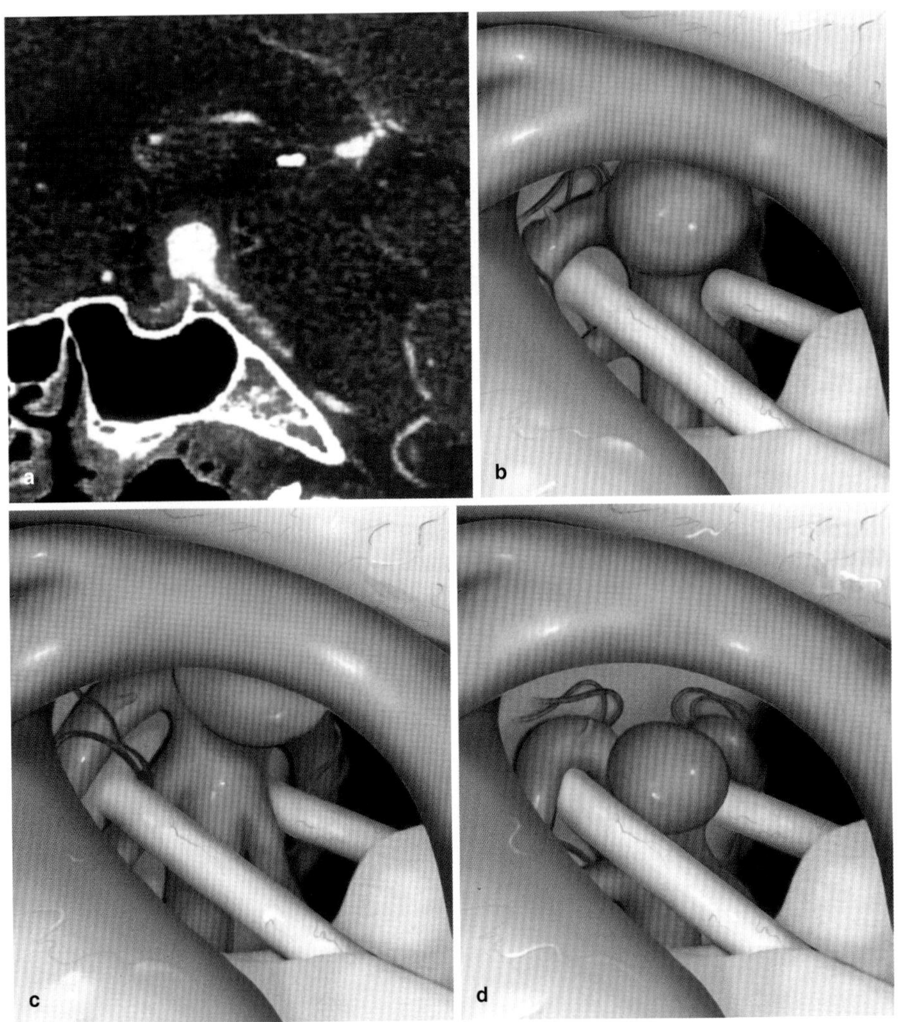

图 54.1　a. CTA 矢状位图像提示一枚方向朝前的基底动脉尖端动脉瘤；b. 图片模拟基底动脉分叉部位置位于常规水平的方向朝前的基底动脉尖端动脉瘤的手术视角以及其与前床突的位置关系；c. 图片模拟基底动脉分叉部位置位于较高水平的方向朝前的动脉瘤；d. 图片模拟基底动脉分叉部位置位于较低水平的方向朝前的动脉瘤。

底动脉分叉位置较高并且瘤体较大的时候，方向朝后的动脉瘤会变得更加难以处理。

手术技巧

开颅术

开颅术采用的是翼点入路向颞部扩展的额颞部骨瓣（图 54.4）。为了更好暴露颞叶前部，需要磨平颧骨切迹，从而使得颞肌能够尽可能下翻。

取出骨瓣后，硬膜外脑膜悬吊控制硬膜出血。在显微镜下磨平蝶骨嵴与眶顶齐平。使用高速金刚砂磨头或咬骨钳移除眶顶的后 1/3 以及眶外侧壁（图 54.5）。移除的范围一直扩展到前床突水平的内侧。

移除前床突以及经海绵窦入路的解剖暴露

为了移除前床突以及获得更好的暴露，在这一步骤中需要在脑膜中动脉眶支水平电凝并游离（图 54.5）。接着在眶上裂水平将颞叶脑膜的固有层从海绵窦的外侧壁游离，向侧方和向后方分别至不同的三叉神经分支。

当需要使用经海绵窦入路的时候，游离的范围需要向后至半月神经节和 Meckel 腔。为了使游离更容易施行，需要将脑膜中动脉在棘孔水平电凝离断。这时需要处理海绵窦出血。具体方法是在三叉神经 V1 支和 V2 支之间的海绵窦内注射 1 ml 纤维蛋白胶（图 54.6）。通过以上步骤游离硬膜，即可移除前床突。

此时术野中可以看到前床突有三个主要连接部分（图 54.7）。第一个连接部分是床突延续至眶顶及蝶骨嵴部分，这一部分在前面的步骤中应该已经被移除了。其余的两个连接部分中的一个连接至神经管顶部，另一个连接至视神经管底部以及它的延续部分即视柱。这两部分磨除过程中均需要使用金刚砂磨头，并且需要不时的暂停和冲洗。其目的是防止因为热传

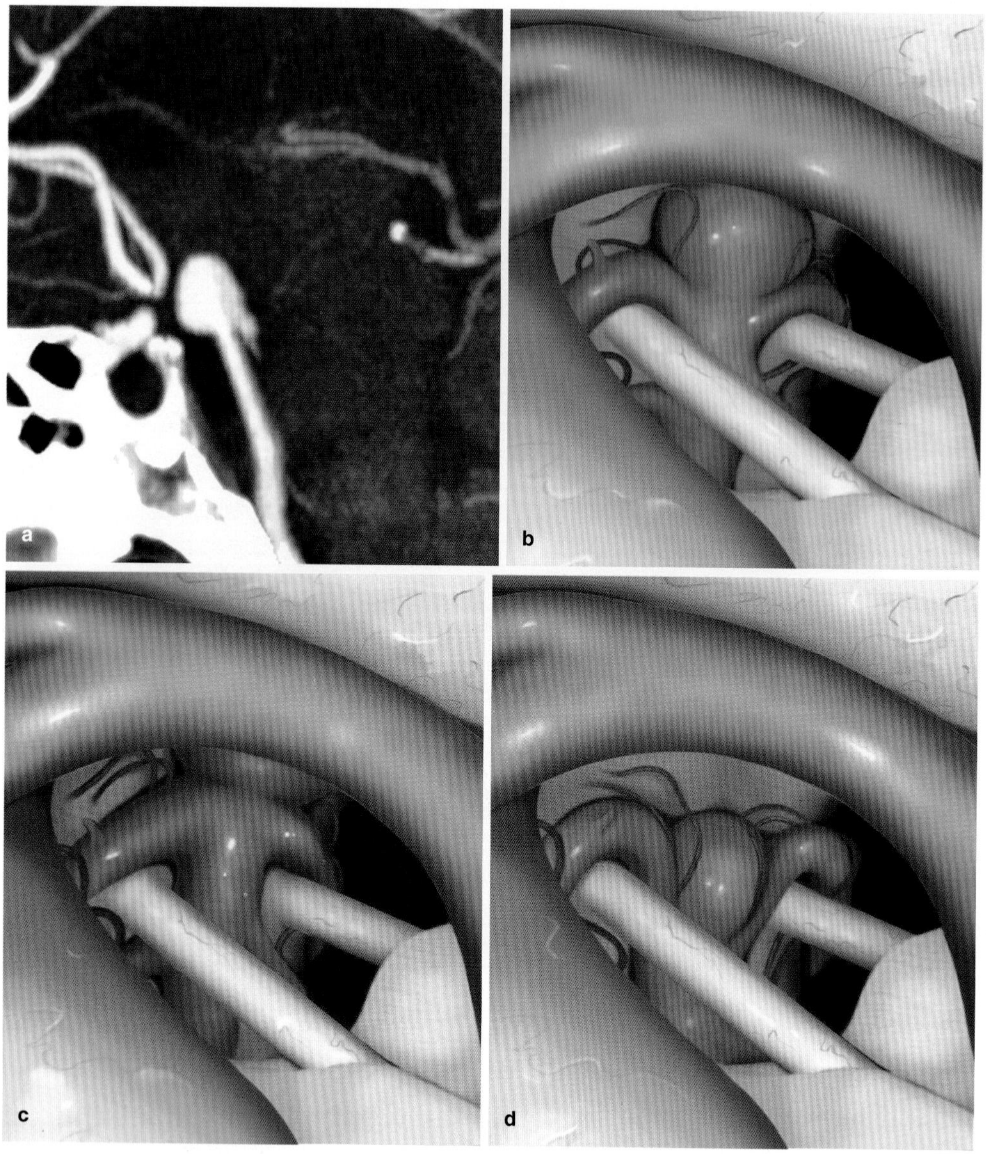

图 54.2 a. CTA 矢状位图像提示一枚方向朝上的基底动脉尖端动脉瘤；b. 图片模拟基底动脉分叉部位置位于常规水平的方向朝上的基底动脉尖端动脉瘤的手术视角；c. 图片模拟基底动脉分叉部位置位于较高水平的方向朝上的基底动脉尖端动脉瘤以及其与前床突的关系；d. 图片模拟基底动脉分叉部位置相对前床突位于较低水平的方向朝上的基底动脉尖端动脉瘤。

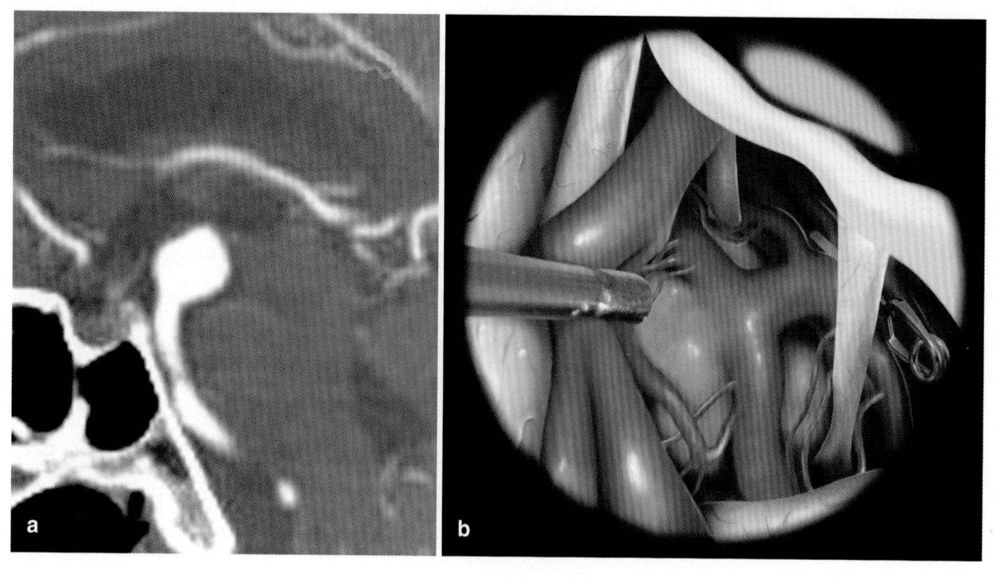

图 54.3 a. CTA 矢状位图像提示一枚方向朝后的基底动脉尖端动脉瘤；b. 图片模拟方向朝上的基底动脉尖端动脉瘤的手术视角。

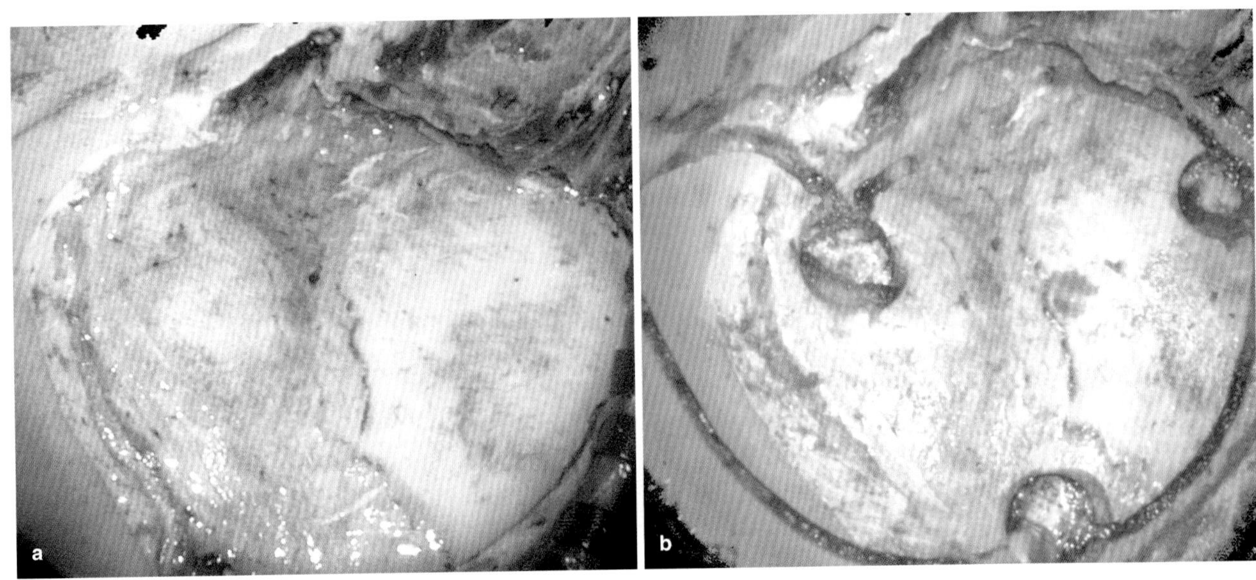

图 54.4　a. 骨瓣需要暴露的范围。通过磨除颧骨切迹使得颞肌能够更大程度下翻，从而扩大额颞皮瓣在颞侧的暴露范围；b. 钻孔的位置和骨瓣切开的轨迹。

导而导致视神经损伤。当这两部分被磨除之后，前床突的顶端变得松动并且容易从硬膜上移除。当在游离颈内动脉床突段的部分时需要格外小心。在视神经颈内动脉角水平正确识别并暴露床突与视柱的连接部以及床突与蝶窦的连接部也非常重要。有时候，因为床突气化使得移除床突顶端后即连通了蝶窦。在这类病例中，在关颅时需要将连通蝶窦的腔封闭。我们通常在关颅完成前取一小块颞肌用于封闭这一蝶窦的开口。

打开硬膜

在硬脑膜上做弧形的 H 形切口（图 54.5）。H 形的水平部分在额叶和颞叶之间沿着蝶骨嵴切开。一直延伸到动眼神经三角水平。打开基底池释放脑脊液可以有效降低颅内压，并且充分暴露动眼神经的脑膜内部分（图 54.8a）。之前通过游离海绵窦的外侧壁已经暴露了动眼神经的脑膜外部分。到这一步的时候，在显微镜下，能够同时观察到动眼神经的脑膜内和脑膜外部分。使用锋利的显微刀片将动眼神经管从其脑膜内的延伸部分划开直至眶上裂水平。将从视神经管一直延伸到动眼神经水平的三角形脑膜切除并将其从颈内动脉硬脑膜环的附着上游离下来。

硬膜内分离以及暴露动脉瘤

当硬膜外渗血被控制以及硬脑膜被打开后，接着需要按照 Yasargil 的方法将侧裂由内向外完全打开[11]。在这一步骤中，使用脑压板轻轻地搭在颞叶表面。我们通常将颞极静脉的附着保留在颞叶脑膜上。沿着颞叶下面向侧方延伸切开颞部硬脑膜。将颞部的硬脑膜以及其附着的颞极静脉保留在脑压板下方的颞叶表面。将颞叶向后外侧轻轻牵拉即可通过颞前间隙到达脚间窝（图 54.8b）。分离并切开沿着颅底的蛛网膜以及 Liliequist 膜。从而暴露出动眼神经根部在脑干的附着点。这时候，对基底动脉分叉的高度与后床突的关

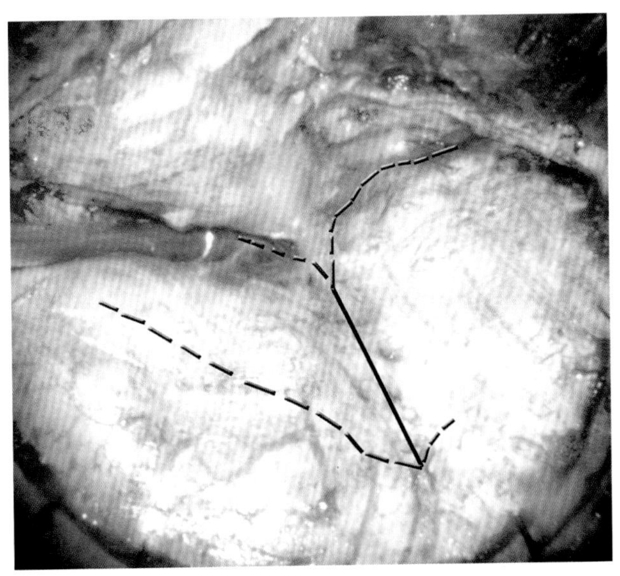

图 54.5　去除后 1/3 部分眶顶后硬膜外的暴露情况。注意在最小牵拉的情况下实现较好的颞前部分的暴露。虚线模拟显示采用经海绵窦入路是脑膜切开的方向。实线表示了侧裂的位置。

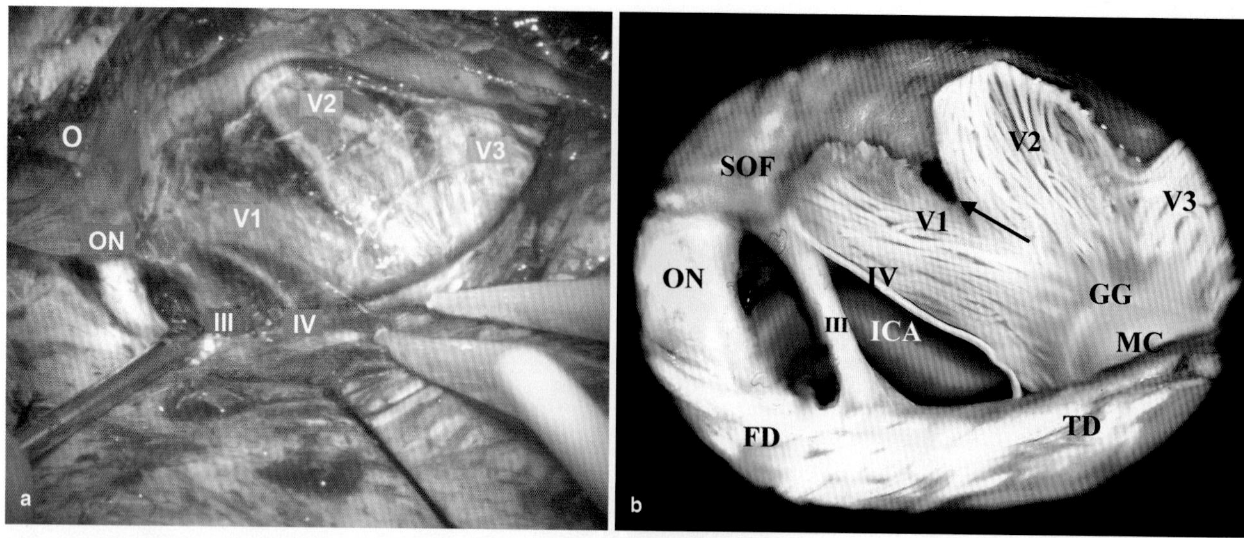

图 54.6　a. 硬膜外分离海绵窦外侧时的手术视角；b. 图片模拟了硬膜外暴露颞前部分后观察到的位于海绵窦外侧壁的结构，包括眼眶（O），视神经（ON），动眼神经（III），滑车神经（IV），三叉神经的 V1、V2 和 V3 支，颈内动脉（ICA），Meckel 腔（MC），半月神经节（GG），额部脑膜（FD），颞部脑膜（TD）以及眶上组织（SOF）。黑色尖头指示处理来自海绵窦渗血时注射纤维胶的位置。

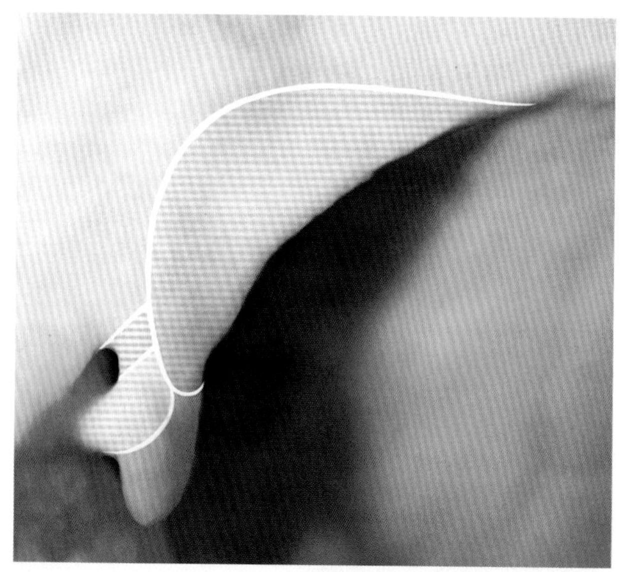

图 54.7　前床突的三个术中附着物位置，包括蝶骨嵴（灰色阴影）、视神经管顶（橙色阴影）和视柱（黄色阴影）。

系进行评估。如果分叉低于后床突，则需要切除后床突，从而更好地暴露分叉以及基底动脉干，为临时夹闭阻断提供条件。

为了切除后床突，需要切开岩斜区的硬脑膜。从而通向海绵窦后内侧的间隔。在大部分病例中，前述步骤中注射的纤维胶已经填充了这个间隔，因此此时的渗血已经较少。在少数病例中，此处在切除硬膜并暴露后床突骨质部分时还需要注射更多的纤维胶（图 54.9a）。在切除后床突前，必须要沿着动眼神经管将动眼神经从所有的附着组织游离下来。这一过程中，为了避免动眼神经受到永久性的损伤，同时为了从不同角度暴露后床突，需要将动眼神经由内而外的前后往复拨动。我们以前经常用 1 mm 或 2 mm 的高速金刚砂磨头磨除前床突，在磨除过程中需要多次间断停顿并冲洗。近年来，我们开始使用超声吸引器（Omni，Stryker Corp.，Kalamazoo，MI）完成这一步骤，从而避免了磨除的过程（图 54.9b）。当完成后床突的切除后，需要对基底动脉主干的高度和位置进行评估（图 54.9c）。小心探查游离基底动脉干后方，在低于小脑上动脉起始点的水平找到一段没有穿支血管的区域，作为临时动脉瘤夹临时阻断夹闭的位置。选择这个部位进行临时夹闭的目的是为了既能阻断近端控制血流又能保留一定的来自小脑上动脉系统的侧支循环供血。临时动脉瘤夹夹闭能够减少瘤内的血流量，降低瘤壁张力，并且使动脉瘤颈在初次上永久夹时更容易被压缩夹闭（图 54.10）。同时，选择这个部位临时夹闭保留了穿支血管内少量的血流，当临时阻断实际持续时间长于预期时，能够降低缺血发生的风险。

离断后交通动脉

为了暴露动脉瘤的后方，探查来自大脑后动脉 P1 段后的穿支血管，需要在没有穿支血管的部位电凝并离断后交通动脉（图 54.11）。通常选择的位置是后交

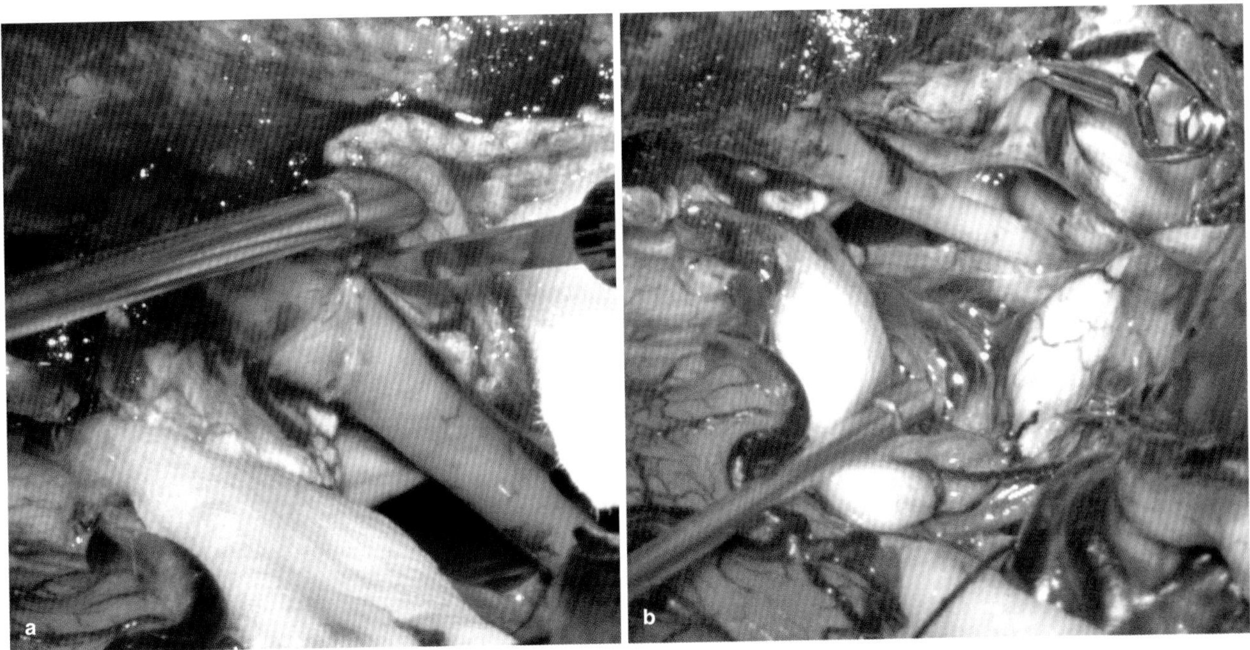

图 54.8 a. 游离动眼神经的经海绵窦部分；b. 在分离脚尖窝结构前需要达到的暴露程度。

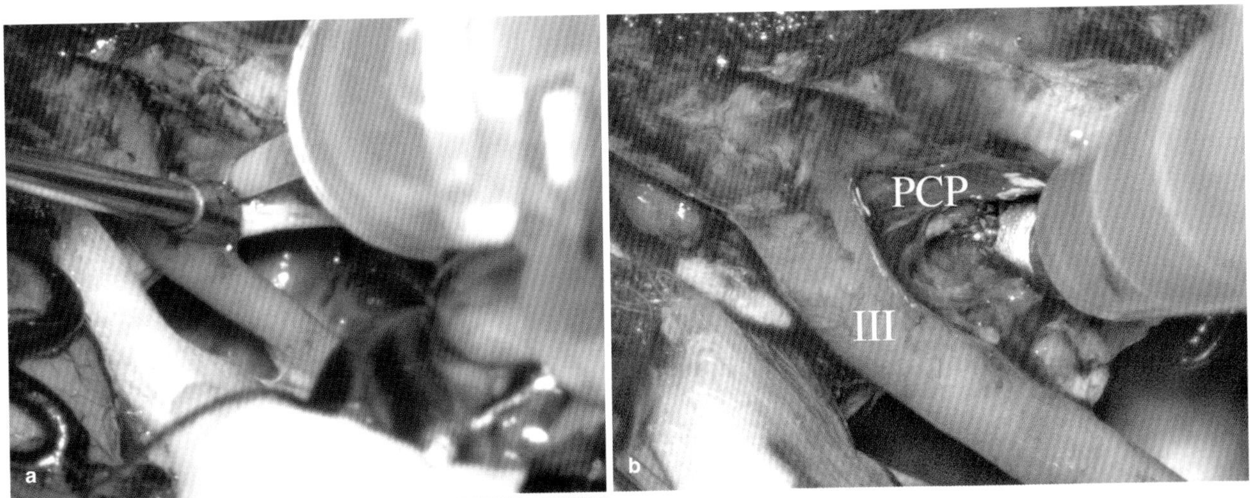

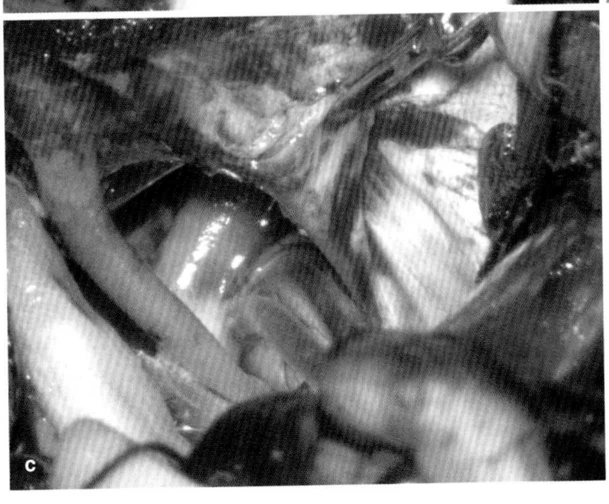

图 54.9 a. 当需要向海绵窦后方即岩斜区硬脑膜返折处前方进一步注射纤维胶的具体位置；b. 移除后床突的步骤（PCP）。注意沿着动脉眼神海绵窦段将其游离后所产生的间隙。使用超声刀（Stryker，Kalamazoo，MI）切除后床突的骨性结构；c. 移除后床突后基底动脉干的暴露程度。注意手术操作区域的充足的深度。

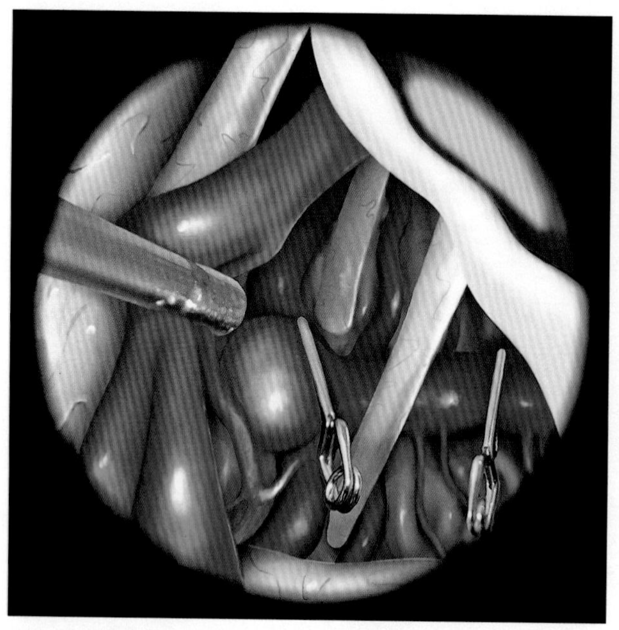

图 54.10　图片模拟手术视角显示在基底动脉干上椎动脉起始部位前没有穿支血管的区域进行临时阻断夹闭的位置。在小脑上动脉起始部位前没有穿支血管的区域进行临时阻断夹闭的同时保留了阻断位置上和阻断位置下的穿支血管灌注，同时又不会干扰动脉瘤以及脚尖窝区域的视野。

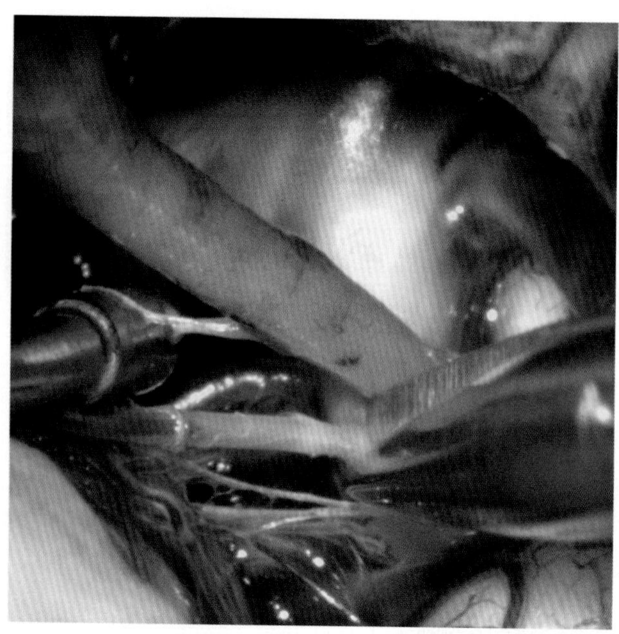

图 54.11　术中视角显示了在小脑后动脉交叉处切断后交通动脉的步骤。注意目前脚尖窝内的视野仍较差，其在图 54.12 中会得到明显改善。

通动脉与大脑后动脉的连接处。当患者为朝后方向动脉瘤时，离断后交通动脉瘤尤为重要，而当患者后交通动脉较短并且作为引起大脑后动脉和颈内动脉位置接近的张力连接时，以及患者为朝后方向动脉瘤时，离断后交通动脉瘤能够有效地增加深部的手术空间。在这类病例中，电凝离断后交通动脉后，通过游离颈内动脉并将其向前推移，能够有效地增加手术操作空间。我们已经在超过 35 例患者中使用离断后交通动脉这一方法，并且没有发生明显的后遗症。我们在手术操作需要时以及当观察到 P1 段直径大于后交通动脉时会使用这一技巧。

夹闭过程

当充分暴露后，在基底动脉干没有穿支血管的部位予以临时夹闭。将显微镜视野调整到动脉瘤瘤颈部位。此时的动脉瘤张力已经较低且易于压缩。暴露并评估对侧大脑后动脉 P1 段，观察有无穿支血管从这个部位发出。接着游离动脉瘤后方，从而更好地观察沿着瘤颈走向的或者有时候黏附在瘤体上的穿支血管(图 54.12)。这一系列暴露探查过程需要花费大概 1~2 分钟，接着松开临时动脉瘤夹。这一系列步骤也可以多次重复，其目的是尽可能明确穿支动脉的位置，并且在神经外科手术医师脑海中建立起动脉瘤附近以及其周围血管的三维图像。这一过程也可以集中手术团队中包括洗手护士以及麻醉师的注意力。当明确动脉瘤周围结构的图像后，用临时动脉瘤夹夹闭基底动脉干，然后在动脉瘤瘤颈部上使用永久动脉瘤夹。完成夹闭后松开临时动脉瘤夹前必须探查动脉瘤夹叶片位置。接着可能需要穿刺动脉瘤并缩小动脉瘤体积，或者有时候在暴露对侧大脑后动脉 P1 段后将其临时夹闭阻断，从而能够更进一步地缩小动脉瘤体积进而调整动脉瘤夹位置。在这一过程中，躯体感觉诱发电位(SEP)、脑电图（EEG）以及脑干诱发电位需要持续监测。这些检测中观察到的任何电生理变化均提示需要调整夹闭的方式，特别是当电生理检测数据随着动脉瘤夹在血管上夹闭的位置调整而变化的时候。

卸下临时动脉瘤夹，然后进一步评估确定永久动脉瘤夹在合适的位置夹闭了瘤颈，并且没有带入穿支血管。根据评估结果相应调整动脉瘤夹位置。在大部分病例中，我们会电凝烧灼动脉瘤瘤体，在缩小动脉瘤瘤体体积的同时清除破裂口出血灶。这一操作可以缓解急性出血状态，并且降低大脑半球压力，从而获得更好的周围解剖结构的视野。

经海绵窦入路的最主要优势是前述的所有操作步骤均可以在获得脚间窝内解剖结构视野的情况下进行。并且，在处理基底动脉动脉瘤颈时，临时动脉瘤夹不会阻挡视野。当两侧大脑后动脉用小的临时动脉瘤夹夹闭时，它们也不会出现在处理瘤颈时的视野中。

当临时动脉瘤夹夹闭后发生动脉瘤术中破裂时通过吸引器吸引能够保持术野清晰。有时候，术中动脉瘤破裂可能需要通过夹闭对侧 P1 段才能控制。这就是我们为何强调在处理动脉瘤前先恰当地切除后床突以充分探查和评估对侧 P1 段。如果在大流量的出血控制后仍有持续的渗血，此时需要保持镇定，并且在进行进一步操作前仔细探查局部的解剖结构。需要认识到的是，如果在临时动脉瘤夹夹闭的情况下动脉瘤仍有出血的话就意味着脑组织的血供也并未完全阻断，同时也意味着继续延长临时动脉瘤夹临时阻断时间并不会带来非常高的脑缺血风险。相反的，当发生出血时，在看不清瘤夹的情况下在血中盲目夹闭则往往会造成脑损伤。

尽管很多神经外科医师都主张使用脑保护药物，而我们则更多依赖电生理监测。我们不使用脑保护药物的原因是它会给外科医师造成大脑受到充分保护的错误暗示。我们更注重有效而安全的夹闭过程。我们在制订治疗计划时，宁可因为对侧支循环血流量的变化范围知之甚少，从而更小心地操作，也不建议将治疗计划建立在错误的认知上。

对于大部分患者来说，在基底动脉干上使用一枚临时动脉瘤夹夹闭即可有效地控制动脉瘤内的血流量。但有时候在短时间内，我们会另用两枚动脉瘤夹临时夹闭双侧 P1 段，从而电凝并缩小动脉瘤瘤体，并最终夹闭动脉瘤（图 54.13）。这一过程用时不能超过 2 分钟。尽管使用了 3 枚动脉瘤夹，但仍然会有来自小脑上动脉旁系系统的血流保证脑干一定的血流灌注。

讨论

目前，显微手术治疗基底动脉动脉瘤仍然局限于几个大的血管中心。而随着证据表明，相当一部分基底动脉瘤患者通过血管内治疗后容易复发使得这一趋势变得越来越明显 [41-52]。最适合血管内治疗的动脉瘤的特点是体积较小的并且瘤颈较细的动脉瘤。然而，这一部分动脉瘤通过显微手术夹闭治疗也能达到低死亡率和低复发率的良好效果。瘤颈较宽的大体积动脉瘤血管内治疗后血流再通的发生率以及需要进一步治疗的发生率较手术治疗高。血管内治疗这类动脉瘤发生血流再通的比例大概在 20%~30%。大约 15%~20% 的血管内治疗动脉瘤需要进一步的治疗。而在大体积以及巨大体积的动脉瘤中，这一比例则增加至约 40%~60%。

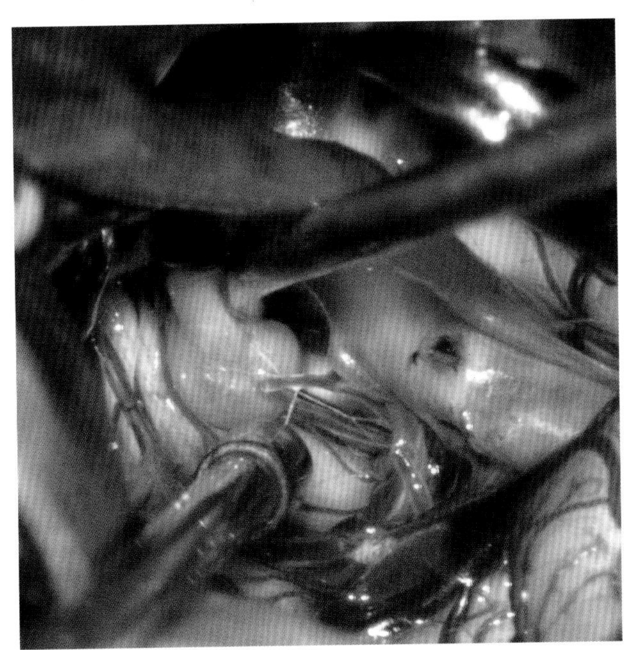

图 54.12　离断附着在大脑后动脉上的后交通动脉后获得的较大手术视野。注意两个临时动脉瘤夹的位置——一枚位于基底动脉干，而另一枚位于对侧大脑后动脉 P1 段。临时阻断夹闭后使得动脉瘤的张力下降，从而能够更好地探查并施行夹闭。注意图中显示穿支血管内仍有血流灌注，其血流通常由来自小脑上动脉的侧支循环供应。

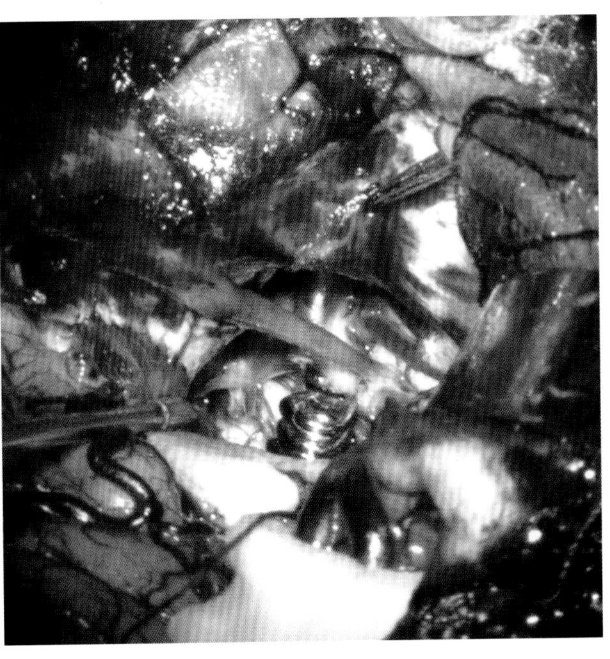

图 54.13　进行动脉瘤夹闭后的最终视野。注意手术操作空间具有足够的深度，从而能够完整地观察动脉瘤瘤颈周围的区域。

基底动脉动脉瘤在血管内治疗后更易于血流再通和复发[52]。这可能是因为这类动脉瘤的位置位于基底动脉分叉部的血流冲击方向上。它们发生血流再通的形式往往是血流冲击将栓塞物压实后发生。近年来的研究提示，完全栓塞的动脉瘤年破裂率约1.3%，而部分栓塞的动脉瘤年破裂率则增加到1.8%。这一系列结果引起了学术界对于血管内治疗此类动脉瘤的耐久度以及防止未来再破裂的保护作用的广泛关注。特别是相比于此类未破裂动脉瘤，年破裂率约为1%~2%，我们有理由质疑血管内治疗此类未破裂动脉瘤是否有利于降低其未来的破裂风险。

由于单纯血管内治疗的特点和不足，目前血管内治疗此类动脉瘤的技术开始向越来越复杂的方向发展，包括填塞单个球囊或双球囊闭塞动脉瘤[53]。然而，随着血管内治疗技术越来越复杂，球囊填塞的风险也随之升高，同时也导致了术后患者需要完全抗凝而带来的风险，从而导致这一治疗手段的致残率也相应地升高。由于这一治疗方式目前尚没有长期的随访结果提示其效果的持久性，这些现象使得学界开始质疑选择这一治疗方式治疗此类动脉瘤是否是明智之举。另外，以这种方式栓塞的动脉瘤将会对未来出现复发等情况时再次栓塞治疗带来不便。而患者也会因为担心动脉瘤复发而承受较重的心理负担。血管内治疗既往是作为弥补显微手术治疗的不足而发展起来的治疗技术。近年来，随着显微手术技术的发展，特别是通过使用经颅底入路带来的手术安全性的提高，显微手术反过来成为了弥补血管内治疗不足的治疗技术。这种情况在处理复杂的大动脉瘤和巨大动脉瘤时表现得尤为突出。

在开拓性地使用经典的颞下入路和翼点入路治疗基底动脉瘤的神经外科大师的手中，这两种手术入路非常实用。虽然Drake和Yasargil的手术技术非常卓越，但他们还是提出了这两种入路的不足之处。

颞下入路往往需要很大程度上牵拉颞叶，这在有急性蛛网膜下腔出血的病例中往往会造成一定的脑损伤。同时，当在处理位置低于后床突的动脉瘤时，采用颞下入路很难在不妨碍动脉瘤瘤颈视野的情况下将近端的动脉瘤夹从外上方向调整至内下方向。颞下入路的另一个不足之处是暴露对侧P1比较困难，特别是在动脉瘤体积较大的情况下。Drake一直希望将来能够找到一种兼具颞下入路和翼点入路优势的手术入路，从而能够更好地暴露动脉瘤附近以及脚间窝周围的结构。

翼点入路在探查动脉瘤后方穿支血管富集的区域时存在不足。同时，经典的翼点入路在脚间窝的操作区域非常狭窄，从而影响了夹闭过程的可操控性。采用翼点入路时，后床突可能会阻挡手术路径，特别是在基底动脉分叉位置较低的情况下。在Yasargil的著作以及日常交流中，他表达了希望增大深部手术空间，从而能够在处理动脉瘤前更好地控制近端血管的想法。

经海绵窦入路从一定程度上弥补了前述两种入路的不足。这一入路是由Dolenc等[54]采用的经海绵窦—鞍区入路到达基底动脉尖端的手术入路发展而来的。他们报道了11例破裂基底动脉瘤的治疗经验，其中4例是大体积动脉瘤。他们提到了在暴露鞍背时需要向内侧推移颈内动脉，然而，在我们的实践中并不需要推移颈内动脉，这表明Dolenc等使用的暴露脚间窝的入路可能比我们所在单位使用的更靠前一些。向内侧调整显微镜使得术者能够观察到对侧P1段以及动脉瘤的后方。而我们采用的这一入路的另一项优点是能够增大夹闭过程的可操控性，同时减少达到理想暴露和实施夹闭所需的时间。这一手术入路提高手术过程的可操作性主要表现在以下方面：①临时动脉瘤夹实施临时夹闭的位置位于低于小脑上动脉的基底动脉干没有穿支血管的位置，从而躲开了动脉瘤颈附近区域实施临时阻断夹闭，避免了临时瘤夹对动脉瘤夹闭手术操作视野的遮挡；②切除后床突能够更好地暴露对侧P1段。然而在方向朝前的动脉瘤病例中，这一暴露过程会因为动脉瘤与斜坡后方以及后床突的粘连而变得相对困难，这时，我们会选择更靠后的入路，从动脉瘤后方暴露对侧P1段。这一入路还有一项优点就是可以维持从小脑上动脉侧支循环流向穿支血管的血流灌注。这使得临时阻断的安全性大大增加。这一入路提供给术者在脚间窝附近的深部手术区域较充裕的操作空间，使得术者能够更好地处理动脉瘤，为切除动脉瘤或者重塑动脉瘤瘤颈提供了可能。这是这一治疗方式相比于血管内栓塞治疗后遗留下较宽的动脉瘤颈引起较高的瘤内再灌注率的最大优点。

并发症和预后

以往，显微手术夹闭基底动脉动脉瘤的术后并发症发生率高于其他位置的前循环动脉瘤。只有在较大的医疗中心内，在极富处理后循环动脉瘤经验的手术医师那里治疗的患者才能达到最好的预后。

由于缺乏处理后循环动脉瘤的经验，使得神经外科医师在面对张力与前循环动脉瘤类似的后循环动脉瘤时，往往选择回避。不仅如此，掌握诸如血管搭桥等处理复杂后循环动脉瘤所需要的进阶技术的外科医师数量则更少[55]。这使得血管内治疗这类动脉瘤成为了一种侵入性较小并且较安全的治疗方式。然而，对相当一部分患者来说，血管内治疗耐久性较差的同时，始终具有一定的出血风险。不完全治疗的动脉瘤以及具有弹性的栓塞材料形成的占位对脑干的影响也是需要引起充分注意的问题。除此之外，由于基底动脉动脉瘤结构复杂，往往伴随着宽动脉瘤颈以及较大的瘤体体积，迫使血管内治疗采用更复杂的技术，随之而来的是更高的残疾率。这一系列现象使得部分有经验的神经外科医师重新将注意力转移到了显微手术治疗基底动脉动脉瘤上来。结合我们自己以及同行的经验，我们能够使 85% 以上的患者出院时 mRS 评分达到 0~2 分，在 6 个月的随访结果中，达到这一分值的患者比例增加到了 90%（图 54.14）[23]。而在未破裂动脉瘤患者中，获得较好预后的患者数量则更多。大部分小体积、中等体积以及大体积的基底动脉尖端动脉瘤在具有经验的团队那里能够通过显微手术得到安全的治疗。并发症的发生往往与穿支血管的损伤相关。根据我们的经验，只有更好地理解穿支血管的正常解剖和病理情况下的解剖以及穿支血管与不同朝向基底动脉动脉瘤的关系，才能显著降低术后残疾率。

动眼神经麻痹在显微手术治疗基底动脉尖端动脉瘤后具有一定的发生概率。根据我们的经验，沿着动眼神经海绵窦段逐渐暴露，能够有效提高手术安全性，并且降低这一神经功能障碍的发生率。最初，我们有几位患者在术后即刻表现出了动眼神经完全麻痹的症状，但最后均无一例外地达到了功能完全恢复。在对超过 100 例患者进行回访的结果中，神经功能完全恢复的概率达到 98%。只有少数患者达到部分神经功能恢复，并且需要在眼镜的辅助下生活。近年来，随着我们游离和处理动眼神经的经验积累，他们实现了在绝大多数患者中均最多只出现术后即刻的神经麻痹。

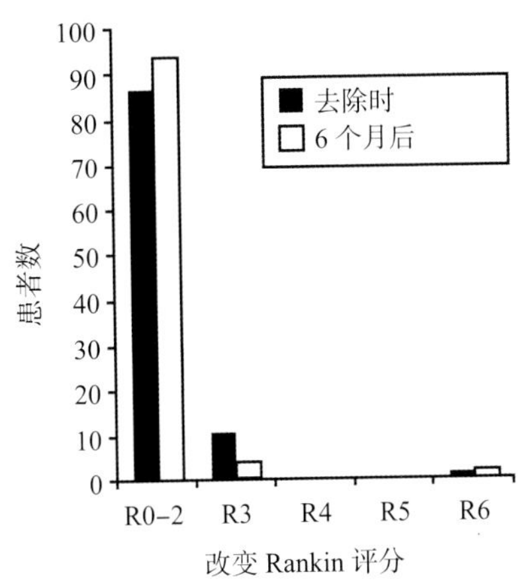

图 54.14　基底动脉尖端动脉瘤患者出院时以及开颅夹闭手术后 6 个月时的改良 Rankin 评分（mRS）情况。

结论

血管内治疗后循环动脉瘤技术的出现和广泛使用使得神经外科医师通过显微手术技术处理这一类动脉瘤的经验越来越缺乏。基底动脉动脉瘤对显微手术治疗和血管内治疗均提出了不小的挑战。由于目前血管内治疗这一类动脉瘤的耐久度不理想，而为了达到较好的耐久度以及较低的致残率，需要神经外科医师接受处理一般后循环动脉瘤的显微手术技术的训练以及处理基底动脉动脉瘤的进阶显微手术技术的训练。

参·考·文·献

[1] Drake CG, Peerless SJ, Hernesniemi J. Surgery of Vertebrobasilar Aneurysms. New York: Springer-Verlag; 1996

[2] Drake CG. Bleeding aneurysms of the basilar artery. Direct surgical management in four cases. J Neurosurg 1961;18:230–238

[3] Drake CG. Surgical treatment of ruptured aneurysms of the basilar artery. Experience with 14 cases. J Neurosurg 1965;23:457–473

[4] Drake CG. Further experience with surgical treatment of aneurysm of the basilar artery. J Neurosurg 1968;29:372–392

[5] Jamieson KG. Aneurysms of the vertebrobasilar system. Surgical intervention in 19 cases. J Neurosurg 1964;21:781–797

[6] Drake CG. The surgical treatment of aneurysms of the basilar artery. J Neurosurg 1968;29:436–446

[7] Drake CG. The surgical treatment of vertebral-basilar aneurysms. Clin Neurosurg 1969;16:114–169

[8] Drake CG. The treatment of aneurysms of the posterior circulation. Clin Neurosurg 1979;26:96–144

[9] Yaşargil MG, Antic J, Laciga R, Jain KK, Hodosh RM, Smith RD. Microsurgical pterional approach to aneurysms of the basilar bifurcation. Surg Neurol 1976;6:83–91

[10] Yaşargil MG. Microneurosurgery, vol. 2. New York: Thieme-Stratton; 1984:232–295

[11] Yaşargil MG. Microneurosurgery, vol 1. New York: Thieme-Stratton; 1984

[12] International Study of Unruptured Intracranial Aneurysms Investigators. Unruptured intracranial aneurysms—risk of rupture and risks of surgical intervention. N Engl J Med 1998;339:1725–1733

[13] Ishibashi T, Murayama Y, Urashima M, et al. Unruptured intracranial aneurysms: incidence of rupture and risk factors. Stroke 2009;40:313–316

[14] Wermer MJ, van der Schaaf IC, Algra A, Rinkel GJ. Risk of

rupture of unruptured intracranial aneurysms in relation to patient and aneurysm characteristics: an updated meta-analysis. Stroke 2007;38:1404–1410

[15] Dolenc VV, Skrap M, Sustersic J, Skrbec M, Morina A. A transcavernoustranssellar approach to the basilar tip aneurysms. Br J Neurosurg 1987; 1:251–259

[16] Aziz KM, van Loveren HR, Tew JM Jr, Chicoine MR. The Kawase approach to retrosellar and upper clival basilar aneurysms. Neurosurgery 1999;44:1225–1234, discussion 1234–1236

[17] Day JD, Fukushima T, Giannotta SL. Cranial base approaches to posterior circulation aneurysms. J Neurosurg 1997;87:544–554

[18] Day JD, Giannotta SL, Fukushima T. Extradural temporopolar approach to lesions of the upper basilar artery and infrachiasmatic region. J Neurosurg 1994;81:230–235

[19] Hernesniemi J, Ishii K, Niemelä M, Kivipelto L, Fujiki M, Shen H. Subtemporal approach to basilar bifurcation aneurysms: advanced technique and clinical experience. Acta Neurochir Suppl (Wien) 2005;94:31–38

[20] Hernesniemi J, Vapalahti M, Niskanen M, Kari A. Management outcome for vertebrobasilar artery aneurysms by early surgery. Neurosurgery 1992;31:857–861, discussion 861–862

[21] Heros RC, Lee SH. The combined pterional/anterior temporal approach for aneurysms of the upper basilar complex: technical report. Neurosurgery 1993;33:244–250, discussion 250–251

[22] Krisht AF, Kadri PAS. Surgical clipping of complex basilar apex aneurysms: a strategy for successful outcome using the pretemporal transzygomatic transcavernous approach. Neurosurgery 2005;56(2, Suppl): 261–273, discussion 261–273

[23] Krisht AF, Krayenbühl N, Sercl D, Bikmaz K, Kadri PA. Results of microsurgical clipping of 50 high complexity basilar apex aneurysms. Neurosurgery 2007;60:242–250, discussion 250–252

[24] Krisht AF, Bikmaz K, Kadri PAS, Partington S. Outcome of surgical clipping of 40 complex basilar aneurysms using the transcavernous route. Neurosurgery 2006;58:407

[25] Krayenbuhl N, Guerrero C, Krisht AF. Technical strategies to approach aneurysms of the vertebral and posterior inferior cerebellar arteries. Neurosurg Focus 2005;19:E4

[26] Kawase T, Toya S, Shiobara R, Mine T. Transpetrosal approach for aneurysms of the lower basilar artery. J Neurosurg 1985;63:857–861

[27] Lubicz B, Leclerc X, Gauvrit JY, Lejeune JP, Pruvo JP. Giant vertebrobasilar aneurysms: endovascular treatment and long-term follow-up. Neurosurgery 2004;55:316–323, discussion 323–326

[28] Morcos JJ, Heros RC. Distal basilar artery aneurysms: surgical techniques. In: Batjer HH, ed. Cerebrovascular Disorders. Philadelphia: Lippincott-Raven; 1997:1055–1078

[29] Neil-Dwyer G, Lang DA, Evans BT, Neil–Dweir G. The effect of orbitozygomatic access for ruptured basilar and related aneurysms on management outcome. Surg Neurol 1997;47:354–358, discussion 358–359

[30] Nukui H, Mitsuka S, Hosaka T, et al. Technical points to improve surgical results in cases with basilar tip aneurysms. Neurol Med Chir (Tokyo) 1998;38(Suppl):74–78

[31] Nutik SL. Pterional craniotomy via a transcavernous approach for the treatment of low-lying distal basilar artery aneurysms. J Neurosurg 1998; 89:921–926

[32] Origitano TC, Anderson DE, Tarassoli Y, Reichman OH, al-Mefty O. Skull base approaches to complex cerebral aneurysms. Surg Neurol 1993;40:339–346

[33] Sano K. Temporo-polar approach to aneurysms of the basilar artery at and around the distal bifurcation: technical note. Neurol Res 1980;2:361–367

[34] Seoane E, Tedeschi H, de Oliveira E, Wen HT, Rhoton AL Jr. The pretemporal transcavernous approach to the interpeduncular and prepontine cisterns: microsurgical anatomy and technique application. Neurosurgery 2000;46:891–898, discussion 898–899

[35] Shiokawa Y, Saito I, Aoki N, Mizutani H. Zygomatic temporopolar approach for basilar artery aneurysms. Neurosurgery 1989;25:793–796, discussion 796–797

[36] Solomon RA, Stein BM. Surgical approaches to aneurysms of the vertebral and basilar arteries. Neurosurgery 1988;23:203–208

[37] Spetzler RF, Hadley MN, Rigamonti D, et al. Aneurysms of the basilar artery treated with circulatory arrest, hypothermia, and barbiturate cerebral protection. J Neurosurg 1988;68:868–879

[38] Sugita K, Kobayashi S, Shintani A, Mutsuga N. Microneurosurgery for aneurysms of the basilar artery. J Neurosurg 1979;51:615–620

[39] Tanaka Y, Kobayashi S, Kyoshima K, Gibo H. Factors influencing surgical outcome of the basilar bifurcation aneurysms. Neurol Med Chir (Tokyo) 1998;38(Suppl):79–82

[40] Wascher TM, Spetzler RF. Saccular aneurysms of the basilar bifurcation. In: Carter LP, Spetzler RF, Hamilton MG, eds. Neurovascular Surgery. New York: McGraw-Hill; 1995:729–752

[41] Bavinzski G, Killer M, Gruber A, Reinprecht A, Gross CE, Richling B. Treatment of basilar artery bifurcation aneurysms by using Guglielmi detachable coils: a 6-year experience. J Neurosurg 1999;90:843–852

[42] Eskridge JM, Song JK. Endovascular embolization of 150 basilar tip aneurysms with Guglielmi detachable coils: results of the Food and Drug Administration multicenter clinical trial. J Neurosurg 1998;89:81–86

[43] Friedman JA, Nichols DA, Meyer FB, et al. Guglielmi detachable coil treatment of ruptured saccular cerebral aneurysms: retrospective review of a 10-year single-center experience. AJNR Am J Neuroradiol 2003;24:526–533

[44] Guglielmi G, Viñuela F, Duckwiler G, et al. Endovascular treatment of posterior circulation aneurysms by electrothrombosis using electrically detachable coils. J Neurosurg 1992;77:515–524

[45] McDougall CG, Halbach VV, Dowd CF, Higashida RT, Larsen DW, Hieshima GB. Endovascular treatment of basilar tip aneurysms using electrolytically detachable coils. J Neurosurg 1996;84:393–399

[46] Nichols DA, Brown RD Jr, Thielen KR, Meyer FB, Atkinson JLD, Piepgras DG. Endovascular treatment of ruptured posterior circulation aneurysms using electrolytically detachable coils. J Neurosurg 1997;87:374–380

[47] Ogilvy CS, Hoh BL, Singer RJ, Putman CM. Clinical and radiographic outcome in the management of posterior circulation aneurysms by use of direct surgical or endovascular techniques. Neurosurgery 2002;51:14–21, discussion 21–22

[48] Pierot L, Boulin A, Castaings L, Rey A, Moret J. Selective occlusion of basilar artery aneurysms using controlled detachable coils: report of 35 cases. Neurosurgery 1996;38:948–953, discussion 953–954

[49] Raymond J, Roy D, Bojanowski M, Moumdjian R, L'Espérance G. Endovascular treatment of acutely ruptured and unruptured aneurysms of the basilar bifurcation. J Neurosurg 1997;86:211–219

[50] Tateshima S, Murayama Y, Gobin YP, Duckwiler GR, Guglielmi G, Viñuela F. Endovascular treatment of basilar tip aneurysms using Guglielmi detachable coils: anatomic and clinical outcomes in 73 patients from a single institution. Neurosurgery 2000;47:1332–1339, discussion 1339–1342

[51] Vallee JN, Aymard A, Vicaut E, Reis M, Merland JJ. Endovascular treatment of basilar tip aneurysms with Guglielmi detachable coils: predictors of immediate and long-term results with multivariate analysis 6-year experience. Radiology 2003;226:867–879

[52] Henkes H, Fischer S, Mariushi W, et al. Angiographic and clinical results in 316 coil-treated basilar artery bifurcation aneurysms. J Neurosurg 2005;103:990–999

[53] Fargen KM, Mocco J, Neal D, et al. A multicenter study of stent-assisted coiling of cerebral aneurysms with a Y configuration. Neurosurgery 2013;73:466–472

[54] Dolenc VV, Skrap M, Sustersic J, Skrbec M, Morina A. A transcavernoustranssellar approach to the basilar tip aneurysms. Br J Neurosurg 1987;1:251–259

[55] Kalani MY, Zabramski JM, Nakaji P, Spetzler RF. Bypass and flow reduction for complex basilar and vertebrobasilar junction aneurysms. Neurosurgery 2013;72:763–775, discussion 775–776

第55章

基底动脉动脉瘤的血管内治疗

Robert W.J. Ryan, Abhineet Chowdhary, and Michael J. Alexander

相关解剖

基底动脉由双侧椎动脉汇合后形成，其在中脑脑桥连接处表面走行平均大约 30 mm，直到中脑脑桥连接处附近的尖部，并最终止于大脑后动脉（PCA）的分叉处[1]。基底动脉在其起始段直径平均略小于 5 mm，然后沿其走行逐渐变细，当到分叉部时，其直径平均约 4 mm，然后以互相垂直的方向从上方延续入大脑后动脉以及从下方延续入小脑上动脉（SCAs）。分叉部的高低决定着这些延续动脉的起始位置，其中约 72%~80% 患者位于正常位置（脑桥中脑连接水平），10%~24% 的患者位于较高位置（中脑水平），还有 4%~10% 的患者处于较低位置（脑桥水平）[1, 2]。分叉部位置的高低对开颅手术进入基底动脉区域的手术入路选择具有重要意义。

基底动脉向上走行发出三组血管系统，分别是小脑动脉、脑桥血管以及穿支动脉。小脑动脉包括小脑后下动脉（PICA）、小脑前下动脉（AICA）以及小脑上动脉。小脑后下动脉在大部分情况下起始于椎动脉，从椎动脉与基底动脉汇合处 0~35 mm 范围内发出并沿着椎动脉走行。在不超过 25% 的病例中，小脑后下动脉由基底动脉发出并供应小脑后下方的血供[1, 3]。小脑前下动脉可以在基底动脉的任何位置发出。总体上，有 90% 的病例是在基底动脉下半部分发出的，但其发出点的位置在同一病例中的左右两边也往往存在着不小的差异[3]。小脑上动脉的起始部位往往比较恒定在基底动脉末端，靠近大脑后动脉分叉的位置，其与小脑幕的关系受基底动脉尖端高度的影响，当基底动脉尖端位置较高、居中以及较低时，小脑上动脉分别位于小脑幕上、小脑幕游离缘以及小脑幕下。Rhoton 在描述小脑动脉时将其视为神经血管整体结构中的一部分。小脑上动脉属于上血管神经复合体，它还包括：中脑、小脑上脚、小脑中脑裂、小脑的天幕面以及第Ⅲ、Ⅳ、Ⅴ对脑神经。小脑前下动脉属于中血管神经复合体，它还包括：脑桥、小脑中脚、小脑脑桥裂、小脑的岩骨面以及第Ⅵ、Ⅶ、Ⅷ对脑神经。小脑后下动脉属于下血管神经复合体，它还包括：延髓、小脑下脚、小脑延髓裂、小脑的枕下面以及第Ⅸ、Ⅹ、Ⅺ对脑神经。在脑海中熟记这些解剖结构的关系可以帮助操作者在脑血管造影中确定方向，明确病灶的大小和位置并预期临床预后。

脑桥血管是从基底动脉发出的第二组分支，它也有类似于小脑血管的三组典型血管结构，从尾侧端向头侧端它们包括：脑桥中脑动脉、后外侧动脉以及较长的脑桥外侧分支[3]。

穿支血管是最后发出的一组基底动脉分支。它们的体积最小，数量和变异最多。穿支血管也能分成三组：尾侧组、中央组和头侧组。它们一般从基底动脉发出，但有时候也从基底动脉与小脑血管或脑桥血管甚至大脑后动脉交叉处发出。大概有 10~18 条穿支血管供应脑干和丘脑的血流，同时这些穿支血管之间也常常存在大量的吻合支，并且经常在脚间窝内形成血管丛[1, 3]。有一项研究观察到，穿支血管主要起始于基底动脉末端的最后 1 cm 处，其中有 50% 从其后方发出，其两边各有占总数 25% 的穿支血管发出，而没有一条穿支血管从基底动脉前方发出[2]。这一发现提示当处理位于基底动脉末端或尖端的动脉瘤时，方向朝前的瘤体由于基底动脉后方的穿支血管能够有效地游离，从而更有利于手术的夹闭。

对基底动脉众多分支的充分理解对处理这一部位动脉瘤的医生来说十分重要，正确识别邻近动脉瘤的瘤颈血管能够有效地评估病灶的转归，并且指导治疗决策的制订。

病理生理学和自然史

沿着基底动脉形成的动脉瘤可以分为囊状动脉瘤、梭形动脉瘤、夹层动脉瘤以及感染性动脉瘤。其中最常见的种类是囊状动脉瘤，并且其特点符合经典的动脉瘤成因理论即血管内因素：动脉瘤常位于血管的分叉点，或位于弧形血管血流动力学受力及剪应力最大的凸面，并且动脉瘤朝向与血流方向吻合[4]。然而，病理学研究也提示血管基底或血管壁因素在动脉瘤的形成中也发挥着作用，这些因素包括在动脉瘤入口处血管内弹性膜的破坏以及动脉瘤壁上的炎症反应等[5]，这也解释了为什么一些诸如多囊肾或 4 型爱唐（Ehlers–Danlos）综合征之类的家族遗传性疾病（10%）以及结缔组织疾病（5%）被证明与动脉瘤的形成存在相关性，其可能的原因就是血管壁结构的改变[6]。

梭形动脉瘤则表现为颅内动脉某一节段血管管径的膨胀，其病理特点是内弹力层的降解，管壁中层的平滑肌萎缩以及不伴有动脉粥样硬化斑块沉积的血管内层异常生长[5]。与囊状动脉瘤不同的是，梭形动脉瘤通常与血管分叉没有特别的联系。然而，仍然有一些穿支血管是在梭形动脉瘤的膨胀部分起始，在治疗过程中存在被闭塞的风险。梭形动脉瘤体积较小时可以是血管节段性的部分扩张，体积较大时可以发展成巨大的、延长并扩张的形态，并且其中填充着血栓。有这种类型的动脉瘤患者，特别是后一种类型的患者往往因为病灶的占位效应产生脑干压迫，脑神经麻痹以及梗阻性脑积水症状，同时还会出现破裂后的蛛网膜下腔出血症状，以及部分血栓形成引起的栓塞性脑卒中[7, 8]。

在 Drake[9] 的经验中，在后循环的巨大动脉瘤中，17% 是梭形动脉瘤，与囊状动脉瘤通常发生在基底动脉分叉部或小脑上动脉起始部不同，梭形动脉瘤更多出现在基底动脉干以及椎动脉上。夹层动脉瘤往往是因为血流通过突然撕裂的血管内皮以及内弹力膜进入动脉壁中形成，其结果是在组织层中沿着血管长轴方向形成一个异常的腔隙。尽管偶尔也有报道继发于外伤，但大多数夹层动脉瘤都是自发性的，异常的腔隙在肌层损伤较小的情况下可以出现在内弹力层和中层之间，而在中层损伤较大的情况下，异常腔隙多出现在中层和外层之间[10]。夹层动脉瘤的转归和症状往往取决于其假腔的行径路线，这往往有以下 3 种情况：在血管壁内形成盲端终止，重新破入真血管腔以及突破血管外膜。感染性动脉瘤是由于动脉壁的降解形成的，往往伴随感染过程中的内弹力层的结构破坏，内膜增生以及血管中膜和外膜多核细胞浸润发生炎症反应等情况[11]。尽管有时被称为霉菌性动脉瘤，但真菌引起这类动脉瘤的情况非常少见，大部分这类动脉瘤是由于细菌引起的，尤其是金黄色葡萄球菌和草绿色链球菌。因此感染性动脉瘤是对这类病灶的统称。血管壁的感染通常是因为血源性传播或者由邻近的感染源直接传播引起的。在最开始，通常是末端动脉分叉部受累，而到后期则更多影响血管的近端部分，这两种部位受累的动脉瘤类型在后循环中均有报道[11]。

所有的包括基底动脉动脉瘤的颅内动脉瘤发生和破裂的危险因素包括：女性、老年、家族史、结缔组织疾病和既往蛛网膜下腔出血病史，还有一些可能的危险因素包括吸烟、过量饮酒以及高血压。椎基底动脉系统动脉瘤占所有颅内动脉瘤的比例约为 10%~18%，这其中 50%~65% 的病灶位于基底动脉分叉处。尽管发生率比前循环动脉瘤低，但后循环动脉瘤往往意味着较高的风险和较差的预后。这一理念已经有不少文献报道，并且与动脉瘤是否破裂无关。国际未破裂动脉瘤研究（ISUIA）发现，在所有大小类型的动脉瘤中，后循环动脉瘤 5 年内发生破裂的概率相比同等体积大小的海绵窦或前循环动脉瘤要高（表 55.1）[12]。另一项大样本的 meta 分析针对患者以及动脉瘤的特点进行检验后发现，动脉瘤位于后循环发生破裂的

表 55.1　基于动脉瘤体积和大小位置的 5 年破裂风险（单位：%）

动脉瘤位置	＜ 7 mm 既往蛛网膜下腔出血	＜ 7 mm 既往无蛛网膜下腔出血	7~12 mm	13~24 mm	≥ 25 mm
颈内动脉海绵窦段	0	0	0	3	6.4
AC/MC/IC	0	1.5	2.6	14.5	40
Post/PCo	2.5	3.4	14.5	18.4	50

注：① AC，前交通或大脑前动脉；MC，大脑中动脉；IC，颈内动脉；Post/PCo，椎基底动脉、大脑后动脉或后交通动脉；②对于所有体积类别，后循环动脉瘤破裂风险均较高；③来源：Wiebers DO, Whisnant JP, Huston J Ⅲ, et al. International Study of Unruptured Intracranial Aneurysms Investigators. Unruptured intracranial aneurysms: natural history, clinical outcome, and risks of surgical and endovascular treatment. Lancet 2003;362:103–110。

危险度（HR）为 2.5，其中最具有提示动脉瘤存在可能发生破裂风险的因素是动脉瘤的体积增大以及出现病灶相关的症状 [13]。日本一项单中心的研究结果也提示后循环动脉瘤发生破裂的危险度（HR）为 2.9，提示这一部位的动脉瘤存在更高的破裂风险 [14]。

破裂动脉瘤保守治疗后患者的预后较差，其中第一天发生再破裂的概率为 4%，前 2 周发生再破裂的概率为 12%~20%，前 5 周发生再破裂的概率为 37%，而再破裂出血的死亡率达到 50%[15-17]。为了防止再破裂出血引起的死亡率和残疾率的上升，早期手术（24~72 小时以内）以及超早期手术（24 小时内）被证明能够改善患者预后，在实行早期手术及超早期手术治疗的大型三级医院中，患者动脉瘤发生再破裂的概率不超过 7%，其中 20% 为椎基底动脉动脉瘤 [15, 16]。针对破裂动脉瘤位置的特点，梅奥诊所展开的一项调查研究发现位于后循环的隐匿病灶的患者起病后的分级较高，较早出现死亡并且整体生存率较低；48 小时时前循环动脉瘤患者生存率为 77%，而后循环动脉瘤患者为 32%；30 天时前循环动脉瘤患者生存率为 57%，而后循环动脉瘤患者为 11%[17]。这一系列研究结果还提示了后循环动脉瘤病灶邻近脑干，容易发生脑室内血肿，引起脑积水，可能与患者预后较差相关。而患者动脉瘤发生破裂后在到达医院和周边医疗中心前即早期死亡，可能导致在三级医疗中心相关的大样本研究中，这部分动脉瘤患者的比例被低估。

有关椎基底动脉系统动脉瘤自然史的数据主要集中在囊状动脉瘤，尽管也有少数有关其他类型动脉瘤的数据，但大部分数据并未按动脉瘤形态不同进行分层 [8]。夹层动脉瘤患者再出血的概率是 24%，其继发事件也会带来较高的死亡率，从而提示这一类动脉瘤出血的患者需要积极诊治 [18]。梭形动脉瘤和感染性动脉瘤的表现和自然史多种多样，其最理想的治疗方式仍然存在争议。一些学者认为这类动脉瘤几乎不进展，因此他们更多建议影像学随访 [5]。但是有一项 159 例患者的随访结果提示 48% 的患者动脉瘤出现了增大，并且与残疾率和死亡率显著相关，另一项 28 例巨大梭形动脉瘤的随访研究提示 4 年内患者死亡率为 46%，这些结果对这类动脉瘤良性的自然史提出了质疑 [19, 20]。这类动脉瘤体积增大的机制以及一半的患者病灶出现增大的原因仍然没有完全清楚，但有一些病例提示这可能和瘤壁内出血以及血栓形成相关。许多梭形动脉瘤被证实内部往往有局部的血栓形成，尽管这类动脉瘤发生蛛网膜下腔出血的概率为 10%~25%，但这类动脉瘤往往体积巨大（≥ 2.5 cm），更多的是因为其占位效应而导致残疾的发生 [21]。这一因素也提示我们在评估这一类后循环动脉瘤时，往往会因为瘤体内血栓形成导致像 DSA 或者 CTA 这样的管腔内对比显影技术显示的动脉瘤体积小于实际体积，而像磁共振这样的传统横截面显影技术反而能更精确地测量动脉瘤瘤体体积。由于所有类型的巨大动脉瘤的自然预后均较差，80% 未接受治疗的患者会出现残疾甚至死亡，因此，准确评估动脉瘤的真实体积非常重要 [22]。

临床表现

后循环动脉瘤往往因为三种临床症候群中的一种从而引起临床注意：破裂引起蛛网膜下腔出血，占位效应压迫邻近的神经结构或者出现缺血并发症。有时候，它们在无症状时也有可能在对其他部位的动脉瘤进行检查的时候被发现，或者在针对其他无关症状进行头颅影像学检查以及筛查的时候被发现。当回顾分析目前一些数量较多的经血管内治疗的后循环动脉瘤患者队列数据时发现，患者的平均年龄为 50.5~53.9 岁，女性患者的比例为 59%~72%，与针对颅内所有部位动脉瘤特点的大型研究中得出的年龄和性别比例的数据相似 [23-30]。这些研究还发现后循环动脉瘤发生于基底动脉尖端的比例为 49%~72%，位于小脑上动脉的比例为 7%~ 9%，位于基底动脉干的比例为 2%~8%，位于椎基底动脉连接处的比例为 9%~13%，位于椎动脉或小脑后下动脉的比例为 11%~16%。经血管内治疗的后循环动脉瘤为小体积（≤ 11 mm）的比例为 47%~63%，为大体积（12~24 mm）的比例为 25%~40%，为巨大体积（≥ 25 mm）的比例为 6.5%~9%，而在相似的研究中，按相同的方法根据动脉瘤体积分层所得到的经血管内治疗的比例分别为 78%、20% 和 2%[31]。针对动脉瘤另一项形态学特征，如果动脉瘤的瘤颈直径超过 4 mm 或瘤颈比小于 2，则定义这类动脉瘤为宽颈动脉瘤，具有这一形态学特征的后循环动脉瘤的比例为 40%~60%，这一特征往往意味着难以经血管内治疗 [32, 33]。

根据血管内治疗后循环动脉瘤研究得出的数据显示，未破裂动脉瘤引起临床注意的比例为 22%~45%，这其中的 14%~31% 为无症状的患者，其余的患者出现了以下的一种或几种症状，按发生概率的降序排列分别为：头痛、动眼神经麻痹、意识模糊、轻偏瘫、假性脑膜炎、嗜睡、复视以及头晕呕吐。头痛和头晕症状有时候是因为导水管、第三或第四脑室受压引起脑积水而引起的，复视、动眼神经麻痹一般是因为增大的动脉瘤瘤体直接压迫邻近的第Ⅲ、Ⅳ和Ⅵ对脑神经而引起的。后循环动脉瘤引起缺血症状可能是因为血栓形成或部分血栓形成的病灶中血栓脱落引起的，也可以是因为穿支血管的闭塞，后一种情况一般发生在梭形动脉瘤中，但有时候也会发生在囊状动脉瘤和夹层动脉瘤中[7]。另外，有些梭形动脉瘤患者的症状是因为瘤体压迫较低的脑神经而导致的，包括三叉神经痛、半侧面肌痉挛、吞咽困难以及感觉神经性听力障碍。

动脉瘤破裂引起的蛛网膜下腔出血是最常见的临床症状，在经血管内栓塞治疗后循环动脉瘤患者队列数据中，占 55%~78%。患者入院时的 Hunt-Hess 分级为：35%~70% 的患者为Ⅰ~Ⅱ级，12%~25% 的患者为Ⅲ级，15%~29% 的患者为Ⅳ~Ⅴ级，入院时分级越高预后越差。囊状动脉瘤发生破裂的概率比梭形动脉瘤高，后者主要表现为压迫症状和缺血症状[7-9]。

围手术期评估

对椎基底动脉动脉瘤患者最初始的评估应该从详细的病史和体格检查开始，同时需要重点明确动脉瘤是否破裂以及因为病灶而引起的相关症状。病史中诸如蛛网膜下腔出血的个人史或家族史、吸烟、高血压以及潜在的结缔组织疾病会增加患者患有动脉瘤的风险。近期的感染或免疫抑制、外伤或缺血症状，则分别提示可能为感染性动脉瘤、夹层动脉瘤或部分血栓形成的动脉瘤。症状发生和持续的时间也非常重要，经典的突发剧烈头痛往往意味着动脉瘤急性破裂出血，逐渐进展的是晨起时头痛并伴有头晕呕吐症状，则可能提示动脉瘤瘤体的增大并且引起了脑积水的发生。既往的服药史和过敏史也需要被详细罗列出来，另外患者耐受抗血小板治疗的能力也需要被评估，因为许多血管内治疗需要进行抗血小板处理。

患者需要接受全身的体格检查，从而评估患者是否耐受可能需要在镇静或全身麻醉状态下进行的血管内治疗。专科检查需要注意患者的眼外肌活动度以及第Ⅲ、Ⅳ和第Ⅵ对脑神经功能，同时判断是否存在 Parinoud 综合征。协调障碍、测距不准、轮替运动障碍以及共济失调等小脑体征也应该被仔细检查。

在血管内治疗前，需要进行基本的术前血化验，包括血常规、凝血功能以及肾功能等。

对于既往使用抗血小板药物或预计需要支架辅助栓塞的患者，术前评估血小板功能或检测 P2Y12 抑制程度以及阿司匹林活性单位（ARUs）测定等检查可以更好指导治疗过程。

如果怀疑患者有动脉瘤破裂，应该第一时间进行头颅 CT 平扫，CT 平扫检测在蛛网膜下腔出血后最初的几个小时内的敏感度可以达到 100%，在出血 7 天后则降到 50%，这是由于基底池中的出血被逐渐吸收的原因[34]。如果临床上高度怀疑患者动脉瘤破裂出血而 CT 平扫结果提示阴性，那么在大多数医疗中心中则会在出血 12 小时后接着进行腰椎穿刺检查（在出血后 14 天以内）并将脑脊液送往实验室进行离心以及分光光度计检测胆红素，同时肉眼观察脑脊液性状是否为黄色，但后一方法敏感度较低[35]。在一些医疗中心中，当 CT 平扫提示阴性结果而病史高度提示动脉瘤破裂时，会对患者进行 CTA 检查来替代腰椎穿刺，CTA 检查通常也是在 CT 已经提示有蛛网膜下腔出血后的进一步检查。CTA 用以排除局灶性的蛛网膜下腔出血的概率能达到 99%，同时避免了腰椎穿刺所带来的风险[36]。通过 3D 重建的 CTA 图像能够显示椎基底动脉动脉瘤的许多解剖特点，包括瘤颈宽度、瘤体大小、瘤颈比、纵横比（高度与瘤颈宽度比）以及其与骨性结构特别是后床突的位置关系。

最近一项有关 64 排 CTA 和 3D 成像的 DSA 检查效果的研究提示 CTA 发现小到 3 mm 的动脉瘤的敏感度能达到 96%，另一研究小组则认为在不做 DSA 的情况下，超过 2/3 的病例通过 CTA 即能够获取足够的解剖结构信息，从而用以拟定临床治疗策略[37, 38]。同时 CTA 也能够提供有关侧支循环的信息，比如后交通动脉的大小等，但是通过 CTA 较难判断基底动脉动脉瘤周围穿支血管的情况，并且其作为管腔内对比显影技术，在动脉瘤瘤体内有血栓形成的情况下可能会低估了动脉瘤的体积。磁共振和磁共振血管造影（MRA）能够非常好地显示软组织的细节，以及精确判断有部分血栓形成的动脉瘤瘤体的大小，因为在磁共振中，血液根据其血红蛋白氧化程度的不同能够显示不同的强度，从而可以实现针对真实可见的动脉瘤瘤壁进行动脉瘤的相关测量。由于检查的时间较长而动脉瘤需要尽快处理，MRA 目前并不是破裂动脉瘤的常规检查手段，其更多的是用以筛查和随访未破裂动脉瘤，因为它不存在放射暴露的问题。在早些时候，针对 MRA 检测发现小体积动脉瘤的能力仍然存在一定的质疑，然而，近年来随着最新的时间飞跃法显示技术，3.0T 高场强以及有选择性的增强 MRA 技术等方法的发展，MRA 这种非侵入性的检查形式成为了评估后循环动脉瘤的重要手段[36]。还有一些研究报道使用了定量 MRA 检测后循环血流量的技术，通过与正常情况下血流方向和血流量的比较，能够预测患者能够耐受治疗动脉瘤过程中牺牲相关血管的能力，以及是否需要行血管搭桥重建血流[39]。

数字减影血管成像目前仍然是评估后循环动脉瘤的金标准。通过对 DSA 图像的三维重建，能够提供动脉瘤和载瘤动脉的精确图像，其中包含了最精确的动脉瘤形态信息。高刷新频率的二维 DSA 动态图像则动态显示了动脉瘤内的血流灌注和血流动力学情况，并且显示了动脉瘤瘤颈和血流流入方式的特征，甚至在夹层动脉瘤和梭形扩张形的动脉瘤中，其能够显示真实的血管内腔。与 CTA 一样，DSA 在显示具有瘤体内血栓形成的动脉瘤时，只能显示动脉瘤有血液充盈的部分而无法显示这类动脉瘤的真实大小。DSA 检查的另外一项重要作用是能够评估后循环的侧支循环情况，并且发现当治疗过程中需要进行血管搭桥时可以作为供体的血管。作为患者评估的一部分，需要进行单双侧椎动脉或者基底动脉球囊阻塞实验，能够耐受球囊阻塞试验的标准是在球囊扩张后 15~30 分钟内患者不出现相关的症状，并且能够观察到其他血管通过侧支循环代偿血供的证据[40]。加强试验，比如诱导低血压等，一般用来在球囊阻塞的时候评估观察是否引起症状，从而预测发生术后迟发性缺血并发症的风险。另外一些附属试验，比如在一些医疗中心中通过在阻塞试验中将单光子发射型计算机断层成像（SPECT）技术评估血流和灌注情况，从而进一步提高球囊阻塞试验的可信度。然而，这些试验在后循环的评估中被接受和使用的程度并不像前循环那么广泛[41]。球囊阻塞试验在基底动脉中的适用性至今仍然存在争议，因为有研究者报道了一位患者在球囊阻塞试验中出现了构音障碍，然后在手术治疗动脉瘤的过程中却能够耐受夹闭基底动脉，他们认为这是由于球囊阻塞的血管节段长度大于术中夹闭的血管节段的长度，并且可能同时阻塞了一些供应脑干的穿支血管引起的[42]。

目前已知的预测患者耐受近端血管阻塞能力的最具有提示意义的是后交通动脉的直径大小。当其中的一支直径超过 1 mm 的情况下，患者的耐受能力相对较强，并且远期预后也较好[22]。一些患有长节段的并涵盖了多条穿支血管的梭形动脉瘤患者能够耐受近端血管阻塞和动脉瘤完全栓塞的原因目前仍不清楚，但很可能是得益于在脑干水平的侧支循环保证了血供[8, 9]。但是无论如何，那些临床表现或灌注情况明显无法耐受球囊阻塞试验的患者血管栓塞治疗后发生缺血性并发症的风险相对较高，针对这些患者，为了避免发生缺血性脑卒中，我们建议在栓塞载瘤动脉前先行颅外—颅内的血管重建术[9]。

血管内治疗入路

血管内介入治疗椎基底动脉动脉瘤的方法从广义上能够分为破坏血管结构法（闭塞载瘤动脉）和保留血管结构法（保留载瘤动脉并栓塞动脉瘤）两种。保留血管结构法包括单独弹簧圈栓塞以及球囊或支架辅助下弹簧圈栓塞法、液体聚合物栓塞法以及密网转流支架植入法。

通过使用最早在 1974 年由 Serbinenko[39] 描述的血管内使用球囊的方法，Higashida 等[40] 报道了他们通过血管内介入治疗了 25 例后循环动脉瘤患者的经验，由于动脉瘤形态的关系，这些患者中没有一例需要阻塞载瘤动脉。在使用这种方式的过程中，在通过临时阻断一段时间，从而确认侧支循环血流量充足后，在球囊中注入了固化剂然后分离球囊。这种可脱离式的球囊的优点是可以膨胀和缩小，从而可以保证其位于最佳位置，同时能够通过单个装置快速阻断动脉，并且能够较大概率地完成动脉瘤的栓塞。其缺点是当球囊过度膨胀时可能导致血管破裂，以及当球囊缩小后动脉瘤瘤体内血流再灌注，另外还有球囊提前脱落导致近端血管闭塞，目前美国尚没有获得批准和能够使用的可脱离式球囊。另一种阻塞载瘤动脉的血管内介入技术（也是目前美国唯一可用的技术）是通过腔内放入可解离式弹簧圈栓塞（图 55.1）。其优点是弹簧圈闭塞影响的血管较球囊更短，降低了穿支血管闭塞的风险，但是其填塞操作所需要的时间更长，并且其填塞物的数量相比球囊需要更多。在闭塞载瘤动脉前最重要的是评估侧支循环的情况，有不超过 13% 的患者在突然闭塞基底动脉后存在出现有症状的缺血性卒中的风险[22]。尽管球囊阻塞试验能够有助于判断哪些患者需要通过血管重建手术来降低缺血的风险，然而后循环血管搭桥重建手术本身的围手术期死亡率据近期报道为 15%，远远高于前循环。因此，在实施这一类治疗方案前需要仔细考虑并且尽可能尝试其他治疗方案[43]。破坏血管结构法目前主要用于治疗永久性扩张并且具有占位效应的梭形病灶，同时要求这些患者有足够的侧支循环，并且能够耐受球囊阻塞试验，或是用于治疗那些适宜通过血管搭桥手术搭配或不搭配病灶孤立术以及切除术来减少动脉瘤的占位

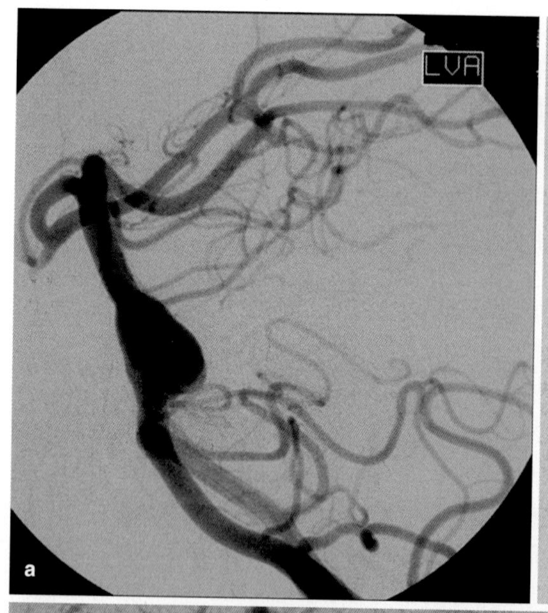

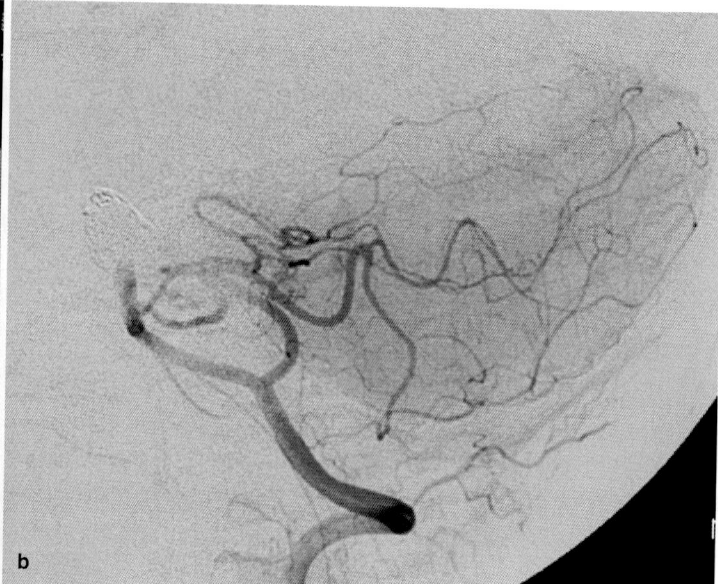

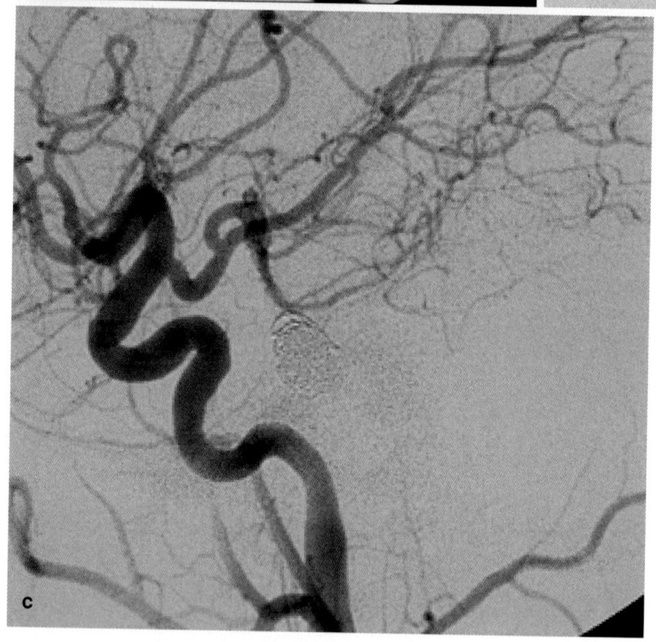

图 55.1　a. 一位 9 岁的蛛网膜下腔出血的男性儿童患者术前椎动脉血管造影矢状位显示大体积的基底动脉梭形动脉瘤；b. 术后椎动脉矢状位显示弹簧圈节段性地闭塞了基底动脉干动脉瘤；c. 术后颈内动脉矢状位显示侧支循环通过后交通动脉维持基底动脉末梢和其分支的血供。

效应的患者。

早期的通过血管内介入技术使用球囊填塞动脉瘤并且保留载瘤动脉中血流的治疗成功率较一般，然而随着可解离的钛金属弹簧圈材料的发展，1991 年，Guglielmi 等 [44] 通过使用这类材料大大提高了保留载瘤动脉栓塞动脉瘤治疗的安全性和有效性。

在这不久之后，他们报道了栓塞治疗破裂的基底动脉尖动脉瘤的经验，他们的早期结果令人鼓舞，对窄颈动脉瘤具有很高的完全栓塞率，同时只有较低的 4.8% 的残疾率和 2.4% 的死亡率。针对无法耐受手术的患者，他们推进了将栓塞治疗从试验性治疗方式向一种切实可行的治疗方式的转变 [25]。如今，栓塞治疗已经成为了椎基底动脉动脉瘤的首选治疗方式，特别是对那种动脉瘤形态适宜栓塞治疗的患者来说，这种治疗方式时效性好，有效防止破裂，并且不需要术前和术后的抗血小板治疗。单纯的栓塞治疗的局限在于治疗那些具有较难处理形态的动脉瘤，早期研究结果提示 85% 的窄颈动脉瘤能够完全栓塞，而宽颈动脉瘤的完全栓塞率只有 15%[33]。由于宽颈动脉瘤栓塞物突入载瘤动脉内的风险较高，因此术者往往在进行致密填塞时会较保守，从而导致完全栓塞率下降，瘤颈残余率上升以及远期的复发率的升高。

一些附加技术被用于弥补单纯栓塞治疗的不足而发展起来。其中首先发展起来的辅助栓塞宽颈动脉瘤的技术是通过使用临时扩张的不可脱离式的球囊来重塑宽颈动脉瘤[45, 46]。这一技术先将能够释放弹簧圈的微导管置入动脉瘤内，然后将球囊在载瘤动脉中膨胀开并且覆盖动脉瘤瘤颈，从而在稳定了导管的同时有效防止弹簧圈填塞过程中突入穿支血管。然后收缩撤离球囊，留下弹簧圈填塞在动脉瘤瘤体中。最近，有学者主张在单个球囊扩张的过程中置入并解离多个弹簧圈，从而能够增加栓塞物的致密性和稳定性[47]。球囊辅助栓塞的优点在于能够针对宽颈动脉瘤实现更致密的填塞并且不需要植入额外的装置，也不需要抗血小板治疗，后者对减少破裂动脉瘤患者出血性并发症的发生率十分重要。使用球囊辅助的风险主要包括扩张过程中动脉发生损伤或破裂，以及动脉瘤发生破裂。球囊辅助治疗发生血栓性和栓塞性并发症的概率较高，然而这可以通过在围手术期进行适当的抗凝治疗缓解。侧支循环较差的患者当进行球囊扩张后引起暂时性的血流中断时存在发生缺血并发症的风险，其可以通过加快填塞过程、降低阻断时间缓解。最后，在球囊收缩撤离时，有较小的概率发生栓塞物脱垂或直接突入血管或发生位移，特别是在多个弹簧圈同时解离的情况下[48]。

另一项辅助弹簧圈栓塞基底动脉动脉瘤的技术是使用支架辅助。最早在颅内循环中所使用的支架用于治疗被认为无法夹闭的基底动脉破裂梭形动脉瘤，是一种不锈钢的球囊扩张的冠状动脉支架，微导管通过支架交叉形结构后进入动脉瘤，并且成功放置了弹簧圈[49]。新型的专为颅内血管使用的支架在穿过颅内迂曲的血管结构时，其顺应性和可操控性更好，是一种自膨胀式的镍钛合金支架。目前使用最广泛的两种用于辅助弹簧圈栓塞动脉瘤的支架是带孔的 Neuroform 支架（Stryker Neurovasular，Fremont，CA）和闭孔的 Enterprise 支架（Codman adn Shurtleff，Raynham，MA）。在闭孔支架中，支架所有的交叉结构是互相连接的，整个支架在移动时是一个单一的整体，所有的孔隙都会被填塞和关闭；在带孔的支架中，支架一半的交叉结构并不相互连接，并且留有一部分开孔。使用支架的最主要目的是覆盖动脉瘤瘤颈，并且对弹簧圈形成支撑结构，从而使栓塞物保持在动脉瘤瘤体内。支架同时还能带来血流动力学上的益处，能够恢复正常血管腔内的血流方向，同时为内皮增生提供脚手架结构。

使用支架辅助弹簧圈栓塞有非常多的方法：可以是支架先被放置之后然后使用穿过支架交叉结构的微导管再次靠近动脉瘤进行弹簧圈栓塞，这种情况下整个过程只需要使用一根微导管；也可以是使用两根微导管，具体方法是第一根微导管先放置入动脉瘤，然后第二根微导管用来放置支架，并将第一根微导管“监禁”固定在适合进行弹簧圈栓塞的位置，从而避免了导管穿过交叉状结构的操作。对于基底动脉干发出的或单一动脉分支上发出的动脉瘤，一般使用单个支架。对于基底动脉分叉部动脉瘤，往往则会使用 Y 形支架，支架的两端分别放入两侧大脑后动脉，从而在弹簧圈栓塞过程中更好地保护载瘤动脉（图 55.2）[50, 51]。对于 Y 形支架，其中放入的第一枚支架必须是带孔支架，这样才能保证第二枚支架无论其是带孔的还是闭孔的支架都不会发生狭窄。向一侧大脑后动脉置入的第一枚支架的过程非常具有挑战性，由于支架上的空隙会增加超选对侧大脑后动脉的难度，因此最好在这一步时就选择较难置入的一侧。当双侧的大脑后动脉都得到保护后，接着就通过撑开的支架将导管再次靠近动脉瘤然后放入弹簧圈。

另一种通过使用单个支架保护双侧大脑后动脉的方法需要患者延续自前循环的后交通动脉足够粗大，其具体方法是微导管通过颈内动脉进入后交通动脉，然后穿入同侧大脑后动脉的 P1 段，接着穿过基底动脉分叉进入对侧的大脑后动脉[52]。这一入路使术者能够避开过度迂曲甚至发育不全的椎动脉，并且只需要单个支架置入，但不适合后交通动脉非常细小的患者，同时会将基底动脉分叉部由 Y 形支撑成 T 形，有可能引起穿支血管的牵拉而发生风险。

所有的基底动脉尖端动脉瘤都必须单独制订其最适宜的治疗策略。在可能的情况下，尽量通过使用单个支架重塑宽颈动脉瘤的形态，在大部分情况下，这样处理能够制造较为安全的适合弹簧圈栓塞的几何形态，同时减少支架相关的并发症的发生率。Y 形支架一般用于治疗瘤颈非常宽的双侧大脑后动脉均受累的动脉瘤。

尽管支架辅助重塑动脉瘤是一种相对比较高效的技术，并且能够安全地通过弹簧圈栓塞一部分无法通过其他治疗方式处理的宽颈以及梭形动脉瘤，但也带来了一些风险和挑战。首先，为了避免血栓栓塞并发症以及支架内血栓形成，患者需要进行“双抗”治疗，从而带来了发生出血性事件的风险。尽管对于未破裂的病例，出血的风险仍然相当低，但是对于破裂动脉瘤患者则显著提高了其出血风险，特别是在患者接受其他如脑室造瘘术以及脑室腹腔分流术时。最近的一项综述发现通过使用支架辅助治疗，术后发生并发症的比例是非支架辅助治疗动脉瘤术后的2倍［13%

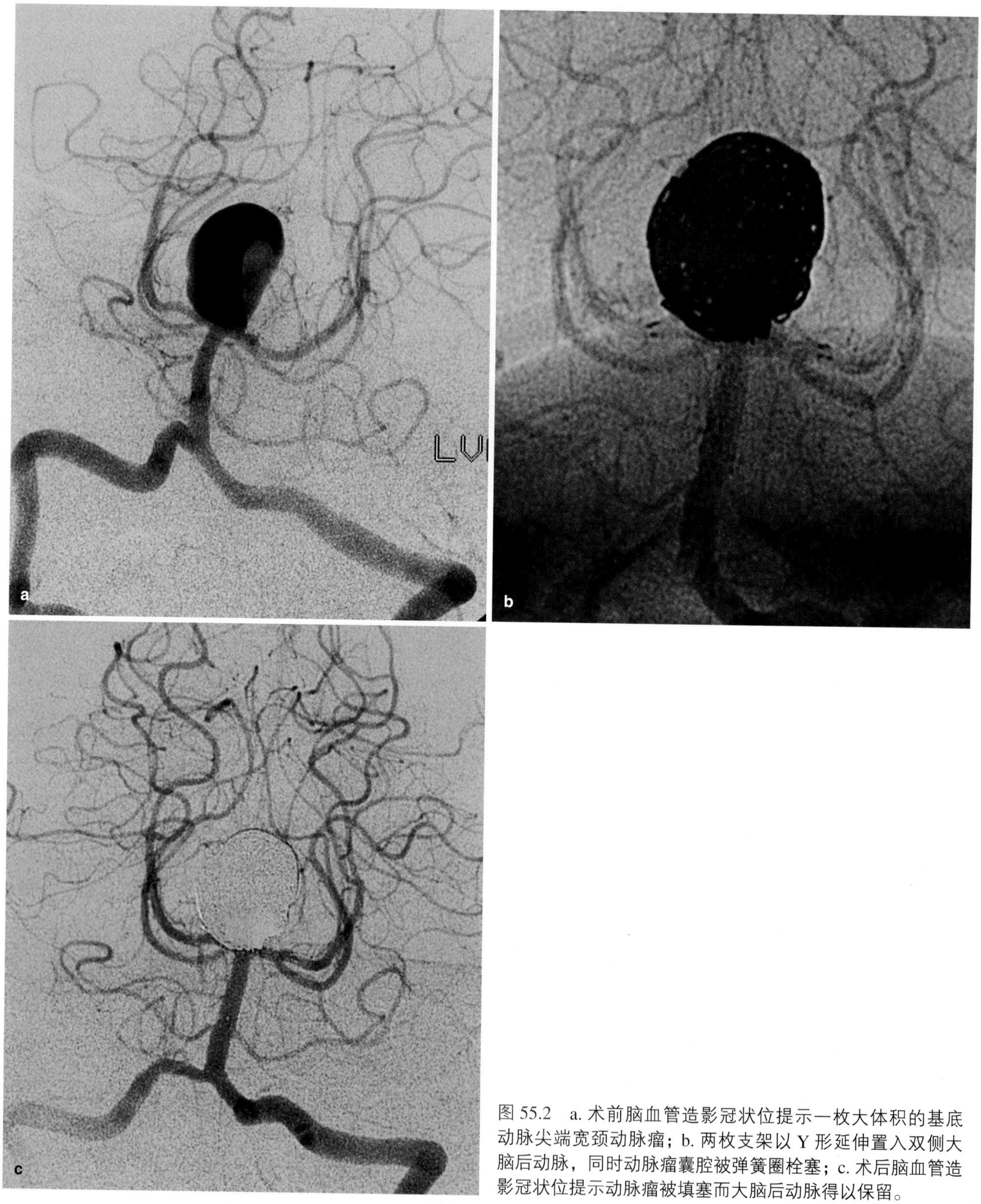

图 55.2 a. 术前脑血管造影冠状位提示一枚大体积的基底动脉尖端宽颈动脉瘤；b. 两枚支架以 Y 形延伸置入双侧大脑后动脉，同时动脉瘤囊腔被弹簧圈栓塞；c. 术后脑血管造影冠状位提示动脉瘤被填塞而大脑后动脉得以保留。

vs（6%~7%）］[53]。使用支架辅助所存在的另一潜在风险是穿支血管或小分支动脉闭塞。尽管相对于产生间隙的整体空间体积来说，常规使用的支架的金属部分所占空间比例很低，并且孔隙分布率较高，但仍然存在支撑物覆盖穿支血管的开口处造成其急性闭塞的可能，同时在支架逐渐融入载瘤动脉壁的过程中，穿支血管开口也可能逐渐被内皮组织覆盖引起闭塞。最后，根据冠状动脉和体内其他血管使用支架的经验，颅内支架也存在发生支架内狭窄的风险，尽管在大部分患者中并不引起症状，但当在细小的血管中产生这一情况的话则会更容易引起问题。因此，支架的使用仍需要更长期的随访结果支持。

由于采用弹簧圈栓塞常常发生不完全栓塞的情况，因此能够契合动脉瘤内部形态的液体聚合物被用于达到完全填塞动脉瘤的目的，其中应用最广泛的是 Onyx 胶（ev3–Covidien，Irvine，CA）。Onyx 胶是一种乙烯 – 乙烯醇共聚体，HD–500 作为其中一种高黏性的配方被特别用于治疗颅内动脉瘤（图 55.3）。Onyx 胶的使用需要球囊重塑技术的辅助，当导管进入动脉瘤瘤体后需要膨胀球囊覆盖瘤颈，从而防止液体栓塞物反流入载瘤动脉。使用 Onyx 胶的优点是能够完全栓塞经常发生在基底动脉尖端或邻近分叉部范围内的结构复杂的或多囊的动脉瘤，同时也能够完全栓塞经常发生在基底动脉干范围内的宽颈动脉瘤。Onyx 也能够用于治疗复发动脉瘤或弹簧圈栓塞后瘤颈残余的动脉瘤，因为液体栓塞物能够包裹弹簧圈并填满间隙，并且其也已被证明是一种持久性较好的治疗方式[54]。使用液体聚合物栓塞动脉瘤的缺点包括需要使用抗血小板药物，治疗时间长，球囊膨胀后引起的缺血风险，栓塞物反流进入载瘤动脉引起狭窄或末梢血管栓塞，以及缺乏相关治疗经验和长期预后随访数据。

血流转向支架与其他颅内支架的不同在于其孔隙率很低，可以维持正常管腔内的血流，并使被覆盖的动脉瘤内血流停止，进而形成血栓，同时能够保证被覆盖的穿支动脉和血管分支内所需要的血流。临床上使用相对较多的两种装置分别是 Pipeline 栓塞装置（ev3–Covidien），目前 FDA 批准其用于治疗大于 10 mm 的以及垂体上动脉近端的前循环动脉瘤，另一种是 Silk 支架（Balt Extrusion，Montmorency，France），其在欧洲被使用。血流转向装置治疗巨大的及梭形基底动脉动脉瘤的早期经验结果令人鼓舞，在处理被认为无法通过其他方式安全治疗的引起脑干压迫症状的大体积动脉瘤的经验中，这种装置能够重塑血管结构，引起动脉瘤内血栓形成，缓解并改善临床症状（图 55.4）[55]。但这种高涨的热情很快就冷却下来，因为有学者报道了这种治疗方式后患者出现动脉瘤迟发性破裂的情况，其原因可能是血管壁不稳定以及动脉瘤壁的降解，而且，还有另外一些学者则报道了患者术后由于转向装置覆盖的穿支动脉逐渐闭塞从而出现了脑干缺血症状[56]。除此之外，使用血流转向装置的患者需要使用双重抗血小板药物，并且由于动脉瘤内血栓形成的延迟性以及支架仍然允许一部分血流透过并进入相关区域，限制了这类支架在已经发生蛛网膜下腔出血的患者中使用。然而，由于巨大体积以及梭形动脉瘤的自然转归以及经传统治疗的预后均存在较高的残疾率和死亡率，使用血流转向装置可能是一些特定类型患者的最好的治疗方式，但是患者能

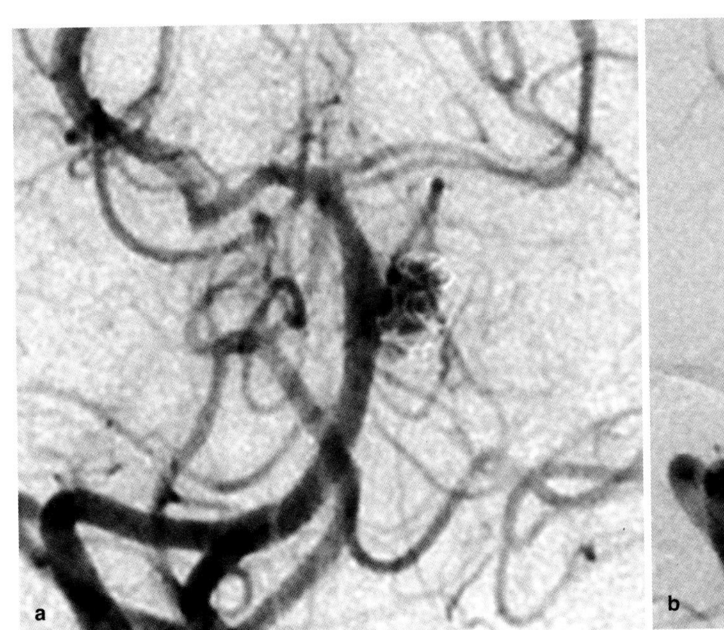

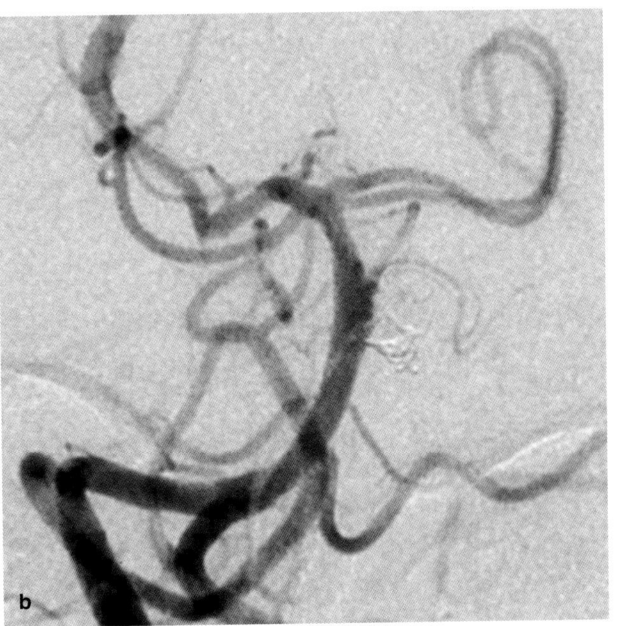

图 55.3　a. 脑血管造影显示基底动脉中段既往经弹簧圈栓塞治疗的夹层动脉瘤出现了明显的瘤内生长；b. 术后椎动脉脑血管造影提示通过使用 Onyx HD-500 栓塞了动脉瘤的残余部分。

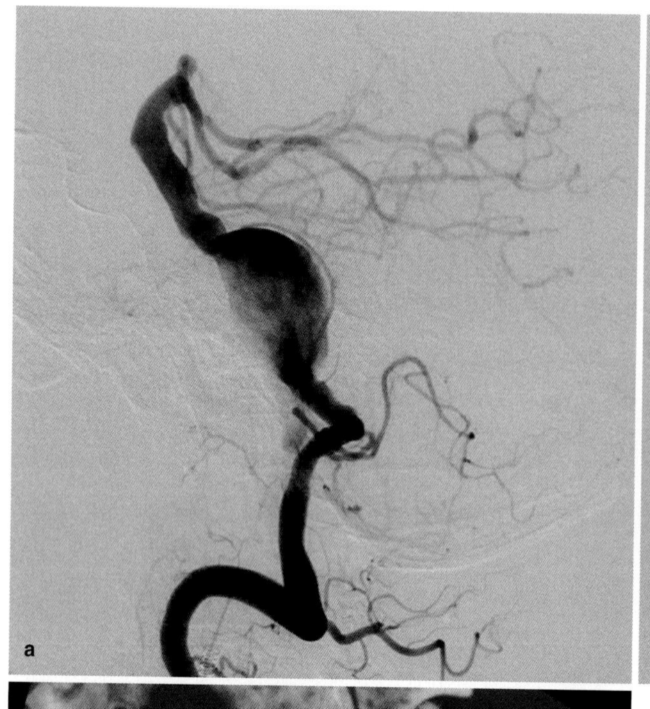

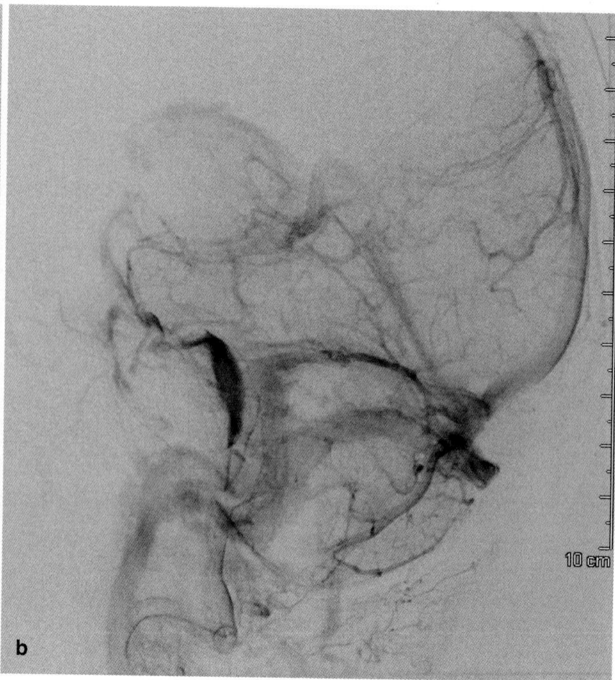

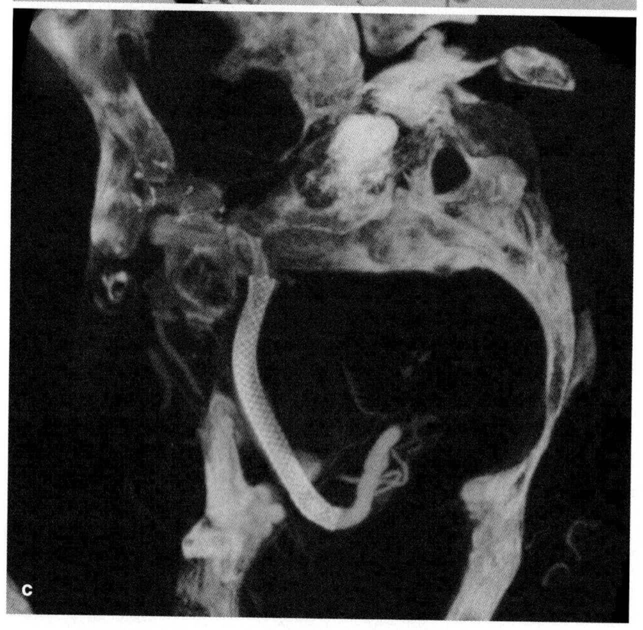

图 55.4　a. 一位表现为脑干压迫症状的患者术前脑血管造影矢状位显示一枚大体积的基底动脉梭形动脉瘤；b. 置入血流转向装置后在血管造影的延迟静脉期可见动脉瘤瘤体内造影剂滞留；c. 针对颅底基底动脉中血流转向装置，使用数字平板 C 形臂血管造影系统 CT 成像技术（DynaCT）随访，清晰地显示了基底动脉以及其中的支架，同时仅有非常少的动脉瘤瘤内血流。

够从这种治疗方式中获得的益处和可能带来的风险需要针对每一个病例的具体情况进行个体化的评估。这类装置在被作为常规治疗方式前仍然需要长期随访的数据和相关经验的支持。

血管内治疗技巧

血管内治疗技巧的使用必须根据临床的情况随时调整，包括动脉瘤是否破裂，计划使用的治疗方式（破坏血管结构法或保留血管结构法），以及局部能够使用的装置和技术等。以下介绍的是根据我们在大部分病例中使用的技巧总结出来的一般方法，并能够根据临床上广泛的需求便捷地进行相关的调整。

对于那些术前影像学提示可能需要使用支架辅助的未破裂动脉瘤的患者，在术前 1 天，患者需要使用双重抗血小板药物，通常是服用 325 mg 阿司匹林和 600 mg 氯吡格雷（在过敏的情况下需选择替代药物），接着在手术当天清晨继续服用 81 mg 阿司匹林和 75 mg 氯吡格雷。在放置动脉导管的标准监护下进行全身麻醉。置入 6F 股动脉鞘，进行全身肝素化，对于未破裂动脉瘤患者，剂量通常是静脉快速给予 5 000 U。对于破裂形成蛛网膜下腔出血的患者，使用肝素的剂量一般较少，且通常是在第一个弹簧圈置入后再行肝素化。在肝素化 10 分钟后，通过即时检测技术（VerufyNow，Accumetrics，San Diego，CA）监测颅内的凝血状态，包括活化凝血时间（ACT），氯吡格雷的 P2Y12 抑制效应以及阿司匹林活性单位（ARU）测定，必要时可以进行肝素加量，以达到符合治疗要求的水平（ACT > 250，P2Y12 抑制 > 20%，ARU < 550）。如果患者对阿司匹林和氯吡格雷完全抵抗，则需要使用另外的抗血小板药物。当患者的解剖结构不复杂时，使 6F 引导导管（比如 MPD Envoy，Cordis，Miami，FL）和 0.035 英寸（1 英寸 =2.54 cm）导丝进入颈内动脉，然后行 DSA 获取图像以评估侧支循环血流和是否存在其他颅内病灶，然后根据术前影像学确定的较粗的一侧椎动脉进行造影，以获得目标病灶的平面和 3D 重建 DSA 图像。对于动脉存在较困难的弧形和迂曲结构的患者，首先使用合适的 5F 超选导管（比如成角的 Glide，H–1 或 Simmons 2）来获取诊断性的图像，然后换成超长导丝用以放置 6F 引导导管进入较粗的一侧椎动脉。

然后，在工作站上分析动脉瘤的大小、方向和瘤颈类型，同时确定最佳的治疗角度。如果需要置入单个支架，则需确定其近端和远端的位置，其所需要的长度和直径大小也应被准确测量，可以通过绘制虚拟的支架来模拟其所需放置的位置。然后拍摄符合需要的治疗角度的放大血管造影图像用以治疗时参考，同时标记治疗过程的路径图。对于进行基本的栓塞治疗的患者，用 0.010 英寸或 0.014 英寸微导丝辅助引导微导管进入动脉瘤，然后移除导丝，根据之前进行的测量选择合适体积的弹簧圈，将其置入动脉瘤进行栓塞。如果治疗计划包括牺牲血管，按同样的方式置入微导管，但是导管的前端留在目标血管内。在理想状态下，栓塞血管的位置选择在重要分支的远端，通常是在小脑后下动脉的起始部，小心地置入弹簧圈，避免分支血管发生闭塞。

对于那些需要支架辅助弹簧圈栓塞的患者，通常使用三腔引导导管，从而能够同时置入两根微导管，并进入位置。现将释放弹簧圈的微导管置入动脉瘤，然后将支架跨过这根导管展开，将导管固定在其位置上。这样的处理方式避免了穿过支架交叉结构的步骤，并且使得微导管的位置更加固定，但是需要在栓塞结束后抵着血管壁拔出微导管，并且微导管起初置入需要的位置难度较高。另外一种方法是先放置和撑开支架，然后微导管穿过支架后进入动脉瘤进行弹簧圈栓塞，这样避免了需要同时使用两根微导管的情况，但是微导管穿透支架的交叉状结构有时候十分具有挑战性。如果患者需要置入 Y 形支架重塑瘤颈，首先选择较难到达的大脑后动脉一侧置入第一枚带孔支架，然后通过支架的交叉状结构置入第二枚支架，可以是带孔的也可以是闭孔的。然后将微导管置入动脉瘤内进行弹簧圈栓塞。对于使用球囊重塑技术的患者，也需要使用两根微导管，其中第一根被固定在动脉瘤内，第二根用于放置和撑开球囊。通常情况下我们会选择类似 HyperForm（ev3–Covidien）这样的顺应性较好的球囊，它能够很好地适应解剖结构，并匹配一些包括分叉部在内的不规则形状，从而在球囊撑开时能够避免放置弹簧圈过程中发生突入血管等情况。当弹簧圈达到理想栓塞后，进行最后的放大显像（操作界面视角）和正常显像（标准二维图像视角）的 DSA 影像记录。然后撤出导管和动脉鞘，使用压迫法或闭合装置封闭腹股沟处窗口。我们更偏向于使用一种聚丙烯缝合器，因为在不得不再次进行血管成像或血管内介入治疗时，其能够使我们立刻再次到达和之前相同的腹股沟切口层面内。

患者预后

治疗基底动脉动脉瘤的目标是闭塞病灶，防止其破裂，并且实现患者良好的临床及神经功能预后。有非常多的因素会影响患者的预后，包括动脉瘤的体积、类型、瘤颈尺寸以及动脉瘤是否破裂等。由于人群的异质性，比较不同治疗方法的优劣十分困难。有两项大型的随机对照研究对开颅手术与血管内治疗破裂动脉瘤进行了比较，分别是国际蛛网膜下腔动脉瘤研究（ISAT）和巴罗破裂动脉瘤研究（BRAT），两者的结果均提示血管内介入治疗的患者发生死亡和生活无法自理的比例比开颅手术治疗组低 10%，但是这两项研究均没有按动脉瘤的位置进行样本分层，并且在这两项研究中，后循环动脉瘤所占的比例只有 3% 和 15% [57, 58]。

由于目前没有其他的针对基底动脉动脉瘤比较开颅手术和血管内治疗的随机对照研究或者直接比较的研究，因此，现有的相关数据均来自回顾性比较的单中心或多中心的队列研究结果。其中最大的手术队列样本来自 Peerless 等 [59]，他们报道的基底动脉动脉瘤手术治疗的整体残疾率和死亡率分别为 25% 和 8%。他们的研究提示随着动脉瘤体积的增大，发生残疾和死亡的比例上升，其中小体积动脉瘤为 13%，大体积动脉瘤为 25%，巨大体积动脉瘤为 42%。这一结果和历史上其他有关手术治疗的队列研究结果一致，其中 1999 年 Samson 等 [60] 报道了基底动脉动脉瘤患者手术治疗后出院时的残疾率和死亡率分别为 17% 和 7%，随访 6 个月后残疾率为 10%，死亡率为 9%。这一团队还发现大体积动脉瘤的残疾率高达 40%，并且在随访中发现动脉瘤残留以及瘤颈残留的比例为 6%。与之相反的，两项针对血管内单纯使用弹簧圈栓塞基底动脉动脉瘤的回顾性研究结果提示其残疾率（3%~9%）和死亡率（3%~9%）显著低于手术治疗。近期的包括支架辅助治疗在内的队列研究也提示了相近的并发症发生率 [27, 29, 61]。但是，其动脉瘤达到 > 90% 闭塞的比例为 78%~90%，有 25% 的病例发生了瘤体内血流再通，并且 5%~10% 的患者需要再次治疗。引起部分栓塞和瘤体内血流再通的危险因素包括动脉瘤破裂、动脉瘤体积较大、动脉瘤瘤颈较宽，以及动脉瘤几何形态复杂比如梭形动脉瘤等。弹簧圈栓塞后患者再次发生蛛网膜下腔出血的概率很低，约为 0.2%~0.8%，但是仍然高于之前的来自 ISAT 的有关开颅手术夹闭动脉瘤长期随访后得出的结果 [27, 62]。

一些近期的队列研究以及一些单中心的持续时间较长的研究数据提示，血管内介入治疗的残疾率和死亡率均逐渐下降，而完全闭塞率则逐渐上升，这可能得益于治疗技术、辅助手段以及治疗医生经验的进步。然而，影响许多队列研究最终得出结果的一项重要因素是这些队列中既包含破裂动脉瘤患者又包含未破裂动脉瘤患者，而在针对破裂动脉瘤的治疗策略中，治疗的目标更多的是注重封闭动脉瘤瘤顶，防止其短期内发生再破裂。而支架辅助技术被认为是治疗破裂动脉瘤情况下的相对禁忌，从而导致这类动脉瘤的填塞密度相对会较低。这些因素都会引起血管内治疗患者组中瘤内血流再通的概率以及需要再次治疗的概率上升，然而，如果从阶段性治疗效果、较低的并发症发生率以及较低的再出血率的角度来看，这样的姑息治疗策略仍然要好于激进的高风险的追求完全闭塞的治疗策略。

结论

基底动脉瘤尽管相比前循环动脉瘤发生的概率较低，但是其解剖位置和形态结构对临床医生提出了特别的挑战。由于开颅手术到达相关部位难度较高以及手术过程中穿支动脉易被损伤的风险促进了针对这类病灶的血管内介入技术治疗的发展。包括自膨胀支架在内的辅助技术的进步，极大地提升了血管内治疗基底动脉动脉瘤的能力。在许多医疗中心中，由于其较低的致残率和死亡率以及可接受的动脉瘤闭塞率，血管内介入治疗被作为一线治疗方案。然而，由于动脉瘤复发的风险较高，需要对患者进行长期随访，一旦发现明显的残留或复发，应当进行再次治疗。大体积的、巨大体积的以及梭形的基底动脉动脉瘤由于其病理生理学与该部位的其他动脉瘤不同，无论是自然预后还是经治疗后的预后均存在较大的不确定性，需要特别注意选择其最适合的治疗方式。

参·考·文·献

[1] Rhoton AL Jr. The cerebellar arteries. Neurosurgery 2000;47(3, Suppl): S29–S68
[2] Saeki N, Rhoton AL Jr. Microsurgical anatomy of the upper basilar artery and the posterior circle of Willis. J Neurosurg 1977;46:563–578
[3] Marinković SV, Gibo H. The surgical anatomy of the perforating branches of the basilar artery. Neurosurgery 1993;33:80–87
[4] Rhoton AL Jr. Aneurysms. Neurosurgery 2002;51(4, Suppl):S121–S158
[5] Krings T, Mandell DM, Kiehl TR, et al. Intracranial aneurysms: from vessel wall pathology to therapeutic approach. Nat Rev Neurol 2011;7:547–559
[6] Schievink WI. Intracranial aneurysms. N Engl J Med 1997;336:28–40
[7] Anson JA, Lawton MT, Spetzler RF. Characteristics and surgical treatment of dolichoectatic and fusiform aneurysms. J Neurosurg 1996;84:185–193
[8] Kalani MY, Zabramski JM, Nakaji P, Spetzler RF. Bypass and flow reduction for complex basilar and vertebrobasilar junction aneurysms. Neurosurgery 2013;72:763–775, discussion 775–776
[9] Drake CG, Peerless SJ. Giant fusiform intracranial aneurysms: review of 120 patients treated surgically from 1965 to 1992. J Neurosurg 1997;87:141–162
[10] Mizutani T, Kojima H, Asamoto S, Miki Y. Pathological mechanism and three-dimensional structure of cerebral dissecting aneurysms. J Neurosurg 2001;94:712–717
[11] Ducruet AF, Hickman ZL, Zacharia BE, et al. Intracranial infectious aneurysms: a comprehensive review. Neurosurg Rev 2010;33:37–46
[12] Wiebers DO, Whisnant JP, Huston J III, et al. International Study of Unruptured Intracranial Aneurysms Investigators. Unruptured intracranial aneurysms: natural history, clinical outcome, and risks of surgical and endovascular treatment. Lancet 2003;362:103–110
[13] Wermer MJ, van der Schaaf IC, Algra A, Rinkel GJ. Risk of rupture of unruptured intracranial aneurysms in relation to patient and aneurysm characteristics: an updated meta-analysis. Stroke 2007;38:1404–1410
[14] Ishibashi T, Murayama Y, Urashima M, et al. Unruptured intracranial aneurysms: incidence of rupture and risk factors. Stroke

2009;40:313–316

[15] Naidech AM, Janjua N, Kreiter KT, et al. Predictors and impact of aneurysm rebleeding after subarachnoid hemorrhage. Arch Neurol 2005;62:410–416

[16] Phillips TJ, Dowling RJ, Yan B, Laidlaw JD, Mitchell PJ. Does treatment of ruptured intracranial aneurysms within 24 hours improve clinical outcome? Stroke 2011;42:1936–1945

[17] Schievink WI, Wijdicks EF, Piepgras DG, Chu CP, O'Fallon WM, Whisnant JP. The poor prognosis of ruptured intracranial aneurysms of the posterior circulation. J Neurosurg 1995;82:791–795

[18] Yamaura I, Tani E, Yokota M, et al. Endovascular treatment of ruptured dissecting aneurysms aimed at occlusion of the dissected site by using Guglielmi detachable coils. J Neurosurg 1999;90:853–856

[19] Hanel RA, Boulos AS, Sauvageau EG, Levy EI, Guterman LR, Hopkins LN. Stent placement for the treatment of nonsaccular aneurysms of the vertebrobasilar system. Neurosurg Focus 2005;18:E8

[20] Mangrum WI, Huston J III, Link MJ, et al. Enlarging vertebrobasilar nonsaccular intracranial aneurysms: frequency, predictors, and clinical outcome of growth. J Neurosurg 2005;102:72–79

[21] Roccatagliata L, Guédin P, Condette-Auliac S, et al. Partially thrombosed intracranial aneurysms: symptoms, evolution, and therapeutic management. Acta Neurochir (Wien) 2010;152:2133–2142

[22] Steinberg GK, Drake CG, Peerless SJ. Deliberate basilar or vertebral artery occlusion in the treatment of intracranial aneurysms. Immediate results and long-term outcome in 201 patients. J Neurosurg 1993;79:161–173

[23] Bavinzski G, Killer M, Gruber A, Reinprecht A, Gross CE, Richling B. Treatment of basilar artery bifurcation aneurysms by using Guglielmi detachable coils: a 6-year experience. J Neurosurg 1999;90:843–852

[24] Eskridge JM, Song JK. Endovascular embolization of 150 basilar tip aneurysms with Guglielmi detachable coils: results of the Food and Drug Administration multicenter clinical trial. J Neurosurg 1998;89:81–86

[25] Guglielmi G, Viñuela F, Duckwiler G, et al. Endovascular treatment of posterior circulation aneurysms by electrothrombosis using electrically detachable coils. J Neurosurg 1992;77:515–524

[26] Lempert TE, Malek AM, Halbach VV, et al. Endovascular treatment of ruptured posterior circulation cerebral aneurysms. Clinical and angiographic outcomes. Stroke 2000;31:100–110

[27] Lozier AP, Connolly ES Jr, Lavine SD, Solomon RA. Guglielmi detachable coil embolization of posterior circulation aneurysms: a systematic review of the literature. Stroke 2002;33:2509–2518

[28] Mordasini P, Schroth G, Guzman R, Barth A, Seiler RW, Remonda L. Endovascular treatment of posterior circulation cerebral aneurysms by using Guglielmi detachable coils: a 10-year single-center experience with special regard to technical development. AJNR Am J Neuroradiol 2005;26:1732–1738

[29] Pandey AS, Koebbe C, Rosenwasser RH, Veznedaroglu E. Endovascular coil embolization of ruptured and unruptured posterior circulation aneurysms: review of a 10-year experience. Neurosurgery 2007;60:626–636, discussion 636–637

[30] Peluso JP, van Rooij WJ, Sluzewski M, Beute GN. Coiling of basilar tip aneurysms: results in 154 consecutive patients with emphasis on recurrent haemorrhage and re-treatment during mid- and long-term follow-up. J Neurol Neurosurg Psychiatry 2008;79:706–711

[31] Kassell NF, Torner JC, Haley EC Jr, Jane JA, Adams HP, Kongable GL. The International Cooperative Study on the Timing of Aneurysm Surgery. Part 1: Overall management results. J Neurosurg 1990;73:18–36

[32] Debrun GM, Aletich VA, Kehrli P, Misra M, Ausman JI, Charbel F. Selection of cerebral aneurysms for treatment using Guglielmi detachable coils: the preliminary University of Illinois at Chicago experience. Neurosurgery 1998;43:1281–1295, discussion 1296–1297

[33] Fernandez Zubillaga A, Guglielmi G, Viñuela F, Duckwiler GR. Endovascular occlusion of intracranial aneurysms with electrically detachable coils: correlation of aneurysm neck size and treatment results. AJNR Am J Neuroradiol 1994;15:815–820

[34] Horstman P, Linn FH, Voorbij HA, Rinkel GJ. Chance of aneurysm in patients suspected of SAH who have a "negative" CT scan but a "positive" lumbar puncture. J Neurol 2012;259:649–652

[35] Cruickshank A, Auld P, Beetham R, et al. UK NEQAS Specialist Advisory Group for External Quality Assurance of CSF Proteins and Biochemistry. Revised national guidelines for analysis of cerebrospinal fluid for bilirubin in suspected subarachnoid haemorrhage. Ann Clin Biochem 2008;45(Pt 3): 238–244

[36] Kapsalaki EZ, Rountas CD, Fountas KN. The role of 3 tesla MRA in the detection of intracranial aneurysms. Int J Vasc Med 2012;2012:792834

[37] Miley JT, Taylor RA, Janardhan V, Tummala R, Lanzino G, Qureshi AI. The value of computed tomography angiography in determining treatment allocation for aneurysmal subarachnoid hemorrhage. Neurocrit Care 2008;9:300–306

[38] Xing W, Chen W, Sheng J, et al. Sixty-four-row multislice computed tomographic angiography in the diagnosis and characterization of intracranial aneurysms: comparison with 3D rotational angiography. World Neurosurg 2011;76:105–113

[39] Serbinenko FA. Balloon catheterization and occlusion of major cerebral vessels. J Neurosurg 1974;41:125–145

[40] Higashida RT, Halbach VV, Cahan LD, Hieshima GB, Konishi Y. Detachable balloon embolization therapy of posterior circulation intracranial aneurysms. J Neurosurg 1989;71:512–519

[41] Hodes JE, Aymard A, Gobin YP, et al. Endovascular occlusion of intracranial vessels for curative treatment of unclippable aneurysms: report of 16 cases. J Neurosurg 1991;75:694–701

[42] Hartmann A, Conolly ES, Duong DH, et al. Dysarthria during basilar artery balloon occlusion. Neurology 1999;53:421–423

[43] Pisapia JM, Walcott BP, Nahed BV, Kahle KT, Ogilvy CS. Cerebral revascularization for the treatment of complex intracranial aneurysms of the posterior circulation: microsurgical anatomy, techniques and outcomes. J Neurointerv Surg 2011;3:249–254

[44] Guglielmi G, Viñuela F, Sepetka I, Macellari V. Electrothrombosis of saccular aneurysms via endovascular approach. Part 1: Electrochemical basis, technique, and experimental results. J Neurosurg 1991;75:1–7

[45] Lefkowitz MA, Gobin YP, Akiba Y, et al. Balloon-assisted Guglielmi detachable coiling of wide-necked aneurysms: part II—clinical results. Neurosurgery 1999;45:531–537, discussion 537–538

[46] Moret J, Cognard C, Weill A, Castaings L, Rey A. The "remodelling technique" in the treatment of wide neck intracranial aneurysms. Angiographic results and clinical follow-up in 56 cases. Interv Neuroradiol 1997;3:21–35

[47] Fiorella D, Woo HH. Balloon assisted treatment of intracranial aneurysms: the conglomerate coil mass technique. J Neurointerv Surg 2009;1:121–131

[48] Fiorella D, Kelly ME, Moskowitz S, Masaryk TJ. Delayed symptomatic coil migration after initially successful balloon-assisted aneurysm coiling: technical case report. Neurosurgery 2009;64:E391–E392, discussion E392

[49] Higashida RT, Smith W, Gress D, et al. Intravascular stent and endovascular coil placement for a ruptured fusiform aneurysm of the basilar artery. Case report and review of the literature. J Neurosurg 1997;87:944–949

[50] Chow MM, Woo HH, Masaryk TJ, Rasmussen PA. A novel endovascular treatment of a wide-necked basilar apex aneurysm by using a Y-configuration, double-stent technique. AJNR Am J Neuroradiol 2004;25:509–512

[51] Fargen KM, Mocco J, Neal D, et al. A multicenter study of stent-assisted coiling of cerebral aneurysms with a Y configuration. Neurosurgery 2013;73:466–472

[52] Wanke I, Gizewski E, Forsting M. Horizontal stent placement plus coiling in a broad-based basilar-tip aneurysm: an alternative to the Y-stent technique. Neuroradiology 2006;48:817–820

[53] Bodily KD, Cloft HJ, Lanzino G, Fiorella DJ, White PM, Kallmes DF. Stentassisted coiling in acutely ruptured intracranial aneurysms: a qualitative, systematic review of the literature. AJNR Am J Neuroradiol 2011;32:1232–1236

[54] Dalyai RT, Randazzo C, Ghobrial G, et al. Redefining Onyx HD 500 in the flow diversion era. Int J Vasc Med 2012;2012:435490

[55] Fiorella D, Kelly ME, Albuquerque FC, Nelson PK. Curative reconstruction of a giant midbasilar trunk aneurysm with the pipeline embolization device. Neurosurgery 2009;64:212–217, discussion 217

[56] Siddiqui AH, Abla AA, Kan P, et al. Panacea or problem: flow diverters in the treatment of symptomatic large or giant fusiform vertebrobasilar aneurysms. J Neurosurg 2012;116:1258–1266

[57] McDougall CG, Spetzler RF, Zabramski JM, et al. The Barrow Ruptured Aneurysm Trial. J Neurosurg 2012;116:135–144

[58] Molyneux A, Kerr R, Stratton I, et al. International Subarachnoid Aneurysm Trial (ISAT) Collaborative Group. International Subarachnoid Aneurysm Trial (ISAT) of neurosurgical clipping versus endovascular coiling in 2143 patients with ruptured intracranial aneurysms: a randomised trial. Lancet 2002;360:1267–1274

[59] Peerless SJ, Jernesniemi JA, Gutman, FB, Drake CG. Early surgery for ruptured vertebrobasilar aneurysms. J Neurosurg 1994;80(4):643–649.

[60] Samson D, Batjer HH, Kopitnik TA Jr. Current results of the surgical management of aneurysms of the basilar apex. Neurosurgery 1999;44:697–702, discussion 702–704

[61] Gruber DP, Zimmerman GA, Tomsick TA, van Loveren HR, Link MJ, Tew JM Jr. A comparison between endovascular and surgical management of basilar artery apex aneurysms. J Neurosurg 1999;90:868–874

[62] Molyneux AJ, Kerr RS, Birks J, et al. ISAT Collaborators. Risk of recurrent subarachnoid haemorrhage, death, or dependence and standardised mortality ratios after clipping or coiling of an intracranial aneurysm in the International Subarachnoid Aneurysm Trial (ISAT): long-term follow-up. Lancet Neurol 2009;8:427–433

第56章

椎动脉动脉瘤及小脑后下动脉瘤的手术治疗

Ana Rodríguez-Hernández, Matthew B. Potts, and Michael T. Lawton

后循环动脉瘤在颅内动脉瘤中约占15%~18%[1]，大多数位于基底动脉顶端。小脑后下动脉（PICA）及硬膜内段椎动脉（VA）是18%~20%的幕下动脉瘤的载瘤动脉，这些位置的动脉瘤发病率也仅次于基底动脉顶端动脉瘤。椎动脉动脉瘤可位于PICA起始部的近端或远端的任何位置，较多地发生于椎动脉和PICA的分叉部。PICA动脉瘤可位于PICA起始处，较为少见的可位于PICA远端，沿着大脑后动脉P2段至P5段之间生长。本章主要讨论这两类动脉瘤的显微解剖、临床症状、术前评估、治疗选择以及手术技术。

显微解剖

椎动脉理论上可分为四段。V1段又称为骨外段，自锁骨下动脉起源后走行于后上方直至进入C6横突孔。V2段又称为椎孔段，起自C6横突孔（包含在内），沿上颈段6节颈椎横突孔走行。V3段又称为枕下段，出C1横突孔后，向后围绕寰枕关节蜿蜒向上，在C1后弓形成一凹槽（椎动脉沟），然后向后内上方弯曲，穿过枕髁后方枕骨大孔区入颅。V4段又称为硬膜内段，从下外侧至前上侧走行于延髓表面，沿途发出数支穿支动脉。其起初经过C1的神经根向上，穿过齿状韧带及副神经的椎管内段，然后穿过锥体，在桥延沟水平与对侧V4汇合，形成椎基底动脉交叉部，进而形成基底动脉。

脊髓后动脉是椎动脉在颅内发出的第一支分支。有时它起源于硬膜外，伴行椎动脉一起穿过硬膜环进入蛛网膜下腔。脊髓后动脉走行于齿状韧带正后方，发出分支向上和向下供应背侧脊柱以及部分背侧颈髓的血供。

接下来发出PICA，这也是椎动脉最大、临床上最重要的分支。在它围绕延髓以及小脑后表面的走行过程中，根据其和脑神经解剖关系分为五段[2-4]：p1段又称延髓前段，p2段又称延髓外侧段，p3段又称扁桃体延髓段，p4段又称为帆扁桃体段，p5又称皮质段（图56.1）。延髓前段（p1）从PICA起始部向延髓前方延伸，经过下橄榄内侧面的舌下神经根。延髓侧段（p2）较短，在橄榄外侧走行于第Ⅸ～Ⅺ对脑神经与橄榄之间。扁桃体延髓段（p3）起自PICA穿过第Ⅸ～Ⅺ对脑神经复合体处，向下走向小脑扁桃体下极，在扁桃体下方迂回，再沿内侧向上到达PICA中点。帆扁桃体段（p4）起自PICA中点沿扁桃体内侧向上，到达第四脑室顶，再次转向形成一个扁桃体上方的半环，向后下行至扁桃体脑室裂。帆扁桃体段得名于其分支供应第四脑室的脉络丛，以及其与第四脑室顶的关系（下髓帆）。皮质段（p5）起自扁桃体脑室裂、扁桃体、蚓部、小脑半球二腹小叶交汇处。此段有多支分支与分干，其中中间支供应蚓部表面，外侧支供应扁桃体及半球表面。

脊髓前动脉是椎动脉自椎基底动脉分叉最远端的分支。其与对侧动脉吻合后形成一支独立的中线脊髓前动脉，在延髓和脊髓腹侧前正中裂附近向下穿过枕骨大孔。其供应锥体及锥体交叉、内侧丘系、舌下神经核团及神经。

解剖三角

此区域的手术的解剖结构可分为3个解剖三角[2,5]：迷走副三角、舌下神经上三角、舌下神经下三角（图56.2a）。迷走神经为上界，副神经为外侧界，延髓为内侧界，构成迷走副三角。这一三角是远外侧入路的工作区域。依据与舌下神经的关系，分为两个小的三角。舌下神经上三角是舌下神经以上的迷走副三角区域，位于第Ⅹ、Ⅺ和Ⅻ对脑神经之间。舌下神经下三角是舌下神经以下的区域，位于第Ⅺ、Ⅻ对脑神经和延髓之间。舌咽神经、迷走神经和副神经从橄榄背沟

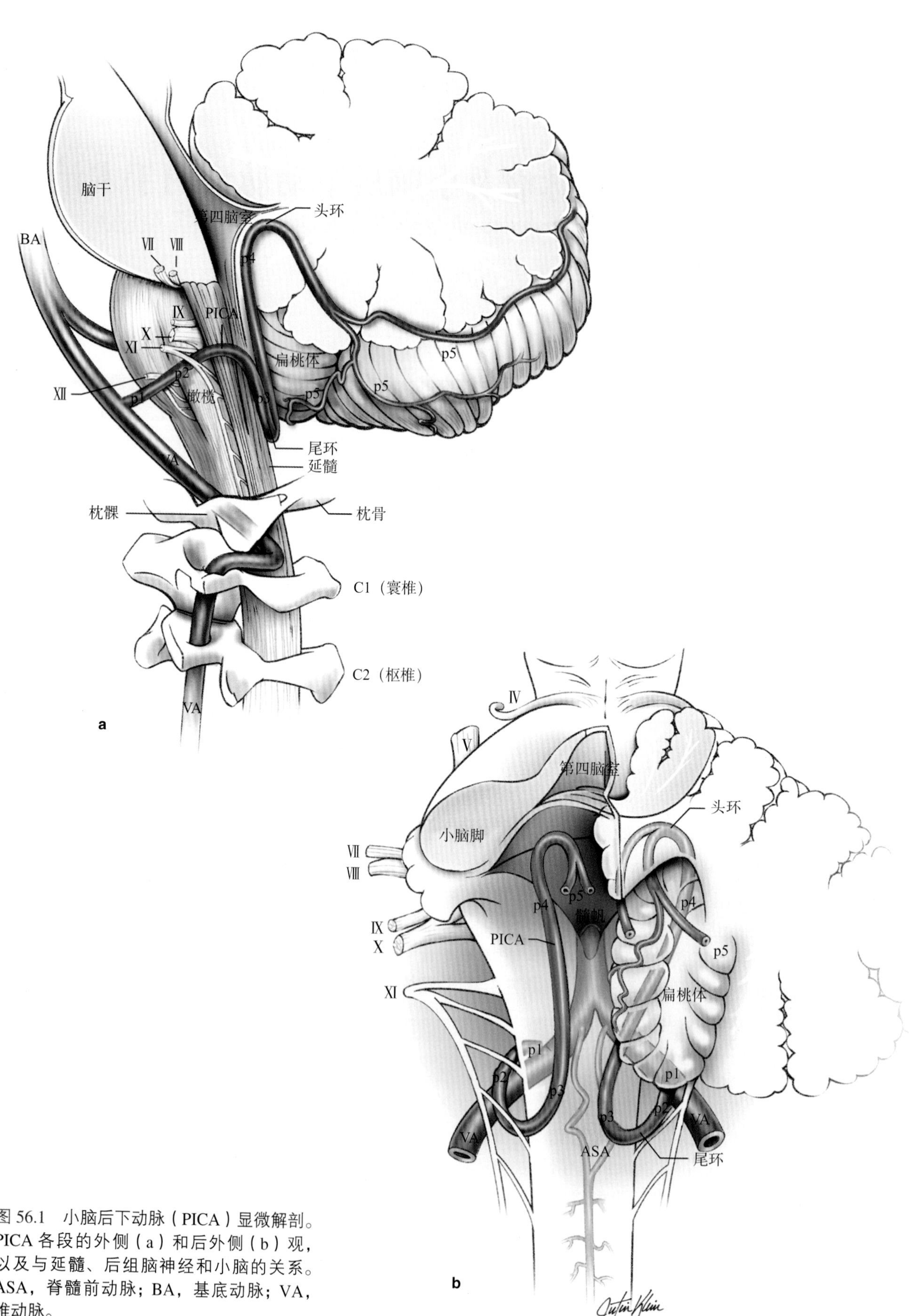

图 56.1　小脑后下动脉（PICA）显微解剖。PICA 各段的外侧（a）和后外侧（b）观，以及与延髓、后组脑神经和小脑的关系。ASA，脊髓前动脉；BA，基底动脉；VA，椎动脉。

发出，走向颈静脉孔区，舌下神经从橄榄旁沟发出，走向舌下神经管，因此舌下神经的走行和长度与迷走和副神经大相径庭。因此，舌上三角上下的区域并不是一个简单的二维空间，而是一条复杂的三维走廊。而这一三维走廊在概念上更易理解为三角区。

解剖三角定义了 PICA 动脉瘤的空间位置，但延髓的分区定义了动脉瘤在这些空间位置中的深度。这些延髓分区依据与橄榄沟的位置命名，与 PICA 前三段的边界相同。这三个区域称为延髓前区、延髓外侧区和扁桃体延髓区（图 56.2b）。延髓前区的 PICA 动脉瘤较所有后组脑神经都要深；延髓外侧区的动脉瘤仅比第Ⅸ、Ⅹ、Ⅺ对脑神经深；扁桃体延髓区的动脉瘤较后组脑神经都浅。PICA 起源处的变异、椎动脉扭曲以及动脉瘤的沿途分布是造成 PICA 动脉瘤可在任何一个延髓分区出现的原因。

病理生理学及自然史

自然史研究揭示了 PICA 动脉瘤较前循环动脉瘤有较高的破裂率与死亡率[6-8]。发起自小脑动脉的动脉瘤（如 PICA 动脉瘤等）较不典型，伴有较高概率在形态学上出现纺锤形或多分叶状，较多出现在动脉远端。这些非典型的特征与高破裂风险有关，特别是多分叶与子囊形成。纺锤形形态与位于动脉远端可能与高破裂风险相关或无关，但是研究显示后循环动脉瘤的血流动力学与前循环动脉瘤不同。基于电脑模拟的血流动力学研究显示，扭曲较多的动脉如 PICA 存在复杂的涡流，合并内壁的高剪切力、湍流和血压变化可能导致动脉瘤的发生。这些研究还显示持续的高剪切力血流冲击动脉瘤顶端是造成动脉瘤破裂的原因之一。

椎动脉夹层是大多数椎动脉动脉瘤的成因。这类动脉瘤患者在临床上表现为出血或缺血症状，且症状与临床进展及治疗相关。对文献的回顾结果不一，一些文献认为椎动脉夹层是一高危疾病，致死率达到46%[9-11]，另一些文献则认为椎动脉夹层是一类良性且常见的疾病[12, 13]。患有椎动脉夹层合并蛛网膜下腔出血的患者中再出血率为 71%，因此必须通过血管内介

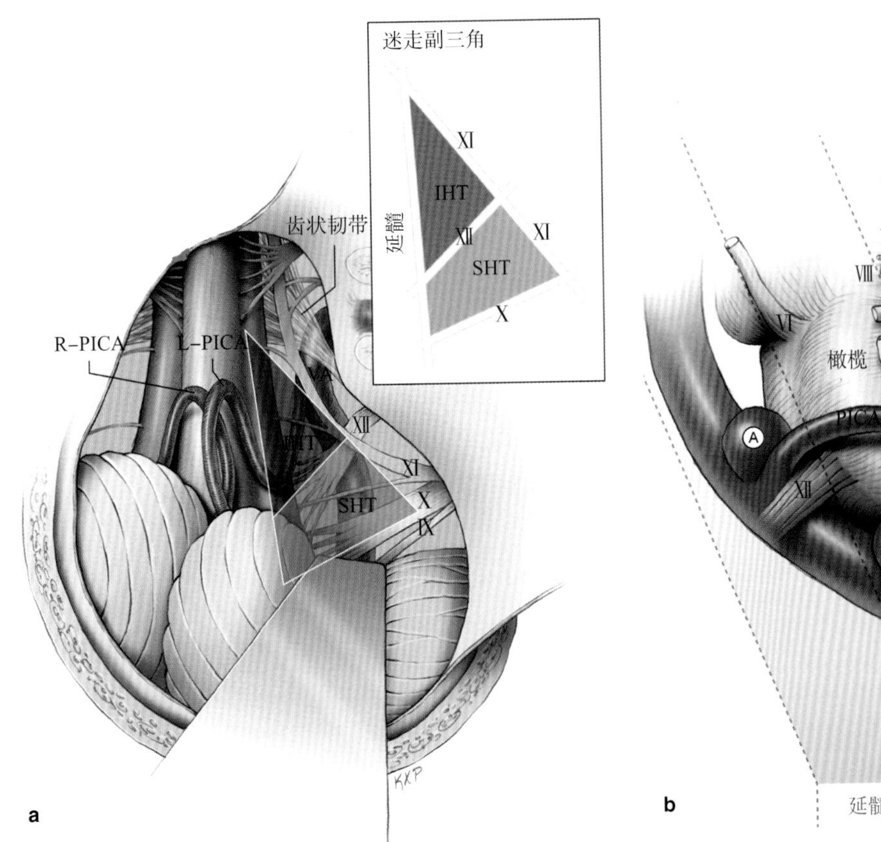

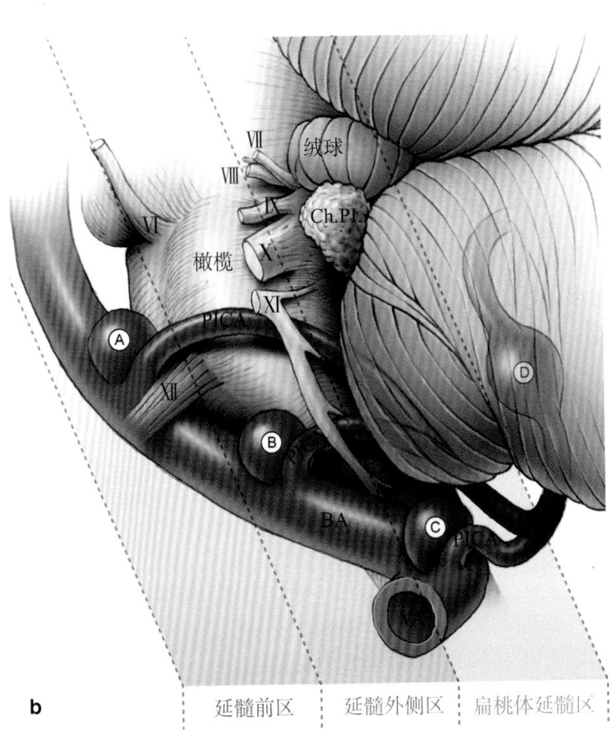

图 56.2　PICA 动脉瘤的显微三角与延髓分区。a. 远外侧入路暴露由后组脑神经组成的 3 个解剖三角：舌咽副神经三角、上舌下神经三角（SHT）和下舌下神经三角（IHT）；b. 根据 PICA 起源处在椎动脉上的位置差异可将动脉瘤归入三个延髓分区：延髓前区（动脉瘤 A）、延髓外侧区（动脉瘤 B）和扁桃体延髓区（动脉瘤 C）。远端 PICA 动脉瘤并未与后组脑神经有交集（动脉瘤 D）。BA，基底动脉；Ch.Pl，脉络丛；VA，椎动脉。

入治疗或手术方式积极干预此类动脉瘤。椎动脉夹层合并脑缺血的患者出血率较低，一般进展偏良性，治疗上推荐口服阿司匹林，并定期影像学随访[14, 15]。

临床表现

PICA 动脉瘤及椎动脉动脉瘤最常见的症状为蛛网膜下腔出血，表现为经典的突发性、雷击样头痛。邻近延髓的动脉瘤破裂可能导致突发意识丧失或呼吸心搏骤停。位于 PICA 远端的动脉瘤破裂可导致后枕部及颈项部疼痛伴脑膜刺激征阳性。我们的经验认为 64% 的 PICA 动脉瘤患者及 55% 的椎动脉动脉瘤患者伴有 SAH 表现。

未破裂动脉瘤可在颅脑影像检查中被偶然发现。巨大动脉瘤可形成占位效应，进一步产生脑干受压及脑神经受压表现（如构音障碍及吞咽困难），或由于第四脑室阻塞产生脑积水。血栓性动脉瘤患者及部分椎动脉夹层动脉瘤患者可出现缺血事件及卒中。血栓性动脉瘤及夹层内部血栓形成可导致远端栓塞。PICA 动脉的盗血可能会引起延髓背外侧综合征。

影像诊断与术前评估

诊断

PICA 动脉瘤及椎动脉动脉瘤均能被非侵入性检查，如 MRA 和 CTA 检出。对于未破裂动脉瘤的患者首选 MRI 或 MRA，因为 MR 影像在解剖上较 CT 更为精细。静脉注射钆对比剂后的增强图像能够更清楚地显示颅内血管解剖及走行。对于动脉瘤破裂患者来说，CT 及 CTA 由于检查时间短，故患者易于耐受而作为首选。CTA 能够提高解剖结构解析度，并且能够在多个切面上观察相应解剖结构。伴三维重建的 CTA 已经成为评估 SAH 患者的前沿影像学检查，并且在大多数病例中取代血管造影检查。对于大于 3 mm 的动脉瘤来说，CTA 可以达到 100% 的敏感度与特异性[16, 17]。但是 CTA 可能会漏掉小动脉瘤，且无法显示对侧椎动脉所代偿的血供。CTA 还提供了动脉瘤与枕骨大孔、斜坡骨性结构之间的关系。

血管造影仍然是诊断与术前评估的金标准。伴有 SAH 的患者，若 CTA 是阴性的，应行常规四血管脑血管造影以明确诊断。此外，血管造影能够更好地显示动脉瘤细节，帮助术者更好地勾画出动脉瘤颈，辨认动脉瘤空间位置及周围分支血管情况，评估侧支循环情况。椎动脉夹层动脉瘤更应行 DSA 而非 CTA，因为 DSA 能够清楚地显示夹层内外血流，锥形狭窄所致血流减少（线样征），以及近端或远端狭窄所致的梭形隆起及动脉瘤样扩张（串珠线样征）。这种狭窄后梭形扩张所致的血管痉挛典型造影表现常见于硬膜内椎动脉夹层伴 SAH。椎动脉狭窄或梗死可能是单纯动脉硬化所致，但这一疾病的典型表现并不是出血。在 SAH 的患者中，如果椎动脉的造影表现根据时相而变化，则要高度怀疑椎动脉夹层[18]。

术前评估

动脉瘤形态学以及临床表现是制订治疗策略的重要考量指标。对于动脉瘤应考虑它的栓塞及夹闭可能性，对于复杂动脉瘤来说，多种因素应综合考虑，包括动脉瘤大小、瘤颈大小、顶颈比、形态学、位置、夹层内血栓、分类、瘤颈与 PICA 的关系等，这些解剖因素都会影响栓塞及夹闭可能性。PICA 动脉瘤令人棘手的原因常常在于分支血管由动脉瘤颈或壁发出，导致无法介入栓塞处理。这一解剖特点却可以用手术中串联夹闭解决。其他重要的造影特点包括重复 PICA 的出现，对侧 PICA 在起源处出现原位分支，AICA 供应 PICA 区血供，以及在决定牺牲椎动脉时，需考虑对侧椎动脉及后交通动脉的大小。

PICA 在椎动脉的起源处应该仔细评估，因为起源处位于远端提示术中应在上舌下三角内向深处分离。如动脉瘤位于 PICA 起源处的远端，则提示在迷走副三角及下舌下三角外浅表分离即可到达动脉瘤位置[5]。血管造影能够提供 PICA 动脉瘤的解剖三角的位置信息，这能够帮助制订治疗策略和患者选择。那些通过浅表分离就能到达的 PICA 动脉瘤适合于手术夹闭，而那些位于后组脑神经深面需要深部分离的 PICA 动脉瘤则适合血管内介入治疗。

治疗策略

与其他颅内动脉瘤相同，PICA 以及椎动脉动脉瘤的治疗策略是个性化的，需要由神经外科医师、神经影像学医师和脑血管病医师组成多学科团队联合制订。选择手术夹闭或者介入治疗需要考虑的因素有：动脉瘤的位置、形态，神经功能症状，基础疾病，治疗风险，治疗团队的倾向，以及患者及家属的倾向[19]。

一般来说，选择手术治疗的动脉瘤主要是那些宽颈的、伴有异常分支血管的，或是梭形动脉瘤不适合行血管内栓塞的患者。手术患者应更为年轻、具有较低 Hunt–Hess 分级以及较少的合并疾病。但是，那些分级较高，颅内压快速增高需要血肿清除及去骨瓣减压的患者也应该积极手术治疗。钙化的动脉瘤或是那些手术中难以到达的动脉瘤（如远端椎动脉动脉瘤）适合介入治疗，迟发型的症状性或造影阳性血管痉挛的患者需要即刻血管内治疗。巨大的 PICA 及椎动脉动脉瘤往往需要戳破动脉瘤或是需要瘤内血栓切除，以缓解脑干的压迫，同时可以增加术中的视野范围。

椎动脉夹层动脉瘤首选血管内介入治疗。只要对侧椎动脉能够满足双侧后循环的需要，对于位于 PICA 近端或远端的椎动脉夹层动脉瘤都可以用弹簧圈将动脉瘤及椎动脉一并栓塞[19–22]。如果对侧椎动脉终止于 PICA 或椎动脉远端发育不良，则不能安全地栓塞同侧椎动脉，往往需要如搭桥手术来解决后循环血供问题。相反，如果椎动脉夹层包含 PICA 起源处，则很难用血管内介入治疗来处理，因为弹簧圈栓塞可能导致 PICA 堵塞。这一类动脉瘤需要搭桥手术来重建 PICA 供血区的血运[23]。

最后，不伴 SAH 的椎动脉动脉夹层被认为预后良好[12, 13, 18]。这类病变存在缺血的风险，临床上可以通过控制收缩压、抗血小板药物以及持续的神经影像学随访来控制或治疗夹层[24, 25]。

多种手术入路的探讨

远外侧入路又称为枕下外侧入路或极外侧入路，是目前暴露和处理 PICA 和椎动脉动脉瘤的主要手术入路[21, 26]。远外侧入路能够暴露延髓腹外侧以及中斜坡的病变。这一入路能够显露从硬膜环至椎 – 基底动脉交界处的同侧椎动脉，越靠远端显露越困难。近端扩大显露后能够暴露部分对侧椎动脉。

处理远端 PICA 动脉瘤时，需要暴露动脉起源的远端，这时枕下正中入路更为合适。枕下正中入路提供了对于后外侧延髓及脑桥后方宽广的暴露，但是对于前内侧动脉瘤的暴露比较有限。合并寰椎后弓切除的枕下正中入路，适用于 P3 段、P4 段以及 P5 段的 PICA 动脉瘤。

伴 PICA 起源于椎动脉远端的动脉瘤，以及椎动脉远端动脉瘤或椎基底交界处动脉瘤，使用扩大乙状窦后入路较远外侧入路效果更好。载瘤动脉并不非常扭曲，从而将动脉瘤的位置向外侧推移至脑桥小脑角区，尤其适合采用远外侧入路。但是其对于位于中线附近的动脉瘤的显露尚欠缺[4, 27]。

远外侧入路

患者体位为改良公园长椅位或 3/4 俯卧位，动脉瘤侧向上。对侧手臂自然搁置在有衬垫的支手架上，保持肩部下垂。头部首先前伸以保持颏与胸骨有一指的空间，然后向动脉瘤侧旋转 45° 保持鼻尖指向地面，最后将头部向地面伸展约 30°。这三个步骤使得斜坡与地面垂直，提供了轴向观察椎基底动脉与后组脑神经的视野。术中使同侧乳突成为最高点并调整肩膀使得颈—枕角度尽可能大。

从 C4 棘突开始做一“曲棍球棒”形切口，向上扩展到枕外隆突，向外沿上项线到达颞骨乳突部，向下终止于乳突尖。肌皮瓣向外下翻转，留下 1 cm 的筋膜边缘以供缝合。

骨窗包含 C1 椎弓，外侧枕下骨瓣以及枕髁。枕下骨瓣为一单侧的，从枕骨大孔中线处向上至横窦水平的肌肉边缘，尽可能向外扩展，然后折回枕骨大孔区。应用 3 mm 精钢砂磨钻磨除枕骨大孔外侧以及枕髁的后内 2/3。枕髁前方的骨质磨除边界应到达硬膜向前内方翻折处，以利从切线方向切开硬膜。磨除枕髁的前缘范围应该有利于硬膜瓣翻转后能够平坦地铺在枕髁上，而没有骨性结构阻挡，以利清楚地观察延髓外侧面。硬膜的切开从中线开始，穿过环状窦，到达骨瓣的边缘。硬膜瓣的下缘外侧位于 C1 以下，翻转后刚好可覆盖骨瓣边缘。硬膜瓣可以固定在磨除后的枕髁上。

枕下正中入路

患者取俯卧位，Mayfield 头架固定后，头前屈贴向胸壁。头向前屈，使得下颏距离胸壁约 1 指距离，以便打开枕骨大孔与 C1 后弓的角度。双侧肩膀可下压以打开角度，为术者操作提供空间。

从 C3 棘突开始做正中皮肤切口，上沿至枕外隆突。在颈后筋膜上做 Y 形切口切开，形成三角形的筋膜瓣。最上的筋膜瓣边缘沿着上项线，以便于肌肉缝合。椎旁肌肉向外分离，以暴露枕骨、枕骨大孔、C1 以及 C2。

骨瓣向外延伸至切口边缘。骨瓣的上缘刚好到达窦汇与横窦，下缘延伸至枕骨大孔的后外侧。C1 的后弓需要铣除，以便增加操作空间，暴露小脑延髓池。Y 形切开硬膜，翻向骨缘。最后广泛打开小脑延髓池的蛛网膜，在显微分离前达到引流脑脊液的目的。

扩大乙状窦后入路

患者取俯卧位，单侧肩膀下方置入衬垫，同时旋转肩膀及胸部呈半卧位。Mayfield 头架固定后，旋转头部使后枕部中线平行于地面，颈部向外伸展，然后伸屈头部使得颈枕交界处尽量打开。和远外侧入路一样，同侧肩膀向下打开，以换取更多操作空间。保持乳突在术野中位于最高点。

从乳突开始做一 C 形切口，向后弓型延伸至耳廓上方。皮瓣及其下的肌肉向前翻转，并抬起直到颅骨表面标记外耳道的凹陷暴露为止。

骨瓣范围包括局限性的乳突切除以及乙状窦走行区域，即从横窦乙状窦交界处开始至颈静脉球。利用高速磨钻以及切割钻头，在颞线向下至乳突磨除，大约距翼点前方 1 指宽，距外耳道后方约 1 指宽。然后打开乳突气房，磨除其中的骨小梁。通过削薄的骨质可看到其下蓝色的静脉窦影。然后换上金刚磨头，使得在磨除骨质的时候更安全，不会伤到软组织及肌肉。将从横窦至颈静脉球的乙状窦都暴露出来，包括前缘及后缘。将枕下硬膜与枕骨的内侧面钝性分离，骨瓣的边缘尽量到达切口的边缘。

在显微镜下切开硬膜，以快速打开枕大池，释放小脑的压力。沿着乙状窦走行做一半圆形的硬膜瓣，并用缝线固定。这些缝线的牵拉可以将乙状窦向前拉开，以创造一个没有阻挡的手术区域。

显微操作技巧

动脉瘤分离

显微镜操作时尽快打开枕大池以释放脑脊液，降低颅压。PICA 动脉瘤的分离相对简单，因为 PICA 与椎动脉都是容易辨认的血管，即使有蛛网膜下腔出血的存在。分离这类动脉瘤的策略可以归结为 6 个步骤。这些步骤不管动脉瘤位于上舌下三角或下舌下三角都是一样的，但是脑神经之间的手术走廊因术中具体情况有所变化。第一步，切断齿状韧带，暴露椎动脉入颅的初始段，向远端或是向前分离。齿状韧带的特点是纯白色，不同于其他脑神经的灰白色。这一白色的纤维结构连接了硬膜外侧方与脊髓的外侧区域，切断这一结构能够在上颈髓处开拓出一条手术走廊，同时能够清楚地看到椎动脉起始处，以便控制近端血流。椎动脉从齿状韧带下方穿过硬膜入颅，因此这里的分离可以很好地控制椎动脉近端血供。接下来，可以通过小脑延髓裂反向或是向近端寻找 PICA 尾部的血管袢（第二步）。这一血管袢通常位于小脑扁桃体下方或在扁桃体回缩时发现。随着小脑扁桃体上抬，小脑延髓裂随之扩大，可以暴露近端 PICA 的 P3 段。继续解剖 PICA 可以找到 PICA 与椎动脉的交汇处（第三步），动脉瘤恰好在这一交汇处之外。大多数 PICA 动脉瘤朝向上方，因此，经典的视野应该是从瘤顶的轴向上方往下看，PICA 动脉袢朝向术者。第四步是辨识动脉瘤之上的椎动脉远端，它的走行是沿着延髓前外侧，从内侧面走向椎基底动脉交汇处。这一步骤可能需要向外牵开动脉瘤基底部或向内侧牵开延髓。接下来就是解剖动脉瘤颈以换取上动脉瘤夹的空间。这其中应先解剖瘤颈的延髓侧或内侧（第五步），然后再解剖瘤颈的外侧或斜坡侧（第六步）。

夹闭技巧

在处理那些较小的或者位于舌下副神经三角下方的动脉瘤时可以使用单纯夹闭。远端的 PICA 动脉瘤更易于暴露充分，也更易于夹闭。当动脉瘤较小或形态学上利于夹闭的情况下，那些位于上舌下 – 副神经三角的深部动脉瘤也可以简单的夹闭。处理分叶状动脉瘤时可在每一个子囊上都行单纯夹闭。在处理 PICA 起始部动脉瘤中，许多情况下，PICA 动脉直接在动脉瘤颈上发出，处理时可围绕 PICA 起始部放置开窗夹，以免夹闭 PICA 血管。但有时也可围绕黏附动脉瘤顶的脑神经行开窗夹闭，然后用一个大小合适的直夹在开窗夹基底部夹闭，即可保证动脉瘤夹闭完全。

直接夹闭是推荐的，但是在 1/3 的病例中由于 PICA 动脉瘤相关的解剖变异无法直接夹闭，因此需要多样化的夹闭策略[21]。在有或无血管搭桥的情况下，孤立动脉瘤或直接夹闭载瘤动脉远端是一种选择。目前有多种重建 PICA 血流的血管搭桥方案，且临时阻断 PICA 能够很好地被人体耐受。

枕动脉可作为颅外 – 颅内搭桥的供体血管。但是颅内 – 颅内搭桥则避免了类似血管的牺牲以及梗死风险，保护了周围组织，且供体血管与受体血管之间的管径能够良好匹配。颅内 – 颅内血管重建技术包括了双侧 PICA 的侧侧吻合，动脉瘤切除后 PICA 血管的端端吻合，以及孤立动脉瘤后的 PICA– 椎动脉端侧吻合等方案。PICA–PICA 吻合得益于双侧动脉袢的解剖位置相近，能够通过侧侧吻合形成良好的侧支[28]。血管重建对于小或中等的，位于 PICA 起始部远端的梭形动脉瘤来说是一个理想的选择。该吻合使得同侧 PICA 的前向血流由对侧 PICA 的逆向血流替代。由于 PICA 的长度较长，可以在动脉瘤切除后将输入端与输出端进行端端吻合。这一吻合技术仅适用于有一支输入端和一支输出端的动脉，并不适用于那些有侧支循环的动脉。血管搭桥特别适用于那些夹闭动脉瘤后无法保留 PICA 起始部的情况。这时，供血动脉能够以端侧吻合的方式与椎动脉近端连接。

病例分析

病例 1

35 岁女性，主诉突发剧烈头痛 3 天来院。神经功能查体阴性。CT 平扫提示枕大池及第四脑室蛛网膜下腔出血。血管造影提示右侧椎动脉 PICA 起始部处可见一 6 mm 大小梭形动脉瘤（图 56.3）。对侧 PICA 及椎动脉正常。

术前制订手术方案为在 PICA 供血区血管搭桥后孤立动脉瘤，吻合方式可采用 PICA 端侧吻合或双侧 PICA 端端吻合。取远外侧入路，暴露位于中线部位的双侧 PICA 动脉，沿动脉瘤样的血管向上游找到椎动脉。术中发现解剖特点比较适合采用 PICA–PICA 侧侧吻合。故使用 9–0 单纤维丝缝线进行 PICA–PICA 侧侧吻合。术中采用吲哚菁绿（ICG）荧光造影确认 PICA–PICA 吻合通畅。接下来使用动脉瘤夹夹闭远端椎动脉的 PICA 起始部，孤立动脉瘤。

术后血管造影显示动脉瘤段完全夹闭，PICA–PICA 吻合通畅。搭桥后 3 周患者出院回家，术后 6 个月随访神经功能完好。

病例 2

74 岁女性，主诉头痛及颈后疼痛，并没有神经功能障碍。CTA 提示一椎动脉动脉瘤，进一步脑血管造影提示为左侧 PICA 远端动脉瘤，大小为 6 mm。

手术方案制订为远外侧入路下夹闭 + 塑形（图 56.4）。术中沿着左侧椎动脉向前追踪到 PICA 起始部，即可通过小脑延髓裂看到动脉瘤。将小脑扁桃体轻轻抬起，即可为暴露动脉瘤提供良好视野。然后仔细分离周边血管。然后用一系列 Yasargil 直夹夹闭动脉瘤及塑形，保证 PICA 起始部的通畅。术中 ICG 荧光造影确认了侧支血管的畅通，同时动脉瘤被完全夹闭。然后，还用一个 mini 夹做了一个“狗耳朵”。

术后造影提示动脉瘤被夹闭，侧支血管通畅。患者术后 4 天离院，6 个月后的随访中神经功能良好。

病例 3

68 岁女性，既往治疗肺部感染时筛查出一个左侧 PICA 动脉瘤。患者神经功能良好。脑血管造影提示一个左侧宽基底的 PICA 远端动脉瘤，大小约 5 mm，且介入治疗失败。

手术方案制订为通过远外侧入路夹闭动脉瘤，同时备用切除动脉瘤或血管重建的术式。从小脑扁桃体下方的空间可以辨认 PICA 动脉，并追踪至动脉瘤位置（图 56.5）。周边血管分离完整后，由于动脉瘤基

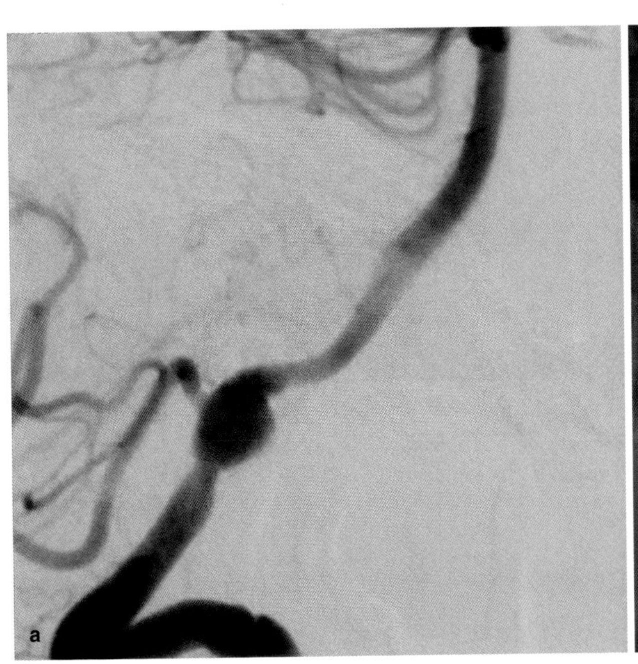

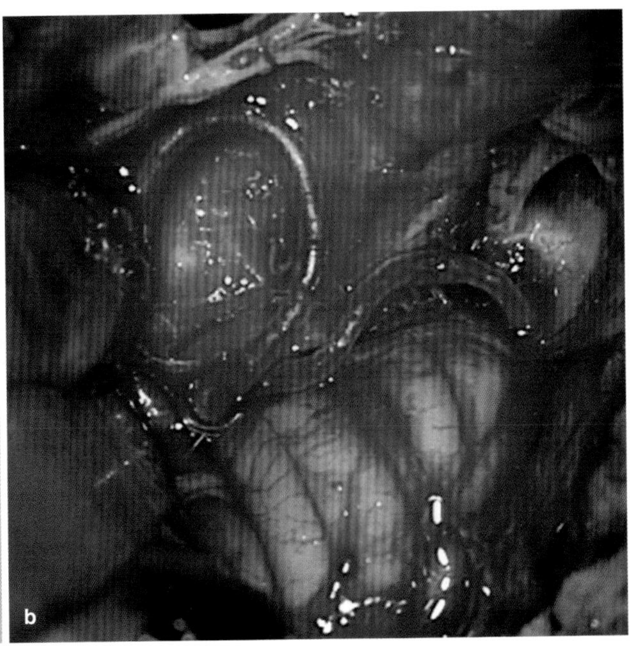

图 56.3　病例 1。a. 脑血管造影，右侧椎动脉造影，外侧观。可见椎动脉 PICA 起源处一 6 mm 梭形动脉瘤；b. 中线暴露双侧 PICA。

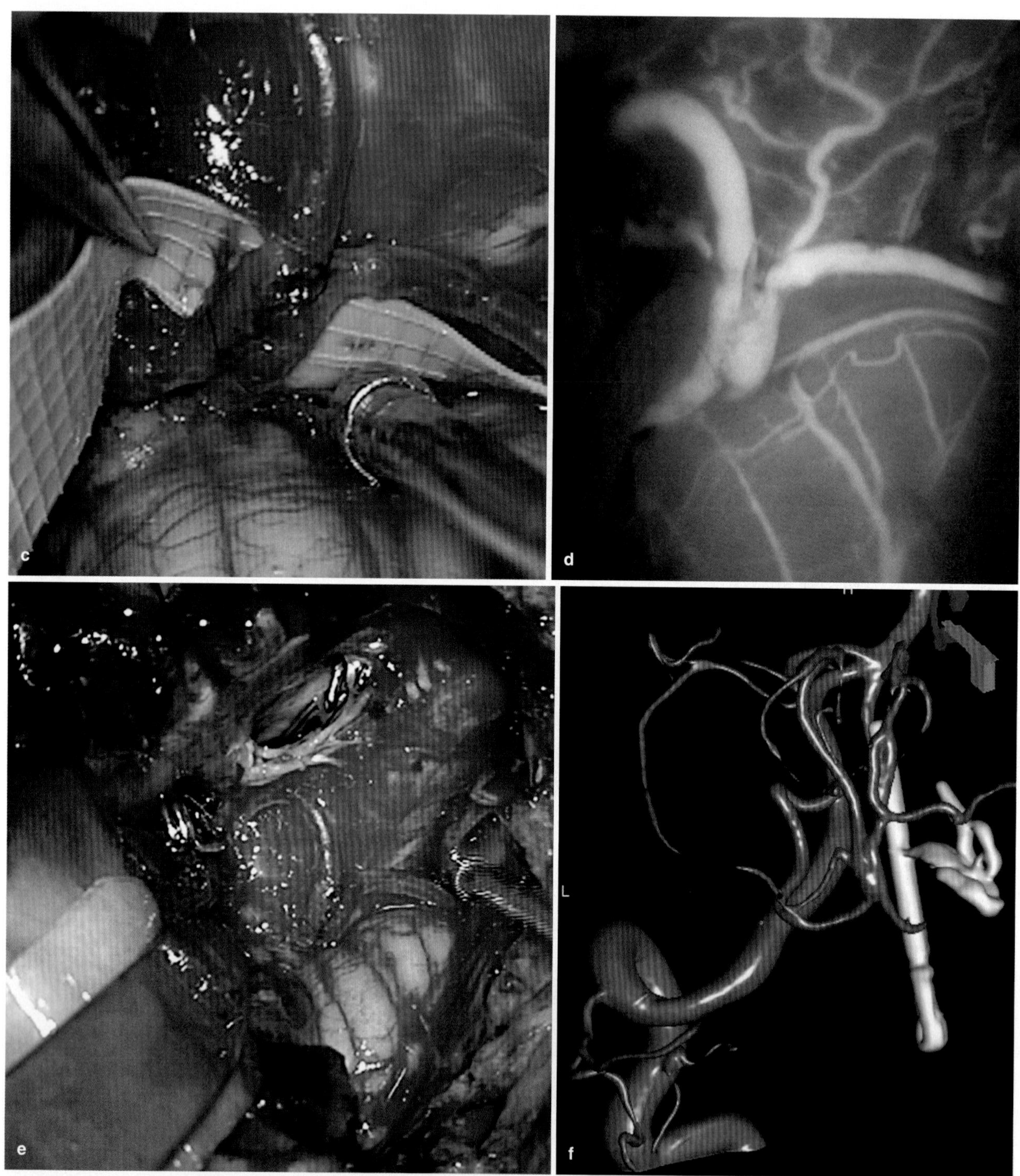

图 56.3 （续）c. 双侧 PICA 侧侧吻合；d. 术中荧光造影显示吻合通畅；e. 动脉瘤完全孤立，远端椎动脉、PICA 起源处和近端 VA 被夹闭；f. 术后造影提示动脉瘤闭塞，搭桥血管通畅。

底较宽，术者使用了两个直夹交叉夹闭了动脉瘤。术中 ICG 荧光造影确认侧支血管畅通，同时动脉瘤被完全夹闭。

术后造影提示动脉瘤被夹闭，侧支血管通畅。患者术后 4 天离院，6 个月后的随访中神经功能良好。

预后

临床预后

通过回顾我们在加州大学旧金山分校医学中心[5, 21]的病例，因夹闭 PICA 动脉瘤死亡的病例数为 0。2

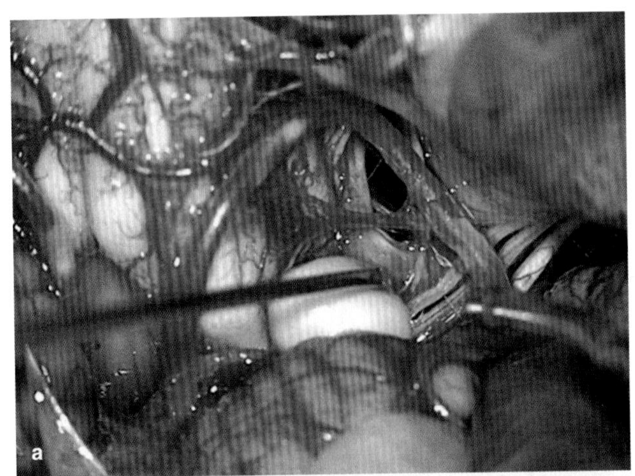

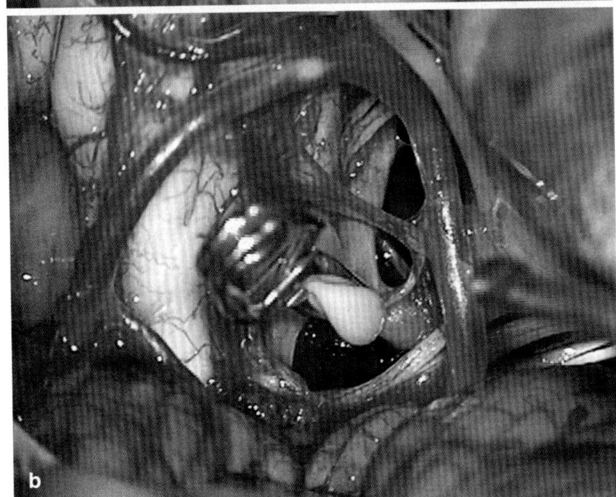

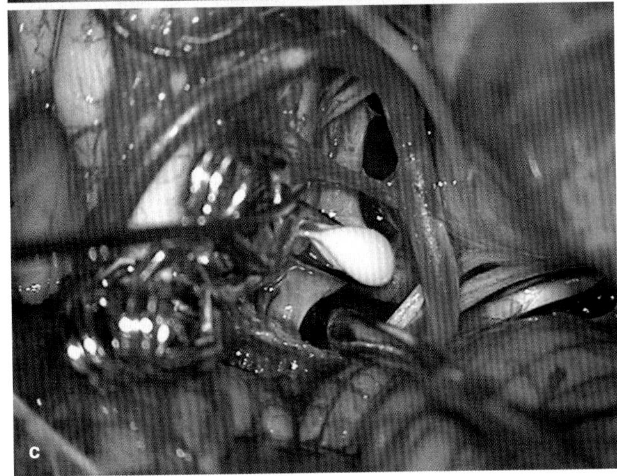

图 56.4　病例 2。a. 左侧 PICA 动脉瘤位于舌下神经根上方，处于上舌下三角，后组脑神经外侧；b、c. 其基底部需要多个夹子夹闭。

例患者在长期随访后发现术后神经功能恶化。其中一位患者的动脉瘤较大，宽基底，且动脉硬化严重，术中使用了跨窗夹夹闭了动脉瘤且保护了 PICA 血供。尽管术中多普勒超声及术后造影均提示 PICA 血供良好，该患者还是出现 PICA 供血区梗死。另一例患者发生了脑室炎及创口感染，接受了清创手术。另有 2 例患者发生了一过性神经功能障碍，但是长期随访中均获得痊愈。其中一例表现为偏身感觉障碍，但在磁共振上并没有发现延髓梗死的证据。另一例患者发生了严重的脑血管痉挛，并用血管内治疗合并动脉内维拉帕米治疗，患者在后续随访中神经功能良好。预后良好（GOS 评分为 4~5 分）的患者为 41 例（80%，表 56.1）位于上舌下三角和下舌下三角的 PICA 动脉瘤患者在预后上并无显著性差异。相反，我们发现那些动脉瘤位于舌下副神经三角之外的患者没有神经功能缺失及脑神经症状。

血管内介入治疗在椎动脉动脉瘤或夹层动脉瘤的治疗方案中往往首先被考虑。但是，椎动脉 PICA 起始部动脉瘤需要血管搭桥保证血供，一些大型的动脉瘤会产生脑干压迫症状，这些原因都促使神经外科医师选择手术治疗。唯一死亡的病例为一例 74 岁患有椎动脉动脉瘤伴发蛛网膜下腔出血的患者（Hunt–Hess 分级Ⅴ级）。该患者经历了两次不成功的支架辅助弹簧圈栓塞术，并且并发了枕叶梗死。患者在接受了显微外科手术之后并没有康复。预后良好（GOS 评分为 4~5 分）的有 8 例患者（72%，表 56.1）。

表 56.1　PICA 动脉瘤和椎动脉动脉瘤手术患者神经功能预后

GOS 评分（分）	数量（%）		
	术前	术后早期	长期随访
PICA 动脉瘤			
5	13（25）	21（41）	28（55）
4	20（39）	15（29）	13（25）
3	12（24）	12（24）	10（20）
2	6（12）	3（6）	0（0）
1	0（0）	0（0）	0（0）
总数	51	51	51
椎动脉动脉瘤			
5	1（9）	5（45）	7（64）
4	2（18）	1（9）	1（9）
3	3（27）	4（36）	2（18）
2	0（0）	1（9）	0（0）
1	5（45）	0（0）	1（9）
总数	11	11	11

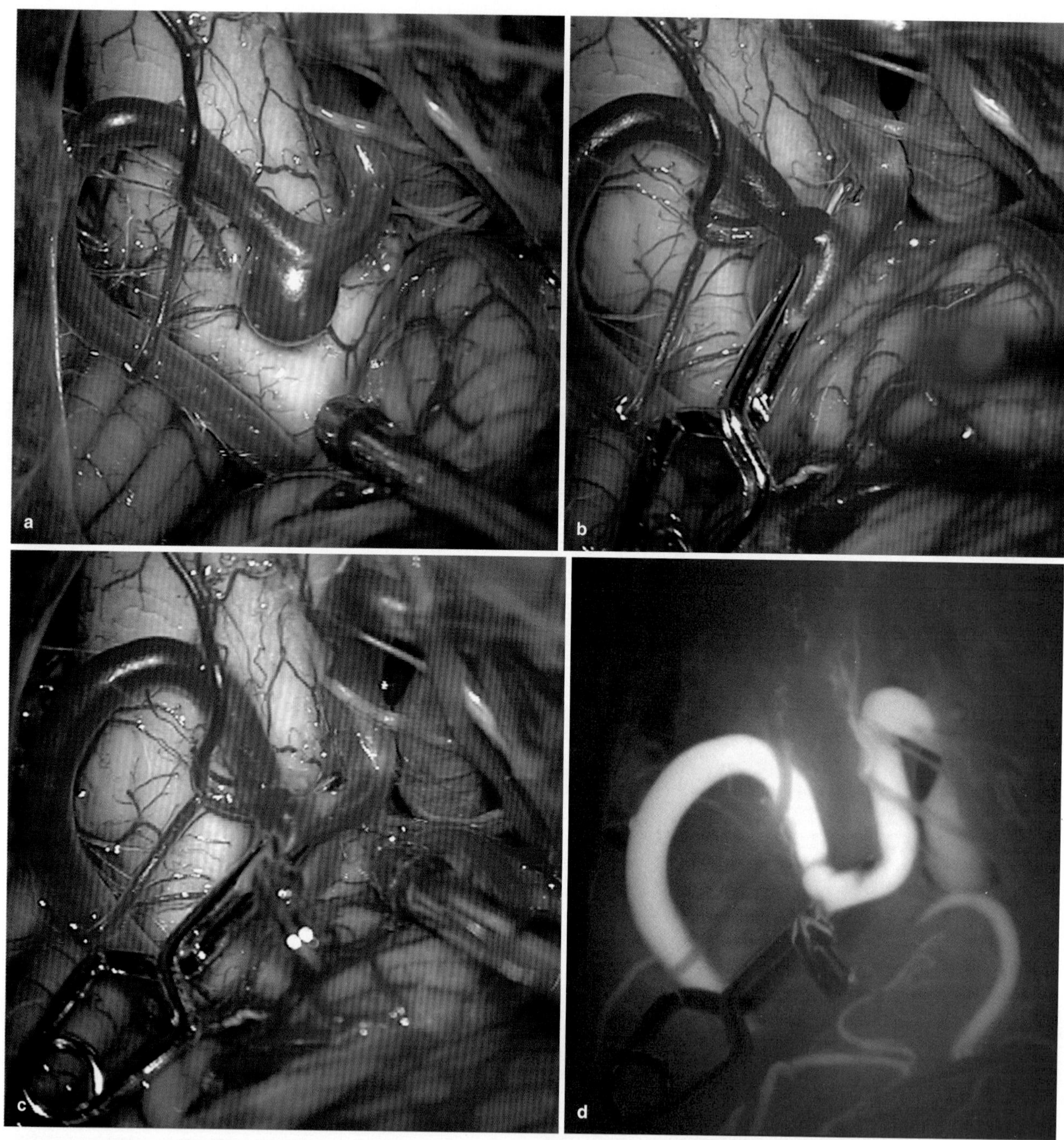

图 56.5 病例 3。a. 这一 PICA 动脉瘤位于舌咽副三角之外；b、c. 需要两个不同方向的动脉瘤夹才能完成塑形；d. 术中荧光造影提示动脉瘤完全闭塞，载瘤动脉通畅。

文献回顾

由于显微手术技术及开颅术的改进，术前造影及介入治疗的发展，PICA 及椎动脉动脉瘤的治疗在过去 20 年中获得了极大的进步。表 56.2 罗列了目前几篇主流文献关于这一类动脉瘤治疗的简要总结 [29–33]。

讨论

国际蛛网膜下腔 – 动脉瘤试验（ISAT）改变了发达国家中脑动脉瘤的治疗策略，将血管内介入治疗列为一种有效安全且能够取代手术夹闭的治疗方式 [34, 35]。这一改变带来了一种“介入优先”的风潮，认为所有

表 56.2　介入治疗与显微手术的比较

研究	患者数量	蛛网膜下腔出血	巨大动脉瘤	不完全闭塞	复发率	再出血率	预后良好	预后不良
PICA 动脉瘤								
介入治疗								
Mericleetal, 2006[32]	31	26（84%）	1（3%）	1（3%）	0（0%）	1（3%）	21（68%）	10（32%）
显微手术								
D'Ambrosio 等，2004[31]	20	16（80%）	3（15%）	0（0%）	0（0%）	0（0%）	14（93%）	1（7%）
AI–khayat 等，2005[30]	52	N/A	8（15%）	0（0%）	0（0%）	0（0%）	47（90%）	5（10%）
椎动脉动脉瘤								
介入治疗								
Albuquerque 等，2005[29]	23	17（74%）	0（0%）	0（0%）	1（4%）	0（0%）	20（87%）	3（13%）
显微手术								
Peerless 等，1996[33]	172	172（100%）	N/A	N/A	N/A	N/A	26/31（84%）	5/31（16%）

动脉瘤都先考虑栓塞，而那些解剖位置不佳或者介入治疗失败的病例才考虑手术。

这种策略是值得商榷的。首先，尽管 ISAT 研究纳入了一小部分破裂动脉瘤患者（2 143/9 559，22.4%），但该研究的结果中关于介入治疗并未区分破裂和未破裂动脉瘤。其次，5 年随访中介入栓塞治疗的预后并无显著优势[36, 37]。第三，目前介入治疗中腔内或囊内的血流转向装置发展迅猛，但是它们的安全性有效性以及耐用性暂无充分论证分析，且缺乏与手术对比的随机对照研究。

对于后循环来说，2 143 例病例的队列中仅有 58 例（2.7%）是后循环动脉瘤，且该组病例并未进行预后分析[34]。因此，在后循环动脉瘤中介入治疗更具优势的观点并不能被 ISAT 研究所佐证。后循环动脉瘤不良预后主要与动脉瘤大小、位置以及患者年龄有关。临床实践中将个性化入路选择的手术治疗作为某些特殊位置动脉瘤的一线治疗（适应证为 P1 段后动脉、小脑上动脉、远端 AICA 以及 PICA）或二线治疗（基底动脉干、近端 AICA、椎基底动脉交汇处以及椎动脉）均能得到影像学和神经功能上的最佳预后。

PICA 动脉瘤或许是目前显微手术作为优先选择的最佳典范。一个巨大的同时伴有宽基底、分叶状、传出动脉发自动脉瘤基底部、非囊状形态以及瘤内血栓的 PICA 动脉瘤都会使得介入治疗望而却步[4, 21]。显微手术在 PICA 动脉瘤中大显身手主要因为远外侧入路暴露充分，近端血流容易控制，且打开小脑延髓裂仅需要少量的显微解剖即可暴露 PICA 和椎动脉并随之找到动脉瘤颈。后组脑神经及延髓的穿支血管均位于该区域，但是在术中易于避开及保护。显微手术中对于不典型的 PICA 动脉瘤需要扩大解剖范围。宽颈的动脉瘤可以使用多个开窗夹进行串联夹闭达到塑形目的，先用一个开窗夹夹闭瘤颈膨大处，再用另一个开窗夹保留 PICA 起始部。当 PICA 必须牺牲时，可选择血管搭桥，搭桥策略包括以枕动脉为供血动脉的颅外 – 颅内搭桥、双侧 PICA 吻合形成颅内 – 颅内搭桥、端端吻合或将 PICA 搭桥至椎动脉。在狭窄的工作区域内进行以上操作是有挑战性的，但是术中视野很好，PICA 耐受临时阻断的能力强，这些都为取得较好预后创造了条件。

椎动脉动脉瘤中夹层较多，故较为适合血管内介入治疗，术中常常也能够直接闭塞一侧椎动脉，对侧椎动脉的血供能够满足双侧需要。然而相较于 PICA 动脉瘤，椎动脉动脉瘤在显微手术中要求更多的中线位置上的操作，分离动脉瘤较为困难，操作中动脉瘤易破，且难以控制远端椎动脉。这一类动脉瘤常常没有瘤颈，动脉壁也难以耐受夹闭。在处理那些包括 PICA 起始部在内且需要血管搭桥的椎动脉动脉瘤时应当考虑显微手术。显微手术也适用于压迫脑干引起脑神经症状的血栓性动脉瘤。这些动脉瘤可以先栓塞膨大部分后行夹闭塑形或闭塞椎动脉。

结论

尽管目前血管内介入治疗在大多数动脉瘤中广泛应用，但显微手术夹闭塑形或血管搭桥在复杂动脉瘤尤其是梭形动脉瘤的治疗中显示出了较大优势。尽管ISAT研究对于后循环动脉瘤的治疗一概而论，但是显微手术对于这些动脉瘤仍有良好的安全性、耐久性及有效性。

参·考·文·献

[1] Ogilvy CS, Quiñones-Hinojosa A. Surgical treatment of vertebral and posterior inferior cerebellar artery aneurysms. Neurosurg Clin N Am 1998;9:851–860

[2] Lawton MT. Posterior inferior cerebellar artery aneurysms. In: Lawton MT, ed. Seven Aneurysms: Tenets and Techniques for Clipping. New York: Thieme; 2011:193–215

[3] Rodríguez-Hernández A, Rhoton AL Jr, Lawton MT. Segmental anatomy of cerebellar arteries: a proposed nomenclature. Laboratory investigation. J Neurosurg 2011;115:387–397

[4] Rodríguez-Hernández A, Zador Z, Rodríguez-Mena R, Lawton MT. Distal aneurysms of intracranial arteries: application of numerical nomenclature, predilection for cerebellar arteries, and results of surgical management. World Neurosurg 2013;80:103–112

[5] Rodríguez-Hernández A, Lawton MT. Anatomical triangles defining surgical routes to posterior inferior cerebellar artery aneurysms. J Neurosurg 2011;114:1088–1094

[6] Ishibashi T, Murayama Y, Urashima M, et al. Unruptured intracranial aneurysms: incidence of rupture and risk factors. Stroke 2009;40:313–316

[7] Wermer MJH, van der Schaaf IC, Algra A, Rinkel GJE. Risk of rupture of unruptured intracranial aneurysms in relation to patient and aneurysm characteristics: an updated meta-analysis. Stroke 2007;38:1404–1410

[8] Kalani MY, Zabramski JM, Nakaji P, Spetzler RF. Bypass and flow reduction for complex basilar and vertebrobasilar junction aneurysms. Neurosurgery 2013;72:763–775, discussion 775–776

[9] Aoki N, Sakai T. Rebleeding from intracranial dissecting aneurysm in the vertebral artery. Stroke 1990;21:1628–1631

[10] Berger MS, Wilson CB. Intracranial dissecting aneurysms of the posterior circulation. Report of six cases and review of the literature. J Neurosurg 1984;61:882–894

[11] Blickenstaff KL, Weaver FA, Yellin AE, Stain SC, Finck E. Trends in the management of traumatic vertebral artery injuries. Am J Surg 1989;158:101–105, discussion 105–106

[12] Hosoya T, Adachi M, Yamaguchi K, Haku T, Kayama T, Kato T. Clinical and neuroradiological features of intracranial vertebrobasilar artery dissection. Stroke 1999;30:1083–1090

[13] Yoshimoto Y, Wakai S. Unruptured intracranial vertebral artery dissection. Clinical course and serial radiographic imagings. Stroke 1997;28:370–374

[14] Mizutani T, Aruga T, Kirino T, Miki Y, Saito I, Tsuchida T. Recurrent subarachnoid hemorrhage from untreated ruptured vertebrobasilar dissecting aneurysms. Neurosurgery 1995;36:905–911, discussion 912–913

[15] Pozzati E, Padovani R, Fabrizi A, Sabattini L, Gaist G. Benign arterial dissections of the posterior circulation. J Neurosurg 1991;75:69–72

[16] McKinney AM, Palmer CS, Truwit CL, Karagulle A, Teksam M. Detection of aneurysms by 64-section multidetector CT angiography in patients acutely suspected of having an intracranial aneurysm and comparison with digital subtraction and 3D rotational angiography. AJNR Am J Neuroradiol 2008;29:594–602

[17] Pozzi Mucelli R, Shariat Razavi I, Tarjan Z, Pozzi Mucelli F, Magnaldi S. [Tridimensional reconstructions of intra- and extracranial arteries using computerized tomography]. Radiol Med (Torino) 1995;89:237–244

[18] Naito I, Iwai T, Sasaki T. Management of intracranial vertebral artery dissections initially presenting without subarachnoid hemorrhage. Neurosurgery 2002;51:930–937, discussion 937–938

[19] Lawton MT. Selecting therapy for complex aneurysms. World Neurosurg 2011;75:408

[20] Halbach VV, Higashida RT, Dowd CF, et al. Endovascular treatment of vertebral artery dissections and pseudoaneurysms. J Neurosurg 1993;79:183–191

[21] Sanai N, Tarapore P, Lee AC, Lawton MT. The current role of microsurgery for posterior circulation aneurysms: a selective approach in the endovascular era. Neurosurgery 2008;62:1236–1249, discussion 1249–1253

[22] Takemoto K, Abe H, Uda K, Inoue T. Surgical treatment of intracranial VA dissecting aneurysm. Acta Neurochir Suppl (Wien) 2010;107:51–56

[23] Sanai N, Zador Z, Lawton MT. Bypass surgery for complex brain aneurysms: an assessment of intracranial-intracranial bypass. Neurosurgery 2009;65:670–683, discussion 683

[24] Kim BM, Kim SH, Kim DI, et al. Outcomes and prognostic factors of intracranial unruptured vertebrobasilar artery dissection. Neurology 2011;76:1735–1741

[25] Kim C-H, Son Y-J, Paek SH, et al. Clinical analysis of vertebrobasilar dissection. Acta Neurochir (Wien) 2006;148:395–404

[26] Krayenbuhl N, Guerrero C, Krisht AF. Technical strategies to approach aneurysms of the vertebral and posterior inferior cerebellar arteries. Neurosurg Focus 2005;19:E4

[27] Quiñones-Hinojosa A, Chang EF, Lawton MT. The extended retrosigmoid approach: an alternative to radical cranial base approaches for posterior fossa lesions. Neurosurgery 2006;58(4, Suppl 2):ONS-208–ONS-214, discussion ONS-214

[28] Korja M, Sen C, Langer D. Operative nuances of side-to-side in situ posterior inferior cerebellar artery-posterior inferior cerebellar artery bypass procedure. Neurosurgery 2010;67(2, Suppl Operative):471–477

[29] Albuquerque FC, Fiorella DJ, Han PP, Deshmukh VR, Kim LJ, McDougall CG. Endovascular management of intracranial vertebral artery dissecting aneurysms. Neurosurg Focus 2005;18:E3

[30] Al-khayat H, Al-Khayat H, Beshay J, Manner D, White J. Vertebral arteryposteroinferior cerebellar artery aneurysms: clinical and lower cranial nerve outcomes in 52 patients. Neurosurgery 2005;56:2–10, discussion 11

[31] D'Ambrosio AL, Kreiter KT, Bush CA, et al. Far lateral suboccipital approach for the treatment of proximal posteroinferior cerebellar artery aneurysms: surgical results and long-term outcome. Neurosurgery 2004;55:39–50, discussion 50–54

[32] Mericle RA, Reig AS, Burry MV, Eskioglu E, Firment CS, Santra S. Endovascular surgery for proximal posterior inferior cerebellar artery aneurysms: an analysis of Glasgow Outcome Score by Hunt-Hess grades. Neurosurgery 2006;58:619–625, discussion 619–625

[33] Peerless S, Hernesniemi JA, Drake C. Posterior circulation aneurysms. In: Wilkins R, Rengachary SS, eds. Neurosurgery. New

York: McGraw-Hill; 1996:2341–2356

[34] Molyneux AJ, Kerr RS, Yu LM, et al. International Subarachnoid Aneurysm Trial (ISAT) Collaborative Group. International subarachnoid aneurysm trial (ISAT) of neurosurgical clipping versus endovascular coiling in 2143 patients with ruptured intracranial aneurysms: a randomised comparison of effects on survival, dependency, seizures, rebleeding, subgroups, and aneurysm occlusion. Lancet 2005;366:809–817

[35] Taha MS, Patel UJ. Clipping versus coiling for ruptured intracranial aneurysms after the international subarachnoid aneurysm trial. United Kingdom experience. Neurosciences (Riyadh) 2009;14:118–123

[36] Bakker NA, Metzemaekers JDM, Groen RJM, Mooij JJA, Van Dijk JMC. International subarachnoid aneurysm trial 2009: endovascular coiling of ruptured intracranial aneurysms has no significant advantage over neurosurgical clipping. Neurosurgery 2010;66:961–962

[37] Raper DMS, Allan R. International subarachnoid trial in the long run: critical evaluation of the long-term follow-up data from the ISAT trial of clipping vs coiling for ruptured intracranial aneurysms. Neurosurgery 2010; 66:1166–1169, discussion 1169

第57章

大脑后动脉、小脑上动脉以及小脑前下动脉动脉瘤的手术治疗

Jonathan J. Russin and Robert F. Spetzler

后循环动脉瘤的治疗充满了挑战性。对于这些部位的动脉瘤手术治疗中往往需要各种复杂的颅底入路。后循环动脉与脑干关系密切，处理这些动脉瘤时并发的缺血事件常常造成严重的神经功能障碍。由于后循环动脉瘤较为少见，目前国际上仅有少数医疗中心拥有较为可观的病例数。本章总结了处理后循环动脉瘤，包括大脑后动脉、小脑上动脉和小脑前下动脉等位置动脉瘤的要点。

对称的大脑后动脉（PCA）是基底动脉的终末分支。因此，近端PCA动脉瘤常常包括基底动脉顶端动脉瘤（这一类型在第54章和第55章进行阐述）。PCA动脉瘤较为少见，在颅内动脉瘤中约占0.7%~2.3%[1-4]。多数PCA动脉瘤发生于血管近端，且多数患者表现为蛛网膜下腔出血[3-5, 8]。处理这些PCA动脉瘤时，其直接分支及周围穿支都应完整保留。另外，暴露PCA各个节段需要使用不同的手术技巧。

小脑上动脉（SCA）动脉瘤也较为罕见，文献报道发病率约1.5%~1.7%[8-10]。多数SCA动脉瘤位于近端，特别是基底动脉交汇处。SCA动脉瘤患者常见的临床表现为蛛网膜下腔出血，由于毗邻第Ⅲ、Ⅳ、Ⅴ对脑神经，因此动脉瘤的占位效应也可引起相应脑神经麻痹[10]。瘤颈包含SCA起始部的情况使得术中保留载瘤动脉显得困难，在某些病例中，不得不用血管内介入闭塞动脉。SCA的走行特点使得手术入路与PCA动脉瘤类似。

小脑前下动脉（AICA）动脉瘤多见于动脉远端[8]。这一特点使得患者常常由于蛛网膜下腔出血出现急性脑神经麻痹，或出现类似桥小脑角占位引起的慢性脑神经症状[11, 12]。AICA动脉瘤极为罕见，发病率约占所有动脉瘤的0.22%~0.5%[9, 12]。远端AICA的管径较小使得直接夹闭较为困难，在目前的报道中，孤立动脉瘤更为常见[8, 12]。小脑血管周围丰富的血管吻合支使得载瘤动脉闭塞后仅发生少量缺血事件，尤其是闭塞远端动脉时。AICA动脉瘤典型的手术入路为乙状窦后入路，需要更多前方的暴露。

相关胚胎学研究

大脑后动脉

大脑后动脉在大脑胚胎发育过程中形成较晚。数条位于后交通动脉远端的胚胎动脉融合形成了大脑后动脉。由后交通动脉主要供血的这一胚胎形态学特点，决定了大脑后动脉经常会出现解剖变异。依据近端大脑后动脉或后交通动脉与远端大脑后动脉的关系可分成数种形态的解剖变异。近端PCA与后交通动脉共同为远端PCA供血称为过渡型。胚胎型是由后交通动脉为主要供血，成人型则是由PCA近端作为主要供血动脉[13]。PCA发生解剖变异之前，相关区域主要由脉络膜前动脉供血。这一情况持续至出生后相当罕见[14]。当术中夹闭动脉瘤需要评估近端血流控制，对侧灌注情况以及是否需要搭桥时，PCA解剖变异的类型显得尤为重要。

小脑上动脉

多数患者中，小脑上动脉起源自距离PCA约2.5 mm范围内的近端基底动脉上，是小脑血管中最为常见的解剖形态[15]。基底动脉上经常会发出成倍的小脑上动脉。解剖学研究中还发现小脑上动脉干从近端PCA上发出，或是重复的SCA干成喙形从PCA上发出[16]。另有报道罕见的SCA从颈内动脉海绵窦段发出，与基底动脉并无关联。这一解剖变异被认为是三叉神经动脉的残留[17]。某些病例中，这一动脉不仅供血SCA分布区，同时也有AICA供血区的灌注[18]。

这些解剖变异都能影响 PCA 或 SCA 动脉瘤时术者的选择，与 PCA 一样，SCA 也横穿过中脑周围池。

小脑前下动脉

解剖学研究表明在 70% 的病例中，小脑前下动脉从基底动脉上以单一动脉干发出，尽管 AICA 也能够形成多个干。AICA 可于基底动脉的任何部位发出，但最多见于下 1/2[15]。有研究报道了基底动脉上发出单一动脉干，同时供血 AICA 与 PICA 区域，此处也有动脉瘤形成[19]。与小脑上动脉相似，AICA 也可从颈内动脉海绵窦段发出[20]。这一解剖变异对于术中处理极为罕见的 AICA 动脉瘤相当重要。

手术相关解剖

大脑后动脉

Zeal 和 Rhoton[21] 于 1978 年阐述了大脑后动脉的解剖，并将之分为 4 段。P1 段起自 PCA 头端，止于后交通动脉交汇处。P2 段从后交通动脉开始直至中脑背侧面。P3 段从中脑背侧面一直走行至距状裂前缘。余下的部分被称为 P4 段或是皮质段。由于手术入路暴露中脑前方和后方的不同，P2 段又被分为 P2 前段与 P2 后段。这两段被大脑脚分开（图 57.1）。

尽管上述解剖分段是目前最为广泛接受的版本，一些学者还提出了基于手术入路的 PCA 分段。这种分段方式将 PCA 分为 S1 或称前段，S2 或称中段，S3 或称后段[7]。这一分段方法列举在表 57.1。处于 S1 段的病变通常采用翼点入路、眶颧入路、颞极入路或颞下入路。S2 段的病变通常采用颞下入路。S3 段的病变适合于枕叶纵裂间入路[7]。

表 57.1 大脑后动脉的手术分段

S1	基底动脉分叉处到 PCA 最外侧面
S2	PCA 最外侧面到丘点
S3	丘点到位于距状沟和顶枕沟的远端分支

PCA 的不同分段包含了重要的血管结构，为动脉瘤的治疗提供了帮助。框 57.1 内包含了最常见的 PCA 分支[21]。

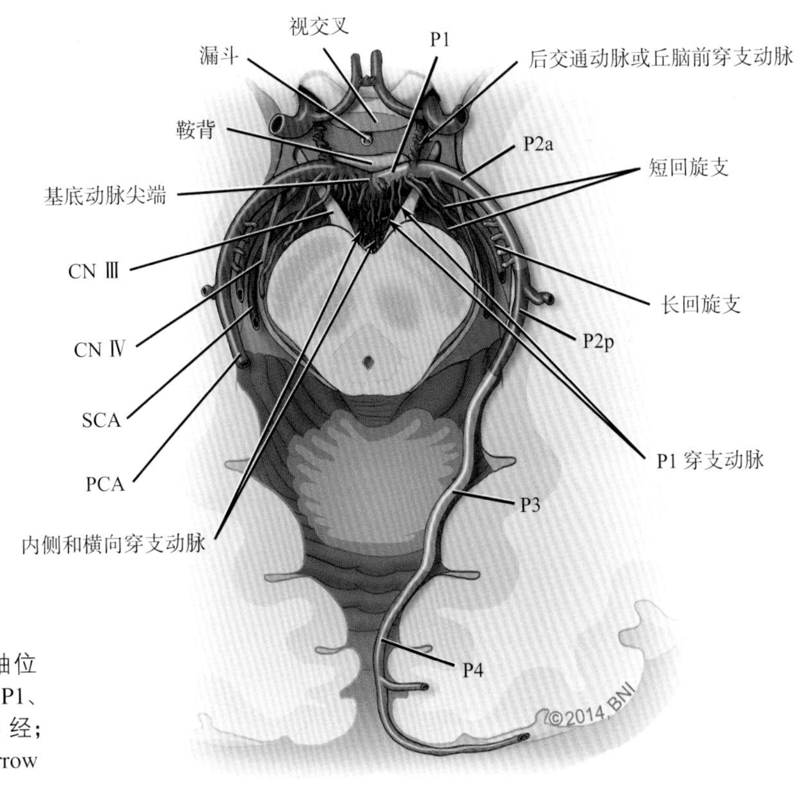

图 57.1 大脑后动脉（PCA）的轴位图像，显示局部解剖和其分段（P1、P2a、P2p、P3 和 P4）。CN，脑神经；SCA，小脑上动脉（图片来自 Barrow 神经学研究所）。

框 57.1　大脑后动脉的穿支和分支

P1：基底动脉分叉至后交通动脉
分支
- 丘脑穿支
- 周围长短回旋穿支

P2a：后交通动脉至大脑脚
分支
- 大脑脚穿支
- 丘脑膝状体动脉
- 海马动脉
- 颞前动脉

P2p：大脑脚后缘至距状裂
分支
- 丘脑膝状体动脉
- 外侧脉络膜后动脉
- 颞中动脉
- 颞后动脉

P3：中脑后缘至距状裂
分支
- 顶枕动脉
- 距状动脉
- 夹肌动脉

这些穿支和皮质血管在动脉瘤夹闭过程中，或是考虑孤立和搭桥时应着重保护。如果术中无法保留这些动脉，特别是近端分支，将会导致缺血事件的发生，引起严重的神经功能障碍。

小脑上动脉

Rhoton[15] 定义了 SCA 的分段（图 57.2），包括脑桥中脑前段、脑桥中脑外侧段、小脑中脑段以及皮质段，具体走行罗列于表 57.2[15] 中。近端 SCA 的手术入路同单侧大脑后动脉，但术中需要更多天幕下方远端动脉的暴露，因此手术入路可选择经天幕或经天幕下入路。

小脑前下动脉

AICA 的分段以及相应分支血管见表 57.2。AICA 分为 4 段，分别是脑桥前段、脑桥外侧段、绒球小脑脚段以及皮质段（图 57.3）。考虑到多数的 AICA 动脉瘤位于内听道周围，因此手术入路应打开桥小脑角。

临床及影像学表现

PCA、SCA 以及 AICA 动脉瘤最常见的临床表现为蛛网膜下腔出血 [3, 6, 9, 10, 12, 22, 23]。除了蛛网膜下腔出血之外，后循环动脉瘤的临床表现以下将依据不同血管进行探讨。一般来说，明确载瘤动脉与脑干及相关脑神经的关系可以帮助诊断。有文献报道 PCA 和 SCA 的创伤性动脉瘤，这一类型需要与穿通性与非穿通性的外伤所致的蛛网膜下腔出血相鉴别 [24, 25]。

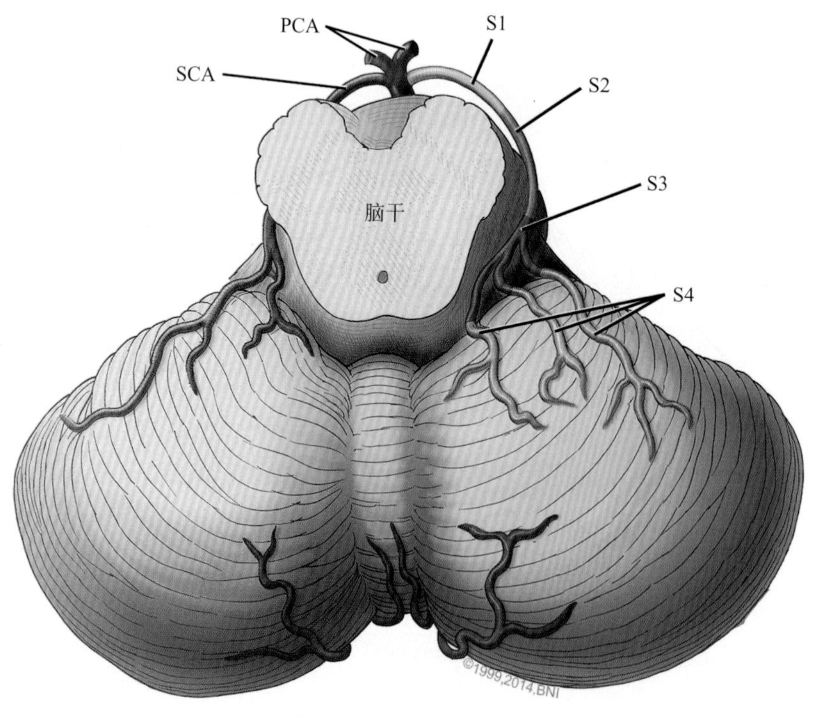

图 57.2　小脑上动脉的分段（轴位，S1~S4 段）；显示了与脑干和小脑的关系。PCA，大脑后动脉；SCA，小脑上动脉（图片来自 Barrow 神经学研究所）。

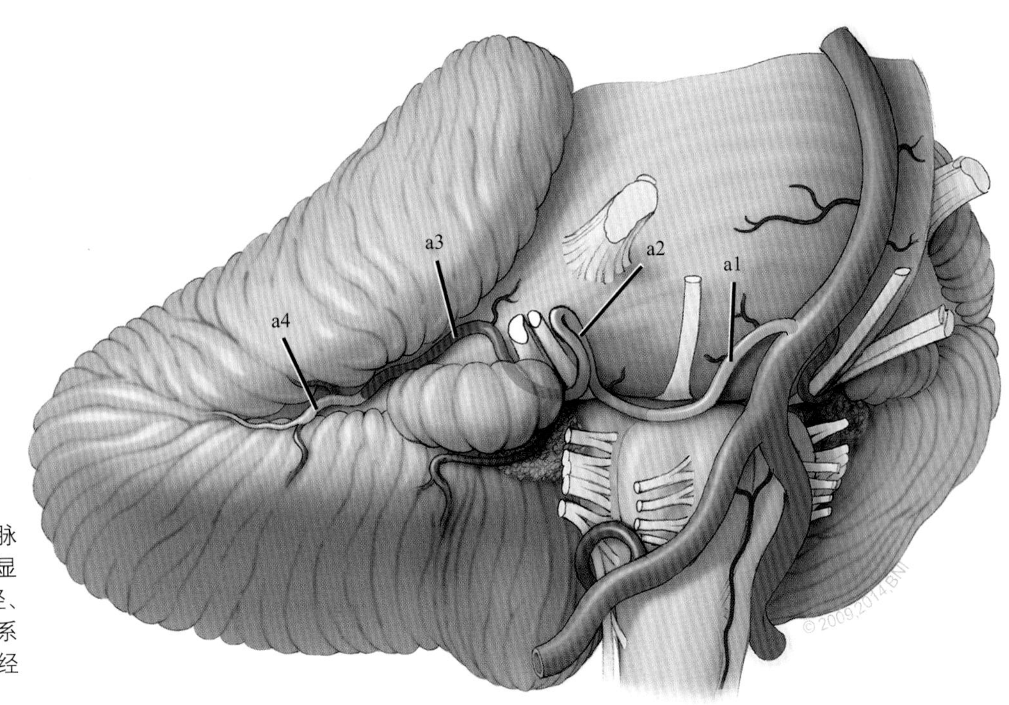

图 57.3　小脑前下动脉解剖分段（a1~a4），显示了与脑干、脑神经、绒球和小脑半球的关系（图片来自 Barrow 神经学研究所）。

表 57.2　小脑上动脉（SCA）与小脑前下动脉（AICA）的解剖分段

SCA	AICA
S1 段：脑桥中脑前段	脑桥前段
分支	a1：起源处至下橄榄中点
直接穿支	分支
周围长短回旋穿支	穿支动脉
脑桥中脑外侧段	
S2：脑干前方到小脑中脑裂	脑桥外侧段
分支	a2：下橄榄至绒球
直接分支	分支
周围长短回旋穿支	迷路动脉
边缘分支（50%）	回返穿支
	弓下动脉
小脑中脑段	小脑 – 弓下穿支
S3：小脑中脑裂内	
分支	绒球小脑脚段
直接分支	a3：绒球至小脑脑桥裂
周围长短回旋穿支	分支
小脑前动脉	穿支动脉
小脑半球动脉	脉络膜动脉
蚓部动脉	
皮质段	皮质段
S4：小脑中脑裂远端	a4：小脑脑桥裂以远
分支	分支
皮质动脉	皮质动脉

大脑后动脉

PCA 动脉瘤患者的临床表现与受累 PCA 的节段有关。Drake 和 Amacher[6] 在 1969 年报道了他们的近端后动脉动脉瘤病例临床表现均一致。尽管在此研究中远端 PCA 动脉瘤临床表现不一，但是那些囊状动脉瘤的患者表现出对侧轻偏瘫及动眼神经麻痹。其他病例表现出由于直接压迫引起的视野缺损，或是远端血栓形成、记忆障碍、症状性癫痫等 [22, 23, 26, 27]。

小脑上动脉

PCA、SCA 与动眼神经的关系决定了上述动脉的近端动脉瘤均可引起动眼神经麻痹（图 57.4）[28]。另外，SCA 与第Ⅳ、Ⅴ对脑神经关系紧密，动脉瘤的占位效应亦可引起上述脑神经症状。三叉神经痛可见于 SCA 未破裂动脉瘤患者中 [10]。脑桥占位的临床表现也与 SCA 动脉瘤相似。另外，表现为快速性向下后缓慢恢复水平中位的眼震是 SCA 动脉瘤中非特异性的临床表现之一 [29]。

小脑前下动脉

AICA 与内听道之间紧密的解剖关系决定了 AICA 动脉瘤特有的临床表现。AICA 动脉瘤患者常出现面瘫、听力丧失、听觉异常以及流泪。第Ⅴ、Ⅷ对脑神经受压症状亦有报道 [30]。脑神经症状可起病急骤，往往伴随动脉瘤出血引起的剧烈头痛，或是隐匿起病，

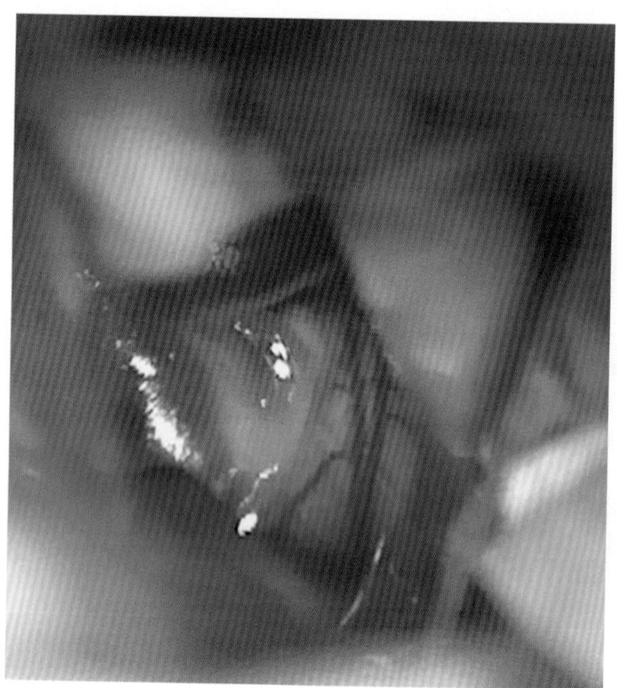

图 57.4 术中可见，小脑上动脉动脉瘤起源于基底动脉小脑上动脉分叉处。动脉瘤顶端可见大脑后动脉，动眼神经位于动脉瘤外表面（图片来自 Barrow 神经学研究所）。

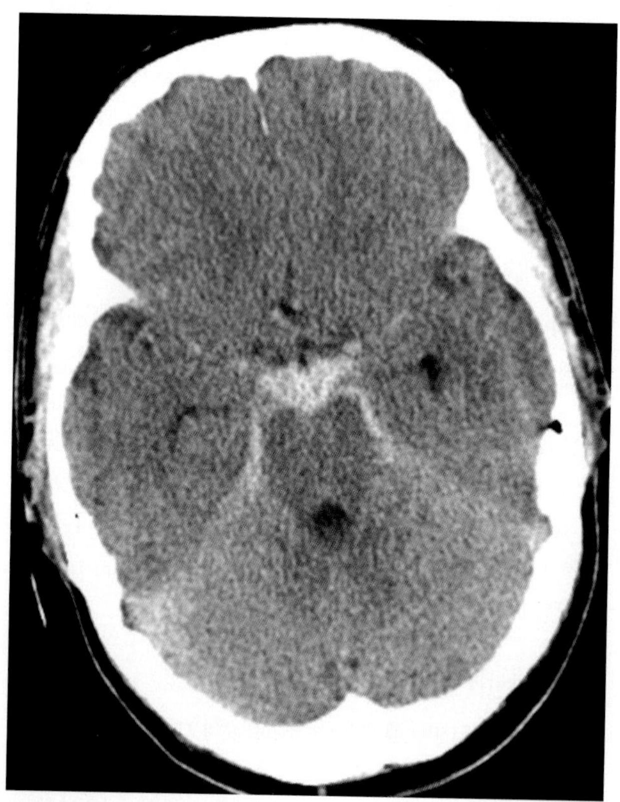

图 57.5 轴位头颅 CT 提示大脑脚池和环池、外侧裂高密度影，考虑动脉瘤性蛛网膜下腔出血（图片来自 Barrow 神经学研究所）。

伴随占位效应。

AICA 动脉瘤的影像学表现取决于动脉瘤是否破裂。破裂动脉瘤患者往往在 CT 上表现为蛛网膜下隙和基底池的高密度影（图 57.5），可伴有中脑周围或脑室旁的高密度影，或颅内血肿。蛛网膜下腔出血的范围与动脉瘤所在位置有关。PCA、SCA 和 AICA 动脉瘤中，蛛网膜下腔出血较集中于颅后窝。更远端的动脉瘤破裂会引起枕叶及小脑的实质内出血，或是第四脑室及侧脑室的脑室内出血。极少数情况下动脉瘤出血可导致孤立性脑内出血，脑室内出血或少见的硬膜下血肿形成。但是动脉瘤破裂患者并不是都有大量的蛛网膜下腔出血。在这些病例中，磁共振因精度比 CT 高，故能够帮助诊断。另外，MRI 能够提供更好的视野来观察脑实质、颅底以及部分或完全型血栓性动脉瘤。

脑血管造影依然是诊断颅内动脉瘤的金标准（图 57.6）。但是随着数据获取能力以及后处理能力的发展，CT 脑血管造影也能为诊断提供极大帮助。CTA 相比 DSA 而言依然可靠且经济 [31, 32]。许多医疗中心目前已经常规使用 CTA 来评估自发性蛛网膜下腔出血（图 57.7）。

未破裂动脉瘤根据大小、血栓情况、钙化情况的不同而有不同的影像学表现。PCA 和 SCA 动脉瘤大多数位于近端，常呈等密度或高密度、圆形的病灶，靠近天幕切迹。大型及巨大动脉瘤可在相邻脑实质旁呈现占位效应，引起脑水肿。AICA 动脉瘤多见于远端，可出现类似于桥小脑角或内听道肿瘤的表现 [33, 34]。

术前评估

对于后循环动脉瘤的患者应进行神经学查体以获得完整的临床信息，帮助制订治疗策略。这类患者最常见的临床表现为蛛网膜下腔出血，制订治疗决策前应评估患者的功能情况。

所有动脉瘤患者都应该进行包括前后循环的双侧血管造影。在本章提到的解剖变异将在很大程度上影响治疗计划的制订。另外，影像学检查应包含动脉瘤颈以及颈外动脉循环以应付复杂的后循环动脉瘤。这些检查有助于评估那些可能需要颅外 – 颅内搭桥的患者。脑血管造影相较 CT 及 MRI 能够提供更多动脉瘤内的血流动力学以及远端动脉的信息。在某些特定的病例中，术前可尝试阻断载瘤动脉。所有患者也都应进行 CT 及 MRI 检查，以获取脑池空间、脑室大小、脑实质是否受损以及骨性解剖的信息。术前影像中的

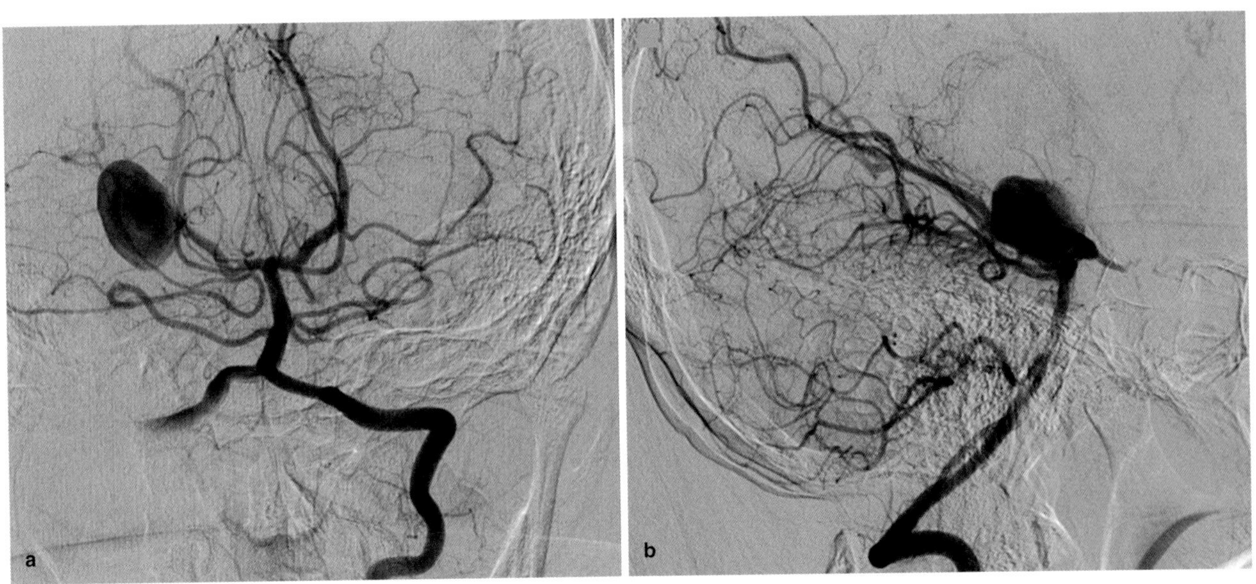

图 57.6　a. 前后循环造影提示右侧后动脉 S2 段巨大动脉瘤；b. 同一患者的侧位片（图片来自 Barrow 神经学研究所）。

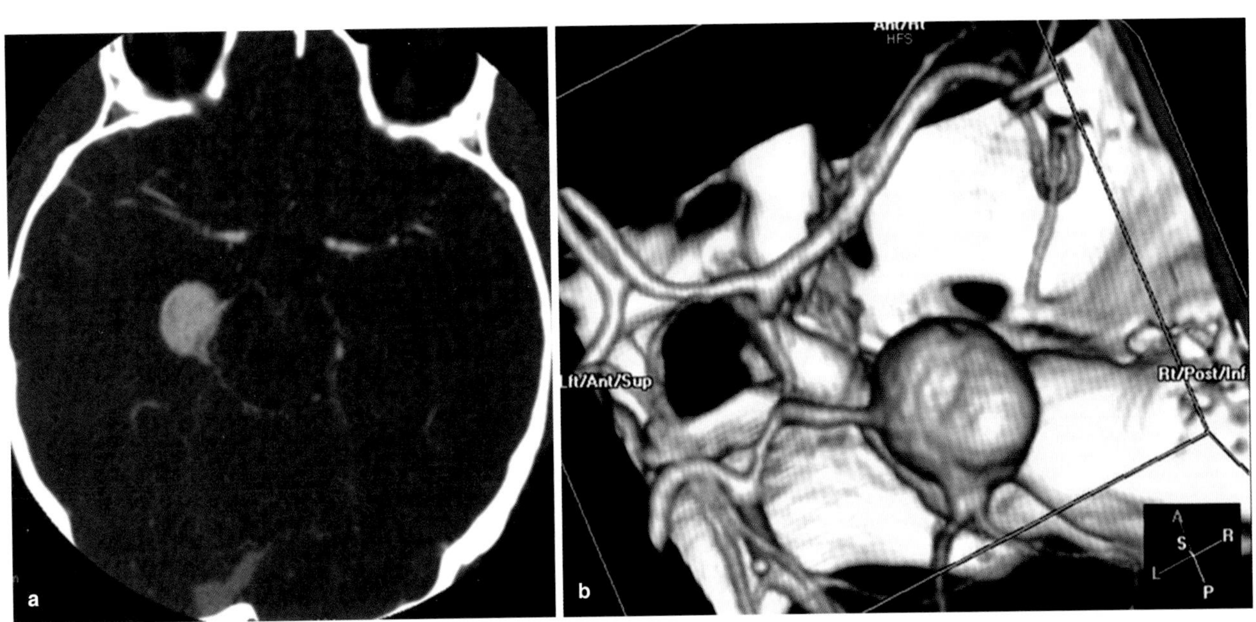

图 57.7　a. 轴位 CTA 提示右侧大脑后动脉 S2 段一巨大梭形动脉瘤；b. 3D 重建后的该动脉瘤影像（图片来自 Barrow 神经学研究所）。

这些信息可以帮助判断脑脊液的流向以及颅底入路的选择。MRI 能够在动脉瘤内血栓形成或考虑栓塞性并发症的情况下颇有价值。

所有危重患者均应在术前行临床状态评估。择期手术的患者也应该由内科医师进行年龄及相关基础疾病的评估。有效控制患者的合并症能够降低术中及术后的风险。

术前准备应包括术中监测及影像。动脉瘤患者常规行神经电生理监测，以及感觉 + 运动诱发电位监测。脑干听觉诱发电位及面神经监测在经由桥小脑角进入颅后窝的手术中有较高价值。视觉诱发电位应用有限，但仍为选择之一。当需要术中脑血管造影时，应准备可透过射线的动脉瘤夹以及荧光显微镜。如果需要 ICG 荧光造影，则应确保显微镜可设定到荧光模式，且手术室支持 ICG 荧光造影。

对于这类动脉瘤患者，手术前最重要的评估是对于受累载瘤动脉解剖的理解。这直接决定了从不同入路夹闭动脉瘤所要面对的风险。

手术入路

大脑后动脉

Zeal 和 Rhoton[21] 关于 PCA 的解剖分段对于理解和定位动脉瘤都有着极其重要的价值，但是这种分段方法无法转化为不同手术入路的工作区域。另外，该解剖分段无法在血管造影上显示和定义。因此，上述的手术学分段应运而生[7]。这一分段能够清晰地在 DSA 上辨认，为手术操作提供了指导（表 57.1）。PCA 各段最佳的手术入路总结在表 57.3。

表 57.3　大脑后动脉各段的手术入路总结

分段	手术入路
S1 段	翼点入路
	眶颧入路
	经颧弓入路
	颞极入路
S2 段	颞下入路
	经侧裂经脉络膜入路
	经皮质经脉络膜入路
S3 段	枕叶纵裂间入路
	幕下小脑上入路
	经天幕小脑上入路

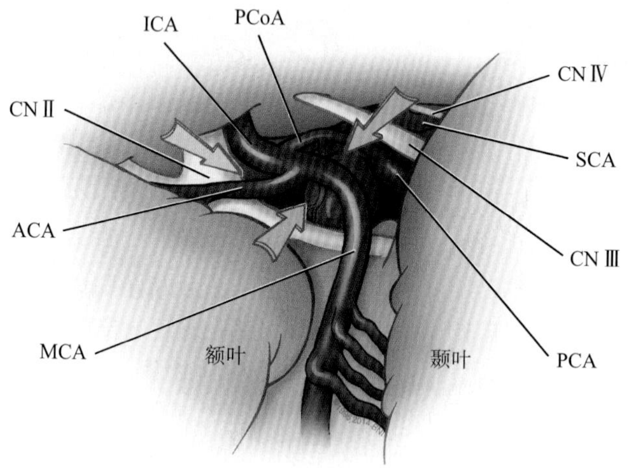

图 57.8　经外侧裂入路暴露的 3 个主要工作间隙。ACA，大脑前动脉；CN，脑神经；ICA，颈内动脉；MCA，大脑中动脉；PCA，大脑后动脉；PCoA，后交通动脉；SCA，小脑上动脉（图片来自 Barrow 神经学研究所）。

S1 段

当术中沿着蝶骨大翼暴露 PCA 的 S1 段时，是否需要磨除眶壁或颧弓取决于动脉瘤头 – 尾向的位置。鞍背后方 5 mm 之内的动脉瘤可以用标准翼点入路暴露。位置较高的动脉瘤需要眶颧截骨术，而位置偏低的动脉瘤需要通过颞极入路或经海绵窦入路暴露。但是，由于 PCA 动脉瘤的操作距离较深，通过改良眶颧入路磨除眶壁及颧弓前部有助于术中增加操作空间[35]。这一改良入路能够使得吸引器、剥离子以及动脉瘤夹置入的角度更为舒适。

对于翼点和眶颧入路来说，患者体位相同。患者平卧于手术床上，头向对侧偏斜 15°~20°。开颅完成后应充分打开外侧裂，为深部分离提供空间，避免牵拉额叶与颞叶。处理基底动脉顶端及 PCA 动脉瘤时，目前普遍行硬膜内磨除前床突，这一操作使得术者能够到达硬膜远环，从而能够更好地控制颈内动脉近端。如果能够很好地控制颈内动脉，就能减少对动眼神经的牵拉。前床突磨除后，就出现了 3 条工作走廊直达基底动脉干以及 PCA（图 57.8）。选择由颈内动脉外侧进入能够获得最佳的工作空间。但是这一间隙需要向外侧牵拉动眼神经以获得更好的暴露。也可选择视神经 – 颈内动脉间隙，但这一空间相较第三间隙来说比较狭小。从颈内动脉分叉部之上进入也是一种选择，但此处穿支众多，应避免损伤这些重要穿支。控制颈内动脉近端后可由之寻找到后交通动脉，然后打开 Liliequist 膜即可暴露 P1–P2 分界处。这时可沿着 PCA 逆向寻找到基底动脉以及分离对侧 PCA。如果需要更多地向下方暴露，则可行后床突切除术，如需要更多暴露，还可磨除鞍背。

颞极入路通过暴露海绵窦扩大入路处理 PCA 动脉瘤，术中通过牵拉颞极，从而避免损伤引流入蝶顶窦的侧裂静脉[36]。开颅时行眶颧截骨术，操作重点是增加从颞极到颅中窝的骨性暴露。将硬膜从颅中窝底上分开，一直到达棘孔。在颅底分离及电凝脑膜中动脉后，将硬膜分离至卵圆孔。硬膜向前内侧分离至脑膜眶动脉，这是眶上裂和圆孔的起始处。硬膜向前外侧分离至视神经管所在的前颅底。然后用磨钻磨平蝶骨嵴和前颅底不规则处、眶顶以及颅中窝。打开视神经管后可行硬膜外前床突切除术。眶上裂作为标记，可见三叉神经第二支从圆孔入颅。所有这些骨性结构的操作是为了在硬膜打开前将颅底暴露清楚。

硬膜外的部分完成后，术者应将视野转回脑膜眶动脉，将其分离后电凝，在眶上裂顶端形成一个硬膜与眼眶周围筋膜之间的平台。解剖这一平台时采用锐性分离，沿着眶上裂穿过圆孔到达卵圆孔的后外方。沿着海绵窦壁向后方抬起硬膜，保留神经鞘和海绵窦包膜完整（图 57.9）。海绵窦的静脉出血可以用止血材料填塞止血。硬膜分离到边的标志是看到卵圆孔处入颅的三叉神经第三支和天幕内侧缘。将天幕内侧切迹沿着三叉神经第三支锐性切开，将其与海绵窦壁分开。如此颞叶已经松动，此处硬膜沿外侧裂锐性分离至视神经，然后向前延伸 2~3 cm。颈内动脉外环从外侧打开以控制动脉近端。然后将外侧裂完全打开，在动眼神经与滑车神经之间将海绵窦打开。这一操作使得动眼神经能够从眶上裂处松解下来（图 57.10）。需要时还可以将后床突甚至鞍背磨除 [36, 37]。利用与翼点入路或眶颧入路相似的间隙可以直达 PCA 的 S1 段。

S2 段

沿蝶骨嵴的手术入路并不适合处理 S2 段 PCA 动脉瘤。相反，这一部位的动脉瘤需要更多外侧方向的暴露。Drake 和 Amacher[6] 使用扩大颞下入路处理 S2 段 PCA 动脉瘤。患者平卧位，头完全偏向外侧。在耳屏前方做一颞部切口，骨窗下缘与颅中窝底齐平。如果需要的话，骨窗的后内侧三角可以切除以增大观察颅后窝的视野。然后打开硬膜，抬起颞叶（图 57.11）。这一操作需要注意的是不要撕破汇入横窦的 Labbe 静脉。从颅中窝底一直解剖至天幕缘后可看到滑车神经。天幕可以切开并电凝获取更多视野观察环池内的 PCA[38]。

由于颞下入路的静脉相关风险以及种种并发症，

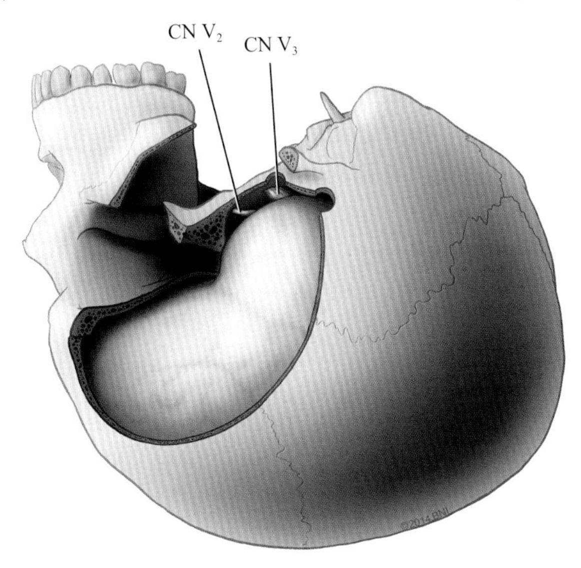

图 57.9　颞极入路中右侧眶颧截骨术及硬膜外操作。CN，脑神经（图片来自 Barrow 神经学研究所）。

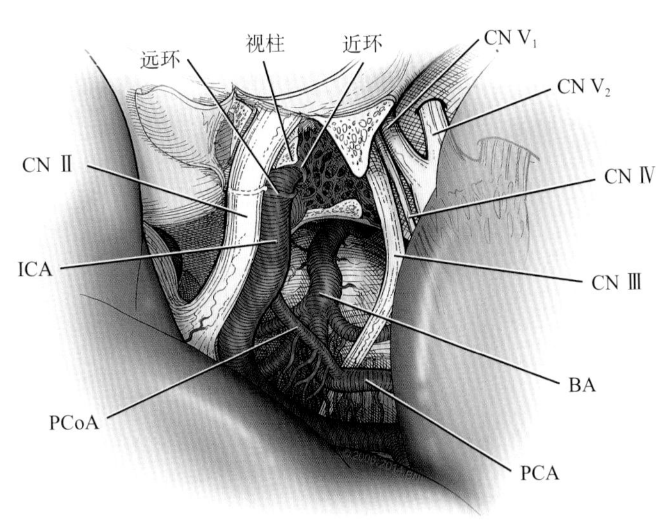

图 57.10　颞极入路所暴露的手术视野。颞叶松解后，切除前后床突使得进入后循环的空间大大增加。BA，基底动脉；CN，脑神经；ICA，颈内动脉；PCA，大脑后动脉；PCoA，后交通动脉（图片来自 Barrow 神经学研究所）。

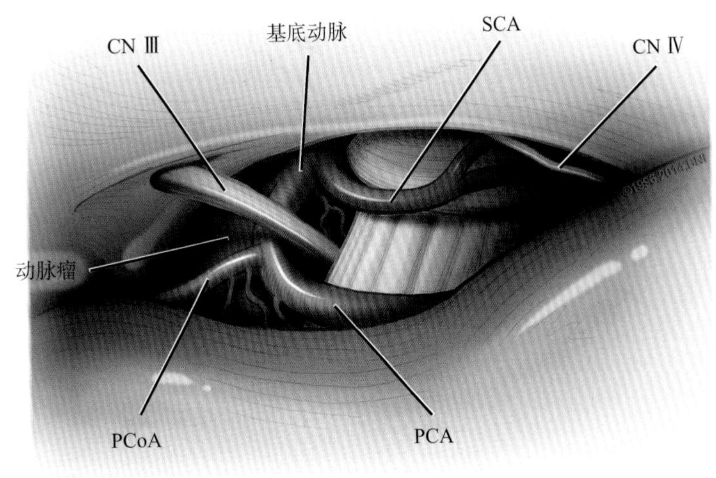

图 57.11　颞下入路所显示的基底动脉尖、PCA 和 SCA。可见基底动脉尖端动脉瘤与动眼神经、后交通动脉和近端 PCA 穿支的关系。CN，脑神经；PCA，大脑后动脉；PCoA，后交通动脉；SCA，小脑上动脉（图片来自 Barrow 神经学研究所）。

经颞叶入路开始流行了起来。经颞叶入路包括了经侧裂经脉络膜入路和经皮质经脉络膜入路（图 57.12）。这些入路最主要的缺点是会对位于颞角壁上的视辐射造成损伤。

经侧裂经脉络膜入路中，患者平卧，头向对侧偏斜约 20°。额颞开颅后暴露外侧裂以及更多的颞叶。侧裂打开的范围从岛阈开始向后方越多越好。仔细解剖大脑中动脉的岛叶分支，电凝颞干表面的软脑膜并锐性剪开。在颞叶皮质上做 2~3 cm 长的造瘘到达侧脑室颞角。辨认脉络膜点后，在海马伞和脉络膜丛之间打开脉络膜裂进入环池。在脉络膜点前方的沟回上打开一个小口子即可进入大脑脚池[39]。

经皮质经脉络膜入路能够避免对于侧裂血管的牵拉操作从而到达环池。皮质造瘘处可位于颞中回、颞下回或沟。开颅范围在颞极后方 3~4 cm，侧脑室位于皮质深面 2.5 cm 左右[39]。进入侧脑室之后与上一入路的操作相同。进入脑室系统后，好的止血方式可以避免脑室内出血和术后脑积水的发生。应避免在海马上过多的操作，以免引起室管膜下出血。脉络膜前动脉应尽量注意保护，以防脑血管痉挛的发生。

S3 段

PCA 的 S3 段主要依靠枕叶纵裂入路暴露。理想的体位是公园长椅位，让患者更加俯卧使得术中硬膜内操作可以获得更多外侧方向的视野。开颅必须包括上矢状窦、横窦以及窦汇区域（图 57.13）。这使得术中能够沿着平行大脑镰和天幕缘的方向打开硬膜，避免牵拉视皮质。从哪一侧进入取决于枕叶下垂后哪一侧的视野更加广阔。可沿大脑镰向下到达天幕切迹，此处可打开四叠体池表面的蛛网膜即可暴露近端 S3 段[40]。在操作中必须辨认并保护大脑内静脉，术前计划应包括如何最小限度地牵拉这些重要的静脉结构。

依据 S3 段病变与天幕切迹的关系，小脑上入路可以作为选择。患者俯卧位头前伸，或是公园长椅位后将颏下收。开颅应暴露同侧横窦与窦汇。分离方向沿着小脑上表面直至天幕切迹。可以切开或者切除天幕换取对动脉瘤更多的暴露[41, 42]。对于显微手术来说，患者的选择和体位对于暴露动脉瘤都是很关键的。术前影像可以显示一些不利的解剖位置，比如陡峭的天

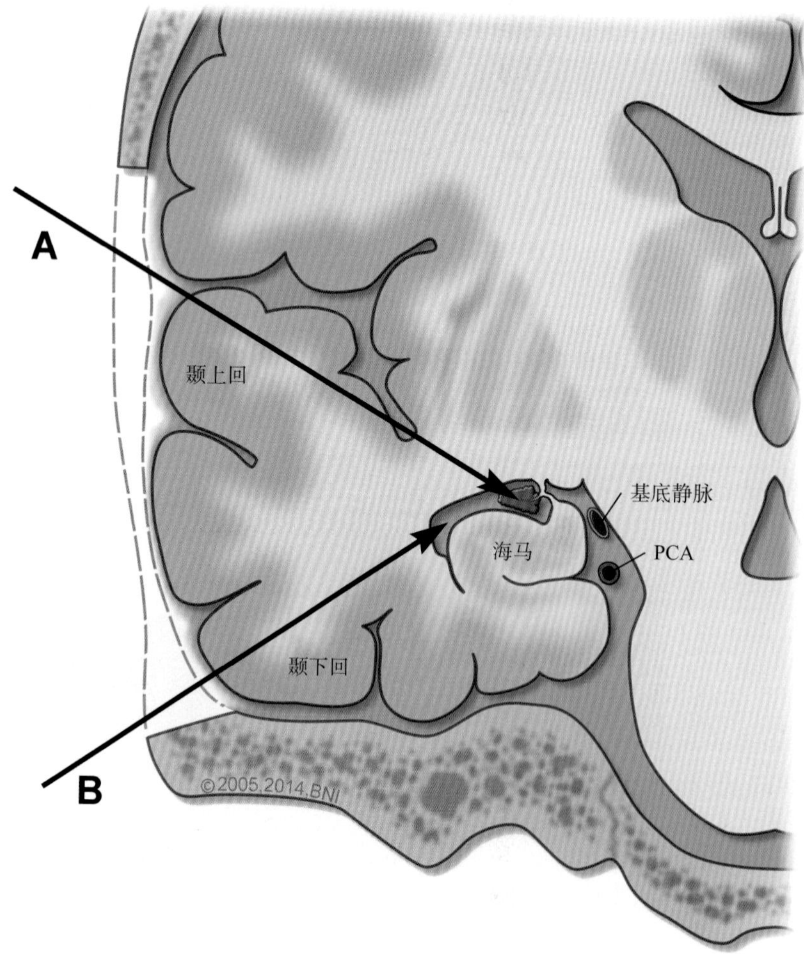

图 57.12 颞叶的冠状位图示，显示了颞角和侧脑室。箭头 A 显示了经外侧裂经脉络膜入路暴露环池内的 PCA 的轨迹，箭头 B 显示了经皮质经脉络膜入路暴露 PCA 的轨迹（图片来自 Barrow 神经学研究所）。

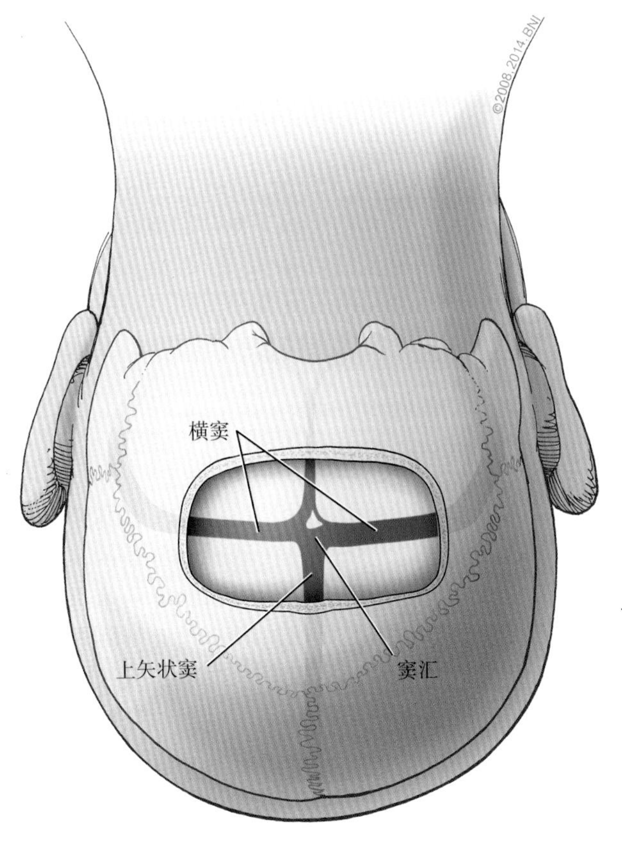

图 57.13　枕叶纵裂间入路骨窗范围如图。清楚地暴露静脉窦可以帮助术者最大限度打开硬膜而避免牵拉功能性皮质（图片来自 Barrow 神经学研究所）。

幕或者偏下的窦汇。

小脑上动脉

小脑上动脉的分段在之前已有列举与总结（图 57.2）。通过单一入路暴露 SCA 的大部分是可行的。天幕上－下乙状窦前入路能够暴露 SCA 的起始部、脑桥中脑外侧部、小脑中脑部以及近端皮质部[43]（图 57.14）。但是这一入路有较高风险影响到同侧颞叶和枕叶的静脉回流。针对某一特定分段的入路能够在提供良好暴露的同时减少风险，这些入路总结在表 57.4。

S1 段

处理 SCA S1 段动脉瘤的入路同近端 PCA 动脉瘤的手术入路。术中需特别注意 SCA 动脉瘤的头尾方向与鞍背的关系。在距离鞍背 5 mm 之内的动脉瘤适合翼点入路、改良眶颧入路或标准眶颧入路。随着动脉瘤位置的降低，手术入路可依据动脉瘤位置做调整。颞极入路合并后床突切除外加鞍背磨除可适用于位置较低、位于 S1–S2 交界处的 SCA 动脉瘤。

表 57.4　小脑上动脉各段的手术入路总结

分段	手术入路
S1 段	翼点入路
	眶颧入路
	颞极入路
S2 段	颞极入路
	颞下入路（伴或不伴岩骨前方切除）
	乙状窦后入路
S3 段	乙状窦后入路
	幕下小脑上入路
S4 段	幕下小脑上入路
	枕叶经天幕入路

S2 段

S2 段 SCA 动脉瘤可使用颞下入路处理，术中往往需要打开后内侧三角。岩骨切除术和天幕的分离可以为术者提供更多动脉瘤尾侧的暴露。S2 段 SCA 也可以使用乙状窦后入路暴露。根据病情以及术者的左右手习惯，可以选择仰卧位和侧卧位。仰卧位是通常暴露术者有利手的对侧。侧卧位时患者颈部活动空间有限，故往往暴露术者有利手的同侧。开颅需要暴露横窦乙状窦交汇处，术者需做好进入乳突气房的预防措施。通常使用骨蜡或自体筋膜、脂肪填塞，外加硬膜封闭来预防术后脑脊液漏。硬膜内分离沿着岩骨－天幕交汇处，术中小心打开三叉神经池的蛛网膜以保护岩上静脉。这一操作可暴露 SCA 外侧脑桥中脑段（S2）以及小脑中脑段（S3）。牵拉开小脑时经常会把引流静脉撕破。这种静脉出血常位于小脑上表面，可用止血材料填塞或是轻压止血。如果岩上静脉显露不佳，可牺牲该静脉，相对静脉相关并发症发生率较低。动脉瘤分离时可尝试撕扯或离断岩上静脉。如有可能应尽量保留第Ⅶ、Ⅷ对脑神经鞘膜完整，以避免脑神经损伤。

S3 和 S4 段

除了乙状窦后入路，想要暴露 S3 和 S4 段 SCA 可使用幕下小脑上入路。患者体位同上所述的 S3 段以上 PCA 动脉瘤。骨窗需要跨过同侧横窦到达窦汇。如有必要，此入路需要向外延伸至中线附近，以暴露小脑上表面和岩骨天幕交界处。这一入路可帮助控制 SCA 远端动脉瘤的近端血供。

如果 S4 段的走行向上，这一部分的 SCA 动脉瘤可以经由枕叶经天幕入路暴露，这一入路尤其适合中线附近病变，如果是外侧皮质段动脉瘤可向对侧天幕及大脑镰增加暴露。如同上述远端 PCA 动脉瘤，患者侧卧位以使脑组织下垂。天幕可切开或部分切除以观察 SCA 的皮质段。

小脑前下动脉

AICA 起源于脑桥前方，与第四脑室外侧孔、小脑脑桥裂、小脑中脚以及小脑岩面关系密切。AICA 的分段在表 57.2 中已列出。AICA 动脉瘤通常按照其与内听道的关系分类。基底 –AICA 交汇处、AICA 分叉处和 AICA–PICA 共干处的动脉瘤称为近端或内听道前段 [44] 动脉瘤。那些在内听道内的动脉瘤又依据其与内听道血管袢的关系细分为各亚类。Ⅰ型动脉瘤完全在内听道之外。Ⅱ型动脉瘤部分在内听道之内。Ⅲ型动脉瘤则完全在内听道之内 [45]。动脉瘤在内听道之内的部分越多，则术中需要磨除更多内听道的骨质，在技术上要求也越高。内听道后段动脉瘤则是远离内听道血管袢。AICA 动脉瘤的手术入路罗列在表 57.5。考虑到 AICA 起源处常发生变异，术前应仔细分析影像以选择入路，尤其是要考虑到动脉瘤的头尾方向与斜坡和中线内、外的关系。

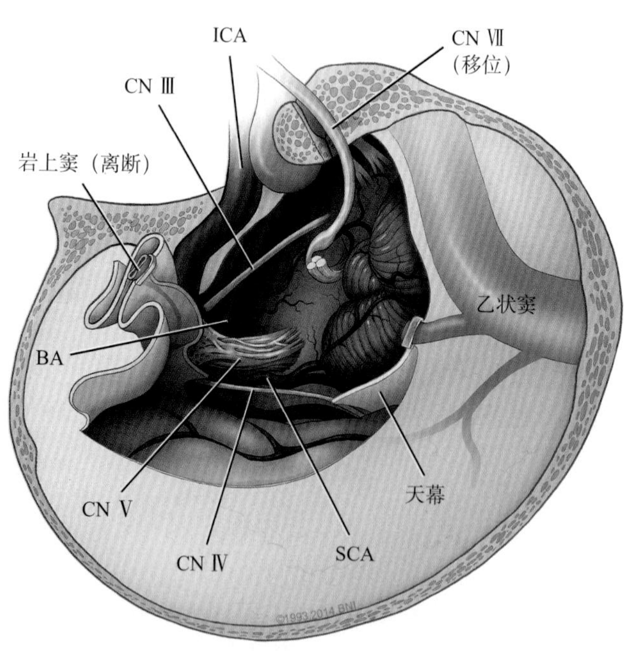

图 57.14　颞下入路联合乙状窦前入路的暴露范围。沿着面神经切除颞骨。前庭蜗神经已移位，岩上窦结扎后将天幕切开。可见基底动脉干、小脑前下方以及 SCA。BA，基底动脉；CN，脑神经；ICA，颈内动脉；SCA，小脑上动脉（图片来自 Barrow 神经学研究所）。

表 57.5　小脑前下动脉各段的手术入路总结

分段	手术入路
内听道前段	经斜坡入路
	翼点或眶颧入路（伴或不伴后床突切除）
	颞下入路（伴或不伴天幕切除术）
内听道段	经迷路入路
	乙状窦后入路
	联合乙状窦前入路
内听道后段	乙状窦后入路
	远外侧入路

起源于中线附近基底动脉的 AICA 动脉瘤可用斜坡入路。这一经斜坡入路在基底动脉瘤的章节已有阐述，适合于那些联合颞下 – 乙状窦后入路无法暴露的病变。患者取仰卧位，做一经典外侧鼻切开术，鼻中隔向外翻转。沿蝶窦中线切开获取到达斜坡的空间。鼻中隔带蒂筋膜瓣是很好的颅底重建材料。用高速磨钻可磨开斜坡，直达基底动脉干 [46]。斜坡切除的外界为位于上方的颈内动脉，下界为舌下神经。切开硬膜时应避免基底动脉和动脉瘤的损伤。局限性的硬膜电凝和硬膜瓣的使用可以避免脑脊液漏。

对于那些位于斜坡较高位置的 AICA 动脉瘤来说，翼点、眶颧和颞下入路均可选择。翼点和眶颧入路中需要切除后床突，而颞下入路中往往需要切除岩骨。这些入路在上述 PCA 动脉瘤中都有介绍。

在某些病例中，内听道前段和内听道段的 AICA 动脉瘤也可用颞下 – 乙状窦前入路处理（图 57.14）。患者仰卧位、肩侧转，或是处于公园长椅位。做一乳突后直切口向头侧延伸，然后向前方转弯，以提供充分的暴露。利用磨钻和铣刀，打开 Trautmann 三角。如果需要经乙状窦入路，则骨窗范围要向后延伸至乙状窦后的硬膜。颞下入路开颅完成后，硬膜向前打开至乙状窦，向上至窦脑膜角。结扎岩上窦，小心切开天幕，以免损伤滑车神经 [47]。这一入路提供了充分的视野观察 AICA 的内听道前段和内听道段。如果不需要颞下入路，单纯乙状窦前入路或经迷路入路就能处理内听道段的 AICA 动脉瘤。

内听道后段的 AICA 动脉瘤可以通过乙状窦后入路或远外侧入路到达（图 57.15）。乙状窦后入路如前所述。远外侧入路可以通过打开枕骨大孔和分离乙状窦直至颈静脉球来扩大乙状窦后入路的骨窗。术中务必辨别枕下三角内的椎动脉硬膜外段。部分切除枕

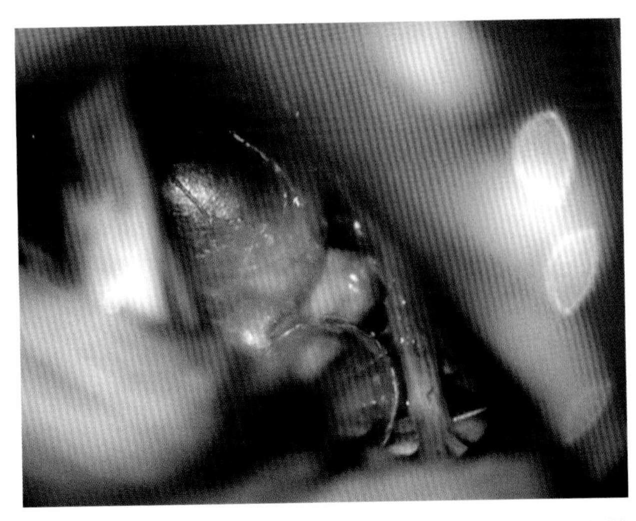

图 57.15　小脑前下动脉瘤术中影像。吸引器右侧可见展神经，更浅面可见前庭蜗神经与面神经（图片来自 Barrow 神经学研究所）。

髁和颈静脉结节就完成了极外侧经髁下经颈静脉结节（ELITE）的暴露，并且在术中提供了枕骨大孔水平前方更多的暴露。

显微操作技巧

现代显微血管神经外科较基本的开颅术来说需要更多精密的器械。最重要的是手术室显微镜系统。熟练掌握这些工具对于手术的安全性和有效性来说至关重要。神经导航及术中荧光造影等新技术的加入要求神经外科医师不仅需要学会使用它们，更需要理解其工作原理。这些工具的记录功能也日益强大，高分辨率及三维视频在住院医师带教以及继续教育中发挥了很大作用。尽管对于这些工具的探讨并不是本章的重点，但是对于神经血管外科手术来说，术前能够对于这些工具有充分的准备和深刻的认识是非常关键的。

关于 PCA、SCA 和 AICA 动脉瘤的手术入路之前已详述。暴露动脉瘤后有一些基本的操作准则需要遵守。只要在允许的情况下，尽量使用锐性分离解剖动脉瘤周边结构，这样可以避免牵拉血凝块，减少对于动脉瘤顶端蛛网膜粘连的牵拉，减少动脉瘤破裂的发生。所有操作中最先应控制近端血供，破裂动脉瘤尤其如此。

通过近端血管容易找到动脉瘤颈。一旦动脉瘤颈确认，下一步通常是找寻流出动脉，而不是继续冒险分离动脉瘤。在确认远端和近端解剖后，才开始仔细分离动脉瘤，需要特别保护分支和穿支血管。在未破裂动脉瘤中，最好在夹闭之前能够最大限度暴露动脉瘤周边解剖以获取良好视野。对于破裂动脉瘤来说，往往无法在动脉瘤不再破的情况下分离周边解剖。因此，术者应对术前影像有一个良好的理解。这使得术者能够减少动脉瘤附近的操作，并能够安全地夹闭动脉瘤。术前影像还可以帮助预测动脉瘤夹重塑的情况。但是动脉瘤越大，在动脉瘤夹闭的同时保持载瘤动脉通畅就越困难。多个夹子并联夹闭的例子之前已经提及，夹闭动脉瘤时需要保持一定的灵活性以取得最佳的疗效。

血管重建

大型或梭形 PCA 近端动脉瘤往往不适合直接夹闭。在这些动脉瘤壁上经常会有分支血管出现，试图夹闭或动脉瘤塑形可能导致脑干或丘脑后部梗死。这种情况是 EC–IC 搭桥和 IC–IC 搭桥手术的适应证 [48, 49]。远端搭桥后近端动脉瘤夹闭使得穿支血管能够得到逆向的血供，抵抗正向的血流，降低动脉瘤破裂的风险。多条供血动脉可用于 PCA 的血管重建，包括颞浅动脉（STA）、颈内动脉、大脑中动脉、SCA 侧侧吻合以及上颌动脉 [50–54]。供血动脉为大脑中动脉，颈内动脉和上颌动脉的桥血管可采用桡动脉或大隐静脉。血管吻合通常采用 9–0 或 10–0 尼龙线进行连续或间断缝合（关于各种血管吻合的具体操作技巧已在前面章节中阐述）。更远端且无法夹闭的 PCA 动脉瘤采用近端夹闭的方法处理。PCA 供血区侧支循环丰富，在近端夹闭的 PCA 动脉瘤患者中偏盲发生率为 10%~20%[55]。PCA 夹闭的位置越深，发生术后偏盲的概率越大。PCA 供应颞叶后下方的部分有极其重要的侧支循环，在此位置以上闭塞 PCA 有更高的概率发生术后视野缺损。枕动脉 – 远端 PCA 搭桥手术并发症率较高，目前暂不推荐 [55]。

无法直接夹闭的近端 SCA 动脉瘤也可行血管重建。一般来说，SCA 比 PCA 的侧支循环条件更好，术中可行孤立动脉瘤或直接近端夹闭处理这类动脉瘤。但是在 80% 的患者中 SCA 发出脑干穿支血管。当考虑孤立动脉瘤或直接近端夹闭时，应当仔细解剖载瘤动脉是否有重要穿支存在，并做好血管搭桥的准备。因为考虑到梗死风险而在术前就计划血管搭桥来处理近端 SCA 动脉瘤也是合理的。一项尸体解剖研究发现 SCA 的管径较 PCA 更小，平均 1.38 mm[56]。考虑到 SCA 管径较小，桥血管通常采用颞浅动脉。但是其他的供体血管也可用于 SCA 搭桥。目前认为应少用较大的供体血管，而大隐静脉和桡动脉都可以用

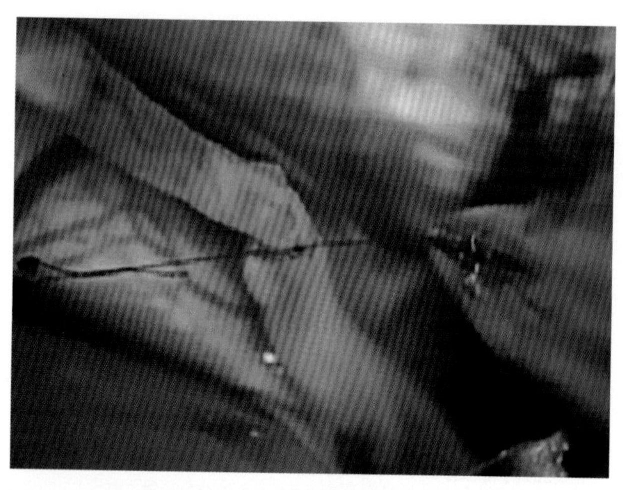

图 57.16　颞浅动脉（STA）端端吻合至小脑上动脉（SCA）的术中影像。STA 为左侧靠上的动脉，SCA 为右侧靠下的动脉。吻合由 10-0 尼龙线完成。

于 SCA 的血管吻合[57]。另外，双侧 PCA 侧侧吻合也是血管重建的一种选择。

AICA 动脉的血管吻合支非常丰富，因此这一区域的血管很少需要搭桥。但是当 AICA 供应区域超过正常范围时可考虑枕动脉搭桥[58]。

预后

后循环动脉瘤在技术上充满挑战性，需要多学科神经血管团队的支持。技术和材料的不断发展使得神经介入科医师能够不断挑战各种高难度动脉瘤。这一大环境要求接受显微手术的患者的预后能够媲美甚至超越介入组的病例的预后。PCA、SCA 和 AICA 动脉瘤的手术组病例预后情况见表 57.6。

表 57.6　PCA、SCA 和 AICA 动脉瘤手术患者预后情况

研究、时间	SAH（%）	预后良好（%）	预后不佳（%）	死亡（%）
大脑后动脉				
Drake 和 Amacherl，1969[6]	8/8（100）	6/8（75）	2/8（25）	1/8（12.5）
Chang 等，1986	8/10（80）	6/10（60）	4/10（40）	2/10（20）
Sakata 等，1993[59]	8/10（80）	7/10（70）	3/10（30）	1/10（10）
Kitazawa 等，2001[60]	5/11（45.5）	10/11（90.9）	1/11（9.1）	0/11
Taylor 等，2003[27]	12/30（40）	24/30（80）	6/30（20）	1/30（3.3）
Honda 等，2004[23]	5/7（71 .4）	4/7（57.1）	3/7（42.9）	0/7
Hamada 等，2005[3]	15/18（83 .3）	12/18（66.7）	6/18（33.3）	3/18（16.7）
Sanai 等，2008[9]	–	16/22（72.7）	6/22（27.3）	2/22（9.1）
小脑上动脉				
Peerless 等，1996[62]	–	9/10（90）	1/10（10）	1/10（10）
Sanai 等，2008[9]	–	15/22（68.2）	7/22（31.8）	2/22（9.1）
Jin 等，2012[28]	8/12（66.7）	8/12（66.7）	4/12（33.3）	0/12
小脑前下动脉				
Gonzalez 等，2004[63]	21/34（61.8）	22/34（64.7）	12/34（35.3）	2/34（5.9）
Sanai 等，2008[9]	–	6/8（75）	2/8（25）	0/8
Li 等，2012[64]	5/6（83.3）	6/6（100）	0/6	0/6
Tokimura 等，2012[12]	7/8（87.5）	6/8（75）	2/8（25）	0/8

注：PCA，大脑后动脉；SCA，小脑上动脉；AICA，小脑前下动脉；SAH，蛛网膜下腔出血；–，数据未知。

关于 PCA 动脉瘤预后的研究从 1969—2005 年均有发表。对于良好预后的定义各研究间不尽相同。但一般来说，患者术后仅需要微小帮助或不需帮助即可回归正常生活，可归入此类。通常来说预后良好定义为 GOS 评分 4~5 分。接受显微手术的 116 例 PCA 患者中预后良好的有 85 例（73.3%）。在伴蛛网膜下腔出血的 94 例患者中 61 例预后良好（65%），这更令人印象深刻。116例接受显微手术的PCA患者中31例（26.7%）

预后不良，10 例（8.6%）患者死亡[3, 6, 9, 22, 23, 27, 59, 60]。

既往文献中接受显微手术的 44 例 SCA 动脉瘤患者中 32 例（72.7%）预后良好，见表 57.6。死亡率为 6.8%，不良预后有 12 例（27.3%）[9, 28, 61, 62]。56 例 AICA 动脉瘤患者中 40 例（71.4%）预后良好，16 例（28.6%）预后不良，1 例（3.6%）死亡[9, 12, 63, 64]。根据文献复习与长期手术经验，Sanai 等[9]推荐显微手术作为 SCA、P1 段 PCA 和远端 AICA 动脉瘤的一线治疗，作为 P2 段 PCA 和近端 AICA 动脉瘤的二线治疗。

治疗决策

如何选择动脉瘤的治疗方式原因不尽相同，与动脉瘤是否破裂相关。破裂动脉瘤自然史不佳，治疗应更偏激进。但对于患有严重合并症或神经功能极差的患者应较为缓和。但是，破裂动脉瘤患者需要神经血管团队的动态评估。

有几项随机对照研究试图比较夹闭手术与介入栓塞在治疗动脉瘤时的优劣，但没有一项研究表明两者在长期预后上存在显著性差异[65–67]。在动脉瘤的闭塞率上，文献报道 50%~60% 的介入治疗患者完全栓塞[67–69]。然而，显微手术的闭塞率达到 80%，甚至 90%。另外，几个大的医学中心报道介入栓塞的复发率达到 26%~33%[70–72]。尽管部分栓塞和复发动脉瘤的破裂率较低。但是在同行评议的文献中，这一比例又比接受显微手术的患者要高。

几个重要因素决定了动脉瘤的治疗时机。根据 ISUIA 的报道，年龄大于 50 岁，动脉瘤直径＞ 12 mm 和后循环动脉瘤的患者具有较大风险，发生预后不良可能性大[69]。对于介入患者来说，那些动脉瘤＞ 12 mm 和位于后循环的患者相较动脉瘤＜ 12 mm 和位于前循环的患者预后更差。显然，对于大型的后循环动脉瘤目前暂无理想的治疗方式。因此，对于后循环动脉瘤患者需要多学科合作的神经血管团队进行评估。

文献中已报道联合入路治疗复杂颅内动脉瘤。对于所有动脉瘤来说，利用联合入路治疗颅内动脉瘤可使预后良好的比例大于 80%[73, 74]。

结论

PCA、SCA 和 AICA 动脉瘤需要个性化的治疗。熟悉各分段的解剖和穿支情况、血管吻合情况使得神经外科医师能够选择正确的入路与手术方式。搭桥手术需要对术前影像做更深入的分析，供血动脉的选择需依靠不断积累经验。表现为蛛网膜下腔出血的动脉瘤患者需要更为激进的治疗策略。未破裂动脉瘤患者治疗前需评估患者的年龄、症状、动脉瘤大小、动脉瘤形态、家族史以及合并症等情况。既往文献表明在 PCA、SCA 和 AICA 动脉瘤中介入治疗和手术夹闭并无明显差异。这一复杂的病变需要多学科合作的神经血管团队进行评估，治疗策略中需包含联合入路。

参·考·文·献

[1] Chang HS, Fukushima T, Miyazaki S, Tamagawa T. Fusiform posterior cerebral artery aneurysm treated with excision and end-to-end anastomosis. Case report. J Neurosurg 1986;64:501–504

[2] Locksley HB. Natural history of subarachnoid hemorrhage, intracranial aneurysms and arteriovenous malformations. Based on 6368 cases in the cooperative study. J Neurosurg 1966;25:219–239

[3] Hamada J, Morioka M, Yano S, Todaka T, Kai Y, Kuratsu J. Clinical features of aneurysms of the posterior cerebral artery: a 15-year experience with 21 cases. Neurosurgery 2005;56:662–670, discussion 662–670

[4] McCormick WF, Nofzinger JD. Saccular intracranial aneurysms: An autopsy study. J Neurosurg 1965;22:155–159

[5] Gerber CJ, Neil-Dwyer G, Evans BT. An alternative surgical approach to aneurysms of the posterior cerebral artery. Neurosurgery 1993;32:928–931, discussion 931

[6] Drake CG, Amacher AL. Aneurysms of the posterior cerebral artery. J Neurosurg 1969;30:468–474

[7] Seoane ER, Tedeschi H, de Oliveira E, Siqueira MG, Calderón GA, Rhoton AL Jr. Management strategies for posterior cerebral artery aneurysms: a proposed new surgical classification. Acta Neurochir (Wien) 1997;139:325–331

[8] Rodríguez-Hernández A, Zador Z, Rodríguez-Mena R, Lawton MT. Distal aneurysms of intracranial arteries: application of numerical nomenclature, predilection for cerebellar arteries, and results of surgical management. World Neurosurg 2013;80:103–112

[9] Sanai N, Tarapore P, Lee AC, Lawton MT. The current role of microsurgery for posterior circulation aneurysms: a selective approach in the endovascular era. Neurosurgery 2008;62:1236–1249, discussion 1249–1253

[10] Peluso JP, van Rooij WJ, Sluzewski M, Beute GN. Superior cerebellar artery aneurysms: incidence, clinical presentation and midterm outcome of endovascular treatment. Neuroradiology 2007;49:747–751

[11] Zager EL, Shaver EG, Hurst RW, Flamm ES. Distal anterior inferior cerebellar artery aneurysms. Report of four cases. J Neurosurg 2002;97:692–696

[12] Tokimura H, Ishigami T, Yamahata H, et al. Clinical presentation and treatment of distal anterior inferior cerebellar artery aneurysms. Neurosurg Rev 2012;35:497–503, discussion 503–504

[13] Kathuria S, Chen J, Gregg L, Parmar HA, Gandhi D. Congenital arterial and venous anomalies of the brain and skull base. Neuroimaging Clin N Am 2011;21:545–562, vii vii

[14] Abrahams JM, Hurst RW, Bagley LJ, Zager EL. Anterior choroidal artery supply to the posterior cerebral artery distribution:

embryological basis and clinical implications. Neurosurgery 1999;44:1308–1314
[15] Rhoton AL Jr. The cerebellar arteries. Neurosurgery 2000;47(3, Suppl): S29–S68
[16] Hardy DG, Peace DA, Rhoton AL Jr. Microsurgical anatomy of the superior cerebellar artery. Neurosurgery 1980;6:10–28
[17] Teal JS, Rumbaugh CL, Bergeron RT, Scanlan RL, Segall HD. Persistent carotid-superior cerebellar artery anastomosis: a variant of persistent trigeminal artery. Radiology 1972;103:335–341
[18] Shoja MM, Loukas M, Tubbs RS, D'Antoni A, DiLandro A, Curé JK. An aberrant cerebellar artery originating from the internal carotid artery. Surg Radiol Anat 2012;34:285–288
[19] Baskaya MK, Coscarella E, Jea A, Morcos JJ. Aneurysm of the anterior inferior cerebellar artery-posterior inferior cerebellar artery variant: case report with anatomical description in the cadaver. Neurosurgery 2006;58: E388, discussion E388
[20] Cobb SR, Hieshima GB, Mehringer CM, Grinnell VS, Pribram HW. Persistent trigeminal artery variant. Carotid-anterior inferior cerebellar artery anastomosis. Surg Neurol 1983;19:263–266
[21] Zeal AA, Rhoton AL Jr. Microsurgical anatomy of the posterior cerebral artery. J Neurosurg 1978;48:534–559
[22] Chang HS, Fukushima T, Takakura K, Shimizu T. Aneurysms of the posterior cerebral artery: report of ten cases. Neurosurgery 1986;19:1006–1011
[23] Honda M, Tsutsumi K, Yokoyama H, Yonekura M, Nagata I. Aneurysms of the posterior cerebral artery: retrospective review of surgical treatment. Neurol Med Chir (Tokyo) 2004;44:164–168, discussion 169
[24] Zhang C, Chen H, Bai R. Traumatic aneurysm on the posterior cerebral artery following blunt trauma in a 14-year-old girl: case report. Neuropediatrics 2011;42:204–206
[25] Paiva WS, Andrade AF, Sterman Neto H, de Amorim RL, Caldas JG, Teixeira MJ. Traumatic pseudoaneurysm of the superior cerebellar artery. J Trauma Acute Care Surg 2012;72:E115
[26] Taqi MA, Lazzaro MA, Pandya DJ, Badruddin A, Zaidat OO. Dissecting aneurysms of posterior cerebral artery: clinical presentation, angiographic findings, treatment, and outcome. Front Neurol 2011;2:38
[27] Taylor CL, Kopitnik TA Jr, Samson DS, Purdy PD. Treatment and outcome in 30 patients with posterior cerebral artery aneurysms. J Neurosurg 2003;99:15–22
[28] Jin SC, Park ES, Kwon H, et al. Endovascular and microsurgical treatment of superior cerebellar artery aneurysms. J Cerebrovasc Endovasc Neurosurg 2012;14:29–36
[29] Sherman DG, Salmon JH. Ocular bobbing with superior cerebellar artery aneurysm. Case report. J Neurosurg 1977;47:596–598
[30] Johnson JH Jr, Kline DG. Anterior inferior cerebellar artery aneurysms. Case report. J Neurosurg 1978;48:455–460
[31] Prestigiacomo CJ, Sabit A, He W, Jethwa P, Gandhi C, Russin J. Three dimensional CT angiography versus digital subtraction angiography in the detection of intracranial aneurysms in subarachnoid hemorrhage. J Neurointerv Surg 2010;2:385–389
[32] Thaker NG, Turner JD, Cobb WS, et al. Computed tomographic angiography versus digital subtraction angiography for the postoperative detection of residual aneurysms: a single-institution series and meta-analysis. J Neurointerv Surg 2012;4:219–225
[33] Sarkar A, Link MJ. Distal anterior inferior cerebellar artery aneurysm masquerading as a cerebellopontine angle tumor: case report and review of literature. Skull Base 2004;14:101–106, discussion 106–107
[34] Zotta DC, Stati G, De Paulis D, Galzio RJ. Intrameatal aneurysm of the anterior inferior cerebellar artery. J Clin Neurosci 2011;18:561–563
[35] Lemole GM Jr, Henn JS, Zabramski JM, Spetzler RF. Modifications to the orbitozygomatic approach. Technical note. J Neurosurg 2003;99:924–930
[36] Day JD, Giannotta SL, Fukushima T. Extradural temporopolar approach to lesions of the upper basilar artery and infrachiasmatic region. J Neurosurg 1994;81:230–235
[37] Krisht AF. Transcavernous approach to diseases of the anterior upper third of the posterior fossa. Neurosurg Focus 2005;19:E2
[38] Gonzalez LF, Min-Hanjani S, Bambakidis NC, Spetzler RF. Skull base approaches to the basilar artery. Neurosurg Focus 2005;19:3
[39] Ikeda K, Shoin K, Mohri M, Kijima T, Someya S, Yamashita J. Surgical indications and microsurgical anatomy of the transchoroidal fissure approach for lesions in and around the ambient cistern. Neurosurgery 2002;50:1114–1119, discussion 1120
[40] Chi JH, Lawton MT. Posterior interhemispheric approach: surgical technique, application to vascular lesions, and benefits of gravity retraction. Neurosurgery 2006;59(1, Suppl 1):ONS41–ONS49, discussion ONS41–ONS49
[41] Yonekawa Y, Imhof HG, Taub E, et al. Supracerebellar transtentorial approach to posterior temporomedial structures. J Neurosurg 2001;94:339–345
[42] de Oliveira JG, Párraga RG, Chaddad-Neto F, Ribas GC, de Oliveira EP. Supracerebellar transtentorial approach-resection of the tentorium instead of an opening-to provide broad exposure of the mediobasal temporal lobe: anatomical aspects and surgical applications: clinical article. J Neurosurg 2012;116:764–772
[43] Rodríguez-Hernández A, Rhoton AL Jr, Lawton MT. Segmental anatomy of cerebellar arteries: a proposed nomenclature. Laboratory investigation. J Neurosurg 2011;115:387–397
[44] Bambakidis NC, Manjila S, Dashti S, Tarr R, Megerian CA. Management of anterior inferior cerebellar artery aneurysms: an illustrative case and review of literature. Neurosurg Focus 2009;26:E6
[45] Yamakawa H, Hattori T, Tanigawara T, Sahashi Y, Ohkuma A. Intracanalicular aneurysm at the meatal loop of the distal anterior inferior cerebellar artery: a case report and review of the literature. Surg Neurol 2004;61:82–88, discussion 88
[46] Ogilvy CS, Barker FG II, Joseph MP, Cheney ML, Swearingen B, Crowell RM. Transfacial transclival approach for midline posterior circulation aneurysms. Neurosurgery 1996;39:736–741, discussion 742
[47] Bambakidis NC, Gonzalez LF, Amin-Hanjani S, et al. Combined skull base approaches to the posterior fossa. Technical note. Neurosurg Focus 2005;19:E8
[48] Kalani MY, Ramey W, Albuquerque FC, et al. Revascularization and aneurysm surgery: techniques, indications, and outcomes in the endovascular era. Neurosurgery 2014;74:482–497, discussion 497–498
[49] Kalani MYS, Elhadi AM, Ramey W, et al. Revascularization and pediatric aneurysm surgery. J Neurosurg Pediatr 2014;13:641–646
[50] Russell SM, Post N, Jafar JJ. Revascularizing the upper basilar circulation with saphenous vein grafts: operative technique and lessons learned. Surg Neurol 2006;66:285–297
[51] Zador Z, Lu DC, Arnold CM, Lawton MT. Deep bypasses to the distal posterior circulation: anatomical and clinical comparison of pretemporal and subtemporal approaches. Neurosurgery 2010;66:92–100, discussion 100–101
[52] Rodríguez-Hernández A, Huang C, Lawton MT. Superior cerebellar arteryposterior cerebral artery bypass: in situ bypass for posterior cerebral artery revascularization. J Neurosurg 2013;118:1053–1057
[53] Shi X, Qian H, K C KI, Zhang Y, Zhou Z, Sun Y. Bypass of the maxillary to proximal middle cerebral artery or proximal posterior cerebral artery with radial artery graft. Acta Neurochir (Wien) 2011;153:1649–1655, discussion 1655
[54] Vishteh AG, Smith KA, McDougall CG, Spetzler RF. Distal posterior cerebral artery revascularization in multimodality management of complex peripheral posterior cerebral artery aneurysms: technical case report. Neurosurgery 1998;43:166–170
[55] Chang SW, Abla AA, Kakarla UK, et al. Treatment of distal posterior cerebral artery aneurysms: a critical appraisal of the occipital artery-to-posterior cerebral artery bypass. Neurosurgery

2010;67:16–25, discussion 25–26
[56] Garcia-Gonzalez U, Cavalcanti DD, Agrawal A, Spetzler RF, Preul MC. Anatomical study on the "perforator-free zone": reconsidering the proximal superior cerebellar artery and basilar artery perforators. Neurosurgery 2012;70:764–772, discussion 771–772
[57] Marhold F, Rosen CL. Novel technique to improve vessel mismatch when using saphenous vein bypass grafts for intracranial revascularization procedures. J Neurosurg 2010;112:1227–1231
[58] Fujimura M, Inoue T, Shimizu H, Tominaga T. Occipital artery-anterior inferior cerebellar artery bypass with microsurgical trapping for exclusively intra-meatal anterior inferior cerebellar artery aneurysm manifesting as subarachnoid hemorrhage. Case report. Neurol Med Chir (Tokyo) 2012;52:435–438
[59] Sakata S, Fujii K, Matsushima T, et al. Aneurysm of the posterior cerebral artery: report of eleven cases—surgical approaches and procedures. Neurosurgery 1993;32:163–167, discussion 167–168
[60] Kitazawa K, Tanaka Y, Muraoka S, et al. Specific characteristics and management strategies of cerebral artery aneurysms: report of eleven cases. J Clin Neurosci 2001;8:23–26
[61] Wilkins RH, Rengachary SS. Neurosurgery. New York: McGraw-Hill; 1996
[62] Peerless S, Hernesniemi JA, Drake C. Posterior circulation aneurysms. In: Wilkins R, Rengachary SS, eds. Neurosurgery. New York: McGraw-Hill; 1996:2341–2356
[63] Gonzalez LF, Alexander MJ, McDougall CG, Spetzler RF. Anteroinferior cerebellar artery aneurysms: surgical approaches and outcomes—a review of 34 cases. Neurosurgery 2004;55:1025–1035
[64] Li X, Zhang D, Zhao J. Anterior inferior cerebellar artery aneurysms: six cases and a review of the literature. Neurosurg Rev 2012;35:111–119, discussion 119
[65] Koivisto T, Vanninen R, Hurskainen H, Saari T, Hernesniemi J, Vapalahti M. Outcomes of early endovascular versus surgical treatment of ruptured cerebral aneurysms. A prospective randomized study. Stroke 2000;31:2369–2377
[66] Molyneux AJ, Kerr RS, Birks J, et al. ISAT Collaborators. Risk of recurrent subarachnoid haemorrhage, death, or dependence and standardised mortality ratios after clipping or coiling of an intracranial aneurysm in the International Subarachnoid Aneurysm Trial (ISAT): long-term follow-up. Lancet Neurol 2009;8:427–433
[67] Spetzler RF, McDougall CG, Albuquerque FC, et al. The Barrow Ruptured Aneurysm Trial: 3-year results. J Neurosurg 2013;119:146–157
[68] Molyneux A, Kerr R, Stratton I, et al. International Subarachnoid Aneurysm Trial (ISAT) Collaborative Group. International Subarachnoid Aneurysm Trial (ISAT) of neurosurgical clipping versus endovascular coiling in 2143 patients with ruptured intracranial aneurysms: a randomised trial. Lancet 2002;360:1267–1274
[69] Wiebers DO, Whisnant JP, Huston J III, et al. International Study of Unruptured Intracranial Aneurysms Investigators. Unruptured intracranial aneurysms: natural history, clinical outcome, and risks of surgical and endovascular treatment. Lancet 2003;362:103–110
[70] Piotin M, Spelle L, Mounayer C, et al. Intracranial aneurysms: treatment with bare platinum coils—aneurysm packing, complex coils, and angiographic recurrence. Radiology 2007;243:500–508
[71] Raymond J, Guilbert F, Weill A, et al. Long-term angiographic recurrences after selective endovascular treatment of aneurysms with detachable coils. Stroke 2003;34:1398–1403
[72] Murayama Y, Nien YL, Duckwiler G, et al. Guglielmi detachable coil embolization of cerebral aneurysms: 11 years' experience. J Neurosurg 2003;98:959–966
[73] Ponce FA, Albuquerque FC, McDougall CG, Han PP, Zabramski JM, Spetzler RF. Combined endovascular and microsurgical management of giant and complex unruptured aneurysms. Neurosurg Focus 2004;17:E11
[74] Lawton MT, Quinones-Hinojosa A, Sanai N, Malek JY, Dowd CF. Combined microsurgical and endovascular management of complex intracranial aneurysms. Neurosurgery 2003;52:263–274, discussion 274–275

第58章

椎基底循环动脉瘤的血管内治疗

Daniel W. Zumofen, Eytan Raz, Maksim Shapiro, Tibor Becske, Peter Kim Nelson, and Howard A. Riina

椎基底循环动脉瘤占颅内动脉瘤的 8%~15%。其中基底动脉顶端动脉瘤是目前最大的亚组，占 51%[1]。较高的破裂倾向是后循环动脉瘤的一个特征。对直径＜ 7 mm 的动脉瘤，5 年累积破裂风险为 2.5%，而对于直径≥ 7 mm 的动脉瘤则为 15%[2]。椎基底循环动脉瘤一旦破裂，预后很差，48 小时内生存率仅为 32%[3]。

囊状椎基底循环动脉瘤发生的原因可能是高血压导致的慢性应激，或因环境因素如吸烟所致。相反，梭形动脉瘤是一个复杂的形状各异的动脉壁病变，体现了病因学和临床表现的多样性。病理解剖学和临床证据都提示此类患者更易发生出血或急性缺血事件 [4]。然而，大多数患者因偶然或缺血性脑卒中或占位效应到医院就诊发现动脉瘤。此类动脉瘤涵盖范围广，包括蛇形、复杂及巨大动脉瘤等，常伴部分血栓形成，载瘤动脉壁常受累。

1961 年，C.G.Drake[5] 率先用直接外科手术夹闭的侵袭性治疗方案来治疗椎基底动脉瘤。20 世纪 70 年代后期，M.G.Yasargil 和 P.Donaghy 将外科显微镜首次应用到神经外科手术中，极大地推进了手术效果。从 1990 年起，血管内技术逐渐成为另一种有力的治疗方案。在过去十年，一些大型临床试验结果支持血管内治疗的应用 [6]。目前，血管内治疗已经被很好地用于越来越多的破裂和未破裂后循环动脉瘤治疗中（图 58.1）。

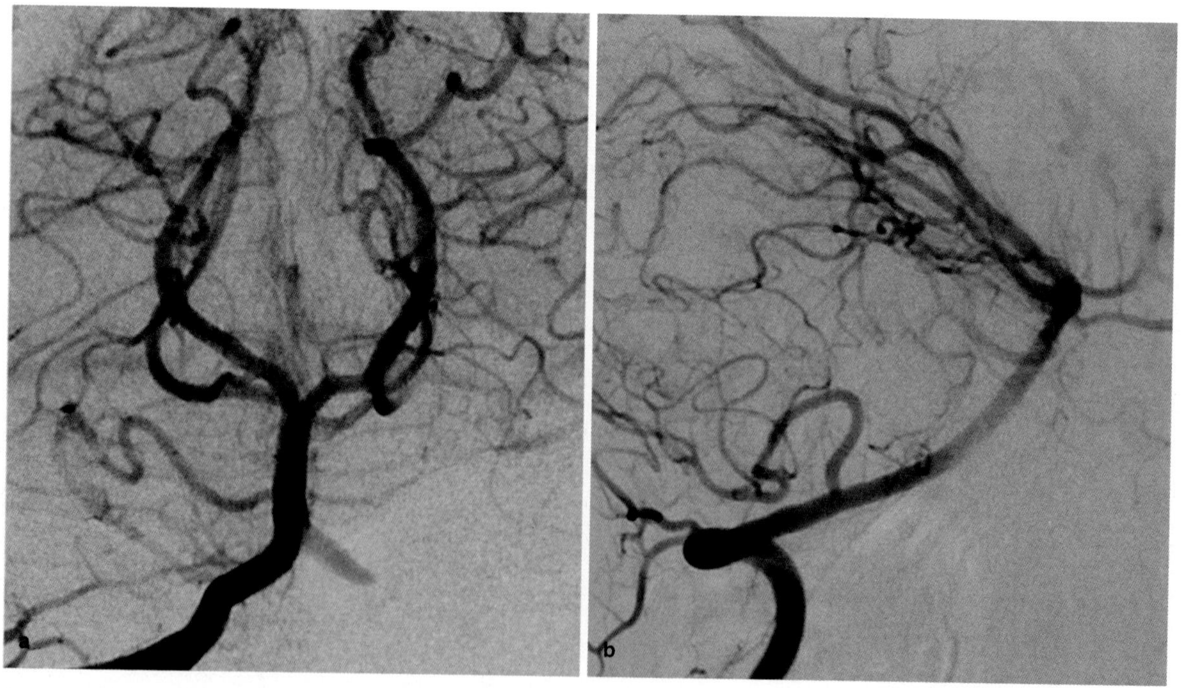

图 58.1　椎基底循环脑血管造影术。右侧椎动脉造影动脉像，矢状位（a）和侧位（b）。可见右侧小脑前下动脉 - 小脑后下动脉。

椎动脉动脉瘤

一对椎动脉起自一系列原始纵向神经动脉之间的纵向连接。椎动脉分为 5 段。V1 段指锁骨下动脉进入第 6 颈椎横突孔的最近段。V2 段指第 6 颈椎横突孔至枢椎横突孔的部分。V3 段指椎动脉绕寰椎侧块上行至颅后窝硬脑膜的枕骨下部分。V4 段指枕骨下硬脑膜环至椎动脉汇合至基底动脉主干处的硬脑膜内部分。

椎动脉发出不同数量的脊柱和颈部分支，这些分支的数量和分布与起自甲状腺颈干和肋颈干的分支（例如根脊动脉、根髓动脉）在血流动力学上达到平衡。在更远端，在椎动脉经过枕骨下硬膜环时，有不同数量的脑膜分支发出（例如脑膜后动脉、小脑镰动脉）。至于硬脑膜下部分，小脑后下动脉和脊髓前动脉是两个比较固定的分支，脊髓后外侧动脉大多不是来自于小脑后下动脉。最终，颅内段椎动脉分出一系列短的脑干穿支供血延髓、橄榄和小脑下脚，还通过脊髓动脉至脊髓颈段上部。

椎动脉动脉瘤占颅内动脉瘤的 5%[7]。起自小脑后下动脉起始部的 Berry 型动脉瘤单独描述（详见后文小脑后下动脉动脉瘤）。夹层是非囊性椎动脉动脉瘤的一个常见的原因。椎动脉夹层或合并扩张（假性动脉瘤）在外伤行影像学检查时偶尔发现，或与结缔组织疾病相关（例如 Ehlers-Danlos 综合征）。临床表现一般包括颈部疼痛。下组脑神经麻痹一般由血肿扩大或假性动脉瘤形成引起的占位效应导致。与颈内动脉夹层不同，椎动脉夹层更多地涉及硬膜内段，因此如果破裂可能造成蛛网膜下腔出血。保守治疗包括抗凝治疗或抗血小板治疗，并结合影像学检查。当出现相关血流狭窄（血流动力学破坏）、症状进展、硬膜内扩张、影像随访假性动脉瘤进展，就应该考虑使用侵袭性治疗策略，包括动脉瘤近端结扎和包裹，或血管内球囊或弹簧圈栓塞[8]。很多外科医生更喜欢血管内治疗牺牲供血动脉，尤其对于老年患者。术前选择性利用脑血管造影术确定对侧供血动脉代偿充分和脊髓前动脉起始部位置（图 58.2）。另一种方案是，利用多孔支架进行血管腔内重建，将血管内膜瓣向外推移，同时保留供血动脉完整（图 58.3）[9]。考虑到内膜过度生长时多孔支架应用有局限性，我们倾向于对一些选择性病例应用少孔支架进行腔内重建。我们常发现占位相关症状可快速缓解，两侧分支得以保留，假性动脉瘤永久闭塞（图 58.4）。

椎动脉夹层动脉瘤破裂需急诊处理，因其再出血的风险尤其高[4]。典型的供血动脉近端闭塞可能会出现血液逆流入动脉瘤，造成动脉瘤持续存在和潜在的再出血风险[10]。因此，我们更倾向于血管内节段性闭塞术。根据我们的经验，保留脊髓前动脉（多起自小脑后下动脉旁）能避免四肢瘫痪和呼吸衰竭[11]。最后，过度闭塞（例如缺乏丰富的侧支循环）可能会导致小脑卒中，严重者需要手术减压。

小脑后下动脉动脉瘤

小脑后下动脉由近端延髓段（外侧脊髓动脉膨大）和远端皮质段（冠状血管膨大以提供小脑组织血供）

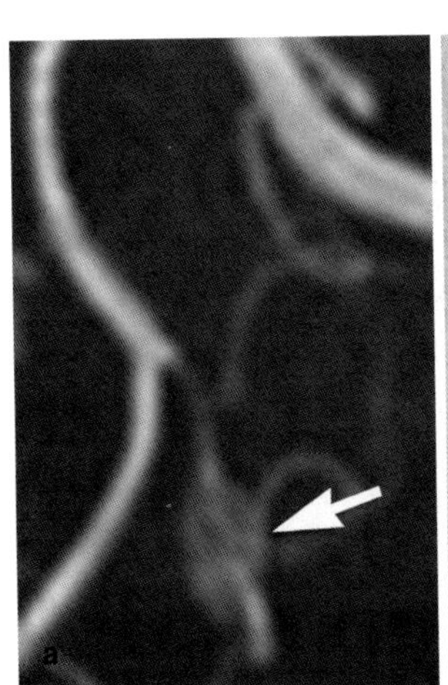

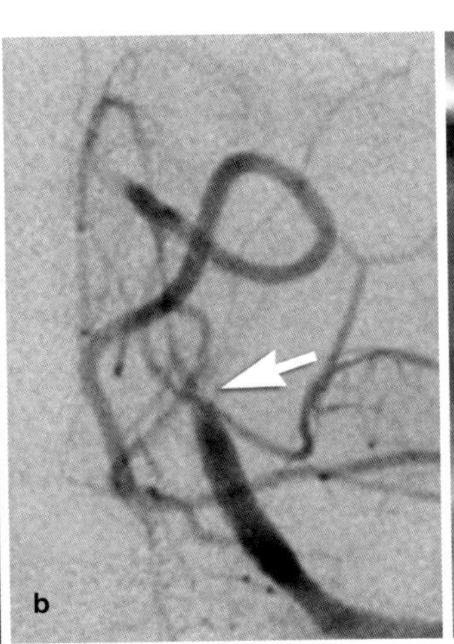

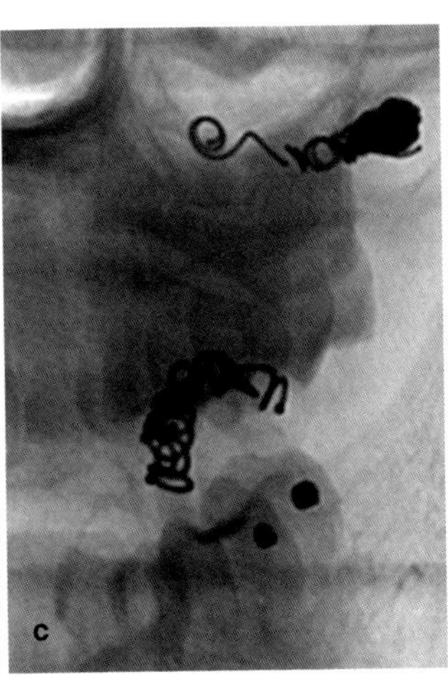

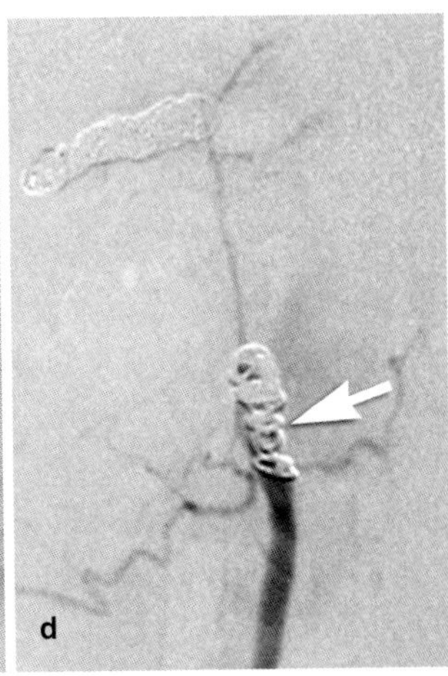

图 58.2　椎动脉假性动脉瘤闭塞术。53 岁女性抗凝治疗后双侧椎动脉夹层出现临床和影像学同时进展。a. MRA 中 TOF 像可见左侧 V4 假性动脉瘤（箭头）；b. 脑血管造影术可见动脉瘤有血栓（箭头）；c、d. 通过右椎动脉逆向填塞小脑后下动脉，同时填塞左侧椎动脉（箭头）（d）。

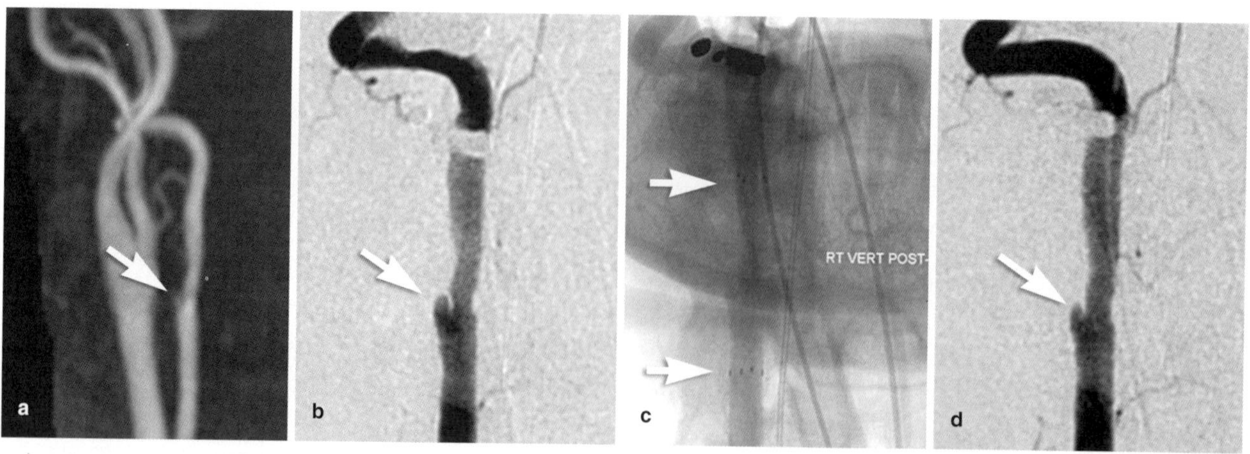

图 58.3　椎动脉夹层动脉瘤重建术。a、b. 在右侧，远端 V2 段内膜瓣（箭头）在 MRA 检查的 TOF 像（a）和脑血管造影术（b）中可见（箭头）。考虑到对侧椎动脉已经在之前闭塞，因此用多孔支架置于内膜瓣处；c. 在无减影的脑血管造影术中显示支架（箭头）最好；d. 应用支架后，内膜瓣（箭头）减少，动脉腔固定。

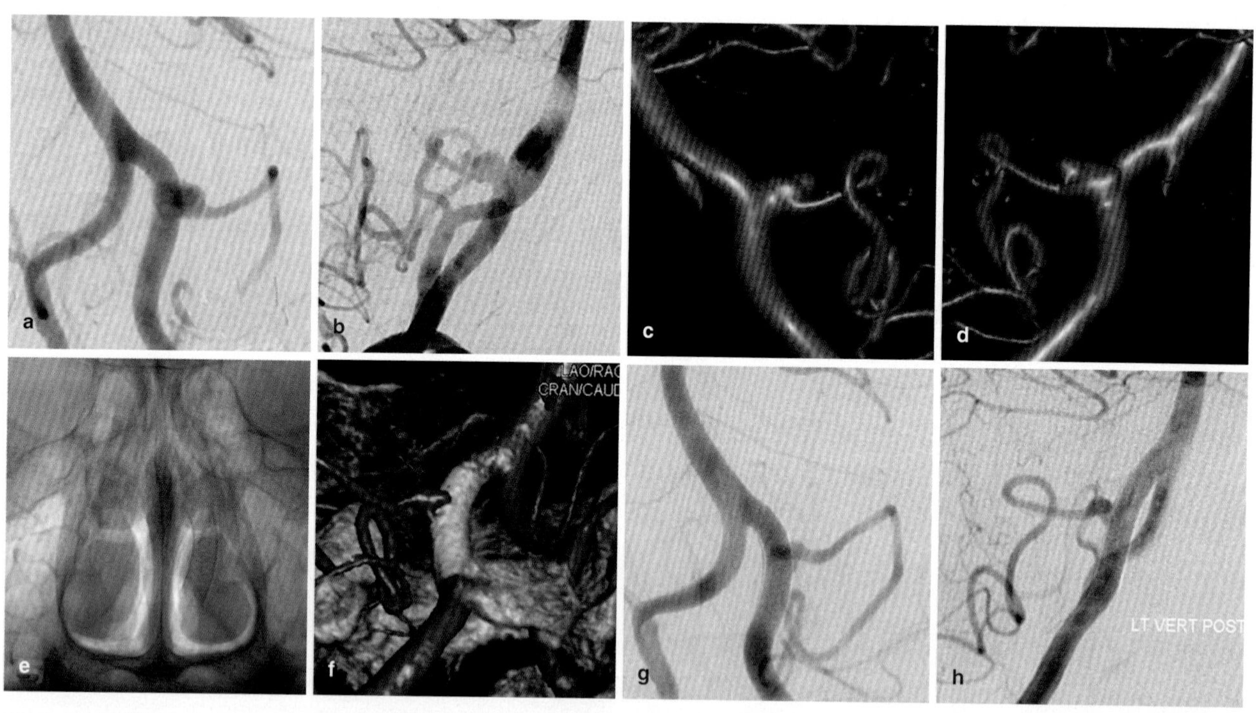

图 58.4　椎动脉 - 小脑后下动脉动脉瘤重建术。a、b. 脑血管造影术动脉像；c、d. 三维重建显示椎动脉 - 小脑后下动脉动脉瘤，小脑后下动脉起自动脉瘤基底；e、f. 应用多个少孔的支架装置横跨动脉瘤颈；g、h. 最终完全闭塞动脉瘤，并保持小脑后下动脉完整。

融合而成。近端延髓段分为延髓前段、延髓外侧段和扁桃体延髓段。远端皮质段又分为帆扁桃体段（位于脉络膜和下髓帆之间）和半球段，通常形成两条终末支，分布于枕下小脑半球，与邻近小脑前下动脉和小脑上动脉分支构成侧支网络[12]。小脑后下动脉有深穿支从近端至脉络膜点（小脑后下动脉环顶端），也有脉络膜样穿支供血第四脑室脉络丛[13]。深穿支尤其重要，一旦损伤可能导致严重的髓外侧综合征，就像 A.Wallenberg 描述的。当小脑后下动脉发自硬膜外时，一条主要的深穿支直接从硬膜内椎动脉发出，因为这一解剖变异能防止小脑后下动脉损伤时发生髓外侧梗死。

小脑后下动脉动脉瘤占脑动脉瘤的 2%，大多起自椎动脉 – 小脑后下动脉连接处[14]。开放手术的并发症主要和后组脑神经和深穿支的直接或间接（缺血）损伤有关。小脑后下动脉脉络膜段损伤一般没有症状（因为远端小脑后下动脉和小脑上动脉侧支循环丰富）[15]。过去十年，血管内治疗已经越来越多地应用于破裂和未破裂小脑后下动脉动脉瘤的治疗中。近端小脑后下动脉动脉瘤适合直接血管内栓塞治疗的指征为合适的体颈比，动脉瘤体部或颈部没有分支[16]。球囊或支架重建技术对更复杂的小脑后下动脉近端动脉瘤有帮助[17]。在过去几年里，血流转向装置的出现对治疗策略选择产生显著影响，尤其是对复杂椎动脉－小脑后下动脉动脉瘤（图 58.4）。小脑后下动脉远端动脉瘤通常是夹层动脉瘤[18]。因此，直接栓塞几乎都会复发。利用少孔支架装置进行管腔内重建同时利用复杂的栓塞技术如球囊或支架技术在远端小脑后下动脉段的应用还很有限，因为这一段直径较小，且有遗传性迂曲。对于血管内治疗，小脑后下动脉远端动脉瘤更适合用闭塞术，包括血管内供血动脉栓塞[18]。另外，由于远端小脑后下动脉的位置可通过开颅到达，因此，开放手术也可用于该动脉瘤的治疗。

椎基底连接处动脉瘤

基底动脉起自背侧垂直的一对神经动脉在中线的融合。成人基底动脉分为连接点段、主干和顶端。基底动脉侧支包括小脑前下动脉（基底动脉主干近端）和小脑上动脉（靠近基底动脉顶端）。基底动脉穿支包括短的正中、旁正中和外周穿支。正中和旁正中脑桥穿支直接进入脑桥，延伸至第四脑室底，而外周穿支围绕脑干前缘和外侧缘，同时有很多小的穿支进入脑桥。脑桥横动脉是起自基底动脉主干中段的一条主要穿支，一旦闭塞便会导致腹侧脑桥梗死，产生严重的闭锁综合征。

椎基底动脉连接处的动脉瘤常为非囊性动脉瘤。这些大病灶甚至巨大病灶的自然史被详细记录在梅奥诊所[19, 20]的队列研究和 Passero、Rossi[21]的队列研究中。在这两个研究中，与疾病相关的多个因素如大小、生长状况、表现形式和并发症等都有详细记录。出血患者预后较差，缺血进展各不相同，典型的为反复卒中，而有占位效应时预后尤其差[21, 22]。偶然发现的患者有相对良性的过程，因为病灶形态一般稳定，而动脉瘤进一步生长往往意味着发病率和死亡率增加。患者若不出血，则每年动脉瘤破裂的风险就很低（1%每年）；即使病灶增大，一般更可能出现缺血或占位效应，而不是出血。高达 40% 的非出血椎基底动脉动脉瘤患者因各种非神经性原因死亡，这些原因不是严重的心血管疾病，因此，这部分患者在总的医疗治疗上的花费就很大。

开颅手术和血管内治疗方案包括闭塞术（牺牲供血动脉，伴或不伴搭桥或结扎），重建术（支架、血流转向装置、弹簧圈、动脉瘤缝合术、夹闭术）和两种方式的结合[23–28]。毫无疑问，这些病灶包含一些最复杂的脑血管病例（图 58.5、图 58.6）。虽然最近在风险－收益方面的数据有所进步，但对于怎样的患者在什么情况下应该接受哪一种治疗方案，我们的认识

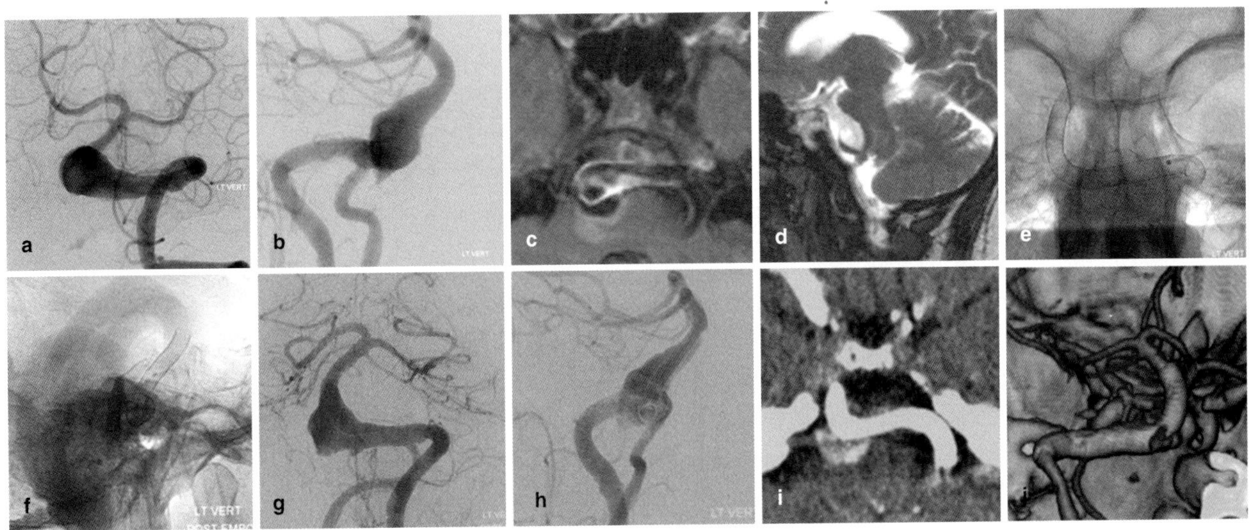

图 58.5　椎基底动脉扩张重建术。a、b. 脑血管造影术显示左椎动脉和基底动脉主干梭形扩张；c、d. MRI 水平位 T1 像和矢状位T2像显示动脉瘤部分栓塞和明显的占位效应；e、f. 应用多个少孔的支架装置叠加横跨扩张段；g、h. 血流立即重新改变；i、j. 一段时间后，血栓形成，血管重建，占位效应明显缓解。

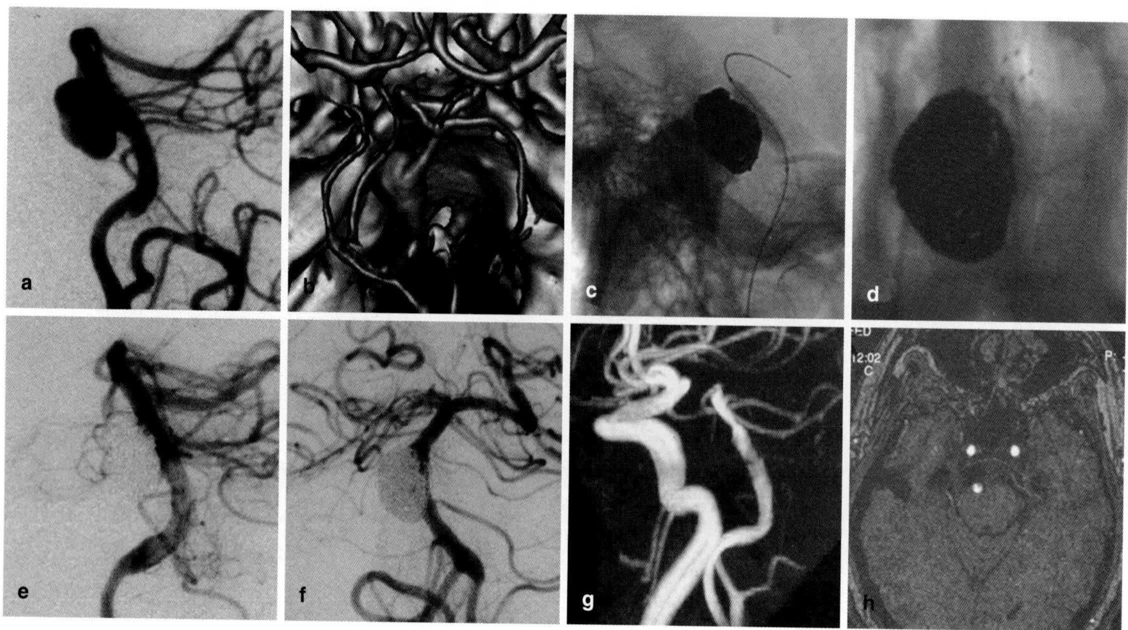

图 58.6 基底动脉动脉瘤重建术。a、b. 脑血管造影术（a）和三维重建（b）显示一个巨大的基底动脉动脉瘤；c. 球囊辅助栓塞下保留小脑前下动脉起始部完整；d. 置入多孔支架一枚保护基底动脉主干；e、f. 成功闭塞动脉瘤；g、h. 随访 MRA 的 TOF 像显示基底动脉重建。

还是有限的 [29]。由于该病相对少见，因此对于侵入性治疗，还缺乏有意义的手术经验。我们认为该病预后的巨大差异可能与潜在的病因、位置、病灶程度和治疗方法的不同有关。但关于成功还是失败的决定因素的讨论还在继续，最近血流转向装置的应用亦导致了各种不同的结果 [25, 27]。因此，椎基底动脉连接处动脉瘤的干预可能将是未来几年需要一直探究的问题，而且这样的探究主要限定在三级脑血管病中心，因为那里有更多的血管内治疗经验，而且也能根据经验和不同的治疗结果选择合适的病例。

基底动脉顶端动脉瘤

基底动脉顶端动脉瘤是目前最常见的椎基底动脉循环动脉瘤。关键解剖结构的暴露差，手术野狭窄，给显微手术夹闭这些动脉瘤带来了巨大挑战。更具挑战的是安全的近端控制方法受限，动脉瘤背侧和脑干穿支联系紧密。考虑到这些复杂性，即使是很有经验的专家进行手术，开颅手术的死亡率仍然很高 [30]。

基底动脉顶端动脉瘤是分叉处动脉瘤，在很多病例中基底宽，叠加在单侧或双侧大脑后动脉近端。因此，30% 的病例出现栓塞后血管再通和复发 [31]。复发率增加和动脉瘤较大 [32]、有破裂病史 [32] 及第一次栓塞不完全 [33] 有关。过去几年有一系列复杂的血管内治疗被推荐，如球囊重建术和支架辅助栓塞术（图 58.7）。这些技术可能的优势包括血管再通率显著降低，且没有统计学差异的额外并发症 [34]。为了增加弹簧圈的密度保护大脑后动脉血流，建议使用多种支架装置（例如 Y 形支架）[34, 35]。为了减少支架扭曲的风险，对锐角的处理更倾向于使用开孔设计的装置（例如 Neuroform EZ，Stryker Neurovascular，Fremont，CA）。最近几年，我们团队已经转为使用少孔支架来治疗基底动脉顶端动脉瘤。金属覆盖率相对更高，通过更有效地减少血流进入动脉瘤颈来降低血流动力学对弹簧圈的压力，理论上限制了弹簧圈随着时间延长而压缩。而且，根据我们的经验，少孔设计的支架更有效地防止了弹簧圈通过支架疝出。当少孔支架装置应用于基底动脉上部时，我们会小心地调整金属覆盖率，降低潜在的脑干穿支缺血的风险。

小脑前下动脉动脉瘤

从发育学角度而言，小脑前下动脉是为了小脑血流动力学需要而膨大的一条脑干穿支动脉。它的供血区域在血流动力学上和小脑上动脉和小脑后下动脉远端冠状分支平衡，末端为小脑后下动脉 – 小脑前下动脉吻合支和小脑前下动脉 – 小脑后下动脉变异。小脑前下动脉跨越小脑脑桥池，靠近第Ⅶ和

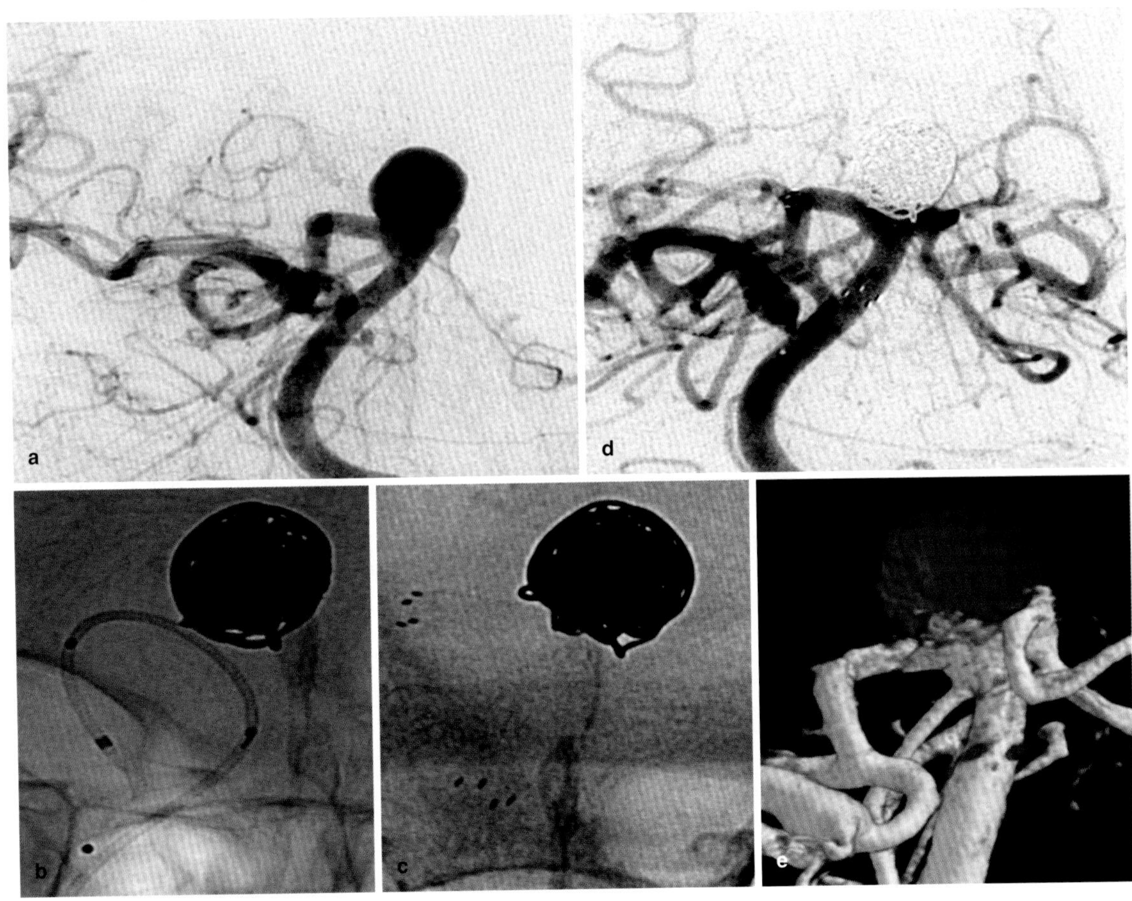

图 58.7　巨大基底动脉顶端动脉瘤重建术。a. 血管造影术显示动脉瘤宽颈，包含右侧 P1 段；b、c. 置入一枚多孔支架横跨瘤颈，便于下一步弹簧圈填塞；d. 随访脑血管造影术显示动脉瘤闭塞完全，供血动脉保留完整；e. 三维重建可见明显的弹簧圈影像。

第Ⅷ对脑神经。小脑前下动脉分为外耳道前、外耳道和外耳道后三段。内听动脉和不同数量的穿支动脉起自外耳道前段，而弓下动脉多起自外耳道后部分[36]。小脑前下动脉终末沿着岩下窦和横窦－乙状窦区域供应脑膜。

小脑前下动脉动脉瘤占颅内动脉瘤的 1%~2%[37]。小脑前下动脉近端动脉瘤由侧壁型先天性病灶组成，或与小脑前下动脉起始部异常扩张有关。由于解剖位置复杂，包含多个脑血管结构、位置深、手术野小，外科手术治疗小脑前下动脉近端动脉瘤面临挑战。另一方面，对于一些特殊病灶（例如非囊性动脉瘤），常常因为动脉瘤颈难以识别而使得手术夹闭血管重建异常困难。从血管内治疗的角度看，支架辅助的栓塞对于处理未破裂囊状动脉瘤是一个不错的治疗策略。利用少孔装置行腔内重建已经被证明对梭形动脉瘤有效[37]，虽然需要担心小脑前下动脉残余血流（顺行或逆行）可能会阻碍动脉瘤血栓形成。另外需要注意的是，多个装置覆盖于基底动脉会造成严重的穿支血管缺血[27]。小脑前下动脉远端动脉瘤大部分为夹层动脉瘤。这种动脉瘤可能较难置入导管，因为小脑前下动脉和基底动脉之间是锐角。对于有些病例，通过应用显微软导丝引导下置入微导管，再结合对侧椎动脉入路的方法，也许能较容易到达动脉瘤。对于破裂小脑前下动脉远端动脉瘤的治疗更倾向于血管内供血动脉闭塞（图 58.8）。如果脑干穿支和长的分支血管（例如起自外耳道前段的内听动脉）不小心闭塞，则往往会引起神经功能并发症[38]。而小脑后下动脉和小脑上动脉等侧支循环发达，能代偿小脑前下动脉外耳道后段的闭塞[39]。

小脑上动脉动脉瘤

与小脑前下动脉相似，小脑上动脉也是脑干穿支在发育过程中根据小脑血流动力学的不同需要而膨

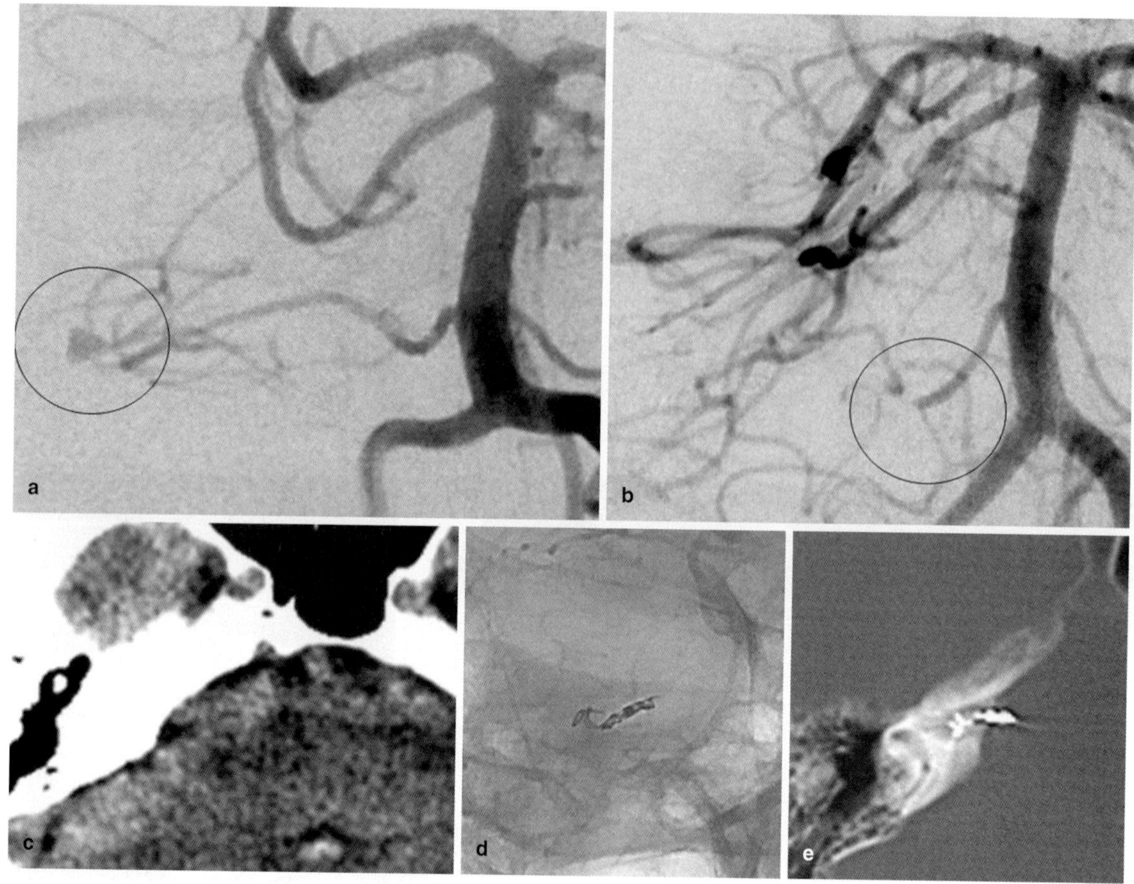

图 58.8　小脑前下动脉远端动脉瘤破裂闭塞术。a. 脑血管造影术显示小脑前下动脉远端动脉瘤（圆圈）；b. 供血动脉栓塞闭塞，小脑前下动脉分支保留；c. 非增强 CT 显示小脑脑桥脚典型的血块分布；d、e. 栓塞物在非减影血管造影术中（d）及非增强 CT 中（e）可见（骨窗）。

大的血管。小脑上动脉分为第Ⅲ对脑神经下的脑桥中脑前段，第Ⅳ对脑神经下第Ⅴ对脑神经上的脑桥中脑外侧段，小脑和脑干上部之间的小脑中脑段，包含小脑蚓部、半球和边缘动脉的皮质段。小脑上动脉近端分出一系列微小穿支供应小脑脚上部和中部，小脑上脚[36]。

小脑上动脉动脉瘤占颅内动脉瘤不到 2%，在 42% 的病例中往往因发现多发动脉瘤而被发现[40]。关于小脑上动脉血管内治疗的相关文献合并在基底动脉顶端动脉瘤治疗的报告中。颈窄的小脑上动脉近端动脉瘤一般适合可分离式弹簧圈直接栓塞[41]。复杂结构的动脉瘤则需要球囊或者支架重建术。随着近几年发病率的升高，大的或复杂的小脑上动脉近端动脉瘤可经腔内重建技术治疗（图 58.9）。根据我们的经验，如何在动脉瘤充分栓塞使得内皮生长完全即动脉瘤治愈的同时，减少基底动脉金属覆盖率是主要的挑战。血管内供血动脉闭塞对于小脑上动脉远端动脉瘤是安全和有效的[41, 42]。丰富的侧支循环网络（例如小脑前下动脉远端分支和大脑后动脉长的迂曲分支）避免了闭塞术后缺血后遗症。

大脑后动脉动脉瘤

胚胎颈节间动脉间的丛状吻合构成了大脑后动脉的起源。最初的血供来源于原始颈通道和垂直通道之间的一系列短暂吻合（例如原始三叉、耳、舌下和寰椎前动脉）。前后循环之间的原始血流动力学依赖逐渐被原始后交通动脉代替。当从下而上的血供流入椎基底动脉系统逐渐成熟，后交通动脉就显著变小，或以胚胎时变异的形式成为大脑后动脉的主要供血动脉。大脑后动脉分为 4 个不同的节段。最近端的 P1 段位于基底动脉顶端和后交通动脉连接处的脑桥前池[43]。P1 段的穿支包括丘脑后穿支动脉、短旋动脉和长旋动脉。P2a 段位于脑桥池，穿支主要由一系列直接的脚间穿支动脉组成。P2a 段发出的分支包括内侧脉络膜后动脉、海马动脉、颞前动脉。P2b 段指位

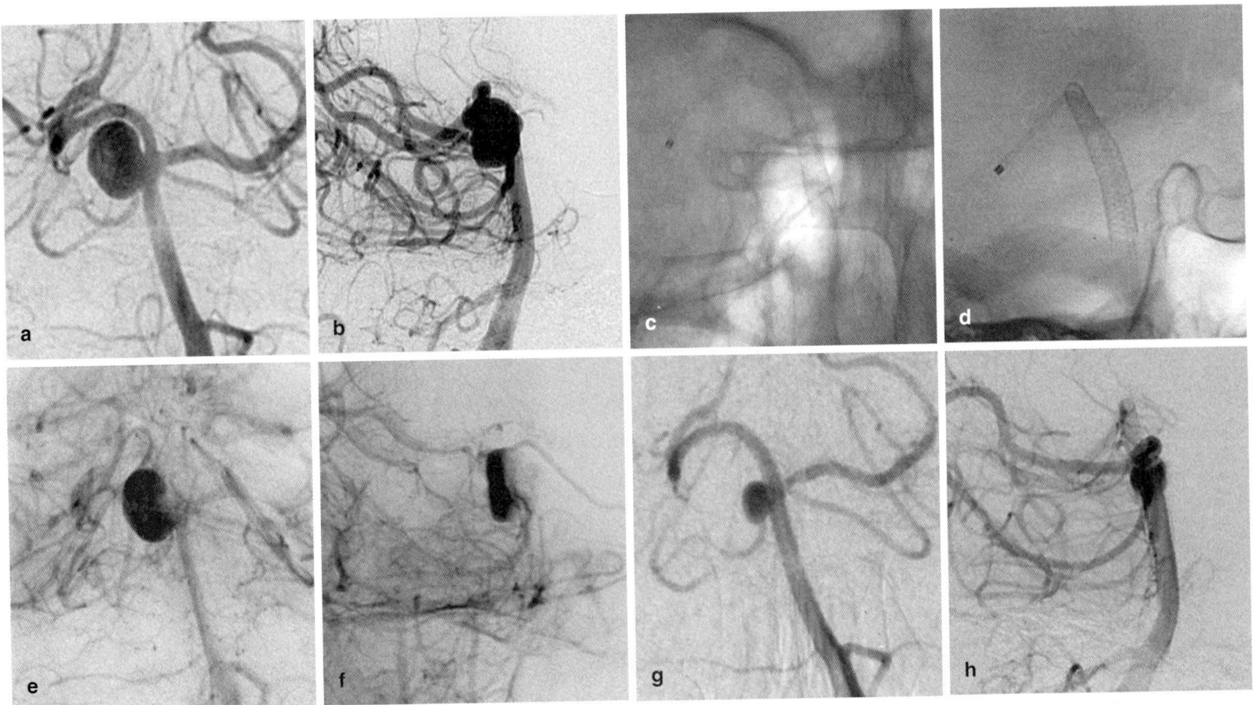

图 58.9　巨大小脑上动脉动脉瘤重建术。a、b. 血管造影术显示小脑上动脉起始部与动脉瘤瘤颈相连；c、d. 置入少孔支架横跨巨大动脉瘤瘤颈；e、f. 明显可见动脉瘤瘤腔内造影剂积聚；g、h. 随访血管造影术，动脉瘤再次进展，小脑上动脉保持完整。

于环池的节段。P2p 分支组成了外侧脉络膜后动脉和颞后动脉。P3 段指四叠体池的短的大脑后动脉节段。P4 涵盖了四叠体池以外（例如距状皮质、顶枕裂、胼周裂后部）的大脑后动脉远端。P3/P4 分支包括距状动脉、顶枕动脉和夹动脉。

大脑后动脉动脉瘤占已发现的脑动脉瘤的 1%[44]。对于囊状大脑后动脉动脉瘤，手术治疗技术包括显微外科手术夹闭重建术，有多种手术入路（例如翼点入路、颞下入路、经小脑幕上入路、经脉络膜裂入路、选择性海马杏仁核切除入路）。显微手术包裹也被报道过，不过这种方法还不能通过阻止动脉瘤生长或出血来影响疾病进展[45]。血管内治疗策略包括直接弹簧圈栓塞[46]，合并或不合并球囊重建术或支架辅助[47]。虽然这些技术在囊状大脑后动脉动脉瘤中取得了满意的效果，但对于梭形动脉瘤却因没有明确的瘤颈而不太合适。不同种类的闭塞术能永久消除大脑后动脉梭形动脉瘤，包括开颅手术方式或血管内治疗方式结扎或包裹供血动脉近端。这些治疗方案依赖于软脑膜侧支网络向功能区提供充足的血供，可提高彻底防止动脉瘤复发的概率[48]。而对于侧支循环稀少或不发达的病例（如通过球囊闭塞试验[44]），这些方案就会面临挑战。大脑后动脉近端动脉瘤也不太合适闭塞术，因为其分支几乎都起自或直接靠近膨大部分。虽然有很多辅助血管再通的方法用于评估供血动脉牺牲后的缺血风险，但围手术期发病率仍旧很高[49]。另外，利用多孔装置行血管腔内重建术（支架套支架技术）也能从腔内强化病变动脉壁。由于内皮生长不够导致血管再通的风险仍旧存在，例如早期进展和动脉瘤再破裂已经被报道[25, 47]。最后，利用少孔支架装置行血管腔内重建术也被报道应用于大脑后动脉近端区域[27, 50]。虽然长穿支如脉络膜前动脉[51]的高金属覆盖率引起一些担忧[50]，但最近的一些文献[52]及我们自己的经验表明通过少孔支架装置能安全地覆盖大脑后动脉近端穿支（图 58.10）。

结论

血管内治疗有很多不同的技术来处理后循环复杂血管病变。这些技术已经从单纯闭塞术快速发展成为目前的弹簧圈 / 支架和血流转向装置的应用。这些方法如今已广泛应用于发病率不断上升的破裂和未破裂椎基底动脉循环动脉瘤中。基于过去 20 年血管内治疗方法的快速进步，将来很可能会发展出别的装置甚至更加精细的治疗方案来更好地帮助患者。

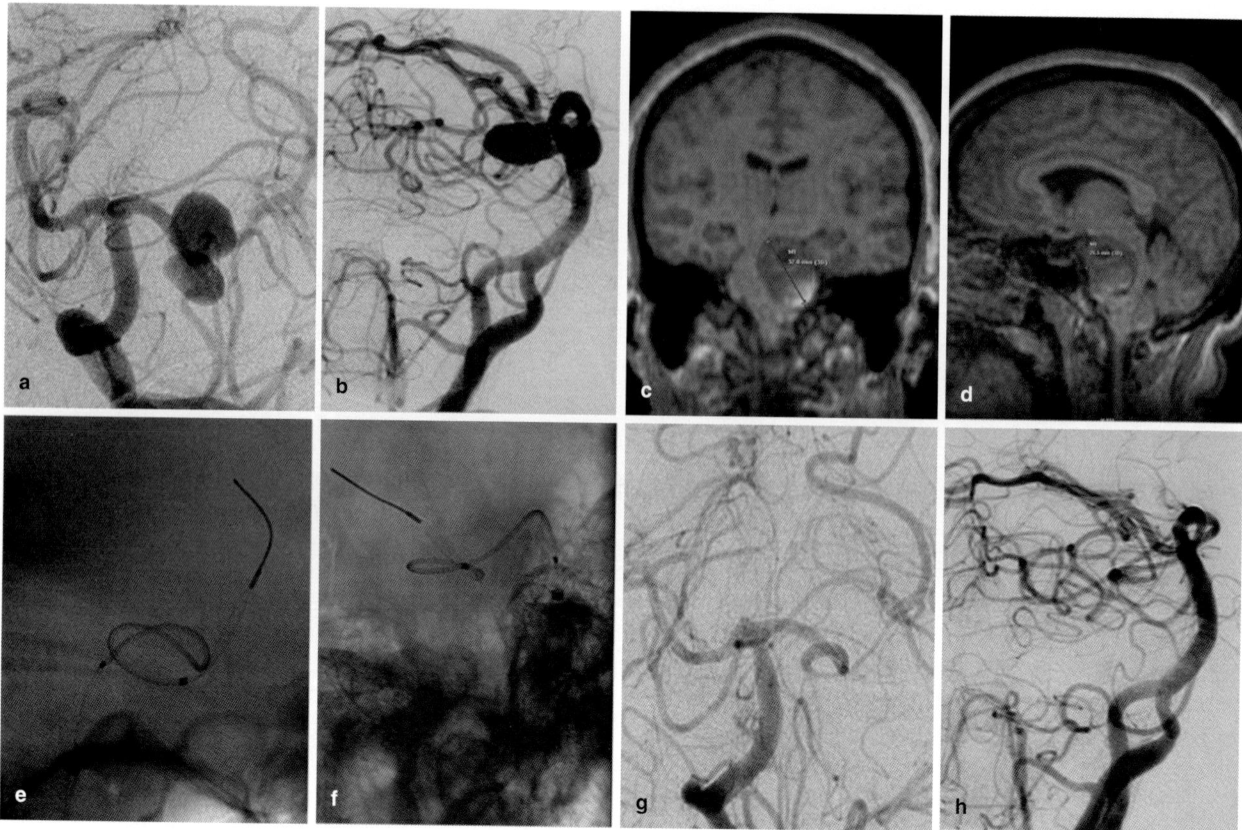

图 58.10 小脑后动脉近端动脉瘤重建术。a、b. 血管造影术显示巨大 P2a-P2p 近端动脉瘤；c、d. MRI T1 像显示占位效应；e、f. 置入少孔支架装置横跨动脉瘤瘤颈；g、h. 早期血管造影术随访示小脑后动脉塑形。

参·考·文·献

[1] Lozier AP, Connolly ES Jr, Lavine SD, Solomon RA. Guglielmi detachable coil embolization of posterior circulation aneurysms: a systematic review of the literature. Stroke 2002;33:2509–2518

[2] Wiebers DO, Whisnant JP, Huston J III, et al. International Study of Unruptured Intracranial Aneurysms Investigators. Unruptured intracranial aneurysms: natural history, clinical outcome, and risks of surgical and endovascular treatment. Lancet 2003;362:103–110

[3] Schievink WI, Wijdicks EF, Piepgras DG, Chu CP, O'Fallon WM, Whisnant JP. The poor prognosis of ruptured intracranial aneurysms of the posterior circulation. J Neurosurg 1995;82:791–795

[4] Mizutani T, Aruga T, Kirino T, Miki Y, Saito I, Tsuchida T. Recurrent subarachnoid hemorrhage from untreated ruptured vertebrobasilar dissecting aneurysms. Neurosurgery 1995;36:905–911, discussion 912–913

[5] Drake CG. Bleeding aneurysms of the basilar artery. Direct surgical management in four cases. J Neurosurg 1961;18:230–238

[6] Molyneux A, Kerr R, Stratton I, et al. International Subarachnoid Aneurysm Trial (ISAT) Collaborative Group. International Subarachnoid Aneurysm Trial (ISAT) of neurosurgical clipping versus endovascular coiling in 2143 patients with ruptured intracranial aneurysms: a randomised trial. Lancet 2002;360:1267–1274

[7] Santos-Franco JA, Zenteno M, Lee A. Dissecting aneurysms of the vertebrobasilar system. A comprehensive review on natural history and treatment options. Neurosurg Rev 2008;31:131–140, discussion 140

[8] Jin SC, Kwon DH, Choi CG, Ahn JS, Kwun BD. Endovascular strategies for vertebrobasilar dissecting aneurysms. AJNR Am J Neuroradiol 2009;30:1518–1523

[9] Peluso JP, van Rooij WJ, Sluzewski M, Beute GN, Majoie CB. Endovascular treatment of symptomatic intradural vertebral dissecting aneurysms. AJNR Am J Neuroradiol 2008;29:102–106

[10] Rabinov JD, Hellinger FR, Morris PP, Ogilvy CS, Putman CM. Endovascular management of vertebrobasilar dissecting aneurysms. AJNR Am J Neuroradiol 2003;24:1421–1428

[11] Iwai T, Naito I, Shimaguchi H, Suzuki T, Tomizawa S. Angiographic findings and clinical significance of the anterior and posterior spinal arteries in therapeutic parent artery occlusion for vertebral artery aneurysms. Interv Neuroradiol 2000;6:299–309

[12] Lister JR, Rhoton AL Jr, Matsushima T, Peace DA. Microsurgical anatomy of the posterior inferior cerebellar artery. Neurosurgery 1982;10:170–199

[13] Rodríguez-Hernández A, Rhoton AL Jr, Lawton MT. Segmental anatomy of cerebellar arteries: a proposed nomenclature. Laboratory investigation. J Neurosurg 2011;115:387–397

[14] Locksley HB. Natural history of subarachnoid hemorrhage, intracranial aneurysms and arteriovenous malformations. Based on 6368 cases in the cooperative study. J Neurosurg 1966;25:219–239

[15] Horowitz M, Kopitnik T, Landreneau F, et al. Posteroinferior cerebellar artery aneurysms: surgical results for 38 patients. Neurosurgery 1998;43:1026–1032

[16] Mukonoweshuro W, Laitt RD, Hughes DG. Endovascular treatment of PICA aneurysms. Neuroradiology 2003;45:188–192

[17] Peluso JP, van Rooij WJ, Sluzewski M, Beute GN, Majoie CB. Posterior inferior cerebellar artery aneurysms: incidence, clinical presentation, and outcome of endovascular treatment. AJNR Am J Neuroradiol 2008;29:86–90

[18] Maimon S, Saraf-Lavi E, Rappaport ZH, Bachar G. Endovascular treatment of isolated dissecting aneurysm of the posterior inferior cerebellar artery. AJNR Am J Neuroradiol 2006;27:527–532
[19] Flemming KD, Wiebers DO, Brown RD Jr, et al. Prospective risk of hemorrhage in patients with vertebrobasilar nonsaccular intracranial aneurysm. J Neurosurg 2004;101:82–87
[20] Flemming KD, Wiebers DO, Brown RD Jr, et al. The natural history of radiographically defined vertebrobasilar nonsaccular intracranial aneurysms. Cerebrovasc Dis 2005;20:270–279
[21] Passero SG, Rossi S. Natural history of vertebrobasilar dolichoectasia. Neurology 2008;70:66–72
[22] Mangrum WI, Huston J III, Link MJ, et al. Enlarging vertebrobasilar nonsaccular intracranial aneurysms: frequency, predictors, and clinical outcome of growth. J Neurosurg 2005;102:72–79
[23] Anson JA, Lawton MT, Spetzler RF. Characteristics and surgical treatment of dolichoectatic and fusiform aneurysms. J Neurosurg 1996;84:185–193
[24] Coert BA, Chang SD, Do HM, Marks MP, Steinberg GK. Surgical and endovascular management of symptomatic posterior circulation fusiform aneurysms. J Neurosurg 2007;106:855–865
[25] Siddiqui AH, Abla AA, Kan P, et al. Panacea or problem: flow diverters in the treatment of symptomatic large or giant fusiform vertebrobasilar aneurysms. J Neurosurg 2012;116:1258–1266
[26] van Oel LI, van Rooij WJ, Sluzewski M, Beute GN, Lohle PN, Peluso JP. Reconstructive endovascular treatment of fusiform and dissecting basilar trunk aneurysms with flow diverters, stents, and coils. AJNR Am J Neuroradiol 2013;34:589–595
[27] Phillips TJ, Wenderoth JD, Phatouros CC, et al. Safety of the pipeline embolization device in treatment of posterior circulation aneurysms. AJNR Am J Neuroradiol 2012;33:1225–1231
[28] Kalani MY, Zabramski JM, Nakaji P, Spetzler RF. Bypass and flow reduction for complex basilar and vertebrobasilar junction aneurysms. Neurosurgery 2013;72:763–775, discussion 775–776
[29] Shapiro M, Becske T, Riina HA, Raz E, Zumofen D, Nelson PK. Non-saccular vertebrobasilar aneurysms and dolichoectasia: a systematic literature review. J Neurointerv Surg 2014;6:389–393
[30] Peerless SJ, Hernesniemi JA, Gutman FB, Drake CG. Early surgery for ruptured vertebrobasilar aneurysms. J Neurosurg 1994;80:643–649
[31] Henkes H, Fischer S, Mariushi W, et al. Angiographic and clinical results in 316 coil-treated basilar artery bifurcation aneurysms. J Neurosurg 2005;103:990–999
[32] Raymond J, Guilbert F, Weill A, et al. Long-term angiographic recurrences after selective endovascular treatment of aneurysms with detachable coils. Stroke 2003;34:1398–1403
[33] Sluzewski M, van Rooij WJ, Slob MJ, Bescós JO, Slump CH, Wijnalda D. Relation between aneurysm volume, packing, and compaction in 145 cerebral aneurysms treated with coils. Radiology 2004;231:653–658
[34] Chalouhi N, Jabbour P, Gonzalez LF, et al. Safety and efficacy of endovascular treatment of basilar tip aneurysms by coiling with and without stent assistance: a review of 235 cases. Neurosurgery 2012;71:785–794
[35] Fargen KM, Mocco J, Neal D, et al. A multicenter study of stent-assisted coiling of cerebral aneurysms with a Y configuration. Neurosurgery 2013;73:466–472
[36] Martin RG, Grant JL, Peace D, Theiss C, Rhoton AL Jr. Microsurgical relationships of the anterior inferior cerebellar artery and the facial-vestibulocochlear nerve complex. Neurosurgery 1980;6:483–507
[37] Szikora I, Berentei Z, Kulcsar Z, et al. Treatment of intracranial aneurysms by functional reconstruction of the parent artery: the Budapest experience with the pipeline embolization device. AJNR Am J Neuroradiol 2010;31:1139–1147
[38] Santillan A, Gobin YP, Patsalides A, Riina HA, Rosengart A, Stieg PE. Endovascular management of distal anterior inferior cerebellar artery aneurysms: Report of two cases and review of the literature. Surg Neurol Int 2011;2:95
[39] Gonzalez LF, Alexander MJ, McDougall CG, Spetzler RF. Anteroinferior cerebellar artery aneurysms: surgical approaches and outcomes—a review of 34 cases. Neurosurgery 2004;55:1025–1035
[40] Peluso JP, van Rooij WJ, Sluzewski M, Beute GN. Superior cerebellar artery aneurysms: incidence, clinical presentation and midterm outcome of endovascular treatment. Neuroradiology 2007;49:747–751
[41] Pierot L, Boulin A, Castaings L, Rey A, Moret J. Selective occlusion of basilar artery aneurysms using controlled detachable coils: report of 35 cases. Neurosurgery 1996;38:948–953, discussion 953–954
[42] Haw C, Willinsky R, Agid R, TerBrugge K. The endovascular management of superior cerebellar artery aneurysms. Can J Neurol Sci 2004;31:53–57
[43] Zeal AA, Rhoton AL Jr. Microsurgical anatomy of the posterior cerebral artery. J Neurosurg 1978;48:534–559
[44] Ciceri EF, Klucznik RP, Grossman RG, Rose JE, Mawad ME. Aneurysms of the posterior cerebral artery: classification and endovascular treatment. AJNR Am J Neuroradiol 2001;22:27–34
[45] Fujiwara S, Fujii K, Nishio S, Fukui M. Long-term results of wrapping of intracranial ruptured aneurysms. Acta Neurochir (Wien) 1990;103:27–29
[46] Taqi MA, Lazzaro MA, Pandya DJ, Badruddin A, Zaidat OO. Dissecting aneurysms of posterior cerebral artery: clinical presentation, angiographic findings, treatment, and outcome. Front Neurol 2011;2:38
[47] Lee JY, Kwon BJ, Kang HS, Wang KC. Subarachnoid hemorrhage from a dissecting aneurysm of the posterior cerebral artery in a child: rebleeding after stent-assisted coiling followed by stent-within-stent technique. J Korean Neurosurg Soc 2011;49:134–138
[48] Liu L, He H, Jiang C, Lv X, Li Y. Deliberate parent artery occlusion for nonsaccular posterior cerebral artery aneurysms. Interv Neuroradiol 2011;17:159–168
[49] Chang SW, Abla AA, Kakarla UK, et al. Treatment of distal posterior cerebral artery aneurysms: a critical appraisal of the occipital artery-to-posterior cerebral artery bypass. Neurosurgery 2010;67:16–25, discussion 25–26
[50] Nelson PK, Lylyk P, Szikora I, Wetzel SG, Wanke I, Fiorella D. The pipeline embolization device for the intracranial treatment of aneurysms trial. AJNR Am J Neuroradiol 2011;32:34–40
[51] van Rooij WJ, Sluzewski M. Perforator infarction after placement of a pipeline flow-diverting stent for an unruptured A1 aneurysm. AJNR Am J Neuroradiol 2010;31:E43–E44
[52] Yu SC, Kwok CK, Cheng PW, et al. Intracranial aneurysms: midterm outcome of pipeline embolization device—a prospective study in 143 patients with 178 aneurysms. Radiology 2012;265:893–901

第59章

感染性颅内动脉瘤

Jonathan J. Russin, William J. Mack, and Steven L. Giannotta

相关解剖

脑血管病外科医师对 Willis 环都非常熟悉。然而，治疗感染性颅内动脉瘤（IIA）常常需要在基底池外进行手术操作。充分掌握前循环和后循环远端分支的解剖知识对于成功治疗 IIA 至关重要。病原体血源性播散是 IIA 最主要的病因，所以血流高通量区域是发病高危区域。约 56%~79% 的 IIA 发生在大脑中动脉（MCA）区域，其中 2/3 位于血管远端[1-3]。接下来对于 MCA 区域的描述和命名将贯穿本章。

大脑中动脉

MCA 是颈内动脉（ICA）最大的分支，供应脑内最大范围的血管。它与 A1 起源于相同的解剖位置，在前穿质下方以及视交叉的侧方。MCA 在蝶骨嵴侧方，平行于蝶骨嵴走行，然后转 90° 离开蝶骨区域。在穿过岛阈进入岛盖后，最主要的分支沿着脑岛穿行。血管维持这样的穿行一直到岛盖的额顶颞交界区，到达大脑侧裂表面。从侧裂穿出后，皮质支分布于大脑半球表面[4]。MCA 分支分段非常复杂，通常以它们供应区域的皮质命名（框 59.1）。

框 59.1　MCA 分段命名

M1：ICA 分叉处到岛阈膝部

分支

- 豆纹动脉（平均数，10）
- 颞极动脉

M2：岛阈膝部到环状沟

分支

- 脑岛分支

M3：环状沟到侧裂表面

分支

- 岛盖分支

M4：侧裂外覆盖大脑表面

皮质区域

- 眶额
- 前额
- 中央前
- 中央
- 前顶
- 后顶
- 角回
- 颞枕
- 后枕
- 中颞
- 前颞

注：改编自 Gibo H，Carver CC，Rhoton AL，Lenkey C，Mitchell RJ，Microsurgical anatomy of the middle cerebral artery. J Neurosurg 1981；54：151-169。

病理生理机制及自然史

感染性颅内动脉瘤最常由感染性心内膜炎（IE）脱落的感染性栓子导致[5]。然而，血管外的病因也已经被发现[6-9]。这两种病因的共性是细菌、真菌、病毒或寄生虫进入了颅内血管的动脉外膜。病原体一旦进入了动脉外膜，就会引起炎症反应，弥漫到动脉壁内层，导致局部动脉壁变脆弱[5]。脆弱的动脉壁在静水压作用下开始扩张膨胀，导致动脉瘤形成。血管壁的炎症性损伤可能可以解释大多数 IIA 有血管周围浸润，而囊性动脉瘤大多只有局部的受累。一开始的研究认为病原体对于滋养血管的浸润使得细菌进入血管壁外膜层[10]。然而，大脑循环的远端分支几乎不含滋养血管。后续的文章猜测病原体可以从感染性栓子溢出，侵入 Virchow-Robin 间隙，然后浸润到血管外膜[11]。血管外的病原体也可以进入同样部位的血管外膜。IIA 的共同特征列于框 59.2。

框 59.2 感染性颅内动脉瘤的特征

临床表现
- 左侧心脏瓣膜病
- 免疫功能不全状态
- 近期感染
- 年龄较小
- 发热

影像学检查
- 与远端分支相关
- 多发
- 梭形
- 重复影像学检查可见病变快速变化

实验室检查
- 炎症指标增高
- 血培养阳性

IIA 的病理学改变在动物模型上有过研究。感染性栓子侵犯后，外膜多形核白细胞浸润导致动脉壁由外到内进一步破坏。最后，肌层和内部的弹性纤维层破坏导致动脉壁变得脆弱（图 59.1）。动脉瘤性扩张在感染性栓子侵犯后 24 小时即可形成。受累的动脉通常远端闭塞，而动脉瘤性扩张通常出现在邻近闭塞的尾端处。由于这些动脉位于远端且通常在治疗前闭塞，因此在血管内栓塞或手术夹闭切除后，患者通常不会出现新的神经功能缺失 [10]。

许多病原体跟 IIA 有关，其中最常报道的细菌感染是草绿色链球菌和金黄色葡萄球菌。这些病原体跟 IE 相关性大。血管外感染因素，包括脑膜炎、血栓性静脉炎、肉芽肿性脑炎以及病毒性血管病（表 59.1）与之相关。

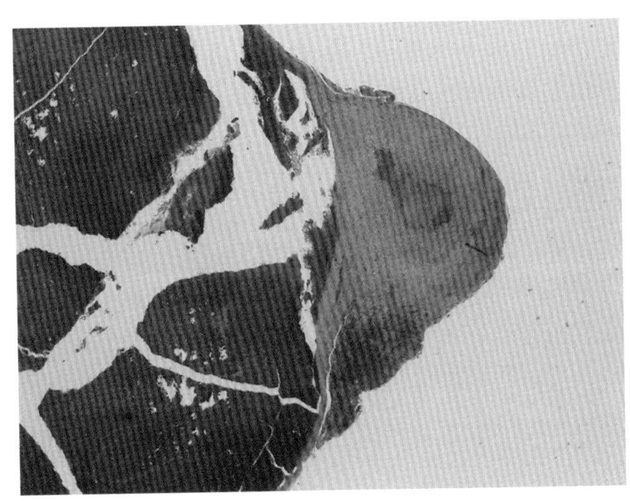

图 59.1 一例感染性颅内动脉瘤（IIA）病理标本切片，苏木精及伊红染色（低倍镜）。血管壁可见显著的炎症反应。

表 59.1 感染性颅内动脉瘤相关病原体

革兰阳性菌	草绿色链球菌
	金黄色葡萄球菌
	肺炎链球菌
	溶血性链球菌
	星形奴卡菌
	消化链球菌
	龋齿罗菌
革兰阴性菌	铜绿假单胞菌
	脑膜炎奈瑟菌
	沙门菌
	肺炎克雷伯菌
	黏质沙雷菌
	人心杆菌
分枝杆菌	结核分枝杆菌
病毒	水痘 – 带状疱疹病毒
	HIV 病毒
真菌	曲霉菌属
	白色念珠菌
	波氏假阿利什菌
	粗球孢子菌
寄生虫	棘阿米巴属
	福氏纳格里阿米巴原虫
	刚地弓形虫

注：数据更新自 Kannoth S，Thomas SV. Intracranial microbial aneurysm（infectious aneurysm）: current options for diagnosis and manangement. Neurocrit Care 2009；11：120-129，以及 Frazee JG，Cahan LD，Winter J. Bacterial intracranial aneurysm. J Neurosurg 1980；53：633-641。

自然史在文献中报道不多，大多数报道的病理均基于小样本单中心队列，随访时间也较短。然而，一些好的回顾性文献提供了关于这些罕见动脉瘤自然史最佳的信息。大约 0.7%~6.5% 的颅内动脉瘤是感染性因素导致的 [5]。IIA 发病的中位年龄为 35.1 岁，其中 65% 的患者有 IE 病史 [10]。有 IE 病史的患者，IIA 的发病率约为 0.8%~12%。对于有 IE 病史的 IIA 患者，动脉瘤破裂的概率约为 10%。最近的病例对照研究指出 IIA 患者的总体死亡率介于 10%~18.7%，而之前报道的死亡率更高（15%~50%）[12–14]。

临床表现

IIAs 患者的临床表现多样，主要取决于病因。在 IIA 病例中，约有 65% 的患者是由于感染性心内膜炎的血性播散。其他常见病因包括静脉毒品滥用（6.3%）、细菌性脑膜炎（5.2%），口腔卫生差（4.2%）以及静脉窦血栓形成（2.8%）。72% 的 IIAs 患者症状表现为动脉瘤破裂相关症状。其他常见的表现包括发热、头痛、局部功能缺失、呕吐、癫痫发作、脑神经麻痹以及行为改变（表 59.2）[10]。很多症状都是由颅内出血引起。然而，膨胀性的 IIAs 也可有占位效应引起的症状 [15, 16]。此外，感染性栓子也可以产生缺血症状，导致症状性 IIA 被发现。患者可能也会有潜在的血管外病因所致的症状和体征。

表 59.2　感染性颅内动脉瘤的临床表现

临床症状或体征	占比（%）*
动脉瘤破裂	72
头痛	30
发热	28
轻偏瘫	15
呕吐	9
癫痫	7
精神萎靡	7
意识丧失	7
失语	3
眼肌麻痹	2

注：* 患者常表现出不止一种症状或体征。来源：数据更新自 Ducruet AF，Hickman ZL，Zacharia BE，Narula R，Grobelny BT，Gorski J，Connolly ES. Intracranial infections aneurysm：a comprehensive review. Neurosurg Rev 2010；33：37-46。

围手术期评估

病史

对于有蛛网膜下腔出血伴发热、心脏瓣膜病或 IE、反复感染或神经系统手术史、免疫抑制状态、静脉药物使用史或近期有腰穿、脊髓麻醉或硬膜外麻醉的患者，需考虑 IIA 可能。10%~40% 的 IE 患者会出现神经系统并发症 [17]。对于这些患者群体，详细的病史记录和全面的神经系统评估非常重要。在一个病例队列中，13 例患者中有 8 个（61.5%）在动脉瘤破裂或诊断为 IIA 之前有出现过神经系统症状。前驱的神经系统表现包括轻偏瘫、失语、面肌无力以及癫痫。全身症状的评估也十分重要，包括厌食、体重丢失、疲劳、寒战以及盗汗。30%~40% 的 IE 患者有充血性心力衰竭 [18]。

体格检查

对于伴 SAH 的破裂 IIA 患者，体格检查需重点关注发热和 IE 体征。同时需关注充血性心力衰竭相关的症状，包括心脏杂音、颈静脉怒张、肺部爆裂音、杵状指以及下肢凹陷性水肿。IE 的皮肤表现也需要注意，包括 Janeway 损害、Osler 结节以及指甲下出血。眼底镜检查可能发现 Roth 斑。

实验室检查

对于疑诊 IIA 的患者需要做全血细胞计数及基础代谢检查。白细胞计数升高或血小板增多可以提示炎症活动。红细胞沉降率或 C 反应蛋白水平也可以提示感染。免疫复合体沉积和 IE 继发的血管炎表现为肾小球性肾炎，引起血肌酐的升高。感染性栓子损伤肾脏可以导致血尿，但很少会引起肾功能衰竭。

对于疑似 IIA 的患者，血培养也是必须的。然而，一篇最近的综述指出在受累的患者中血培养的阳性率只有 35.6%。对于怀疑血管外因素导致的 IIA，可以考虑行腰穿做脑脊液培养。

影像学检查

对于自发性 SAH 患者，若有 IIA 风险，则需要做详细的脑血管检查。在 SAH 患者中，计算机断层扫描血管造影术（CTA）有极高的敏感度（99%）和 92.5% 的阴性预测值 [19]。IIA 患者由于动脉瘤常位于动脉远端，可能有更高的假阴性 CTA 结果。对于此类患者，CTA 图像须要详细的后处理，视野需包括远端血管，以此获得较高的敏感度。对于考虑有 IIA 破裂可能的 SAH 患者，若 CTA 阴性，则须要进行数字减影血管造影术（DSA）。CTA 及 DSA 检查提示 IIA 的表现包括动脉瘤位于外周、动脉瘤呈梭形以及多发动脉瘤。对于 DSA 阴性的患者，可以行头颅 MRI 检查以排查瘤内血栓形成的动脉瘤。

对于未出现神经系统症状的感染性心内膜炎患者，似乎不能从脑血管造影中获益 [12]。对于 CTA，目前尚无相关风险 - 获益分析研究发表，但关于 DSA，最近的建议是此类患者无行 DSA 检查的指征。对于伴有神经系统症状的 IE 患者，需要行头颅 CT 检查。对于头颅 CT 检查阴性的患者，没有诊断性影像学指南或相关建议推荐进一步的影像学检查。我们最近的实践是对于伴有神经系统症状的患者在行头颅 CT 检查的同时行 CTA 检查。在 CTA 图像重建时尤其注意远端脑血管的重建。对于头颅 CT 及 CTA 阴性的患者，需进一步行包括梯度回波序列和弥散加权序列的磁共振检查以排除血栓性梗死或提示瘤内血栓形成动脉瘤的晕状伪影。

治疗

由于 IIAs 的发病率相对较低，目前文献并没有随机对照研究来评估不同的治疗选择。大多数文献都是病例报告或者文献回顾。因此，治疗建议是基于Ⅲ级证据。

一般治疗要根据病因而定。伴有 IE 的患者通常需要围手术期及术后抗凝治疗。选择手术治疗或者血管内治疗需依据心胸外科团队的治疗选择。多学科交叉对于成功管理这些复杂的患者很有必要。IE 伴有神经系统并发症的患者行心脏手术的最佳时间已经有推荐发表（表 59.3）[20]。

表 59.3 感染性心内膜炎伴神经系统并发症患者行心外科手术的手术时机

临床表现	手术干预时间	证据等级
CVA，GCS ≥ 9 分，无 ICH	立即	Ⅱa B 级
CVA，GCS < 9 分或 ICH	延迟*	Ⅱa B 级
TIA 或血栓	立即	ⅠB 级
ICH	推迟至少 1 个月	ⅠC 级

注：①*若患者无 ICH 且 GCS 升高，则可以进行手术；若患者伴有 ICH 则至少 1 个月后手术；② CVA，脑血管意外；GCS，格拉斯哥昏迷评分；ICH，颅内出血；TIA，短暂性脑缺血发作；③来源：数据更新自 Rossi M，Gallo A，De Silva RJ，Sayeed R，What is the optimal timing for surgery in infective endocarditis with cerebrovascular complications? Interact Cardiovasc Thorac Surg 2012；14：72-80。

未破裂

IIA 确诊后应开始针对性的抗生素治疗。由于仅有 1/3 的患者血培养阳性，在获得血培养标本后建议立即开始经验性抗生素治疗。抗生素的选择取决于病原体可能的来源。对于伴有 IE 的患者，指南推荐的经验性抗生素治疗取决于瓣膜的结构[21]。建议在 IIA 确诊后咨询感染科医生。

在开始抗感染治疗后，IIA 患者应该每 2 周进行影像学复查直到影像学上的痊愈。这一手段可以监视病情变化以确定有无新的动脉瘤发生。小规模病例研究发现 CTA 可以作为可靠的影像学评估手段[22]。在连续的影像学评估中，约有 30% 的 IIA 病例在抗生素治疗后自发痊愈。若连续影像学复查未见 IIA 减小或痊愈，则须要考虑行手术或血管内干预。

破裂

对于确诊破裂 IIA 的患者，有强烈的指征行手术或血管内干预。濒死、心力衰竭或有生前遗嘱的患者可能无法进行治疗。然而，此类患者一般年纪较小，建议采用积极的治疗策略切除颅内循环的破裂 IIA。

手术及血管内治疗

手术治疗

大多数 IIAs 源于血源性播散，血流量大的皮质区域有更高的感染性动脉瘤发病率，故 MCA 区域是最好发的部位。在多数病例中，额颞顶开颅术可以提供适当的手术入路。无框架立体定向导航技术在定位病变位置以及缩小手术范围方面有重要的价值。M1~M3 段动脉瘤常需要经侧裂入路，而 M4 段动脉瘤一般经大脑半球入路。

大脑前动脉（ACA）远端动脉瘤常需要经纵裂入路。大脑前交通动脉瘤（ACoA）、A1 或者 A2 近端动脉瘤一般选择经翼点经侧裂入路。A2 段远端动脉瘤根据其位置及形态，可以采用眶上额下入路或者纵裂入路。

大脑后动脉 P1 和 P2 段动脉瘤以及小脑上动脉（SCA）S1 和 S2 段动脉瘤可以采用眶颧经侧裂入路。通过游离颞叶可以将此入路改良为颞前入路。跟颞下入路相比，将颞叶往后外侧牵拉可以增加视野暴露，从而减少牵拉以及术后水肿[23]。更远端的位于 P3、P4 段的动脉瘤，可以采用经枕部纵裂入路。SCA 的 S3、S4 段动脉瘤可以采用枕部经小脑幕入路或者幕下小脑上入路[24]。

大多数小脑前下动脉（AICA）远端动脉瘤可以选择乙状窦后入路或者扩大乙状窦后入路。A1 或者 A2 近端动脉瘤需要增加脑干前部的视野暴露，一般采用乙状窦后入路或者经迷路入路[25]。

小脑后下动脉（PICA）远端动脉瘤可以采用远外

侧或者极外侧经髁经结节下入路（ELITE）入路。更远端段的动脉瘤，如 P3 到 P5，可以采用枕下入路。

血管内治疗

IIA 的血管内治疗可以避免对有感染或菌血症的患者进行开放性手术，也不需要暴露沟回及脑池。并且，血管内治疗可以同时治疗不同部位的多发动脉瘤。根据操作者喜好和患者临床状况，血管内治疗可以采用全身麻醉或者清醒镇静。根据怀疑的病原体以及各医疗机构的规定，术前常规使用抗生素。

由于大多数 IIA 位于大脑血管的远端，导管需要穿过小而扭曲的动脉，因此对微导管方面的支持要求很高。在颈动脉近端或者椎动脉，在 0.035 寸（1 英寸 =2.54 cm）导丝之前常规采用导引导管或者导管鞘进行引导。这样的传递系统可以有效地控制位置，并且如果患者需要球囊重塑或者双腔导管治疗，该系统可以适应多数设备。对于解剖扭曲的血管，远端支持导管可能很有效。

手术及血管内治疗技术

IIA 患者治疗上考虑有别于其他动脉瘤。疾病的系统负担以及围手术期及术后抗凝的需求（伴 IE 的患者）使得该病存在特别的挑战。一般更倾向于血管内治疗。在确定最终治疗方案前，在最小镇静状态或皮质监测下进行血管内操作可以检查载瘤动脉闭塞是否会导致潜在的神经功能缺失。尽管清醒麻醉开颅术具有同样的优势，但是对麻醉有更大的挑战以及更大的术后抗凝风险 [26]。既往文献未表明在血源播散性患者中需要担心植入物感染的问题 [27]。

对于血管内治疗不可行或者需要阻断血管行搭桥手术的患者，手术干预是必要的。颅内出血的发生概率相对较高，会导致颅内压（ICP）升高或者神经功能缺失，导致许多患者需要行开颅血肿清除术 [5]。在可能的情况下，行开颅血肿清除术的同时可行 IIA 的手术治疗。

手术治疗

考虑到血管壁周围常有累及以及动脉瘤相对于载流动脉的直径，使得直接的手术夹闭及载瘤动脉重建不可实现。因此，在处理动脉瘤时，做好载瘤动脉牺牲的准备很重要。术中临时阻断载瘤动脉时可进行感觉、运动诱发电位的监测。此外，术中吲哚菁绿造影可用于评估血管分布及侧支循环。在处理位于重要解剖位置的 IIAs 时，若需要闭塞血管则须考虑进行搭桥手术。术前准备需包括供体血管的获得、必要的设备和缝线准备。

血管内治疗

经血管载瘤动脉闭塞和瘤内弹簧圈栓塞是两种可行的 IIA 治疗选择。小的动脉瘤、瘤颈不明显或瘤体易破裂的病变通常以血管闭塞作为首选。病变位于远端的患者通常能耐受牺牲性血管的治疗方案。尽管如此，在重要皮质区域进行血管栓塞前，采用阿米妥钠进行功能评估很有帮助。这要求在手术最重要的时候需保持患者清醒或者进行脑电监测。根据术者喜好及解剖、血管大小的考虑，可以采用弹簧圈或者液体栓剂进行血管栓塞。

在合适的情况下，可以考虑在保留载瘤动脉的情况下进行动脉瘤弹簧圈栓塞治疗。动脉瘤弹簧圈栓塞治疗可以减少载瘤动脉闭塞导致的神经功能缺失的风险。合适的解剖位置可能允许直接弹簧圈栓塞或者球囊辅助下弹簧圈栓塞。由于大多数外科医师选择尽量避免置入支架，对于瘤颈解剖不太理想的病例，球囊重塑是常用的技术手段，可避免永久性置入。如上所述，在菌血症患者体内置入铂金弹簧圈（异物）并无风险，故菌血症并非这一治疗手段的禁忌证。

病例分析

病例 1

39 岁男性，有先天性主动脉瓣狭窄病史，并进行过主动脉瓣及近端主动脉置换术，出现发热、头痛、间歇性左手麻木以及唤词困难症状。患者在神经外科医师建议下，进行头颅 CT 和 CTA 检查（图 59.2）。结果明确 IIA 诊断且无出血证据。检查见多发低密度灶，符合脑血管栓塞的表现。患者接受了经验性万古霉素、庆大霉素和头孢曲松钠治疗，同时为行急诊心脏手术治疗进行了静脉肝素注射治疗。然而在接受肝素治疗的第二天，患者出现严重头痛以及急性右侧肢体无力。头颅 CT 检查提示左侧急性颅内出血，出血位置远离 IIA。故患者接受了拮抗肝素治疗并急诊行颅内血肿清除术并同期行 IIA 切除术（图 59.3）。该患者很好地耐受了神经外科手术。IIA 病理检查见分支且有隔膜的菌丝（图 59.4）。故该患者接受抗真菌治疗，一个月后接受升主动脉以及主动脉瓣置换术。切除的移植物检查见曲霉菌阳性。该患者继续接受了 6

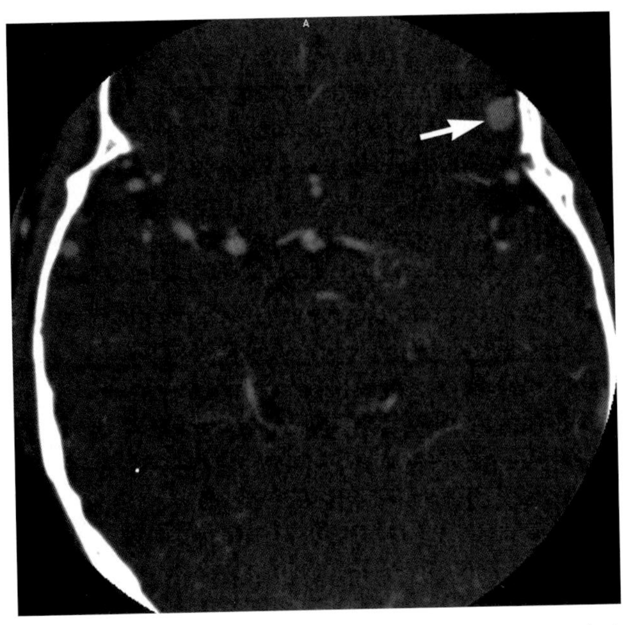

图 59.2　CTA 轴位图可见一个充满造影剂的左侧前额叶动脉瘤（箭头）。

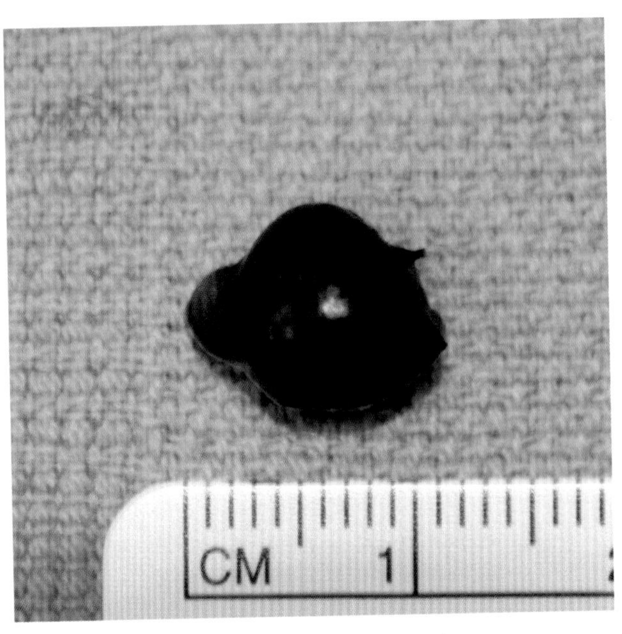

图 59.3　手术切除的感染性颅内动脉瘤大体图。

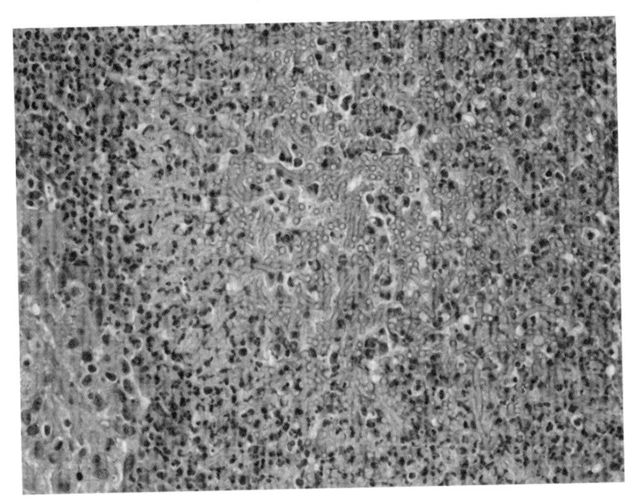

图 59.4　高倍镜下苏木精和伊红染色显示炎症细胞浸润，同时可见分支有隔膜的菌丝。

周伏立康唑及卡泊芬净双重抗真菌治疗。6 个月随访时，该患者功能完好。

病例 2

50 岁男性，无明确既往病史，突发头痛、恶心和呕吐入院，完善头颅 CT 检查（图 59.5）。体格检查发现有心脏杂音，心超示重度二尖瓣反流及赘生物形成。诊断性血管造影提示左侧 P4 有一明显的动脉瘤（图 59.6）。心胸外科医生建议行二尖瓣置换术，并接受术后抗凝治疗。考虑围手术期需行抗凝治疗，故更加推荐行血管内治疗。该患者接受了弹簧圈栓塞及血管阻断治疗（图 59.7）。血培养见龋齿罗菌，故该患者接受了静脉抗生素治疗，并后续进行了成功的二尖瓣置换术。

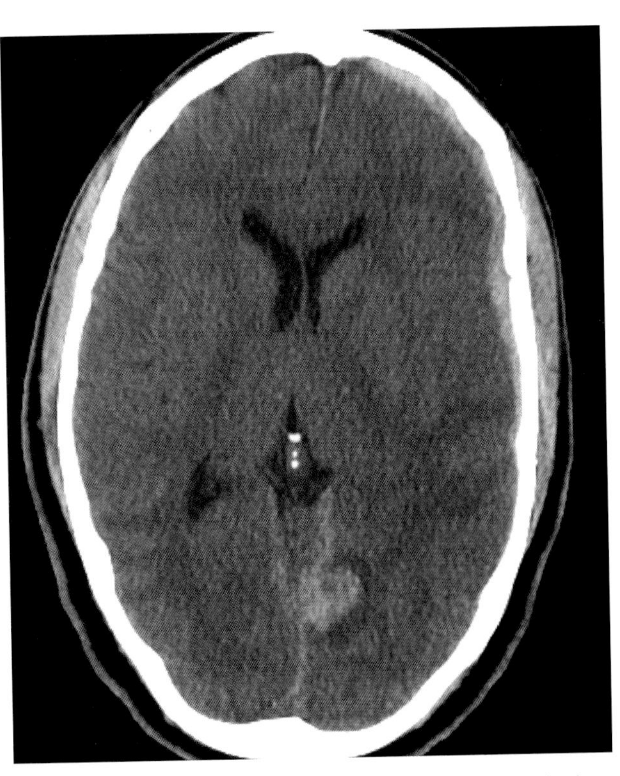

图 59.5　头颅 CT 平扫见左侧枕叶出血及左侧硬膜下血肿。

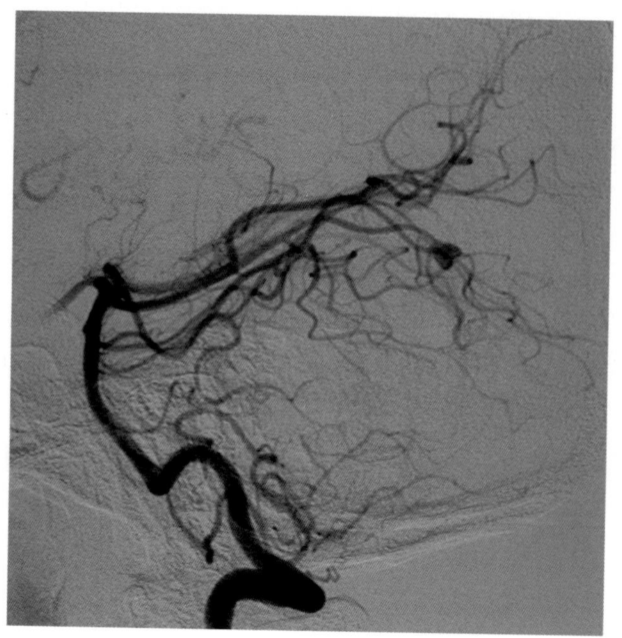

图 59.6　椎动脉数字减影血管造影侧面观显示一 P4 段动脉瘤。

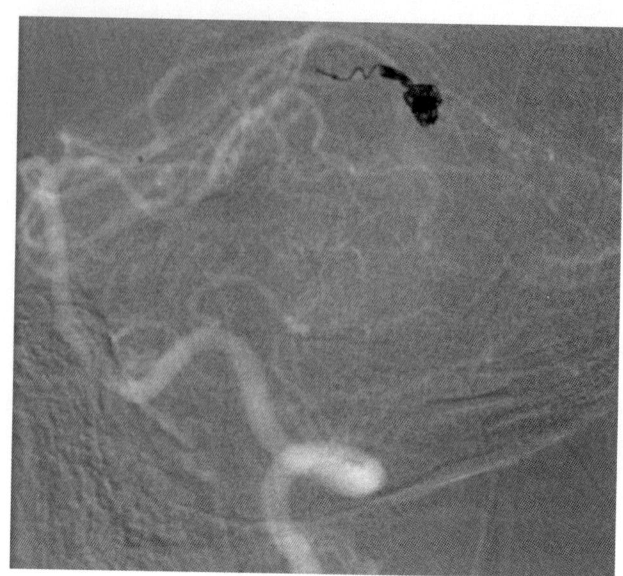

图 59.7　P4 段动脉瘤弹簧圈栓塞以及载瘤动脉闭塞后的后循环数字减影血管造影侧面观。

预后

IIA 患者人群的异质性对预后评估提出了挑战。一篇综述报道 36% 的患者接受药物治疗，45% 的患者接受手术治疗，17% 的患者接受血管内治疗。对全部人群的预后进行分析：62% 预后良好，20% 的患者神经功能减退。死亡率为 17%。在死亡患者中，15% 患者在干预之前死亡，2% 患者在手术或者血管内治疗后死亡[10]。

为了对治疗组的预后进行分层，对病例报道进行评估很有必要。2007 年，Kannoth 等[28]发表了包含 25 例 IIA 患者的病例报道。16 例进行药物治疗的患者中有 7 例好转，6 例需要手术治疗，3 例死亡。手术死亡率为 9.1%，药物治疗死亡率为 30%。2002 年，Phunong 等[14]发表了一篇包含 10 例行手术治疗的 IIA 患者的病例报道。术后直接死亡率为 20%。1 例患者出现了失语，有 1 例患者术后出现了新发的不完全性动眼神经麻痹。在随访检查中，失语的患者症状有所改善但仍未恢复正常，而动眼神经麻痹的患者完全康复，故长期并发症的发生率为 10%。Chun 等[13]也发表了一篇包含 10 例接受外科治疗的 IIA 的病例报告。10 例患者术后均无明显的神经功能障碍，后续的随访显示其中 9 例患者格拉斯哥量表评分 5 分。

Chapot 等[1]报道了接受血管内治疗的 14 例 IIA 患者，共有 18 个 IIA。在这 18 个 IIA 中，有 5 个位于循环近端，13 个位于循环远端。5 个近端动脉瘤中，4 个接受了动脉瘤栓塞，1 个接受了 M1 段闭塞治疗。13 个远端动脉瘤中有 9 个采用氰基丙烯酸盐黏合剂进行了动脉瘤及载瘤动脉的栓塞。另外 4 个动脉瘤仅栓塞了载瘤动脉。有 2 例术后立即出现神经功能障碍，一例表现为轻偏瘫，另一例表现为象限偏盲，并发症发生率为 12.5%。在后续随访检查中，神经功能障碍均完全恢复，故无长期并发症及死亡。

讨论

IIA 的诊断和治疗多数取决于所感染的病原体。外科医师在治疗时需要考虑是否需行额外手术，是否需要抗凝，并将疾病的动态演化纳入考虑。正如在囊性动脉瘤治疗一样，IIA 的治疗流程取决于临床表现的演化（图 59.8）。未破裂 IIA 需要接受针对性或经验性的抗病原体治疗，并且每 2 周进行影像学复查。大小稳定或者增大的动脉瘤有强烈的干预指征。在动脉瘤缩小的情况下，建议持续随访观察。破裂的 IIA 需要接受手术或者血管内治疗。

结论

感染性颅内动脉瘤是充满异质性的一组病变。当存在干预指征时，由于常需要进行心脏手术及抗凝治

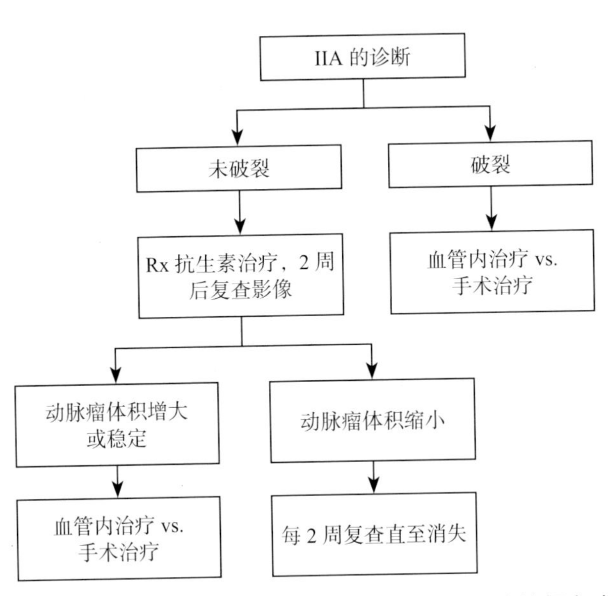

图 59.8 破裂及未破裂 IIAs 决策流程。IIA，感染性颅内动脉瘤；Rx，处理方法。

疗，故优先考虑血管内治疗。当重要皮质区域可能受累时，不管是血管内治疗或者手术治疗，都应充分评估牺牲血管可能带来的神经功能缺失。若术前或术中检查提示牺牲血管可能导致功能缺失，应当考虑在血管内动脉瘤栓塞或手术动脉瘤切除术后进行血管重建。如果有颅内压增高需要进行手术干预，术前应当做好进行 IIA 手术治疗的准备。由于既往研究表明，IIA 具有很高的并发症和死亡率，故需积极地寻求多学科治疗。

参·考·文·献

[1] Chapot R, Houdart E, Saint-Maurice JP, et al. Endovascular treatment of cerebral mycotic aneurysms. Radiology 2002;222:389–396

[2] Corr P, Wright M, Handler LC. Endocarditis-related cerebral aneurysms: radiologic changes with treatment. AJNR Am J Neuroradiol 1995;16:745–748

[3] Frazee JG, Cahan LD, Winter J. Bacterial intracranial aneurysms. J Neurosurg 1980;53:633–641

[4] Gibo H, Carver CC, Rhoton AL Jr, Lenkey C, Mitchell RJ. Microsurgical anatomy of the middle cerebral artery. J Neurosurg 1981;54:151–169

[5] Kannoth S, Thomas SV. Intracranial microbial aneurysm (infectious aneurysm): current options for diagnosis and management. Neurocrit Care 2009;11:120–129

[6] Barrow DL, Prats AR. Infectious intracranial aneurysms: comparison of groups with and without endocarditis. Neurosurgery 1990;27:562–572, discussion 572–573

[7] Bhayani N, Ranade P, Clark NM, McGuinn M. Varicella-zoster virus and cerebral aneurysm: case report and review of the literature. Clin Infect Dis 2008;47:e1–e3

[8] Mahadevan A, Tagore R, Siddappa NB, et al. Giant serpentine aneurysm of vertebrobasilar artery mimicking dolichoectasia—an unusual complication of pediatric AIDS. Report of a case with review of the literature. Clin Neuropathol 2008;27:37–52

[9] Martínez AJ, Sotelo-Avila C, Alcalá H, Willaert E. Granulomatous encephalitis, intracranial arteritis, and mycotic aneurysm due to a free-living ameba. Acta Neuropathol 1980;49:7–12

[10] Ducruet AF, Hickman ZL, Zacharia BE, et al. Intracranial infectious aneurysms: a comprehensive review. Neurosurg Rev 2010;33:37–46

[11] Suwanwela C, Suwanwela N, Charuchinda S, Hongsaprabhas C. Intracranial mycotic aneurysms of extravascular origin. J Neurosurg 1972;36:552–559

[12] van der Meulen JH, Weststrate W, van Gijn J, Habbema JD. Is cerebral angiography indicated in infective endocarditis? Stroke 1992;23:1662–1667

[13] Chun JY, Smith W, Halbach VV, Higashida RT, Wilson CB, Lawton MT. Current multimodality management of infectious intracranial aneurysms. Neurosurgery 2001;48:1203–1213, discussion 1213–1214

[14] Phuong LK, Link M, Wijdicks E. Management of intracranial infectious aneurysms: a series of 16 cases. Neurosurgery 2002;51:1145–1151, discussion 1151–1152

[15] Brust JC, Dickinson PC, Hughes JE, Holtzman RN. The diagnosis and treatment of cerebral mycotic aneurysms. Ann Neurol 1990;27:238–246

[16] DiMaio S, Mohr G, Dufour JJ, Albrecht S. Distal mycotic aneurysm of the AICA mimicking intracanalicular acoustic neuroma. Can J Neurol Sci 2003;30:388–392

[17] Fukuda W, Daitoku K, Minakawa M, Fukui K, Suzuki Y, Fukuda I. Infective endocarditis with cerebrovascular complications: timing of surgical intervention. Interact Cardiovasc Thorac Surg 2012;14:26–30

[18] Karchmer AW. Infective Endocarditis. Principles of Internal Medicine. New York: McGraw-Hill; 2001:809–816

[19] Prestigiacomo CJ, Sabit A, He W, Jethwa P, Gandhi C, Russin J. Three dimensional CT angiography versus digital subtraction angiography in the detection of intracranial aneurysms in subarachnoid hemorrhage. J Neurointerv Surg 2010;2:385–389

[20] Rossi M, Gallo A, De Silva RJ, Sayeed R. What is the optimal timing for surgery in infective endocarditis with cerebrovascular complications? Interact Cardiovasc Thorac Surg 2012;14:72–80

[21] Gould FK, Denning DW, Elliott TS, et al. Working Party of the British Society for Antimicrobial Chemotherapy. Guidelines for the diagnosis and antibiotic treatment of endocarditis in adults: a report of the Working Party of the British Society for Antimicrobial Chemotherapy. J Antimicrob Chemother 2012;67:269–289

[22] Ahmadi J, Tung H, Giannotta SL, Destian S. Monitoring of infectious intracranial aneurysms by sequential computed tomographic/magnetic resonance imaging studies. Neurosurgery 1993;32:45–49, discussion 49–50

[23] Zador Z, Lu DC, Arnold CM, Lawton MT. Deep bypasses to the distal posterior circulation: anatomical and clinical comparison of

pretemporal and subtemporal approaches. Neurosurgery 2010;66:92–100, discussion 100–101

[24] Rodríguez-Hernández A, Rhoton AL Jr, Lawton MT. Segmental anatomy of cerebellar arteries: a proposed nomenclature. Laboratory investigation. J Neurosurg 2011;115:387–397

[25] Giannotta SL, Maceri DR. Retrolabyrinthine transsigmoid approach to basilar trunk and vertebrobasilar artery junction aneurysms. Technical note. J Neurosurg 1988;69:461–466

[26] Lüders JC, Steinmetz MP, Mayberg MR. Awake craniotomy for microsurgical obliteration of mycotic aneurysms: technical report of three cases. Neurosurgery 2005;56(1, Suppl):E201, discussion E201

[27] Ray WZ, Diringer MN, Moran CJ, Zipfel GJ. Early endovascular coiling of posterior communicating artery saccular aneurysm in the setting of Staphylococcus bacteremia: case report and review of the literature. Neurosurgery 2010;66:E847

[28] Kannoth S, Iyer R, Thomas SV, et al. Intracranial infectious aneurysm: presentation, management and outcome. J Neurol Sci 2007;256:3–9

第60章

颅内创伤性和夹层动脉瘤

Giuseppe Lanzino and Fredric B. Meyer

随着非侵入性血管造影检查的普及，对创伤性和夹层动脉瘤的发病机制和临床表现的深入了解，我们已经意识到这类少见疾病是导致颅内出血和患者残疾的重要原因。本章总结了颅内创伤性和夹层动脉瘤的发病机制、临床表现以及处理方式，并对血泡样动脉瘤进行讨论。

颅内创伤性动脉瘤

发病率

创伤性动脉瘤（TA）的确切发病率仍不清楚，在不同特点的人群中结果也不一致。总体而言，TA 在颅内动脉瘤中所占比例不足 1%。虽然在成人中发病率很低，TA 是导致儿童和青少年动脉瘤的第二大病因[1]。该病以男性受累为主[2, 3]。多发 TA 很少见，但在弹道损伤中多发 TA 比例可高达 20%[3, 4]。

临床特点

基于组织学发现，传统上 TA 被分为真性、假性和混合性三种亚型。混合性动脉瘤是指在破裂口形成的草莓样动脉瘤伴假性动脉瘤成分，因此严格来讲不能算作 TA 的亚型。按照动脉瘤囊的组成和病理生理学机制可将 TA 分为真性和假性两种。真性 TA 是由直接钝性创伤或间接暴力所致，在动脉表面形成隆起，包含了动脉壁的各种不同成分。而假性 TA 则是血管连续性直接中断，继发血管周围血肿所形成的。假性动脉瘤的瘤壁仅由纤维组织包裹部分机化的血肿所组成。纤维组织重塑和血肿内血流动力学再通最终导致了动脉瘤的形成[5, 6]。

低速穿通性损伤较高速弹射性损伤更易引起 TA[2]。作为一种特殊类型，医源性动脉瘤在很多手术操作后出现，如经蝶窦手术、肿瘤和血管畸病的开颅手术，第三脑室造瘘，甚至脑室外引流术[7]。

创伤性动脉瘤几乎在所有主要的颅内动脉中均有发现，颈内动脉（ICA，46%）最常受累，接着是大脑中动脉（MCA，25%）和大脑前动脉（ACA，22%）[8]。受累的血管往往反映出创伤的发病机制。比如，床突上 ICA 和基底动脉均位于颅底，因此这些血管的 TAs 多与颅底骨折有关。然而位于 Willis 环动脉远端分支的 TAs 则多由穿通性损伤和凹陷性骨折所引起[2]。颈外动脉的头皮分支由于位置表浅，即使微小的钝性损伤，都可导致血管受损[9]。

在闭合性头颅损伤中，加速或减速可导致大脑镰变形，继发损伤可累及远端 ACA[6]。考虑到远端 ACA 和大脑后动脉（PCA）分别与大脑镰和天幕裂孔的锐利边缘相邻，因而受累频率较高。MCA 分支血管是凸面大脑皮质的主要供应血管，因而是皮质 TAs 的主要来源。[5]

自然史与诊断

尽管普遍认为 TA 破裂的风险高，但是缺乏自然史的统计数据，破裂的真实风险仍未可知。同时也观察到 TA 自发缩小，甚至造影缓解的现象。比如，Aarabi[8] 报道了 4 例 TA 破裂出血患者中，3 例因拒绝治疗而严密随访了 13、69 和 113 个月，期间均未发生二次出血事件。然而，有统计数据表明，一旦形成，如果在影像学随访中观察到 TA 进行性增大，发生破裂的风险相对较高。保守治疗人群上死亡率可高达 70%[8]。考虑到严重颅脑损伤患者因原发损伤重而难以存活，接受进一步 TA 治疗的可能性较小，因而上述报道中可能存在选择偏倚。

外伤与 TA 发病之间的时间间隔变化较大。大部分成人和儿童在外伤后 2~8 周出现症状，2~4 周为发病高峰期[5, 6]。偶见长间隔发病病例，在原发损伤 10 年后破裂出血[10]。

高度怀疑血管性损伤者需启动血管影像学检查以排查 TA。尤其在穿通性损伤后伴有血肿形成，以及既往外伤史出现迟发性蛛网膜下腔出血（SAH）或颅内出血（ICH）的患者中，是非常重要的。创伤性脑膜中动脉动脉瘤可导致迟发性硬膜外血肿扩大，甚至脑内出血[11]。

穿通性损伤的起点、模式和机制均是影响 TAs 形成的潜在因素。比如，穿通性损伤伴有颅内血肿，轨道起点位于面部 / 眶翼点区，并延伸跨过中线，或累及颅内多个区域，或跨过如侧裂、纵裂等高血管密度区，伴发 TA 的风险就变得非常高[8, 12]。穿过眼眶伴有颅内穿通性损伤者发生血管受损的风险较高，所有这类患者都应对 TA 进行排查[5, 13]。位于海绵窦或岩骨段 ICA 的 TA 可产生占位效应，表现出海绵窦综合征，或导致鼻出血[5]。颅底骨折、单侧失明和鼻出血三联征强烈提示颅底颈内动脉系统损伤[5]。

随着医生对 TA 的警惕性不断提高，大部分 TA 在未发生破裂前，即通过针对性的血管检查而获得明确诊断[8]。仅有少部分 TA 因占位效应而被发现。

随着螺旋 CT 的广泛普及和精细化，CT 血管造影（CTA）已成为 TA 的有效排查手段。在一些通过损伤模式、机制或临床 / 影像学检查推断并发血管损伤概率极高的患者中，即使 CTA 检查阴性，也应该进一步行血管造影检查。尽管血管造影检查阴性者有必要安排复查，但阳性率往往较低。比如，虽然在首次检查阴性 2 周至 1 个月内再次安排了造影检查，Cohen 等[12]在 15 例 TA 风险较高的穿通性头颅损伤患者中均未发现阳性的 TA 病例。

治疗

创伤性动脉瘤的治疗是一种挑战。在介入技术出现之前，通过开颅手术牺牲载瘤动脉，伴或不伴有转流手术是主要的治疗手段。因为 TA 缺乏血管外壁，外层仅由简单的一层纤维组织包裹，因此在手术处理过程中发生破裂的风险较高。然而，在有些病例中，TA 的瘤颈部足够坚韧以承受动脉瘤夹的力量（图 60.1）[3]。即便如此，大部分患者病情严重，或正处于创伤恢复期，增加了手术并发症的风险。此外，在脆弱和水肿的脑组织中，一般难以发现远端的 TA。

随着各种介入技术的进步，大部分 TA 可在急性期获得安全的治疗，患者预后往往取决于原发损伤的严重程度，而非 TA 本身[3, 12]。在对侧血供循环良好的患者中，血管内闭塞载瘤动脉是一种更受欢迎、创伤更小的治疗手段[14]。也有采用弹簧圈或支架辅助弹簧圈技术选择性闭塞 TA 并保留载瘤动脉的成功报道[12, 15]。然而，因为弹簧圈填塞致密性、动脉瘤复发和弹簧圈移位等问题，这种处理方式的复发率和再次手术的比例较高[12, 15]。Cohen 等[12]报告了 13 例采用

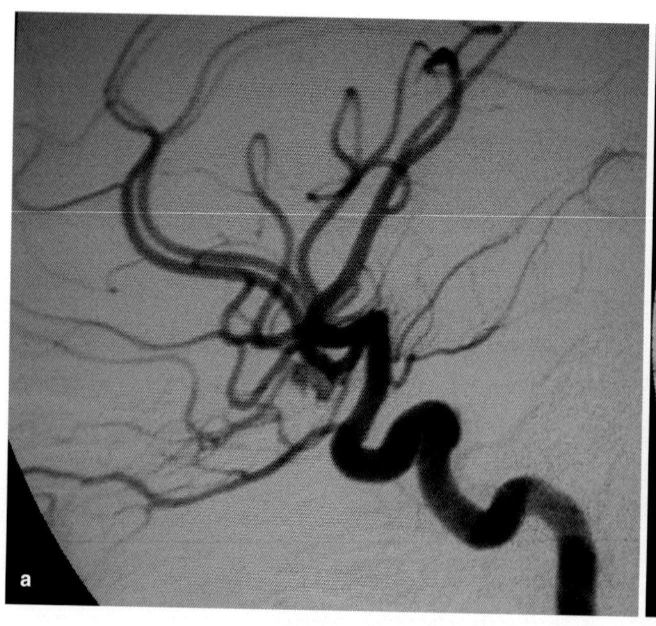

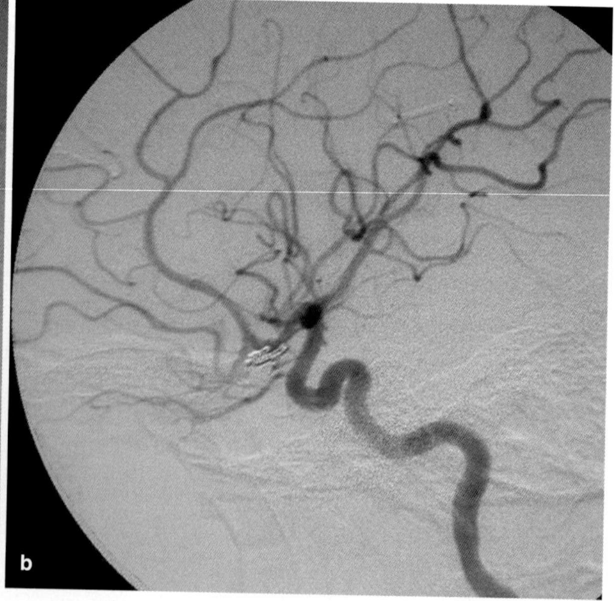

图 60.1　这名小男孩因为创伤导致前颅底骨折入院。头颅 CT 扫描（未显示）发现超过常规量的蛛网膜下腔出血（SAH）。a. 血管造影显示累及前交通动脉复合体的假性动脉瘤。手术中将该假性动脉瘤从周围结构中游离出来，并行动脉瘤夹闭；b. 术后血管造影显示该假性动脉瘤完全夹闭。

介入手段治疗的 TA，1 例患者使用弹簧圈取得完全性闭塞，随访未见复发。然而，3 例采用支架辅助弹簧圈治疗的患者中，1 例患者出现动脉瘤再通。该患者进一步接受了颈内动脉介入栓塞术和颞浅动脉 –MCA 搭桥术。在一项战争 – 创伤相关的头部伤口研究中，Bell 等 [3] 报道了 14 例介入治疗的颅内 TAs 病例。13 例仅用弹簧圈栓塞，1 例用支架辅助弹簧圈。13 例中 5 例因动脉瘤复发或增大而接受了进一步治疗，3 例则采用手术夹闭。

考虑到选择性动脉瘤囊栓塞的各种缺点，研究者开发了一些特殊技术用于加强病变段的结构强度和血管腔内膜重建，同时保留载瘤动脉的通畅性。在这方面，可以考虑使用转流装置治疗累及颅内大血管的 TA。然而，这种处理方式需要双联抗血小板治疗，在急性多发伤或颅内出血的情况下需要谨慎考虑 [16]。

颅内夹层动脉瘤

临床特点

颅内夹层动脉瘤可导致 SAH 的发生。夹层的发生始于内膜的撕脱，接着血液在血管壁的不同层次结构中累积。随之而来的动脉扩张常被称为假性动脉瘤，但考虑到这些血管仍保留正常管壁的基本结构，称之为夹层动脉瘤更加合适 [17]。

发生于椎动脉和颈动脉颅外段的夹层常位于中膜。相较于颅内动脉，颅外段血管壁更厚，加上周围组织结构所提供的支持作用，能有效预防出血的发生。颅内动脉缺乏外弹性膜，所有的弹性组织均集中在一层菲薄的内弹性膜中。内弹性膜大部分由弹性蛋白和胶原组成，在决定动脉壁的强度方面起到关键作用。血流动力学压力是引起内弹性膜的重塑、退化和丢失的主要因素，可导致动脉壁的振动，从而引起内弹力膜的撕脱。在对颅内夹层动脉瘤患者的活检研究中，所有 9 例标本中均发现内弹力膜受到破坏 [18]。

与颅外动脉不同，颅内动脉的肌层和外膜层菲薄 (为颅外血管的 2/3)，因而在外伤中易受到影响 [19]。此外，由于它们在蛛网膜下腔中穿行，缺乏外部支持结构。推测这些因素使得颅内血管在发生夹层撕裂后易出现血管扩张和假性动脉瘤形成。在破裂夹层动脉瘤中，破口周围管壁由外膜或血栓相关的纤维蛋白构成 [18]。

病因

颅内夹层动脉瘤的形成因素还不清楚，可能是遗传 / 先天因素和获得性 / 环境因素综合作用的结果。机械扩张作用参与形成颅外动脉夹层，但在颅内动脉夹层中似乎并不适用。外伤可导致儿童颅内夹层动脉瘤的形成，但成人患者往往缺乏明确的外伤病史。此外，颅内动脉夹层的常见危险因素并不适用于颅内血管，尽管有先天性结缔组织病变如 Ehlers–Danlos 综合征和成骨不全症与颅内动脉夹层形成有关的零星报道。

夹层动脉瘤患者尸检中常发现纤维肌营养不良和囊性内膜坏死，但很可能是非特异性的，而且与一系列系统性疾病有关。椎动脉颅内段是常见的发病部位，推测与旋转应力有关。目前认为突发的和广泛播散的内弹力膜损伤是导致颅内动脉夹层形成的主要病理机制 [18]，并最终导致壁内血肿的形成。夹层的类型和进展方式可能取决于内膜受累和破坏的程度。如果夹层范围超过内膜，位于内膜和外膜间的解剖平面可能导致外膜下分离、夹层动脉瘤形成，继而发生破裂导致 SAH。在与周围结构缺乏连接固定的动脉如 MCA 主干，夹层进展所产生的节律性的扩张力可通过受累节段的延长和膨胀而被分散，导致该段夹层血管的缓慢增大，并最终形成巨大的或蛇形动脉瘤。

梭形动脉瘤被认为是夹层动脉瘤的一种特殊形式。Mizutani 等 [20] 基于内弹力膜的病理改变开发了一套分类系统，将与血管分叉处无关的动脉瘤（梭形和夹层）归为一类。

发病率与发病部位

文献报道的颅内夹层动脉瘤发病率差别较大。1988 年，在日本开展的一项研究中，Yamaura[21] 在 94 例椎动脉动脉瘤中发现夹层动脉瘤的比例为 28%，在 230 例后循环动脉瘤中则占 10.4%。在更加近期的一项关于破裂和未破裂动脉瘤的大型研究中，颅内 VA 夹层动脉瘤占所有治疗动脉瘤的 1.6%~1.9%[22, 23]。

相较于女性患者更易出现草莓样动脉瘤，夹层动脉瘤在男性中发病率较高 [24]。以出血症状起病的颅内夹层动脉瘤患者，其年龄稍大于以缺血或其他非出血性症状起病者。1995—1996 年在日本开展了一项全国范围的研究，Yamaura 等发现 SAH 起病者的平均年龄为 53 岁，非出血症状起病者则为 48.9 岁。

后循环动脉往往较前循环动脉更易受累。其中后循环夹层动脉瘤在成人中更为普遍[26]。VA 的 V4 段或靠近小脑后下动脉（PICA）起始部是最常见的部位。前循环夹层动脉瘤在年长成人中更为常见[25]。ICA 床突上段（图 60.2）和 M1/2 主干（图 60.3）是最常受累的部位。夹层动脉瘤几乎在所有颅内血管均有发现（图 60.4）。一些文献报道了累及 VA 硬膜内段的双侧夹层动脉瘤，这些动脉瘤或同时或以一定的先后顺序发生[27]。

自然史和临床表现

夹层动脉瘤出血风险与生长方式密切相关。对于单入口的夹层，即在内膜形成一条撕裂口，其发生破裂出血的风险较伴有回返通路的夹层更高[24]。一个长期形成的观点认为，如果夹层位于内膜和中膜之间，管腔的狭窄和血栓的形成可能会导致缺血事件[28]。然而，如果夹层发生于内膜和外膜之间，则会形成隆起（假性动脉瘤），继而可能发生破裂和出血。事实证明，在大量以出血起病的患者的尸检中发现，夹层平面多位于内膜和外膜之间，或仅发生于内膜中[18]。同时表现为缺血和出血症状的颅内夹层动脉瘤虽有报道，但极其少见[29]。

夹层动脉瘤的血管造影 / 形态学表现和临床症状之间存在一定的相关性。Kwak 等[30]自 2000—2007 年共研究了 133 例破裂和未破裂的颅内夹层动脉瘤

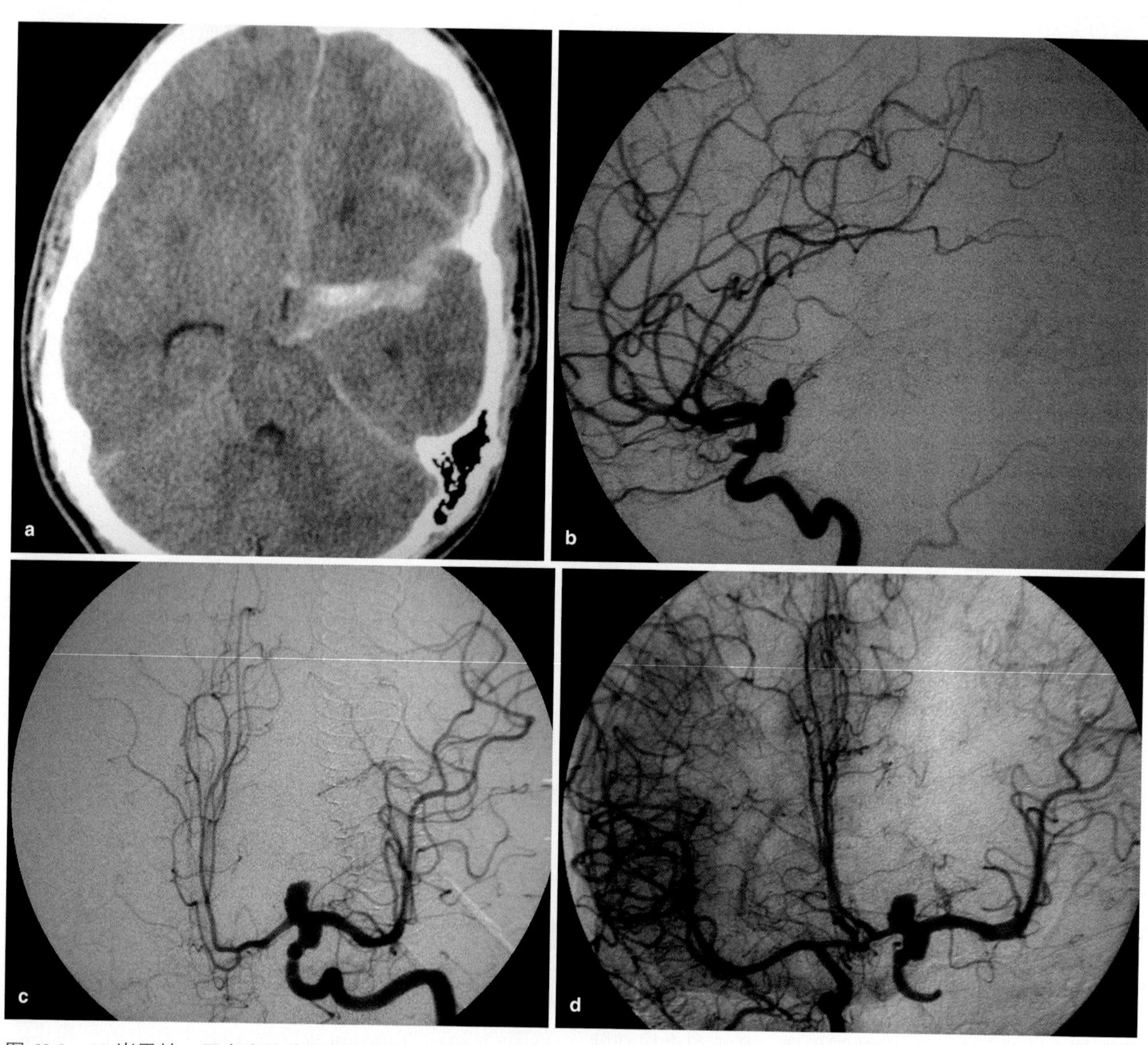

图 60.2　19 岁男性，因突发头痛和短暂性意识丧失入院。a. 头颅 CT 扫描显示从颈动脉池延续至同侧侧裂的大范围蛛网膜下腔出血（SAH）伴局部血栓形成；b、c. 血管造影显示累及左侧颈内动脉（ICA）的夹层动脉瘤，由床突上段延续至分叉部和 A1 近端；d. 牺牲载瘤动脉，弹簧圈栓塞假性动脉瘤成分。

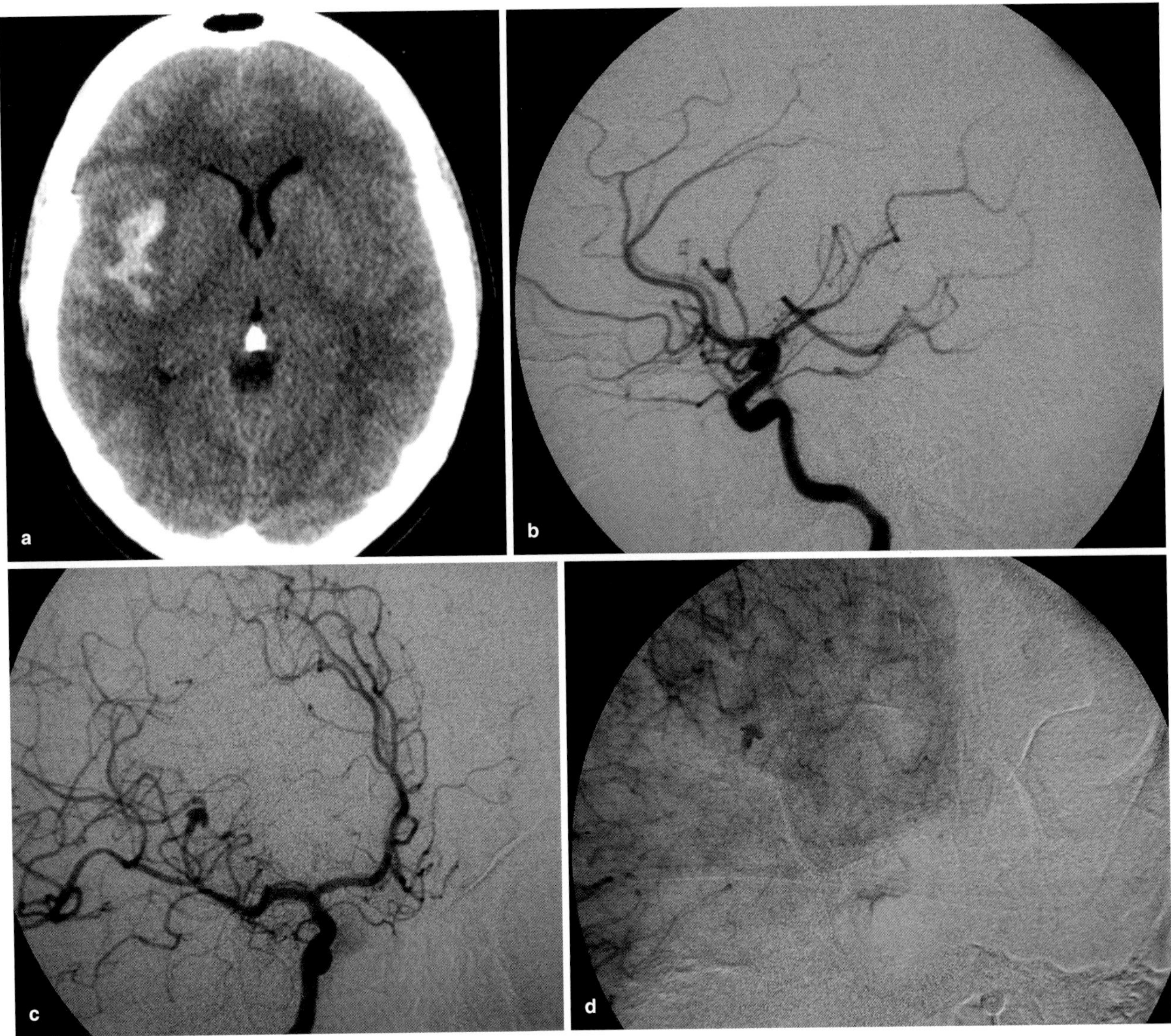

图 60.3　21 岁女性，因性交过程中突发头痛就诊。a. CT 显示因大脑中动脉（MCA）远端夹层动脉瘤破裂引起的右侧侧裂为主的蛛网膜下腔出血（SAH）；b、c. 右侧颈内动脉造影的侧位和前后位片上显示出该动脉瘤。手术孤立动脉瘤，患者术后出现无症状性的小片梗死灶，但是恢复过程顺利；d. 血管造影显示被孤立的血管。

患者。依据患者的影像学特点分为 3 组：狭窄堵塞组（46%）、狭窄堵塞和动脉瘤并存组（27%）、单纯动脉瘤组（22%）。狭窄堵塞组发生梗死的频率更高，而单纯动脉瘤组的出血风险更高。

不伴有颅内出血的头痛是颅内夹层动脉瘤破裂前的常见征兆。一组 206 例颅内动脉夹层所组成的队列中，78% 的患者最终发生 SAH，发病前有头痛症状，其中 93% 的头痛为非特异性的。96% 的先兆头痛患者中，SAH 发生于 3 天之内。头痛与 SAH 的最长间隔时间为 11 天 [24]。类似的，在一组 21 例以头痛起病但未发生破裂的 VA 夹层动脉瘤患者中，Naito 等 [31] 发现，2 例患者在发病 1 天后破裂出血。其余的 19 例患者中，除了 1 例在长达 51 个月的间歇期后才发生出血。这些观察性研究说明，对于以非出血症状起病的夹层动脉瘤，在急性期（前 1~2 周）需要怀疑破裂出血的风险，并考虑侵入性的治疗手段。从另一方面来看，慢性或急性期后偶然发现的动脉夹层倾向于相对缓和的临床过程。在一项包括 98 例表现为缺血或头痛症状的颅内未破裂动脉夹层患者的长期随访研究中，仅有 1 例患者在起病 11 天后出现 SAH[24]。单纯偶然发生的动脉夹层未包含在该队列中。在影像学随访中，18% 的夹层动脉瘤患者最终完全恢复正常，暗示着许多未破裂病例漏诊 [24]。

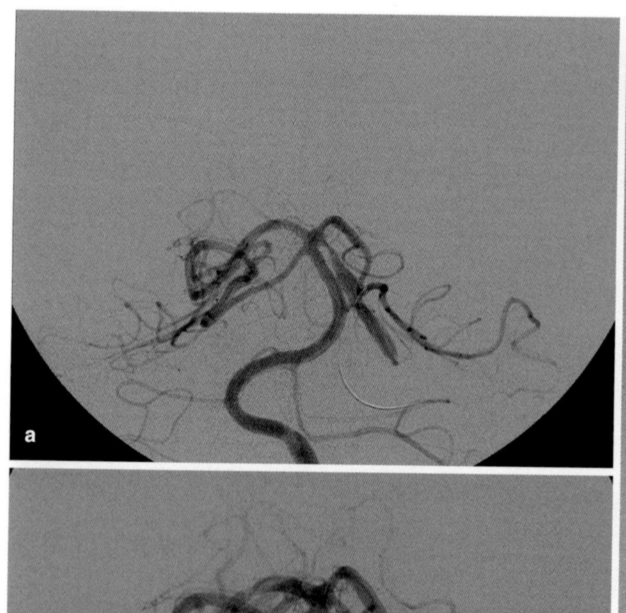

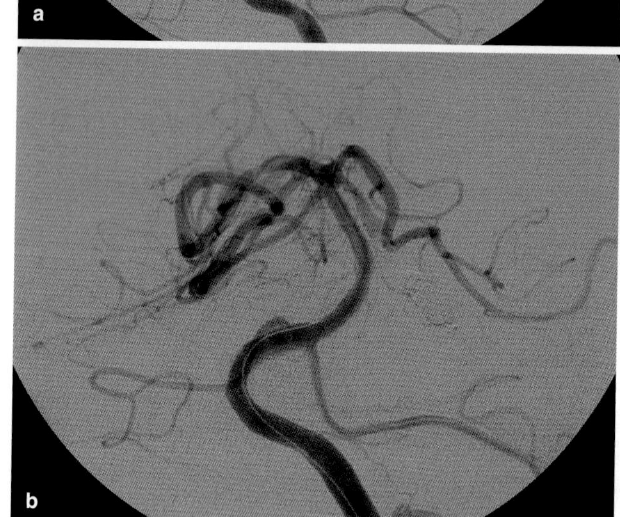

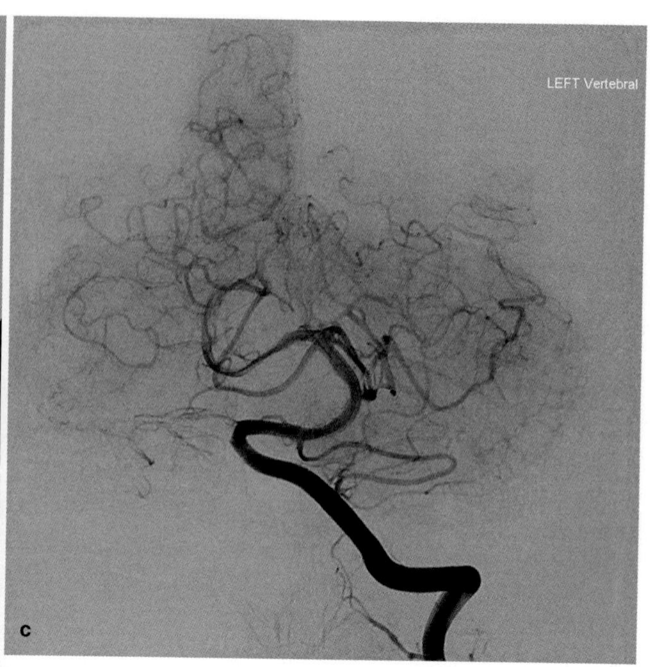

图 60.4 44 岁女性，因高级别蛛网膜下腔出血（SAH）就诊。血管造影显示左侧小脑上动脉夹层假性动脉瘤（a），采用弹簧圈阻断治疗（b）。患者最终恢复良好。8 年后随访造影显示夹层假性动脉瘤闭塞，载瘤动脉部分再通（c）。

治疗和预后

对于以出血起病的患者，急性期内在药物控制和神经症状稳定后，需针对动脉瘤进行处理。与草莓样动脉瘤类似，出血患者若采取保守治疗，再出血的风险较高[32]。

有不同的手术和介入手段治疗夹层动脉瘤。具体依赖于部位、临床表现、同侧循环、是否累及一些关键的侧支和穿支血管。尽管目前各种以保留载瘤动脉为目的的重建技术层出不穷，但我们的经验认为伴或不伴有转流的介入或手术孤立 VA 夹层动脉瘤是首选的治疗方式。若选择孤立 VA 夹层动脉瘤，其与 PICA 的相对关系——靠近 PICA 起始部，累及 PICA 还是远离 PICA 至关重要[23]。对于靠近 PICA 的动脉瘤，可以通过介入方式孤立动脉瘤而不产生任何并发症，只要患者对侧 VA 代偿良好[22]（图 60.5）。对于累及 PICA 的动脉瘤，可以采用介入重建技术（伸缩支架或转流装置）。或者可以采用侵入性更强的方式，即手术孤立动脉瘤，并行枕动脉至 PICA 搭桥或 PICA 至 PICA 搭桥术。即使是破坏性的介入动脉瘤孤立术，患者也能耐受，尤其是同侧小脑前下动脉（AICA）发出足够的软脑膜分支血管的情况下[22, 23]。

对于大部分患者，介入孤立位于 PICA 远端的夹层动脉瘤不会产生无法预料的并发症。然而，一些灾难性的后果仍然可能发生，取决于脊髓前动脉的起始部。一般而言，脊髓前动脉在交汇形成一条中线部的主干血管前，对称地发自两侧 VA 远端。然而，对于由夹层动脉瘤同侧 VA 单侧起源者，介入孤立术可能导致四肢瘫痪[33]。

随着介入技术精细化，采用重建技术，如支架辅助弹簧圈，支架内支架技术，或近期的转流装置的比例逐渐增加。尽管有采用支架辅助弹簧圈和支架内支架治疗获得满意结果的报道，患者仍然有发生再出血的风险，尤其是在急性期中[23]。在所有病例中，考虑到假性动脉瘤的进一步增大[23]和再次治疗的可能，密切随访是必要的。采用转流装置治疗 VA 或其他部位的夹层假性动脉瘤值得期待，但目前仅有少量病例报道，该技术的有效性和长期预后仍未可知[34]。值得

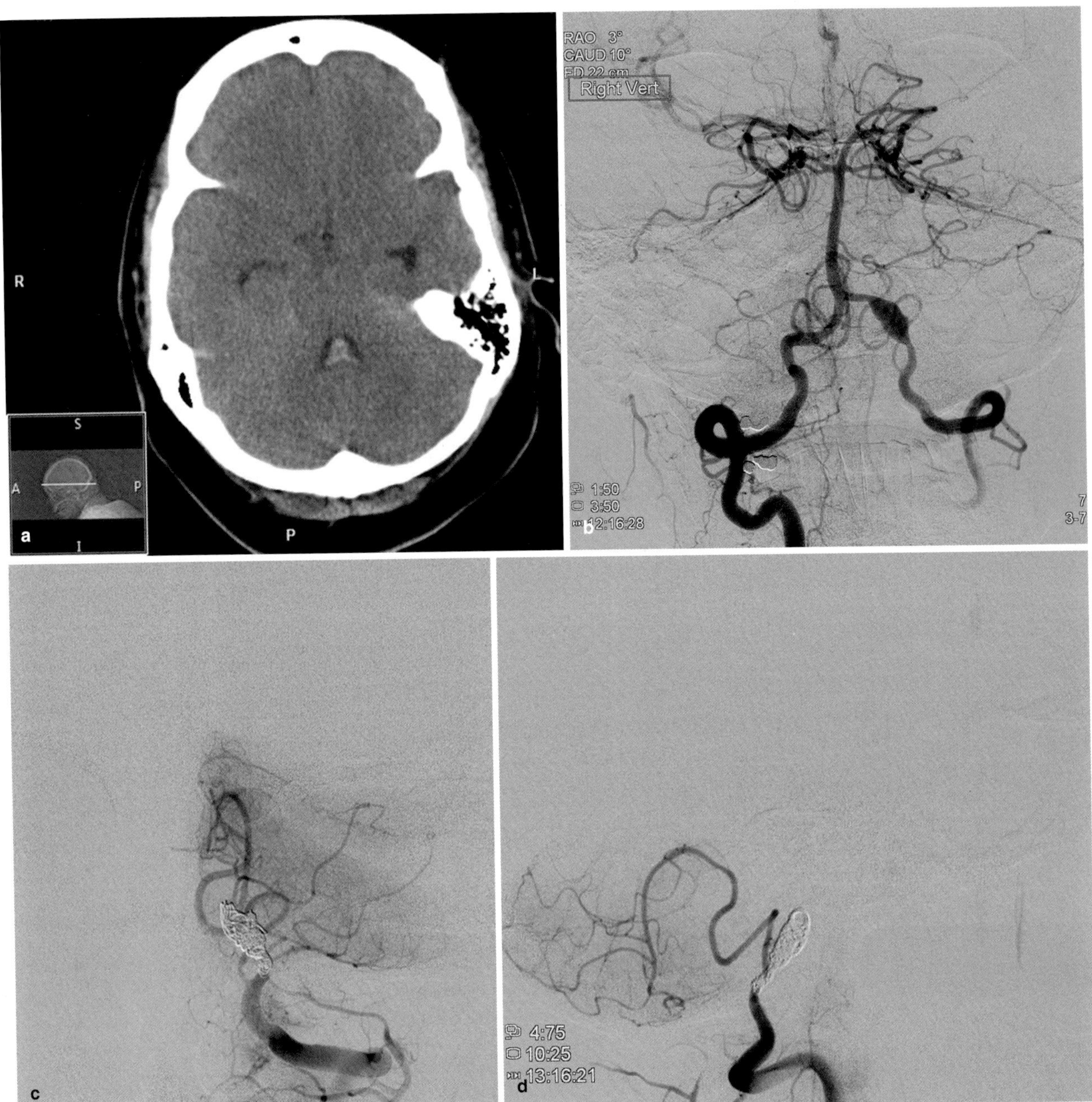

图 60.5　36 岁女性，因突发头痛入院。a. 头颅 CT 显示颅后窝蛛网膜下腔出血（SAH），伴有第四脑室积血；b. 右侧椎动脉造影显示对侧椎动脉（VA）逆向血流充盈，考虑夹层假性动脉瘤。夹层动脉瘤起源自小脑后下动脉（PICA）远端。因对侧 CA 粗大，选择介入孤立动脉瘤，保留 PICA；c、d. VA 造影显示 VA 完全闭塞，PICA 充盈良好。

一提的是，一旦采用转流装置，需考虑 SAH 急性期用双联抗血小板药物的风险。

手术处理夹层动脉瘤的方式包括夹闭 / 包裹，伴或不伴转流的孤立术或远端夹闭闭塞流出道。最后一条治疗策略，虽然看起来有悖常理，其原理在于一旦流出道被堵塞，假性动脉瘤远端的血流需求减少，最终导致血栓形成。该技术最早在治疗巨大的 MCA 蛇形动脉瘤 [35] 和 PICA 动脉瘤中被描述 [36]。

颅内夹层动脉瘤破裂患者的结局依赖于入院时的临床表现。在一项来自日本全国范围的包含 206 例出血性颅内动脉夹层的研究中发现，53% 的患者最终获得良好的恢复，死亡率达 27%[25]。尽管 Mizutani[24] 报道 9 例保守治疗的破裂 VA 夹层动脉瘤患者中，5 例患者在随访中发现动脉瘤自行闭塞，总体而言，以 SAH 起病并采用保守治疗的患者再出血的风险很高。不过，对于以非出血症状起病并在发病数周或数月后来医院评估的患者，或者偶然发现的夹层动脉瘤，采用保守治疗是可行的选择（图 60.6）。如随访中发现假性动脉瘤进展，可以再考虑进一步治疗。颅内夹层动脉瘤的复发比例达 9.5%，而且常见于同起病部位不同的动脉上[24]。大部分发生于第一次夹层后的 1 个月内，说明环境因素可能增加血管的不稳定性。

颅内血泡样动脉瘤

血泡样动脉瘤代表了一类特殊的情况。这类动脉瘤到底是夹层动脉瘤的一种，还是动脉壁上单纯的破口，还是两者的结合，还存在着争议。血泡样动脉瘤一般都描述为累及床突上段 ICA 前内侧壁的动脉瘤，无论与后交通动脉还是脉络膜前动脉起始部均无密切

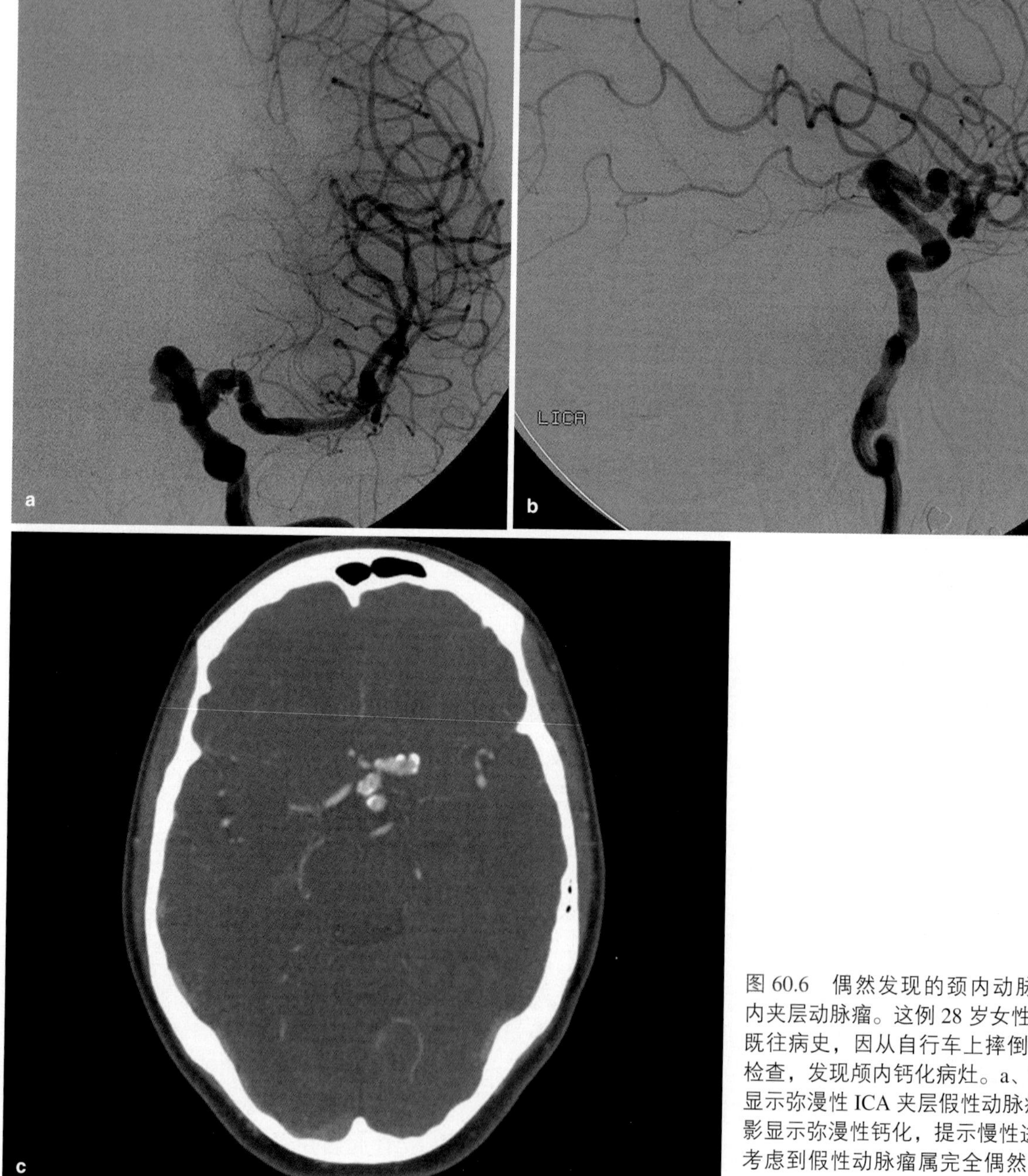

图 60.6 偶然发现的颈内动脉（ICA）颅内夹层动脉瘤。这例 28 岁女性患者无明显既往病史，因从自行车上摔倒而行影像学检查，发现颅内钙化病灶。a、b. 血管造影显示弥漫性 ICA 夹层假性动脉瘤；c. CT 造影显示弥漫性钙化，提示慢性进展的病程。考虑到假性动脉瘤属完全偶然发现，未予任何治疗。5 年后患者仍无任何不适主诉。

联系。血泡样动脉瘤的病理机制仍不明确，血流动力学张力似乎在其中并不起到主要作用，因为它们多发生于血流冲击较弱的部位。

血泡样动脉瘤的诊断依赖于血管造影的特征性表现，不过在首次造影检查上经常会被漏诊。它们一般表现为动脉壁上宽基底的隆起（图 60.7），或位于 ICA 背侧不规则的突起。这类病变在瘤壁上缺乏内弹力膜，仅由脆弱扩张的外膜或病灶周围的血栓围成。尽管血泡样动脉瘤很少生长到很大的体积，在连续血管造影检查上发现动脉瘤生长往往指示着这类病变的存在（图 60.8）[37]。

血泡样动脉瘤发生破裂的风险非常高（图 60.9），因此建议给予及时的治疗。对这类具有挑战的疾病已提出多种不同的治疗策略，但由于动脉瘤壁脆弱，缺乏真性的囊腔，这些手段均存在一定的局限性。偶尔动脉瘤的突起部分可以使用动脉瘤夹夹闭，但术中并发症发生的风险很高。在一些病例中可以缝合修补破口，由于脆弱的边缘无法承受缝线的力量，破口甚至会进一步扩大。重建性质的手术技术包括平行夹闭，筋膜、涤纶材料或骨膜环绕包裹[38]。管状动脉瘤夹（sundt clip）为这类病变提供可行的解决方案，尤其是很小的血泡样动脉瘤，同样也可以用于脆弱的假性动脉瘤壁术中发生破裂的情况[39]。

建议可暴露颈部 ICA 以取得近端控制，或考虑在手术前做球囊阻塞实验。同样建议暴露颞浅动脉甚至桡动脉以备搭桥手术需要。无论是否行搭桥手术，阻断载瘤动脉，均可将脆弱的动脉壁与循环血流彻底隔开，是手术治疗的首选[40]。然而，并不是所有情况下都可将动脉瘤完全孤立，尤其是病灶可能累及粗大 PCoA 甚至 AChA 的起始部时。

单纯弹簧圈栓塞失败率很高，动脉瘤会进行性扩大，甚至会导致假性动脉瘤的再破裂。在一项对于 22 例单纯应用弹簧圈的案例回顾中，14 例（64%）复发。单纯弹簧圈可能可以起到稳定病灶的作用，因为在随访中观察到重复弹簧圈栓塞与病灶稳定有一定的关系[37]。支架辅助弹簧圈也可以取得成功，因为支架能为血管壁提供一定程度的支撑作用。利用可伸缩支架进行支架内支架植入术也有成功的报道[41]。虽然病

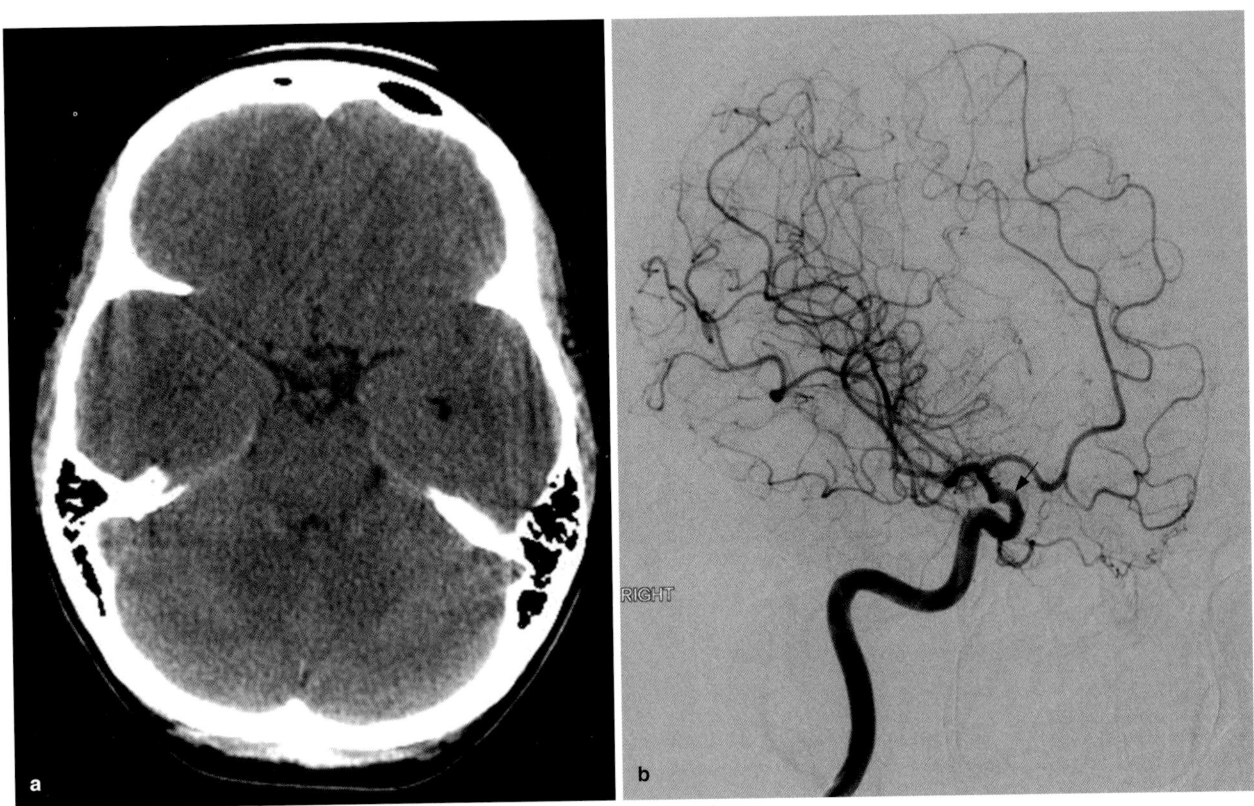

图 60.7　37 岁女性，因霹雳样头痛至外院就诊。头颅 CT 未见明显蛛网膜下腔出血（SAH）(a)。因病史可疑，且 CT 造影上显示颈内动脉（ICA）不规则，而行血管造影检查（b）。检查显示 ICA 床突上段的不规则病变（箭头）。因未见 SAH，当时未推荐任何治疗。

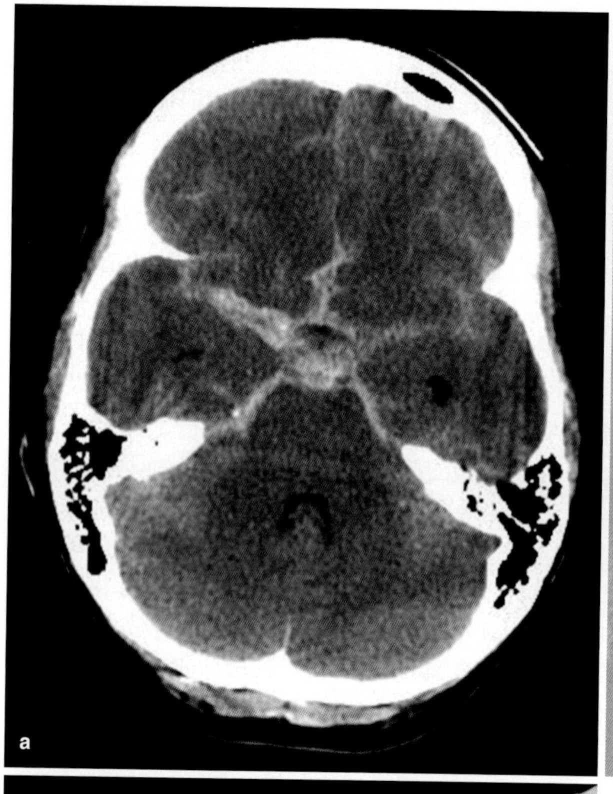

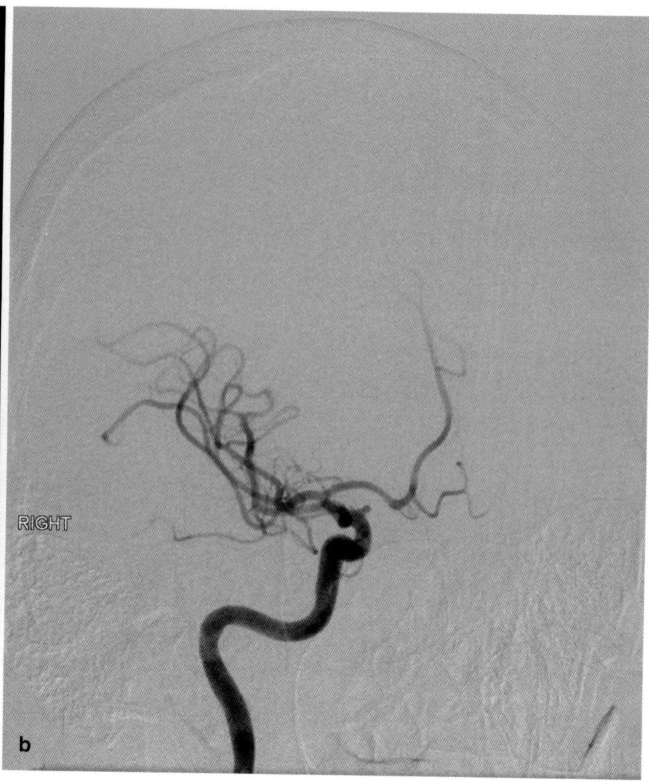

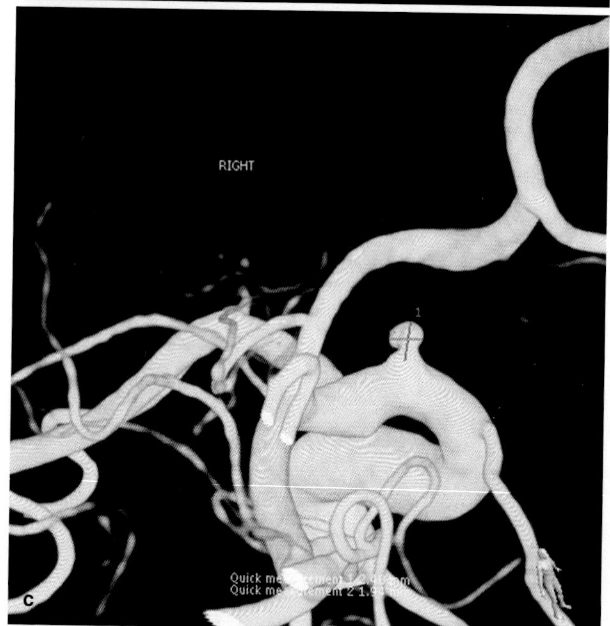

图 60.8　图 60.7 中的患者 1 个月后因突然再发头痛入院。a. 头颅 CT 显示弥漫性蛛网膜下腔出血（SAH）；b. 患者转至我们医院，血管造影检查提示血泡样动脉瘤，发源自小的宽基隆起处；c. 三维重建显示一个小动脉瘤由颈内动脉（ICA）背侧无分支血管处发出。

例数较少，最近也有应用转流装置治疗的报道[42, 43]。在解读这些结果时需要留心，因为相比较临床恢复和造影结果良好的病例，预后不良和再出血风险高的患者不太可能获得报道。与夹层动脉瘤类似，急性 SAH 期间需要进行双联抗血小板治疗是主要的缺陷，但是在具有挑战性的情形下，转流装置还是具有一定的应用前景的。

结论

随着对这类疾病认识增加，影像学技术的进步，在临床实践中颅内创伤性和夹层动脉瘤已并不少见。在外伤或可能导致血管损伤的患者中，创伤性动脉瘤多可在破裂前被识别出来。夹层动脉瘤是导致蛛网膜下腔出血的病因之一，与其他部位相比，最常见于

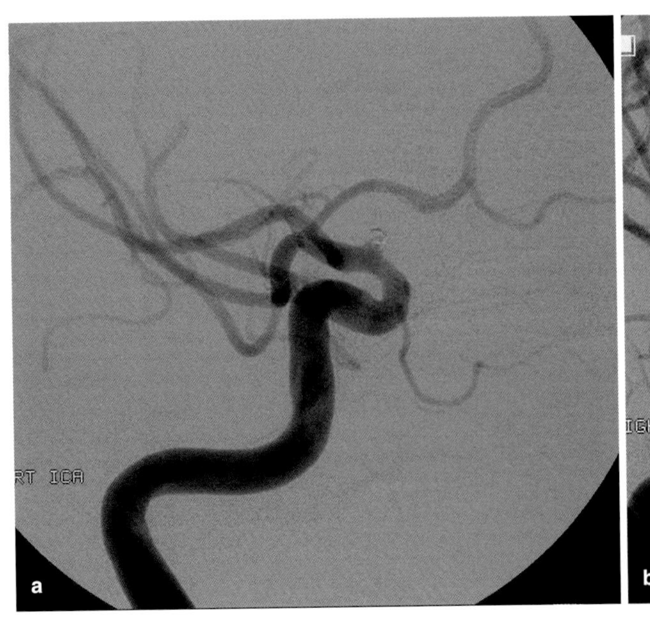

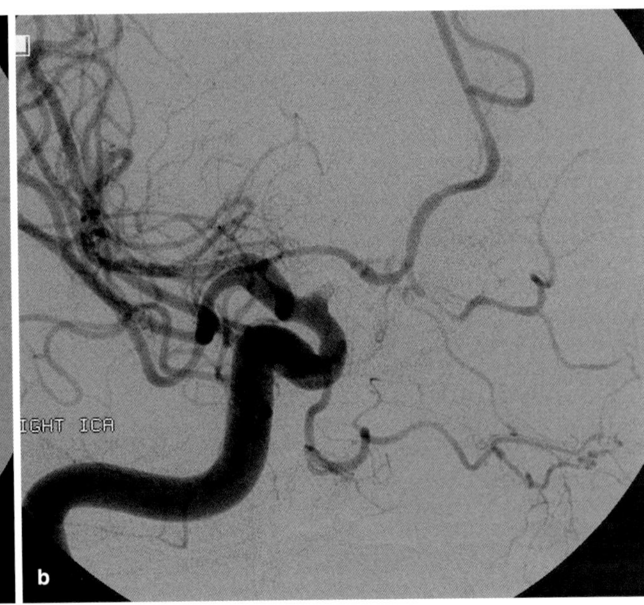

图 60.9　所示为图 60.7 和图 60.8 的患者。支架辅助弹簧圈技术治疗该血泡样动脉瘤。a. 血管造影显示最终弹簧圈填塞情况；b. 1 个月后随访造影显示残留病灶保持稳定。术后 3 年患者恢复良好，未遗留任何身体缺陷。

后循环系统中。考虑到这类疾病处理具有挑战性，介入治疗往往是首选的干预措施。在一些介入治疗不理想的情况下，手术仍然是有效可行的替代方案。创伤性或夹层动脉瘤患者的预后往往受到原发损伤效应或伴发出血的影响。采用个体化的治疗，大部分患者可获得良好的恢复。血泡样动脉瘤代表了一种特殊的类型，在现有的手术和介入治疗手段下，仍然具有极大的挑战性。

参·考·文·献

[1] Aeron G, Abruzzo TA, Jones BV. Clinical and imaging features of intracranial arterial aneurysms in the pediatric population. Radiographics 2012;32:667–681

[2] Larson PS, Reisner A, Morassutti DJ, Abdulhadi B, Harpring JE. Traumatic intracranial aneurysms. Neurosurg Focus 2000;8:e4

[3] Bell RS, Vo AH, Roberts R, Wanebo J, Armonda RA. Wartime traumatic aneurysms: acute presentation, diagnosis, and multimodal treatment of 64 craniocervical arterial injuries. Neurosurgery 2010;66:66–79, discussion 79

[4] Haddad FS, Haddad GF, Taha J. Traumatic intracranial aneurysms caused by missiles: their presentation and management. Neurosurgery 1991;28:1–7

[5] Semple PL. Aneurysms. In: Le Roux PD, Winn HR, Newell DW, eds. Management of Cerebral Aneurysms. Philadelphia: Saunders; 2003:397–407

[6] Kumar M, Kitchen ND. Infective and traumatic aneurysms. Neurosurg Clin N Am 1998;9:577–586

[7] Kosty J, Pukenas B, Smith M, et al. Iatrogenic vascular complications associated with external ventricular drain placement: a report of 8 cases and review of the literature. Neurosurgery 2013;72(2, Suppl Operative): ons208–ons213, discussion ons213

[8] Aarabi B. Management of traumatic aneurysms caused by high-velocity missile head wounds. Neurosurg Clin N Am 1995;6:775–797

[9] Andreoli A, Tognetti F, Lanzino G. Traumatic aneurysm of the superficial temporal artery from fist injury. Br J Neurosurg 1990;4:353–354

[10] Courville CB. Traumatic aneurysm of an intracranial artery. Description of lesion incident to a shot gun wound of the skull and brain. Bull Los Angel Neuro Soc 1960;25:48–54

[11] Bruneau M, Gustin T, Zekhnini K, Gilliard C. Traumatic false aneurysm of the middle meningeal artery causing an intracerebral hemorrhage: case report and literature review. Surg Neurol 2002;57:174–178, discussion 178

[12] Cohen JE, Gomori JM, Segal R, et al. Results of endovascular treatment of traumatic intracranial aneurysms. Neurosurgery 2008;63:476–485, discussion 485–486

[13] du Trevou M, Bullock R, Teasdale E, Quin RO. False aneurysms of the carotid tree due to unsuspected penetrating injury of the head and neck. Injury 1991;22:237–239

[14] Jadhav AP, Pryor JC, Nogueira RG. Onyx embolization for the endovascular treatment of infectious and traumatic aneurysms involving the cranial and cerebral vasculature. J Neurointerv Surg 2013;5:562–565

[15] Fulkerson DH, Voorhies JM, McCanna SP, et al. Endovascular treatment and radiographic follow-up of proximal traumatic intracranial aneurysms in adolescents: case series and review of the literature. Childs Nerv Syst 2010;26:613–620

[16] Amenta PS, Starke RM, Jabbour PM, et al. Successful treatment of a traumatic carotid pseudoaneurysm with the Pipeline stent: Case report and review of the literature. Surg Neurol Int 2012;3:160

[17] Chen M, Caplan LR. Intracranial dissections. In: Baumgartner RW, Bogousslavsky J, Caso V, Paciaroni M, eds. Handbook on Cerebral Artery Dissection. Basel, Switzerland: Karger; 2005

[18] Mizutani T, Kojima H, Asamoto S, Miki Y. Pathological mechanism and three-dimensional structure of cerebral dissecting aneurysms. J Neurosurg 2001;94:712–717
[19] Yonas H, Dujovny M. "True" traumatic aneurysm of the intracranial internal carotid artery: case report. Neurosurgery 1980;7:499–502
[20] Mizutani T, Miki Y, Kojima H, Suzuki H. Proposed classification of nonatherosclerotic cerebral fusiform and dissecting aneurysms. Neurosurgery 1999;45:253–259, discussion 259–260
[21] Yamaura A. Diagnosis and treatment of vertebral aneurysms. J Neurosurg 1988;69:345–349
[22] Peluso JP, van Rooij WJ, Sluzewski M, Beute GN, Majoie CB. Endovascular treatment of symptomatic intradural vertebral dissecting aneurysms. AJNR Am J Neuroradiol 2008;29:102–106
[23] Jin SC, Kwon DH, Choi CG, Ahn JS, Kwun BD. Endovascular strategies for vertebrobasilar dissecting aneurysms. AJNR Am J Neuroradiol 2009;30:1518–1523
[24] Mizutani T. Natural course of intracranial arterial dissections. J Neurosurg 2011;114:1037–1044
[25] Yamaura A, Ono J, Hirai S. Clinical picture of intracranial non-traumatic dissecting aneurysm. Neuropathology 2000;20:85–90
[26] Schievink WI, Mokri B, Piepgras DG. Spontaneous dissections of cervicocephalic arteries in childhood and adolescence. Neurology 1994;44:1607–1612
[27] Otawara Y, Ogasawara K, Ogawa A, Kogure T. Dissecting aneurysms of the bilateral vertebral arteries with subarachnoid hemorrhage: report of three cases. Neurosurgery 2002;50:1372–1374, discussion 1374–1375
[28] Caplan LR. Dissections of brain-supplying arteries. Nat Clin Pract Neurol 2008;4:34–42
[29] Alotaibi NM, Fugate JE, Kaufmann TJ, Rabinstein AA, Wijdicks EF, Lanzino G. Intracranial supraclinoid ICA dissection causing cerebral infarction and subsequent subarachnoid hemorrhage. Neurocrit Care 2013;18:252–256
[30] Kwak JH, Choi JW, Park HJ, et al. Cerebral artery dissection: spectrum of clinical presentations related to angiographic findings. Neurointervention 2011;6:78–83
[31] Naito I, Iwai T, Sasaki T. Management of intracranial vertebral artery dissections initially presenting without subarachnoid hemorrhage. Neurosurgery 2002;51:930–937, discussion 937–938
[32] Yamada M, Kitahara T, Kurata A, Fujii K, Miyasaka Y. Intracranial vertebral artery dissection with subarachnoid hemorrhage: clinical characteristics and outcomes in conservatively treated patients. J Neurosurg 2004;101:25–30
[33] Iwai T, Naito I, Shimaguchi H, Suzuki T, Tomizawa S. Angiographic findings and clinical significance of the anterior and posterior spinal arteries in therapeutic parent artery occlusion for vertebral artery aneurysms. Interv Neuroradiol 2000;6:299–309
[34] Narata AP, Yilmaz H, Schaller K, Lovblad KO, Pereira VM. Flow-diverting stent for ruptured intracranial dissecting aneurysm of vertebral artery. Neurosurgery 2012;70:982–988, discussion 988–989
[35] Horowitz MB, Yonas H, Jungreis C, Hung TK. Management of a giant middle cerebral artery fusiform serpentine aneurysm with distal clip application and retrograde thrombosis: case report and review of the literature. Surg Neurol 1994;41:221–225
[36] Nussbaum ES, Madison MT, Goddard JK, Lassig JP, Janjua TM, Nussbaum LA. Remote distal outflow occlusion: a novel treatment option for complex dissecting aneurysms of the posterior inferior cerebellar artery. Report of 3 cases. J Neurosurg 2009;111:78–83
[37] Matsubara N, Miyachi S, Tsukamoto N, et al. Endovascular coil embolization for saccular-shaped blood blister-like aneurysms of the internal carotid artery. Acta Neurochir (Wien) 2011;153:287–294
[38] Regelsberger J, Matschke J, Grzyska U, et al. Blister-like aneurysms—a diagnostic and therapeutic challenge. Neurosurg Rev 2011;34:409–416
[39] Park PJ, Meyer FB. The Sundt clip graft. Neurosurgery 2010;66(6, Suppl Operative):300–305, discussion 305
[40] Başkaya MK, Ahmed AS, Ateş O, Niemann D. Surgical treatment of blood blister-like aneurysms of the supraclinoid internal carotid artery with extracranial-intracranial bypass and trapping. Neurosurg Focus 2008;24:E13
[41] Gaughen JR Jr, Hasan D, Dumont AS, Jensen ME, McKenzie J, Evans AJ. The efficacy of endovascular stenting in the treatment of supraclinoid internal carotid artery blister aneurysms using a stent-in-stent technique. AJNR Am J Neuroradiol 2010;31:1132–1138
[42] Martin AR, Cruz JP, Matouk CC, Spears J, Marotta TR. The pipeline flowdiverting stent for exclusion of ruptured intracranial aneurysms with difficult morphologies. Neurosurgery 2012;70(1, Suppl Operative):21–28, discussion 28
[43] Consoli A, Nappini S, Renieri L, Limbucci N, Ricciardi F, Mangiafico S. Treatment of two blood blister-like aneurysms with flow diverter stenting. J Neurointerv Surg 2012;4:e4

第61章

颅内巨大动脉瘤

M. Yashar S. Kalani and Robert F. Spetzler

巨大动脉瘤是神经外科医师遇到的一些极为少见和困难的动脉瘤。颅内动脉瘤和蛛网膜下腔出血协作组将直径大于 2.5 cm 的动脉瘤定义为巨大动脉瘤，占所有动脉瘤的 2%~5%[1]。未经治疗的巨大动脉瘤患者预后差[2, 3]，治疗的目的在于安全和完整地消除动脉瘤。历史上巨大动脉瘤都采用手术治疗。而近期，介入技术使得临床医生在处理这类复杂病灶方面又有了新的进展，但是长期的疗效仍未可知。使用转流支架可能进一步改善巨大动脉瘤患者的预后，但是还在等待长期随访结果，这种手段可能并不适用于所有病例[4, 5]。即使取得了显著的进步，安全和完全地消除巨大动脉瘤的数据和报告结果仍然来自手术病例。本章讨论了巨大动脉瘤的自然史、治疗策略和思考，以及手术和介入治疗的结局。本篇的其他章节则讨论了一些特殊类型动脉瘤的手术和介入治疗方式。

巨大动脉瘤的治疗历史

Hutchinson[6] 在 1875 年首次报道了一例巨大动脉瘤患者。他报道了一例 40 岁女性，因面部疼痛、左侧眼外肌麻痹和头痛前来就诊。Hutchinson 依据杂音诊断为动脉瘤，并为患者预约了颈动脉 hunterian 结扎手术。最后他听从了同事的建议，并未给患者实施手术，最终患者因主动脉瘤破裂而亡。在尸检中发现一颗鸡蛋大小、伴有钙化的巨大占位性病变，突入颅中窝。在那个缺乏诊断性影像学检查的年代，大多数巨大动脉瘤都在死后尸检中发现，或一开始当作肿瘤来处理[7–9]。

在接下来的 80 年里，一些创新发明，如 Moniz 的脑血管造影、脑室造影、Dandy 的直接手术夹闭术，使得动脉瘤患者的预后获得显著改善。1969 年，2 项关于巨大动脉瘤诊断和处理的队列研究获得发表[7, 10]。尽管对巨大动脉瘤的描述基于颅骨 X 线检查，血管造影所示因占位效应导致的周围血管移位，以及术者的描述，这些研究较以往的小宗病例报道有了长足的进步。尽管 Dandy 报道了采用改良的 Cushing 银夹成功夹闭动脉瘤颈，但供血动脉 hunterian 结扎术仍然是巨大动脉瘤的治疗首选，颈动脉是最常见的结扎部位[11]。

接下来，由 Drake[12]（174 例动脉瘤，主要是椎基底系统的）、Sundt 和 Piepgras[13]（80 例动脉瘤，主要是颈动脉系统的）报道的 2 个病例研究更促进了巨大动脉瘤的治疗进展。这些神经外科巨匠们证明了直接手术处理这类动脉瘤的可行性。即便如此，前循环和后循环动脉瘤仍然有着不同的预后，前者更易处理且预后更好。这些团队也发现并不是所有动脉瘤都可以获得有效夹闭，对于无法夹闭的病例仍需考虑血流逆转和近端血管堵塞等技术。近期，一些团队报道了更好的预后数据，3%~15% 的死亡率，5%~33% 的致残率（表 61.1）。

表 61.1　文献报道手术和介入治疗巨大动脉瘤的情况

第一作者	年份	患者数量（*N*）	完全闭塞		搭桥（*n/N*）	非常好 / 好（%）	一般 / 不良（%）	死亡（*n*）	残疾（*n*）	随访（年）	再治疗（*n*）	再出血（*n*）
			n	%								
介入弹簧圈												
Higashida[113]	1990	39	24/39	62	0/39	N/A	N/A	N/A	N/A	0.5	N/A	N/A

（续表）

第一作者	年份	患者数量（*N*）	完全闭塞		搭桥（*n/N*）	非常好/好（%）	一般/不良（%）	死亡（*n*）	残疾（*n*）	随访（年）	再治疗（*n*）	再出血（*n*）
			n	%								
Gobin[108]	1996	9	5/9	56	0/9	100	0	0	11	0.5	33	0
Gruber[107]	1999	28	17/28	61	0/28	71			18	3.3	82	4
Tateshima[150]	2000	10	0/10	0	0/10	N/A	N/A	N/A	N/A	2.6	20	20
Hallacq[114]	2002	5	1/5	20	0/5	60	20	20	20	1.0	0	0
Sluzewski[115]	2003	29	5/29	17	0/29	75	4	21	10	3.1	55	7
Henkes[110]	2004	47	10/47	21	0/47	N/A	N/A	N/A	N/A	N/A	N/A	N/A
Kolasa[116]	2004	7	4/7	57	0/7	85	14	0	N/A	N/A	N/A	N/A
Murayama[117]	2006	33	19/77	25	0/33	N/A	N/A	N/A	N/A	N/A	N/A	N/A
Jahromi[111]	2008	39	14/39	36	0/39	63	8	29	20	1.3	54	5
Shi[118]	2009	9	9/9	100	6/9	78	11	11	11	1.0	0	0
Lylyk[112]	2009	8	4/6	67	0/8	N/A	N/A	N/A	0	0.5	0	0
显微手术夹闭												
Peerless[119]	1990	118	97/118	82	0/118	58	26	14	N/A	N/A	N/A	N/A
Kodama[34]	1982	49	N/A	N/A	N/A	61	16	22	N/A	N/A	N/A	N/A
Yasargil[120]	1984	30	26/30	87	6/30	67	23	10	N/A	N/A	0	3
Hosobuchi[112]	1985	82	80/82	98	15/82	84	9	7	38	10.0	0	0
Heros[122]	1986	25	25/25	100	N/A	72	12	16	N/A	N/A	N/A	N/A
Sundt[123]	1990	315	310/315	98	81/315	80	6	15	N/A	N/A	N/A	N/A
Ausman[124]	1990	62	62/62	100	23/62	84	11	5	N/A	N/A	N/A	N/A
Tamaki[85]	1991	4	4/4	100	0/4	100	0	0	0	N/A	N/A	N/A
Lawton[30]	1995	136	132/136	97	40/136	85	9	6	11	2.2	1	0
Shibuya[151]	1996	29	N/A	N/A	N/A	84	7	8	N/A	N/A	N/A	N/A
Kattner[125]	1998	29	29/29	100	1/29	87	10	3	20	7.0	0	0
Samson[126]	1999	44	N/A	94	N/A	N/A	N/A	N/A	N/A	0.5	0	0
Osawa[127]	2001	12	N/A	N/A	0/12	50	16	33	N/A	N/A	0	0
Lawton[128]	2002	28	28/28	100	1/28	75	11	14	5	1.6	0	0
Jafar[92]	2002	29	29/29	100	29/29	93	3	3	10	5.0	0	0
Lozier[129]	2004	19	6/16	38	2/19	36	47	16	89	7.4	0	0
Gonzalez[66]	2004	8	8/8	100	1/8	63	38	0	50	1.0	0	0
Kolasa[116]	2004	13	13/13	100	0/13	76	23	0	N/A	N/A	N/A	N/A
Krisht[130]	2007	11	11/11	100	0/11	88	12	2	27	0.5	0	0
Hauck[109]	2008	62	56/62	90	9/62	68	32	15	42	1.0	0	3
Sharma[131]	2008	181	106/118	90	11/181	86	5	9	12	N/A	0	0
Cantore[132]	2008	99	99/99	100	41/99	89	3	8	3	8.5	1	1
Xu[152]	2010	51	51/51	100	0/51	84	14	2	N/A	0.5	N/A	N/A

（续表）

第一作者	年份	患者数量（N）	完全闭塞		搭桥（n/N）	非常好/好（%）	一般/不良（%）	死亡（n）	残疾（n）	随访（年）	再治疗（n）	再出血（n）
			n	%								
Sano[133]	2010	109	109/109	100	0/109	63	16	22	4	N/A	0	0
Sughrue[31]	2010	140	118/140	84	52/140	80	7	13	10	1.9	1	1
联合介入手术												
Hacein-Bey[134]	1998	5	4/5	80	1/5	80	20	0	0	1.9	0	0
Arnautovic[135]	1998	8	8/8	100	0/8	87	13	0	13	2.0	0	0
Ponce[136]	2004	8	N/A	N/A	5/8	76	0	25	38	1.5	0	0

注：① N/A，无法获得；② 来源：Sughrue ME Saloner D，Rayz VL，Lawton MT. Giant intracranial aneurysms：evolution of management in a contemporary surgical series. Neurosrugery 2011；69（6）：1261-1270，discussion 1270-1271。引用获得 Wolters Kluwer Health 同意。

病理和病理生理

囊状动脉瘤是巨大动脉瘤最常见的亚型。大约 60% 的巨大动脉瘤位于前循环，大部分位于颈内动脉（ICA）的近端，其余的则发生于椎基底动脉系统的分支部（表 61.2）。巨大的梭形 / 蛇形 [14] 和感染性动脉瘤 [15] 更加少见，分别可能由动脉夹层和感染性因素所致。

表 61.2　巨大动脉瘤在大脑血管循环系统中的分布情况

作者	动脉瘤数量	ICA（%）	MCA（%）	ACA（%）	VBA（%）
Sanai 和 Lawton[153]*	117	52（44）	18（15）	13（11）	24（21）
Lawton 和 Spetzler[30]*	171	94（55）	27（16）	13（8）	39（23）
Sunt[154]*	323*	182（56）	58（18）	16（5）	49（15）
Peerless 等 [119]*	635	213（34）	49（8）	9（3）	354（56）
Hosobuchi[121]*	84	56（67）	4（5）	9（11）	15（18）
Symon 和 Vajda[155]*	55	26（47）	10（18）	7（13）	12（22）
Yasargil[156]*	31	14（45）	4（13）	1（3）	12（39）
Onuma 和 Suzuki[157]*	32	15（47）	3（9）	10（31）	4（13）

注：① * 一些患者患有多发巨大动脉瘤；② ICA，颈内动脉；MCA，大脑中动脉；ACA，大脑前动脉，VBA，椎基底动脉；③ 来源：Sanai N，Lawton MT. Microsurgical management of giant intracranial aneurysms. In：Winn HR，ed. Youmans Neurological Surgery，6th ed. Philadelphia：Elserver Saunders；2011：3953-3971。引用获得 Elsevier 的同意。

大部分动脉瘤的病理生理基础并不十分清楚。一些证据指向遗传性因素作为部分动脉瘤的病理生理基础。如 *PKD* 基因突变的家族性多囊肾患者，以及纤维肌营养不良或其他肌肉皮肤病变综合征的患者，均发现动脉瘤形成的危险性增加 [16]。最近，其他的位点如 *RBBP8*、*STARD13-KL*、*Sox17* 和 *CDKN2A-CDKN2B* 等被发现与动脉瘤形成有关 [17, 18]。然而，大部分动脉瘤发生于无明显家族遗传因素的患者中，可能是血管壁的慢性张力刺激的结果。此外，颅内分叉部动脉电镜扫描显示，这部分血管较其他全身动脉系统所形成的孔径更大 [19]。一般认为高血压、毒性代谢产物和环境因素（吸烟和刺激性药物）所形成的慢性刺激，可导致内皮损伤和动脉瘤形成。儿童期动脉瘤少见的事实不支持先天因素作为大部分成人动脉瘤的病因。

动脉瘤壁是由慢性损伤作用下的活力组织构成。消除动脉瘤内的血流可恢复血管内正常的血流动力学，提供修复和内膜新生的环境。小和大动脉瘤的治疗方案依赖于所选择的血流阻断和血管壁重建方式。动脉瘤内搏动性和不规则的血流，对病变血管壁上施加了外力作用，可导致动脉瘤囊扩张、变薄和增大[20]。为修复动脉瘤，瘤体内可能会形成血栓，并促进管腔表面内膜重构[21, 22]。不幸的是，慢性、不规则和搏动性的血流会阻碍瘤体以规则的方式进行自我修复，久而久之会形成结构紊乱的胶原蛋白，粥样硬化斑块，不同新旧程度的栓子和营养不良性的钙化。根本上巨大动脉瘤是一种血栓形成和消退不断循环往复下所形成的动态病灶。这些病灶常常会形成钙化也就不足为奇了。此外，血栓栓塞事件也是巨大动脉瘤的常见症状[21, 23, 24]，很可能是不断的血栓形成和消退的结果。这些事件可导致巨大动脉瘤的增大和破裂，尽管蛛网膜下腔出血非常少见。动脉瘤囊可能会在瘤颈或瘤体部增大，并包含一些分支或穿通血管的起始部，更增加了治疗的难度。

自然史

巨大动脉瘤常在 40~60 岁患者中出现，但在儿童和老年患者中也有报道[25-27]。发病高峰期比体积较小的动脉瘤更晚，因此认为巨大动脉瘤是由较小的动脉瘤逐渐发展而来，也有动脉瘤在短时间内迅速增大的报道[28]。约 1/4~1/2 的儿童期动脉瘤发病时即表现为巨大动脉瘤，暗示着儿童期动脉瘤与成人有不同的生物学行为[25, 29]。尽管动脉瘤多发生在女性人群，ICA 近端以外部位的巨大动脉瘤则多发于男性人群。巨大动脉瘤常见于 ICA 近端，其中女性患者所占比例较高，总体而言，女性与男性患者比例为 2 : 1 至 3 : 1。

与较小动脉瘤相似，一些巨大动脉瘤可能在数年间仍保持不变，然而有部分则迅速增长并表现出相关症状，1/4~1/3 病例发生破裂[1, 7, 10, 12, 30, 31]。自发血栓形成则较为罕见[32, 33]。有关未治疗动脉瘤预后的最佳报道见于 Drake 团队的研究[3]。依据他们的经验，未治疗动脉瘤的自然史很差，保守治疗者 5 年的死亡率和致残率超过 80%。Peerless 和 Drake 报道 2 年和 5 年的死亡率分别为 68% 和 85%，即使存活下来的患者仍会遭受显著的神经功能障碍。Kodama 和 Suzuki[34] 则报道 75% 的未治疗患者死于蛛网膜下腔出血（SAH）。自然史研究发现巨大动脉瘤每年的破裂比例达 6%，高于小动脉瘤的 0.5%~3%[27]。

临床表现

前循环巨大动脉瘤按照发病率依次位于海绵窦、ICA 分叉处、大脑中动脉近端（MCA）、大脑前动脉（ACA）/ 前交通动脉（ACoA）。A1 段巨大动脉瘤、胼周 – 胼缘动脉和后交通动脉（PCoA）则较为少见[35-39]。后循环动脉瘤多见于基底动脉尖、基底动脉中段、椎动脉、椎基底动脉结合部，而小脑后下动脉（PICA）和小脑前下动脉（AICA）则较为少见。在巨大动脉瘤患者中，10%~30% 伴发有其他动脉瘤，治疗时必须考虑血流动力学改变以及对其他动脉瘤的影响。巨大动脉瘤患者中 60%~80% 有血栓栓塞事件发生，或伴有占位效应所引起的神经血管压迫症状（尤其是占据颅后窝狭小空间的后循环动脉瘤）。伴有占位效应的动脉瘤患者往往较其他症状起病者预后更好[40]。占位症状与动脉瘤的位置和生长方向有关（表 61.3）。

表 61.3　动脉瘤分布和占位效应引起的症状

动脉瘤位置	占位效应引起的症状
前循环	视觉缺损
海绵窦 ICA	眶后头痛，复视，面部感觉丧失；偶尔会有垂体功能减退；少见鼻出血
眼动脉或床突旁 ICA	同侧眼眶后头痛，伴有视力减退和非对称性的视野缺损
颈动脉分叉部	视野缺损（同向性偏盲），偏瘫，癫痫，痴呆，少见垂体功能减退
ACA–ACoA	视野缺损（双颞侧偏盲），视力减退，下丘脑压迫引起的激素水平改变，性格改变
后循环	颅后窝症状，后组脑神经缺损，步态不稳

注：ICA，颈内动脉；ACA，大脑前动脉；ACoA，前交通动脉。

动脉瘤破裂导致蛛网膜下腔出血或脑实质内出血是较少见的表现（20%~30% 的病例），预后却更差[40]。动脉瘤生长迅速（多与急性血栓形成有关）可导致严重的头痛，类似出血表现。其他少见的表现包括癫痫（多由 MCA 动脉瘤引起），偏瘫和偏身感觉障碍。

治疗策略和思考

诊断性检查和数据采集

颅骨 X 线片在过去常用于诊断巨大动脉瘤。20% 的巨大动脉瘤伴有钙化形成[7]，可通过影像学检查发现。此外，巨大动脉瘤可导致颅底和鞍区改变（40%的病例[7, 41]），这些改变也可在 X 线片上反映出来。脑血管造影也常用于动脉瘤的诊断。

CT 的发明促进了动脉瘤体积和载瘤动脉管径的测量，同时也促进动脉瘤内血栓和钙化灶的可视化，增强序列还使得临床医生可以分析动脉瘤内的血流特征（图 61.1a、b）。氙 –CT 可在颈内动脉临时阻断的情况下显示对侧脑血流情况，可更好地评估巨大动脉瘤，用于需血管重建患者的术前准备。动脉瘤形态以及与颅底的关系可在 CT 上清晰地显示出来。CT 血管造影（图 61.1c、d）是一项非侵入性检查，可降低造影相关损伤的发生率，尤其是对操作相关并发症风险较高的年长患者。动脉瘤夹闭术后，我们常规使用 CT 血管造影检查，以确保动脉瘤被消除，并用于随访对比观察。

非侵入性 MRI 检查能提供最佳的巨大动脉瘤解剖学信息。MRI 可显示血栓的情况，以类似洋葱皮的分层样改变为特征，含铁血黄素环和高铁血红蛋白分层交错[42]。液体衰减反转恢复（FLAIR）序列可显示病灶周围的水肿带，与动脉瘤迅速增大或急性血栓形成有关。磁共振血管成像（MRA）可显示颅内血运循环，但是在我们的医疗中心很少应用这项技术，因为我们更多地依赖于 CT 成像和诊断性血管造影技术。MRA 可用于随访弹簧圈栓塞的动脉瘤患者，但由于动脉瘤夹的伪影在手术夹闭患者中应用受限。

传统的血管造影技术是获得解剖学信息的金标准，包括载瘤动脉的解剖、动脉瘤的形态、穿通血管的位置、血管闭塞的可行性、转流方式的评估，以及颅内 – 颅内、颅外 – 颅内的侧支循环（图 61.1e、f）。血管造影可通过球囊闭塞试验和 Allcock 试验来评估血管储备情况[43–47]。同时，作为一种治疗手段，造影技术还能用于弹簧圈栓塞动脉瘤或放置转流装置用于消除动脉瘤。在传统造影检查中需要注意的是，当动脉瘤内填充了大量的血栓时，可能会错误地估计动脉瘤的真实大小。在小儿中行血管造影检查一定要格外小心，考虑到射线的暴露，以及患者是否能够耐受大剂量的造影剂。

治疗的思考

鉴于巨大动脉瘤的自然病程很差，我们建议给予积极的处理。在我们的医疗中心直到近期，除了身体或其他条件不允许接受显微手术，所有的巨大动脉瘤都进行术前评估，大部分都接受了手术治疗。随着血流转流支架的出现，如 Pipeline 栓塞装置（Covidien/ev3，Redwood City，CA），更多的 ICA 巨大动脉瘤都被推荐行血管内重建治疗。除了栓子量大、占位效应明显的巨大动脉瘤，穿支血管发自动脉瘤体，支架和抗血小板药物禁忌的 SAH 等情况，导致无法应用血流转流装置。尽管手术夹闭动脉瘤颈和重建是最令人满意的治疗方式，但是技术上或结构上的缺陷如发育不良 / 梭形动脉瘤、瘤颈钙化可能导致一些非确定性的治疗方式，如近端或远端血管闭塞、动脉瘤包裹、动脉瘤切除伴或不伴血运重建等。

接下来的讨论是以一位在过去 30 年间治疗了超

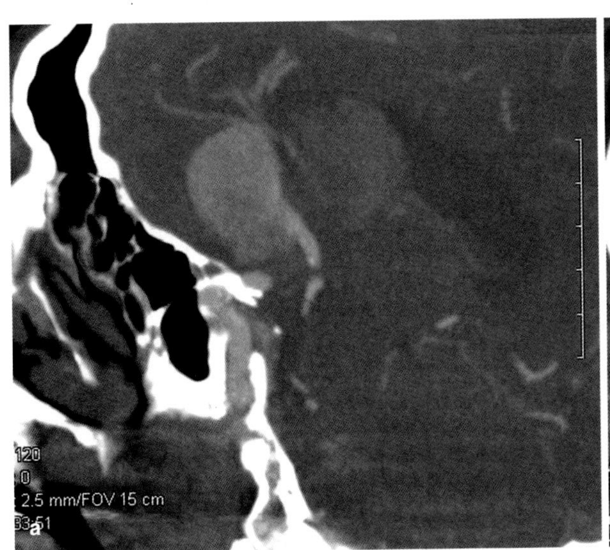

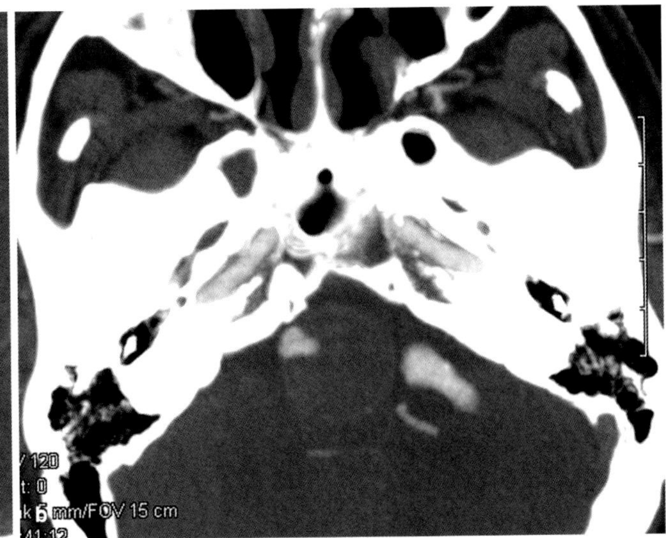

图 61.1　CT 扫描诊断动脉瘤。a. 矢状位 CT 显示前交通复合体巨大动脉瘤，伴有蛛网膜下腔出血；b. 横断位 CT 显示椎基底动脉巨大梭形动脉瘤，压迫脑干。

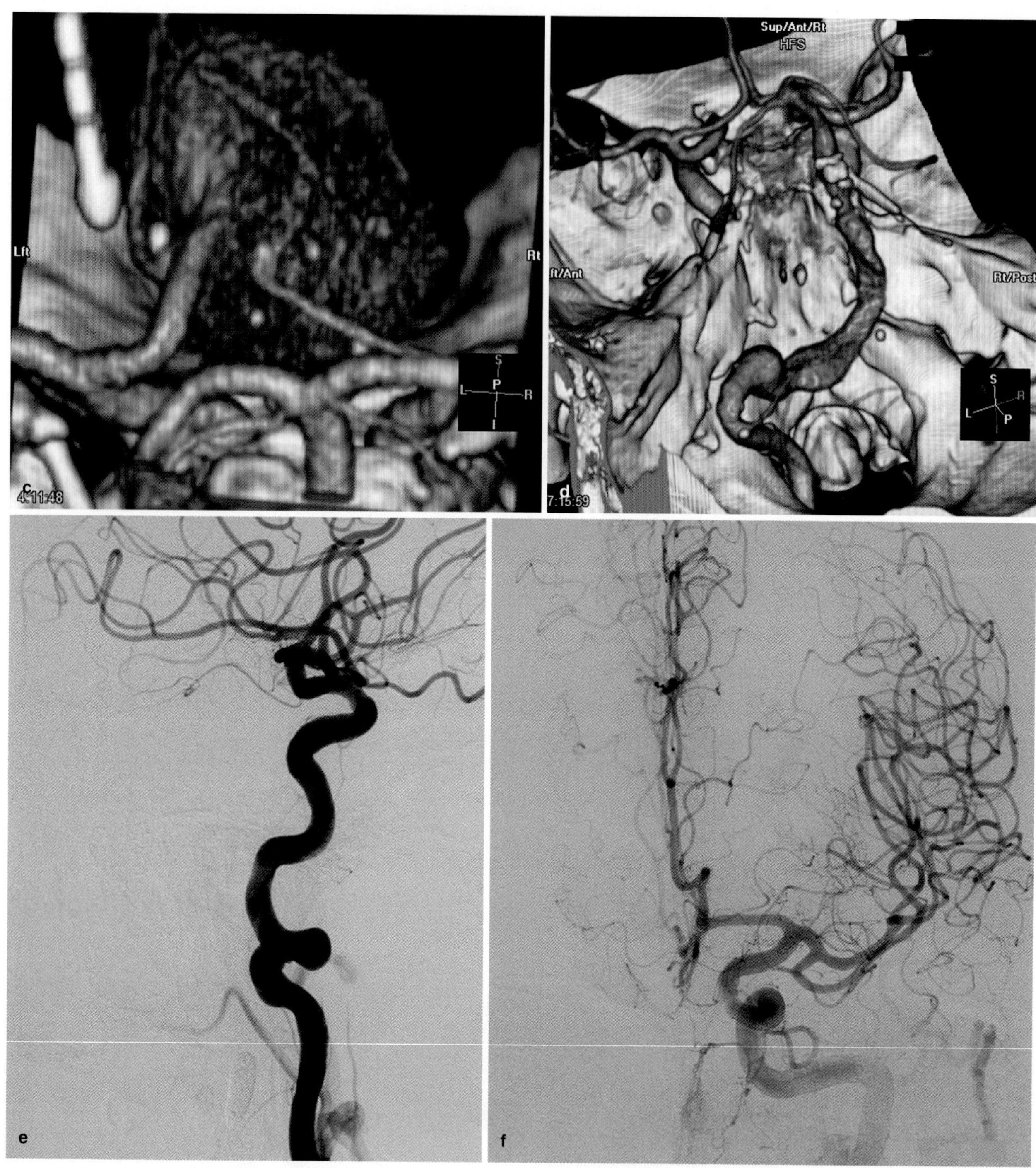

图 61.1 （续）c. 一例巨大动脉瘤患者冠状位 CT 血管造影（CTA）3D 重建显示前交通复合体处动脉瘤样膨大；d. 冠状位 CTA 3D 重建显示椎基底动脉延长扩张，考虑动脉瘤形成，累及基底动脉主干发出的脑干穿通支；e、f. 侧位（e）和前后位（f）血管造影显示细小的后交通动脉，后循环无明显充盈，该患者患有椎基底动脉动脉瘤。患者未通过 Allcock 试验（由 Barrow 神经学研究所提供）。

过 6 000 例动脉瘤、400 例巨大动脉瘤的高年资术者（R.F.S.）的经验基础上展开的。每一位巨大动脉瘤患者需经过多学科神经血管组的共同评估，包括所有的治疗方案如夹闭、包裹、切除、血管重建和介入手段。这些讨论在引入了血流转流装置和可能的血管内重建手段后显得更加重要。动脉瘤治疗的目的在于消除病灶，缓解占位效应，消除可能的血栓来源，同时保护患者基线水平的神经功能。

表 61.4　根据巨大动脉瘤部位选择手术入路

动脉瘤部位	颅底入路
颈内动脉近端	翼点、眶颧入路
颈内动脉分叉部	翼点、眶颧入路
大脑前动脉近端	翼点、眶颧入路
大脑前动脉远端	翼点、眶颧、纵裂间入路
大脑中动脉	翼点、眶颧入路
椎动脉	远外侧入路
椎基底动脉	远外侧入路
基底动脉中部	岩骨、远外侧、眶颧入路
高位基底动脉	眶颧入路
小脑后下动脉	远外侧，枕下入路
小脑前下动脉	岩骨、远外侧、眶颧入路
小脑上动脉	眶颧入路

注：来源为 Lemole GM，Henn J，Spetzler RF，Riina HA. Surgical management of giant aneurysms. Oper Tech Neurosurg 2000，3：239-254。引用获得 Elsevier 同意。

成功的巨大动脉瘤显微手术依赖于对颅底手术、手术技巧如各种转流方式的充分理解和掌握。在治疗巨大动脉瘤时，颅底入路包括骨瓣移除和解剖暴露，均是避免脑组织和脑神经压迫的必要步骤（表 61.4）。动脉瘤手术的原则包括安全和无创的手术入路，蛛网膜下腔的分离，血运的控制，将动脉瘤排除在循环系统之外，同时保留流出道、流入道，载瘤动脉和穿通血管的通畅。动脉瘤手术很大程度上得益于神经麻醉技术的进步、巴比妥类药物的使用、轻度低温和少数情况下的循环中断技术[48]。这些技术使得对瘤体和囊进行较为猛烈的操作成为可能，而不必担心破裂的风险，并且为一些需要转流或重建操作的病例提供足够的时间。

以占位效应起病或血栓脱落导致短暂性脑缺血发作的巨大动脉瘤患者不适合急诊手术干预。相反，这些患者应接受常规的术前排查和治疗。我们推荐在手术前进行完整的动脉瘤评估，包括 CT 成像、MRI 和规范的血管造影检查。

少见的情况下，当患者发生 SAH，安排早期手术的目的在于消除动脉瘤，并帮助患者度过 SAH 后的一段时间。以 SAH 起病者需要心肺和基本的神经支持照护，对于 Hunt–Hess 分级较高（Ⅳ和Ⅴ）者，需早期脑室造瘘以利 CSF 引流，以及预防血管痉挛。

巨大动脉瘤急性栓塞可导致患者神经功能的迅速恶化，这与血栓栓塞事件以及动脉瘤内血栓体积迅速增大，从而加重占位效应有关。在这些案例中，需要消除动脉瘤或动脉瘤内容物。在通过搭桥手术牺牲近端或远端血管治疗的患者中，为预防急性血栓形成和关键穿支血管闭塞，短期内应用肝素抗凝是有必要的。

血运控制和低温心脏停搏技术

动脉瘤手术的中心原则之一在于血运的控制。这样可以使得术者有效控制动脉瘤术中发生破裂，放置临时动脉瘤夹可在最终夹闭动脉瘤时对动脉瘤进行有效控制。血运控制还可以让术者打开动脉瘤进行减压，这项技术在处理伴有大量血栓形成的巨大动脉瘤时非常有用。

通过对暴露颈部动脉或在颅底 Glasscock 三角磨除岩骨，可以对前循环血流进行有效控制。一些医疗中心在处理所有前循环巨大动脉瘤时会常规暴露颈总动脉，因为在这种情况下，于颈内动脉出海绵窦处可能难以对近端血流进行阻断，此时暴露颈部动脉会非常有效。对眼动脉或床突旁 ICA 动脉瘤，可通过磨除床突进行近端血流控制。

在后循环进行血流控制难度更大。即使是最充分的手术暴露，由于后循环神经血管网络复杂，也只能在很小的解剖空间内进行血流控制。尤其是在处理基底动脉尖 –P1 段复合体和供应脑干的基底动脉中段血管时，丰富的穿支血管更限制了该区域的血流控制。然而，在某些条件下仍可进行一定程度的血运控制。采用远外侧入路，可对双侧椎动脉放置临时动脉瘤夹。理论上眶颧入路在处理基底动脉尖动脉瘤时能提供完全的血运控制，但放置多个临时动脉瘤夹时会增加最终放置永久夹的难度，因为手术空间受到遮挡。

不能过分强调动脉瘤近端和远端阻断的重要性。尽管在大部分情况下，使用临时动脉瘤夹或骨质磨除（例如前、后床突）可达到合适的血管控制，然而在一些情况下，动脉瘤的体积会遮挡载瘤动脉和穿支血管。位于后循环的一些动脉瘤不适合介入治疗，我们建议选择性地使用低温循环停滞技术进行血流控制。在现有的介入技术条件下，我们对复杂和巨大基底尖动脉瘤患者限制使用心脏停搏技术，尤其是伴有大量血栓或钙化，瘤体朝向后方，或既往处理过的动脉瘤。一旦采用停搏技术，先给予巴比妥药物护脑和保护性的低温诱导，然后启动心脏停搏，动脉瘤囊会塌陷。塌陷的动脉瘤使得黏附的穿支血管得以游离出来，方便对动脉瘤颈部的操作，以放置动脉瘤夹。

在 Barrow 神经学研究所，低温诱导心脏停搏技术在 103 例动脉瘤患者中应用了 105 次，其中 97 例为后循环动脉瘤 [48]。这些后循环动脉瘤包括 60 例基底动脉尖，21 例基底动脉中部，11 例椎基底动脉和 4 例小脑上动脉（SCA）以及 1 例大脑后动脉（PCA）动脉瘤。低温循环停滞是一项复杂但非常有效的操作，依赖于有组织的团队努力，需明智地选择合适的患者。在过去的 5 年时间里，这项技术在我们的团队中的应用次数不足 10 次。腺苷的推广使用和介入技术的发展限制了该技术的应用 [49, 50]。

在夹闭复杂动脉瘤时成功应用低温心脏停搏技术依赖于以下 5 个关键的变量：低温的深度、循环停滞的时间、巴比妥类药物的使用、止血、动脉瘤夹闭后复温度的速度 [51]。从我们的 103 例患者中积累的经验看 [48]，在停搏后平均脑温度为 17.2℃（12~20℃），平均停搏持续时间为 21.8 分（2~72 分）。深度低温技术的应用，以及在降温至脑电图（EEG）活动达到爆发抑制前予以静脉巴比妥药物，可以显著延长可耐受脑缺血的绝对最大时长。循环停滞应在最终动脉瘤游离和动脉瘤夹释放后停止。需特别关注术中止血，尽可能少的脑组织牵拉，密切关注患者的凝血因子，可以降低该操作后最常见的并发症——术后血肿的发生(发生在 16 例患者中)。

其他低温停搏的并发症包括 16 例穿支血管梗死，7 例脑血管意外（3 例 PCA，3 例 MCA 和 1 例 SCA），1 例停搏后心脏无法起搏行开胸手术，和各种麻醉相关并发症。总体的围术期死亡率为 14%。另外 18% 的患者出现严重的并发症。该技术总体的死亡率和致残率为 32%。在平均 9.7 年的随访中，63% 的患者症状好转或保持稳定，10% 病情恶化，9% 死亡，失访率为 18%。最后一次随访中，低温停搏、动脉瘤夹闭后每年的出血率为 0.5%。从这些数据中我们得出结论，虽然心脏停搏技术非常有效，考虑到潜在并发症的可能，在具体应用中需要谨慎，在巨大后循环动脉瘤中如果术者没有其他有效的血流控制手段，方可采用该技术。鉴于目前介入手段的发展，为避免后循环复杂动脉瘤夹闭过程中破裂出血和穿支血管梗死的风险，可采用心脏停搏技术。

手术入路

在过去，神经外科医师喜欢用大的甚至破坏性的手术入路处理巨大动脉瘤，近来主流已转为使用较小的开颅方式，暴露足够的解剖空间而不破坏颅底结构。合理选择开颅位置能在最小的脑牵拉条件下提供最大的暴露空间，能有效保护患者免受损伤。在我们的医疗中心，很少使用脑牵开器，而是依赖动态牵开以进入蛛网膜下腔深部 [52]。对解剖结构的充分暴露和动态牵开，有选择地应用合适长度和形状的动脉瘤夹，能消除动脉瘤颈，并保护载瘤动脉和所有穿支血管。

Yasargi 等 [53] 开创了翼点入路处理前循环和基底动脉尖动脉瘤。Drake[54] 则使用颞下 – 经天幕入路处理后循环动脉瘤。其他人则应用枕下、经口、经上颌 – 经斜坡入路处理后循环动脉瘤 [55, 56]。尽管上述入路均存在一定的局限性，但是适用于特定的病例。在我们的医疗中心，采用眶颧入路（OZ）或纵裂间入路处理前循环动脉瘤。至于后循环动脉瘤，我们将基底动脉分为 3 个部分（图 61.2）。位于基底动脉上 1/3 的动脉瘤，推荐 OZ 入路 [57]。改良 OZ 入路，即经颧骨的双骨瓣和单骨瓣入路（进一步磨除斜坡以扩大暴露范围）均可到达该区域，此外还可处理 PCA 和 SCA 的

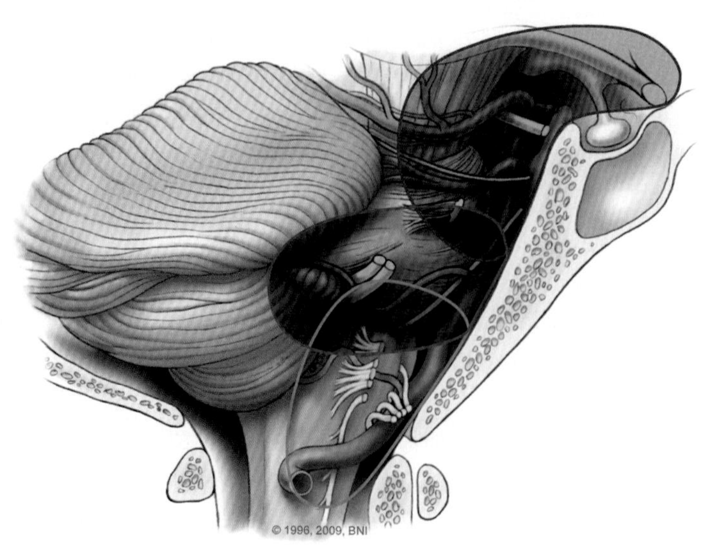

图 61.2　到达后循环巨大动脉瘤不同手术入路的选择。通过扩大眶颧入路可以暴露基底动脉上 1/3 的动脉瘤（紫色）；各种经岩谷入路可以暴露基底动脉中 1/3 的动脉瘤（蓝色）；远外侧入路可以暴露基底动脉下 1/3 和基底动脉膜内段动脉瘤（青色）（由 Barrow 神经学研究所提供）。

动脉瘤（图 61.3）[58, 59]。基底动脉中 1/3 可采用几种不同的入路（图 61.4~ 图 61.7）[60–64] 到达。基底动脉下 1/3 可采用枕下、乙状窦后（图 61.8）、远外侧入路（图 61.9）或改良入路（图 61.10）到达 [65–67]。在接下来的部分将详细描述我们医疗中心的手术入路。

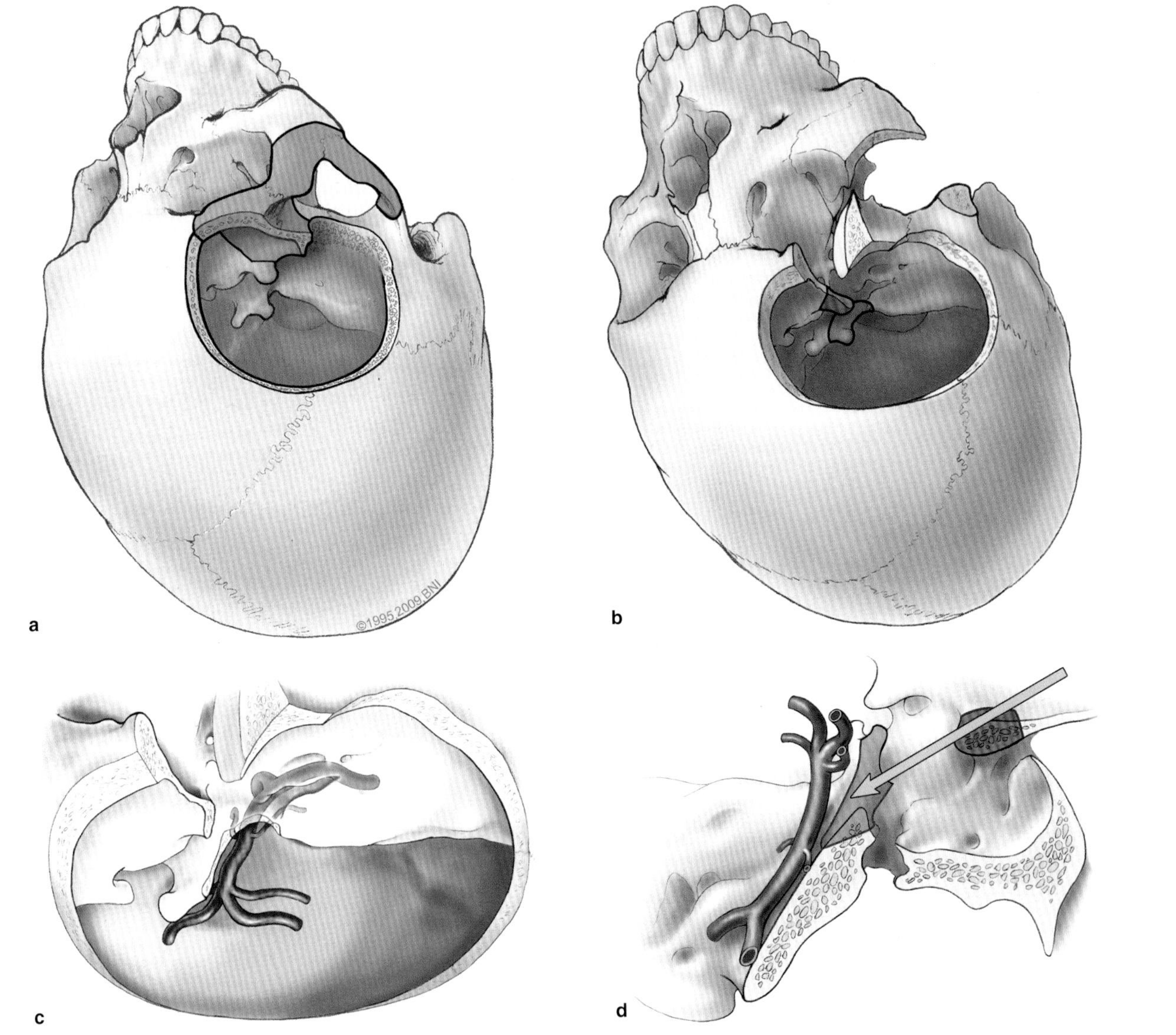

a

b

c

d

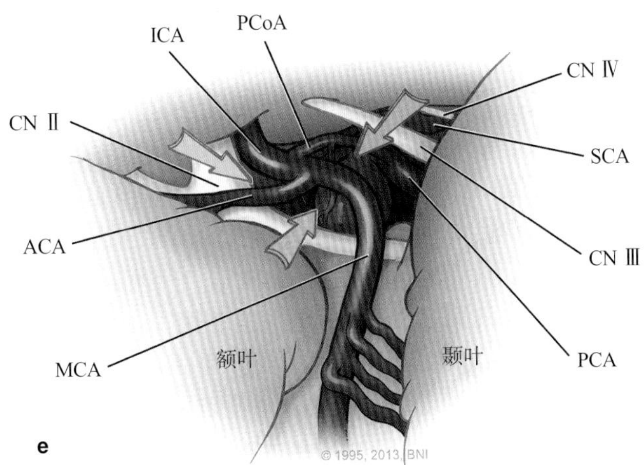

图 61.3　眶颧入路示意图。a. 双骨瓣方式开颅，先行翼点入路开颅，整体移除眶颧骨瓣。骨瓣范围包括颧弓根部、眶下裂处的颧突，直到眶上神经外侧的眶顶骨质，跨过眶骨后方和翼点，直到眶下裂处；b、c. 前后床突和鞍背（粉色和橘黄色区域）遮挡了基底动脉中部的暴露，磨除这些结构可以向下方暴露至基底动脉中部（c）；d. 向下方增加的基底动脉暴露可以沿着动脉走行以充分解剖动脉瘤颈（箭头），这样也进一步提供了控制血运的部位；e. 眶颧入路，打开颈动脉、终板池和侧裂池后所暴露的结构。该入路可通过三个方向到达基底动脉尖端：颈动脉和视神经分开后，可使用视神经颈动脉三角（绿色箭头）；打开视束和 A1-M1 段间的空隙（橘黄色箭头）；开放颈动脉 - 动眼神经三角（蓝色箭头）。ACA，大脑前动脉；CN，脑神经；ICA，颈内动脉；MCA，大脑中动脉；PCA，大脑后动脉；PCoA，后交通动脉；SCA，小脑上动脉（由 Barrow 神经学研究所提供）。

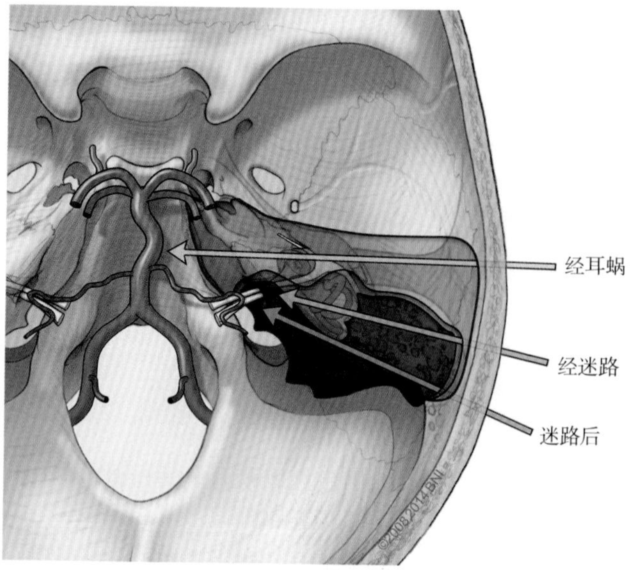

图 61.4　标记了三种不同的乙状窦前经岩骨入路。迷路后入路（深蓝色区域）可保留半规管和耳蜗，但是对于前方的暴露有限，而基底动脉中部动脉瘤瘤颈位于此处，常导致该入路不适用。必要时可使用经迷路（浅蓝色区域）或经耳蜗入路（绿色区域），但是以牺牲听力和损伤面神经功能为代价（由 Barrow 神经学研究所提供）。

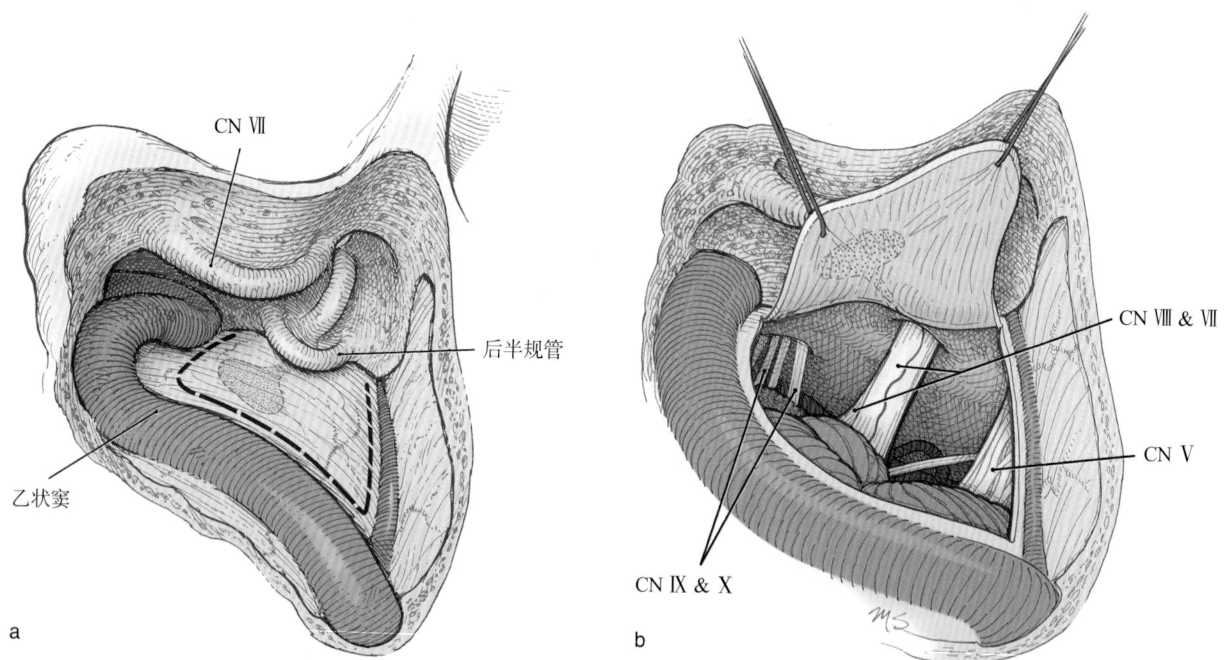

图 61.5　经迷路后入路获得的暴露范围。a. 该入路包括扩大的乳突切开，面神经（CN Ⅶ）、半规管和乙状窦骨化；b. 接着在乙状窦前方打开硬脑膜，暴露前庭蜗神经（CN Ⅷ）和面神经。在窦和耳软骨囊之间提供有限的操作空间。CN Ⅴ，三叉神经；CN Ⅸ，舌咽神经；CN Ⅹ，副神经（a 图由 Zubay G，Porter RW，Spetzler RF. Transpetrosal approaches. Operative Tech 2001; 4: 24-29 改编，获得 Elsevier 同意。b 图由 Barrow 神经学研究所提供）。

眶颧 - 翼点入路

翼点经侧裂入路是处理前循环动脉瘤最常用的手术入路。尽管该入路能到达 Willis 环，通过进一步去除眶部和颧弓骨质可获得更好的暴露 [59, 68]。在治疗巨大动脉瘤时，我们推荐使用 OZ 开颅，因为该入路可以在更浅的景深和更低的颅底通路上增加操作空间（图 61.3）[58]。我们常规使用 OZ 入路治疗前循环、基底动脉尖、PCA 和 SCA 处的动脉瘤 [57]。在一些病例中，计划进行深部搭桥手术如颞浅动脉（STA）–SCA 或 STA–PCA，OZ 开颅的颞下变异类型能提供充分的暴露 [58]。通过磨除前床突可进一步改善 OZ 入路的暴露。OZ 入路可暴露脚间窝上部区域，因此在处理基底动脉高位骑跨巨大动脉瘤方面也非常有用。

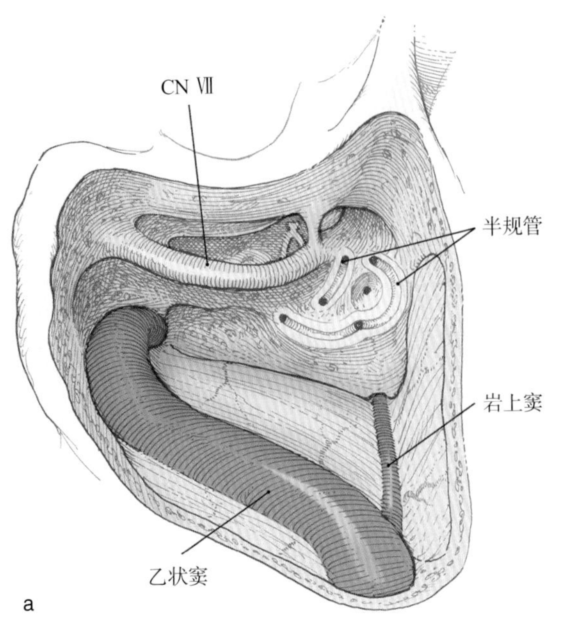

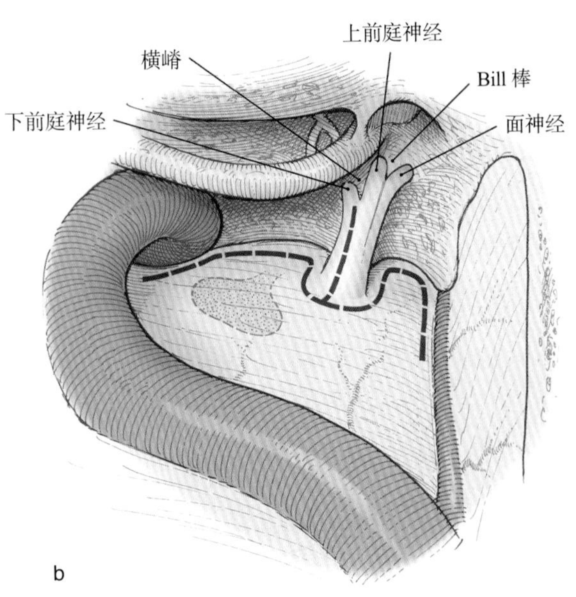

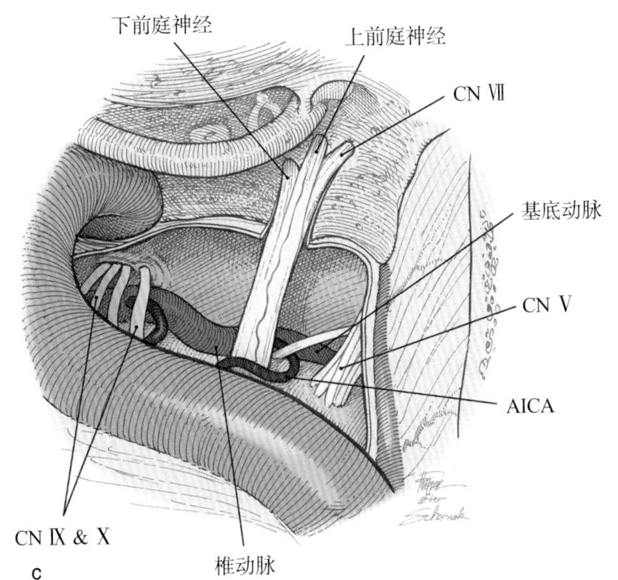

图 61.6　经迷路入路获得的暴露范围。a、b. 在到达半规管后，内听道骨化，追踪面神经至膝部（b）；c. 打开硬膜可见蛛网膜下腔，面神经的管内走行和垂直段部分。AICA，小脑前下动脉；CN Ⅴ，三叉神经；CN Ⅶ，面神经；CN Ⅸ，舌咽神经；CN Ⅹ，迷走神经（由 Zubay G，Porter RW，Spetzler RF. Transpetrosal approaches. Operative Tech 2001; 4: 24-29 改编，获得 Elsevier 同意）。

患者体位

手术台上，患者取仰卧位，头部向对侧旋转 30°~90°，颈部后仰，使得颧突位于最高点。这样可以使额叶向后远离颅底的方向移位。Mayfield 头架系统将患者头部固定在手术台上。

切皮

患者头皮切口与翼点入路相似。切口起于颧弓根部耳屏前方 1 cm 处，跨过中线延伸至对侧瞳孔中线处。在切皮时，注意保护 STA 后支以备搭桥手术需要。头皮与颞浅筋膜分开，向前翻转。需避免翼点区域帽状腱膜下脂肪垫的过度分离，防止损伤面神经额骨分支。可行筋膜下或肌筋膜分离，以保护面神经[69, 70]。

开颅

开颅时需小心避开额窦，如果额窦被打开，需要进行修补。暴露帽状腱膜下脂肪垫后，颞肌、筋膜和骨膜瓣随着头皮一并抬起。可预留一长条筋膜，用于颞肌复位缝合[71]。在以眶上骨质切除为主的改良 OZ 入路中，无须暴露颧突和颧弓根。电刀会损伤神经而导致颞肌萎缩，所以应采用冷刀技术和锐性分离。接下来，暴露额颧裂，沿着眼眶的上外侧游离眶骨膜。如果需行内侧眶切开术，将眶上神经从眶上孔处游离并与皮瓣一同牵开。使用 1 号玻璃子钝性分离眶骨膜，从外侧的眶下

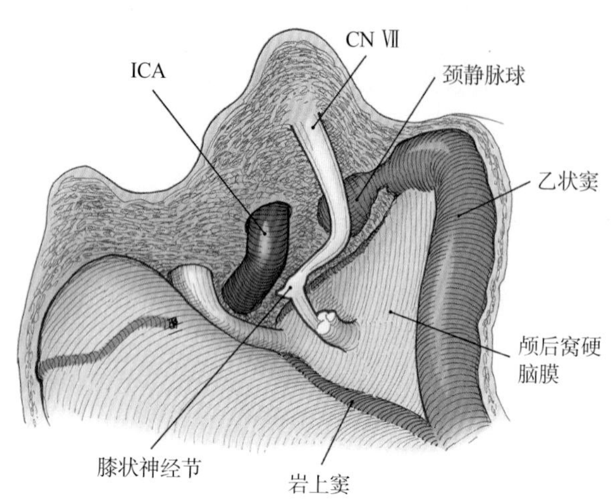

图 61.7　经耳蜗入路，面神经（CN Ⅶ）骨化后获得的暴露范围。一旦离断岩上窦和鼓索神经后，可行面神经移位。ICA，颈内动脉（由 Barrow 神经学研究所提供）。

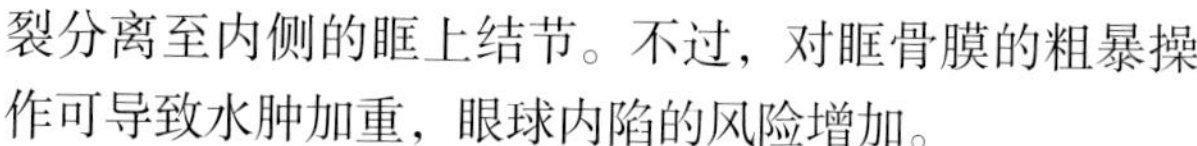

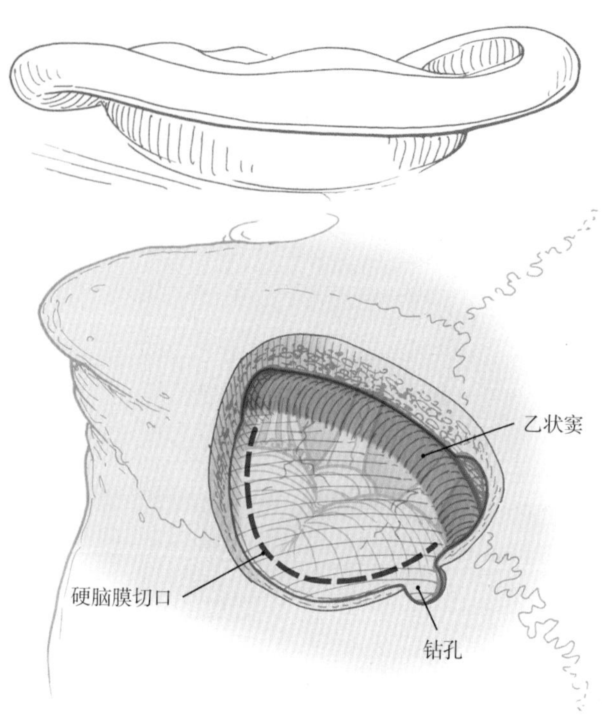

图 61.8　乙状窦后入路，可见乙状窦暴露。开颅处靠近乙状窦，可以将窦牵开，为桥小脑角区提供更大范围的暴露（由 Barrow 神经学研究所提供）。

裂分离至内侧的眶上结节。不过，对眶骨膜的粗暴操作可导致水肿加重，眼球内陷的风险增加。

可分单骨瓣或双骨瓣进行眶上改良的 OZ 开颅（图 61.3 和图 61.11），均可获得充分的暴露 [58, 59]。

双骨瓣方式

按照常规方式进行翼点开颅。骨瓣的大小依赖于暴露的需要。接着，将硬脑膜从前颅底和蝶骨嵴处游离出来。在骨瓣切开时用可塑性牵开器保护脑组织和眶内容物。分 3 个切口切开骨瓣。第一个切口起自翼点骨瓣的内侧缘、眶上结节的外侧，由眶缘至眶顶垂直切开。第二个切口起自第一个切口后方，垂直朝眶上裂方向切开，可以在咬骨钳的帮助下完成眶骨切开。最后一个切口起自眶缘，正好在额颧裂的外侧，垂直切向眶上裂，可用骨凿辅助。接着切开硬膜，硬膜瓣翻向下方。在硬膜瓣内表面的深部用缝针悬吊并向下方和外侧轻轻牵开眶周结构，以增加 1 cm 左右的暴露。

单骨瓣方式

单骨瓣开颅用得较少，它将翼点开颅和眼眶切开合并成一个骨瓣。按照常规方式行翼点开颅，铣刀在眶上结节外侧眶缘处停止，下方则在翼点处停止，在眶缘外上方和翼点骨瓣之间保留了一小部分骨嵴。用往复式锯子从眶内进行眶骨切除，第一个切口从眶上结节外侧开始切开连接翼点骨瓣的眶缘，第二个切口则跨过眶缘，从眶颧缝的外侧向后直达关键孔。必要时可用骨凿帮助完成开颅术。

骨瓣要沿着内侧向外侧的方向抬起，以避免将眶顶骨质刺入前额叶。如联合前、后床突及斜坡切除，完整的眶颧入路可以暴露至基底动脉中段。

关颅

如不慎额窦开放，需要进行修补。为防止脑脊液漏，要严密地缝合硬脑膜。可用钛板对骨瓣进行修补复位。颞肌的肌筋膜可复位固定在骨瓣预留的条状筋膜上，最后分层缝合皮瓣。

OZ 入路大范围开颅会导致一系列的并发症风险，包括眶周水肿和挫伤、搏动性的眼球内陷、眼眶嵌压、失明、面神经损伤、复视、颞肌废用、咀嚼困难以及其他的容貌缺陷。但这种开颅暴露方式的好处，就在于其独到的用途，尤其适合处理类似于巨大动脉瘤的复杂病灶。

经纵裂入路

尽管 ACA 近端和 ACoA 动脉瘤可应用 OZ 入路进行处理，对于远端 ACA 区段，则需要借助于经纵裂入路（图 61.12）[72–74]。双额经纵裂入路必要时可联合 OZ

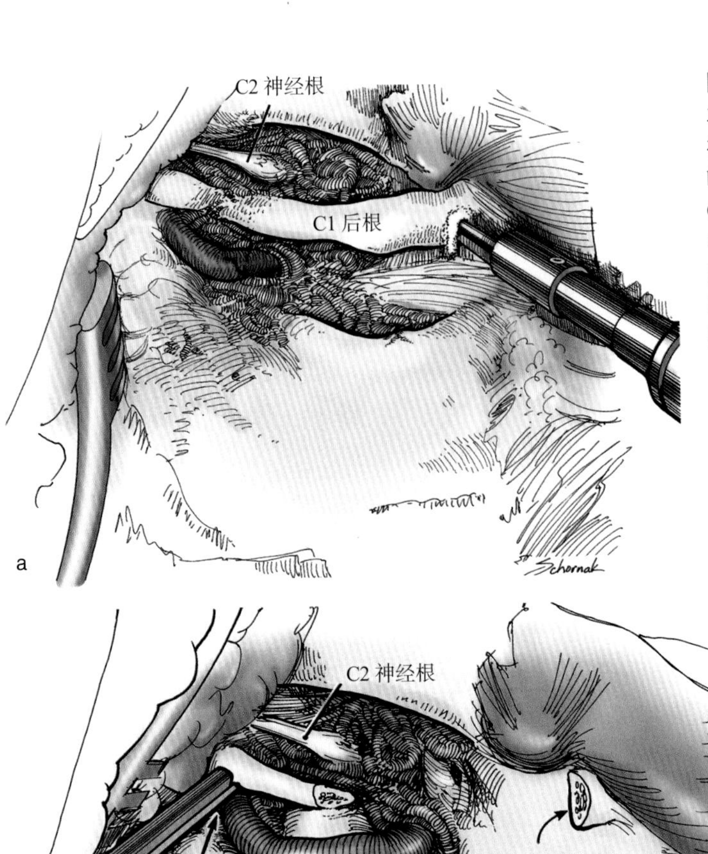

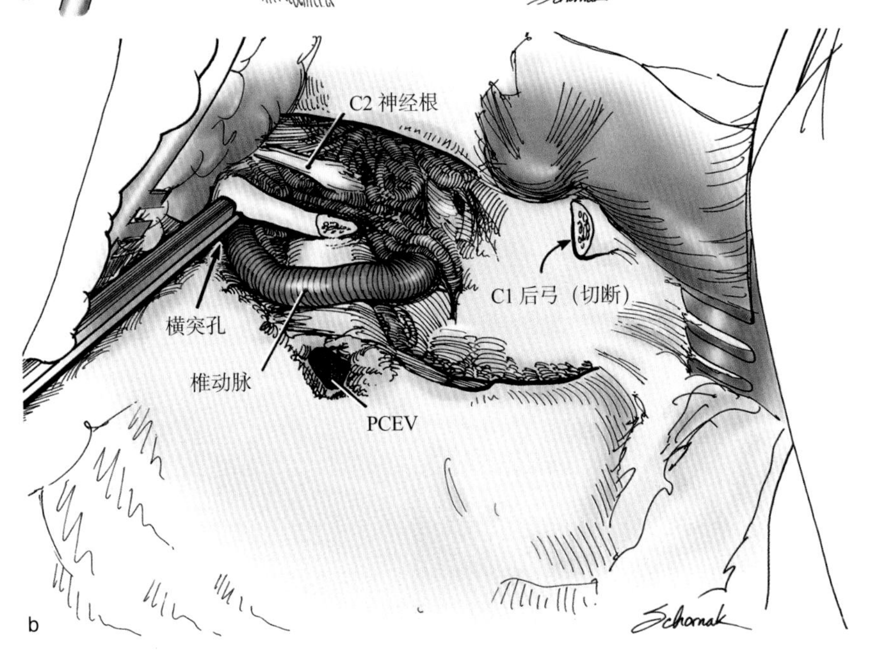

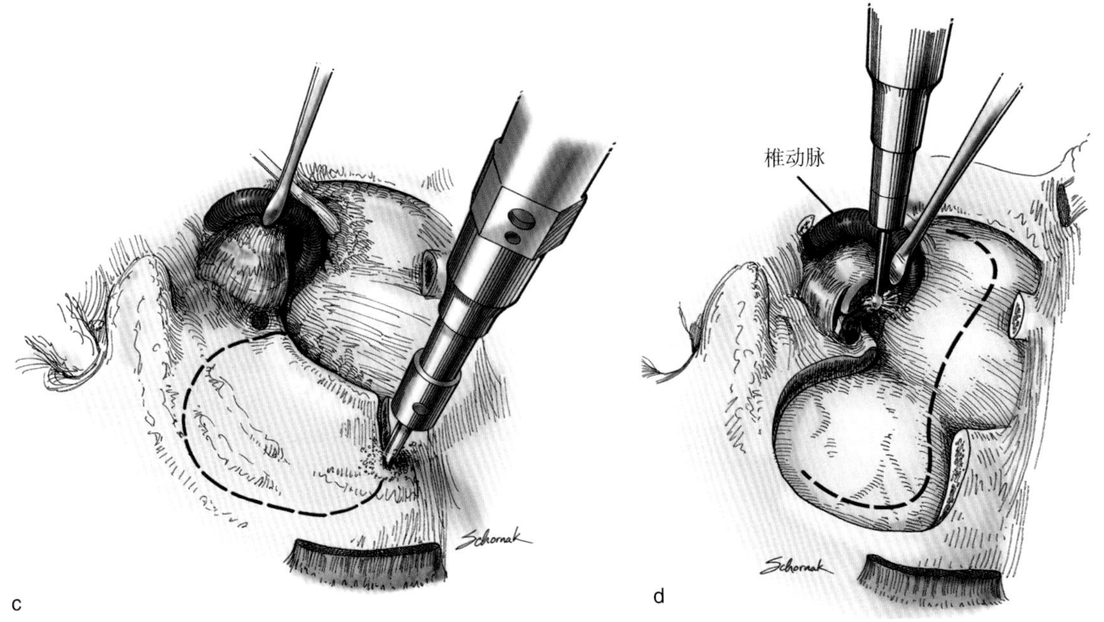

图 61.9　远外侧入路的手术暴露。a. 可见椎动脉（VA）水平走行穿过硬脑膜。在 C1 和 C2 之间，VA 从 C2 根部穿过，在手术中，可以通过该解剖标记定位 VA；b. 切除 C1 后弓即可见 VA。另外，可通过金刚钻磨除 C1 横突孔，以进一步扩大手术空间。可移动 VA 暴露枕 -C1 关节；c. 在远外侧枕髁后入路中，在枕髁至穿过硬膜处暴露 VA；d. 在磨除枕髁时需注意保护 VA。在磨除枕髁时，首先暴露骨皮质，然后是骨松质，在到达舌下神经管之前会再次碰到骨皮质。

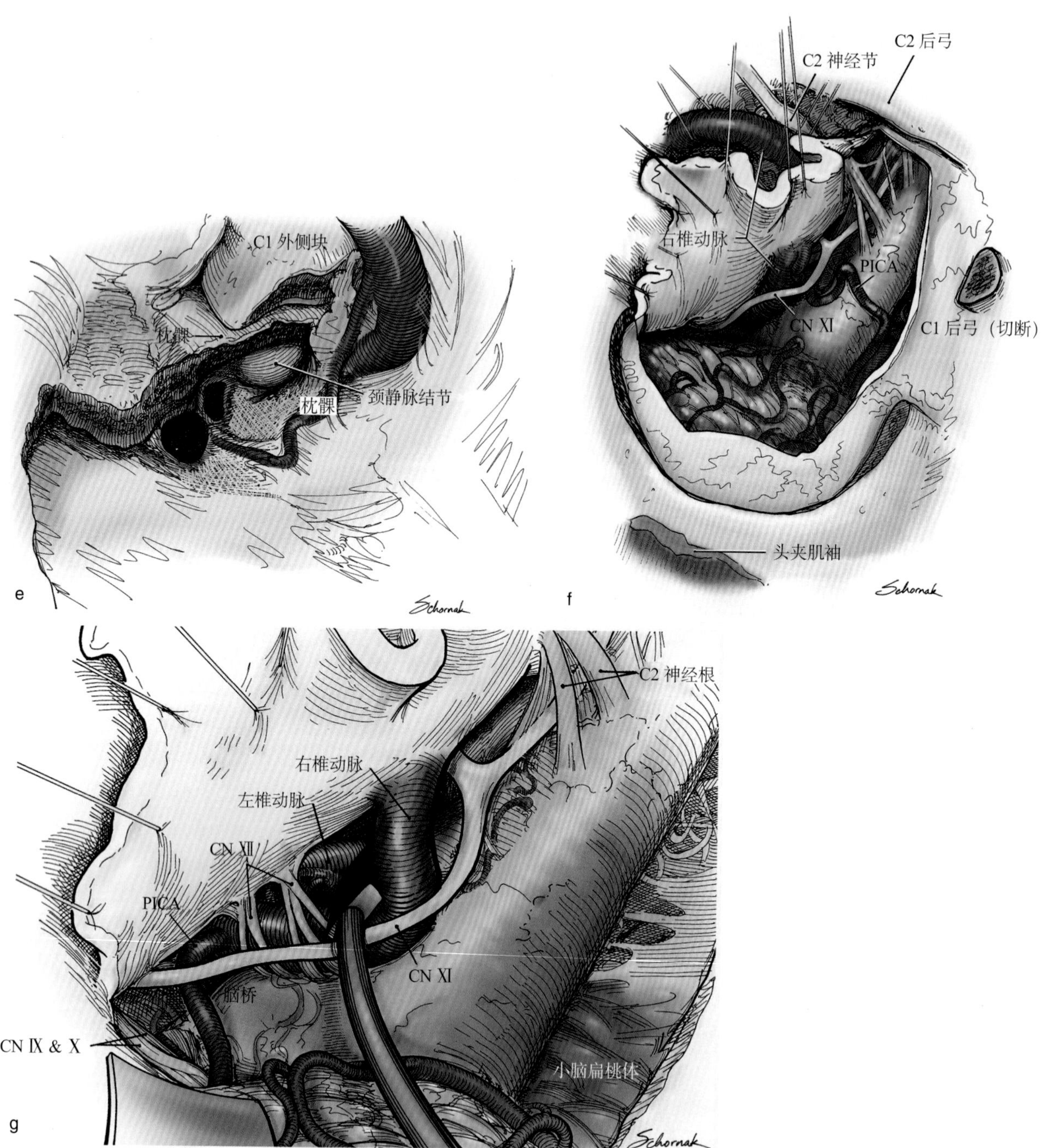

图 61.9 （续）e. 扩大磨除枕髁可在硬膜外暴露颈静脉结节；f. 打开硬脑膜，暴露手术视野；g. f 图的放大版，可见小脑后下动脉（PICA），从 VA 发出点追踪至扁桃体段。注意副神经（CN XI）脊髓段与硬脑膜紧邻。CN XII，舌下神经；CN IX，舌咽神经；CN X，迷走神经；PCEV，枕髁后导静脉（由 Baldwin HZ，Miller CG，Van Loveren HR，Keler JT，Daspit CP，Spetzler RF. The far latera/combined supra- and infratentorial approach: a human cadaveric prosection model for routes fo access to the petroclival region and ventral brain stem. J Neurosurg 1994; 81: 60-68 改编，获得美国神经外科联合会的同意）。

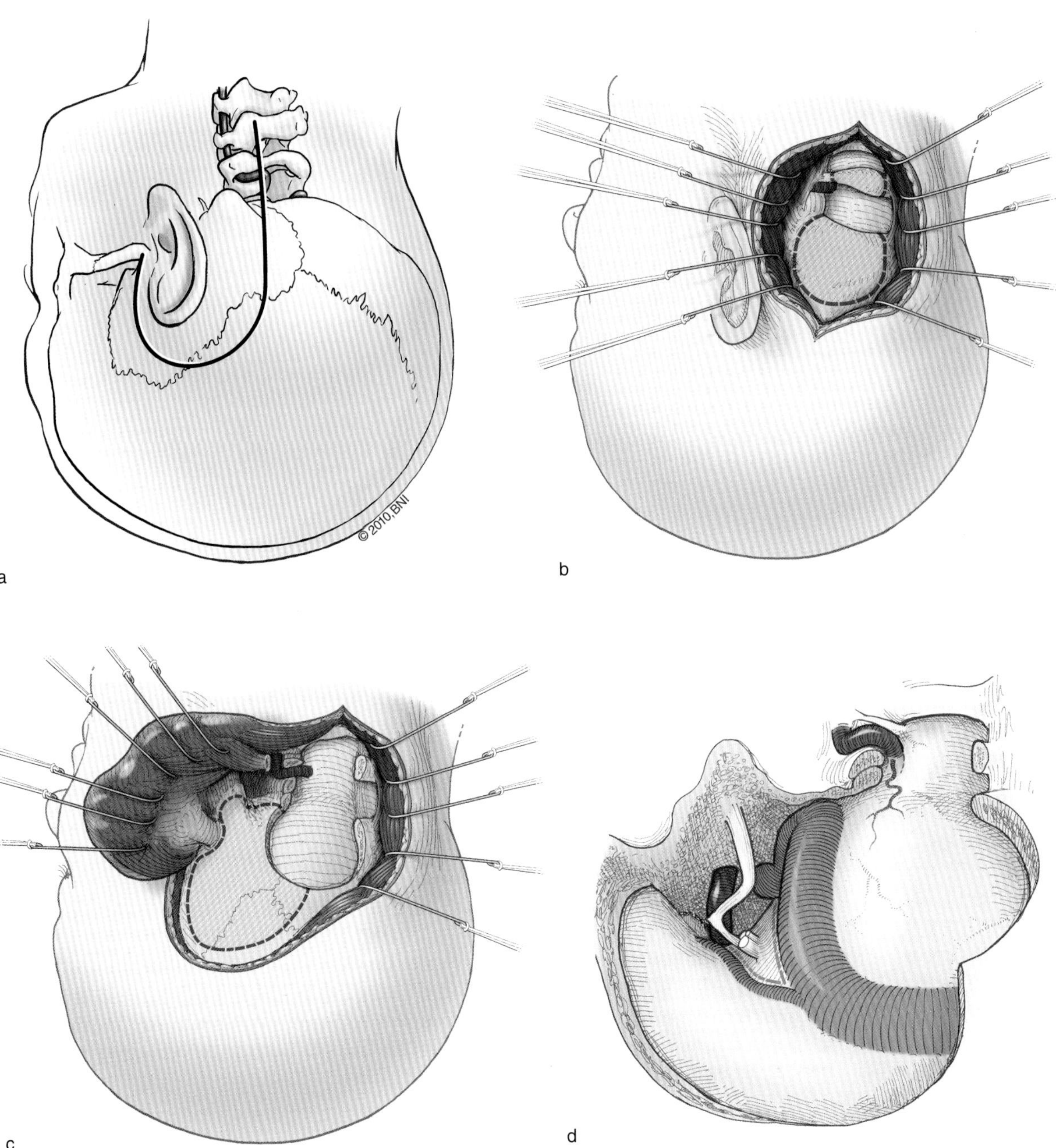

图 61.10　颅后窝联合入路。a. 头皮切口从耳廓延续至枕骨大孔；b. 在中线旁小心分离肌肉，避免损伤椎动脉，暴露远外侧部分；c. 颞下开颅（虚线）可以作为手术操作的一部分，或者单独进行暴露。有多种方法打开横窦和乙状窦表面的硬脑膜；d. 打开乙状窦前的硬脑膜（虚线），可以在尽量小的牵拉小脑半球的基础上，显露解剖结构。

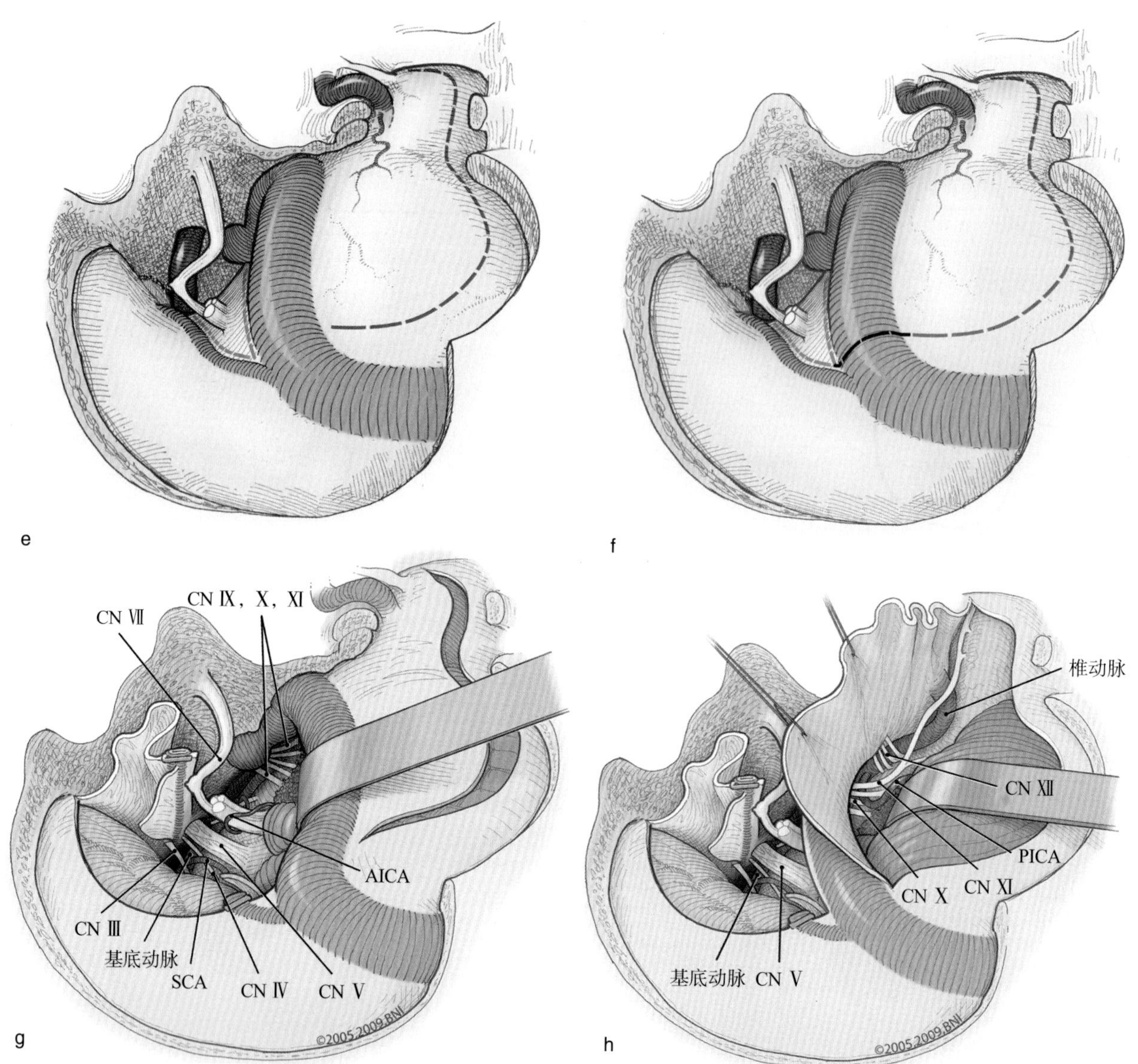

图 61.10 （续）e. 同时切开乙状窦后硬脑膜可向下暴露至枕骨大孔；f. 切开乙状窦（延伸的虚线）可进一步提供手术暴露；g、h. 联合入路所见的颅后窝结构。通过移动显微镜，向后（g）或向前（h）牵开静脉窦可为手术提供宽广的视野。AICA，小脑前下动脉；CN Ⅲ，动眼神经；CN Ⅳ，滑车神经；CN Ⅴ，三叉神经；CN Ⅶ，面神经；CN Ⅸ，舌咽神经；CN Ⅹ，迷走神经；CN Ⅺ，副神经脊髓段；CN Ⅻ，舌下神经；PICA，小脑后下动脉；SCA，小脑上动脉（a~c、g、h 图由 Barrow 神经学研究所提供；d~f 图由 Baldwin HZ，Miller CG，Van Loveren HR，Keler JT，Daspit CP，Spetzler RF. The far latera/ combined supra- and infratentorial approach: a human cadaveric prosection model for routes fo access to the petroclival region and ventral brain stem. J Neurosurg 1994; 81: 60-68 改编，获得美国神经外科联合会的同意）。

开颅，从下方获得近端控制，从上方对远端 ACA 病灶进行良好的显露，从而确保远端病灶的顺利夹闭。

患者体位

患者在手术台上取仰卧位，用 Mayfield 三点头架固定头部。头部可轻度屈曲。

切皮

设计双额或房门样头皮切口暴露颅骨。如果翼点或 OZ 入路联合经纵裂入路，则 OZ 手术切口延长至对侧瞳孔中线处。

开颅

骨瓣在设计上跨过上矢状窦。我们习惯在静脉窦上钻孔。静脉窦受到底板的保护，使用该技术，可将静脉窦从颅骨上剥离下来，然后再进行开颅。接下来将硬膜打开，将静脉窦牵开。这样可以对静脉窦多加一层防护，以避免器械意外滑脱，损伤静脉窦。

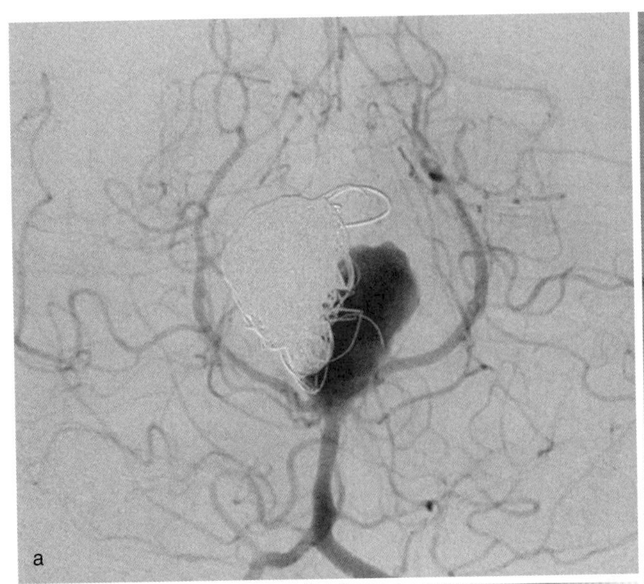

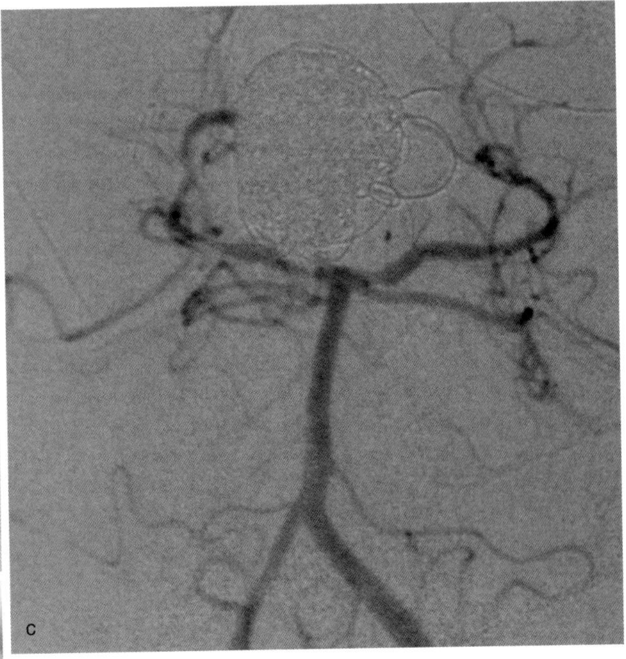

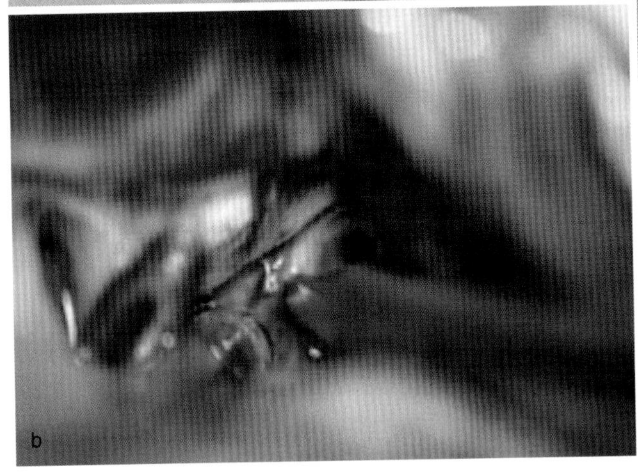

图 61.11 一例 47 岁女性，既往行基底动脉尖端动脉瘤弹簧圈栓塞术，随访影像学复查见动脉瘤复发。a. 前后位椎动脉血管造影证实基底动脉尖端巨大动脉瘤。患者被送至手术室，考虑行夹闭或基底动脉阻断，颞浅动脉（STA）至小脑上动脉（SCA）搭桥。采用单骨瓣眶颧入路；b. 术中图片见动脉瘤体内的弹簧圈。动脉瘤主要采用夹闭方式处理；c. 术后前后位造影证实动脉瘤消除，未见明显残留（由 Barrow 神经学研究所提供）。

硬膜下暴露

在手术显微镜的引导下，打开前纵裂，沿着大脑镰和额叶进行分离，直到暴露 ACA 和动脉瘤病灶（图 61.13）。在扣带回水平，可能会碰到严重粘连的情况，为暴露远端 ACA 需要打开胼胝体池。

关颅

用 4–0 缝线关闭硬膜，按照常规方式修补颅骨。分层缝合头皮。

颞下入路

Drake 首次采用颞下入路到达基底动脉。该入路的各种变形，包括与侧裂翼点入路的结合，或称为颞极入路，“一半一半”或者“一个半”入路，以及经岩骨前方入路均有描述。颞下入路可以用于处理向后方投影的基底动脉上部或分叉部动脉瘤（图 61.14）。颞下入路还可以与各种经岩骨入路结合以到达基底动脉全程。尽管如此，考虑到对颞叶的牵拉和 Labbe 静脉损伤的可能性，我们已经不再使用该入路来处理巨大动脉瘤。

经岩骨入路

可通过逐步磨除岩骨达到脑干前方和斜坡区（图 61.4）。总共有三个主要的经岩骨入路（各自有不同的骨质磨除范围和并发症风险）用于暴露基底动脉的中下 2/3 结构：①扩展的迷路后入路，通过有限的岩骨切除，暴露听力功能；②经迷路入路，岩骨骨质磨除较多，以牺牲听力为代价；③经耳蜗入路，最大程度磨除岩骨，听力无法保留，行面神经移位。这三种手术入路变式的岩骨磨除范围不断增大。当然随着脑干和斜坡的暴露程度增加，相关并发症的发生风险也随之增大，包括听力丧失，面神经损伤和脑脊液漏。

患者体位

患者取仰卧位，头部与地面平行，用 Mayfield 三点头架固定在手术台上。同侧肩膀下放置软垫，以提供足够的支持。

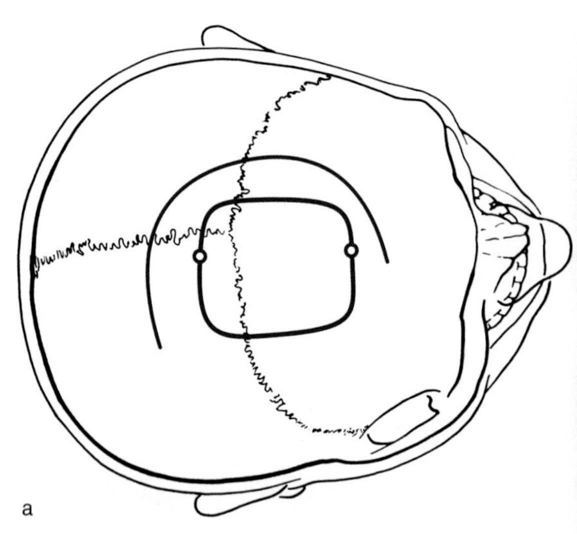

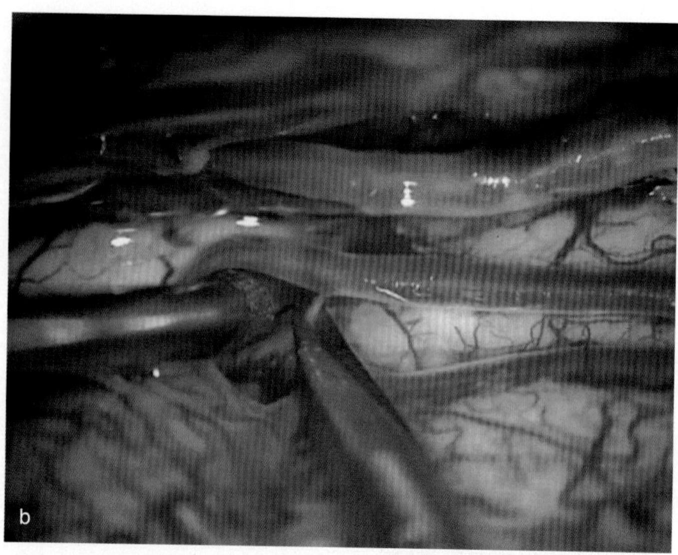

图 61.12 a. 经纵裂入路的头皮切口和开颅范围；b. 分离纵裂可到达双侧大脑前动脉（由 Barrow 神经学研究所提供）。

切皮和岩骨磨除

头皮切口起自耳廓后方 3 cm，弧形围绕耳朵，下界止于乳突。这也是联合入路手术切口的后半部。用鱼钩将耳朵向下方牵拉，暴露颞骨鳞部，外听道和乳突结构。耳外科医生从颞骨（岩部）进入，暴露乙状窦和硬脑膜，并向窦后方延伸 1~2 cm。神经外科医师接着进行硬膜下操作。用高速磨钻完成乳突切开。在磨除颞骨的同时连续冲洗术野。

扩大的迷路后技术

扩大的迷路后入路可以保存听力。从耳软骨囊上方和下方充分骨化后半规管和上半规管，以尽可能暴露硬脑膜。用磨钻磨除岩上窦表面的骨质，注意保护内淋巴囊和内淋巴管。

迷路后入路可以到达桥小脑角区，但是无法从前方充分暴露脑干结构（图 61.5）。因此如果单独使用，在处理椎基底动脉干动脉瘤方面的作用有限，但是能从侧面暴露基底动脉尖端。

经迷路技术

如果需要更大范围的暴露，可以使用经迷路入路。该入路以牺牲听力为代价，但是通过磨除半规管可获得额外空间，再加上内听道后半部分骨化，为脑干前方和桥小脑角区提供更加宽广的视野，这对于处理基底动脉中段动脉瘤是必要的（图 61.6）。如果术者需要对斜坡下段进行更大程度的暴露，可磨除乙状窦和颈静脉球表面的所有骨质。外听道后方和面神经乳突段表面的骨质应尽量磨薄，以减少对斜坡视野的遮挡。上前庭神经远端从内听道穿出，可以作为识别面神经的参照点。面神经迷路段表面的骨质需要用金刚钻小心磨薄，并注意监测面神经功能。

颈耳蜗技术

为实现斜坡区、脑干前方和基底动脉中段最大程度的手术暴露，可采用经耳蜗技术（图 61.7 和图 61.15）[75, 76]。然而，这种暴露方式是以牺牲听力和增加面神经瘫痪风险为代价。外耳道被横断为两层。在经迷路入路暴露后，离断岩浅大神经，将面神经向后方移位，用内听道的硬脑膜来保护一部分神经。切除整个颞骨骨部，以充分暴露颞下颌关节的骨膜。然后磨除内听道和耳蜗。通过磨除颅底部分隔 ICA 和颈静脉球的骨性结构，从而暴露颈静脉球。第Ⅸ、Ⅹ和Ⅺ对脑神经之间的关系密切，需要加以关注，避免损伤这些神经结构。磨除围绕 ICA 的骨质至虹吸段。如果不需要直接暴露 ICA，可保留一圈薄层骨质，以保护血管。还需磨除从颅中窝底板至 ICA 水平段的骨质。

硬膜下暴露

分别沿岩上窦的下方、平行方向和颈静脉球的上方切开硬脑膜。两条硬膜切口在硬膜窦角和岩骨耳道处相交。打开内听道的硬脑膜，暴露桥小脑角区，以便行蛛网膜下腔游离。

关颅

如果可行的话，手术区域应按照解剖层次进行关闭。可使用 4–0 编织尼龙线缝合硬脑膜。腹膜脂肪、颞肌、阔筋膜、纤维蛋白胶均可用于封闭咽鼓管（在经迷路和经耳蜗入路中），以及颞骨切除所形成的空腔。对于后者，可将脂肪小心地填充在硬膜外，以填塞缺损，防止脑脊液漏。我们习惯腰大池置管引流脑脊液（术后 1~5 天），以预防脑脊液漏，促进组织愈合。

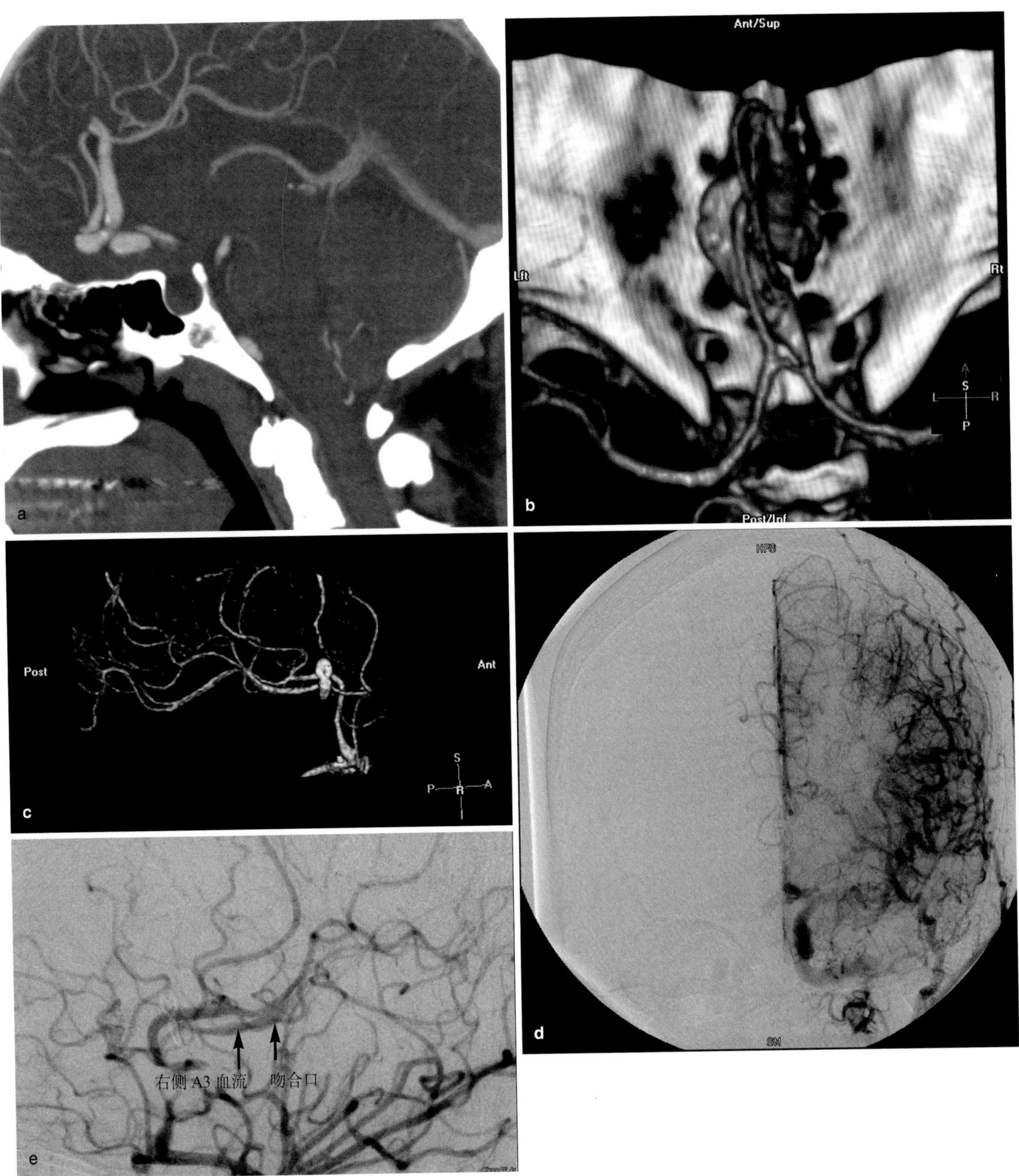

图 61.13　一例患有右侧大脑前动脉梭形动脉瘤的 38 岁女性。a、b. 矢状位 CTA（a）和冠状位（b）三维重建可见梭形动脉瘤。采用纵裂间入路夹闭动脉瘤。动脉瘤流入道近端夹闭，A3-A3 段侧侧吻合，重建远端血供；c. 矢状位 CTA 见梭形动脉瘤近端瘤夹夹闭；d、e. 术后前后位（d）和外侧位（e）血管造影见动脉瘤消除，A3-A3 搭桥处由左侧向大脑前动脉远端供血，并可见远端向近端反流（由 Barrow 神经学研究所提供）。

联合入路

若联合经岩骨入路和其他入路，如幕上 OZ 入路或颞下入路，可进一步扩大椎基底动脉的暴露范围[76, 77]。虽然联合入路很少用到，但是可以选择性地将这些入路应用到由蝶骨嵴和海绵窦延伸至枕骨大孔和颈椎前方的病灶。在联合入路中一个非常重要的变数是静脉窦（岩上窦、乙状窦或横窦）和 Labbe 静脉保留的重

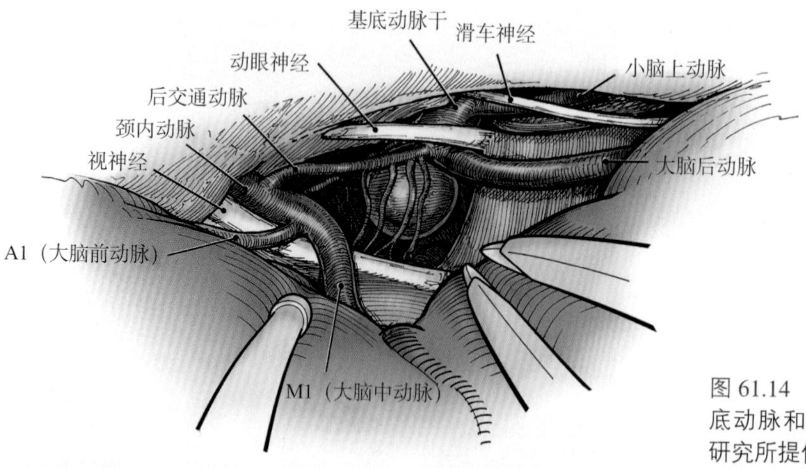

基底动脉干
滑车神经
动眼神经
小脑上动脉
后交通动脉
颈内动脉
视神经
大脑后动脉
A1（大脑前动脉）
M1（大脑中动脉）

图 61.14　颞下入路的暴露范围。牵开颞叶，暴露基底动脉和发自 P1 段的穿支动脉（由 Barrow 神经学研究所提供）。

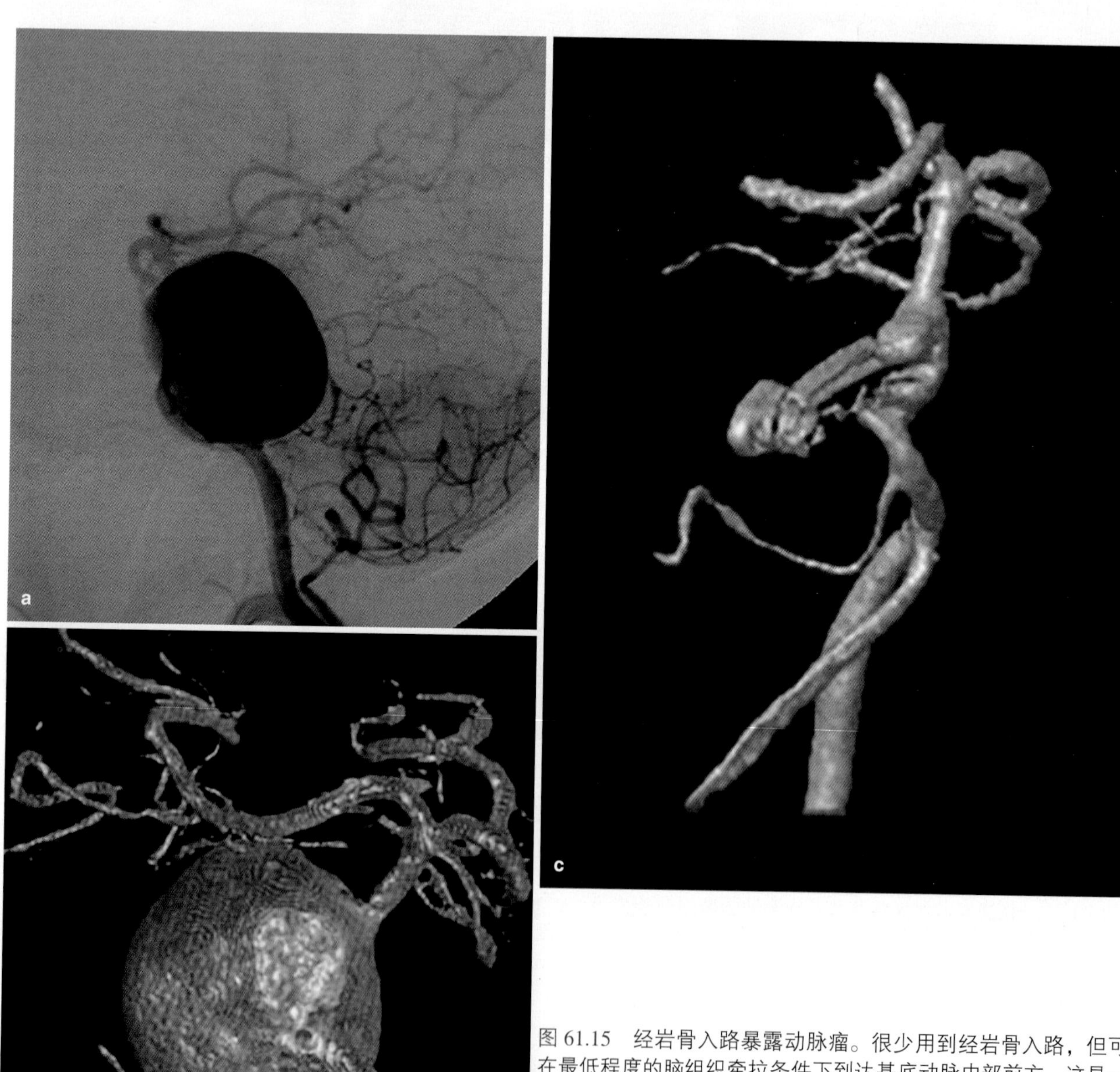

图 61.15　经岩骨入路暴露动脉瘤。很少用到经岩骨入路，但可在最低程度的脑组织牵拉条件下到达基底动脉中部前方。这是一例 51 岁男性，因复视和头痛入院。a、b. 椎动脉造影外侧位（a）和三维重建（b）可见基底动脉中部巨大动脉瘤。采用经耳蜗入路，直接夹闭动脉瘤；c. 术后外侧位血管造影显示动脉瘤消除，并持续至第 3 年随访复查（由 Barrow 神经学研究所提供）。

要性。一些学者提倡保留这些主要的静脉窦，然而其他学者则建议，如果对侧静脉循环明显，则可通过牺牲乙状窦或横窦以增加手术暴露。

患者体位

患者取仰卧位，头部与地面平行，用 Mayfield 三点头架固定在手术台上。同侧肩膀下放置软垫，以提供足够的支持。

切皮

头皮切口起自颧弓水平，位于耳屏前方 1 cm，切口弧形向后方延伸，终于乳突尖端下方。为增加暴露范围，切口的后缘应向后方延伸。为达到最大程度的暴露，以显露枕骨大孔，可以联合远外侧入路。可以用鱼钩将皮瓣向下方牵拉。这种方式可以暴露颅骨的外侧部分，包括颧骨、颞骨外侧，内听道外侧和乳突区域。

开颅和硬膜切开

在神经耳科医生完成岩骨切除后，神经外科医师可以继续行颞下、枕骨下开颅，跨过横窦，并暴露乙状窦的残余结构。这样将暴露很大一块静脉窦表面结构。在前方跨过颞叶表面切开硬膜，并向后方延伸至岩上窦汇入乙状窦处下方至少 1 cm。偶尔，可见一条低位 Labbe 静脉，黏附在颞叶硬膜或天幕上，一定要注意保护。如果选择保留乙状窦，跨过岩上窦的硬膜切开线与乙状窦前方的硬膜切开线相延续。如果对侧乙状窦明显，可以考虑牺牲同侧的静脉窦。可以电凝或夹闭岩上窦，然后将其切断。如果需要，可以在乙状窦后方切开硬膜，可从乙状窦前后分别进入颅内。

硬膜下暴露

在完成硬膜切开，岩上窦离断，处理好乙状窦后，硬膜切开范围可以从天幕延伸至天幕裂孔（滑车神经后方），从而连通幕上和幕下结构。如果已保留乙状窦，则要小心抬起颞叶后部，以保留 Labbe 静脉，该静脉通过乙状窦间接黏附至颅底。可以将 Labbe 静脉从皮质表面游离，以减小该静脉所承受的张力，最终可暴露同侧的岩骨区、斜坡、脑干、脑神经以及供应脑干的主要动脉。采用显微手术技术，可以处理后循环动脉瘤。

关颅

如果可行的话，手术区域应按照解剖层次进行关闭。可使用 4–0 编织尼龙线缝合颞部和枕部硬脑膜。腹膜脂肪、颞肌、阔筋膜、纤维蛋白胶均可用于封闭咽鼓管（在经迷路入路中）以及颞骨切除所形成的空腔。对于后者而言，可将脂肪小心地填充在硬膜外，以填塞缺损，防止脑脊液漏。我们建议在术后 1~5 天放置腰大池引流管，以预防脑脊液漏，促进组织愈合。

幕上 – 幕下联合入路及其各种变形方式，在处理累及椎基底动脉干的大部分动脉瘤时能保证细致的手术暴露。这些入路使得术者可以安全、合理地处理这些病灶，脑组织牵拉小，尤其适合处理该区域的巨大动脉瘤。

远外侧入路

处理下斜坡和上颈部区的远外侧入路（图 61.9），是枕下入路的一种改良形式。远外侧入路能够促进脑干下段和上颈段的暴露，为处理累及基底动脉下段、椎基底动脉系统和颅颈交界区的病灶提供手术路径。

在远外侧入路中，可以切开枕下外侧骨瓣，并磨除枕髁的内侧半和 C1 后外侧弓（至椎动脉动脉沟），以增加手术暴露。偶尔的，为处理累及基底动脉中部或下部的动脉瘤，需要更广泛地从外侧面暴露斜坡。此时，可以将远外侧入路和经岩骨入路或幕上 – 幕下入路联合。虽然这种联合入路应用得很少，但可以提供一个宽广、平坦的入路来暴露整段斜坡。

患者体位

患者取公园躺椅位。Mayfield 三点头架朝向外侧固定头部于手术台上，术野朝上。将 3/4 英寸（1 英寸 =2.54 cm）长的塑料板放置在床垫下方，将床垫和板跨过手术台尾端拉出 15~20 cm，以扩展手术台。患者手臂可以放置在延伸的手术台上（以改善静脉回流，最大程度转动和屈曲头部，减少臂丛损伤），并在手术台边缘下方，Mayfield 头架和手术台固定装置之间，小心地用泡沫加以防护。在手术台尾端边缘腋下区域放置泡沫卷。头部的位置使得下斜坡与地面垂直，获得颈枕角后方最大程度的暴露，从而可以在手术区域内更大程度地移动显微镜。先将头部中线与地面平行，头部和颈部在前后位平面上屈曲直至颏距离胸骨一指距离。然后，将头部向下方旋转 45°（朝向对侧，远离病灶）。最后向外屈曲 30°，即朝向对侧肩膀。取该体位，可保证同侧乳突位于术野最高点，用胶带将上方肩膀向后方即足部方向牵拉，以进一步增加术者的工作空间。用棉垫保护好膝盖和肩膀，全身都用胶带固定，以确保手术台可以安全地进行各种角度的旋转。

切皮

尽管各中心使用不同的切皮方式，我们倾向于使用倒置的曲棍球切口，从乳突突起开始，沿着上项线至中线，再向下至 C4 棘突。在切口上部，保留边缘处约 1 cm 的肌肉和筋膜，用于枕部肌肉复位。沿着中线韧带分离棘突旁肌肉，骨膜下分离以暴露上颈椎的棘突。

开颅

用高速磨钻和 Kerrison 咬骨钳，可暴露 C1 外侧块和椎动脉。颈椎上段外侧块被丰富的静脉丛包裹，可以通过压迫、双极电凝和止血材料来控制出血。接着，用 Midas Rex 磨钻行 C1–C2 半椎板切除，在手术结束后进行修补。

为加强朝上方的手术通道，可采用外侧枕下 – 乙状窦后联合入路，从枕骨大孔开始，向头端延伸至横窦，再向后尾端至枕骨大孔椎动脉入颅处。可以根据病灶向前端延伸的程度来确定骨瓣的情况。

接下来，可以用高速磨钻和咬骨钳切除枕骨大孔剩余的骨质和内侧半枕髁。硬膜外椎动脉需加以保护。一旦遇到髁静脉，枕髁的磨除就足够了，该处位于椎动脉穿入硬膜处前方（深面）1 cm 的位置。为增加脑干前方的暴露，磨除范围超过枕髁的内侧半是必要的。但是这样会影响颅颈交界处的稳定性，从而需要进一步的固定和融合。第Ⅻ对脑神经在舌下神经管内走行，在骨质磨除的过程中受损的可能性较小。虽然很少使用，但是在需要极度暴露前方视野时，可通过磨除乳突和寰枕关节面扩大骨窗。

硬膜下操作

在硬膜下操作时，弧形切开硬脑膜，基底朝向外侧翻开。通过分离蛛网膜，小心抬起小脑扁桃体，可以暴露桥延沟。在处理巨大椎基底动脉瘤时，可以对双侧基底动脉和其分支进行近端控制。通过对颅后窝神经血管进行解剖而暴露目标病灶（图 61.16）。

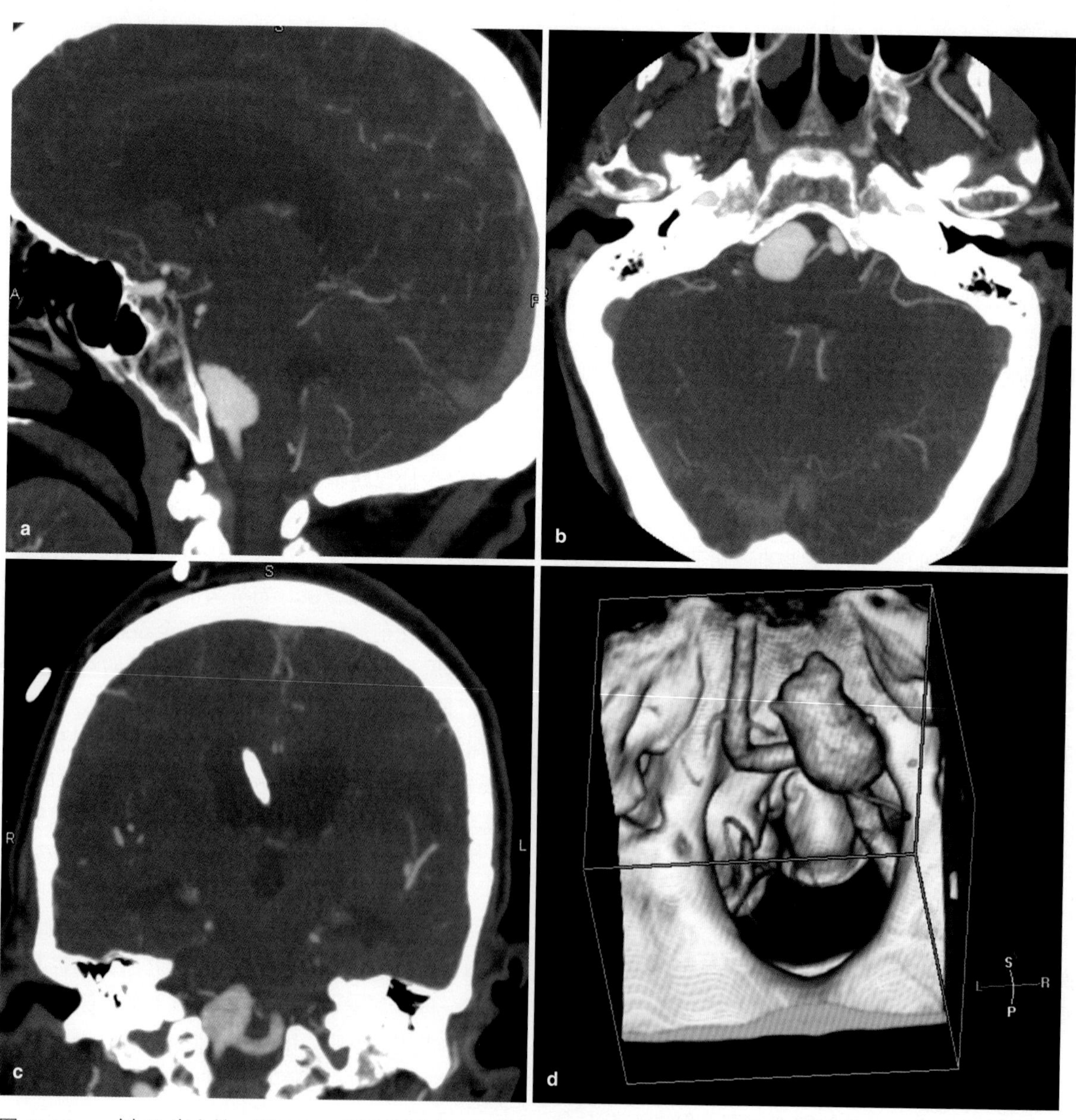

图 61.16　一例 65 岁女性，因 Fisher Ⅳ级蛛网膜下腔出血入院。a~d. 矢状位（a）、冠状位（b）、轴位（c）和三维重建 CT 血管造影（CTA）可见右侧小脑后下动脉巨大动脉瘤（d）。

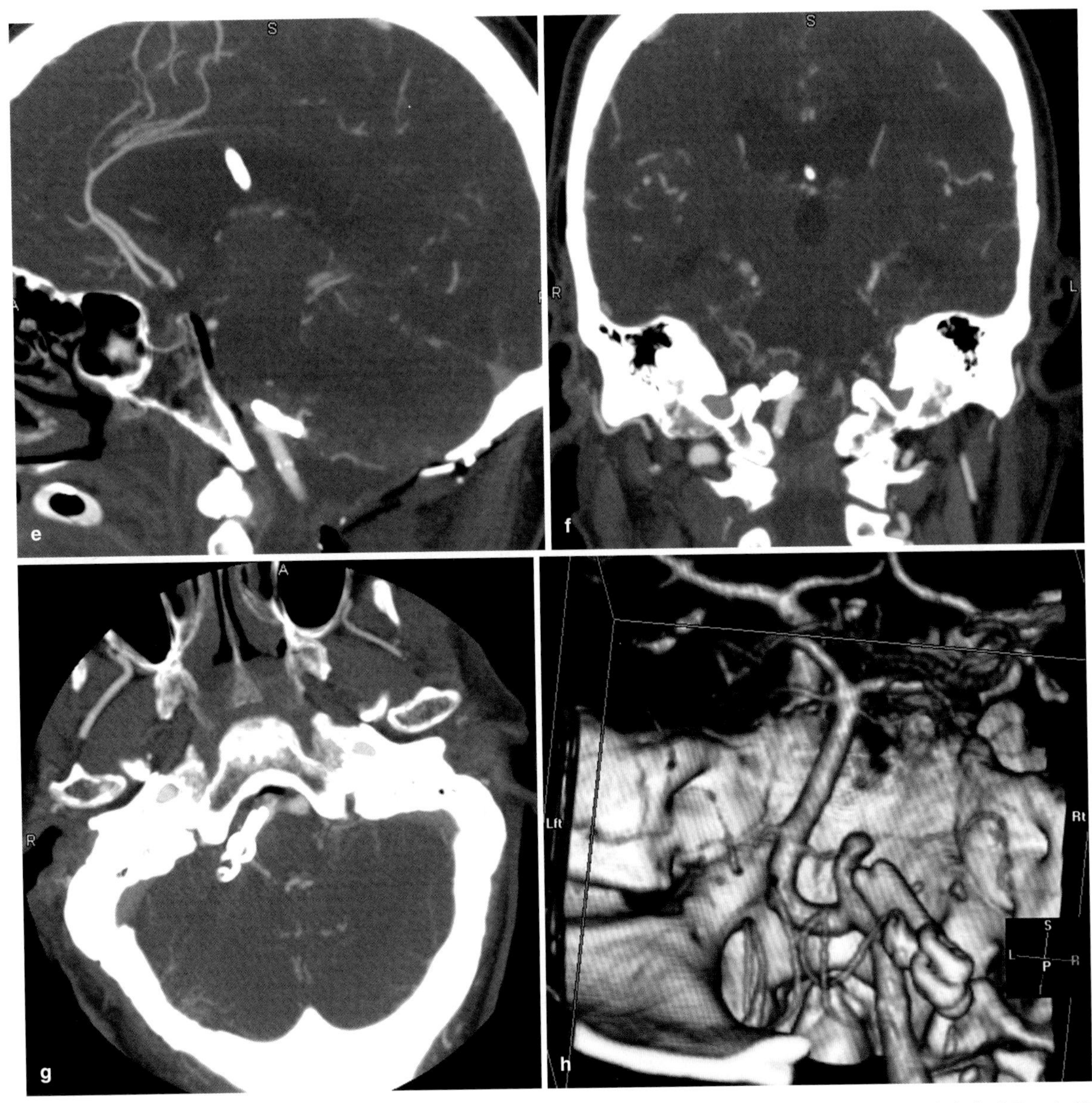

图 61.16 （续）患者被送至手术中心，行右侧远外侧开颅，动脉瘤夹闭术。e~h. 术后 CTA 显示动脉瘤消除：矢状位（e）、冠状位（f）、轴位（g）和三维重建（h）（由 Barrow 神经学研究所提供）。

关颅

按照解剖层次逐层关闭术野。用 4–0 编织尼龙线缝合复位颈部和枕部硬脑膜。颈部半椎板切开和去骨瓣处，采用标准连接系统进行修复。在关颅时，我们会放松 Mayfield 头架系统，以伸展颈部，帮助筋膜和肌肉进行复位。剩下的各层次结构，可依照术者的喜好选用合适的缝线，按照常规方式缝合复位。

治疗范例

直接夹闭和夹闭重建

随着颅底入路，显微手术技术和神经麻醉技术的进步，50%~70% 的巨大动脉瘤可以通过直接夹闭或夹闭重建的方式进行处理（图 61.17）[31, 51, 78]。表 61.1 罗列了已发表的巨大动脉瘤患者治疗结果。直接夹闭动脉瘤颈或使用并排动脉瘤夹技术进行血管重建是治疗首选。在 Barrow 神经学研究所，我们以可靠夹闭作为动脉瘤处理的首要目标，但是在一些少见的无法直接夹闭的病例中则采用备选策略（如搭桥和牺牲血管等）。在一部分动脉瘤（如颈内动脉海绵窦段动脉瘤）中[79]，这是最佳的治疗策略，避免了对海绵窦进行解剖和关键神经损伤的风险。最终治疗方案的确定依赖于术中所见动脉瘤形态、载瘤动脉管径、穿支血管位置、是否有血栓和钙化、血管的脆弱程度、颅底解剖是否会阻碍动脉瘤颈的暴露等因素。在床突旁区

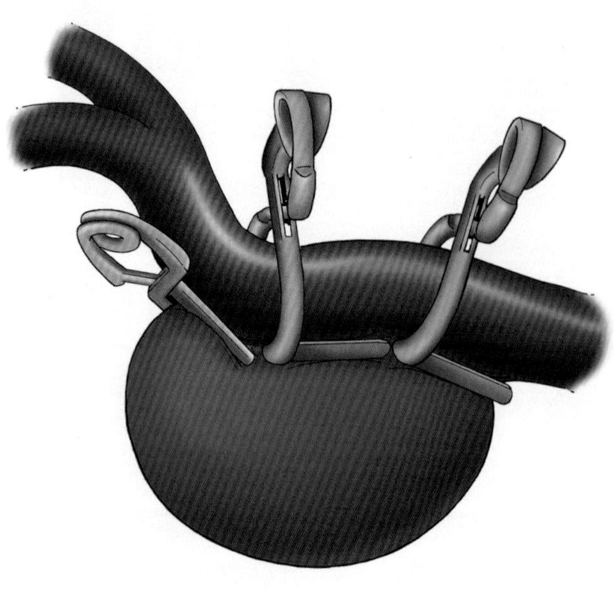

图 61.17 图示为多个并行动脉瘤夹。对所有动脉瘤，都应检查是否可对瘤颈进行直接夹闭。对巨大动脉瘤，有时需要创造性地使用多枚动脉瘤夹进行重建。必要时，可并行放置动脉瘤夹以起到互相加强的作用（Spetzler RF，Koos WT，Richling B，Lang J，eds. Color Atlas of Microneurosurgery，vol 2，2nd ed. New York: Thieme; 1997: 314. 经 Thieme 出版社同意）。

域，需磨除前床突，打开硬脑膜近环和远环，以到达动脉瘤，仅有在处理海绵窦 ICA 动脉瘤时，需要在海绵窦内进行解剖以暴露 ICA 海绵窦段。

巨大动脉瘤是否可以安全夹闭依赖于动脉瘤囊的软化程度。可以通过动脉瘤孤立、近端阻断、远端阻断、使用心脏停搏技术（很少用于后循环动脉瘤），或最近流行的腺苷等来达到软化动脉瘤囊的目的。动脉瘤孤立是一个很好的方法，在软化动脉瘤囊的同时，可以防止血栓脱落栓塞事件的发生，一旦动脉瘤囊塌陷，就可以进行最终的夹闭。偶尔也有一些病例中动脉瘤松弛的程度不够，此时可以通过直接穿刺或暴露颈动脉的“Dallas 方法”吸出动脉瘤内容物 [80]。球囊阻断颈部 ICA 亦可以达到同样的目的。在动脉瘤内含有大量血栓的情况下，可能需要打开动脉瘤充分减压后再尝试放置动脉瘤夹（图 61.18）。在上述情况下，需要选择合适的动脉瘤开窗位置，以避免撕裂动脉瘤颈，并保证有合适的组织放置动脉瘤夹。虽然我们不会常规暴露颈动脉，但是在处理所有近端 ICA 巨大动脉瘤时，我们建议暴露颈部 ICA。

尽管在大多数情况下直接夹闭动脉瘤颈部是治疗首选，有时需要采取 Drake[12] 和 Sugita 等 [81] 发明的并排动脉瘤夹技术来消除动脉瘤。动脉瘤夹尖端的力量最弱，有时需要堆放多个动脉瘤夹，以加强第一个瘤

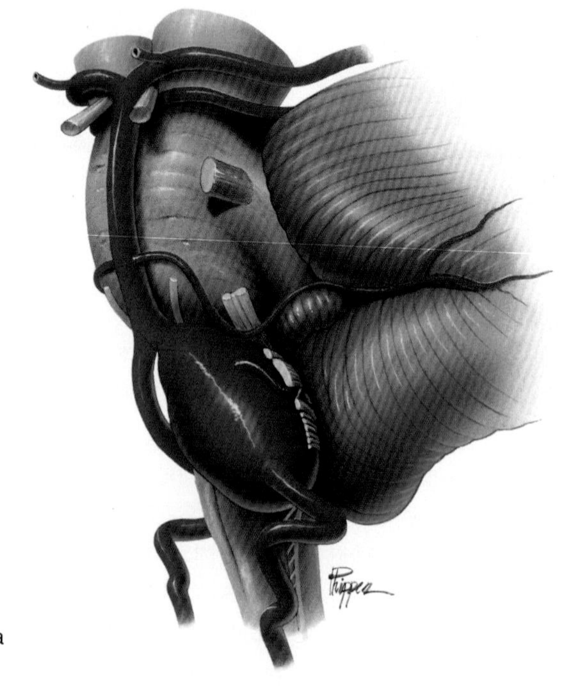

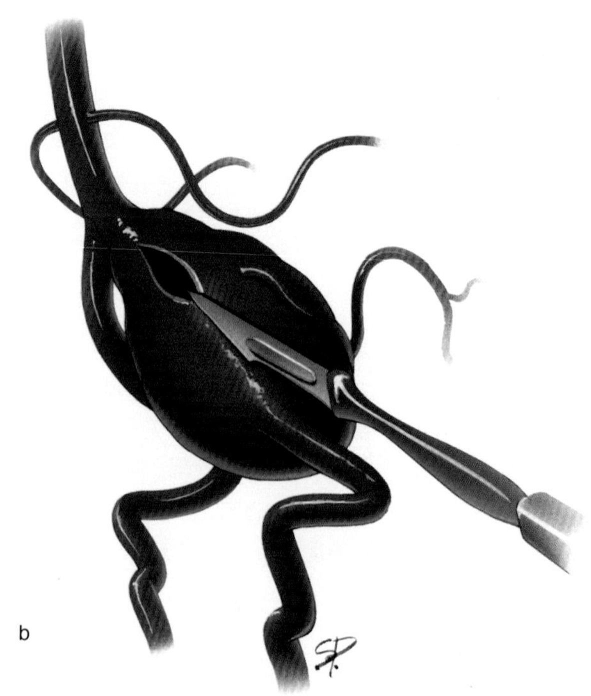

图 61.18 图示为一个椎动脉扩张动脉瘤，在去除血管内血栓后，重建血管内通道。a. 可见椎动脉扩张动脉瘤压迫脑干和脑神经；b. 打开动脉瘤。

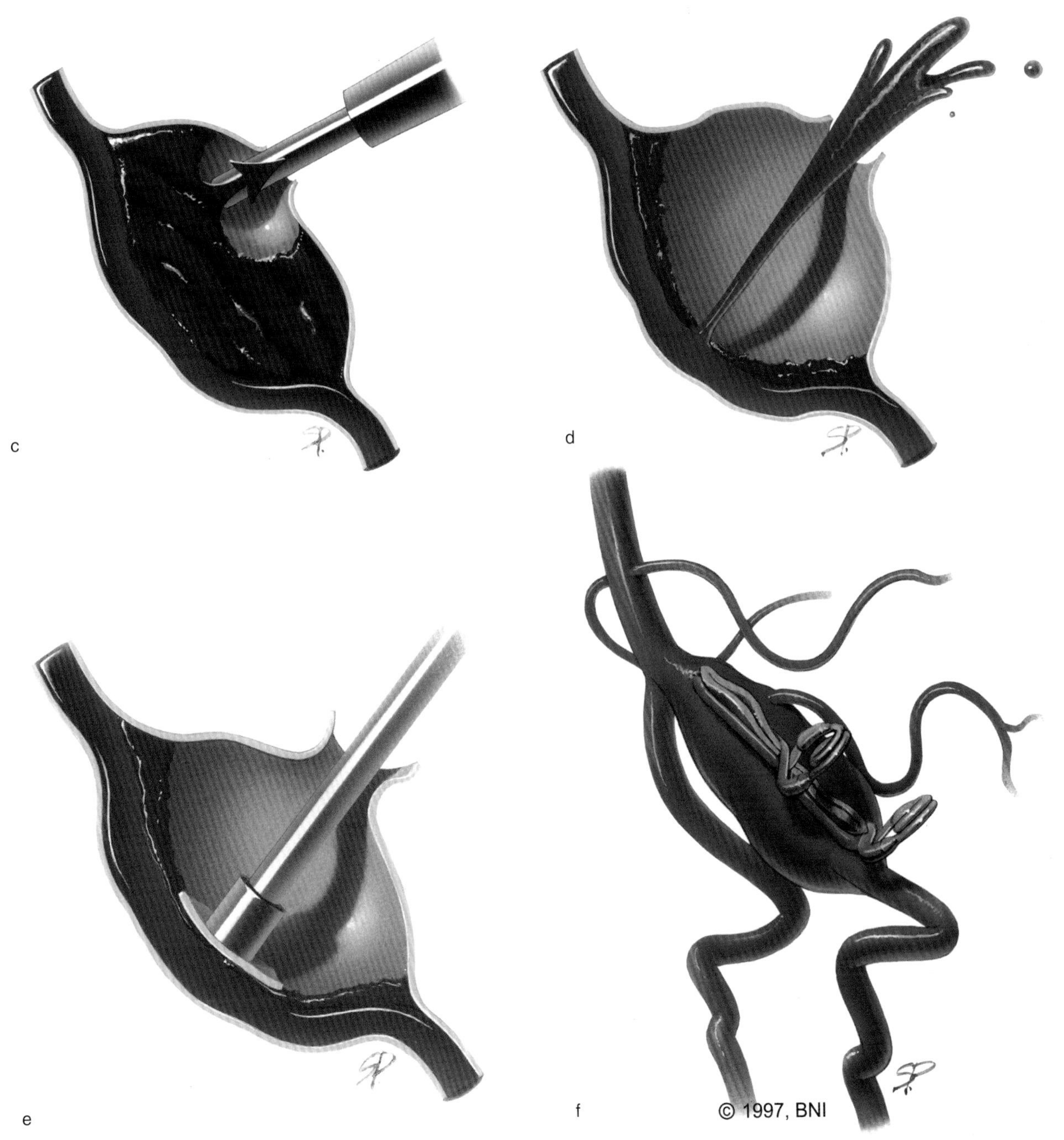

图 61.18 （续）c. 超声吸引器切除血栓；d、e. 到达动脉瘤内腔后，速即纱（Johnson & Johnson，Arlington，TX）填塞控制出血（e）；f. 将两侧血管壁拉近，行血管重建（由 Barrow 神经学研究所提供）。

夹无法提供足够覆盖的位置。可以在瘤颈处放置临时瘤夹，以调整和优化永久夹的位置。有时瘤颈部很脆弱，容易撕裂，放置临时瘤夹后可以对动脉瘤进行更多的操作，以发现理想的上夹位置。巨大动脉瘤内的血栓和钙化是另一个不利的因素，对于这类动脉瘤，单纯的瘤夹可能无法提供足够的夹闭力量，一些学者建议使用强力器械来辅助动脉瘤夹闭 [82]。当使用这类血管钳时，需要小心动脉瘤撕裂的可能。在一些瘤夹无法完全夹闭瘤颈的病例中，动脉瘤内的残余血流可能形成收缩期单向阀样的情形，并导致动脉瘤迟发性破裂。或者使用多个动脉瘤夹，形成开窗管 [83]。

动脉瘤夹放置的位置理想，可以保证瘤颈的整个表面都被瘤夹的叶片覆盖，夹闭的力量足够防止血流进入瘤体。在释放瘤夹时，需要小心避免叶片进行剪式移动，也可能会导致动脉瘤不恰当的夹闭和撕裂。瘤夹叶片太靠近血管腔可导致血管狭窄，太远则会产生“狗耳朵样”结构，需放置加固瘤夹。

在 Barrow 神经学研究所，每个动脉瘤病例我们都会行吲哚菁绿（ICG）造影[84]。ICG 可显示近端、远端和穿支血管，确认动脉瘤内的血流是否被阻断。虽然在术中血管造影的使用量已经下降，但是在部分病例中，我们还会继续使用这项检查。如果这些手段都无法实现，直视或者超声多普勒都可以用于评估上夹后血管的通畅性。

血管重建和动脉瘤手术

在动脉瘤颈无法直接夹闭的病例中，可以采用其他手段将动脉瘤与循环分隔开。一种处理无法夹闭的动脉瘤的策略，就是通过牺牲动脉瘤近端或远端的病变血管形成逆流，并通过搭桥手术重建远端的血流供应（图 61.19、图 61.20）[23, 24]。

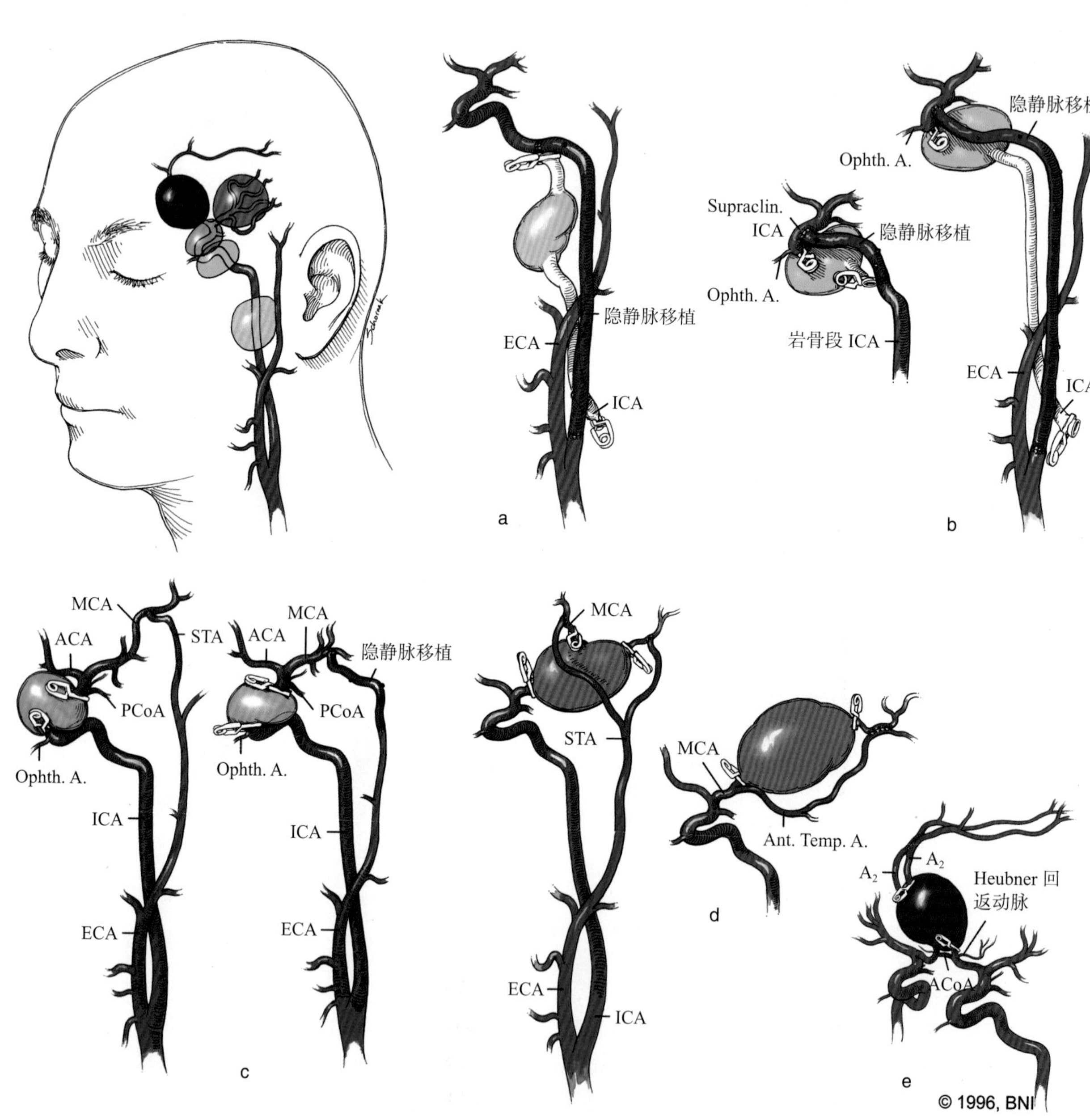

图 61.19 前循环动脉瘤重建技术。a. 孤立颅底颈内动脉（ICA）动脉瘤，用隐静脉行颈段 - 岩骨段搭桥；b. 海绵窦 ICA 动脉瘤可以在孤立后行岩骨段 - 床突上段（C3-C5）隐静脉搭桥，或者行颈段 - 床突上段搭桥；c. 床突上 ICA 动脉瘤可以在孤立后行颞浅动脉 - 大脑中动脉（STA-MCA）搭桥。或者可以用隐静脉移植行 STA-MCA 搭桥；d. MCA 动脉瘤可以在孤立后行双支 STA-MCA 搭桥。或者，对于一些经过选择的动脉瘤，采用颞前动脉 -MCA 原位搭桥；e. 大脑前动脉动脉瘤可以在孤立后行 A2-A2 原位搭桥。ACA，大脑前动脉；ACoA，前交通动脉；Ant. Temp. A.，颞前动脉；ECA，颈外动脉；MCA，大脑中动脉；Ophth. A.，眼动脉；PCoA，后交通动脉；Supraclin.，床突上（由 Barrow 神经学研究所提供）。

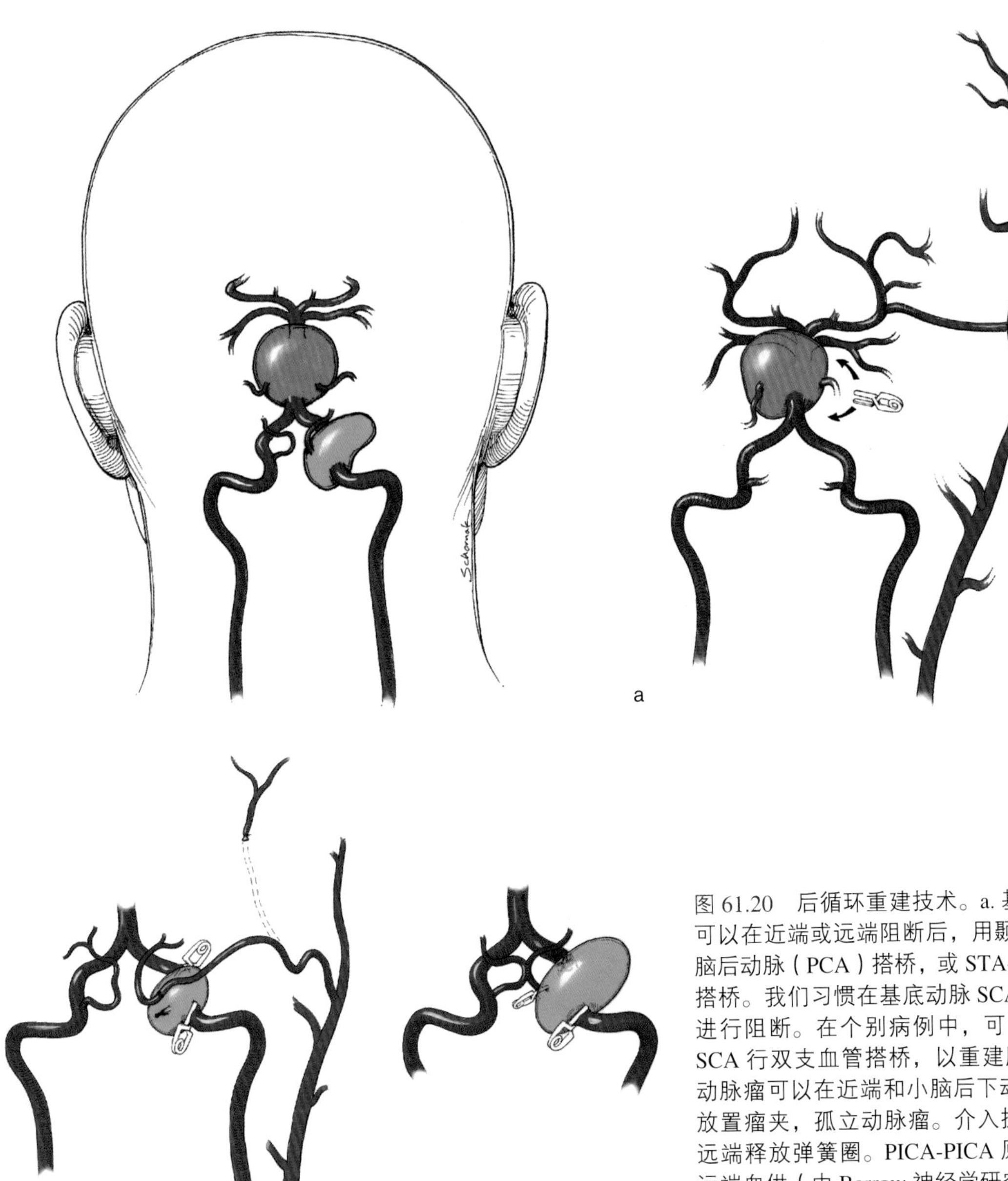

图 61.20　后循环重建技术。a. 基底动脉中部动脉瘤可以在近端或远端阻断后，用颞浅动脉（STA）- 大脑后动脉（PCA）搭桥，或 STA- 小脑上动脉（SCA）搭桥。我们习惯在基底动脉 SCA 下方无穿支动脉处进行阻断。在个别病例中，可以从 STA 向 PCA 和 SCA 行双支血管搭桥，以重建脑干血运；b. 椎动脉动脉瘤可以在近端和小脑后下动脉（PICA）起始部放置瘤夹，孤立动脉瘤。介入操作下可以在椎动脉远端释放弹簧圈。PICA-PICA 原位搭桥则可以重建远端血供（由 Barrow 神经学研究所提供）。

近端血管阻断可以形成血流的逆流，通过血流停滞促进动脉瘤体内血栓形成。远端血流阻断后，可促进血流停滞和动脉瘤内血流柱的形成，可最终导致瘤内血栓形成。类似的，可以采用孤立的手段处理病变的一段血管。在一些少见的病例中，如果有足够的侧支循环形成，可以结扎近端血管，对动脉瘤进行简单的孤立，而无需进行搭桥手术[85]。这种技术已经选择性地被用于处理海绵窦 ICA 或未破裂的 ICA 近端动脉瘤。单纯近端结扎或动脉瘤孤立而不行搭桥转流的手术方案很少应用于 MCA，我们不推荐这种治疗策略。

在过去的病例研究中，采用不伴有搭桥转流的 ICA 阻断手术处理颅内动脉瘤，出现梗死的比例可高达 40%[11]。球囊阻断实验（BTO）被用于评估阻断大脑血管的安全性。然而，BTO 本身具有一定的风险，而且预测结果并不完美[86]。一些 BTO 后阻断 ICA 的病例研究发现，卒中的发生率达 1.5%~4.8%，其中 10%~12% 的患者会出现进行性加重的脑缺血[44, 87–89]，每年迟发性缺血的比例达 1.4%[90]。此外，牺牲一根大脑主干血管会增加并行分支中血流相关动脉瘤的形成风险，最高可达 10%[91]。考虑到这些挑战，在任何一个计划牺牲主干血管的病例中，我们都会进行血管重建。

根据提供血流的程度对搭桥手术进行分类。高流量搭桥（例如用隐静脉行 ICA–MCA 搭桥）可用于 ICA 或 MCA 等大血管近端阻断的病例，以改善血流情况[92]。在需要大量血流时，中等流量搭桥（如用桡动脉行 ICA 至 MCA 搭桥）也是一种选择方案[91, 93]。在一些仅需要对单个分支血管进行供血的病例中，STA 可作为可靠的转流血管来源[94]，但是它无法满足颈动脉或 MCA 的血流需求。在特定的病例中，可行双支 STA 搭桥手术。对于合适的病例，STA–MCA 搭桥术后可联合 ICA 或 MCA 逐步近端阻断，可以取得较好的结果[23, 24]。这种近端延迟阻断技术可导致一系列并发症，因为在某些病例中搭桥手术所引起的逆流可诱导动脉瘤内血栓形成，而在另一些病例中可导致动脉瘤破裂[95]。我们建议在通过搭桥手术改善血流情况后，立即行近端或远端阻断。在这些少见的病例中，可通过手术或介入手段来达到迟发性血流闭塞。

血流逆流和搭桥也可以应用于后循环。基底动脉尖端的宽基、巨大和复杂动脉瘤具有很大的挑战，往往都不适合直接的显微手术夹闭或常规的介入手段治疗。阻断基底动脉可导致主干血流改道，引起动脉瘤内血栓形成和自发缓解[23, 96, 97]。介入技术或直接手术夹闭均可实现血流逆流。可以在基底动脉 SCA 以下或椎动脉 PICA 起始部远端阻断流入道。

对基底动脉行 Hunterian 结扎仍然有一定的风险，已有血流量不足导致脑干卒中的报道。一种增加基底动脉尖端和脑干血供的方法是颅外–颅内转流手术[98]。在后循环，两种可选的搭桥方式为 STA–SCA[98] 和 STA–PCA[91]（图 61.20）。这些搭桥方式单独可能无法对脑干提供足够的血流支持。在单支转流后脑干无法获得足够再通血流的情况下，双支 STA–SCA 和 STA–PCA 搭桥可能可以改善基底动脉尖端的血流供应情况[99]。

原位搭桥手术

在一些经过选择的案例中，脑血管再通可以不依赖颅外循环。应用原位搭桥技术，可以将血流改道至远端脑组织，然后将动脉瘤孤立或切除。我们报道了原位颞动脉至 M2 搭桥用于治疗近端巨大 MCA 动脉瘤的经验[100]（图 61.19）。在这些病例中，颞动脉可以用于供应 MCA 远端供血区，而 MCA 病变血管近端予以阻断。其他可以选择原位搭桥的血管包括成对的 ACA 和 PICA[101]。可以通过动脉瘤远端血管侧侧吻合改善血运情况。

切除和直接血管重建

单纯的动脉瘤切除手术应用很少，尤其是巨大动脉瘤，往往血管受累的范围较广。除非侧支血管丰富，可以耐受动脉瘤切除而不影响脑组织血供（图 61.21）。

动脉瘤包裹

虽然动脉瘤包裹术常用于处理小动脉瘤[102]，使用纱布、棉片、棉花或丙烯酸胶水包裹巨大动脉瘤在预防动脉瘤增大或出血的方面作用甚微[100, 103]。因此，我们不推荐该技术用于治疗巨大动脉瘤。

介入技术

动脉瘤介入技术在不断发展，在本书很多地方也都有涉及。历史上，流入道近端球囊阻断（hunterian 结扎的一种方式）曾是治疗巨大动脉瘤的首选方案。最近随着弹簧圈、支架、液体栓塞材料（如 Onyx–HD，Micro Therapeutics，Irvine，CA）和转流支架的出现，不断推动动脉瘤介入治疗的发展。

动脉瘤内球囊闭塞后动脉瘤再通、迟发性增大和动脉瘤破裂的风险较高。随着电解可脱性弹簧圈（Guglielmi coils）的发明，可以将促血栓形成的弹簧圈置入动脉瘤囊内[104]。不幸的是，弹簧圈填塞的致密程度会影响动脉瘤的闭塞率，复发率和再次治疗等预后指标，这在巨大动脉瘤中尤其明显[31, 34, 66, 85, 92, 105–136]。不同弹簧圈的复发率可高达 40%（表 61.1）。基底动脉尖端动脉瘤中，受到血流动力学因素的影响，动脉瘤弹簧圈栓塞后更容易出现复发和再通[26, 137]。近来，复杂的支架技术改善了一部分动脉瘤的治疗结果[138]，但支架治疗的总体疗效并不可观。窄颈和囊状动脉瘤最适合弹簧圈栓塞治疗。这些动脉瘤也适合手术夹闭。但是对于宽颈或发育不良的动脉瘤壁，无法将弹簧圈保留在动脉瘤内。而使用支架技术可以显著改进宽颈动脉瘤的弹簧圈栓塞结果[138]（图 61.22），但是患者需要服用抗血小板药物，导致支架技术的吸引力降低，尤其是在 SAH 的情况下[139]。随着介入技术的不断进步，巨大动脉瘤弹簧圈栓塞结果在不断进步。但是到目前为止，介入技术仍然存在着风险和并发症。穿刺置管过程相关的损伤、造影剂毒性、放射损伤、缺血和出血并发症虽然少见，但确实存在。对于部分栓塞的动脉瘤，手术修补也是非常困难的。虽然弹簧圈栓塞后可见占位效应缓解，但是大部分病例中却并非如此。动脉瘤弹簧圈栓塞可减少血流搏动对周围神经结构的影响，但是也观察到占位效应进展加重的情况。

Onyx–HD 是一种高黏度的 Onyx 聚合物类型，被

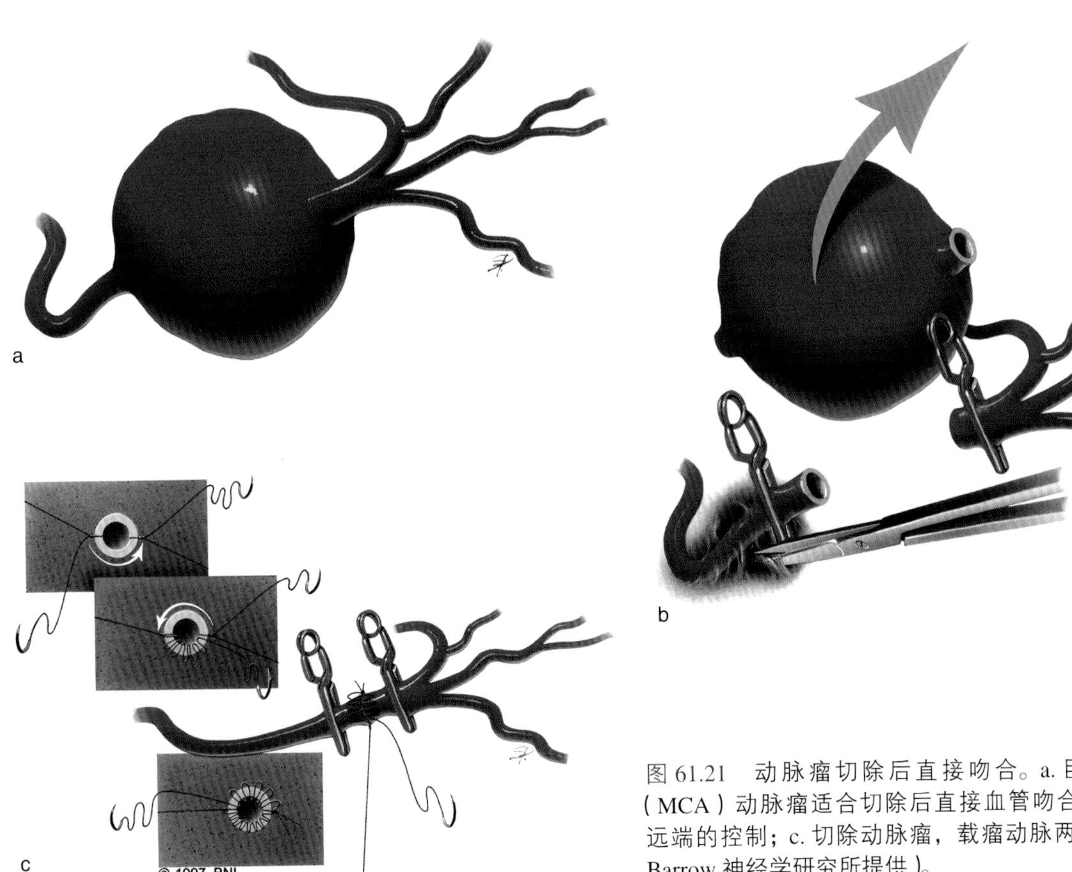

图 61.21　动脉瘤切除后直接吻合。a. 巨大大脑中动脉（MCA）动脉瘤适合切除后直接血管吻合；b. 获得近端和远端的控制；c. 切除动脉瘤，载瘤动脉两端直接吻合（由 Barrow 神经学研究所提供）。

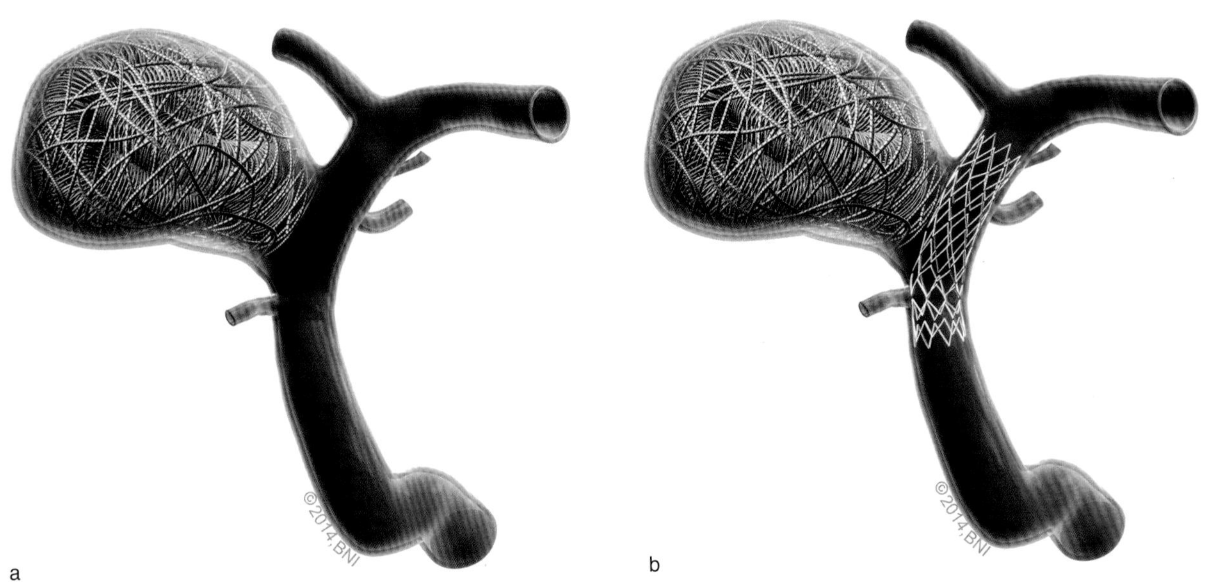

图 61.22　巨大动脉瘤的介入治疗。a. 巨大动脉瘤可通过放置促血栓形成弹簧圈进行治疗。起初这项技术让人振奋，但巨大动脉瘤栓塞的结果令人担忧，具有较高的复发率；b. 支架辅助弹簧圈可防止弹簧圈脱出动脉瘤，并增加弹簧圈填塞密度。支架可以为动脉瘤腔内的弹簧圈提供支撑。支架辅助弹簧圈技术的疗效优于单纯弹簧圈治疗（由 Barrow 神经学研究所提供）。

推荐用于动脉瘤栓塞治疗。一些应用 Onyx（伴或不伴有支架辅助）治疗的临床研究取得了较好的效果，但是还缺乏长期随访结果 [140–143]。

血流转流支架最近获得了 FDA 批准，开始用于近端 ICA 动脉瘤治疗 [4, 112, 144]。这类支架包裹 Pipeline 栓塞装置和 Silk（Balt Extrusion，Montmorency，France）等，均是一种密网、高覆盖率支架，可以将血流转移出动脉瘤，恢复正常的血流方向（图 61.23）。动脉瘤内血流停滞可诱发血栓形成（图 61.24）。一旦血栓形成，栓子逐步吸收，新生内膜覆盖可帮助病变血管的修复。血流转流支架可以保留所覆盖部位穿支动脉的血流，但是仍有晚期栓塞并发症的报道 [145–147]。Pipeline 治疗颅内动脉瘤（Pipeline for Intracranial Treatment of Aneurysms，PITA）和 Pipeline 治疗弹簧圈无法填塞或失败动脉瘤（Pipeline for Uncoilable or Failed Aneurysms，PUFS）的研究结果发现，Pipeline 用于治疗前循环近端动脉瘤具有很好应用前景 [4]。虽然在个别病例中取得了成功 [148]，但是血流转流装置治疗后循环动脉瘤的结果则显得不那么理想 [5]。伴有显著血栓形成的动脉瘤可能无法提供合适的接触表面以阻止血流流入，从而影响动脉瘤的愈合。在我们的医疗中心，推荐在近端 ICA 巨大动脉瘤中使用血流转流支架。在一些复杂的后循环动脉瘤中，我们会选择性地使用这些装置，但是治疗结果还有待于长期随访观察 [149]。鉴于血流转流支架需联合双联抗血小板治疗，发生 SAH 时它们就显得不那么理想了。虽然在出血环境下存在潜在的风险，但是也有成功应用这些装置治疗的报道 [139]。

结论

巨大动脉瘤是一类少见的，极具挑战性的疾病。这类动脉瘤的自然史不良，需要治疗以降低致残率和死亡风险。虽然大部分巨大动脉瘤采用直接夹闭或夹闭后重建的方法进行处理，仍有一小部分需要借助于复杂的血管重建和血流逆流技术。随着介入手段的不断发展，在未来将有更多的病灶采用介入方式治疗。然而到目前为止，后循环中应用血流转流装置治疗缺乏内膜重建的数据，预后往往较差，手术仍然是这类复杂动脉瘤患者首选的治疗手段。手术治疗需要遵循颅底和动脉瘤手术的原则 [150–157]：①尽量通过切除骨质而非牵拉脑组织以增加解剖结构的暴露；②尽早获得血运控制；③在保留流入道、载瘤血管、流出道和穿支血管通畅的情况下，消除动脉瘤。

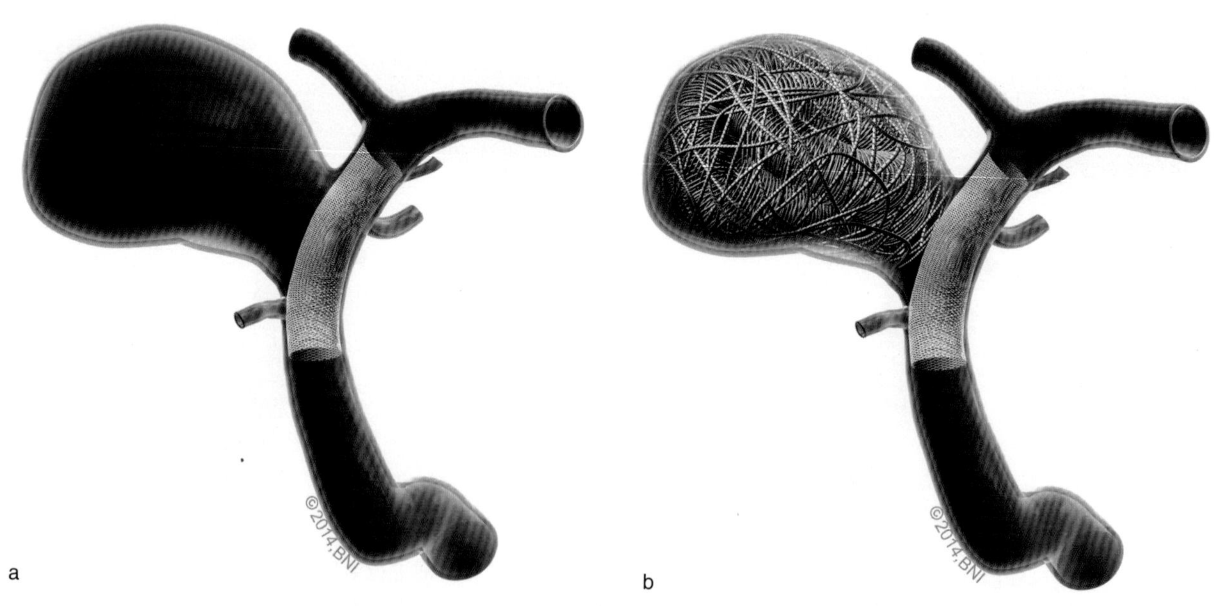

图 61.23 a. 跨过巨大动脉瘤颈放置血流转流装置，可以改变血流方向，促进动脉瘤壁的愈合；b. 血流转流装置可以与弹簧圈合并，促进动脉瘤内早期血栓形成（由 Barrow 神经学研究所提供）。

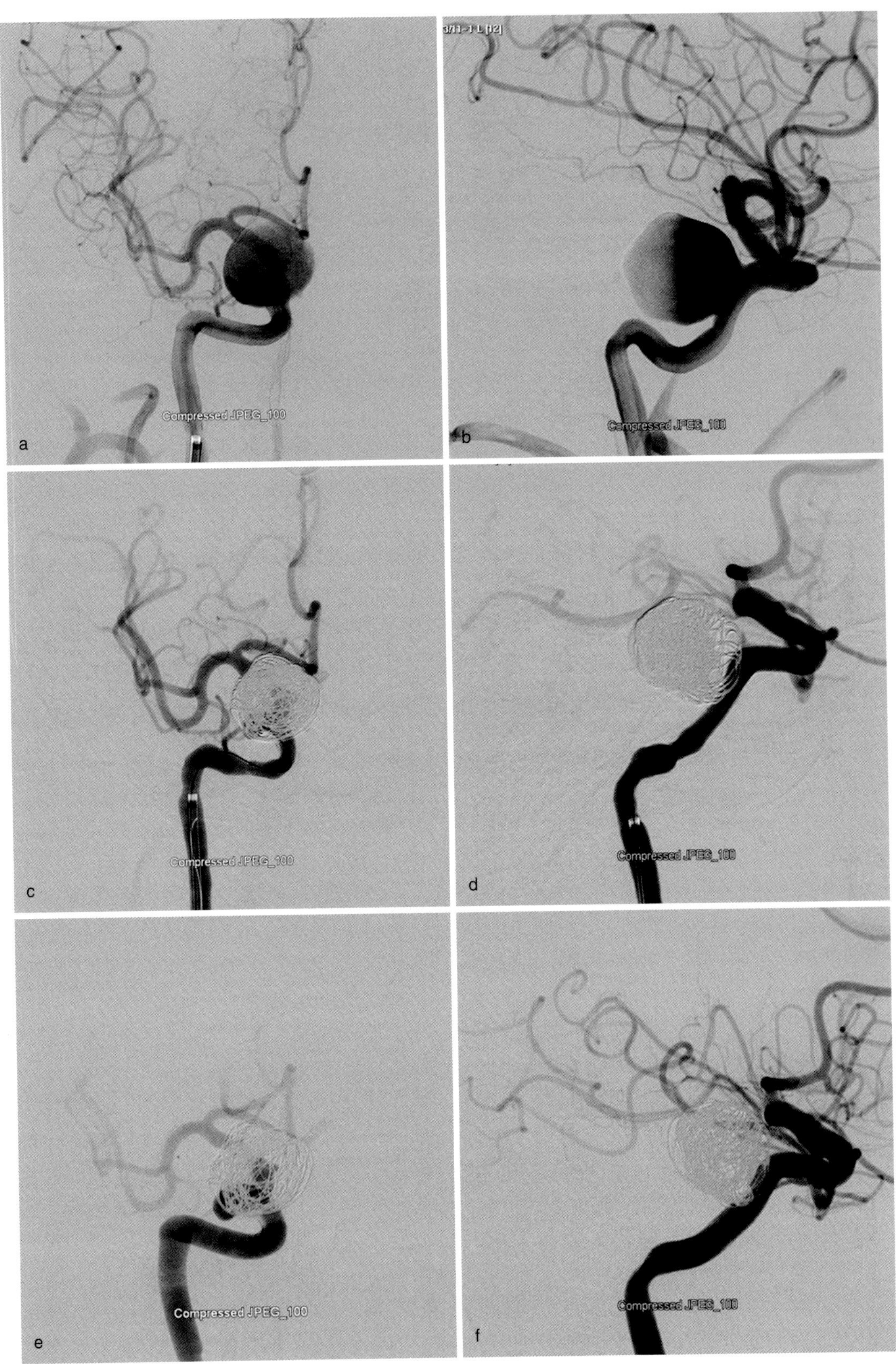

图 61.24　a~f. 介入技术治疗巨大动脉瘤。过去的一段时间里介入技术获得了飞速的发展，对于合适的动脉瘤，使用血流转流装置可获得持久的结果。这例 36 岁男性意外发现颈内动脉（ICA）巨大动脉瘤，采用血流转流支架联合弹簧圈栓塞的方式进行治疗。术前前后位（a）和侧位（b）ICA 血管造影可见动脉瘤。弹簧圈栓塞和 Pipeline 释放后前后位（c）和侧位（d）血管造影显示动脉瘤完全消除。治疗后 6 个月，前后位（e）和外侧位（f）血管造影未见复发或残留征象（由 Barrow 神经学研究所提供）。

参·考·文·献

[1] Locksley HB. Natural history of subarachnoid hemorrhage, intracranial aneurysms and arteriovenous malformations. Based on 6368 cases in the cooperative study. J Neurosurg 1966;25:219–239
[2] Peerless SJ, Drake CG. Treatment of giant cerebral aneurysms of the anterior circulation. Neurosurg Rev 1982;5:149–154
[3] Steinberg GK, Drake CG, Peerless SJ. Deliberate basilar or vertebral artery occlusion in the treatment of intracranial aneurysms. Immediate results and long-term outcome in 201 patients. J Neurosurg 1993;79:161–173
[4] Nelson PK, Lylyk P, Szikora I, Wetzel SG, Wanke I, Fiorella D. The pipeline embolization device for the intracranial treatment of aneurysms trial. AJNR Am J Neuroradiol 2011;32:34–40
[5] Siddiqui AH, Abla AA, Kan P, et al. Panacea or problem: flow diverters in the treatment of symptomatic large or giant fusiform vertebrobasilar aneurysms. J Neurosurg 2012;116:1258–1266
[6] Hutchinson J. Aneurysms of the internal carotid within the skull diagnosed 11 years before patient's death. Spontaneous cure. Trans Clinic Soc (Lond) 1875;8:127–131
[7] Bull J. Massive aneurysms at the base of the brain. Brain 1969;92:535–570
[8] Michael WF. Posterior fossa aneurysms simulating tumours. J Neurol Neurosurg Psychiatry 1974;37:218–223
[9] Spallone A. Giant, completely thrombosed intracranial aneurysm simulating tumor of the foramen magnum. Surg Neurol 1982;18:372–376
[10] Morley TP, Barr HW. Giant intracranial aneurysms: diagnosis, course, and management. Clin Neurosurg 1969;16:73–94
[11] Polevaya NV, Kalani MY, Steinberg GK, Tse VC. The transition from hunterian ligation to intracranial aneurysm clips: a historical perspective. Neurosurg Focus 2006;20:E3
[12] Drake CG. Giant intracranial aneurysms: experience with surgical treatment in 174 patients. Clin Neurosurg 1979;26:12–95
[13] Sundt TM Jr, Piepgras DG. Surgical approach to giant intracranial aneurysms. Operative experience with 80 cases. J Neurosurg 1979;51:731–742
[14] Day AL, Gaposchkin CG, Yu CJ, Rivet DJ, Dacey RG Jr. Spontaneous fusiform middle cerebral artery aneurysms: characteristics and a proposed mechanism of formation. J Neurosurg 2003;99:228–240
[15] Barrow DL, Prats AR. Infectious intracranial aneurysms: comparison of groups with and without endocarditis. Neurosurgery 1990;27:562–572, discussion 572–573
[16] Schievink WI. Genetics of intracranial aneurysms. Neurosurgery 1997; 40:651–662, discussion 662–663
[17] Yasuno K, Bakırcıoğlu M, Low SK, et al. Common variant near the endothelin receptor type A (EDNRA) gene is associated with intracranial aneurysm risk. Proc Natl Acad Sci U S A 2011;108:19707–19712
[18] Yasuno K, Bilguvar K, Bijlenga P, et al. Genome-wide association study of intracranial aneurysm identifies three new risk loci. Nat Genet 2010;42:420–425
[19] Campbell GJ, Roach MR. A physical model for the formation of evaginations: a prospective precursor to the creation of saccular aneurysms. Stroke 1984;15:642–652
[20] Boussel L, Rayz V, McCulloch C, et al. Aneurysm growth occurs at region of low wall shear stress: patient-specific correlation of hemodynamics and growth in a longitudinal study. Stroke 2008;39:2997–3002
[21] Allcock JM, Canham PB. Angiographic study of the growth of intracranial aneurysms. J Neurosurg 1976;45:617–621
[22] Jane JA, Kassell NF, Torner JC, Winn HR. The natural history of aneurysms and arteriovenous malformations. J Neurosurg 1985;62:321–323
[23] Kalani MY, Zabramski JM, Nakaji P, Spetzler RF. Bypass and flow reduction for complex basilar and vertebrobasilar junction aneurysms. Neurosurgery 2013;72:763–775, discussion 775–776
[24] Kalani MY, Zabramski JM, Hu YC, Spetzler RF. Extracranial-intracranial bypass and vessel occlusion for the treatment of unclippable giant middle cerebral artery aneurysms. Neurosurgery 2013;72:428–435, discussion 435–436
[25] Kakarla UK, Beres EJ, Ponce FA, et al. Microsurgical treatment of pediatric intracranial aneurysms: long-term angiographic and clinical outcomes. Neurosurgery 2010;67:237–249, discussion 250
[26] McDougall CG, Halbach VV, Dowd CF, Higashida RT, Larsen DW, Hieshima GB. Endovascular treatment of basilar tip aneurysms using electrolytically detachable coils. J Neurosurg 1996;84:393–399
[27] Wiebers DO, Whisnant JP, Huston J III, et al. International Study of Unruptured Intracranial Aneurysms Investigators. Unruptured intracranial aneurysms: natural history, clinical outcome, and risks of surgical and endovascular treatment. Lancet 2003;362:103–110
[28] Yamaki T, Yoshino E, Higuchi T. Rapidly growing aneurysm. Surg Neurol 1986;26:301–305
[29] Hetts SW, Narvid J, Sanai N, et al. Intracranial aneurysms in childhood: 27-year single-institution experience. AJNR Am J Neuroradiol 2009;30:1315–1324
[30] Lawton MT, Spetzler RF. Surgical management of giant intracranial aneurysms: experience with 171 patients. Clin Neurosurg 1995;42:245–266
[31] Sughrue ME, Saloner D, Rayz VL, Lawton MT. Giant intracranial aneurysms: evolution of management in a contemporary surgical series. Neurosurgery 2011;69:1261–1270, discussion 1270–1271
[32] Iplikcioglu AC, Dinc C, Bek S, Bikmaz K. Spontaneous thrombosis and resorption of a giant fusiform A2 aneurysm. Case illustration. J Neurosurg 2006;105:788
[33] Kasliwal MK, Suri A, Sai Kiran NA, Sharma BS. Spontaneous thrombosis of giant cavernous internal carotid artery aneurysm in a neonate. Case report and review of the literature. Pediatr Neurosurg 2008;44:329–332
[34] Kodama N, Suzuki J. Surgical treatment of giant aneurysms. Neurosurg Rev 1982;5:155–160
[35] Gewirtz RJ, Awad IA. Giant aneurysms of the proximal anterior cerebral artery: report of three cases. Neurosurgery 1993;33:120–124, discussion 124–125
[36] Hauck EF, Samson D. A1-A2 interposition grafting for surgical treatment of a giant "unclippable" A1 segment aneurysm. Surg Neurol 2009;71:600–603
[37] Maiuri F, Corriero G, D'Amico L, Simonetti L. Giant aneurysm of the pericallosal artery. Neurosurgery 1990;26:703–706
[38] Morota N, Kobayashi S, Sugita K, et al. Giant aneurysms of the horizontal segment of the anterior cerebral artery: report of two cases. Neurosurgery 1991;29:97–101
[39] Velat GJ, Zabramski JM, Nakaji P, Spetzler RF. Surgical management of giant posterior communicating artery aneurysms. Neurosurgery 2012; 71(1, Suppl Operative):43–50, discussion 51
[40] Hamburger C, Schönberger J, Lange M. Management and prognosis of intracranial giant aneurysms. A report on 58 cases. Neurosurg Rev 1992;15:97–103
[41] Pia HW, Zierski J. Giant cerebral aneurysms. Neurosurg Rev 1982;5:117–148
[42] Kondoh T, Fujita K, Yamashita H, Shirakata M, Tamaki N, Matsumoto S. Giant intracranial aneurysms—magnetic resonance imaging follow-up and clinical symptoms. Neurol Med Chir (Tokyo) 1991;31:330–335
[43] Clarençon F, Bonneville F, Boch AL, Lejean L, Biondi A. Parent artery occlusion is not obsolete in giant aneurysms of the ICA. Experience with verylong-term follow-up. Neuroradiology 2011;53:973–982
[44] Fox AJ, Viñuela F, Pelz DM, et al. Use of detachable balloons for

proximal artery occlusion in the treatment of unclippable cerebral aneurysms. J Neurosurg 1987;66:40–46

[45] Pelz DM, Viñuela F, Fox AJ, Drake CG. Vertebrobasilar occlusion therapy of giant aneurysms. Significance of angiographic morphology of the posterior communicating arteries. J Neurosurg 1984;60:560–565

[46] Sorteberg A, Bakke SJ, Boysen M, Sorteberg W. Angiographic balloon test occlusion and therapeutic sacrifice of major arteries to the brain. Neurosurgery 2008;63:651–660, 660–661

[47] Wong GK, Poon WS, Chun Ho Yu S. Balloon test occlusion with hypotensive challenge for main trunk occlusion of internal carotid artery aneurysms and pseudoaneurysms. Br J Neurosurg 2010;24:648–652

[48] Ponce FA, Spetzler RF, Han PP, et al. Cardiac standstill for cerebral aneurysms in 103 patients: an update on the experience at the Barrow Neurological Institute. Clinical article. J Neurosurg 2011;114:877–884

[49] Bendok BR, Gupta DK, Rahme RJ, et al. Adenosine for temporary flow arrest during intracranial aneurysm surgery: a single-center retrospective review. Neurosurgery 2011;69:815–820, discussion 820–821

[50] Groff MW, Adams DC, Kahn RA, Kumbar UM, Yang BY, Bederson JB. Adenosine-induced transient asystole for management of a basilar artery aneurysm. Case report. J Neurosurg 1999;91:687–690

[51] Lawton MT, Raudzens PA, Zabramski JM, Spetzler RF. Hypothermic circulatory arrest in neurovascular surgery: evolving indications and predictors of patient outcome. Neurosurgery 1998;43:10–20, discussion 20–21

[52] Spetzler RF, Sanai N. The quiet revolution: retractorless surgery for complex vascular and skull base lesions. J Neurosurg 2012;116:291–300

[53] Yaşargil MG, Antic J, Laciga R, Jain KK, Hodosh RM, Smith RD. Microsurgical pterional approach to aneurysms of the basilar bifurcation. Surg Neurol 1976;6:83–91

[54] Drake CG. Surgical treatment of ruptured aneurysms of the basilar artery. Experience with 14 cases. J Neurosurg 1965;23:457–473

[55] Archer DJ, Young S, Uttley D. Basilar aneurysms: a new transclival approach via maxillotomy. J Neurosurg 1987;67:54–58

[56] de los Reyes RA, Kantrowitz AB, Detwiler PW, Feghale JG, Hall CD, Sonstein WJ. Transoral-transclival clipping of a giant lower basilar artery aneurysm. Surg Neurol 1992;38:379–382

[57] Hsu FP, Clatterbuck RE, Spetzler RF. Orbitozygomatic approach to basilar apex aneurysms. Neurosurgery 2005;56(1, Suppl):172–177, discussion 172–177

[58] Lemole GM Jr, Henn JS, Zabramski JM, Spetzler RF. Modifications to the orbitozygomatic approach. Technical note. J Neurosurg 2003;99:924–930

[59] Zabramski JM, Kiriş T, Sankhla SK, Cabiol J, Spetzler RF. Orbitozygomatic craniotomy. Technical note. J Neurosurg 1998;89:336–341

[60] Giannotta SL, Maceri DR. Retrolabyrinthine transsigmoid approach to basilar trunk and vertebrobasilar artery junction aneurysms. Technical note. J Neurosurg 1988;69:461–466

[61] Kawase T, Bertalanffy H, Otani M, Shiobara R, Toya S. Surgical approaches for vertebro-basilar trunk aneurysms located in the midline. Acta Neurochir (Wien) 1996;138:402–410

[62] Lawton MT, Daspit CP, Spetzler RF. Technical aspects and recent trends in the management of large and giant midbasilar artery aneurysms. Neurosurgery 1997;41:513–520, discussion 520–521

[63] MacDonald JD, Antonelli P, Day AL. The anterior subtemporal, medial transpetrosal approach to the upper basilar artery and ponto-mesencephalic junction. Neurosurgery 1998;43:84–89

[64] Seifert V, Raabe A, Zimmermann M. Conservative (labyrinth-preserving) transpetrosal approach to the clivus and petroclival region—indications, complications, results and lessons learned. Acta Neurochir (Wien) 2003;145:631–642, discussion 642

[65] Czabanka M, Ali M, Schmiedek P, Vajkoczy P, Lawton MT. Vertebral arteryposterior inferior cerebellar artery bypass using a radial artery graft for hemorrhagic dissecting vertebral artery aneurysms: surgical technique and report of 2 cases. J Neurosurg 2011;114:1074–1079

[66] Gonzalez LF, Alexander MJ, McDougall CG, Spetzler RF. Anteroinferior cerebellar artery aneurysms: surgical approaches and outcomes—a review of 34 cases. Neurosurgery 2004;55:1025–1035

[67] Sanchez-Mejia RO, Lawton MT. Distal aneurysms of basilar perforating and circumferential arteries. Report of three cases. J Neurosurg 2007;107:654–659

[68] Gonzalez LF, Crawford NR, Horgan MA, Deshmukh P, Zabramski JM, Spetzler RF. Working area and angle of attack in three cranial base approaches: pterional, orbitozygomatic, and maxillary extension of the orbitozygomatic approach. Neurosurgery 2002;50:550–555, discussion 555–557

[69] Ammirati M, Spallone A, Ma J, Cheatham M, Becker D. An anatomicosurgical study of the temporal branch of the facial nerve. Neurosurgery 1993;33:1038–1043, discussion 1044

[70] Coscarella E, Vishteh AG, Spetzler RF, Seoane E, Zabramski JM. Subfascial and submuscular methods of temporal muscle dissection and their relationship to the frontal branch of the facial nerve. Technical note. J Neurosurg 2000;92:877–880

[71] Spetzler RF, Lee KS. Reconstruction of the temporalis muscle for the pterional craniotomy. Technical note. J Neurosurg 1990;73:636–637

[72] Lehecka M, Porras M, Dashti R, Niemelä M, Hernesniemi JA. Anatomic features of distal anterior cerebral artery aneurysms: a detailed angiographic analysis of 101 patients. Neurosurgery 2008;63:219–228, discussion 228–229

[73] Mirzadeh Z, Sanai N, Lawton MT. The azygos anterior cerebral artery bypass: double reimplantation technique for giant anterior communicating artery aneurysms. J Neurosurg 2011;114:1154–1158

[74] Türe U, Hiçdönmez T, Elmaci I, Peker S. Giant pericallosal artery aneurysm: case report and review of the literature. Neurosurg Rev 2001;24:151–155

[75] House WF, Hitselberger WE. The transcochlear approach to the skull base. Arch Otolaryngol 1976;102:334–342

[76] Spetzler RF, Daspit CP, Pappas CT. The combined supra- and infratentorial approach for lesions of the petrous and clival regions: experience with 46 cases. J Neurosurg 1992;76:588–599

[77] Bambakidis NC, Gonzalez LF, Amin-Hanjani S, et al. Combined skull base approaches to the posterior fossa. Technical note. Neurosurg Focus 2005;19:E8

[78] Hosobuchi Y. Direct surgical treatment of giant intracranial aneurysms. J Neurosurg 1979;51:743–756

[79] Barnett DW, Barrow DL, Joseph GJ. Combined extracranial-intracranial bypass and intraoperative balloon occlusion for the treatment of intracavernous and proximal carotid artery aneurysms. Neurosurgery 1994;35:92–97, discussion 97–98

[80] Batjer HH, Samson DS. Retrograde suction decompression of giant paraclinoidal aneurysms. Technical note. J Neurosurg 1990;73:305–306

[81] Sugita K, Kobayashi S, Kyoshima K, Nakagawa F. Fenestrated clips for unusual aneurysms of the carotid artery. J Neurosurg 1982;57:240–246

[82] Navratil O, Lehecka M, Lehto H, et al. Vascular clamp-assisted clipping of thick-walled giant aneurysms. Neurosurgery 2009;64(3, Suppl):ons113–ons120, discussion ons120–ons121

[83] Yang I, Lawton MT. Clipping of complex aneurysms with fenestration tubes: application and assessment of three types of clip techniques. Neurosurgery 2008;62(5, Suppl 2):ONS371–ONS378, discussion 378–379

[84] Dashti R, Laakso A, Niemelä M, Porras M, Hernesniemi J. Microscope integrated indocyanine green video-angiography in cerebrovascular surgery. Acta Neurochir Suppl (Wien) 2011; 109:247–250

[85] Tamaki N, Kim S, Ehara K, et al. Giant carotid-ophthalmic artery aneurysms: direct clipping utilizing the "trapping-evacuation" technique. J Neurosurg 1991;74:567–572
[86] Mathis JM, Barr JD, Jungreis CA, et al. Temporary balloon test occlusion of the internal carotid artery: experience in 500 cases. AJNR Am J Neuroradiol 1995;16:749–754
[87] Swearingen B, Heros RC. Common carotid occlusion for unclippable carotid aneurysms: an old but still effective operation. Neurosurgery 1987;21:288–295
[88] Larson JJ, Tew JM Jr, Tomsick TA, van Loveren HR. Treatment of aneurysms of the internal carotid artery by intravascular balloon occlusion: long-term follow-up of 58 patients. Neurosurgery 1995;36:26–30, discussion 30
[89] Sudhakar KV, Sawlani V, Phadke RV, Kumar S, Ahmed S, Gujral RB. Temporary balloon occlusion of internal carotid artery : a simple and reliable clinical test. Neurol India 2000;48:140–143
[90] Roski RA, Spetzler RF, Nulsen FE. Late complications of carotid ligation in the treatment of intracranial aneurysms. J Neurosurg 1981;54:583–587
[91] Lawton MT, Hamilton MG, Morcos JJ, Spetzler RF. Revascularization and aneurysm surgery: current techniques, indications, and outcome. Neurosurgery 1996;38:83–92, discussion 92–94
[92] Jafar JJ, Russell SM, Woo HH. Treatment of giant intracranial aneurysms with saphenous vein extracranial-to-intracranial bypass grafting: indications, operative technique, and results in 29 patients. Neurosurgery 2002;51:138–144, discussion 144–146
[93] Kamijo K, Matsui T. Acute extracranial-intracranial bypass using a radial artery graft along with trapping of a ruptured blood blister–like aneurysm of the internal carotid artery. Clinical article. J Neurosurg 2010;113:781–785
[94] Guzman R, Lee M, Achrol A, et al. Clinical outcome after 450 revascularization procedures for moyamoya disease. Clinical article. J Neurosurg 2009;111:927–935
[95] Scott RM, Liu HC, Yuan R, Adelman L. Rupture of a previously unruptured giant middle cerebral artery aneurysm after extracranial-intracranial bypass surgery. Neurosurgery 1982;10:600–603
[96] Kellner CP, Haque RM, Meyers PM, Lavine SD, Connolly ES Jr, Solomon RA. Complex basilar artery aneurysms treated using surgical basilar occlusion: a modern case series. Clinical article. J Neurosurg 2011;115:319–327
[97] Pierot L, Boulin A, Castaings L, Rey A, Moret J. Selective occlusion of basilar artery aneurysms using controlled detachable coils: report of 35 cases. Neurosurgery 1996;38:948–953, discussion 953–954
[98] Ogawa A, Kameyama M, Muraishi K, Yoshimoto T, Ito M, Sakurai Y. Cerebral blood flow and metabolism following superficial temporal artery to superior cerebellar artery bypass for vertebrobasilar occlusive disease. J Neurosurg 1992;76:955–960
[99] Kalani MY, Hu YC, Spetzler RF. A double-barrel superficial temporal artery-to-superior cerebellar artery (STA-SCA) and STA-to-posterior cerebral artery (STA-PCA) bypass for revascularization of the basilar apex. J Clin Neurosci 2013;20:887–889
[100] Bederson JB, Spetzler RF. Anastomosis of the anterior temporal artery to a secondary trunk of the middle cerebral artery for treatment of a giant M1 segment aneurysm. Case report. J Neurosurg 1992;76:863–866
[101] Sanai N, Zador Z, Lawton MT. Bypass surgery for complex brain aneurysms: an assessment of intracranial-intracranial bypass. Neurosurgery 2009;65:670–683, discussion 683
[102] Kalani MY, Zabramski JM, Kim LJ, et al. Long-term follow-up of blister aneurysms of the internal carotid artery. Neurosurgery 2013;73:1026–1033, discussion 1033
[103] Bederson JB, Zabramski JM, Spetzler RF. Treatment of fusiform intracranial aneurysms by circumferential wrapping with clip reinforcement. Technical note. J Neurosurg 1992;77:478–480
[104] Guglielmi G, Viñuela F, Duckwiler G, et al. Endovascular treatment of posterior circulation aneurysms by electrothrombosis using electrically detachable coils. J Neurosurg 1992;77:515–524
[105] Bavinzski G, Killer M, Gruber A, Reinprecht A, Gross CE, Richling B. Treatment of basilar artery bifurcation aneurysms by using Guglielmi detachable coils: a 6-year experience. J Neurosurg 1999;90:843–852
[106] Eskridge JM, Song JK. Endovascular embolization of 150 basilar tip aneurysms with Guglielmi detachable coils: results of the Food and Drug Administration multicenter clinical trial. J Neurosurg 1998;89:81–86
[107] Gruber A, Killer M, Bavinzski G, Richling B. Clinical and angiographic results of endosaccular coiling treatment of giant and very large intracranial aneurysms: a 7-year, single-center experience. Neurosurgery 1999;45:793–803, discussion 803–804
[108] Gobin YP, Viñuela F, Gurian JH, et al. Treatment of large and giant fusiform intracranial aneurysms with Guglielmi detachable coils. J Neurosurg 1996;84:55–62
[109] Hauck EF, Wohlfeld B, Welch BG, White JA, Samson D. Clipping of very large or giant unruptured intracranial aneurysms in the anterior circulation: an outcome study. J Neurosurg 2008;109:1012–1018
[110] Henkes H, Fischer S, Weber W, et al. Endovascular coil occlusion of 1811 intracranial aneurysms: early angiographic and clinical results. Neurosurgery 2004;54:268–280, discussion 280–285
[111] Jahromi BS, Mocco J, Bang JA, et al. Clinical and angiographic outcome after endovascular management of giant intracranial aneurysms. Neurosurgery 2008;63:662–674, discussion 674–675
[112] Lylyk P, Miranda C, Ceratto R, et al. Curative endovascular reconstruction of cerebral aneurysms with the pipeline embolization device: the Buenos Aires experience. Neurosurgery 2009;64:632–642, discussion 642–643, quiz N6
[113] Higashida RT, Halback VV, Dormandy B, Bell JD, Hieshima GB. Endovascular treatment of intracranial aneurysms with a new silicone microballoon device: technical considerations and indications for therapy. Radiology 1990;174(3 Pt 1):687–691
[114] Hallacq P, Piotin M, Moret J. Endovascular occlusion of the posterior cerebral artery for the treatment of p2 segment aneurysms: retrospective review of a 10-year series. AJNR Am J Neuroradiol 2002;23:1128–1136
[115] Sluzewski M, Menovsky T, van Rooij WJ, Wijnalda D. Coiling of very large or giant cerebral aneurysms: long-term clinical and serial angiographic results. AJNR Am J Neuroradiol 2003;24:257–262
[116] Kolasa PP, Kaurzel Z, Lewinski A. Treatment of giant paraclinoid aneurysms. Own experience. Neuroendocrinol Lett 2004;25:287–291
[117] Murayama Y, Viñuela F, Ishii A, et al. Initial clinical experience with matrix detachable coils for the treatment of intracranial aneurysms. J Neurosurg 2006;105:192–199
[118] Shi ZS, Ziegler J, Duckwiler GR, et al. Management of giant middle cerebral artery aneurysms with incorporated branches: partial endovascular coiling or combined extracranial-intracranial bypass—a team approach. Neurosurgery 2009;65(6, Suppl):121–129, discussion 129–131
[119] Peerless SJ, Wallace MC, Drake CG. Giant intracranial aneurysms. In: Youmans JR, ed. Neurological Surgery: A Comprehensive Reference Guide to the Diagnosis and Management of Neurological Problems. Philadelphia: WB Saunders; 1990:1742–1763
[120] Yaşargil MG. Microneurosurgery. New York: Thieme-Stratton; 1984
[121] Hosobuchi Y. Giant intracranial aneurysms. In: Wilkins RH, Rengachary SS, eds. Neurosurgery. New York: McGraw-Hill; 1985:1404–1414
[122] Heros RC. Management of giant paraclinoid aneurysms. In: Kikuchi H, Fukushima T, Watanabe K, eds. Intracranial Aneurysms. Nigata, Japan: Nishimura; 1986:273–282
[123] Sundt TM Jr. Results of surgical management. In: Sundt TM Jr, ed. Surgical Techniques for Saccular and Giant Intracranial Aneurysms.

Baltimore: Williams & Wilkins; 1990:19–23
[124] Ausman JI, Diaz FG, Sadasivan B, Gonzeles-Portillo M Jr, Malik GM, Deopujari CE. Giant intracranial aneurysm surgery: the role of microvascular reconstruction. Surg Neurol 1990;34:8–15
[125] Kattner KA, Bailes J, Fukushima T. Direct surgical management of large bulbous and giant aneurysms involving the paraclinoid segment of the internal carotid artery: report of 29 cases. Surg Neurol 1998;49:471–480
[126] Samson D, Batjer HH, Kopitnik TA Jr. Current results of the surgical management of aneurysms of the basilar apex. Neurosurgery 1999;44:697–702, discussion 702–704
[127] Osawa M, Hongo K, Tanaka Y, Nakamura Y, Kitazawa K, Kobayashi S. Results of direct surgery for aneurysmal subarachnoid haemorrhage: outcome of 2055 patients who underwent direct aneurysm surgery and profile of ruptured intracranial aneurysms. Acta Neurochir (Wien) 2001; 143:655–663, discussion 663–664
[128] Lawton MT. Basilar apex aneurysms: surgical results and perspectives from an initial experience. Neurosurgery 2002;50:1–8, discussion 8–10
[129] Lozier AP, Kim GH, Sciacca RR, Connolly ES Jr, Solomon RA. Microsurgical treatment of basilar apex aneurysms: perioperative and long-term clinical outcome. Neurosurgery 2004;54:286–296, discussion 296–299
[130] Krisht AF, Krayenbühl N, Sercl D, Bikmaz K, Kadri PA. Results of microsurgical clipping of 50 high complexity basilar apex aneurysms. Neurosurgery 2007;60:242–250, discussion 250–252
[131] Sharma BS, Gupta A, Ahmad FU, Suri A, Mehta VS. Surgical management of giant intracranial aneurysms. Clin Neurol Neurosurg 2008;110:674–681
[132] Cantore G, Santoro A, Guidetti G, Delfinis CP, Colonnese C, Passacantilli E. Surgical treatment of giant intracranial aneurysms: current viewpoint. Neurosurgery 2008;63(4, Suppl 2):279–289, discussion 289–290
[133] Sano H. Treatment of complex intracranial aneurysms of anterior circulation using multiple clips. Acta Neurochir Suppl (Wien) 2010;107:27–31
[134] Hacein-Bey L, Connolly ES Jr, Mayer SA, Young WL, Pile-Spellman J, Solomon RA. Complex intracranial aneurysms: combined operative and endovascular approaches. Neurosurgery 1998;43:1304–1312, discussion 1312–1313
[135] Arnautović KI, Al-Mefty O, Angtuaco E. A combined microsurgical skullbase and endovascular approach to giant and large paraclinoid aneurysms. Surg Neurol 1998;50:504–518, discussion 518–520
[136] Ponce FA, Albuquerque FC, McDougall CG, Han PP, Zabramski JM, Spetzler RF. Combined endovascular and microsurgical management of giant and complex unruptured aneurysms. Neurosurg Focus 2004;17:E11
[137] Henkes H, Fischer S, Mariushi W, et al. Angiographic and clinical results in 316 coil-treated basilar artery bifurcation aneurysms. J Neurosurg 2005;103:990–999
[138] Fargen KM, Mocco J, Neal D, et al. A multicenter study of stent-assisted coiling of cerebral aneurysms with a Y configuration. Neurosurgery 2013;73:466–472
[139] Martin AR, Cruz JP, Matouk CC, Spears J, Marotta TR. The pipeline flowdiverting stent for exclusion of ruptured intracranial aneurysms with difficult morphologies. Neurosurgery 2012;70(1, Suppl Operative):21–28, discussion 28
[140] Cekirge HS, Saatci I, Geyik S, Yavuz K, Oztürk H, Pamuk G. Intrasaccular combination of metallic coils and onyx liquid embolic agent for the endovascular treatment of cerebral aneurysms. J Neurosurg 2006;105:706–712
[141] Liang G, Li Z, Gao X, et al. Using Onyx in endovascular embolization of internal carotid artery large or giant aneurysms. Eur J Radiol 2011
142] Mawad ME, Cekirge S, Ciceri E, Saatci I. Endovascular treatment of giant and large intracranial aneurysms by using a combination of stent placement and liquid polymer injection. J Neurosurg 2002; 96:474–482
[143] Piske RL, Kanashiro LH, Paschoal E, Agner C, Lima SS, Aguiar PH. Evaluation of Onyx HD-500 embolic system in the treatment of 84 wide-neck intracranial aneurysms. Neurosurgery 2009;64:E865–E875, discussion E875
[144] Fischer S, Vajda Z, Aguilar Perez M, et al. Pipeline embolization device (PED) for neurovascular reconstruction: initial experience in the treatment of 101 intracranial aneurysms and dissections. Neuroradiology 2012;54:369–382
[145] Fiorella D, Hsu D, Woo HH, Tarr RW, Nelson PK. Very late thrombosis of a pipeline embolization device construct: case report. Neurosurgery 2010;67(3, Suppl Operative):E313–E314, discussion E314
[146] Lopes DK, Johnson AK. Evaluation of cerebral artery perforators and the pipeline embolization device using optical coherence tomography. J Neurointerv Surg 2012;4:291–294
[147] Puffer RC, Kallmes DF, Cloft HJ, Lanzino G. Patency of the ophthalmic artery after flow diversion treatment of paraclinoid aneurysms. J Neurosurg 2012;116:892–896
[148] Fiorella D, Kelly ME, Albuquerque FC, Nelson PK. Curative reconstruction of a giant midbasilar trunk aneurysm with the pipeline embolization device. Neurosurgery 2009;64:212–217, discussion 217
[149] Ducruet AF, Crowley RW, Albuquerque FC, McDougall CG. Reconstructive endovascular treatment of a ruptured vertebral artery dissecting aneurysm using the Pipeline embolization device. J Neurointerv Surg 2013;5:e20
[150] Tateshima S, Murayama Y, Gobin YP, Duckwiler GR, Guglielmi G, Viñuela F. Endovascular treatment of basilar tip aneurysms using Guglielmi detachable coils: anatomic and clinical outcomes in 73 patients from a single institution. Neurosurgery 2000;47:1332–1339, discussion 1339–1342
[151] Shibuya M, Sugita AK. Intracranial giant aneurysms. In: Youmans J, ed. Neurological Surgery. Philadelphia: WB Saunders; 1996:1310–1319
[152] Xu BN, Sun ZH, Romani R, et al. Microsurgical management of large and giant paraclinoid aneurysms. World Neurosurg 2010;73:137–146, discussion e17, e19
[153] Sanai N, Lawton MT. Microsurgical management of giant intracranial aneurysms. In: Winn HR, ed. Youmans Neurological Surgery, 6th ed. Philadelphia: Elsevier Saunders; 2011:3953–3971
[154] Sundt TMJ. Results of surgical management. In: Sundt TMJ, ed. Surgical Techniques for Saccular and Giant Intracranial Aneurysms. Baltimore: Williams & Wilkins; 1990:19–23
[155] Symon L, Vajda J. Surgical experiences with giant intracranial aneurysms. J Neurosurg 1984;61:1009–1028
[156] Yaşargil MG. Giant intracranial aneurysms. In: Yaşargil MG, ed. Microneurosurgery II: Clinical Considerations, Surgery of the Intracranial Aneurysms and Results. New York: Thieme-Stratton; 1984:296–304
[157] Onuma T, Suzuki J. Surgical treatment of giant intracranial aneurysms. J Neurosurg 1979;51:33–36

第62章

偶然发现的动脉瘤

Issam A. Awad, Mahua Dey, James Brorson, and Seon-Kyu Lee

流行病学以及疾病规模

全球每年动脉瘤性蛛网膜下腔出血（SAH）的发病率约为（6~16）/100 000（来自日本和芬兰的发病率最高），在美国每年约有超过 15 000 人发生动脉瘤性蛛网膜下腔出血[1]。颅内动脉瘤的破裂约占所有脑血管意外（CVAs）的 15%，其 30 天内死亡率高达 45%~80%，剩余约半数的幸存者遭受持续不可逆性的脑损伤[1]。因此对未破裂动脉瘤（UIA）给予更合理的治疗以预防蛛网膜下腔出血的发生，是降低 SAH 高死亡率和致残率最有效的方法。随着无创成像技术如 CT 血管造影（CTA）和磁共振血管造影（MRA）的不断进步，越来越多的 UIA 偶然或因头痛及其他无关的症状而被发现。文献报道在影像学研究中偶发颅内动脉瘤的发生率为 0.5%~2%，而在尸检中这一数据为 1%~ 9%，其中老年人的发病率更高[2]。对于 UIA 的治疗方案包括观察、显微手术夹闭和血管内栓塞。但目前对于哪种是治疗 UIA 的最佳治疗方案仍有争议。

UIA 的自然史以及各种治疗方案的预后结果受以下因素影响：①患者因素，如年龄、既往蛛网膜下腔出血史、有动脉瘤或蛛网膜下腔出血的家族史，以及共存的疾病等；②动脉瘤的特征，如大小、位置和形态等；③治疗因素，如手术或介入团队和医院的经验。目前为止尚无前瞻性随机试验比较各种治疗方案的效果，所以尚无治疗方案的循证医学标准。因此，临床医生根据对自然史的分析和文献报道的经验，来制订合适的治疗方案。本章将回顾 UIA 的自然史以及治疗效果。我们将从多学科的角度对这个问题进行讨论，重点聚焦于偶然发现的，或因与动脉瘤相关或不相关的头痛症状而发现的动脉瘤。我们在本章中将不会对明确症状性或破裂动脉瘤的治疗方案进行讨论，因为这相对于 UIA 而言争议更小。

自然史的依据：ISUIA 及其他研究

ISUIA 的研究背景和方法

国际未破裂颅内动脉瘤研究（ISUIA）由来自北美和欧洲共 53 个中心的研究者合作发起，旨在评估 UIA 的自然史和治疗相关的死亡率和致残率的研究。这项国际研究包括两部分。第一部分发表于 1998 年[3]，该部分对 1970—1991 年 1 449 例 UIA 的医疗记录进行了回顾，从而得到 UIA 的自然史数据。其中共计 1 172 例 UIA 患者被纳入参与对治疗风险的前瞻性研究。第二部分发表于 2003 年[4]，该部分对前瞻性纳入的 4 060 例 UIA 患者（诊断于 1991—1998 年）的自然史，以及手术或介入治疗相关的死亡率和致残率进行了研究。ISUIA 的一个关键的观察点是将无其他破裂动脉瘤史的 UIA 患者（组 1）和伴有既往有其他破裂动脉瘤史的 UIA 患者（组 2）区分，并比较观察结果是否有显著性差异。

在 ISUIA 的第一部分中，通过对病例记录的回顾选出所有 1970—1991 年的 UIA 患者，排除非囊性的动脉瘤、瘤体直径小于 2 mm、既往有过干预措施、其他原因无法解释的颅内出血以及伴有颅内恶性肿瘤的患者。在这个病例系列中，有 36% 的 UIA 因头痛而被发现，而因缺血性脑血管病、脑神经损伤、动脉瘤占位效应、言语不利、惊厥性疾病、硬膜下或颅内出血、脑肿瘤和神经系统退行性疾病而被发现的 UIA 分别占所有患者的 18%、15%、6%、5%、4%、2.7%、1.7% 和 0.5%。分配患者进入 ISUIA 外科手术组、血管内治疗组或保守治疗组是在“患者首次出现在 ISUIA 中心”时由医师决定[3]。在 ISUIA 的第二部分中，类似的未破裂颅内囊性动脉瘤队列被确定和前瞻性随访，同样由接诊医师决定治疗方案。在这 ISUIA 前瞻性阶段纳入的 4 060 例患者中，近一半的患者（1 917 例）接受开颅手术治疗，有 451 例患者接受血管内治疗，剩余 1 692 例患者（42%）未接受以上任何一种治疗方案。

ISUIA 的结果和影响

ISUIA 的第一部分的研究结果在 1998 发表后得到了极大的反响。结果显示动脉瘤直径小于 10 mm 且既往无动脉瘤破裂史的患者，动脉瘤破裂的风险非常低，每年不到 0.05%（组 1）。如既往有动脉瘤破裂史，这些小动脉瘤破裂的风险则会升高至每年 0.5%（组 2）。两组结果均显示直径大的以及位于基底动脉尖、椎 – 基底动脉、大脑后动脉或后交通动脉的动脉瘤具有更高的破裂风险。手术治疗的并发症发生率和死亡率均高于此前的报道，在组 1 中为每年 15.7%，在组 2 中为每年 13.1%。其中以受损的精神状态（通过前瞻性评估认知评估）为主要并发症。这些结果表明对于组 1 中未破裂动脉瘤的患者而言，手术的风险远远超过了自然史的风险（7.5 年以上）。而既往有另一个动脉瘤破裂病史，以及动脉瘤的大小和位置是决定治疗方案的重要因素。

ISUIA 的第二部分首次前瞻性地提供 UIAs 的自然史，其破裂的风险为 3%。对于未经治疗的动脉瘤的回顾性分析显示动脉瘤的破裂风险与其大小和位置密切相关。直径小于 7 mm 的未破裂动脉瘤很少破裂。既往有另一个动脉瘤破裂病史，或者位于后循环的小动脉瘤破裂的风险显著高于既往无 SAH 病史或位于前循环的小动脉瘤破裂的风险（表 62.1）。在后一亚组中，动脉瘤破裂的发生率为 0。对于直径 > 7 mm 的动脉瘤，组 1 和组 2 在破裂率上没有显著差异，但破裂的整体风险随着动脉瘤体积的增大而急剧上升，对于直径 > 25 mm 的巨大动脉瘤可至 40%~50%（表 62.1）。

表 62.1　未破裂颅内动脉瘤的国际研究（ISUIA）中未破裂颅内动脉瘤（UIA）的破裂风险，根据动脉瘤直径分层 [3, 4]

ISUIA 第一部分					
(7.5 年风险)	N	< 10 mm	10~24 mm		> 25 mm
组 1*	446	0.4%	6%		12%
组 2*	438	4%	5%		
ISUIA 第二部分					
(5 年风险)	N	< 7 mm	7~12 mm	13~24 mm	> 25 mm
前循环（颈动脉海绵窦段除外）	1 037	组 1：0%	2.6%	14.5%	40%
		组 2：1.5%			
后循环（包括位于后交通动脉的动脉瘤）	445	组 1：2.5%	14.5%	18.4%	50%
		组 2：3.4%			

注：* 组 1 和组 2 分别指 UIA 伴有或不伴有既往另一个动脉瘤破裂病史。

ISUIA 的第二部分还前瞻性研究了 1991—1998 年 1 917 例接受开颅手术治疗和 451 例接受血管内治疗的患者的操作相关性风险。术中动脉瘤破裂、脑梗死、围手术期颅内出血和认知功能受损对总体并发症发生率和死亡率至关重要。在开颅手术组中这一数字为每年 12.6%（组 1）和 10.1%（组 2），而在血管内治疗组则为每年 9.8%（组 1）和 7.1%（组 2）。干预的风险随着年龄的增大而上升。而动脉瘤直径 > 12 mm，位于后循环和症状性动脉瘤的干预风险也显著升高。值得注意的是，许多预示着更高动脉瘤破裂风险的因素也与更高的手术风险相关。

这些前瞻性研究的结果证实，未破裂动脉瘤的自然史与动脉瘤的大小和位置密切相关。至少对于小动脉瘤而言，既往有过动脉瘤破裂意味着更高的第二个动脉瘤破裂的风险。同时研究结果证实了开颅手术或血管内介入的实质性风险。ISUIA 的研究结果迅速地重新制订了有关如何正确治疗 UIA 的讨论框架，特别是对于小型动脉瘤。这也是首次有可靠的数据支持，可以用于指导 UIA 的治疗。其他的研究已经证实，后循环动脉瘤预示着更高的破裂风险 [5, 6]；另一方面，颈内动脉海绵窦段动脉瘤发生SAH的风险较小，因为它们几乎不在蛛网膜下腔内[7, 8]。

其他自然史研究检验ISUIA的不连续性和局限性

ISUIA数据的局限性是值得关注的。特别是其他研究多观测到大多数破裂动脉瘤为小动脉瘤[5]。而在ISUIA的研究结果中，对于位于前循环的，直径< 7 mm的动脉瘤，其预测的破裂风险为零（图62.1）。

实际上，单凭动脉瘤的大小并不能预测其瘤壁的厚薄，因此也无法预测动脉瘤有多脆，从而无法预测其破裂出血的风险（图62.2）。此外，由于是选择患者进行干预，并非由ISUIA研究所控制，所以可能产

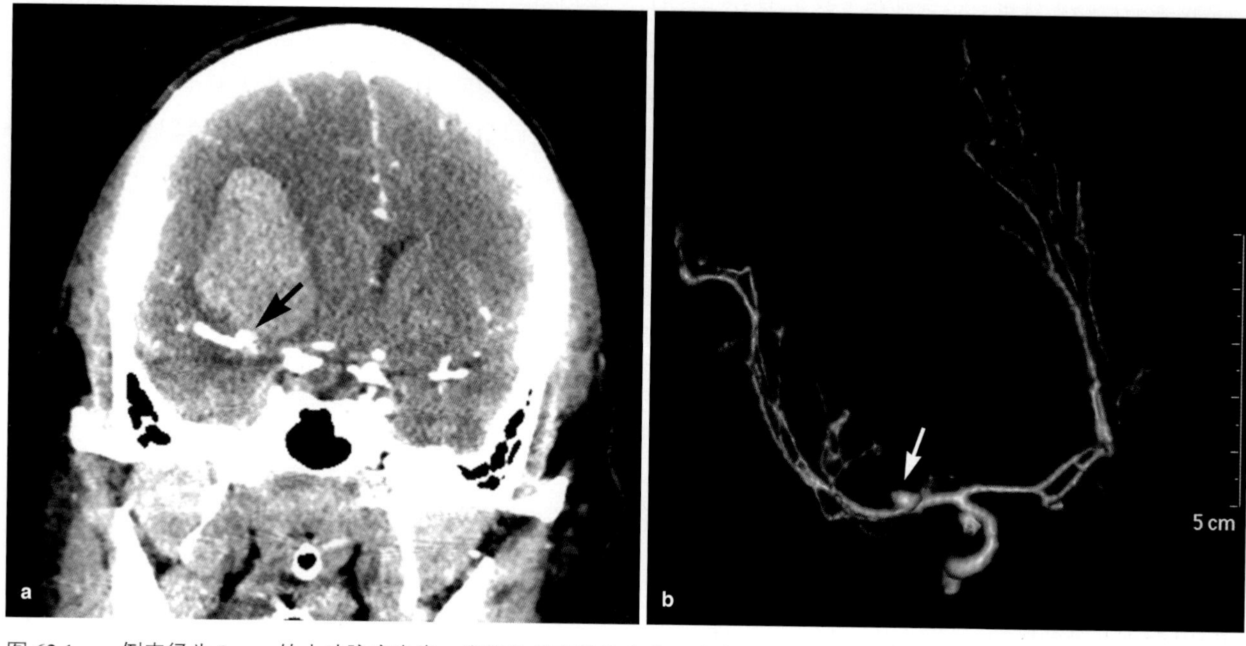

图62.1 一例直径为3 mm的小动脉瘤患者，表现为伴突发脑卒中，事先无任何预兆。a. 冠状位CT血管造影（CTA）显示微小动脉瘤（箭头）和大量的脑内血肿；b. 三维重建后显示位于大脑中动脉的小动脉瘤（箭头）。手术过程中发现该动脉瘤壁非常脆，呈血泡样，破裂点位于动脉瘤和巨大血肿之间。夹闭动脉瘤，清除血肿。如果这样的一例动脉瘤在破裂之前被偶然发现，根据ISUIA的数据预测其破裂的风险应该为零。

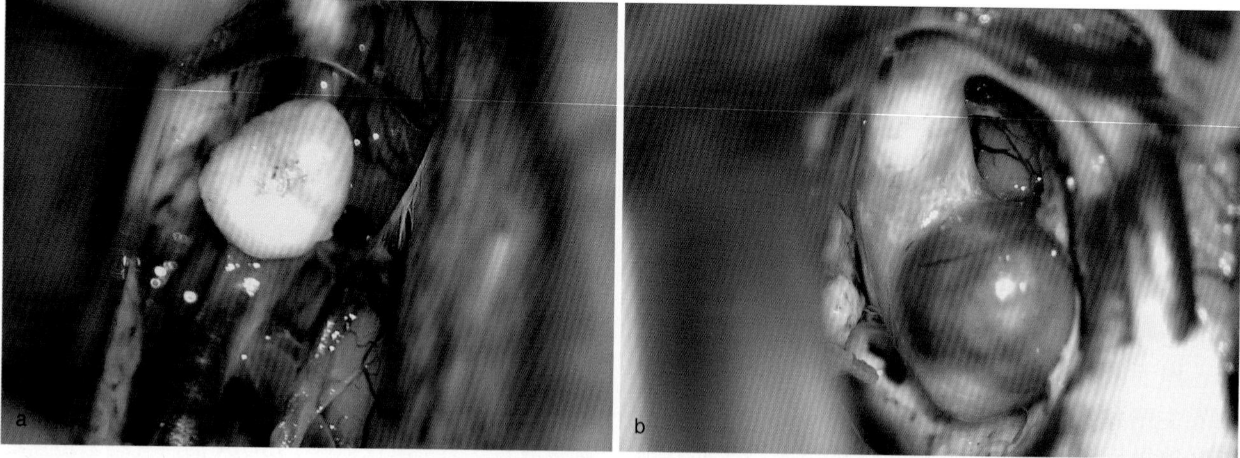

图62.2 位于大脑前动脉远端，直径3~4 mm的偶发动脉瘤2例。a. 动脉粥样硬化动脉瘤，手术中发现瘤壁较厚，急性出血的可能性较小。这位中年男子有不相关的缺血性脑卒中的既往史和吸烟史；b. 一例类似球形，直径为2~3 mm的动脉瘤，薄壁且非常脆，起源于一根存在动脉粥样硬化的载瘤动脉。这例老年女性最近以头痛起病。位于远端动脉分叉部的，与载瘤动脉的直径相比较高的动脉瘤被认为更易出血。在这些情况下，动脉瘤的大小和形状（这两例病例均为小动脉瘤且无子囊分叶）无法被用来评估是否为薄壁病变以及是否有更易出血的风险。

生了一组具有更加良性自然史的患者。

其他的研究已经证实 UIA 具有更高的每年破裂出血风险，即使是较小的动脉瘤亦是如此。Ishibashi 等 [6] 跟踪随访了 419 例患者共 529 例 UIA，平均随访周期为 905 天，每 6 个月行 CTA 检查。研究发现每年破裂出血率为 1.4%，5 年累计风险为 5.6%[6]。破裂出血的独立危险因素包括既往另一个动脉瘤蛛网膜下腔出血史、后循环动脉瘤和巨大动脉瘤，这与 ISUIA 的研究结果一致。但是在这项研究中，小动脉瘤（直径＜ 5 mm）和中型（直径＜ 10 mm）动脉瘤的破裂出血率较 ISUIA 的结果更高（分别为 0.8% 和 1.2%）。在这 8 例破裂的小动脉瘤（直径 3~4 mm）中，4 例位于后循环，2 例既往有 SAH 史。然而，剩下的 4 例破裂的小动脉瘤位于前循环且患者既往无蛛网膜下腔出血史，与 ISUIA 的研究结果所预测的不符。我们认为虽然动脉瘤的大小、既往 SAH 史及位于后循环是动脉瘤破裂的危险因素，但动脉瘤大小不应被单独视为制订治疗决策的最终决定因素。

另一项来自芬兰学者 Juvela 等 [9] 的研究跟踪随访了 181 例未破裂动脉瘤，时间平均超过 2.575 年 / 人，结果显示 UIA 的年破裂率为 1.3%，10 年、20 年和 30 年的累积破裂率分别为 10.5%，23% 和 30.3%。虽然动脉瘤大小也是破裂出血的危险因素（相对危险度为 1.11），但没有大小下限能保证动脉瘤不破裂。33 例首次 UIA 发生破裂出血的患者中有 17 例是致命的。在这项研究中，低龄和吸烟也是 UIA 破裂的危险因素。其他研究也发现低龄、女性、高血压和吸烟增加 UIA 破裂的风险 [10, 11]。

动脉瘤生长和子囊作为破裂的危险因素

一项由 Yasui 等 [12] 回顾性分析的 25 例保守治疗后破裂出血的 UIA 的研究，显示有 16 例 UIA 在首次诊断时动脉瘤的大小＜ 5 mm。但是在大多数情况下，动脉瘤破裂时的直径要大于首次诊断时的直径。Matsubara 等 [13] 使用 CTA 监测 166 例 UIA 的生长，发现 16.4% 的 UIA 明显增大。其中分别有 2.4%（直径 2~4 mm）、9.1%（直径 5~9 mm）和 50%（直径 10~20 mm）的动脉瘤有明显增大。这种变化在位于基底动脉分叉部和颈内动脉的动脉瘤中更为常见。Burns 等 [2] 利用 MRA 随访得到了类似的结果，191 例 UIA 中有 10% 在超过 47 个月的中位随访期内增大，其中分别有 6.9%（直径＜ 8 mm）、25%（直径 8~10 mm）和 83%（直径＞ 12 mm）的动脉瘤出现增大。So 等 [14] 报道的动脉瘤增大率甚至更高，在随访周期为 21.8 个月共计 285 个 UIA（208 例患者）中，有 22.7% 的动脉瘤在第一年出现了增大，而记录出现增大的平均时间为 15.9 个月。在这项研究中，42.5% 的动脉瘤接受手术夹闭或栓塞治疗。或许是由于如此高的干预率，动脉瘤的增大并无法预测破裂风险。285 例 UIA 中只有 3 例出现了破裂，其中只有一例在破裂前出现了增大。唯一的独立危险因素是过量饮酒。

除了大小、位置和增大速率，另一个影响 UIA 的破裂出血率的因素是动脉瘤的形状。一些研究已经得出结论，分叶状、伴有子囊和瘤体与载瘤动脉的直径比高的动脉瘤具有更高的破裂出血率 [15-17]。

实际决策的制订

神经内科的角度

对于偶然发现的小的未破裂动脉瘤，根据 ISUIA 研究结果，制订治疗方案似乎相当简单。ISUIA 的研究显示对于既往没有动脉瘤破裂出血史的小的 UIA 患者而言，手术的风险“远远超过”破裂的风险。随后的风险 / 效益定量模型 [18, 19] 也支持这一结论，并与美国心脏协会（AHA）专家指南结论一致，认为既往无 SAH 史的小的未破裂动脉瘤患者更适合保守治疗 [1]。对于小的尤其是直径＜ 7 mm 的 UIA，保守治疗仍然应该是制订决策时首选的治疗方案。

但保守治疗不等同于没有治疗。吸烟、酗酒和高血压是动脉瘤增大的重要危险因素，而这些因素应得到积极干预。其他影响血管疾病的因素如血脂异常、糖尿病和生活方式等也应予以治疗和干预，尽管治疗这些血管性危险因素对动脉瘤是否有好处目前尚无定论。最后，制订一个前瞻性监测 UIA 的计划是十分必要的。

制订决策的影响因素

虽然对于小的 UIAs 而言手术可能不是首选治疗方案，但对于一个未破裂动脉瘤，有若干因素可能会影响这一“简单”的决策。ISUIA 和随后的研究明确指出直径超过 10~12 mm 的大动脉瘤破裂的风险高，如果手术或血管内治疗可以安全地完成夹闭或栓塞动脉瘤，那么这样的干预治疗是强烈推荐的。然而，对于直径在 2~10 mm 的中小型动脉瘤（占大部分偶然发现的未破裂动脉瘤），治疗决策的制订就更为复杂。除了动脉瘤的大小，其他因素如患者年龄、动脉瘤的位置、动脉瘤的形状、症状和患者的意愿都必须被考虑在内，还包括患者的合并症，可能会影响患者的寿命和治疗效果。随着这些因素的夹杂，这个“简单”的决定会变得相当复杂。

患者年龄和危险因素

年轻的 UIA 患者保守治疗后势必有数十年的随诊观察期。动脉瘤是否会破裂，破裂出血率为多少，这样的问题将延续多年被反复问及。干预治疗后的并发症率也是如此。鉴于年轻患者手术操作的风险更低，而保守治疗的终生累积风险较高，年轻的中小型动脉瘤患者应更倾向于手术干预。而对于发现时已经是中型动脉瘤的年轻患者，鉴于短期内破裂的风险更高，以及增大的可能性更大，手术治疗是强烈推荐的。对于老年人或身体条件差的患者，手术和血管内治疗的风险过大，保守治疗和定期监测的决策更为有利。

动脉瘤的位置、形状以及与以前破裂动脉瘤的关系

正如我们之前回顾的内容，位于后循环的动脉瘤、分叶状或带子囊的动脉瘤、动脉瘤与载瘤动脉直径比较大的动脉瘤（如从微小的分支发出的远端动脉瘤）（图 62.2），以及任何有增大的 UIA（图 62.3），无论大小都应及时干预治疗。如上文所指出的，实际干预决策的制订还应考虑患者的意愿和其他危险因素。此外，颅内多发性动脉瘤的存在要求神经外科医师尽可能在一次操作中夹闭或栓塞多个动脉瘤。最后，对于 ISUIA 研究的组 2 患者（既往有 SAH 史），研究结果确认其动脉瘤破裂风险较组 1（既往无 SAH 史）提升了 10 倍，因此应更倾向于手术干预，特别是对于年轻患者而言。

症状的临床意义

与 UIA 相关的症状，如脑神经受压或占位效应，通常被认为预示着动脉瘤的增大甚至即将破裂，也是闭塞动脉瘤的一个明确提示 [1]。疑似由动脉瘤内血栓引起的症状也被视为干预的一个原因 [1]。

头痛是更为常见的与 UIA 相关的症状。在 ISUIA 研究的第一部分，36% 的患者是因头痛行头颅 CT 发现 UIA。随着高分辨率磁共振成像（MRI）扫描的普及，这一比例只会上升。大多数的动脉瘤是真正的偶然发现，而不是跟头痛有因果关系。然而，一些研究发现夹闭或栓塞动脉瘤大幅改善慢性头痛 [20, 21]。问题是研究者不确定这些观察到的改善是否更可能是由于安慰剂效应，而不是病理生理上的头痛与动脉瘤存在因果关系。一般而言，头痛不应被认为是干预治疗 UIA 的一个重要原因。

但有一种情况例外，就是突发剧烈头痛，呈爆裂状。这样的前驱头痛症状往往代表有微小出血、动脉瘤壁夹层或重塑形以及动脉血管痉挛，需要将其视为可能的有症状性动脉瘤，迫切需要对下一步可能采取的治疗方式进行评价。此外，有时患者新出现不寻常的持续头痛，既往没有类似的头痛发作史，然后 UIA 被发现在与头痛相同的颅内部位。Samejima 等 [22] 研究了 92 例 SAH 患者出血前的主观症状，发现 74% 的患者在发现动脉瘤破裂前经历了头部、眼睛或颈部的疼痛，少数患者还出现视觉、运动和感觉障碍。这样的患者目前很难判断头痛是否与动脉瘤增大和重塑有关，抑或是真正的偶然发现，从而影响治疗方案的制订。临床判断以及对简单得出结论的质疑，在这种情况下是必要的。

颈动脉血管重建和颅内未破裂动脉瘤

Kappelle 等 [23] 回顾分析北美症状性颈动脉内膜切除术试验（NASCET）的数据，发现有 90 例症状性颈动脉狭窄的患者同时有 UIA，动脉瘤的直径几乎都小于 10 mm。90 例中只有 1 例出现动脉瘤破裂，发生在颈动脉内膜剥脱术后第 6 天。在这 90 例患者中，颈动脉内膜剥脱术较药物治疗在预防卒中上具有显著的优势，这与 NASCET 所有患者的研究结论相符。该文作者建议对于症状性颈动脉狭窄，无论是否伴有 UIA，都应首先行颈动脉内膜剥脱术治疗。颈动脉内膜剥脱术不应该被视为需要干预治疗动脉瘤的一个独立因素。当患者颈动脉狭窄较严重但无症状，而动脉瘤是有症状的、明显增大的，或者大小和形状已经达到需要干预治疗的标准时，治疗决策的制订就十分复杂和困难了。在这种情况下，个性化的分期治疗通常被采用。

患者意愿

患者意愿也必须考虑在内。知道自身颅内有一个危及生命的病变会使患者产生极度的焦虑，特别是有头痛发作的或有家族动脉瘤破裂病史的患者。有些患者宁愿承担干预治疗的风险，而不是在观察和等待其中的不确定性而产生心理负担。监测未破裂动脉瘤所产生的经济和健康负担也是必须权衡的因素。部分患者更倾向于积极的干预处理 UIA，即使承担手术并发症风险，而另有相当一部分的患者倾向于保守观察数十年时间。

未破裂颅内动脉瘤的监测：实用的建议

UIA 被初次发现后，如果选择保守观察，应进行无创监测。UIA 有累积破裂的风险，反复脑血管造影在大多数情况下并无额外好处。影像学检查方式的选择可以根据当地医院的偏好和专业擅长而定。无论

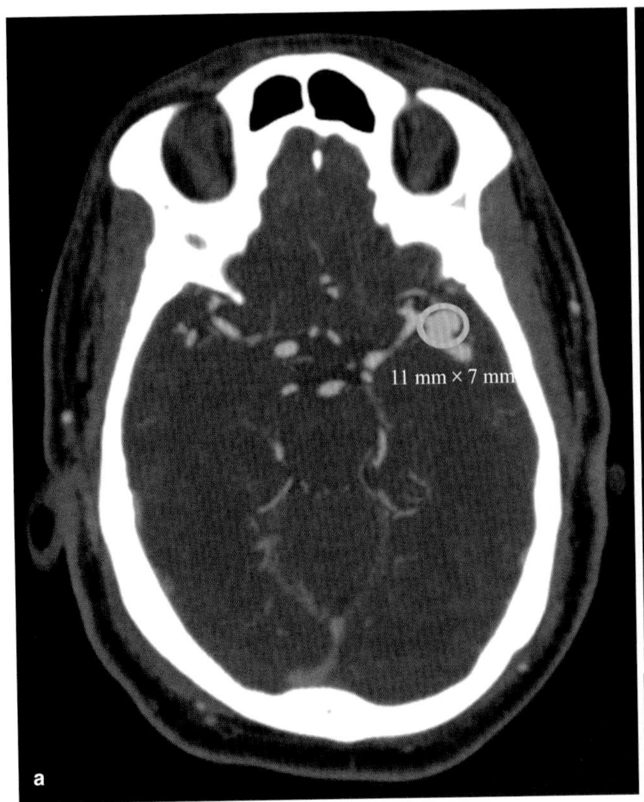

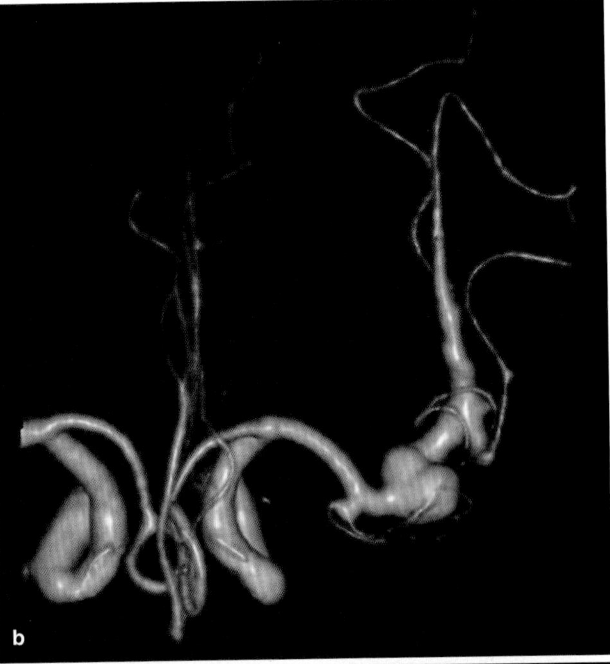

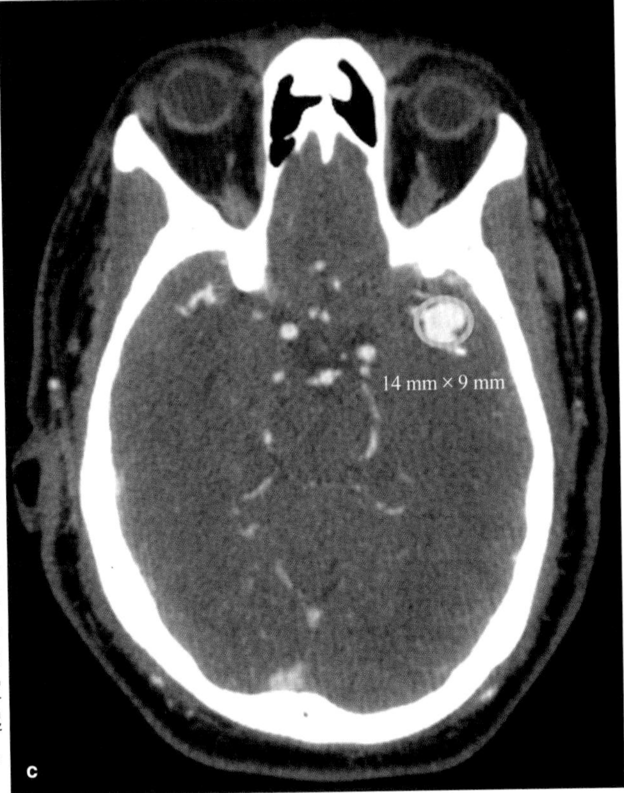

图 62.3　左侧大脑中动脉未破裂动脉瘤一例。a. 动脉瘤在 CT 血管造影（CTA）上显示有钙化及宽颈，最大直径 11 mm × 7 mm，呈分叶状；b. 对动脉瘤的三维重建显示 M2 段梭形扩张，动脉瘤呈囊状偏心突起。起初选择密切随访，影像学检查计划在 6 个月后复查，之后每年复查，如果出现新的症状则提前复查；c. 1 年后 CTA 随访，发现动脉瘤增大至 14 mm × 9 mm。患者无症状，并已注意控制血管危险因素。此时建议手术干预，但患者犹豫不决，因此我们要求在他的配偶在场时进行随访，讨论有关动脉瘤增大的情况。在预定随访的前一天，该患者的动脉瘤发生破裂。动脉瘤囊性隆起的部位是这次出血的源头，被急诊手术夹闭。患者最终存活，但伴有明显的神经功能障碍。

MRA 或 CTA 都能有效地无创监测已知动脉瘤的体积。特别是高场强的 MRA 得到的颅内血管成像具有较高的分辨率和可靠性，使患者免于暴露于电离辐射或注射对比剂。

目前尚无统一的最佳影像学检查时间表。一种合理的方法是在首次发现未破裂动脉瘤后 3~6 个月内选用一种影像学检查获得一个早期随访的血管图像，以建立基线和发现是否有快速增大。此后，应每年行一次检查，持续至少 3 年。在初期确定稳定后，降低复查的频率是否安全目前尚无定论。考虑每年复查的经济成本，将无创监测的频率降为每 3 年一次是合理的，尤其是对较小的 UIA，随访至需要干预治疗为止。

神经血管外科的角度

从神经血管外科医师的角度来看，UIA 的治疗始终是在手术风险和获益间取得平衡的行为。显微手术夹闭能提供最明确的治疗，将动脉瘤从循环中彻底消除。在一项基于人群的研究中，Britz 等[24]回顾分析了 4 619 例脑动脉瘤患者，从中评估手术夹闭后患者的长期生存状况。他们的研究发现手术夹闭 UIA 显著提高存活率（HR，30%；$P < 0.001$），并显著降低神经系统相关的死亡（5.6% *vs* 2.3%；$P < 0.001$）。

之前讨论过的因素，包括患者的年龄，动脉瘤大小、位置、形态，以及之前另一个动脉瘤出血史，都会影响治疗决策的制订。患者的意愿应被考虑在内，包括生活方式，是否愿意和有能力定期复查以及头痛和家庭成员有动脉瘤破裂史对心理的影响。

许多同样的因素，特别是患者的年龄、动脉瘤的大小和位置也影响着治疗的风险。通常 UIA 不需要急诊处理，那么在治疗前与 UIA 共发的其他疾病应被彻底排查。巨大的、瘤壁或载瘤动脉血管壁有钙化的动脉瘤具有更高的手术相关并发症的发生率[4]。应该与患者坦诚地进行讨论，权衡这些因素，并将文献报道、自身的经验和相似病变的预后加入到考虑中。

夹闭风险高的动脉瘤也可考虑行血管内治疗。血管内治疗 UIAs 取得持久性治愈的可能较手术夹闭更低，而出血的风险则更高。医师还必须向患者强调血管内治疗后需要更谨慎的随访，以及可能需再次行血管内治疗（见下文）。经验不足的医生应该考虑将 UIA 患者转诊至大型医疗中心，或者由更有经验的同事完成操作以期待取得最好的治疗效果。预期性观察随访的风险及其后果和不确定性，所有外科干预的潜在并发症和恢复方案，或在未经处理和未完全处理的情况下潜在的出血风险都应被告知患者。如果近期动脉瘤有增长，或出现新的症状如脑神经麻痹，或与动脉瘤位置相对应的区域内更严重的头痛，UIA 应亟待急诊干预治疗。

治疗方案及疗效：显微外科夹闭

在大多数情况下，手术前无需行侵入性脑血管造影评估动脉瘤的大小、位置、最近的增长，或相关的形态特征（分叶、子囊和钙化）。其他相关信息，如瘤颈精确的直径、穿支血管的走行和动脉粥样硬化性改变，最好在手术中进行评估。对于经验丰富的医师，仅凭高质量的 CTA 对未破裂颅内动脉瘤行手术也能取得相同的疗效[25]。另一方面，虽然 MRA 被认为在检测和监测动脉瘤方面与 CTA 类似，但通常它较 CTA 在解剖分辨率上提供更少的信息[26]。在我们的医学中心，绝大多数的 UIA 用 CTA 来进行术前评估和治疗决策的制订。脑血管造影不作为 UIA 术前常规检查，除非诊断有疑问时（动脉瘤 *vs* 漏斗），或在评估血管内治疗过程中。这种方法可以有效降低治疗 UIA 的风险和经济成本。

手术辅助手段

详细讨论手术辅助手段超出了本章的范围，但这些因素是最小的风险下获得最佳的手术效果的关键。大部分位于 Willis 环和大脑中动脉（MCA）的动脉瘤是采用改良额颞翼点入路开颅，充分暴露额底，彻底切除蝶骨小翼，打开外侧裂，尽量避免使用腰大池置管引流或长时间的自动脑压板牵拉。对许多经验丰富的神经血管外科医师而言，眶颧切除及其他颅底入路并不作为常规使用，而是在特殊情况下使用，如高位动脉瘤或巨大动脉瘤，以及部分位于颅后窝的动脉瘤（远外侧经髁入路治疗椎动脉小脑后下动脉瘤；乙状窦前入路治疗基底动脉主干中部和小脑前下动脉瘤）。术中 CTA 更多运用于治疗远端大脑中动脉和前动脉动脉瘤，以取得更优化的皮瓣设计和更精准、更安全的暴露[27]。对于任何可能需要磨除床突或打开硬膜环的床突旁动脉瘤，需准备在颈动脉段血管内或开颅近端控制（单打开镰状韧带已经能足够安全地夹闭大多数眼动脉动脉瘤）。附近有丰富的穿支血管的动脉瘤一般都从外侧向内侧探查，从而能在直视下拨开穿支血管。

在条件允许的情况下，尽量于术中使用脑电图和诱发电位监测，以促进脑保护和提醒外科医师有无隐匿性缺血或其他损伤[28]。应毫不犹豫地使用临时夹阻断，尤其是对较大的病变。“串联和锁夹”策略以及特殊的开窗夹都能轻易又创造性地实现完美的瘤颈重建而保留载瘤动脉[29]。迷你夹是用来加强（“捏紧”）残留的“狗耳朵”。术中通过瘤腔穿刺、周边进行显微手术探查、微多普勒超声和术中吲哚菁绿荧光成像来验证动脉瘤夹闭和相关血管保留与否[30]。术中及术后脑血管造影并不是常规必需进行的，除非在治疗某些特别具有挑战性的病例时。

治疗效果

对 UIA 治疗的最终目标是将动脉瘤彻底消除。90%~95% 的病例能通过显微手术夹闭完成这一目标，并具有非常低的复发率[31]。然而，手术的收益必须与手术的风险、其他治疗策略如血管内治疗和观察的收益相权衡。手术相关的死亡率和并发症发生率不同报道差异较大，死亡率为 0~7%，而并发症则为 4%~15.3%[1]。King 等[32]通过对 733 例患者进行荟萃分析，认为对于无症状的 UIA，开颅手术具有较低的手术并发症率（4.1%）和死亡率（1%）。另一项由 Raymakers 等[33]对 2 460 例患者进行的荟萃分析显示手术死亡率为 2.6%，而并发症发生率为 10.9%。然而，目前没有任何一项研究中包含足够数量的患者，以预测手术后的结局。ISUIA 研究报道了两组开颅手术的患者：既往有和没有 SAH 病史。在 798 例既往无蛛网膜下腔出血史的病例中，30 天和 1 年内的死亡率分别为 2.3% 和 3.8%。而在那些既往有蛛网膜下腔出血史的病例中，30 天和 1 年内的死亡率分别为 0% 和 1%。此外，两组患者的 1 年内神经系统并发症发生率均为 12%，包括因重大认知障碍导致的残疾[3]。影响手术结果的因素可分为患者的特征（年龄、症状和医学状况）、动脉瘤的特征（大小、位置和形态）以及其他因素（医院和手术团队的经验）。任一因素也都应在评估治疗方案时被考虑在内。近来，治疗 UIA 后的并发症率和死亡率显著下降[24]。这部分归功于更好的患者选择、手术经验和辅助手段，以及治疗更集中在高通量的医疗中心。

ISUIA 研究表明，年龄是影响患者手术结局的一个极其重要的因素。在这项研究中，小于 45 岁、45~64 岁和 65 岁及以上的患者的联合并发症发生率和死亡率分别为 6.5%、14.4% 和 32%[3]。年龄通常是其他共发病的一个因素而增加手术风险。然而，随着医学的进步和健康的老龄化人口规模的增长，这种情况正在改变。Jung 等[34]报道的一项单中心研究中，手术治疗 54 例 70~78 岁的 UIA，术后 3 个月疗效极好的患者占 92.6%，良好的占 3.7%，疗效差的占 3.7%，而死亡 1 例。另一项类似的研究报道了 103 例大于 70 岁的 UIAs，认为对于有症状的、单个的、无需使用临时瘤夹的动脉瘤患者，应考虑手术治疗[35]。因为治疗 UIA 的一项重要指征是预防破裂，同时年龄大意味着发生破裂风险的时期更短，因此更高的手术并发症发生率就显得尤其重要，对较小的、稳定的老年动脉瘤患者更倾向于保守观察治疗。

动脉瘤的因素如大小、形态和特定的位置影响手术结局。巨大动脉瘤需要特殊的手术和辅助技术[36, 37]，并具有极高的风险，后循环动脉瘤手术的死亡率和并发症发生率分别约为 20% 和 50%。一些研究报道动脉瘤的大小与手术的并发症率和死亡率密切相关，越小的动脉瘤手术结果越好[33, 36]。那些具有大而不明确的或梭形瘤颈的，起源于粥样硬化或扩张的血管，包含颅内重要血管分叉，以及部分位于海绵窦内或起源于基底动脉中部的动脉瘤自然史较差，需要特殊的技术治疗，并且手术相关的并发症发生率较高[1]。位于后循环的动脉瘤被认为较位于前循环者具有更大的手术风险。基底动脉顶端动脉瘤往往与脑干和丘脑穿支动脉密切相关，这些动脉在开颅手术[38]或介入治疗[39]时易被损伤。在 Raymakers 等[33]报道的荟萃分析中，后循环动脉瘤的手术相关风险最高，尤其是巨大动脉瘤，其死亡率为 9.6%，并发症发生率为 37.9%。最近一项对 157 例接受开颅手术治疗的 UIA 的回顾性分析显示动脉瘤大小本身对手术结果并无不良影响。但是，动脉瘤内有钙化是不良预后的独立危险因素[40]。大动脉瘤更有可能伴有钙化，夹闭和塑形钙化的动脉瘤是治疗未破裂动脉瘤出现并发症的一个重要原因[40]。然而随着显微外科技术与经验的日益成熟，手术结果可能越来越不受动脉瘤位置的影响。事实上，一些经验丰富的中心的研究报道显示对于后循环的非巨大动脉瘤，局灶性神经功能障碍等手术并发症发生率只有少许甚至没有升高[37, 41]。

手术经验和患者转诊模式

手术经验已被证明影响颅内动脉瘤开颅手术后的结果。一项研究分析 1987—1993 年在纽约州立医院进行开颅手术治疗 UIA 后死亡的病例，发现 21 家每年进行≥ 10 例开颅手术夹闭的医院的死亡率较另 89 家每年进行＜ 10 例开颅手术夹闭的医院降低 53%（5.3% vs 11.2%）。大多数的纽约州立医院很少进行开颅动脉瘤夹闭手术，这些医院的住院死亡率是其他医院的 2 倍以上[42]。另一项来自纽约州立医院的研究分析了医院水平对治疗破裂动脉瘤和 UIAs 预后的影响，发现相较于血管内介入治疗而言，手术夹闭预后更受医院规模大小影响。该项研究主张针对颅内动脉瘤制定一套治疗的区域化和转诊程序[43]。在一项全国性的对 1996—2000 年 3 498 例未破裂颅内动脉瘤的研究中，Barker 等[44]认为在高通量的医疗中心对 UIAs 进行手术治疗具有更低的死亡率和手术并发症发生率。然而，高通量并不是 UIA 治疗后获得良好预后唯一的必要标准，一些低通量医疗中心的经验丰富的外科医师被报道同样能取得良好的手术效果[45]。越来越多的患者和保险公司都会要求外科医师具有这样的手术经验，无论他们在哪里或由他们中的谁治疗动脉瘤。

血管内治疗的角度、策略和结果

由于国际蛛网膜动脉瘤试验（ISAT）公布结果显示对于动脉瘤性 SAH 血管内栓塞较显微手术夹闭具有更好的预后[46, 47]，在美国，血管内治疗动脉瘤的数量增加了约5倍[48]。尽管ISAT并未针对UIA进行研究，但对未破裂或偶然发现的动脉瘤的治疗还是出现了倾向血管内治疗的大幅转移[49]。通常对于精心选择的UIA，血管内栓塞可能会获得更好的闭塞疗效（图62.4）。然而，有关栓塞较手术夹闭具有更低的闭塞率和更高的出血率及再治疗率的争议依旧存在。Lanterna等[50]报道的系统回顾分析显示血管内栓塞操作相关的死亡率和并发症率分别为0.6%和7%，与手术夹闭的死亡率和并发症率在同一范围内。相比于显微手术，介入相关的并发症率与年龄[4]和医疗中心的经验和通量相关性更小[51]。但是，栓塞后再出血率稳定在每年0~2.6%（平均0.9%）[50]，主要发生于较大的未完全栓塞的动脉瘤。这一数据与UIA的自然史的出血率相似[9]，比显微手术后的再出血率显著降低[52]。

患者相关的因素如年龄、心血管疾病以及共病情况通常最终会使预期性观察治疗取代显微手术和血管内介入治疗成为首选。但是，巨大动脉瘤或动脉瘤进行性增大是推荐血管内介入治疗UIA的决定性因素，因为这些因素较少影响血管内介入治疗的并发症率[4]。

动脉瘤的因素在决定是否使用血管内介入治疗中具有重要作用。传统上一个具有狭窄的瘤颈，瘤颈与瘤体直径比小于0.5的动脉瘤被认为更倾向于血管内栓塞[53]。宽颈动脉瘤被认为不适宜用血管内栓塞治疗。然而，随着球囊和支架辅助栓塞技术的出现和成熟，使得栓塞治疗用于宽颈动脉瘤不再存在技术壁垒。此外，近年来推出的血流导向装置更加显著扩大了血管内治疗的适用范围[54]。然而另一方面，这些新的血管内介入治疗技术增加了治疗相关的并发症率[55]。这最有可能与操作复杂性上升和手术时间的延长相关。此外，支架辅助弹簧圈栓塞的患者需要长期接受抗血小板治疗。

此外，动脉瘤的位置是决定治疗方案的重要因素。例如大脑中动脉动脉瘤使用显微手术夹闭通常能取得更好的结果[56]。微小动脉瘤，特别是位于前交通动脉的，可能在栓塞时具有更高的破裂率，导致严重的并发症[57, 58]。这类动脉瘤手术夹闭更容易、安全及有效。相反，对许多床突旁和颅后窝动脉瘤，血管内治疗较手术夹闭更有优势。无论手术夹闭还是血管内介入治疗的预后都与操作者的经验和治疗团队各成员的专业水平密切相关。

许多手术难度较大的动脉瘤，如位于基底动脉顶、为宽基底的、受终末动脉血流动力学的作用，在血管内介入治疗后更容易再通（图62.5）。血管内介入治疗后有创的造影随访、潜在的再治疗风险以及更高的再出血率，将可能影响医师选择手术夹闭这一更有效和持久的治疗决策。

因此，尽管最近的栓塞治疗人气飙升，但在治疗颅内动脉瘤时必须在脑海中评估所有因素，从而确定和推荐最佳的治疗方案。总的来说，血管内弹簧圈栓

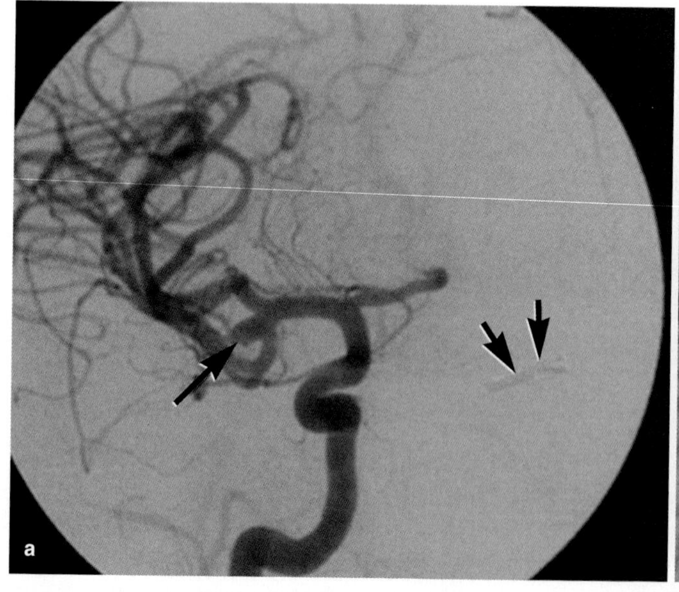

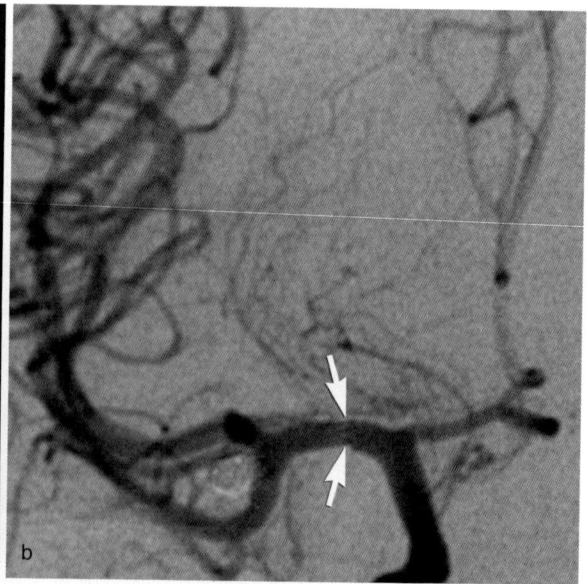

图62.4 一例48岁的女性，既往有左后交通动脉（PCoA）破裂出血（SAH）史，接受过显微手术夹闭治疗。a. 发现患者可能有另一个未破裂大脑中动脉（MCA）动脉瘤（长箭头）。注意左后交通动脉区域的瘤夹影（短箭头）。她选择血管内介入治疗；b. 7个月后随访造影显示支架辅助弹簧圈栓塞后动脉瘤完全闭塞。注意近端支架标记（白色箭头）。尽管血管内介入治疗中动脉动脉瘤一般具有挑战性，但在一些精心选择的病例中可以取得非常良好的效果。

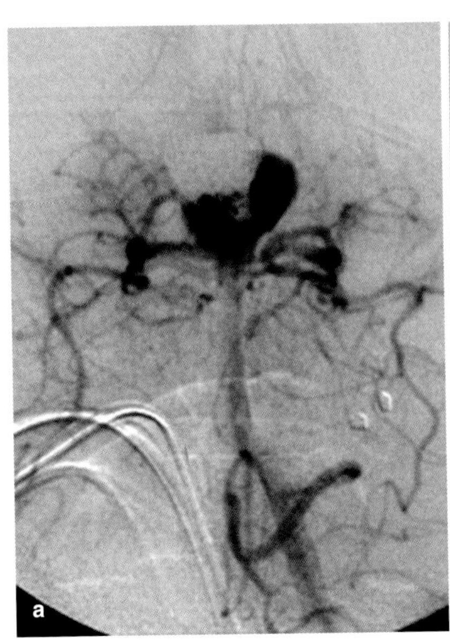

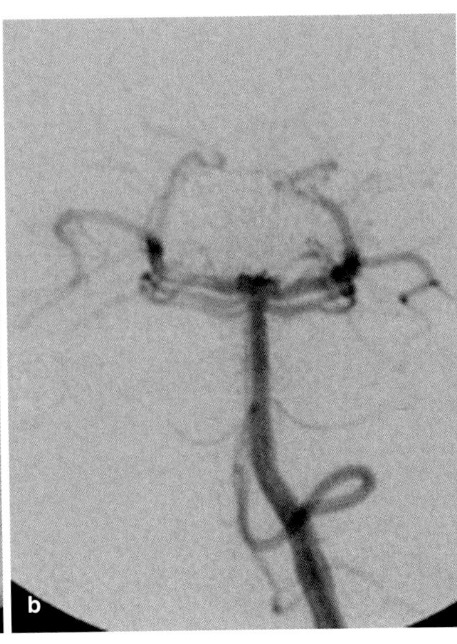

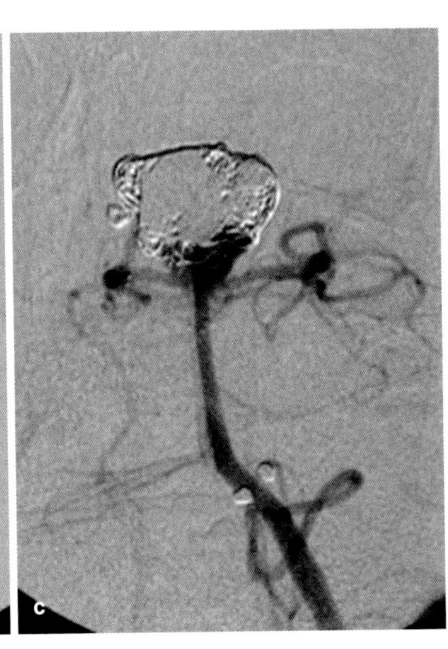

图 62.5　一例 46 岁的基底动脉顶端动脉瘤患者，接受血管内介入治疗。a. 6 个月后的随访造影显示在动脉瘤基底部出现了明显的再通；b. 用支架辅助弹簧圈栓塞治疗复发的动脉瘤；c. 第二次治疗后 6 个月随访造影显示在动脉瘤基底部又出现了明显的再通，需要再次介入干预治疗。鉴于患者相对较年轻，以及该动脉瘤栓塞后再通的可能性较大，手术夹闭能取得较明确的疗效。

塞和手术夹闭技术的经验是一个重要的因素，因为不是所有的动脉瘤都可以通过一个单独的方法进行有效的治疗，有时显微外科与介入栓塞联合治疗可能是最好的治疗方案 [59]。

基于循证医学的指南总结

AHA 在 2000 年发布了对于未破裂动脉瘤的治疗指南 [1]。他们认为文献提供Ⅳ级和Ⅴ级证据支持 C 级推荐。对于既往有 SAH 史的各种大小的动脉瘤，或位于基底动脉顶部，或直径＞ 10 mm 的无症状动脉瘤，推荐积极干预治疗 [1]。ISUIA 第二部分和其他研究的结果证实尽管 AHA 的指南发表于 2000 年，但也指出对于中等大小的动脉瘤（7~10 mm 范围），或位于后循环（包括位于后交通动脉）的动脉瘤，由于破裂的风险明显增加，建议以尽可能小的风险进行干预治疗。新的证据也支持对于长方形或复杂的多叶形的动脉瘤，或瘤体直径与载瘤动脉直径比高的动脉瘤，应早期治疗。动脉瘤直径 2~7 mm 的年轻患者，特别是当瘤体径与载瘤动脉直径比高时，应考虑个体化治疗方案。术者的经验、偏倚及个人偏好影响治疗决策，这一点应被考虑在内。当动脉瘤出现增大，或出现一个复杂的形状，或产生新的症状时，都意味着需要更紧迫地考虑进行手术干预。

总体而言，更倾向于手术的因素包括预期寿命长的年轻患者、既往有动脉瘤破裂史、有动脉瘤破裂家族史、巨大动脉瘤、有症状性动脉瘤、动脉瘤随访期间有增大和治疗风险预期较小。更倾向于保守治疗的因素包括老年患者、预期寿命短、有共患疾病和无症状的微小动脉瘤的患者 [1]。

选择显微手术夹闭还是血管内介入治疗是高度个性化的，需权衡特定动脉瘤的操作风险和患者及治疗团队的经验。总的来说，适合手术夹闭的 UIA 最好行手术治疗，通常无需经股动脉插管脑血管造影，由经验丰富的外科医生和团队在侵袭性干预和风险最小的前提下最大可能地完成永久的动脉瘤闭塞。对于手术风险高的患者考虑使用血管内介入治疗。

此外保守治疗动脉瘤的建议应包括细致的血压控制、戒烟以及对其他已知的血管危险因素的治疗。应定期使用无创的血管成像进行观察监测。只要患者仍有可能出现动脉瘤大小或形态的变化，从而需要干预治疗，这种随访观察就应继续保持。

结论

ISUIA 组 2（同一患者既往有来自另一病变的出血史）的小 UIA 有更高的破裂风险，这表明这类患者有自身固有的生物学上的出血风险。显然，所有组 2 的 UIA 都曾是组 1 的 UIA，直至第一次出血；然而，组 2 的 UIA 可能在首次出血前并未表现出其生物学上的出血倾向性。将 UIA 分类为组 1 和组 2 是有益的，但这也略显得有些不够人道，意味着患者需要在首次出血后幸存，才能被确认为易出血的。有家族史的偶发动脉瘤往往比其他 UIA 在年轻时更容易发生破裂出血，包括家族性的频繁在同一年龄发生破裂出血的病例。这些因素可能意味着其中有动脉瘤破裂的遗传倾向，而不仅仅是动脉瘤的发生倾向，这需要依靠基因组学的方法来确定导致动脉瘤破裂倾向的遗传或表观遗传上的变异。这些病例需要更加严密的随访监测或更加积极的干预治疗。

悬而未决的问题是哪些偶发动脉瘤更容易出血。大小、形态与动脉瘤的位置是风险增加的标志，但它们无法完全预测破裂出血。在个体化治疗的时代，组别统计的风险并不能被完全接受，尤其是考虑到动脉瘤破裂的后果如此可怕。血流动力学、生物物理和血管壁的分子成像的研究需要得到进一步的发展，从而能更敏感和可靠地预测易破裂出血的动脉瘤。

比较各种治疗手段有效性的研究有待进一步完善。利用大型数据库来收集和总结手术经验和多学科融合对本病的预后有显著影响。未来的研究应继续完善这一信息，包括对新的诊断、手术及介入方法以及辅助措施的客观评估。

参·考·文·献

[1] Bederson JB, Awad IA, Wiebers DO, et al. Recommendations for the management of patients with unruptured intracranial aneurysms: a statement for healthcare professionals from the Stroke Council of the American Heart Association. Stroke 2000;31:2742–2750

[2] Burns JD, Huston J III, Layton KF, Piepgras DG, Brown RD Jr. Intracranial aneurysm enlargement on serial magnetic resonance angiography: frequency and risk factors. Stroke 2009;40:406–411

[3] International Study of Unruptured Intracranial Aneurysms Investigators. Unruptured intracranial aneurysms—risk of rupture and risks of surgical intervention. N Engl J Med 1998;339:1725–1733

[4] Wiebers DO, Whisnant JP, Huston J III, et al. International Study of Unruptured Intracranial Aneurysms Investigators. Unruptured intracranial aneurysms: natural history, clinical outcome, and risks of surgical and endovascular treatment. Lancet 2003;362:103–110

[5] Weir B, Disney L, Karrison T. Sizes of ruptured and unruptured aneurysms in relation to their sites and the ages of patients. J Neurosurg 2002;96:64–70

[6] Ishibashi T, Murayama Y, Urashima M, et al. Unruptured intracranial aneurysms: incidence of rupture and risk factors. Stroke 2009;40:313–316

[7] Jane JA, Winn HR, Richardson AE. The natural history of intracranial aneurysms: rebleeding rates during the acute and long term period and implication for surgical management. Clin Neurosurg 1977;24:176–184

[8] Locksley HB. Natural history of subarachnoid hemorrhage, intracranial aneurysms and arteriovenous malformations. Based on 6368 cases in the cooperative study. J Neurosurg 1966;25:219–239

[9] Juvela S, Porras M, Poussa K. Natural history of unruptured intracranial aneurysms: probability of and risk factors for aneurysm rupture. J Neurosurg 2000;93:379–387

[10] Nahed BV, DiLuna ML, Morgan T, et al. Hypertension, age, and location predict rupture of small intracranial aneurysms. Neurosurgery 2005;57:676–683, discussion 676–683

[11] Juvela S, Poussa K, Porras M. Factors affecting formation and growth of intracranial aneurysms: a long-term follow-up study. Stroke 2001;32:485–491

[12] Yasui N, Magarisawa S, Suzuki A, Nishimura H, Okudera T, Abe T. Subarachnoid hemorrhage caused by previously diagnosed, previously unruptured intracranial aneurysms: a retrospective analysis of 25 cases. Neurosurgery 1996;39:1096–1100, discussion 1100–1101

[13] Matsubara S, Hadeishi H, Suzuki A, Yasui N, Nishimura H. Incidence and risk factors for the growth of unruptured cerebral aneurysms: observation using serial computerized tomography angiography. J Neurosurg 2004;101:908–914

[14] So TY, Dowling R, Mitchell PJ, Laidlaw J, Yan B. Risk of growth in unruptured intracranial aneurysms: a retrospective analysis. J Clin Neurosci 2010;17:29–33

[15] Ujiie H, Tachibana H, Hiramatsu O, et al. Effects of size and shape (aspect ratio) on the hemodynamics of saccular aneurysms: a possible index for surgical treatment of intracranial aneurysms. Neurosurgery 1999;45:119–129, discussion 129–130

[16] Hademenos GJ, Massoud TF, Turjman F, Sayre JW. Anatomical and morphological factors correlating with rupture of intracranial aneurysms in patients referred for endovascular treatment. Neuroradiology 1998;40:755–760

[17] Lall RR, Eddleman CS, Bendok BR, Batjer HH. Unruptured intracranial aneurysms and the assessment of rupture risk based on anatomical and morphological factors: sifting through the sands of data. Neurosurg Focus 2009;26:E2

[18] Vindlacheruvu RR, Mendelow AD, Mitchell P. Risk-benefit analysis of the treatment of unruptured intracranial aneurysms. J Neurol Neurosurg Psychiatry 2005;76:234–239

[19] Yoshimoto Y. A mathematical model of the natural history of intracranial aneurysms: quantification of the benefit of prophylactic treatment. J Neurosurg 2006;104:195–200

[20] Schwedt TJ, Gereau RW, Frey K, Kharasch ED. Headache outcomes following treatment of unruptured intracranial aneurysms: a prospective analysis. Cephalalgia 2011;31:1082–1089

[21] Qureshi AI, Suri MF, Kim SH, et al. Effect of endovascular treatment on headaches in patients with unruptured intracranial aneurysms. Headache 2003;43:1090–1096

[22] Samejima H, Ushikubo Y, Mizokami T, et al. New screening system for unruptured cerebral aneurysms—combination of an expert system and DSA examination. Neurol Med Chir (Tokyo) 1990;30:575–581

[23] Kappelle LJ, Eliasziw M, Fox AJ, Barnett HJ. North American Symptomatic Carotid Endarterectomy Trial Group. Small, unruptured intracranial aneurysms and management of symptomatic carotid artery stenosis. Neurology 2000;55:307–309

[24] Britz GW, Salem L, Newell DW, Eskridge J, Flum DR. Impact of surgical clipping on survival in unruptured and ruptured cerebral aneurysms: a population-based study. Stroke 2004;35:1399–1403

[25] Hoh BL, Cheung AC, Rabinov JD, Pryor JC, Carter BS, Ogilvy CS. Results of a prospective protocol of computed tomographic angiography in place of catheter angiography as the only diagnostic and pretreatment planning study for cerebral aneurysms by a combined neurovascular team. Neurosurgery 2004;54:1329–1340, discussion 1340–1342

[26] White PM, Teasdale EM, Wardlaw JM, Easton V. Intracranial

aneurysms: CT angiography and MR angiography for detection prospective blinded comparison in a large patient cohort. Radiology 2001;219:739–749

[27] Schmid-Elsaesser R, Muacevic A, Holtmannspötter M, Uhl E, Steiger HJ. Neuronavigation based on CT angiography for surgery of intracranial aneurysms: primary experience with unruptured aneurysms. Minim Invasive Neurosurg 2003;46:269–277

[28] Matsuda M, Kidooka M, Nakazawa T, Kyoshima K, Handa J. Intraoperative monitoring of somatosensory evoked potentials in patients with cerebral aneurysm—correlation between central conduction time and postoperative neurological status. Neurol Med Chir (Tokyo) 1991;31:13–17

[29] Clatterbuck RE, Galler RM, Tamargo RJ, Chalif DJ. Orthogonal interlocking tandem clipping technique for the reconstruction of complex middle cerebral artery aneurysms. Neurosurgery 2006;59(4, Suppl 2):ONS347–ONS351, discussion ONS351–ONS352

[30] Dashti R, Laakso A, Niemelä M, Porras M, Hernesniemi J. Microscope-integrated near-infrared indocyanine green videoangiography during surgery of intracranial aneurysms: the Helsinki experience. Surg Neurol 2009;71:543–550, discussion 550

[31] David CA, Vishteh AG, Spetzler RF, Lemole M, Lawton MT, Partovi S. Late angiographic follow-up review of surgically treated aneurysms. J Neurosurg 1999;91:396–401

[32] King JT Jr, Berlin JA, Flamm ES. Morbidity and mortality from elective surgery for asymptomatic, unruptured, intracranial aneurysms: a meta-analysis. J Neurosurg 1994;81:837–842

[33] Raymakers TW, Rinkel GJ, Limburg M, Algra A. Mortality and morbidity of surgery for unruptured intracranial aneurysms: a meta-analysis. Stroke 1998;29:1531–1538

[34] Jung YJ, Ahn JS, Park ES, Kwon H, Kwun BD, Kim CJ. Surgical results of unruptured intracranial aneurysms in the elderly: single center experience in the past ten years. J Korean Neurosurg Soc 2011;49:329–333

[35] Kashiwagi S, Yamashita K, Kato S, Takasago T, Ito H. Elective neck clipping for unruptured aneurysms in elderly patients. Surg Neurol 2000;53:14–20

[36] Wirth FP, Laws ER Jr, Piepgras D, Scott RM. Surgical treatment of incidental intracranial aneurysms. Neurosurgery 1983;12:507–511

[37] Lawton MT, Daspit CP, Spetzler RF. Technical aspects and recent trends in the management of large and giant midbasilar artery aneurysms. Neurosurgery 1997;41:513–520, discussion 520–521

[38] Batjer HH, Samson DS. Causes of morbidity and mortality from surgery of aneurysms of the distal basilar artery. Neurosurgery 1989;25:904–915, discussion 915–916

[39] Picard L, Bracard S, Lehéricy S, et al. Endovascular occlusion of intracranial aneurysms of the posterior circulation: comparison of balloons, free coils and detachable coils in 38 patients. Neuroradiology 1996;38(Suppl 1):S133–S141

[40] Bhatia S, Sekula RF, Quigley MR, Williams R, Ku A. Role of calcification in the outcomes of treated, unruptured, intracerebral aneurysms. Acta Neurochir (Wien) 2011;153:905–911

[41] Solomon RA, Fink ME, Pile-Spellman J. Surgical management of unruptured intracranial aneurysms. J Neurosurg 1994;80:440–446

[42] Solomon RA, Mayer SA, Tarmey JJ. Relationship between the volume of craniotomies for cerebral aneurysm performed at New York state hospitals and in-hospital mortality. Stroke 1996;27:13–17

[43] Berman MF, Solomon RA, Mayer SA, Johnston SC, Yung PP. Impact of hospital-related factors on outcome after treatment of cerebral aneurysms. Stroke 2003;34:2200–2207

[44] Barker FG II, Amin-Hanjani S, Butler WE, Ogilvy CS, Carter BS. In-hospital mortality and morbidity after surgical treatment of unruptured intra cranial aneurysms in the United States, 1996–2000: the effect of hospital and surgeon volume. Neurosurgery 2003;52:995–1007, discussion 1007–1009

[45] Seule MA, Stienen MN, Gautschi OP, et al. Surgical treatment of unruptured intracranial aneurysms in a low-volume hospital—outcome and review of literature. Clin Neurol Neurosurg 2012; 114:668–672

[46] Molyneux A, Kerr R, Stratton I, et al. International Subarachnoid Aneurysm Trial (ISAT) Collaborative Group. International Subarachnoid Aneurysm Trial (ISAT) of neurosurgical clipping versus endovascular coiling in 2143 patients with ruptured intracranial aneurysms: a randomized trial. J Stroke Cerebrovasc Dis 2002;11:304–314

[47] Molyneux AJ, Kerr RS, Yu LM, et al. International Subarachnoid Aneurysm Trial (ISAT) Collaborative Group. International subarachnoid aneurysm trial (ISAT) of neurosurgical clipping versus endovascular coiling in 2143 patients with ruptured intracranial aneurysms: a randomised comparison of effects on survival, dependency, seizures, rebleeding, subgroups, and aneurysm occlusion. Lancet 2005;366:809–817

[48] Qureshi AI, Vazquez G, Tariq N, Suri MF, Lakshminarayan K, Lanzino G. Impact of International Subarachnoid Aneurysm Trial results on treatment of ruptured intracranial aneurysms in the United States. Clinical article. J Neurosurg 2011;114:834–841

[49] Alshekhlee A, Mehta S, Edgell RC, et al. Hospital mortality and complications of electively clipped or coiled unruptured intracranial aneurysm. Stroke 2010;41:1471–1476

[50] Lanterna LA, Tredici G, Dimitrov BD, Biroli F. Treatment of unruptured cerebral aneurysms by embolization with Guglielmi detachable coils: case-fatality, morbidity, and effectiveness in preventing bleeding—a systematic review of the literature. Neurosurgery 2004;55:767–775, discussion 775–778

[51] Johnston SC, Zhao S, Dudley RA, Berman MF, Gress DR. Treatment of unruptured cerebral aneurysms in California. Stroke 2001;32:597–605

[52] CARAT Investigators. Rates of delayed rebleeding from intracranial aneurysms are low after surgical and endovascular treatment. Stroke 2006; 37:1437–1442

[53] Johnston SC, Higashida RT, Barrow DL, et al. Committee on Cerebrovascular Imaging of the American Heart Association Council on Cardiovascular Radiology. Recommendations for the endovascular treatment of intracranial aneurysms: a statement for healthcare professionals from the Committee on Cerebrovascular Imaging of the American Heart Association Council on Cardiovascular Radiology. Stroke 2002;33:2536–2544

[54] Nelson PK, Lylyk P, Szikora I, Wetzel SG, Wanke I, Fiorella D. The pipeline embolization device for the intracranial treatment of aneurysms trial. AJNR Am J Neuroradiol 2011;32:34–40

[55] Piotin M, Blanc R, Spelle L, et al. Stent-assisted coiling of intracranial aneurysms: clinical and angiographic results in 216 consecutive aneurysms. Stroke 2010;41:110–115

[56] van Dijk JM, Groen RJ, Ter Laan M, Jeltema JR, Mooij JJ, Metzemaekers JD. Surgical clipping as the preferred treatment for aneurysms of the middle cerebral artery. Acta Neurochir (Wien) 2011;153:2111–2117

[57] Lum C, Narayanam SB, Silva L, et al. Outcome in small aneurysms (<4 mm) treated by endovascular coiling. J Neurointerv Surg 2012;4:196–198

[58] Pierot L, Barbe C, Spelle L. ATENA investigators. Endovascular treatment of very small unruptured aneurysms: rate of procedural complications, clinical outcome, and anatomical results. Stroke 2010;41:2855–2859

[59] Kaku Y, Watarai H, Kokuzawa J, Tanaka T, Andoh T. Treatment of cerebral aneurysms: surgical clipping and coil embolization. Interv Neuroradiol 2007;13(Suppl 1):68–72

第63章

血流导向支架在治疗复杂动脉瘤中的应用

David Fiorella

使用常规手术或血管内栓塞的方法治疗仍存在挑战性的动脉瘤，被认为是“复杂”动脉瘤。复杂性通常与动脉瘤大小（非常大或巨大）、形态（发育不良或梭形）和术后复发相关。血流导向支架作为一种重建性的、明确而持久的治疗选择，它的出现表明这类动脉瘤的治疗方案有了新的进展。现有的数据已证实该项技术的安全性和有效性。同时，我们对技术的最佳应用和潜在局限性的认识在不断发展。

血流导向的理论基础

血流导向的临床需求

动脉瘤的血管内治疗是基于用栓塞材料填充动脉瘤囊，通常使用铂金弹簧圈。这种方法对治疗大多数破裂与未破裂动脉可以取得与开颅夹闭相当的（不是更好的）治疗效果[1–6]。

大多数动脉瘤可以通过常规的血管内栓塞处理。然而，有相当一部分的动脉瘤不适合用这种方法治疗，或在栓塞后具有显著的不完全闭塞率或复发率。尤其是大型和巨型动脉瘤有很高的不完全闭塞率（分别为50%和85%）和复发率（40%~70%），通常需要二次甚至多次治疗[7–11]。这些多次治疗，以及动脉瘤的进展会导致较大动脉瘤的累积并发症率和死亡率维持在较高的水平。Jahromi等[7]计算得出每次治疗的死亡率和并发症率分别为8%和20%，巨大动脉瘤血管内治疗的整体累计并发症率和死亡率为55%。首次血管内治疗未能治愈的动脉瘤，无论大小如何，都代表了一类具有挑战性的亚型病变，约有50%的机会在二次治疗后会出现又一次复发[11]。

纺锤形、环形或宽颈动脉瘤无论用常规的开颅夹闭手术或血管内介入治疗都有相当的难度。这些常规治疗方法伴有相对较高的围手术期和术中并发症发生率，尤其当需要进行血流重建时（而不是血管闭塞）[12]。常规的治疗方法所取得的效果往往是暂时的，动脉瘤会局部复发和继续增大。

常规血管内介入治疗失败的模式

常规介入治疗复杂动脉瘤往往不成功的主要原因有两个：首先，即使用最小心的技术，依然很难使导丝的填充密度在这类动脉瘤内达到较高的水平。对于小的、窄颈的动脉瘤，40%的堆积密度是可行的，而对于这个级别的动脉瘤闭塞，动脉瘤再通是罕见的。然而，对于更大的或者巨型动脉瘤，堆积密度一般为20%，这可能无法支撑持久的动脉瘤闭塞[13–15]。如果动脉瘤含有大量管腔内的软血栓，这将成为一个严重的问题。随着时间的推移，线圈可能会被压缩进血栓内，导致相对较快和较大的再通（图63.1）。其次，当需要重建的动脉瘤–载瘤动脉的接口，包含一段具有明显长度及周长的载瘤动脉时，很难用导丝重建出一个均匀、光滑和连续的表面（即使利用辅助装置如气囊或常规支架辅助弹簧圈栓塞）。在大多数情况下，接口是不规则的。这种不完全的瘤颈重建为再通提供了可能的条件。

血流导向的概念

血流导向的概念从根本上不同于常规的血管内介入治疗。事实上，它更类似于开放的手术治疗方法。血流导向的内在机制是重建动脉瘤病变的载瘤动脉而不是解决动脉瘤囊性部分本身。高密度网状圆柱管通过微导管桥接动脉瘤颈，从正常血管近端至正常血管远端[16,17]。

治愈性的载瘤动脉重建和动脉瘤闭塞需要几天至几个月，需按照以下描述的顺序[18]。

机械性

血流中断（立即）：分流装置阻断动脉瘤血流的

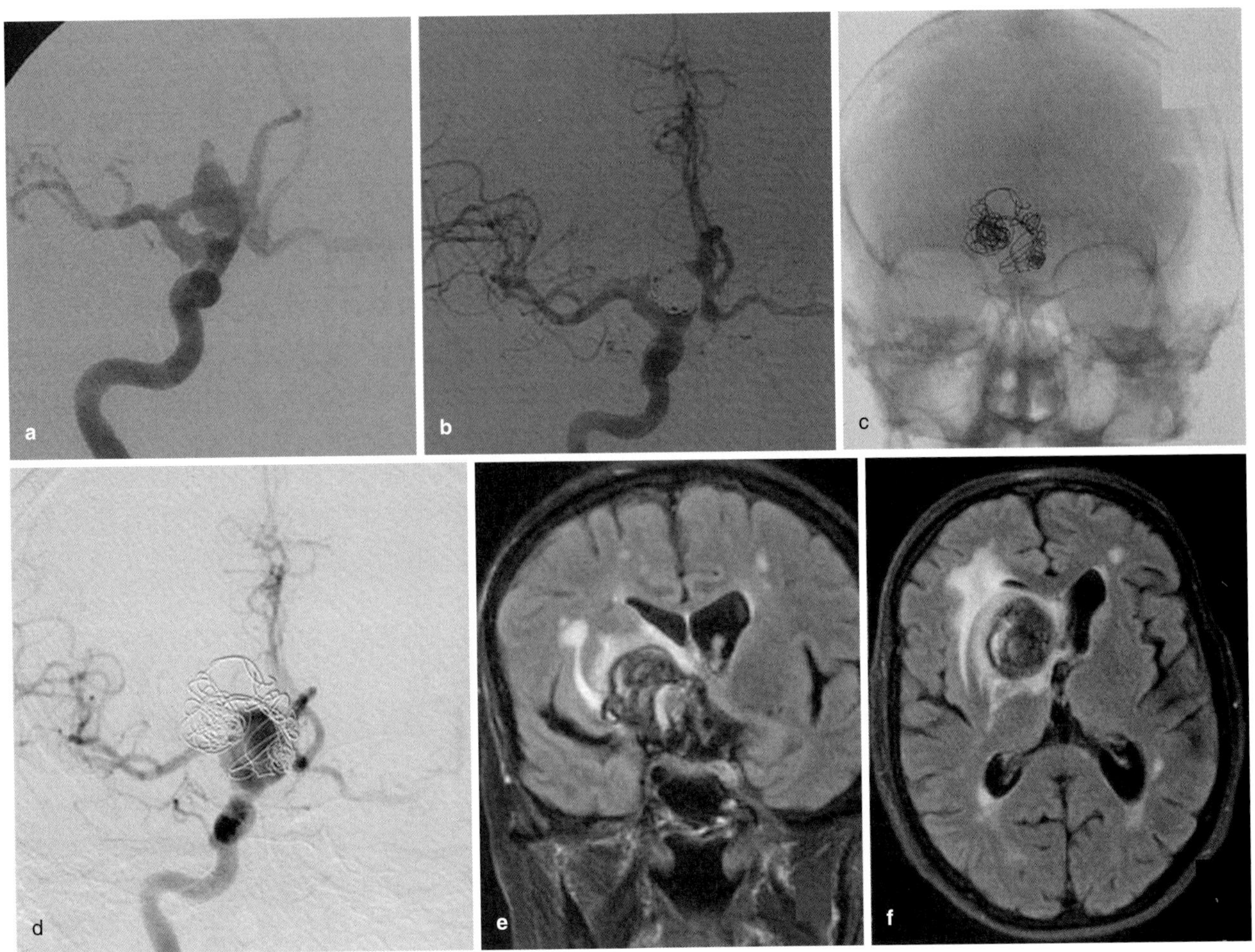

图 63.1　a. 血管造影正位片显示一例巨大、破裂的颈内动脉眼动脉段动脉瘤；b. 血管造影正位片显示成功栓塞动脉瘤后在瘤颈部少量残留的造影剂充盈；c、d. 当地医院的影像图片（c）和血管造影正位片（d）显示弹簧圈从瘤内散落至四周，伴有巨大动脉瘤的复发；e、f. 冠状位（e）和轴位（f）的 FLAIR 序列图像显示复发动脉瘤周围广泛的血栓形成，伴有相关的占位效应，以及基底前脑至深部内囊白质区域的瘤周水肿（感谢纽约州立大学研究基金会的支持）。

流入和流出，将血流主要导向解剖重建后的载瘤动脉。虽然动脉瘤在造影时可能仍有造影剂填充，但瘤内的血流已被阻断，瘤壁受到的剪切力得以减少。

生理性

动脉血栓形成（数天至数周）：瘤内血流的中断为血栓的形成创建了有利环境。当这个过程完成后，血管造影成像显示动脉瘤完全闭塞。横截面成像显示动脉瘤内血栓形成。这种血栓的形成率与动脉瘤大小、位置、瘤颈覆盖度相关。临床上，局部占位效应或透壁血栓相关炎性改变可能加重患者原有的临床症状。在某些情况下，新的症状如头痛或脑神经症状可能出现。类固醇药物有时可以缓解这些新出现的症状。

生物性

装置血管内皮化和血栓吸收（数月）：当动脉瘤完全闭塞后，血流导向装置可能发生血管内皮化。在动脉瘤 – 载瘤动脉接口上，一种永久性的生物封闭形式功能性地桥接正常载瘤动脉的近端和远端。当动脉瘤被完全孤立于血流循环外后，血栓开始逐渐吸收，整个动脉瘤体积开始围绕着装置的边缘发生坍缩。此时与动脉瘤占位效应相关的症状可能缓解（当症状尚可逆时）。

血流导向支架的孔隙率必须足以诱导动脉瘤血栓的形成。同时，它必须有足够的多孔性，以允许任何覆盖区域分支血流的通畅。虽然动脉瘤的充盈完全取决于流入和流出血流，局部分支的充盈仍是基于动静脉压力梯度。尽管开口处的金属覆盖率高，但这些压力梯度驱动血流通过分支和保持分支血管的通畅[1, 9]。因此，最佳的血流导向支架应该是既有足够的孔隙率能有效地诱导动脉瘤栓塞，同时又能保持装置覆盖的局部分支血管的持续通畅。

血流导向的临床前数据

大多数评估血流导向装置的临床前数据来自对

Pipeline（Covidien/ev3，Mansfield，MA）和 Surpass（Srupass，Tel Aviv，Israel）在实验性弹性蛋白酶诱导的动脉瘤兔模型中的研究[19–22]。在这些研究中，研究人员证实血流导向装置安置在动脉瘤 – 载瘤动脉接口处能使动脉瘤闭塞伴载瘤动脉的重塑。同时，该装置具有足够的孔隙度，以允许所覆盖动脉的分支血管的持续通畅。当多个装置（多达 3 个）重叠置入兔主动脉，局部的腰椎动脉在所有时间点仍然保持通畅（最长至 12 个月）[23]。

应用血流导向装置治疗颅内动脉瘤的临床经验和数据

可用的装置

Pipeline 栓塞装置（PED，Covidien/ev3）是唯一被美国食品药物监督管理局和 CE（Conformite Europeenne）认证的血流导向装置。PED 在美国和全球范围内广泛应用。在美国以外，Silk+（Balt Extrusion，Montmorency，France）和 Surpass 分流导向装置被 CE 认证并得以在欧洲市售。鉴于可收集分析的数据最多，本节内容只限于对 PED 的讨论。

Pipeline 栓塞装置：最初的人体应用经验

最初使用 PED 治疗颅内动脉瘤是早于其被正式认证的，多为“同情性使用”。在特殊的监管机构的批准下，PED 被用于不适合用传统外科手术和血管内介入方法治疗的动脉瘤。许多病例取得了戏剧性的令人满意的结果，首次提供了“理论证明”，即血流导向装置可以成功地并安全地用于缺乏其他治疗方案的动脉瘤患者（图 63.2）。

PED 能使动脉瘤血栓形成，血管生理性重塑，局

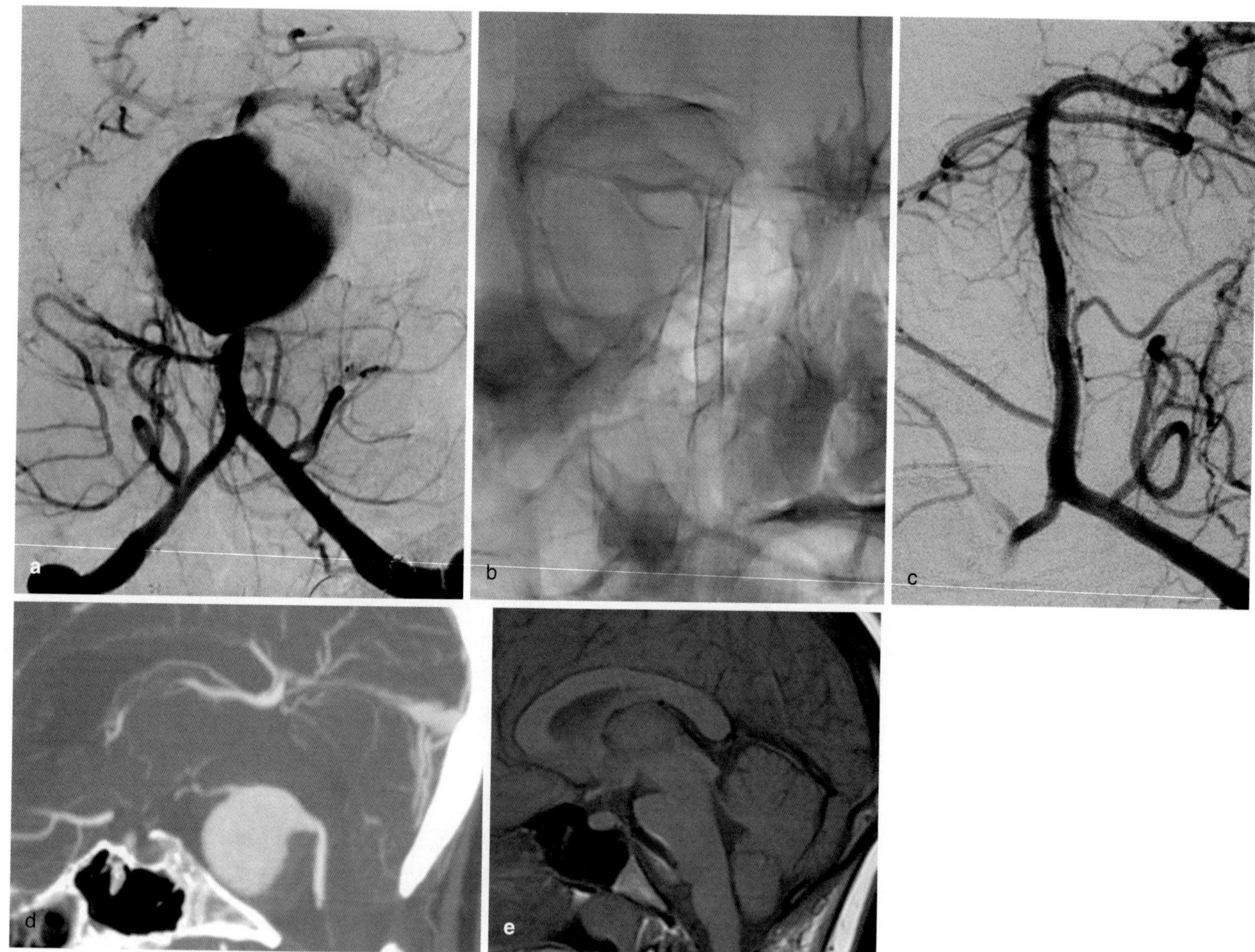

图 63.2　a. 血管造影正位片显示一个巨大的基底动脉主干中段动脉瘤。传统的开颅手术或介入治疗方法都无法治疗；b. PED 治疗后的造影正位片，内有 8 个 PED 的装置；c. 1 年后随访血管造影证实动脉瘤完全闭塞和基底动脉的生理性重塑；d. 术前 CT 血管造影（CTA）的矢状位重建图显示动脉瘤对脑干的占位效应；e. 1 年后 T1 加权磁共振成像（MRI）的矢状位图像显示血栓吸收和颅后窝正常解剖的恢复（感谢纽约州立大学研究基金会的支持）。

部占位效应缓解，横断面成像上正常解剖复位和局部功能分支血管保持通畅，且对前、后循环动脉瘤的治疗均有效[17, 24, 25]。

临床试验

在有了最初的 PED 的临床经验后，两项前瞻性试验的结果显示了该装置的疗效。Pipeline 治疗颅内动脉瘤（The Pipeline for the Intracranial Treatment of Aneurysms，PITA）的研究是一项前瞻性试验，研究 PED 治疗脑动脉瘤的可行性和安全性。Pipeline 治疗无法弹簧圈栓塞或栓塞失败（The Pipeline for Uncoilable or Failed Aneurysms，PUFS）的研究是一项关键的、前瞻性的对照试验，使 PED 得到在美国市场准入前的批准。

PITA 试验

PITA 试验纳入 31 例颅内动脉瘤患者，大部分（28 例）起源于颈内动脉。这些动脉瘤大部分为巨大（平均 11.5 mm）伴宽颈（平均 5.8 mm）。治疗成功率高达 96.8%。治疗后 6 个月的动脉瘤闭塞率达到了空前高的水平（28 例，93.3%）。围手术期并发症率维持在可接受的范围内。31 例患者中仅有 2 例出现围手术期脑卒中事件[26]。

PUFS 试验

PUFS 试验纳入 108 例大或巨大（> 10 mm）、宽颈（> 4 mm）的颈内动脉动脉瘤患者。该试验用两个联合的终末点来评估 PED 装置：一个是有效性即 PED 治疗成功，一个是安全性即 180 天内同侧脑卒中或神经系统性死亡。PED 治疗成功定义为单独利用 PED 达到目标动脉瘤的完全栓塞，在 180 天造影随访过程中无大于 50% 的载瘤动脉狭窄或闭塞。这些终点数据与已有文献里类似大小的动脉瘤指标进行比较。文献回顾得出的数据显示使用传统治疗方法的完全闭塞率小于 30%，围术期脑卒中或死亡率为 10%~15%。

纳入 PUFS 试验的动脉瘤为直径大（平均 18.2 mm）且宽颈动脉瘤（平均 8.8 mm）。这些动脉瘤在 PUFS 试验中的治疗成功率达到了一个非常高的水平（97.7%）。在 6 个月内，106 例接受血管造影评估的动脉瘤中，有 81 例达到了造影下完全闭塞（76.4%）。在 180 天内，108 例患者中有 6 例发生同侧卒中或脑死亡（5.6%）[27]。

试验数据总结

现有的试验数据表明，PED 提供了一种技术上可行的、高效的、相对安全的方法治疗那些最具有挑战性的脑动脉瘤。

血流导向装置应用的实际考虑

患者选择

在美国，PED 已经获得上市前批准申请（Premarket Approval Application，PMA）治疗成人（> 22 岁）大或巨大的、宽颈的、从颈内动脉岩段至垂体上段的颅内动脉瘤。但是，由于 PED 是一个 PMA 装置，美国的医师可能会根据自己的判断，超出目前标有的适用范围外选择使用 PED。同样的，在美国之外，监管机构对 PED 的应用有具体的解剖学上的限制。我们对患者选择的讨论不该被认为是一种对 PED 在美国超适应证使用的支持和认可，而是一种对目前全球已有经验的总结。

颈内动脉动脉瘤

目前拥有最多已有数据支持使用血流导向装置的动脉瘤是起源于颈内动脉侧壁和周壁的动脉瘤。如果选择得当，经验丰富的医师可以取得较高的技术和临床治疗成功率。

PED 治疗颈内动脉动脉瘤的重要技术因素包括以下几点。

（1）治疗指征：无症状的硬膜外的动脉瘤，无论大小，对患者的风险均很小，不适合血流导向治疗。顽固性疼痛和进行性视神经病变是 PED 治疗海绵窦段动脉瘤的极佳适用指征[28–30]。

（2）患者的年龄：年龄大的患者往往伴有不利于治疗的颈动脉解剖和动脉粥样硬化性血管疾病。这类患者不仅给治疗带来更多的技术挑战，同时耐受力也较差，即使是轻微的围手术期并发症也可能对患者造成严重的损伤。

（3）颈内动脉解剖：曲折的颈动脉和颈内动脉颅内段解剖对血流导向装置的输送和精准展开而言，往往是一个相当大的技术挑战。更柔软易弯曲的颅内远端导向导管是克服这些解剖特征的重要工具。

（4）抗血小板药物的相容性：使用血流导向装置治疗的患者需要长期接受双重抗血小板药物治疗。外科医师应筛选出已知有出血性疾病的、耐抗血小板药物的、用药不遵医嘱的、任何需长期抗凝治疗的（例如心房颤动），或任何已知将来因侵入性操作（例如牙科整形重建外科手术）可能需要中止抗血小板治疗的患者。

非颈内动脉动脉瘤

对于治疗更远端前循环或后循环动脉瘤的研究数据相对较少。这些动脉瘤，特别是那些涉及后循环的，具有较高的围手术期并发症和不良临床事件的发生率[31]。常规而言，这些复杂动脉瘤的以下特点与较差的临床结局相关。

（1）起源于动脉瘤的血管分支：后循环动脉瘤和更远端的前循环动脉瘤常合并有血管分支，作为脑实质血供的唯一来源。另外，这些动脉瘤可能涉及血管分叉。以上任一情况下，血管分支都与动脉瘤血供的持续通畅、进行性增大和偶发的破裂密切相关[32, 33]。在 PED 治疗时任何并入动脉瘤的血管分支都应用弹簧圈重建结构，以避免持续血流流入，进而可能会导致动脉瘤增大或破裂（图 63.3）。

（2）原发缺血性症状：从弥漫性扩张的病态血管上发出的动脉瘤，尤其是那些以与穿支血管中断相关的原发性缺血性症状为表现的动脉瘤，血流导向治疗后的结局几乎都是悲剧性的。

（3）老年：虽然年轻的患者在血流导向治疗后表现出显著的长节段血管重塑，但老年患者往往相反。这可能归因于年轻的患者往往只是在血管的局部发生动脉瘤病变（即使它是在一个比较长的节段），而在病变的近端和远端通常是完全正常的血管。这样的解剖使外科医生能够从一段正常的血管搭桥至另一段正常血管。

相应的，最适合血流导向装置治疗的是动脉瘤有侧壁的，或呈梭形且无分支血管的年轻偶发或以头痛起病的患者[17]。

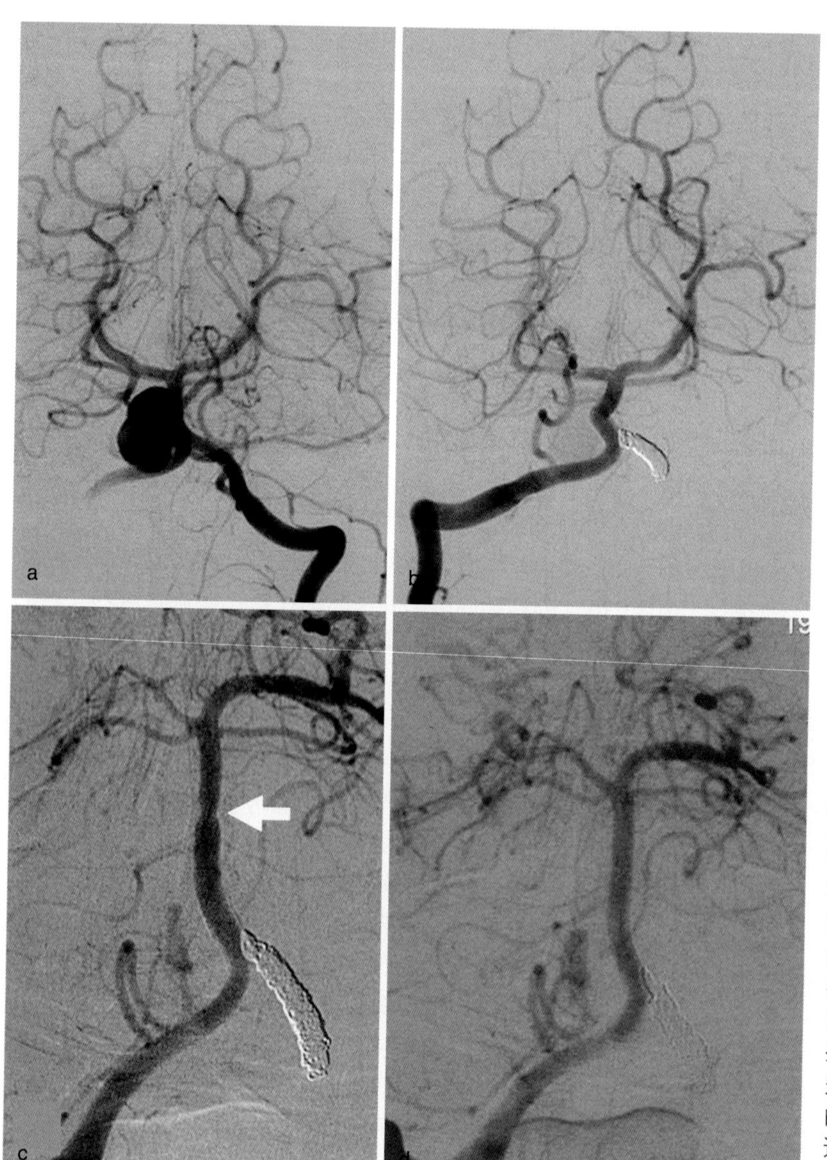

图 63.3 a. 汤氏位示起源于椎基底动脉交界（VBJ）和基底动脉主干近端的巨大动脉瘤；b. 治疗后的血管造影显示 2 个 PED 对右侧 VBJ 和对侧椎动脉远端的结构重构。对侧椎动脉的重构是为了避免血流在 PED 支架外直接血管内渗漏进动脉瘤内；c. 6 个月后造影随访证实动脉瘤完全闭塞。在 PED 支架远端有少许狭窄（箭头所示）。这种观察结果表明不成熟的新内膜组织沿着 PED 支架生长，而随着这些组织日益成熟，狭窄通常经常会自动消失；d. 1 年后造影随访证实动脉瘤持续性的治愈，以及基底动脉的生理重塑和支架远端轻度狭窄消失（感谢纽约州立大学研究基金会的支持）。

患者的术前准备

术前充分的抗血小板治疗是使用血流导向支架进行血运重建的重要术前准备步骤。血流导向装置的高金属表面积覆盖特性为载瘤动脉在支架植入术中及术后即刻提供了一个巨大的血栓形成的界面。

最常见的术前抗血小板治疗方案是给予氯吡格雷（75 mg/d）至少 5~7 天，联合阿司匹林（81~325 mg/d）至少 48 小时。鉴于药物起效快（用药后 2 小时）和抑制血小板作用的可重复性好，很多外科医师都倾向于使用 600 mg 负荷剂量的氯吡格雷[34–44]。对于服用阿司匹林和氯吡格雷后是否应进行血小板功能的检测目前仍存在争议。然而在临床上，仍然有较多的神经介入科医师倾向于定期检测血小板功能[45, 46]。对于氯吡格雷抵抗的患者，有时会重新负荷予较高剂量（每天 150 mg）的氯吡格雷，以达到抑制血小板的作用；然而，这种做法未必能为患者带来更好的预后[47–49]。对于氯吡格雷完全耐受的患者，普拉格雷作为口服的 P2Y12 抑制剂可能是一种有效又可靠的替代药物[50]。

操作过程

PED 输送和展开的方法在其他文献中已有详细讨论[7, 18, 25]。本章节将重点讲述一些对手术成功至关重要的操作步骤。

造影对血管解剖的精确显示

清楚地了解动脉瘤的解剖结构是必需的，以便导丝高效地通过病变，并建立一个有效的装置结构。旋转造影和三维重建技术优化了二维投影对血管解剖的显示。最初，这些投影技术的优化是为了给外科医师寻找动脉瘤出口提供更准确的双平面定位。对于特别巨大颈内动脉海绵窦段动脉瘤，导丝通过难度很大，因此，这样的造影技术是非常重要的。一旦导丝通过动脉瘤，外科医师可以通过调整投影角度，使远端和近端区域显示达到最优化。与传统的瘤内弹簧圈栓塞相比，了解 PED 放置的区域远比操作过程中对动脉瘤 – 载瘤动脉交界处的持续可视更重要。

稳定的远端入径

使用 6-french（F）长（80 cm）鞘（Neuron-Max，Penumbra Inc.，Alameda CA）以及 6F 远端导引导管（Neuron，Penumbra Inc.；Reflex，Reverse Medical Corp.，Irvine，CA）送至颈内动脉海绵窦段到达前循环。对于后循环病变，运用 ArrowFlex 6F 长鞘（Teleflex Medical，Research Triangle Park，NC）穿刺锁骨下动脉，通过 6F 远端指引导管进入椎动脉远段（尤其是颅内段近端），也可进行相似的操作。

用抗痉挛药（例如维拉帕米或尼卡地平）对目标动脉进行积极的预处理可以预防血管痉挛的发生。对于颈动脉解剖结构简单的病例，通过标准的 0.035 英寸（1 英寸 =2.54 cm）导丝，导管可以延伸至颅内循环。对于相对复杂的病例，可以通过 Marksman（Covidien/ ev3 Endovascular Inc.，Plymouth，MN）微导管和一根微导丝实现。在颈部解剖极端扭曲或其他严重解剖异常（例如肌纤维发育不良）的情况下，导管可通过远端入径，运用一个 4 mm × 20 mm Hyperglide 球囊（Covidien/ev3）从远端进入颅内循环（海绵窦段最为典型），球囊扩张后形成一个远端的“锚”，然后轻轻地回撤球囊，使导管能进入远端。该操作有利于将导管保持在血管的中央，最大限度地减少因推拉导管对血管造成的损伤。

术中影像

每个装置都要被植入恰当的位置后完全扩张，与载瘤动脉建立一个有效的结构。虽然与大多数现有的颅内支架相比，血流导向装置的X线穿透性更强一些，但有时在植入后很难被完整可视，特别是当血管段与颅底重叠时。在支架展开过程中，有可能支架被送至扭曲的血管内或形成一个椭圆形导致展开不完全。这将导致治疗无效，甚至使血流受到影响，导致血管闭塞。

术中 CT 血管造影（例如锥束 CT；DynaCT，Siemens Medical Solutions，Erlangen，Germany）对于原位观察植入的血流导向装置的位置具有十分重要的价值。它能提供一个高分辨率的 CT 图像，确保装置是完全打开的并且与载瘤动脉相匹配。在 PED 被展开后回收导丝时，CT 血管造影可被用来证实装置能够展开良好（图 63.4）。

术后管理

对于接受血流导向装置的患者的术后管理存在很多争议，目前少有文献数据来指导这些决定。因此，我们在这里介绍我们医疗中心目前采用的治疗策略，这是基于个人的经验不断进化和成熟的基础上所得出的。

抗血小板治疗

对于接受血流导向治疗的患者，抗血小板治疗因动脉瘤的复杂性和重建血管的长度的不同而不同。对于更直接的病变，即动脉瘤影响的节段较正常血管相对较短时，患者需接受双联抗血小板治疗 6 个月。如果 6 个月后血管造影显示动脉瘤完全闭塞，患者可在

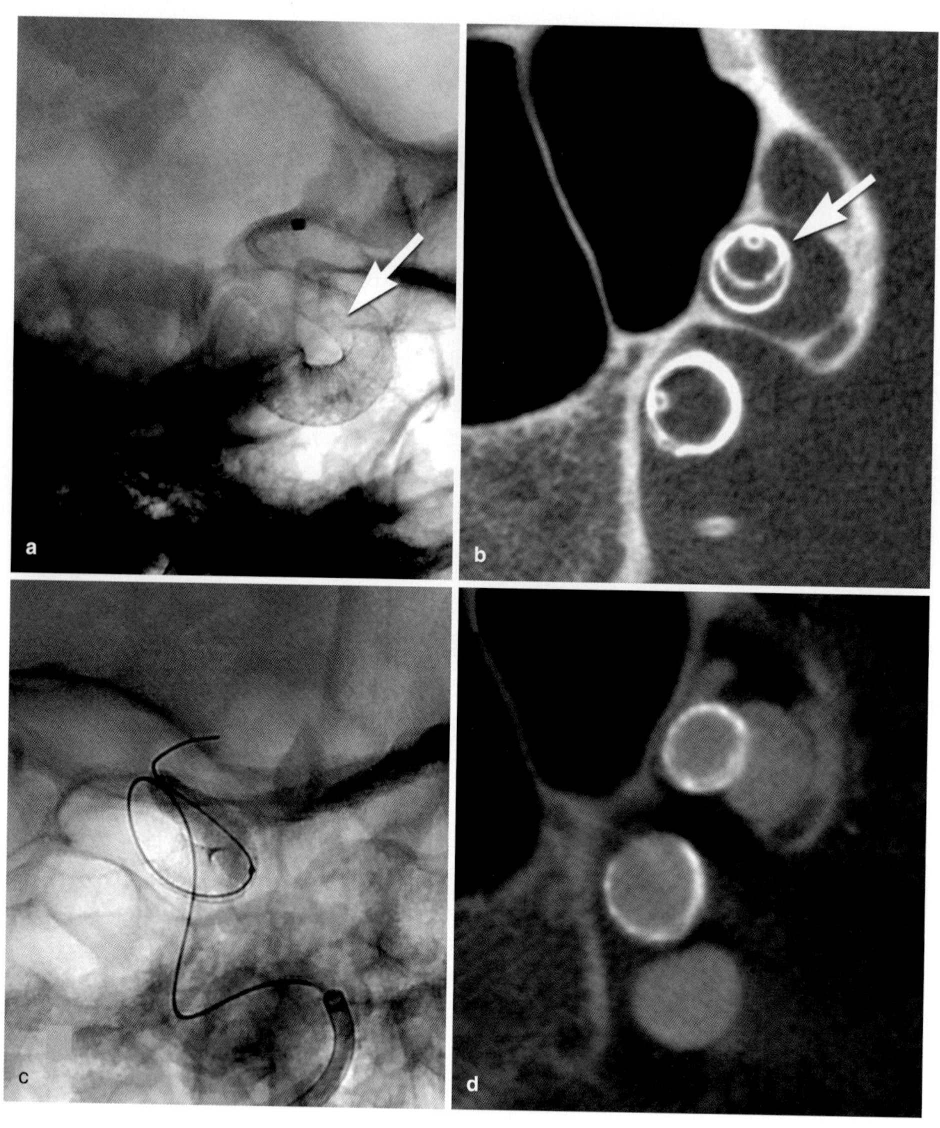

图 63.4 a. 侧位片示 2 个 PED 组成的结构跨过颈内动脉眼动脉段动脉瘤。该结构的远端（箭头）似乎已经错位；b、c. CT 轴位重建图像（b）显示 Marksman 微导管（Covidien EV3、Irvine、CA）。在结构的远端，两个植入装置放置欠佳，相互间表面存有间隙（箭头）。在这一观察的基础上，Marksman 微导管更换为 4 mm × 15 mm 超滑气囊（Covidien/ev3），使用血管成形术（c）来提高装备的贴附程度；d. 随访 CT 重建图像显示血管成形术后，两装置贴附良好，相互间没有间隙（感谢纽约州立大学研究基金会的支持）。

接受传统剂量阿司匹林治疗的同时，减少一半剂量的氯吡格雷。12 个月后停用氯吡格雷，继续终身口服阿司匹林（81 mg/d）。对于使用多个 PED 装置桥接大的动脉瘤周节段治疗更复杂的动脉瘤，患者需接受双联抗血小板药物治疗 1 年。如果 1 年后造影显示动脉瘤完全闭塞，患者再维持阿司匹林治疗和一半剂量的氯吡格雷治疗 1 年。2 年后停用氯吡格雷，继续终身服用阿司匹林（81 mg/d）。

当血流仍能持续通过 PED 进入动脉瘤时，我们不建议停用氯吡格雷。在这种情况下，患者通常会继续接受双联抗血小板治疗，或者放置额外的 PED 在动脉残留部分。

这种相对保守的停用双联抗血小板治疗的方法是基于对血流导向治疗远期（初次治疗后 1 年甚至更长时间）血栓形成的观察所得出的结论 [51, 52]。

血压管理

PED 重建前循环动脉瘤后，谨慎的做法是确保血压正常。有数例病例报道和小的病例系列报告描述了血流导向相关的自发性迟发同侧脑实质内出血 [53, 54]。出血的原因不明。发生出血的时间间隔从术后 1 天至 3 周。虽然病因尚不明确，但围手术期避免高血压可能有助于降低出血发生率和出血严重程度。

激素

我们在围手术期并不常规使用激素。我们通常对出现新症状、原有占位效应进一步恶化，或治疗后动脉瘤周围水肿明显的患者使用激素治疗。

血管造影随访

使用血流导向治疗后，我们通常在 3~6 个月和 9~15 个月时进行血管造影随访。通常情况下，我们使用磁共振成像（MRI）在相同的时间间隔内监测按照预计不断消融的动脉瘤血栓。如果第二次造影证实了动脉瘤完全闭塞，没有证据表明狭窄发生，采用 MRI 进行后续随访，直到动脉瘤血栓完全消融。

血流导向治疗相关的静脉并发症

血流导流相关的即刻围手术期并发症与标准支架辅助弹簧圈栓塞的并发症类似，在其他文献和书籍中已有很详尽的阐述[10]。

除了传统的血管内支架辅助治疗动脉瘤的围手术期并发症，一些与血流导向相关的迟发的并发症已被报道。这些并发症可能会在操作后的数天至数周后出现。

瘤壁不稳定

有数例病例报道和小的病例系列报告描述了未破裂动脉瘤在血流导向治疗后发生迟发性破裂[32, 33, 55, 56]。这种现象局限在非常大的动脉瘤（> 15 mm）上出现。动脉瘤破裂多发生在治疗后数天至数月后[55]。影像学资料显示动脉瘤在破裂时有大容量的累积瘤内血栓表现。

这种现象原因目前尚不明确，有文献将它归因于血流导向装置诱导瘤腔内血栓形成引起的动脉瘤壁不稳定[32, 55]。虽然直观上认为动脉瘤内的血栓可能起到“保护”瘤壁不被血流冲破的作用，但真实的情况可能恰恰相反。急性血栓可诱导缺血、炎症、相邻动脉瘤壁的破坏性改变，导致瘤壁变薄，甚至在某些情况下完全破裂[33]。类似的现象在部分血栓形成的腹主动脉瘤上已被发现。部分血栓形成的腹主动脉瘤生长更为迅速，而且一般从血栓相邻的瘤壁处破裂[57–61]。

目前，无法预测哪种大动脉瘤治疗后容易出现迟发性破裂。但是，一些研究人员已经观察到合并有血管分支的动脉瘤可能会使血流穿过 PED 而导致动脉瘤无法完全闭塞或者闭塞延迟[32, 33]。另外有人指出，症状性动脉瘤或那些已证实最近有增大的动脉瘤可能会在治疗后容易发生破裂[55]。

同侧迟发性脑实质出血

同侧迟发性脑实质出血主要发生在血流导向装置治疗前循环动脉瘤后[27, 53, 54]。与迟发性动脉瘤破裂不同，迟发性脑实质出血与动脉瘤并非直接相关。相反，他们可能与血流导向操作相关。一般出血发生在操作后 24 小时至 3 周之间。出血是在动脉瘤的血管周围分布，但解剖上远离病变本身。出血分布主要或完全在脑实质内。这与动脉瘤的大小、形态或症状无关。

出现这种现象的原因包括：①操作相关的临床上无表现的小梗死再灌注；②血流导向装置放置过程中产生的异物栓子；③高通量、大容量动脉瘤产生的“高灌注”现象；④在重建段血管顺应性的变化，造成 Windkessel 效应的损失和不衰减的动脉波形传输至脑血管系统[54]。

在临床上，脑实质出血症状的严重程度可从轻微神经功能受损至死亡而不同（图 63.5）。考虑到扭转抗血小板药物的作用及其控制新植入血流导向装置患者进行性出血的难度，同侧脑出血患者的围手术期管理是具有挑战性的。

瘤壁不稳定和迟发性破裂现象仅限于大型和巨型动脉瘤，其自然史较差且替代疗法几乎没有。然而迟发性同侧脑实质出血情况则不同，这种现象在大的和小的脑动脉瘤均有报道[54]。因此，对于治疗较小的脑动脉瘤，血流导向装置带来的脑实质出血的风险是必须考虑的，尤其是当动脉瘤还适合如血管内栓塞等其他治疗方式时。

极晚期血栓形成

在随访中期（6~12 个月），血流导向装置内狭窄或闭塞的发生率与其他颅内动脉瘤支架相仿[62]。在 PUFS 试验中，91 例患者中有 6 例（6.6%）在血管造影随访中发现有支架内再狭窄（*n*=2）或血栓形成（*n*=4）。其中只有 2 例（2.2%）是有症状的。

对于大多数金属裸支架而言，在 12 个月后发生支架内再狭窄或迟发性血栓形成是极为罕见的。以冠状动脉裸金属支架为例，2009 年文献回顾全球仅报道了 22 例（在数以百万的支架植入患者中）发生支架内再狭窄或迟发性血栓形成[63]。然而，目前已有 3 例血流导向相关的极晚期（装置植入后 1 年或更长时间）血栓形成的病例报道[51, 52]。其中 2 例迟发性血栓形成是在患者随访 1 年时发现少量残余动脉瘤充盈而停用氯吡格雷后发生的。基于这个原因，我们通常会保持双联抗血小板治疗，直至血管造影证实动脉瘤闭塞完全（如上所述）。如果动脉瘤持续有残留，我们经常再放置血流导向装置，将涉及血管节段覆盖以促进动脉瘤完全闭塞。

未来发展方向

在不久的将来，随着技术的升级和更新，血流导

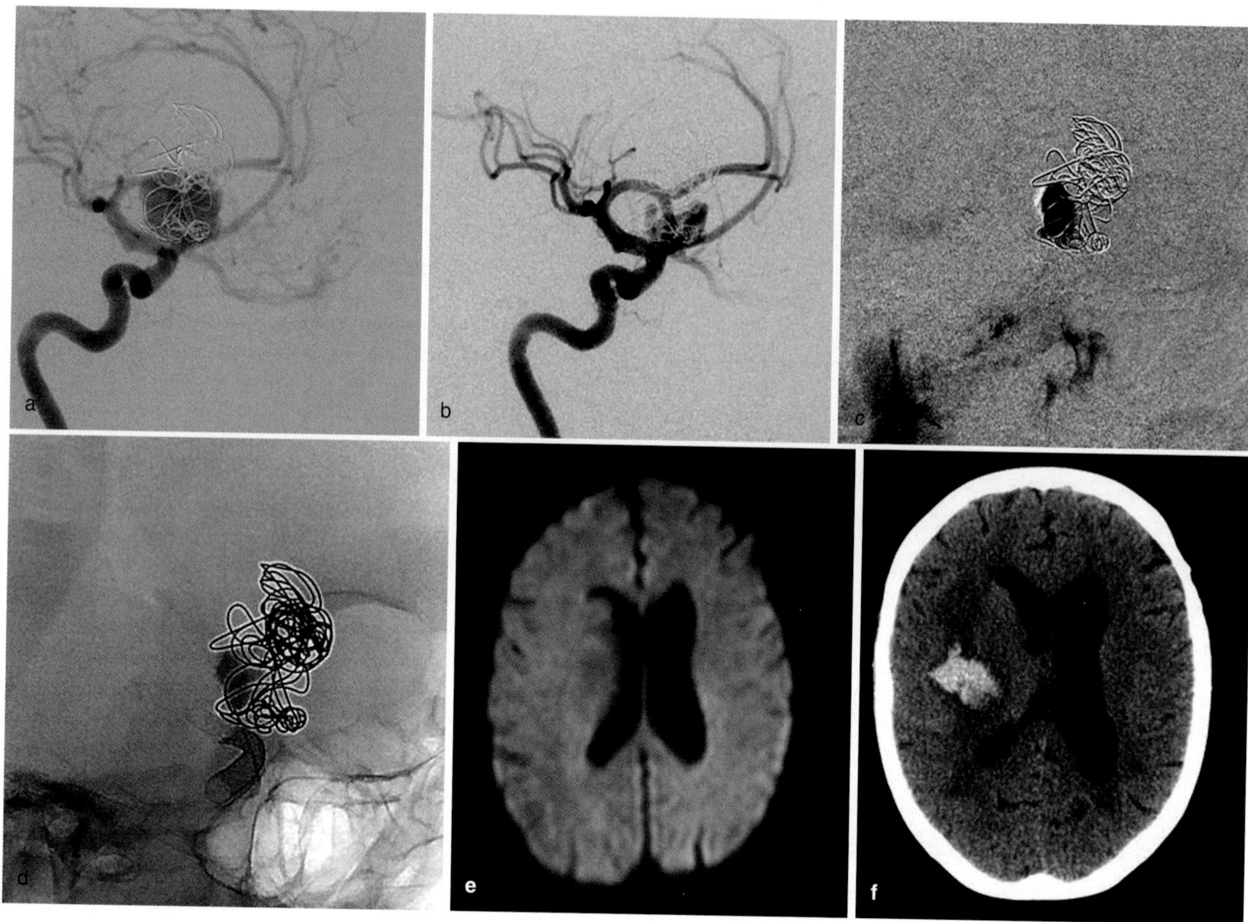

图 63.5　a. 血管造影右前斜位显示一巨大右侧颈内动脉眼动脉动脉瘤再通；b. 血管造影图像显示植入 4 个 PED 重建后动脉瘤血供显著下降；c、d. 减影（c）和未减影（d）静脉期图像显示在这 4 个 PED 组成的装置跨过动脉瘤颈处造影剂有持续性停留；e. 治疗后 48 小时行弥散加权磁共振轴位像未见弥散受限表现。患者出院时神经功能完整，直至手术后第 19 天，她出现了突发的左侧肢体偏瘫；f. CT 显示在右侧半卵圆中心有一同侧自发性脑实质出血（感谢纽约州立大学研究基金会的支持）。

向装置在血管内的输送和展开应会变得更加简单和可靠。既能提供血流导向，同时又能让导管穿过装置进行瘤内弹簧圈栓塞的混合装置正在研发中[64]。

相对于目前的技术，未来临床研究将着重提高这些设备的安全性、有效性，降低与其相关的并发症的发生率。为了更好地改进这些方面，设计临床试验将血流导向装置的适用范围扩大至传统动脉瘤而非仅限于复杂动脉瘤可能更为合理。

参·考·文·献

[1] Johnston SC, Zhao S, Dudley RA, Berman MF, Gress DR. Treatment of unruptured cerebral aneurysms in California. Stroke 2001;32:597–605

[2] McDougall CG, Spetzler RF, Zabramski JM, et al. The Barrow Ruptured Aneurysm Trial. J Neurosurg 2012;116:135–144

[3] Molyneux A, Kerr R, Stratton I, et al. International Subarachnoid Aneurysm Trial (ISAT) Collaborative Group. International Subarachnoid Aneurysm Trial (ISAT) of neurosurgical clipping versus endovascular coiling in 2143 patients with ruptured intracranial aneurysms: a randomised trial. Lancet 2002;360:1267–1274

[4] Molyneux AJ, Kerr RS, Yu LM, et al. International Subarachnoid Aneurysm Trial (ISAT) Collaborative Group. International subarachnoid aneurysm trial (ISAT) of neurosurgical clipping versus endovascular coiling in 2143 patients with ruptured intracranial aneurysms: a randomised comparison of effects on survival, dependency, seizures, rebleeding, subgroups, and aneurysm occlusion. Lancet 2005;366:809–817

[5] White PM, Lewis SC, Gholkar A, et al; HELPS trial collaborators. Hydrogelcoated coils versus bare platinum coils for the endovascular treatment of intracranial aneurysms (HELPS): a randomised controlled trial. Lancet 2011;377:1655–1662

[6] White PM, Lewis SC, Nahser H, Sellar RJ, Goddard T, Gholkar A. HELPS Trial Collaboration. HydroCoil Endovascular Aneurysm Occlusion and Packing Study (HELPS trial): procedural safety and operator-assessed efficacy results. AJNR Am J Neuroradiol

2008;29:217–223
[7] Jahromi BS, Mocco J, Bang JA, et al. Clinical and angiographic outcome after endovascular management of giant intracranial aneurysms. Neurosurgery 2008;63:662–674, discussion 674–675
[8] Nelson PK, Sahlein D, Shapiro M, et al. Recent steps toward a reconstructive endovascular solution for the orphaned, complex-neck aneurysm. Neurosurgery 2006;59(5, Suppl 3):S77–S92, discussion S3–S13
[9] Wehman JC, Hanel RA, Levy EI, Hopkins LN. Giant cerebral aneurysms: endovascular challenges. Neurosurgery 2006;59(5, Suppl 3):S125–S138, discussion S3–S13
[10] Fiorella D, Albuquerque FC, Woo H, Rasmussen PA, Masaryk TJ, McDougall CG. Neuroform stent assisted aneurysm treatment: evolving treatment strategies, complications and results of long term follow-up. J Neurointerv Surg 2010;2:16–22
[11] Raymond J, Guilbert F, Weill A, et al. Long-term angiographic recurrences after selective endovascular treatment of aneurysms with detachable coils. Stroke 2003;34:1398–1403
[12] Devulapalli KK, Chowdhry SA, Bambakidis NC, Selman W, Hsu DP. Endovascular treatment of fusiform intracranial aneurysms. J Neurointerv Surg 2013;5:110–116
[13] Sluzewski M, Menovsky T, van Rooij WJ, Wijnalda D. Coiling of very large or giant cerebral aneurysms: long-term clinical and serial angiographic results. AJNR Am J Neuroradiol 2003;24:257–262
[14] Sluzewski M, van Rooij WJ, Slob MJ, Bescós JO, Slump CH, Wijnalda D. Relation between aneurysm volume, packing, and compaction in 145 cerebral aneurysms treated with coils. Radiology 2004;231:653–658
[15] Wakhloo AK, Gounis MJ, Sandhu JS, Akkawi N, Schenck AE, Linfante I. Complex-shaped platinum coils for brain aneurysms: higher packing density, improved biomechanical stability, and midterm angiographic outcome. AJNR Am J Neuroradiol 2007;28:1395–1400
[16] Lylyk P, Miranda C, Ceratto R, et al. Curative endovascular reconstruction of cerebral aneurysms with the pipeline embolization device: the Buenos Aires experience. Neurosurgery 2009;64:632–642, discussion 642–643, quiz N6
[17] Fiorella D, Kelly ME, Albuquerque FC, Nelson PK. Curative reconstruction of a giant midbasilar trunk aneurysm with the pipeline embolization device. Neurosurgery 2009;64:212–217, discussion 217
[18] Fiorella D, Lylyk P, Szikora I, et al. Curative cerebrovascular reconstruction with the Pipeline embolization device: the emergence of definitive endovascular therapy for intracranial aneurysms. J Neurointerv Surg 2009;1:56–65
[19] Sadasivan C, Cesar L, Seong J, Wakhloo AK, Lieber BB. Treatment of rabbit elastase-induced aneurysm models by flow diverters: development of quantifiable indexes of device performance using digital subtraction angiography. IEEE Trans Med Imaging 2009;28:1117–1125
[20] Sadasivan C, Cesar L, Seong J, et al. An original flow diversion device for the treatment of intracranial aneurysms: evaluation in the rabbit elastase-induced model. Stroke 2009;40:952–958
[21] Kallmes DF, Ding YH, Dai D, Kadirvel R, Lewis DA, Cloft HJ. A second-generation, endoluminal, flow-disrupting device for treatment of saccular aneurysms. AJNR Am J Neuroradiol 2009;30:1153–1158
[22] Kallmes DF, Ding YH, Dai D, Kadirvel R, Lewis DA, Cloft HJ. A new endoluminal, flow-disrupting device for treatment of saccular aneurysms. Stroke 2007;38:2346–2352
[23] Dai D, Ding YH, Kadirvel R, Rad AE, Lewis DA, Kallmes DF. Patency of branches after coverage with multiple telescoping flow-diverter devices: an in vivo study in rabbits. AJNR Am J Neuroradiol 2012;33:171–174
[24] Fiorella D, Woo HH, Albuquerque FC, Nelson PK. Definitive reconstruction of circumferential, fusiform intracranial aneurysms with the pipeline embolization device. Neurosurgery 2008;62:1115–1120, discussion 1120–1121
[25] Fiorella D, Albuquerque F, Gonzalez F, McDougall CG, Nelson PK. Reconstruction of the right anterior circulation with the Pipeline embolization device to achieve treatment of a progressively symptomatic, large carotid aneurysm. J Neurointerv Surg 2010;2:31–37
[26] Nelson PK, Lylyk P, Szikora I, Wetzel SG, Wanke I, Fiorella D. The pipeline embolization device for the intracranial treatment of aneurysms trial. AJNR Am J Neuroradiol 2011;32:34–40
[27] Covidien. Pipeline Embolization Device Sponsor Executive Summary. 2011.
[28] Stiebel-Kalish H, Kalish Y, Bar-On RH, et al. Presentation, natural history, and management of carotid cavernous aneurysms. Neurosurgery 2005;57:850–857, discussion 850–857
[29] Kupersmith MJ, Stiebel-Kalish H, Huna-Baron R, et al. Cavernous carotid aneurysms rarely cause subarachnoid hemorrhage or major neurologic morbidity. J Stroke Cerebrovasc Dis 2002;11:9–14
[30] Kupersmith MJ, Hurst R, Berenstein A, Choi IS, Jafar J, Ransohoff J. The benign course of cavernous carotid artery aneurysms. J Neurosurg 1992;77:690–693
[31] Siddiqui AH, Abla AA, Kan P, et al. Panacea or problem: flow diverters in the treatment of symptomatic large or giant fusiform vertebrobasilar aneurysms. J Neurosurg 2012;116:1258–1266
[32] Hampton T, Walsh D, Tolias C, Fiorella D. Mural destabilization after aneurysm treatment with a flow-diverting device: a report of two cases. J Neurointerv Surg 2011;3:167–171
[33] Chow M, McDougall C, O'Kelly C, Ashforth R, Johnson E, Fiorella D. Delayed spontaneous rupture of a posterior inferior cerebellar artery aneurysm following treatment with flow diversion: a clinicopathologic study. AJNR Am J Neuroradiol 2012;33:E46–E51
[34] Patti G, Bárczi G, Orlic D, et al. Outcome comparison of 600- and 300-mg loading doses of clopidogrel in patients undergoing primary percutaneous coronary intervention for ST-segment elevation myocardial infarction: results from the ARMYDA-6 MI (Antiplatelet therapy for Reduction of MYocardial Damage during Angioplasty-Myocardial Infarction) randomized study. J Am Coll Cardiol 2011;58:1592–1599
[35] Lin GM, Li YH. Comparison of 600 versus 300-mg clopidogrel loading dose in patients with ST-segment elevation myocardial infarction undergoing primary coronary angioplasty. Am J Cardiol 2011;107:641
[36] Mangiacapra F, Muller O, Ntalianis A, et al. Comparison of 600 versus 300-mg Clopidogrel loading dose in patients with ST-segment elevation myocardial infarction undergoing primary coronary angioplasty. Am J Cardiol 2010;106:1208–1211
[37] Feldman DN, Fakorede F, Minutello RM, Bergman G, Moussa I, Wong SC. Efficacy of high-dose clopidogrel treatment (600 mg) less than two hours before percutaneous coronary intervention in patients with non-STsegment elevation acute coronary syndromes. Am J Cardiol 2010;105:323–332
[38] Motovska Z, Widimsky P, Petr R, et al. Optimal pretreatment timing for high load dosing (600 mg) of clopidogrel before planned percutaneous coronary intervention for maximal antiplatelet effectiveness. Int J Cardiol 2010;144:255–257
[39] Yong G, Rankin J, Ferguson L, et al. Randomized trial comparing 600- with 300-mg loading dose of clopidogrel in patients with non-ST elevation acute coronary syndrome undergoing percutaneous coronary intervention: results of the Platelet Responsiveness to Aspirin and Clopidogrel and Troponin Increment after Coronary intervention in Acute coronary Lesions (PRACTICAL) Trial. Am Heart J 2009;157:e1–e9
[40] Suri MF, Hussein HM, Abdelmoula MM, Divani AA, Qureshi AI. Safety and tolerability of 600 mg clopidogrel bolus in patients with acute ischemic stroke: preliminary experience. Med Sci Monit 2008;14:PI39–PI44
[41] L'Allier PL, Ducrocq G, Pranno N, et al. PREPAIR Study

Investigators. Clopidogrel 600-mg double loading dose achieves stronger platelet inhibition than conventional regimens: results from the PREPAIR randomized study. J Am Coll Cardiol 2008;51:1066–1072

[42] Cuisset T, Frere C, Quilici J, et al. Benefit of a 600-mg loading dose of clopidogrel on platelet reactivity and clinical outcomes in patients with non-ST-segment elevation acute coronary syndrome undergoing coronary stenting. J Am Coll Cardiol 2006;48:1339–1345

[43] Wolfram RM, Torguson RL, Hassani SE, et al. Clopidogrel loading dose (300 versus 600 mg) strategies for patients with stable angina pectoris subjected to percutaneous coronary intervention. Am J Cardiol 2006;97:984–989

[44] Kastrati A, von Beckerath N, Joost A, Pogatsa-Murray G, Gorchakova O, Schömig A. Loading with 600 mg clopidogrel in patients with coronary artery disease with and without chronic clopidogrel therapy. Circulation 2004;110:1916–1919

[45] Prabhakaran S, Wells KR, Lee VH, Flaherty CA, Lopes DK. Prevalence and risk factors for aspirin and clopidogrel resistance in cerebrovascular stenting. AJNR Am J Neuroradiol 2008;29:281–285

[46] Lee DH, Arat A, Morsi H, Shaltoni H, Harris JR, Mawad ME. Dual antiplatelet therapy monitoring for neurointerventional procedures using a point-of-care platelet function test: a single-center experience. AJNR Am J Neuroradiol 2008;29:1389–1394

[47] Price MJ, Angiolillo DJ, Teirstein PS, et al. Platelet reactivity and cardiovascular outcomes after percutaneous coronary intervention: a time-dependent analysis of the Gauging Responsiveness with a VerifyNow P2Y12 assay: Impact on Thrombosis and Safety (GRAVITAS) trial. Circulation 2011;124:1132–1137

[48] Price MJ, Berger PB, Teirstein PS, et al. GRAVITAS Investigators. Standardvs high-dose clopidogrel based on platelet function testing after percutaneous coronary intervention: the GRAVITAS randomized trial. JAMA 2011;305:1097–1105

[49] Price MJ, Berger PB, Angiolillo DJ, et al. Evaluation of individualized clopidogrel therapy after drug-eluting stent implantation in patients with high residual platelet reactivity: design and rationale of the GRAVITAS trial. Am Heart J 2009;157:818–824, e1

[50] Fintel DJ. Oral antiplatelet therapy for atherothrombotic disease: overview of current and emerging treatment options. Vasc Health Risk Manag 2012;8:77–89

[51] Fiorella D, Hsu D, Woo HH, Tarr RW, Nelson PK. Very late thrombosis of a pipeline embolization device construct: case report. Neurosurgery 2010;67(3, Suppl Operative):E313–E314, discussion E314

[52] Klisch J, Turk A, Turner R, Woo HH, Fiorella D. Very late thrombosis of flow-diverting constructs after the treatment of large fusiform posterior circulation aneurysms. AJNR Am J Neuroradiol 2011;32:627–632

[53] Velat GJ, Fargen KM, Lawson MF, et al. Delayed intraparenchymal hemorrhage following pipeline embolization device treatment for a giant recanalized ophthalmic aneurysm. J Neurointerv Surg 2012;4:e24

[54] Cruz JP, Chow M, O'Kelly C, et al. Delayed ipsilateral parenchymal hemorrhage following flow diversion for the treatment of anterior circulation aneurysms. AJNR Am J Neuroradiol 2012;33:603–608

[55] Kulcsár Z, Houdart E, Bonafé A, et al. Intra-aneurysmal thrombosis as a possible cause of delayed aneurysm rupture after flow-diversion treatment. AJNR Am J Neuroradiol 2011;32:20–25

[56] Turowski B, Macht S, Kulcsár Z, Hänggi D, Stummer W. Early fatal hemorrhage after endovascular cerebral aneurysm treatment with a flow diverter (SILK-Stent): do we need to rethink our concepts? Neuroradiology 2011;53:37–41

[57] Vorp DA, Lee PC, Wang DH, et al. Association of intraluminal thrombus in abdominal aortic aneurysm with local hypoxia and wall weakening. J Vasc Surg 2001;34:291–299

[58] Stenbaek J, Kalin B, Swedenborg J. Growth of thrombus may be a better predictor of rupture than diameter in patients with abdominal aortic aneurysms. Eur J Vasc Endovasc Surg 2000;20:466–469

[59] Satta J. Expansion and rupture of abdominal aortic aneurysms. Ann Chir Gynaecol 1998;87:63

[60] Satta J, Läärä E, Juvonen T. Intraluminal thrombus predicts rupture of an abdominal aortic aneurysm. J Vasc Surg 1996;23:737–739

[61] Dobrin PB, Baker WH, Gley WC. Elastolytic and collagenolytic studies of arteries. Implications for the mechanical properties of aneurysms. Arch Surg 1984;119:405–409

[62] Fiorella D, Albuquerque FC, Woo H, Rasmussen PA, Masaryk TJ, McDougall CG. Neuroform in-stent stenosis: incidence, natural history, and treatment strategies. Neurosurgery 2006;59:34–42, discussion 34–42

[63] Lemesle G, Pinto Slottow TL, Waksman R. Very late stent thrombosis after bare-metal stent implantation: case reports and review of the literature. J Invasive Cardiol 2009;21:E27–E32

[64] Turner RD, Turk A, Chaudry I. Low-profile visible intraluminal support device: immediate outcome of the first three US cases. J Neurointerv Surg 2013;5:157–160

第64章

脊髓动脉瘤

Samuel Kalb, Luis Pérez-Orribo, Mark E. Oppenlander, M. Yashar S. Kalani, and Robert F. Spetzler

脊髓动脉瘤是一种少见病，其人群发病率与自然史目前尚不明确。至今文献报道的大部分脊髓动脉瘤，主要伴发于脊髓血管畸形，而独立发病的脊髓动脉瘤则鲜见报道。由于脊髓动脉瘤的病例报道罕见，相应的治疗指南因此匮乏，对其治疗方案的选择也主要基于文献病例报道[1-5]。因此，我们依据既往十年间诊治5例脊髓动脉瘤病例的经验（表64.1），对该疾病的临床表现及诊疗方案进行总结分析。

脊髓血管解剖

脊髓血管可划分为中央与周围系统。脊髓血管中央系统来源于脊髓前动脉（ASA），供应脊髓前2/3的血运（图64.1a），包括灰质前角与中央灰质、灰质后角的前半部分、白质前索与外侧索的内半部分，以及白质后索的基底部。脊髓血管周围系统由脊髓后动脉（PSA）与软脑膜冠状动脉丛组成，血运供应灰质后角的后半部分，以及白质前索与外侧索的外半部分[6-8]。不同脊髓节段的血运供应构成比例各异，颈段由脊髓血管的中央与周围系统共同供血，胸段主要由周围系统供血，腰段及上骶段主要由中央系统供血[6]。

在上颈段，根髓动脉的血运源于椎动脉及其降支发出的椎间分支。在下颈段，节段动脉接受颈深动脉、肋颈干动脉（起源于锁骨下动脉）以及颈升动脉的血运，向根髓动脉供血[9]。在胸段，根髓动脉起源于由主动脉与锁骨下动脉发出的肋间动脉汇合形成的节段动脉。在腰段，根髓动脉主要起源于主动脉发出的节段动脉。骶段脊髓主要由骶外侧动脉供血。

双侧椎动脉在融合成基底动脉之前，各发出一条分支汇合形成脊髓前动脉（ASA），向下走行于脊髓前正中裂表面，不断接受前根髓动脉的供血（图64.1b）。成对的脊髓后动脉（PSA）起源于椎动脉或小脑后下动脉（PICA），沿脊髓后外侧表面纵向下行，其仅在起源处可分辨为2根独立的血管，在向下走行过程中则相互吻合形成血管丛，并不断接受后根髓动脉的供血[10]。Adamkiewicz动脉又被称为根髓最大动脉，是脊髓血管中最粗大的一根，通常位于T9~T12，它在50%的人群中为脊髓的1/4部分供应血运。Adamkiewicz动脉通常位于脊柱左侧，汇合形成脊髓前动脉后，发出升降分支供血[6, 11, 12]。脊髓侧动脉（LSA）在延髓水平处起源于小脑后下动脉或椎动脉，向下走行在脊神经后根的前方，为脊神经节与脊髓后外侧表面提供血运[13]。

脊髓动脉瘤

世界上第一例经血管造影检查证实的脊髓动脉瘤发现于1981年[14]。在此之前，文献报道过的脊髓动脉瘤共计有5例[15, 16]。自1981年以来，总计约有50例脊髓动脉瘤被报道[1, 17, 19]。脊髓动脉瘤的产生往往源于脊髓动静脉畸形（AVM）、硬脊膜动静脉瘘、主动脉弓狭窄、双侧椎动脉梗死、烟雾病等血管病变引发的脊髓血管代偿性扩张。此外，炎症性疾病、梅毒、弹性假黄瘤病、纤维肌性发育不良、Behcet病、侵袭性念珠菌病、类风湿性关节炎、干燥综合征等疾病具有引发血管壁病变的特性，成为诱发脊髓动脉瘤的危险因素[17, 20, 21]。无上述基础疾病而独立发展产生的脊髓动脉瘤被称为“孤立性脊髓动脉瘤”。

在颅内动脉瘤合并颅内动静脉畸形的病例中，异常的血流动力学特征、先天性血管壁结构缺陷是其重要的病理生理基础[22]。此类颅内动脉瘤往往位于动静脉畸形的供血动脉上，并在动静脉畸形病灶被栓塞或切除后自行消失。脊髓动脉瘤在多个方面与颅内动

表 64.1 Barrow 神经学研究所 5 例脊髓动脉瘤病例资料汇总

检查结果	手术入路	诊断	治疗	并发症	预后	随访时间（月）
腰穿示血性脑脊液；磁共振检查示血管流空影；脊髓血管造影动脉瘤	开胸 T11 椎体切除术	脊髓动脉瘤（非分叉部）	动脉瘤包裹塑形术	血胸	良好	12
头颅 CT 示 SAH；头颅脑血管造影阴性；脊髓 MRI 示 T6~T7 血管流空影；脊髓血管造影示脊髓动脉瘤可能	T5~T7 椎板切除术	夹层脊髓动脉瘤（非分叉部）	动脉瘤切除，端端血管吻合重建	无	良好	0.5
胸椎与腰椎 MRI 提示 SAH 及 T12 血管流空影；脊髓血管造影示 T12 动脉瘤	T12~L2 椎板切除术	分叉部动脉瘤	动脉瘤夹闭切除	无	良好	14
胸椎与腰椎 MRI 提示 SAH；脊髓血管造影示脊髓后动脉瘤	T12~L2 椎板切除术	分叉部动脉	动脉瘤夹闭切除	术后脑脊液漏	良好	6
腰椎 MRI 示 SAH 及椎管内占位	T9~L3 椎板切除术	分叉部动脉瘤	动脉瘤夹闭切除	无	发病时截瘫伴 T10 水平感觉障碍	1

注：来源于 Gonzalez LF，Zabramski JM，Tabrizi P，Wallace RC，Massand MG，Spetzler RF. Spontaneous spinal subarachnoid hemorrhage secondary to spinal aneurysms：diagnosis and treatment paradigm. Neurosurgery 2005；57：1127-1131；discussion 1127-1131。

脉瘤具有显著的差异：脊髓动脉瘤往往发生在动脉的主干，而非分叉部；脊髓动脉的管径远小于颅内动脉；脊髓动脉瘤很少受到动脉粥样硬化的影响。此外，绝大部分脊髓动脉瘤在形态上属于梭形动脉，缺乏典型的瘤颈[17, 23]。大部分脊髓动脉瘤发生于脊髓前动脉，而少部分发生在脊髓后动脉、脊髓侧动脉，甚至 Adamkiewicz 动脉[1, 13, 20, 24]（图 64.2）。大部分脊髓前动脉瘤位于胸段和腰段脊髓，极少位于颈段。几乎所有脊髓后动脉瘤位于根动脉近脊髓表面的转折处。脊髓侧动脉作为远近端椎动脉沟通的重要侧支通路，远端椎动脉梗死引发的脊髓侧动脉扩张是该处动脉瘤产生的主要原因。

临床表现与诊断

由于脊髓动脉瘤的发病率极低，相关文献主要为病例报道。近期的一项系统性回顾分析表明，患者发病的平均年龄为 38 岁，其中约 50% 的患者发病年龄超过 38 岁，约 10% 的患者发病年龄小于 10 岁[25]。大部分脊髓动脉瘤的直径小于 3 mm。脊髓动脉瘤可孤立发生，也可合并血管畸形。相较于合并血管畸形，孤立性脊髓动脉瘤更易破裂出血。约不到 1% 的蛛网膜下腔出血（SAH）源自脊髓动脉瘤破裂出血。脊髓动脉瘤破裂的患者表现为脊髓或颅内蛛网膜下腔出血（SAH）、脊髓积血、血肿占位效应或供血动脉栓塞[26]，其具体的临床表现取决于血肿的体积及所处的位置，但几乎所有患者均诉有突发剧烈的疼痛感。上颈段脊髓动脉瘤破裂的患者往往表现为蛛网膜下腔出血或四肢轻瘫[27]，而胸段脊髓动脉瘤破裂则表现为下肢轻瘫、神经根性痛与下腰痛[23]。

脊髓动脉瘤的罕见性使得对其进行明确诊断存在一定程度的困难与延迟。腰穿证实对于蛛网膜下腔出血的患者，其头颅 CT 检查结果为阴性或主要表现为颅后窝蛛网膜下腔出血，但头颅脑血管造影未见明显异常，需考虑脊髓来源的动脉瘤破裂出血[20]。脊髓蛛网膜下腔出血可通过磁共振 T1 加权与 FLAIR 序列检查予以明确诊断，在 T2 加权扫描上表现为硬脊膜下占位或边界清楚的脊髓内占位性病灶，周边环绕一圈低信号带，提示动脉瘤壁外环绕着一层含铁血黄素带。在大量脊髓蛛网膜下腔出血的病例中，较大的血肿团使得辨认动脉瘤位置存在一定困难，需考虑 1~2 周再次复查 MRI。当然，超选择性脊髓血管造影是诊断脊髓动脉瘤最准确的检查手段，它可精确定位脊髓动脉瘤的位置，并避免脊髓血管分支梗死引发的严重后果，这一点对于脊髓前动脉瘤尤为重要[26]。其他检查手段如 CTA 与 MRA，由于其空间分辨率较低，易漏检微小脊髓动脉瘤[28]。

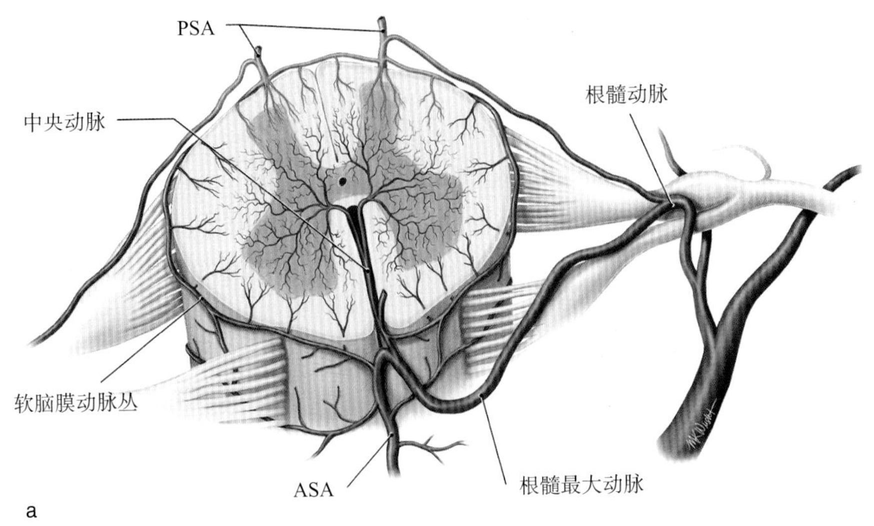

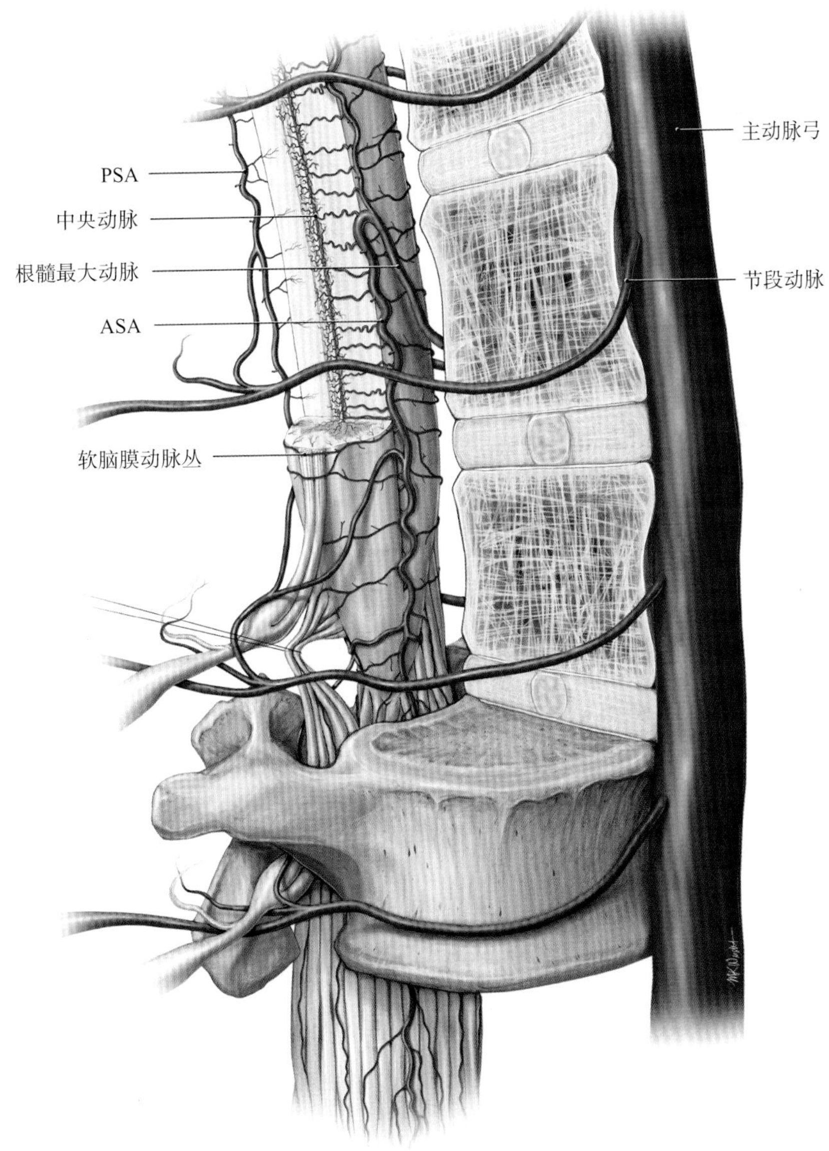

图 64.1　a. 腰段脊髓血管解剖示意图；b. 腰段脊髓血管侧面观（Nicholas Theodore，MD）。ASA，脊髓前动脉；PSA，脊髓后动脉。

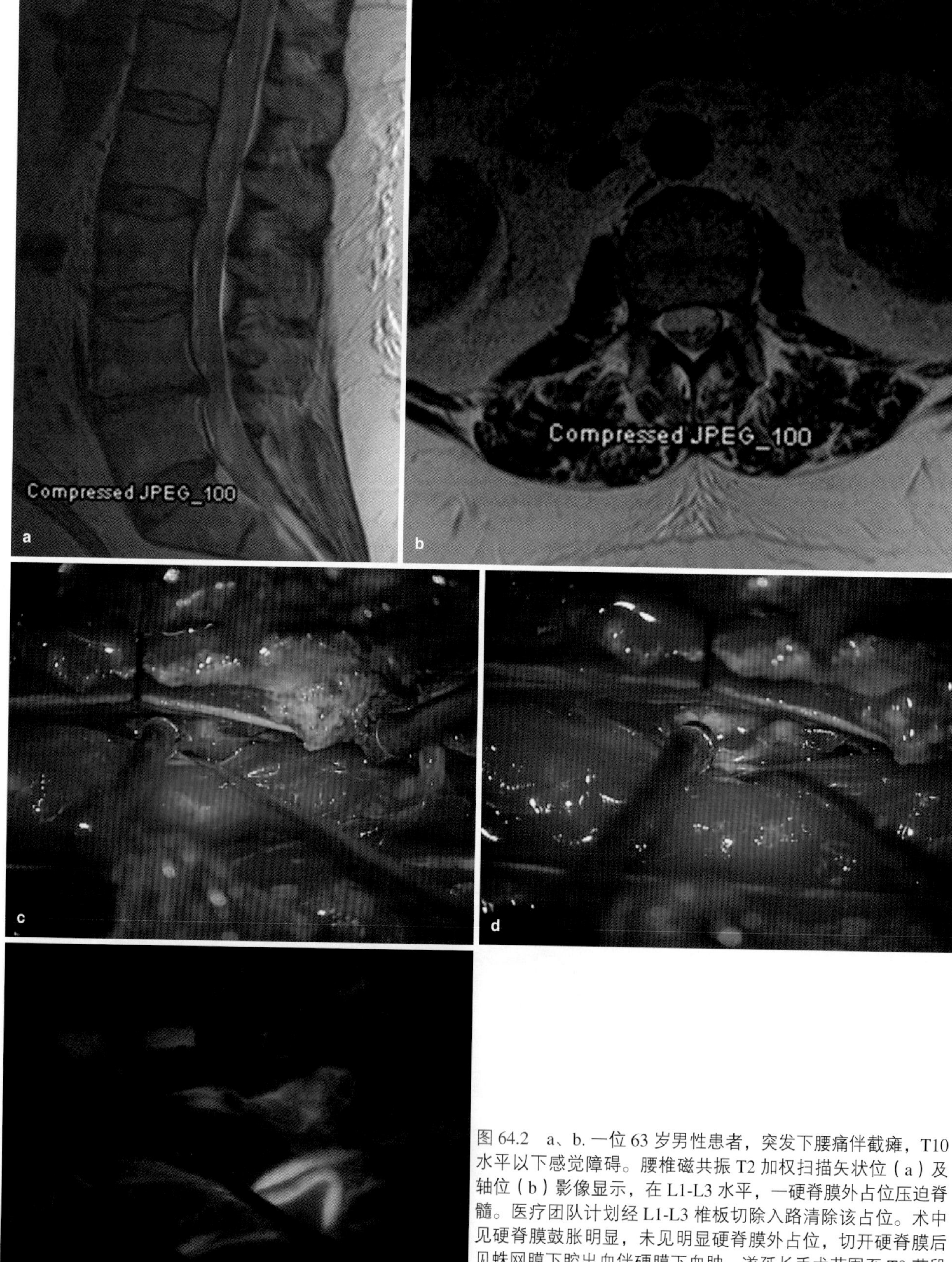

图 64.2 a、b. 一位 63 岁男性患者，突发下腰痛伴截瘫，T10 水平以下感觉障碍。腰椎磁共振 T2 加权扫描矢状位（a）及轴位（b）影像显示，在 L1-L3 水平，一硬脊膜外占位压迫脊髓。医疗团队计划经 L1-L3 椎板切除入路清除该占位。术中见硬脊膜鼓胀明显，未见明显硬脊膜外占位，切开硬脊膜后见蛛网膜下腔出血伴硬膜下血肿，遂延长手术范围至 T9 节段椎体；c、d. 在 T9 节段水平，见一血栓化的动脉瘤发生于根髓大动脉；e. 术中吲哚菁绿血管造影示动脉瘤内无血流，遂予以夹闭切除该动脉瘤，清除周边血肿。

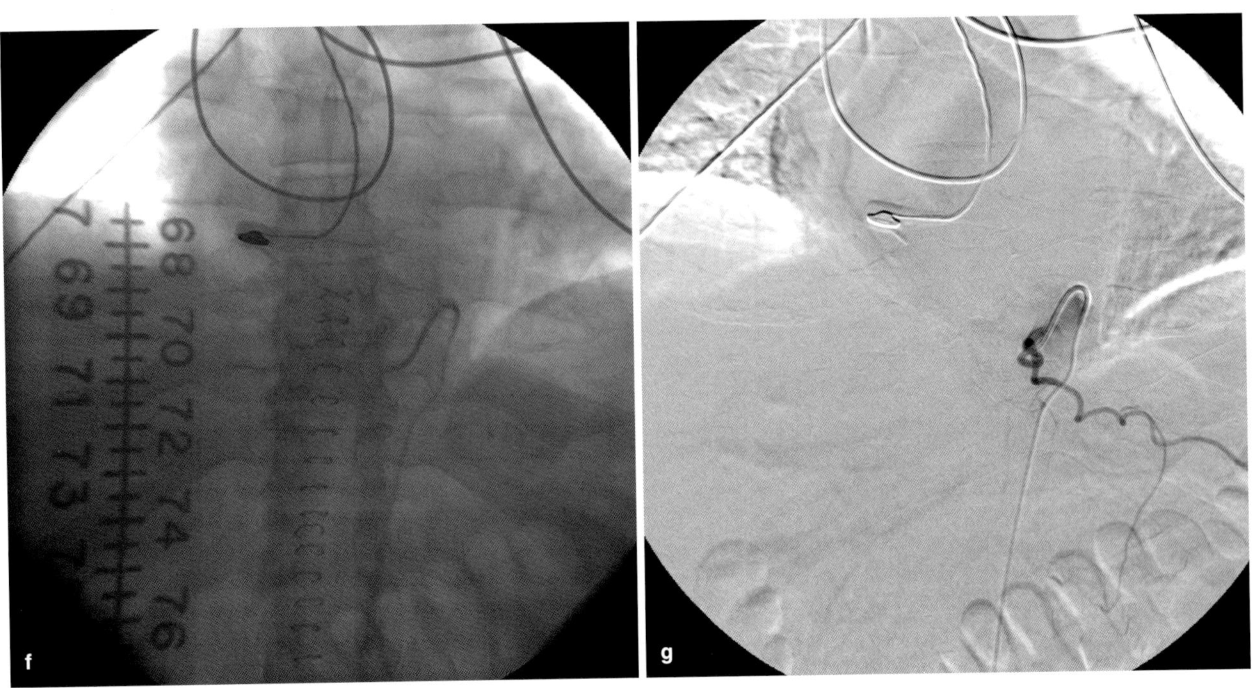

图 64.2 （续）f、g. 术后复查脊髓血管造影示根髓大动脉内无明显血流。

治疗方案

脊髓动脉瘤的治疗方式取决于动脉瘤的形态以及载瘤动脉的血流状况。在理想状况下，对脊髓动脉瘤应予以完整手术夹闭。然而，绝大部分脊髓动脉瘤呈现为梭形，沿动脉纵向扩张发展，贴近脊髓表面，并且缺乏明显的瘤颈，这些特征使得直接行手术夹闭几乎没有可能。如果在脊髓血管造影或手术中发现载瘤动脉远端血流已闭塞，则可通过牺牲载瘤动脉的方式，将载瘤动脉与动脉瘤一并栓塞或手术夹闭。如果发现载瘤动脉远端血流尚存，则需完整保留该动脉，因此不能进行直接手术夹闭，而需进行血管包裹塑形或直接血管搭桥重建[23, 26, 29]。对于囊性窄颈的脊髓动脉瘤，可通过血管内介入予以超选栓塞，但不推荐应用液态栓塞材料，因为这可能引发载瘤动脉阻塞，导致严重后果。此外，在脊髓动脉瘤合并动静脉畸形的病例中，推荐使用血管内介入治疗，因为得益于栓塞动静脉畸形后局部血流减弱的特点，相关脊髓动脉瘤可逐渐缩小甚至消失[22]。最后，姑息性定期随访也是治疗方案的一种，因为有病例报道显示，部分脊髓动脉瘤可自行治愈[30, 31]。大部分脊髓动脉瘤患者的治疗预后良好，但由于该疾病的发病率极低，目前尚无法制定明确的治疗指南。综上所述，脊髓动脉瘤治疗方案的选择取决于病灶的形态、患者的症状以及术者对于手术方式的偏好。

结论

脊髓动脉瘤是一种少见病，往往伴发于其他血管畸形疾病，其常见的临床表现为腰背痛。目前关于脊髓动脉瘤的文献报道十分稀少，其人群发病率、自然转归史及治疗方案尚不明确。在治疗方式的选择上，对于载瘤动脉远端血流尚存的脊髓动脉瘤，我们建议施行动脉瘤包裹塑形手术以保留载瘤动脉，或将载瘤动脉与动脉瘤一并切除，将断端吻合重建血管；对于载瘤动脉远端血流已闭塞的脊髓动脉瘤，我们建议将动脉瘤与载瘤动脉一并完整切除或致密栓塞。依据我们有限的经验，脊髓动脉瘤患者的整体治疗预后良好，但由于病例数稀少，尚无法提出明确的治疗指南。

参·考·文·献

[1] Massand MG, Wallace RC, Gonzalez LF, Zabramski JM, Spetzler RF. Subarachnoid hemorrhage due to isolated spinal artery aneurysm in four patients. AJNR Am J Neuroradiol 2005;26:2415–2419

[2] Morigaki R, Satomi J, Shikata E, Nagahiro S. Aneurysm of

the lateral spinal artery: a case report. Clin Neurol Neurosurg 2012;114:713–716

[3] Onda K, Yoshida Y, Arai H, Terada T. Complex arteriovenous fistulas at C1 causing hematomyelia through aneurysmal rupture of a feeder from the anterior spinal artery. Acta Neurochir (Wien) 2012;154:471–475

[4] Nogueira RG, Kasper E, Walcott BP, et al. Lateral sacral artery aneurysm of the lumbar spine: hemorrhage resulting in cauda equina syndrome. J Neurointerv Surg 2010;2:399–401

[5] Lucas JW, Jones J, Farin A, Kim P, Giannotta SL. Cervical spine dural arteriovenous fistula with coexisting spinal radiculopial artery aneurysm presenting as subarachnoid hemorrhage: case report. Neurosurgery 2012;70:E259–E263, discussion E263

[6] Martirosyan NL, Feuerstein JS, Theodore N, Cavalcanti DD, Spetzler RF, Preul MC. Blood supply and vascular reactivity of the spinal cord under normal and pathological conditions. J Neurosurg Spine 2011;15:238–251

[7] Turnbull IM. Chapter 5. Blood supply of the spinal cord: normal and pathological considerations. Clin Neurosurg 1973;20:56–84

[8] Tveten L. Spinal cord vascularity. III. The spinal cord arteries in man. Acta Radiol Diagn (Stockh) 1976;17:257–273

[9] Lazorthes G, Gouaze A, Zadeh JO, Santini JJ, Lazorthes Y, Burdin P. Arterial vascularization of the spinal cord. Recent studies of the anastomotic substitution pathways. J Neurosurg 1971;35:253–262

[10] Gillilan LA. The arterial blood supply of the human spinal cord. J Comp Neurol 1958;110:75–103

[11] Sliwa JA, Maclean IC. Ischemic myelopathy: a review of spinal vasculature and related clinical syndromes. Arch Phys Med Rehabil 1992;73:365–372

[12] Parke WW, Whalen JL, Bunger PC, Settles HE. Intimal musculature of the lower anterior spinal artery. Spine 1995;20:2073–2079

[13] Chen CC, Bellon RJ, Ogilvy CS, Putman CM. Aneurysms of the lateral spinal artery: report of two cases. Neurosurgery 2001;48:949–953, discussion 953–954

[14] Vincent FM. Anterior spinal artery aneurysm presenting as a subarachnoid hemorrhage. Stroke 1981;12:230–232

[15] Yonas H, Patre S, White RJ. Anterior spinal artery aneurysm. Case report. J Neurosurg 1980;53:570–573

[16] Garcia CA, Dulcey S, Dulcey J. Ruptured aneurysm of the spinal artery of Adamkiewicz during pregnancy. Neurology 1979;29:394–398

[17] Rengachary SS, Duke DA, Tsai FY, Kragel PJ. Spinal arterial aneurysm: case report. Neurosurgery 1993;33:125–129, discussion 129–130

[18] Smith BS, Penka CF, Erickson LS, Matsuo F. Subarachnoid hemorrhage due to anterior spinal artery aneurysm. Neurosurgery 1986;18:217–219

[19] Mohsenipour I, Ortler M, Twerdy K, Schmutzhard E, Attlmayr G, Aichner F. Isolated aneurysm of a spinal radicular artery presenting as spinal subarachnoid haemorrhage. J Neurol Neurosurg Psychiatry 1994;57:767–768

[20] Geibprasert S, Krings T, Apitzsch J, Reinges MH, Nolte KW, Hans FJ. Subarachnoid hemorrhage following posterior spinal artery aneurysm. A case report and review of the literature. Interv Neuroradiol 2010;16:183–190

[21] Klingler JH, Gläsker S, Shah MJ, Van Velthoven V. Rupture of a spinal artery aneurysm attributable to exacerbated Sjögren syndrome: case report. Neurosurgery 2009;64:E1010–E1011, discussion E1011

[22] Lavoie P, Raymond J, Roy D, Guilbert F, Weill A. Selective treatment of an anterior spinal artery aneurysm with endosaccular coil therapy. Case report. J Neurosurg Spine 2007;6:460–464

[23] Gonzalez LF, Zabramski JM, Tabrizi P, Wallace RC, Massand MG, Spetzler RF. Spontaneous spinal subarachnoid hemorrhage secondary to spinal aneurysms: diagnosis and treatment paradigm. Neurosurgery 2005;57:1127–1131, discussion 1127–1131

[24] Vishteh AG, Brown AP, Spetzler RF. Aneurysm of the intradural artery of Adamkiewicz treated with muslin wrapping: technical case report. Neurosurgery 1997;40:207–209

[25] Madhugiri VS, Ambekar S, Roopesh Kumar VR, Sasidharan GM, Nanda A. Spinal aneurysms: clinicoradiological features and management paradigms. J Neurosurg Spine 2013;19:34–48

[26] Peltier J, Bougeois P, Baroncini M, Thines L, Leclerc X, Lejeune JP. Ultraearly rebleeding of an anterior spinal artery aneurysm. Br J Neurosurg 2010;24:468–470

[27] Goto Y, Kamijyo Y, Yonekawa Y, Kikuchi H. Ruptured aneurysm of the posterior spinal artery of the upper cervical spinal cord: case report. Neurosurgery 1988;22:558–560

[28] Koc O, Ozbek O, Paksoy Y, Kocaogullari Y. Neurological picture. Anterior spinal artery aneurysm presenting with spinal cord compression: MRI and MRI angiographic findings. J Neurol Neurosurg Psychiatry 2010;81:771–772

[29] Longatti P, Sgubin D, Di Paola F. Bleeding spinal artery aneurysms. J Neurosurg Spine 2008;8:574–578

[30] Iihoshi S, Miyata K, Murakami T, Kaneko T, Koyanagi I. Dissection aneurysm of the radiculomedullary branch of the artery of Adamkiewicz with subarachnoid hemorrhage. Neurol Med Chir (Tokyo) 2011;51:649–652

[31] Berlis A, Scheufler KM, Schmahl C, Rauer S, Götz F, Schumacher M. Solitary spinal artery aneurysms as a rare source of spinal subarachnoid hemorrhage: potential etiology and treatment strategy. AJNR Am J Neuroradiol 2005;26:405–410

第 65 章

颅内动脉瘤治疗策略：夹闭或栓塞?

Brian P. Walcott and Christopher S. Ogilvy

开颅显微手术夹闭与血管内介入栓塞是目前治疗颅内动脉瘤的两种主流治疗方式。动脉瘤开颅夹闭术具有悠久的历史，Harvey Cushing[1] 最早提出在颅脑肿瘤切除术中使用银夹来控制深部血管的出血。Walter Dandy[2] 应用改良后的银夹首次成功夹闭了颅内动脉瘤。与此同时，血管内介入栓塞颅内动脉瘤则是一种相对较新的治疗手段。第一例颅内动脉瘤介入栓塞（Guglielmi 可脱性弹簧圈）治疗发生在 20 世纪 90 年代[3]。尽管血管内介入栓塞的历史较短，目前缺乏术后长期随访的病例资料，但它同开颅显微手术夹闭一样，均可以有效阻断动脉瘤内血流而使其闭缩。近期全美范围的一项大规模回顾性分析显示，超过半数的颅内动脉瘤经血管内介入栓塞方式得以治疗[4]。一项大型多中心前瞻性随机对照研究试图比较这两种治疗方式的优缺点[5, 6]，但仍无法给出明确的结论。由于大部分颅内动脉瘤既可经开颅手术夹闭，也可通过血管内介入予以栓塞，具备上述两种治疗技术的医疗机构需综合评估患者实际病情及动脉瘤的特异性形态，以制订治疗方案。在许多脑血管疾病治疗中心中，选择开颅手术夹闭还是血管内介入栓塞治疗是一个十分吸引人的话题。本章将分别探讨上述两种治疗方式。

常规策略

大部分颅内动脉瘤既可经开颅手术夹闭，也可通过血管内介入予以栓塞。选择何种治疗方式体现了神经外科医师基于对患者临床症状与动脉瘤特异性形态的分析，对治疗过程中可能遇到的风险的预估，以及对于不同治疗方式优缺点的综合判断。

动脉瘤的形态是制订治疗方案时首要考虑的因素。动脉瘤体颈比大于 2 : 1 的典型动脉瘤宜采用介入栓塞治疗。窄颈动脉瘤（< 5 mm）以及瘤周伴生有重要分支血管的动脉瘤，也应选择介入治疗[7]。脑血管介入医师在术前需充分评估完整栓塞动脉瘤又避免影响周边正常血管的可能性。此外，支架与球囊是介入栓塞治疗过程中重要的辅助工具。应用血流导向支架治疗颅脑动脉瘤也是近年来兴起的治疗手段[8]。应用上述技术手段，许多过去无法栓塞或者无法治疗的动脉瘤都可以得到妥善的救治。

动脉瘤所处的位置也是选择治疗方案时需要考虑的重要因素。后循环动脉瘤更倾向于选择血管内介入栓塞治疗，因为行开颅手术夹闭可能面临更多的治疗风险（图 65.1）[9, 10]。需要强调的是，对于小脑上动脉瘤、大脑后动脉 P1 段动脉瘤、小脑前下动脉远端动脉瘤以及小脑后下动脉瘤等类型的后循环动脉瘤，开颅显微夹闭手术仍是重要的治疗手段[11]。对于大脑后动脉 P2 段动脉瘤、基底动脉尖动脉瘤、小脑前下动脉近端动脉瘤以及椎动脉瘤来说，尽管经开颅显微手术也可行夹闭治疗，但血管内介入栓塞是更好的治疗方式。上述几点只是颅内动脉瘤的总体治疗原则，对于具体病例来说，需依据实际情况制订个体化治疗方案。在某些情况下，复杂颅内动脉瘤的治疗需进行血管重建[12, 13]，甚至施行术中心脏停搏[14]，这些特殊技术需在经验丰富的医疗中心内开展（图 65.2）。

高级别破裂出血

颅内动脉瘤破裂导致的蛛网膜下腔出血严重危害患者的健康。到达医院受到救治的破裂动脉瘤患者首先会接受各种评分体系的病情评估，这些评分体系的目的是估计患者的预后。这些评分体系不仅有助于指导治疗，同时也利于正确引导患者与医疗团队的

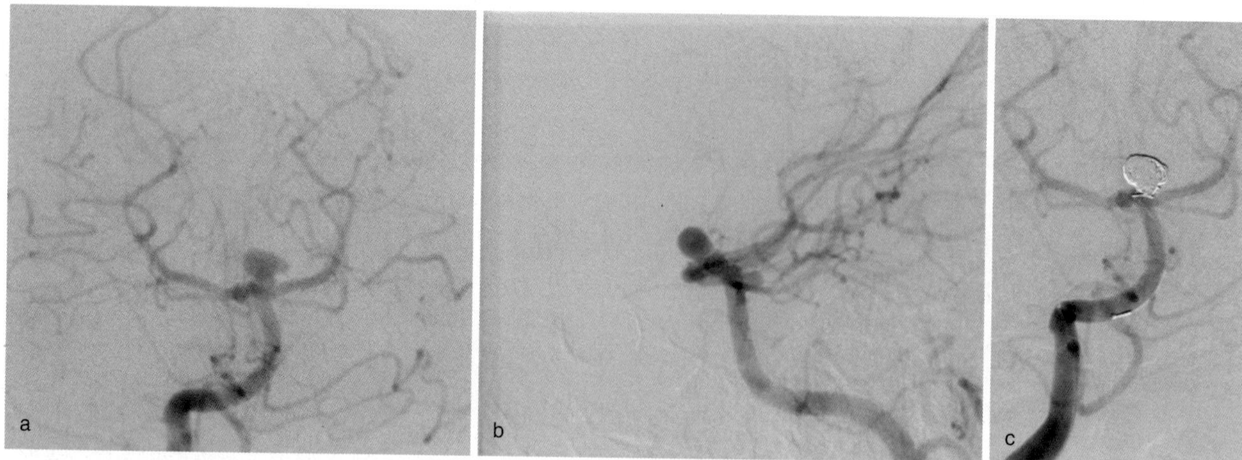

图 65.1　破裂的后循环动脉瘤血管内介入栓塞治疗。一例 61 岁女性患者诉“突发性剧烈头痛”。头颅 CTA 提示颅内多发动脉瘤，包括一个直径 7.5 mm 的基底动脉尖动脉瘤，多个小脑上动脉及大脑中动脉微小动脉瘤。a、b. 头颅脑血管造影（DSA）显示颅内多发动脉瘤。结合头颅 CT 影像上蛛网膜下腔出血的分布情况，判定外形不规则、形态最大的基底动脉尖动脉瘤是责任动脉瘤。将该责任动脉瘤予以致密栓塞，患者术后恢复良好；c. 术后复查脑血管造影显示基底动脉尖动脉瘤得到完整致密栓塞。该患者术后多次复查造影，结果良好，并计划进一步处理其余未破裂动脉瘤。

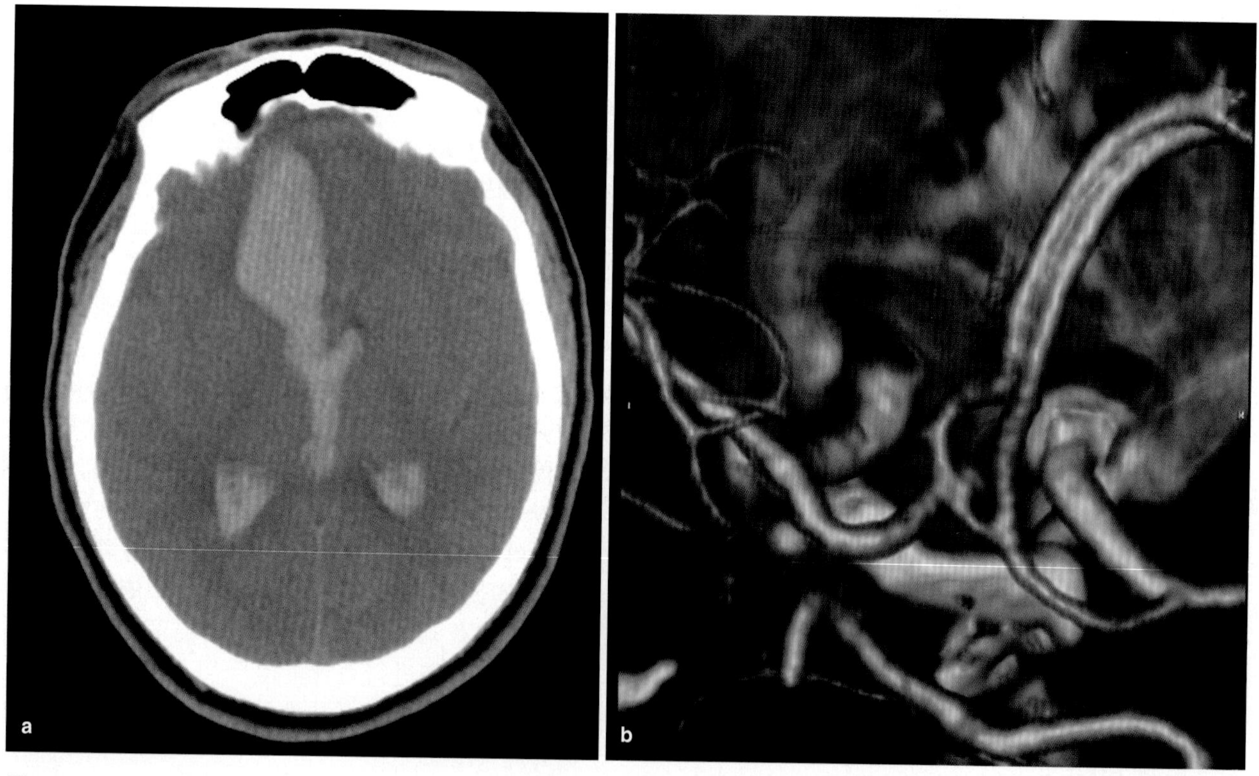

图 65.2　a、b. 一例工作时突发意识昏迷的 35 岁男性患者，头颅 CT 提示脑积水、脑室内积血、轻度蛛网膜下腔出血以及额叶脑内血肿（a）。头颅 CTA 提示一直径 5 mm 的前交通动脉瘤，瘤体朝向前下方向（b）。该患者接受了急诊脑室外引流术，通过调整脑脊液引流量其颅内压得到了有效控制。之后医疗团队对该患者施行了开颅前交通动脉瘤夹闭及颅内血肿清除术。患者术后病情稳定，在拔出脑室外引流管后，目前正在监护室进一步对症康复治疗。

预期。举例来说，一例巨大后循环动脉瘤破裂致弥漫性蛛网膜下腔出血的老年患者，入院时意识昏迷，经 Ogilvy Carter 评分体系评估后得分为 5 分，该结果表明这是一例高级别破裂出血的动脉瘤患者，预示该患者预后不良甚至死亡[15, 16]。许多高级别破裂出血的动脉瘤患者，无论其是否伴有颅内血肿生成，其颅内压

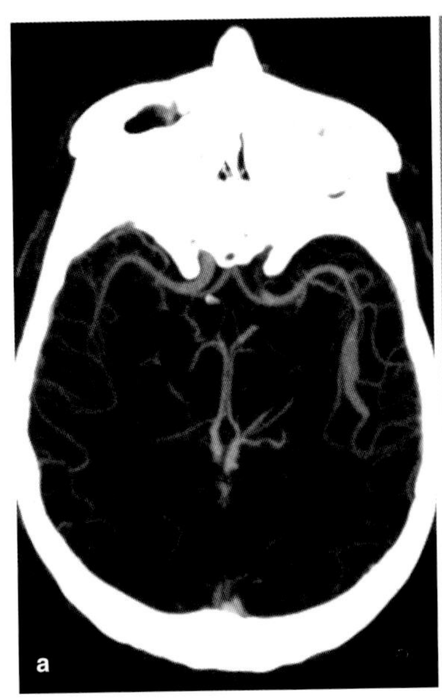

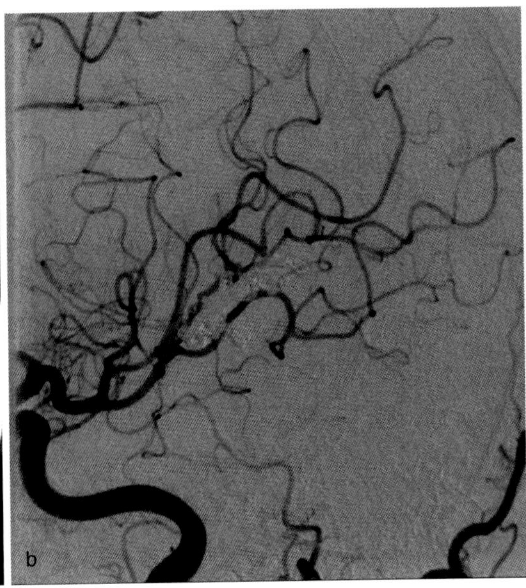

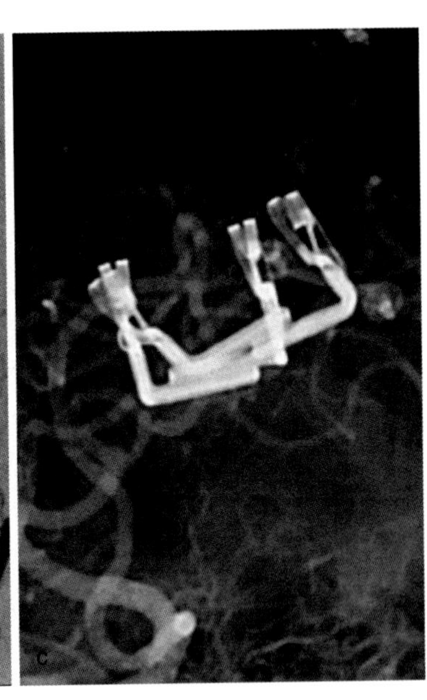

图 65.3　颅内梭形动脉瘤血管造影成像。一例 37 岁男性患者诉“突发剧烈头痛”，经各项检查后诊断为左侧大脑中动脉瘤破裂伴蛛网膜下腔出血。a. 头颅 CTA 检查示左侧中动脉梭形动脉瘤。医疗团队对该患者施行了开颅动脉瘤夹闭手术，术中应用开窗侧夹重塑了载瘤动脉。患者术后恢复良好；b、c. 2 年后患者复查头颅脑血管造影提示，动脉瘤无残留，重塑的大脑中动脉血流通畅。

均显著升高（图 65.3）。对于此类患者，需采取措施尽快降低其颅内压。脑室外引流术是降低颅内压的重要技术手段，对于部分无法通过引流脑脊液进行降颅压治疗的患者，应用开颅去骨瓣减压术可迅速改善颅内压 [17]，并促进患者神经功能的康复 [18, 19]。

血管内介入栓塞是高级别破裂出血动脉瘤患者的治疗方式之一 [20, 21]。在动脉瘤介入栓塞治疗的过程中，对于伴发迟发性血管痉挛的患者，可同时予以抗血管痉挛对症治疗。对于该类患者的回顾性病例分析表明，血管内介入栓塞治疗与开颅显微手术夹闭具有相同的治疗效果 [22, 23]。尽管存在一定争议，国际动脉瘤性蛛网膜下腔出血对照研究（ISAT）结果表明，介入栓塞治疗比开颅手术夹闭更能降低动脉瘤患者的死亡率 [5, 6]。此外，Barrow 破裂动脉瘤对照研究（BRAT）也提示施行开颅手术夹闭的动脉瘤患者预后更差 [24]。一些研究者推测，由于介入治疗的操作风险较开颅手术小，神经外科医师对于高级别破裂出血患者更倾向于选择介入栓塞治疗，这是导致上述研究结果的原因之一。尽管介入栓塞治疗的远期可靠性尚待检验，其在急性期减少动脉瘤再次破裂出血的作用是明确的 [25]。值得注意的是，伴颅内血肿生成的高级别破裂出血动脉瘤患者，需及早开颅手术夹闭动脉瘤并清除血肿以降低颅内压。综上所述，对于破裂动脉瘤治疗方式的选择需综合考虑患者病情、术者既往治疗经验以及医疗机构的辅助保障能力。

动脉瘤复发

颅内动脉瘤手术的终极目标为闭塞动脉瘤内血流，阻止动脉瘤的破裂出血（或再破裂）。无论是血管内介入栓塞还是开颅手术夹闭，均可通过评估动脉瘤的闭塞程度、载瘤动脉与穿支动脉的通畅程度以及随访结果，明确动脉瘤治疗是否成功。动脉瘤复发是常见的术后并发症，复发的比例往往取决于治疗方式本身 [26–30]。尤其是对于年轻的动脉瘤术后患者来说，在其漫长的随访生涯中，对动脉瘤复发的情况需予以重点关注。因此，颅内动脉瘤不同治疗方式的可靠性变得越来越重要。ISAT 等研究结果表明，从远期疗效来说，开颅手术夹闭比介入栓塞治疗更能降低动脉瘤的复发再破裂比例 [5, 6, 31, 32]。事实上，ISAT 研究中有 2 例动脉瘤经血管内介入治疗得以完全栓塞，但在后续随访过程中发生了动脉瘤复发再破裂出血的情况。因此，尽管介入栓塞治疗比开颅手术夹闭具有更低的治疗风险，但对于年龄小于 40 岁的动脉瘤患者来说，考虑预期寿命，选择开颅手术夹闭能更好地减少动脉瘤复发再破裂比例，为患者提供更好的预后结果 [27]。

无论动脉瘤患者接受了哪种方式进行治疗，定期复查脑血管造影都是必要的。即使是那些完整夹闭或完全致密栓塞的动脉瘤，仍有复发的可能。对于开颅手术夹闭的动脉瘤患者，术后定期复查脑血管造影有助于明确瘤夹的位置，评估载瘤动脉是否通畅。此外，还可选取头颅 CTA、MRA 检查进行随访观察，具体随访间隔时间则因不同医疗机构的经验而异。对于血管内介入栓塞的动脉瘤患者来说，由于该治疗方式具有更高的动脉瘤复发再破裂比例，因此需对此类患者进行短时间间隔的密切随访 [33]。另有研究报道，远期的随访复查也是必要的，因为即使是完全致密栓塞的动脉瘤，仍有复发的可能 [34, 35]。

一旦发现动脉瘤复发，无论是再破裂还是未破裂，均需积极进行治疗。栓塞后动脉瘤复发，可选择再次行开颅手术夹闭治疗 [36–38]，反之亦然（图 65.4）[10]。对于复发动脉瘤的治疗，需充分考虑患者的实际病情与动脉瘤的特异性形态。这是一项十分具有挑战性的工作，需要整个脑血管病诊疗团队精诚协作，综合制订治疗方案。这些治疗方案包括再次夹闭、再次栓塞、夹闭后再栓塞、栓塞后再夹闭以及颅内外血管搭桥 [39, 40]。此外，球囊辅助栓塞与支架辅助栓塞也是重要的治疗手段。另有一种新型的动脉瘤夹，其夹臂专为栓塞后复发的动脉瘤而设计 [41]。后循环复发动脉瘤、复发瘤体大于 10 mm 的动脉瘤以及梭形复发动脉瘤，宜采用血管内介入栓塞治疗 [39]。除此之外，则均应选择开颅手术夹闭治疗复发性动脉瘤，因为其远期可靠性更佳。

多发性动脉瘤

对于颅内多发动脉瘤的患者，需综合评估后制订治疗方案。举例来说，互相位置接近的多发动脉瘤，应通过单次开颅手术将其一并夹闭治疗。综合患者临床症状与动脉瘤形态，评估各个动脉瘤的破裂风险，首先治疗高危动脉瘤。对于伴有蛛网膜下腔出血的多发动脉瘤患者，应结合影像学检查结果，首先处理破裂动脉瘤 [42]。依据动脉瘤各自的形态特征，选择特异性治疗方式，综合运用开颅手术夹闭与介入栓塞治疗等手段治疗颅内多发动脉瘤，必要时可在同一患者上施行两种以上治疗方式。

细菌性动脉瘤

细菌性动脉瘤又称感染性动脉瘤，通常发生在颅内动脉远端，往往伴发于感染性心内膜炎患者。发生破裂出血或经抗生素治疗无效的未破裂细菌性动脉瘤，均需应用血管内介入方式积极治疗 [43]。细菌性动脉瘤的瘤壁菲薄，极易在围手术期及麻醉过程中破裂出血，需引起神经外科医师团队的充分重视。当细菌性动脉瘤发生在重要神经功能区域时，可应用开颅显微夹闭手术或血管搭桥重建技术治疗动脉瘤，保留载瘤动脉血运通畅，这种治疗方案在一些医疗中心施行后被证实是行之有效的 [44]。

对于绝大部分细菌性动脉瘤患者来说，血管内介

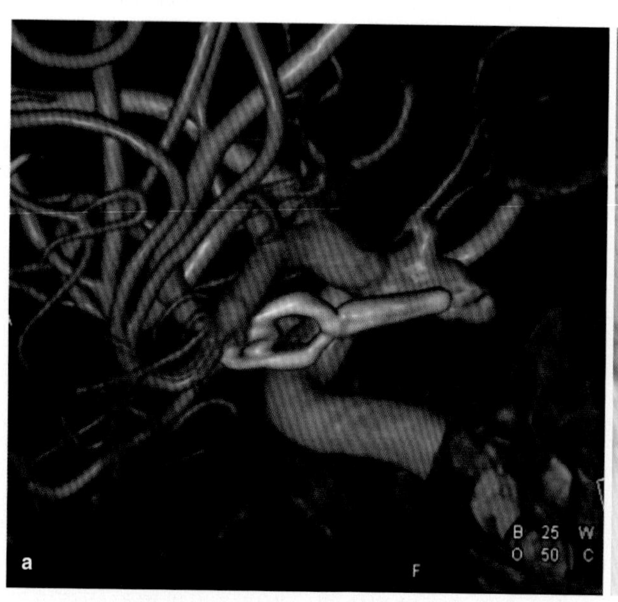

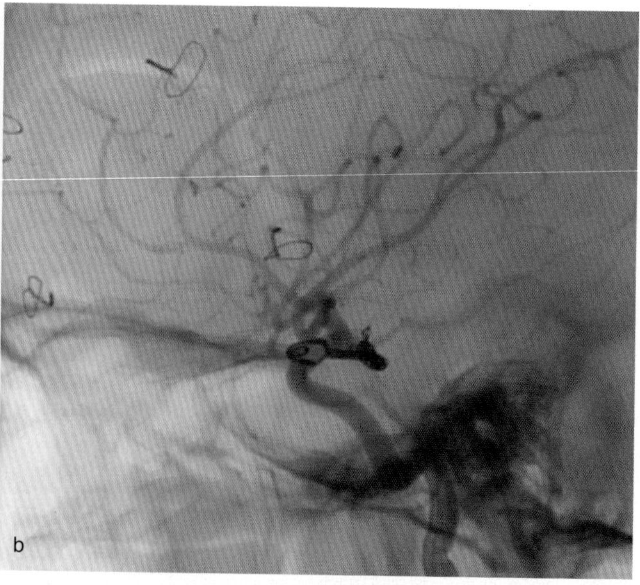

图 65.4　动脉瘤夹闭术后复发，再次予以介入栓塞治疗。一例 47 岁女性患者，诉“后交通动脉瘤夹闭术后 15 年伴动眼神经麻痹”。a. 脑血管造影三维重建影像提示后交通动脉瘤夹闭后复发，直径约 6.5 mm，动脉瘤夹偏下前外侧，复发瘤体朝向后内方向；b. 医疗团队应用血管内介入方式将复发动脉瘤致密完整栓塞，术后复查造影示后交通动脉血流通畅。

入栓塞治疗是一线治疗方案。通常的治疗模式是应用液态栓塞材料与金属弹簧圈，将细菌性动脉瘤与载瘤动脉一并栓塞，防止细菌性血栓播散。当应用金属弹簧圈进行栓塞时，细菌性动脉瘤常发生破裂并导致血液逆行。因此推荐使用液态栓塞材料，如 Onyx 胶，将载瘤动脉与细菌性动脉瘤一并致密栓塞 [45]。

伴动眼神经麻痹的后交通动脉瘤

后交通动脉瘤往往会压迫同侧动眼神经，导致动眼神经麻痹引发一系列临床症状。这些症状的恢复情况取决于后交通动脉瘤的治疗方式。越来越多的研究证据表明，针对后交通动脉瘤，应用开颅显微手术夹闭相较于血管内介入栓塞治疗能更好地促进动眼神经麻痹症状的恢复 [46, 47]。另有一些研究报道，应用血管内介入栓塞治疗也能显著改善动眼神经麻痹症状，但由于病例数较少，并缺乏严格的对照研究，该作用机制尚缺乏明确的解释 [48]。一项系统性回顾研究在分析了 200 例伴动眼神经麻痹的后交通动脉瘤病例后得出结论：开颅手术夹闭较介入栓塞治疗更能促进动眼神经麻痹症状的恢复 [49]。在缺乏循证医学 Ⅰ 级证据的情况下，目前各项研究结果表明，在促进动眼神经麻痹症状康复方面，开颅显微手术夹闭方式具有很好的疗效。

经济社会因素

动脉瘤开颅手术夹闭与介入栓塞治疗的治疗费用往往因为各种因素的影响而差异很大。理论上来讲，开颅手术治疗患者因为创面较大，住院时间将更长，因此住院花费会更高。介入栓塞治疗患者虽然住院花费较少，但由于其复发率较高，他们需接受更多的脑血管造影复查随访，并且部分患者将会因为动脉瘤复发而需再次住院治疗，这将显著增加他们的总体治疗费用。此外，介入栓塞材料比动脉瘤夹更加昂贵。

一项基于某家大型医院并结合美国健康数据库的医疗费用调查研究目前正在开展中，其试图比较不同治疗方式对动脉瘤患者住院期间费用的影响作用，但目前尚无综合评价长期总体治疗费用的研究。一项美国的未破裂动脉瘤回顾性分析表明，介入栓塞治疗比开颅手术夹闭的花费更高 [50]。但上述结论也有可能是地域差异等因素导致的结果 [4]。在某大型医疗机构中，无论是破裂还是未破裂动脉瘤，其住院介入栓塞治疗的费用均显著高于开颅手术夹闭方式 [51]。另有与此矛盾的研究结果表明，介入栓塞治疗相较于开颅手术夹闭更能降低动脉瘤患者的住院费用 [52]。因此，未来尚需开拓新的技术与研究，以控制医疗费用的增长，提高费用绩效比。目前的一项新技术在介入栓塞过程中应用的程序化镇静措施正在推广中，其疗效显著并有助于降低治疗费用 [53]。

结论

“夹闭还是栓塞？”是动脉瘤患者治疗过程中的核心问题（图 65.5）。在病例丰富、技术保障有力的大

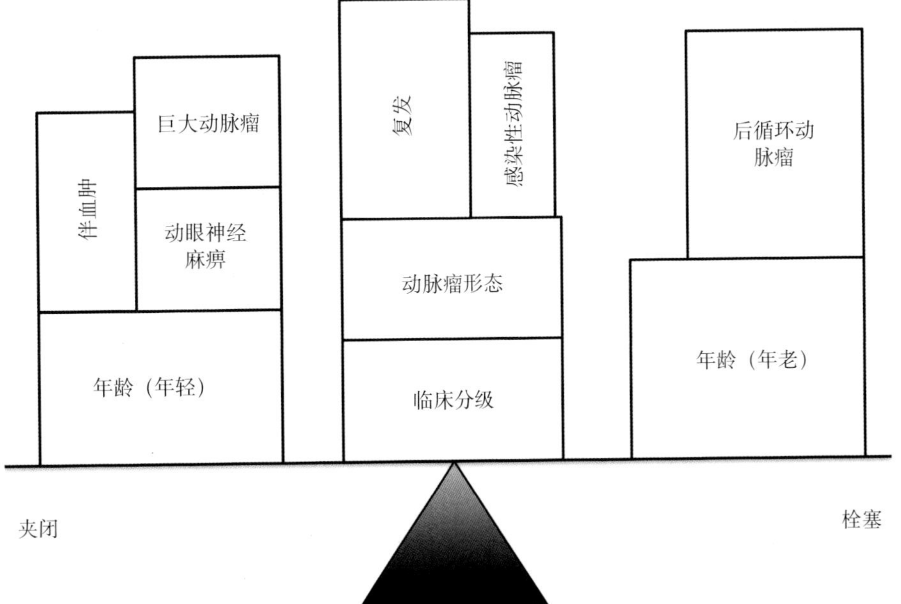

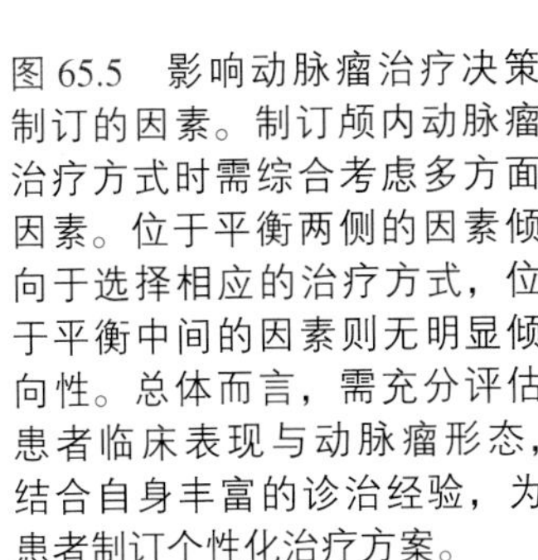
图 65.5　影响动脉瘤治疗决策制订的因素。制订颅内动脉瘤治疗方式时需综合考虑多方面因素。位于平衡两侧的因素倾向于选择相应的治疗方式，位于平衡中间的因素则无明显倾向性。总体而言，需充分评估患者临床表现与动脉瘤形态，结合自身丰富的诊治经验，为患者制订个性化治疗方案。

型医疗机构中，神经外科医师在充分评估患者临床表现与动脉瘤形态后，结合自身丰富的诊治经验，为患者制订个性化治疗方案，这将最大限度地保障动脉瘤患者的生命健康安全。“夹闭还是栓塞？”这个问题不断促进着脑血管外科的发展，而患者将从中持续受益。

参·考·文·献

[1] Cushing H. I. The control of bleeding in operations for brain tumors: with the description of silver "clips" for the occlusion of vessels inaccessible to the ligature. Ann Surg 1911;54:1–19

[2] Dandy WE. Intracranial aneurysm of the internal carotid artery: cured by operation. Ann Surg 1938;107:654–659

[3] Guglielmi G, Viñuela F, Dion J, Duckwiler G. Electrothrombosis of saccular aneurysms via endovascular approach. Part 2: Preliminary clinical experience. J Neurosurg 1991;75:8–14

[4] Smith GA, Dagostino P, Maltenfort MG, Dumont AS, Ratliff JK. Geographic variation and regional trends in adoption of endovascular techniques for cerebral aneurysms. J Neurosurg 2011;114:1768–1777

[5] Molyneux A, Kerr R, Stratton I, et al. International Subarachnoid Aneurysm Trial (ISAT) Collaborative Group. International Subarachnoid Aneurysm Trial (ISAT) of neurosurgical clipping versus endovascular coiling in 2143 patients with ruptured intracranial aneurysms: a randomised trial. Lancet 2002;360:1267–1274

[6] Molyneux AJ, Kerr RS, Yu LM, et al. International Subarachnoid Aneurysm Trial (ISAT) Collaborative Group. International subarachnoid aneurysm trial (ISAT) of neurosurgical clipping versus endovascular coiling in 2143 patients with ruptured intracranial aneurysms: a randomised comparison of effects on survival, dependency, seizures, rebleeding, subgroups, and aneurysm occlusion. Lancet 2005;366:809–817

[7] Kiyosue H, Tanoue S, Okahara M, et al. Anatomic features predictive of complete aneurysm occlusion can be determined with three-dimensional digital subtraction angiography. AJNR Am J Neuroradiol 2002;23:1206–1213

[8] Walcott BP, Pisapia JM, Nahed BV, Kahle KT, Ogilvy CS. Early experience with flow diverting endoluminal stents for the treatment of intracranial aneurysms. J Clin Neurosci 2011;18:891–894

[9] Guglielmi G, Viñuela F, Duckwiler G, et al. Endovascular treatment of posterior circulation aneurysms by electrothrombosis using electrically detachable coils. J Neurosurg 1992;77:515–524

[10] Pandey AS, Koebbe C, Rosenwasser RH, Veznedaroglu E. Endovascular coil embolization of ruptured and unruptured posterior circulation aneurysms: review of a 10-year experience. Neurosurgery 2007;60:626–636, discussion 636–637

[11] Sanai N, Tarapore P, Lee AC, Lawton MT. The current role of microsurgery for posterior circulation aneurysms: a selective approach in the endovascular era. Neurosurgery 2008;62:1236–1249, discussion 1249–1253

[12] Kalani MY, Zabramski JM, Nakaji P, Spetzler RF. Bypass and flow reduction for complex basilar and vertebrobasilar junction aneurysms. Neurosurgery 2013;72:763–775, discussion 775–776

[13] Kalani MY, Zabramski JM, Hu YC, Spetzler RF. Extracranial-intracranial bypass and vessel occlusion for the treatment of unclippable giant middle cerebral artery aneurysms. Neurosurgery 2013;72:428–435, discussion 435–436

[14] Ponce FA, Spetzler RF, Han PP, et al. Cardiac standstill for cerebral aneurysms in 103 patients: an update on the experience at the Barrow Neurological Institute. Clinical article. J Neurosurg 2011;114:877–884

[15] Ogilvy CS, Carter BS. A proposed comprehensive grading system to predict outcome for surgical management of intracranial aneurysms. Neurosurgery 1998;42:959–968, discussion 968–970

[16] Ogilvy CS, Cheung AC, Mitha AP, Hoh BL, Carter BS. Outcomes for surgical and endovascular management of intracranial aneurysms using a comprehensive grading system. Neurosurgery 2006;59:1037–1042, discussion 1043

[17] Smith ER, Carter BS, Ogilvy CS. Proposed use of prophylactic decompressive craniectomy in poor-grade aneurysmal subarachnoid hemorrhage patients presenting with associated large sylvian hematomas. Neurosurgery 2002;51:117–124, discussion 124

[18] Fisher CM, Ojemann RG. Bilateral decompressive craniectomy for worsening coma in acute subarachnoid hemorrhage. Observations in support of the procedure. Surg Neurol 1994;41:65–74

[19] Schirmer CM, Hoit DA, Malek AM. Decompressive hemicraniectomy for the treatment of intractable intracranial hypertension after aneurysmal subarachnoid hemorrhage. Stroke 2007;38:987–992

[20] Bracard S, Lebedinsky A, Anxionnat R, et al. Endovascular treatment of Hunt and Hess grade IV and V aneurysms. AJNR Am J Neuroradiol 2002;23:953–957

[21] Natarajan SK, Sekhar LN, Ghodke B, Britz GW, Bhagawati D, Temkin N. Outcomes of ruptured intracranial aneurysms treated by microsurgical clipping and endovascular coiling in a high-volume center. AJNR Am J Neuroradiol 2008;29:753–759

[22] Weir RU, Marcellus ML, Do HM, Steinberg GK, Marks MP. Aneurysmal subarachnoid hemorrhage in patients with Hunt and Hess grade 4 or 5: treatment using the Guglielmi detachable coil system. AJNR Am J Neuroradiol 2003;24:585–590

[23] Murayama Y, Song JK, Uda K, et al. Combined endovascular treatment for both intracranial aneurysm and symptomatic vasospasm. AJNR Am J Neuroradiol 2003;24:133–139

[24] McDougall CG, Spetzler RF, Zabramski JM, et al. The Barrow Ruptured Aneurysm Trial. J Neurosurg 2012;116:135–144

[25] Jain R, Deveikis J, Thompson BG. Endovascular management of poorgrade aneurysmal subarachnoid hemorrhage in the geriatric population. AJNR Am J Neuroradiol 2004;25:596–600

[26] Tsutsumi K, Ueki K, Morita A, Usui M, Kirino T. Risk of aneurysm recurrence in patients with clipped cerebral aneurysms: results of long-term follow-up angiography. Stroke 2001;32:1191–1194

[27] Mitchell P, Kerr R, Mendelow AD, Molyneux A. Could late rebleeding overturn the superiority of cranial aneurysm coil embolization over clip ligation seen in the International Subarachnoid Aneurysm Trial? J Neurosurg 2008;108:437–442

[28] Hayakawa M, Murayama Y, Duckwiler GR, Gobin YP, Guglielmi G, Viñuela F. Natural history of the neck remnant of a cerebral aneurysm treated with the Guglielmi detachable coil system. J Neurosurg 2000;93:561–568

[29] Drake CG, Allcock JM. Postoperative angiography and the "slipped" clip. J Neurosurg 1973;39:683–689

[30] el-Beltagy M, Muroi C, Roth P, Fandino J, Imhof HG, Yonekawa Y. Recurrent intracranial aneurysms after successful neck clipping. World Neurosurg 2010;74:472–477

[31] David CA, Vishteh AG, Spetzler RF, Lemole M, Lawton MT, Partovi S. Late angiographic follow-up review of surgically treated aneurysms. J Neurosurg 1999;91:396–401

[32] Murayama Y, Nien YL, Duckwiler G, et al. Guglielmi detachable coil embolization of cerebral aneurysms: 11 years' experience. J Neurosurg 2003;98:959–966

[33] Sluzewski M, van Rooij WJ, Slob MJ, Bescós JO, Slump CH,

Wijnalda D. Relation between aneurysm volume, packing, and compaction in 145 cerebral aneurysms treated with coils. Radiology 2004;231:653–658

[34] Mericle RA, Wakhloo AK, Lopes DK, Lanzino G, Guterman LR, Hopkins LN. Delayed aneurysm regrowth and recanalization after Guglielmi detachable coil treatment. Case report. J Neurosurg 1998;89:142–145

[35] Cognard C, Weill A, Spelle L, et al. Long-term angiographic follow-up of 169 intracranial berry aneurysms occluded with detachable coils. Radiology 1999;212:348–356

[36] Lejeune JP, Thines L, Taschner C, Bourgeois P, Henon H, Leclerc X. Neurosurgical treatment for aneurysm remnants or recurrences after coil occlusion. Neurosurgery 2008;63:684–691, discussion 691–692

[37] Veznedaroglu E, Benitez RP, Rosenwasser RH. Surgically treated aneurysms previously coiled: lessons learned. Neurosurgery 2004;54:300–303, discussion 303–305

[38] Zhang YJ, Barrow DL, Cawley CM, Dion JE. Neurosurgical management of intracranial aneurysms previously treated with endovascular therapy. Neurosurgery 2003;52:283–293, discussion 293–295

[39] Hoh BL, Carter BS, Putman CM, Ogilvy CS. Important factors for a combined neurovascular team to consider in selecting a treatment modality for patients with previously clipped residual and recurrent intracranial aneurysms. Neurosurgery 2003;52:732–738, discussion 738–739

[40] Ponce FA, Albuquerque FC, McDougall CG, Han PP, Zabramski JM, Spetzler RF. Combined endovascular and microsurgical management of giant and complex unruptured aneurysms. Neurosurg Focus 2004;17:E11

[41] Nussbaum ES, Nussbaum LA. A novel aneurysm clip design for atheromatous, thrombotic, or previously coiled lesions: preliminary experience with the "compression clip" in 6 cases. Neurosurgery 2010;67(2, Suppl Operative):333–341

[42] Nehls DG, Flom RA, Carter LP, Spetzler RF. Multiple intracranial aneurysms: determining the site of rupture. J Neurosurg 1985;63:342–348

[43] Phuong LK, Link M, Wijdicks E. Management of intracranial infectious aneurysms: a series of 16 cases. Neurosurgery 2002;51:1145–1151, discussion 1151–1152

[44] Nussbaum ES, Madison MT, Goddard JK, Lassig JP, Nussbaum LA. Peripheral intracranial aneurysms: management challenges in 60 consecutive cases. J Neurosurg 2009;110:7–13

[45] La Barge DV III, Ng PP, Stevens EA, Friedline NK, Kestle JR, Schmidt RH. Extended intracranial applications for ethylene vinyl alcohol copolymer (Onyx): mycotic and dissecting aneurysms. Technical note. J Neurosurg 2009;111:114–118

[46] Leivo S, Hernesniemi J, Luukkonen M, Vapalahti M. Early surgery improves the cure of aneurysm-induced oculomotor palsy. Surg Neurol 1996;45:430–434

[47] Chen PR, Amin-Hanjani S, Albuquerque FC, McDougall C, Zabramski JM, Spetzler RF. Outcome of oculomotor nerve palsy from posterior communicating artery aneurysms: comparison of clipping and coiling. Neurosurgery 2006;58:1040–1046, discussion 1040–1046

[48] Zhang SH, Pei W, Cai XS, Cheng G. Endovascular management and recovery from oculomotor nerve palsy associated with aneurysms of the posterior communicating artery. World Neurosurg 2010;74:316–319

[49] Güresir E, Schuss P, Setzer M, Platz J, Seifert V, Vatter H. Posterior communicating artery aneurysm-related oculomotor nerve palsy: influence of surgical and endovascular treatment on recovery: single-center series and systematic review. Neurosurgery 2011;68:1527–1533, discussion 1533–1534

[50] Huang MC, Baaj AA, Downes K, et al. Paradoxical trends in the management of unruptured cerebral aneurysms in the United States: analysis of nationwide database over a 10-year period. Stroke 2011;42:1730–1735

[51] Hoh BL, Chi YY, Dermott MA, Lipori PJ, Lewis SB. The effect of coiling versus clipping of ruptured and unruptured cerebral aneurysms on length of stay, hospital cost, hospital reimbursement, and surgeon reimbursement at the university of Florida. Neurosurgery 2009;64:614–619, discussion 619–621

[52] Higashida RT, Lahue BJ, Torbey MT, Hopkins LN, Leip E, Hanley DF. Treatment of unruptured intracranial aneurysms: a nationwide assessment of effectiveness. AJNR Am J Neuroradiol 2007;28:146–151

[53] Ogilvy CS, Yang X, Jamil OA, et al. Neurointerventional procedures for unruptured intracranial aneurysms under procedural sedation and local anesthesia: a large-volume, single-center experience. J Neurosurg 2011;114:120–128

第6篇

脑和脊髓动静脉瘘及畸形

Cerebral and Spinal Arteriovenous Fistulas and Malformations

第66章

脑动静脉畸形

Mohamed Samy Elhammady, Seth Hayes, and Roberto C. Heros

动静脉畸形（AVM）是一簇由动脉通过瘘口直接向静脉引流构成的异常血管团，其间无正常的毛细血管床及功能性神经组织。1928 年，Harvey Cushing[1] 在关于脑血管畸形治疗的著作中提到：对深部的蔓状动静脉畸形进行手术治疗是不明智的。已有的关于动静脉畸形患者行手术治疗的报道表明，对该类疾病进行外科干预不仅对患者预后无益同时会有极高的皮质损伤的风险。而那些未报道的由于手术经验不足导致的失败病例，可能比预想的要多。

尽管在 Cushing 那个年代，外科医生对脑动静脉畸形的早期手术治疗受挫，然而，目前对于该病发病机制、临床表现及自然史的认识已经有了长足的进步。同时，对这类疾病的显微手术治疗、血管内治疗及放射外科治疗等治疗方式也有了长足进展。本章主要回顾了脑动静脉畸形的流行病学、临床表现及自然史。对各种治疗策略的适应证和预后进行讨论，描述 AVM 的手术技巧及特定部位 AVM 病变的手术操作技术。

脑血管畸形的分类

脑血管畸形是对几种具有不同显微结构、生理特点及临床表现的病变统称。目前普遍接受的是由 McCormick 提出的脑血管畸形分类方法[2]。在这个分类方案根据病变中血管的特性及中间神经组织的成分将脑血管畸形分为以下 4 类：①动静脉畸形；②静脉畸形；③海绵状血管瘤；④毛细血管扩张症。该分类方法中的每类疾病具有不同的临床及影像学表现，因而具有较强的实用性。

本章主要阐述实质性动静脉畸形，即位于脑实质中的动静脉间直接连通性病变，其间无正常的毛细血管床及功能性神经组织。海绵状血管瘤、硬脑膜动静脉畸形及动静脉瘘及 Galen 静脉畸形等其他血管病变将在其他章节中阐述。

流行病学及与其他血管畸形及先天性综合征的关系

颅内动静脉畸形是一种发病率和患病率尚不明确的少见疾病。目前，脑动静脉畸形的流行病学资料主要来源于尸检数据及基于人群调查研究。尸检数据显示动静脉畸形的检出率约为 4.3%[3, 4]。而几项基于人群的研究报告该病的发病率分别为每年 1.1/100 000 人（美国明尼苏达州，奥姆斯特德县）[5]、1.34/100 000 人（美国纽约岛的 AVM 人群研究，包括曼哈顿岛、斯塔登岛地区）[6]、1.12/100 000 人（苏格兰地区颅内血管畸形研究）[7] 及 0.89/1 000 000 人（澳大利亚西部地区）[8–10]。文献中报道的该病的患病率范围从 18/100 000 人（0.002%，来自苏格兰地区的回顾性研究）至 0.2%（对 2 500 名无症状的德国男性调查结果）[7, 11]。尽管该类疾病的发病率较颅内动脉瘤低 10 倍，但是其在脑卒中病因中占 2%，在 15~45 岁人群中脑出血中有 38% 是由该病导致[12–14]。

动静脉畸形的发病机制目前仍存在争议。尽管有证据表明该病可能是后天获得性疾病，目前普遍的观点仍然认为其是一种先天性发育异常。胚胎时期颅内脉管系统中原始动静脉连接的保留[15] 及中间毛细血管网未能正常发育[16] 可能是动静脉畸形发生的原因。另一种观点认为静脉引流系统的异常可能是动静脉畸形的主要发病机制[17, 18]。静脉高压能够造成腔内压力增高，组织灌注降低，并导致渗出性出血，最终导致局部血管生长因子的增加[19]。静脉回流受限造成潜在的动静脉连接开放，形成动静脉短路并随时间而增大。目前已认识到少数情况下几种不同类型的血管畸形可偶然同时发生，即所谓的“混合性脑血管畸形"[20]。同时，诸多报道表明脑动静脉畸形、毛细血管扩张症、海绵状血管瘤等均可合并静脉回流的异常。但这种共存病变之间是否存在因果关系或仅仅是一种巧合目前尚无定论[18]。

脑 AVM 在各个年龄段均可发现，其中 30~40 岁的人群中发病率最高，同时发病率未见有明确的性别差异。AVM 可累及各个脑组织的各个部位，其中以幕上病变最为常见。小脑半球是颅后窝 AVM 中最常见的受累部位，而脑干及脑室受累则相对少见[21-23]。尽管脑动静脉畸形多为单发，但仍有 1%~9% 的病例为多部位受累[12, 24]。

脑血管畸形可与已知的多种遗传性疾病合并发生。Sturge-Werber 综合征，又称脑三叉神经血管瘤病，是一种基因遗传方式不甚明确的神经皮肤综合征。其特征性的表现为面部三叉神经分布区的皮肤血管瘤（鲜红斑痣）及同侧软脑膜血管畸形。该病典型的病理改变为蛛网膜下腔和软脑膜血管瘤，病变血管结构与毛细血管及静脉血管类似，且常伴周围顶、枕叶脑组织萎缩。该病常伴有灰质中层的营养不良性钙化，主要累及脑部微血管，在 X 线片或 CT 上呈现典型的平行曲线样钙化，即双轨征。患者常在年幼时出现严重的顽固性癫痫，并可伴有精神改变。Rendu-Osler-Weber 综合征，即遗传性出血性毛细血管扩张症，是一种由转化生长因子 β（TGF-β）受体基因突变造成的常染色体显性遗传病，其典型表现为累及皮肤、黏膜及内脏的血管畸形，脑部血管病变则包括毛细血管扩张症及多发动静脉畸形。Wyburn-Mason 综合征则表现为半侧皮肤痣及累及视网膜、视神经和间脑的动静脉畸形病变[25]。

临床表现和病理生理学

脑动静脉畸形的临床表现或症状可分为 5 大类：脑出血、癫痫、神经功能缺损、头痛及偶发发现或无症状性病变。

脑内出血

脑内出血仍是脑动静脉畸形最常见和最危险的临床表现。早期的研究表明，70% 以上的脑动静脉畸形患者以破裂出血为首发症状[26, 27]。而最近的几个大型队列研究则发现有 45%~72% 的患者以出血为主要表现[28-33]。同时约有 1/3 的青年出血性脑卒中是由脑动静脉畸形破裂造成的[34]，是仅次于动脉瘤破裂的第二大病因。脑实质内出血是最主要的出血类型，其次是脑室内出血和蛛网膜下腔出血。多数患者初次脑出血的年龄在 20~40 岁[32]。每次脑出血的估算死亡率和永久致残率分别为 10%~30% 和 20%~30%[21, 26, 27, 30, 35, 36]。

癫痫

癫痫是幕上脑动静脉畸形的第二常见表现，约有 70% 的患者有癫痫发作。约有 25%~50% 的病例无明显脑出血症状而仅以癫痫为主要表现，18%~35% 的患者因癫痫发作检查后诊断为 AVM[28-33]。癫痫的平均发病年龄为 25 岁，简单和复杂部分性发作是其导致的癫痫发作的主要类型。畸形血管的占位效应、皮质激惹及局部血流动力学改变造成的脑缺血、胶质增生可能是癫痫发生的病理生理学基础。具有以下一种或多种特征的 AVM 更容易发生癫痫：体积大、大脑中动脉分布区、病灶或供血动脉位于皮质、存在静脉曲张[37, 38]。

进行性神经功能缺损

约有 3%~10% 的脑 AVM 患者以渐进神经功能缺损为主要表现，而无脑出血症状[39]。占位效应及盗血引起的缺血可能是神经功能缺损的病理生理学机制。畸形血管团的直接压迫或病变周围的脑组织水肿均可造成占位效应。而动静脉畸形中高流量、低阻力的血管短路是盗血现象的病理基础。病变周围脑组织的脑血流量（CBF）因畸形血管团的存在而下降，并根据畸形血管团导致缺血的部位会产生各种类型的临床表现。体积较大和存在特定短路特征的 AVM 更易导致症状性盗血现象。超声多普勒研究已证实该类患者脑血流速度和血流量存在显著增加[40]。

头痛

约 6%~14% 的脑 AVM 患者无脑出血症状而仅以慢性头痛为主要表现。头痛通常为单侧（畸形血管的同侧或对侧），性质与偏头痛类似，但脑 AVM 患者中偏头痛的发生率相对于一般人群并无明显增高[41]。枕部 AVM 患者可能更易出现头痛，且该类患者典型偏头痛症状通常出现在病变同侧，而视觉受累时则往往累及对侧视野[41]。与典型偏头痛患者头痛侧别经常改变的情况不同的是，枕部 AVM 患者的偏头痛症状通常位于病变侧。因此，对于临床上主诉头痛和视觉受损症状总是发生在一侧的偏头痛患者，应进一步行影像学检查以除外脑 AVM 等器质性病变可能。脑膜血管和脑血流量的增加可能是引发头痛的病理生理学基础。

无症状患者

尽管多数脑 AVM 患者以脑出血或癫痫起病，但随着无创影像学检查方法在临床中的广泛应用，因各种原因行影像学检查而意外发现脑 AVM 患者日益增多。早期研究认为偶发患者的比例低于 2%，而最近的队列研究则认为这一比例已增加至 10%[39]。而在一个单一人群脑血管畸形的研究发现，约有 40% 的患者无阳性症状。

自然史

对脑 AVM 自然史和干预风险的了解是对 AVM 患者进行治疗选择的基础。已有几个队列对脑 AVM 自然史进行了研究，评估出血危险因素（表 66.1）。一个包含 168 名既往无出血史的脑 AVM 研究发现，在平均 8.2 年的随访时间内，有 18% 的患者发生脑出血[42]，年出血风险为 2.2%。在 Graf 等报道的一项包含 191 例脑 AVM 患者的研究中，有 102 例患者发生单次出血，32 例发生多次出血，57 例患者未发生出血。破裂出血组和未破裂出血组的平均随访时间分别为 4.8 和 2 年。既往无出血史的患者年出血风险为 2%~3%。而对于既往有破裂出血的患者，其出血后第一年的再出血率为 6%，随后 20 年平均再出血率则稳定在 2% 左右[35]。Crawford 等[27]对 217 例行保守治疗的 AVM 患者的回顾性研究表明，大多数（64%）的患者的首发症状为脑出血，在 10.4 年的平均随访周期中年出血率为 3.4%。生存分析表明，保守治疗患者 20 年内出血的风险为 42%，死亡风险为 29%，癫痫风险为 18%，神经功能缺损风险为 27%。

表 66.1　脑动静脉畸形（AVM）的自然史研究

作者（年份）	研究类别	病例数	平均随访周期（年）	年出血率
Graf 等（1983）[35]	回顾性研究	191	4.8	未出血组为 2%~3%，出血组第一年为 6%，其后为 2%
Crawford 等（1986）[27]	回顾性研究	217	10.4	2%；10 年随访期间出血组累计出血风险 36%，未出血组累计出血风险为 17%
Brown 等（1988）[21]	回顾性研究	168（均为未破裂出血患者）	8.2	年平均出血风险为 2.2%
Ondra 等（1990）[26]	回顾性研究	160	23.7	总体风险为 4%；出血组为 3.9%，癫痫组为 4.3%，其他症状组为 3.9%
Mast 等（1997）[32]	前瞻性研究	281	1.0	未出血组为 2.2%，出血组为 17.8%
Halim 等（2006）[28]	回顾性研究	790	4.0	出血组第一年再出血率为 7%，未出血组第一年为 3%，随后的随访中年出血率均为 3%
Stapf 等（2006）[28]	前瞻性研究	622	102 天	未出血组为 1.3%，出血组为 5.9%
Hernesniemi 等（2008）[44]	回顾性研究	238	13.5	总体为 2.4%；5 年内年出血率（4.6%）为 5 年后年出血率（1.6%）的 3 倍

赫尔辛基大学 Ondra 等[26]在 1990 年报道的一项脑 AVM 自然史的重要研究发现，在 262 例经脑血管造影确诊的 AVM 患者中，有 94 例（36%）患者接受了治疗，其他 168（64%）例患者中有 8 例由于死亡、后期干预及失访等原因予以排除，剩余的 160 例保守治疗患者纳入“自然史队列”中。该组病例中 71% 的患者表现为出血，25% 的患者表现为癫痫，其余患者则无症状或仅表现为头痛或模糊症状。该研究平均随访时间为 23.7 年，且随访率达 98%。在随访期间，有 64 例患者发生一次或一次以上的脑出血（范围为 1~12 次），共计有 147 次新发出血，年出血率为 4%，出血距首次确诊的平均时间间隔为 7.7 年。年致残率和死亡率分别为 1.7% 和 1%。值得注意的是，在未发生出血的患者中，以癫痫和模糊症状起病的患者年出血率非常相似，分别为 4.3% 和 3.9%。该研究为脑 AVM 自然史的研究提供了重要信息，但其仍存在几个不足之处：首先，由于初始的 262 例患者中有 97 例最终接受了干预治疗，因而存在选择偏倚；其次，由

于当时 CT 检查并未普及，脑出血的诊断仅仅是依据于脑出血症状、阳性腰穿结果及放射学检查中的脑移位表现；最后，年出血率是通过所有出血事件次数除以随访年数得出的，而其中部分患者随访期间发生多次脑出血事件，因而年出血率存在夸大的可能。

也有部分研究者认为使用 Ondra[26] 和 Crawford[27] 等对脑 AVM 自然史研究的经典数据来指导未破裂 AVM 患者的做法值得商榷[43]。他们认为在这些研究中纳入的大多数患者初始症状为脑出血，且年出血率包括了先前破裂出血组和未破裂出血组，因而这些经典研究有可能高估了未破裂出血组的出血率而低估了破裂出血组的再出血率。赫尔辛基大学和哥伦比亚大学实施的两个大型前瞻性 AVM 队列研究的最新数据也对破裂和未破裂组 AVM 患者年出血率相近的观点提出了质疑。

2008 年 Hernesniemi 等报道了赫尔辛基大学初始研究的后续随访结果[44]。1942—2005 年共有 631 例 AVM 患者纳入研究，排除其中 393 例再出血或确诊后 30 天内接受治疗的患者后，共有 238 例患者被纳入到保守治疗组的研究中，其中包括早期保守治疗组研究中纳入的 160 例患者。与先前研究采用再出血次数除以随访时间（年）的方法不同，本次研究将确诊至第一次再出血的时间进行了 Kaplan–Meier 分析。与初次研究不同，本次研究脑出血诊断严格基于 CT 证据，因为部分没有再出血的患者可能同样有头痛表现。本次研究平均随访周期为 13.5 年，总体年破裂风险为 2.4%，5 年内年出血率（4.6%）是 5 年后年出血率（1.6%）的 3 倍。这种情况表明脑 AVM 破裂出血的风险可能受血流动力学改变的影响。目前认为几种危险因素可能会增加畸形破裂出血的风险：单因素分析表明既往破裂史、深部或幕下病变、年轻患者及存在深部引流静脉是发病 5 年内畸形破裂出血的危险因素。而多因素分析则表明起病 5 年内破裂出血的危险因素包括既往破裂史及深部病变，5 年后破裂出血的危险因素包括既往出血史、位于深部或幕下及体积较大的病变。幕下脑血管畸形发病 5 年内脑出血的风险为 12%，而幕上病变 5 年后发生出血的风险则仅为 1%。该研究发现位置深且既往存在破裂出血史的患者病变破裂出血的相对风险增加了 4 倍。仅在多因素分析中发现病变体积大为破裂出血的危险因素。由于小型动静脉畸形患者中以脑出血为表现的患者比例相对更高，因而单因素中小型脑动静脉畸形的出血率可能被错误地夸大，甚至与大型动静脉畸形的出血率相当。而在多因素分析中，体积巨大的病变仅在去除既往出血史的影响且将病变划分为大型和小型两组时才提示会明显增加出血的风险。小型 AVM 患者更容易因出血而诊断，主要原因可能是其很少引起占位效应或癫痫，但实际上小型 AVM 再次破裂出血的风险低于大型 AVM。尽管其他的研究并未显示大型 AVM 是破裂出血的危险因素，但采用 Kaplan–Meier 分析和 Cox 模型的研究也未证实小型 AVM 能够预测畸形的破裂出血。因此，既往有出血史及畸形体积较大是畸形再次破裂出血的危险因素。该研究结果与 Ondra 等先前的研究存在的差异包括年出血风险相对更低（分别为 2.4% 及 4%）及破裂组和未破裂组之间出血风险存在差异，这些差异可能是由于采用统计方法的不同所造成的。

利用 1989 年开始累积的对 AVM 进行前瞻性研究的 Columbia 数据库，Stapf 等[28] 回顾分析了 622 例确诊为 AVM 患者的人口统计学、临床特征及畸形的形态学特征等资料。共计有 282 例（45%）患者发生脑出血，干预前的平均随访期为 829 天。有 438 例患者（70%）在起病后 12 个月接受治疗。对出血组患者行单因素分析发现，高龄、幕下及深部病变、存在深部引流静脉及合并动脉瘤等情况可显著增加畸形再次破裂出血的风险。多因素分析则证明畸形大小、深部病变、存在深部引流及合并动脉瘤是畸形出血的危险因素。采用单因素及多因素分析的方法对随访过程中出血的危险进行分析，发现高龄、既往有出血史、深部病变和存在深静脉引流仍是随访期间再出血的独立危险因素。随访期间发生脑出血的患者中既往有出血史、深部病变及存在深静脉引流等因素的归因危险度分别为 47.7%、9.4% 和 13.9%。共计有 6%（39 例）的患者在随访期间发生脑出血，平均年出血率为 2.8%。未出血患者的预测年出血率为 1.3%，出血患者为 5.9%。依据已发现的 4 个独立危险因素将患者分为四个不同的亚组并分析其年均出血率发现：位于脑表面且无深部引流静脉的病变中，既往无出血史的患者的年出血率为 0.9%，而既往有出血史的患者年出血率则为 4.5%。位于脑表面且存在深部引流静脉的患者中，既往无出血史患者的年出血率为 2.4%，而在既往有出血史的患者中则为 11.4%。在无深部引流静脉但部位深在的病变中，未出血的患者的年破裂风险为 3.1%，而既往有出血的患者中则为 14.8%。最后一组为部位深在且存在深部引流静脉的病变，在该组患者中既往无出血史者年出血风险为 8%，而既往有出血史者年出血风险则为 34.3%。按这些危险因素的有无，脑 AVM 的年出血风险可在 0.9% 至 34.3% 之间变化。

ARUBA 试验（未破裂脑动静脉畸形患者的随机对照研究）的最新证据表明，未破裂组的脑 AVM 患者的自然预后要好于破裂组[45]。该试验为美国国立卫生研究院资助的一项多中心随机对照研究，旨在阐明对未破裂 AVM 采用预防性干预措施（联合或单独应用介入、手术和放射治疗）或保守观察直到破裂出血才进行临床干预哪种方案对患者更为有益。主要终点事件为卒中或死亡事件的发生，次要观察指标包括至少 5 年内的整体功能状态和生活质量。研究最初设计为随机入组 800 例未破裂脑动静脉畸形患者，由于入组困难，中期分析后将随机入组患者数修订为 400 例。实际上该研究在 2007 年 4 月开始入组患者之前就遭受了各方面的广泛批评，这将在后面进一步讨论。该研究存在的最大问题可能是其设定的随访时间仅为 5 年，其可以观察到外科干预的相关并发症，但不足以观察到临床干预通过降低脑出血风险所带来的潜在长期利益。由于干预治疗组致残率显著高于保守治疗组，该试验最终被数据安全监测委员会提前终止。共计有 223 例患者被纳入该试验，平均随访期约为 33 个月。随机分配至保守观察组（n=109）和干预治疗组（n=104）的患者的人口统计学基线大致相同。初步结果显示保守观察组中有 11 例（10%）患者出现死亡和卒中事件，而干预治疗组则有 33 例（29%）患者出现死亡和卒中事件。两组患者的死亡率相似，且两组中 Spetzler–Martin 分级Ⅰ级和Ⅱ级的患者预后相似，干预治疗组中Ⅲ级和Ⅳ级患者的预后则显著差于保守治疗组。

ARUBA 研究存在大多数前瞻性随机对照试验所面临的方法学限制。固有的选择偏倚极大限制了结果的普遍适用性。由于具有较高风险收益比的患者大多不会被纳入研究而只有那些临床医生不确定是否会从外科干预中收益的患者才会被纳入研究进行随机化分组，因而这种偏倚很可能会使研究得出外科干预不会使患者收益的错误结论。研究存在的另一个不足可能是纳入的标准太过于笼统。位于额极的 Spetzler–Martin 分级Ⅰ级和Ⅳ级的年轻和老年患者行手术干预的风险存在巨大差异，但两者均进行了随机入选。ARUBA 研究的另一个不足是未进行干预治疗措施的分层研究。尽管 AVM 存在多种危险因素和多种治疗方式，该研究并没有对不同治疗方式的效果进行评价。此外，头痛减轻、癫痫控制和静脉高压或动脉盗血情况改善等干预治疗后的短期疗效并未纳入研究的主要终点事件中。正如上文提到的，该研究最大的不足在于随访周期过短。尽管目前 ARUBA 试验计划将目前的研究队列人群多随访 5 年时间，仍不清楚这相对短的随访期间是否能够对干预性治疗在降低畸形出血方面的收益做出恰当评估。由于多数 AVM 患者发病年龄较早且终身存在再出血的累积风险，因而计划要增加的 5 年额外随访时间也可能是不够的。另外几篇不错的评论也对该研究的其他短期收益进行了深入讨论[46, 47]。

影像学

CT 检查

CT 是对破裂或未破裂 AVM 相关的急性神经系统症状进行神经影像学检查的主要手段。平扫 CT 可以发现颅内急性出血、脑积水、钙化及既往手术或畸形破裂出血造成的脑软化灶。而增强 CT 则可进一步提供 AVM 位置、病灶供血动脉及引流静脉等信息。对发生致命脑出血拟行手术治疗病例，CT 检查在术前评估方面具有重要价值。

磁共振成像

磁共振成像（MRI）在现实 AVM 细节结构及确定其与周围结构解剖关系方面明显优于 CT。典型 AVM 在 T1 和 T2 加权图像上表现为一个紧凑的伴有流空信号的“蜂窝”状结构，同时可以观察到周围脑组织的占位效应、水肿及脑缺血等继发改变。MRI 与血管造影结合可以提供进一步的信息以帮助了解病变的三维结构、供血动脉、引流静脉。但磁共振血管成像（MRA）目前还不能取代传统的脑血管造影。尽管 MRI 在显示亚急性出血方面较为敏感，但急性出血时由于血肿完全掩盖了畸形血管的细微结构，因而其在急诊情况下的应用受到很大限制。如果患者的病史和出血的影像学特征提示有 AVM 病变可能，则应进一步完善脑血管造影检查。

血管造影

全脑数字减影血管造影（DSA）仍是 AVM 诊断及术前评估的金标准。DSA 检查能够提供畸形大小、部位、构筑（紧凑或弥散）及供血动脉和引流静脉的类型及位置等信息。同时，脑血管造影能够发现与高出血风险相关的血管构筑特征，如合并供血动脉或颅内其他部位的动脉瘤[48–52]、有深静脉引流[29]、合并静脉血管瘤或存在回流受阻[53]、存在穿支供血动脉[54]

及位于深部或脑室周围的病变等情况。对于大的凸面AVM应同时行颈外动脉造影，尤其是对于有既往手术或栓塞史及出血史的患者，因这些病变可能有颈外动脉参与供血。出血后患者行DSA检查的时机也十分重要。出血早期由于血肿压迫血管可能不显影，而几周后复查DSA可显示畸形血管。同时，由于畸形血管的大小和形态可随时间进行性改变，因而术前血管造影距手术的间隔时间不应太长。

脑功能评价

测量动静脉畸形临近皮质结构的功能对于评估外科干预的风险具有重要意义。目前可用的技术包括正电子发射断层扫描（PET）、功能磁共振成像（fMRI）及脑磁图（MEG）。这些检查所得到的信息能够帮助外科医师为患者制订个体化的治疗方案。

正电子发射断层扫描可以通过放射活性物质标记的脱氧葡萄糖和水对局部脑功能和脑血流进行精确测量。让患者执行功能性任务以刺激要研究的脑皮质，同时测量葡萄糖利用情况和CBF改变情况可以间接反映局部脑组织的代谢活性。进一步将PET图像与磁共振（MR）图像融合可以用来估计脑功能区距AVM的距离情况。

富氧血和乏氧血之间磁化强度存在差异是fMRI检查的基本原理。任务激活时局部脑血流的增加会使血液中氧浓度增加，在MRI上则表现为信号变化的增加。在任务开始和结束的过程中这些MR序列重复地进行扫描，最终通过细致地矫正运动伪影可以得到相应的功能区激活图。尽管fMRI应用前景广泛，目前仍未常规应用于功能区的定位中。

MEG是通过记录激活皮质电流变化引发的磁场改变来对脑活动进行成像的大脑映射的技术。MEG得到的功能区位置可与MRI图像融合，其相比于依据脑血流变化进行定位的fMRI具有更好的时间分辨率。脑磁图的局限性包括探测野较小且需要建立屏蔽室来降低信噪比。

脑AVM的分级

目前已提出几个不同的分类系统尝试对脑AVM进行分级[55-57]，它们通常纳入影响治疗方式选择的各种解剖和生理学特征，并对各种治疗方法相关的风险进行了评估。Spetzler-Martin分级系统是目前最为实用且被普遍认可的分级系统，其在AVM的文献交流及手术难度的预测和手术治疗风险的评估具有重要作用[56]。该分级系统主要依据畸形大小、是否累及功能区及是否引流至深静脉系统将病变计为1~5分，相应分为Ⅰ~Ⅴ级。

AVM大小

通过测量DSA、CT或MRI上AVM病变的最大直径对大小进行评分。病变依据大小可分为小型（直径＜3 cm）、中型（直径3~6 cm）及大型（直径＞6 cm）。AVM的大小在一定程度上反映了病变中供血动脉的数量、通过的血流量及病变对邻近脑组织血流动力学的影响程度。

是否邻近功能区

功能区是指脑组织中具有明确神经功能的区域，其受损可造成致残性神经功能缺损。常见的功能区包括感觉、运动、语言及视觉皮质，下丘脑、丘脑、内囊、脑干、小脑脚和小脑深部核团。但一些功能很容易被代偿的脑区如额极或小脑皮质受损时仅导致轻微的非致残性神经功能障碍，因而这些区域应被划分为非功能区。

静脉引流方式

静脉引流可分为“表浅”和“深在”两类，前者通过皮质静脉系统引流，而后者通过大脑内静脉或Galen静脉系统引流。颅后窝AVM中的表浅静脉引流仅指那些通过小脑皮质静脉直接回流至静脉窦的病变。

存在深静脉引流可以间接说明AVM累及脑室壁、位于或侵及深部脑区。深部引流静脉往往存在穿支动脉供血，尽管造影检查有时不能显示，同时由于术中显露困难，因而存在深静脉引流的病变较浅静脉引流的病变手术难度更大。此外，累及脑室壁的病变往往合并室管膜下静脉动脉化，这些血管脆弱且易出血，并容易回缩至脑室。但由于外科医生在手术切除AVM时，深部引流静脉由于部位隐匿使其往往在手术后期才得以显露，因此有时深部静脉引流会有利于手术操作。

分级越高的AVM病变其手术切除难度和手术相关的风险也越大。低级别动静脉畸形（Ⅰ级和Ⅱ级）与手术相关的致残率较低（0~5%），因而这类病变常规采用手术切除的治疗方式[57, 58]。而高级别的动静脉畸形（Ⅳ级和Ⅴ级）与手术相关的致残率较高（12%~38%），因而对该类患者通常采用保守治疗。而Ⅲ级的AVM病变的手术风险则相对可变。Lawton 对 74 例行手术治疗的Ⅲ级 AVM 进行研究发现：依据病变大小（S）、静脉引流方式（V）和是否累及功能区（E）可将病变分为小型动静脉畸形（S1V1E1）、中型 / 深部动静脉畸形（S2V1E0）及中型 / 功能区动静脉畸形（S2V0E1），各组行手术治疗后造成的手术风险（新发功能障碍或死亡）分别为 2.9%、7.1% 和 14.8%。值得注意的是，该组患者中并未发现有Ⅲ级大动静脉畸形（S3V0E0），可能是由于存在选择偏倚或该类病变的确罕见。据此 Lawton 建议可依据手术风险将 Spetzler–Martin 分级为Ⅲ级的脑动静脉畸形进一步细分为：Ⅲ级脑动静脉畸形（SlV1El），其手术风险与低级别 AVM 类似，可通过显微手术安全切除；Ⅲ + 级 AVM（S2V0E1），手术风险与高级别 AVM 类似，应谨慎处理；Ⅲ级动静脉畸形（S2V1E0），手术风险居中，需谨慎地行手术切除治疗。de Oliveira 等也提出过类似的修改意见[59]：将Ⅲ级 AVM 进一步细分为Ⅲ A（畸形较大）和Ⅲ B（畸形较小但存在深静脉引流或位于功能区）。其建议对Ⅲ A 级的病变可采用栓塞后手术切除的治疗方案，而Ⅲ B 级的病变则建议采用放射外科治疗。

尽管 Spetzler–Martin 分级系统在预测手术相关的致残率和死亡率方面的价值已被很多有经验的外科医生所证实，该分类系统仍未能对几个重要的因素进行直接评估，如供血动脉的供血模式（浅表动脉或深穿支供血）、病灶结构（紧凑或弥散）及是否存在供血动脉动脉瘤。同时，外科医生在应用该分类系统时也应注意该分类方法并未考虑医生自身的经验情况。但不可否认的是，Spetzler–Martin 分级系统在脑 AVM 的学术交流、同一术者手术病例分析及与其他术者或其他治疗方式疗效比较方面具有重要意义，同时，该分级也是治疗决策选择的基本依据。

临床决策

脑动静脉畸形患者的临床治疗方案选择是基于对其自然史和干预风险充分理解的基础上进行的。我们认为对 AVM 的外科干预最好由有丰富的 AVM 手术经验的医生来完成，尤其是选择介入治疗时。对脑 AVM 患者进行临床治疗决策是一个复杂的过程，目前尚无有力的公式或指南可以指导医生自动地为患者选择合适的治疗方案。相反，对于每个具体患者，我们都同时考虑多个因素以制订最合理的治疗方案，在下文中将进一步讨论。

AVM 相关的因素

目前广泛使用的 Spetzler–Martin 分级系统能够预测 AVM 切除手术相关的手术风险。在制订临床治疗方案时应考虑病变大小、位置以及静脉引流方式对疾病自然史的影响。

AVM 的大小

AVM 大小对出血风险的影响一直存在争议。在一个包含 168 例既往无出血史的 AVM 患者随访研究中发现，AVM 大小并不是将来新发出血的预测因素[21]。然而另外几个研究则认为小型 AVM 具有较高的出血风险。Spetzler 等[60]认为小型 AVM（< 3 cm）的出血发生率明显高于大型 AVM（> 6 cm）的出血率（分别为 82% 和 21%）。通过比较术中小型和大型病变供血动脉压力情况，他们发现小型的动静脉畸形的供血动脉压力显著增高，因此供血动脉压力的不同可能是造成不同大小 AVM 出血发生率和严重程度存在差异的原因，其报道的大型 AVM（Ⅳ级和Ⅴ级）的总体年出血率为 1.5%[61]。而如上文所述，目前新的关于 AVM 自然史的研究则显示在多因素分析中病变体积较大是出血的独立危险因子。

AVM 的位置

与幕上病变相比，位于幕下的深部 AVM 具有较高的出血风险，同时与出血相关的致残率较高，有 85.5% 的患者遗留有轻瘫或偏瘫[62]。因此，尽管幕下深部 AVM 手术具有更高的挑战性，但是对于此类病变有时也考虑手术切除，因为病变自然史的发展可能比保守观察或者其他治疗方式（比如放射治疗）的预后更差。

静脉引流方式

深静脉引流也是 AVM 发生出血的一个重要危险因素。Nataf 等认为深部静脉引流与 AVM 出血具有很强的相关性[63]。同时，仅存在单支引流静脉[64]或血管狭窄、扭曲等情况造成的静脉引流受损[53]同样会增加出血的风险。其原因可能是 AVM 病灶回流静脉受损造成血流动力学超负荷并最终引发畸形破裂出血。因此，对于存在这些危险因素的病变，尽管手术切除的风险相对较高，仍建议早期行手术干预治疗。

如上文所指出的，Spetzler –Martin 分级方案未能考虑到所有与 AVM 相关的危险因素。其他可能影响治疗决策的因素包括病灶结构（紧凑或弥散）、供血动脉的类型和位置及是否合并动脉瘤、动静脉瘘及引流静脉闭塞等其他异常。

动静脉畸形合并动脉瘤

动脉瘤合并动静脉畸形的情况并非罕见[44, 52, 65, 66]，其发病率为 2.7% 至 58% 不等[52, 65–67]，多数研究报告的总体平均发病率在 10% 左右[48]。目前对动脉畸形合并动脉瘤的情况已有几种不同的分类方案[45, 50, 68]，简单的分类方法可将其分为畸形团内动脉瘤（可累及动脉或静脉）、血流相关动脉瘤（累及 AVM 供血动脉）及不相关动脉瘤（累及 AVM 直接供血动脉以外的动脉）这三种，其具有较好的临床实用性。

Brown 等曾对未破裂 AVM 合并动脉瘤患者的出血风险进行了研究[69]，在其入组的 91 例未破裂 AVM 患者中，有 16 例患者（17.6%）合并共计 26 个颅内未破裂囊状动脉瘤。96% 的动脉瘤位于 AVM 的供血动脉上。在随访期间内，16 例患者中共计有 6 例（38%）发生颅内出血，其中 1 例为动脉瘤破裂出血，1 例为畸形出血，另外 4 例则无法确定出血来源。这 16 例合并动脉瘤的 AVM 患者第一年发生颅内出血的风险为 7%，而未合并动脉瘤的 AVM 患者仅为 3%。合并动脉瘤组在 5 年的随访期间内每年的出血风险稳定在 7%，而未合并动脉瘤组的出血风险则降至 1.7%。

与上述研究结果类似，多伦多大学的脑血管畸形研究组也报道了合并畸形团内或血流相关性动脉瘤的 AVM 患者具有更高的出血风险[50]。在其纳入的 632 例动静脉畸形患者中，有 35 例（5.5%）患者合并畸形团内动脉瘤、71 例（11.2%）合并血流相关动脉瘤。13 例合并畸形团内动脉瘤的患者未接受治疗，在 11 年的平均随访期间（1.5~24 年）内，共发生 14 次出血事件，年出血率为 9.8%。4 例合并血流相关动脉瘤的患者有癫痫症状，且未对动脉瘤或 AVM 进行干预治疗。在平均 14.25 年的随访期间（7~19 年）内，共发生 3 次出血事件（均与 AVM 相关），其年出血率为 5.3%。对 16 例合并血流相关动脉瘤的患者进行了针对 AVM 的干预治疗，其年出血率为 1.7%。因此，合并血流相关动脉瘤的 AVM 患者的总体组合出血率为 7%。

病灶内动脉或静脉源性动脉瘤在大型复杂 AVM 中较为常见，由于出血时难以准确判断出血的确切来源，因而该类型动脉瘤的临床意义难以阐明。但有的观点认为这种情况下出血的风险可能会增加[54]，其可能的解释是病灶内动脉瘤或累及供血动脉的真性动脉瘤可能不是预测将来再出血的独立危险因素。复杂且具有较高血流的 AVM 较易伴发颅内动脉瘤，这种情况下出血风险的增加并非由于动脉瘤破裂导致，而是高血流或复杂的血管结构所导致。

对于畸形远隔部位的无关动脉瘤，目前大家普遍认同的观点是其自然史与未破裂的单纯动脉瘤相同。

AVM 合并颅内动脉瘤患者的治疗

AVM 合并颅内动脉瘤患者治疗方案的选择取决于患者是否有出血表现。对于发生颅内出血的病例（图 66.1），临床医师必须首先依据 CT 上的出血特点或血管造影上动脉瘤的形态确定出血的来源。蛛网膜下腔出血一般提示为动脉瘤破裂出血，而脑实质内血肿则通常是 AVM 出血造成的。但如上文所述，临床中确定这种情况下出血的来源往往是困难的，尤其是那些合并畸形血管团内动脉瘤的病例[70]。

如果能够确定颅内出血来源于动脉瘤破裂，则后续治疗方案的选择取决于动脉瘤距 AVM 的距离和动脉瘤显露的难易程度。若动脉瘤与 AVM 距离较远（畸形远隔部位或近端血流相关性动脉瘤），则治疗应首先通过手术夹闭或介入栓塞的方式解决颅内动脉瘤，然后再进一步治疗 AVM。若动脉瘤与 AVM 距离较近（畸形远端血流相关性动脉瘤或畸形团内动脉瘤），则临床医生首先应判断 AVM 是否能够通过手术切除或介入栓塞的方式治愈。若 AVM 可以治愈，则应对 AVM 和动脉瘤同时处理，否则应首先处理颅内动脉瘤，继而后期进一步处理 AVM。

若颅内出血来源于 AVM，如果脑内血肿无紧急手术指征，则应采取控制血压、减轻脑水肿等措施行保守治疗。出血 4~6 周血肿消失后应复查脑血管造影。后期 AVM 和动脉瘤的处理则应根据病变的具体情况确定，当 AVM 或动脉瘤手术的风险低于其将来自发出血的风险时，则应采取外科干预。

若临床医生无法确定出血的来源，则建议可能的情况下对两种疾病同时进行处理。对无法同时处理的病例则建议首先处理动脉瘤，因动脉瘤破裂出血后的致死率和致残率显著高于 AVM[12, 71] 且 AVM 发生再次出血的风险显著低于动脉瘤，而在这种情况下两种均可能是出血的来源。

对于 AVM 合并颅内动脉瘤而未发生颅内出血的病例，其临床处理方案取决于动脉瘤的类型。对远隔部位不相关动脉的处理原则同单纯颅内动脉瘤的处理。对合并畸形团内动脉瘤的 AVM 患者，由于其自然史尚不明确，对这种情况的处理则更具挑战。可能的情况应采取手术切除或完全介入栓塞的治疗方案，无法完全处理时可采用包括畸形团内动脉瘤在内的部分栓塞治疗，同时操作前应注意仔细评估治疗的安全性。

对于偶然发现的与 AVM 合并发生的血流相关性

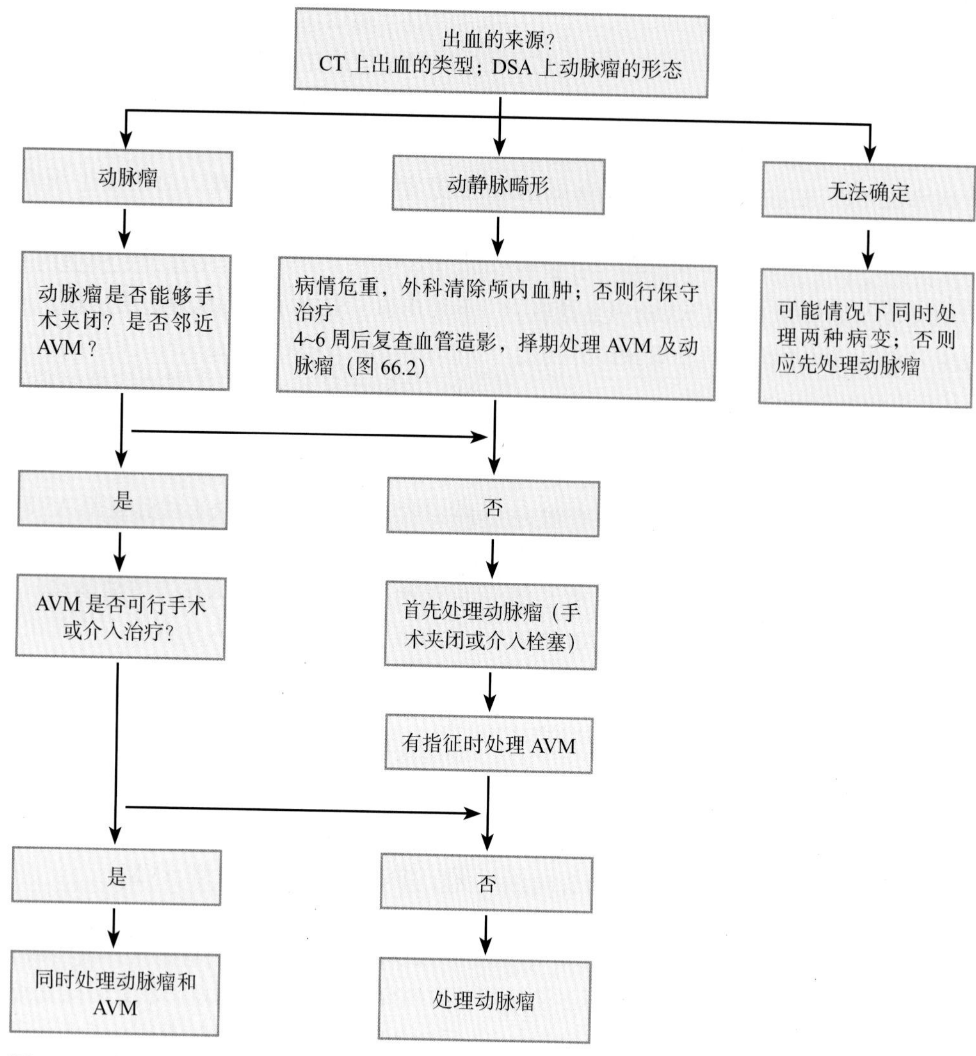

图 66.1　动脉瘤合并动静脉畸形（AVM）患者发生颅内出血时的处理流程。

动脉瘤的处理目前仍存在争议。目前有 3 种可选的治疗方案：首先治疗 AVM、首先治疗动脉瘤或同时处理这两种病变。主张首先处理 AVM 的研究者认为在 AVM 完全闭塞后多数血流相关性动脉瘤会自然消退 [72–75]。在这种情况中，外科处理完 AVM 后流经动脉瘤的血流速度会下降，进而会引起动脉瘤的逐步变小 [76, 77]。Redekop 等的研究表明，畸形远端和近端的血流相关性动脉瘤对 AVM 处理后的反应存在差异 [50]。与近端动脉瘤相比，远端血流相关性动脉瘤在 AVM 治疗后自发消失的可能性更大，因而更受到人们关注。另一种治疗方案是先采用手术夹闭或介入栓塞的方法治疗颅内动脉瘤，然后再处理 AVM。此方案的理论基础在于许多病例在治疗 AVM 的过程中可发生动脉瘤破裂出血 [50]，其可能是由于畸形处理过程中可能会造成血管腔内压力增高进而引发动脉瘤的破裂出血 [48]。第三种治疗方案为可能的情况下同时处理两种病变。

我们对偶发的合并 AVM 的血流相关性或畸形团内动脉瘤的处理方案取决于 AVM 是否能够经手术或血管内栓塞治愈（图 66.2）。对 AVM 能够治愈的病例，临床医生应进一步评估动脉瘤显露的难易程度及其与 AVM 的距离远近。若动脉瘤易于显露且临近 AVM，则建议同时处理两种病变；对其他情况则建议先处理动脉瘤然后进一步处理 AVM。若 AVM 无法通过手术或介入的方法治愈，则应考虑病变是否可行立体定向放射外科治疗。考虑到既往有 AVM 行立体定向放射治疗后发生动脉瘤破裂出血的报道 [50]，建议对拟采取放射治疗的患者在治疗前先行处理动脉瘤。对 AVM 巨大无法行放射治疗的病例，则应考虑采用手术夹闭或血管内栓塞的方法治疗颅内动脉瘤。

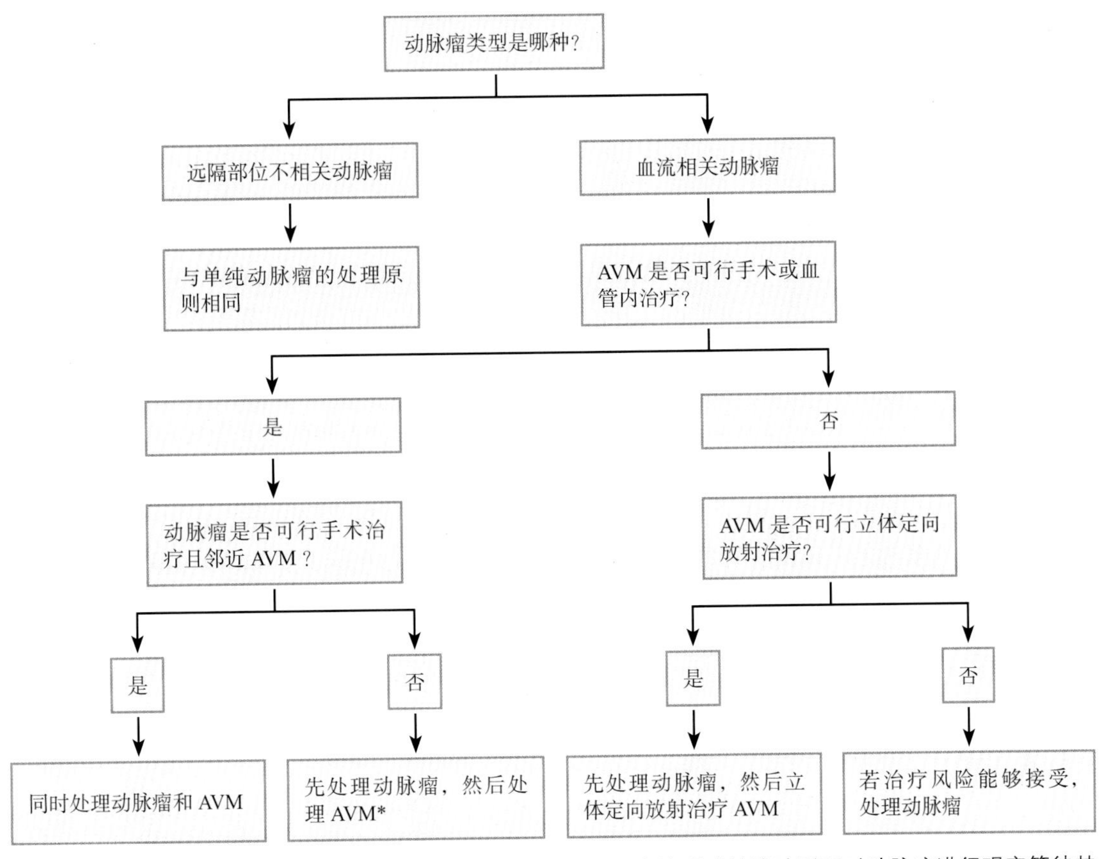

图 66.2 合并未破裂 AVM 的未破裂动脉瘤的处理。* 或者可先处理动静脉畸形而对动脉瘤进行观察等待其自然消退。

患者自身相关因素

患者年龄、一般健康状况和临床状态、职业及生活方式等也应在制订治疗决策的过程中加以考虑。患者年龄是确定患者在剩余预期寿命年内 AVM 破裂累积风险的最重要因素。假设 AVM 的年出血率为 2%~4%、平均寿命为 70 岁，AVM 破裂的累积风险（百分比）可由以下公式估算：105 – 患者的年龄[78, 79]。因此年轻患者的累积出血风险较高，对这类患者往往采用更为积极的手术治疗。同时，年轻患者对神经功能障碍的耐受性更好，且功能恢复的可能性更大。患者的一般健康状况同样重要，严重的合并症可能使患者无法耐受手术。患者的临床表现和神经功能情况往往是决定手术时机的重要因素。如部分 AVM 破裂引起颅内血肿的患者可能需要紧急手术清除血肿，而部分患者需待神经功能状态稳定时再择期行 AVM 切除治疗。AVM 患者出现颅内大量出血、进行性神经功能恶化、药物难以控制的癫痫及顽固性头痛时均应考虑手术切除治疗。患者的职业和生活方式也是神经外科医师在权衡风险和获益时应该考虑的重要因素。如果 AVM 在大脑的关键区域。例如对同样累及枕叶的 AVM，从事飞行员的患者往往对视觉的要求较高，其对于畸形术后 > 50% 的可能性出现术后偏盲的风险的接受程度与从事体力劳动的患者有明显不同。

术者相关的因素

外科医生处理 AVM 的个人经验同样是一个需要考虑的重要因素[80]。在确定 AVM 患者是否可行手术治疗时，需要同时考虑术者手术经验。多数合格的神经外科医师能够安全切除位于非功能区的 AVM。而对于复杂的病变，则最好是由专业的转诊中心中的经验丰富的神经血管外科医师做出合理的治疗方案。外科医生应基于文献和个人经验向患者说明所有可选择的治疗方案及其相关的风险和获益。同时，医生应清楚明确地告知患者他们认为最好的是哪种治疗方案，在某些病例中，不进行任何干预甚至可能是最好的治疗选择。

治疗

脑 AVM 治疗的主要目的是预防将来的出血和可能神经功能恶化。目前 AVM 可选的治疗方案包括单纯显微手术切除、血管内栓塞后行显微手术切除、单纯立体定向放射外科治疗、血管内栓塞后行放射治疗、单纯血管内栓塞及临床观察。每种治疗方式都有其特定的优点和不足。在下文中将对每种治疗方式进行讨论。

显微手术切除

手术时机

AVM 手术一般为择期手术。对于 AVM 破裂造成颅内血肿而没有明显神经功能缺损的病例，我们通常延期（4~6 周后）行手术治疗。在这段时间中早期再出血的风险相对较低且延期手术有利于血肿的液化、周围脑组织水肿消退及脑组织自主调节功能的恢复。对于出现致命性出血需要紧急手术的情况，我们一般建议仅适当清除颅内血肿而暂不处理 AVM。仅对于那些位于脑表面且能够在清除血肿时轻松切除的小型 AVM，我们才建议急诊同时处理 AVM。虽然有些临床医生报告部分急诊行手术切除的患者也获得了较好的预后[77]，但应注意 AVM 破裂出血造成的神经功能缺损往往是可恢复的。这些患者急性期所出现的神经功能缺损往往并非脑功能区的真正破坏所引起，而仅仅是由于功能区受血肿压迫所造成。因此，认为在 AVM 出血的急性期手术不会加重已经存在的完全性神经功能缺损的观点是错误的。适当时间的延迟处理能够使部分神经功能得到恢复，临床医生能够根据患者的恢复情况为患者选择更为合理的治疗方案，有时选用别的替代治疗方式（放射治疗等）或建议患者采取保守治疗并非最佳的治疗方案。对拟行手术治疗的病例在临近手术前应重复脑血管造影检查以确认 AVM 结构未发生显著改变。

一般外科技术

除非患者体位不允许，所有的 AVM 患者行手术治疗时均应行术中血管造影检查，对于术中无法完成血管造影的病例则应在术后立即完善血管造影检查。对拟行术中血管造影的病例应采用透光三钉头架固定头部。可在手术开始时放置股动脉鞘，尤其对于那些术中体位不利于腹股沟区显露的患者。也可先行腹股沟区消毒铺巾，在 AVM 切除后再放置股动脉鞘以减少动脉鞘长时间留置动脉内所引起的相关并发症。术中头位可依据畸形位置不同而改变，对位于凸面的病变应使 AVM 所在部位位于最上方的术区中，而深部病变则应根据手术入路选择合适的头位使 AVM 显露最佳的同时对正常脑组织的牵拉或损伤最小化。

对累及皮质区的 AVM，开颅骨瓣可稍大于病灶边缘几厘米，这能够使术者容易地识别皮质血管结构并与血管造影相比较。有时供血动脉距离 AVM 较远位置进入脑沟内再到达畸形血管团，这种情况下一个小的开颅骨瓣不易显露供血动脉。类似，动脉化的引流静脉颜色变蓝往往表明 AVM 的动脉供血已中断，这种现象往往在距病变几厘米以外的那些同时接受正常皮质回流的静脉中可以观察到。另外，开颅骨瓣过小不利于控制病变周围脑实质的出血。

术中应仔细打开硬脑膜以避免损伤黏附的表浅引流静脉，AVM 切除术通常包含几个明确的手术步骤。首先，将皮质表面结构与术前造影相比较。若 AVM 在皮质表面未显露，一个有效的技巧是循动脉化的表浅引流静脉向后追溯至畸形团，但其存在损伤引流静脉的潜在风险。存在可见的供血动脉时，沿表浅的供血动脉去寻找病灶位置则是更好的选择。术中超声和无框架立体定向导航也有助于病变的定位。其次，沿脑沟进入畸形团所在部位，识别主要供血动脉后电凝并切断。电凝具有较高血流量的 AVM 供血动脉较相同直径的正常动脉要困难。使用临时 AVM 夹或 Weck 夹阻断血流后有利于供血动脉的凝闭。滴水双极在 AVM 手术中非常有效，其使用的技巧包括持续滴水情况下间断电凝 1~2 秒，同时避免双极镊子的完全闭合以防止烧灼的血管黏附至双极镊子尖端。另外保持双极镊子尖端的清洁也有助于预防黏结。清楚显露病灶附近的供血动脉十分重要，对供血动脉进行处理前首先要确保动脉通过畸形后未供应其他正常脑组织（通道血管）。尽管引流静脉一般都较粗且管壁更薄，有时将动脉化的引流静脉与供血动脉区分开仍较困难。一个有效的区分方法是将该血管用临时阻断夹夹闭后观察血管的反应，引流静脉通常会有一定塌陷且阻断夹远端血管颜色会更蓝，而动脉血管则会持续搏动冲击阻断夹。另外，微血管血流探头同样有助于判断血流的方向。

所有可见的浅表供血动脉处理完毕之后，即沿着 AVM 病灶边缘环形切开周围皮质，进而可以显露病灶深部，进一步处理残留的浅表供血动脉。尽管术中要尽量保留所有动脉化的静脉血管，有时为了方便切除则需要牺牲一个或多个表浅静脉，此时只要主要的引流静脉未受损通常就不会出现严重问题。如果想早期处理掉某条静脉，可提前临时阻断该静脉以确保病变不会发生肿胀或出血。

继续螺旋形分离动静脉畸形四周组织，对位于非功能区的 AVM，皮质切除范围可远离病灶几毫米以利于 AVM 的切除。而对于位于功能区或紧邻功能区的 AVM，术者则应直接在畸形血管团上操作。常用的方式是逐步电凝畸形血管团使病灶缩小并与功能区分离，但应在控制住主要供血动脉之后及病灶明显变小后才进行电灼。过早电灼畸形血管团可能会造成畸形内部压力及流量增高，同时由于病灶体积缩小而动脉血流无明显改变，AVM 内压力增高会最终导致 AVM 破裂出血。术中 AVM 发生出血时，用棉片覆盖至出血点后使用自动牵开器给予适当压力通常可以控制出血。而 AVM 远隔部位的出血则不应压迫以防止出现严重的脑实质内血肿。这种情况下的出血通常来源于回缩至周围脑组织的血管或已与畸形团主体分离的部分残留 AVM 血管。此时手术医师不能单纯压迫出血而应尽力寻找到出血责任血管并予以电凝。

沿 AVM 四周进行分离直至病灶最深处，往往接近或到达脑室室管膜。此部位小而脆弱的室管膜下动脉和小的穿支供血动脉的电凝和切断具有一定难度。这些深部血管在离断后常发生回缩且有时双极会完全不起作用，此时，必须使用专门设计的 Sundt 显微血管夹才能控制这些微血管的出血。而对于侵及脑室的病变，往往到切除至室管膜且室管膜上残余的小的供血动脉被电凝闭塞时出血才会彻底控制。

在病灶与周围脑组织完全分离且所有可见的供血动脉闭塞离断后，病灶主要引流静脉的颜色会变暗并最终从红色变为蓝色。若静脉颜色无明显改变，手术医师应继续探查残留的供血动脉，其常位于引流静脉下方或附近。当所有的供血动脉均处理完成后才去处理剩余的引流静脉。

手术的最后阶段是探查术腔是否残留 AVM 病灶。充分止血后将患者的平均动脉压较基础值提高 15~20 mmHg 以上并保持 10 分钟。若此时发生出血则应高度怀疑有 AVM 残留可能，应进一步彻底探查术腔。若未发生出血则术腔用单层止血纱（Ethicon US LLC，Somerville，NJ）覆盖并将患者的血压保持或稍低于正常水平 24 小时。随后进行术中血管造影以确定 AVM 完全切除。

特定位置动静脉畸形的手术技巧

不同部位 AVM 切除术的手术技巧应根据其特定部位作适当改进以考虑供血动脉和引流静脉的影响并将脑损伤的风险降至最低。

凸面动静脉畸形

大脑前动脉（ACA）和大脑中动脉（MCA）的分支主要供应额叶 AVM。颞叶 AVM 主要由 MCA、大脑后动脉（PCA）和脉络膜前动脉供血。顶叶 AVM 则主要接受 3 个幕上动脉的血供。枕叶 AVM 主要由 PCA 分支供血，较大的向内延伸的病变同样接受来自 MCA 和 ACA 的血供。凸面 AVM 常为楔形，顶点多朝向脑室，并常侵及脑室。各部位病变均可能有浅表和深部静脉引流。

凸面 AVM 的手术切除遵循上述的手术技巧。但应特别注意存在颈外动脉供血的病灶，其在开颅过程中可能会发生大出血。尽管对这类患者行术前栓塞往往有效，但其存在皮肤进行性坏死的风险，尤其头皮瓣仅由单支动脉供血时。若术前未行栓塞治疗，则开颅时应钻多孔，小心剥离硬脑膜，必要时可予以电凝。

侧裂 AVM

侧裂 AVM 包括累及额叶和颞叶岛盖或岛叶皮质的病变。侧裂 AVM 手术切除时应注意 MCA 分支中的连接血管，往往走向正常脑组织并是其主要的供血动脉。引流静脉通常回流至脑表面静脉或侧裂深静脉。

偏前部的病变可采用标准额颞开颅（翼点入路）行手术治疗。外侧裂可由内向外或由外向内打开，仔细识别并探明 MCA 分支的走行，可分离、电凝或夹闭供血至畸形团的侧支血管。临时阻断 MCA 有利于动脉分支的分离及控制大出血。侧裂中部或后部的 AVM 可通过颞部开颅行手术治疗。此时则没有必要打开外侧裂的水平（内侧）干（图 66.3）。

完全位于侧裂的 AVM 可通过侧裂进行显露，然后识别并分离 MCA 的分支以控制内侧的供血动脉。豆纹穿支参与畸形供血时表明 AVM 有深部扩展，这种情况下往往不能手术全切。有时 AVM 病变范围广泛并累及颞叶底部和内侧，并可累及脑室（图 66.4）。

颞叶内侧脑动静脉畸形

颞叶内侧前部 AVM 通常由脉络膜前动脉、后交通动脉的分支以及 MCA 和 PCA 的颞叶分支进行供血（图 66.5）。引流静脉通常回流至 Rosenthal 基底静脉，偶尔回流至蝶顶窦和 Labbe 静脉。颞叶内侧前部 AVM 常累及颞叶钩回、杏仁核和前海马。该部位病变通常采用翼点经侧裂入路，打开侧裂并处理完供血动脉后便可从内侧向外侧切除病变。注意循颞叶前部 MCA 分支进行分离并避免损伤豆纹动脉。

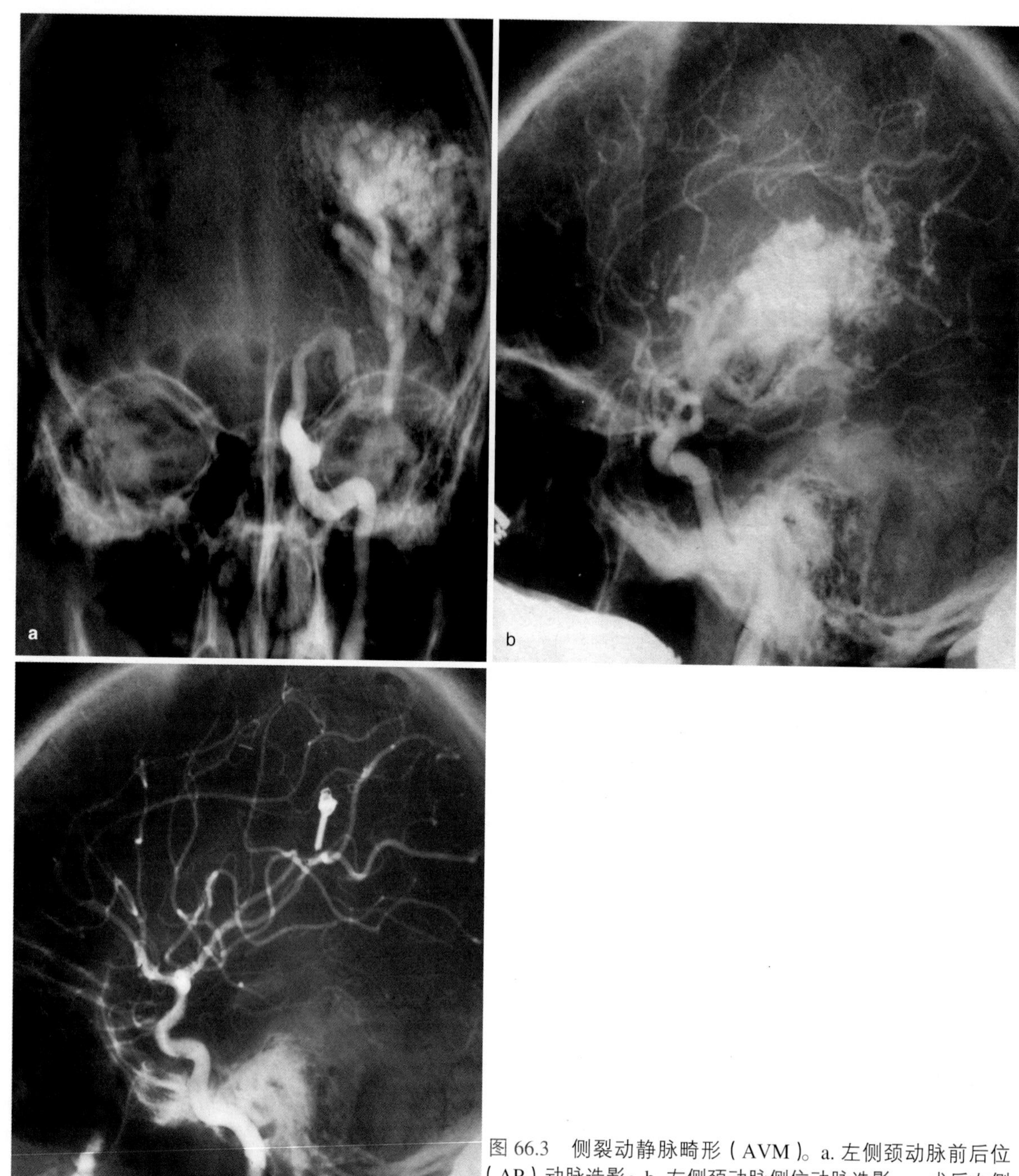

图 66.3　侧裂动静脉畸形（AVM）。a. 左侧颈动脉前后位（AP）动脉造影；b. 左侧颈动脉侧位动脉造影；c. 术后左侧颈动脉造影证明 AVM 切除完全且 MCA 保留完好。

颞叶内侧后部的 AVM 通常由脉络膜前动脉和 PCA 的分支供血（图 66.6）。病变常累及海马、海马旁回和梭状回，可通过颞部开颅经颞下或颞下回入路切除病变。颞下回入路可避免对颞叶及 Labbe 静脉的牵拉，而这在颞下入路中则常难以避免，但颞下回入路造成的上象限偏盲的风险更大。到达颞角后可通过脉络膜裂对脉络膜前动脉进行处理，通过颞下或颞下回入路可进一步处理来自 PCA 的供血动脉。

三角区 AVM

三角区 AVM 通常由 PCA 分支及后外侧动脉脉络膜供血，并通过 Rosenthal 基底静脉引流至深静脉系统（图 66.7）。此部位病变手术入路的选择主要依据 AVM 血管团主体所在的部位。

累及三角区底壁和侧壁的侧方和下方病变可采用颞叶入路实施手术，非优势半球侧可采取颞下回或颞中回入路，而优势半球侧应采用颞下回入路以避免

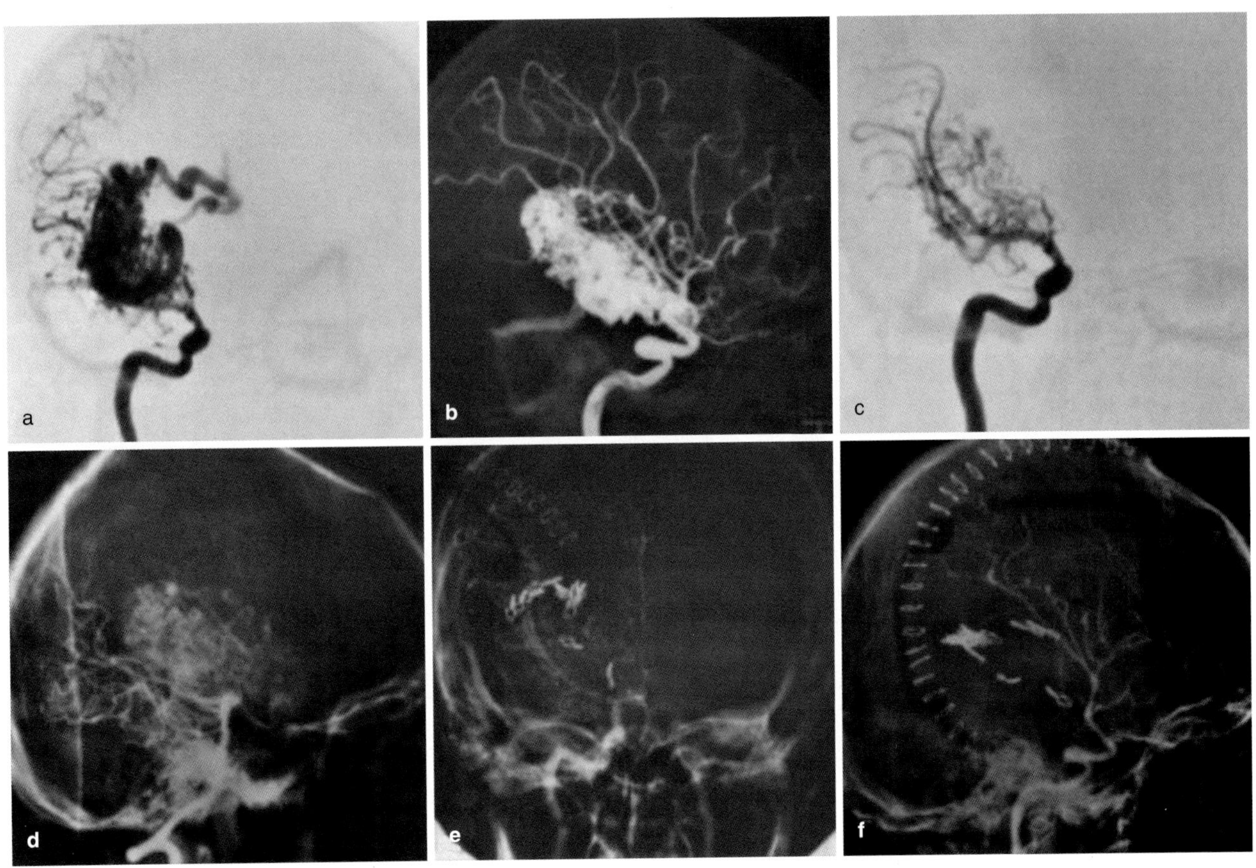

图 66.4　岛叶或颞叶内侧大的动静脉畸形（AVM）。a. 右侧颈动脉前后位（AP）造影；b. 右侧颈动脉侧位造影；c. 暑期颈动脉前后位造影提示有豆纹动脉供血；d. 椎动脉侧位造影提示有大脑后动脉供血；e、f. 术后颈动脉前后位造影（e）和颈动脉侧位造影（f）证明畸形完全切除。

术后出现语言功能障碍。可首先采用颞下入路对来自 PCA 的供血动脉进行早期处理，然后再采用颞叶入路处理畸形血管团。

累及三角区顶壁及枕叶的内侧和上部病变可采取后纵裂入路或经顶上小叶的经皮质入路。后纵裂入路可以早期显露来自 PCA 的供血动脉并能够避免视放射的损伤，但由于三角区距中线约 3 cm，因而该入路会对枕叶有明显的牵拉并有造成视野缺损的风险，且采用该入路时术者的视线方向与病灶相切，因而对该部位病变采取经顶上小叶的皮质入路可能更具优势。经皮质入路通过顶叶感觉相关纤维和枕叶视觉相关纤维之间的间隙到达病灶，能够直视下观察三角区病灶。通常在幕上 7 cm 的部位行皮质造瘘，即枕骨隆突上 9 cm、中线旁 3 cm 的位置，超声或无框架立体定向引导下切开皮质至三角区。既往采用该入路手术的患者术后均未出现感觉或视野障碍，尤其是那些小型 AVM 病例。当然对于一些较大的 AVM，有时由于畸形团表面视放射的损伤不可避免地会造成视野的缺损。

矢状窦旁 AVM

该部位病变主要由胼周动脉、胼缘动脉、大脑后动脉的分支供血，部分病变也接受 MCA 的血供，尤其那些位于大脑凸面的病变。引流静脉通常回流至上或下矢状窦。矢状窦旁 AVM 切除术中所面临的困难主要在于纵裂部位供血动脉的处理。手术体位选择主要依据畸形供血动脉情况及畸形是否侵及脑表面。单纯由 ACA 供血且并未侵及脑表面的病变通常采用经纵裂入路，术中采取侧卧位可使一侧大脑半球下垂并增大其与大脑镰间的间隙，有时可采用腰椎穿刺引流以进一步降低颅压。开颅时骨瓣应跨越中线，同时打开硬膜时应注意在硬膜窦的边缘留下一窄片使脑组织在硬膜缘下而非卡压于硬膜缘。术中应注意保护动脉化的引流静脉，尤其牵拉脑组织时。有时矢状窦旁 AVM 通过众多小的引流静脉回流至大脑镰和硬膜窦，因此开颅时最好选择较大骨瓣，术中可以根据静脉走行采取前方或后方入路。

同时有 ACA 和 MCA 供血并累及脑表面的矢状

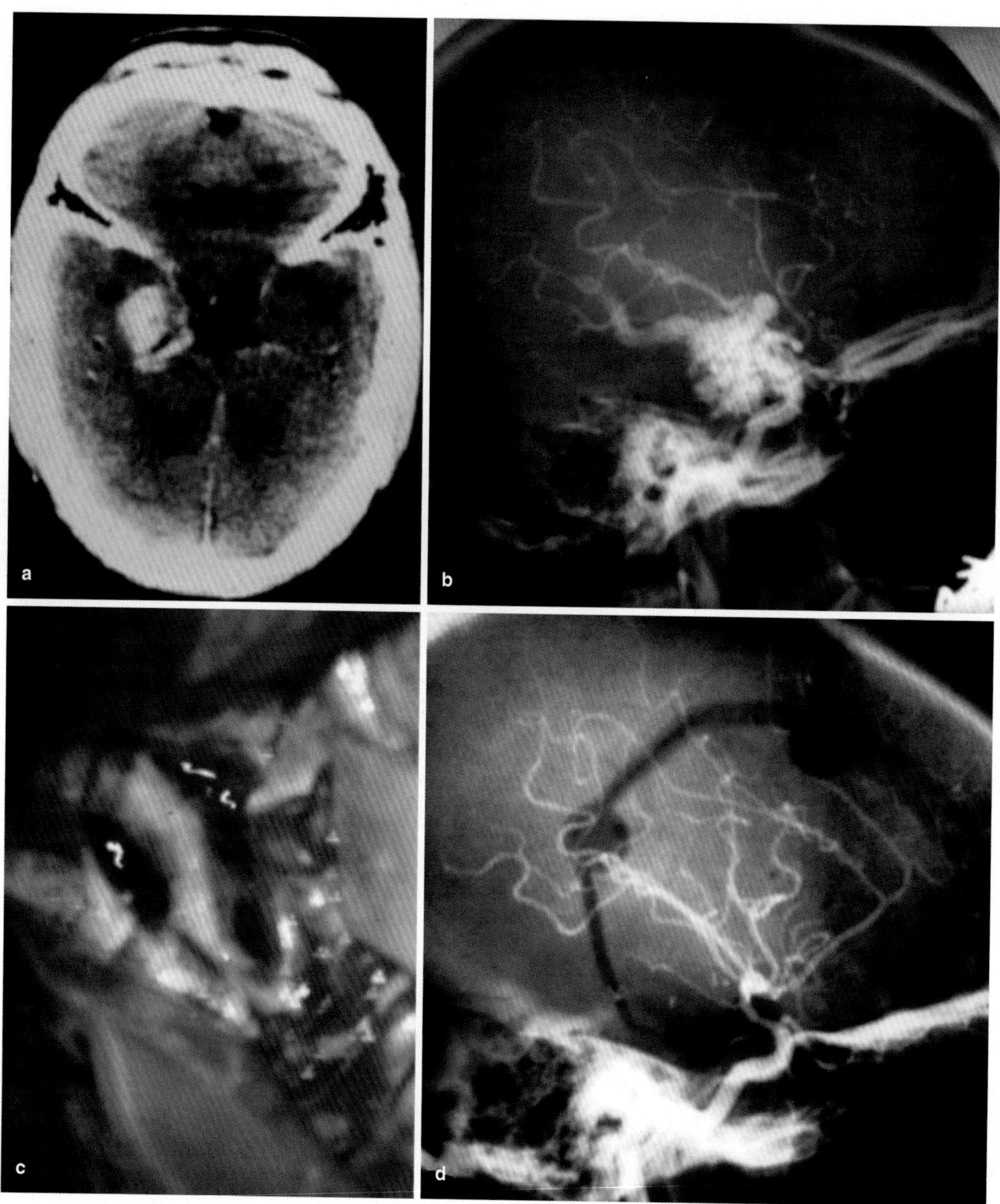

图 66.5　颞叶内侧前部动静脉畸形（AVM）。a. 计算机断层扫描（CT）证实脑实质出血；b. 右侧颈动脉侧位造影证实异常血管团；c. 术中经侧裂显露病变证实颈内动脉通过一个扩张的前颞部分支供血给 AVM 内侧；d. 术后右侧颈动脉造影证实 AVM 完全切除。

窦旁 AVM 的手术切除存在一定困难，因处理纵裂供血动脉和脑表面 MCA 供血动脉所需的体位是不同的。通常情况下可采用头部正中位或头侧位（病变侧朝上）经纵裂入路处理 ACA 来源的供血动脉，而病变朝下的侧卧位则常用于 MCA 供血动脉的处理。可首先采用头部正中位处理半球间供血动脉然后将头转至侧位进一步处理脑表面部位的 AVM 病灶。另一个方案为手术前先行介入栓塞 ACA 来源的供血动脉，然后采取侧卧位切除 AVM，使脑表面病灶位于术野最上方。

胼胝体前部 AVM

胼胝体前部动静脉畸形通常由胼周动脉和胼缘动脉的分支供血，并引流至矢状窦、中隔静脉及深静脉系统。病变向侧方延伸至尾状核头部时可接受 Heubner 回返动脉和内侧纹状体动脉的供血（图 66.8）。当有豆纹动脉参与供血时则表明有内囊受累，此时提示 AVM 难以手术切除。病变向下扩展

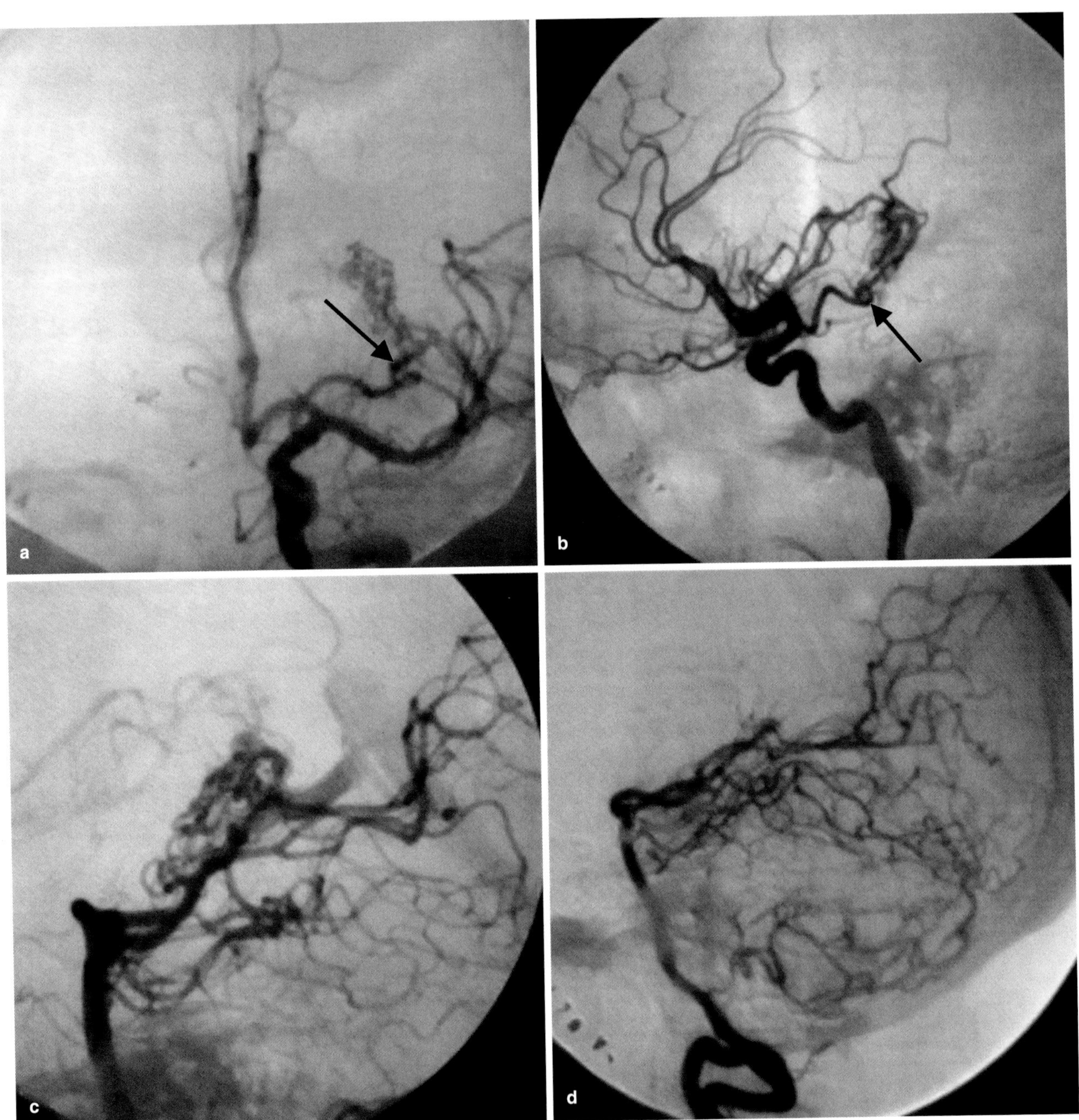

图 66.6　左颞内侧后部动静脉畸形（AVM）。a、b. 术前颈动脉造影前后位及侧位证实畸形由大的脉络膜前动脉供血（箭头）；c. 术前椎动脉侧位造影显示大脑后动脉分支供血；d. 术后椎动脉侧位血管造影显示 AVM 切除完全。

至胼胝体膝部下方时可累及额叶基底和下丘脑前部，此时病变可接受前交通动脉复合体来源的穿支血管的血供。

胼胝体前部 AVM 可选择的最佳入路为经前纵裂入路。胼周动脉和胼缘动脉的分支通过许多经过病灶的通道血管参与畸形供血。与侧裂部位 AVM 的处理类似，应将主要的动脉血管干解剖游离并加以保护。累及胼胝体下部的血管畸形则需在额部较低部位开颅并经额下入路处理来自前交通动脉及胼周动脉近端的供血动脉。累及尾状核头端的血管畸形可经脑室处理内侧豆纹动脉来源的供血支并切除病灶。

胼胝体压部 AVM

该部位病变主要由 PCA 的直接分支、PCA 及 ACA 的胼周分支、内侧脉络膜后动脉的分支供血。若病灶向侧方侵及三角区，则外侧脉络膜后动脉也可参与供血（图 66.9）。引流静脉通常回流至深静脉系统。

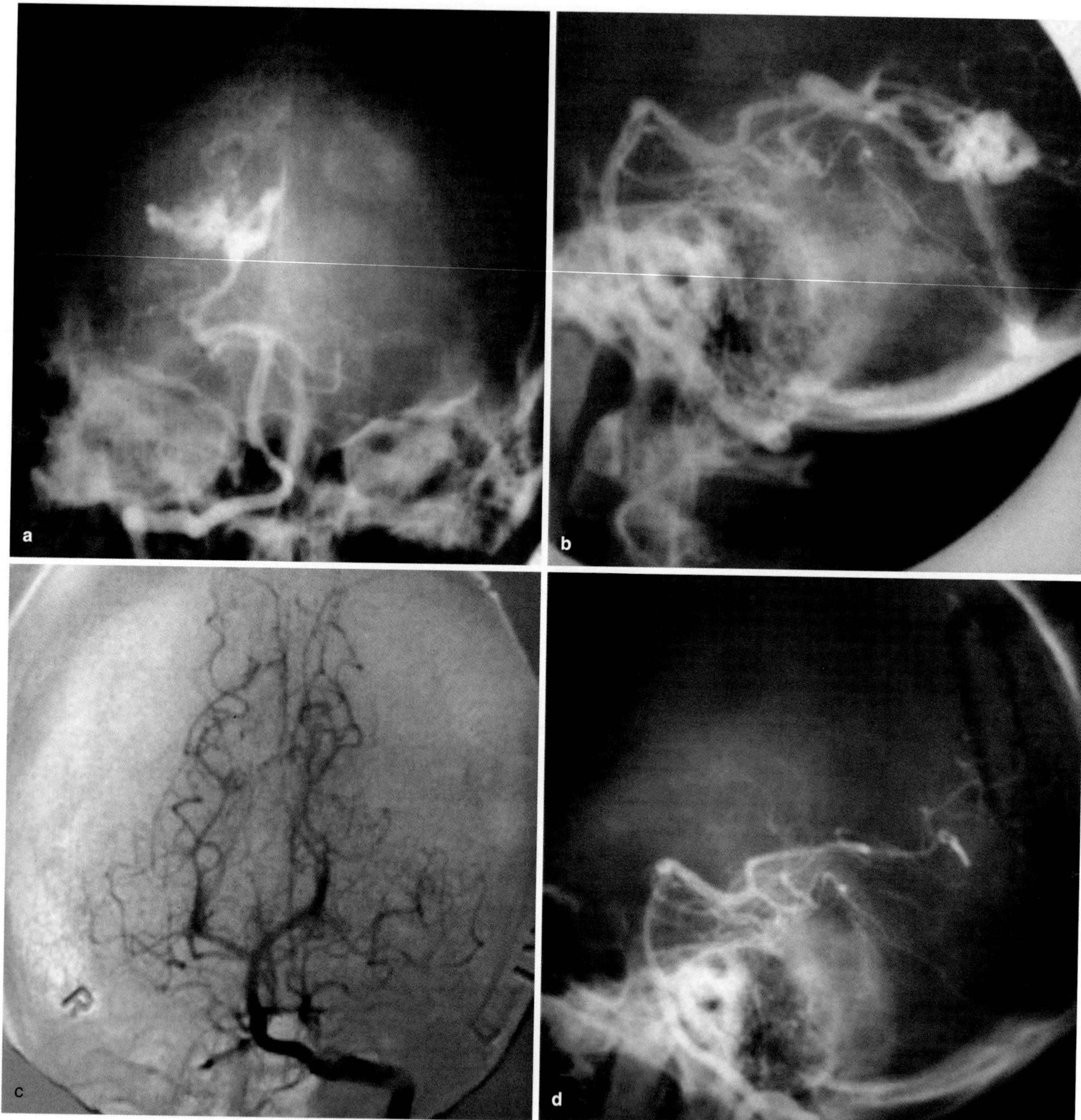

图 66.7　三角区动静脉畸形（AVM）。a、b. 前后位（AP）及侧位椎动脉造影；c、d. 术后前后位及侧位椎动脉造影显示畸形切除完全，术中采用后顶叶开颅。

由于该部位病变血供多来源于半球间血管分支，因而经后矢状窦旁入路为最佳入路。胼胝体压部 AVM 常向一侧大脑半球偏侧生长，因而可选用侧卧位使病变侵及更多的一侧枕叶位于下方。处理在畸形前方进入的胼周动脉供血支，在四叠体池部位处理 PCA 起源的供血动脉。向外侧三角区方向切除 AVM 时应注意处理来自内侧后脉络膜动脉的供血动脉。采用该入路处理胼胝体压部 AVM 时往往需要适当牵拉枕叶，同时由于难以直视病灶，手术切除操作往往具有一定挑战性。也可采用经对侧大脑镰旁入路显露 AVM，此时手术视角则更为直接。术中存在的另一个不利因素是胼胝体压部 AVM 通常与深静脉系统密切相关，术者术中应注意避免损伤任何重要的深静脉。

脑室内 AVM

脑室内动静脉畸形可能由深穿支动脉或脉络膜动脉分支参与供血（图 66.10），引流静脉通常回流至深

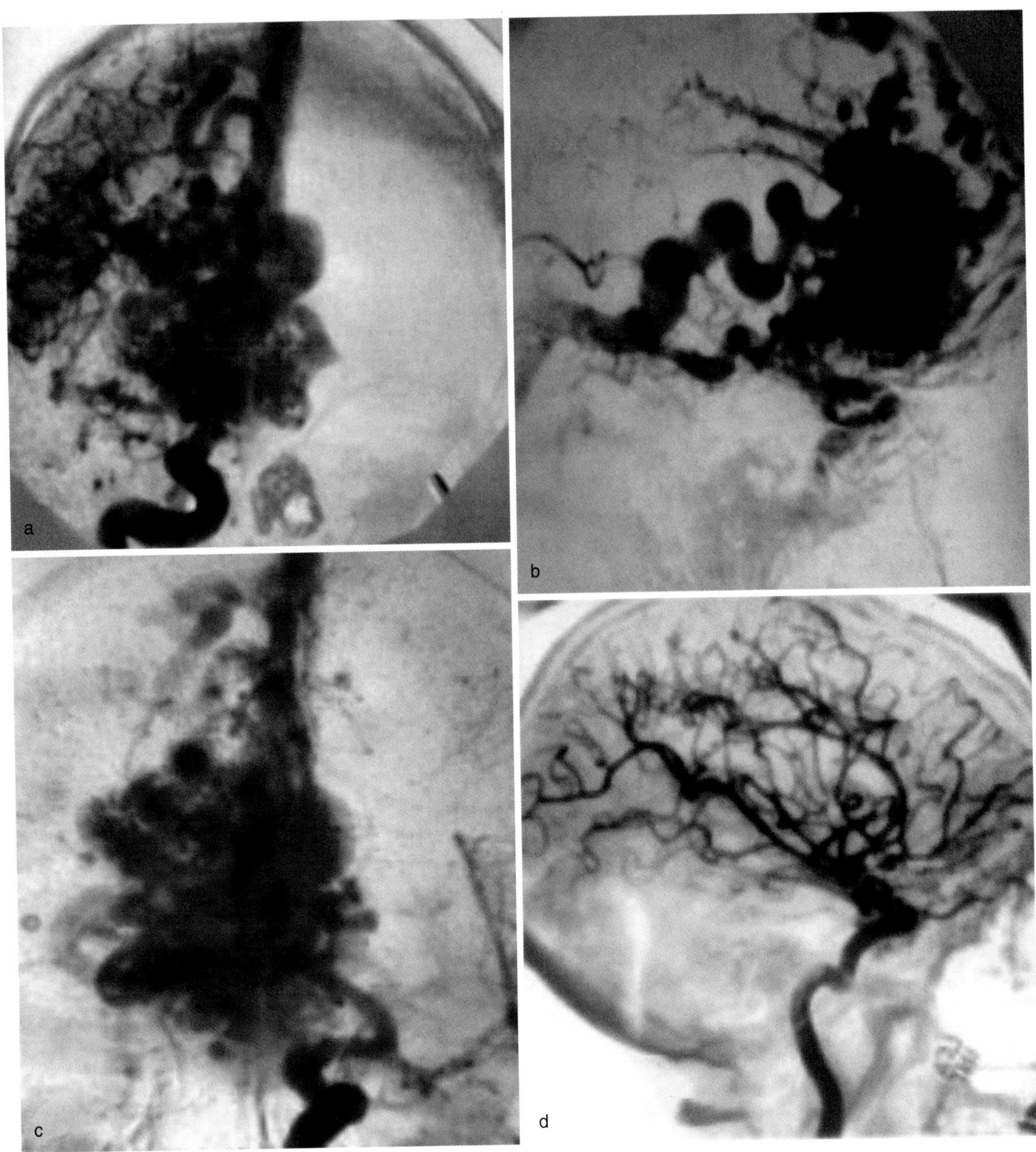

图 66.8　累及尾状核和丘脑前部的大型胼胝体前部动静脉畸形（AVM）。a. 右侧颈动脉前后位（AP）造影；b. 右侧颈动脉侧位造影显示病变有一支较大的中隔静脉引流；c、d. 左侧颈动脉前后位（c）和侧位（d）造影。术后侧位动脉造影证实 AVM 切除完全，双侧胼周动脉保存完好。

静脉系统。由于缺乏周围脑组织的支撑，理论上脑室内 AVM 出血的风险更高，但该观点尚未得到证实，该部位病变应通常考虑手术切除治疗，尤其是对于那些发生反复出血的患者。该部位病变手术可行性主要取决于供血动脉来源。由穿过基底节和丘脑的穿支血管供血的畸形手术切除后致残率相对较高，其原因主要是由深部出血所导致。因此对于这种类型的病变，如果病变体积较小，则建议首选放射治疗。若畸形的血供主要来源于脉络膜动脉，则可在室管膜表面较为容易地控制供血动脉，进而安全地切除 AVM 病灶。

累及尾状核头部的 AVM 尽管存在来自 Heubner 动脉穿支血管供血，其往往能够做到安全切除。切除过程中控制深部动脉出血可能存在一定困难，但多数患者能够耐受内囊前内侧的损伤。该部位病变可经前纵裂入路切除，而当合并有脑室扩大时也可采用经额叶入路切除。对累及三脑室顶壁脉络膜组织的病变

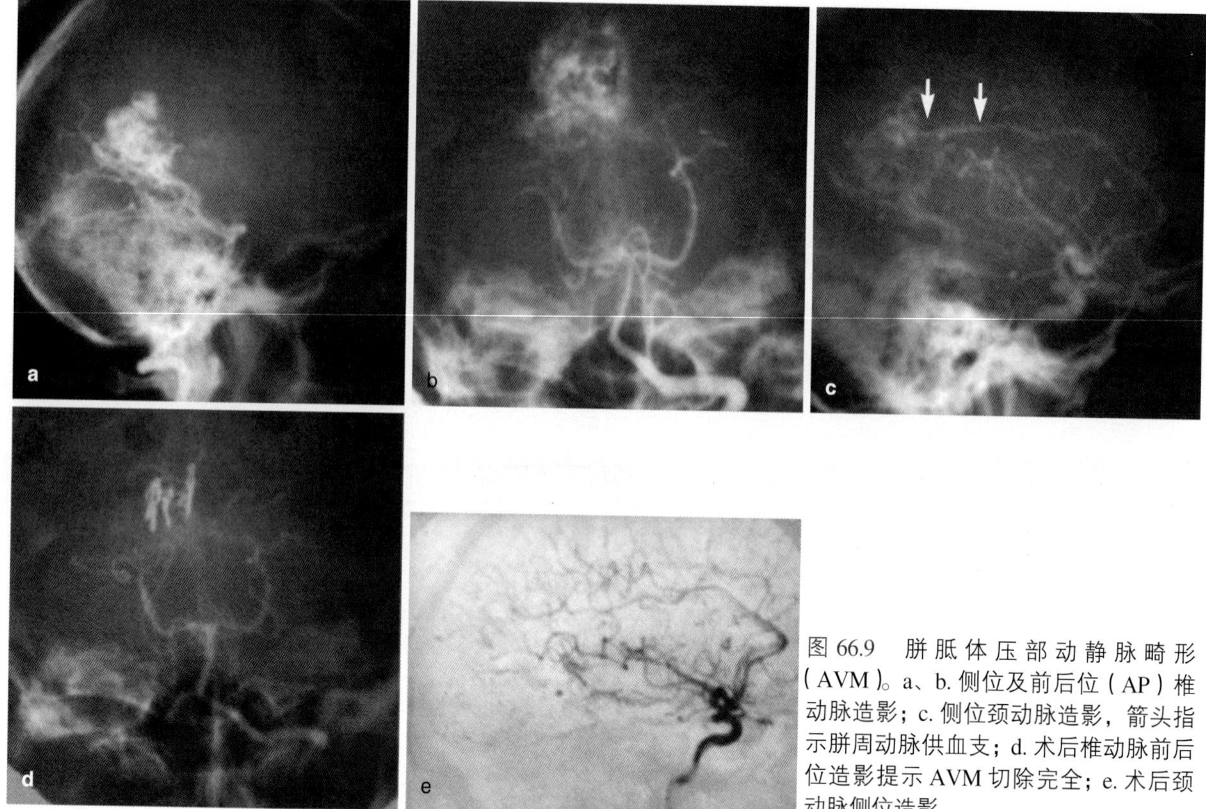

图 66.9　胼胝体压部动静脉畸形（AVM）。a、b. 侧位及前后位（AP）椎动脉造影；c. 侧位颈动脉造影，箭头指示胼周动脉供血支；d. 术后椎动脉前后位造影提示 AVM 切除完全；e. 术后颈动脉侧位造影。

可采用经脉络膜裂入路打开穹窿以显露病变。三角区 AVM 的手术入路选择已在上文讨论。

丘脑和基底节区 AVM

丘脑及基底节区 AVM 的手术风险较高，尤其是病变较大且有穿支动脉供血的情况。对该类病变多建议保守治疗，若病变较小也可尝试放射治疗。若深部穿支供血动脉能用介入方法安全地栓塞时则可考虑手术治疗（图 66.11），对既往有多次出血史且遗留有明显的运动功能障碍的小型或中型 AVM 患者也可考虑行手术治疗。对累及内囊外侧壳核和岛叶的病变也可行手术切除，尽管可能会造成一定的功能障碍。与上文所述的情况类似，对累及尾状核头及丘脑枕的病变手术切除所存在手术风险多在可接受的范围内。累及下丘脑后外侧及外侧膝状神经节且患者已存在完全偏盲时可采取经颞入路切除病变。也有先采取放射或介入方法部分闭塞丘脑及基底节 AVM 后再行手术治疗的报道[81]。

小脑 AVM

累及小脑上表面及小脑上蚓部的 AVM 主要由小脑上动脉的分支供血，而累及小脑岩骨面（前面）的病变则主要由小脑前下动脉的分支供血。累及小脑枕骨面（下面）、小脑扁桃体及小脑下蚓部的病变主要由小脑后下动脉的分支供血。静脉血通过脑干及小脑的静脉最终回流至邻近的硬脑膜窦或深静脉系统。

依据病变的具体位置，小脑动静脉畸形可采取不同的手术入路。与其他脑区的 AVM 不同，在距病变稍远部位闭塞供血动脉往往不会导致严重后果。单侧病变侵及小脑深部核团或累及小脑半球的一些重要区域时同样可采取手术切除而遗留轻微或完全没有永久性的小脑功能障碍（图 66.12）。但双侧小脑深部核团的损伤则会导致永久性共济失调。

小脑上蚓部及小脑半球上部的病变可采用幕下小脑上入路进行显露，坐位是该类病变最常用的手术体位，但有时也可采用 Concord 体位。坐位的优势在于可使小脑依靠自身重力下垂而利于病变的显露，同时也有利于术野血液和脑脊液（CSF）的引流，但该体位也存在空气栓塞、静脉窦血栓形成及脊髓缺血（尤其是合并椎管狭窄的老年患者）等风险。小脑上动脉（SCA）起源的供血动脉多沿中脑周围向后走行并进入小脑，可在其进入小脑的部位闭塞或切断。术中处理回流至小脑幕的动脉化的静脉血管时应仔细操作。

累及小脑岩骨面（侧面）的动静脉畸形可采取乙状窦后入路进行切除。依据 AVM 具体部位不同，开颅骨瓣可跨越中线或采取远外侧入路。小脑侧面的病变通常体积较大且可接受 SCA、小脑后下动脉

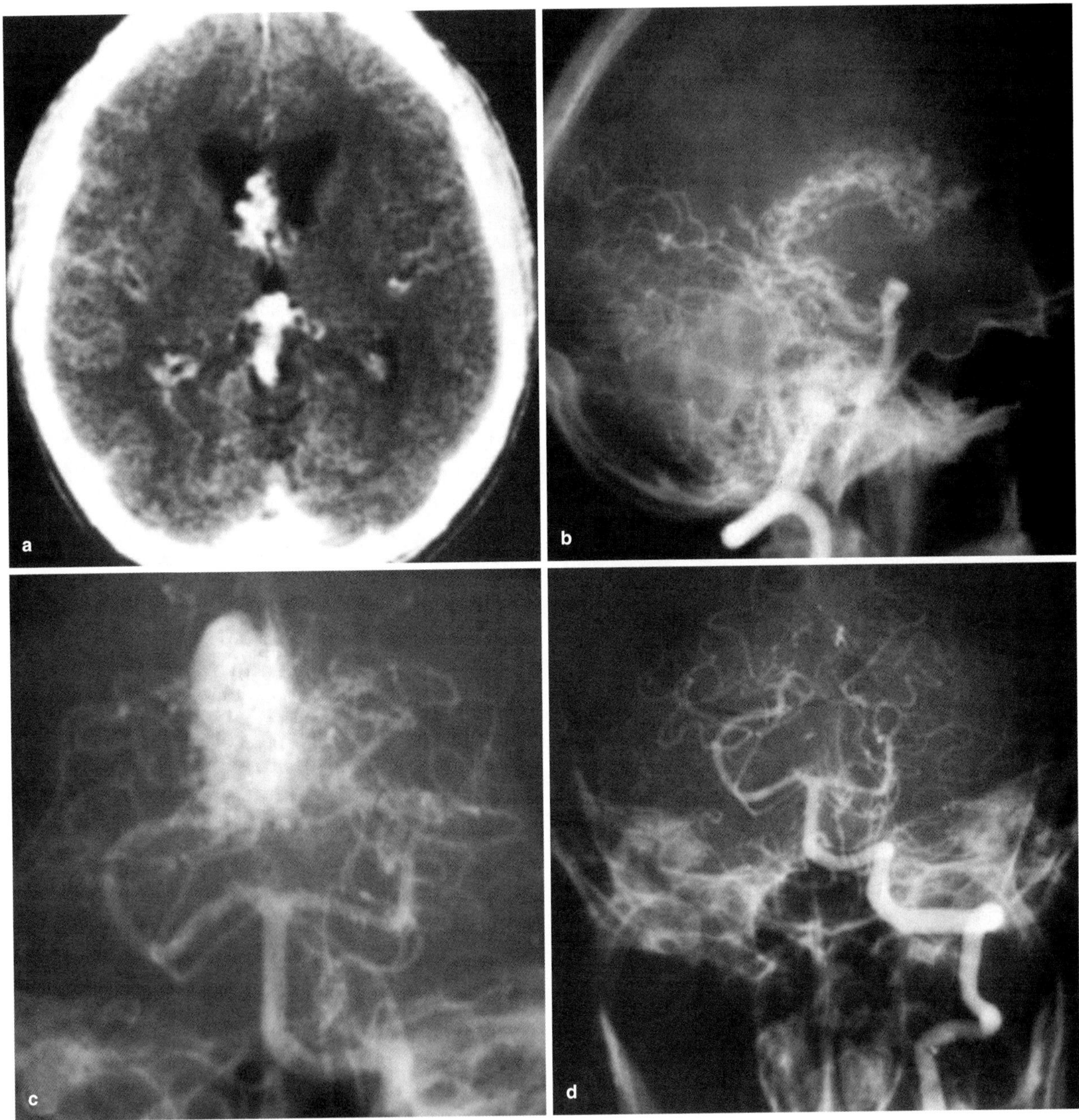

图 66.10　累及第三脑室内脉络膜组织的脑室内动静脉畸形（AVM）。a. CT 显示脑室 AVM；b. 椎动脉侧位造影证实后内侧脉络膜动脉参与 AVM 供血；c. 前后位（AP）椎动脉造影；d. 术后前后位（AP）椎动脉造影证明 AVM 切除完全（经胼胝体、经脉络膜裂入路）。

(PICA）及小脑前下动脉（AICA）分支的供血。大的开颅骨瓣有利于术者分别从小脑上方及下方处理来自 SCA 及 PICA 的供血动脉，同时也有助于处理桥小脑角区的 AICA 起源的供血动脉（图 66.12）。

小脑下蚓部 AVM 及累及小脑半球下方或扁桃体的 AVM 可采用枕下后正中开颅切除病变。在小脑扁桃体之间分离并处理 PICA 分支供血动脉，同时应注意处理来自 SCA 的深部供血动脉。累及第四脑室的 AVM 则一定有深部的跨室管膜动脉参与供血。

脑干 AVM

脑干 AVM 通常由穿过脑干实质的穿支血管供血，该部位病变往往切除困难且具有较高的致残率。对该类病变更倾向于采用保守观察或立体定向放射治疗。但对由周缘动脉供血而无深穿支供血的脑干浅表部位的 AVM 可考虑手术切除，如分别由 AICA 及 SCA 的周缘分支供血的脑桥小脑角 AVM 和顶盖部位 AVM（图 66.13）。在周缘动脉进入畸形血管团之前进行处理，以安全地切除 AVM。

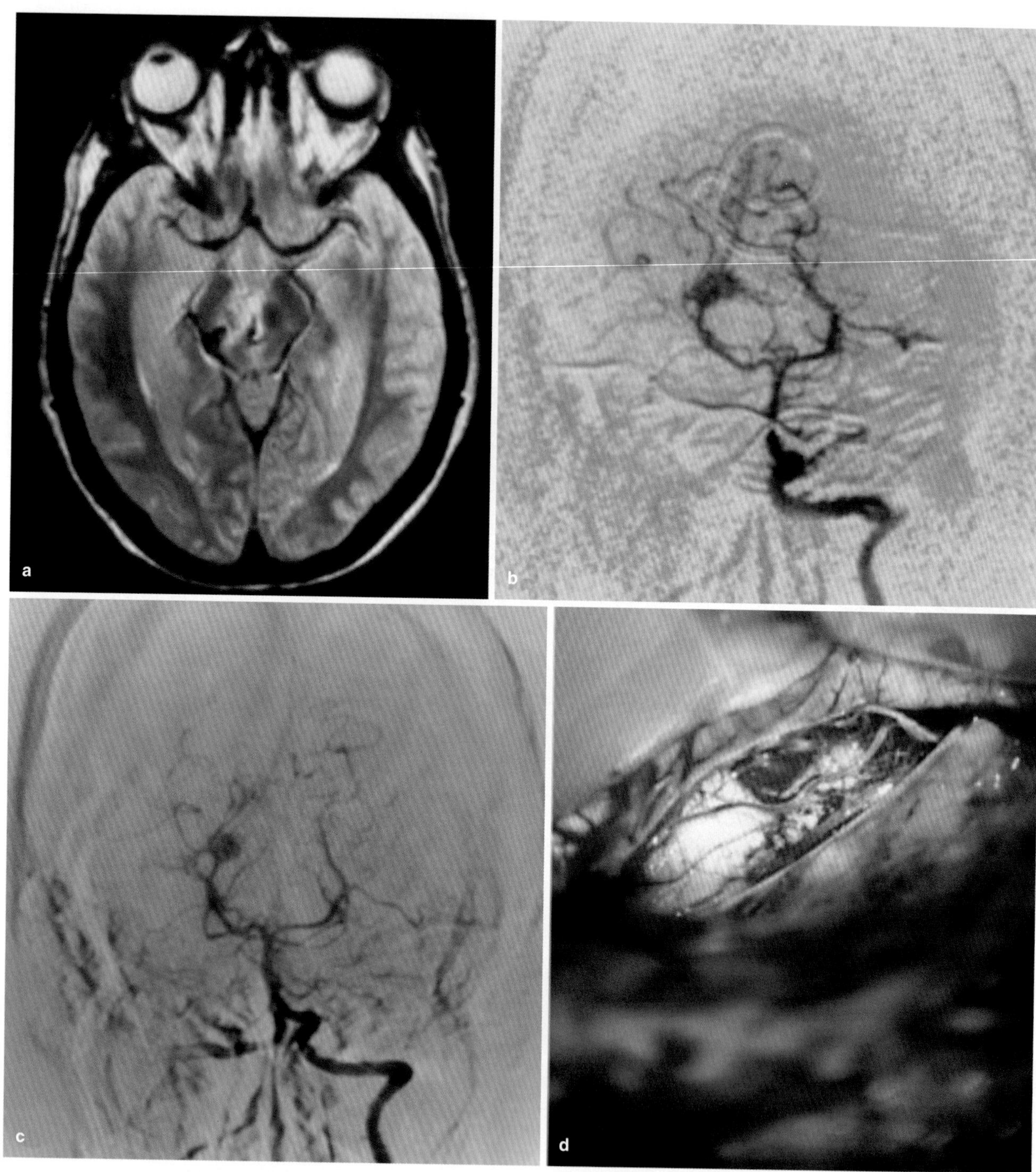

图 66.11　小型丘脑下外侧动静脉畸形（AVM）。a. 轴位磁共振图像；b. 椎动脉前后位（AP）造影显示一粗大丘脑穿支动脉参与供血；c. 介入栓塞丘脑穿动脉后行椎动脉前后位造影；d. 颞下入路处理 AVM 的术中影像，术前栓塞大的丘脑穿支动脉后手术切除病变。

手术结果

经验丰富的外科医师对 Spetzler-Martin 分级 Ⅰ 级和 Ⅱ 级及多数 Ⅲ 级的 AVM 的手术治疗能够立即消除畸形出血的风险 [82-84]，且具有较高的治愈率和较低的并发症发生率。显微外科手术对 AVM 的影像学治愈率从 9% 至 100% 不等。多数小于 3 cm、浅表静脉引流的凸面 AVM 可经显微外科手术实现影像学的完全切除 [85]。几个大型队列研究表明 Ⅰ、Ⅱ、Ⅲ 级 AVM 的累计致残率和死亡率低于 10%[86-94]。表 66.2

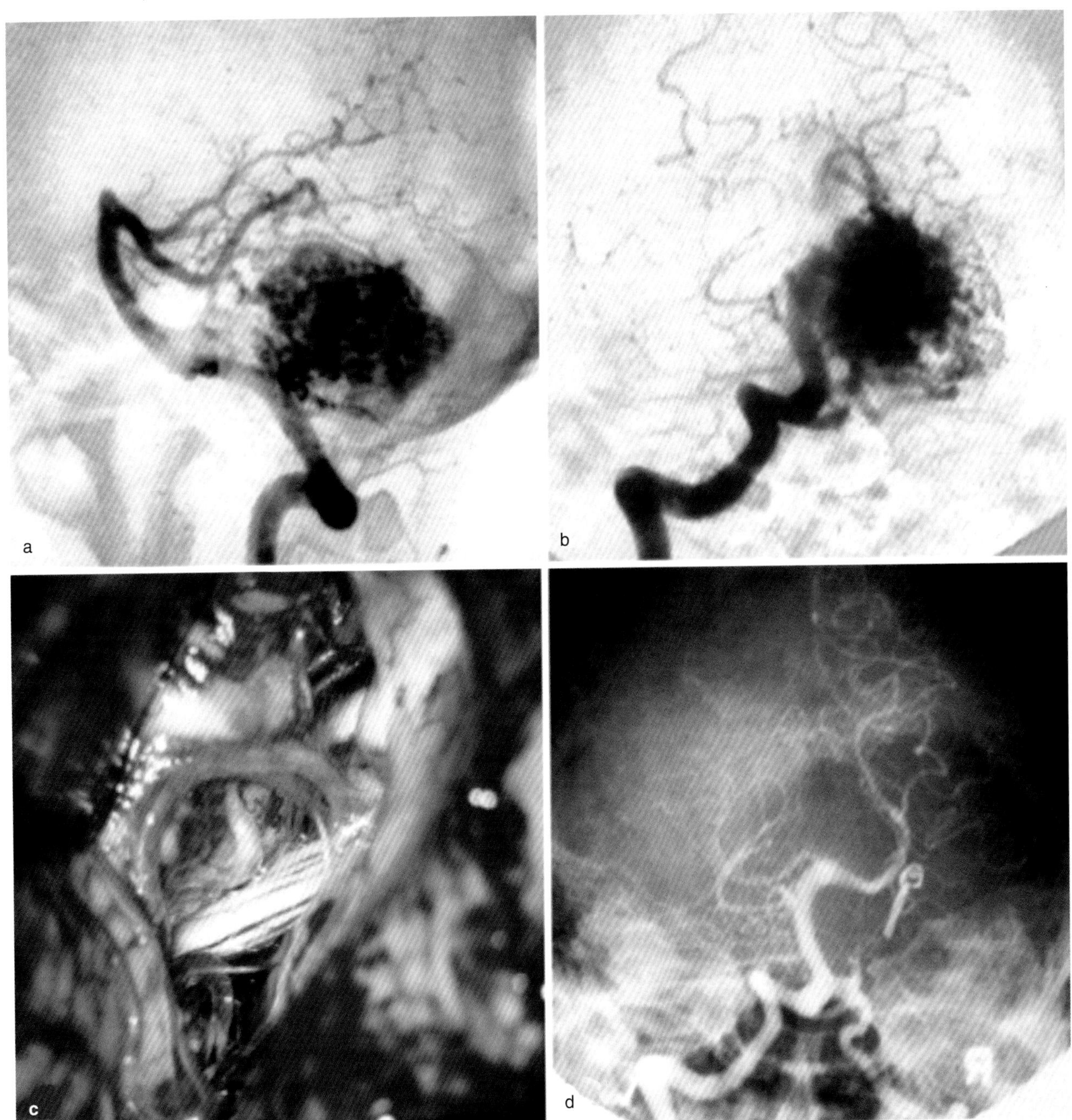

图 66.12　小脑动静脉畸形（AVM）。a、b. 椎动脉侧位和前后位（AP）造影显示小脑半球的巨大 AVM；c. 术中显露病变的术中影像，该入路对后组脑神经的显露十分明显；d. 术后椎动脉前后位造影提示 AVM 切除完全，未发现残留。

及表 66.3 分别总结了几个大型研究中 Spetzler–Martin 分级Ⅰ～Ⅲ级及Ⅳ级、Ⅴ级患者的手术预后情况。

Heros 等[95] 对 1993 年前手术切除的 311 例 AVM 病例进行分析发现Ⅰ～Ⅲ级的患者中有 88.9% 的患者预后良好，9.5% 的患者有明显的功能障碍，0.5% 的患者在术后早期死亡。而Ⅳ级、Ⅴ级患者中仅有 60.7% 的患者预后良好，37.5% 的患者有明显的神经功能障碍，1.8% 的患者死亡。另一个研究纳入 153 例 AVM 患者，对其连续随访 3.8 年并将术后早期的致残率、致死率与术后晚期的致残率、致死率进行了比较[82]。总体上术后早期的严重致残率为 24.2%，而随访期间的严重并发症发生率为 7.8%，随访期间的死亡率为 1.3%，所有病例在随访期内均未发生脑出血。随访期间Ⅰ～Ⅲ级患者中有 97.8% 的患者预后良好，1.1% 的患者预后不佳，1.1% 的患者死亡。而Ⅳ级、Ⅴ级患者中有 79.0% 的患者预后良好，17.7% 的患者

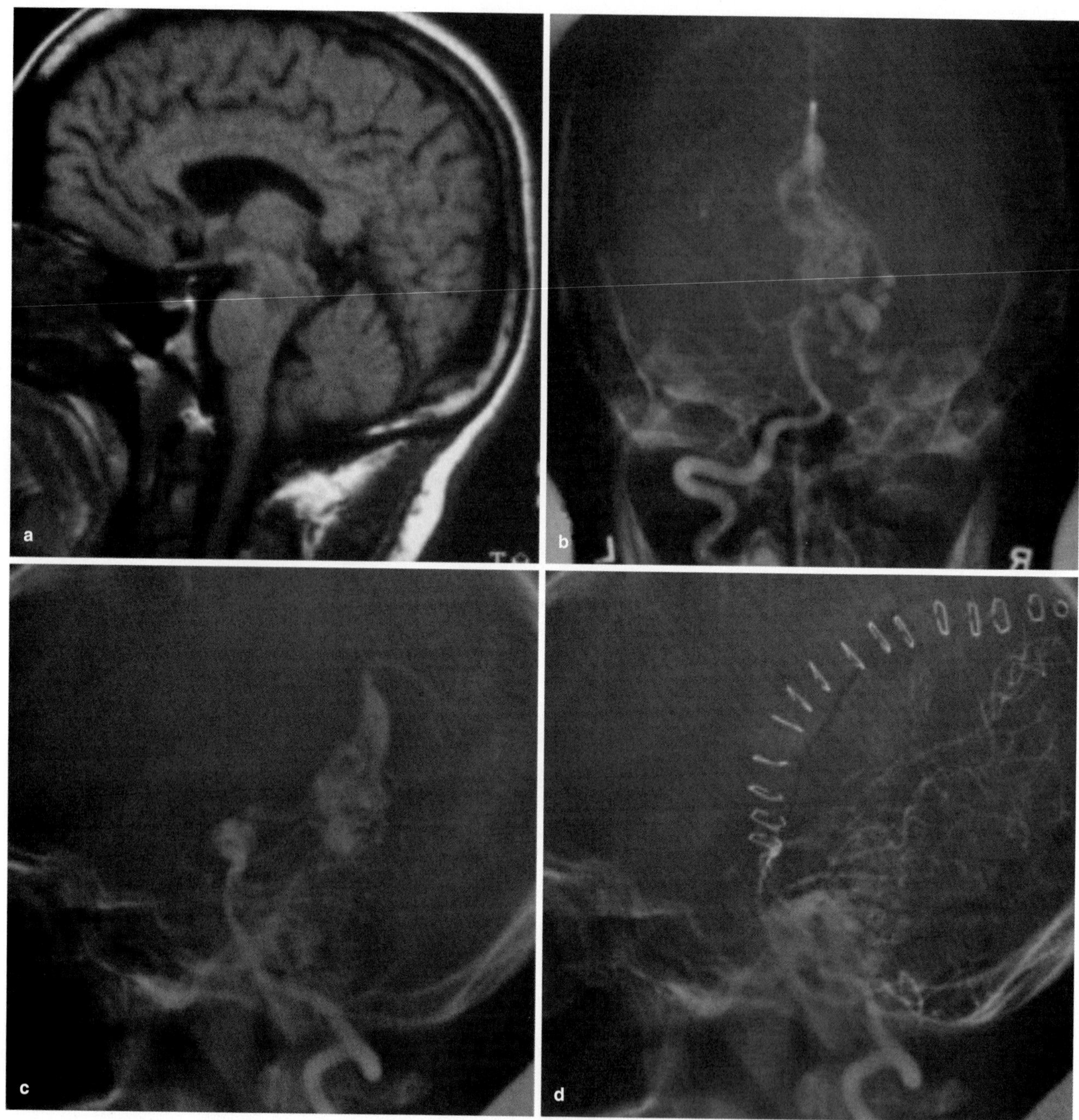

图 66.13　脑干动静脉畸形（AVM）。a. 矢状位 T1 加权磁共振成像（MRI）显示顶盖水平的流空信号；b、c. 椎动脉前后位（AP）及侧位造影显示脑干背侧的一个小型 AVM；d. 术后侧位血管造影证实 AVM 切除完全。

预后不佳，同时有 3.2% 的患者死亡。

上文中已经提及，Ⅲ级 AVM 可分为不同亚组，各亚组间的手术风险存在差异。其中直径小于 3 cm、表浅静脉引流、位于非功能区的 AVM 的手术风险与Ⅰ、Ⅱ级 AVM 类似，而直径 3~6 cm、表浅静脉引流且位于功能区的 AVM 手术风险则类似于Ⅳ级或Ⅴ级 AVM。直径 3~6 cm、深静脉引流且位于非功能区的 AVM 病变的手术风险则居中 [59]。

完全清除 AVM 对于癫痫的控制最为有利。手术切除后有 81% 的 AVM 患者癫痫症状消失，而放射治疗组和栓塞组的癫痫控制率则分别为 43% 和 50%[96]。Hero 等报道术前有癫痫症状的 AVM 患者手术治疗后癫痫的控制率为 43.6%。

表 66.2 Ⅰ~Ⅲ级动静脉畸形（AVM）的术后结局情况

作者（年）	病例数	致残率及死亡率
Pik 等（2000）[90]	110	早期致残率 10.9%；晚期致残率 2.7%
Sisti 等（1993）[93]	67（小型 AVM）	总致残率和死亡率 1.5%
Pikus 等（1998）[91]	19	0%
Heros 等（1990）[82]	91	晚期致残率 1.1%；晚期死亡率 1.1%
Tokunaga 等（2000）[94]	12	Ⅰ级、Ⅱ级患者为 0%；Ⅲ级患者早期致残率 75%，晚期致残率 50%，死亡率 0%
Irie 等（2000）[88]	27	0%
Hongo 等（2000）[87]	20	死亡率 4%
Russell 等（2002）[92]	35	致残率 8.6%；死亡率 0%
Hartmann 等（2000）[84]	95	致残率 5.3%，死亡率 0%
Spetzler 及 Martin（1986）[56]	100	早期致残率 5%
Lawton（2003）[58]	76（仅Ⅲ级 AVM）	致残率 3.9%，死亡率 3.9%
Morgan 等（2004）[129]	220（Ⅰ级及Ⅱ级 AVM）	致残率 0.9%，死亡率 0.5% 功能区 AVM 不良预后 9.5%，非功能区不良预后 0.6%
Bradac 等（2013）[130]	76	Ⅰ级、Ⅱ级患者 0%，Ⅲ级患者 9.3%（致残率）

表 66.3 Ⅳ级、Ⅴ级 AVM 的术后结果

作者（年）	病例数	致残率及死亡率
Heros 等（1990）[82]	62	晚期致残率 17.7%，晚期死亡率 3.2%
Tokunaga 等（2000）[94]	4	致残率 25%，死亡率 0%
Irie 等（2000）[88]	4	致残率 25%，死亡率 0%
Hashimoto 等（2000）[131]	3	致残率 75%，死亡率 0%
Russell 等（2002）[92]	9	致残率 22.2%，死亡率 11.1%
Hartmann 等（2000）[84]	29	致残率 6.9%，死亡率 0%
Hamilton 和 Spetzler（1994）[86]	44	Ⅳ级患者的总致残率和死亡率为 21.9%，Ⅴ级患者的总致残率和死亡率为 16.7%
Hessler 和 Hejazi（1998）[132]	62	Ⅳ级患者的总致残率和死亡率为 20.5%，Ⅴ级患者的总致残率和死亡率为 30.4%
Nozaki 等（2000）[133]	32	致残率 9%，死亡率 0%
Jizong 等（2000）[134]	50	早期致残率 26%；晚期致残率 12%；死亡率 0%

并发症

AVM 手术应认真做好术前准备，术中谨慎操作、准确判断，术后采取一定的预防措施，这均有利于降低手术的致残率和致死率。手术指征把握不准确可增加术后并发症发生的可能，因此术前应仔细分析病变是否具有手术指征[97, 98]。三维大体解剖关系的错误理解可能会造成对手术指征的错误判断，而目前功能及解剖成像技术的进步使我们能够将解剖、血管造影、血流动力学及脑功能等数据整合，有助于避

免决策失误[99]。

术中并发症

出血及脑实质损伤是 AVM 切除术中遇到的两个主要并发症。术中出血可能是来源于病灶切除过程中畸形血管团的出血，也可能是主要引流静脉的过早闭塞所导致。术中脑实质损伤也可由多种原因导致。切除病变过程中应注意同时切除畸形表面的薄层皮质以避免进入 AVM 病灶内部，但对病变广泛的环状切除可能会造成功能区的损伤。病灶远端处理供血动脉、过度牵拉及引流静脉损伤也是导致脑实质损伤的原因。处理颞枕部 AVM 的过程中应注意避免视放射的损伤。在制订手术方案时应注意沿侧脑室走行的视辐射纤维及 Meyer 环的位置、走行。其他可以降低脑损伤的措施包括术中释放脑脊液、准确定位病灶、大骨瓣开颅及采用颅底入路等。

术后并发症

出血

出血是术后最早出现且危害最大的并发症，其通常是由畸形残余或止血不确切所导致。应用术中血管造影可以避免意外的畸形残留。

癫痫

在以癫痫起病的患者中，有 55%的患者术后癫痫症状显著改善，35% 的患者无变化，12% 的患者病情恶化。总体上有 15% 的术前无癫痫史的患者术后出现癫痫症状[82]，因此为避免术后癫痫的发生，对幕上 AVM 切除术后的患者建议常规行至少 6 个月的抗癫痫治疗[100]。

正常灌注压突破

正常灌注压突破（NPPB）是指 AVM 切除术后的血流动力学改变所引发的脑水肿、脑出血等情况[101]。术后易发 NPPB 的血管构筑特征包括粗长的高流量供血动脉从周围脑组织中盗取血流（“偷盗”现象）。可对这些具有高危风险的病变进行选择性栓塞以避免 NPPB 的发生。

逆行性供血动脉血栓形成

供血动脉血流停滞是 AVM 切除术后行血管造影检查的一个常见现象，可持续长达 1 个月[102]。供血动脉血栓形成相对少见，一个包含 76 例患者的研究发现有 5 例患者（6.6%）出现逆行性供血动脉血栓形成[103]，老年人群中血栓形成的风险最高[104]。

逆行性静脉血栓形成

逆行性静脉血栓形成可表现为术后出现大的引流静脉的静脉血瘀滞。

血管痉挛

血管痉挛是 AVM 术后非常罕见的一种并发症。Yargil[105] 曾报道在其 414 例 AVM 患者中仅有 2 例患者术后出现血管痉挛，他认为术中 A1 及 M1 段血管的过度游离可能是造成血管痉挛的原因。

放射治疗

放射治疗的目的是通过内膜的逐渐增生和畸形团内进行性血栓形成使 AVM 逐渐闭塞。放射治疗可采用钴作为线性加速器的 X 线发射源（伽马刀），也可利用回旋加速器产生的重放射性粒子的 Bragg 峰效应治疗（质子束或氦束治疗）。

累及重要脑功能区的小型（< 3 cm）动静脉畸形是立体定向放射治疗的理想适应证，因该部位病变行手术切除治疗的致残率往往很高。对于高龄或合并严重并发症不能耐受全麻的患者同样可选择放射治疗。

放射治疗的闭塞率通常难以评估且不同组患者间的比较也比较困难。不同研究中有的以晚期血管造影为依据计算闭塞率，有的则结合 MRI 和血管造影的结果为依据计算，因而各组之间的闭塞率常难以比较。文献中报道小于 4 cm^3 的 AVM 闭塞率可达 100%，首次治疗后有 78% 的患者闭塞[106, 107]，而深部病变闭塞率则低于 50%[108]。AVM 大小是放射治疗能否完全栓塞病变的一个重要决定因素。Friedman[109] 报道放射治疗对小于 10 cm^3 的 AVM 的闭塞率可达 79%，而对 10 cm^3 及以上的病变的闭塞率则仅为 47%。Pollock 等[110] 报道在其统计的 222 例行放射治疗的患者中，总体闭塞率为 61%，而对于体积小于 4 cm^3 的病变闭塞率则为 83%。Steinberg 等[106] 报道的放射治疗对直径小于 3.7 cm 的 AVM 的闭塞率为 100%，对直径 ≥ 3.7 cm 的病变的闭塞率则为 70%。表 66.4 总结了几个应用立体定向放射疗法治疗 AVM 的大型研究的闭塞率和并发症情况。

放射治疗的两个主要不足是：治疗至完全闭塞需要一定的潜伏期且畸形闭塞存在一定的不确切性。在 1 年至几年的延迟期内患者仍存在出血的风险，且风险与未治疗的患者相同。放射治疗对 10%~15%的小型 AVM 无效[83]，而 AVM 体积增大时也会影响其闭塞率[111]，对不完全闭塞的 AVM 反复进行放射治疗并不能增加畸形的闭塞率[112]，且畸形的不完全闭塞并不能降低其出血的风险。

动静脉畸形经放射治疗完全闭塞后仍有再次复发

表 66.4　AVM 放射治疗结果情况

作者（年）	闭塞率	致残率及死亡率
Pollock 等（2003）[108]	血管造影证实为 78.0%	致残率 11.9%，死亡率 4.2%
Nozaki 等（2000）[133]	N/A	再次出血导致 36% 的致残率，死亡率为 0%。
Frledman[a]（1997）[109]	79%（< 10 ml）；47%（> 10 ml）	N/A
Pollock 等（1998）[110]	总体为 61%，血管造影为 83%（< 4 ml）	N/A
Steinberg 等（1991）[106]	100%（< 4 ml）；血管造影为 70%（直径 > 3.7 cm）	永久致残率 0.9%，致残率 11%
Steig 等[b]（2000）[116]	3 年时为 76%	N/A
Inoue 和 Ohye（2002）[135]	血管造影为 81.3%	N/A
Shin 等（2004）[136]	血管造影为 87.1%	年出血率为 1.9%；永久致残率为 1.5%
Pollock 等[c]（2004）[107]	血管造影为 75.4%，MRI 为 22.8%	出血导致的致残率为 12%；放射治疗相关的致残率为 17.6%；死亡率为 9%
Maruyama 等（2004）[137]	血管造影为 66%	前三年潜伏间隔期内年均出血率为 1.7%，以后为 0%

注：N/A，未知。a、b. 两篇文献闭塞率的计算是依据血管造影还是 MRI 与血管造影结合尚不明确。c. 一组累及基底节、下丘脑及脑干的Ⅲ B 及Ⅳ级 AVM。Ⅲ B 级是指位于脑组织重要部位而手术困难或无法手术的Ⅲ级病变。

可能，尤其是儿童患者[112]。放射治疗失败可能与多种因素有关，包括放射治疗后由于血肿吸收造成的畸形形态改变、先前已闭塞的畸形血管的再通、治疗计划中的技术失误、病变体积巨大（> 10 cm^3）及病变 Spetzler–Martin 分级较高等[113, 114]。

放射治疗存在较低的但不容忽视的放射性损伤的风险（依部位不同在 3%~10%）。位于或邻近功能区的 AVM 病变存在更高的放射损伤风险[115]。放射治疗后继发肿瘤的情况则相对罕见[116]。其他的并发症包括死亡（< 0.2%）、脑神经损伤（1%）、新发癫痫或癫痫症状加重（0.8%）、大型 AVM 和老年患者放射治疗后再出血[113, 117]及闭塞性充血[118]风险增加。

放射治疗作为有手术切除可能的 AVM 病变的替代治疗方式时具有良好的成本效益。而对于这些既可采用手术切除又可采用放射治疗的小型 AVM 病变，当在治疗决策分析模型中纳入放射治疗存在的远期出血及需要多次治疗等风险时，则显微手术切除具备更高的成本效益[89]。

血管内治疗

血管内治疗已经成为治疗脑动静脉畸形的一种重要手段。目前血管内治疗主要应用于以下几个方面：①拟行手术或放射治疗前的辅助治疗；②血管造影上具有高风险出血特征（供血动脉或畸形团内动脉瘤）的 AVM 的姑息治疗；③治愈性治疗（完全栓塞 AVM）。

术前栓塞

确定行手术切除前进行辅助栓塞是血管内治疗在 AVM 治疗中的主要应用。考虑到栓塞相关的致残风险，目前栓塞治疗的主要目的是提高手术切除的安全性。不能仅仅为了降低血流、降低手术难度及提高手术速度而随意栓塞。术前栓塞那些术中无法早期显露的供血动脉有利于手术进行，同时术前栓塞 AVM 的深穿支供血动脉能够极大地提高手术切除的安全性。但对那些表浅的、术中容易处理的供血动脉的栓塞则相对无意义。

术前栓塞的其他适应证包括在手术或放射治疗前对破裂的近端供血动脉动脉瘤进行栓塞。同时，对巨大的高流量 AVM 实行分期栓塞能够逐步减少动静脉分流、恢复脑血管正常反应活性并有可能降低术后正常灌注压突破的风险[119]。对部分位于或邻近功能区的 AVM 也可行栓塞治疗以显著降低病变中血流量，然后进一步手术切除病变。同时，对深部 AVM 可先行穿支供血动脉栓塞以利于手术切除。

放射治疗前栓塞

对于体积巨大难以行手术治疗的 AVM 可先行栓

塞治疗使其体积变小，然后再行放射治疗。但部分病例可能出现放射野外血管的再通及畸形的复发[120]。研究发现早期栓塞的患者行放射治疗后AVM的完全闭塞率反而下降[110]，部分栓塞后再行放射治疗的失败率更高，有15%~20%的患者发生再通[110, 120, 121]。虽然使用液体栓塞剂同样可以发生血管再通，但栓塞造成轻微或无明显梗死灶的情况在液体栓塞剂中更为少见[122]。放射治疗前栓死虽然可以降低AVM的血流量，但目前尚无证据表明放疗前栓塞能够降低病变完全闭塞前出血的风险。因此，拟行放射治疗的AVM患者常规不建议放疗前栓塞。

姑息性栓塞

对无法手术及不适合放射治疗的AVM病例可行姑息性或部分性栓塞治疗。对有出血表现且血管造影上有出血高风险特征的病变（如合并供血动脉或畸形团内动脉瘤或动静脉瘘等）可行姑息性栓塞。对巨大AVM中由于动脉盗血或静脉高压造成顽固性头痛或进行性神经功能障碍表现的病例也可行姑息性栓塞治疗。

姑息性或部分栓塞术能否改变AVM的自然史目前尚不清楚。多数研究表明，与保守治疗组相比，姑息性栓塞并不能改善AVM患者的预后。Miyamoto等对46例采用部分栓塞、放射治疗、次全切除或供血动脉结扎等保守方法治疗的AVM患者的后遗症情况进行了研究[123]，发现未治疗组年出血率为2.6%而保守方法治疗组为14.6%。仅进行栓塞治疗的患者的出血率为25%。Kwon等对27例大于4 cm、无法手术而行姑息性栓塞或保守治疗的AVM患者的预后进行了分析[124]，其中16例患者行保守治疗，11例患者接受姑息性栓塞治疗。16例保守治疗的患者中，有31%的患者病情恶化，25%的患者发生出血。11例行姑息性栓塞治疗的患者中，有27.3%的患者病情恶化，45.5%的患者发生出血。上述结果与Barrow神经学研究所报道的Ⅳ级及Ⅴ级AVM患者的预后情况类似，其报道的保守治疗患者的年出血率为1%，而姑息性治疗患者的年出血率为10.4%[56]。但部分研究者认为部分栓塞的AVM患者生存率优于保守治疗组。Laakso等[125]分析了623例在赫尔辛基大学治疗的AVM患者的临床资料后发现，AVM患者的死亡率要高于正常人群，且可持续20年之久。AVM患者各种原因造成的总死亡率为2%，死亡病例中有一半与AVM相关。但值得注意的是，年死亡率在保守治疗组中最高（3.4%），在完全栓塞组中最低（1.2%），而部分栓塞组死亡率居中（1.8%）。与保守治疗组相比，部分栓塞对AVM患者所带来的获益在治疗5~7年后才可显现。这一延迟期可以解释为何既往随访时间过短的研究未能发现部分栓塞能够为AVM患者带来益处。Laakso等认为部分栓塞对AVM患者所带来的晚期获益可能是由于部分栓塞造成AVM中血栓形成并最终完全闭塞。

完全栓塞

依据AVM分级、栓塞材料及治疗单位技术和经验的不同，栓塞治疗的AVM的完全闭塞率存在一定差异。表66.5总结了几组栓塞治疗AVM研究报道的栓塞率、致残率及致死率情况。多数研究报道的栓塞治疗的总体完全比率在5%~30%，而在计划完全栓塞的患者组中栓塞率相对更高。Valavanis和Yasargil[126]统计分析了387例栓塞治疗的AVM患者，其总体治愈率为39%，而其中182例术前计划行完全栓塞的患者的治愈率达75%。在另一组包含27例AVM患者的研究中，有10例患者拟行完全栓塞治疗，最终有6例完全闭塞（60%）[127]。Saatci及其同事[128]最近报道了使用Onyx（ev3 Neurovascular Inc，Irvine，CA）栓塞350例AVM患者的治疗结果情况。血管内治疗的目的是单独使用栓塞疗法完全栓塞小型及中型AVM，或缩小大型AVM的体积以便接受后续的放射

表 66.5　脑动静脉畸形栓塞术后结局

作者（年）	病例数	单纯栓塞治疗后闭塞率	致残率及致死率
Deruty等（1996）[138]	67（14例行单纯栓塞）	13%	致残率25%，致死率8%
Wikholm等（1996）[139]	150	13%	严重致残率6.6%；中度致残率15.3%；轻度致残率17.3%，死亡率1.3%
Frizzel和Fisher（1995）[140]	回顾了35组患者，共1 246例患者	总体：5% 范围：0~67%	总体一过性致残率：10%（0~50%） 总体永久致残率：8%（0~24%） 总体死亡率：1%（0~6%）

（续表）

作者（年）	病例数	单纯栓塞治疗后闭塞率	致残率及致死率
Nozaki 等（2000）[133]		N/A	致残率 8%，死亡率 8%
Kwon 等（2000）[124]		N/A	致残率 27.3%（栓塞术后出血率 45.5%）
Hartmann 等（2002）[141]		N/A	早期致残率 14%；永久致残率 2%；死亡率 1%
Jahan 等（2001）[142]		N/A	致残率 4%；死亡率 0%
Valavanis 和 Yasargil（1998）[126]	382	总体为 40.8%；75% 的患者计划行完全栓塞	严重致残率 1.3%；死亡率 1.3%
Vinuela 等（1995）[143]		9.9%	N/A
Gobin 等（1996）[144]		11.2%	N/A
Debrun 等（1997）[145]		5.5%	N/A
Hurst 等（1995）[146]		15%	N/A
Yu 等（2004）[127]	27（10 例患者计划行完全性栓塞）	总体为 22%；60% 的患者计划行完全栓塞	N/A
Taylor 等（2004）[147]		N/A	致残率 6.5%；死亡率 1.2%
Baskaya 等（2006）[148]		N/A	严重并发症发生率 9%；致残率 1.2%
Haw 等（2006）[149]		31% 的患者计划行完全栓塞	死亡及永久致残率 7.5% 死亡及永久严重致残率 3.9%
Mounayer 等（2007）[150]	94（53 例患者完成治疗）	28%	总体致残率 8.5%；严重致残率 4.3%；死亡率 3.2%
Van Rooij 等（2007）[151]	44	16%	总体致残率 11.4%；严重致残率 4.5%；死亡率 2.3%
Weber 等（2007）[152]	93	20%	总体致残率 9.7%；严重致残率 5.4%；死亡率 0%
Katsaridis 等（2008）[153]	101（52 例患者完成治疗）	27.7%	总体致残率 8%；死亡率 3%
Panagiotopoulos 等（2009）[154]	82	24.4%	总体致残率 19.5%；严重致残率 7.3%；死亡率 2.3%
Saatci 等（2011）[128]	350	51.1%（Spetzler-Martin Ⅰ级及Ⅱ级的患者为 98%，Ⅲ ~ Ⅴ级的患者为 12.5%）	总体致残率 7.1%；严重致残率 4.3%；死亡率 1.4% Spetzler-Martin 分级Ⅰ ~ Ⅱ级患者：致残率 2.5%；死亡率 0.6% Spetzler-Martin 分级Ⅲ ~ Ⅴ级患者：致残率 10.9%；死亡率 2.1%
van Rooi 等（2012）[155]	24（所有患者均计划行完全性栓塞）	96%	致残率 0%；死亡率 4%（由出血造成）
Strauss 等（2013）[156]	68	37%	出血率 8.4%；永久致残率 6.5%；死亡率 2.2%
Pierot 等（2013）[157]	117	23.5%	致残率 5.1%；死亡率 4.3%
Kondo 等（2014）[158]	790	9.1%	致残率 2.5%；死亡率 0.3%

注：N/A，未知。

或手术治疗，在该组患者有45%的患者为Ⅰ级或Ⅱ级AVM。单独采用栓塞治疗有51%的患者病灶经影像学证实完全闭塞，这些患者中除1例患者在栓塞术后48小时内发生死亡外，其余患者均在栓塞术后1年复查血管造影。该组病例的血管再通率仅为1.1%，并发症发生率也相对较低：总死亡率为1.4%，永久性神经功能障碍发生率为7.1%。亚组分析表明Ⅰ级和Ⅱ级的AVM患者血管内治疗的治愈率达到了98%，而Ⅲ级至Ⅴ级患者的治愈率仅为12.5%，致残率和致死率分别为10.9%和2.1%。

上述不同的研究均表明血管内治疗对AVM有较高的治愈率和相对低的致残率，但在临床中仍应谨慎使用完全性栓塞。完全性栓塞这种比较激进的栓塞策略应在有丰富的AVM栓塞经验的中心进行，同时应选择血管构筑相对简单、有位于深部或重要脑区且导管可达供血动脉的AVM病变，该类病变往往存在极高的手术风险。对合并严重疾病而无法行手术治疗的病例也可考虑行栓塞治疗。

结论

对脑AVM患者的临床治疗首先需要对AVM自然史及各种治疗方式有充分的掌握。最好由在AVM的手术、介入治疗方面有丰富经验并对放射治疗的优点和局限性有一定了解的临床医生对脑AVM外科干预的风险做出合理评估。同时，整个医疗团队中需要一个领军人物决定最终的治疗方案并对治疗结局负责。脑AVM治疗决策过程相对复杂，目前临床上尚未制定出一个能为患者直接决定治疗方案的临床指南。因Ⅰ级及Ⅱ级的患者多较年轻且相对健康，建议这类患者采取手术治疗。而对于有明显合并症的老年患者则倾向于选择放射治疗。多数Ⅲ级的AVM患者可行手术切除治疗，且致残率相对较低，但该类患者的治疗方案仍需慎重选择。Ⅳ级及Ⅴ级的AVM患者的手术致残率高且采用多种治疗方法后仍不能取得满意的闭塞率，因而对多数Ⅳ、Ⅴ级患者建议行保守治疗。同时，多数证据表明对AVM的部分栓塞治疗不会改善患者的自然预后，甚至会使病情恶化。术前栓塞那些术中早期难以显露的供血动脉或穿支供血动脉有助于AVM的安全切除。对体积巨大且血流量丰富的AVM行术前栓塞治疗可以降低手术风险及术后并发症的发生。对位于或邻近重要脑功能区的AVM行术前栓塞同样有助于手术的安全进行。但血管内介入治疗有相关的并发症，因而不能单纯为了降低手术切除的难度而行栓塞治疗。部分血管造影上有较高出血风险表现的患者及因动脉盗血或静脉高压导致顽固性头痛或进行性神经功能缺损的患者也可行部分姑息性栓塞治疗以降低病变中的血流量。完全性栓塞治疗仅适用于部分有明确指征的患者且应在有丰富治疗经验中心进行，而放射治疗对小型深部AVM则具有较好的疗效。

参·考·文·献

[1] Cushing J, Bailey P. Angiomatous malformations and hemangioblastomas. In: Tumours Arising from the Blood Vessels of the Brain. Springfield, IL: Charles C. Thomas; 1928:19–34

[2] McCormick WF. The pathology of vascular ("arteriovenous") malformations. J Neurosurg 1966;24:807–816

[3] McCormick WF, Schochet SS. Atlas of Cerebrovascular Disease. Philadelphia: WB Saunders; 1976

[4] Michelsen WJ. Natural history and pathophysiology of arteriovenous malformations. Clin Neurosurg 1979;26:307–313

[5] Brown RD Jr, Wiebers DO, Torner JC, O'Fallon WM. Incidence and prevalence of intracranial vascular malformations in Olmsted County, Minnesota, 1965 to 1992. Neurology 1996;46:949–952

[6] Stapf C, Mast H, Sciacca RR, et al. New York Islands AVM Study Collaborators. The New York Islands AVM Study: design, study progress, and initial results. Stroke 2003;34:e29–e33

[7] Al-Shahi R, Fang JS, Lewis SC, Warlow CP. Prevalence of adults with brain arteriovenous malformations: a community based study in Scotland using capture-recapture analysis. J Neurol Neurosurg Psychiatry 2002;73:547–551

[8] ApSimon HT, Reef H, Phadke RV, Popovic EA. A population-based study of brain arteriovenous malformation: long-term treatment outcomes. Stroke 2002;33:2794–2800

[9] Berman MF, Sciacca RR, Pile-Spellman J, et al. The epidemiology of brain arteriovenous malformations. Neurosurgery 2000;47:389–396, discussion 397

[10] Hillman J. Population-based analysis of arteriovenous malformation treatment. J Neurosurg 2001;95:633–637

[11] Weber F, Knopf H. Incidental findings in magnetic resonance imaging of the brains of healthy young men. J Neurol Sci 2006;240:81–84

[12] Perret G, Nishioka H. Report on the cooperative study of intracranial aneurysms and subarachnoid hemorrhage. Section VI. Arteriovenous malformations. An analysis of 545 cases of cranio-cerebral arteriovenous malformations and fistulae reported to the cooperative study. J Neurosurg 1966;25:467–490

[13] Gross CR, Kase CS, Mohr JP, Cunningham SC, Baker WE. Stroke in south Alabama: incidence and diagnostic features—a population based study. Stroke 1984;15:249–255

[14] Toffol GJ, Biller J, Adams HP Jr. Nontraumatic intracerebral hemorrhage in young adults. Arch Neurol 1987;44:483–485

[15] Dandy WE. Venous abnormaltities and angiomas of the brain. Arch Surg 1928;17:715–793

[16] Yaşargil MG. AVM of the brain, history, embryology, pathologic considerations, hemodynamics, diagnostic studies, microsurgical anatomy pathological considerations. In: Microneurosurgery. New York: Thieme; 1987:49–211

[17] Mullan S, Mojtahedi S, Johnson DL, Macdonald RL. Cerebral venous malformation-arteriovenous malformation transition forms. J

Neurosurg 1996;85:9–13
[18] Nussbaum ES, Heros RC, Madison MT, Awasthi D, Truwit CL. The pathogenesis of arteriovenous malformations: insights provided by a case of multiple arteriovenous malformations developing in relation to a developmental venous anomaly. Neurosurgery 1998;43:347–351, discussion 351–352
[19] Wilson CB. Cryptic vascular malformations. Clin Neurosurg 1992;38:49–84
[20] Awad IA, Robinson JR Jr, Mohanty S, Estes ML. Mixed vascular malformations of the brain: clinical and pathogenetic considerations. Neurosurgery 1993;33:179–188, discussion 188
[21] Brown RD Jr, Wiebers DO, Forbes G, et al. The natural history of unruptured intracranial arteriovenous malformations. J Neurosurg 1988;68:352–357
[22] Houser OW, Baker HL Jr, Svien HJ, Okazaki H. Arteriovenous malformations of the parenchyma of the brain. Angiographic aspects. Radiology 1973;109:83–90
[23] McCormick WF, Hardman JM, Boulter TR. Vascular malformations ("angiomas") of the brain, with special reference to those occurring in the posterior fossa. J Neurosurg 1968;28:241–251
[24] Willinsky RA, Lasjaunias P, Terbrugge K, Burrows P. Multiple cerebral arteriovenous malformations (AVMs). Review of our experience from 203 patients with cerebral vascular lesions. Neuroradiology 1990;32:207–210
[25] Vanaman MJ, Hervey-Jumper SL, Maher CO. Pediatric and inherited neurovascular diseases. Neurosurg Clin N Am 2010;21:427–441
[26] Ondra SL, Troupp H, George ED, Schwab K. The natural history of symptomatic arteriovenous malformations of the brain: a 24-year follow-up assessment. J Neurosurg 1990;73:387–391
[27] Crawford PM, West CR, Chadwick DW, Shaw MD. Arteriovenous malformations of the brain: natural history in unoperated patients. J Neurol Neurosurg Psychiatry 1986;49:1–10
[28] Stapf C, Mast H, Sciacca RR, et al. Predictors of hemorrhage in patients with untreated brain arteriovenous malformation. Neurology 2006;66:1350–1355
[29] Kader A, Young WL, Pile-Spellman J, et al. The influence of hemodynamic and anatomic factors on hemorrhage from cerebral arteriovenous malformations. Neurosurgery 1994;34:801–807, discussion 807–808
[30] Fults D, Kelly DL Jr. Natural history of arteriovenous malformations of the brain: a clinical study. Neurosurgery 1984;15:658–662
[31] Halim AX, Johnston SC, Singh V, et al. Longitudinal risk of intracranial hemorrhage in patients with arteriovenous malformation of the brain within a defined population. Stroke 2004;35:1697–1702
[32] Mast H, Young WL, Koennecke HC, et al. Risk of spontaneous haemorrhage after diagnosis of cerebral arteriovenous malformation. Lancet 1997;350:1065–1068
[33] Yamada S, Takagi Y, Nozaki K, Kikuta K, Hashimoto N. Risk factors for subsequent hemorrhage in patients with cerebral arteriovenous malformations. J Neurosurg 2007;107:965–972
[34] Al-Shahi R, Warlow C. A systematic review of the frequency and prognosis of arteriovenous malformations of the brain in adults. Brain 2001;124(Pt 10):1900–1926
[35] Graf CJ, Perret GE, Torner JC. Bleeding from cerebral arteriovenous malformations as part of their natural history. J Neurosurg 1983;58:331–337
[36] Wilkins RH. Natural history of intracranial vascular malformations: a review. Neurosurgery 1985;16:421–430
[37] Crawford PM, West CR, Shaw MD, Chadwick DW. Cerebral arteriovenous malformations and epilepsy: factors in the development of epilepsy. Epilepsia 1986;27:270–275
[38] Turjman F, Massoud TF, Sayre JW, Viñuela F, Guglielmi G, Duckwiler G. Epilepsy associated with cerebral arteriovenous malformations: a multivariate analysis of angioarchitectural characteristics. AJNR Am J Neuroradiol 1995;16:345–350
[39] Laakso A, Hernesniemi J. Arteriovenous malformations: epidemiology and clinical presentation. Neurosurg Clin N Am 2012;23:1–6
[40] Manchola IF, De Salles AA, Foo TK, Ackerman RH, Candia GT, Kjellberg RN. Arteriovenous malformation hemodynamics: a transcranial Doppler study. Neurosurgery 1993;33:556–562, discussion 562
[41] Troost BT, Newton TH. Occipital lobe arteriovenous malformations. Clinical and radiologic features in 26 cases with comments on differentiation from migraine. Arch Ophthalmol 1975;93:250–256
[42] Brown RD Jr, Wiebers DO, Torner JC, O'Fallon WM. Frequency of intracranial hemorrhage as a presenting symptom and subtype analysis: a population-based study of intracranial vascular malformations in Olmsted Country, Minnesota. J Neurosurg 1996;85:29–32
[43] Stapf C, Mohr JP, Choi JH, Hartmann A, Mast H. Invasive treatment of unruptured brain arteriovenous malformations is experimental therapy. Curr Opin Neurol 2006;19:63–68
[44] Hernesniemi JA, Dashti R, Juvela S, Väärt K, Niemelä M, Laakso A. Natural history of brain arteriovenous malformations: a long-term follow-up study of risk of hemorrhage in 238 patients. Neurosurgery 2008;63:823–829, discussion 829–831
[45] Mohr JP, Parides MK, Stapf C, et al. Medical management with or without interventional therapy for unruptured brain arteriovenous malformations (ARUBA): a multicentre, non-blinded, randomised trial. Lancet 2014;383:614-621
[46] Zaida HA, Russin JJ, and Spetzler RE. Conservative management vs intervention for unruptured brain arteriovenous malformations. JAMA 2014; 312(10):1058
[47] Lawton MT, Abla AA. Management of brain arteriovenous malformations. Lancet 2014;383(9929):1634-1635.
[48] Cunha e Sa MJ, Stein BM, Solomon RA, McCormick PC. The treatment of associated intracranial aneurysms and arteriovenous malformations. J Neurosurg 1992;77:853–859
[49] Marks MP, Lane B, Steinberg GK, Chang PJ. Hemorrhage in intracerebral arteriovenous malformations: angiographic determinants. Radiology 1990;176:807–813
[50] Redekop G, TerBrugge K, Montanera W, Willinsky R. Arterial aneurysms associated with cerebral arteriovenous malformations: classification, incidence, and risk of hemorrhage. J Neurosurg 1998;89:539–546
[51] Thompson RC, Steinberg GK, Levy RP, Marks MP. The management of patients with arteriovenous malformations and associated intracranial aneurysms. Neurosurgery 1998;43:202–211, discussion 211–212
[52] Turjman F, Massoud TF, Viñuela F, Sayre JW, Guglielmi G, Duckwiler G. Aneurysms related to cerebral arteriovenous malformations: superselective angiographic assessment in 58 patients. AJNR Am J Neuroradiol 1994;15:1601–1605
[53] Miyasaka Y, Yada K, Ohwada T, Kitahara T, Kurata A, Irikura K. An analysis of the venous drainage system as a factor in hemorrhage from arteriovenous malformations. J Neurosurg 1992;76:239–243
[54] Turjman F, Massoud TF, Viñuela F, Sayre JW, Guglielmi G, Duckwiler G. Correlation of the angioarchitectural features of cerebral arteriovenous malformations with clinical presentation of hemorrhage. Neurosurgery 1995;37:856–860, discussion 860–862
[55] Pellettieri L, Carlsson CA, Grevsten S, Norlén G, Uhlemann C. Surgical versus conservative treatment of intracranial arteriovenous malformations: a study in surgical decision-making. Acta Neurochir Suppl (Wien) 1979;29:1–86
[56] Spetzler RF, Martin NA. A proposed grading system for arteriovenous malformations. J Neurosurg 1986;65:476–483
[57] Luessenhop AJ, Gennarelli TA. Anatomical grading of supratentorial arteriovenous malformations for determining operability. Neurosurgery 1977;1:30–35
[58] Lawton MT. UCSF Brain Arteriovenous Malformation Study Project. Spetzler-Martin Grade III arteriovenous malformations: surgical results and a modification of the grading scale. Neurosurgery 2003;52:740–748, discussion 748–749

[59] de Oliveira E, Tedeschi H, Raso J. Multidisciplinary approach to arteriovenous malformations. Neurol Med Chir (Tokyo) 1998;38(Suppl):177–185
[60] Spetzler RF, Hargraves RW, McCormick PW, Zabramski JM, Flom RA, Zimmerman RS. Relationship of perfusion pressure and size to risk of hemorrhage from arteriovenous malformations. J Neurosurg 1992;76:918–923
[61] Han PP, Ponce FA, Spetzler RF. Intention-to-treat analysis of Spetzler-Martin grades IV and V arteriovenous malformations: natural history and treatment paradigm. J Neurosurg 2003;98:3–7
[62] Fleetwood IG, Marcellus ML, Levy RP, Marks MP, Steinberg GK. Deep arteriovenous malformations of the basal ganglia and thalamus: natural history. J Neurosurg 2003;98:747–750
[63] Nataf F, Meder JF, Roux FX, et al. Angioarchitecture associated with haemorrhage in cerebral arteriovenous malformations: a prognostic statistical model. Neuroradiology 1997;39:52–58
[64] Albert P, Salgado H, Polaina M, Trujillo F, Ponce de León A, Durand F. A study on the venous drainage of 150 cerebral arteriovenous malformations as related to haemorrhagic risks and size of the lesion. Acta Neurochir (Wien) 1990;103:30–34
[65] Batjer H, Suss RA, Samson D. Intracranial arteriovenous malformations associated with aneurysms. Neurosurgery 1986;18:29–35
[66] McKissock W, Paterson JH. A clinical survey of intracranial angiomas with special reference to their mode of progression and surgical treatment: a report of 110 cases. Brain 1956;79:233–266
[67] Higashi K, Hatano M, Yamashita T, Inoue S, Matsumura T. Coexistence of posterior inferior cerebellar artery aneurysm and arteriovenous malformation fed by the same artery. Surg Neurol 1979;12:405–408
[68] Perata HJ, Tomsick TA, Tew JM Jr. Feeding artery pedicle aneurysms: association with parenchymal hemorrhage and arteriovenous malformation in the brain. J Neurosurg 1994;80:631–634
[69] Brown RD Jr, Wiebers DO, Forbes GS. Unruptured intracranial aneurysms and arteriovenous malformations: frequency of intracranial hemorrhage and relationship of lesions. J Neurosurg 1990;73:859–863
[70] Westphal M, Grzyska U. Clinical significance of pedicle aneurysms on feeding vessels, especially those located in infratentorial arteriovenous malformations. J Neurosurg 2000;92:995–1001
[71] Locksley HB. Natural history of subarachnoid hemorrhage, intracranial aneurysms and arteriovenous malformations. J Neurosurg 1966;25:321–368
[72] Hayashi S, Arimoto T, Itakura T, Fujii T, Nishiguchi T, Komai N. The association of intracranial aneurysms and arteriovenous malformation of the brain. Case report. J Neurosurg 1981;55:971–975
[73] Koulouris S, Rizzoli HV. Coexisting intracranial aneurysm and arteriovenous malformation: case report. Neurosurgery 1981;8:219–222
[74] Lasjaunias P, Piske R, Terbrugge K, Willinsky R. Cerebral arteriovenous malformations (C. AVM) and associated arterial aneurysms (AA). Analysis of 101 C. AVM cases, with 37 AA in 23 patients. Acta Neurochir (Wien) 1988;91:29–36
[75] Shenkin HA, Jenkins F, Kim K. Arteriovenous anomaly of the brain associated with cerebral aneurysm. Case report. J Neurosurg 1971;34(2 Pt 1):225–228
[76] Azzam CJ. Growth of multiple peripheral high flow aneurysms of the posterior inferior cerebellar artery associated with a cerebellar arteriovenous malformation. Neurosurgery 1987;21:934–939
[77] Kondziolka D, Nixon BJ, Lasjaunias P, Tucker WS, TerBrugge K, Spiegel SM. Cerebral arteriovenous malformations with associated arterial aneurysms: hemodynamic and therapeutic considerations. Can J Neurol Sci 1988;15:130–134
[78] Brown RD Jr. Simple risk predictions for arteriovenous malformation hemorrhage. Neurosurgery 2000;46:1024
[79] Kondziolka D, McLaughlin MR, Kestle JR. Simple risk predictions for arteriovenous malformation hemorrhage. Neurosurgery 1995;37:851–855
[80] Jafar JJ, Rezai AR. Acute surgical management of intracranial arteriovenous malformations. Neurosurgery 1994;34:8–12, discussion 12–13
[81] Steinberg GK, Chang SD, Levy RP, Marks MP, Frankel K, Marcellus M. Surgical resection of large incompletely treated intracranial arteriovenous malformations following stereotactic radiosurgery. J Neurosurg 1996;84:920–928
[82] Heros RC, Korosue K, Diebold PM. Surgical excision of cerebral arteriovenous malformations: late results. Neurosurgery 1990;26:570–577, discussion 577–578
[83] Barrow DL. Controversies in neurosurgery: microsurgery versus radiosurgery for arteriovenous malformations—the case for microsurgery. Clin Neurosurg 2000;46:285–294
[84] Hartmann A, Stapf C, Hofmeister C, et al. Determinants of neurological outcome after surgery for brain arteriovenous malformation. Stroke 2000;31:2361–2364
[85] Tew JM Jr, Lewis AI. Honored guest presentation: management strategies for the treatment of intracranial arteriovenous malformations. Clin Neurosurg 2000;46:267–284
[86] Hamilton MG, Spetzler RF. The prospective application of a grading system for arteriovenous malformations. Neurosurgery 1994;34:2–6, discussion 6–7
[87] Hongo K, Koike G, Isobe M, Watabe T, Morota N, Nakagawa H. Surgical resection of cerebral arteriovenous malformation combined with preoperative embolisation. J Clin Neurosci 2000;7(Suppl 1):88–91
[88] Irie K, Nagao S, Honma Y, Kunishio K, Ogawa T, Kawai N. Treatment of arteriovenous malformation of the brain—preliminary experience. J Clin Neurosci 2000;7(Suppl 1):24–29
[89] Nussbaum ES, Heros RC, Camarata PJ. Surgical treatment of intracranial arteriovenous malformations with an analysis of cost-effectiveness. Clin Neurosurg 1995;42:348–369
[90] Pik JH, Morgan MK. Microsurgery for small arteriovenous malformations of the brain: results in 110 consecutive patients. Neurosurgery 2000;47:571–575, discussion 575–577
[91] Pikus HJ, Beach ML, Harbaugh RE. Microsurgical treatment of arteriovenous malformations: analysis and comparison with stereotactic radiosurgery. J Neurosurg 1998;88:641–646
[92] Russell SM, Woo HH, Joseffer SS, Jafar JJ. Role of frameless stereotaxy in the surgical treatment of cerebral arteriovenous malformations: technique and outcomes in a controlled study of 44 consecutive patients. Neurosurgery 2002;51:1108–1116, discussion 1116–1118
[93] Sisti MB, Kader A, Stein BM. Microsurgery for 67 intracranial arteriovenous malformations less than 3 cm in diameter. J Neurosurg 1993;79:653–660
[94] Tokunaga K, Kinugasa K, Meguro T, et al. Curative treatment of cerebral arteriovenous malformations by embolisation using cellulose acetate polymer followed by surgical resection. J Clin Neurosci 2000;7(Suppl 1):1–5
[95] Heros RC, Morcos J, Korosue K. Arteriovenous malformations of the brain. Surgical management. Clin Neurosurg 1993;40:139–173
[96] Hoh BL, Chapman PH, Loeffler JS, Carter BS, Ogilvy CS. Results of multimodality treatment for 141 patients with brain arteriovenous malformations and seizures: factors associated with seizure incidence and seizure outcomes. Neurosurgery 2002;51:303–309, discussion 309–311
[97] Heros R, Korosue K. Parenchymal cerebral arteriovenous malformations. In: Brain Surgery: Complication Avoidance Management. New York: Churchill Livingstone; 1993:1175–1192
[98] Heros R. Prevention and management of therapeutic complications. In: Vascular Malformations of the Central Nervous System. Philadelphia: Williams & Wilkins; 1999:363
[99] Latchaw RE, Hu X, Ugurbil K, Hall WA, Madison MT, Heros RC. Functional magnetic resonance imaging as a management tool for cerebral arteriovenous malformations. Neurosurgery 1995;37:619–625, discussion 625–626

[100] Thorpe ML, Cordato DJ, Morgan MK, Herkes GK. Postoperative seizure outcome in a series of 114 patients with supratentorial arteriovenous malformations. J Clin Neurosci 2000;7:107–111

[101] Spetzler RF, Wilson CB, Weinstein P, Mehdorn M, Townsend J, Telles D. Normal perfusion pressure breakthrough theory. Clin Neurosurg 1978;25:651–672

[102] Meyer B, Urbach H, Schaller C, Schramm J. Is stagnating flow in former feeding arteries an indication of cerebral hypoperfusion after resection of arteriovenous malformations? J Neurosurg 2001;95:36–43

[103] Miyasaka Y, Yada K, Ohwada T, et al. Retrograde thrombosis of feeding arteries after removal of arteriovenous malformations. J Neurosurg 1990;72:540–545

[104] Miyasaka Y, Kurata A, Tanaka R, Irikura K, Yamada M, Fujii K. The significance of retrograde thrombosis following removal of arteriovenous malformations in elderly patients. Surg Neurol 1998;49:399–405

[105] Yaşargil M. AVM of the brain, clinical considerations, general and special operative techniques, surgical results, nonoperated cases, cavernous and venous angiomas, neuroanesthesia. In: Microneurosurgery. Stuttgart: Thieme; 1988:479

[106] Steinberg GK, Fabrikant JI, Marks MP, et al. Stereotactic helium ion Bragg peak radiosurgery for intracranial arteriovenous malformations. Detailed clinical and neuroradiologic outcome. Stereotact Funct Neurosurg 1991;57:36–49

[107] Pollock BE, Gorman DA, Brown PD. Radiosurgery for arteriovenous malformations of the basal ganglia, thalamus, and brainstem. J Neurosurg 2004;100:210–214

[108] Pollock BE, Gorman DA, Coffey RJ. Patient outcomes after arteriovenous malformation radiosurgical management: results based on a 5- to 14- year follow-up study. Neurosurgery 2003;52:1291–1296, discussion 1296–1297

[109] Friedman WA. Radiosurgery versus surgery for arteriovenous malformations: the case for radiosurgery. Clin Neurosurg 1999;45:18–20

[110] Pollock BE, Flickinger JC, Lunsford LD, Maitz A, Kondziolka D. Factors associated with successful arteriovenous malformation radiosurgery. Neurosurgery 1998;42:1239–1244, discussion 1244–1247

[111] Friedman WA, Bova FJ. Linear accelerator radiosurgery for arteriovenous malformations. J Neurosurg 1992;77:832–841

[112] Lindqvist M, Karlsson B, Guo WY, Kihlström L, Lippitz B, Yamamoto M. Angiographic long-term follow-up data for arteriovenous malformations previously proven to be obliterated after gamma knife radiosurgery. Neurosurgery 2000;46:803–808, discussion 809–810

[113] Fleetwood IG, Steinberg GK. Arteriovenous malformations. Lancet 2002; 359:863–873

[114] Friedman WA, Bova FJ, Bollampally S, Bradshaw P. Analysis of factors predictive of success or complications in arteriovenous malformation radiosurgery. Neurosurgery 2003;52:296–307, discussion 307–308

[115] Friedman WA, Bova FJ, Mendenhall WM. Linear accelerator radiosurgery for arteriovenous malformations: the relationship of size to outcome. J Neurosurg 1995;82:180–189

[116] Stieg PE, Friedlander RM, Loeffler JS, Alexander E III. Arteriovenous malformations: indications for stereotactic radiosurgery. Clin Neurosurg 2000;47:242–248

[117] Levegrün S, Hof H, Essig M, Schlegel W, Debus J. Radiation-induced changes of brain tissue after radiosurgery in patients with arteriovenous malformations: correlation with dose distribution parameters. Int J Radiat Oncol Biol Phys 2004;59:796–808

[118] Chapman PH, Ogilvy CS, Loeffler JS. The relationship between occlusive hyperemia and complications associated with the radiosurgical treatment of arteriovenous malformations: report of two cases. Neurosurgery 2004;55:228–233, discussion 233–234

[119] Martin NA, Khanna R, Doberstein C, Bentson J. Therapeutic embolization of arteriovenous malformations: the case for and against. Clin Neurosurg 2000;46:295–318

[120] Pollock BE, Kondziolka D, Lunsford LD, Bissonette D, Flickinger JC. Repeat stereotactic radiosurgery of arteriovenous malformations: factors associated with incomplete obliteration. Neurosurgery 1996;38:318–324

[121] Mathis JA, Barr JD, Horton JA, et al. The efficacy of particulate embolization combined with stereotactic radiosurgery for treatment of large arteriovenous malformations of the brain. AJNR Am J Neuroradiol 1995;16:299–306

[122] Fournier D, TerBrugge KG, Willinsky R, Lasjaunias P, Montanera W. Endovascular treatment of intracerebral arteriovenous malformations: experience in 49 cases. J Neurosurg 1991;75:228–233

[123] Miyamoto S, Hashimoto N, Nagata I, et al. Posttreatment sequelae of palliatively treated cerebral arteriovenous malformations. Neurosurgery 2000;46:589–594, discussion 594–595

[124] Kwon OK, Han DH, Han MH, Chung YS. Palliatively treated cerebral arteriovenous malformations: follow-up results. J Clin Neurosci 2000;7(Suppl 1):69–72

[125] Laakso A, Dashti R, Seppänen J, et al. Long-term excess mortality in 623 patients with brain arteriovenous malformations. Neurosurgery 2008;63:244–253, discussion 253–255

[126] Valavanis A, Yaşargil MG. The endovascular treatment of brain arteriovenous malformations. Adv Tech Stand Neurosurg 1998;24:131–214

[127] Yu SC, Chan MS, Lam JM, Tam PH, Poon WS. Complete obliteration of intracranial arteriovenous malformation with endovascular cyanoacrylate embolization: initial success and rate of permanent cure. AJNR Am J Neuroradiol 2004;25:1139–1143

[128] Saatci I, Geyik S, Yavuz K, Cekirge HS. Endovascular treatment of brain arteriovenous malformations with prolonged intranidal Onyx injection technique: long-term results in 350 consecutive patients with completed endovascular treatment course. J Neurosurg 2011;115:78–88

[129] Morgan MK, Rochford AM, Tsahtsarlis A, Little N, Faulder KC. Surgical risks associated with the management of Grade I and II brain arteriovenous malformations. Neurosurgery 2004;54:832–837, discussion 837–839

[130] Bradac O, Charvat F, Benes V. Treatment for brain arteriovenous malformation in the 1998–2011 period and review of the literature. Acta Neurochir 2013;155:199–209

[131] Hashimoto H, Iida J, Hironaka Y, Sakaki T. Surgical management of cerebral arteriovenous malformations with intraoperative digital subtraction angiography. J Clin Neurosci 2000;7(Suppl 1):33–35

[132] Hassler W, Hejazi N. Complications of angioma surgery—personal experience in 191 patients with cerebral angiomas. Neurol Med Chir (Tokyo) 1998;38(Suppl):238–244

[133] Nozaki K, Hashimoto N, Miyamoto S, Kikuchi H. Resectability of Spetzler-Martin grade IV and V cerebral arteriovenous malformations. J Clin Neurosci 2000;7(Suppl 1):78–81

[134] Jizong Z, Shuo W, Jingsheng L, Dali S, Yuanli Z, Yan Z. Combination of intraoperative embolisation with surgical resection for treatment of giant cerebral arteriovenous malformations. J Clin Neurosci 2000;7(Suppl 1):54–59

[135] Inoue HK, Ohye C. Hemorrhage risks and obliteration rates of arteriovenous malformations after gamma knife radiosurgery. J Neurosurg 2002;97(5, Suppl):474–476

[136] Shin M, Maruyama K, Kurita H, et al. Analysis of nidus obliteration rates after gamma knife surgery for arteriovenous malformations based on long-term follow-up data: the University of Tokyo experience. J Neurosurg 2004;101:18–24

[137] Maruyama K, Kondziolka D, Niranjan A, Flickinger JC, Lunsford LD. Stereotactic radiosurgery for brainstem arteriovenous malformations: factors affecting outcome. J Neurosurg 2004;100:407–413

[138] Deruty R, Pelissou-Guyotat I, Amat D, et al. Complications after multi-disciplinary treatment of cerebral arteriovenous

malformations. Acta Neurochir (Wien) 1996;138:119–131

[139] Wikholm G, Lundqvist C, Svendsen P. Embolization of cerebral arteriovenous malformations: Part I—Technique, morphology, and complications. Neurosurgery 1996;39:448–457, discussion 457–459

[140] Frizzel RT, Fisher WS III. Cure, morbidity, and mortality associated with embolization of brain arteriovenous malformations: a review of 1246 patients in 32 series over a 35-year period. Neurosurgery 1995;37:1031–1039, discussion 1039–1040

[141] Hartmann A, Pile-Spellman J, Stapf C, et al. Risk of endovascular treatment of brain arteriovenous malformations. Stroke 2002;33:1816–1820

[142] Jahan R, Murayama Y, Gobin YP, Duckwiler GR, Vinters HV, Viñuela F. Embolization of arteriovenous malformations with Onyx: clinicopathological experience in 23 patients. Neurosurgery 2001;48:984–995, discussion 995–997

[143] Viñuela F, Duckwiler G, Guglielmi G. Intravascular embolization of brain arteriovenous malformations. In: Macinunas RJ, ed. Endovascular Neurological Intervention. Park Ridge, IL: American Association of Neurological Surgeons; 1995:189–199

[144] Gobin YP, Laurent A, Merienne L, et al. Treatment of brain arteriovenous malformations by embolization and radiosurgery. J Neurosurg 1996;85: 19–28

[145] Debrun GM, Aletich V, Ausman JI, Charbel F, Dujovny M. Embolization of the nidus of brain arteriovenous malformations with n-butyl cyanoacrylate. Neurosurgery 1997;40:112–120, discussion 120–121

[146] Hurst RW, Berenstein A, Kupersmith MJ, Madrid M, Flamm ES. Deep central arteriovenous malformations of the brain: the role of endovascular treatment. J Neurosurg 1995;82:190–195

[147] Taylor CL, Dutton K, Rappard G, et al. Complications of preoperative embolization of cerebral arteriovenous malformations. J Neurosurg 2004;100:810–812

[148] Baskaya MK, Jea A, Heros RC, Javahary R, Sultan A. Cerebral arteriovenous malformations. Clin Neurosurg 2006;53:114–144

[149] Haw CS, terBrugge K, Willinsky R, Tomlinson G. Complications of embolization of arteriovenous malformations of the brain. J Neurosurg 2006;104:226–232

[150] Mounayer C, Hammami N, Piotin M, et al. Nidal embolization of brain arteriovenous malformations using Onyx in 94 patients. AJNR Am J Neuroradiol 2007;28:518–523

[151] van Rooij WJ, Sluzewski M, Beute GN. Brain AVM embolization with Onyx. AJNR Am J Neuroradiol 2007;28:172–177, discussion 178

[152] Weber W, Kis B, Siekmann R, Jans P, Laumer R, Kühne D. Preoperative embolization of intracranial arteriovenous malformations with Onyx. Neurosurgery 2007;61:244–252, discussion 252–254

[153] Katsaridis V, Papagiannaki C, Aimar E. Curative embolization of cerebral arteriovenous malformations (AVMs) with Onyx in 101 patients. Neuroradiology 2008;50:589–597

[154] Panagiotopoulos V, Gizewski E, Asgari S, Regel J, Forsting M, Wanke I. Embolization of intracranial arteriovenous malformations with ethylenevinyl alcohol copolymer (Onyx). AJNR Am J Neuroradiol 2009;30:99–106

[155] van Rooij WJ, Jacobs S, Sluzewski M, van der Pol B, Beute GN, Sprengers ME. Curative Embolization of Brain Arteriovenous Malformations with Onyx: Patient Selection, Embolization Technique, and Results. American Journal of Neuroradiology 2012;33:1299–1304

[156] Strauss I, Frolov V, Buchbut D, Gonen L, Maimon S. Critical appraisal of endovascular treatment of brain arteriovenous malformation using Onyx in a series of 92 consecutive patients. Acta Neurochir 2013;155:611–617

[157] Pierot L, Cognard C, Herbreteau D, et al. Endovascular treatment of brain arteriovenous malformations using a liquid embolic agent: results of a prospective, multicentre study (BRAVO). Eur Radiol 2013;23:2838–2845

[158] Kondo R, Matsumoto Y, Endo H, Miyachi S, Ezura M, Sakai N. Endovascular Embolization of Cerebral Arteriovenous Malformations: Results of the Japanese Registry of Neuroendovascular Therapy (JR-NET) 1 and 2. Neurologia medico-chirurgica 2014;54:54–62

第67章

血管畸形与癫痫

Matthias Simon, Christian von der Brelie, and Johannes Schramm

脑动静脉畸形（AVM）患者有发生灾难性颅内出血的巨大风险。多达50%的AVM患者表现为颅内出血。通常认为未治疗的AVM年破裂出血率为2%~4%，其中浅部、浅静脉引流的未破裂AVM年出血率可低至0.9%，而深部、深静脉引流的破裂AVM可高达34%。AVM破裂出血的死亡率大于10%[1-3]。因此，治疗AVM的主要目的在于降低破裂出血风险，临床医疗决策须权衡AVM的治疗风险与潜在的破裂出血风险的大小。但这只是对一个相当复杂的临床情况一句非常简化的叙述。有25%~40%的AVM患者有痫性发作（表67.1；图67.1~图67.3）。痫性发作通常由AVM急性出血引起（图67.2），但是在AVM治愈之后痫性发作仍可能存在，这使得患者的长期病程复杂化。控制癫痫是治疗AVM的一个重要但不被重视的目的。

相反，痫性发作是海绵状血管畸形患者最重要的临床表现。25%~70%的海绵状血管畸形患者有痫性发作，25%~40%最终可能进展为药物难治性癫痫[4-6]。海绵状血管畸形患者出现痫性发作的原因被认为与病变反复出血引起的含铁血黄素沉积有关（图67.4~图67.6）。由于海绵状血管畸形破裂出血的症状与病变位置相关，既可能引起严重的神经功能障碍，也可以甚至无自觉症状，因此海绵状血管畸形的出血率难以估算。近期文献报道，海绵状血管畸形首次出血概率小于1%，破裂海绵状血管畸形的再出血概率约3.8%~22.9%。海绵状血管畸形出血倾向“小出血”，并且出血死亡率（脑叶海绵状血管畸形出血的死亡率0~4%）远低于AVM[7]。治疗海绵状血管畸形的目的不只是预防出血，相较于AVM，在很大程度上在于控制癫痫。

痫性发作和癫痫也可发生于10%的有其他类型脑血管畸形如硬脑膜动静脉瘘（DAVF）[8]，或者颅内出血的患者[9]。但是上述数字说明，癫痫在这些疾病中的意义要小于海绵状血管畸形或AVM。

本章对海绵状血管畸形、AVM患者中痫性发作和癫痫的流行病学、自然史以及病理生理学进行探讨，并概述外科治疗选择和疗效。

癫痫和痫性发作的定义

癫痫不等同于痫性发作。癫痫患者都有痫性发作症状，但是不患癫痫亦可以偶尔出现痫性发作。恰当的术语和准确的定义，是所有癫痫探讨中的重要方面。首次发生的、不明原因的痫性发作与确诊的药物难治性癫痫的基础病因、治疗和预后有着巨大差别。

癫痫的一般定义是指持久性的、有痫性发作倾向的大脑功能障碍。世界卫生组织（WHO）将癫痫定义为两次或两次以上的不明原因的痫性发作[10]。需注意有些学者认为，在大脑存在明确致痫病变的情况下，单次痫性发作亦足以诊断癫痫[11]。癫痫患者的一组神经元或神经网络同时发生机能异常即引起痫性发作。癫痫大脑痫性发作的发生，是因（病理组织）结构或功能的改变使得癫痫大脑对神经元的自发性放电变得异常敏感所致。不同的是，单次或偶尔的痫性发作也可出现于特定状况下的健康人群，例如睡眠不足或者暴露于易诱发癫痫的化学物质，包括很多常见的处方药（例如抗生素、茶碱、抗抑郁药），这些药物能降低大脑痫性发作的阈值。

国际抗癫痫联盟（ILAE）对顽固性和药物难治性癫痫定义是：经两种适当选择的抗癫痫药物方案（单独抑或联合用药）充足治疗，未能获得持久的痫性发作完全控制。显然，诊断持久的痫性发作完全控制的必要随访时间，取决于干预前的痫性发作频度。在维持一个至少3倍于最长痫性发作间期的无痫性发作时期后，才能认为是持久的痫性发作完全控制[12]。

表 67.1　AVM 治疗后的癫痫疗效：1990—2012 年发表的研究论文（病例数≥ 15 例）中痫性发作和癫痫疗效的研究数据汇总

作者 / 发表年份	病例纳入年	病例总数 [a]	病例数 [b]	治疗	癫痫疗效	平均随访时间	再发癫痫
Heros 等，1990[37]	1978—1988	153	37（24.2%）	显微手术	完全控制：43.6%	3.8 年	7.1（除外术后早期痫性发作）
Fournier 等，1991[53]	1984—1988	49	21（42.9%）	介入栓塞	完全控制：0%	–	–
Steiner 等，1992[54]	1970—1983	247	59/228（25.9%）	放射治疗（GKS）	完全控制：18.6%	–	6.5%
Sutcliffe 等，1992[55]	1985—1990	160	48（30.0%）	放射治疗（GKS）	完全控制：38%	均＞ 2 年	–
Piepgras 等，1993[19]	1970—1989	280	117（41.8%）	显微手术	完全控制：83.3%	7.5 年	5.9%
Yeh 等，1990[18] Yeh 等，1993[20]	1982—1990	N/A	54[c]	显微手术 [d]	Engel Ⅰ级 [e]：70.4%	4.8 年	N/A
Gerszten 等，1996[56]	1987—1994	72（仅年龄≤ 18 岁的患者）	15/13（20.8%/18.1%；单次痫性发作：7/13=53.8%）[f]	放射治疗（GKS）	完全控制：84.6%	3.9 年	3.4%
Falkson 等，1997[57]	1989—1994	101	24/16（23.8%/15.8%）[g]	放射治疗（LINAC）	完全控制：62.5%	均＞ 1 年	–
Eisenschenk 等，1998[22]	不明	100	33（33.0%）	放射治疗（LINAC）	完全控制：59.4%	2.2 年（中位随访时间）	–
Kurita 等，1998[45]	1990—1995	315	42/35（13.3%/11.1%）[h]	放射治疗（GKS）	完全控制：80.0%	3.6 年	4.5%
Kida 等，2000[27]	1991—不明	462	79（17.1%）	放射治疗（GKS）	完全控制：62.0%	2 年	N/A
Thrope 等，2000[26]	1989—1998	114	53（46.5%；单次痫性发作：19/53=35.8%）	显微手术	Engel Ⅰ级 [i]：77.4%	4 年（中位随访时间）	16.4%
Ghossoub 等，2001[46]	1984—1998	700	210（30.0%；单次痫性发作：46/210=21.9%）	放射治疗（LINAC）	完全控制：57.8%	2~16 年	2.4%（放疗 1 个月以后）
Hadjipanayis 等，2001[23]	1988—2000	33（仅皮质运动区 AVM 患者）	27（81.8%）	放射治疗（LINAC）	完全控制：63.0%	4.5 年	0%
Hoh 等，2002[1]	1991—1999	424	141（33.3%）[j]	显微手术（60.9%），放射治疗（质子束，33.6%），介入栓塞（5.5%）	Engel Ⅰ级 [k]：66.4%（显微手术：80.6%，放射治疗：43.2%，介入栓塞 50.0%）	2.9 年	5.7%

（续表）

作者 / 发表年份	病例纳入年	病例总数[a]	病例数[b]	治疗	癫痫疗效	平均随访时间	再发癫痫
Schauble 等，2004[43]	1990—1998	285	70（24.6%；单次痫性发作：13/70=18.6%）	放射治疗（GKS）	Engel Ⅰ级[e]：73.8%	4 年（中位随访时间）	–
Lim 等，2006[32]	1992—2004	246	60/43（24.4%/17.5%）[k]	放射治疗（GKS）	完全控制：53.5%	3.8 年	–
Cao 等，2011[38]	2003—2008	–	60（单次痫性发作：8/60=13.3%）	显微手术[l]	Engel Ⅰ级[e]：70.9%	4.3 年	N/A
Lv 等，2010[47]	2000—2003	109	30（27.5%）[m]	介入栓塞	完全控制或偶然嗅觉性发作：70.0%	6.7 年	–
Hyun 等，2012[25]	1995—2008	399	86（21.5%）	显微手术（37.2%），放射治疗（GKS，58.1%），介入栓塞（4.7%）[n]	Engel Ⅰ级[i]：69.8%（显微手术：78.1%；放射治疗：66.0%；介入栓塞：50.0%）	6 年（中位随访时间）	2.8%
Yang 等，2012[48]	1997—2006	161（均为破裂AVM 患者）	86（53.4%；单次痫性发作：31/86=36.0%）	放射治疗（GKS）	完全控制：76.7%	7.5 年	13.3%

注：① GKS，伽马刀；LINAC，直线加速器；N/A，不适用；②参照 Hoh 等[1] 的早期文献综述。

a. AVM 病例总数；

b. 有痫性发作的病例数 / 进行分析的病例数；

c. 所有患者均有“癫痫”症状；包括未确定的耐药性癫痫的病例数；

d. 所有患者均接受癫痫手术治疗及术中皮质脑电监测；46.3% 的患者在 AVM 切除时额外切除了皮质组织；

e. Engel 分级：痫性发作的控制状况分级[58]；

f. 研究中描述 15 例患者有痫性发作症状，其中 2 例治疗后再发痫性发作；

g. 1/3（33.3%，8/24）的病例失访；

h. 痫性发作在 42/315（13.3%）的病例中作为首发症状（出血相关性癫痫未纳入统计）；对 35 例未破裂 AVM 作详细分析；

i. 改良 Engel 分级：痫性发作完全控制，仅有嗅觉性发作，或仅在停用抗癫痫药后有痫性发作[58]；

j. 1/5（22.0%，31/141）的病例失访；

k. 分析 43/60（71.7%）的有随访且未破裂的病例；15（25.0%）例患者被认为患难治性癫痫；

l. 40/60（66.7%）的患者接受术前脑电图检查（包括楔形电极）。手术包括切除胶样变及有含铁血黄素沉积的组织。所有患者都行术中皮质脑电监测。81.6% 的病例术中对阳性放电的皮质进行双极电凝；

m. 所有患者药物治疗失败；

n. 主要治疗方式。15 例（17.4%）患者接受了发作期视频脑电检查，有时应用皮质脑电图检查。

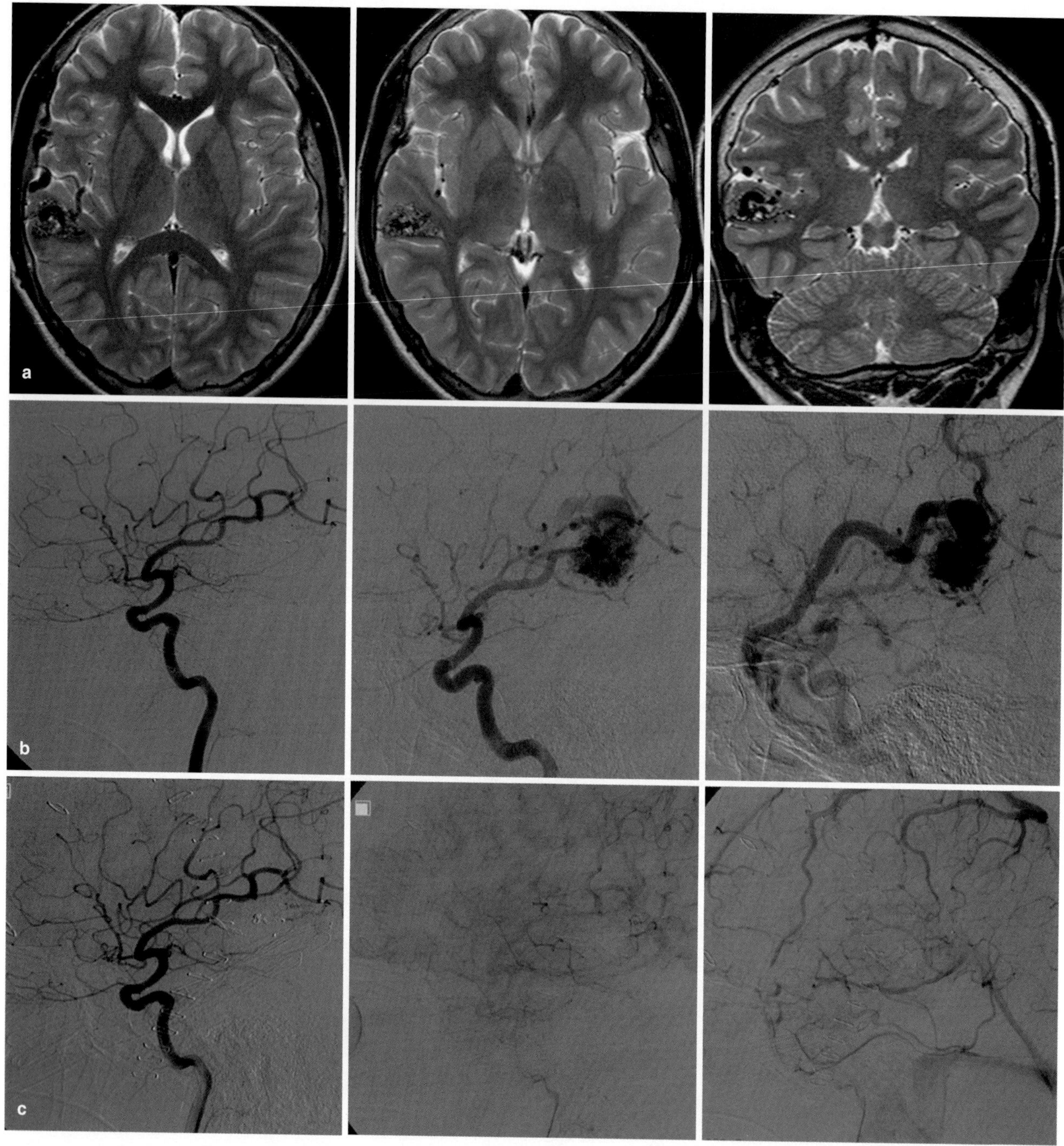

图 67.1　AVM 相关性癫痫。患者男性，15 岁，由于右侧颞上回后部的 AVM（SM Ⅰ级），反复出现复杂部分性痫性发作 6 个月。在服用左乙拉西坦抗癫痫治疗后，痫性发作得到良好控制。手术的主要目的是预防出血，同时也讨论了治愈癫痫的可能性（70%）。放疗也是可供选择的治疗方式，但是考虑到患者年龄和手术相关风险（视野缺损）较小，更倾向于手术治疗。手术顺利完成，术后眼科检查（包括视野检查）正常，血管造影显示 AVM 完全切除。颞叶病变、表浅静脉引流以及大脑中动脉供血被认为是发生 AVM 相关性癫痫的危险因素。a.T2 加权磁共振成像（MRI）AVM 病变最大直径 2.8 cm；b. 数字减影血管造影（DSA）右侧颈内动脉注射造影剂后侧位像，畸形团由右侧大脑中动脉分支供血，经浅静脉引流；c. 术后 DSA 右侧颈内动脉注射造影剂后侧位像（Copyright M.Simon，C.von der Brelie，and J.Schramm，经同意后引用）。

病理生理学

海绵状血管畸形和 AVM 诱发痫性发作的确切病理机制尚不清楚。与 AVM、海绵状血管畸形不同，某些肿瘤例如神经胶质瘤，或局部脑皮质发育异常，存在固有的潜在致痫性。因 AVM 盗血引起的局部组织缺血，静脉阻塞引起的水肿或环绕出血区域周围的水肿带，以及胶样变、瘢痕的形成，都可能在血管畸

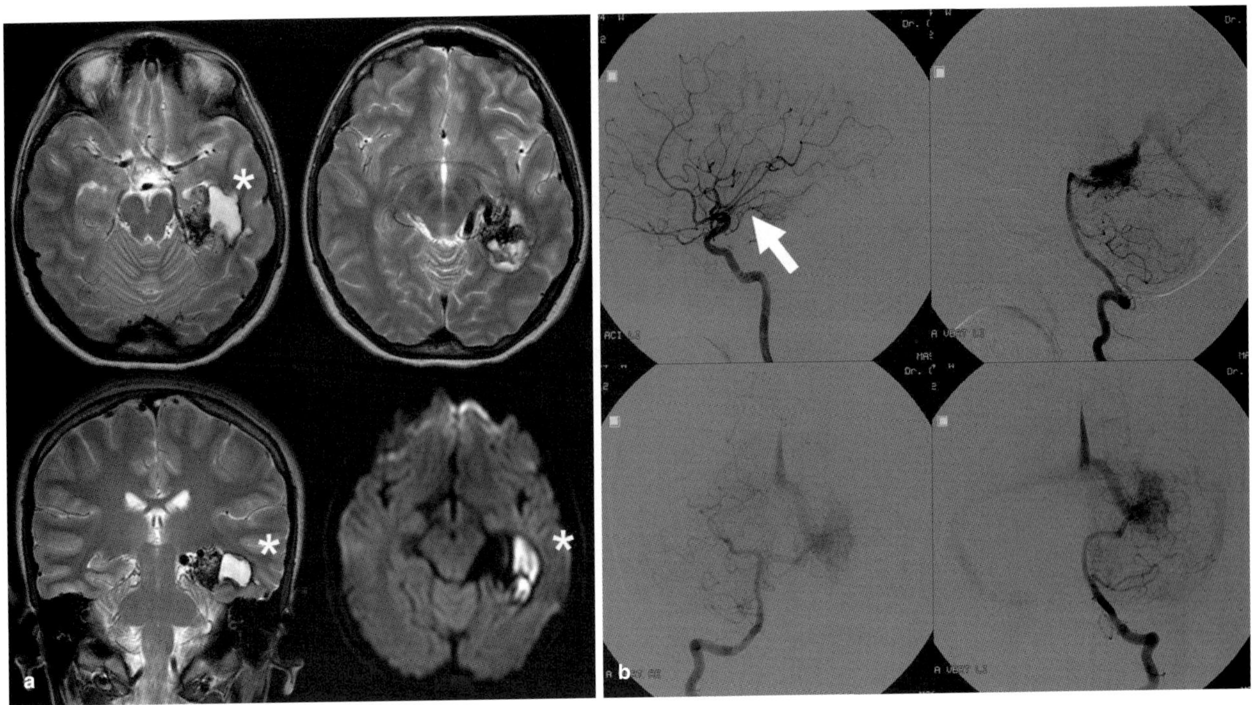

图 67.2 有痫性发作症状的急性 AVM 破裂出血。患者女性，18 岁，表现为头痛，恶心、呕吐，以及首次全身性痫性发作。急诊电脑断层扫描（CT）提示左侧颞叶背侧脑内出血，破入脑室系统。患者得到完全恢复，2 周后的磁共振检查（MRI）显示位于左侧海马及海马旁回的 AVM 病变（SM Ⅲ级）。全身性痫性发作常伴随出现于 AVM 急性出血，疗效良好。a. T2 及弥散加权 MRI 成像血肿已部分吸收且囊变，位于 AVM 病灶一侧（＊）；b. 数字减影血管造影（DSA）上排为侧位像，下排为前后位像，分别于左侧颈内动脉、椎动脉注射造影剂后显示畸形团的主要血供来源于左侧大脑后动脉，另外还有来自脉络膜前动脉的供血（箭头所示）。同时有经 Rostnthal 基底静脉的深静脉引流（Copyright M.Simon，C.von der Brelie，and J.Schramm，经同意后引用）。

形导致痫性发作和癫痫的病理机制中起重要作用（图 67.1~ 图 67.3）。陈旧性出血引起的含铁血黄素沉积被认为是（海绵状血管畸形相关性）痫性发作的重要原因（图 67.4~ 图 67.6）[1, 3, 4]。

癫痫发病机制中的某些基本概念，也适用于阐明血管畸形相关性痫性发作的病理机制。"点燃效应"是指重复电刺激引起痫性发作阈值渐进性、持久性降低的作用，被用于癫痫试验模型。但是"点燃效应"可能作为引起频繁痫性发作的（血管）病变的周围或远隔部位出现新的致痫皮质的一种解释（继发性癫痫形成）[1]。潜伏期理论来源于癫痫的慢性模型，在海绵状血管畸形相关性癫痫的病理机制中起明显作用。癫痫可能在一次促发事件（例如脑挫伤、出血或缺血）数月或数年之后才显现。已经存在多年并且反复出血的海绵状血管畸形可能在一段潜伏期后才引起痫性发作[13]。总之，只有神经元增加到一定数目，才能引起痫性发作。一组同步化的功能异常的神经元只能产生一个痫性发作间期的放电尖峰。如果更大数目的神经元加入，就可能产生在大脑表面数平方厘米范围的可记录的痫性发作期放电，临床上相当于局灶性发作。已有研究证实，微小痫性发作是由数万个神经元产生的[14]。

在实验时，痫样发作可以通过局部使用多种物质诱导，例如青霉素或士的宁，也可以使用金属化合物例如氧化铝、钴或铁盐。最新的研究已聚焦于促进癫痫形成的分子因素和机制，包括有关突触和神经细胞的可塑性、细胞死亡、增生和炎症反应或调控免疫应答的基因失调[15]。星形胶质细胞 - 神经元的谷氨酸信号的作用备受关注[16]。病变周围星形胶质细胞中白蛋白的吸收，被证实专门在病理血管导致的局灶性癫痫中起作用[17]。

以更加临床的观点来看，病变位置对痫性发作的出现有显著影响。某些皮质区域有着较低的痫性发作阈值。侧裂区和颞、额、顶叶的血管畸形尤其易于引起痫性发作（图 67.1~ 图 67.3）。虽然如此，丘脑部畸形或基底节区 AVM 的患者仍然可能出现痫性发作[1, 3, 18–25]。与 AVM 类似，位于脑叶的海绵状血管畸形，要比位置深在或者脑干的海绵状血管畸形更易引起痫性发作。颞叶的海绵状血管畸形尤其容易导致癫痫（图 67.6、图 67.7）[3–5]。急性出血经常表现

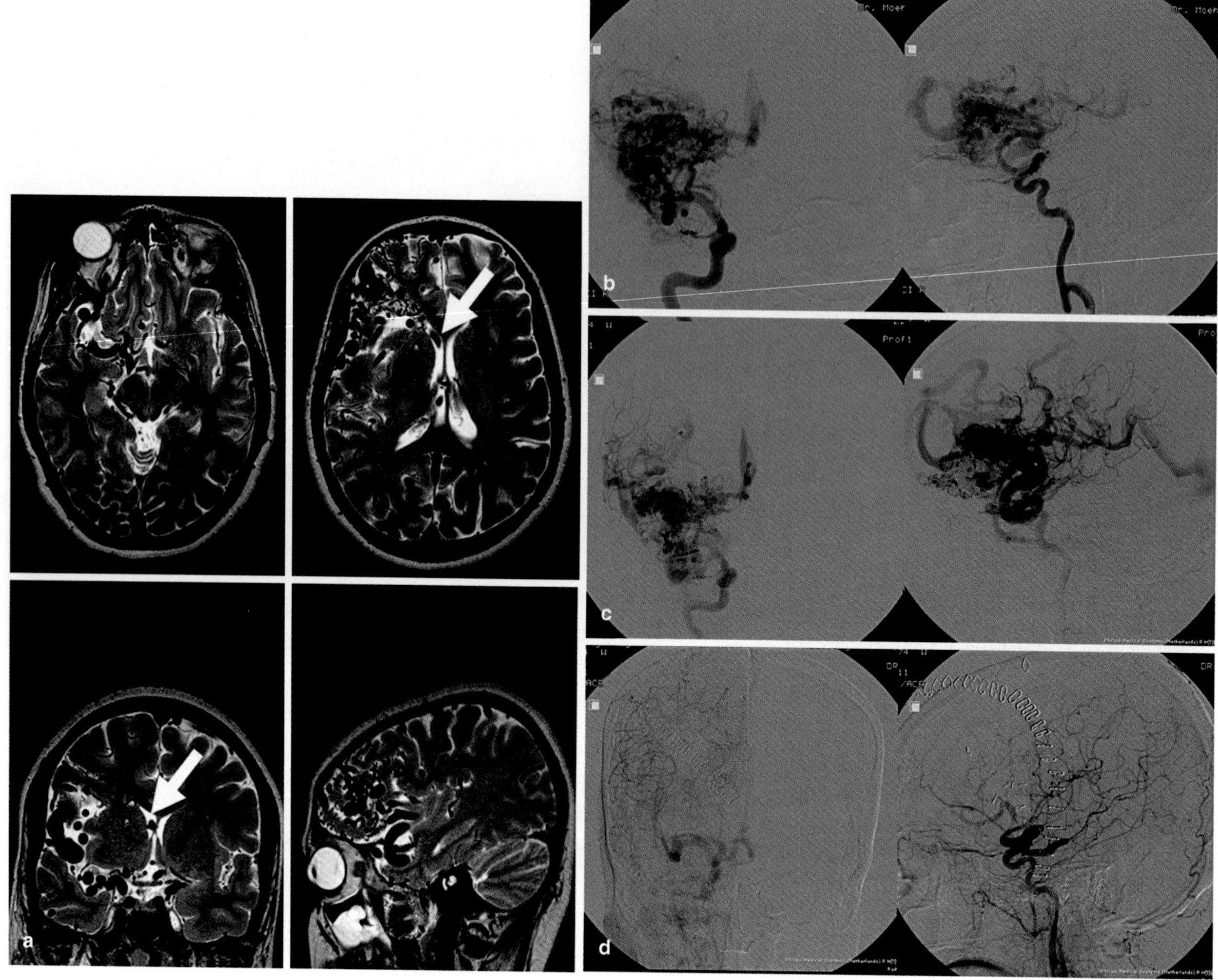

图 67.3 有痫性发作症状的右额巨大 AVM 首次全身性痫性发作后影像学检查诊断为右额的巨大 AVM（SM Ⅲ级），累及侧脑室前角。患者女性，38 岁，为预防出血接受了部分性栓塞治疗及手术治疗。由于病变体积大，未选择放疗。手术后立即出现了左侧偏瘫，14 天后完全缓解。术后未再出现发痫性发作。在本例中，治疗决策主要需衡量相当大的手术风险与疾病自然史的终生风险的大小（即高概率的灾难性出血）。术后癫痫的控制被视为手术治疗的额外获益。a.T2 加权磁共振成像（MRI）AVM 最大直径 5.5 cm；b. 数字减影血管造影（DSA）前后位及侧位像显示畸形团由显著延长的右侧大脑中动脉的分支及右侧大脑前动脉供血。既有侧裂表浅静脉引流，也有脑室膜下的深静脉引流（a 图箭头所示）；c. 利用 Onyx（新型非黏附性液体栓塞材料）部分栓塞后的 DSA 成像；d. 术后 DSA 成像（Copyright M.Simon，C.von der Brelie，and J.Schramm，经同意后引用）。

为痫性发作（图 67.2）[26]，但是在一些研究中，AVM 破裂出血患者的痫性发作和癫痫发生率更低[1, 19, 25]。AVM 的血管解剖结构也可能影响痫性发作的风险。颈外动脉（ECA）和大脑中动脉（MCA）供血的畸形、动脉供血区交界处、无畸形团内动脉瘤、静脉曲张、表浅静脉引流都与癫痫相关（图 67.1）[21, 24]。症状性痫性发作的风险可能与 AVM 大小正相关，但与海绵状血管畸形大小无关[3, 24, 25]。海绵状血管畸形患者的多发病变与癫痫相关[3]。低龄是 AVM 相关痫性发作的一个危险因素。

流行病学、自然史和药物治疗

一般来说，25%~40% 的 AVM 患者以痫性发作起病（图 67.1），其中的 3/4 表现为全身性强直 - 阵挛发作[1, 3, 27]。25%~70% 的海绵状血管畸形患者会有痫性发作[28, 29]，其中复杂的部分发作是最常见（40%~77%）的癫痫亚型，并且在颞叶海绵状血管畸形的患者中最为常见。额叶海绵状血管畸形患者典型表现为全身性大发作，部分局灶性发作则是中央区海绵状血管畸形的特征性发作形式（图 67.4、图 67.5a 和 b）[3-5, 30, 31]。

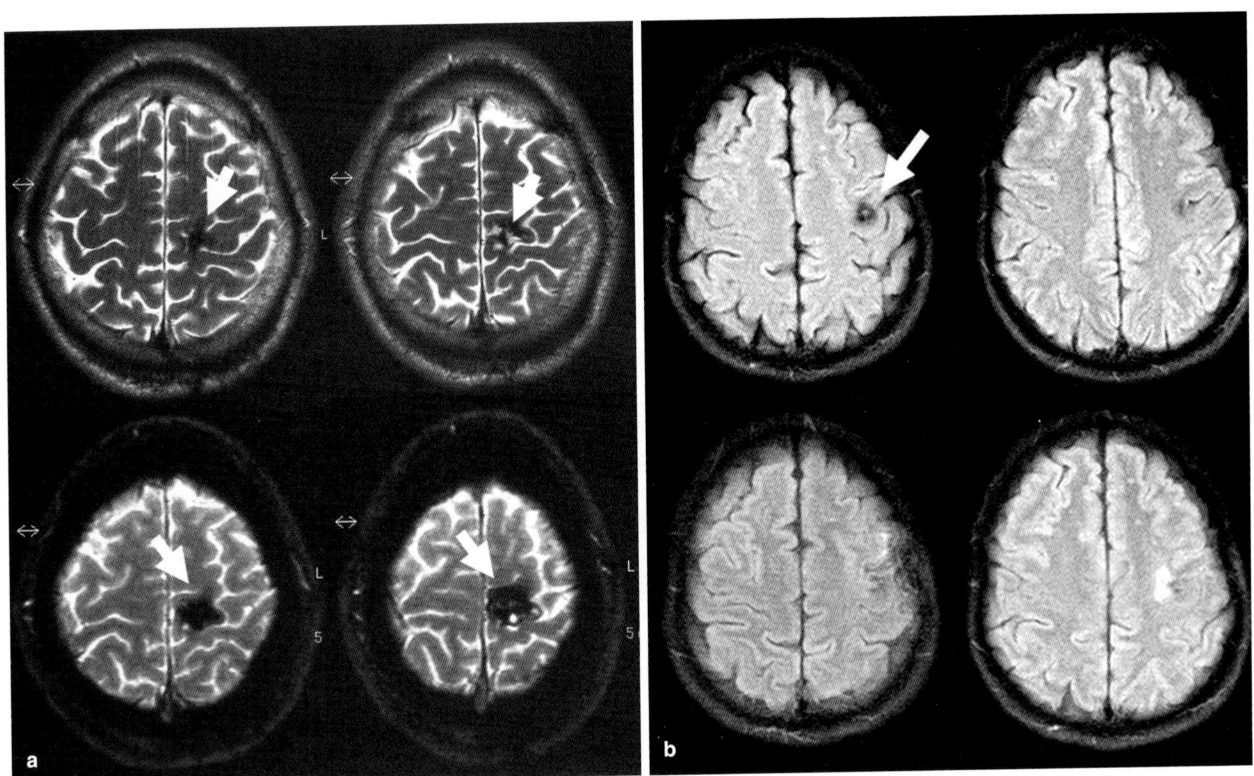

图 67.4　运动皮质区的海绵状血管畸形。a. T2 加权像示左侧中央前回的海绵状血管畸形（箭头所示）。患者 63 岁，表现为灾难性癫痫（43 年的痫性发作史，部分性癫痫持续状态）。尽管海绵状血管畸形位于运动区，并且改善癫痫症状需要切除病灶周围被含铁血黄素沉积的组织，还是进行了手术治疗。手术医师实施了保守的连同铁血黄素沉积带在内的病变切除术。手术引起了严重的偏瘫，但是癫痫的发作频率得到了很大的改善（尽管患者仍偶然有痫性发作）；b. 上排：液体衰减反转恢复序列（FLAIR）加权像 患者男性，40 岁，海绵状血管畸形（箭头所示）位于中央前回的前部手运动区水平。患者表现为严重的痫性发作症状。术后无永久性的运动功能障碍。只要将含铁血黄素沉积带的切除限制于最小范围，切除直接位于运动皮质区的病变可以出乎意料地不引起神经功能障碍。这类病变应在神经导航下，由中央前回病变前方的含铁血黄素沉积带进行切除。下排：术后影像（Copyright M.Simon，C.von der Brelie，and J.Schramm，经同意后引用）。

由首次痫性发作进展为癫痫的相当常见。一个基于大量人群的研究发现，有超过半数的 AVM 和几乎所有海绵状血管畸形患者在首次痫性发作之后的 5 年内进展为癫痫。尽管如此，偶发病变引起癫痫的风险仅为每年 1%~2%，因此并不支持预防性使用抗癫痫药物。对于出血起病的 AVM 患者，风险度可能会大幅增高 [3]。

总体而言，对于血管畸形所致癫痫的药物治疗只能算勉强成功。Josephson 等 [3] 在一项纳入了罹患癫痫（有 2 次痫性发作以上）的 43 例 AVM 和 35 例 CM 患者的研究中报道，两年的痫性发作完全控制率小于 50%。尽管接受了抗癫痫治疗，91% 的 AVM 和 97% 的 CM 患者的痫性发作病情恶化。虽然如此，药物难治性癫痫在 AVM 中很罕见。波恩大学超过 2 000 例药物难治性癫痫的切除性治疗中，只有 14 例的组织病理学诊断是 AVM。Lim 及其同事 [32] 在 60 例有痫性发作的 AVM 患者中，发现了 15 例“顽固性癫痫”，但未提供相关抗癫痫药物的数据，并且因为是高达 25% 的比例，所以这 15 例患者不太可能都是真正的顽固性癫痫。Yeh 等 [18, 20] 发表的研究包括了未确定人数的罹患药物难治性癫痫的病例。完全相反，25%~40% 的有痫性发作的海绵状血管畸形患者最终将进展为药物难治性癫痫，海绵状血管畸形可能被认为是引起药物难治性癫痫的原发疾病，颞叶海绵状血管畸形尤其符合这一点 [4–6]。值得注意的是，由于相关文献中对于癫痫和药物难治性癫痫的定义存在分歧，使得不同研究队列之间难以进行比较，并且总体上限制了很多研究的可用性 [33]。

诊断性检查

AVM 的神经生理学检查的目的是，通过脑血管造影（DSA）和磁共振成像（MRI）了解血管解剖结构，以及畸形的精确位置（图 67.1~ 图 67.3）。常规的

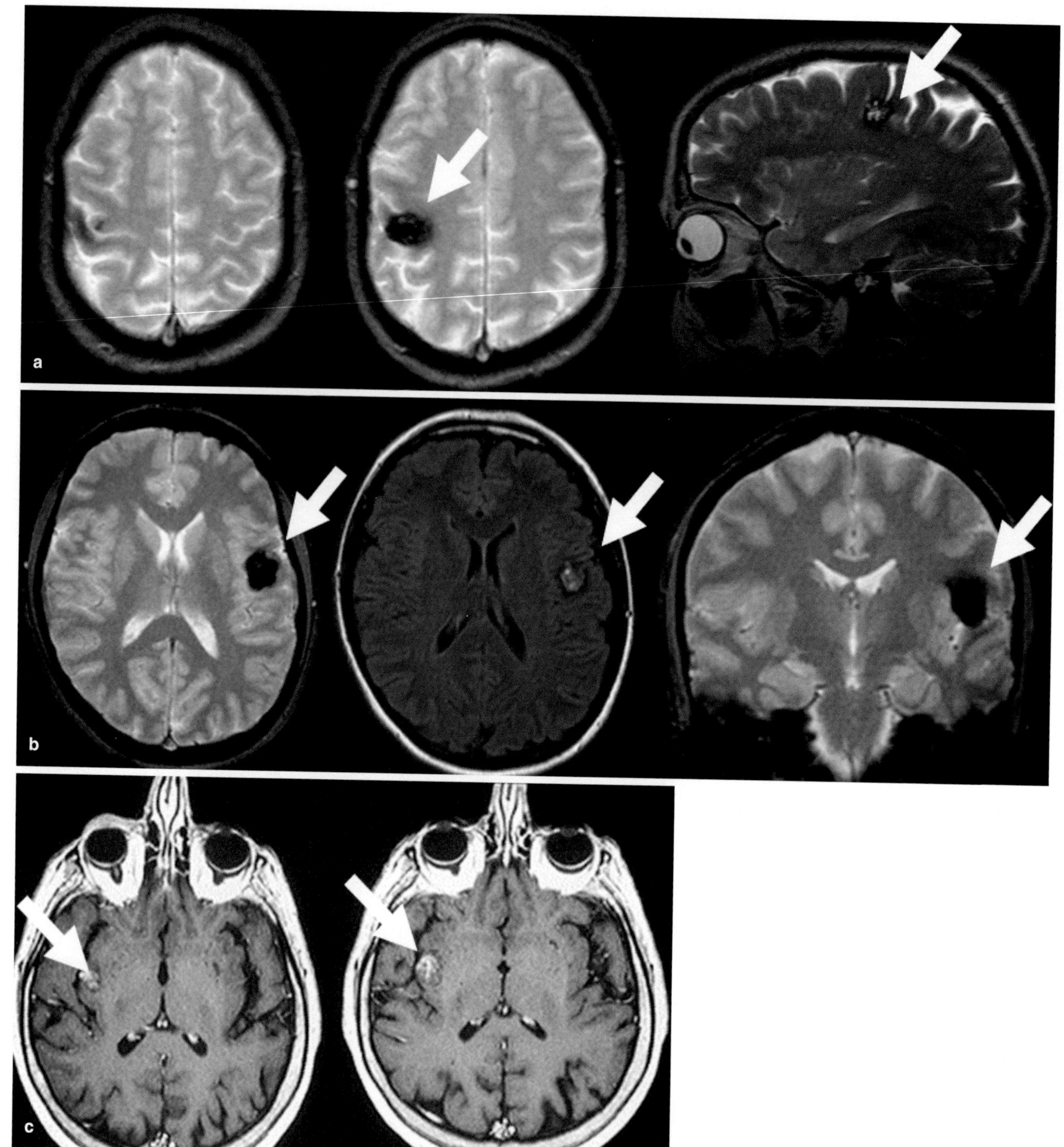

图 67.5 位于中央后回、额顶盖皮质及脑岛的海绵状血管畸形。a. 液体衰减反转恢复序列（FLAIR）及 T2 加权像显示海绵状血管畸形（箭头所示）位于左侧中央后回。即使手术医师切除了含铁血黄素沉积的组织，中央后回的海绵状血管畸形切除手术仍是相对安全的。患者女性，45 岁，症状为首次痫性发作。正如预期患者术后立即出现了手臂失用，但是在术后 1 周完全恢复；b. 左侧额顶盖皮质海绵状血管畸形（FLAIR 及 T2 加权像；箭头所示）。Broca 区后方的额顶盖皮质的手术是安全的，切除侧裂上方 3~4 cm 的中央前回可以不引起神经功能后遗症。患者往往仅出现持续数天的中枢性面瘫。患者表现为反复的痫性发作，在长期药物治疗后选择了手术治疗。手术治疗后，多达 80% 的患者可以获得 Engel Ⅰ级的预后。手术疗效往往在数年内保持稳定。与此相比，药物治疗维持 2 年的痫性发作完全缓解的比例仅不到 50%；c. 脑岛海绵状血管畸形，T1 加权像。患者女性，56 岁，表现为药物难治性癫痫。术前检查显示岛叶海绵状血管畸形的同时存在内侧颞叶硬化（双重致痫机制）。手术治疗包括侧裂入路的岛叶病变切除及杏仁核海马切除。术后未出现神经功能缺损。14 年后随访，患者仍偶然有痫性发作症状。在 CM 相关性药物难治性癫痫患者中，双重致痫机制并不少见。von der Brelie 等报道 [36]，9% 的患有耐药性癫痫的海绵状血管畸形患者最终被确诊有两处明确的致痫病灶（Copyright M.Simon，C.von der Brelie，and J.Schramm，经同意后引用）。

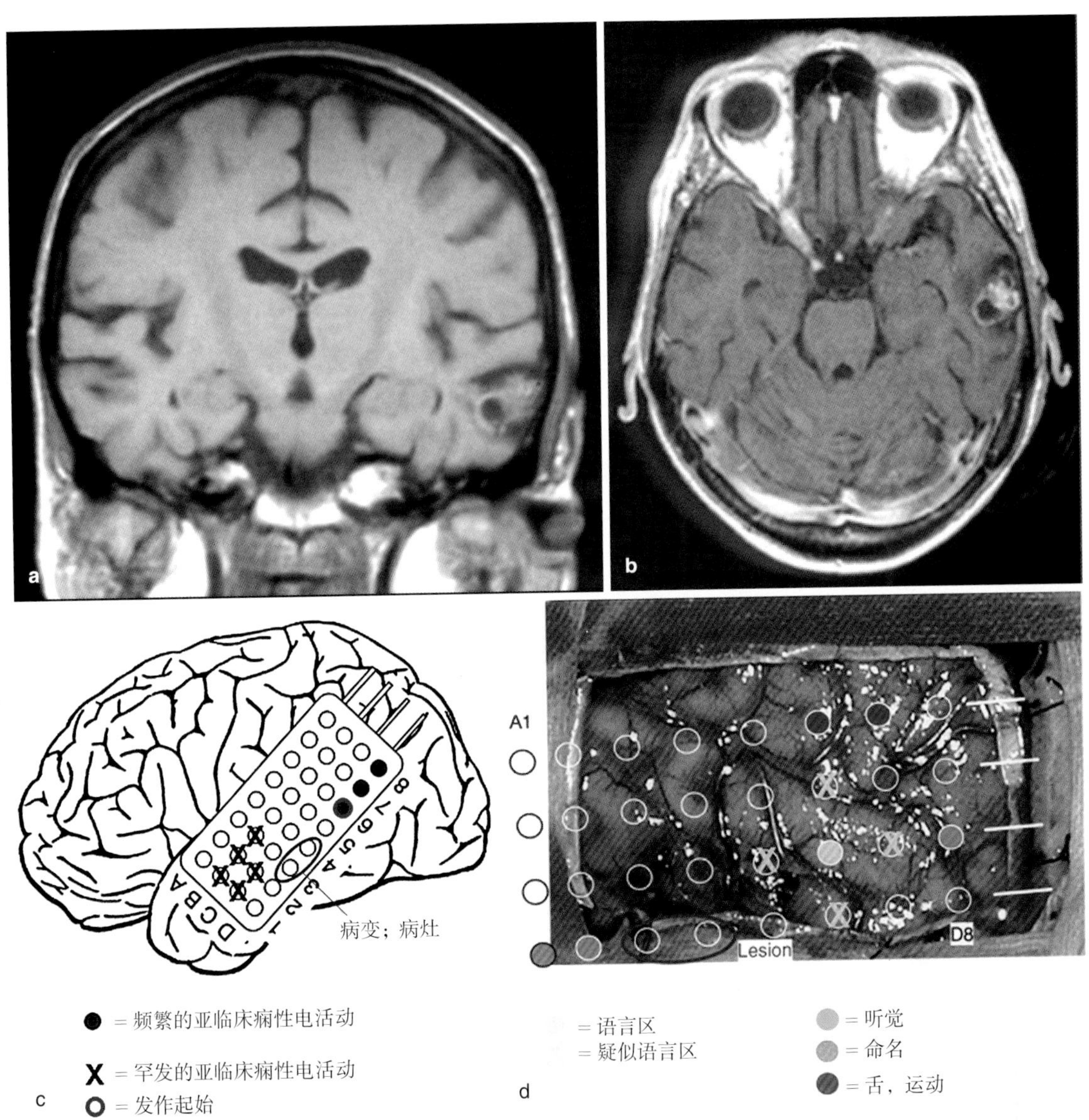

图 67.6 外侧颞叶海绵状血管畸形的癫痫手术治疗。a、b. 磁共振成像（MRI）显示左侧颞中回的海绵状血管畸形，表现为耐药性癫痫。非创伤性癫痫学检查提示，单纯行扩大的病变切除术并不能治愈癫痫症状，并且部分语言区皮质可能需被切除。因此，医师将栅状电极植入硬膜下，覆盖海绵状血管畸形病变及大部分的颞叶，在术前绘制出致痫区域以及可能的功能皮质的轮廓；c. 痫性放电的起源及亚临床的痫性电活动，意外地出现在海绵状血管畸形含铁血黄素沉积带的远隔部位；d. 功能区绘制结果。圆圈指示了各个栅电极的电极触点的位置。最终切除范围包括触点 D1~8（下排），C1~5 及 B1~3。尽管位于潜在的语言区的 2 个电极触点（D6 和 C5）位置被切除了，患者术后并未出现语言功能障碍（Copyright M.Simon，C.von der Brelie，and J.Schramm，经同意后引用）。

MR 断层扫描一般足以确诊海绵状血管畸形及其位置（图 67.4~ 图 67.7）。超高场强（如 7T）磁敏感加权成像 MRI 能提高海绵状血管畸形的检出率[34]。如果防止出血是治疗的主要目标，就不需要更多的诊断信息了。我们认为对于 AVM 患者，一般就是这样，但很多 CM 患者需要与之不同的诊断方法。

控制癫痫与预防出血在海绵状血管畸形的治疗中同等重要（或更重要）。所以必须考虑到，仅简单切除血管病变有不能治愈患者痫性发作的可能性。在这类病例中，致痫灶可能不只局限于病变的范围，而且还包括了病变外的部分脑组织。根据我们的经验，这种现象主要与长期的药物难治性癫痫密切相关。这类患者须接受正规的癫痫手术检查，以尽可能精确地得出致痫灶范围[35]。众所周知，不同大脑皮质发展成致痫灶的倾向性不同；例如中央区皮质和颞叶致痫病变尤其易于引起癫痫。因此，当海绵状血管畸形位于中央前后回区或颞叶，尤其是内侧颞叶时，通常需行更详尽的术前检查。

术前评估的典型检查工具，包括颞叶癫痫患者在轴位平面上沿海马回长轴的特定倾斜度的高质量磁共振成像。如果含铁血黄素沉积带及海绵状血管畸形病变侵犯重要传导通路，例如锥体束，纤维束成像在术前评估中就可能有价值。纤维束成像的数据可以被传输到神经导航系统。如果海绵状血管畸形邻近语言中枢，Wada 试验可能很少被用于确定优势半球。在癫痫发作间期应用视频脑电图记录至少 2 次痫性发作，是 MRI 检查后最重要的步骤。记录完善的病史，寻找痫性发作后的早期定位体征很重要。症状必须与由 MRI 得知的病变位置相符。更加复杂的影像学技术，例如癫痫发作时的单光子发射计算机断层成像术（SPECT），发作期单光子计算机断层减影与磁共振融合成像术（SISCOM），对于 MRI 阴性的药物难治性癫痫患者具有重要价值。这些技术在海绵状血管畸形患者中很少应用。

如果非创伤性检查失去诊断价值，就提示应用条状电极、栅状电极的创伤性检查（图 67.6）。存在双重致痫机制的可能是进行更加复杂、全面的术前评估的经典指征。典型的例子就是因颞叶海绵状血管畸形引起海马硬化，同时又罹患癫痫的患者（图 67.5c）。双重致痫机制被证实发生于 9% 的患有 CM 的药物难治性癫痫的患者[36]。多发海绵状血管畸形是栅状电极植入的另一值得注意的指征，外科医生需确定哪个是

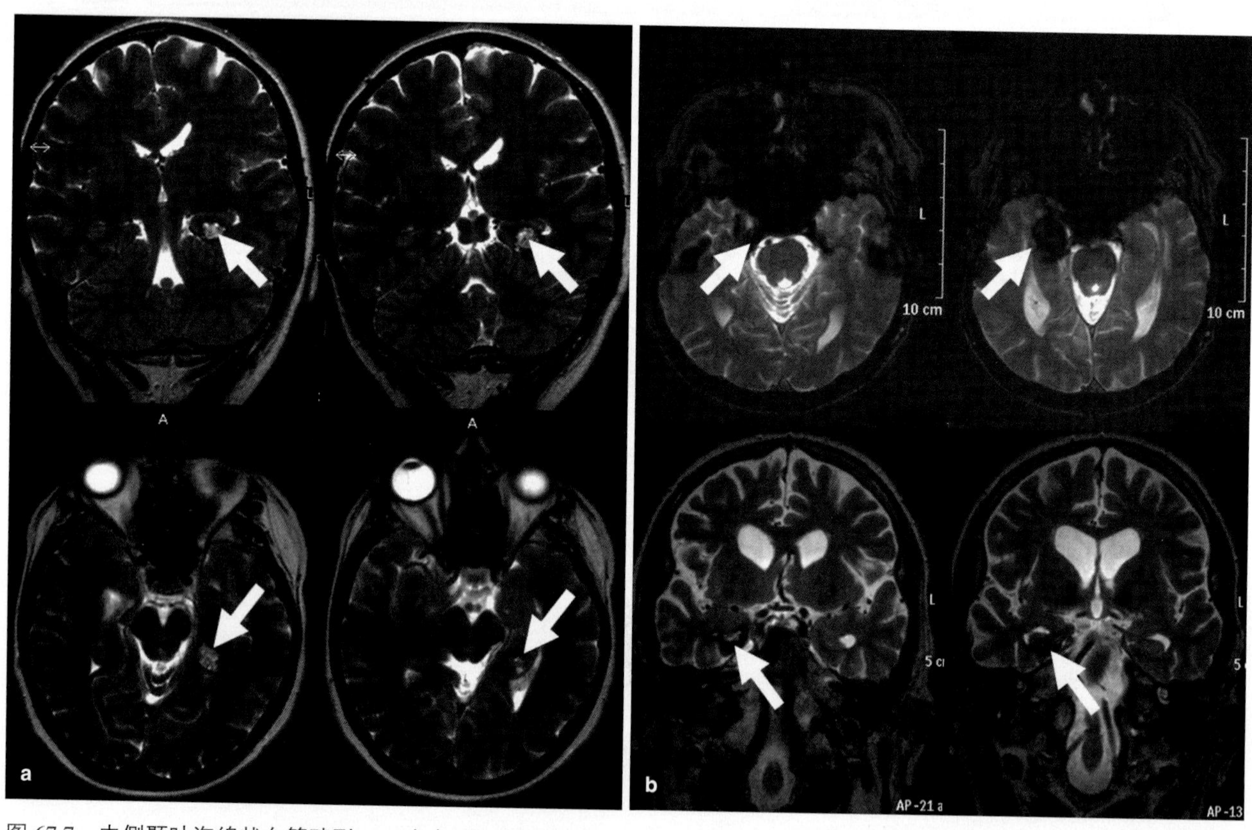

图 67.7　内侧颞叶海绵状血管畸形，T2 加权磁共振成像（MRI）。a. 患者女性，40 岁，表现为耐药性癫痫。患者有 9 年的复杂部分性痫性发作继发全身性发作病史。患者的癫痫由海马旁回背侧的海绵状血管畸形引起（箭头所示）。在四张图像中，低信号的含铁血黄素沉积带很容易辨识。在常规的非创伤性术前评估后，经颞下入路将海绵状血管畸形病灶连同含铁血黄素沉积带，及周边 0.5 cm 范围内的海马旁回组织一并切除。手术治疗 7 年后，患者痫性发作得到完全控制但是仍选择继续口服抗癫痫药；b. 患者男性，60 岁，患有药物难治性癫痫，并有 13 年的痫性发作病史。海绵状血管畸形病变位于右侧海马头部的前方（箭头所示）。通过非创伤性癫痫学检查，未发现有内侧颞叶区域之外的其他致痫灶。因此，手术医师实施了经侧裂入路的杏仁核海马切除术，包括海绵状血管畸形病变本身及含铁血黄素沉积带。在 6 年后的随访中，患者痫性发作得到完全控制。在我们看来，所有患有耐药性癫痫的患者，都需要进行术前的癫痫学检查。在这两例中，利用症状学及脑电图（EEG）对内侧颞叶结构中致痫灶的定位良好。在此类病例中，实施扩大范围的病变切除，包括含铁血黄素沉积带及周边额外 0.5~1 cm 的组织切除（a），或者保守的杏仁核海马切除，包括海绵状血管畸形病变本身及（比内侧颞叶硬化的标准杏仁核海马切除术范围小）的海马组织的切除（b），都能得到极好的癫痫预后（Engel Ⅰ级：＞70%）（Copyright M.Simon，C.von der Brelie，and J.Schramm，经同意后引用）。

致痫病变。

当必须明确皮质功能区和可能的致痫皮质的关系时，就需要应用栅状电极植入。植入栅状电极后，通过手术前绘制皮质功能区，记录痫样发作间期尖峰，就可以得知（图 67.6）。另外，绘制皮质功能区可以在清醒开颅的手术中完成。应用术中皮质脑电图（ECoG），通过观察痫性发作间期的尖峰，描绘出致痫皮质。

脑血管畸形合并癫痫患者的手术治疗

癫痫手术一般只用于药物难治性癫痫的病例，必须将药物难治性癫痫与易于控制的癫痫相互区分。所以，如果痫性发作在使用抗癫痫药物后完全控制，无论是有过一两次痫性发作的 AVM 或海绵状血管畸形，还是有一两年发作病史的海绵状血管畸形的切除，都不能算作癫痫手术。根据我们的 CM 手术经验提示：区分出第三类癫痫患者可能是有意义的：长期遭受慢性癫痫的痛苦，癫痫没能得到抗癫痫药的良好控制，又没达到药物难治性癫痫诊断标准的患者。根据我们的经验，此类癫痫患者的疗效，某种程度上比药物难治性癫痫患者的疗效差，可能是由于缺乏正规的癫痫学检查和有创性评价 [36]。

AVM 的治疗目的在于彻底切除或闭塞血管畸形，降低破裂出血的风险。关于一般或特殊位置 AVM 的手术原则的详细阐释可以于本部书的其他章节找到。对于有痫性发作的 AVM 患者的手术与无痫性发作的 AVM 患者一般说来并无差别 [1, 19, 26, 37]。在确保安全性的前提下，清除巨大血肿及可能发生胶样变或铁血黄素沉积的 AVM 附近的皮质组织，恢复严重损伤的脑组织，这是可取的 [25, 38]，正如痫性发作或癫痫相关的海绵状血管畸形一样（如下）[18, 20, 25, 38]。然而，这些策略可能不足以控制癫痫，并且有不同的观点得到发表 [18, 20, 25, 38]。Yeh 等 [20] 在对 54 例表现为癫痫的 AVM 患者的研究中，应用了更加正规的癫痫手术检查。在术前脑电图检查、癫痫症状、术中皮质脑电的基础上，以及对准确植入的内侧颞叶深层电极的解读，他们完成了 46% 的患者的额外脑皮质的切除。曹勇的研究团队 [38] 利用术中皮质脑电图证实，在 60 例有痫性发作或罹患癫痫的 AVM 患者中，超过 80% 的患者在切除 AVM 病变之后，皮质区域仍存在持续的痫性放电。对放电活跃的皮质进一步电灼可以使 92% 的痫性放电消失。再出血的风险和患者全身的临床状况阻碍了冗长和复杂的术前评估。

如果一个海绵状血管畸形只与一次或几次痫性发作有关，就无需复杂的术前评估，我们一般推荐将含铁血黄素沉积带与海绵状血管畸形一并切除。只有海绵状血管畸形本身或含铁血黄素影响到了大脑皮质，海绵状血管畸形才可能引起痫性发作。如果海绵状血管畸形位于白质深处，不能影响到神经元，就不会引起癫痫。大多数情况下，只须利用吸引器或超声碎吸清除脑沟底部的皮质。脑沟的软脑膜需被保留，并且为了保护脑沟的血管，几乎不用双极电凝。用速即纱（Ethicon US LLC，Somerville，NJ）和海绵填塞通常足以止住血。这项手术策略有着最小的手术风险和良好的癫痫疗效。然而，有些学者选择使用一项更加保守的手术策略 [39]。一项近期的综述研究，系统回顾了总计 1 226 例接受了手术治疗的海绵状血管畸形 CM 患者在内的 31 项研究，未能得出切除海绵状血管畸形周围的有含铁血黄素沉积的组织是痫性发作完全控制有统计学意义的预测因素 [6]。

引起药物难治性癫痫的海绵状血管畸形须采用相同的技术切除。几个研究团队发表的数据表明（至少在顽固性癫痫患者中），进一步切除海绵状血管畸形周围的含铁血黄素沉积带可以提高癫痫的疗效 [40, 41]。我们认为术前评估在难治性癫痫病例中通常是必要的，以确认是否，或者具体哪部分邻近致痫皮质需要切除。长期存在的癫痫的原始癫痫病灶周围常常可出现更大范围的致痫灶（图 67.6）。近期对关于海绵状血管畸形引起的药物难治性癫痫的经验的一项总结显示，84% 的脑皮质切除范围超出了含铁血黄素沉积带的范围。在大量病例中，研究者实施了颞极的切除或额外的杏仁核及海马体的切除 [36]。Van Gompel 等 [42] 的研究表明，更大范围的颞叶切除，对于罹患药物难治性癫痫的海绵状血管畸形患者，有明显更好的癫痫疗效。

手术切除皮质功能区内的海绵状血管畸形，尤其具有挑战性。对于连同海绵状血管畸形一起的，含铁血黄素沉积带甚至外侧裂以上 3~4 cm 运动区皮质的切除，往往耐受良好（图 67.5）。伴随少量含铁血黄素沉积的小型海绵状血管畸形，可以从运动皮质区更偏上的部位中切除。手术相关临床典型表现为，起初严重的运动功能障碍，但在之后，恢复到很轻微甚至难以觉察到的程度（图 67.4）。这种病变的切除应当在导航系统引导下进行。皮质切口应选择在运动区的前部，取纵行方向，以保护由中央区下行的锥体束。中央后回 CM 的切除与暂时的感觉功能障碍相关，有时能导致上下肢的失用。根据我们的经验，这种失用障碍在

2~4 个月的时间内会大幅改善，剩余的症状一般不影响重要功能（图 67.5）。涉及语言区的海绵状血管畸形的切除耐受往往强于运动区。然而，最初短暂的功能缺损可能更常出现也更加严重。植入栅极之后，在术前或清醒开颅术手术中，进行功能区描绘以精确地了解病例中的功能区位置的做法是可取的。如果海绵状血管畸形位于海马体或海马旁回，仅切除含铁血黄素沉积带和部分海马体，再加之几毫米范围的毗邻的正常脑组织，足以消除癫痫致病机制。对于内侧颞叶硬化，我们在海马切除中不会常规切除大部分海马体（图 67.7）。为了更好地确定无含铁血黄素沉积的海马体－海马旁回组织的切除范围，可以通过沿海马体长轴植入的条装电极，记录术中的放电尖峰协助切除。

手术、放射及介入治疗后的癫痫疗效

针对不同的 AVM 相关性癫痫的发病机制，有不同的治疗方式。AVM 的栓塞或放疗的目的都只是或多或少地闭塞畸形血管。对于脑血管病患者，如果血流动力学改变和相关性脑缺血引起癫痫的作用程度是可逆的，放疗和介入治疗就可以作为癫痫有效的成功治疗方式。此外，也有些证据证实，放疗除治疗 AVM 的直接作用之外，还存在独立的抗癫痫的作用 [43]。然而，对于致痫灶的治疗，手术比其他治疗方式更彻底。手术中，损伤的脑组织，连同血肿、AVM 周围发生胶样变或者有含铁血黄素沉积的皮质组织常常一同被清除（尽管这不是 AVM 手术策略中一个既定的部分）。理论上，如果在相当数目的病例中，病变外的脑组织对痫性发作的产生起作用，这种手术策略将带来更好的癫痫疗效。

临床文献中，关于不同治疗方式在癫痫疗效中的作用方面的数据非常有限（图 67.1）。AVM 手术治疗后，60%~70% 术前有痫性发作的患者术后得到完全控制，或者仅在短期随访中出现偶然的癫痫先兆症状 [18–20, 26, 37, 38]。相似的结论也出现于放疗文献中。癫痫疗效在多种放疗方式（直线加速器、伽马刀、质子刀）之间并未发现明显差异 [22, 25, 32, 43–46]。Lv 等 [47] 对 30 例癫痫起病并接受了介入治疗的 AVM 患者进行研究，21 例患者在短期随访中癫痫得到完全控制。Hoh 等 [1] 报道的一项纳入了 424 例接受多学科团队治疗的 AVM 患者的研究，其中 141 例表现为痫性发作，共获得 110 例的随访数据，共 81% 的手术患者，但仅仅 43% 的放疗患者的痫性发作得到完全控制。尽管在这项研究中，治疗分组存在选择偏倚，但这些数字可能提示相较于放疗，传统的显微手术治疗对于 AVM 可能有更好的癫痫疗效。与之类似，根据 Hyun 等 [25] 报道的一项纳入了 86 例合并癫痫的 AVM 患者的研究，手术治疗 AVM 的癫痫控制效果（78.1% 的痫性发作完全控制率）比放疗（66.0%）要高。意料之中的是，手术后痫性发作完全消失所需的时间要比放疗短。[25]

有意思的是，Hoh 等 [1] 也证明了，手术组和放疗组之间癫痫疗效的区别可能反映了两组切除率的区别。当畸形获得的完全切除，癫痫控制率可能也相应提高 [1, 25, 32, 45, 46, 48]。因为在病变切除率方面，手术治疗优于放疗，并且栓塞治疗几乎只作为 AVM 治疗中的辅助治疗方式，这些数据提示如果把控制癫痫作为突出的治疗目标，那么建议选择显微手术作为治疗方式。病变全切和良好的癫痫疗效间的关系在放疗文献中遭到了质疑 [43]。某些附加因素，包括短期癫痫病史、低的癫痫发作频度、癫痫症状（全身性强直－阵挛发作）、治疗后神经功能状态差、出血表现、深在或幕下位置、小型病变，以及老龄患者，在各种研究中都提示与良好的癫痫疗效有关 [1, 20, 22, 25, 26, 32, 43, 48]。

以痫性发作起病的海绵状血管畸形患者手术后癫痫的治疗效果通常不错。最新的研究中，70%~80% 的患者在手术后痫性发作完全控制，并且在难治性癫痫的病例中，70% 的患者在术后不再出现痫性发作。几个癫痫疗效良好的预测因素已被证实，包括老龄、男性、小型病变、单一病变、单纯部分性发作、术前病史短、药物可控性癫痫、全切以及海绵状血管畸形周围含铁血黄素沉积带的切除 [5, 6, 30, 31, 49]。放射治疗对于海绵状血管畸形相关性癫痫可能也有好处；但是，癫痫疗效比传统显微手术治疗差 [50, 51]。从致病机制的角度看，这个结论可以很容易解释。很多情况下，CM 周围含铁血黄素沉积的皮质组织对 CM 相关性癫痫的发生起作用，手术治疗予之切除（甚至更大范围的皮质切除），但是放疗对于致痫脑组织的作用程度要轻微得多。此外，放疗病例无法获取有关 CM 邻近的潜在更大致痫灶区域的信息，因为没人愿意把创伤性检查与癫痫的非手术治疗方式联系在一起。这些区域因此不会纳入照射容积内，这被认为是药物难治性癫痫放射治疗的一个重要争议。

AVM 治疗后新出现的痫性发作并不罕见，见于手术或放疗后约 5%~15% 的患者（表 67.1）。但是，这其中至少一半的病例在治疗后只出现一次急性痫性发作，并不进展为癫痫。之后出现癫痫症状的患者常常亦只表现为单次痫性发作 [19, 25, 26, 37, 46]。放疗有可能会引起迟发性癫痫。AVM 不完全闭塞导致的出血，以及组织的放射性损伤可能会诱发痫性发作[48]。据报道，一例右顶颞枕区的 AVM 在放疗后出现内侧颞叶硬化，从而导致了药物难治性癫痫[52]。但是这种新发癫痫也可能归因于继发性癫痫形成[20]。手术治疗海绵状血管畸形癫痫疗效的长期可靠性尚无详细的研究。Stavrou 等[49]报道，在平均 8.1 年（至少 2 年）的随访后，85% 的患者癫痫控制分级为Engel Ⅰ级结果（无痫性发作，或仅有偶然的无害性痫性发作）。Baumann 等[31]报道，痫性发作控制率在 3 年后仅有轻微下降。我们最近回顾了共 122 例有痫性发作或癫痫（62% 为药物难治性癫痫）的 CM 海绵状血管畸形的手术治疗效果（平均随访时间 10.8 年）[36]。在所有病例以及由痫性发作病史（如药物难治性癫痫、慢性癫痫、偶尔的痫性发作）定义的亚组中，癫痫疗效在 10 年后的随访中保持稳定。

最后，值得注意的是，临床文献的解释要比乍一看时困难得多。特别是 AVM 患者痫性发作和癫痫的问题受到的关注很少，病例的人群结构和治疗规范差异很大。鉴于可以理解的原因，实际可以获得的数据，几乎都局限于回顾性的。从癫痫病学角度看，癫痫病史非常重要。首次痫性发作患者与病变引起的药物难治性癫痫患者之间的自然史和治疗结果差别巨大。但是，很多研究者没有根据痫性发作病史区分患者[1, 20, 23, 32, 37, 53–55]。文献中的使用分类方案也差别很大。有些研究者根据癫痫的症状和持续时间分类患者[1, 25, 45]，有的则用痫性发作频度进行划分（例如，1~3 vs ≥ 4[19, 20, 32]；1 vs ≥ 2[26, 38, 43, 46]），或者用稍复杂的发作频度评分[48]。合适的癫痫疗效分级，例如 Engel 分级被一些研究者采用，论文在癫痫疗效评估时间点上也存在差别（表 67.1），海绵状血管畸形相关文献也存在上述问题[33]。

结论

痫性发作和癫痫使得很多脑血管畸形的患者病程复杂化，特别是 AVM 和海绵状血管畸形的患者[58]。痫性发作或癫痫发生于 25%~40% 的 AVM 患者和 25%~70% 的海绵状血管畸形患者。药物难治性癫痫罕见于 AVM 患者，但 25%~40% 的有痫性发作的海绵状血管畸形患者最终将进展为顽固性癫痫。急性出血，以及多次小量的出血引起的含铁血黄素沉积，在 AVM 和海绵状血管畸形患者痫性发作的产生机制中起重要作用。尤其在药物难治性癫痫的患者，致痫灶可能要明显超过血管病变和含铁血黄素沉积带的范围，并且累及毗邻的大脑皮质。一些海绵状血管畸形患者可能存在一处以上的致痫灶（例如“双重病理机制”，如颞叶海绵状血管畸形合并内侧颞叶的硬化）。

偶发的畸形患者痫性发作的风险概率，不足以支持预防性的抗癫痫治疗。但是，AVM 患者痫性发作的 5 年复发率大于 50%，并且几乎所有出现首次痫性发作的海绵状血管畸形患者将发展为癫痫。由于单纯采用药物治疗控制癫痫的效果往往很差，癫痫（例如再发的痫性发作）甚至首次痫性发作是采取手术治疗的一个良好指征。有痫性发作的 AVM 在手术切除后，可使 2/3 的患者痫性发作得到完全控制。70%~80% 的海绵状血管畸形患者（大于 70% 的药物难治性癫痫）在手术后痫性发作消失。

有痫性发作的 AVM 的手术治疗与表现其他症状的 AVM 之间并无很大差别。在畸形血管切除过程中可以考虑一同清除相关的血肿，损伤的脑组织，胶样变和有含铁血黄素沉积的组织。我们认为，引起痫性发作的海绵状血管畸形总是应当连同周围的含铁血黄素沉积带一并切除。表现药物难治性癫痫的海绵状血管畸形患者（极少的 AVM 患者），应当接受正规的术前评估，以识别血管病变之外的致痫脑组织。其他可选择的 AVM 治疗策略包括放疗及栓塞治疗。一些学者也提倡海绵状血管畸形的放射治疗，尽管这仍有争议。手术治疗为切除病变外的致痫脑组织提供了可能，并且至少理论上在控制癫痫方面优于放疗（以及栓塞治疗）。

参·考·文·献

[1] Hoh BL, Chapman PH, Loeffler JS, Carter BS, Ogilvy CS. Results of multimodality treatment for 141 patients with brain arteriovenous malformations and seizures: factors associated with seizure incidence and seizure outcomes. Neurosurgery 2002;51:303–309, discussion 309–311

[2] van Beijnum J, Lovelock CE, Cordonnier C, Rothwell PM, Klijn CJ, Al-Shahi Salman R; SIVMS Steering Committee and the Oxford Vascular Study. Outcome after spontaneous and arteriovenous malformation-related intracerebral haemorrhage: population-based studies. Brain 2009;132(Pt 2):537–543

[3] Josephson CB, Leach JP, Duncan R, Roberts RC, Counsell CE, Al-Shahi Salman R. Scottish Audit of Intracranial Vascular Malformations (SAIVMs) steering committee and collaborators. Seizure risk from cavernous or arteriovenous malformations: prospective population-based study. Neurology 2011;76:1548–1554

[4] Stefan H, Hammen T. Cavernous haemangiomas, epilepsy and

treatment strategies. Acta Neurol Scand 2004;110:393–397
[5] Chang EF, Gabriel RA, Potts MB, Garcia PA, Barbaro NM, Lawton MT. Seizure characteristics and control after microsurgical resection of supratentorial cerebral cavernous malformations. Neurosurgery 2009;65:31–37, discussion 37–38
[6] Englot DJ, Han SJ, Lawton MT, Chang EF. Predictors of seizure freedom in the surgical treatment of supratentorial cavernous malformations. J Neurosurg 2011;115:1169–1174
[7] Al-Shahi Salman R, Hall JM, Horne MA, et al. Scottish Audit of Intracranial Vascular Malformations (SAIVMs) collaborators. Untreated clinical course of cerebral cavernous malformations: a prospective, population-based cohort study. Lancet Neurol 2012;11:217–224
[8] Macdonald JH, Millar JS, Barker CS. Endovascular treatment of cranial dural arteriovenous fistulae: a single-centre, 14-year experience and the impact of Onyx on local practise. Neuroradiology 2010;52:387–395
[9] Balami JS, Buchan AM. Complications of intracerebral haemorrhage. Lancet Neurol 2012;11:101–118
[10] World Health Organization. 2012 www.who.int/mediacentre/factsheets/fs999/en/
[11] Fisher RS, van Emde Boas W, Blume W, et al. Epileptic seizures and epilepsy: definitions proposed by the International League Against Epilepsy (ILAE) and the International Bureau for Epilepsy (IBE). Epilepsia 2005;46:470–472
[12] Kwan P, Arzimanoglou A, Berg AT, et al. Definition of drug resistant epilepsy: consensus proposal by the ad hoc Task Force of the ILAE Commission on Therapeutic Strategies. Epilepsia 2010;51:1069–1077
[13] Sloviter RS. Hippocampal epileptogenesis in animal models of mesial temporal lobe epilepsy with hippocampal sclerosis: the importance of the "latent period" and other concepts. Epilepsia 2008;49(Suppl 9):85–92
[14] Schevon CA, Ng SK, Cappell J, et al. Microphysiology of epileptiform activity in human neocortex. J Clin Neurophysiol 2008;25:321–330
[15] Pitkänen A, Lukasiuk K. Molecular and cellular basis of epileptogenesis in symptomatic epilepsy. Epilepsy Behav 2009;14(Suppl 1):16–25
[16] Wetherington J, Serrano G, Dingledine R. Astrocytes in the epileptic brain. Neuron 2008;58:168–178
[17] Raabe A, Schmitz AK, Pernhorst K, et al. Cliniconeuropathologic correlations show astroglial albumin storage as a common factor in epileptogenic vascular lesions. Epilepsia 2012;53:539–548
[18] Yeh HS, Kashiwagi S, Tew JM Jr, Berger TS. Surgical management of epilepsy associated with cerebral arteriovenous malformations. J Neurosurg 1990;72:216–223
[19] Piepgras DG, Sundt TM Jr, Ragoowansi AT, Stevens L. Seizure outcome in patients with surgically treated cerebral arteriovenous malformations. J Neurosurg 1993;78:5–11
[20] Yeh HS, Tew JM Jr, Gartner M. Seizure control after surgery on cerebral arteriovenous malformations. J Neurosurg 1993;78:12–18
[21] Turjman F, Massoud TF, Sayre JW, Viñuela F, Guglielmi G, Duckwiler G. Epilepsy associated with cerebral arteriovenous malformations: a multivariate analysis of angioarchitectural characteristics. AJNR Am J Neuroradiol 1995;16:345–350
[22] Eisenschenk S, Gilmore RL, Friedman WA, Henchey RA. The effect of LINAC stereotactic radiosurgery on epilepsy associated with arteriovenous malformations. Stereotact Funct Neurosurg 1998;71:51–61
[23] Hadjipanayis CG, Levy EI, Niranjan A, et al. Stereotactic radiosurgery for motor cortex region arteriovenous malformations. Neurosurgery 2001;48:70–76, discussion 76–77
[24] Garcin B, Houdart E, Porcher R, et al. Epileptic seizures at initial presentation in patients with brain arteriovenous malformation. Neurology 2012;78:626–631
[25] Hyun SJ, Kong DS, Lee JI, Kim JS, Hong SC. Cerebral arteriovenous malformations and seizures: differential impact on the time to seizure-free state according to the treatment modalities. Acta Neurochir (Wien) 2012;154:1003–1010
[26] Thorpe ML, Cordato DJ, Morgan MK, Herkes GK. Postoperative seizure outcome in a series of 114 patients with supratentorial arteriovenous malformations. J Clin Neurosci 2000;7:107–111
[27] Kida Y, Kobayashi T, Tanaka T, Mori Y, Hasegawa T, Kondoh T. Seizure control after radiosurgery on cerebral arteriovenous malformations. J Clin Neurosci 2000;7(Suppl 1):6–9
[28] Zabramski JM, Wascher TM, Spetzler RF, et al. The natural history of familial cavernous malformations: results of an ongoing study. J Neurosurg 1994;80:422–432
[29] Kalani MY, Zabramski JM. Risk for symptomatic hemorrhage of cerebral cavernous malformations during pregnancy. J Neurosurg 2013;118:50–55
[30] Zevgaridis D, van Velthoven V, Ebeling U, Reulen HJ. Seizure control following surgery in supratentorial cavernous malformations: a retrospective study in 77 patients. Acta Neurochir (Wien) 1996;138:672–677
[31] Baumann CR, Acciarri N, Bertalanffy H, et al. Seizure outcome after resection of supratentorial cavernous malformations: a study of 168 patients. Epilepsia 2007;48:559–563
[32] Lim YJ, Lee CY, Koh JS, Kim TS, Kim GK, Rhee BA. Seizure control of Gamma Knife radiosurgery for non-hemorrhagic arteriovenous malformations. Acta Neurochir Suppl (Wien) 2006;99:97–101
[33] von der Brelie C, Schramm J; von der BC. Cerebral cavernous malformations and intractable epilepsy: the limited usefulness of current literature. Acta Neurochir (Wien) 2011;153:249–259
[34] Dammann P, Barth M, Zhu Y, et al. Susceptibility weighted magnetic resonance imaging of cerebral cavernous malformations: prospects, drawbacks, and first experience at ultra-high field strength (7-Tesla) magnetic resonance imaging. Neurosurg Focus 2010;29:E5
[35] Schramm J, Clusmann H. The surgery of epilepsy. Neurosurgery 2008; 62(Suppl 2):463–481, discussion 481
[36] von der Brelie C, Malter MP, Niehusmann P, Elger CE, von Lehe M, Schramm J. Surgical management and long-term seizure outcome after epilepsy surgery for different types of epilepsy associated with cerebral cavernous malformations. Epilepsia 2013;54(9):1699–1706
[37] Heros RC, Korosue K, Diebold PM. Surgical excision of cerebral arteriovenous malformations: late results. Neurosurgery 1990;26:570–577, discussion 577–578
[38] Cao Y, Wang R, Yang L, Bai Q, Wang S, Zhao J. Bipolar electrocoagulation on cortex after AVMs lesionectomy for seizure control. Can J Neurol Sci 2011;38:48–53
[39] Ferroli P, Casazza M, Marras C, Mendola C, Franzini A, Broggi G. Cerebral cavernomas and seizures: a retrospective study on 163 patients who underwent pure lesionectomy. Neurol Sci 2006;26:390–394
[40] Baumann CR, Schuknecht B, Lo Russo G, et al. Seizure outcome after resection of cavernous malformations is better when surrounding hemosiderinstained brain also is removed. Epilepsia 2006;47:563–566
[41] Hammen T, Romstöck J, Dörfler A, Kerling F, Buchfelder M, Stefan H. Prediction of postoperative outcome with special respect to removal of hemosiderin fringe: a study in patients with cavernous haemangiomas associated with symptomatic epilepsy. Seizure 2007;16:248–253
[42] Van Gompel JJ, Rubio J, Cascino GD, Worrell GA, Meyer FB. Electrocorticography-guided resection of temporal cavernoma: is electrocorticography warranted and does it alter the surgical approach? J Neurosurg 2009;110:1179–1185
[43] Schäuble B, Cascino GD, Pollock BE, et al. Seizure outcomes after stereotactic radiosurgery for cerebral arteriovenous malformations. Neurology 2004;63:683–687
[44] Lunsford LD, Kondziolka D, Flickinger JC, et al. Stereotactic radiosurgery for arteriovenous malformations of the brain. J

Neurosurg 1991;75:512–524
[45] Kurita H, Kawamoto S, Suzuki I, et al. Control of epilepsy associated with cerebral arteriovenous malformations after radiosurgery. J Neurol Neurosurg Psychiatry 1998;65:648–655
[46] Ghossoub M, Nataf F, Merienne L, et al. [Evolution of epileptic seizures associated with cerebral arteriovenous malformations after radiosurgery]. Neurochirurgie 2001;47(2–3 Pt 2):344–349
[47] Lv X, Li Y, Jiiang C, Yang X, Wu Z. Brain arteriovenous malformations and endovascular treatment: effect on seizures. Interv Neuroradiol 2010;16:39–45
[48] Yang SY, Kim DG, Chung HT, Paek SH. Radiosurgery for unruptured cerebral arteriovenous malformations: long-term seizure outcome. Neurology 2012;78:1292–1298
[49] Stavrou I, Baumgartner C, Frischer JM, Trattnig S, Knosp E. Long-term seizure control after resection of supratentorial cavernomas: a retrospective single-center study in 53 patients. Neurosurgery 2008;63:888–896, discussion 897
[50] Régis J, Bartolomei F, Kida Y, et al. Radiosurgery for epilepsy associated with cavernous malformation: retrospective study in 49 patients. Neurosurgery 2000;47:1091–1097
[51] Hsu PW, Chang CN, Tseng CK, et al. Treatment of epileptogenic cavernomas: surgery versus radiosurgery. Cerebrovasc Dis 2007;24:116–120, discussion 121
[52] Husain AM, Mendez M, Friedman AH. Intractable epilepsy following radiosurgery for arteriovenous malformation. J Neurosurg 2001;95:888–892
[53] Fournier D, TerBrugge KG, Willinsky R, Lasjaunias P, Montanera W. Endovascular treatment of intracerebral arteriovenous malformations: experience in 49 cases. J Neurosurg 1991;75:228–233
[54] Steiner L, Lindquist C, Adler JR, Torner JC, Alves W, Steiner M. Clinical outcome of radiosurgery for cerebral arteriovenous malformations. J Neurosurg 1992;77:1–8
[55] Sutcliffe JC, Forster DM, Walton L, Dias PS, Kemeny AA. Untoward clinical effects after stereotactic radiosurgery for intracranial arteriovenous malformations. Br J Neurosurg 1992;6:177–185
[56] Gerszten PC, Adelson PD, Kondziolka D, Flickinger JC, Lunsford LD. Seizure outcome in children treated for arteriovenous malformations using gamma knife radiosurgery. Pediatr Neurosurg 1996;24:139–144
[57] Falkson CB, Chakrabarti KB, Doughty D, Plowman PN. Stereotactic multiple arc radiotherapy. III—Influence of treatment of arteriovenous malformations on associated epilepsy. Br J Neurosurg 1997;11:12–15
[58] Engel J Jr, Van Ness PC, Rasmussen TB, Ojemann LM. Outcome with respect to epileptic seizures. In: Engel J Jr, ed. Surgical Treatment of Epilepsies. New York: Raven Press; 1993:609–621

第68章

硬脑膜动静脉瘘

Mark J. Dannenbaum, Albert J. Schuette, Daniel B. Case, C. Michael Cawley, and Daniel L. Barrow

硬脑膜动静脉瘘（DAVF）是由于动脉与硬脑膜静脉窦或脑皮质静脉直接相通而形成的一种病理类型。DAVF较为少见，约占所有颅内动静脉畸形的10%~15%[1]。供血动脉主要来自颈外动脉（ECA）的分支，但也有一些来自于颈内动脉（ICA）或椎基底动脉（VB）系统的分支。DAVF患者的症状表现以及自然史因各种因素而不同，这些因素包括：伴有其他疾病、病变位置以及静脉引流情况等。症状可能表现为因血液湍流入静脉窦而激发的耳鸣或主观性血管杂音，因静脉高压引起脑水肿表现、进行性神经功能缺失、脑实质内出血或蛛网膜下腔出血等。本章将讨论DAVF的典型发生部位，常见临床表现、解剖学差异、自然史，以及治疗选择等。

病理生理学

DAVF的病因学尚未完全明确，现有的研究证实，DAVF可能是硬脑膜窦血栓形成后引起的一系列级联事件所引发[2-4]。硬脑膜窦血栓形成后，窦壁会形成一些新的血管通道，将相邻的硬脑膜滋养动脉与静脉小分支连接起来，从而形成动静脉瘘。这可能是一个单独的过程，也可能是不断重复而形成。随着病程发展，静脉高压逐渐形成，可能伴有或不伴栓塞静脉窦的再通。DAVF静脉引流的类型以及血流的方向将决定动静脉瘘的症状以及病变出血的潜在风险。对于因完全静脉窦血栓形成而失去功能的静脉窦，以及由于静脉引流不畅而导致静脉压升高的情况，动静脉瘘的动脉可能优先与蛛网膜下腔的软脑膜静脉形成逆行性交通，从而将动脉压力传递给静脉系统。

DAVF分类系统

已有几个分类系统被提出，从而预测病变的自然史。所有这些分类系统都是基于静脉窦的状态以及是否存在软脑膜静脉引流。其中最常用的两个分类系统是：Cognard系统[5]和Borden系统[6]。Cognard Ⅰ型DAVF是指血流顺行入静脉窦；Cognard Ⅱ型分为Ⅱa型和Ⅱb型：血液逆流至静脉窦为Ⅱa型，血液顺流至静脉窦也引流至皮质静脉为Ⅱb型；血液仅引流至皮质静脉为Ⅲ型。Cognard Ⅳ型为血液仅引流至皮质静脉并伴有相关静脉扩张。Cognard Ⅴ型，血液引流入脊髓的髓周静脉。

Borden系统基于相同的分类标准，但分类更少，这种简化使得临床医生更容易掌握和应用。Borden Ⅰ型也是指血液顺行流入静脉窦。Borden Ⅱ型是指血液顺行流入静脉窦同时也逆行引流至皮质静脉。Borden Ⅲ型是指直接引流且仅仅引流至软脑膜静脉。

临床表现

DAVF的临床表现差异较大，取决于病变的部位、病变引起的脑组织病理生理学改变以及静脉引流情况等。对于横窦乙状窦DAVF患者来说，首发症状通常为搏动性耳鸣，而对于上矢状窦DAVF患者，则表现为由于静脉高压破坏脑脊液吸收而引起的脑积水相关症状。同样，静脉回流受阻和静脉高压可能导致少部分患者产生痴呆[7]、假性肿瘤[8]，以及帕金森样症状[9]。颈动脉海绵窦瘘患者由于眼上静脉和海绵窦内静脉高压可表现为局部占位效应，患者往往表现为上睑下垂、球结膜水肿、多支脑神经麻痹等（尤其是脑神经Ⅲ、Ⅳ和Ⅵ）（图68.1）。

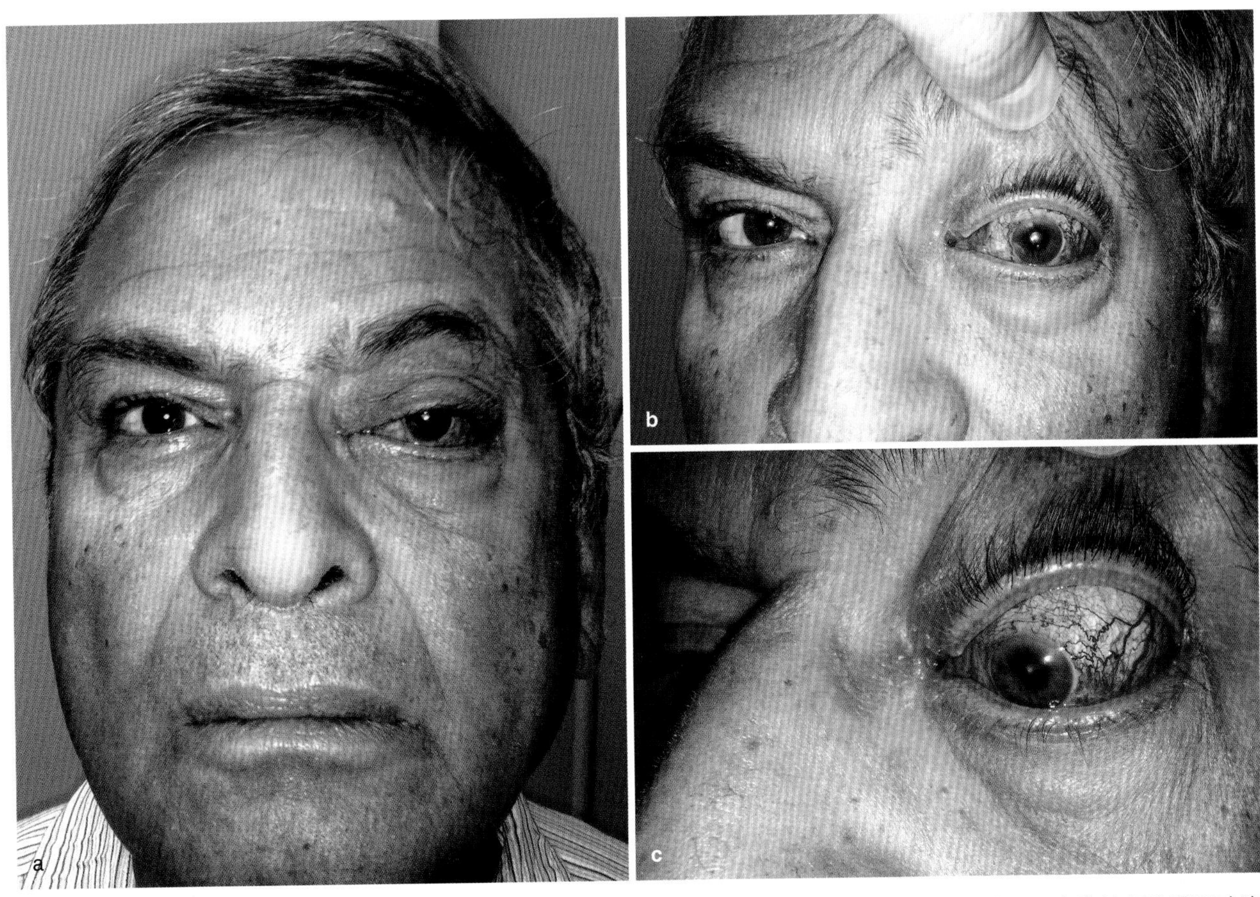

图 68.1　颈动脉海绵窦瘘患者的典型眼部表现。表现为明显眼球突出，球结膜水肿以及眼肌麻痹。a. 自发性硬脑膜颈动脉海绵窦瘘患者；b. 第Ⅳ对脑神经麻痹引起左眼外展；c. 受损眼球球结膜水肿。

存在皮质静脉引流及相关静脉高压的 DAVF 患者更应引起重视。这种情况可能引起出血或非出血性神经功能缺损（NHNDS）。任何 DAVF 最终都可能发展为皮质静脉引流。然而，表现为自发出血的 DAVF 最常见于两个部位：小脑幕和颅前窝 / 筛窦。这些部位的 DAVF 几乎都存在软脑膜静脉引流和静脉高压，故易于表现为蛛网膜下腔出血（SAH）或脑实质内出血（IPH）[10–12]。

影像学检查

对于疑有 DAVF 的就诊者，大多数情况下应首选 CT 或 MRI 检查[13]。尽管这些检查能够显示 DAVF 的一些特征，如弥散性的、明显的静脉充血[14]或者扩张的眼上静脉（颈动脉海绵窦瘘），从而支持 DAVF 的诊断，但是这些特征性的影像学特征并不足以确定诊断。轴位 MRI、MRA 或者 CTA 可能不能显示动静脉瘘。近来，3D–MRA、时间分辨 MRA 已经被证实有助于 DAVF 的初步诊断[15, 16]。与传统 MRA 不同，3D–MRA、时间分辨 MRA 能够在动脉像和静脉像均显示对比剂，能够决定是否存在动静脉瘘。尽管 MRA 和 CTA 都有一定的诊断价值，但不能完全替代传统的 DSA 检查，DSA 检查仍然是 DAVF 诊断治疗的金标准[17]。DSA 检查应包括双侧颈内动脉、双侧颈外动脉以及双侧椎动脉造影。如果仅作初步筛选，可以只选取颈内动脉进行检查，如果仍不确定时，则应该常规进行颈外动脉检查。

自然史

DAVF 的治疗取决于以下几个因素：患者的病情、DAVF 血管构筑以及自然史。软脑膜静脉引流可能表现为自发出血或进行性神经功能障碍。某些解剖部位的 DAVF，如小脑幕和颅前窝的 DAVF，较其他部位 DAVF 更易表现为出血[10]，因为这些部位的 DAVF 几乎总是引流至软脑膜静脉而非硬脑膜窦。仅有硬脑膜窦引流的 DAVF 往往表现为良性自然史，不一定需要治疗，仅在出现顽固性症状如头痛，无法忍受的主观性杂音、疼痛，或者眼部症状时，才需要治疗。

许多研究发现表现为颅内出血（ICH）或非出血性神经功能障碍（NHND）的DAVF易于伴有软脑膜静脉引流。然而，早期的大多数研究发现，仅软脑膜静脉引流与初始表现症状之间存在强相关性，但是并非与继发症状有关[18]。关于此主题的重大研究之一是Award等的一项meta分析，回归性分析了377例DAVF，发现首发症状出血或NHND与伴有皮质静脉引流、Galen静脉引流以及静脉动脉瘤有关。然而，此项报告与其他相似的报告一样，仅仅发现首发症状的相关因素，而没有能够预测偶然发现的Borden Ⅱ级和Ⅲ级DAVF的病程发展过程中的继发症状的危险因素[10]。Duffau等对20例造影证实的Borden Ⅱ级和Ⅲ级DAVF，并引起颅内出血（ICH）的患者的研究发现，在诊断和治疗的时间间隔为平均20天的时间内，再出血率为35%[19]。van Dijk等对20例部分闭塞和未治疗的DAVF患者进行了平均4.3年的随访发现，大多数患者的症状归因于静脉高压，包括5例颅内出血患者和11例NHND患者。研究者的结论是：除外首发症状，颅内出血和NHND的年出血率分别为8.1%和6.9%[20]。

近来Bulter等对75例DAVF患者的自然史进行了研究[21]，发现所有DAVF均伴有皮质静脉引流。本研究尤其分析了静脉扩张对年出血风险的累积影响。他们发现伴有皮质静脉扩张的未治疗DAVF在诊断后年出血率为13%。皮质静脉扩张使再出血风险增加7倍。Strom等在一项对表现为出血或NHND与未表现为出血或NHND的Borden Ⅱ级和Ⅲ级DAVF的对比研究中，比较症状性皮质静脉引流（sCVD）与无症状性皮质静脉引流（aCVD）的DAVF的临床病史[18]。发现aCVD患者较总的出血或NHND的发生率明显低于sCVD患者，年出血率分别是1.4%和19%。另外，他们发现，aCVD患者累积无出血或NHND的生存期明显升高。Soderman对DAVF自然史研究发现，首发症状为颅内出血的患者年出血率为7.4%[22]。与此相比，未表现为出血的患者年出血率为1.5%。显然，DAVF的治疗应该依据患者特点和病变病理类型进行个体化治疗。

治疗

无皮质静脉引流的DAVF可保守观察。这些病变发生颅内出血或NHND的风险非常低，未经治疗也可能自行恢复，但需要对患者进行密切观察随访。我们曾经遇到过Borden Ⅰ型DAVF患者搏动性耳鸣自行消失后发生静脉窦栓塞，并发展为软脑膜静脉引流的情况。这种情况下应尽快复查血管造影，因为这可能反映了动静脉瘘的自行消失，也可能反映了静脉引流类型的转换而使分级变高。硬脑膜动静脉瘘并非一种静态的疾病，其具有潜在的自行向更高级别DAVF（伴有皮质静脉回流）转换的可能性。Cognard等报道了7例良性横窦乙状窦DAVF的患者，在随访过程中发现静脉引流类型的改变，他们发现7例患者中有5例因引流静脉狭窄或血栓形成、动脉血流增加、新发动静脉瘘或动静脉瘘扩大而继发皮质静脉引流[23]。

如果出现引流静脉狭窄应引起高度警惕。如果出现静脉引流通道消失的情况，病变可能发展为更高级别或者更难以处理[24]。如果Borden Ⅰ型DAVF患者出现顽固性或不能忍受的症状，必须通过权衡不同治疗方法的利弊来做治疗决策。最常用的治疗措施是血管内栓塞治疗。通过静脉[25]或动脉[26]途径用弹簧圈、nBCA或者Onyx胶行栓塞治疗[27-30]。治疗途径的选择取决于动静脉瘘的局部解剖，血管结构周围是否容易进入以及选择最有可能完全闭合动静脉瘘的解剖路径。如果为控制症状而采取姑息性血管内治疗，需告知患者潜在的风险，包括动脉夹层形成、卒中、肺栓塞、脑梗死，以及静脉引流转向皮质静脉等[31]。

如果采取姑息性动脉途径栓塞，DAVF内的血流可能暂时下降，但是侧支循环很快形成，DAVF可能不能完全消失。Nelson[29]和Paul[24]提出了经动脉途径栓塞DAVF的优势：①动静脉瘘能够通过动脉途径完全栓塞，从而降低血流转向其他静脉引流途径的可能；②动脉途径不受限于静脉血栓栓塞或狭窄性静脉窦引起的静脉途径受阻；③动静脉瘘的动脉途径治疗不需要牺牲功能性静脉窦；④经静脉内栓塞后由于静脉高压可能在其他部位新发DAVF。经静脉内弹簧圈栓塞静脉窦是治疗DAVF的最好选择，尤其是有多处动静脉分流的高流量Borden Ⅱ型DAVF[32, 33]。对Borden Ⅲ型和大多数Borden Ⅱ型的DAVF来说，由于静脉窦已失去功能，硬脑膜窦栓塞后静脉性梗死的发生风险通常较低。

尽管通常认为静脉窦闭塞是经静脉途径治疗的一个障碍，但并不是经静脉途径治疗的绝对禁忌证。事实上，利用目前的高性能技术、亲水性导丝和微导管等，很容易通过对侧静脉窦进入动静脉瘘口[34]。如果主要供血动脉来源于颈内动脉或椎动脉的小分支时，经静脉途径栓塞是首选。这种情况下，经动脉途径栓塞会导致栓塞剂逆流，从而产生巨大风险。另外，在以下两种情况下经静脉途径较为有效：存在颅外－颅内动脉吻合和经动脉途径栓塞可能危及脑神经的供血动脉。这两种情况下，首选经静脉途径栓塞[35]。如果能够安全操作，经静脉栓塞能够最大可能地完全闭塞 DAVF。

尽管大多数 DAVF 通过血管内栓塞途径治疗，有两个解剖部位的病变：颅前窝和小脑幕 DAVF，显微手术治疗可能较血管内治疗更为安全有效。颅前窝 DAVF 的供血动脉大多来源于眼动脉的筛窦支。尽管有报道认为经动脉途径栓塞治疗颅前窝 DAVF 是一个成功的治疗方法[36]，但是普遍接受的观点是：造影剂如果进入眼动脉系统可能导致视网膜中央动脉的闭塞和同侧偏盲[11]。小脑幕 DAVF 有包括来自颈内动脉和椎动脉的脑膜血管等广泛的供血动脉。这些血管导管较难通过，与 ECA 血管相比，栓塞风险大。同样，经静脉途径导管到达小脑幕周围深部位置非常困难。另外，静脉引流通常是仅引流至软脑膜静脉而不是相关静脉窦，因此阻碍了经静脉途径治疗。因此，小脑幕 DAVF 通常更需要显微手术治疗，与之不同的是，供血动脉来源于颈外动脉（ECA）系统的其他部位 DAVF 能够安全地行血管内栓塞，邻近硬膜窦的 DAVF 可更容易通过静脉窦进行治疗[37]。

在一些情况下，立体定向放射外科治疗可能是一个可行的选择[38]。决定应用这种方法时，医生必须考虑到，在动静脉瘘闭塞前有一段时间的潜伏期。鉴于这种情况，医生必须考虑是否有必要进行更为即刻有效的治疗方法。对于良性 DAVF，初步研究结果支持用放射治疗控制症状[39]。

横窦乙状窦 DAVF

横窦乙状窦是 DAVF 最常见的发生部位[40]。治疗指征主要是伴有皮质静脉引流或 NHND。对于有顽固性症状的患者应考虑治疗。常规治疗方式为使用弹簧圈、Onyx 胶或 nBCA 胶行血管内治疗。对于此部位 Borden Ⅰ型 DAVF 的治疗选择，医生和患者必须仔细权衡利弊（图 68.2）。

有几项研究分析了经动脉、经静脉以及二者相结合途径治疗横窦乙状窦 DAVF[32, 41, 42]。通常认为经静脉栓塞最有可能完全闭塞 DAVF。然而，有些 DAVF，不能通过静脉栓塞途径完全闭塞，除非牺牲有功能的静脉窦，这可能导致静脉窦引流区域的脑实质内静脉性梗死。这些情况下，仍然可经静脉途径栓塞，但是有必要找到与动静脉瘘有关的平行凹陷（parallel pouch），通常位于静脉窦壁上[43]。闭塞此结构能够阻止动静脉瘘的分流并维持功能性静脉窦的通畅性。治疗上，可经动脉途径栓塞联合经静脉途径或作为单一治疗方法，但是，通常与侧支建立后动静脉瘘的复发有关。然而，随着 Onyx 胶的改进，病例研究很有前景地显示了栓塞后即刻闭塞率以及短期影像学随访闭塞率[44]。对于 Borden Ⅰ型 TS DAVF 的症状控制，立体定向放射治疗作为一种治疗选择可能能够使动静脉瘘慢慢闭塞，并降低静脉窦闭塞风险。

小脑幕 DAVF

小脑幕 DAVF 具有非常恶性的自然史[10, 12]。此部位 DAVF 对于所有治疗方法来说都具有挑战性。如上治疗策略部分所描述，与其他部位 DAVF 相比，此部位 DAVF 行血管内治疗较为困难，通常需要显微手术治疗（图 68.3）。Lawton 等报告了 31 例行手术治疗的小脑幕 DAVF[37]。通常，所有的入路都是为了达到动静脉瘘的引流静脉或引流静脉 / 静脉窦复合体而设计的最佳入路。仅对动静脉瘘处的引流静脉进行处理通常能够治愈 DAVF，应为首选治疗。

按解剖部位分类的分类系统将此位置的 DAVF 分为 6 个亚型：Galen 型、直窦型、窦汇型、小脑幕窦型、岩上窦型，以及小脑幕切迹型。对于所有的 6 种类型的 DAVF 的手术治疗的详细综述已经超出了本章的范围，但是以下内容概括了对这 6 种类型 DAVF 的手术入路推荐。对于 Galen 型 DAVF 采用后纵裂入路；直窦 DAVF，由于其位置并不深在，可采用小脑上幕下入路；窦汇型 DAVF 通过窦汇部开颅，目的是暴露包含病变供血动脉的 8 个硬脑膜部分，大脑镰、双侧小脑幕、双侧枕部硬膜、双侧枕下硬膜以及小脑镰；小脑幕窦 DAVF 手术入路与颞叶后内侧病变入路类似，采用小脑幕上－枕下入路；引流至岩上窦的岩上窦 DAVF 较适合应用标准乙状窦后入路；小脑幕切迹 DAVF 与小脑幕窦 DAVF 类似，但其手术入路更为靠前，如经侧裂入路或颞下外侧入路。

越来越多的研究发现血管内治疗尤其是经动脉 Onyx 胶栓塞可作为一种治愈小脑幕 DAVF 的方法[45–47]。此部位 DAVF 行血管内治疗较显微外科治疗的优缺点尚未明确，需要对患者长期随访。

颅前窝 DAVF

颅前窝 DAVF 供血动脉直接来源于眼动脉的筛动脉（图 68.4）。这种动静脉瘘直接引流至皮质静脉，而且通常表现为伴有蛛网膜下腔出血的额叶内血肿。

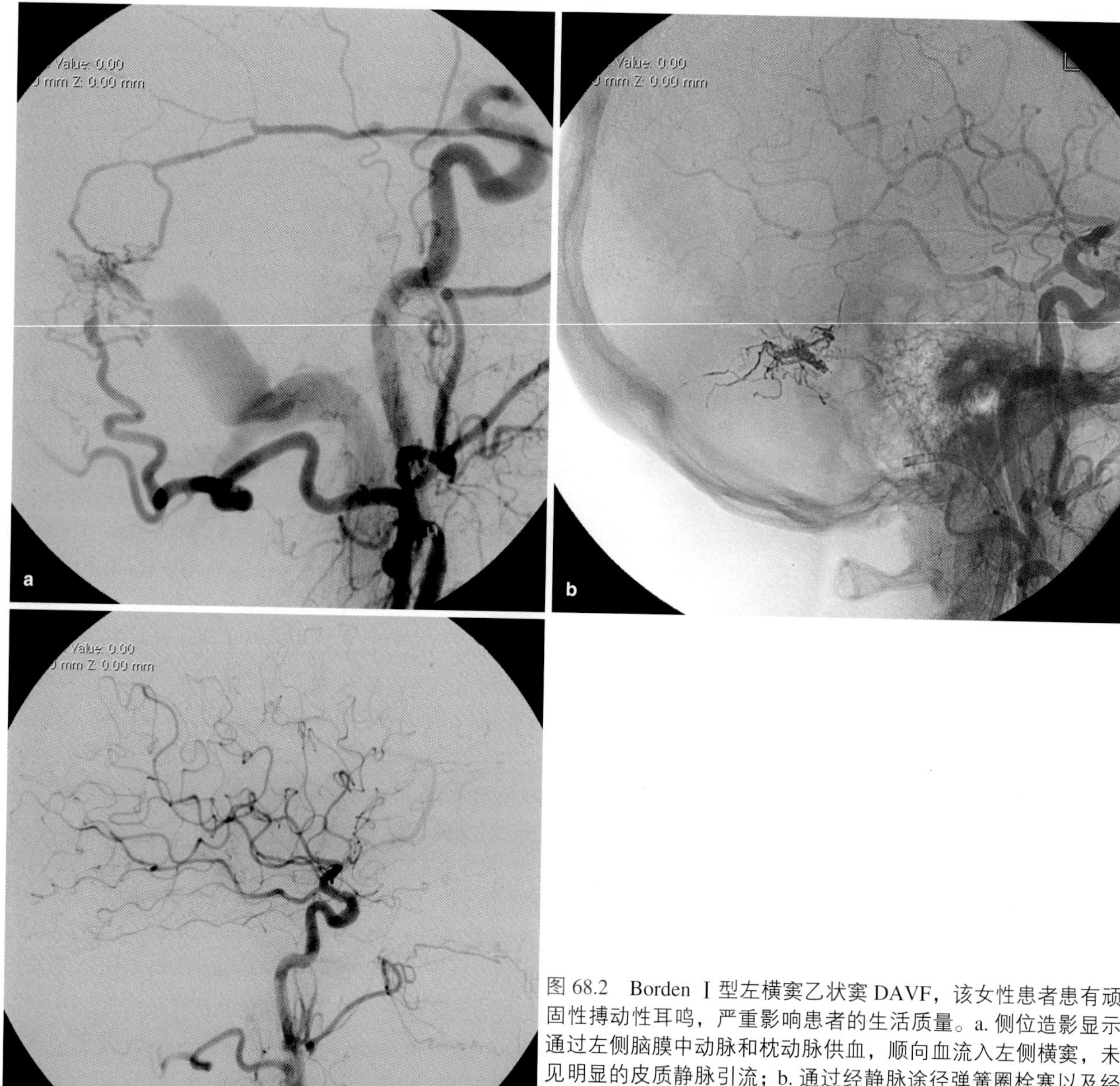

图 68.2 Borden Ⅰ型左横窦乙状窦 DAVF，该女性患者患有顽固性搏动性耳鸣，严重影响患者的生活质量。a. 侧位造影显示通过左侧脑膜中动脉和枕动脉供血，顺向血流入左侧横窦，未见明显的皮质静脉引流；b. 通过经静脉途径弹簧圈栓塞以及经动脉途径 Onyx 栓塞治疗；c. 治疗后对比造影显示动静脉瘘完全闭塞。

如上所述，这些病变适合手术治疗，因为手术治疗容易直接到达这些病变。手术处理 DAVF 过程中可一并清除血肿。血管内治疗风险较高，主要由于通常需要经动脉途径而容易损伤视觉系统导致潜在的同侧失明以及栓塞剂向颈内动脉前床突段逆流[48]。手术入路的选择依赖于术者经验和动静脉瘘的局部血管构筑等因素。如果暴露动静脉瘘不需要达到双侧大脑镰，可采取单侧额下入路或经侧裂入路。如果需要暴露双侧大脑镰，首选双额开颅。另外，可用单侧经非优势侧打开大脑镰来治疗双侧颅前窝 DAVF。动静脉瘘处理的关键部位是筛板周围动脉穿过硬膜处与引流静脉相连接的地方。由于皮质引流静脉流向上矢状窦，在分离早期很容易辨认，然后循皮质引流静脉逆行找到 DAVF。通常在分离过程中会先遇到静脉迂曲扩张，后探查到动静脉瘘。静脉曲张的部位也通常是出血部位。在与动静脉瘘完全断离之前，不宜过多处理或电灼曲张静脉。术中吲哚菁绿造影有助于证实 DAVF 的闭合程度[49]。

海绵窦 DAVF

颈动脉海绵窦瘘是动静脉瘘的一个特殊类型，为颈内动脉或颈外动脉与海绵窦的直接或间接相通。这

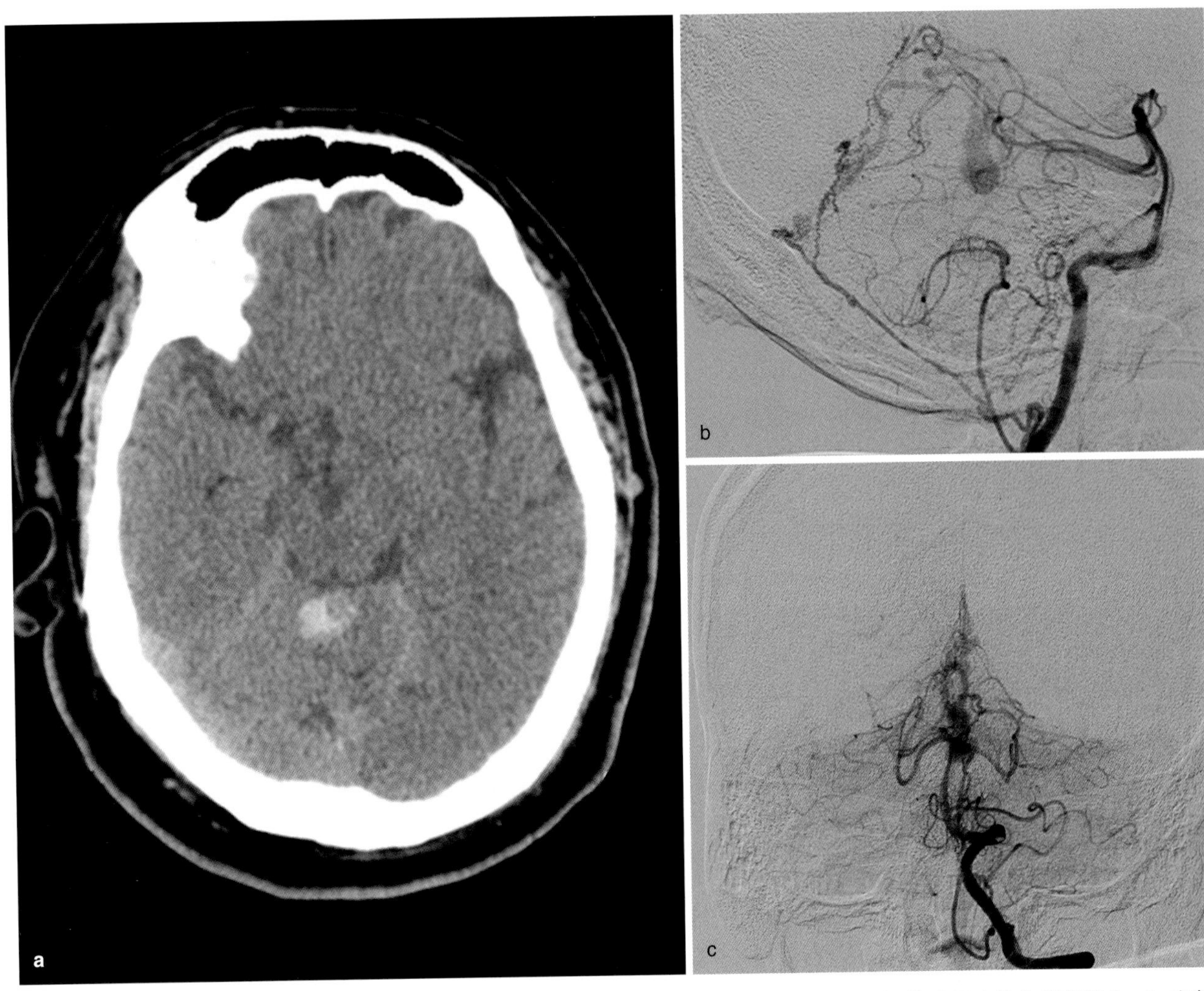

图 68.3　小脑幕 DAVF 患者，伴有小脑出血，无法通过血管内途径治疗。a. 非对比 CT 扫描显示小脑上蚓部出血；b. 左侧椎动脉造影显示小脑幕 DAVF，供血动脉来自左侧椎动脉的脑膜后分支；c. 前后位左侧椎动脉造影进一步描述病变的解剖。

些病变可表现为球结膜水肿、眼球外突、眶周杂音、视觉丧失、头痛、鼻出血，以及脑神经麻痹等。通常将海绵窦 DAVF 分为直接 CCF 和间接 CCF[50, 51]。直接 CCF 是由于颈内动脉海绵窦段破裂而直接与海绵窦相通。原因可能是外伤、颈内动脉海绵窦段动脉瘤破裂或者颈内动脉存在先天性薄弱区。间接 CCF 来源于颈内动脉硬膜分支，颈外动脉硬膜分支或者两者均参与供血。这些病变通常是特发性的。

尽管一些 CCF 能够自行痊愈或通过压迫颈动脉而治愈，但大多数 CCF 需通过血管内途径治疗。直接 CCF 目前首选经动脉途径栓塞治疗，可脱性球囊治疗模式已退出美国市场。近来弹簧圈栓塞也已经被用于治疗[52]：微导管在微导丝引导下通过颈动脉破口到达动静脉瘘的静脉侧，然后应用标准弹簧圈释放技术堵塞动静脉瘘的部位。球囊充气可暂时放置于颈内动脉海绵窦段以防止弹簧圈脱入颈内动脉引起潜在的血栓栓塞并发症。

间接 CCF 的供血动脉可能为颈内动脉海绵窦段的分支如脑膜垂体干或下外侧干，或者颈外动脉的分支如脑膜中动脉或脑膜副动脉。一般来说，间接 CCF 经动脉途径治疗较困难，更适合经静脉途径治疗（图 68.5），最常用的是导管经股静脉穿刺，路过颈静脉球，最终到达岩下窦。如果通过岩下窦无法到达瘘口，可选择颈外静脉 – 面静脉 – 眼上静脉途径。文献报道的其他方式包括利用翼静脉丛、岩上窦、侧裂静脉以及对侧岩下窦或者眼上静脉等经环窦到达同侧海绵窦的途径。在极端特殊情况下，如果明显的静脉迂曲或静脉闭塞限制了经股静脉途径，则可能需要手术治疗。在荧光导航下，经眶上裂直接经眶穿刺[53]，或者手术暴露眼上静脉来直接置管等技术[54]，在以往报道中已经详细描述，在此不作赘述。

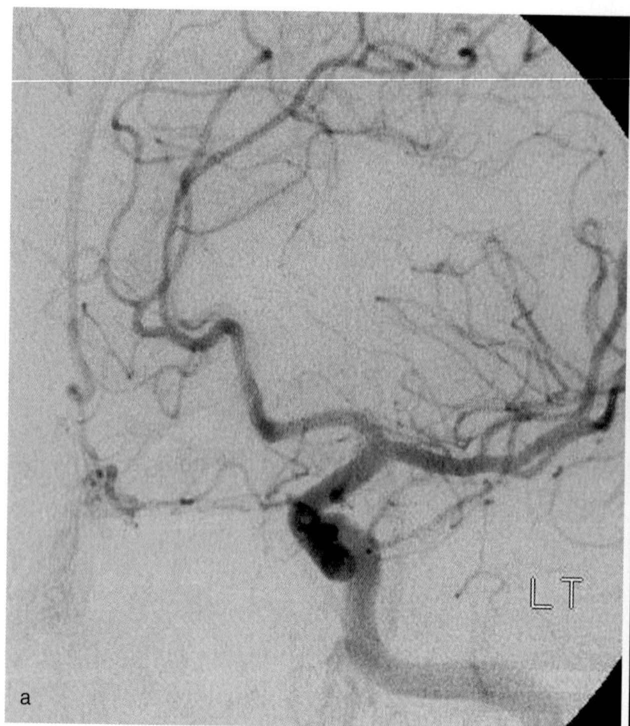

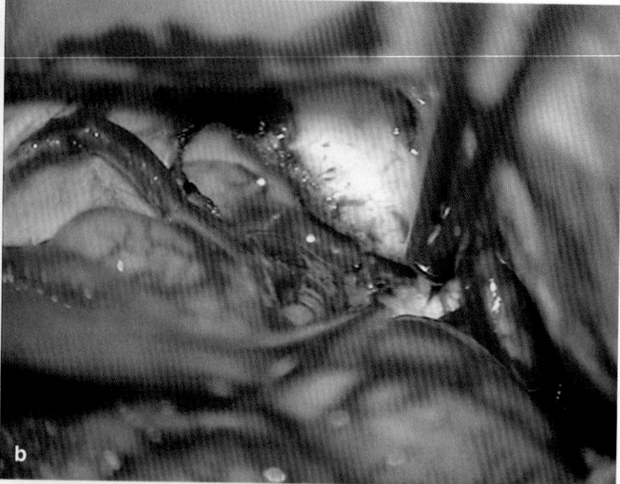

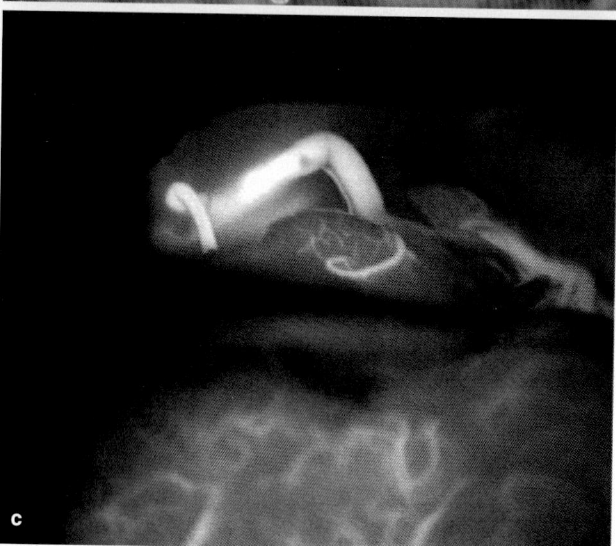

图 68.4 颅前窝 DAVF，无法通过血管内途径治疗。a.DSA 显示 DAVF 供血来自左侧眼动脉的筛前分支，伴有直接皮质静脉引流，并引流至额前静脉；b. 显微手术通过右侧单侧入路暴露双侧颅前窝 DAVF；c. 夹闭前，吲哚菁绿造影用来辅助术中 DAVF 的定位。

上矢状窦 DAVF

上矢状窦 DAVF 较为罕见，约占所有 DAVF 的 5%。外伤、中线肿瘤如矢状窦附近脑膜瘤以及矢状窦血栓形成等上矢状窦 DAVF 的病因学有关。出血表现包括蛛网膜下腔出血、脑实质内出血或硬膜下出血。非出血性表现包括颅内杂音、痴呆或静脉高压引起的缺血症状。该型动静脉瘘最常见于上矢状窦中部，通常双侧动脉供血，主要供血动脉包括脑膜中动脉、枕动脉、颞浅动脉、椎动脉，以及大脑镰前动脉等。显微手术和血管内治疗均可获得良好的效果。显微手术治疗包括矢状窦骨架化（skeletonization of the sinus），然后分离动脉化的静脉。亦可通过手术暴露矢状窦后直接穿刺栓塞，如果完全栓塞上矢状窦，需仔细操作以保证操作未涉及上矢状窦后 2/3，以避免静脉梗死的可能。经动脉 [55, 56] 或静脉途径进行血管内治疗均为有效的途径。关于评价血管内治疗有效性的数据主要基于个案报告以及小样本病例研究，血管造影显示治愈率为 50%[57]。

边缘窦 DAVF

边缘窦是指位于枕大孔侧缘的硬脑膜静脉窦。向上与枕窦、窦汇以及横窦内侧相通 [58]。边缘窦通常引流至乙状窦，可与髁静脉或者枕静脉丛相连。此部位 DAVF 非常罕见。非常重要的一点是，应该将边缘窦 DAVF 与横窦或乙状窦 DAVF 区分开来，因为边缘窦 DAVF 通常经静脉途径弹簧圈栓塞可治愈，而横窦乙状窦 DAVF 则可直接手术治疗。通常可通过同侧或对侧颈静脉球到达动静脉瘘口 [59]。经动脉栓塞可产生栓塞并发症以及后组脑神经麻痹，且治愈率相对较低。边缘窦 DAVF 通常有软膜静脉引流，如果不适合血管内治疗，应采取手术治疗。

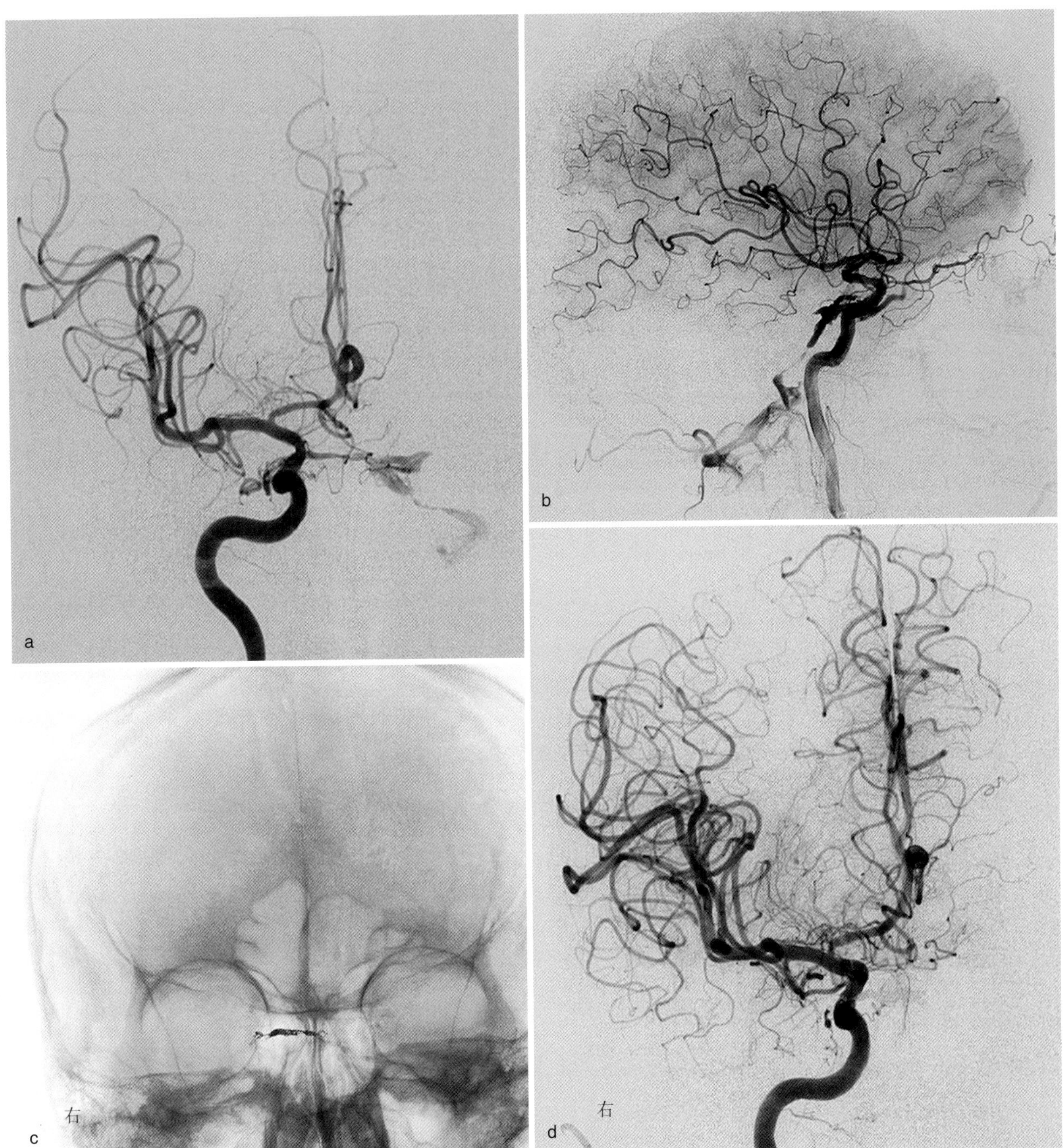

图 68.5　间接性左侧海绵窦 DAVF。a. 前后位造影显示间接性海绵窦 DAVF，供血动脉来自右侧下外侧干，通过海绵间窦吻合流至左侧海绵窦，静脉引流至左侧岩下窦和左侧眼静脉；b. 左侧造影显示以上发现；c. 弹簧圈团延伸通过海绵间窦；d. 通过左侧岩下窦经静脉途径栓塞后，对比造影显示 DAVF 完全消失。

结论

硬脑膜动静脉瘘是一种复杂的疾病，其治疗依赖于对正常和异常动静脉解剖以及其病理生理学的彻底理解。血管神经外科医师要熟悉这些动静脉瘘解剖学上的细微差别，才能得到最好的治疗结果。尽管文献在报道这类疾病的出血风险方面存在差别，但是对于伴有软脑膜静脉引流的患者，大量的文献证据支持采取积极的治疗。DAVF 的治疗选择，依赖于高质量血管造影以及医生对新技术的熟悉程度。DAVF 应该在大的转诊中心，由多学科组成的团队进行治疗。

参·考·文·献

[1] Newton TH, Cronqvist S. Involvement of dural arteries in intracranial arteriovenous malformations. Radiology 1969; 93:1071–1078

[2] Ishikawa T, Sato S, Sasaki T, et al. Histologic study of arteriovenous shunts in the normal dura mater adjacent to the transverse sinus. Surg Neurol 2007;68:272–276, discussion 276

[3] Hamada Y, Goto K, Inoue T, et al. Histopathological aspects of dural arteriovenous fistulas in the transverse-sigmoid sinus region in nine patients. Neurosurgery 1997;40:452–456, discussion 456–458

[4] Herman JM, Spetzler RF, Bederson JB, Kurbat JM, Zabramski JM. Genesis of a dural arteriovenous malformation in a rat model. J Neurosurg 1995;83:539–545

[5] Cognard C, Gobin YP, Pierot L, et al. Cerebral dural arteriovenous fistulas: clinical and angiographic correlation with a revised classification of venous drainage. Radiology 1995; 194:671–680

[6] Borden JA, Wu JK, Shucart WA. A proposed classification for spinal and cranial dural arteriovenous fistulous malformations and implications for treatment. J Neurosurg 1995;82:166–179

[7] Hurst RW, Bagley LJ, Galetta S, et al. Dementia resulting from dural arteriovenous fistulas: the pathologic findings of venous hypertensive encephalopathy. AJNR Am J Neuroradiol 1998;19:1267–1273

[8] Silberstein P, Kottos P, Worner C, et al. Dural arteriovenous fistulae causing pseudotumour cerebri syndrome in an elderly man. J Clin Neurosci 2003;10:242–243

[9] Lee PH, Lee JS, Shin DH, Kim BM, Huh K. Parkinsonism as an initial manifestation of dural arteriovenous fistula. Eur J Neurol 2005;12:403–406

[10] Awad IA, Little JR, Akarawi WP, Ahl J. Intracranial dural arteriovenous malformations: factors predisposing to an aggressive neurological course. J Neurosurg 1990;72:839–850

[11] Lawton MT, Chun J, Wilson CB, Halbach VV. Ethmoidal dural arteriovenous fistulae: an assessment of surgical and endovascular management. Neurosurgery 1999;45:805–810, discussion 810–811

[12] Tomak PR, Cloft HJ, Kaga A, Cawley CM, Dion J, Barrow DL. Evolution of the management of tentorial dural arteriovenous malformations. Neurosurgery 2003;52:750–760, discussion 760–762

[13] Coley SC, Romanowski CA, Hodgson TJ, Griffiths PD. Dural arteriovenous fistulae: noninvasive diagnosis with dynamic MR digital subtraction angiography. AJNR Am J Neuroradiol 2002;23:404–407

[14] Willinsky R, Terbrugge K, Montanera W, Mikulis D, Wallace MC. Venous congestion: an MR finding in dural arteriovenous malformations with cortical venous drainage. AJNR Am J Neuroradiol 1994;15:1501–1507

[15] Schanker BD, Walcott BP, Nahed BV, et al. Time-resolved contrast-enhanced magnetic resonance angiography in the investigation of suspected intracranial dural arteriovenous fistula. J Clin Neurosci 2011;18:837–839

[16] Hori M, Aoki S, Oishi H, et al. Utility of time-resolved three-dimensional magnetic resonance digital subtraction angiography without contrast material for assessment of intracranial dural arteriovenous fistula. Acta Radiol 2011;52:808–812

[17] van Rooij WJ, Sluzewski M, Beute GN. Intracranial dural fistulas with exclusive perimedullary drainage: the need for complete cerebral angiography for diagnosis and treatment planning. AJNR Am J Neuroradiol 2007;28:348–351

[18] Strom RG, Botros JA, Refai D, et al. Cranial dural arteriovenous fistulae: asymptomatic cortical venous drainage portends less aggressive clinical course. Neturosurgery 2009;64:241–247, discussion 247–248

[19] Duffau H, Lopes M, Janosevic V, et al. Early rebleeding from intracranial dural arteriovenous fistulas: report of 20 cases and review of the literature. J Neurosurg 1999;90:78–84

[20] van Dijk JM, terBrugge KG, Willinsky RA, Wallace MC. Clinical course of cranial dural arteriovenous fistulas with long-term persistent cortical venous reflux. Stroke 2002;33:1233–1236

[21] Bulters DO, Mathad N, Culliford D, Millar J, Sparrow OC. The natural history of cranial dural arteriovenous fistulae with cortical venous reflux—the significance of venous ectasia. Neurosurgery 2012;70:312–318, discussion 318–319

[22] Söderman M, Pavic L, Edner G, Holmin S, Andersson T. Natural history of dural arteriovenous shunts. Stroke 2008;39:1735–1739

[23] Cognard C, Houdart E, Casasco A, Gabrillargues J, Chiras J, Merland JJ. Long-term changes in intracranial dural arteriovenous fistulae leading to worsening in the type of venous drainage. Neuroradiology 1997;39:59–66

[24] Paul AR, Colby GP, Huang J, Tamargo RJ, Coon AL. Selection of treatment modalities or observation of dural arteriovenous fistulas. Neurosurg Clin N Am 2012;23:77–85

[25] Roy D, Raymond J. The role of transvenous embolization in the treatment of intracranial dural arteriovenous fistulas. Neurosurgery 1997;40:1133–1141, discussion 1141–1144

[26] Maimon S, Nossek E, Strauss I, Blumenthal D, Frolov V, Ram Z. Transarterial treatment with Onyx of intracranial dural arteriovenous fistula with cortical drainage in 17 patients. AJNR Am J Neuroradiol 2011;32:2180–2184

[27] Rabinov JD, Yoo AJ, Ogilvy CS, Carter BS, Hirsch JA. ONYX versus n-BCA for embolization of cranial dural arteriovenous fistulas. J Neurointerv Surg 2012

[28] Abud TG, Nguyen A, Saint-Maurice JP, et al. The use of Onyx in different types of intracranial dural arteriovenous fistula. AJNR Am J Neuroradiol 2011;32:2185–2191

[29] Nelson PK, Russell SM, Woo HH, Alastra AJ, Vidovich DV. Use of a wedged microcatheter for curative transarterial embolization of complex intracranial dural arteriovenous fistulas: indications, endovascular technique, and outcome in 21 patients. J Neurosurg 2003;98:498–506

[30] Macdonald JH, Millar JS, Barker CS. Endovascular treatment of cranial dural arteriovenous fistulae: a single-centre, 14-year experience and the impact of Onyx on local practise. Neuroradiology 2010;52:387–395

[31] Lucas CP, Zabramski JM, Spetzler RF, Jacobowitz R. Treatment for intracranial dural arteriovenous malformations: a meta-analysis from the English language literature. Neurosurgery 1997;40:1119–1130, discussion 1130–1132

[32] Halbach VV, Higashida RT, Hieshima GB, Mehringer CM, Hardin CW. Transvenous embolization of dural fistulas involving the transverse and sigmoid sinuses. AJNR Am J Neuroradiol 1989;10:385–392

[33] Narayanan S. Endovascular management of intracranial dural arteriovenous fistulas. Neurol Clin 2010;28:899–911

[34] Komiyama M, Ishiguro T, Matsusaka Y, Yasui T, Nishio A. Transfemoral, transvenous embolisation of dural arteriovenous fistula involving the isolated transverse-sigmoid sinus from the contralateral side. Acta Neurochir (Wien) 2002;144:1041–1046, discussion 1046

[35] Kirsch M, Liebig T, Kühne D, Henkes H. Endovascular management of dural arteriovenous fistulas of the transverse and sigmoid sinus in 150 patients. Neuroradiology 2009;51:477–483

[36] Agid R, Terbrugge K, Rodesch G, Andersson T, Söderman M. Management strategies for anterior cranial fossa (ethmoidal) dural arteriovenous fistulas with an emphasis on endovascular treatment. J Neurosurg 2009;110:79–84

[37] Lawton MT, Sanchez-Mejia RO, Pham D, Tan J, Halbach VV. Tentorial dural arteriovenous fistulae: operative strategies and

microsurgical results for six types. Neurosurgery 2008;62(3, Suppl 1):110–124, discussion 124–125

[38] Koebbe CJ, Singhal D, Sheehan J, et al. Radiosurgery for dural arteriovenous fistulas. Surg Neurol 2005;64:392–398, discussion 398–399

[39] Söderman M, Edner G, Ericson K, et al. Gamma knife surgery for dural arteriovenous shunts: 25 years of experience. J Neurosurg 2006;104:867–875

[40] Chaichana KL, Coon AL, Tamargo RJ, Huang J. Dural arteriovenous fistulas: epidemiology and clinical presentation. Neurosurg Clin N Am 2012;23:7–13

[41] Siekmann R, Weber W, Kis B, Kühne D. Transvenous Treatment of a Dural Arteriovenous Fistula of the Transverse Sinus by Embolization with Platinum Coils and Onyx HD 500+. Interv Neuroradiol 2005;11:281–286

[42] Jiang Y, Li Y, Wu Z. Onyx distal embolization in transarterial embolization of dural arteriovenous fistula with subtotally isolated transverse-sigmoid sinus. A case report. Interv Neuroradiol 2009;15:223–228

[43] Caragine LP, Halbach VV, Dowd CF, Ng PP, Higashida RT. Parallel venous channel as the recipient pouch in transverse/sigmoid sinus dural fistulae. Neurosurgery 2003;53:1261–1266, discussion 1266–1267

[44] Jiang C, Lv X, Li Y, Wu Z. Transarterial Onyx packing of the transversesigmoid sinus for dural arteriovenous fistulas. Eur J Radiol 2011;80:767–770

[45] Jiang C, Lv X, Li Y, Zhang J, Wu Z. Endovascular treatment of high-risk tentorial dural arteriovenous fistulas: clinical outcomes. Neuroradiology 2009;51:103–111

[46] Huang Q, Xu Y, Hong B, Li Q, Zhao W, Liu J. Use of onyx in the management of tentorial dural arteriovenous fistulae. Neurosurgery 2009;65:287–292, discussion 292–293

[47] Zhou LF, Chen L, Song DL, Gu YX, Leng B. Tentorial dural arteriovenous fistulas. Surg Neurol 2007;67:472–481, discussion 481–482

[48] Lefkowitz M, Giannotta SL, Hieshima G, et al. Embolization of neurosurgical lesions involving the ophthalmic artery. Neurosurgery 1998;43:1298–1303

[49] Schuette AJ, Cawley CM, Barrow DL. Indocyanine green videoangiography in the management of dural arteriovenous fistulae. Neurosurgery 2010; 67:658–662, discussion 662

[50] Ringer AJ, Salud L, Tomsick TA. Carotid cavernous fistulas: anatomy, classification, and treatment. Neurosurg Clin N Am 2005;16:279–295, viii viii

[51] Barrow DL, Spector RH, Braun IF, Landman JA, Tindall SC, Tindall GT. Classification and treatment of spontaneous carotid-cavernous sinus fistulas. J Neurosurg 1985;62:248–256

[52] Ducruet AF, Albuquerque FC, Crowley RW, McDougall CG. The Evolution of Endovascular Treatment of Carotid Cavernous Fistulas: A Single-Center Experience. World Neurosurg 2013

[53] Dashti SR, Fiorella D, Spetzler RF, Albuquerque FC, McDougall CG. Transorbital endovascular embolization of dural carotid-cavernous fistula: access to cavernous sinus through direct puncture: case examples and technical report. Neurosurgery 2011;68(1, Suppl Operative):75–83, discussion 83

[54] Wolfe SQ, Cumberbatch NM, Aziz-Sultan MA, Tummala R, Morcos JJ. Operative approach via the superior ophthalmic vein for the endovascular treatment of carotid cavernous fistulas that fail traditional endovascular access. Neurosurgery 2010;66(6, Suppl Operative):293–299, discussion 299

[55] Arat A, Inci S. Treatment of a superior sagittal sinus dural arteriovenous fistula with Onyx: technical case report. Neurosurgery 2006;59(1, Suppl 1):E169–E170, discussion E169–E170

[56] Fukai J, Terada T, Kuwata T, et al. Transarterial intravenous coil embolization of dural arteriovenous fistula involving the superior sagittal sinus. Surg Neurol 2001;55:353–358

[57] Halbach VV, Higashida RT, Hieshima GB, Rosenblum M, Cahan L. Treatment of dural arteriovenous malformations involving the superior sagittal sinus. AJNR Am J Neuroradiol 1988;9:337–343

[58] Evans AJ, Kallmes DF, Jensen ME, Dion JE. The marginal sinus normal anatomy and involvement with arteriovenous fistulae. Interv Neuroradiol 1996;2:215–221

[59] McDougall CG, Halbach VV, Dowd CF, Higashida RT, Larsen DW, Hieshima GB. Dural arteriovenous fistulas of the marginal sinus. AJNR Am J Neuroradiol 1997;18:1565–1572

第69章

脑动静脉畸形的血管内治疗

R. Webster Crowley, Andrew F. Ducruet, Cameron G. McDougall, and Felipe C. Albuquerque

脑动静脉畸形（AVM）是一种罕见的脑血管疾病，人群中检出率在每年 0.34~4/100 000 人，患病率不到 10/100 000[1]。这类复杂病变通常在发生出血、癫痫、局灶性神经功能缺损或头痛等情况时被发现，患者发现自己患动静脉畸形的平均年龄为 30~40 岁[1]。在脑动静脉畸形需要治疗的诸多理由中，预防未来再次出血是最具说服力的。去除动静脉畸形最能预防再次出血，因此这应是其治疗目标。治疗方法包括血管内栓塞、显微外科切除和放射外科治疗。脑动静脉畸形栓塞的治疗目标包括降低畸形大小、术前减少畸形血供、放射外科治疗前减小畸形血管巢大小、治愈性治疗、对于其他方法不可治的动静脉畸形针对其病变的高危特质进行针对性治疗或姑息治疗。然而，血管内治疗并不是没有风险的。医生在确定合适的手术方案时，必须权衡介入栓塞的利弊。

相关解剖和病理生理

脑动静脉畸形是脑动脉和脑静脉之间的异常连接，缺少了相应的毛细血管床。后者的缺失造成动静脉之间形成高流量通道，使得静脉压力升高，偶尔也会出现动脉压力升高。脑动静脉畸形的病理生理情况会导致一些临床病变。出血是最常见的临床症状，血管壁异常时静脉压升高会导致出血，畸形血管巢内的或供血动脉的动脉瘤破裂也会引发出血。出血性动静脉畸形根据其部位和出血严重程度的不同，能产生一系列临床症状，包括意识水平的改变、癫痫、头痛、局灶性神经功能缺损。未出血的动静脉畸形也可产生症状。脑动静脉畸形对局部脑实质的刺激可以继发癫痫，畸形团内异常的胶质增生组织也会引起癫痫。局部的神经功能缺损可能与“盗血”现象相关（本章后文将会讨论），因为畸形通道使得动脉血没有输送到正常脑组织。畸形内的高血流量常可导致头痛，特别是枕叶的动静脉畸形。

脑动静脉畸形被认为是先天性疾病，后天的发病数量较少，其可能形成小血管栓塞，发病机制类似于硬脑膜动静脉瘘。一小部分脑动静脉畸形患者与遗传性综合征相关，例如出血性毛细血管扩张症（常染色体显性遗传疾病），散发的综合征如 Sturge-Weber 综合征（脑三叉神经血管瘤、面部和软脑膜血管瘤病）和 Wyburn-Mason 综合征（节段性脑面动静脉综合征）。

流行病学

文献报道脑动静脉畸形的流行病学各不相同，主要的文献包括尸检方面的研究、人口基数的研究、颅内动脉瘤与蛛网膜下腔出血患者的回顾性研究[1, 2]。从这些研究数据估计发病率有的少于 10/100 000，有的大于 600/100 000。然而，大多数这些研究有潜在可能高估脑动静脉畸形的发病率，它的发病率少于 10/100 000。脑动静脉畸形的检出率每年为（0.94~4）/100 000，症状性脑动静脉畸形的检出率估计为 0.94/100 000。大多数脑动静脉畸形患者最终会出现症状，因此 0.94/100 000 这组数据可能是最准确的。

自然史

大部分脑动静脉畸形出现症状后才被发现，通常是出现出血症状[2]。病变一旦被发现，常被建议治疗。因此，动静脉畸形的自然史，特别是未破裂动静脉畸形，很难确定，相关资料也不充足。现有的文献大多是回顾性研究，常存在较大的选择偏倚，多是研究由于种种原因不适合外科手术治疗的动静脉畸形[3]。因此，大部分现有研究统计的已诊断的动静脉畸形的年出血率在 2%~4%[4, 5]。出血后 1 年内的再出血率更高，约为每年 6%~18%，最终会逐渐回落至出血前的比例，约为 2%~4%[2, 5-7]。脑动静脉畸形出血的患者中，10% 会死亡，20%~30% 最终会严重残疾[2]。1990 年，Ondra 等[8]发表了他们对 166 例症状性动静脉畸形的分析，所有患者未经治疗，且平均随访达 25 年。他们报道的年死亡率为 1%，严重致残率为 1.7%，在此前报道的出血性动静脉畸形和非出血性动静脉畸形致死致残率的数字范围内。这项研究没有包括接受治疗的患者，因此可能不能完全代表脑动静脉畸形的实际致死致残率。

临床表现

目前脑动静脉畸形的年破裂率约在 2%~4%，出血是最常见的症状，占所有已被诊断的动静脉畸形的 40%~65%[9, 10]。由于病变大小、严重程度、出血位置的不同，提示出血的症状也不同，轻者仅为轻度头痛，严重者可呈濒死状态。癫痫是第二常见的症状，约见于 20% 的脑动静脉畸形[9]。其他不太常见的症状有局灶性神经功能缺损和头痛。更少见的情况为偶然发现的畸形。

术前评估

正如任何某种疾病都有多种治疗选择一样，一种治疗方案一定是依据主要诊断来制订的。对于脑动静脉畸形而言，治疗选择包括保守治疗、血管内栓塞、外科手术切除，放射外科治疗（伴有或不伴有术前栓塞）。一旦决定行血管内治疗，可有以下检查来帮助医生进行术前评估并制订计划。

无创影像学检查

根据患者临床表现的不同，首次影像学检查常为头颅 CT 或 MRI。急性起病的患者常先行头颅 CT，CT 能发现畸形破裂导致的出血，也常能提示高密度的与畸形相关的血管。以头痛起病的患者，或者偶然发现畸形病变的患者常常先接受的是 MRI 检查。MRI 上动静脉畸形的特征表现为畸形相关部位的血管流空影。一旦怀疑脑动静脉畸形，医生常行 CTA 检查来初步明确畸形团的大小、供血动脉、引流静脉等情况。MRI 往往能更好地确定病变的解剖位置及其与邻近关键结构的关系，如运动性语言中枢、丘脑、基底节和脑干等。此外，MRI 能提供脑实质周围情况的信息，以及 CT 上未显示的陈旧性出血。

DSA

动静脉畸形是复杂的血管病变，周围常有许多迂曲的供血动脉，这些动脉先进入畸形团，然后汇入增粗的引流静脉。很多情况下，过路型血管（en-passage vessels）也会存在。这些动脉不仅给畸形团供血，同时也供血至正常组织。这些情况常常只能通过脑血管造影（DSA）检查看到，甚至有时还需要微导管超选造影方能准确地确定解剖关系。一个标准的 DSA 通常足以评估病变大小、畸形的动脉血供和静脉引流，使治疗医生随后得以确定血管内治疗方案的适合性。此外，DSA 也能帮助确定是否需要分期多次栓塞。

脑血管造影还能帮助医生明确是否存在畸形血管巢内或流量相关的动脉瘤。识别这些特征对于决定先进哪根血管很有帮助，甚至可能是决定是否行目标性栓塞的决定因素。此外，虽然动静脉畸形成功治疗之后，随着血流的重定向，一些流量相关动脉瘤会消失，但在治疗动静脉畸形前先栓塞动脉瘤仍可能是必要的。

分期治疗

通常根据病变的影像学检查特征来决定是否分期行脑动静脉畸形栓塞。还有些时候，会在首次栓塞术中根据已累积暴露时间和造影剂已使用量来决定是否需要分期。大多数情况下，3 cm 以上且有多根供血动脉的动静脉畸形倾向于分期栓塞。尽管分期栓塞会受到更大剂量放射线和造影剂的危害，但对于较大的动静脉畸形不一次栓塞的主要考虑在于突破正常灌注压后继发出血的风险。由于曾经流至高流量动静脉畸形的血流被重新定向，畸形团附近脑组织血流灌注突然增加，就会出现上述情况[11]。这种情况在较激进的一次栓塞巨大脑动静脉畸形时更容易出现。

血管内治疗方案

决定脑动静脉畸形血管内治疗方案最重要的因素就是血管内治疗的目标。血管内治疗可能的目标包括术前栓塞、放射外科治疗前栓塞、治愈性栓塞、目标性治疗及姑息治疗。

术前栓塞

术前栓塞是脑动静脉畸形栓塞最主要的应用情况，同时也是目前美国 FDA 批准的 Onyx 胶（ev3 Neurovascular，Irvine，CA）已列入说明书上的唯一适应证。术前栓塞的最终目的在于使外科手术切除更安全、可行，因此栓塞过程本身必须保证最大限度的安全性，从而使介入术前栓塞 + 外科手术切除动静脉畸形的风险不高于单独行外科手术切除的风险。这就常要求术前栓塞不能像治愈性栓塞那样激进，更多是通过栓塞供血动脉降低畸形团的血流，而非去除畸形血管巢。此外，通常术前栓塞后不久就会行外科切除，故栓塞时不需要太考虑治疗的耐久性。因此，术前栓塞从根本上应该是在安全的条件下尽量减少畸形的血供，特别着眼于那些外科途径下难以到达的血管（图 69.1）。

放射外科治疗前栓塞

随着介入和放射外科技术的发展，脑动静脉畸形放射外科治疗前栓塞也在不断进步。放射外科治疗前栓塞的主要目标可以不尽相同，这主要取决于每个畸形病变自身特征的不同，但基本目标是去除动静脉畸形本身不利于放射外科治疗的特征。这些特征包括畸形团直径 > 3 cm，存在相关动脉瘤、高流量瘘。与术前栓塞类似，对于直径 > 3 cm 的病变，放射外科治疗前栓塞的目的也不在于完全渗透畸形血管巢，而在于闭塞畸形血管巢周围血管以缩小畸形团大小，使之便于接受放射外科治疗。然而不同的是，栓塞后的部分并不会像在术前栓塞中那样被后续的外科手术切除，因此必须且只能选用永久的栓塞剂。这一点在外科手术前栓塞操作时也需铭记在心，因为有少数计划接受介入栓塞和外科手术的患者可能会行次全切除术 + 后续放射外科治疗。

治愈性栓塞

与术前栓塞和放射外科治疗前栓塞不同，治愈性栓塞需要彻底渗透畸形血管巢。尽管积极地渗透畸形血管巢的治疗效果更持久，也更能达到真正的治愈，但其也更可能过早地闭塞引流静脉。治愈性栓塞对于供血动脉不多的小动静脉畸形来说更可行。显然，治愈性栓塞也必须使用永久性栓塞剂（图 69.2）。

目标性栓塞

脑动静脉畸形的目标性血管内治疗包括对畸形的高风险特征进行栓塞，这些高风险特征用其他方法常难以治疗。目标性栓塞常用来处理流量相关动脉瘤或畸形血管巢内的动脉瘤，有时用于处理高流量瘘，一般是在治疗Ⅳ或Ⅴ级脑动静脉畸形时。此外，畸形相关动脉瘤存在于 7%~20% 的病例中，这代表着一个颅内出血的重要危险因素 [12–16]。鉴于这一风险，推荐对已破裂动静脉畸形介入评估动脉瘤的存在，即使是在动静脉畸形被认为不可处理的情况下。脑血管造影常常很容易发现流量相关动脉瘤，但畸形血管巢内动脉瘤则不那么容易被看到，常需要微导管超选造影。

姑息性栓塞

颅内脑动静脉畸形的姑息性栓塞治疗是基于这样一个理念，即大的高流量动静脉畸形会从周围正常脑组织“盗”血。这种“盗血”现象可表现为进行性神经功能缺损，认知障碍或头痛 [17, 18]。对于这类患者，部分治疗畸形即可减少血供需求，从而减轻盗血现象的严重性，达到部分或完全缓解患者症状 [19]。然而，支持这一治疗方案的文献证据很少 [20–25]，且动静脉畸形的次全栓塞可能增加其出血风险 [19, 26, 27]。因此，建议在排除所有其他治疗选择后再考虑姑息性栓塞。

栓塞剂的选择

除了确定术前治疗的目标，还需要决定的一项内容是使用何种栓塞剂。颅内脑动静脉畸形血管内治疗历来使用过各种各样的栓塞剂，最初多使用颗粒栓塞剂栓塞，如甲基丙烯酸甲酯或硅橡胶栓塞球、明胶海绵、肌肉 [28–30]。尽管早期栓塞对于一部分病例来说是有效的，但随着液态栓塞剂的发展，AVM 的介入治疗开始有了明显的改变。时至今日，大部分 AVM 栓塞都采用以下两种液态栓塞剂——α－氰基丙烯酸丁酯（nBCA）和 Onyx 胶。

nBCA 胶（Codman Neurovascular，Raynham，MA）是被用于治疗脑 AVM 的氰基丙烯酸盐黏合剂之一。氰基丙烯酸盐黏合剂是一类永久性液态黏合剂，接触阴离子溶液（如血液）后会发生聚合。氰基丙烯酸盐黏合剂可以通过很细的微导管进行注入，也具备充分渗透 AVM 血管巢的能力，与颗粒栓塞剂相比有了很大的提升。

栓塞剂聚合的速度和术者注入的速度是决定能否有一个较好的畸形血管巢渗透性的重要因素，因此任何影响上述因素的改变都会影响栓塞的最终效果。nBCA 本身是射线可透的，因此使用时需与射线不可透的物质相混合，即常用的碘化油。我们多采用油:nBCA 的比例为 1.5~3∶1。尽管碘化油的比例越高造影时可视性越好，但它同时也会减慢黏合剂的聚合速度，使黏合剂易向远处漂移 [31, 32]。这种特点在导管不易到达远端血管、需长程打胶时可能被利用，但在打

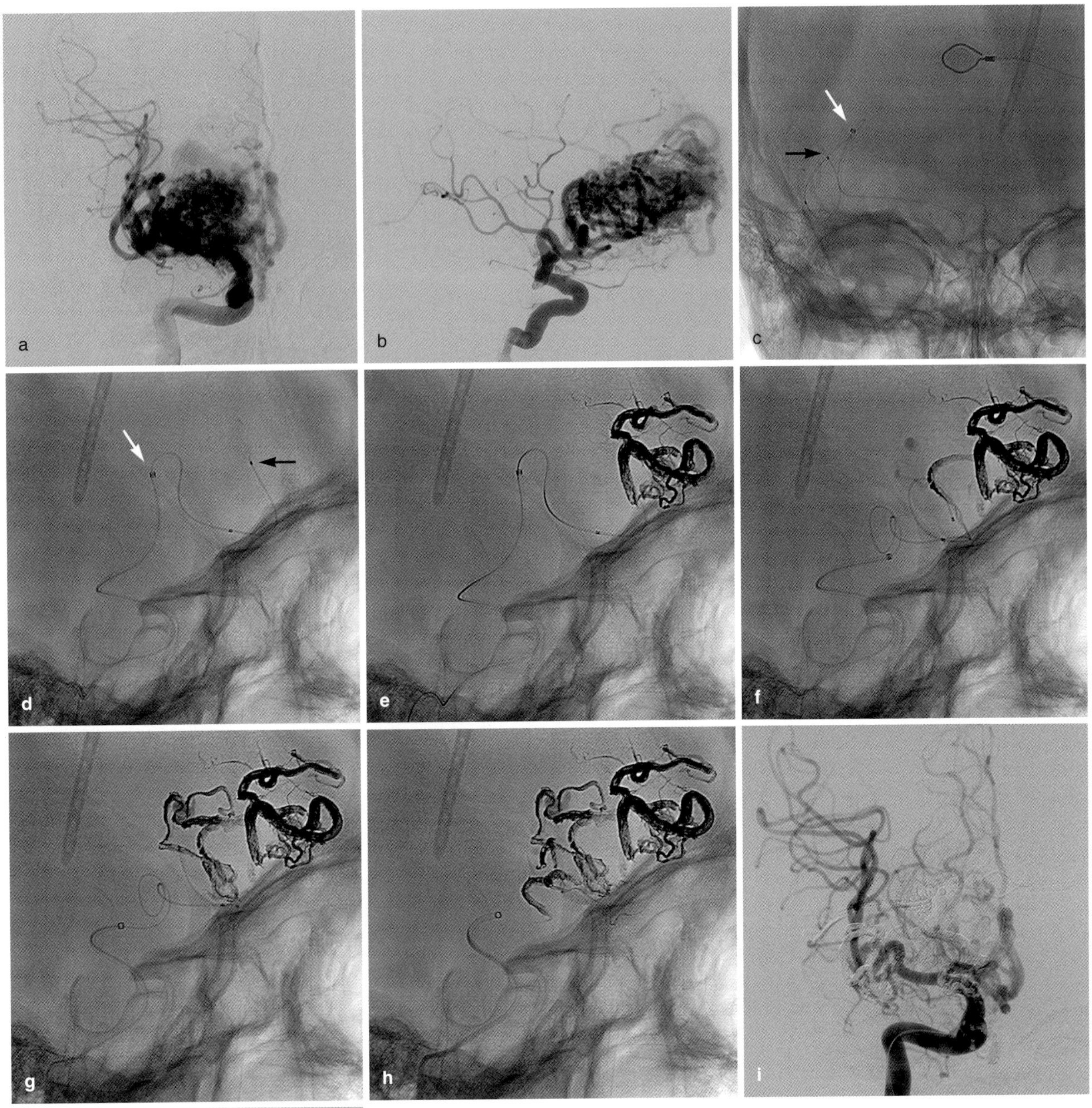

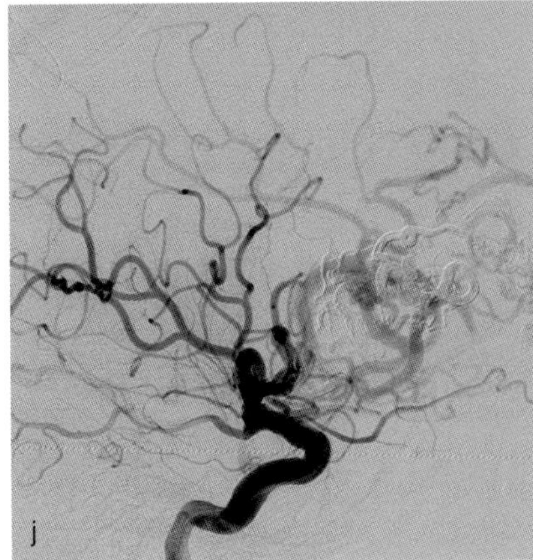

图 69.1　a~j. 32 岁女性，颅内出血（ICH）史，右额部动静脉畸形（AVM），Spetzler-Martin Ⅲ级。AVM 由右侧大脑中动脉和大脑前动脉的多个分支供血。分两个阶段用 Onyx 和 α- 氰基丙烯酸正丁酯（nBCA）进行术前栓塞。第一阶段用 Onyx 对四个大脑中动脉（MCA）分支进行栓塞，第二阶段通过两支导管用 nBCA 胶对一个 MCA 分支和四个大脑前动脉（ACA）的分支进行栓塞。栓塞后第一天患者接受外科手术切除 AVM。正位（a）和侧位造影（b），从右颈内动脉（ICA）注射显示 AVM。未减影（c）的正位和（d）侧位造影，远端存取导管（DAC，白色箭头）在右 MCA 的 M2 段，微导管（黑色箭头）置于 AVM 远端血管。一系列未减影侧位造影（e~h），显示 Onyx 栓塞四个 MCA 分支。DAC 使得微导管不必沿 ICA 和 MCA 近端反复交换前进。栓塞后正位（i）和侧位图像（j）（由 Barrow 神经学研究所提供）。

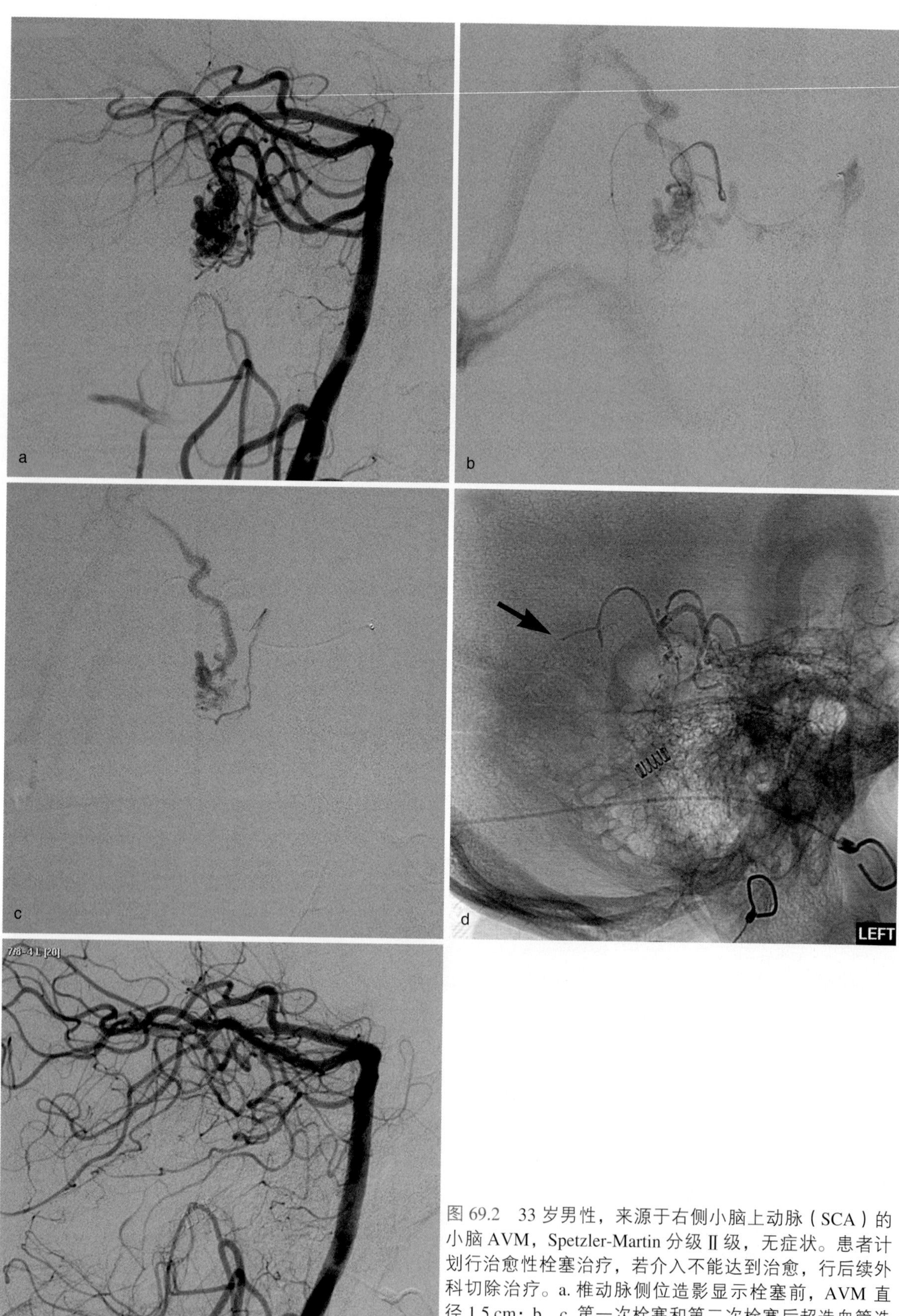

图 69.2　33 岁男性，来源于右侧小脑上动脉（SCA）的小脑 AVM，Spetzler-Martin 分级Ⅱ级，无症状。患者计划行治愈性栓塞治疗，若介入不能达到治愈，行后续外科切除治疗。a. 椎动脉侧位造影显示栓塞前，AVM 直径 1.5 cm；b、c. 第一次栓塞和第二次栓塞后超选血管造影；d. 最终 nBCA 形成的铸型（箭头）；e. 最终造影显示 AVM 治愈，术后 3 个月随访造影提示 AVM 持久治愈（由 Barrow 神经学研究所提供）。

胶距离较短，或者担心栓塞剂过早进入静脉系统时，则需要避免。尽管 nBCA 栓塞被认为是永久性的，但也不排除其栓塞后的血管有再通的可能性。然而，除了充分栓塞本身带来的血管机械性闭塞外，nBCA 还能引发强烈的炎症反应形成纤维组织长入，因此栓塞后再通的可能性很小[27]。

另一种常被用于 AVM 栓塞的栓塞剂为 Onyx，即一种以二甲亚砜（DMSO）为溶剂的乙烯 - 乙烯醇（EVOH）共聚物。Onyx 是一种液剂，随着溶剂的消散而聚合，自 2005 年后在美国开始被应用。Onyx 无黏着力，因此不易黏着在微导管上，故栓塞时的控制性较好，术者可以在看到反流时，或者当 Onyx 开始漂到不理想的位置时开始或停止打胶。这种可暂停注射的特点也使得必要时，术者能在继续手术前先做一个造影评估一下目前的栓塞是否成功。然而，Onyx 并非没有缺点，它的溶剂 DMSO 是有毒的，若注射太快会引发并发症。这一特点最初限制了 Onyx 的使用，但后来被发现减慢注射速度可以消除 DMSO 的有害影响[33]。根据 EVOH 比例的不同，Onyx 有三种版本，其中 Onyx 18 和 Onyx 34 被用于 AVM 栓塞。Onyx 18 含 6% EVOH，Onyx 34 含 8% EVOH。Onyx 34 的黏性更大，这在形成 Onyx 栓（Onyx plug）时是一个优势，Onyx 栓是一项技术，将在后文中介绍。

nBCA 和 Onyx 是 AVM 的主要栓塞剂，但也有其他选择。可解脱弹簧圈偶尔会和 nBCA 或 Onyx 联用，在处理高流量瘘或血管并减少血流方面格外有效。弹簧圈本身通常并不能让血管充分闭塞；但通过弹簧圈减缓较大血管的血流，使用液态栓塞剂进行栓塞会更可控，降低了高血流量使栓塞剂被迅速打入静脉系统的可能性。然而，AVM 的供血血管常常很脆弱，放置弹簧圈过程中可能导致穿孔也是需要担心的。在需要弹簧圈栓塞时，我们多采用复杂的 3D 弹簧圈，直径比靶血管大 1~2 mm，长度为可选范围内最长者。先放置若干个弹簧圈蜷缩密实并稳定后，然后释放液态弹簧圈（liquid coils）或进一步应用可解脱弹簧圈。一旦弹簧圈团能足够减缓瘘通道的血流，使用 nBCA 就能完成完全性栓塞。虽然弹簧圈放置后才使用 nBCA，但释放弹簧圈时的穿孔风险仍需小心，故要在释放弹簧圈前就准备好 nBCA，以备必要时用来闭塞发生穿孔的血管。

其他一些曾经使用过的栓塞材料包括乙醇（一种组织硬化剂）、粒子如聚乙烯醇（PVA）缝合丝线、栓塞微球、微纤维胶原材料等。由于种种原因，乙醇和粒子不再被推荐用于脑 AVM 栓塞。

血管内治疗技术

我们医院所有 AVM 栓塞都是在神经电生理监测下全麻完成的。尽管一些医院会在患者清醒的情况下进行 AVM 栓塞，同时还进行激发试验（provocative testing），但我们更倾向于全身麻醉，因为它能使患者身体完全麻痹，有利于严格控制血压。通常我们从股动脉入路，放置一个 6F 的鞘。血管通路建立好后，对患者进行全身化肝素，目标活化凝血时间（ACT）为 250 秒。对于破裂 AVM，如非必要一般不用肝素。通常在导管交换前或是放置微导管前会及时进行肝素化。

将 6F 导引导管 [如 Neuron（Penumbra，Alameda，CA）或 Envoy（Codman Neurovascular，San Jose，CA）] 置于目标颈动脉或椎动脉的颈段远端。导引导管就位后，以 AVM 为中心高倍放大行血管造影。从这个造影图像中可以看到 AVM 的供血动脉，这幅造影也可以作为后续导管进入 AVM 的路图。通常可以用两种进导管的方法到达 AVM。第一种是在导引导管内，微导丝带着微导管前进至适合栓塞的位置。第二种可选的方法是中间导管（DAC distal access catheter）套着导引导管到达 AVM 附近，然后微导管再通过 DAC 到达栓塞部位。这种方法下同轴支撑力更大，可使术者在栓塞多根供血血管时能避免多次跨越近端血管结构。DAC 通常可以前进经过颈内动脉（ICA）末端至 M1 或 A1 段去处理由大脑中动脉（MCA）或大脑前动脉（ACA）供血的 AVM，或是经过基底动脉去处理由大脑后动脉（PCA）供血的 AVM（图 69.1）。这项技术在治疗较大 AVM 或者患者血管路径迂曲时特别有帮助。总的来说，对于任何可能涉及二次以上栓塞注射的 AVM，我们都更喜欢使用 DAC，优选 0.038 英寸（1 英寸 =2.54 cm）或 0.044 英寸的 DAC。0.038 英寸 DAC 可以到达更远端的血管，但当其内套有微导管注入的造影剂有限。相反，0.044 英寸的 DAC 不能到达远端血管，但即使在微导管存在的条件下仍能较好地注射造影剂行血管造影。权衡选择 DAC 大小时需要考虑到这一点。通常，我们使用 nBCA 时倾向于选用 0.038 英寸的 DAC，因为在打胶期间不需要进行造影。相反，我们在注射 Onyx 胶时常需做造影进行前后对比，因此这时候更多选用 0.044 英寸的 DAC。

微导管的选择在很大程度上依赖于所选用的栓塞剂。与 Onyx 配套的导管，如 Marathon（ev3）或 Echelon（ev3），只能用于注射 Onyx。最近被引入的

Scepter 球囊（MicroVention，Tustin，CA），是一种与 Onyx 配套的尖端为球囊的微导管，其球囊充气与 Onyx 注射是在不同的通道下进行。这适用于高流量的 AVM，可在其供血动脉带近端阻止血流后进行可控性更强的打胶过程。对于使用 nBCA 的病例，我们通常更喜欢用 Marathon 或 Magic（Balt，Montmorency，France）微导管。

Echelon 微导管常和 0.014 英寸的微导丝一起通过交换技术前进，Marathon 和 Magic 微导管与之不同，这两种微导管还可以利用血流漂浮技术进行操控。血流漂浮导管设计了不同硬度和渐细的导管外径，所以其可以沿血流方向进行漂浮。这对 AVM 显然非常有利。当微导丝在微导管内操作时，可给予近端导管足够的支撑力，如果需要可将微导管超选至小血管内。当微导管通过迂曲的血管时，头端塑性呈弧形的微导丝提供足够的支撑力，这可以使微导管沿着血流的方向跟进导管。

微导管到达目标位置后，创建空白路图。对照路图，用 1 ml 注射器缓慢注射造影剂。这一步是用来确认 AVM 供血血管的，同时也可确认没有外渗发生，此后进行选择性造影（图 69.2）。随后还可根据造影确定理想的栓塞血管，包括识别出供血给正常脑组织的动脉（包括过路血管），及发现其他在栓塞期间可能出现的潜在隐患。其他可以通过血管造影得到的有用信息包括引流静脉的位置、血流流过 AVM 的速度，以及微导管头到正常血管的距离（判断反流后可拔管的距离）。然后，可根据需要在栓塞前将导管前进或撤回。有一点很重要，即必须保证至少有一个工作角度位的造影能看到微导管远端全部路径，不能与 AVM 相重叠。通过导管头我们可以确保栓塞过程的可视化，同时确保控制栓塞时胶的返流程度。最后一点，在栓塞之前，引流静脉应该有两个平面的造影图像。这样我们就可以这些图像为参考，使我们在空白路图上栓塞的同时知晓引流静脉的位置，以避免过度栓塞。

微导管处在最佳位置后可以开始栓塞。如果使用的是 nBCA，先用 8~10 ml 5% 葡萄糖溶液冲洗微导管。接着，将含有 nBCA 的注射器装到微导管中心，利用空白路图在连续暴露下缓慢打胶。这个栓塞过程是缓慢但不间断的，因此麻醉医生要对此有充分的认识，在栓塞过程中充分的麻醉患者。当 nBCA 胶栓塞完成时，应当旋松导引导管末端的微阀，以便于退出栓塞用的微导管。监视脑动静脉畸形内的 nBCA 胶，可以看到它顺行一段时间后最终围绕微导管形成反流。一旦观察到反流，或是担心 nBCA 进入静脉，就需要一边轻轻抽吸 nBCA 注射器、一边迅速将微导管从患者体内拉出。通常情况下，只要 nBCA 是随前向血流行进的，就可以继续注射，因为这表明 nBCA 尚未聚合，其滞留在导管中的风险不大。可以利用这一特点进行比预期更长的输注，特别是当微导管嵌在一个较小的 AVM 血管中中止血流时。然而，一旦看到回流，胶就在固化，导管就应当迅速撤出。撤出微导管后，行对比造影评估栓塞效果。如果发现还有需要栓塞的血管，则准备一个新的微导管重复上述过程。主要供血动脉被栓塞后，往往会看到之前没被发现的供血至 AVM 的血管。

如果用 Onyx 进行栓塞，放置微导管至 AVM 的步骤是一样的，但栓塞过程不同。首先用 10 ml 肝素化盐水冲洗导管，然后填充 DMSO，填充的量取决于微导管的内腔体积。紧接着竖起微导管的尾端，抽有 Onyx 胶的注射器和微导管的尾端相连。这个步骤完成了从 DMSO 到 Onyx 的过渡，保证了 Onyx 不会过早接触到动脉血。然后缓慢注入 Onyx，等同于微导管体积的量（也就是 DMSO 的量）需要不低于 90 秒的时间内注射完。这样 DMSO 才会缓慢进入脑血管，尽量减少迅速注入 DMSO 产生的硬化效应。一旦已注射 Onyx 的量接近微导管体积，恒定空白路图指导下的栓塞就能被看到了。随着 Onyx 慢慢注入，铸型也在形成。Onyx 栓塞不同于 nBCA 的一项明显优势就是可以周期性地开始和暂停，暂停期可以长达 60~90 秒。因此，如果手术早期就能看到回流，这也是通常的情况，医生可以临时暂停栓塞。这个过程可以在延长的时间段内重复，直至 Onyx 在所需方向上蔓延。实际上，能看到的初始回流常常是有利的，因为它可以形成一个近端栓子，保护近端微导管免受过度回流，并有助于推动 Onyx 按前向血流的方向走行。有些人会在手术初期先用 Onyx 34 形成近端栓子，然后再换用 Onyx 18。由于打胶是可以暂停的，因此整个栓塞过程中都可以做造影，这使得医生可以更准确地评估，而非只能根据最初的路图去评估。持续输注 Onyx 直至达到栓塞目标，或是达到可接受的返流位置。通常对于颅内血管，除非和正常血管的距离太短不能完全闭塞栓塞，其余情况下 1 cm 的回流是比较舒服的。最后，如果 Onyx 开始进入引流静脉，应停止栓塞。

一旦注射完成，轻轻抽吸 Onyx 注射器，缓慢撤出微导管。这一步和 nBCA 栓塞时要快速撤除微导管完全不同。进行这一步操作时不能着急，因为撤出微导管的过程可能需要几分钟，这一过程也是导致大量并发症的潜在源头。如果导管没有在释放，我们经常用止血钳对导管中心增加几分钟时间恒定压力后，逐渐加压然后重新应用止血钳。有些时候导管无法撤出，被留在原处，并在腹股沟穿刺部位切断。遗留的导管通常可以在后续外科切除 AVM 的手术被去除。另外一个需要考虑的问题是，术中如果发生穿孔该如何处理。用 Onyx 栓塞时出现这种情况较难处理，用 nBCA 处理 AVM 血管中血液外渗十分有效，因此即便是用 Onyx 栓塞时，也应备有可立即使用的 nBCA。此外，用 nBCA 栓塞时，我们在 AVM 微导管置管前就需在手边备好可随时接受混合的 nBCA 以防发生穿孔。

一旦栓塞完成，再次对 AVM 行血管造影进行评估，特别是 nBCA 栓塞时，评估是否有必要进行进一步栓塞。手术完成后，需要去肝素化，除非静脉回流受限。后者发生时，我们通常给患者静滴肝素避免血栓形成和完全流出道阻塞。

术后需要严格控制血压，收缩压（SBP）保持在 100~120 mmHg。通常静滴尼卡地平控制血压，认为这样能降低正常灌注压被突破的风险 [11]。在巨大 AVM 的积极栓塞时，我们甚至要求更低的目标血压（SBP ＜ 90 mmHg），并且如果计划次日手术，我们可能会让患者保持在全麻状态。这种情况时，我们会在术后即刻、术后 4~6 小时行头颅 CT 检查有无颅内出血。

患者结局

随着脑动静脉畸形患者越来越多的选择血管腔内治疗和长期随访结果的获得，AVM 血管内治疗方面的文献在不断增加。

术前栓塞

一些临床研究已证明 nBCA 术前栓塞是有效的。20 世纪 90 年代，Jafar 等 [34] 和 DeMeritt 等 [35] 观察到，大 AVM 栓塞后再手术切除的并发症率与小 AVM 相近。用 Onyx 进行术前栓塞的相关报道也越来越多。最近 Weber 等 [36] 和 Natarajan 等 [37] 发表文章，他们分别观察到外科手术前先行栓塞可减少畸形血管巢平均体积 84% 和 74%。

放射外科治疗前栓塞

放射外科治疗 AVM 的成功率与畸形血管巢的大小成反比 [38, 39]。畸形血管巢直径＜ 3 cm 的 AVM 2 年时治愈率为 80%~88%[40,41]。这是放射外科治疗前先进行栓塞背后的原因，即缩小畸形血管巢的体积后，放射外科治疗变得更有效。然而，大多数现有数据都来自 20 多年前的资料，其中使用的栓塞剂往往现在已不再使用。

1996 年，Gobin 等 [42] 发表了他们对 125 例患者进行放射外科治疗前栓塞的经验。在主要使用 nBCA 的情况下，11.2% AVM 患者甚至无需放射外科治疗就已被治愈，76% 病变的血管巢缩小至适合放射外科治疗。这类患者中有 65% 后续达到完全闭塞。不久，Henkes 等 [43] 在高级别 AVM 患者中也观察到相近的数据，即血管内治疗 + 放射外科治疗的 AVM 闭塞率为 67%。其他一些小型系列报道的闭塞率为 60%~81%[44, 45]。

但并不是所有的数据都支持放射外科治疗前栓塞，最近一些数据表明，放射外科治疗前栓塞实际上可能是有害的。2007 年，Andrade-Souza 等 [46] 报道仅接受放射外科治疗的患者中 70% 达到完全闭塞，而放射外科治疗前栓塞患者中这一数字仅为 47%。最近，Schwyzer 等 [47] 回顾弗吉尼亚大学的经验后发现，放射外科治疗前栓塞患者的完全闭塞率为 33%，治疗前无栓塞患者则为 61%，不过栓塞组患者病灶较大，Spetzler-Martin 分级也较高。类似的，匹兹堡大学临床医生报道，根据他们的广泛经验，栓塞与完全闭塞率降低相关 [48]。造成该现象的原因之一是栓塞剂会影响放射外科治疗方案及后续放疗的实施。放射外科治疗后再行栓塞是一项可能的解决方案，未来仍需进行临床试验来探讨这些治疗方式的次序。

治愈性栓塞

AVM 血管内栓塞的治愈率一般都较低，但随着 Onyx 使用，这一情况大大改善。血管造影显示治愈率基本上介于 9.7%~22%，数字差异被认为主要取决于供血动脉的数目和 AVM 体积，小于 4 ml 的 AVM 治愈率接近 70%[27, 42, 49–51]。然而，Valavanis 和 Yasargil[52] 在一项 387 例患者的研究中观察到高达 40% 的治愈率。

随着 Onyx 的使用，已报道的达到治愈性栓塞的比例高于以往。2008 年，Katsaridis 等 [53] 报道了 101 例 Onyx 栓塞治疗的患者，治愈率达 28%，近乎完全闭塞率还能增加 18%。随后 Maimon 等 [54]、Abud 等 [55] 在略小样本的研究中报道治愈率分别为 55% 和 94%。2011 年，Saatci 等 [56] 报道了连续 350 例用 Onyx 治疗患者的长期结果，血管内治疗的治愈率达 51%。

目标性及姑息性栓塞

尽管认为 AVM 部分闭塞可能增加出血风险，小部分患者还是可能从中获益的，要么针对出血源，要么通过改善某些 AVM 相关症状。支持姑息性栓塞的资料不多，仅有一些病例报告报道其他方法难以治疗时，姑息性栓塞可改善偏瘫和其他局灶性神经功能缺损，这些症状常被认为涉及“盗血”现象或颅内高压[20, 24, 25]。

并发症

我们的医疗中心早在 2004 年的经验表明，脑 AVM 栓塞的永久性神经系统并发症率为 8.6%，死亡率为 0.7%[57]。其他更早的、在 Onyx 使用前进行的研究报道死亡率在 1%~4%，神经系统并发症率在 6%~13%[42, 58–61]。1995 年，Frizzel 和 Fisher[62] 对 1969—1993 年发表的文献进行了系统综述，共包括 1 246 例患者，永久并发症率为 8%，死亡率为 1%。2009 年，Starke 等[63] 报道了 202 例显微外科或放射外科治疗前经 nBCA 栓塞的患者，中重度的术后并发症率为 5%[63]。此后 Onyx 被引入美国，在其被用来获取 FDA 批准的最初研究中，确定 Onyx 在严重不良事件方面与 nBCA 相当[64]。我们也重新审视了他们的数据，纳入了用 Onyx 治疗的患者，同样发现与 nBCA 治疗患者间的并发症率无显著差异[65]。其他研究 Onyx 栓塞 AVM 并发症的团队报道永久性并发症率为 4%~7%，死亡率为 0~1.4%[55, 66]。

结论

要想做出明智的决定，并能就后续治疗方案给出好的建议，很重要的一点就是，医生要对每种治疗策略的风险和收益有一个基本认识，并将之与 AVM 本身自然史相权衡。尽管不同医疗中心对于治疗个体 AVM 的最佳方案可能存在不同意见，但一个普遍共识就是要尽可能地达到完全闭塞。为此可能需要采用多学科的方法，或者也可能通过一种方法即可实现。对于脑动静脉畸形的血管内治疗而言，治愈性治疗可以接受的并发症如果出现在外科手术前或放射外科治疗前的栓塞中是不可接受的。类似的，对于Ⅳ级或Ⅴ级 AVM 来说可以容忍的并发症在Ⅰ级 AVM 中则不能。一个 AVM 能被栓塞并不意味着它应该被栓塞，这对Ⅰ级和Ⅱ级 AVM 而言尤为如此，这类 AVM 外科手术的风险很低[67, 68]。因此对于这些低级别 AVM，如果栓塞的风险不能比外科手术更低，就应该避免做介入栓塞治疗。当然，每个 AVM 都应该具体情况具体分析，因此不应仅仅根据 AVM 分级或其他危险因素就对是否合适行介入治疗做一个简单概括。偶尔可能有一些低级别 AVM，由于供血动脉数量异常多或者其他原因，外科医生反而认为其手术切除风险高于往常。在这种特定情况下，栓塞可以有效减少手术并发症的发生率。

最后，要想给出 AVM 的最佳治疗方案，医疗中心应该有能进行开颅脑血管外科、介入和放射外科治疗的设备与医生。介入领域的技术发展仍在继续，这使得介入治疗的安全性和有效性将不断提高，这会导致越来越多治愈性介入治疗的出现，同时也将更好地配合后续外科手术或放射外科治疗。

参·考·文·献

[1] Berman MF, Sciacca RR, Pile-Spellman J, et al. The epidemiology of brain arteriovenous malformations. Neurosurgery 2000;47:389–396, discussion 397
[2] Itoyama Y, Uemura S, Ushio Y, et al. Natural course of unoperated intracranial arteriovenous malformations: study of 50 cases. J Neurosurg 1989;71:805–809
[3] Al-Shahi R, Warlow CP. Quality of evidence for management of arteriovenous malformations of the brain. Lancet 2002;360:1022–1023, author reply 1023
[4] Crawford PM, West CR, Chadwick DW, Shaw MD. Arteriovenous malformations of the brain: natural history in unoperated patients. J Neurol Neurosurg Psychiatry 1986;49:1–10
[5] Mast H, Young WL, Koennecke HC, et al. Risk of spontaneous haemorrhage after diagnosis of cerebral arteriovenous malformation. Lancet 1997;350:1065–1068
[6] Graf CJ, Perret GE, Torner JC. Bleeding from cerebral arteriovenous malformations as part of their natural history. J Neurosurg 1983;58:331–337
[7] Jane JA, Kassell NF, Torner JC, Winn HR. The natural history of aneurysms and arteriovenous malformations. J Neurosurg 1985;62:321–323
[8] Ondra SL, Troupp H, George ED, Schwab K. The natural history of symptomatic arteriovenous malformations of the brain: a 24-year follow-up assessment. J Neurosurg 1990;73:387–391
[9] Brown RD Jr, Wiebers DO, Torner JC, O'Fallon WM. Frequency of intracranial hemorrhage as a presenting symptom and subtype analysis: a population-based study of intracranial vascular malformations in Olmsted Country, Minnesota. J Neurosurg 1996;85:29–32
[10] Stapf C, Mast H, Sciacca RR, et al. New York Islands AVM Study Collaborators. The New York Islands AVM Study: design, study progress, and initial results. Stroke 2003;34:e29–e33
[11] Spetzler RF, Wilson CB, Weinstein P, Mehdorn M, Townsend J, Telles D. Normal perfusion pressure breakthrough theory. Clin Neurosurg 1978;25:651–672
[12] Brown RD Jr, Wiebers DO, Forbes GS. Unruptured intracranial aneurysms and arteriovenous malformations: frequency of intracranial hemorrhage and relationship of lesions. J Neurosurg 1990;73:859–863
[13] Kim EJ, Halim AX, Dowd CF, et al. The relationship of coexisting extranidal aneurysms to intracranial hemorrhage in patients harboring brain arteriovenous malformations. Neurosurgery

2004;54:1349–1357, discussion 1357–1358

[14] Lasjaunias P, Piske R, Terbrugge K, Willinsky R. Cerebral arteriovenous malformations (C. AVM) and associated arterial aneurysms (AA). Analysis of 101 C. AVM cases, with 37 AA in 23 patients. Acta Neurochir (Wien) 1988;91:29–36

[15] Marks MP, Lane B, Steinberg GK, Chang PJ. Hemorrhage in intracerebral arteriovenous malformations: angiographic determinants. Radiology 1990;176:807–813

[16] Redekop G, TerBrugge K, Montanera W, Willinsky R. Arterial aneurysms associated with cerebral arteriovenous malformations: classification, incidence, and risk of hemorrhage. J Neurosurg 1998;89:539–546

[17] Batjer HH, Devous MD Sr, Seibert GB, et al. Intracranial arteriovenous malformation: relationships between clinical and radiographic factors and ipsilateral steal severity. Neurosurgery 1988;23:322–328

[18] Marks MP, Lane B, Steinberg G, Chang P. Vascular characteristics of intracerebral arteriovenous malformations in patients with clinical steal. AJNR Am J Neuroradiol 1991;12:489–496

[19] Han PP, Ponce FA, Spetzler RF. Intention-to-treat analysis of Spetzler-Martin grades IV and V arteriovenous malformations: natural history and treatment paradigm. J Neurosurg 2003;98:3–7

[20] Fox AJ, Girvin JP, Viñuela F, Drake CG. Rolandic arteriovenous malformations: improvement in limb function by IBC embolization. AJNR Am J Neuroradiol 1985;6:575–582

[21] Kusske JA, Kelly WA. Embolization and reduction of the "steal" syndrome in cerebral arteriovenous malformations. J Neurosurg 1974;40:313–321

[22] Luessenhop AJ, Mujica PH. Embolization of segments of the circle of Willis and adjacent branches for management of certain inoperable cerebral arteriovenous malformations. J Neurosurg 1981;54:573–582

[23] Mast H, Mohr JP, Osipov A, et al. 'Steal' is an unestablished mechanism for the clinical presentation of cerebral arteriovenous malformations. Stroke 1995;26:1215–1220

[24] Rosenkranz M, Regelsberger J, Zeumer H, Grzyska U. Management of cerebral arteriovenous malformations associated with symptomatic congestive intracranial hypertension. Eur Neurol 2008;59:62–66

[25] Simon SD, Yao TL, Rosenbaum BP, Reig A, Mericle RA. Resolution of trigeminal neuralgia after palliative embolization of a cerebellopontine angle arteriovenous malformation. Cent Eur Neurosurg 2009;70:161–163

[26] Miyamoto S, Hashimoto N, Nagata I, et al. Posttreatment sequelae of palliatively treated cerebral arteriovenous malformations. Neurosurgery 2000;46:589–594, discussion 594–595

[27] Wikholm G, Lundqvist C, Svendsen P. The Göteborg cohort of embolized cerebral arteriovenous malformations: a 6-year follow-up. Neurosurgery 2001;49:799–805, discussion 805–806

[28] Luessenhop AJ, Spence WT. Artificial embolization of cerebral arteries. Report of use in a case of arteriovenous malformation. JAMA 1960;172:1153–1155

[29] Luessenhop AJ, Presper JH. Surgical embolization of cerebral arteriovenous malformations through internal carotid and vertebral arteries. Longterm results. J Neurosurg 1975;42:443–451

[30] Spetzler RF, Martin NA, Carter LP, Flom RA, Raudzens PA, Wilkinson E. Surgical management of large AVM's by staged embolization and operative excision. J Neurosurg 1987;67:17–28

[31] Brothers MF, Kaufmann JC, Fox AJ, Deveikis JP. n-Butyl 2-cyanoacrylate—substitute for IBCA in interventional neuroradiology: histopathologic and polymerization time studies. AJNR Am J Neuroradiol 1989;10:777–786

[32] Spiegel SM, Viñuela F, Goldwasser JM, Fox AJ, Pelz DM. Adjusting the polymerization time of isobutyl-2 cyanoacrylate. AJNR Am J Neuroradiol 1986;7:109–112

[33] Murayama Y, Viñuela F, Ulhoa A, et al. Nonadhesive liquid embolic agent for cerebral arteriovenous malformations: preliminary histopathological studies in swine rete mirabile. Neurosurgery 1998;43:1164–1175

[34] Jafar JJ, Davis AJ, Berenstein A, Choi IS, Kupersmith MJ. The effect of embolization with N-butyl cyanoacrylate prior to surgical resection of cerebral arteriovenous malformations. J Neurosurg 1993;78:60–69

[35] DeMeritt JS, Pile-Spellman J, Mast H, et al. Outcome analysis of preoperative embolization with N-butyl cyanoacrylate in cerebral arteriovenous malformations. AJNR Am J Neuroradiol 1995;16:1801–1807

[36] Weber W, Kis B, Siekmann R, Jans P, Laumer R, Kühne D. Preoperative embolization of intracranial arteriovenous malformations with Onyx. Neurosurgery 2007;61:244–252, discussion 252–254

[37] Natarajan SK, Ghodke B, Britz GW, Born DE, Sekhar LN. Multimodality treatment of brain arteriovenous malformations with microsurgery after embolization with onyx: single-center experience and technical nuances. Neurosurgery 2008;62:1213–1225, discussion 1225–1226

[38] Kwon Y, Jeon SR, Kim JH, et al. Analysis of the causes of treatment failure in gamma knife radiosurgery for intracranial arteriovenous malformations. J Neurosurg 2000;93(Suppl 3):104–106

[39] Starke RM, Komotar RJ, Hwang BY, et al. A comprehensive review of radiosurgery for cerebral arteriovenous malformations: outcomes, predictive factors, and grading scales. Stereotact Funct Neurosurg 2008;86:191–199

[40] Lunsford LD, Kondziolka D, Flickinger JC, et al. Stereotactic radiosurgery for arteriovenous malformations of the brain. J Neurosurg 1991;75:512–524

[41] Steiner L, Lindquist C, Adler JR, Torner JC, Alves W, Steiner M. Clinical outcome of radiosurgery for cerebral arteriovenous malformations. J Neurosurg 1992;77:1–8

[42] Gobin YP, Laurent A, Merienne L, et al. Treatment of brain arteriovenous malformations by embolization and radiosurgery. J Neurosurg 1996;85:19–28

[43] Henkes H, Nahser HC, Berg-Dammer E, Weber W, Lange S, Kühne D. Endovascular therapy of brain AVMs prior to radiosurgery. Neurol Res 1998;20:479–492

[44] Back AG, Vollmer D, Zeck O, Shkedy C, Shedden PM. Retrospective analysis of unstaged and staged Gamma Knife surgery with and without preceding embolization for the treatment of arteriovenous malformations. J Neurosurg 2008;109(Suppl):57–64

[45] Blackburn SL, Ashley WW Jr, Rich KM, et al. Combined endovascular embolization and stereotactic radiosurgery in the treatment of large arteriovenous malformations. J Neurosurg 2011;114:1758–1767

[46] Andrade-Souza YM, Ramani M, Scora D, Tsao MN, terBrugge K, Schwartz ML. Embolization before radiosurgery reduces the obliteration rate of arteriovenous malformations. Neurosurgery 2007;60:443–451, discussion 451–452

[47] Schwyzer L, Yen CP, Evans A, Zavoian S, Steiner L. Long-term results of gamma knife surgery for partially embolized arteriovenous malformations. Neurosurgery 2012;71:1139–1147, discussion 1147–1148

[48] Kano H, Kondziolka D, Flickinger JC, et al. Stereotactic radiosurgery for arteriovenous malformations after embolization: a case-control study. J Neurosurg 2012;117:265–275

[49] Fournier D, TerBrugge KG, Willinsky R, Lasjaunias P, Montanera W. Endovascular treatment of intracerebral arteriovenous malformations: experience in 49 cases. J Neurosurg 1991;75:228–233

[50] Vinuela F, Duckwiler G, Guglielmi G. Contribution of interventional neuroradiology in the therapeutic management of brain arteriovenous malformations. J Stroke Cerebrovasc Dis 1997;6:268–271

[51] Yu SC, Chan MS, Lam JM, Tam PH, Poon WS. Complete obliteration of intracranial arteriovenous malformation with endovascular cyanoacrylate embolization: initial success and rate of permanent cure. AJNR Am J Neuroradiol 2004;25:1139–1143

[52] Valavanis A, Yaşargil MG. The endovascular treatment of brain arteriovenous malformations. Adv Tech Stand Neurosurg 1998;24:131–214
[53] Katsaridis V, Papagiannaki C, Aimar E. Curative embolization of cerebral arteriovenous malformations (AVMs) with Onyx in 101 patients. Neuroradiology 2008;50:589–597
[54] Maimon S, Strauss I, Frolov V, Margalit N, Ram Z. Brain arteriovenous malformation treatment using a combination of Onyx and a new detachable tip microcatheter, SONIC: short-term results. AJNR Am J Neuroradiol 2010;31:947–954
[55] Abud DG, Riva R, Nakiri GS, Padovani F, Khawaldeh M, Mounayer C. Treatment of brain arteriovenous malformations by double arterial catheterization with simultaneous injection of Onyx: retrospective series of 17 patients. AJNR Am J Neuroradiol 2011;32:152–158
[56] Saatci I, Geyik S, Yavuz K, Cekirge HS. Endovascular treatment of brain arteriovenous malformations with prolonged intranidal Onyx injection technique: long-term results in 350 consecutive patients with completed endovascular treatment course. J Neurosurg 2011;115:78–88
[57] Kim LJ, Albuquerque FC, Spetzler RF, McDougall CG. Postembolization neurological deficits in cerebral arteriovenous malformations: stratification by arteriovenous malformation grade. Neurosurgery 2006;59:53–59, discussion 53–59
[58] Debrun GM, Aletich V, Ausman JI, Charbel F, Dujovny M. Embolization of the nidus of brain arteriovenous malformations with n-butyl cyanoacrylate. Neurosurgery 1997;40:112–120, discussion 120–121
[59] Hartmann A, Pile-Spellman J, Stapf C, et al. Risk of endovascular treatment of brain arteriovenous malformations. Stroke 2002; 33:1816–1820
[60] Taylor CL, Dutton K, Rappard G, et al. Complications of preoperative embolization of cerebral arteriovenous malformations. J Neurosurg 2004;100:810–812
[61] Viñuela F, Dion JE, Duckwiler G, et al. Combined endovascular embolization and surgery in the management of cerebral arteriovenous malformations: experience with 101 cases. J Neurosurg 1991; 75:856–864
[62] Frizzel RT, Fisher WS III. Cure, morbidity, and mortality associated with embolization of brain arteriovenous malformations: a review of 1246 patients in 32 series over a 35-year period. Neurosurgery 1995;37:1031–1039, discussion 1039–1040
[63] Starke RM, Komotar RJ, Otten ML, et al. Adjuvant embolization with Nbutyl cyanoacrylate in the treatment of cerebral arteriovenous malformations: outcomes, complications, and predictors of neurologic deficits. Stroke 2009;40:2783–2790
[64] Loh Y, Duckwiler GR. Onyx Trial Investigators. A prospective, multicenter, randomized trial of the Onyx liquid embolic system and N-butyl cyanoacrylate embolization of cerebral arteriovenous malformations. Clinical article. J Neurosurg 2010;113:733–741
[65] Jahan R, Murayama Y, Gobin YP, Duckwiler GR, Vinters HV, Viñuela F. Embolization of arteriovenous malformations with Onyx: clinicopathological experience in 23 patients. Neurosurgery 2001;48:984–995, discussion 995–997
[66] Crowley RW, Ducruet AF, Kalani MYS, Kim LJ, Albuquerque FC, McDougall CG. Neurological Morbidity and Mortality Associated with the Endovascular Treatment of Cerebral Arteriovenous Malformations Before and During the Onyx Era. Accepted for publication in J Neurosurg.
[67] Hamilton MG, Spetzler RF. The prospective application of a grading system for arteriovenous malformations. Neurosurgery 1994;34:2–6, discussion 6–7
[68] Heros RC, Korosue K, Diebold PM. Surgical excision of cerebral arteriovenous malformations: late results. Neurosurgery 1990;26:570–577, discussion 577–578

第70章

幕上动静脉畸形

Aki Laakso, Martin Lehecka, Ahmed Elsharkawy, and Juha Hernesniemi

10例脑动静脉畸形（AVM）患者中有9例都是位于幕上的。这最可能是因为幕上和幕下颅内之间体积的差异，而不是在幕上更容易形成血管畸形。而幕上动静脉畸形的一些临床特征，有别于幕下动静脉畸形，幕上脑动静脉畸形作为动静脉畸形的一个子类，有着不同的自然史、症状及更适合的治疗策略。本章论述了幕上脑动静脉畸形及其治疗的临床特点和资深术者根除这些病变的显微技术。虽然有一些幕上脑动静脉畸形最好的治疗方案为非手术方法，即介入治疗和放射治疗，或保守治疗，但是当能够安全合理地进行手术时，显微手术切除仍是最快、最有效地根除这些病变的治疗方式。

解剖

动静脉畸形是一种动脉血不通过毛细血管床而直接流入引流静脉的病变。病灶的特点就是供血动脉和引流静脉之间的血管纠结成团。由此产生的高血流量和直接传输动脉压导致静脉结构病理性扩张和血管的增生，以及对颅内血流动力学造成干扰。动静脉畸形的大小和复杂性各不相同，从简单的管状连接到大量的多室病变甚至病变涉及整个大脑半球。动静脉畸形的病灶可能是紧凑型或弥漫性的。大或弥漫性病灶的动静脉畸形可能在其范围内含有功能性的脑组织。更为典型的是，在病变周围有一圈胶质细胞增生的组织，手术时应该沿着该病灶周围进行清扫切除。

幕上脑动静脉畸形位于小脑幕以上的脑半球。除脑动静脉畸形（额叶、颞叶、顶叶、枕叶、岛叶和边缘叶）外，幕上脑动静脉畸形也包括深部病变（基底节、丘脑和脑室内；表70.1）。由于两组有着不同的自然史以及周围神经结构影响手术可及性，因此往往需要不同的治疗策略。浅表和深部动静脉畸形的血管解剖学也经常不同，这增加了选择治疗方式的复杂性。

虽然全面讲述幕上血管的解剖结构超出了本章的范围，与脑动静脉畸形血管化治疗相关的某些原理可以在此讲述。首先，动静脉畸形可能只有单室，只有一个供血动脉，也可能是多室和接收几个动脉供血[1]。对于较大的动静脉畸形，甚至对于位于分水岭区稍小的动静脉畸形，同时从两个或两个以上的大动脉接受供血，如颈外动脉（ECA）、颈内动脉（ICA）、大脑前动脉（ACA）、大脑中动脉（MCA）、大脑后动脉（PCA）、脉络膜前动脉（AChA）和脉络膜后动脉（PCA），这都是不寻常的（表70.1）[2]。同样，静脉引流可能涉及单个或多个静脉。为了治疗的和预测自然史，脑动静脉畸形的静脉解剖学最重要的是区别浅、深引流静脉。浅表静脉引流可能涉及浅中层脑静脉、吻合静脉（或舌下静脉）、吻合口下静脉（或Labbé静脉）、浅静脉窦（海绵窦、蝶顶窦，大脑浅静脉的伴行的翼丛；在吻合静脉区域的上矢状窦和下吻合静脉区域中的横窦）。深部引流静脉起源于皮质向下汇入深静脉系统。这些静脉包括大脑内静脉，基底静脉（或Rosenthal静脉）和大脑大静脉（或Galen静脉），最终汇入直窦的窦汇[3]。动静脉畸形可能有多个引流静脉与浅表和深静脉系统（表70.1）。

决定动静脉畸形显微外科根除手术的安全性和可行性的最重要的解剖因素是畸形团的大小，与功能区的位置关系，是否存在深部引流静脉或供血动脉以及病灶的扩散程度。体型较大的、位于功能区的、弥漫性并且有深部供血动脉或引流静脉的脑动静脉畸形的发病率和死亡率最高[4-7]。

表 70.1 565 例幕上动静脉畸形的特点

患者特点	数值或患者占比
入院年龄（岁）（范围）	32.6（1.5~80.2）
性别	
男	58%
女	42%
出血症状	67%
癫痫入院	35%
病灶定位	
浅表	
额叶	23%
顶叶	17%
颞叶	13%
中央前区	12%
枕叶	10%
外侧裂	6%
整个半球	<1%
深部	
基底神经节	7%
胼胝体旁	6%
脑室	2%
颞叶中部	2%
三角区	1%
大小	
小（<3 cm）	36%
中（3~6 cm）	58%
大（>6 cm）	6%
供血动脉	
ICA	3%
ECA	9%
ACA	43%
MCA	65%
PCA	34%
AChA	8%
PChA	4%
动脉穿支受累	24%
引流静脉	
皮质支	64%
深支	19%
皮质支和深支	17%
Spetzler-Martin 分级	
Ⅰ	12%
Ⅱ	31%
Ⅲ	32%
Ⅳ	21%
Ⅴ	4%

注：来源于赫尔辛基 AVM 数据库。

病理生理学

几乎所有脑动静脉畸形的病理特征都是由于瘘管流过缺乏阻流毛细血管床的病灶所引起的血流动力学紊乱所引起的。通过动静脉畸形的血流量可能从低到高（超过 500 ml/min）各有不同。动静脉畸形通常表现为供血动脉（通常 45%~60% 的平均动脉压，相比之下正常脑膜动脉为 90%）压力降低（但流量增加），而引流静脉压力升高（升高到 40 mmHg 的压力）。静脉高压可能导致颅内静脉流出的异常。这些特征通常在大的高血流量动静脉畸形最明显。另一方面，小的动静脉畸形的高供血动脉压力也与小动静脉畸形患者频繁出现出血症状有关 [8]，但动静脉畸形的大小和出血的真正风险之间的关联可能比这更复杂（见下文）。然而，小的动静脉由于有更高的供血动脉压力，其供血动脉压力由于瘘分流更迅速地减小，因此比大的动静脉畸形更容易发生颅内血肿，而其供血动脉压力也由于瘘分流更迅速地减小 [8]。

长期以来一直认为，通过 AVM 的高血流量可能损害脑血管自动调节功能，导致周围脑区由于“盗血”现象而出现低灌注。许多的研究中发现 AVM 周围的脑组织存在相对低灌注区，同时一些研究也报道了在 AVM 被根除后周围脑组织血流恢复正常 [9]。尽管对这一现象的有效性存在争议，并且渐进性的神经功能缺损在没有任何出血迹象的 AVM 出血患者也可以持续观察到，但区域低灌注仍然是一种可能的解释 [10]。

另一个争论集中在正常灌注压突破理论，即在高流量 AVM 根除后出现的脑水肿和充血，是否是自动调节受损的原因 [11]。根据这一理论，自动调节功能受损后将不能调节由于动静脉瘘闭塞导致先前低灌注区突然增加的血流量。这一理论仍存在一定争议，因为它并不是一个普遍的现象，很难得以证实，而且微小 AVM 残余（而非血流动力学紊乱）至少也和一些术后出血有关。此外，有证据证明在 AVM 根除术后脑血流自动调节功能能够恢复正常。有时也可以看到“阻塞性充血”的理论已经替代正常灌注压突破理论来解释术后水肿 [12]。这个理论假设的是 AVM 的附近静脉流出道梗阻，而 AVM 的供血动脉则由于充血和动脉血流停滞引起低灌注和缺血。

胚胎学

传统观念认为动静脉畸形是在胚胎和胎儿脑血管发育过程中出现的。虽然对于 AVM 的发展起源并无疑问，但许多学者最近指出，至少从它们的成熟、发育完全的表型来看可能是出生后形成的[9, 13–15]。静脉畸形，如 Galen 静脉血管瘤，在新生儿经常出现，但在这个年龄组的 AVM 的报道很少[9]。某些血管构筑学特征，如动静脉畸形通过海绵窦外侧静脉引流，一定是出生后发展的，因为外侧静脉海绵窦只有在出生后才形成连接。另一方面，部分脑 AVM 供血动脉强烈提示胚胎起源[13]。而许多 AVM 表现出的血管增生的活跃和炎症过程的特点，提示了 AVM 不一定是先天性病变[14]。

一种假说认为胚胎静脉异常使个体形成通过静脉狭窄或闭塞的血管畸形，导致静脉高压和随后的组织缺氧，最终形成新生的血管[9]。高流量的血流通过瘘管分流也可能导致血管壁的剪应力增加，通过机械应力和炎性改变促进 AVM 的生长[14, 15]。

由 Kim 和他的同事[14]提出的“损伤反应假说”是有携带危险因素的 AVM 个体，如小的静脉发育异常或有遗传倾向的异常的血管增生，这种情况下的血管生成反应，是对于一种温和的损伤如微小的创伤、感染或炎症反应的早期所做出的反应。

流行病学

虽然脑动静脉畸形的确切发病机制仍不清楚，但可知它们更可能是先天发育而来而不是获得性的病变。动静脉畸形可以在任何年龄发病，但最常见的是在 20~40 岁出现。只有极少数的家族发生的情况报道，除非在某些遗传综合征的背景下，如遗传性出血性毛细血管扩张症，AVM 一般来说并不是遗传性病变[14, 16]。AVM 既有自然萎缩消失的，也有在造影显示完全闭塞后复发的。

有症状的脑动静脉畸形是罕见的。目前在以不同的人口为基础的研究中每年新发现的脑动静脉畸形的发病率约为（0.89~1.34）/100 000[17]。由于病例较少，脑动静脉畸形的患病率更是难以估计。苏格兰一项以社区为基础的研究报告显示，每 100 000 人中有 18 人患病，也就是说，不到 0.02%[18]。相比之下，一项德国的研究，包括超过大约 2 500 个健康年轻男性，通过脑磁共振成像（MRI）筛选，偶然发现的脑动静脉畸形的发病率为 0.2%[19]。考虑到颅内动脉瘤的患病率在 3% 左右，大约是在大的脑血管神经外科中心看见的 AVM 患者的 10~15 倍，我们的日常经验与德国的研究估算相符[20]。

虽然 AVM 可能终身无症状，但是我们认为有症状的脑动静脉畸形则不是良性病变。在我们最近以较大基数人口为基础的案例统计中，未经治疗的有症状的 AVM 患者在近 20 年的中位随访期内表现出的总体年死亡率为 3.4%[21]。AVM 相关的死亡率在同一组中为 1.6%，意味着几乎 50% 的死亡率是由动静脉畸形引起的。在这些患者中，30 年后的累计额外死亡率（与年龄、性别、历史时期相匹配的一般人群比较）是一般人群的 2 倍。相反，在 AVM 完全闭塞的患者中，在同样的时间内，累积死亡率仅为 15%。因此，未经治疗的有症状的脑动静脉畸形患者长期预后似乎相对较差。

自然史

由于脑出血是 AVM 最严重的表现，大多数对自然史的研究都集中在确定 AVM 破裂的危险因素。建立破裂概率和相关风险因素数据，需要在大样本的未经治疗的动静脉畸形患者中进行长期的随访研究，对未经治疗的患者选择偏倚越小越好。在大多数发表的同类分析研究中，AVM 平均年破裂率是 2%~4%，但其概率高度取决于各种危险因素。未经治疗的动静脉畸形破裂的风险，随年龄增长并非一成不变。许多有足够长的平均随访时间的研究表明，出血率在确诊后第一年最高[17]。一个假设的解释是在那段时间内 AVM 的血流动力学失稳而出现的症状[22]。

动静脉畸形破裂出血史是随访期间预测再次破裂的一个非常重要的因素[17]。幕上脑动静脉畸形与幕下脑动静脉畸形相比，似乎更不容易破裂。位置深在，有时伴随深静脉引流，会增加继发出血的风险[17]。AVM 的大小是一个特别有趣和复杂的因素。小型 AVM 的大小通常与出血有关，但没有任何多变量模型来评估随访期间出血相对风险的研究把小的 AVM 的大小作为预测出血的因素，相比之下，大型 AVM 的大小已经在几个队列研究中作为继发破裂的危险因素[17]。

临床表现

虽然大多数动静脉畸形的确诊是由于出血，但是随着可用的非侵入性影像学方法越来越多，让外科医生能更容易确诊未破裂的甚至偶然发现的动静脉畸形。除此之外，出血性卒中仍然是最常见的症状表现形式，45%~72%（平均 52%）的大的 AVM 患者伴随出血症状[17]。一部分出血可能来源于 AVM 含无法承受动脉化静脉的内压的脆弱血管性形成的病灶。另一个 AVM 相关的出血性卒中的亚型则是由供血动脉血流形成的动脉瘤破裂所造成的蛛网膜下腔出血。

由 AVM 引起的出血性脑卒中占所有卒中的 2%~4%，其中年轻人占 1/3[23]。由 AVM 造成的脑出血通常没有破裂的颅内动脉瘤导致的蛛网膜下腔出血和自发性高血压性颅内出血那么严重。尽管如此，AVM 破裂造成的脑出血往往伴有典型的神经功能障碍。AVM 出血引起的死亡率和永久致残率的变化取决于发生的部位，但分别都在 5%~25% 和 10%~40% 的范围内 [17]。

几个与出血性症状相关的因素已有报道。根据多变量分析独立危险因素的结果，包括小型 AVM 的大小，是否有深静脉引流，是否位于深部的无边界区域（流域）和是否位于幕下的位置，伴有动脉瘤、高血压、引流静脉较少，静脉扩张，高供血动脉压，这些都是危险因素 [17]。然而，虽然一些特点如畸形团较小，的确更常见于伴有出血的动静脉畸形患者，出血相关因素不一定与将来 AVM 破裂的独立危险因素相同。研究发现，小型 AVM 的大小与出血表现相关，而大型 AVM 的大小可能增加随访期间的出血风险。这是可以用小动静脉畸形不容易诊断，除非他们出血，而大型动静脉畸形可引起各种症状，时常在破裂前就得到诊断来解释。同时，有显著比例的部分小型未破裂的 AVM 患者可能在余生中保持无症状且未确诊的状态。

动静脉畸形临床表现第二常见的类型是症状性癫痫，18%~35%（平均 26 %）的未确诊的动静脉畸形患者因为癫痫确诊 [17]。然而，只有不到 1% 的第一次无预兆的癫痫发作是由脑动静脉畸形引起的 [24]。脑动静脉畸形引起的症状性癫痫的病理生理机制尚不完全清楚，但可能的机制包括缺血、神经胶质增生和病灶周围含铁血黄素沉积引起的皮质刺激。由皮质支供血的额叶和颞叶的大型 AVM 是最有可能导致癫痫发作的 [25, 26]。不太常见的症状是慢性头痛，出现在 6%~14% 的患者身上，由于血流动力学的干扰造成的局灶性神经功能缺损（临时的、固定的或渐进的）或脑实质的改变占 3%~10% 的比例。偶然发现动静脉畸形的患者比例不断增加，占 10%。

围手术期评价

如上所述，幕上脑动静脉畸形可表现为：①出血；②未破裂但伴随其他症状（癫痫、局灶性神经功能障碍、严重的头痛）；③无症状，偶然发现的病变。治疗的适应证取决于：①临床表现的类型；②影响切除病变预期风险的解剖特征；③患者的年龄和一般情况。如果可能的话破裂的动静脉畸形应考虑治疗，因为既往的出血是继发的畸形破裂、残疾和死亡的重要影响因素。我们一般在急性期切除破裂的 AVM，以防止再次出血和促进康复 [27]。此外，处于急性期的患者诱导新的神经功能缺损的风险低于处于完整神经功能状态下的患者。如果患者和治疗团队能够接受预估的治疗风险，即使畸形没有破裂，我们一般也建议他们接受动静脉畸形的治疗。有症状的 AVM 患者的出血风险是不可忽略的，尤其是那些有着较长预期寿命的年轻患者。治疗病变也可以相应缓解症状 [28]。对于偶然发现的 AVM 患者，决定是否治疗是具有挑战性的，在很大程度上取决于患者的偏好和自然史的数据。如果患者比较年轻，AVM 似乎容易安全根除，我们通常推荐治疗即使是偶然发现的动静脉畸形。

在做出最后的治疗决定之前，需要对几个解剖因素进行评估。MRI 和六血管［双侧 ECA，ICA 和椎动脉（VA）］数字减影血管造影（DSA）是必需的术前检查。MRI 显示 AVM 与周围神经结构的关系，而 DSA 显示血管构筑的细节和流动模式。DSA 图像显示主要供血动脉的位置、走行和分支血管。静脉流出道同样重要。主要引流静脉的位置需要清楚地识别和理解。功能性磁共振成像技术和纤维束成像可能会有助于显示 AVM 附近的功能区和纤维束 [29]。在非常紧急的情况下，例如一个合并严重出血的危重患者，如果 MRI 和 DSA 检查会导致不可接受的延迟治疗的后果，那么计算机断层扫描（CT）和 CT 血管造影（CTA）就足够了。

一些分级量表被提出用来帮助进行 AVM 手术风险评估。最著名的 AVM 分级量表是 Spetzler-Martin 量表，根据 AVM 的大小，功能区的位置，以及深静脉引流的存在与否把 AVM 手术治疗的风险进行分类 [4]。Ⅰ、Ⅱ级 AVM 由经验丰富的术者手术是相对安全的，而Ⅳ级和Ⅴ级的动静脉畸形则是高危病变，通常只有畸形破裂的患者接受手术治疗 [30]。破裂等级Ⅳ和Ⅴ的动静脉畸形病变预后差，如果不接受治疗存在一个高的破裂风险 [31]。Ⅲ级是个比较奇特的等级，包括可治疗的病变（体积小、位于功能区、存在深静脉引流）和很高风险的病变（中等大小、位于功能区）[32]。除了 Spetzler-Martin 分级中包含的特征外，病灶的扩散程度、患者的年龄和无出血症状增加了手术引起的新的神经功能缺损以及死亡的风险 [6]。

外科手术、介入和放射治疗的方法

目前有三种治疗方式可阻断和根除动静脉畸形。无论使用哪一种方法，其最终目标都应该是彻底消除远期 AVM 破裂的风险。在我们看来，脑动静脉畸形最权威的治疗是完整的显微手术切除。用丁－氰基丙烯酸酯（nBCA）或者是最近更常用的乙烯－乙烯醇共聚物（EVOH）（Onyx 胶，ev3，Irvine，CA）对病灶进行血管内栓塞治疗是另一种选择。单独的栓塞治疗很少达到完全闭塞的效果[33-36]。另一方面，术前的栓塞治疗往往是一个有效的辅助手段，尤其是在更大和更复杂的动静脉畸形中（见下文术前栓塞）。第三个选择是放射治疗。放射治疗是最适合体积小的、深层次的动静脉畸形。放射治疗的缺点是在病灶完全闭塞前通常需要 2~3 年，而且闭塞率随着病灶体积的增加而降低[37]。尤其对于复杂的动静脉畸形，经常使用多方式联合治疗。一般的规律是，简单的动静脉畸形（Spetzler-Martin Ⅰ级和Ⅱ级）应使用单一的方式治疗（如果可能的话，最好是手术）；中间级别的（Ⅲ级）应适当使用多方式联合治疗；对于最复杂的情况（第Ⅴ级和第Ⅵ级），必须仔细考虑在治疗中的指征。如果患者的症状、体征和自然史满足要求，运用多方式联合治疗高分级的病变是可行的[38]。

外科手术技术

基本原则

复杂动静脉畸形的显微切除手术仍然是目前显微外科手术中的最困难的工作之一。AVM 手术有两个很重要的点，必须牢记：①目标应该始终是完全去除 AVM，因为部分切除对患者没有好处；②在进行显微外科切除术时，AVM 应该是整块被切除，因为内部减压或零碎的切除会导致病灶大出血。我们不建议分期手术治疗脑动静脉畸形因为在患者等待下一次的手术过程中会增加破裂的风险。此外，前期手术扰乱解剖，使任何后续的外科手术的尝试都比第一次更困难。

每一个 AVM 都是不同的，不仅由于其所处位置不同也因为其血管构筑不同。由于不同的幕上脑动静脉畸形之间的变异性高，我们无法给出外科手术的一般建议。然而，有一定的基本概念是可以使用和遵循的（图 70.1）。治疗策略的最终决定是基于每一个案例的基础上的。我们关于 AVM 的显微手术策略主要有以下几个步骤：①术前栓塞；②最佳手术方式的规划与选择；③开颅与硬膜开放；④正常血管的识别与保存；⑤供血动脉暂时夹闭；⑥ AVM 周围的正常脑内小的深部供血动脉的电凝（“混合电凝”）；⑦保存引流静脉直到最后阶段；⑧对 AVM 完全切除；⑨细致地止血；⑩术中及术后 DSA；⑪临床和放射学的随访[20]。之外，还有一些多年来从我们和其他人身上观察到的小细节。所有这些步骤都将在下文更详细地解释。

术前栓塞

术前栓塞常采用 Onyx 胶，有助于 AVM 手术。虽然完全闭塞是最终目标（但很少能到达），但从手术的角度来看即使部分闭塞也是很有帮助的。一般来说，由于 Onyx 胶的使用，和外源的肿瘤切除手术相似，AVM 手术的术中出血也得以减少。介入治疗在栓塞显微外科技术很难达到的深部供血动脉时是很有用的，但不幸的是，这些血管往往用微导管也很难达到。部分栓塞出血风险增加近 3 倍，只能用于辅助放射治疗或显微外科手术。

术前栓塞的时机是很重要的。通过使用 Onyx 胶作为栓塞剂，很大一部分 AVM 在一个栓塞期间是闭塞的。突然闭塞和血流动力学模式的改变可能会导致 AVM 出血（图 70.2）。栓塞引起的出血通常发生在术后数天，而正是患者在等待手术的时候。为了防止部分 AVM 发生栓塞导致出血，我们主张通常在栓塞当天或栓塞后 1 天进行显微外科切除手术。

尽管有许多优点，但术前栓塞仍然存在一定风险和一些缺点。在没有充分减少供血动脉血流的情况下不慎闭塞引流静脉可能导致大出血，而且动脉栓塞也可能导致缺血性卒中[39-43]。同时，扩张的血管结构，如巢内的动脉瘤，如果充满了栓塞材料，是无法在手术时用双极电凝压缩或缩小体积的。总的来说，不良的术前栓塞是弊大于利，并可能使手术更加困难。

治疗方法的规划与选择

当计划对任何一个幕上脑动静脉畸形做显微外科切除手术时，应该在影像学分析上花大量的时间。如果可能的话，应该寻找特殊的解剖结构和病灶附近的标志，以后可以用于术中划定病变范围。这种结构包括突出的血管结构、脑室、脑神经、每一叶的界限和骨性标志。如果血肿腔存在，它是一个容易识别的边界。而在对病灶进行定位研究时，必须注意附近的功能区。

对幕上脑动静脉畸形手术入路的规划和定位时，有几个因素需要考虑。该入路应该足够大而且能够接触整个病灶。大的供血动脉应容易暴露，以便在术中临时夹闭来减少血管内的血流量。患者的头部要高于

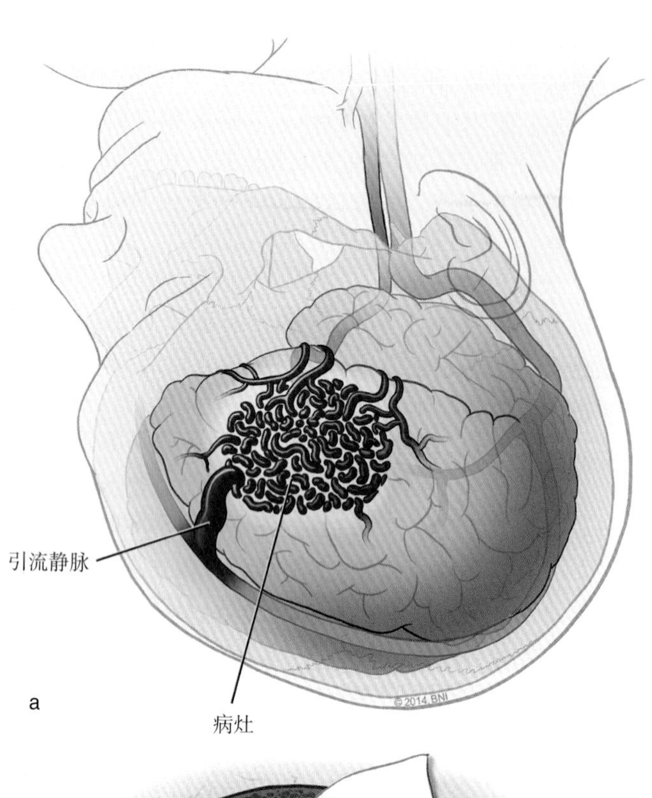

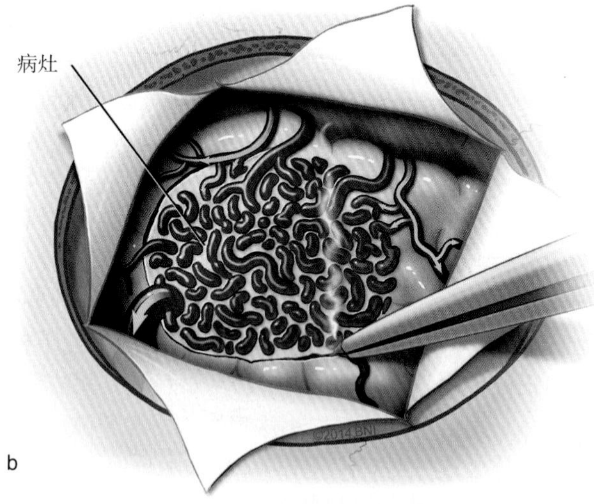

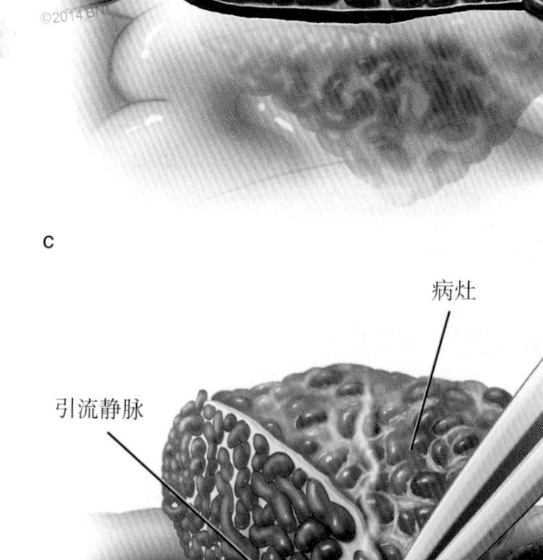

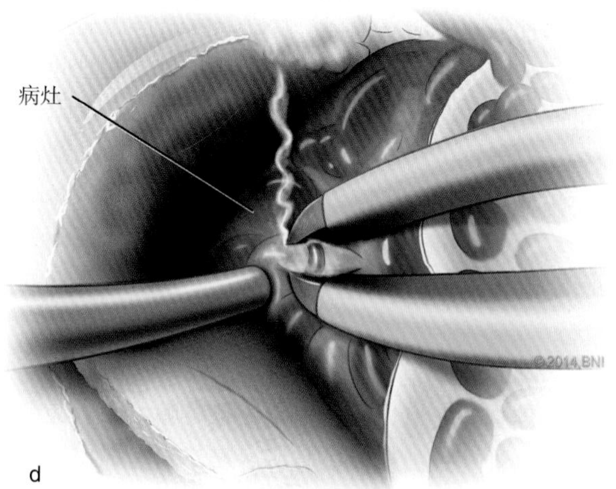

图 70.1　AVM 显微手术暴露和切除的步骤。a. 对脑动静脉畸形的血管构筑仔细检查是在开始这些病变切除术之前的关键；b. 仔细检查病灶，确定流入和流出血管；c. 对 AVM 供血动脉的镂空。这些血管应从畸形团上通过电凝和切割来断开。当外科医师在考察和评价这些血管对 AVM 的贡献时，小的 AVM 夹子可以用来暂时停止血流；d.“混合电凝”是用来从邻近的脑组织切除 AVM；e. 一旦全部切除 AVM 供血动脉，AVM 可以被充分切除，切除引流静脉完成手术（由 Barrow 神经学研究所提供）。

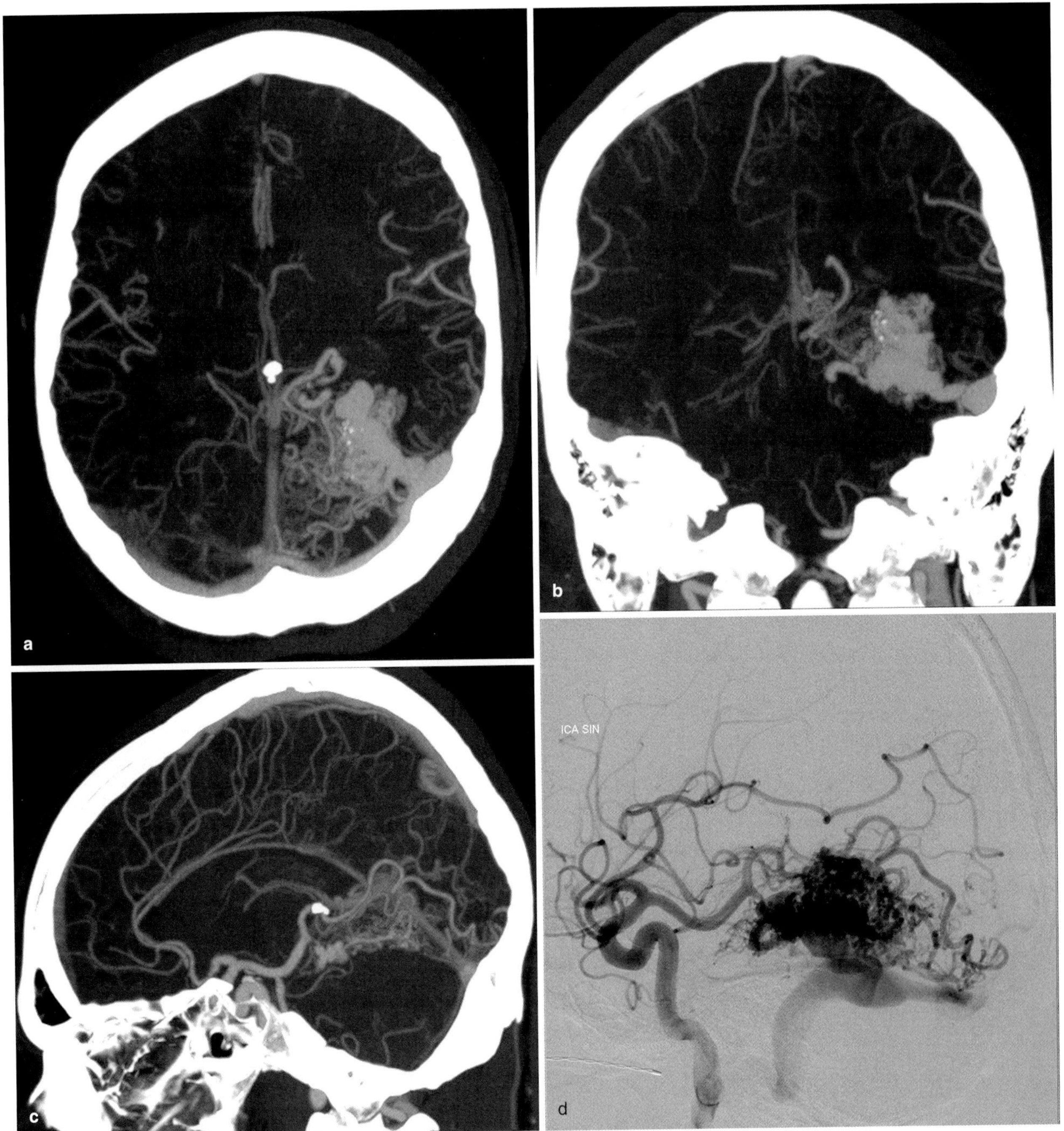

图 70.2　一个左颞枕叶动静脉畸形（AVM）的 22 岁男子，他因体力消耗引起头晕和眩晕就诊。a~d. CT 血管造影（CTA）在轴位（a）、冠状面（b）和矢状面（c）的左颈内动脉（ICA）的血管造影显示了一个多腔隙的病灶，从三条 PCA 和一条 MCA 的分支接受供血。静脉引流至左横窦和小引流静脉引流至上矢状窦（d）。

心脏水平并且在颈部压缩颈静脉来减少静脉血压和静脉渗出。手术的入路必须考虑保护引流静脉直到手术结束。这意味着为了提供主要供血动脉，引流静脉的良好视野，以及到达病灶最安全的路线，每个患者的体位和开颅手术入路都是根据个体情况而决定的。

一般来说，我们进行不同的幕上脑动静脉畸形切除术采用了以下患者体位。额叶 AVM 手术的患者采取仰卧位伴或不伴有头的旋转和伸展。后额叶和顶叶靠近中线的 AVM，包括两侧大脑半球之间 AVM 的患者采取半坐的姿势进行手术。侧顶叶和颞动静脉畸形最容易在公园长椅侧卧位的患者身上操作。位于内侧颞叶以及岛叶的动静脉畸形，手术患者取仰卧位使

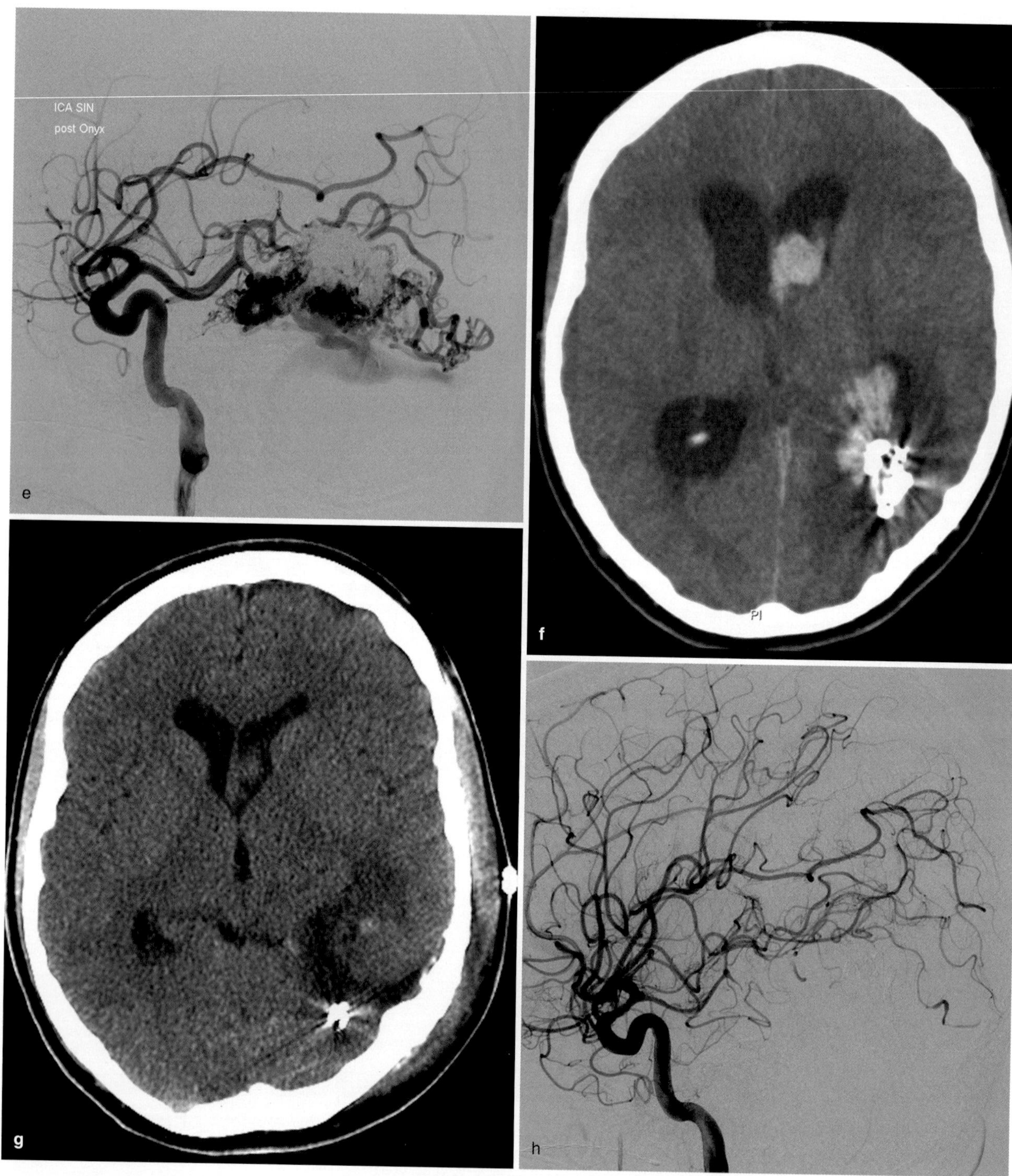

图 70.2 （续）e. 对 AVM 用了 4.8 ml 的 Onyx 胶（EV3，Irvine，CA）进行了时长 60 分钟的栓塞，阻断了病灶外侧室。静脉流出道在栓塞过程结束时似乎并没有受到损害。患者出院状态良好，等待显微外科切除手术；f. 栓塞术 6 天后，患者出现畸形破裂，破裂引起脑和脑室出血。该患者最初有意识但嗜睡。后来他恶化为无意识，他的左瞳孔扩大了。畸形破裂 7 天后通过脑室造瘘术和破裂畸形切除术，出血得到治疗；g. 术后 CT；h. 术后左 ICA 的 DSA 图像，显示在左半球 AVM 完全根除和血流正常化。患者恢复良好，之后 3 个月仅存轻微的认知障碍。

用改良额颞（翼点）的入路。枕叶动静脉畸形手术患者则是采取俯卧位或侧卧位，或现实中很少使用的坐位。最后，对于幕上深部 AVM，则是取决于在每一个案例的基础上，利用自然的解剖平面，采用最短路径和创伤最小的入路。

AVM 的手术在控制患者中度低血压的情况下进

行。一个现代化可移动的手术显微镜是特别重要的。事实上，根据我们的经验，没有一个脑血管畸形手术不用显微镜。熟练使用显微镜的接口来控制，在 AVM 上流畅的移动，可以明显减少操作时间。

开颅术和硬膜切开

AVM 的开颅手术范围应足够大以暴露整个 AVM。然而，在深部 AVM，小孔手术的原则仍然适用。开颅手术中需要牢记的是，有些皮质的脑动静脉畸形可有部分的动脉血供来自 ECA。有时引流静脉在颅骨内走行，并在骨瓣清除过程中意外损坏。这可能会导致灾难性的出血。避免这种情况的一种方法是，先用棉片压迫硬膜上的出血部位，然后将棉片与四周的硬脑膜缝在一起来止血，直到 AVM 切除术结束。

颅骨打开后，应该在显微镜下仔细检查硬脑膜，由于存在很多引流静脉，或者是 AVM 本身可能会牢固地附着于硬脑膜上。粘连在再次手术和严重出血或多次出血及栓塞后的病灶中是很常见的。随着硬脑膜的打开，我们首先尝试定位供血动脉，利用术中吲哚菁绿（ICG）血管造影，在浅表动静脉畸形中，我们可以很清楚地看到供血动脉（图 70.3）。血管内造影剂的动态流动，使外科医师能够区分真正的动脉和动脉化的静脉，而在病灶中在正常光照下两者几乎是相同的颜色。

下一步确定主引流静脉。它们应该保留到 AVM 切除术的最后一步。只有一个引流静脉的动静脉畸形通常更难清除，因为这一个单一的静脉必须不惜一切代价保存直到解剖的最后步骤。唯一的引流静脉过早闭塞可能会导致无法控制术中的脑动静脉畸形破裂和灾难性的结果，特别是大型和中型 AVM。

在单引流静脉受损和 AVM 的快速膨胀的情况下，快速和有针对性地去除病变往往是唯一的选择。偶尔，在一些小的 AVM 手术中，可以在早期阶段故意减少引流静脉，并且可以使用这些引流静脉作为一种帮助了解解剖的方法。

一般的建议是，在操作开始时应该花大量的时间仔细解剖和识别 AVM 附近的所有血管。对于影像的详细研究和 AVM 血管构筑的理解可以帮助安全切除即使是最具有挑战性的病变。

浅动静脉畸形比较容易弄清楚，因为它们可以从皮质直接观察。皮质下脑动静脉畸形的解剖的初始步骤更加困难，因为必须更多地依靠周围结构向真正的病灶边缘进行解剖。在这种情况下，我们要在高倍显微镜下沿着一个主要的皮质供血动脉更仔细向深部解剖，直到确定 AVM 所有的扭曲小血管。

进一步的解剖和交通血管

AVM 和周围的脑组织的分界线颜色通常是黄色或灰色，并有一些胶质瘢痕，特别是以前破裂过的动静脉畸形。病灶周围在栓塞后往往会形成小的梗死灶。为了更清楚地看见血管的结构，用吸引器可以轻松去除这种软的浸渍组织。通常，血肿已将部分病灶从周围的脑组织解剖开来，使 AVM 更容易找到并切除。如果发现过去的出血迹象，而没有任何以前畸形破裂的临床证据的情况下，出血可能被误诊为癫痫发作。

动静脉畸形和大脑的解剖识别对于切除这些病灶是非常有帮助的。有些术者喜欢将 AVM 连同大量的周围脑组织一起切除，因为他们觉得这样更安全，而且这样不用与病灶接触。而我们的方式则是沿着分裂平面（cleavage plane）切割，把病灶从周围的脑组织分离开来。最初这是一个比较繁琐的术式，但其最大的优点是：①适用于不同的血管结构；②只针对 AVM 病灶切除；③对交通血管更好的识别。最后一点对靠近功能区的 AVM 特别重要。用锋利的针、精细的镊子和锋利的剪刀小心将蛛网膜平面打开，然后在周围放上湿润的小棉片，使病灶迅速明显暴露，确定供血动脉以及引流静脉。对病灶边缘的理解一直都是非常重要的，因为意外进入病灶往往伴随着严重出血。Olivecrona 和后来许多人诸如 Drake、Peerless 和 Yasargil 都认为 AVM 切除术应该环绕整个病灶，而同时结扎所有小的供血动脉直到最深的部分。

临时夹闭

AVM 的初步检查是在较低的放大倍数进行，这有助于医生辨识病灶边界。一旦完成，AVM 的实际解剖是在高倍放大下进行的，以便更好地识别和处理供血动脉。首先识别出大的供血动脉。这些通常是术前栓塞和手术时最容易处理的。在解剖的一开始，我们通常临时夹闭这些大的供血动脉。然后，一旦病灶已经圈定并明确这些血管是供血动脉的终末支而不是交通支，就把它们结扎切断。临时夹闭的期间应对这些血管进行监测。临时夹闭通常持续很长一段时间，甚至是长达几个小时，但令人惊讶的是，这对术后只有很少影响甚至没有不利影响。这可能是由于患者长期适应因 AVM 瘘管性质造成的血管盗血现象而形成的侧支循环供血。我们不建议使用永久性的夹子来夹闭小的或大的动静脉。相反，在最初的结扎和分离后，血管两端用双极电凝再次封闭。根据我们的长期经验，有许多小出血点的情况下，夹子的数量增加，经常会有夹子意外脱位，这将导致进一步出血。这种在

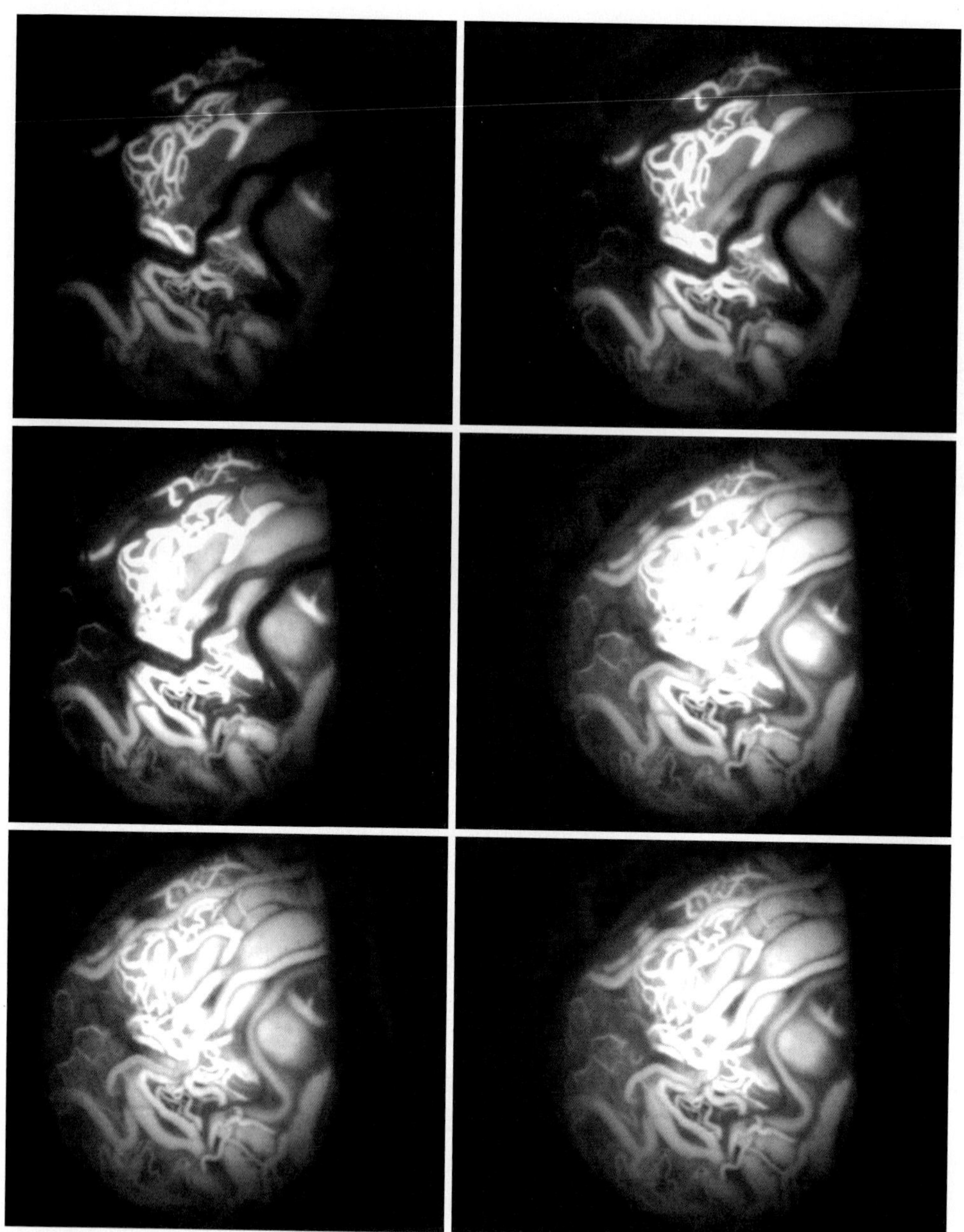

图 70.3 浅表多腔隙的 AVM 吲哚菁绿血管造影图像。图像显示了放大、早期充盈、除供血动脉外的引流静脉。

解剖变化的早期过程中，一个比较大的供血动脉或引流静脉被意外切断的情况下是例外。在这种情况下，我们把一个血管夹夹到病灶旁血管的远端。这个夹子将有助于术中定位，它可以作为一个操纵病灶的手柄。我们也可以将缝合线连接到这个夹子上，它可以提供一些小的张力，在从周围脑组织中切除病灶的过程中被使用到。

小供血动脉的结扎与分离

AVM 的最小的供血动脉总是最难处理的。如前所述，术前栓塞对手术有很大的帮助，它能阻断大部分病灶和大的供血动脉。栓塞对于闭塞小的供血动脉通常没有帮助，因为这些小的供血动脉无法通过血管内的途径接近。对靠近深部的小而壁薄易碎的供血动脉的止血，对于任何一个 AVM 手术来说都是最繁琐的部分。出血是难以控制的，因为这些血管几乎没有可以有效凝血的血管壁。他们经常断裂然后回缩到白质，因为这个原因，必须用双极电凝探查足够深，直到完全止血。没有办法来压迫止血，因为它们血供丰富且数量众多。一旦压迫拿开，它们又开始出血。出血部位难以定位，所以我们强烈推荐在这一步操作是使用较高的放大倍率。

根据我们早期的经验，他把这些供血动脉用特殊的小夹子夹住。在某些情况下，使用了许多夹子后，出血停止了。但在手术区域内夹子的积累成为一个问题，如上所述，在这种情况下夹子经常被意外移位，导致进一步的出血。相反，我们开始使用“混合电凝”技术，这需要找到一点点出血的血管周围的脑组织，把这些脑组织和血管混在一起电凝而不是对单独的血管进行电凝，因此必须要有耐心，慌乱通常只会加重出血。

在更严重的出血情况下，整个团队应立即保持警觉。降低收缩压甚至低于 100 mmHg（对于年轻患者，在短时间内有时低至 70 mmHg），换用直径较大的负压吸引，并确定出血部位。作为一种急救措施，把每个出血部位首先用棉片压住，然后通过对出血部位进行混合电凝，作为永久性的解决方案。总的来说，我们更喜欢在进行下一步处理之前立即处理出血。只有在很罕见的情况下，出血部位填满了止血剂，而需要寻找新的手术地点，稍后再返回处理出血部位。做出这种选择的原因是出血部位充满了棉片。这些棉片阻止继续探触 AVM 的其余部分，并且不小心移开它们将会引起出血。当有几个部位开始出血，应该毫不迟疑地切除畸形团。大型 AVM 切除手术的最后阶段是最困难的。因为术者经过长时间的操作，容易出现精神虚弱，发生一些小的失误，往往导致出血。

引流静脉的切除和动静脉畸形的切除

在切除整个 AVM 之前的最后一步是最后引流静脉切断和电凝。在这个阶段，引流静脉应该已经是深蓝色或蓝色，而不是在手术开始时的红色。如果颜色没有改变，这通常意味着仍有部分 AVM 残留。面对这种情况，在大部分的 AVM 病灶控制良好的情况下，我们在剩余的引流静脉上放置一个临时的夹子。这暂时增加血管内的压力使病灶的其余部分膨胀。除引流静脉颜色的改变外，阻流后的病灶除了填充了栓塞材料的部分应该是柔软可塑的。硬的病灶通常意味着一些供血动脉残留。

在手术的最后阶段，吲哚菁绿造影很有帮助。不同于手术开始时，引流静脉不应填充过早。由于直径相对大的静脉中的造影剂流动缓慢，甚至停滞在原地。引流静脉过早填充会提示畸形残余。

一个复杂的动静脉畸形完全切除手术包括很多操作步骤，我们希望在疲劳之前快速完成手术。唯一的例外是耗时的术中解剖研究阶段。一些有大量供血动脉的大型 AVM 手术可能持续 8 小时，但有经验的术者可以在 2~4 小时内切除普通的 AVM。

最后止血

在畸形团切除后，我们通过双极电凝镊子和小棉片轻轻触摸表面，系统地检查整个术腔。如果发生出血，这通常意味着残留了一小部分 AVM。检查该区域并且电凝所有出血部位，直到没有更多的迹象表明畸形残余。最后，将纤维蛋白胶和止血纱覆盖在术腔表面。严密缝合硬脑膜，把骨瓣放回原位，然后逐层缝合伤口。

术后护理和影像

对于复杂的幕上脑动静脉畸形，我们经常使用术中 DSA。这是为了定位目标和定位填充病灶的其余部分。几乎所有的 AVM 患者在运输到神经外科 ICU 前都要做术后 DSA，即使他们仍在麻醉中。在 ICU 病房中的中小型动静脉畸形患者在术后几小时内便可苏醒。他们如维持在正常的血压，次日即可转入神经外科病房。复杂或大型动静脉畸形的患者，尤其是那些有大量小供血动脉需要在术中使用混合电凝术的患者，通常控制在中度的低动脉压（收缩压 100~120 mmHg）数日。这也可能意味着需要长期的镇静。对于某些非常复杂的动静脉畸形的患者，我们甚至保持了数天的深度低血压和镇静。尽管最初的术后 CT 图像显示良好，但术后长达 1 周后出现大血肿，这在体积较小位置较深的供血动脉的 AVM 患者中已发生多次。在运用混合电凝之后，术后血肿已经不太频繁。除了低血压，预防癫痫发作也是术后常规护理。我们所在的医疗机构对 AVM 患者术后护理的一般准则见框 70.1。

框 70.1　赫尔辛基幕上脑动静脉畸形手术的术后常规做法

小型动静脉畸形
- 在手术室中早苏醒和拔管，正常血压（收缩压 < 160 mmHg）

中型动静脉畸形或术中存在止血问题
- 保持镇静直到完成术后 CT + CTA 或 DSA
- 严格的控制血流动力学（通常收缩压 < 120~130 mmHg）

大型动静脉畸形
- 保持镇静直到完成术后 CT + CTA 或 DSA
- 严格的控制血流动力学（通常收缩压 < 90~100 mmHg）
- 缓慢苏醒和拔管
- 收缩压从一开始的低压以每天 10 mmHg 的速度缓慢上升（至 < 150 mmHg）
- 术后服用降压药 1~2 周
- 液体限制减少脑水肿

患者预后

Spetzler 和 Ponce[38] 最近回顾了 7 个不同 AVM 术

后系列研究的预后，总共包括了接近 1 500 例的患者。所有 Spetzler–Martin Ⅰ～Ⅴ级的动静脉畸形的患者的不良预后的整体风险分别为 4%、10%、18%、31% 和 37%。但是必须认识到 AVM 手术的挑战性和相关的陡峭的学习曲线。这些数字是可以接受的，他们来自有着广泛脑血管外科经验的治疗中心。此外，病变的异质性使得需要根据个体情况进行几对血管构筑的和周围功能结构的理解的风险评估。患者的长期预后也受患者术前病情的影响，与一个神经功能无障碍并偶然发现 AVM 的患者相比，有危及生命的出血和原有的偏瘫患者的手术存在额外的风险。

结论

幕上脑动静脉畸形是发育性的病变，患者易发生出血、癫痫和局灶性神经功能缺损。未经治疗的动静脉畸形具有显著的长期额外死亡率，他们的治疗往往是具有挑战性的。显微手术切除仍是治疗动静脉畸形最具权威的方式，并且能够立即消除病灶。术前栓塞对更复杂的动静脉畸形是非常有用的，但很少使病灶完整和持久的闭塞。放射治疗适用于小的（< 3 cm）位于深部手术难以达到的 AVM，但病灶消失可能需要几年时间。考虑到放射治疗中畸形完全闭塞的延迟，对于深部破裂的畸形应该采取手术治疗[44, 45]。对于复杂和大型动静脉畸形，经常建议使用在考虑到不同治疗方案和重复治疗阶段所增加的风险的多模式的治疗方案。

以下几个因素影响到了 AVM 根除的风险：大小、深静脉引流、深穿支供血动脉的存在、功能区的位置、病灶的扩散情况、患者的年龄和临床情况。有些 AVM 的治疗可能需要承担一定的风险，在这些情况下，局部的、姑息性治疗一般是没有帮助的，甚至可能是有害的。然而，复杂的和破裂的 AVM 依然是非常危险的病变。必须仔细考虑他们的自然史，平衡治疗的风险和优势。

总的来说，AVM 显微手术需要脑血管外科医生具有较好的水平才能进行手术，它需要由一个具有丰富显微外科治疗、介入治疗，放射治疗经验的团队来完成。在我们看来，这些病变的治疗应集中到最有经验的医疗中心，以确保最高质量的术前评估、手术实施、术后护理和随访。

参·考·文·献

[1] Yaşargil MG. AVM of the brain. In: Microneurosurgery. New York: Thieme; 1987

[2] Rhoton AL Jr. The supratentorial arteries. Neurosurgery 2002;51(4, Suppl): S53–S120

[3] Rhoton AL Jr. The cerebral veins. Neurosurgery 2002;51(4, Suppl):S159–S205

[4] Spetzler RF, Martin NA. A proposed grading system for arteriovenous malformations. J Neurosurg 1986;65:476–483

[5] Du R, Keyoung HM, Dowd CF, Young WL, Lawton MT. The effects of diffuseness and deep perforating artery supply on outcomes after microsurgical resection of brain arteriovenous malformations. Neurosurgery 2007;60:638–646, discussion 646–648

[6] Lawton MT, Kim H, McCulloch CE, Mikhak B, Young WL. A supplementary grading scale for selecting patients with brain arteriovenous malformations for surgery. Neurosurgery 2010;66:702–713, discussion 713

[7] Ferch RD, Morgan MK. High-grade arteriovenous malformations and their management. J Clin Neurosci 2002;9:37–40

[8] Spetzler RF, Hargraves RW, McCormick PW, Zabramski JM, Flom RA, Zimmerman RS. Relationship of perfusion pressure and size to risk of hemorrhage from arteriovenous malformations. J Neurosurg 1992;76:918–923

[9] Moftakhar P, Hauptman JS, Malkasian D, Martin NA. Cerebral arteriovenous malformations. Part 2: physiology. Neurosurg Focus 2009;26:E11

[10] Fiehler J, Illies T, Piening M, et al. Territorial and microvascular perfusion impairment in brain arteriovenous malformations. AJNR Am J Neuroradiol 2009;30:356–361

[11] Spetzler RF, Wilson CB, Weinstein P, Mehdorn M, Townsend J, Telles D. Normal perfusion pressure breakthrough theory. Clin Neurosurg 1978;25:651–672

[12] al-Rodhan NR, Sundt TM Jr, Piepgras DG, Nichols DA, Rüfenacht D, Stevens LN. Occlusive hyperemia: a theory for the hemodynamic complications following resection of intracerebral arteriovenous malformations. J Neurosurg 1993;78:167–175

[13] Davidson AS, Morgan MK. The embryologic basis for the anatomy of the cerebral vasculature related to arteriovenous malformations. J Clin Neurosci 2011;18:464–469

[14] Kim H, Su H, Weinsheimer S, Pawlikowska L, Young WL. Brain arteriovenous malformation pathogenesis: a response-to-injury paradigm. Acta Neurochir Suppl (Wien) 2011;111:83–92

[15] Leblanc GG, Golanov E, Awad IA, Young WL. Biology of Vascular Malformations of the Brain NINDS Workshop Collaborators. Biology of vascular malformations of the brain. Stroke 2009;40:e694–e702

[16] van Beijnum J, van der Worp HB, Schippers HM, et al. Familial occurrence of brain arteriovenous malformations: a systematic review. J Neurol Neurosurg Psychiatry 2007;78:1213–1217

[17] Laakso A, Hernesniemi J. Arteriovenous malformations: epidemiology and clinical presentation. Neurosurg Clin N Am 2012;23:1–6

[18] Al-Shahi R, Fang JS, Lewis SC, Warlow CP. Prevalence of adults with brain arteriovenous malformations: a community based study in Scotland using capture-recapture analysis. J Neurol Neurosurg Psychiatry 2002;73:547–551

[19] Weber F, Knopf H. Incidental findings in magnetic resonance imaging of the brains of healthy young men. J Neurol Sci 2006; 240:81–84

[20] Hernesniemi J, Keränen T. Microsurgical treatment of arteriovenous malformations of the brain in a defined population. Surg Neurol 1990;33:384–390

[21] Laakso A, Dashti R, Seppänen J, et al. Long-term excess mortality in

623 patients with brain arteriovenous malformations. Neurosurgery 2008;63:244–253, discussion 253–255

[22] Hernesniemi JA, Dashti R, Juvela S, Väärt K, Niemelä M, Laakso A. Natural history of brain arteriovenous malformations: a long-term follow-up study of risk of hemorrhage in 238 patients. Neurosurgery 2008;63:823–829, discussion 829–831

[23] Al-Shahi R, Warlow C. A systematic review of the frequency and prognosis of arteriovenous malformations of the brain in adults. Brain 2001;124(Pt10):1900–1926

[24] Forsgren L. Prospective incidence study and clinical characterization of seizures in newly referred adults. Epilepsia 1990;31:292–301

[25] Crawford PM, West CR, Shaw MD, Chadwick DW. Cerebral arteriovenous malformations and epilepsy: factors in the development of epilepsy. Epilepsia 1986;27:270–275

[26] Turjman F, Massoud TF, Sayre JW, Viñuela F, Guglielmi G, Duckwiler G. Epilepsy associated with cerebral arteriovenous malformations: a multivariate analysis of angioarchitectural characteristics. AJNR Am J Neuroradiol 1995;16:345–350

[27] Kuhmonen J, Piippo A, Väärt K, et al. Early surgery for ruptured cerebral arteriovenous malformations. Acta Neurochir Suppl (Wien) 2005;94:111–114

[28] Englot DJ, Young WL, Han SJ, McCulloch CE, Chang EF, Lawton MT. Seizure predictors and control after microsurgical resection of supratentorial arteriovenous malformations in 440 patients. Neurosurgery 2012;71:572–580, discussion 580

[29] Lepski G, Honegger J, Liebsch M, et al. Safe resection of arteriovenous malformations in eloquent motor areas aided by functional imaging and intraoperative monitoring. Neurosurgery 2012;70(2, Suppl Operative): 276–288, discussion 288–289

[30] Han PP, Ponce FA, Spetzler RF. Intention-to-treat analysis of Spetzler-Martin grades IV and V arteriovenous malformations: natural history and treatment paradigm. J Neurosurg 2003;98:3–7

[31] Laakso A, Dashti R, Juvela S, Isarakul P, Niemelä M, Hernesniemi J. Risk of hemorrhage in patients with untreated Spetzler-Martin grade IV and V arteriovenous malformations: a long-term follow-up study in 63 patients. Neurosurgery 2011;68:372–377, discussion 378

[32] Lawton MT. UCSF Brain Arteriovenous Malformation Study Project. Spetzler-Martin grade III arteriovenous malformations: surgical results and a modification of the grading scale. Neurosurgery 2003;52:740–748, discussion 748–749

[33] Mounayer C, Hammami N, Piotin M, et al. Nidal embolization of brain arteriovenous malformations using Onyx in 94 patients. AJNR Am J Neuroradiol 2007;28:518–523

[34] Katsaridis V, Papagiannaki C, Aimar E. Curative embolization of cerebral arteriovenous malformations (AVMs) with Onyx in 101 patients. Neuroradiology 2008;50:589–597

[35] Panagiotopoulos V, Gizewski E, Asgari S, Regel J, Forsting M, Wanke I. Embolization of intracranial arteriovenous malformations with ethylenevinyl alcohol copolymer (Onyx). AJNR Am J Neuroradiol 2009;30:99–106

[36] van Rooij WJ, Jacobs S, Sluzewski M, van der Pol B, Beute GN, Sprengers ME. Curative embolization of brain arteriovenous malformations with onyx: patient selection, embolization technique, and results. AJNR Am J Neuroradiol 2012;33:1299–1304

[37] See AP, Raza S, Tamargo RJ, Lim M. Stereotactic radiosurgery of cranial arteriovenous malformations and dural arteriovenous fistulas. Neurosurg Clin N Am 2012;23:133–146

[38] Spetzler RF, Ponce FA. A 3-tier classification of cerebral arteriovenous malformations. Clinical article. J Neurosurg 2011;114:842–849

[39] Weber W, Kis B, Siekmann R, Jans P, Laumer R, Kühne D. Preoperative embolization of intracranial arteriovenous malformations with Onyx. Neurosurgery 2007;61:244–252, discussion 252–254

[40] Natarajan SK, Ghodke B, Britz GW, Born DE, Sekhar LN. Multimodality treatment of brain arteriovenous malformations with microsurgery after embolization with onyx: single-center experience and technical nuances. Neurosurgery 2008;62:1213–1225, discussion 1225–1226

[41] Taylor CL, Dutton K, Rappard G, et al. Complications of preoperative embolization of cerebral arteriovenous malformations. J Neurosurg 2004;100:810–812

[42] Kim LJ, Albuquerque FC, Spetzler RF, McDougall CG. Postembolization neurological deficits in cerebral arteriovenous malformations: stratification by arteriovenous malformation grade. Neurosurgery 2006;59:53–59, discussion 53–59

[43] Hauck EF, Welch BG, White JA, Purdy PD, Pride LG, Samson D. Preoperative embolization of cerebral arteriovenous malformations with onyx. AJNR Am J Neuroradiol 2009;30:492–495

[44] Gross BA, Duckworth EA, Getch CC, Bendok BR, Batjer HH. Challenging traditional beliefs: microsurgery for arteriovenous malformations of the basal ganglia and thalamus. Neurosurgery 2008;63:393–410, discussion 410–411

[45] Potts MB, Chang EF, Young WL, Lawton MT. UCSF Brain AVM Study Project. Transsylvian-transinsular approaches to the insula and basal ganglia: operative techniques and results with vascular lesions. Neurosurgery 2012;70:824–834, discussion 834

第71章

颅后窝动静脉畸形和硬脑膜动静脉瘘

Joao Paulo C. de Almeida, Alexander L. Coon, Judy Huang, and Rafael J. Tamargo

颅后窝动静脉畸形是指位于脑干和小脑的罕见的血管性疾病，由德国 Wurzburg Clingestein 的 Yasargil 在 1908 年发现，他发表了第一篇把颅后窝动静脉畸形作为一个临床疾病的文章[1]。1932 年，瑞典的 Olivecrona 和 Riives[2] 在 Stockholm Sweden 成功完成了第一例小脑动静脉畸形的手术。虽然这种疾病只占了所有颅内动静脉畸形的 7%~15%[3-7]，颅后窝动静脉畸形比表浅的动静脉畸形有更高的破裂概率，与发病率和病死率有重要的关系[3]。

大多数动静脉畸形适合外科手术切除治疗，但是脑干附近的动静脉畸形更多选择放射治疗和血管内治疗，因为脑干的外科手术探查可能导致严重的神经功能障碍[8]。目前，对于幕下动静脉畸形的最佳治疗需要充足的术前评估，一个包括显微神经外科医师、神经介入科医师、放射科医师的脑血管病团队，以及需要在神经重症监护中心有适宜的术后监护[8-10]。

硬膜动静脉瘘是一种位于软脑膜外没有典型病灶的血管畸形，通常采取介入的手段进行治疗。手术治疗和适当的放射治疗用于介入栓塞治疗失败的患者。

解剖学

幕下的空间是神经系统中最复杂的一个区域之一。精通这块区域的解剖对于选择安全的后循环动静脉畸形手术入路是很重要的。对于解剖的精通可以让外科医生基于术前的 DSA，MRI 和 CT，充分评估畸形的空间定位（例如畸形和小脑与脑干之间的后组脑神经、动脉和静脉之间的关系）。

脑干由中脑、脑桥和延髓组成，位于颅后窝的小脑腹侧。在这些结构之间有第四脑室，包括基底部（由脑桥和延髓的背侧面组成）和顶部。顶部可以被分为 2 部分：主要由上层髓帆和小脑脚组成上部，由下层髓帆、脉络组织、小脑脚和双侧外侧隐窝组成下部[11]。

椎基底动脉系统为脑干和小脑供血，包括了椎动脉（VAs）、基底动脉（BA）、大脑后动脉（PCA）、小脑上动脉（SCA）、小脑前下动脉（AICA）和小脑后下动脉（PICA）；穿支和硬脑膜血管分支都起源于上述动脉。3 对小脑动脉是脑干和小脑最重要的供血动脉[12-14]。因此，颅后窝的动静脉畸形和动静脉瘘涉及这些血管和它们的穿支。这 3 条血管之间关系紧密，相互交叉，例如一个优势或者粗大的 PICA 往往伴有一个细小的 AICA。SCA 是基底动脉分叉为 PCA 之前最后的分支。它在中脑前面上升，邻近脑桥中脑交界，走行于动眼神经的下面。它向脑干的背侧表面延伸，通过滑车神经（CN Ⅳ）下方和三叉神经（CN Ⅴ）上方，围绕中脑。然后到达小脑中脑裂，上升到小脑前动脉水平。到达这个区域后，SCA 将皮质支到达小脑半球和蚓部的小脑幕表面[12-14]。因此，SCA 通常与中脑、小脑中脑裂、小脑上蚓部和小脑半球的血管畸形的主要供血有关。

AICA 是与脑桥、小脑脑桥裂和岩部表面小脑动静脉畸形有关的动脉主干。它起源于脑桥前向后外侧延伸，在桥小脑角（CPA）与面神经和前庭蜗神经密切相关。绕过小脑绒球部后，到达小脑脑桥裂然后发出皮质支到达小脑岩骨表面[12]。

PICA 通常参与小脑扁桃体、小脑下蚓部、延髓、枕骨下表面的动静脉畸形的供血。它起源于颅内椎动脉的远心端部位，延髓前部。它围绕脑干下部，走行靠近舌下神经以及舌咽神经、迷走神经和脊髓副神经复合体。然后，通常形成小脑扁桃体中间的尾部和头部，最后到达小脑延髓裂，接近的第四室顶的下部。一旦出了裂缝部，PICA 发出皮质支到达小脑蚓部、小脑扁桃体和小脑的枕骨下表面[12, 15]。

颅后窝的引流静脉分为 4 组：浅表静脉、深静脉、脑干静脉、桥静脉[16]。最重要的浅表静脉包括优势半球以及小脑蚓部的静脉和非优势半球的小脑蚓部静脉。小脑延髓、小脑脑桥、小脑中脑静脉是深静脉的主要代表。这些静脉终止于桥静脉，其分为 3 组：Galen 静脉组（引流入 Galen 静脉）、岩静脉组（引流入岩下窦）和小脑幕静脉组（引流入小脑幕的静脉窦）。

表 71.1　颅后窝动静脉畸形的位置分类

动静脉畸形的位置	包含的结构	供血动脉	静脉引流
小脑半球上部	小脑水平裂上部	SCA	小脑上静脉，小脑前中央静脉，小脑上蚓静脉
小脑半球下部	小脑水平裂下部	PICA	小脑正中静脉，小脑蚓部静脉
小脑上蚓部	小脑上蚓部，第四脑室	SCA	小脑上蚓静脉
小脑下蚓部	小脑下蚓部，第四脑室	PICA	小脑下蚓静脉
小脑扁桃体	小脑扁桃体	PICA	小脑下蚓静脉
中脑	丘板、中脑背外侧	SCA 及其分支	背部及侧位中脑静脉
脑桥	脑桥	AICA 及基底动脉穿支	Rosenthal 基底静脉、岩下窦
延髓	延髓	PICA 及其分支	小脑延髓裂静脉

注：SCA，小脑上动脉；PICA，小脑后下动脉；AICA，小脑前下动脉。

基于对颅后窝的解剖学理解，幕下脑动静脉畸形可分为不同的组（表 71.1）。脑干的动静脉畸形可根据其位置分类，例如中脑（由 SCA 供血）、脑桥（由 AICA 供血）或延髓（由 PICA 供血）。它们也可以根据病变的深度分为软膜（浅表）部位的和脑实质部位的。软膜脑干动静脉畸形通常位于脑桥前外侧区，被认为对有丰富经验的神经外科医师来说是潜在的可切除的病变，只要对供血动脉和引流静脉进行早期控制，就可以对脑干进行限制内的操作。然而，考虑到对椎基底动脉系统的穿支存在潜在的破坏，对于这个区域内实质的动静脉畸形，手术切除不是一个好的选择[17]。

小脑动静脉畸形解剖上可分为 3 组：小脑半球、小脑蚓部以及小脑扁桃体的动静脉畸形。大多数的小脑半球和小脑扁桃体的动静脉畸形没有扩展到第四脑室。小脑蚓部的动静脉畸形常伴有脑室扩张。

动静脉畸形

流行病学和自然史

动静脉畸形占所有出血性卒中的 2%[18]。年发病率大约为（0.9~1.4）/100 000 人[18-20]。脑动静脉畸形的患病率尚未有人群内的前瞻性研究[7, 18]。以前发表的脑动静脉畸形的流行病学数据可以用来估计该病的患病率。基于在美国、欧洲、加勒比地区和澳大利亚的人口和尸检研究[19, 21-24]，可以观察到脑动静脉畸形的患病率是（5~613）/100 000。基于 284/100 000 的平均发病率，可以计算动静脉畸形的平均患病率为 0.3%，95% 的可信区间（CI）为（108~461）/100 000。

颅后窝动静脉畸形在所有颅内动静脉畸形中占 7%~15%[3-5]。小脑动静脉畸形是本组最常见的病变。它们在颅后窝动静脉畸形中占 75%~81.2%，而脑干动静脉畸形只占 12.5% 到 22.7%[4, 6]。颅内动静脉畸形的平均发病年龄是（32.8 ± 15.0）岁[25]。在颅后窝脑动静脉畸形中，平均年龄为 42 岁[26]。而脑干动静脉畸形患者平均年龄则更早，平均年龄为 32 岁[27]。在这种情况下，没有明确的性别优势[6, 8, 9]。

近年来，芬兰的流行病学和自然史研究对于研究者对动静脉畸形预后和表现的理解做出了重要的贡献[25, 28]。颅后窝脑动静脉畸形的患者，不同于幕上脑动静脉畸形的患者，不出现癫痫发作，而是更经常出现出血[3]。而幕上脑动静脉畸形的出血率为 34%~55%，幕下动静脉畸形出血率为 60%~86%，几乎是前者症状性出血概率的 2 倍[3, 26, 29]。颅后窝动静脉畸形已报告的出血死亡率高达 66.7%[30]。Hernesniemi 等[25]报道了迄今为止对于动静脉畸形自然史最全面的数据。通过回顾性分析平均随访时间为 13.5 年的 238 例患者，总随访时间为 3 222 人 · 年，评估对脑动静脉畸形破裂的风险因素和畸形破裂的年发病率。根据他们的分析，处于幕下的位置是破裂的最重要的危险因素之一。单因素分析显示，在入院后的第一个 5 年，每年的破裂率为 11.6%，累计破裂率为 45%，相较于幕上脑动静脉畸形，在第一个 5 年，年破裂率为 4.3%，累计破裂率为 19%。考虑到整个随访期，每年的破裂率为 6.7%，累计破裂率为 76%。研究者采用 3 种不同的模型对研究中破裂的危险因素进行了多因素分析。在所有模型中，幕下的位置是在整个随访期间破裂的独立危险因素，与幕上脑动静脉畸形的相比，破裂相对风险为 3.07（95% *CI*，1.37~6.87）[25]。

除了位置，既往出血史也被称为破裂的独立危险因素之一[3, 25, 28]。以前破裂的动静脉畸形有 6%~6.9% 的年破裂率[7, 25]，在出血后的头 5 年内累计破裂率为 26%[25]。这些比率都显著高于未破裂脑动静脉畸形，其年破裂率和 5 年累积破裂率分别为 2.3% 和 10%，一个有既往出血史和深部位置的结合（包括幕下这个位置），可以使动静脉畸形破裂的风险增加超过 4 倍[25]。

其他特征，主要是血管解剖和血管构筑特征，都与动静脉畸形的破裂有较高的相关性，但目前关于这些特征的相关性几乎没有一致的观点。与流量相关的巢内动脉瘤、大型动静脉畸形、高供血动脉压力，以及静脉狭窄都是其中的一些特征[7]。

在一个包含 623 例颅内动静脉畸形患者的回顾性分析中，Laakso 等[28]观察到这些病变与显著的长期死亡率的增加有关，入院后 10 年和 30 年累积存活率分别为 0.85（95% CI，0.81~0.88）和 0.69（95% CI，0.62~0.75）。超额死亡率在保守治疗的患者中最高，在动静脉畸形完全闭塞的患者中最低，显示成功的治疗对于动静脉畸形自然史的影响。

临床表现

颅后窝脑动静脉畸形的患者常伴有小脑出血（60%~86%）[3, 4, 6]。根据这些病变的位置和血管构筑特征，出血可能位于蛛网膜下腔、脑实质或脑室内。在脑室内出血病例中，头痛后的脑积水通常是最初的症状之一。颅后窝动静脉畸形患者的第二种最常见的表现是渐进性的神经功能缺损，在高达 28% 的患者中可以观察到[3]。这些往往是继发于相关的缺血、占位效应或脑积水。不常见的症状包括头痛、脑神经麻痹，以及偏瘫[8, 9]。眼震和躯干或肢体共济失调也可继发于小脑功能障碍。

术前评估

高质量的成像，如 CT、MRI、DSA，对于颅后窝动静脉畸形充分的评估和治疗计划的制订是必要的。CT 扫描在继发性的颅后窝动静脉畸形破裂出血及其相关并发症的紧急诊断中是最有用的，如脑积水和占位效应。增强 CT 扫描可以检测到高达 95% 的颅内动静脉畸形[31]，表现为对比增强的高密度病灶。CT 血管造影（CTA）可以发现扩大的动脉和静脉的存在，但它不能提供血管和病灶的精确解剖信息，因此，在对此类病变的评价中不能取代 DSA。

磁共振成像在确定动静脉畸形的解剖位置时有更高的精度，病灶在脑室内扩张，甚至其扩张到脑干实质。在 T2 加权图像，因为流空现象循环血管没有信号，而脑脊液（CSF）则是高亮的信号。在钆增强的 T1 加权图像上，血管信号增强。MRI 检查对病灶的精确位置和大小的评价都是优秀的。MRI 也可以显示新发和陈旧出血病灶，以及灶内或灶周胶质增生的存在[32]。然而，对于供血动脉和引流静脉的成像往往是不完整的[33]。此外，由于动静脉畸形的血流速度常有介于典型的动脉和静脉流速之间，以及由于磁共振血管造影（MRA）及磁共振静脉成像（MRV）是检测标准的动脉和静脉血流流速的方法，部分脑动静脉畸形（有中级流速）在 MRA、MRV 下完全漏诊。

对于颅后窝脑动静脉畸形的诊断和评价的关键方法是 DSA。它通常是分 2 个步骤进行：①对动静脉畸形及其余颅内血管系统的选择性血管造影评估；②用微导管对病灶进行超选择后评估[34]。DSA 必须划定动静脉畸形的多种因素，以此来提供病灶充足的信息（表 71.2）。特别是准备完整切除手术前，所有的供血动脉和引流静脉都必须尽量确定。高分辨率放大研究对于双侧椎动脉、双侧颈内动脉和双侧颈外动脉都是必要的，因为有 10% 的幕下脑动静脉畸形是由一条或两条颈外动脉供血[35]。合并有流量相关的动脉瘤和灶内动脉瘤，在病变的血管造影识别中认为其与出血的来源密切相关，这是颅后窝动静脉畸形的术前评估中一个最重要的考虑因素。另外，对于交通血管的研究，其结构上不直接与动静脉畸形相关，但在穿过病变时，这种情况下需要对畸形进行充足的分析（图 71.1~ 图 71.4）。

表 71.2 颅后窝动静脉畸形：血管造影评价

选择性血管造影	超选择性血管造影
供血血管	供血动脉远端部分
血流相关动脉瘤	病灶的血管构筑特征
病灶（大小和弥散）	灶内动静脉交界部位
引流静脉	是否存在灶内动脉瘤或假性动脉瘤
静脉血流模式	引流静脉近端部分
窦受累	是否存在动静脉瘘

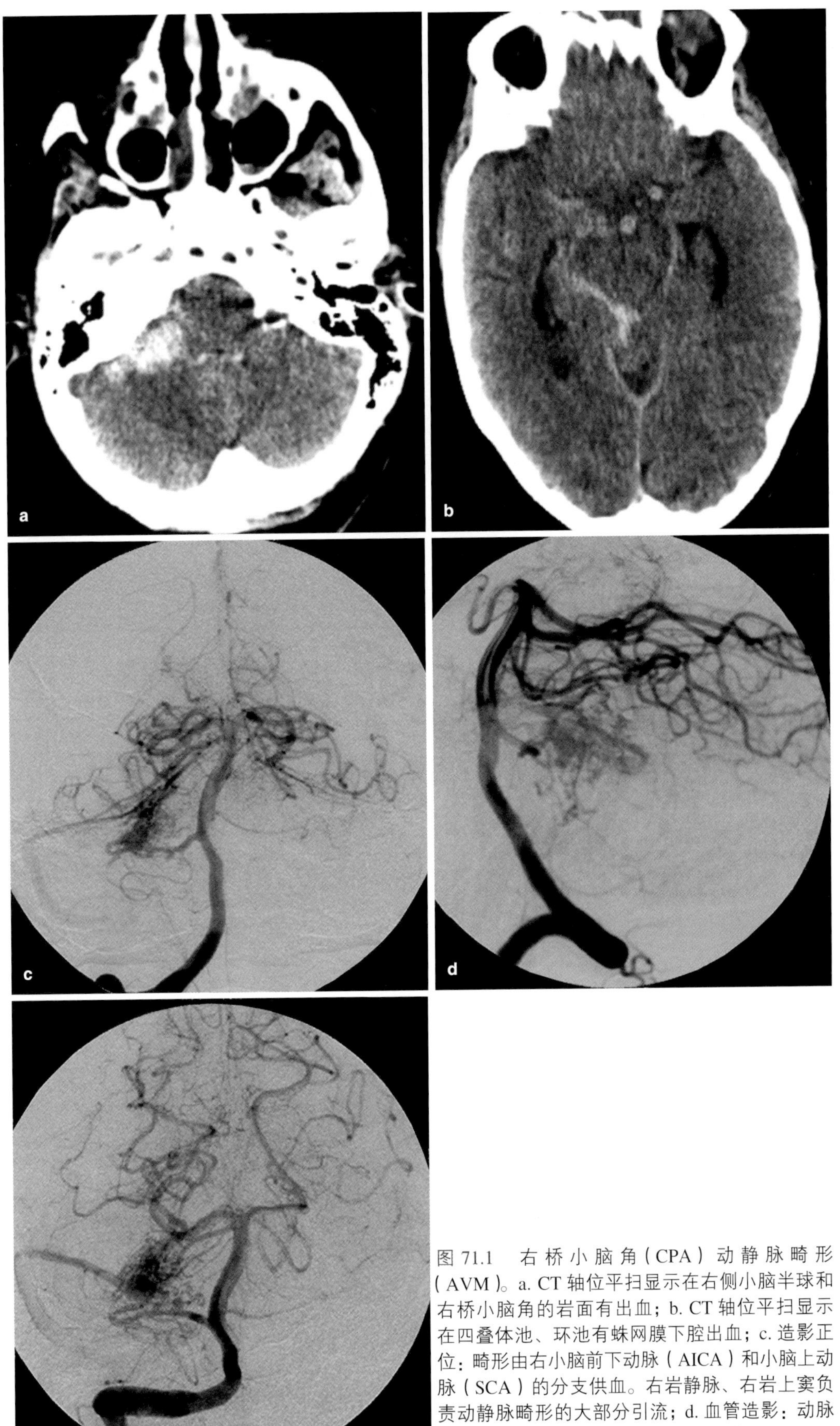

图 71.1 右桥小脑角（CPA）动静脉畸形（AVM）。a. CT 轴位平扫显示在右侧小脑半球和右桥小脑角的岩面有出血；b. CT 轴位平扫显示在四叠体池、环池有蛛网膜下腔出血；c. 造影正位；畸形由右小脑前下动脉（AICA）和小脑上动脉（SCA）的分支供血。右岩静脉、右岩上窦负责动静脉畸形的大部分引流；d. 血管造影：动脉期的侧位；e. 血管造影：中间相的正位。

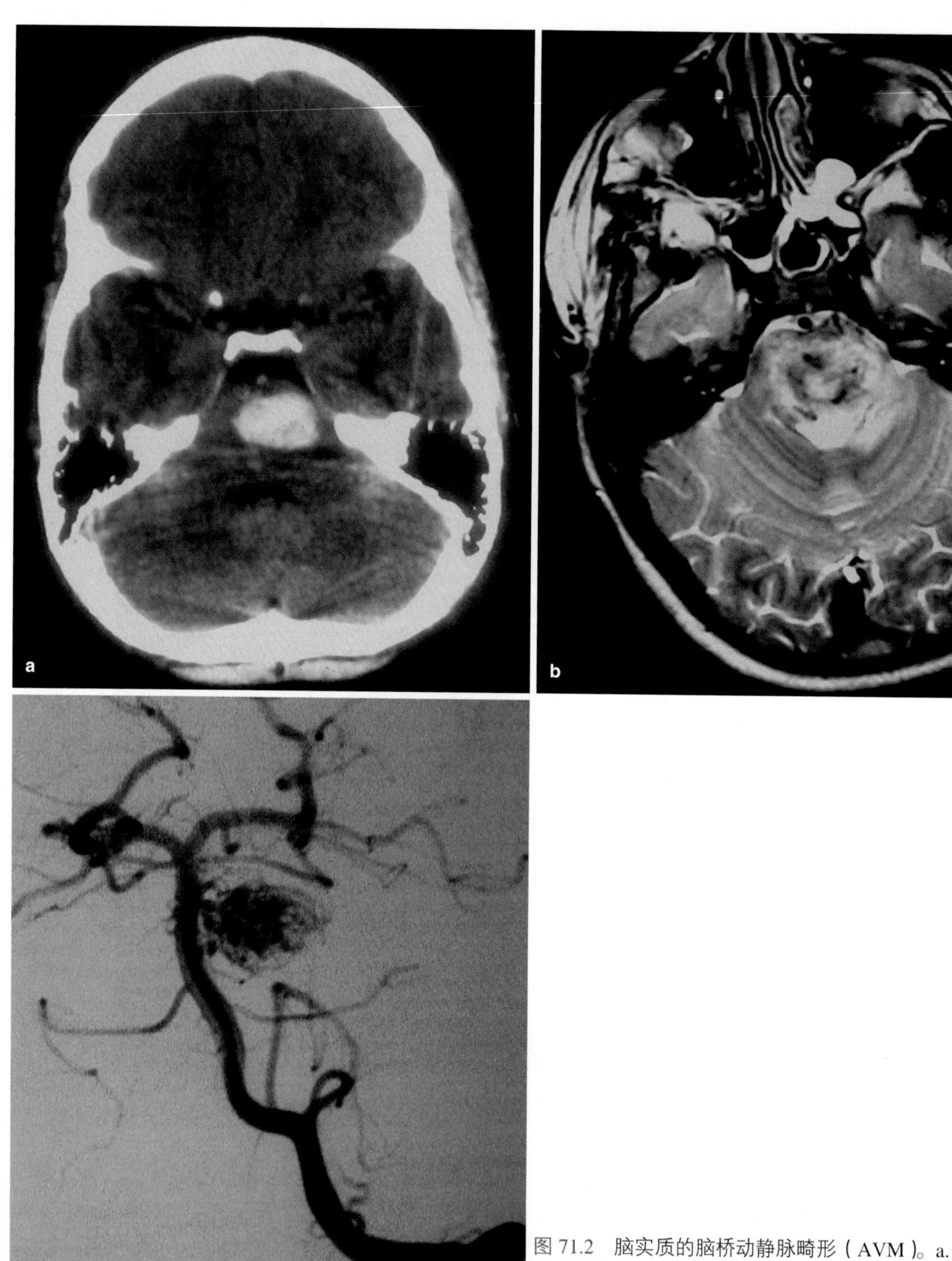

图 71.2 脑实质的脑桥动静脉畸形（AVM）。a. CT 轴位平扫显示脑桥内部出血；b. 磁共振成像（MRI）显示在脑桥的左边和左小脑中脚存在不规则的血管；c. 造影正位。在脑桥左侧可以观察到动静脉畸形病灶。由左小脑前下动脉（AICA）和基底动脉的分支供血。

在手术方案方面，使用血管内介入栓塞治疗和立体定向放射外科治疗对于幕下 AVM 可能有效。在颅后窝进行介入手术栓塞供血动脉是一个挑战，因其常带来缺血或出血的并发症，特别是在脑干 AVM 的病例中 [8, 36]。近些年提倡立体定向放射外科辅助治疗，已证实立体定向放射外科治疗与对介入栓塞需求的减少、手术时间的缩短、住院时间的缩短，以及更低的发病率相关 [37]。

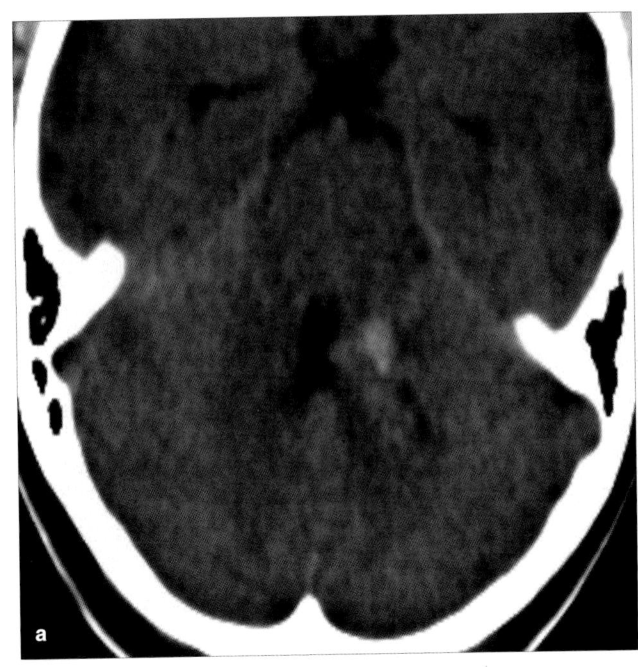

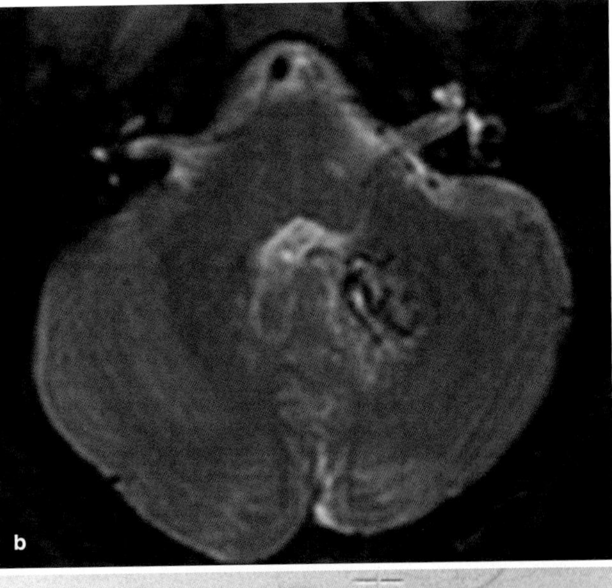

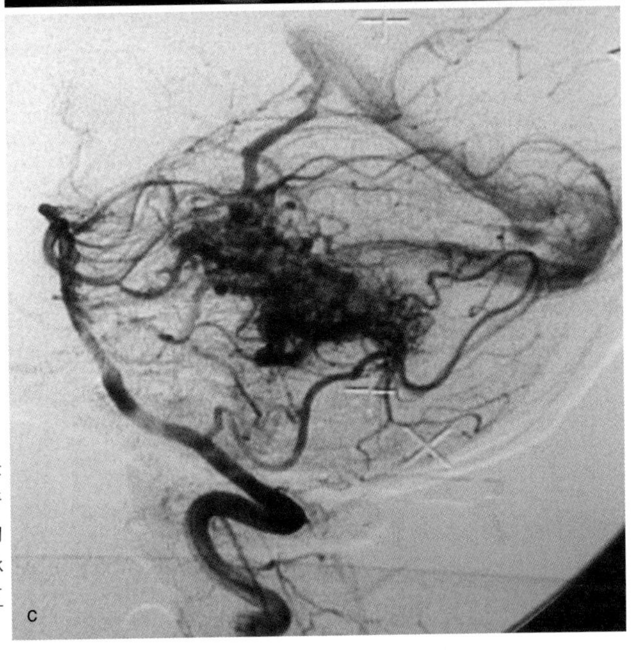

图 71.3 左小脑动静脉畸形（AVM）。a. CT 轴位平扫显示左小脑内部出血；b. 磁共振成像（MRI）显示小脑动静脉畸形典型的流空效应引起的低信号；c. 造影：侧位。左小脑动静脉畸形由左小脑后下动脉的分支（PICA）、小脑前下动脉（AICA）和小脑上动脉（SCA）供血。静脉引流直接到达直窦和横窦。

手术时间和患者选择

正如前面所讨论的，大多数颅后窝动静脉畸形患者都出现脑实质内出血 [4, 18]。我们应该承认，血肿可能压缩动静脉畸形的很大一部分，这将导致畸形团在血管造影上不明显。虽然大多数情况下可以在急性期采用药物治疗，但在某些情况下，在初期治疗中，可能因为脑积水而置入脑室外引流管，为了改善水肿而采取去骨瓣减压术以及硬膜成形术，或颅后窝血肿部分清除术。插入脑室外引流管增加上疝的风险。在部分情况下，考虑到颅内正常结构的可视困难、脑水肿和出血、出血后对脑血管自动调节功能损坏等情况，应避免直接切除 AVM，可选择血肿清除术。动静脉畸形的手术切除应作为在急性期出现无法控制的持续性出血患者的最后手段 [38]。动静脉畸形的切除应推迟到最后一次出血发作后的 3~6 个月 [35, 38]。这通常有足够的时间使脑肿胀减少和血肿的吸收，这有利于动静脉畸形的切除 [35]。出血 4~8 周后造影，可证实可能相关的动脉瘤。

治疗必须根据每一种情况的特点选择，它的最终的目的必须是完整切除或栓塞动静脉畸形。显微外科手术切除仍然是治疗这些病变的金标准，由专门的血管显微神经外科医师来操作时可以达到非常好的预后效果 [4, 6, 35, 38, 39]。位于小脑半球、小脑下蚓部、小脑扁桃体及脑干的软脑膜表面的动静脉畸形有较低的发病率，可以采取手术治疗 [38]。

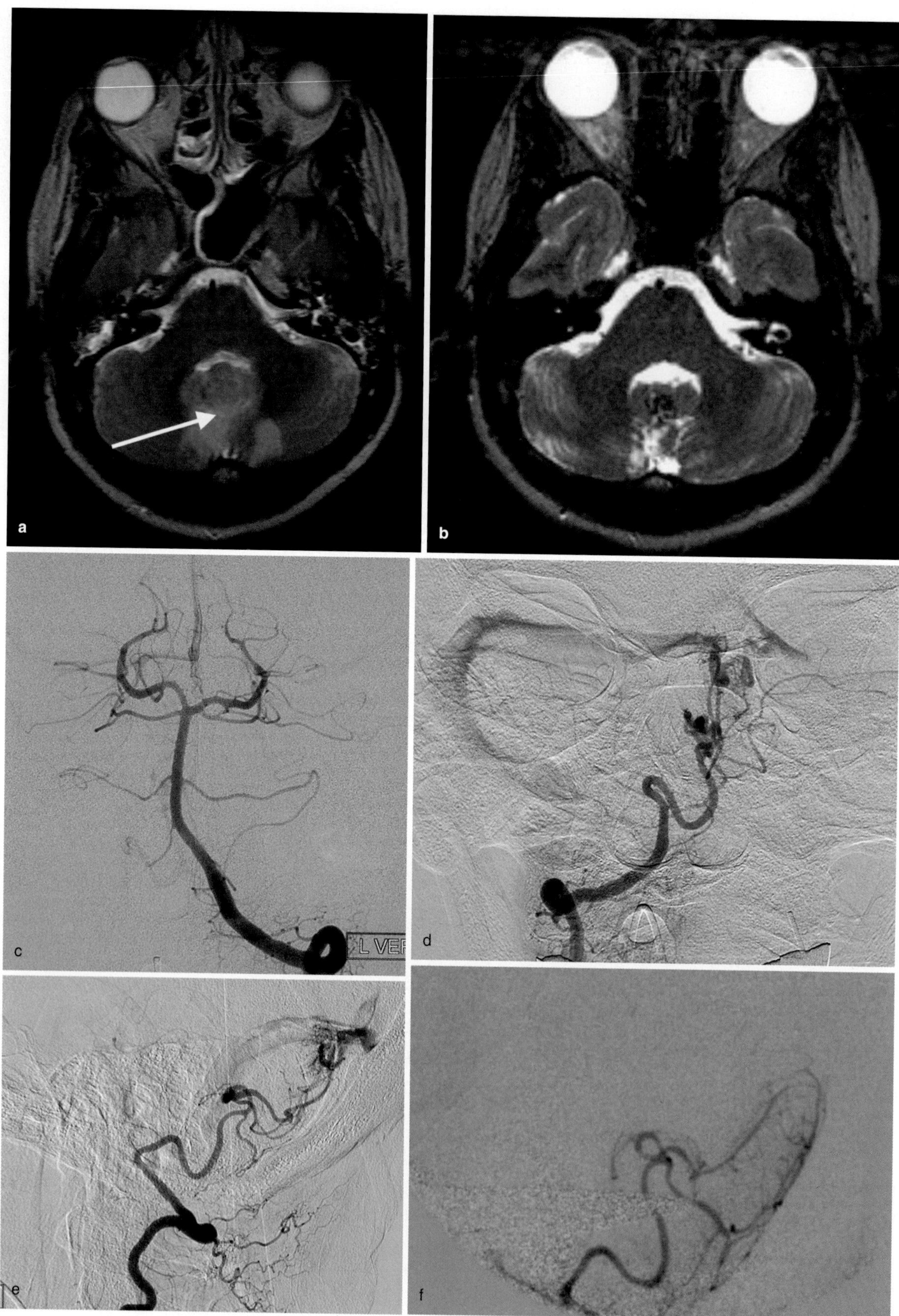

图 71.4　小脑蚓部动静脉畸形（AVM）。a、b. 磁共振成像（MRI）扫描显示小脑蚓部的 AVM 病灶。在 T2 相可以观察到病灶周围的水肿（箭头所指）；c~e. 造影：正位和 AVM 解剖结构的侧位（e）；f. 术中造影显示 AVM 已完全切除。

与之相反，累及深部小脑核团和脑干实质的病变则不应手术治疗。在医学或神经医疗环境差的情况下，年龄过高的患者不宜行手术治疗。在这些情况下，立体定向放射外科手术治疗或栓塞治疗是可取的。栓塞可以用做任何 SRS 或显微神经外科手术切除的术前准备，并且单独使用时通常不具有治疗效果。简单的随访未行介入栓塞治疗的脑干和小脑受累大型动静脉畸形（即 Spetzler–Martin 分级为Ⅳ级和Ⅴ级）的患者，发现其完全闭塞的机会是非常低的。对患者病灶进行部分切除是欠考虑的，因为残余部分的畸形团出血的风险相当高 [9, 40]。

手术入路

对脑动静脉畸形显微神经外科手术切除的基本策略可以分为 4 个步骤：①通过开颅手术使病灶位于术野中央，且充分暴露供血血管和引流静脉；②闭塞畸形团的供血动脉闭塞，使血流逐渐阻断；③把畸形团与周围的脑实质分离；④分离引流静脉和切除病变。

我们认为在这些情况下，术中监测是必不可少的。脑干听觉诱发电位和体感诱发电位通常用于颅后窝脑动静脉畸形的手术。对于涉及第四脑室底的病变，必须进行面神经监测。术中脑血管造影被认为是证实畸形团被彻底切除时必需的检查。如果观察到残留病变，我们继续手术切除病灶，达到病灶完全切除，然后再次血管造影分析治疗效果。

在对颅后窝脑动静脉畸形进行外科手术治疗时，我们喜欢将患者摆成侧卧位（“公园长椅位”）。这个位置是优于全俯卧位因为它降低胸内压（最大限度地减少呼吸机依赖，并缓解静脉充血和减少术中失血量）和颅内压。患者的头应始终高于心脏的水平。只要有可能，最好是保持头部与胸部成一条直线，并稍高于胸部，以最大限度地提高头部的静脉回流。我们通常避免 Concorde 的体位因为它影响静脉回流到胸腔，需要头部极度屈曲，而且往往导致脑水肿和颅内静脉压升高。由于静脉空气栓塞和低血压的风险，我们不再使用坐姿的体位。

对于颅后窝脑动静脉畸形的手术入路，我们使用两种不同的皮肤切口。在小脑蚓部、小脑扁桃体和第四脑室的动静脉畸形的病例中，我们采用正中切口从枕骨部到 C3。在小脑半球中心的 S 形切口用于小脑半球的动静脉畸形或者更为靠边的切口用于 CPA 和前外侧脑干病变。无论是从中线或乙状窦后入路，为了手术空间的充分暴露，枕骨下颅骨切除都应在颅后窝动静脉畸形手术中应用。为充分暴露畸形团及其供血动脉和引流静脉，入路必须足够大，暴露横窦和乙状窦。远外侧经髁入路可用于位于外侧的病变，如 CPA 的动静脉畸形和前外侧脑干表面的动静脉畸形。外科医生必须知道主要静脉和静脉窦的位置，以避免无意间的损伤以及对充盈静脉的压迫。一般来说，我们开颅（进行颅骨切除）时，会避免在颅后窝钻孔。硬脑膜开口也必须宽阔，从远离引流静脉和病灶的地方开始。硬脑膜下的引流静脉可能在结构上与硬脑膜密切相关，应仔细解剖，以避免在手术初期就发生灾难性的静脉出血。如果引流静脉或病灶本身附着在硬脑膜上，最好是直接把这部分硬脑膜和畸形血管团一起切掉。

颅后窝脑动静脉畸形的显微神经外科手术切除和所有的动静脉畸形遵守同样的规则。因此，对病灶充分暴露后，必须对动静脉畸形仔细检查，并且通过造影对其解剖结构仔细分析。表面引流静脉通常是对病灶定位的关键。开放脑池引流出脑脊液将最大限度地降低颅内压，获得更大的手术空间，同时也没有过度骚扰畸形团。

对畸形本身的处理方法应该是先识别然后解剖出进入病灶的主要供血血管。在识别供血血管后，可以在尽可能靠近病灶的供血动脉处使用电凝或者小的止血夹夹闭。正确的夹闭使得畸形团的搏动和膨胀度降低。但是，错误的夹闭引流静脉通常会导致血管的脉动增加，肿胀，甚至出血。必须特别注意避免损伤周围的穿支血管和继发的缺血性并发症。

在分离浅表血管后，畸形团的浅部必须从实质中解剖出来，使病变与周围的小脑 / 脑干分离。然后围绕病灶从底部切到顶点，在某些情况下病变位于室管周膜区。要记住的是动静脉畸形的形状通常是没有尖端的圆锥体的形状。因此，螺旋形切除的半径必须在紧贴脑室周围区域进行切除。应特别注意在 AVM 周围的小血管循环（Hashimoto 的 U 形通道）。这些循环从病灶发出，然后进入病变区域。它们由分流血管或引流小静脉组成，手术过程中应首先保护，直至动脉血供完全阻断。这些小循环的中断累积所造成的损伤可以相当于主要的引流静脉过早的中断所带来的损伤。Cottonoids（American Surgical Sponges，Lynn，MA）在分离脑实质和病灶之间的界面时，可以用来标记分离的进展。控制室管周膜区的出血是相当困难的。脑室周围供血动脉是非常脆弱、易出血的血管，可能需要花费多种特殊手段来充分止血。通过多个临时微小动脉瘤夹夹闭然后电凝、低功率双极电凝、扩大范围的双极混合电凝、蜡涂层的应用，以及有效地进入脑室闭塞小的脑室内供血动脉等技术，可能有助于这一部分手术的进展。

AVM 切除术的最后一部分包括了分离引流静脉和切除畸形团。为了避免血管空腔产生血栓传播到正常静脉系统，引流静脉应尽可能在靠近正常的静脉或静脉窦处结扎。引流静脉被结扎时，就已完成对畸形团的摘除，然后进行术腔检查。我们通常使用两次 Valsalva 动作达到 30~40 mmHg 的压力，以及持续 5 分钟提升收缩压到 140 mmHg 来测试术腔有无异常。对蛛网膜下腔和脑室进行充分的冲洗，关颅时要严密缝合硬脑膜和手术切口。

术后护理

术后所有患者必须进入神经特护病房（NICU），监测血压和由于继发出血或静脉系统血栓导致的急性颅内高压。颅后窝脑动静脉畸形患者在至少术后 3 天内需要严格控制血压和预防高血压。这种血流动力学的管理是为了防止在病灶切除后，术区周围的慢性缺血脑组织过度灌注，并且正常调节机制在这个时候是不存在的 [35]。如果术中发生脑室内出血或术中进入了第四脑室，为了避免术后急性脑积水，那么需要行脑室造瘘术。术后造影在术中造影不足以排除残余畸形的情况下是非常有用的。

并发症

脑神经麻痹、术中及术后出血，静脉和动脉缺血都是与颅后窝脑动静脉畸形手术相关的潜在并发症 [4, 6, 8]。虽然在大型的小脑 AVM 切除术后共济失调很常见，但它通常是短暂的而且术后几周内明显改善。但是术中和术后出血，则与术后的不良预后密切相关。术中出血的发生往往与手术开始时静脉结构的损伤，对供血动脉不恰当的止血，或在手术过程中病灶的破裂相关。术后出血可能继发于 3 个因素：残余畸形不完全切除，止血不充分，或“正常灌注压突破”导致的出血。脑室内出血后可能出现脑积水，需要行脑室造瘘术。迟发的交通性脑积水可能需要行脑室腹腔分流术。

患者预后

手术切除仍是治疗颅后窝脑动静脉畸形的金标准。在一个大型、早期对颅后窝动静脉畸形手术的队列研究中，Drake 和他的同事 [6] 完成 92% 的患者完全切除，71% 患者预后非常好，发病率和死亡率分别为 21% 和 15%[6]。最近的研究报道 80%~91% 的患者预后良好（格拉斯哥预后量表评分为 4 分或 5 分）[4, 9, 30]；发病率和死亡率分别是 9.0%~17% 和 4.1%~8.3%，这显示出近年来显微神经外科技术的发展和围手术期护理的进步 [3, 4, 9, 30]。

立体定向放射外科治疗中的作用

SRS 的目标是实现 AVM 病灶完全闭塞的同时避免不良的辐射影响。如今，由于这些部位的病变行显微神经外科手术治疗术后通常有明显的神经功能障碍，所以立体定向放射外科治疗是目前脑干和小脑深部动静脉畸形的主要治疗方法 [41]。最佳治疗对象是那些小型的 AVM，他们需要在治疗中接受至少 20 Gy 的辐射。根据 MRI 和血管造影的研究表明 AVM 在 SRS 治疗后 3~4 年完全闭塞率为 44%~73%[41, 42]。不完全闭塞的 AVM 患者在 SRS 治疗 3 到 5 年后可接受再次放射外科手术 [41]。中心剂量较少、病灶直径较小、放射剂量更高都有可能得到一个较高的完全闭塞率 [41, 43]。SRS 的一个最重要的缺点是，患者在刚开始治疗和畸形团完全闭塞的期间仍然有出血的风险。接受 SRS 治疗的患者中脑干 AVM 的年度出血风险为 2%~4%[41–43]。这个风险在低剂量 SRS 治疗的患者中似乎更高 [43]。相关并发症包括复视、偏瘫、共济失调、感觉功能障碍等。约 10% 的患者可能发生这些并发症 [41, 43]。虽然有报道部分患者在 SRS 治疗后 AVM 基底部有继发性囊肿形成，但大多数囊肿不需要进一步的治疗 [41]。

介入治疗的作用

手术切除或立体定向放射外科治疗前进行颅后窝脑动静脉畸形的血管内介入栓塞治疗以减少病灶的血流量可能是很有效的。栓塞应针对在治疗的初始阶段难以达到的大血管。小脑半球的大型 AVM 和脑干–小脑 AVM 患者可能在包括血管内介入治疗辅助的多学科综合治疗中受益 [9]。超选血管造影对病灶和穿支血管的评价对于避免并发症的发生至关重要，由于穿支血管的闭塞，可能会导致脑干和小脑的继发性脑缺血。术中和术后出血通常与病灶的直接损伤、栓塞材料的移位和引流静脉的闭塞有关。在接受了介入治疗的颅后窝动静脉畸形的患者中，约 9.4%~20.8% 出现并发症 [8, 9]，并且有 12.5% 的患者显著发病 [9]。

硬脑膜动静脉瘘

硬脑膜动静脉瘘（DAVF）是供血动脉和硬脑膜

静脉窦或软脑膜静脉之间的动静脉异常连接，与动静脉畸形不同，DAVF 不存在复杂的脑膜病灶[44]。这些病变占所有颅内畸形的 10% 至 15%。据 Lasjaunias 等的研究[45]，这些病变可能源于触发因素刺激到硬脑膜的薄弱点，触发因素包括如静脉血栓形成等。如横窦或乙状窦 DAVF、小脑幕 DAVF，在颅内硬脑膜动静脉瘘分别占 50% 和 12%，是颅后窝动静脉瘘发生最常见的位置[46, 47]。

自然史

前瞻性研究表明，硬脑膜动静脉瘘的患者表现为皮质静脉回流到软脑膜静脉（根据 Eorden[47] 和 Cognard[48] 的分类考虑为高级别的硬脑膜动静脉瘘）可能有较高的出血率[44, 49]。在这样的患者中，每年有高达 10.4% 的死亡率、高达 8.1% 的出血率和 6.9% 的新发神经功能缺损率[50]。表现出的症状（出血或局灶性神经功能障碍）也与更高的出血率有关（有症状的患者每年出血率为 19%，无症状的患者每年出血率为 1.4%）[51]。首次出血后的前两周内再次出血的风险较高，这说明早期治疗是合理的[44]。

分类

颅后窝的硬脑膜动静脉瘘最初的描述是基于与瘘相关的主要引流窦。在幕下空间，横窦、乙状窦、岩窦、窦汇和髓周的硬脑膜动静脉瘘是最常见的病变[44, 47]。分类方式主要基于静脉引流方式，如 Borden[47] 和 Cognard[48]，对治疗方案的评估是非常有用的。对 DAVF 直接和间接的分类也有利于制订手术或血管内治疗方案。直接 DAVF（非窦型）是从供血动脉到引流静脉有直接连接的简单病变。另一方面，间接 DAVF（窦型）则是通常有许多小供血动脉流入静脉窦的复杂病变。

临床表现

颅后窝动静脉瘘可能表现出良性症状或恶性症状。良性症状有头痛、脑神经麻痹、搏动性耳鸣、眩晕等。恶性症状包括颅后窝出血、运动功能障碍、颅内高压、脑积水和死亡等[44, 46, 49]。

治疗

考虑到 Borden Ⅰ型的颅后窝动静脉瘘通常为无症状良性的自然史，我们提倡对于这些患者采取临床观察保守治疗。对于有症状的 Borden Ⅰ~Ⅲ型颅后窝动静脉瘘，血管内治疗是主要的治疗选择方式。弹簧圈和栓塞剂如 n-buty1-cyanoacry-late（nBCA；Trufill，Codman Neurovascular，Raynham，MA）和乙烯 – 乙烯醇的聚合物（Onyx，ev3，Irvine，CA）可以在这些情况下使用。

在有症状的 Borden Ⅰ型病变的患者中，可以采用经动脉或静脉栓塞。对于Ⅱ型和Ⅲ型，考虑到经皮质静脉逆行栓塞的风险，经动脉栓塞优先考虑。经静脉栓塞对于有较高风险阻断脑神经供血动脉的患者以及对动脉直接来源于椎动脉的患者十分有用。对于 Borden Ⅰ型且因为临床原因不适合血管内介入栓塞和手术的患者，有些研究者主张立体定向放射外科治疗可作为一种姑息性的替代治疗[44]。

对于有多个病灶或者供血动脉曲折不适合栓塞治疗的 DAVF 患者，我们考虑手术治疗，在动静脉瘘的连接处，有突入正常脑组织结构的供血动脉分支，长而扭曲的供血动脉很难栓塞，或者在栓塞或立体定向放射外科治疗后形成永久性的瘘。在非窦型的动静脉瘘患者中，引流静脉必须在它进入或离开硬脑膜时被分离出来并充分暴露。如果供血动脉可以进入，并且不供应重要的结构，就可以分离出来。在窦型的硬脑膜动静脉瘘的患者中，我们偏好窦骨架游离技术，不过这需要充分暴露受到影响的静脉窦，以及分离静脉窦周围的硬脑膜，然后是硬脑膜边缘的止血，甚至可以放置止血夹，这样既保留了窦的通畅，又消除了动静脉瘘。完成了这些步骤后，我们进行术中造影，如果有残留病灶的可能，我们将对引流静脉进一步的栓塞直到达到完全闭塞。

预后

最近的一系列研究结果表明对 DAVF 的治疗闭塞率为 61%~ 91%[44]。这些研究中最初的治疗大多是采用 Onyx 胶行血管内介入栓塞治疗。在 75%~ 85% 的患者被认为有好的预后，改良的 Rankin 量表评分 0~2 级[44, 46]。颅后窝 DAVF 血管内介入栓塞治疗的并发症包括脑神经麻痹、微导管粘连、颅后窝脑缺血和出血。最重要的并发症是与颅后窝动静脉瘘手术相关的潜在出血和梗死。

结论

颅后窝脑动静脉畸形血管手术是在神经外科血管手术中最具挑战性的。为了更好的治疗，需要了解它们的自然史、全面的临床和影像学评估，以及神经外科医师、介入科医师和放射科医师的共同协作。在充分考虑颅后窝复杂的解剖结构后，大多数小脑AVM患者可以通过手术切除获益。但大多数的脑干动静脉畸形需要立体定向放射外科治疗。特别由于现代栓塞剂的发展，在大型小脑AVM的患者中血管内介入栓塞治疗可以起到重要的辅助治疗作用，同时也是颅后窝DAVF闭塞的主要治疗选择。

参·考·文·献

[1] Yaşargil MG. Microneurosurgery. New York: Thieme Stratton; 1984

[2] Olivecrona H, Riives J. Arteriovenous aneurysms of the brain, their diagnosis and treatment. Arch Neurol Psychiatry 1948;59:567–602

[3] Arnaout OM, Gross BA, Eddleman CS, Bendok BR, Getch CC, Batjer HH. Posterior fossa arteriovenous malformations. Neurosurg Focus 2009;26:E12

[4] Batjer H, Samson D. Arteriovenous malformations of the posterior fossa. Clinical presentation, diagnostic evaluation, and surgical treatment. J Neurosurg 1986;64:849–856

[5] Al-Shahi R, Warlow C. A systematic review of the frequency and prognosis of arteriovenous malformations of the brain in adults. Brain 2001;124(Pt 10):1900–1926

[6] Drake CG, Friedman AH, Peerless SJ. Posterior fossa arteriovenous malformations. J Neurosurg 1986;64:1–10

[7] Fleetwood IG, Steinberg GK. Arteriovenous malformations. Lancet 2002;359:863–873

[8] da Costa L, Thines L, Dehdashti AR, et al. Management and clinical outcome of posterior fossa arteriovenous malformations: report on a single-centre 15-year experience. J Neurol Neurosurg Psychiatry 2009;80:376–379

[9] Kelly ME, Guzman R, Sinclair J, et al. Multimodality treatment of posterior fossa arteriovenous malformations. J Neurosurg 2008;108:1152–1161

[10] Maruyama K, Kondziolka D, Niranjan A, Flickinger JC, Lunsford LD. Stereotactic radiosurgery for brainstem arteriovenous malformations: factors affecting outcome. J Neurosurg 2004;100:407–413

[11] Rhoton AL Jr. Cerebellum and fourth ventricle. Neurosurgery 2000;47(3, Suppl):S7–S27

[12] Rhoton AL Jr. The cerebellar arteries. Neurosurgery 2000;47(3, Suppl): S29–S68

[13] Hardy DG, Peace DA, Rhoton AL Jr. Microsurgical anatomy of the superior cerebellar artery. Neurosurgery 1980;6:10–28

[14] Rodríguez-Hernández A, Rhoton AL Jr, Lawton MT. Segmental anatomy of cerebellar arteries: a proposed nomenclature. Laboratory investigation. J Neurosurg 2011;115:387–397

[15] Lister JR, Rhoton AL Jr, Matsushima T, Peace DA. Microsurgical anatomy of the posterior inferior cerebellar artery. Neurosurgery 1982;10:170–199

[16] Rhoton AL Jr. The posterior fossa veins. Neurosurgery 2000;47(3, Suppl): S69–S92

[17] Batjer HH, Friberg L. Cerebrovascular Disease. Philadelphia: Lippincott Williams & Wilkins; 1997

[18] Choi JH, Mohr JP. Brain arteriovenous malformations in adults. Lancet Neurol 2005;4:299–308

[19] Brown RD Jr, Wiebers DO, Torner JC, O'Fallon WM. Frequency of intracranial hemorrhage as a presenting symptom and subtype analysis: a population-based study of intracranial vascular malformations in Olmsted Country, Minnesota. J Neurosurg 1996; 85:29–32

[20] ApSimon HT, Reef H, Phadke RV, Popovic EA. A population-based study of brain arteriovenous malformation: long-term treatment outcomes. Stroke 2002;33:2794–2800

[21] Hillman J. Population-based analysis of arteriovenous malformation treatment. J Neurosurg 2001;95:633–637

[22] Al-Shahi R, Bhattacharya JJ, Currie DG, et al. Scottish Intracranial Vascular Malformation Study Collaborators. Prospective, population-based detection of intracranial vascular malformations in adults: the Scottish Intracranial Vascular Malformation Study (SIVMS). Stroke 2003;34:1163–1169

[23] Stapf C, Mast H, Sciacca RR, et al. New York Islands AVM Study Collaborators. The New York Islands AVM Study: design, study progress, and initial results. Stroke 2003;34:e29–e33

[24] Berman MF, Sciacca RR, Pile-Spellman J, et al. The epidemiology of brain arteriovenous malformations. Neurosurgery 2000;47:389–396, discussion 397

[25] Hernesniemi JA, Dashti R, Juvela S, Väärt K, Niemelä M, Laakso A. Natural history of brain arteriovenous malformations: a long-term follow-up study of risk of hemorrhage in 238 patients. Neurosurgery 2008;63:823–829, discussion 829–831

[26] Khaw AV, Mohr JP, Sciacca RR, et al. Association of infratentorial brain arteriovenous malformations with hemorrhage at initial presentation. Stroke 2004;35:660–663

[27] Solomon RA, Stein BM. Management of arteriovenous malformations of the brain stem. J Neurosurg 1986;64:857–864

[28] Laakso A, Dashti R, Seppänen J, et al. Long-term excess mortality in 623 patients with brain arteriovenous malformations. Neurosurgery 2008;63:244–253, discussion 253–255

[29] Kader A, Young WL, Pile-Spellman J, et al. The influence of hemodynamic and anatomic factors on hemorrhage from cerebral arteriovenous malformations. Neurosurgery 1994;34:801–807, discussion 807–808

[30] Symon L, Tacconi L, Mendoza N, Nakaji P. Arteriovenous malformations of the posterior fossa: a report on 28 cases and review of the literature. Br J Neurosurg 1995;9:721–732

[31] Silber MH, Sandok BA, Earnest F IV. Vascular malformations of the posterior fossa. Clinical and radiologic features. Arch Neurol 1987;44:965–969

[32] Essig M, Wenz F, Schoenberg SO, Debus J, Knopp MV, Van Kaick G. Arteriovenous malformations: assessment of gliotic and ischemic changes with fluid-attenuated inversion-recovery MRI. Invest Radiol 2000;35:689–694

[33] Kashiwagi S, van Loveren HR, Tew JM Jr, Wiot JG, Weil SM, Lukin RA. Diagnosis and treatment of vascular brain-stem malformations. J Neurosurg 1990;72:27–34

[34] Osborn AG. Diagnostic Cerebral Angiography, 2nd ed. Philadelphia: Lippincott Williams & Wilkins; 1999

[35] O'Shaughnessy BA, Getch CC, Bendok BR, Batjer HH. Microsurgical resection of infratentorial arteriovenous malformations. Neurosurg Focus 2005;19:E5

[36] Wikholm G, Lundqvist C, Svendsen P. Embolization of cerebral arteriovenous malformations: part I—technique, morphology, and complications. Neurosurgery 1996;39:448–457, discussion 457–459

[37] Sanchez-Mejia RO, McDermott MW, Tan J, Kim H, Young WL, Lawton MT. Radiosurgery facilitates resection of brain arteriovenous malformations and reduces surgical morbidity. Neurosurgery 2009;64:231–238, discussion 238–240

[38] Sinclair J, Kelly ME, Steinberg GK. Surgical management of posterior fossa arteriovenous malformations. Neurosurgery 2006;58(4, Suppl 2):ONS-189–ONS-201, discussion ONS-201

[39] de Oliveira E, Tedeschi H, Raso J. Comprehensive management of arteriovenous malformations. Neurol Res 1998;20:673–683

[40] Heros RC. Re: Multimodality treatment of posterior fossa arteriovenous malformations. J Neurosurg 2008;108:1148–1151

[41] Kano H, Kondziolka D, Flickinger JC, et al. Stereotactic radiosurgery

for arteriovenous malformations, part 5: management of brainstem arteriovenous malformations. J Neurosurg 2012;116:44–53

[42] Kurita H, Kawamoto S, Sasaki T, et al. Results of radiosurgery for brain stem arteriovenous malformations. J Neurol Neurosurg Psychiatry 2000;68:563–570

[43] Yen CP, Steiner L. Gamma knife surgery for brainstem arteriovenous malformations. World Neurosurg 2011;76:87–95, discussion 57–58

[44] Natarajan SK, Ghodke B, Kim LJ, Hallam DK, Britz GW, Sekhar LN. Multimodality treatment of intracranial dural arteriovenous fistulas in the Onyx era: a single center experience. World Neurosurg 2010;73:365–379

[45] Lasjaunias P, Magufis G, Goulao A, et al. Anatomoclinical aspects of dural arteriovenous shunts in children. Review of 29 cases. Interv Neuroradiol 1996;2:179–191

[46] Awad IA, Little JR, Akarawi WP, Ahl J. Intracranial dural arteriovenous malformations: factors predisposing to an aggressive neurological course. J Neurosurg 1990;72:839–850

[47] Borden JA, Wu JK, Shucart WA. A proposed classification for spinal and cranial dural arteriovenous fistulous malformations and implications for treatment. J Neurosurg 1995;82:166–179

[48] Cognard C, Gobin YP, Pierot L, et al. Cerebral dural arteriovenous fistulas: clinical and angiographic correlation with a revised classification of venous drainage. Radiology 1995;194:671–680

[49] Davies MA, Ter Brugge K, Willinsky R, Wallace MC. The natural history and management of intracranial dural arteriovenous fistulae. Part 2: aggressive lesions. Interv Neuroradiol 1997;3:303–311

[50] van Dijk JM, terBrugge KG, Willinsky RA, Wallace MC. Clinical course of cranial dural arteriovenous fistulas with long-term persistent cortical venous reflux. Stroke 2002;33:1233–1236

[51] Strom RG, Botros JA, Refai D, et al. Cranial dural arteriovenous fistulae: asymptomatic cortical venous drainage portends less aggressive clinical course. Neurosurgery 2009;64:241–247, discussion 247–248

第72章

巨大脑动静脉畸形

Aki Laakso, Martin Lehecka, Ahmed Elsharkawy, and Juha Hernesniemi

动静脉畸形（AVM）的治疗一直是一项挑战，而巨大动静脉畸形则更加巨大而且复杂。但是定义动静脉畸形的大小多少有点武断。显微神经外科协会使用“巨大”来定义大于6 cm的动静脉畸形。它的理论基础是在Spetzler-Martin分级中普遍接受和使用的最大尺寸[1]，虽然最初的名称是“大型”而不是“巨大”。但放射科医师似乎有一个稍微宽松的标准，超过5 cm的动静脉畸形被定义为巨大[2]和大于40 ml（对应一个直径大于4.2 cm的球体）称为特大[3]。然而，大家一致认为随着动静脉畸形体积的变大，治疗会变得困难。为了实用的目的，本章对于Spetzler-Martin分级中那些被称为高分级的Ⅳ级和Ⅴ级动静脉畸形患者更加适用。这一章讲述了这些巨大和复杂的动静脉畸形的临床表现，对可能的治疗方案进行综述，并对高分级动静脉畸形患者治疗手段的选择提供建议。在第70章中提及的关于解剖学、病理生理学、胚胎学和外科技术的原则同样适用于巨大的脑动静脉畸形，因此在这里就不再讨论了。

解剖

绝大多数的巨大脑动静脉畸形位于幕上，理由很简单，颅后窝容积有限，限制动静脉畸形达到很大的规模。巨大脑动静脉畸形的另一个特点是它们往往涉及多个脑叶，并扩展到皮质表层结构与深层结构。反过来，这有可能导致了巨大脑动静脉畸形一些血管构筑后果：①累及分水岭地区，即由一条以上主要动脉供血；②多个分叶；③有多条引流静脉，经常引流至皮质或深静脉系统。非常大的动静脉畸形病灶常弥散。由于病灶较大且弥散，导致大脑的某些功能区受到累及，无论是皮质或皮质下的病变。巨大脑动静脉畸形的这些特点使医生对它的治疗的规划和实施充满挑战和风险[1, 5]。

病理生理学

巨大脑动静脉畸形的血流动力学的病理生理特征表现为脑动静脉畸形引起的病理性瘘，通过大型脑动静脉畸形的血流量通常是非常高的（每分钟几百毫升）。一方面，巨大的脑动静脉畸形的高血流量和缺乏阻力导致供血动脉压力明显比正常的软脑膜动脉低，而且也比小型脑动静脉畸形的动脉压力低[6]。另一方面，相较于小型动静脉畸形，巨大脑动静脉畸形的高流量容易诱发静脉高血压以及静脉流出道重组[4]。

两个不正常血流动力学现象与巨大脑动静脉畸形可能相关。但仍然被认为是有争议的问题。第一个就是盗血现象，在1949年由Norlen报道[7]，他观察到脑动静脉畸形毗邻的正常血管在血管造影时显影较差，在脑动静脉畸形被切除后，同一条血管的显影明显增强，这一现象被认为是脑血流（CBF）的重要比例分配或者是“盗血”，高流量的瘘比正常血管毛细血管床具有更低的阻力。分流闭塞以后，周围脑组织的正常（或至少更高的）血流恢复，使血管变得清晰可见。虽然Norlen描述的实际造影现象无疑可以在许多有巨大脑动静脉畸形的患者中观察到，但其临床意义一直是备受争论的问题（Morgan[8]和Moftakhar[9]等的回顾性综述）。盗血现象说法的支持者提出，靠近脑动静脉畸形区域的脑血流量（CBF）自动调节不能代偿被分流的血流，因此，患者大脑会慢性缺血。这可以解释在一部分没有出血现象的患者身上出现的进展性的局灶性神经功能缺损现象。但是，这种现象的反对者认为，证据并不清楚，在一些患者中观察到的血流动力学特性和神经系统症状之间不匹配。尽管如此，几种实验性的影像证据［如氙CT扫描，单光子发射计算机断层显像（SPECT），磁共振灌注成像］能够定量的证实动静脉畸形患者病灶周边局灶性的灌注降低，以及术后脑动静脉畸形患者脑血流量（CBF）变为正常。存在不一致言论的一个原因是，盗血现象可能是真实的，但它只在一些患者身上发现。同时并不清楚还有什么其他机制可以解释在没有出血的情况下发生的进展性神经功能障碍，因此，盗血现象仍然是可能合理的假设，值得进一步研究。如果盗血现象确实存在（就像它在一部分患者中那样），它更可能在较大的动静脉畸形患者出现，因为分流现象可引起血流动力学紊乱更明显。

与大动静脉畸形的治疗相关的第二个问题是所谓的“正常灌注压突破”（NPPB）理论，在 1978 年由 Spetzler 和他的同事提出[10]，用来解释脑充血、脑水肿和一些高血流量的大型脑动静脉畸形切除后继发的脑出血。根据这一理论，高流量脑动静脉畸形周围的正常血管通过分流的盗血而慢性扩张，试图在相邻的脑区维持充足的脑血流。在血管慢性充盈阶段，这些血管失去了它们自体调节的能力，在这种情况下，如果脑动静脉畸形血管突然闭塞，高流量的血流流向正常的血管，导致上述术后问题。这个理论也是一个争论的话题，但至少这种现象（或至少某些类似的情况）在一部分患者中可能发生（由 Zacharia 等最近提出[11]）。毋庸置疑，正常灌注压突破（NPPB）或其病理生理变异可能会使大动静脉畸形的治疗更加复杂。

流行病学与临床表现

那些直径大于 6 cm 的巨大脑动静脉畸形较为罕见。在赫尔辛基动静脉畸形数据库中，巨大脑动静脉畸形只占 6%。实际上它们都属于 Spetzler–Martin 分级中Ⅳ级和Ⅴ级。在我们的数据库中不到 2% Ⅲ级动静脉畸形大于 6 cm，和仅有的 15% Ⅳ级动静脉畸形达到同样的大小。这反映了由于巨大脑动静脉畸形的尺寸而涉及功能区和深静脉系统的趋势。因此，它们中的许多被分类为Ⅴ级。

众所周知，大的动静脉畸形患者出现出血的概率比小的动静脉畸形患者要小[12]。然而，这只是因为大的动静脉畸形更可能引起其他症状，并不是因为它们出血的概率低。在我们的数据库中，把巨大脑动静脉畸形的患者所表现的症状与那些脑动静脉畸形小于 6 cm 的患者相比所得到的结果如下：出血概率，50% 和 68%；癫痫发作概率，27% 和 20%；局灶性神经功能缺损（在没有出血的情况下），11% 和 2%；头痛的情况，2% 和 5%；其他症状（例如杂音或心脏症状），5% 和 2%；偶然发现，5% 和 4%。在其他两个巨大脑动静脉畸形研究中，一个是来自北京天坛医院[13]，另一个是来自斯坦福[14]，表现症状分别是出血 18 % 和 38%；癫痫 40 % 和 34%；神经功能缺损 5 % 和 13%；头痛 33% 和 5%；以及偶然发现 5% 和 0%。在这些研究中心的比例明显不同，可能反映了不同的转诊制度（在赫尔辛基，我们有专门负责为 200 万流动人口的区域提供无偏倚的神经外科护理人员）。但是，这些症状仍然与普通的临床经验相关联，如巨大脑动静脉畸形更容易表现出癫痫，渐进性局灶性神经功能缺损（可能由盗血现象引起的）；一些血流动力学症状如头痛、杂音、心功能不全。新生儿的充血性心力衰竭是巨大脑动静脉畸形的一个典型特征，但是实际上对于儿童来说大脑大静脉畸形比巨大软膜动静脉畸形更常见。据报道，可能因为供血动脉压力较低，巨大动静脉畸形的患者发生严重出血的概率比小动静脉畸形要低[6]。在我们的病例中，巨大动静脉畸形患者出血严重程度也略低于小型的动静脉畸形患者。在第一次出血的患者中，只有 15% 的巨大脑动静脉畸形破裂的患者 Hunt–Hess 分级为Ⅳ级和Ⅴ级（即昏迷或濒死），而相比之下，较小的动静脉畸形的患者占 24%。

自然史

虽然动静脉畸形出血比其他症状发生的概率低[12]，这并不意味着大型动静脉畸形不容易破裂。这一观察结果表明可能小动静脉畸形更为常见，但除非它们出血了才可被发现，而大型动静脉畸形可能表现为非出血性的其他症状。事实上，在多因素分析模型中，小动静脉畸形并不是出血的危险因素之一。相反，大型动静脉畸形已多次被发现是破裂出血的危险因素，尽管许多研究小组在随访过程中没有发现动静脉畸形的大小对于出血风险有任何影响（由 Laakso 等回顾）[15]。在我们的 238 例患者自然史随访研究中，动静脉畸形大小的增加是畸形破裂的一个独立危险因素，同时大于 5 cm 的动静脉畸形出血的风险是小于 2.5 cm 的动静脉畸形的 3 倍[16]。大型动静脉畸形出血的年发生率的研究中发现，前 5 年为 5.5%，而在整个随访期（平均每个患者的持续时间为 13.5 年）为 3.5%。

一些研究小组研究了高等级动静脉畸形的自然史。Han 和同事[17]报道了 73 例高等级动静脉畸形患者的年出血率为 1.5%，低于通常报道的动静脉畸形 2%~4% 的出血率。此外，59 例患者没有接受治疗的动静脉畸形的年出血风险更低，只有 1.0 %。但是，几乎所有出血风险的随访研究中每年的出血风险都是从出生开始计算而不是从确诊后。出血率方面也没有单独公布既往破裂和未破裂的脑动静脉畸形。相反，Jayaraman 和他的同事[18]报道了在 61 例高等级动静脉畸形患者中有非常高的年破裂率（10.4%）。他们的随访时间是从初次诊断到治疗的开始（或最后一次接诊未经治疗的患者）之间的时间，这是在大多数出血风险研究中使用的统计分析方法。在他们的研究中，首次出血后继发再次出血的风险将增加到每年 13.9%，而未破裂脑动静脉畸形的患者每年出血风险为 7.3%。在该文作者研究小组的第三个研究中，对 63 个高分级的动静脉畸形的患者进行研究[19]，从诊断到首次治疗或最后一次接诊开始计算，发现年出血风险为 3.3%。出血是一个 5 倍风险的独立危险因素，未破裂的 AVM 年出血风险以每年 1.1% 的速度上升，而有既往出血史的动静脉畸形再次出血的风险会上升到每年 6%。这导致有既往出血史的高分级动静脉畸形患者出血风险逐渐积累到非常高（20 年达 60% 和 40 年达 90%）。此外，出血后 1 年的发病率（39%）和病死率（26%）均高于未破裂脑动静脉畸形的平均水平。由此看来，表现为出血的高分级动静脉畸形不是有益的，其与未来出血概率、发病率和死亡率的风险重要相关。

围手术期评估

决定是否治疗高分级的动静脉畸形是一项挑战。治疗常常伴有较高的并发症发生率和死亡率，往往需要一个有经验的多学科团队。目前，对于这种病变没有普遍接受的治疗手段。基于治疗相关的高风险，Spetzler 和他的同事[17, 20]提倡一种以保守为主的高分级动静脉畸形治疗原则。基于他们对于高分级动静脉畸形治疗的丰富经验，他们推荐只有在患者存在反复出血和进行性神经功能障碍才进行治疗。而我们目前的治疗政策则较为积极主动，如果可能的话，即使是单发出血也被认为是强烈的治疗指标（图 72.1），这主要是因为我们自己的随访调查数据显示如果未能及时治疗，高分级动静脉畸形破裂的患者将出现不良的自然史后果。高分级的未破裂脑动静脉畸形的治疗更具争议性，可能只有在伴有进行性加重的动静脉畸形时会考虑手术治疗，即使在这种情况下，积极治疗后预测哪种患者可能受益也是非常困难的。我们还应认识到一些动静脉畸形可能无法治疗（图 72.2），无论它表现出什么症状。然而，通过乙烯 - 乙烯醇共聚物的术前栓塞（Onyx®，ev3，Irvine，CA）已经能够把一些以前无法治疗的大型且复杂的动静脉畸形变为相对可以安全切除的病变。没有神经功能缺损症状的位于功能区的大型动静脉畸形出现不良预后的风险最高。另一方面，如果一个年轻的患者已经因为出血而出现神经功能缺损，由经验丰富的团队对巨大破裂动静脉畸形进行切除可能是挽救生命的操作。即使在巨大的高分级动静脉畸形患者中，治疗的目标应该是彻底切除病灶，而姑息性的局部栓塞或放射治疗是不太可能有帮助的，甚至可能比保守的随访观察更危险。

在这本书中的其他地方提到，术前影像学检查应充分完善，包括数字减影血管造影（DSA）和完善的磁共振成像（MRI）检查。

外科手术、血管内介入和放射外科治疗的方法

巨大动静脉畸形的治疗方案应该由多学科团队决定，团队包括外科医师、神经介入科医师和放射外科医师。由于单纯进行栓塞和放射治疗的反应率很低，高分级的动静脉畸形的根除需要显微外科的手术方式来解决。

目前对于脑动静脉畸形病灶血管的栓塞采用的是 Onyx，Onyx 的物理特性使它比丁 - 氰基丙烯酸酯（nBCA）更适合于大剂量缓慢注射。对分叶型的巨大脑动静脉畸形，可能需要多次栓塞治疗。分期栓塞限制了治疗过程所需的时间，同时减少了围手术期患者由于阻断病灶血管所引起的出血、正常灌注压突破（NPPB）以及相关的血流动力学等可能因为血管团闭塞引起的不良问题。然而，即使是在经验丰富的医疗中心，也只有不到一半的动静脉畸形患者实现了畸形血管的完全闭塞[21–24]，而且完全闭塞的概率也随着畸形的增大而降低。因此，必须把栓塞治疗作为一种有效的外科手术辅助手段，而不是治疗大型动静脉畸形独立的方法。通过栓塞治疗，明显降低了病灶的血流和控制了手术过程中的出血。但是我们必须记住，栓塞自身存在一定的发病率和死亡率（12%）[25, 26]。部分栓塞也与亚急性（术后数周）出血性并发症有关。我们通常在栓塞后近期进行手术以避免亚急性出血的风险。栓塞也可能在放射治疗后进行，而不仅仅是显微外科手术，这一策略依靠栓塞减少病灶体积，使畸形更适合外科手术治疗[14]。但是对于真正的巨大动静脉畸形，这种方法的完全闭塞率是未知的。对小型动静脉畸形的病例进行评估，提示了栓塞对于巨大病灶的不良反应率，而且既往的栓塞治疗可能会

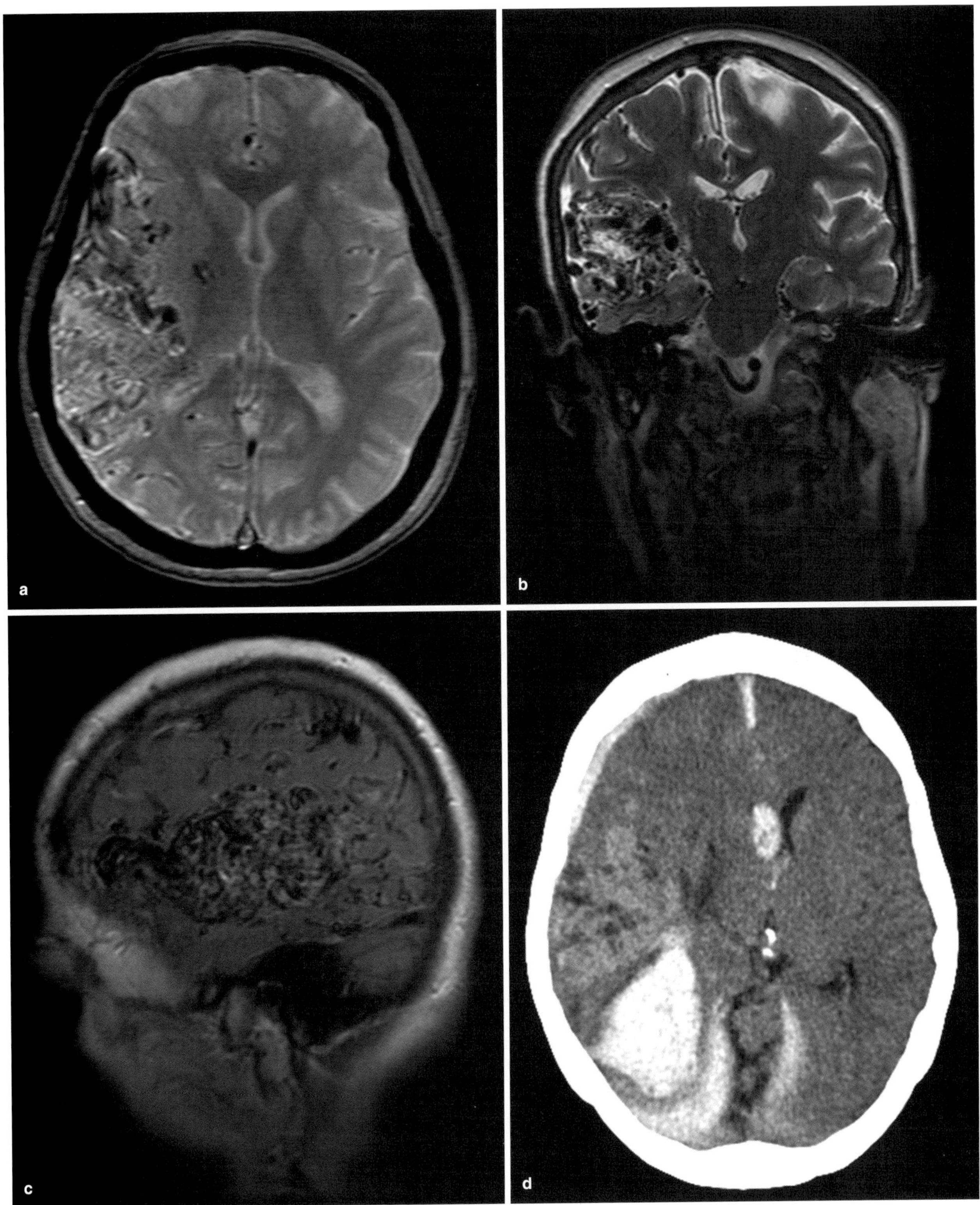

图 72.1　一位右侧裂和颞枕部巨大动静脉畸形（AVM）破裂的 62 岁女性。她 47 岁时癫痫发作确诊。磁共振成像（MRI）发现破裂前病灶最大直径 6 cm。a. 轴位；b. 冠状位；c. 矢状位，未破裂的动静脉畸形被认为不能手术，但她表示她有头痛、意识混乱、左侧偏瘫、左侧偏盲等症状；d. CT 扫描显示右颞顶叶脑出血，硬膜下血肿，脑室内出血。数字减影血管造影（DSA）发现巨大动静脉畸形主要由右侧大脑中动脉（MCA）、大脑前动脉（ACA）、大脑后动脉（PCA）和脉络膜前动脉（AChA）供血，并引流入上矢状窦、横窦，经侧裂静脉引流至海绵窦和基底静脉。

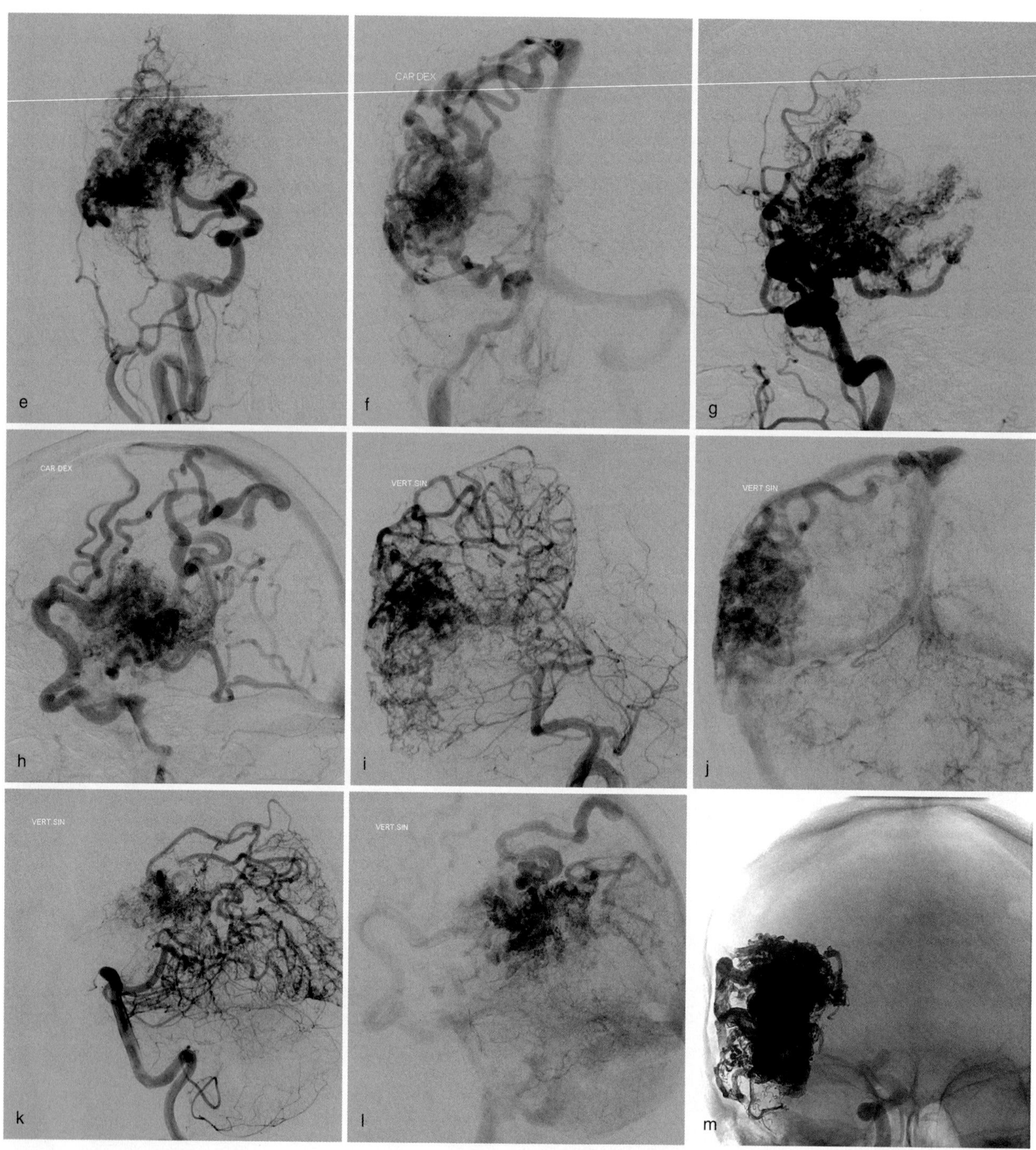

图 72.1 （续）右颈总动脉（CCA）的 DSA 中，前后位影像（AP）见 e、f 图，侧位影像见 g、h 图。左椎动脉（VA）DSA 中前后位影像（AP）见 i、j 图，侧位影像见 k、l 图。动静脉畸形的栓塞分两次通过右侧大脑中动脉向畸形注射 Onyx（第一次 8 ml、第二次 26 ml）两次之间间隔 4 天。第二次栓塞后，大部分的病灶流量减少，但其中一个主要的皮质引流静脉闭塞。颅骨 X 线的前后位影像（m）和侧位影像（o）显示 Onyx 聚集。

导致放射治疗的反应率下降[27]。

目前关于巨大脑动静脉畸形的放射外科治疗的相关文献较少且难以理解。放射外科学采用与手术外科学不同的标准来定义大型和巨大脑动静脉畸形。传统的立体定向放射治疗对于小于 3 cm 的病变是有效的（虽然目标体积比目标直径更重要）。使用这种方法，较大的目标将获得较低的边缘剂量，否则病灶周围的大脑组织会受到过高剂量的照射，导致不良反应率上升。因此，目前已经提出了对大型动静脉畸形的各种替代治疗方法。这些方法分别利用空间（体积）或时

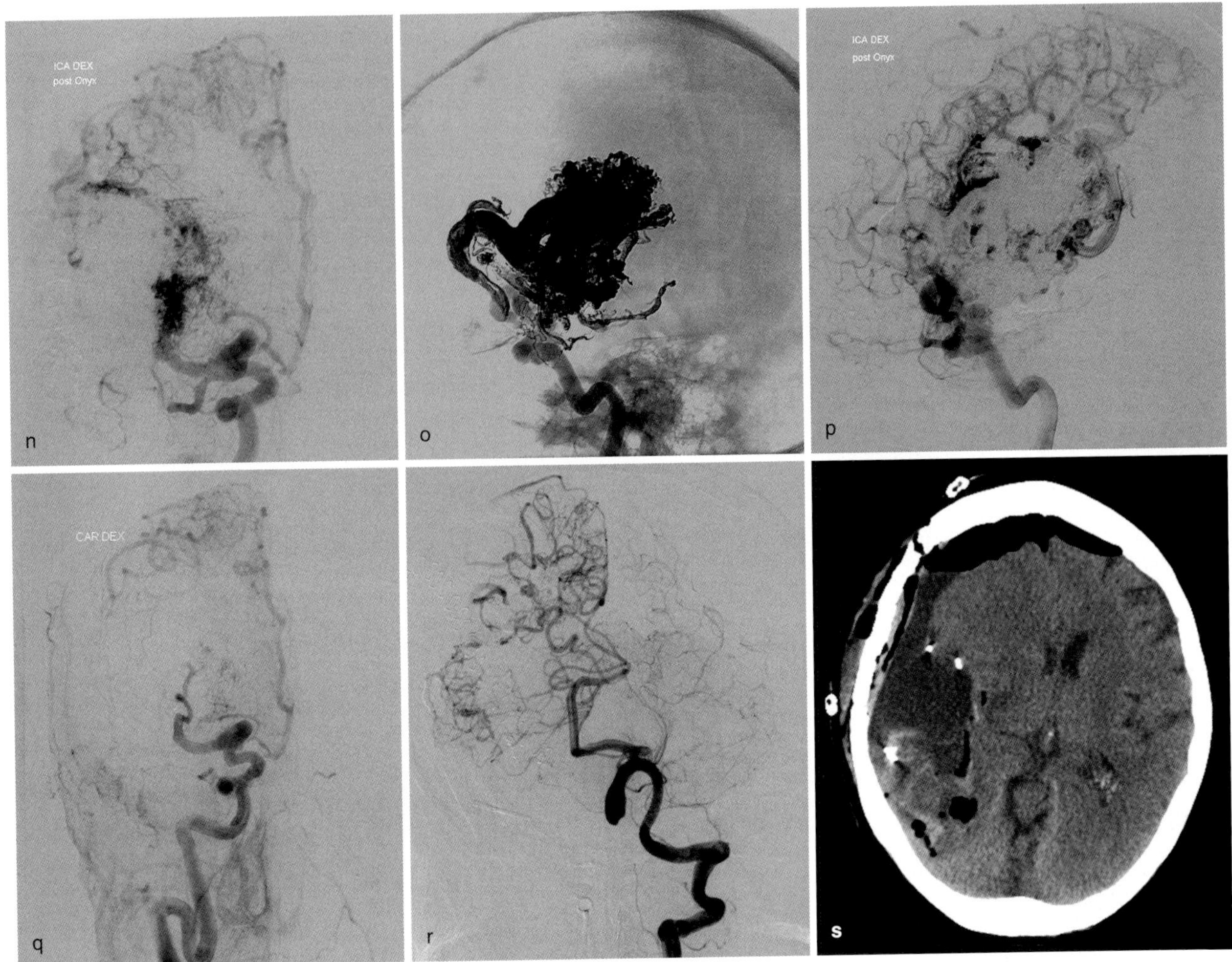

图 72.1 （续）右颈内动脉（ICA）栓塞术后 DSA 前后位影像见 n 图和侧位影像见 p 图。为了预防由于主要引流静脉闭塞所引起的栓塞后出血，在最后一次栓塞的那天进行了畸形的切除手术。术后影像显示 AVM 完全根除：q. 右颈动脉 DSA 前后位投影；r. 左侧椎动脉 DSA 前后位投影；s. CT 扫描。

间（分次照射法）。然而，对于一个大的动静脉畸形的患者（直径 4~5 cm），无论是分次照射法 [2] 还是体积分级 [3] 的放射治疗都表现出较低的完全闭塞率。在我们看来，目前放射治疗不能被视为巨大脑动静脉畸形的治疗中一种可行的选择。放射治疗只在术后血管造影检查中发现残余病灶，以及不能进行栓塞治疗且因为残余病灶的位置考虑再次手术风险较高情况下是可选用的。不过这将产生一些意外和不必要的情况，因为放射治疗效果可能需要几年时间来完成，这会给患者带来不良的风险。

由于血管内介入栓塞治疗和放射外科治疗在巨大动静脉畸形治疗中的局限性，所以巨大脑动静脉畸形的治疗中显微外科手术是必要的。脑动静脉畸形的手术一直是具有挑战性的，巨大动静脉畸形手术的成功需要整个团队的丰富经验。

外科技术

我们将巨大动静脉畸形的治疗原则同脑动静脉畸形手术的基本原则（详见第 70 章）。在进行巨大动静脉畸形的手术时，适当的术前栓塞的作用甚至更为关键。安全积极的术前栓塞治疗可使无法手术的动静脉畸形得以切除。还有一些动静脉畸形手术风险非常高，单纯手术治疗是不可能的。主要包括那些不紧致的病灶，结构松散并与功能性相交织在一起的病变血管（图 72.2）。

在治疗巨大脑动静脉畸形时，我们常规使用术中 DSA。用来术中定位以及确定病灶的残留部分。所有的动静脉畸形患者术后都要在麻醉状态下进行术后 DSA，然后再送去神经外科 ICU。

大型和巨大动静脉畸形患者通常需要保持适中的血

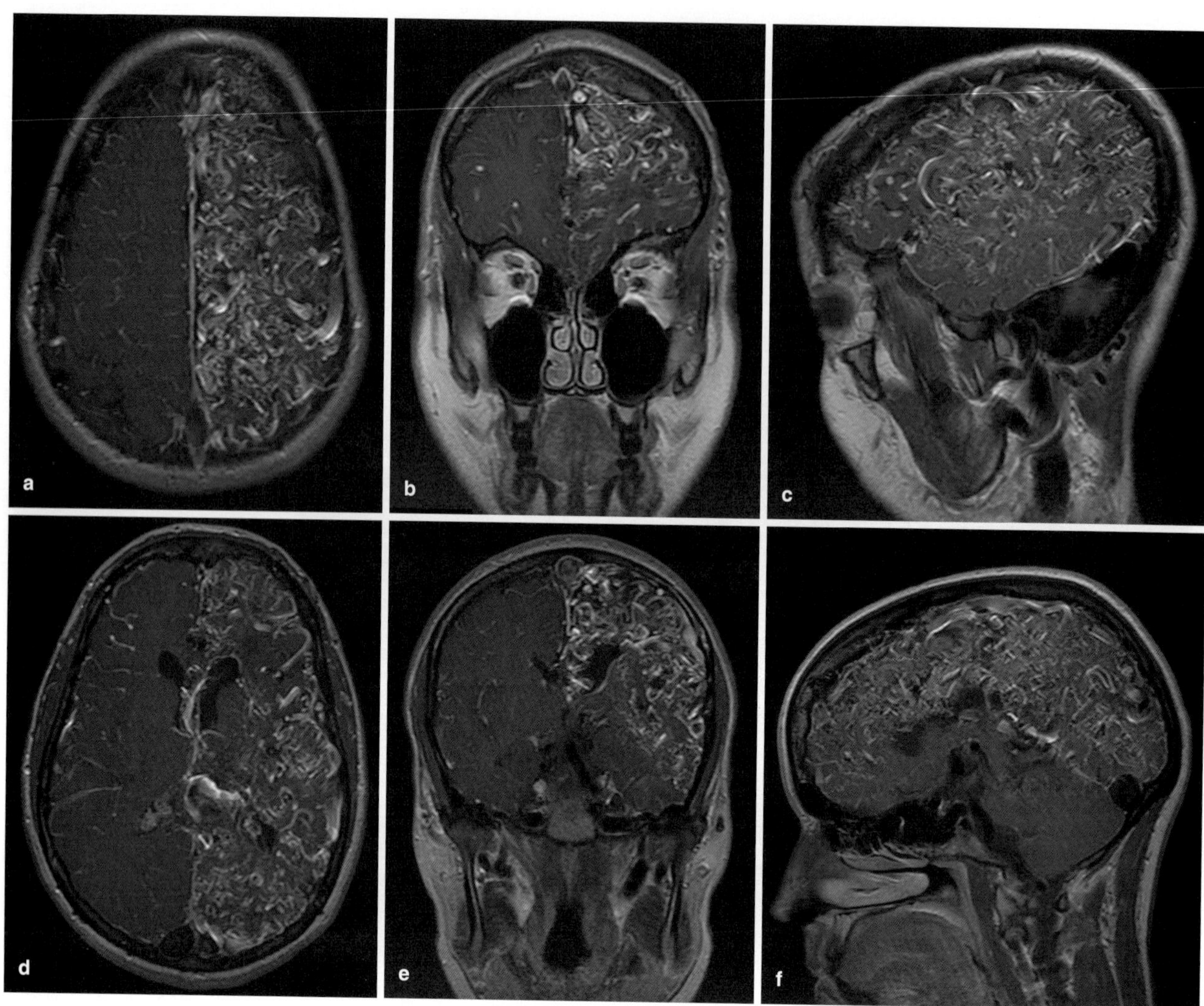

图 72.2 一个 30 岁女性患者因巨大未破裂脑动静脉畸形（AVM）入院。病变最初诊断时是因为患者 9 岁时出现轻度右侧偏瘫、偏盲和局灶性癫痫发作，被认为不能手术。没有明显认知功能障碍的症状，尽管有一些轻微语言障碍的表现，但她也已经大学毕业。她由她的神经科医师决定目前治疗方式是否可以治疗她的疾病。她的神经系统症状持续稳定了几年，目前接受抗癫痫的药物治疗。a~l. 增强 T1 加权磁共振成像（MRI）在轴位（a、d）、冠状位（b、e）和矢状位（c、f）显示一个累及整个左半球的巨大脑动静脉畸形，以及大脑皮质的额区基底部和颞部。

压（收缩压 100~120 mmHg）数天。这也可能意味着长期镇静。在某些情况非常复杂的动静脉畸形病例中，我们甚至让患者保持较强的低血压和深度镇静数天。尽管术后最初的 CT 显示良好，在术后 1 周我们发现了术后血肿，这在有深部小血管供血的患者中发生过几例。除了低血压，术后也要常规预防癫痫发作。我们医疗机构的动静脉畸形患者术后一般护理准则详见第 70 章。

患者预后

Spetzler 和 Ponce[20] 最近回顾了 7 个系列的动静脉畸形术后的结果，包含了近 1 500 例 Spetzler-Martin Ⅳ和Ⅴ级的动静脉畸形患者，不良预后的整体风险分别为 31% 和 37%。一些研究者也报道了他们关于高分级或巨大脑动静脉畸形的相关研究。Nozaki 和他的同事 [28] 报道包含 63 例高分级动静脉畸形的系列研究。完全闭塞的只有 32 例。5 例（16%）中观察到不良的预后（但无死亡病例）。Ferch 和 Morgan[29] 报道了包含 46 例高分级动静脉畸形的系列研究，其中 29 例行手术治疗，15% 预后不良。Zhao 和他的同事 [13] 报道了 40 例采用显微外科手术治疗的巨大脑动静脉畸形患者，22% 患者预后不良。

结论

巨大和高分级动静脉畸形是一种特殊的动静脉畸

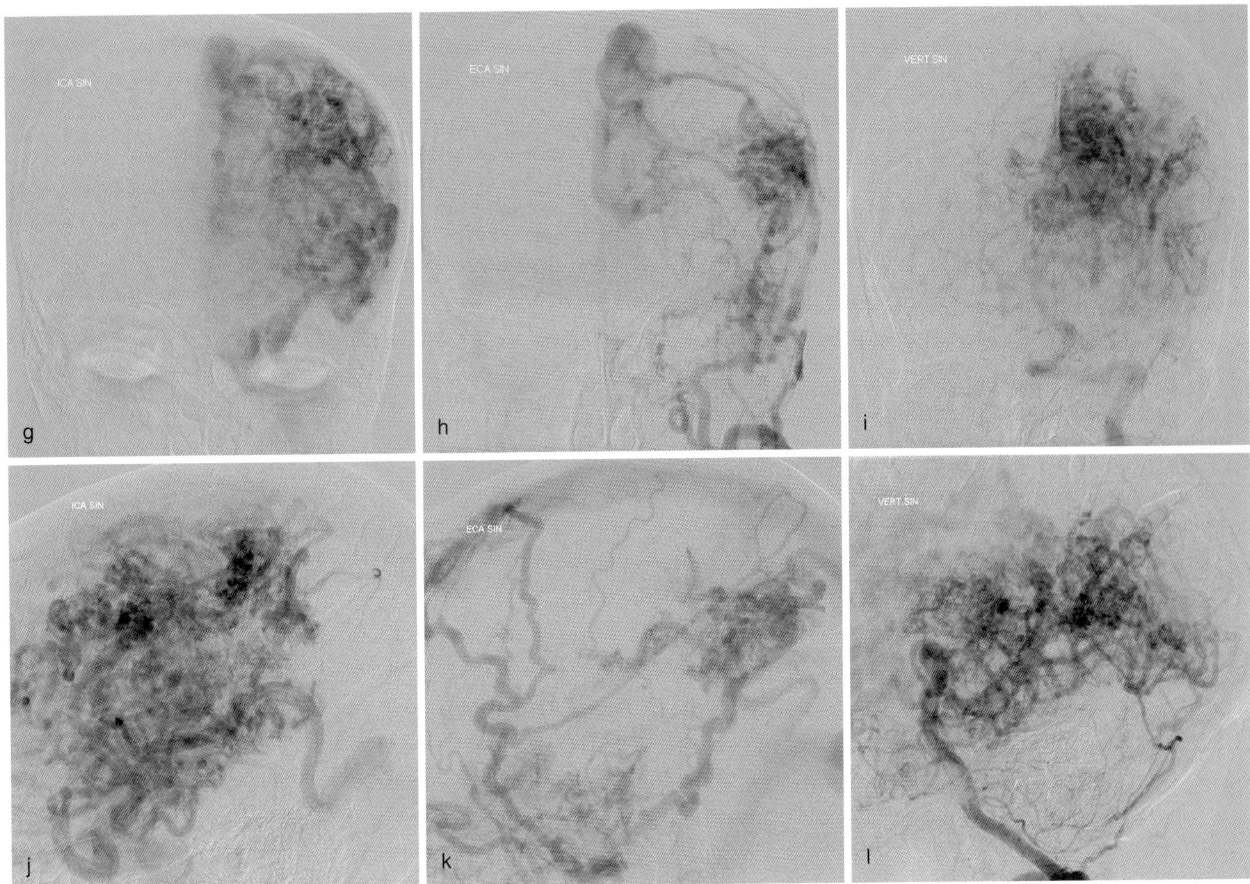

图 72.2 （续）数字减影血管造影（DSA）的左颈内动脉（ICA）前后位（AP）和侧位投影（g、j）；左颈外动脉（ICA）的前后位和侧位投影（h、k）；以及左椎动脉（VA）的前后位和侧位投影（i、l）。由于动静脉畸形的血流量非常高，辨别血管结构的细节困难，但是很明显的是，此为分叶型动静脉畸形。畸形团由双侧颈外动脉（ECA）、双侧大脑前动脉（ACA）、左侧大脑中动脉（MCA）和左侧大脑后动脉（PCA）供血。未发现与血流相关的动脉瘤，在这里右侧造影未显示，因而无治疗建议。

形。患者常出现除出血外的其他血流动力学的症状，可能难以定义症状发生的确切病理生理机制。至少在一部分患者中，盗血现象可以解释患者的局部神经功能缺损。很难预测治疗是否有效，特别是考虑到治疗本身的高风险性。虽然未破裂的高分级动静脉畸形可能不是特别容易发展为出血性病变，但是它们巨大的体积使治疗具有挑战性。破裂的高分级动静脉畸形可能出现不稳定的和不良的自然史。因此，当巨大和高分级的动静脉畸形患者畸形破裂时应考虑治疗。治疗高分级动静脉畸形时应牢记，即使是经验丰富的医生，患者治疗后不良预后的风险也是非常高的（在 20%~35% 的范围）。然而，分次术前栓塞后行显微外科手术，仍然是彻底切除大型和巨大动静脉畸形唯一真正可行的选择。巨大和高分级动静脉畸形的治疗应在非常有经验的机构进行。

参·考·文·献

[1] Spetzler RF, Martin NA. A proposed grading system for arteriovenous malformations. J Neurosurg 1986;65:476–483

[2] Xiao F, Gorgulho AA, Lin CS, et al. Treatment of giant cerebral arteriovenous malformation: hypofractionated stereotactic radiation as the first stage. Neurosurgery 2010;67:1253–1259, discussion 1259

[3] Chung WY, Shiau CY, Wu HM, et al. Staged radiosurgery for extra-large cerebral arteriovenous malformations: method, implementation, and results. J Neurosurg 2008;109(Suppl):65–72

[4] Yaşargil MC. AVM of the Brain, vol 3. New York: Thieme Medical; 1987

[5] Lawton MT, Kim H, McCulloch CE, Mikhak B, Young WL. A supplementary grading scale for selecting patients with

brain arteriovenous malformations for surgery. Neurosurgery 2010;66:702–713, discussion 713
[6] Spetzler RF, Hargraves RW, McCormick PW, Zabramski JM, Flom RA, Zimmerman RS. Relationship of perfusion pressure and size to risk of hemorrhage from arteriovenous malformations. J Neurosurg 1992;76:918–923
[7] Norlen G. Arteriovenous aneurysms of the brain; report of ten cases of total removal of the lesion. J Neurosurg 1949;6:475–494
[8] Morgan M. Hemodynamic properties. In: Stieg PE, Batjer HH, Samson D, eds. Intracranial Arteriovenous Malformations. New York: Informa Healthcare; 2007:31–47
[9] Moftakhar P, Hauptman JS, Malkasian D, Martin NA. Cerebral arteriovenous malformations. Part 2: physiology. Neurosurg Focus 2009;26:E11
[10] Spetzler RF, Wilson CB, Weinstein P, Mehdorn M, Townsend J, Telles D. Normal perfusion pressure breakthrough theory. Clin Neurosurg 1978;25:651–672
[11] Zacharia BE, Bruce S, Appelboom G, Connolly ES Jr. Occlusive hyperemia versus normal perfusion pressure breakthrough after treatment of cranial arteriovenous malformations. Neurosurg Clin N Am 2012;23:147–151
[12] Laakso A, Hernesniemi J. Arteriovenous malformations: epidemiology and clinical presentation. Neurosurg Clin N Am 2012;23:1–6
[13] Zhao J, Yu T, Wang S, Zhao Y, Yang WY. Surgical treatment of giant intracranial arteriovenous malformations. Neurosurgery 2010;67:1359–1370, discussion 1370
[14] Chang SD, Marcellus ML, Marks MP, Levy RP, Do HM, Steinberg GK. Multimodality treatment of giant intracranial arteriovenous malformations. Neurosurgery 2003;53:1–11, discussion 11–13
[15] Laakso A, Dashti R, Juvela S, Niemelä M, Hernesniemi J. Natural history of arteriovenous malformations: presentation, risk of hemorrhage and mortality. Acta Neurochir Suppl (Wien) 2010;107:65–69
[16] Hernesniemi JA, Dashti R, Juvela S, Väärt K, Niemelä M, Laakso A. Natural history of brain arteriovenous malformations: a long-term follow-up study of risk of hemorrhage in 238 patients. Neurosurgery 2008;63:823–829, discussion 829–831
[17] Han PP, Ponce FA, Spetzler RF. Intention-to-treat analysis of Spetzler-Martin grades IV and V arteriovenous malformations: natural history and treatment paradigm. J Neurosurg 2003;98:3–7
[18] Jayaraman MV, Marcellus ML, Do HM, et al. Hemorrhage rate in patients with Spetzler-Martin grades IV and V arteriovenous malformations: is treatment justified? Stroke 2007;38:325–329
[19] Laakso A, Dashti R, Juvela S, Isarakul P, Niemelä M, Hernesniemi J. Risk of hemorrhage in patients with untreated Spetzler-Martin grade IV and V arteriovenous malformations: a long-term follow-up study in 63 patients. Neurosurgery 2011;68:372–377, discussion 378
[20] Spetzler RF, Ponce FA. A 3-tier classification of cerebral arteriovenous malformations. Clinical article. J Neurosurg 2011; 114:842–849
[21] Mounayer C, Hammami N, Piotin M, et al. Nidal embolization of brain arteriovenous malformations using Onyx in 94 patients. AJNR Am J Neuroradiol 2007;28:518–523
[22] Katsaridis V, Papagiannaki C, Aimar E. Curative embolization of cerebral arteriovenous malformations (AVMs) with Onyx in 101 patients. Neuroradiology 2008;50:589–597
[23] Panagiotopoulos V, Gizewski E, Asgari S, Regel J, Forsting M, Wanke I. Embolization of intracranial arteriovenous malformations with ethylenevinyl alcohol copolymer (Onyx). AJNR Am J Neuroradiol 2009;30:99–106
[24] Hauck EF, Welch BG, White JA, Purdy PD, Pride LG, Samson D. Preoperative embolization of cerebral arteriovenous malformations with onyx. AJNR Am J Neuroradiol 2009;30:492–495
[25] Taylor CL, Dutton K, Rappard G, et al. Complications of preoperative embolization of cerebral arteriovenous malformations. J Neurosurg 2004;100:810–812
[26] Kim LJ, Albuquerque FC, Spetzler RF, McDougall CG. Postembolization neurological deficits in cerebral arteriovenous malformations: stratification by arteriovenous malformation grade. Neurosurgery 2006;59:53–59, discussion 53–59
[27] See AP, Raza S, Tamargo RJ, Lim M. Stereotactic radiosurgery of cranial arteriovenous malformations and dural arteriovenous fistulas. Neurosurg Clin N Am 2012;23:133–146
[28] Nozaki K, Hashimoto N, Miyamoto S, Kikuchi H. Resectability of Spetzler-Martin grade IV and V cerebral arteriovenous malformations. J Clin Neurosci 2000;7(Suppl 1):78–81
[29] Ferch RD, Morgan MK. High-grade arteriovenous malformations and their management. J Clin Neurosci 2002;9:37–40

第73章

Galen 静脉畸形的显微外科治疗

Daniel D. Cavalcanti, M. Yashar S. Kalani, and Robert F. Spetzler

Galen 静脉畸形是脑血管外科医师处理的难度最高的病变之一。这种病变在儿童中有完全不同的表现，并且随着血管内治疗技术的出现，这种病变的治疗方式也发生了变化。

Galen 静脉畸形的症状主要表现为占位效应，脑积水和由于血流动力学改变导致的脑灌注模式的改变。病变内部高流量的分流导致心肺压力的明显上升甚至引起心衰。血管内治疗技术可以改善预后，降低致残率和死亡率，并且能够提高患者生存质量[1, 2]。随着研究的不断进展，我们对此类疾病有了更进一步了解，并在病变生理学基础上提出新的分级系统，从而更好地确定治疗指征、治疗方法和治疗时机。

目前，Galen 静脉畸形进行外科手术治疗的病例很少。但是对于少数血管内治疗效果不确切的患者，外科手术可能存在一定的作用。

胚胎发生学和病因学

Galen 静脉畸形是一类少见的血管病变，主要发生在新生儿和儿童中。这种病变约占中枢神经系统血管病变的 1%，并且占到所有儿童血管畸形的 30%[3–5]。这种病变发生率大概为 1/25 000，男女比例为 1.7 : 1。Galen 静脉畸形部分保留了胚胎型的血管结构，内部含有复杂多变的动静脉瘘位于颈内和椎动脉分支间和 Galen 静脉畸形的前体血管（Markowski 前脑静脉）[6]。

了解脑血管系统的发育能够帮助理解血管架构和 Galen 静脉畸形的位置。在妊娠 26~30 天，开始在围绕神经管组织中形成血管腔。8 天后，血管腔与神经管组织密切。这时候，高度血管化的中胚层细胞层，即原始脑脊膜，已经在神经管、体节和脊索周围形成，并能够给脑提供充足的血液。同时，未来的脉络膜和四叠体动脉在心脏发育成熟时开始发育，深静脉系统和脉络丛开始成熟，随后，前脑正中静脉开始成熟。

在妊娠 37~42 天，原始内膜软膜在邻近神经管处发育。脑膜于胎儿发育期 48~53 天开始腔隙化，形成原始蛛网膜下腔和将要发育成硬膜的外致密层。1 周后，大脑前动脉开始供血至脉络丛，并回流至前脑正中静脉。这支静脉主要收集脉络丛和豆纹静脉输入支的血。同时，静脉丛汇合成至硬膜窦，脑内静脉回流至直窦，另外，一支一过性存在的胎儿静脉引流 Galen 静脉至上矢状窦。脉络膜动脉和前脑正中静脉之间形成的显著分流阻止了这支血管的回旋，这时，在胎儿期 11 周的时候形成了意外的血液流向[6]。直接的矢状窦引流使得直窦多余。实际上，直窦经常性呈现栓塞状态或者缺如，这样有利于前脑正中静脉的扩张。最后，因为这支静脉是近处最膨大的血管结构，因此，在 Galen 静脉畸形患者中，这支血管内存在高流量的湍流促使血管的扩张和管内压力的升高。静脉窦的栓塞和颈静脉球的狭窄也维持着脑静脉系统高压力[7]。

在这些情况下，脉络膜和丘脑纹状体静脉各自引流。偶尔可见的是脉络膜静脉作为前脑正中静脉的附属支。镰状窦是胎儿主要静脉通道之一，并且一直保持通畅，沟通 Galen 畸形扩张的静脉囊和上矢状窦的后 1/3，枕窦和边缘窦也可能存在。

Galen 静脉畸形的分子病因学

尽管 Galen 畸形发生的病因并不是十分清楚，但是 Galen 畸形患者有的存在遗传性的血管病变。Ras/MAPK 通路上基因的生殖系突变可损害胎儿胚胎期和出生后的发育。这条通路介导胞外生长因子和小分子的信号传递，并改变细胞内环境，它们的失调已经在多种疾病中被报道。其中一种 *RAS* 基因改变导致的疾病是毛细血管畸形 – 动静脉畸形，是一种由于 *RASA1* 基因突变导致的常染色体改变。*RASA1* 基因编码 p120–Ras GTPase 激活蛋白，这种蛋白参与调控细胞生长、分化、增殖和包括血管内皮细胞在内的多种细胞的存活 [8]。在多处发生毛细血管畸形是这种疾病的标志，并伴随着脑和其他器官的动静脉畸形和血管瘘。Revencu 等 [9] 报道了相关的高血流量的血管畸形，1/3 的这种患者中存在 Galen 静脉畸形。

Galen 静脉畸形也见于有出血性毛细血管扩张症家族史的患者中。Tsutsumi 等 [10] 报道了一例患有 Galen 静脉畸形的新生儿，其同时存在遗传性出血性毛细血管扩张症 1 型病史，这种遗传病通过检测 *ENG* 基因突变确诊。*ENG* 在保持血管完整性方面存在重要作用。它编码一种跨膜糖蛋白，其是转化生长因子 – β 超家族的一种辅助性受体，而这个蛋白家族主要在体内新生成的血管中表达。

血管解剖

Galen 静脉畸形存在于中线上并且涉及脉络膜裂，占据中央帆和四叠体池的蛛网膜下腔空间。其前可至 Monro 孔，后可至大脑镰和小脑幕连接处，侧方可到脑室处。动脉血供可为前脑和中脑来源。前脑的血供包括来自大脑前和大脑中、脉络膜前和侧边的脉络膜后动脉。而中脑的血供来自内侧脉络膜后动脉、大脑后动脉分支和小脑上动脉。四叠体动脉或长回旋动脉在 80% 的个体中起源于大脑后动脉的 P1 段 [11]。内侧和外侧脉络膜后动脉起源于大脑后动脉 P2 段的前端和后端。前交通动脉的远端深穿支和 Heubner 返动脉与脉络膜静脉可产生关联。

一般情况下，脑室下和经大脑的血管在供应畸形中起到次要作用。它们可能由于静脉的虹吸作用引流至畸形中，在分流阻塞后会自然退化。也可见到一支持续存在的边缘弓形动脉沟通脉络膜前动脉的皮质支和后侧胼周动脉。这个血管弓经常在治疗后更加明显。硬膜上的分支动脉也可参与 Galen 静脉畸形的供血。这些分支经常在脑静脉栓塞后或是静脉窦虹吸效应导致的血管交通形成后造成继发性硬膜动静脉畸形瘘。第一种情况可见于乙状窦，而第二种情况可见于上矢状窦。

Galen 静脉和脑的静脉引流已经在其他章节讨论过 [12–14]。许多研究者都认为在 Galen 静脉的静脉囊和其他许多深静脉通道之间不存在沟通关系。在正常的情况下，大脑内静脉经第三脑室的脉络组织并行经丘脑和四叠体池背侧以及 Rosenthal 基底静脉处汇合成 Galen 静脉。Rosenthal 基底静脉引流颞叶前端和中央部分血流，并在环池内走行。枕叶的静脉、胼胝体其中的一支静脉、大脑上半球的静脉和蚓上静脉也回流到 Galen 静脉中。下矢状窦引流扣带回和胼胝体回的静脉血，与 Galen 静脉汇合形成直窦。

在 Galen 静脉畸形存在的情况下，丘脑纹状体静脉引流至后侧和下侧丘脑静脉处。这样，它们与颞下静脉或是中脑外侧静脉在前端汇合，在血管造影侧位片上就显示出经典的 ε 形状。顶叶内侧静脉可能与深部静脉系统相联系并引流至上矢状窦。当颅底引流被破坏的时候可以见到室管膜下 – 纹状体静脉的吻合。海绵窦在出生后几个月内发育，这样就形成另外的引流途径，即通过眼静脉、翼状静脉丛或是岩下窦引流。

随着介入技术的发展，更多研究显示静脉囊的背侧可能参与到深部引流中 [14–16]。小样本的研究表明，在栓塞后大脑内静脉和前脑静脉之间存在沟通关系，提示完全栓塞的危险性。

分类

Yasargil[17] 根据畸形的血管构筑情况将 Galen 静脉畸形分成 4 个主要类型。第一类畸形是环池病变，其供血动脉来源于胼周动脉和大脑后动脉的 P4 段。第二类畸形是由下丘脑穿支供血。第三类畸形是由多支血供并存在着高流量，这种畸形病变带有第一和第二类畸形的特点。第四类畸形是下丘脑和中脑的动静脉畸形并引流到 Galen 静脉中。

神经介入技术的发展提高了神经外科医师对这种疾病的认识，使得神经外科医师能够更准确地分类 Galen 静脉畸形。Litvak 等 [18] 区分出邻近的软膜动静脉畸形引流到 Galen 静脉并使得 Galen 静脉膨胀和真正的 Galen 静脉畸形。在这个工作基础上，Lasjaunias[4, 19] 将 Galen 静脉畸形主要分成两组：真正的 Galen 静脉畸形和 Galen 静脉的扩张。真正的 Galen 静脉畸形可以分成壁型和脉络膜型。壁型 Galen 静脉畸形（图 73.1a）是由少数动脉供血，其分流口位于内侧前脑静脉壁上并经常处于下外侧，这种畸形相对于脉络膜型来说血流量低。大脑后动脉的分支，内侧和外侧脉络膜后动脉和四叠体动脉经常参与到这类血管瘘的分流中。

相对来说，脉络膜型 Galen 静脉畸形（图 73.1b）是最常见的类型，包括多种瘘道组成高流量的血管网

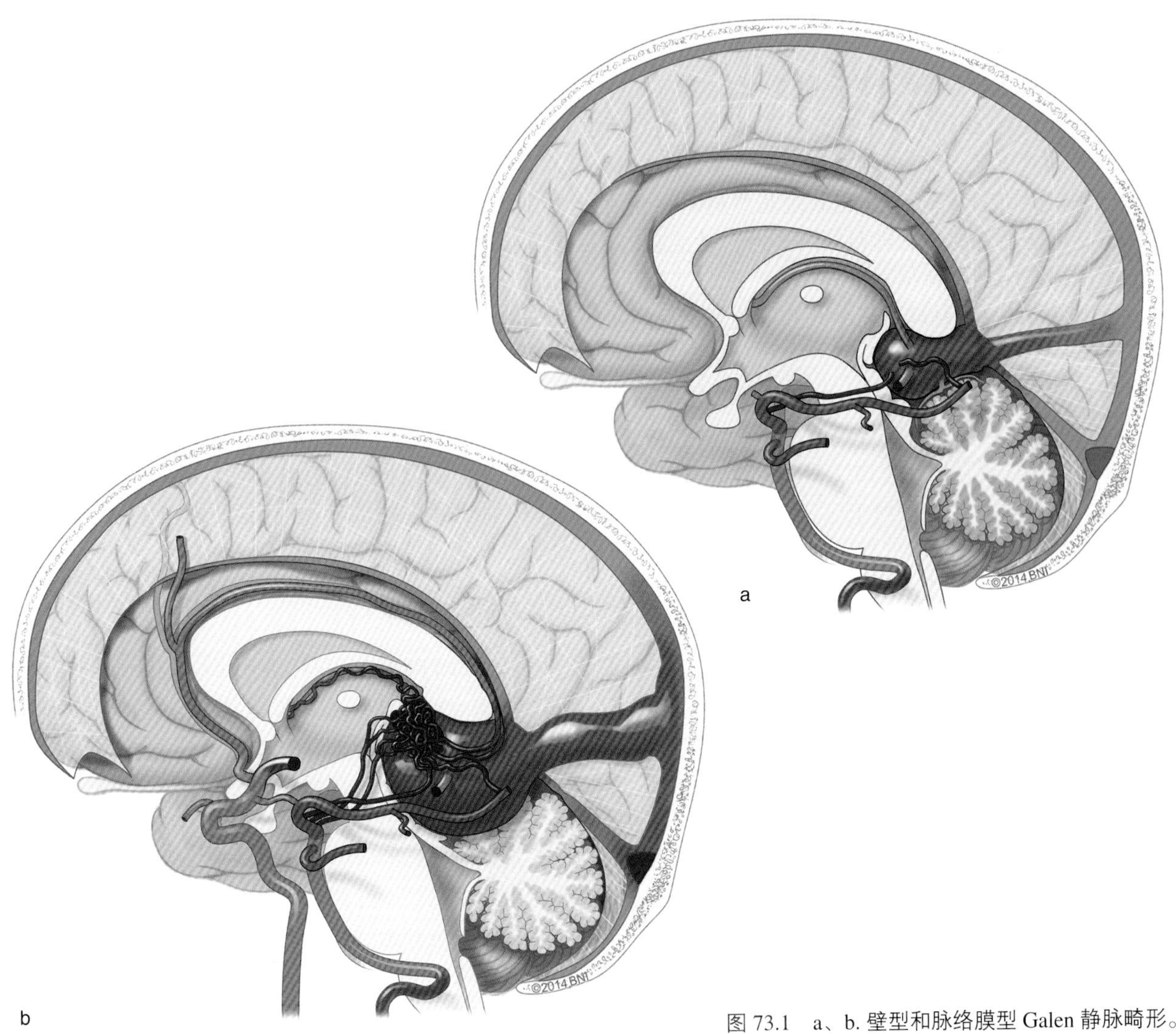

图 73.1　a、b. 壁型和脉络膜型 Galen 静脉畸形。

络并且引流至前脑静脉，看起来像真正的动静脉畸形。胼周动脉、脉络膜动脉、下丘脑穿支和穹窿下动脉主要参与到这类畸形的供血中来。

临床表现

Galen 静脉畸形患者的临床表现主要取决于流量和病变引起的分流情况，这种分流情况提示心肺系统的循环压力，脑脊液压力和脑内循环的压力。1964 年，Gold 等 [3] 首先发现与年龄相关的三种主要临床表现。新生儿经常表现为由于高流量分流和容量高负荷导致的心血管和呼吸系统应激综合征 [20]。新生儿最容易产生症状，大约 40%~50% 患者在这个年龄段得到诊断 [21]。婴儿代表第二种，经常表现为由于脑积水所致的颅内压增高和头围增大。血管内盗血现象和继发性的脑损伤在这个年龄段还可以引起癫痫症状。婴儿的 Galen 静脉畸形是相对低流量的，因此对心血管的影响较为轻微。脑积水是由于高静脉压损伤脑脊液的重吸收所引起，高静脉压也能够引起蛛网膜下腔出血 [18, 22, 23]。搏动的畸形团对侧裂池和第三脑室后部的推挤也有助于脑积水的形成 [24]。脑积水在堵塞畸形后会自发的好转，对此类患者不建议放置分流管。其他的儿童和成人代表了 Gold[3, 25] 所描述的第三类症状组。在这组人群中，头痛是最常见的症状。另外，Amacher 和 Shillito[22] 描述了第四组症状，包括新生儿和婴儿，表现出轻微的心力衰竭（简称心衰），并伴有头围的进行性增大。

Gupta 等 [26] 指出，Galen 静脉畸形的流行病学在发展中国家可能脱离这些典型分类，原因是：①产前诊断不足；②对严重心衰新生儿的关注不足；③缺乏治疗 Galen 静脉畸形的能力。

心衰

血管内分流对心肺系统造成的重要影响是 Galen 静脉畸形的标志之一。心脏的影响可以从单纯心动过速到高输出型心衰，并可引起多器官功能衰竭。Galen 静脉畸形的自然史显示出新生儿严重的心衰预后较差。这些患者的心衰进而导致多器官功能衰竭，脑缺血，较差的神经系统发育和高死亡率。实际上，心衰是患有 Galen 静脉畸形新生儿和婴儿最常见的死因[27]。

胎盘的血管床为低阻力，这样可以部分抵消静脉囊的低阻力，从而使其他部位的灌注正常化，这样就解释了胎儿在子宫内很少由于 Galen 静脉畸形发生心衰[28]。出生后，高达 70% 的心搏出量直接供应脑部。畸形中大的分流导致静脉回流增多和心脏流量超载。肺动脉压保持上升，导致心脏右侧向左侧分流，引起持续的间隔未闭和开放性动脉导管等问题。当心室不断扩张和顺应性降低，则可引起右心衰。异常的心室短轴缩短率使得左心室运动过度。在舒张期通过 Galen 静脉畸形增加的分流降低了冠脉的心脏灌注。特别当心室压力增高时，这种低灌注导致心肌缺血和心脏功能的恶化。肾脏和肝脏的功能也会暂时性的受损，加速心衰。

脑损伤

Galen 静脉畸形的患者由于某些导致脑血流量过高的因素引起脑损伤：①由于盗血现象的存在或者增加的静脉压力导致无效灌注；②由于血栓导致出血性梗死；③由于邻近结构的压迫导致萎缩；④术后或者介入后血流的改变[29–31]。缺血可能在怀孕期间的高血流病变情况下发生。Norman 和 Becker[31] 在对充血性心衰死亡的新生儿尸检过程中发现严重的缺血性脑内胶质细胞增生。

由于动静脉分流所导致的静脉血流量的增加使得脑静脉压力增高，这样会降低局部血流量，产生慢性缺氧。然后，高流量的血流将脑实质中的血液分流走[32]，这种脑内动脉的盗血导致 2 支或 4 支主要血管供血区的交界地带的缺血。这种结果可导致脑室旁的白质软化（图 73.2）。另外，脑外盗血现象发生在舒张期，这是由于颈内动脉和降主动脉的逆行性回流导致的[33]。受到影响的儿童表现出不同水平的发育延迟，直到出现严重的“融脑”综合征导致在过度血流压力下脑组织的严重损失。神经组织的快速丢失容易导致神经系统的预后不良。

图像

产前诊断

患有 Galen 静脉畸形的患者在产前的诊断率大约为 30%~60%[20, 21, 25, 34]。超声检查是最广泛应用的胎儿成像技术，并且 Galen 静脉畸形经常在怀孕期间得到诊断[35]。如果存在胎心的扩大、脑积水、头围增大和颈部静脉湍流形成则考虑存在 Galen 静脉畸形。Galen 静脉畸形在超声上显示为幕上和中线上存在管状回声团，位于第三脑室后侧或者偏外侧，并且邻近扩张的上矢状窦。彩色多普勒分析显示囊状结构中存在湍流。近来，磁共振技术在特定病例的产前诊断中更加常用。胎儿磁共振成像的应用可以早期发现病变，并且获得病变血管构筑和位置的详细信息。

超声心动图

当 Galen 畸形在产前得到诊断，必须应用超声心动图对胎心的大小、心脏发育缺陷进行评价，而且，超声心动图还可以帮助指导心衰的母亲和胎儿进行治疗。在一般情况下，在冠状面上胎心回声区占到整个胸腔回声区域的 1/3；在 Galen 畸形存在的情况下，这个比例达到 1/2 甚至更多[34]。在患有 Galen 静脉畸形的新生儿中，经胸超声心动图显示右心室的扩大，三尖瓣功能不全和肺动脉压力的增大。另外，还可有右向左的分流，动脉导管未闭和卵圆孔未闭，这些病变在治疗后可能消失[20, 28]。而先天性心脏疾病和 Galen 畸形同时并发比较少见。当先天性心脏病（简称先心病）存在的时候，治疗 Galen 畸形的方式需要改变并且治疗方式的选择严重影响预后；先心病的存在应该通过超声心动图来评价。最常见并发的先心病是主动脉狭窄和静脉窦房间隔缺损[30, 36]。

经颅超声和彩色多普勒

这种方式在系列研究中定量动脉瘤中的血流速度和方向很有作用，对建立基线来对比术后短期和长期预后，以及随访无症状儿童有着重要作用[28, 37]。

CT 成像

自从 20 世纪 70 年代以来，CT 成像被应用来评价以心衰、颅内杂音和巨颅起病的儿童颅内病变[38]。CT 成像使得颅内静脉囊的定位、主要供血动脉的扩张和脑积水以及卒中的诊断成为可能（图 73.3）。三维 CT 血管成像逐渐应用到描绘 Galen 畸形的复杂血管解剖中来。CT 由于其快速成像特点使其能够在患者清醒状态或是轻微镇静状态下应用。它比彩色多普勒和核磁血管成像能够提供更好的信息，但是在 CT 血管成像过程中对比剂的应用对较小的儿童可能并不理想。

Moftakhar 等 [37] 讨论了应用无增强 CT 来识别 Galen 静脉畸形的血栓情况。在这种成像模式下，静脉囊状扩张中呈现低密度和高密度影像学特征，代表了不同阶段的血栓的存在。在有对比增强的 CT 上畸形典型特征是中央低密度血栓和外周高密度血流的存在。

此外，CT 仍然是诊断颅内钙化的标准方法，钙化的存在提示有脑损伤并且经常认为是不可逆转的，这样提示较差的临床预后（图 73.2）。但是，Bansan 等 [39] 证实在神经功能没有改善的时候，钙化也可以产生退化。大脑的钙化能够勾勒出畸形引流静脉的大致轮廓，并且在大脑和小脑白质中也可能发生，主要是由于长时间增高的脑静脉压力所致。环绕脑室排列的钙化是由于深部白质的静脉呈径向排列，并汇流至侧脑室的室管膜下静脉和第四脑室的侧隐窝所致。另外一种理论认为，环脑室的钙化可能是新生儿和婴儿的环血管间隙存在脑脊液重吸收的通道所致。

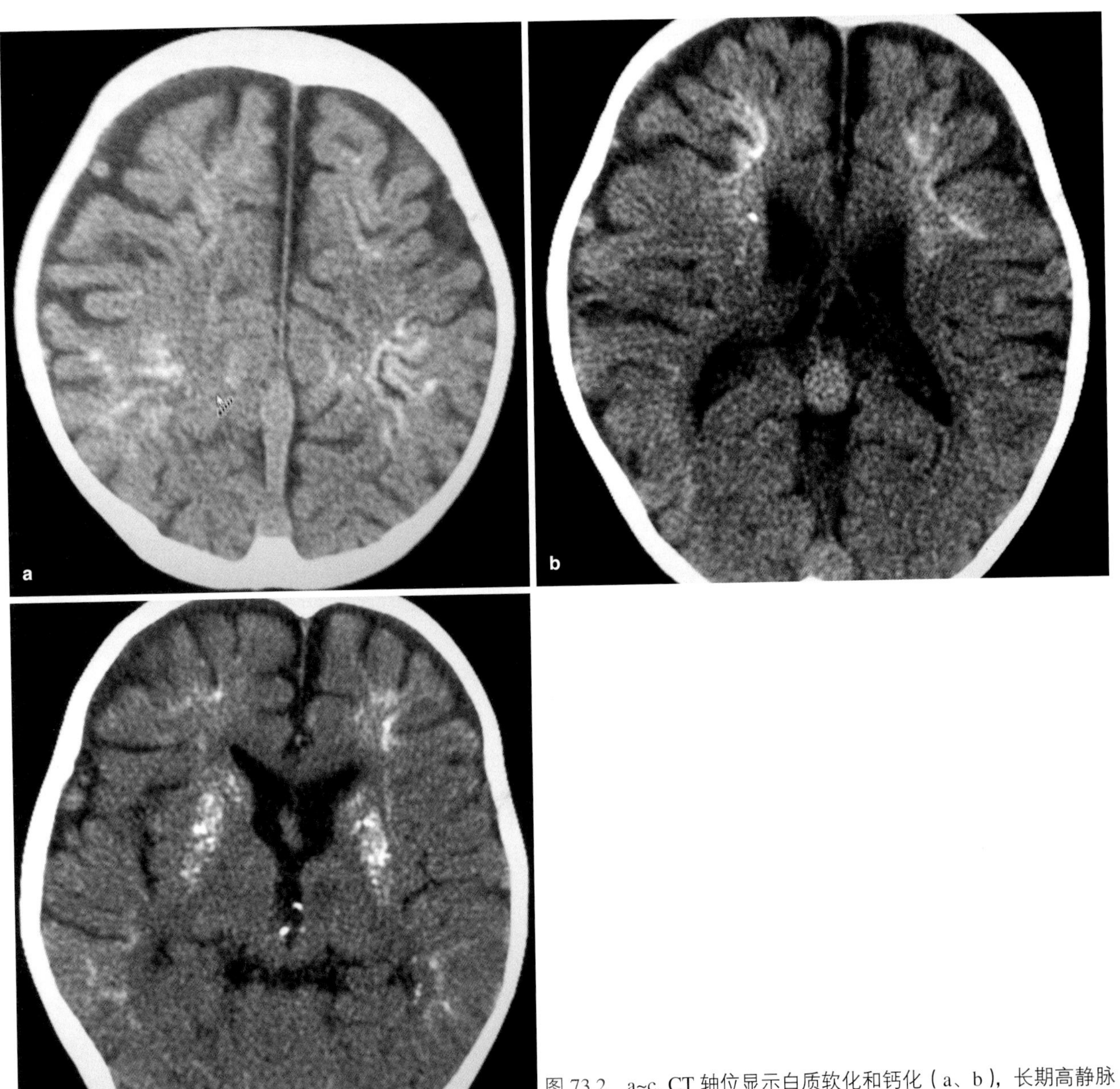

图 73.2　a~c. CT 轴位显示白质软化和钙化（a、b），长期高静脉压的患儿基底节区（c）。

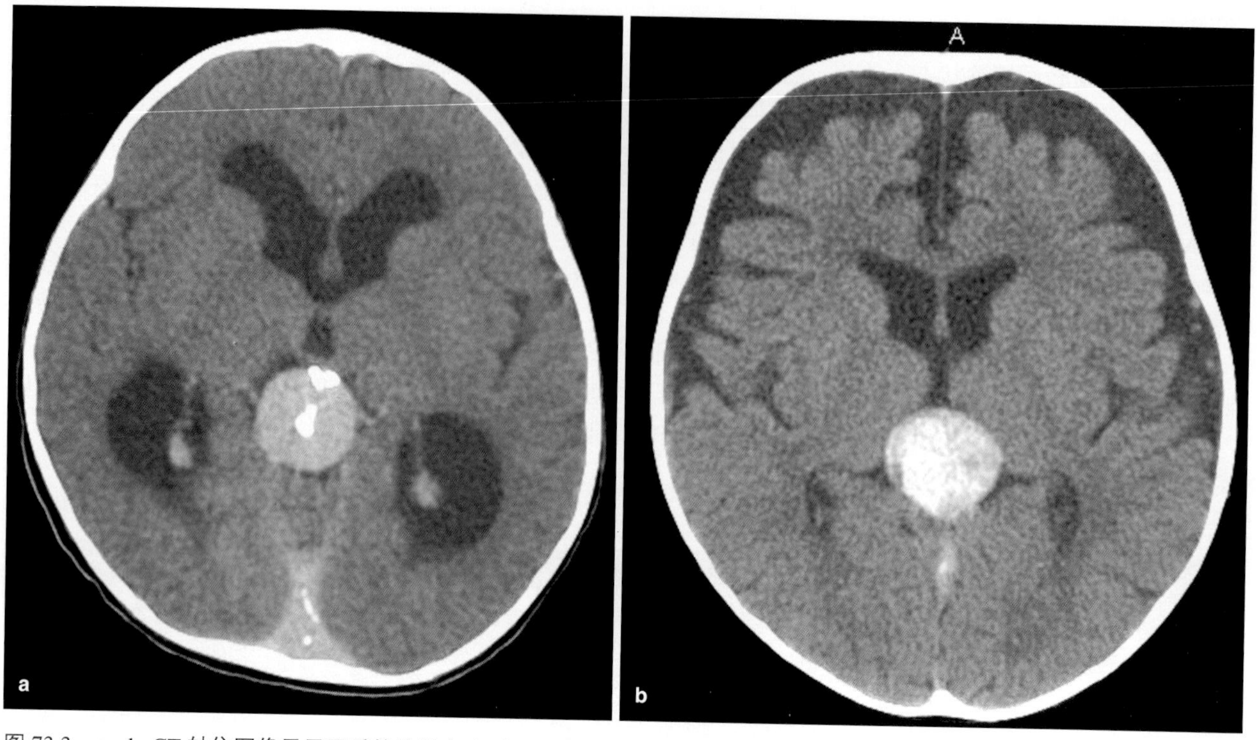

图 73.3　a、b. CT 轴位图像显示严重的脑积水（a）和静脉囊导致脑脊液的阻塞（b）。

磁共振成像

磁共振成像的出现，包括弥散像、血管成像和静脉成像被应用于诊断 Galen 静脉畸形。并在治疗前应用于排除和评估脑损伤、观察第三脑室或导水管的压迫，评价分流的血管构筑特点（图 73.4）。磁共振静脉成像能够显示静脉窦的狭窄和阻塞，从而可以应用于辅助制订股动脉经窦或是经窦汇血管内入路。

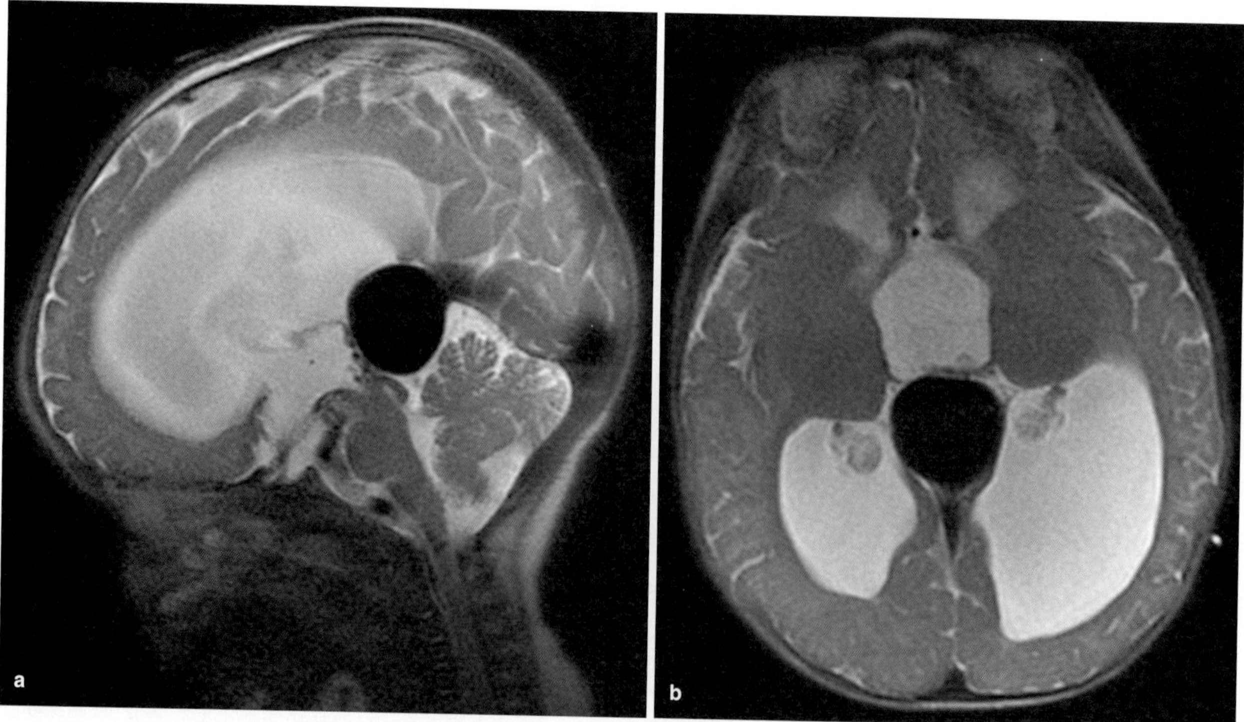

图 73.4　a、b. 矢状位（a）和轴位（b）T2 加权像显示 Galen 畸形和阻塞脑脊液通路导致的脑积水。

最近的一种定量磁共振血管成像技术可以测定脑血管病变的血流量。这种方法应用二维 TOF 磁共振血管成像技术和磁共振血管相差衬托技术获得体积流量数据，这样在观察中可以记录不同变化，从而提示最佳治疗时间和检测治疗后效果[40]。

血管造影

血管造影是评价和分类 Galen 静脉畸形的金标准，并且可以评价血流动力学。它能够提供详细的供血动脉的复杂构筑、数量和方向，通过分流时的流量特点，静脉解剖、回流、狭窄和血栓等情况（图 73.5）。经脐导管是围生期更倾向采用的方式，其经常在产后 3 天应用。经股动脉导管对新生儿来说有风险，在可能的情况下推迟到出生后第 5 个月。

Galen 静脉畸形的治疗历史

1905 年，Balance 报道了第一例 Galen 静脉畸形的治疗[41]。他对一名 11 岁女孩实行了颈内动脉结扎术，认为通过瘘的血流量的暂时下降能够促进血栓形成。而后，Jaeger、Forbes 和 Dandy 报道了外科治疗一名表现为 Galen 静脉扩张和脑积水的 4 岁儿童[41]。1947 年，Oscherwitz 和 Davidoff[42] 报道了外科手术治疗一名 Galen 畸形伴有钙化的畸形静脉的 27 岁妇女，他们检查了分流情况，用针穿刺分流处并从穿刺处控制出血。

1949 年，Boldrey 和 Miller[43] 首次尝试直接阻断动静脉短路来治疗 Galen 静脉畸形。他们在颈内动脉阻断失败后直接夹闭供血动脉。随着脑血管造影技术的进步，更多团队报道了他们在治疗这些疾病的经验。French 和 Peyton[44] 在 1954 年报道了 5 例早期手术的患者，其中 3 个患者从夹闭供血动脉中获益；2 例畸形彻底阻塞；1 例患者部分阻塞。1 例患者供血动脉暴露失败，第 5 例患者保守治疗。

但是，当时对哪类患者可以从手术中获益或最好的治疗措施是什么还没有明确表述。1960 年，Poppen 和 Avman[45] 回顾性分析了 15 例病例，并报道了他们自己的一例 15 岁男孩。他们在这例病例中采用了通过幕上经枕入路分离供血动脉并切除扩张的静脉，并获得很好的结果。为获得足够的手术空间他们切除了部分枕叶。

1973 年，Amacher 和 Shilllito[22] 回顾了 37 例英文文献的 Galen 畸形。他们倡导右侧顶枕入路治疗畸形。治疗策略包括夹闭供血动脉，并根据情况部分分离小脑幕、大脑镰和胼胝体压部。这些研究者推荐逐渐栓塞这些供血动脉[5]，减轻快速栓塞 Galen 畸形的静脉后对心脏和脑的血流动力学的影响。Yasargil 仔细描述了他的手术方法[17]。患者采取半坐位，应用后纵裂入路并相继夹闭供血动脉。那时的研究强调保留扩张静脉囊，从而降低了手术的致残率和死亡率。

1982 年，Hoffman 等[23] 回顾了 128 例病例，并且注意到大多数病例符合 Gold 根据年龄所进行的分类。他们报道了当时数量最大的病例数，共 29 例患者。其采用低温和心脏停搏技术，尽管会因此导致高致残

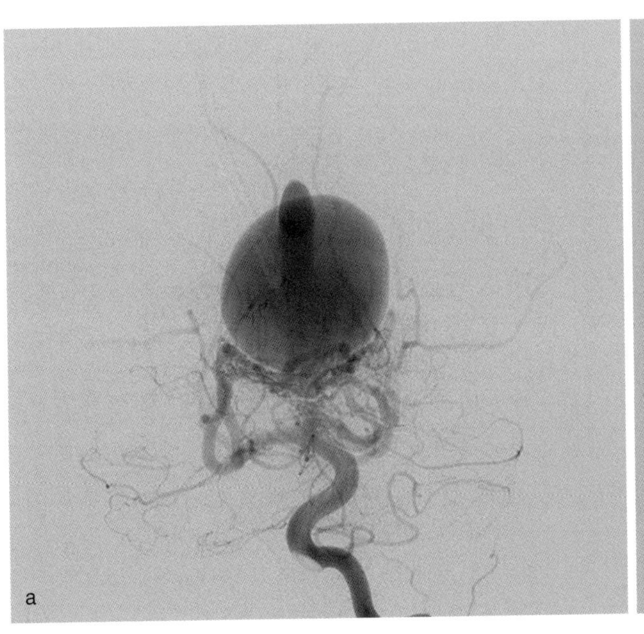

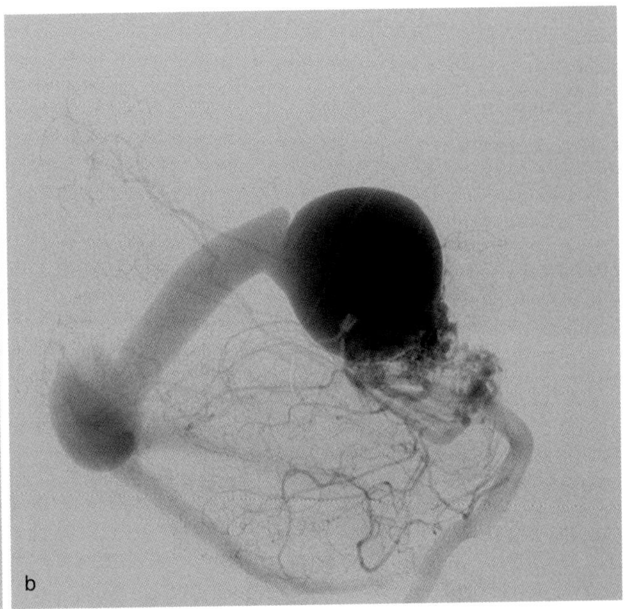

图 73.5　a、b. 正位（a）和侧位（b）血管造影图像显示脑干穿支通过瘘口进入扩张的静脉囊。

率和死亡率，但是他们证实了畸形预后的改善。他们总结出，通过外科手术阻塞瘘口能够影响患者预后和生存率，未接受治疗的患者预后更差，死亡率更高。

虽然外科医生不断努力，但是大多数的外科手术结果都不理想。随着神经介入技术发展，其逐渐变成治疗 Galen 畸形的主要手段。目前，外科治疗只是在特定条件下才应用，这在下面将会继续讨论。

治疗指征

介入治疗 Galen 静脉畸形的主要指征是通过降低或者控制畸形内分流减少神经和心肺损伤。

治疗患有 Galen 畸形的新生儿需要多学科合作，其中需包括重症监护医师、小儿心脏科医师、神经麻醉医师和神经外科医师。为避免进行性靶器官受损，应用地高辛对产前和对新生儿进行心衰管理非常关键。存在产前心衰诊断的时候，孕妇起始每 6 小时静脉给予 0.5 mg 地高辛，直到血清浓度达到 2 ng/dl[25]。然后，口服维持剂量 0.5 mg，一天 2 次，直到分娩。新生儿严重心衰时需输注多巴胺或者多巴酚丁胺和血管扩张剂，例如米力农、三硝酸甘油或是硝普钠，这些药物应用可以直接减少神经功能损伤[28]。在最初的情况稳定后，继续使用地高辛或是利尿剂直到手术干预。

一些较少的临床症状跟较好的预后相关，当这些症状存在的时候，允许手术干预延期至 5~6 个月，等到髓鞘充分形成和心衰症状缓解后实施。这些症状包括正常或轻微扩张的直窦、脑实质的保留、最多两支主要供血动脉、无其他静脉的异常和缺乏高输出状态。产前诊断 Galen 静脉畸形的在胎儿可以在子宫内发生严重心衰和脑损伤的时候急诊流产。

Lasjaunias 等[4, 34]发明一种评分系统对诊断为 Galen 畸形的新生儿进行处理。这个评分系统基于 5 个参数：①心脏功能；②脑功能；③呼吸系统功能；④肾功能；⑤肝脏功能。5 分系统用来评价心脏、脑功能和呼吸系统功能，3 分系统来评价肝脏和肾脏功能；这样，最高评分 21 分。低于 8 分则不建议任何干预措施，8~12 分将提示需要急诊处理，高于 12 分将提示可以继续观察直到 5 个月后有更安全的处理方式。

考虑到介入技术的进展和其应用后预后的提高，外科手术很少应用，但除了以下几种情况：①介入治疗无法到达供血动脉时；②介入治疗只能部分栓塞，导致血栓形成时；③介入栓塞时可能威胁到关键血管；④需清除颅内血肿时；⑤不能应用血管内途径时。

脑积水的管理

脑积水是未早期诊断或是心脏症状轻微时婴儿 Galen 畸形的主要症状。多达 50% 的患儿存在巨颅和巨脑室畸形。然而，脑积水可能发生在任何年龄段，脑积水进展或是引起神经功能的损害时，提示需要进行处理和治疗。

Schneider 等[46]对 20 例患者分析发现对由于 Galen 畸形引起的脑积水进行脑室腹腔分流后其并发症的概率升高。7 例患者存在脑室内出血，3 例患者存在有癫痫持续状态，3 例患者有双侧水囊，2 例患者有单侧慢性硬膜下积液。我们强烈建议，术前应有抗癫痫治疗、分流管从额部插入和在较大的婴儿和儿童中采用中等压力阀门。

类似的，Zerah 等[47]观察到在实施分流的患者中发育迟缓概率更高。一系列的研究表明，在解决脑静脉循环高压后脑积水以及导水管和第三脑室的压迫会自发性减轻。因此，是否对伴有脑积水患者行分流手术存在质疑[21, 40]。脑室分流和内镜下第三脑室底部造瘘术应该在治疗 Galen 畸形后巨脑室情况未得到改善时应用。

显微外科的治疗

一些经典的手术入路能够到达 Galen 畸形的深在位置，并且能够在扩张的静脉囊周围有一定活动空间。外科入路的选择应该基于供血动脉的起源和它们汇入畸形囊的位置。入路的目标是能够逐渐分离这些供血动脉。在有多支供血的情况下，逐渐的分离能够使神经外科医师更安全和更灵活地到达远端供血动脉。

最常应用的 4 种入路是后纵裂经胼胝体入路、枕部经小脑幕入路、幕下小脑上入路和颞下入路。这些入路在下列分标题下将详细描述。

后纵裂经胼胝体入路

这种入路是外科治疗这种畸形最常见的手术入路。Hermann Rorschach 首先在 1913 年首次描述了这种手术入路来处理松果体区病变[48]。在 1921 年，Dandy 首先报道了这种方式处理松果体区的肿瘤[49]。对这种入路来说，我们建议患者侧卧位或侧俯卧位，头位于水平方向，矢状缝平行地面。在这种体位时，对侧半球悬离大脑镰，使对脑的牵拉降低，并且使外科医生能够更舒适地移动手臂和操作器械。这种入路方式的皮瓣为顶枕马蹄形皮瓣，骨瓣开得较低且靠近窦旁。这种暴露方式可以直接到达丘脑穿支动脉。开颅的前界需根据前端最远处的供血动脉位置决定。复杂的畸形需要通过分离上矢状窦上侧大脑镰部进行对侧暴露，甚至需要双侧开颅暴露。

这种入路硬膜翻开位置为上矢状窦内侧和横窦上侧。桥静脉可以在术前 MRI 中观测到，可以尝试在术中进行保留。然后打开半球间的蛛网膜间隙，使得半球逐渐能够分离中线。然后分离至胼胝体池，继续分离顶枕叶和大脑镰的黏着部分。大脑镰一直延续到胼胝体压部，可以引导外科医生切开胼胝体。打开后部胼胝体池，在胼胝体压部的旁正中位置可以沿纵轴切除 15~20 mm 的组织来扩大外科操作空间，到达中央帆并且可以见到扩张的静脉囊（图 73.6）。在这里可以看到胼胝体周围的供血动脉来自胼胝体压部周围，并引流到静脉囊的上腹侧面。Galen 静脉畸形位于四叠体池，并向前延伸到中央帆池腹侧。

暴露出的四叠体池向前向下到达 Talairach 角，在这里通过的有小脑上动脉的小脑中脑段、大脑后动脉 P3 段、内侧的脉络膜后动脉以及它们的穿支。所有这些血管都可能成为静脉囊的上、中、下背侧面的瘘道，所以在这种情况下必须分离这些血管。

外科手术应该逐步分离，这样可以使得静脉回流逐渐减少和逐渐降低心脏负担。扩大环池后可以见到在造影上所见到的 Galen 静脉的血管构筑。可以从不同角度对瘘口位置进行逐渐阻断。在环池中，神经外科医师会见到大脑后动脉、小脑上动脉和内侧的脉络膜后动脉以及它们的穿支血管。重要的是，后侧的丘脑穿支动脉起源于大脑后动脉的 P1 段、丘脑膝状体动脉来自 P2 段的前侧和后侧、P1 和 P2 段交界处的短回旋动脉以及 P1（80%）和前侧 P2（20%）段的长回旋动脉，并进入四叠体池 [11]。大脑后动脉的皮质支可

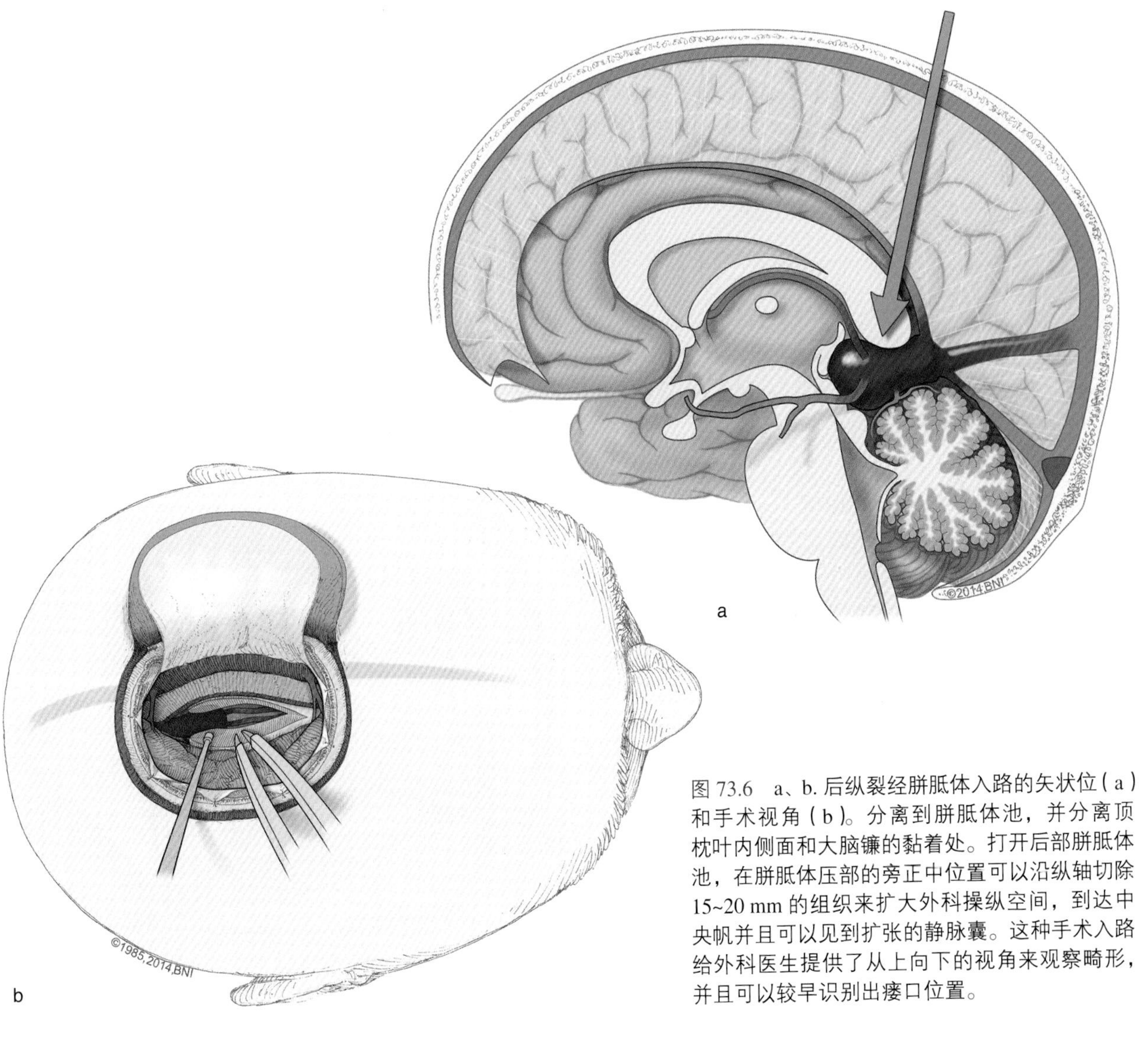

图 73.6　a、b. 后纵裂经胼胝体入路的矢状位（a）和手术视角（b）。分离到胼胝体池，并分离顶枕叶内侧面和大脑镰的黏着处。打开后部胼胝体池，在胼胝体压部的旁正中位置可以沿纵轴切除 15~20 mm 的组织来扩大外科操纵空间，到达中央帆并且可以见到扩张的静脉囊。这种手术入路给外科医生提供了从上向下的视角来观察畸形，并且可以较早识别出瘘口位置。

能参与到瘘的供血中。另外，起源于脑桥中脑外侧和小脑中脑的短和长回旋动脉也可能参与到瘘的供血之中[50]。外侧脉络膜后动脉起源于 P2 段，进入脉络膜裂中，也可能参与到瘘的供血。所有这些供血血管都需要在靠近静脉囊处进行电凝或者用小夹子夹闭。

动脉供血可能通过囊的下腹侧面进入囊，这样解释了有时候在分离末期囊仍然持续性膨胀。一旦静脉囊持续膨胀，可以移动它从而暴露出最后的供血血管。最后的瘘口位置通常起源于走行在中央帆的内侧脉络膜后动脉、脉络膜前动脉或者内侧的丘脑穿支动脉。

枕部经小脑幕入路

Poppen 在 1966 年提出这种入路来切除松果体区的肿瘤[51]，然后经过 Jamieson 的改良[52]，这种入路能为术者提供天幕裂孔后方更宽阔的操作空间，并且能够保留所有的桥静脉。如果沿着幕上入路进行分离时，这些桥静脉经常需要进行离断。枕部经小脑幕入路可以使得术者从上面和侧面都能看到静脉囊。

患者右侧侧卧位或是侧俯卧位，颈部向左侧旋转 30°。应用皮肤的旁正中直切口，大部分在右枕区，稍过枕外隆突。然后沿矢状窦旁在较低的枕部区域开颅，暴露横窦和矢状窦的连接部位。硬膜打开，翻至上矢状窦和横窦处。通常在人字缝下方上矢状窦和枕叶间没有桥静脉，但是任何引流到小脑幕和横窦处的静脉需要保留。分离枕叶和大脑镰处的黏着部分，直到小脑幕和大脑镰的连接部分。天幕裂孔上方的蛛网膜下腔需小心打开，到达已经膨胀入四叠体池的静脉囊处（图 73.7）。小脑幕向侧方分离到直窦处，这样显著增大了外科操作区域。下外侧的分离能够到达同

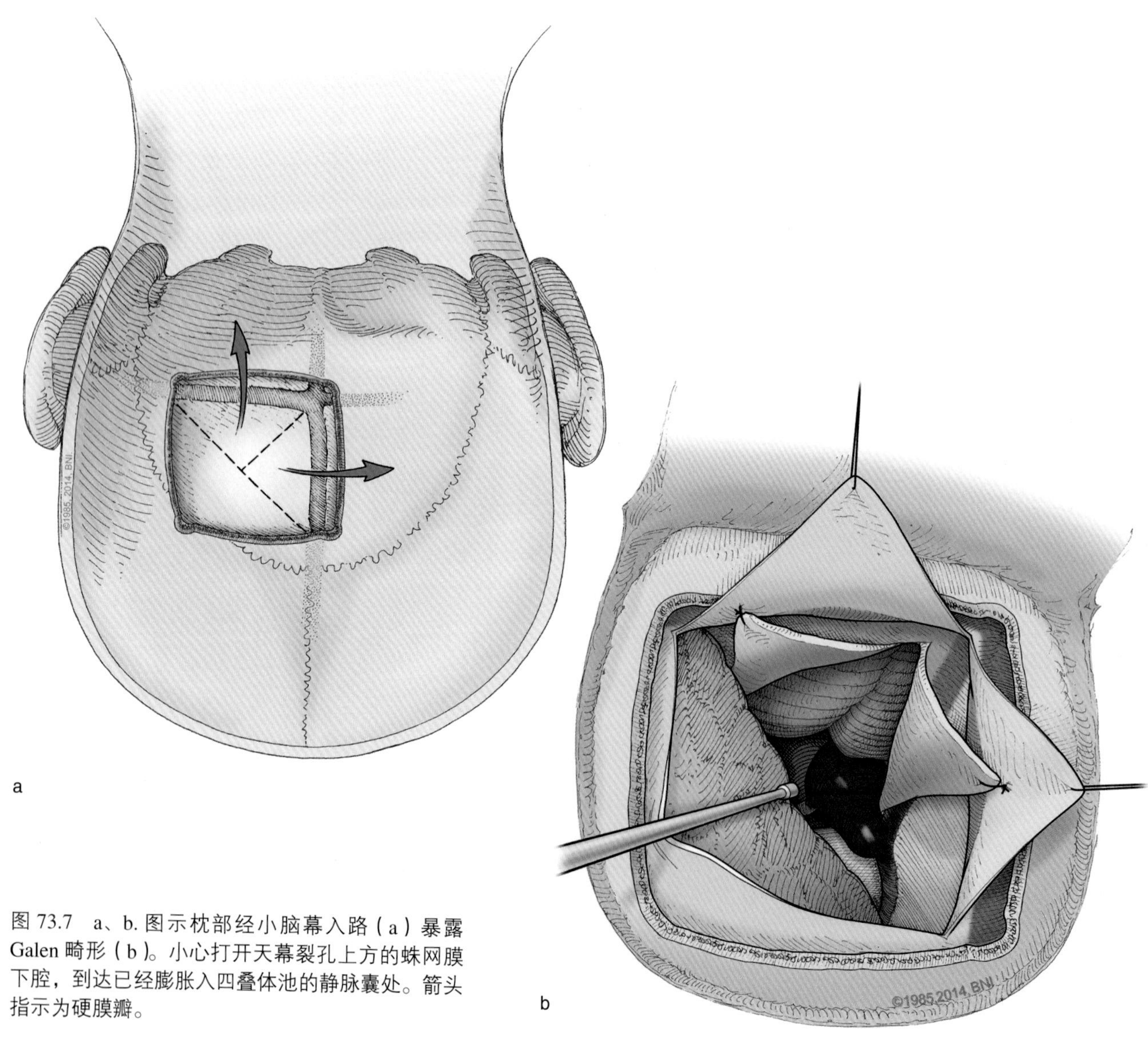

图 73.7 a、b. 图示枕部经小脑幕入路（a）暴露 Galen 畸形（b）。小心打开天幕裂孔上方的蛛网膜下腔，到达已经膨胀入四叠体池的静脉囊处。箭头指示为硬膜瓣。

侧环池，上侧的分离可以到达后胼胝体池。

幕下小脑上入路

幕下小脑上入路首先由 Horsley 描述[53]，后被 Oppen–heim 和 Krause 改进[54]，来切除松果体区的肿瘤。应用显微外科手术，Stein 广泛推广了这种手术入路来处理松果体肿瘤病变[55]。在 1976 年由 Voigt 和 Yasargil 提出改良的分离小脑幕方法[56]，最初目的是切除位于颞叶内侧基底部的海绵状血管瘤。

分离小脑幕可以增加四叠体池的手术空间，从而更好地从背侧和下侧来观察 Galen 畸形。因此，幕下小脑上入路主要应用于需要分离静脉囊下侧和背侧面的血供时（图 73.8）。

对于这种入路来说，患者采用俯卧位并旋转头部。在中线处采取头皮直切口，从枕外隆凸处到达 C2 段棘突。开颅稍微过横窦并包含部分枕下区域，但是不需打开枕骨大孔。硬膜剪成倒置的“Y”形，将基底部放置在位于横窦的那一侧。

小脑上环池充分打开，并且在靠近小脑表面处电凝和分离桥静脉。沿蛛网膜下腔向前分离，到达天幕裂孔处。这时打开四叠体池，从而到达静脉囊所在之处。

颞下入路

这种入路首先由 Gillingham 介绍，并由 Drake 推广[57]，最初用于处理椎基底动脉瘤，颞下入路提供了 Galen 畸形的前外侧观。

患者侧卧位，上矢状缝平行于地面。在耳前直线切口，并铣成正方形骨瓣，这样有 1/3 开口位于外听道前。其下缘尽量地靠近颅中窝底。然后将硬膜剪成 U 字形，其开口方向朝颅中窝底。牵拉颞叶并释放脑脊液用来充分获得空间到达幕缘和天幕裂孔内侧。这种入路可能导致 Labbe 静脉损伤所以并不常用。尽量打开蛛网膜下腔，并且暴露环池中的内容物，即大脑

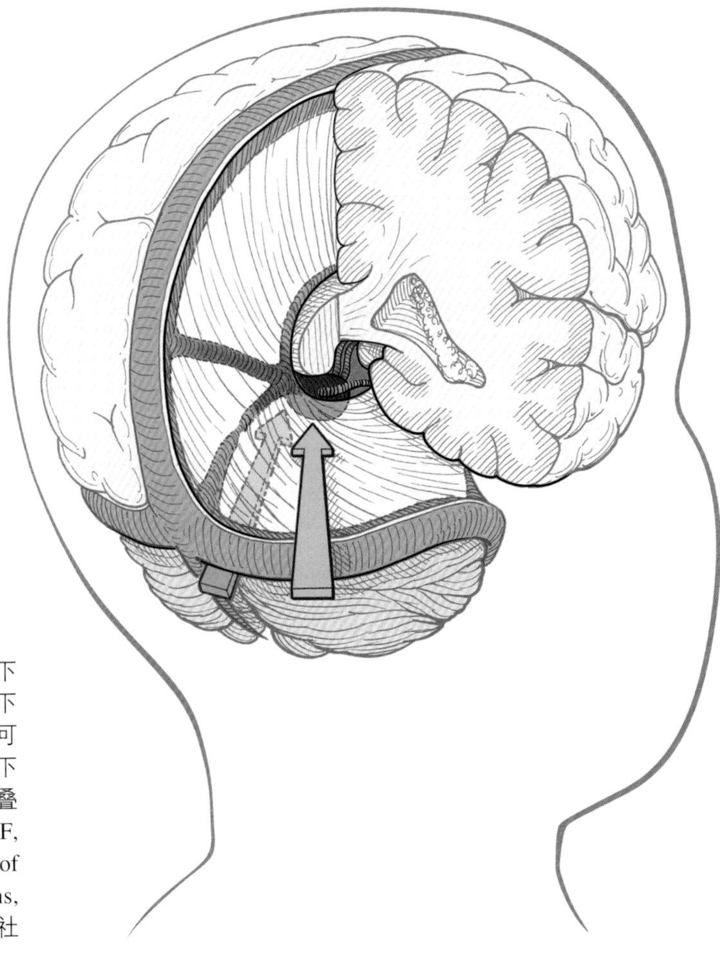

图 73.8　枕部经小脑幕入路（蓝色箭头）与幕下小脑上入路（绿色箭头）的对比图示。选择幕下小脑上入路时，小脑上环池被充分打开，在尽可能靠近小脑表面电凝和分离，桥静脉沿蛛网膜下腔向前分离，到达天幕裂孔处，此时打开四叠体池到达静脉囊所在之处（修改自 Spetzler RF, Koos WT, RichlingÂ € B, Lang J, eds. Color Atlas of Microneurosurgery, vol II: Cerebrovascular Lesions, 2nd ed.New York: Thieme; 1997。经 Thieme 出版社允许）。

后动脉、小脑上动脉、内侧的脉络膜后动脉、外侧脉络膜后动脉、基底静脉和滑车神经，这些结构从动眼神经三角后部穿过小脑幕缘。在岩骨嵴后分离小脑幕可以增加手术范围，并且允许从前外侧观察盘踞在后侧环池和四叠体池交界处的静脉囊。

预后

总体来说，Galen 静脉畸形的手术效果和预后并不理想。在 1960 年，Gold 等 [3] 认识到处理 Galen 畸形后存在较差的预后，新生儿的死亡率高达惊人的 100%，在婴儿中高达 68%，在年龄更大些的患者中为 45%。从 1950—1980 年回顾性分析多伦多的 Hospital for Sick Children 的病例，Hoffman 等 [23] 发现在新生儿中，保守治疗死亡率为 77%，外科手术死亡率为 86%，所有患者的总体死亡率为 57%。Ciricillo 等 [29] 报道了 5 例于 1983 年前在加州大学进行外科夹闭治疗的死亡病例。Yasargil 同样也存在着治疗后新生儿患者高达 100% 的死亡率 [17]。最后，Johnston 等 [2] 分析了 126 例病例，发现在 22 例脑积水分流病例中，其死亡率为 36%，试图直接闭塞 Galen 静脉畸形的外科手术死亡率是 39%，但是在新生儿中达到 79%。这些不同医疗中心所报道的不良结果和令人失望的自然病程使得人们去寻找新方法来治疗这种疾病。现在，治疗 Galen 畸形的策略主要是血管内介入治疗。这种技术和结果在其他章节描述。

结论

Galen 静脉畸形是非常少见的血管畸形，主要发生在儿童。这种疾病的自然史具有进展性，大部分的患儿存在神经功能的下降和心肺功能衰竭。尽管显微外科手术在历史中是治疗这种疾病的选择，但是其预后都很差。血管内介入技术的出现使得其治疗和效果都得到提高。在治疗 Galen 静脉畸形中应该首先考虑介入内治疗而非其他外科手术治疗。

参·考·文·献

[1] Dowd CF, Halbach VV, Higashida RT, et al. Endovascular management of vein of Galen malformations. In: Pasqualin A, Da Pian R, eds. New Trends in Management of Cerebrovascular Malformations. New York: Springer-Verlag; 1994:553–558

[2] Johnston IH, Whittle IR, Besser M, Morgan MK. Vein of Galen malformation: diagnosis and management. Neurosurgery 1987;20:747–758

[3] Gold AP, Ransohoff J, Carter S. Vein of Galen malformations. Acta Neurol Scand 1964;40(Suppl II):1–30

[4] Lasjaunias P. Vein of Galen aneurysmal malformation. Vascular diseases in neonates, infants and children. In: Interventional Neuroradiology Management. Berlin: Springer-Verlag; 1997:67–202

[5] Long DM, Seljeskog EL, Chou SN, French LA. Giant arteriovenous malformations of infancy and childhood. J Neurosurg 1974;40:304–312

[6] Raybaud CA, Strother CM, Hald JK. Aneurysms of the vein of Galen: embryonic considerations and anatomical features relating to the pathogenesis of the malformation. Neuroradiology 1989;31:109–128

[7] Geibprasert S, Krings T, Armstrong D, Terbrugge KG, Raybaud CA. Predicting factors for the follow-up outcome and management decisions in vein of Galen aneurysmal malformations. Childs Nerv Syst 2010;26:35–46

[8] Eerola I, Boon LM, Mulliken JB, et al. Capillary malformation-arteriovenous malformation, a new clinical and genetic disorder caused by RASA1 mutations. Am J Hum Genet 2003;73:1240–1249

[9] Revencu N, Boon LM, Mulliken JB, et al. Parkes Weber syndrome, vein of Galen aneurysmal malformation, and other fast-flow vascular anomalies are caused by RASA1 mutations. Hum Mutat 2008;29:959–965

[10] Tsutsumi Y, Kosaki R, Itoh Y, et al. Vein of Galen aneurysmal malformation associated with an endoglin gene mutation. Pediatrics 2011;128:e1307–e1310

[11] Zeal AA, Rhoton AL Jr. Microsurgical anatomy of the posterior cerebral artery. J Neurosurg 1978;48:534–559

[12] Berenstein A, Lasjaunias P. Arteriovenous fistulas of the brain. Surgical neuroangiography. In: Endovascular Treatment of Cerebral Lesions. Berlin: Springer-Verlag; 1992:267–317

[13] Casasco A, Lylyk P, Hodes JE, Kohan G, Aymard A, Merland JJ. Percutaneous transvenous catheterization and embolization of vein of galen aneurysms. Neurosurgery 1991;28:260–266

[14] Iizuka Y, Kakihara T, Suzuki M, Komura S, Azusawa H. Endovascular remodeling technique for vein of Galen aneurysmal malformations—angiographic confirmation of a connection between the median prosencephalic vein and the deep venous system. J Neurosurg Pediatr 2008;1:75–78

[15] Gailloud P, O'riordan DP, Burger I, Lehmann CU. Confirmation of communication between deep venous drainage and the vein of Galen after treatment of a vein of Galen aneurysmal malformation in an infant presenting with severe pulmonary hypertension. AJNR Am J Neuroradiol 2006;27:317–320

[16] Levrier O, Gailloud PH, Souei M, Manera L, Brunel H, Raybaud C. Normal galenic drainage of the deep cerebral venous system in two cases of vein of Galen aneurysmal malformation. Childs Nerv Syst 2004;20:91–97, discussion 98–99

[17] Yaşargil MG. AVM of vein of Galen region. In: Microneurosurgery. Stuttgart: Thieme; 1988:323–357

[18] Litvak J, Yahr MD, Ransohoff J. Aneurysms of the great vein of Galen and midline cerebral arteriovenous anomalies. J Neurosurg 1960;17:945–954

[19] Lasjaunias P, Garcia-Monaco R, Rodesch G, Terbrugge K. Deep venous drainage in great cerebral vein (vein of Galen) absence and malformations. Neuroradiology 1991;33:234–238

[20] McSweeney N, Brew S, Bhate S, Cox T, Roebuck DJ, Ganesan V. Management and outcome of vein of Galen malformation. Arch Dis Child 2010;95:903–909

[21] Li AH, Armstrong D, terBrugge KG. Endovascular treatment of vein of Galen aneurysmal malformation: management strategy and 21-

year experience in Toronto. J Neurosurg Pediatr 2011;7:3–10
[22] Amacher AL, Shillito J Jr. The syndromes and surgical treatment of aneurysms of the great vein of Galen. J Neurosurg 1973;39:89–98
[23] Hoffman HJ, Chuang S, Hendrick EB, Humphreys RP. Aneurysms of the vein of Galen. Experience at the Hospital for Sick Children, Toronto. J Neurosurg 1982;57:316–322
[24] DeFeo DR, Kusske JA, Rush JL, Pribram H. Aqueductal occlusion by midline arteriovenous malformation. Surg Neurol 1976;5:59–62
[25] Berenstein A, Fifi JT, Niimi Y, et al. Vein of Galen malformations in neonates: new management paradigms for improving outcomes. Neurosurgery 2012;70:1207–1213, discussion 1213–1214
[26] Gupta AK, Rao VR, Varma DR, et al. Evaluation, management, and longterm follow up of vein of Galen malformations. J Neurosurg 2006;105:26–33
[27] Hirano A, Solomon S. Arteriovenous aneurysm of the vein of Galen. Arch Neurol 1960;3:589–593
[28] Frawley GP, Dargaville PA, Mitchell PJ, Tress BM, Loughnan P. Clinical course and medical management of neonates with severe cardiac failure related to vein of Galen malformation. Arch Dis Child Fetal Neonatal Ed 2002;87:F144–F149
[29] Ciricillo SF, Edwards MS, Schmidt KG, et al. Interventional neuroradiological management of vein of Galen malformations in the neonate. Neurosurgery 1990;27:22–27, discussion 27–28
[30] Gomez MR, Whitten CF, Nolke A, Bernstein J, Meyer JS. Aneurysmal malformation of the great vein of Galen causing heart failure in early infancy: report of 5 cases. Pediatrics 1963;31:400–411
[31] Norman MG, Becker LE. Cerebral damage in neonates resulting from arteriovenous malformation of the vein of Galen. J Neurol Neurosurg Psychiatry 1974;37:252–258
[32] Hoang S, Choudhri O, Edwards M, Guzman R. Vein of Galen malformation. Neurosurg Focus 2009;27:E8
[33] Grossman RI, Bruce DA, Zimmerman RA, Goldberg HI, Bilaniuk LT. Vascular steal associated with vein of Galen aneurysm. Neuroradiology 1984;26:381–386
[34] Lasjaunias PL, Chng SM, Sachet M, Alvarez H, Rodesch G, Garcia-Monaco R. The management of vein of Galen aneurysmal malformations. Neurosurgery 2006;59(5, Suppl 3):S184–S194, discussion S3–S13
[35] Brunelle F. Brain vascular malformations in the fetus: diagnosis and prognosis. Childs Nerv Syst 2003;19:524–528
[36] McElhinney DB, Halbach VV, Silverman NH, Dowd CF, Hanley FL. Congenital cardiac anomalies with vein of Galen malformations in infants. Arch Dis Child 1998;78:548–551
[37] Moftakhar P, Danielpour M, Maya M, Alexander MJ. Spontaneous thrombosis of neonatal vein of Galen malformation. Neurosurg Focus 2009;27:E12
[38] Macpherson P, Teasdale GM, Lindsay KW. Computed tomography in diagnosis and management of aneurysm of the vein of Galen. J Neurol Neurosurg Psychiatry 1979;42:786–789
[39] Bansal A, Gailloud P, Jordan L, Ruíz DS. Regression of cerebral calcifications after endovascular treatment in a case of vein of Galen arteriovenous malformation. J Neurosurg Pediatr 2009;4:17–20
[40] Langer DJ, Song JK, Niimi Y, et al. Transarterial embolization of vein of Galen malformations: the use of magnetic resonance imaging noninvasive optimal vessel analysis to quantify shunt reduction. Report of two cases. J Neurosurg 2006;104(1, Suppl):41–45
[41] Blount JP, Oakes WJ, Tubbs RS, Humphreys RP. History of surgery for cerebrovascular disease in children. Part II. Vein of Galen malformations. Neurosurg Focus 2006;20:E11
[42] Oscherwitz D, Davidoff LM. Midline calcified intracranial aneurysm between occipital lobes; report of a case. J Neurosurg 1947;4:539–541
[43] Boldrey E, Miller ER. Arteriovenous fistula (aneurysm) of the great cerebral vein (of Galen) and the circle of Willis; report on two patients treated by ligation. Arch Neurol Psychiatry 1949;62:778–783, illust
[44] French LA, Peyton WT. Vascular malformation in the region of the great vein of Galen. J Neurosurg 1954;11:488–498
[45] Poppen JL, Avman N. Aneurysms of the great vein of Galen. J Neurosurg 1960;17:238–244
[46] Schneider SJ, Wisoff JS, Epstein FJ. Complications of ventriculoperitoneal shunt procedures or hydrocephalus associated with vein of Galen malformations in childhood. Neurosurgery 1992;30:706–708
[47] Zerah M, Garcia-Monaco R, Rodesch G, et al. Hydrodynamics in vein of Galen malformations. Childs Nerv Syst 1992;8:111–117, discussion 117
[48] Roemer G. Hermann Rorschach und die Forschungsergebnisse seiner beiden letzten Jahre. Psyche (Stuttg) 1948;1:523–524
[49] Dandy WE. An operation for the removal of pineal tumors. Surg Gynecol Obstet 1921;33:113–119
[50] Hardy DG, Peace DA, Rhoton AL Jr. Microsurgical anatomy of the superior cerebellar artery. Neurosurgery 1980;6:10–28
[51] Poppen JL. The right occipital approach to a pinealoma. J Neurosurg 1966;25:706–710
[52] Jamieson KG. Excision of pineal tumors. J Neurosurg 1971;35:550–553
[53] Horsley V. Discussion of paper by CMH Howell on tumors of the pineal body. Proc R Soc Med 1910;3:77–78
[54] Oppenheim H, Krause F. Operative erfolge bei geschwulsten der sehhugelund Vierhugelgegend. Berl Klin Wochenshr 1913;50:2316–2322
[55] Stein BM. Supracerebellar-infratentorial approach to pineal tumors. Surg Neurol 1979;11:331–337
[56] Voigt K, Yaşargil MG. Cerebral cavernous haemangiomas or cavernomas. Incidence, pathology, localization, diagnosis, clinical features and treatment. Review of the literature and report of an unusual case. Neurochirurgia (Stuttg) 1976;19:59–68
[57] Drake CG. Bleeding aneurysms of the basilar artery. Direct surgical management in four cases. J Neurosurg 1961;18:230–238

第 74 章

大脑大静脉畸形的血管内治疗

Jason A. Ellis, Hannah Goldstein, Randall T. Higashida, and Philip M. Meyers

大脑大静脉动脉瘤样畸形（VGAM）是一种先天性的动静脉瘘，主要表现为动脉血直接汇入永存的前脑中央 Markowski 静脉（大脑大静脉的胚胎期前体）[1]。1895 年，Steinheil[2] 首次描述了 VGAM，当时他认为 VGAM 是脑实质动静脉畸形导致了动脉血汇入成熟、扩张的大脑大静脉，因此将病变归类为大脑大静脉畸形。随着研究的深入，Raybaud[1] 等对这类位于中线的分流损伤病变根据其胚胎期的病理生理特征做了重新归类。

VGAM 通常于儿童期起病，约占儿童颅内血管病变患儿总数的 40%[3]。VGAM 的自然史中每个时期都有近似的特征性表现。在新生儿期，VGAM 主要表现为充血性心力衰竭、多器官衰竭，最终导致婴儿夭折；在儿童和成人中，VGAM 的症状和体征包括癫痫、脑积水、出血和不同程度的认知功能障碍[4]。对于部分经过筛选的 VGAM 患者，可以选择采用血管内栓塞的方式治疗。在许多病例报道中，血管内治疗可以通过完全或接近完全阻塞瘘道，改善患者充血性心力衰竭和脑积水症状，恢复患者认知功能正常发育[5, 6]。本章将通过详述解剖学、生理学、临床表现和血管内治疗这几方面的内容总结 VGAM 的诊疗现状。

解剖学

大脑大静脉动脉瘤样畸形由多支扩张的供血动脉构成，动脉血经这些扩张的动脉支汇入位于四叠体池的引流静脉。供血动脉至引流静脉间，病变主干可能包括扩张的脉络膜动脉、四叠体动脉，大脑前动脉、大脑中动脉、胼周动脉和脑膜动脉。此外，室管膜下动脉、丘纹动脉和大脑中动脉的皮质支也可能参与构成了 VGAM 的二级供血动脉[1]。动脉血通过大量扩张的引流静脉主要汇入永存的镰状窦。在部分病例中引流静脉也可汇入直窦承担部分引流。但需要注意的是，VGAM 患者的直窦通常细小、狭窄、缺失或被阻塞，因此直窦不是 VGAM 的主要引流路径[7–9]。

根据 Lasjaunias 等[4] 和其他一些研究者的研究[7, 10, 11]，大脑大静脉动脉瘤样畸形可以根据血管结构分为 2 个亚型：脉络膜型（choroidal subtype）和壁型（mural subtype）（图 74.1）。脉络膜型 VGAM 的典型特征是双侧脉络膜动脉发出的供血动脉首先在中线位置形成一个复杂的动脉网，再汇入引流静脉。相反的，在壁型 VGAM 中，供血动脉直接通过一个或多个瘘道与前脑中央静脉相连，不存在中间动脉网。在某些个例中，也存在混合型的 VGAM，即同时具备动脉网和直接沟通动静脉的瘘道[11]。

胚胎学和病理生理学

VGAM 的初级供血动脉包括脉络膜动脉和四叠体动脉，最早于胚胎发育第五周开始分化，发育至 7~8 周时即出现 VGAM 的病变结构特征。在这段时期，间脑顶部的脉络膜丛仅通过一根前脑中央静脉引流。此后，成对的大脑内静脉逐渐发育，参与了端脑脉络丛和间脑的静脉引流。大脑内静脉作为这部分深层结构主要引流静脉，功能上逐渐代替了前脑中央静脉。前脑中央静脉也随之逐渐退化，仅保留了最头端的部分形成大脑大静脉。在 VGAM 的情况下，在脉络膜动脉和 / 或四聚体动脉和上方覆盖的前脑中央静脉间形成了直接沟通的动静脉瘘，导致个体病理性地维持了胚胎时期的血管结构特征[1]。一旦血管发生扩张，在影像学上将难以区分前脑中央静脉和大脑大静脉。

大脑大静脉动脉瘤样畸形（常见于脉络膜型）在新生儿期常表现为伴有高心搏出量的充血性心力衰竭

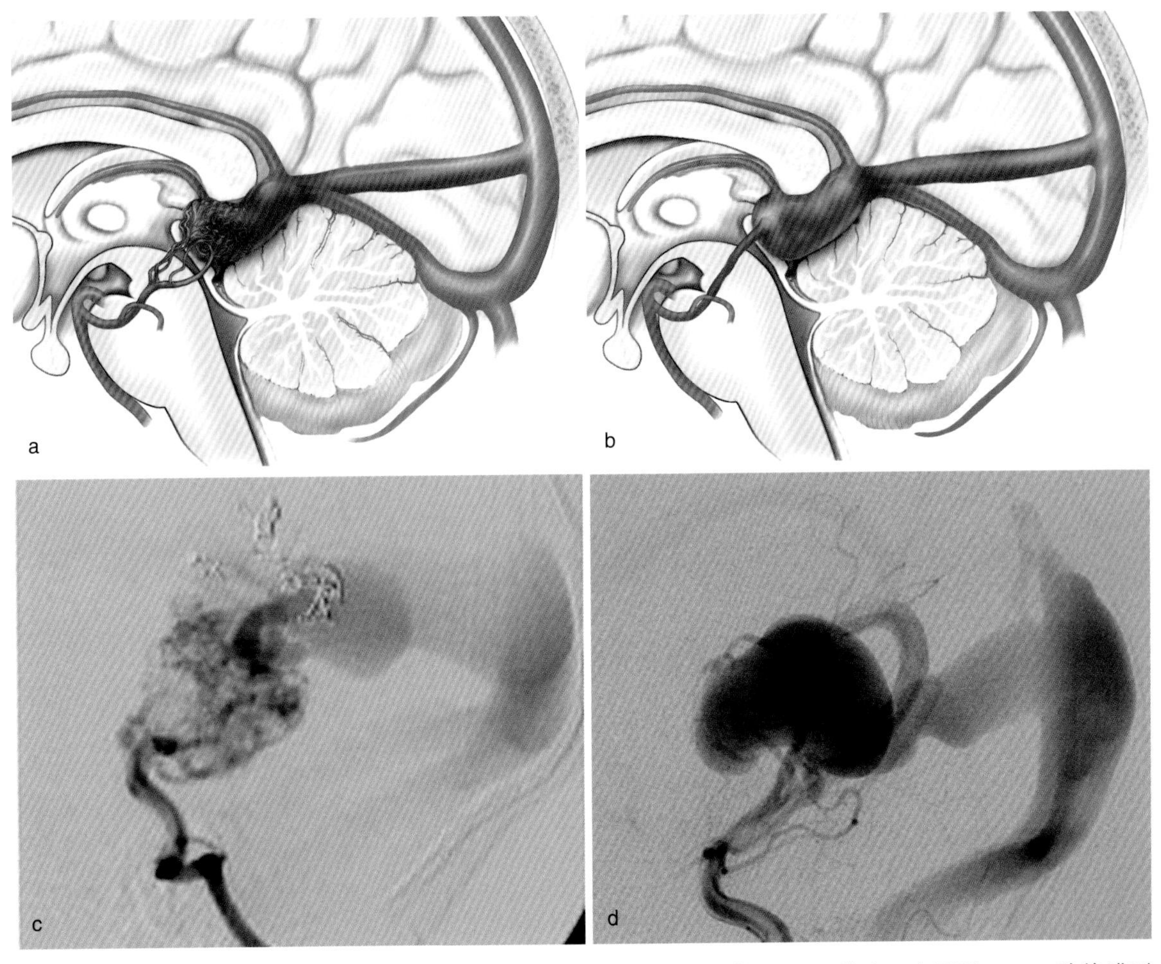

图 74.1 大脑大静脉动脉瘤样畸形（VGAM）亚型。根据血管结构可将 VGAM 分为 2 个亚型。a、c. 脉络膜型 VGAM 中动脉血经由一个中线位置的异常血管网流入引流静脉内；b、d. 相反的，壁型 VGAM 中血流仅通过数支血管汇入引流静脉。

或继发于脑静脉高压的神经症状。由于在宫内发育期间胎盘与 VGAM 竞争血供，减少了进入瘘道的血流，胎儿多可耐受。然而，胎儿出生后出现大量动静脉分流，血液循环模式向成人转变，导致静脉回流和四个心腔容量负荷增加。此时，VGAM 参与降低主动脉的舒张压，从而减少了冠状动脉血流量，引发心肌缺血和心血管系统进一步失代偿[12–14]。

此外，VGAM 的动静脉分流可能抬高静脉窦的压力，影响脑脊液的重吸收，最终导致脑积水[15, 16]。VGAM 患者的静脉窦常延续胚胎时期的特点，并常合并横窦、乙状窦和颈静脉的发育不良、狭窄或闭塞。目前研究尚不明确造成 VGAM 患者缺失成人脑静脉引流模式的原因是其延续了胚胎期的静脉通路或是 VGAM 本身分流型的血管分布。然而，VGAM 血流动力学上的改变，不仅可能导致皮质静脉（尤其是在颅后窝）的充血和出血[4]，也可以通过盗血造成脑实质缺血性损伤，引发应激性和心理活动发育迟缓、癫痫、出血、局灶性神经功能缺失和智力发育迟缓[11, 15, 17]。长期脑静脉压升高还可导致脑积水，头围增大和腹侧静脉引流增多可导致前额突出合并扩张的眼眶静脉和面静脉。

临床表现

大脑大静脉动脉瘤样畸形在不同的年龄段表现出不同的典型临床表现。总体来说，临床表现出现的越早通常提示经瘘道分流的程度越高。大多数临床医生认为，VGAM 在新生儿期、婴幼儿期、大龄儿童和成人期有不同的临床表现[4, 18]。

新生儿

一项对产前诊断为 VGAM 患儿的研究发现 94%

的 VGAM 患儿以心脏症状首发[19]。新生儿患者症状常表现为紫绀、呼吸窘迫和心肌缺血性电活动，容易被误诊为先天性心脏病[20, 21]。在新生儿患者中有 25% 以上的心搏出量被 VGAM 分流，因此许多患儿表现出伴有高心搏出量的心力衰竭。患儿全身性缺血、酸中毒、充血性心力衰竭的症状常在生后的 3~5 天出现恶化，此时急需医疗干预。在新生儿时期，VGAM 其他常见的并发症包括严重的肺动脉高压、水肿和继发于主动脉血液倒流的肾衰[22]。

婴幼儿

直到婴幼儿期才表现出症状的患儿通常 VGAM 瘘道较小或动静脉分流程度较轻（多数为腔壁型）。这一时期起病的患者通常不伴或仅伴有较轻心脏症状，而主要表现为巨头畸形、脑积水和认知发育迟缓。此外，在这一时期患儿也可能出现颅血管杂音、眼球突出、鼻衄、头皮静脉怒张和其他一些因静脉窦充盈而出现的症状[4, 15, 18, 22–24]。

大龄儿童及成人

上述婴幼儿 VGAM 患儿表现出的症状和体征也可出现在大龄儿童和成人患者身上。然而，认知发育迟缓、癫痫、头痛、出血、早老性痴呆和局灶性神经功能缺失等表现在大龄患者中更为常见。此外也有研究报道，在这一时期患者也可能出现由内分泌功能障碍导致的发育迟缓和性早熟[4, 17, 18, 22, 23, 25]。

围手术期评估

血管内栓塞可被应用于治疗 VGAM。但值得注意的是，VGAM 诊断后并非需要立即进行血管内介入治疗。术前由新生儿科、儿童心脏内科、神经内科、神经放射和神经外科专家组成的多学科治疗团队为患者进行综合评估和优化治疗方案是确保患者获得最佳预后的重要步骤。

Lasjaunias 等[4] 指出，每位患者术前必须进行包括体重、头围在内的全面体格检查，包括肝、肾功能评估在内的实验室检查和脑影像学检查，并由儿童心脏内科团队完善心脏评估。合并严重脑损伤或不可逆多器官衰竭的 VGAM 患者不适宜采取血管内介入治疗。

血管内治疗术前首先推荐采用无创的影像学检查尽可能多地获取患者 VGAM 的解剖和生理信息。在无创影像学检查中，经囟门头颅超声和磁共振成像（MRI）是最有效的检查方法（图 74.2）。虽然 MRI 可以提供关于脑发育构造的有用信息，进一步了解 VGAM 血管构造的信息仍需要完善磁共振血管造影

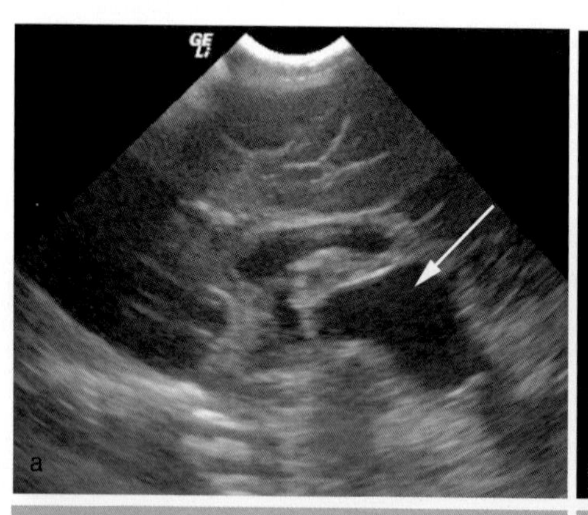

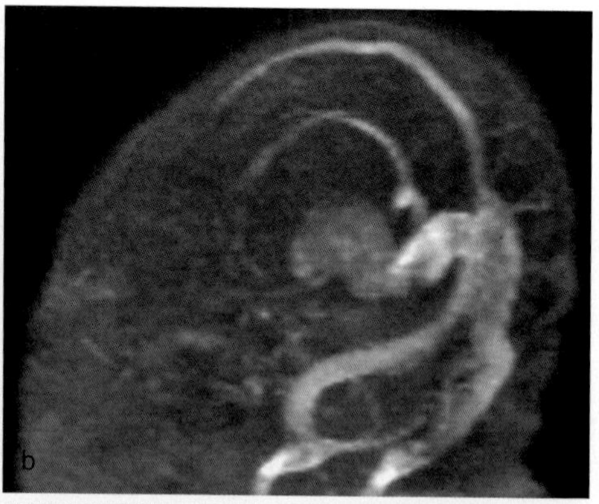

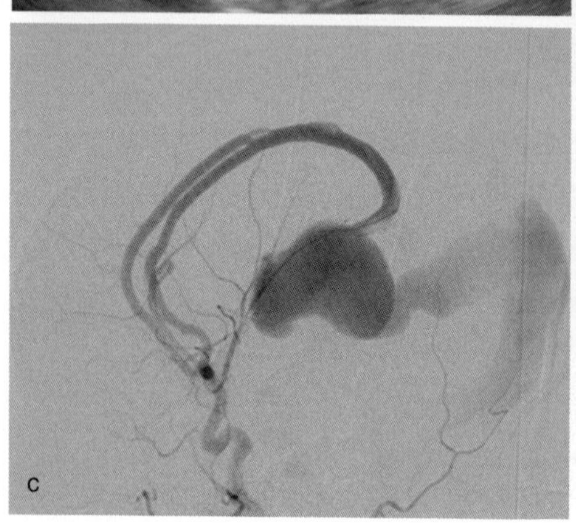

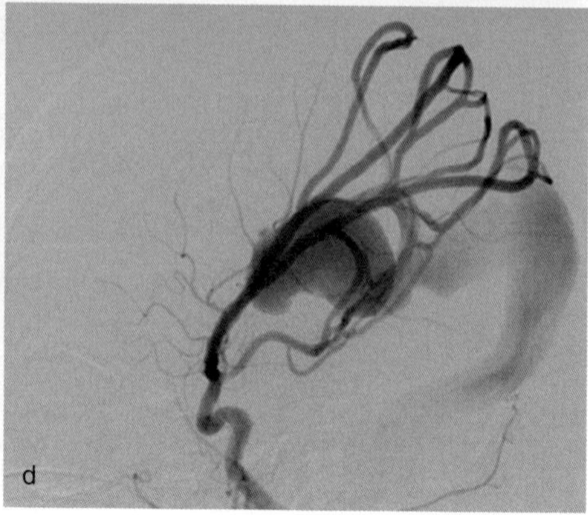

图 74.2　大脑大静脉动脉瘤样畸形（VGAM）的影像诊断。a. 经囟门头颅超声是诊断 VGAM 的首选影像学检查。使用这种简单、廉价的影像检查可以清楚地看到广泛扩张的引流静脉（箭头）；b. 随后的磁共振静脉造影证实了 VGAM 的存在；c、d. 在血管内介入治疗时，该患者 VGAM 的壁型血管构造通过脑血管造影得到了最好的展现。

（MRA）和磁共振静脉造影（MRV）。目前在 VGAM 的治疗中脑血管造影术的作用已较局限，通常仅作为实施血管内栓塞前的术前评估 [4, 26]。

治疗方式

历史上通过开颅手术的方式治疗 VGAM 具有较高的并发症发病率和病死率，这促使着研究者探索更安全有效的血管内介入治疗方法 [13, 18, 27, 28]。在许多病例报道中，使用血管内治疗技术可改善接近 80% 患者的神经功能预后 [3, 4, 23, 29]。在多数情况下，手术治疗仅适用于血管内治疗失败或合并治疗脑积水、脑出血等并发症的患者 [30]。值得注意的是，脑室分流术治疗脑积水可能引起脑出血和病变所致的症状恶化。因此脑室分流术不能代替针对瘘道的血管内介入治疗。

开始血管内治疗的最佳时机并不是固定的。如果患者病情稳定，相关研究建议将手术时间推迟至患儿至少 4 个月到 1 岁时 [4, 5, 31]。在这一时期，患儿体重增加，脑实质较前坚韧，股动脉更容易穿刺，为血管内栓塞治疗创造了良好的条件。对于围生期药物治疗无反应的心肺功能衰竭患儿，若脑组织发育尚充分，且全身情况尚未出现多器官衰竭可进行急诊血管内栓塞治疗。医生需要充分意识到如果血管内栓塞能充分减少动静脉分流并暂时稳定患者病情，在新生儿时期部分栓塞也是一个可以接受的治疗终点（图 74.3）[3, 4, 11, 26]。

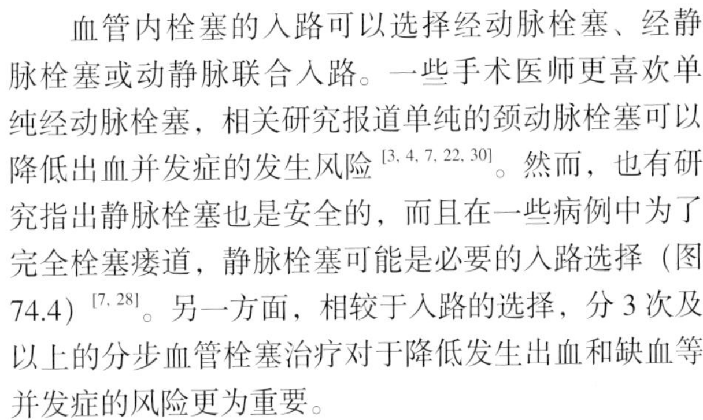

血管内栓塞的入路可以选择经动脉栓塞、经静脉栓塞或动静脉联合入路。一些手术医师更喜欢单纯经动脉栓塞，相关研究报道单纯的颈动脉栓塞可以降低出血并发症的发生风险 [3, 4, 7, 22, 30]。然而，也有研究指出静脉栓塞也是安全的，而且在一些病例中为了完全栓塞瘘道，静脉栓塞可能是必要的入路选择（图 74.4）[7, 28]。另一方面，相较于入路的选择，分 3 次及以上的分步血管栓塞治疗对于降低发生出血和缺血等并发症的风险更为重要。

立体定向放射治疗对 VGAM 治疗作用极为有限。对于有急性症状或怀疑瘘道高度分流的患者，不建议选择立体定向放射治疗。而另一方面，立体定向放射治疗对于治疗病变较小的成人患者，或作为血管内栓塞不完全并剩余少量分流患者的辅助治疗可能存在一定作用 [3]。

血管内治疗的技术

大脑大静脉动脉瘤样畸形血管内栓塞通常需要在气管插管和全身麻醉下进行。VGAM 血管内栓塞术一般推荐采用经股动脉入路及全身肝素化。在新生儿和婴儿手术时，通常运用改良的 Selinger 技术，通过微型穿刺针经股动脉穿刺安置一个 4F 的鞘。若新生儿的脐动脉或窦汇在出生时曾有过穿刺操作史，则对于新生儿也可以选择经脐动脉或经窦汇的入路方

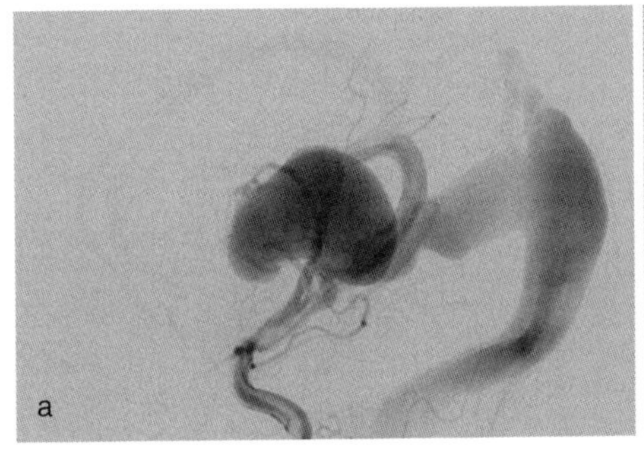

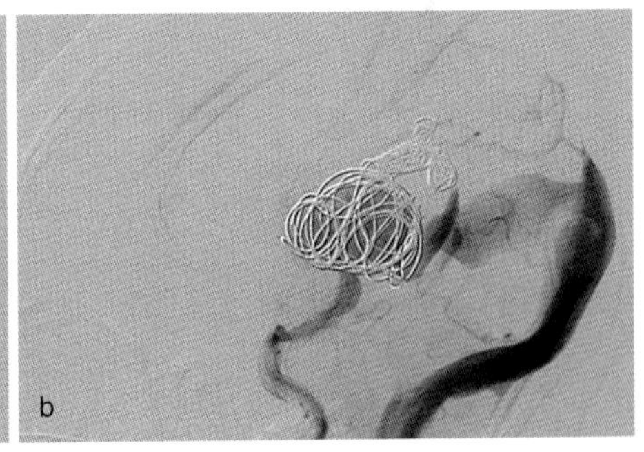

图 74.3　缓解症状的次全栓塞。a. 该左侧椎动脉造影图像展现了一个具有阳性症状体征的充血性心力衰竭的新生儿大脑大静脉动脉瘤样畸形患儿颅内的壁型 VGAM；b. 通过急诊血管内栓塞治疗后，减少了患儿动静脉分流量，患者可以用药物稳定症状。

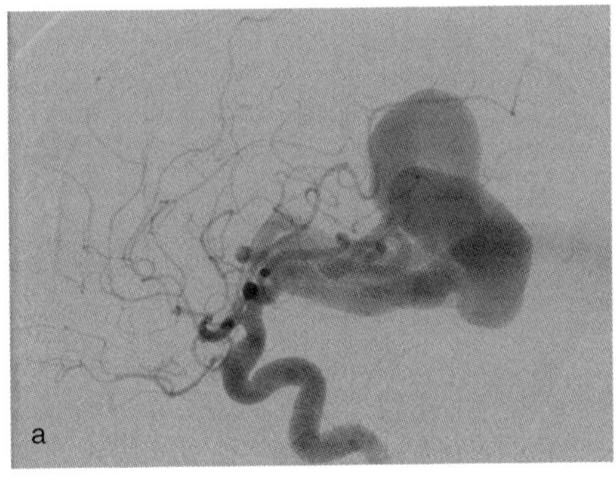

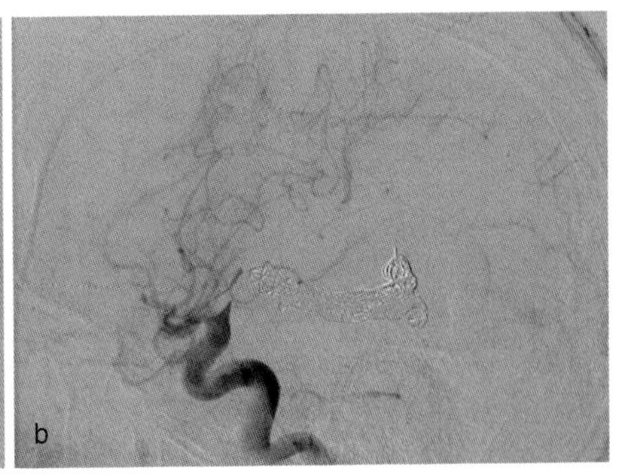

图 74.4　经静脉栓塞。a. 该颈内动脉血管造影提示有多支扩张的供血动脉与巨大壁型 VGAM 相连；b. 虽然我们最初尝试用经动脉栓塞术，但为了有效地栓塞瘘道，我们通过经静脉栓塞的方式补充了 2 次栓塞治疗。

法。在多次血管内介入治疗的过程中，可以分别选择铂金栓塞线圈和液体栓塞剂，例如氰基丙烯酸正丁酯（nBCA），逐步栓塞瘘道。最近，Onyx（ev3，Irvine，CA）也被用于 VGAM 的血管内介入治疗（图 74.5）[32, 33]。研究者采用经静脉和动脉的联合栓塞治疗也取得了良好的效果[5]。在血管内介入治疗后，患者在 ICU 需严格控制血压至少 24 小时，在这一时期同时还需要严密监测患者凝血功能、酸碱指标、心血管和肾脏功能。

患者预后

使用血管内治疗的方法治疗 VGAM 患者具有较低的并发症发病率和病死率。在经过血管内介入治疗的

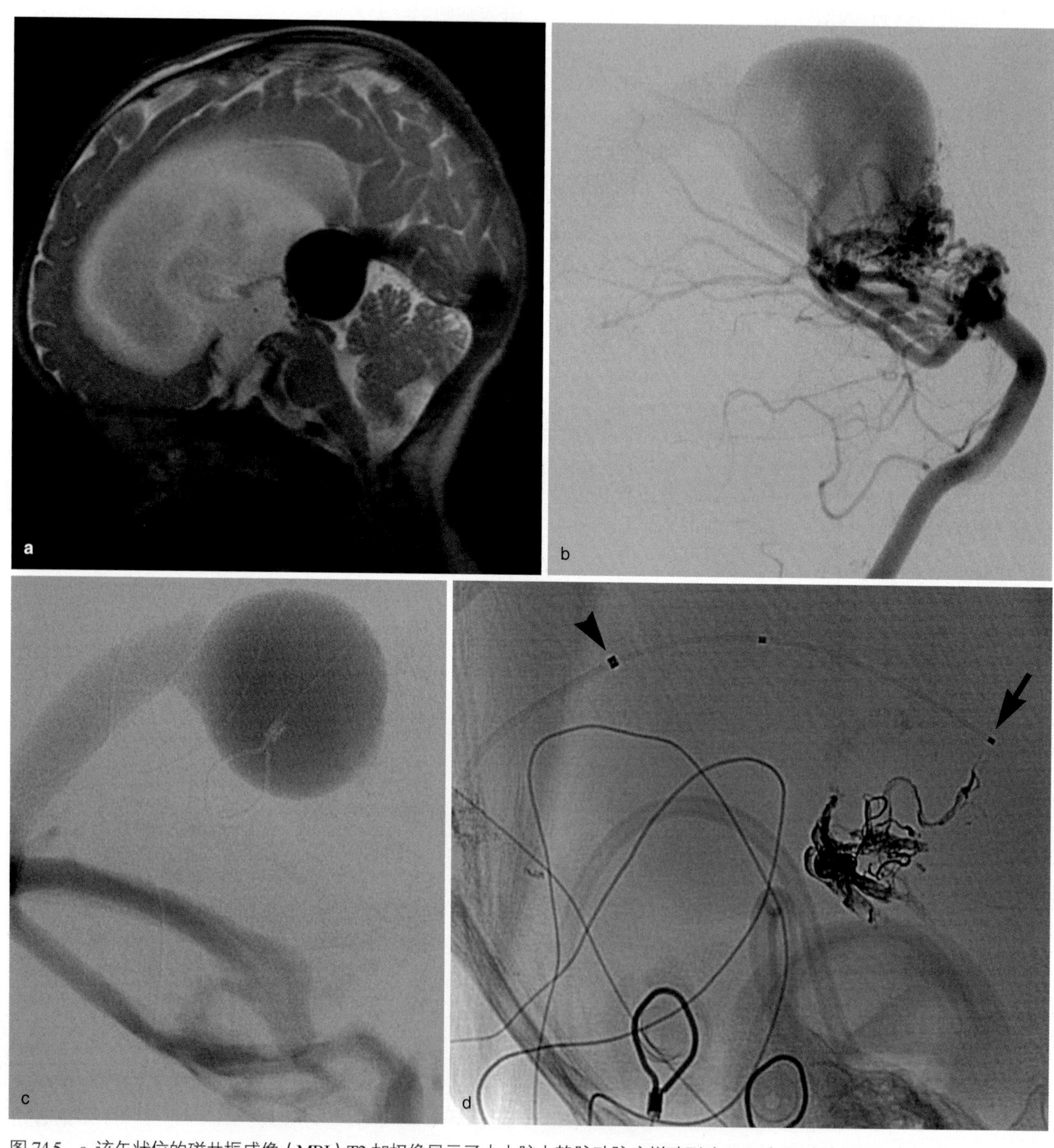

图 74.5　a. 该矢状位的磁共振成像（MRI）T2 加权像显示了由大脑大静脉动脉瘤样畸形（AVM）导致的梗阻性脑积水；b、c. 早期和晚期的椎动脉（VA）造影显示了 AVM 最终流入直窦和横窦；d. 术中的荧光造影影像提示远端通路导引导管（DAC）（去尾箭头）末端位于直窦，同时微导管末端（箭头）位于供血动脉的开口。图像中还可以观察到前一阶段经动脉栓塞时置入的 Onyx。

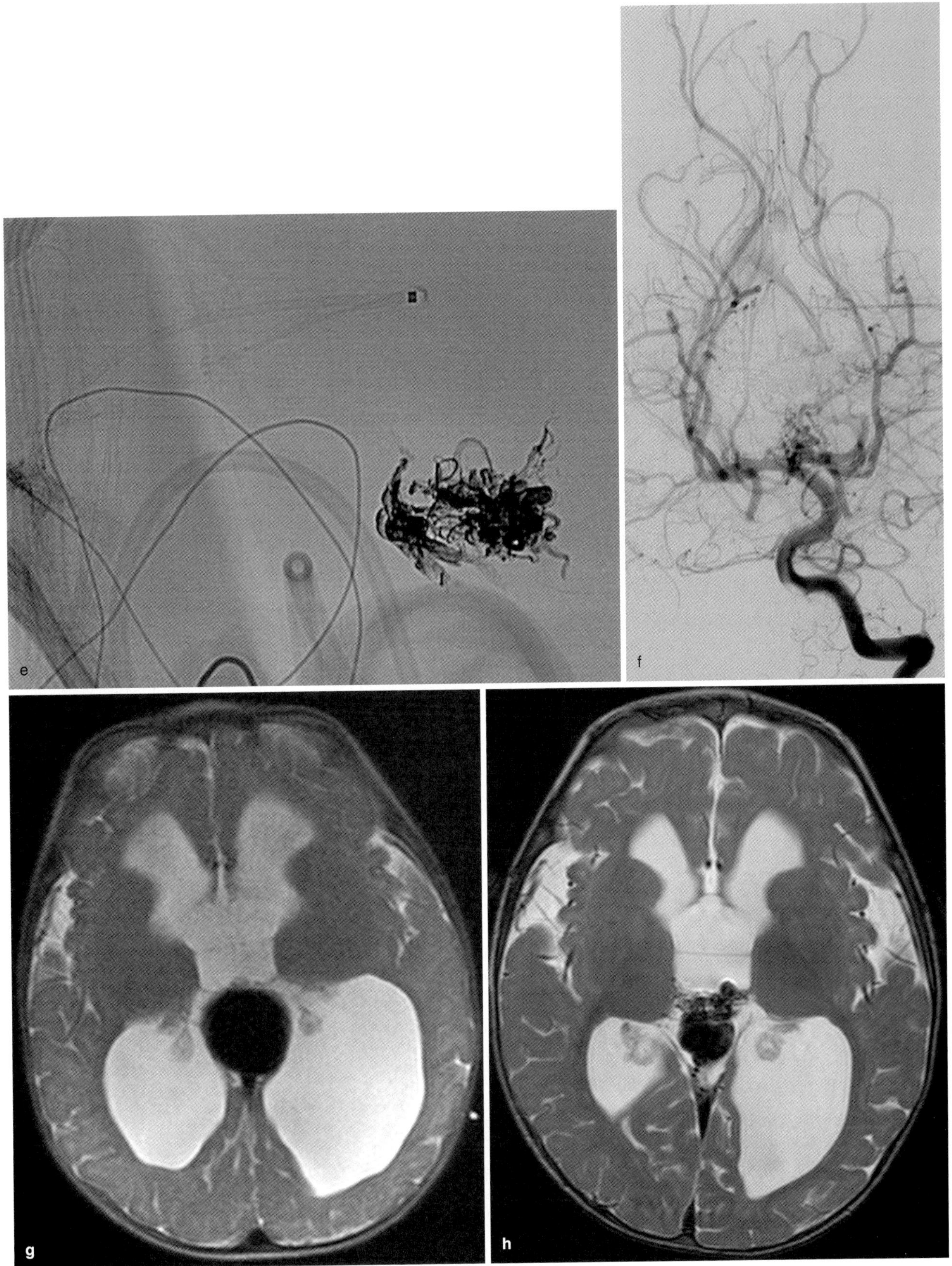

图 74.5 （续）e. 在 Onyx 动脉栓塞后再次行静脉栓塞，研究者在中央较大的实质性充盈缺损双侧发现多支供血动脉造影剂充盈；f. 左侧椎动脉血管造影证实了病变血管网体积大幅减小；g、h. 术前和术后 3 个月的轴位 MRI 提示了大脑大静脉和脑室显著缩小（由 Barrow 神经学研究所供图）。

VGAM 患者中，预计有 60% 或更高比例的患者可以获得良好的预后[4–6, 15, 16, 34]。在一项大样本的 VGAM 的病例系列研究中，Lasjaunias 等[4]报道 216 位患者经血管内栓塞治疗后的死亡率为 10.6%。这与之前手术治疗接近 100% 的死亡率形成了鲜明对比[6, 27, 28, 35, 36]。然而，这一成果不仅得益于该研究严格的病例纳入标准和在研究中排除了通过治疗手段预期不能改善预后的重症患者，也得益于围生期护理水平的改善、产前 VGAM 检出率的提高和新生儿重症监护水平的进步。

结论

大脑大静脉动脉瘤样畸形是一种复杂的先天性血管病变，需要依赖多学科团队的综合诊疗。既往经验提示，发现 VGAM 后立即进行栓塞不是最佳的治疗策略。此外，在制订治疗方案时必须关注稳定失代偿患者的心肺功能，合理地筛选可以从血管内治疗受益的患者，分多个疗程逐步帮助患者恢复正常脑血流动力学和脑脊液循环状态。只有这样才能帮助患者改善长期的神经和认知功能预后。

参·考·文·献

[1] Raybaud CA, Strother CM, Hald JK. Aneurysms of the vein of Galen: embryonic considerations and anatomical features relating to the pathogenesis of the malformation. Neuroradiology 1989;31:109–128
[2] Steinheil S. Ueber einen Fall von Varix aneurysmaticus im Bereich der Gehirngefaesse. F Fromme 1895;56
[3] Berenstein A, Ortiz R, Niimi Y, et al. Endovascular management of arteriovenous malformations and other intracranial arteriovenous shunts in neonates, infants, and children. Childs Nerv Syst 2010;26:1345–1358
[4] Lasjaunias PL, Chng SM, Sachet M, Alvarez H, Rodesch G, Garcia-Monaco R. The management of vein of Galen aneurysmal malformations. Neurosurgery 2006;59(5, Suppl 3):S184–S194, discussion S3–S13
[5] Ellis JA, Orr L, Ii PC, Anderson RC, Feldstein NA, Meyers PM. Cognitive and functional status after vein of Galen aneurysmal malformation endovascular occlusion. World J Radiol 2012;4:83–89
[6] Fullerton HJ, Aminoff AR, Ferriero DM, Gupta N, Dowd CF. Neurodevelopmental outcome after endovascular treatment of vein of Galen malformations. Neurology 2003;61:1386–1390
[7] Lasjaunias P, Garcia-Monaco R, Rodesch G, et al. Vein of Galen malformation. Endovascular management of 43 cases. Childs Nerv Syst 1991;7:360–367
[8] Lasjaunias P, Garcia-Monaco R, Rodesch G, Terbrugge K. Deep venous drainage in great cerebral vein (vein of Galen) absence and malformations. Neuroradiology 1991;33:234–238
[9] Terbrugge K, Lasjaunias P. Tentorial sinus. Radiologic and anatomic features of a case. Surg Radiol Anat 1988;10:243–246
[10] Lasjaunias P, Rodesch G, Terbrugge K, et al. Vein of Galen aneurysmal malformations. Report of 36 cases managed between 1982 and 1988. Acta Neurochir (Wien) 1989;99:26–37
[11] Lasjaunias P, Berenstein A. Vein of Galen aneurysmal malformations. In: Surgical Neuroangiography, vol 3: Clinical and Interventional Aspects in Children, 2nd ed. Berlin: Springer; 2006:105–226
[12] Crawford JM, Rossitch E Jr, Oakes WJ, Alexander E III. Arteriovenous malformation of the great vein of Galen associated with patent ductus arteriosus. Report of three cases and review of the literature. Childs Nerv Syst 1990;6:18–22
[13] Hoffman HJ. Malformations of the vein of Galen. In: Edwards MSB, ed. Current Neurosurgical Practice: Cerebral Vascular Disease in Children and Adolescents. Baltimore: Williams & Wilkins; 1989:239–246
[14] Pellegrino PA, Milanesi O, Saia OS, Carollo C. Congestive heart failure secondary to cerebral arterio-venous fistula. Childs Nerv Syst 1987;3:141–144
[15] Gupta AK, Varma DR. Vein of Galen malformations: review. Neurol India 2004;52:43–53
[16] Zerah M, Garcia-Monaco R, Rodesch G, et al. Hydrodynamics in vein of Galen malformations. Childs Nerv Syst 1992;8:111–117, discussion 117
[17] Alvarez H, Garcia Monaco R, Rodesch G, Sachet M, Krings T, Lasjaunias P. Vein of Galen aneurysmal malformations. Neuroimaging Clin N Am 2007;17:189–206
[18] Gold A, Ransohoff J, Carter S. Vein of Galen malformation. Acta Neurol Scand Suppl 1964;40:11, 1–31
[19] Rodesch G, Hui F, Alvarez H, Tanaka A, Lasjaunias P. Prognosis of antenatally diagnosed vein of Galen aneurysmal malformations. Childs Nerv Syst 1994;10:79–83
[20] Kothari SS, Naik N, Juneja R, Saxena A. Aneurysm of the vein of Galen in neonates: report of four cases. Indian Heart J 2001;53:499–502
[21] Garcia-Monaco R, De Victor D, Mann C, Hannedouche A, Terbrugge K, Lasjaunias P. Congestive cardiac manifestations from cerebrocranial arteriovenous shunts. Endovascular management in 30 children. Childs Nerv Syst 1991;7:48–52
[22] Gailloud P, O'Riordan DP, Burger I, et al. Diagnosis and management of vein of Galen aneurysmal malformations. J Perinatol 2005;25:542–551
[23] Berenstein A. Arteriovenous fistulas of the brain. In: Surgical Neuroangiography, vol 4: Endovascular Treatment of Cerebral Lesions. Berlin: Springer-Verlag; 1992:267–317
[24] Lasjaunias P, Ter Brugge K, Lopez Ibor L, et al. The role of dural anomalies in vein of Galen aneurysms: report of six cases and review of the literature. AJNR Am J Neuroradiol 1987;8:185–192
[25] Nicholson AA, Hourihan MD, Hayward C. Arteriovenous malformations involving the vein of Galen. Arch Dis Child 1989; 64:1653–1655
[26] Berenstein A, Niimi Y, Song JK, Lasjaunias P. Vein of Galen aneurysmal malformation. In: Albright AL, Adelson PD, Pollack I, eds. Principles and Practice of Pediatric Neurosurgery, 2nd ed. New York: Thieme; 2008:1014–1028
[27] Johnston IH, Whittle IR, Besser M, Morgan MK. Vein of Galen malformation: diagnosis and management. Neurosurgery 1987;20:747–758
[28] Hoffman HJ, Chuang S, Hendrick EB, Humphreys RP. Aneurysms of the vein of Galen. Experience at the Hospital for Sick Children, Toronto. J Neurosurg 1982;57:316–322
[29] Berenstein A, Fifi JT, Niimi Y, et al. Vein of Galen malformations in neonates: new management paradigms for improving outcomes. Neurosurgery 2012;70:1207–1213, discussion 1213–1214
[30] Hoang S, Choudhri O, Edwards M, Guzman R. Vein of Galen

malformation. Neurosurg Focus 2009;27:E8

[31] Pearl M, Gomez J, Gregg L, Gailloud P. Endovascular management of vein of Galen aneurysmal malformations. Influence of the normal venous drainage on the choice of a treatment strategy. Childs Nerv Syst 2010;26:1367–1379

[32] Papanagiotou P, Rohrer T, Grunwald IQ, Politi M, Gortner L, Reith W. Vein of Galen aneurysmal malformation treated with Onyx. Arch Neurol 2009;66:906–907

[33] Albuquerque FC, Ducruet AF, Crowley RW, et al. Transvenous to arterial Onyx embolization. J Neurointerv Surg 2014;6:281–285

[34] Lasjaunias PL, Alvarez H, Rodesch G, et al. Aneurysmal Malformations of the Vein of Galen. Follow-up of 120 Children Treated between 1984 and 1994. Interv Neuroradiol 1996;2:15–26

[35] Amacher AL, Shillito J Jr. The syndromes and surgical treatment of aneurysms of the great vein of Galen. J Neurosurg 1973;39:89–98

[36] Norman MG, Becker LE. Cerebral damage in neonates resulting from arteriovenous malformation of the vein of Galen. J Neurol Neurosurg Psychiatry 1974;37:252–258

第75章

颈动脉海绵窦瘘的简介、临床特点和自然史

Nikolai J. Hopf, Christian Musahl, Marta Aguilar Perez, Hansjörg Bäzner, and Hans Henkes

颈动脉海绵窦瘘（CCF）的共同特征是一侧或两侧海绵窦与始发静脉或窦之间后天形成的动脉化。动静脉之间潜在的病理连接因其病因学和解剖学因素的不同而不同。这种多样性又造成了一系列广泛的临床症状、体征和治疗策略。

直接型CCF通常导致搏动性眼球突出和同步的血管杂音，这背后的病理机制为颈内动脉（ICA）在海绵窦内过渡段血管破裂。这一现象最初是在1757年被Hunter和Johnston[1]在静脉切开放血术后患者身上发现的，他们将其称之为“动静脉瘤”。起初，这种疾病被称为“搏动性眼球突出症”，被认为是眼眶内的异常，有关眼动脉动脉瘤的临床证据与尸检结果促生了这种理论[2]。直到1835年，Baron等[3]报道自发性搏动性眼球突出患者的尸检报告显示海绵窦内动脉瘤破裂，大家才意识到这是海绵窦内的异常。这一假说后来进一步被Nelaton所证实，Nelaton报道了2例严重外伤后出现搏动性眼球突出的患者，并在尸体上通过将一个木长钉从下眼睑刺入海绵窦内模拟出这一病变[4]。

1733年，Winslow[5]引入了“海绵窦”一词，从此开始了对海绵窦的解剖认识。尽管Parkinson[6]和Hashimoto等[7]的大量研究表明，海绵窦既不是海绵状的，也并非真正的窦，建议应用蝶鞍外侧腔这一术语，但海绵窦这个词仍在普遍使用。时至今日，人们普遍认为海绵窦是一个小梁状的静脉通道和静脉丛，并被ICA这一重要结构分割为不同的腔[8, 9]。

CCF治疗方面的尝试始于人们发现结扎患者颈总动脉有不错的效果[10, 11]。Hamby和Gardner[12]改进了这种方法，即仅结扎ICA会更有效。然而，这种治疗方法风险较大，也频频失败。1931年Brooks[13]首次报道了CCF的血管内治疗，即将一块肌肉置入ICA。Parkinson[6]开始试图在完全阻断瘘和海绵窦的同时保存ICA，这代表着CCF治疗上的突破。这在当时是个大手术，需在低温心脏停搏下进行，手术并发症率高。直到20世纪70年代介入技术得到进一步发展，完全闭塞CCF的风险才降到可接受水平[14, 15]。现在，血管内治疗已是这类病变的主要治疗方法[16]。

解剖

海绵窦及其血管结构的解剖是理解CCF病理生理、分类、临床表现和治疗的基础。

海绵窦

海绵窦是中颅底蝶鞍两侧的一对复杂的腔，它由硬脑膜围成，内含静脉丛、ICA海绵窦段和第Ⅲ～Ⅵ脑神经（CN）。海绵窦是船状的，四面内衬硬脑膜壁：上壁、外侧壁、内侧壁和后壁。硬脑膜壁由颈内、颈外动脉分支供血。窦内静脉丛一部分为静脉小梁腔，一部分为血窦静脉，主要功能为分配大脑、小脑、脑干、面部、眼球、眼眶、鼻咽、乳突和中耳的引流静脉[9]。

动脉解剖

CCF涉及的动脉为颈内动脉（ICA）和颈内外动脉分支，前者行经海绵窦，后者为海绵窦硬脑膜壁供血。

ICA从海绵窦的后下方进入窦内，向前水平走行，然后在前部向上弯曲，从海绵窦前上方近前床突的部位离开窦腔，向后外侧走行（图75.1）。

ICA可发出数量不定的分支。最近端、最大的分支是脑膜垂体干，这一分支所有人都有。脑膜垂体干通常分为3个分支：小脑幕动脉（Bernasconi和Cassinari动脉）、垂体下动脉和脑膜背侧动脉。70%

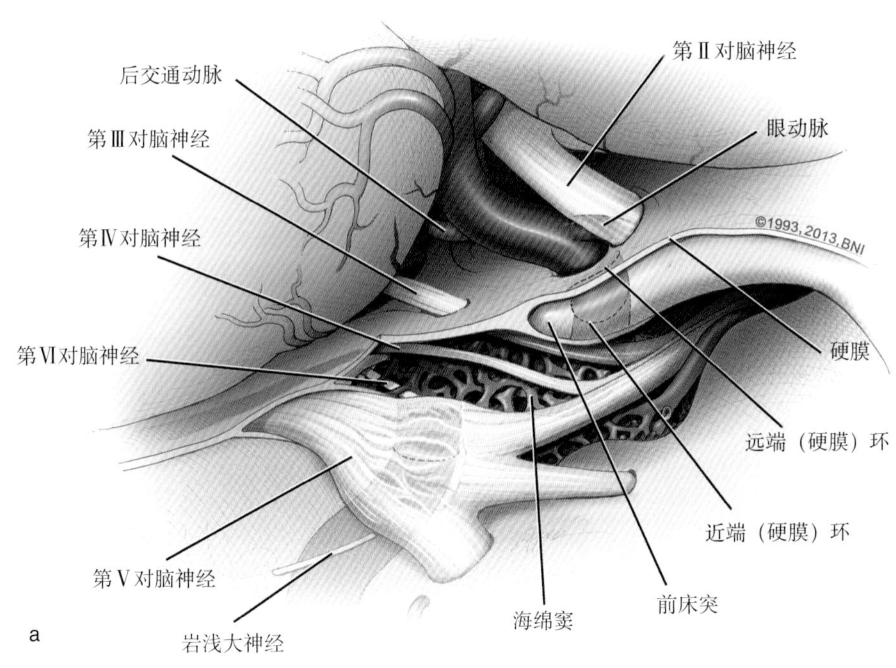

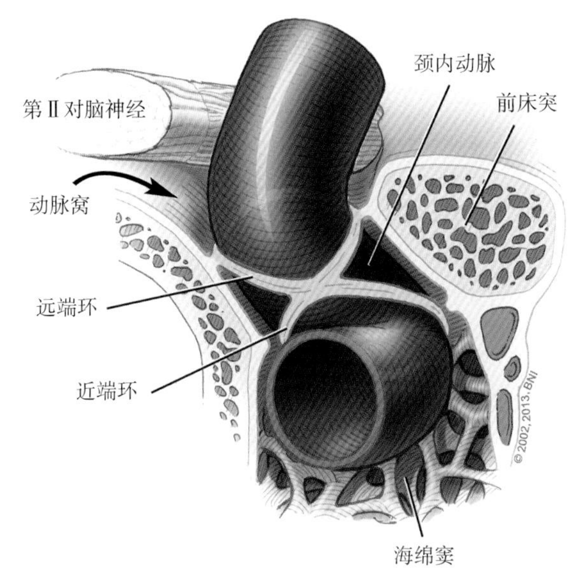

图 75.1　a. 海绵窦及其与颈内动脉（ICA）、脑神经位置关系示意图；b. ICA 相对于床突和硬膜环的位置示意图（由 Barrow 神经学研究所提供）。

的脑膜垂体干存在上述所有 3 个分支，被称为“完全型”脑膜垂体干。30% 为不完全型脑膜垂体干，只有 1 或 2 个分支直接从 ICA 发出。小脑幕动脉供应小脑幕，垂体下动脉供应垂体后叶，脑膜背侧动脉供应斜坡硬脑膜和第Ⅵ脑神经。ICA 发出的第二个直接分支为下外侧动脉（下海绵窦动脉），存在于 80%~90% 患者中。在少数情况下（6%），下外侧动脉从脑膜垂体干发出。下外侧干供血于海绵窦的下外侧壁。McConnell 动脉是 ICA 更远端的分支，存在于 25%~30% 患者中。眼动脉有时也从海绵窦内发出，约占 8% 的病例。在罕见的情况下，另一个大动脉可以在脑膜垂体干近端从 ICA 发出，这支动脉穿过海绵窦与基底动脉吻合，被称为永存三叉动脉[9]（图 75.2）。

涉及 CCF 的 ECA 分支一般从颌内动脉和脑膜中动脉发出（图 75.3）。最常见的分支是翼管动脉，它通过破裂孔与 ICA 下外侧动脉吻合[17]。

静脉解剖

海绵窦静脉丛是脑、颅底、面部引流静脉分布

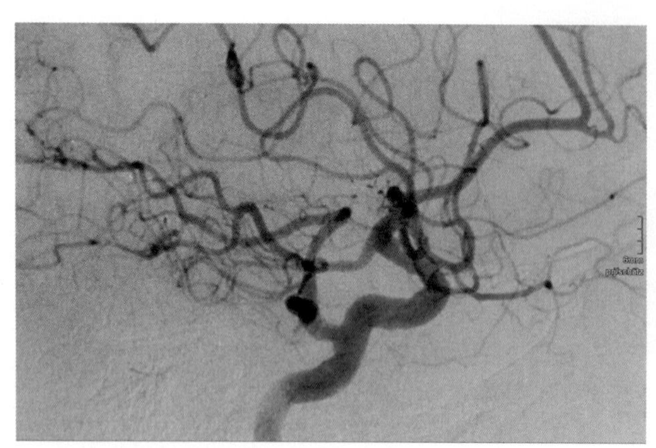

图 75.2　造影所示永恒三叉动脉，连接颈内动脉（ICA）海绵窦段与基底动脉。

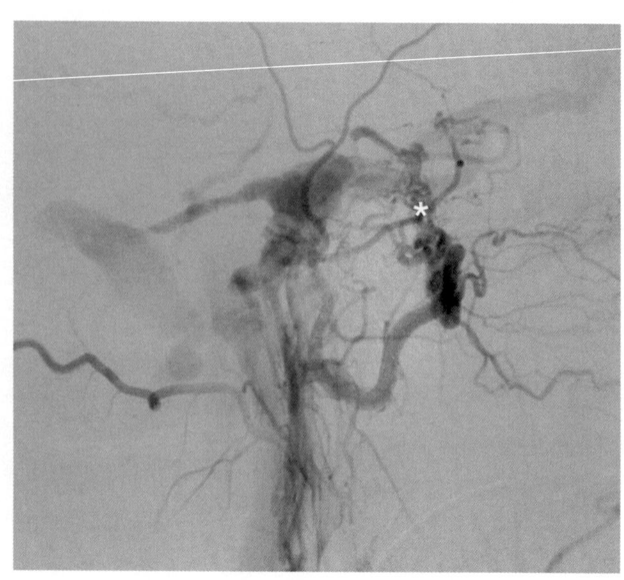

图 75.3　颈外动脉（ECA）分支（上颌内动脉和脑膜中动脉）供应硬脑膜颈动脉海绵窦瘘（CCF，星号），向前、向后引流。

的主要路径，它与基底静脉丛、岩上窦、岩下窦、蝶顶窦、脑膜中静脉和眼上静脉相通。此外，两侧的海绵窦通过前部和后部的海绵窦间窦及基底静脉丛相通(图 75.4)。

根据与颈内动脉海绵窦段的空间关系，海绵窦可分为 4 个静脉腔——内侧、前下、后上和外侧腔。内侧腔位于 ICA 和脑垂体之间。前下腔位于向上弯曲段 ICA 的前下方，与眼上静脉相通。后上腔与内侧腔一起，是最大的分隔空间，位于 ICA 水平部分和海绵窦上壁后部的上方，它与基底窦、岩上窦、岩下窦相通。外侧腔是一个小而窄的空间，位于 ICA 和海绵窦外侧壁之间[18] (图 75.5)。

病因学与病理生理

CCF 被定义为颈动脉和海绵窦之间后天形成的

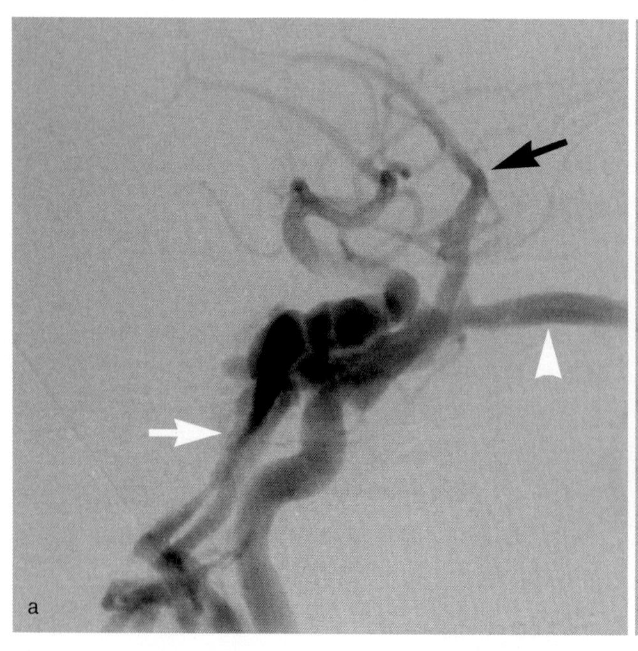

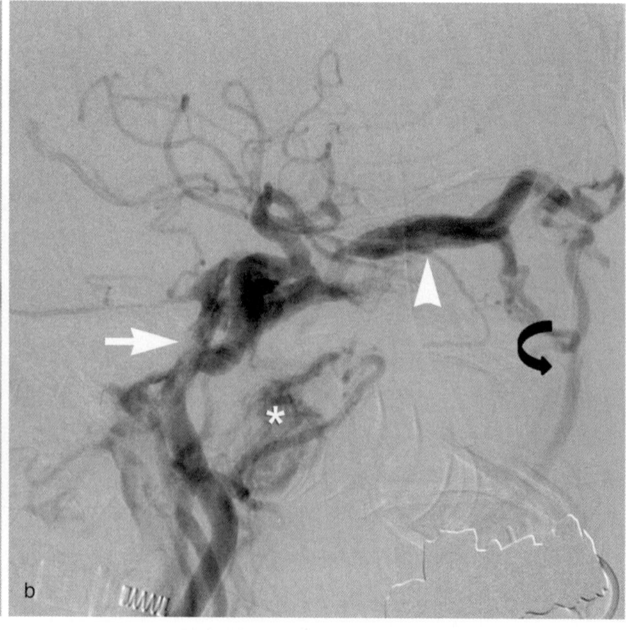

图 75.4　a. 动脉化的海绵窦与岩下窦（白色箭头）、眼上静脉（白色去尾箭头）和蝶顶窦（黑色箭头）相连；b. 动脉化的海绵窦与岩下窦（白色箭头）、眼上静脉（白色去尾箭头）、角静脉和面静脉（黑色弯箭头）、翼窦（星号）相连。

异常动静脉交通，这些异常通路可能是自发形成的，也可能是此处所受的外伤、手术或血管内操作所导致的。

外伤性直接型 CCF

外部或内部对中颅底或 ICA 海绵窦段（CS）的创伤可能会引起 ICA 和海绵窦间动静脉直接连接（图 75.6）。

75% 的 CCF 是由创伤造成的[19]。0.2% 头外伤患者、3.8% 颅底骨折患者会发生直接型 CCF。直接型 CCF 在颅中窝骨折患者中的发生率更高，为 8.3%[20, 21]。通常 ICA 直接被撕裂会导致 CCF，在更少见的情况下，骨折或外伤时的剪切力会导致 ICA 分支被撕裂而产生 CCF。枪伤等穿透性创伤，或是捅刺造成的 ICA 连续性割伤，也会导致 CCF[22]。安全带的强制性使用已经大大降低了直接型 CCF 的发病率。

自发性直接型和间接型 CCF

无明显理由导致的 CCF 被称为“自发性”的，

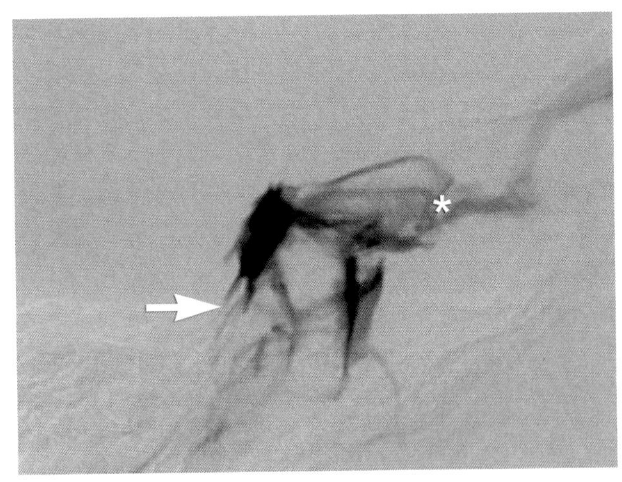

图 75.5　海绵窦静脉造影。微导管经岩下窦（箭头）行海绵窦造影。海绵窦前下腔与眼上静脉（星号）之间的连接非常重要。

可以是“直接型”或“间接型”（更多见）。对于大多数自发性 CCF 患者，病因不详。自发性 CCF 多发生于有潜在血管疾病的患者。海绵窦段 ICA 动脉瘤破裂是自发性直接型 CCF 最常见的病因[23]。一些结缔组

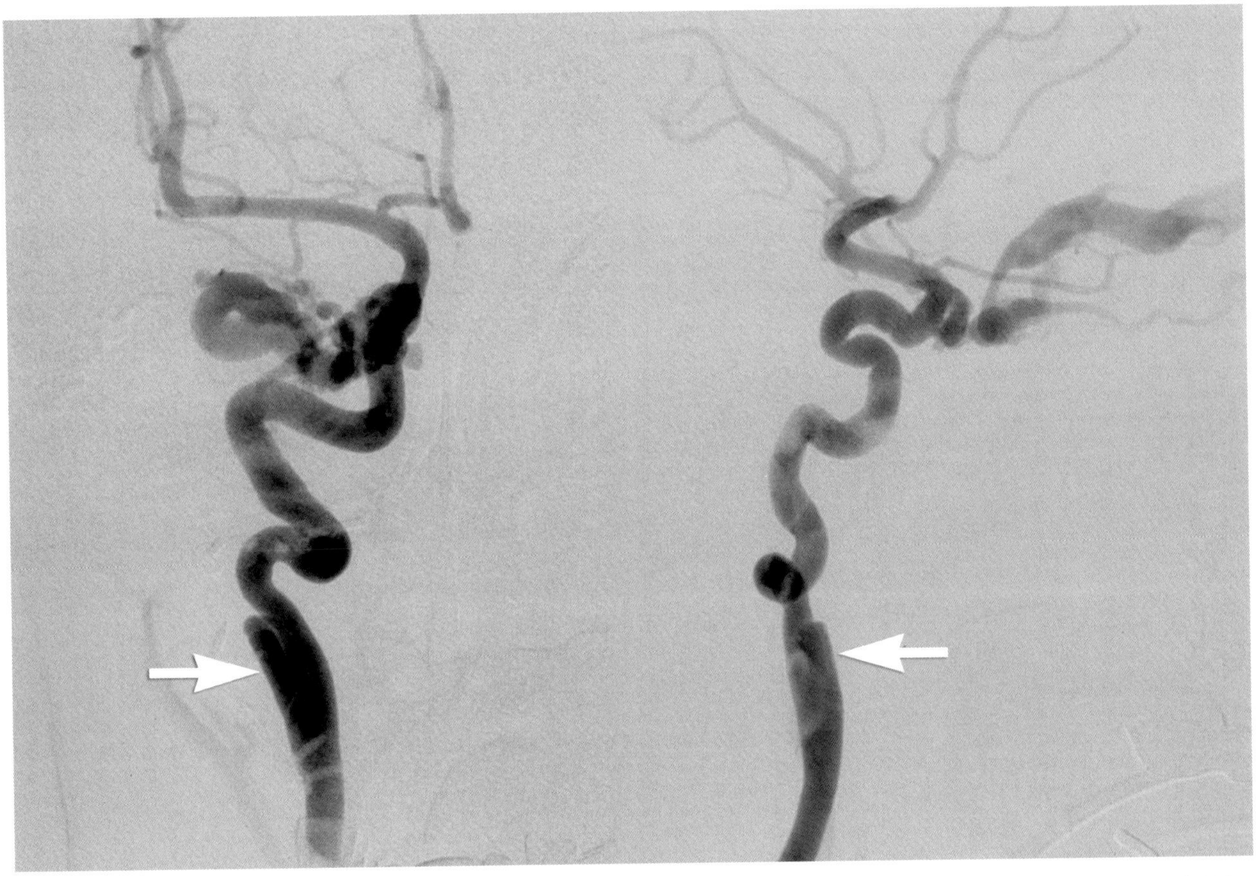

图 75.6　青年男性严重车祸后的右侧直接型颈动脉海绵窦瘘（CCF），该患者右侧颈内动脉（ICA）（箭头）有一夹层动脉瘤。

织异常薄弱的遗传性疾病，如Ⅳ型 Ehlers–Danlos 综合征、肌纤维发育不良、弹性纤维性假黄瘤、成骨不全症等，常伴有 CCF[24–26]。对于血管壁稳定性受损的患者，仅仅是咳嗽引发的颅内静脉压急性升高所致的很小壁应力也会导致 CCF 发生。对于既没有海绵窦段 ICA 动脉瘤，也没有遗传性疾病倾向的个体，自发性 CCF 被认为是海绵窦内引流静脉结构内压力增大时，窦内动脉性硬脑膜血管微小破裂所致的。这些微小破裂在动脉高压、动脉粥样硬化、糖尿病、妊娠和海绵窦血栓形成时更容易发生[20]。自发性间接型 CCF 通常由 ICA 硬膜分支供血（图 75.7）。

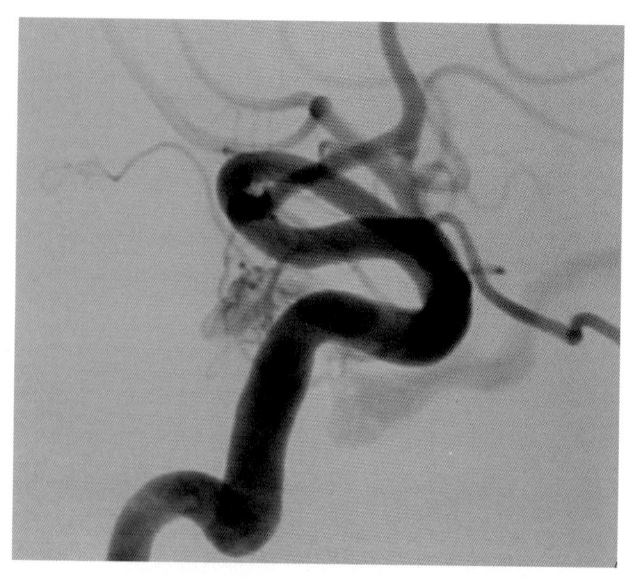

图 75.7 自发性间接型（如硬脑膜的）颈动脉海绵窦瘘（CCF），由颈内动脉（ICA）较细的硬脑膜分支供血。

医源性 CCF

海绵窦附近或海绵窦内的手术操作可造成医源性 CCF 发生，这些操作包括经蝶窦垂体手术、鼻窦手术、隆鼻、Fogarty 式颈动脉内膜剥脱、经皮半月神经节后根手术[27–29]。海绵窦段 ICA 动脉粥样硬化重度狭窄患者行介入球囊扩张术和支架植入术直接造成 CCF 的情况并不常见[30]（图 75.8）。

分类

CCF 有若干不同的分类方法。根据病因，CCF 最初被分为外伤性或自发性[31]。根据病理生理，被分为直接型 CCF（从 ICA 到海绵窦）和间接型 CCF（或硬脑膜 CCF）。后者包括 ICA 和（或）ECA 的硬脑膜分支与海绵窦之间的异常交通。临床上，这些瘘被分为低流量或高流量 CCF[32, 33]。根据供血动脉的类型，CCF 被分为四类[34, 35]：A 型，ICA 与海绵窦直接相连。B 型、C 型、D 型也被称为间接型瘘，实际上就是硬脑膜瘘。B 型瘘仅由 ICA 硬膜分支供血。C 型瘘仅由

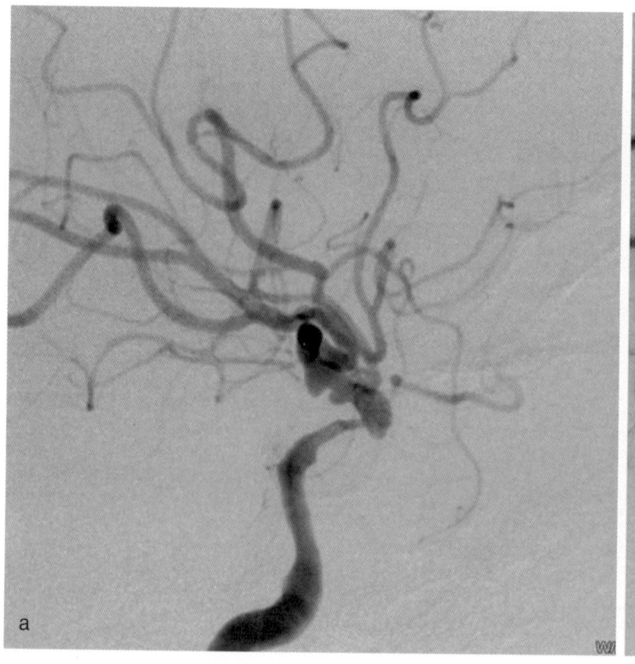

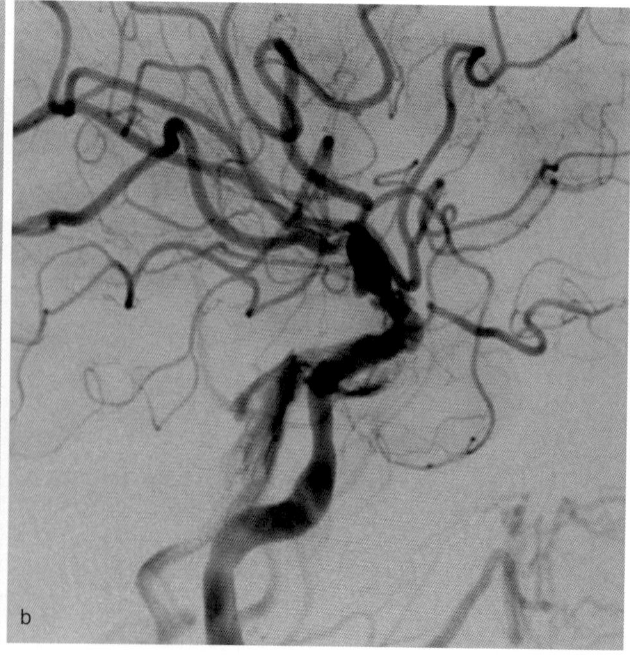

图 75.8 a. 右侧颈内动脉（ICA）海绵窦段重度狭窄患者，右侧前循环无侧支循环；b. 药物洗脱支架的支架成形术引发的直接型颈动脉海绵窦瘘（CCF）。

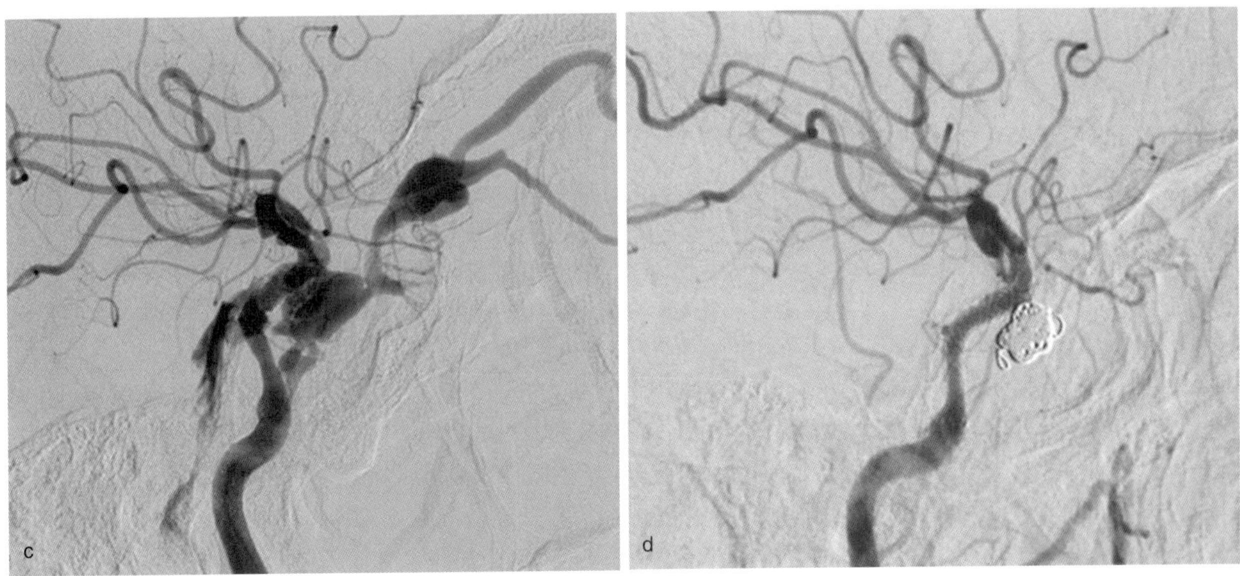

图 75.8 （续）c、d. 动静脉分流减弱（c），见于 ICA 海绵窦段血流导向装置释放和经静脉弹簧圈栓塞海绵窦后（d）。

ECA 硬脑膜分支供血。D 型瘘同时接受 ICA 和 ECA 硬膜分支供血（图 75.9）。

D 型分类最初是由 Peeters 和 Kroger 提出的，后来 Barrow 在此基础上进行了补充[34]。A 型瘘是直接高流量病变，见于受过头外伤的年轻男性，或海绵窦段 ICA 动脉瘤破裂的老年女性。B 型、C 型和 D 型瘘是自发的（间接型）低流量硬脑膜瘘，见于中老年女性。曾经在未发布强制使用安全带的法律前，A 型瘘是最常见的 CCF 类型。现在 D 型瘘是最常遇到的病变类型。

临床表现和自然史

CCF 的临床表现取决于其分型和病因。CCF 患者

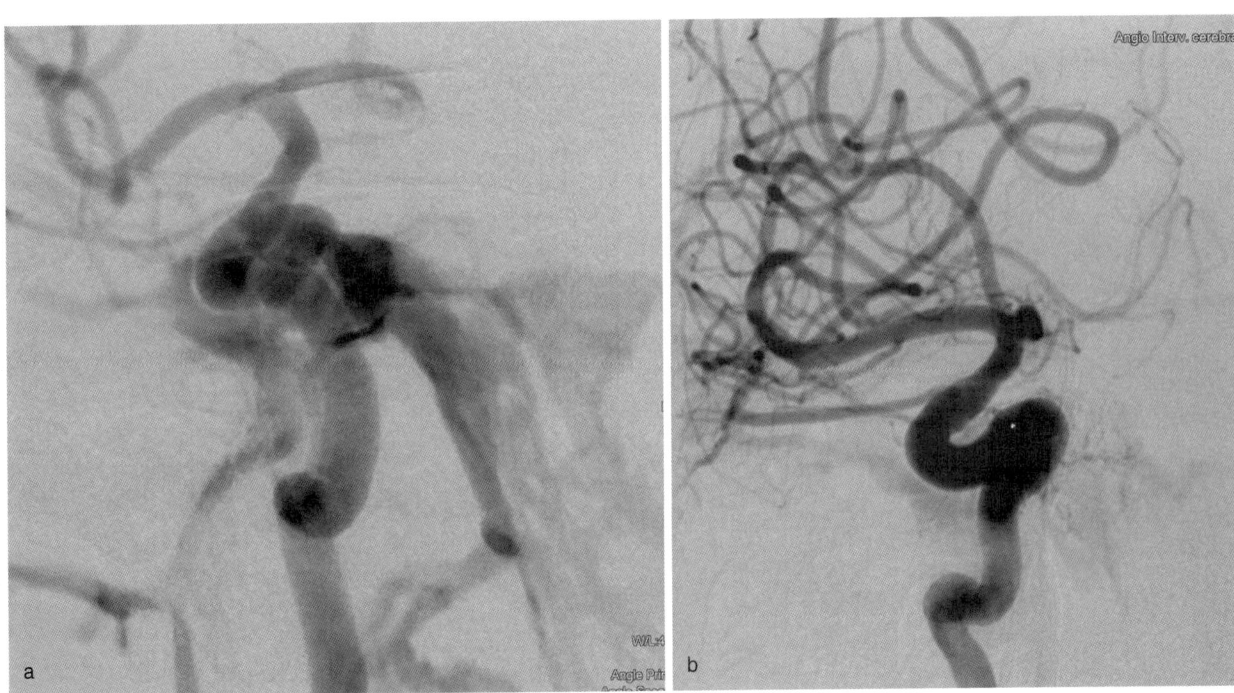

图 75.9　颈动脉海绵窦瘘（CCF）最常见的两种类型：a. A 型［颈内动脉（ICA）与海绵窦段（CS）直接相连］；b. D 型［ICA 和颈外动脉（ECA）供血于硬膜，海绵窦壁内存在微分流］。

可分为典型的 2 大类：年轻男性的外伤后 CCF 和老年女性自发性 CCF。CCF 最经典的临床症状是搏动性眼球突出，这甚至是 CCF 的旧名，但并不是所有患者都会出现该症状。

直接型 CCF（A 型）

直接型 CCF 患者常表现为急性起病，临床症状和体征快速进行性加重。A 型 CCF 最常见的临床特征是眼球突出（72%~98%）、水肿（55%~100%）、眼眶杂音（71%~80%）、复视（68%~88%）、眼肌麻痹（23%~63%）、视觉障碍（21%~31%）和头痛（25%~84%）（图 75.10）。

此外，也可能存在小脑和脑干症状或多发的中枢神经系统障碍。少数患者（5%）可表现为脑出血或蛛网膜下腔出血 [23]。

眼部症状是由眼压增高或缺血引起的。小脑和脑干症状及中枢神经系统障碍是由颅后窝静脉压力升高或动脉盗血现象所致 [17]。严重鼻出血或颅内出血时甚至可能危及生命。由于直接型 CCF 最常发生于创伤后，采集病史时应询问有无外伤史。

A 型高流量瘘很少能自发缓解，但有时诊断性造影时也能发现瘘自行消失 [36]。由于其临床上常迅速恶化，故需立即治疗。明确病变确实闭塞前，需密切监测视力、眼压。

间接型 CCF（B~D 型）

间接型瘘（即 B~D 型），是所谓的低流量瘘。发病初症状可能并不明显，进展也较慢。眶内压力增加可导致球结膜水肿、眼球运动障碍和视网膜出血。硬脑膜 CCF 易被误诊漏诊。间接型瘘最常见的症状是结膜静脉动脉化（93%）、水肿（87%）、眼球突出（81%）、复视（68%）、颅侧杂音（49%）、眼窝痛（34%）和视力下降（31%）[37]。

间接型 CCF 患者的临床表现取决于静脉引流的方向。大多数情况下，间接型 CCF 向前引流，产生眼球眼眶相关症状。向后引流皮质静脉血流的 CCF 更容易导致小脑、脑干症状和中枢神经系统障碍。

间接型 CCF 自然史多变。据文献报道，多达 60% 的病例可自发闭合，但这不是本病的典型结局 [36, 38]。临床症状和无视觉障碍患者的观察疗法是有争议的。如果 CCF 没有在 6 个月内自行缓解，建议介入治疗。严密的眼科检查监测在这些患者中也是必要的。如果患者出现视力下降、眼压升高、视盘水肿（多见于发病初期而不是良性发展的病程中），需要立即治疗。对于低流量瘘，其他需行立即治疗的指征包括皮质静脉引流、神经功能缺损、顽固性头痛或眼痛（图 75.11）。

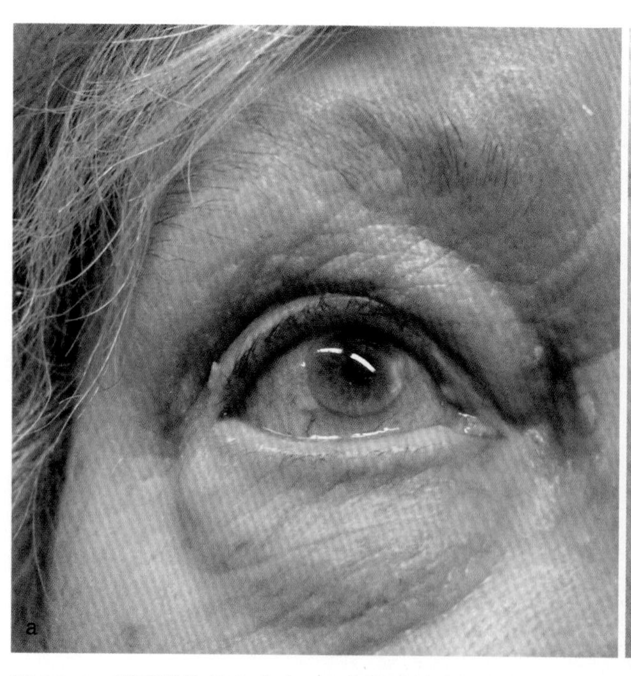
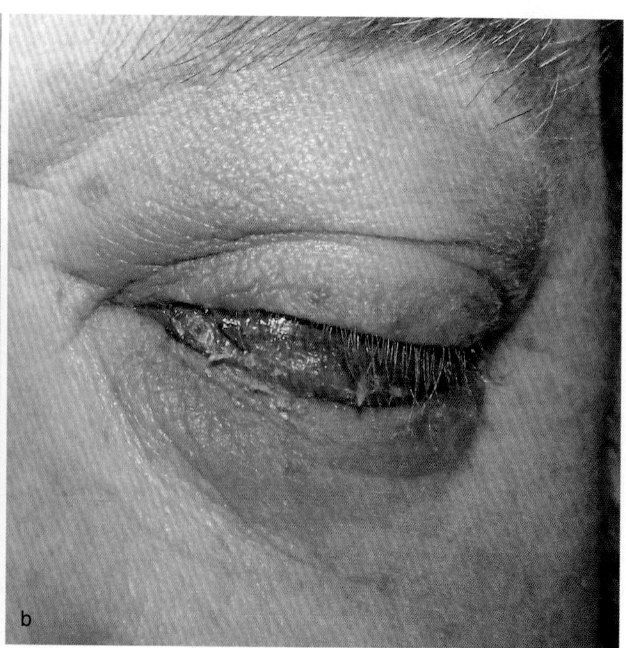

图 75.10　颈动脉海绵窦瘘（CCF）相关的眼部症状。注意这些症状本身不能区分直接型 CCF 和硬膜 CCF。a.“动脉化”的迂曲增粗的结膜静脉；b. 眼球突出和严重的结膜水肿（“球结膜水肿”）。

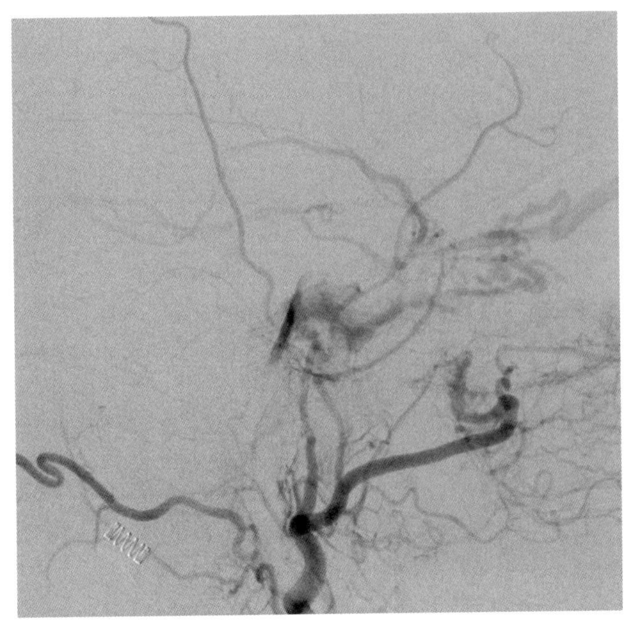

图 75.11　自发性间接型硬脑膜颈内动脉海绵窦瘘（CCF），伴有轻度动静脉分流，造成严重的球结膜水肿和颅内压增高。动静脉分流程度常常与临床表现的严重程度成反比。

影像学诊断

传统的导管造影是对 CCF 进行确诊和分类的唯一方式。然而，其他无创性诊断方法能提供某些特定的重要附加信息，这些信息对于患者管理也是很重要的。

超声多普勒

超声（US）主要是用来排除以眼球突出为临床表现的其他疾病，如眶内肿瘤、巩膜炎、肌炎和内分泌性肌病。超声多普勒可以检测到眶内静脉动脉化。超声探测到 ICA 血流速度增快可高度提示 CCF[36]。

CT

计算机断层扫描（CT）能很好地发现骨折与新鲜血液，因此创伤后患者若疑似 CCF，均应行头部 CT 平扫，可特别关注有无颅底骨折。此外，对于外伤相关性病变如硬膜外血肿、硬膜下血肿、颅内血肿等，CT 也能提供重要信息。CT 也能发现蛛网膜下腔出血。在合适的分辨率下，CT 可以检测到扩张的眼静脉和增粗眼肌，这是向前引流的 CCF 的特征表现。眼上静脉扩张是直接型 CCF、硬膜 CCF 的重要改变（图 75.12）。此外，头部和颈椎的 CT 血管造影还可用来发现外伤性颈动脉、椎动脉夹层。

MRI

磁共振成像（MRI）能更详细地显示颅内、眼眶内软组织及血管结构，因此用于初步诊断 CCF 较 CT 更敏感（图 75.13）。典型表现包括眶内静脉和眼肌增粗伴持续眼球突出、颅内静脉扩张、海绵窦增大。磁共振血管造影（MRA）是能够检测出更多血管性病变，如动脉夹层或静脉和窦的血栓变化。

脑血管造影

脑血管造影仍然是 CCF 诊断的金标准，只有行脑血管造影后才能进行决策治疗。双侧颈内、外动脉造影 + 椎基底系统血管造影对于决定瘘的类型、侧支循环和静脉引流情况是十分必要的。自发性 A 型瘘常由海绵窦内 ICA 动脉瘤破裂造成[39]，这类动脉瘤倾向于双侧同时发生，此时要注意观察对侧血管。

血管造影上的某些特点与 CCF 的高并发症率、高死亡率相关[40]，包括海绵窦静脉曲张、假性动脉瘤、远端血栓形成、皮质静脉引流。在硬膜 CCF 中，

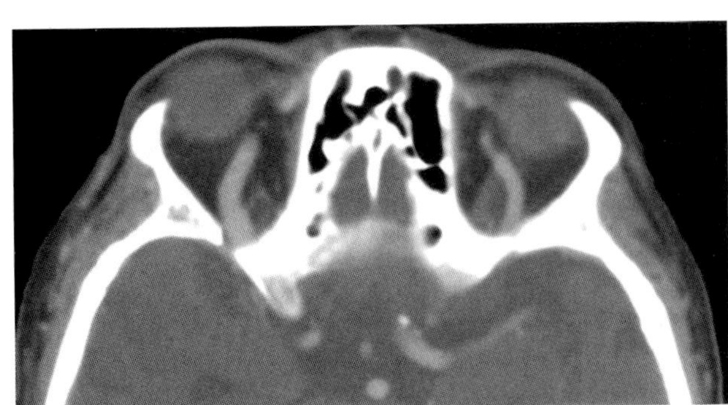

图 75.12　颈动脉海绵窦瘘（CCF）患者的增强 CT。双侧眼上静脉均扩张。

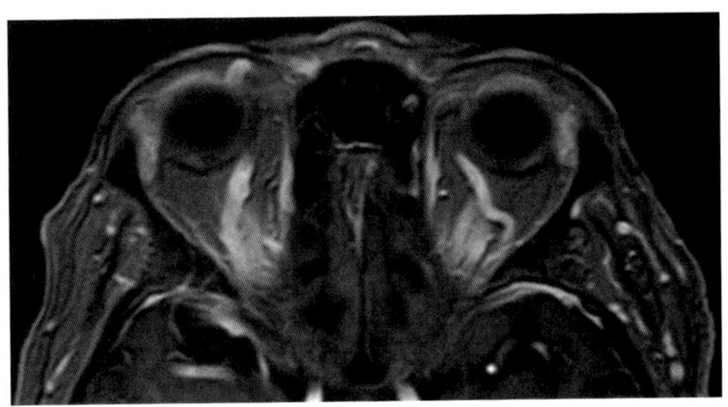

图 75.13　眼眶的增强脂肪饱和 T1 加权磁共振成像，显示颈动脉海绵窦瘘（CCF）患者眼上静脉扩张。

较小的分流量伴眼眶流出道梗阻、海绵窦及眼上静脉压力显著增高等常常与严重的眼部症状和脑神经麻痹相关[41]。

直接型CCF中较大的动静脉分流量会干扰对瘘进行确切定位。增大每帧的速度从供血ICA注射，或手动加压供血ICA的同时从对侧ICA或椎动脉注射，能更好地通过逆行减少的血流来显示直接型CCF（图75.14）。有关这方面的进一步阅读，请参阅Tomsick[42]和Benndorf[43]的专著。

结论

颈动脉海绵窦瘘是根据病因学、流量程度和临床表现来分型的。CCF的自然史已被广泛研究，其治疗上的推荐目前取决于患者临床表现和影像学所示的高危特征。对这类病变的治疗详见第76章。

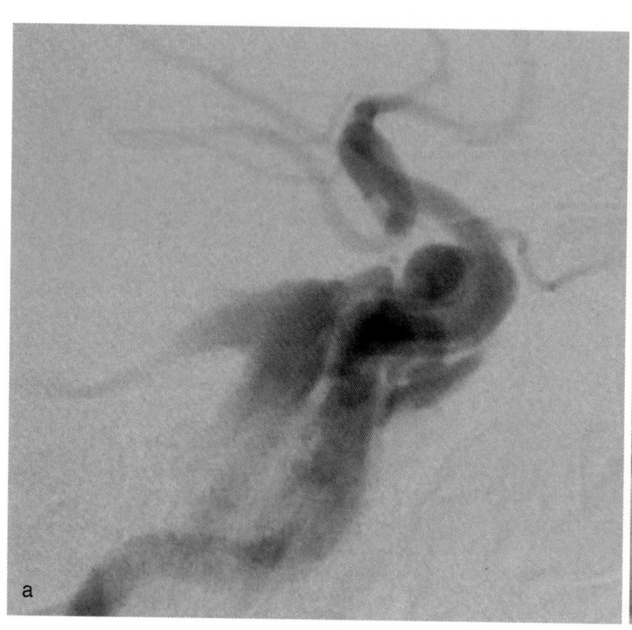

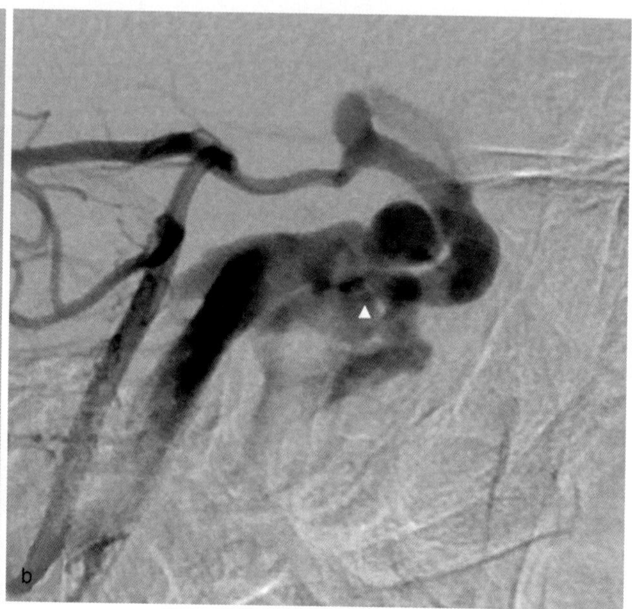

图 75.14 a. 右侧直接型颈动脉海绵窦瘘（CCF），通过供血颈内动脉（ICA）造影定位困难。右颈总动脉（CCA）手动加压，经左椎动脉造影见逆流血减少；b. 动静脉交通（白色三角）部位显示良好。

参·考·文·献

[1] Hunter W, Johnston W. The History of an Aneurysm of the Aorta, with Some Remarks on Aneurysms in General. William Johnston; 1757
[2] Busk G. Case of aneurismal tumour in the orbit, cured by tying the common carotid artery. Med Chir Trans 1839;22:124–135
[3] Baron M. Comptu rendu des travaux de la societe anatomique pendant l'annee 1835. Bull Acad Med 1835;1:178
[4] Delens E. De la communication de la carotide interne et du sinus caverneux (aneurysme arterioveineux). A. Delahaye; 1870
[5] Winslow JB. An Anatomical Exposition of the Structure of the Human Body. London: Prevost; 1733
[6] Parkinson D. Carotid cavernous fistula: direct repair with preservation of the carotid artery. Technical note. J Neurosurg 1973;38:99–106
[7] Hashimoto M, Yokota A, Yamada H, Okudera T. Development of the cavernous sinus in the fetal period: a morphological study. Neurol Med Chir (Tokyo) 2000;40:140–150
[8] Harris FS, Rhoton AL. Anatomy of the cavernous sinus. A microsurgical study. J Neurosurg 1976;45:169–180
[9] Rhoton AL Jr. The middle cranial base and cavernous sinus. In: Dolenc V, Rogers L, eds. Cavernous Sinus. Vienna: Springer; 2009:3–25
[10] Travers B. A case of aneurism by anastomosis in the orbit, cured by the ligature of the common carotid artery. Med Chir Trans 1811;2:1–420.1
[11] Dalrymple W. A case of aneurism by anastomosis in the left orbit, cured by tying the common trunk of the left carotid artery. Med Chir Trans 1815;6:111–123
[12] Hamby WB, Gardner WJ. Treatment of pulsating exophthalmos with report of 2 cases. Arch Surg 1933;4:676–685
[13] Brooks B. Discussion of Noland L and Taylor AS. Trans South Surg Assoc 1931;43:176–177
[14] Serbinenko FA. Balloon catheterization and occlusion of major cerebral vessels. J Neurosurg 1974;41:125–145
[15] Debrun GM, Viñuela F, Fox AJ, Davis KR, Ahn HS. Indications for treatment and classification of 132 carotid-cavernous fistulas. Neurosurgery 1988;22:285–289
[16] Kirsch M, Henkes H, Liebig T, et al. Endovascular management of dural carotid-cavernous sinus fistulas in 141 patients. Neuroradiology 2006;48:486–490
[17] Francis PM, Khayata MH, Zabramski JM, Spetzler RF. Carotid cavernous fistulae: Part I: presentation and features. In: Carter PL,

Spetzler RF, Hamilton MG, eds. Neurovascular Surgery. New York: McGraw-Hill; 1995:1049–1060

[18] Keller JT, Leach JL, Loveren HR, Aziz KMA, Froelich S. Venous anatomy of the lateral sellar compartment. In: Dolenc V, Rogers L, eds. Cavernous Sinus. Vienna: Springe;r 2009:35–51

[19] Yoo K, Krisht AF. Etiology and classification of cavernous-carotid fistulas. In: Eisenberg MB, Al-Mefty O, eds. The Cavernous Sinus: A Comprehensive Text. Philadelphia: Lippincott Williams & Wilkins; 2000:191–200

[20] Helmke K, Krüger O, Laas R. The direct carotid cavernous fistula: a clinical, pathoanatomical, and physical study. Acta Neurochir (Wien) 1994;127:1–5

[21] Liang W, Xiaofeng Y, Weiguo L, Wusi Q, Gang S, Xuesheng Z. Traumatic carotid cavernous fistula accompanying basilar skull fracture: a study on the incidence of traumatic carotid cavernous fistula in the patients with basilar skull fracture and the prognostic analysis about traumatic carotid cavernous fistula. J Trauma 2007;63:1014–1020, discussion 1020

[22] Khalil N, Elwany MN, Miller JD. Transcranial stab wounds: morbidity and medicolegal awareness. Surg Neurol 1991;35:294–299

[23] Ellis JA, Goldstein H, Connolly ES Jr, Meyers PM. Carotid-cavernous fistulas. Neurosurg Focus 2012;32:E9

[24] Chuman H, Trobe JD, Petty EM, et al. Spontaneous direct carotid-cavernous fistula in Ehlers-Danlos syndrome type IV: two case reports and a review of the literature. J Neuroophthalmol 2002;22:75–81

[25] Hirai T, Korogi Y, Goto K, Ogata N, Sakamoto Y, Takahashi M. Carotid-cavernous sinus fistula and aneurysmal rupture associated with fibromuscular dysplasia. A case report. Acta Radiol 1996;37:49–51

[26] Rios-Montenegro EN, Behrens MM, Hoyt WF. Pseudoxanthoma elasticum. Association with bilateral carotid rete mirabile and unilateral carotid-cavernous sinus fistula. Arch Neurol 1972;26:151–155

[27] Pigott TJ, Holland IM, Punt JA. Carotico-cavernous fistula after transsphenoidal hypophysectomy. Br J Neurosurg 1989;3:613–616

[28] Motarjeme A, Keifer JW. Carotid-cavernous sinus fistula as a complication of carotid endarterectomy. A case report. Radiology 1973;108:83–84

[29] Sekhar LN, Heros RC, Kerber CW. Carotid-cavernous fistula following percutaneous retrogasserian procedures. Report of two cases. J Neurosurg 1979;51:700–706

[30] Vajda Z, Aguilar M, Göhringer T, Horváth-Rizea D, Bäzner H, Henkes H. Treatment of intracranial atherosclerotic disease with a balloon-expandable paclitaxel eluting stent: procedural safety, efficacy and mid-term patency. Clin Neuroradiol 2012;22:227–233

[31] Dandy WE, Follis RH. On the pathology of carotid-cavernous aneurysms (pulsating exophthalmos). Am J Ophthalmol 1941; 24:365–385

[32] Newton TH, Hoyt WF. Dural arteriovenous shunts in the region of the cavernous sinus. Neuroradiology 1970;1:71–81

[33] Katsiotis P, Kiriakopoulos C, Taptas J. Carotid-cavernous sinus fistulae and dural arteriovenous shunts. Vasc Surg 1974;8:60–69

[34] Peeters FL, Kröger R. Dural and direct cavernous sinus fistulas. AJR Am J Roentgenol 1979;132:599–606

[35] Barrow DL, Spector RH, Braun IF, Landman JA, Tindall SC, Tindall GT. Classification and treatment of spontaneous carotid-cavernous sinus fistulas. J Neurosurg 1985;62:248–256

[36] de Keizer R. Carotid-cavernous and orbital arteriovenous fistulas: ocular features, diagnostic and hemodynamic considerations in relation to visual impairment and morbidity. Orbit 2003;22:121–142

[37] Meyers PM, Halbach VV, Dowd CF, et al. Dural carotid cavernous fistula: definitive endovascular management and long-term follow-up. Am J Ophthalmol 2002;134:85–92

[38] Viñuela F, Fox AJ, Debrun GM, Peerless SJ, Drake CG. Spontaneous carotid-cavernous fistulas: clinical, radiological, and therapeutic considerations. Experience with 20 cases. J Neurosurg 1984;60:976–984

[39] van Rooij WJ, Sluzewski M, Beute GN. Ruptured cavernous sinus aneurysms causing carotid cavernous fistula: incidence, clinical presentation, treatment, and outcome. AJNR Am J Neuroradiol 2006;27:185–189

[40] Halbach VV, Hieshima GB, Higashida RT, Reicher M. Carotid cavernous fistulae: indications for urgent treatment. AJR Am J Roentgenol 1987;149:587–593

[41] Kurata A, Suzuki S, Iwamoto K, et al. Dural arteriovenous fistulas in the cavernous sinus: clinical research and treatment. ISRN Neurol 2011;2011: 453834

[42] Tomsick TA. Carotid Cavernous Fistula. Cincinnati: Digital Education Publishing; 1997

[43] Benndorf G. Dural Cavernous Sinus Fistulas: Diagnosis and Endovascular Therapy. New York: Springer; 2009

第76章

颈动脉海绵窦瘘的血管内治疗

Jeffrey C. Mai and Brian L. Hoh

颈动脉海绵窦瘘（CCF）是海绵窦和动脉血流之间异常交通的一组异常疾病。CCF被分为两种类型：①直接型CCF，主要指颈内动脉（ICA）和海绵窦直接交通；②间接型CCF，指海绵窦与ICA或颈外动脉（ECA）分支的异常交通[1]。交通类型决定了瘘的治疗方法[2]。CCF的临床表现广泛，轻者无痛自限，重者颅内出血，因此必须弄清楚该病的病理生理和治疗选择。

解剖

海绵窦是一个复杂的静脉空间，其上壁、外侧壁被覆双侧硬膜，内侧壁被覆单层硬脑膜或骨内膜（图76.1a）[3,4]。一对海绵窦分别位于蝶窦、鞍和脑垂体的两侧，之间通过海绵间（静脉）窦相连。在海绵窦内的空间，ICA被交感神经丛围绕，在上硬膜环水平进入硬膜内间隙[5]。海绵窦段ICA几乎无一例外都会发出脑膜垂体干，向垂体和小脑幕的硬脑膜供血。84%标本中的下海绵窦动脉和28%标本中的McConnell被囊动脉都从海绵窦内发出[6,7]。少数情况下，眼动脉和脑膜背侧动脉也会从海绵窦内ICA发出[6]。颈外、颈内循环之间是存在吻合的，这点很重要，特别在治疗间接型CCF时需要考虑到[8]。这些交通吻合血管直径很小，血管造影时看不到，但从颈外动脉循环注入栓塞剂就可能进入颅内血液循环，例如通过上颌动脉或咽升动脉分支直接进入颈内动脉，或者通过眼动脉、下外侧动脉、脑膜垂体干的吻合进入ICA。

海绵窦外侧壁从上到下嵌有动眼神经（第Ⅲ对脑神经），滑车神经（第Ⅳ对脑神经）和三叉神经眼支（第Ⅴ对脑神经第一分支）。三叉神经第二分支代表着海绵窦的最下限。展神经（第Ⅵ对脑神经）位于海绵窦内段颈内动脉外侧、眼神经内侧[3,6,9]，这一结构关系使得展神经易受海绵窦内血流动力学变化影响，尤其是直接型瘘，对于介入治疗时弹簧圈或栓塞剂的机械压力也更敏感[1,10]。

海绵窦静脉结构是大小不等的静脉丛与小梁状静脉腔隙的大集合[11]。在眼上、眼下静脉的汇合干与蝶顶窦，海绵窦主要是一个静脉丛。在基底窦、岩上窦、岩下窦汇合处，以及海绵窦间窦进入的颈动脉内侧，海绵窦主要是一个洞穴样结构[6]，这种结构更适于经静脉导航。海绵窦间窦环绕着隔膜及蝶鞍，连接两侧海绵窦，一般前部比后部更大。当在垂体周围连续时，它们构成环状窦。通常硬膜静脉从下外侧连接海绵窦和翼丛[6]。

病理生理

根据静脉引流类型、动脉血供、动静脉分流的位置，或血管造影表现的不同，CCF的分型也很多样。1985年，Barrow等按照解剖关系上动脉血供的不同，提出了自发性CCF的分型，至今仍然是最广泛使用的分类系统。在这个系统中，A型瘘是ICA管壁缺陷所致的高流量直接型瘘（图76.1a）。外伤后的瘘并没有被明确列入Barrow分型，一般也归为A型瘘，是A型瘘的主要组成部分（图76.2）[12]。B型到D型瘘是间接型低流量瘘，也被称为硬脑膜海绵窦瘘。B型瘘仅由ICA供血，C型瘘仅由ECA供血（图76.3），D型瘘由ECA和ICA同时供血[2]。这些间接型低流量瘘（B~D型）也可以被认为是海绵窦的硬脑膜动静脉瘘（AVF）或硬脑膜动静脉畸形（AVM）[1,12]，治疗方法与颅骨其余部位的AVM相似。

大多数A型瘘是高流量的，特别是在已出现引起关注的临床症状时，多为外伤引发（69%~77%）[13,14]，0.2%头外伤会导致A型瘘。严重颅脑外伤可使颈内

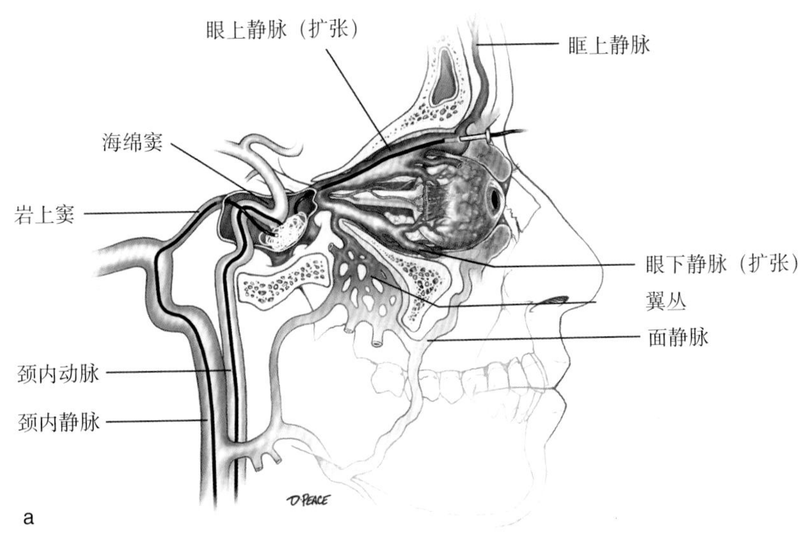

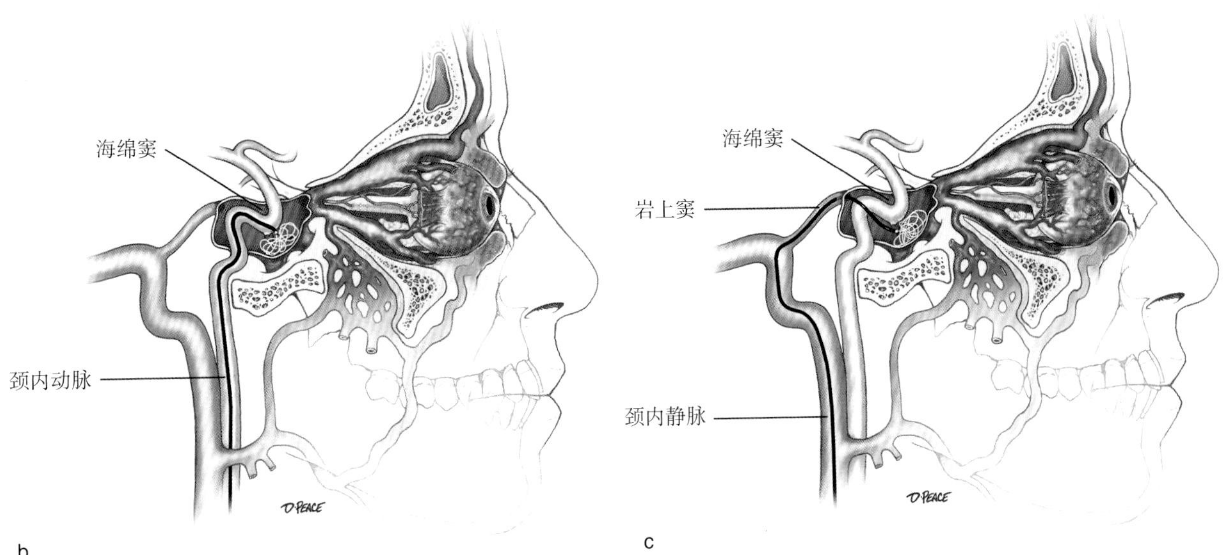

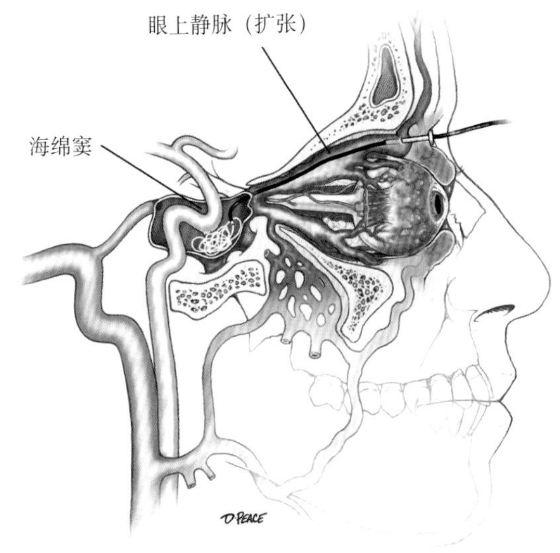

图 76.1　颈动脉海绵窦瘘（CCF）的治疗方法。a. 颈动脉海绵窦瘘大体解剖。此处所绘为眼眶球结膜水肿和眼球突出，通过眼上静脉和面静脉等支流进行静脉引流后产生上述症状；b. 经动脉途径治疗 A 型 CCF。微导管已穿过颈内动脉（ICA）和海绵窦之间的直接交通点。该示意图中，直接释放弹簧圈至海绵窦内，直至正常动脉期、静脉期均呈现正常血流；c. 经静脉途径治疗 CCF，微导管逆行穿过岩下窦到达海绵窦；d. 直接通过扩张的眼上静脉经静脉途径到达海绵窦。

动脉壁裂隙，形成高流量动静脉分流，静脉流出、皮质或软脑膜引流出现逆行，甚至动脉窃血（图 76.2）。眼科症状或顽固性鼻出血迅速产生，必须紧急干预[15, 16]。在病程较久的情况下，症状可能发展至数周或数月。海绵窦内动脉瘤破裂也会导致自发性 A 型瘘，临床表现上可与创伤所致 CCF 相同。尽管如此，海绵窦内动脉瘤破裂和自发性 A 型瘘形成的相关性仍存在争议[18]。尽管一些尸检研究支持二者相关，但几项海绵窦动脉瘤的大型纵向研究未能证明其与自发性 CCF 的发病有直接关系[19, 20]。结缔组织疾病如 Ehlers–Danlos Ⅳ型、肌纤维发育不良、成骨不全症、多发性神经纤维瘤和一些传染性病因都被发现与自发性直接型 CCF 形成有关[12]。

神经外科医师对间接型 CCF 的病因知之甚少，目前认为可能与颅内 DAVF、DAVM 的成形类似。一般认为 DAVF 的形成是静脉流出道梗阻所致。静脉高压

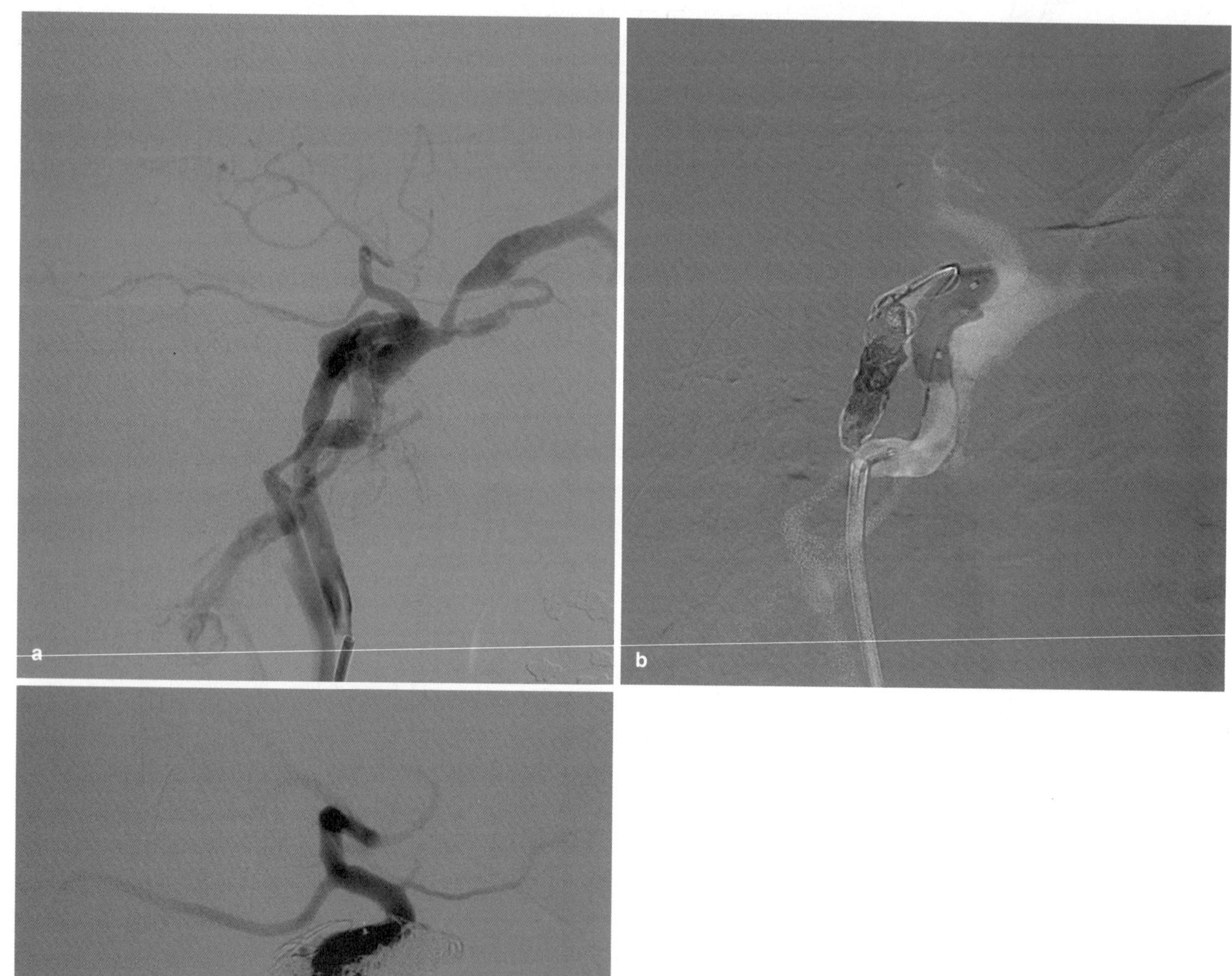

图 76.2 经动脉途径治疗 A 型颈动脉海绵窦瘘（CCF）。49 岁女性，一年前头部外伤史，现出现右眼眶球结膜水肿及眼球突出，动眼神经、展神经麻痹。a. 右侧颈内动脉（ICA）数字减影血管造影（DSA），动脉早期侧位图显示经增粗的眼上静脉和岩下窦静脉途径海绵窦充盈；b. 微导管穿过 ICA 裂隙至右侧海绵窦，跨越瘘交通点行球囊辅助下弹簧圈栓塞；c. 最终造影侧位图，示右侧 ICA 供血区几乎无早期静脉引流和动脉盗血。

可以导致硬膜内微分流开放，或者脑缺血后作为代偿而异常新生的血管中微分流开放[21]。静脉高压本身可源于静脉狭窄或与海绵窦相连静脉的血栓形成[22]。低流量瘘（Barrow B~D 型）并不一定像它们的名字那样无临床症状[2, 16]。在静脉狭窄或血栓形成所致严重静脉流出道梗阻的情况下，相关的静脉高压会导致直接型瘘的严重眼部症状。

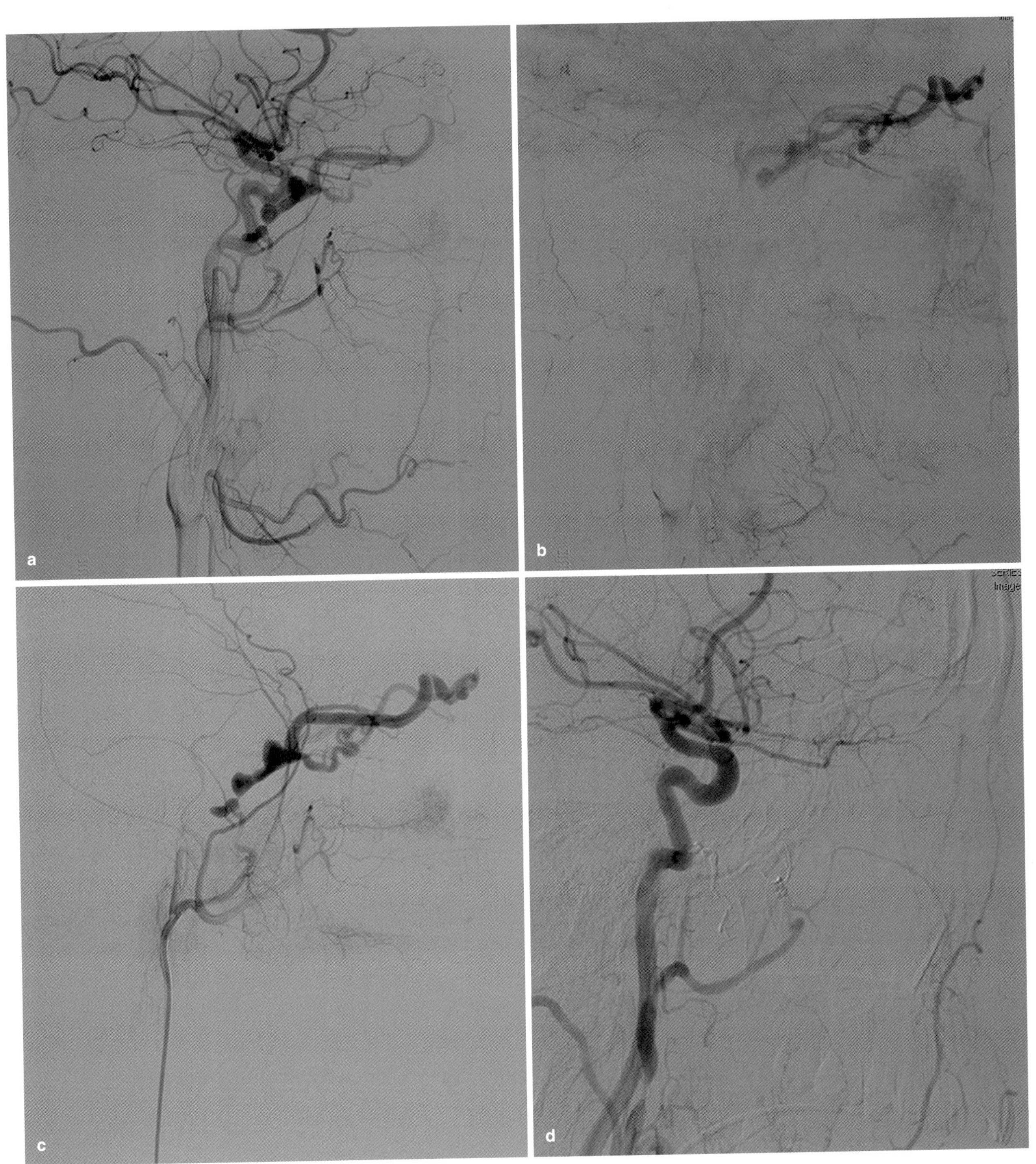

图 76.3　Onyx 栓塞 C 型颈动脉海绵窦瘘（CCF）。a、b. 27 岁女性，右眼视力模糊，球结膜水肿伴眼球突出就诊。经右侧颈内动脉（ICA）造影的动脉中期（a），静脉期（b）示早期海绵窦充盈和扩张的眼上静脉（SOV）引流；c. 选择右颌内动脉造影示颈外动脉（ECA）供血至海绵窦（造影侧位图）；d. 经颌内动脉用 Onyx 栓塞 ECA 供血支。

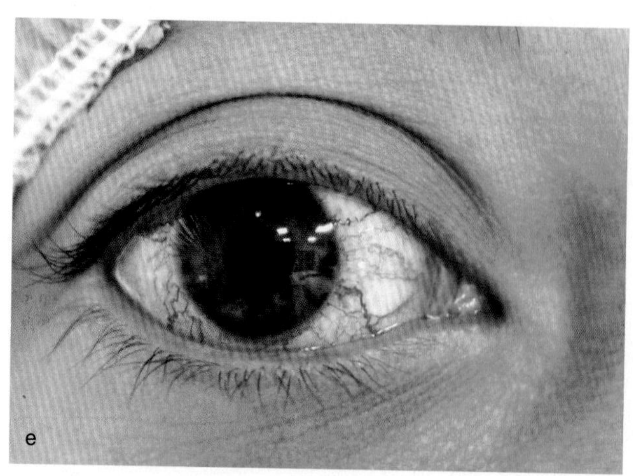

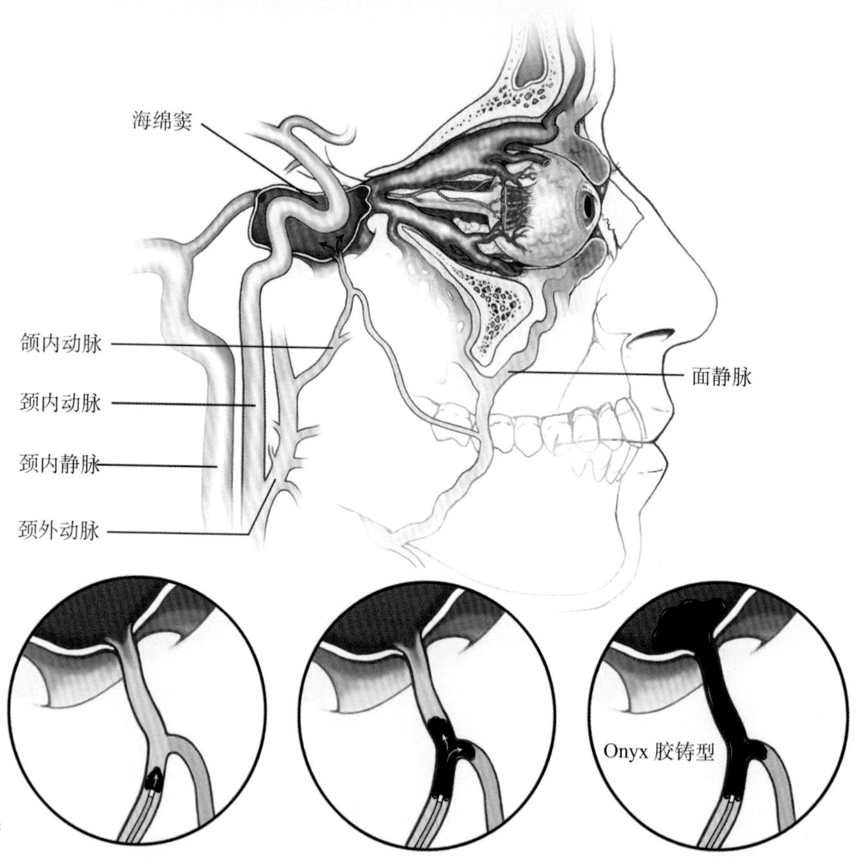

图 76.3 （续）e. 栓塞前患者右眼轻度球结膜水肿和眼球突出；f. 该例患者栓塞方法示意图。

流行病学

DAVF 占颅内 AVM 的 10%~15%，其中涉及海绵窦构成 CCF 的仅占 11.9%~34%[23, 24]。20 世纪初观察到的外伤性 CCF 是特发性直接 A 型 CCF 的 2~3 倍多 [13]。有证据表明，随着机动车安全性的提高，严重头部外伤的发生率下降，直接型外伤性 CCF 的发病率也相对减少。目前，B~D 型占全部自发性 CCF 的 68%，其中 D 型 CCF 最常见（53.7%）[25]。女性中和 40 岁以上人群中 DAVF 发病率在增加，分别为 71% 和 82%[12]。然而，CCF 真实的患病率和发病率很难确定，因为通常只有那些有显著症状的患者才会就诊和被诊断。相当一部分 CCF 可能会自发形成血栓。

自然史

CCF 被诊断后自发血栓形成的真实比例存在争议，但这个数字可能会高达 35%[1]。诊断性血管造影中对比剂的使用甚至都被提出会引发 CCF 的自发性血栓形成[26]。目前的普遍共识是 10%~31% 与皮质或软脑膜回流相关的间接型 CCF 需要干预，至少需要非常严密的观察[23, 27, 28]。多达 2.2% 的皮质回流患者会出血[28, 29]。对于无皮质回流无症状患者可以尝试保守治疗。保守治疗时，CCF 导致的一些眼科症状在减轻之前可能会先矛盾地出现恶化[30]，甚至在 CCF 自发性血栓形成前达到失明的程度[30]。鉴于此，一些人认为栓塞是这类患者的禁忌。对于眼内压＜ 25 mmHg 的低风险 CCF 患者，可以尝试低分子量肝素抗凝和密切观察[1]。

临床表现

CCF 的 3 个经典临床表现为球结膜水肿（55%）、搏动性眼球突出和眼眶血管杂音（80%），多达 1/4 的患者会出现上述症状[31]。如再严重些，患者必须因症状而就诊时则为结膜充血（66%~93%）和眼球突出（65%~81%）[31, 33]。其他相关的症状和体征包括复视（展神经麻痹，49%）、眼窝痛、瞳孔扩大、眼底出血、视力下降（继发于低氧性视网膜病变，18%）、眼内压升高和眼肌麻痹（24%）[17, 28, 32, 33]。19% 间接型 CCF 会出现双侧症状。向前引流至眼上静脉（SOV）的 CCF 患者眼部症状明显，可能会更早就诊，包括高眼压、视神经病变、眼球突出、眼眶球结膜水肿等症状。25% 的患者可以出现眼眶杂音，这和 CCF 向后引流有关[31]。海绵窦内的湍流可从颅底辐射至内耳，患者会感受到与心跳同步的嗡嗡声、呼呼声或咆哮声[34]。在发病初期或者更良性的病程中，临床症状和体征可能有细微或非特异性轻度头痛、结膜充血或复视，这种情况下如果未行脑血管造影是很难诊断出 CCF 的，患者可能被误诊为各种疾病，如结膜炎、Tolosa–Hunt 综合征、季节性过敏、眼眶蜂窝织炎和 Graves 病[26]。对于这种临床表现混杂的患者，有经验的医师，特别是眼科医师，会在考虑充分的原则下请介入科医师行诊断性血管造影。

术前评估

初始检查包括完整的神经系统检查，由于部分脑神经从海绵窦内穿过，特别要检查有无脑神经损伤。展神经麻痹是最常见的脑神经麻痹，见于多达 85% 患者[10]。另外，直接型和间接型 CCF 都可出现视力障碍，因此正式的眼科视力、视野、眼底镜检查和眼内压测量是必需的。在某些严重的病例中，眼睑闭合不全、视神经病变和 Schlemm 管阻塞所致的继发性青光眼会引发视网膜出血、角膜损伤，这都需要认真细致的眼科检查[1, 10]。

无创成像检查，诸如计算机断层扫描（CT）或磁共振成像（MRI）/ 磁共振血管造影（MRA），可能无法发现潜在的 CCF，尤其当它是低流量的情况下。轴位成像可显示突眼和眼外肌增粗，增强后 CT 或自旋回波 MRI 可显示眼上静脉扩张或海绵窦增大，提示可能存在 CCF[35, 36]。也可观察到动脉期对比剂早期进入海绵窦，或者皮质静脉充血[28, 36]。多普勒血流监测可看到 SOV 逆流增粗和提示静脉动脉化的特征[32]。

CCF 诊断的主要方法是数字减影血管造影（DSA）[37]。通常情况下，行双侧 ICA、ECA 造影和咽升动脉、颌内动脉分支超选造影。造影目的包括确定瘘的部位，类型（A~D 型瘘），发现会阻碍从 ECA 供血支进行安全栓塞的可能吻合，静脉期确定海绵窦引流类型（有利于制订从静脉入路的治疗方案），评估侧支循环，明确其他合并疾病如狭窄、动脉瘤、夹层、血栓形成、血管性疾病（如肌纤维发育不良、Ehlers–Danlos 病）[37]。对于高流量直接型瘘，可能需要对颈总动脉直接加压经 ICA 造影（Mehringer–Hieshima 法），或对患侧颈总动脉加压经椎动脉造影（Huber 法），来定位 ICA 与海绵窦之间的交通[38, 39]。

治疗

直接型 CCF 出现视力减退时需要紧急治疗，视力受损通常和眼内压高（≥ 25 mmHg）、出血，或皮质静脉引流明显相关[16]。完全无症状、表现为无皮质静脉引流的低流量间接型 CCF 可以保守治疗。20%~50% 的低流量 CCF 患者会自发形成血栓[10, 14]，需要小心筛选患者进行治疗[2]。通常对于进行性视力下降、眼内压持续升高、眼窝痛显著、持续性神经病变（包括复视、眼球突出、顽固性杂音）、造影显示皮质或软脑膜回流的患者，需要行介入干预治疗[40]。

内科治疗

Gioppi 是第一个描述指压颈动脉以治疗 CCF 的人[1]。压迫颈动脉和颈静脉可以间歇减慢流入和流出窦的血流，从而加速 CCF 血栓形成。人工压迫法指坐位下用健侧手压迫患侧颈动脉和颈静脉 10 秒，每小时压迫数次，一共压迫治疗 4~6 周。压迫时长可逐渐增加至 30 秒[34]。使用这种方法，高达 30% 且无证据显示存在皮质静脉引流患者的瘘会自发血栓形成[34]。17% 直接型 CCF 患者会表现出 CCF 血栓形成[41]。其他方法包括在内眼角压迫 SOV 或直接压眼部，但是这两种方法可能会加剧向前引流为主瘘的症状[13]。对于症状轻微或存在介入治疗禁忌的患者，人工压迫法不失为一种合理的治疗方法。人工压迫法对 CCF 自发血栓形成所致瘘闭塞这种自然病程的影响程度尚不清楚。

另一种保守治疗方法在于控制性低血压使 CCF 血栓形成。将患者全麻，使用各种血管活性药物包括异丙酚、艾司洛尔、硝酸甘油、硝普钠或类似药物来降低患者血压，目标是维持一段时间的持续低血压，平均动脉压降低 50~60 mmHg，一个周期为 30~90 分钟[42]。目前支持该方法治疗 CCF 的证据尚有限。

直接型颈动脉海绵窦瘘的血管内治疗

经 ICA 从动脉入路对于治疗直接型 CCF 很有用。Serbinenko[43] 首次发表了使用可脱球囊闭塞瘘的报道，他的开拓性工作促使人们广泛采用可脱球囊治疗 A 型瘘[31]。此类球囊通常经动脉放置，于静脉端充气，在 ICA 腔内截流。如果 ICA 管壁裂隙过大，则需要牺牲颈动脉在瘘的另一侧也放置球囊。也可经静脉途径放置这类可脱球囊，可经岩下窦（IPS）逆流放置，或从颈外静脉至角静脉放置，或直接通过 SOV 放置[31]。使用这种方法放置球囊后，最多 30% 的患者会出现一过性展神经或动眼神经麻痹[16, 44]。球囊需缓慢放气，这个过程中存在 5% 的再通率，同时也有血管破裂、移位、过早解脱的风险。尽管如此，这种治疗方法仍非常有效，能使多达 85% 的患者在保留 ICA 的同时闭塞瘘[44]，这种方法一直占据主流地位，直至 2003 年被从美国市场撤回。

目前，我们主要从动脉入路使用弹簧圈栓塞治疗直接型 CCF（图 76.1b）。与使用可脱球囊治疗时类似，成功治疗的前提是要找到瘘的确切部位，在皮质静脉引流的逆行点释放线圈，这就降低了将血流导向至皮质表面的风险，后者可以导致颅内出血。弹簧圈可以在静脉端多次释放，直至恢复正常动脉、静脉相血流（图 76.2）。也有在瘘的动脉端行临时球囊阻断 + 正丁基氰基丙烯酸酯（nBCA）栓塞治疗的，近年来更多是联用 Onyx 18/34 或 Onyx HD 500（ev3，Irvine，CA）栓塞治疗[45]。

最后，在其他所有治疗方法均无效的情况下，如果球囊闭塞试验提示患者侧支代偿良好，可用弹簧圈栓塞或手术结扎的方式闭塞 ICA。

间接型颈动脉海绵窦瘘的血管内治疗

从 ECA 经动脉或经静脉治疗可用于间接型 Barrow C 型或 D 型 CCF。细小的 ICA 直接供血至瘘（尤其是 B 型）时倾向于采用经静脉途径，可以避免颅内循环出现栓塞相关并发症。这两种方法一般都采用弹簧圈栓塞或液体栓塞剂。nBCA 已被记录用来治疗间接型 CCF，但其可控性差，限制了它的使用，包括聚合太快、不易于附着到血管腔，这些特点都增大了发生不良栓塞事件的风险。经动脉使用 Onyx 治疗间接型 CCF 可以克服许多上述缺点[16, 40, 45]。使用 Onyx 等液态栓塞剂时，在释放液态栓塞材料至血管床前，需仔细考虑和探查是否存在病变与颅内循环的危险吻合[46, 47]。

间接型 CCF 的静脉引流类型有很大的异质性，这极大地影响着治疗方案的选择。向后引流为主时，IPS 可能是主要流出道（42%），最适合作为经静脉导管置入的部位（图 76.1c）。对侧海绵窦引流（约占 23%）类型则更适合采用从对侧 IPS 经海绵窦间窦跨越中隔至病变处的静脉途径[1]。IPS 并不是总能被看到的，但即使在血栓形成时微导丝和微导管也能成功通过[12]。这种情况下，通常从静脉侧释放弹簧圈或液态栓塞剂，这样可以防止促生新发瘘供血支。通常在行经静脉栓塞时，会在同侧颈总或颈内动脉也放置一根动脉导管，动脉造影和微导管静脉造影可以同时进行以评估瘘的消除进程。评估经 SOV（80%）向前引流为主的瘘时，可以从角静脉经静脉入路，或直接通过动脉化的 SOV 本身入路（图 76.1d）。特定情况下，也可以对扩张的眼下静脉进行直接穿刺（图 76.4）。

最近，（使用覆膜支架）进行血流导向分流已晋升为一种替代和辅助传统栓塞治疗的方法[12]。虽然覆膜支架已显现出巨大潜力，其治疗 CCF 的长期效果还有待追踪证明。选用此类支架前需权衡支架内血栓形成、出血性并发症等风险，也要考虑到延长的抗血小板治疗所带来的风险。

无论是高流量还是低流量 CCF，一次血管内治疗即治愈的比例已超过 80%[33, 40]。超过 40% 患者在治疗后症状加重，但绝大多数症状均为一过性或自限性脑神经病变，2 个月内会自行缓解。11% 患者治疗前即存在的脑神经病变在治疗后未能改善[1]，治疗本身引起的并发症发生率为 5%。治疗相关的并发症包括眼肌麻痹、视力下降、脑出血和一些介入操作相关并发症，如股静脉血栓形成、腹股沟和腹膜后血肿等[16, 33, 40]。

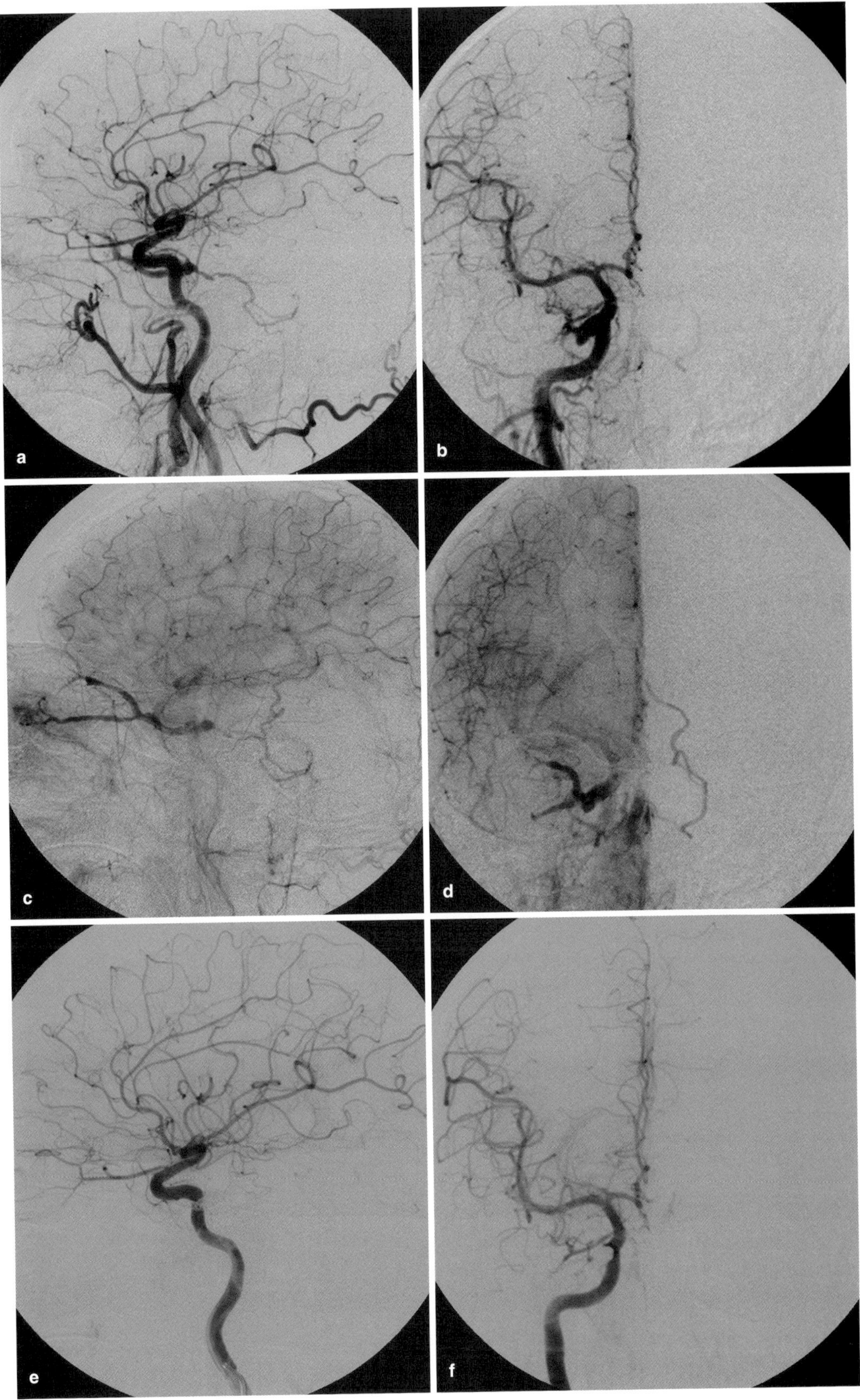

图 76.4　经眼眶眼下静脉弹簧圈栓塞治疗 D 型颈动脉海绵窦瘘（CCF）。a~f. 59 岁男性，右眼球突出、球结膜水肿、复视 3 个月就诊。如图所示经右侧颈内动脉（ICA）造影动脉中期侧位图（a）和正位图（b），静脉期侧位图（c）和正位图（d）。注意眼上静脉从海绵窦引流明显。直接穿刺眼下静脉行经眶、经静脉弹簧圈栓塞。最终造影侧位图（e）和正位图（f），为栓塞后动脉中期图像。

颈动脉海绵窦瘘的放射外科治疗

Barcia–Salorio 等[48]首次使用立体定向放射外科（SRS）方法成功治疗了一例 CCF。此后该团队和其他团队的工作显示了放射外科在主要治疗低流量瘘方面的有效性。Barcia–Salorio 报道使用 30~40 Gy，平均 7.5 个月的等待时间后，低流量 CCF 的治愈率可达 91%。但他们的研究报道中，对于 A 型 CCF 患者，只有 1/3 可被治愈。另一些人主张使用 SRS 治疗存在皮质静脉引流的 DAVF，或无皮质静脉引流但血管入路不好的症状性 DAVF[49]。放射外科治疗的最大缺点在于瘘口的延迟闭塞，这使得患者经 SRS 治疗后症状会先加重一段时间。有报道显示 23.5%（4/17）的患者经 SRS 治疗后的前 6 个月内眼部症状加重[49]。鉴于血管内治疗 CCF 的成功率，我们推荐在可能的情况下先尝试栓塞治疗。当血管内治疗或开颅外科手术存在禁忌时，或者介入治疗处理病变不完全时再考虑放射外科治疗方法。

结论

使用弹簧圈、液态栓塞剂或支架进行血管内治疗是症状性 CCF 的最佳治疗方法。根据目前报道，一次介入手术的疾病治愈率超过 80%。开颅显微外科是血管内治疗失败时有益的补充治疗方案。放射外科治疗及人工压迫法更多适用于无症状患者或不适合行开颅或血管内介入治疗的患者。随着技术不断发展，血流导向装置被证明可能是当前神经介入装置的有利补充，然而在常规使用前，尚需此类装置长期治疗结果的信息。

参·考·文·献

[1] Benndorf G. Dural Cavernous Sinus Fistulas: Diagnosis and Endovascular Therapy. Berlin: Springer-Verlag; 2010

[2] Barrow DL, Spector RH, Braun IF, Landman JA, Tindall SC, Tindall GT. Classification and treatment of spontaneous carotid-cavernous sinus fistulas. J Neurosurg 1985;62:248–256

[3] Campero A, Campero AA, Martins C, Yasuda A, Rhoton AL Jr. Surgical anatomy of the dural walls of the cavernous sinus. J Clin Neurosci 2010;17:746–750

[4] Yasuda A, Campero A, Martins C, Rhoton AL Jr, de Oliveira E, Ribas GC. Microsurgical anatomy and approaches to the cavernous sinus. Neurosurgery 2008;62(6, Suppl 3):1240–1263

[5] Seoane E, Rhoton AL Jr, de Oliveira E. Microsurgical anatomy of the dural collar (carotid collar) and rings around the clinoid segment of the internal carotid artery. Neurosurgery 1998;42:869–884, discussion 884–886

[6] Rhoton AL Jr. The cavernous sinus, the cavernous venous plexus, and the carotid collar. Neurosurgery 2002;51(4, Suppl): S375–S410

[7] Harris FS, Rhoton AL. Anatomy of the cavernous sinus. A microsurgical study. J Neurosurg 1976;45:169–180

[8] Lasjaunias PL, Berensten A, ter Brugge KG. Surgical Neuroangiography, 2nd ed. New York: Springer; 2001

[9] Yasuda A, Campero A, Martins C, Rhoton AL Jr, de Oliveira E, Ribas GC. Microsurgical anatomy and approaches to the cavernous sinus. Neurosurgery 2005;56(1, Suppl):4–27, discussion 4–27

[10] Kupersmith MJ, Vargas EM, Warren F, Berenstein A. Venous obstruction as the cause of retinal/choroidal dysfunction associated with arteriovenous shunts in the cavernous sinus. J Neuroophthalmol 1996;16:1–6

[11] Taptas JN. The so-called cavernous sinus: a review of the controversy and its implications for neurosurgeons. Neurosurgery 1982;11:712–717

[12] Ellis JA, Goldstein H, Connolly ES Jr, Meyers PM. Carotid-cavernous fistulas. Neurosurg Focus 2012;32:E9

[13] Locke CE. Intracranial arterio-venous aneurism or pulsating exophthalmos. Ann Surg 1924;80:272–285

[14] Viñuela F, Fox AJ, Debrun GM, Peerless SJ, Drake CG. Spontaneous carotid-cavernous fistulas: clinical, radiological, and therapeutic considerations. Experience with 20 cases. J Neurosurg 1984;60:976–984

[15] Debrun G, Lacour P, Vinuela F, Fox A, Drake CG, Caron JP. Treatment of 54 traumatic carotid-cavernous fistulas. J Neurosurg 1981;55:678–692

[16] Debrun GM, Viñuela F, Fox AJ, Davis KR, Ahn HS. Indications for treatment and classification of 132 carotid-cavernous fistulas. Neurosurgery 1988;22:285–289

[17] Kim DJ, Kim DI, Suh SH, et al. Results of transvenous embolization of cavernous dural arteriovenous fistula: a single-center experience with emphasis on complications and management. AJNR Am J Neuroradiol 2006;27:2078–2082

[18] Inagawa T. Follow-up study of unruptured aneurysms arising from the C3 and C4 segments of the internal carotid artery. Surg Neurol 1991;36:99–105

[19] Higashida RT, Halbach VV, Tsai FY, et al. Interventional neurovascular treatment of traumatic carotid and vertebral artery lesions: results in 234 cases. AJR Am J Roentgenol 1989;153:577–582

[20] Rosso D, Hammond RR, Pelz DM. Cavernous aneurysm rupture with balloon occlusion of a direct carotid cavernous fistula: postmortem examination. AJNR Am J Neuroradiol 1999;20:771–773

[21] Kusaka N, Sugiu K, Katsumata A, Nakashima H, Tamiya T, Ohmoto T. The importance of venous hypertension in the formation of dural arteriovenous fistulas: a case report of multiple fistulas remote from sinus thrombosis. Neuroradiology 2001;43:980–984

[22] Terada T, Higashida RT, Halbach VV, et al. Development of acquired arteriovenous fistulas in rats due to venous hypertension. J Neurosurg 1994;80:884–889

[23] Awad IA, Little JR, Akarawi WP, Ahl J. Intracranial dural arteriovenous malformations: factors predisposing to an aggressive neurological course. J Neurosurg 1990;72:839–850

[24] Malek AM, Halbach VV, Higashida RT, Phatouros CC, Meyers PM, Dowd CF. Treatment of dural arteriovenous malformations and fistulas. Neurosurg Clin N Am 2000;11:147–166, ix ix

[25] Liu HM, Wang YH, Chen YF, Cheng JS, Yip PK, Tu YK. Long-term clinical outcome of spontaneous carotid cavernous sinus fistulae supplied by dural branches of the internal carotid artery. Neuroradiology 2001;43:1007–1014

[26] Phelps CD, Thompson HS, Ossoinig KC. The diagnosis and

prognosis of atypical carotid-cavernous fistula (red-eyed shunt syndrome). Am J Ophthalmol 1982;93:423–436

[27] Satomi J, Satoh K, Matsubara S, Nakajima N, Nagahiro S. Angiographic changes in venous drainage of cavernous sinus dural arteriovenous fistulae after palliative transarterial embolization or observational management: a proposed stage classification. Neurosurgery 2005;56:494–502, discussion 494–502

[28] Stiebel-Kalish H, Setton A, Nimii Y, et al. Cavernous sinus dural arteriovenous malformations: patterns of venous drainage are related to clinical signs and symptoms. Ophthalmology 2002;109:1685–1691

[29] Cognard C, Gobin YP, Pierot L, et al. Cerebral dural arteriovenous fistulas: clinical and angiographic correlation with a revised classification of venous drainage. Radiology 1995; 194:671–680

[30] Sergott RC, Grossman RI, Savino PJ, Bosley TM, Schatz NJ. The syndrome of paradoxical worsening of dural-cavernous sinus arteriovenous malformations. Ophthalmology 1987;94:205–212

[31] Lewis AI, Tomsick TA, Tew JM Jr. Management of 100 consecutive direct carotid-cavernous fistulas: results of treatment with detachable balloons. Neurosurgery 1995;36:239–244, discussion 244–245

[32] de Keizer R. Carotid-cavernous and orbital arteriovenous fistulas: ocular features, diagnostic and hemodynamic considerations in relation to visual impairment and morbidity. Orbit 2003;22:121–142

[33] Meyers PM, Halbach VV, Dowd CF, et al. Dural carotid cavernous fistula: definitive endovascular management and long-term follow-up. Am J Ophthalmol 2002;134:85–92

[34] Halbach VV, Higashida RT, Hieshima GB, Reicher M, Norman D, Newton TH. Dural fistulas involving the cavernous sinus: results of treatment in 30 patients. Radiology 1987;163:437–442

[35] Uchino A, Hasuo K, Matsumoto S, Masuda K. MRI of dural carotid-cavernous fistulas. Comparisons with postcontrast CT. Clin Imaging 1992;16:263–268

[36] Ohtsuka K, Hashimoto M. The results of serial dynamic enhanced computed tomography in patients with carotid-cavernous sinus fistulas. Jpn J Ophthalmol 1999;43:559–564

[37] Debrun GM. Angiographic workup of a carotid cavernous sinus fistula (CCF) or what information does the interventionalist need for treatment? Surg Neurol 1995;44:75–79

[38] Huber P. A technical contribution of the exact angiographic localization of carotid cavernous fistulas. Neuroradiology 1976;10:239–241

[39] Mehringer CM, Hieshima GB, Grinnell VS, Tsai F, Pribram HF. Improved localization of carotid cavernous fistula during angiography. AJNR Am J Neuroradiol 1982;3:82–84

[40] Kirsch M, Henkes H, Liebig T, et al. Endovascular management of dural carotid-cavernous sinus fistulas in 141 patients. Neuroradiology 2006;48:486–490

[41] Higashida RT, Hieshima GB, Halbach VV, Bentson JR, Goto K. Closure of carotid cavernous sinus fistulae by external compression of the carotid artery and jugular vein. Acta Radiol Suppl 1986; 369:580–583

[42] Ornaque I, Alonso P, Martí Valeri C, et al. [Spontaneous closure of a intracranial dural arteriovenous fistula by controlled hypotension during a general anesthesia procedure. A case report]. Neurologia 2003;18:746–749

[43] Serbinenko FA. Balloon catheterization and occlusion of major cerebral vessels. J Neurosurg 1974;41:125–145

[44] Lewis AI, Tomsick TA, Tew JM Jr, Lawless MA. Long-term results in direct carotid-cavernous fistulas after treatment with detachable balloons. J Neurosurg 1996;84:400–404

[45] Ducruet AF, Albuquerque FC, Crowley RW, McDougall CG. The evolution of endovascular treatment of carotid cavernous fistulas: a single-center experience. World Neurosurg 2013;80:538–548

[46] Kalani MY, Ducruet AF, Crowley RW, Spetzler RF, McDougall CG, Albuquerque FC. Transfemoral transarterial onyx embolization of carotid body paragangliomas: technical considerations, results, and strategies for complication avoidance. Neurosurgery 2013;72:9–15, discussion 15

[47] Geibprasert S, Pongpech S, Armstrong D, Krings T. Dangerous extracranial-intracranial anastomoses and supply to the cranial nerves: vessels the neurointerventionalist needs to know. AJNR Am J Neuroradiol 2009;30:1459–1468

[48] Barcia-Salorio JL, Soler F, Barcia JA, Hernández G. Radiosurgery of carotid-cavernous fistulae. Acta Neurochir Suppl (Wien) 1994;62: 10–12

[49] Yang HC, Kano H, Kondziolka D, et al. Stereotactic radiosurgery with or without embolization for intracranial dural arteriovenous fistulas. Neurosurgery 2010;67:1276–1283, discussion 1284–1285

第77章

硬脑膜动静脉瘘的血管内治疗

George A. C. Mendes, Paulo Puglia, Jr., Michel Eli Frudit, and José Guilherme Mendes Pereira Caldas

硬脑膜动静脉瘘（DAVF）是指发生于硬脑膜动脉与硬脑膜静脉之间异常连接形成的复杂血管病变，这种动静脉瘘是低阻力性的，瘘口多位于硬脑膜内（图 77.1）[1–5]。尽管 DAVF 有些是先天性原因造成的，但更多成人的发病是由于后天因素引起。DAVF 的后天发病多是由于硬脑膜上正常存在的动静脉吻合在如颅内静脉高压等病理情况下继发扩张导致的 [4, 6–9]。虽然大多数 DAVF 的形成无明显的病因，但是大多数学者发现 DAVF 和病变相邻部位的静脉血栓、创伤、外科手术、肿瘤、感染相关 [10, 11]。病变可发生于硬脑膜的任何部位，例如大脑表面、颅后窝、脊髓，最常见于邻近硬脑膜窦壁 [12–16]。病变多位于横窦、乙状窦、海绵窦 [17]。

硬脑膜动静脉瘘不同于脑动静脉畸形（AVM），其供血动脉多来自硬脑膜动脉；而 AVM 多位于软脑膜下，病因为先天性。DAVF 也区别于直接的动静脉瘘，直接的动静脉瘘的瘘口发生在直径为中、大的动脉血管，多是由外伤或局部动脉血管壁脆弱的原因形成。尽管在临床表现和静脉引流方面 DAVF 和直接动静脉瘘相似，但直接动静脉瘘的治疗方法不同 [18]。DAVF 是少见的脑血管病变，还不知道其实际的发病率。据报道 DAVF 占幕上动静脉畸形的 6%，占幕下动静脉畸形的 35%；平均占软膜下动静脉畸形的 11.1%[19]。在美国据估计每年的发病率为 0.16/100 000，

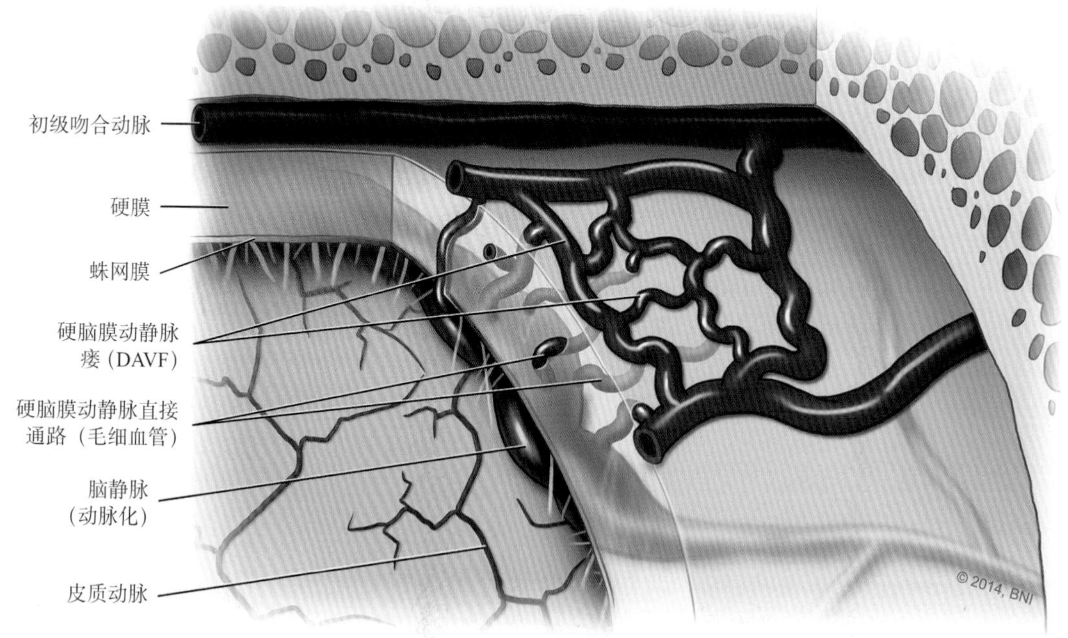

图 77.1 描述了硬脑膜动静脉瘘（DAVF）的血管构筑，显示毛细血管网在病理情况下开放（引自 Barrow 神经学研究所）。

在儿童人群中少见，好发于 40~60 岁的成年患者 [20]。

DAVF 的临床症状多变，患者可无症状，也可偶然出现严重神经功能障碍、颅内高压、脑出血等潜在危及患者生命的严重临床症状 [10]。临床经验与血管构筑的造影知识发现静脉引流模式与 DAVF 的临床表现是相关联的 [21–23]。DAVF 大多数是以其静脉引流模式分类的 [17, 21, 22]，然而，也有学者提出以病变部位进行分类 [24, 25]。

DAVF 有多种治疗方式，主要取决于治疗目标（姑息或治愈）、疾病的程度、临床症状 [18, 26]。根据病变的位置、静脉的引流方式、临床相关症状、患者年龄及全身健康状态等因素综合决定最终治疗方式。目前有多种治疗方式可选择，例如保守治疗、血管腔内治疗、显微外科切除、放射外科治疗，一些复杂病变可以多种方式联合治疗。在 DAVF 的治疗中血管腔内治疗已成为主要治疗方式，自从液体栓塞剂（如 Onyx，ev3 Endovascular，Irvine，CA）应用以来，血管腔内治疗的效果越来越获得肯定。

硬脑膜的血管解剖

硬脑膜最初被描述为类似于筋膜的血管内膜组织，直至 20 世纪 70 年代才对其显微血管结构进行了深入研究 [6]。初级脑膜动脉位于骨膜下，直径为 400~800 μm。脑膜动脉的主要分支多数直径为 100~300 μm，称之初级吻合动脉，为分布于硬脑膜外的网状结构（图 77.2）。脑膜的动脉吻合，可见 4 种类型的血管起源：①颅骨动脉，与颅骨相应供血动脉相吻合（颞浅和枕动脉的主要分支）；②次级吻合血管，常位于硬脑膜的表面，是比颅骨的吻合动脉直径更小、长度更短的动脉形成的网状结构；③起源于初级或次级分支的穿支动脉形成的丰富的毛细血管网，可能和皮质动脉沟通，在正常解剖看不到这些血管吻合，但这些吻合可见于软脊膜下动静脉畸形患者，也可在脑膜瘤、硬脑膜动静脉瘘、4 级烟雾病颈动脉慢性闭塞过程中脑膜皮质形成的血管网 [27]；④硬脑膜动静脉直接通路，其数量多，直径在 50~90 μm。硬脑膜动静脉短路与毛细血管之间的关系以及它们的功能并未明确 [18]。

脑膜动脉发起于颈外动脉（脑膜中动脉、脑膜副动脉、枕动脉、咽升动脉）、颈内动脉（海绵窦内供给斜坡及幕的分支）、眼动脉（筛前、筛后动脉，发出大脑镰脑膜支、脑膜返折支）、大脑前动脉（到大脑镰的分支）、大脑后动脉（小脑幕的分支）、椎动脉（脑膜前支到枕骨大孔区域和脑膜后动脉的分支）[15, 21, 28]。硬脑膜按供血区分为 6 个区域：大脑半球表面、颅前窝、颅中窝、大脑镰、小脑膜及颅后窝。大脑半球表面硬脑膜由脑膜中动脉及其分支供血，颅前窝由筛前动脉、

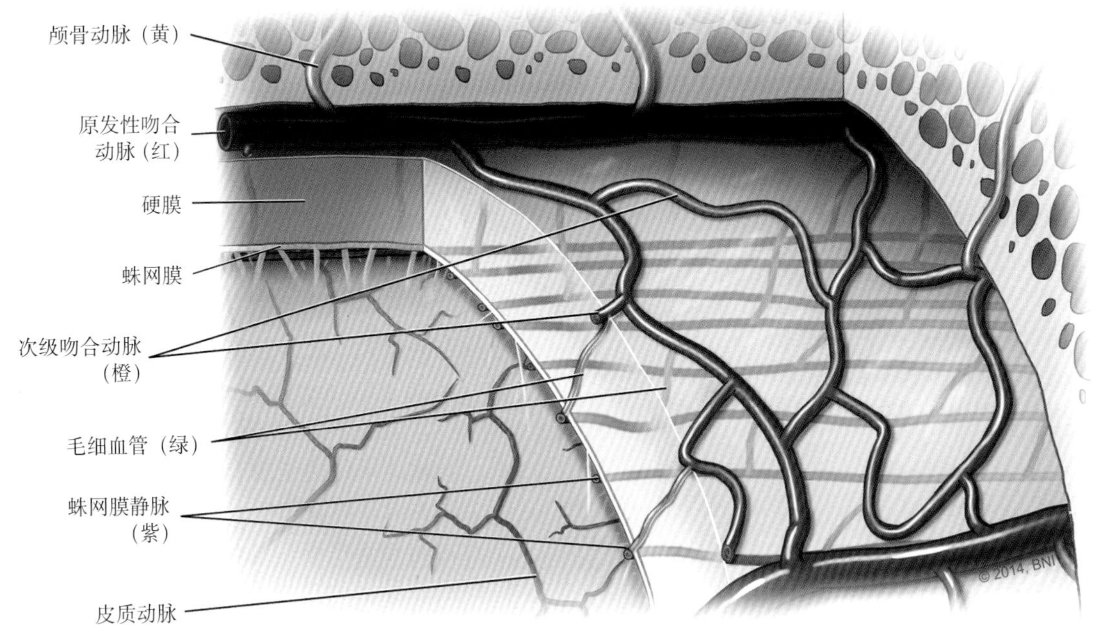

图 77.2　硬脑膜内动静脉吻合的微观结构。在正常生理情况下原发性吻合动脉发出细小动脉在蛛网膜表面通过广泛的毛细血管网和静脉形成吻合（经允许引自 Barrow 神经学研究所）。

脑膜中动脉供血；大脑镰由脑膜前动脉的第三分支供血；小脑幕由颈内动脉海绵窦段分支、脑膜中动脉、椎动脉的脑膜支、枕动脉的后支供血；颅后窝的血供来自颈内动脉海绵窦段供给斜坡及鞍背的分支（斜坡区域）脑膜中动脉（岩骨的后面）、咽部升动脉（桥小脑角），椎动脉（供给枕骨大孔的脑膜前支）起自椎动脉的脑膜后动脉、枕动脉或咽升动脉（颅后窝）；颅中窝的供血动脉更为复杂，包括颈内动脉海绵窦段分支（鞍隔、后床突区、部分静脉窦的窦壁），脑膜中、副脑膜动脉（海绵窦的部分窦壁颞窝脑膜），眼动脉（脑膜返支到颅中窝的前壁及蝶骨小翼）[2, 15, 21, 28]。

发病机制

DAVF 的发病机制仍未完全清楚，但也取得了一些有价值的进展。在 20 世纪 70 年代，Houser 等[7] 通过病例报告报道了颅内静脉血栓可能发展为 DAVF，由此引发人们探讨这类疾病的本质可能为后天获得性疾病。当时，人们从组织学上认识到硬脑膜上的血管网[3]。结合这两点与硬脑膜内正常生理性动静脉之间吻合的知识，许多理论精确地解释了 DAVF 的发病机制。所有这些理论支持静脉窦在血栓机化再通过程中解剖性的连接逐渐扩张增大。炎症、激素、血管生成因子等可能加剧了这种瘘的形成[7, 8, 22, 29]。这些假设仅是理论和个人主张，缺乏试验模型，直到 1994 年，Terada 和他的团队[30] 建立了这个模型，之后被人证实[29]。这些模型证实了静脉窦血栓和静脉高压导致了 DAVF 的形成。随后，证明这种病理过程与血管生成相关[9]，在人体上也观察到这些[31]。因此，DAVF 现在被认为是获得性疾病（至少在成人显示是这样的），由特殊的微血管解剖促成的，它是病理性血流产生了病理性的分流。虽然 DAVF 的形成仍有其他原因，但主要是因为静脉血栓和静脉高压。动静脉血流通过继发性静脉高压保持瘘的开放[9]，高流量血流产生了虹吸效应使得更多的动脉血流向瘘内[32]。

病因学

约 1/4 的 DAVF 患者能够找到致病因素，创伤性脑损伤、脑静脉血栓形成，以及既往行神经外科手术是最常见的病因[17]。许多记录良好的病例证明静脉血栓与 DAVF 的因果关系为在发展为 DAVF 之前已有静脉血栓形成[7, 8, 33, 34]；另一方面，DAVF 的发病过程伴随着血栓逐步形成[22, 35]。除静脉血栓形成外，其他能够增加静脉压力和改变静脉血流的病理因素，例如肿瘤压迫影响颅内静脉回流，亦可导致 DAVF 的发生[9, 29]。然而，静脉血栓也可在疾病发展过程中形成。

外伤常被认为是 DAVF 的形成原因，据目前对病因学的认识，尚不能明确二者之间的关系。一般认为它不是主要的致病因素，除非足够严重的创伤导致静脉窦形成。硬脑膜表面或板障内的小动静脉分流可能被误诊为 DAVF，但它们为不同的疾病。

易栓症亦被认为与 DAVF 的发生相关联。Gerlach 团队[36] 对 43 例排除了外伤史的硬脑膜瘘与硬脊膜瘘患者进行了一项前瞻性对照研究，比较了其血栓形成的危险因素。研究发现患者间血栓形成的条件存在差别，相比普通人群，DAVF 患者中凝血酶原 G20210A 发生突变的人数显著增加（10 倍）。这些患者 V 因子 Leiden 突变的发生率为文献报道的患病率的 3 倍。我们建议该类疾病患者应排除血栓异常形成的情况。

病理生理学

进展性 DAVF 形成的基本病理改变为硬膜内形成了直径为 30 μm 的动静脉交通[4]。动脉与静脉均发生扩张[3, 4]。静脉窦伴或不伴血栓形成，有时伴有血管再通的表现，附于管壁的网状结构导致管腔变窄。可见内膜增厚，动脉、静脉、静脉窦的中层结构改变。手术通常发现进展性 DAVF 患者硬膜内呈现一段而非点状的血管改变[4]。

对于一些临床病例，研究者描述了动静脉短路的开放，这意味着至少在一些病例中存在大量扩张的静脉样通道[37]。并不清楚这些病例的发病机制与上述是否一致。

DAVF 症状出现的原因为静脉血流动脉化及重新分布。不过需要排除高流量心力衰竭患者，尤其见于儿科病例[38, 39]。进展性 DAVF 的引流结构发生改变，随着病变进展，它将成为正常脑实质循环的功能性流出道。随着病程进展，引流的吻合通路出现瘘，瘘的直径逐渐增大。此外，引流通路可能发生狭窄，这可能与高流量的血流通过相关，但其致病因素并不明确[4, 17, 35, 40]。由于血流量的增加，常规的血流途径受限，静脉高压传递至吻合血管网。因此，DAVF 的引流结构为出现静脉回流，原因是流出道流量与通畅度二者之间相互平衡后的结果。如果二者之间不平衡，将导致静脉窦内出现血流返流；返流到皮质、眼眶、软脊膜静脉；或这些情况同时存在。静脉窦内的涡流能够被患者或医生闻及。

眶静脉返流导致眼部症状出现。局限性大脑静脉淤血出现运动或感觉性神经功能缺损；全脑淤血出现认知功能障碍。癫痫发作与充血有关。出血（潜在的更加严重的并发症）被归咎于皮质或者颅后窝静脉的破裂，是因为 DAVF 的引流或返流导致引流静脉动脉化和管腔扩张。扩张静脉的占位效应可能压迫脑神经或其他相邻结构。脑脊液再吸收的减少导致了交通性脑积水及与之相关的颅内高压，这主要可能与瘘引起窦汇区的血流压力增加相关。

临床表现

如之前所述，DAVF 的临床表现非常多样，包括疾病的体征特点及症状的严重程度。这种多样性及疾病的罕见性导致其诊断困难，更重要的是，延迟了初始治疗 [18]。根据临床表现，DAVF 被分为 2 种类型：良性和进展性。良性瘘的患者可以出现搏动性耳鸣（或杂音）、头痛或者视觉症状，没有皮质静脉返流。相反，进展性瘘的患者发病率与死亡率显著增高，表现出明显的皮质静脉返流，甚至出现更多严重的症状，如进行性神经功能缺损、精神状态改变、脊髓功能障碍。除此之外，通过常规的神经系统检查，听诊可闻及眶部、颅顶部、颞部、颈部出现血管杂音 [18, 41]。

症状逐渐进展是该疾病的特征。首先，总的来说，经过数周或数月的逐渐进展，症状改变日益明显。其次，病情恶化与症状的改善实际上可能是矛盾的。例如，患者可能在症状开始表现为典型的血管杂音，而后症状突然消失，然而，这种改善为乙状窦闭塞造成的，疾病实际上在向更加危险的情况转变。反常恶化的症状在海绵窦区 DAVF 患者中更为常见。例如，静脉窦被血栓完全堵塞后，停止了病理性分流，但数天或几周之后眼眶充血的症状通常更加明显 [42]。

头痛是 DAVF 的常见症状，患者感觉 DAVF 的一侧疼痛更加剧烈，且随头位改变、体力活动、类 Valsalva 动作而加剧。发生机制为扩张的血管或颅内高压对脑膜的刺激 [11, 18]。症状更常见于乙状窦、矢状窦、海绵窦病变 [43]。

搏动性耳鸣或杂音也是 DAVF 的常见症状，杂音表现为与脉搏一致，且随着患者颈部的位置、站立或者平卧体位而变化，与 DAVF 的位置亦强烈相关。尽管症状常见于乙状窦动静脉瘘，但其也可以出现于海绵窦动静脉瘘、岩窦动静脉瘘，原因是 DAVF 与颞骨岩部直接接触。分流的血流量影响耳鸣的剧烈程度 [44]。当然，耳鸣也与其他疾病或问题相关，例如动脉粥样硬化、动脉夹层、解剖变异、肿瘤及颅内高压。具有血管杂音症状的 DAVF 患者通常主诉同侧耳后及颈部轻度压迫感，伴随症状改善而缓解 [18, 45]。

典型的眼征与海绵窦动静脉瘘相关，但也可由其他部位的 DAVF 返流引起，例如岩下窦动静脉瘘 [43]。常见的临床体征为进行性球结膜水肿、眼球突出、搏动性眼突，症状可表现为进展的痛性眼肌麻痹、青光眼，以及视力损害 [46]。鉴别诊断包括中度结膜炎及晚期 Graves 眼病。伴有视力损害的患者需要进行紧急血管内治疗 [45]。眼征的改善被认为是治疗有效的标志。另一方面，眼征加重需要进一步检查。对侧或者双侧症状的出现是由于单侧 DAVF 通过海绵间窦向对侧分流引起的。脑神经麻痹见于通过海绵窦直接或间接引流的 DAVF 患者，引起复视而无眶周淤血 [43]。6% 的 DAVF 患者出现颅内高压，伴有头痛及继发视神经损害——窦汇附近的病变症状出现更普遍 [17, 47]。

颅内出血常见于皮质静脉返流的进展性瘘患者，14% 的病例表现为首发症状 [18, 45]。患者可表现为头痛和局灶性神经损害。通常，最常见的出血部位为脑实质和蛛网膜下腔。此外，也可发生硬膜下及脑室内出血。瘘的部位是出血的重要危险因素，部分缺乏敏感症状的患者以出血为第一信号，静脉受累更加常见 [17]。出血为 91% 的颅前窝 DAVF 患者的首发症状 [48]，74% 的病例发生于小脑幕 [49]，60% 发生于深部静脉系统 [50]，40%[51]~53%[17] 为大脑半球凸面。Duffau 及同事 [52] 报道首次出血后再出血的发生率为 35%，多数病例发生于 2 周内。一些部位的 DAVF，例如颅前窝、小脑幕、深部静脉系统，发生颅内出血的风险增加，原因是这些部位的 DAVF 解剖结构有利于蛛网膜下腔静脉的返流增加，因此，这类患者首发颅内出血的概率增加 [18, 20, 23, 49, 51]。

局灶性神经损害见于 6.5% 的患者 [17]，可能进展但是具有可逆性。通常损害与皮质静脉压力增高有关，原因为皮质动脉向静脉分流导致静脉淤血与静脉血栓形成 [45]。缺损症状依静脉损伤部位而定，可表现为语言障碍、运动减弱、短暂性脑缺血发作、视力改变；也可见静脉损害相关的记忆力障碍与局灶性癫痫。

全脑神经功能缺损也可出现，尤其见于中度与重度分流的 DAVF 患者。表现为头痛、痴呆、进行性增加的颅内高压症状。痴呆可能是慢性静脉高压性脑病引起的。静脉扩张导致中脑导水管产生占位效应，引起阻塞性脑积水。这种症状更常见于高度分流于 Galen 静脉的小脑幕瘘患者 [11, 53]。

脊髓症状为罕见的临床表现，由瘘引流入软脊膜静脉引起。典型表现为患者出现进展的上行性脊髓病变，几乎不影响低位脑干。一般来讲，这种情况是由于髓周静脉充血导致脊髓水肿引起的。最常见的发生部位为小脑幕瘘与枕骨大孔瘘[11, 54, 55]。

术前评估

由于DAVF患者无特异性临床表现，鉴别诊断范围较广，例如眼部、耳部，以及其他神经系统疾病，非侵入性检查对于诊断明确DAVF的特征及初始治疗是必不可少的。

CT和MRI检查对于诊断DAVF的特异性与敏感性都是很低的，主要显示脑脊髓的继发性改变。然而，CT扫描作为首选的显像模式被用以排除脑实质出血及充血导致的继发脑水肿，而MRI能够显示出束状流空信号，扩张的血管、静脉腔，脑实质的非特异性血管强化。静脉梗死、脑白质发生改变、颅内出血发生于严重的病变。倘若DSA检查不能充分明确DAVF与周围结构（颅脑与脊髓）的关系，这些方法能够起到辅助诊断的作用[56, 57]。

标准的CT血管成像与MR血管成像若能判定瘘的位置及其与毗邻的脑组织的关系，则对手术设计及术中引导是有帮助的[45]。但是，这些设备对DAVF的血流动力学评估受到限制，原因是这种方法不能使病变处的供血小动脉和引流静脉充分显影，如海绵窦区DAVF[11, 56]。三维增强MR血管成像及造影能够显示闭塞或者狭窄的硬脑膜窦[57]。近期的一项研究显示四维动态与三维时间飞跃法MR血管成像与DSA的一致性较好[58]。

PET或者SPECT检查显示脑血流增加伴有局部的脑血流降低，这种改变的缘由是静脉压力增加。

对于DAVF患者而言，DSA是对瘘进行分级和决策治疗方案最重要的工具。选择血管并连续记录循环时间作为制订不同治疗决策的依据。DSA检查必须包括颈内及颈外动脉、椎动脉、颈动脉偶发颅颈交界瘘[25]。

在动脉期，DSA将显示供给瘘口血管的数量和起源。除了硬脑膜动脉，其他血管的分支也可能参与供血。主要起源于颞浅动脉和枕动脉的骨膜支发挥重要的作用，尤其是DAVF位于上矢状窦或横窦硬膜外层时。软脑膜分支也可能参与供血。血管迂曲是不能选择性插管的重要特征。

DAVF的扩张及流量相关指标很难被客观的定义。间接通过滋养动脉的数量及血管管径进行评估。因此，单一动脉供血的DAVF存在时间短，流速低。多支、大直径动脉供血是高流量DAVF的特点，其可能存在了较长时间[8]。

血管造影的静脉相可以发现DAVF相关的许多特征。主要的特征被认为是静脉是否引流到软脊膜静脉或硬脑膜窦。若DAVF引流至软脊膜静脉，明显的特征是出现一个初始回流静脉，即和供血动脉直接相吻合的血管。很少见多条回流静脉。回流静脉的血流方向通常是逆向的，可能是因为先前的血栓引起。侧支血管网开放，流向眼眶或颈椎，出现血管扩张和狭窄伴有血流瘀滞。

一个DAVF注入硬脑膜窦可能涉及一长节段或一短节段静脉窦，不同脑膜静脉在不同部位排空。有时流出道可通过静脉窦内的“双管征”识别，也是动脉血流排空的地方[37]。可见血管壁高低不平或者阻塞导致血液返流。静脉窦的阻塞偶发于窦的两端，伴有皮质静脉返流。正常脑组织的静脉流出道有时与DAVF共享引流通路，而有时不共享，取决于静脉窦因高压力被功能性排除。

病变的定位主要依靠硬脑膜的区域，每个区域均有各自相关的动脉。识别引流静脉及其在颅脑的投射部位有时能够帮助确定瘘的位置。

分类

早在一个世纪以前，就首次对DAVF进行了描述，但直到20世纪70年代，Djindjian等[21]才首次阐述了DAVF的分类方法。他们通过选择性血管造影明确了瘘的血管构筑，提出了以静脉引流方式为基础的分类系统。并提出DAVF的血流引流到脑膜静脉或静脉窦的患者有良好预后，反之，如果有皮质静脉返流，则可能与高的发病率和死亡率相关。直到1995年，Cognard团队[17]对Djindjian-Merland的分类方法进行改良后，这种分类方法才被大多数人接受。Cognard分类方法是以随访18年的205例保守治疗患者的临床数据为依据提出的。他们强调与静脉窦血流引流方向（顺向或逆向）相关，存在皮质静脉返流和静脉血流构筑（静脉扩张以及髓周静脉扩张）[59]。Cognard按照DAVF预期的自然病程将其分为五类。因此，Ⅰ型和Ⅱa型的血流引流到硬脑膜窦内，无皮质静脉返流，预后良好；Ⅴ型伴有脊髓病变，与病情恶化相关，患者可能出现严重的临床症状和高的颅内出血的风险（图77.3）。Ⅱb、Ⅲ、Ⅳ型瘘发生出血的风险分别为：10%~20%、40%、65%[17]。

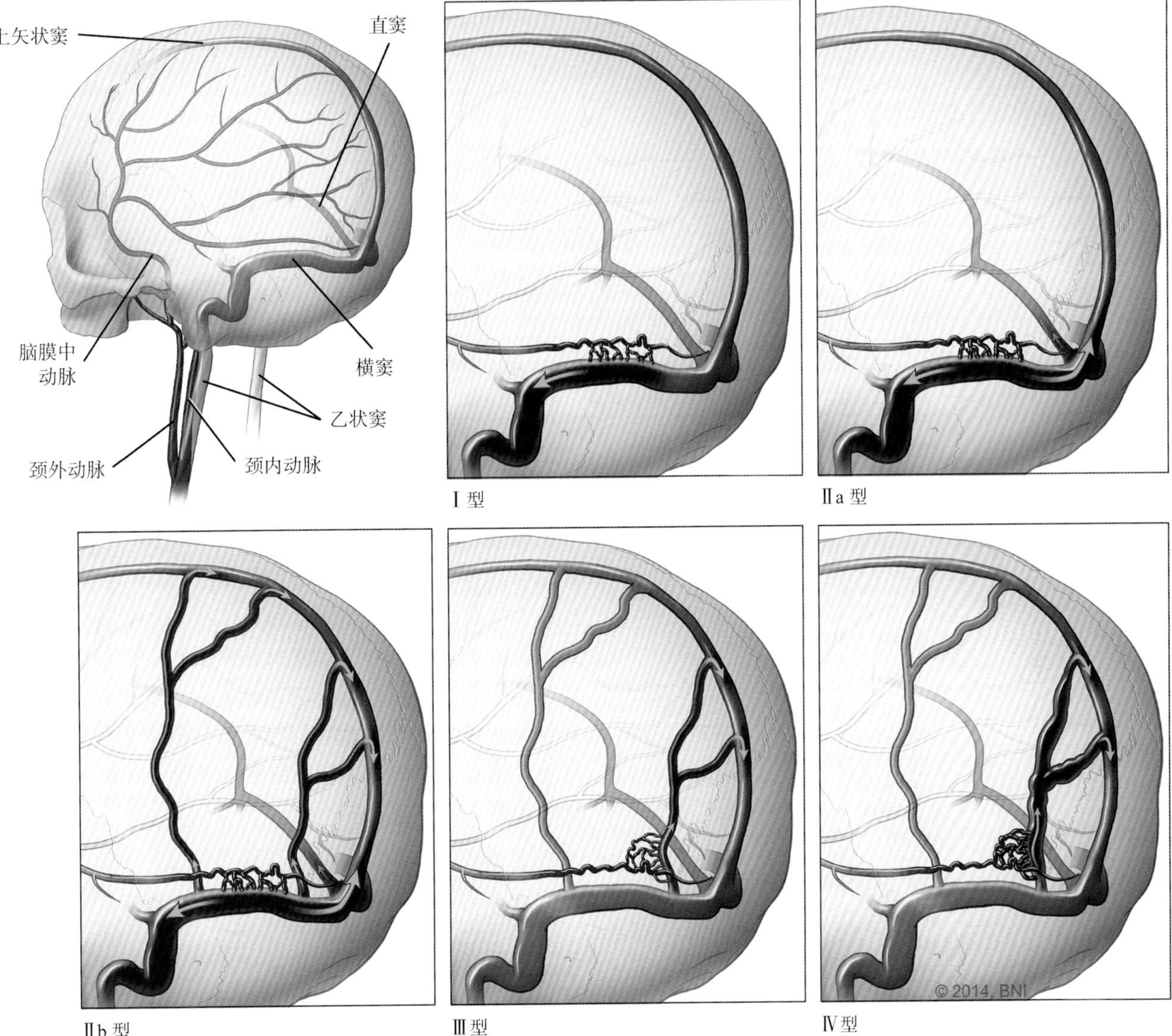

图 77.3　Cognard 对硬脑膜动静脉瘘的分类：Ⅰ型瘘口被限定为常常形成血栓的静脉窦壁上；Ⅱ型瘘口被限定在静脉窦，有血流返流到静脉窦，但没有返流到皮质静脉（Ⅱa），或者有逆向血流返流到皮质静脉（Ⅱb）；Ⅲ型瘘直接引流到皮质静脉，但未进入静脉窦；Ⅳ型瘘直接引流到皮质静脉伴有静脉扩张；Ⅴ型（在此未展示）向脊髓外静脉引流，常常伴随进展性脊髓病变（经允许引自 Barrow 神经学研究所）。

随后，Borden 团队 [22] 提出了针对性更高的分类方法，他们将脑静脉及脊髓动静脉瘘以静脉引流方式（硬脑膜窦或皮质静脉）统一分类 [59, 60]。这种分类方法较 Cognard 分类方法更为简单，将 DAVF 分为 3 类：Ⅰ型为良性病程；Ⅱ型和 Ⅲ型和进展性病程相关，伴有脑出血的高风险、静脉高压、神经功能缺损。此外，该分类方法依瘘口血管构筑的复杂情况将每型分为 A 型（单个供血动脉）和 B 型（多个供血动脉）。B 型认为是伴有多个动静脉瘘口的复杂硬脑膜动静脉瘘（表 77.1）[18, 60]。尽管 Cognard 和 Borden 的分类方法都突出了脑膜静脉返流和相应的临床症状相关，这是 DAVF 自然史非常重要的方面，但是没有描述眼眶静脉的返流，这点在海绵窦硬脑膜动静脉瘘的患者做治疗决定时有非常重要的意义 [18, 59]。

还有许多学者对 DAVF 非正式地创造了其他有趣的分类方法 [43, 62, 63]。研究了一系列经血管腔内方法治疗患者的病例之后，他们发现解剖、临床、治疗都是一致的，以 DAVF 的病变位置为基础。部分病变位置的引流静脉可以预测，例如，位于颅后窝底部的 DAVF 常发生脊髓血管的返流。而其他部位 DAVF 的静脉引流方式变异很大，例如乙状窦区域。多数临床表现和治疗与这些重要的特征密切相关，文献报道

表 77.1　硬脑膜动静脉瘘常见的分类方法

	Djindjian[21]	Cognard[17]	Borden[22]
Ⅰ型	引流到静脉窦或脑膜静脉	正向血流引流入静脉窦	引流至静脉窦或脑膜静脉
Ⅱ型	最初引流到静脉窦伴有返流，至其他静脉窦和皮质静脉	a：引流到静脉窦伴有窦内逆向血流 b：引流至静脉窦伴反流至皮质静脉 a+b：引流至静脉窦伴有窦内逆向血流和反流至皮质静脉	引流至静脉窦或脑膜静脉伴皮质静脉反流
Ⅲ型	直接引流到皮质静脉	直接引流至皮质静脉无静脉扩张	直接引流至蛛网膜下静脉
Ⅳ型	直接引流到皮质静脉伴有静脉动脉瘤样扩张	引流至皮质静脉，静脉直径＞ 5 mm 或正常引流静脉直径的 3 倍	–
Ⅴ型	–	直接引流入脊髓的髓周静脉	–

了静脉引流方式的特征在诊断和治疗中具有重要的作用。

治疗

最近研究显示伴有皮质静脉返流的 DAVF 患者相比偶发的 DAVF 患者在随访过程中更可能发生新的脑出血或神经缺损症状 [61, 64]。据此，Zipfel 团队 [59] 提出改良的造影分类方法，并结合临床特征于现有的造影分类中。他们将 DAVF 分为 3 种类型：Ⅰ型引流到静脉窦，无皮质静脉返流；Ⅱ型引流到静脉窦，伴无症状性皮质静脉返流或有症状性皮质静脉返流；Ⅲ型直接引流到皮质静脉，患者没有皮质静脉返流的症状或伴有症状。

如同前面所讨论，DAVF 的解剖和临床病程表现各异。因此，每个病例应以具体情况制订个体化治疗方案。最重要的评估指标包括静脉的引流方式（包括皮质静脉引流）、解剖特点（包括静脉扩张和狭窄）、临床表现、症状的严重程度、个别出现的合并症 [11, 65]。大多数 DAVF 可以通过血管腔内技术成功治疗。其他的治疗方法包括显微外科、立体定向放射外科或联合治疗 [66]。按照临床病程 DAVF 的治疗方法分为良性和进展性两种。通常而言，良性 DAVF 推荐保守治疗，而进展性 DAVF 选择使用干预治疗。治疗指征是：治愈性的治疗主要目标是闭塞动静脉瘘；而减轻症状的姑息治疗主要目标是减少血流 [67–69]。

使用血管腔内或外科方法闭塞 DAVF 的近端动脉来阻断动脉血流可以在短期内减轻患者症状，但是这些治疗在中长期临床随访中存在严重的问题。近端动脉阻塞后瘘口仍然存在，新的血管网刺激形成后可能导致后期的治疗更加困难，甚至是不可能的。因此 DAVF 的良性病程可以变为进展性。基于以上原因，DAVF 近端动脉闭塞的治疗方式已经被摒弃 [25]。

尽管程度较轻，远端动脉闭塞同近端动脉闭塞一样受到限制。选择性插管可以栓塞末梢的血管。仅仅在硬脑膜动脉血管吻合口行充足有效的末梢栓塞才能获得长期有效的结果。这些血管直径较小，走行迂曲，使得实施治疗难度很大。

良性硬脑膜动静脉瘘

保守治疗

良性 DAVF 的患者可以选择保守治疗，如 Borden 分类的Ⅰ型或 Cognard 分类的Ⅰ型或Ⅱa 型。这种病变的自然病程显示 98% 患者预后良好，2% 的患者可转变为进展状态 [70]。对于临床症状稳定的患者推荐使用持续无创的增强检查方法观察和密切临床随访。任何没有预期发生的临床改变都需要立即使用 DSA 重新评估排除皮质静脉返流的变化或静脉窦内逆向血流相关的血栓进展 [23, 70, 71]。在良性病例中，相比疾病自然病程的风险，实施治疗增加了与治疗目的相反的风险。

若这些患者病情稳定，需要每 3 年进行增强 MRA 及导管造影检查。若患者症状出现进展或加重，需进行导管造影对静脉引流方式重新评估，例如静脉流出道的狭窄、皮质静脉返流的变化，以及与逆向血流相关的静脉窦血栓的形成。在静脉狭窄加重的病例中，存在非常高的并发症风险，因此行导管造影时需要更加谨慎 [72]。

如果患者没有禁忌证（如颈动脉分叉处动脉粥样硬化斑块），可让良性的海绵窦瘘患者用手压迫颈部动静脉。用手压迫可使 1/3 的患者治愈，患者常常取仰卧位，使用对侧的手压迫超过 30 秒。首次治疗要在医师的指导下实施，医师观察有无神经功能缺失或血管迷走神经反射发生 [42]。这种治疗的有效性遭到质疑，因为这些病变常常是双侧动脉供血，单纯压迫一侧的方法不可能成功。此外，这个操作可能刺激颈动脉压力感受器，使颈动脉斑块的栓子脱落移位及血管闭塞。在一些病变位于小脑幕的病例中，压迫枕动脉超过 30 分钟可使 27% 的病变发生闭塞 [73]。

进展性硬脑膜动静脉瘘

血管内介入治疗

如果治疗指征明确，多数医疗中心首选血管腔内栓塞治疗 DAVF。完全去除异常扩张的瘘口是治疗硬脑膜动静脉瘘最安全有效的方法。开放手术还是血管腔内治疗的方式主要取决于病变的位置以及疾病的严重程度 [66]。

治疗 DAVF 的一种选择是通过阻塞其引流静脉使得继发血栓形成，从而导致硬脑膜瘘消失。1979 年，Mullan[74] 提出以促进引流静脉内血栓形成的一种治疗策略。这种治疗策略可以通过经动脉和静脉入路的血管腔内方法及各种外科方法安全实施。外科方式的优点是可以消除经腔内导管无法栓塞的小皮质静脉 [75]。当软脑膜动脉参与 DAVF 供血时，闭塞引流静脉（常常是皮质静脉），而没有闭塞瘘至少在理论上存在伴有破裂出血的风险，这和先天性脑实质的动静脉畸形治疗情况相类似。这种类型的 DAVF 少见，在软脑膜供血动脉未阻断前，不建议闭塞静脉。

血管腔内治疗方式的选择应当依据 DAVF 的部位和血管征（图 77.4）。因此，通过行头部 6 条血管的造影对 DAVF 的解剖进行仔细分析是选择治疗方式的关键。应当描述血管构筑的一些特征，例如起源于颈外动脉和颈内动脉的供血动脉、瘘的连接、静脉引流模式、正常硬脑膜窦、异常静脉（静脉瘤）、颅内和颅外吻合的可能及潜在的脑神经血管吻合 [23]。

经股静脉或颈内静脉入路可实施静脉途径的栓塞，也可通过颅内静脉或静脉窦切开入路实施。经静脉途径栓塞已经成为海绵窦、横窦、乙状窦内瘘治疗的主要选择。通常，DAVF 流入由正常皮质静脉通路分离出的静脉管路 [37]。因此，在选择经静脉入路栓塞之前辨认出相关的静脉引流血管非常关键。如果闭塞静脉窦对正常脑静脉引流不产生重要的影响，则可选择静脉栓塞治疗。此外，被排除的节段应该毗邻瘘口并能够充分引流静脉血流。提示静脉窦失去功能的最安全征象是胶返流至其他结构。若实施栓塞成功，则能够有效降低返流，并且作用于次级的窦和静脉。在栓塞结束时，血管造影需显示干预段完全闭塞以避免瘘的引流流向低阻力皮质静脉，流入皮质静脉可能导致急性静脉破裂或脑出血。可使用弹簧圈（图 77.5），液体栓塞剂（nBCA，Onyx）（图 77.6~ 图 77.10），可解脱球囊及支架完全闭塞静脉窦。

有些情况下不能实施经静脉途径，例如静脉窦的狭窄和闭塞。这些病例可行经狭窄或闭塞静脉窦对侧的静脉栓塞途径（图 77.4d）。因为孤立的硬脑膜动静脉瘘与瘘的血栓形成阻塞了静脉窦的远近端有关，所以可能需要经动脉途径（图 77.4a）；或行外科手术切开，为阻塞的静脉窦提供直接的血管入路。经静脉入路可有高达 90% 左右的闭塞率 [76, 77]，但不是所有的病例都可以实施。正常脑组织的引流血管和软脑膜动脉参与供血的瘘是经静脉途径栓塞的主要禁忌证。蛛网膜下腔静脉的初级引流是相对禁忌证，因为经管径较小的蛛网膜下腔静脉静脉插管不是很安全。然而，当静脉管壁动脉化并伴有血管直径增粗时可行导管插管。关于闭塞静脉技术治疗硬脑膜窦瘘，识别动静脉连接的确切部位非常必要，尤其在静脉窦闭塞而动静脉连接通道可能存在的情况下。据报道在 DAVF 引流的横窦内成功植入支架可以闭塞瘘，至少在短期内保持静脉窦的正常 [78]。

在大多数硬脑膜动静脉瘘的治疗上经动脉途径逐渐替代了静脉途径，主要是 Onyx 的成功治疗之后（下面将阐述）。因为漂浮微导管可以足够远地到达动脉末梢，从而将栓塞剂尽可能地栓塞至瘘口，所以常常选用这种微导管进行经动脉途径治疗。这样可以使栓塞剂弥散到瘘内，保留了静脉流出道。经动脉途径使微导管闭塞目标供血动脉，可使栓塞剂到达参与瘘供血的复杂侧支血管及引流静脉。经动脉途径栓塞相比经静脉途径有许多优势，例如可直接进入大脑静脉排空远端的高度病变部位，或闭塞的静脉窦内。然而，如果不能完全闭塞瘘口，相应的侧支通道将打开，这可能导致血管构筑更为复杂的 DAVF 形成。

几种方法联合可以提高治疗复杂病例的成功率，例如联合术前栓塞，两种入路（动脉和静脉）血管腔内治疗、经动脉栓塞外科手术或血管腔内治疗后残余的 DAVF、栓塞后行放射外科治疗 [79, 80]。

正丁基 -2- 氰丙烯酸酯（nBCA）

nBCA 是一种液态的单体，当和液体中的阴离子结合后发生聚合凝固，例如血液中的羟基。nBCA 应当和碘油（碘化油、乙碘油）混合使用，因为碘油有

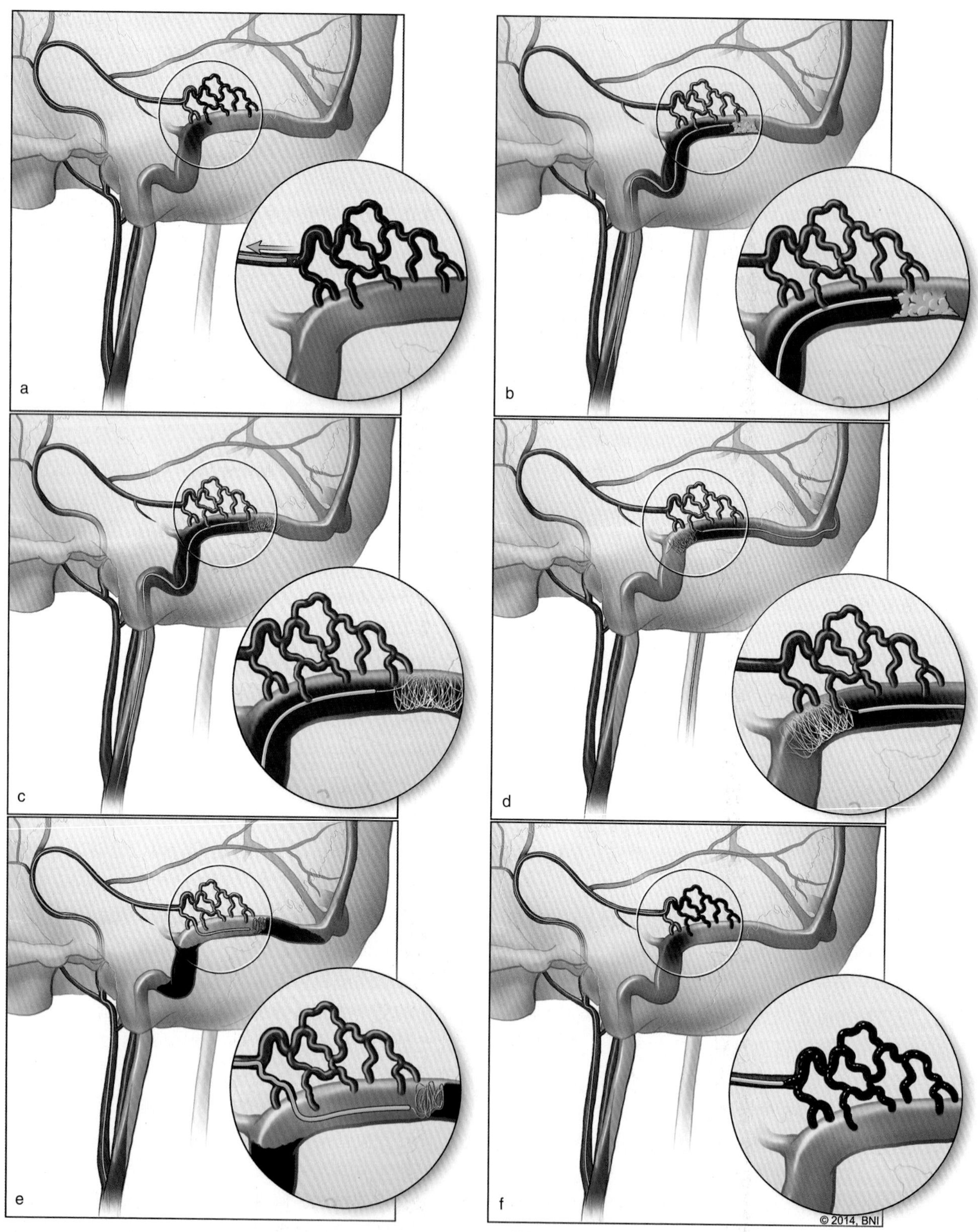

图 77.4　血管腔内技术治疗瘘：a. 经动脉选择性插管可以到达瘘口；b、c. 在同侧没有入路时可选择经静脉途径用胶（b）或弹簧圈（c）栓塞；d. 经对侧静脉途径栓塞瘘口，很少有发生瘘的静脉窦上 / 下两端都闭塞的病例；e. 经动脉路径到达瘘口；f. 经动脉途径使用 Onyx 向前弥散完全闭塞瘘口（经允许引自 Barrow 神经学研究所）。

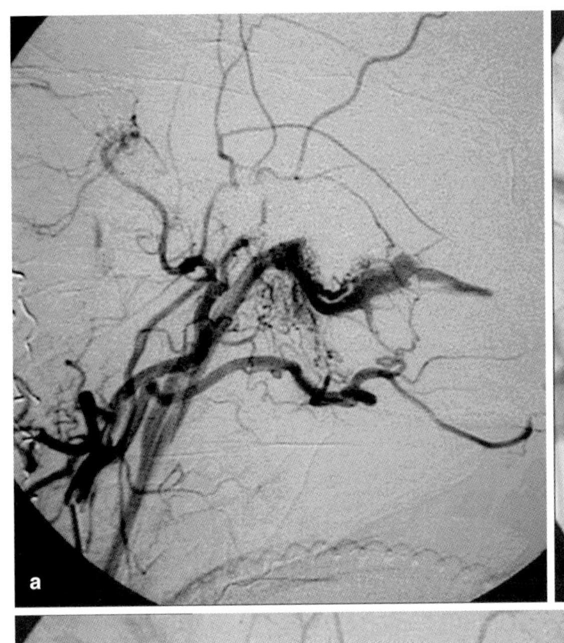

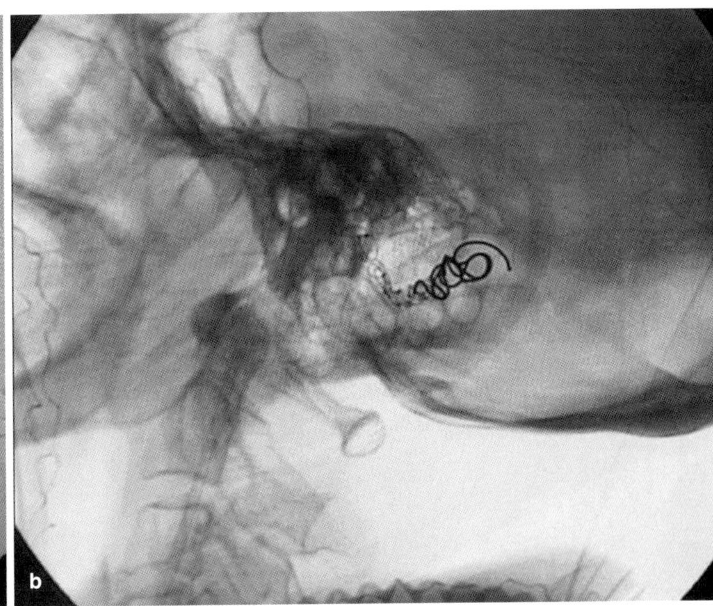

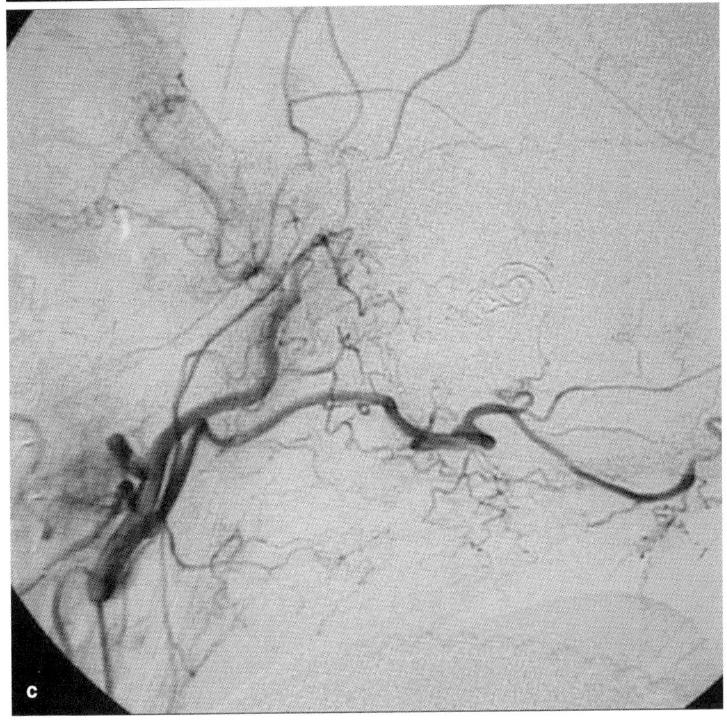

图 77.5　这是一位 61 岁男性患者伴有严重的左侧颅内搏动性耳鸣。a. 左侧颈外动脉（ECA）侧位造影可见乙状窦部的硬脑膜瘘，血流方向是顺行的无皮质静脉返流；通过颈内静脉入路使用弹簧圈闭塞瘘口；b. 侧位透视可见瘘口的弹簧圈；c. 最后行左侧颈外动脉侧位造影显示瘘口完全闭塞。

良好的射线可视性，黏稠性依据其稀释浓度而变化。

碘油和胶的混合比例可调配为 1∶1 至 4∶1，主要依据 DAVF 血流的速度以及微导管可到达瘘的程度。因此，如果需要胶弥散的较远，胶的浓度比瘘口较近时胶的浓度稀一些。在注胶开始前先用 5% 的糖溶液冲洗导管避免胶在导管内聚合凝固。在注胶时必须谨慎，因为 nBCA 胶有很强的粘性，如果导管头端周围有明显返流可能导致导管断裂或滞管。nBCA 可诱发明显的炎症反应，随后发生纤维化。胶的这些特性在治疗存在许多优点，例如可弥散到较远的瘘口、可永久闭塞血管、可通过小管径超柔顺的血流漂浮微导管到达脑血管末梢位置注射、迅速弥散到瘘口（注射时间应当大于 1 分钟）、根据瘘口需要调整胶和碘油混合比例。nBCA 的缺点是在注胶过程中不能行血管造影、如果发现导管头端有胶返流应迅速撤管、滞管可能、需要精确计算胶在瘘口内弥散的时间、很难实施长时间注射（图 77.6 和图 77.7）。

Onyx

由次乙烯醇异分子聚合物（EVOH）、二甲基亚砜（DMSO）和钽粉混合而成。Onyx 是一种非黏滞性的

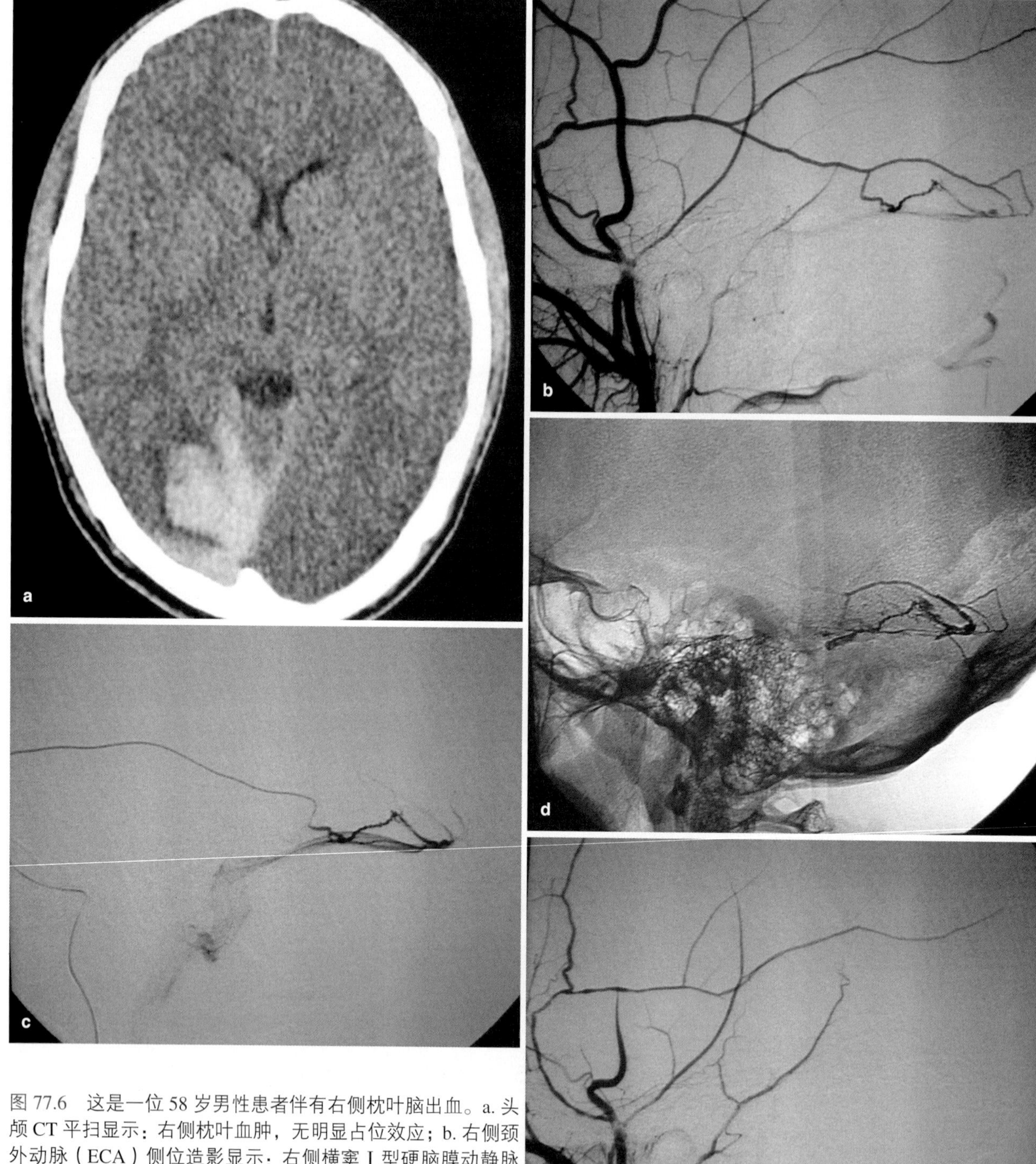

图 77.6　这是一位 58 岁男性患者伴有右侧枕叶脑出血。a. 头颅 CT 平扫显示：右侧枕叶血肿，无明显占位效应；b. 右侧颈外动脉（ECA）侧位造影显示：右侧横窦 I 型硬脑膜动静脉瘘；c. 右侧脑膜中动脉行微导管超选择性插管侧位造影显示瘘口位置；d. 侧位透视可见通过脑膜中动脉单个分支行 Onyx 栓塞；e. 最后行右侧颈外动脉侧位造影可见瘘口完全闭塞。

液体栓塞剂，在栓塞时溶解在 DMSO 内。和 nBCA 相比，Onyx 不是聚合凝固，而是当和血液或盐水接触时沉积凝固。最早报道使用 Onyx 治疗 DAVF 是经静脉入路，常常和弹簧圈结合使用[81–83]。2006 年，Rezende 等[84]于 Onyx 治疗脑实质动静脉畸形的技术基础上首次报道了经动脉入路注射使用 Onyx 治疗 DAVF。通常，Onyx 和钽粉混合使用可以提高射线的可视性。有 Onyx18［6% 次乙烯醇异分子聚合物（EVOH）与 94% DMSO］和 Onyx34（8% EVOH 与 92% DMSO）两种规格。DMSO 有潜在的血管毒性，如果注射速度

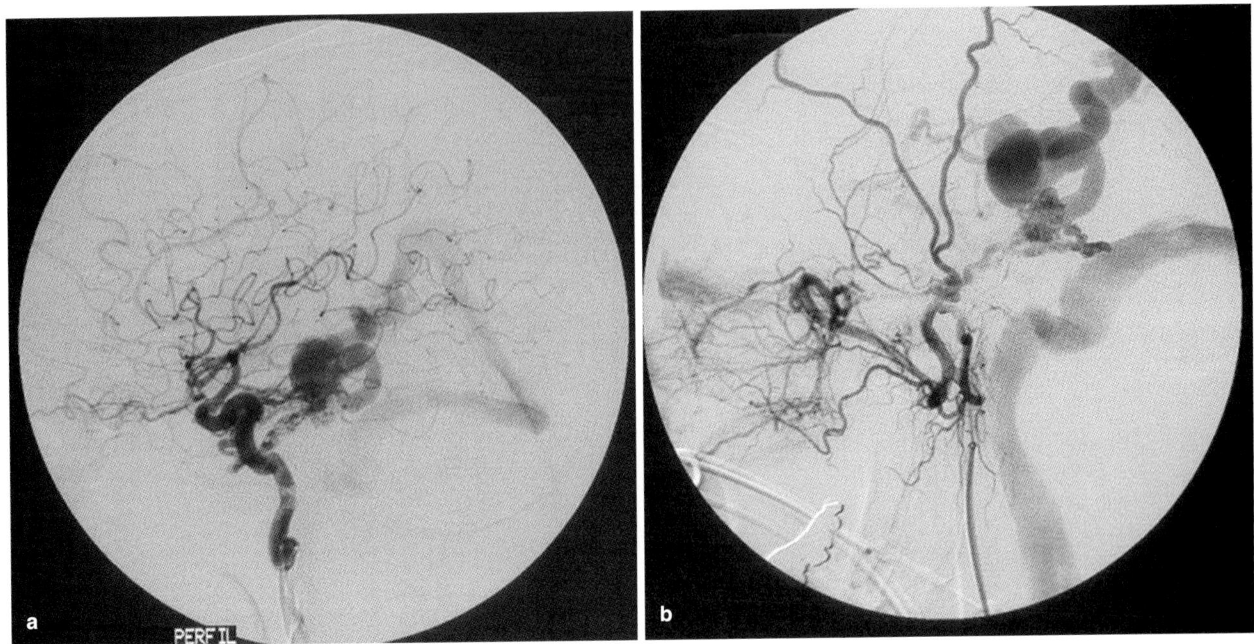

图 77.7　a. 颈动脉侧位造影显示由大脑中动脉岩部分支及脑膜垂体干小脑幕支供血的左侧岩窦区硬脑膜瘘。瘘的引流血管为扩张的岩部静脉及 Rosenthal 基底静脉；b. 由于先前未成功闭塞瘘口，故通过动脉内注胶的方式处理瘘。一秒内通过（这里不详述），静脉内使用微导管，使用线圈静脉闭塞，以获得瘘的完全闭塞。

过快可能导致血管坏死。在技术上，需要使用 DMSO 相兼容的微导管，在注射 Onyx 前使用 DMSO 冲洗微导管。

nBCA 接触阴离子发生聚合，而 Onyx 是由于溶解在 DMSO 中再与水接触后发生凝结。Onyx 凝结变硬促进其向前弥散，注射胶就像“蠕动一样”。这些特性使它有很好的注射可控性，因为在中心凝结缓慢同时不黏附微导管[84]。因此，可以进行较长时间注射，有时可能超过 60 分钟，主要取决于微导管头端的返流程度。可以在注胶间歇期行血管造影。此外，Onyx 可以随血流弥散到很末梢的血管结构凝固铸形。和注射 nBCA 相比较，Onyx 到达引流静脉不会立刻凝固。

经动脉入路成功实施的决定性因素是选择到达硬脑膜动静脉瘘的最佳路径。倾向于选择脑膜中动脉的分支行选择性插管来代替耳后动脉、枕动脉这些面部和头皮的表浅动脉，因为这些表浅动脉通常走行迂曲，以及间接通过吻合支或穿通支和硬脑膜血管网吻合。这些间接入路常常导致插管失败。

即使脑膜中动脉的分支可能不是最粗大动静脉瘘供血动脉，但是 Onyx 胶有更好的渗透能力，通过直接接触硬脑膜，具有阻塞远端血流量的能力，在硬脑膜分流术和闭塞引流静脉方面可能有更好的治疗效果[23, 85–88]。在前颅凹及大脑镰处的动静脉瘘通过眼动脉远端超选择性插管也可以栓塞，但是必须要注意返流的程度，以避免栓塞视网膜中央动脉近端[86]。

进行微导管超选择性插管时应尽可能使导管头端靠近瘘口近端，并且导管腔内充满溶酶。和导管内腔容量等量的 Onyx 应维持注射 90 秒，微导管腔内的 DMSO 应缓慢推注。Onyx 胶推注时要缓慢，要尽可能减小导管的头端的返流，使 Onyx 胶穿过硬膜内的交通血管弥散入引流静脉或静脉窦。推注 Onyx 胶时多数会出现返流，返流段长度在 30 mm 内都可以接受；更严重的返流可能是微导管头端堵塞所致，颈内动脉栓塞时返流的后果可能比颈外动脉更严重。当出现返流时，微导管头端的 Onyx 胶会堆积成栓子，这时应停止注射。停止注射的时间间隔从 30 秒到 2 分钟，再次开始注射时应仔细观察（“脉冲式推注”术）。等胶的边缘部分凝固后就可以重新开始推注了，而且可以使胶能向远端更好弥散。当重新开始推注时，胶常常已经弥散入瘘的其他部分，或返流入其他供血动脉并将其栓塞，而不需要重新选择性插管[89]。但是必须要高度注意危险吻合处的返流，如中期脑膜动脉接近棘孔处，可能有损伤第Ⅴ和Ⅶ对脑神经的风险[86, 89, 90]。

硬脑膜动脉的优势在于可以允许导管头端较大的返流。因此，硬脑膜动脉可以闭塞，即使返流段超过 30 mm，而且移除导管时也没有太大的难度，推注 Onyx 胶结束时出血的风险也比栓塞脑软膜 AVM 小（图 77.8~ 图 77.10）[86]。

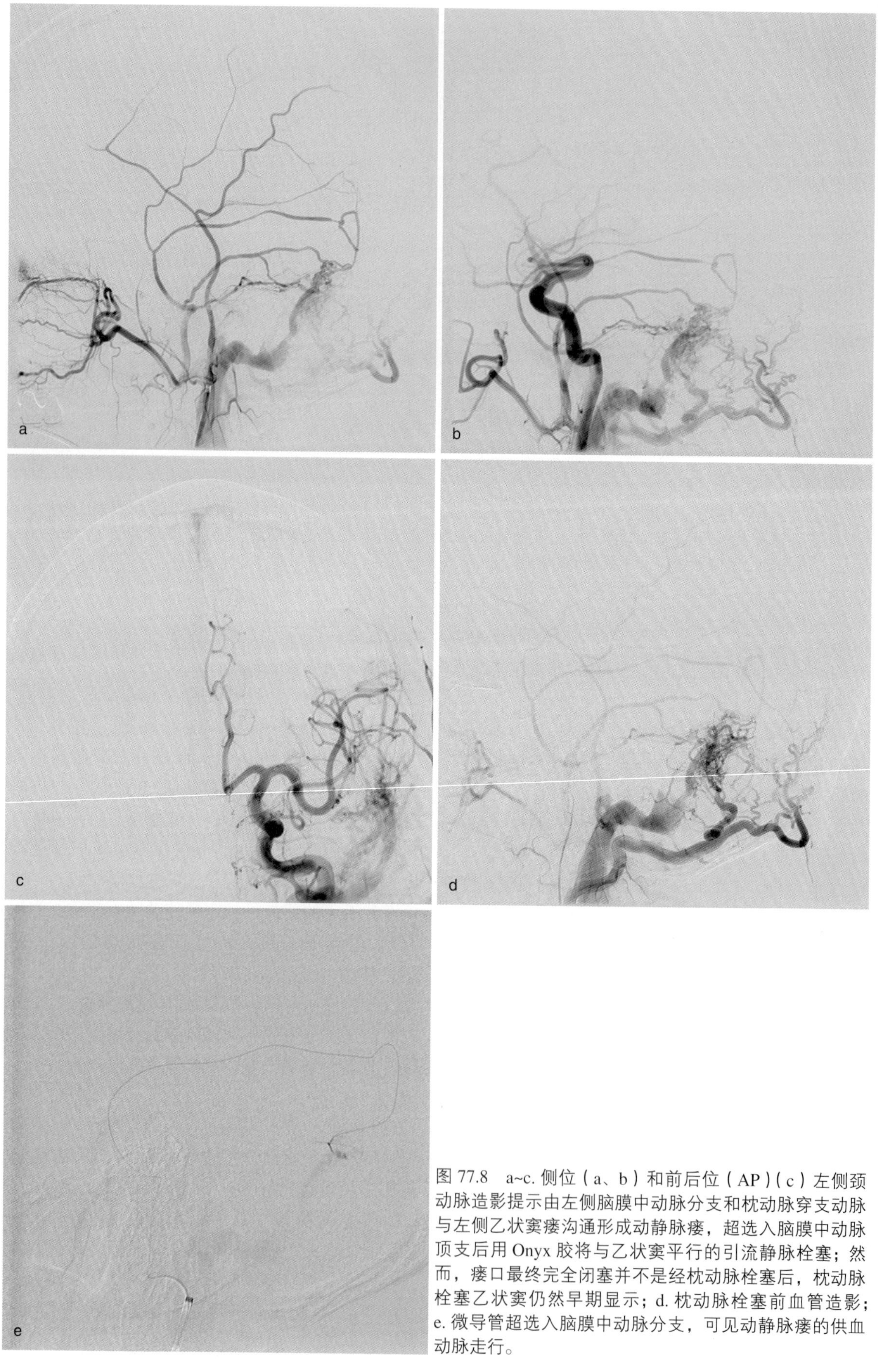

a

b

c

d

e

图 77.8　a~c. 侧位（a、b）和前后位（AP）（c）左侧颈动脉造影提示由左侧脑膜中动脉分支和枕动脉穿支动脉与左侧乙状窦瘘沟通形成动静脉瘘，超选入脑膜中动脉顶支后用 Onyx 胶将与乙状窦平行的引流静脉栓塞；然而，瘘口最终完全闭塞并不是经枕动脉栓塞后，枕动脉栓塞乙状窦仍然早期显示；d. 枕动脉栓塞前血管造影；e. 微导管超选入脑膜中动脉分支，可见动静脉瘘的供血动脉走行。

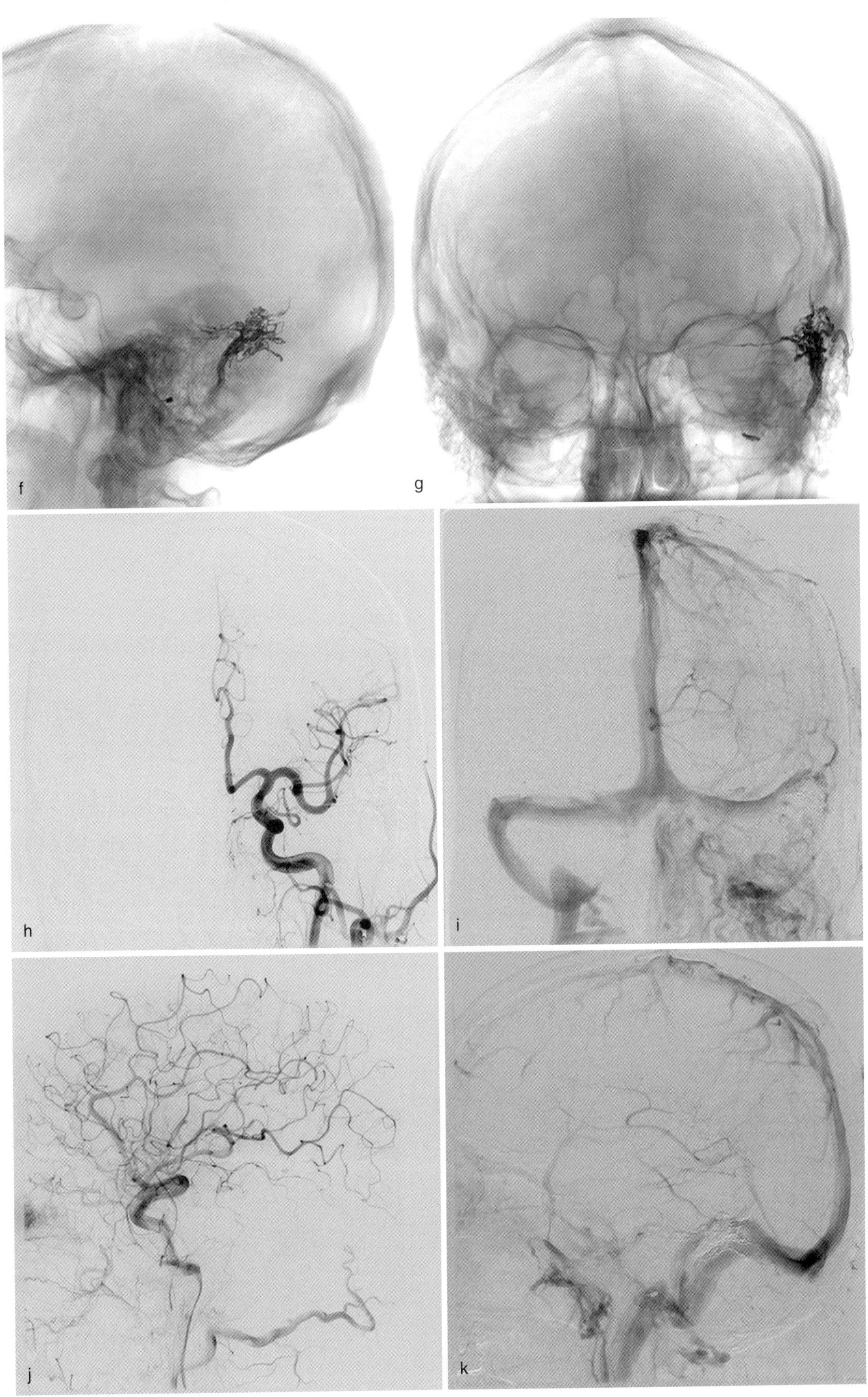

图 77.8 （续）f、g. 侧位（f）和前后位（g）透视见 Onyx 胶铸型提示动静脉瘘范围；h~k. 栓塞后颈动脉侧位及前后位造影，前后位（h）动脉期及（i）静脉期、侧位（j）动脉期及（k）静脉期提示瘘口闭塞。

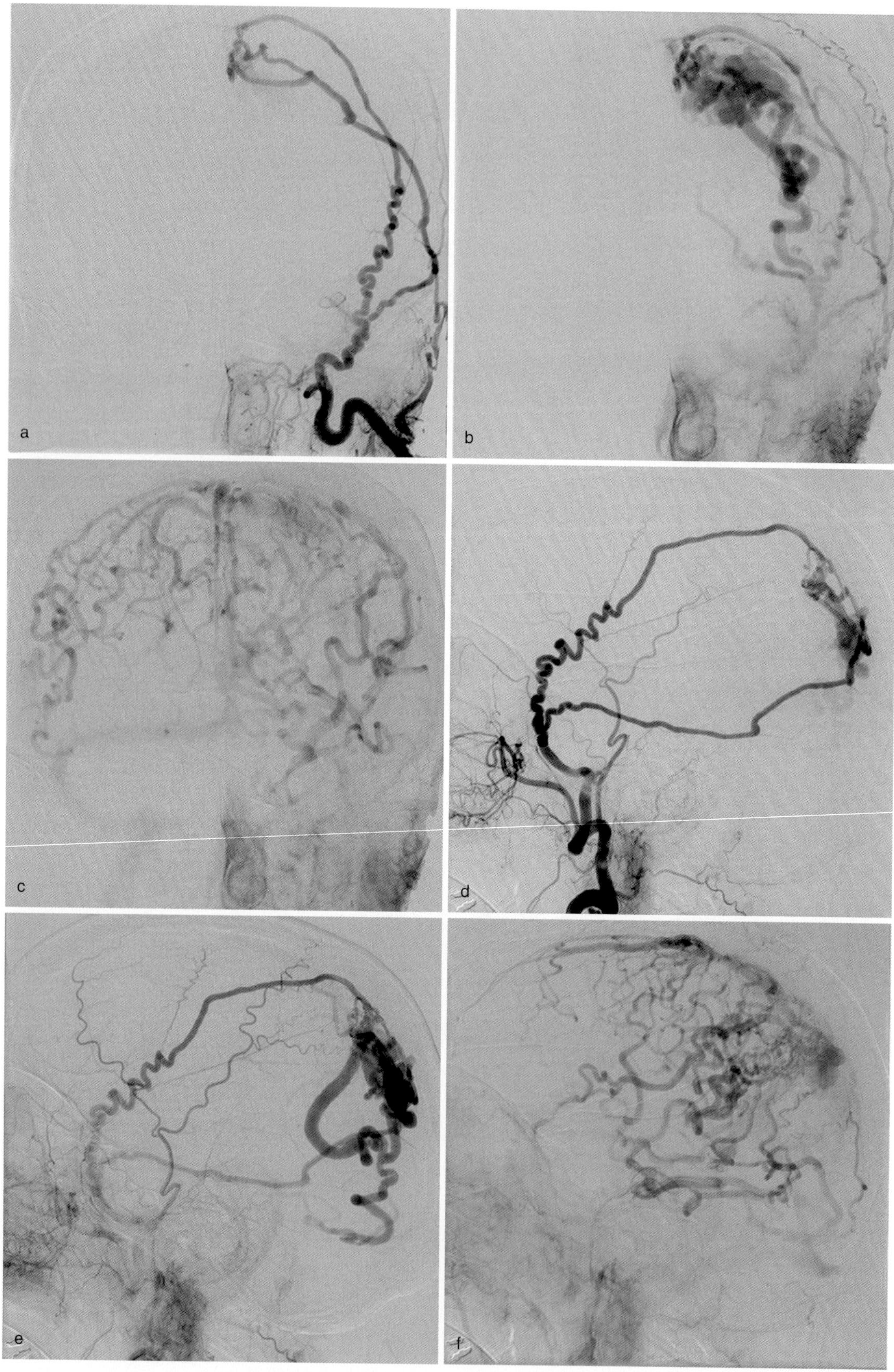

图 77.9　64 岁老年患者，因硬脑膜动静脉瘘（DAVF）导致左顶硬膜下出血，AVF 位于上矢状窦，血流经扩张的皮质静脉引流，上矢状窦的中、后 2/3 血栓形成使血流返流经双侧皮质静脉引流。a~f. 颈动脉前后位（a~c）造影（AP）和侧位（d~f）造影提示动静脉瘘的造影表现。

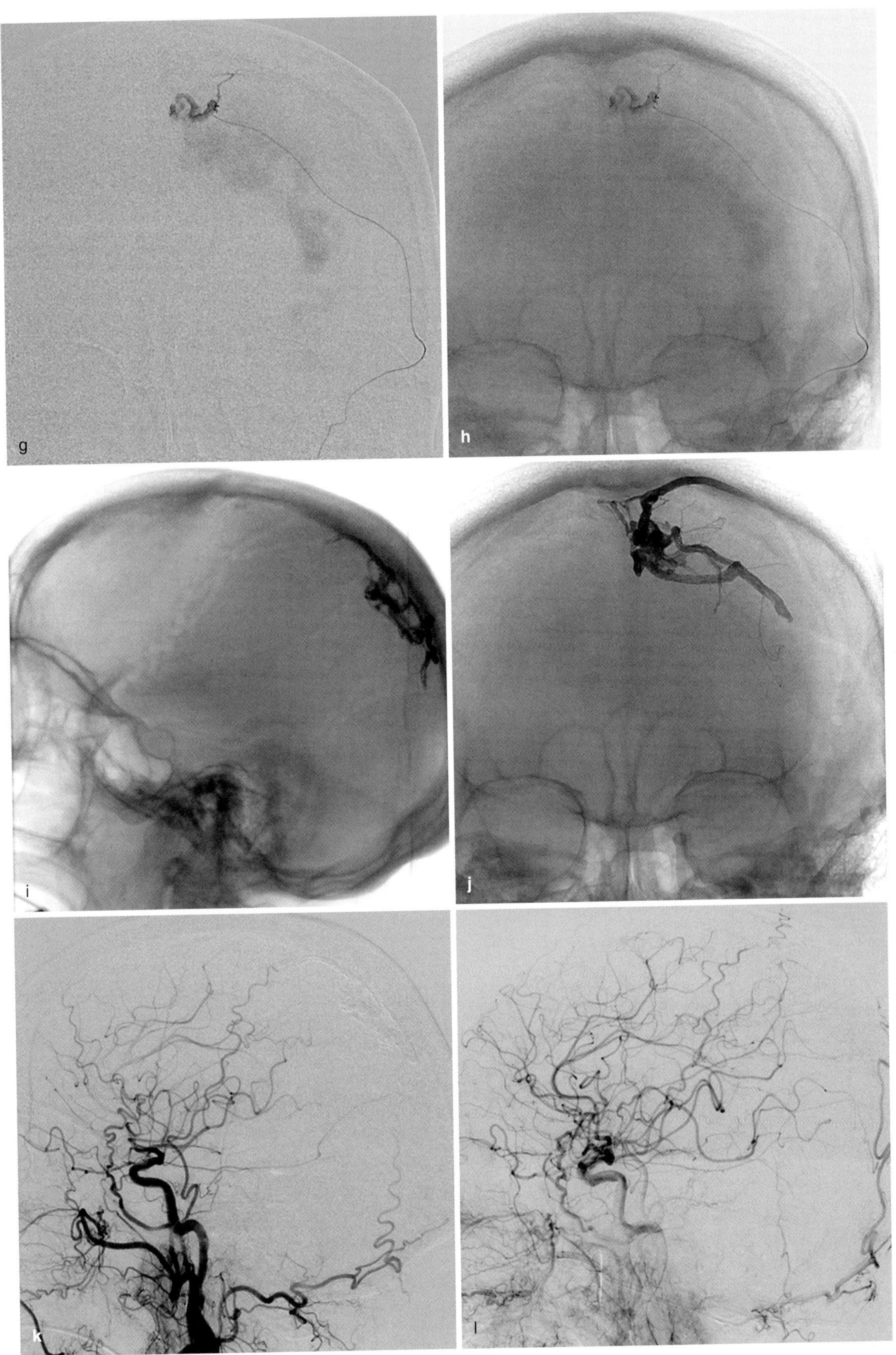

图 77.9 （续）g、h. 颈外动脉超选择性导管造影（g）和非减影前后位图像（h）提示瘘口位置；i~l.Onyx 胶栓塞后（i）侧位与（j）前后位透视图像。栓塞后颈动脉（k、l）侧位造影提示瘘口闭塞。

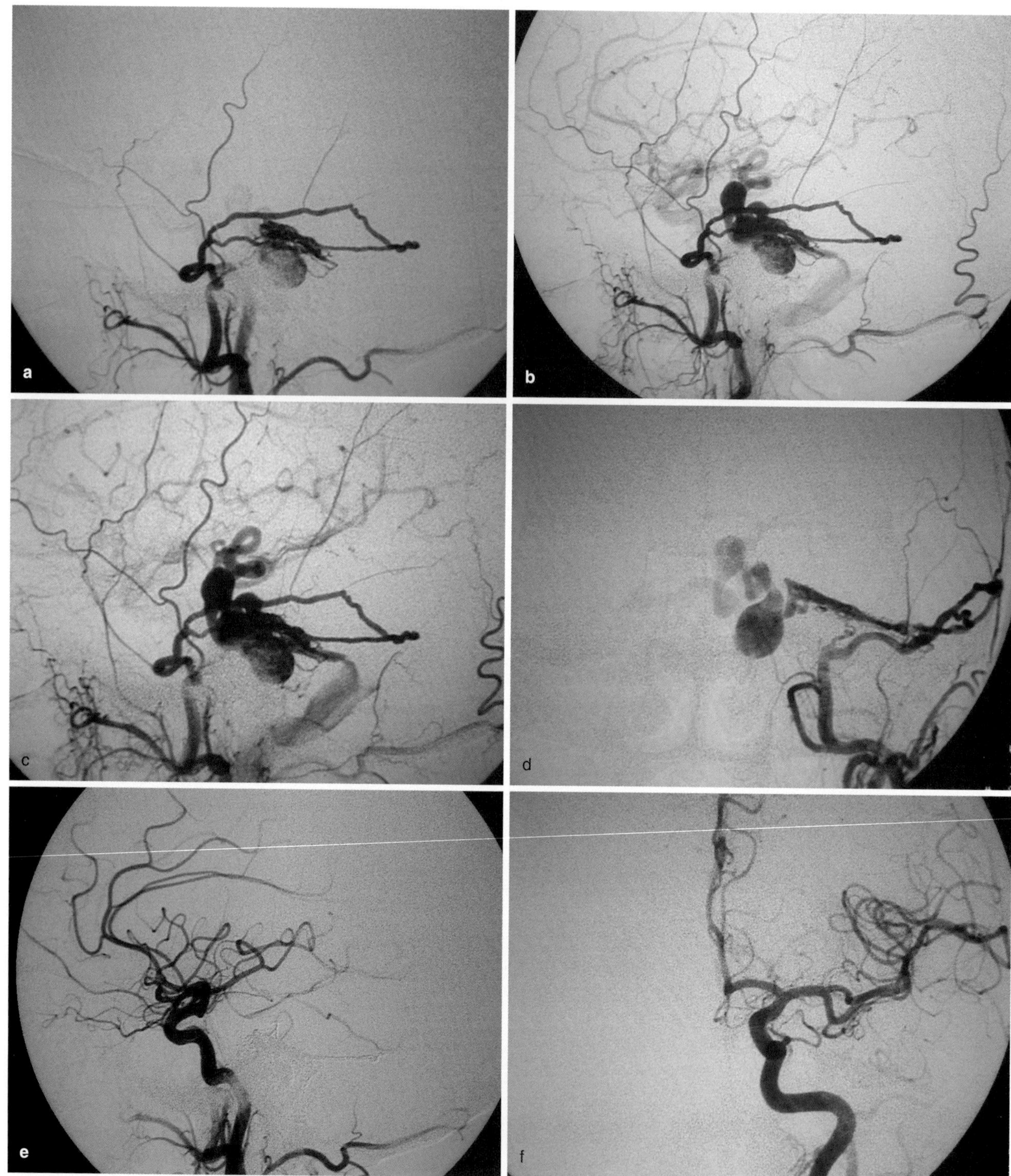

图 77.10　患者女性 50 岁，症状为左侧三叉神经痛。a~f. 颈动脉侧位（a~c）和前后位（d）造影提示左侧颞骨岩部硬脑膜动静脉瘘（DAVF），由脑膜中动脉分支参与供血，该动静脉瘘经扩张的颞上静脉引流，同时经皮质静脉返流入同侧中脑静脉和罗森塔尔基底静脉，再经岩上窦引流。经动脉途径用 Onyx 胶将瘘口栓塞。颈动脉侧位（e）和前后位（f）造影提示瘘口闭塞。

多数学者推荐静脉窦引流的 DAVF 经静脉途径栓塞，皮质静脉引流的 DAVF 经动脉途径栓塞[86, 91]。经动脉途径单用 Onyx 胶栓塞，其解剖学形态治愈率达 80%~100%[23, 86, 88, 91–98]。因此，栓塞的治愈率远比 nBCA 胶高[94]。即便是在硬脑膜窦引流的 DAVF，不经静脉途径栓塞，Onyx 胶能够利用其从动脉快速弥散入静脉的能力，促进瘘口的闭塞，或者通过硬脑膜动脉网的弥散使“侧支血管”闭塞，也能达到满意的效果（图 77.8）。由于“孤立性静脉窦”的存在，不论经动脉途径或静脉途径都很难达到较好栓塞效果的病例可以选择 Onyx 胶，这类病例用 Onyx 胶能取得良好的栓塞效果。如果由于某些动脉插管困难，经其他动脉插管推注 Onyx 胶，也有可能完全闭塞残余瘘口。因此，这类病例不需要外科手术或经静脉插管再通，这会增加致残率。

使用 Onyx 胶治疗 DAVF 的主要临床并发症是脑神经麻痹，常是暂时的，一般在术后数月内可自行恢复[90, 95]。神经麻痹主要是由于神经损伤或神经刺激，或是由于 DMSO 的毒性或 Onyx 胶栓塞结束时撤出导管时牵拉神经所致[90, 96, 97]。

有时会发生颅内出血，这可能是由于引流静脉完全闭塞而动静脉瘘口未完全闭塞，或牺牲静脉窦而损伤了正常的引流静脉[91]。后者可以通过仔细规划栓塞策略而避免。假如瘘口完全闭塞，颅内出血也有可能是由于远端引流静脉血栓形成所致[86]。日光性皮炎或脱发可能是由于透视时间过长。

经静脉途径使用 Onyx 胶时应配合使用弹簧圈，特别是在海绵窦瘘或准备牺牲的静脉窦的情况下[81–83, 90, 91]。

随着栓塞材料、微导管及微导丝的发展，尤其是 Onyx 胶的使用，经血管途径治疗 DAVF 成为首选治疗方法。

放射治疗

立体定向放射是治疗 DAVF 的有效治疗模式[98–101]，联合或不联合栓塞治疗的放疗尤其适合不适宜外科手术或单一栓塞治疗的患者[98]。放射治疗通常是作为备用治疗方案，尤其是有限制性并发症患者（肾脏功能不全）、高龄或者个人血管条件较差，也可作为血管内治疗或手术治疗失败的补救性治疗方案[11, 98]。治疗后 1 个月症状就可以改善，瘘口完全闭塞可能需要两年。并完成闭塞大概需要 2 年才能完成。文献报道治愈率相差很大，中位闭塞率约 71%。然而，短期恶化率约 9.1%，远期恶化率约 2.4%。DAVF 瘘口大于 20 mm 或伴有高脑血管阻力（CVR）的患者闭塞率较低[98]。

微创外科治疗

开放手术在 DAVF 的治疗中仍然扮演重要的角色。在累及眼动脉的动静脉瘘的治疗中，因为通过眼动脉栓塞时，有栓塞视网膜中央动脉的巨大风险。栓塞技术在这些情况下也有技术上的难度，因为血管管径过小或血管过于迂曲，会妨碍微导管超选择性插管[102]。此外，开放手术适用于血管内治疗 DAVF 失败的病例，也可作为血管内治疗的辅助治疗方案，或者可以用于缺乏合适血管通路的患者。据引流静脉的位置有几种外科技术可供选择。仔细研究术前血管造影图像是确定理想的手术方案的重要步骤。通常，由于头部皮肤、颅骨及扩张的硬脑膜动脉使术中暴露非常复杂。如果静脉主干收集的是附着在硬脑膜的皮质静脉，可以通过修剪或者识别回流的皮质静脉后加以闭塞来治疗 DAVF[71, 102]。尽管如此，如果静脉窦壁有多个瘘口，可以通过静脉窦填塞或硬化治疗 DAVF。窦腔填塞可以在术中经穿刺置管，直接经导管用弹簧圈将其填塞，或直接通过外科手术暴露，用止血材料将其填塞。静脉窦硬化需要手术暴露窦腔联合硬脑膜硬化边缘，伴或不伴硬脑膜切除，并剥离邻近的骨性结构[18, 71, 102]。多数学者不提倡切除硬脑膜，因为这会增加致残率与死亡率[71, 102]。术前用液体栓塞剂或颗粒栓塞剂进行栓塞，有助于降低手术风险，尤其是可以降低手术中出血量，并且术前栓塞改变了 DAVF 的血管构造，使其利于外科手术治疗[18, 71, 102]。

临床结果

没有随机对照试验比较不同治疗方法治疗 DAVF 的效果。血管内治疗 DAVF 已经成为主要的治疗方案，经动脉的途径已经取代了经静脉途径技术，大多数结果都是在 Onyx 胶用于临床后发布的[23]。

有几项使用不同途径栓塞的研究发布。其结果差异较大，主要是其依赖于研究方法的设计和栓塞途径。大多数研究报告的血管造影闭塞率为 55%~87%，取决于所使用的方法和栓塞剂，根据瘘口的位置和术者的经验，并发症发生率为 2%~33%。文献报道常见的并发症为在海绵窦栓塞后脑神经麻痹，乙状窦治疗后迷路功能障碍。

尽管如此，由于经动脉途径代替了经静脉途径技术以及 Onyx 胶的临床使用，近来发布的结果可能很快就会过时。Cognard 和其同事[86] 的前瞻性研究结果提示，研究中 30 例进展性 DAVF 患者经动脉途径用 Onyx 胶进行栓塞，他们的血管造影闭塞率达 80%，并发症发生率为 6%。Nogueira 和其同事[89] 发表回顾性分析 120 例进展性 DAVF 患者经动脉途径用 Onyx 胶进行栓塞，他们的治愈率为 92%，无并发症发生，无死亡患者。Hu 和其同事[23] 的回顾性研究报道，他们经验性使用动脉途径用 Onyx 胶进行栓塞，包括

50 例患者 63 处 DAVF，该研究中血管造影治愈率为 87%，短暂性与永久性并发症发生率分别为 8% 和 2%。1 例患者出现了永久性脑神经麻痹。

结论

硬脑膜动静脉瘘是一类罕见的、偶尔会出现自发性进展的疾病。如果有检查结果证明这些畸形出现进展，应该进行果断的、及时的治疗。随着血管内技术的进步，介入治疗已成为 DAVF 治疗的主要模式。显微外科和放射治疗仍然是在治疗困难和病情顽固而不适合血管内治疗的情况下重要的备选治疗技术。根据以往的经验，大多数患者的病理学发展结果和治疗结果都是良好的，而且不伴有后遗症。

参·考·文·献

[1] Aminoff MJ. Vascular anomalies in the intracranial dura mater. Brain 1973;96:601–612

[2] Houser OW, Baker HL Jr, Rhoton AL Jr, Okazaki H. Intracranial dural arteriovenous malformations. Radiology 1972;105:55–64

[3] McCormick WF, Boulter TR. Vascular malformations ("angiomas") of the dura mater. J Neurosurg 1966;25:309–311

[4] Hamada Y, Goto K, Inoue T, et al. Histopathological aspects of dural arteriovenous fistulas in the transverse-sigmoid sinus region in nine patients. Neurosurgery 1997;40:452–456, discussion 456–458

[5] Obrador S, Soto M, Silvela J. Clinical syndromes of arteriovenous malformations of the transverse-sigmoid sinus. J Neurol Neurosurg Psychiatry 1975;38:436–451

[6] Kerber CW, Newton TH. The macro and microvasculature of the dura mater. Neuroradiology 1973;6:175–179

[7] Houser OW, Campbell JK, Campbell RJ, Sundt TM Jr. Arteriovenous malformation affecting the transverse dural venous sinus—an acquired lesion. Mayo Clin Proc 1979;54:651–661

[8] Chaudhary MY, Sachdev VP, Cho SH, Weitzner I Jr, Puljic S, Huang YP. Dural arteriovenous malformation of the major venous sinuses: an acquired lesion. AJNR Am J Neuroradiol 1982;3:13–19

[9] Lawton MT, Jacobowitz R, Spetzler RF. Redefined role of angiogenesis in the pathogenesis of dural arteriovenous malformations. J Neurosurg 1997;87:267–274

[10] Kosnik EJ, Hunt WE, Miller CA. Dural arteriovenous malformations. J Neurosurg 1974;40:322–329

[11] Nguyen TN, Raymond J, Norbash AM, Roy D. Intracranial arteriovenous fistulas. In: Qureshi AI, Georgiadis A, eds. Textbook of Interventional Neurology. Cambridge, England: Cambridge University Press; 2011

[12] Castaigne P, Bories J, Brunet P, Merland JJ, Meininger V. [Meningeal arteriovenous fistulas with cortical venous drainage]. Rev Neurol (Paris) 1976;132:169–181

[13] Pierot L, Chiras J, Meder JF, Rose M, Rivierez M, Marsault C. Dural arteriovenous fistulas of the posterior fossa draining into subarachnoid veins. AJNR Am J Neuroradiol 1992;13:315–323

[14] Kendall BE, Logue V. Spinal epidural angiomatous malformations draining into intrathecal veins. Neuroradiology 1977;13:181–189

[15] Lasjaunias P, Berenstein A. Dural arteriovenous malformations. In: Lasjaunias P, Berenstein A, eds. Surgical Neuroangiography. Berlin: Springer; 1991:273–315

[16] Mironov A. Classification of spontaneous dural arteriovenous fistulas with regard to their pathogenesis. Acta Radiol 1995;36:582–592

[17] Cognard C, Gobin YP, Pierot L, et al. Cerebral dural arteriovenous fistulas: clinical and angiographic correlation with a revised classification of venous drainage. Radiology 1995;194:671–680

[18] Puglia P, Caldas JG. Fistulas durais intracranianas. In: Tedeschi H, Pereira CU, eds. Doencas cerebrovasculares: Diagnostico e Tratamento. Rio de Janeiro: Revinter; 2004

[19] Newton TH, Cronqvist S. Involvement of dural arteries in intracranial arteriovenous malformations. Radiology 1969;93:1071–1078

[20] Gross BA, Du R. The natural history of cerebral dural arteriovenous fistulae. Neurosurgery 2012;71:594–602, discussion 602–603

[21] Djindjian R, Merland JJ, Theron J. Super-Selective Arteriography of the External Carotid Artery. Berlin/Heidelberg/New York: Springer-Verlag; 1977

[22] Borden JA, Wu JK, Shucart WA. A proposed classification for spinal and cranial dural arteriovenous fistulous malformations and implications for treatment. J Neurosurg 1995;82:166–179

[23] Hu YC, Newman CB, Dashti SR, Albuquerque FC, McDougall CG. Cranial dural arteriovenous fistula: transarterial Onyx embolization experience and technical nuances. J Neurointerv Surg 2011;3:5–13

[24] Halbach VV, Higashida RT, Hieshima GB, David CF. Endovascular therapy of dural fistulas. In: Viñuela F, Halbach VV, Dion JE, eds. Interventional Neuroradiology: Endovascular Therapy of the Central Nervous System. New York: Raven Press; 1992:29–50

[25] Lucas CP, Zabramski JM, Spetzler RF, Jacobowitz R. Treatment for intracranial dural arteriovenous malformations: a meta-analysis from the English language literature. Neurosurgery 1997;40:1119–1130, discussion 1130–1132

[26] Radvany MG, Gregg L. Endovascular treatment of cranial arteriovenous malformations and dural arteriovenous fistulas. Neurosurg Clin N Am 2012;23:123–131

[27] Lasjaunias P, Berenstein A, Moret J. The significance of dural supply of central nervous system lesions. J Neuroradiol 1983;10:31–42

[28] Lazorthes G, Gouaze A, Salamon G. Les Arteres Meningees. Vascularsation et Circulation de l'Encephale. Paris: Masson; 1976:220–235

[29] Herman JM, Spetzler RF, Bederson JB, Kurbat JM, Zabramski JM. Genesis of a dural arteriovenous malformation in a rat model. J Neurosurg 1995;83:539–545

[30] Terada T, Higashida RT, Halbach VV, et al. Development of acquired arteriovenous fistulas in rats due to venous hypertension. J Neurosurg 1994;80:884–889

[31] Terada T, Tsuura M, Komai N, et al. The role of angiogenic factor bFGF in the development of dural AVFs. Acta Neurochir (Wien) 1996;138:877–883

[32] Mironov A. Pathogenetical consideration of spontaneous dural arteriovenous fistulas (DAVFs). Acta Neurochir (Wien) 1994; 131:45–58

[33] Brainin M, Samec P. Venous hemodynamics of arteriovenous meningeal fistulas in the posterior cranial fossa. Neuroradiology 1983;25:161–169

[34] Pierot L, Chiras J, Duyckaerts C, Jason M, Martin N. Intracranial dural arteriovenous fistulas and sinus thrombosis. Report of five cases. J Neuroradiol 1993;20:9–18

[35] Cognard C, Houdart E, Casasco A, Gabrillargues J, Chiras J, Merland JJ. Long-term changes in intracranial dural arteriovenous fistulae leading to worsening in the type of venous drainage. Neuroradiology 1997;39:59–66

[36] Gerlach R, Boehm-Weigert M, Berkefeld J, et al. Thrombophilic risk factors in patients with cranial and spinal dural arteriovenous

fistulae. Neurosurgery 2008;63:693–698, discussion 698–699

[37] Caragine LP, Halbach VV, Dowd CF, Ng PP, Higashida RT. Parallel venous channel as the recipient pouch in transverse/sigmoid sinus dural fistulae. Neurosurgery 2003;53:1261–1266, discussion 1266–1267

[38] Lasjaunias P, Magufis G, Goulao A, et al. Anatomoclinical aspects of dural arteriovenous shunts in children. Review of 29 cases. Interv Neuroradiol 1996;2:179–191

[39] Lasjaunias P. Vascular Diseases in Neonates, Infants, and Children: Interventional Neuroradiology Management. Berlin: Springer-Verlag; 1997

[40] Lalwani AK, Dowd CF, Halbach VV. Grading venous restrictive disease in patients with dural arteriovenous fistulas of the transverse/sigmoid sinus. J Neurosurg 1993;79:11–15

[41] Miller NR. Dural carotid-cavernous fistulas: epidemiology, clinical presentation, and management. Neurosurg Clin N Am 2012;23:179–192

[42] Halbach VV, Higashida RT, Hieshima GB, Reicher M, Norman D, Newton TH. Dural fistulas involving the cavernous sinus: results of treatment in 30 patients. Radiology 1987;163:437–442

[43] Malek AM, Halbach VV, Dowd CF, Higashida RT. Diagnosis and treatment of dural arteriovenous fistulas. Neuroimaging Clin N Am 1998;8:445–468

[44] Waldvogel D, Mattle HP, Sturzenegger M, Schroth G. Pulsatile tinnitus—a review of 84 patients. J Neurol 1998;245:137–142

[45] Chaichana KL, Coon AL, Tamargo RJ, Huang J. Dural arteriovenous fistulas: epidemiology and clinical presentation. Neurosurg Clin N Am 2012;23:7–13

[46] Viñuela F, Fox AJ, Debrun GM, Peerless SJ, Drake CG. Spontaneous carotid-cavernous fistulas: clinical, radiological, and therapeutic considerations. Experience with 20 cases. J Neurosurg 1984;60:976–984

[47] Lamas E, Lobato RD, Esperarza J, Escudero L. Dural posterior fossa AVM producing raised sagittal simus pressure. Case report. J Neurosurg 1977;46:804–810

[48] Halbach VV, Higashida RT, Hieshima GB, Wilson CB, Barnwell SL, Dowd CF. Dural arteriovenous fistulas supplied by ethmoidal arteries. Neurosurgery 1990;26:816–823

[49] Lewis AI, Tomsick TA, Tew JM Jr. Management of tentorial dural arteriovenous malformations: transarterial embolization combined with stereotactic radiation or surgery. J Neurosurg 1994;81:851–859

[50] Halbach VV, Higashida RT, Hieshima GB, Wilson CB, Hardin CW, Kwan E. Treatment of dural fistulas involving the deep cerebral venous system. AJNR Am J Neuroradiol 1989;10:393–399

[51] Halbach VV, Higashida RT, Hieshima GB, Rosenblum M, Cahan L. Treatment of dural arteriovenous malformations involving the superior sagittal sinus. AJNR Am J Neuroradiol 1988;9:337–343

[52] Duffau H, Lopes M, Janosevic V, et al. Early rebleeding from intracranial dural arteriovenous fistulas: report of 20 cases and review of the literature. J Neurosurg 1999;90:78–84

[53] Brugières P, Combes C, el-Khoury C, et al. Aqueduct stenosis due to venous ectasia with a dural arteriovenous fistula. Neurora-diology 2000;42:267–271

[54] van Rooij WJ, Sluzewski M, Beute GN. Dural arteriovenous fistulas with cortical venous drainage: incidence, clinical presentation, and treatment. AJNR Am J Neuroradiol 2007;28:651–655

[55] Trop I, Roy D, Raymond J, Roux A, Bourgouin P, Lesage J. Craniocervical dural fistula associated with cervical myelopathy: angiographic demonstration of normal venous drainage of the thoracolumbar cord does not rule out diagnosis. AJNR Am J Neuroradiol 1998;19:583–586

[56] Mossa-Basha M, Chen J, Gandhi D. Imaging of cerebral arteriovenous malformations and dural arteriovenous fistulas. Neurosurg Clin N Am 2012;23:27–42

[57] Byrne JV. Cranial dural arteriovenous fistulas. In: Byrne JG. Tutorials in Endovascular Neurosurgery and Interventional Neuroradiology. Berlin: Springer-Verlag; 2012

[58] Nishimura S, Hirai T, Sasao A, et al. Evaluation of dural arteriovenous fistulas with 4D contrast-enhanced MR angiography at 3T. AJNR Am J Neuroradiol 2010;31:80–85

[59] Zipfel GJ, Shah MN, Refai D, Dacey RG Jr, Derdeyn CP. Cranial dural arteriovenous fistulas: modification of angiographic classification scales based on new natural history data. Neurosurg Focus 2009;26:E14

[60] Gomez J, Amin AG, Gregg L, Gailloud P. Classification schemes of cranial dural arteriovenous fistulas. Neurosurg Clin N Am 2012;23:55–62

[61] Strom RG, Botros JA, Refai D, et al. Cranial dural arteriovenous fistulae: asymptomatic cortical venous drainage portends less aggressive clinical course. Neurosurgery 2009;64:241–247, discussion 247–248

[62] McDougall CG, Halbach VV, Dowd CF, Higashida RT, Larsen DW, Hieshima GB. Dural arteriovenous fistulas of the marginal sinus. AJNR Am J Neuroradiol 1997;18:1565–1572

[63] Ng PP, Halbach VV, Quinn R, et al. Endovascular treatment for dural arteriovenous fistulae of the superior petrosal sinus. Neurosurgery 2003;53:25–32, discussion 32–33

[64] Söderman M, Pavic L, Edner G, Holmin S, Andersson T. Natural history of dural arteriovenous shunts. Stroke 2008;39:1735–1739

[65] Lucas CdeP, Caldas JG, Prandini MN. Do leptomeningeal venous drainage and dysplastic venous dilation predict hemorrhage in dural arteriovenous fistula? Surg Neurol 2006;66(Suppl 3):S2–S5, discussion S5–S6

[66] Lucas CdeP, Prandini MN, Caldas JG. Analysis of the best therapeutic alternative for intracranial dural arteriovenous malformations. Arq Neuropsiquiatr 2005;63:605–613

[67] Fermand M, Reizine D, Melki JP, Riche MC, Merland JJ. Long term follow-up of 43 pure dural arteriovenous fistulae (AVF) of the lateral sinus. Neuroradiology 1987;29:348–353

[68] Davies MA, Saleh J, Ter Brugge K, Willinsky R, Wallace MC. The natural history and management of intracranial dural arteriovenous fistulae. Part 1: benign lesions. Interv Neuroradiol 1997;3:295–302

[69] Davies MA, Ter Brugge K, Willinsky R, Wallace MC. The natural history and management of intracranial dural arteriovenous fistulae. Part 2: aggressive lesions. Interv Neuroradiol 1997;3:303–311

[70] Satomi J, van Dijk JM, Terbrugge KG, Willinsky RA, Wallace MC. Benign cranial dural arteriovenous fistulas: outcome of conservative management based on the natural history of the lesion. J Neurosurg 2002;97:767–770

[71] van Dijk JNC, Wilinski RA. Endovascular management of dural arteriovenous fistulas. In: Hurst RW, Rosenwasser RH, eds. Interventional Neuroradiology. New York: Informa Healthcare; 2008

[72] van Dijk JM, Willinsky RA. Venous congestive encephalopathy related to cranial dural arteriovenous fistulas. Neuroimaging Clin N Am 2003;13:55–72

[73] Halbach VV, Higashida RT, Hieshima GB, Goto K, Norman D, Newton TH. Dural fistulas involving the transverse and sigmoid sinuses: results of treatment in 28 patients. Radiology 1987;163:443–447

[74] Mullan S. Treatment of carotid-cavernous fistulas by cavernous sinus occlusion. J Neurosurg 1979;50:131–144

[75] Collice M, D'Aliberti G, Arena O, Solaini C, Fontana RA, Talamonti G. Surgical treatment of intracranial dural arteriovenous fistulae: role of venous drainage. Neurosurgery 2000;47:56–66, discussion 66–67

[76] Roy D, Raymond J. The role of transvenous embolization in the treatment of intracranial dural arteriovenous fistulas. Neurosurgery 1997;40:1133–1141, discussion 1141–1144

[77] Urtasun F, Biondi A, Casaco A, et al. Cerebral dural arteriovenous fistulas: percutaneous transvenous embolization. Radiology 1996;199:209–217

[78] Murphy KJ, Gailloud P, Venbrux A, Deramond H, Hanley D, Rigamonti D. Endovascular treatment of a grade IV transverse sinus dural arteriovenous fistula by sinus recanalization, angioplasty, and stent placement: technical case report. Neurosurgery 2000;46:497–

500, discussion 500–501
[79] Lucas CP, De Oliveira E, Tedeschi H, et al. Sinus skeletonization: a treatment for dural arteriovenous malformations of the tentorial apex. Report of two cases. J Neurosurg 1996;84:514–517
[80] Barnwell SL, Halbach VV, Higashida RT, Hieshima G, Wilson CB. Complex dural arteriovenous fistulas. Results of combined endovascular and neurosurgical treatment in 16 patients. J Neurosurg 1989;71:352–358
[81] Arat A, Cekirge S, Saatci I, Ozgen B. Transvenous injection of Onyx for casting of the cavernous sinus for the treatment of a carotid-cavernous fistula. Neuroradiology 2004;46:1012–1015
[82] Siekmann R, Weber W, Kis B, Kühne D. Transvenous treatment of a dural arteriovenous fistula of the transverse sinus by embolization with platinum coils and Onyx HD 500+. Interv Neuroradiol 2005;11:281–286
[83] Suzuki S, Lee DW, Jahan R, Duckwiler GR, Viñuela F. Transvenous treatment of spontaneous dural carotid-cavernous fistulas using a combination of detachable coils and Onyx. AJNR Am J Neuroradiol 2006;27:1346–1349
[84] Rezende MT, Piotin M, Mounayer C, Spelle L, Abud DG, Moret J. Dural arteriovenous fistula of the lesser sphenoid wing region treated with Onyx: technical note. Neuroradiology 2006;48:130–134
[85] Carlson AP, Taylor CL, Yonas H. Treatment of dural arterio-venous fistula using ethylene vinyl alcohol (onyx) arterial embolization as the primary modality: short-term results. J Neurosurg 2007; 107:1120–1125
[86] Cognard C, Januel AC, Silva NA Jr, Tall P. Endovascular treatment of intracranial dural arteriovenous fistulas with cortical venous drainage: new management using Onyx. AJNR Am J Neuroradiol 2008;29:235–241
[87] van Rooij WJ, Sluzewski M. Curative embolization with Onyx of dural arteriovenous fistulas with cortical venous drainage. AJNR Am J Neuroradiol 2010;31:1516–1520
[88] De Keukeleire K, Vanlangenhove P, Kalala Okito JP, Hallaert G, Van Roost D, Defreyne L. Transarterial embolization with ONYX for treatment of intracranial non-cavernous dural arteriovenous fistula with or without cortical venous reflux. J Neurointerv Surg 2011;3:224–228
[89] Nogueira RG, Dabus G, Rabinov JD, et al. Preliminary experience with onyx embolization for the treatment of intracranial dural arteriovenous fistulas. AJNR Am J Neuroradiol 2008;29:91–97
[90] Lv X, Jiang C, Li Y, Wu Z. Results and complications of transarterial embolization of intracranial dural arteriovenous fistulas using Onyx-18. J Neurosurg 2008;109:1083–1090
[91] Macdonald JH, Millar JS, Barker CS. Endovascular treatment of cranial dural arteriovenous fistulae: a single-centre, 14-year experience and the impact of Onyx on local practise. Neuroradiology 2010;52:387–395
[92] Abud TG, Nguyen A, Saint-Maurice JP, et al. The use of Onyx in different types of intracranial dural arteriovenous fistula. AJNR Am J Neuroradiol 2011;32:2185–2191
[93] Maimon S, Nossek E, Strauss I, Blumenthal D, Frolov V, Ram Z. Transarterial treatment with Onyx of intracranial dural arteriovenous fistula with cortical drainage in 17 patients. AJNR Am J Neuroradiol 2011;32:2180–2184
[94] Rabinov JD, Yoo AJ, Ogilvy CS, Carter BS, Hirsch JA. ONYX versus n-BCA for embolization of cranial dural arteriovenous fistulas. J Neurointerv Surg 2013;5:306–310
[95] Nyberg EM, Chaudry MI, Turk AS, Turner RD. Transient cranial neuropathies as sequelae of Onyx embolization of arteriovenous shunt lesions near the skull base: possible axonotmetic traction injuries. J Neurointerv Surg 2013;5:e21
[96] Elhammady MS, Wolfe SQ, Farhat H, Moftakhar R, Aziz-Sultan MA. Onyx embolization of carotid-cavernous fistulas. J Neurosurg 2010;112:589–594
[97] Wang X, Wang Q, Chen G, Leng B, Song D. Endovascular treatment of congenital brain arteriovenous fistulas with combination of detachable coils and onyx liquid embolic agent. Neuroradiology 2010;52:1121–1126
[98] Gross BA, Ropper AE, Popp AJ, Du R. Stereotactic radiosurgery for cerebral dural arteriovenous fistulas. Neurosurg Focus 2012;32:E18
[99] Guo WY, Pan DH, Wu HM, et al. Radiosurgery as a treatment alternative for dural arteriovenous fistulas of the cavernous sinus. AJNR Am J Neuroradiol 1998;19:1081–1087
[100] Pan DH, Chung WY, Guo WY, et al. Stereotactic radiosurgery for the treatment of dural arteriovenous fistulas involving the transverse-sigmoid sinus. J Neurosurg 2002;96:823–829
[101] Pollock BE, Nichols DA, Garrity JA, Gorman DA, Stafford SL. Stereotactic radiosurgery and particulate embolization for cavernous sinus dural arteriovenous fistulae. Neurosurgery 1999;45:459–466, discussion 466–467
[102] Kakarla UK, Deshmukh VR, Zabramski JM, Albuquerque FC, McDougall CG, Spetzler RF. Surgical treatment of high-risk intracranial dural arteriovenous fistulae: clinical outcomes and avoidance of complications. Neurosurgery 2007;61:447–457, discussion 457–459

第78章

颅内血管畸形的立体定向放射外科治疗

Hideyuki Kano, Douglas Kondziolka, L. Dade Lunsford, and John C. Flickinger

脑动静脉畸形（AVM）可以无症状，或者引起颅内出血、头痛、癫痫、进行性的神经功能障碍。AVM的治疗方式包括依赖于疾病自然史的观察保守治疗，或者是对于血管畸形进行血管内治疗（栓塞），血管外治疗（显微手术切除），或者是血管内外同时治疗（立体定向放射治疗，SRS）。该治疗方法可以单独进行或者与其他治疗方式结合。在手术风险可接受的前提下，可整体切除畸形团而使其治愈[1]。当患者的主要临床表现由颅内出血引起时，首先要清除血肿，随后可行畸形的治疗。血管内治疗可有多种治疗目标，包括降低畸形团的血液流速及减小畸形团的大小，便于其他治疗方式的进行[2]。除了特定的单个动脉供血的畸形团外，血管内栓塞并不是治愈AVM的首选治疗方法。

诸多医疗中心已经报道过SRS的治疗价值。SRS旨在不引起新发神经功能缺失的前提下，逐步减小颅内出血的风险。未经治疗的AVM年整体出血率约1%~5%，而且与血管团特点有关[3-6]。SRS的主要局限性是达到治愈所需要的时间。尽管在这个阶段内会有各种保护性的因素，但是出血风险一直存在。文献表明随着畸形团完全闭塞，其栓塞后残留物在患者一生中破裂的风险接近于0[7]。

AVM的伽马刀放射外科治疗技术

对于13岁以下的儿童，我们通常于全身麻醉下进行头架安装、图像扫描以及放射治疗的实施。治疗剂量依靠神经外科医师结合肿瘤放射医生、医用物理专家的意见进行设计。对于大小不规则的畸形团，应该应用多个等深点，以确保畸形团的边界与治疗的等剂量线一致（一般50%等剂量线）。治疗剂量一般根据畸形团大小、位置、放疗史以及临床病史来确定。另外还有其他影响预后的重要因素（例如畸形团的血流动力学因素）。放疗剂量计算公式（可以预见3%的永久性放疗相关并发症）可以帮助医生选择合适的放疗剂量，并且融入畸形团大小及位置因素也考虑其中。我们在尝试选择一种可以有效和可承受的放射剂量来平衡闭塞率和其他已知的危险因素（图78.1）。目前，我们使用Leksell Perfexion或4C模式伽马刀(Elekta AB，Stockholm，Sweden)。由于血管造影过程中动脉快速闭塞技术的发展，几乎所有的患者手术当天便可以出院。对于大脑皮质的畸形团，为了预防最初几天癫痫的发生，应使用抗癫痫药，例如左乙拉西坦或者是苯巴比妥钠。放疗术后应立即静脉输注20~30 mg甲泼尼龙。

我们推荐术后进行连续的磁共振检查，以观察术后手术靶点及周围脑组织的辐射反应。如果患者情况稳定，我们6个月后对患者进行第一次扫描，之后每年扫描一次。3年后如果核磁共振提示畸形团闭塞消失，再行血管造影检查。如果确定畸形团已经闭塞，或者仅能看到早期静脉显影，可无需进一步治疗。若患者3~4年后仍有畸形团残留，应进一步放疗以达到完全栓塞。放射量仍然根据畸形团的体积和位置来确定。

确定是否治愈

根据我们25年的AVM治疗经验，患者往往不能完成3年或者以后的血管造影。畸形团完全栓塞的定义是指畸形团及早期静脉显影的消失。患者复查造影时间的不同使得我们了解畸形团具体栓塞的时间变得困难。能获得最后随访的患者约占总数的36%~82%[8-10]。Liscak等曾经报道了初次立体定向放疗330例患者，其中有222例患者畸形团完全闭塞（闭塞率67%）。一次立体定向放射治疗的4年闭塞率大

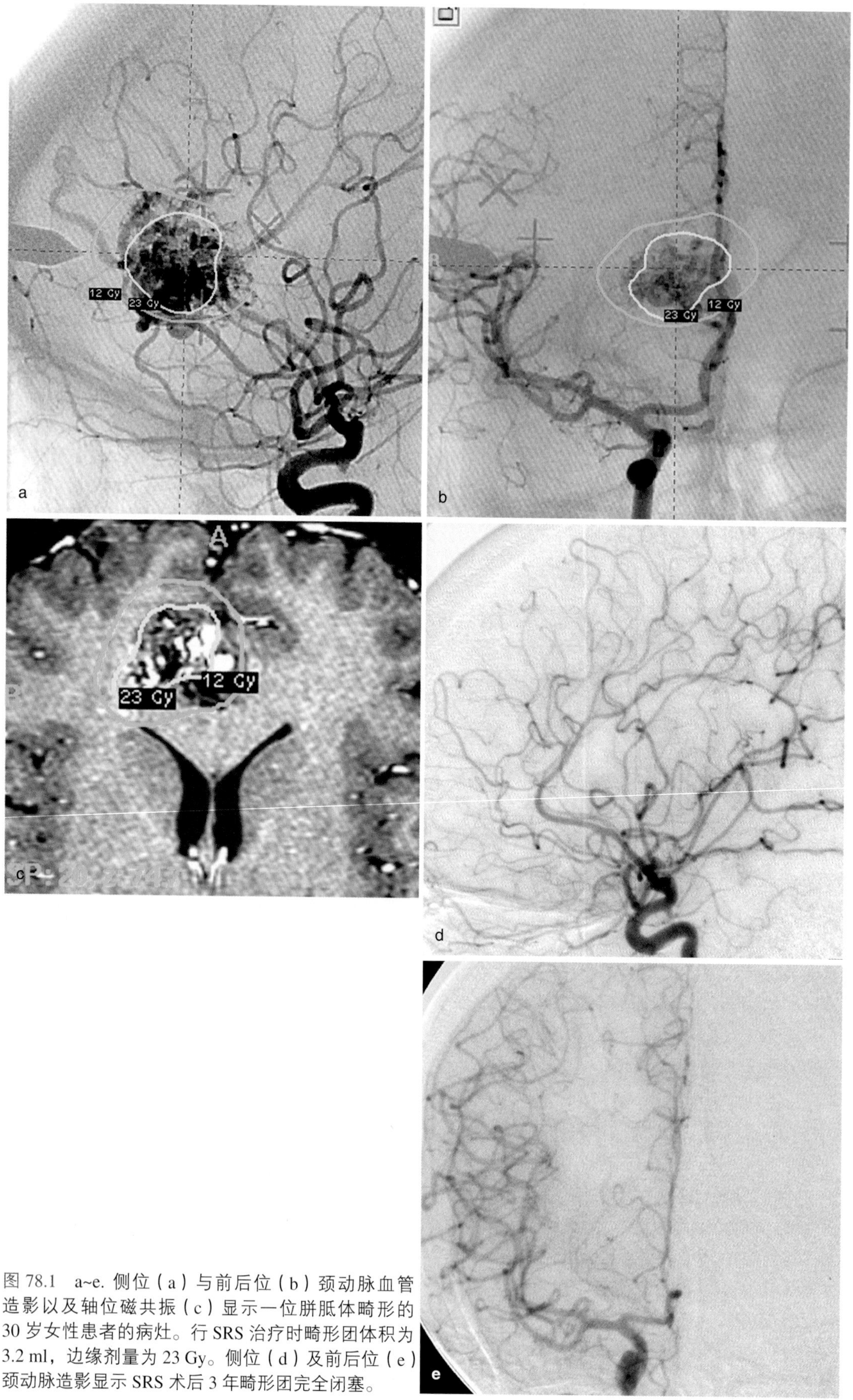

图 78.1 a~e. 侧位（a）与前后位（b）颈动脉血管造影以及轴位磁共振（c）显示一位胼胝体畸形的 30 岁女性患者的病灶。行 SRS 治疗时畸形团体积为 3.2 ml，边缘剂量为 23 Gy。侧位（d）及前后位（e）颈动脉造影显示 SRS 术后 3 年畸形团完全闭塞。

约 81%。在有出血史的患者中，约 63%。如果由于第一次未完全闭塞而行二次放疗，则闭塞率约 81%。Pollock 等[10]报道，连续的磁共振扫描对于完全闭塞的预测率约 84%。他们对比了结合磁共振的预测效果与单独应用脑血管造影的预测效果，并报道磁共振对于闭塞的预测准确率高达 97%。我们也应用血管造影和磁共振得出了自己的数据[11-16]。我们以往的研究提示对于 Spetzler–Martin Ⅰ或Ⅱ级的 AVM，单次 SRS 治疗后 4 年的血管造影或磁共振得出的整体闭塞率约 87%，对于儿童 AVM，闭塞率约 64%，基底节及丘脑 AVM 约为 70%，脑干 AVM 闭塞率约为 70%。体积小、边缘剂量更大的 AVM 闭塞率更高。之前许多医疗中心已经报道过这 2 个因素的作用。

临床医生是否应该关注次全闭塞的患者？我们认为应该。Yen 等[17]报道了 159 例次全闭塞的 AVM 患者均未出现术后出血，平均随访期约 3.9 年。这个结果与之前所认为的残留 AVM 与未治疗的 AVM 具有同样的出血率不相符。有结果表明，放疗后的 AVM 即使未完全使 AVM 闭塞，也会降低出血率。我们倡导 SRS 治疗后若畸形团残留，适合再次手术的患者应再次放疗。

SRS 治疗后 AVM 出血

放疗后出血症状可轻可重，可以出现头痛，也可重至死亡。研究报道未治疗的 AVM 年出血率约 1%~5%[3-6]。一次出血后，年再次出血的概率约 6%~18%[5, 18-21]。Stapf 等[22]认为出血史、高龄、位置深、深静脉引流是 AVM 出血的独立危险因素。Costa 等[23]报道出血史是未来出血的重要独立危险因素，而畸形相关动脉瘤、深静脉引流、栓塞史并不是重要相关因素。Yamada 等[24]报道，具有出血史的 AVM 患者年出血率为 6.8%。在该项研究中，儿童（*HR*：2.69）、女性（*HR*：2.93）、深部 AVM（*HR*：3.07）具有较高的出血率。

一些研究提示放疗可以减小畸形团完全闭塞前的出血率。Karlsson 等[25]报道畸形团闭塞之前，放疗可以使出血率下降（最初两年出血率为 1.8%）。Maruyama 等[26]通过一项大样本的回顾性研究，提示放疗可以使畸形团完全闭塞前的出血率降低约 54%，完全闭塞后出血率可下降 88%。Yen 等[27]报道 AVM 诊断后放疗之前的出血率约 2.8%，放疗之后下降至 2.8%。在另一项多中心的研究中，van Beijnum 等[28]对 9 436 例 AVM 患者进行了多种系列治疗（伽马刀：22 例；直线加速器 SRS：36 例；其他放射外科治疗方式：11 例），结果提示低出血率与男性、Spetzler–Martin Ⅰ~Ⅲ级、病灶体积小、较大的边缘剂量相关。

放射外科治疗后并发症

立体定向放射很少出现并发症，待患者血管造影显示病灶治愈，则可恢复日常活动。术后主要放射副作用多与接受照射的部位有关[9, 29]。若给予存在癫痫风险的患者（皮质下 AVM 患者）适当的抗癫痫药物，则很少出现术后癫痫。在 Beijnum 等的一项荟萃分析研究中，放疗后出现的急性并发症率较低。早期的研究提示术后的晚期并发症较高，多出现在高龄、畸形病灶大、畸形团破裂、高级别畸形，或者是位于脑重要部位的患者。

在一项多中心回顾性的研究中，Flickinger 等[30]报道脑干 AVM 的术后放疗不良反应高于其他部位。因为即使较小的靶向设置错误也会影响重要功能区，例如脑干等部位出现不良反应。Massager 等[31]报道，脑干 AVM 的放疗后不良反应包括短暂性和永久性的神经功能缺失，大约 5%。大多数研究提示放疗损伤导致的底节和丘脑区永久性神经功能损伤发生率约 4%~12%[32-37]。

AVM 放疗后迟发性囊肿发生率较低。可能是由于放疗术后畸形团缩小牵拉细胞周围空间使其扩大所致。同时可能与放射剂量相关，发生率约 0.4%~28%[38-40]。Pan 等[41]发现，术前栓塞和放疗相关的术后水肿可增加迟发性囊肿。对于反复放疗患者并发症发生率较高。Pollock 和 Brown 等[39]研究提出，AVM 患者单次放疗术后出现囊肿的概率约 1.3%，而反复放疗患者发生率增至 10%。

匹兹堡大学的 AVM 放疗外科治疗经验

在一项对 996 例应用 Leksell 伽马刀进行单次 SRS 治疗的 AVM 患者（1987—2006 年）的综合性回顾研究中，我们对于患者进行了平均 5 年的术后随访（表 78.1）。非功能区（Spetzler–Martin Ⅰ或Ⅱ级）的患者单次 SRS 后全部闭塞率约 90%。5 年累积出血率约 5%，致残率约 2%[16]。在 135 例儿童患者中，5 年闭塞率约 67%。6% 的患者在间歇期发生术后出血。由于治疗后并发症进展导致的永久性神经功能缺失发生率约 1.5%。我们发现对于具有较大手术风险的小儿患者，SRS 是一个有效并且相对安全的治疗选择[12]。根据以往研究，放疗适合于畸形病灶小、深在，并且

表 78.1 匹兹堡大学动静脉畸形放疗经验

	例数	平均目标体积（ml）	平均边缘剂量（Gy）	5 年完全闭塞率（%）	年出血率（%）	5 年累积出血率（%）	放疗不良反应发生率（长期/暂时）(%)	囊肿形成率（%）
Spetzler–Martin Ⅰ或Ⅱ级	217	2.3	22	90	2.3	5.0	0/2.3	1
儿童	135	2.5	20	67	1.8	5.5	1.5/4.4	0.7
重复 SRS	105	2.3	18	77	3.7	10.1	2.9/6.7	4.8
基底节或丘脑	133	2.7	20	72	4.7	11.2	4.5/5.3	0.8
脑干	67	1.4	20	70	1.9	3.0	10/6	3.0
分级 SRS	47	21.0	16	28	5.1	13.5	4.3/2.1	0
栓塞 + 伽马刀	120	6.6	18	55	2.7	7.7	2.5/5.8	0.8
出血	407	2.3	20	80	1.3	6.6	N/A	N/A

注：经允许引自 Spetzler RF, Kondziolka DS, Higashida RT, Kalani MYS. Comprehensive Management of Arteriovenous Malformations of the Brain and Spine. Cambridge, England: Cambridge University Press, 2015。

不适合其他治疗方式的畸形患者。根据我们的经验，有 56 例基底节区 AVM 患者、77 例丘脑 AVM 患者，单次 SRS 治疗后 5 年完全闭塞率约 72%。11% 的患者出现出血并发症，5% 患者死亡。约 5% 的患者出现由于放疗副作用引起的永久性功能缺失。其中，位于基底节区的小 AVM 具有最为理想术后效果 [14]。

由于其他治疗方式的限制，脑干 AVM 具有独特的治疗风险。在我们的研究中，67 名位于脑干的 6 级（难以手术）的患者。单次放疗后的总体闭塞率约 70%。6% 的患者在间歇期出现出血，3% 患者死亡。SRS 治疗相关副作用引起的永久性神经功能缺失占 10%。38% 的患者由于术前出血引起的神经功能缺失症状得到改善。应该意识到脑干 AVM 患者畸形团栓塞后可能会引起神经功能缺失，可能出现一些比较轻微的功能缺失。

如上所述，完全闭塞畸形团可能需要多次放疗。在初次放疗后的 3 年或更长时间内，我们对 105 例患者进行了重复的 SRS。重复 SRS 治疗的 5 年闭塞率约 77%。16% 接受重复 SRS 的患者有颅内出血，6% 的患者死亡。治疗相关的副作用发生率为 10%。我们的结果证实重复 SRS 治疗可以提高未完全闭塞的 AVM 的闭塞率。正如预期的那样，无出血史以及病变体积小的患者其治疗效果最好，初次 SRS 后闭塞大于 50%[13]。

体积大的 AVM 多采用多种治疗方式相结合。如果考虑放疗，则可采用体积或者放射剂量分阶段治疗。分阶段治疗是指对于畸形团整体应用较小放射剂量（< 16 Gy），几年后再根据需要行重复放射治疗。在过去的 15 年中，我们也有一些不同畸形体积分阶段治疗的经验。在 47 例畸形团体积 > 10 ml 的患者中，我们进行了间歇期 3~6 个月的分阶段治疗。分阶段治疗的 5 年闭塞率为 36%。我们发现当放疗剂量提高到 17 Gy 时，闭塞率会有所提高。在 16 例患者中，5 年观察后再次行 SRS 治疗，再次接受 SRS 的患者半数实现了闭塞。然而，分阶段治疗会使放疗的反应期维持。21% 的分阶段治疗患者发生出血，11% 患者死亡。13% 的患者出现治疗相关的副作用。

在未来，分阶段放疗后进行栓塞治疗，以降低血流、闭塞瘘口、闭塞相关动脉瘤，可能会提高闭塞效果，同时降低 SRS 术后相关出血风险 [11]。我们研究了 120 例栓塞后进行 SRS 的 AVM 患者，并总结出闭塞率，出血率以及并发症发生率。SRS 术后 5 年完全闭塞率为 55%，年出血率为 2.7%。根据病例对照配比研究，我们发现术前栓塞可以提高 SRS 的术后完全闭塞率。术前栓塞不会对 SRS 间歇期出血风险有影响 [42]。完全闭塞率的降低可能是由于术前栓塞使得判断畸形团的体积变得困难，或者是栓塞后再通。值得注意的是，所有的数据都是来源于 Onyx 胶普遍应用之前。畸形团中合并动脉瘤与 SRS 后出血显著相关，年出血率 6.4%，而夹闭或栓塞动脉瘤后，年出血率为 0.8%。我们认为，当治疗畸形团合并动脉瘤时，放疗后应采用介入或外科治疗动脉瘤，以减少间歇期出血率 [43]。

硬脑膜动静脉瘘

硬脑膜动静脉瘘（DAVF）的治疗方式包括外科切除、血管内栓塞、SRS，以及结合多种治疗方式等。是否需要放疗，往往要根据患者的症状严重程度，血管造影特点，以及颅内出血风险等多种因素综合考虑。DAVF 发生颅内出血的风险与皮质静脉引流及静脉高压力有关[44, 45]。

我们完成了 40 例筛选的 DAVF 患者的 SRS 手术，共 46 个位于大脑多个位置的病灶[46]。其中海绵窦及横窦处最为广泛。28 例患者在栓塞前或后进行了 SRS 治疗。12 例患者在栓塞后病灶残余或复发后进行了 SRS 治疗。SRS 设置的平均照射体积为 2 ml（0.2~8.2 ml），平均照射剂量为 21.0 Gy（15~25 Gy）。在平均随访 45 个月（23~116 个月）后发现，32 例 DAVF 患者中 28 例患者的病灶发生闭塞。我们发现 SRS 治疗前进行栓塞治疗的患者，闭塞率为 83%，而仅行 SRS 治疗的患者闭塞率为 67%。一位患者在接受 SRS 2 个月后由于颅内出血而死亡。海绵窦－颈动脉瘘比乙状窦相关的瘘有更高的闭塞率及症状缓解率。无患者出现放疗相关并发症。对于此类不常见的血管异常，如果手术治疗风险性较高，栓塞治疗可能会提供早期获益，而 SRS 治疗将会提供晚期获益。

结论

放射治疗对于动静脉畸形是非常有用的辅助治疗方式，尤其是对于功能区的病灶，外科手术风险高，而血管内栓塞亦受限制。虽然对于大多数的脑 AVM 来说，显微外科手术或栓塞治疗仍然是首选治疗方式，我们的研究表明，在特定的患者中，放疗也是可选的有效治疗方式。

利益声明

L. Dade Lunsford 和 Douglas Kondziolka 是 AB Elekta 教授的顾问，Lunsford 是股东。

参·考·文·献

[1] Spetzler RF, Martin NA. A proposed grading system for arteriovenous malformations. J Neurosurg 1986;65:476–483

[2] Paulsen RD, Steinberg GK, Norbash AM, Marcellus ML, Marks MP. Embolization of basal ganglia and thalamic arteriovenous malformations. Neurosurgery 1999;44:991–996, discussion 996–997

[3] Auger RG, Wiebers DO. Management of unruptured intracranial arteriovenous malformations: a decision analysis. Neurosurgery 1992;30:561–569

[4] Brown RD Jr, Wiebers DO, Forbes G, et al. The natural history of unruptured intracranial arteriovenous malformations. J Neurosurg 1988;68:352–357

[5] Graf CJ, Perret GE, Torner JC. Bleeding from cerebral arteriovenous malformations as part of their natural history. J Neurosurg 1983;58:331–337

[6] Ondra SL, Troupp H, George ED, Schwab K. The natural history of symptomatic arteriovenous malformations of the brain: a 24-year follow-up assessment. J Neurosurg 1990;73:387–391

[7] Maruyama K, Shin M, Tago M, Kishimoto J, Morita A, Kawahara N. Radiosurgery to reduce the risk of first hemorrhage from brain arteriovenous malformations. Neurosurgery 2007; 60:453–458, discussion 458–459

[8] Inoue HK, Ohye C. Hemorrhage risks and obliteration rates of arteriovenous malformations after gamma knife radiosurgery. J Neurosurg 2002;97(5, Suppl):474–476

[9] Liscák R, Vladyka V, Simonová G, et al. Arteriovenous malformations after Leksell gamma knife radiosurgery: rate of obliteration and complications. Neurosurgery 2007;60:1005–1014, discussion 1015–1016

[10] Pollock BE, Flickinger JC, Lunsford LD, Maitz A, Kondziolka D. Factors associated with successful arteriovenous malformation radiosurgery. Neurosurgery 1998;42:1239–1244, discussion 1244–1247

[11] Kano H, Kondziolka D, Flickinger JC, et al. Stereotactic radiosurgery for arteriovenous malformations, Part 6: multistaged volumetric management of large arteriovenous malformations. J Neurosurg 2012;116:54–65

[12] Kano H, Kondziolka D, Flickinger JC, et al. Stereotactic radiosurgery for arteriovenous malformations, part 2: mana-gement of pediatric patients. J Neurosurg Pediatr 2012;9:1–10

[13] Kano H, Kondziolka D, Flickinger JC, et al. Stereotactic radiosurgery for arteriovenous malformations, Part 3: outcome predictors and risks after repeat radiosurgery. J Neurosurg 2012;116:21–32

[14] Kano H, Kondziolka D, Flickinger JC, et al. Stereotactic radiosurgery for arteriovenous malformations, Part 4: management of basal ganglia and thalamus arteriovenous malformations. J Neurosurg 2012;116:33–43

[15] Kano H, Kondziolka D, Flickinger JC, et al. Stereotactic radiosurgery for arteriovenous malformations, Part 5: management of brainstem arteriovenous malformations. J Neurosurg 2012;116:44–53

[16] Kano H, Lunsford LD, Flickinger JC, et al. Stereotactic radiosurgery for arteriovenous malformations, Part 1: management of Spetzler-Martin Grade I and II arteriovenous malformations. J Neurosurg 2012;116:11–20

[17] Yen CP, Varady P, Sheehan J, Steiner M, Steiner L. Subtotal obliteration of cerebral arteriovenous malformations after gamma knife surgery. J Neurosurg 2007;106:361–369

[18] Forster DM, Steiner L, Håkanson S. Arteriovenous malformations of the brain. A long-term clinical study. J Neurosurg 1972;37:562–570

[19] Fults D, Kelly DL Jr. Natural history of arteriovenous malformations of the brain: a clinical study. Neurosurgery 1984;15:658–662

[20] Itoyama Y, Uemura S, Ushio Y, et al. Natural course of unoperated intracranial arteriovenous malformations: study of 50 cases. J Neurosurg 1989;71:805–809

[21] Pollock BE, Flickinger JC, Lunsford LD, Bissonette DJ, Kondziolka D. Factors that predict the bleeding risk of cerebral arteriovenous malformations. Stroke 1996;27:1–6

[22] Stapf C, Mast H, Sciacca RR, et al. Predictors of hemorrhage in patients with untreated brain arteriovenous malformation. Neurology

2006;66:1350–1355
[23] da Costa L, Wallace MC, Ter Brugge KG, O'Kelly C, Willinsky RA, Tymianski M. The natural history and predictive features of hemorrhage from brain arteriovenous malformations. Stroke 2009;40:100–105
[24] Yamada S, Takagi Y, Nozaki K, Kikuta K, Hashimoto N. Risk factors for subsequent hemorrhage in patients with cerebral arteriovenous malformations. J Neurosurg 2007;107:965–972
[25] Karlsson B, Lax I, Söderman M. Risk for hemorrhage during the 2-year latency period following gamma knife radiosurgery for arteriovenous malformations. Int J Radiat Oncol Biol Phys 2001;49:1045–1051
[26] Maruyama K, Kawahara N, Shin M, et al. The risk of hemorrhage after radiosurgery for cerebral arteriovenous malformations. N Engl J Med 2005;352:146–153
[27] Yen CP, Sheehan JP, Schwyzer L, Schlesinger D. Hemorrhage risk of cerebral arteriovenous malformations before and during the latency period after GAMMA knife radiosurgery. Stroke 2011;42:1691–1696
[28] van Beijnum J, van der Worp HB, Buis DR, et al. Treatment of brain arteriovenous malformations: a systematic review and meta-analysis. JAMA 2011;306:2011–2019
[29] Pollock BE, Meyer FB. Radiosurgery for arteriovenous malformations. J Neurosurg 2004;101:390–392, discussion 392
[30] Flickinger JC, Kondziolka D, Lunsford LD, et al. A multi-institutional analysis of complication outcomes after arteriovenous malformation radiosurgery. Int J Radiat Oncol Biol Phys 1999; 44:67–74
[31] Massager N, Régis J, Kondziolka D, Njee T, Levivier M. Gamma knife radiosurgery for brainstem arteriovenous malformations: preliminary results. J Neurosurg 2000;93(Suppl 3):102–103
[32] Andrade-Souza YM, Zadeh G, Scora D, Tsao MN, Schwartz ML. Radiosurgery for basal ganglia, internal capsule, and thalamus arteriovenous malformation: clinical outcome. Neurosurgery 2005;56:56–63, discussion 63–64
[33] Kiran NA, Kale SS, Kasliwal MK, et al. Gamma knife radiosurgery for arteriovenous malformations of basal ganglia, thalamus and brainstem—a retrospective study comparing the results with that for AVMs at other intracranial locations. Acta Neurochir (Wien) 2009; 151:1575–1582
[34] Koga T, Shin M, Maruyama K, Terahara A, Saito N. Long-term outcomes of stereotactic radiosurgery for arteriovenous malformations in the thalamus. Neurosurgery 2010;67:398–403
[35] Nicolato A, Foroni R, Crocco A, et al. Gamma knife radiosurgery in the management of arteriovenous malformations of the Basal Ganglia region of the brain. Minim Invasive Neurosurg 2002;45:211–223
[36] Pollock BE, Gorman DA, Brown PD. Radiosurgery for arteriovenous malformations of the basal ganglia, thalamus, and brainstem. J Neurosurg 2004;100:210–214
[37] Sasaki T, Kurita H, Saito I, et al. Arteriovenous malformations in the basal ganglia and thalamus: management and results in 101 cases. J Neurosurg 1998;88:285–292
[38] Kihlström L, Guo WY, Karlsson B, Lindquist C, Lindqvist M. Magnetic resonance imaging of obliterated arteriovenous malformations up to 23 years after radiosurgery. J Neurosurg 1997; 86:589–593
[39] Pollock BE, Brown RD Jr. Management of cysts arising after radiosurgery to treat intracranial arteriovenous malformations. Neurosurgery 2001;49:259–264, discussion 264–265
[40] Yamamoto M, Jimbo M, Hara M, Saito I, Mori K. Gamma knife radiosurgery for arteriovenous malformations: long-term follow-up results focusing on complications occurring more than 5 years after irradiation. Neurosurgery 1996;38:906–914
[41] Pan HC, Sheehan J, Stroila M, Steiner M, Steiner L. Late cyst formation following gamma knife surgery of arteriovenous malformations. J Neurosurg 2005;102(Suppl):124–127
[42] Kano H, Kondziolka D, Flickinger JC, et al. Stereotactic radiosurgery for arteriovenous malformations after embolization: a case-control study. J Neurosurg 2012;117:265–275
[43] Kano H, Kondziolka D, Flickinger JC, et al. Aneurysms increase the risk of rebleeding after stereotactic radiosurgery for hemorrhagic arteriovenous malformations. Stroke 2012; 43:2586–2591
[44] Awad IA, Little JR, Akarawi WP, Ahl J. Intracranial dural arteriovenous malformations: factors predisposing to an aggressive neurological course. J Neurosurg 1990;72:839–850
[45] Söderman M, Pavic L, Edner G, Holmin S, Andersson T. Natural history of dural arteriovenous shunts. Stroke 2008;39:1735–1739
[46] Yang HC, Kano H, Kondziolka D, et al. Stereotactic radiosurgery with or without embolization for intracranial dural arteriovenous fistulas. Neurosurgery 2010;67:1276–1283, discussion 1284–1285

第79章

脊髓动静脉畸形放射外科治疗

Maziyar A. Kalani, Syed Aftab Karim, Scott G. Soltys, and Steven D. Chang

脊髓动静脉畸形在1881年由Gaupp第一次进行了描述[1]。这类疾病很少见，并且由于临床症状经常与退行性脊柱疾病症状相混淆，因此导致对于疾病的初始检查以及治疗方式不同，导致漏诊及误诊。尽管如此，脊髓动静脉畸形的症状还是具有一定的特异性，特别是静脉栓塞及由此产生的占位效应或是血肿。由于有创及无创影像诊断手段的进步，使脊髓动静脉畸形的诊断变得简单。同样，脊髓动静脉畸形的治疗由传统栓塞结合或者不结合手术切除，发展为包含立体定向放射外科治疗技术的多种治疗方式[2, 3]。在不同亚型的动静脉畸形中，髓内动静脉畸形由于其隐匿性，以及不良的脊髓病病史相关的急性缺血及血肿，而需要特殊的关注。在这种情况下，其治疗需要对病灶的大小、位置、血管构筑评估，以达到理想的治疗结果[4]。通常采用传统的栓塞结合或不结合手术切除的方式可能不是理想的治疗方式。随着确定及定位脊髓肿瘤的无框架影像导航技术的进步，使立体定向治疗脊髓内肿瘤成为可能的方式[5]。这一章主要阐述斯坦福大学在发展及优化脊髓动静脉畸形治疗系统15年来的经验。

临床表现与诊断

根据病理与解剖位置，脊髓动静脉畸形可被分为3组：髓内动静脉畸形，髓外动静脉畸形以及硬脊膜动静脉瘘。通常情况下，脊髓动静脉畸形男女发病率相同[6]。髓内动静脉畸形通常在十几岁的时候表现出临床症状，然而硬脊膜动静脉瘘通常在患者30~50岁表现出症状[7]。

由于患者在症状出现后，会立即进行治疗，因此，脊髓动静脉畸形的自然史在文献中并没有很明确的描述。基于单个患者的病史，通常认为患者会经历几个月到几年不等的进行性发展的神经系统症状（疼痛、神经根病、脊髓病）[6]。这些症状可能与脊柱的退行性病变相混淆，尤其是身体活动或是体位的变化会加重胸椎或腰椎的症状[6]。

脊髓动静脉畸形患者神经功能恶化的病史被认为是缺血造成的。这可能是由于静脉阻塞的占位效应、盗血或低灌注[8]。脊髓动静脉畸形出血并导致神经功能减退并不常见。与颅内血管畸形一样，患有硬脊膜内动静脉畸形的患者可能表现为头痛、蛛网膜下腔出血，伴或不伴有畏光的假性脑膜炎[3]。因此，颅内血管造影阴性的蛛网膜下腔出血患者，还应排除脊髓动静脉畸形[3]。

表现为急性症状的患者有可能进行CT检查确诊，典型的表现为血肿，但是如果没有发现血肿，这种方法可能意义不大。然而，CTA可以帮助描述脊髓动静脉畸形病灶的大小、位置以及与周围骨结构的位置关系，以决定治疗方法。增强或者普通MR平扫及脊髓血管造影对于大部分影像学表现为流空或者充盈缺损的病变，都可作为其确诊的首选方式。脊髓强化可能提示静脉梗死或是脊髓充血[9]。与脑动静脉畸形相同，脊髓血管造影是脊髓动静脉畸形诊断的金标准，并且是行血管内治疗和手术治疗策略制订的基础[3, 10]。为了将髓内病变与其他髓周软膜下病变相鉴别，三维旋转脊髓血管造影会很有帮助[11, 12]。表79.1总结了脊髓动静脉畸形患者的临床表现和影像学发现。

脊髓血管解剖

脊髓动静脉畸形大部分是先天性的，有些是后天获得性的，病变由血管异常结构组成。病变通常包括富含平滑肌的厚壁动脉以及薄壁静脉。当静脉血管长时间不能承受动脉血压时，脊髓动静脉畸形会破裂出血。脊髓动静脉畸形的病因还不清楚。

表 79.1　动静脉畸形临床特点总结

特点	硬膜外 - 硬膜内	髓内	脊髓圆锥
病理生理	挤压，盗血，出血	出血，挤压，盗血	静脉高压，压迫，出血
临床表现	疼痛，脊髓进行性病变	急性脊髓炎，疼痛，进行性脊髓病变	进行性脊髓病，神经根病
诊断方法	磁共振，血管造影	磁共振，血管造影	磁共振，血管造影
之前命名	幼稚型动静脉畸形，分节型动静脉畸形	经典型动静脉畸形，球型	无

注：经允许引自 From Spetzler RF, Detwiler PW, Riina HA, Porter RW. Modified classification of spinal cord vascular lesions. J Neurosurg 2002;96:145–156。

为了更好了解脊髓动静脉畸形的病理生理特点，需要更全面地了解脊髓正常血供[3]。从心脏开始，上升至主动脉，其分支形成节段动脉，并且进一步分为脊髓髓动脉以及根动脉。髓动脉分叉形成前支和后支，最后汇合为脊髓动脉[13]。3 根脊髓动脉包括：走行于前正中裂软膜的脊髓前动脉，2 条走行于后外侧沟的脊髓后动脉。颈髓以及上胸段脊髓由椎动脉、主动脉、锁骨下动脉、颈动脉节段的血管供血。中胸段脊髓供血主要来源于主动脉的节段血管供血，并且容易发生梗死。这个脊髓分水岭节段的血供主要来自侧支循环供血，缺少与颈胸、颈髓的吻合冗余。胸腰段脊髓由腹主动脉及髂动脉分支的血管供血。Adamkiewicz 动脉是这个区域最大的节段血管，通常位于 T9 和 L2 脊髓水平。与其他静脉系统不同，Batson 静脉丛是静脉引流的主要来源。Batson 静脉丛缺乏静脉瓣，在不同的压力情况下静脉血可以发生逆流[13]。

脊髓动静脉畸形的分类

脊髓动静脉畸形有很多种分类方法，比如美国、英国、法国分类，Hôpital Bicêtre 分类，Spetzler 分类[8, 9, 14]。

最初的分类将脊髓动静脉畸形分为Ⅰ~Ⅳ型。其中 dAVF 被分为脊髓动静脉畸形的Ⅰ型和Ⅳ型。Ⅰ型动静脉畸形最为常见，表现为在胸腰段脊髓硬膜根套附近的流速缓慢的瘘管，回流到脊髓背侧的脊髓静脉。Ⅰ型动静脉瘘还分为ⅠA 型（单一供血）、ⅠB 型（多动脉供血）。Ⅰ型硬脊膜动静脉畸形可以由开放式手术进行切除。

Ⅱ型（血管球型）和Ⅲ型（幼稚型）脊髓动静脉畸形为硬膜内的高流量病变。Ⅲ型脊髓动静脉畸形为弥漫性病变，可以侵蚀椎体。Ⅳ型（髓旁型）硬膜下动静脉畸形为脊髓前、后动脉和静脉直接交通的动静脉瘘，通常发生在年轻的患者。Ⅳ型脊髓动静脉畸形有 3 个亚型，基于供血动脉可分为：亚型Ⅰ，由脊髓前动脉单一供血，形成一个瘘管；亚型Ⅱ，由脊髓前、后动脉多支动脉供血，形成多个瘘管；亚型Ⅲ，由脊髓前、后动脉多支动脉供血，形成一个巨大的瘘管。

Thompson 和 Oldfield[8] 将脊髓动静脉畸形分为硬膜外 – 硬膜内和硬膜内型。硬膜内脊髓动静脉畸形可进一步分为髓内和髓内 – 髓外型。硬膜外 – 硬膜内动静脉畸形很少见，解剖结构上与周围神经组织不相邻，可能累及周围脊髓、脊柱、髓外软组织（图 79.1）。

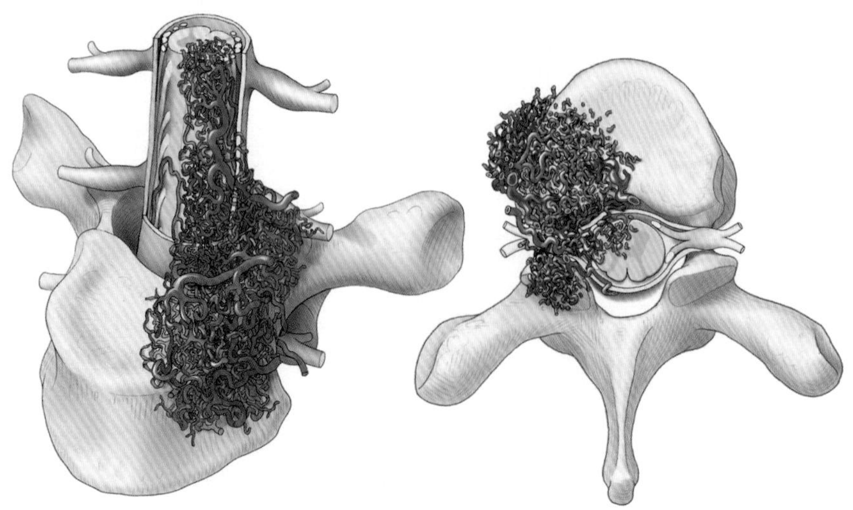

图 79.1　硬膜内外沟通型脊髓动静脉畸形。

如上所述，髓内脊髓动静脉畸形相当于血管球型（Ⅱ型）和幼稚型（Ⅲ型）动静脉畸形 [15–22]。髓内病灶可以分为紧凑型和弥散型（图 79.2）。脊髓髓内动静脉畸形由脊髓前和脊髓后动脉供血。这些病变表现出高的腔内压力，相对低的阻力，以及高血流量。由于这种流体动力学异常的存在，他们具有出血、盗血和压迫神经结构的倾向。此外，病灶内常合并动脉瘤 [23]。

Spetzler 分级是目前唯一对脊髓圆锥动静脉畸形进行识别和分类的。脊髓圆锥的动静脉畸形有一种特殊的血管球型（Ⅱ型）病灶，常具有多个供血动脉、多病灶和复杂的静脉引流。它们可以存在于髓内和髓外。对于这些脊髓动静脉畸形，尽管可以积极治疗，但是由于其复杂的血管结构仍有较高的复发率。如其名称所示，这些病变仅仅发生在脊髓圆锥和马尾位置，将脊髓前后动脉的血液分流（图 79.3）。表现的症状常为隐匿性，如上所述，脊髓影像学表现包括缺血、出血，或者两者都有 [2–24]。

脊髓动静脉畸形血管内治疗及手术治疗

尽管自发性脊髓动静脉畸形的解决方法很少，这种情况下都是基于临床症状才开始治疗 [25–27]。目前尚无药物疗法。现有的有创治疗手段为血管内治疗，合

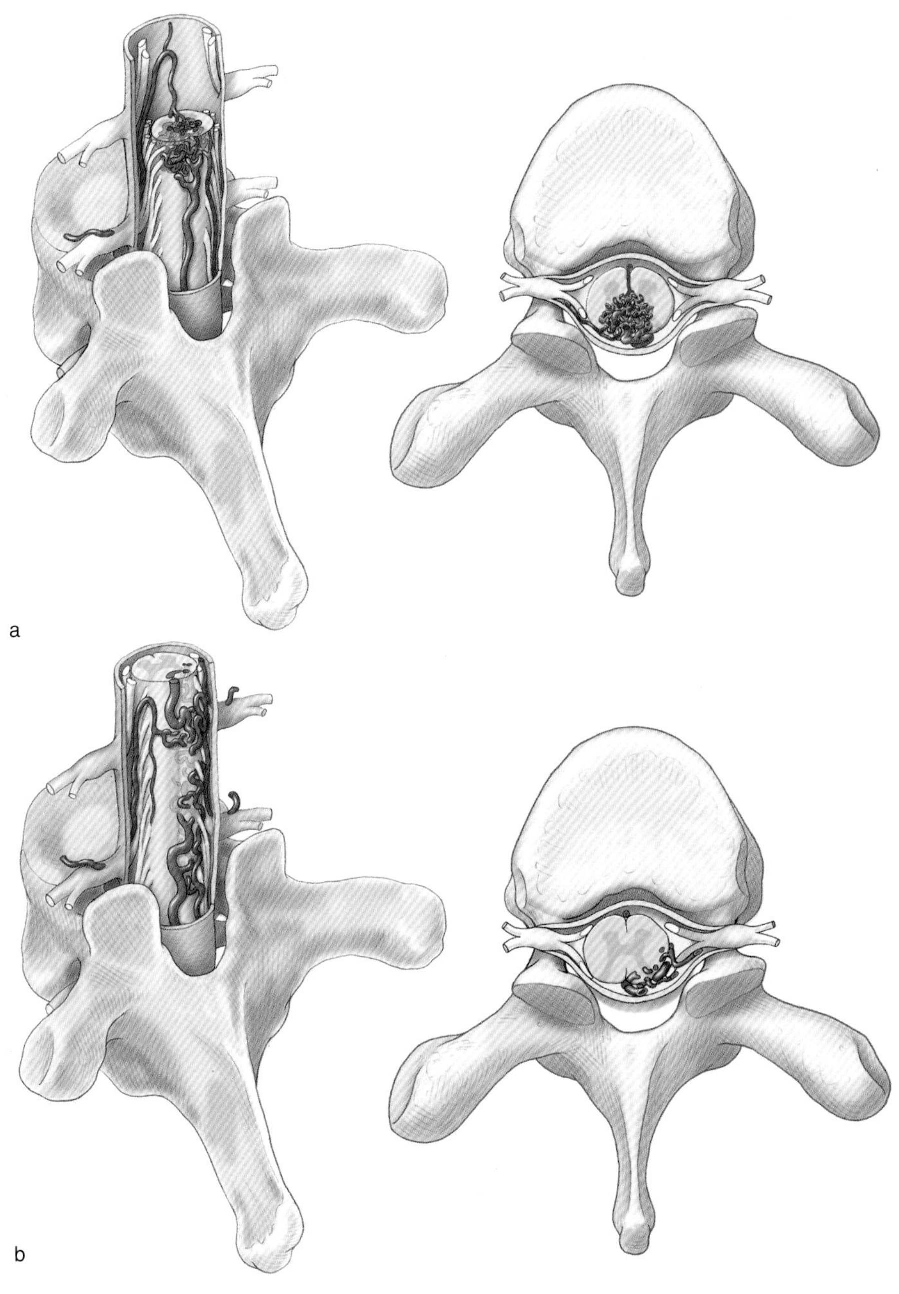

图 79.2　紧凑型（a）和弥散型（b）脊髓内动静脉畸形。

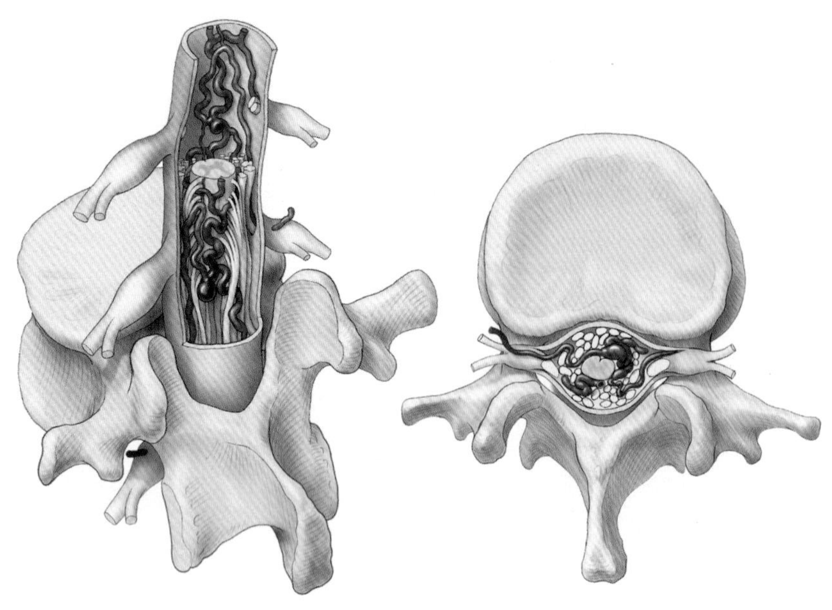

图 79.3 脊髓圆锥动静脉畸形。

并或不合并开放性显微手术治疗，治疗需根据个人的具体情况而定。

Ⅰ型硬膜动静脉瘘最好行显微外科手术切除治疗 [2]。对于非脊髓供血动脉分支供血、解剖结构允许选择性置入导管的Ⅰ型病变可考虑血管内治疗 [3]。Ⅳ型动静脉瘘经血管内或显微外科治疗通常是安全、有效的。延伸到软脑膜下脊髓的病变，采取单一的治疗方法具有一定难度 [3]。硬膜内外沟通的脊髓动静脉畸形，可以单独进行血管内栓塞治疗，可行通过手术进行神经减压 [2]。髓内和脊髓圆锥动静脉畸形常常需要联合血管内和手术切除治疗 [2, 7]。

脊髓动静脉畸形治疗预后取决于脊髓动静脉畸形的分类而不是治疗的方式。Rosenblum 等 [7] 报道，脊髓动静脉畸形患者经血管内或显微外科手术闭塞 dAVF 后治疗成功率达 90%，对于髓内脊髓动静脉畸形患者行栓塞或手术治疗后有近 50% 取得了良好的预后。虽然显微手术技术不断进步，但由于脊髓实质以及这些病变的血供特殊，髓内动静脉畸形单独进行手术或是栓塞治疗要取得良好的预后仍有较大挑战 [8, 28, 29]。由于髓内动静脉畸形有创治疗的高风险和不良预后，临床医生需要侵袭性更小的治疗策略以保留脊髓正常血供和避免脊髓实质损伤 [8, 17]。

脊髓动静脉畸形的放射外科治疗

立体定向放射外科治疗（SRS）使用影像学引导并将电离辐射聚集于目标位置以治疗靶病变。它是一种无创的治疗方法，对于正常组织或是没有病变的组织具有较少的辐射剂量。SRS 的这些特点对于治疗深埋于正常脊髓实质的髓内动静脉畸形很有吸引力。在接受放射治疗之前，患者先接受增强或不增强的磁共振成像来描绘脊髓动静脉畸形和正常软组织之间的三维解剖关系，以确定放疗的方案。为描述出脊髓动静脉畸形动脉和静脉血供，应增加数字减影血管造影（DSA）或三维旋转脊髓血管造影明确血管组成以确定手术方案 [11]。最后将上述影像学信息与病灶区域的增强 CT 进行影像融合和三维重建，将重建及融合影像用于治疗 [11]。

治疗计划的制订由多学科团队组成，包括神经外科医师、血管内介入专家、辐射物理学专家和肿瘤放射专家。在斯坦福大学医学中心，射波刀（CK）立体定向放射外科治疗系统（Accuray，Sunnyvale，CA）用于治疗脊髓动静脉畸形。治疗计划的制订步骤包括：应用标准的数字绘图工具来描绘病变的边界，例如脑动静脉畸形，该过程只需将畸形血管团描绘出来即可。在治疗过程中畸形团周围的脊髓组织需要描述出轮廓并划定为“危险器官”，以尽量减少辐射剂量。确定供血动脉和引流静脉，并且将它们排除在放射区域十分关键。射波刀放疗软件的算法通过一个迭代过程计算一个完美的包含病灶的放疗方案。放射外科治疗方案的确定和剂量体积直方图的定量分析是治疗计划的重要步骤（图 79.4）。

放疗技术

在脊柱的更先进的直接骨引导技术发明之前，图

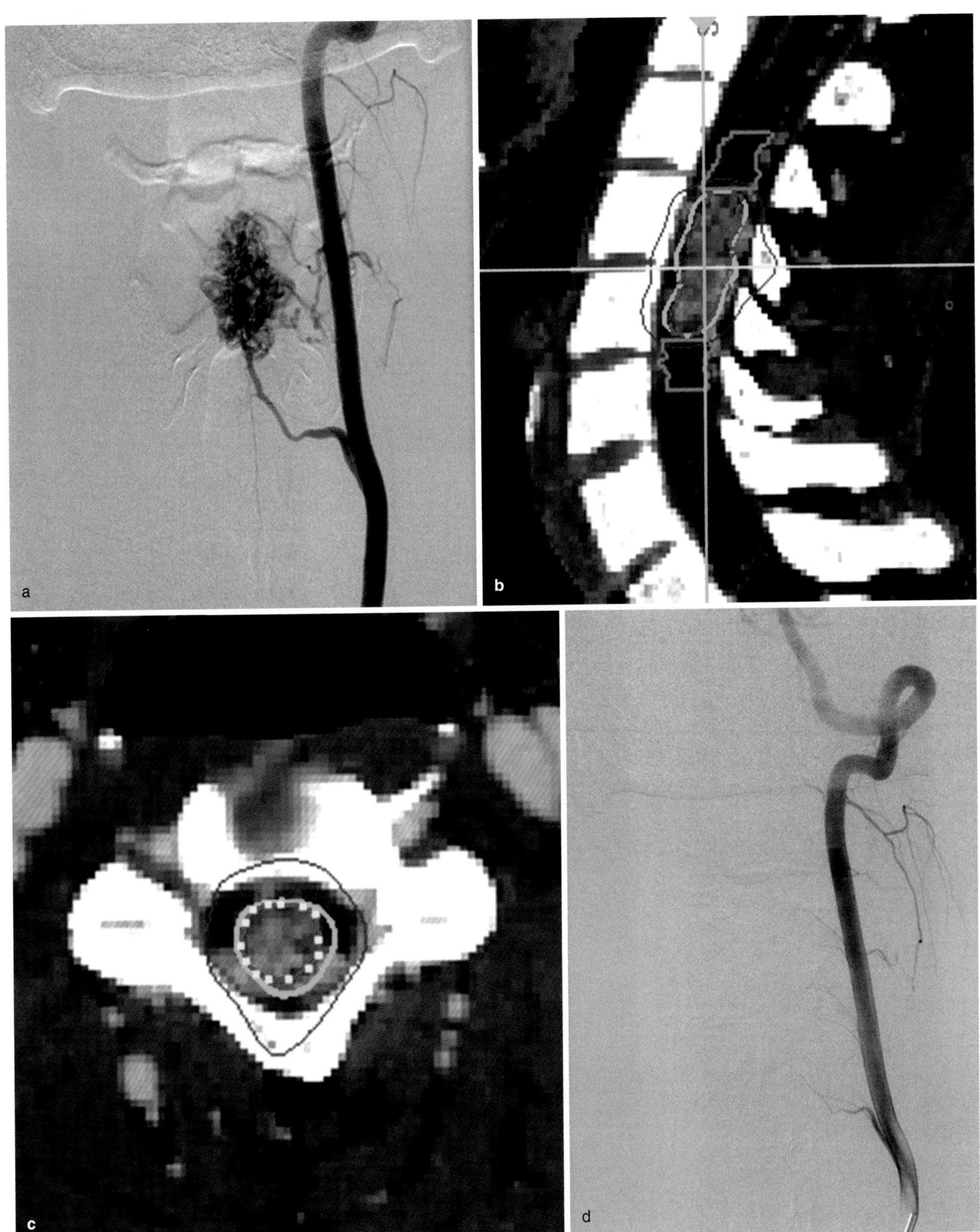

图 79.4　本图显示了一名 26 岁有完整的神经功能的男性患者，其 C4-C5 的动静脉畸形的典型病例。动静脉畸形病灶（红色区域）由 CT、MRI 和 3D 血管造影成像确认。a~d. 前后位（a）血管造影显示动静脉畸形病灶由椎动脉分支供血。矢状位（b）和轴位（c）图像显示一个 2.3 ml 的病变，分两次 20 Gy 的剂量进行治疗，剂量线 77%（绿色区域）。最大剂量是 26 Gy。在该例中，在畸形病灶的水平轴面没有发现正常脊髓组织。因此，整个脊髓横切面接受了全剂量的辐射。从治疗这个患者的经验中看出，脊髓真正的辐射耐受性是未知的，并且有可能高于现有文献报道的限制剂量。立体定向放疗（SRS）术后 3 年血管造影（d）显示动静脉畸形病灶 95% 已闭塞。

像引导常应用金属基准标记。此方法需要将基准螺钉放置到脊柱椎板上一层和脊髓动静脉畸形治疗区域的下方，以便于对患者的校准和创建一个固定的参考点用于跟踪病灶，从而不会因为患者呼吸或运动导致病变的三维位置发生变化[30]。随着脊柱专用的示踪软件的进步，有创性基准植入物将不再需要，并且射线可以持续地在几微米的偏差之内精确地到达靶点的边缘。α 支架模具仍然需要用于部分固定[5]。如上所述，一旦获得成像并且融合，脊髓动静脉畸形即被定位，并且，在放疗之前描记出周围关键的剂量约束结构。清醒的患者行放射治疗时无需麻醉或治疗后恢复[12]。以往地塞米松和止吐药常用于预防放疗后水肿和呕吐。

脊髓动静脉畸形的放射治疗算法

对于第一组接受放射治疗脊髓动静脉畸形的患者，其剂量的标准来自于脑动静脉畸形治疗立体定向治疗的经验[31, 32]。分次体外放射文献中关于脊髓耐辐射的数据被用来作为用于治疗脊髓动静脉畸形的基础；该组接受放疗的患者进行多次放疗的方法来最小化脊髓损伤的风险[12]。由于动静脉畸形闭塞是放疗的延迟效应，分次放疗的目标是尽量减少远期副作用，单次治疗似乎比多次的方法更有效，但即刻辐射剂量较高。

生物有效剂量（*BED*）可以用下面公式估算：

$$BED = nd\left[\, l + d / (\alpha/\beta) \,\right]$$ [31]

其中 n 是分次放疗的数目，d 为每次放疗剂量，α/β 是 α 和 β 的比例，用以估计辐射的灵敏度。当 α/β 为 3 Gy 时，是可接受的用来估算组织迟发反应敏感性数值。而当该值等于 10 Gy 时则与组织早期反应相关[12, 31]。Hall 和 Brenner[31] 估计动静脉畸形的 α/β 比值在 0.2~5 Gy 之间。

假设 α/β 比例为 2 Gy，可以使早期多次放疗方法实现生物有效剂量，而单次剂量达到生物有效剂量需要 13 Gy。功能区脑动静脉畸形治疗剂量的下限估计可以达到 50% 的闭塞率[33]。随着斯坦福大学该系统的经验增长，对于脊髓动静脉畸形放射治疗，其放射剂量不断缓慢增加。如今，脊髓动静脉畸形斯坦福处理方法包括：20~22 Gy 分两次进行，或者单次 16~18 Gy。

脊髓动静脉畸形放射外科治疗的禁忌证

病变体积大，包含正常周围组织的弥散型脊髓动静脉畸形是放射治疗脊髓动静脉畸形的禁忌证。当最佳剂量和脊髓耐受性更清晰时，可以考虑分次治疗体积较大的脊髓动静脉畸形[34]。其他需要的考虑因素包括脊柱机械性不稳定，以及骨或血管压迫神经组织所引起的神经功能缺损[34, 35]。除此之外，还应考虑解剖结构的因素，对靶区进行放疗之前，应对其进行评估，以说明脊髓耐受性。立体定向治疗的绝对禁忌证是 I 型动静脉瘘，其最佳治疗方法是显微外科手术或血管内栓塞治疗[2, 7]。

脊髓动静脉畸形放射治疗的预后

治疗脊柱脑动静脉畸形的主流方法仍然是显微手术和血管内治疗，并经常使用含这两种技术的综合治疗方案。大部分机构应用立体定向治疗脊髓动静脉畸形报告病例数都很少，但治疗效果是肯定的[12, 36]。在斯坦福接受脊髓动静脉畸形立体定向治疗的患者临床随访包括在 6 个月进行对比增强 MR 评估，随后每年进行一次。在立体定向放射外科治疗 3 年后，大多数行脊髓血管造影，以确定闭塞的程度[4, 12]。图 79.4 展示了其中一名 26 岁有完整的神经功能的男性患者，其 C4–C5 的动静脉畸形接受射波刀放射治疗，最终病灶闭塞的典型病例。

应用立体定向放射外科治疗脊髓动静脉畸形的病例很少[4, 12, 37]。Hida 等[37] 报道 10 年治疗了 10 例采用大分割直线加速器立体定向放射外科治疗脊髓动静脉畸形患者的经验。脊髓动静脉畸形患者接受了中位剂量为 36~40 Gy 的放射治疗，每日分次治疗的剂量在 1.8~2.0 Gy 之间。虽然脊髓动静脉畸形的完全闭塞率为零，但经血管造影观察约有 50% 的患者的病灶体积部分减少，其随访中位时间为 49 个月。在 Hida 等的报道中，没有出血或者其他任何不良反应。在没有辐射引起的不良反应中，无法计算最高终末剂量。

斯坦福大学医学中心对 30 例脊髓髓内动静脉畸形患者进行治疗，平均随访时间为 54 个月（表 79.2）[12]。每个患者分 1~4 次给予剂量，治疗总剂量从 15~21 Gy 不等，以到达 70%~90% 等剂量线。单次治疗剂量当量范围为 10~18 Gy。

在 2010 年对原始研究的数据进行了更新和发表后，血管造影显示患者血管畸形闭塞率为 27%[4]。放射治疗反应率大于 95%，并发症发生率低于 10%，包括零出血率[4]。有 1 例患者在立体定向治疗 1 年后出现了放疗引起的脊髓病变。该研究中单次照射剂量、病变体积、位置（即颈椎、胸椎、腰椎）与病变闭塞率没有相互关系（图 79.5）。有步态异常（70%）、脊髓病变相关的无力（50%）和疼痛（50%）的患者

表 79.2 斯坦福大学研究中心患者资料

性别	数量
男	13 例
女	17 例
位置	
颈部	18 例
胸部	9 例
圆锥	3 例
接受放疗年龄（中位数，范围）	33 岁（18~55 岁）
从诊断至接受放疗时间（平均数，范围）	8.3 年（0.2~22 年）
之前治疗手段	
栓塞	11 例
手术	6 例
反复射波刀治疗	4 例

在治疗后症状改善（图 79.6）。由于出现对治疗不完全的反应，30 例患者中有 4 例患者接受了重复治疗。这些患者中有一半在第二次治疗后实现完全闭塞。

对于不表现为出血的患者，接受立体定向治疗后临床症状的改善更加明显[4]。放射治疗后临床症状明显改善以及较低并发症的情况说明：尽管在当前情况下放疗外科治疗的闭塞率低，但仍需要将其考虑为治疗脊髓动静脉畸形的一种方式。对于放射治疗术后出血的预防措施与颅内动静脉畸形一致[38]。因此，从神经功能状态改善方面看，没有必要实现完全闭塞，但需要更长的随访时间，以及更大宗的病例研究，来评估可能因更高的闭塞率而获益的亚组人群。

Hida 等和斯坦福大学的结果之间的差异可能是由于在斯坦福大学中使用的更高的治疗剂量，尤其是后者在近些年的应用[4, 37]（图 79.5a）。理想的放疗剂量仍不清楚，需要进一步探索以确定剂量 - 反应曲线，以提高脊髓动静脉畸形的闭塞率，并最大限度地降低射线导致的脊髓损伤。

脊髓的辐射耐受性

立体定向放射外科治疗脊髓动静脉畸形可使患者获益且风险较低，然而，闭塞率远远不及主流的血管内治疗和显微外科治疗。闭塞率低可能与到达病灶的放射剂量有关，此剂量必须与正常脊髓能够耐受的剂量相平衡。总体而言，斯坦福治疗系统中脊

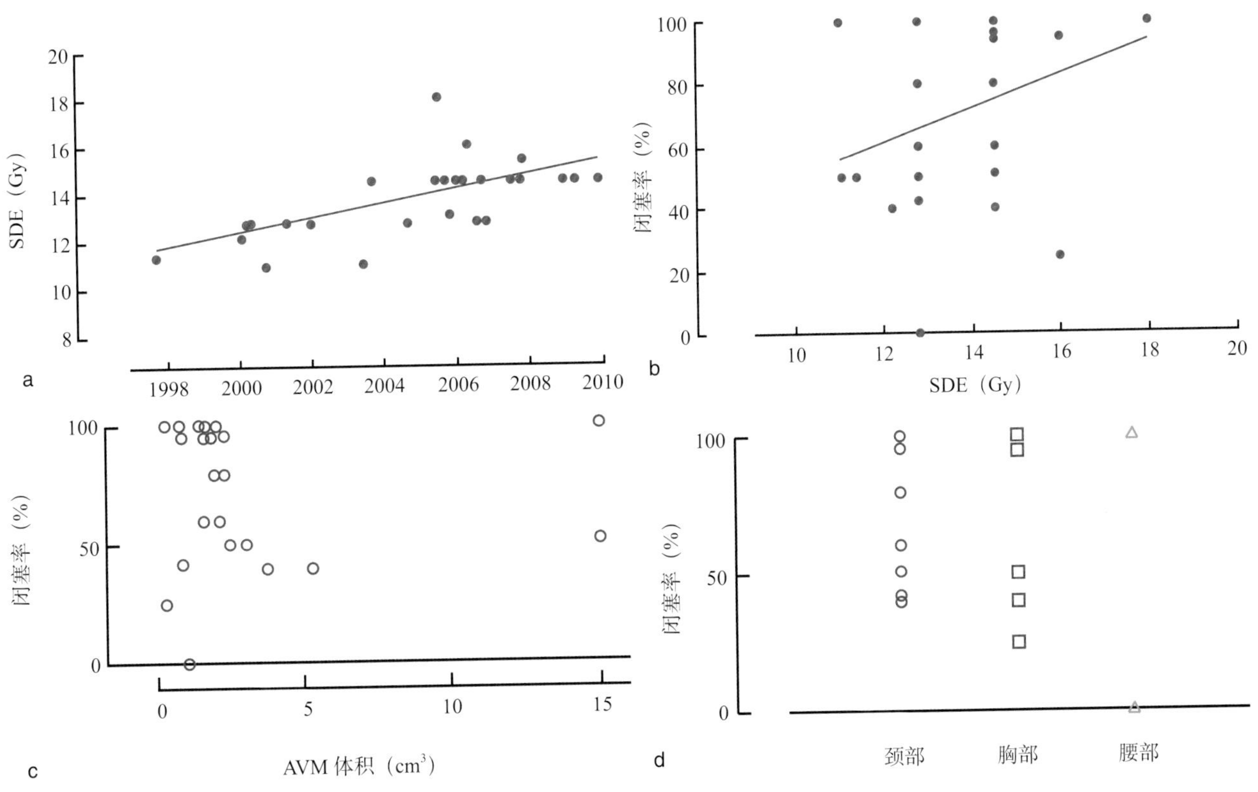

图 79.5 放疗剂量、脊髓动静脉畸形体积与位置的影响。a~d. 根据规定的剂量以及放射次数，计算单次剂量当量。剂量随时间增加（a）。脊髓动静脉畸形闭塞率按照 SDE（b）、脊髓动静脉畸形体积（c）以及位置（d）绘图。

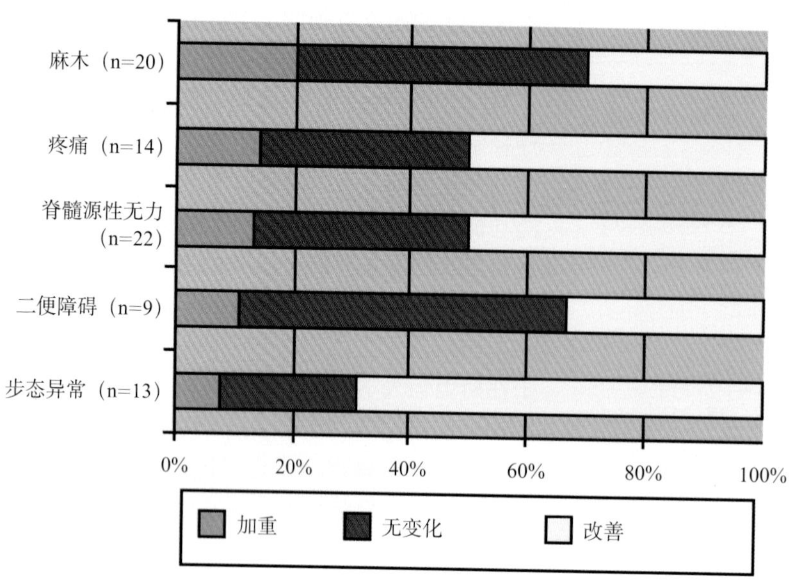

图 79.6　在斯坦福大学研究中心进行放射治疗的脊髓动静脉畸形患者的临床反应。

髓动静脉畸形照射剂量比脑动静脉畸形的剂量更低。在脑动静脉畸形中已充分明确闭塞率的剂量－反应曲线，这也提示在脊髓动静脉畸形中也可能在较高的治疗剂量时能获得较高的闭塞率[33]。因此，我们正在逐渐增加靶区剂量，同时评估安全性与有效性。根据我们使用 20 Gy 分两次放疗的安全性，我们当前两次放疗的标准剂量已被提高至 22 Gy 以提高闭塞率。小的动静脉畸形继续以 16~18 Gy 单次照射剂量进行治疗。

尽管越来越多的脊髓肿瘤接受放射治疗，但脊髓组织在 SRS 治疗中的部分体积剂量的 放射线耐受仍然不明。因此，我们对脊髓动静脉畸形的放射治疗剂量的增加非常保守，因为我们对于这些病变的放射量远远超过了指南推荐的脊髓的耐受剂量。在斯坦福大学的研究中，患者动静脉畸形通常贯通脊髓整个横截面，靶区的上下方为正常脊髓组织（图 79.4）。分 2 次放疗治疗的剂量为 20 Gy，2 天内两次接受 10 Gy 的放疗剂量，两种治疗 V10 均为 100%，而非 V10 < 10% 的限制。目前正准备发表这些脊髓剂量数据，这些数据与猪模型中脊髓放射的放疗耐受性数据类似[39]。随着对脊髓辐射耐受性的认识不断提高，治疗脊髓动静脉畸形的安全放射剂量可以被更好理解，并可能获得目前的治疗标准更高的闭塞率。

讨论

尽管脊髓动静脉畸形的放射外科治疗已经有 10 多年的经验，但已发表的研究数量仍旧很少，认识仍然很有限。治疗方案包括描绘轮廓、放疗剂量和分次治疗都是高度个体化的。许多患者在接受放射治疗之前往往要尝试其他治疗方式。尽管应用放射治疗脑动静脉畸形的闭塞率高达 90%，但在相似大小的脊髓动静脉畸形中（< 3 cm）其闭塞率不足 1/3[40, 41]。这可能是为了避免放疗引起的并发症，而在治疗脊髓动静脉畸形中采用了比较保守的治疗剂量。尽管低于产生影像学反应所需的剂量，但临床症状改善非常显著，并发症发生率也很低[12, 37]。Rangel–Castilla 等[42]最近报道他们应用手术和栓塞相结合的方式治疗脊髓血管畸形的经验。在平均随访为 30.5 个月的时间内，83.6%的血管畸形（包括动静脉瘘和动静脉畸形）患者实现了完全闭塞。总体上，97.7%的动静脉瘘患者和 96.4%的动静脉畸形患者，可以实现生活自理。Berenstein 等[28]报道了 44 例脊髓动静脉畸形血管内治疗患者，其中有 53%的患者实现了完全闭塞，并且 77%的患者临床症状得到了改善，但 11%的患者出现了术后并发症。尽管放射治疗闭塞率远低于栓塞和手术治疗，但临床症状的改善和安全性是相似的，尽管和主流治疗方法相比并没有更好[4, 12]。目前，对于影响脊髓动静脉畸形放射外科治疗的安全性因素仍没有得到全面认识，包括动静脉畸形所累积的脊髓局部解剖结构、病灶体积、病灶累及的脊髓长度，以及动静脉畸形血供细节[8]。

结论

随着临床医生对脊髓动静脉畸形放射生物学和正

常脊髓辐射耐受性了解的增加，可以获得更高的治疗闭塞率。放疗的有效性研究需要更大的队列和更长的随访时间，以不断调整合适的放疗剂量，并提高放疗安全性。鉴于这种治疗方式的安全性，髓内动静脉畸形的放射外科治疗是一种可行的选择，并且，应该考虑多种方式共同治疗的模式。

参·考·文·献

[1] Gaupp J. Hamorrhoiden der Pia Mater Spinalis im Gebiet des Lendenmarks. Beitr Pathol 1888;2:516–518

[2] Kim LJ, Spetzler RF. Classification and surgical management of spinal arteriovenous lesions: arteriovenous fistulae and arteriovenous malformations. Neurosurgery 2006;59(5, Suppl 3):S195–S201, discussion S3–S13

[3] Veznedaroglu E, Nelson PK, Jabbour PM, Rosenwasser RH. Endovascular treatment of spinal cord arteriovenous malformations. Neurosurgery 2006;59(5, Suppl 3):S202–S209, discussion S3–S13

[4] Adler J, Gupta G, Chang S. CyberKnife ablation for intramedullary spinal cord arteriovenous malformations (AVMs): a new promising new therapeutic approach. Cureus 2010;2:11–14

[5] Ho AK, Fu D, Cotrutz C, et al. A study of the accuracy of cyberknife spinal radiosurgery using skeletal structure tracking. Neurosurgery 2007;60(2, Suppl 1): ONS147–ONS156, discussion ONS156

[6] Thompson B, Oldfield E. Spinal vascular malformations. In: Carter L, Spetzler RF, Hamilton M, eds. Neurovascular Surgery. New York: McGraw-Hill; 1994:1167–1195

[7] Rosenblum B, Oldfield EH, Doppman JL, Di Chiro G. Spinal arteriovenous malformations: a comparison of dural arteriovenous fistulas and intradural AVM's in 81 patients. J Neurosurg 1987;67:795–802

[8] Thompson GB, Oldfield EH. Spinal vascular malformations. In: Carter LP, Spetzler RF, Hamilton MG, eds. Neurovascular Surgery. New York: McGraw-Hill; 1994:1167–1195

[9] Greenburg M. Spinal vascular malformations. In: Greenburg M, ed. Handbook of Neurosurgery. New York: Thieme; 2010:507–509

[10] Doppman JL. Arteriography of the spinal cord. Semin Roentgenol 1972;7:231–239

[11] Prestigiacomo CJ, Niimi Y, Setton A, Berenstein A. Three-dimensional rotational spinal angiography in the evaluation and treatment of vascular malformations. AJNR Am J Neuroradiol 2003;24:1429–1435

[12] Sinclair J, Chang SD, Gibbs IC, Adler JR Jr. Multisession CyberKnife radiosurgery for intramedullary spinal cord arteriovenous malformations. Neurosurgery 2006;58:1081–1089, discussion 1081–1089

[13] Lasjaunias P, Berenstein A. Functional vascular anatomy of brain, spinal cord, and spine. In: Surgical Neuroangiography. New York: Springer-Verlag; 1990

[14] Rodesch G, Hurth M, Alvarez H, Tadié M, Lasjaunias P. Classification of spinal cord arteriovenous shunts: proposal for a reappraisal—the Bicêtre experience with 155 consecutive patients treated between 1981 and 1999. Neurosurgery 2002;51:374–379, discussion 379–380

[15] Anson JA, Spetzler RF. Surgical resection of intramedullary spinal cord cavernous malformations. J Neurosurg 1993;78:446–451

[16] Cogen P, Stein BM. Spinal cord arteriovenous malformations with significant intramedullary components. J Neurosurg 1983;59:471–478

[17] Connolly ES Jr, Zubay GP, McCormick PC, Stein BM. The posterior approach to a series of glomus (type II) intramedullary spinal cord arteriovenous malformations. Neurosurgery 1998; 42:774–785, discussion 785–786

[18] Ommaya AK, Di Chiro G, Doppman J. Ligation of arterial supply in the treatment of spinal cord arteriovenous malfor-mations. J Neurosurg 1969;30:679–692

[19] Owen MP, Brown RH, Spetzler RF, Nash CL Jr, Brodkey JS, Nulsen FE. Excision of intramedullary arteriovenous malformation using intraoperative spinal cord monitoring. Surg Neurol 1979;12:271–276

[20] Raynor RB, Weiner R. Transthoracic approach to an intramedullary vascular malformation of the thoracic spinal cord. Neurosurgery 1982;10:631–634

[21] Wyburn-Mason R. The Vascular Abnormalities and Tumours of the Spinal Cord and Its Membranes. London: H. Kimpton; 1943

[22] Yaşargil MG, DeLong WB, Guarnaschelli JJ. Complete microsurgical excision of cervical extramedullary and intramedullary vascular malformations. Surg Neurol 1975;4:211–224

[23] Biondi A, Merland JJ, Hodes JE, Pruvo JP, Reizine D. Aneurysms of spinal arteries associated with intramedullary arteriovenous malformations. I. Angiographic and clinical aspects. AJNR Am J Neuroradiol 1992;13:913–922

[24] Wilson DA, Abla AA, Uschold TD, McDougall CG, Albuquerque FC, Spetzler RF. Multimodality treatment of conus medullaris arteriovenous malformations: 2 decades of experience with combined endovascular and microsurgical treatments. Neurosurgery 2012;71:100–108

[25] Gupta V, Rizvi T, Garg A, Gaikwad SB, Mishra NK. Postangiographic thrombosis of a spinal arteriovenous malformation: case report. J Neurosurg Spine 2005;2:486–490

[26] Panciani PP, Fontanella M, Crobeddu E, Schatlo B, Bergui M, Ducati A. Spontaneous occlusion of a spinal arteriovenous malformation: is treatment always necessary? J Neurosurg Spine 2010;12:397–401

[27] Chun JY, Gulati M, Halbach V, Lawton MT. Thrombosis of a spinal arteriovenous malformation after hemorrhage: case report. Surg Neurol 2004;61:92–94

[28] Berenstein A, Lasjaunias P, ter Brugge K. Spinal arteriovenous malformations. In: Berenstein A, Lasjaunias P, ter Brugge K, eds. Surgical Neuro-angiography. Heidelberg, Germany: Springer-Verlag; 2004:738–847

[29] Kalani MY, Ahmed AS, Martirosyan NL, et al. Surgical and endovascular treatment of pediatric spinal arteriovenous malformations. World Neurosurg 2012;78:348–354

[30] Ryu SI, Chang SD, Kim DH, et al. Image-guided hypo-fractionated stereotactic radiosurgery to spinal lesions. Neurosurgery 2001;49:838–846

[31] Hall EJ, Brenner DJ. The radiobiology of radiosurgery: rationale for different treatment regimes for AVMs and malignancies. Int J Radiat Oncol Biol Phys 1993;25:381–385

[32] Steinberg GK, Fabrikant JI, Marks MP, et al. Stereotactic heavy-chargedparticle Bragg-peak radiation for intracranial arteriovenous malformations. N Engl J Med 1990;323:96–101

[33] Flickinger JC, Kondziolka D, Maitz AH, Lunsford LD. An analysis of the dose-response for arteriovenous malformation radiosurgery and other factors affecting obliteration. Radiother Oncol 2002;63:347–354

[34] Faul CM, Flickinger JC. The use of radiation in the management of spinal metastases. J Neurooncol 1995;23:149–161

[35] Gerszten PC, Welch WC. Current surgical management of metastatic spinal disease. Oncology (Williston Park) 2000;14:1013–1024, discussion 1024, 1029–1030

[36] Potharaju M, John R, Venkataraman M, Gopalakrishna K, Subramanian B. Stereotactic radiosurgery results in three cases of

intramedullary spinal cord arteriovenous malformations. Spine J 2014;14(11):2582–2588.

[37] Hida K, Shirato H, Isu T, et al. Focal fractionated radiotherapy for intramedullary spinal arteriovenous malformations: 10-year experience. J Neurosurg 2003;99(1, Suppl):34–38

[38] Maruyama K, Kawahara N, Shin M, et al. The risk of hemorrhage after radiosurgery for cerebral arteriovenous malformations. N Engl J Med 2005;352:146–153

[39] Medin PM, Foster RD, van der Kogel AJ, Sayre JW, McBride WH, Solberg TD. Spinal cord tolerance to reirradiation with single-fraction radiosurgery: a swine model. Int J Radiat Oncol Biol Phys 2012;83:1031–1037

[40] Pollock BE, Flickinger JC, Lunsford LD, Maitz A, Kondziolka D. Factors associated with successful arteriovenous malformation radiosurgery. Neurosurgery 1998;42:1239–1244, discussion 1244–1247

[41] Pollock BE, Gorman DA, Brown PD. Radiosurgery for arteriovenous malformations of the basal ganglia, thalamus, and brainstem. J Neurosurg 2004;100:210–214

[42] Rangel-Castilla L, Russin JJ, Zaidi HA, et al. Contemporary management of spinal AVFs and ABMs: lessons learned from 110 cases. Neursurg Focus 2014;37(3):E14.

第80章

脊髓血管畸形的外科治疗

Maziyar A. Kalani, M. Yashar S. Kalani, and Robert F. Spetzler

总体而言，脊髓动静脉畸形（AVM）是一组异质性的血管病变，其血管组成成分包括供应神经鞘、硬膜外及脊髓的供血血管。本章讨论其相关的分类方法、病理生理学特征及其外科手术的治疗策略，用于评估患者的预后以及制订相应的分类与护理措施。

相关解剖及其分类

解剖

清楚了解脊髓血管畸形的前提是要熟悉脊髓的正常血管结构。尽管脊髓血管的分布可能存在较大的变异，但血管的主要分布模式是相对固定的。脊髓有三条主要动脉（前方一条，后方两条）平行于脊髓进行供血（图 80.1）。脊髓的血供分为颈胸段、中胸段和胸腰段。颈胸段血管接受来自椎动脉以及颈部大血管的血供，并且还有多处生理性血管吻合存在。中胸段的血供主要来自主动脉及其侧支吻合，因此，这也是一个易发生梗死的“分水岭”区段。由于脊髓中胸段的血液供应腹侧要比背侧更为稀疏，因此在中胸段的脊髓血管梗死会影响到脊髓腹侧的运动神经。最后，胸腰段脊髓的血液主要是来源于腹主动脉和髂动脉的节段性供血。这其中最大的血管节段是膨大的前根动脉，它的水平位置常于 T9~L2 脊椎节段之间变化，在大多数情况下，其来源为脊柱左侧。

节段性脊髓动脉源自主动脉，并演变成为脊髓的髓、根动脉（图 80.2）。每一根动脉都会为神经根的硬膜鞘供血，而它们有时会与脊髓的静脉相互联通，这也就涉及脊髓动静脉瘘（AVF）的形成。这些髓动脉分叉成前、后支，然后汇合形成脊髓动脉。

脊柱的静脉丛——Batson 丛的存在是非常独特的（图 80.3），它是一种没有静脉瓣因而不能阻止静脉血逆流动的无阀系统。这与临床中相关的瘘管形成后导致整个血管通路充血，最终表现为脊髓型颈椎病息息相关。在前部，静脉引流是通过正中裂经由脊髓沟静脉进行的，而横向引流是通过在后外侧和前外侧沟桡静脉进行的。再经由脊髓沟和桡静脉流入冠状静脉丛，通过软脊膜和髓静脉注入，依次进入脊神经背根的硬脊膜鞘的硬膜外静脉。

分类

Spetzler 分级系统

1992 年，Anson 和 Spetzler 将脊髓血管畸形分为了Ⅰ~Ⅳ型，分别代表的是硬脊膜动静脉瘘、球形动静脉畸形、青少年型动静脉畸形和软脊膜动静脉瘘，分别如下所述[1]。

Ⅰ型：硬脊膜动静脉瘘

硬脊膜动静脉瘘是血管畸形中最常见的类型，占所有脊髓血管畸形的 70%[2]。通常在胸腰椎区域的脊神经根附近会由于一个神经根型脊膜动脉直接连通根静脉而产生这些瘘[3]。硬脊膜动静脉瘘的病因目前尚不得而知，不过这些病变于 50~80 岁的男性中较为常见[3-6]。

静脉充血和由此产生的高血压会导致缺血、缺氧和脊髓内的水肿，进而会引起相应的临床症状。因为它们是低流量型病变，所以患者很少出现出血。

Ⅱ型：球形动静脉畸形

球形动静脉畸形是由较短的一段脊髓内的致密血管病灶所构成的。这类病变占脊髓血管畸形的 20%。它们可能仅发生在硬膜内和髓内，或者也可能由髓外但延伸到实质[3]。瘘是由脊髓前动脉或脊髓后循环的多支血管供血，位置通常在颈髓交界，但在胚胎发生时期可以贯穿于整个脊髓。

患有球形动静脉畸形的患者常常表现为与脊髓蛛

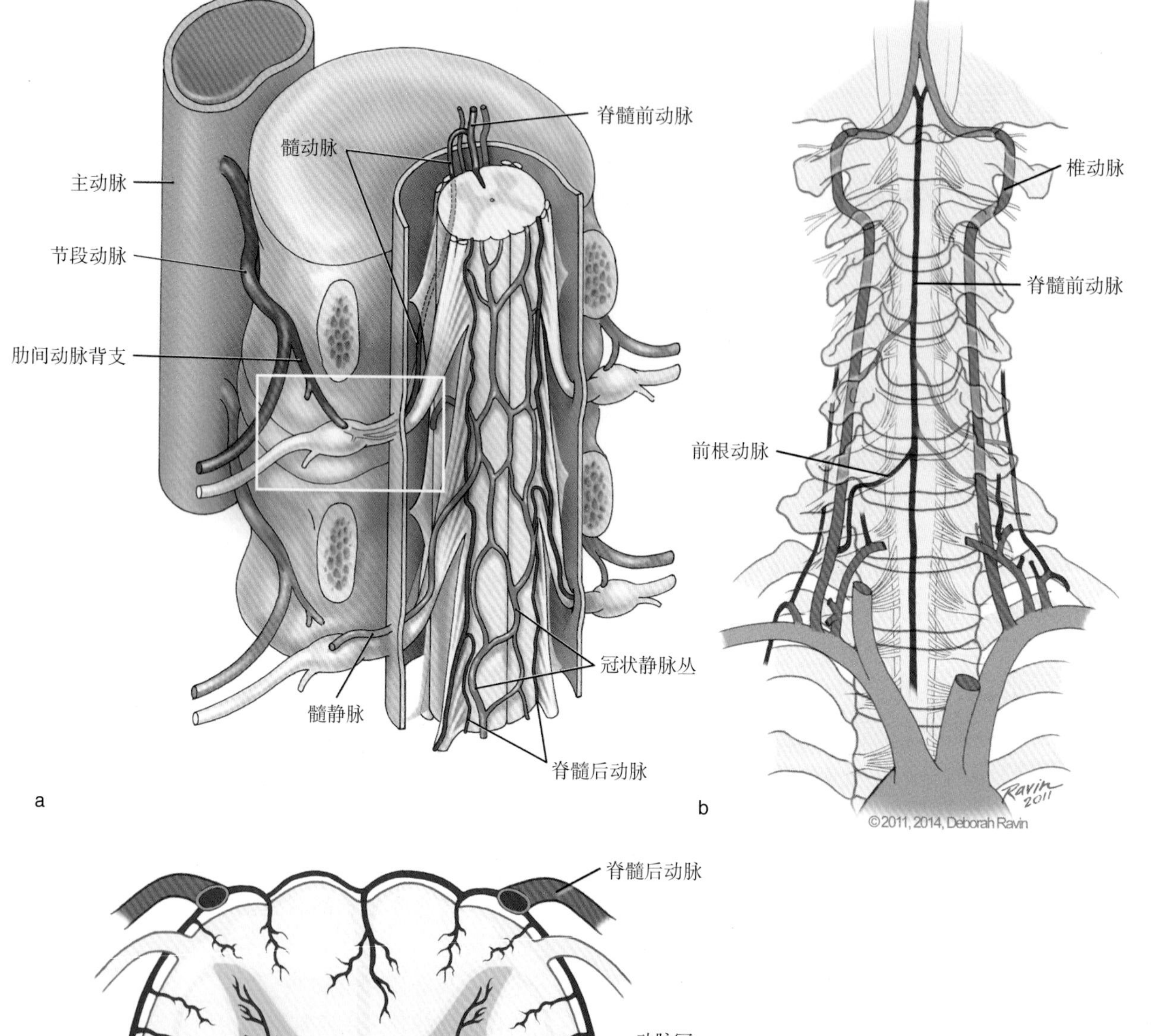

图 80.1 脊髓的动脉供血（a）。脊髓血液供应主要来源于主动脉的分支。参见图 80.2 的局部视图。颈胸段脊髓（b）也接受大量来自椎动脉和颈动脉颅外段的血供（c）脊髓的血供由一根脊髓前动脉和一对脊髓后动脉提供（a 图摘自 Oldfield EH，DoppmanlL. Spinal arteriovenous malformations. Clin Neurosurg 1988; 34: 161-183。b、c 图由 Deborah Ravin 提供）。

网膜下腔出血、水肿或占位效应相关的并且涉及神经轴水平或是伴发有颈椎病的急性神经功能失代偿。首次出血后第一个月内的再出血率为 10%，第一年内为 40%。已报道的球形动静脉畸形死亡率为 18%[7]。

Ⅲ型：青少年型动静脉畸形

与球形动静脉畸形不同，青少年型的病灶由松散的变异病变血管构成，并且通常有多个供血来源。这些病变发生于硬膜内，可以出现在髓内也可以出现在髓外。

青少年与年龄较大的成年人相比，动静脉畸形有较高的发病率。临床表现类似于球形动静脉畸形，也可以表现为与脊髓蛛网膜下腔出血、水肿或占位效应相关的急性神经功能失代偿。

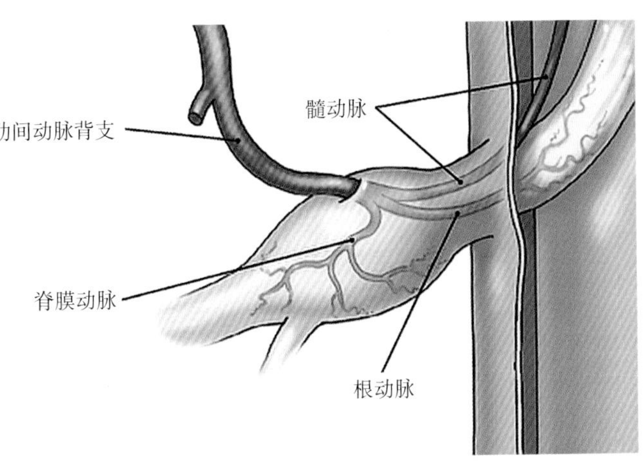

图 80.2　神经根硬膜鞘的循环。节段性脊髓动脉起源于主动脉，进入脊髓分为髓动脉和根动脉。这些动脉供应硬脊膜鞘和神经根的血供并参与硬脊膜动静脉瘘的形成（摘自 Oldfield EH，Doppman J L. Spinal arteriovenous malformations.Clin Neurosurg 1988; 34: 161-183）。

Ⅳ型：软脊膜动静脉瘘

脊髓动脉和脊髓静脉之间直接沟通而没有其他连通血管结构导致了软脊膜动静脉瘘的形成。这些病变位于神经根鞘的内侧并且位于髓外。通常在 30~60 岁的人群中较为多见[3]。

改良 Spetzler 分级系统

Spetzler 和其同事分别于 2002 年和 2006 年两次改良了脊髓动静脉畸形的分类[8, 9]。除了肿瘤性血管病变和脊髓动脉瘤，脊髓动静脉病变还被分类成：硬膜外动静脉瘘、硬膜内动静脉瘘（细分为背侧或腹侧）、硬膜外 – 硬膜内动静脉畸形、髓内动静脉畸形和脊髓圆锥动静脉畸形，如下所述。

硬膜外动静脉瘘

硬膜外动静脉瘘（图 80.4）较为罕见，它由一根动脉远端分支和硬膜外静脉丛之间的直接连通构成。由于这种直接的连通，这些动静脉瘘都是高流量型病变。从大体上观察时，可以发现到硬膜外血管显著充血。这种扩张在神经根或脊髓会导致占位效应。

与其他血管畸形一样，症状的产生都是由于静脉淤血和病变内部高流量导致的盗血与缺血。这些病变适合进行血管内治疗[10–13]。

背侧硬膜内动静脉瘘

背侧硬膜内动静脉瘘（图 80.5），按照旧的命名方式以前称为 I 型硬膜动静脉瘘，涵盖了 80% 动静脉瘘。新的分类根据这些病变的供血血管数量将这些病变分为了几个亚型。A 型病变有一个供血血管，B 型病变有多个供血血管。

背侧硬膜内动静脉瘘由一根供血动脉和冠状静脉丛之间的直接的连通构成。这种直接连通导致了静脉丛动脉化、静脉淤血和水肿。除了静脉流出道梗阻，这些动脉化静脉丛还会导致静脉高压。

腹侧硬膜动静脉瘘

腹侧硬膜动静脉瘘（图 80.6）是脊髓前动脉分支和冠状静脉丛之间的异常吻合。不像背硬膜内动静脉瘘，它们是位于蛛网膜下腔的中线病变。因为它们有单一的供血，这些病变不通过供血动脉的数量和大小来进行分类，而是根据其静脉引流和静脉充血情况进行分类[14]。A 型瘘是血流缓慢的小分流伴有轻度静脉高压，而 B 型和 C 型分流则越来越多，这往往会导致冠状静脉丛明显地扩张。

随着通过瘘的血流量增加，静脉丛的动脉化及脊髓水肿导致进行性脊髓型颈椎病的发生，血管盗血和脊髓压迫也开始出现。病理生理学则表现为静脉回流障碍，冠状静脉丛动脉化，最终导致静脉内高压和脊髓型颈椎病。

硬膜外 – 硬膜内动静脉畸形

硬膜外 – 硬膜内动静脉畸形（图 80.7），以前被分类为青少年型动静脉畸形，有弥漫性多支供血病灶，没有明确的组织学界限，可能侵犯到脊髓、椎管、神经根、骨、肌肉和皮肤。从胚胎发育学上讲，它们可以发生在任何水平的脊髓，因是弥漫性病灶，难以通过栓塞方法进行治疗。

根据以前对于该病的命名定义可以知道，发病率最高的人群为儿童和较为年轻的成年人，当 AVM 病变侵犯至全皮质时，这种临床表现称为 Cobb 征。

髓内动静脉畸形

髓内动静脉畸形与脑动静脉畸形类似，因为它们涉及神经组织。这些病变由脊髓前和后动脉的单个或多个分支之间的吻合构成。根据病灶的血管构筑，它们被分类成紧凑型（图 80.8）或弥漫型（图 80.9）。与脑动静脉畸形类似，畸形团内也会伴发动脉瘤[15]。这些病变具有其相关的流体力学特征：低阻力、高压、高血流量[16]。

脊髓圆锥动静脉畸形

脊髓圆锥病变是相对独立的实体，其复杂的巢型构筑不同于其他形式的动静脉畸形[17]。这些病变通常表现出从脊髓前、后动脉和根动脉的多个直接分流，并同时引流到前、后静脉丛（图 80.10）。它们通常还包含一个真正的以软脊膜为基底的典型的髓外血管球型动静脉畸形病灶，但它也可以有髓内部分参与组成。大体上病灶可以沿整个马尾延伸，这些病变通常也可以引起神经根型和脊髓型颈椎病。

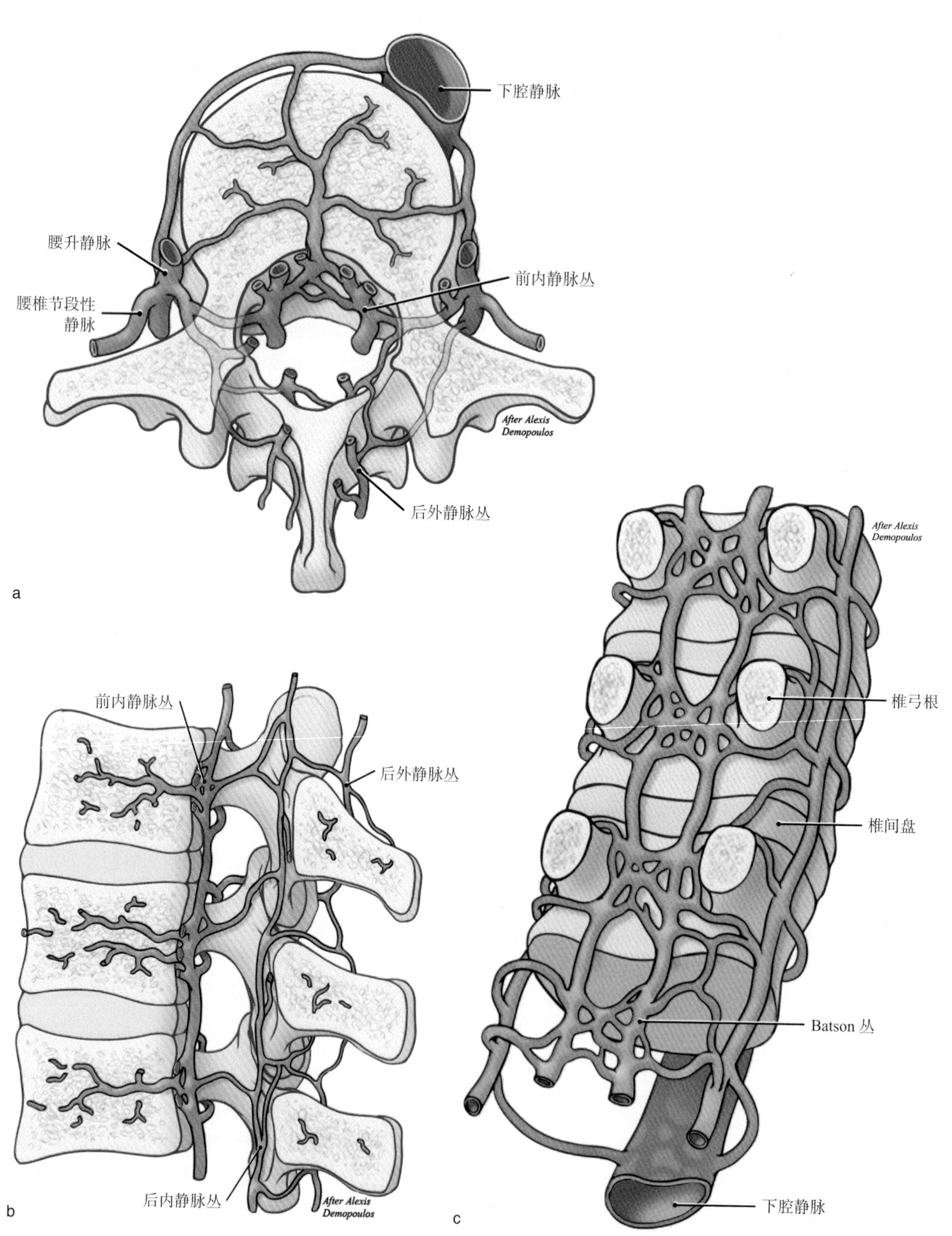

图 80.3 a~c. 脊髓的静脉引流。脊髓具有广泛的静脉引流，包括前内静脉丛和后外静脉丛（摘自 Wells-Roth D，Zonenshayn M. Vascular anatomy of the spine.Oper Tech Neurosurg 2003; 6: 116-121）。

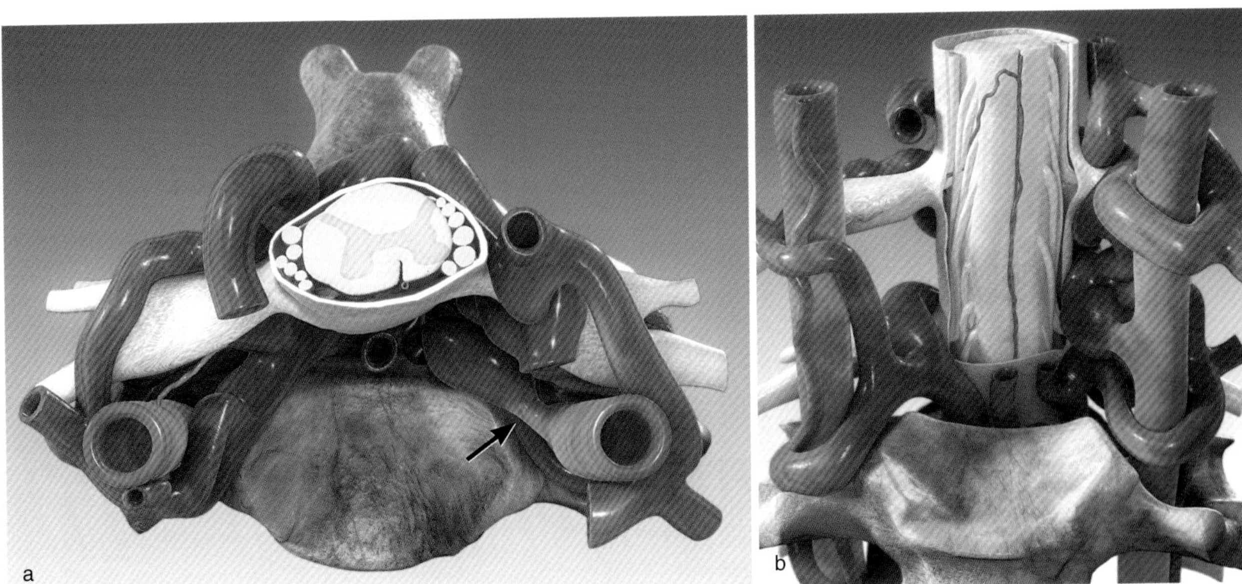

图 80.4　硬脊膜外动静脉瘘。a. 沿左椎动脉的一个穿支看到的一个硬膜外动静脉瘘轴视图（箭头所示）；b. 前面观显示硬膜外静脉充盈可产生对邻近神经根和脊髓的占位效应（由 Barrow 神经学研究所提供）。

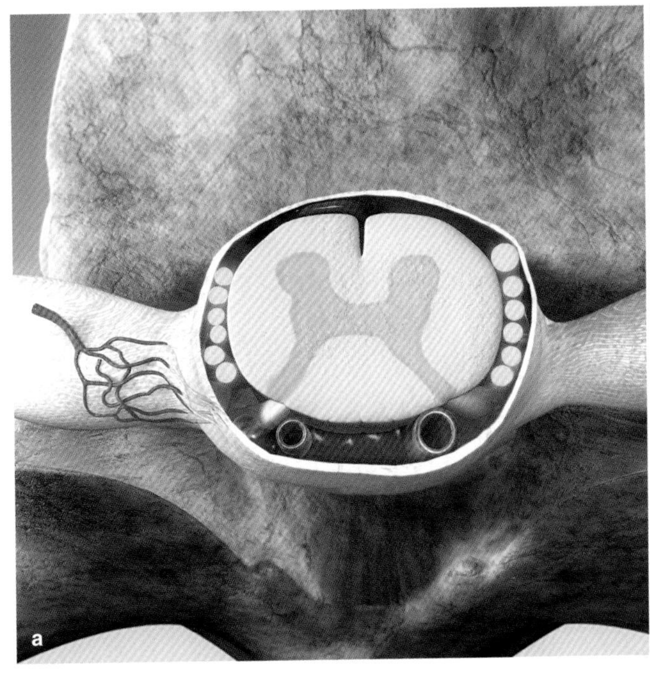

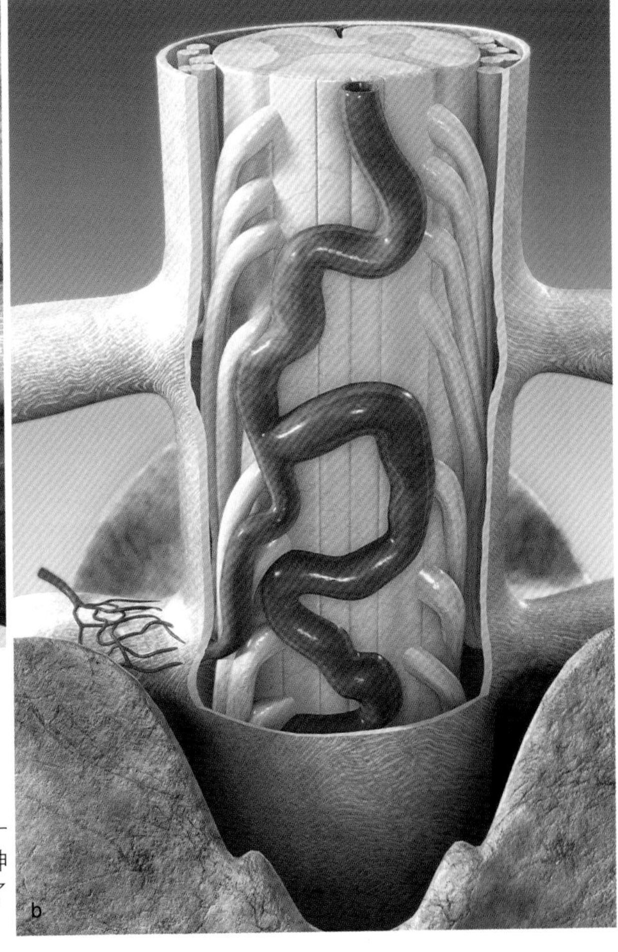

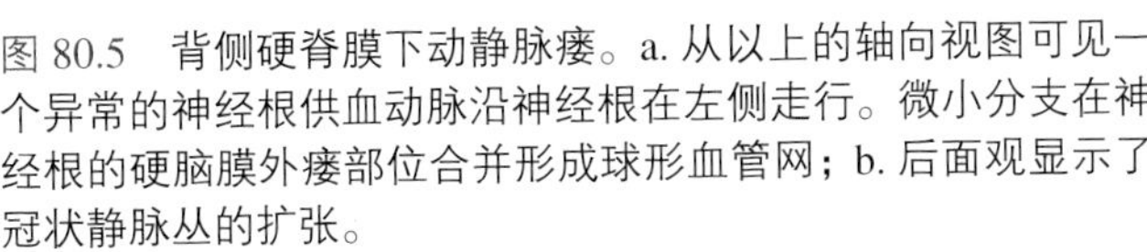

图 80.5　背侧硬脊膜下动静脉瘘。a. 从以上的轴向视图可见一个异常的神经根供血动脉沿神经根在左侧走行。微小分支在神经根的硬脑膜外瘘部位合并形成球形血管网；b. 后面观显示了冠状静脉丛的扩张。

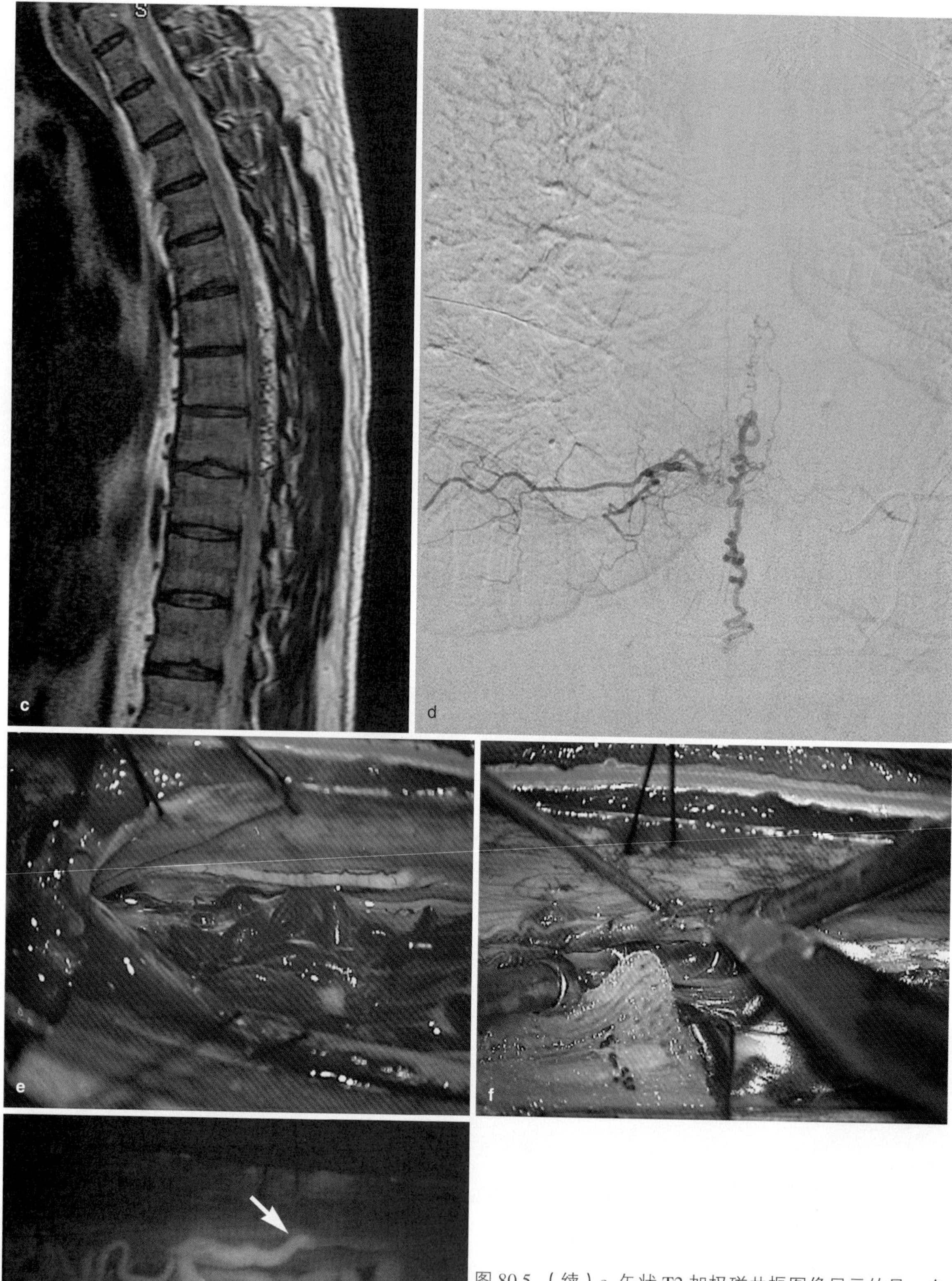

图 80.5 （续）c. 矢状 T2 加权磁共振图像显示的是一个 55 岁的男性，患有渐进性脊髓病，同时伴有肠道和膀胱失禁，提示沿脊髓背侧匍匐爬行分布的血管结构；d. 选择性右侧 T7 节段血管造影显示脊髓背侧硬膜动静脉瘘；e. 术中照片显示有多个扩张的血管复合动静脉瘘的诊断；f. 在 T7 神经根鞘处有一个单一的供血动脉蒂被确认为是瘘口所在的位置；g. 进行吲哚菁绿血管造影确认，瘘端（箭头所示）是封闭的（由 Barrow 神经学研究所提供）。

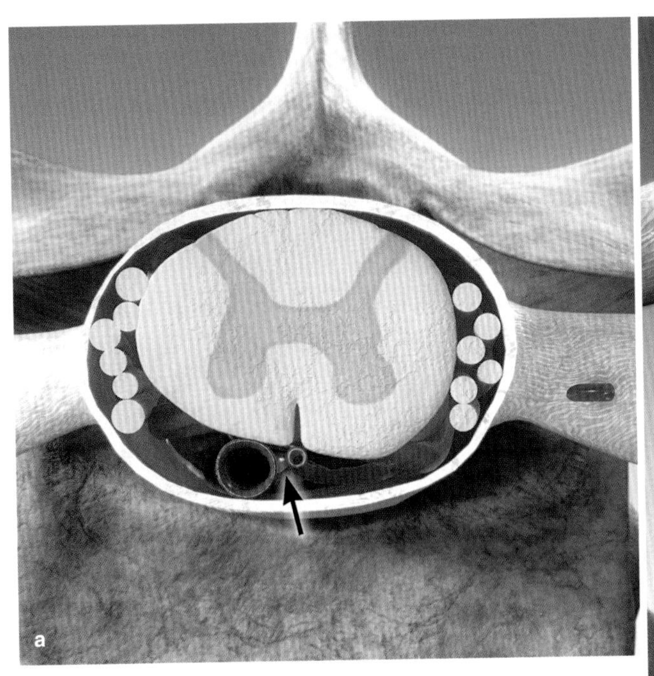

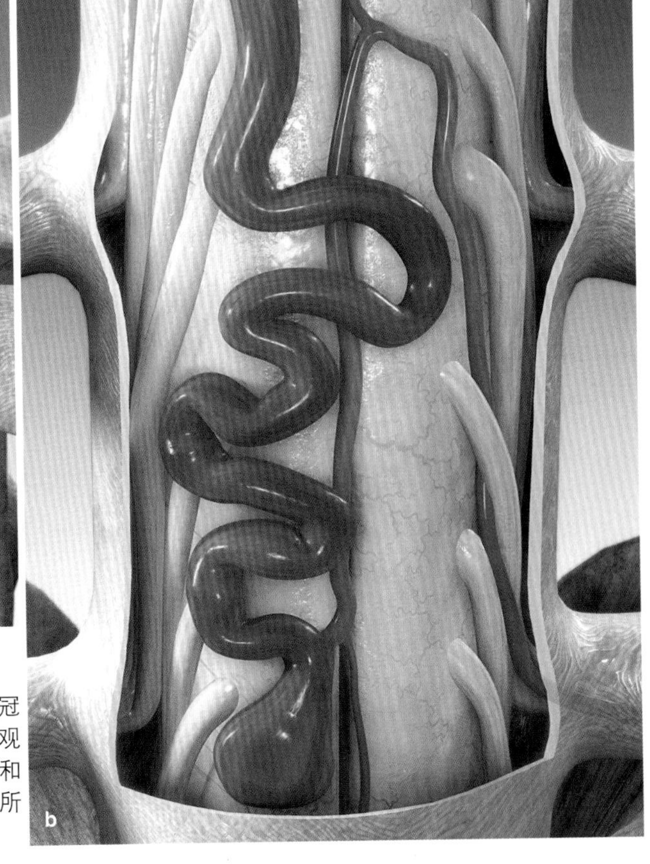

图 80.6　腹侧硬脊膜下动静脉瘘。a. 一个由脊髓前动脉和冠状静脉形成的中线部位瘘的轴位视图（箭头所示）；b. 前面观显示瘘口沿脊髓向前下方面延伸。在这种 A 型病变的近端和远端，脊髓前动脉的走行是正常的（由 Barrow 神经学研究所提供）。

脊髓血管畸形的病理生理学和胚胎发生学

胚胎学

在发育中的胎儿，脊髓动脉供血由节段性髓内动脉和每一级的前部和后部的脊髓动脉组成。妊娠 24 周时，通过一系列的血管发生及退化过程，只有数量有限的髓质动脉剩余。成年后，这些髓内血管只有 6~10 根维持着脊髓灌注。

颈椎节段的动脉来自锁骨下动脉和椎动脉。一段完整的称为颈膨大动脉的节段神经根动脉在 C5–C6 段进入主干。此外，甲状颈干（颈升动脉）和肋颈干（颈深和最高肋间动脉）也可以进行供血。

脊髓胸椎水平是由肋间动脉节段性供血。在病理状态下，乳腺内动脉也可为畸形血管供血。在中胸段区域，根动脉更为突出。通常有一根分支由 T7 段汇入，为 4~8 段的胸段脊髓供血。

前根动脉供应脊髓胸腰段和腰膨大的血供。此唯一动脉通常起源于左第 9、10、11 或 12 肋间动脉（从 T8~L2 段不等）。因此脊髓胸部区段是典型的“分水岭区”，最容易发生低灌注。

病理生理学

硬脊膜动静脉瘘没有相关的致病因素或发生的条件。不过患者以男性居多，而这些动静脉瘘因其发病在成年人时期，所以属于后天性病变。与此相反，脊髓血管畸形是先天性病变，且没有性别优势，这一点与脑动静脉畸形类似。一些研究者推测脊髓血管畸形产生于胚胎发育的早期，也就是脊髓血管发育完好之前 [18]。

节段性 / 硬膜内血管畸形包含一组延伸到脊髓以外的病变，与该神经节段有关联的骨骼、肌肉和皮肤均受到影响。当全部累及时即表现为 Cobb 综合征，也就意味着已经影响到了包括皮肤在内的全层组织。与全皮节受累及的髓节综合征不同，其他先天性综合征已被确切描述过，例如 Klippel–Trenaunay 综合征（KTW）和 Parkes Weber 综合征。在这种情况下，血管畸形通常会导致下肢出现 3 个典型的临床表现：皮肤毛细血管畸形、静脉曲张和淋巴管异常相关的肢体肥大 [19]。

目前已经确认脊髓血管畸形有 3 个病理生理学

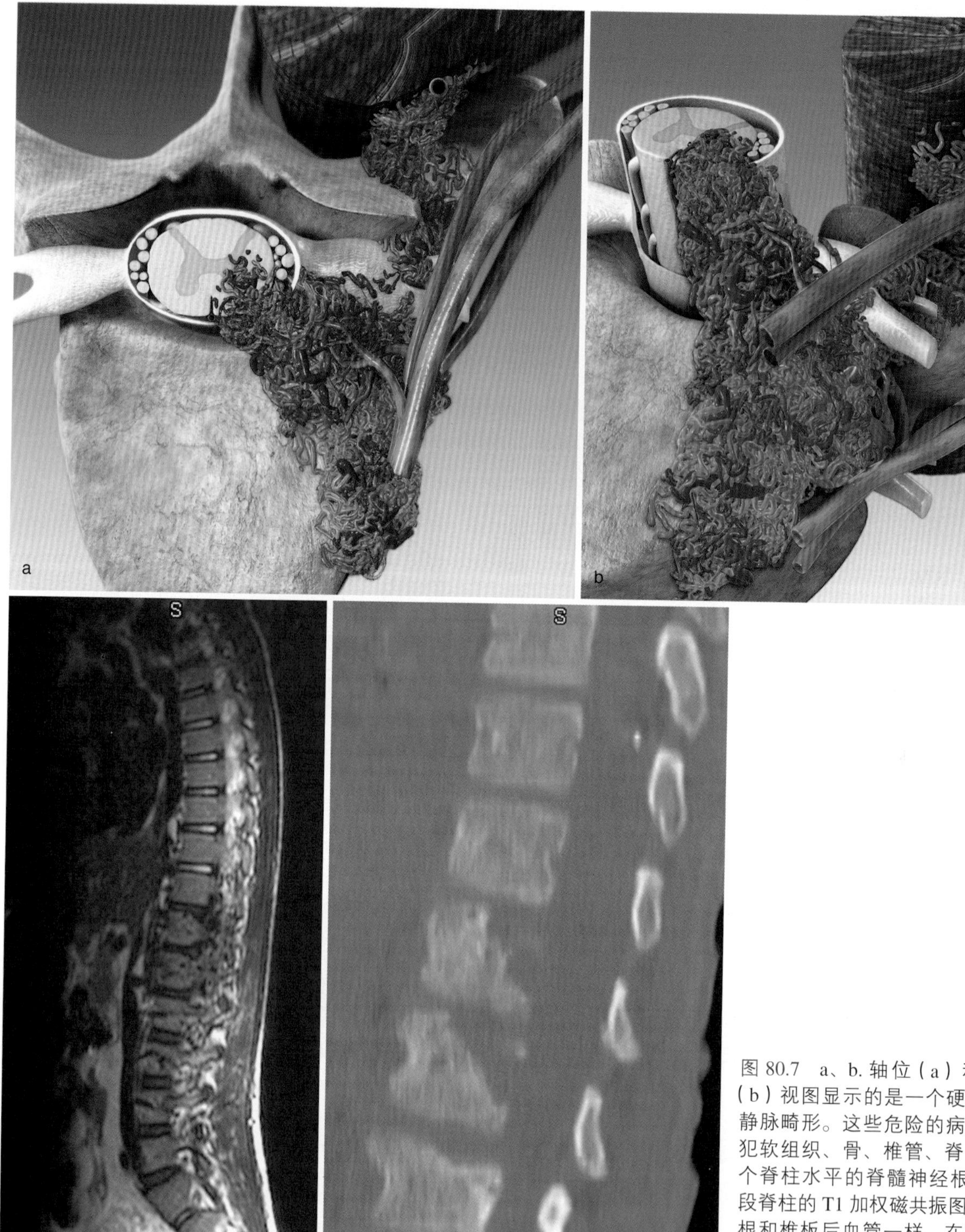

图 80.7　a、b. 轴位（a）和前外侧（b）视图显示的是一个硬膜内外动静脉畸形。这些危险的病变可以侵犯软组织、骨、椎管、脊髓和沿整个脊柱水平的脊髓神经根；c. 胸腰段脊柱的 T1 加权磁共振图像同椎弓根和椎板后血管一样，在硬膜下和硬膜外空间也显示出流空信号；d. 矢状位计算机断层扫描显示出畸形所涉及的脊柱椎体的虫蚀样改变。

机制：静脉高压、血管盗血现象、脊髓实质内或蛛网膜下腔出血。每个机制的发生都取决于血管畸形的类型。由于脊髓硬脊膜动静脉瘘的低流量性，患者的主要症状常常表现为静脉高压。硬膜鞘中从根动脉到根静脉内分流的血液增加了冠状静脉丛和桡静脉的压力[18, 20]。静脉高血压导致了动静脉梯度形成和组织灌注的减少，因此脊髓受到进行性缺氧的影响[20]。Lasjaunias 的研究小组[19]假定是静脉压力增大导致了

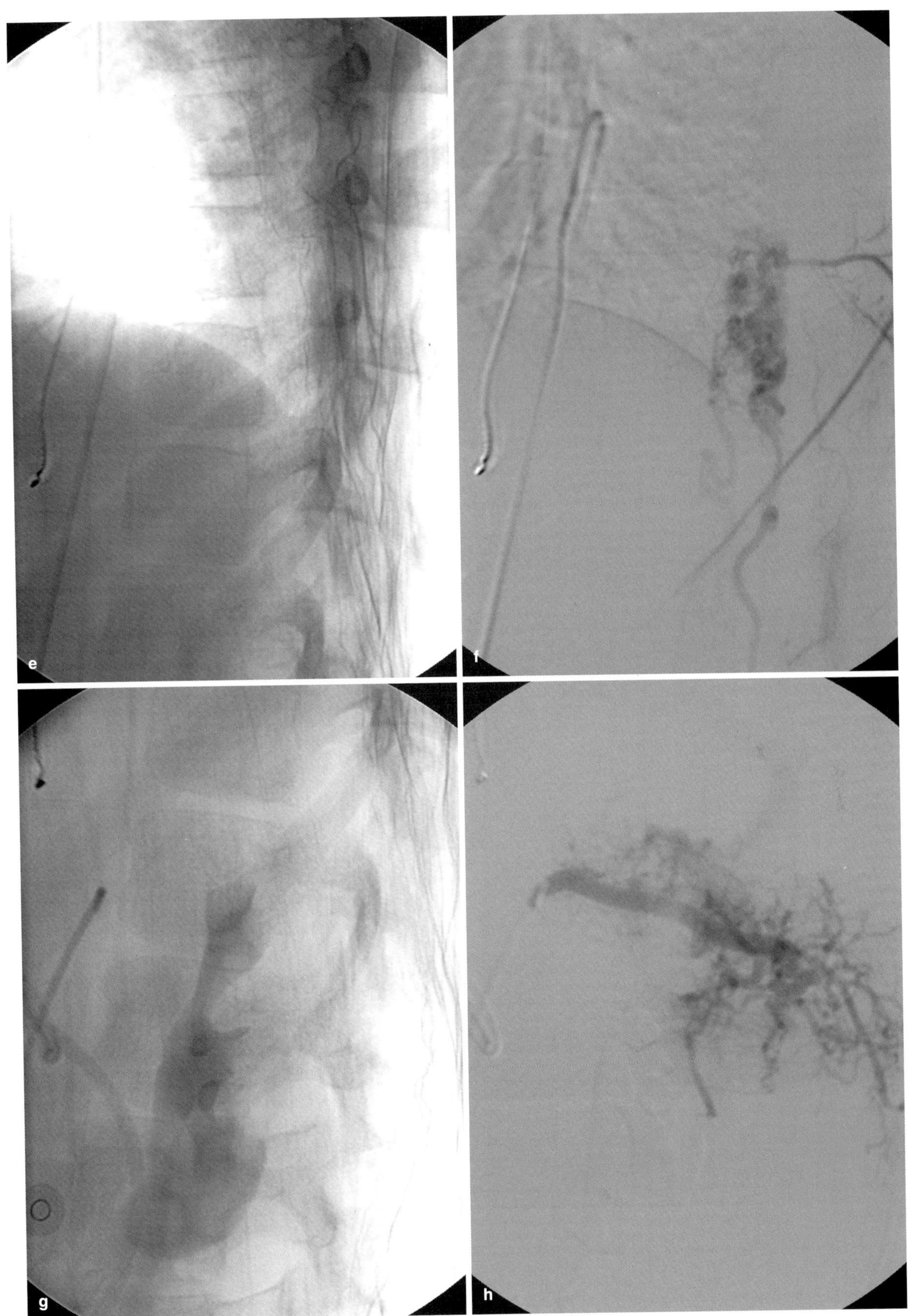

图 80.7 （续）e、f. 显示的是 T9 层面硬脊膜内外动静脉畸形的血管造影的原始图像和减影后图像；g、h. 显示的是右侧 T12 层面硬脊膜内外动静脉畸形的血管造影的原始图像和减影后图像（由 Barrow 神经学研究所提供）。

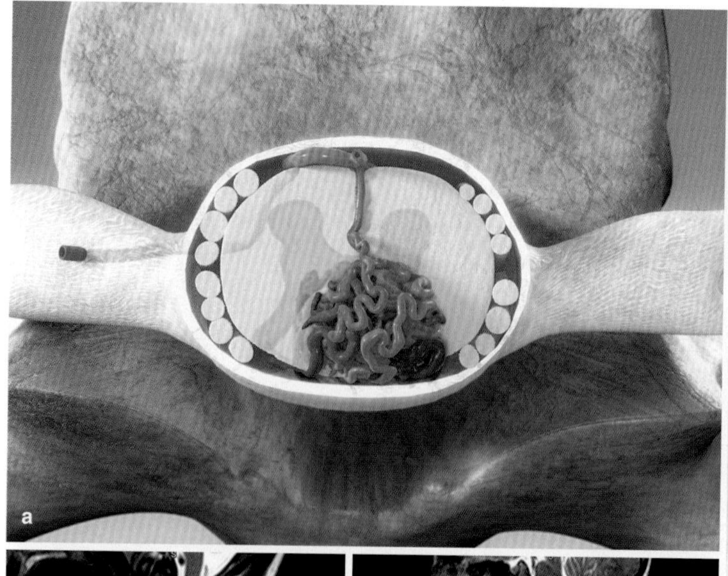

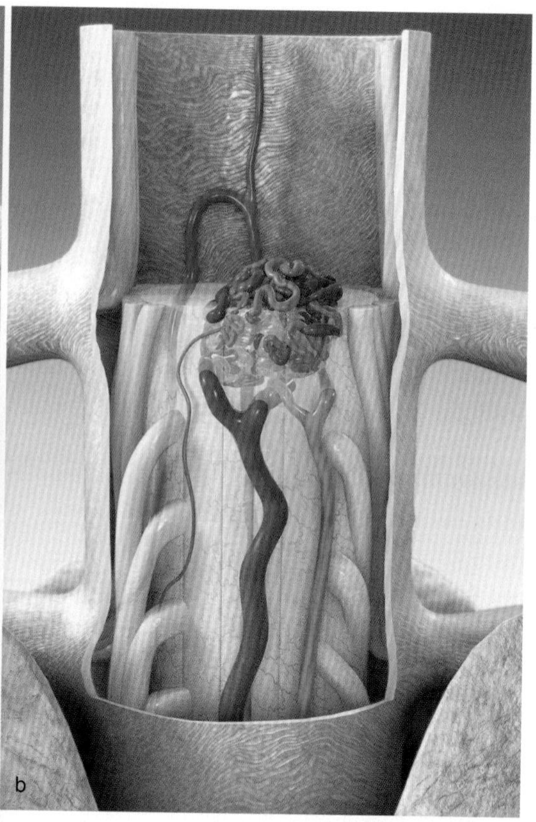

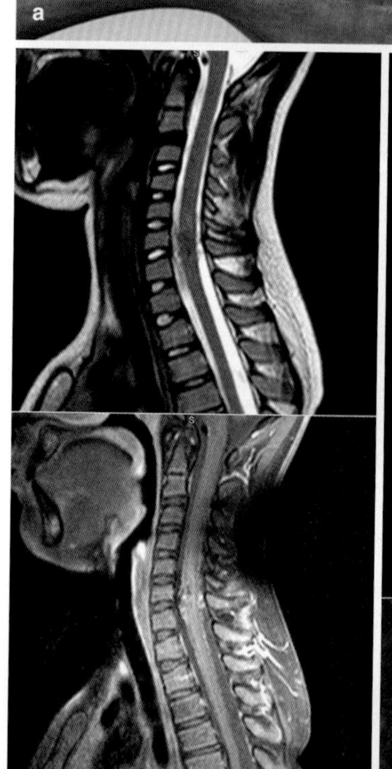

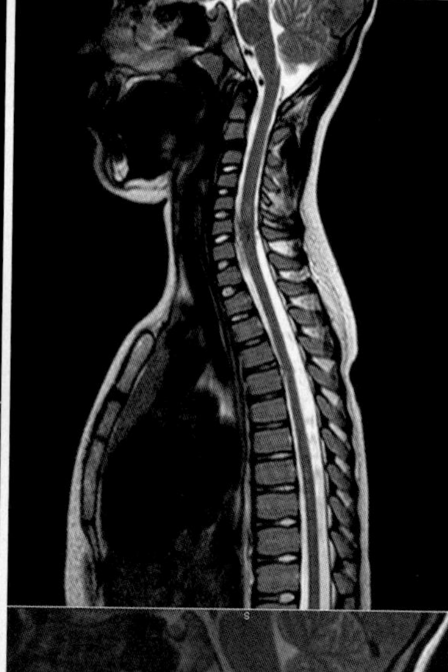

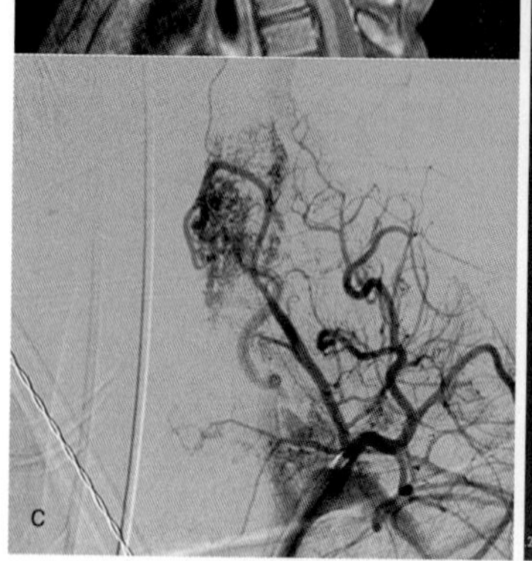

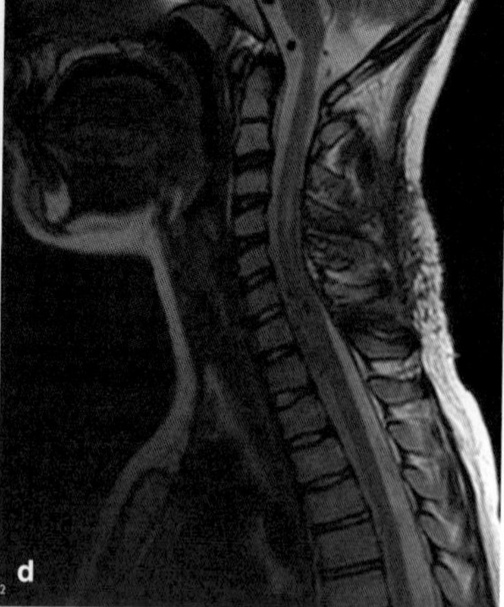

图 80.8 紧凑型髓内动静脉畸形（AVM）。a. 脊髓前动脉主干供血的轴位视图，注意动静脉畸形的弥散和紧凑程度；b. 后面观显示由脊髓后动脉发出的额外的供血分支，加强了这种脊髓动静脉畸形的紧凑性。部分的动静脉畸形明显沿脊髓表面走行；c. 磁共振矢状位 T1 和 T2 相（顶部和中部）和选择性脊髓血管造影（底部）显示在 C7-T1 段处的动静脉畸形。该患者接受了完整的病变切除手术和脊髓减压术；d. 术后 T2 加权磁共振成像显示病变已经完全闭塞（由 Barrow 神经学研究所提供）。

渐进性髓内扩张，而这也可能会导致在受影响区域的血管自动调节功能的丧失。

血管盗血机制在脊髓动静脉瘘表现不显著，因为硬膜鞘和脊髓有不同的血液供应。因此，只有在脊髓存在大量分流而减少主动脉内血流，导致其内压力不够时才能够引起症状。与脊髓血管畸形相反，硬脊膜动静脉瘘的低流动性无法表现出这种现象[18, 21]。

脊髓动静脉畸形是由根动脉、脊髓前动脉、软

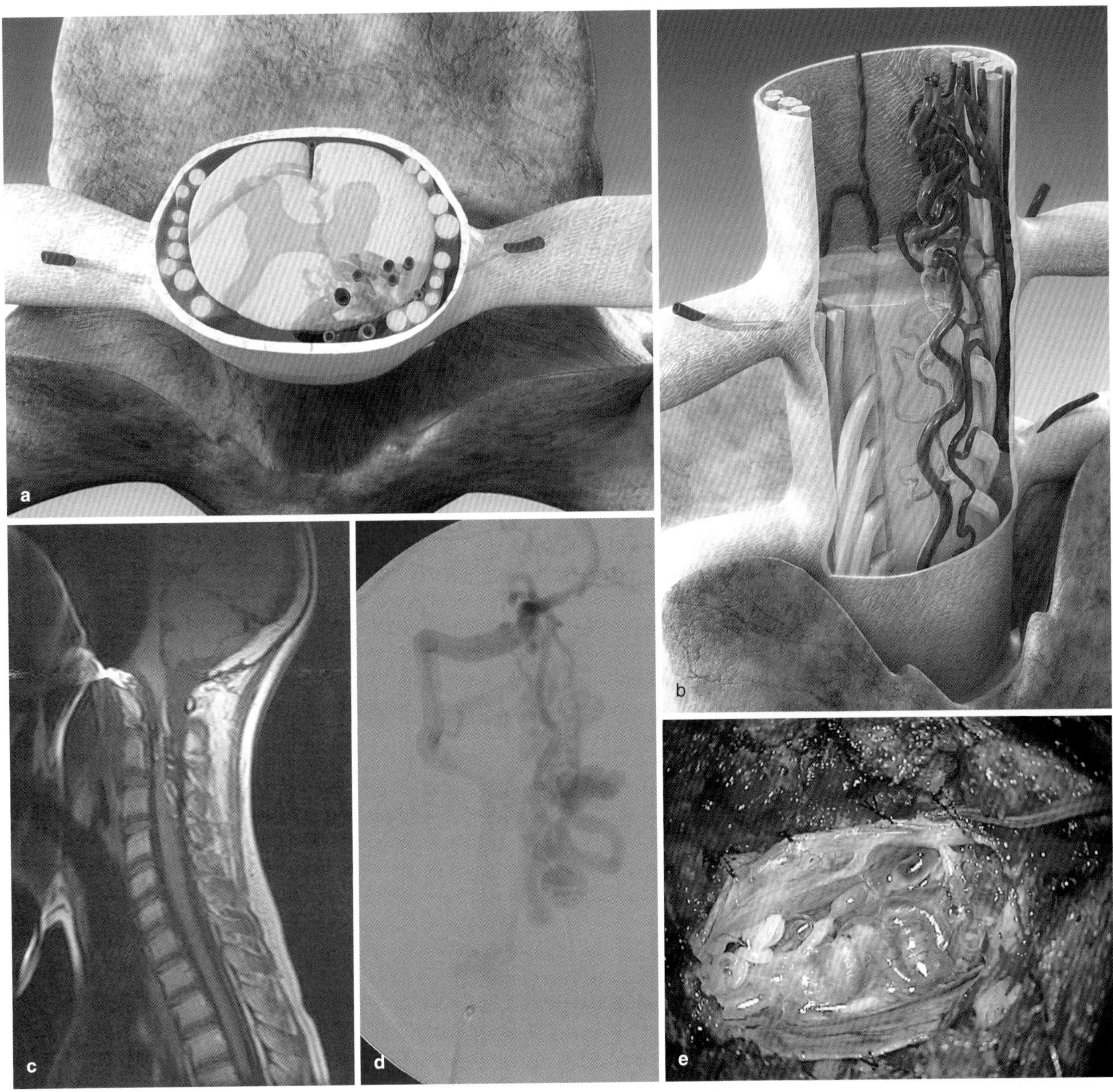

图 80.9　弥漫性髓内动静脉畸形（AVM）。a. 介于脊髓实质环内的动静脉畸形的轴位视图。动静脉畸形的部分组织沿软脊膜进入蛛网膜下腔；b. 斜背侧视图显示病灶穿入、穿出脊髓实质。其动静脉畸形之间明显夹杂着正常的神经组织。这个现象表明了这些病变的弥散性特征。有一个典型病例：一个 12 岁男孩，突发疼痛和四肢瘫痪，同时伴有蛛网膜下腔出血；c. 磁共振矢状 T1 相显示颈椎脊髓内的异常血管；d. 右椎动脉造影显示由肌肉内分支和脊髓前动脉供血的弥漫性髓内动静脉畸形；e. 图为术中所见弥漫性动静脉畸形病灶（由 Barrow 神经学研究所提供）。

脊膜血管网络供血，或由位于脊髓神经表面或实质内的血管综合供血。脊髓动静脉畸形是典型的高血流病变。因此，在这些病变血管引起的盗血是导致脊髓缺血的主要机制。

通常，这些高流量分流与髓动脉的多个供血动脉同时供血有关。动脉瘤和静脉瘤与高流量瘘相关，并显著增加脊髓出血风险。这些研究结果高度提示动静脉畸形的存在[18, 21]。

临床表现

脊髓动静脉瘘和脊髓血管畸形有不同的临床表现和自然史。这两个群体最常见的症状是运动无力、感觉障碍、尿失禁和疼痛，而脊髓出血明显多见于脊髓动静脉畸形[18]。

一个全面的病史和体格检查是区分脊髓血管病变与其他神经系统疾病的关键。必须考虑其相应的鉴别诊断，

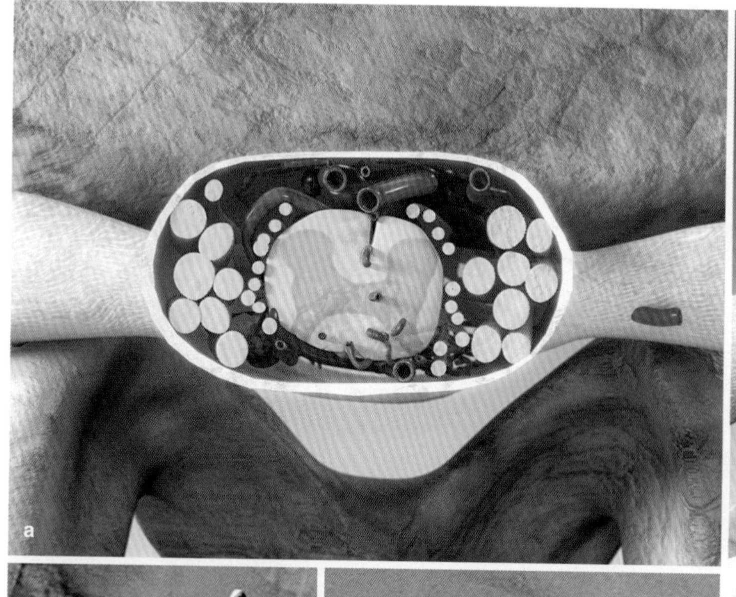

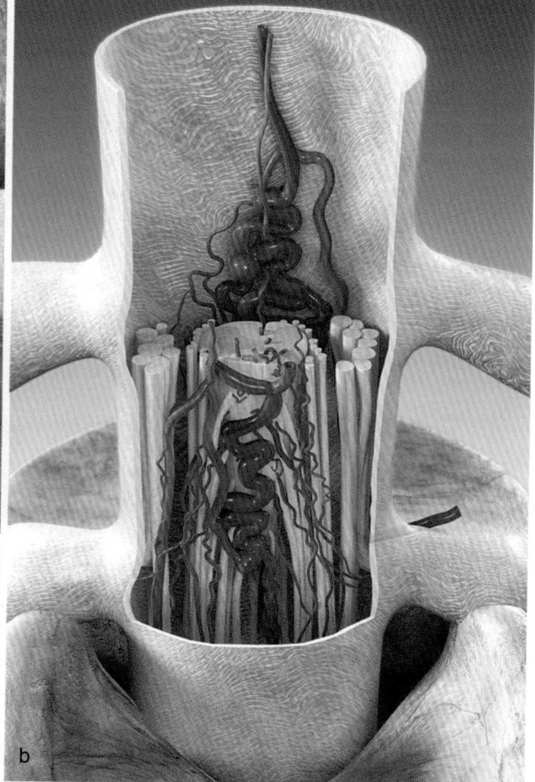

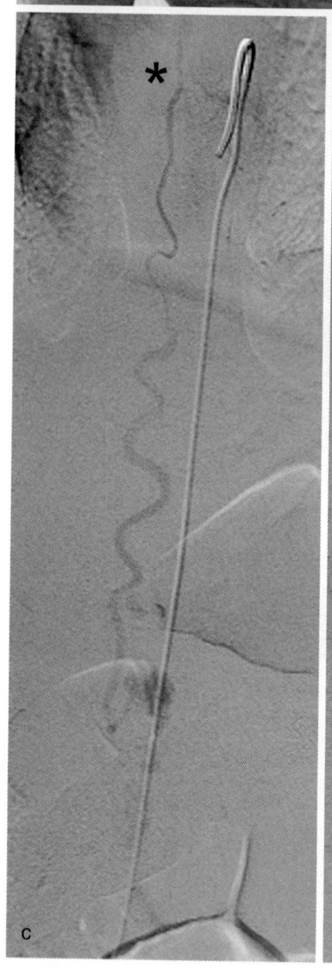

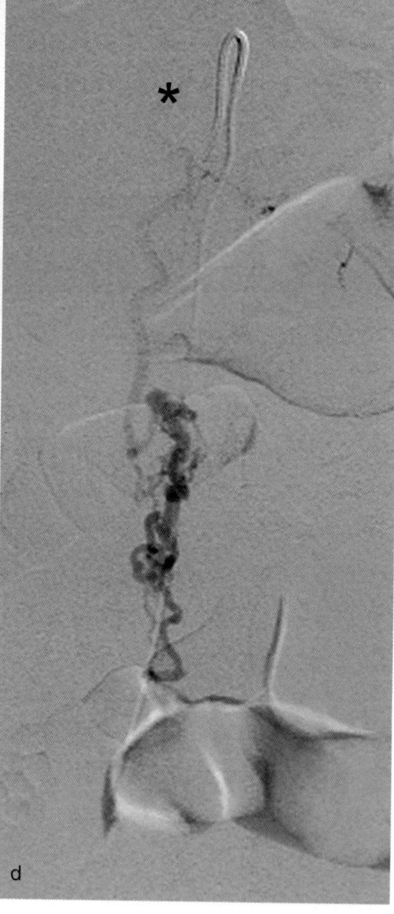

图 80.10 脊髓圆锥动静脉畸形（AVM）。a. 周围视图显示脊髓前、后两个方向的血供。注意动静脉畸形邻近的马尾神经根；b. 后面观显示了这些病变血管构筑的复杂性。同时涉及脊髓前、后动脉、根动脉和引流静脉；c~h. 典型病例：术前脊髓血管造影显示病灶在 Ll-L3 水平存在有来源于左侧 T9 和左侧 T12 根动脉的血流供应，同时显示出了脊髓前动脉的充盈状态（*）。通过在 T12 左侧供血动脉选择性 α- 氰基丙烯酸正丁酯栓塞来治疗动静脉畸形，然后通过 Ll-L3 段的椎板成形术来彻底切除病灶。术中照片（e）显示了在脊髓圆锥水平的一个曲折的动脉化静脉病灶（从另一个不同的病例）。治疗后的血管造影图像显示保护了从左 T9 及 T12 根动脉通往脊髓前动脉的供血（**）（由 Barrow 神经学研究所提供）。

要评估患者的其他条件。这对于了解患有动静脉瘘与动静脉畸形这两类不同病变的临床表现形式非常重要。

脊髓动静脉瘘

脊髓动静脉瘘患者可以有不同程度的临床表现，从仅有非特异性症状到出现严重的运动障碍都有可能。蛛网膜下腔出血在动静脉瘘患者中较为少见[21]。动静脉瘘较常见于 50~80 岁的成年男性[3-6]。有症状的患者出现胸腰椎疼痛可伴或不伴有神经根型颈椎病。这些症状可能在几个月或几年的时间内逐渐加

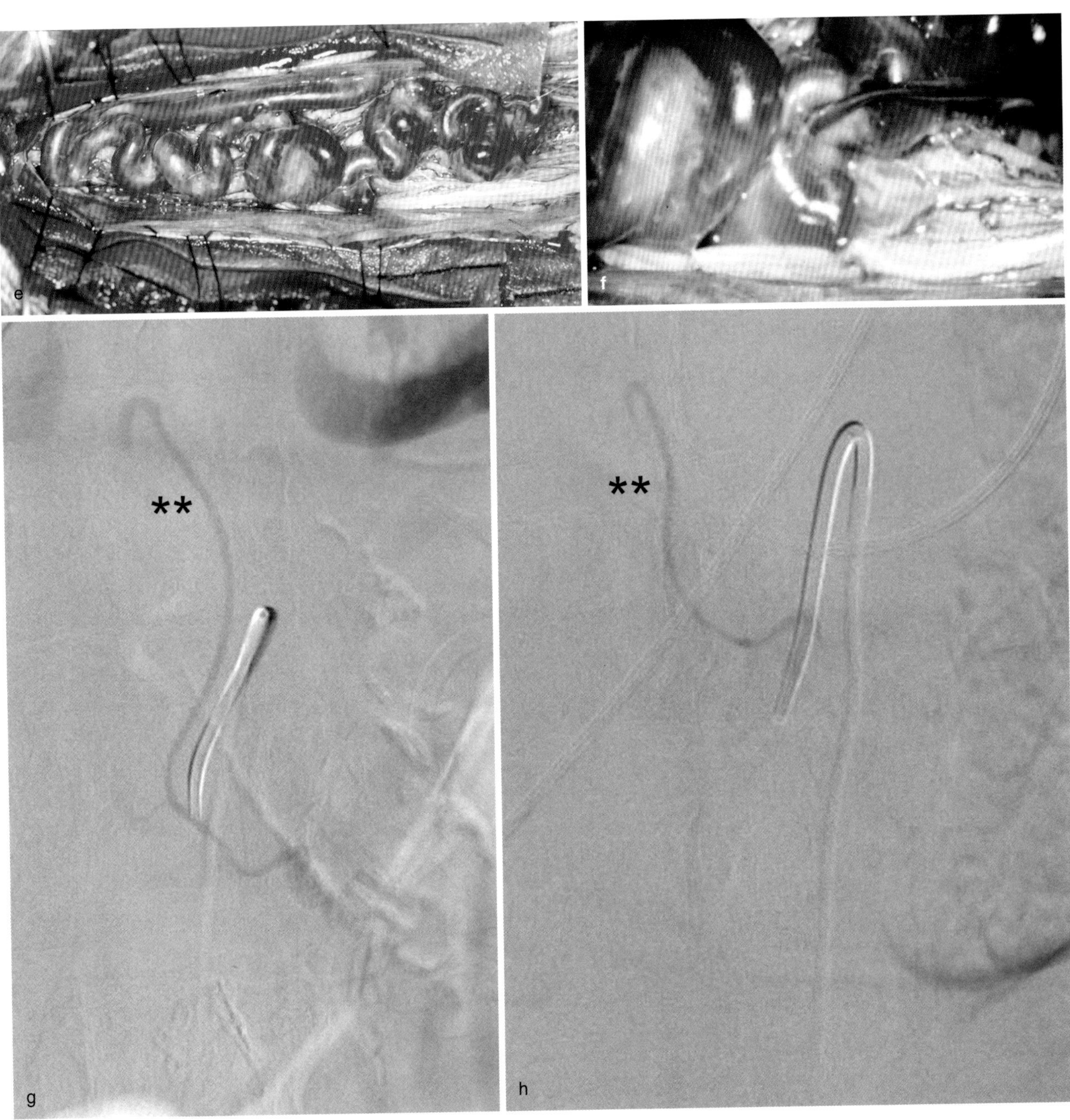

图 80.10（续）

重，并出现渐进性感觉运动障碍和肠道、膀胱功能障碍。主诉可以是包括运动和姿势变化导致的体位性疼痛，而症状的出现是由于其导致了静脉阻塞，因而进一步导致了症状的恶化。而其发作是由于进行了增加腹内压的活动，如 Valsalva 动作、紧张，或者是类似于妊娠的可增加其血流量的生理状态。

尽管在某些情况之下会缺乏运动障碍类的临床表现，但该疾病还是会被误诊为椎管狭窄或神经性跛行而导致确诊时间延迟。会有极少数的患者可能受到亚急性坏死性脊髓炎这种极端型脊髓动静脉瘘的影响。这种综合征会由于静脉血栓形成而导致血管阻塞，进而引起导致快速进行性脊髓病变和神经系统的损害。尽管其相应的临床症状十分严重，但这类疾病对于治疗的反应是比较好的[4, 5]。

脊髓动静脉畸形

脊髓动静脉畸形均等地分布在整个脊髓轴上。因此，与脊髓动静脉瘘不同，脊髓动静脉畸形可发生于颈段、中胸段及脊髓圆锥，且其会导致上肢和下肢的严重症状的出现。

与脊髓动静脉瘘的症状逐步加重不同，脊髓动静脉畸形患者存在病变水平段突发腰痛的情况。这些病变通常发生在年轻的患者中（15~40 岁），在儿童中以男性为主，但在较大年龄的患者中没有性别优势。其症状通常由脊髓实质出血、蛛网膜下腔出血、血管盗血和脊髓内的占位效应引起[19, 21]。此外，患者症状可由随身体生长发育而同时生长的动静脉畸形引起，其周围神经组织受压迫和充血后可产生相应的占位效应，这些症状可以不伴随出血而产生。

有种现象称为“coup de poignard of Michon”（“米肯之刺”），患者在蛛网膜下腔出血和快速发生背部疼痛的同时血管造影却显示阴性的结果时应该怀疑脊髓动静脉畸形。

术前评估

术前评估包括详细的病史询问和细致的神经系统检查（表 80.1）。辅助检查包括基线尿动力学状态检查和适当的影像学检查来确认血管畸形的诊断。胸腰段动静脉瘘磁共振成像通常显示为硬膜内匐形的血管结构，表现为 T2 加权像上的血管流空信号，同时在液体反转成像序列上显示为脊髓的血管源性水肿。硬脊膜下的血管畸形是表现在脊髓实质内的病变。一旦诊断成立，应对其病变解剖结构进行更加全面的检查，即行数字减影脊髓血管造影。脊髓动脉造影是诊断脊髓血管畸形的金标准。

表 80.1　临床检查结果及相关潜在的病理性血管畸形

检查结果	病理学基础
脊髓听诊杂音	硬膜动静脉畸形
病变尾部反射亢进	硬膜动静脉畸形 / 硬脊膜动静脉瘘
上运动神经征	硬脊膜动静脉瘘 / 硬膜动静脉畸形
无力	硬脊膜动静脉瘘 / 硬膜动静脉畸形
肌张力增加	硬脊膜动静脉瘘 / 硬膜动静脉畸形
鞍区感觉障碍	硬脊膜动静脉瘘
步态障碍	硬脊膜动静脉瘘

脊髓血管畸形的手术治疗

每一个脊髓血管畸形都是独一无二的，因此，必须为每一个患者分别设计个性化的治疗方案。对脊髓血管畸形的治疗方法包括开放手术切除、血管内介入栓塞、放射外科治疗或这些治疗方案进行组合。

手术治疗时应在全身麻醉下进行神经电生理监测。体感诱发电位和运动诱发电位可用于评估脊髓功能。运动诱发电位对于由脊髓前动脉供血的动静脉畸形尤其有效。在整个过程中，平均动脉压应保持在 60~80 mmHg 之间，以防止低血压以及脊髓缺血。

大多数脊髓血管畸形可能在患者处于俯卧位时较容易暴露。患者平卧在一个 Wilson 支架或胸支架上，通过 X 线技术来确定病变的脊髓节段。后正中入路通过骨膜下剥离中线进行，分离并暴露病变层面的结构。在手术过程中对椎板进行整体切除，并在手术结束时进行整体复位。通过切断病变层面上、下部的齿状韧带可以对脊髓进行松解，使得位于脊髓腹侧的病变从后方也能较易到达。可以应用显微外科技术进行手术。病变特异性的注意事项在下文中讨论。

手术技术

脊髓动静脉瘘

脊髓动静脉瘘的治疗目标是永久消除脊髓的静脉充血。这个目标可以通过切除病灶或阻断硬脊膜和扩张的冠状静脉丛之间的瘘的引流静脉来实现。动静脉瘘的单纯阻断可以永久性解决静脉淤血问题并使得众多患者颈椎病症状得以改善[18, 21–24]。

动静脉瘘的外科治疗步骤首先是在脊膜病灶和髓内引流静脉瘘层面上下各一层的水平打开椎板。在中线打开硬脊膜后可以见到动脉化的脊髓静脉。我们常规使用吲哚菁绿荧光造影来确定动脉化的静脉[25–27]。这条血管几乎总是在脊髓后根硬脊膜的部位穿出硬脊膜。

在识别和确认动脉化的髓静脉之后，对其进行电凝，并且在其进入硬脊膜内层的位置将其进行锐性分离。髓静脉被阻断的短短数分钟内，静脉就可出现肉眼可见的明显变化。有一个以上动脉化髓静脉的患者，或同时存在硬膜外和硬膜内静脉引流的患者，特别注意要将瘘口切除或者进行电凝闭塞。然而，如果这些节段性肋间动脉是瘘的供血动脉，并且供应脊髓的髓动脉也起源自该血管，那么瘘点就并不能被切除或者阻断[28]。有一点特别要注意：5%~15% 的动静脉瘘由肋间动脉供血，这些动脉也可以通过脊髓动脉供应脊髓[18, 29]。当这种情况发生时，单纯的硬膜下阻断动脉化的髓静脉是首选治疗方案，因为它可以持久的闭塞动脉瘘，并且不会有动脉闭塞和脊髓梗死的风险[22, 28, 29]。我们常规在阻断结束后使用吲哚菁绿荧光造影来确认瘘已经闭塞。

硬脊膜的水密关闭是用 6–0 尼龙线缝合，并使用纤维蛋白胶加固。切除的椎板进行复位重建椎管后方结构，以减少向后凸畸形发生的风险。浅表伤口则以多层叠加的形式进行缝合。

脊髓动静脉畸形

对于脊髓动静脉畸形而言，术前对诊断性脊髓动脉造影进行仔细的评估。对于伴有急性蛛网膜下腔或脊髓实质出血的患者，手术通常推迟进行，有利于血肿液化。脊髓动静脉畸形和动静脉瘘的巨大供血血管的术前栓塞可以降低血流量和血管张力的，是一个有用的辅助因素。

患者必须采用标准的俯卧位来进行手术区域的暴露，需要同时暴露病灶所在位置的上一级和下一级椎板。由中线处打开硬脊膜，于硬脊膜开口下方保护好蛛网膜以避免动静脉畸形病灶在硬膜切开时受到损伤。固定缝合技术能保证硬膜的固定和术野的清晰。精细的止血是保持动静脉畸形病灶取得最佳可视效果的关键[30–33]。在进行髓内病灶的显微手术操作之前可以使用术中造影或者术中超声检查来对病灶进行定位[34, 35]。

在颈部和胸部区段，脊髓的腹外侧象限是通过切除齿状韧带的一个扩展的后外侧入路进行暴露的[36, 37]。这种技术可以暴露腹根入口区域、同侧脊髓腹侧半表面及脊髓前动脉，有助于暴露脊髓腹侧的动静脉畸形。首先做一个标准的正中切口，然后于病变水平段横向扩展、单侧分离，并且牵开椎旁肌肉。进行椎板的切除，同时去除一侧的关节突关节和椎弓根。在后根的进入区切开硬脊膜。最后切开同侧齿状韧带，缝合牵引齿状韧带来上抬和牵引脊髓组织。此入路的技术难点在于脑脊液漏的处理、入路的手术技巧和脊柱的不稳定的融合处理[38–40]。

与中胸段或胸腰段的动静脉畸形相比，在颈段多余的正常血管形成的动静脉畸形有接近全切除的可能性。类似于脑动静脉畸形，对于高级别的脊髓动静脉畸形：巨大病变、位于前面节段、位于脊髓实质内，由于手术致残和死亡率较高，手术治疗往往延期进行。胸腰段髓内动静脉畸形的手术风险更高，因为此段脊髓更加缺乏侧支循环。在胸腰椎段的腹侧髓内病变通常会采用反复的血管内栓塞进行治疗[11, 18, 30, 31, 41–43]。

髓内血管团型动静脉畸形

与中枢神经系统其他病变的切除一样，髓内动静脉畸形切除要求沿着病变周围的胶质细胞增生带进行切除。在软膜缝合的同时进行背侧脊髓的横向牵开，同时断开齿状韧带。在进行畸形边缘游离的同时，使用双极电凝以逐步缩小动静脉畸形并使其在操作过程中破裂出血的风险减小。在分离病变的过程中，通过电凝而使动静脉畸形逐渐萎缩也较病灶充盈时操作更加简单。此外，在不影响到脊髓实质的情况下进行软脊膜下的切除也可以用于阻断髓内动静脉畸形[25, 26]。我们并不提倡在动静脉畸形团可能侵入脊髓实质内时进行脊髓实质内的探查（图 80.11）。尤其是我们不主张切除完全栓塞动静脉畸形，因为可能会需要额外切

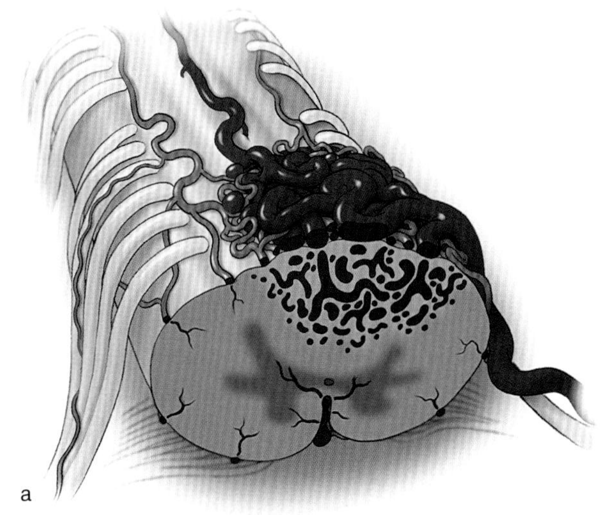

a

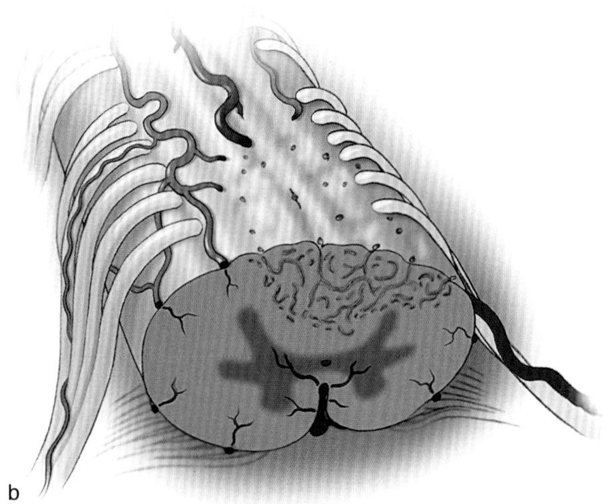

b

图 80.11 a. 一个血管球型脊髓动静脉畸形（AVM）影响到了背侧脊髓。动静脉畸形病灶通过脊髓实质延伸到软膜外的空间。相关供血动脉来自脊髓后动脉，畸形团内的动脉瘤、动脉化的引流静脉都可以见到；b. 动静脉畸形病灶软膜外部分已被切除，剩下了病灶实质部分。也就是血管巢的绝大部分已被切除，颈脊髓血管畸形已基本上失去了血供（由 Barrow 神经学研究所提供）。

除部分软脊膜内脊髓实质。

残留的脊髓动静脉畸形与颅内的病变发生相比具有不同的自然史。脊髓动静脉畸形的部分切除似乎可以缓解临床症状，同时通过减少对脊髓实质部分的操作，可最大限度地减少手术导致的并发症。根据我们的经验来看，这种技术简化了复杂脊髓动静脉畸形的手术切除，在改善术前功能的同时，最大限度地减少了手术相关的并发症。在手术过程中至少保留一个主要的引流静脉，直到畸形周围分离完毕，并且处理掉所有的供血动脉。当然，如果在术前已通过血管内技术将畸形团进行栓塞，这个步骤可以省略[18]。

硬脊膜内外动静脉畸形

硬脊膜内外动静脉畸形通常不适合完全切除和栓塞，但也有文献报道几例全切除的病例[11, 37, 43]。通常治疗的主要目标是离断畸形的供血动脉。由于手术离断供血动脉的过程存在着较高的出血风险。因此，根据畸形的大小、位置和供血动脉情况，选择术前栓塞[12–14, 30–32, 34, 35, 43]、分期操作，或两者治疗方式同期进行，治疗的策略主要取决于病变的大小、部位和供血动脉的特点。一旦病变暴露以后，手术的目标是确定供血动脉位置和减少病变的血供，这有助于减轻静脉高压和占位效应。鉴于有着重大的出血和神经功能损害风险，因此不建议进行病变的整体切除。

脊髓圆锥动静脉畸形

脊髓圆锥动静脉畸形根据其血管构筑进行分类，可以同时有来自脊髓前动脉和后动脉来源的血供。因此这些病变通常存在较大的动静脉短路和粗大的引流静脉[44]。血管内介入和外科手术切除联合会取得较好的疗效。术前血管造影可以确定并栓塞脊髓前、后动脉。栓塞后，后方入路可以用来切断脊髓圆锥水平的大的引流静脉。

由一个标准仰卧位经由脊柱后方的手术入路进行手术暴露。在解剖学上，脊髓圆锥动静脉畸形有球型、紧凑型血管畸形，病变跨越髓外空间并延伸至脊髓实质内。对髓内血管畸形团的切除类似于用于髓内动静脉畸形切除的方法。软脊膜切除也能在不影响脊髓实质的情况下去除足够多的病变血管灶[25]。较为独特的是，在脊髓圆锥水平，可能会涉及功能性神经根，因此，在术中需要进行电生理监测和细致的护理，以避免损害功能性神经根。静脉瘤应利用双极电凝进行处理。然后，硬脊膜以水密的方式关闭缝合。椎板成形术或固定融合的方法取决于病变的脊髓节段和脊柱稳定性因素。

术后血管造影

术后应该强制性进行血管造影以确认动静脉畸形栓塞情况。我们建议分别于术后第 1 年、第 3 年、第 5 年和第 10 年进行血管造影复查。部分患者可能在接受显微外科畸形切除手术后发展成为脊髓栓系。这些患者需要经常接受复查，及时进行疗效观察以防止神经功能缺损恶化。

患者预后

由于脊髓动静脉畸形的患病率低，目前没有对此类病变的不同诊疗策略随机对照研究。大多数的此类疾病的治疗文献都是有限的较小样本或者是个案报道（表 80.2）。目前可采用 Aminoff–Logue（AL）分级系统来评估由脊髓血管畸形导致的神经系统损害程度，并且该分级也已经广泛应用于治疗效果以及预后的评估（表 80.3）[45]。

硬脊膜动静脉瘘的外科治疗是减缓或阻止神经功能障碍进展的有效手段[18, 22, 46–50]。一项对接受外科手术治疗的 76 例患者的预后评估研究中，有 92% 患者的术后的 AL 系统评估分级稳定不变或者有相对的改善[18, 49]。在两个较大的队列研究中，在共有 49 例患有硬脊膜动静脉瘘的患者中，其中 37 例（占 76%）术前被评估为严重残疾（AL 分级评估 3 级到 5 级），而这些患者术后行走时的步态均得到了改善。有 63% 的患者术后的 AL 分级评分改善了至少一级。在最近的一次回顾中，Steinmetz 等[51]对脊髓硬脊膜动静脉瘘的治疗进行了荟萃分析，其结果显示：在接受初始治疗为显微外科手术治疗的患者中有 98% 的动静脉瘘得到了有效闭塞。栓塞治疗的效果则相对令人失望，只有 46% 患者可以达到闭塞效果。其中 89% 的患者在治疗后又接受了相关的手术治疗，以改善或稳定症状。

Yasargil 和他的同事们[41]报道了在一组 41 例脊髓动静脉畸形的患者，全切率能够达到 73%。其中将近一半的患者（48%）手术后症状改善，只有不到 20% 的患者症状恶化。Rosenblum 和他的同事们[18]报道了他们的病例，其中 73% 的患者在手术后运动功能得到了改善。Anson 和 Spetzler[52]通过对 24 例患者数据进行分析显示，有 71% 的患者术后运动功能改善，25% 患者症状保持稳定。Mourier 和他的同事[53]对 20 例患者进行分析显示，有 50% 患者症状得到了改善。Tacconi 和他的同事[54]对长期随访的结果进行了分析，发现在中期随访时（18~36 个月）有 60% 的患者治疗

表 80.2　脊柱血管畸形的手术治疗系列方案

作者	患者总数（例）	栓塞辅助治疗	病变类型	平均随访年限（年）	预后较好的患者比例	围手术期并发症发生率	围手术期闭塞率（成像方式）
Logue（1979）[55]	24	否	不详	5	87.5%	12.5%	不详
Cogen 和 Stein（1984）[41]	6	否	不详	5	83%	不详	不详
Yasargil 等（1984）[41]	41	否	Ⅱ	2.9	80.1%（48.4% 有改善，31.7% 无变化）	不详	60%
Rosenblum 等（1987）[18]	14	是	Ⅱ	不详	73%	不详	不详
Anson 和 Spetzler（1995）[56]	24	否	Ⅰ	不详	71% 改善，25% 无变化	不详	不详
Connolly 等（1998）[32]	15	是	Ⅱ	8.9	67%	7%	93%
van Dijk 和 terbrugge（2002）[6]	35	是	Ⅰ	2.7	不详	3%	不详
Zozulya 等（2006）[57]	30	是	Ⅱ	不详	87%	不详	100%
Bostrom 等（2009）[58]	12	是	Ⅱ	3.9	80%	8%	83%（血管造影检查 8 人，核磁共振检查 2 人）
Cenzato 等（2012）[60]	55	否	Ⅰ	3	80%	0%	100%（血管造影）
Kalani 等（2012）[26]	9	是	Ⅱ，Ⅴ	2.4	77.8%	12.5%	88.9%（血管造影）
Ropper 等（2012）[59]	11	否	Ⅰ	4.7 个月	100%	18.2%	100%（血管造影）
Velat 等（2012）[25]	20	是	Ⅱ	3.8	70%	5%	75%（血管造影）
Wilson 等（2012）[44]	16	是	Ⅴ	5.9	85%	8.3%	88%（血管造影）
Rangel-Castilla 等（2014）[61]	110	是	Ⅰ，Ⅱ，Ⅴ	30.5	97.7%（Ⅰ型），86.4%（Ⅱ型及Ⅳ型）	7%	83.6%（血管造影）

注：摘自 Kalani MYS，Mendes G，Spetzler RF. Surgery of spinal AVMs and fistulas. In：Spetzler RF，Kondziolka DS，Higashida RT，Kalani MYS，eds. Comprehensive Management of Arteriovenous Malformations of the Brain and Spine. Cambridge，England：Cambridge University Press；2014. 经允许引自 Cambridge University Press。

表 80.3　阿米诺夫罗格分级系统[45]用来评估神经损伤引起的脊髓血管畸形的程度

步态	排尿
G0 正常	M0 正常
Gl 腿无力，行走姿势或步态异常，但活动不受限制	Ml 排尿踌躇，尿急、尿频，排尿感觉改变，可自主控制
G2 活动受限但不需要他人协助	M2 偶尔尿失禁或潴留
G3 行走需要协助（或使用拐杖）	M3 完全性尿失禁或持续性潴留
G4 需要两个拐杖辅助，或他人协助	
G5 需要借助于轮椅	

后症状得到了改善，而只有 35% 的患者在手术即刻症状得到改善。Velat[25] 和 Kalani[26] 等近期报道了他们处理髓内动静脉畸形时的经验，畸形闭塞率达到了 75%。在这个队列中，长期随访的功能改善恢复率达到了 70%。Wilson 等 [44] 回顾了使用血管内介入联合显微外科手术治疗方法治疗脊髓圆锥动静脉畸形患者的结果。16 例患者平均随访 70 个月，43% 患者神经功能稳定没有变化，14% 患者症状较治疗前有所恶化。在长期随访过程中发现，所有术前可以自主活动的患者术后随访时均未出现需要长期卧床的情况，而术前长期卧床的患者中有 75% 恢复了行走能力。

患者神经系统的预后与其术前神经功能状态密切相关。术前神经功能差的患者一般在接受治疗后也难以改善，但他们的症状可能保持稳定 [18, 23, 24, 47–50]。在脊髓和神经损害发生进展之前，患者可以通过早期诊断和治疗来使其神经功能状态保持稳定或者有所改善。

结论

脊髓动静脉瘘和动静脉畸形的治疗在于减少因病变导致的血流淤滞，这是由畸形血管团内动静脉之间短路形成所导致的。考虑到它们血管构筑非常复杂，治疗脊髓动静脉畸形的最佳方案是将血管内栓塞治疗和显微外科手术治疗相结合。尽管有不同的临床表现，但患者在接受治疗后症状往往是有所改善的。脊柱内的残余的动静脉畸形与颅内相同病变的自然史不同。虽然，脊髓动静脉瘘和动静脉畸形的治疗目标应该是完全切除或闭塞病变，但对于复杂的血管球动静脉畸形应该在不损伤更深层组织的情况下进行畸形团的供血孤立和外生部分的全部切除，这样也可以获得令人满意的结果。脊髓血管畸形患者需要进行长期随访。鉴于脊髓动静脉畸形并发其他遗传性血管疾病的高发生率，建议在检查时注意是否合并 KTW 综合征、家族性海绵状血管畸形以及遗传性出血性毛细血管扩张症。

参·考·文·献

[1] Anson JA, Spetzler RF. Interventional neuroradiology for spinal pathology. Clin Neurosurg 1992;39:388–417

[2] Patsalides A, Santillan A, Knopman J, Tsiouris AJ, Riina HA, Gobin YP. Endovascular management of spinal dural arteriovenous fistulas. J Neurointerv Surg 2011;3:80–84

[3] Krings T. Vascular malformations of the spine and spinal cord: anatomy, classification, treatment. Clin Neuroradiol 2010;20:5–24

[4] Fugate JE, Lanzino G, Rabinstein AA. Clinical presentation and prognostic factors of spinal dural arteriovenous fistulas: an overview. Neurosurg Focus 2012;32:E17

[5] Jellema K, Canta LR, Tijssen CC, van Rooij WJ, Koudstaal PJ, van Gijn J. Spinal dural arteriovenous fistulas: clinical features in 80 patients. J Neurol Neurosurg Psychiatry 2003;74:1438–1440

[6] van Dijk JM, TerBrugge KG. Dural arteriovenous fistulas. J Neurosurg 2002;97:1486–1487, author reply 1486–1487

[7] Gross BA, Du R. Spinal glomus (type II) arteriovenous malformations: a pooled analysis of hemorrhage risk and results of intervention. Neurosurgery 2013;72:25–32, discussion 32

[8] Spetzler RF, Detwiler PW, Riina HA, Porter RW. Modified classification of spinal cord vascular lesions. J Neurosurg 2002;96(2, Suppl):145–156

[9] Kim LJ, Spetzler RF. Classification and surgical management of spinal arteriovenous lesions: arteriovenous fistulae and arteriovenous malformations. Neurosurgery 2006;59(5, Suppl 3):S195–S201, discussion S3–S13

[10] Larsen DW, Halbach VV, Teitelbaum GP, et al. Spinal dural arteriovenous fistulas supplied by branches of the internal iliac arteries. Surg Neurol 1995;43:35–40, discussion 40–41

[11] Touho H, Karasawa J, Shishido H, Yamada K, Shibamoto K. Successful excision of a juvenile-type spinal arteriovenous malformation following intraoperative embolization. Case report. J Neurosurg 1991;75:647–651

[12] Ausman JI, Gold LH, Tadavarthy SM, Amplatz K, Chou SN. Intraparenchymal embolization for obliteration of an intramedullary AVM of the spinal cord. Technical note. J Neurosurg 1977;47:119–125

[13] Doppman JL, Di Chiro G, Ommaya AK. Percutaneous embolization of spinal cord arteriovenous malformations. J Neurosurg 1971;34:48–55

[14] Latchaw RE, Harris RD, Chou SN, Gold LH. Combined embolization and operation in the treatment of cervical arteriovenous malformations. Neurosurgery 1980;6:131–137

[15] Tobin WD, Layton DD. The diagnosis and natural history of spinal cord arteriovenous malformations. Mayo Clin Proc 1976;51:637–646

[16] Mourier KL, Gobin YP, George B, Lot G, Merland JJ. Intradural perimedullary arteriovenous fistulae: results of surgical and endovascular treatment in a series of 35 cases. Neurosurgery 1993; 32:885–891, discussion 891

[17] Elsberg CA. Diagnosis and Treatment of Surgical Diseases of Spinal Cord and Its Membranes. Philadelphia: Saunders; 1916

[18] Rosenblum B, Oldfield EH, Doppman JL, Di Chiro G. Spinal arteriovenous malformations: a comparison of dural arteriovenous fistulas and intradural AVM's in 81 patients. J Neurosurg 1987; 67:795–802

[19] Rodesch G, Hurth M, Alvarez H, Tadié M, Lasjaunias P. Classification of spinal cord arteriovenous shunts: proposal for a reappraisal—the Bicêtre experience with 155 consecutive patients treated between 1981 and 1999. Neurosurgery 2002; 51:374–379, discussion 379–380

[20] Eskandar EN, Borges LF, Budzik RF Jr, Putman CM, Ogilvy CS. Spinal dural arteriovenous fistulas: experience with endovascular and surgical therapy. J Neurosurg 2002;96(2, Suppl):162–167

[21] Thompson BG, Oldfield EH. Spinal Vascular Malformations in Neurovascular Surgery. New York: McGraw-Hill; 1994

[22] Oldfield EH, Doppman JL. Spinal arteriovenous malformations. Clin Neurosurg 1988;34:161–183

[23] Behrens S, Thron A. Long-term follow-up and outcome in patients treated for spinal dural arteriovenous fistula. J Neurol 1999;246:181–185

[24] Westphal M, Koch C. Management of spinal dural arteriovenous fistulae using an interdisciplinary neuroradiological/neurosur-gical approach: experience with 47 cases. Neurosurgery 1999; 45:451–

457, discussion 457–458
[25] Velat GJ, Chang SW, Abla AA, Albuquerque FC, McDougall CG, Spetzler RF. Microsurgical management of glomus spinal arteriovenous malformations: pial resection technique: clinical article. J Neurosurg Spine 2012;16:523–531
[26] Kalani MY, Ahmed AS, Martirosyan NL, et al. Surgical and endovascular treatment of pediatric spinal arteriovenous malformations. World Neurosurg 2012;78:348–354
[27] Killory BD, Nakaji P, Maughan PH, Wait SD, Spetzler RF. Evaluation of angiographically occult spinal dural arteriovenous fistulae with surgical microscope-integrated intraoperative near-infrared indocyanine green angiography: report of 3 cases. Neurosurgery 2011;68:781–787, discussion 787
[28] Afshar JK, Doppman JL, Oldfield EH. Surgical interruption of intradural draining vein as curative treatment of spinal dural arteriovenous fistulas. J Neurosurg 1995;82:196–200
[29] Doppman JL, Di Chiro G, Oldfield EH. Origin of spinal arteriovenous malformation and normal cord vasculature from a common segmental artery: angiographic and therapeutic considerations. Radiology 1985;154: 687–689
[30] Cogen P, Stein BM. Spinal cord arteriovenous malformations with significant intramedullary components. J Neurosurg 1983;59:471–478
[31] Malis LI. Microsurgery for spinal cord arteriovenous malformations. Clin Neurosurg 1979;26:543–555
[32] Connolly ES Jr, Zubay GP, McCormick PC, Stein BM. The posterior approach to a series of glomus (type II) intramedullary spinal cord arteriovenous malformations. Neurosurgery 1998; 42:774–785, discussion 785–786
[33] Yaşargil MG, DeLong WB, Guarnaschelli JJ. Complete microsurgical excision of cervical extramedullary and intramedullary vascular malformations. Surg Neurol 1975;4:211–224
[34] Barrow DL, Boyer KL, Joseph GJ. Intraoperative angiography in the management of neurovascular disorders. Neurosurgery 1992;30:153–159
[35] Schievink WI, Vishteh AG, McDougall CG, Spetzler RF. Intraoperative spinal angiography. J Neurosurg 1999;90(1, Suppl): 48–51
[36] Markert JM, Chandler WF, Deveikis JP, Ross DA. Use of the extreme lateral approach in the surgical treatment of an intradural ventral cervical spinal cord vascular malformation: technical case report. Neurosurgery 1996;38:412–415
[37] Martin NA, Khanna RK, Batzdorf U. Posterolateral cervical or thoracic approach with spinal cord rotation for vascular malformations or tumors of the ventrolateral spinal cord. J Neurosurg 1995;83:254–261
[38] MacFarlane MR, Burn PJ, Evison J. Excision of high and mid cervical spinal cord arteriovenous malformations by anterior operation. J Clin Neurosci 2005;12:71–79
[39] Williams FC, Zabramski JM, Spetzler RF, Rekate HL. Anterolateral transthoracic transvertebral resection of an intramedullary spinal arteriovenous malformation. Case report. J Neurosurg 1991; 74:1004–1008
[40] Hida K, Iwasaki Y, Ushikoshi S, Fujimoto S, Seki T, Miyasaka K. Corpectomy: a direct approach to perimedullary arteriovenous fistulas of the anterior cervical spinal cord. J Neurosurg 2002;96(2, Suppl):157–161
[41] Yaşargil MG, Symon L, Teddy PJ. Arteriovenous malformations of the spinal cord. Adv Tech Stand Neurosurg 1984;11:61–102
[42] Biondi A, Merland JJ, Reizine D, et al. Embolization with particles in thoracic intramedullary arteriovenous malformations: long-term angiographic and clinical results. Radiology 1990; 177:651–658
[43] Spetzler RF, Zabramski JM, Flom RA. Management of juvenile spinal AVM's by embolization and operative excision. Case report. J Neurosurg 1989;70:628–632
[44] Wilson DA, Abla AA, Uschold TD, McDougall CG, Albuquerque FC, Spetzler RF. Multimodality treatment of conus medullaris arteriovenous malformations: 2 decades of experience with combined endovascular and microsurgical treatments. Neurosurgery 2012;71:100–108
[45] Aminoff MJ, Logue V. The prognosis of patients with spinal vascular malformations. Brain 1974;97:211–218
[46] Narvid J, Hetts SW, Larsen D, et al. Spinal dural arteriovenous fistulae: clinical features and long-term results. Neurosurgery 2008;62:159–166, discussion 166–167
[47] Oldfield EH, Di Chiro G, Quindlen EA, Rieth KG, Doppman JL. Successful treatment of a group of spinal cord arteriovenous malformations by interruption of dural fistula. J Neurosurg 1983; 59:1019–1030
[48] Kendall BE, Logue V. Spinal epidural angiomatous malformations draining into intrathecal veins. Neuroradiology 1977; 13:181–189
[49] Symon L, Kuyama H, Kendall B. Dural arteriovenous malformations of the spine. Clinical features and surgical results in 55 cases. J Neurosurg 1984;60:238–247
[50] Cecchi PC, Musumeci A, Faccioli F, Bricolo A. Surgical treatment of spinal dural arterio-venous fistulae: long-term results and analysis of prognostic factors. Acta Neurochir (Wien) 2008;150:563–570
[51] Steinmetz MP, Chow MM, Krishnaney AA, et al. Outcome after the treatment of spinal dural arteriovenous fistulae: a contemporary single-institution series and meta-analysis. Neurosurgery 2004; 55:77–87, discussion 87–88
[52] Anson JA, Spetzler RF. Surgical resection of intramedullary spinal cord cavernous malformations. J Neurosurg 1993;78:446–451
[53] Mourier KL, Gelbert F, Rey A, et al. Spinal dural arteriovenous malformations with perimedullary drainage. Indications and results of surgery in 30 cases. Acta Neurochir (Wien) 1989; 100:136–141
[54] Tacconi L, Lopez Izquierdo BC, Symon L. Outcome and prognostic factors in the surgical treatment of spinal dural arteriovenous fistulas. A long-term study. Br J Neurosurg 1997; 11:298–305
[55] Logue V. Angiomas of the spinal cord: review of the pathogenesis, clinical features, and results of surgery. J Neurol Neurosurg Psychiatry 1979;42:1–11
[56] Anson JA, Spetzler RF. Spinal arteriovenous malformations: Surgical treatment. In: Carter LP, Spetzler RF, Hamilton MG, eds. Neurovascular Surgery, 1st ed. New York: McGraw-Hill; 1995:1197–1212
[57] Zozulya YP, Slin'ko EI, Al-Qashqish II. Spinal arteriovenous malformations: new classification and surgical treatment. Neurosurg Focus 2006;20:E7
[58] Boström A, Krings T, Hans FJ, Schramm J, Thron AK, Gilsbach JM. Spinal glomus-type arteriovenous malformations: microsurgical treatment in 20 cases. J Neurosurg Spine 2009; 10:423–429
[59] Ropper AE, Gross BA, Du R. Surgical treatment of Type I spinal dural arteriovenous fistulas. Neurosurg Focus 2012;32:E3
[60] Cenzato M, Debernardi A, Stefini R, et al. Spinal dural arteriovenous fistulas: outcome and prognostic factors. Neurosurg Focus 2012;32:E11
[61] Zaidi HA, et al. Contemporary management of spinal AVFs and AVMs: lessons learned from 110 cases. Neurosurg Focus 2014;37:E14

第81章

脊髓动静脉畸形的血管内治疗

Andrew F. Ducruet, R. Webster Crowley, Cameron G. McDougall, and Felipe C. Albuquerque

脊髓动静脉畸形（AVM）的发病率占所有中枢神经系统的动静脉畸形的30%[1]。脊髓动静脉畸形包括动静脉瘘和病灶在脊髓实质的畸形。大多数分类的方法都是基于对病变的解剖特点和病理生理的了解[1, 2]。

脊髓动静脉畸形是罕见病变，缺乏清晰的自然史。诊断多基于突发背痛和脊髓出血。当然，症状也可能潜伏地继发于静脉高压或盗血。

Doppman等[3]在1968年首先提出了脊髓动静脉畸形的血管内治疗方法，随着血管内治疗技术的革新，该治疗方法也得到了进步。不同于其他病变适合复合手术治疗的方法，脊髓动静脉畸形可单纯应用血管内栓塞根治。尽管无创成像技术的进展迅速，但传统的脊髓数字减影成像（DSA）仍为脊髓AVM诊断的金标准。

脊髓的血管造影解剖学

脊髓的动脉血供始于纵向的脊髓前动脉（ASA）和成对的脊髓后动脉（PSA）。脊髓前动脉由两个分支组成，分支均始于邻近椎基底动脉交界位置的椎动脉下方。这些分支沿着脊髓的腹面加入颈髓连接处。脊髓前动脉（ASA）沿着脊髓进入大脑回间沟，在颈髓汇入椎动脉和颈升动脉，在胸髓汇入肋间动脉和腰动脉。在胸椎下缘，腰膨大动脉表现为最大根髓动脉的支流。动脉分支有个特征性的走行方式，上升段持续到中线和下行分支在脊髓前沟形成一个回形针型。腰膨大动脉提供T6以下的大部分血供，并且通常在左侧起源于T8和L2。脊髓前动脉提供脊髓前2/3范围的血供，它的闭塞会导致瘫痪，尤其是侧支代偿不良的胸髓水平。

成对的脊髓后动脉通常起源于椎动脉或小脑后下动脉，并沿着脊髓背侧向下走行。这些动脉接收由椎动脉、颈动脉、肋间动脉、腰动脉发出的脊神经根动脉的汇入，从而连接成并行的血管网。脊髓后动脉供给脊髓背侧和部分皮质脊髓束。脊髓后动脉在脊髓圆锥处汇入脊髓前动脉末梢。

脊髓的静脉回流主要通过放射状排列的脊髓固有静脉和小软膜静脉，后者汇入纵行的脊髓中静脉。髓中前静脉和冠状静脉丛流经髓静脉到硬膜静脉丛，从邻近神经根的硬脊膜流出。由于硬脊膜内静脉没有静脉瓣，多种类型的脊髓动静脉瘘产生的静脉高压从而得以传递。

脊髓动静脉畸形的流行病学和自然史

脊髓硬脊膜动静脉瘘（DAVF）的流行病学、病理生理学和自然史与其他脊髓动静脉畸形不同，需分开讨论。脊髓硬脊膜动静脉瘘占了所有脊髓动静脉畸形的70%。这些病变多发于中年男子的胸腰髓。尽管脊髓硬脊膜动静脉瘘的自然史尚未明确，但进行性神经损害导致的功能障碍是其重要的临床特征[4]。

脊髓动静脉畸形占脊髓动静脉短路的30%。硬膜下动静脉畸形发病率与性别无关，但多发于儿童和15~40岁的青年[5]。这些高流量的病变常有早期发作的症状，并以脊柱为轴对称分布。这些畸形是先天性的，发生于早于脊髓血管的完全形成的胚胎期。脊髓动静脉畸形的自然史尚未明确，因为多数病例在诊断后就立刻开始治疗了。

病理生理学和临床表现

脊髓硬脑膜动静脉瘘是低流量的，并引起了脊髓静脉高压。患者通常会发生进展性的背痛和神经根痛，继发偏瘫和肠道及膀胱功能紊乱。静脉血栓罕有发生[6]，出血则更为罕见[5]。

脊髓动静脉畸形的病理生理学是多样的。1/3的患者发生了蛛网膜下腔出血或髓内出血导致的背痛或颈痛，经常伴随神经根痛。上肢症状最常发生于颈椎的髓内病变。出血引起的突发神经功能恶化可作为一个独立的事件或逐步恶化的事件[5]。50% 的患者会发生神经功能的逐渐丧失，也可能继发机械压迫、窃血或静脉充血[7]。

术前评估

数字减影脊髓血管造影术

脊髓血管造影术是脊髓动静脉畸形诊断的金标准。选择性的在不同的动脉行导管造影，明确血管的解剖位置、动静脉交通和静脉回流方式。这可以精确了解脊髓动脉对病变的全面的血供。

在我们医院，脊髓血管造影术通常通过在股动脉置入一根 5F 的鞘实施。肋间或腰动脉使用一根弯头导管［例如 5F Mickelson or Cobra（Cook Medical，Bloomington，IN）］实施选择性造影。导管造影术可获得单独的正位图像，并降低辐射量。一个完整的脊髓动脉图像包括双侧椎动脉、颈深动脉、颈升动脉、最高肋间动脉、中间及侧面骶动脉。如果怀疑脊髓硬脊膜动静脉瘘，还必须包括双侧颈外动脉和颅内椎动脉，以排除脊髓的颅内瘘或畸形。

磁共振成像

磁共振成像（MRI）是脊髓血管畸形的最佳无创成像方式[8]。动静脉瘘表现为在脊髓表面或深部的流空，经常伴随着脊髓水肿。磁共振血管造影（MRA）及增强技术能迅速定位瘘的位置和为后续的脊髓血管造影提供方向。所有疑似病例都应在传统脊髓血管造影术之前实施 MRA。

CT

新型的多层螺旋 CT 血管造影术可诊断脊髓动静脉畸形[9]。它的优势在于耗时短和分辨率高。

分类

脊髓动静脉畸形有多种分类法，常见的将其分为 4 型。Ⅰ型：神经根袖处的硬脊膜动静脉瘘。Ⅱ型：球形的动静脉畸形。Ⅲ型：幼稚型或未成形动静脉畸形，该型常向硬膜外和硬膜内延伸。Ⅳ型：髓周瘘。

这种分型方案首先由 Spetzler 等[2] 根据解剖和病理生理特征提出。脊髓动静脉畸形分为动静脉瘘和真性动静脉畸形。脊髓动静脉瘘（sAVFs）进一步被分为硬膜内和硬膜外。硬膜内瘘被分为背侧和腹侧。腹侧瘘根据供给支的数量和大小再被分为 ABC 3 型。而畸形包括髓内、硬膜和椎体病变。

硬膜外的脊髓动静脉瘘

硬膜外的脊髓动静脉瘘（图 81.1）是指根动脉和硬膜外静脉丛之间的一支直接瘘。这些罕见的瘘以硬膜外静脉肿胀为特征，髓质静脉淤血和脊髓病。扩张的硬膜外静脉可能压迫脊髓或破坏神经根。硬膜外静脉的高流量分流可能引起窃血，从而导致局部缺血，但这种情况并不常见。

病变的最新分类由 Rangel-Castilla 等[10] 提出。A 型：硬膜外的脊髓动静脉瘘流进硬膜外静脉丛和穿过硬脊膜的一根静脉，进而汇入髓周静脉丛。B 型：相比 A 型，病变静脉只汇入硬膜外腔静脉丛。B1 型：充盈的硬膜外静脉压迫腱鞘囊；B2 型：没有压迫。

硬膜内背侧动静脉瘘

硬膜内背侧动静脉瘘（图 81.2）是脊髓血管畸形的最常见类型。这个病变是根动脉和硬脑膜神经根内的髓静脉之间的联系。静脉高压的发展引起了静脉堵塞和进行性脊髓病变。

硬膜内腹侧动静脉瘘

硬膜内腹侧动静脉瘘（图 81.3）是脊髓前动脉和冠状静脉丛的直接瘘。这些病变位于蛛网膜下腔腹侧的中线位置，并被分为 3 类。A 型：是单独供给的低流量病变和轻微静脉高压。B 型：是进行性高流量多供给动脉。C 型：具有明显扩张静脉网的巨大瘘管。随着大小和流量的增大，窃血和脊髓受压的症状也变明显。高流量病变通常与动脉瘤有关。

椎管内硬膜外动静脉畸形

椎管内硬膜外动静脉畸形也被称为幼稚型、未成形型，或 3 型动静脉畸形。它的发生与小儿的遗传有关。病变包括骨骼、肌肉、皮肤、整个脊髓，并很难治愈。

髓内动静脉畸形

髓内动静脉畸形（图 81.4），也称球形动静脉畸形，以在脊髓实质的病灶为特征。病变由脊髓前后动脉供给，并分为紧凑型和分散型。病变具有高张力和

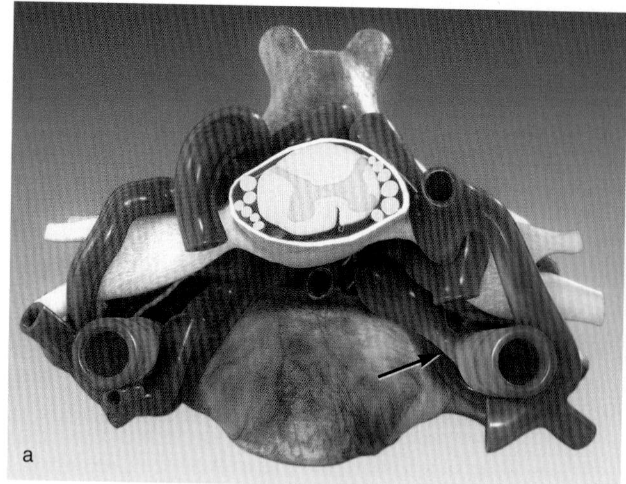

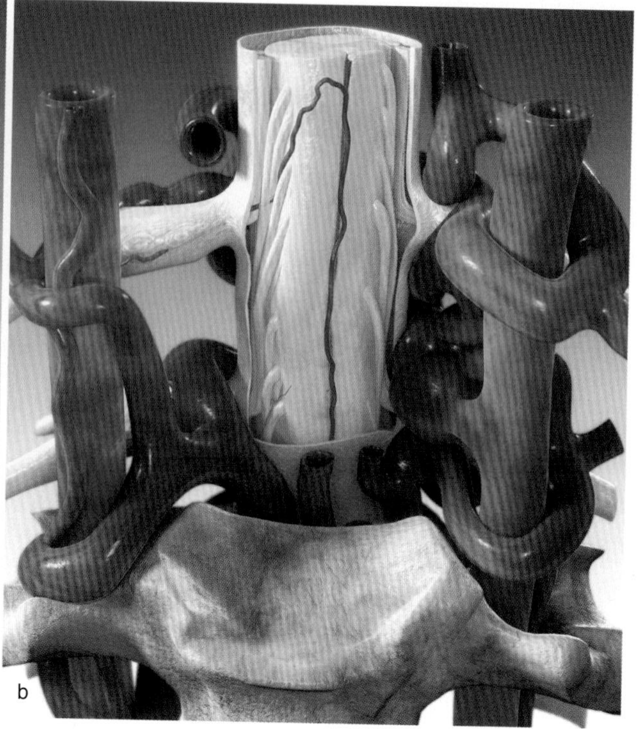

图 81.1　a. 本图描述了由椎动脉分支（箭头）引起的硬膜外动静脉瘘；b. 后面观显示了由硬膜外静脉丛引起的充血，产生了神经根和脊髓压迫（由 Barrow 神经学研究所供图）。

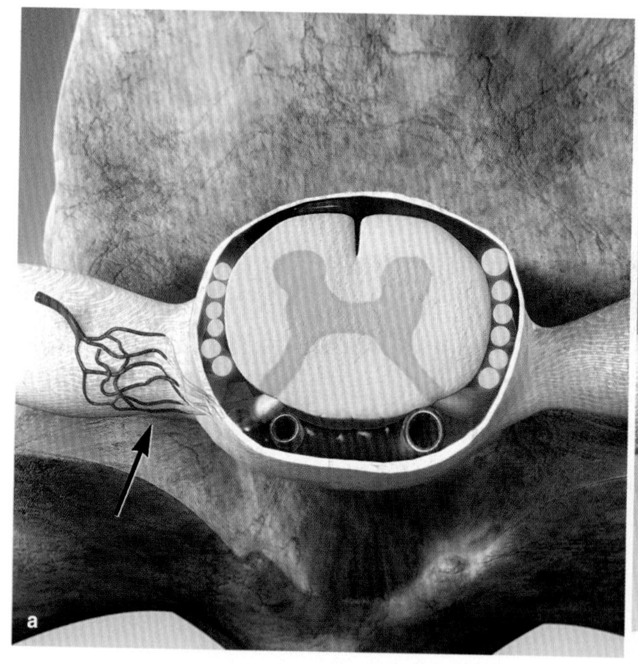

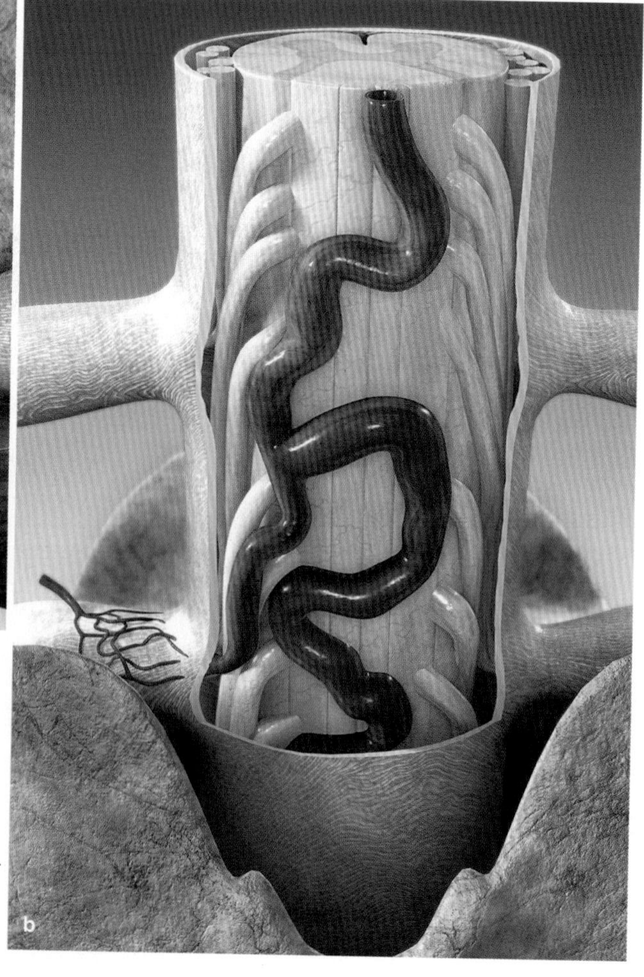

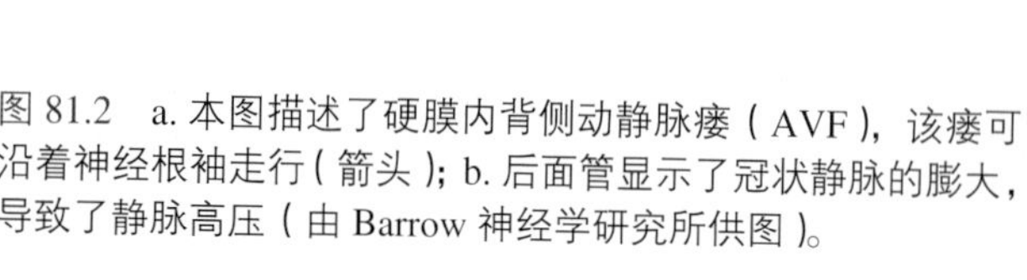

图 81.2　a. 本图描述了硬膜内背侧动静脉瘘（AVF），该瘘可沿着神经根袖走行（箭头）；b. 后面管显示了冠状静脉的膨大，导致了静脉高压（由 Barrow 神经学研究所供图）。

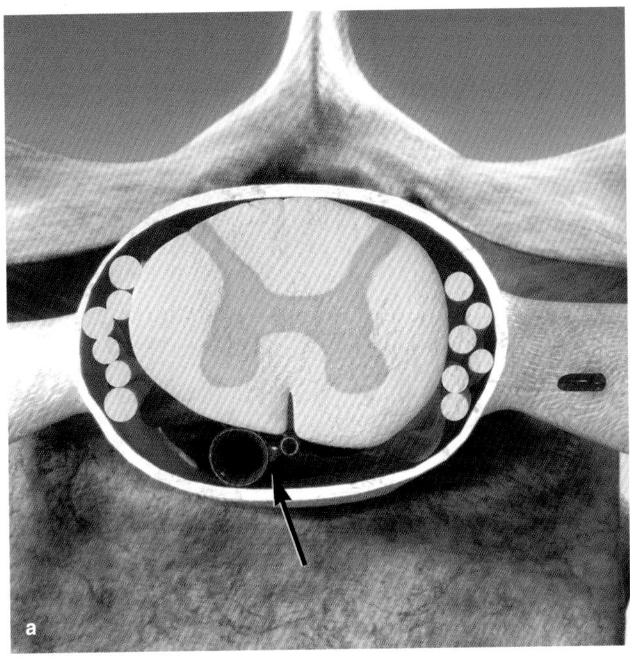

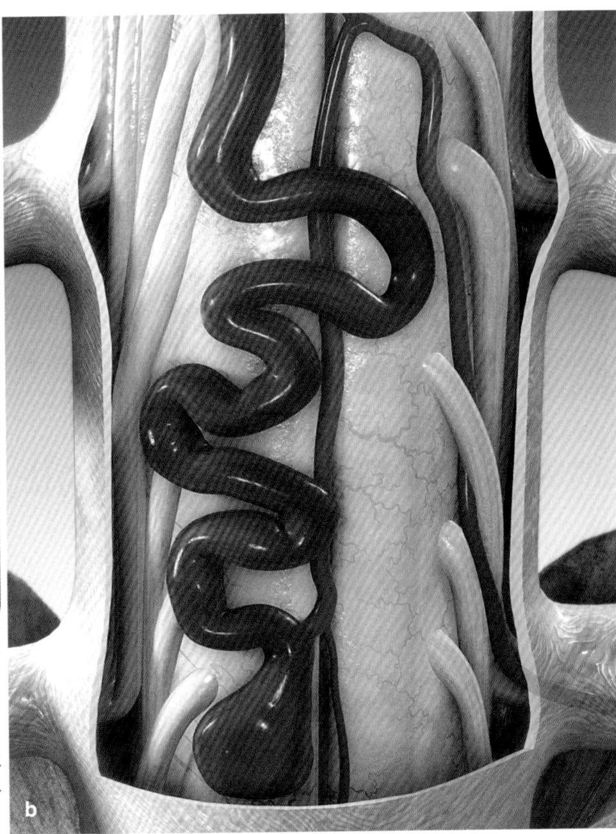

图 81.3　a. 本图描述了硬膜内腹侧，脊髓前动脉和冠状静脉丛之前形成瘘管（箭头）的动静脉瘘；b. 前冠状位描绘了脊髓前动脉的瘘管（由 Barrow 神经学研究所供图）。

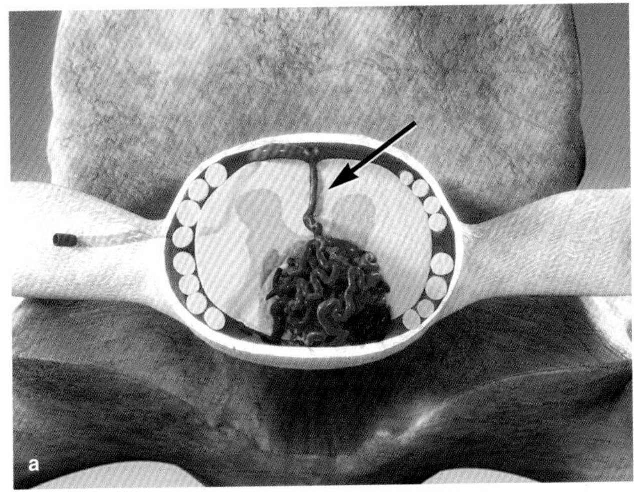

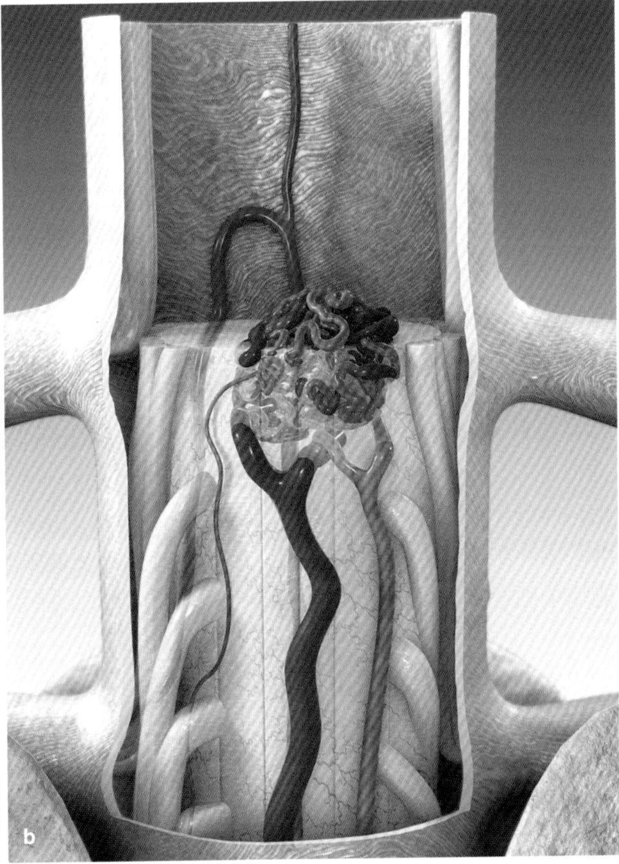

图 81.4　a. 轴位描述了髓内动静脉畸形，该瘘有由脊髓前动脉（ASA）（箭头）供血的紧凑型病灶；b. 冠状位的后面观显示了脊髓后动脉的额外血供（由 Barrow 神经学研究所供图）。

高流量，可能呈巢状和存在供血动脉的动脉瘤。

脊髓圆锥动静脉畸形

脊髓圆锥动静脉畸形有着单独的分类特征，由脊髓前后动脉，根动脉的多个供血，而且有着汇入前后静脉丛的复杂静脉引流。病变也表现为一个典型以软脑膜为主的真病灶，但是也可能在髓内。脊髓圆锥动静脉畸形位于脊髓圆锥或马尾，也可延伸到整个脊髓终丝。它会导致神经根病和继发于静脉高压，压迫或出血的脊髓病变。

脊髓动静脉畸形血管内治疗的常规方法

脊髓动静脉畸形血管内治疗应在全麻下进行。在脊髓血管造影诊断术中应用的5F弯头导管可作为导引导管。患者在动脉通路被全身肝素化，并始终保持活化凝血时间＞250秒。首先实施超选微导管血管造影术以描述畸形的血管构造。重点识别正常脊髓的血供分支。微导管放在该分支远端，越靠近病灶或瘘口越好。漂浮微导管可用于通过弯曲的血管。

如果可能的话，栓塞的目标是完全消除病变。这可能需要单个或多个阶段进行，也经常需要后期的外科切除。假如不需要外科切除术，而且完全栓塞可能造成过度伤害，则可进行姑息性栓塞。患有巨大髓内畸形的患者，可用类固醇减轻栓塞后肿胀。患有巨大动静脉瘘的患者，栓塞术后考虑24~48小时的肝素治疗，以预防形成早期静脉血栓。

多种栓塞介质可用于脊髓动静脉畸形的治疗。聚乙烯醇（PVA）和其他微粒只能引起暂时栓塞，已不提倡使用[11]。巨大瘘管和动脉瘤可使用可脱性弹簧圈。液体栓塞剂被广泛地使用在脊髓动静脉畸形的治疗上，但是最常用的是氰基丙烯酸正丁酯（nBCA）。使用nBCA的微导管放置在靠近病灶或瘘管的位置可达到栓塞成功。乙烯醇（EVOH）共聚物（Onyx，ev3，Irvine，CA）为最新使用的栓塞剂。这个材料的黏合性能缓慢有效地控制栓塞的渗透率。长期随访使用乙烯醇患者的研究是有限的，这种材料的耐久性不能完全确定。

脊髓动静脉畸形的血管内治疗

硬膜外动静脉瘘

硬膜外动静脉瘘通常用Onyx栓塞来做血管内治疗。偶尔经静脉通路到达瘘管[10]。

硬膜内背侧动静脉瘘

硬膜内背侧动静脉瘘可使用栓塞、手术或多种方式联合治疗。在栓塞前，使用微导管造影明确是否有正常脊髓血供。如果脊髓动脉可看到，则推荐采用手术的方式（图81.5）。外科手术也适用于无法将微导管超选至单根供血动脉或动脉分支过多，从而无法完全栓塞瘘管的情况。如果瘘管充分栓塞后仍未渗透至引流静脉，将会发生瘘管重构，这种瘘管的最直接动脉端可能找不到的情况，手术仍是最佳的治疗方式。

栓塞术的目标是消除瘘区和硬膜内静脉动脉化传出的近端部分。但是，如果栓塞物质渗透得太远，髓周静脉的封闭可能恶化静脉高压。在历史上，使用nBCA和微粒子栓塞，比聚乙烯醇更持久。最近，有了应用Onyx栓塞的报告[12]。在栓塞层面、对侧相同层面，以及上、下各两个层面的双侧，分别行微导管造影，瘘管均无侧支血管供血，则视为栓塞成功。

硬膜内腹侧动静脉瘘

硬膜内腹侧动静脉瘘根据分类不同治疗方案也不同。A型：脊髓前动脉扩张很少，瘘管血流通过速度很慢。很难通过脊髓前动脉完成有效的栓塞渗透，因此，外科手术更加有效。B型：超选介入术有更大的可能。如果可以找到一个合适的导管位置，使用液体栓塞剂可能完成瘘管的封闭（图81.6）。完全消除瘘管可以达到持久栓塞的目的，部分栓塞也可以帮助随后的手术治疗。C型：巨大瘘管可能临近穿静脉或穿动脉。使用液体栓塞剂封闭瘘管或许会使用到弹簧圈。因为C型瘘管的巨大和高流量，手术的风险较高。

硬膜外－硬膜内畸形

硬膜外－硬膜内畸形是体现多重高流量血供和累及髓内外组织的代表病变。病变能否完全消除，决定了能否降低神经科疾病的罹患风险。治疗目标包括缩小畸形尺寸，减轻占位效应与改善窃血症状。单独栓塞背侧供血支，有时候能解决髓外部分的病变，改善了临床症状，而又没有脊髓前动脉栓塞的风险。通常使用弹簧圈、微粒子、液体栓塞剂分次栓塞，一些病例需要后期手术治疗。

髓内动静脉畸形

髓内动静脉畸形使用栓塞和手术联合治疗。虽然

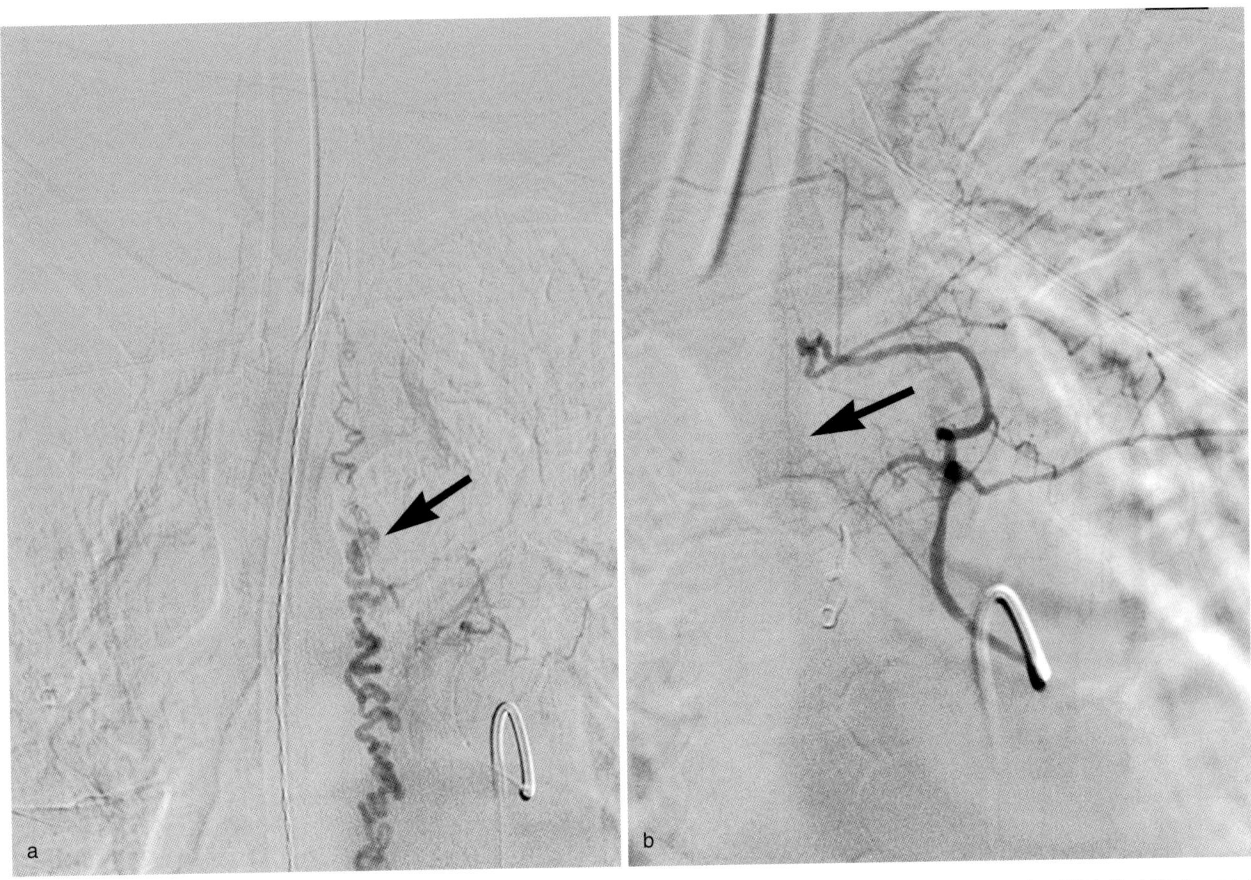

图 81.5　a. 超选择脊髓微导管造影术显示了由左 T5 动脉分支供血的硬膜内背侧动静脉瘘。需要鉴别，脊髓前动脉（ASA）有少量供血（箭头）。所以，原计划进行的栓塞术终止；b. 行胸椎板成形术和瘘管显微阻断，脊髓前动脉的保存证明了瘘管已消灭（箭头）（由 Barrow 神经学研究所供图）。

多数病变由脊髓前动脉供给，在一些病例里，脊髓后动脉也有供血。小供血支的介入治疗可能减少血管痉挛，但可能无意中增加脊髓前动脉栓塞可能并且妨碍有效的畸形巢栓塞。同颈椎水平丰富的血供相比，胸椎水平血供较为局限。因此，圆锥水平的病变是否选择栓塞治疗，应先进行论证。

很多人相信通过手术治疗这些病变是主流手段[13]。像颅内动静脉畸形一样，许多机构提倡手术前栓塞。在某些情况下，栓塞可能代表明确的治疗。这需要导管接近病灶，用液体栓塞剂栓塞住大的畸形巢。这个血管内“治疗”的观念存在争议，并且其持久性的长期随访结果并不明确。

脊髓圆锥动静脉畸形

脊髓圆锥动静脉畸形的优化治疗包括续贯于显微外科切除的侵入性栓塞和小心避免脊髓前后动脉滋养血管的过度栓塞（图 81.7）[14]。

患者预后

脊髓血管畸形的治疗预后见表 81.1。

硬膜外动静脉瘘

硬膜外动静脉瘘的治疗只有一组病例被报道。在这组病例中，Rangel-Castilla 等[10]治疗了 7 个患者的 8 个硬膜外动静脉瘘，所有患者均应用了 Onyx，1 例患者联合使用了弹簧圈，2 例患者联合使用 nBCA。1 例患者联合手术治疗。所有患者获得了完全栓塞并持续了平均 18 个月。4 例患者获得了完全治愈。这些研究者认为，针对这种少见疾病，Onyx 栓塞是一种有效的治疗策略。

硬膜内背侧动静脉瘘

历史上，硬膜内背侧瘘的治疗首选显微外科，最近也出现了数个血管内治疗的报道。早期在治疗普通

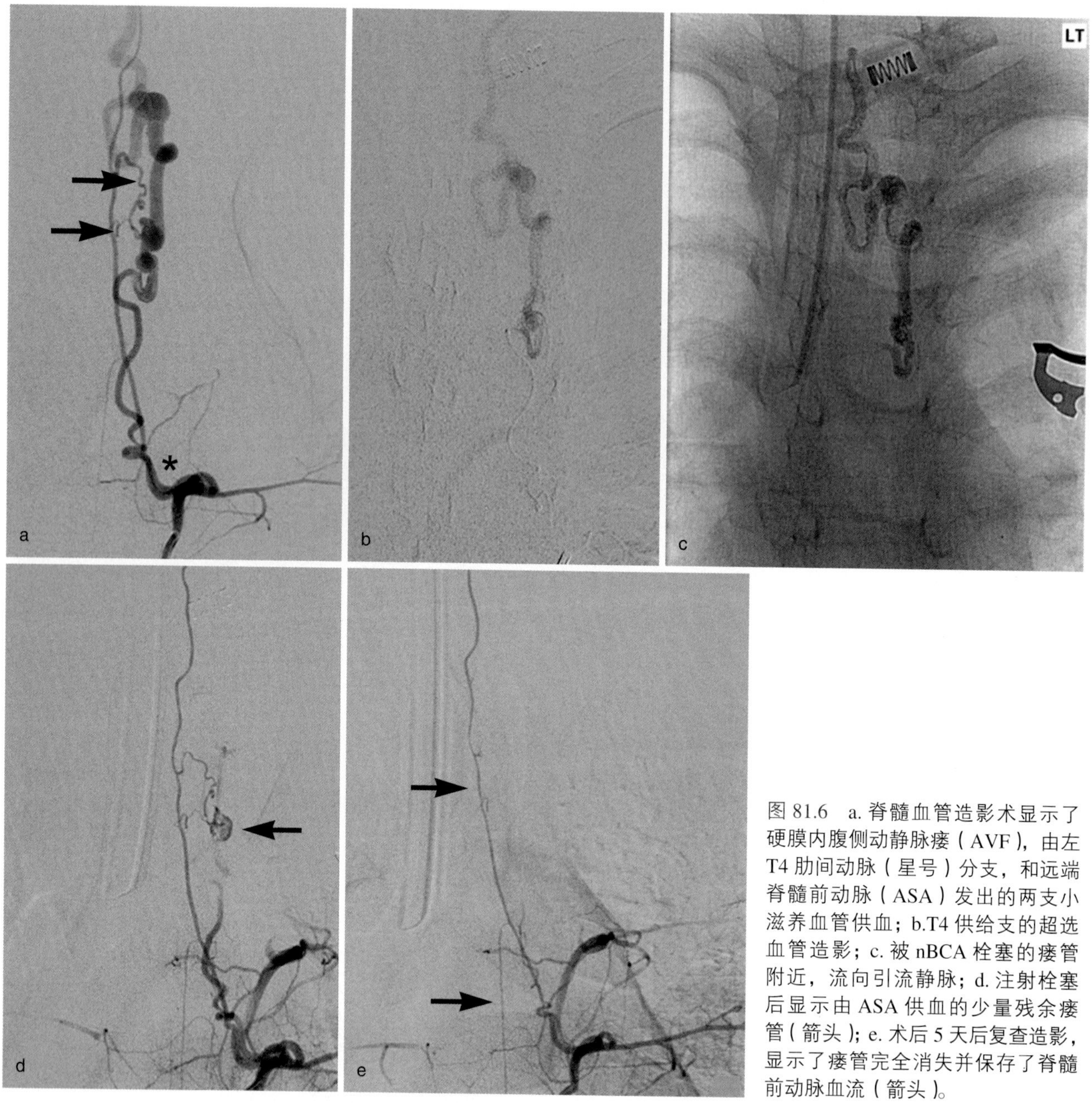

图 81.6 a. 脊髓血管造影术显示了硬膜内腹侧动静脉瘘（AVF），由左 T4 肋间动脉（星号）分支，和远端脊髓前动脉（ASA）发出的两支小滋养血管供血；b.T4 供给支的超选血管造影；c. 被 nBCA 栓塞的瘘管附近，流向引流静脉；d. 注射栓塞后显示由 ASA 供血的少量残余瘘管（箭头）；e. 术后 5 天后复查造影，显示了瘘管完全消失并保存了脊髓前动脉血流（箭头）。

患者使用 PVA 出现了高再通率 [15]。所以，大多数术者喜欢使用液体栓塞剂 [16, 17]。

Niimi 等 [18] 报道了 49 例瘘用丙烯酸栓塞的患者，39 例患者（80%）造影验证栓塞成功。10 例患者栓塞不完全，这其中 8 例需要再次栓塞。这些研究者报道称通过应用不同硬度的微导管，可以增加栓塞成功率。在后来的连续 48 例患者中，44 例尝试进行血管内治疗 [19]，只有 11 例患者（25%）达到了影像学水平上的治愈。相比之下，35 例患者经外科手术治愈。各组均未发生永久的后遗症。在 2008 年发布的经历了外科和血管内治疗，术后随访超过 20 年的 63 例硬膜内背侧动静脉瘘患者 [20]。39 例患者优先接受血管内栓塞治疗，有 69% 的成功率。相比之下，24 例患者接受了手术治疗，并有 83% 的成功率。血管内治疗的患者有较短的住院期（3.1 vs 9.8 天）。研究者的结论是，手术和血管内治疗均有效。虽然手术和血管内治疗的直接对照比较缺乏，Steinmetz 等 [21] 在 2004 年发布了脊髓背侧动静脉瘘的综合分析。其中，优先使用显微外科治疗的患者中，有 98% 的患者达到瘘管全切除，而进行栓塞术的患者，有 46% 的患者达到满意栓塞，将这些病例在放射学和临床预后上进行对比。在术后，89% 的患者病情得到改善。虽然许多病例使

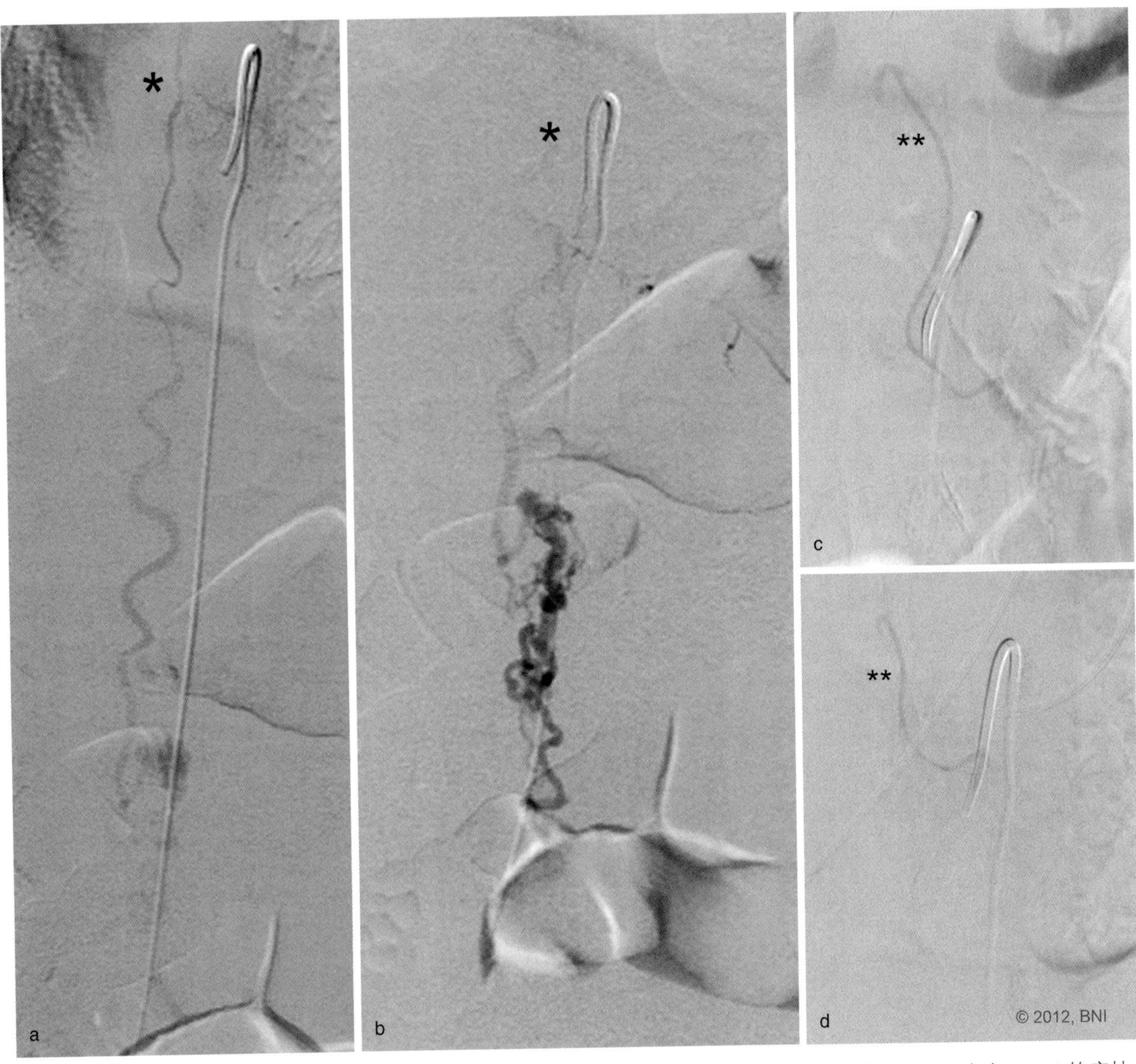

图 81.7　脊髓圆锥动静脉畸形（AVM）的脊髓造影术前（a、b）和术后（c、d）。术前造影片显示了一个在 L1-L3 的病灶，由左 T9（a）和左 T12（b）供血。左 T9 和左 T12 注射演示了脊髓前动脉（*）的供血。在用氰基丙烯酸正丁酯（nBCA）栓塞左 T12 供给动脉后，病灶随着 L1-L3 锥板形成术被完全切除。术后造影片显示了没有参与畸形。但是，脊髓前动脉（**）的血供仍然存在（由 Barrow 神经学研究所供图）。

用了 PVA 和丙烯酸酯，同期只使用氰基丙烯酸酯的复发率达 30%~75%，并发症都很低。我们的结论是，外科手术治疗更有效。

虽然，近期大多数病例报道推崇丙烯酸栓塞，但 Onyx 栓塞作为一种有效的办法也有报道。首次报道是在 2003 年，有 2 例患者使用了此方法 [22]。一例患者有少量残留并计划手术干预。第二例证明完全闭塞，症状改善，在 7 个月的随访中没有复发。在 2008 年，报道一组 3 例患者的病例研究 [23]。两例患者在一次治疗后痊愈，另一例患者接受了 2 次治疗从而达到痊愈，未出现并发症，且在长期的随访中，未观察到复发的证据。

硬膜内腹侧动静脉瘘

由于腹侧动静脉瘘病例数较少，而且缺乏一致性的分类标准，这类疾病的血管内治疗的分析受到限制。

A 型和 B 型瘘在传统上是用显微外科治疗，血管内治疗的报道有限。最近 Oran 等 [24] 讨论了 5 例患有 A 型瘘的患者。使用漂浮导管和 nBCA，其中的 4 例患者瘘管完全消失。最后一例患者需要手术治疗。所有患者没有并发症，并得到了临床改善。所以，我们认为栓塞是治疗的一种手段。Lundqvist 及其同事 [16]

表 81.1　脊髓动静脉畸形栓塞的系列出版物

类型	作者和年代	患者数	治疗数	栓塞物	闭塞率（%）	复发率（%）	预后
硬膜外	Rangel-Castilla 等，2011[10]	7	6	Onyx，nBCA	100	0	57% 痊愈，43% 复发
硬膜内背侧	Nogueira 等，2008[23]	3	3	Onyx	100	0	100% 改善
	Narvid 等，2008[20]	63	39	nBCA	69	25	65% 步态改善
	Van Dijk 等，2002[19]	48	44	nBCA	25	0	100% 改善
	Niimi 等，1997[18]	49	49	iBCA，nBCA，PVA	80	16	98% 初期改善
	Lundqvist 等，1990[16]	11	11	iBCA，PVA	NR	9	55% 改善，45% 无变化
	Merland and Reizine，1990[17]	63	36	iBCA	NR	NR	80% 改善
	Morgan and Marsh，1989[15]	17	14	PVA	88	76	88% 改善
硬膜内腹侧	Antonietti 等，2010[35]	30	19	nBCA，coils，suture	NR	21	100% 初步改善
	Rodesch 等，2005[28]	32	18	nBCA	Macro：67 Micro：75	NR	100% 改善
	Cho 等，2005[36]	19	11	nBCA，PVA	45	NR	45% 改善
A 型	Oran 等，2005[24]	5	5	nBCA	80	0	100% 改善
B 型	Lundqvist 等，1990[16]	2	2	PVA	100	NR	
C 型	Casasco 等，2012[25]	6	6	nBCA，coils	100	0	100% 改善
	Gueguen 等，1987[26]	4	4	Balloons，Gelfoam	50	NR	50% 改善，50% 稳定
	Ricolfietal，1997[27]	12	12	Balloon，gelatin	66	NR	50% 良好
髓内	Corkill 等，2007[32]	17	17	Onyx	37	6	82% 改善
	Biondi 等，1990[30]	35	35	PVA	3	80	63% 改善，20% 恶化
	Halle 等，1989[31]	3	3	PVA	100	66	66% 复发
圆锥	Wilson 等，2012[14]	16	8	Onyx，nBCA	88	13	43% 改善，43% 稳定，14% 恶化

注：nBCA，氰基丙烯酸正丁酯；iBCA，氰基丙烯酸异丁酯；PVA，聚乙烯醇；NR，未知。

报道使用 PVA 栓塞的两位 B 型患者。二位病情都有所改善，但没有记载长期放射学随访的结果。

C 型病变需要特殊的具有挑战性的治疗方法。外科手术有术中出血的高风险，血管内治疗更受欢迎。经静脉和经动脉通路，还有直接的静脉穿刺，都被列入讨论 [25-27]。Ricolfi 等 [27] 提供了 12 例髓周动静脉瘘的病例。早期的 2 例患者使用了明胶海绵。10 例患者使用了球囊栓塞，结果 8 例达到了解剖学痊愈，6 例有良好的临床效果。1 例患者因为球囊移位到了静脉侧而恶化。1 例颈髓瘘管的患者使用明胶海绵治疗后死亡。这些病例和使用当前技术及液体栓塞剂的病例没有可比性。近期 Casasco 等报道了 6 例有巨大颈髓髓周瘘管的患者使用了血管内治疗 [25]。3 例经动脉入路，2 例经静脉入路，1 例直接穿刺静脉球。所有的患者都完全栓塞，得到了临床改善，并没有再通。

一些较大的病例研究按照旧的髓周瘘管（4 型）分类 [1, 28]。Rodesch 等 [28] 详细研究了 32 例脊髓动静脉瘘。86% 的大动静脉瘘使用了 nBCA 栓塞，实现了 67% 的治愈率和 75% 的瘘管消除。所有患者在随访里有所好转。相比之下，48% 的小动静脉瘘被治疗，75% 的瘘管完全消除。所有患者在随访里有所好转。22% 的患者出现短暂的并发症，没有永久性并发症、死亡或再出血。栓塞治疗后均无后续手术治疗。36% 的小动静脉瘘因为认为没必要栓塞，从而实施了外科手术。

硬膜外－硬膜内动静脉畸形

硬膜外－硬膜内动静脉畸形的血管内治疗只有单独病例被报道。Spetzler 等 [29] 报道了一位巨大的 3 型畸形患者，使用了术前和术中 PVA 栓塞合并外科切除治疗。患者有短暂的恶化但 6 周内恢复到基线，造影显示病变消除。尽管在历史上这些病变被认为不可治愈，术前栓塞续贯显微外科切除，部分病例可获得可接受的预后。

髓内动静脉畸形

报道髓内动静脉畸形栓塞的病例极为罕见 [30, 31]。在 1990 年，Biondi 等 [30] 报道了 35 例患有胸髓动静脉畸形的患者，他们接受了总数为 158 次的 PVA 栓塞治疗。尽管 63% 的患者有所改善，再通频繁发生。7 例患者（20%）在栓塞术后出现了神经功能减退。尽管存在这些局限性，我们认为髓内动静脉畸形的微粒子栓可能是安全有效的，但效果是暂时的。

最近，髓内动静脉畸形的 Onyx 栓塞被报道。Corkill 等 [32] 报道了 17 位髓内动静脉畸形的患者，在 4 年内仅使用 Onyx 治疗。13 例患者接受了一次治疗，4 例患者接受了两次治疗，1 例患者放弃了血管内治疗，改用外科手术。在这 16 例患者中，6 例患者（37.5%）完全消除，5 例患者（31.25%）大部分消除，5 例患者（31.25%）小部分消除。82% 的病例神经功能得到改善。

脊髓圆锥动静脉畸形

脊髓圆锥动静脉畸形是一种不同类别的脊髓血管病变。最近第一次报道了多学科治疗脊髓圆锥动静脉畸形的案例 [14]。在这些案例里，8 例患者在最终显微手术切除前进行了术前栓塞，8 例患者单独进行了显微外科手术切除。手术治疗的患者中，1 例是隐匿性血管畸形，7 例不适合行栓塞术治疗。在这些患者中，血管内治疗得到完全栓塞的比例是 88%，最终随访（中位数，70 个月）时，43% 得到了神经学水平上的改善，43% 病情稳定，14% 恶化。3 例患者复发，其中 2 例接受了再次栓塞和切除。这些病例证明栓塞后显微外科手术的多学科治疗方案是有效的。

脊髓动静脉畸形

2 个最大的血管内治疗研究是每组按所有子类型单独分析。2000 年，Nimii 等 [33] 报道了包括 38 例儿童和 70 例成人的 108 例脊髓动静脉畸形，其中包括 81 例动静脉畸形巢和 27 例动静脉瘘。75 例单独采用栓塞治疗，10 例采用了栓塞和手术治疗，2 例栓塞后放疗，12 例外科手术治疗，9 例无治疗。一共进行了 156 次栓塞。87 例患者中的 79 例实施栓塞，49 例仅使用丙烯酸，30 例联合使用了其他栓塞材料。17 例获得了完全消除。只有 2 例栓塞后患者在随访 34 个月后出现出血。21 例栓塞后患者出现神经功能减退，其中 10 例出现了永久损伤。

2003 年，Rodesch 等 [37] 报道了 155 例脊髓血管畸形患者，其中 1981—1999 年有 69 例患有硬膜内脊髓动静脉瘘得到治疗。21 例（14%）使用了外科治疗，24 例（15%）没有治疗，41 例（26%）前来咨询，但是没有后续的治疗。155 例患者中，有 69 例（20 例儿童，49 例成人）使用了 nBCA 进行栓塞。16% 得到了解剖学上的完全消除，86% 的案例减少了 > 50% 的短路。随访时没有再通。83% 的患者预后良好。14% 的患者出现了短暂的损伤，4% 的患者出现了永久严重并发症，9% 的患者轻微恶化。血管内治疗后无再出血发生。我们认为，就算没有血管造影验证治愈，栓塞术也可以获得长期稳定的临床效果。

讨论

栓塞的并发症

栓塞的并发症包括无意中堵塞正常脊髓供血的血管导致的神经功能损伤。不当的导管放置，无意的导管移位，脊髓血供辨认错误，或血管畸形巢栓塞后的终止栓塞失败都可导致这种堵塞的发生。病变的再通也可能导致症状加重或复发。

在脊髓血管畸形栓塞过程中，堵塞动脉或静脉可能导致临床病情恶化。失误的堵塞畸形的静脉引流可能使静脉高压恶化，从而导致出血。同样的，正常供血血管的闭塞可能引起脊髓梗死。腰膨大动脉闭塞的危害大于颈髓供血动脉闭塞，因为颈髓有相对更广泛的侧支代偿。

再通

PVA 栓塞术后再通是认识较深入的现象。在 14 例患有 1 型硬脑膜动静脉瘘患者的 18 次栓塞中，15 个病灶里有 13 个在延迟血管造影中出现了再通，多数患者伴随了复发症状 [15]。相比之下，使用液体栓塞剂较少出现再通。9 例使用 nBCA 的患者无再通的症状[16]。侧支代偿丰富的脊髓血管畸形或者瘘栓塞不完全，易发生再通。Onyx 栓塞出现再通的数据不充分。

替代治疗

外科手术

显微外科手术在多种脊髓动静脉畸形的治疗中占有重要地位。手术联合栓塞治疗在许多病例里是可选方案。脊髓动静脉畸形的手术方案已在第 80 章里详细讨论了。

放射外科学

脊髓动静脉畸形的放射外科治疗的讨论较为局限。Sinclair 等[34]报道了在 1997—2005 年的 15 例患有髓内畸形的患者，他们被认为不适合外科手术或血管内治疗，采用了立体定位放射手术。7 例患者在放射手术前进行了栓塞。这些患者平均进行了 2~5 次治疗，平均边缘剂量为 20.5 Gy。每年的临床和 MRI 随访持续了 3 年。其中的 6 例在 3 年后的 MRI 检查时发现了畸形的减小。5 例患者复查了脊髓血管造影，其中 4 例发现了残留畸形。1 例在 26 个月后病变完全消除。没有进一步出血和神经病学恶化。这个研究认为对于一些不适合外科手术或血管内治疗的髓内病变，放射外科治疗也是一个选择。

未来发展

在过去的几十年里，血管内治疗技术有了极大的进步，使操作的安全性增强，在中枢神经系统可以到达更微小的分支。无论是在手术前的附加治疗，还是独立治疗，脊髓血管畸形的栓塞适应证更加广泛。有必要在下一步的工作中了解长期栓塞的持久性，以及应用新型栓塞剂的临床预后情况。

参·考·文·献

[1] Oldfield EH, Doppman JL. Spinal arteriovenous malformations. Clin Neurosurg 1988;34:161–183

[2] Spetzler RF, Detwiler PW, Riina HA, Porter RW. Modified classification of spinal cord vascular lesions. J Neurosurg 2002;96(2, Suppl):145–156

[3] Doppman JL, Di Chiro G, Ommaya A. Obliteration of spinal-cord arteriovenous malformation by percutaneous embolisation. Lancet 1968;1:477

[4] Aminoff MJ, Logue V. The prognosis of patients with spinal vascular malformations. Brain 1974;97:211–218

[5] Rosenblum B, Oldfield EH, Doppman JL, Di Chiro G. Spinal arteriovenous malformations: a comparison of dural arteriovenous fistulas and intradural AVM's in 81 patients. J Neurosurg 1987; 67:795–802

[6] Criscuolo GR, Oldfield EH, Doppman JL. Reversible acute and subacute myelopathy in patients with dural arteriovenous fistulas. Foix-Alajouanine syndrome reconsidered. J Neurosurg 1989;70:354–359

[7] Aminoff MJ, Barnard RO, Logue V. The pathophysiology of spinal vascular malformations. J Neurol Sci 1974;23:255–263

[8] Vargas MI, Nguyen D, Viallon M, et al. Dynamic MR angiography (MRA) of spinal vascular diseases at 3T. Eur Radiol 2010;20:2491–2495

[9] Aadland TD, Thielen KR, Kaufmann TJ, et al. 3D C-arm conebeam CT angiography as an adjunct in the precise anatomic characterization of spinal dural arteriovenous fistulas. AJNR Am J Neuroradiol 2010;31:476–480

[10] Rangel-Castilla L, Holman PJ, Krishna C, Trask TW, Klucznik RP, Diaz OM. Spinal extradural arteriovenous fistulas: a clinical and radiological description of different types and their novel treatment with Onyx. J Neurosurg Spine 2011;15:541–549

[11] Nichols DA, Rufenacht DA, Jack CR Jr, Forbes GS. Embolization of spinal dural arteriovenous fistula with polyvinyl alcohol particles: experience in 14 patients. AJNR Am J Neuroradiol 1992;13:933–940

[12] Nogueira RG, Dabus G, Rabinov JD, Ogilvy CS, Hirsch JA, Pryor JC. Onyx embolization for the treatment of spinal dural arteriovenous fistulae: initial experience with long-term follow-up. Technical case report. Neurosurgery 2009;64:E197–E198, discussion E198

[13] Velat GJ, Chang SW, Abla AA, Albuquerque FC, McDougall CG, Spetzler RF. Microsurgical management of glomus spinal arteriovenous malformations: pial resection technique: Clinical article. J Neurosurg Spine 2012;16:523–531

[14] Wilson DA, Abla AA, Uschold TD, McDougall CG, Albuquerque FC, Spetzler RF. Multimodality treatment of conus medullaris arteriovenous malformations: 2 decades of experience with combined endovascular and microsurgical treatments. Neurosurgery 2012;71:100–108

[15] Morgan MK, Marsh WR. Management of spinal dural arteriovenous malformations. J Neurosurg 1989;70:832–836

[16] Lundqvist C, Berthelsen B, Sullivan M, Svendsen P, Andersen O. Spinal arteriovenous malformations: neurological aspects and results of embolization. Acta Neurol Scand 1990;82:51–58

[17] Merland JJ, Reizine D. Embolization techniques in the spinal cord. In: Dondelinger RF, Rossi P, Kurdziel JC, Wallace S, eds. Interventional Radiology. New York: Thieme; 1990

[18] Niimi Y, Berenstein A, Setton A, Neophytides A. Embolization of spinal dural arteriovenous fistulae: results and follow-up. Neurosurgery 1997;40:675–682, discussion 682–683

[19] Van Dijk JM, TerBrugge KG, Willinsky RA, Farb RI, Wallace MC. Multidisciplinary management of spinal dural arteriovenous fistulas: clinical presentation and long-term follow-up in 49 patients. Stroke 2002;33:1578–1583

[20] Narvid J, Hetts SW, Larsen D, et al. Spinal dural arteriovenous fistulae: clinical features and long-term results. Neurosurgery 2008;62:159–166, discussion 166–167

[21] Steinmetz MP, Chow MM, Krishnaney AA, et al. Outcome after the treatment of spinal dural arteriovenous fistulae: a contemporary single-institution series and meta-analysis. Neurosurgery 2004;55:77–87, discussion 87–88

[22] Warakaulle DR, Aviv RI, Niemann D, Molyneux AJ, Byrne JV, Teddy P. Embolisation of spinal dural arteriovenous fistulae with Onyx. Neuroradiology 2003;45:110–112

[23] Nogueira RG, Dabus G, Rabinov JD, et al. Preliminary experience with onyx embolization for the treatment of intracranial dural arteriovenous fistulas. AJNR Am J Neuroradiol 2008;29:91–97

[24] Oran I, Parildar M, Derbent A. Treatment of slow-flow (type I) perimedullary spinal arteriovenous fistulas with special reference to embolization. AJNR Am J Neuroradiol 2005;26:2582–2586
[25] Casasco A, Guimaraens L, Senturk C, Cotroneo E, Gigli R, Theron J. Endovascular treatment of cervical giant perimedullary arteriovenous fistulas. Neurosurgery 2012;70:141–149, discussion 149
[26] Gueguen B, Merland JJ, Riche MC, Rey A. Vascular malformations of the spinal cord: intrathecal perimedullary arteriovenous fistulas fed by medullary arteries. Neurology 1987;37:969–979
[27] Ricolfi F, Gobin PY, Aymard A, Brunelle F, Gaston A, Merland JJ. Giant perimedullary arteriovenous fistulas of the spine: clinical and radiologic features and endovascular treatment. AJNR Am J Neuroradiol 1997;18:677–687
[28] Rodesch G, Hurth M, Alvarez H, Tadie M, Lasjaunias P. Spinal cord intradural arteriovenous fistulae: anatomic, clinical, and therapeutic considerations in a series of 32 consecutive patients seen between 1981 and 2000 with emphasis on endovascular therapy. Neurosurgery 2005;57:973–983, discussion 973–983
[29] Spetzler RF, Zabramski JM, Flom RA. Management of juvenile spinal AVM's by embolization and operative excision. Case report. J Neurosurg 1989;70:628–632
[30] Biondi A, Merland JJ, Reizine D, et al. Embolization with particles in thoracic intramedullary arteriovenous malformations: long-term angiographic and clinical results. Radiology 1990;177:651–658
[31] Hall WA, Oldfield EH, Doppman JL. Recanalization of spinal arteriovenous malformations following embolization. J Neurosurg 1989;70:714–720
[32] Corkill RA, Mitsos AP, Molyneux AJ. Embolization of spinal intramedullary arteriovenous malformations using the liquid embolic agent, Onyx: a single-center experience in a series of 17 patients. J Neurosurg Spine 2007;7:478–485
[33] Niimi Y, Berenstein A, Setton A, Pryor J. Symptoms, vascular anatomy and endovascular treatment of spinal cord arteriovenous malformations. Interv Neuroradiol 2000;6(Suppl 1):199–202
[34] Sinclair J, Chang SD, Gibbs IC, Adler JR Jr. Multisession CyberKnife radiosurgery for intramedullary spinal cord arteriovenous malformations. Neurosurgery 2006;58:1081–1089, discussion 1081–1089
[35] Cho KT, Lee DY, Han MH, Kim HJ. Treatment of spinal cord preimedullary arteriovenous fistula: embolization versus surgery. Neurosurgery 2005;56(2):232–241
[36] Antonietti L, Sheth SA, Halbach VV, et al. Long-term outcome in the repair of spinal cord perimedullary arteriovenous fistulas. AJNR Am J Neuroadiol 2010;31(10):1824–1830
[37] Rodesch G, Hurth M, Alvarez H, David P, Tadie M, Lasjaunias P. Embolization of spinal cord arteriovenous shunts: morphological and clinical follow-up and results: review of 69 consecutive cases. Neurosurgery 2003;53(1):49–50.

第7篇

假突触传递失调

Disorders of Ephaptic Transmission

第82章

三叉神经痛和舌咽神经痛

Peter J. Jannetta

假突触传递失调引起的一系列疾病的发病是血管压迫神经束，刺激神经束传递的过程，可以累及任何颅内神经。本章介绍三叉神经痛（TN）和舌咽神经痛的外科治疗。

流行病学资料

在美国，每年有超过 15 000 例新诊断的三叉神经痛病例。三叉神经痛可以发病于任何年龄，好发于 60~80 岁的老年人[1, 2]。老年人和年轻人都可能出现三叉神经痛。尽管研究表明静脉和动脉都能引起儿童的三叉神经痛[5]，但是儿童三叉神经痛通常是由于多条静脉压迫引起[3, 4]。三叉神经痛好发于女性，男女比为 2 : 3。其中 5% 的患者可能是家族性三叉神经痛。三叉神经痛好发于右侧面部，右比左为 3 : 2。相比于第一支（V1），三叉神经痛好发于第二支（V2）和第三支（V3）支配的面部中间和面下部。V1 神经痛发病率在降低，因为单独 V1 神经痛主要发病于有血管扩张的老年男性，人群主要是第二次世界大战的退伍老兵和吸烟人群。年轻的女性一般好发孤立的 V2 神经痛。多发性硬化症（MS）的患者三叉神经痛的发病率是未发生 MS 人群的 1 000 倍。但是，他们的三叉神经痛通常不严重，而且有时能自行缓解。

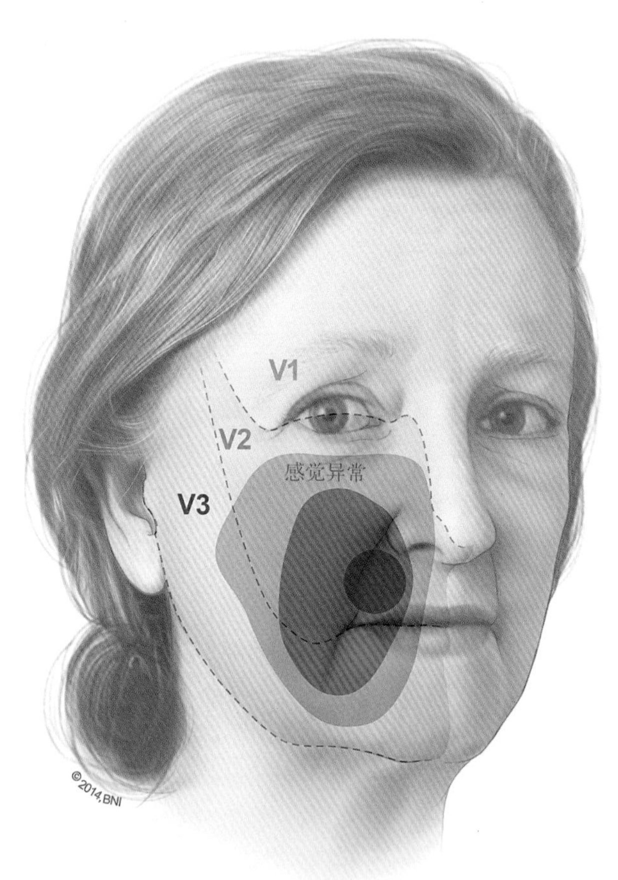

图 82.1　三叉神经痛患者的感觉异常区域（引自 Barrow 神经学研究所）。

既往史

在罹患三叉神经痛之前，患者可能在三叉神经分布区（图 82.1）有前驱局部神经痛或者其他感觉异常。疼痛一般比较局限并且在一侧，但是 5% 的人群可进展到双侧三叉神经痛。一开始剧烈的针刺样疼痛令人终生难忘。疼痛会起始于面部局部，随着时间的推移逐渐蔓延。疼痛发作持续时间非常短暂，但也可以持续一个小时。一些患者描述疼痛一开始仿佛像世界末日一样。疼痛过后，患者有一段时间可以在没有疼痛的情况下（不应期）吃饭、触摸移动面部，但这段时间通常非常短暂。比较明智的患者通常利用这短暂的时间吃饭、刷牙和洗脸。

疼痛除了能自发发生外，也会由说话、咀嚼、活动脸部、疲劳、体位改变诱发。位置改变诱发疼痛非常有趣，我们可以推测血管已经影响神经，神经和血管的位置关系也能明确。随着时间的推移，疼痛变得越来越严重，持续时间越来越长，并且更加频繁（通常不会太剧烈），体位改变对疼痛的影响会减弱。但是患者很少在睡眠中痛醒。睡眠中痛醒的患者，通常由于患侧卧位而诱发疼痛。

罹患三叉神经痛的患者通常不能吃固体食物，所以既往文献评估多数患者体重减轻。一些患者吃某些食物，如橘子或者巧克力时会引发疼痛发作。

当患者主诉自己的疼痛部位时，通常不会触碰皮肤，因为触碰点可诱使疼痛发作。相反，他会将手置于疼痛部位的皮肤上方。通常，他们在面部上方比划来描述疼痛，据此即可诊断为三叉神经痛。80% 的患者首次疼痛发作时一般至牙医处就诊，有经验的牙科医生可以马上确诊为三叉神经痛。

随着时间的推移，疼痛发作后患者更倾向于有“灼烧感”，而不是疼痛突然的缓解。出现这种情况的原因可能是由于血管压迫了运动本体感觉神经，也可能是由于受压位置的改变，还可能是由于治疗药物的剂量不足，能防止剧烈的疼痛，但是不足以缓解持续的灼烧痛。医源性神经损伤也容易使患者出现三叉神经感觉丧失和持续疼痛。三叉神经痛触发的扳机点通常比较弥散，但是鼻部更常见，因其神经分布较之于面部其他部位更加丰富。此外，三叉神经痛触发的扳机点不一定在疼痛区域。Burchiel 将三叉神经痛进行分类[6]。面部疼痛协会 - 三叉神经痛分会（TNA–Facial Pain Association，以前称作三叉神经痛协会）将三叉神经痛定义由原来带有贬义色彩的“非典型”疼痛，变更为“病因不清的疼痛”[7]。

体格检查

体检时可见患者呈痛苦面容，牙关紧闭，因为稍微移动就有可能引发疼痛。对于因疼痛急性发作而无法交流的患者，医生可通过其家属或者陪护人了解病史。

三叉神经痛患者通常存在轻度感觉减退，但是患者一般很难察觉这种麻木感。Lewy 和 Grant 在 1938 年首次报道三叉神经痛患者存在感觉减退[8]。就我们的经验而言，1 型三叉神经痛患者中有 1/3 存在感觉减退，通常分布于疼痛区域。临床医生进行感觉检查应该遵循两项原则。第一，轻触测试应选择一个合适的工具，如一层薄薄的棉制丝缕，而非诸如手帕之类质地粗糙的材料。针刺试验应该检测不同的点，而不是碰触一个区域。第二，临床医生应该遵循神经病学查体的惯例——从正常区域到不正常区域，否则易遗漏细微的异常；先前有过“灼烧感”经历的患者可能已经有痛觉减退，此时还需要详细了解灼烧痛前后的表现才能明确。三叉神经诱发电位是测试神经功能的敏感方法，诱发电位检测异常的患者占了很大比例，微血管减压术（MVD）后诱发电位通常可恢复正常[9, 10]。

三叉神经痛的药物治疗

所有怀疑三叉神经痛的患者应该行头部 CT 或 MRI 检查，排除肿瘤和血管畸形等导致的三叉神经痛。5% 的三叉神经痛患者存在桥小脑角区的良性肿瘤。占位病变将血管向神经旁推移导致压迫，或者是将神经推移至血管旁导致压迫出现三叉神经痛或者其他脑神经受累症状。

药物治疗三叉神经痛最常用的是卡马西平[11]。加巴喷丁副作用小，但是不如卡马西平有效[12, 13]。使用卡马西平的首要问题是初始剂量过高。我们通常用卡马西平初始剂量为每次 100 mg，2 次 / 天，每隔 48 小时每日剂量增加 200 mg。如果患者出现恶心、呕吐、共济失调、步态障碍和思维混乱等不良反应时则应减少药量。如果疼痛停止，每天减少 200 mg 剂量。临床医生热线的开通有利于三叉神经痛的医疗管理。患者增加到每天 1 200 mg 剂量时应该停止。如果还需增加剂量，需要在临床医生体格检查和血生化检查后。患者开始服用卡马西平和加巴喷丁的 1、2 和 4 周，需要进行血生化检查。每年还需要肝功能检查。如果患者出现皮疹，需要立即停药。禁忌重复使用药物，因为可能会导致剥脱性皮炎或者史蒂芬斯 - 强森综合征[14]。

如果用加巴喷丁，我们用的初始剂量是 300 mg/ 次，每天 1 次或者 300 mg/ 次，每天 2 次，每 2~3 天增加 300 mg。疼痛减退的患者应该在医生的指导下减少剂量。为了详细讨论三叉神经痛的药物治疗，我们大量引用了 Zakrzewska 的文章[15]。

手术治疗

适应证

手术适用于药物治疗无效的三叉神经痛或者药物副作用无法耐受的患者。在 20 世纪 60 年代早期，外科治疗三叉神经痛仅限于神经根切除或者末梢神经酒精注射。经过 20 年的发展，出现了经皮消融手术，包括射频神经根切断术、球囊压迫和半月神经节注射无水甘油。现在治疗三叉神经痛的最常见手术是微血管减压术。立体定向伽马刀或直线加速器高能辐射最近也被应用于治疗三叉神经痛。

术前评估

60岁以上患者手术前需要独立的内科评估。除了常规的术前检查，我们需要为术中监测提供纯音测听、语言识别和脑干诱发电位基线。

消融手术

一般来说，消融手术术后早期患者对疗效满意，因为疼痛已经消失，但是随着时间的推移，麻木和麻木的后遗症会时刻困扰他们，影响生活质量。术后三叉神经痛复发的人也很多。在20世纪60年代早期，三叉神经痛和舌咽神经痛的治疗标准即用一个症状（麻木）取代另一个症状（疼痛）。手术治疗主要是颞下窝（第Ⅴ对脑神经）或者颅后窝（第Ⅴ或Ⅸ、Ⅹ对脑神经）酒精注射和神经根切断。较多的时间、精力和创造力主要花费在寻找消融神经可预测和更有效的方法上。

1974年，Sweet和Wepsic开创了应用经皮荧光引导射频消融术治疗三叉神经痛的新技术[16]。这种方式缓解疼痛效果显著，但疗效是暂时的。因为在多数情况下，需要多种不同的术式解决三叉神经痛。病变切除得越完整，三叉神经痛缓解越彻底，但是麻木的后遗症就越严重（20%的患者出现麻木，2%的患者痛觉消失）。Nugent[17]和Tew小组（Taha等报道[18]）主张病变不完整切除，因为可以降低感觉后遗症的发生率。Tew小组（Grande等报道[19]）发明了弯曲电极头，从而更加精确处理病灶。

经皮甘油神经根阻断术比较简单。术后早期结果较好，并且神经创伤比较小，但是复发率较高。我们将这种治疗用于无法耐受其他手术的老年复发疼痛的患者。经皮甘油神经根切断术是Leskell和Hakanson在斯德哥尔摩使用含钛粉的无水甘油作为标记物，计划行伽马刀照射神经时偶然发现的方法[20]。因为这种术式是无创的，所以变成常用术式。然而，经皮甘油神经根切断术需要一段时间才能起作用，不能用于急性期患者。经皮气球压迫是最常用的消融技术[21-23]。患者术后除了眼睛以外，面部可能会有各种各样的麻木感，大约会持续2年时间。一些患者的三叉神经痛可能会治愈，但是多数患者随着麻木感的消失会复发，需要进一步的手术治疗。

微血管减压术

三叉神经解剖

三叉神经（第Ⅴ对脑神经）位于桥小脑角区，起始于脑桥中段前外侧，进入Meckel囊，在颅中窝底被硬脑膜固有层包绕。小脑上动脉平行走行于三叉神经上。岩上静脉（SPV）在正常的解剖位置是远离三叉神经的，引流前外侧小脑血流，最终汇入岩上窦。没有探查岩上静脉和三叉神经的位置关系前，不应将岩上静脉移位。20%的岩上静脉有位置和大小的变异。在这种情况下，其他静脉通常比较小，并且与岩上静脉有多个桥接。这些血管中的任何一条都可能搏动性压迫三叉神经。在我们的经验中，总共看到过4次致病静脉从脑干到Meckel囊都在神经里面，导致内部血管搏动性压迫神经。神经可能看起来正常或者略饱满。1型三叉神经痛微血管减压术后疼痛不缓解意味着至少有一条血管在神经里。

血管和神经的关系随着年龄的增长在变化，桥小脑角区的血管出现延长和屈曲，大脑也逐渐下垂。这两个因素都会导致血管搏动性压迫神经。良性桥小脑角区肿瘤通过将血管推向三叉神经或者将神经推向血管引起血管压迫。

我们并不旨在讨论手术技巧（见第83章）。几篇文章已经报道了这项技术[24]。其中最有意义的可能是McLaughlin等的报道，他们总结了4 400例微血管减压病例[25]。我们假定手术体位和开颅显露已经正确完成。

首先，外科医生应该树立正确的手术理念。理念是“此处肯定至少有一条血管压迫，我要找到所有压迫的血管”而不是“可能有一条血管压迫”。外科医生要理解三叉神经痛和其他脑神经异常是血管压迫的产物。这些异常本身不是疾病，只是脑神经异常表现的原因。对疾病错误的理解会导致手术失败。

Zhou等发现用增强、三维和TOF磁共振血管成像有助于术前辨别某些血管的压迫[26]。“扫描没有发现血管，就没有血管”，是一种错误的推论。尽管外科医生可能非常有能力，但是，在三叉神经手术中出现阴性探查的外科医生，不能胜任神经微血管减压术。他们需要的是学习基础知识，而不是进一步的手术培训。

对于三叉神经痛和面肌痉挛，致病血管的大小并不重要。例如在面肌痉挛手术中，将小动脉或者小静脉从神经移开或者靠近，术中肌电图记录侧方传播消失或者再次出现，表明疾病的致病因素是源于血管压迫[27]。

从脑干到 Meckel 囊整个神经走行都要彻底显露。三叉神经的神经根进入区非常复杂，在某些患者可以观察到神经根进入区锥形延伸到 Meckel 腔。外科医生用一个颈部可以活动的手持镜观察整个神经的走行。移动或者牵开小脑可以将致病血管从神经上移开。小脑翼下区域可能有一条或者多条致病动脉或静脉。脑干神经的前方经常有小血管。年轻女性孤立性三叉神经痛（V2）通常是由于远端小静脉与神经的交叉压迫所致。

临床病理联系

三叉神经痛临床表现和病理之间的联系与血管神经压迫有关（图 82.2）。联系如下：V2 和 V2~V3 分

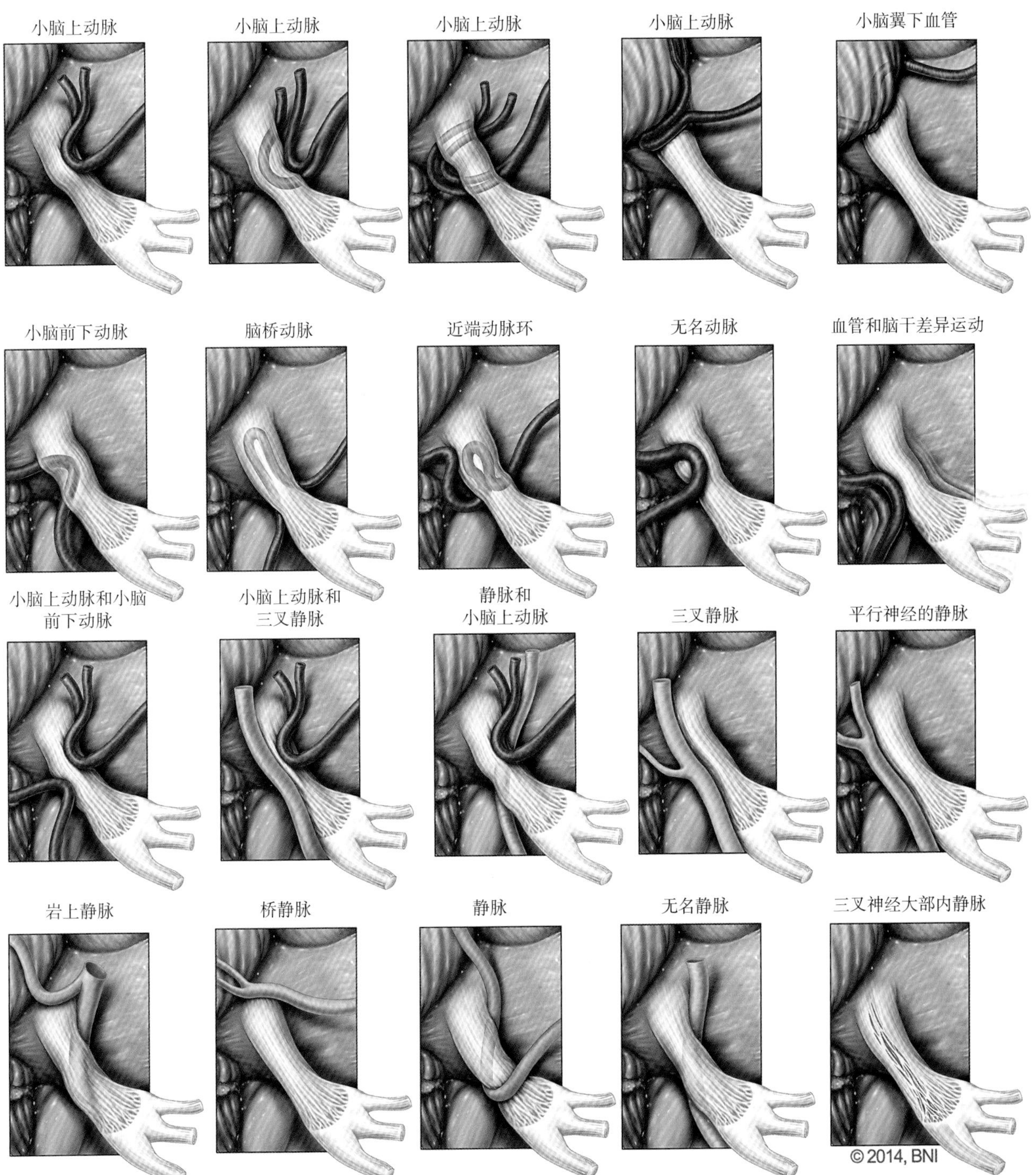

图 82.2　三叉神经痛血管神经关系图集（来自 Barrow 神经学研究所）。

布区的疼痛通常由于三叉神经的前段受压。而孤立型的V2疼痛是由于神经的内侧或者外侧受压。桥静脉远端压迫神经痛通常会导致孤立型V2疼痛，尤其多发于年轻女性。

V1分布区的疼痛源于神经尾侧受压。常见于基底动脉或者椎动脉延长扩张压迫神经尾侧的老年女性。可能是推移小的动脉或静脉压迫神经或推移神经压迫小脑上动脉或静脉。疼痛会随着时间的推移延伸到脸上。疼痛定位不像文献中提到的那样精确。

持续性灼痛（2型三叉神经痛）源于三叉神经远端的运动－躯体感觉纤维受压、抗癫痫药物剂量不足，尤其是卡马西平或消融手术损伤导致。

三叉神经急性自发疼痛主要源于运动－躯体感觉纤维被致病血管侵犯，神经受到牵拉所致。如果持续进展，会导致丛集性头痛综合征。丛集性头痛常见于中间神经束受压变形。图82.3显示随着2型三叉神经痛和自主神经功能障碍的进展，时间对三叉神经痛的影响。

舌咽神经痛

引言和流行病学

1910年，Weisenberg首次诊断舌咽神经痛，舌咽神经痛主要是严重的、单侧、扁桃体、喉咙、舌头和耳朵撕裂样疼痛[28]。尸检时发现舌咽神经痛患者有桥小脑角区的肿瘤。有些人可能会理解为舌咽神经和迷走神经上段的“三叉神经痛”。流行病学特点类似于三叉神经痛，但是女性稍多。发病的平均年龄是50岁。疼痛分很多类型。并且疼痛在左侧稍多一些。疼痛的区域可能有一个区域也有可能是多个区域，疼痛的程度可能一样，也可能一侧比较严重。

病史

典型的疼痛突发突止，自发产生或者由吞咽引发。疼痛定位比较清楚，尤其在早期。也有同一个区域的持久性的舌咽神经痛，主要是由于吞咽或者位置改变诱发。如果出现这种情况，一定要想到患者可能是由于原发肿瘤导致舌咽神经痛。

孤立的耳痛可能由于三叉神经或者中间神经病变导致，需要进一步行影像学检查，前庭测试包括脑干诱发电位和平衡测试。

大多数舌咽神经痛患者与三叉神经痛一样，在第一次剧烈疼痛之前会有轻度的间歇性疼痛的前驱征兆，征兆可能有或者没有诱发因素，持续时间可短可长。患者可能在睡眠中频繁被痛醒。正如三叉神经痛一样，患者对发病时的疼痛记忆犹新。如果出现上述

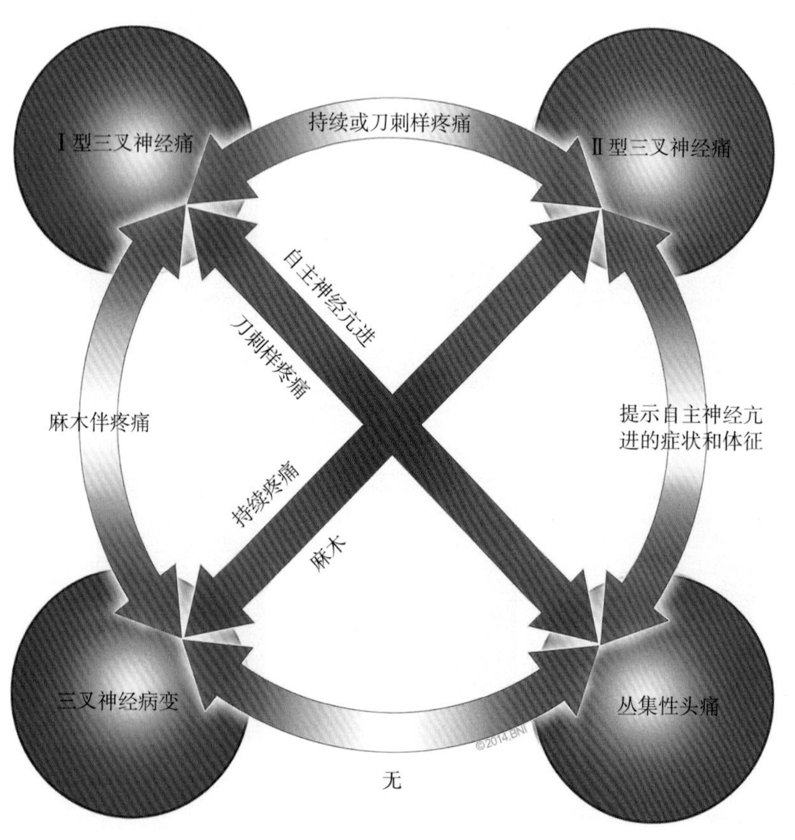

图82.3　三叉神经痛随时间推移的演进，尤其是时间对于功能缺失和活动亢进型功能障碍的影响。不同类型三叉神经痛之间的相关性的部分解释（由Barrow神经学研究所授权）。

情况可以诊断为舌咽神经痛。由于吞咽会诱发疼痛，患者体重可能会下降。饮食只能吃清淡的、软的固体或者液体食物。疼痛随着时间的发展会蔓延到周边区域。几乎任何咽部、面部、舌头，或颈部的移动都会诱发疼痛。疼痛随着时间的发展会放射到最初疼痛部位以外的区域。舌咽神经痛的患者心血管系统，尤其是脉率及脉搏节奏会改变，这并不令人吃惊，如果考虑到迷走神经的其他功能时。其他自主功能也可能出现异常，比如像流泪和流涎。

体格检查

脑神经检查多有异常表现，尤其是腭咽功能。咽反射可能难以检查，可能是亢进的。同侧咽反射和腭部功能也可能下降。可以观察到随着上颚下垂到一侧，悬雍垂收缩偏向另一侧。

手术适应证

手术适用于药物无法控制、提高药物剂量无效和副作用较大的舌咽神经痛患者。多年来，神经根切除是常用术式。起初舌咽神经根切除术只到迷走神经和舌咽神经分开的位置。但是随访发现，很大比例的患者疼痛没有缓解，或者即使缓解了早期又复发，预示着需要更完整的神经切除，附加迷走神经上段根丝切断。虽然这种术式会改善预后，但是并发症的发生率会增加（见下文）。在显微外科时代之前，简单的桥小脑探查有 1% 的死亡率和 10% 的并发症发生率。只有很少一部分手术技术熟练的术者可以在桥小脑角区安全操作。

Dandy 首次报道了手术成功治疗神经痛[29]。从 1977 年开始，Jannetta 等开始区分三叉神经痛和舌咽神经痛，他们意识到疼痛的方式相同，但是分布区域不同[30–33]。使用显微外科技术，可以在脑干端发现致病血管压迫舌咽神经和迷走神经上段。舌咽神经和迷走神经起自延髓侧方，在硬脑膜处汇集。致病血管可以是一根，也可以多根，但不是比较大的动脉（如椎动脉和小脑后下动脉）。MRI 可以发现比较大的血管，但是看不见小的动静脉。术中所见相对于 MRI 更清楚，术中可以观察到影像上无法发现的其他颅内神经和脑干血管压迫情况。

神经根切除术和微血管减压术患者都需要侧卧位。三钉头架固定头部，颈部伸展，头偏向一侧。低位横向小骨瓣开颅（直径 2 cm × 3 cm），低到显露枕骨骨松质边缘，横向边缘要能看到横窦。术中要避开椎动脉，椎动脉很容易确定位置，在暴露之前就能触及搏动。手术开口要远离颈部。

术中轻轻将小脑用棉条和牵开器固定。这样释放脑脊液后术野会暴露更完全。手术最常见的技术错误是脑干端第Ⅸ对和第Ⅹ对脑神经上段显露不完全。手术和三叉神经痛手术一样，需要暴露责任血管，外科医生需要寻找责任血管并解除压迫。责任血管可大可小，可以是一根也可以是多根，可以是动脉也可以是静脉，还可能动静脉同时存在。责任血管可能在神经束的头端、前面、后方（在小脑深部操作需要谨慎）或者神经束中间。血管不紧邻延髓，脑的收缩可能会影响它们的位置。为了避免随着年龄的增长，动脉延长导致复发，大的动脉需要多个大的内植物包绕。静脉可以减压、电凝或者分离。

神经根切除术早期要暴露足够的长度，区分舌咽神经与迷走神经。舌咽神经切除后，迷走神经上段的两条或者三条神经束会分开。术后除了感觉减退以外，一些患者会出现吞咽功能障碍。术后会出现声音嘶哑，通常可以恢复，但是需要时间。

舌咽神经痛的微血管减压术和神经根切除术手术中要暴露的术野相似。轻轻抬起小脑，小脑位置的移动可能解除血管对神经的压迫。放入一个或者多个 Teflon 棉，将致病动脉或者静脉隔离。如果遇到动脉环，通常需要打开，这样环外部的动脉搏动不会通过内植物压迫神经和相邻的延髓。术中一定要控制好血压，移动血管可能会导致血压波动。比较小的静脉可以安全电凝和分离。通过反复 Valsalva 动作憋气确定动静脉止血情况，严密缝合硬脑膜和用金属丝网（KLS Martin，Jacksonville，FL）行颅骨成形术。这种颅骨成形术安全快速，术后患者满意度高。虚弱或者血压波动的患者需要重症监护。大多数患者从入院到出院只需 30~40 个小时。

替代手术

采用经皮热凝固术[34]和伽马刀放射治疗[35]舌咽神经痛已有个案报道。但是这些治疗方法需要进一步研究和长期随访。

结论

微血管减压能治疗三叉神经痛和舌咽神经痛。在某些医院，舌咽神经和迷走神经上段切除术还用于治疗舌咽神经痛。在我们看来，1969 年，White 和 Sweet 的回顾性文献分析[36]，是最好的分析舌咽神经痛（他们称舌咽 - 迷走神经痛）的文章。三叉神经痛和舌咽神经痛的治疗已经改善，手术中显微镜的应用和微血管减压术的普及为这些疾病的治疗带来革命性的进展。

最近的几个大型临床研究报道了微血管减压术[37-41]应用于心血管疾病的治疗[42-44]。Kim 等报道了 2 例术前放置心脏起搏器的患者，在成功实施微血管减压术后，心血管疾病得到缓解[45]。近期文献还报道了致病血管可视化技术，这可能促进假突触传递疾病的早期诊断[46, 47]。

参·考·文·献

[1] Jannetta PJ, ed. Trigeminal Neuralgia. New York: Oxford University Press; 2011

[2] Barker FG II, Jannetta PJ, Babu RP, Pomonis S, Bissonette DJ, Jho HD. Long-term outcome after operation for trigeminal neuralgia in patients with posterior fossa tumors. J Neurosurg 1996;84:818–825

[3] Mason WE, Kollros P, Jannetta PJ. Trigeminal neuralgia and its treatment in a 13-month-old child: a review and case report. J Craniomandib Disord 1991;5:213–216

[4] Resnick DK, Levy EI, Jannetta PJ. Microvascular decompression for pediatric onset trigeminal neuralgia. Neurosurgery 1998;43:804–807, discussion 807–808

[5] Bender MT, Pradilla G, James C, Raza S, Lim M, Carson BS. Surgical treatment of pediatric trigeminal neuralgia: case series and review of the literature. Childs Nerv Syst 2011;27:2123–2129

[6] Burchiel KJ. A new classification for facial pain. Neurosurgery 2003;53:1164–1166, discussion 1166–1167

[7] Jannetta PJ, Alksne J, Barbaro N. et al. Facial pain experts establish a new pain classification. TNA Q (J Facial Pain Assoc) 2012;1:4

[8] Lewy FH, Grant FC. Physiopathologic and pathoanaatomic aspects of major trigeminal neuralgia. Arch Neurol Psychiat 1938;40:1126–1134

[9] Bennett MH, Jannetta PJ. Trigeminal evoked potentials in humans. Electroencephalogr Clin Neurophysiol 1980;48:517–526

[10] Bennett MH, Jannetta PJ. Evoked potentials in trigeminal neuralgia. Neurosurgery 1983;13:242–247

[11] Sturman RH, O'Brien FH. Non-surgical treatment of tic douloureux with carbamazepine (G32883). Headache 1969; 9:88–91

[12] Sist T, Filadora V, Miner M, Lema M. Gabapentin for idiopathic trigeminal neuralgia: report of two cases. Neurology 1997;48:1467

[13] Attal N, Cruccu G, Baron R, et al. European Federation of Neurological Societies. EFNS guidelines on the pharmacological treatment of neuropathic pain: 2010 revision. Eur J Neurol 2010; 17:1113–e88

[14] Shakib K, Sinanan M. Stratification of the risk of serious allergic cutaneous reactions with therapeutic management of trigeminal neuralgia. Br J Oral Maxillofac Surg 2011;49:235–236

[15] Zakrzewska JM. Medical management of trigeminal neuropathic pains. Review Expert Opin Pharmacother 2010;11:1239–1254

[16] Sweet WH, Wepsic JG. Controlled thermocoagulation of trigeminal ganglion and rootlets for differential destruction of pain fibers. 1. Trigeminal neuralgia. J Neurosurg 1974;40:143–156

[17] Nugent GR. Technique and results of 800 percutaneous radiofrequency thermocoagulations for trigeminal neuralgia. Appl Neurophysiol 1982;45:504–507

[18] Taha JM, Tew JM Jr, Buncher CR. A prospective 15-year follow up of 154 consecutive patients with trigeminal neuralgia treated by percutaneous stereotactic radiofrequency thermal rhizotomy. J Neurosurg 1995;83:989–993

[19] Grande A, Morgan C, Tew JM Jr. Percutaneous stereotactic rhizotomy. In: Jannetta PJ, ed. Trigeminal Neuralgia. New York: Oxford University Press; 2011:124–146

[20] Håkanson S. Trigeminal neuralgia treated by the injection of glycerol into the trigeminal cistern. Neurosurgery 1981;9:638–646

[21] Mullan S, Lichtor T. Percutaneous microcompression of the trigeminal ganglion for trigeminal neuralgia. J Neurosurg 1983; 59:1007–1012

[22] Brown JA, Preul MC. Percutaneous trigeminal ganglion compression for trigeminal neuralgia. Experience in 22 patients and review of the literature. J Neurosurg 1989;70:900–904

[23] Brown JA. Percutaneous balloon compression. In: Jannetta PJ, ed. Trigeminal Neuralgia. New York: Oxford University Press; 2011: 155–168

[24] Shakur SF, Bhansali A, Mian AY, Rosseau GL. Neurosurgical treatment of trigeminal neuralgia. Dis Mon 2011;57:570–582

[25] McLaughlin MR, Jannetta PJ, Clyde BL, Subach BR, Comey CH, Resnick DK. Microvascular decompression of cranial nerves: lessons learned after 4400 operations. J Neurosurg 1999;90:1–8

[26] Zhou Q, Liu Z, Li C, Qu C, Ni S, Zeng Q. Preoperative evaluation of neurovascular relationship by using contrast-enhanced and unenhanced 3D time-of-flight MR angiography in patients with trigeminal neuralgia. Acta Radiol 2011;52:894–898

[27] Jannetta PJ. Hemifacial spasm caused by a venule: case report. Neurosurgery 1984;14:89–92

[28] Weisenberg TH. Cerebello-pontile tumor diagnosed for six years as tic douloureux; the symptoms of irritation of the ninth and twelfth cranial nerves. JAMA 1910;54:1600–1604

[29] Dandy WE. Glossopharyngeal neuralgia (tic douloureux); its diagnosis and treatment. Arch Surg 1927;15:198–214

[30] Laha RK, Jannetta PJ. Glossopharyngeal neuralgia. J Neurosurg 1977;47:316–320

[31] Jannetta PJ. Microsurgery of cranial nerve cross-compression. Clin Neurosurg 1979;26:607–615

[32] Jannetta PJ. Cranial nerve vascular compression syndromes (other than tic douloureux and hemifacial spasm). Clin Neurosurg 1981;28:445–456

[33] Resnick DK, Jannetta PJ, Bissonnette D, Jho HD, Lanzino G. Microvascular decompression for glossopharyngeal neuralgia. Neurosurgery 1995;36:64–68, discussion 68–69

[34] Chua NH, Beems T, Vissers KC. Two cases of glossopharyngeal neuralgia successfully treated with pulsed radiofrequency treatment. Ann Acad Med Singapore 2011;40:387–389

[35] Pollock BE, Boes CJ. Stereotactic radiosurgery for glossopharyngeal neuralgia: preliminary report of 5 cases. J Neurosurg 2011;115:936–939

[36] White JC, Sweet WH. Vagoglossopharyngeal Neuralgia. Springfield, IL: Charles C. Thomas; 1969:265–302

[37] Gaul C, Hastreiter P, Duncker A, Naraghi R. [Improvement of diagnosis and treatment of glossopharyngeal neuralgia]. Schmerz 2008;22(Suppl 1): 41–46

[38] Teixeira MJ, de Siqueira SR, Bor-Seng-Shu E. Glossopharyngeal neuralgia: neurosurgical treatment and differential diagnosis. Acta Neurochir (Wien) 2008;150:471–475, discussion 475

[39] Ferroli P, Fioravanti A, Schiariti M, et al. Microvascular decompression for glossopharyngeal neuralgia: a long-term retrospectic review of the Milan-Bologna experience in 31 consecutive cases. Acta Neurochir (Wien) 2009;151:1245–1250

[40] Kawashima M, Matsushima T, Inoue T, Mineta T, Masuoka J, Hirakawa N. Microvascular decompression for glossopharyngeal neuralgia through the transcondylar fossa (supracondylar

transjugular tubercle) approach. Neurosurgery 2010;66(6, Suppl Operative):275–280, discussion 280

[41] Masuoka J, Matsushima T, Kawashima M, Nakahara Y, Funaki T, Mineta T. Stitched sling retraction technique for microvascular decompression: procedures and techniques based on an anatomical viewpoint. Neurosurg Rev 2011;34:373–379, discussion 379–380

[42] Korkes H, de Oliveira EM, Brollo L, et al. Cardiac syncope induced by glossopharyngeal "neuralgia": a rare presentation. Arq Bras Cardiol 2006;87: e189–e191

[43] Esaki T, Osada H, Nakao Y, et al. Surgical management for glossopharyngeal neuralgia associated with cardiac syncope: two case reports. Br J Neurosurg 2007;21:599–602

[44] Varrasi C, Strigaro G, Prandi P, et al. Complex pattern of convulsive syncope in glossopharyngeal neuralgia: video/EEG report and short review. Epilepsy Behav 2011;20:407–409

[45] Kim SH, Han KR, Kim W, et al. Severe pain attack associated with neurocardiogenic syncope induced by glossopharyngeal neuralgia: successful treatment with carbamazepine and a permanent pacemaker—a case report. Korean J Pain 2010; 23:215–218

[46] Park KJ, Choi NC, Kim SK, Kang H, Kwon OY, Lim BH. Teaching neuroimages: glossopharyngeal neuralgia with syncope: heart rate and blood pressure change. Neurology 2011;77:e84

[47] Gaul C, Hastreiter P, Duncker A, Naraghi R. Diagnosis and neurosurgical treatment of glossopharyngeal neuralgia: clinical findings and 3-D visualization of neurovascular compression in 19 consecutive patients. J Headache Pain 2011;12:527–534

第83章

微血管减压术治疗三叉神经痛：2 488 例手术结果

Takanori Fukushima and Kentaro Watanabe

三叉神经痛是以患者面部出现难以忍受的疼痛为特征的疾病，通常以单侧三叉神经第二支以及第三支分布区域阵发性或反复发作的尖锐刺痛为主要特点。频繁的疼痛发作常常导致难以忍受的痛苦，很多患者甚至连续数天不能吃饭、咀嚼和说话。某些患者难以忍受痛苦而产生自杀倾向。三叉神经痛并不会危及患者生命，但它却给患者带来巨大的痛苦。过去的治疗方法包括药物治疗、周围神经切断术、经皮药物注射阻断术[1, 2]和射频消融等，但这些方法都不能提供确切持久的疗效。近年来，立体定向放射治疗[3, 4]（SRT）采用高剂量聚焦放射束，在颅后窝损毁神经根用于治疗三叉神经痛，但放射治疗复发率高，并且会导致面部感觉减退和迟钝[5, 6]。此外，立体定向放射治疗可能带来的麻醉痛与严重的灼烧痛也非常明显。20 世纪 70 年代，神经血管压迫理论被提出，基于此病理基础的微血管减压术（MVD）成为了治疗三叉神经痛的有效手段[7–9]。

历史背景

三叉神经面部疼痛综合征早在古代就被人们认识，并被 Nicolaus Andre 确立为一种特殊的疾病，称为“三叉神经痛”[10]。1986 年，Tiffany[11, 12]曾尝试把颞下神经节切除术作为治疗三叉神经痛的最早手术方法[13, 14]。1901 年，Frazier 报道了颞下神经根切断术[15]。Frederick 阐述了硬化的血管压迫半月神经节理论[16]。Pappenheim 发现三叉神经痛主要由扭曲的基底动脉压迫三叉神经根所致[17]。1934 年，Dandy[18]在很多病例中发现小脑前下动脉于三叉神经根上方或者下方压迫三叉神经，正是这种动脉血管的压迫导致了三叉神经痛。Dandy 发现了血管压迫三叉神经，但是他没有行显微镜下微血管减压，而只是简单地做了神经根切断术。

1959 年，Gardner[19, 20]报道了实施感觉根减压术的疗效，这是外科血管减压治疗三叉神经痛的首例报道[21]。

20 世纪 70 年代，Jannetta[22, 23]术中植入 Ivalon 聚乙烯醇海绵（Fabco，New London，CT），开创了微血管减压术的手术流程[24]。1978—1980 年，Fukushima 采用微侵袭锁孔入路，术中使用聚四氟乙烯带进行神经血管移位操作（NVT）[15]。

症状学

三叉神经痛的典型特征是在短时间内（数秒到数分不等）疼痛反复发作。患者洗脸、刷牙、剃须、咀嚼或者说话均有可能诱发尖锐的疼痛。通常情况下，疼痛主要分布在三叉神经第二支和第三支支配区域。在某些病例中也会出现在第一支支配区域，但疼痛不会波及到头部或者颈部。

鉴别诊断

鉴别诊断包括牙源性疼痛、鼻窦疾病导致的疼痛、上颌骨或颅底肿瘤、带状疱疹、外伤、偏头疼或丛集性头痛等。明确的病史以及对疼痛性质的描述对明确诊断至关重要，神经影像学检查可以排除脑部肿瘤、血管畸形或者其他颅面部和上颌骨疾病引起的面部疼痛。

面部疼痛的 Fukushima 分类

过去 30 年，Fukushima 医生评估超过 3 000 例不同类型面部疼痛的患者。基于这些面部疼痛的临床特点，Fukushima 用以下方法分类：第一类：典型的三叉神经痛；第二类：不典型痉挛痛，典型和不典型症状共存；第三类：不典型面部疼痛（AFP），完全不典型的持续性钝痛或者压痛；第四类：由脑部肿瘤、血管畸形或者其他颅面部器质性病变导致的面部疼痛。

神经血管移位术（NVT）和微血管减压术（MVD）[25] 治疗第一类典型三叉神经痛效果良好，第一次手术的治愈率达 96%。有动脉环压迫的第二类患者，NVT 手术对 70% 的患者有效。第三类不典型面部疼痛患者不适合手术治疗。

神经诊断评估

高分辨率磁共振（MRI）薄层扫描 T2 加权像中的稳态采集快速成像技术或稳态构造干扰技术可以显示血管环对三叉神经的压迫。三维非对称快速回波扫描也非常有用 [26]。高分辨率 CT 和 MRI 可以显示出脑部肿瘤、血管瘤或者其他鼻咽和颅底肿瘤。本组 2 488 例三叉神经痛，脑部肿瘤所致有 188 例（7.6%），如表皮样囊肿、听神经鞘瘤和脑膜瘤等。三叉神经根内或者周围的动静脉畸形（AVM）和小的隐匿性血管瘤导致的三叉神经痛有 13 例（0.5%）（表 83.1）。

表 83.1 三叉神经痛的病因：责任血管、肿瘤以及动静脉畸形（N=2 488）

责任血管 / 病灶	病例数（%）
小脑上动脉	1 389（55.8）
小脑上动脉 + 小脑前下动脉	415（16.7）
小脑前下动脉	165（6.6）
椎动脉 – 基底动脉	108（4.3）
静脉	67（2.7）
无	143（5.7）
脑肿瘤	188（7.6）
表皮样囊肿	99（4.0）
脑膜瘤	47（1.9）
听神经鞘瘤	31（1.2）
皮样囊肿	8（0.3）
动静脉畸形	13（0.5）

临床资料

1978 年 9 月至 2011 年 11 月，我们采用经乙状窦后锁孔入路神经血管移位术为 2 488 例三叉神经痛患者实施手术。绝大部分患者年龄在 50~70 岁（平均年龄 61 岁；范围 17~95 岁）。其中男性 923 人，女性 1 565 人。右侧三叉神经痛比左侧常见（右侧 1 388 例；左侧 1 062 例），双侧三叉神经痛比较少见（38 例，1.5%）。2 488 例患者中，210 例（8.1%）典型三叉神经痛是由桥小脑角区器质性病变引起的。包括皮样囊肿 1 例，表皮样囊肿 99 例，脑膜瘤 47 例，听神经鞘瘤 31 例，脂肪瘤 2 例，三叉神经鞘瘤 8 例和动静脉畸形 13 例。

术前准备

明确患者病史及描述其疼痛性质至关重要。考虑到本病主要发生在老年人，因此要求更加精细的术前全身检查。完善高分辨率增强 CT 和 MR 检查，有助于了解桥小脑角区的解剖结构和排除可能存在的器质性病变。

患者体位

手术在全麻下进行，通常持续 1~3 小时。推荐使用柔韧的螺旋气管插管，这样颈部扭曲时也能保持气道通畅。患者应摆放为“Fukushima 侧卧位”[27]（图 83.1a），头部用三钉 Mayfield 头架固定。两个头钉要放在跨越枕骨下的部位（上头钉放在枕外隆凸，下头钉放在乳突体）。另外一个头钉放在发际线内的额中线。肩部和背部放在手术台的边缘（术者侧）。臀部在手术台中间，身体倾斜。上臂适度伸展并且与前尾侧方向成 45° 角放在万能臂架上，头部和颈部保持在同一水平，比处于下面的肩膀要稍高，适度屈曲，头顶向下，面部轻度向上旋转。这种特殊体位可以防止颅内静脉高压，并且使术者毫无阻碍地直接看见耳后的手术区域。患者下面的腿膝部要屈曲 90°，上面的腿仅保持轻度屈曲。两个大的软枕放在两腿之间来保护下肢的神经。要特别小心避免产生压疮，减少对臂丛神经和坐骨神经的牵拉。腋垫放在腋部的下面，防止对腋动脉和臂丛神经产生压迫。双臂都要外展放在臂架上。还要特别保护位于内上髁的尺神经，以及位于肱骨桡神经沟的桡神经。用平坦的海绵和垫子对下面的手臂支撑，使其处于一个舒适的屈曲状态。整个身体被这样放置目的是为了使背部高 15°，而手术台处于 15° 的反 Trendelenburg 位（图 83.1b、c）。这种姿势可以使头部高 30°，利于脑组织松弛和静脉回流。

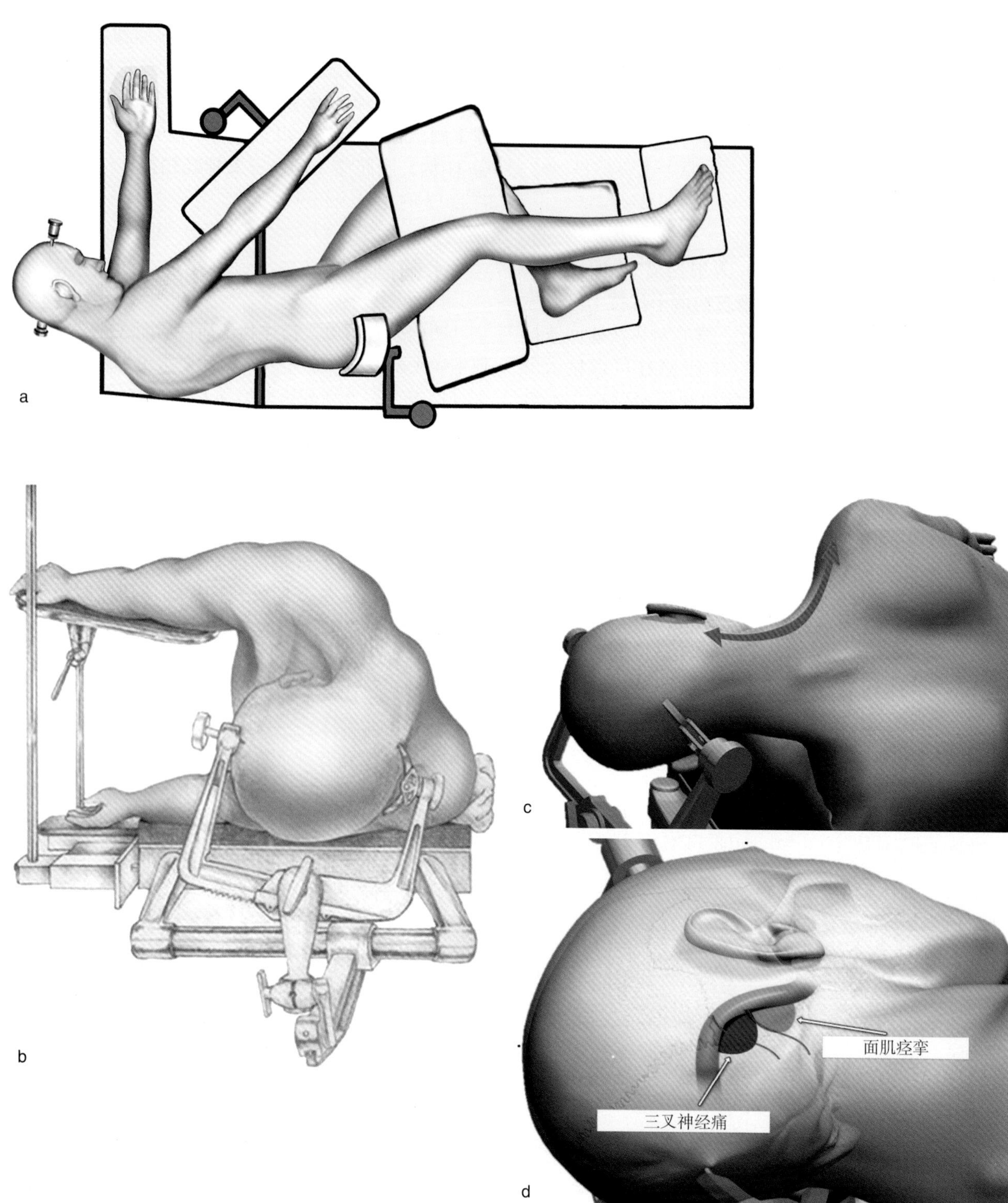

图 83.1　Fukushima 侧卧位。a. 肩部和背部在术者右侧的手术台边缘，身体倾斜；b. Mayfield 头架的两脚放在对侧枕骨下（上面的头钉在枕骨隆突，下面的头钉在乳突）；c. 头颈部保持同一水平，比下面的肩部稍高，适度屈曲，头顶稍低，面部轻度旋转向上（箭头所示角度可以最低程度减少静脉充血）；d. 上面的切口用于治疗三叉神经痛，下面的用于治疗面肌痉挛和舌咽神经痛。

皮肤切口和钻孔位置

在乳突上部区域发际线内做 3~4 cm 的曲线切口。图 83.1d 示乳突后偏上切口治疗三叉神经痛和乳突后偏下切口治疗面肌痉挛以及舌咽神经痛。切开头皮以及皮下后，放置一个小的 Gelpi 自动牵开器（Medline，Mundelein，IL），用几个带有硅胶带的钝性拉钩最大限度暴露术野。从枕下筋膜层取一小薄片筋膜用于后面的硬膜修补，以实现"硬膜不透水缝合"。肌肉层用单极或者双极分离。侧面的枕下肌肉层分为三组肌肉层，第一组肌肉层由胸锁乳突肌和夹肌构成；第二组由头半脊肌和最长肌构成；在第二组肌肉筋膜下，从二腹肌沟到后上方可发现枕动脉；第三组肌肉包括上斜肌。分离这三层肌肉和骨膜后，电凝乳突间静脉，用骨蜡封闭。乙状窦后缘通常位于乳突导静脉前方 5 mm 处。

锁孔骨窗

用 4 mm 或者大于 4 mm 的金刚石钻头磨开一个直径 1.5~2 cm 的锁孔骨窗，锁孔的位置应在横窦和乙状窦夹角内侧。使用金刚石钻头在显微镜下磨除骨质。粉红色线显示最后一层位于硬膜上的薄层皮质骨，蓝线显示乙状窦的位置。用刮匙或者 A 型剥离子轻轻分离最后一层蛋壳样薄层皮质骨。咬去骨边缘的内板以提供更多的操作空间（图 83.2a）。用骨蜡、速即纱、灼烧等方法进行严格止血，乳突气房用骨蜡封闭。

硬膜切开和初始暴露

倒 T 形剪开硬脑膜，剪开的硬膜悬吊在周围组

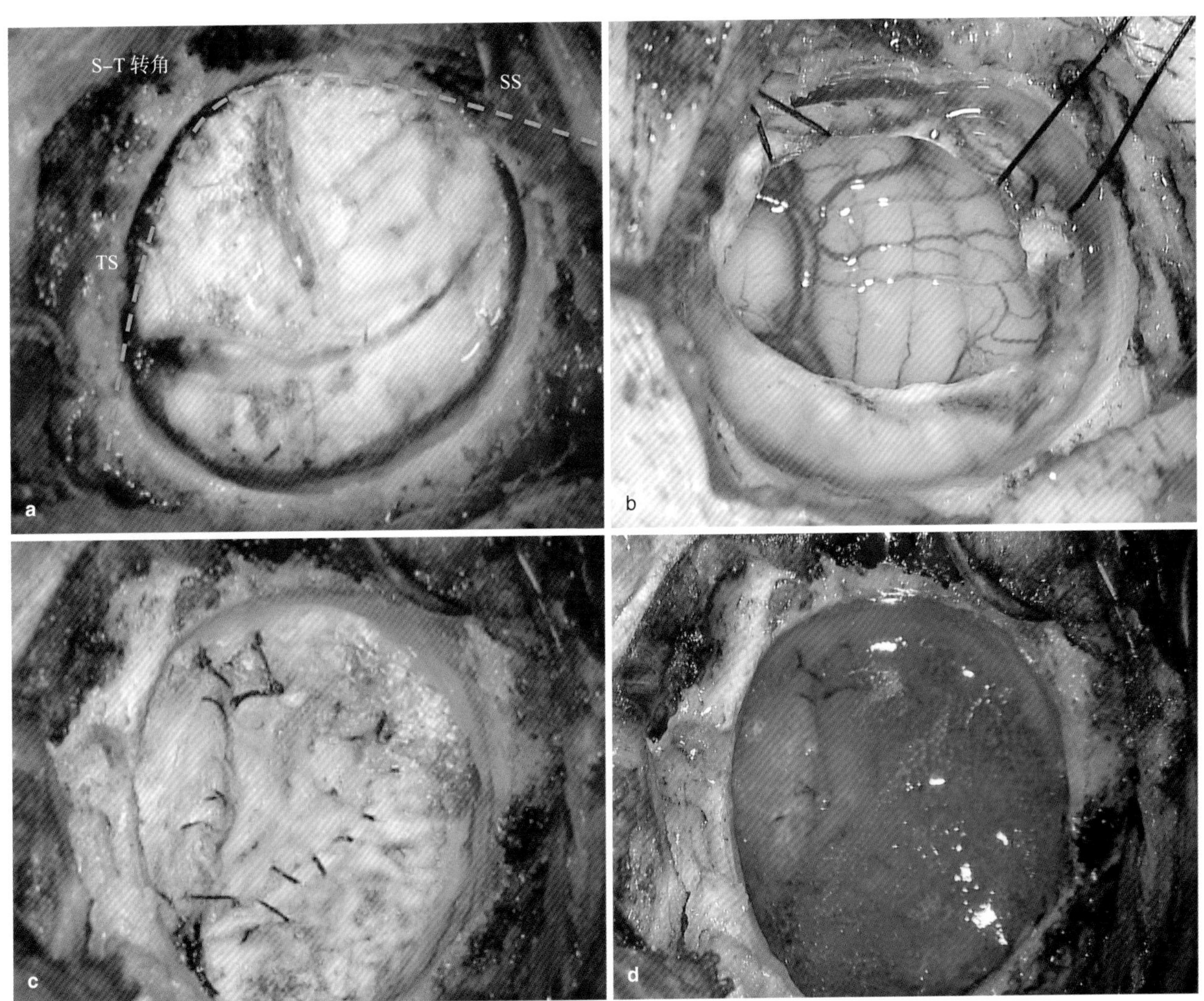

图 83.2　三叉神经痛的开关颅。a. 倒 T 形剪开硬脑膜；b. 悬吊硬脑膜最大限度暴露术野；c. 用筋膜严密缝合硬脑膜；d. 封闭硬脑膜（蓝色）。SS，乙状窦；S-T，乙状窦横窦连接处；TS，横窦。

织，最大程度暴露硬脑膜开口（图 83.2b）。过度换气、甘露醇、速尿和糖皮质激素的应用、缓慢释放脑脊液可以帮助松弛小脑张力。通过上述处理，小脑变得松弛，小脑背侧面用速即纱和 Delicot 棉片（American Suigical Company，Salem，MA）保护。显微镜下沿幕下小脑上分离进入易于显露岩静脉（一到三桥静脉）（图 83.3b）。术中脑组织始终处于松弛状态，不应压迫小脑组织，可用 2 mm 锥形脑板轻轻牵开小脑，这样可以使术者双手使用吸引器、手术钳和显微剪刀等器械。当有岩静脉或者斜坡静脉与三叉神经接触时，将这些静脉电凝切断。岩静脉的数量因人而异，当静脉接触到三叉神经时，术者可以电凝后切断静脉。手术过程中需要仔细操作，尽量减少静脉的损伤以保证足够的静脉回流。

推荐没经验的手术医师术前放置腰椎引流，防止小脑肿胀。锐性分离岩静脉表面的蛛网膜（图 83.3c）将其分支从小脑表面剥离。采用这种方式，大多数病例的岩静脉都可以有效保护。三叉神经通常位于岩静脉下方深部（图 83.3c）。不应该切开内听道和第Ⅷ对脑神经表面的蛛网膜。幕下小脑上入路切开分离三叉神经根，防止小脑从侧面移向中线。有时候也会用水平裂入路暴露三叉神经根的侧下方（图 83.3a~c）。

压迫性动脉环的确认

在岩静脉和三叉神经根周围打开足够的蛛网膜后，术者必须由近及远探查确认神经周围的所有侵犯性血管。

小脑上动脉（SCA）通常走行于三叉神经根内侧，小脑前下动脉走行于三叉神经根侧方。暴露三叉神经根以及确认责任压迫动脉是手术成功的关键。所有的责任压迫血管都要从三叉神经根分离并推移解除压迫。图 83.1 列出了最可能压迫三叉神经的责任血管。1 389 例患者（55.8%）的责任血管是小脑上动脉（图 83.3a 和图 83.4a、b），165 例患者（6.6%）的责任血管是小脑前下动脉（图 83.3d 和图 83.4c），415 例患者（16.7%）由小脑上动脉和小脑前下动脉

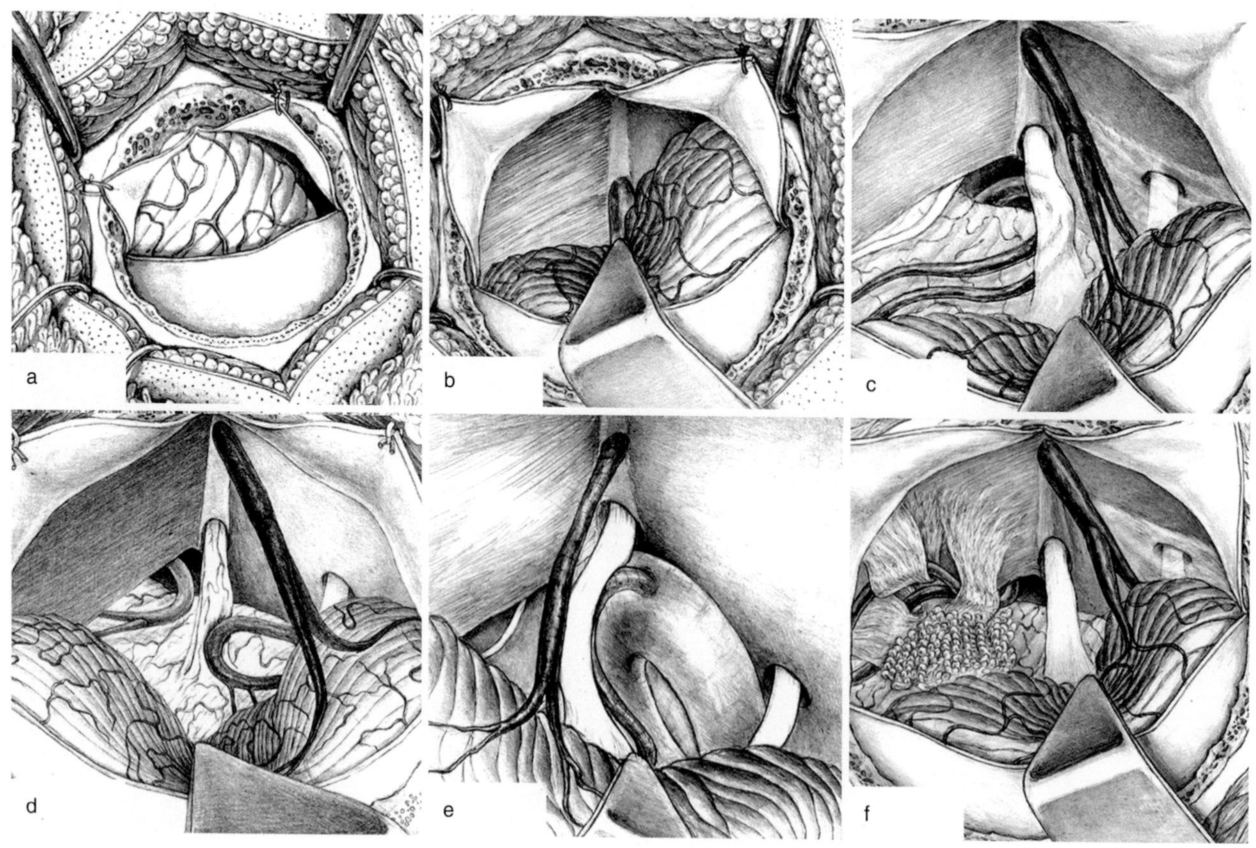

图 83.3　手术步骤示意图。a. 硬膜切开以及暴露小脑上部；b. 岩幕连接处和岩静脉；c. 小脑上动脉压迫神经，神经可见凹陷；d. 小脑前下动脉压迫神经；e. 椎基底动脉压迫三叉神经；f. 神经血管移位术后。

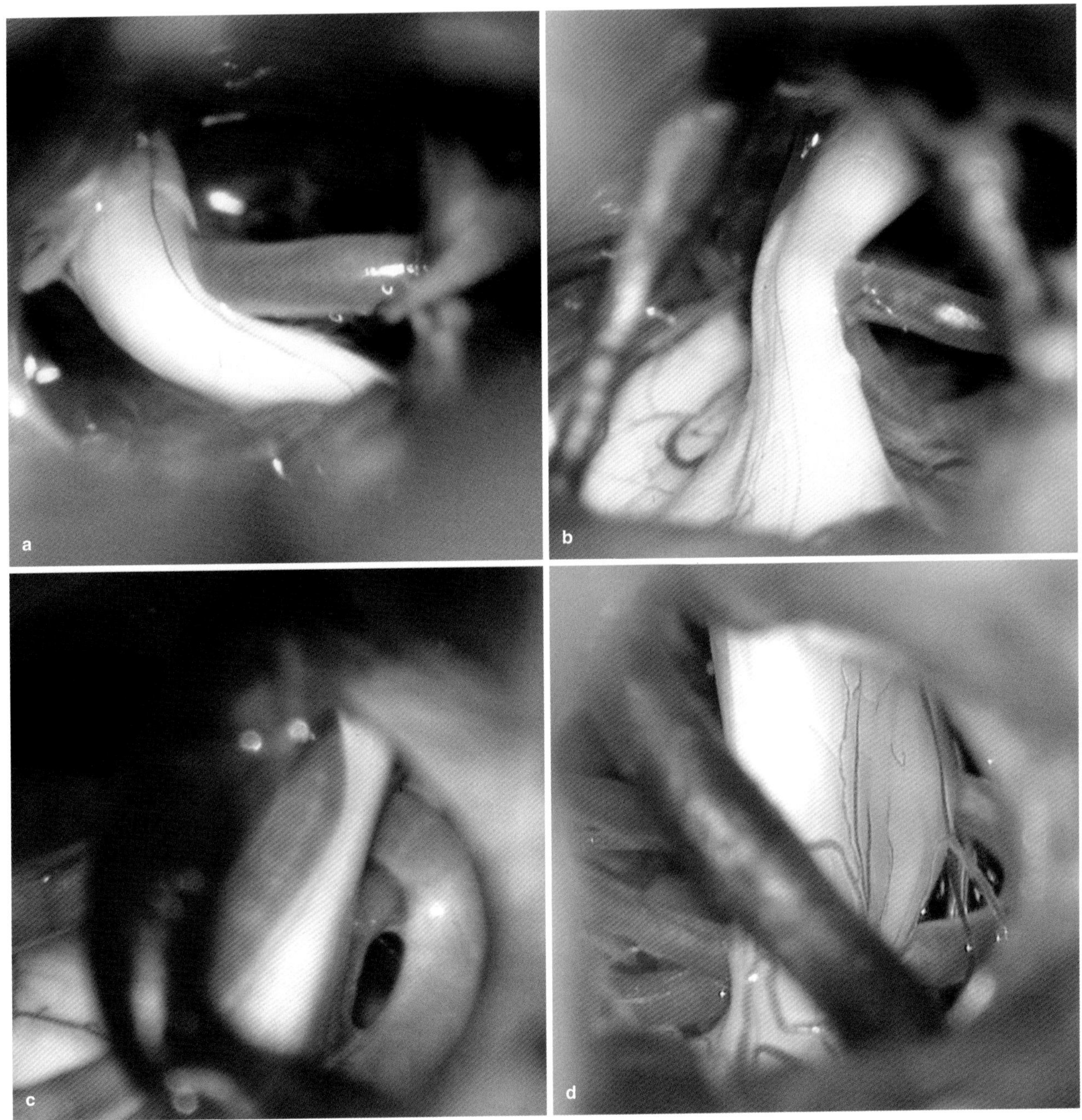

图 83.4　减压术中图像。a. 小脑上动脉（SCA）压迫导致右侧三叉神经痛；b. 小脑上动脉（SCA）压迫导致右侧三叉神经痛；c. 变异的小脑前下动脉（AICA）压迫导致的左侧三叉神经痛；d. SCA 和 AICA 共同压迫导致的三叉神经痛。

的共同压迫（图 83.4d），108 例患者（4.3%）存在椎基底动脉压迫，部分患者同时伴有小脑前下动脉压迫（图 83.3e 和图 83.5a、b）。很多病例三叉神经根的压迫是由多个血管分支导致的。10 例患者存在（0.4%）畸形的小脑前下动脉[6]分支穿过三叉神经（图 83.4c 和图 83.5c）。

188 例（7.6%）脑肿瘤患者存在三叉神经痛：其中表皮样囊肿 99 例（4.0%）、脑膜瘤 47 例（1.9%）、听神经鞘瘤 31 例（0.1%）、三叉神经鞘瘤 8 例（0.03%），皮样囊肿 1 例（0.004%）、其他肿瘤 2 例，动静脉畸形导致三叉神经痛 13 例（0.5%）（图 83.4d）。

143 例没有发现血管压迫（阴性结果，5.7%）。没有发现血管压迫时，彻底游离整条神经根，并用速即纱包裹神经根，同时用地塞米松盐水冲洗（2 mg 溶于 20 ml 盐水）。

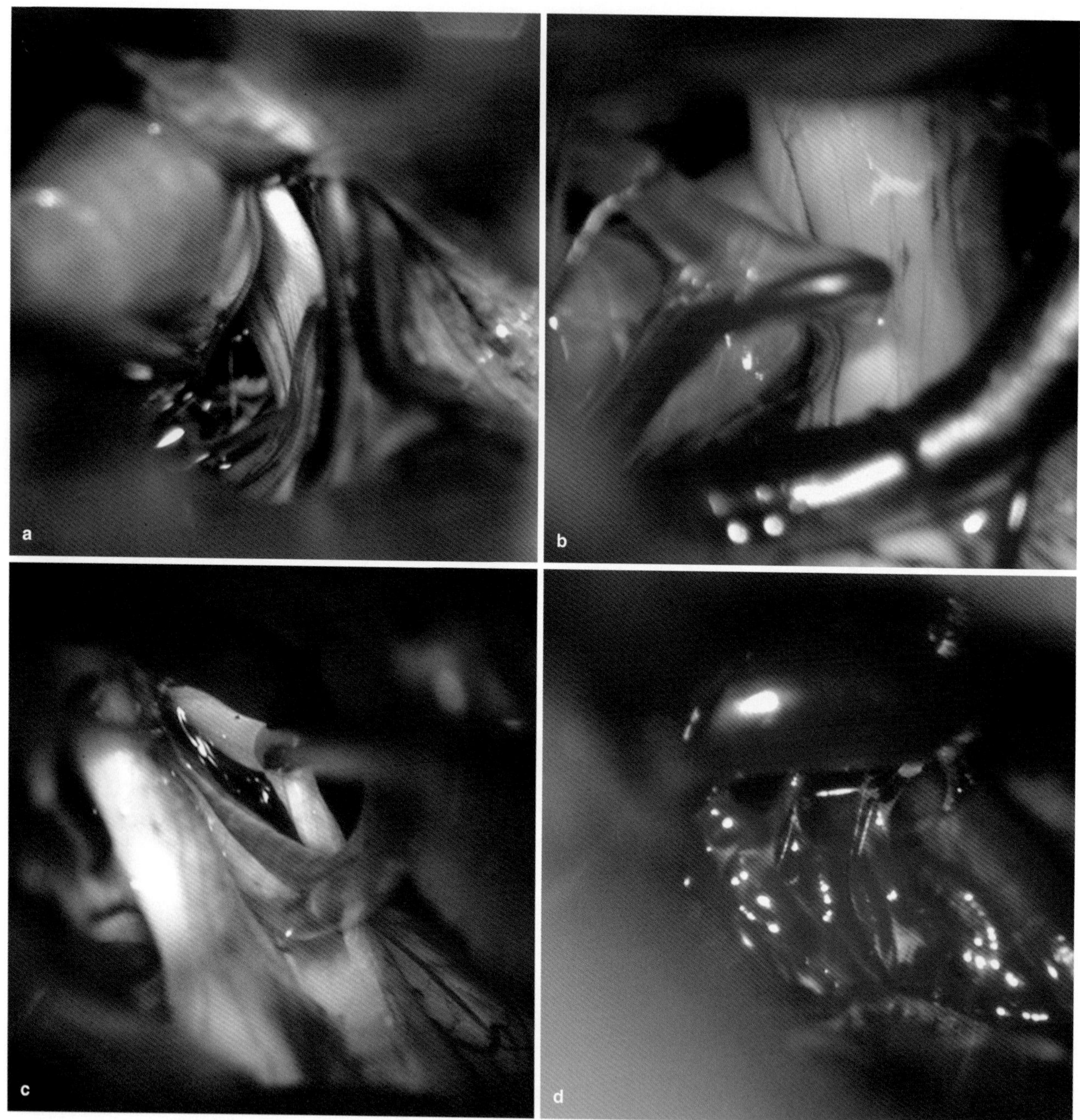

图 83.5 减压术中图像。a. 椎动脉压迫导致的右侧三叉神经痛；b. 基底动脉和小脑前下动脉压迫导致的右侧三叉神经痛；c. 变异的小脑前下动脉分支穿过三叉神经导致的三叉神经痛；d. AVM 导致的三叉神经痛。

神经血管移位术

在 1978 年至 1980 年的 2 年间，各种不同的材料用于微血管减压术。在文献中，很多手术医师把人工合成材料如 Ivalon 海绵用于植入技术。我们最初的经验认为，大多数手术不理想或者复发是因为植入材料的压迫和粘连导致，大部分二次手术的病例也表明是上述原因导致。我们尝试了不同的材料，比如 Ivalon、Daclon（Bydand Medical，Castle Hill，Australia）、尼龙海绵、硬脑膜替代物等，都不够完美。最差的材料就是肌肉或者脂肪组织，放在神经和血管中间，会导致严重的纤维粘连，使二次手术非常困难。最初两年经验明确表明微血管减压术手术成功的关键是彻底分离移位侵犯神经的血管（NVT 过程），而不是人工材料的植入。各种不同形状和大小的聚四氟乙烯垫棉是用于神经血管移位操作的最好材料（图 83.3f）。

用显微剥离子抬高责任血管，移位到小脑幕下表面，并用聚四氟乙烯垫棉固定（图 83.3f）。好的聚四氟乙烯垫棉纤维可以伸展到小脑幕表面。将速即纱包裹聚四氟乙烯垫棉，并用纤维胶使其牢固黏附于小脑幕。

椎基底动脉压迫通常会涉及小脑前下动脉和第六对脑神经，这种情况下，解除压迫非常困难。通常用大块较厚的聚四氟乙烯垫棉隔离大血管使其远离神经。通常情况下，用几个聚四氟乙烯垫棉球置于脑桥和斜坡间。

关颅

血管神经移位操作后，要进行严密止血。用皮下筋膜“不透水”缝合硬脑膜（图 83.2c）。手术过程中，严密缝合硬脑膜非常重要，尤其是硬脑膜开口的边角处必须严密缝合。如果硬脑膜缝合不严密，脑脊液漏可能延缓伤口愈合以及增加感染风险。缝合皮肤时，逐层冲洗对预防感染非常重要。关闭硬脑膜后，用一层封闭材料均匀地覆盖在硬脑膜上（图 83.2d）。用磷酸钙或者钛合金做颅骨成形术。逐层缝合肌肉、帽状腱膜以及皮下。

术后管理

住院时间通常为 2~4 天，手术期间用一次地塞米松，术后 1 天应用抗生素预防感染。

手术结果

除了脑肿瘤和血管瘤的病例，一共 2 287 例患者接受了我们的锁孔微血管减压术或血管神经移位手术。其中，2 240 例（98%）疼痛治愈；45 例（2%）术后仍存在一定程度的疼痛。随访有 2% 的复发率，其中一半进行了二次手术并且术后治愈。最后的治愈率为 97%。

并发症

2 287 例患者行微血管减压术，短期并发症见表 83.2。无菌性脑膜炎 90 例（3.9%），可能是应用人工硬膜导致的。尽管用筋膜非常仔细的缝合硬脑膜，仍有 12 例（0.5%）患者术后出现了脑脊液漏。伤口感染 5 例（0.5%）。其他并发症包括：面神经麻痹 134 例（5.8%）、复视 49 例（2.0%）、张力性颅内积气和癫痫 2 例（0.1%）、声音嘶哑 5 例（0.2%）。

表 83.2　短期并发症

并发症	病例数（%）
面神经麻痹	134（5.8）
无菌性脑膜炎	90（3.9）
复视	49（2.1）
站立不稳	28（1.2）
头晕	27（1.1）
脑脊液漏	12（0.5）
切口感染	5（0.2）
癫痫	2（0.1）

长期并发症见表 83.3。听力减退和耳鸣 32 例（1.4%），小脑梗死或挫伤导致的站立不稳 9 例（0.4%）。耳聋 4 例（0.2%），面神经麻痹 106 例（4.6%）。死亡 3 例，死亡率 0.13%。其中，一例 65 岁伴有房颤病史的女性患者，在术后第四天死于大面积心肌梗死。另一例老年患者术后死于急性心力衰竭。第三例患者死于岩静脉损伤。在过去的 25 年里，无死亡病例或者出现严重并发症的病例。

表 83.3　长期并发症

并发症	病例数（%）
面神经麻痹	106（4.6）
听力减退	32（1.4）
眩晕	27（1.1）
站立不稳	9（0.4）
失聪	4（0.2）
死亡	3（0.1）
切口感染	5（0.2）
癫痫	2（0.1）

结论

这篇文章表明，实施微血管减压术（MVD）或者血管神经移位手术（NVT）是安全的，死亡率几乎可以忽略。在不导致神经损害的前提下，手术的治愈率可达 97%。NVT 显微手术技巧的细节和 2 287 例患者的临床概要已经在上文中描述。显微手术 NVT 是治疗三叉神经痛的首选方法。注射酒精或甘油的神经阻断术和射频热凝术已经几乎不再应用。SRT 治疗也会出现很高的复发率和并发症发生率，如面神经麻痹、感觉迟钝、痛觉迟钝、持续灼烧痛或者痛性麻木等。因此，SRT 应该慎重应用。

参·考·文·献

[1] Fujimaki T, Fukushima T, Miyazaki S. Percutaneous retrogasserian glycerol injection in the management of trigeminal neuralgia: long-term follow-up results. J Neurosurg 1990;73:212–216

[2] Gardner WJ. Concerning the mechanism of trigeminal neuralgia and hemifacial spasm. J Neurosurg 1962;19:947–958

[3] Dhople AA, Adams JR, Maggio WW, Naqvi SA, Regine WF, Kwok Y. Long-term outcomes of gamma knife radiosurgery for classic trigeminal neuralgia: implications of treatment and critical review of the literature. Clinical article. J Neurosurg 2009;111:351–358

[4] Dvorak T, Finn A, Price LL, et al. Retreatment of trigeminal neuralgia with gamma knife radiosurgery: is there an appropriate cumulative dose? Clinical article. J Neurosurg 2009;111:359–364

[5] Jannetta PJ. Outcome after microvascular decompression for typical trigeminal neuralgia, hemifacial spasm, tinnitus, disabling positional vertigo, and glossopharyngeal neuralgia (honored guest lecture). Clin Neurosurg 1997;44:331–383

[6] Tatli M, Satici O, Kanpolat Y, Sindou M. Various surgical modalities for trigeminal neuralgia: literature study of respective long-term outcomes. Acta Neurochir (Wien) 2008;150:243–255

[7] Morita A, Fukushima T, Miyazaki S, Shimizu T, Atsuchi M. Tic douloureux caused by primitive trigeminal artery or its variant. J Neurosurg 1989;70:415–419

[8] Ohue S, Fukushima T, Friedman AH, Kumon Y, Ohnishi T. Retrosigmoid suprafloccular transhorizontal fissure approach for resection of brainstem cavernous malformation. Neurosurgery 2010;66(6, Suppl Operative): 306–312, discussion 312–313

[9] Sekula RF Jr, Frederickson AM, Jannetta PJ, Quigley MR, Aziz KM, Arnone GD. Microvascular decompression for elderly patients with trigeminal neuralgia: a prospective study and systematic review with meta-analysis. J Neurosurg 2011; 114:172–179

[10] Dandy WE. An Operative for the cure of tic dolloureux. Partial resection of the sensory root at the pons. Arch Surg 1929;18:687–734

[11] Tiffany LM. II. Intracranial operations for the cure of facial neuralgia. Ann Surg 1896;24:575–619

[12] Tiffany LM. III. Intracranial neurectomy and removal of the gasserian ganglion. Ann Surg 1894;19:47–57

[13] Sindou M, Leston J, Howeidy T, Decullier E, Chapuis F. Microvascular decompression for primary trigeminal neuralgia (typical or atypical). Long-term effectiveness on pain; prospective study with survival analysis in a consecutive series of 362 patients. Acta Neurochir (Wien) 2006;148:1235–1245, discussion 1245

[14] Spiller WG, Fraxier CH. The division of the sensory root of the trigeminus for the relief of tic douloureux: an experimental, pathological and clinical study, with a preliminary report of one surgically successful case. Univ Pa Med Bull 1901;14:341-352

[15] Pappenheim M. Trigeminusneuralgie durch druck der arteriosklerotisch veranderten Art. Basilaris auf den Trigeminus-stamm. Wien Med Wschr 1926;76:104

[16] Kerr FL. The etiology of trigeminal neuralgia. Arch Neurol 1963;8:15–25

[17] Linskey ME, Ratanatharathorn V, Peñagaricano J. A prospective cohort study of microvascular decompression and gamma knife surgery in patients with trigeminal neuralgia. J Neurosurg 2008;109(Suppl):160–172

[18] Dandy WE. Concerning the cause of trigeminal neuralgia. Am J Surg 1934;24:447–455

[19] Gardner WJ, Miklos MV. Response of trigeminal neuralgia to decompression of sensory root; discussion of cause of trigeminal neuralgia. J Am Med Assoc 1959;170:1773–1776

[20] Gardner WJ, Sava GA. Hemifacial spasm: a reversible pathophysiologic state. J Neurosurg 1962;19:240–247

[21] Fukushima Manual of Skull Base Dissection, 3rd ed. Raleigh, NC: AF-Neurovideo Inc.; 2010

[22] Jannetta PJ. Microsurgery of cranial nerve cross-compression. Clin Neurosurg 1979;26:607–615

[23] Jannetta PJ. Treatment of trigeminal neuralgia by micro-operative decompression. In: Youmans JR, ed. Neurological Surgery. Philadelphia: WB Saunders; 1996:3589–3603

[24] Ishimori T, Nakano S, Kagawa M, et al. Virtual endoscopic images by 3D FASE cisternography for neurovascular compression. Magn Reson Med Sci 2003;2:145–149

[25] Toda K. Operative treatment of trigeminal neuralgia: review of current techniques. Oral Surg Oral Med Oral Pathol Oral Radiol Endod 2008;106:788–805, e1–e6

[26] Henson CF, Goldman HW, Rosenwasser RH, et al. Glycerol rhizotomy versus gamma knife radiosurgery for the treatment of trigeminal neuralgia: an analysis of patients treated at one institution. Int J Radiat Oncol Biol Phys 2005;63:82–90

[27] Fukushima T. Neurosurgical management of trigeminal neuralgia. A historical review and the results of microvascular decompression. Shinkeishinpo 1982;26:991

第84章

面肌痉挛的外科治疗

Charles Teo and Brian J. Dlouhy

解剖

面神经的颅内部分大约 13~16 mm 长，从脑桥小脑连接处尾侧一直延伸到内听道。面神经在脑干橄榄核和小脑上脚之间自桥延沟发出，位于听神经内侧，从侧前方进入内听道，耳蜗神经在其下方走行，前庭上神经在其后方。面神经的中间神经（面神经的最小根）走行于面神经和前庭蜗神经中间。面肌痉挛（HFS）最常见的责任侵犯血管是小脑前下动脉（基底动脉的一个分支）。小脑前下动脉通常起始于基底动脉起始端 6 mm 处，向后下方走行，供血脑干侧方和小脑半球表面。大部分患者小脑前下动脉发出迷路动脉。小脑后下动脉和基底动脉偶尔也可能是责任血管。

病理生理

面肌痉挛是面神经被异常或异位的后循环血管环刺激所致。刺激部位可能发生在面神经走行的任何位置。一般认为刺激在神经根出口区域，被认为与 Obersteiner-Redlich 区等同，但最近的研究表明，刺激区域可能在神经的更远端。几乎 50% 患者的责任血管是小脑前下动脉（图 84.1a）。其他可能的血管包括小脑后下动脉、椎动脉、基底动脉、迷路动脉（图 84.1b、图 84.2）以及小脑上动脉。尽管静脉和小动脉都涉及面肌痉挛的发生，但它们的作用仍需要进一步研究。Zhu 等 [1] 发现动脉压迫导致的面肌痉挛患者，术中减压后肌电图恢复正常者，术后 1 年症状缓解率达到 100%。面肌痉挛也可继发于肿瘤、蛛网膜囊肿、椎基底动脉延长扩张型动脉瘤以及 Chiari 畸形等。

临床表现

面肌痉挛好发于 50~60 岁的老年人，女性稍多于男性。初始症状是眼睛抽搐，然后扩展到面部的其他

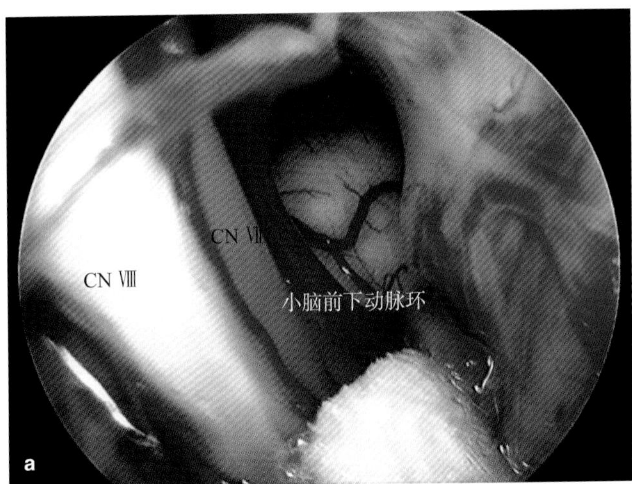

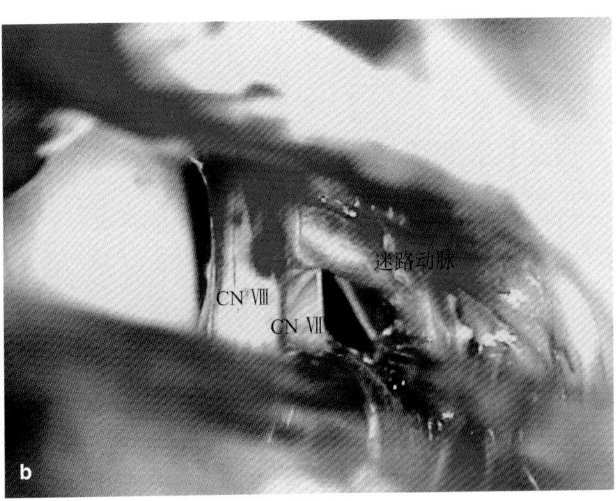

图 84.1　a. 内镜下见小脑前下动脉（AICA）接近面神经；b. 显微镜下见迷路动脉走行于前庭神经（CN Ⅷ）和面神经（CN Ⅶ）之间，导致面肌痉挛。

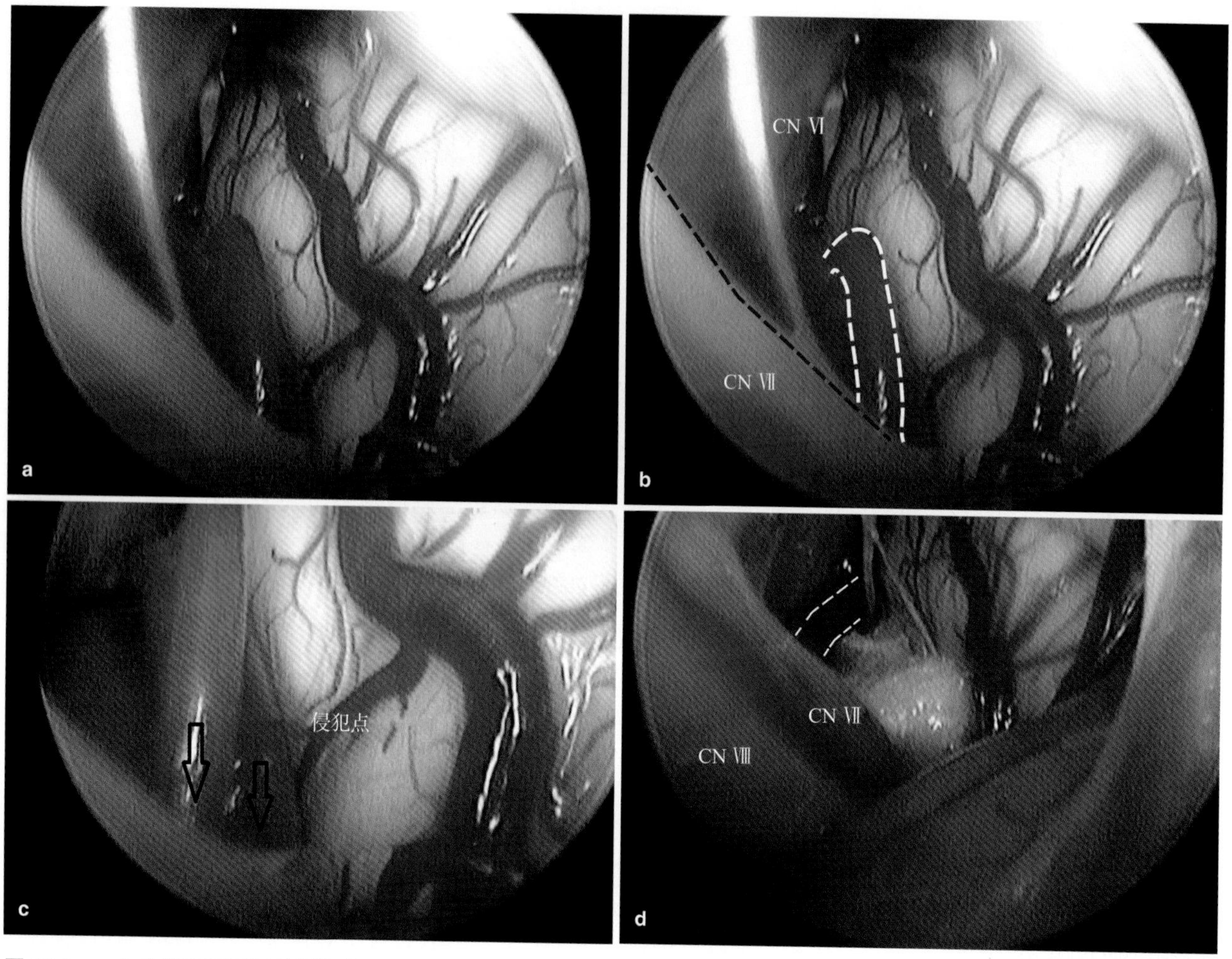

图 84.2 a~d. 内镜下示不同的侵犯点（显微镜下不可见）。CN，脑神经。

肌肉。患者通常闭上眼睛以减轻痛苦。连续不断面肌痉挛的刺激以及随后的肌肉疲劳和紧张常常导致疼痛综合征、抽搐痉挛等，使人身心俱疲。面肌痉挛的自然史因人而异，大多数患者通过手术或者药物治疗可以缓解症状。其他治疗方法包括肉毒素注射和放疗等。

围手术期评估

手术前，神经科医生对患者的评估十分重要。首先考虑行实验性药物治疗是合理的。一旦所有的其他治疗方法失败，在有磁共振影像结果的前提下，可以考虑手术治疗。面肌痉挛不常见的原因包括肿瘤或者血管畸形等。然而，最常见的病因是神经血管压迫，但血管神经压迫在 MRI 上可能观察不到（图 84.3）。最近，有人通过不同的 MR 序列更加精确地证实神经血管压迫。已经证实多层 MSDE 和 CISS-3DFT 序列比普通 MRI 扫描更加精准[2, 3]。

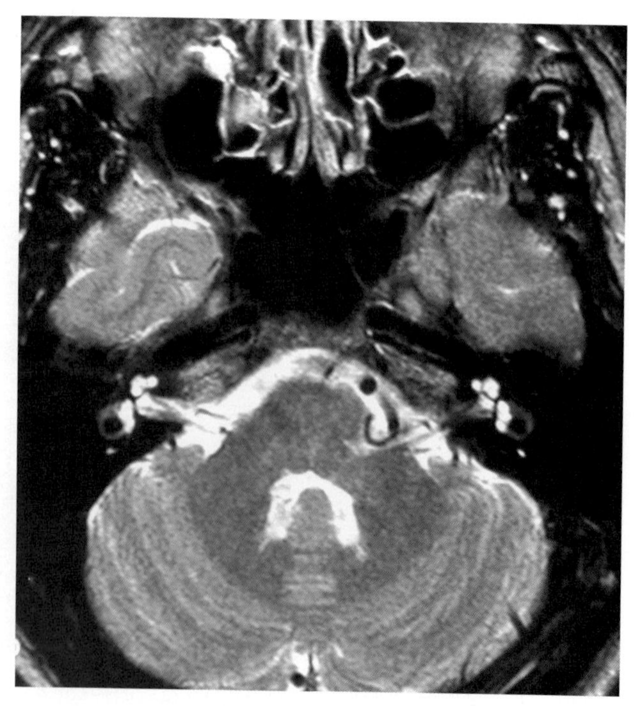

图 84.3 MRI T2 像示左侧明显的神经血管侵犯。

手术入路

面肌痉挛的手术入路是标准的乙状窦后开颅，自小脑前面分离，然后到达脑桥小脑角（图 84.4）。这种入路的变异主要源自开颅的具体位置以及术中是否使用内镜。与暴露三叉神经不同，显露面神经的入路需要从低位小脑前方进入。打开硬脑膜后，于显微镜下切开蛛网膜，偶尔切断桥静脉，就可以看见第Ⅶ、Ⅷ对脑神经。面神经通常位于前庭神经束的前方（内侧）和下方（尾侧），通常很难看到。因此，后方入路首先看到的动脉有可能不是责任血管。进一步向内下方分离，通常会显露责任血管（图 84.5）。

某些手术医师提倡完全内镜下手术，也有医生认为内镜只是显微镜手术的辅助，帮助减少牵拉小脑，最大限度显露视野[4, 5]。不管哪种方法，与脑组织牵拉相关的致死率一定要考虑。大部分术者认为，对小脑组织、脑神经和脑干的牵拉应当尽力避免。直接对神经的牵拉等操作可能是听力丧失（面神经减压术的

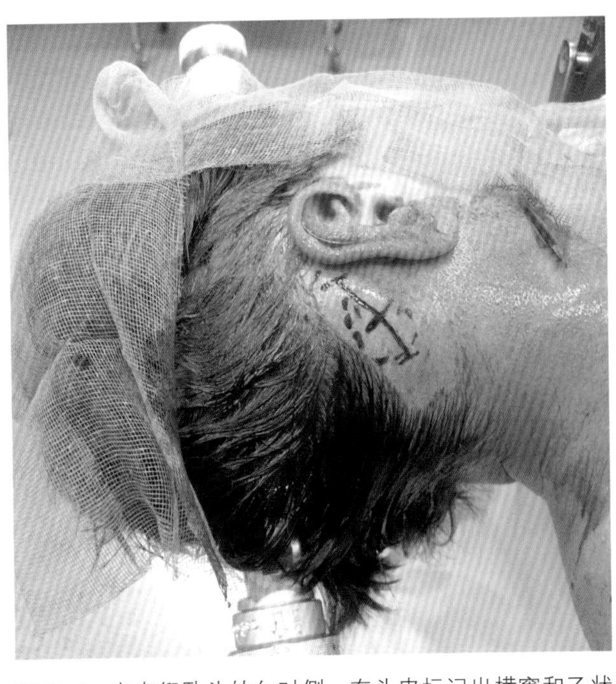

图 84.4 患者仰卧头转向对侧，在头皮标记出横窦和乙状窦，横窦和乙状窦拐角稍下方钻孔。

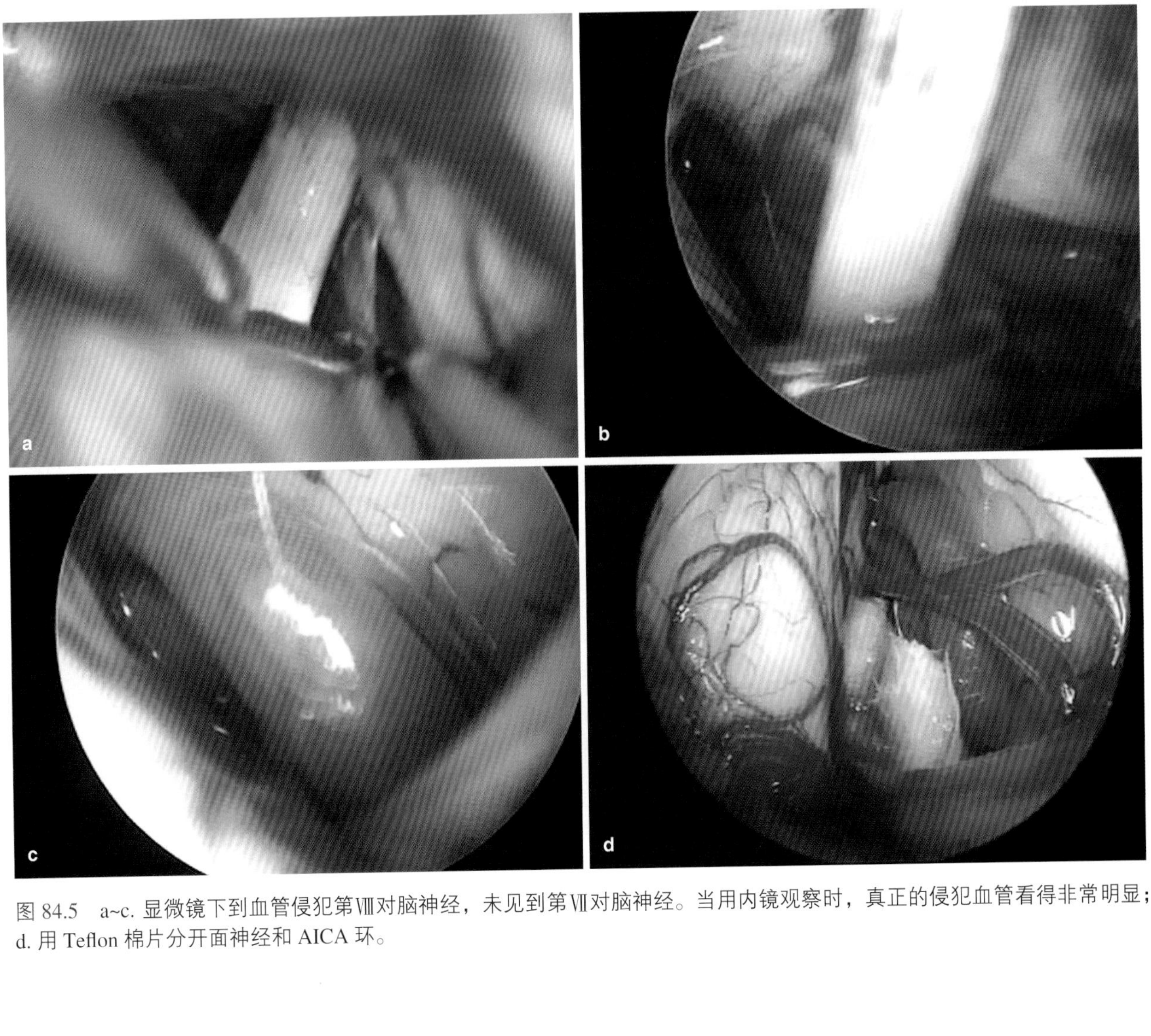

图 84.5 a~c. 显微镜下到血管侵犯第Ⅷ对脑神经，未见到第Ⅶ对脑神经。当用内镜观察时，真正的侵犯血管看得非常明显；d. 用 Teflon 棉片分开面神经和 AICA 环。

一个并发症）的原因。推荐使用脑干听觉诱发电位监测，避免第Ⅷ对脑神经受损。术中肌电图监测查找侧方扩散反应是否缺失，可以辅助判断术中减压是否充分[6, 7]。内镜辅助在一定程度上可以扩大神经血管解剖的视野，有可能也会证实显微镜下难以发现的责任血管（图 84.2 和图 84.6）。

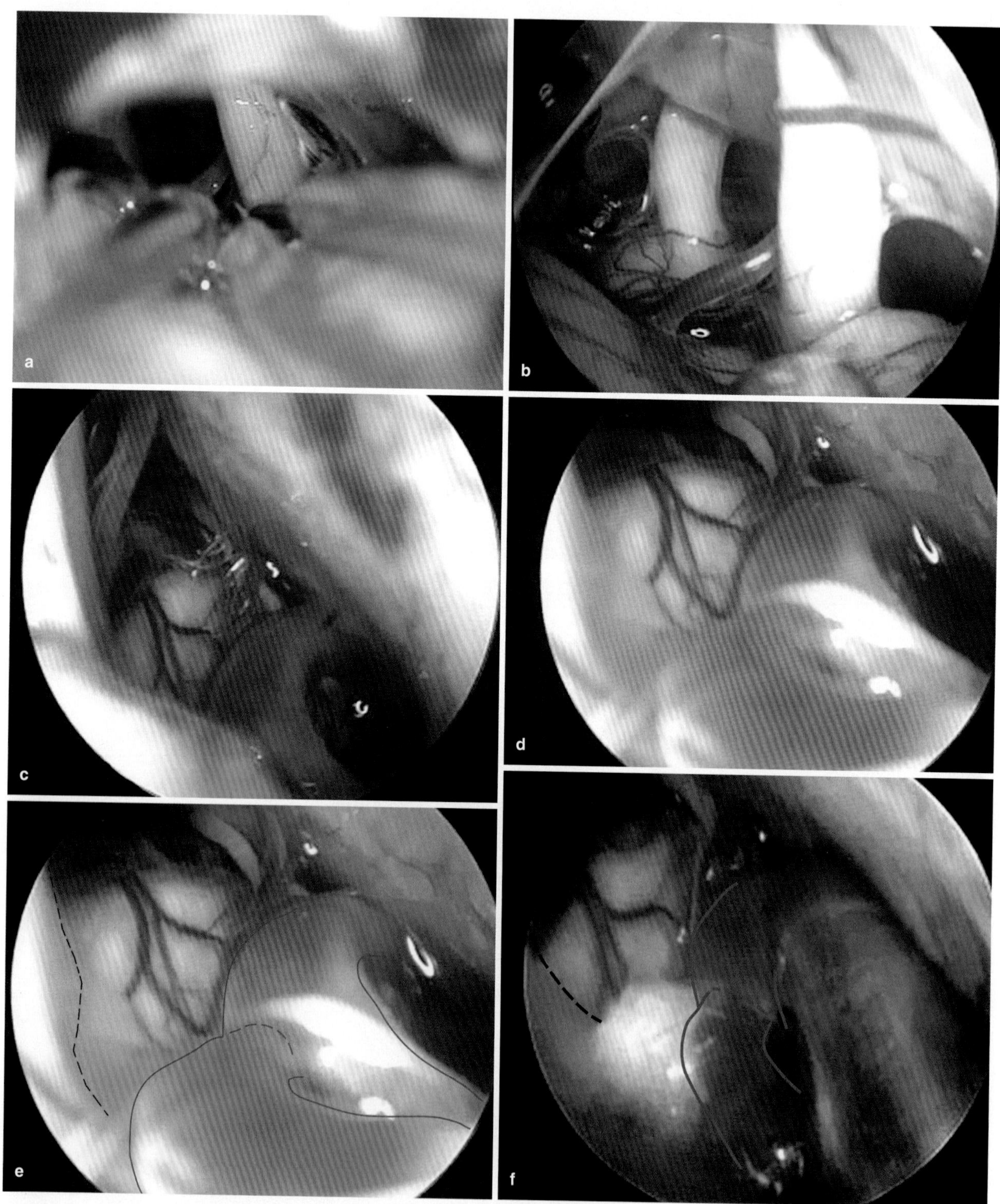

图 84.6　a. 显微镜示一条血管在面神经的右侧，可能和这个患者面肌痉挛（HFS）有关；b. 置入 0° 角内镜后，仍然只能看见在神经右侧的血管环；c. 然而，30° 内镜下可以看见 AICA 环可能是责任血管；d、e. 进一步显露，可以清楚看到 AICA 环接触面神经；f. 减压责任血管。

一旦确认侵犯区域，分离责任血管，并植入一些材料比如 Dacron 或者 Teflon 垫棉像一个“吊索”一样使血管远离面神经并固定在一个新的位置。内镜有助于脑桥小脑角区解剖结构的显露，可以确认显微镜下难以观察到的责任血管，以及确保充分的神经血管减压。当使用硬镜时，必须遵守几个非常重要的原则以避免发生事故。第一，术者看监视器时，内镜不能从一边移动到另一边。监视器可以显示内镜末端的结构，但它不能显示内镜尖端后面的结构。当内镜放在比较狭小的区域时，任何的换边操作都可能损伤血管和神经。第二，尽管大多数内镜的光源是氙气，比之前卤素光源产生更少热量，但仍可产生足够的热量损害与之邻近的神经。此外，当术者用 30° 镜进行远端分离时，应该用有角度的器械，使用直的器械可能过度牵拉重要结构。

最后，用于分离神经血管的材料应该是安全的。缝合硬膜之前反复冲洗术野观察植入材料的牢靠性，明确减压效果。

手术效果

微血管减压术是面肌痉挛仅有的治愈性手段，尽管成功率高，但应用程度远不及其在三叉神经痛中的使用。Miller[8] 回顾了 2000—2001 年发表的微血管减压术治疗面肌痉挛的英文文献并做了荟萃分析。他们的观察指标包括：治疗的成功率、复发率和不良事件，包括死亡、卒中、脑脊液漏、面神经麻痹（永久性和暂时性）、听力缺失（永久性和暂时性）。他们回顾了 22 篇文献，共 5 685 例患者。荟萃分析表明，91.1% 的患者接受 Jannetta 治疗后，中位随访 2.9 年，症状完全消失。面肌痉挛症状复发率 2.4%，1.2% 的患者在随访时又重新做了微血管减压术。短期并发症包括面神经麻痹（9.5%）、听力丧失（3.2%）和脑脊液漏（1.4%）。长期并发症包括听力丧失（2.3%）、面神经麻痹（0.9%）、卒中（< 0.1%）和死亡（0.1%）。最近的研究显示，患者的主诉并不能真实反映听力丧失的发生率，因此强烈推荐围手术期进行听力评估。听力丧失的发生率达 20%[9]。并发症显著影响了患者的生活质量。同样的，面肌痉挛治愈后没有并发症，患者的生活质量也会显著提高 [10]。

回顾 12 年内我们的 22 例患者，结果却不是那么理想。仅有 18 例初次手术成功，尽管已经确定责任血管，仍有 4 例（18%）手术失败。其中 3 例是早年我们没有内镜辅助手术时的病例。二次手术时，内镜辅助确认第一次手术时显微镜下无法观察到的责任血管。4 例二次手术患者，3 例获得成功（图 84.7）。

结论

面肌痉挛是一种不常见的疾病，通常由小脑前下动脉压迫面神经导致。尽管药物治疗可能有效，但唯一的治愈方法是分离压迫面神经的责任血管并植入材料解除压迫。手术成功率高且术后并发症少，如果术后症状复发或者手术失败，用内镜辅助再次手术探查脑桥小脑角区有很大价值。

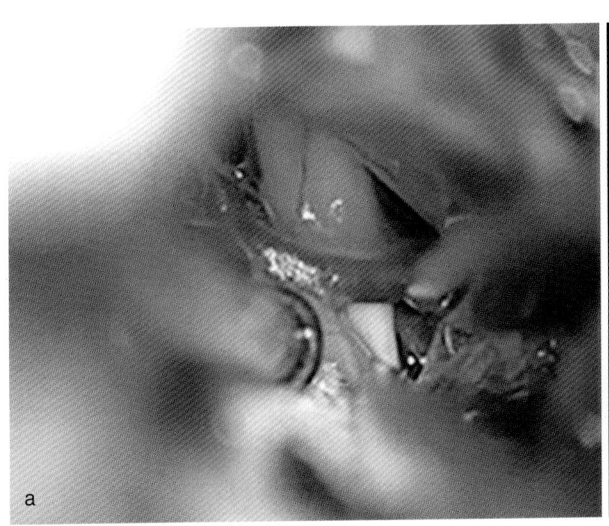

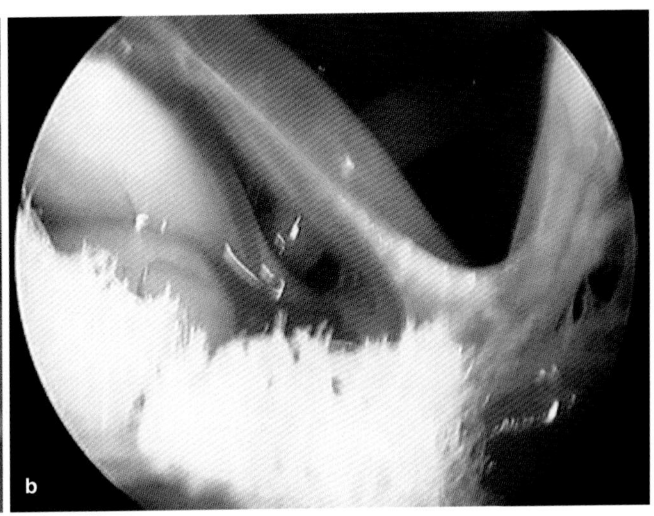

图 84.7　a. 显微镜下示 2 条可能的责任血管；b. 内镜下示 3 条可能的血管在第Ⅶ、Ⅷ对脑神经中间。

参·考·文·献

[1] Zhu J, Li ST, Zhong J, et al. Role of arterioles in management of microvascular decompression in patients with hemifacial spasm. J Clin Neurosci 2012;19:375–379

[2] Kanoto M, Hosoya T, Oda A, Honma T, Sugai Y. Focal deformity of the cranial nerves observed on multislice motion-sensitized driven equilibrium (MSDE) in patients with neurovascular compression. J Comput Assist Tomogr 2012;36:121–124

[3] Yamakami I, Kobayashi E, Hirai S, Yamaura A. Preoperative assessment of trigeminal neuralgia and hemifacial spasm using constructive interference in steady state–three-dimensional Fourier transformation magnetic resonance imaging. Neurol Med Chir (Tokyo) 2000;40:545–555, discussion 555–556

[4] Artz GJ, Hux FJ, Larouere MJ, Bojrab DI, Babu S, Pieper DR. Endoscopic vascular decompression. Otol Neurotol 2008; 29:995–1000

[5] Badr-El-Dine M, El-Garem HF, Talaat AM, Magnan J. Endoscopically assisted minimally invasive microvascular decompression of hemifacial spasm. Otol Neurotol 2002;23:122–128

[6] Li J, Zhang Y, Zhu H, Li Y. Prognostic value of intra-operative abnormal muscle response monitoring during microvascular decompression for long-term outcome of hemifacial spasm. J Clin Neurosci 2012;19:44–48

[7] Kim CH, Kong DS, Lee JA, Kwan-Park. The potential value of the disappearance of the lateral spread response during microvascular decompression for predicting the clinical outcome of hemifacial spasms: a prospective study. Neurosurgery 2010;67:1581–1587, discussion 1587–1588

[8] Miller LE, Miller VM. Safety and effectiveness of microvascular decompression for treatment of hemifacial spasm: a systematic review. Br J Neurosurg 2011

[9] Shah A, Nikonow T, Thirumala P, et al. Hearing outcomes following microvascular decompression for hemifacial spasm. Clin Neurol Neurosurg 2012;114:673–677

[10] Ray DK, Bahgat D, McCartney S, Burchiel KJ. Surgical outcome and improvement in quality of life after microvascular decompression for hemifacial spasms: a case series assessment using a validated disease-specific scale. Stereotact Funct Neurosurg 2010;88:383–389

第 8 篇

肿瘤治疗中的血管考虑

Vascular Considerations in the Management of Tumors

第85章

富血管性肿瘤的栓塞治疗

Joshua W. Osbun, Michael R. Levitt, Manuel Ferreira, Jr., and Louis J. Kim

对头颈部血供异常丰富的肿瘤进行术前栓塞被认为是手术切除前很好的辅助治疗。栓塞可部分或完全阻断肿瘤血供，从而使得术中出血减少，并且使肿瘤内部坏死而软化[1]。这些肿瘤结构方面的改变可以减少术中总出血量，并缩短手术时间。然而，术前栓塞必须同时衡量患者的安全，很多重要的神经区域由肿瘤血管直接供血或其分支供血，如栓塞这些血管会导致一些重要脑组织供血不足而引起明显的脑梗死及功能缺损[2–4]。在熟练掌握头颈部血管解剖的前提下，随着现代3D旋转血管成像的应用，以及超选择栓塞技术和α-氰基丙烯酸丁酯（nBCA）和Onyx（ev3, Irvine，CA）等新型栓塞剂的应用，多种颅内肿瘤可以被安全地栓塞[4–7]，达到辅助外科医生进行手术治疗的目的[6, 8, 9]。

头颈部血管丰富的肿瘤的病理学分型

头、颈部以及脑外肿瘤包括多种病理学类型。理论上来说几乎每一种肿瘤都会有一条较粗的供血血管，使得该血管成为栓塞的目标血管。本章重点介绍一些最常见且具有丰富血供并常常可行术前栓塞的肿瘤类型。

脑膜瘤

脑膜瘤血供常常较丰富，它被认为起源于蛛网膜绒毛中的蛛网膜帽状细胞，脑膜分布的区域都可形成脑膜瘤。脑膜瘤的组织学特点为细胞等大且以漩涡形排列，其细胞核呈卵圆形[10, 11]。WHO根据其临床预后将脑膜瘤分为3级：Ⅰ级，良性脑膜瘤；Ⅱ级，非典型脑膜瘤；Ⅲ级，退行发育或恶性脑膜瘤[12]。每一级中均分为许多亚型。脑膜瘤的血供一般来自颈外动脉，但偶尔也会通过前循环或后循环的软膜-软膜供血（图85.1、图85.2）。通常凸面和蝶骨嵴脑膜瘤会由一条来自脑膜中动脉的粗大血管供血，嗅沟脑膜瘤常由筛动脉供血，岩斜部脑膜瘤由脑膜垂体干（图85.3、图85.4）供血[7, 13]。

血管外皮细胞瘤

血管外皮细胞瘤是一种高度细胞化、高度血管化的间叶细胞肿瘤，其特征是镜下的“鹿角状”血管[12]。这些肿瘤一度被认为是一种脑膜瘤的变形[14]，目前认为它们与孤立性纤维性瘤更加接近，常常位于枕部并与窦汇或静脉窦相连[15–17]。一般情况下，其血供来自于颈外和颈内动脉系统的双重供血。病理学上属于WHO Ⅱ级肿瘤，未分化变异的属于WHO Ⅲ级。该肿瘤可发生转移，尤其是容易转移至肺、骨以及肝脏[18–21]。

血管母细胞瘤

血管母细胞瘤血供异常丰富，组织学上由基质细胞和一些小的血管组成。该肿瘤好发于小脑及脊髓，是成人颅后窝最常见的中枢系统肿瘤。血管母细胞瘤是von Hipple-Lindau综合征中位于脑部或脊髓病变的常见表现[22]。在血管造影上该肿瘤表现为一团混乱的动静脉血管团，类似动静脉畸形，周围有引流静脉[13]（图85.5、图85.6）。这些脑内肿瘤通常由前循环或后循环供血而不由颈外动脉供血。然而，在造影时会有肿瘤样的显影，MRI扫描下呈现明显团块样增强，很容易与AVM鉴别。病理学上符合WHO Ⅰ级肿瘤。

副神经节瘤

副神经节瘤，也被称为血管球瘤，是另一种富血管、神经内分泌肿瘤，病理学特点是有明显的所谓“zellballen细胞”[23–25]。副神经节瘤可以分布于全身

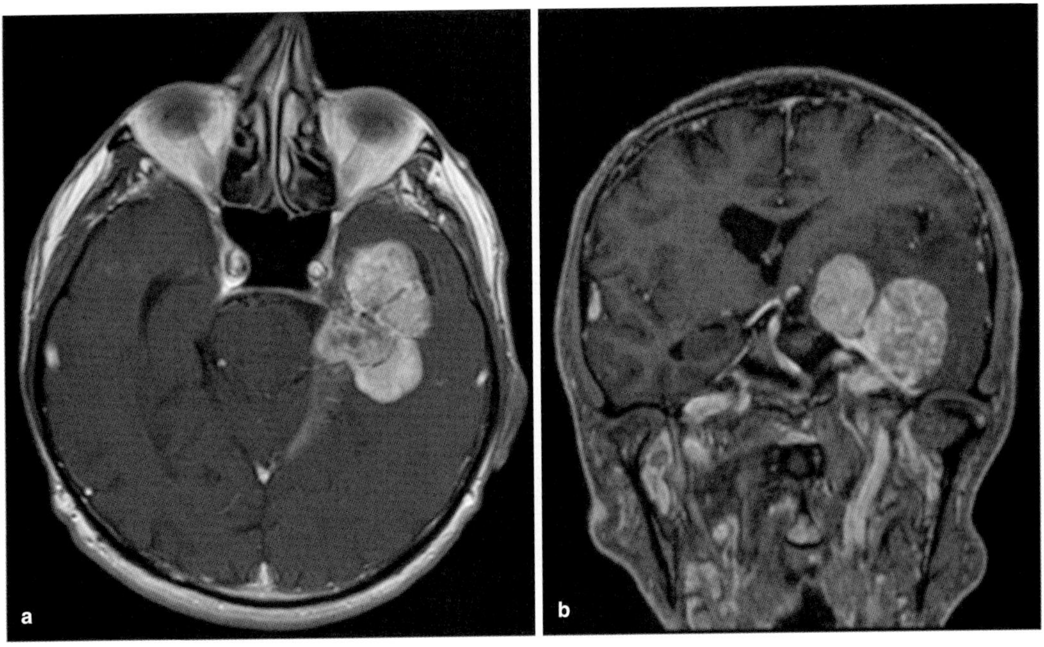

图 85.1　a、b. 轴位（a）与冠状位（b）T1WI 增强磁共振显示一位 72 岁伴视力缺损及复视老年男性患者的左侧前床突脑膜瘤。

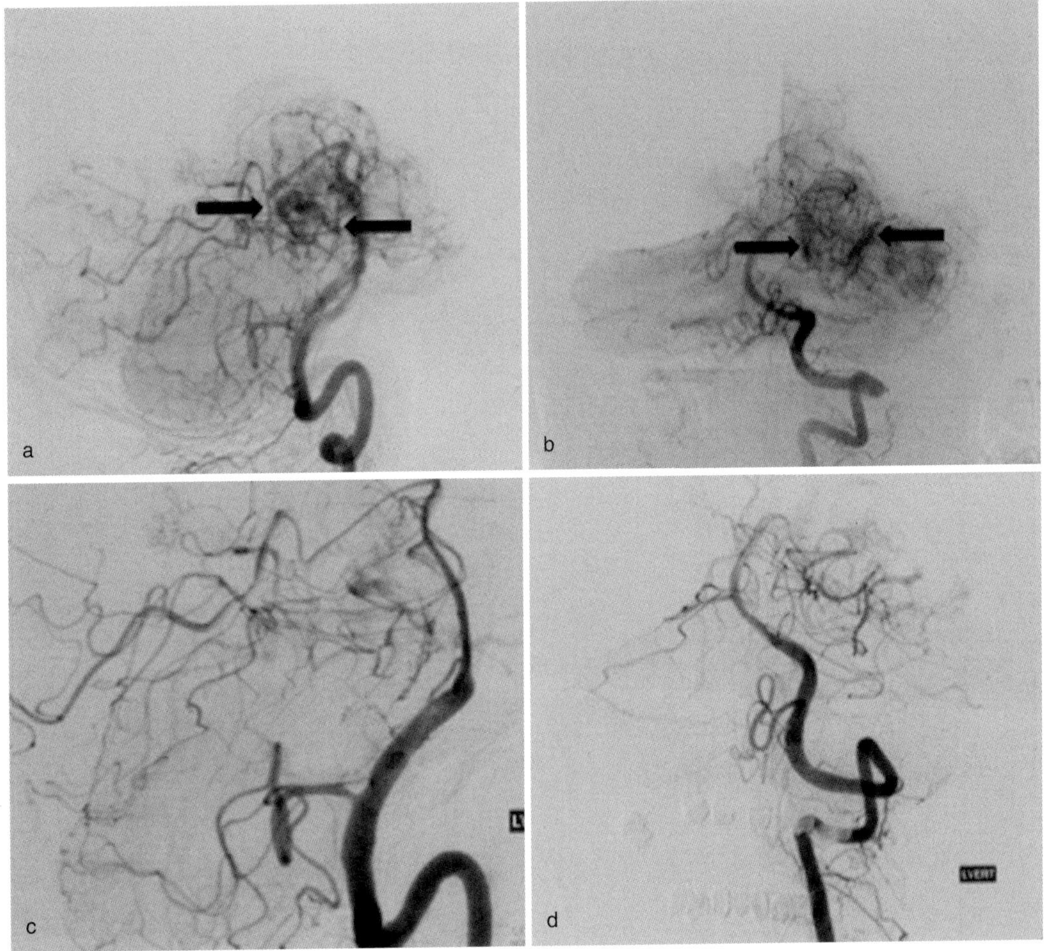

图 85.2　左侧椎动脉造影。a~d. 侧位（a）及前后位（b）血管造影显示大脑后动脉至肿瘤的滋养血管（箭头）。大脑后动脉 PCA 栓塞术后，左侧椎动脉造影（c）显示至病灶的供血动脉 90% 被栓塞（d）。

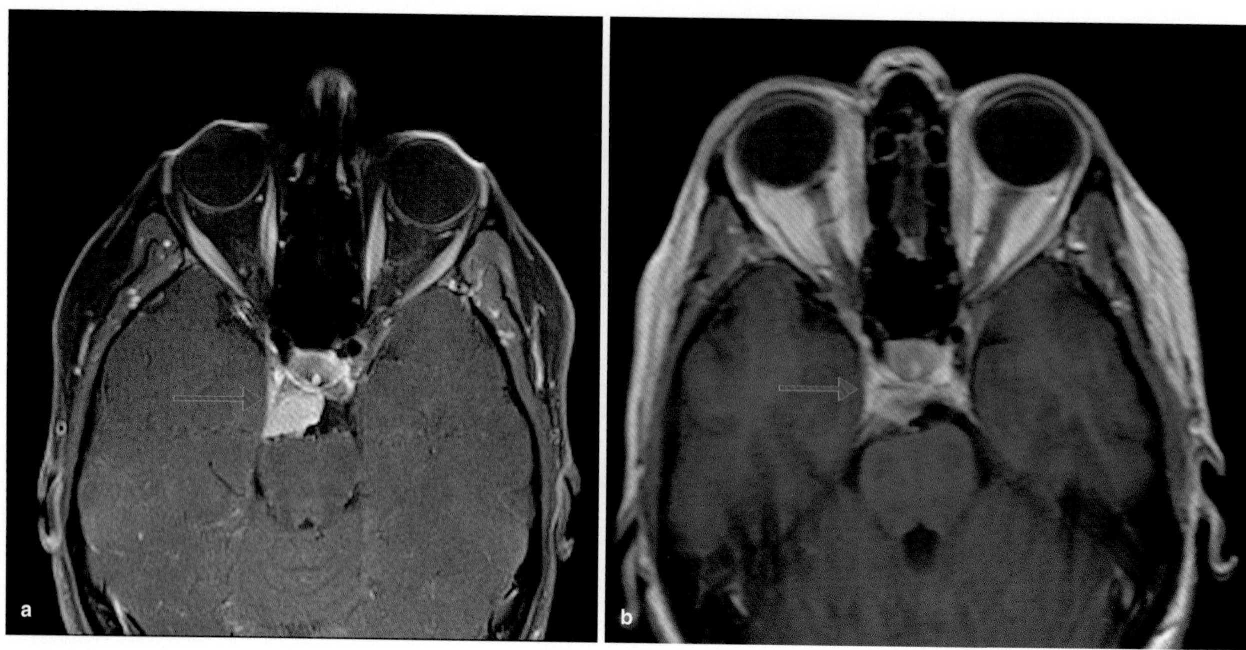

图 85.3　46 岁女性患者，临床表现为头颈痛。a. T1 加权磁共振增强扫描显示右侧岩斜区脑膜瘤（箭头）；b. T1 加权磁共振对比成像显示栓塞术后病灶强化明显减弱（箭头）。

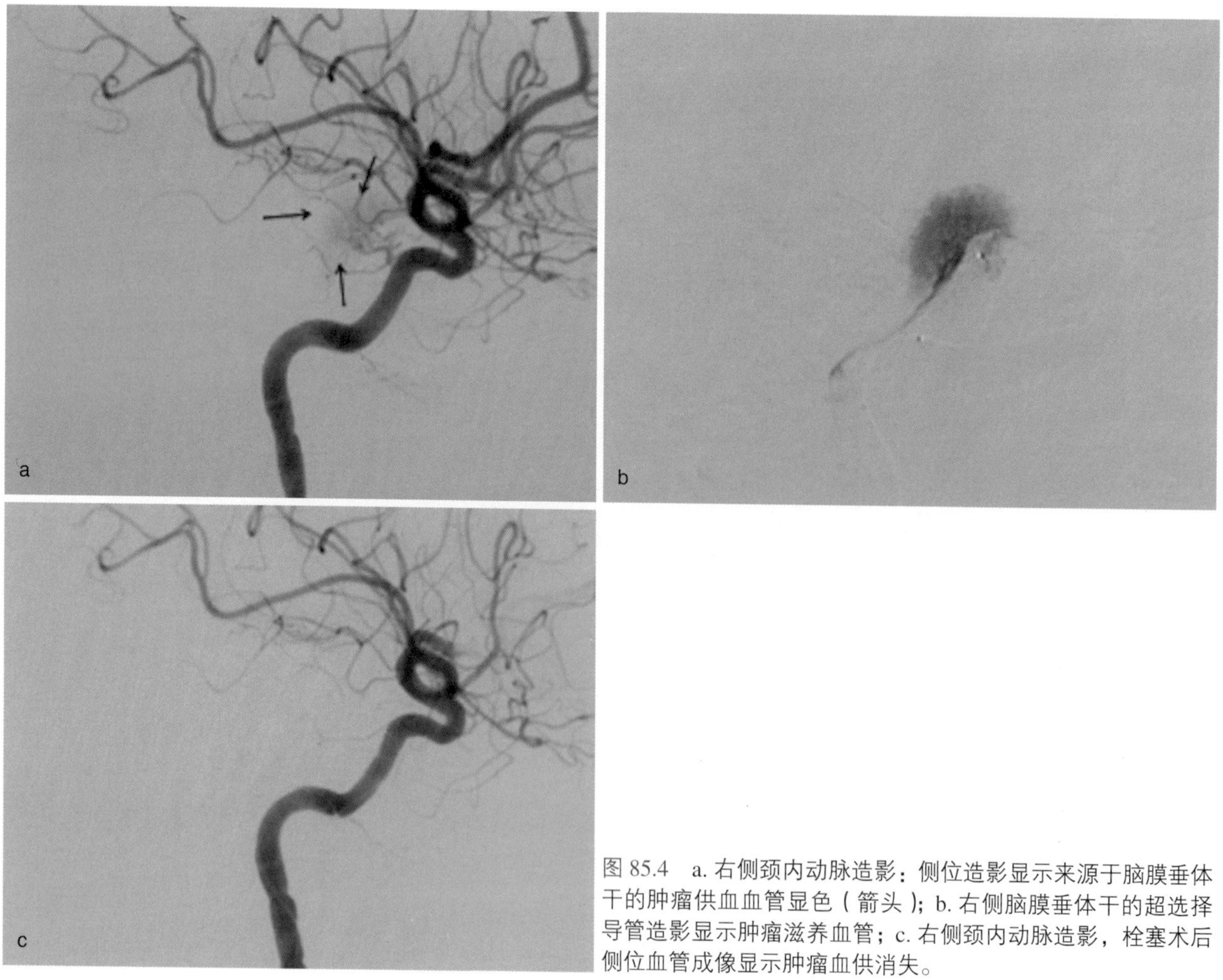

图 85.4　a. 右侧颈内动脉造影：侧位造影显示来源于脑膜垂体干的肿瘤供血血管显色（箭头）；b. 右侧脑膜垂体干的超选择导管造影显示肿瘤滋养血管；c. 右侧颈内动脉造影，栓塞术后侧位血管成像显示肿瘤血供消失。

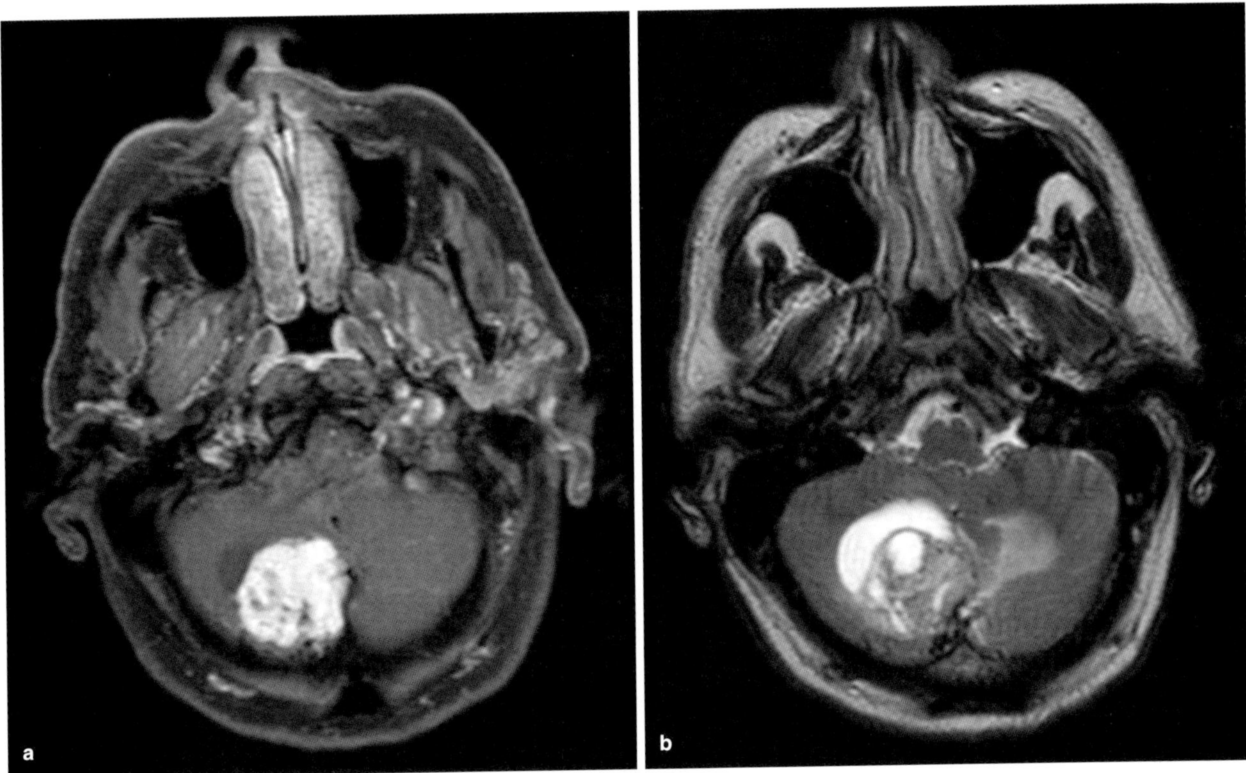

图 85.5　61 岁老年男性患者，临床表现为头痛。a. T1 加权磁共振对比成像显示右侧小脑囊实性强化的病变；b. T2 序列流空信号提示血管母细胞瘤。

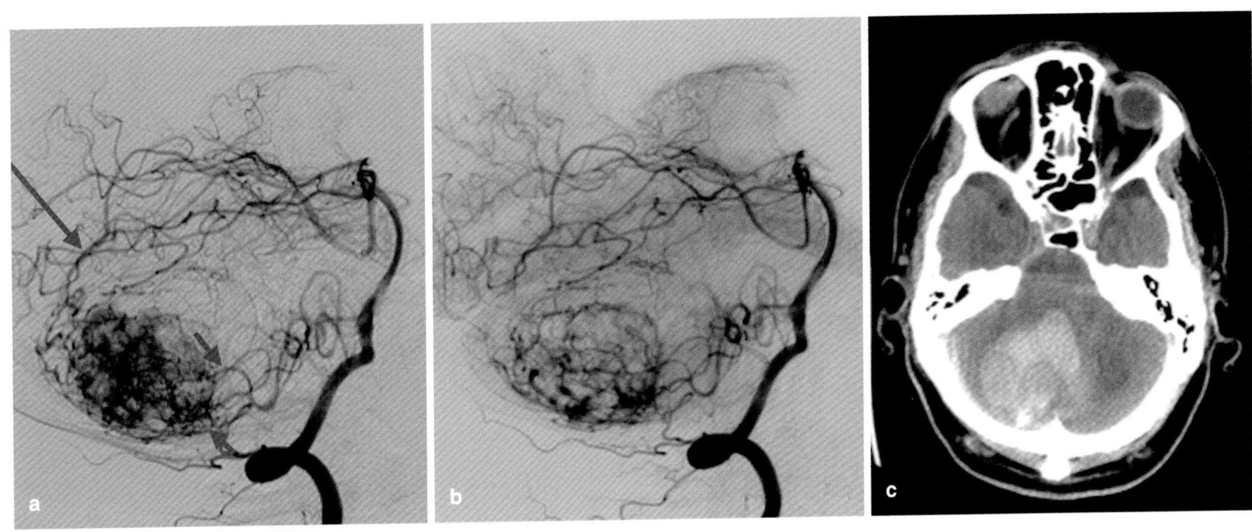

图 85.6　右侧小脑血管母细胞瘤栓塞。a. 明显的小脑后下动脉及小脑前下动脉供应血管母细胞的特征性血管团；b.PVA 颗粒部分栓塞后，可在侧位椎动脉造影见血供减少；c. 介入术后立即复查 CT 显示肿瘤床出血，行急诊手术切除。

多处部位，在遗传学上与嗜铬细胞瘤相关[26–28]。在颅内，它们一般位于颈静脉球，被称为颈静脉球瘤，也可形成于中耳，被称为鼓室球瘤。在颈部，它们位于颈动脉球被称为颈动脉体瘤[23, 24]。这些肿瘤的血供一般来自于颈外动脉的分支，包括咽升动脉及其分支。由于该动脉的神经脑膜分支供应大脑神经血管系统，所以在栓塞时应当尤其小心，同时应区分许多来自颈内动脉及椎基底动脉的侧支供血动脉。

幼年型血管纤维瘤

幼年型血管纤维瘤好发于青少年男性的鼻咽腔，患者通常表现为鼻出血及鼻腔阻塞[30]。镜下该肿瘤细胞为星状或纺锤形细胞，背景为富胶原基质，其中有弹力层发育不佳的血管[31, 32]。这种薄弱管壁可能解释了为什么这些肿瘤容易发生出血。血管造影显示该肿瘤为翼颚窝分叶状的血管团[13]。典型的供血来自上颌动脉，包括蝶腭动脉及其分支。需要注意的是颈内动脉和上颌内动脉之间有天然的交通支，在栓塞时需要注意防止栓塞到颈内动脉。

头颈部血管肿瘤的临床表现

头颈部血管肿瘤的临床表现一般与其占位效应和出血发作有关。患有任何颅内肿瘤的患者都会出现头痛，可能是因为肿瘤对脑膜的刺激，也可能因为局部炎症。头痛也可能是脑积水的信号，而脑积水可由正常脑脊液循环通路受压引发。脑积水可以表现为突然出现或者逐渐出现的步态障碍、表现为眼外肌麻痹的脑神经麻痹、视力障碍或是意识障碍。任何肿瘤导致的占位效应或是脑积水均可导致视盘水肿。肿瘤患者，尤其是海绵窦或者眼眶附近的肿瘤会表现为视力缺损或复视，肿瘤对于神经的压迫会导致出现相应的各种形式的眼肌麻痹。另外，局部占位效应也可以导致眼球突出。岩斜区的肿瘤可以引起脑神经压迫，面神经压迫可导致面肌痉挛，听神经压迫导致听力障碍或眩晕，这些肿瘤压迫脑干时则会直接导致偏瘫。颈静脉球或者枕大孔附近的肿瘤压迫此处脑神经的表现为延髓性麻痹。高级别血管性肿瘤患者也可以突发出血，而这可以导致突发的意识丧失、昏迷、癫痫、失语或者半瘫。

解剖关系

富血管性肿瘤可能由多根来自颈内动脉以及椎基底动脉系统的血管供血，也可由颈外动脉分支供血，而这取决于肿瘤位置。全脑血管造影可以显示肿瘤的主要供血情况。肿瘤因为占位效应对周围脑血管造成挤压可以导致其形态改变，在血管造影上可根据此改变对肿瘤进行定位。例如，一处颞叶占位可能会导致大脑前动脉“方形”移位，然而，额叶深部占位、岛叶或是基底节占位会导致大脑前动脉“圆形”移位。在血管造影成像上经常可以看到特征性的肿瘤染色。目前肿瘤位置的精确定位依靠 CT 和 MRI，但是诊断性脑血管造影仍是了解病灶处血管解剖的金标准。除了可以提供肿瘤的血管构造的信息，血管造影也可以帮助手术医师了解重要的周围结构，也可发现混杂在肿瘤供血血管中的供应正常组织的血管。当考虑行栓塞术时，这一点尤为重要，例如可能存在颈外动脉的附属动脉汇入眼动脉，或过路血管供应功能区，这都增加了与操作相关的潜在并发症的风险[2–4, 6, 9, 33–36]。

从血管解剖的角度看，起源于脑膜的病变比如脑膜瘤都由脑膜动脉供血，比如脑膜中动脉为蝶骨脑膜瘤和凸面脑膜瘤供血（图 85.7），颈动脉海绵窦段发出脑膜垂体干，从背侧的脑膜为诸多岩斜部病变供血[37]。脑膜瘤侵袭邻近脑实质后可以沿肿瘤 – 脑界面通过软膜 – 肿瘤方式获得脑血供，在血管造影上很容易发现。这意味着神经外科医师手术中将发现肿瘤和脑组织之间边界不清。通常血管外皮细胞瘤[17, 38–40]根据位置不同可从局部脑血管形成新生血管，颅后窝的血管外皮细胞瘤可以从小脑后下动脉或小脑前下动脉的分支形成粗大的供血血管，而且可以汇集形成一条特征性的粗大引流静脉。副神经节瘤在造影上表现为界限清楚、有造影剂迟滞效应的血管团。颈静脉球瘤可能会通过使颈静脉闭塞而形成血栓，上升至横窦 – 乙状窦内，同时它会从颈内、颈外动脉及椎基底动脉系统的小分支处获得血供[36]。颈动脉体瘤最常见的是从咽升动脉处获得血供[29]。幼年性血管纤维瘤常常会显示出一条粗大、异位的上颌内动脉，也可由咽升动脉或翼管动脉新生血管供血[13, 32]。

最后一点解剖方面需要考虑的是同时供应头皮与病变部位的血管，尽管供应头皮的血供丰富且侧支循环发达，但在栓塞这些血管中的一支时仍应注意。尽管对单支头皮血管栓塞只会导致局部软组织发生轻微的缺血，但是手术时切口可能会切断其侧支循环。在这种意外的情况下可能发生切口愈合方面的严重问题。因此，在头皮部血管栓塞术前介入科医师应与神经外科医师充分沟通，以求尽量减少这方面的并发症。

血管内介入技术

一般步骤

栓塞一般在全麻下进行，以保证对血流动力学的精确控制、最大程度上减轻患者的不适，以及在介入术进行中保持患者的稳定。通过股动脉穿刺置入 5F 或者 6F 的管鞘，该尺寸正适合颈外动脉的栓塞。一般来说栓塞术前应常规行全脑血管造影，不仅可以显示可能的供血血管靶点，也可找到颈内与颈外动脉的吻合支。

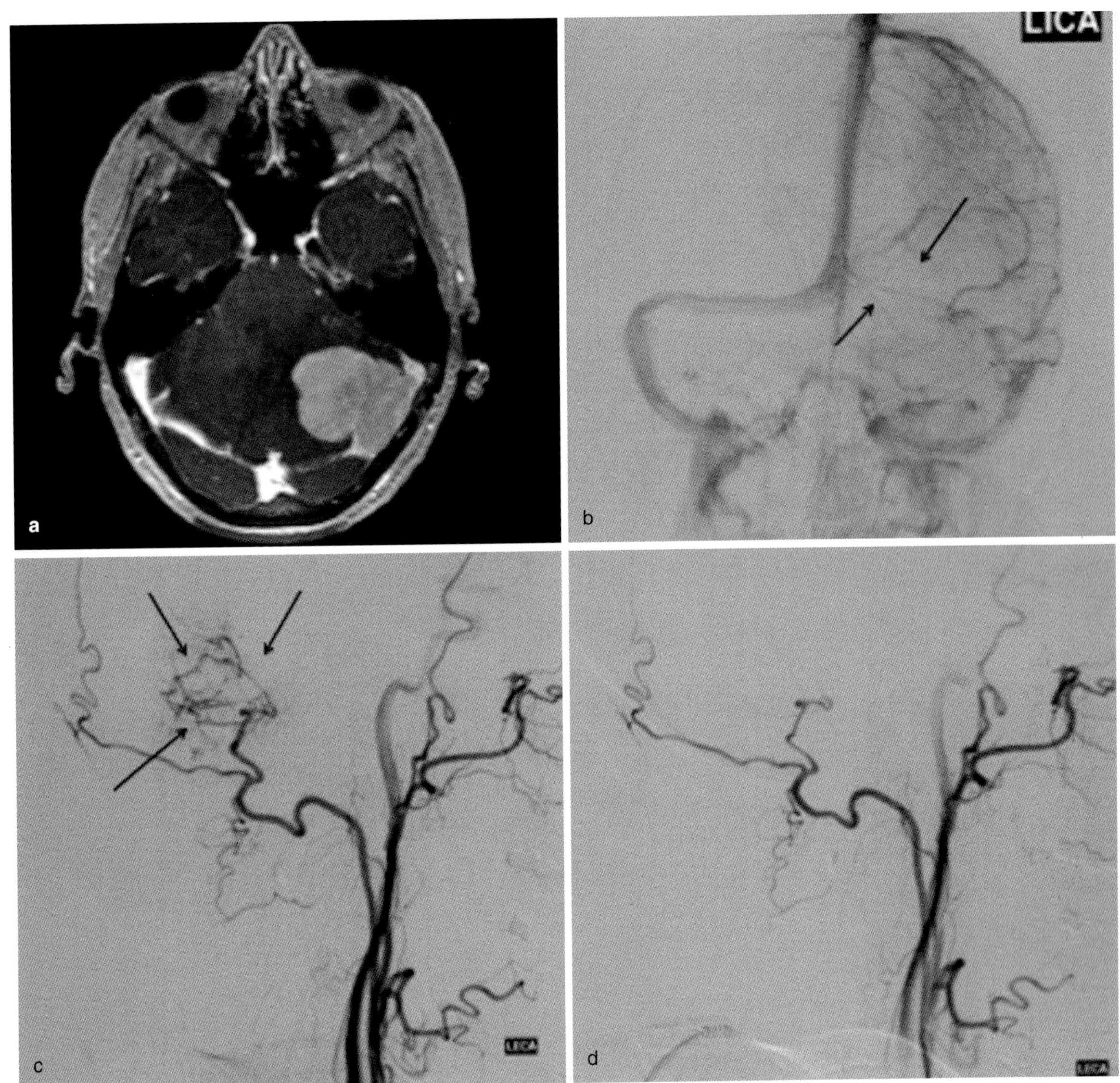

图 85.7　55 岁女性表现为头痛及步态紊乱。a. 轴位 T1 加权磁共振强化后显示左侧幕上脑膜瘤侵袭左侧横窦；b. 左侧颈内动脉造影静脉期显示左侧横窦部分闭塞（箭头）；c. 左侧颈外动脉显示左枕动脉供应肿瘤（箭头）；d. PVA 左侧枕动脉栓塞后显示肿瘤供血动脉有大于 70% 的栓塞。

结束诊断性脑血管造影之后给患者静脉注射肝素，用量 70 U/kg，在注射后 5 分钟检查活化凝血时间（ACT），然后在操作过程中每 30~45 分钟检查一次。目标 ACT 是 250~300 秒，后续维持注射剂量肝素需要使用 1 000~2 000 U。应当准备鱼精蛋白以防介入操作过程中出现血管穿孔或者出血性事件，尽管类似不良事件发生率很低。

一旦明确了栓塞目标，需要经微导管行超选血管造影。操作微导管进入供血动脉越远侧越好，尽量越过供应正常脑组织的分支血管。这些重要血管包括脑膜中动脉的岩骨分支、咽升动脉的神经脑脊膜支，以及脑膜中动脉变异后发出的眼动脉。超选择性血管造影需要将肿瘤染色与供应重要脑区或是颅外结构的血管加以区分。不论是二维或是三维路图技术 [41] 都可以帮助术者减少意外的非目标栓塞。颈内动脉或椎基底动脉与颈外动脉之间的沟通在造影上经常不显影，但是在颅底部却很容易被分辨。混杂在肿瘤供血动脉中的过路血管或正常动脉很难被发现，即使使用微导管造影也如此，因此，治疗前应由一名有经验的神经介入医师进行谨慎的评估，这对于减少意外事件至关重要。

栓塞是通过微导管完成，运用的技术根据不同的栓塞材料而不同（见下文）。通常此过程需要放大的路径图技术（在注射造影剂时只有栓塞材料是不能被剪影的），有时需要患者暂停呼吸来使运动伪影最小化。

栓塞一般要持续到目标血管根部形成血流停滞，可以观察到静脉回流或发生非目标血管栓塞。然后撤出微导管，进行栓塞后一些主要血管（颈内、颈外、椎动脉）的造影。一旦血管栓塞完成，拔出鞘后需给予鱼精蛋白解除肝素化状态。也可在行凝血检查确认部分凝血活酶时间已恢复后拔出鞘。

当肿瘤解剖位置可穿刺时也可使用直接肿瘤穿刺（图 85.8），这种技术一般仅限于头颈部肿瘤，包括副神经节瘤、颈动脉体瘤、血管瘤、纤维性血管瘤、转移瘤，以及幼年鼻咽部纤维性血管瘤，处于表浅部的脑膜瘤可能也可施行。眶部及面部病变也可通过直接穿刺技术达到，例如淋巴血管瘤、先天性面部黑色素瘤或血管畸形。通常可以通过手术暴露肿瘤，也可在影像引导下[44–46]经皮穿刺[42, 43]。

栓塞材料（包括经动脉栓塞和经皮栓塞）包括：①颗粒性物质，比如聚乙烯醇；②液体黏合剂例如 nBCA；③非黏合性液体物质例如乙烯－乙烯醇聚合物（Onyx）[5, 7, 47]。有些操作者也会使用明胶海绵[48]或是可注射线圈[49]置于供血动脉分支处（亚选择性栓塞）。然而，需要注意的是在超选性与亚选择性栓塞的对比中显示超选择性栓塞术的患者手术失血更少[48]。偶尔根据超选的情况也会联合使用不同的材料。

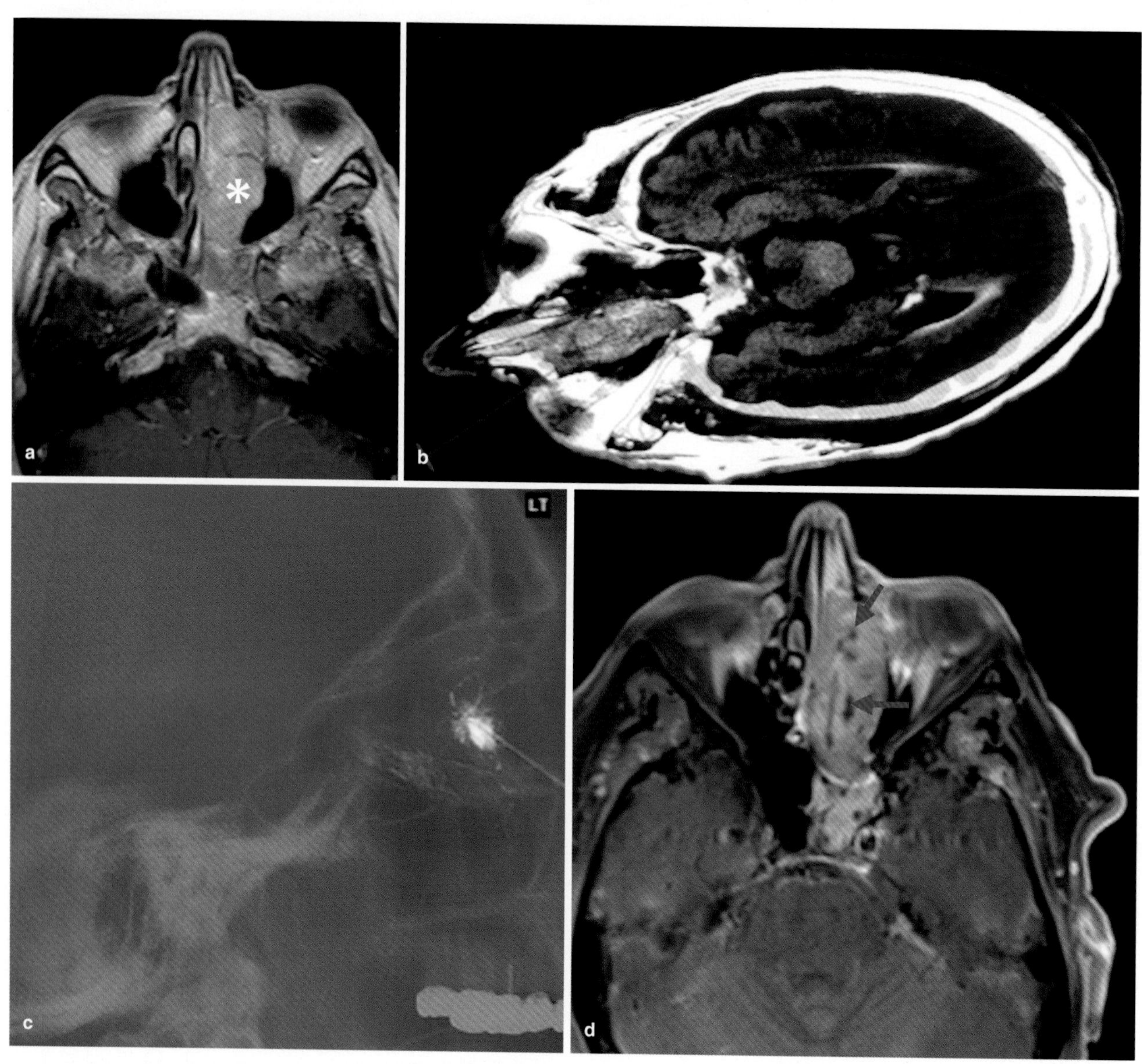

图 85.8 a.76 岁男性肾肿瘤脑转移表现为血供丰富的鼻部病变（星形）；b、c. CT 与磁共振平扫图像融合（b）后被用于经皮肿瘤穿刺（c）；d. 栓塞术后 MRI 显示肿瘤增强减少（箭头）。

聚乙烯醇

颗粒性栓塞材料是目前最好的栓塞材料[2-4, 8, 50-52]，其机制是大量颗粒物的聚集导致血管的闭塞[53]。颗粒性物质与碘对比剂混合，在 30%~50% 盐水中稀释，这样使得其注射时可以流畅且可控，这种栓塞物可以在路径图中或是持续给造影剂时被看到。血管介入中使用的颗粒大小范围包括：小（45~150 μm）、中（150~250 μm 和 250~350 μm）到大（350~500 μm）。较小的颗粒被认为对肿瘤有更强地渗透力（并且因此能更好地阻断内部血管）[8, 54]，但是另一方面却有更高的缺血及出血并发症发病率[3]。因此选择使用不同尺寸的颗粒往往需要考虑其邻近供应正常脑组织的重要血管分支，所以，为更精确的栓塞末梢血管以减少意外缺血的风险时常使用较大的颗粒。

黏性材料（nBCA，纤维蛋白胶）

据文献报道使用液体黏合剂栓塞 AVM 是有效安全的[55]，但是头颈部肿瘤相比之下对黏合剂的使用较少[6, 34, 56]。黏合剂通过其与血管内壁的自聚反应实现对血管的栓塞[57, 58]。通常 nBCA 与乙碘油以 1∶2.5 的比例混合后被注射到靶血管的血管根部，纤维蛋白胶与抗纤溶酶混合可以显影。nBCA 的优点包括它能够快速封闭目标血管蒂，另外也能闭塞较大的供血动脉或血管畸形的引流血管。缺点则是相比其他栓塞物，由于它的快速聚合性导致它不能更深入地渗透入肿瘤。

Onyx 胶

Onyx 聚合物是一种常用于栓塞 AVM 及动静脉瘘的新型栓塞材料，因为其高结合力被认为是一种可控性更优的栓塞物质[58-60]。Onyx 胶是一种乙烯醇与钽粉的聚合物。这种混合物悬浮于二甲基亚砜（DMSO）中，使之容易注射，这种试剂常用于路径技术，注射后 DMSO 弥散至血管外，而聚合物与钽粉则沉淀于血管内并使血管闭塞[57, 58]。这种胶在头颈部肿瘤的治疗中使用率逐渐增长[33, 61-63]，然而使用这种技术治疗的患者数目相比使用聚乙烯醇（PVA）栓塞者仍然很少。使用这种技术最大的优点是其可以极其深入地渗入肿瘤内部，这样使得该技术更适合需要栓塞全部血管的病例，比如内镜经鼻切除幼年性纤维血管瘤。缺点包括需要更强的造影强度和更长的操作时间（注射步骤更精细），另一个缺点是相比其他材料更昂贵。图 85.9 是一例使用 Onyx 胶栓塞的病例。

动脉瘤弹簧圈

偶尔会遇到具有一根粗大供血动脉且快速引流至粗大引流静脉的病变，注射颗粒物或液体栓塞剂会被快速引流至静脉系统，并最终到达肺动脉。这种高流量引流的情况下使用动脉瘤弹簧圈置入，既可实现血管栓塞又可避免肺动脉栓塞的风险。

患者预后

栓塞最重要的目标便是安全有效地实现肿瘤血液断流，以便改善手术切面、软化肿瘤、降低张力，以及减少术中出血，然而在实际应用中这些影响却难以量化。介入方法阻断血流（无论是在微导管造影上还是 MRI 上）被认为有替代手术阻断血流的作用，然而很少有文献直接统计过二者的作用。

一些文献报道了影像学检查下栓塞的程度，Waldron 等[51]报道在 64 例脑膜瘤患者中 9.3% 的人被完全栓塞。Rosen 与其同事[4]完成了 167 例颅底肿瘤的栓塞并发现“好的或极好”的栓塞占其中的 91%，尽管其对于栓塞程度的评定比较主观。Kim 等[34]在他们使用 nBCA 栓塞肿瘤的研究中发现栓塞率为 68%。

对术前栓塞在术中失血作用效果的量化仍有大量争议。一些学者报道了肿瘤血供在术中减少[6]，然而，其他学者发现肿瘤栓塞和术中出血关系不大[34]。Dean 等[9]进行了颅底脑膜瘤在大小及位置方面匹配样本的研究后发现，栓塞病例与未栓塞病例在术中出血（栓塞者 553 ml，未栓塞者 836 ml）与术中输血（栓塞者 0.39 U，未栓塞者 1.56 U）方面有明显区别。Bendzus 及其同事们[8]测量了两个医疗中心 60 例脑膜瘤患者术中出血的情况，其中 30 例接受术前栓塞。两组肿瘤位置和大小相似，术前行 MRI 评估血流阻断情况。我们发现只有在血流阻断大于 90% 的患者术中出血才会有显著减少。对 43 例头、颈部及脊柱肿瘤使用 Onyx 胶栓塞的患者也得出了相同的结论，其中造影显示栓塞剂在肿瘤内深部渗透的患者术中出血量低于未渗透的病例[33]。最后，Manke 等[64]研究了 27 例肾细胞癌脊柱转移癌患者，其中 17 例术前栓塞，发现栓塞组相比对照组术中出血有明显的减少。

与手术相关的栓塞时机也有争议。尽管一些学者提倡在一次住院治疗期间完成栓塞与手术[34]，其他人则建议两者之间间隔至少 24 小时。一篇回顾性文献指出栓塞后 24 小时之内进行手术切除会导致更严重的术中出血[1]，然而另一项研究却发现肿瘤稳定性在

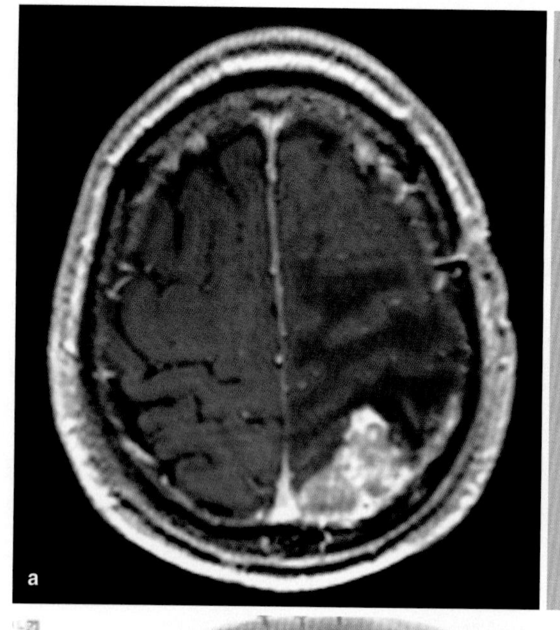

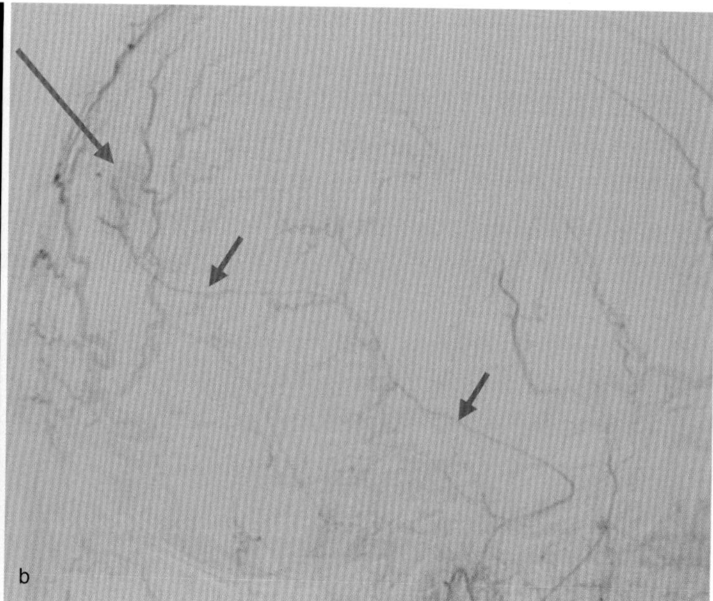

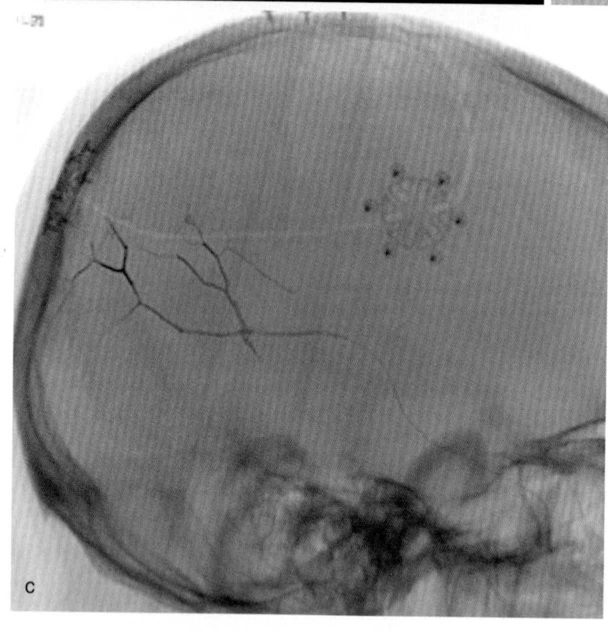

图 85.9　a. 56 岁男性患者，患有复发的 WHO Ⅱ级左侧颅顶脑膜瘤；b. 血管造影显示来自脑膜中动脉（箭头）的肿瘤血管（长箭头）；c. 使用 Onyx 聚合物栓塞。

栓塞术后 7~9 天最稳定[65]，如果间隔超过 6 星期可能会发生栓塞部位的再通[7]。

不同栓塞材料在脑肿瘤栓塞术中的并发症发生率也有相关研究，现在的研究中显示神经系统并发症发病率（包括缺血与出血并发症）波动在 2.3%~9%[2-4, 34, 51]。研究发现，最被熟知的栓塞材料—聚乙烯醇（PVA）已被证实其小颗粒栓塞物可以导致更高的脑梗发生率[3]。对颈内动脉分支的栓塞（尤其是由脑膜垂体干以及下外侧动脉供血的脑膜瘤）有更高的脑梗死发生风险，在手术时需要仔细的计划，以及采用更好的操作技术[50-52, 66]。动脉内注射巴比妥酸盐以及利多卡因被用于功能区附近肿瘤的激发试验，然而这种技术的使用还不是很广泛[52, 67, 68]。

手术治疗

优势

我们做肿瘤栓塞的最终目标是使手术切除迅速而安全。栓塞后手术时看到的血供情况是评价的最重要的标准。通过栓塞滋养血管使肿瘤供血最小化，不仅可以减少手术出血，而且可以使手术中更专注于肿瘤的安全切除而不是止血。反过来这也可以帮助术者更加清楚识别神经、血管走行以及功能分区。术中蛛网膜下腔出血会使脑神经及脑血管的辨认更加困难。更深一步看，肿瘤栓塞可以导致瘤体减小，这样使得肿瘤与周围组织的解剖结构更加分明。这种技术十分适用于岩斜部肿瘤与枕骨大孔脑膜瘤，这类肿瘤常越过中线生长。对岩斜部脑膜瘤充分的栓塞后会使得其体积大大减小，从而有利于与第Ⅲ ~ Ⅻ对脑神经和基底动脉及其分支等解剖结构分离。我们发现栓塞后 3~5 天肿瘤会软化且易于从毗邻的重要结构分离切除，另外也有利于术中迅速切除。血管外皮细胞瘤及血管母细胞瘤大多位于脑内，且大多是由重要的颅内血管供血，栓塞不仅可使其缩小，而且也更容易显示重要过路血管。这些肿瘤可以位于脑干附近，无血的术野可以帮助更好的切除这些病变。巨大且坚硬的血管母细胞瘤手术难度极高，因为它们几乎不能被完全栓塞或是瘤内减压。它们经常从脑干或是颈髓盗血，这使得栓塞其表面血管尤为重要。

血管搭桥术

血管搭桥术在深部或复杂的颅底肿瘤治疗的应用相对罕见，报道只局限于少数患者，但是两个研究[69, 70]共约 30 例患者的报道表明中期血管通畅性良好，且并发症发病率可以接受。这个手术由于其技术限制，仍局限于少数大的神经外科中心。

结论

尽管很难量化中枢神经系统富血管肿瘤的术前栓塞为手术带来的收益，大量经验丰富的临床中心关于栓塞研究的文献已有发表。基于我们的经验，对于合适的病变行术前栓塞是治疗的关键步骤，可以大幅降低手术并发症率。对于脑血管以及颅底危险的区域解剖的熟练掌握是安全有效地处理这些病变必不可少的一步。

参·考·文·献

[1] Chun JY, McDermott MW, Lamborn KR, Wilson CB, Higashida R, Berger MS. Delayed surgical resection reduces intraoperative blood loss for embolized meningiomas. Neurosurgery 2002; 50:1231–1235, discussion 1235–1237

[2] Bendszus M, Monoranu CM, Schütz A, Nölte I, Vince GH, Solymosi L. Neurologic complications after particle embolization of intracranial meningiomas. AJNR Am J Neuroradiol 2005;26:1413–1419

[3] Carli DF, Sluzewski M, Beute GN, van Rooij WJ. Complications of particle embolization of meningiomas: frequency, risk factors, and outcome. AJNR Am J Neuroradiol 2010;31:152–154

[4] Rosen CL, Ammerman JM, Sekhar LN, Bank WO. Outcome analysis of preoperative embolization in cranial base surgery. Acta Neurochir (Wien) 2002;144:1157–1164

[5] Dowd CF, Halbach VV, Higashida RT. Meningiomas: the role of preoperative angiography and embolization. Neurosurg Focus 2003;15:E10

[6] Gruber A, Bavinzski G, Killer M, Richling B. Preoperative embolization of hypervascular skull base tumors. Minim Invasive Neurosurg 2000;43:62–71

[7] Sekhar LN, Biswas A, Hallam D, Kim LJ, Douglas J, Ghodke B. Neuroendovascular management of tumors and vascular malformations of the head and neck. Neurosurg Clin N Am 2009;20:453–485

[8] Bendszus M, Rao G, Burger R, et al. Is there a benefit of preoperative meningioma embolization? Neurosurgery 2000; 47:1306–1311, discussion 1311–1312

[9] Dean BL, Flom RA, Wallace RC, et al. Efficacy of endovascular treatment of meningiomas: evaluation with matched samples. AJNR Am J Neuroradiol 1994;15:1675–1680

[10] Mawrin C, Perry A. Pathological classification and molecular genetics of meningiomas. J Neurooncol 2010;99:379–391

[11] Riemenschneider MJ, Perry A, Reifenberger G. Histological classification and molecular genetics of meningiomas. Lancet Neurol 2006;5:1045–1054

[12] Louis DN. International Agency for Research on Cancer. WHO Classification of Tumours of the Central Nervous System, 4th ed. Lyon: International Agency for Research on Cancer; 2007

[13] Osborn AG, Jacobs JM, Osborn AG. Diagnostic Cerebral Angiography, 2nd ed. Philadelphia: Lippincott Williams & Wilkins; 1999

[14] Park MS, Araujo DM. New insights into the hemangiopericytoma/solitary fibrous tumor spectrum of tumors. Curr Opin Oncol 2009;21:327–331

[15] Acioğlu E, Cansiz H, Mercan H, Dervişoğlu S. Head and neck hemangiopericytomas: diagnostic contradictions. J Craniofac Surg 2009;20:930–935

[16] Schirmer CM, Heilman CB. Hemangiopericytomas of the skull base. Neurosurg Focus 2011;30:E10

[17] Fountas KN, Kapsalaki E, Kassam M, et al. Management of intracranial meningeal hemangiopericytomas: outcome and experience. Neurosurg Rev 2006;29:145–153

[18] Rutkowski MJ, Jian BJ, Bloch O, et al. Intracranial hemangiopericytoma: clinical experience and treatment considerations in a modern series of 40 adult patients. Cancer 2012;118:1628–1636

[19] Schiariti M, Goetz P, El-Maghraby H, Tailor J, Kitchen N. Hemangiopericytoma: long-term outcome revisited. Clinical article. J Neurosurg 2011;114:747–755

[20] Rutkowski MJ, Bloch O, Jian BJ, et al. Management of recurrent intracranial hemangiopericytoma. J Clin Neurosci 2011;18:1500–1504

[21] Rutkowski MJ, Sughrue ME, Kane AJ, et al. Predictors of mortality following treatment of intracranial hemangio-pericytoma. J Neurosurg 2010;113:333–339

[22] Maher ER, Neumann HP, Richard S. von Hippel-Lindau disease: a clinical and scientific review. Eur J Hum Genet 2011;19:617–623

[23] Wieneke JA, Smith A. Paraganglioma: carotid body tumor. Head Neck Pathol 2009;3:303–306

[24] Jackson CG. Glomus tympanicum and glomus jugulare tumors. Otolaryngol Clin North Am 2001;34:941–970, vii

[25] Semaan MT, Megerian CA. Current assessment and management of glomus tumors. Curr Opin Otolaryngol Head Neck Surg 2008;16:420–426

[26] Timmers HJ, Chen CC, Carrasquillo JA, et al. Staging and functional

characterization of pheochromocytoma and paraganglioma by 18F-fluorodeoxyglucose (18F-FDG) positron emission tomography. J Natl Cancer Inst 2012;104:700–708

[27] Baez JC, Jagannathan JP, Krajewski K, et al. Pheochromocytoma and paraganglioma: imaging characteristics. Cancer Imaging 2012;12:153–162

[28] Chew SL. Diagnosis: imaging of pheochromocytomas and paragangliomas. Nat Rev Endocrinol 2010;6:193–194

[29] Kalani MY, Ducruet AF, Crowley RW, Spetzler RF, McDougall CG, Albuquerque FC. Transfemoral transarterial onyx embolization of carotid body paragangliomas: technical considerations, results, and strategies for complication avoidance. Neurosurgery 2013;72:9–15, discussion 15

[30] Kalani MY, Kalani MA, Kalb S, et al. Craniofacial approaches to large juvenile angiofibromas. J Neurosurg Pediatr 2011;8:71–78

[31] Coutinho-Camillo CM, Brentani MM, Nagai MA. Genetic alterations in juvenile nasopharyngeal angiofibromas. Head Neck 2008;30:390–400

[32] Blount A, Riley KO, Woodworth BA. Juvenile nasopharyngeal angiofibroma. Otolaryngol Clin North Am 2011;44:989–1004, ix ix.

[33] Elhammady MS, Wolfe SQ, Ashour R, et al. Safety and efficacy of vascular tumor embolization using Onyx: is angiographic devascularization sufficient? J Neurosurg 2010;112:1039–1045

[34] Kim LJ, Albuquerque FC, Aziz-Sultan A, Spetzler RF, McDougall CG. Low morbidity associated with use of n-butyl cyanoacrylate liquid adhesive for preoperative transarterial embolization of central nervous system tumors. Neurosurgery 2006;59:98–104, discussion 98–104

[35] Sluzewski M, van Rooij WJ, Lohle PN, Beute GN, Peluso JP. Embolization of meningiomas: comparison of safety between calibrated microspheres and polyvinyl-alcohol particles as embolic agents. AJNR Am J Neuroradiol 2013;34:727–729

[36] White JB, Link MJ, Cloft HJ. Endovascular embolization of paragangliomas: A safe adjuvant to treatment. J Vasc Interv Neurol 2008;1:37–41

[37] Robinson DH, Song JK, Eskridge JM. Embolization of meningohypophyseal and inferolateral branches of the cavernous internal carotid artery. AJNR Am J Neuroradiol 1999;20:1061–1067

[38] Matsushige T, Nakaoka M, Yahara K, et al. Single-stage operation for a giant haemangiopericytoma following intracranial feeder embolization. J Clin Neurosci 2007;14:162–167

[39] Pihlblad MS, Schaefer DP. Percutaneous embolization of an orbital hemangiopericytoma with Onyx facilitates its surgical excision. Ophthal Plast Reconstr Surg 2012;28:e147–e149

[40] Santillan A, Zink W, Lavi E, Boockvar J, Gobin YP, Patsalides A. Endovascular embolization of cervical hemangiopericytoma with Onyx-18: case report and review of the literature. J Neurointerv Surg 2011;3:304–307

[41] Söderman M, Babic D, Homan R, Andersson T. 3D roadmap in neuroangiography: technique and clinical interest. Neuroradiology 2005;47:735–740

[42] Elhammady MS, Peterson EC, Johnson JN, Aziz-Sultan MA. Preoperative onyx embolization of vascular head and neck tumors by direct puncture. World Neurosurg 2012;77:725–730

[43] Gemmete JJ, Chaudhary N, Pandey A, et al. Usefulness of percutaneously injected ethylene-vinyl alcohol copolymer in conjunction with standard endovascular embolization techniques for preoperative devascularization of hypervascular head and neck tumors: technique, initial experience, and correlation with surgical observations. AJNR Am J Neuroradiol 2010;31:961–966

[44] Levitt MR, Vaidya SS, Su DK, et al. The "triple-overlay" technique for percutaneous diagnosis and treatment of lesions of the head and neck: combined three-dimensional guidance with magnetic resonance imaging, cone-beam computed tomography, and fluoroscopy. World Neurosurg 2013;79:509–514

[45] Spelle L, Ruijters D, Babic D, et al. First clinical experience in applying XperGuide in embolization of jugular paragangliomas by direct intratumoral puncture. Int J CARS 2009;4:527–533

[46] Nesbit GM, Nesbit EG, Hamilton BE. Integrated cone-beam CT and fluoroscopic navigation in treatment of head and neck vascular malformations and tumors. J Neurointerv Surg 2011; 3:186–190

[47] Cooke D, Ghodke B, Natarajan SK, Hallam D. Embolization in the head and neck. Semin Intervent Radiol 2008;25:293–309

[48] Ng SH, Wan YL, Wong HF, et al. Preoperative embolization of meningiomas: comparison of superselective and subselective techniques. J Formos Med Assoc 1998;97:153–158

[49] Kusaka N, Tamiya T, Sugiu K, et al. Combined use of TruFill DCS detachable coil system and Guglielmi detachable coil for embolization of meningioma fed by branches of the cavernous internal carotid artery. Neurol Med Chir (Tokyo) 2007;47:29–31

[50] Hirohata M, Abe T, Morimitsu H, Fujimura N, Shigemori M, Norbash AM. Preoperative selective internal carotid artery dural branch embolisation for petroclival meningiomas. Neuroradiology 2003;45:656–660

[51] Waldron JS, Sughrue ME, Hetts SW, et al. Embolization of skull base meningiomas and feeding vessels arising from the internal carotid circulation. Neurosurgery 2011;68:162–169, discussion 169

[52] Yoon YS, Ahn JY, Chang JH, et al. Pre-operative embolisation of internal carotid artery branches and pial vessels in hypervascular brain tumours. Acta Neurochir (Wien) 2008; 150:447–452, discussion 452

[53] Timasheff SN, Bier M, Nord FF. Aggregation phenomena in polyvinyl alcohol-acetate solutions. Proc Natl Acad Sci U S A 1949;35:364–368

[54] Wakhloo AK, Juengling FD, Van Velthoven V, Schumacher M, Hennig J, Schwechheimer K. Extended preoperative polyvinyl alcohol microembolization of intracranial meningiomas: assessment of two embolization techniques. AJNR Am J Neuroradiol 1993;14:571–582

[55] n-BCA Trial Investigators. N-butyl cyanoacrylate embolization of cerebral arteriovenous malformations: results of a prospective, randomized, multi-center trial. AJNR Am J Neuroradiol 2002;23:748–755

[56] Probst EN, Grzyska U, Westphal M, Zeumer H. Preoperative embolization of intracranial meningiomas with a fibrin glue preparation. AJNR Am J Neuroradiol 1999;20:1695–1702

[57] Duffner F, Ritz R, Bornemann A, Freudenstein D, Wiendl H, Siekmann R. Combined therapy of cerebral arteriovenous malformations: histological differences between a non-adhesive liquid embolic agent and n-butyl 2-cyanoacrylate (NBCA). Clin Neuropathol 2002;21:13–17

[58] Natarajan SK, Born D, Ghodke B, Britz GW, Sekhar LN. Histopathological changes in brain arteriovenous malformations after embolization using Onyx or N-butyl cyanoacrylate. Laboratory investigation. J Neurosurg 2009;111:105–113

[59] Natarajan SK, Ghodke B, Kim LJ, Hallam DK, Britz GW, Sekhar LN. Multimodality treatment of intracranial dural arteriovenous fistulas in the Onyx era: a single center experience. World Neurosurg 2010;73:365–379

[60] Stiefel MF, Albuquerque FC, Park MS, Dashti SR, McDougall CG. Endovascular treatment of intracranial dural arteriovenous fistulae using Onyx: a case series. Neurosurgery 2009;65(6, Suppl):132–139, discussion 139–140

[61] Shi ZS, Feng L, Jiang XB, Huang Q, Yang Z, Huang ZS. Therapeutic embolization of meningiomas with Onyx for delayed surgical resection. Surg Neurol 2008;70:478–481

[62] Trivelatto F, Nakiri GS, Manisor M, et al. Preoperative onyx embolization of meningiomas fed by the ophthalmic artery: a case series. AJNR Am J Neuroradiol 2011;32:1762–1766

[63] Gore P, Theodore N, Brasiliense L, et al. The utility of onyx for preoperative embolization of cranial and spinal tumors. Neurosurgery 2008;62:1204–1211, discussion 1211–1212

[64] Manke C, Bretschneider T, Lenhart M, et al. Spinal metastases from renal cell carcinoma: effect of preoperative particle embolization on intraoperative blood loss. AJNR Am J Neuroradiol 2001;22:997–1003

[65] Kai Y, Hamada J, Morioka M, Yano S, Todaka T, Ushio Y. Appropriate interval between embolization and surgery in patients with meningioma. AJNR Am J Neuroradiol 2002;23:139–142

[66] Robinson DH, Song JK, Eskridge JM. Embolization of meningohypophyseal and inferolateral branches of the cavernous internal carotid artery. AJNR Am J Neuroradiol 1999;20:1061–1067

[67] Deveikis JP. Sequential injections of amobarbital sodium and lidocaine for provocative neurologic testing in the external carotid circulation. AJNR Am J Neuroradiol 1996;17:1143–1147

[68] Horton JA, Kerber CW. Lidocaine injection into external carotid branches: provocative test to preserve cranial nerve function in therapeutic embolization. AJNR Am J Neuroradiol 1986;7:105–108

[69] Ramanathan D, Temkin N, Kim LJ, Ghodke B, Sekhar LN. Cerebral bypasses for complex aneurysms and tumors: long-term results and graft management strategies. Neurosurgery 2012;70:1442–1457, discussion 1457

[70] Kalani MY, Kalb S, Martirosyan NL, et al. Cerebral revascularization and carotid artery resection at the skull base for treatment of advanced head and neck malignancies. J Neurosurg 2013;118:637–642

第86章

中枢神经系统富血管性肿瘤的手术治疗

Joshua W. Osbun, Michael R. Levitt, Manuel Ferreira, Jr., and Louis J. Kim

中枢神经系统富血管性肿瘤是一类致病原因各不相同，但都有显著的血管增殖的肿瘤。临床上由于位置不同，患者的症状及体征差异很大。由于血供极为丰富、术中易大出血，手术富有挑战性。中枢神经系统富血管肿瘤分为原发性及转移性肿瘤。原发性肿瘤中，按照发生率降序排列为以下肿瘤：脑膜瘤、血管外皮细胞瘤、血管母细胞瘤、神经上皮瘤、青少年鼻咽癌、血管纤维瘤、副神经节瘤、海绵状血管瘤及颈静脉体瘤。本章重点介绍原发于中枢神经系统的富血管瘤的显微手术治疗。

脑膜瘤

脑膜瘤是第二常见的原发性脑肿瘤，约占原发性颅内肿瘤的 14%~19%。然而实际的发生率可能更高，由于神经影像学的发展导致无症状肿瘤的检出数量显著增加 [1–3]。1/3~2/3 的脑膜瘤患者无明显症状，都是偶然发现的 [4, 5]。其中女性占多数，女性与男性的比例为 2 : 1（范围 1.4~2.6 : 1）[6, 7]。大部分脑膜瘤（92%）是良性且生长缓慢的。大约 8% 在影像学或病理学上是恶性或不典型的。尽管脑膜瘤的发病机制还没有明确，已知的是它起源于软脑膜内的蛛网膜帽细胞 [8, 9]。一些脑膜瘤可能与遗传或环境因素有关 [10, 11]。在超过 50% 的脑膜瘤病例中发现有第 22 号染色体的缺陷 [1, 12]。Ⅱ型神经纤维瘤病伴多发脑膜瘤的患者在肿瘤抑制基因 merlin 蛋白上有一个突变。脑膜瘤中还有其他细胞学上的异常 [13, 14]。患者接受过肿瘤放射治疗或有头癣为脑膜瘤的高危因素。高剂量或低剂量的电离辐射都会增加脑膜瘤的发生率 [15, 16]。大约 75% 的脑膜瘤表达孕激素受体，然而雌激素受体的表达水平很低。这可能导致了怀孕期间脑膜瘤的加速生长 [17]。

WHO 对脑膜瘤的分类为 [18]：Ⅰ级：内皮细胞型、纤维型、过渡型、砂粒型、血管瘤型、分泌型；Ⅱ级：脊索型、透明细胞型；Ⅲ级：横纹肌样型、乳头型、间变性、非典型性。Ⅲ级脑膜瘤有更强的侵袭性。在脑膜瘤中常见的一些病理学特征有：砂粒体、轮生体、钙化。免疫组织化学染色有上皮细胞膜抗体（EMA）和波形蛋白（vim）阳性。

大多数脑膜瘤是良性的且相对生长缓慢，通常多年后才会出现症状和体征。症状和体征的出现是由于肿瘤的直接压迫或周围水肿引起。根据肿瘤的位置，如果病灶位于运动或感觉皮质，压迫症状包括运动或感觉的损害；如果脑神经被压迫，会出现脑神经麻痹、认知损害或行为异常。脑积水的临床表现：头痛，步态失调，如果脑脊液通路被肿瘤堵塞还会出现尿失禁。由于肿瘤压迫或水肿，脑膜瘤患者也会出现癫痫发作。

影像学检查：磁共振上脑膜瘤的典型表现为边界清楚，均匀强化，T1 像上低信号或等信号，T2 像上高信号。在增强磁共振上，脑膜瘤通常有硬脑膜尾征，即从肿瘤延伸到周围硬脑膜的增强信号。硬脑膜尾征可能表示肿瘤的浸润生长或硬脑膜的炎性反应。然而在淋巴瘤、肉芽肿及转移瘤中也可有这些表现。高度钙化的脑膜瘤在磁共振上很少强化，钙化的情况和范围在 CT 上更明显。头颅 CT 可以很好地显示骨质增生或骨质破坏 [19]。大多数情况下，磁共振及头颅 CT 对于脑膜瘤的影像学诊断是足够的。PET、磁波谱、功能磁共振、磁灌注成像，以及奥曲肽显像经常在必要时用于鉴别诊断 [20–22]。

并非所有脑膜瘤都需要手术干预。对于高度钙化和无症状的肿瘤推荐观察。一部分外科医生建议即使像癫痫这样有症状的患者，只要癫痫可以被很好地控制，也可以保守治疗，尤其是手术困难的患者。尽管立体定向放射外科在肿瘤的治疗中有广泛应用，但对

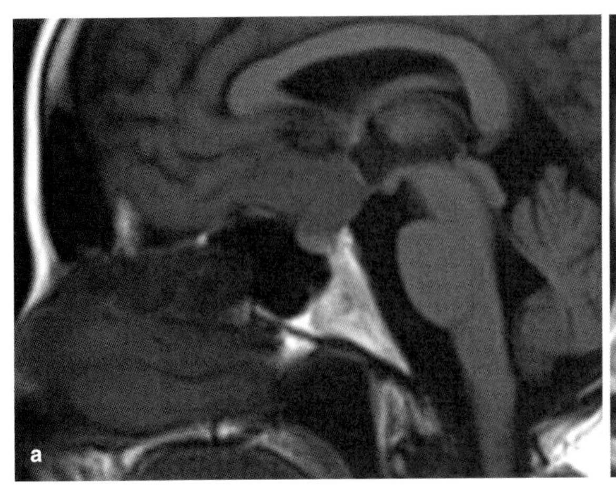

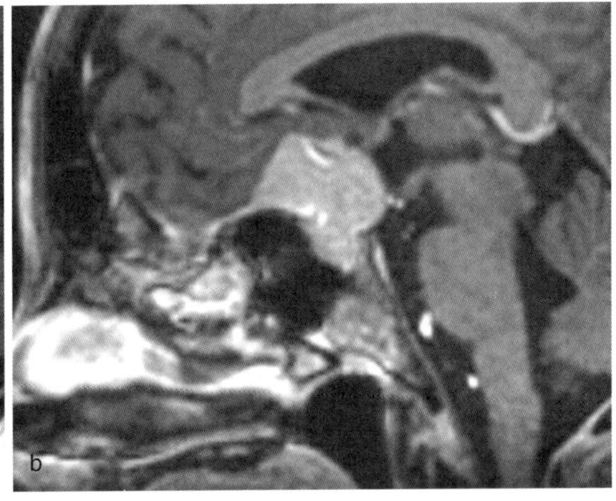

图 86.1　a、b. 矢状位 T1 加权增强前（a）和增强后（b）磁共振显示在鞍上均匀增强的肿物，在蝶骨平面中心有硬脑膜尾征。注意强化前可以清楚地看到脑垂体，因此可排除垂体瘤。在手术方面，我们不建议内镜切除蝶结节脑膜瘤，也不建议单纯的额下手术入路，从更外侧的角度（翼点或 COZ）比较好。早期发现视神经和视交叉的位置可以更有利于进行切除。

于有症状的脑膜瘤或是影像学上有进展的脑膜瘤，手术切除仍是主要的治疗手段。

随着对肿瘤认识的加深及多种技术的应用，目前脑膜瘤的切除有更好的预后和更低的并发症发生率。术前三维影像有助于理解肿瘤与周围组织结构的解剖关系。在很少的病例中，对包绕颈内动脉的病变需要行颈外动脉 – 颈内动脉搭桥术。选择性的血管内栓塞脑膜瘤，栓塞明显的深部的硬脑膜分支可以增加肿瘤切除的安全性并减少出血。肿瘤的位置、血供情况、和毗邻关系决定了最理想的手术入路。下面我们将讨论不同位置的病变经常使用的手术入路。

前颅底脑膜瘤

位于前颅底的脑膜瘤分为：嗅沟脑膜瘤、鞍结节脑膜瘤、眶顶脑膜瘤 [23]。前颅底脑膜瘤典型的供血血管来自前、后筛动脉。也可有来自眼动脉脑膜分支、脑膜中动脉分支、大脑前动脉或前交通动脉的血运。术前眼动脉的栓塞可能出现视网膜中央动脉血栓形成导致失明。然而，颈内动脉其他供应肿瘤的小分支在没有明显并发症的情况下可以被断掉 [24]。

鞍结节脑膜瘤可以抬高或移位视神经，有时表现为视交叉损害，如原发性视神经萎缩，典型症状为不对称的双颞侧视野缺损（图 86.1）。

嗅神经沟脑膜瘤往往在生长到体积巨大时才出现相应症状。患者表现为精神状态的改变、人格的改变、头痛、癫痫，或 Foster Kennedy 综合征，即嗅觉缺失，同侧视神经萎缩，对侧视神经乳头水肿（图 86.2）。

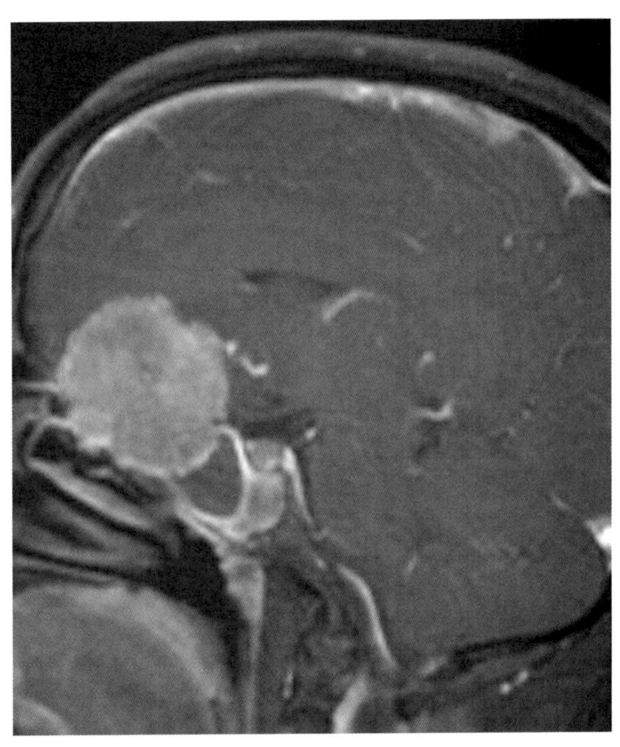

图 86.2　矢状位 T1 像增强 MRI 显示筛板有一增强肿物侵犯到鼻腔和前颅底。在手术方面，一些学者建议内镜切除嗅神经沟肿瘤，但我们认为单纯微创手术切除的风险较低，脑脊液漏的风险更小。我们更多选择外侧入路（翼点或 COZ）。外侧入路的优势是能够在手术中较早地暴露大脑前动脉，减少血管损伤的风险。肿瘤的主要供血为筛前动脉，为眼动脉的一个分支。因此，术前栓塞这些血管有较高的风险。当有明显的筛前动脉供血时，在硬脑膜打开前可电凝阻断这些动脉。先进行瘤内减压可以使肿瘤变得松动。一旦完成减压，就可以转而确认大脑前动脉与肿瘤的关系。此后即可使用常规的方法切除剩余肿瘤。

鞍膈脑膜瘤在视交叉后生长，表现为下丘脑或垂体损害的症状。前颅底肿瘤的手术入路种类较多。最佳手术入路的选择需根据肿瘤的位置、大小以及术者的习惯。嗅神经沟脑膜瘤常见入路是双额眶上入路。还有其他手术入路，如单额入路、改良颅 – 眶 – 颧入路（COZ）、大脑半球间入路、经鼻内镜入路等。对于鞍结节和眶上脑膜瘤，单侧眶上入路是经典的手术入路。无论使用何种手术入路，手术目的都是完整切除肿物，充分解除视神经和视交叉的压力，避免血管损伤和脑脊液漏。

中颅底脑膜瘤

中颅底脑膜瘤位于不同的解剖位置，包括：蝶骨嵴外侧和中部，包括扁平 – 肥厚型脑膜瘤；前床突；后床突；海绵窦；Meckel 囊；视神经管和眼眶；上斜坡。中外侧蝶骨翼脑膜瘤位于蝶骨大翼和蝶骨小翼的外侧。这种脑膜瘤与颈内动脉和视神经关系不密切，而且瘤蒂较窄，所以是比较容易切除的。当肿瘤累及蝶骨翼内侧并包绕了颈内动脉、视神经、眼眶及眶上裂时，手术就富有挑战性。中外侧蝶骨嵴脑膜瘤的手术切除是首选治疗。目标是全切，包括完全切除肿瘤，扩大切除硬脑膜，切除颅骨。为了达到全切的目标，以下几个技术要点需要牢记：尽可能早地阻断肿瘤的供血，从肿瘤内部减压，使分离肿瘤边界更容易，解剖分离时注意保护毗邻肿瘤的过路血管。

海绵窦脑膜瘤分为两类。一类起源于海绵窦内部并固定于海绵窦（图 86.3），另一类起源于海绵窦外并逐渐侵犯到海绵窦 [23]。治疗目的是保护神经功能并控制肿瘤增长。因此，对于起源于海绵窦的脑膜瘤，手术治疗的目的是对受累神经减压并缓解症状。减压手术治疗后进行放射治疗。尽管全切入侵到海绵窦内

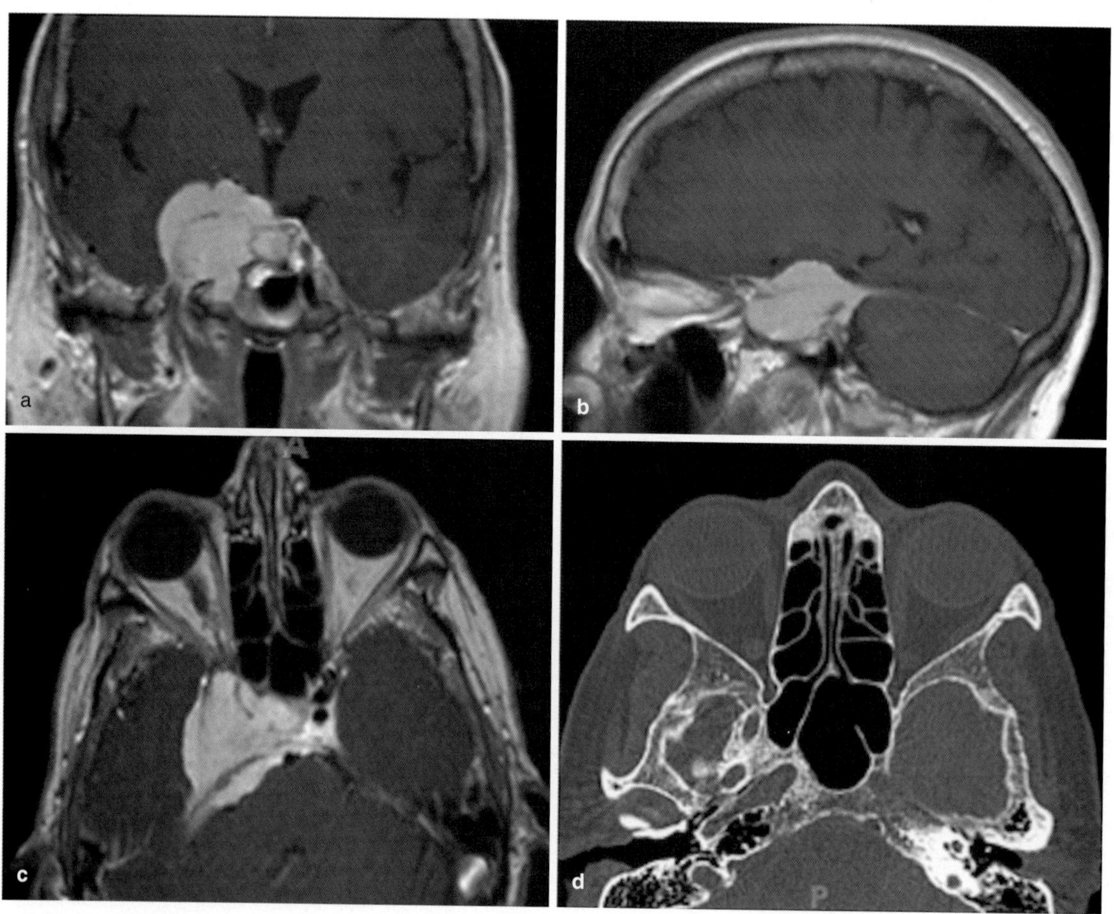

图 86.3 a~d. 冠状位（a）、矢状位（b）、轴位 T1 加权像增强序列（c）和轴位 CT 平扫（d）显示脑外肿物均匀增强，中心位于右侧海绵窦，有颈动脉管周围蝶骨的骨质增生和右侧颈内动脉流空影的中断。在手术方面，对于偶然发现的脑膜瘤，最初的治疗方案应选择放射治疗。对于大部分海绵窦肿瘤，手术切除会导致新的颅内神经的损伤。然而，如果肿瘤逐渐增大并出现症状，那么手术干预就很重要。推荐术前行造影球囊闭塞实验。

的脑膜瘤在技术上可行，但考虑到激进手术可能带来严重的并发症，以及放射治疗的发展，目前更推荐较为保守的手术切除 [24, 25]。海绵窦脑膜瘤手术入路有COZ 入路或额颞入路。

前床突脑膜瘤，或称为蝶骨嵴内侧脑膜瘤（图86.4)，基底位于前床突的脑膜。由于前床突脑膜瘤与视神经和颈内动脉解剖关系密切，患者经常表现为单侧视野受损，当肿瘤侵及视束时会出现双侧视力受损。当前床突脑膜瘤生长到一定尺寸包绕到颈内动脉及其分支、神经或动眼神经时，手术切除肿瘤的难度会显著增加。肿瘤切除时的血管损伤会造成高达 32%的死亡率 [24]。基于上述提到的颈内动脉损伤的高风险，术者在术前充分掌握肿瘤与颈内动脉和视神经的解剖关系是十分重要的。如果肿瘤完全包绕颈内动脉，手术切除的风险会更高，除非是肿瘤柔软并且易于切除。在这些情况中，术前患者需要做脑血管造影。除此之外，当颈动脉完全被包绕时，高度推荐术前行球囊闭塞试验（BTO）。当患者 BTO 试验失败时，如果手术策略是较激进地切除脑膜瘤，那么必须准备好行 EC–IC 血管搭桥。另一关键目的是视神经减压。在大多数病例中，视神经位于肿瘤上部或肿瘤内侧。在较大的肿瘤中，视神经可能非常薄，如果不在高倍镜下仔细观察，可能被误认为是脑膜瘤膜的一部分。因此，手术策略是在肿瘤探查充分后再进行肿瘤的血管阻断。完成这些步骤后就会比较容易地完整确认视神经和视交叉，避免过多的切除。肿瘤较大时，在胸锁乳突肌前做一较小的切口，若手术时偶然伤及颈动脉，可以临时阻断颈内动脉。

相对于前床突脑膜瘤，后床突脑膜瘤比较少见。起源于后床突的脑膜瘤可以累及垂体、动眼神经、颈内动脉及其分支。如果肿瘤向前生长，那么可能影响到视神经传导通路。了解肿瘤与颈内动脉及其分支的

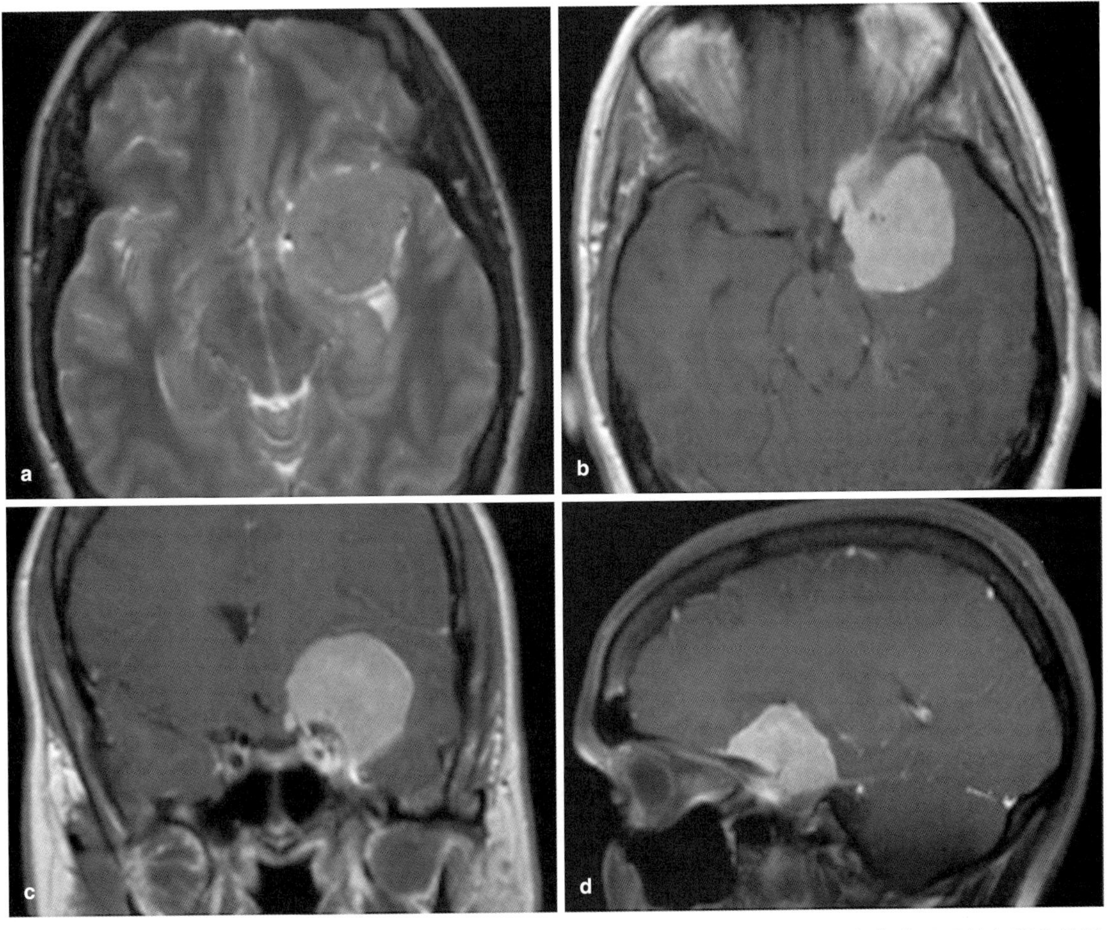

图 86.4　a~d. 轴位 T2 像（a）、轴位（b）、冠状位（c）和矢状位（d）增强 MRI T1 加权像显示均匀强化的肿物，起源于蝶骨小翼，有脑膜尾征，同时侵犯到左侧海绵窦，在 c 图冠状位上显示左侧颈内动脉海绵窦段流空影明显狭窄。在手术方面，估计该患者“脑压高”，因此推荐较大的暴露（COZ 入路）。这一病例中术前的栓塞应该是有帮助的。手术关键在于早期瘤内减压来创造更多的手术操作空间。操作时应时刻注意着大脑中动脉的位置。海绵窦中较小部分的肿瘤应该不必勉强切除（尤其是纤维型脑膜瘤），并考虑放射治疗。

解剖关系是术前评估的重要部分。不像前床突脑膜瘤从侧面侵犯颈内动脉，后床突脑膜瘤从上面挤压颈内动脉，因此，使颈内动脉向前移位。后床突脑膜瘤手术入路为乙状窦前经岩骨入路[26, 27]或COZ手术入路[23]。后床突脑膜瘤手术需要特别注意上面提到的颈内动脉和肿瘤向鞍部的侵袭。另一个需要注意的问题是，随着肿瘤的生长，其会紧邻基底动脉，并推挤大脑后动脉和小脑上动脉。CTA的三维重建可以用来显示这些血管的受累情况。

岩骨斜坡脑膜瘤起于岩骨上2/3，位于岩斜交界处和三叉神经的内侧。肿瘤也可完全位于颅后窝，但是可以横跨颅中窝和颅后窝（图86.5）。基底动脉和脑干可能会被向对侧和后方推挤。脑神经、基底动脉及其分支可能被肿瘤包裹。患者症状表现为颅内神经麻痹、脑干受压症状、头痛、小脑症候群、上运动神经元损伤的症状，或脑积水的症状。斜坡脑膜瘤的治疗包括持续的影像学随访、放射治疗、手术切除。手术切除用于有症状的脑膜瘤或较大的脑膜瘤，以及不断生长的脑膜瘤。手术治疗必须有对肿瘤及关键颅内神经血管结构关系的良好理解。术前栓塞主要供血动脉有益于肿瘤的切除。斜坡脑膜瘤的手术入路包括COZ手术入路、岩骨前入路、岩骨后入路，或这些入路的联合。选择手术入路需要考虑的因素包括：①肿瘤是否侵犯并跨过中线；②肿瘤与基底动脉、大脑后动脉、小脑上动脉、颈内动脉之间的关系；③静脉解剖，包括侧方入路时的Labbe静脉和Rosenthal基底静脉。岩骨前入路用于切除位于颅后窝较小的肿瘤。延伸到颅后窝的较大肿瘤，尤其是延伸到内耳道的脑膜瘤，岩骨后入路更加合适。

枕骨大孔区脑膜瘤

位于斜坡的下部并容易从后方压迫延髓（图86.6）。肿瘤的血液供应经常是脊髓动脉的脑膜分支。肿瘤很少完全包绕一条或所有脊髓动脉。这些肿瘤很少需要术前栓塞。远外侧入路比较适合该肿瘤。我们不推荐磨除超过50%的枕髁。完全移除枕髁会导致不稳定，并不会减少手术带来的额外死亡率。首先电灼切断肿瘤位于斜坡硬膜的血供，再从肿瘤内部减压，确保延髓和脊髓不被损伤。必须注意第Ⅸ ~ Ⅻ对脑神经可能被肿瘤拉伸得很薄，且在瘤囊表面。

血管外皮细胞瘤

血管外皮细胞瘤是一种少见的、有侵袭性的、中枢神经系统富血管肿瘤。曾经被分类为一种血管源性脑膜瘤或血管母细胞性脑膜瘤。目前血管外皮细胞瘤被认为是一种独立的肿瘤类型，起源于血管周细胞的恶变[28]，被WHO分为Ⅱ级肿瘤，一些亚型分为Ⅲ级[29]。它们在原发中枢神经系统肿瘤中少于1%，高发年龄为30~50岁[8]。女性比男性更常见[30–32]。大多数血管外皮细胞瘤位于幕上，常在矢状窦旁被发现，围绕于窦汇。很少在脑室中被发现，8%位于脑膜。

幕上肿瘤会引起颅内压的增加，患者表现为头痛、偏瘫、视野缺损、癫痫、精神状态的改变。幕下的肿瘤会引起小脑症候例如步态失调、共济失调、头痛、视盘水肿、眩晕、头晕及颈痛。肿瘤压迫窦汇会表现为颅内高压的症状，如头痛和视盘水肿。

血管外皮细胞瘤与脑膜瘤的鉴别对术前制订治疗

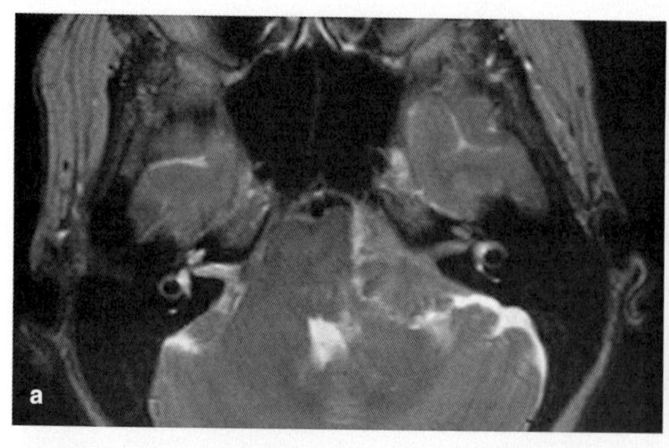

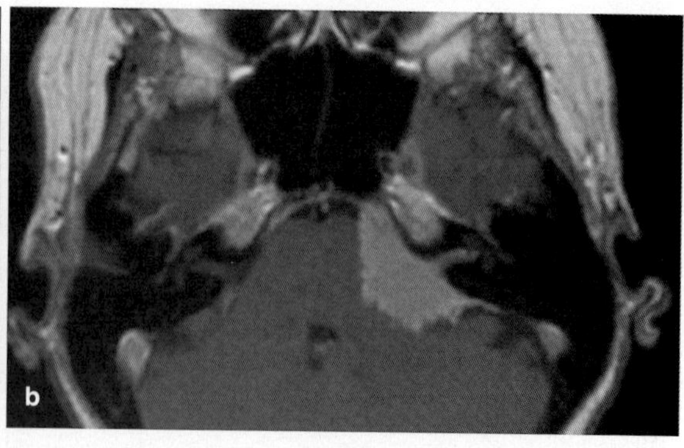

图86.5　a、b. 轴位T2加权像（a）和T1加权像（b）增强MRI显示肿瘤均匀强化并伴有硬脑膜尾征，位于左侧脑桥小脑角，并骑跨岩斜区。肿瘤通过听神经孔延伸到内耳道。在手术方面，肿瘤为较高风险的颅底肿瘤，通过CT来判断钙化程度十分重要。在较大的肿瘤中，应该进行术前DSA检查，一些肿瘤接受脑膜垂体主干的小脑幕动脉供血。在手术中这些血管很难在早期被暴露。因此，术前栓塞十分有意义。肿瘤累及颈内动脉无法通过颅中窝或Kawase入路完全切除。对这些肿瘤，应考虑岩骨后入路或枕下远外侧入路。对于与中脑或脑桥表面明显粘连的肿瘤，与脑干粘连的部分不应勉强切除，残留肿瘤可采用放射治疗。

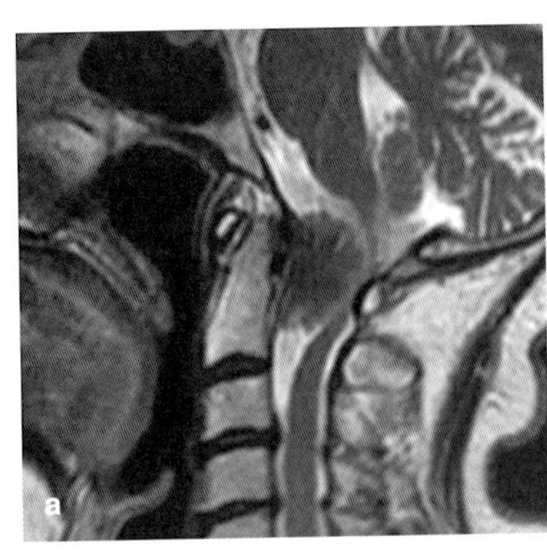
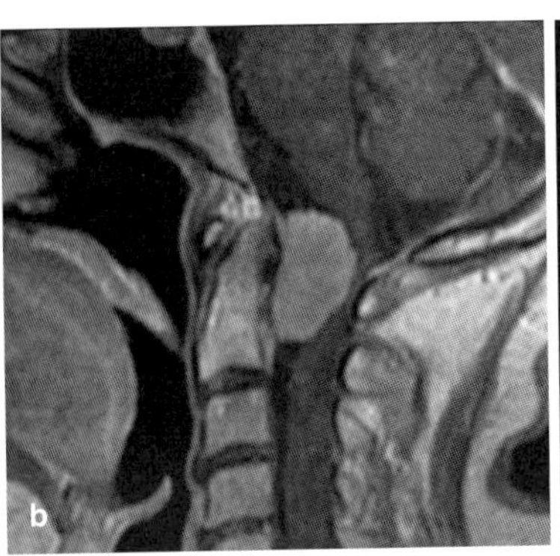
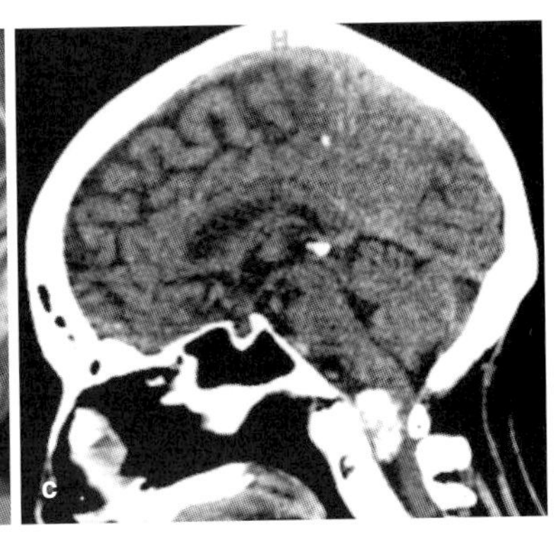

图 86.6　a~c. 矢状位 T2 加权像（a）和 T1 加权像（b）增强 MRI 以及矢状位 CT 扫描（c）显示一有钙化、均匀强化的肿瘤，伴有硬脑膜尾征，沿着枕骨大孔边缘压迫延髓、颈髓交界处。在手术方面：我们常规询问患者，查体可通过最大程度低头和仰头来判断是否有症状。如果患者出现症状，会影响患者在手术室的体位。理想的入路是远外侧入路，部分磨除枕髁。手术原则是在肿瘤内减压之前不要随意操作肿瘤。低位的脊髓和高位的颈髓已经长期处于受压状态，在减压之前操作肿瘤会损伤这部分脑组织。尽管有文献报道，但多数情况下没有必要暴露硬膜外的椎动脉。切除 C1 的后弓对暴露肿瘤很有必要。

方案十分重要。内部漩涡状的信号、不均匀的强化、分叶边缘、骨侵犯，这些特征表现倾向于血管外皮细胞瘤的诊断[33]。总的来说，血管外皮细胞瘤更像是血管型脑膜瘤。组织病理学显示为缺乏细胞质的多角形细胞和鹿角形窦状结构。血管周围总会出现正常内皮组织形成的网状排列的结构。在脑膜瘤可见的沙粒小体和钙化不会出现在血管外皮细胞瘤[34]。

因为颅内血管外皮细胞瘤很少见，很少有治疗这类肿瘤的指南。在保证安全的情况下，可采取手术治疗。行术前造影十分重要。在安全的前提下，可以考虑手术前的栓塞。早期断掉血供是手术切除肿瘤的关键。血管阻断后才能开始从瘤内切除。因为这些肿瘤血运极其丰富，如果开始就在肿瘤内部减压常会导致凶猛出血。推荐残余肿瘤术后进行放射治疗，可以提高总的生存率[35]。15 年后有 90% 的患者复发，70% 的患者出现远处转移[8, 36, 37]。再复发的患者同样应该进行手术治疗，并辅以残余肿瘤的放射治疗[38]。一旦出现远处转移，生存时间为 2 年。

血管母细胞瘤

血管母细胞瘤是良性肿瘤，被认为由基质细胞转化的肿瘤，一般累及软脑膜。以往曾被归为血管脑膜瘤，现在被认为是一种单独类型的肿瘤。血管母细胞瘤是成人最常见的小脑原发肿瘤，虽然常发生在小脑，但可以发生在神经系统的任何部位（图 86.7）。

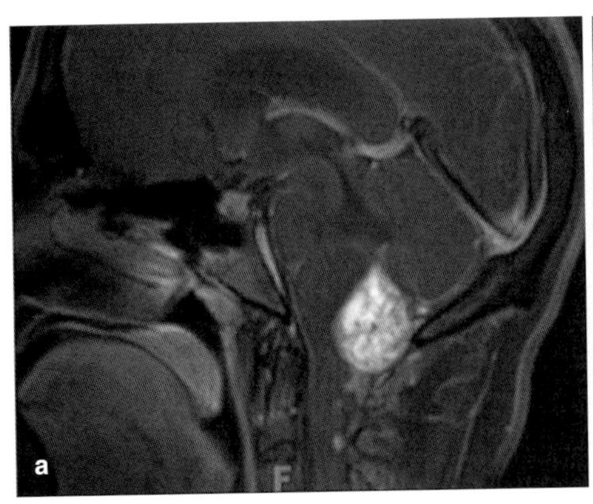
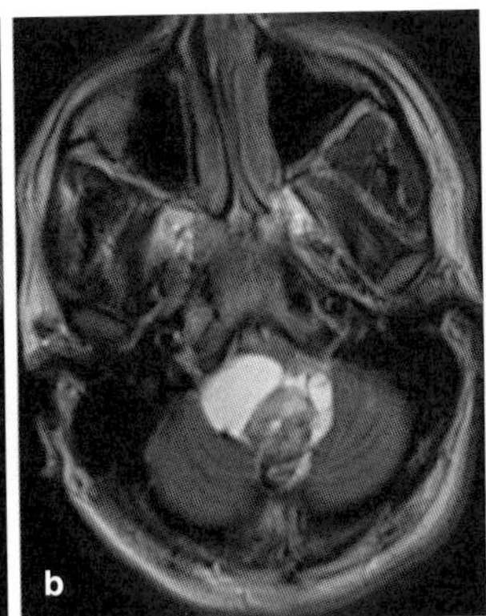
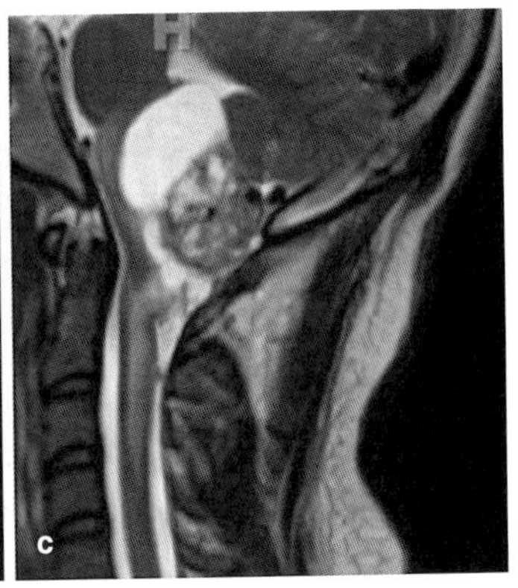

图 86.7　a~c. 矢状位（a）、轴位 T2 加权像（b）和矢状位 T1 加权像（c）增强 MRI 显示囊实性肿块，伴有结节强化和起源于小脑的流空影。该患者有 VHL 综合征，因此同时伴有一个脊髓的结节强化。在手术方面，血管母细胞瘤手术操作与动静脉畸形相似，唯一的不同是术前的栓塞不是十分必要。手术策略是沿周围逐步分离肿瘤，电凝进入肿瘤的小供血动脉。一旦供血动脉被处理，可以从肿瘤表面电凝来减少体积。最终，病灶可被完整切除。

大约25%的血管母细胞瘤患者有Von Hippel–Lindau综合征；这种情况下肿瘤经常是多发的[39]。散在的血管母细胞瘤常发生在成人，年龄在30~60岁，VHL综合征发病年龄相对较低（平均年龄为29岁）。*VHL*基因为与染色体3q25编码肿瘤抑制基因，在正常的成人组织中普遍表达。它与延伸因子的催化亚单位结合后干扰了RNA聚合酶的活力，影响调节血管内皮生长因子的表达（VEGF），这导致内皮细胞表达为肿瘤。Olschwang等[40]指出散发的血管母细胞瘤中超过10%的患者有*VHL*基因的生殖系突变。

小脑血管母细胞瘤的患者，由于肿瘤压迫第四脑室表现为同侧小脑症候群，例如步态不稳，共济失调。患者表现为脑积水和头痛症状、恶心、呕吐、共济失调、认知的改变。影像学上，肿瘤表现为囊性和显著强化。T2高信号见于一些肿瘤囊内的液体。低信号空洞在一些肿瘤中也可被发现。如果发现多发肿瘤，需要进行*VHL*基因的诊断检查，包括CT扫描、增强脊柱MRI扫描、眼科检查。

总体来说，血管母细胞瘤边界清楚，在囊性壁中有红色血管结节。病理学检查可见基质细胞和血管细胞。基质细胞可以认为是表达VEGF的肿瘤细胞，引起毛细血管内皮细胞的非肿瘤性增殖。基质细胞在大小上呈多样化，嗜酸性，富含脂质细胞质。富含脂质的液泡使肿瘤有一个清楚的细胞边界，与肾癌细胞相似[41]。免疫组化标记PAX–2和抑制素A可以很好地用来区分血管母细胞瘤与转移性肾癌细胞瘤[42]。血管母细胞瘤有波形蛋白和神经特异性烯醇的染色阳性和EMA的染色阴性。

大部分病例手术全切除可以治愈。小脑上囊肿中有结节的肿瘤手术切除比较易行。然而，有较大实性结节的肿瘤手术切除十分具有挑战性，特别是累及脑干和脊髓部位的。在这些病例中可以考虑行术前栓塞；然而，大部分肿瘤的血液供应来源为较小的分支，栓塞每一条血管在技术上是不可行的。栓塞时阻塞周围主要血管的风险也需要考虑。手术切除肿瘤的技术与切除动静脉畸形相似。病灶切除后应该尝试阻断病灶周围的血管。使用双极灼烧使病灶萎缩，尽量围绕肿瘤创造更多的操作空间。

对于部分切除的病例，应该考虑放射治疗。然而，对于年轻患者，当肿瘤可以被切除时，我们建议再次手术达到治愈，而不是进行放射治疗。5年的生存率是80%，全切后少于10%的患者出现复发[8]。有VHL的患者应该进行整个神经系统的影像学检查，如果出现症状则行相应治疗。

颈静脉体嗜铬细胞瘤

嗜铬细胞瘤最初被认为是起源于颈动脉体，现在被认为是发生于副神经节组织。大部分肿瘤起源于散在的突变。然而，这些肿瘤的10%~20%被认为是常染色体遗传的基因缺陷[43, 44]。家族性血管球瘤已知包含线粒体酶SDHD（琥珀酸脱氢酶复合体，D亚体），但非家族性的血管球瘤（大约占肿瘤的80%）的发病机制仍不明确[45]。颈静脉体嗜铬细胞瘤经常在神经鞘瘤和VHL综合征中被发现。肾外主要出现在4个位置，即迷走神经、颈动脉体、颈静脉窝、中耳。这些位置的肿瘤称为血管球瘤、颈动脉体瘤、颈静脉球瘤、鼓室球瘤。大约40%的颈静脉球瘤会向颅内生长，下面我们讨论其治疗方案[46, 47]。

大部分颈静脉球嗜铬细胞瘤的发病年龄是50~60岁。女性的发病率是男性的5倍[43]。颈静脉体瘤患者常表现为后组脑神经症状，包括听力丧失、搏动性耳鸣、声嘶[48]。一些肿瘤分泌儿茶酚胺导致出现心悸、出汗和高血压。这些肿瘤具有侵袭性，可能有明显的颅内侵犯并可能侵蚀乙状窦[49–51]。

Ivan等[52]在2011年对869例患者进行的不同治疗方案发病率的meta分析，统计了部分切除、部分切除加立体定向放射治疗（SRS）、只进行SRS以及全切除。只进行SRS的患者在4种情况中拥有最低的复发率。在全切的病例中脑神经的损害相比只进行SRS的患者更明显。因此治疗这些肿瘤时，应该首先考虑SRS（图86.8）。

因此，我们推荐没有明显占位效应时应首先考虑放射治疗。对于需要手术切除的肿瘤，术前栓塞可以帮助减少术中出血[53]。对于较大的肿瘤，暴露乙状窦是非常重要的。在手术过程中需要重点考虑降低后组脑神经的损伤。因此，广泛的暴露，即改良远外侧入路（切除部分枕髁），有助于充分暴露脑干与脑神经。为了达到肿瘤全切，有可能需要损失一侧的静脉窦，因此需要术前了解静脉的解剖，尤其是对侧静脉窦。术中颈静脉孔周围渗血最好采用压迫止血而不是电凝静脉破口。

结论

头颈部富血管肿瘤是比较难以处理的肿瘤。对解剖结构的充分理解，包括肿瘤的供血，对于设计手术入路和切除肿瘤是非常必要的。术前的栓塞十分有用，可使肿瘤切除更加安全同时减少术中的出血。随

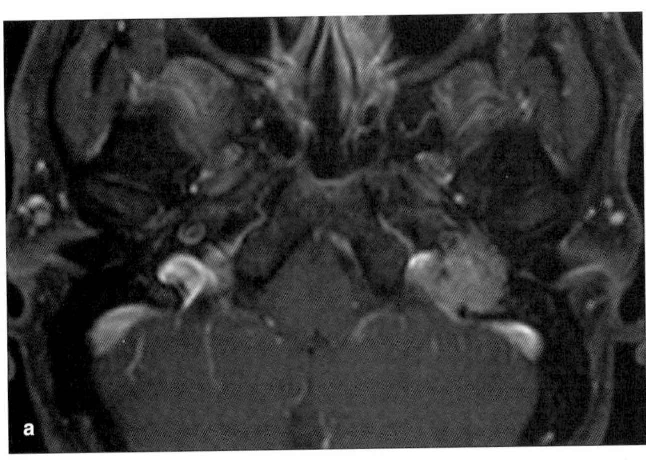
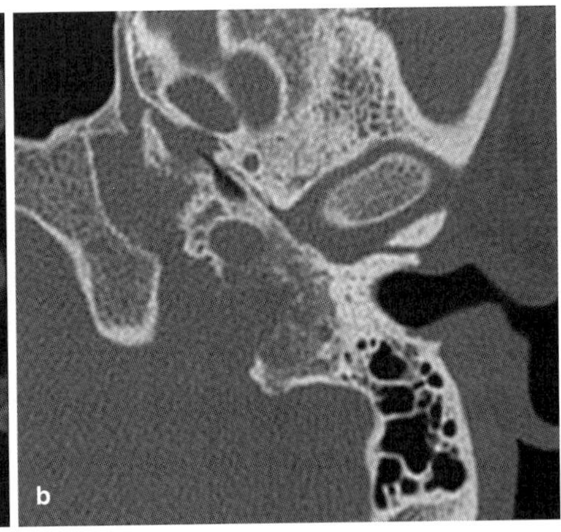

图 86.8　a、b. T1 加权增强 MRI（a）和轴位 CT（b）显示 1 个左侧颈静脉孔区中心的强化团块，伴穿凿样破坏性骨性边缘。在手术方面，我们选择了放射治疗作为颈静脉瘤的一线治疗方法，对于那些需要手术干预的肿瘤，术前栓塞是必需的。暴露肿瘤上、下方的乙状窦是手术早期的重要一步，流入乙状窦的支流血管的静脉性出血可以用止血纱和明胶海绵止血，最终结扎肿瘤上、下方的乙状窦，从而全切肿瘤。颈静脉孔区的脑神经受压，因此在手术操作时要分离并保护后组脑神经。

着放射治疗的发展，在治疗难度较大肿瘤单独使用或联合使用放射治疗已成为另一种选择。

参·考·文·献

[1] Lee JH. Meningiomas. Diagnosis, Treatment, and Outcome. New York: Springer; 2008

[2] Bondy M, Ligon BL. Epidemiology and etiology of intracranial meningiomas: a review. J Neurooncol 1996;29:197–205

[3] Claus EB, Bondy ML, Schildkraut JM, Wiemels JL, Wrensch M, Black PM. Epidemiology of intracranial meningioma. Neurosurgery 2005;57:1088–1095, discussion 1088–1095

[4] Hoffman S, Propp JM, McCarthy BJ. Temporal trends in incidence of primary brain tumors in the United States, 1985-1999. Neuro-oncol 2006;8:27–37

[5] Elia-Pasquet S, Provost D, Jaffré A, et al. Work Group. Incidence of central nervous system tumors in Gironde, France. Neuroepidemiology 2004;23:110–117

[6] D'Alessandro G, Di Giovanni M, Iannizzi L, Guidetti E, Bottacchi E. Epidemiology of primary intracranial tumors in the Valle d'Aosta (Italy) during the 6-year period 1986-1991. Neuroepidemiology 1995;14:139–146

[7] Lovaste MG, Ferrari G, Rossi G. Epidemiology of primary intracranial neoplasms. Experiment in the Province of Trento (Italy) 1977-1984. Neuroepidemiology 1986;5:220–232

[8] DeAngelis LM, et al. Intracranial Tumors Diagnosis and Treatment. London: Martin Dunitz; 2002

[9] Perry A, Jenkins RB, Dahl RJ, Moertel CA, Scheithauer BW. Cytogenetic analysis of aggressive meningiomas: possible diagnostic and prognostic implications. Cancer 1996;77:2567–2573

[10] Haines DE, Frederickson RG. The meninges. In: Al-Mefty O, ed. Meningiomas. New York: Raven Press; 1991

[11] Yamashima T, Sakuda K, Tohma Y, et al. Prostaglandin D synthase (betatrace) in human arachnoid and meningioma cells: roles as a cell marker or in cerebrospinal fluid absorption, tumorigenesis, and calcification process. J Neurosci 1997; 17:2376–2382

[12] Evans JJ, Jeun SS, Lee JH, et al. Molecular alterations in the neurofibromatosis type 2 gene and its protein rarely occurring in meningothelial meningiomas. J Neurosurg 2001;94:111–117

[13] Kim JH, Lee SH, Rhee CH, Park SY, Lee JH. Loss of heterozygosity on chromosome 22q and 17p correlates with aggressiveness of meningiomas. J Neurooncol 1998;40:101–106

[14] Rouleau GA, Merel P, Lutchman M, et al. Alteration in a new gene encoding a putative membrane-organizing protein causes neurofibromatosis type 2. Nature 1993;363:515–521

[15] Pollak L, Walach N, Gur R, Schiffer J. Meningiomas after radiotherapy for tinea capitis—still no history. Tumori 1998;84:65–68

[16] Shoshan Y, Chernova O, Juen SS, et al. Radiation-induced meningioma: a distinct molecular genetic pattern? J Neuropathol Exp Neurol 2000;59:614–620

[17] Carroll RS, Schrell UM, Zhang J, et al. Dopamine D1, dopamine D2, and prolactin receptor messenger ribonucleic acid expression by the polymerase chain reaction in human meningiomas. Neurosurgery 1996;38:367–375

[18] Kleihues P, Cavenee WK. World Health Organization Classification of Tumours: Tumours of the Nervous System—Pathology and Genetics. Lyon: IRAC Press; 2000

[19] Kizana E, Lee R, Young N, Dorsch NW, Soo YS. A review of the radiological features of intracranial meningiomas. Australas Radiol 1996;40:454–462

[20] Moritz C, Haughton V. Functional MR imaging: paradigms for clinical preoperative mapping. Magn Reson Imaging Clin N Am 2003;11:529–542, v

[21] Rand SD, Prost RW, Haughton V. Magnetic resonance spectroscopy in intracranial disease. In: Latchaw RE, Kucharczyk J, Moseley ME, eds. Imaging of the Nervous System: Diagnostic and Therapeutic Applications. Philadelphia: Elsevier Mosby; 2005:125–140

[22] Lamberts SWJ, Krenning EP, Reubi JC. The role of somatostatin and its analogs in the diagnosis and treatment of tumors. Endocr Rev 1991;12:450–482

[23] Al-Mefty O. Operative Atlas of Meningiomas. New York: Lippincott-Raven; 1998

[24] Lee JH, Jeun SS, Evans J, Kosmorsky G. Surgical management

of clinoidal meningiomas. Neurosurgery 2001;48:1012–1019, discussion 1019–1021

[25] Pichierri A, Santoro A, Raco A, Paolini S, Cantore G, Delfini R. Cavernous sinus meningiomas: retrospective analysis and proposal of a treatment algorithm. Neurosurgery 2009;64:1090–1099, discussion 1099–1101

[26] Hakuba A, Nishimura S, Jang BJ. A combined retroauricular and preauricular transpetrosal-transtentorial approach to clivus meningiomas. Surg Neurol 1988;30:108–116

[27] Ohata K, Baba M. Presigmoidal transpetrosal approach. In: Hakuba A, ed. Surgical Anatomy of the Skull Base. Tokyo: Miwa Shoten; 1996:109–139

[28] Russin JJ, Giannotta SL. The putative role of pericytes in tumor angiogenesis. World Neurosurg 2011;76:535–536

[29] Louis DN, Wiestler OD, Cavenee WK, eds. WHO Classification of Tumours of the Central Nervous System. Lyon, France: IARC Press; 2007:178–180

[30] Jani JC, Calilao G, Chejfec G. Pathologic quiz case. A 52-year-old woman with a pleural mass. Metastatic hemangiopericytoma. Arch Pathol Lab Med 2004;128:1061–1062

[31] Jeong YI, Chang SE, Lee MW, Choi JH, Moon KC, Koh JK. Case of cutaneous metastasis from intracranial hemangiopericytoma. Int J Dermatol 2005;44:870–872

[32] Soyuer S, Chang EL, Selek U, McCutcheon IE, Maor MH. Intracranial meningeal hemangiopericytoma: the role of radiotherapy: report of 29 cases and review of the literature. Cancer 2004;100:1491–1497

[33] Schirmer CM, Heilman CB. Hemangiopericytomas of the skull base. Neurosurg Focus 2011;30:E10

[34] Zhou JL, Liu JL, Zhang J, Zhang M. Thirty-nine cases of intracranial hemangiopericytoma and anaplastic hemangiopericytoma: a retrospective review of MRI features and pathological findings. Eur J Radiol 2012;81:3504–3510

[35] Ghia AJ, Allen PK, Mahajan A, Penas-Prado M, McCutcheon IE, Brown PD. Intracranial hemangiopericytoma and the role of radiation therapy: a population based analysis. Neurosurgery 2013;72:203–209

[36] Brunori A, Delitala A, Oddi G, Chiappetta F. Recent experience in the management of meningeal hemangiopericytomas. Tumori 1997;83:856–861

[37] Vuorinen V, Sallinen P, Haapasalo H, Visakorpi T, Kallio M, Jääskeläinen J. Outcome of 31 intracranial haemangiopericytomas: poor predictive value of cell proliferation indices. Acta Neurochir (Wien) 1996;138:1399–1408

[38] Rutkowski MJ, Bloch O, Jian BJ, et al. Management of recurrent intracranial hemangiopericytoma. J Clin Neurosci 2011;18:1500–1504

[39] Kawahara N, Kume H, Ueki K, Mishima K, Sasaki T, Kirino T. VHL gene inactivation in an endolymphatic sac tumor associated with von Hippel-Lindau disease. Neurology 1999;53:208–210

[40] Olschwang S, Richard S, Boisson C, et al. Germline mutation profile of the VHL gene in von Hippel-Lindau disease and in sporadic hemangioblastoma. Hum Mutat 1998;12:424–430

[41] Gökden M, Roth KA, Carroll SL, Wick MR, Schmidt RE. Clear cell neoplasms and pseudoneoplastic lesions of the central nervous system. Semin Diagn Pathol 1997;14:253–269

[42] Rivera AL, Takei H, Zhai J, Shen SS, Ro JY, Powell SZ. Useful immunohistochemical markers in differentiating hemangioblastoma versus metastatic renal cell carcinoma. Neuropathology 2010;30:580–585

[43] Heth J. The basic science of glomus jugulare tumors. Neurosurg Focus 2004;17:E2

[44] McCaffrey TV, Meyer FB, Michels VV, Piepgras DG, Marion MS. Familial paragangliomas of the head and neck. Arch Otolaryngol Head Neck Surg 1994;120:1211–1216

[45] Goffrini P, Ercolino T, Panizza E, et al. Functional study in a yeast model of a novel succinate dehydrogenase subunit B gene germline missense mutation (C191Y) diagnosed in a patient affected by a glomus tumor. Hum Mol Genet 2009;18:1860–1868

[46] Burger PC, Scheithauer BW. Tumors of the Central Nervous System. Washington, DC: Armed Forces Institute of Pathology; 1994:317–320

[47] Enzinger FM, Weiss SW. Soft Tissue Tumors, 3rd ed. St. Louis: Mosby; 1995:965–990

[48] Chung SM, Kim HS, Jung J, Lee H-K, Lee WS. Clinical presentation and management of jugular foramen paraganglioma. Clin Exp Otorhinolaryngol. 2009;2:28

[49] Al-Mefty O, Teixeira A. Complex tumors of the glomus jugulare: criteria, treatment, and outcome. J Neurosurg 2002;97:1356–1366

[50] Prabhu SS, DeMonte F. Complete resection of a complex glomus jugulare tumor with extensive venous involvement. Case report. Neurosurg Focus 2004;17:E12

[51] Patel SJ, Sekhar LN, Cass SP, Hirsch BE. Combined approaches for resection of extensive glomus jugulare tumors. A review of 12 cases. J Neurosurg 1994;80:1026–1038

[52] Ivan ME, Sughrue ME, Clark AJ, et al. A meta-analysis of tumor control rates and treatment-related morbidity for patients with glomus jugulare tumors. J Neurosurg 2011;114:1299–1305

[53] Kalani MY, Ducruet AF, Crowley RW, Spetzler RF, McDougall CG, Albuquerque FC. Transfemoral transarterial onyx embolization of carotid body paragangliomas: technical considerations, results, and strategies for complication avoidance. Neurosurgery 2013;72:9–15, discussion 15

第87章

脊髓富血管性肿瘤的显微外科治疗

Yury Kushel

尽管一些脊髓肿瘤拥有丰富的血运（例如神经鞘瘤、脊膜瘤、原始神经外胚层肿瘤），但血管母细胞瘤血供最为丰富。因此，这一章的重点是介绍髓内的血管母细胞瘤。相较于脊髓其他肿瘤，手术切除血管母细胞瘤的策略十分不同。如破坏肿瘤假包膜几乎不可避免会导致大出血。可以使用切除动静脉畸形的手术技巧来切除血管母细胞瘤。在不引起额外功能障碍损害的前提下根治性切除是大多数脊髓肿瘤的主要治疗选择，包括血管母细胞瘤。

自然史

血管母细胞瘤是边界清楚、低级别高度血管化的中枢神经系统肿瘤。大多数血管母细胞瘤是髓内病灶，但是也经常出现髓外肿块[1]。2%~5% 的原发髓内肿瘤为血管母细胞瘤，是继星形细胞瘤和室管膜瘤后第三常见的髓内肿瘤。75% 的患者中脊髓血管母细胞瘤是单发的。大约 25% 的患者有 VHL 综合征。男性发病率是女性的 2 倍[2]。单发的血管母细胞瘤出现症状的平均年龄是 35 岁。常出现的症状见表 87.1。

表 87.1　髓内肿瘤患者的临床表现

参考文献	感觉障碍或迟钝数目 / 样本（%）	局部或神经根痛数目 / 样本（%）	局部麻痹或强直状态数目 / 样本（%）	泌尿功能紊乱数目 / 样本（%）	脊柱侧弯数目 / 样本（%）
Wanebo 等，2003[5]	N/A	N/A	98%	11.5%	N/A
Roonprapunt 等，2001[9]	13/19（68）	16/19（84）	13/19（68）	2/19（11）	3/19（16）
作者本人	22/25（88）	10/25（40）	20/25（80）	5/25（20）	1/25（4）

注：Wanebo 等的研究包含了 108 例 VHL 综合征的患者；Roonprapunt 等研究了 19 例患者伴散发的血管母细胞瘤；作者本人的研究包括 25 例患者既有 VHL 综合征，又伴有散发的血管母细胞瘤。N/A，未提供。

手术相关解剖

血管母细胞瘤可分布于脊髓的任何位置。有症状的血管母细胞瘤大部分位于颈椎（40%）和胸椎（50%）[2]。血管母细胞瘤位于脊髓软组织内，但是可到达脊髓的背部或背外侧（图 87.1）。大体标本观察，血管母细胞瘤是质脆没有真正外囊的橘红色肿瘤。环脊髓静脉扩张是这一肿瘤的明显特征。在许多病例中，扩张的静脉会部分覆盖肿瘤结节，会给手术经验较少的术者带来困难。脊髓内血管母细胞瘤的供血动脉起源于根髓动脉。很少能确定某一单一主要的供血动脉，多数情况是多根供血血管。然而，主要的供血动脉会跨过肿瘤软膜的融合线，因此可以很早就发现。

手术中出血的严重程度取决于肿瘤的体积，而不是像 AVM 决定于供血动脉的数量、大小和位置。这一特征解释了术前造影或栓塞效果欠佳。脊髓空洞症，另一个脊髓血管母细胞瘤的特征表现，出现在 50% 的有症状患者中（图 87.1）。脊髓空洞症的形成机制为肿瘤细胞血管内皮生长因子（VEGF）过度表达导致的血管渗漏溢出[3]。较小的血管母细胞瘤，脊髓空洞症可能为唯一的症状表现。只有移除肿瘤结节才可以解除症状。

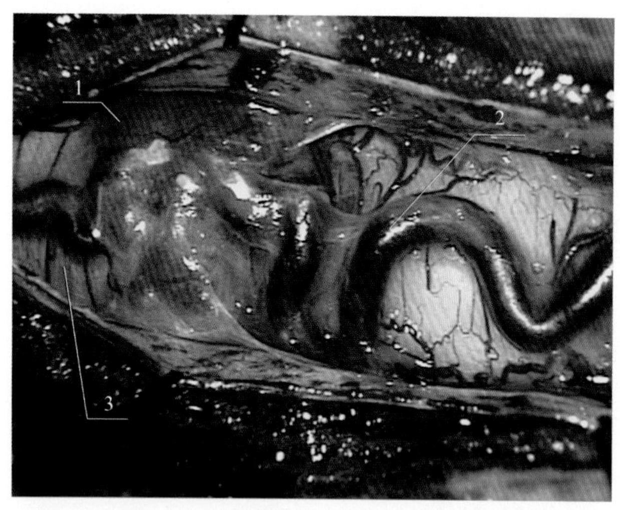

图 87.1 脊髓血管母细胞瘤的术中所见，蛛网膜下可见一新鲜“胡萝卜红色”的肿瘤组织（1），明显可见扩张的环脊髓静脉（2），这是髓内血管母细胞瘤的特征表现。与脊髓空洞对应的位置有邻近肿瘤的浅色透明脊髓组织（3）。

诊断与影像

早期使用神经影像学检查变得越来越普遍，特别是有脊髓功能异常的患者，例如出现无力、感觉改变、失禁、步态不稳、疼痛或脊柱侧凸。标准的 MRI 序列如 T1 加权像和 T2 加权像通常能做出诊断并能建立病灶的分级、肿瘤的延伸程度，以及提供病理分级（图 87.2 和图 87.3）。

脊髓血管母细胞瘤有几个普遍的诊断特征。在 T1 加权像上较小的血管母细胞瘤表现为等信号或高信号，较大的肿瘤会表现为非均质（图 87.2a）。在 T2 像上较小或中等尺寸的肿瘤表现为高信号，然而较大的肿瘤表现为非均质（图 87.2c）。注射对比剂后瘤壁增强，并可显示肿瘤与周围组织的分界（图 87.2b 和图 87.3a、b）。

血管母细胞瘤为高度血管化的肿瘤，流空信号是围绕在肿瘤实体部分的特征表现（图 87.3a）。流空信号是由扩张的髓周静脉血管或供血动脉引起。当病灶中等尺寸或较大时比较容易鉴别[4]。

相对于小脑，脊髓血管母细胞瘤不会有瘤周囊肿。然而，超过 50% 的手术患者会出现脊髓空洞症（图 87.2 和图 87.3a）。血管造影时，肿瘤在早期动脉相会有不同的表现（图 87.3c）。

组织学特征

血管母细胞瘤是高度蜂窝状，拥有大量毛细血管和血窦的供血丰富的肿瘤。血管母细胞瘤有 4 个分型：内皮细胞、外周细胞、间质细胞、肥大细胞。只有间质细胞或脂肪母细胞是肿瘤化细胞。较大的充满脂肪

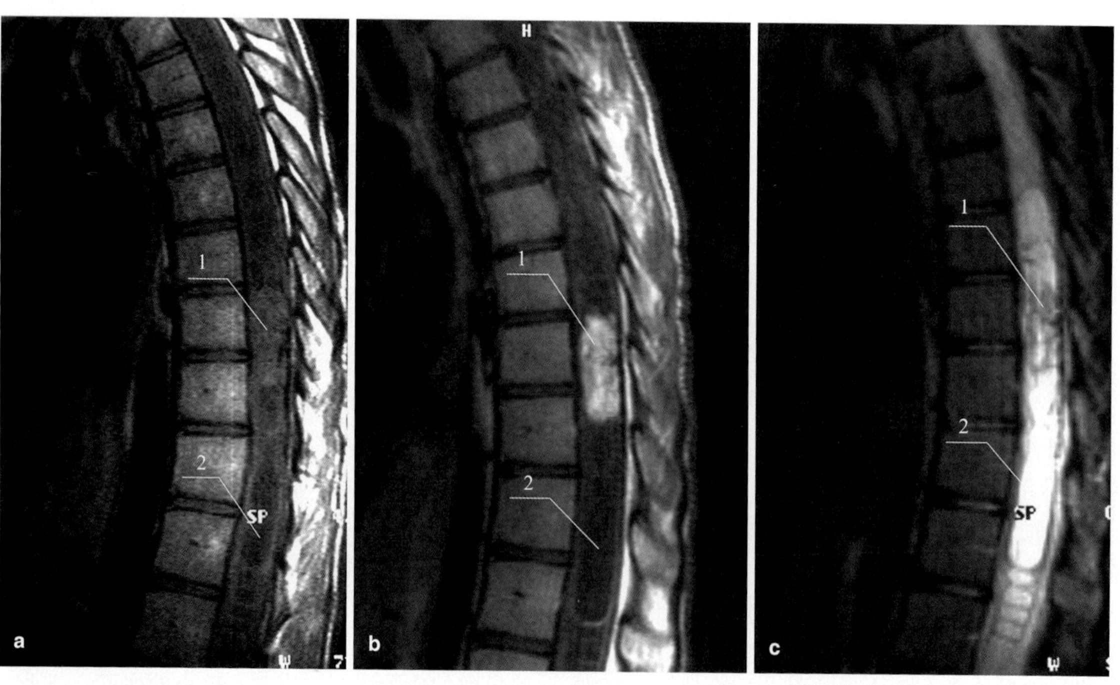

图 87.2 a. 矢状位 T1 胸中段血管母细胞瘤的 MRI。在未增强的 MRI 上相比于脊髓为低信号；b. 矢状位 T1 胸中段血管母细胞瘤 MRI 使用钆对比剂。增强后肿瘤显示明显增强，与周围脊髓区分明显；c. 矢状位 T2 胸中段血管母细胞瘤 MRI，肿瘤显示低信号。1，脊髓；2，脊髓空洞症。

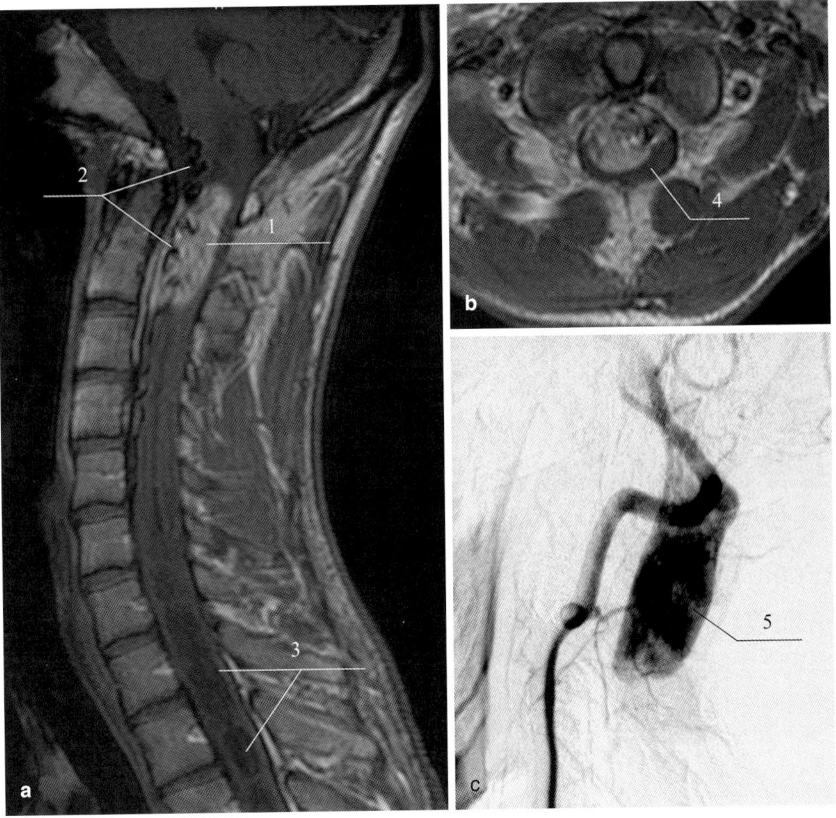

图 87.3　脊髓血管母细胞瘤在 MRI 上的一般特征及血管造影。a. 使用钆对比剂的 MRI T1 加权像上显示明显增强和界限清楚的肿瘤（1），环髓静脉出现流空信号十分明显（2）。广泛的脊髓空洞症（3）在脊髓血管母细胞瘤中十分常见；b. 在轴位 MRI 上肿瘤结节与脊髓（4）很好区分，有助于确定肿瘤与脊髓的解剖关系，利于制订手术方案；c. 脊髓侧面血管造影中，可以在动脉相看到扩大的肿瘤（5），为血管母细胞瘤一个常见特征。

的间质细胞随机分布在血管网络中。已经描述的组织学类型有两种：网织型和细胞型。在细胞型中，基质细胞排列成片状或簇状。在网状型中，间质细胞随机分布在血管网络中 [3]。

血管母细胞瘤没有真正意义上的瘤囊。薄的 Rosenthal 纤维产生胶质将血管母细胞瘤与相邻脑组织或脊髓组织分开。组织学特点解释了假薄膜的脆弱性，手术早期容易越过边界。但无论如何，只要在接下来沿胶质交界面切除也可以彻底切除肿瘤。

综合治疗方案

根据目前的经典文献，Fischer 和 Brotchi[6] 指出任何有症状的脊髓内肿瘤都应进行手术治疗，并且一位经验丰富的术者应该可以做到完全切除肿瘤。这一理论也得到其他脊髓方面手术专家的强烈支持 [7–9]。几乎所有散发的血管母细胞瘤手术治疗都有疗效。因此，单个血管母细胞瘤一经确诊就应进行手术切除。这样的治疗策略必须依赖于较好的临床设施以及外科医生丰富的个人经验。患有复杂脊髓内肿瘤的患者被推荐至脊髓肿瘤方面的专家会获得更好的疗效。多发血管母细胞瘤伴有 VHL 综合征的患者，只需要治疗有症状的肿瘤 [5]。

髓内血管母细胞瘤的显微外科治疗

描述切除髓内血管母细胞瘤技术的最好案例是切除中等大小，位于背侧的肿瘤（图 87.4a）。切除较小或较大肿瘤时，可能需要对基本技术进行调整，这在后面的章节中会提到。

椎板切除术及硬脑膜开放

为了确保安全顺畅的暴露肿瘤，在肿瘤相应的节段和邻近的节段进行椎板切除术。完全切除血管母细胞瘤后，脊髓空洞症不需要特殊治疗。在颈椎节段椎板切除术有很大的优势，会减少术后患者驼背的风险 [10, 11]。在胸椎节段，施行简单的椎板切除术。一些小的背外侧血管母细胞瘤可以行偏侧椎板切除术，但这种术式需要由经验丰富、有自信的术者进行，并不推荐为常规方法。

椎板切除、硬膜外止血完成后，开始显微操作。沿着中线线性打开硬脊膜。硬脊膜边缘可用手术线固定或缝合到肌肉上。这样做会减少硬脑膜出血并暴露硬脑膜内的视野。需要小心保护可能黏附在硬脑膜的

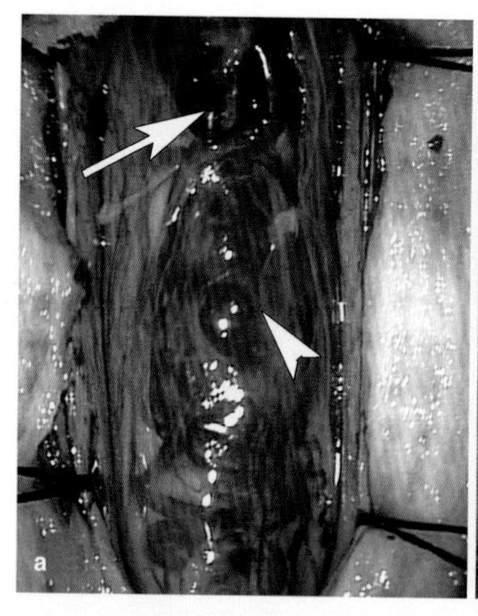

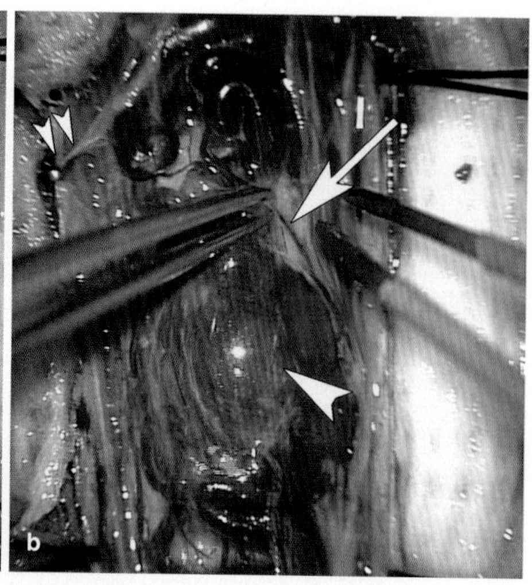

图 87.4　血管母细胞瘤切除的手术步骤。a. 椎板切除及硬脑膜打开后的手术视野。箭头为肿瘤；去尾箭头为扩张的髓周静脉；b. 围绕着肿瘤蛛网膜被打开（去尾箭头所指），使用迷你夹子固定在硬脑膜边缘（双箭头）。肿瘤供血动脉已经被灼烧并沿着肿瘤 - 软脑膜边界进行分离（箭头所指）。

蛛网膜及其下面的静脉（图 87.4a）。蛛网膜作为一个单独的层面锐性切开。蛛网膜边缘可以使用迷你夹子固定在硬脑膜边缘。

肿瘤的切除

首先，观察肿瘤和软膜之间的融合界面。小的表浅的供血动脉使用双极弱电流灼烧。供血动脉的灼烧要尽可能在肿瘤表面进行（避免侵犯肿瘤的假包膜和出血）并分离（图 87.4b、图 87.5a）。接下来，沿着肿瘤与软脑膜的融合边界切除后分离到了肿瘤与脊髓的界面（图 87.5b）。

如果病灶包绕了背部神经根，应该沿着肿瘤边缘进行分离到达完整切除。有几个注意要点，避免侵犯肿瘤易脆的表面，否则会引起出血给手术带来不必要的风险。持续的冲洗能保持手术视野的干净。无论俯卧位还是半坐位这些步骤都可实施。在我们的经验中，如果患者是半坐位，冲洗有助于手术的完成。

切除平面建立后，肿瘤与脊髓的界面会越来越深。如果出现破裂，需要灼烧并精确切断血管（图 87.6a）。为了保持切除时视野的开阔，建议使用小口吸引器轻度牵拉肿瘤，而不是脊髓。保持谨慎，保证肿瘤表面不被破坏。

随着肿瘤供血动脉的减少，肿瘤变小变柔软，易于手术操作。在切除开始时如果缩小肿瘤可有助于手术。Mails[7] 介绍了非常有用的手术策略。在肿瘤表面使用滴水双极灼烧使肿瘤逐渐皱缩变小（图 87.5、图 87.6a）。需要注意的是，不要使双极黏着在肿瘤上，这样容易引起出血。

沿周围分离切除完成后，移除整个肿瘤。在移除前，阻断的供血动脉经常看起来较小，与 AVM 相似。肿瘤完全移除后，很少再需要额外的止血（图 87.6b）。我们倾向于在关闭蛛网膜时，使用 6–0 的可

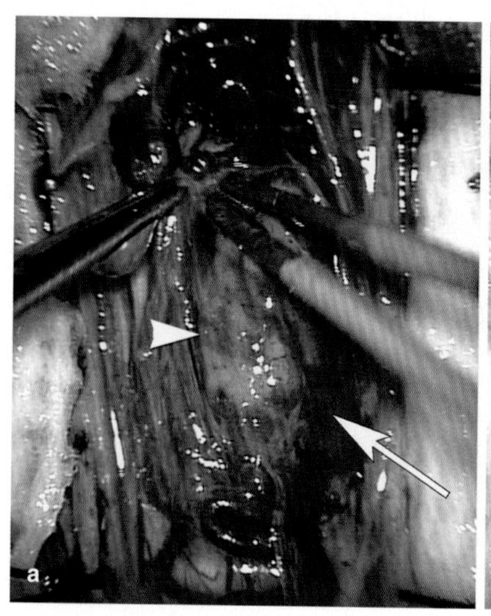

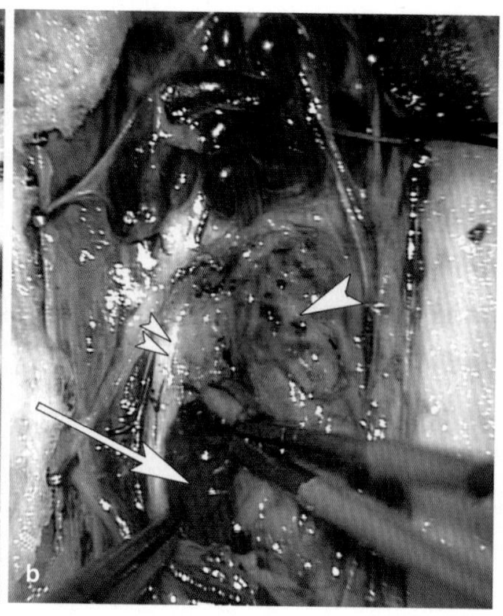

图 87.5　血管母细胞瘤切除的手术步骤。a. 作者使用 Mails 双极来使肿瘤表面皱缩，使肿瘤变得坚韧可以更好地进行接下来的操作，并获得切除的空间。箭头为肿瘤表面的最初形态（红色），去尾箭头为已经灼烧并皱缩的肿瘤（黄色）；b. 切开肿瘤与软脑膜边界（双箭头），可以清楚看到肿瘤与周围脊髓组织（箭头）。去尾箭头为灼烧的肿瘤表面。

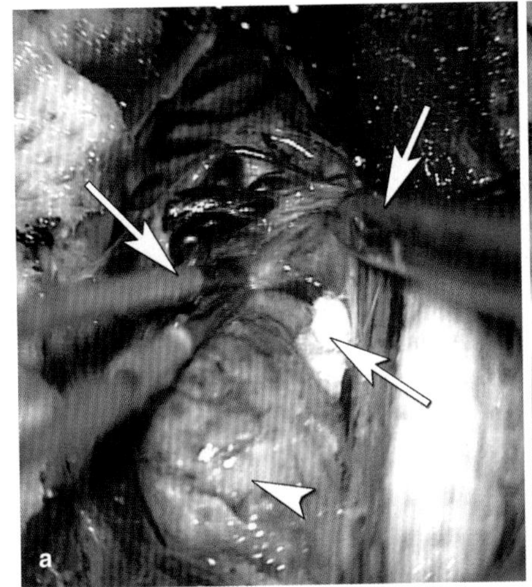
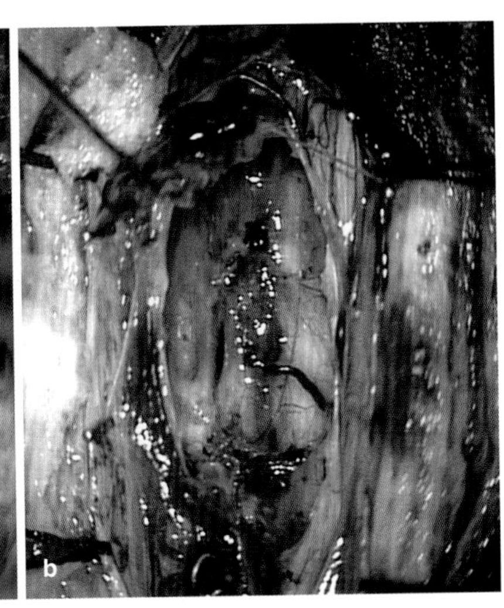

图 87.6　血管母细胞瘤切除的手术步骤。a. 当切除方案制订后，沿着脊髓肿瘤界面进行环形切除。使用手术器械（箭头）和棉条获得足够的手术空间，并确保足够的可视空间。去尾箭头为灼烧肿瘤结节；b. 切除后的肿瘤底面，可以看见光滑的脊髓表面。完整移除肿瘤无残余肿瘤。

吸收缝线，使用一张速即纱覆盖暴露的脊髓表面避免背部神经根缠结。

关闭手术切口及术后护理

使用 4–0 可吸收缝合线紧密缝合硬脑膜。硬膜外止血使用小片速即纱。如果实施了椎板切除术，椎板使用结实的尼龙线缝合或使用钛片螺丝钉固定。基于一般的手术原则，软组织缝合后要符合原解剖结构。使用无菌敷料包扎伤口。

大多数患者可以在手术室或麻醉恢复室拔除气管插管。使用的类固醇、抗生素药物与一般神经外科手术相似。鼓励早期活动。

手术技术的变化

尽管在之前的章节中举例描述了典型手术技巧，当肿瘤较小或较大或是脊髓必须要被牵拉时，术者需要使用与之不同的手术技术。下面是我个人的手术经验，一些是经验之谈，也有一些是教训。总的原则是减少对脊髓的牵拉和转动。

较小血管母细胞瘤的病例（最大直径＜ 1.5 cm），脊髓组织周围如果没有放置脑板牵拉，很难保持切除的进行。应该首先分离周围软脑膜。使用中粗吸引器和双极快速分块切除肿瘤。并不优先进行止血，止血常在肿瘤完全切除后进行。使用这种技术可以完全避免直接对脊髓的操作。代价是术中出血，但是较小肿瘤的患者出血很少会超过 100 ml。

最大直径大于 3 cm，深部且向外扩展（几乎包绕了整个脊髓）的血管母细胞瘤，代表了这些肿瘤的另一个极端。这些肿瘤是治疗风险最高、困难最大的病灶。不牵拉脊髓而分离、切除这些肿瘤是不可能的。当出现这些问题，我建议尽可能沿着肿瘤表面进行切除，并阻断肿瘤供血血管。Mails[7] 不粘连滴水双极电凝是十分有用的。然而，深部切除时会出现明显的牵引力和对脊髓的操作。使用大口径吸引器快速清除碎组织更加安全可行（如 10~12F）。内部减压完成后，出血会明显减弱。较薄的肿瘤壁可以从里到外移除，使用一般技巧来切除髓内肿瘤。切除这类肿瘤出血量会达到 1 000 ml。然而，在神经组织的保护和较好的功能预后方面，这些好处远超过了术野大量出血和输血。

手术结果

几乎 100% 的患者可以达到手术全切（图 87.7）。大多数中等尺寸和较大肿瘤患者术后会立即出现新发感觉障碍，在最初的 6 个月内症状会逐渐改善。术后立即出现的新的运动损害并不常见。患者常常在入院和出院时拥有相同的 McCormick 等级 [8]。因为脊髓空洞症产生的症状在术后第一周才会逐渐改善，并在接下来的一年内逐步好转。扩大的肿瘤切除后，血管母细胞瘤相关的脊髓空洞症会逐渐得到改善（图 87.7c）。在多发脊髓内肿瘤的少儿患者中，血管母细胞瘤患者脊髓功能缺陷通常不会非常严重。血管母细胞瘤的全切术后的长期随访结果通常是可以痊愈的。然而，即便是较小的残余肿瘤也会复发或刺激脊髓水肿，并且脊髓空洞症会加重，导致脊髓功能紊乱。

对于 VHL 综合征的患者，长期的预后取决于原发的肾癌。总体来说，预后一般较差。新诊断的血管母细胞瘤的预后是有争议的。多数学者认为只有有症状的肿瘤才应行手术治疗，应该避免预防性的手术治

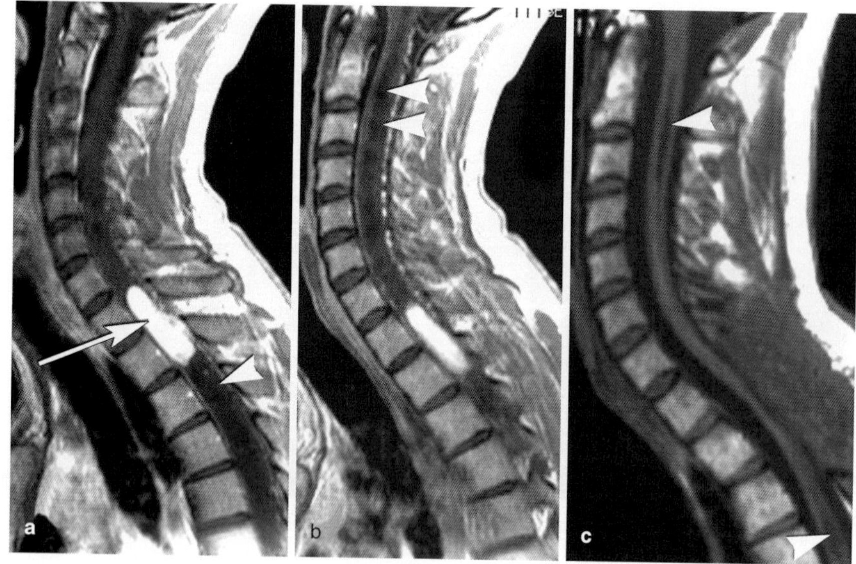

图 87.7 中等大小血管母细胞瘤的手术病例。术前及随访时的 MRI。颈椎（a）和上胸段（b）T1 加权像使用钆对比剂。在第二胸椎节段可见明亮增强的肿瘤信号（箭头）。在肿瘤上下可见脊髓空洞症（去尾箭头）。在完全切除后 6 个月的随访 MRI T1 加权像（c）上，显示脊髓空洞症（去尾箭头）几乎完全缓解。

疗。即使保守治疗，5 年手术率可以达到 60%[12]。

我们的个人经验来自于从 2002—2011 年的 25 例共 32 个髓内血管母细胞瘤的患者。同期我们治疗了接近 323 例的髓内肿瘤，69% 的肿瘤位于颈椎，31% 位于胸椎段。手术患者的年龄 12~55 岁（平均 30 岁）。大部分患者（80%）在临床神经病学检查中表现为后背痛、平衡问题、强直状态，以及各种不同程度的脊髓病。中等大小肿瘤（最大直径 1.5~3 cm）占了所有病例的 44%，较小肿瘤（< 1.5 cm）占 22%，较大肿瘤（> 3 cm）占 34%。20 例患者使用了椎板切除术，在剩余的 12 例患者中使用了椎板成形术。所有患者均达到了肿瘤全切（表 87.2）。术后立即出现的较轻的神经功能恶化只出现在肿瘤大于 3 cm 的患者中。在平均超过 5 年的随访中，大部分患者神经功能得到改善或术后保持稳定状态。因为新的有症状肿瘤的生长，有 VHL 综合征的 50% 的患者需要再次手术治疗。

表 87.2 25 例髓内血管母细胞瘤患者根治性术后的功能预后结果

McCormick 分级	术前患者数量	McCormick 分级的患者数量			
		1	2	3	4
1	7	7	–	–	–
2	11	2	9	–	–
3	6	–	2	4	–
4	1	–	1	–	–

辅助治疗和替代疗法

血管母细胞瘤患者最具挑战性的问题是 VHL 综合征患者多发病灶及复发肿瘤的治疗。立体定向放射治疗和分次放射治疗取得的效果有限[13, 14]。全脊髓的放射治疗展现出一些优势。全脊髓的放射治疗一般分 24 次给 43.2 Gy。这种治疗方式在 7 个患者（84 个血管母细胞瘤）中进行了尝试。然而，许多患者不再有手术治疗的最佳适应证，全脊髓的放射治疗后只有 4 个患者，因为有症状的病灶进行了手术治疗，同期 33 例治疗前进行了长达 74 个月的随访[12]。

血管母细胞瘤是 VEGF 过度表达导致血管渗出增加的肿瘤。抗 VEGF 受体在 VHL 综合征患者中被试用，然而这一治疗的效果还有待研究[15]。血管造影及血管内栓塞的作用在脊髓肿瘤中的治疗作用被广泛讨论。多数专家认为仅进行显微手术治疗可以得到很好的效果，同时避免了血管造影及栓塞过程中不必要的风险。

结论

血管母细胞瘤是低级别高度血管化的肿瘤。手术中的显微手术技巧与其他血管病灶如 AVM 的切除技巧相似。手术切除脊髓血管母细胞瘤是公认的安全的治疗方法。血管母细胞瘤可以在几乎全部患者中达到全部切除，且治疗通常是有效的。辅助治疗和血管内技术的作用仍然是不确定的。需要更多的研究来确认这些治疗方案的作用。

参·考·文·献

[1] Van Goethem JW, van den Hauwe L, Ozsarlak O, De Schepper AM, Parizel PM. Spinal tumors. Eur J Radiol 2004;50:159–176
[2] Lonser RR, Oldfield EH. Spinal cord hemangioblastomas. Neurosurg Clin N Am 2006;17:37–44
[3] Hussein MR. Central nervous system capillary haeman-gioblastoma: the pathologist's viewpoint. Int J Exp Pathol 2007;88:311–324
[4] Chu BC, Terae S, Hida K, Furukawa M, Abe S, Miyasaka K. MR findings in spinal hemangioblastoma: correlation with symptoms and with angiographic and surgical findings. AJNR Am J Neuroradiol 2001;22:206–217
[5] Wanebo JE, Lonser RR, Glenn GM, Oldfield EH. The natural history of hemangioblastomas of the central nervous system in patients with von Hippel-Lindau disease. J Neurosurg 2003;98:82–94
[6] Fischer G, Brotchi J. Intramedullary Spinal Cord Tumors. Stuttgart: Georg Thieme Verlag; 1996
[7] Malis LI. Atraumatic bloodless removal of intramedullary hemangioblastomas of the spinal cord. J Neurosurg 2002;97(1, Suppl):1–6
[8] Mehta GU, Asthagiri AR, Bakhtian KD, Auh S, Oldfield EH, Lonser RR. Functional outcome after resection of spinal cord hemangioblastomas associated with von Hippel-Lindau disease. J Neurosurg Spine 2010;12:233–242
[9] Roonprapunt C, Silvera VM, Setton A, Freed D, Epstein FJ, Jallo GI. Surgical management of isolated hemangioblastomas of the spinal cord. Neurosurgery 2001;49:321–327, discussion 327–328
[10] Yeh JS, Sgouros S, Walsh AR, Hockley AD. Spinal sagittal malalignment following surgery for primary intramedullary tumours in children. Pediatr Neurosurg 2001;35:318–324
[11] Kushel' IuV. [Role of laminotomy and laminoplasty in the reduction of incidence of postoperative kyphoscoliosis in children operated on for intramedullary tumors]. Vopr Neirokhir 2007;4:20–24, discussion 24
[12] Simone CB II, Lonser RR, Ondos J, Oldfield EH, Camphausen K, Simone NL. Infratentorial craniospinal irradiation for von Hippel-Lindau: a retrospective study supporting a new treatment for patients with CNS hemangioblastomas. Neuro-oncol 2011;13:1030–1036
[13] Chang UK, Rhee CH, Youn SM, Lee DH, Park SQ. Radiosurgery using the Cyberknife for benign spinal tumors: Korea Cancer Center Hospital experience. J Neurooncol 2011; 101:91–99
[14] Daly ME, Choi CY, Gibbs IC, et al. Tolerance of the spinal cord to stereotactic radiosurgery: insights from hemangioblastomas. Int J Radiat Oncol Biol Phys 2011;80:213–220
[15] Aiello LP, George DJ, Cahill MT, et al. Rapid and durable recovery of visual function in a patient with von Hippel-Lindau syndrome after systemic therapy with vascular endothelial growth factor receptor inhibitor su5416. Ophthalmology 2002; 109:1745–1751

第9篇

手术入路

Surgical Approaches

第 88 章

颅前、中窝手术入路

Kaith K. Almefty and Ossama Al-Mefty

手术计划

颅前、中窝血管性疾病病种多样，每种疾病之间的细微差异、特质及位置分布都决定了理想手术入路的选择。比如对于动脉瘤的暴露，需要控制载瘤动脉的近端和远端，而脑干的海绵状血管瘤手术则更侧重于手术路径的安全性，以便更好地保护脑干的神经功能。神经外科医师必须熟悉各种手术入路，个体化设定手术入路。比如，本章作者能掌握颅眶入路的 7 种变式，并针对不同病灶的具体需要和条件加以选用 [1]。理想的手术入路应该包括：①充分暴露病变和邻近重要的血管神经结构；②多工作角度；③宽且浅的操作区域，保证手术医师操作舒适且符合人体功效学；④不牵拉脑组织并保护好重要的结构；⑤硬膜水密性缝合，手术切口达到美容效果。

本章主要阐述 3 种常用于多种颅前、中窝血管性病变的手术入路。对每一种入路，都将选取一种合适的病例加以说明。

眶颅入路

1912 年 McArthur[2] 和 1913 年 Frazier[3] 分别施行了去除眶上缘骨质以便达到下垂体的手术入路。1980 年早期，Jane[4] 再次在眶上入路中提出了去除眶上缘骨质的方法。从此，随着颅底手术的进展，通过去除眼眶不同部位的骨质以达到术野暴露被证明在颅前、中窝底入路中非常实用 [5-8]。很多手术入路把开眶和开颅入路密切结合用于暴露病变 [9]。眶颅入路对于治疗前循环动脉瘤是非常有用的，特别是针对眼动脉动脉瘤和前交通动脉瘤 [10]。眶颅入路与眶上 – 翼点入路暴露的范围类似，但是骨窗更小。眶颅入路主要有以下几个优点：①暴露角度低，可以减少对脑组织的牵拉；②通过 3~4 cm 的小骨瓣达到脑组织暴露最小化；③缩短工作距离；④多角度视野；⑤硬膜下及硬膜外均可以磨除视神经管。

患者仰卧，头向对侧偏 30°，轻微朝地面倾斜，Mayfield 头架固定。合适的头位非常重要，可以借助重力作用使额叶从眶顶松解，并且使术者视野正对着蝶骨嵴。头皮切口始于耳屏前 1 cm，在发际内向上到达中线或者轻微超过中线（图 88.1a）。头皮切口应浅于骨膜和颞肌筋膜层 [1]。

锐性分离黏膜下皮瓣并向前翻起，直至暴露颞肌移行为颞部的脂肪垫处。在这里颞浅筋膜层和颞深筋膜层被切开，而肌肉组织保持完整。颞肌筋膜与皮瓣一起分离并翻向前方，从而保护面神经的额颞分支。沿着颞上线切开额部骨膜，形成以眶上缘为基底的三角形瓣膜并向前翻起，注意保持该瓣膜与眶顶及眶侧壁骨膜的连续性。分离颞肌并向后翻起，暴露颧弓、蝶骨及额骨的交界点（图 88.1b）[11]。

最重要的钻孔处位于额骨蝶骨交界处、颧骨颧突后方的关键孔。钻孔的上部分暴露额部硬膜，下半部分暴露眶骨膜。第二个关键孔位于颞骨，尽可能靠近颧弓和鳞状线下缘，这个孔是暴露颅中窝底的关键所在，所以应尽可能靠下 [11]。另外还可以在切口后缘颞线处钻第三个孔，目的是保护硬膜。

使用铣刀沿着额部与颞部的钻孔之间进行切割，接着从颞部钻孔沿着颅中窝底朝着关建孔切割，直到由于蝶骨嵴导致铣刀无法前进。为了效果美观，一般采用锋利的钻比如 C1，或者摆锯去除剩余的骨质。扩大额部的钻孔以到达眶上缘和眶顶。切开眶外侧缘骨质，最终使得眶顶骨质被完全切断（图 88.1b）。磨除蝶骨嵴骨质，整片松解并移除骨瓣，包括眶顶及少部分的额颞部骨质 [1]。

磨除蝶骨嵴直至前床突基底部，到此，术者开始显微镜下操作，通过镜下剪开硬膜完成大体操作向显

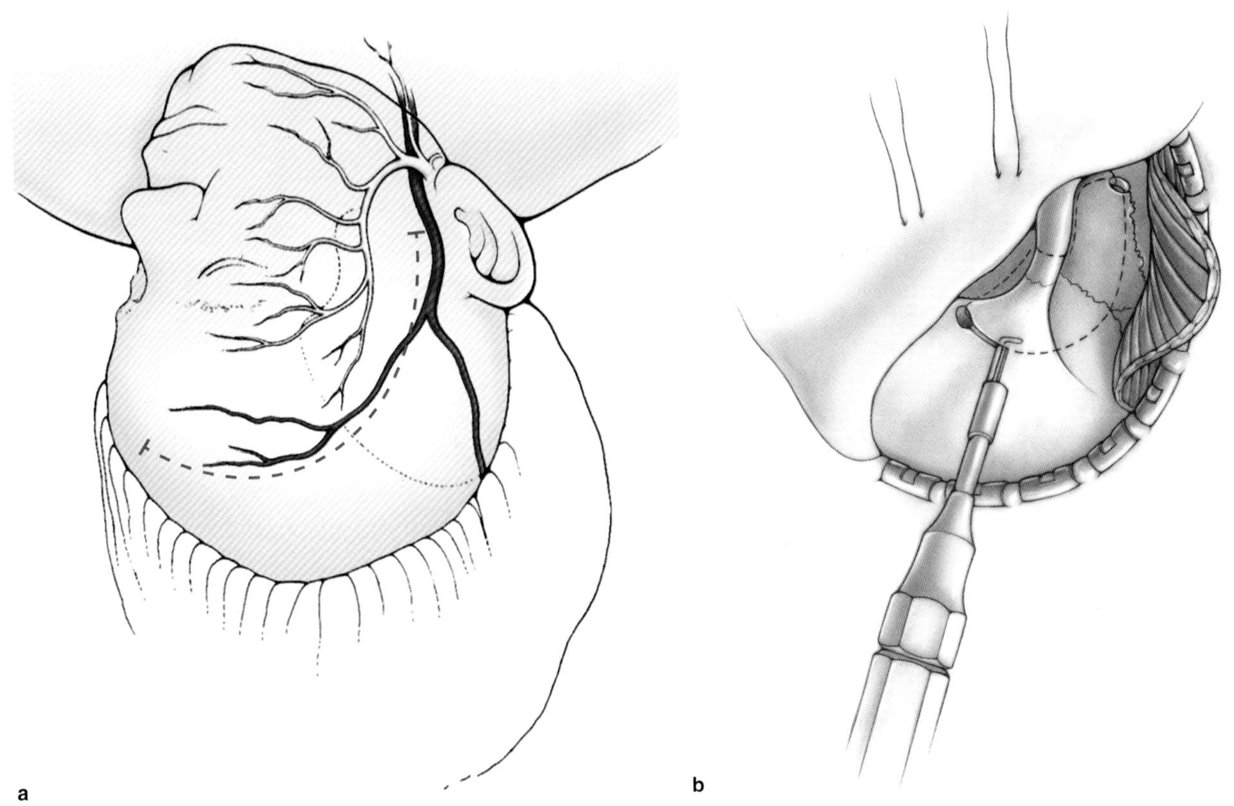

图 88.1　眶颅入路。a. 如图显示头皮切口，起始于颧弓水平，颞浅动脉前缘；b. 显示眶颅入路的小骨瓣。应注意，筋膜下入路分离，颞肌向后翻转，保护颞肌附着点、神经支配和血供。

微镜下分离的转换。以蝶骨嵴为基底半圆形切开硬膜瓣并向下翻开，常规分离侧裂[1]。

对于眼动脉动脉瘤，最常见的类型是视交叉下型，动脉瘤从颈内动脉沿着眼动脉走行方向发出并指向内侧。这些动脉瘤从前内侧角度更容易看到，磨除前床突对此有所帮助[11]。切开前床突硬膜，切口向前延伸至颅前窝，硬膜切口向前上方翻起，暴露视神经管上壁至鞍结节。在冷生理盐水不断冲洗条件下，用金刚钻磨除剩余的蝶骨小翼和前床突。静脉出血用明胶海绵或者生物胶控制。如果筛窦气房被打开，则需要填塞脂肪以防止脑脊液漏。采取硬膜外或者硬膜下方式磨除前床突，并通过磨除视神经管顶面暴露颈内动脉床突下段以及控制近端。切开硬脑膜固有层，打开镰状韧带及视神经管，以便视神经离开视神经管并向内移动，暴露动脉瘤顶部、眼动脉和颈内动脉出海绵窦部分（图 88.2a）。打开硬膜环远端，以便充分暴露可能位于硬膜环近端甚至海绵窦中的动脉瘤颈。这类动脉瘤经常需要用开窗动脉瘤夹。此入路能够为朝向上方的眶上动脉瘤在前后方向提供更多的夹闭空间，避免了经侧裂入路的空间限制[11]。

前交通动脉瘤主要通过额底入路显露。患者头部轻微偏转，略后伸。沿着眶顶向前分离，在视交叉水平和嗅神经内侧，打开纵裂池，分离动脉瘤，双侧大脑前动脉 A1、A2 段和 Heubner 回返动脉（图 88.2b、c）[11]。朝向后方的动脉瘤仍然适合于经侧裂分离。

眶颅入路可以为前循环动脉瘤提供清晰广泛的视野，并将对脑组织的暴露牵拉降低到最小。而对于巨大或复杂性病变，则需要更大的视野暴露，可以通过更大范围的翼点开颅、额部开颅或扩大性眶壁切除等实现[1]。

经颧弓扩大颅中窝入路

1961 年，House[12] 描述了经典的颅中窝入路，是旨在保留听力且是对颅后窝入路的一种替代方式。当时的手术证明该入路在听神经瘤手术中并不能很好地处理内听道的外侧面。1975 年，Bochenek 和 Kukwa[13] 提出在该入路基础上增加岩骨前部磨除。1985 年，Kawase 等[14] 报道了应用该入路处理低位基底动脉尖及基底动脉干动脉瘤的手术。

扩大颅中窝入路视野宽广，直接可达岩骨尖端、

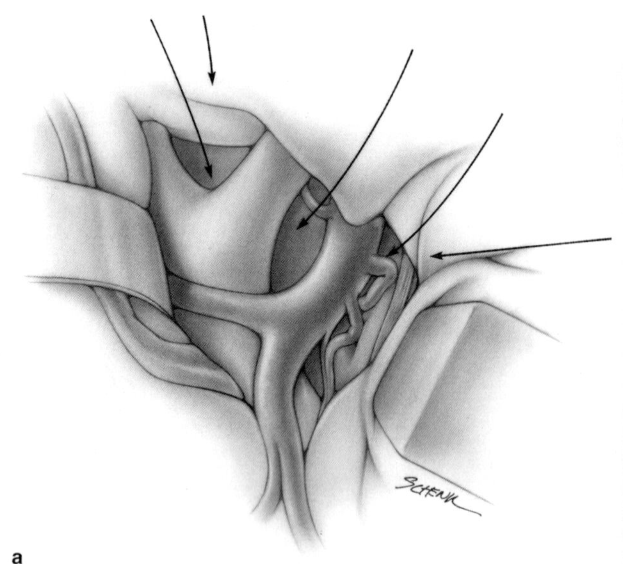

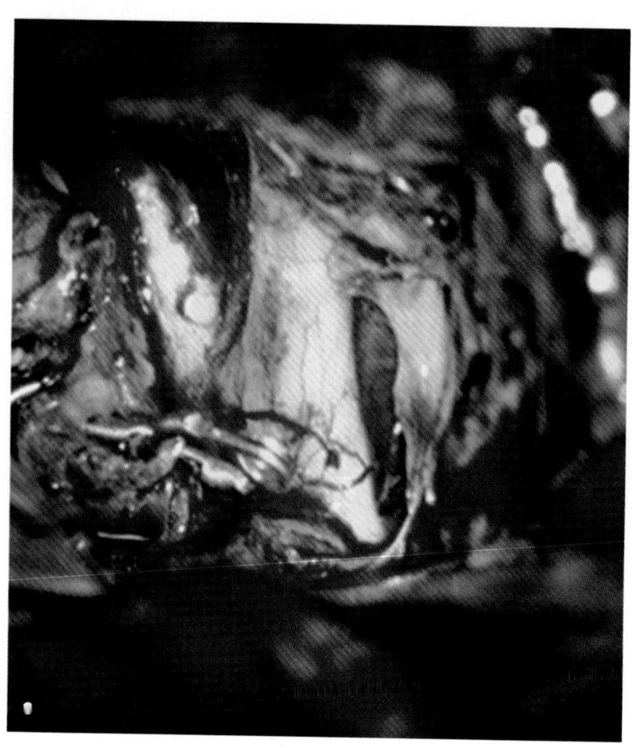

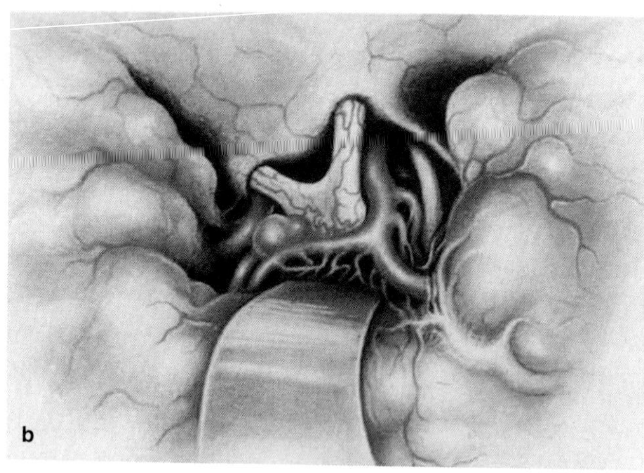

图 88.2 眶颅入路。a. 显示眶颅入路的手术视野。前循环动脉清楚可见，可沿途显示颈内动脉（ICA）、大脑中动脉（MCA）、大脑前动脉 A1 段、前交通动脉（ACoA）；b、c. 示意图（b）和术中照片（c）显示眶颅入路治疗前交通动脉瘤的术中解剖。

岩斜区上段、海绵窦后部、Meckel 囊、桥小脑角、脑桥腹侧的中上段和基底动脉干。这个入路主要应用于：①颅底肿瘤（例如三叉神经鞘瘤、小脑幕脑膜瘤、上皮样囊肿及胆脂瘤）；②动脉瘤（基底动脉尖端低位动脉瘤、基底动脉干动脉瘤、小脑前下动脉动脉瘤）；③海绵状血管畸形，特别是位于脑桥腹侧的上中段的病灶。这个入路同时也可以到达颈内动脉岩骨段，从而用于搭桥手术[15]。相对于颞下入路，我们更倾向于选择经颧弓入路，因为该入路提供了较大的低位骨窗，能够减少对颞叶的牵拉，并保护听觉器官和前庭神经器官。当病变延伸至脑桥以上或切迹以下水平时，需要磨除岩骨前部。

患者仰卧，同侧肩下垫枕。头转向对侧并略倾斜使颧弓位于水平位。术前行腰穿脑脊液引流。弧形切口起自颧弓根水平，沿发际线内向前内侧延伸直至中线。如果必要，切口可以沿着下颌向下延伸到达颈部，以便暴露颈内动脉近端，用于搭桥术或者血管的近端控制。皮瓣与下方颞肌筋膜锐性分离后，切开深、浅颞肌筋膜，筋膜下分离颞肌、骨膜下分离颧弓以便保护面神经额支。在颧弓的最前缘和最后缘斜行离断颧骨。颧弓依附于咬肌并向下翻开（图 88.3）。

颞肌从颅骨上锐性分离，常规向下牵拉。颞肌有可能作为重建颞下窝的结缔组织移植物。

颞部入路旨在接近颞底，这需要咬除或磨除多余的颞骨鳞部。该入路关键在于暴露范围齐平颅中窝底，为手术提供一个平整的操作空间。如果需要，该入路可向额部或者眶部扩大，特别是准备进行岩骨段 ICA 与床突上段 ICA 搭桥时。

显微镜下于硬膜外抬高颞叶，暴露颅中窝底。必须谨慎小心地抬高硬膜，以避免牵拉损伤岩浅大神经（GSPN）和导致面神经麻痹。首先碰到的是脑膜中动脉，沿着其走行到达棘孔并在此处电凝离断。脑膜中

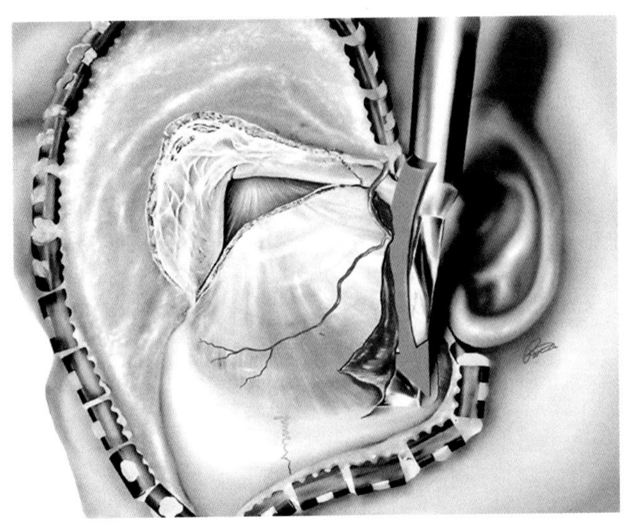

图 88.3　经颧弓扩大颅中窝入路。图示颞肌在扩大颅中窝入路中被牵开。颧弓前部和后部被离断后与肌肉一同被向下牵拉。切开颞肌筋膜并与皮瓣一起翻向前，保护面神经。

动脉是一个很重要的解剖标志。三叉神经下颌支在前方偏外侧，GSPN 在其内侧。沿脑膜中动脉朝内分离，可以先暴露卵圆孔，接着就是 GSPN。在某些特定情况下，比如搭桥手术中，GSPN 可以被离断，虽然会导致干眼，但是可以避免牵拉损伤致面神经麻痹。岩骨尖端位于 GSPN 的内侧，颈内动脉岩骨水平段平行于 GSPN 并位于其深部。应在颈动脉管内侧、卵圆孔后方、耳蜗前方、内听道上方的空间中磨除岩骨尖（图 88.4）。岩骨是骨松质，易被磨除，而耳蜗表面骨质紧密。当察觉到该区别时，术者应停止骨质磨除。

切开颞部硬膜，电凝并切断岩上窦。切开小脑幕直至小脑幕切迹，仔细辨别滑车神经，并在其进入小脑幕切际处后方切开小脑幕。该操作可以直接暴露脑桥外上部和中部（图 88.5）。

如果准备进行搭桥手术，则需要进一步暴露颈内动脉岩骨段。这个入路可以骨骼化暴露整个颈内动脉的岩骨段，包括水平段、膝段和进入颅底的垂直段。与传统入路相比较，颧弓切除可以增加操作空间、扩大颈内动脉暴露范围，有利于术者进行较为困难的岩骨区搭桥术。为了进一步增加颈内动脉膝部和垂直部分的暴露，下颌髁可以向下方牵开，而在离断时需保持髁顶与颧弓的连续性。颈内动脉岩骨段的膝部和水平部中段在岩骨磨除术中得到充分暴露。使用高速磨钻磨薄颅底骨质，剩余的蛋壳样骨质可以被刮匙刮除，从而 270° 显露颈内动脉岩骨水平段。颈内动脉水平段的外侧区域和垂直段的前部可以按同样的方式进行磨除。咽鼓管位于颈内动脉岩骨段的外侧，应该被保留。因此，需要去除颈内动脉岩骨段垂直部分的前外侧面骨质直到抵达颈内动脉的颅底入口处。不能在颈内动脉膝部或垂直段后方进行磨除，因为这样会损伤中耳结构。把颈内动脉从

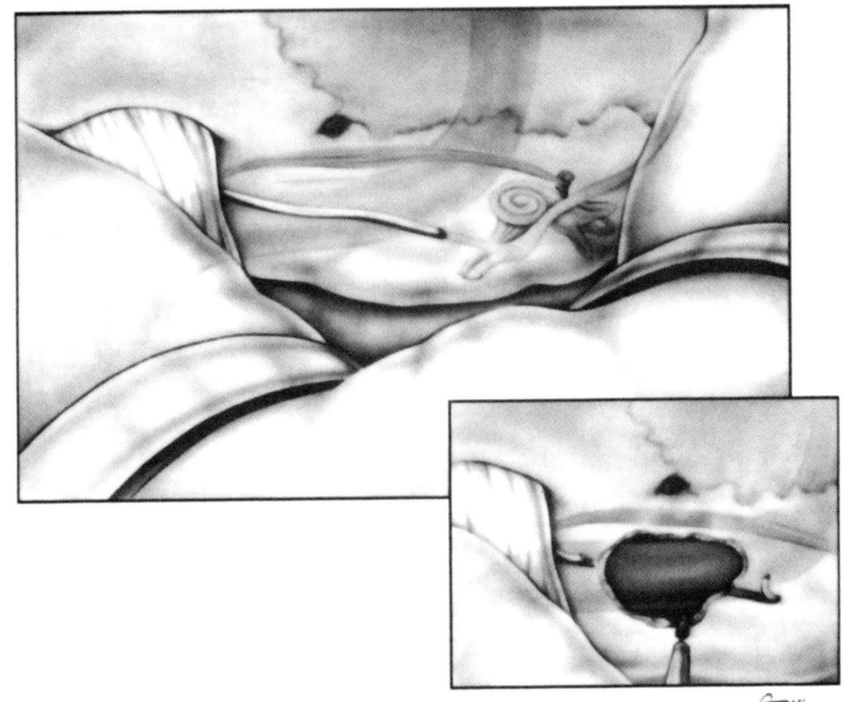

图 88.4　经颧弓扩大颅中窝入路。硬膜从颞窝底部抬高，脑膜中动脉是一个很重要的解剖标志，可以首先看到并于此处电凝后切断。三叉神经的第三个分支和卵圆孔位于脑膜中动脉的前外侧。岩浅大神经（GSPN）位于棘孔内侧。颈内动脉（ICA）岩骨段位于 GSPN 下方。如果准备进行颈内动脉岩骨段的搭桥手术，GSPN 可以被切除以避免不必要的牵拉，而在标准的岩骨尖端切除术中，不需要离断 GSPN。

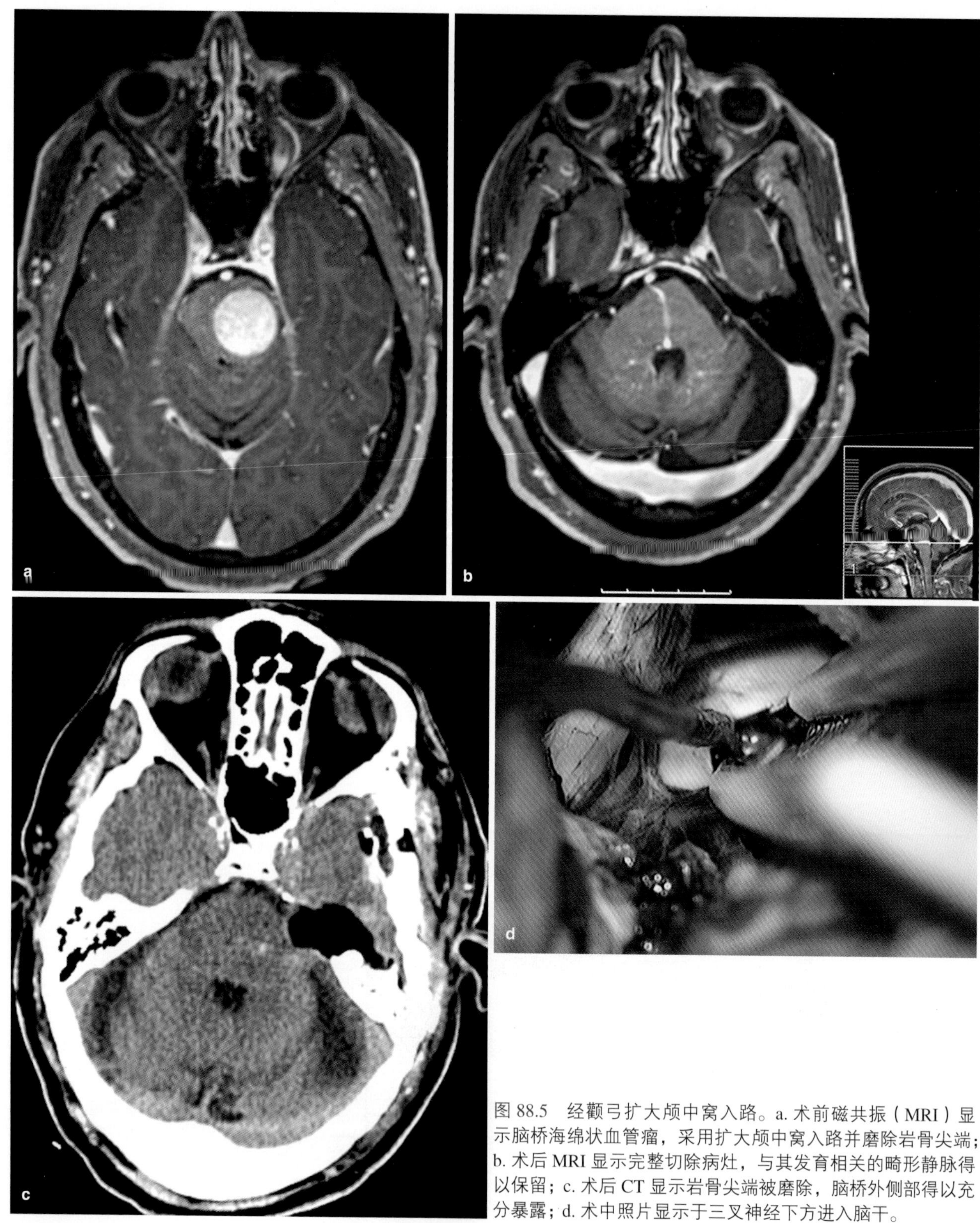

图 88.5 经颧弓扩大颅中窝入路。a. 术前磁共振（MRI）显示脑桥海绵状血管瘤，采用扩大颅中窝入路并磨除岩骨尖端；b. 术后 MRI 显示完整切除病灶，与其发育相关的畸形静脉得以保留；c. 术后 CT 显示岩骨尖端被磨除，脑桥外侧部得以充分暴露；d. 术中照片显示于三叉神经下方进入脑干。

颈动脉管中松解出来，使其能够移动，将大大降低搭桥的难度[15]。

经颧弓扩大颅中窝入路可以到达岩骨尖端、基底动脉干上中段，海绵窦后部、桥小脑角和脑桥中上部。该入路不仅为松解这些部位的病灶提供了额外的操作空间，还减少了对颞叶的牵拉，并保护了包括听力在内的神经功能。

额眶颧入路

额眶颧入路（ZOC）是最为常用的颅底入路之一（图 88.6），适用于巨大的鞍上、鞍旁和鞍后病变；累及眼眶或海绵窦的病变；原发于海绵窦的病变，比如肿瘤、动脉瘤和瘘；脚间窝和上斜坡病变等。这个入路可以进行多角度分离操作，并通过额下、经侧裂和颞下角度等观察病变，还可以经扩大侧裂入路，暴露颈内动脉、大脑中动脉、大脑前动脉、后交通动脉甚至基底动脉尖直到三叉神经水平。通过该入路，可以充分暴露脚间池，如果需要基底动脉尖附近更大的操作空间，可以通过海绵窦切开技术实现。额眶颧入路联合经海绵窦入路，尤其适用于复杂的基底动脉尖端和大脑后动脉 P1 段动脉瘤。

患者头部轻微伸展，向对侧转 30°，Mayfield 头架固定。头皮切口深度达骨膜及颞肌浅层，起于耳屏前 1 cm，沿发迹后朝内走行直到超过中线（图 88.7）。黏膜下皮瓣与骨膜锐性游离，向前翻起直到眶上缘。眶上神经位于眶上内 1/3 的眶上切迹处，可能经切迹或眶上孔出颅。从眶顶和眶外侧壁游离眶骨膜后，将皮瓣向前翻。于面神经额支后方 1 cm 处平行其走行、沿颧弓方向切开颞浅、深筋膜，在脂肪垫下的面神经分支即位于两层筋膜之间，与皮瓣一起翻向前方（图 88.8）。

沿着颧弓走行对其行骨膜下分离，在颧骨隆起和颧弓根部斜行切开颧弓。在颞浅动脉后方切开颞肌，骨膜下分离后向下翻开（图 88.9）。

于关键孔处钻孔暴露硬膜和眶骨膜，另外一个钻孔位于颞骨颧弓水平。可以为了保护硬膜增加钻孔数目。铣刀先沿着眶外侧缘切开骨质直至关键孔，接着从颧弓处钻孔沿着颅中窝底铣至蝶骨嵴。通过高速磨钻磨除蝶骨嵴后，继续向前铣至关键孔。接着铣开颞部和额部钻孔之间骨质，并到达眶顶。最后从关键孔向中线方向铣开眶顶，游离骨瓣（图 88.10）。剩余的眶顶和眶外侧壁另行分离：在避免打开筛窦的前提下向后切开眶顶骨质，再沿平行于眶下裂的方向切开眶外侧壁基底部，两条切口于眶下裂浅部的蝶骨小翼处汇合，整块骨瓣游离（图 88.11）。

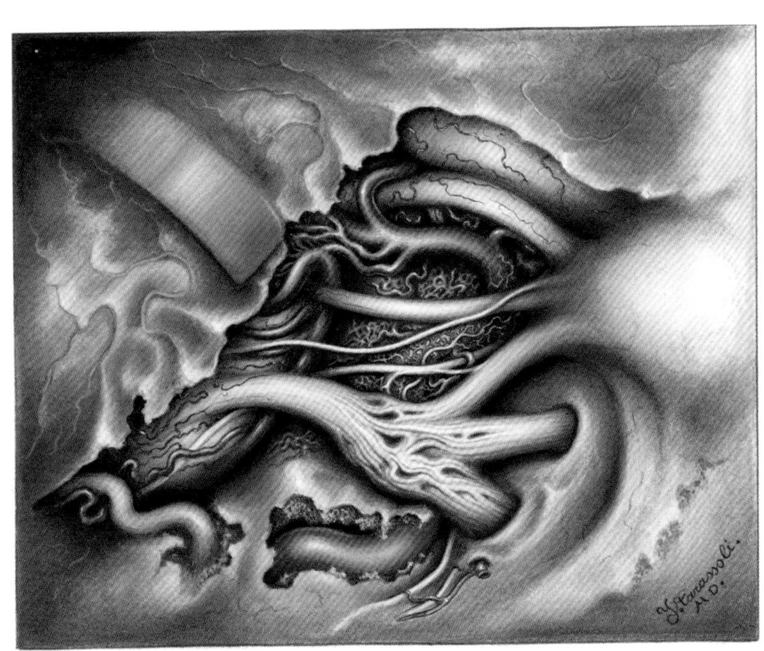

图 88.6　额眶颧入路。图示额眶颧入路所暴露的神经血管以及扩大暴露的颈内动脉岩骨段。该步骤可以用于进行颈内动脉岩骨段和床突上段搭桥手术。

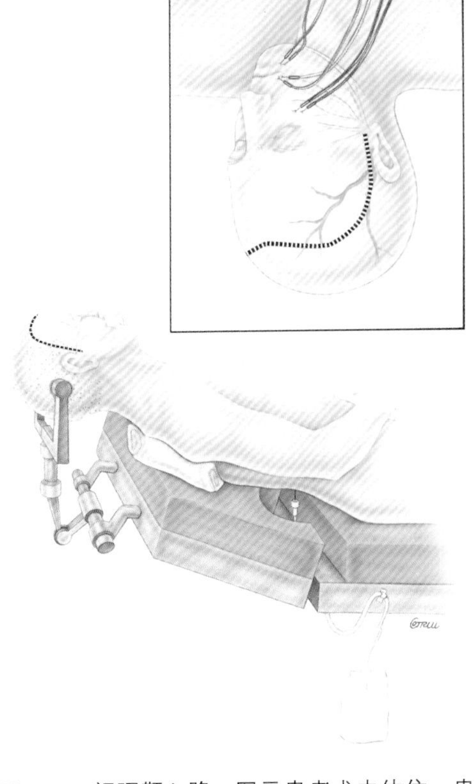

图 88.7　额眶颧入路。图示患者术中体位。患者头部过伸位，向对侧旋转 30°。头皮切口起于颧弓水平，耳屏前 1 cm。发际内向上延伸至对侧颞上线水平。

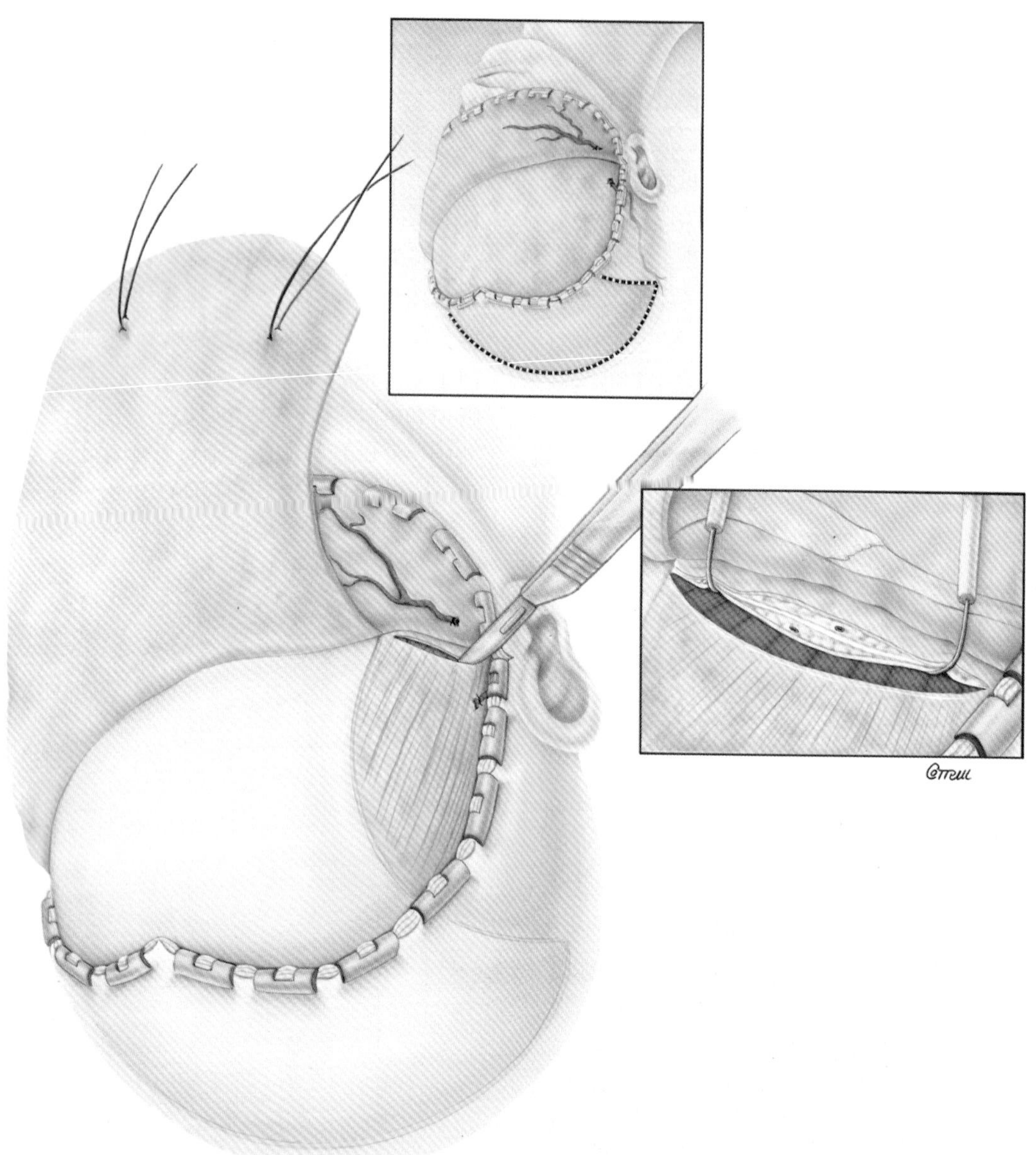

图 88.8　额眶颧入路。皮瓣翻向前。颞浅筋膜和颞深筋膜沿平行于面神经额支走行方向，在其后方切开，与皮瓣一起翻向前。

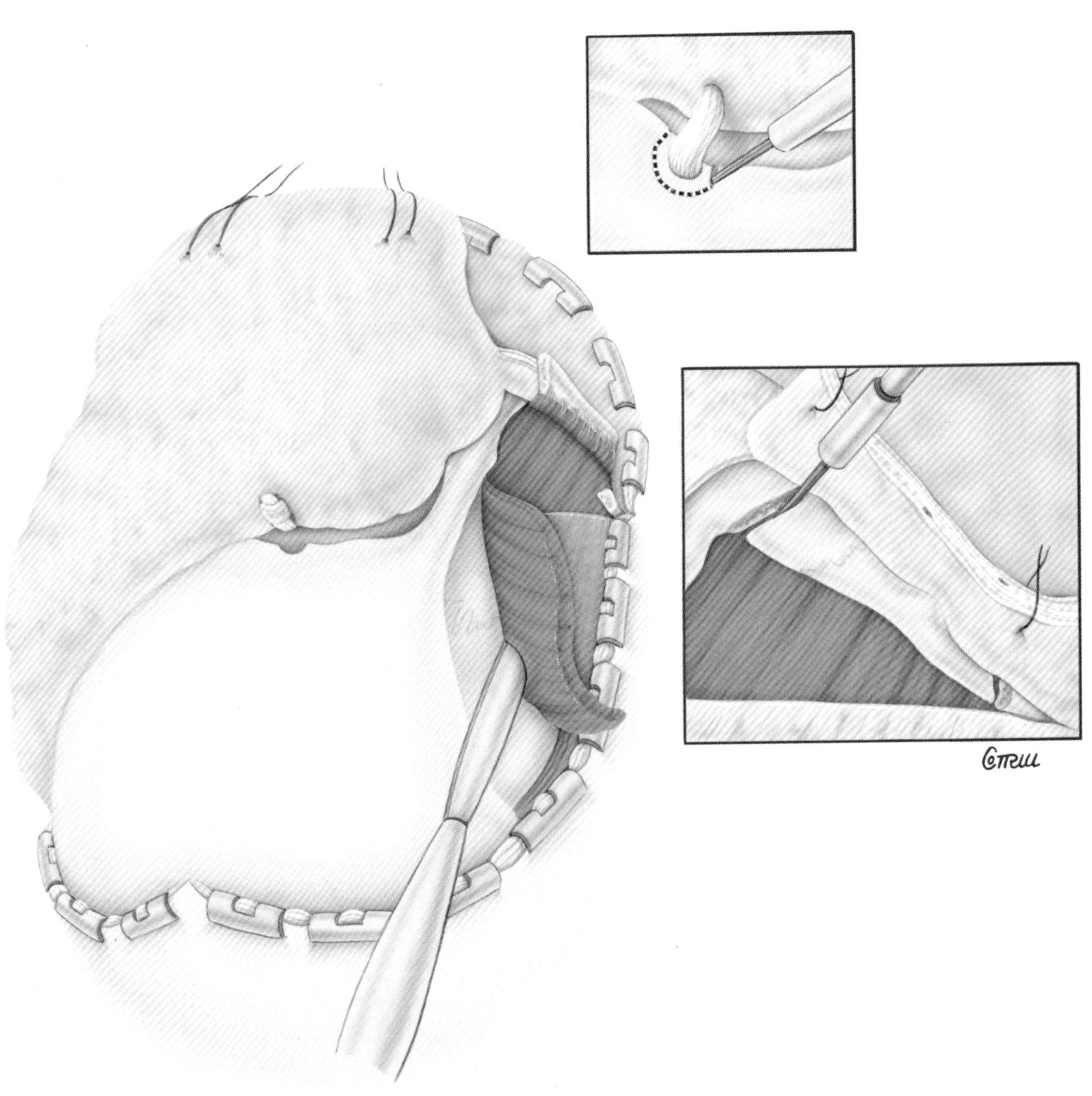

图 88.9　额眶颧入路。必要时可通过骨质切开游离眶上神经。沿颧弓的最前部和后部将其离断。在颞浅动脉后方切开颞肌并向下翻开，注意该操作应控制在骨膜下平面中进行。

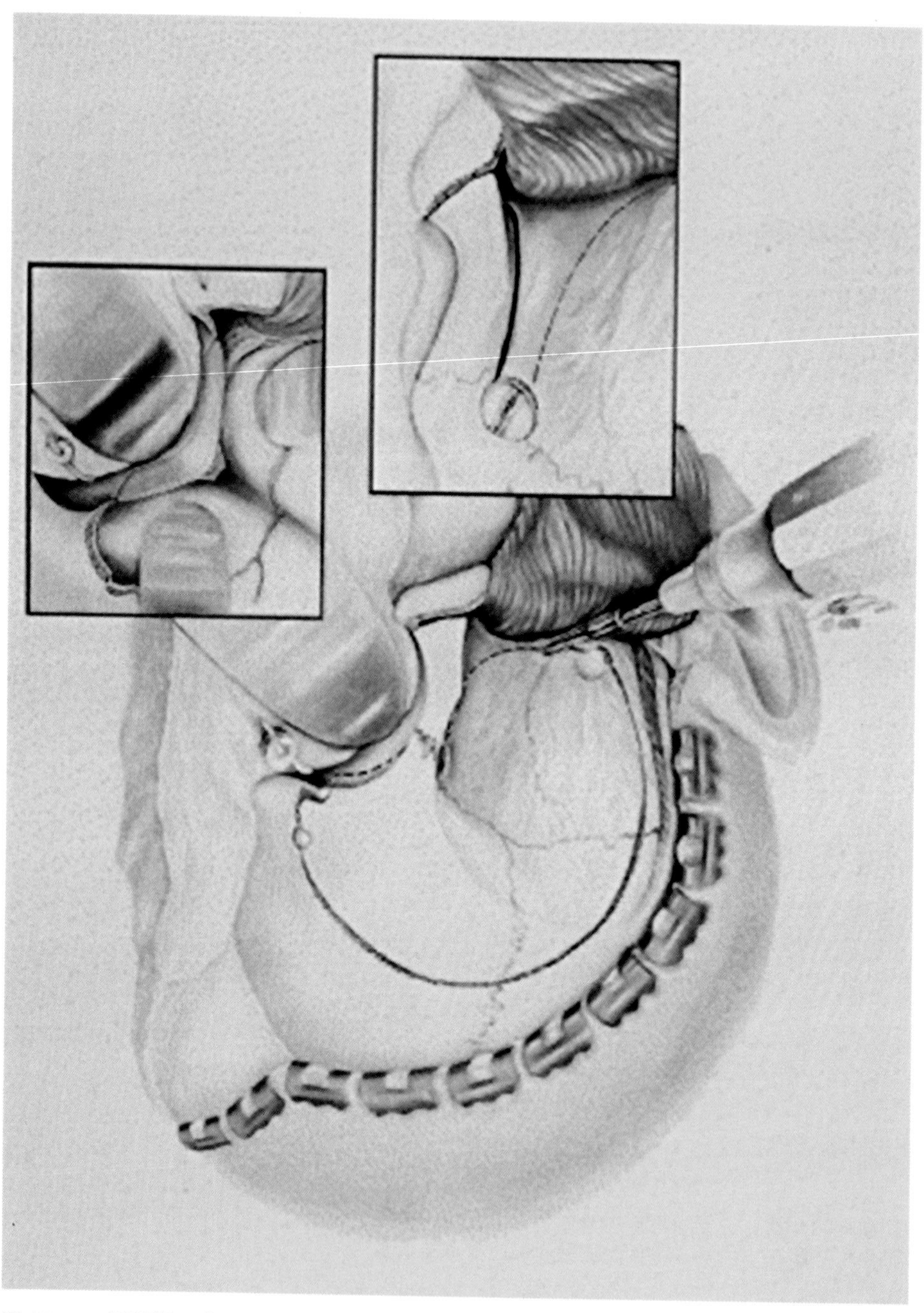

图 88.10　额眶颧入路。在关键孔和颧弓处钻孔。通过切割开颅，包括眼眶上缘及外侧缘。颅骨切口横跨眶外侧壁，通过关键孔、眶上缘，延续至额骨处切口。

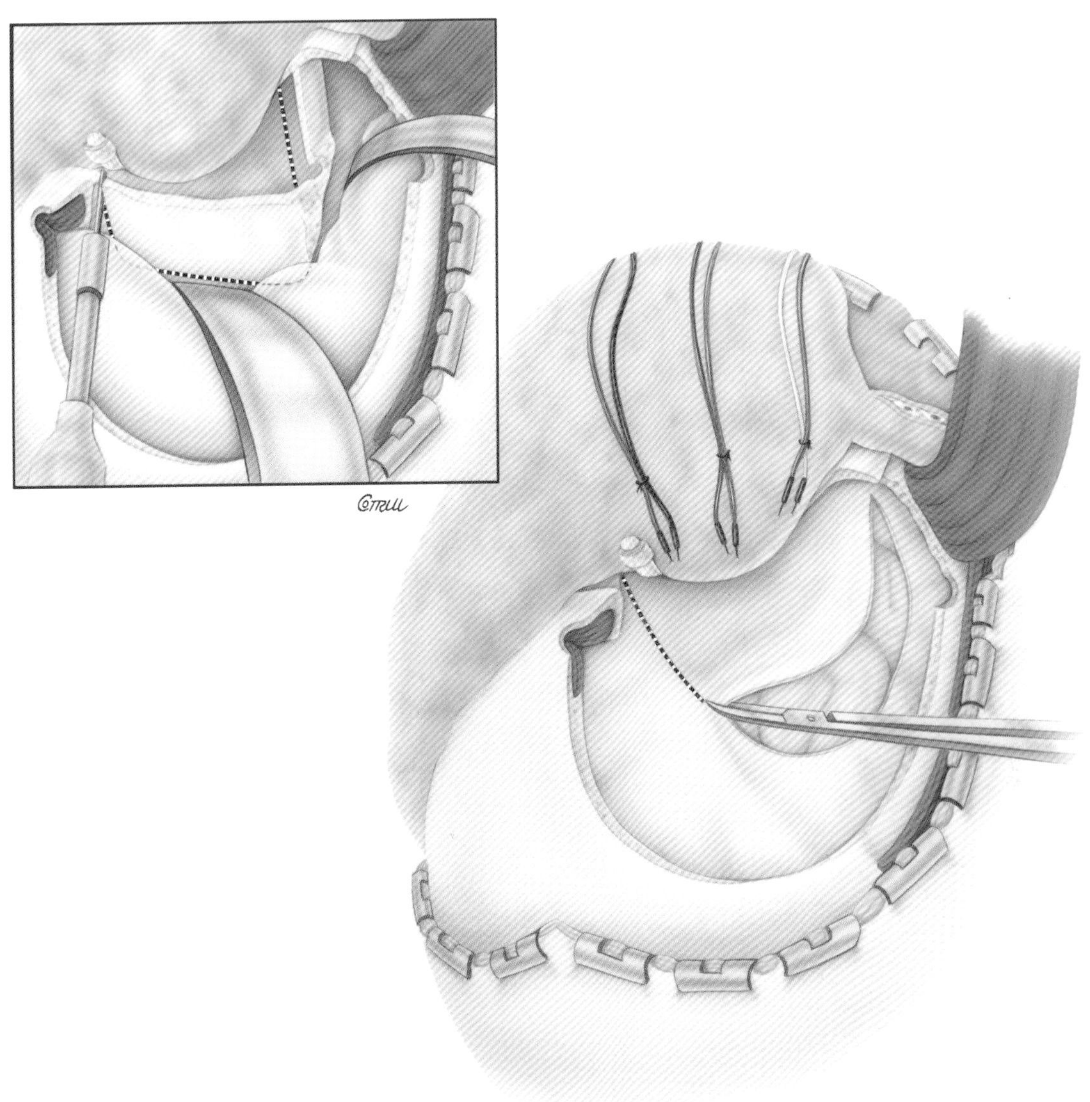

图 88.11　额眶颧入路。剩余的眶顶、蝶骨翼和眶外侧壁被整块切除。

打开眶上裂，并于硬膜下或硬膜外磨除前床突。硬膜弧形剪开，朝前翻转并进一步牵开眶内容物。充分分离侧裂，便于颞叶向侧后方自然垂落。颞叶的侧向移位使得手术通道变得宽且短，便于术者分离操作。同时也为暴露颞叶内侧复杂病变，如密集型动静脉畸形，提供了安全通道，否则该类病变只能通过经皮质入路到达[16]。

对于复杂的或者低位基底动脉尖动脉瘤，可能需要通过下述方法增加额外的暴露。首先打开动眼神经孔，松解动眼神经，使其能够被安全地牵开移位。其次，分离并磨除后床突，以便增加额外的前外侧操作空间。最后，于滑车神经入口后方切开小脑幕，可以增加直至三叉神经水平的下方视野（图 88.12）。

额眶颧入路也可以提供颞下通道或颈内动脉岩骨段的暴露。分离过程与扩大颅中窝入路类似。经侧裂和颞下分离相结合，可以充分暴露颈内动脉颅内段全程以及基底动脉三叉神经水平以上部分。颅底的暴露提供了更加宽且浅手术操作空间，更利于暴露多种复杂的脑血管病变。此外，额眶颧入路使得一些复杂的搭桥手术得以进行，比如颈内动脉岩骨段至床突上段搭桥，颞浅动脉至大脑后动脉搭桥（图 88.13）。

关颅和颅底重建

颅底手术入路需要细致的关颅技术以避免术后脑脊液漏。在开颅之前，就必须做好关颅计划，并分离保留一些组织用于颅底重建。带血管的颅骨骨膜用作颅底重建保护层是非常有效的。颞肌也非常有用，特别是经颧弓入路中，此时骨膜往往很难保证完整获取。颅骨修复采用微孔系统进行，以便符合美容要求。

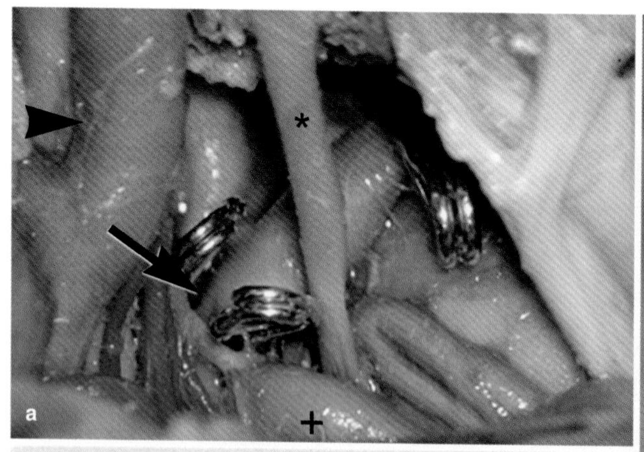

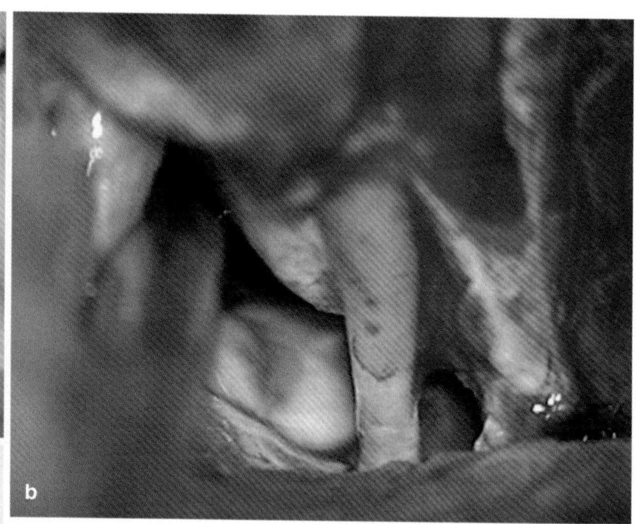

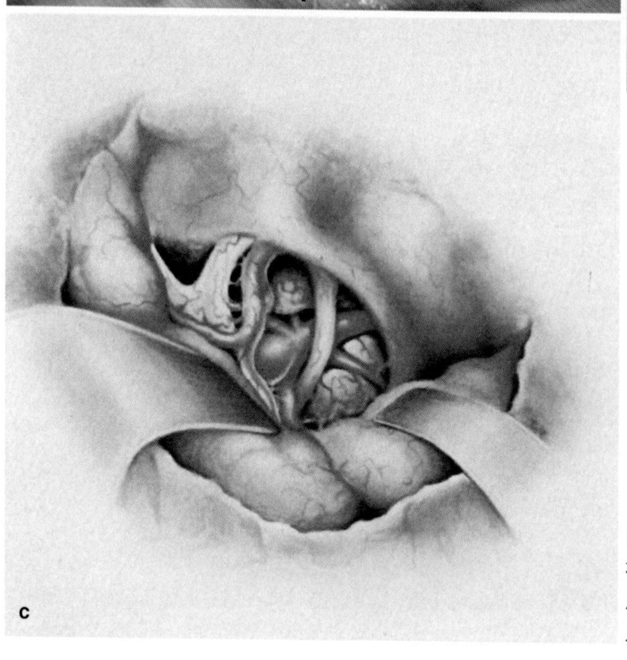

图 88.12　a. 尸体解剖示意图［箭头标注基底动脉；去尾箭头标注颈内动脉（ICA）；星号标注动眼神经；“+”号标注大脑后动脉］；b、c. 术中照片（b）和图示（c）显示通过额眶颧入路联合经海绵窦入路暴露基底动脉尖端动脉瘤。

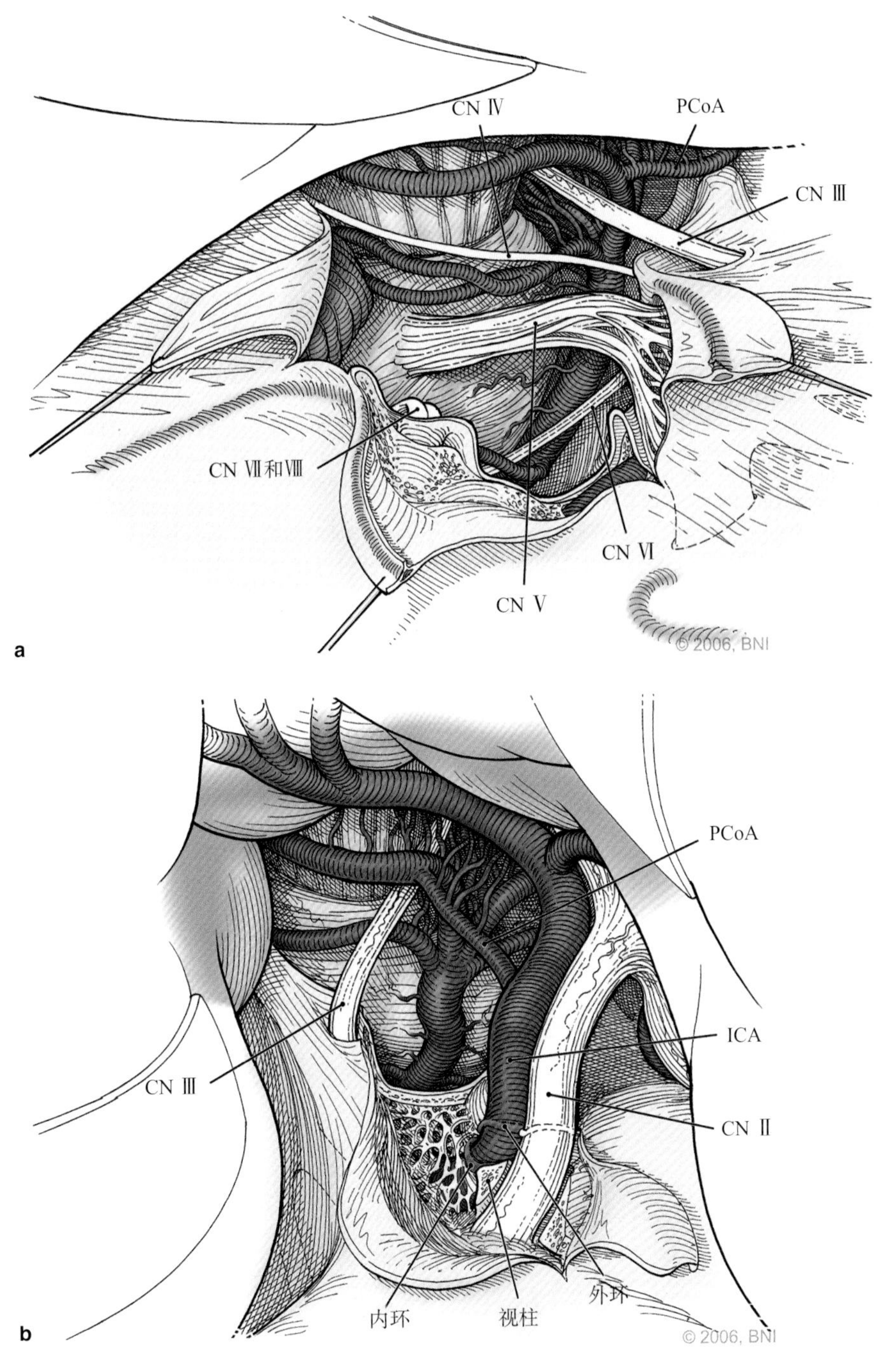

图 88.13　图示不同手术入路的手术视野及邻近组织。a. 经岩骨前方入路；b. 经海绵窦眶颧入路。CN，脑神经；ICA，颈内动脉；PCoA，后交通动脉。

结论

神经血管疾病的手术是富有挑战性的。手术入路应该通过提供短且宽的术野、增进人体功效学符合度、拓宽观察角度、早期血管控制，以及安全确认重要结构等途径来降低其难度。本章所介绍的手术入路应该根据具体病灶情况进行个体化调整。需着重指出的是，术者应备齐各种入路所需的医疗器材，只有这样，才能根据病灶性质，而非术者操作可行性来决定入路。

参·考·文·献

[1] al-Mefty O, Smith RR. Tailoring the cranio-orbital approach. Keio J Med 1990;39:217–224

[2] McArthur LL. An aseptic surgical access to the pituitary body and its neighborhood. J Am Med Assoc 1912;58:2009–2011

[3] Frazier CH. I. An approach to the hypophysis through the anterior cranial fossa. Ann Surg 1913;57:145–150

[4] Jane JA, Park TS, Pobereskin LH, Winn HR, Butler AB. The supraorbital approach: technical note. Neurosurgery 1982;11:537–542

[5] Al-Mefty O, Fox JL. Superolateral orbital exposure and reconstruction. Surg Neurol 1985;23:609–613

[6] Hakuba A, Liu S, Nishimura S. The orbitozygomatic infratemporal approach: a new surgical technique. Surg Neurol 1986;26:271–276

[7] Pellerin P, Lesoin F, Dhellemmes P, Donazzan M, Jomin M. Usefulness of the orbitofrontomalar approach associated with bone reconstruction for frontotemporosphenoid meningiomas. Neurosurgery 1984;15:715–718

[8] Zabramski JM, Kiriş T, Sankhla SK, Cabiol J, Spetzler RF. Orbitozygomatic craniotomy. Technical note. J Neurosurg 1998;89:336–341

[9] Lemole GM Jr, Henn JS, Zabramski JM, Spetzler RF. Modifications to the orbitozygomatic approach. Technical note. J Neurosurg 2003;99:924–930

[10] Origitano TC, Anderson DE, Tarassoli Y, Reichman OH, al-Mefty O. Skull base approaches to complex cerebral aneurysms. Surg Neurol 1993;40:339–346

[11] Smith RR, Al-Mefty O, Middleton TH. An orbitocranial approach to complex aneurysms of the anterior circulation. Neurosurgery 1989;24:385–391

[12] House WF. Surgical exposure of the internal auditory canal and its contents through the middle, cranial fossa. Laryngoscope 1961;71:1363–1385

[13] Bochenek Z, Kukwa A. An extended approach through the middle cranial fossa to the internal auditory meatus and the cerebello-pontine angle. Acta Otolaryngol 1975;80:410–414

[14] Kawase T, Toya S, Shiobara R, Mine T. Transpetrosal approach for aneurysms of the lower basilar artery. J Neurosurg 1985;63:857–861

[15] Liu JK, Fukushima T, Sameshima T, Al-Mefty O, Couldwell WT. Increasing exposure of the petrous internal carotid artery for revascularization using the transzygomatic extended middle fossa approach: a cadaveric morphometric study. Neurosurgery 2006;59(4, Suppl 2):ONS309–ONS318, discussion ONS318–ONS319

[16] Du R, Young WL, Lawton MT. "Tangential" resection of medial temporal lobe arteriovenous malformations with the orbitozygomatic approach. Neurosurgery 2004;54:645–651, discussion 651–652

第89章

颅后窝手术入路

Justin M. Sweeney, A. Samy Youssef, and Harry R. van Loveren

尽管许多情况下，颅后窝神经血管病变的治疗模式开始由开颅手术向血管内治疗转移，该区域的手术仍然十分具有挑战性。但是对于一些特定类型的病例，开颅显微手术仍然是必需的，选择合适的手术入路非常关键。这些部位的手术入路是非常复杂的，因为负责与外界沟通的几乎所有神经结构都经过这一精细的空间。因此，在此部位开通手术通道需要认真摆放体位、磨除大量骨质，以花费时间和去除骨质的代价来改善暴露空间、减少牵拉。对于患者而言，意味着增加手术时间相关并发症的风险，如切口感染、深静脉血栓形成等，来换取较小的神经功能损伤，并缩短 ICU 住院时间。

典型的血管性病变累及脑干和小脑的血供，一般多沿着枕骨斜坡表面走行，位于脑神经发出处内侧。不能为了增加显露而移动牵拉这些神经组织，否则脑干小穿支动脉损伤会造成灾难性后果。颅底神经外科医师往往致力于磨除骨质，创造更加表浅宽阔的操作空间，而忽略了圆锥底部的“深骨窗”，正是这部分结构限制了最终的视野和工作通道。本章主要侧重于探讨如何选择及扩大这些深部的空间。

对于任何神经血管性疾病，近端控制是不可违反的原则。但是，这一重要原则经常会因为颅后窝深度凹陷的操作空间而被忽视。术中出血会模糊术野、增加团队紧张性，从而增加手术致残率。手术分离的最后阶段时，深部术野的适当暴露和关键操作可以降低上述风险，这是手术成功的关键。在夹闭颅后窝动脉瘤之前，应当停止循环或做好相关准备。随着颅底技术的应用，停循环可以是局部而非全身性的，并被限制在手术所需的最短持续时间之内。

颅后窝的神经血管性疾病常规根据其在血管走行途径上的位置分布而命名。基底动脉尖端或者分叉部的位置变异可以远至脑桥连接平面下 1.3 mm，也可以高至乳头体水平 [1]。该复合体处动脉瘤可以来源于多个不同部位，并朝向不同方向生长。以上这些因素对于决定夹闭手术入路意义重大，需要充分考虑。因此，手术入路的选择，并不取决于动脉瘤的部位，而是取决于病灶与颅底骨性结构、脑干，以及邻近脑神经之间的关系。其他决定手术入路的因素还包括病变的程度、血管近端控制的可行性以及术者的经验（图 89.1）。根据斜坡容易辨别的重要的解剖结构，将其分为 3 个部分，以便指导手术入路（图 89.2）[2]：上斜坡或区域 1，从后床突（PCP）至内听道（IAC）；中斜坡或区域 2，从内听道到颈静脉结节上部；下斜坡或区域 3，从颈静脉结节上部至枕骨大孔。

大量文献描述了如何进行手术分离的浅表操作 [3–6]。本章主要侧重于阐述颅后窝的深部手术通道，并讨论安全获得或扩展特定手术操作空间的规范化技术。

区域 1：上斜坡

区域 1 定义为沿着斜坡从后床突到内听道的部分。这个区域外侧以岩骨尖、小脑幕切迹及近中线处的小部分颞叶为界。脑桥的上半部分和中脑位于该区域的中心。乳头体、下丘脑底和视器组成了该区域的蛛网膜空间的上界。从双侧后床突呈叶状增厚的蛛网膜称为 Liliequist 膜，其分隔出脑干周围的各个脑池。Liliequist 膜的间脑叶连接后床突和乳头体，分隔出视交叉下池和脚间池；其中脑叶连接后床突和中脑脑桥沟，分隔脚间池和桥前池。从大范畴考虑，Liliequist 膜是幕上下蛛网膜间隙的连接部，有可能是良性中脑周围出血呈局限性的主要原因。围绕脑干外侧的数个脑池，包括大脑脚池，环池和桥小脑角上池。动眼神经、滑车神经、三叉神经离开脑干，跨过脑池空间，分别进入动眼神经三角、游离的小脑幕缘及麦克

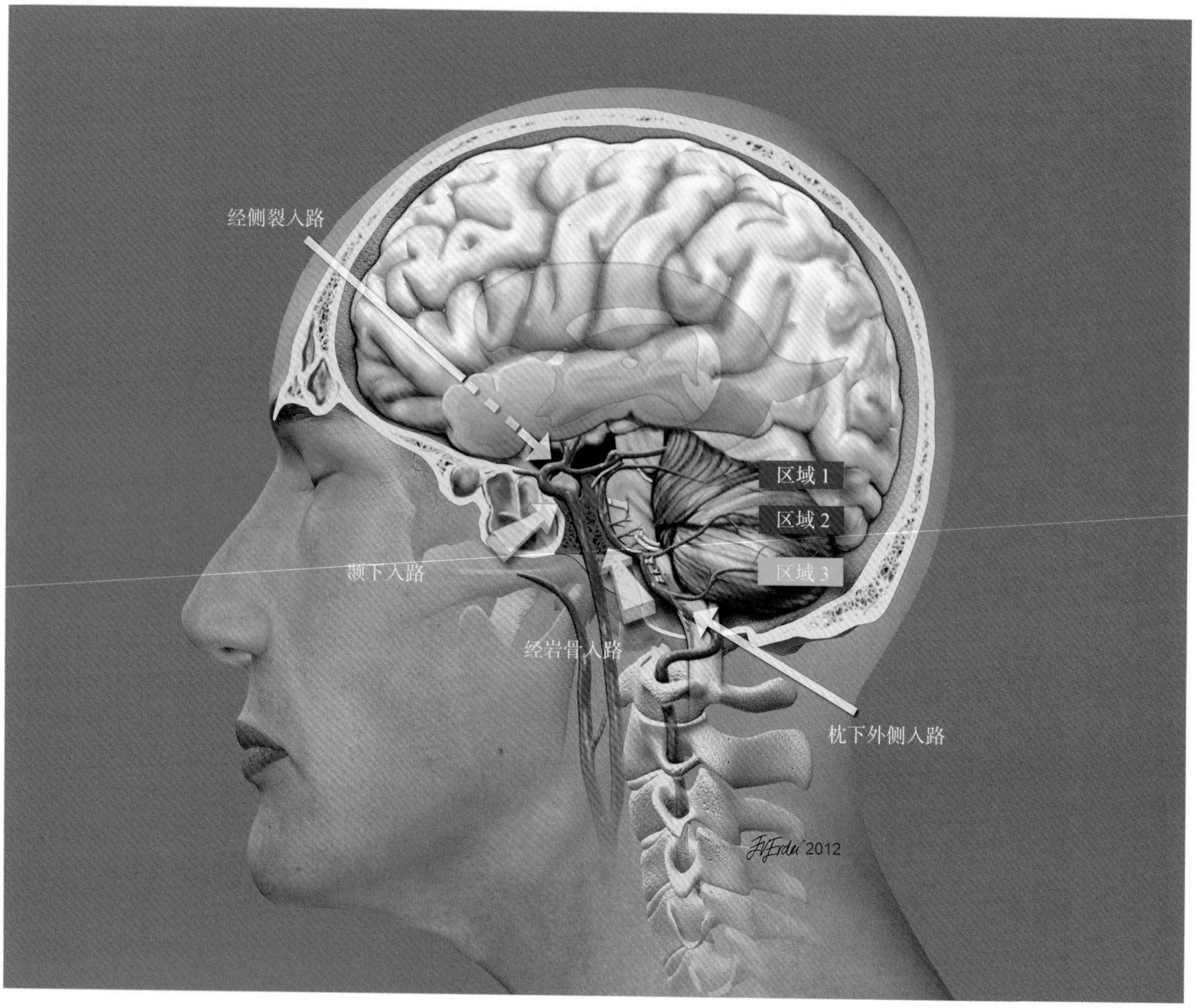

图 89.1　彩图显示斜坡的各个区域以及到达不同区域的主要手术入路，模块化扩张深部术野能够在基本入路的基础上增加局部暴露。

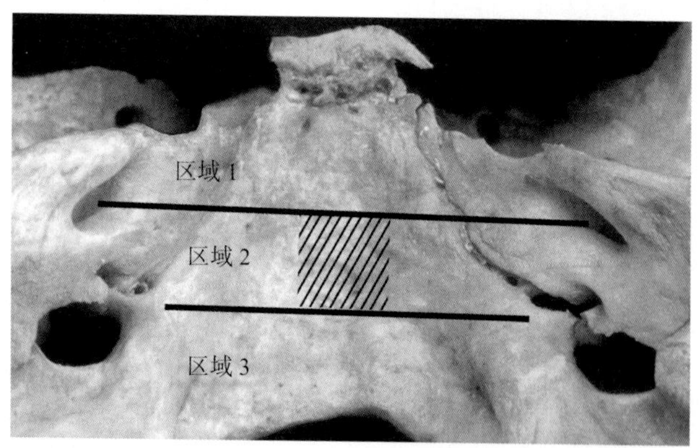

图 89.2　干燥的颅骨标本照片显示斜坡的 3 个区域。区域 1（上斜坡）从鞍背到内听道（IAC）上部，可以通过岩骨前入路到达。区域 2（中斜坡）从内听道上部至颈静脉结节上部，可以通过岩骨后入路到达。区域 3（下斜坡）从颈静脉结节上部到斜坡下缘，可以通过枕下入路到达。阴影部分表示仍旧难以到达的斜坡中央凹陷，尤其是合并较为陡峭的岩斜角度的情况下。

腔。展神经丛区域 2 发出，沿着斜坡上行，在区域 1 下部的多勒洛管（颞骨展神经管）进入海绵窦后部。后循环的动脉一般位于该区域，包括基底动脉主干及分叉部的上 1/3，小脑上动脉及大脑后动脉。小脑上动脉常呈多支起源，或在行程早期即分为头侧干和尾侧干，穿过小脑延髓裂，供应小脑的小脑幕侧皮质和小脑深部核团。小的穿支动脉起源于基底动脉尖的后上方和大脑后动脉的 P1 段，供应中脑和丘脑。偶尔会存在一支较大的穿支动脉供应双侧丘脑，称之为 Percheron 动脉。动脉瘤夹闭过程中对这支穿支的压迫会导致灾难性的双侧丘脑缺血梗死。后交通动脉连接颈内动脉床突上段和大脑后动脉，走行于该区域的上外侧，过程中发出 4~14 根小的穿支动脉供应视束、下丘脑、丘脑前部、丘脑底部和内囊后肢 [7]。后交通动脉连接大脑后动脉处是 P1~P2 段与 Willis 环后部的分界点。在这个区域最主要的静脉结构包括 Rosenthal 基底静脉，以及主要环绕前颅底的静脉窦包括海绵窦、基底静脉丛和岩上窦。

在这个区域常见的神经血管性疾病包括基底动脉分叉处动脉瘤，大脑后动脉动脉瘤，小脑上动脉动脉瘤、上 1/3 的基底动脉干动脉瘤、动静脉瘘、动静脉畸形，中脑的海绵状血管瘤，以及血管压迫所致的三叉神经痛（常来源于小脑上动脉）。动脉瘤伴随着血管走行，一般位于该区域内脑干的前外侧。在这个区域外科手术入路暴露的最主要障碍包括蝶鞍、蝶部斜坡、前位垂体、侧方岩骨尖和中脑。手术路径包括上方的经侧裂入路及其变式，侧方的颞下入路，或者后方的枕下外侧入路。整块扩大磨除颅底的骨质可以增加该区域下部的暴露空间。

区域 2：中斜坡

中斜坡定义为沿着斜坡从内听道到颈静脉孔上缘这段空间。外侧以颞骨岩部为界。脑桥下部和延髓上部是这段区域所包含的脑干主要部分，它们被桥前池、延髓前池和桥小脑角池环绕。展神经在中线处从桥延沟发出，沿着斜坡上行最终到达区域 1，如前述。面神经、中间神经和前庭蜗神经从桥延沟的外侧部发出后，经过桥小脑角最终进入内听道。基底动脉的中 1/3 和中线旁分支通常位于中线，但如果基底动脉扩张，则可能明显偏向一侧。小脑前下动脉（AICA）起源于基底动脉，沿着小脑中脚走行，供应小脑岩面，其与内听道内神经的近端十分接近，有可能会进入耳孔。如果小脑前下动脉起源于区域 2 的前部，即大家所知的斜坡中央凹陷，即便通过岩骨入路也难以获得暴露。该区域最重要的静脉结构包括岩上静脉、基底静脉丛和岩下窦。

在区域 2 常见的神经血管疾病包括基底动脉中段和小脑前下动脉动脉瘤、动静脉瘘和动静脉畸形，脑桥海绵状血管瘤和血管性肿瘤（如内淋巴囊和向颅内扩展的副神经节细胞瘤）。一侧面神经麻痹有可能是小脑前下动脉或者是扩张的基底动脉压迫面神经所致，可以通过微血管减压术治疗。进入区域 2 的深部凹陷处难度很大。血管性病变通常涉及基底动脉并位于中线，除非基底动脉发生迂曲。有文献曾报道经斜坡入路治疗位于斜坡中央凹陷的动脉瘤，但其受上颚阻挡，暴露有限，且很难进行血管阻断 [8–10]。此外，这些入路通常伴随着出现脑脊液漏和颅底脑膜炎的极大风险 [11, 12]。类似的，经面入路不仅面临上述风险，还存在着面部切口的劣势 [13]。因此，经颅入路比较常用。听器官、内听道岩骨段和脑桥是区域 2 内暴露基底动脉的主要障碍。乙状窦后入路可以到达该区域，但是脑神经往往会阻挡在术者和病灶之间，而且除非大幅度牵开脑干，否则无法获得脑桥中线处的居中视野。岩骨后入路可以提供从外侧到中部区域的暴露，并且可以到达深部位置。但是，这些入路要牺牲听力并存在面神经麻痹的可能性。治疗位于区域 2 深部的血管性病变仍然是一个难题。

区域 3：下斜坡

位于颈静脉结节上表面到枕骨大孔的区域定义为区域 3。外侧以枕髁为界，后部为延髓的下半部和延颈髓交界。脑干在区域 3 与后枕骨距离最近。延髓前池，小脑延髓池和枕骨大孔池是该区域中最主要的脑池。后组脑神经如舌咽神经、迷走神经、副神经、舌下神经以较小的神经根的形式离开脑干，并与颅底血管及骨性结构密切接触。椎动脉（VA）的颅外水平段（V3h）在紧邻枕髁后方的寰枕间隔处穿过硬膜进入颅内。硬膜内段（V4）经枕骨大孔，在齿状韧带和舌咽神经、迷走神经、副神经、舌下神经神经根前方上行。椎动脉经延髓小脑扁桃体段、延髓外侧区及延髓内侧区上行，最后于桥延沟水平与对侧椎动脉合并成基底动脉。椎动脉分支起源位置多变，可发自血管主干，或与脊髓后动脉、小脑后下动脉（PICA）和脊髓前动脉相交汇。小脑后下动脉供应第四脑室的脉络丛、小脑扁桃体和小脑的下枕面。其延髓段会发出一些小的穿支动脉供应脑干。20% 的小脑后下动脉从硬膜外起源，它们必须与枕肌间血管相区别，以免在手术暴露过程中被误断 [14]。这一目标可以通过在电凝之前追踪椎动脉的硬膜外分支而实现。这个区域最主要的静脉结构包括颈静脉和边缘窦。

本区域血管性疾病主要包括小脑后下动脉动脉瘤、椎动脉动脉瘤、椎基底动脉交界处动脉瘤、延髓和小脑的海绵状血管瘤等。舌咽神经痛有可能与小脑后下动脉压迫舌咽神经有关。虽然与斜坡并无紧密联系，但位于小脑半球的血管母细胞瘤和肾癌转移灶也通常采取枕下入路，与本区域的其他病灶类似。脑干与小脑在靠近枕骨大孔处有所缩窄，使得到达斜坡中央凹陷的距离也更近。此外，本区域内椎动脉位置越靠外则血管病变更易暴露。扩大性经髁入路则提供了延髓前部由侧方至中线更大的暴露范围，有利于暴露椎基底动脉汇合处和小脑后下动脉起始端。

手术入路

颅后窝的前外侧入路

经侧裂入路常用于治疗前循环血管性疾病。额颞（扩大翼点）开颅，打开侧裂，松解分离额叶和颞叶[5, 6]。这个通路可以暴露颈内动脉床突上段及其分支。但是这个入路的衍生方式也可以用来暴露和治疗颈动脉池深部的病变如基底动脉分叉处动脉瘤、大脑后动脉动脉瘤、小脑上动脉动脉瘤、大脑后动脉 P1 段动脉瘤。视神经颈内动脉三角和颈内动脉动眼神经三角可以作为通往区域 1 和视器水平以下的脑池的操作窗（图 89.3）。视神经颈内动脉三角以视神经、颈内动脉床突上段、大脑前动脉 A1 段为界。然而，这个空间内经常有供应视神经、垂体柄和下丘脑的深穿支通过，因此该通路并非理想选择[15]。大部分病例通过颈内动脉动眼神经三角从颈内动脉外侧方进行暴露。这个三角主要由颈内动脉床突上段、动眼神经和

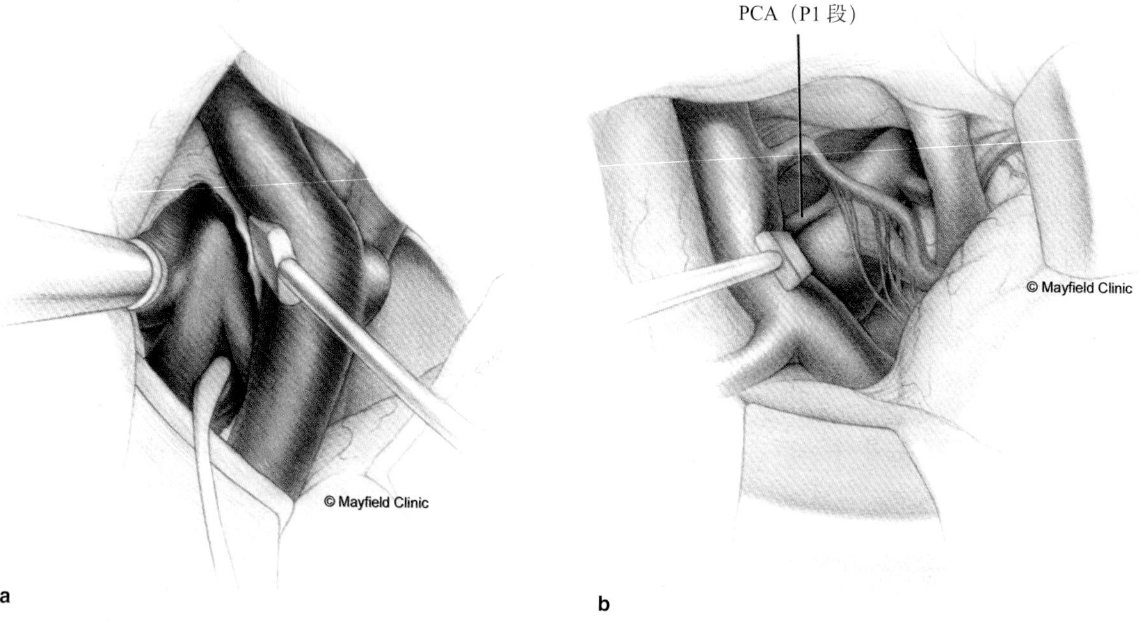

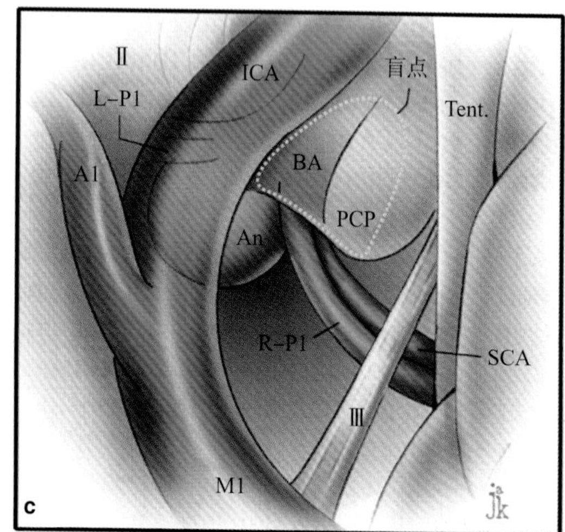

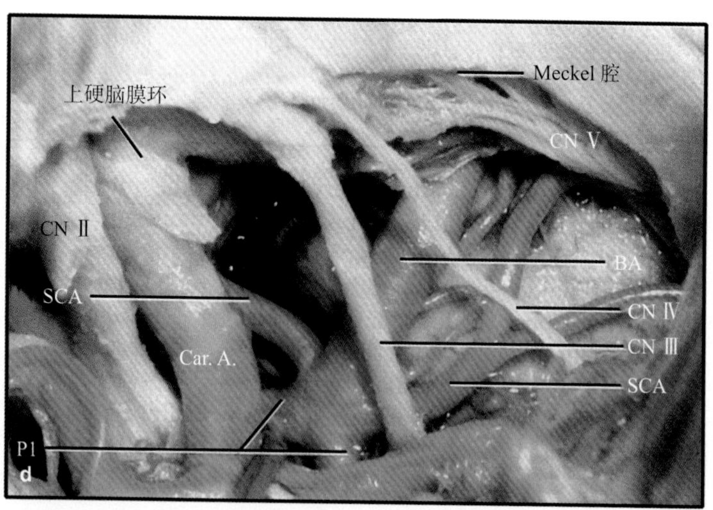

图 89.3 图示经侧裂入路深部术野及模块化入路扩展。a. 通过视神经颈内动脉间隙暴露基底动脉尖动脉瘤。向外牵开颈内动脉靠近动眼神经，剥离子将右侧后交通动脉（PCA）P1 段与动脉瘤基底分开；b. 彩图示通过颈内动脉动眼神经间隙暴露基底动脉尖动脉瘤，后床突（PCP）属于正常低位；c. 彩图示通过颈内动脉动眼神经间隙暴露低位的基底动脉（BA）尖动脉瘤（An），近端控制所需暴露的基底动脉干被凸起的后床突所遮挡；d. 彩色尸头照片示经海绵窦入路，通过颈内动脉动眼神经间隙和动眼神经滑车神经间隙暴露基底动脉干上段。A1，大脑前动脉（ACA）A1 段；Car.A.，颈动脉；CN，脑神经；ICA，颈内动脉；L-P1，左侧后交通动脉 P1 段；M1，大脑中动脉 M1 段；P1，后交通动脉 P1 段；R-P1，右侧后交通动脉 P1 段；SCA，小脑上动脉；Tent，小脑幕；CN，脑神经。

大脑中动脉 M1 段为界。通过打开 Liliequist 膜进入大脑脚间池，可以暴露基底动脉上段。基底动脉尖通常位于后床突上缘的上、下 5 mm 左右。如果基底动脉分叉部位高于或低于该范围，则分别称为高位或低位基底动脉尖。基底动脉与后床突的关系对手术的影响将在下文中进一步介绍。

颈内动脉动眼神经三角可以通过数种方式被进一步增宽以增加深部暴露。对于没有明显动脉粥样硬化改变的患者，可以通过吸引器牵拉或使用神经自动拉钩移开并固定大脑中动脉或者颈内动脉床突上段[16]。操作需谨慎，以免损伤血管，尤其应避免对耐受力差的视神经或动眼神经进行过度牵拉。松解后交通动脉有利于进一步牵开颈内动脉。多数情况中，分离应靠近颈内动脉侧而非大脑后动脉侧，因为该处不存在供应下丘脑的穿支动脉[17]。然而，当后循环供血量大或后交通动脉呈胚胎型的情况下，该方式并不适用。后床突呈现在术野中的高度可能存在差异，有时会妨碍基底动脉尖的暴露。通常可以通过磨除后床突增加暴露，到达基底动脉近端，并在鞍底水平对基底动脉进行临时阻断[6, 18, 19]。首先电凝后床突上覆盖的硬膜和后部的海绵间窦，在后床突尖 I 形切开硬膜，并纵行直至与鞍背连接处。通过显微剥离子将小片硬膜瓣向四周翻开，以便在磨除过程中保护周围组织，包括动眼神经和海绵窦。使用 2 mm 的磨钻结合充分冲洗来磨除后床突和邻近的鞍背。过度磨除可能导致蝶窦开放或损伤海绵窦内侧壁，少数情况下甚至会损伤颈内动脉海绵窦段后曲。海绵窦或基底静脉窦的静脉性出血通常可以通过止血材料局部压迫或者注射纤维蛋白胶得到控制。完成磨除后，去除骨质磨除时带起的硬膜边缘对于增加暴露十分关键（图 89.3）。后床突可能会气化明显，一旦蝶窦开放，一定要进行修补以预防术后脑脊液漏。可以通过骨蜡，或者肌肉和生物胶制作的密封垫片来进行修补[20]。

额颞入路为大多数神经外科医师所熟悉，其优势在于可以减少颞叶的牵拉和对动眼神经的操作损伤[6]。如果合并一些可以增加动眼神经区域暴露的操作，就足以用来治疗很多不复杂的病例。然而对于大的动脉瘤，高位或低位的基底动脉分叉来说，额颞入路暴露的空间过于狭窄，难以获得足够的前方暴露来分离穿支血管和进行近端控制。当标准入路空间受限时，有几种操作方法可以用来扩大视野，增加操作空间并施行近端控制。颞极入路可以增加侧裂的暴露空间，尤其是在分离的纵深方向上更有利于暴露双侧 P1/P2 连接处[21]。这样更有利于通过侧方视野暴露基底动脉瘤的远端瘤颈。充分打开侧裂，侧裂静脉与蝶顶窦之间的静脉性连接被电凝并切断。之后就可以向后外侧牵拉颞叶。该方法联合颞底入路（后文详细介绍）可以创造“一半一半”的暴露效果，对于暴露区域 1 中鞍背水平以上、后床突上方 10 mm 内的动脉瘤十分有效[22, 23]。颞叶牵拉和牺牲引流静脉所致的颞叶梗死是这个入路的劣势所在，但是很少导致严重的远期致残。

眶颧（OZ）入路联合额颞（FT）入路（称为额颞眶颧入路，FTOZ）成为暴露颅前窝底病变的常用入路[24–26]。该入路的多种开颅方式已经在他处有过介绍[27–30]，本章不再赘述。去除眶顶骨质有利于眶内容物减压，从而增加术野的暴露空间，在纵深方向上缩短操作距离[31–33]。该操作可以减少对额颞叶的牵拉，改善深部大脑脚间池的暴露视野[34]。FTOZ 入路所提供的上部暴露空间对于分离高位基底动脉尖动脉瘤顶处的穿支动脉尤其有利。

如果需要进一步暴露斜坡中央凹陷处的近端基底动脉，比如处理低位基底动脉分叉或者基底动脉干动脉瘤时，可以采用经海绵窦入路[18, 35, 36]。这个入路提供了到达基底动脉干中段的前部空间，可以在桥前池内对鞍背以下 2 mm 水平的基底动脉近端进行临时阻断[19, 37]。这个入路可以联合眶 – 翼点入路或额颞眶颧入路。在切开眶后壁、去除内侧蝶骨翼后，可以在显微镜下使用 3 mm 磨钻结合充分冲洗来进行硬膜外前床突磨除。打开眶尖和视神经管，注意避免开放内侧的筛窦。当前床突从内侧蝶骨翼上分离后，唯一仍连接的骨质就是视柱，是一层分隔视神经与颈内动脉的薄薄的骨片。当床突被磨空后，视柱也变得薄弱，更加容易折断。之后切断床突与海绵窦之间的硬膜附着，将其取下。接着按照上述方法磨除后床突。至此海绵窦被沿着动眼神经的内侧缘打开（图 89.3）。海绵窦出血可以通过凝血酶、纤维蛋白制剂密封，或者填塞抗栓物质来控制，例如浸泡有抗凝血酶的明胶海绵或 Onyx 胶。这个入路的缺点包括海绵窦出血，操作损伤致动眼神经麻痹，以及对操作技术的要求较高。此外，这个入路用于暴露指向后方的动脉瘤，以及分离动脉瘤顶与脑干穿支动脉时较为困难，这些缺点可以通过侧方入路解决。

不管选择何种入路，夹闭基底动脉尖动脉瘤的最终准备步骤不变，即血管控制。对于大部分患者，血管解剖允许临时阻断小脑上动脉水平以下的基底动脉干和对侧的 P1 段，而并不产生上方基底动脉缺血。如此一来，在处理破裂动脉瘤或者需要减压的动脉瘤时，血管阻断的“开关”可以由临时夹闭位于术野浅表的同侧后交通动脉来达成（即所谓的局部循环终止）。必须始终保证血管阻断位于潜在出血点更为浅表处进行。局部循环终止联合快速开/关切换的操作方法总是比全身循环终止更为可取。

颅后窝的侧方入路

侧方颞下入路在对基底动脉尖端的血管性病变及脑干穿支的视野暴露方面，具有极大优势[22, 38, 39]。该入路提供了中脑及其周围脑池如脚间池、环池、四叠体池等的侧面视野。总体来说，该入路可以用于区域1中分布于后床突到鞍底之间的多种血管性病变。包括后床突下的中低位基底动脉动脉瘤、外侧的大脑后动脉动脉瘤，以及小脑上动脉动脉瘤、朝后长的基底动脉干动脉瘤、中脑的海绵状血管瘤，以及内侧颞叶、中脑和侧方天幕切迹处的动静脉畸形/动静脉瘘等。通过增加一些操作可以完整暴露区域1。

如果可以选择侧别，本入路通常首选右侧，因为可以降低优势半球颞叶的损伤风险，并适合于右利手医生进行动脉瘤夹闭。有时选择左侧入路，是因为术前即存在同侧动眼神经麻痹或者右侧半身瘫痪。显而易见的是，如果病变明显偏向一侧，则入路选择不存在争议。颞部开颅平齐颅中窝底，切开硬膜，沿着颅中窝底逐步进行硬膜内分离并轻柔地抬起颞叶（图89.4）。过度牵拉颞叶可能导致Labbe静脉撕裂或者颞叶挫伤，尤其是试图增加区域1上部的视野暴露时。可以通过基底池释放脑脊液、腰大池置管引流或者术前渗透性利尿等方式达到松解脑组织的目的。离断颧弓可以增加颞肌向下移位的程度，可以替代进一步牵拉颞叶的操作。通过这些技术，可以增加上方的暴露

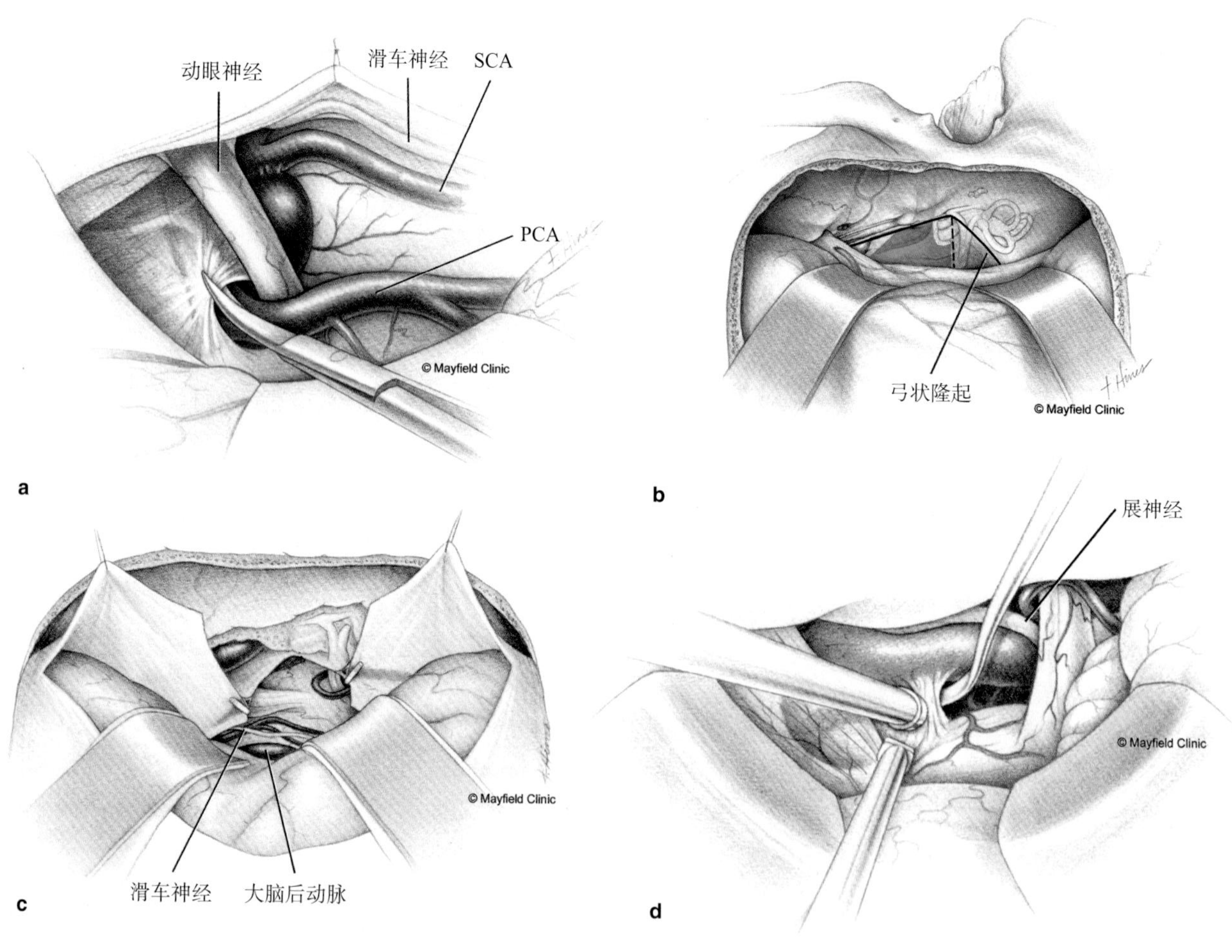

图89.4 图示颞下入路深部术野及模块化入路扩展。a. 彩色图示经颞下/颅中窝底入路暴露小脑上动脉（SCA）动脉瘤所见的解剖结构。注意通过缝线将小脑幕游离缘牵开，有利于进一步向下暴露，施行近端控制；b. 彩色图示经岩骨前入路的解剖标志。岩浅大神经（GSPN）和弓状隆起形成120°夹角。该角平分线指出了深部内听道（IAC）的位置。绿色阴影区域为前部耳道板，应于此处开始磨除岩骨；c. 彩图显示通过前岩骨入路、剪开小脑幕和颅后窝硬膜后所暴露的脑干、脑神经及小脑动脉；d. 近距离显示通过三叉神经前庭神经间隙所暴露的术野。PCA，大脑后动脉。

空间，特别是前 2/3 岩骨尖周边部位。可以在术前即在颧弓上安装钛链，以便引导颧弓离断，并用于之后的骨重建。使用高速磨钻沿收敛角度离断骨质，使得颧弓在之后重建时可以稳定在位。保留咬肌与颧弓下缘的黏附，可以减少术后张嘴困难。之后将颞肌与离断的颧弓一起向下牵拉，从而可以通过铣开颞骨鳞部使骨瓣下缘达颞下嵴水平，从而使术野齐平颅中窝底。

小脑幕游离缘是沿中脑暴露的下界。如果有必要，可以向下延伸以便暴露基底动脉干或施行近端控制。如果只是需要几个毫米，可以牵开或者利用缝线向外侧牵拉小脑幕切迹以暴露更多的下方空间。但是，如果需要在动眼 – 三叉神经三角内增加视野的暴露，则需要电凝并向后切开小脑幕直至滑车神经进入处。滑车神经环池段于后床突后 4~12 mm 处进入小脑幕游离缘，在进入后部海绵窦前走行于前床沿皱襞中的硬膜鞘内 [40, 41]。小脑幕能向下分离直至岩上窦和岩尖水平。

三叉神经脑池段沿着前上方向走行，在岩骨尖处进入麦克腔。可以通过联合岩前入路（Kawase 入路）在三叉神经和面听神经复合体之间的空间内暴露脑桥前内侧 [42]。颞下入路联合离断颧弓常常足以完成浅表暴露。然而，在打开硬膜之前，需先于颅中窝进行硬膜外分离来暴露岩骨尖。从后往前抬起颅中窝硬膜以便保护岩大浅神经（GSPN），它是定位颈内动脉岩骨段重要的解剖标志。在早期 Kawase 入路中，推荐牺牲 GSPN 以避免牵拉损伤面神经和膝状神经节，但是随之而来的干眼症也很难被接受。判断好棘孔位置，电凝脑膜中动脉并切断。为了增加深部视野，将颞部硬膜（硬膜固有层）与海绵窦后外侧部的硬膜部分离开来。岩上窦沿着真性岩骨嵴走行，是后内侧三角（Kawase 三角）的内侧边界。弓状隆起（上半规管隆起）、GSPN 和椎动脉 V3 段的外侧界组成该区域的其余边界。GSPN 与弓状隆起成 120° 角，其角平分线指出了下方潜行的内听道的走行（图 89.4）[43]。金刚钻和冷盐水冲洗从内到外磨除岩骨尖，保留后外侧角的耳蜗。岩骨尖磨除可以直到岩下窦水平。进一步磨除斜坡并不能显著性增加暴露，反而容易损伤在这个区域进入斜坡的展神经。从三叉神经压迹到内听道后壁平均磨除的骨质长度是 13 mm（范围 9~14 mm）[44]。一旦磨除骨质完成，则可以打开颞叶和颅后窝硬膜。这两部分硬膜表面的汇合处标志着小脑幕的外侧缘，包含着岩上窦。利用钛夹夹闭并离断岩上窦，并在滑车神经后方由外向内分离小脑幕。可以通过进一步分开小脑幕直至 Meckel 腔开放，并使用缝线进行牵拉，从而获得最大程度的暴露。之后即可暴露区域 1 最下方位于三叉神经和内听道神经之间的基底动脉（图 89.4）。

颅后窝的后方入路和后外侧入路

经过岩骨后部的区域可以暴露上 2/3 的斜坡、脑干和小脑外侧面。这些区域包括区域 1 和区域 2，从小脑幕到颈静脉结节水平，但是不超过颈静脉结节、甚至并不到达其底面水平。尽管岩骨后入路在传统中主要用于治疗颞骨和 CPA 区肿瘤，但是也可以用来显露基底动脉中段动脉瘤，小脑下前动脉瘤和脑干动静脉畸形 [45, 46]。该入路增加了在 CPA 池和桥前池区域的手术暴露视野及可操作性，在处理复杂血管性病时尤其有益。经岩骨入路包括迷路后入路、经环池入路、经迷路入路、经耳蜗入路等变式（图 89.5）。通过扩大磨除岩骨，增加了从外侧到内侧对脑干的视野。岩骨后入路优势在于可以减少对脑干和小脑的牵拉，如果有必要，可以联合颅中窝入路和乙状窦后入路。

迷路后入路所需要磨除的骨质最少。需要磨除乳突，分离出半规管、面神经管、乙状窦、颈静脉结节。需要切除的骨性结构包括鼓室盖、颞鳞和岩骨内侧面。当手术计划不要求保留听力时，该入路还需要进行外耳道成形、中耳填塞以及咽鼓管的缝合，并进一步切除岩骨。Trautmann 三角是岩骨表面由耳软骨囊、岩上窦、乙状窦和颈静脉结节所围成的硬膜区域。Trautmann 三角的倾斜角度对岩骨入路暴露范围的影响力很大程度上被低估了，而且很少被纳入术前计划。应从后方进入以免损伤内淋巴囊，从而导致听力下降。C 形切开硬膜直至颞叶，仔细识别和保护 Labbe 静脉 [47]。在 Citelli 角处电凝离断岩上窦。自滑车神经后方，由内侧切开小脑幕至其游离缘。轻柔牵拉颞叶和小脑半球，暴露内听道后方的 CPA 区。然而，耳囊会遮挡岩斜交界区和基底动脉。这种情况下，术者需要“勇往直前”，显微分离粘连的蛛网膜，以便从各个角度暴露基底动脉，即便其常常藏于区域 2 中斜坡的中央凹陷处（图 89.6）。

切除半规管后部（经环池）和切除迷路（经迷路）能够改善桥小脑角、脑干外侧和内听道的暴露。这些技术可以拓宽内听道至颈静脉结节范围内神经之间的操作空间。传统意义上经迷路入路会导致听力丧失，但部分切除迷路可以保留听力 [48]。暴露基底动脉和小脑前下动脉起始部通常需要经耳蜗入路及面神经移位 [49]。这个入路需要切除颞骨岩部，包括耳蜗和岩骨尖，以便获得脑干和基底动脉的最大暴露。自脑

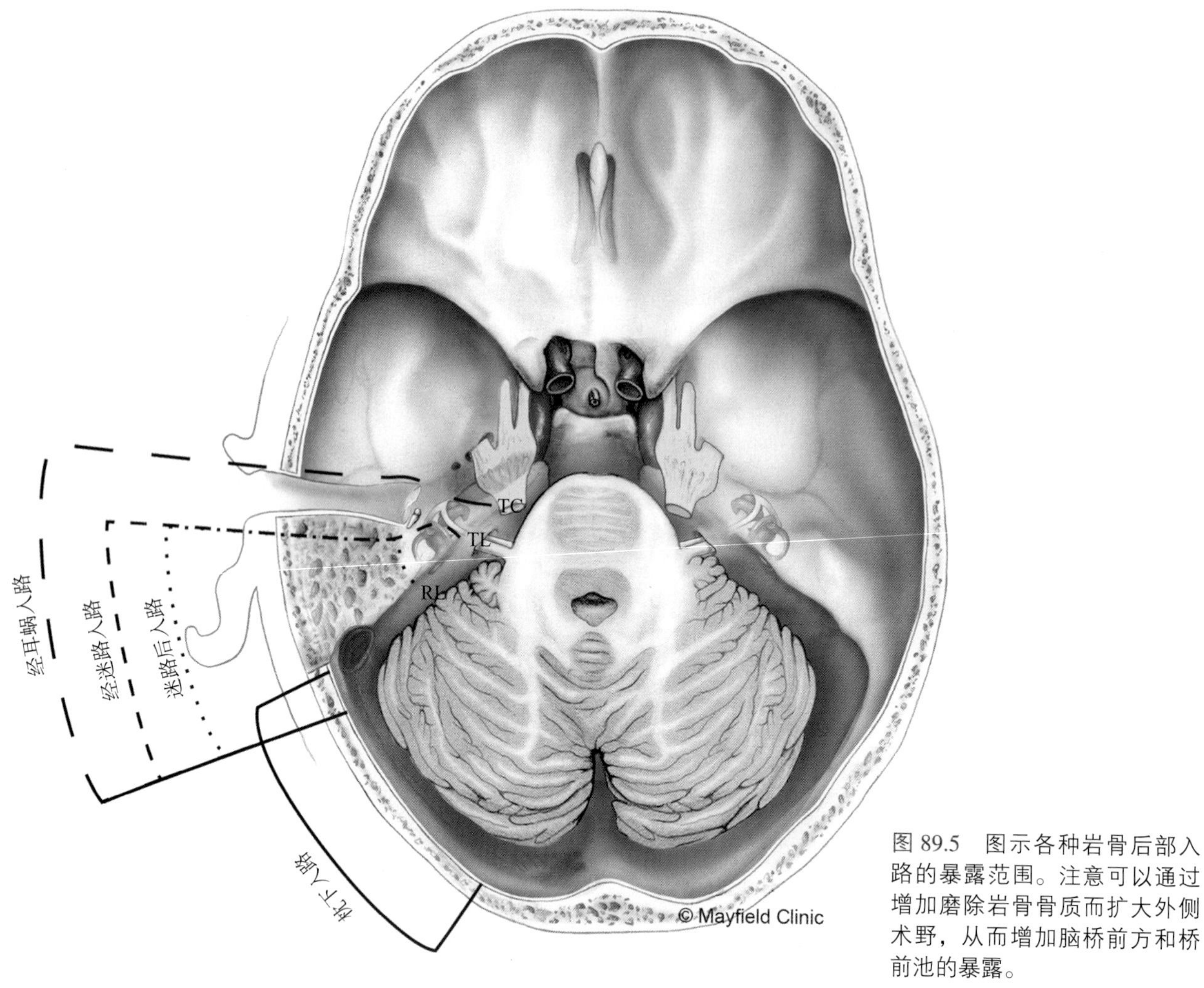

图 89.5 图示各种岩骨后部入路的暴露范围。注意可以通过增加磨除岩骨骨质而扩大外侧术野，从而增加脑桥前方和桥前池的暴露。

干至茎乳孔全程暴露面神经。在出膝状神经节处分离出 GSPN，以便向后移动面神经。这个操作会导致明显的面神经永久性瘫痪（House-Brackmann 分级至少 3 级），所以在选择这个入路的时候要慎重考虑。另一种替代方法是在全程分离视神经时保留其周围的少量骨质 [50]。这将使得术者不得不在其周围操作，并导致术野受限。磨除内听道前方及颈内动脉岩骨段外侧骨质直至斜坡。颈内动脉在岩骨内侧走行，限制了岩骨尖的暴露。然而，一旦耳囊和岩骨尖被切除，三叉神经干与颈静脉孔内神经之的间通道被打通，就可以充分暴露基底动脉干中段。大型基底动脉梭形动脉瘤需要多角度暴露。联合颅中窝入路就可以充分暴露上中斜坡处的基底动脉干。如果需要进一步暴露下斜坡，颈静脉球及颈静脉结节则有可能妨碍同侧下斜坡的暴露。通过增加乙状窦后硬膜切开，并将乙状窦向前外侧牵拉，可以改善枕骨大孔和下斜坡的暴露。最低处的暴露可以通过联合岩骨后部切除和枕下远外侧入路实现，这些入路将在下一节论述。如果浅表暴露需要进行多骨瓣扩大切除，通常需要分期手术（图 89.7）。外科团队经过充分休整后于次日再完成颅底深部的关键性操作。

枕下入路是颅后窝手术最常用的入路。适用于暴露累及后外侧脑干和小脑各个面的多种病灶，适用于不同的病变如小脑动脉的动脉瘤、椎动脉及位于外侧的椎基底动脉交界处动脉瘤、动静脉瘘 / 动静脉畸形、颅后窝的海绵状血管瘤、血管性肿瘤以及微血管减压术。枕下中线入路可以到达小脑半球，包括蚓部、延颈交界区以及第四脑室。靠上的枕下中线入路、枕下旁正中入路、幕下小脑上入路等可以到达小脑天幕面、中脑后外侧、顶盖以及松果体区 [51]。更为常见的是，通过枕下外侧入路到达颞骨的岩部后表面、外侧小脑及脑干（图 89.8）。暴露范围可以从小脑幕直到

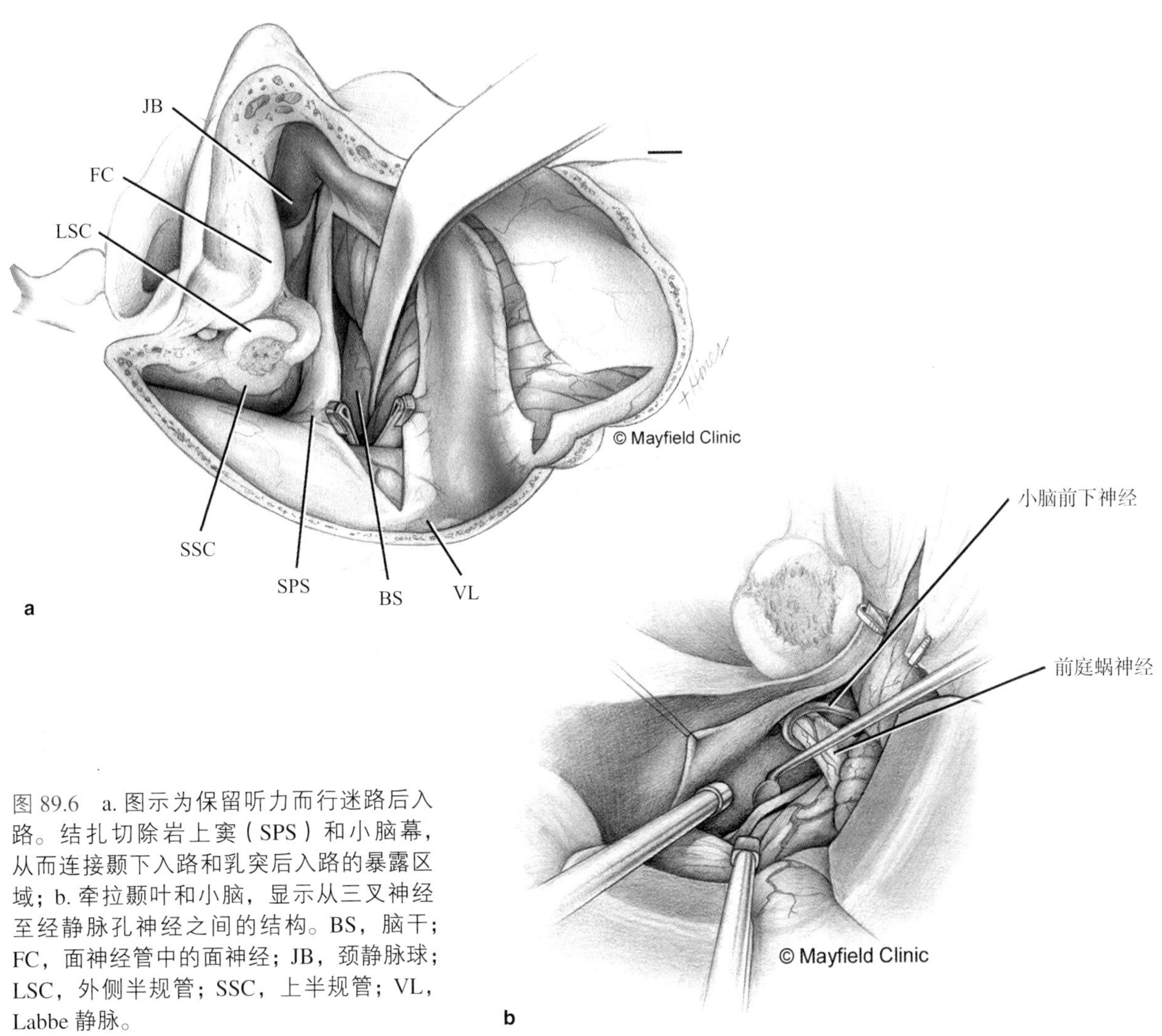

图 89.6　a. 图示为保留听力而行迷路后入路。结扎切除岩上窦（SPS）和小脑幕，从而连接颞下入路和乳突后入路的暴露区域；b. 牵拉颞叶和小脑，显示从三叉神经至经静脉孔神经之间的结构。BS，脑干；FC，面神经管中的面神经；JB，颈静脉球；LSC，外侧半规管；SSC，上半规管；VL，Labbe 静脉。

枕骨大孔，其长度和切开范围根据手术目的决定。经典 C 形切口起自耳后 2.5 cm 处，继续向下分离直至枕下骨质。在标志乙状窦和横窦移行处的星点后下方钻孔。自枕骨内板分离硬膜并识别乙状窦，铣刀铣下骨瓣，如果有必要，可以同时打开枕骨大孔。根据主要静脉窦走行剪开硬膜，切口通常呈锚形或 C 形。剪开后的硬膜瓣垂直于邻近的静脉窦固定，从而获得最大暴露。只要有可能，即需打开邻近的脑池（枕大池、CPA 池、小脑延髓池）来释放脑脊液，以便减少暴露所需的牵拉操作。外侧小脑与岩骨之间存在天然的平面。手术空间沿此深入并平行于岩骨。第Ⅸ ~ Ⅻ对脑神经横跨这个区域出颅，分隔出多个操作窗口。这些神经经常横跨手术路径，阻挡病灶或血管控制。此外，术野随深度增加而变窄，斜坡、椎基底动脉连接处和基底动脉干下段往往难以显露，除非这些血管出现迂曲扩张。

在下斜坡区域，存在数个可以进一步扩大的间隙，以便更好地暴露斜坡和大血管。颈静脉结节会妨碍位于颈静脉孔和舌下神经管之间的椎基底动脉连接处的暴露，这将会限制对侧椎动脉汇合前段及脊髓前动脉的血管控制。为扩大术野，可以使用磨钻和盐水冲洗于硬膜外磨除颈静脉结节直至与岩骨表面平齐。磨除颈静脉结节后部时要小心，因为进入颈静脉孔的神经在此处的一条浅沟中走行。舌咽神经管位于颈静脉结节下约 5 mm，被骨皮质所包绕[52]。此处的暴露通常联合枕髁部分切除术或者远外侧入路。远外侧入路包括低位枕下开颅，并磨除内 1/3 的枕髁。该入路打通了舌下神经管和枕骨大孔之间的空间，以便更好地暴露延髓前池和延髓基底部。此外，也为椎动脉和小脑后下动脉起始部提供了更好的侧方视野。皮肤切口在标准枕下外侧 C 形切口的基础上向下延伸，直至寰椎外侧组织。或者，也可

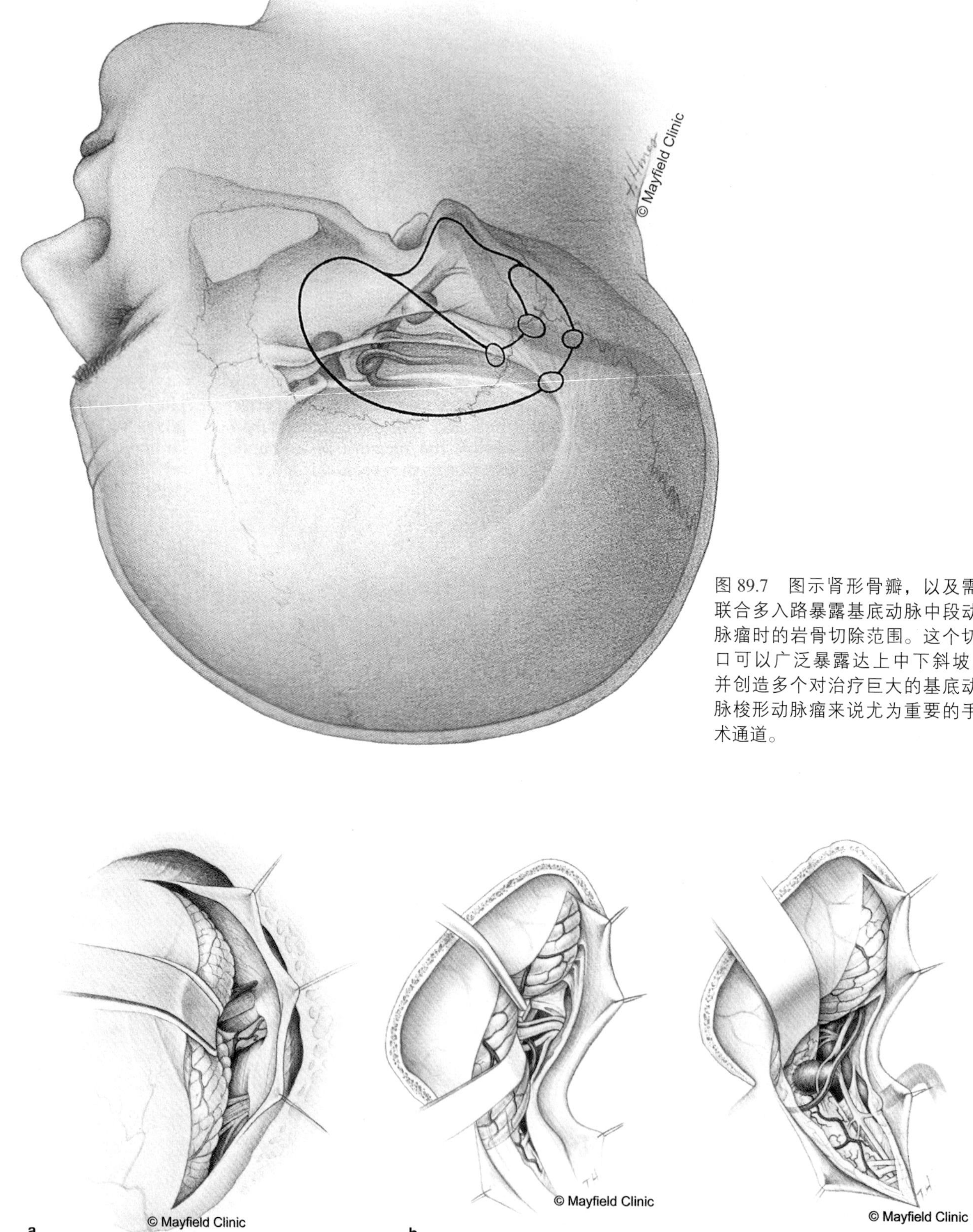

图 89.7　图示肾形骨瓣，以及需联合多入路暴露基底动脉中段动脉瘤时的岩骨切除范围。这个切口可以广泛暴露达上中下斜坡，并创造多个对治疗巨大的基底动脉梭形动脉瘤来说尤为重要的手术通道。

图 89.8　图示枕下入路深部术野及模块化入路扩展。a. 上部枕下入路暴露横行的脑神经；b. 下外侧枕下入路有利于暴露枕骨大孔；c. 联合部分枕髁切除（远外侧入路）能够改善枕骨大孔前方的暴露，并有利于椎动脉（VA）的暴露，控制和牵拉。

以从乳突尖到后颈段中线做曲棍球棒切口，以便暴露颈髓双侧来进行脊柱固定融合手术。沿着枕骨和颈部肌肉分离，辨认枕骨大孔和寰椎外侧块。枕下三角由上斜肌、下斜肌和头后大直肌围成。可以由其外侧附着点对这些肌肉进行松解，并向后牵开以减少肌肉团块对术野及脑干的阻挡。椎动脉的 V3 段和 C1 神经根位于寰椎前环的动脉沟内，识别椎动脉以便于施行硬膜外近端控制。

枕下开颅可以满足所需暴露的上部范围。接着切除同侧寰椎椎板。显微镜下金刚钻磨除枕髁的内 1/3，以便去除颈髓与枕下硬膜间的骨性突起。磨除足够的骨质后，包绕椎动脉入颅处的硬膜袖套能够完全与周围硬膜合并切开。舌下神经管就在术野深部、枕髁的上方，可以通过其周环绕的皮质骨进行辨认。磨除舌下神经管下多余的骨质并不能增加延髓前方的暴露，反而有可能导致关节不稳定、需要枕颈融合。术后应该常规进行颈部屈伸位 X 线检查以便排除潜在的不稳定性。枕髁后部的导静脉出血通过骨蜡或者止血材料控制。由乙状窦至外侧颈髓弧形切开硬膜，硬膜瓣应平整地固定于颅底骨缘（图 89.8）。血管性疾病很少需要移动椎动脉，但如需进行，可以打开 C1 神经横突孔并松解血管入颅处周围的硬膜环。注意不要损伤脊髓后动脉，该动脉有时起源于硬膜外，并经过包绕椎动脉的硬膜环 [52]。这时可以朝内下方移动椎动脉以暴露外侧枕髁。经髁入路中椎动脉移位主要用于处理附着点位于前方的枕骨大孔脑膜瘤。

PICA 起始部动脉瘤可能沿着椎动脉分布，从位于外侧的硬膜环入口处至位于中线附近的椎动脉基底动脉会合处。当进行 PICA 动脉瘤手术时，术者必须意识到此时“近端控制”意味着“阻断操作”，即同时夹闭 PICA 起始部近端和远端的椎动脉（即局部循环中止）。缺乏经验的医生常常将 PICA 的起始部误认为是椎动脉的延续部分，在操作过程中误碰动脉瘤顶而致其破裂。有经验的医生意识到椎动脉在接近 PICA 起始部时会向中线方向明显拐弯，直达延髓前方。椎动脉在齿状韧带和后组脑神经深部入颅后上行。分离小脑延髓裂、牵开小脑扁桃体即可暴露上述深部结构。可以切开齿状韧带以扩大颈髓和副神经之间的深部术野。轻柔牵拉齿状韧带也可以用来使延颈交界处移位，以增加枕骨大孔前方区域的暴露。通常在舌下神经上方或下方、副神经和迷走神经根之间进行分离，进一步显露该区域血管结构。

结论

颅后窝空间有限，遍布重要的神经结构。开颅治疗该区域的血管性病变仍是一种挑战。脑干对于牵拉耐受力差，所以通往病变的入路必须将其避开。颅底的重要结构是手术入路的主要障碍，经常限制最短路径的达成。根据容易辨认的解剖标志将颅底进行分区，可以为正确选择手术入路做出指导。神经血管手术的指导原则仍然是：在需要的情况下通过颅底入路改善暴露、早期血管控制、局部循环中止、释放脑脊液松解组织，以及增加深部暴露的空间。随着血管内治疗的发展，对高度专科化、有条件进行密集性训练并熟悉颅后窝手术的医疗中心的需求日渐上升。

参·考·文·献

[1] Ono M, Ono M, Rhoton AL Jr, Barry M. Microsurgical anatomy of the region of the tentorial incisura. J Neurosurg 1984;60:365–399

[2] Abdel Aziz KM, Sanan A, van Loveren HR, Tew JM Jr, Keller JT, Pensak ML. Petroclival meningiomas: predictive parameters for transpetrosal approaches. Neurosurgery 2000;47:139–150, discussion 150–152

[3] Koos WT, Spetzler RF, Lang J. Color Atlas of Microneurosurgery: Microanatomy, Approaches, Techniques. New York: Thieme; 1993

[4] Sekhar LN, Fessler RG. Atlas of Neurosurgical Techniques: Brain. New York: Thieme; 2006

[5] Tew JM, Rhoton AL Jr. Atlas of Operative Microneurosurgery. Philadelphia: Saunders; 1994

[6] Yaşargil M. Microneurosurgery: Clinical Considerations, Surgery of the Intracranial Aneurysms and Results. New York: Thieme; 2013

[7] Saeki N, Rhoton AL Jr. Microsurgical anatomy of the upper basilar artery and the posterior circle of Willis. J Neurosurg 1977;46:563–578

[8] Crockard HA. The transoral approach to the base of the brain and upper cervical cord. Ann R Coll Surg Engl 1985;67:321–325

[9] de los Reyes RA, Kantrowitz AB, Detwiler PW, Feghale JG, Hall CD, Sonstein WJ. Transoral-transclival clipping of a giant lower basilar artery aneurysm. Surg Neurol 1992;38:379–382

[10] Saito I, Takahashi H, Joshita H, Usui M, Sasaki T, Sano K. Clipping of vertebro-basilar aneurysms by the transoral transclival approach. Neurol Med Chir (Tokyo) 1980;20:753–758

[11] Choi D, Gleeson M. Surgery for chordomas of the craniocervical junction: lessons learned. Skull Base 2010;20:41–45

[12] Gay E, Sekhar LN, Rubinstein E, et al. Chordomas and chondrosarcomas of the cranial base: results and follow-up of 60 patients. Neurosurgery 1995; 36:887–896, discussion 896–897

[13] Ogilvy CS, Barker FG II, Joseph MP, Cheney ML, Swearingen B, Crowell RM. Transfacial transclival approach for midline posterior circulation aneurysms. Neurosurgery 1996;39:736–741, discussion 742

[14] Fine AD, Cardoso A, Rhoton AL Jr. Microsurgical anatomy of the extracranial-extradural origin of the posterior inferior cerebellar artery. J Neurosurg 1999;91:645–652

[15] Youssef AS, Abdel Aziz KM, Kim EY, Keller JT, Zuccarello M,

van Loveren HR. The carotid-oculomotor window in exposure of upper basilar artery aneurysms: a cadaveric morphometric study. Neurosurgery 2004;54: 1181–1187, discussion 1187–1189

[16] Youssef AS, van Loveren HR. Microvascular retractor: a new concept of retracting and repositioning cerebral blood vessels. Neurosurgery 2005; 57(1, Suppl):199–202, discussion 199–202

[17] Beumer D, Delwel EJ, Kleinrensink GJ, Akouri S, Torres A, Krisht AF. The perforator-free zone of the posterior communicating artery and its relevance in approaches to the interpeduncular cistern, especially the transcavernous approach: an anatomic study. Neurosurgery 2007;61(5, Suppl 2):187–191, discussion 191–192

[18] Dolenc VV, Skrap M, Sustersic J, Skrbec M, Morina A. A transcavernoustranssellar approach to the basilar tip aneurysms. Br J Neurosurg 1987;1:251–259

[19] Youssef AS, van Loveren HR. Posterior clinoidectomy: dural tailoring technique and clinical application. Skull Base 2009;19:183–191

[20] Chi JH, Sughrue M, Kunwar S, Lawton MT. The "yo-yo" technique to prevent cerebrospinal fluid rhinorrhea after anterior clinoidectomy for proximal internal carotid artery aneurysms. Neurosurgery 2006;59(1, Suppl 1):ONS101–ONS107, discussion ONS101–ONS107

[21] Sano K. Temporo-polar approach to aneurysms of the basilar artery at and around the distal bifurcation: technical note. Neurol Res 1980;2:361–367

[22] Drake CG. Bleeding aneurysms of the basilar artery. Direct surgical management in four cases. J Neurosurg 1961;18:230–238

[23] Heros RC, Lee SH. The combined pterional/anterior temporal approach for aneurysms of the upper basilar complex: technical report. Neurosurgery 1993;33:244–250, discussion 250–251

[24] Al-Mefty O. Supraorbital-pterional approach to skull base lesions. Neurosurgery 1987;21:474–477

[25] Hakuba A, Liu S, Nishimura S. The orbitozygomatic infratemporal approach: a new surgical technique. Surg Neurol 1986;26:271–276

[26] Jane JA, Park TS, Pobereskin LH, Winn HR, Butler AB. The supraorbital approach: technical note. Neurosurgery 1982;11:537–542

[27] Alaywan M, Sindou M. Fronto-temporal approach with orbito-zygomatic removal. Surgical anatomy. Acta Neurochir (Wien) 1990;104:79–83

[28] Aziz KM, Froelich SC, Cohen PL, Sanan A, Keller JT, van Loveren HR. The one-piece orbitozygomatic approach: the MacCarty burr hole and the inferior orbital fissure as keys to technique and application. Acta Neurochir (Wien) 2002;144:15–24

[29] Delashaw JB Jr, Tedeschi H, Rhoton AL. Modified supraorbital craniotomy: technical note. Neurosurgery 1992;30:954–956

[30] Sekhar LN, Kalia KK, Yonas H, Wright DC, Ching H. Cranial base approaches to intracranial aneurysms in the subarachnoid space. Neurosurgery 1994; 35:472–481, discussion 481–483

[31] Andaluz N, Van Loveren HR, Keller JT, Zuccarello M. Anatomic and clinical study of the orbitopterional approach to anterior communicating artery aneurysms. Neurosurgery 2003;52:1140–1148, discussion 1148–1149

[32] Figueiredo EG, Deshmukh P, Zabramski JM, et al. Quantitative anatomic study of three surgical approaches to the anterior communicating artery complex. Neurosurgery 2005;56(2, Suppl):397–405, discussion 397–405

[33] Schwartz MS, Anderson GJ, Horgan MA, Kellogg JX, McMenomey SO, Delashaw JB Jr. Quantification of increased exposure resulting from orbital rim and orbitozygomatic osteotomy via the frontotemporal transsylvian approach. J Neurosurg 1999;91:1020–1026

[34] D'Ambrosio AL, Mocco J, Hankinson TC, Bruce JN, van Loveren HR. Quantification of the frontotemporal orbitozygomatic approach using a three-dimensional visualization and modeling application. Neurosurgery 2008; 62(3, Suppl 1):251–260, discussion 260–261

[35] Harsh GR IV, Sekhar LN. The subtemporal, transcavernous, anterior transpetrosal approach to the upper brain stem and clivus. J Neurosurg 1992; 77:709–717

[36] Seoane E, Tedeschi H, de Oliveira E, Wen HT, Rhoton AL Jr. The pretemporal transcavernous approach to the interpeduncular and prepontine cisterns: microsurgical anatomy and technique application. Neurosurgery 2000;46:891–898, discussion 898–899

[37] Figueiredo EG, Zabramski JM, Deshmukh P, Crawford NR, Preul MC, Spetzler RF. Anatomical and quantitative description of the transcavernous approach to interpeduncular and prepontine cisterns. Technical note. J Neurosurg 2006;104:957–964

[38] Drake CG. The treatment of aneurysms of the posterior circulation. Clin Neurosurg 1979;26:96–144

[39] Gillingham FJ. The management of ruptured intracranial aneurysm. Ann R Coll Surg Engl 1958;23:89–117

[40] Bisaria KK. Cavernous portion of the trochlear nerve with special reference to its site of entrance. J Anat 1988;159:29–35

[41] Rhoton AL Jr. Tentorial incisura. Neurosurgery 2000;47(3, Suppl):S131–S153

[42] Aziz KM, Tew JM Jr, van Loveren HR, Chicoine MR. The Kawase approach to retrosellar and upper clival basilar aneurysms. Neurosurgery 1999;44: 1225–1234, discussion 1234–1236

[43] Friedman RA, Pensak ML, Tauber M, Tew JM Jr, van Loveren HR. Anterior petrosectomy approach to infraclinoidal basilar artery aneurysms: the emerging role of the neuro-otologist in multidisciplinary management of basilar artery aneurysms. Laryngoscope 1997;107:977–983

[44] Tedeschi H, Rhoton AL Jr. Lateral approaches to the petroclival region. Surg Neurol 1994;41:180–216

[45] Kawase T, Toya S, Shiobara R, Mine T. Transpetrosal approach for aneurysms of the lower basilar artery. J Neurosurg 1985;63:857–861

[46] Miller CG, van Loveren HR, Keller JT, Pensak M, el-Kalliny M, Tew JM Jr. Transpetrosal approach: surgical anatomy and technique. Neurosurgery 1993;33:461–469, discussion 469

[47] Al-Mefty O, Fox JL, Smith RR. Petrosal approach for petroclival meningiomas. Neurosurgery 1988;22:510–517

[48] Sekhar LN, Schessel DA, Bucur SD, Raso JL, Wright DC. Partial labyrinthectomy petrous apicectomy approach to neoplastic and vascular lesions of the petroclival area. Neurosurgery 1999;44:537–550, discussion 550–552

[49] House WF, Hitselberger WE. The transcochlear approach to the skull base. Arch Otolaryngol 1976;102:334–342

[50] Gantz BJ, Fisch U. Modified transotic approach to the cerebellopontile angle. Arch Otolaryngol 1983;109:252–256

[51] de Oliveira JG, Lekovic GP, Safavi-Abbasi S, et al. Supracerebellar infratentorial approach to cavernous malformations of the brainstem: surgical variants and clinical experience with 45 patients. Neurosurgery 2010;66:389–399

[52] Rhoton AL Jr. The far-lateral approach and its transcondylar, supracondylar, and paracondylar extensions. Neurosurgery 2000;47(3, Suppl):S195–S209

第 90 章

内镜在脑血管外科中的应用

Nancy McLaughlin, Daniel M. Prevedello, Ricardo L. Carrau, and Amin B. Kassam

随着显微镜所提供的术中可视化技术的改善以及外科设备的不断更新，显微外科技术正持续发展。相比脑牵拉，患者更耐受颌面骨与颅骨的切除，在此前提下，不同的颅底开颅技术得到了较大的发展。这种模式的改变使得颅底外科医生可以在最低程度脑牵拉的情况下沿着改进的手术入路达到并处理病灶。在过去 20 年中，锁孔手术的概念深受欢迎。如 Perneczky 等描述，“锁孔手术并不是指骨瓣仅仅具有锁眼的大小，而是指个体化的入路选择来进入颅内特定的空间，并且对最小化损伤前提下的操作发挥着关键作用”[1, 2]。锁孔外科减小了骨瓣面积，最小化硬膜切口，减少了脑组织暴露并且达到最低程度的脑牵拉[1]。内镜被用于规避锁孔入路造成的较弱照明以及狭小的手术视角。它使得术者可以增强术野的照明强度，为组织结构提供特写镜头，并且具备可延伸的视角。自从 Perneczky 等提出内镜辅助显微外科这一概念以来，众多神经外科医师已将其用于脑血管疾病的治疗[2–10]。显微镜与内镜这两种互为补充、相互促进的视觉系统互相合作则具有更加明显的优势。

过去 20 年，与锁孔入路概念及内镜辅助显微手术的发展相对应的是，单纯经鼻内镜手术也受到广泛欢迎。事实上，扩大经鼻入路（expanded endonasal approaches，EEA）的可行性以及安全性已经在许多研究中得到了很好证实[11–15]。而今，EEA 可以用于暴露颅前、中、后窝[16–18]。作为全球主要神经外科中心扩充手术技术的成果之一，鼻内镜已经成为颅底外科医师必备的医疗手段。EEA 可以通过腹侧通道到达颅底病灶，同时减少对脑以及脑神经（CN）的牵拉。尽管在血管性疾病中其应用仍存在争议，但在一些特定的病例中，EEA 也可以作为传统开颅颅底入路的一项备选方案。

本章讨论鼻内镜入路在脑血管疾病中的应用。回顾相关解剖后，我们讨论 EEA 在脑血管疾病中的应用范围，回顾 EEA 入路中的关键原则，并讨论选择合适患者的重要性。

模块化入路的外科解剖要点

适合应用神经鼻内镜入路的脑血管疾病可以通过腹侧正中入路到达病灶。基于解剖通道，EEA 入路已经经过了模块化（表 90.1）[16, 18]。在矢状面上经鼻入路包括以下模块，从前向后依次为：经筛骨入路、经蝶骨平台入路、经鞍结节入路、经蝶入路、经斜坡入路、经齿突入路，以及经枕骨大孔 / 颅椎体入路（图 90.1）[16, 18]。掌握经鼻入路中前颅底的解剖对于进行 EEA 操作至关重要。除此之外，了解各个模块所暴露的硬膜内脑区、脑池，以及神经血管结构也十分必要。

经筛骨入路前界为额窦及筛窦前壁动脉（AEA），后界为筛窦后壁动脉（PEA），侧方为筛骨眶板和眶内侧壁所界定（图 90.2）。在颅内方面，与直回、额眶回、嗅神经以及纵裂相对应。与此入路密切相关的结构包括眼眶、大脑前动脉（A2 段）以及其分支（眶额动脉、额极动脉）。

经鞍结节 / 蝶骨平台入路前界为 PEA，后界为鞍蝶，外界为视神经（图 90.2 与图 90.3）。前颅底处该部分在颅内与直回、眶回、鞍上池，以及视交叉前池相对应。与此入路相关的重要结构有视神经、颈内动脉（ICA）、大脑前动脉［A1 段，Heubner 回返动脉，前交通动脉（ACoA）以及前穿支］。

经蝶鞍入路中，可以在蝶窦表面找到一些关键的解剖结构标志：中间的蝶鞍凸起，覆盖海绵间窦的薄层骨质，下方的斜坡陷凹，鞍区外侧的颈动脉突，上方的视神经，它们之间的内侧视神经颈动脉陷凹（OCR），以及外侧的视神经颈动脉陷凹（图 90.2）。

表 90.1 概括通过扩大经鼻入路（EEA）各模块所暴露的脑池以及神经血管结构

EEA 模块	移除骨瓣	暴露脑池	脑	脑神经	血管	可能的血管疾病
颅前窝						
经筛骨入路	筛板以及鸡冠	纵裂	直回以及眶回	嗅神经	A2，额极以及眶额动脉	
经蝶骨平台 / 鞍结节入路	蝶骨平台，鞍结节，床突内侧	鞍上池，视交叉前池	直回以及眶回	视神经，视交叉	ICA，垂体上动脉，ACoA，A2	动脉瘤
颅中窝						
经蝶入路	蝶骨，鞍底以及表面	蝶鞍窝，鞍上池（累及鞍上的病例）	垂体以及鞍隔	视神经，视交叉	海绵窦段 ICA，垂体上、下动脉	动脉瘤
颅后窝						
经斜坡入路	斜坡中下 1/3，岩尖，Dorello 管	桥前池，脑桥延髓池	腹侧脑桥，上段延髓	Ⅴ，Ⅵ，Ⅶ，Ⅷ，Ⅸ，Ⅹ，Ⅺ	基底动脉中段，AICA，VBJ	动脉瘤，海绵状血管瘤，骨内动静脉畸形
颅椎交界入路	枕骨大孔，枕髁内侧	脑桥延髓池	低位延髓，延颈交界	Ⅸ，Ⅹ，Ⅺ，Ⅻ	VBJ，延髓穿支，椎动脉	动脉瘤

注：A2，大脑前动脉（ACA）的 A2 段；ICA，颈内动脉；ACoA，前交通动脉；AICA，小脑前下动脉；VBJ，椎基底连接处。

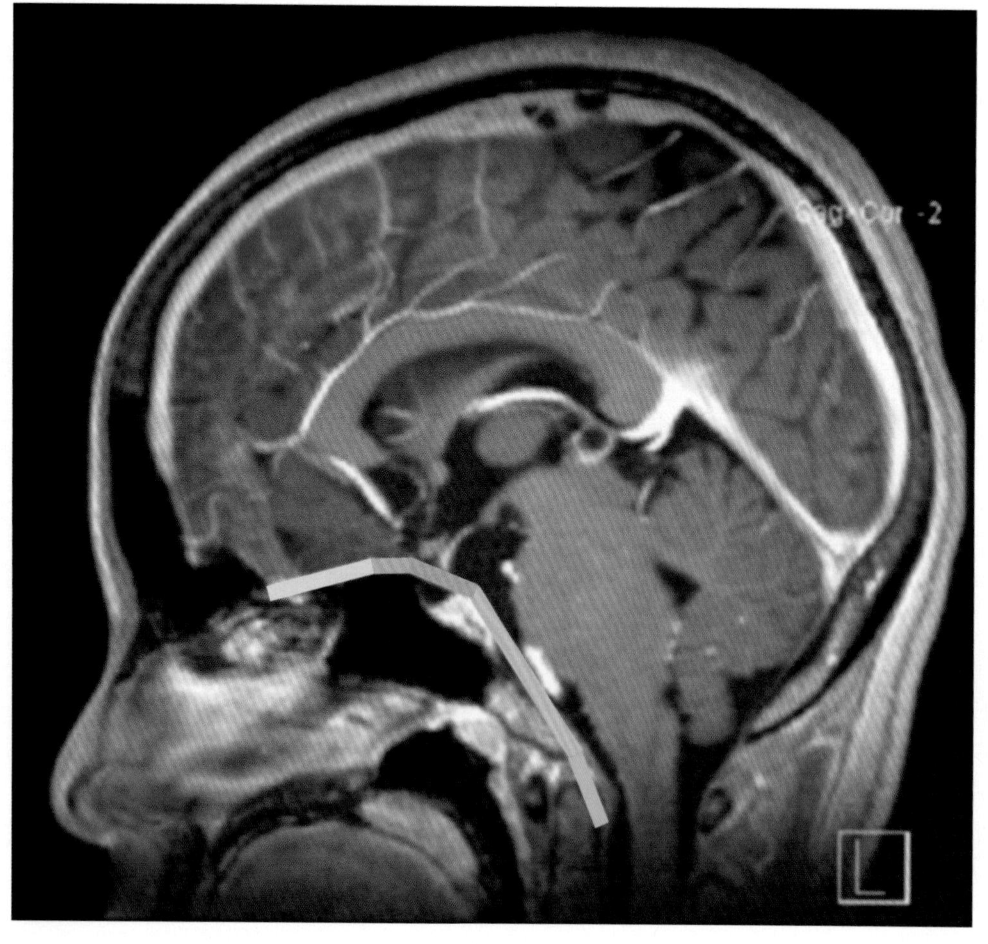

图 90.1 MRI 矢状面增强图像显示各入路模块沿长轴分布的暴露区域。黄色：经筛骨入路；蓝色：经蝶骨平台 / 鞍结节入路；紫色：经蝶鞍入路；橙色：经斜坡入路；绿色：经齿突入路。

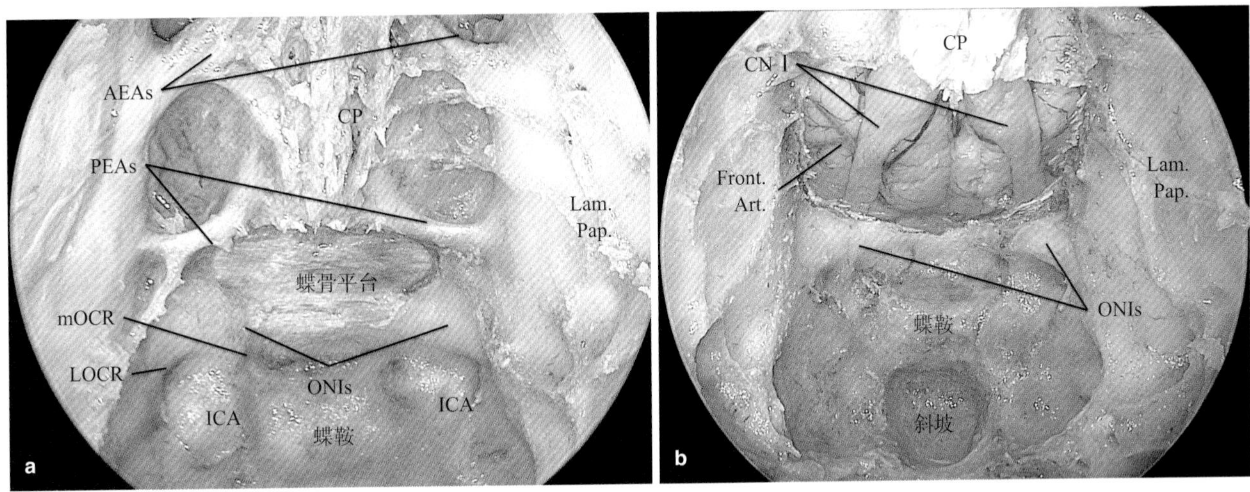

图 90.2　a. 内镜下经鼻解剖尸头显示颅前窝底；蝶骨平台上的骨质被移除。可以看到筛骨前后动脉（AEAs/PEAs）供应颅前窝以及筛板（CP）；b. 内镜下经鼻解剖尸头显示颅前窝底；PEAs 已被结扎，蝶骨平台上方的骨质以及硬膜被移除。CN Ⅰ，第Ⅰ对脑神经（嗅束）；Front. Art.，额极动脉；ICA，颈内动脉；Lam.Pap.，眶板；LOCR，外侧视神经颈内动脉陷凹；mOCR，内侧视神经颈内动脉陷凹；ONIs，视神经压迹。

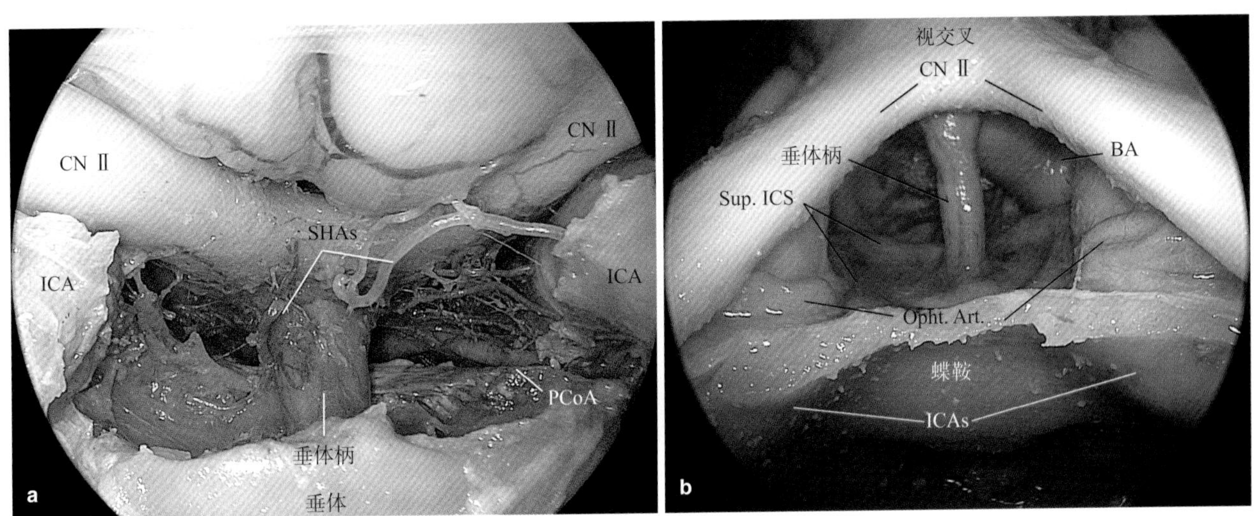

图 90.3　a. 内镜下经鼻解剖尸头显示鞍上间隙。观察到来自垂体上动脉（SHAs）的丰富的血管网供应垂体（Pit）柄以及视交叉；b. 尸体内镜经鼻入路近距离显示眼动脉（Opht. Art）。蝶鞍上区域，蝶骨平台以及鞍结节被移除以暴露鞍上池以及池内容物。可以观察到双侧眼动脉的起始部。BA，基底动脉；CN Ⅱ，第Ⅱ对脑神经（视神经）；ICA，颈内动脉；PCoA，后交通动脉；Sup. ICS，上海绵间窦。

移除鞍区表面骨质时需要向外侧延伸，直至超过海绵窦的内侧壁，并且暴露上、下海绵间窦。内侧 OCR 需要打开，为暴露鞍区上部以及外侧视神经颈动脉池提供路径。海绵窦段 ICA 位于海绵窦的最高点，为经鞍区入路的外侧界。正如其名，这条入路为暴露垂体、鞍隔以及鞍上池提供了路径。与此入路中，相关的重要神经血管结构包括视神经、视交叉、海绵窦段 ICA，以及垂体上、下动脉。

经斜坡入路中，沿着头侧至尾侧的方向，可将斜坡分为 3 个部分（图 90.4）。斜坡上 1/3 上界延伸至中线处的鞍背及旁中央的后床突，外侧界为斜坡旁的颈内动脉，下界为 Dorello 管。从中线处打开硬膜即可到达脚间池、基底池、中脑、后交通动脉（PCoA），以及动眼神经。斜坡中 1/3 从 Dorello 管向下至颈静脉孔，在暴露斜坡平面时常需移除该处骨质。斜坡下 1/3 从颈静脉孔至延颈交界及枕骨大孔区域。需要仔细鉴别此处神经血管结构，例如椎动脉、椎基底结合部、基底动脉、脑桥，以及第Ⅴ ~ Ⅹ对脑神经。

经齿突入路以及经枕骨大孔/颅椎入路可以暴露枕骨大孔以及齿突，上述入路需要移除蝶窦斜坡区至软腭水平的鼻咽黏膜，需保证该操作在咽鼓管内侧进行，因为咽旁颈内动脉紧邻咽鼓管后外侧部。椎旁肌以及寰枕筋膜需要被部分移除，以便暴露寰椎的前弓。经枕骨大孔入路中，只需磨除寰椎椎弓的上部、暴露齿突的顶端即可。在侧方，需移除枕髁的内侧部分而不进入关节囊。经齿突入路中，则需切除寰椎前弓以及枢椎的齿突。

控制颈内动脉的外科解剖要点

对大部分入路来说，双侧颈内动脉（ICA）是矢状面上的外侧边界（图 90.5）。颈内动脉依据不同的分级系统，分为 4~7 段[19]。与鼻内镜较为相关的分级将 ICA 分为 5 个部分，从近端（后）向远端（前）分别为：咽旁段、岩骨段、斜坡旁段、蝶鞍旁段，以及床突旁段。通过远端硬膜环后，ICA 进入蛛网膜下腔，界定鞍上间隙的外侧界。重要的是，通过腹侧进行暴露时，（由于颈内动脉走行的限制）斜坡旁段以及蝶鞍旁段水平的暴露空间较为狭窄，而岩骨段以及咽旁段水平的空间则较为宽阔。识别每一部分特定的解剖标志有助于安全暴露（表 90.2）。

表 90.2 颈内动脉各段解剖学标志

颈内动脉（ICA）分段	解剖学标志
床突旁段	内侧及外侧视神经颈内动脉凹陷
蝶鞍旁段	蝶鞍及中床突
斜坡旁段	内侧翼状板及斜坡凹陷
岩骨段	翼管神经
咽旁段	咽鼓管

适用于扩大经鼻入路的血管疾病

鼻内镜入路可以用于治疗某些特定类型的血管疾病。同样需要严格遵循显微手术治疗脑血管病的原则，例如动脉瘤、动静脉畸形（AVM），以及海绵状

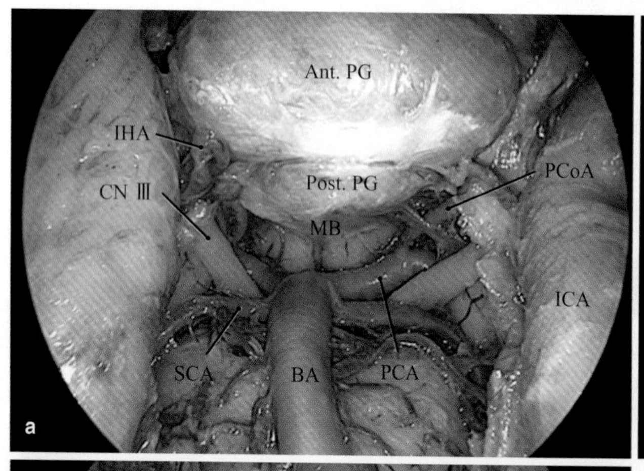

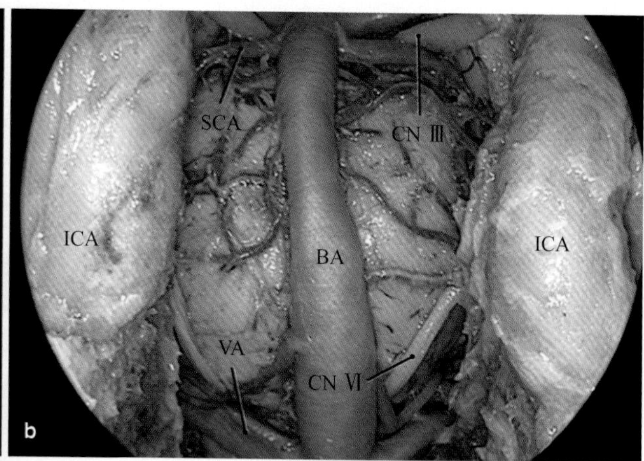

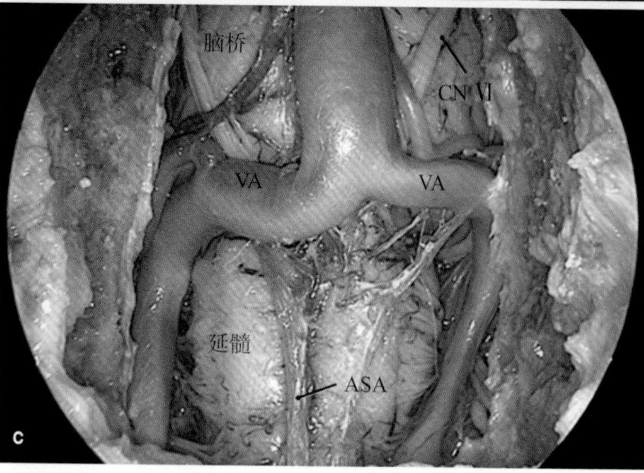

图 90.4 尸体经鼻内镜入路近距离显示斜坡的 3 个部分。a. 上 1/3 段：鞍背切除后垂体移位，使用 30° 镜头向上观察垂体；b. 中 1/3 段：双侧骨质移除以颈内动脉为界；c. 下 1/3 段：根据病灶情况，该入路可以向外侧扩展至颈静脉结节或者枕髁，或者向下通过枕骨大孔。Ant. PG，垂体前叶（腺垂体）；ASA，脊髓前动脉；BA，基底动脉；CN Ⅲ，动眼神经；CN Ⅵ，展神经；ICA，颈内动脉；IHA，垂体下动脉；MB，乳头体；PCA，大脑后动脉；PCoA，后交通动脉；Post. PG，垂体后叶（神经垂体）；SCA，小脑上动脉；VA，椎动脉。

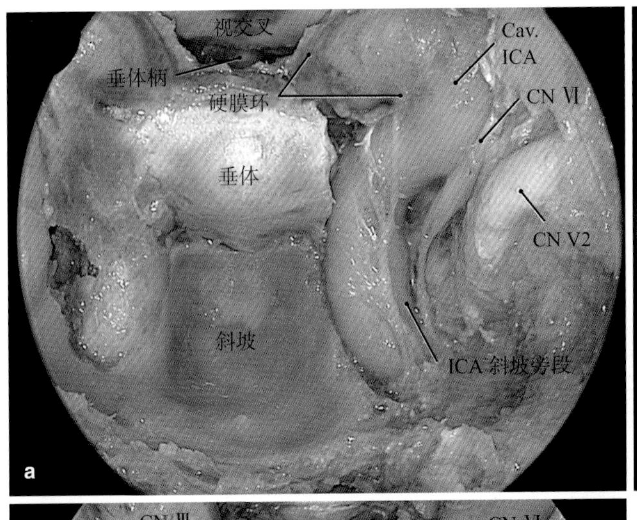

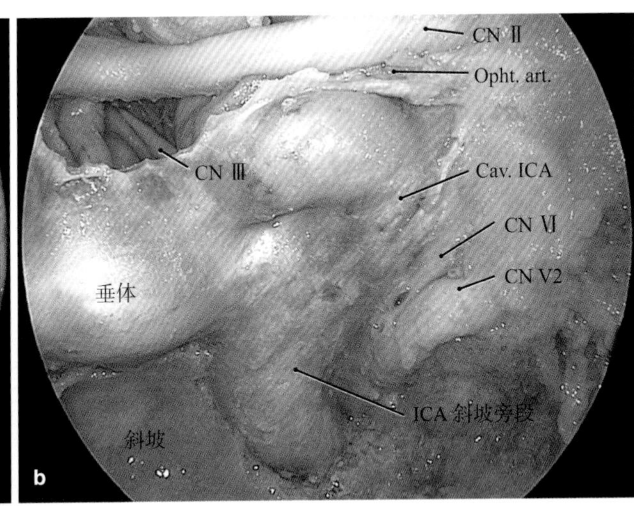

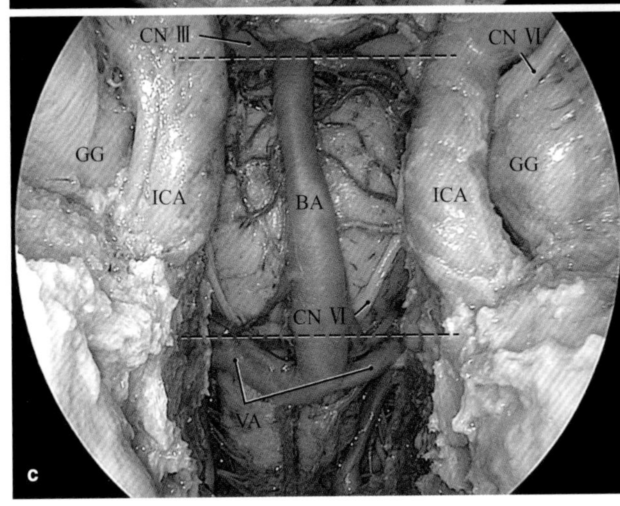

图 90.5　a. 尸体鼻内镜入路显示大范围蝶窦切除，并移除双侧颈内动脉（ICA）、垂体（Pit.），以及左侧海绵窦表面骨质；蝶鞍上方及左侧的硬膜也被切除；b. 使用 30° 镜头从侧面观察左侧海绵窦；视神经管被打开以暴露眼动脉（Opht.art.）以及视神经；c. 尸体鼻内镜斜坡切除后显露颅后窝腹侧；双侧颈内动脉以及半月神经节被骨骼化解剖。注意图中虚线将斜坡分为上、中、下 3 部分。BA，基底动脉；Cav. ICA，颈内动脉海绵窦段；CN Ⅲ，动眼神经；CN V2，三叉神经上颌支；CN Ⅵ，展神经；VA，椎动脉。

血管瘤。若无法保证显微外科手术基本原则，则内镜手术同样无法进行，这一点非常重要。

中线部位的颅内动脉瘤

迄今为止，EEA 已经用于治疗数例高选择性动脉瘤，分别起自颈内动脉 – 垂体上动脉（SHA）、前交通动脉（ACoA）、基底动脉（BA）、椎动脉（VA），以及小脑下后动脉（PICA）–VA（表 90.3）。从腹侧通道暴露动脉瘤需要遵循内镜颅底外科的金标准，即避免侵犯脑神经平面。

2006 年，第一次报道使用 EEA 治疗颅内动脉瘤 [20]。这个病例的报道是有意义的，展示了 EEA 如何参与多模式治疗巨大、部分血栓形成的梭形 VA 动脉瘤。在完成血管内弹簧圈阻断硬膜内 VA 及动脉瘤远端（椎基底动脉交界处近端）后，采用 EEA 处理占位团块，解除对于脑干的压迫作用。经齿突入路以及经枕骨大孔 / 颅椎入路可以暴露动脉瘤近端及远端的 VA。不同角度的内镜可以改善对于重要神经血管结构，例如小的穿支视野，有助于全方位松解动脉瘤。在夹闭团块近端及远端 VA 后，完成对动脉瘤血栓的切除 [20]。在经过介入弹簧圈栓塞后，此动脉瘤破裂风险部分降低，使得其切除更为安全（图 90.6）。

第二例报道的病例展示了使用鼻内镜无辅助夹闭垂体上动脉动脉瘤的可行性 [21]。近年来，Hanak 等 [22] 发表了一项关于鞍内延伸颅内动脉瘤的大样本回顾。他们将动脉瘤分为：①鞍膈下型，起自海绵窦段，向内侧生长进入鞍内；②鞍膈上型，起自眼动脉段，将鞍隔挤向下方或者穿过鞍隔生长；③没有明显的鞍内侵袭。在其文章中，大多数的鞍膈下型动脉瘤起自 ICA 海绵窦段，并且在海绵窦壁内局限性生长。大多数的鞍隔上型动脉瘤为垂体上动脉动脉瘤，也存在少数指向下方的 ACoA 动脉瘤 [22]。向内侧或者下内侧方向突出的 SHA 动脉瘤可以通过腹侧通道达到，可避免对视觉通路的干扰。需暴露处于视神经颈内动脉池的斜坡旁段以及床突旁段 ICA，以便保证近端、远端控制。介于其间的海绵窦段 / 鞍旁段 ICA 也同时需要

表 90.3　迄今所有经 EEA 入路治疗脑血管病病例报道归纳

作者和年份	病理类型	性别 / 年龄（岁）	病例特点	病灶	入路
Kassam 等，2006[20]	动脉瘤	女 /51	头痛，进行性笨拙及虚弱，共济失调，眩晕，感觉异常	右侧椎动脉梭形动脉瘤伴部分血栓，起自小脑后下动脉近端	介入栓塞动脉瘤；经齿突以及枕骨大孔 / 颅椎入路；动脉瘤减压
Kassam 等，2007[21]	动脉瘤	女 /56	家族性动脉瘤	左垂体上动脉动脉瘤	经筛板 / 鞍结节入路；经蝶入路；斜坡入路；动脉瘤夹闭
Kassam 等，2007[27]	骨内动静脉畸形	女 /4	致命性多发性鼻出血	骨内动静脉畸形	经蝶鞍以及斜坡入路
Eloy 等，2008[23]	动脉瘤	女 /28	蛛网膜下腔出血	小的椎动脉主干动脉瘤，指向左后方	经蝶鞍以及斜坡入路；动脉瘤夹闭
Ensenat 等 2011[24]	动脉瘤	女 /74	蛛网膜下腔出血	小的椎动脉 – 小脑后下动脉动脉瘤（1.2 mm）	经斜坡入路；动脉瘤夹闭
Froelich 等 2011[25]	动脉瘤	男 /55	无症状性	7 mm 前交通动脉动脉瘤，指向上方	经筛板 / 鞍结节入路；动脉瘤夹闭
Germanwala 与 Zanation 2011[26]	动脉瘤	女 /42	蛛网膜下腔出血	10 mm 右侧床突旁动脉瘤以及 5 mm 宽颈右侧眼动脉动脉瘤	经鞍结节 / 蝶鞍入路；动脉瘤夹闭
Kimball 等 2012[30]	脑干海绵状血管瘤	女 /59	间歇性构音障碍，右侧面部无力，左侧上下肢无力；2 周内再次出血，伴有复视以及左侧偏瘫	脑桥腹侧病灶（23 mm × 22 mm × 25 mm）符合海绵状血管瘤	经斜坡入路
Sanborn 等，2012[29]	脑干海绵状血管瘤	男 /17	急性头疼发作，面部麻木刺痛；另外 2 次发作性神经功能缺损	脑桥腹内侧病灶（17 mm × 12 mm）符合海绵状血管瘤	经斜坡入路

暴露，以便获得合适的角度分离动脉瘤颈，进而将动脉瘤夹闭（图 90.7）。

此病例之后，另有 3 例无辅助经鼻内镜治疗动脉瘤的病例报道（表 90.3）[23–26]。近年来，Froelich 等报道了一例通过 EEA 夹闭 ACoA 动脉瘤的病例，该患者之前曾接受过内镜下眶尖内侧壁及视神经管病灶活检与视神经减压术。腹侧入路的优势在于对大脑以及直回的扰动较小。对于其他采取经颅入路治疗的前交通复合体动脉瘤来说，评估的关键因素是动脉瘤的朝向（指向下方的是最适合的），大脑前动脉 – 前交通复合体的特定解剖，以及局部穿支动脉的位置。除此之外，大脑前动脉的近端（A1 段）的位置（位于大脑纵裂深部或表浅处）必须评估，因为当双侧 A1 段位置较深时，近端控制可能难以施行。同样，当远端 ACA（A2 段）位于纵裂深处时，临时阻断夹可能难以安放。当考虑应用 EEA 治疗颅内动脉瘤时，术前仔细评估所有的影像学资料是必需的。

动静脉畸形（AVM）

Yamada 等报道了他们所进行的内镜辅助下显微手术切除脑动静脉畸形[3]。内镜能够为深部核心血管与周围脑组织之间形成的分离平面提供充足的照明，同时增强了对分流动脉以及交通静脉的放大效果。研究者指出对于那些紧邻室管膜或者部分进入脑室的 AVM，使用内镜可以观察到其脑室内部分，在直视下切除，并且评估皮质侧分离过程中脑室内积血状况。Yamada 等提出，对于深部的 AVM，内镜辅助下显微手术使皮质开口最小化（锥形或者圆柱形）。

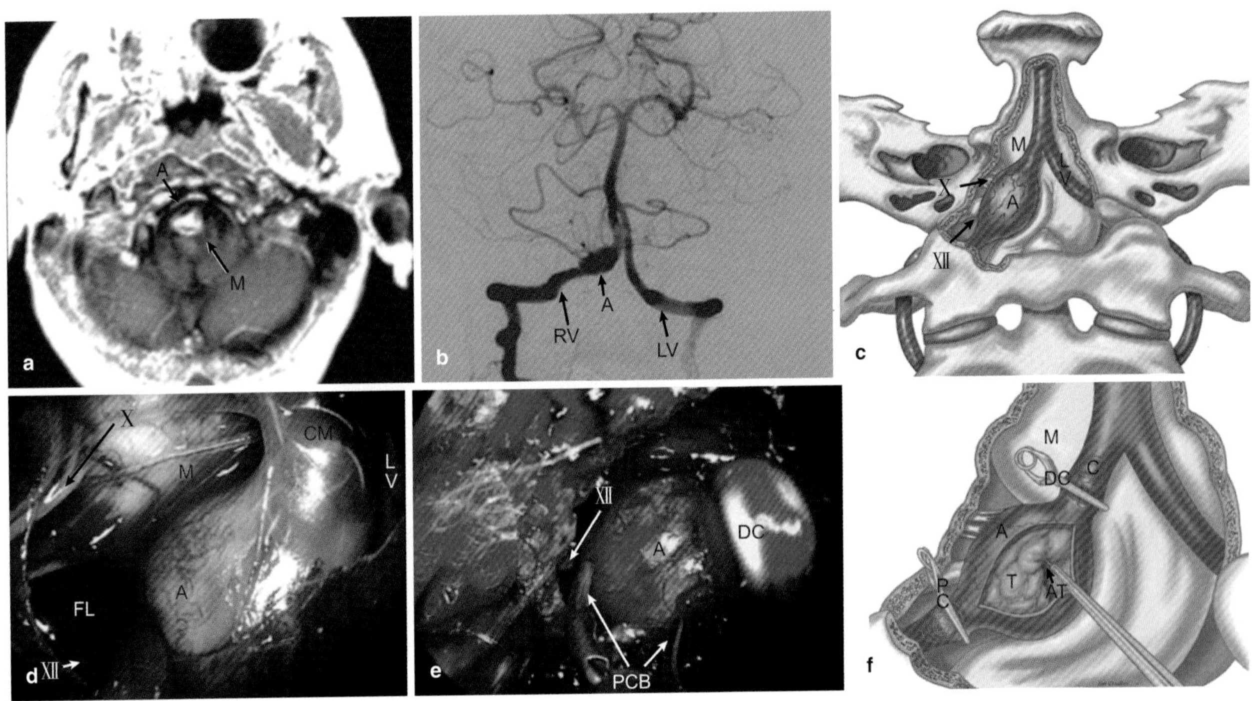

图 90.6　a. 脑轴位 T1 加权增强图像显示伴有部分血栓形成的椎动脉动脉瘤（A）压迫延髓（M）；b. 脑血管造影证实诊断。动脉瘤（A）沿着椎动脉硬膜内行程走行，位于小脑后下动脉近端。左侧椎动脉（LV）与双侧后交通动脉未受累及，管径均正常；c. 经斜坡 / 枕骨大孔入路去除骨质并打开硬膜后示意图；d. 术中移动动脉瘤（A）后鼻内镜观察图像，可以观察到 Luschka 孔（FL）；e. 术中鼻内镜影像显示近端动脉瘤夹夹片（PCB）；远端瘤夹（DC）已经安放到位；f. 动脉瘤（A）夹闭以及缝合示意图。AT，吸引器头；C，弹簧圈；CM，弹簧圈团块；DC，远端动脉瘤夹；PC，近端动脉瘤夹；RV，右侧椎动脉；T，血栓；Ⅹ，迷走神经；Ⅻ，舌下神经［引自 Kassam AB，Mintz AH，Gardner PA，Horowitz MB，Carrau RL，Snyderman CH. The expanded endonasal approach for an endoscopic transnasal clipping and aneurysmorrhapy of a large vertebral artery aneurysm: technical case report. Neurosurgery 2006; 59 (1, Suppl 1): E162-165, discussion E162-165. 经 Wolters Kluwer Health 允许］。

至今为止，内镜在治疗脑内以及头颈部 AVM 中的应用仍然十分有限。文献中唯一报道的病例为一名 4 岁女孩，她曾在 18 个月时发生严重的鼻衄。检查提示一处沿斜坡生长、自鞍背延伸至枕骨大孔的颅底腹侧骨性 - 软组织性 AVM[27]，最初医生使用聚乙烯醇（PVA）对病灶进行了填塞。但经过不同制剂反复栓塞联合伽马刀立体定向放射治疗后，该病灶仍有复发。患者最终接受了 3 次手术来切除 AVM，包括一期开颅额下入路以及两阶段的全内镜下经蝶鞍以及经斜坡手术。术后血管造影显示早期无引流静脉，后期复查血管造影显示无复发[27]。这个病例展示了有经验的团队使用纯内镜治疗复杂的颅底血管疾病的可行性（图 90.8）。

脑干海绵状血管瘤

脑桥腹侧海绵状血管瘤对于神经外科医师来说是一个挑战。该类病灶最佳手术入路的选择需遵照 Brown 以及 Spetzler 的团队提出的两点原则[28]。即取连接海绵状血管瘤中心及其离脑干表面最近处两点的直线。然后延长此线，即为暴露该病灶的最佳路径[28]。尽最大努力减小对于正常的神经组织的扰动，包括横贯、牵拉，以及移位等。经岩骨入路以及乙状窦前入路可以用于暴露此类脑桥腹侧的海绵状血管瘤。但是这些外侧或者后外侧入路中，没有一种可以为该类海绵状血管瘤提供直接的工作角度。

经斜坡入路已经用于暴露此类病灶，目的在于直接暴露脑桥腹侧，同时最低程度牵拉脑组织、脑神经，以及神经核团[29, 30]。辨别海绵状血管瘤于何处最接近软脑膜非常重要，这样可以避免侵犯深在的神经组织。寻找颜色改变的区域至关重要，还可以使用术中导航来计划切口位置。切除过程中，要近距离多角度查看残腔，确保病灶全部切除，因为部分切除可能增加患者再出血的风险。至今，我们已经利用内镜经斜坡入路治疗了许多反复症状性出血的脑桥海绵状血管瘤患者。弥散张量成像（DTI）对于选择安全的入路十分重要。在我们的经验中，所有的患者均获得良好

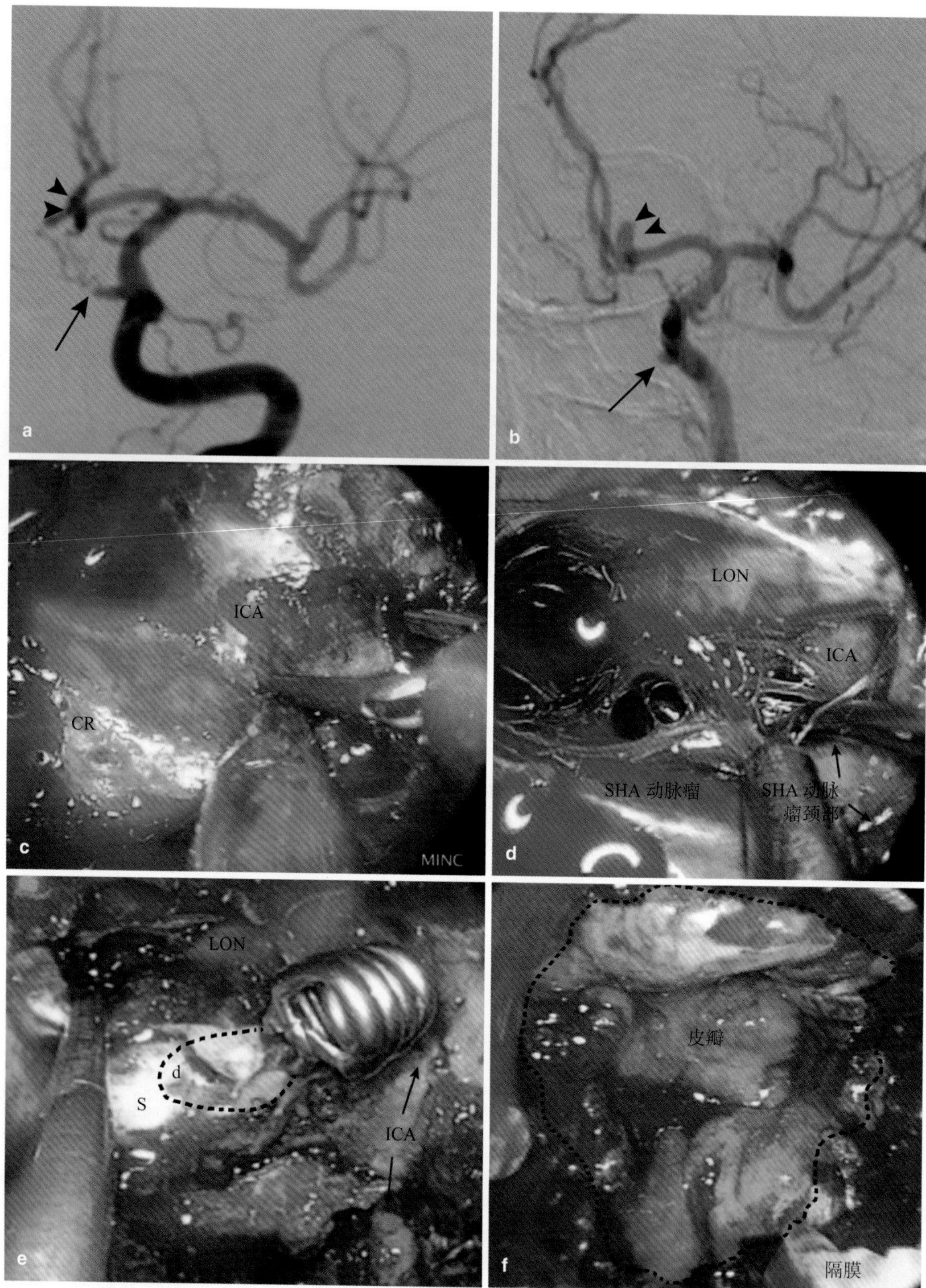

图 90.7 脑血管造影。左颈内动脉（ICA）注射造影剂。a、b. 前后位（a）与斜位（b）显示左侧垂体上动脉（SHA）（箭头）以及左侧前交通动脉（ACoA）（去尾箭头）；c. 内镜显示血管近端控制。打开蝶鞍之前确认左侧颈内动脉斜坡旁段处潜在瘤夹安置点；d. 内镜显示打开鞍结节硬膜后颈内动脉床突上段；e. 内镜显示在第一枚瘤夹远端放置第二枚瘤夹以确保对 SHA 动脉瘤颈部施加了足够的压力。虚线标明动脉瘤穹顶（d）；f. 鼻内镜显示带蒂鼻中隔皮瓣（虚线所示）作为最终颅底重建层。CR，斜坡陷凹；LON，左侧视神经；S，蝶鞍（引自 Kassam AB，Gardner PA，Minta A，Snyderman CH，carrau RL，Horowitz M. Endoscopic endonasal clipping of anunsecured superior hypothyseal artery aneurysm. Technical note. J Neurosurg 2007；107；1047-1052. 经 American Association of Neurological Surgeons 允许）。

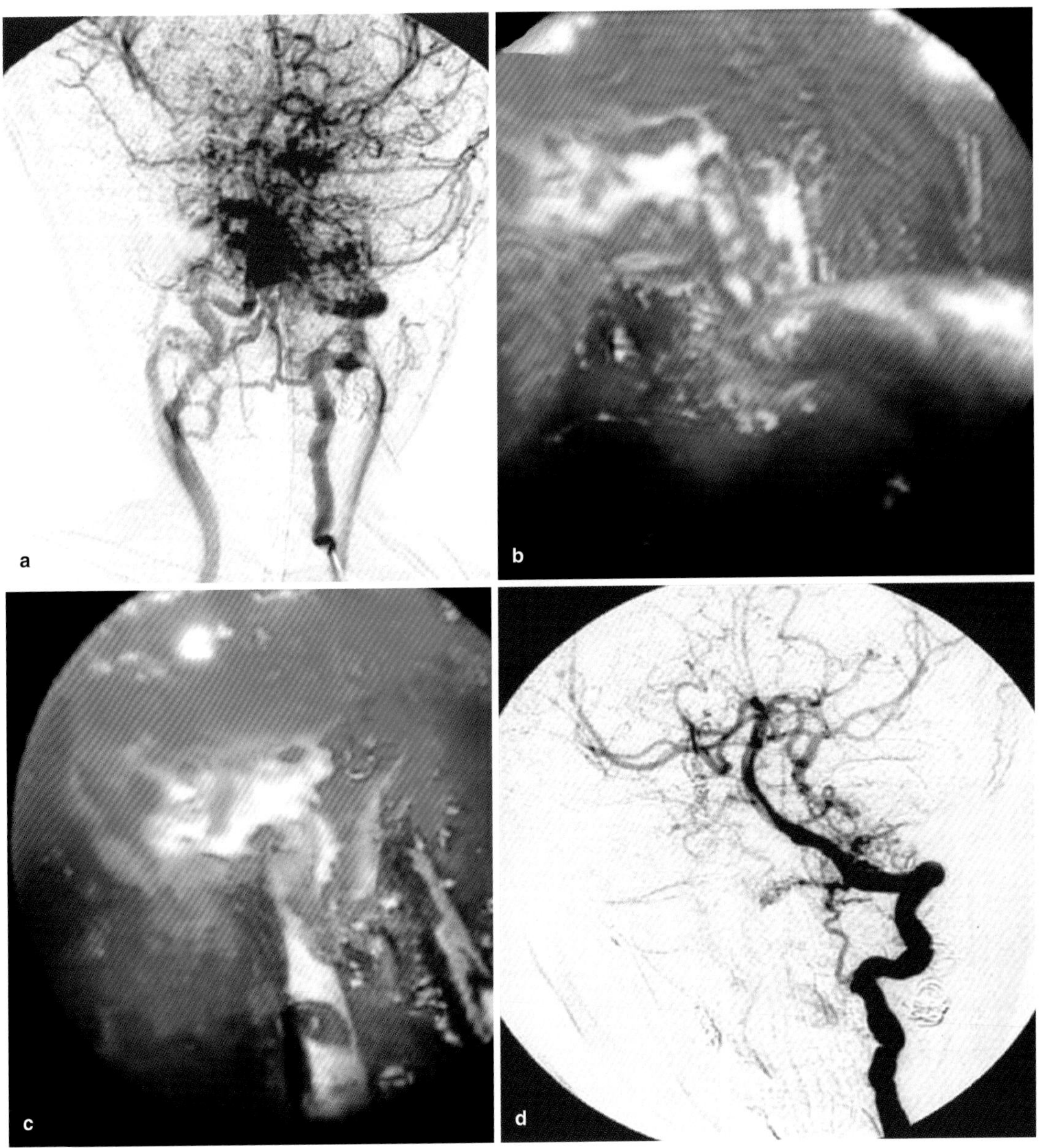

图 90.8　a. 脑血管造影（前后位）显示颅底腹侧一个复杂的 AVM 畸形团，累及斜坡。尽管之前进行多次血管内栓塞治疗以及放射治疗，此 AVM 仍然具有来自双侧椎动脉以及左侧眼动脉的高血流量供血；b. 鼻内镜观察显示走行于骨内通道的单独供血动脉；c. 双极电凝灼烧供血动脉；d. 术后脑血管造影显示海绵窦以及咽部残余畸形团（引自 Kassam AB，Thomas AJ，Zimmer LA，et al. Expanded endonasal approach: a fully endoscopic completely transnasal resection of a skull base arterioveous malformation. Child Nerv Syst 2007; 23(5): 491-498. 经 Springer Science Business Media 允许）。

的预后（图 90.9）。

外科技术

此部分回顾鼻内镜手术暴露以及模块化入路的原则，并且讨论脑血管疾病的治疗，血管损伤的管理，以及颅底重建的策略。关于上述主题的详细回顾本章不再赘述，但文中将标出关键参考文献。

暴露以及模块化入路

术前，手术团队必须确定选择哪一个入路可以更为安全地治疗血管疾病，以及在手术后期进行颅底重建的策略 [16, 18]。尽管对于某些颅底病变来说，没有头部固定也可以进行手术，但在钻孔暴露颈动脉以及神经血管分离过程中，三点头部固定装置十分有益。双鼻孔入路在鼻内镜脑血管手术中非常重要，由于其可

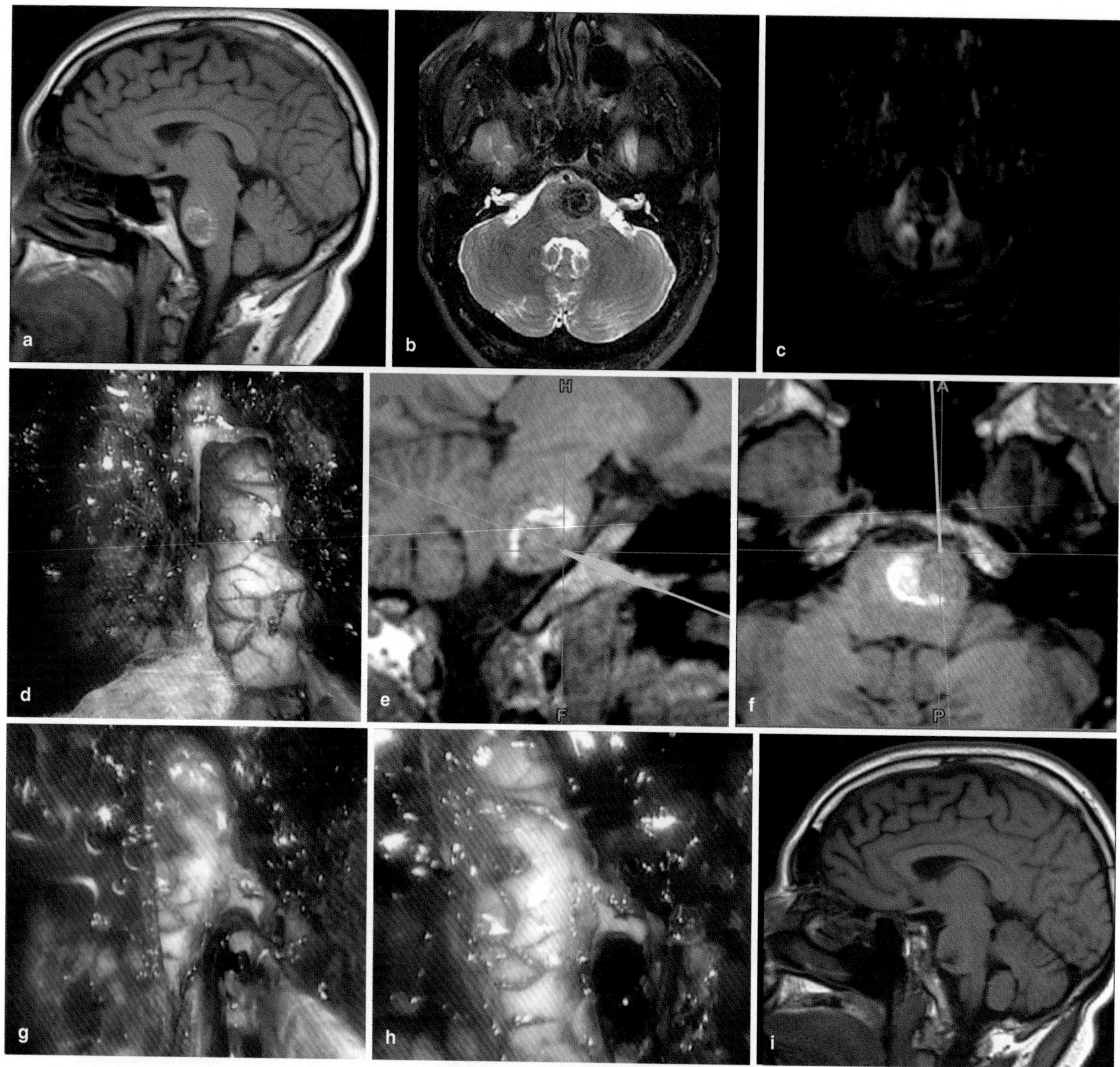

图 90.9 术前脑 MRI 图像。a. 矢状面 T1 加权像；b. 轴位 T2 加权像；c. DTI 序列显示伴有近期急性出血的脑桥海绵状血管瘤；d. 经斜坡入路，向左打开硬膜后的术中所见；e、f. 在没有发现含铁血黄素沉着脑组织情况下，导航指针指出了最佳入路；g、h. 术中分块切除病灶以及切除后空腔视图；i. 术后全脑矢状面 MRI T1 加权图像。

以允许两名外科医生，进行 3 或 4 手同时操作。向外侧折断下鼻甲以及单侧或双侧中鼻甲切除可以提供更宽阔的鼻腔通道。这些操作为进入后鼻腔提供较为宽阔的空间。如果计划需要，则在手术开始时就要留取鼻中隔皮瓣，因为其血供可能在之后的蝶窦开放或者鼻中隔切除时受到压迫损伤。对侧鼻中隔后部可以用作反转皮瓣，覆盖裸露的鼻中隔并减少骨质裸露 [31]。如果不需留取皮瓣，直接从蝶窦凸起处剥离黏膜，并完成后部鼻中隔切除即可。广泛开放双侧蝶窦，向外侧延伸至翼板水平以及蝶窦外侧壁，上界至蝶骨平面，下界至蝶窦底。提供一个宽阔的通道以便暴露关键的解剖标志，避免设备拥挤，减少镜面污垢，并维持术野不受阻挡。

前内侧入路可以到达颅前、中、后窝。蝶窦是水平面与矢状面交界的中心，也是许多手术入路的起始点。在矢状面上，该入路范围从额窦延伸至 C2 椎体，能够暴露鸡冠、筛板、鞍结节、蝶鞍和鞍旁区域、鞍背，以及斜坡 [16, 18]。可以根据病灶头尾方向上的延伸范围以及近端、远端动脉控制的附加需要来选择单独或者联合使用不同的入路模块。

脑血管疾病的治疗

内镜手术治疗动脉瘤、骨动静脉畸形以及海绵状血管畸形所使用的技术，类似于显微手术治疗。需要深入研究术前影像，包括 MRI、CT、MRA、CTA，以及脑血管造影（DSA），评估最为安全的手术入路，是开颅还是经鼻内镜治疗。同时，仔细研究影像资料，识别可能存在的血管解剖变异。如果选择鼻内镜入路，外科团队在手术之前需要预演手术的每一步骤，评估使用此入路是否能够遵循脑血管疾病治疗的各项原则。影像导航系统以及多普勒超声可以用于术中定位 ICA、VA、BA 及其分支。如同在显微外科手术中一样，需避免牵拉组织。锐性或者钝性分离需要在特定的神经血管结构中进行。

动脉损伤的处理

颈动脉或椎动脉损伤

颈动脉损伤可导致直接出血、机械性痉挛、颈内动脉血栓形成、栓塞、迟发性假性动脉瘤，以及颈动脉海绵窦瘘形成[32, 33]。发生颈内动脉或者椎动脉穿孔或撕裂后，外科团队首要的目标是保证视野[34]。需要同时使用 2 个吸引器，一个吸引器阻止血流冲击显微镜，另一个吸引器阻止术野中的血流积聚。除了这两个吸引器，在蝶窦处安放引流装置可以帮助维持术野的可视性，阻止血流的聚集。使用棉片压迫有助于迅速控制出血。与麻醉团队的交流十分重要。一旦损伤的部位确定，就可以着手制订修复损伤的行动计划。对于小的损伤，双极烧灼、棉条或剪碎的自体肌肉压迫即可成功止血。如果没有成功，则需先行压迫包裹出血点，再将患者送至杂交手术室，进行介入治疗放置支架，如果对侧代偿循环足够，还可以进行颈内动脉栓塞[34, 35]。如果进行包裹止血，则必须确定血管与颅内没有交通，以避免出血或在颅腔中产生占位效应。神经监测有助于跟踪评估包裹效果，过度包裹可引起血管完全闭塞以及监测中的指标下降。

动脉损伤

动脉损伤可能导致高流量或低流量的出血。与 ICA 损伤相同，损伤处的视野非常重要。沿着血管外侧壁方向进行双极电凝，能够精确闭合缺口同时保持血管通畅[34]。在此情况下，血液大量导热，可能导致电凝无效。因此，应将吸引器置于裂口处，使大的裂孔变为数个小孔，以便其干燥继而密闭。此方法需要血管壁有足够的残留完成焊接。若没有，则将出现血管横断，此时夹闭或者结扎可能为更好的选择。对于关键位置小血管的低流量出血，双极电凝可能并不十分有效，并且可能增加周围神经组织的热损伤风险。使用小片棉条或者其他止血材料并用它们轻柔地压迫出血点可能更为安全。对于大血管以及 ICA 的损伤，术后早期以及后期血管造影对于判断是否发生假性动脉瘤或者颈内动脉海绵窦瘘十分重要[33, 34, 36, 37]。

颅底重建

血管化鼻中隔 Hadad–Bassa–gaisteguy 皮瓣的发明改变了颅底内镜技术，使其能够用于治疗更为复杂的颅内疾病，并且使得关颅更为有效，脑脊液漏发生率更低[38, 39]。该皮瓣由鼻中隔动脉供血，覆盖范围可包含两种相邻的内镜颅底入路（例如经筛孔入路 / 经筛板入路、经蝶鞍入路 / 经斜坡入路）。这种皮瓣具有许多优势，包括术后愈合速度更快、结痂更少，后续放疗区域更高的颈内动脉覆盖率，以及再次手术时的重复使用等。鼻中隔皮瓣不可行时，可以选用其他皮瓣。备选皮瓣包括但不局限于：中鼻甲、下鼻甲、带蒂的上腭组织、经翼颞顶筋膜，以及骨膜[40]。尽管我们更倾向于使用带血管蒂的皮瓣修补较大的颅底缺损，但其他团队亦曾利用支撑物成功地进行多层颅底重建。

若患者有开颅手术史，曾进行包含术区的颅底腹侧放射治疗，既往曾有颅内感染，存在大面积颅骨缺损或者病理性肥胖，则需要考虑进行临时脑脊液分流[41]。治疗脑血管疾病时需要慎重考虑的危险因素包括：过度分离蛛网膜、脑池或者脑室穿通，以及脑脊液循环受损（例如已经存在的蛛网膜下腔出血，外科手术中脑脊液腔的严重污染）。

患者预后

由于获得报道的病例数量较少，无法概括总结该类患者预后。这一点更加强调了下述事实：通过鼻内镜入路治疗血管疾病属于内镜颅底外科训练中的 5 级水平[42]。现有的病例数量之少，证明了具有该类经验的团队在病例选择时相当审慎。尽管如此，报道的病例中仍反复提及脑脊液漏的频繁发生。这更加强调了严密颅底重建的重要性。医生们有义务解释此入路的新颖之处及其潜在的优势与局限，包括相对于传统颅底入路更高的脑脊液漏风险。

讨论

先决条件

要将鼻内镜入路作为开颅手术入路的一种替代选择，需要明确此入路的优势所在。对于每一个经腹侧入路治疗的病例，其最重要的优势在于可以减少对脑组织、脑神经以及神经核团的牵拉[23, 43]。但是，该优势并不能抵消显微外科手术治疗血管疾病的基本原则。

如之前所述，我们已经发表了经鼻手术的学习曲线，并将经鼻血管手术根据其复杂程度归于5级水平（范围为1~5级）[42]。我们认为，这些步骤应该由熟悉开颅显微手术治疗脑血管疾病的同一团队进行。事实上，开展5级手术的团队不仅需要精通内镜操作，也应在开颅治疗脑血管疾病中具有大量的经验。这种双重技术的要求是十分必要的，原因如下：第一，只有了解病灶解剖结构变异及其对颅外与经颅暴露的重要性的医生，才能够选择适合的患者。第二，医生永远不应该将自己置于不可挽回或无法改用更安全的开颅入路的局面。第三，团队需要计划备用方案，并且当术中颅内血管破裂时准备好随时改用开颅入路。至今为止，每一项报道的病例都有备用方案，以防计划周密的经鼻入路仍无法适用。治疗团队需要能够处理任何潜在的并发症。

预防不利局面

在开颅手术治疗脑血管疾病之前，团队需要在所有成员到场的条件下进行系统性讨论。尽管团队可能在EEA手术治疗肿瘤方面经验丰富，但EEA治疗脑血管病的病例较少，需要细致的团队讨论。回顾外科手术关键步骤之后，需要明确当出现术中出血时（例如暴露过程中颈内动脉撕裂或者穿孔，术中动脉瘤破裂等）需要进行哪些操作。术中血压控制目标以及巴比妥药物的使用需要被讨论。当术中进行分离或者控制血压时，术中电生理（EEG）监测以及体感诱发电位（SSEPs）的应用对于动态反馈施加于颈内动脉的压力来说是十分重要的。脑神经功能的神经监测（第Ⅴ、Ⅶ、Ⅷ、Ⅸ、Ⅹ、Ⅻ对）对于脑干手术十分重要。对于需要使用巴比妥治疗爆发抑制的手术来说，神经监测也十分重要。建议在每一次手术中均采用神经导航[44]。在动脉瘤手术中，CTA或者MRA检查结果需要进行上传。在脑干海绵状血管瘤手术中，需要利用MRI制作纤维示踪成像以便选择理想的手术入路。

使用EEA治疗动脉瘤时，暴露范围的设计需要将近端及远端控制纳入考量。如果在手术中由于非计划因素造成无法实现血管控制，手术需要被终止。即使达到了远端与近端血管的控制，临时阻断仍具有挑战性。除此之外，临时阻断夹的存在会减小放置永久阻断夹的空间。使用最小型号的临时阻断夹便于永久阻断夹置入，可以提供尽可能大的操作空间。基于目前使用的动脉瘤夹的结构特点，一些研究者指出在夹闭动脉瘤后动脉瘤夹的夹片指向蝶窦[23]。由于这样会阻碍硬膜关闭，这些研究者使用了结扎瘤夹将其取代（Weck Closure Systems Research，Triangle Park，NC）。术后血管造影显示残留动脉瘤显影，之后通过载瘤动脉支架置入成功治愈。尽管其形态短小，但结扎夹不应用于夹闭动脉瘤，因为其闭合力量较小，可能会导致动脉瘤的次优闭合。而且，这类瘤夹被设计为单次使用，很难被移除或者调整位置。因此，如果需要重新调整位置时，结扎夹的移动可能会撕裂脆弱的动脉瘤壁。正像动脉瘤夹不适用于神经内镜下使用，分离设备的长度也可能不适于脑干外科手术，因此，进一步的手术器械改进十分必要。

最后一步是颅底重建，技术细节的重要性被一再强调。临床医生必须评估是否存在任何脑脊液漏的危险因素。如果风险存在，团队必须在术前安放脑脊液引流装置，如腰大池引流，或者脑室外引流。基于现有大多数动脉瘤夹的形状，其夹片可能漂移至气腔内。使用腹部脂肪包裹动脉瘤夹以及夹片，其表面覆以带蒂的皮瓣不失为一种明智的方法。此措施对于预防皮瓣紧缩以及不愈合非常重要。

未来前景

鼻内镜技术治疗血管性疾病不可能完全替代显微外科技术。尽管如此，对于一些特定的、具有特殊解剖特点的病变，这种入路不失为一种具有吸引力的备选方案，因为相比经颅入路，它在安全地进行治疗的同时，降低致残率以及致死率。对于同时接受过内镜颅底手术及脑血管手术训练的外科医生来说，对于特定病例，应当将经鼻内镜入路加入其治疗方案当中。选择合适的患者、专业的手术暴露技术、病灶处理以及颅底重建对于获得良好预后至关重要。内镜体是一种可视化工具，应根据术者的判断加以使用。内镜的运用不应与显微手术的技术及原则相违背，因为这些是脑血管外科的共同基础。

致谢

我们感谢Leo F.S Ditzel Filho，MD，以及Domenico Solari，MD，他们为此章提供了解剖图片。

参·考·文·献

[1] Perneczky A, Fries G. Endoscope-assisted brain surgery: part 1—evolution, basic concept, and current technique. Neurosurgery 1998;42:219–224, discussion 224–225

[2] Perneczky A, Boecher-Schwarz HG. Endoscope-assisted microsurgery for cerebral aneurysms. Neurol Med Chir (Tokyo) 1998;38(Suppl):33–34

[3] Yamada S, Iacono RP, Mandybur GT, et al. Endoscopic procedures for resection of arteriovenous malformations. Surg Neurol 1999;51:641–649

[4] Wang E, Yong NP, Ng I. Endoscopic assisted microneurosurgery for cerebral aneurysms. J Clin Neurosci 2003;10:174–176

[5] Profeta G, De Falco R, Ambrosio G, Profeta L. Endoscope-assisted microneurosurgery for anterior circulation aneurysms using the angle-type rigid endoscope over a 3-year period. Childs Nerv Syst 2004;20:811–815

[6] Kinouchi H, Yanagisawa T, Suzuki A, et al. Simultaneous microscopic and endoscopic monitoring during surgery for internal carotid artery aneurysms. J Neurosurg 2004;101:989–995

[7] Kalavakonda C, Sekhar LN, Ramachandran P, Hechl P. Endoscope-assisted microsurgery for intracranial aneurysms. Neurosurgery 2002;51:1119–1126, discussion 1126–1127

[8] Hiramatsu K, Inui T, Okada M, et al. New device for endoscopic image display during microsurgical clipping of cerebral aneurysms—technical note. Neurol Med Chir (Tokyo) 2005;45:487–490, discussion 490

[9] Fischer J, Mustafa H. Endoscopic-guided clipping of cerebral aneurysms. Br J Neurosurg 1994;8:559–565

[10] Colpan ME, Sekerci Z, Cakmakci E, Donmez T, Oral N, Mogul DJ. Virtual endoscope-assisted intracranial aneurysm surgery: evaluation of fifty-eight surgical cases. Minim Invasive Neurosurg 2007;50:27–32

[11] de Divitiis E, Cavallo LM, Cappabianca P, Esposito F. Extended endoscopic endonasal transsphenoidal approach for the removal of suprasellar tumors: Part 2. Neurosurgery 2007;60:46–58, discussion 58–59

[12] Zada G, Kelly DF, Cohan P, Wang C, Swerdloff R. Endonasal transsphenoidal approach for pituitary adenomas and other sellar lesions: an assessment of efficacy, safety, and patient impressions. J Neurosurg 2003;98:350–358

[13] Laufer I, Anand VK, Schwartz TH. Endoscopic, endonasal extended transsphenoidal, transplanum transtuberculum approach for resection of suprasellar lesions. J Neurosurg 2007;106:400–406

[14] Frank G, Pasquini E, Doglietto F, et al. The endoscopic extended transsphenoidal approach for craniopharyngiomas. Neurosurgery 2006;59(1, Suppl 1):ONS75–ONS83, discussion ONS75–ONS83

[15] Gardner PA, Kassam AB, Snyderman CH, et al. Outcomes following endoscopic, expanded endonasal resection of suprasellar craniopharyngiomas: a case series. J Neurosurg 2008;109:6–16

[16] Kassam A, Snyderman CH, Mintz A, Gardner P, Carrau RL. Expanded endonasal approach: the rostrocaudal axis. Part I. Crista galli to the sella turcica. Neurosurg Focus 2005;19:E3

[17] Kassam AB, Gardner P, Snyderman C, Mintz A, Carrau R. Expanded endonasal approach: fully endoscopic, completely transnasal approach to the middle third of the clivus, petrous bone, middle cranial fossa, and infratemporal fossa. Neurosurg Focus 2005;19:E6

[18] Kassam A, Snyderman CH, Mintz A, Gardner P, Carrau RL. Expanded endonasal approach: the rostrocaudal axis. Part II. Posterior clinoids to the foramen magnum. Neurosurg Focus 2005;19:E4

[19] Bouthillier A, van Loveren HR, Keller JT. Segments of the internal carotid artery: a new classification. Neurosurgery 1996;38:425–432, discussion 432–433

[20] Kassam AB, Mintz AH, Gardner PA, Horowitz MB, Carrau RL, Snyderman CH. The expanded endonasal approach for an endoscopic transnasal clipping and aneurysmorrhaphy of a large vertebral artery aneurysm: technical case report. Neurosurgery 2006;59(1, Suppl 1):E162–E165, discussion E162–E165

[21] Kassam AB, Gardner PA, Mintz A, Snyderman CH, Carrau RL, Horowitz-M. Endoscopic endonasal clipping of an unsecured superior hypophyseal artery aneurysm. Technical note. J Neurosurg 2007;107:1047–1052

[22] Hanak BW, Zada G, Nayar VV, et al. Cerebral aneurysms with intrasellar extension: a systematic review of clinical, anatomical, and treatment characteristics. J Neurosurg 2012;116:164–178

[23] Eloy JA, Carai A, Patel AB, Genden EM, Bederson JB. Combined endoscopeassisted transclival clipping and endovascular stenting of a basilar trunk aneurysm: case report. Neurosurgery 2008;62(3, Suppl 1):142–143, discussion 143–144

[24] Enseñat J, Alobid I, de Notaris M, et al. Endoscopic endonasal clipping of a ruptured vertebral-posterior inferior cerebellar artery aneurysm: technical case report. Neurosurgery 2011;69(1, Suppl Operative):E121–E127, discussion E127–E128

[25] Froelich S, Cebula H, Debry C, Boyer P. Anterior communicating artery aneurysm clipped via an endoscopic endonasal approach: technical note. Neurosurgery 2011;68(2, Suppl Operative):310–316, discussion 315–316

[26] Germanwala AV, Zanation AM. Endoscopic endonasal approach for clipping of ruptured and unruptured paraclinoid cerebral aneurysms: case report. Neurosurgery 2011;68(1, Suppl Operative):234–239, discussion 240

[27] Kassam AB, Thomas AJ, Zimmer LA, et al. Expanded endonasal approach: a fully endoscopic completely transnasal resection of a skull base arteriovenous malformation. Childs Nerv Syst 2007;23:491–498

[28] Brown AP, Thompson BG, Spetzler RF. The two-point method: evaluating brain stem lesions. BNI Q 1996;12:20–24

[29] Sanborn MR, Kramarz MJ, Storm PB, Adappa ND, Palmer JN, Lee JY. Endoscopic, endonasal, transclival resection of a pontine cavernoma: case report. Neurosurgery 2012;71(1, Suppl Operative):198–203

[30] Kimball MM, Lewis SB, Werning JW, Mocco JD. Resection of a pontine cavernous malformation via an endoscopic endonasal approach: a case report. Neurosurgery 2012;71(1, Suppl Operative):186–193, discussion 193–194

[31] Caicedo-Granados E, Carrau R, Snyderman CH, et al. Reverse rotation flap for reconstruction of donor site after vascular pedicled nasoseptal flap in skull base surgery. Laryngoscope 2010;120:1550–1552

[32] Berker M, Aghayev K, Saatci I, Palaoğlu S, Onerci M. Overview of vascular complications of pituitary surgery with special emphasis on unexpected abnormality. Pituitary 2010;13:160–167

[33] Laws ER Jr. Vascular complications of transsphenoidal surgery. Pituitary 1999;2:163–170

[34] Kassam A, Snyderman CH, Carrau RL, Gardner P, Mintz A. Endoneurosurgical hemostasis techniques: lessons learned from 400 cases. Neurosurg Focus 2005;19:E7

[35] Ghatge SB, Modi DB. Treatment of ruptured ICA during transsphenoidal surgery. Two different endovascular strategies in two cases. Interv Neuroradiol 2010;16:31–37

[36] Ciric I, Ragin A, Baumgartner C, Pierce D. Complications of transsphenoidal surgery: results of a national survey, review of the literature, and personal experience. Neurosurgery 1997;40:225–236, discussion 236–237

[37] Ahuja A, Guterman LR, Hopkins LN. Carotid cavernous fistula and false aneurysm of the cavernous carotid artery: complications of transsphenoidal surgery. Neurosurgery 1992;31:774–778, discussion 778–779

[38] Hadad G, Bassagasteguy L, Carrau RL, et al. A novel reconstructive technique after endoscopic expanded endonasal approaches: vascular pedicle nasoseptal flap. Laryngoscope 2006;116:1882–1886
[39] Kassam AB, Thomas A, Carrau RL, et al. Endoscopic reconstruction of the cranial base using a pedicled nasoseptal flap. Neurosurgery 2008;63(1, Suppl 1):ONS44–ONS52, discussion ONS52–ONS53
[40] Patel MR, Stadler ME, Snyderman CH, et al. How to choose? Endoscopic skull base reconstructive options and limitations. Skull Base 2010;20: 397–404
[41] Zanation AM, Carrau RL, Snyderman CH, et al. Nasoseptal flap reconstruction of high flow intraoperative cerebral spinal fluid leaks during endoscopic skull base surgery. Am J Rhinol Allergy 2009;23:518–521
[42] Snyderman C, Kassam A, Carrau R, Mintz A, Gardner P, Prevedello DM. Acquisition of surgical skills for endonasal skull base surgery: a training program. Laryngoscope 2007;117:699–705
[43] Kitano M, Taneda M. Extended transsphenoidal approach to anterior communicating artery aneurysm: aneurysm incidentally identified during macroadenoma resection: technical case report. Neurosurgery 2007; 61(5, Suppl 2):E299–E300, discussion E300
[44] Thirumala PD, Kassasm AB, Habeych M, et al. Somatosensory evoked potential monitoring during endoscopic endonasal approach to skull base surgery: analysis of observed changes. Neurosurgery 2011;69(1, Suppl Operative):ons64–ons76, discussion ons76

第91章

脑血管病开颅锁孔手术入路

Peter Nakaji

传统上，脑血管病手术的原则要求充分暴露，以全面显露病变且对病变的近端及远端血管进行控制。这种惯例的目的是为了减少因不能进行血管控制而导致的并发症，如致命性大出血。然而，经过一段时间之后，经验的增加以及手术技巧的提高促使一些外科医生重新考虑血管控制的构成因素，并据此定制更加微创的手术入路。虽然切口通常更小，但促进微创领域发展的初衷是获得更好预后，包括更快的康复以及更好的美观效果。被划分为“锁孔”入路的手术具有的优势是孔道以外的空间并不受孔道大小的影响。例如，眉弓的小骨窗足够充分显露Willis环，足够用于绝大多数的脑动脉瘤手术。许多微创手术入路的发展基于肿瘤切除，但随着外科医生的经验积累，它们很快被应用于脑血管手术[1–4]。

能够通过锁孔入路治疗的颅内脑血管病包括动脉瘤、动静脉畸形（AVM）、硬膜动静脉瘘（DAVF）、海绵状血管瘤、颈动脉–海绵窦瘘，以及某些血供丰富的肿瘤。虽然这些病变病理性质不同，但它们的共同点是出血可能性大，并且在处理原则上有所重合。

这一章对多种锁孔入路进行了描述。包括眶上微骨窗入路，包括经眉弓、眼睑以及额纹变式；小翼点入路；颞下微骨窗入路；旁正中纵裂入路；后外侧颅底锁孔入路，包括乙状窦后，远外侧以及幕下小脑上变式；经鼻颅前窝底入路，包括经鞍结节，经蝶以及经斜坡入路。我们尤其强调微创手术技术治疗脑血管疾病的思路。虽然血管内治疗以及放射治疗也可以被认为是微创技术，但本章仅讨论锁孔开颅手术策略。

眶前及眶上入路：眉弓、眼睑及额纹切口

多年来，额颞开颅是到达额叶、颞叶、颅前窝底结构以及Willis环的标准入路。然而，当今随着神经外科医师处理血管疾病能力的成熟，翼点开颅得到了发展，可以更好地暴露Willis环且脑组织牵拉更少。两种入路均使用从发际线水平的发尖到耳屏前方颧弓的弧形切口。之后，出现多种更小的开颅方式，其目的是降低大范围开颅导致的并发症。其中包括同样采取额颞部弧形切口的眶上入路，但颞肌分离较少，并可以选择切或不切开眶缘，还有多种眶缘或眶上直切口入路。后面的这些入路可以经过眉弓上方的额纹，经眉弓或经眼睑（图91.1）[2, 5–8]。此外，很多研究者辅助性地使用内镜以在更小的切口内实现视野最大化[9–11]，

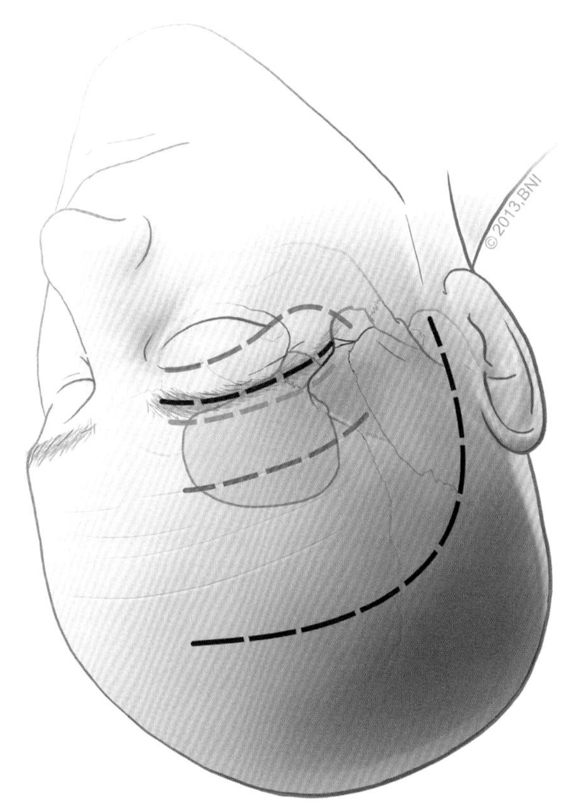

图91.1　各种可以到达额部及额下区域的手术切口，包括额纹、睫上、眉弓及眼睑入路（由Barrow神经学研究所提供）。

尽管也有研究者认为没有必要使用内镜[12]。

眉弓入路

经眉弓切口行开颅手术有多种名称，如眶上入路、经睫入路、睫上入路、经眉弓微骨窗入路等[3, 8, 13]。本质上都是指眶上小骨窗开颅手术，可以选择切或不切开眶缘（图 91.2）[6, 14]。切口在眉毛内，位于其上缘以利于向上牵拉，保留眉毛。切口内侧起于眶上裂附近，保留眶上神经。切口外侧应该向下倾斜至外眦方向以避免面神经颞支的损伤从而导致面瘫。在关键孔区，应该在颞上线稍下方、颞肌的上缘切开颞肌。关键孔处钻一孔，单侧去除直径约 20~25 mm 的小骨瓣。眶缘切开某种程度上可以改善上方的视野和工作角度。眶的顶部需要使用磨钻磨平，并且部分侧方蝶骨翼也需要像翼点入路那样去除掉。如有可能的话，应该尽量避开额窦，因为不可能像传统额颞开颅那样保留足够大的骨膜瓣（用来封闭额窦）。硬膜向下翻转。总体上说，视野越需要靠近中线，骨瓣越需要靠近外侧；视野越需要靠外侧，骨瓣越需要靠近中线。硬膜下的操作与其他类似的传统入路操作相同。

病例 1

一名 45 岁男性患者因短暂的发作性右侧肢体无力就诊，症状随即完全缓解。血管检查未见卒中及其他动脉粥样硬化病变。偶然发现 4 枚动脉瘤，3 枚位

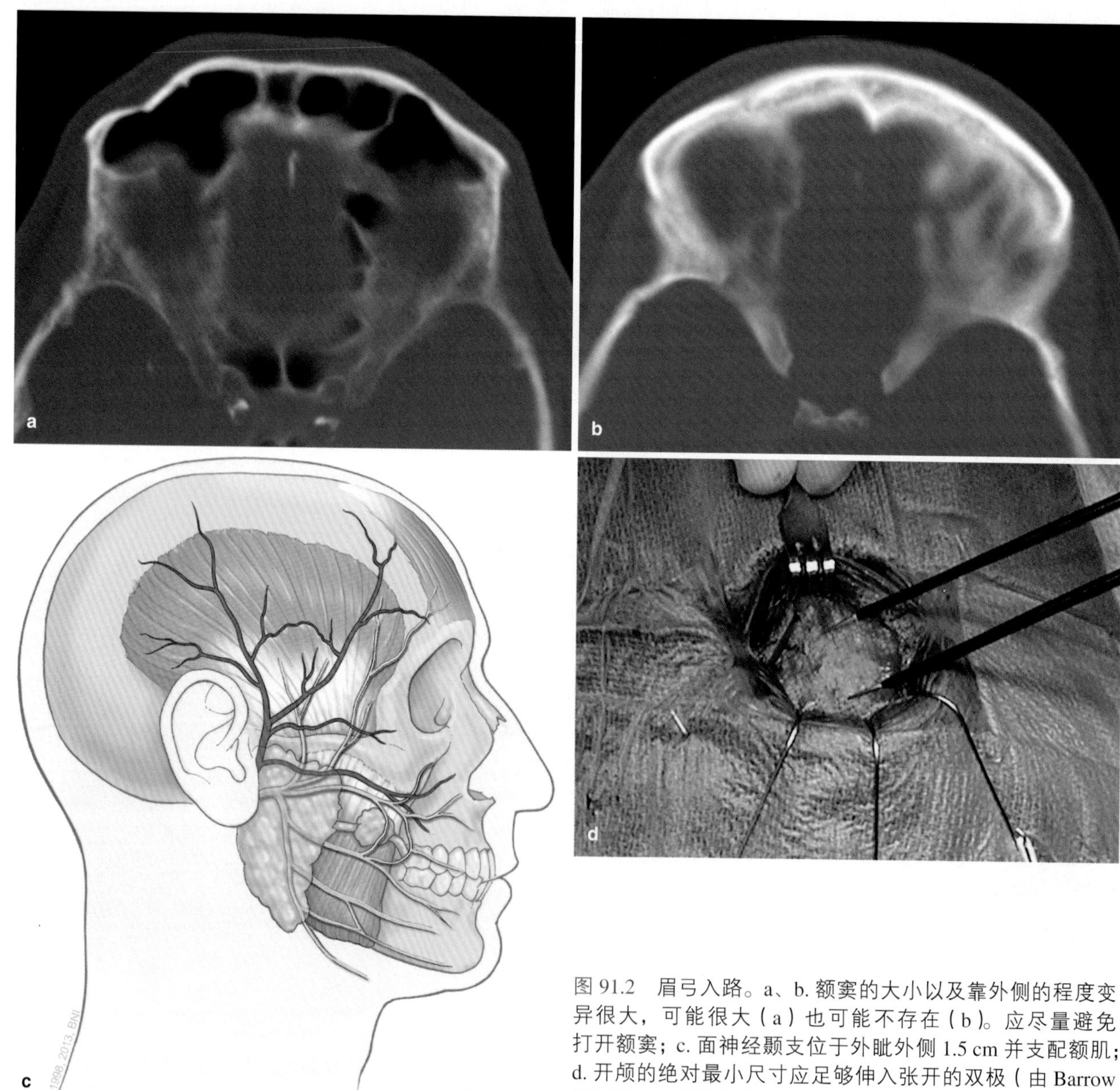

图 91.2 眉弓入路。a、b. 额窦的大小以及靠外侧的程度变异很大，可能很大（a）也可能不存在（b）。应尽量避免打开额窦；c. 面神经颞支位于外眦外侧 1.5 cm 并支配额肌；d. 开颅的绝对最小尺寸应足够伸入张开的双极（由 Barrow 神经学研究所提供）。

于左侧，1 枚位于右侧（图 91.3）。患者接受了左侧眉弓入路动脉瘤夹闭术。手术夹闭了 4 枚动脉瘤中的 3 枚，包括对侧的那枚动脉瘤，而对同侧一枚小的脉络膜前动脉动脉瘤行包裹术，因为此动脉瘤非常小且与载瘤动脉流出道关系密切。所有动脉瘤的显露都非常好，从眶上区域至动脉瘤的视角正如三维 CTA 重建所预测的一样。患者术后有轻度的血管痉挛，但随访显示患者无神经功能障碍且临床预后较好，容貌恢复良好。

病例 2

一名 19 岁男性患者因癫痫发作就诊，检查发现一枚右额未破裂动静脉畸形（图 91.4）。患者接受了择期手术切除。手术采取右侧眉弓入路。因病变内侧及下方紧靠软膜，其边界界定及分离较易进行。

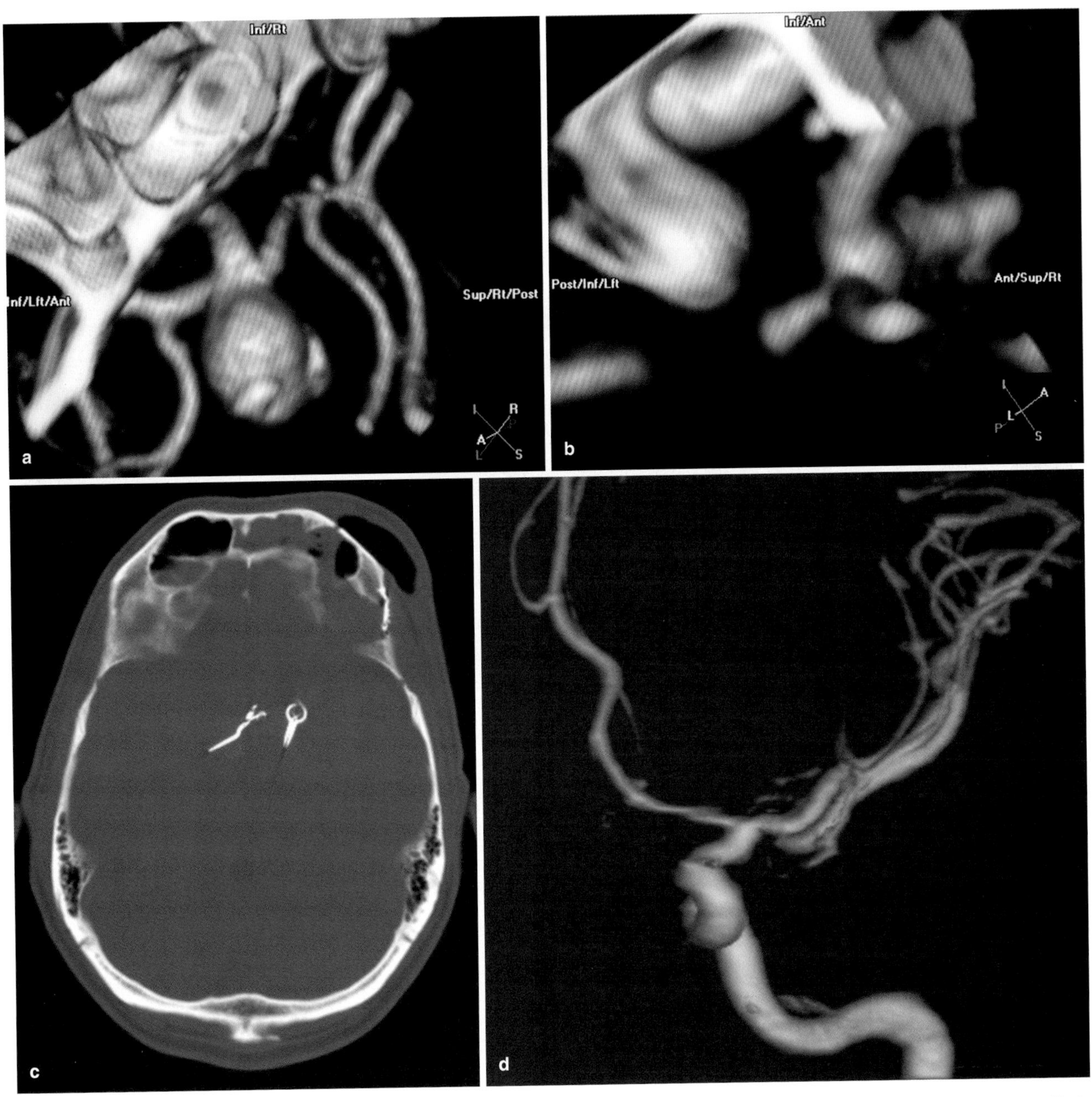

图 91.3　眶上微创入路治疗动脉瘤。a. 使用左侧眉弓入路处理一枚直径约 9 mm 的左侧颈内动脉终段动脉瘤，以及一枚左侧脉络膜前动脉动脉瘤；b. 一枚前交通动脉瘤和一枚指向后方的右侧大脑前动脉 A1 段动脉瘤。除了脉络膜前动脉动脉瘤外均行单纯动脉瘤夹闭术，此脉络膜前动脉动脉瘤呈漏斗形，行包裹术；c. 术后头部 CT 显示的骨窗；d. 夹闭后的左侧颈动脉前后位造影显示没有动脉瘤残存。A，前；Ant，前；I，下；Inf，下；L，左；Lft，左；Post，后；R，右；Rt，右；S，上；Sup，上（由 Barrow 神经学研究所提供）。

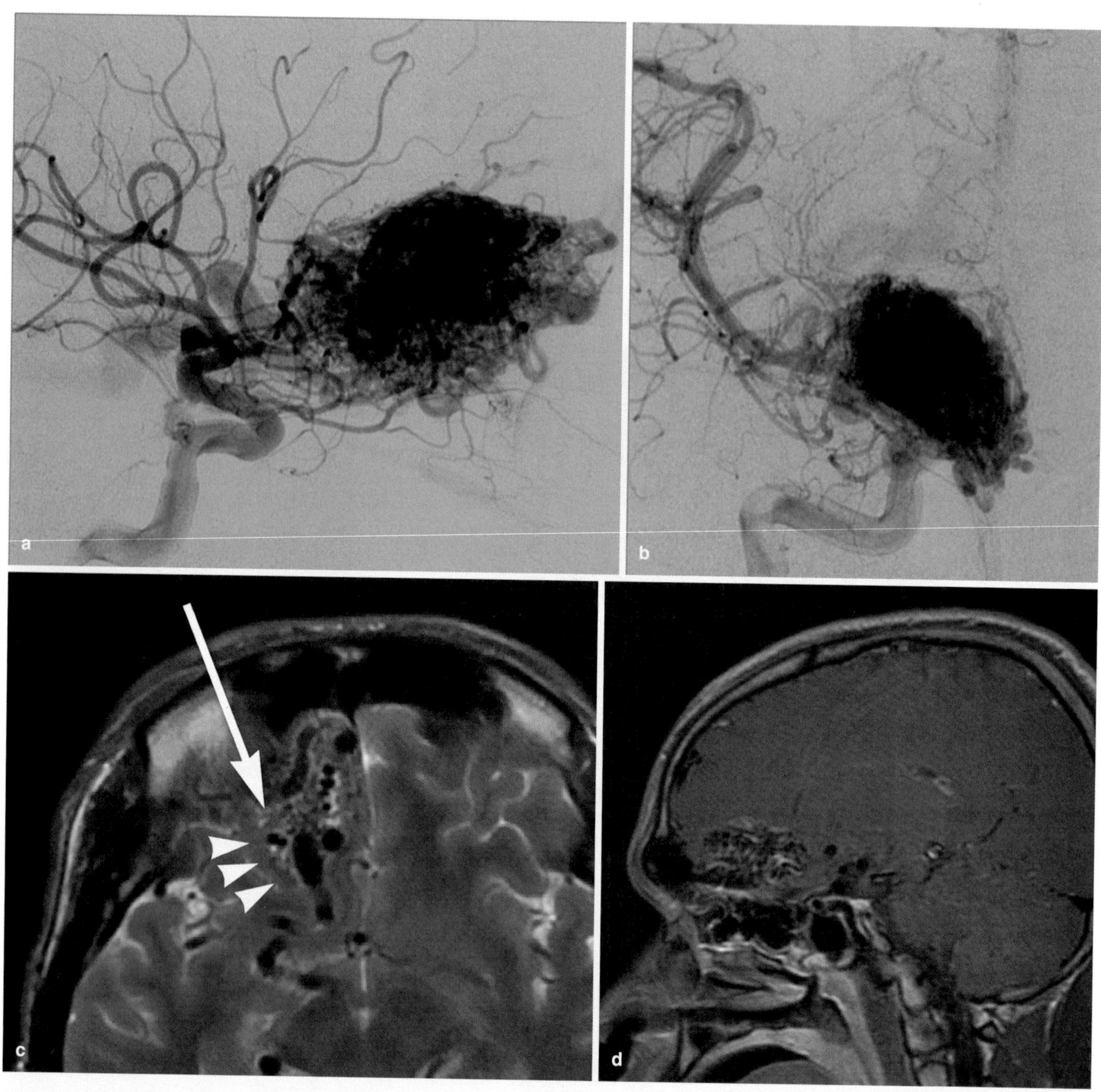

图 91.4 经睫入路治疗额叶动静脉畸形。a. 术前颈内动脉造影侧位像显示一处主要由右侧颈内动脉供血的 Spetzler-Martin 分级为Ⅲ级的动静脉畸形；b. 右侧颈内动脉造影前后位像；c. 共振轴位 T2 加权像示畸形紧靠额极及中线表面，这两个面是不需要切开的，仅横穿脑组织的那一面（去尾箭头）需要手术分离，而此面与手术切口在一条直线上（箭头）；d. 磁共振矢状位 T1 加权像示额叶软脑膜那一面也不需要手术分离。

眼睑入路变式

使用眼睑入路治疗脑血管疾病最近被 Abdel Aziz 等详细报道[5]。手术切口是利用了眼睑上方的天然皱褶，此切口被整形科医生用于眼睑整形术。手术切口位于眼睑顶部，应注意避免损伤眼球的结构以及眼眶。皮肤切口向上分离至眶上骨。在额骨及上眼眶打开颅骨。这种技术的变式之一也被 Mori 等[15]用于翼点微骨窗开颅治疗大脑中动脉（MCA）动脉瘤，效果良好。在行此手术入路前，外科医生应仔细学习眼睑及眼眶的解剖，以保证良好的功能预后及美容效果。

病例 3

一位患有男性型秃发的 53 岁男性患者因癫痫发作就诊，检查发现一枚位于前交通动脉（ACoA）的后方的海绵状血管瘤（图 91.5）。病变切除术略有难度，患者术后无神经功能障碍。

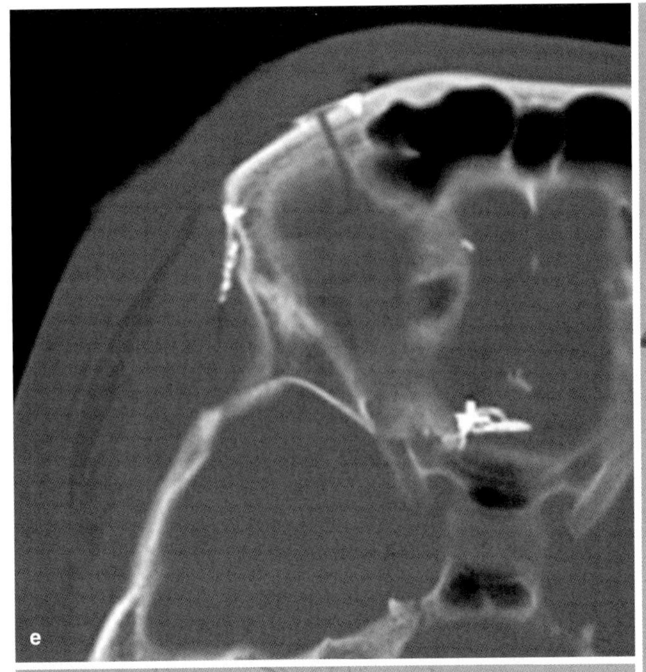

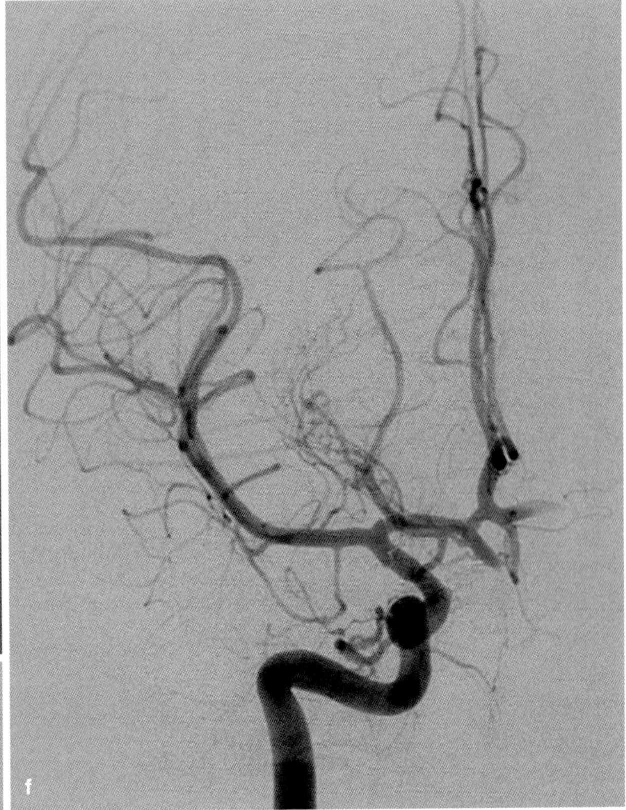

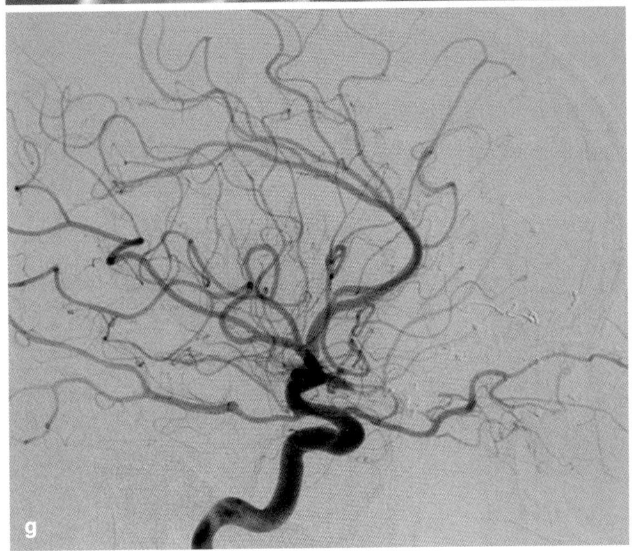

图 91.4　（续）e. 术后头部轴位 CT 骨窗示很小的眶上和眶部的骨瓣；f. 术后右侧颈内动脉造影正位像显示无动静脉畸形的残存；g. 后右侧颈内动脉造影侧位像（由 Barrow 神经学研究所提供）。

额纹入路

额纹入路最适用于病变位于额极且没有头发，发际线靠后或者额部皱纹正好位于病变前方的患者。手术切口可以直接切至颅骨。应该注意保护眶上神经及面神经，如果可能的话二者均应保留。除了肿瘤外，位置合适的海绵状血管畸形及动静脉畸形有时可也使用此切口手术。

小翼点入路

小翼点入路是传统翼点入路的缩小版，额下部分的开颅被省略以大幅缩小手术切口。此入路多应用于大脑中动脉动脉瘤，但同样可以作为经侧裂至 Willis 环的首选入路[15–18]。甚至可以经过侧裂、穿过基底池暴露对侧病灶[19]。

手术切口仅沿用传统翼点入路的外侧半甚至更少的部分。手术切口应在发际线允许范围内尽量靠前，同时也不能太靠前以避免损伤面神经颞支。向下切开直至颅骨，肌皮瓣一体向前翻转至关键孔。在侧裂表面铣下一蚕豆形小骨瓣。去除蝶骨翼，打开硬脑膜，打开并分离侧裂后可暴露大脑中动脉以及视神经 – 颈动脉池。

颞下微骨窗入路

颞下微骨窗入路提供了从侧方到达脑干上方及

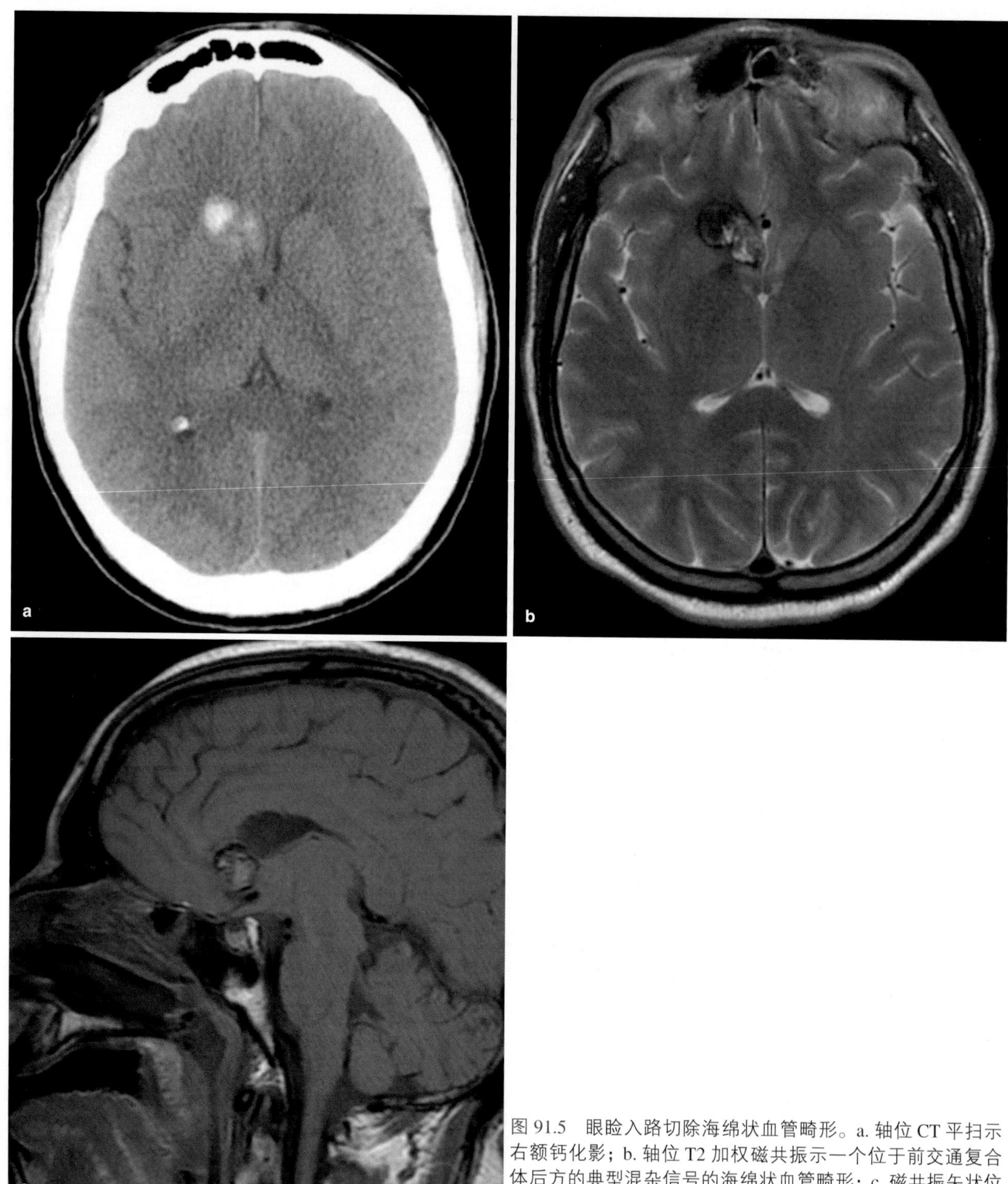

图 91.5 眼睑入路切除海绵状血管畸形。a. 轴位 CT 平扫示右额钙化影；b. 轴位 T2 加权磁共振示一个位于前交通复合体后方的典型混杂信号的海绵状血管畸形；c. 磁共振矢状位 T1 加权示海绵状血管畸形位于下丘脑前部及鞍区。

基底动脉区域的颞下、硬膜下入路。联合硬膜外从 Kawase 三角磨除颅骨，此入路也可到达基底动脉中段区域。这种变式与传统的颞下入路本质上是类似的，但共识认为对于血管暴露来说，通过耳屏前方切口获得的颅中窝底骨窗仅下部 2.5 cm × 2.5 cm 部分有用。因此，该类手术仅需要一个小的入路 [20]。

纵裂间微骨窗入路

纵裂入路利用双侧大脑半球之间的潜在固有空间来处理血管病变。此入路可以通过旁正中开颅处理同

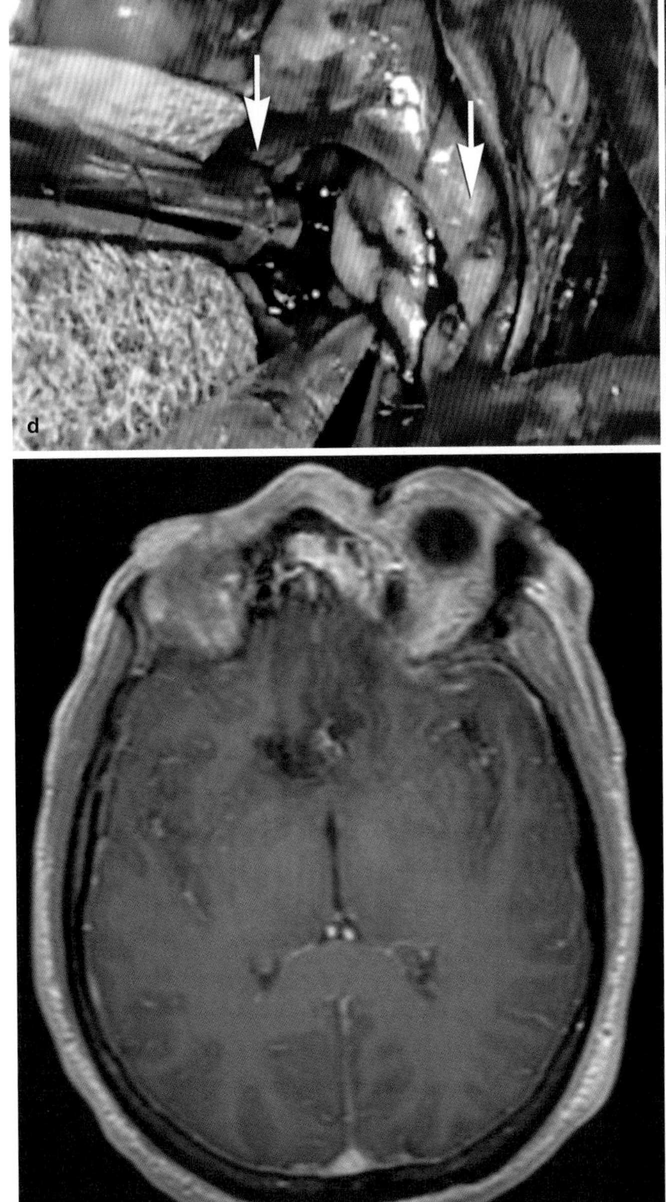

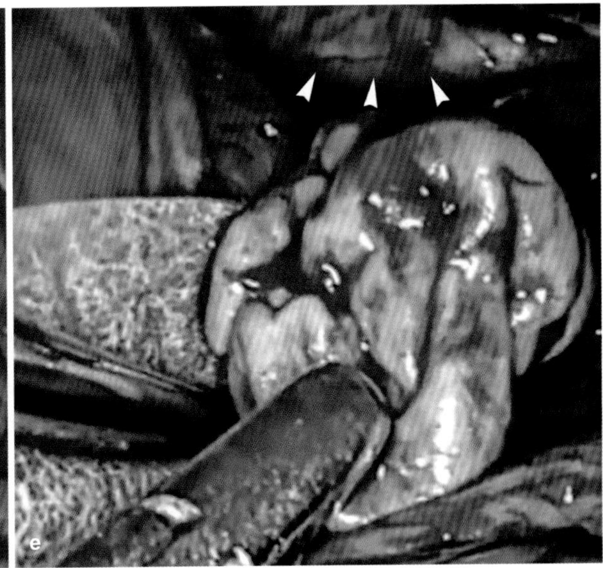

图 91.5 （续）d. 3D 内镜下的术中照片显示左侧开颅到达海绵状血管畸形，从双侧大脑前动脉 A2 段（箭头）之间部分分离；e. 内镜下行海绵状血管畸形整块切除。在下方可以看到视神经及视交叉（去尾箭头）；f. 术后磁共振轴位 T1 加权像显示海绵状血管畸形切除后的术腔（由 Barrow 神经学研究所提供）。

侧或对侧大脑半球的病变。对于位于胼周动脉、胼缘动脉和其他大脑前动脉远端的动脉瘤，这是一个非常适合的入路。因为骨窗外围的空间开放敞开且平坦，仅需要一个小骨窗就可以获得充裕的暴露范围。这一入路也非常适合治疗该区域的动静脉畸形。因为有一个面位于纵裂间，这一区域的手术不会比凸面 AVM 手术更复杂。纵裂入路也非常适合沿中线生长的，位于胼胝体上方、胼胝体内、侧脑室前脚或体部，以及第三脑室 / 丘脑的海绵状血管瘤。

合适的体位是这一入路成功的关键。患者的头部应该旋转到侧位使额叶在重力作用下下垂。头部和颈部旋转至与地面呈 45° 以提供舒适的暴露，并且使头部高于心脏从而降低静脉压。

影像导航有助于确定胼周动脉和胼缘动脉动脉瘤手术路径，设计骨窗以便暴露动脉瘤近端，确保近端阻断实施，以及获得最为适宜的侧裂分离体位。

鼻内镜经蝶骨平台、经鞍结节，以及经斜坡入路

到目前为止，仅有很少的脑血管手术使用了经鼻颅前窝入路，但经鼻入路在肿瘤的手术中较为流行。在矢状面上，整个颅底从额窦到C2的中点都可以很方便地获得暴露。在冠状面上，手术暴露范围在蝶窦水平可以从一侧颈内动脉海绵窦段到另一侧，在鼻咽水平可以从一侧咽鼓管到达另一侧。此外，经上颌入路可以提供更多的侧方暴露，包括颅中窝。经鼻的暴露并不十分限制观察的角度或区域，尤其是使用成角内镜时，但其工作角度及工作区域也并不广阔。因此，对于近端、远端血管控制，以及病变周围充足操作空间的要求限制了经鼻内镜在脑血管病手术的应用。严格说来，前交通复合体、硬膜下颈内动脉内侧部、基底动脉尖和基底动脉主干，以及椎动脉基底动脉结合点均可以使用经鼻入路暴露。

既往有经鼻行动脉瘤夹闭的个案报道，包括前交通动脉动脉瘤、垂体上动脉动脉瘤、基底动脉动脉瘤以及椎基底动脉结合处动脉瘤（包括未治疗的以及既往栓塞过的）[21-26]。这些尝试性进行的动脉瘤手术均属于经鼻入路适应证的自然扩展。它们究竟会开创一种新趋势还是最终被证明不妥当仍然有待证实。类似的，也有报道描述了经鼻入路治疗脑干血管畸形，如动静脉畸形或者海绵状血管畸形[27-29]。这些病例的“理想”入路选择通常基于两点法原则。此外，经鼻入路可以避免对一些重要结构的扰动，而其他入路则无法避免。虽然手术创口隐藏于颅内，但这些经鼻入路所需要的工作量并不少于其他入路。经鼻入路的主要问题在于颅底重建，尽管该领域已经获得了重大进展，例如鼻中隔皮瓣及其变式的发展，但仍然十分具有挑战性。虽然这些入路目前还不能正式确立，但毫无疑问，微创外科专家会继续探索并扩展其应用。

远外侧入路

远外侧入路适合处理起源于椎动脉或小脑后下动脉（PICA）的病变。其特别优势在于治疗脑干下部侧方或前方的病变，例如小脑后下动脉动脉瘤。这一入路通常不适用于锁孔变式。然而，也可以通过较小的骨窗来处理某些血管性病变。此入路有两种基本的变式。在传统手术中，通常使用一种反曲棍球棒切口，从耳后向内侧延伸至中线，然后再向下至颈椎。这种开颅为颅底远外侧区域提供了非常好的暴露，还有其他几个优点：该入路在侧方沿着骨性结构走行，降低了误伤椎动脉或颈枕交界处的机会；在皮瓣内保留了枕动脉，可以作为搭桥手术的供体血管；它提供的空间可以用于搭桥手术时暴露小脑后下动脉（PICA）远端以及对侧的小脑后下动脉。其缺点在于需要挪动大量手术所不需要的软组织以及颅骨，而且向侧方牵开的肌肉瓣会阻碍视野。另一种方法是从乙状窦后部至颈枕交界处经肌肉组织的直切口。这一直接的入路可以为椎动脉V4段以及小脑后下动脉的起点提供良好的暴露。此入路确实横断了枕动脉，并且对于小脑后下动脉远端以及对侧小脑后下动脉的暴露相对有限。然而，对于特定病例，此入路快速干净，工作量大幅压缩，需要扰动的软组织大大减少，因此患者术后的不适也会减轻。

必须考虑到表面所覆盖的软组织的量，因为软组织的量决定了此入路到达病变的距离。传统入路创造了向前外侧翻转的大片皮瓣，使得大块的肌肉位于骨瓣的一侧。因此，小脑侧有较大的活动空间而岩骨侧活动度较小。相反的，直接分开肌肉的入路可以使肌肉分向两侧，相对来讲在前侧产生了更多的自由度，使得这一方向的视野及工作路径更加宽广。对颈部肌肉肥厚的患者来说，如果岩骨侧的角度要求不高的话，传统入路是有优势的，因为整个皮肌瓣向前翻转。相反的，如果仅需要直达的手术通道，可以将肌肉向两侧分开。如果颈部肌肉很薄的话，两个入路的路径都比较短，对切口选择的影响不大。

传统的远外侧入路最适合较大的病变，此时需要更多的暴露或者需要更多的小脑的暴露。因此使得其也适合大部分复杂的动脉瘤，小脑后下动脉远端动脉瘤，以及可能使用搭桥手术的梭形动脉瘤。枕动脉以及更多PICA的暴露，使得有可能进行PICA－PICA原位血管重建，枕动脉－PICA搭桥术，以及使用两侧PICA的分支行PICA－PICA侧－侧吻合术。这些操作都有难度，但使用直达入路很难，甚至不可能暴露全部分支。传统入路在小脑的暴露方面也更有优势，比如说，清除血肿的同时处理位于桥小脑角下部的血管性病变，或颈延髓交界处侧方的病变，如动静脉畸形或硬脑膜动静脉瘘。

直接的肌肉分开入路适合于多数单纯夹闭即可的简单动脉瘤，以及直接位于入路方向上的小的脑血管畸形。几乎所有位于脑干的侧方或者前方的脑干海绵状血管畸形均适合采用此入路。

锁孔入路在特定脑血管疾病治疗中的应用

在讨论过多种锁孔入路之后，我们转而探讨由脑血管外科医师治疗的具体疾病。特别讨论如何根据病变种类及表现的不同选择不同的入路及治疗方案。

动脉瘤

多数的颅内动脉瘤为囊状且位于 Willis 环。患者以蛛网膜下腔出血（SAH）、脑内血肿或者脑神经功能障碍起病，或者由于其他疾病行影像学检查而偶然发现。因为距脑表面远，多数颅内动脉瘤适合行锁孔入路。理想的开颅应该兼顾到动脉瘤的成功治疗、动脉瘤囊的游离、粘连血管的游离、动脉瘤与脑循环的完全分离，并保留载瘤动脉、远端血管以及穿支血管没有狭窄，且没有瘤顶、瘤颈的残留。手术入路需要为手术医师提供足够的视野来详细了解动脉瘤的独特解剖形态。在所有的脑血管病中，动脉瘤手术最需要近端与远端血管的控制。手术入路应该能够孤立流入血管与流出血管，并尽早获得近端血管的控制。虽然这是手术的总体原则，但是对于未破裂动脉瘤来说，术中早期破裂出血的概率较低，因此对于近端血管早期控制的要求可以保留一定的机动性。例如，使用小翼点入路治疗大脑中动脉分叉部动脉瘤，动脉瘤顶有可能在大脑中动脉 M1 段主干之前显露。然而，在最终的分离与夹闭之前，应该确保近端血管的控制。同样，对于颈内动脉近端动脉瘤，例如眼动脉周围动脉瘤，即使可以考虑锁孔入路，也应该准备颈部的近端血管控制。外科医生必须决定颈部的颈动脉是否需要提前暴露或者仅进行消毒铺巾备用。

对于视野或者手术入路受限的担心，使得人们对微创入路能够用于破裂及未破裂动脉瘤，还是仅仅用于未破裂动脉瘤提出了质疑。动脉瘤再破裂的概率，在初次破裂后 24 小时内概率是 4%，以后的 2 周内每天破裂的概率是 1%（累计概率约 20%），为赶在动脉痉挛期内行高血压疗法，多数医生希望早期处理破裂的动脉瘤。但是，在这段时间内，脑组织可能由于出血而反应性水肿，手术条件不佳。然而，不管是传统手术还是微创手术入路，早期手术的益处总体上高于其风险。虽然经典的原则是在蛛网膜下腔出血时建议最大化暴露，但很多医生证实了微骨窗开颅达到该暴露目的的可行性。

动脉瘤手术的入路选择

对于前循环动脉瘤以及后循环上部动脉瘤，外科医生可选择的入路有很多，比如传统翼点入路、小翼点入路、眶颧入路及其变式以及眉弓入路 [30]。因为每种入路都有其在解剖及临床方面的优势及劣势，因此，制订一些基本的原则是有帮助的。总体上说，所有的开颅骨窗最小应为 2.0 cm × 1.5 cm，以便使用现有神经外科手术器械，对于脑血管病手术，骨窗最小应为 2.5 cm × 2.0 cm。需要更多的上方暴露时可以去除眶缘，例如颈内动脉末段动脉瘤或者高位的基底动脉顶端动脉瘤。对于一些位于颈内动脉后方的动脉瘤，例如向后指向的后交通动脉瘤或者脉络膜前动脉动脉瘤，翼点入路可能能够提供从侧面到中线的更好视角。手术通道应同时考虑到达血管控制点以及动脉瘤夹闭的角度，有时它们并不是那么直观。例如，对于大脑中动脉短 M1 段动脉瘤，更靠内侧的骨窗可以提供更好的侧方视野，然而对于一些前交通动脉瘤来讲，更靠侧方的骨窗可能提供更好的内侧术野（图 91.6）。具体行微创手术入路还是行传统入路由手术医师根据病情及其手术舒适程度来决定。

最近，Madugiri 等 [31] 对翼点入路及眶上入路（眉弓上入路）治疗动脉瘤的文献进行了回顾。他们发现在 7 535 例翼点入路中总体的术中破裂率（IOR）为 10.1%，1 953 例眶上入路的术中破裂率为 5.8%。然而，对于合并蛛网膜下腔出血的患者，在 2 848 例翼点入路中术中破裂率为 13.8%，在 191 例眶上入路中术中破裂率为 19.4%。相对于破裂动脉瘤，眶上入路被更经常用于未破裂动脉瘤。我们得出的结论是，对于合并蛛网膜下腔出血的患者，使用眶上入路术中动脉瘤破裂出血的风险高，但当有选择性的使用时，其风险较低。这些结果认为（但尚未被证实），当脑松弛条件好时，非常适合使用微创手术入路，但当存在蛛网膜下腔出血时，则倾向于较大范围暴露。其他研究者也得出了类似的结论 [32–34]。

总体上说，经验丰富的医生使用锁孔入路与传统入路的效果相仿 [35]。手术医师应当根据自己的判断及经验决定手术入路。

脑动静脉畸形

尽管传统观点认为脑动静脉畸形不适合行微创入路，但经过仔细挑选的某些动静脉畸形可以安全、成功地经锁孔入路切除。因为动静脉畸形的异质性，该话题并不像锁孔入路治疗动脉瘤那么受到关注。总体上说，经过大脑凸面到达动静脉畸形所需要暴露的范围最起码与动静脉畸形在脑表面投影的大小一样。然而，深部的动静脉畸形可以使用更小的骨窗来暴露，只要从骨窗所能够伸入的角度足够到达动静脉畸形的全

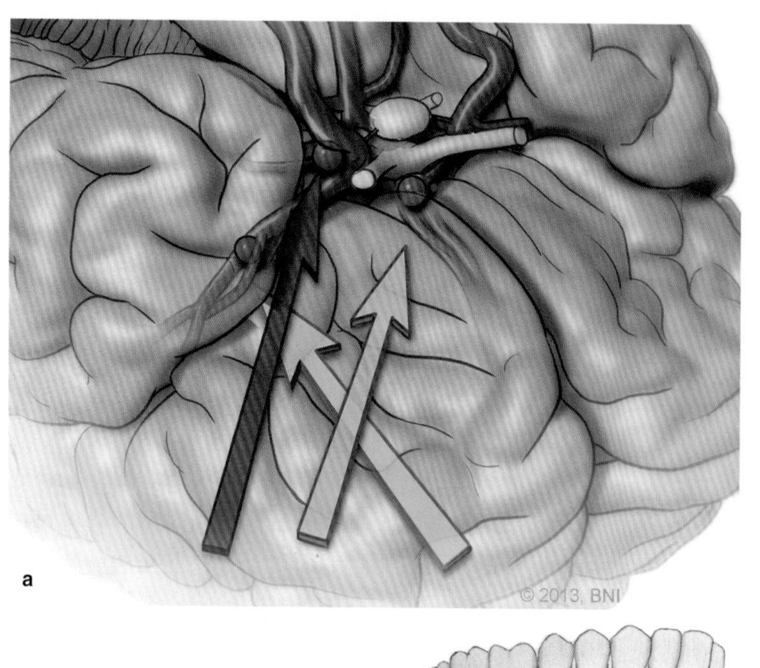

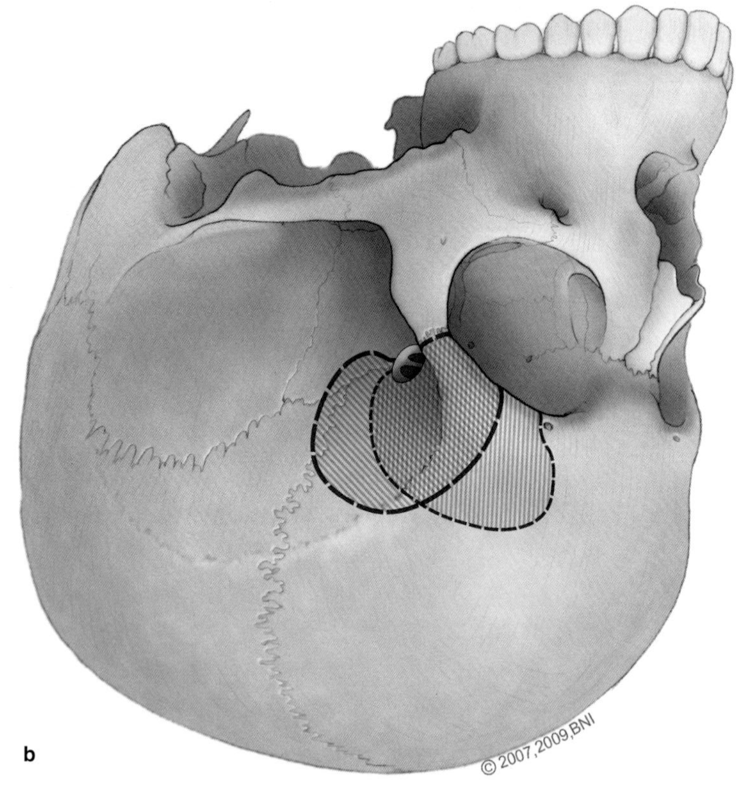

图 91.6 a. 每种动脉瘤有不同的理想路径。前交通动脉瘤常常通过靠外侧的入路来提供内侧的视野（蓝色箭头）。大脑中动脉动脉瘤则从更靠内侧的方向来提供靠外侧的视野（绿色箭头）。颈内动脉动脉瘤从中间的部位进入（粉色箭头）；b. 为了提供偏内侧的视野，骨窗应该更靠外，例如治疗前交通动脉瘤时。要提供靠外侧的视野，骨窗应该更靠内。图中展示了治疗前交通动脉瘤所用的两种骨窗（虚线）（由 Barrow 神经学研究所提供）。

部范围。除了上面所讨论的入路，开颅皮质造瘘可以到达脑实质内的深部畸形。手术入路应该能够暴露整个畸形血管团，包括其供血动脉及引流静脉。小骨窗暴露脑组织少，同样也可以使更少的脑组织受到损伤。

硬脑膜动静脉瘘

硬脑膜动静脉瘘（DAVF）有多种分型，每种类型都以某种形式的动脉与静脉之间无毛细血管床而直接连接为特征。绝大多数常见类型动静脉瘘的治疗关键在于将瘘口离断。许多动静脉瘘可以行血管内介入治疗，但是也有许多仍需要行开颅手术治疗。暴露范围是由获得视野及关闭瘘口的需要决定的。过去需要较大的暴露范围以保证正确辨别瘘口。根据术前造影对瘘口的确定程度，可以考虑使用更小的骨窗。在这方面影像导航是十分有帮助的。辅助性的术中成像技术如吲哚菁绿血管造影也可以提供术中确认。

海绵状血管畸形

虽然海绵状血管畸形属于血管性疾病，但其血流压力低，只要引流静脉未损伤，少见术中剧烈出血。海绵状血管畸形可以发生于脑或脑干的任一部位。海绵状血管畸形非常适合使用锁孔入路治疗。上述的任一入路可能都适合。理想的情况是，海绵状血管畸形累及表面的软脑膜，与头部外侧在一条直线上。仅需要一个小的开口就可以达到安全全切。如果海绵状血管畸形没有暴露于脑表面，应尽可能选择一条安全的通道。如果对周围脑实质和血管结构进行非常小心地分离，可以取得非常好的预后。

设备

微创脑血管手术对于专业设备的要求更高。精细的具有狭长叶片的镊子、各种细长的剥离子和吸引器是必需的，这样的话器械本身不会阻碍操作。枪状仪器总体上说并不能改良太多的视野。细长且扁平的动脉瘤持器很有优势。单轴的动脉瘤持器有很多种设计，轮廓较小，因此能通过更小的入路提供更多的活动幅度。如果外科医生更习惯于传统的动脉瘤持器的话，就需要进行针对该器械的训练，因为对单轴动脉瘤夹持器来说，打开和闭合时保持尖端稳定需要的动作有所不同。有些动脉瘤夹也设计的比其他的更细 [14]。有的时候，即使 1 mm 的区别也十分重要。

单轴剪刀以及双极电凝镊子适用于锁孔手术且有一定优势。虽然它们具有更小的轮廓，但对于很多医生来讲，它们缺乏传统弹簧式设计所提供的精度以及触觉反馈。另外，术者需要在手术之前练习使用这些器械。尤其是对于动静脉畸形手术，不粘的双极电凝镊子有很大的优势，因为组织与镊子尖端粘连的减少降低了组织分离时因粘连导致出血的可能性。这类双极需要移开进行擦拭的情况也较少。有些双极因其热传导机制原因，比其他的双极笨重些，这就限制了它们在深部以及窄通道手术中的应用。涂层抗粘双极镊子尽管抗粘效果略差，但有时更为细长。

有些设备，例如吸引器以及双极镊子，使用了光纤以及 LED 技术后，其尖端可以发光。这些设备可以在术野的深部提供光线，并给出与显微镜角度不同的光线，改善了深部知觉及照明。这对于显现脑干实质内的病变尤其重要，如后循环动脉瘤或者海绵状血管畸形。

对于动脉瘤的夹闭，内镜可以提供辅助性的，少数情况下甚至是首选的视野。直杆透镜式内镜是最常使用的内镜。成角的内镜可以看到显微镜直线视野中不易看到的血管。内镜还可以在动脉瘤夹闭前后观察处于自然形态的血管，而不必为了获得足够的视野对血管进行操作和旋转。当内镜越过神经血管结构时必须十分小心，以防内镜摆动时损伤视野后方的结构。骨窗应该提供足够的空间以容纳一侧的内镜以及吸引器管和第二个器械，如双极镊子（图 91.7）。

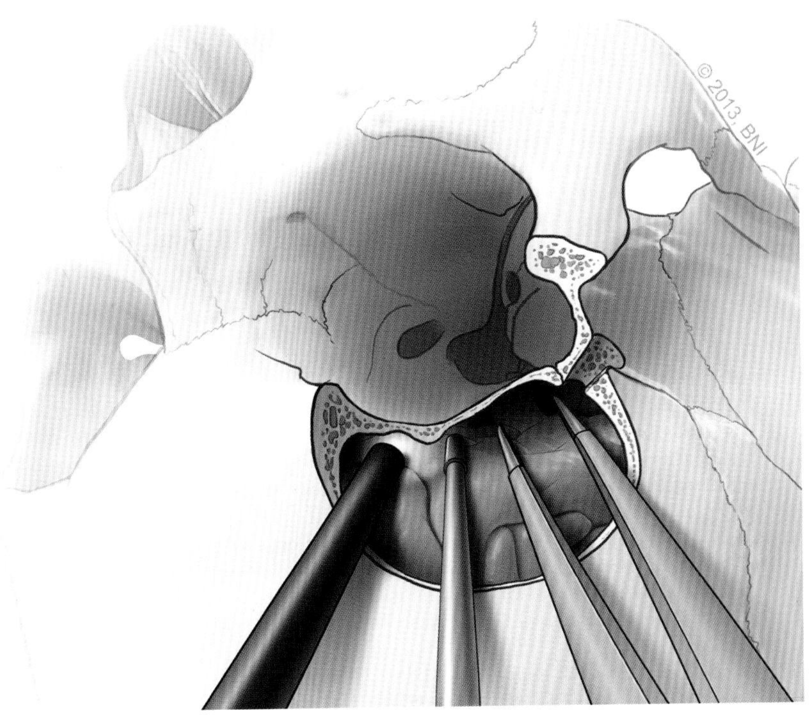

图 91.7　内镜辅助手术要求足够容纳内镜以及吸引器管和双极镊子的空间。该眶上骨窗可根据需要用于显微镜手术或内镜手术（由 Barrow 神经学研究所提供）。

结论

锁孔开颅可以提供良好的入路以实现脑血管疾病安全有效的手术。与传统入路相比，锁孔开颅要求更仔细的规划以实现微创入路准确到达病变。目前已发展出多种微创入路，为后续的个体化改进提供了模板。微创手术应该像传统入路一样坚持脑血管手术的原则。

参·考·文·献

[1] Fatemi N, Dusick JR, de Paiva Neto MA, Malkasian D, Kelly DF. Endonasal versus supraorbital keyhole removal of craniopharyngiomas and tuberculum sellae meningiomas. Neurosurgery 2009;64(5, Suppl 2):269–284, discussion 284–286

[2] Fischer G, Stadie A, Reisch R, et al. The keyhole concept in aneurysm surgery: results of the past 20 years. Neurosurgery 2011;68(1, Suppl Operative): 45–51, discussion 51

[3] Jho HD. Orbital roof craniotomy via an eyebrow incision: a simplified anterior skull base approach. Minim Invasive Neurosurg 1997;40:91–97

[4] Warren WL, Grant GA. Transciliary orbitofrontozygomatic approach to lesions of the anterior cranial fossa. Neurosurgery 2009;64(5, Suppl 2):324–329, discussion 329–330

[5] Abdel Aziz KM, Bhatia S, Tantawy MH, et al. Minimally invasive transpalpebral "eyelid" approach to the anterior cranial base. Neurosurgery 2011; 69(2, Suppl Operative):ons195–ons206, discussion 206–207

[6] Reisch R, Perneczky A, Filippi R. Surgical technique of the supraorbital key-hole craniotomy. Surg Neurol 2003;59:223–227

[7] Reisch R, Perneczky A. Ten-year experience with the supraorbital subfrontal approach through an eyebrow skin incision. Neurosurgery 2005; 57(4, Suppl):242–255, discussion 242–255

[8] Jallo GI, Bognár L. Eyebrow surgery: the supraciliary craniotomy: technical note. Neurosurgery 2006;59(1, Suppl 1):E157–E158, discussion E157–E158

[9] Fischer G, Oertel J, Perneczky A. Endoscopy in aneurysm surgery. Neurosurgery 2012;70(2, Suppl Operative):184–190, discussion 190–191

[10] Perneczky A, Fries G. Endoscope-assisted brain surgery: part 1—evolution, basic concept, and current technique. Neurosurgery 1998;42:219–224, discussion 224–225

[11] van Lindert E, Perneczky A, Fries G, Pierangeli E. The supraorbital keyhole approach to supratentorial aneurysms: concept and technique. Surg Neurol 1998;49:481–489, discussion 489–490

[12] Mitchell P, Vindlacheruvu RR, Mahmood K, Ashpole RD, Grivas A, Mendelow AD. Supraorbital eyebrow minicraniotomy for anterior circulation aneurysms. Surg Neurol 2005;63:47–51, discussion 51

[13] Beseoglu K, Lodes S, Stummer W, Steiger HJ, Hänggi D. The transorbital keyhole approach: early and long-term outcome analysis of approachrelated morbidity and cosmetic results. Technical note. J Neurosurg 2011; 114:852–856

[14] Perneczky A, Fries G. Use of a new aneurysm clip with an inverted-spring mechanism to facilitate visual control during clip application. Technical note. J Neurosurg 1995;82:898–899

[15] Mori K, Esaki T, Yamamoto T, Nakao Y. Individualized pterional keyhole clipping surgery based on a preoperative three-dimensional virtual osteotomy technique for unruptured middle cerebral artery aneurysm. Minim Invasive Neurosurg 2011;54:207–213

[16] Kang HJ, Lee YS, Suh SJ, Lee JH, Ryu KY, Kang DG. Comparative analysis of the mini-pterional and supraorbital keyhole craniotomies for unruptured aneurysms with numeric measurements of their geometric configurations. J Cerebrovasc Endovasc Neurosurg 2013;15:5–12

[17] Mocco J, Komotar RJ, Raper DM, Kellner CP, Connolly ES, Solomon RA. The modified pterional keyhole craniotomy for open cerebrovascular surgery: a new workhorse? J Neurol Surg A Cent Eur Neurosurg 2013;74:400–404

[18] Nathal E, Gomez-Amador JL. Anatomic and surgical basis of the sphenoid ridge keyhole approach for cerebral aneurysms. Neurosurgery 2005;56(1, Suppl):178–185, discussion 178–185

[19] Maruyama K, Kurita H, Yamaguchi R, Noguchi A, Shiokawa Y. One-stage clipping of bilateral middle cerebral artery aneurysms via the bilateral pterional keyhole approach. Neurol Med Chir (Tokyo) 2013;53:148–152

[20] Taniguchi M, Perneczky A. Subtemporal keyhole approach to the suprasellar and petroclival region: microanatomic considerations and clinical application. Neurosurgery 1997;41:592–601

[21] Kassam AB, Gardner PA, Mintz A, Snyderman CH, Carrau RL, Horowitz M. Endoscopic endonasal clipping of an unsecured superior hypophyseal artery aneurysm. Technical note. J Neurosurg 2007;107: 1047–1052

[22] Kassam AB, Mintz AH, Gardner PA, Horowitz MB, Carrau RL, Snyderman CH. The expanded endonasal approach for an endoscopic transnasal clipping and aneurysmorrhaphy of a large vertebral artery aneurysm: technical case report. Neurosurgery 2006;59(1, Suppl 1):E162–E165, discussion E162–E165

[23] Germanwala AV, Zanation AM. Endoscopic endonasal approach for clipping of ruptured and unruptured paraclinoid cerebral aneurysms: case report. Neurosurgery 2011;68(1, Suppl Operative):234–239, discussion 240

[24] Froelich S, Cebula H, Debry C, Boyer P. Anterior communicating artery aneurysm clipped via an endoscopic endonasal approach: technical note. Neurosurgery 2011;68(2, Suppl Operative):310–316, discussion 315–316

[25] Enseñat J, Alobid I, de Notaris M, et al. Endoscopic endonasal clipping of a ruptured vertebral-posterior inferior cerebellar artery aneurysm: technical case report. Neurosurgery 2011;69(1, Suppl Operative):E121–E127, discussion E127–E128

[26] Drazin D, Zhuang L, Schievink WI, Mamelak AN. Expanded endonasal approach for the clipping of a ruptured basilar aneurysm and feeding artery to a cerebellar arteriovenous malformation. J Clin Neurosci 2012;19:144–148

[27] Kassam AB, Thomas AJ, Zimmer LA, et al. Expanded endonasal approach: a fully endoscopic completely transnasal resection of a skull base arteriovenous malformation. Childs Nerv Syst 2007;23:491–498

[28] Kimball MM, Lewis SB, Werning JW, Mocco JD. Resection of a pontine cavernous malformation via an endoscopic endonasal approach: a case report. Neurosurgery 2012;71(1, Suppl Operative):186–193, discussion 193–194

[29] Sanborn MR, Kramarz MJ, Storm PB, Adappa ND, Palmer JN, Lee JY. Endoscopic, endonasal, transclival resection of a pontine cavernoma: case report. Neurosurgery 2012;71(1, Suppl Operative):198–203

[30] Cheng CM, Noguchi A, Dogan A, et al. Quantitative verification of the keyhole concept: a comparison of area of exposure in the parasellar region via supraorbital keyhole, frontotemporal pterional, and supraorbital approaches. J Neurosurg 2013;118:264–269

[31] Madhugiri VS, Ambekar S, Pandey P, et al. The pterional and

suprabrow approaches for aneurysm surgery: a systematic review of intraoperative rupture rates in 9488 aneurysms. World Neurosurg 2013;80: 836–844
[32] Chalouhi N, Jabbour P, Ibrahim I, et al. Surgical treatment of ruptured anterior circulation aneurysms: comparison of pterional and supraorbital keyhole approaches. Neurosurgery 2013;72:437–441, discussion 441–442
[33] Shin D, Park J. Unruptured supraclinoid internal carotid artery aneurysm surgery: superciliary keyhole approach versus pterional approach. J Korean Neurosurg Soc 2012;52:306–311
[34] Park J, Woo H, Kang DH, Sung JK, Kim Y. Superciliary keyhole approach for small unruptured aneurysms in anterior cerebral circulation. Neurosurgery 2011;68(2, Suppl Operative):300–309, discussion 309
[35] Paladino J, Mrak G, Miklić P, Jednacak H, Mihaljević D. The keyhole concept in aneurysm surgery—a comparative study: keyhole versus standard craniotomy. Minim Invasive Neurosurg 2005;48:251–258

第92章

椎动脉的手术暴露

Bernard George and Michaël Bruneau

尽管外科学技术在过去的30年中有了巨大的进步，椎动脉（VA）的暴露仍然十分具有挑战性。令人惊讶的是，反而是椎动脉枕下段这一最为复杂的部分，其暴露迄今为止最为常见[1-8]。恰恰相反的是，对于椎动脉的起点到C2这段笔直而又容易暴露的近端部分，其解剖暴露入路却少有报道[9-11]。掌握椎动脉简要的解剖和技术要点可以确保安全、舒适的暴露椎动脉任意部分。

恰当的暴露VA有助于安全的对其周围的复杂病变实施处理。椎前和椎后入路，可以暴露大部分颈椎，然而，却无法充分暴露横突孔附近位于侧方的椎动脉。因此，并非所有位于该区域的病变都能获得充分的暴露和处理。

解剖

了解椎动脉的解剖及其变异，对于安全地暴露VA非常重要[12, 13]。椎动脉从其起点至与基底动脉汇合处经常被分为四部分，即V1到V4（图92.1）。V1部分，或称之为入口段，从锁骨下动脉分出到横突孔的入口处，通常在C6水平。V2部分，或称之为水平段，依次通过C6到C2的各个横突孔并垂直上升。V3部分，或称之为枕下段，是从C2到枕骨大孔的部分。这段椎动脉走行方向多变。第一个拐角处是在C2椎体的底部，在这里VA水平走行，走向C2的横突孔；然后在此横突孔的出口部，VA垂直走行至C1的横突孔；在此横突孔，VA再次水平走行并进入寰椎后弓的椎动脉沟中；在椎动脉沟的末端，VA斜向上内侧走行并于枕骨大孔处进入硬膜。V4部分是椎动脉的硬膜内段。它从枕骨大孔的硬脑膜处至椎基底动脉交汇处。椎动脉于延髓周围向上走行，并在前正中线与对侧椎动脉汇合。

动态变化

椎动脉的走行以及它与周围结构的关系随着头和颈部的活动而发生改变。这些改变在V1、V2和V4段很微小，但在V3水平，头部和颈部的旋转会导致非常大的变化。事实上，椎动脉在C1–C2和C0–C1关节的水平复杂行程使其可以适应这些变化。当头颈部转向一侧时，同侧的VA受压，而对侧的VA伸展，此时VA的两段（C1至C2段以及C1以上的部分）

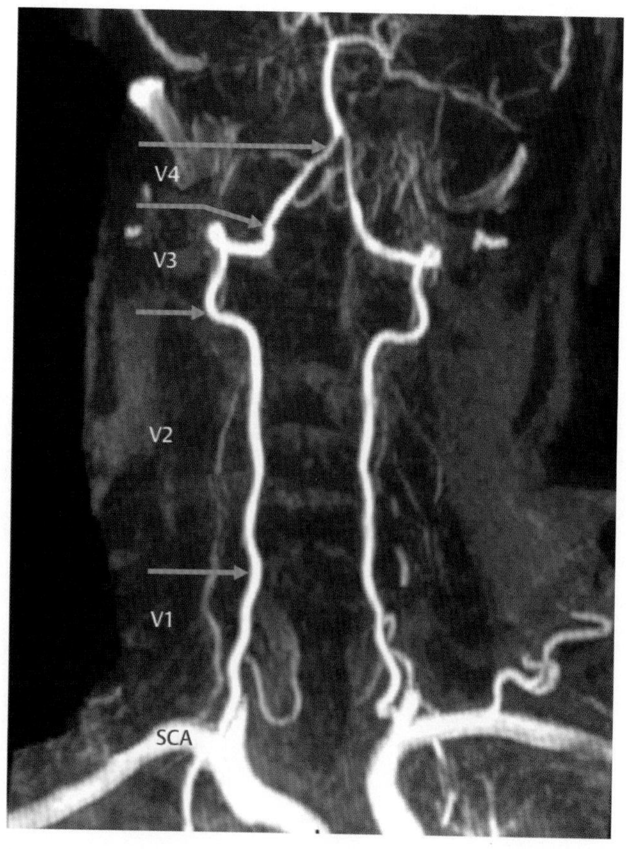

图92.1　MRA显示了椎动脉的4部分。SCA即锁骨下动脉。

在寰椎后弓的两侧变得平行。当摆放患者的手术体位时，这是值得重视的一点。

椎动脉骨膜鞘

为了恰当地暴露椎动脉，必须清晰认识椎动脉及其骨膜鞘之间的关系。在 V1 段，VA 相对自由地走行在与椎体有一段距离的软组织中。它于 C7 横突（TP）前方走行，然后到达 C6 椎体的侧面。与之伴行的是一或两条通常走行于其前方的椎静脉。在 C6–C7 水平，甲状腺下动脉于椎动脉前部横跨而过。在左侧，淋巴导管于其前内侧经过并加入颈内静脉（JV）。椎动脉于 C6 水平进入横突孔后被骨膜鞘包裹起来，另外骨膜鞘还包裹着椎静脉丛。C6 横突下缘处，此骨膜鞘或多或少与动脉外膜有 2~3 mm 的粘连。该骨膜鞘在整个 V2、V3 段延续直至枕骨大孔的硬脑膜处。在枕骨大孔，VA 与硬脑膜的两个层面有大约 3~5 mm 的粘连。骨膜鞘再次附着在动脉外膜，然后与硬脑膜外层相延续。事实上，与海绵窦内的颈动脉相类似。在 C6 入口处与 VA 粘连的骨膜鞘称为近侧环，而在枕骨大孔硬脑膜处的粘连可以称为远侧环。

暴露椎动脉的一个重要的步骤是识别出骨膜鞘并将其从横突孔上移除。只要是在骨膜鞘外面进行操作，就能保护椎静脉丛在其内部而不会出现静脉出血。暴露两侧 VA 的末端骨膜鞘与动脉外膜粘连的部分则更加困难。

解剖学变异

大小

在 40% 的病例中，一侧 VA 粗于对侧 VA[14]。相对较粗的 VA 称之为优势动脉，而较细的 VA 若在颅内与对侧 VA 汇合，称为发育不全，若不与对侧 VA 汇合则称为闭锁（图 92.2）。闭锁的 VA 最常终止于小脑下后动脉（PICA），但是它也有可能终于枕动脉。

椎动脉的直径通常与横突孔的直径相一致。

进入水平的变异

单侧或双侧 VA 可能在不同水平分别进入横突管。这种现象虽然少见（在 7% 病例中出现），但对于 VA 手术具有重大意义。事实上，VA 若在 C7 水平进入横突管则不是问题，但其也可能在 C5、C4 甚至 C3 水平进入。在这些情况下，VA 进入横突管之前在近端横突前支的前方走行，因此当切开包裹横突的肌肉时，很容易被损伤。另一种极为少见的异常现象——横突前支缺失，也可导致类似后果。

成环

在 2% 的病例中发现椎动脉成环形。它们可能会导致椎体一侧（1.2%）的侵蚀。当环伸入椎间孔（0.8%）时，可能并无可见性骨质改变，但偶尔会导致神经根痛。在这两种情况下，在椎体上钻孔会有损伤 VA 的风险。

异常的起点和变异现象

椎动脉，特别是左侧椎动脉，有可能从主动脉发出。在极少的病例中，还发现了从甲状颈干或颈动脉发出的情况。另外还有一些异常的变异，比如双起源的 VA，两个分支在横突管的入口汇合；双干，在 V3 段最为常见，其中一支在 C1–C2 水平穿透硬脑膜，而另一支走行在正常的线路上或者是闭锁的；或是在横突孔周围形成开窗畸形[15]。

异常联系

胚胎型椎 – 颈动脉异常吻合可能终身存在[16]。位于偏尾端的椎动脉异常较为少见。在椎基底吻合处下方水平，可以看到颈内 – 基底循环之间的吻合。其中包括舌下动脉颅内段以及寰椎前动脉颅外段。

分支

在各个水平上，VA 在胚胎学来源上是由不同的节段动脉连接而成的[16]；在外侧能看到肌支，在内侧能看到神经根支（图 92.3）。这些神经根支当中有一支叫做根髓前动脉，它尤为重要，因为走行于前正中线，是脊髓的主要血供[13]。所以在手术过程中，必须保护好这根动脉；而它的闭塞通常会导致缺血性四肢瘫痪。根髓前动脉可能会从任意一侧的椎动脉发出，而与椎动脉的直径无关。此动脉可能从椎动脉的 C3 水平以下的任意位置发出。此动脉也有可能从锁骨下动脉的任意分支发出。因此在血管造影寻找根髓动脉时，应该有选择性地在双侧椎动脉及锁骨下动脉的其他分支进行造影。

在椎动脉的神经根支当中，从第三椎间隙（C2–C3）水平发出的脑膜前动脉有着重要的作用。这个动脉供应从 C2 到斜坡下部的前外侧的硬脑膜。因此，它同样是枕骨大孔前侧以及外侧脑膜瘤的主要血供来源。这根动脉也与咽升动脉的一个分支相交通，因此可能与颈部病变有关。椎动脉在进入硬脑膜前后会发

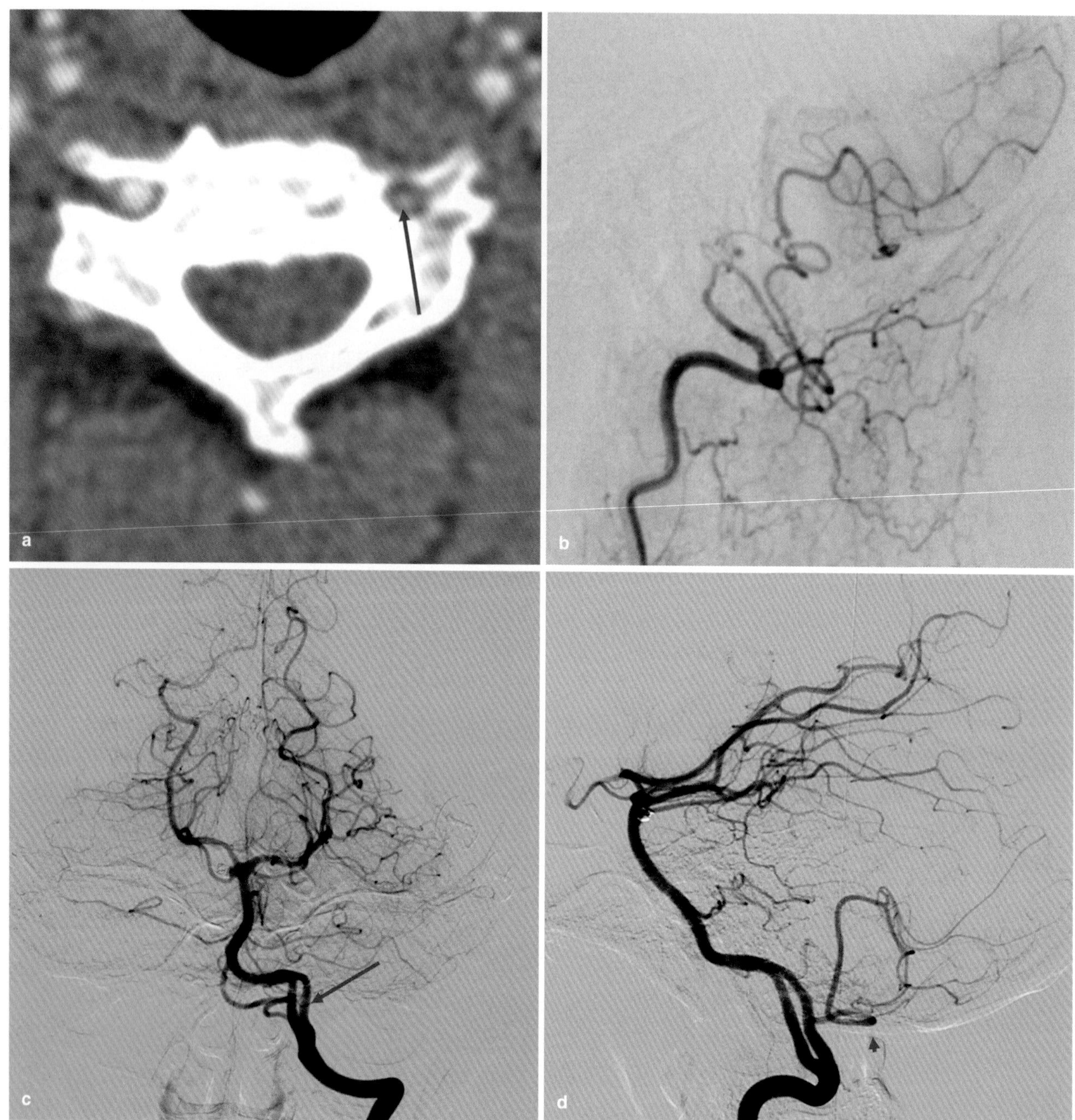

图 92.2 椎动脉（VA）的变异。a. 发育不全的椎动脉（箭头）；b. 终止于小脑下后动脉（PICA）的闭锁椎动脉；c、d. 双干椎动脉的前后位及侧位影像（箭头），以及从一侧椎动脉起源的 PICA（去尾箭头）。

出脑膜后动脉。它供应小脑凸面硬脑膜。椎动脉的肌支与其他颈部动脉的肌支相互联系，例如颈外动脉、颈深动脉以及颈升动脉。这些联系形成了一个并行的网状结构，在阻断 VA 时十分危险。每一例手术中，当对 VA 施行近端阻断后，其远端总是仍旧畅通。这一点在进行 V3 段手术的时候非常重要。

最后一部分重要的分支是起源于 VA 颅内部分（V4）的分支。它们包括脊髓前动脉、一些穿支以及 PICA。在 20% 的病例中，PICA 在颅外 C1 水平甚至是 C1–C2 水平发出。这些情况下，它会在枕骨大孔水平紧邻 VA 或于更低处在颈部进入硬脑膜。

关于 VA 的大部分解剖信息，包括走行、直径、变异和异常情况，都可以通过 CTA 或 MRA 来获得。在特定病例中，常规 MRI 已经足够[17]。然而，血管造影术对于提供细小分支的信息，特别是分辨根髓前动脉来说依旧必不可少。

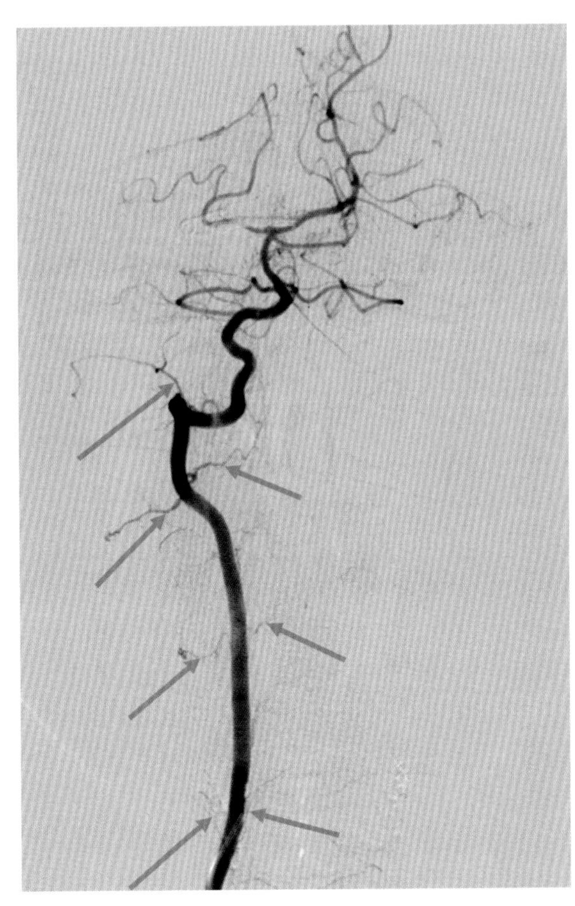

图 92.3 神经根支（中央支）和肌支（外侧支）（箭头所示）从椎动脉各个节段处发出。

外科暴露椎动脉的指征

外科暴露椎动脉的指征包括治疗动脉壁的固有病变、对于外物压迫的减压，以及移除椎动脉周围的病变，大部分是肿瘤。

固有病变

随着血管内技术的发展，对椎动脉行直接修补或是血管重建的适应证已经越来越少了。但是椎动脉的暴露对于累及 VA 的复杂病变依旧是必要的。其中一个例子是使用大隐静脉的颈总动脉 –VA 远端搭桥手术。该技术可以在治疗动脉瘤或高血供肿瘤时用来旷置近段 VA，同时重建远端脑血供。这些旁路可能对于多发颈动脉、椎动脉闭塞导致的脑缺血也有帮助。

外物压迫

外物对于椎动脉的压迫有两种类型。一种是持续性的压迫，通常由于肿瘤在其附近生长所致。这一类型的压迫很少出现症状，因为肿瘤的缓慢生长提供了发展侧支循环的时间，即便压迫导致椎动脉完全闭塞也是如此。另一种类型的压迫是间歇性的压迫，出现在头部或颈部呈特定的位置时。这一类型的压迫经常是由颅颈接合水平的骨质存在畸形 [18, 19]、异位入颅的 VA 受横突孔纤维束带压迫或该处存在赘生骨刺等引起。无论什么原因，只有在证明了症状是由头颈部活动造成，并导致椎动脉血流急剧下降之后，才具有手术指征。结构性受压可以通过使用动态多普勒超声、血管造影术以及头颈部 CTA 来显现。导致压迫的动作变化多样，在有赘生骨刺的情况下通常为旋转，在纤维束压迫时通常为伸展，而在骨质畸形的情况下，则更为复杂。最好的治疗方法是通过打开远端和近端的横突孔，切除压迫组织来进行减压。

椎动脉附近的肿瘤

数种不同类型的肿瘤可能会在椎体侧方、关节面或椎间孔生长，从而扰乱 VA 的正常走行（图 92.4）。椎动脉走行路线上的肿瘤可能会使其移位、狭窄甚至是闭塞。最常见的肿瘤是起源于椎间孔颈神经根的神经鞘瘤和神经纤维瘤 [9, 20–22]。在这种情况下，由于肿瘤起源于神经根位于椎间孔的最深部位，所以椎动脉被移位至前方或内侧。这些神经细胞肿瘤继而可能会沿中线方向向硬膜内扩展，或是向侧方发生脊髓外扩展。另一些比较少见的肿瘤，比如脑膜瘤、血管母细胞瘤、脊索瘤、骨样骨瘤、骨软骨瘤以及不同类型的肉瘤也可见于此部位。切除这些肿瘤总的原则是：首先暴露并控制肿瘤近端和远端的椎动脉，然后分离椎动脉的骨膜鞘和肿瘤包膜，最后从侧面向中线方向行肿瘤减容。即使累及椎管内甚至是硬脑膜内的情况下，完全地切除也是可以做到的。为处理管腔中的肿瘤，通常可以通过磨除椎体后外侧角来扩大椎间孔。切除位于颈髓外侧肿瘤时控制 VA 的另一个好处在于：在切除肿瘤之前可以减少它们的血供。颈部的肿瘤通常从椎动脉分支以及手术路径中的其他颈部动脉获得血供，而对其行早期阻断有助于肿瘤的切除。

斜行椎体次全切除术

斜行椎体次全切除术是这样一种技术：磨除一个或几个椎体后外侧角，既暴露出脊髓的前部，又保留了大部分椎体 [23]。这一技术免除了脊柱重建的需要。切除范围最大程度上可以从一侧椎间孔延伸至对侧椎弓根。如果椎间盘已经纤维化并萎缩，则无需移植、置入金属板或是采用骨接合术。但是如果椎间盘仍是厚实的、柔软的，那么两节或两节以上的斜行椎体次

图 92.4 椎动脉 C6-C7 水平周围的转移癌。a. 钆增强的 T1 加权轴位磁共振成像（MRI）；b. 钆增强的矢状位 MRI T2 加权像；c、d. C1-C2 水平神经鞘瘤导致的椎动脉移位；c 图为钆增强的轴位 MRI T1 加权像；d 图为轴位 MRI T2 加权像，肿瘤与椎动脉相接触。

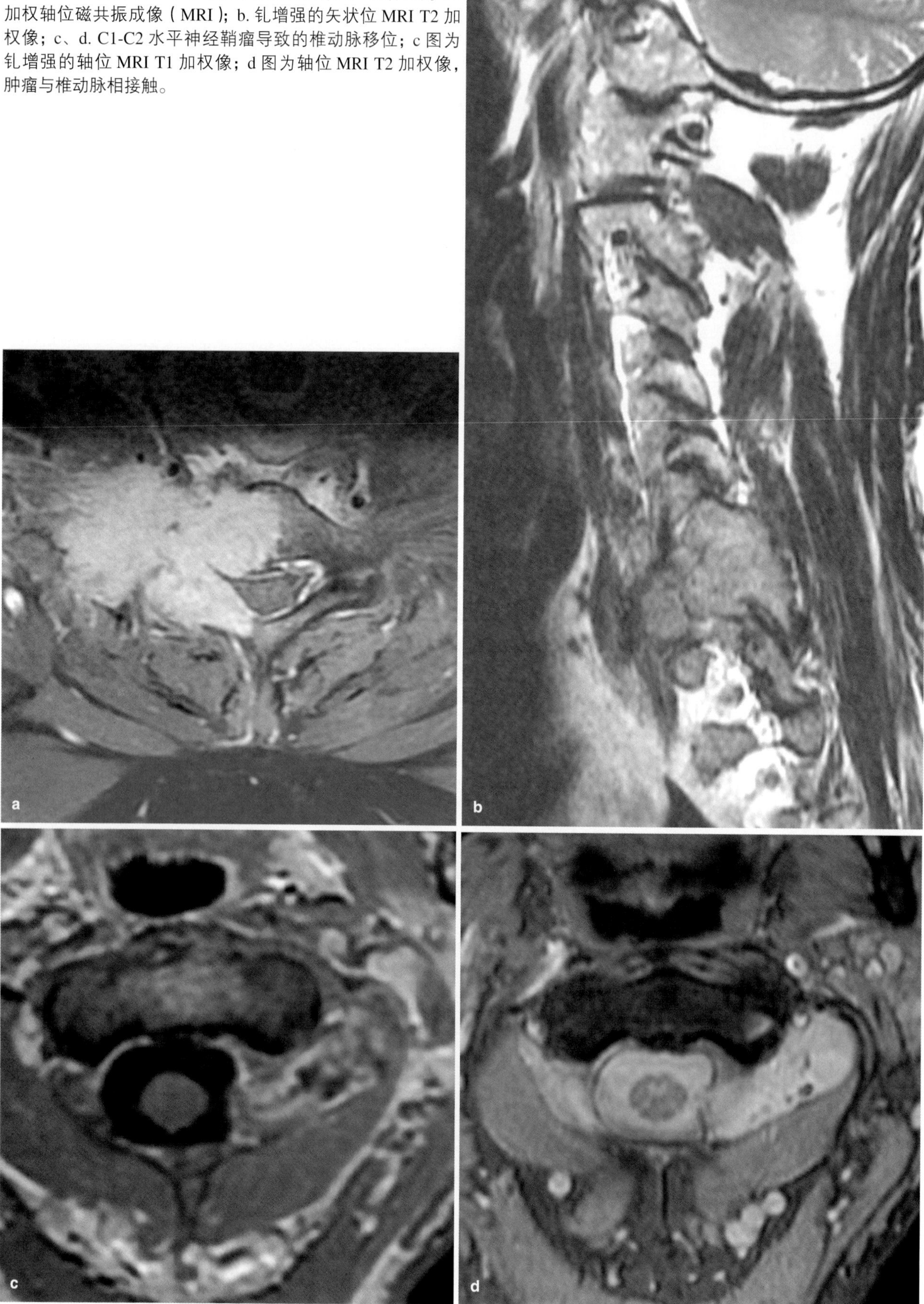

全切除术就需要进行重建。

这一技术在椎间盘前方存在赘生骨刺，并在合并脊柱曲度变直或后凸的脊髓型脊椎病中有必要使用。至多 5 个节段，即 C2~C7（一个节段是指椎间盘加毗邻的椎体），可以使用此技术减压。在神经根痛或是椎间孔部位肿瘤病例中，椎体的磨除范围控制在椎间孔前缘即可。

侧方入路的斜行椎体次全切除术还可以用于治疗任一节段的椎间盘突出。在 C4 以上（C2–C3 和 C3–C4）的手术操作是非常方便的，因为这些部位没有血管神经成分穿过，而暴露难度和宽度与 C4 以下区域相近。这一入路的另一优点在于，切除椎间盘时无需椎体扩张器，从而避免压迫邻近椎间盘。斜行椎体次全切除术还可以被用来切除椎管前面的硬膜外或硬膜内肿瘤。我们已经使用这一技术通过前方入路进行了髓内的海绵状血管畸形切除术。

枕骨大孔处的入路

后外侧入路暴露寰椎后弓椎动脉沟中的椎动脉使得硬膜囊外侧得以暴露。C2 的神经根和椎动脉可以被松解，而前方的硬膜下间隙可以通过最小化的牵拉得以显露（图 92.5）。后外侧入路是为枕骨大孔病变设计的，这意味着它暴露的上限是在延髓脑桥沟以及椎 – 基底动脉的交界处。如果需要继续向上延伸，需要联合乙状窦后切口。

VA 的控制使得 C1 后弓以及枕骨的开放可以从较外侧进行，有时甚至可以包括切除寰椎部分侧块及枕髁 [2–7, 24, 25]。由于后外侧入路是为硬膜下病变（肿瘤和血管畸形）设计的，所以没有必要去磨除过多的 C0–C1 关节的组织，因为它们位于神经轴前方的齿突旁 [24, 26]。在肿瘤患者中，神经轴常常向后侧以及外侧移位，使得手术通道扩大、更易于暴露。在动脉瘤的病例中，神经轴移位较小，并且前侧蛛网膜下腔狭窄。这种情况下，外侧骨质的开放需要达到最大程度以便暴露病灶。

枕骨大孔处最常见的肿瘤是脑膜瘤和神经鞘瘤。大部分 C1 和 C2 神经鞘瘤是跨越硬膜内外或是仅为硬膜外生长的。然而，后外侧入路能够保证硬膜外病灶的暴露。

头颈交界处的手术入路

处理头颈部交界处的硬膜外和骨质病变可以通过前外侧入路暴露 V3 段来实现 [18, 21, 22, 27]。这一前外侧入路与颈部下端所采用的方法相同，因此在必要时可以向下继续延伸。此入路可以通过联合颞下入路（朝向岩骨）或是乙状窦后入路（朝向颅后窝）向上扩展。在横断面，此种入路可以到达中线上从前到后任意位置的病变。

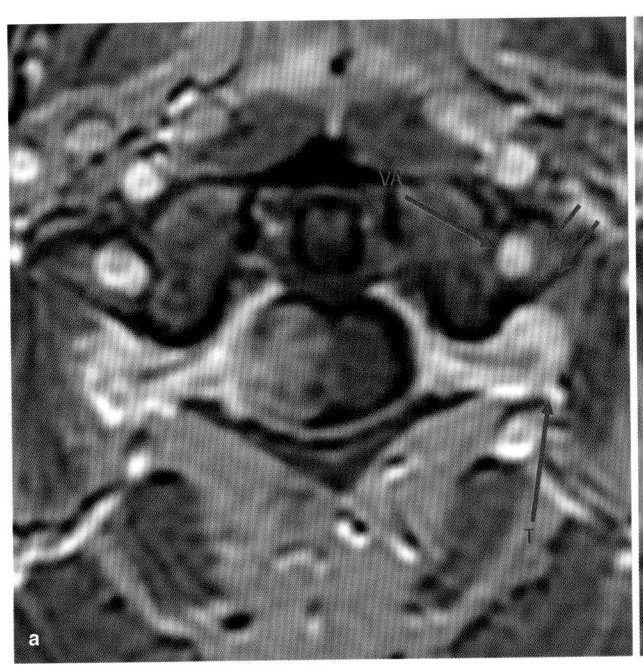

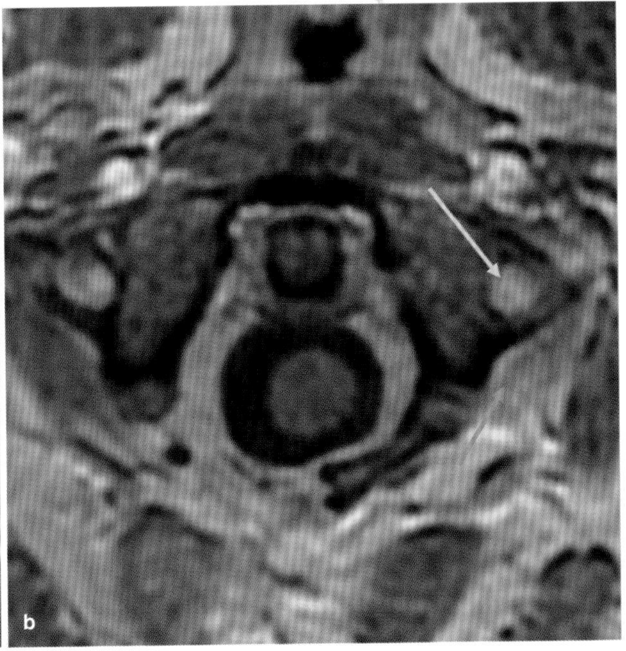

图 92.5　枕骨大孔外侧。a. 术前钆增强的轴位 MRI T1 加权像。肿瘤（T）与椎动脉（VA）相接触。双红箭头显示 C1 横突孔水平以及寰椎后弓椎动脉沟中的椎动脉；b. 术后钆增强的轴位 MRI T1 加权像显示了肿瘤的完全切除以及骨质从左侧开放（蓝箭头）以显露椎动脉（黄箭头）。

这一水平最常见的病变包括脊索瘤、转移癌、浆细胞瘤、骨样骨瘤、组织细胞增生症和硬膜外脑膜瘤。切除这一区域肿瘤的原则与颈部下端的相同。在头颈交界处，VA 的血管控制通常在近端进行，因为肿瘤会阻挡远端控制。

颈静脉孔入路（近髁入路）

颈静脉孔大约在 C1 横突（TP）上方 15 mm。因此在控制椎动脉的 V3 段之后，颈静脉孔可以从后下方到达。肿瘤单纯位于颈静脉孔当中时，能够通过最小骨窗将其切除。相反，当肿瘤超出了颈静脉孔范围时，比如副神经节瘤，则需通过颞下入路扩大暴露，处理岩骨当中的病变组织[28-34]。近髁入路合并椎动脉控制扩大了手术的区域，因此较少需要岩骨扩大磨除，并且很少需要面神经移位[29]。这一入路使得由颈部延伸至枕骨大孔的病变得以暴露，当联合乙状窦后入路时，还可以处理侵入硬膜的病变。

手术技术

外侧入路

无论要暴露的椎动脉节段如何，其手术技术是相似的（图 92.6、图 92.7）。一些文献已经对这些入路的细节加以描述[1, 2, 10, 11, 35]。

体位摆放

患者取平卧位，头部伸展，略偏向对侧。暴露 V3 段时，头部可以更加侧转，但是头颈部旋转会增加 VA 的两部分（C1–C2 和 C1 以上部分）的拉伸程度。此外，因为寰椎随着头部而旋转，头部偏侧的增加将使寰椎后弓进入视野，而使前弓离开视野。

皮肤切口

在想要暴露 VA 的相应水平沿着胸锁乳突肌（SCM）内侧缘进行切开。暴露 V1 段时，切口向下走行至胸骨，偶尔转向沿着锁骨走行。暴露 V3 段时，切口向上走行至乳突尖，并且经常延长至枕骨嵴上缘。

手术暴露

在分离出颈阔肌后，接着沿 SCM 内侧缘进行分离直至颈内静脉（IJV）被识别出来。为了暴露出 V1 段，需要离断 SCM 与胸骨和锁骨的附着点。为了暴露 V3 段，最好将 SCM 从乳突上分离下来。接着，IJV 和 SCM 之间的平面就被打开了。IJV 无需分离出来，保留血管神经成分的鞘膜，并且使用牵开器将其与气管、食管一起向内侧牵开。在 C6–C7 水平切断肩胛舌骨肌。此时术野深部可以于前纵韧带侧方看到椎前肌。横突可以用手指触摸到。必须确认位于椎前腱膜中的交感干（ST）。通常于 ST 内侧纵行切开椎前

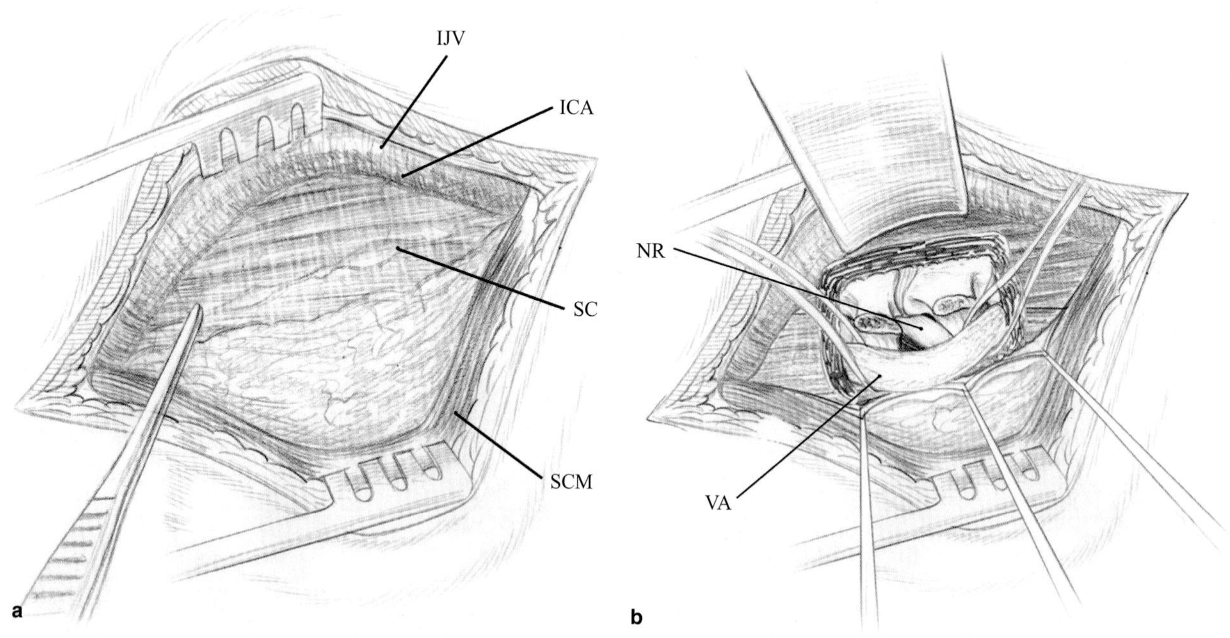

图 92.6 C4-C5 水平暴露 V2 段的外侧入路示意图。a. 打开的区域一侧是颈内静脉（IJV）和颈内动脉（ICA），另一侧是胸锁乳突肌（SCM）。注意深部区域的交感神经链（SC）。镊子尖端指向横突；b. 切除 C4 前支和 C5 横突后，暴露出被游离至一侧的椎动脉（VA），及颈神经根（NR）。血管被叶片牵开，交感神经链被腱膜包裹，通过缝线向外侧牵开（由 Marc Donon 供图）。

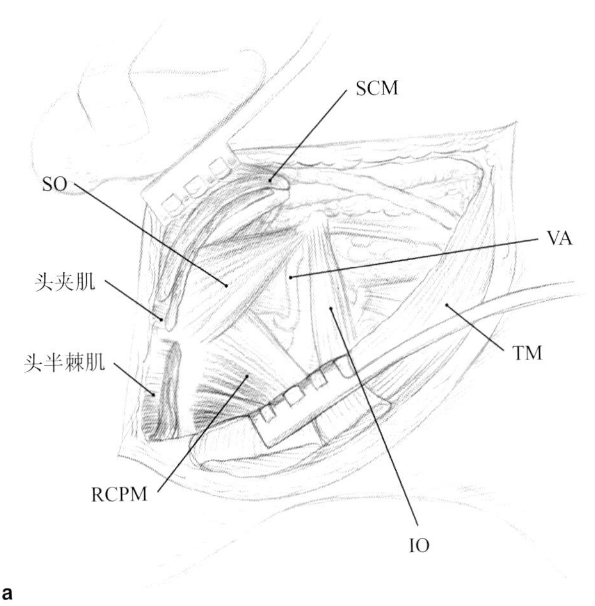

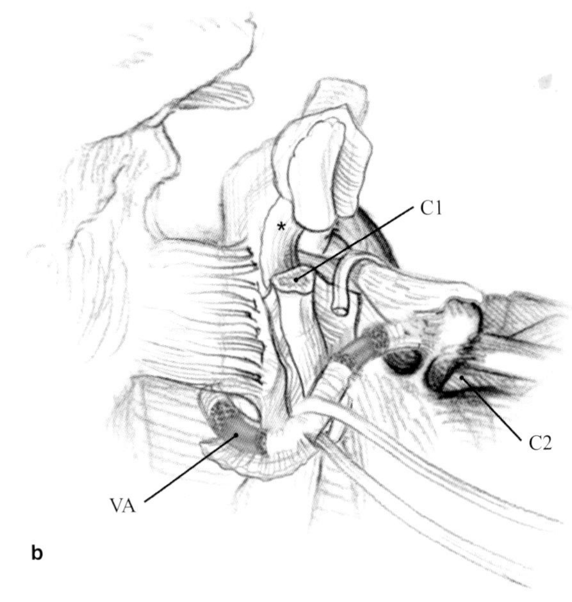

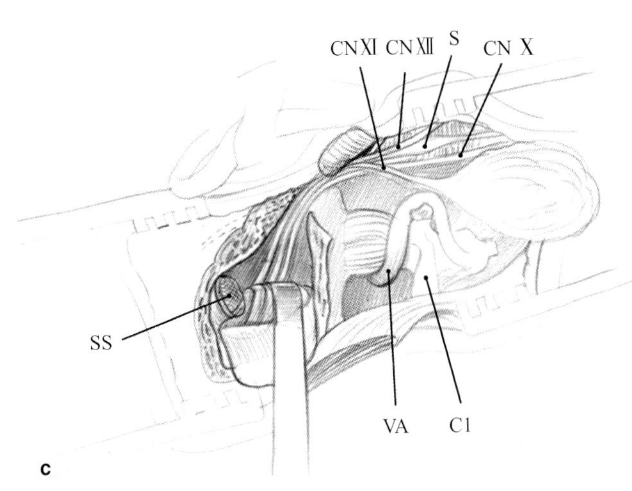

图 92.7 V3 段前外侧入路示意图。a. 分离乳突和枕骨上的胸锁乳突肌（SCM）、头夹肌、斜方肌（TM），并向侧方牵开以显露术野。副神经（第Ⅺ对脑神经）被识别出来，并从术野深部脂肪鞘中分离出来。可见寰椎的横突尖端，其上附着有上斜肌（SO）和下斜肌（IO）。椎动脉（VA）仍被肌肉掩盖着；b. 附着在 C1 横突尖端的肌肉被切断，横突被切除，开放横突孔（星号），VA 被移出横突孔；c. 扩大前外侧入路暴露颈静脉孔（即近髁入路），并游离出后组脑神经（CN Ⅹ、Ⅺ、Ⅻ）、交感神经（S）以及颈动脉。脂肪鞘包绕第Ⅺ对脑神经。枕骨和乳突切除后暴露出乙状窦（SS）。颈静脉孔下面和后面的部分被打开，颈静脉至颈静脉球部分被移开。硬脑膜被打开，游离出硬膜内部分的后组脑神经。C1，寰椎后弓；C2，第二颈神经根；RCPM，头后大直肌（由 Marc Donon 提供）。

腱膜，用其包裹 ST 并向外侧牵开。为了暴露 V3 段，需要在覆盖术野深部的脂肪及淋巴组织垫中找到副神经（第Ⅺ对脑神经）。这一神经由内向外侧，斜向下走行，总体上于 C1–C2 水平穿过术野，并在 C3–C4 水平达到胸锁乳突肌内侧缘。找到它最好的方法是缓慢分离，在靠近神经过程中，只有在进行双极电凝之后，才能离断组织。副神经对于温度非常敏感；双极电凝，即使只有几毫米距离，都有可能引起 SCM 的收缩。一定要极为小心地将麻醉药的剂量最小化。

为了暴露 V2 段，沿着相应的横突切开椎前肌，并切除其位于两横突之间的部分。在进行这一操作之前，术者必须确认 VA 在 C6 水平已经进入横突管并且没有异常走行。暴露 VA 时，只需切除颈长肌即可暴露横突。为了向更外侧暴露，特别是为了控制斜向穿过横突尖部的神经根，必须离断颈长肌。这样，横突就可以看得很清楚，并且在看到位于其间的小的横突间肌。之后，用光滑的剥离子将横突的骨膜从前到后分离下来。这一操作将横突孔中的 VA 骨膜鞘从骨质上游离下来。之后可以用克里森骨钳置于骨和骨膜之间来切除横突前弓。一旦 VA 前缘（实际上是围绕着 VA 的骨膜鞘以及椎周静脉丛）被暴露出来，就可以继续从横突孔内部继续分离 VA 的骨膜鞘。为了获得充分的控制，可以磨除 VA 内侧的骨头（对应于椎体后外侧角）。外侧的横突尖端可以用骨钳去除。进行了此操作之后，可以看到斜向穿过 VA 后面的颈神经根。这些神经根必须清楚地与附着于横突尖端的前斜角肌肌腱区分开。除了 C6 水平以外的横突孔可以从任意一侧打开（上面或者下面），而 C6 处最好从上面打开，因为此处骨膜鞘附着在 VA 外膜上。当必须暴露多个节段的 VA 时，最好从近端向远端进行，以便保证血管控制。

暴露 V1 段时，对于外科医生来说，在 VA 进入横突管处（通常在 C6）更易获得控制。一旦 C6 横突获得暴露，即可识别近端 VA。在这一水平 VA 被软组织包裹，且没有骨膜鞘。VA 是锁骨下动脉的第一个分支，并经常从后方向上走行，过程中没有侧支发出。在左侧，一定要小心识别出淋巴管，有时需要对其进行结扎。两侧的甲状腺下动脉需要进行结扎后离断。另一种方法是先游离出锁骨下动脉，然后向远端分离直至到达 V1 段。

为了暴露 V3 段（图 92.7、图 92.8），必须考虑到头部的旋转来估计 VA 走行的变化。一旦 IJV 和 SCM 之间的区域被打开并且第Ⅺ对脑神经被游离出来，C1 横突尖端就可以用手指触摸到。将术野深部覆盖 C1 横突的脂肪垫与肌肉分离后用于包裹副神经，以便在向内侧牵拉时起到保护作用。然后向骨质方向分离附着在 C1 横突尖端的小块肌肉，并将其向下外侧牵开。依此逐步分离直到显露 VA 骨膜鞘。在 C1 和 C2 之间，依附于骨膜鞘上的 C2 神经根前支可以作为较好的标志。寰椎后弓位于 V3 段两部分之间，需要从骨膜下暴露。VA 走行在寰椎椎动脉沟上缘，并被骨膜鞘包绕。自寰椎后弓向横突尖端方向，使用光滑的剥离子沿椎体两侧（上缘和下缘）的骨质骨膜间隙寻找 C1 横突孔的入口和出口。此时，使用克里森骨钳可以在

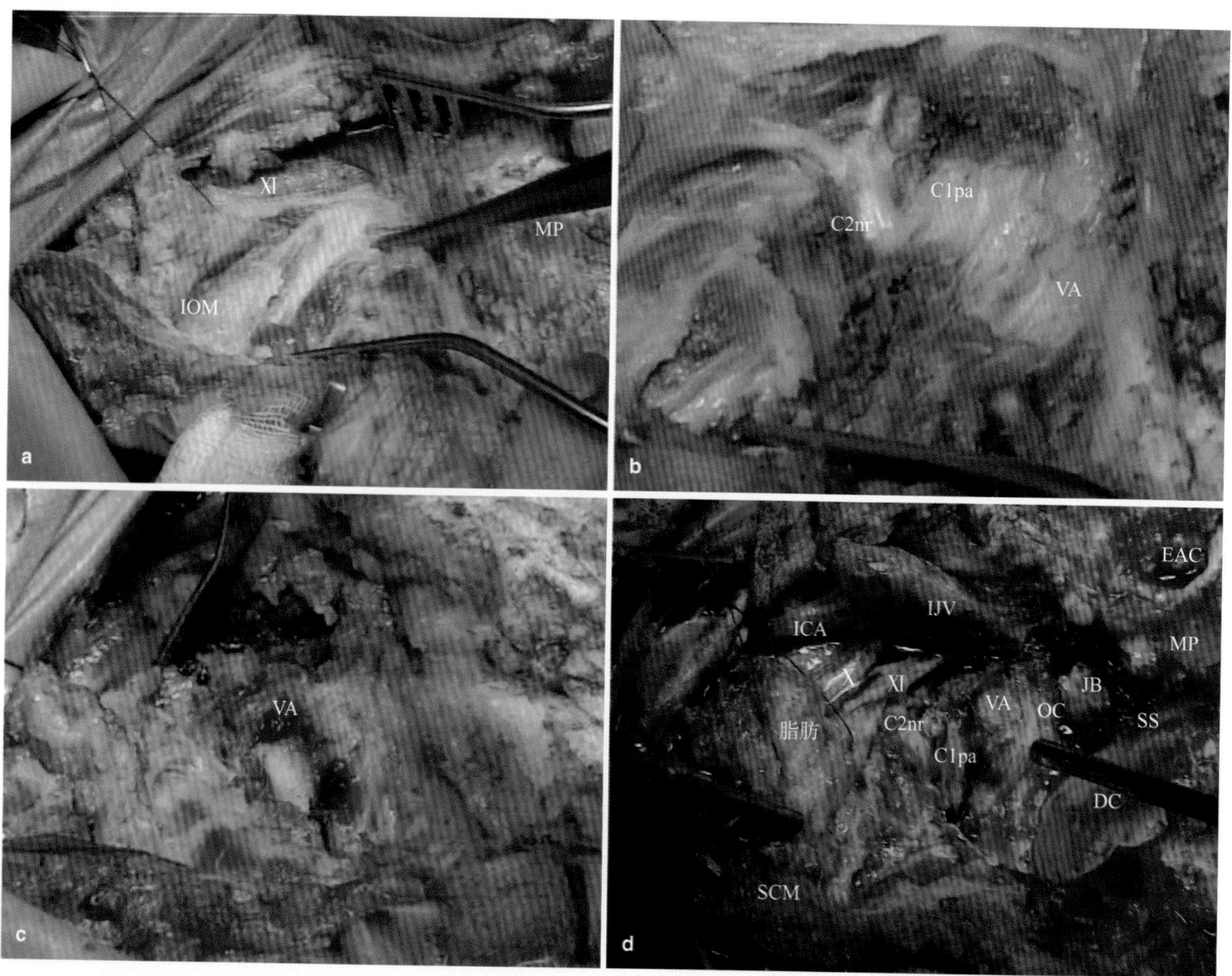

图 92.8 颅颈交界处的前外侧入路，术中视野。a. 第一步是将胸锁乳突肌（SCM）从乳突（MP）上分离下来并牵开。第Ⅺ对脑神经（CN）被脂肪垫包裹并且向内侧牵开；b. 肌肉被从 C1 横突（C1pa）上分离下来，从而暴露出 C1 上方的椎动脉沟中的椎动脉（VA）以及穿过椎动脉 C1-C2 部分的第二颈神经根（C2nr）；c. C1 横突已经被切除，并且 C1 横突孔被从骨膜下打开，从而暴露了 C2 到 C1 后弓椎动脉沟末端中的椎动脉；d. 一处颈静脉孔副神经节瘤暴露的结尾阶段。C1pa，C1 后弓；DC，小脑硬脑膜；EAC，外耳道；ICA，颈内动脉；IJV，颈内静脉；IOM，下斜肌；JB，颈静脉球；OC，枕骨髁；SS，乙状窦；Ⅺ，卷在脂肪垫中的第Ⅺ对脑神经。

保护骨膜鞘的同时，安全打开横突孔。在其他任一横突孔，都可以将椎动脉及其骨膜鞘从横突孔移出。为了避免在移位过程中扯断 VA，一定要注意在 VA 袢内陷处去除足够的骨头。也就是指移除寰椎后弓远端的骨质。

为了恰当地进行暴露，最好在颈部分离时逐步深入，控制出血。为达到这一要求，需要恰当使用牵拉、电凝以及离断技术，即只有在用镊子分离牵开后才可电凝，只有在电凝之后才可离断。只有这样才能做到暴露术野深部的 VA，并保持视野清晰以便辨认解剖结构。

骨膜鞘实际上是一层包裹着椎动脉和椎前静脉丛的较为坚韧的组织。它的保护作用可以避免棘手的静脉出血。万一此骨膜鞘被轻微撕裂，可以将双极尖端平放在骨膜鞘表面，使用电凝来止血。而大的裂口则需要使用速即纱一类的止血材料来辅助止血。

如果严格的遵循椎动脉暴露的基本原则[36]，包括暴露过程控制出血、游离交感干、识别出副神经、术前检查椎动脉走行、保留骨膜鞘，以及由近至远的分离操作，那么可以减少相关并发症的发生。交感干是一个对扰动操作非常敏感的结构，它的损伤可以导致 Horner 综合征，但如果交感干保持完整的话常常可以自行缓解。Horner 综合征经常在术后即刻出现（多达 10% 的患者），但是在 2 个月的随访期间，该比例降至 2%。副神经也有可能在解剖过程中损伤，导致疼痛感或斜方肌功能障碍。在不使用肌松剂的条件下小心的解剖可以避免这种情况。在我们的经验中，副神经损伤在超过 1 500 例椎动脉暴露的病例中，只出现了 5 例。如果仔细地分析研究了术前影像，并确认其变异或解剖学异常，椎动脉的损伤是可以避免的。否则 VA 可能在与病灶（肿瘤、骨赘等）分离过程中受到损伤。骨膜鞘是一种坚韧的类似于硬脑膜组织的结构，可以阻止肿瘤的浸润或炎症进展。尽管如此，一些病变仍有可能侵入骨膜鞘中，这就需要打开骨膜鞘，然后直接将病变从动脉壁上分离下来。一旦获得血管控制，那么从动脉壁上切除病变这一操作就可以安全进行。

在椎动脉损伤的病例中，可以有如下选择。最简单的做法是结扎血管。如果损伤的是非优势椎动脉，那么这是一个可以接受的选项。如果椎动脉有着相同的管径或供血程度，则需要止血，并且在进行球囊闭塞试验后，再决定是否牺牲血管。另一种方式是修复 VA 或进行血管重建。由于之前已进行过血管游离，可以在裂口两侧各放置一枚瘤夹，再通过缝合直接修补血管，并根据情况决定是否放置补片。血运重建可以通过隐静脉移植，将远端 VA 连通至近端椎动脉或是颈动脉。如果术者认为需要进行搭桥，那么手术团队一定要在术前备好移植位点。根据我们的经验，5 例病例使用到了这一方案：3 个肿瘤病例，1 个动静脉畸形病例，以及 1 个外物压迫的病例。

我们没有使用过血运重建的技术来修补医源性血管撕裂。我们有 5 例对损伤的血管进行结扎的病例。在其中 3 个病例中，我们牺牲了血管来获得恶性肿瘤的根治性切除，另外 2 个病例则是由于医源性损伤所造成。

后外侧入路

V3 段可以通过前外侧入路进行暴露，也可以选择后外侧入路（图 92.9、图 92.10）。后外侧入路的原则是标准后中线入路向外侧扩展，朝向寰椎后弓的椎动脉沟。这一入路主要为暴露 C1 以上水平以及颅内的椎动脉而设计的。

患者可以取坐位、侧卧位或俯卧位。可以做旁正中或斜行皮肤切口。我们更喜欢沿中线从 C4 水平至枕骨隆突取垂直切口，然后沿着枕骨嵴上缘向外侧曲线切开。首先，沿着中线暴露出枕骨、C1 后弓和 C2 椎弓板。然后，暴露范围向外侧乳突、C1 横突，以及 C1–C2 关节方向延伸。为了游离椎动脉，需要由下至

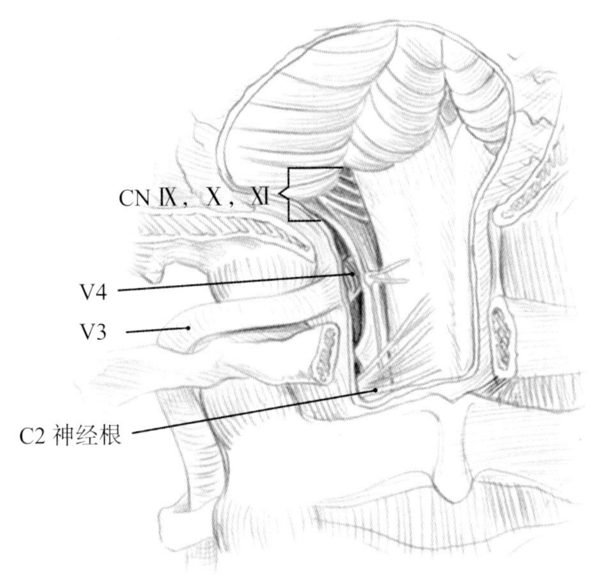

图 92.9　V3 段以及枕骨大孔后外侧入路的示意图。C2，C2 神经根硬膜内部分；CN Ⅸ、Ⅹ和Ⅺ，后组脑神经；CN Ⅺ，副神经的脊髓根；V3，椎动脉 V3 段；V4，椎动脉 V4 段（由 Marc Donon 提供）。

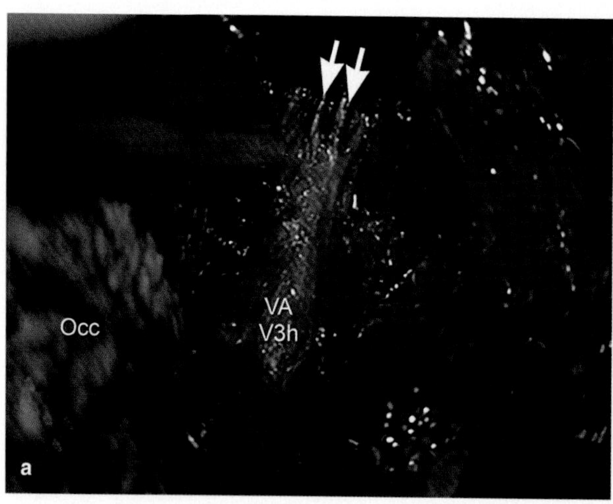

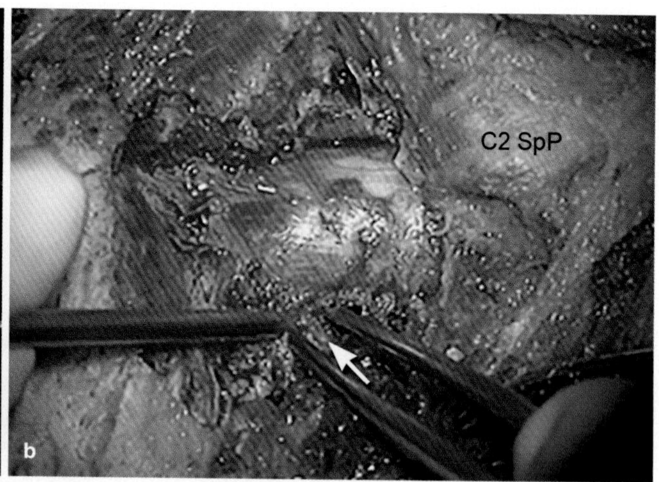

图 92.10　后外侧入路，术中视野。a. 椎动脉（VA）V3 段的水平部分（V3h）在移除 C1 后弓之后可以被清楚看见。可以看到两束外侧肌支（箭头），这些肌支在移动椎动脉之前一定要分离出来。Occ，枕骨；b. V3 段的入口（箭头）在双极镊子所指示的位置。移除 C1 后弓并行枕下开颅来暴露枕骨大孔脑膜瘤。C2 SpP，C2 棘突。

上将骨膜从寰椎后弓的骨质上分离开来。与前外侧入路暴露椎动脉相似，分离寰椎后弓骨质上的骨膜使得椎动脉沟及包裹 VA 的骨膜鞘得以显露。

椎动脉沟内侧端可以通过寰椎后弓的分离操作而得以确认。之后即可游离并控制位于椎动脉沟内自 C1 横突孔出口直至椎动脉沟终点的 VA。此处椎动脉朝着硬膜方向斜向走行几毫米。

后外侧入路提供了一个通过硬膜下空间到达神经轴前方的，非常靠外侧的视角。实际上，在打开硬脑膜以后，就可以看到椎动脉在硬膜内于延髓周围上行至前正中线的椎基底动脉接合处。可以磨除椎动脉上方或下方的骨质来扩大相应区域的空间。磨除的骨质可以包括枕骨髁或寰椎的侧块（C0–C1 关节）。然而，因为此关节位于齿突侧方，即神经轴前侧，需要将其磨除的情况十分少见。

V4 段的入路

大部分神经外科医师对此入路十分熟悉。颅内段椎动脉可以通过标准中线入路或是低位乙状窦后入路到达。这些入路可以与 V3 段椎动脉暴露联用来扩展术野，并改善 VA 暴露。标准中线入路联合 V3 段暴露即为上面提到的后外侧入路。前外侧入路暴露 V3 段也可以联合乙状窦后入路。此时应该切除乳突来暴露乙状窦远端。打开硬脑膜即可暴露延髓、后组脑神经，以及硬膜内椎动脉的侧面观。在硬膜外，磨除乙状窦远端和 IJV 上部之间的骨质，也就自下方和后方打开了颈静脉孔（实际上是静脉部）。所切除的骨质在枕骨髁上方，相当于颈静脉突，对于维持头颈连接处的稳定性几乎没有作用。

结论

椎动脉的颈部及颅内的任一段行程均可进行暴露和游离。前外侧入路可以用来到达椎动脉的颅外部分。枕下和颅内段椎动脉可以通过后外侧入路处理。椎动脉的血管游离控制使得对位于头颈交界处以及颈静脉孔处包绕颈髓的病变进行手术切除的可行性大大增加。

参·考·文·献

[1] George B, Laurian C. Surgical approach to the whole length of the vertebral artery with special reference to the third portion. Acta Neurochir (Wien) 1980;51:259–272

[2] Spetzler RF, Grahm T. The far lateral approach to the inferior clivus and upper cervical region: technical note. BNI Q 1990;6:35–38

[3] Sen CN, Sekhar LN. An extreme lateral approach to intradural lesions of the cervical spine and foramen magnum. Neurosurgery 1990;27:197–204

[4] Kratimenos GP, Crockard HA. The far lateral approach for ventrally placed foramen magnum and upper cervical spine tumours. Br J Neurosurg 1993;7:129–140

[5] Bertalanffy H, Gilsbach JM, Mayfrank L, Klein HM, Kawase T, Seeger W. Microsurgical management of ventral and ventrolateral foramen magnum meningiomas. Acta Neurochir Suppl (Wien) 1996;65:82–85

[6] Samii M, Klekamp J, Carvalho G. Surgical results for meningiomas

of the craniocervical junction. Neurosurgery 1996;39:1086–1094, discussion 1094–1095

[7] Arnautović KI, Al-Mefty O, Husain M. Ventral foramen magnum meningeiomas. J Neurosurg 2000;92(1, Suppl):71–80

[8] Bruneau M, George B. Surgical approach to the V3 segment of the vertebral artery. In: George B, Bruneau M, Spetzler RF, eds. Pathology and Surgery Around the Vertebral Artery. Paris: Springer; 2011:329–360

[9] Lot G, George B. Cervical neuromas with extradural components: surgical management in a series of 57 patients. Neurosurgery 1997;41:813–820, discussion 820–822

[10] Bruneau M, George B. The lateral approach to the V1 segment of the vertebral artery. In: George B, Bruneau M, Spetzler RF, eds. Pathology and Surgery Around the Vertebral Artery. Paris: Springer; 2011:125–142

[11] Bruneau M, George B. The lateral approach to the V2 segment of the vertebral artery. In: George B, Bruneau M, Spetzler RF, eds. Pathology and Surgery Around the Vertebral Artery. Paris: Springer; 2011:143–164

[12] Matula C, Trattnig S, Tschabitscher M, Day JD, Koos WT. The course of the prevertebral segment of the vertebral artery: anatomy and clinical significance. Surg Neurol 1997;48:125–131

[13] Campero A, Rubino PA, Rhoton AL Jr. Anatomy of the vertebral artery. In: George B, Bruneau M, Spetzler RF, eds. Pathology and Surgery Around the Vertebral Artery. Paris: Springer; 2011:29–40

[14] Bruneau M, de Witte O, Regli L, George B. Anatomical variations. In: George B, Bruneau M, Spetzler RF, eds. Pathology and Surgery Around the Vertebral Artery. Paris: Springer; 2011:53–74

[15] Kiss J. Bifid origin of the right vertebral artery: a case report. Radiology 1968;91:931

[16] George B, Bruneau M. Embryology of the vertebral artery. In: George B, Bruneau M, Spetzler RF, eds. Pathology and Surgery Around the Vertebral Artery. Paris: Springer; 2011:5–23

[17] Baleriaux D, Gultasli N. Non invasive imaging of the vertebral artery. In: George B, Bruneau M, Spetzler RF, eds. Pathology and Surgery Around the Vertebral Artery. Paris: Springer; 2011:75–83

[18] al-Mefty O, Borba LA, Aoki N, Angtuaco E, Pait TG. The transcondylar approach to extradural nonneoplastic lesions of the craniovertebral junction. J Neurosurg 1996;84:1–6

[19] Morimoto T, Nakase H, Sakaki T, Matsuyama T. Extrinsic compression bow hunter's stroke. In: George B, Bruneau M, Spetzler RF, eds. Pathology and Surgery Around the Vertebral Artery. Paris: Springer; 2011:473–487

[20] George B, Lot G. Neurinomas of the first two cervical nerve roots: a series of 42 cases. J Neurosurg 1995;82:917–923

[21] Bruneau M, Cornelius JF, George B. Osteoid osteomas and osteoblastomas of the occipitocervical junction. Spine 2005;30:E567–E571

[22] George B, Archilli M, Cornelius JF. Bone tumors at the cranio-cervical junction. Surgical management and results from a series of 41 cases. Acta Neurochir (Wien) 2006;148:741–749, discussion 749

[23] Bruneau M, Yasuda M, George B. Oblique corpectomy. In: George B, Bruneau M, Spetzler RF, eds. Pathology and Surgery Around the Vertebral Artery. Paris: Springer; 2011:247–266

[24] Nanda A, Vincent DA, Vannemreddy PS, Baskaya MK, Chanda A. Far-lateral approach to intradural lesions of the foramen magnum without resection of the occipital condyle. J Neurosurg 2002;96:302–309

[25] Bruneau M, George B. Foramen magnum meningiomas: detailed surgical approaches and technical aspects at Lariboisière Hospital and review of the literature. Neurosurg Rev 2008;31:19–32, discussion 32–33

[26] Lot G, George B. The extent of drilling in lateral approaches to the cranio-cervical junction area from a series of 125 cases. Acta Neurochir (Wien) 1999;141:111–118

[27] Carpentier A, Polivka M, Blanquet A, Lot G, George B. Suboccipital and cervical chordomas: the value of aggressive treatment at first presentation of the disease. J Neurosurg 2002;97:1070–1077

[28] George B, Lot G, Tran Ba Huy P. The juxtacondylar approach to the jugular foramen (without petrous bone drilling). Surg Neurol 1995;44:279–284

[29] George B, Tran PB. Surgical resection of jugulare foramen tumors by juxtacondylar approach without facial nerve transposition. Acta Neurochir (Wien) 2000;142:613–620

[30] Kadri PA, Al-Mefty O. Surgical treatment of dumbbell-shaped jugular foramen schwannomas. Neurosurg Focus 2004;17:E9

[31] Ramina R, Maniglia JJ, Fernandes YB, et al. Jugular foramen tumors: diagnosis and treatment. Neurosurg Focus 2004;17:E5

[32] Bruneau M, George B. The juxtacondylar approach to the jugular foramen. Neurosurgery 2008;62(3, Suppl 1):75–78, discussion 80–81

[33] Roche PH, Noudel R, Fournier HD. The infralabyrinthine trans-sigmoid transjugular approach to the jugular foramen. In: George B, Bruneau M, Spetzler RF, eds. Pathology and Surgery Around the Vertebral Artery. Paris: Springer; 2011:619–629

[34] Bruneau M, Makiese O, Cornelius JF, Chibbaro S, George B. The juxta-condylar approach to the jugular foramen. In: George B, Bruneau M, Spetzler RF, eds. Pathology and Surgery Around the Vertebral Artery. Paris: Springer; 2011:641–668

[35] Bruneau M, Cornelius JF, George B. Anterolateral approach to the V2 segment of the vertebral artery. Neurosurgery 2005;57(4, Suppl):262–267, discussion 262–267

[36] George B, Bresson D, Bruneau M. Complications of surgery around the vertebral artery and their management. In: George B, Bruneau M, Spetzler RF, eds. Pathology and Surgery Around the Vertebral Artery. Paris: Springer; 2011:669–676

第 10 篇

脑血管重建

Cerebral Revascularization

第93章

血管搭桥技术在动脉瘤和颅内肿瘤中的应用

Laligam N. Sekhar, Farzana Tariq, Basavaraj Ghodke, and Louis J. Kim

血管搭桥技术可以用于治疗颅内复杂动脉瘤或颅底肿瘤。

复杂动脉瘤

复杂动脉瘤的定义基于以下要点（框 93.1）。

框 93.1　复杂颅内动脉瘤的特点

- 直径＞ 13 mm 的大型或巨大囊性动脉瘤
- 动脉瘤囊粥样硬化性钙化
- 动脉瘤内有巨大血栓
- 复杂瘤颈或瘤颈缺失
- 瘤颈＞ 4 mm
- 瘤颈包绕＞ 90% 血管周长
- 瘤体瘤颈比＜ 1.5
- 瘤颈钙化和 / 或粥样硬化
- 梭形动脉瘤
- 破裂血泡状动脉瘤，直径＜ 2.5 mm
- 颅内夹层动脉瘤［颈内动脉（ICA）、大脑中动脉（MCA）、椎动脉（VA）、基底动脉（BA）、小脑后下动脉（PICA）］
- 血管分支发源于动脉瘤体
- 血管分支发源于瘤囊（而非瘤颈）
- 一根以上的分支发源于瘤颈
- 复发动脉瘤（夹闭，弹簧圈或支架栓塞后）

复杂动脉瘤的治疗方法取决于动脉瘤是否破裂、患者情况和选择以及手术医师的经验（框 93.2）[1,2]。

框 93.2　破裂 / 未破裂动脉瘤的治疗选择

破裂颅内动脉瘤
- 血管内治疗
  - 弹簧圈栓塞
  - 球囊辅助弹簧圈栓塞

（续表）

- 显微手术
  - 塑形夹闭
  - 血管搭桥结合近端阻断 / 远端阻断 / 孤立 / 夹闭

未破裂动脉瘤
- 血管内治疗
  - 弹簧圈栓塞
  - 球囊辅助弹簧圈栓塞
  - 多孔支架辅助弹簧圈栓塞
  - 血液转流支架（密网支架）
- 显微手术
  - 塑形夹闭
  - 血管搭桥结合近端阻断 / 远端阻断 / 孤立 / 夹闭

在决定是否治疗某一特定动脉瘤时，必须考虑未破裂动脉瘤的自然史。虽然存在一些局限，国际未破裂动脉瘤研究（ISUIA）[3–6] 仍是目前关于未破裂动脉瘤最权威的研究。其研究者们发现动脉瘤破裂出血两个最重要的高危因素：一是动脉瘤的位置，具体来说，颈内 – 后交通动脉（PCOA）区域和后循环动脉瘤；二是动脉瘤直径＞ 7 mm。另外一个关于未破裂动脉瘤自然史的研究是日本未破裂动脉瘤研究 [7]，最终结果至今仍未公布。但是，其摘要表明动脉瘤破裂临界直径接近 7 mm，而且与中动脉动脉瘤相比，后交通动脉瘤和前交通动脉（ACoA）动脉瘤的破裂概率增高。

关于动脉瘤直径方面，ISUIA 的研究结果与破裂动脉瘤实际观察结论之间并不一致，相当一部分破裂动脉瘤的直径＜ 7 mm，经常＜ 4 mm，特别是颈内动脉 – 后交通动脉瘤、前交通动脉瘤、前动脉远端动脉瘤和后循环动脉瘤。这可能是动脉瘤破裂存在双峰分布，或者是 ISUIA 研究未纳入足够的这些位置的小动脉瘤样本（特别是前交通动脉瘤）。因此，我们所在的医疗中心认为＞ 5 mm 的未破裂动脉瘤需接受治疗。

如果存在较明确的家族动脉瘤史、其他部位动脉瘤破裂史或者患者异常焦虑时，小动脉瘤患者也可以接受治疗。治疗未破裂动脉瘤时，除了患者的预期寿命和治疗风险之外，其他需要考虑的重要因素包括患者身体状况、手术医师的经验和专科化程度，以及动脉瘤中心在介入和手术治疗两方面的能力（每年治疗超过 100 例患者）。

动脉瘤血管搭桥 / 血管重建手术的适应证

血管搭桥是破裂动脉瘤和未破裂复杂动脉瘤的有效治疗手段之一[8-14]。血管重建技术特别适用于长期接受双抗治疗危险性高、栓塞和塑形夹闭失败，或者破裂动脉瘤不稳定而无法接受介入治疗的患者。血管搭桥治疗颅内动脉瘤的手术指征是需要替换载瘤动脉[15]、分支动脉或者两者共同替换。血管搭桥也可以作为长时间临时阻断的预防性措施（也称为预防性搭桥），可以预防动脉血管闭塞引起的长期并发症，例如新的动脉瘤形成，或是患者病变进展，残留未阻塞的动脉发生转化导致出血风险增加等。

即使存在足够的并行侧支，现有证据仍然建议在计划牺牲一根动脉时，要进行血管重建，以便最大程度降低卒中风险[16]。另一种搭桥手术的适应证就是在复杂手术中意外损失动脉时——在这些意外情况下，很难根据神经电生理监测或术中诱导性低血压试验来判断是否存在足够的侧支循环（我们的个人经验，数据未发表）。

血管搭桥的种类

主要有两种血管搭桥方式：颅内外搭桥（EC–IC）和原位搭桥（IC–IC）。原位搭桥包括再植术、再吻合术、侧侧吻合术和短移植术；颅内外搭桥可分为低流量（< 50 ml/min 的血流量）和高流量（> 100 ml/min 的血流量）[17]。低流量搭桥主要包括颞浅动脉（STA）– 大脑中动脉、枕动脉（OA）– 小脑后下动脉、枕动脉 – 小脑上动脉（SCA）搭桥。高流量搭桥主要包括采用桡动脉、大隐静脉或胫前动脉移植术所进行的颅内外搭桥术。

搭桥方式的选择取决于以下几个重要因素：侧支循环状态是选择搭桥方式的重要决定因素，比如较差的侧支循环需要较高流量搭桥。被替代的血管直径的大小是另外一个决定因素，较粗的血管如颈内动脉、大脑中动脉、基底动脉经常需要选择高流量搭桥。桥血管的直径和移植血管如桡动脉、大隐静脉、胫前动脉和粗的颞浅动脉的易获得性也是帮助选择搭桥方式的因素。原位搭桥适用于较为细小的、邻近供血源或桥血管的血管替代。

血管搭桥中的麻醉和脑保护

血管搭桥需要技术精湛的麻醉团队和优秀的神经生理监护。全身静脉麻醉达成后，全程记录体感诱发电位（SSEPs）、运动诱发电位（MEPs）和脑电图（EEG）。在颅内动脉临时阻断时，给予异丙酚诱发脑电图爆发性抑制，从而起到脑保护的作用[18]。在未破裂动脉瘤临时阻断时，血压自基线水平提升大约 20% 以便保证脑灌注。但是在破裂动脉瘤手术中，除非在临时阻断中电生理监测出现异常，尽量保持血压处于正常水平。在临时阻断中，如果 MEPs 或 SSEPs 出现变化，需要进一步升高血压或者（在允许的情况下）短暂开放临时阻断夹。所有的患者手术前后均口服 325 mg 的阿司匹林。在我们的医疗中心，术前常规使用 Verify Now 血小板聚集试验（Verify Now 系统，San Diego，CA）评估患者对于阿司匹林的反应效果。在血管搭桥时，静脉给予 2 500~3 000 U 的肝素。如果只吻合单根血管，可以不必给予静脉肝素化。

原位搭桥术

再植术

这项技术适用于中动脉末梢循环，尤其是当 M2 或者 M3 分支无法保留时。于健康节段切断受影响的血管，使用 9–0 或者 10–0 的尼龙线和临近的血管做端 – 侧吻合。桥血管的端口进行扩张并修剪呈鱼嘴样，同时在受体血管上剪开椭圆形的口子（而非直切口）。这项技术的缺点是当桥血管出现血栓时，两根血管都有闭塞的风险。

病例 1

一位 71 岁的男性患者 MRA 检查发现一个直径 5 mm 的大脑中动脉动脉瘤（图 93.1）。造影显示中动脉的颞前分支直接从瘤颈发出。这个动脉瘤既不适合介入栓塞，也无法保留分支而直接夹闭。因此，手术计划在夹闭动脉瘤后将该分支嫁接于大脑中动脉 M2 段。我们采用额颞骨瓣并切开眶缘，显微手术夹闭复杂左 MCA 动脉瘤后，再行左侧 MCA 颞前支 –M2 吻合。

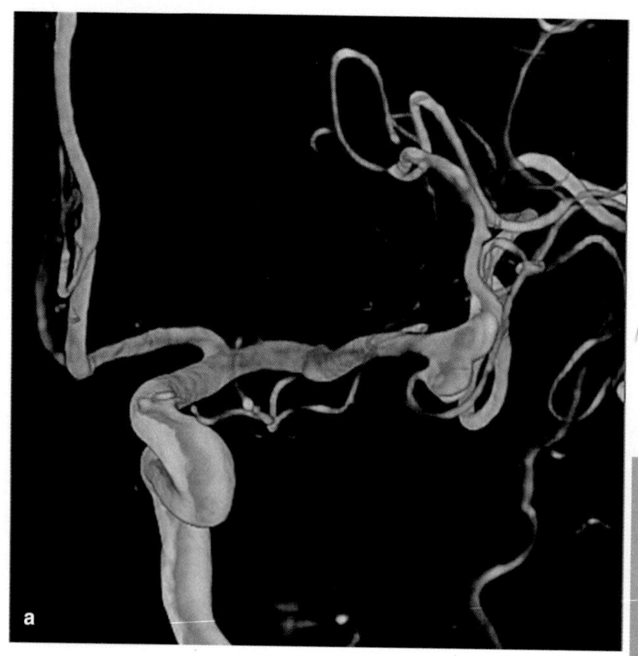

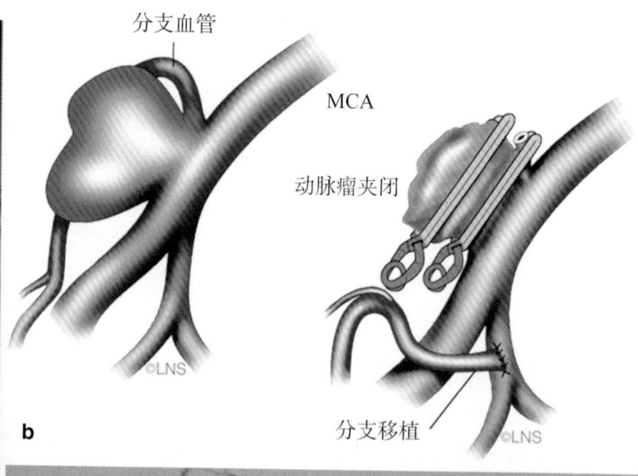

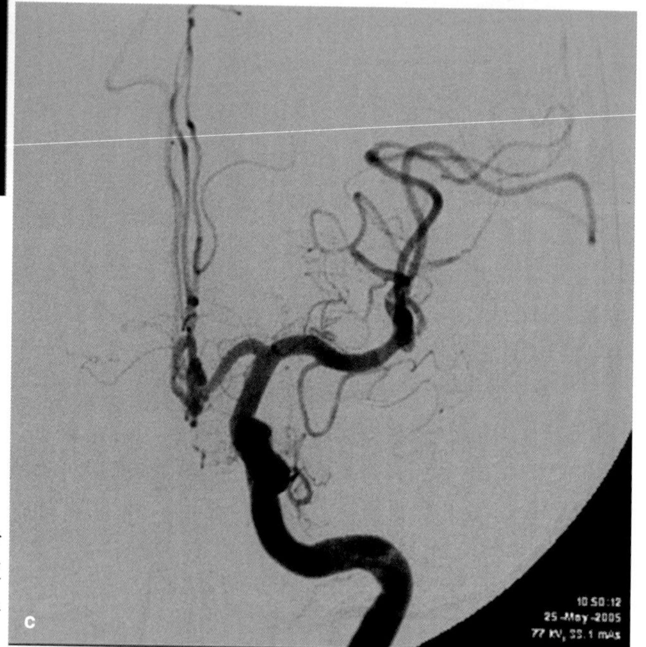

图 93.1 a. 3D 脑血管造影显示一枚由动脉瘤颈部发出颞前分支的大脑中动脉（MCA）动脉瘤；b. 示意图显示将颞前分支移植至大脑中动脉 M2 段；c. 术后血管造影显示动脉瘤已从循环中分离出来，动脉分支移植成功。

侧侧吻合术

侧侧吻合是一种快速的血管重建技术，适用于大脑前动脉，大脑中动脉 M2–M3 分支，小脑后下动脉和小脑前下动脉（AICA）的复杂动脉瘤手术中重建血管 [19, 20]。所用血管直径一致或相近。在吻合前，所有的血管都要仔细解剖、游离周围的蛛网膜。两条血管分别使用临时瘤夹夹闭，注意留出足够的距离来进行吻合，避免缝合线与临时夹缠绕（图 93.2a）。在两根血管上各做一条直切口（或者是两条窄椭圆形切口）。在进行血管吻合时，我们发现按照从下（近端）到上（远端）的顺序进行缝合比一开始就从双侧角开始缝合效率更高。这项技术可以根据需要调整血管吻合口的长度。第一针缝在血管吻合口的近端角，从一侧血管吻合口外缘由外向内进针，再经两根血管内腔从另一侧血管吻合口角部由内向外出针，打结后完成第一针间断缝合（图 93.2b）。接着在线结后方由外向内进针至左侧动脉腔，这一针必须非常接近角落处的第一针（图 93.2c）。随后使用连续缝合来连接两侧血管后壁。按照右侧血管内壁进针 – 外壁出针的顺序一直缝到远端角上（图 93.2d）。为了确保血管缘的最佳对合，缝线应先稍放松，直到缝到远端角上时再拉紧（图 93.2e）。最后从左侧血管内壁进针 – 外壁出针（远端角后方）（图 93.2f）。在远端角处单独一针缝合两支血管，这一针的短线头与后壁的连续缝合线打结，而长线头用于缝合两支血管前壁（图 93.2g）。可以在近端角加缝一针，并向远端连续缝合直到在血管前壁中央会合（图 93.2h、i）。使用肝素生理盐水冲洗血管。缝线打结后移除一个远端临时夹。确认缝合口没有渗血后移除其他的阻断夹。最后使用微型多普勒探头和吲

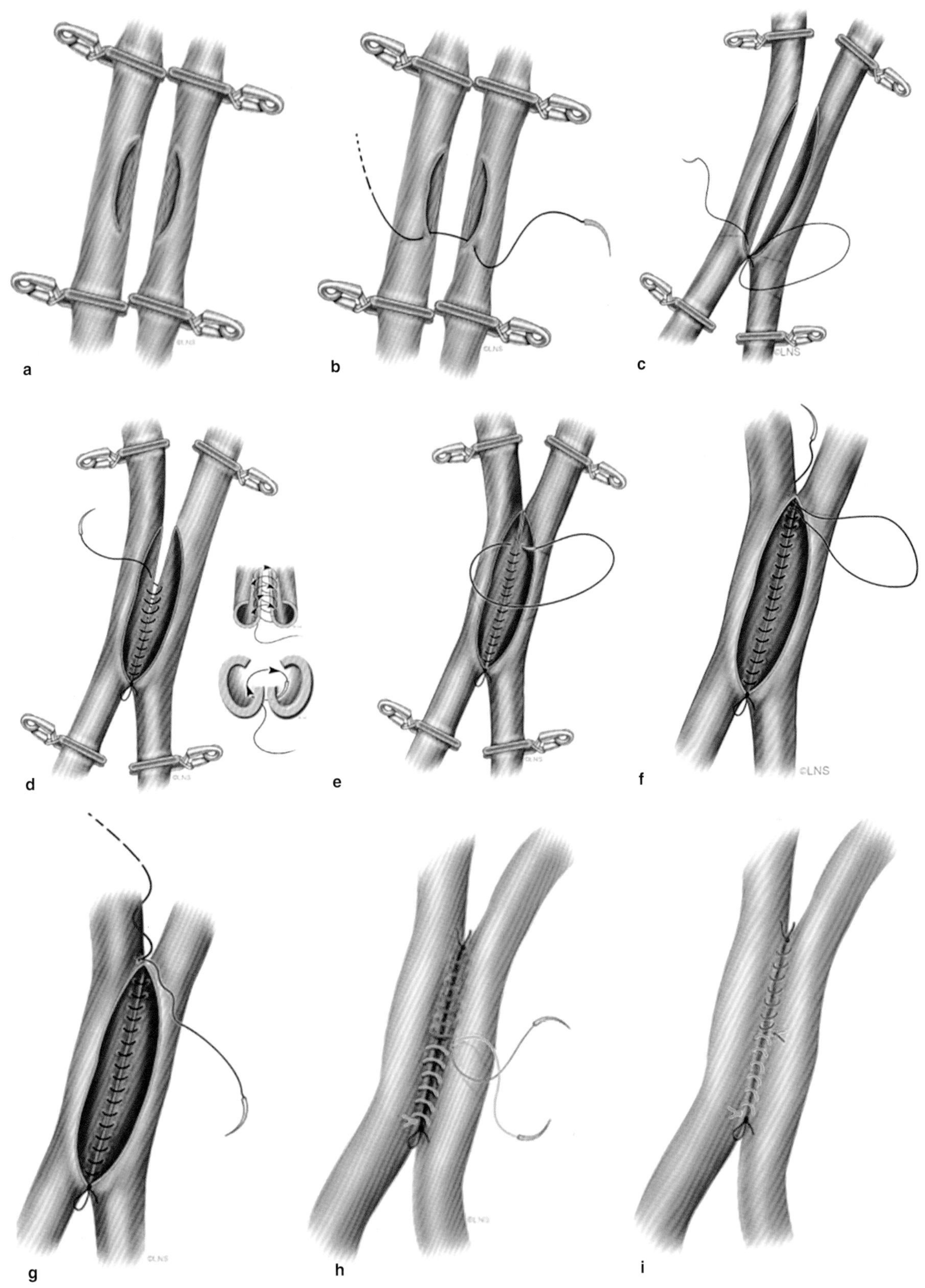

图 93.2　a. 临时夹闭动脉并拉近其距离，线形切开动脉壁；b. 第一针从外向内、再从内向外进针；c. 第一针打结后拉向左侧血管壁；d. 从右侧血管内壁进针、左侧血管内壁出针，进行连续缝合。最初缝合时线圈保持松弛，当缝至另一端时再拉紧；e. 由右侧血管内壁至左侧血管内壁连续缝合（血管腔表面）；f. 缝针自管腔表面进针、左侧血管外壁出针（由内至外）；g. 在切口上端另起一针并打结，与第一针尾部打结；h. 由吻合口下端另起一针进行缝合，上下两针最终相互打结；i. 缝线系紧、并用肝素生理盐水冲洗后血管吻合完成。

吲哚菁绿（ICG）荧光造影确认吻合血管是否通畅[20]。

病例 2

这是一个 26 岁的女性患者，患有纤维结构发育不良并经过多次相关治疗。此次突发蛛网膜下腔出血（Hunt Hess Ⅲ级，Fisher 4 级）。血管造影提示起自左侧 A2 段的累及 A2–ACA 全程的巨大动脉瘤（图 93.3a）。因为动脉瘤累及整个 A2 段血管，无法进行栓塞，我们决定夹闭动脉瘤后行双侧 A3–A3 吻合术（图 93.3b、c）。手术采用双侧冠状骨瓣，右侧眶缘切除，

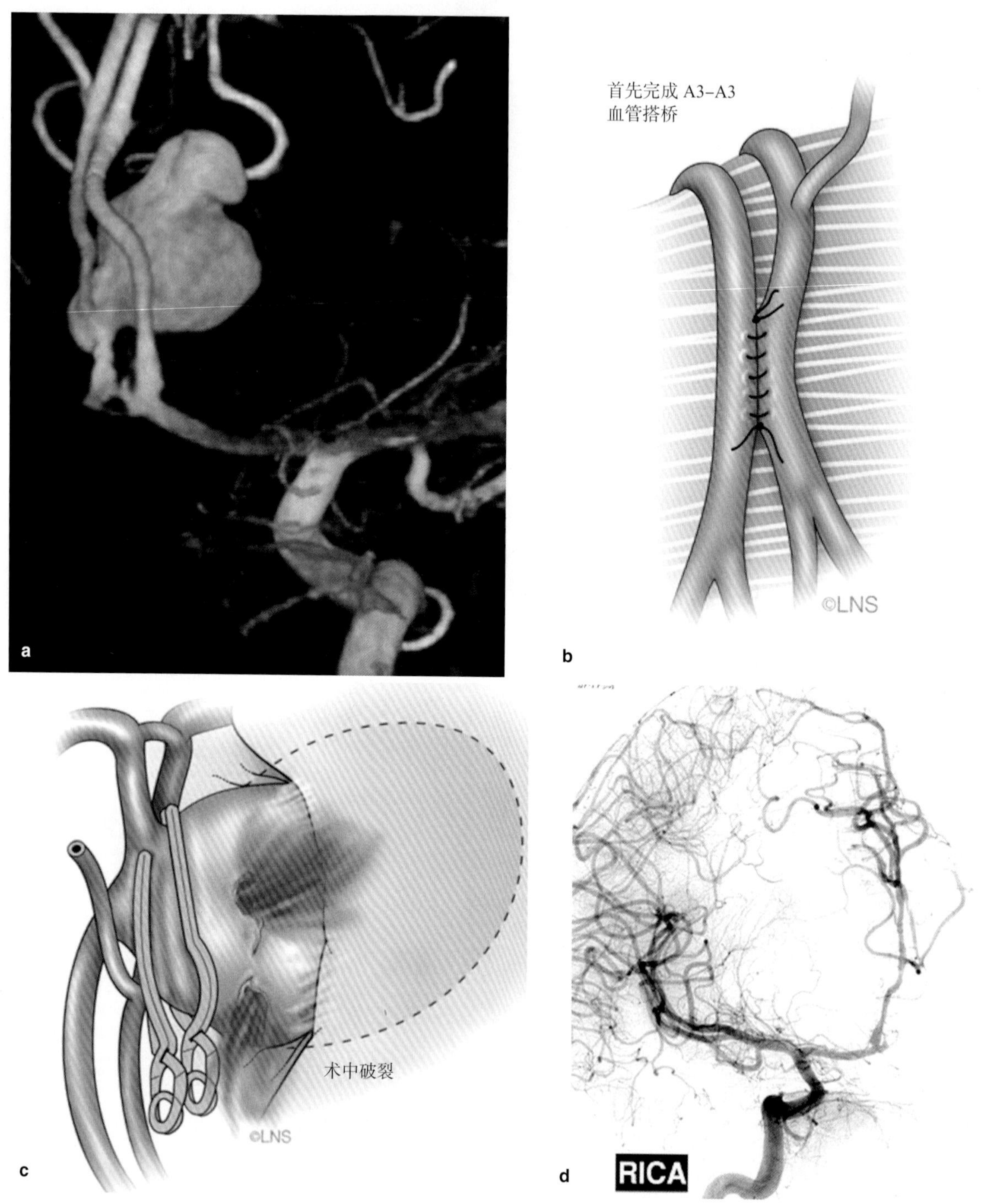

图 93.3　a. 一名患有纤维发育不良的 26 岁患者因 Hunt-Hess Ⅲ级、Fisher 4 级的蛛网膜下腔出血（SAH）就诊。住院期间患者再次出血，血管造影提示一枚累及整个大脑前动脉（ACA）A2 段的巨大梭形动脉瘤；b. 示意图显示 A3-A3 血管搭桥；c. 示意图显示动脉被夹闭。患者夹闭过程中出现动脉瘤破裂，但最终结局良好；d. 术后血管造影显示 A3-A3 血管吻合，动脉瘤完全自循环中分离。RICA，右侧颈内动脉。

A3–A3 侧侧吻合以及动脉瘤孤立术。患者术后情况复杂，出现了严重的血管痉挛以及需使用主动脉球囊反搏术的心功能不全。该患者术后恢复良好，1 年后随访时已基本恢复正常生活。

插入移植术

这种吻合术适用于当两根血管距离 > 1 cm 而无法进行再植入术时[20–22]。常用的桥血管包括颞浅动脉、甲状腺上动脉、舌动脉、桡动脉（RA）和大隐静脉。桥血管的长度应略大于两根血管之间的距离，避免桥血管张力过大。供体血管和受体血管的端口使用鱼嘴技术扩大。桥血管利用端端吻合或端侧吻合技术与原位血管进行吻合。

病例 3

一个 13 岁的男孩主诉右侧头疼 1 个月余。术前检查发现了一个右侧大脑中动脉 M3 段的动脉瘤，伴钙化及瘤内血栓形成（图 93.4a~c）。决定施行右额颞开颅切除动脉瘤，并行桡动脉插入移植术（图 93.4d）。患儿术后恢复良好，但是 4 个月后再次出现头疼。血管造影提示桥血管远端再次出现动脉瘤（图 93.4e）。我们利用舌动脉在原桡动脉桥血管远端再次行插入移植搭桥术（图 93.4f、g），并切除了动脉瘤。术后造影未发现动脉瘤残留，2 年随访期内检查未见动脉瘤复发（图 93.4h）。

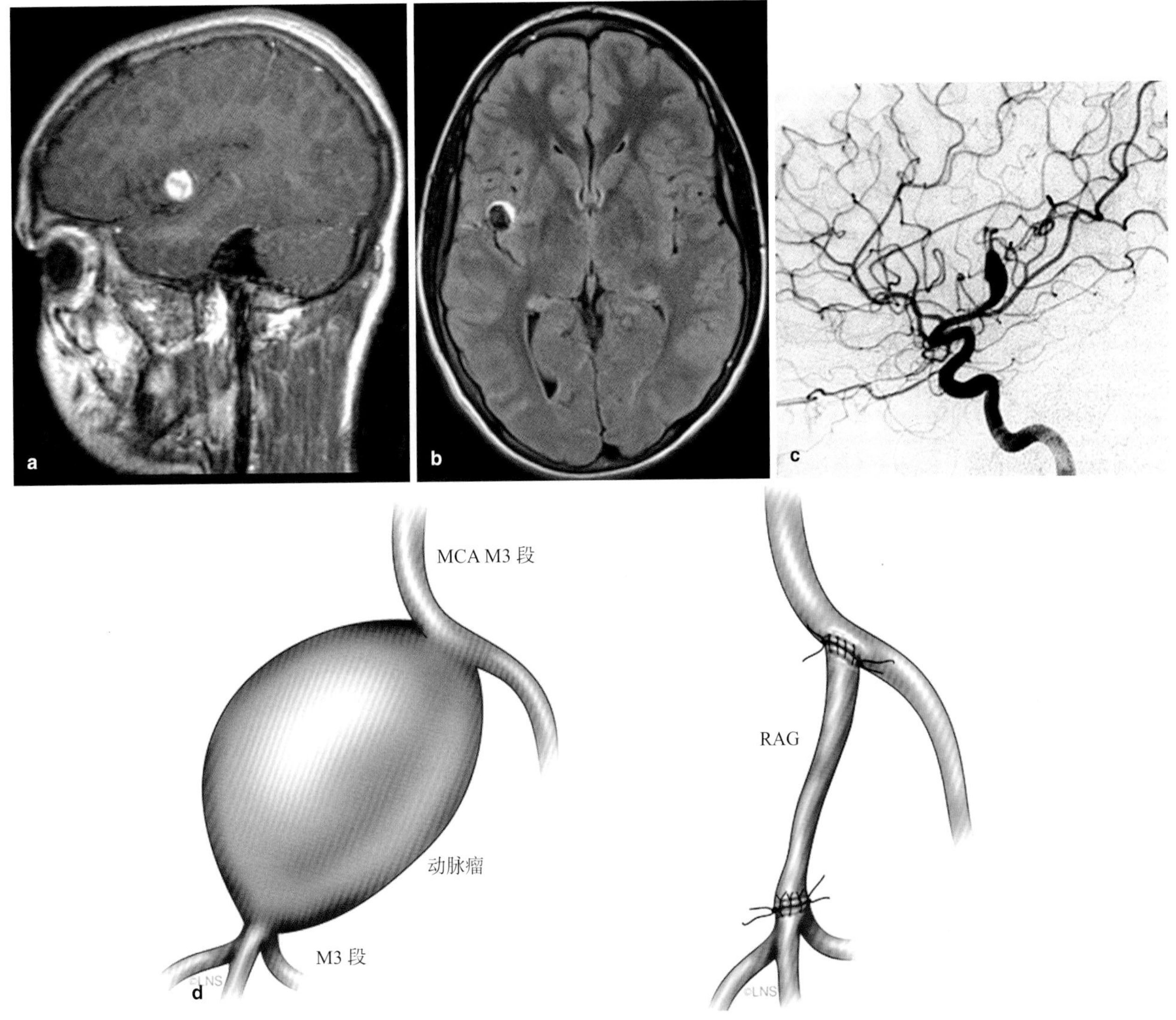

图 93.4　a、b. 一名患有头痛的 13 岁男孩，其 MRI 图像显示一枚钙化、血栓形成的动脉瘤；c. 血管造影显示大脑中动脉（MCA）M3 段动脉瘤；d. 示意图显示通过桡动脉移植（RAG）进行插入搭桥（右侧）治疗动脉瘤（左侧）。

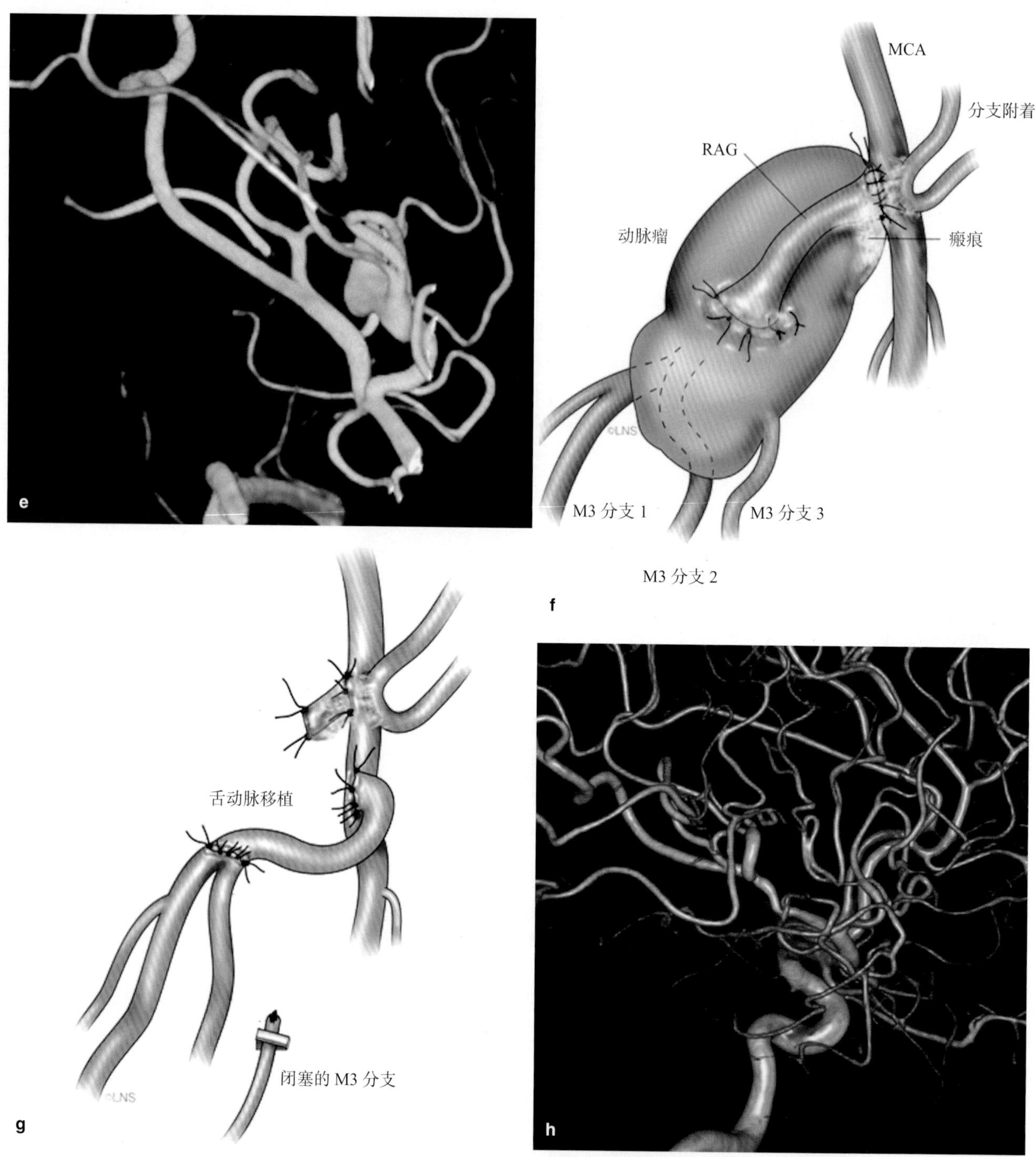

图 93.4 （续）e. 术后 4 个月血管造影提示桥血管远端动脉瘤复发；f. 示意图显示桥血管远端动脉瘤复发；g. 示意图显示复发动脉瘤被切除，并由双支插入移植血管替代供血；h. 术后 2 年血管造影提示桥血管通畅、动脉瘤无复发。

颅内外搭桥术

颞浅动脉 – 大脑中动脉（STA–MCA）搭桥术

STA–MCA 搭桥特别适用于远端动脉瘤例如 M3、M4 分叉处的动脉瘤 [23, 24]。当侧支循环较好时，STA–MCA 吻合偶尔可以替代 ICA 供血，但是根据我们的经验来看这并不可靠。在常规开颅过程中分离颞浅动脉，可以选择颞浅动脉的额支或者顶支。应选择动脉瘤远端最粗的大脑中动脉分支，进行端端吻合或者端侧吻合。关颅时需反复确认桥血管的状态，避免被骨瓣或者肿胀的大脑压迫导致术后严重的并发症。

病例 4

一个 37 岁的男性患者在性生活时出现脑出血。头颅 CTA 提示左侧 M3 段动脉瘤（图 93.5a），考虑为霉菌性动脉瘤。脑血管造影提示一枚位于中动脉分叉处，并逐渐延伸至中动脉后角分支的梭形动脉瘤（图 93.5b）。患者的颞浅动脉发达，于是我们采用 STA–MCA 吻合后切除动脉瘤（图 93.5c）。术后造影提示

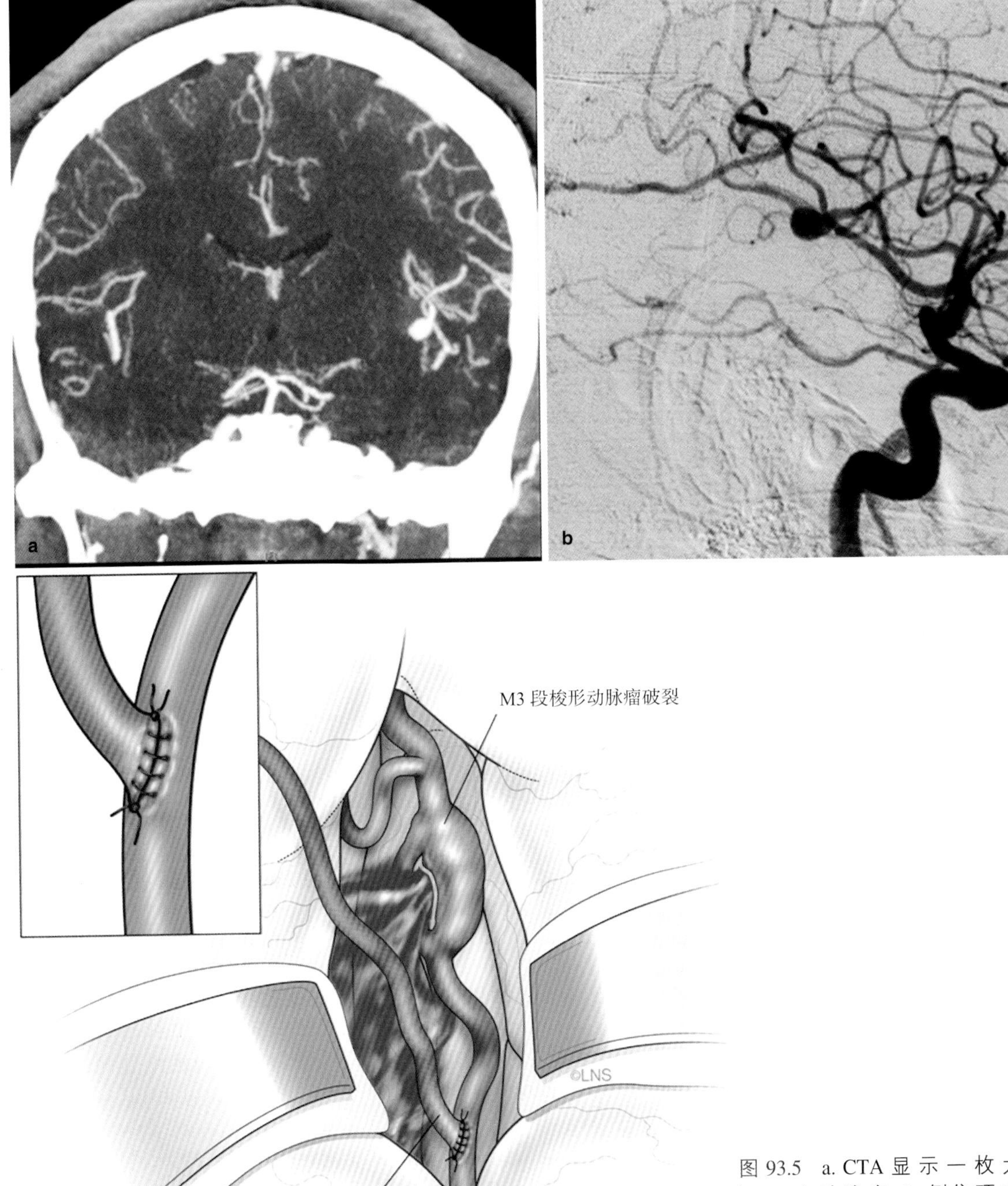

图 93.5　a. CTA 显示一枚大脑中动脉（MCA）动脉瘤；b. 侧位颈内动脉（ICA）血管造影显示一枚大脑中动脉 M3 段梭形动脉瘤（肌层缺失）；c. 示意图显示动脉瘤远端动脉处所行的颞浅动脉（STA）-MCA 血管搭桥。

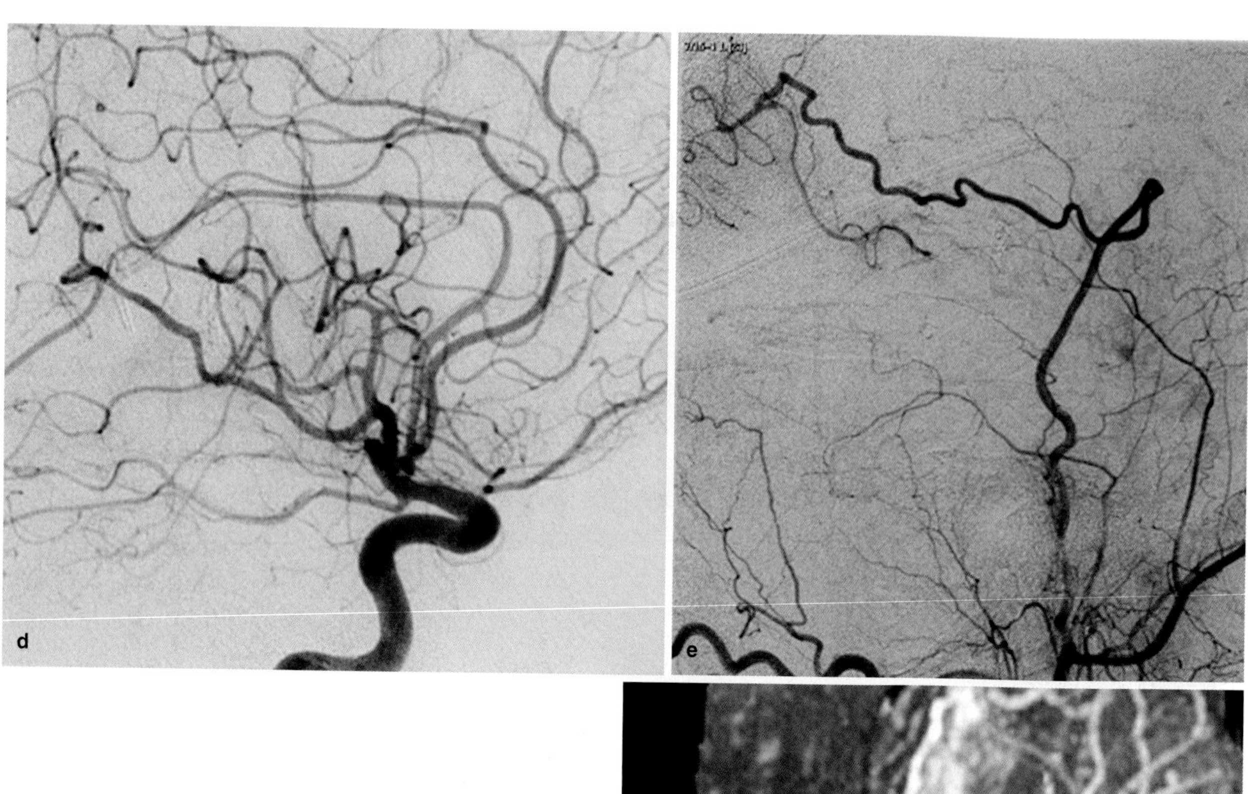

图 93.5 （续）d. 术后颈内动脉血管造影显示动脉瘤闭塞；e. 术后颈外动脉血管造影显示 STA-MCA 搭桥；f. 3 个月后磁共振血管造影显示桥血管通畅。

动脉瘤完全消失（图 93.5d），STA–MCA 吻合血管通畅（图 93.5e）。3 个月后复查 MRA 未发现动脉瘤复发，吻合血管通畅（图 93.5f）。

枕动脉 – 小脑后下动脉搭桥

还有一些其他类型的低流量搭桥术，包括颞浅动脉 – 前动脉 A3/A4 段，颞浅动脉 – 小脑上动脉和枕动脉 – 小脑后下动脉搭桥术。在枕动脉 – 小脑后下动脉吻合时，需要应用远外侧入路，在分离皮瓣时游离枕动脉 [25]。通常选择小脑后下动脉的延髓后段进行血管吻合，枕动脉 – 小脑后下动脉搭桥一般使用端侧吻合技术，以便保留近端延髓外侧段发出的穿支血管。

病例 5

一位 21 岁的男性胶原血管病患者，在他 9 岁时曾因右侧颈内动脉夹层动脉瘤接受了弹簧圈栓塞治疗。10 年后发现右侧椎动脉哑铃状梭形动脉瘤再次入院，DSA 显示小脑后下动脉自动脉瘤的中间段发

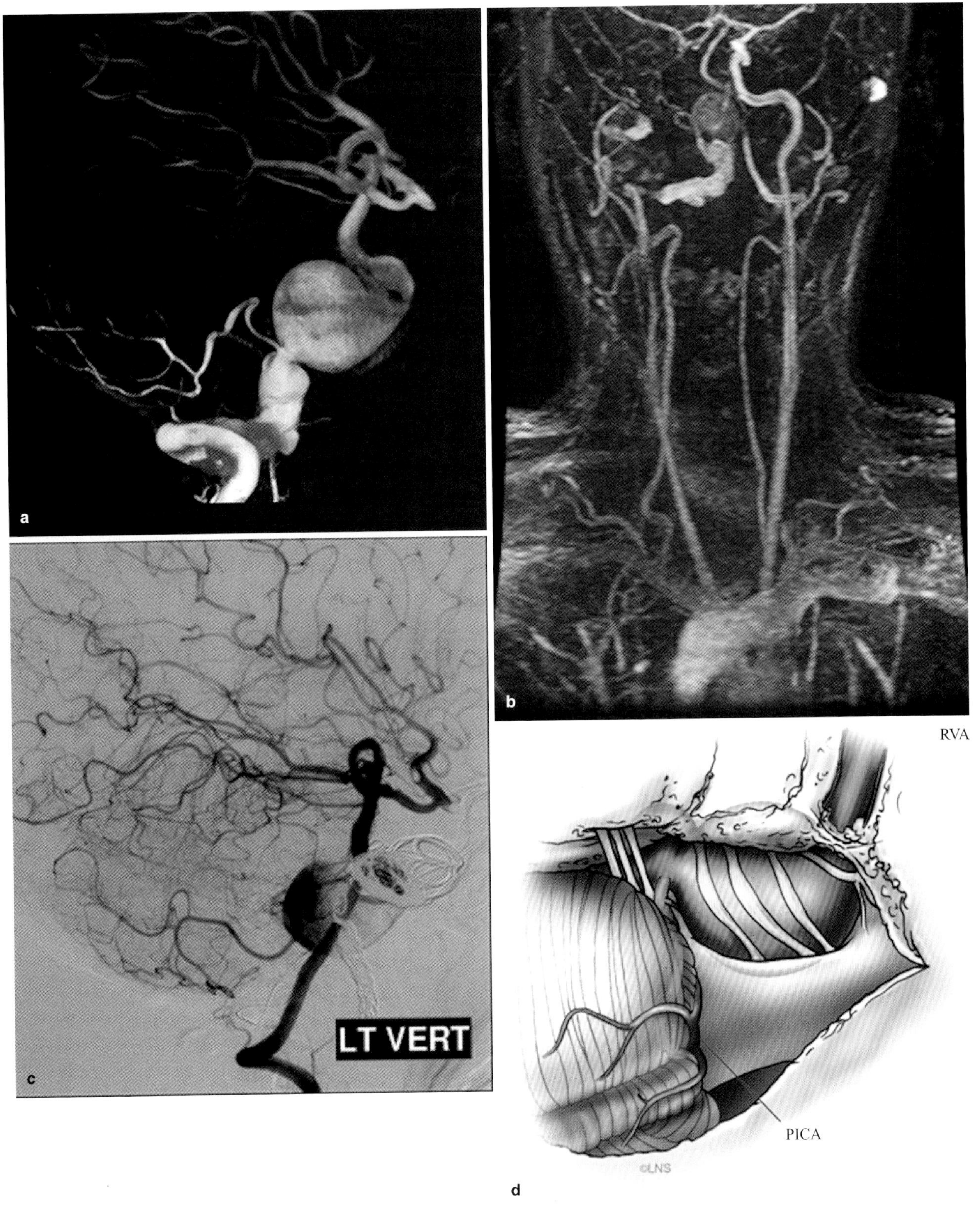

图 93.6　a. 一名患有主要累及单侧身体的结缔组织疾病的患者，因出现一枚椎动脉巨大哑铃型动脉瘤就诊。该患者曾患有颈内动脉夹层动脉瘤并接受了弹簧圈栓塞；b. 磁共振血管造影（MRA）显示左侧 ICA 通畅，右侧 ICA 闭塞；c. 血管造影显示小脑后下动脉（PICA）自动脉瘤颈部发出。球囊闭塞试验中，PICA 来自对侧的充盈不佳，需要进行替代；d、e. 示意图显示动脉瘤闭塞及包裹（d），以及枕动脉 -PICA 搭桥（e）。

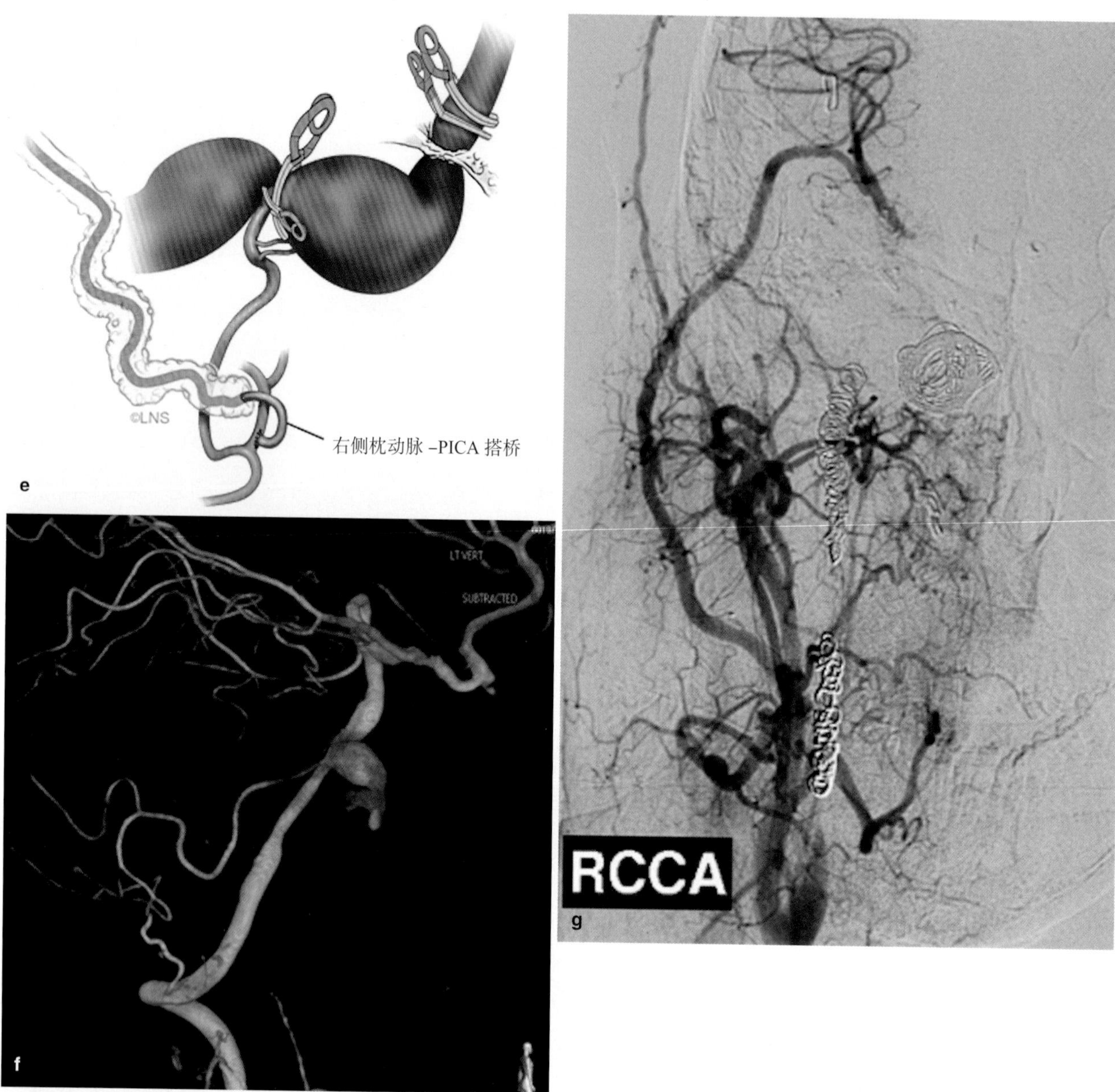

图 93.6 （续）f. 术后血管造影，可见由于血流增加而在后交通动脉（PCoA）处早期形成的动脉瘤。第二次手术中，患者接受了颈外动脉（ECA）- 大脑中动脉（MCA）搭桥以便减少通过后循环的血流量；g. 术后颈总动脉血管造影显示选用桡动脉血管（RAG）所进行的 ECA-MCA 搭桥。RCCA，右侧颈总动脉；RVA，右侧椎动脉。

出（图 93.6）。椎动脉球囊闭塞实验提示小脑后下动脉的对侧代偿不佳。患者最终接受枕下开颅，采用远外侧入路，近端阻断动脉瘤，以及枕动脉 - 小脑后下动脉血管吻合。患者术后没有出现神经功能损伤，恢复良好。由于颈内动脉血流减少，患者同侧后交通动脉发生了动脉瘤样改变。为了避免后交通动脉形成更多的动脉瘤，我们决定将桡动脉移植到颈内动脉，施行颈外动脉 - 大脑中动脉 M2 段血管搭桥术，手术成功，患者术后没有遗留任何神经功能障碍。

高流量搭桥术

高流量搭桥需要更为高端的手术技巧，这是一种治疗巨大、复杂、复发或者无法夹闭的动脉瘤的重要血管重建技术。可用于移植的血管包括桡动脉、大隐静脉和胫前动脉[26–29]。

术前评估

术前需要通过双重超声成像评估桡动脉和大隐静脉的直径。准备移植桡动脉血管之前，还需要进行 Allen 实验评估手部的血液代偿情况。如果需要移植大隐静脉，需要提前在腿部标记出血管行程以便取出。在急诊手术时，可以压迫桡动脉，利用脉搏血氧计辅助判断手部侧支循环是否充足。

桥血管的选择

桡动脉提供的初始血流量介于 50~150 ml/min 之间，经颅多普勒血流计测量发现其血流量在术后几天内显著增加。桡动脉比大隐静脉容易获得，但是存在易发生血管痉挛的缺陷，临床医生可以通过压力扩张技术来进行预防[12]。

当无法获得桡动脉时，可以选择大隐静脉。我们喜欢从小腿上方和大腿下方获取大隐静脉，此处的静脉管径相对一致。大隐静脉的管壁比颅内血管的要厚，缝合相对困难。高流量血流通过大隐静脉时，更容易使远端吻合口发生扭结。移植后大隐静脉内通过的血流一般为 100~200 ml/min。12 岁以下的患儿由于桡动脉较细，大隐静脉是更好的选择。由于通过大隐静脉的血流量较高，当血流通过内径 $<$ 2 mm 的受体血管时，容易形成血流不匹配的现象。血管管径不匹配可能会导致湍流和桥血管血流问题。当桡动脉和大隐静脉都无法获得时，我们曾经成功使用胫前动脉作为桥血管[17]。

高流量搭桥技术

颈部的颈外动脉、颈内动脉或椎动脉（V2–V3 段，从 C2 神经根发出水平到椎动脉入颅处）可以作为高流量搭桥的供体血管。仔细检查动脉瘤是否可以直接夹闭而不需要搭桥。在搭桥前选择合适的受体血管。在前循环中，通常选择 MCA 的 M2 段分支作为受体血管。由于豆纹动脉穿支的存在，M1 段一般不适合进行吻合，但已无明显穿支的远端 M1 可以使用。在后循环动脉瘤中，大脑后动脉的 P2 段常用来进行血管吻合。少数情况下，小脑上动脉也是合适的吻合动脉。一般先进行较易操作的颅内血管的吻合。桥血管管口修剪成鱼嘴状，椭圆形切开受体血管（图 93.7a、b）。用 9–0 或 8–0 尼龙线将桥血管远端锚定缝合于受体血管吻合口的一角，然后从难缝一侧的血管根部开始缝合，因为此处最易出现渗漏，然后连续缝合或者 8 针间断缝合。如果使用连续缝合技术，起始数针可以拉紧，之后几圈缝线应适当放松，以便可以看清血管壁。当一侧缝合结束时，应从第一针开始逐针拉紧缝合线，最后与角上的另一根缝线打结。一侧缝合结束时，需要翻转血管仔细检查内壁，避免缝住对侧血管壁。另一侧同样从血管根部开始，连续缝合或 8 针间断缝合直至尖顶部（图 93.7c）。

大隐静脉颅内吻合过程与桡动脉基本相似，唯一的区别是我们更喜欢在 M2 段分叉部切开大脑中动脉进行吻合（图 93.8）。

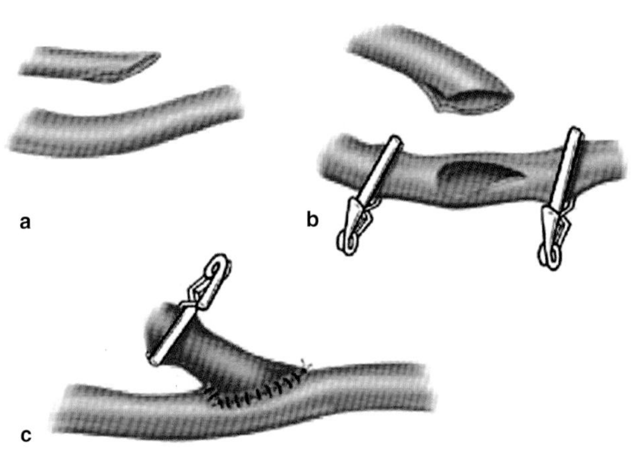

图 93.7　使用桡动脉血管向大脑中动脉（MCA）搭桥时的远端吻合口。a. 桥血管鱼嘴样剪开；b. 受体血管呈泪滴样剪开；c. 显示已完成的血管吻合。

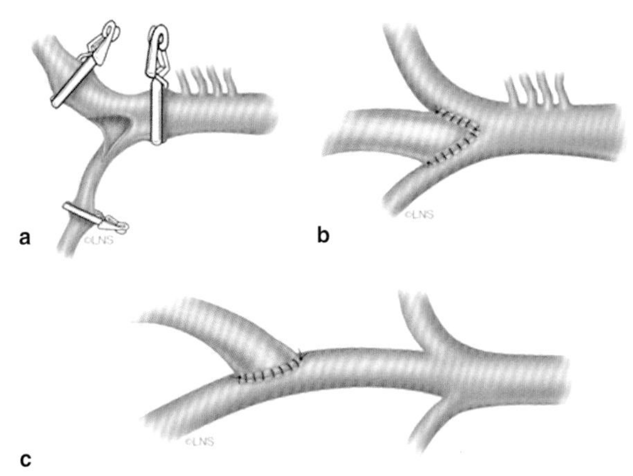

图 93.8　使用隐静脉血管向大脑中动脉（MCA）搭桥时的远端吻合口。a. 剪开受体血管（MCA 分叉部）以便与静脉吻合；b. 隐静脉与 MCA 分叉部的理想吻合位置；c. 当 MCA 分叉部位置过远时，桥血管与较大的 M2 分支进行吻合。

在缝合最后一针之前，桥血管应予肝素生理盐水充分冲洗。在桥血管靠近吻合口放置一个临时阻断夹后取出受体血管中的临时阻断夹。我们通常使用血管打洞器在血管上打孔（Geister Medizintechnik GmbH，Tuttlingen，Germany）。在直视下或者通过短通道行近端吻合。避免血管扭曲最好的办法是用肝素生理盐水冲洗保持血管膨胀。如果桥血管行经颅骨，需要在颅骨上磨出一条凹槽以避免关颅时压迫桥血管。近端血管吻合可以选择端端吻合或端侧吻合。随后，使用多普勒超声和荧光造影检查桥血管内血流情况，当怀疑有异常血流时，可以进行动脉内血管造影。

病例 6

一位有房颤和卒中病史的 68 岁女性，检查发现直径 2.5 cm 的巨大中动脉动脉瘤（图 93.9a）。患者接受了动脉瘤塑形夹闭，保留了穿支动脉，但 M1 段动脉因钙化而发生闭塞（图 93.9b）。她接受了 M2 段上下分支侧侧吻合以及移植桡动脉的左侧颈外动脉 – 大脑中动脉 M2 段搭桥手术（图 93.9c）。患者术后恢复良好，术后影像提示动脉瘤闭塞，桥血管通畅（图 93.9d）。

病例 7

一位既往诊断巨大基底动脉尖动脉瘤的 68 岁女

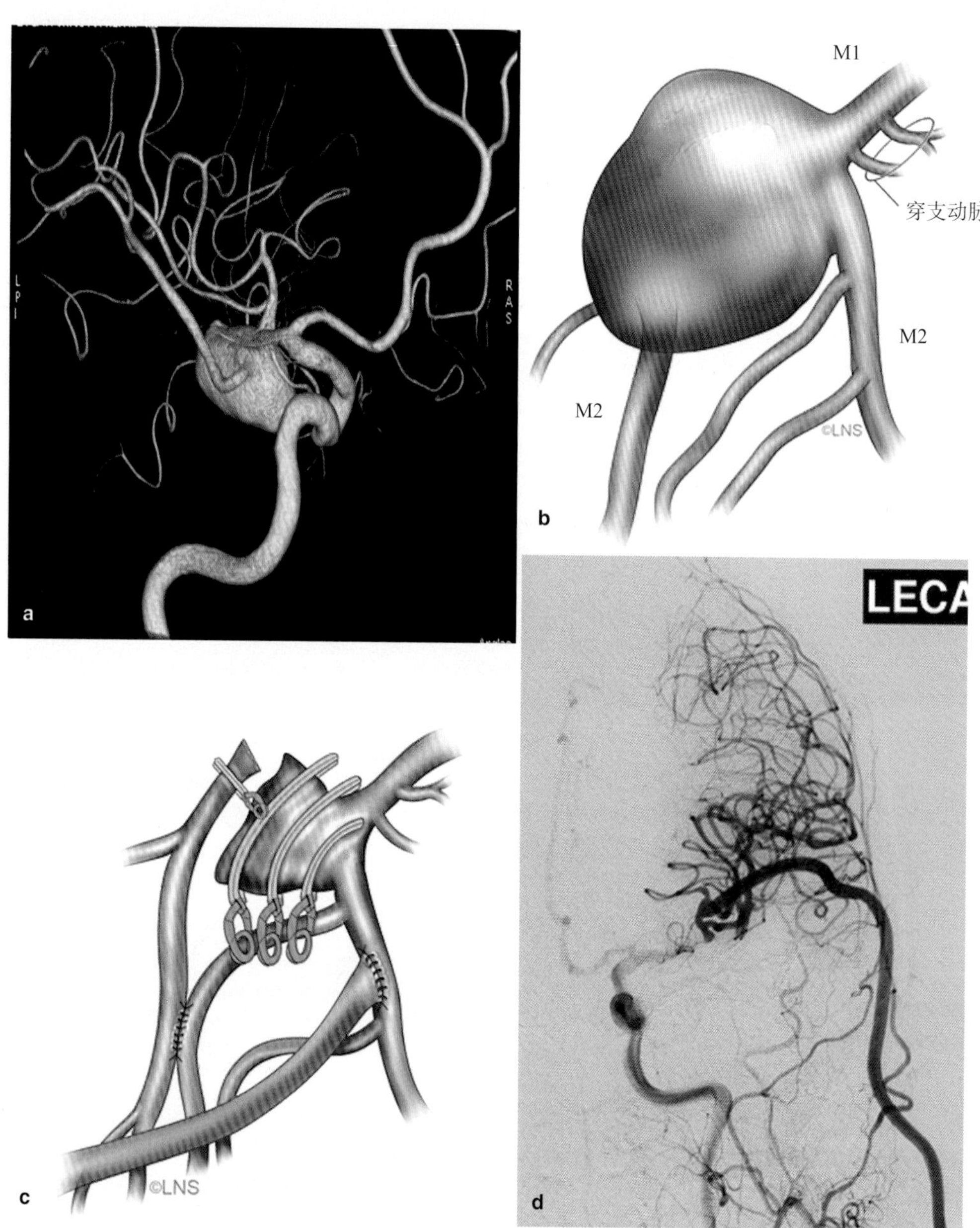

图 93.9 a. 血管造影显示一枚偶然发现的 2.5 cm 巨大动脉瘤；b. 示意图显示动脉瘤及其上所发出的动脉分支；c. 示意图显示巨大动脉瘤的夹闭重塑，大脑中动脉（MCA）上、下分支的侧侧吻合，以及采用桡动脉血管（RAG）所进行的颈外动脉（ECA）-MCA 上侧 M2 分支搭桥；d. 术后血管造影显示 ECA-MCA 桥血管通畅。LECA，左侧颈外动脉。

性患者神经功能障碍逐渐加重，出现四肢轻瘫、失语。她曾接受 4 次介入弹簧圈栓塞，血管造影提示巨大基底动脉尖动脉瘤，内有弹簧圈团块（图 93.10a、b），同时在动脉瘤顶端存在一个脑囊肿。这个患者接受了分期手术，首先利用内镜行囊肿开窗并放置引流管。二期手术中，患者接受了经岩骨 – 极外侧入路手术。使用大隐静脉作为桥血管吻合左椎动脉 V3 段和左大脑后动脉，在小脑上动脉下方水平阻断基底动脉（图 93.10c）。患者术后 2~4 天出现了一过性的神经功能障碍加重，1 周后症状逐步改善。3 个月后复查，患者神经功能较前改善，神清，定向力可，并可自行吞咽食物（术前无法自行吞咽）。术后 18 个月复查提示桥血管畅通，有一个小的但稳定的动脉瘤残留（图 93.10d、e）。

并发症和处理方法

血管搭桥的相关并发症可以分为 6 类：血栓形成、血管狭窄、血管扭曲、血管痉挛、卒中（梗死），以及脑出血[12, 30–33]。血栓通常在吻合部位形成，当桥血管存在病变或者在取血管过程中受到损伤时，也可在其内形成血栓。自从引入抗血小板和抗凝治疗以后，桥血管血栓的发生概率已经显著下降。大多数微血栓可以自行消失，但完全性栓塞难以逆转。一旦完全性

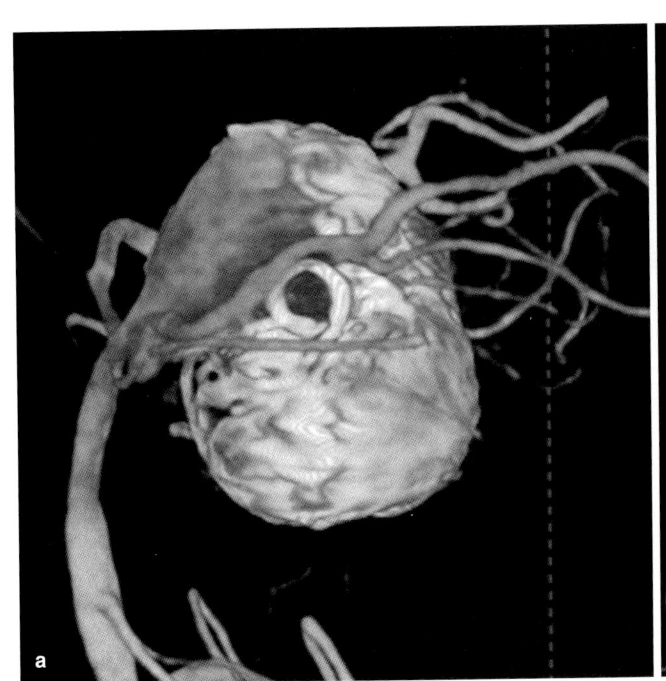

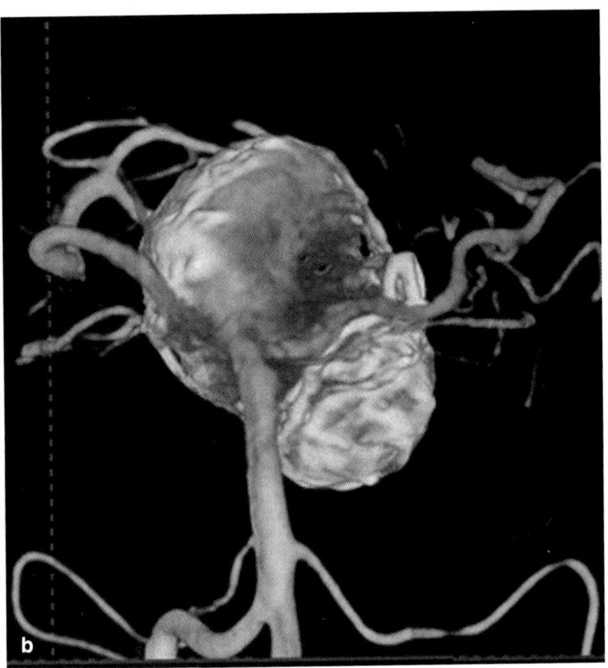

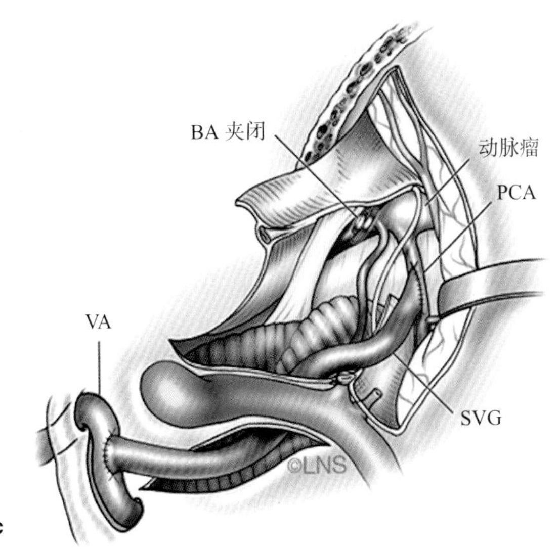

图 93.10　a、b. 血管造影：侧位（a）以及前后位（b）视角显示载有弹簧圈的巨大基底动脉尖动脉瘤。该患者同时还有一枚位于动脉瘤顶部的脑囊肿。该囊肿经内镜进行了开窗治疗；c. 示意图显示经岩骨 - 极外侧入路、采用隐静脉血管（SVG）所进行的左侧椎动脉（VA）（V3）至左侧大脑后动脉（PCA）血管搭桥，同时于小脑上动脉（SCA）略下方水平阻断基底动脉（BA）。

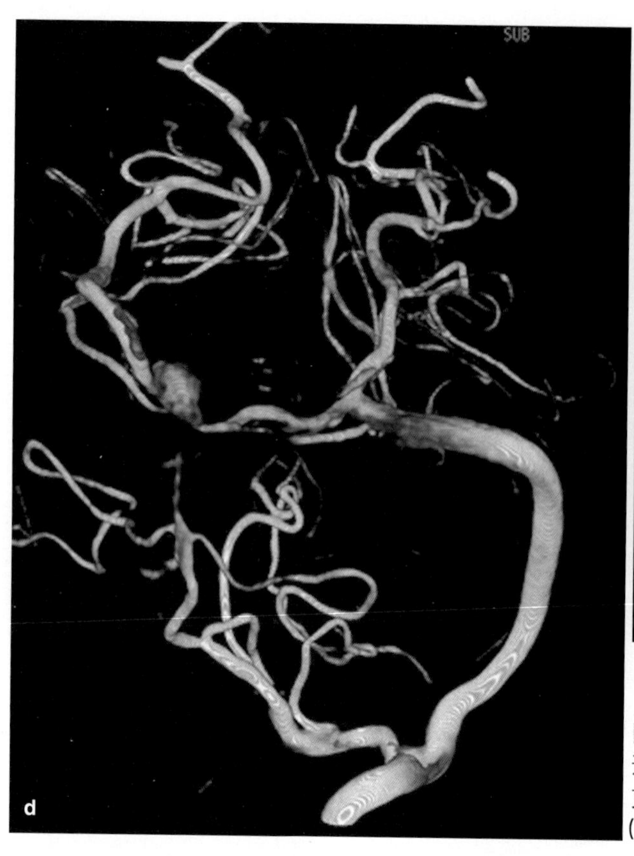

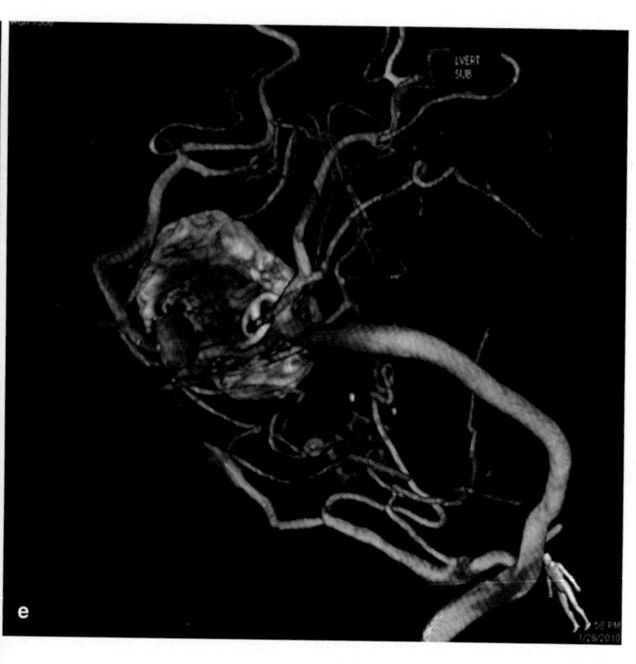

图 93.10 （续）d. 术后 18 个月随访血管造影提示桥血管通畅，动脉瘤残余情况稳定；e. 3D 重建图像显示双侧 PCA 充盈，一支通过桡动脉桥血管、另一支通过后交通动脉（PCoA）供血。

栓塞发生，唯一的办法是再做另外的血管搭桥 [12]。

通常可以使用适当的技术避免桥血管狭窄。在高流量搭桥中，血管狭窄常出现在近端吻合口，并限制血流进入桥血管。补丁扩张技术可以用来防止血管狭窄。血管狭窄也可出现在桥血管穿行于其他组织中或者头皮缝合太紧压迫血管时。

在大隐静脉高流量搭桥时，如果桥血管过长容易出现血管扭曲，有时仅在移除临时夹、血流恢复后才发生。扭曲可以通过牵拉桥血管头部或者尾部改善。有时，需要使用“固定”技术减轻血管扭曲（图 93.11a~c）。

桥血管痉挛主要在动脉桥血管中出现，但是使用压力扩张技术后非常罕见 [12]。如果痉挛出现在颅外段桡动脉桥血管，可以在使用双联抗血小板治疗后使用血管成形术缓解。

当发现桥血管吻合完成后血流不畅或者血栓形成时，患者需要接受充分的肝素化，临时夹闭受体血管后，在桥血管（桡动脉或大隐静脉）靠近吻合口处开一个小口子。如果血液回流不佳，问题通常出在远端吻合口。如果顺行血流不畅，问题则位于近端吻合口。如果两端血流均良好，但是桥血管血流不畅，很可能存在血管扭曲，通常位于远端吻合处（图 93.11）[12]。

搭桥后脑卒中在我们现有经验中非常罕见。可能是在处理动脉瘤时无法保留穿支血管所致。更罕见的情况是搭桥失败或桥血管血流不足以代偿所闭塞的动脉所致的单侧脑供血区域梗死。当此类情况出现时，一般按照常规流程治疗。

脑出血的并发症包括硬膜外、硬膜下或颅内血肿。轴外的出血通过仔细止血可以预防，中轴部位出血可能由脑组织牵拉，引流静脉闭塞和凝血功能障碍共同引起。最好的办法当然是预防这些情况发生，一旦血肿出现，需要尽早清除。

动脉瘤搭桥术后的结果

在 1988—2012 年，我们为 408 例患者施行了 435 次血管搭桥术，包括 196 例动脉瘤搭桥，141 例颅底肿瘤血管搭桥，98 例脑缺血搭桥。最近，我们分析了 2005—2012 年中的 111 例搭桥患者的结果和并发症 [33]，包括 35 例破裂动脉瘤和 64 例未破裂动脉瘤。19 例患者曾经接受过治疗（9 例接受过手术，10 例接受过介入治疗）。其中包括 34 个颈内动脉动脉瘤，32 个中动脉动脉瘤，18 个前动脉动脉瘤和 15 个后循环动脉瘤。29 例为小动脉瘤（直径 ≤ 6 mm），25 例为中等动脉瘤（直径 7~13 mm），16 例为大型动脉瘤

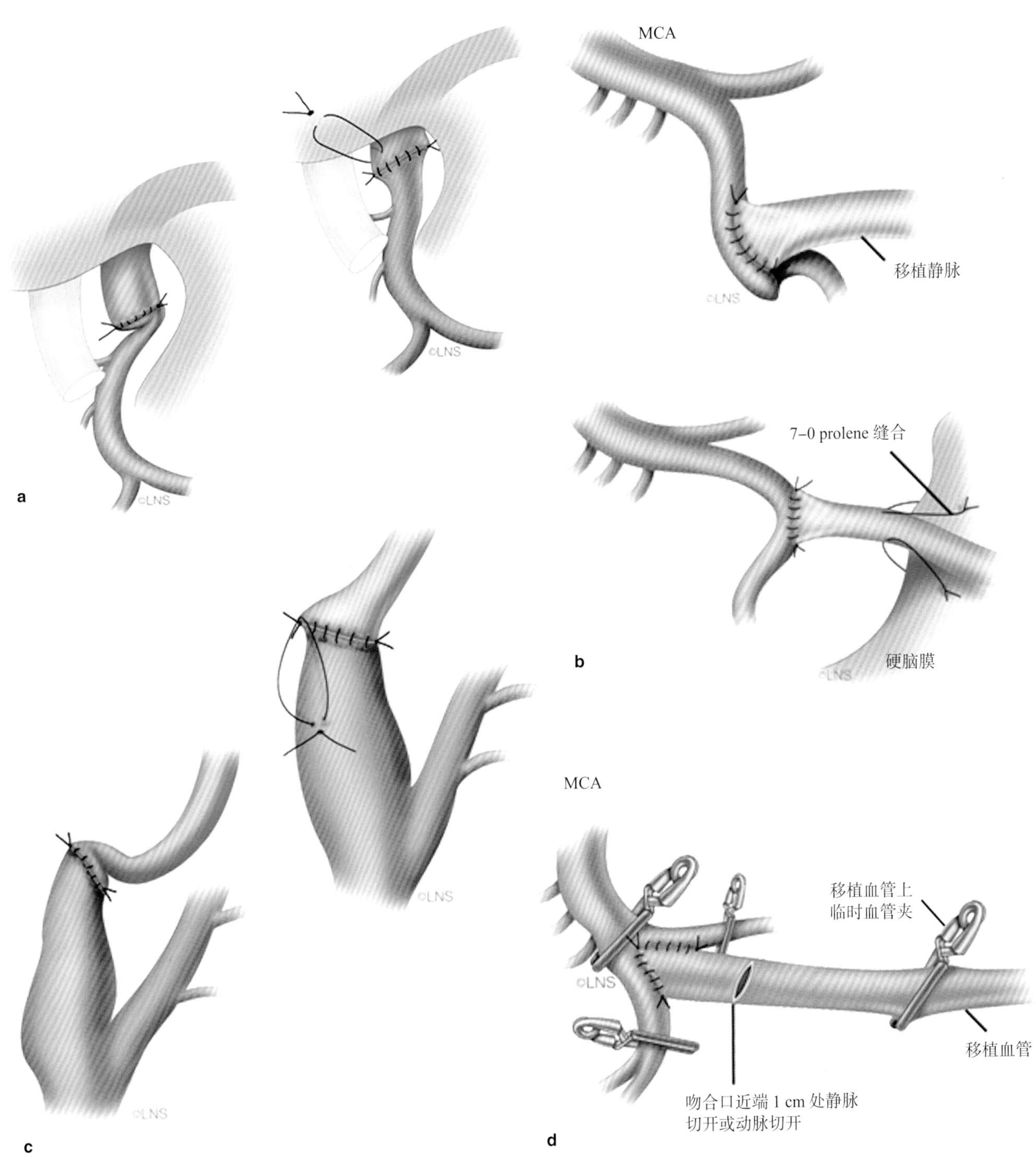

图 93.11　术中桥血管血流不畅的诊断方法。a. 切开桥血管壁判断血流方向；b、c. 向硬膜方向牵拉桥血管以避免血管扭曲；d. 向近端血管外膜方向牵拉桥血管以避免血管扭曲。MCA，大脑中动脉。

(直径 14~19 mm)，16 例为超大型动脉瘤（20~24 mm）以及 13 例巨大动脉瘤（直径≥ 25 mm）。原位搭桥包括 8 个端侧再植，15 个侧侧吻合，7 个短程桡动脉 / 大隐静脉移植，7 个其他插入移植。共有 74 例施行 EC-IC 搭桥，包括 46 例桡动脉移植，13 例大隐静脉移植，8 例 STA-MCA 搭桥和 7 例枕动脉 - 小脑后下动脉搭桥。术后移植血管通畅率为 98%[32]，结局以及并发症数据详见表 93.1。

表 93.1 血管搭桥的并发症

并发症	患者例数（%）
脑卒中	6（5.4）
半球	4
基底节	2
完全恢复	3（50）
脑出血	4（3.6）
硬膜外	1（0.9）
硬膜下	1（0.9）
脑实质内	2（1.8）
感染	6（5.4）
颅内感染	3
全身系统感染	2
移植血管通畅程度	
狭窄	12（10.8）
闭塞	3（2.7）
挽救治疗	11（9.9）
手术	8
介入	3
最终畅通	98%
死亡总人数	5（4.5）
搭桥相关	1（0.9）
疾病相关	3（2.7）
其他	1*（0.9）

注：* 患者死于术后 3 个月的心肌梗死。

颅底肿瘤的血管搭桥

血管搭桥可以作为一种治疗颅底肿瘤的辅助手段[8, 34]。搭桥可以在切除包绕颈内动脉或椎动脉的恶性肿瘤时应用，以达到全切肿瘤的目的。在良性肿瘤（例如脑膜瘤）中，如被累及的血管位于硬膜外或是曾接受过手术或放疗而无法保留时，可以行血管搭桥。在需要牺牲血管时，预防脑卒中最安全的方法无疑是利用搭桥血管替代该动脉供血。虽然有些患者可以残留动脉周围少量肿瘤组织并接受后续放疗，但对于脊索瘤等类型的肿瘤并不适用[8, 26, 35–39]（图 93.12）。

球囊闭塞实验和无需搭桥的颈内动脉永久性球囊闭塞

部分研究者主张如果手术中存在牺牲颈内动脉可能，则在术前应利用球囊闭塞实验（BTO）评估侧支循环。本文的主要作者并不采用这一策略，因为通过 BTO 实验证实侧支循环良好的患者仍有较高的卒中发生率[16, 40]。据报道，未进行血管搭桥的永久性球囊闭塞患者可能会由于一过性低血压引起迟发性脑卒中，其动脉瘤形成的概率也较高[41, 42]。然而，Sanna 等报道了一项包括 11 例患者的研究，其患者在成功通过 BTO 评估后进行了颈内动脉阻断而并未发生缺血性并发症。

我们现有的策略是所有需要在颅底肿瘤切除术中牺牲颈内动脉的患者都进行血管搭桥。但是，联合压迫颈总动脉后进行造影，以及对侧颈内动脉和至少一根椎动脉所进行的血管造影对于评估侧支（前交通动脉、A1 段，以及后交通动脉是否存在及其大小）通畅程度非常有用。在颈内动脉循环完全孤立的患者中，在颈内动脉周围进行危险的分离之前，预防性的桡动脉－大脑中动脉搭桥是非常明智的选择。当颈内动脉同时供应同侧中动脉和后交通动脉（胚胎型后交通动脉），并且对侧颈内动脉代偿非常差时，我们倾向于在两根 M2 分支上均行高流量搭桥（通常一条为桡动脉搭桥，另一条为大隐静脉搭桥）。两根桥血管共同供血，可以提供充分的血流，避免发生脑卒中。

颅底肿瘤搭桥的结果

在 2003—2011 年，17 例颅底肿瘤患者在我们的医疗中心行血管搭桥手术。其中包括 8 例脑膜瘤、5 例骨肉瘤、2 例脊索瘤、1 例巨细胞肿瘤和 1 例淋巴瘤。所有搭桥患者的结果均经仔细分析（结果尚未发表）。所有的患者肿瘤均包绕血管，13 例接受高流量搭桥（7 个桡动脉移植和 6 个大隐静脉移植）。1 例使用大隐静脉原位移植，3 例颅内再植。13 例患者肿瘤全切，3 例次全切，1 例部分切除后续行放疗。所有患者术后均未出现脑卒中，1 例患者术后 2 周因脑神经麻痹引起吸入性肺炎死亡。2 例患者在术后 2 年因病情进展死亡。1 例患者术后出现迟发性无症状的移植血管狭窄，最终再次手术得以修复。

我们已经为 139 例颅底肿瘤患者实行共计 141 次搭桥手术。但是在过去的 10 年中，由于次全切除＋后续放化疗策略的出现，肿瘤患者搭桥的数量已经呈下降趋势。然而，对于恶性肿瘤、放疗后复发肿瘤，以及有缺血症状的患者来说，血管搭桥仍有用武之地。

病例 8

一位 10 岁接受过全脑放射治疗的急性淋巴性白血病患儿因骨源性肉瘤入院，病灶从蝶窦斜坡区延伸至右侧上颌骨和颅底区域。肿瘤包裹右侧颈内动脉岩骨海绵窦段（图 93.12a）。手术计划全切肿瘤，术前行血管造影评估肿瘤的血供情况（图 93.12b、c）。术前行肿瘤栓塞，继而施行右侧颈内动脉颈段 – 床突上段血管搭桥（图 93.12d）。最后行双额开颅，双侧眶上截骨，右视神经减压，硬膜外切除蝶窦斜坡海绵窦的肿瘤，同时经面部去颏套入路从下方切除肿瘤。患者得以继续上学，随访 6 年未见肿瘤复发（图 93.12e），

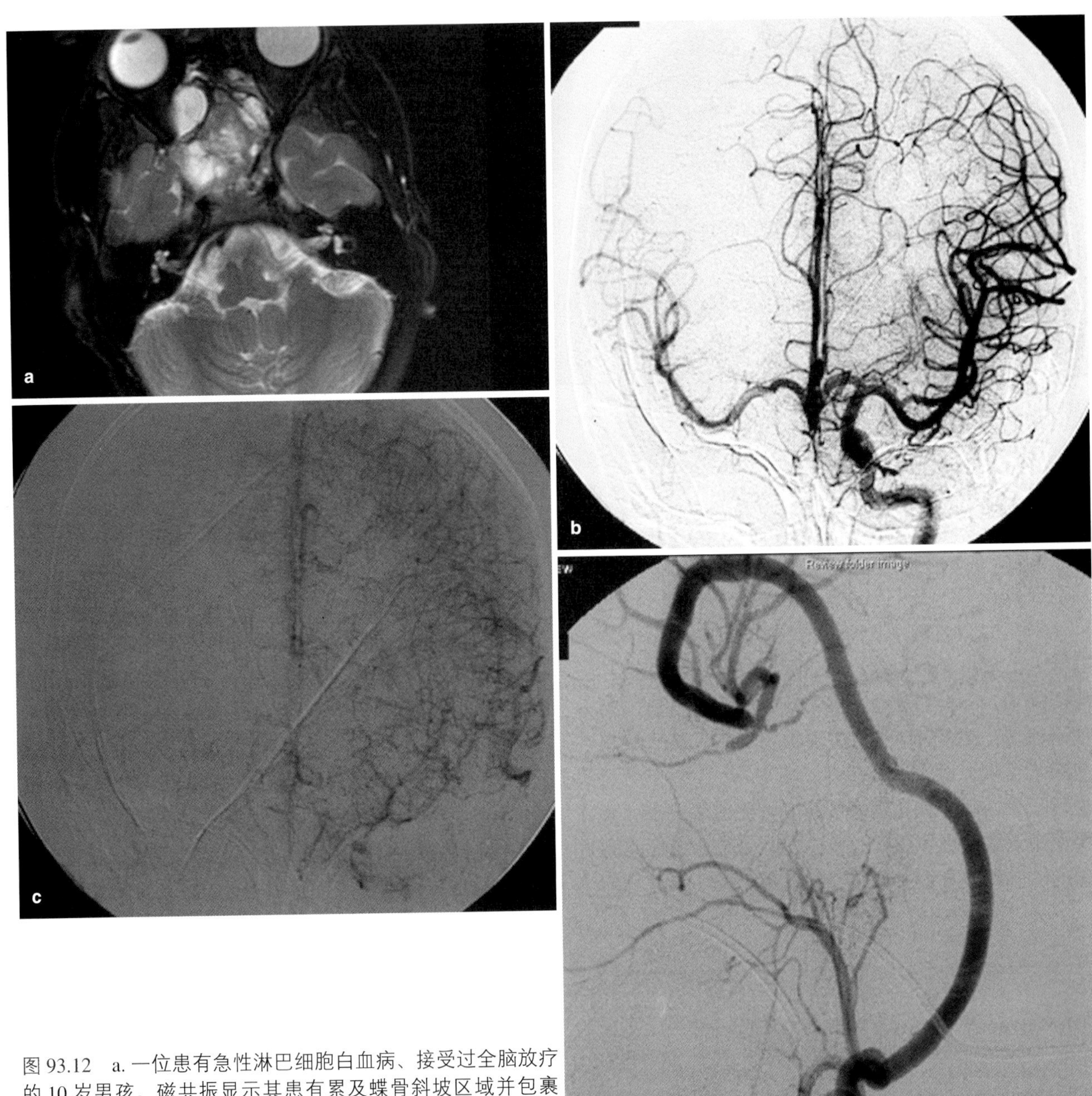

图 93.12　a. 一位患有急性淋巴细胞白血病、接受过全脑放疗的 10 岁男孩，磁共振显示其患有累及蝶骨斜坡区域并包裹右侧颈内动脉（ICA）的骨源性肉瘤；b. 术前左侧颈内动脉（ICA）造影显示压迫右侧颈总动脉后存在交叉显影，但充盈不佳；c. 血管造影显示静脉充盈缓慢；d. 患者接受了右侧颞部开颅、双侧眶骨切开、视神经减压，并连同 ICA 一起进行了肿瘤全切。通过血管搭桥来恢复 ICA 支配区域血供。术后血管造影显示采用隐静脉血管（RVG）所进行的 ICA 颈段 - 床突上段搭桥术。

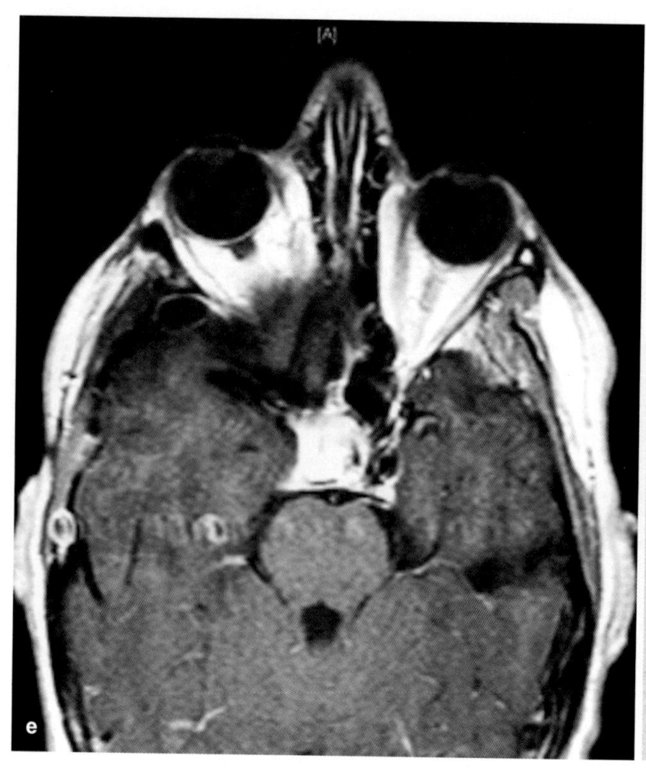

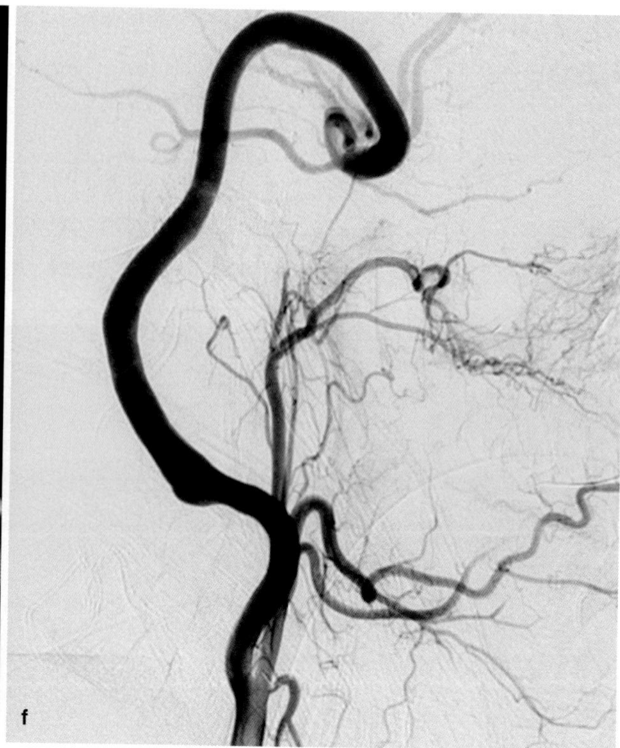

图 93.12 （续）e. 术后 MRI 显示肿瘤全切。患者术后 3 个月随访未见明显神经功能障碍；f. 术后 6 年随访 MRI 未见复发。

移植血管通畅（图 93.12f）。

替代治疗选择

对于完全包裹血管的良性肿瘤，例如脑膜瘤或者副神经节瘤患者，一些外科医生置入腔内支架后行肿瘤切除术。Sanna 报道了关于此类患者至今最大的一项研究[43]，共有 10 例颈内动脉包裹或者狭窄的患者使用了支架，其中 9 例患者治疗成功，1 例患者后续进行了颈内动脉完全闭塞。这个方法的缺点是患者需要使用双联抗血小板治疗 3 个月，另外患者还有迟发颈内动脉闭塞和因肿瘤侵犯血管壁引起术中血管损伤的风险。

结论

颅内血管重建和搭桥作为一项治疗复杂动脉瘤和颅底肿瘤的技术已被广泛接受。年轻神经血管医师在专家的指导下加以适当训练及足够的经验才能掌握这项复杂的技能。在未来，介入技术至少会在一部分累及大血管的复杂动脉瘤和颅底肿瘤中取代血管搭桥术。并且这些技术手段仍将发展，但长期随访评估有待进行。基于现有技术的局限性，对于此类少见但具有挑战性的病变进行搭桥手术仍需要充分训练，反复实践。

参·考·文·献

[1] Murayama Y, Arakawa H, Ishibashi T, et al. Combined surgical and endovascular treatment of complex cerebrovascular diseases in the hybrid operating room. J Neurointerv Surg 2012;5:489–493
[2] Andaluz N, Zuccarello M. Treatment strategies for complex intracranial aneurysms: review of a 12-year experience at the university of cincinnati. Skull Base 2011;21:233–242
[3] Wiebers DO, Whisnant JP, Huston J III, et al. International Study of Unruptured Intracranial Aneurysms Investigators. Unruptured intracranial aneurysms: natural history, clinical outcome, and risks of surgical and endovascular treatment. Lancet 2003;362:103–110
[4] Vlak MH, Algra A, Brandenburg R, Rinkel GJ. Prevalence of unruptured intracranial aneurysms, with emphasis on sex, age, comorbidity, country, and time period: a systematic review and meta-analysis. Lancet Neurol 2011;10:626–636
[5] Amenta PS, Yadla S, Campbell PG, et al. Analysis of nonmodifiable risk factors for intracranial aneurysm rupture in a large, retrospective cohort. Neurosurgery 2012;70:693–699, discussion 699–701
[6] Brown RD. Unruptured intracranial aneurysms. Semin Neurol 2010;30:537–544
[7] Sonobe M, Yamazaki T, Yonekura M, Kikuchi H. Small unruptured intracranial aneurysm verification study: SUAVe study, Japan. Stroke 2010; 41:1969–1977

[8] Sekhar LN, Natarajan SK, Ellenbogen RG, Ghodke B. Cerebral revascularization for ischemia, aneurysms, and cranial base tumors. Neurosurgery 2008;62(6, Suppl 3):1373–1408, discussion 1408–1410
[9] Quiñones-Hinojosa A, Lawton MT. In situ bypass in the management of complex intracranial aneurysms: technique application in 13 patients. Neurosurgery 2008;62(6, Suppl 3):1442–1449
[10] Peerless SJ, Ferguson GG, Drake CG. Extracranial-intracranial (EC/IC) bypass in the treatment of giant intracranial aneurysms. Neurosurg Rev 1982;5:77–81
[11] Sanai N, Zador Z, Lawton MT. Bypass surgery for complex brain aneurysms: an assessment of intracranial-intracranial bypass. Neurosurgery 2009;65:670–683, discussion 683
[12] Mohit AA, Sekhar LN, Natarajan SK, Britz GW, Ghodke B. High-flow bypass grafts in the management of complex intracranial aneurysms. Neurosurgery 2007;60(2, Suppl 1):ONS105–ONS122, discussion ONS122–ONS123
[13] Kalani MY, Zabramski JM, Hu YC, Spetzler RF. Extracranial-intracranial bypass and vessel occlusion for the treatment of unclippable giant middle cerebral artery aneurysms. Neurosurgery 2013;72:428–435, discussion 435–436
[14] Kalani MY, Zabramski JM, Nakaji P, Spetzler RF. Bypass and flow reduction for complex basilar and vertebrobasilar junction aneurysms. Neurosurgery 2013;72:763–775, discussion 775–776
[15] Sekhar LN, Nelson PB. A technique of clipping giant intracranial aneurysms with the preservation of the parent artery. Surg Neurol 1983;20:361–368
[16] Sekhar LN, Patel SJ. Permanent occlusion of the internal carotid artery during skull-base and vascular surgery: is it really safe? Am J Otol 1993; 14:421–422
[17] Ramanathan D, Starnes B, Hatsukami T, et al. Tibial artery autografts: alternative conduits for high flow cerebral revascularizations. World Neurosurg 2012;80:322–327
[18] Lavine SD, Masri LS, Levy ML, Giannotta SL. Temporary occlusion of the middle cerebral artery in intracranial aneurysm surgery: time limitation and advantage of brain protection. J Neurosurg 1997;87:817–824
[19] Wanebo JE, Zabramski JM, Spetzler RF. Superficial temporal artery-to-middle cerebral artery bypass grafting for cerebral revascularization. Neurosurgery 2004;55:395–398, discussion 398–399
[20] Ramanathan D, Hegazy A, Mukherjee SK, Sekhar LN. Intracranial in situ side-to-side microvascular anastomosis: principles, operative technique, and applications. World Neurosurg 2010;73:317–325
[21] Roh SW, Ahn JS, Sung HY, Jung YJ, Kwun BD, Kim CJ. Extracranial-intracranial bypass surgery using a radial artery interposition graft for cerebrovascular diseases. J Korean Neurosurg Soc 2011;50:185–190
[22] Kazumata K, Asaoka K, Yokoyama Y, Osanai T, Sugiyama T, Itamoto K. Middle cerebral-anterior cerebral-radial artery interposition graft bypass for proximal anterior cerebral artery aneurysm. Neurol Med Chir (Tokyo) 2011;51:661–663
[23] Rodríguez-Hernández A, Josephson SA, Lawton MT. Bypass surgery for the prevention of ischemic stroke: current indications and techniques. Neurocirugia (Astur) 2012;23:5–14
[24] McLaughlin N, Gonzalez N, Martin NA. Surgical strategies for aneurysms deemed unclippable and uncoilable. Neurochirurgie 2012;58:199–205
[25] Ottomo D, Kawashima A, Yamaguchi K, Takasu Y, Kobayashi T, Okada Y. [Four cases of fusiform posterior inferior cerebellar artery aneurysms successfully treated by trapping and occipital artery-PICA bypass]. No Shinkei Geka 2012;40:331–336
[26] Sekhar LN, Duff JM, Kalavakonda C, Olding M. Cerebral revascularization using radial artery grafts for the treatment of complex intracranial aneurysms: techniques and outcomes for 17 patients. Neurosurgery 2001;49:646–658, discussion 658–659
[27] Sekhar LN, Stimac D, Bakir A, Rak R. Reconstruction options for complex middle cerebral artery aneurysms. Neurosurgery 2005;56(1, Suppl):66–74, discussion 66–74
[28] Ramanathan D, Ciporen J, Ghodke B, Ellenbogen RG, Sekhar LN. Treatment of coil embolization failed recurrent giant basilar tip aneurysms with bypass and surgical occlusion. J Neurointerv Surg 2010;2:237–241
[29] Mendelowitsch A, Taussky P, Rem JA, Gratzl O. Clinical outcome of standard extracranial-intracranial bypass surgery in patients with symptomatic atherosclerotic occlusion of the internal carotid artery. Acta Neurochir (Wien) 2004;146:95–101
[30] Ramanathan D, Ghodke B, Kim LJ, Hallam D, Herbes-Rocha M, Sekhar LN. Endovascular management of cerebral bypass graft problems: an analysis of technique and results. AJNR Am J Neuroradiol 2011;32:1415–1419
[31] Haruguchi H, Teraoka S. Intimal hyperplasia and hemodynamic factors in arterial bypass and arteriovenous grafts: a review. J Artif Organs 2003; 6:227–235
[32] Evans JJ, Sekhar LN, Rak R, Stimac D. Bypass grafting and revascularization in the management of posterior circulation aneurysms. Neurosurgery 2004;55:1036–1049
[33] Ramanathan D, Temkin N, Kim LJ, Ghodke B, Sekhar LN. Cerebral bypasses for complex aneurysms and tumors: long-term results and graft management strategies. Neurosurgery 2012;70:1442–1457, discussion 1457
[34] Kalani MY, Kalb S, Martirosyan NL, et al. Cerebral revascularization and carotid artery resection at the skull base for treatment of advanced head and neck malignancies. J Neurosurg 2013;118:637–642
[35] Bulsara KR, Patel T, Fukushima T. Cerebral bypass surgery for skull base lesions: technical notes incorporating lessons learned over two decades. Neurosurg Focus 2008;24:E11
[36] Abdulrauf SI. Extracranial-to-intracranial bypass using radial artery grafting for complex skull base tumors: technical note. Skull Base 2005;15:207–213
[37] Wolfe SQ, Tummala RP, Morcos JJ. Cerebral revascularization in skull base tumors. Skull Base 2005;15:71–82
[38] Kotapka MJ, Kalia KK, Martinez AJ, Sekhar LN. Infiltration of the carotid artery by cavernous sinus meningioma. J Neurosurg 1994;81:252–255
[39] Sen C, Hague K. Meningiomas involving the cavernous sinus: histological factors affecting the degree of resection. J Neurosurg 1997;87:535–543
[40] Origitano TC, al-Mefty O, Leonetti JP, DeMonte F, Reichman OH. Vascular considerations and complications in cranial base surgery. Neurosurgery 1994;35:351–362, discussion 362–363
[41] Fujiwara S, Fujii K, Fukui M. De novo aneurysm formation and aneurysm growth following therapeutic carotid occlusion for intracranial internal carotid artery (ICA) aneurysms. Acta Neurochir (Wien) 1993;120:20–25
[42] Dyste GN, Beck DW. De novo aneurysm formation following carotid ligation: case report and review of the literature. Neurosurgery 1989;24:88–92
[43] Sanna M, Piazza P, De Donato G, Menozzi R, Falcioni M. Combined endovascular-surgical management of the internal carotid artery in complex tympanojugular paragangliomas. Skull Base 2009;19:26–42

第94章

准分子激光辅助非阻断性血管吻合

Albert van der Zwan, Tristan van Doormaal, Luca Regli, and Cornelis A.F. Tulleken

多年来，通过直接血流重建来增加大脑血供以治疗闭塞性颈动脉疾病的方法始终存在一定争议。1986年完成的著名颅内外（EC–IC）搭桥研究，以及近期发表于2011年的颈动脉闭塞手术研究（COSS）结果显示，传统的颞浅动脉（STA）– 大脑中动脉（MCA）直接搭桥并不能减少疾病相关事件的发生率[1, 2]。血流重建技术对于治疗巨大动脉瘤与部分颅底肿瘤仍然至关重要[3–5]。

巨大颅内动脉瘤（被定义为基部宽度为2.5 cm或以上，约占全部颅内动脉瘤的5%）是神经外科手术中最具有挑战的病种之一。这些动脉瘤主要分布在血管树的近端部分，血流量高。这些高血流部分包括了海绵窦段和床突上段颈内动脉（ICA）、近端MCA、前交通动脉（ACA）、基底动脉（BA）和椎动脉（VA）。这些动脉瘤2/3分布在前循环，且在女性中更为常见。大约8%在儿童年龄段出现，但是一般在50~70岁之间出现症状，20%~70%患者会有破裂，且这些巨型动脉瘤与小动脉瘤有相同的再破裂概率[6]。第二种常见症状是动脉瘤占位效应，引起因脑神经麻痹导致的眼球运动障碍、视力或视野受损、局灶性无力 / 步态障碍、头痛、癫痫。第三种常见症状为缺血，大约在8%患者中出现，可能由于始于动脉瘤囊的血栓延伸至血管中更远的区域而导致。巨大动脉瘤的预后不佳，在发病2年之内有着很高的致残率和死亡率（65%~85%）[6]。

及时、有效的治疗方案可以挽救生命。有效治疗这些动脉瘤的方案需要将动脉瘤从循环中永久性去除，保护动脉瘤前后的动脉血流，以及减轻因动脉瘤导致的占位效应。既往文献报道了各种治疗技术，包含了近端动脉结扎术、介入栓塞、黏合、支架、重建性夹闭、使用或不使用搭桥的动脉瘤孤立术（全部或部分），以及联合上述治疗模式的方案。因病例数少，患者的状态各异，治疗结果缺乏评价标准，对这些治疗方案比较的研究困难且不可靠。但是维持血流与使用搭桥重建这些区域的血供，以便预防缺血的重要性已经得到公认。

传统的由Yasargil开创的阻断性STA–MCA搭桥手术，最初是为了给因颈动脉或MCA闭塞导致脑缺血的患者补充血流。之后，这种手术被用于在别无选择的情况下临时牺牲载瘤动脉时的血供替代。然而，这种STA–MCA搭桥血流的替代能力对某些病例来说过于有限，不足以防止血流动力性的卒中[7, 8]。血供补充的必要性推动了一种“高流量”搭桥手术的发展[9]，即应用供体管道，如隐静脉或桡动脉，进行血管移植。这种技术的缺点在于搭桥过程中需要临时阻断身为近端大血管的受体动脉。在有经验的外科医生操作下，阻断时间可以限制在20分钟之内，并取决于软脑膜侧支情况。在进行搭桥的必要时间内，受体动脉的供血区域可能会发生缺血[10]。时间可能会对精细的显微外科技术产生影响，尤其是在深部位置手术，进而对搭桥通畅性及患者预后产生影响。为了减少阻断时间，非阻断吻合技术，例如准分子激光辅助非阻断性血管吻合（ELANA）技术得以发展[11–14]。

ELANA技术的介绍

ELANA技术（图94.1）可以在不需要临时阻断供血动脉的情况下行端侧吻合。这项技术最初用于补充性脑血流重建，但是也适用于预防性或者替代性的搭桥术[11–14]。

静脉［通常是大隐静脉（VSM）］或者动脉（通常是桡动脉）可以被用作供体血管。供体血管内径至少应达2 mm，以便允许激光导管通过。首先，根据

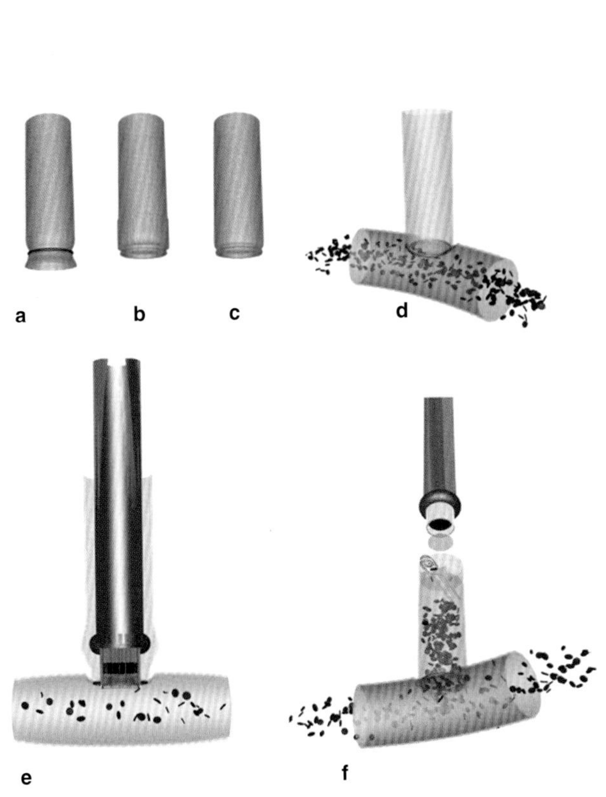

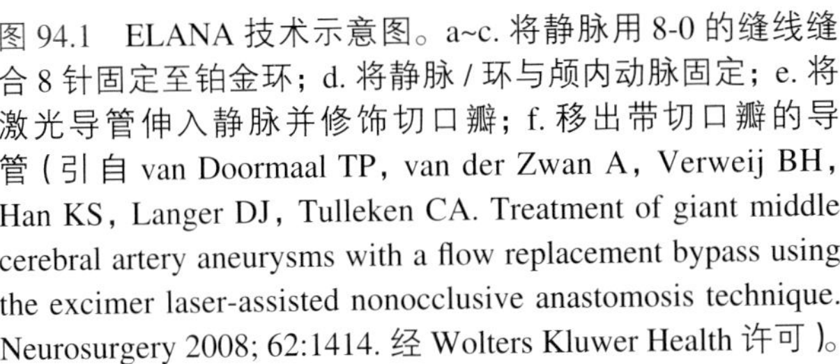

图 94.1　ELANA 技术示意图。a~c. 将静脉用 8-0 的缝线缝合 8 针固定至铂金环；d. 将静脉 / 环与颅内动脉固定；e. 将激光导管伸入静脉并修饰切口瓣；f. 移出带切口瓣的导管（引自 van Doormaal TP，van der Zwan A，Verweij BH，Han KS，Langer DJ，Tulleken CA. Treatment of giant middle cerebral artery aneurysms with a flow replacement bypass using the excimer laser-assisted nonocclusive anastomosis technique. Neurosurgery 2008; 62:1414. 经 Wolters Kluwer Health 许可）。

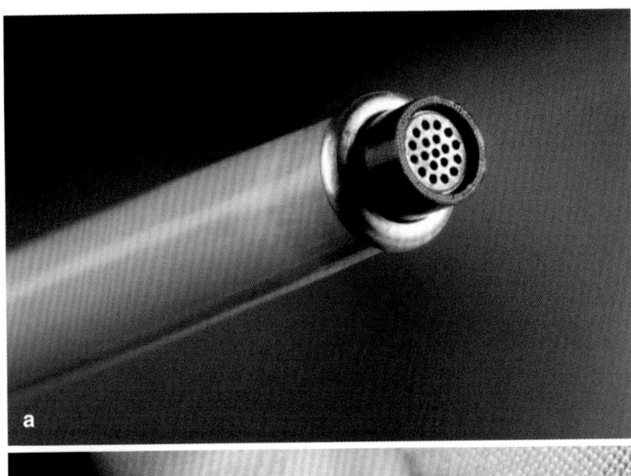

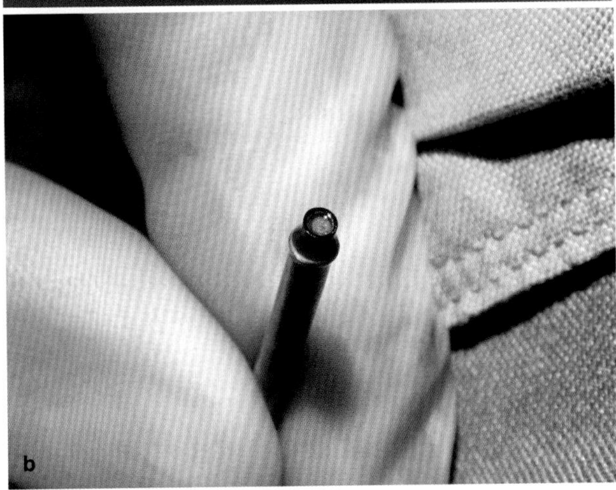

图 94.2　a. ELANA 激光头；b. ELANA 激光头及其所拖出的血管壁（“切口瓣”）（引自 van der Zwan A，van Doormaal TP，Regli L，Tulleken CA. EC-IC and IC-IC bypass for giant aneurysms using the ELANA technique. In: Abdulrauf S，ed. Cerebral Revascularization. Philadelphia: Elsevier; 2011:291-303. 经许可转载）。

供体血管大小，将直径 2.6 mm 或者 2.8 mm 的铂金环用 8–0 显微缝线固定至供体静脉远端（图 94.1a~c）。将铂金环及与其连接的供体血管远端再次使用 8–0 显微缝线端侧吻合至受体血管（图 94.1d）。然后，将 Elana 2.0 激光吸引导管（Elana Inc. Columbia，MD）沿供体血管开放端进入并穿过其管腔。导管头端抵住受体血管的侧壁（图 94.1e 和图 94.2a）。导管内部主动吸引 2 分钟后，导管外侧的激光纤维被激活 5 秒。激光切开受体血管壁，并从受体血管上游离下动脉切口瓣（图 94.1f 和图 94.2b）。导管内的吸引部件始终吸附该动脉瓣，避免其流入受体血管腔。

ELANA 技术有多项优点，最主要的一点是其血管重建的非阻断性。据我们所知，这是神经外科领域第一项类似技术。这项技术仅需要小范围暴露动脉来进行非阻断性吻合。从这项技术的非阻断性特点考虑，不再需要低体温或者其他的保护性措施。此外，不需要暴露钛环，仅需要 4 针穿透性显微缝合就足以实现再内皮化[15]。基于这些特点，使得近端受体血管重建（ICA、近端 MCA、近端 ACA、P1 和 BA）（图 94.3）及多种类型的血管搭桥（EC–IC 和 IC–IC）得以安全进行（图 94.4、图 94.5）。在 1992—2001 年，在我们的医疗中心有 300 余例，在世界上有 400 余例患者应用 ELANA 技术进行了治疗。上述治疗的结果良好，远期通畅率高达 93%。自 1999 年以来，ELANA 技术被用于治疗 280 例巨大动脉瘤患者。这些动脉瘤分别位于 ICA 海绵窦段、床突上段、分叉处及近端 MCA、近端 ACA、BA 和 VA–BA 结合部。应用 ELANA 最大的挑战来自技术方面，即用钛环吻合供

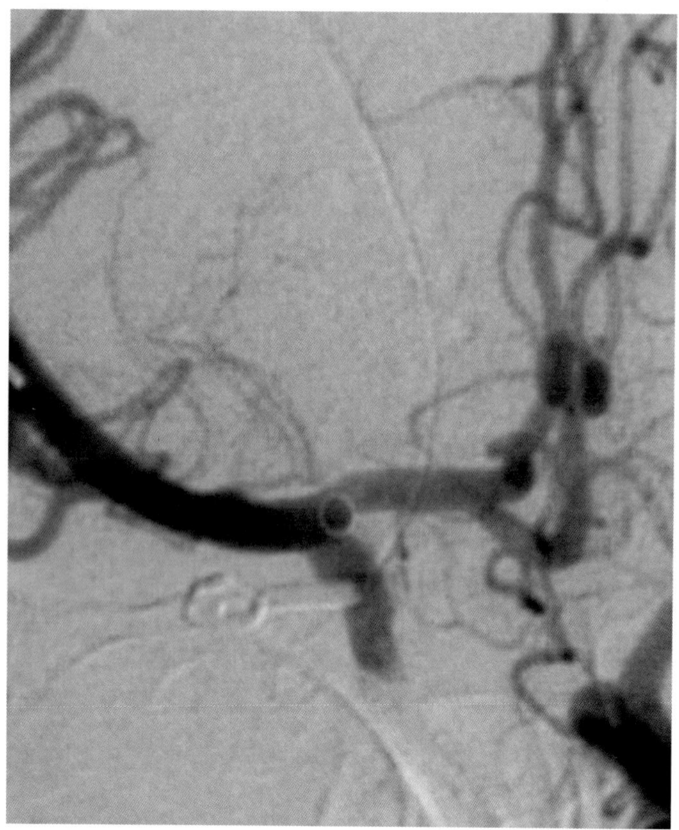

图 94.3 造影显示 ELANA 技术所完成的血管吻合（引自 van der Zwan A，van Doormaal TP，Regli L，Tulleken CA. EC-IC and IC-IC bypass for giant aneurysms using the ELANA technique. In: Abdulrauf S，ed. Cerebral Revascularization. Philadelphia: Elsevier; 2011: 291-303. 经许可转载）。

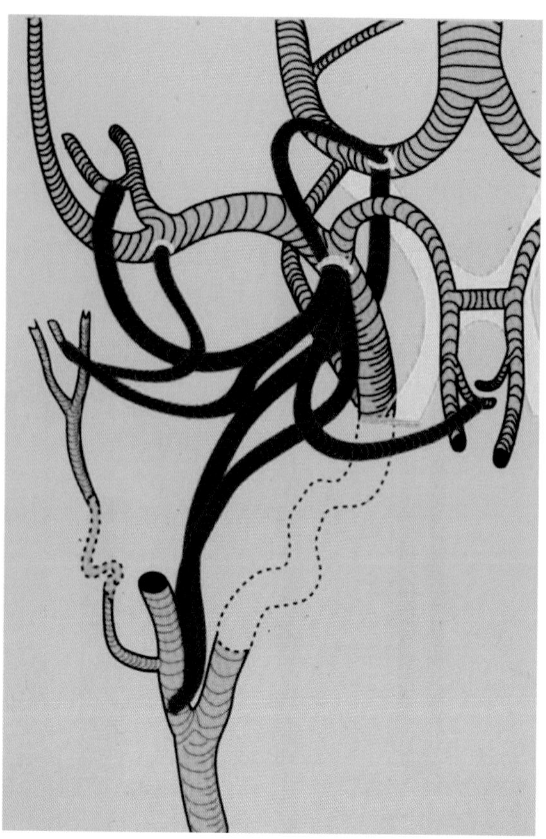

图 94.4 ELANA 搭桥术的不同类型。

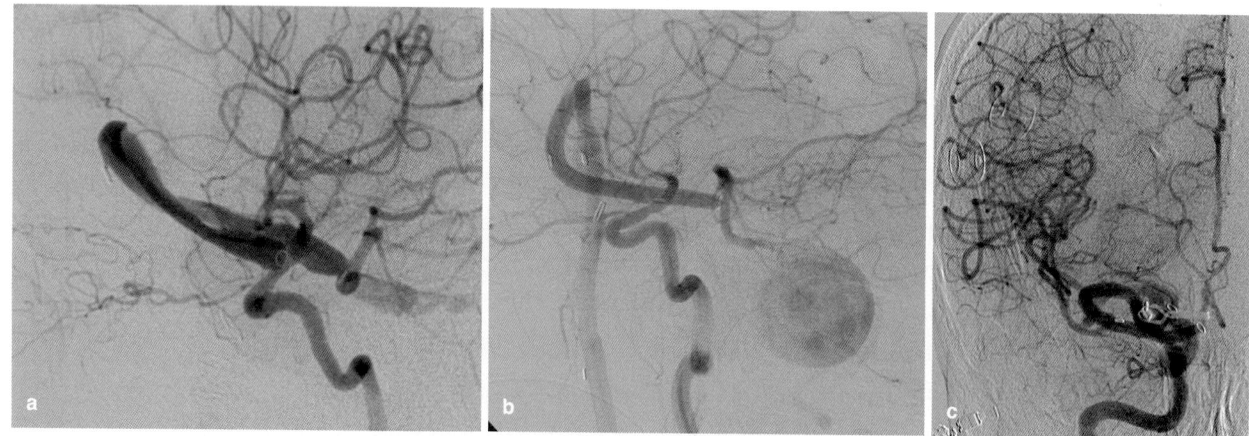

图 94.5 a. 由颈内动脉（ICA）（ELANA 吻合术）到基底动脉（BA）的 IC-IC 搭桥术；b. 由颈外动脉（ECA）（传统吻合术）到 P1（ELANA 吻合术）的 EC-IC 搭桥术；c. 由 A1 到 A2 的 ELANA IC-IC 搭桥术（引自 van der Zwan A，van Doormaal TP，Regli L，Tulleken CA. EC-IC and IC-IC bypass for giant aneurysms using the ELANA technique. In: Abdulrauf S，ed. Cerebral Revascularization. Philadelphia: Elsevier; 2011: 291-303. 经许可转载）。

体血管和受体血管。这项技术性的挑战可能会导致较长的手术时间，通常达 90~120 分钟，取决于搭桥位置和术者经验。ELANA 技术的未来发展将实现安全的免吻合和微创技术，以便缩短操作时间、降低操作难度。

介入技术

颅内动脉瘤的介入治疗越来越流行，并且事实证明其对小型动脉瘤有效。然而，在大型或者巨大型动脉瘤中，介入治疗的结果仍然让人失望[16, 17]。在 316 例应用弹簧圈介入治疗的巨大动脉瘤患者中，即使分别采取载瘤血管闭塞、Onyx 胶（ev3，Irvine，CA）栓塞、支架置入（应用或者不用弹簧圈及 Onyx 胶）等辅助方法，只有 57% 的患者被治愈[16]。介入治疗具有 7.7% 的致死率和 17.2% 的严重神经功能致残率[16]。在远端的巨大型动脉瘤中，介入治疗的结果不好[17]。基于其再通率高，介入栓塞对于这些动脉瘤的远期疗效被证明并不理想。选择性闭塞这些远端巨大动脉瘤有高的并发症发生率（20% 致死率）。在这些病例中，尤其是更远端的 MCA、ACA 和大脑后动脉（PCA）动脉瘤中，占位效应也是导致症状的原因之一，而介入治疗对此似乎无效。对于 ICA 巨大动脉瘤，介入下采取近端动脉结扎术闭塞载瘤动脉似乎有效。然而，需要在完全闭塞前对 ICA 的功能，包括软脑膜侧支循环，进行充分评估。需要做 ICA 球囊闭塞实验（BTO）以及静脉回流分析来观察患者可否临床上耐受 ICA 完全闭塞。如果患者临床上不能耐受，或者双侧静脉回流时间相差 1 秒以上，则需计划在 ICA 完全闭塞前进行替代性的血管搭桥手术。然而，在更远端的巨大动脉瘤中，因为动脉瘤和流入血管的复杂性，BTO 试验不够可靠。

围手术期评估

术前策略

对于血流替代搭桥手术，必须明确需要替换哪条血管。另外，根据个体情况选择设计桥血管、明确决定桥血管血流的因素是非常重要的。通过选择合适容量的受体动脉（ICA、MCA、ACA 或者 PCA 的近端或远端分支），供体动脉（STA、枕动脉、颈内或颈外动脉、MCA 或 ICA），以及移植血管（动脉的或静脉的），可以获得从 10 ml/min 到 210 ml/min 的血流量。Poiseuille 定律是非常重要的，它认为血管流量是根据桥血管两端压力差、桥血管长度及其直径而按比例变化的。因为皮质血管半径较小，传统的 STA－皮质 MCA 搭桥术本质上血流量有限（10~80 ml/min）。STA–MCA 搭桥是出于血流补充目的进行的，尽管我们知道在术后几周内流量能够有所增加，但这样的血流量对于直接血管替代性搭桥来说是不足的。当 STA 与更为近端的血管如 M3 大分支相连接，所增加的血流量可能达到 100 ml/min[18]。然而，在近端动脉分支处实行传统的血管阻断性搭桥可能增加远端缺血性并发症的风险，因为软脑膜的侧支循环代偿能力是未知的。采取植入静脉移植法连接颈外动脉（ECA）或近端 STA 与颅内 ICA 或近端 MCA 或 ACA 时，可以达到 130~210 ml/min 的高流量[19]。单血管定量磁共振血管成像（SVqMRA）或多血管无创优化血管分析（NOVA）– qMRA（VasSol Inc.，Chicago，IL）可以用于术前的血流量评估，并预测血流替代搭桥所期望的血流量[20]。例如，一个 21 岁的女性（图 94.6a）术前运用 SVqMRA 测得流经其巨大 MCA 动脉瘤的血流量为 100 ml/min。根据这个血流信息，患者接受了动脉瘤孤立及 IC–IC ELANA 搭桥术来进行血流重建。

术中策略

ELANA 桥血管搭桥所需要的桥血管内径最小为 2 mm。这个桥血管一般是隐静脉或桡动脉。必须特别注意血管游离技术以及显微夹持操作，以减少桥血管早期血栓形成[21, 22]。在少数 EC–IC 搭桥的病例中，内径小于 2 mm 的且长度有限的桡动脉也可以被用作桥血管。

ELANA 吻合可以在任一直径大于 2.5 mm 的脑动脉上进行。如果动脉直径小于 2.5 mm，ELANA 吻合无法进行，此时需要采取传统的显微吻合术。在某些病例中，也可以对 M2/M3 分叉处两支内径均小于 2 mm 的 M3 血管进行 ELANA 吻合。

流量测量

为了明确血流替代的必要性及其程度，我们应用专门的流速测定计（Transonic Inc.，Ithaca，NY）进行术中血流量测定[19]。一些并发症，如桥血管扭曲、关闭过程中桥血管受压以及桥血管血栓形成都能够在流量监测时被发现。桥血管流量测量最少持续 10 分钟。这一时间段桥血管流量逐步上升是桥血管通畅的有利预测因素，而短期内血流量下降则是一个强的不利预测因素[23]。在运用 ELANA 技术的搭桥手术中尤其如此。因为这是一项非阻断性技术，没有传统的显微吻合技术中存在的、因血管临时阻断导致的周围血管扩张后再恢复现象。第二种术中桥血管通畅程度的评估方法是吲哚菁绿，一种近红外荧光染料[24]。应用这种方法，需要将合适的光学滤波器安装在手术显微镜上。术中搭桥完成后由静脉注入染料，脉管系统包括桥血管在数秒内就会在手术视野中显现出来。

抗凝策略

早些年，为了避免术中出血并发症，我们不进行术前抗凝。最近，我们开始在术前 3 天给予患者乙酰水杨酸（81 mg/d）。术中静脉用肝素钠，即搭桥结束后快速注射（1 000 U），剩下的手术过程中，每隔 2~3 小时给予额外的 1 000 U 肝素钠。截止手术结束，术中所使用的肝素平均为 2 000 U（范围 1 000~5 000 U）。术后，所有患者接受桥血管血栓形成的预防：从 1999—2002 年，使用 50 g/d 的右旋糖酐 40（Rheomacrodex; Medisan Pharmaceuticals，Parsippany，NJ）；从 2002 年至今，使用 15 000 U/d 的肝素钠。这两种药物均在重症监护室中连续使用 3 天，3 天后停药，而继续每天使用 81 mg 乙酰水杨酸。

术后策略

为了确认桥血管通畅程度，术后 24 小时内常规进行 CTA 检查。因动脉瘤夹散射可能会妨碍桥血管的评估，在术后第一周进行 DSA 检查，如病情需要可以更早进行。术前血流动力学不足的患者，可以进行 CT 或者 MRI 的灌注分析。术后桥血管流量的评估可以应用 SVqMRA 或者 NOVA–qMRA 进行。SVqMRA 测量显示，一例需进行 ICA 临时阻断的巨大海绵窦段 ICA 动脉瘤术中，通过 EC–IC ELANA 桥血管的血流量与同侧 ICA 术前流量非常接近[25]。

血管重建术的类型

传统上，血管重建术被分为低流量和高流量搭桥。然而，现有的手术策略旨在建立个体化的血流旁路以便为患者供应所需的足够血流。在巨大动脉瘤的治疗中，有 3 种可行的 ELANA 搭桥术式：

类型Ⅰ：颅内 ELANA（ICE）–ICE 搭桥术。近端和远端的吻合都应用 ELANA 技术完成。这种搭桥术可以用于治疗巨大 MCA 动脉瘤（12 例）和 ACA 动脉瘤（1 例）（图 94.6）。

类型Ⅱ：ICE–IC 传统（ICC）搭桥术。这种类型中，近端吻合应用 ELANA 技术，远端吻合应用传统的吻合技术，因为远端血管不够大无法应用 ELANA 技术。这种血流替代技术曾被用来治疗巨大 MCA 动脉瘤（14 例）。近端 ELANA 吻合术用在 ICA（10 例）和 MCA 上（4 例）。远端传统吻合技术被用在 M2（4 例）和 M3（10 例）部分。

类型Ⅲ：EC–ICE 搭桥术。这种类型被定义为远端受体侧吻合应用 ELANA 技术的血流替代 EC–IC 搭桥术。ECA 近端供体吻合仍用传统的吻合术。该项技术被用于治疗巨大 ICA、MCA 和 BA 动脉瘤时替代血流的建立。此外，这种搭桥术也被用于 ICA 闭塞的血流补充治疗。

患者的治疗效果

ELANA EC-IC 和 IC-IC 搭桥技术治疗大脑中动脉（MCA）巨大动脉瘤（所有类型）

1999 年，我们已经治疗了 25 例巨大动脉瘤患者，影像测量动脉瘤平均直径达 38 mm[标准差（SD）= ± 12 mm][23]。患者平均年龄为 45 岁（SD= ± 16 岁），12 例患者为女性（48%）。所有动脉瘤经过评估均被确认无法安全地被夹闭或栓塞。所有病例术前测量血流。部分病例之前已经置入弹簧圈但未成功栓塞，这些弹簧圈干扰了血流测量（6 例患者，24%）。

在 11 例患者（44%）中，动脉瘤出现蛛网膜下腔出血（SAH）症状，3 例患者（12%）出现缺血性卒中，3 例患者（12%）出现癫痫症状，3 例患者出现短暂性脑缺血发作（TIA）（12%），以及 4 例患者（16%）无客观症状。在这组病例中，3 种 ELANA 搭桥术均有应用，全部采取 VSM 作为桥血管。

在 59 次吻合术中，40 次采用 ELANA（68%）。在 3 例患者中，第一次搭桥失败后进行了二次搭桥。所有 40 次 ELANA 中，ELANA 导管退出后均有强的回流，提示吻合通畅。通常在激光照射及导管收回时动脉壁血管瓣应黏附于导管尖端，但在 6 例 ELANA 吻合术（15%）中，没有在退出的导管尖端部发现血管瓣。这些病例无并发症，桥血管功能完好。

23 例 IC–IC 搭桥术中，在 MCA 任一部分或者动脉瘤闭塞之前，桥血管的平均血流速度为（15 ± 10）ml/min（$\bar{x}$ ± SD）。手术结束时测量，在部分或者完全 MCA 闭塞之后，通过 IC–IC 桥血管的平均血流速度为（53 ± 13）ml/min。两根 EC–IC 桥血管在 MCA 闭塞前的血流速度分别为 35 ml/min 和 50 ml/min。这些动脉瘤在第二天进行了介入治疗。第一条 EC–IC 桥血管的磁共振血流测量发现，介入栓塞载瘤动脉后，桥血管血流量从术中的 35 ml/min 上升到术后的 100 ml/min。可是，仍存在如桥血管血栓形成及术后血管内治疗前动脉瘤出血的风险。我们现在的方案是在同一次手术中将动脉瘤完全从循环中分离出来。最好能够完全孤立动脉瘤。我们仅在 11 例患者（44%）中成功地孤立动脉瘤，因为在多数情况下，由于动脉瘤基底部的复杂性（钙化或穿支血管），完全孤立动脉瘤是几乎不可能的。

当孤立术不可行时，我们主张部分闭塞动脉瘤的流入 / 流出血管。这个方案在 14 例动脉瘤（56%）中得到应用。部分治疗可导致不稳定的动脉瘤出血。该情况在 14 例部分孤立术中的 4 例（29%）动脉瘤中发生。有一位患者，由于患有因钙化而无法部分孤立的 60 mm 梭形 MCA 动脉瘤，遂计划在搭桥术后 3 天进行球囊栓塞。但在术后第一天动脉瘤出血，患者死亡。

巨大大脑中动脉（MCA）动脉瘤 ELANA 搭桥手术并发症

出血性并发症

此次研究在 9 例患者（36%）中共有 11 项非致命性并发症。其中 3 例患者在介入治疗前发生非致命性术后 SAH。1 例患者（4%）在介入治疗实施前发生致命性术后动脉瘤出血。这个案例促使我们的医疗中心改变了治疗策略：我们现在于同一次手术中完成搭桥及动脉瘤的处理。

缺血性并发症

缺血性并发症发生于 8 例患者之中（32%）。4 例患者（16%）由于动脉瘤远端的小 MCA 分支栓塞而出现了轻微缺血性症状，疑似动脉瘤血栓形成所致。可是，没有任何一例患者出现神经功能恶化［术后改良 Rankin 评分（mRS）高于术前］。

在 3 例患者（12%）中，缺血发生于Ⅱ型治疗模式（ICE–IC）的传统远端吻合口处。在其中一例可以看到，缺血区位于经过临时阻断的受体血管远端 M2 和 M3 分支处。

最后，一例（4%）患有左侧巨大 MCA 动脉瘤并伴有头痛症状的 22 岁女性患者发生了术中脑梗死（图 94.6）。计划行Ⅰ型搭桥（IC–IC），术中近端及远端 ELANA 吻合术完成后，发生了自发性动脉瘤出血。为了止血，我们对 MCA 进行了临时孤立。此举将一台非阻断性治疗手术转化成为一台暂时缺血性治疗手术，耗时 12 分钟完成此次搭桥并移除桥血管上的临时夹。在此期间，我们通过移除 MCA 上远端夹评估软脑膜侧支循环能力，发现并没有回流，表明此患者侧支循环的能力小。虽然阻断时间仅 12 分钟，远远短于大型近端动脉传统吻合术所需阻断时间，患者仍在苏醒后发生了右侧偏瘫和轻度语言障碍。术后 CT 发现了左侧壳核梗死，2 个月后患者才完全恢复。

这次缺血事件说明，需要进行临时阻断的传统血管吻合术存在严重的脑梗死风险，而 ELANA 的非阻断性特点可以在特定患者中避免脑梗死的发生。由于在巨大动脉瘤患者中缺少评估软脑膜侧支循环容量的可靠方法，我们更倾向于在此类患者中运用 ELAN 非阻断性血管吻合技术。

ELANA 搭桥治疗 MCA 巨大动脉瘤的功能性结果

5 例患者（20%）远期预后不良。其中 4 例（16%）为手术相关。一例患者（4%）手术 2 个月后不明原因死亡。长期随访中（术后平均 3.6 年；范围 0.2~7.7 年），20 例患者（80%）结局良好，其术后 mRS 评分等同于（10 例）或者高于（10 例）术前评分。若定义 mRS 评分 3 分（中度残疾，日常生活需要照顾，但是可以不需要辅助行走）及以下的患者为生活不能自理，则 16 例患者（64%）长期随访结果能够自理。

ELANA EC-IC 搭桥治疗颈内动脉（ICA）巨大动脉瘤（Ⅲ型）

在 1999—2011 年，我们一共为 45 位患有海绵窦及床突上段 ICA 巨大动脉瘤的患者进行了隐静脉移

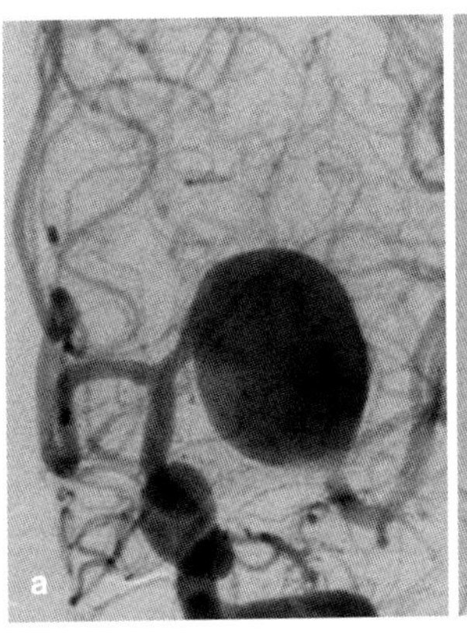

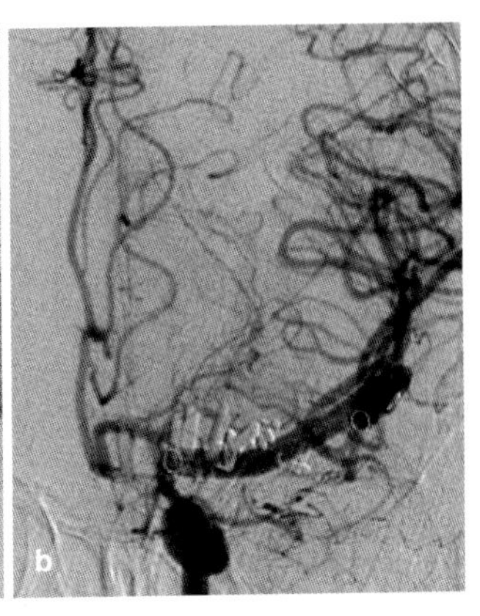

图 94.6 a、b. 巨大左侧大脑中动脉（MCA）动脉瘤的术前（a）和术后（b）血管成像。由颈内动脉（ICA）到 M1 分叉部采取 ELANA 技术所进行的 IC-IC 搭桥术（类型 I）（引自 van der Zwan A，van Doormaal TP，Regli L，Tulleken CA. EC-IC and IC-IC bypass for giant aneurysms using the ELANA technique. In: Abdulrauf S，ed. Cerebral Revascularization. Philadelphia: Elsevier; 2011: 291-303. 经许可转载）。

植搭桥与血管闭塞手术（图 94.7）[26]。这些患者的平均年龄为 53 岁（SD ± 15 岁），75% 为女性。32 例患者（71%）闭塞实验失败，其余患者影像学评估缺少足够的侧支循环行近端动脉结扎。27 例患者（60%）具有脑神经症状及压迫效应。14 例患者（31%）出现了 SAH（伴有或者不伴有脑神经压迫）。在其余 4 例患者中，没有记录到客观症状。所有患者搭桥手术的平均手术时长为 443 分钟（范围 300~750 分钟）。在真空管抽吸之前的平均时长（即受体血管、铂金环与供体血管之间的吻合形成，但是受体动脉壁仍完整时）为 246 分钟（范围 150~330 分钟）。搭桥过程中受体动脉不被阻断。我们现今的手术流程包括术中即刻阻断 ICA。而在我们最初延迟阻断 ICA 的经验中，23 例患者中的 5 例（22%）进行了另一次手术。在这些病例中，由于桥血管流量低而待阻断的载瘤动脉流量高，桥血管在术后 1 天内发生了闭塞。45 例患者中的 44 例成功构建了通畅的 EC–IC 搭桥（98%）。ICA 被结扎后，术中流速探测器（Transonic，Ithaca，NY）记录到的桥血管流速平均为 102 ml/min（范围 65~170 ml/min）。15 例患者在 ICA 闭塞后应用了 MR 血管测量桥血管流速。平均流速为 138 ml/min（范围 70~180 ml/min），表明了 EC–IC 搭桥有强大的血流替代作用。所有进行了术中 ICA 结扎或术后 ICA 球囊栓塞的患者所进行的对照成像，表明 ICA 动脉瘤血栓形成。

ICA 巨大动脉瘤行 ELANA 搭桥的并发症

8 例患者（18%）出现了非致命性并发症。包括

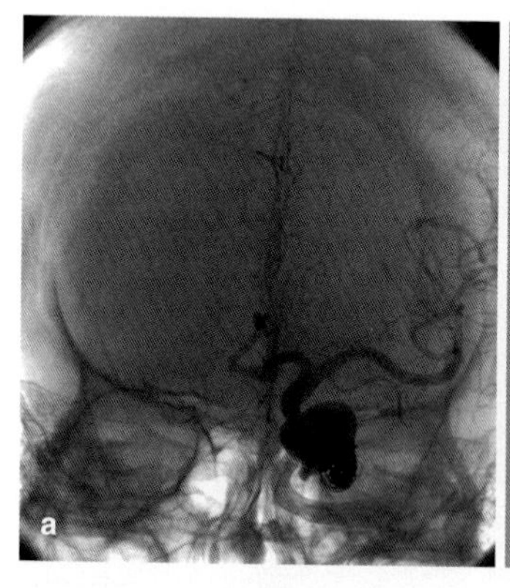

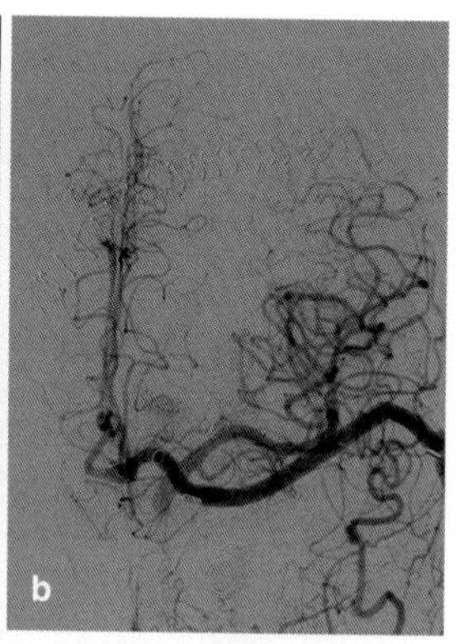

图 94.7 a、b. 既往介入治疗未成功的巨大左侧颈内动脉（ICA）动脉瘤的术前（a）和术后（b）血管成像。术中行由颈外动脉（ECA）到大脑前动脉（ACA）的 EC-IC ELANA 搭桥术，并阻断近端 ICA（引自 van der Zwan A，van Doormaal TP，Regli L，Tulleken CA. EC-IC and IC-IC bypass for giant aneurysms using the ELANA technique. In: Abdulrauf S，ed. Cerebral Revascularization. Philadelphia: Elsevier; 2011:291-303. 经许可转载）。

由于动脉瘤血栓形成或操作时引起的缺血性并发症（2 例患者），ICA 完全闭塞前的动脉瘤出血（1 例患者），桥血管血栓形成引起的缺血（2 例患者），ECA 内传统吻合狭窄导致 TIA 发生（1 例患者），以及由动脉瘤血栓形成引起的渐进性脑神经麻痹（2 例患者）。

共有 2 例致命性并发症（4%），都是与 ELANA 的应用相关。第一例患者术后第一天死于中央静脉导管的空气栓塞，而第二例患者术后第二天死于动脉瘤破裂。

ELANA 搭桥治疗 ICA 巨大动脉瘤的功能方面的结果

35 例患者（78%）中，远期随访结果是良好的（平均远期随访时间 3.3 年；范围 0.6~5.6 年）。这些患者术后 mRS 评分等于或者高于术前评分。37 例患者（82%）远期都能独立生活，42% 患者脑神经功能恢复。

ELANA EC-IC 搭桥治疗症状性颈动脉闭塞（Ⅲ型）

Hillen 等 [27] 运用数学模型来确定能够保证足够的重建血流的 EC–IC 桥血管的理想尺寸，结果显示最小管径 2 mm。除了 ELANA 桥血管的尺寸之外，其非阻断特点使其理论上讲比传统搭桥更安全、有效，并更适用于远端的 STA–MCA 搭桥。

我们的医疗中心共 24 例患者由于症状型颈动脉闭塞而进行了 ELANA EC–IC 搭桥手术（图 94.8）[28]。其中，21 例患者（88%）是男性。患者平均年龄为 59 岁（SD= ± 9 岁）。17 位患者（71%）曾在手术前 6 个月内经历超过 5 次的脑缺血发作，14 例患者（58%）脑缺血发作 10 次或更多。手术前，17 例患者（71%）存在提示脑血流动力学不足的临床症状。6 例患者（25%）有肢体颤抖。

在流入道吻合中，15 例患者（63%）行 STA 上的传统侧端吻合术，9 例（38%）患者于更近端处行 ECA 或者颈总动脉（CCA）上的传统端侧吻合术。在颅内（流出道）ELANA 吻合中，14 例（58%）患者选择 ICA 作为受体动脉，8 例（33%）患者为 MCA（M1），2 例（8%）患者是 ACA（A1）。所有的 ELANA 吻合在激光操作后均通畅。随访中，平均桥血管血流速度与术后即刻流速相比均明显增加（3 例患者无数据）；平均流速增加 42 ml/min（95%*CI*=15~70；$P < 0.01$）。在搭桥开放后，STA 桥血管平均流入速度［(70 ± 34) ml/min］明显低于 ECA 或者 CCA 桥血管中的血流速度［(126 ± 66) ml/min；

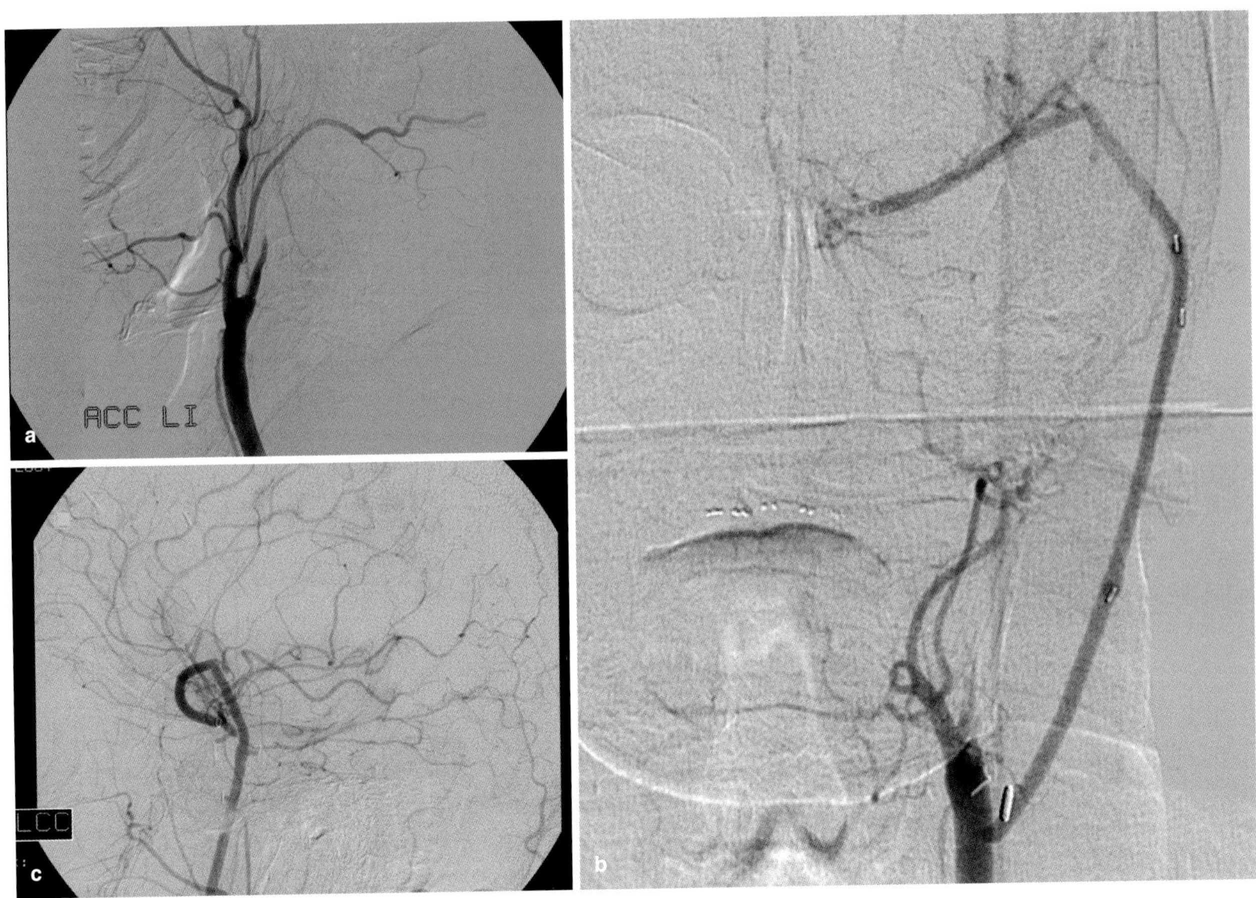

图 94.8　a. 血管成像显示左侧颈内动脉（ICA）闭塞；b. 前后（AP）位血管成像显示由左侧颈外动脉（ECA）到颅内 ICA 采取 ELANA 技术所进行的 EC-IC 搭桥（血流 210 ml/min）；c. 侧位血管成像显示由左侧 ECA 到颅内 ICA 的 ELANA EC-IC 搭桥（血流 210 ml/min）。

平均相差 55 ml/min；95% *CI*=10~99；*P*=0.02］。可是，在后续随访时，STA 桥血管流入道吻合口处的血流速度增加到了（135 ± 65）ml/min，且不再明显低于 ECA 或 CCA 上的搭桥流速［（149 ± 52）ml/min］。24 例患者中的 22 例（92%）在术后最初 30 天并没有严重的并发症。其中 15 例患者术前存在频繁性 TIA 发作（术前 6 个月内至少 5 次 TIA）。在这些患者中，TIA 在搭桥术后立即消失了。所有桥血管通畅的患者均无脑缺血发作。

症状型颈动脉闭塞 ELANA 搭桥并发症

出血性并发症

该术式还是有引发二次出血的风险。EC-IC 搭桥术后出血可能由过度灌注综合征所引起，这是因为灌注压增加后，脑内动脉不能适当地收缩来保护毛细血管床。4 例患者（17%）发生了出血并发症。其中 2 例患者（8%）死亡。其中一例患者的颅内出血考虑为过度灌注所致，因为其进行了高流量搭桥（230 ml/min）并发生了多次术后高血压。另一例患者的出血很可能与术后 3 天应用高剂量肝素、并在确诊肺栓塞后应用肝素相关。这些并发症的严重性促使我们去改善抗凝方案，自 2007 年起，我们术后不再应用肝素。在另外 2 例患者中，CT 发现了少量无症状出血。因为 2 例患者血压正常且无其他症状，我们推测他们没有过度灌注综合征。

缺血性并发症

在我们的研究中，术后 30 天内未观察到任何严重的缺血性卒中，但是有 1 例（4.2%）轻微缺血性卒中。桥血管通畅的所有患者术后均未出现同侧 TIA 或缺血性卒中。在远期随访中，4 例患者（17%）桥血管闭塞。其中 2 例患者同侧 TIA 发作，1 例患者同侧缺血性卒中，还有 1 例患者出现对侧缺血性卒中。

ELANA 搭桥治疗症状性颈动脉闭塞的功能性结果

22 例患者中术后存活的 18 例（82%）在平均（4.4 ± 2.4）年的随访时间内无新发作的脑缺血症状。总体上，在远期随访中，11 例患者（46%）的 mRS

评分较术前更好，7 例患者（29%）mRS 评分无改变，而 6 例患者（25%）mRS 评分较术前差。在这 6 例患者的其中 3 例中，2 例与出血并发症相关，而另 1 例与桥血管栓塞及卒中相关。其余 3 例患者术后评分变差，与并发症或者卒中无关。

症状性颈动脉闭塞治疗与传统 STA–MCA 搭桥比较

最初的 EC–IC 搭桥研究表明，最好的药物联合 STA–MCA 搭桥与单纯应用最好的药物治疗相比，在治疗 ICA 或 MCA 动脉硬化患者方面并无优势[1]。最近，COSS 研究证实，对于某些特定患者来说，并无传统的 STA–MCA 搭桥手术指征[2]。本研究中未提供血流数据，但是我们认为 ELANA EC–IC 搭桥的血流量更大。更高的血流量使得患者面临更高的出血并发症风险（17%）。可是，我们的研究中 30 天内患侧缺血性卒中发生概率仅占 4.2%，而在 COSS 研究中为 15%，且我们的研究中桥血管通畅的患者均未发生术后脑卒中。虽然我们将本研究的小样本回顾性分析与较大的前瞻性 COSS 研究相比并不可靠，但还是相信对于特定患者来说，行 EC–IC ELANA 搭桥术与传统 STA–MCA 搭桥技术相比，可以避免新的缺血性事件发生。我们认为预后较好得益于 EC–IC ELANA 搭桥术可以提供更高的血流量。

结论

大型与巨大动脉瘤患者预后不佳。介入治疗的复发率高、治愈率低。近端动脉结扎术和搭桥术在治疗这类难度较大的动脉瘤上显示了其持久性与安全性。进行这些手术需要掌握基础的手术技术。从传统意义上看，血管重建术被分为低流量与高流量搭桥。然而，当前的手术策略旨在建立个体化的血流通道来为患者提供充足的血供。

虽然传统吻合技术具备持久的特点，ELANA 吻合技术的非阻断性特点在对高流量、大型近端动脉的血流替代搭桥手术中更具优势。ELANA 技术可以用于深处的颅内搭桥，与传统技术相比，血管暴露更少。这个额外的优势有助于应用翼点入路在 P1、P2、小脑上动脉，或 BA 上实施血管吻合。ELANA 搭桥技术是一种有用的工具，应为神经血管外科医师所熟练掌握。

参·考·文·献

[1] The International Cooperative Study of Extracranial/Intracranial Arterial Anastomosis (EC/IC Bypass Study). Methodology and entry characteristics. The EC/IC Bypass Study group. Stroke 1985;16:397–406

[2] Powers WJ, Clarke WR, Grubb RL Jr, Videen TO, Adams HP Jr, Derdeyn CP. COSS Investigators. Extracranial-intracranial bypass surgery for stroke prevention in hemodynamic cerebral ischemia: the Carotid Occlusion Surgery Study randomized trial. JAMA 2011;306:1983–1992

[3] Kalani MY, Kalb S, Martirosyan NL, et al. Cerebral revascularization and carotid artery resection at the skull base for treatment of advanced head and neck malignancies. J Neurosurg 2013;118:637–642

[4] Kalani MY, Zabramski JM, Hu YC, Spetzler RF. Extracranial-intracranial bypass and vessel occlusion for the treatment of unclippable giant middle cerebral artery aneurysms. Neurosurgery 2013;72:428–435, discussion 435–436

[5] Kalani MY, Zabramski JM, Nakaji P, Spetzler RF. Bypass and flow reduction for complex basilar and vertebrobasilar junction aneurysms. Neurosurgery 2013;72:763–775, discussion 775–776

[6] Barrow DL, Alleyne C. Natural history of giant intracranial aneurysms and indications for intervention. Clin Neurosurg 1995;42:214–244

[7] Lawton MT, Hamilton MG, Morcos JJ, Spetzler RF. Revascularization and aneurysm surgery: current techniques, indications, and outcome. Neurosurgery 1996;38:83–92, discussion 92–94

[8] Sundt TM Jr, Whisnant JP, Fode NC, Piepgras DG, Houser OW. Results, complications, and follow-up of 415 bypass operations for occlusive disease of the carotid system. Mayo Clin Proc 1985;60:230–240

[9] Spetzler RF, Carter LP. Revascularization and aneurysm surgery: current status. Neurosurgery 1985;16:111–116

[10] Lavine SD, Masri LS, Levy ML, Giannotta SL. Temporary occlusion of the middle cerebral artery in intracranial aneurysm surgery: time limitation and advantage of brain protection. J Neurosurg 1997;87:817–824

[11] Tulleken CA, Hoogland P, Slooff J. A new technique for end-to-side anastomosis between small arteries. Acta Neurochir Suppl (Wien) 1979;28:236–240

[12] Tulleken CA, Verdaasdonk RM, Berendsen W, Mali WP. Use of the excimer laser in high-flow bypass surgery of the brain. J Neurosurg 1993;78:477–480

[13] Tulleken CA, Verdaasdonk RM. First clinical experience with Excimer assisted high flow bypass surgery of the brain. Acta Neurochir (Wien) 1995;134:66–70

[14] Tulleken CA, Verdaasdonk RM, Beck RJ, Mali WP. The modified excimer laser-assisted high-flow bypass operation. Surg Neurol 1996;46:424–429

[15] Streefkerk HJ, Kleinveld S, Koedam EL, et al. Long-term reendothelialization of excimer laser-assisted nonocclusive anastomoses compared with conventionally sutured anastomoses in pigs. J Neurosurg 2005;103:328–336

[16] Parkinson RJ, Eddleman CS, Batjer HH, Bendok BR. Giant intracranial aneurysms: endovascular challenges. Neurosurgery 2006;59(5, Suppl 3): S103–S112, discussion S3–S13

[17] Ross IB, Weill A, Piotin M, Moret J. Endovascular treatment of distally located giant aneurysms. Neurosurgery 2000;47:1147–1152, discussion 1152–1153

[18] Alaraj A, Ashley WW Jr, Charbel FT, Amin-Hanjani S. The superficial temporal artery trunk as a donor vessel in cerebral revascularization: benefits and pitfalls. Neurosurg Focus 2008;24:E7

[19] van der Zwan A, Tulleken CA, Hillen B. van der Z.A. Flow quantification of the non-occlusive excimer laser-assisted EC-IC bypass. Acta Neurochir (Wien) 2001;143:647–654

[20] Charbel FT, Guppy KH, Zhao M, Clark ME. Computerized hemodynamic evaluation of the cerebral circulation for bypass. Neurosurg Clin N Am 2001;12:499–508, viii

[21] Regli L, Piepgras DG, Hansen KK. Late patency of long saphenous vein bypass grafts to the anterior and posterior cerebral circulation. J Neurosurg 1995;83:806–811

[22] Sundt TM III, Sundt TM Jr. Principles of preparation of vein bypass grafts to maximize patency. J Neurosurg 1987;66:172–180

[23] Bremmer JP, Verweij BH, Klijn CJ, van der Zwan A, Kappelle LJ, Tulleken CA. Predictors of patency of excimer laser-assisted nonocclusive extracranial-to-intracranial bypasses. J Neurosurg 2009;110:887–895

[24] Woitzik J, Horn P, Vajkoczy P, Schmiedek P. Intraoperative control of extracranial-intracranial bypass patency by near-infrared indocyanine green videoangiography. J Neurosurg 2005;102:692–698

[25] Hendrikse J, van der Zwan A, Ramos LM, Tulleken CA, van der Grond J. Hemodynamic compensation via an excimer laser-assisted, high-flow bypass before and after therapeutic occlusion of the internal carotid artery. Neurosurgery 2003;53:858–863, discussion 863–865

[26] van Doormaal TP, van der Zwan A, Verweij BH, Langer DJ, Tulleken CA. Treatment of giant and large internal carotid artery aneurysms with a high-flow replacement bypass using the excimer laser-assisted nonocclusive anastomosis technique. Neurosurgery 2008;62(6, Suppl 3):1411–1418

[27] Hillen B, Hoogstraten HW, Post L. A mathematical model of the flow in the circle of Willis. J Biomech 1986;19:187–194

[28] van Doormaal TP, Klijn CJ, van Doormaal PT, et al. High-flow extracranial-to-intracranial excimer laser-assisted nonocclusive anastomosis bypass for symptomatic carotid artery occlusion. Neurosurgery 2011;68:1687–1694, discussion 1694

第 95 章

颅内外血管搭桥术治疗烟雾病

Peter A. Gooderham and Gary K. Steinberg

烟雾病是一种以双侧颈内动脉末端或大脑前、中动脉起始段狭窄或闭塞为特征的特发性、慢性、闭塞性脑血管病[1]。脑底新生的侧支血管网络，包括豆纹动脉及丘脑穿通动脉的过度增生，导致了特征性的“烟雾血管”。*Moyamoya* 取名来源于这些血管在造影上的表现，日语意为“缕缕青烟”。烟雾综合征患者在临床及血管造影特征上与烟雾病患者完全相同，但是他们常患有一些潜在的相关疾病，如 Down 综合征、镰状细胞病、先天性侏儒症或之前接受颅脑放射等。存在单侧烟雾血管的患者被认为是疑似烟雾病患者[2]。

本章全面介绍烟雾病，包括相关解剖、流行病学、自然史、术前流程、治疗方法选择，以及疾病预后。本章重点介绍直接脑血流重建术——颞浅动脉（STA）- 大脑中动脉（MCA）吻合的手术技巧。

相关解剖

烟雾病累及床突上段与末端颈内动脉（ICA）、大脑前动脉（ACA）及 MCA 起始段。脑底部产生的烟雾血管主要源自豆纹动脉及丘脑穿通动脉的过度增生。血流重建手术主要目的是恢复以 MCA 与 ACA 支配区为主的缺血区域的血流量。血流重建所需的供体血管包括颞浅动脉额支或顶支或平常少用的脑膜中动脉（MMA）及枕动脉。STA 是颈外动脉（ECA）终末两个分支之一。它起自颈内动脉，穿过腮腺，走行于颞骨颧突后根表面，并分成向前上方走行的额支及向上方于头皮帽状腱膜下走行的顶支[3]。搭桥所需的受体血管是 MCA 的一个 M4 分支。M4 段起自中动脉离开侧裂处并走行于皮质表面[3]。间接血流重建术所用的无血管供体组织包括 STA 周围的筋膜、翻转的凸面硬脑膜、带蒂骨膜、颞肌及网膜。

病理生理

烟雾病累及 ICA 颅内段及 MCA、ACA 起始段，导致狭窄直至最后闭塞。大脑后动脉（PCA）近端也偶尔受累。组织学上，这些血管表现为内膜成纤维细胞反常性增厚、中膜平滑肌增生及内弹力膜异常。没有炎症或粥样斑块的证据[4]。ICA 狭窄与闭塞导致了 MCA 及 ACA 供血区域的低灌注。二者之间的分水岭区域尤其容易受累。在低灌注后，烟雾血管网形成，包括豆纹动脉及丘脑穿通动脉的过度增生。烟雾血管壁薄、缺乏平滑肌细胞、内弹力膜不完整，可能存在动脉瘤样扩张。生长因子的表达升高似乎在烟雾血管的形成中起到作用，如缺氧诱导因子 -1、血管内皮细胞生长因子、成纤维细胞生长因子等[4]。这些异常血管正是脑内、脑室内及蛛网膜下腔出血（SAH）的风险来源。颈外动脉侧支血管网所构成的颅内外血管吻合也随之形成，尤其来自脑膜中动脉、筛动脉及枕动脉。虽然烟雾病首次于 1957 年报道[5]，但其潜在的病理生理机制仍未知。虽然遗传因素显然在烟雾病发生中起到作用，但是仍然有待全面阐释。日本的家族性烟雾病以常染色体不完全显性的遗传模式进行传递。基因组印迹似乎起到关键作用[6]。对家族性烟雾病进行的基因组关联研究已经发现了 3p24、6q25、8q23、12p12 及 17q25 位点可能在烟雾病发生、发展中起到重要作用[4]。位于染色体 17q25 上的 *RNF213* 位点单倍体与烟雾病密切相关。*RNF213* 基因突变分析发现存在于 95% 日本家族性烟雾病患者、73% 非家族性烟雾病患者及仅 1.4% 健康对照人群中的一种基础性突变。*RNF213* 成为首个被发现的烟雾病易感基因[7]。近年来，导致 *MTCP1/MTCP1NB* 及 *BRCC3* 基因移除的 Xq28 删失突变被证明能够导致一种 X 染色体连锁的家族性烟雾病综合征[6]。此外，平滑肌 a 肌动蛋白

(*ACTA2*) 的基因突变更容易导致烟雾病、早期冠心病及胸主动脉疾病的发生[8]。

流行病学

虽然首次被描述且目前更好发于亚洲人群，烟雾病在不同人群中都可发生，包括欧洲、美国、日本及中国[9]。已报道烟雾病在日本发病率最高，估计发病率 0.54/10 万、患病率 6.03/10 万[10]。在欧洲及北美，烟雾病的检出率近年来不断升高，在加利福尼亚及华盛顿估计发病率为 0.086/10 万[11]。由于可能出现的低估或误诊，美国烟雾病真实的发病率可能更高。在法国，儿童烟雾病发病率估计为每年 0.065/10 万[12]。烟雾病的发病年龄呈双峰分布，第一个发病高峰在 5~9 岁的儿童人群，第二个在 45~49 岁的中年人群[13]。小于 10 岁的儿童中，烟雾病男女发病大致相等。自 20 岁起，烟雾病发病的性别比例呈现出明显的女性优势，比例大致为（2~3）∶1[13, 14]。

临床表现

烟雾病的临床表现主要包括由 ICA 远端进行性狭窄或闭塞导致的低灌注及脑缺血，或者为代偿进行性动脉病变而产生的脆弱烟雾血管破裂导致的颅内出血。缺血症状可能是短暂性脑缺血发作（TIA）或卒中，一般累及 ICA 供血区域。常常表现为偏瘫、偏身感觉障碍、构音障碍或失语，但是也可能是非功能区受累的其他表现形式，如成人的认知功能减退、儿童生长发育迟缓。烟雾病导致的脑梗死通常沿动脉供血区域边缘的分水岭供血区域分布。单个动脉供血的区域性脑梗死也可能发生。颅内出血是烟雾病第二大临床表现。常见于基底节、脑室内及蛛网膜下腔出血（SAH）。出血一般来自脑底脆弱的烟雾血管。一些病例的血管造影上可以发现这些血管出现动脉瘤样扩张[15]。SAH 常来源于前交通、后交通或基底动脉囊性动脉瘤的破裂，这些动脉瘤可能是因该处血管为代偿 ICA 闭塞、血流不断增加而形成的[15]。出血型烟雾病患者因出血部位及出血量差异，可能表现为头痛、脑膜刺激征、局灶性神经功能缺损或意识水平改变。

头痛是烟雾病患者的常见症状，并可能在确诊前已经存在很长时间。它们经常如偏头痛样，但也可能更为泛化。头痛被认为是由于脑低灌注导致的皮质扩散性抑制或硬脑膜侧支血管的扩张触发了硬脑膜上的痛觉感受器所致。烟雾病少见的临床表现包括癫痫、运动障碍，它们被认为是由于扩张的烟雾病血管行经基底节或累及皮质－皮质下－基底节－丘脑－皮质环路的缺血性功能失调而产生的[16]。

儿童患者几乎都表现为脑缺血。仅 2.8%~9% 亚裔与北美儿童烟雾病患者表现为出血[17, 18]。在 Scott 等[18]报道的 143 例烟雾病或烟雾综合征患者中，43% 表现为 TIA，而 67% 表现为完全性卒中。出血在成人中更常见，尤其在亚洲患者中。在韩国 213 例成人患者中，62% 表现为出血[17]。出血概率在北美及欧洲成人烟雾病患者中明显偏低。在斯坦福系列的 272 例成人烟雾病中，仅 14.6% 表现为出血[14]。

自然史

尽管烟雾病的自然史资料有限，但是血管病变的进展，无论在治疗或未治疗的患者中，似乎都不可避免并导致临床事件。Kuroda 等[19]报道的 63 例成人烟雾病患者平均随访 6 年，24% 出现了影像学进展。其中，过半出现了相关的缺血或出血事件。在另外一个单中心 35 例患者的系列研究中，随访期间复发性卒中风险为每年 10%[20]。在华盛顿大学的 20 例患者中，Hallemeier 等[21]报道了出现症状或影像确诊之后发生复发性同侧卒中的 5 年风险分别为 65% 及 27%。Imaizumi 等[22]随访了 15 例直至成年均未行血管重建手术的儿童烟雾病患者。仅 4 例患者结局良好，日常生活正常，无 TIA 或头痛。同样的，对 52 例未手术患者平均随访了 67 个月后，Choi 等[23]发现 49% 缺血患者在随访期间日常生活能力下降。同一研究中，仅 12% 的出血患者在随访期间出现恶化。在此研究中，随访期间仅 2 例患者出现了再出血。

对于缺血型烟雾病患者来说，进行大规模自然史研究似乎不太可能，因为多数治疗烟雾病的内科医生相信患者会从外科血流重建中获益，因此不愿意随机化分组他们的患者。由于外科脑血流重建治疗出血型烟雾病的作用目前没有定论，因此，日本成人烟雾病临床试验已经着手药物对比外科干预的随机化分组试验，并开始纳入患者，期望将来可以为出血型烟雾病的自然史提供一些数据[24]。

术前评估

临床评估

任何时候只要怀疑是烟雾病，患者应该进行详细的神经系统评估，包括病史、体格检查，以明确是否发生了任何的一过性神经事件或不明显的神经功能障碍。有了详细的病史，许多最初被认为是无症状的患者报告曾发生TIA类似的短暂性神经事件。细致的神经功能检查起到基线作用，并可以发现一些病史上未记载的不明显的神经功能缺损。我们还在所有的成人患者中进行神经心理测试。

脑血管造影

对所有患者进行脑血管造影以明确烟雾病的诊断并评估其严重程度。除了双侧ICA及单/双侧椎动脉造影之外，有必要进行选择性ECA造影以评估可能用于血流重建手术的STA以及自然存在的侧支循环情况。烟雾病的诊断基于血管造影中ICA末端狭窄或闭塞、伴/不伴MCA及ACA近端受累的影像学表现。特征性烟雾侧支血管在脑底可见，血管造影上如"缕缕青烟"的表现。烟雾病基于血管造影表现的铃木分期于1969年产生[1]。有了血管造影，主治医师还能够明确是否存在可能与烟雾病相关的动脉瘤及血管畸形。

脑磁共振影像学

脑磁共振（MRI）已经成为包括烟雾病在内的神经系统疾病患者进行筛查的影像学检查手段之一。MRI可普遍应用且无创。弥散加权成像可以对急性缺血性卒中提供敏感的评估。T2加权及液体衰减翻转序列（FLAIR）可以显示早期卒中，如区域性梗死或低灌注导致的更小梗死灶。梗死常见于MCA与ACA及MCA与PCA供血的边界区域。在T2加权序列中，能见到ICA、ACA及MCA近端的流空影发生缩小或缺失。还可以在颅底部见到与烟雾病血管相一致的多发小流空影。在烟雾病患者中，FLAIR或T1增强序列可见沿皮质分布的软脑膜高信号。这被称为是"常春藤征"，反映了皮质血管较慢的血流速度[25, 26]。

灌注成像

灌注成像对所有烟雾病患者来说都非常必要。它能评估低灌注区域发生脑梗死的风险，并因此在手术方案制订中起着关键作用。影像学上存在低灌注区及血流储备下降的患者发生卒中的风险更高。目前有多种影像学检查方法，包括正电子发射成像术（PET）、氙CT、CT灌注、MRI灌注及单光子发射CT。每个检查方法各有优缺点，本章不再赘述，烟雾病患者的术前检查可以选用其中的任意一种或几种。脑血管储备能力的评估是烟雾病灌注成像的关键部分，可以使用乙酰唑胺或过度通气扩张血管，在血管舒张前后分别进行灌注成像，借此加以评估。近年来，通过血氧水平依赖MRI来检测高碳酸血症引起的脑血流改变，借以描绘脑血管反应性的研究可见于相关报道[27]。

药物治疗

当发生急性缺血性或出血性卒中时，初始治疗旨在进行最利于恢复的支持性处理，并预防进一步恶化。一般治疗措施包括气道管理、呼吸机循环监测及支持。一旦度过急性期，患者将接受完整诊疗，以便主治医生可以做出烟雾病的诊断并决定是否需要行外科血流重建。所有确诊烟雾病患者均开始接受阿司匹林药物治疗，每日81 mg或325 mg，从理论上降低由狭窄血管涡流区域血栓形成造成栓塞性卒中的风险。目前缺乏证据支持这些患者的药物治疗，但是其安全性似乎尚可。阿司匹林在确诊时即开始服用，并无限期持续用药，包括围手术期。阿司匹林还被认为有助于在搭桥术后维持桥血管通畅。住院患者仍需静脉补液以防止循环血容量不足。其实在任何时刻，烟雾病患者均需保持足够的补液，因为脱水可能诱发TIA或卒中。

外科血流重建指征

事实上，对于所有的缺血型（TIA或缺血性卒中）烟雾病患者来说，外科血流重建均有指征，因为它能降低将来发生缺血事件的风险（图95.1、图95.2）。对于整个受累血管供血区均发生梗死的患者并不建议进行血管重建，因为可以挽救的区域已经很少。对于出血型烟雾病患者来说（图95.3），如果灌注成像上有低灌注或提示脑血流储备能力下降，则建议行血管重建来预防将来可能发生的缺血事件。尽管目前有一些证据显示血流重建能够减少烟雾血管，可能降低出血风险，但是血流重建能否预防将来发生再出血仍存在争议[28]。对于临床表现为严重头痛、癫痫或运动障碍的患者，如果灌注成像显示在受累区域存在低灌注或脑血流储备能力下降，建议行血流重建。

血流重建技术概览

当技术上可行时，我们使用直接血流重建术。与间接血流重建相比，直接血流重建术后能迅速增加脑血流。直接搭桥显然技术要求更高，而且经常由于缺

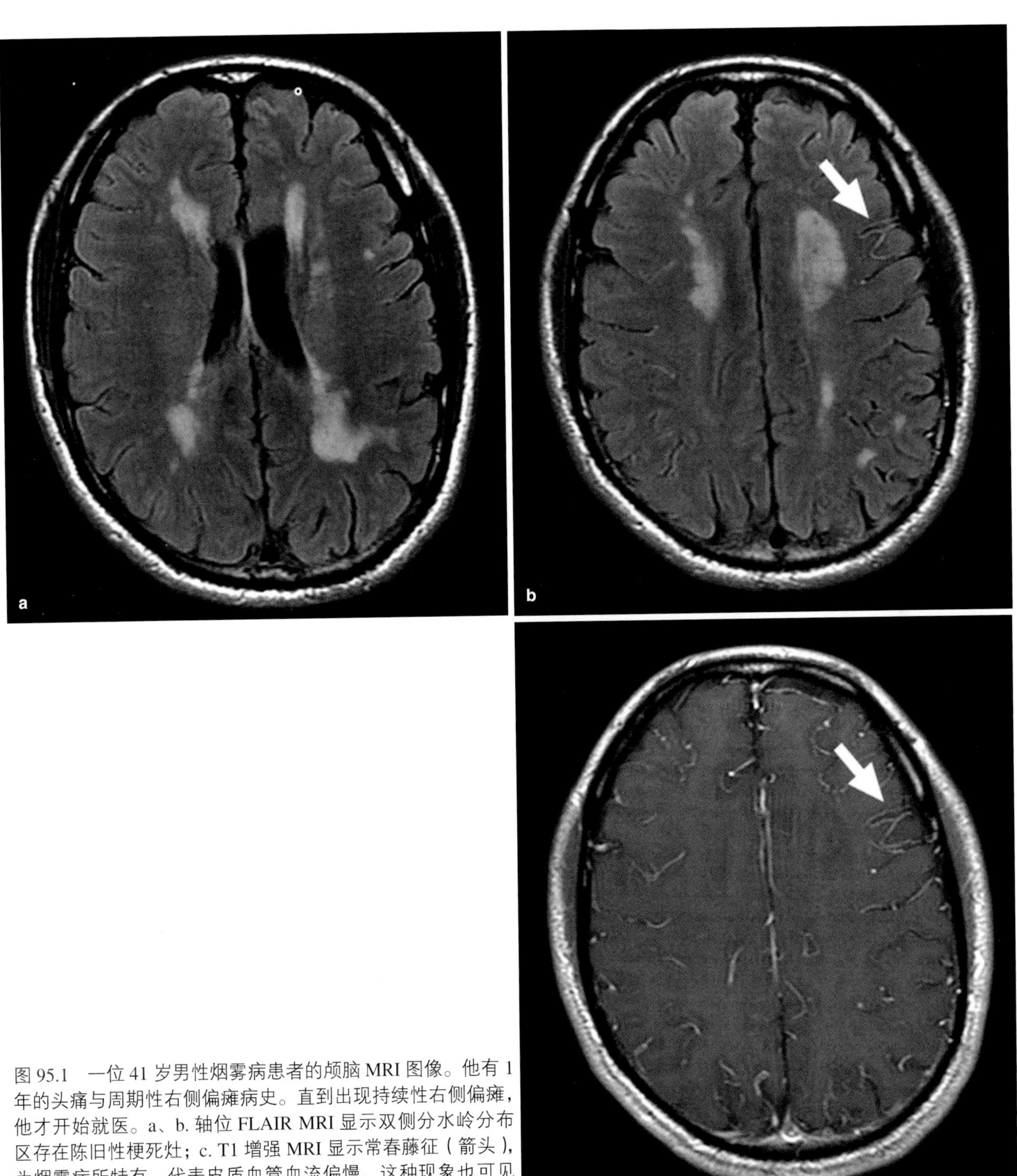

图 95.1 一位 41 岁男性烟雾病患者的颅脑 MRI 图像。他有 1 年的头痛与周期性右侧偏瘫病史。直到出现持续性右侧偏瘫，他才开始就医。a、b. 轴位 FLAIR MRI 显示双侧分水岭分布区存在陈旧性梗死灶；c. T1 增强 MRI 显示常春藤征（箭头），为烟雾病所特有，代表皮质血管血流偏慢。这种现象也可见于 FLAIR 序列中（b 图中的箭头）。

乏管径合适的供体或受体血管而无法进行。一些已经做过血流重建术的患者在需要进行后续血流重建常常没有合适的供体血管可用。在这种情况下，我们使用间接血流重建技术，包括脑 - 硬膜 - 动脉血管融通术（EDAS）、脑 - 肌肉血管融通术、骨膜翻转术或带蒂网膜移植术。

STA–MCA 搭桥是烟雾病直接血流重建的主流手术方法。STA 额支或顶支可作为供体血管。在少数情况下，还可以使用枕动脉或脑膜中动脉。在双侧烟雾病患者中，首先对症状严重侧进行血流重建。对于双侧症状严重程度相似的患者，我们优先选择重建非优势半球，因为优势半球血流重建术后短暂性

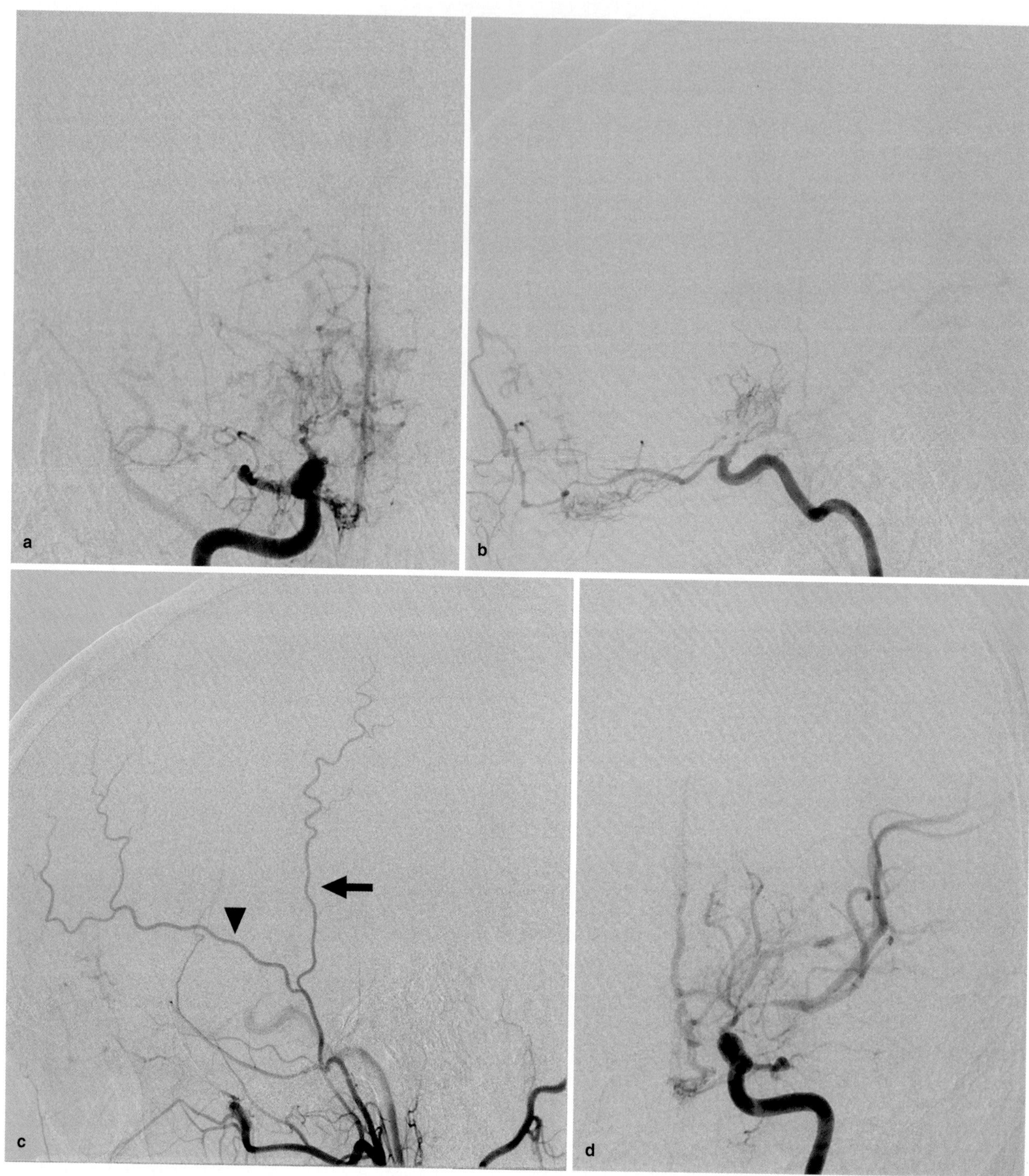

图 95.2　一位 36 岁烟雾病女性患者的脑血管造影（与图 95.1 同样疾病的患者）。a、b. 前后位（a）与侧位（b）颈内动脉造影显示床突上段颈内动脉闭塞并存在烟雾血管；c. 右侧颈外动脉侧位造影显示颞浅动脉（STA）的额支（箭头）及顶支（箭标）；d、e. 前后位（d）与侧位（e）左侧颈内动脉造影显示 ICA 床突上段及大脑中动脉与前动脉近端严重狭窄。

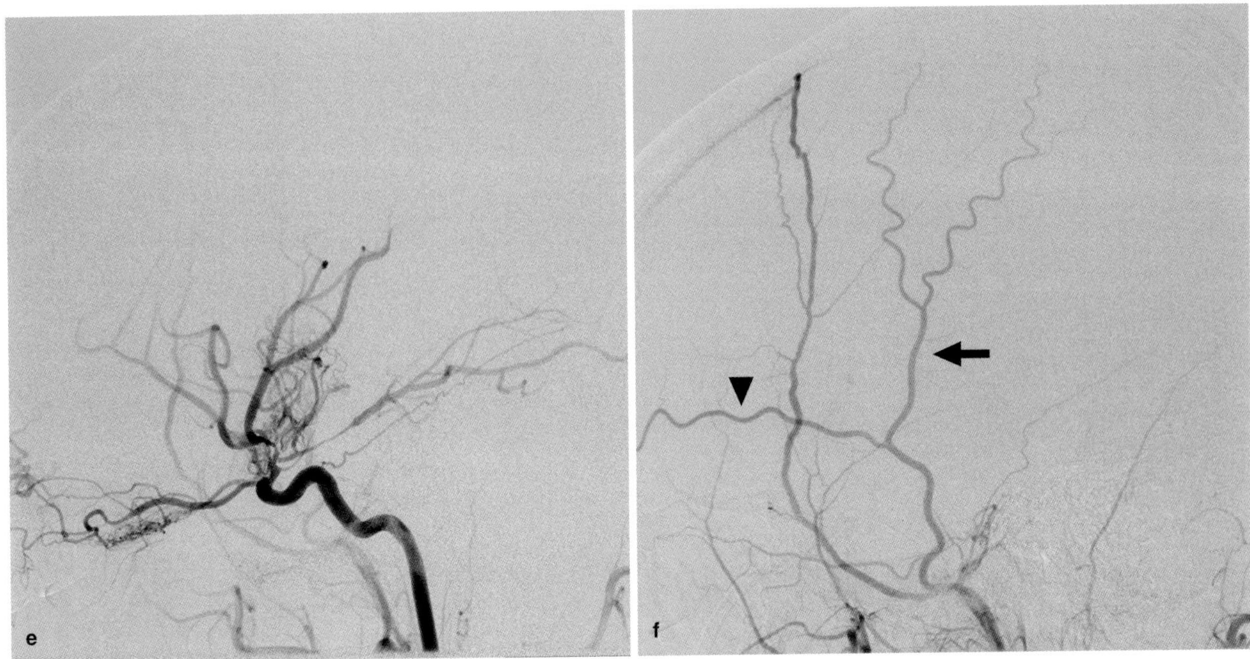

图 95.2　（续）f. 左侧颈外动脉侧位造影显示颞浅动脉额支（无尾箭头）与顶支（箭头）。

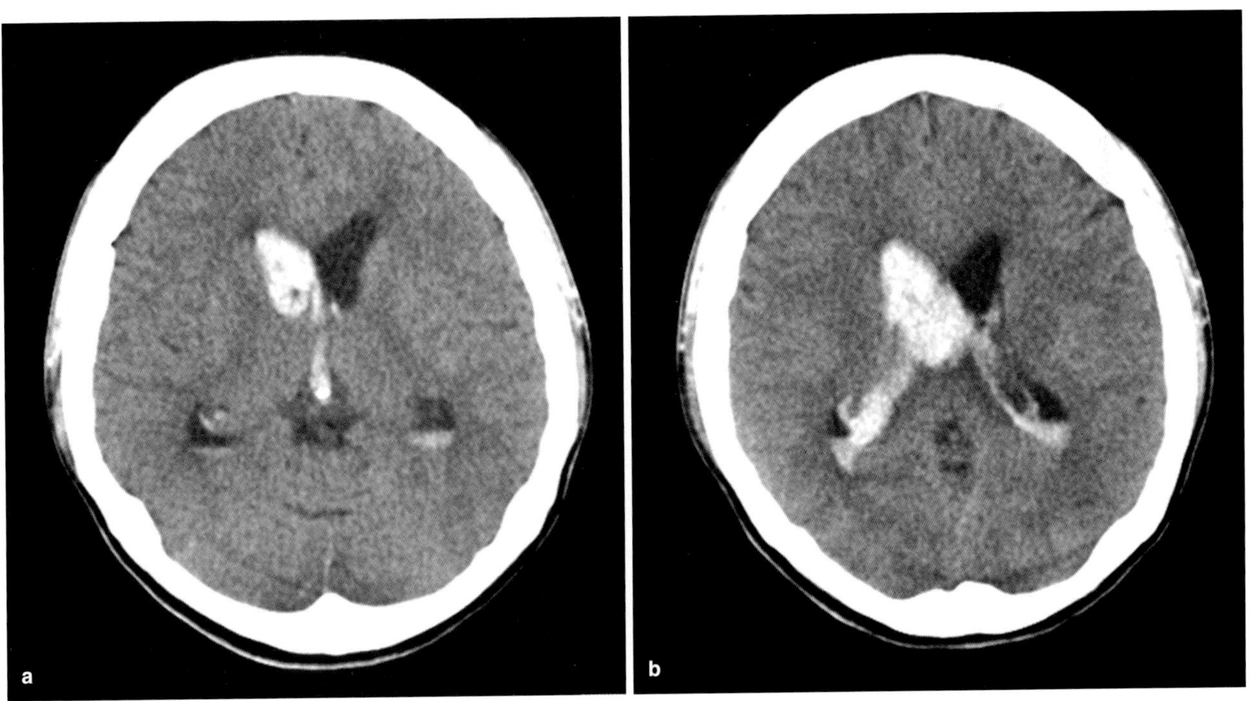

图 95.3　出血型烟雾病。36 岁女性因突发剧烈头痛及意识水平下降急诊就诊。a、b. CT 轴位扫描显示脑室内出血。

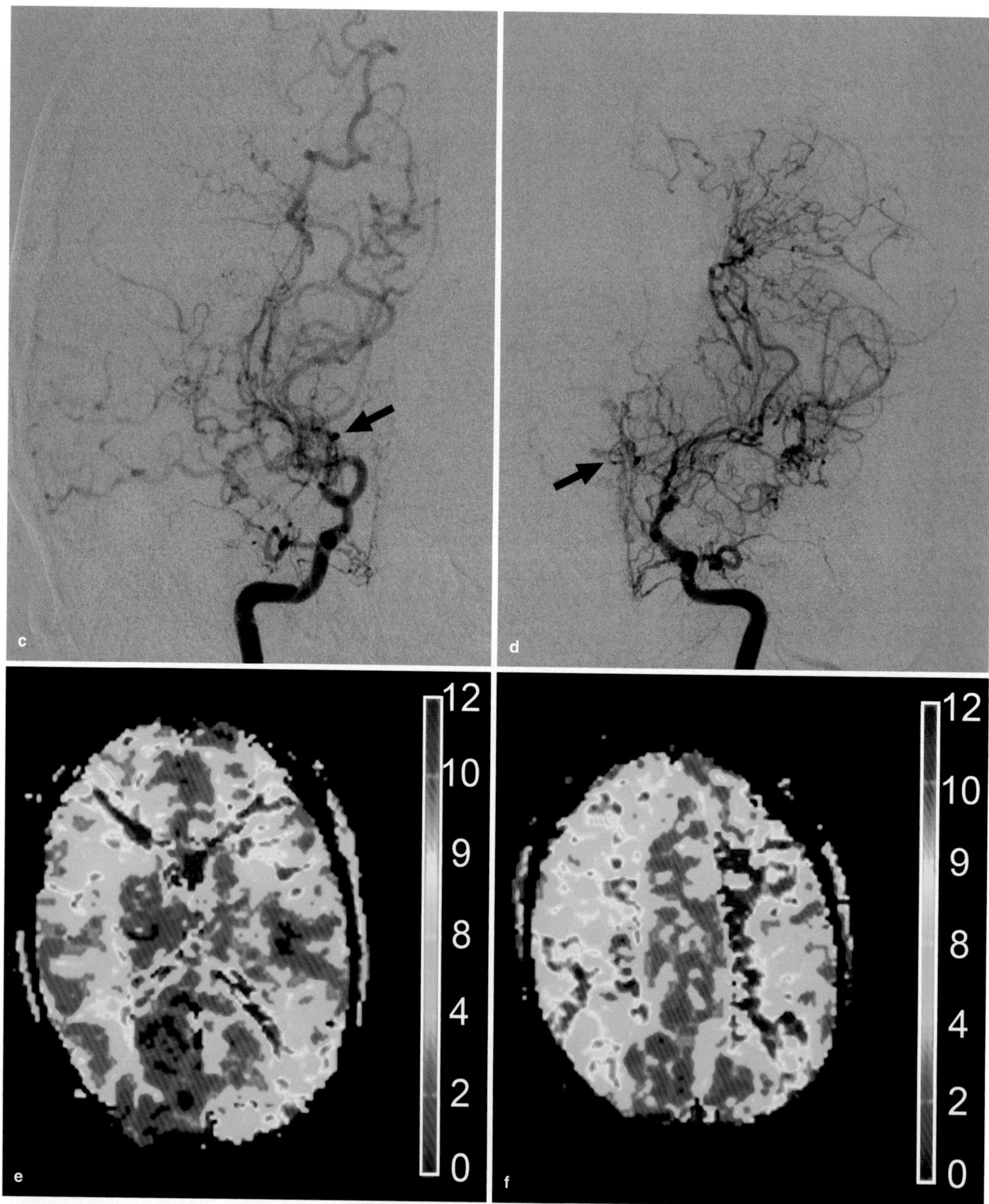

图 95.3 （续）c、d. 右侧（c）与左侧（d）颈内动脉前后位造影显示双侧 ICA 床突上段闭塞伴烟雾血管形成（箭头）；e、f. 磁共振灌注成像 T_{max} 地图显示双侧大脑前动脉 - 大脑中动脉分水岭区低灌注。

神经功能障碍（通常为部分性失语）的发生率更高。对侧手术一般于第一次手术后 1 周进行。一些医疗中心在一次手术中进行双侧血流重建（见于间接血流重建术）。

介入治疗，包括联合 / 不联合支架辅助的烟雾病血管成形术已经有所尝试，但未获得远期成功。虽然目前没有前瞻性试验检验这个治疗方法，但是 Khan 等[29]报道了在他们的 5 例患者中所进行的血管扩张术或支架植入术，均在术后 13 个月内失败。由于烟雾病患者的血管病变具有进行性进展的特点，腔内治疗不能提供持久的治疗效果。

直接血流重建技术（STA-MCA 搭桥术）

麻醉与神经监测

由于术中存在低灌注导致卒中的风险，因此术中需要维持患者血压不低于其基础血压。所有的患者术前均行动脉及深静脉置管。所有患者术中均行神经电生理监测，包括体感诱发电位、运动诱发电位及脑电监测（EEG）等。任何偏离基线电位的变化，均需及时与手术及麻醉团队进行沟通，然后采取包括升压在内的各种措施以提高脑血流灌注。同时，我们常规采取术中轻度低体温（33℃），通过冰毯或对高 BMI 患者使用血管内冷却导管（Philips，Amsterdam，The Netherlands）完成。虽然并无证据显示术中低体温的临床收益，但是动物实验却可从理论上提示其优势。有研究者已经在 3 000 余例开颅手术中使用了这个技术并证明其安全[30]。当 M4 分支临时阻断时，需将平均动脉压升高至基线水平之上 10~20 mmHg，并注射一定剂量丙泊酚来诱导 EEG 爆发抑制。

体位与供体血管辨认

患者置于仰卧位，同侧肩下垫枕，头转向对侧使头部的矢状面与地面平行。头部使用 Mayfield 三钉头架安全固定（Integra，Plainsboro，NJ）。供体血管的选择基于术前颈外动脉造影。一般使用较粗的颞浅动脉分支，多选用顶支。使用“笔式”多普勒探头追踪将被用作桥血管的 STA 分支的走行。切口近端标记于耳屏前发际内。必须获取至少 7 cm 的 STA 血管。用于吻合的 STA 最小直径是 0.6 mm，但是理想的血管直径应该≥ 1 mm。头皮切口应标记于血管正上方，并使用电动剃刀剃除切口周围条形区域的毛发。如果需要使用 STA 额支，皮肤切口应在发际线之后，且远端向后弯曲，以便获得充足的额颞开颅空间。

供体血管准备

头皮切开，在手术显微镜放大下获取 STA 供体血管。首先于耳屏前方、血管近端切开。辨认 STA 并使用标准显微外科技术从其四周进行分离（图 95.4）。沿 STA 表浅面逐步向远端进行分离。使用手术刀切开皮肤浅层，并使用小剪刀（Medline Industries，Mundelein，IL）及小功率的双极电凝或 Colorado 尖端单极电刀（Stryker，Kalamazoo，MI）进行解剖分离。在 STA 双侧各保留一层软组织套（约 4 mm）。然后再于血管下方进行分离，沿其周边完成游离。在血管远端，分离出一段长约 1 cm 的完全无软组织包裹的血管。

切开颞肌与开颅

向前、后行筋膜下分离以尽可能扩大暴露范围，并用鱼钩或自动牵开装置牵开头皮。在切开颞肌、颅骨及硬脑膜过程中保持 STA 的完整性。这样可以保证在缺乏合适受体血管而必须放弃直接搭桥时，仍可进行 EDAS。在切开颞肌及开颅时，助手使用手动血管牵开器保护 STA。沿 STA 长轴切开颞肌，然后在其近端及远端分别垂直切开（向侧方旁开的 H 形切口）并翻转，以暴露下方的颅骨。额颞开颅形成直径 6 cm 的骨窗（尽可能地暴露侧裂周围远端及受体血管）。硬脑膜以侧方旁开的 H 形剪开以最大程度暴露下方的脑组织。在此过程中的每一步均必须严格止血，以便吻合过程中没有任何渗血阻碍视野。

确认受体血管与显微血管吻合

使用手术显微镜，检查暴露的脑组织以寻找最大的 M4 分支。使用蛛网膜刀及显微剪打开并切除脑表面覆盖的蛛网膜。可供吻合用的受体血管直径最小为 0.6 mm，但理想情况下至少 1 mm。选取该血管无侧支的一段并沿其周边游离。在吻合处的任何小分支均必须电凝并切断。在受体血管下置入一片辨识度高的背景材料。理想的受体血管应垂直于侧裂及手术者，这样有利于吻合口各边的缝合。受体血管所在位置的选择十分重要，需保证供体血管能够触及并略有余地，以便增进血管吻合的效果。

在一段清除掉所有软组织的 STA 近端放置一枚 5 mm 临时动脉瘤阻断夹（图 95.5）。STA 远端以 45° 角剪开并用显微剪修剪为鱼口状。用显微镊剥除血管远端表面的所有残留软组织。移除临时阻断夹并用超声血流探头（Charbel Micro-Flowprobe；Transonics Systems，Inc.，Ithaca，NY）测量 STA“断端血流”。重新放置临时阻断夹，以肝素生理盐水冲洗 STA。血流探头也用于吻合前检测 M4 血管血流。然后，在 MCA M4 分支远近两端分别放置 3 mm 临时动脉瘤阻断夹。我们使用特殊设计的 Anspach-Lazic 临时 EC-IC 夹（Peter Lazic GmbH，Tuttlingen，Germany）

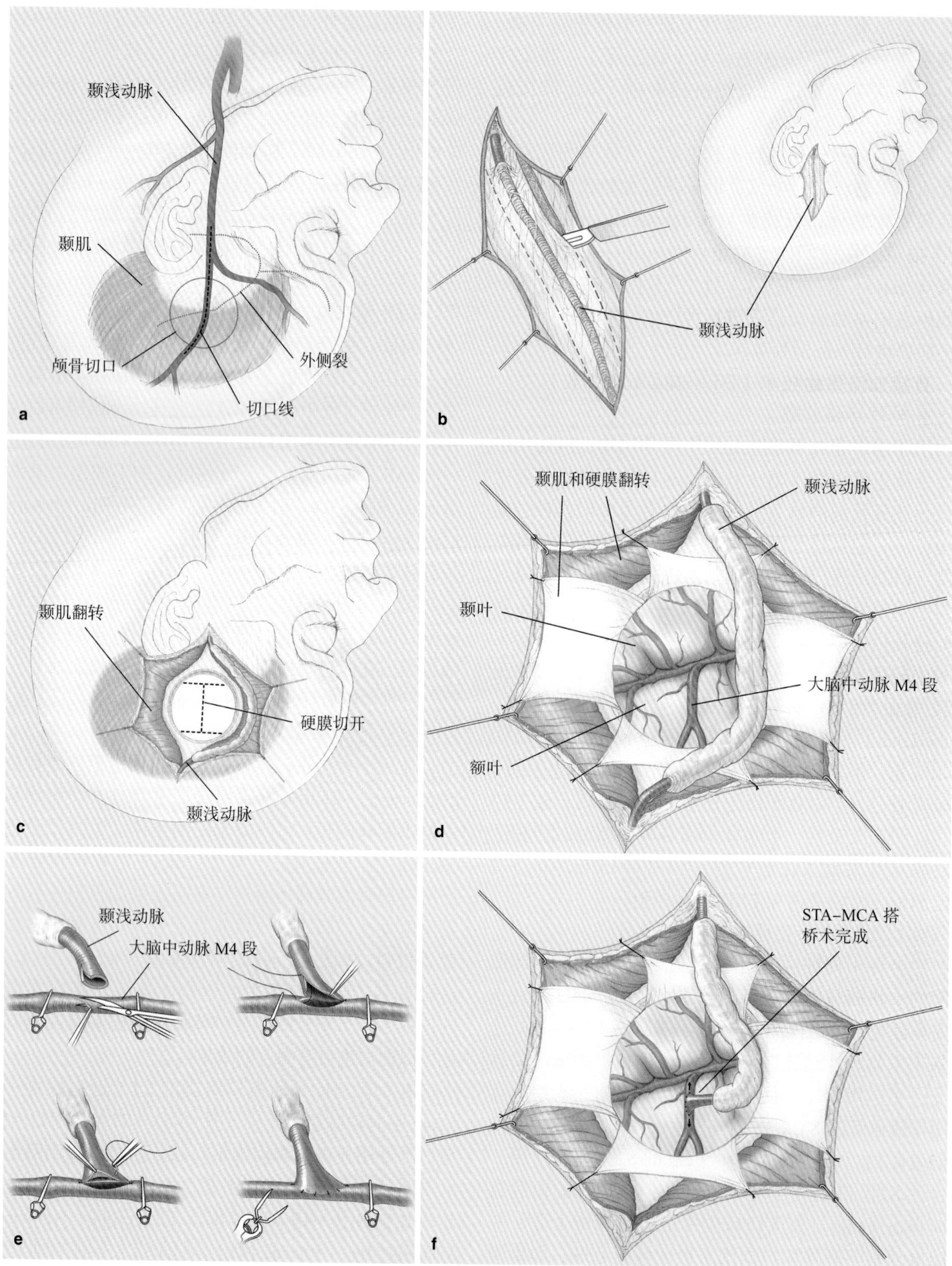

图 95.4 完成 STA-MCA 搭桥手术的步骤。a. 根据术前造影及使用"笔式"多普勒探头进行标记后，沿 STA 优势分支走行切开头皮；b. 血管双侧各保留宽约 4 mm 的筋膜套；c. 切开颞肌并翻转，在外侧裂上方开颅形成 6 cm 直径骨窗。直到开始吻合前始终保持 STA 的连续性；d. 打开硬脑膜并翻转，寻找 M4 分支并选择受体血管。在高倍镜下，安放临时阻断夹，并进行血管吻合；e. 在 M4 段上使用 10-0 缝线间断吻合 STA 与 MCA；f. 吻合结束后，将剩余的 STA 置于皮质表面以便在直接搭桥之外促进间接血管化的产生（引自 Guzman R，Steinberg GK. Direct bypass techniques for the treatment of pediatric moyamoya disease，Neurosurg Clin North Am 2010；21: 565. Reprinted with permission from W.B/Saunders Co.）。

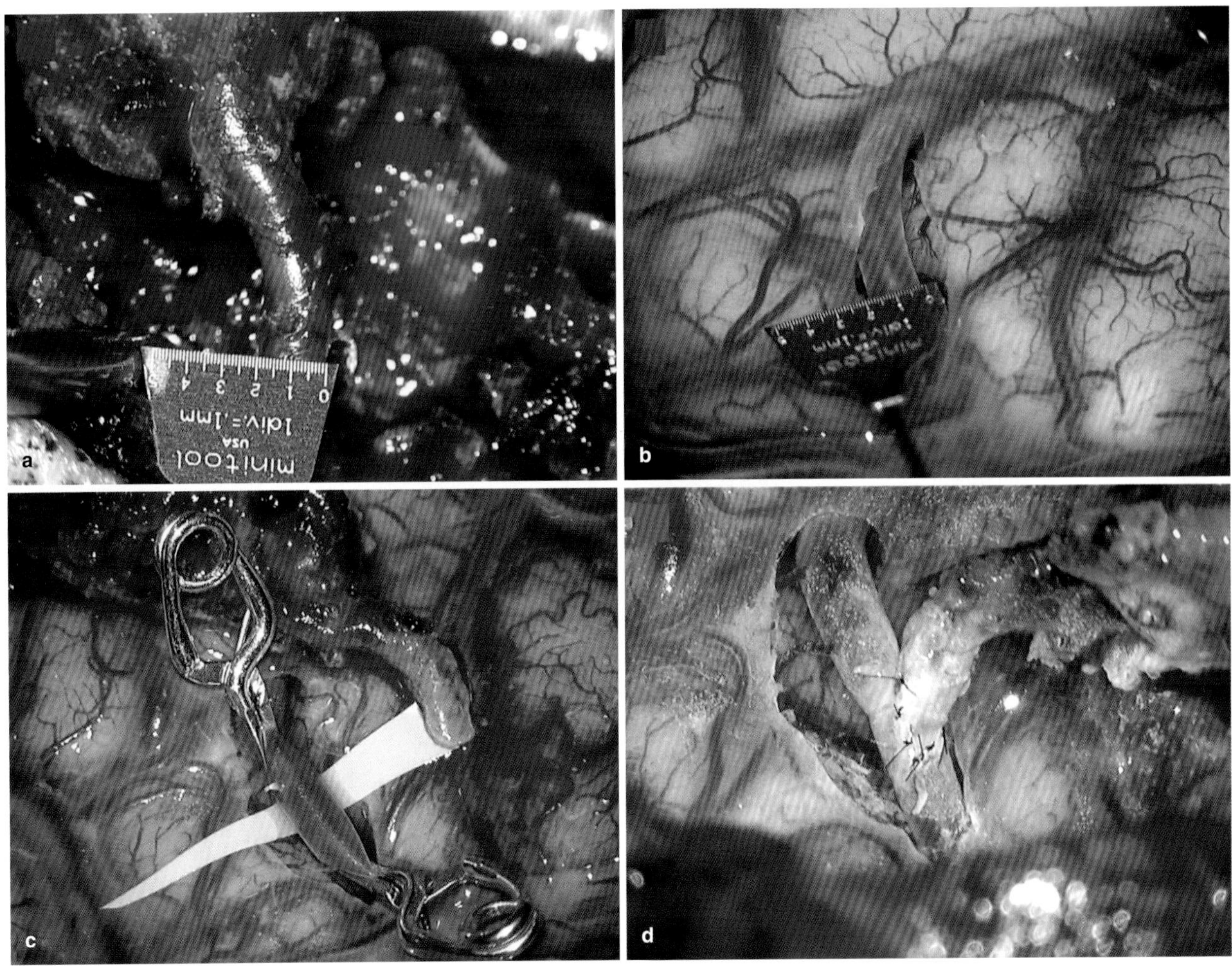

图 95.5　颞浅动脉（STA）- 大脑中动脉（MCA）搭桥。a、b. 对远端 STA（a）及作为受体血管的中动脉 M4 分支（b）的测量结果显示，其直径适合行 STA-MCA 搭桥；c. 吻合前已经修剪好的 STA 末端及临时阻断后的 M4 受体血管；d. 完成后的 STA-MCA 吻合。

用于临时阻断，相比临时动脉瘤夹，它的伸展性更小，夹片更低（图 95.6）。根据供体血管的直径，在吻合口处椭圆形切开动脉。为了更容易地完成吻合，供体与受体血管均以美兰染色。使用 10–0 Monosof 缝线（Covidien，Dublin，Ireland），分别间断缝合吻合口头端及尾端。吻合口侧边使用 10–0 Monosof 缝线行间断缝合。缝合吻合口时，务必小心不要缝住背侧血管壁。我们更喜欢使用间断缝合技术，因为它能降低吻合口狭窄发生的风险。当完成吻合后，移除 M4 上的阻断夹并仔细止血。偶尔，在不需要重新阻断 M4 的情况下就可进行进一步缝合来密闭吻合口。最后，移除 STA 上的阻断夹并记录来自 STA 及 M4 血管中吻合口近端及远端的血流速度。术中血流测量可以确认桥血管各分支的通畅性。关于血流测量数据的解释目前仍处于实验性阶段。吻合完成后 M4 段血流量平均增加 5 倍 [31]。虽然有证据显示切面血流指数［CFI=STA 桥血管血流（ml/min）/STA 切面血流（ml/min）］的测量在非烟雾病搭桥术中能较好地预测术后桥血管通畅性（CFI > 0.5 作为预测阈值）[32]，但是我们在烟雾病中并未发现相同结果。我们发现，吻合后 M4 高流量与罕见的术后出血之间存在相关性，并且令人惊讶的是，缺血性事件也与其相关 [31]。然后进行吲哚菁绿荧光造影来确认吻合口通畅性。吻合口周围用速即纱（Ethicon，Somerville，NJ）加以支撑。

关颅

当确认桥血管血流并严格止血后，硬脑膜以 Biodesign Surgisis（Cook Medical，Bloomington，IN）补片予以修补及重新缝合。补片中切一小缝以供 STA 穿过。骨瓣的颞侧磨出一道缺口以便 STA 通过时不会受到卡压。颅骨用钛钉及连接片原位回置。颞肌以 2–0

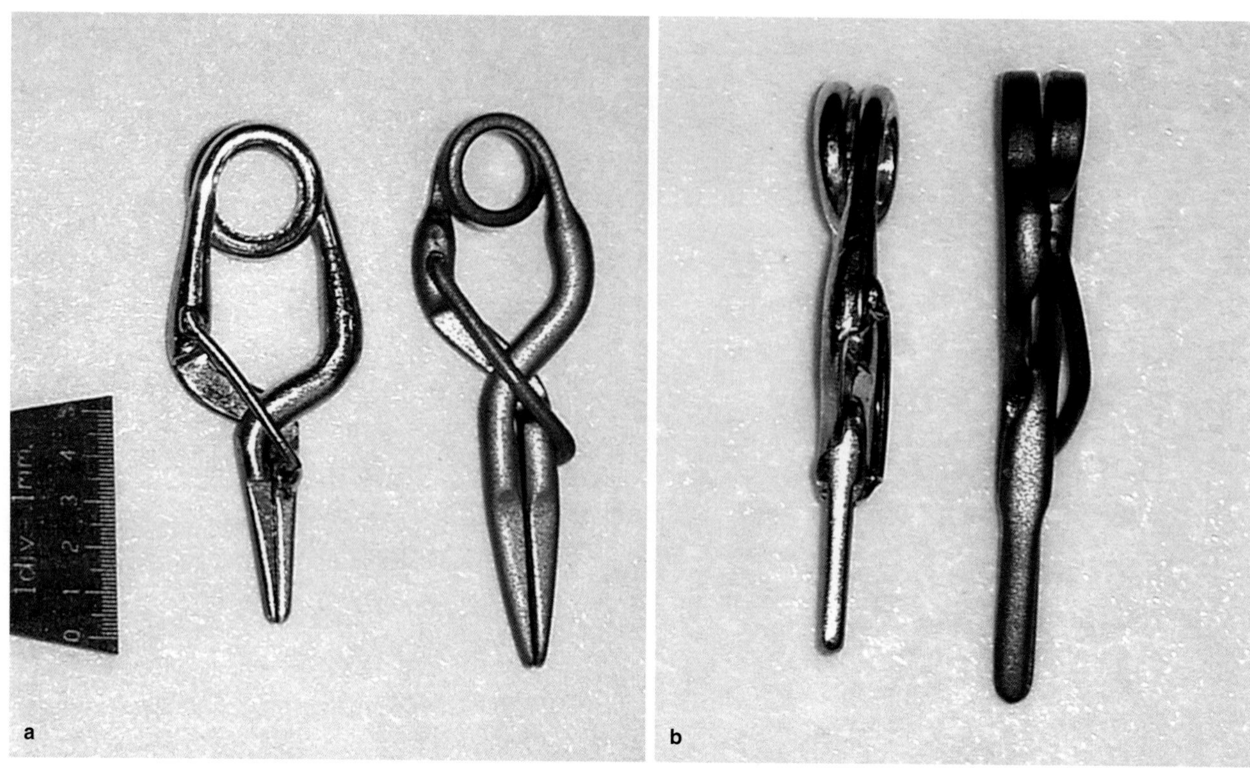

图 95.6　a、b. 正位（a）与侧位（b）图像显示为颅内外搭桥特殊设计的 Anspach-Lazic 临时阻断夹（左侧）与 Sugita 临时阻断迷你动脉瘤夹（Kebomed，Devon，England）（右侧）。瘤夹的夹片更短更薄，以便减小对于血管吻合的干扰。

可吸收 Vicryl 缝线（Ethicon US，LLC，Cincinnati，OH）重新缝合，在其下方留下供 STA 通过的空间。用"笔式"多普勒探头确认 STA 内的血流，逐层缝合头皮。

术后管理

患者术后逐步进行麻醉苏醒，拔除气管插管并送至重症监护室以进行当晚的术后观察。苏醒及术后期间，患者血压保持在术前血压范围的高值以避免低灌注或高灌注发生。住院期间，患者持续静脉输液。所有患者均长期持续服用阿司匹林，剂量为每日 81 mg 或 325 mg。术后第一天，患者转回普通病房，继续住院 3~4 天。如果患者有双侧血管病变，对侧手术一般于第一次手术 1 周后进行。

间接血流重建技术

当无法行直接血流重建手术时，一般进行间接血流重建术。虽然在术后短期无法增加脑血流，但是这一操作能促进侧支血流向低灌注区域脑组织发展。术后延迟的影像学检查能够显示通过这些间接血流重建技术而获得的显著的重建效果。在 STA 存在但是它的或 M4 分支的直径不足的情况下，可以进行 EDAS。在没有可用 STA 的情况下，可以使用颞肌、骨膜或（偶尔）游离 / 带蒂的移植网膜进行贴敷。

脑 – 硬脑膜 – 动脉血管融通术（EDAS）

EDAS 中获取 STA、开颅及打开硬膜的技术方法与之前直接搭桥手术中描述的方法相同。STA 保持完整，血管全程均保留较宽的软组织套。硬脑膜打开后，用显微剪将蛛网膜从暴露的脑沟、侧裂，尤其是周围的皮质动脉表面剥离开来。将 STA 与软组织套置于所暴露的皮质软脑膜表面。我们认为剥离蛛网膜能够促进来自 STA 及软组织套的侧支血管的生长 [18]。一些学者提倡用 10–0 软脑膜缝线将 STA 软组织套固定于其下的脑组织，以便保证直接的对位 [18]。在放回骨瓣前，必须将其加以修整，以保证 STA 进出端没有受到卡压。关颅方法与之前描述的直接血流重建手术相同。

随访与结局

临床与影像学随访

所有的患者在术后 6 个月、3 年、10 年及 20 年进行临床与影像学评估。每个时间点的影像学评估包括数字减影血管造影（DSA），以及特定病例中进行的血管造影（图 95.7），用以评估桥血管通畅性及其

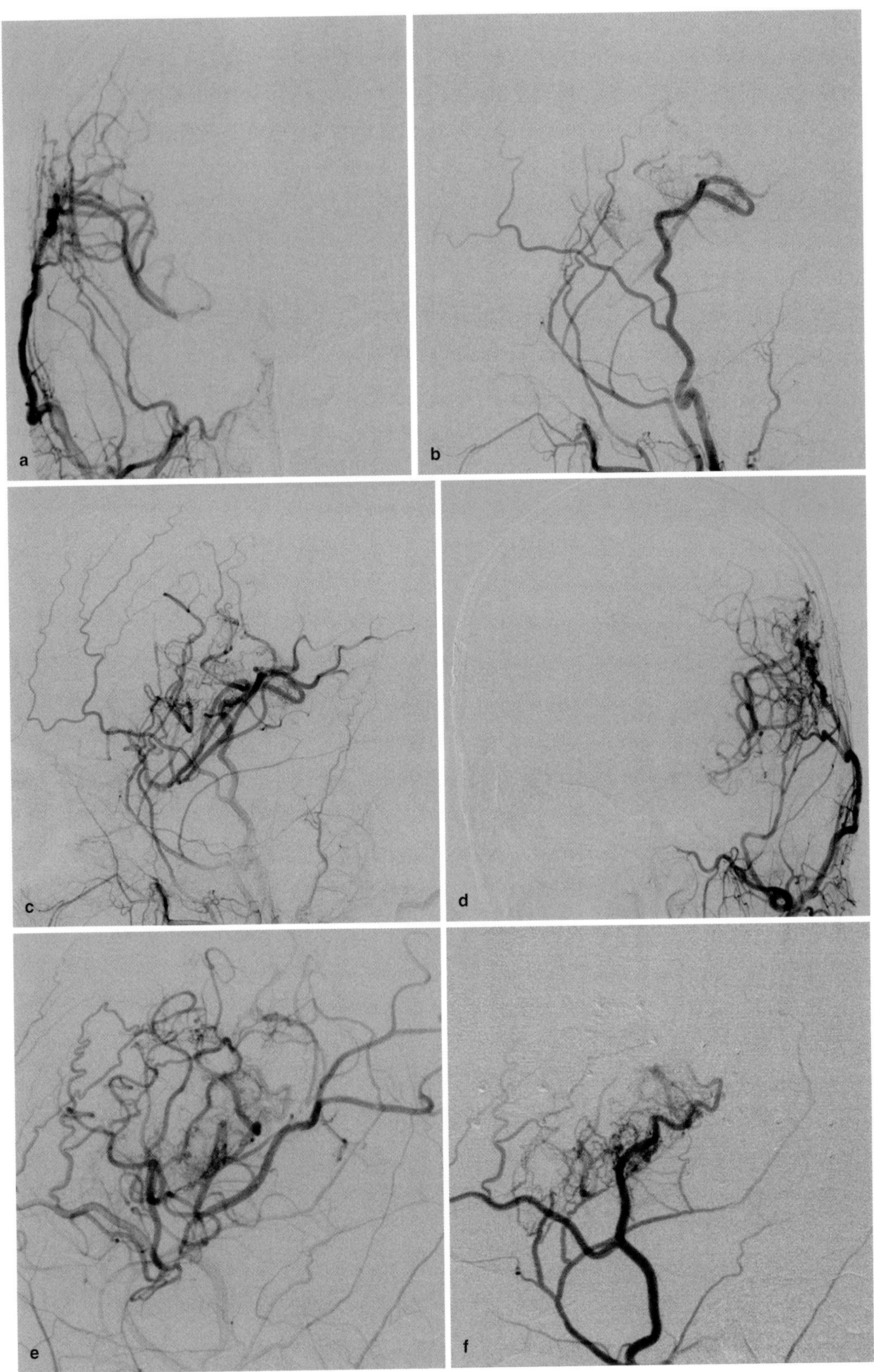

图 95.7　造影显示来自图 95.1 及图 95.2 患者成功完成的双侧颞浅动脉（STA）- 大脑中动脉（MCA）吻合术。a. 前后位；b、c. 早期（b）以及动脉延迟相（c）的右侧颈外动脉（ECA）造影，显示桥血管通畅并供应 MCA 支配区的绝大部分；d~f. 前后位（d）、早期（e）及动脉延迟相（f）的左侧 ECA 造影，显示桥血管通畅并供应 MCA 支配区的绝大部分。

对脑血管支配区域的血流重建效果；MRI 用于评估是否存在新鲜缺血灶；灌注成像用以评估脑血流灌注及脑血管储备能力。我们的医疗中心通常结合使用 MR 灌注与氙 CT（图 95.8）。随访时，对成人患者还进行了神经心理学测试。我们要求患者在出现复发或新的神经症状时及时与我们取得联系，如果存在任何可疑问题，我们会对其进行全面评估。除了上述流程外，对于单侧病变或由于对侧病变较轻而仅一侧半球行血

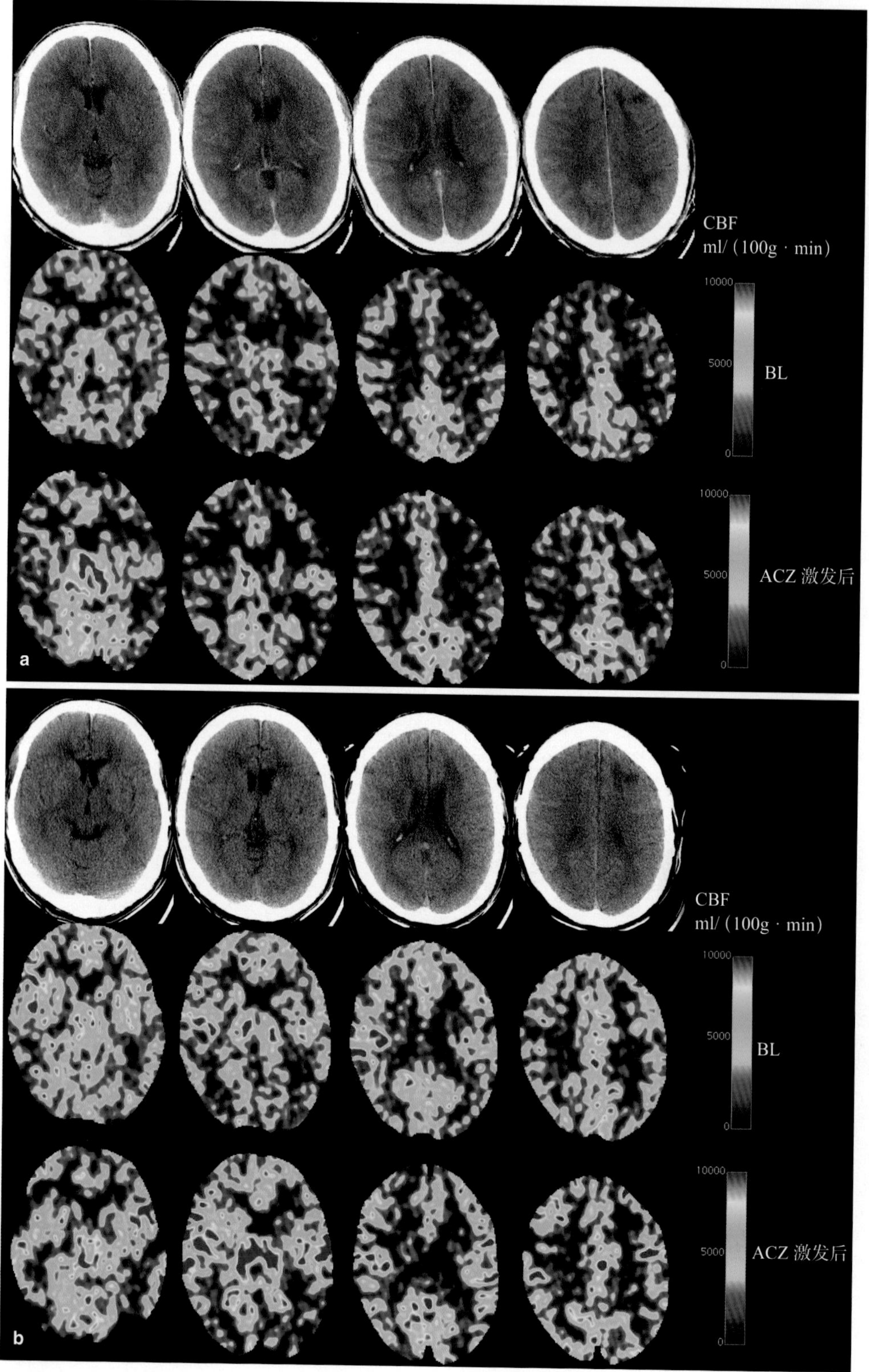

图 95.8 来自图 95.1、图 95.2 及图 95.7 的烟雾病患者的氙 CT 灌注成像。a. 双侧血流重建术前；b. 术后 6 个月。分别在乙酰唑胺（ACZ）激发舒张血管前后进行氙 CT 检查。术前检查显示大脑前动脉（ACA）- 大脑中动脉（MCA）分水岭区脑血流量（CBF）偏低，并且 ACZ 激发后进一步下降。血流重建后的检查显示静息状态及 ACZ 激发后脑血流均有所改善。

流重建患者常规每年行 CTA 或 MR 血管造影以评估未手术侧半球病变是否存在进展。在一项纳入 18 例单侧烟雾病患者的研究中，Kelly 等 [33] 发现 39% 患者在平均 12.7 个月里出现了疾病进展。相似地，Smith 和 Scott 等 [34] 发现 33 例单侧烟雾病中 30% 患者在平均 2.2 年（< 7 岁儿童患者中，随访期 0.9 年）里出现了进展。

血流重建手术结局

在斯坦福进行的一系列 450 例包括儿童及成人烟雾病的血流重建手术中，99% 直接搭桥手术的桥血管在平均 1.5 年随访时经血管造影证实通畅 [14]。很难使用血管造影来评价间接血流重建的效果。一项纳入 18 侧半球病变、采取 EDAS 及多处钻孔治疗的研究中，STA 与 MMA 的直径均平均增加 50%，而且 STA 与 MMA 相关的新增血流灌注分别可见于 68% 与 78% 的半球中 [35]。

同样在斯坦福系列研究中，围手术期 3% 的患者发生了卒中（1.7% 的半球），其中一半发生于手术侧半球，另一半发生于对侧半球。至 6 个月随访时，一半患者完全恢复了神经功能。术后 3~7 天，3.3% 患者发生了一过性神经功能缺损。这些患者 MRI 上均没有任何卒中的证据，且均在 14 天内完全恢复。在围手术期间，2.6% 的患者（1.8% 的半球）发生了脑出血。所有出血均发生在术前存在缺血且得到再灌注的手术侧半球区域，而不是吻合口处。0.75% 患者发生了术后 30 天内的致命性出血 [14]。

斯坦福大学的长期随访结果发现血流重建术后患者的残疾状况普遍得以改善。术前平均改良 Rankin 评分（mRS）为 1.62 分，在术后平均 4.9 年内降至 0.83 分。仅有 5.2% 患者 mRS 发生了恶化。对于表现为 TIA 的患者，82% 在术后 1 个月症状消失而 92% 在术后 1 年症状消失。0.77% 患者在术后 30 天之后发生了卒中。0.77% 患者在术后 30 天之后发生了颅内出血 [14]。

在一项纳入 143 例接受软脑膜血管融通术治疗的儿童烟雾病的系列研究中，Scott 等 [18] 发现外科血流重建在长期随访期间可有效预防卒中与 TIAs。他们报道，每位患者存在 7.7%（每个半球 4%）的围手术期卒中率，仅 3% 患者在超过 1 年的随访时间里发生了迟发性卒中。在一篇回顾了多项已发表的关于血流重建术治疗儿童烟雾病的综述文章中，Fung 等 [36] 选出了 57 篇文章，涉及 1 448 例患者，并发现围手术期卒中与出血发生率分别为 4.4% 及 1.7%。他们还发现 87% 患者在随访期间症状性脑缺血得以改善或缓解。

脑血流重建能否预防出血型烟雾病发生再出血目前仍不明确。在一个回顾性问卷调查研究中，Fujii 等 [37] 等发现接受保守治疗的出血型烟雾病患者再出血率为 28%，手术治疗后再出血率为 19%——两者差异并不显著。在术后血管造影上可见外科血流重建术能减少烟雾血管，提示可能降低出血风险 [28]。

结论

直接或间接的血流重建手术是降低烟雾病患者卒中风险的唯一有效的治疗方法。详细的临床与影像学评估对于手术患者的选择是必不可少的。当技术上可行时，应当选择直接 STA–MCA 搭桥，其围手术期并发症率低。对于无法行直接搭桥的患者来说，间接血流重建也是一个有效的选择。仔细的外科操作及严格的围手术期管理对于最小化并发症风险非常关键。

参·考·文·献

[1] Suzuki J, Takaku A. Cerebrovascular "moyamoya" disease. Disease showing abnormal net-like vessels in base of brain. Arch Neurol 1969;20:288–299

[2] Fukui M. Guidelines for the diagnosis and treatment of spontaneous occlusion of the circle of Willis ("moyamoya" disease). Research Committee on Spontaneous Occlusion of the Circle of Willis (Moyamoya Disease) of the Ministry of Health and Welfare, Japan. Clin Neurol Neurosurg 1997; 99(Suppl 2):S238–S240

[3] Kawashima M, Rhoton AL Jr, Tanriover N, Ulm AJ, Yasuda A, Fujii K. Microsurgical anatomy of cerebral revascularization. Part I: anterior circulation. J Neurosurg 2005;102:116–131

[4] Achrol AS, Guzman R, Varga M, Adler JR, Steinberg GK, Chang SD. Pathogenesis and radiobiology of brain arteriovenous malformations: implications for risk stratification in natural history and posttreatment course. Neurosurg Focus 2009;26:E9

[5] Takeuchi K, Shimizu K. Hypogenesis of bilateral internal carotid arteries. No To Shinkei 1957;9:37–43

[6] Miskinyte S, Butler MG, Hervé D, et al. Loss of BRCC3 deubiquitinating enzyme leads to abnormal angiogenesis and is associated with syndromic moyamoya. Am J Hum Genet 2011;88:718–728

[7] Kamada F, Aoki Y, Narisawa A, et al. A genome-wide association study identifies RNF213 as the first Moyamoya disease gene. J Hum Genet 2011;56:34–40

[8] Pandey P, Steinberg GK. Neurosurgical advances in the treatment of moyamoya disease. Stroke 2011;42:3304–3310

[9] Scott RM, Smith ER. Moyamoya disease and moyamoya syndrome. N Engl J Med 2009;360:1226–1237

[10] Kuriyama S, Kusaka Y, Fujimura M, et al. Prevalence and clinicoepidemiological features of moyamoya disease in Japan: findings from a nationwide epidemiological survey. Stroke 2008;39:42–47

[11] Uchino K, Johnston SC, Becker KJ, Tirschwell DL. Moyamoya disease in Washington State and California. Neurology 2005;65:956–958

[12] Kossorotoff M, Hervé D, Toulgoat F, et al. Paediatric moyamoya in mainland France: a comprehensive survey of academic neuropaediatric centres. Cerebrovasc Dis 2012;33:76–79

[13] Baba T, Houkin K, Kuroda S. Novel epidemiological features of moyamoya disease. J Neurol Neurosurg Psychiatry 2008;79:900–904

[14] Guzman R, Lee M, Achrol A, et al. Clinical outcome after 450 revascularization procedures for moyamoya disease. Clinical article. J Neurosurg 2009;111:927–935

[15] Kawaguchi S, Sakaki T, Morimoto T, Kakizaki T, Kamada K. Characteristics of intracranial aneurysms associated with moyamoya disease. A review of 111 cases. Acta Neurochir (Wien) 1996;138:1287–1294

[16] Pandey P, Bell-Stephens T, Steinberg GK. Patients with moyamoya disease presenting with movement disorder. J Neurosurg Pediatr 2010;6:559–566

[17] Han DH, Kwon OK, Byun BJ, et al. Korean Society for Cerebrovascular Disease. A co-operative study: clinical characteristics of 334 Korean patients with moyamoya disease treated at neurosurgical institutes (1976–1994). Acta Neurochir (Wien) 2000;142:1263–1273, discussion 1273–1274

[18] Scott RM, Smith JL, Robertson RL, Madsen JR, Soriano SG, Rockoff MA. Long-term outcome in children with moyamoya syndrome after cranial revascularization by pial synangiosis. J Neurosurg 2004;100(2, Suppl Pediatrics):142–149

[19] Kuroda S, Ishikawa T, Houkin K, Nanba R, Hokari M, Iwasaki Y. Incidence and clinical features of disease progression in adult moyamoya disease. Stroke 2005;36:2148–2153

[20] Chiu D, Shedden P, Bratina P, Grotta JC. Clinical features of moyamoya disease in the United States. Stroke 1998;29:1347–1351

[21] Hallemeier CL, Rich KM, Grubb RL Jr, et al. Clinical features and outcome in North American adults with moyamoya phenomenon. Stroke 2006; 37:1490–1496

[22] Imaizumi T, Hayashi K, Saito K, Osawa M, Fukuyama Y. Long-term outcomes of pediatric moyamoya disease monitored to adulthood. Pediatr Neurol 1998;18:321–325

[23] Choi JU, Kim DS, Kim EY, Lee KC. Natural history of moyamoya disease: comparison of activity of daily living in surgery and non surgery groups. Clin Neurol Neurosurg 1997;99(Suppl 2):S11–S18

[24] Miyamoto S. Japan Adult Moyamoya Trial Group. Study design for a prospective randomized trial of extracranial-intracranial bypass surgery for adults with moyamoya disease and hemorrhagic onset—the Japan Adult Moyamoya Trial Group. Neurol Med Chir (Tokyo) 2004;44:218–219

[25] Fujiwara H, Momoshima S, Kuribayashi S. Leptomeningeal high signal intensity (ivy sign) on fluid-attenuated inversion-recovery (FLAIR) MR images in moyamoya disease. Eur J Radiol 2005;55:224–230

[26] Komiyama M, Nakajima H, Nishikawa M, Yasui T, Kitano S, Sakamoto H. Leptomeningeal contrast enhancement in moyamoya: its potential role in postoperative assessment of circulation through the bypass. Neuroradiology 2001;43:17–23

[27] Mandell DM, Han JS, Poublanc J, et al. Mapping cerebrovascular reactivity using blood oxygen level-dependent MRI in Patients with arterial stenoocclusive disease: comparison with arterial spin labeling MRI. Stroke 2008;39:2021–2028

[28] Houkin K, Kamiyama H, Abe H, Takahashi A, Kuroda S. Surgical therapy for adult moyamoya disease. Can surgical revascularization prevent the recurrence of intracerebral hemorrhage? Stroke 1996;27:1342–1346

[29] Khan N, Dodd R, Marks MP, Bell-Stephens T, Vavao J, Steinberg GK. Failure of primary percutaneous angioplasty and stenting in the prevention of ischemia in Moyamoya angiopathy. Cerebrovasc Dis 2011;31:147–153

[30] Steinberg GK, Ogilvy CS, Shuer LM, et al. Comparison of endovascular and surface cooling during unruptured cerebral aneurysm repair. Neurosurgery 2004;55:307–314, discussion 314–315

[31] Lee M, Guzman R, Bell-Stephens T, Steinberg GK. Intraoperative blood flow analysis of direct revascularization procedures in patients with moyamoya disease. J Cereb Blood Flow Metab 2011;31:262–274

[32] Amin-Hanjani S, Du X, Mlinarevich N, Meglio G, Zhao M, Charbel FT. The cut flow index: an intraoperative predictor of the success of extracranial-intracranial bypass for occlusive cerebrovascular disease. Neurosurgery 2005;56(1, Suppl):75–85, discussion 75–85

[33] Kelly ME, Bell-Stephens TE, Marks MP, Do HM, Steinberg GK. Progression of unilateral moyamoya disease: A clinical series. Cerebrovasc Dis 2006; 22:109–115

[34] Smith ER, Scott RM. Progression of disease in unilateral moyamoya syndrome. Neurosurg Focus 2008;24:E17

[35] Dusick JR, Gonzalez NR, Martin NA. Clinical and angiographic outcomes from indirect revascularization surgery for Moyamoya disease in adults and children: a review of 63 procedures. Neurosurgery 2011;68:34–43, discussion 43

[36] Fung LW, Thompson D, Ganesan V. Revascularisation surgery for paediatric moyamoya: a review of the literature. Childs Nerv Syst 2005;21:358–364

[37] Fujii K, Ikezaki K, Irikura K, Miyasaka Y, Fukui M. The efficacy of bypass surgery for the patients with hemorrhagic moyamoya disease. Clin Neurol Neurosurg 1997;99(Suppl 2):S194–S195

第96章

颅内–颅内搭桥手术

Matthew B. Potts, Ana Rodríguez-Hernández, and Michael T. Lawton

1969年，Yasargil[1]将血管重建技术引入神经外科。血管重建技术，尤其是颞浅动脉–大脑中动脉（STA–MCA）搭桥术，已成为脑血管疾病治疗的重要手段。最常用的技术需要一条颅外动脉供体，例如颞浅动脉或其他颈外动脉分支。这种颅内–颅外（EC–IC）搭桥术已应用于血管闭塞性疾病[2–8]，如不能手术夹闭或介入治疗的复杂动脉瘤[9–12]，甚至也用于累及大脑动脉的肿瘤[13–16]。不过，近年来随着外科技术的进展，已经可以使用颅内动脉供体完成血管重建[17–23]。这种颅内–颅内（IC–IC）搭桥技术，虽然技术上更难，但相比EC–IC搭桥技术有几个优势：避免解剖患者的颈部，手术局限在头颅范围内，供体与受体动脉之间的管径及血流更容易吻合。另外，一般不需要用到插入性的桥血管。即使要用的话，也会比EC–IC搭桥短得多。总的来说，IC–IC搭桥术的优势使很多脑血管外科医生采取该技术。本章主要讨论其适应证、必要的术前评估及IC–IC搭桥技术，并回顾总结现有的支持其使用的文献。

适应证

虽然EC–IC搭桥广泛用于血管闭塞性疾病，IC–IC搭桥大多情况下更适用于那些不能单纯手术夹闭或介入治疗的复杂巨大动脉瘤。复杂动脉瘤是指那些位于难以到达部位的动脉瘤，或那些缺乏侧支循环、腔内血栓形成、管壁增厚或钙化、解剖上呈梭形或夹层，或者基底部或壁上[24, 25]有分支或穿支的动脉瘤。巨大动脉瘤也有上述特征，不过定义为直径≥25 mm。这类的动脉瘤通常不太可能用单纯夹闭术或弹簧圈栓塞进行治疗，甚至有可能危及一些关键的血管区域[26]。相反的，为了将动脉瘤从循环中分离出来，有必要对载瘤动脉血流进行永久性阻断。因此，手术治疗这类动脉瘤往往需要在充分处理动脉瘤的同时，采用血管重建技术避免缺血损伤。血管重建技术，即通过另外一条重建的通路将血流输送到下游血管区域，为脑血管外科医师成功治疗复杂及巨大动脉瘤提供了必要工具。由于巨大复杂动脉瘤病情进展凶险，血管重建面临着更多的挑战。国际未破裂颅内动脉瘤研究（ISUIA）显示，前循环及后循环巨大动脉瘤5年累积破裂率分别为40%和50%，是直径为13~24 mm的动脉瘤破裂率的2倍还高[27]。虽然个别亚型的复杂动脉瘤——例如梭形动脉瘤——非常罕见且其自然史尚未完全被了解[28, 29]，但有证据显示，这些罕见复杂动脉瘤的自然史比简单动脉瘤更凶险[30, 31]。

治疗复杂或巨大动脉瘤需重点考虑是否需要血管重建。如以下所讨论的，术前评估有助于判断治疗是否会导致可能受累的区域内血供不足。另外，选择高流量还是低流量搭桥取决于特定血管区域对血流量的需求。此外，充分了解相关脑血管解剖也非常关键。血管解剖的个体差异，包括侧支循环，也是是否需要血管重建的参考因素。

前循环

前循环起自双侧颈内动脉（ICA）。ICA从颈部发起，穿越颈动脉管进入颅内。首先经过岩骨，然后在海绵窦内绕向前行，最后进入蛛网膜下腔，并在此发出眼动脉，后交通动脉及脉络膜前动脉[32]。然后从颈内动脉末段发出大脑中动脉，两侧分别向外侧沿大脑侧裂走行；同时也发出大脑前动脉（ACA），沿内侧走行进入两半球间纵裂。两侧的大脑前动脉通过前交通动脉（ACoA）连接，形成Willis环的前部连接，可为对侧颈动脉提供潜在的侧支血流。治疗起源于颈内动脉海绵段或床突上段、眼动脉，或者后交通动脉（PCoA）的复杂或巨大动脉瘤时，可能需要在颈部阻断颈内动脉。如果 Willis 环可以提供足够的侧支血流，那么就不需要血管重建。但是，如果侧支血流不足，可以采用 EC–IC 或者 IC–IC 搭桥技术对这些近段 ICA 进行血管重建[23]。对于颈内动脉更为远端的动脉瘤——大脑中动脉或大脑前动脉交通前后段（A2 及远端）——Willis 环不再提供侧支血流，这类的复杂或巨大动脉瘤往往需要进行血管重建。

后循环

后循环起自双侧椎动脉（VA），经颈椎横突孔到达枕骨大孔后进入硬脑膜。然后双侧椎动脉汇合形成基底动脉。小脑后下动脉（PICA）是椎动脉最重要的颅内分支，而小脑前下动脉（AICA）、小脑上动脉（SCA）、大脑后动脉（PCA）发自基底动脉。后循环通过后交通动脉与前循环相接，形成 Willis 环的后半部分。对于椎动脉的复杂或巨大动脉瘤，来自对侧椎动脉的侧支循环情况决定是否需要血管重建。仅有 25% 的患者双侧椎动脉对称分布，而左侧椎动脉优势占 50%，剩下的 25% 为右侧椎动脉优势[33]。极少数情况下，椎动脉直接终止于小脑后下动脉而不与对侧椎动脉连接形成基底动脉[33]。基底动脉的复杂或巨大动脉瘤治疗中，后交通动脉可向大脑后动脉、小脑上动脉及基底动脉提供侧支循环。

Willis 环

正如前面所讨论的，Willis 环为双侧颈内动脉之间及前循环与后循环之间提供潜在的侧支血流。90% 的患者存在完整的 Willis 环，但发育完好、双侧对称、能够提供充分的侧支循环的情况不到 50%[33]。常见的阻碍侧支血流的变异有以下几种：大脑前动脉交通前段（A1）发育不全（10%）、A1 缺如（1%~2%），前交通动脉缺如（5%），后交通动脉发育不良或缺如（25%~33%），或大脑后动脉交通前段（P1）发育不良（15%~22%）[33]。最为常见的变异——胚胎型大脑后动脉——见于 20%~30% 的病例，必须加以识别，因为该变异提示大脑后动脉从前循环而非后循环接受血流输入。

动脉瘤并非唯一一种需要血管重建的大脑病变颅底肿瘤，比如脑膜瘤、脊索瘤及其他恶性肿瘤，常常会包绕或侵袭脑血管[14, 16]。这类肿瘤的广泛切除会给这些血管造成破坏。因此，切除肿瘤时需考虑采用血管重建避免缺血损伤。不过，这种术式逐渐不再流行，取而代之的是肿瘤次全切除辅以残余部分的术后放疗。总的来说，后循环近端以及前循环远端各条动脉位置邻近、管径相似，都适合采用 IC–IC 搭桥技术。

术前评估

IC–IC 搭桥在技术上十分具有挑战性，所以必须要有严密的术前计划和准备。血管吻合往往需要在深部手术通道中完成，邻近脑神经、穿动脉及其他主要的脑血管。吻合术中重要的动脉血供被临时阻断，所以手术时间非常关键。另外，每一次的 IC–IC 搭桥能否实施成功，取决于患者个人脑血管解剖特征。出于以上原因，术前血管造影非常重要。必须留意邻近血管的空间关系以及侧支循环情况（是否缺如）。在前循环中，需要非常仔细地了解 Willis 环的解剖结构；在后循环中，需详细掌握脑干穿支的情况。对于巨大或伴有血栓形成的动脉瘤，额外的 CT 及 MRI 成像有助于更好地了解动脉瘤与周围重要结构的关系。

球囊闭塞实验（BTO）有助于帮助主治医师判断血管重建的必要性及搭桥的血流要求[34]。将可充气球囊经血管内置入目标动脉，并充气至少 20 分钟，在此期间监测患者神经系统症状的变化。初次 BTO 试验尝试即失败说明血流需求量大，需考虑高流量的搭桥。在初次 BTO 试验中始终无症状的患者，需进一步行低血压实验，即通过静注硝普钠或拉贝洛尔将平均动脉压降低 25%~33%。初次 BTO 试验成功而低血压试验失败，意味着低流量的搭桥就够了。对于 BTO 试验中无法进行详细神经系统检查的患者，可以考虑各种灌注成像检查，包括灌注成像 CT、单光子发射 CT、正电子发射成像、灌注成像 MRI 及结合乙酰唑胺试验的氙 CT[35–37]。如果 BTO 及低血压试验或其他各种成像方法都没有证据显示血流动力学不足，那么就不需要血管重建。

对于使用桡动脉移植的 IC–IC 搭桥术，有必要评估尺动脉经掌弓是否能提供足够的侧支循环。床旁 Allen 试验是一个简单但有效的判断侧支血流供应是否足够的方法，也就是在腕部用人力同时阻断桡动脉及尺动脉。要求患者握拳然后放松，反复 10 次。此时放松对尺动脉的压迫，使血流通过。然后记录手掌、大鱼际及大拇指的毛细血管充盈程度及时间。如果再充盈在 6 秒内完成，那么认为来自尺动脉的侧支循环是充足的。如果毛细血管再充盈需 6 秒以上，即 Allen 试验阴性，那就意味着不能取该侧的桡动脉进行移植[38]。文献中几乎没有关于 Allen 试验阳性的患者取桡动脉后手缺血的报道，所以可以根据这项床旁试验结果判断是否能够安全获取桡动脉[39]。不过，Allen 试验通过的阳性预测值比较低[38]，需要进一步的评估，如数字体积描记法、双功超声或脉搏血氧测量[39, 40]。

血管重建技术

特定的动脉瘤位置及解剖结构使其适用于颅内血管供体。因此，根据相关脑血管解剖及动脉瘤类型将 IC–IC 搭桥分为 4 类：①原位搭桥；②再植法；③再吻合法；④插入移植。

原位搭桥包括两条邻近的颅内动脉进行侧侧吻合，并在吻合口近端孤立动脉瘤（图 96.1）。供体及

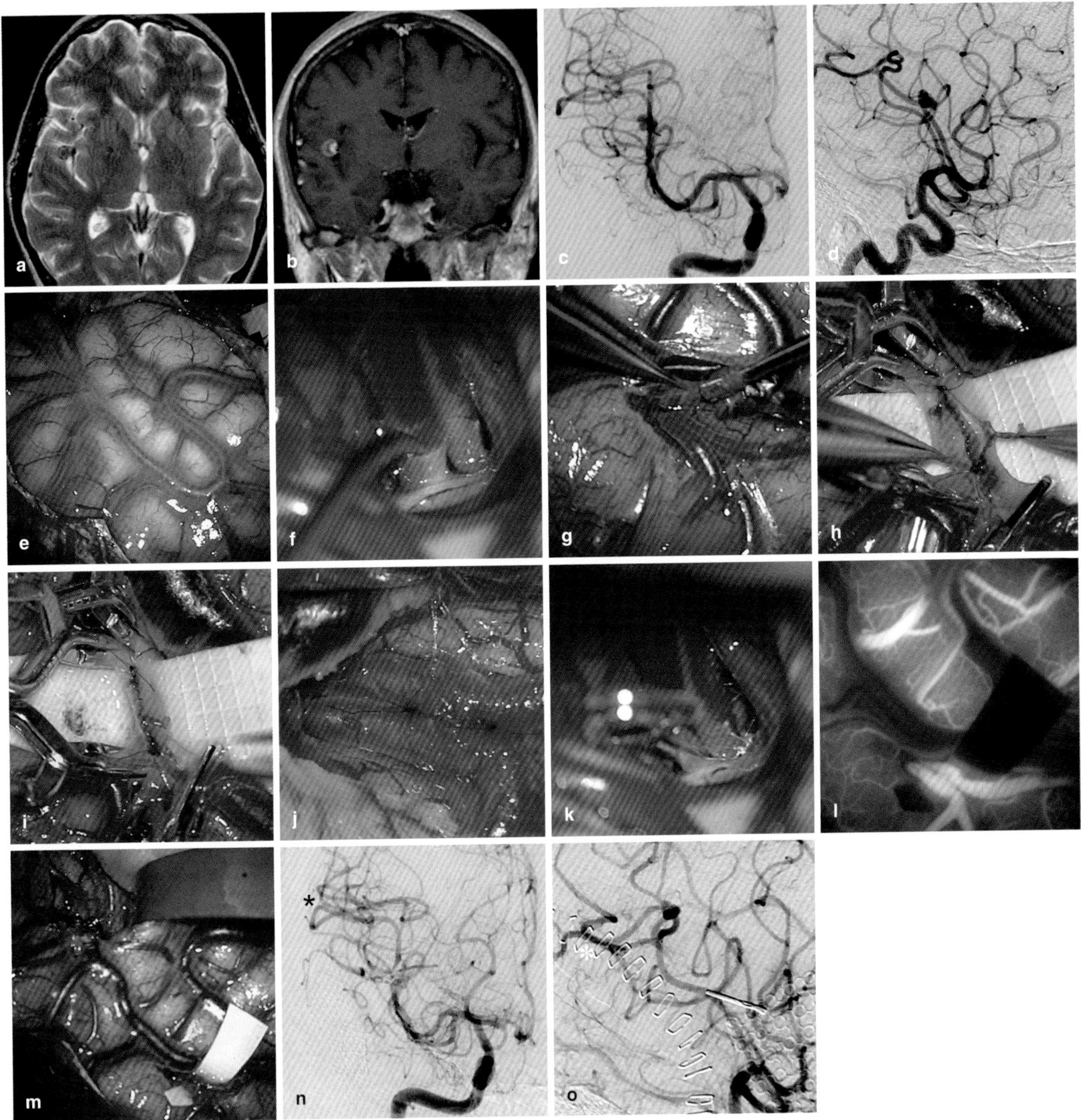

图 96.1 原位搭桥法。一名 57 岁的女性患者出现左侧短暂脑缺血发作。a~d. 轴位（a）及冠状位（b）磁共振显示外侧裂可见血栓团块，前后位（c）及侧位（d）脑血管造影（右侧颈内动脉注射）证实一个 1.2 cm 大小的梭形动脉瘤从 M2 段远端发起。患者接受翼点入路、相邻 M4 段原位搭桥联合动脉瘤近端夹闭的手术治疗；e. 暴露外侧裂；f. 确认外侧裂内 M2 远端的梭形动脉瘤，动脉瘤附近有一根未受累的 M2 分支；g. 找到邻近的两条 M4 分支。使用闪光荧光技术 [49] 来确定这些分支中哪一个是动脉瘤的输出动脉，以此来确定供体和受体动脉；h. 然后开始原位搭桥，首先在血管内做深部边缘缝合；i~l. 然后在血管外（i）做表面血管边缘缝合。完成后桥血管血流通畅（j）。动脉瘤近端夹闭后（k），通过术中吲哚菁绿血管显像确认桥血管通畅（l）；m. 外侧裂内夹闭的动脉瘤与皮质表面的 M4-M4 原位搭桥之间隔得比较远，由于闪光荧光技术的应用，所以不需要在两处手术部位间进行分离显露；n、o. 术后前后位（n）及侧位（o）脑血管造影进一步证实桥血管通畅（* 标记的是搭桥的部位，以及动脉瘤的闭塞）。

受体动脉需平行走行并彼此靠近。符合原位搭桥要求的解剖位置有 4 个：走行于纵裂的双侧 ACA（A3 及 A4 段）；走行于外侧裂的 MCA 分支（M2 及 M3 段），包括颞前动脉；走行于环池的 PCA 及 SCA；走行于枕大池并彼此靠近的双侧 PICA。因此，原位搭桥可用于 ACoA、ACA、MCA、PCA、SCA、PICA 及 VA 动脉瘤的治疗 [22]。

若有血管分支从动脉瘤基底部或侧壁发出，夹闭动脉瘤将同时阻断该分支时，可用再植 IC–IC 搭桥。因此可以将该分支再植到载瘤动脉或其他邻近的动脉上（图 96.2)。此时需要进行单纯端侧血管吻合，最适用于 ACA、MCA 或 PICA 动脉瘤，也曾用于基底动脉顶端动脉瘤 [23]。如果动脉瘤夹闭会累及 2 个或 3 个分支，可以使用双重再植法 [20, 41]。

再吻合搭桥术用于治疗梭形动脉瘤，其唯一的治疗手段是完全切除病变的动脉节段（图 96.3)。然后将留下的动脉输出端及输入端彼此重新连接。适合这种方法的动脉瘤相对比较小，而且动脉残端需要剩余足够的长度以免血管吻合后吻合口张力过高。该技术也可用于分离动脉瘤或潜在的外伤性动脉损伤 [23]。再吻合搭桥需要进行单纯端端血管吻合。

最后一种 IC–IC 搭桥方法就是使用桥血管的颅内搭桥（图 96.4)。正如大多的 EC–IC 搭桥，这种搭桥方法采用插入移植法，而由桥血管连接 2 条颅内动脉。这可能是最通用的 IC–IC 搭桥技术，但是它至少需要两处血管吻合，可以是端 – 端、端 – 侧或侧 – 侧吻合。不同于 EC–IC 搭桥通常采用隐静脉移植，颅内搭桥所需的桥血管较短，多为桡动脉。相比于隐静脉，桡动脉更为适用，因为其长期通畅性更好、管径与颅内动脉更相符，且血流速度较小可避免充血 [15]。血管移植性 IC 搭桥的例子有 VA–SCA、VA–PICA、MCA–PCA、ACA–MCA、ACA–ACA 及 ICA–MCA[23, 42]。

术中及术后注意事项

所有 IC–IC 搭桥技术都需要暂时阻断供体及受体动脉，从而对血管下游区域造成潜在的缺血损伤风险。因此，搭桥应在爆发抑制状态下完成，同时进行术中神经监测。有实验显示，IC–IC 搭桥平均的颅内动脉阻断时间为 46 分钟（范围是 26~76 分钟）[23]。这种阻断时长是可以接受的。但是，如果出现躯体感觉或运动诱发电位的改变，可以通过升高患者血压来加以控制。

在血管吻合过程中，当动脉开放，并使用临时血

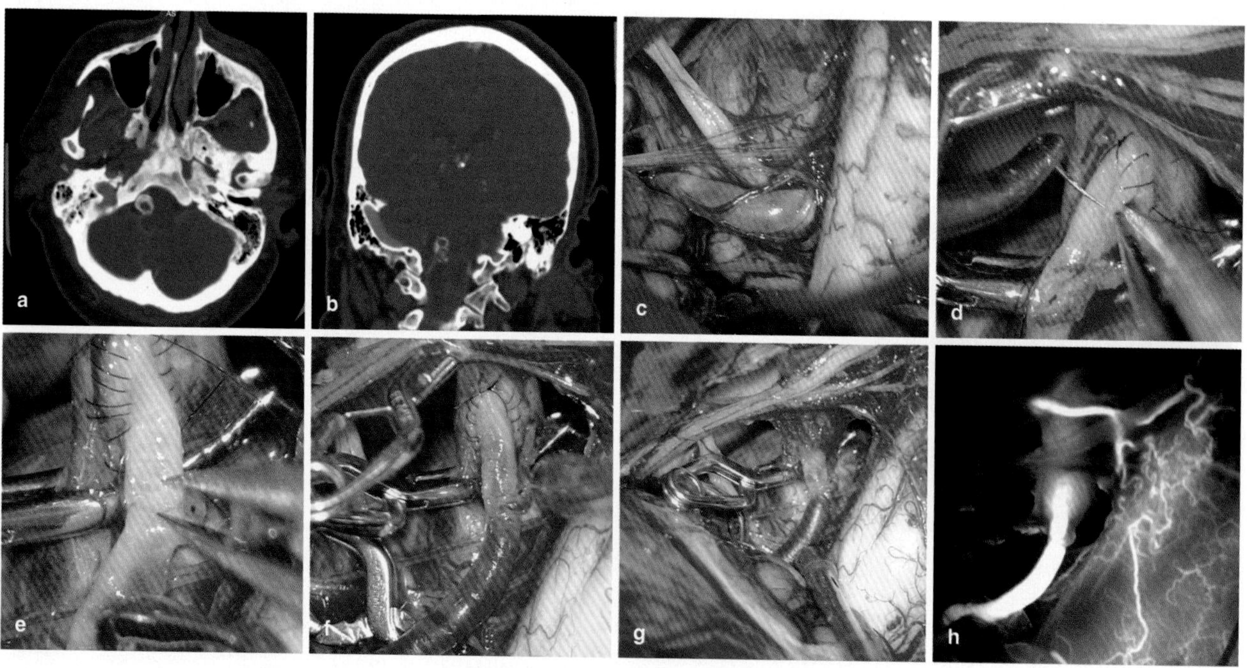

图 96.2 再植搭桥术。患者女，58 岁，因颈部疼痛行颈部影像检查时偶然发现右侧 PICA 处一枚 1.2 cm 大小伴血栓形成的动脉瘤。a、b. 轴位（a）及冠状位（b）CT 血管成像显示动脉瘤显著钙化；c. 患者经远外侧入路开颅，手术过程中发现，动脉瘤钙化使得动脉夹闭受阻。故考虑使用再植搭桥法。在动脉瘤处使用固定夹联合 PICA 远端使用临时夹阻断 PICA，之后动脉得以离断并移动至椎动脉上；d~f. 使用两条 9-0 单丝缝线将 PICA 切口与椎动脉连续缝合；g. 再植搭桥完成；h. 术中吲哚菁绿造影确认搭桥通畅。

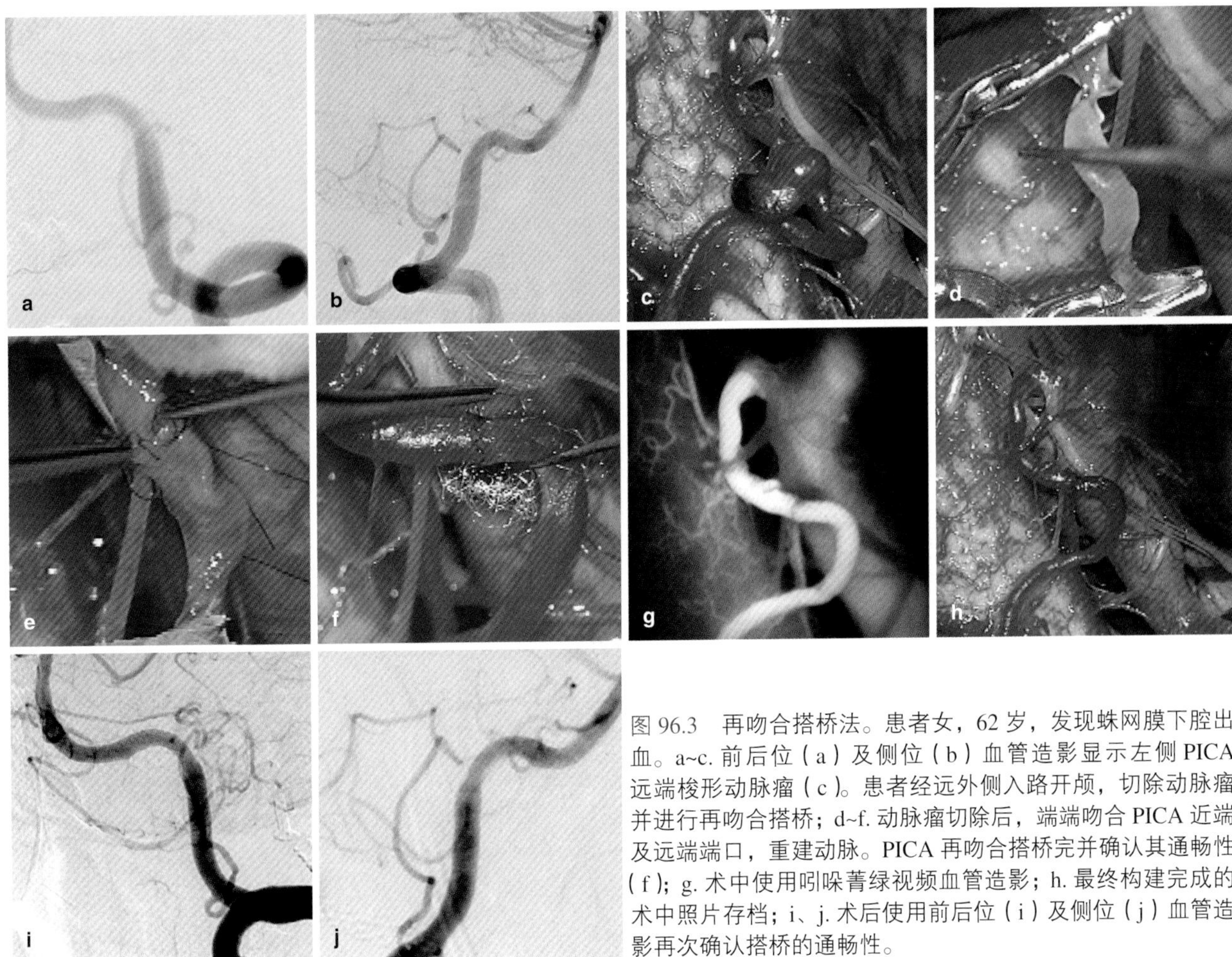

图 96.3　再吻合搭桥法。患者女，62 岁，发现蛛网膜下腔出血。a~c. 前后位（a）及侧位（b）血管造影显示左侧 PICA 远端梭形动脉瘤（c）。患者经远外侧入路开颅，切除动脉瘤并进行再吻合搭桥；d~f. 动脉瘤切除后，端端吻合 PICA 近端及远端端口，重建动脉。PICA 再吻合搭桥完并确认其通畅性（f）；g. 术中使用吲哚菁绿视频血管造影；h. 最终构建完成的术中照片存档；i、j. 术后使用前后位（i）及侧位（j）血管造影再次确认搭桥的通畅性。

管夹夹闭后，可局部使用肝素冲洗。肝素冲洗可以阻止血管吻合处的血栓形成。为促进桥血管开放后血管吻合处的止血并避免围手术期间的出血并发症，不要全身使用肝素。

搭桥过程完成后确认桥血管通畅性对确保血管重建的成功非常关键。这可以通过多种术中技术来完成，包括吲哚菁绿（ICG）血管造影 [43]，传统的术中血管造影 [44] 及多普勒超声 [45]。我们更喜欢用 ICG 血管造影，因为它不仅简单便捷，而且可以在直视下观察目标血管。在外科显微镜上添加近红外模块后，就可以使用该技术。

适当的术后管理，对 IC–IC 搭桥患者维持移植血管通畅及避免血栓形成、出血并发症非常关键。患者血压最好维持于正常水平，以避免桥血管血栓形成及出血。在脑血管搭桥患者中，抗血小板治疗如阿司匹林和氯吡格雷的使用，目前都存在争议，并缺乏相关研究。然而，在心血管搭桥的文献中，术后使用阿司匹林是避免血栓相关并发症的基本措施，而且仅仅极小幅度地增加了出血风险 [46]。但是，冠状动脉搭桥移植术后，使用氯吡格雷来维持桥血管通畅性的益处并不确定，该药的使用还存在争议 [47]。在我们的医疗中心，我们常规在 IC–IC 搭桥术后 6 小时内开始口服或直肠使用阿司匹林（325 mg/d）。虽然我们也倾向于给这些患者术后使用氯吡格雷，不过给药时间取决于术后影像及患者的神经功能状态。

患者预后及文献综述

目前的文献中只有数篇关于 IC–IC 搭桥队列研究的报道。Sanai 等 [23] 报道了 35 例使用 IC–IC 搭桥治疗复杂动脉瘤的研究。术后有 31 例（89%）移植血管保持良好通畅性。发生堵塞的 4 例中，其中 2 例在术中出现过阻塞，但是均已得到纠正，而术后为再次堵塞。只有一例移植血管发生堵塞的患者存在永久性神经系统后遗症，而 89% 经 IC–IC 搭桥的患者长期随访显示结局良好（Glasgow 预后评分 4~5 分）。这

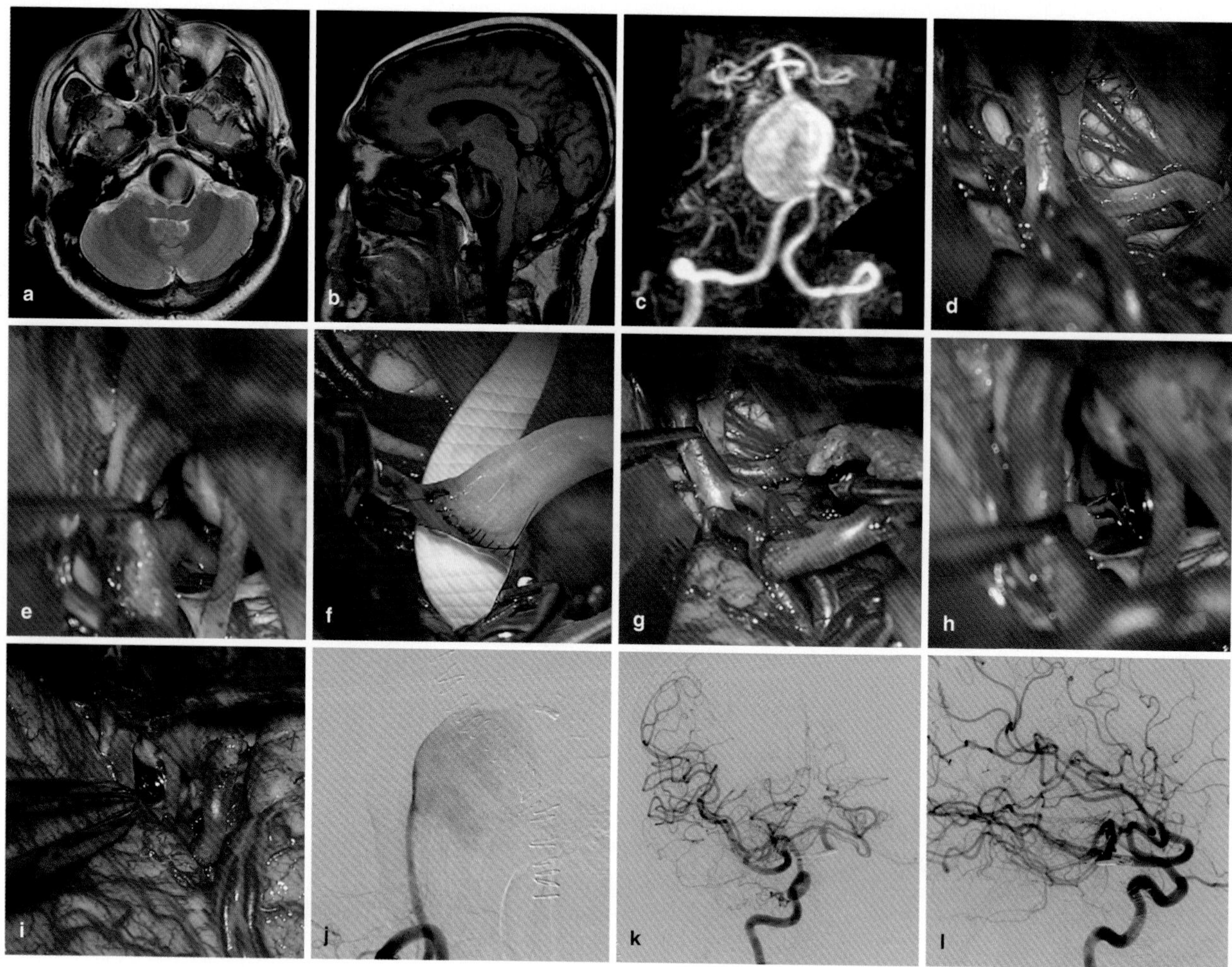

图 96.4 IC-IC 桥血管嫁接搭桥。患者男，52 岁，因出现脑干压迫症状就诊，检查发现延长扩张的基底动脉的巨大动脉瘤。a~c. 磁共振轴位 T2 加权（a）、矢状位 T1 加权（b）及冠状位 MR 血管造影（c）。患者接受眶颧入路、使用桡动脉桥血管的 MCA-PCA 搭桥术，并将基底动脉远端夹闭；d~g. 外侧裂广泛分离以便暴露 MCA 及 PCA（d），然后通过颈动脉 - 动眼神经三角暴露基底动脉远端（e）。然后获取桡动脉桥血管，并采用端侧法缝合到 PCA 的 P2 节段（f）以及 MCA 的 M2 节段上（g）；h. 然后夹闭基底动脉远端；i. MCA-PCA 搭桥移植及延长扩张的基底动脉动脉瘤远端夹闭完成；j. 术后脑血管造影显示，流向经过阻断的基底动脉瘤远端的血流显著减慢；k、l. 右侧颈内动脉注射后，前后位（k）及侧位（l）血管造影证实 MCA-PCA 搭桥血管通畅。

些研究结果与另一项类似的 EC–IC 队列研究结果相当。最近，Ramanathan 等 [13] 报道了一项纳入 29 例经 IC–IC 搭桥治疗的复杂动脉瘤或肿瘤患者的病例研究。值得注意的是，这些研究者将 IC–IC 搭桥定义为使用桥血管移植的搭桥，而将原位搭桥、再吻合法及再植法归到“局部”搭桥组。若将两组合在一起，该队列的搭桥通畅率为 86%。但是，若单独分析使用桥血管的 IC–IC 搭桥，则其长期通畅率只有 56%，而“局部”搭桥组长期通畅率为 100%。所有桥血管长度大于 2.5 cm 的 IC–IC 搭桥最终都失败了，出现堵塞的平均时间为术后 3 个月，同时伴有侧支循环的扩张。相比之下，90% 的低流量 EC–IC 搭桥及 92% 高流量的 EC–IC 搭桥在长期随访中仍保持通畅。他们指出，IC–IC 移植流量较低，且桥血管较长导致血流阻抗较高，更容易导致堵塞，尤其是侧支循环的逐渐生成使得桥血管内血流进一步减少。尽管 Sanai 等 [23] 在文章中并没有将 IC–IC 搭桥分类，不过他们曾经进行过一项关于原位搭桥的队列研究，得到了同样为 100% 的通畅率（该队列中发生阻塞的一个病例，是在 2 条 MCA 分支之间插入移植 STA）[22]。其他较小的 IC–IC 队列研究也显示了类似的良好结果。Evans 等 [48] 曾报告一项关于后循环动脉瘤治疗的队列研究，经 IC–IC 治疗的 12 例患者，结果显示通畅率为 100%。其中 2 例（16.7%）因脑卒中死亡，另有 6 例（50%）术后发生短暂的神经功能障碍，但逐渐恢复。另外，有 1 例（8.3%）患者的第Ⅷ对脑神经为施行开颅而被牺牲。Lemole 等 [19] 报道一项涉及 4 例 PICA 的 IC–IC 搭桥队列研究（3 例侧侧吻合，1 例再植），其通畅率为 100%，没有缺血并发症。

结论

脑血管重建是复杂或巨大动脉瘤 [12, 13, 22, 23, 26]、肿瘤 [13, 16] 及动脉粥样硬化疾病 [7] 治疗的重要组成部分。虽然 EC–IC 搭桥技术是脑血管重建的主要手段，但是，IC–IC 搭桥技术由于其多用及简练性越来越受欢迎。IC–IC 搭桥包括一系列技术，可以只用颅内供体血管来进行血管重建。总之，IC–IC 搭桥术中供体和受体血管管径更为相符，使得手术区域完全局限在颅内，不需要额外在颈部切开和分离。由于受体和供体血管相近，可以最大程度减少插入移植的需要。IC–IC 在复杂或巨大动脉瘤和肿瘤治疗方面的回顾性研究显示，其预后与传统的 EC–IC 搭桥技术相当，这表明，IC–IC 搭桥技术安全且持久。随着脑血管外科医生逐渐适应掌握这些技术，我们一定会看到脑血管重建技术的进一步改善及创新技术的出现 [49]。

参·考·文·献

[1] Yaşargil M. Anastomosis between the superficial temporal artery and a branch of the middle cerebral artery. In: Yaşargil M, ed. Microsurgery Applied to Neurosurgery. Stuttgart: Georg Thieme Verlag; 1969:105–115

[2] Ferguson GG, Eliasziw M, Barr HW, et al. The North American Symptomatic Carotid Endarterectomy Trial: surgical results in 1415 patients. Stroke 1999;30:1751–1758

[3] Powers WJ, Clarke WR, Grubb RL Jr, Videen TO, Adams HP Jr, Derdeyn CP. COSS Investigators. Extracranial-intracranial bypass surgery for stroke prevention in hemodynamic cerebral ischemia: the Carotid Occlusion Surgery Study randomized trial. JAMA 2011;306:1983–1992

[4] Pandey P, Steinberg GK. Neurosurgical advances in the treatment of moyamoya disease. Stroke 2011;42:3304–3310

[5] Barnett DW, Barrow DL, Joseph GJ. Combined extracranial-intracranial bypass and intraoperative balloon occlusion for the treatment of intracavernous and proximal carotid artery aneurysms. Neurosurgery 1994; 35:92–97, discussion 97–98

[6] Fluri F, Engelter S, Lyrer P. Extracranial-intracranial arterial bypass surgery for occlusive carotid artery disease. Cochrane Database Syst Rev 2010;2:CD005953

[7] Rodríguez-Hernández A, Josephson SA, Langer D, Lawton MT. Bypass for the prevention of ischemic stroke. World Neurosurg 2011;76(6, Suppl): S72–S79

[8] Samson DS, Boone S. Extracranial-intracranial (EC-IC) arterial bypass: past performance and current concepts. Neurosurgery 1978;3:79–86

[9] Cantore G, Santoro A, Guidetti G, Delfinis CP, Colonnese C, Passacantilli E. Surgical treatment of giant intracranial aneurysms: current viewpoint. Neurosurgery 2008;63(4, Suppl 2):279–289, discussion 289–290

[10] Surdell DL, Hage ZA, Eddleman CS, Gupta DK, Bendok BR, Batjer HH. Revascularization for complex intracranial aneurysms. Neurosurg Focus 2008;24:E21

[11] Kalani MY, Zabramski JM, Hu YC, Spetzler RF. Extracranial-intracranial bypass and vessel occlusion for the treatment of unclippable giant middle cerebral artery aneurysms. Neurosurgery 2013;72:428–435, discussion 435–436

[12] Kalani MY, Zabramski JM, Nakaji P, Spetzler RF. Bypass and flow reduction for complex basilar and vertebrobasilar junction aneurysms. Neurosurgery 2013;72:763–775, discussion 775–776

[13] Ramanathan D, Temkin N, Kim LJ, Ghodke B, Sekhar LN. Cerebral bypasses for complex aneurysms and tumors: long-term results and graft management strategies. Neurosurgery 2012;70:1442–1457, discussion 1457

[14] Sekhar LN, Natarajan SK, Ellenbogen RG, Ghodke B. Cerebral revascularization for ischemia, aneurysms, and cranial base tumors. Neurosurgery 2008;62(6, Suppl 3):1373–1408, discussion 1408–1410

[15] Sekhar LN, Bucur SD, Bank WO, Wright DC. Venous and arterial bypass grafts for difficult tumors, aneurysms, and occlusive vascular lesions: evolution of surgical treatment and improved graft results. Neurosurgery 1999;44:1207–1223, discussion 1223–1224

[16] Kalani MY, Kalb S, Martirosyan NL, et al. Cerebral revascularization and carotid artery resection at the skull base for treatment of advanced head and neck malignancies. J Neurosurg 2013;118:637–642

[17] Auguste KI, Quiñones-Hinojosa A, Lawton MT. The tandem bypass: subclavian artery-to-middle cerebral artery bypass with Dacron and saphenous vein grafts. Technical case report. Surg Neurol 2001;56:164–169

[18] Bederson JB, Spetzler RF. Anastomosis of the anterior temporal artery to a secondary trunk of the middle cerebral artery for treatment of a giant M1 segment aneurysm. Case report. J Neurosurg 1992;76:863–866

[19] Lemole GM Jr, Henn J, Javedan S, Deshmukh V, Spetzler RF. Cerebral revascularization performed using posterior inferior cerebellar artery-posterior inferior cerebellar artery bypass. Report of four cases and literature review. J Neurosurg 2002;97:219–223

[20] Mirzadeh Z, Sanai N, Lawton MT. The azygos anterior cerebral artery bypass: double reimplantation technique for giant anterior communicating artery aneurysms. J Neurosurg 2011;114:1154–1158

[21] Nussbaum L, Defillo A, Zelensky A, Nussbaum ES. A short segment intracranial-intracranial jump graft bypass followed by proximal arterial occlusion for a distal MCA aneurysm. Surg Neurol Int 2011;2:98

[22] Quiñones-Hinojosa A, Lawton MT. In situ bypass in the management of complex intracranial aneurysms: technique application in 13 patients. Neurosurgery 2005;57(1, Suppl):140–145, discussion 140–145

[23] Sanai N, Zador Z, Lawton MT. Bypass surgery for complex brain aneurysms: an assessment of intracranial-intracranial bypass. Neurosurgery 2009;65:670–683, discussion 683

[24] Hanel RA, Spetzler RF. Surgical treatment of complex intracranial aneurysms. Neurosurgery 2008;62(6, Suppl 3):1289–1297, discussion 1297–1299

[25] Mohit AA, Sekhar LN, Natarajan SK, Britz GW, Ghodke B. High-flow bypass grafts in the management of complex intracranial aneurysms. Neurosurgery 2007;60(2, Suppl 1):ONS105–ONS122, discussion ONS122–ONS123

[26] Sughrue ME, Saloner D, Rayz VL, Lawton MT. Giant intracranial aneurysms: evolution of management in a contemporary surgical series. Neurosurgery 2011;69:1261–1270, discussion 1270–1271
[27] Wiebers DO, Whisnant JP, Huston J III, et al. International Study of Unruptured Intracranial Aneurysms Investigators. Unruptured intracranial aneurysms: natural history, clinical outcome, and risks of surgical and endovascular treatment. Lancet 2003;362:103–110
[28] Anson JA, Lawton MT, Spetzler RF. Characteristics and surgical treatment of dolichoectatic and fusiform aneurysms. J Neurosurg 1996;84:185–193
[29] Lawton MT, Quiñones-Hinojosa A, Chang EF, Yu T. Thrombotic intracranial aneurysms: classification scheme and management strategies in 68 patients. Neurosurgery 2005;56:441–454, discussion 441–454
[30] Day AL, Gaposchkin CG, Yu CJ, Rivet DJ, Dacey RG Jr. Spontaneous fusiform middle cerebral artery aneurysms: characteristics and a proposed mechanism of formation. J Neurosurg 2003;99:228–240
[31] Vishteh AG, Spetzler RF. Evolution of a dolichoectatic aneurysm into a giant serpentine aneurysm during long-term follow up. Case illustration. J Neurosurg 1999;91:346
[32] Bouthillier A, van Loveren HR, Keller JT. Segments of the internal carotid artery: a new classification. Neurosurgery 1996;38:425–432, discussion 432–433
[33] Osborn AG. Diagnostic Cerebral Angiography, 2nd ed. Philadelphia: Lippincott Williams & Wilkins; 1999
[34] Standard SC, Ahuja A, Guterman LR, et al. Balloon test occlusion of the internal carotid artery with hypotensive challenge. AJNR Am J Neuroradiol 1995;16:1453–1458
[35] Kamath A, Smith WS, Powers WJ, et al. Perfusion CT compared to H(2) (15)O/O (15)O PET in patients with chronic cervical carotid artery occlusion. Neuroradiology 2008;50:745–751
[36] Schubert GA, Weinmann C, Seiz M, et al. Cerebrovascular insufficiency as the criterion for revascularization procedures in selected patients: a correlation study of xenon contrast-enhanced CT and PWI. Neurosurg Rev 2009;32:29–35, discussion 35–36
[37] Eicker SO, Turowski B, Heiroth HJ, Steiger HJ, Hänggi D. A comparative study of perfusion CT and 99m Tc-HMPAO SPECT measurement to assess cerebrovascular reserve capacity in patients with internal carotid artery occlusion. Eur J Med Res 2011;16:484–490
[38] Barner HB. Allen's test. Ann Thorac Surg 2008;85:690
[39] Kohonen M, Teerenhovi O, Terho T, Laurikka J, Tarkka M. Is the Allen test reliable enough? Eur J Cardiothorac Surg 2007;32:902–905
[40] Habib J, Baetz L, Satiani B. Assessment of collateral circulation to the hand prior to radial artery harvest. Vasc Med 2012;17:352–361
[41] Lawton MT, Quiñones-Hinojosa A. Double reimplantation technique to reconstruct arterial bifurcations with giant aneurysms. Neurosurgery 2006;58(4, Suppl 2):ONS-347–ONS-353, discussion ONS-353–ONS-354
[42] Pisapia JM, Walcott BP, Nahed BV, Kahle KT, Ogilvy CS. Cerebral revascularization for the treatment of complex intracranial aneurysms of the posterior circulation: microsurgical anatomy, techniques and outcomes. J Neurointerv Surg 2011;3:249–254
[43] Raabe A, Nakaji P, Beck J, et al. Prospective evaluation of surgical microscope-integrated intraoperative near-infrared indocyanine green videoangiography during aneurysm surgery. J Neurosurg 2005;103:982–989
[44] Payner TD, Horner TG, Leipzig TJ, Scott JA, Gilmor RL, DeNardo AJ. Role of intraoperative angiography in the surgical treatment of cerebral aneurysms. J Neurosurg 1998;88:441–448
[45] Bailes JE, Tantuwaya LS, Fukushima T, Schurman GW, Davis D. Intraoperative microvascular Doppler sonography in aneurysm surgery. Neurosurgery 1997;40:965–970, discussion 970–972
[46] Berger JS. Platelet-directed therapies and coronary artery bypass grafting. Am J Cardiol 2009;104(5, Suppl):44C–48C
[47] Krimly A, Yan RT, Yan AT, et al. Use of clopidogrel post-coronary artery bypass surgery in canadian patients with acute coronary syndromes. Can J Cardiol 2011;27:711–715
[48] Evans JJ, Sekhar LN, Rak R, Stimac D. Bypass grafting and revascularization in the management of posterior circulation aneurysms. Neurosurgery 2004;55:1036–1049
[49] Rodríguez-Hernández A, Lawton MT. Flash fluorescence with indocyanine green videoangiography to identify the recipient artery for bypass with distal middle cerebral artery aneurysms: operative technique. Neurosurgery 2012;70(2, Suppl Operative): 209–220

第97章

脑缺血的外科血管重建治疗

Eric S. Nussbaum

历史背景

颅外－颅内血管（EC–IC）搭桥术自20世纪60年代末被提出以来，在缺血性脑血管病外科治疗中起到重要作用[1, 2]。当时，还未进行过脑血管重建的具体适应证的相关研究，而人们普遍假设提高脑血流量肯定能够降低卒中风险，尤其对于经血管成像证实存在脑血管阻塞的患者。因此，新近提出的EC–IC血管搭桥术成为非常常规的治疗方法，一些外科医生开始报道大规模病例的成功实践经验[3–5]。

基于对EC–IC血管搭桥术这一治疗方法广泛的使用热情，学者们组织了一项关于该术式的大型合作性研究[6]。令参与者感到惊讶的是，该研究对手术治疗减低缺血性脑卒中风险的实际疗效提出了严重质疑[7]。这一结果导致血管搭桥术的使用量骤减。该研究结果发表在*New England Journal of Medicine*上之后，多名权威的神经血管外科专家发表文章详细分析该研究的缺陷并提出反驳意见[8–10]。该研究最重要的缺点是排除在研究之外的患者数目较大，因为参与研究的外科医生认为对那些他们评估为卒中最高风险的患者实施有争议的治疗方法是不符合伦理的。另外，亚组样本量有限，使得对研究中特定人群进行统计分析很困难甚至难以实现。尽管存在这些反驳意见，但是该研究对外科血管搭桥术的不利影响已经产生，大部分医疗中心都不再采用该方法进行治疗[11]。在接下来的几十年里，产生了更加精密的，用于评估大脑生理状态的成像技术，这些技术能够更好地评估脑血流受损及代偿情况[2]。据此，我们更有可能评估哪些患者能够最大程度受益于血管重建术。影像学方面的进步促使华盛顿大学圣路易斯分校组织了一项名为颈动脉阻塞外科研究（COSS）的临床试验来评估颈内动脉闭塞患者接受血管搭桥术的受益程度[12]。不幸的是，该研究同样未显示血管搭桥术的有效性。该研究中术后患者极高的死亡率和卒中发生率，使得人们对参与研究的医疗中心的手术结果和围术期护理流程提出了严肃的质疑[13]。可能在参与合作的试验中，患者术中和围术期管理熟练性不足，导致COSS无法体现出手术治疗的益处。

尽管进行了这些努力，直至今天外科医生也没能了解使用血管搭桥术治疗缺血性脑血管病的实际适应证。因此，临床医生只能依赖经验丰富的神经血管专家的专业性判断来决定哪些患者可能从血管搭桥术受益。尽管大多数神经血管外科医师相信能够从血管搭桥术中收益的患者是存在的，但是几乎没有可靠的科学数据来建立患者选择标准。本章将讨论关于脑血管重建（手术或介入）适应证方面各种已经被接受和仍存在争议的问题。

目前状况

很多学者直观地认同脑缺血的血管重建。首先，人们知道人体的其他部位，包括心脏和四肢，当血流灌注受到威胁时均对外科或血管介入的血管重建术反应良好。其次，提高缺血脑组织血流量的手术已经相当精细，有经验的外科医生能够将并发症发生率控制在极低水平。尽管这样，大宗随机试验研究仍对旨在增加受累脑组织血流量的开颅显微手术以及介入治疗的适用性提出了严肃质疑[14]。脑血管重建手术包括颈动脉内膜剥脱术、EC–IC血管搭桥术、颅内血栓清除术，以及所谓的间接血管重建术，例如软脑膜血管融合术、脑－硬膜－颞浅动脉血管融合术（EDAS）、脑－硬脑膜－颞肌血管融合术（EDMS）。颈动脉内膜剥脱术已在第20章中讨论，这里我们重点关注颅内血管重建术。

EC-IC 血管搭桥术的适应证

尽管外科血管搭桥术已经成为治疗特定的、无法夹闭的动脉瘤和颅底肿瘤的重要选择，但其对缺血性脑血管病患者的作用仍存在很大争议[15–18]。在血管阻塞性疾病中，EC–IC 血管搭桥术可以在脑缺血事件的急性期、亚急性期或慢性期进行。通常，该治疗方法被用于脑缺血损伤或短暂性缺血事件的亚急性期或慢性期患者，该类患者均存在固定的血管狭窄或阻塞，同时对侧代偿不足，导致脑血流灌注减低。这些患者可能大多数时候没有明显症状，但会表现出间断的短暂性脑缺血发作，或在特殊的血流动力学应激状态下出现缺血症状。对于这些患者，没有可靠的证据能够确切推断未来发生卒中的风险，但是可以预计的是，其风险将高于同年龄的正常对照人群。如果这些患者可以在并发症风险极低的情况下进行血管搭桥，那么手术将成为一种可行的治疗选择。

在我们的经验中，根据多方面因素决定是否建议进行手术搭桥：包括倾向于更为年轻的患者，而另一重要的筛选原则是在最大剂量药物治疗的前提下仍存在进展性的严重动脉狭窄或阻塞，导致缺血症状加重[19]。我们也根据多种形式的生理学成像手段，CT 灌注成像、MRI 灌注成像以及早些时候的氙气 CT，来帮助判断脑血管储备情况，预测哪些患者可能通过血管重建术获得最大收益。最终，与患者及家属坦诚讨论所有治疗方案，包括激进的最大剂量内科治疗、介入治疗以及血管重建手术。文献中存在的争议和不确定性也同样需要交代。之后患者和家属必须决定他们是否希望进行显微外科血管重建术。

我们也偶尔对脑缺血急性发作的患者采用 EC–IC 血管搭桥术。这些患者通常有足够的侧支血供来避免急性、不可逆性、损伤性的半球梗死，但是这些侧支供血不足以防止进行性脑缺血症状的出现。通常，神经损伤的严重程度经常比 MRI 弥散成像上观察到的缺血损伤的范围更严重，两者不成比例。在多个病例中，这些患者通过急诊 EC–IC 血管搭桥术获得了良好的结果[20]。急性症状性颅内动脉夹层患者，尤其是累及颈内动脉床突上段和大脑中动脉近段者，似乎尤其容易发生缺血事件。根据我们的经验，这类患者接受血管搭桥术后，获得了非常好的治疗结果。显然，我们并不确定如果这些患者接受最大剂量药物治疗的话结果将会如何，但是根据我们术前的情况，如果不进行血管重建术的话，我们可能至少会出现其他的一些缺血性损伤。

颞浅动脉 - 大脑中动脉吻合术的技术

患者采取气管内插管全身麻醉，需要注意避免过度通气或低血压，以免增加脑缺血损伤的风险。将患者头部旋转 60°~90° 并严格固定。如果需要进行术中血管造影，需要使用射线可穿透的固定头架。颞浅动脉（STA）顶支是经典的供血血管，使用手持多普勒超声仪标记出其行程。可根据术者喜好沿其走行剃掉一小条头发。完善术前准备工作后，使用术中显微镜进行切开，并在颧弓根处识别 STA。沿上颞线表面继续切开，电凝止血并离断 STA 的小侧支，完整保留大的额支。STA 被分离足够的长度之后，在保留血管连续性的前提下将其向前或向后反折，之后切开颞肌及颞筋膜。一些外科医生更倾向于首先翻转大片皮瓣，待分离动脉后从皮瓣下方剥离 STA，不过我们发现上述技术更为简单。

之后以外侧裂为中心进行小骨窗开颅。硬脑膜做星状切口，以便寻找一条直径足够大的 MCA 皮质支。如果没有找到，则打开蛛网膜引流脑脊液。随着颅压下降，可能可以在硬膜瓣边缘看到合适的受体血管。如果仍没有，则要扩大开颅，主要向角回方向切开，因为该处更可能存在较大的皮质动脉。接下来，小心地切除受体血管表面蛛网膜。小分支可以电凝后离断或暂时用 10–0 丝线结扎。在动脉下方垫入一片隔离材料，用剃须刀片和锋利的显微解剖剪刀切开动脉。血管吻合可以用 10–0 丝线间断或连续缝合（图 97.1）。如果血管尺寸匹配良好，血管较粗大，我们更倾向于采用连续缝合。当血管尺寸不符合，血管较细小，或者缝合困难时，我们倾向于采用间断缝合。

一旦完成了血管吻合，先取下受体血管的临时瘤夹，然后取下供体血管的临时瘤夹。小量出血可以通过轻柔地局部加压止血。持续出血可能需要额外的 10–0 丝线缝合。然后，我们通常使用吲哚菁绿（ICG）进行血管显像来确认吻合血管的通畅性。

值得一提的是，如果 STA 闭塞或者在之前的手术中已经被牺牲掉，也可以用枕动脉作为供体血管，或者用对侧 STA 或一小段静脉做插入移植。我们对这些技术的经验有限，但是在使用静脉作为桥血管时需要特别谨慎，因为很可能出现血管尺寸的不匹配。治疗脑缺血时，我们从未采用过传统的隐静脉移植法来吻合颈外动脉和 MCA，因为担心出现高灌注损伤而导致出血，但其他学者认为该方法也可以加以考虑。

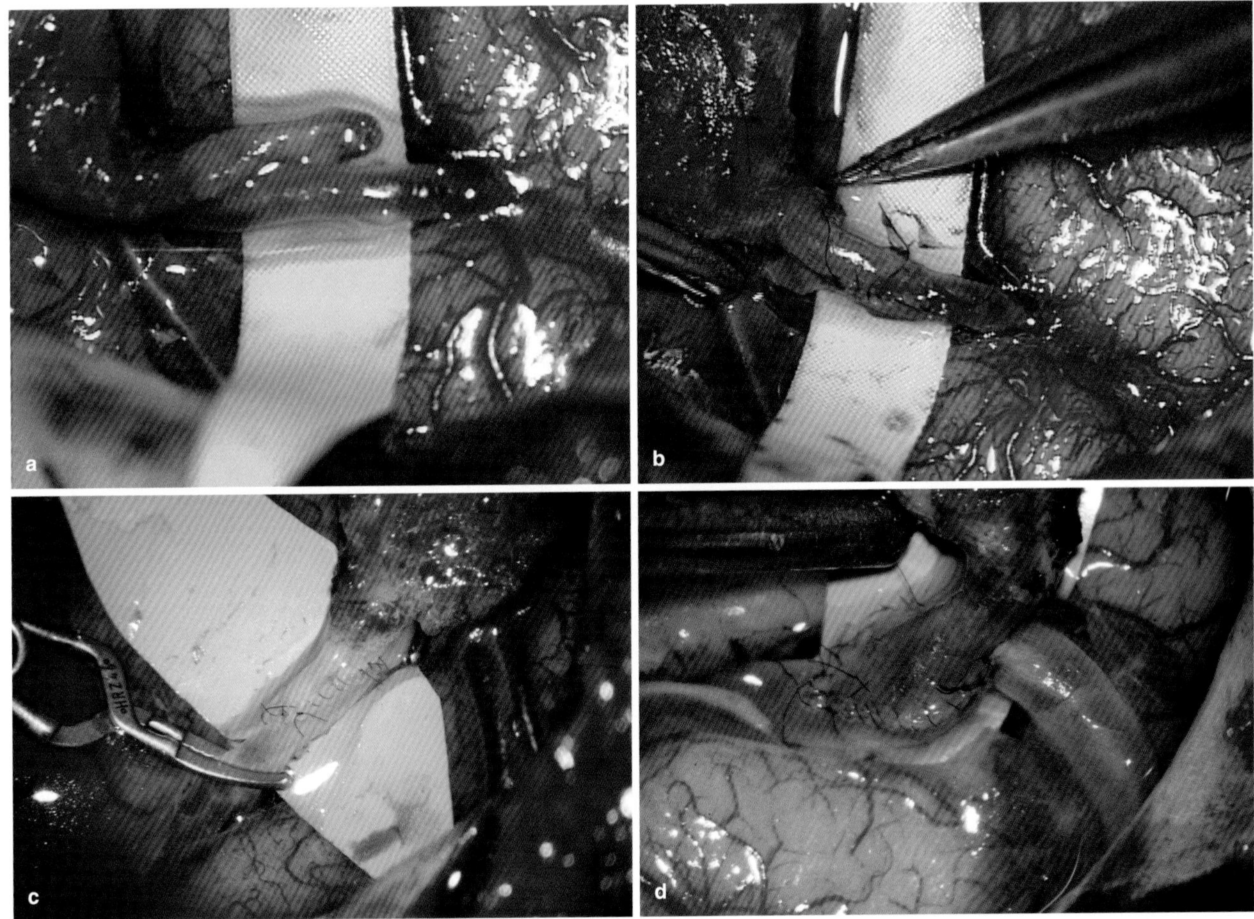

图 97.1　a. 术中照片显示将为血管吻合而备好的颞浅动脉置于大脑中动脉皮质分支表面，其下方已置入一片蓝色的背景材料；b. 显示已经完成、并移除所有临时瘤夹后的血管吻合。此处使用了间断缝合法；c. 在另一病例中，血管前壁采用连续缝合法；d. 显示已完成的血管吻合。

结果

对 STA–MCA 血管吻合术掌握熟练的外科医生可以在 3 小时以内完成手术，血管通畅率超过 95%。以我们的经验，除了那些在脑缺血急性期进行治疗的患者可能在苏醒后出现先前症状的加重以外，该术式的并发症发生率极低。类似于行急诊颈动脉内膜剥脱术的患者，我们认为全身麻醉导致的血压变化可能是导致这一问题的原因。以我们的经验，伤口愈合不良仅偶尔发生，多见于糖尿病患者中，偶有患者需要二次手术处理。术后癫痫发作罕见，偶有患者出现围术期一过性缺血事件。总之，有经验的外科医生能够快速完成该手术，并具有极低的并发症发生率（严重事件发生率约为 1%）和高通畅率。如果术后出现任何问题，可以利用 CT 血管造影、MR 血管造影或导管造影来确定吻合血管的通畅程度（图 97.2）。

Moyamoya 病和间接血管重建术

Moyamoya 病是一种特殊情况，表现为 ICA 床突上段及其大分支进行性狭窄。在一部分患者中，后循环也可能受影响。该病确切的病因仍不清楚，尽管有人提出炎症、感染、遗传和毒物 / 代谢物暴露等可能原因。在我们实践过程中，他们发现大量 Moyamoya 病患者可能需要进行血管重建。一些患者是经典的双侧发病，而另一部分患者病变只累及单侧。Moyamoya 病的血管模式表现为细小侧支血管的产生，可能是为了代偿动脉阻塞而自发产生的血管吻合。这些患者具有发生脑缺血症状（可能由于压力或仅仅是过度通气引起）或细小侧支和相关动脉瘤出血的风险。

根据我们的实践经验，大多数年轻的 Moyamoya 病患者接受了外科血管重建术，来降低脑缺血和出血的风险。我们偶尔也收 65 岁以上无症状的 Moyamoya 成人患者。对于这些患者，我们一般建议观察。对

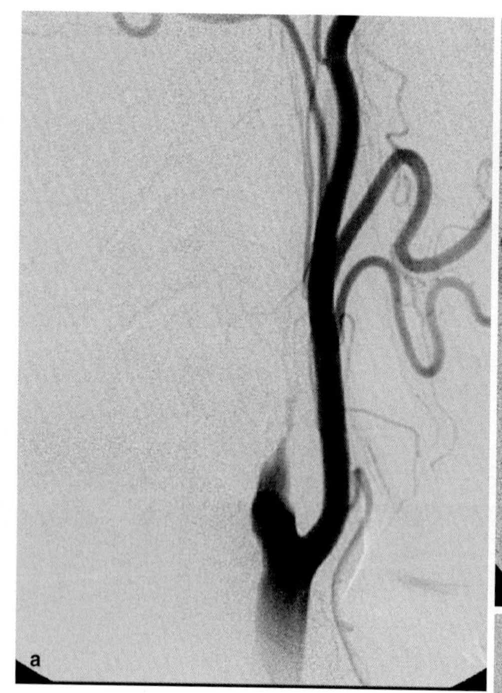

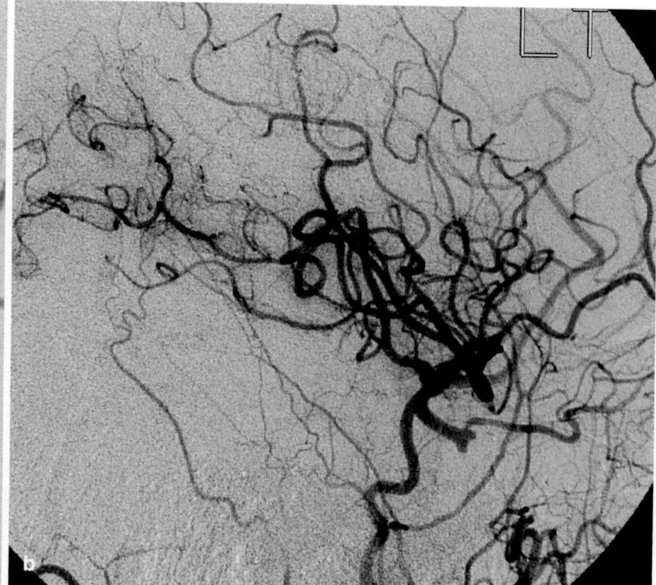

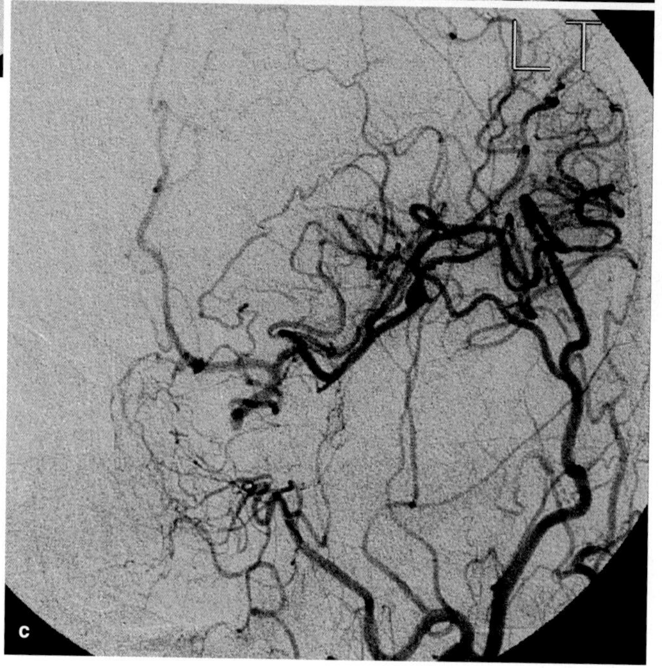

图 97.2　年轻男性患者，进行积极的内科治疗后仍出现反复的短暂性脑缺血发作。a. 颈动脉血管造影显示颈动脉分叉处上方颈内动脉锥形阻塞；b、c. 侧位（b）和前后位（c）颈外动脉血管造影显示大脑中动脉和大脑前动脉通过颞浅动脉 - 大脑中动脉血管吻合充分显影。注意侧位图像显示眼动脉下方水平的 ICA 床突上段通过吻合血管逆行显影良好。

Moyamoya 病患者进行手术时，我们通常采用之前描述的经典 EC–IC 血管搭桥术或其他形式的间接血管重建术。我们常采用的间接血管重建术包括“软脑膜血管连通术”或 EDAS，而不是将颞肌直接贴附于大脑表面 [21]。

Moyamoya 病的外科技术

在实践过程中，我们一般告诉患者他将根据术中所见采取直接血管搭桥或间接血管重建。手术开始方式与之前所述的标准 EC–IC 血管搭桥术相同。利用多普勒超声描绘 STA 行程。使用术中显微镜完全分离一定长度的 STA。然后进行开颅术，打开硬脑膜，暴露脑皮质表面，以寻找能够满足直接血管搭桥条件的受体血管。如果找到一条表现良好的受体血管，则按照之前描述的过程进行直接血管搭桥术。如果仅有细小的皮质支，或者皮质支显示苍白、扁平，则选择间接血管重建。

在这些患者中，需要广泛切开蛛网膜，尤其是在皮质支动脉表面的部分。然后用 10–0 丝线将 STA 筋膜间断缝合至蛛网膜上（图 97.3）。反折硬脑膜边缘，放回骨瓣，保留上方和下方开口以便 STA 的进出。使用 ICG 血管显影确认在操作过程中 STA 没有发生扭

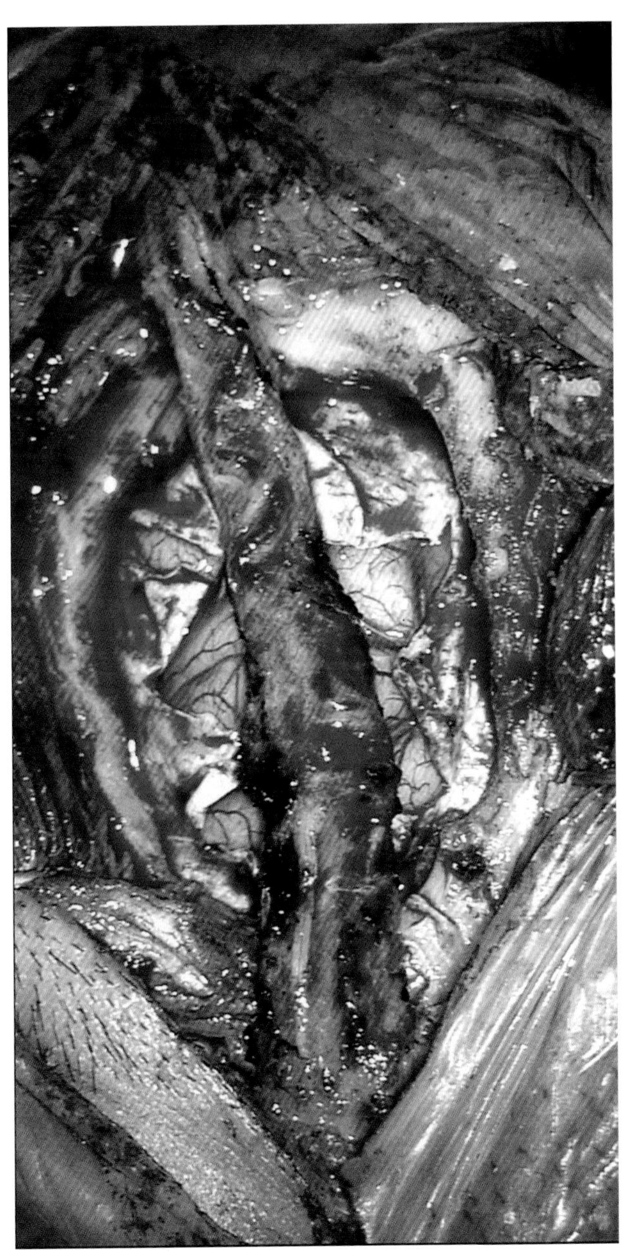

图 97.3　术中照片显示充分分离的 STA 横跨在小的开颅切口上面。硬脑膜已经打开，动脉上保留的筋膜套将被缝合到蛛网膜上。在放回骨瓣之前将硬脑膜瓣反折，以便在上方和下方都为 STA 进出留有开口。

结。这些患者一般需要在术后 12 个月复查血管造影来评估重建血管的通畅性。

缺血性疾病的后循环血管重建术

显微外科后循环血管重建治疗缺血性疾病并不常见。过去曾有过关于椎动脉颅外段重建术的相关报道，该术式可能对患有双侧病变、单侧椎动脉闭锁或累及独干椎动脉疾病的年轻患者有显著效果[22]。对于这些患者，我们偶尔进行颈总动脉或颈外动脉至椎动脉的血管搭桥术、椎动脉置换术或椎动脉内膜剥脱术。根据我们的经验，这些方法对大部分患者效果良好。在我们的医疗中心，颅内动脉粥样硬化越来越多归入介入团队的治疗范畴。我们偶尔进行枕动脉 – 小脑后下动脉血管搭桥术或 STA– 大脑后动脉血管搭桥术治疗脑缺血，但大多数患者都通过动脉成形术和支架术来进行治疗。

结论

尽管显微外科血管搭桥技术已经成为治疗复杂性动脉瘤和颅底肿瘤的标准方案，但是外科治疗缺血性疾病的具体指征仍存在争议。抛开这一局限，我们仍相信血管重建术对特定的缺血性疾病患者有非常重要的作用。并且，我们对仔细挑选出的患者应用上述技术，已经取得了非常大的成功。在我们实践过程中，我们着重于存在严重影响血供的狭窄、缺血症状明显、积极内科治疗无效或患有 Moyamoya 病的年轻患者。我们认为，对这些缺血性损伤高风险的患者来说，外科血管搭桥术是一项合理选择。

参·考·文·献

[1] Yaşargil MG, Yonekawa Y. Results of microsurgical extra-intracranial arterial bypass in the treatment of cerebral ischemia. Neurosurgery 1977;1:22–24

[2] Nussbaum LA, Nussbaum ES. Microsurgical cerebral revascularization. A historical perspective. In: Nussbaum ES, Mocco J, eds. Cerebral Revascularization: Microsurgical and Endovascular Techniques. New York: Thieme; 2011:2–4

[3] Gratzl O, Schmiedek P, Spetzler R, Steinhoff H, Marguth F. Clinical experience with extra-intracranial arterial anastomosis in 65 cases. J Neurosurg 1976;44:313–324

[4] Sundt TM Jr, Whisnant JP, Fode NC, Piepgras DG, Houser OW. Results, complications, and follow-up of 415 bypass operations for occlusive disease of the carotid system. Mayo Clin Proc 1985;60:230–240

[5] Chater N. Neurosurgical extracranial-intracranial bypass for stroke: with 400 cases. Neurol Res 1983;5:1–9

[6] The International Cooperative Study of Extracranial/Intracranial Arterial Anastomosis (EC/IC Bypass Study). Methodology and entry characteristics. The EC/IC Bypass Study group. Stroke 1985;16:397–406

[7] The EC/IC Bypass Study Group. Failure of extracranial-intracranial arterial bypass to reduce the risk of ischemic stroke. Results of an international randomized trial. N Engl J Med 1985;313:1191–1200
[8] Ausman JI, Diaz FG. Critique of the extracranial-intracranial bypass study. Surg Neurol 1986;26:218–221
[9] Awad IA, Spetzler RF. Extracranial-intracranial bypass surgery: a critical analysis in light of the International Cooperative Study. Neurosurgery 1986;19:655–664
[10] Day AL, Rhoton AL Jr, Little JR. The extracranial-intracranial bypass study. Surg Neurol 1986;26:222–226
[11] Amin-Hanjani S, Butler WE, Ogilvy CS, Carter BS, Barker FG II. Extracranial-intracranial bypass in the treatment of occlusive cerebrovascular disease and intracranial aneurysms in the United States between 1992 and 2001: a population-based study. J Neurosurg 2005;103:794–804
[12] Grubb RL Jr, Derdeyn CP, Fritsch SM, et al. Importance of hemodynamic factors in the prognosis of symptomatic carotid occlusion. JAMA 1998; 280:1055–1060
[13] Powers WJ, Clarke WR, Grubb RL Jr, Videen TO, Adams HP Jr, Derdeyn CP; COSS Investigators. Extracranial-intracranial bypass surgery for stroke prevention in hemodynamic cerebral ischemia: the Carotid Occlusion Surgery Study randomized trial. JAMA 2011;306:1983–1992
[14] Chimowitz MI, Lynn MJ, Derdeyn CP, et al. SAMMPRIS Trial Investigators. Stenting versus aggressive medical therapy for intracranial arterial stenosis. N Engl J Med 2011;365:993–1003
[15] Peerless SJ, Ferguson GG, Drake CG. Extracranial-intracranial (EC/IC) bypass in the treatment of giant intracranial aneurysms. Neurosurg Rev 1982;5:77–81
[16] Sekhar LN, Kalavakonda C. Cerebral revascularization for aneurysms and tumors. Neurosurgery 2002;50:321–331
[17] Spetzler RF, Carter LP. Revascularization and aneurysm surgery: current status. Neurosurgery 1985;16:111–116
[18] Nussbaum ES. Indications for microsurgical cerebral revascularization. In: Nussbaum ES, Mocco J, eds. Cerebral Revascularization: Microsurgical and Endovascular Techniques. New York: Thieme; 2011:5–23
[19] Nussbaum ES, Erickson DL. Extracranial-intracranial bypass for ischemic cerebrovascular disease refractory to maximal medical therapy. Neurosurgery 2000;46:37–42, discussion 42–43
[20] Nussbaum ES, Janjua TM, Defillo A, Lowary JL, Nussbaum LA. Emergency extracranial-intracranial bypass surgery for acute ischemic stroke. J Neurosurg 2010;112:666–673
[21] Scott RM, Smith JL, Robertson RL, Madsen JR, Soriano SG, Rockoff MA. Long-term outcome in children with moyamoya syndrome after cranial revascularization by pial synangiosis. J Neurosurg 2004;100(2, Suppl Pediatrics):142–149
[22] Toledo M, Spetzler RF. Extracranial posterior circulation techniques. In: Nussbaum ES, Mocco J, eds. Cerebral Revascularization: Microsurgical and Endovascular Techniques. New York: Thieme; 2011:72–82

第98章

后循环搭桥手术

Yasuhiro Yonekawa

后循环有多种搭桥策略，本章将讨论如下搭桥方式：经颞下入路颞浅动脉 – 小脑上动脉（STA–SCA）搭桥，经旁正中入路枕动脉 – 小脑后下动脉（OA–PICA）、旁正中入路枕动脉 – 大脑后动脉（OA–PCA）以及枕动脉 – 小脑上动脉（OA–SCA）搭桥。自1973—2007年，我们的医疗中心共实施了502例前后循环的搭桥手术，其中我们的团队及本文作者共对45例患者实施了46例上述搭桥手术。下面对手术适应证、疗效及操作要点进行探讨。

后循环每分钟从椎动脉接受250 ml的血流，椎动脉在脑桥延髓交界处汇入基底动脉（BA）并供应小脑、脑干、颞枕叶和部分上段脊髓。大脑后动脉（PCA）也为后循环供血，但它经后交通动脉（PCoA）或胚胎型大脑后动脉［直接起源于颈内动脉（ICA），发生率20%[1]］从前循环获得血供。

尽管后循环来自其外周动脉——包括SCA、小脑前下动脉（AICA）、PICA，统称为“小脑脉络丛”——的侧支循环十分丰富，但依然存在缺血风险。椎基底动脉系统发育不良或狭窄阻塞引起的血流下降可能导致灾难性后果[2, 3]。

颅内外搭桥术可以补充后循环血供，STA或OA为常用的供血动脉。尽管这类搭桥术的初始血流速度仅为10~15 ml/min[4, 5]，但随着时间推移，它们具有增加2~3倍的潜力。Donaghy和Yasargil[5, 6]在1967年首创STA-大脑中动脉（MCA）的颅内外显微外科搭桥术，用以加强前循环血供。这项技术后来也被应用于后循环搭桥。最常用的后循环搭桥术为Khodadad（1976年）[3]和Ausman等（1976年）[7]所报道的OA–PICA术、Ausman等（1982年）[8]所报道的STA–SCA术，以及Ausman等（1981年）[9]所报道的OA–AICA术。Sundt等（1982年）[10]首创从颈外动脉（ECA）到PCA采用静脉桥血管移植搭桥的方法。我们的团队在2001年也报道了另一种新型的后循环颅内外搭桥术，患者采取坐位及经天幕小脑上入路，以OA为供血动脉，SCA或PCA为受体动脉进行搭桥[11]。本章作者将详述其团队在后循环血管重建术方面的经验。

病例和结果

本章阐述的经验基于45例患者身上所进行的46例手术（仅占1973—2007年我们的医疗中心实施的全部502例颅内外血管搭桥术中的不到10%）（表98.1）。大多数手术是为了治疗动脉粥样硬化性血管狭窄，但还有8例患者为无法夹闭的动脉瘤（占后循环搭桥病例数的20%不到）。表98.2列出了后循环颅内外搭桥术的手术指征。46例手术中，最常用的术式为STA–SCA搭桥（18/46）[12]，其次为OA–PICA搭桥（10/46）[13]。对于后者，OA–SCA或OA–PCA也是较好的替代方法[11, 14]。表98.3对比了这些术式的优缺点。

术后3个月常规进行的数字减影血管造影（DSA）或超声多普勒检查显示搭桥术远期通畅率为85%。我们最近也开始使用CT、MRI及磁共振血管造影（MRA）进行检查。基于$H_2^{15}O$的正电子发射扫描（PET）可以用于评估特定病例中的脑血流（CBF）和脑血流储备（CVR）。有2例死亡病例，一例是由于STA–SCA搭桥术后基底动脉短期内由狭窄转为闭塞，另一例死于巨大椎动脉（VA）– PICA夹层动脉瘤引起的后组脑神经麻痹继发的吸入性肺炎。

表 98.1　后循环颅内外搭桥手术的相关研究 *

搭桥类型	搭桥例数
STA–SCA	18
OA–PICA	10
OA–SCA 或 OA–PCA	8
OA（STA）– 皮质 PCA	6
OA–AICA	1
静脉移植 ECA–PCA，ECA–SCA 或 ECA–PICA	3
患者转归	
全部通畅	85%
死亡率	2/45
死亡原因	脑桥梗死（1）；肺炎（1）

注：STA，颞浅动脉；SCA，小脑上动脉；OA，枕动脉；PICA，小脑后下动脉；PCA，大脑后动脉；AICA，小脑前下动脉；ECA，颈外动脉。*N=45 例患者的 46 个动脉瘤；治疗时期：1973—2007 年；期间搭桥总数 =502。

表 98.2　后循环颅内外搭桥的手术指征

诊断工具	结　果
症状学	椎基底系统供血不足
血管造影	椎基底系统狭窄 – 阻塞
血流动力学	脑血流量（CBF）及脑血流储备（CVR）下降
影像模式	氙计算机体断层成像；单光子发射计算机体断层成像；基于 $H_2^{15}O$ 的正电子发射扫描（PET）
其他	治疗动脉瘤或肿瘤时无法耐受试验性球囊阻断椎基底动脉

表 98.3　比较颞下入路 STA–SCA 搭桥与经天幕小脑上入路 OA–SCA 和 / 或 OA–PCA 搭桥术

	STA-SCA 搭桥	经 SCTTA 的 OA-SCA 或 OA-PCA 搭桥
体位	平卧位头部侧转	坐位
供体血管分离	STA，顺利	OA，费力
皮肤切口	皮瓣	直线形
入路	颞部	枕下
开放乳突气房	几乎总是	有时
脑牵拉	中度颞叶牵拉	轻度小脑牵拉
术野	深，5~6 cm	深，5~6 cm
血管造影中 BA、SCA、PCA 充盈情况	充盈良好	部分充盈

注：STA，颞浅动脉；SCA，小脑上动脉；OA，枕动脉；PCA，大脑后动脉；SCTTA，经天幕小脑上入路；BA，基底动脉。

STA-SCA 搭桥

图 98.1 展示了 STA–SCA 搭桥的步骤。患者取仰卧位，Mayfield 头架固定，并向对侧转头 45°。使用腰大池引流来减少颞叶牵拉及术野中脑脊液（CSF）和血液的积聚。但腰大池引流 CSF 必须小心，流出速度不可超过 20 ml/h。CSF 过度引流可导致硬膜下出血或其他并发症。手术床应调整使得颞部鳞部处于水平位。缝合血管时，为了使术野利于操作，可再度适当调整手术平面 10°~20°。

在通过经皮超声多普勒确认 STA 行程及其顶叶分支后，切开皮瓣（图 98.1b）。分离长约 10 cm 的 STA 顶支，确保其长度足够进行深部搭桥。STA 呈锥形缩窄，远端直径约为 1 mm。骨窗直径至少 4 cm，确保能够使用长器械进行血管吻合。需磨除岩部外侧，以便在较少的颞叶牵拉下获得更广阔的手术视野。牵拉颞叶时切记保护 Labbe 静脉。为此，可以在牵拉颞叶前用一块可吸收止血材料（Surgicel 或 Tabotamp，Ethicon Inc.，Somerville，NJ）包绕该静脉。在横窦和乙状窦交界处内侧 1 cm 处向天幕缘做天幕小切口，暴露小脑上面。这种方法分离天幕，较反方向由天幕缘向外侧分离更方便安全。一旦做好切口后，就可翻折天幕。该入路联合打开中脑周围池时，可暴露 SCA 近端和滑车神经。SCA 直径往往大于 1 mm[15]。为了实施血管吻合，需要暴露长约 1 cm 的血管[2]。在实施吻合时，应在已经分离出的 SCA 节段下面放置三角形橡胶垫。吻合完成后，也可用该橡胶垫沿缝合线包裹整段血管来加强止血。利用长器械和 10–0 单丝线在 5~6 cm 的深度实施吻合。使用配有可调节臂托的手术椅更有利于安全和有效的吻合[16–18]。此外，手术期间采用持续吸引可以保证术野干净[19]。要严格避免过分牵拉颞叶或损伤 Labbe 静脉。

分层完成关颅，期间要小心避免压迫供血动脉。如果止血较满意，就没有必要放置帽状腱膜下、硬膜外或硬膜下引流管。

显微显像、多普勒超声、电磁血流测定或者近来出现的吲哚菁绿血管造影都可用于评估搭桥通畅性[1, 16, 17, 20, 21]。我们团队更倾向于使用微型多普勒超声仪，因为其结果可靠，操作简便。

病例 1

该病例采用的技术此前已有报道[22]。患者为 56 岁男性，因一过性脑缺血发作（TIA）、眩晕和言语障碍就诊。他 13 年前曾因 MCA（M2 段）闭塞于外院行 STA–MCA 搭桥术。血管闭塞导致轻微右侧肢体偏

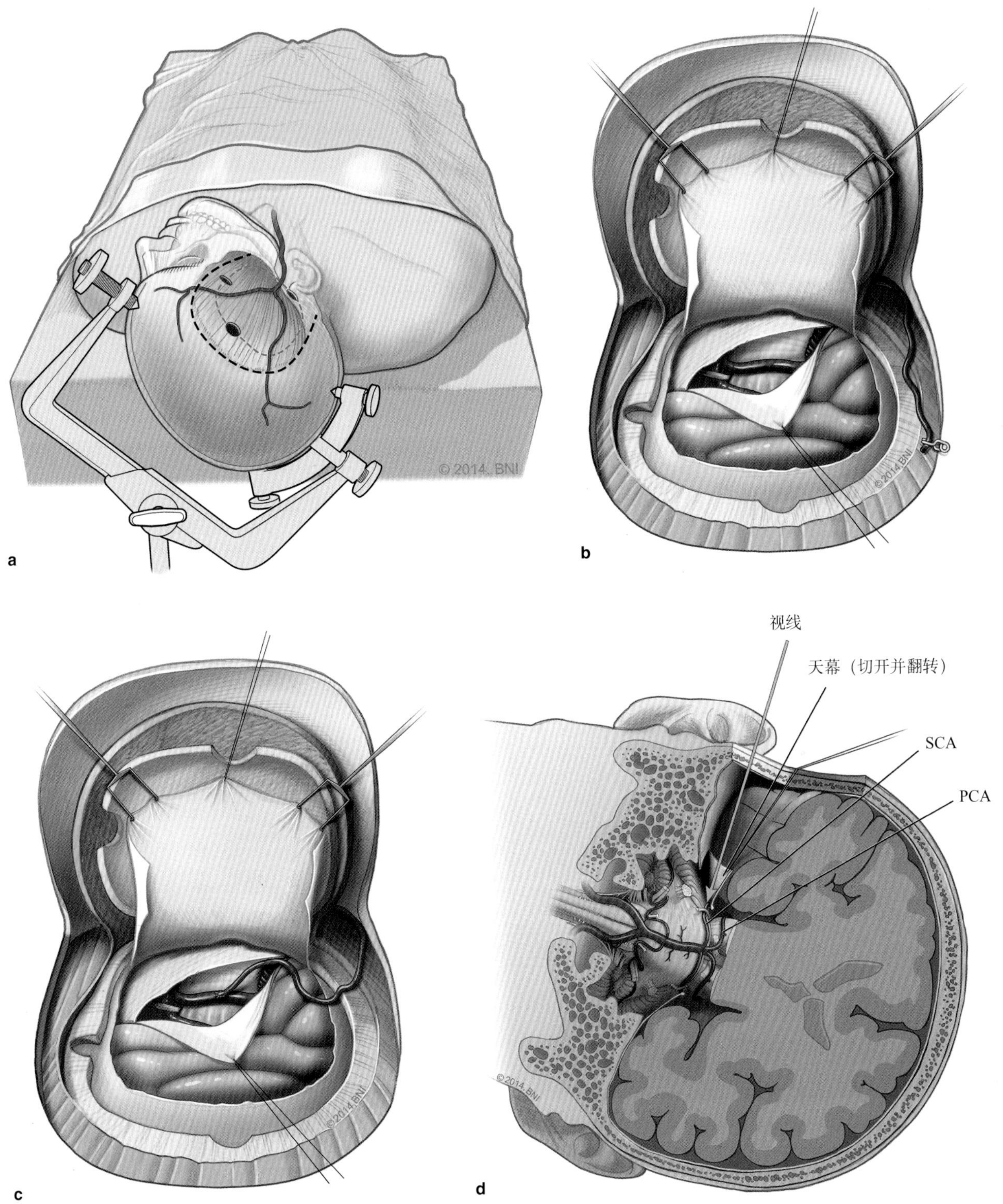

图 98.1　颞骨下入路颞浅动脉（STA）- 小脑上动脉（SCA）动脉搭桥术的示意图。a. 头部固定，皮肤切开和开颅骨窗；b. 颞下入路暴露的解剖结构。注意减少对颞叶的牵拉和天幕分离；c. 颞骨下开颅术后 SCA 的位置。注意需要牵拉颞叶。为了显示大脑后动脉（PCA），需要更多牵拉颞叶。也可以经外侧裂、环岛沟、脉络膜裂入路到达该区域；d. 该入路血管搭桥的冠状位示意图。箭头代表该路径的视线。

瘫和构音障碍。该患者术后恢复良好并继续工作。但在 1988 年，他因越来越频繁发作的 TIA 至日本大阪的脑血管病中心就诊。血管造影显示基底动脉（BA）主干处狭窄（图 98.2a）。此前行的 STA–MCA 仍然通畅。该患者又接受了右侧 STA–SCA 搭桥术（图 98.2b）。3 周后随访血管造影显示 BA 完全闭塞（图 98.2c）。患者术后恢复顺利，虽然 BA 闭塞，但 TIA 发作缓解。出院后 3 个月，患者因构音障碍、左侧偏瘫、站立不能再次入院。MRI 显示脑桥右侧旁正中区梗死（图 98.2d）。血管造影显示 BA 闭塞进展，延伸至右侧 AICA 起始部远端（图 98.2e）。考虑 BA 闭塞的进展累及其上穿支血管，进而导致了脑桥梗死。患者在神经症状好转后最终转入康复中心。最近一次随访时，他可以行走和讲话。

该病例凸显了搭桥术治疗缺血的优缺点。患者最初获益于搭桥术，其椎基底动脉 TIAs 得以缓解。但增加的 CBF 可能会引起基底动脉进一步闭塞和脑干梗死。众所周知，搭桥术后存在狭窄性病灶进展为血管闭塞的风险，尤其是 STA–MCA 搭桥（MCA 狭窄变为闭塞）[23, 24] 和 STA–SCA 搭桥（BA 狭窄变为闭塞）[12]。颅内外血管重建引起的血流动力学变化被认为是造成原有狭窄性病灶发生闭塞的可能原因。尽管动脉粥样硬化病变的自然病程可能是产生该变化的主要原因，血流动力学改变和术后凝血系统的改变也会加重该现象。我们有一例患者在 STA–SCA 搭桥术后不久即死于基底动脉闭塞。这类血管闭塞好像在搭桥术后早期即会发生。血流动力学改变被认为是导致血管闭塞最重要的因素 [25]。

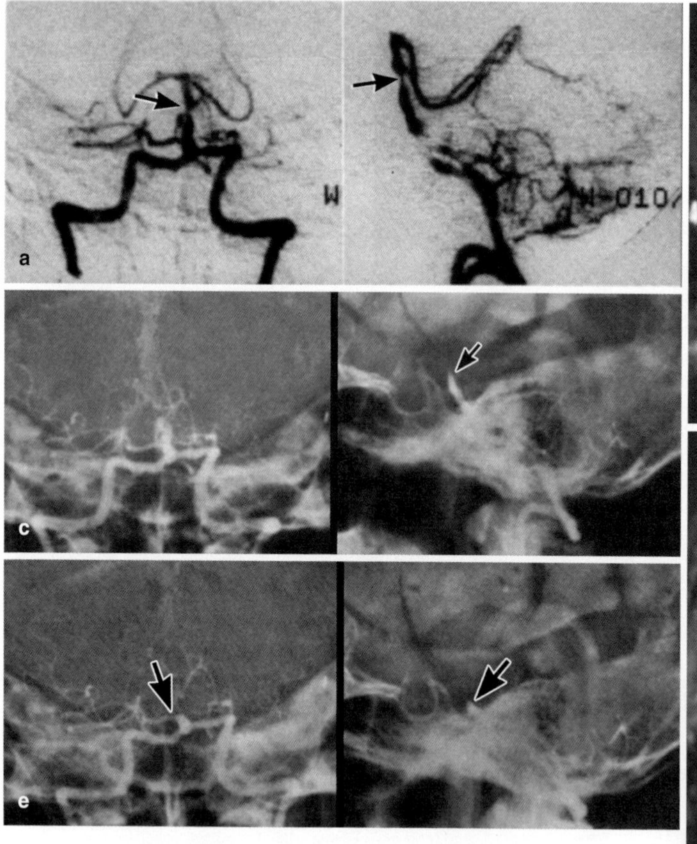
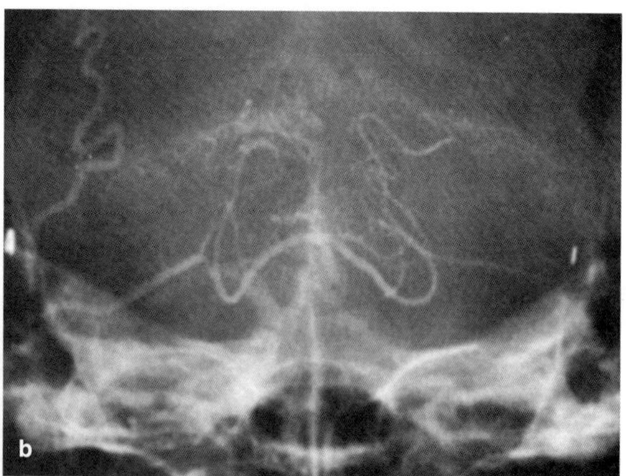
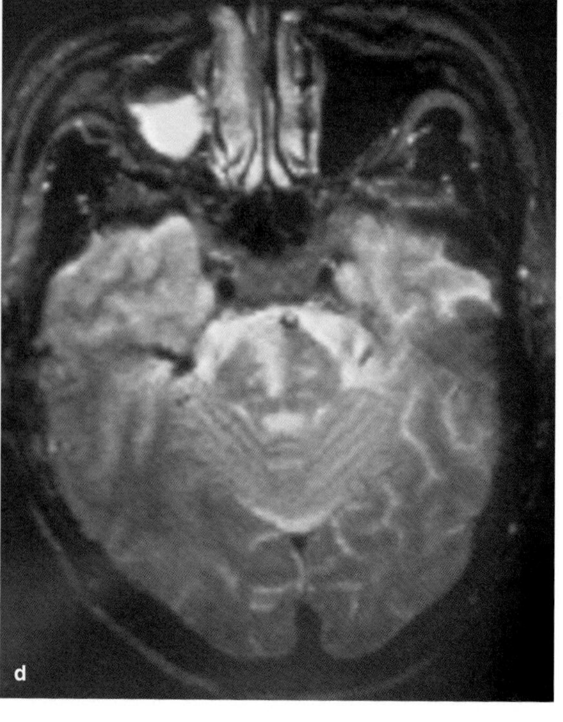

图 98.2　一位 56 岁男性患者（病例 1），表现为短暂性脑缺血发作、眩晕和构音障碍。a. 术前椎动脉血管造影前后位（AP，左图）和侧位（右图）显示基底动脉主干狭窄（箭头）；b. 术后椎动脉血管成像 AP 位显示 STA-SCA 搭桥血管功能良好，基底动脉逆行显影；c. 术后椎动脉成像 AP 位（左图）和侧位（右图）显示基底动脉阻塞（箭头）部位远离右侧小脑前下动脉（AICA）起始处；d. MRI 显示脑桥右侧梗死灶；e. 术后 3 个月，即发生脑桥梗死时的椎动脉血管造影 AP 位（左图）和侧位（右图）图像。注意血管阻塞向下延伸至右侧 AICA 起始处（箭头）。

也有很多成功应用该技术的文献报道。有非正式的病例报道提到了一例因基底动脉狭窄接受小脑上经天幕入路 OA–SCA 搭桥的患者[26]，术后患者获益明显，椎基底系统 TIA 完全消失且没有出现闭塞改变。进一步关于该类疾病显微手术及介入疗法的研究或许能指导我们对该类患者选择最佳治疗模式。来自一项名为预防颅内血管狭窄所致复发性卒中的支架与积极药物治疗对比（SAMMPRIS）的研究的近期证据显示，由于术后缺血风险较高，血管内支架可能并不是治疗颅内血管狭窄的理想方法[27]。新近的证据显示，积极的药物治疗可能是预防狭窄向闭塞进展，进而预防缺血及损伤的最佳手段[17]。

经天幕小脑上入路 OA-SCA 和 OA-PCA 搭桥术

我们团队此前已经报道了 OA–SCA 和 OA–PCA 搭桥术的具体步骤（图 98.3）[11]。患者取坐位，Mayfield 头架固定，旋转 30°，屈曲 20°。配有臂托的手术椅和口调式显微镜将极大地方便在合适的深度进行显微血管吻合（图 98.4）。用超声多普勒仪确认

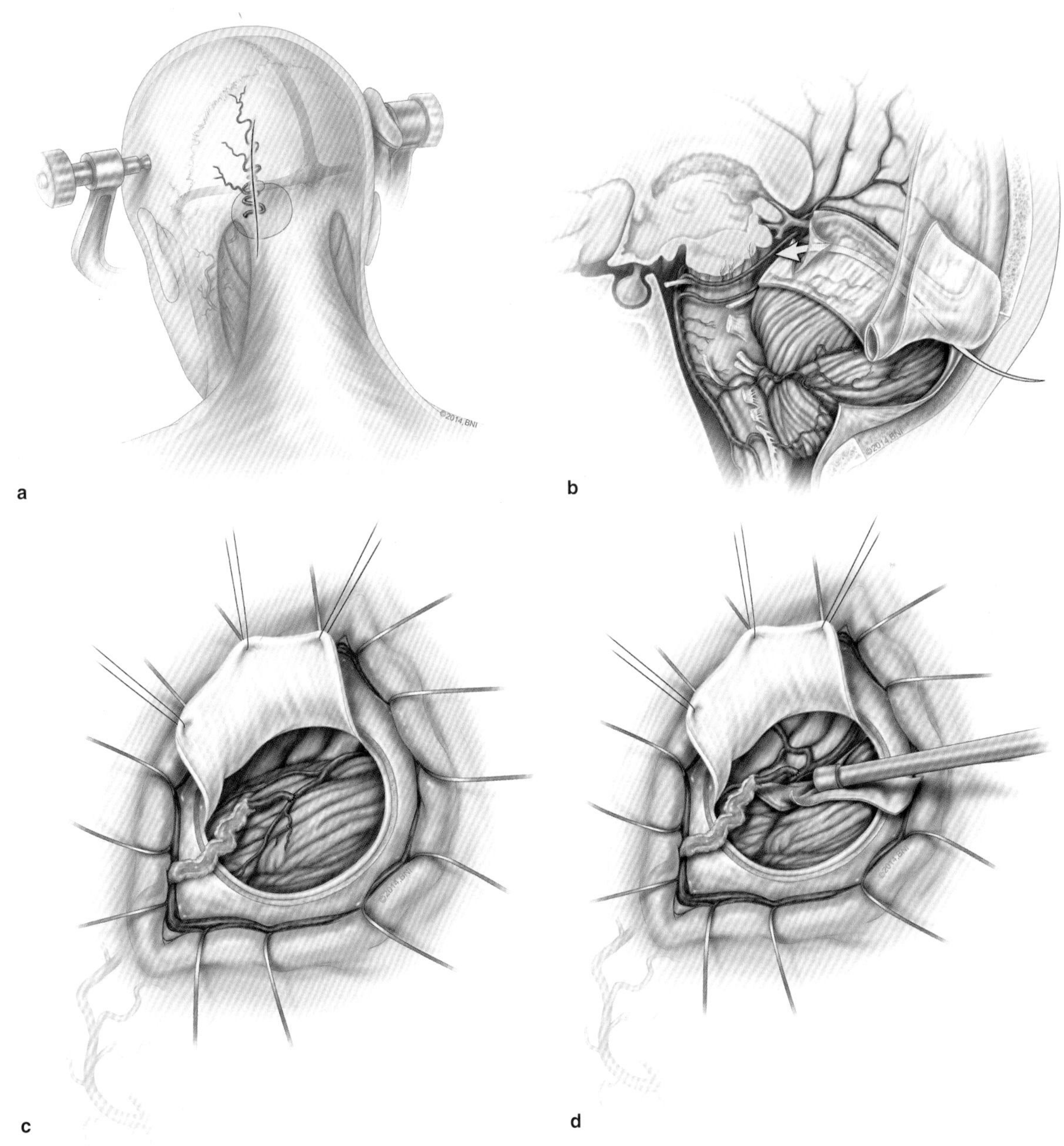

图 98.3　示意图：通过经天幕小脑上入路的枕动脉（OA）- 大脑后动脉（PCA）血管搭桥术和 OA- 小脑上动脉（SCA）血管搭桥术。a. 沿 OA 走行的线形切口和开颅范围；b. 该入路侧面观；c. 利用 SCA 远端分支进行的 OA-SCA 血管搭桥术。为了获得更宽敞的手术视野和更好的照明，可以从下方分离小脑幕；d. 利用 PCA 远端分支进行的 OA-PCA 血管搭桥术。

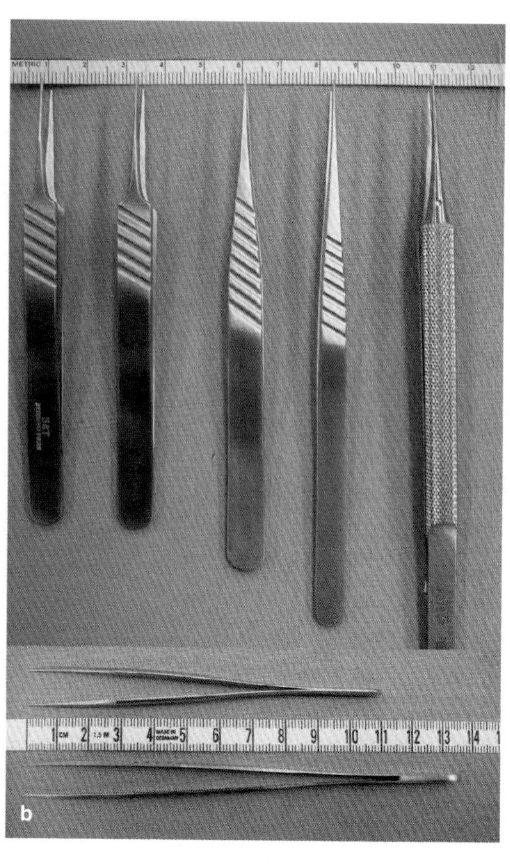

图 98.4 a. 神经外科医师坐位进行手术并使用臂托的示意图。为了便于操作，可以嘴柄或脚踏控制显微镜；b. 后循环显微血管吻合术通常操作深度为 5~6 cm，图示为所需的长、短器械。

OA 行程后，直线切开皮肤，于上项线上方水平开始分离出至少长约 10 cm 的 OA 直至乳突内侧角。OA 往往直径不足 2 mm 且常被外膜周组织包裹，因此分离起来耗时耗力。OA 在上项线上方沿外周走行于皮下组织中，之后朝向乳突内侧近端部分、在肌层下方或其间走行，并和许多分支、静脉、神经伴行。我们倾向于采用直切口采集 OA，这样可以使用同一切口进行 OA 分离和开颅。

通过分离颈部肌群暴露枕鳞。枕下旁正中开颅，骨瓣直径约 4 cm，上至横窦，下至枕骨大孔。不需切除 C1 椎板。通过牺牲 1~2 根桥静脉可以充分暴露天幕和小脑之间的空间。在枕大池的侧角打开蛛网膜，从而持续引流 CSF。从中间切开天幕直至天幕缘。可以在方形小叶前缘找到直径至少 1 mm 的 SCA 缘支。之后，暴露长约 1 cm 的 SCA，准备搭桥。

OA–PCA 术中，可以在海马旁回和舌回夹角处找到直径约 1 mm 的受体动脉。使用已经分离出来的 OA 末端与之前提到过的 SCA 或皮质 PCA 行端侧吻合。OA–SCA 搭桥可以不需切开天幕，但这一操作可以使术野空间更大、照明更充分。在出血点处仔细利用纤维蛋白胶（Tissucol，Termo Trattato，Vienna，Austria）和止血材料（速即纱）可以防止气栓并发症。这些材料也可用于吻合线处的充分止血。呼气末二氧化碳是反映气栓的有效指标 [18]。常规关颅。

病例 2

此前已有关于本病例所使用的经天幕小脑上入路 OA–SCA 搭桥术的相关报道 [14]。患者为 21 岁女性，因劳力性头痛伴恶心、眩晕、黑矇数月就诊。这类症状如今每日发作且平卧可缓解。她同时出现了隐性的进展性认知功能下降。患者既往史仅有反复发作的扁桃体炎。患者于 2007 年 5 月至瑞士苏黎世大学医院神经外科就诊。

MRI 没有任何异常发现（图 98.5a）。患者入院时血常规检查提示 C 反应蛋白升高（45 mg/L；正常值为 5 mg/L 以下）和轻微白细胞升高［(12~14) × 10^3/μl；正常范围为（3.0~9.6）× 10^3/μl］。

DSA（图 98.5b~h）显示左侧 ICA 发育不全，且自 ICA C5 起始段开始出现“串珠样”发育不良。该患者同时存在 MCA 闭塞，其 MCA 的 M1 段也有类似发育不良情况。右侧 PCA、SCA、BA 主干上段由延长扩张的右侧 PCoA 供血。左侧 PCA、SCA 充盈极差。左侧 VA 并未常规起源于锁骨下动脉。左侧 VA 起源于 VA–BA 连接处并由其逆向供血。右侧 PICA 通过软脑膜侧支供应 AICA 和 SCA 支配区。中段 BA 没有来自 ICA 或 VA 循环的血流。双侧 AICA 没有血供。图 98.5i 为该例患者血管改变的示意图。

乙酰唑胺（Diamox）负荷下基于 $H_2^{15}O$ 的 PET（图 98.5j）证实左颞顶枕叶和小脑区域的低灌注。随着

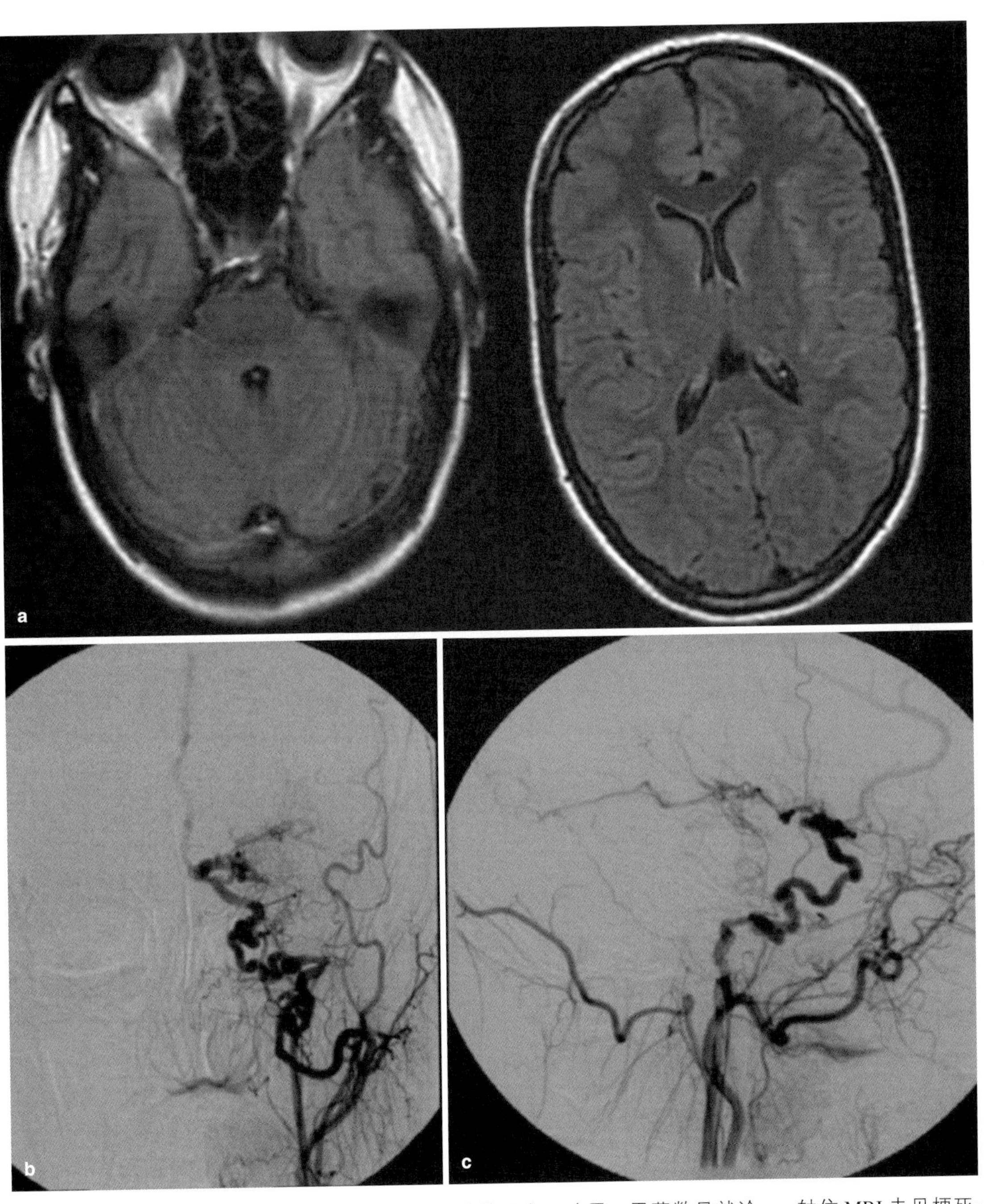

图 98.5　一位 21 岁女性（病例 2），因劳力性头痛伴恶心、眩晕、黑蒙数月就诊。a. 轴位 MRI 未见梗死；b、c. 前后位（b）和侧位（c）颈动脉造影证实左 ICA 狭窄，呈串珠样改变，伴 MCA 闭塞。

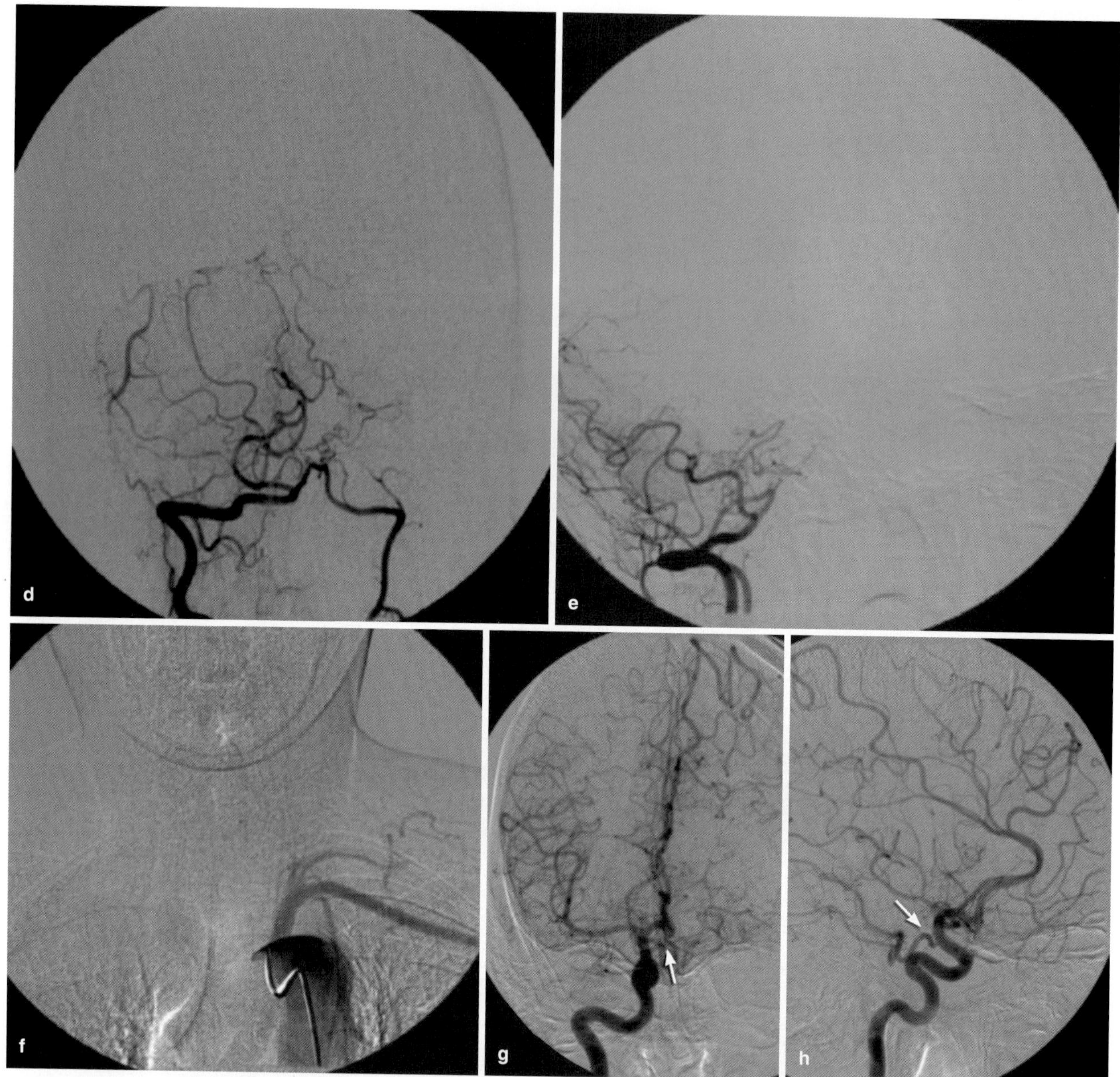

图 98.5 （续）d、e. 右侧前后位（d）和侧位（e）VA 造影证实椎基底连接处 BA 完全闭塞，左 VA 逆行显影；f. 主动脉造影显示左锁骨下动脉起始处无 VA 显影；g、h. 进一步造影证实 PCoA 与 BA 主干（箭头）相连，右 PCA 和 SCA 不显影。

Diamox 负荷下血流灌注没有明显增加，说明血供储备受损。

为了加强 CBF 和 CVR，对患者实施左侧 STA-MCA 搭桥术。3 天后再次实施左侧 OA-SCA 搭桥术。患者术后平稳，第二次手术 8 天后出院。

患者之后恢复良好，没有再次发作，认知功能改善，并能够恢复之前工作。3 个月后随访血管造影和 PET（图 98.5j）。复查结果显示搭桥有效，即左侧颈外动脉造影可看到来自 STA 的向 MCA 皮质分支，以及来自 OA 的向 SCA 分支的血供（图 98.5k、l）。PET 显示术前功能受损区域的 CBF 和 CVR 增加，术后 3 年的随访发现 CBF 恢复正常（图 98.5j）。

这例患者血管病变的病理病因学并不清楚。由于非双侧性发病，ICA 终末段无病理性改变，且未发现烟雾血管生成，该病例可以排除烟雾病或烟雾性血管病[28]。由于“串珠样”发育不良仅发生于单侧，也可排除典型的肌纤维发育不良。另外，患者发病年龄较轻，使得肌纤维发育不良的可能性进一步降低，因为该病通常见于 50 岁左右的女性患者[13]。

一种可能的解释是，患者存在先天性血管异常，且反复感染，引起“易感节段”的血管发育不良[29]。这可能是该患者出现血运不足的发病机制。

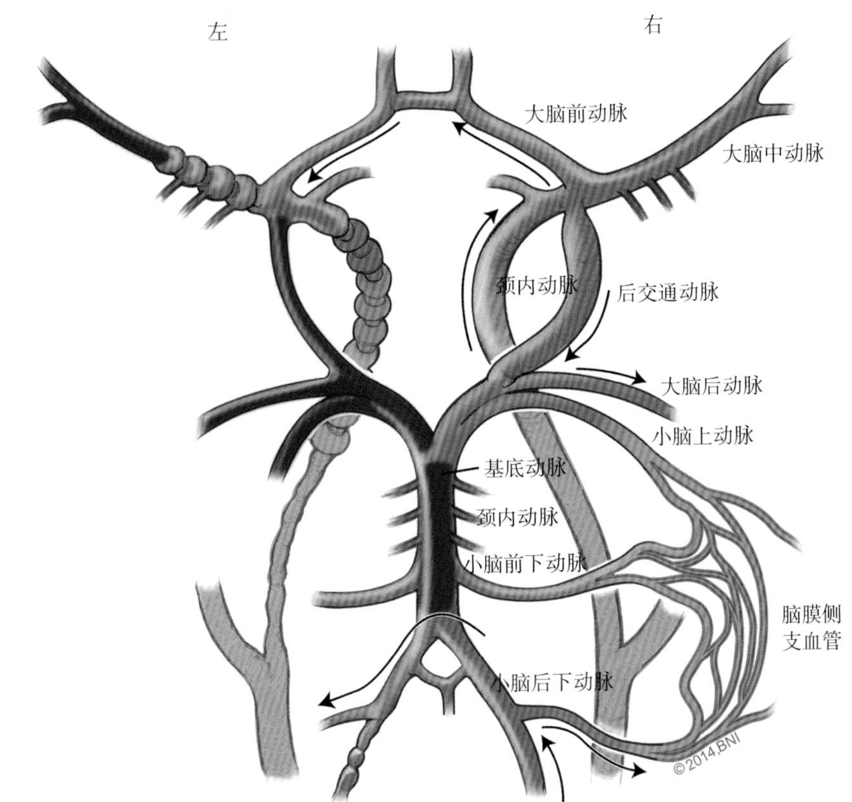

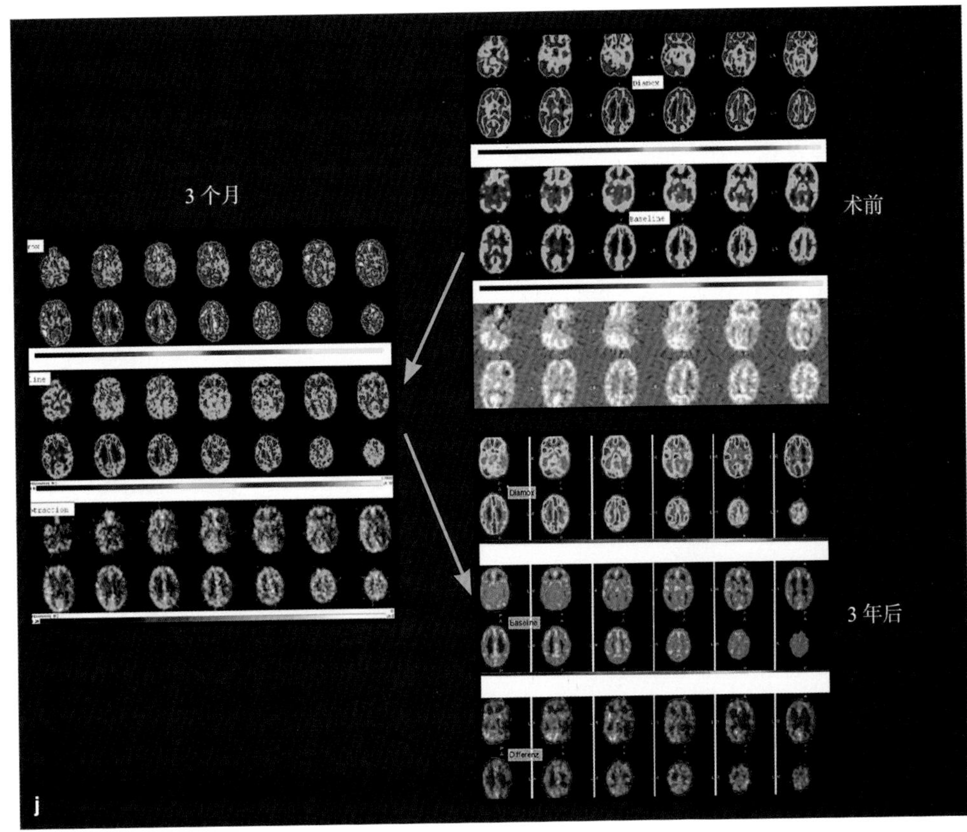

图 98.5 （续）i. 病灶示意图，可见明显的串珠样改变和狭窄闭塞变化；j. Diamox 负荷下基于 $H_2^{15}O$ 的 PET 证实左颞顶枕和左小脑区域低灌注。上行：静息态 CBF。中行：Diamox 负荷后的 CVR。下行：上述结果的减影成像（CVR-CBF）。3 个月和 3 年随访时可见除右后小脑区域外的血流动力学参数改善。

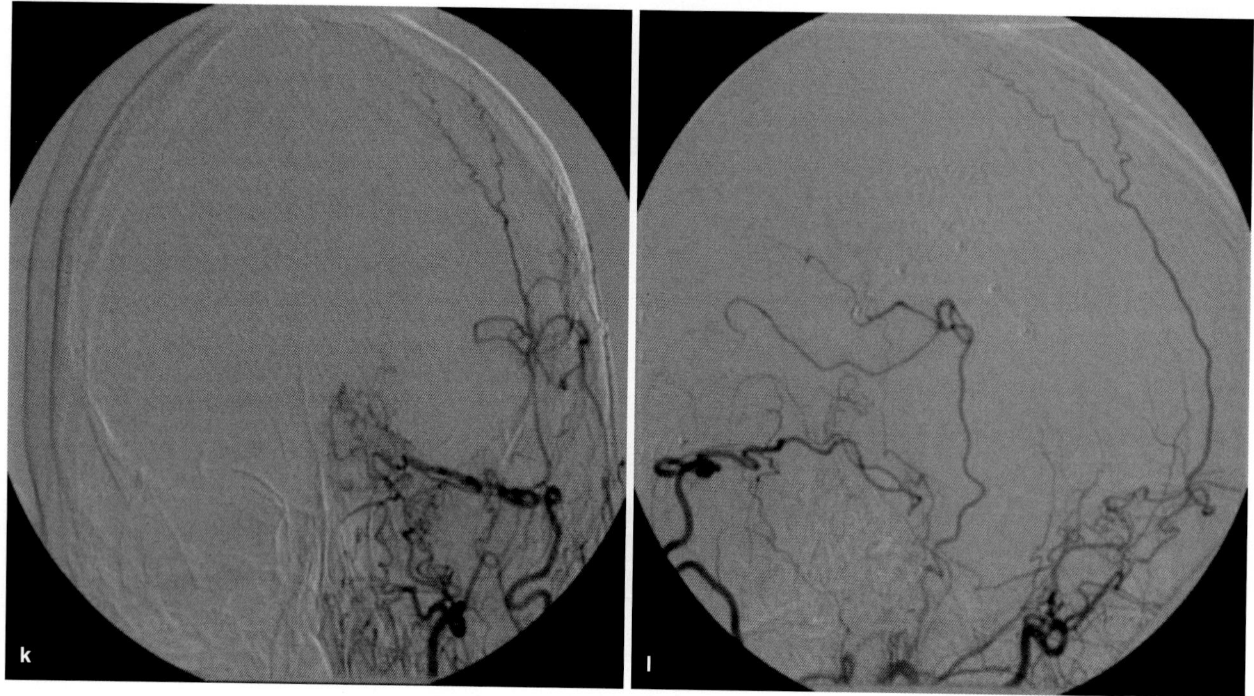

图 98.5　k、l. 左 ECA 造影随访前后位（k）和侧位（l）显示搭桥通畅。随着时间进展，PET 可见血流动力学明显改善（i 图由 Barrow 神经学研究所馈赠）。

旁正中枕下入路 OA-PICA 搭桥术

OA–PICA 搭桥术可以采用侧卧位、俯卧位或坐位进行。根据我们的经验，采取坐位及经 OA 路径表面直切口的手术方式最为方便（图 98.6）。Khodadad 等[3, 30] 和 Ausman 等[7] 最初推荐采用侧卧位，而本方法是其变式之一。

根据我们的方法摆放体位后，Mayfield 三点头架固定患者头颅。再用经皮超声多普勒判断血管行程后直切口暴露分离 OA。切口起自上项线水平上方，向

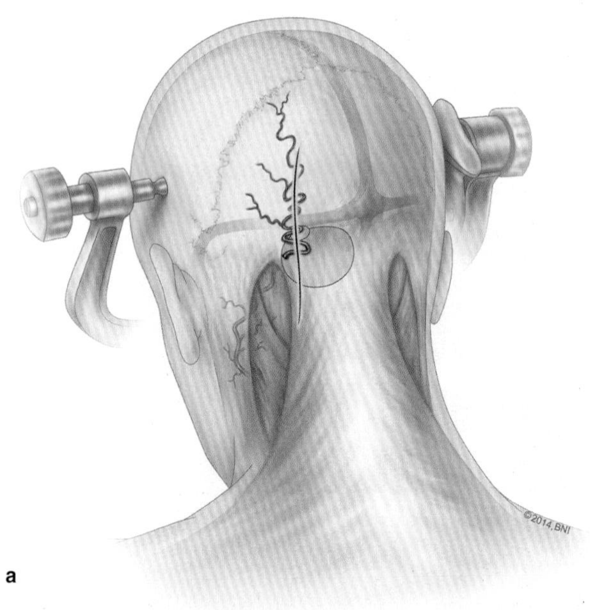

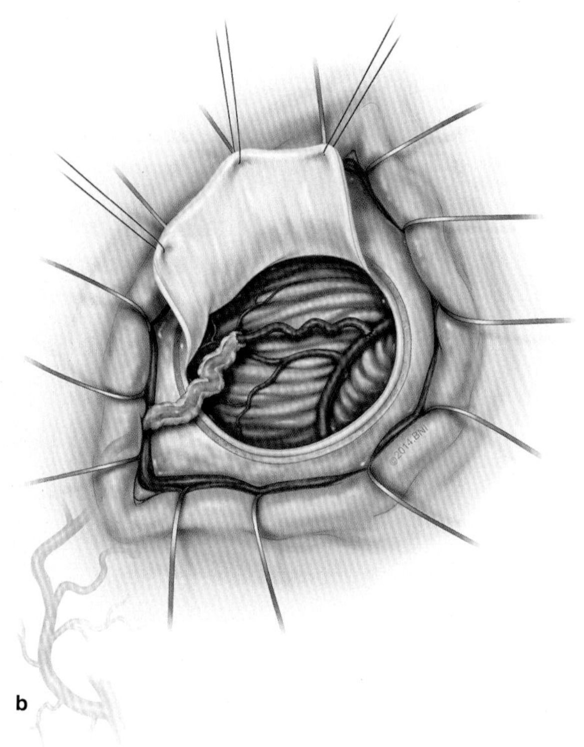

图 98.6　a. OA-PICA 搭桥术的患者体位和所用骨瓣；b. 直切口和单侧枕下开颅的 OA-PICA 搭桥术（由 Barrow 神经学研究所馈赠）。

乳突内侧角走行。分离并牵开颈部肌群后暴露枕鳞。在旁正中枕下开颅后，打开硬膜暴露小脑扁桃体，并找到 PICA 尾侧袢。不需要行 C1 半椎板切除。在枕大池外侧打开蛛网膜并持续引流 CSF，以便为吻合操作提供更多空间。在 OA 远端和 PICA 尾侧袢间实施血管吻合。关颅时应仔细操作，避免扭曲或压迫供体 OA。

病例 3

患者为 51 岁男性，出现突发头晕、右侧视力下降，并继以左侧肢体乏力和震颤。次日行 CT 检查显示右侧 MCA 供血区梗死（直径< 5 cm）及右侧尾状核处少量出血。DSA 显示右侧 ICA 和 VA 闭塞，左侧 VA 未显影（由于发育不良）。基于 $H_2^{15}O$ 的 PET 显示右侧大脑半球和左侧小脑半球 CBF 和 CVR 下降。我们对其实施了右侧 STA-MCA 搭桥，并于 3 日后在左侧实施了 OA-PICA 搭桥术。术后 PET 扫描显示血流动力学参数明显改善，DSA 证实搭桥通畅（图 98.7）。术后 1 年随访显示其神经功能进一步恢复。

我们的 10 例患者中有 3 例因 VA-PICA 结合部夹层动脉瘤接受了 OA-PICA 搭桥术。本章阐述的脑血管重建和血流转向术对于此类难治性动脉瘤有效 [31]。

后循环搭桥的其他方法

静脉桥血管移植术

有 3 例患者接受了其他形式的搭桥手术，包括 ECA-PCA、ECA-SCA 或 ECA-PICA 搭桥。一位 49

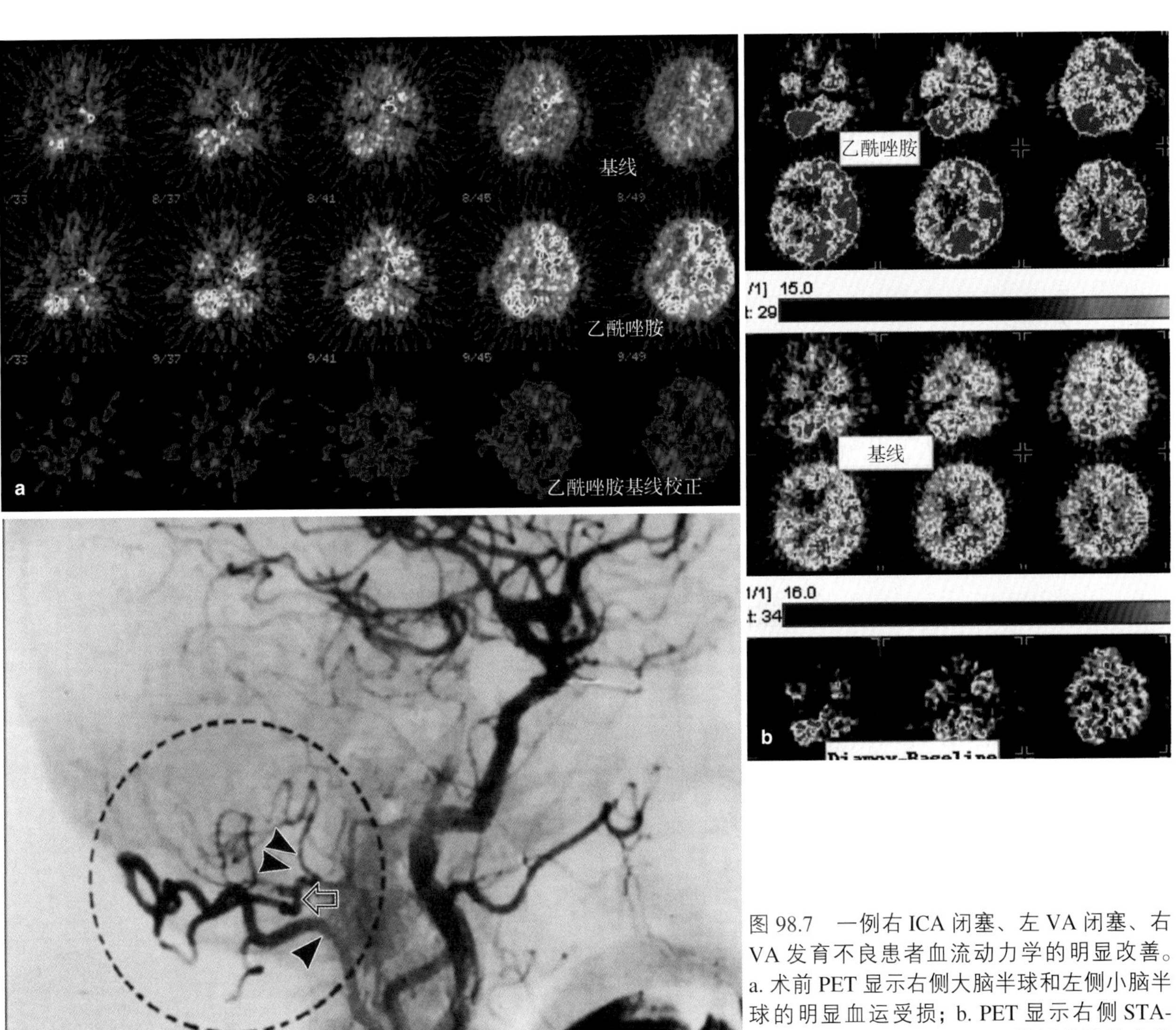

图 98.7　一例右 ICA 闭塞、左 VA 闭塞、右 VA 发育不良患者血流动力学的明显改善。a. 术前 PET 显示右侧大脑半球和左侧小脑半球的明显血运受损；b. PET 显示右侧 STA-MCA 搭桥和左侧 OA-PICA 搭桥使椎基底供血不足明显改善；c. 外侧颈总动脉造影证实双侧搭桥通畅（去尾箭头和箭头）。

岁女性患者，因巨大基底动脉顶端动脉瘤接受了采用大隐静脉移植的ECA-SCA搭桥术[32]。PCA和SCA起源于动脉瘤瘤颈，而患者不能耐受球囊阻断试验(图98.8)。我们采用前面提到过的颞下入路进行静脉桥血管移植搭桥术。术中吻合后桥血管即刻血流量较低，仅为10 ml/min。术后2周进行的重复球囊阻断试验中体感诱发电位未出现显著下降。使用可回收球囊阻断BA。患者初始反应较好，但当球囊移位进入右侧PCA起始部时，出现了迟发性症状。她最终死于内科并发症。

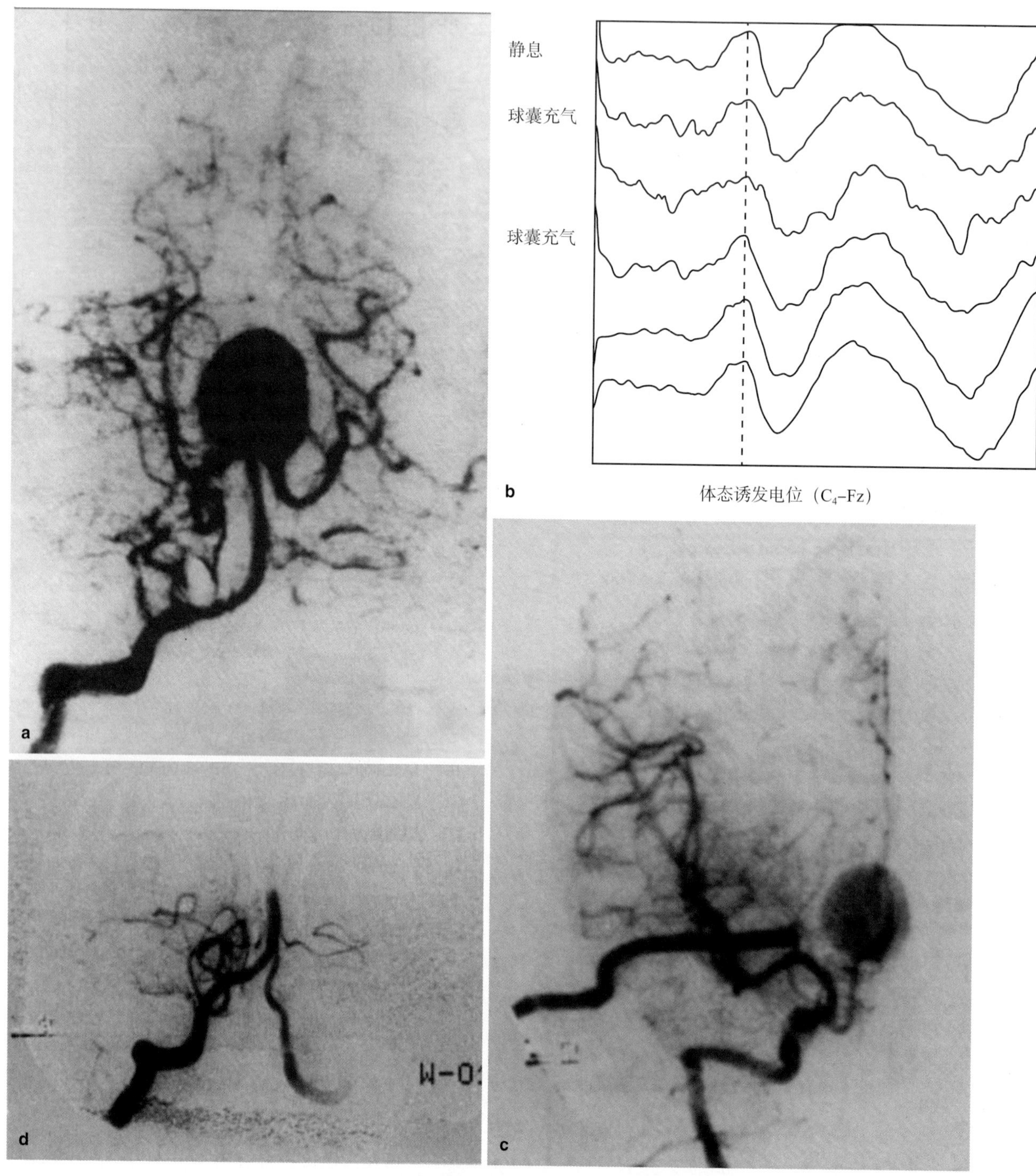

图98.8　一位49岁女性，因巨大基底动脉尖端动脉瘤就诊。a. 前后位椎动脉造影证实PCA和SCA均起源于动脉瘤瘤颈；b. 基底动脉主干球囊阻断试验导致SEP波幅下降。在完成ECA和SCA间大隐静脉搭桥术后，球囊阻断试验不再引起相应改变；c、d. 前后位椎动脉造影证实搭桥通畅（c）和动脉瘤闭塞（d）。

该病例说明 PCA 不能作为这类手术的唯一受体血管，也应该同时使用 SCA。PCA 在颅内走行于距天幕缘很远处，所以以它作为受体血管时，可能需要较大幅度的颞叶牵拉[33]。

OA（STA）- 皮质 PCA 搭桥

我们团队对后循环 STA–PCA 搭桥术也取得了相当成功的经验。对于需要牺牲 PCA 主干或分支的病例，术者应熟悉此类搭桥技术。

患者为 31 岁男性，已知患有一枚部分血栓化的 PCA 动脉瘤，反复发作头痛。在对 P2，即动脉瘤的载瘤动脉，进行球囊阻断试验时，患者出现了左侧视野完全偏盲。所以无法进行载瘤动脉闭塞。我们转而采取右侧颞下入路，实施了 STA 与颞后动脉颞底支（直径 1 mm）的搭桥手术。在确认临时阻断后神经监护无改变的情况下，我们于动脉瘤近端阻断 P2（图 98.9）。患者术后恢复良好，无神经功能障碍。

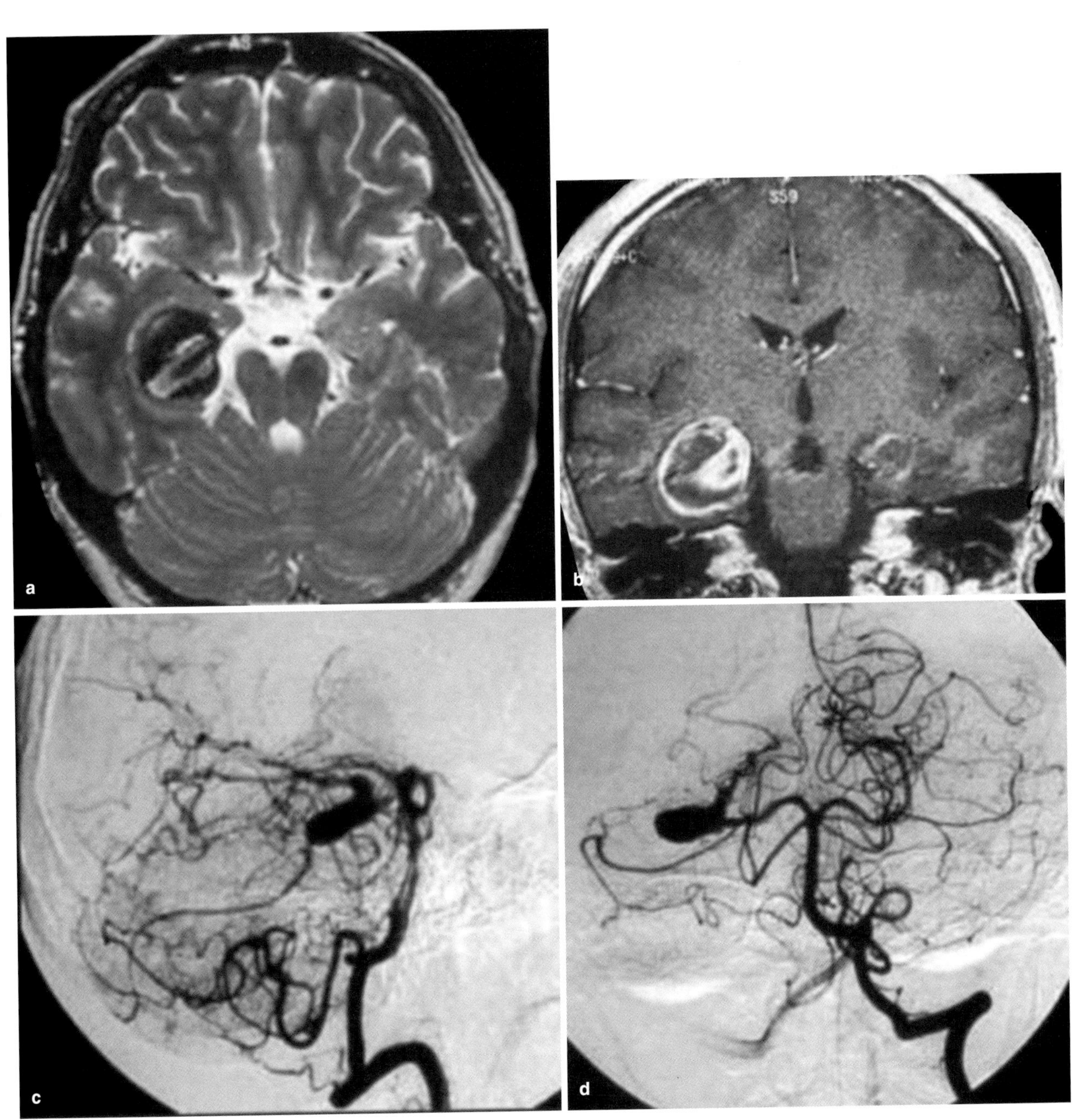

图 98.9 一位 31 岁男性，因部分血栓化的 PCA 巨大动脉瘤和剧烈头痛就诊。a、b. 轴位（a）和冠状位（b）MRI 显示一个巨型部分血栓化的 PCA 动脉瘤；c、d. 侧位（c）和前后位（d）椎动脉造影显示动脉瘤部分充盈。

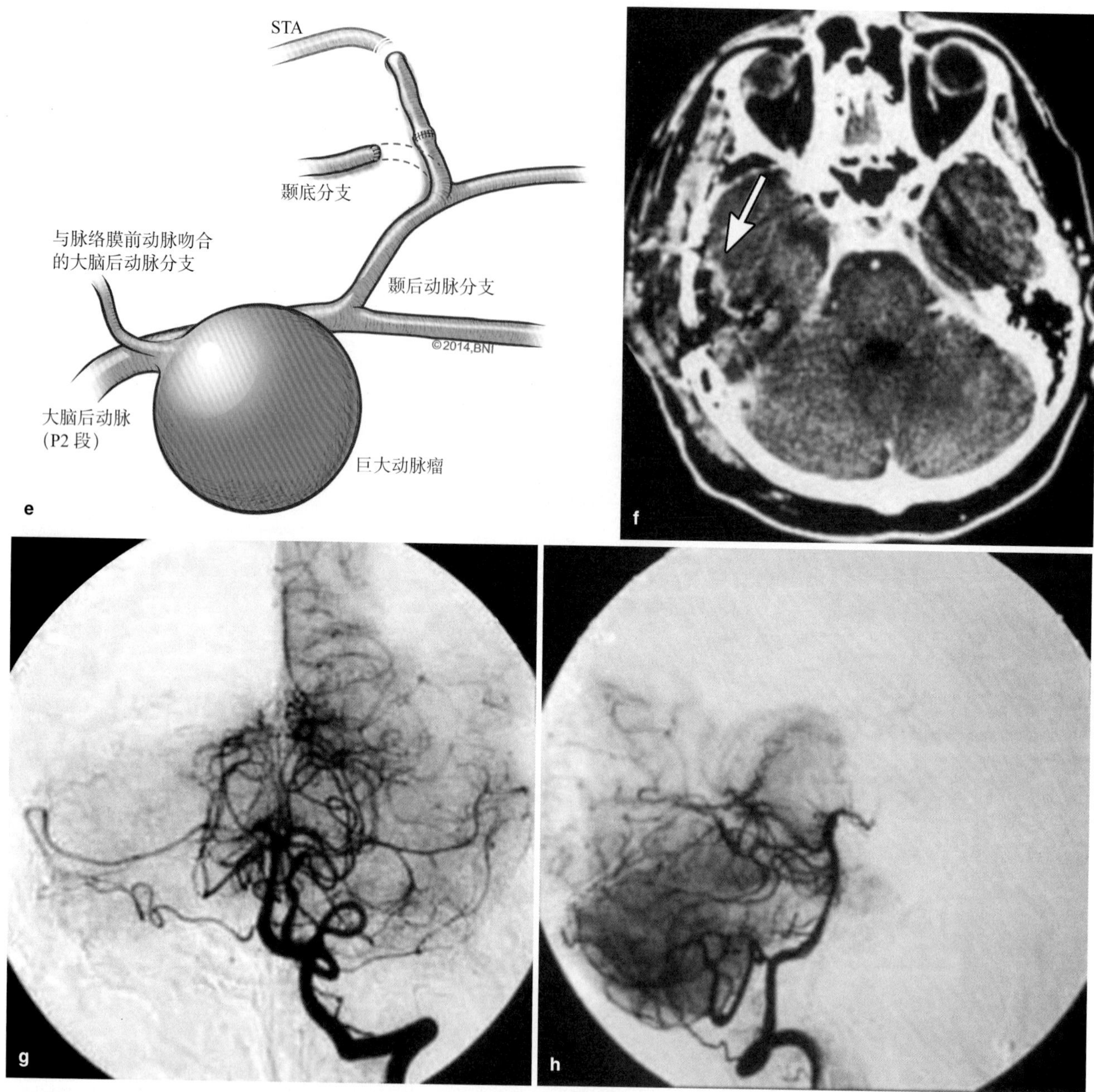

图 98.9 （续）e. STA- 颞底支搭桥和动脉瘤瘤颈近端 PCA（P2）阻断的示意图；f. 随访时轴位 CT 显示搭桥通畅（箭头）和动脉瘤血栓形成；g、h. 前后位（g）和侧位（h）椎动脉造影证实动脉瘤闭塞。STA，颞浅动脉（e 图由 Barrow 神经学研究所馈赠）。

结论

本章展示了我们对后循环颅内外搭桥术的经验。病例数目并不是特别多，仅占本中心同期颅内外搭桥手术的不到 10%（1973—2007 年）。原因在于病例选择、定义适应证及手术技术本身均有难度，需要在 5~6 cm 的深度完成血管吻合。进来，由于采用了基于 $H_2^{15}O$ 的 PET 来评估 CBF 和 CVR，适应证定义和病例选择相对容易一些。选择合适的病例可带来良好的手术效果[34]。另外，由于术后的症状改善通常非常明显，因此该技术值得尝试。且由于 SAMMPRIS 试验中治疗效果并不理想，我们认为特定病例的治疗更应倚重于血流重建手术。

另一挑战是选择搭桥类型。我们现在根据球囊阻断试验[35]或血流辅助手术技术[4]的结果来决定进行高流量还是低流量搭桥。利用无创优化血管分析[36]的定量 MRA 可用于帮助随访评估搭桥通畅性以及术前选择合适的搭桥类型。对脑血管外科医师来说，深部搭桥的手术训练是必需的。

致谢

我要感谢 R. Frick 女士作为秘书给我带来的帮助，感谢 Nadia Khan 医师帮我修正编写内容，感谢 US 乙核医学实验室的 A. Buck 教授帮我做的 PET 试验。

参·考·文·献

[1] Raabe A, Beck J, Gerlach R, Zimmermann M, Seifert V. Near-infrared indocyanine reen video angiography: a new method for intraoperative assessment of vascular flow. Neurosurgery 2003;52:132–139, discussion 139

[2] Gulli G, Khan S, Markus HS. Vertebrobasilar stenosis predicts high early recurrent stroke risk in posterior circulation stroke and TIA. Stroke 2009; 40:2732–2737

[3] Khodadad G. Occipital artery-posterior inferior cerebellar artery anastomosis. Surg Neurol 1976;5:225–227

[4] Amin-Hanjani S, Charbel FT. Flow-assisted surgical technique in cerebrovascular surgery. Surg Neurol 2007;68(Suppl 1):S4–S11

[5] Yonekawa Y, Yaşargil MG. Extra-intracranial arterial anastomosis. Clinical and technical aspects. Adv Tech Stand Neurosurg 1976;3:47–78

[6] Yaşargil MG, Krayenbuhl HA, Jacobson JH II. Microneurosurgical arterial reconstruction. Surgery 1970;67:221–233

[7] Ausman JI, Lee MC, Klassen AC, Seljeskog EL, Chou SN. Stroke: what's new? Cerebral revascularization. Minn Med 1976;59:223–227

[8] Ausman JI, Diaz FG, de los Reyes RA, et al. Posterior circulation revascularization. Superficial temporal artery to superior cerebellar artery anastomosis. J Neurosurg 1982;56:766–776

[9] Ausman JI, Diaz FG, de los Reyes RA, Pak H, Patel S, Boulos R. Anastomosis of occipital artery to anterior inferior cerebellar artery for vertebrobasilar junction stenosis. Surg Neurol 1981;16:99–102

[10] Sundt TM Jr, Piepgras DG, Houser OW, Campbell JK. Interposition saphenous vein grafts for advanced occlusive disease and large aneurysms in the posterior circulation. J Neurosurg 1982;56:205–215

[11] Yonekawa Y, Imhof HG, Taub E, et al. Supracerebellar transtentorial approach to posterior temporomedial structures. J Neurosurg 2001;94:339–345

[12] Minakawa T, Ishii R, Tanaka R, Hayano M. Basilar artery occlusion after superficial temporal artery-superior cerebellar artery anastomosis. Surg Neurol 1986;25:39–42

[13] Goto F. Diagnostic criteria of fibromuscular dysplasia. In: Annual Report of the Research Committee on Spontaneous Occlusion of the Circle of Willis. Tokyo, Japan: Ministry of Health and Welfare; 1978:133

[14] Yonekawa Y. Posterior circulation EC-IC bypass via supracerebellar transtentorial SCTT approach applied in a young patient with congenital multiple occlusive cerebrovascular anomalies—case report and technical note. Acta Neurochir Suppl (Wien) 2010;107:89–93

[15] Kawashima M, Rhoton AL Jr, Tanriover N, Ulm AJ, Yasuda A, Fujii K. Microsurgical anatomy of cerebral revascularization. Part II: posterior circulation. J Neurosurg 2005;102:132–147

[16] Yaşargil MG. Microsurgery Applied to Neurosurgery. New York: Thieme; 1969

[17] Yaşargil MG. Experimental small vascular surgery in the dog including patching and grafting of cerebral vessels and the formation of functional extra-intracranial shunts. In: Donaghy RMP, Yarsargil MG, eds. Microvascular Surgery. Stuttgart: Thieme; 1969:87–126

[18] Yonekawa Y. [Operative neurosurgery: personal view and historical backgrounds. 6. Positioning, instruments]. No Shinkei Geka 2010;38:381–396

[19] Spetzler RF, Iversen AA. Malleable microsurgical suction device. Technical note. J Neurosurg 1981;54:704–705

[20] Mücke T, Wolff KD, Wagenpfeil S, Hölzle F, Scholz M. Reliability of nearinfrared angiography and micro-Doppler sonography for evaluating microvascular anastomoses. Plast Reconstr Surg 2010;126:1506–1514

[21] Yonekawa Y, Frick R, Roth P, Taub E, Imhof HG. Laboratory training in microsurgical techniques and microvascular anastomosis. Oper Tech Neurosurg 1999;149–158

[22] Yoshida S, Yonekawa Y, Kouno T, Sadato A. [Basilar artery occlusion after STA-SCA anastomosis; case report]. No Shinkei Geka 1990;18:307–311

[23] Awad I, Furlan AJ, Little JR. Changes in intracranial stenotic lesions after extracranial-intracranial bypass surgery. J Neurosurg 1984;60:771–776

[24] Goto Y, Yonekawa Y, Handa H, Taki W, Kobayashi A. [Follow-up results after STA-MCA anastomosis in cases of middle cerebral artery stenosis]. No Shinkei Geka 1987;15:531–534

[25] Nagasawa S, Kikuchi H, Ohtsuki H, Moritake K, Yonekawa Y. [Experimental simulation study on hemodynamics in multiple cerebral arterial stenoses and EC-IC bypass]. No Shinkei Geka 1988;16:267–273

[26] Yonekawa Y, Roth P, Khan N. Occipital artery-superior cerebellar artery bypass (paramedian supracerebellar approach) for vertebrobasilar TIAs due to severe basilar artery stenosis. In: Kobayashi S, ed. Neurosurgery of Complex Vascular Lesions and Tumors. *Stuttgart:* Thieme; 2005:110–114

[27] Chimowitz MI, Lynn MJ, Derdeyn CP, et al. SAMMPRIS Trial Investigators. Stenting versus aggressive medical therapy for intracranial arterial stenosis. N Engl J Med 2011;365:993–1003

[28] Goto F. Diagnostic criteria of spontaneous occlusion of the circle of Willis. In: Annual Report of the Research Committee on Spontaneous Occlusion of the Circle of Willis. Tokyo, Japan: Ministry of Health and Welfare; 1978:132

[29] Lasjaunias PL. Segmental identity and vulnerability in cerebral arteries. Interv Neuroradiol 2000;6:113–124

[30] Khodadad G, Singh RS, Olinger CP. Possible prevention of brain stem stroke by microvascular anastomosis in the vertebrobasilar system. Stroke 1977;8:316–321

[31] Kalani MY, Zabramski JM, Nakaji P, Spetzler RF. Bypass and flow reduction for complex basilar and vertebrobasilar junction aneurysms. Neurosurgery 2013;72:763–775, discussion 775–776

[32] Kawano T, Yonekawa Y, Miyake H, et al. Balloon occlusion test and Matas test-Clinical efficacy, indication and practice. Neurosurgeons 1991; 10:42–56

[33] Yonekawa Y, Roth P, Fandino J, Landolt H. Aneurysms of the posterior cerebral artery and approach selection in their microsurgical treatment: emphasis on the approaches: SAHEA and SCTTA. Acta Neurochir Suppl (Wien) 2011;112:85–92

[34] Muroi C, Khan N, Bellut D, Fujioka M, Yonekawa Y. Extracranial-intracranial bypass in atherosclerotic cerebrovascular disease: report of a single centre experience. Br J Neurosurg 2011;25:357–362

[35] Yonekawa Y. Brain revascularization by extracranial-intracranial arterial bypasses. In: Sindou M, ed. Practical Handbook of Neurosurgery. Vienna: Springer-Verlag; 2009:355–381

[36] Amin-Hanjani S, Shin JH, Zhao M, Du X, Charbel FT. Evaluation of extracranial-intracranial bypass using quantitative magnetic resonance angiography. J Neurosurg 2007;106:291–298

第99章

血管内脑血运重建

Mahan Ghiassi, Scott L. Zuckerman, Mayshan Ghiassi, and J Mocco

卒中通常可分为两种主要亚型：出血型（颅内出血和蛛网膜下腔出血）和缺血型（远端栓塞，血栓形成和系统性低灌注）。每年有约795 000名美国民众新发或复发卒中，其中87%属于缺血型，绝大多数属于首发卒中[1, 2]。在每年报道的卒中病例中，15%表现为短暂性缺血发作（TIA）。每年约500万名美国民众通过自诉发现并被医师诊断为TIA，但其实际发病率仍然被低估，因为大量出现过符合TIA表现的相关神经系统症状的患者并没有向其医务人员反映病情[1]。在美国，每18个死亡的病例中就有一个由卒中引起，卒中是长期致残的首要原因[1, 3]。

已经明确的卒中危险因素包括可以导致颈部及颅内血管粥样硬化性疾病的相关因素：高血压、吸烟、高脂血症、久坐生活方式、糖尿病、终末期肾病[1]。数十年来，卒中防治主要依靠改善上述危险因素及抗血小板治疗[4,5]。20世纪90年代，2项重要随机对照试验［北美症状性颈动脉内膜剥脱试验（NASCET）以及欧洲颈动脉手术试验（ECST）］发表后，主流观点开始接受通过手术干预——颈动脉内膜剥脱术（CEA）来预防卒中[2, 5–7]。近年来，血管内介入的专业化及其技术和设备的发展使得血管内血流重建疗法迅速被纳入卒中防治体系。

本章介绍血管内脑血流重建技术在治疗颈动脉狭窄、椎动脉起始部狭窄、静脉窦血栓、颅内动脉硬化性血管狭窄方面的应用。同时还将讨论上述疾病的相关解剖、自然病程、血管内治疗的步骤及其指征，以及患者预后情况。

颈动脉狭窄的血流重建

相关解剖

颈动脉颅外段主要由3条分支血管构成：颈总动脉（CCA）、颈外动脉（CEA）及颈内动脉（ICA）。在大多数个体中，右侧颈总动脉由无名动脉发出，而左侧颈总动脉直接从主动脉弓发出。颈总动脉约在第四颈椎水平、下颌角处分为颈内和颈外动脉，分叉部也可高于或低于此水平。颈内动脉在颈部上行直至自岩骨处入颅；而颈外动脉分为8条分支供应颅外及颈部。

疾病的自然史

动脉硬化性颈动脉狭窄占所有缺血性卒中的15%~30%[3, 5, 8]。颈动脉狭窄可分为无症状性及症状性。接受药物治疗的无症状性颈动脉狭窄5年预测卒中发生率为11%，而接受颈动脉内膜剥脱术后为5.1%[9]。几项大规模随机研究表明，症状性颈动脉重度狭窄（70%~99%狭窄）患者的两年卒中发生率为26%，而中度狭窄（50%~69%）患者的5年卒中发生率为22%。对于症状性颈动脉狭窄大于70%的患者，CEA能使5年卒中发生率降低16%[9]。

自1980年Mathias等报道了第一例颈动脉支架成形术（CAS）后，支架技术、材料以及安全性都得到了提升[5]。在过去的20年间，CAS在特定患者中已经被认为是CEA手术的替代手段。最近，CAS作为CEA替代手段的合理性已经被颈动脉内膜剥脱重建及支架对比试验（CREST）的结果所证实。试验发现CAS和CEA在主要终点事件方面无显著差异[10]。然而，进一步的亚组分析提示两组在次要终点事件中存在微小但有统计学意义的差异。比如，CAS组卒中发生率更高，而CEA组中心肌梗死的发生率较高[10]。

临床表现

无症状型颈动脉疾病通常在常规心血管检查中被

发现，有时会与偶然发现的颈动脉杂音相关 [11]。然而颈动脉杂音仅仅反映血管腔内血流紊乱（继发于动脉硬化斑块），而且只在 40% 狭窄大于 50% 的患者身上发生 [11]。体检发现的杂音相对于其他的危险因素，如狭窄程度或斑块内溃疡形成来说，并非好的卒中预测指标 [8, 11]。

症状型颈动脉疾病的症状包括一过性单眼失明、TIA（意识模糊、感觉障碍、失语、构音障碍、偏瘫），以及缺血性卒中。症状通常从 2 种途径发生：①血流动力学因管腔进行性狭窄、侧支循环代偿不足而被破坏；②而更加急性是，粥样斑块内部或远端栓子脱落造成的栓塞事件 [11]。

术前评估

指南推荐所有存在颈动脉狭窄相关缺血症状的患者均进行双侧颈动脉血管造影 [12, 13]。同时，发生一过性黑蒙或存在视网膜动脉血栓证据，以及存在以上所列出的任一危险因素的特定患者（如存在周围血管病变的患者或将进行冠脉搭桥手术的患者），均建议行血管造影 [12]。

随着 CAS 手术经验的积累，提示颈动脉支架高风险的指标逐渐被认识，并用于帮助选择患者。这些指标包括患者年龄、明显的血管湍流、显著钙化的密集型斑块等。具有多于 2 项上述危险因素的患者卒中发生的风险高，不应进行 CAS（表 99.1）[13]。

表 99.1　颈动脉支架的危险因素

临床因素	具体阐述
年龄	大于 70 岁
既往大型卒中	脑 CT 平扫提示大于 1/3 的 MCA、ACA 或 PCA 支配区低密度灶
既往腔梗	脑 CT 平扫提示多发腔梗或严重脑软化或脑萎缩
近期卒中	之前 3 周至 6 个月之间发生过“大卒中”
毛细血管疾病	颅内毛细血管病变（CT 或 MRI 提示存在脑室周围信号改变）
神经心理疾病	痴呆或阿尔兹海默病
肾功能不全	近期急性肾损伤
影像学表现	**具体阐述**
血管扭曲	在 5 cm 病灶区存在多于两处的 90° 弯曲
严重钙化	主动脉弓或弓上动脉密集型钙化，宽度 > 3 mm
偏心性病灶	病灶偏心分布，偏心指数 > 0.7。偏心指数 =（最大壁厚度 – 最小壁厚度）/ 最大壁厚度
软斑块	软性或出血性颈动脉斑块

注：MCA，大脑中动脉；ACA，大脑前动脉；PCA，大脑后动脉。

血管内治疗的步骤及指征

择期手术时，患者于介入前 5 天开始接受双联抗血小板治疗，服用阿司匹林、氯吡格雷或噻氯匹定。若患者未接受抗血小板治疗，则需给予一剂负荷剂量的依菲巴特，并在支架植入术后开始进行双联抗血小板治疗。另外，严格的血压控制在围手术期是非常重要的。由于球囊扩张时存在低血压及心跳过缓的风险，介入当天早上不服用抗高血压药。术后应持续控制血压（< 140/90 mmHg）以降低高灌注综合征的发生风险 [13]。

动脉穿刺通常选择股动脉。然而，若符合指征，肱动脉或桡动脉都可作为穿刺动脉。如果无创影像学检查发现主动脉弓上方血管严重狭窄，那么应在进行选择性脑血管造影之前先行主动脉弓造影。在确认病变严重性及仔细回顾血管结构（包括血管扭曲程度、钙化程度、颅内侧支循环情况）后再决定是否进行血管成形和支架植入术。

对于大部分颈动脉介入手术来说，长鞘比导引导管更受欢迎，因为它能够提供更加稳定的平台。CAS 术所使用鞘管大小在 6~8F。鞘管在使用直径 0.038 英寸（1 英寸 =2.54 cm）的硬导丝，例如 Stiff Shaft Glidewire（Terumo，Tokyo，Japan），进行标准转换后被置入颈总动脉。通过造影导管将一条 0.038 英寸长度转换硬导丝送入 ECA 后，即可进行转换。移除造影导管后，鞘管在 0.038 英寸长度转换硬导丝导引下进入颈总动脉，并至斑块远端至少 2~4 cm 处。但是，如果斑块位于颈总动脉或颈外动脉闭塞，就需要使用“套筒”技术。该技术包括：将 6F 鞘管置入降主动脉，将 125 cm 5F 造影导管［成角或 VTK（Cook Medical Inc.，Bloomington，IN）］在 0.038 英寸硬导丝导引下送入颈总动脉斑块远端，最后将鞘管在硬导丝和造影导管引导下推送至斑块下方。

套管已经稳定就位，可以进行血管成形及支架置入后，对患者进行肝素化，使患者部分凝血酶原时间（APTT）达到正常值的 2~2.5 倍。提醒麻醉医师准备阿托品，以备患者在球囊扩张时出现心动过缓或停搏时使用。随后，根据斑块高倍放大影像来决定是否需要预扩张并选择支架型号和尺寸（图 99.1）。支架有很多不同的尺寸和长度。选择支架时，最好选择稍大的直径和长度以保证支架能够充分覆盖斑块，避免遗漏部分斑块。支架主要有两种

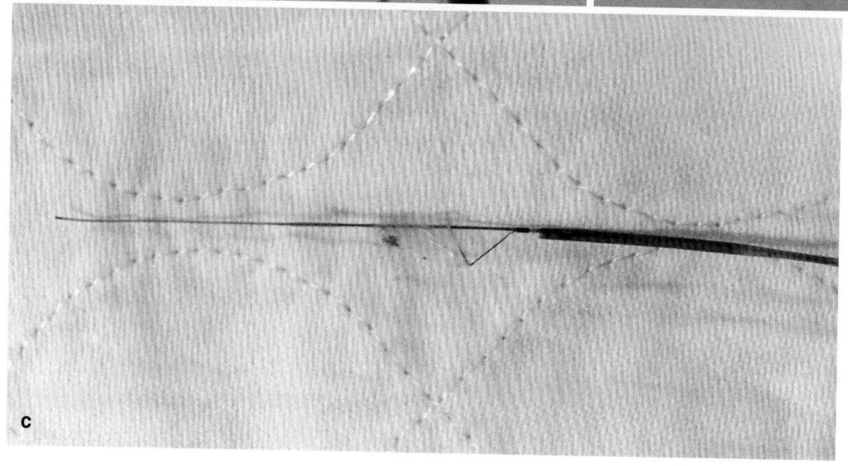

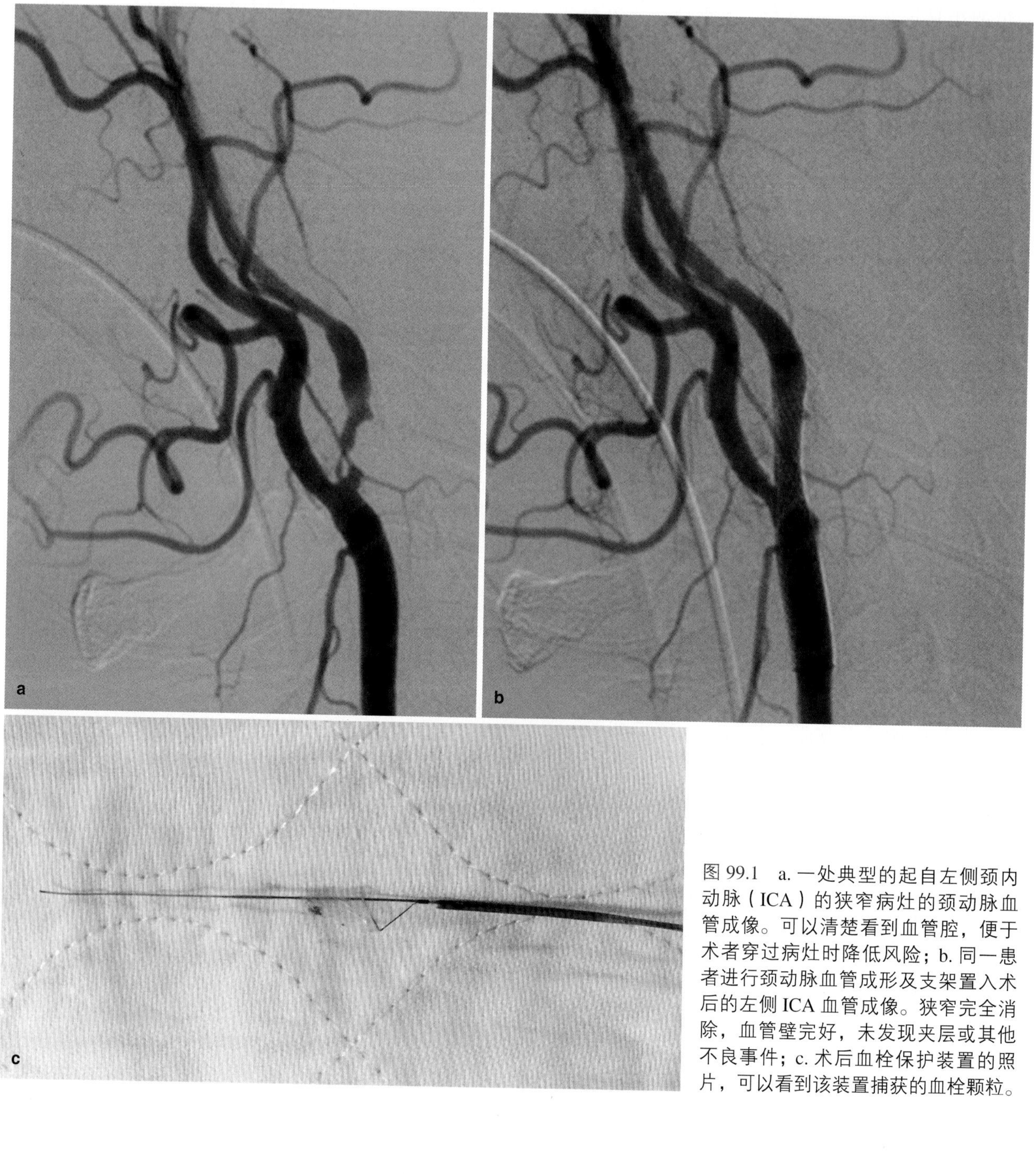

图 99.1　a. 一处典型的起自左侧颈内动脉（ICA）的狭窄病灶的颈动脉血管成像。可以清楚看到血管腔，便于术者穿过病灶时降低风险；b. 同一患者进行颈动脉血管成形及支架置入术后的左侧 ICA 血管成像。狭窄完全消除，血管壁完好，未发现夹层或其他不良事件；c. 术后血栓保护装置的照片，可以看到该装置捕获的血栓颗粒。

设计：开环和闭环。开环的设计适用于较为扭曲的血管，贴壁性较好。闭环支架能够更好地将粥样斑块与血管腔隔开，并能降低回收远端栓塞保护装置时的并发症可能性。

介入手术操作分为 4 个阶段：球囊预扩张（必要时）、放置栓塞保护装置、置入支架、球囊后扩张。在重度狭窄的病变中，术者如果认为栓塞保护装置无法安全通过病变，则可行球囊预扩张。先用 0.014 英寸导丝通过病变处，随后送入 2~2.5 mm 微球囊。球囊扩张后，栓塞保护装置就可以安全通过病变处。尽管预扩张并不利于远端保护，但在某些情况下，预扩张较之反复尝试将栓塞保护装置推过狭窄病变处更为安全。另一个选择是使用 Spider 栓塞保护装置（Covidien，Mansfield，MA），这种装置可以使用任一标准 0.014 英寸导丝通过单轨方式来通过病变。

预扩张后（必要时），栓塞保护装置通过病变，并在其远端 ICA 较为平直处将滤网安装稳妥。这能保证很好的贴壁性，并防止潜在的脱落栓子通过滤网。若血管成角或扭曲严重，栓塞保护装置的正确放置可能有赖于近端保护装置（近端闭塞装置或转流装置）的使用。另外也可以考虑进行颈动脉内膜剥脱手术。

在完成预扩张和栓塞保护装置安放后，引导支架穿过病变处。其放置位置不应处于血管转弯处，否则支架释放时可能造成严重的血管扭曲或夹层形成。同时也要小心确认支架释放位置与栓塞保护装置保持足够的距离，以防止器材无意中的相互缠结[13]。最后一步是在支架置入后用尺寸稍小的球囊进行后扩张。后扩张能使支架轻柔地与斑块融合。需要强调的是，过度扩张往往容易形成血管夹层或使栓子脱落。在小心操作的情况下，颈动脉成形联合支架置入术是一种安全、快速且高收益的手术。为了确认其效果，在手术结束后经常需要检查栓塞保护装置中是否留有捕获的栓子。

患者预后与文献回顾

近来，几个对比 CAS 和 CEA 的多中心临床试验发现 CAS 并不劣于 CEA。这些研究包括对内膜剥脱高危患者行保护下支架和血管成形术研究（SAPPHIRE），颈动脉和椎动脉腔内血管成形术研究（CAVATAS）以及 CREST 研究[10, 14, 15]。SAPPHIRE 试验表明 CAS 在 1 年的随访中不劣于 CEA（以心肌梗死、卒中或死亡为主要终点事件，其发生率在 CAS 组和 CEA 组分别为 12.2% 和 20.1%[15]）。CAVATAS 研究发现 CAS 与 CEA 组在 30 天的卒中和死亡发生率上是等同的（分别是 10% 和 9.9%），且 3 年同侧卒中发生率相近[14]。CAS 与 CEA 在 CREST 试验中主要终点事件上无显著差异（4 年内卒中、心肌梗死、死亡或同侧卒中发生率在 CAS 和 CEA 组中分别为 7.2% 和 6.8%[3, 10]）。其他三项近期进行的对比 CAS 与 CEA 的 meta 分析［在症状型严重颈动脉狭窄患者中内膜剥脱与血管成形对比（EVA-3A）研究，支架保护下血管成形与颈动脉内膜剥脱对比研究（SPACE），以及国际颈动脉支架成形术研究（ICSS）］结果显示，两者在 30 天时的卒中 / 死亡率分别是 8.9% 和 5.8%[3]。另外，该项 meta 分析还发现，在 70 岁以上人群中，CAS 组 120 天并发症发生率高达 12%，而 CEA 组为 5.9%[3]。

保护下的颈动脉支架成形术在 CEA 高危患者中的应用研究（PROTECT）是一个单臂研究，旨在评估新的栓塞保护装置下 CAS 在 CEA 并发症高危患者中的应用[16]。30 天死亡、卒中和心肌梗死的总发生率是 2.3%；死亡和卒中的总发生率为 1.5%；死亡和“大卒中”的总发生率为 0.5%。本试验围术期并发症率在类似的评估 CAS 的临床试验中是最低的，这也有助于确立 CAS 在 CEA 高风险患者中的应用价值。

讨论

颈动脉支架置入术死亡率和致残率较低，但目前尚缺乏新装置应用的长期随访结果。尽管目前 CEA 仍是颈动脉颅外段疾病的治疗手段，CAS 已成为 CEA 并发症高危人群的一种可行的替代手段。

椎动脉起始部狭窄的血流重建

相关解剖

右侧椎动脉（VA）通常由无名动脉分支后的右侧锁骨下动脉发出，而左侧椎动脉从左侧锁骨下动脉发出。椎动脉分为 4 个部分：V1，从椎动脉起始部至其进入横突孔处，通常位于 C6 水平。V2，从椎动脉进入横突孔到 C2 水平离开横突孔处；V3，从椎动脉 C2 水平出横突孔处到其通过枕骨大孔进入硬膜处；以及 V4，椎动脉进入硬膜到其与对侧椎动脉汇合构成基底动脉（BA）处。椎动脉发出分支供应肌肉、硬膜、脊髓（脊髓前动脉和脊髓后动脉）、颅后窝［小脑后下动脉（PICA）］，以及脑干（穿支）。

自然史

累及 V1 段的椎动脉起始部狭窄是仅次于颈动脉分叉部的，第二常见的狭窄部位，约占后循环卒中的 25%~30%[17-19]。椎动脉起始部狭窄的发病率为 5.4%，但在 70 岁以上人群中发病率约为 12.5%[20]。椎基底循环卒中的死亡率接近 30%[17]。他汀类药物和抗血小板治疗，以及卒中危险因素控制已经成为症状型椎动脉起始部狭窄的一线治疗方案。最佳的治疗方案目前尚不明确 [17, 18]。血流重建技术应用于保守治疗无效的症状型椎动脉狭窄患者。直接的手术血流重建是安全的，但手术技术方面的复杂性推动了该疾病血管内疗法的进展 [17, 18]。

临床表现

尽管椎动脉起始部狭窄常见，但通常由于颅内外侧支血供的代偿作用而无临床症状。当对侧椎动脉发育不良、严重狭窄、闭塞，或终止于 PICA 时，椎动脉起始部狭窄患者才会产生症状。最常见的椎动脉起始部狭窄原因是粥样硬化，但颅外椎主动脉狭窄也可以继发于血管夹层、外部压力、血管炎引起的椎基底动脉供血不足。椎动脉在移行部位最容易受损伤（夹层），如在进入 C6 横突孔之前或在 C2 处离开横突孔之后。

围术期评估

单侧椎动脉起始部狭窄极少引起症状，因此必须确认患者的临床症状与术前血管造影发现相对应。尽管症状与病变相对应，且已经确认椎动脉起始部狭窄是缺血的病因，一线治疗仍然是抗血小板药物。手术或介入治疗仅适用于积极药物治疗失败的患者。

血管内治疗与治疗指征

患者于介入前至少 5 天开始接受阿司匹林、氯吡格雷或噻氯匹定进行双联抗血小板治疗。如果患者术前未接受双抗治疗，则给予负荷剂量的依菲巴特，然后在支架植入术后进行双联抗血小板治疗。

动脉入路通常选择股动脉，然而，也常有椎动脉从锁骨下动脉发出的角度看更适于采用肱动脉或桡动脉入路的情况。在确认病变程度和仔细观察血管结构如血管弯曲程度、钙化程度、颅内侧支循环状况后，再决定是否进行血管成形术，以及是否置入支架。

对于大多数椎动脉介入手术来说，导引导管是整个操作的选择平台，因为椎动脉管径更小，因此所能够选用的球囊及支架范围较小。如何获得一个稳定操作平台是限制椎动脉血管成形术的重要因素，因为主动脉弓到左侧椎动脉起始部之间的锁骨下动脉段非常短。有时，先进的技术能在某些高难度病例中提高稳定性（下文标出）。可选择 6~8F 导管，于椎动脉起始部近端将导管置入锁骨下动脉。如果无法稳定置入，通常使用 0.016~0.018 英寸双导丝，如 V-18（Boston Scientific，Natick，MA），可以将其置入锁骨下动脉来有效“锁定”导引导管。

导引管稳定置入后，术者可以继续进行血管成形及支架置入。首先，对患者进行肝素化使患者的部分凝血酶原时间为正常值 2~2.5 倍。值得注意的是，这些操作通常在患者清醒状态下进行。随后收集病变部位高倍放大图像，以便术者选择球囊和支架的尺寸。当选择球囊时，最好与血管内径大小相符而略长于病变节段，以便充分治疗狭窄。然而，放置支架时要小心避免支架漂浮移位进入锁骨下动脉。因此，支架需向远端留出一段额外的长度，以免伸入上级血管。这种支架的漂浮移位理论上存在导致血栓栓塞的风险，而移位的支架本身会机械性阻碍导管进一步插入。远端栓塞保护装置尚未在椎动脉狭窄治疗中常规应用，但是我们建议在无技术障碍的情况下常规使用。

在选择好导引导管和支架后，开始进行介入治疗。常规情况下，将一根 0.014 英寸的导丝穿过病变部位，随后置入一个尺寸合适的微球囊。在球囊充气前要注意抽净球囊所有皱褶以防止远端“西瓜籽”样球囊滑脱。此外，将导引导管推进并置于椎动脉起始部近端有助于防止近端球囊滑脱。球囊扩张（缓慢进行，每 30 秒 1~2 atm，保持膨胀 1~2 分钟），随后排气，复查血管造影。如果仍然存在狭窄的话，则考虑进行支架置入。我们确信任一结合球囊扩张的心脏、胆道或外周支架的效果。再次强调，支架尺寸须与血管直径相适应，而长度须稍长。如上文所提到，应小心避免支架漂浮移位到锁骨下动脉。

患者预后与文献回顾

血管成形术和裸金属支架治疗椎动脉起始部狭窄，尽管致死致残率不高，但疗效有限、再狭窄率较高 [17]。CAVATAS，作为唯一一项对比支架治疗和药物治疗的随机对照研究，显示血流重建组没有更高的获益；但是，该研究的可推广性因其较小的样本量而受到限制 [17, 19]。近期一篇关于椎动脉血管成形和支架置入治疗椎动脉起始部狭窄的文献综述发现在 1 099

例患者中，技术成功率为 97%，围术期 TIA 发作占 1.5%，卒中和死亡总发生率为 1.1%，症状复发率 8%，再狭窄率 23%[17]。

另一项支架治疗椎动脉起始部狭窄的 meta 分析纳入 27 篇文章共 980 例患者。这篇 meta 分析发现围术期 TIA 发生率为0.8%，术后30天内卒中发生率为1.1%[19]。值得注意的是，研究还发现随访中药物洗脱支架再狭窄发生率（11%）较裸金属支架（30%）低[19]。

讨论

血管成形和支架置入治疗椎动脉起始部狭窄是安全、微创、技术上可行的手段。目前尚需精心设计的关于该疾病手术、介入及药物治疗间对比的随机对照试验。

静脉窦血栓的血流重建

相关解剖

静脉窦是两层硬膜之间大的、无静脉瓣的静脉通道。主要的静脉窦包括上矢状窦、横窦、直窦，以及乙状窦。上矢状窦前起于盲孔，向后与直窦和枕窦形成窦汇。直窦沿其行程引流大脑半球的表面静脉[21]。横窦在近中线处起于窦汇，沿小脑幕边界向外侧弯曲，止于乙状窦[21]。乙状窦延续横窦，于颈静脉窝处移行为颈内静脉[21]。

自然病程

大脑静脉窦血栓（CVST）是一种少见但严重的脑血管疾病，占所有卒中的 0.5%~1.0%[22–24]。CVST 的发生率为（3~7）/1 000 000，女性为主[22]。最常见的血栓部位从多到少依次为：上矢状窦、横窦、上矢状窦和横窦同时累及、直窦，以及海绵窦[22]。

文献报道的 CVST 相关危险因素很广泛，但最常见的易感因素为：血液系统失调、系统性恶性疾病、系统性感染性疾病、中枢系统感染、创伤性脑损伤、脱水、吸烟、良性脑肿瘤、口服避孕药，以及围生期[23]。

CVST 的病理生理目前存在两种理论假说[22]。第一个假说是大脑静脉血栓进展至静脉窦血栓，转而增加静脉压力，导致颅内压增高，毛细血管灌注压降低。上述情况的相继发生造成血脑屏障的破坏，细胞稳态通路失效，最终形成功能退变以及细胞毒性水肿。第二种假说认为原发于大静脉窦的血栓通过阻碍蛛网膜颗粒的脑脊液吸收引起颅内压增高。

临床表现

CVST 的临床表现多样，且无特异性，症状包括：头痛（最常见，89% 患者中发生）、脑病，以及昏迷[22]。CVST 的症状体征根据其病理生理失调方面的诱发因素和临床表现的严重程度被总结为 3 个临床综合征。第一个综合征：包括头晕、恶心 / 呕吐、视盘水肿，以及视力障碍。这些都是颅内压增高的表现。第二个综合征着重于出现局灶神经功能障碍如偏瘫或单瘫、失语或癫痫发作。这些症状伴随脑实质损伤或水肿出现。第三个综合征表现为脑病，可进展为昏迷。这些症状见于广泛的静脉窦血栓或累及脑深静脉系统的血栓。

术前评估

因为 CVST 患者无特异性症状，几乎不可能基于临床表现做出精确的诊断。尽管 CT 可以发现 CVST，但特征性表现（delta 征或空 delta 征）只在 33% 的病例中出现。磁共振静脉成像是诊断 CVST 的可选检查[22]。也可以选择血管造影（DSA）进行检查，但检查者间的可靠性低于磁共振成像。

一旦 CVST 确诊，快速对症治疗是最重要的。首先要积极处理病因（如感染）或消除潜在危险因素（如口服避孕药），并进行凝血功能检查[22]。然后，处理患者的临床症状比如颅内压增高和癫痫。最后，也是最重要的，在急性期，需要住院期间进行肝素治疗，包括静脉使用普通肝素或皮下使用低分子肝素[22, 25]。在急性期治疗完成后，继续用口服抗凝药物华法林和维生素 K 拮抗剂至少 3~6 个月，使得国际标准化比率达到 2~3[22]。

当系统性抗凝治疗效果不佳或患者临床症状快速恶化时，可以直接溶栓[25–27]。通过血管内途径直接溶栓可分为两类，化学溶栓和机械溶栓。最早报道的直接化学溶栓需要开颅或钻洞进行静脉窦置管，维持尿激酶注入[27]。大量研究表明经股脉静直接化学溶栓即使在合并颅内出血的情况下也是安全有效的[27]。

随着介入技术和设备的更新，直接化学溶栓得到了直接机械溶栓技术的补充强化。机械溶栓包括合并或不合并支架置入的球囊血管成形术（图 99.2），如用 AngioJet 导管系统（Possis Medical，Minneapolis，MN）的溶栓技术，用 Penumbra 抽吸系统（Penumbra Inc.，Alameda，CA）的机械吸栓技术，或者拉栓技术[13, 27]。

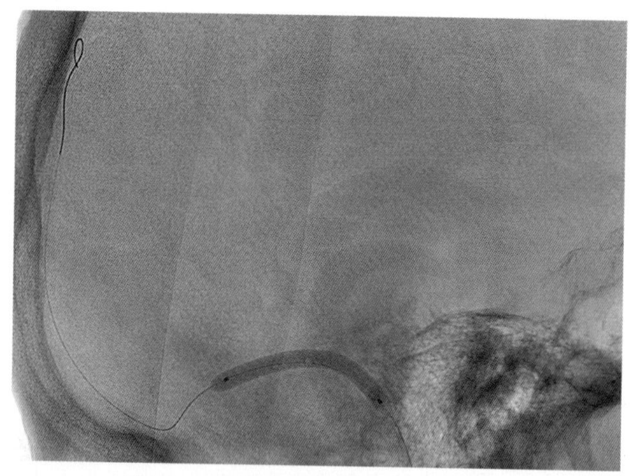

图 99.2 单张 X 线片显示横窦至乙状窦的血管成形。可见转换导丝在位，远端吻合良好，以及末端密闭的 J 形弯曲以免损伤血管。

血管内治疗步骤及其指征

尽管系统性抗凝治疗是治疗 CVST 的一线疗法，经静脉的直接溶栓技术可应用于药物疗效不佳及临床检查恶化的患者。目前有经股动脉（5F）和经股静脉的（6~8F）入路。进行介入治疗之前，所有的患者均需进行诊断性的四血管造影，要特别注意静脉相以便更好地明确静脉窦血栓的大小轮廓（图 99.3）。静脉使用肝素使患者 APTT 达到正常值的 2~2.5 倍。

直接化学溶栓时，打开静脉入路后，置入 6F 鞘管直至颈静脉球。然后在 0.014 英寸微导丝引导下将微导管置于血栓近端表面处。随后通过持续旋转手法将微导丝前送至其穿过血栓，以便在保证平滑前进同时避免穿破血管。随后，微导管沿导丝前进至血栓远端。通过向微导管中少量注射造影剂显影来确认该步骤是否成功。一旦微导管到达合适位置，则进行持续注入 rt-PA，控制速度为 2 mg/h 直到血管再通。确保鞘管和微导管保持在固定位置。患者转送重症监护室，进行密集的神经系统查体并继续注入 rt-PA。指征明确时，需要每 12~24 小时复查静脉血管造影，并调整微导管位置，直到血管再通。

机械溶栓时，将 6~8F 的鞘管置入乙状窦以增进平台稳定性。然后使用三轴支持，将一根转换导引导管在 0.035 英寸导丝或微导管和微导丝引导下穿过鞘管，进入横窦。鞘管和导引导管在远端的“契合”越好，就更有利于合适的机械溶栓设备成功进入。

如果用 Penumbra 抽吸系统进行取栓，则应在 032 Penumbra 再灌注导管（由 0.016 英尺导丝导入）的引导下将 054 Penumbra 再灌注导管导入血栓界面，而非使用导引导管。然后移除微导丝和 032 Penumbra 导管，安装 Penumbra 分离装置，最后将 054 Penumbra 导管连接到抽吸装置，并开始进行血栓移除和静脉再通（图 99.3）。

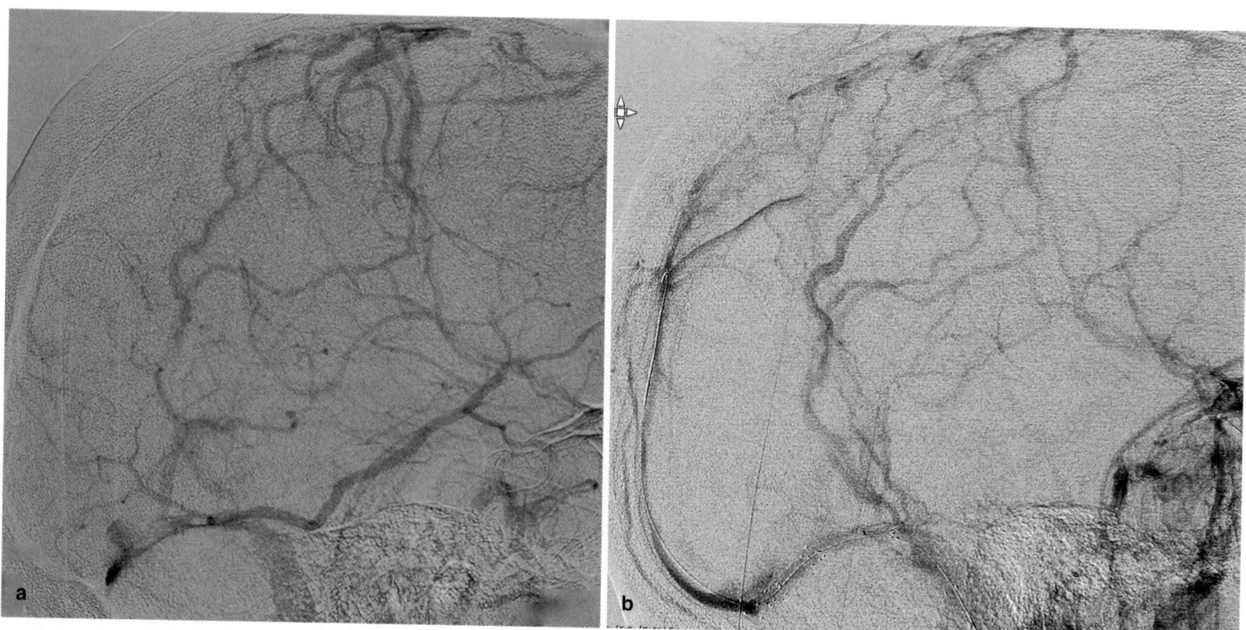

图 99.3 a. 侧位 DSA 显示上矢状窦后半段无显影，表现与脑静脉窦血栓相符；b. 同一患者的侧位 DSA 显示上矢状窦后半段显影良好。说明使用 Penumbra054 分离器（Penumbra Inc.，Alameda，CA）进行吸栓后，上矢状窦血管重建效果良好，横窦及乙状窦经血管成形和支架置入后同样血流通畅。

如果使用 AngioJet 系统进行流变性血栓切除术，则在 0.014 英寸交换微导丝引导下置入 4F 或 5F AngioJet 导管直至其通过血栓（在合适情况下可以直达上矢状窦的前 1/3 或越过中线到达对侧横窦或乙状窦）[26]，随后，AngioJet 系统启动并进行流变性血栓切除术。AngioJet 导管缓慢在血栓内前后移动来达到血管再通的目的 [26]。

患者预后及文献回顾

CVST 相关致死率在过去数十年间从 50% 显著下降到 4.3%[23]。预后不良的因素包括年龄、昏迷、颅内出血、症状快速进展、呼吸衰竭，以及病变累及深静脉系统 [23, 25]。然而，3 种最常见的与死亡相关的情况是：血液系统异常、中枢系统感染，以及恶性肿瘤 [23]。

颅内静脉及静脉窦血栓性疾病的国际研究（ISCVT）确立了急性期使用肝素全身抗凝治疗 CVST 的方案。在本研究中，79% 的患者在 16 个月的随访时达到完全康复 [28]。

到目前为止，仅有一篇关于机械和化学溶栓治疗 CVST 的前瞻性研究发表 [27]。在这项研究中，入组了 20 例患者，其中 15 例进行了吸栓治疗。其中 9 例患者完全康复而 6 例患者死亡。研究的结果因其样本量过小以及多数患者基础情况太差而受到限制。

讨论

因为 CVST 较为罕见，目前尚缺乏对比介入治疗和药物治疗 CVST 的大规模临床随机对照研究。一项多中心、前瞻性的随机临床研究目前正在招募患者参与大脑静脉血栓溶栓或抗凝（TO-ACT）试验 [29]。患者被随机分为介入溶栓组（包括静脉窦内局部应用 rt-PA、机械吸栓或二者结合，并在介入前后进行肝素化）或接受系统性肝素化的药物治疗组。这个研究将阐明针对这种少见但危险的疾病的不同治疗方法的相对效果。

颅内血管粥样硬化狭窄的血流重建

相关解剖

粥样硬化狭窄主要累及的三条颅内大血管分别是颈内动脉（ICA）、大脑中动脉（MCA），以及椎基底动脉系统。

ICA 自颈部上升经岩骨进入颅底。颅内段 ICA 包括以下部分：

- C2 岩骨段，跨越颞骨岩部，延伸至破裂孔，包括 3 个部分（升部、膝部、水平部）。
- C3 破裂孔段，从破裂孔发出止于岩骨舌韧带。
- C4 海绵窦段，起自岩骨舌韧带，延伸至前床突骨膜，被海绵窦包绕。
- C5 床突段，其出海绵窦处延伸至远侧硬脑膜环，其最远端可视为硬膜内结构。
- C6 眼段，远侧硬脑膜环到前交通动脉起始部之间。
- C7 交通段，在视神经和动眼神经之间穿过，从后交通动脉起始部到颈动脉分叉部。

MCA 的所有 3 个节段都在颅内，包括：

- M1 水平段，从中动脉起始处至其 2/3 分叉部，发出外侧豆纹动脉。
- M2 侧裂段，位于岛叶前部，从中动脉 2/3 分叉部到皮质分支起始部。
- M3 皮质段，有分支供应外侧皮质。

颅内椎基底动脉系统包括：

- V4 段从枕骨大孔进入硬膜，与对侧椎动脉汇合形成基底动脉，发出 PICA 和脊髓前动脉。
- 基底动脉在脑桥前方上升，发出小脑前下动脉和脑桥支，终止于分叉部，发出双侧大脑后动脉和小脑上动脉。

自然史

在卒中或 TIA 发作的患者中，8%~10% 归因于 ICA 疾病。每年有 56 000~90 000 美国人受累于颅内血管狭窄 [30, 31]。与心血管疾病类似，ICA 疾病的危险因素包括高血压、高血脂、糖尿病，以及吸烟 [32, 33]。ICA 疾病有明确的种族差异，占亚洲人群缺血性卒中的 22%~26%，占非裔美国人脑血管事件的 6%~29%，而在西班牙人群中，占脑梗死的 11%[32, 34–39]。

Komotar 等 [40] 对 ICA 疾病中每条责任血管的自然病程进行了一项 meta 分析。研究者发现病变部位显著影响了总体死亡率。这项血管特异性意味着就年死亡率而言，中动脉狭窄为 6.8%，椎基底动脉狭窄为 11.6%，而颅内颈内动脉狭窄为 12.4%，说明中动脉狭窄的总体死亡率低于颈内动脉或椎基底动脉狭窄。基底动脉及颈内动脉末段的 ICA 疾病与不良预后相关 [41]。关于狭窄程度与复发性卒中的关系方面，他们未发现狭窄程度值与卒中或死亡率存在相关性 [40]。

ICA 疾病是一种复杂、难以预知的疾病状态，造成症状型卒中或 TIA[42]。从病理生理学角度分析，ICA 疾病可以通过不同的途径造成缺血性脑血管病事件，包括斑块破裂引发栓塞、缺血性低灌注、狭窄部位血栓形成，以及小的穿支血管闭塞[34, 43–47]。

临床表现

颈内动脉疾病可以出现症状或因影像学检查偶然发现。已有数个研究阐明了症状型和无症状型颈动脉疾病的自然病程，但尚缺乏与此相应的ICA疾病数据[48]。总体来说，症状型ICA狭窄的患者都有很高的脑血管缺血事件再发率、冠脉疾病发生率，以及死亡率[49, 50]。在一项纳入46例症状型和75例无症状型累及MCA的ICA疾病患者的前瞻性研究中，症状型MCA疾病患者总体卒中率为每年12.5%，而无症状型患者年卒中率仅为2.8%[48]。回顾性研究发现，在该人群中，无症状性ICA疾病患者的卒中再发率较低[40]。近期一项关于无症状型MCA狭窄的前瞻性研究证实，其具有更低的卒中发生率和死亡率，提示无症状性ICA疾病具有更良性的临床病程[51]。

术前评估

在对疑似卒中或TIA的患者进行评估前，需要首先进行CT平扫以排除出血。随后进行MRI或MRA检查以评估缺血性损伤程度以及可能存在的狭窄程度。但是必须注意，相比于CTA或DSA，MRA检查常常会过度估计狭窄程度。颅内血流/灌注评估对此有所帮助。为此，可以利用多普勒超声成像、血管造影、CT灌注（图99.4）、Pet或Spect等影像学手段。

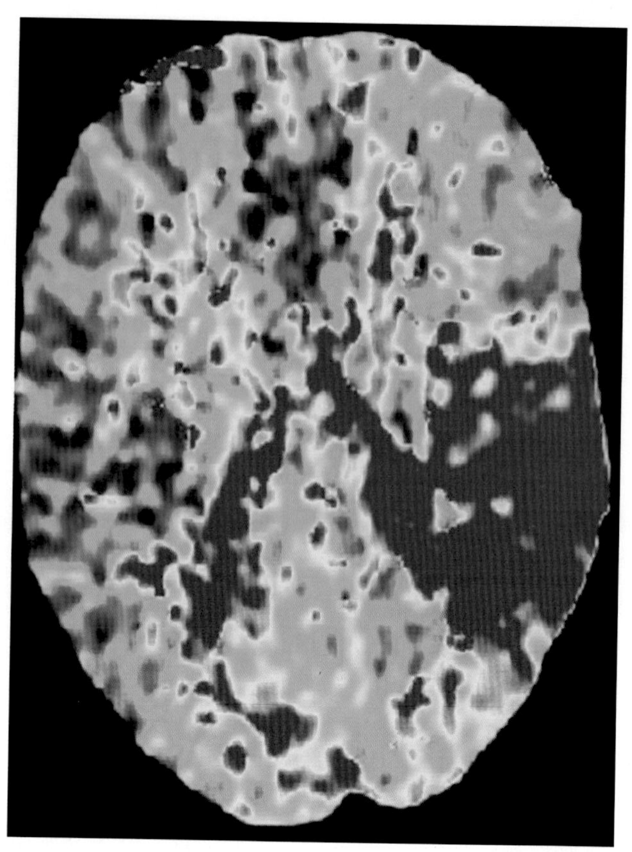

图99.4　一位患有大脑中动脉后侧分支（M2）严重缺血性狭窄的患者的CT灌注图像。

血管内治疗步骤及其指征

治疗ICA疾病，患者于计划介入治疗前至少5天开始口服325 mg阿司匹林以及75 mg氯吡格雷。如果行非择期手术，则在术前3小时，给予负荷剂量的375~600 mg氯吡格雷和600~650 mg阿司匹林，并在支架植入术后开始双联抗血小板治疗[34]。严格的血压控制是围术期管理的重中之重。术后应持续控制血压低于140/90 mmHg，以降低大脑过度灌注综合征风险[13]。

在麻醉方面，在患者清醒状态下手术有其优势[34]。清醒的患者便于进行实时神经功能评估。然而，患者依从性可能对术中技术操作造成影响[52, 53]。因此大多数医生选择让患者在全麻状态下接受手术。目前还没有证据证明全麻手术和清醒手术哪一个更有利于患者。

在患者就位（并经过镇静）后，通过股动脉行动脉穿刺，但若符合指征，肱动脉或桡动脉都可作为穿刺动脉。如果怀疑主动脉弓上部血管狭窄，应先行主动脉弓造影。在确认病变严重性并仔细回顾血管结构（包括确认血管弯曲程度、钙化程度、颅内侧支循环情况）后，再决定是否继续进行血管成形或支架植入术（图99.5）。

该术式倾向使用长鞘管（6F），但是，在后循环操作时，椎动脉尺寸通常使得术者不得不使用导引导管来代替鞘管。在0.038英寸硬导丝（如Stiff Shaft导丝）引导下，通过标准转换步骤将鞘管置入近端大血管。具体的转换步骤为：先沿造影导管将0.038英寸的长度转换硬导丝送入目标血管，再移除造影导管，沿0.038英寸的长度转换硬导丝将鞘管送至目标大血管近端。在置入鞘管前，对患者进行肝素化，使患者APTT达到正常值的2~2.5倍。完成上述操作后，收集病灶的高清图像以便于确定进行血管成形以及支架植入的具体器材型号。

ICA疾病的最佳介入治疗手段目前还存在争议（血管成形合并支架置入或单纯血管成形术）。在任一情况下，均需选择尺寸偏小20%的球囊以降低夹层或破裂的风险。使用0.014英寸的微导丝穿过病灶，并引导微导管穿过狭窄部。之后沿微导管置入一条300 cm 的 0.014 英寸长度转换微导丝（最好末端带为闭合弧形，以免穿破血管）并置于合适的稳定位置，使其远端完全穿过病变处。随后通过转换导丝置入血管成形球囊，缓慢充气至血管直径的 70%~80%。一旦完成，缓慢放气，并在不移动转换导丝的情况下将球囊退至血管近端。在整个介入过程中，保证病变全长可及是非常重要的。当球囊移除后（导丝仍在原位），应进行造影以评估血管成形的效果，同时确保无动脉夹层形成。如果效果满意且未发现并发症，应在 3~5 分钟后再次复查血管造影（移除导丝之前）确认结果满意且稳定。然后才可以移除转换导丝（图 99.5）。

如果有必要进行支架置入，则可以在第一次造影复查之后进行。支架的尺寸需适应于目标血管，并通过先前保留的转换导丝小心送入。支架长度至少比目标病变长 4 mm 以上，以便在狭窄段两端各留出 2 mm 的富余。如果发生问题的话，问题应出现在长度更长的那一端。当支架已经释放完毕，传送系统移除后（仍保留导丝），应复查血管造影。之后术者应等待 3~5 分钟后进行第二次血管造影复查，保证未发生急性期血栓形成。部分外科医生建议支架释放后 20~30 分钟内持续进行周期性成像。

患者预后与文献回顾

随着介入神经影像学的进展，血管内治疗 ICA 疾病近年来变得更为流行。数个回顾性研究证明了介入治疗重度狭窄及症状性 ICA 疾病患者的有效性[34]。

美国介入和治疗性神经影像协会（ASITN）、介入放射协会（SIR）以及美国神经影像学会（ASNR）在最近一次（2009 年）的会议声明中提出“对于狭窄程度大于 50% 的症状型颅内血管狭窄且药物治疗无效的患者，可以考虑球囊血管成形联合支架置入或单纯球囊血管成形[54]。”这些团体也认为无症状型 ICA 疾病患者应接受积极的药物治疗，因为尚无充分证据支持采用介入手段治疗无症状型重度狭窄患者。确定

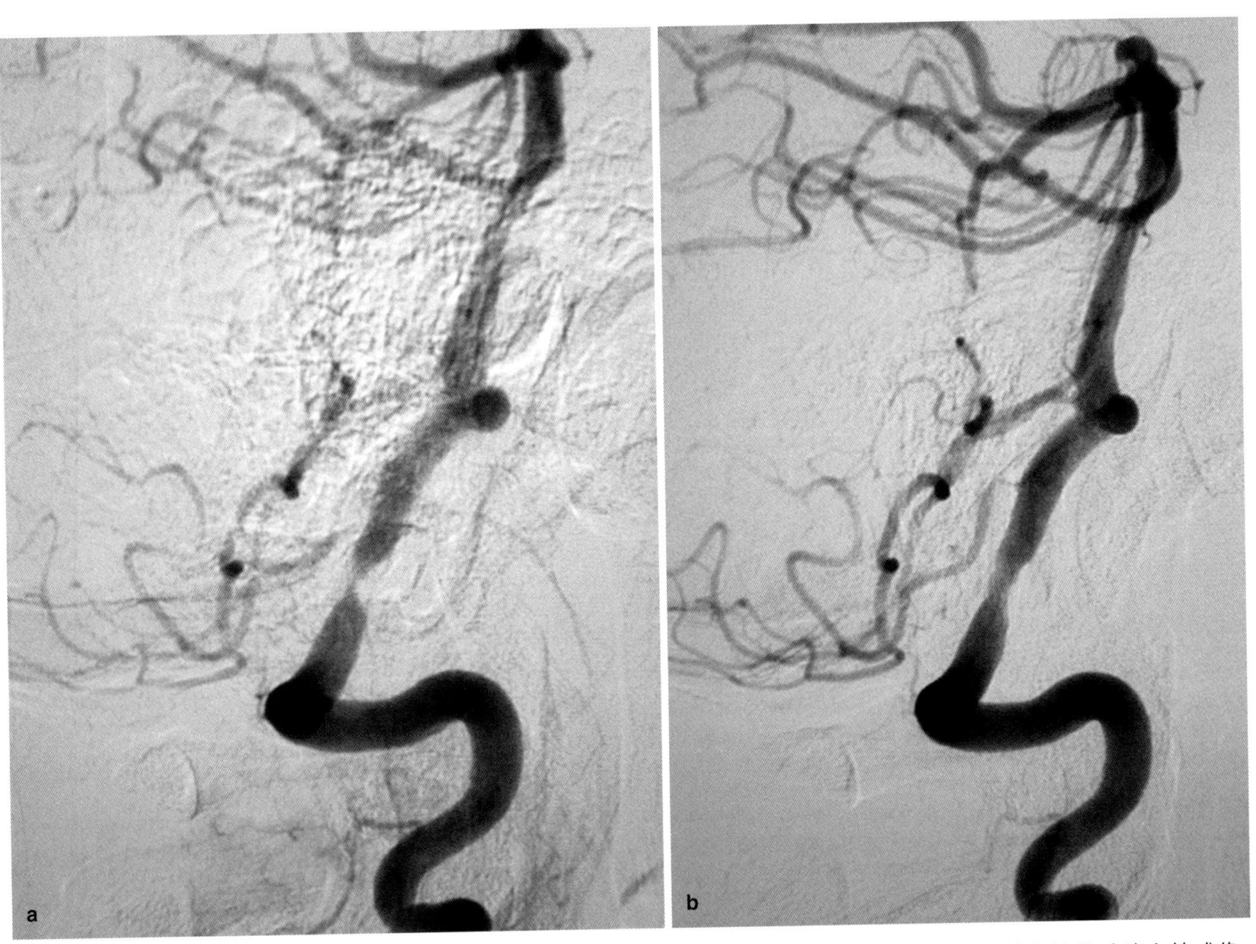

图 99.5　a. 高清椎动脉血管成像，显示血管严重狭窄；b. 同一患者接受次级血管扩张（80%）后的高清椎动脉血管成像。血管狭窄改善，即时顺行血流通畅。

性的治疗指南目前尚未明确，因为在联合使用阿司匹林、抗血小板药物和 / 或抗凝药物方面尚未达成共识。

自从颅内外（EC–IC）血管搭桥研究组的实验表明接受颅内外血管搭桥手术的 ICA 疾病患者并发症发生率是药物治疗组的 2 倍 [55]，介入成为治疗 ICA 疾病的唯一手段 [56]。此后，数个多中心临床研究证明了介入治疗，包括血管成形和支架置入的成功率。研究包括以下项目：阿波罗支架治疗症状性动脉粥样硬化性颅内血管狭窄研究（ASSIST），症状性颅内动脉硬化性狭窄的成组研究（GESICA），支架治疗椎动脉及颅内动脉症状性动脉粥样硬化性病变研究（SSYLVIA），翼展研究，以及颅内血管狭窄中支架与积极药物治疗预防卒中复发的效果对比研究（SAMMPRIS）。

ASSIST 研究前瞻性地纳入了 46 例使用阿波罗支架的患者。3 例患者（6.5%）术后 30 天内发生了“小卒中”。术后 1 年和 2 年的卒中风险分别为 11% 和 13.3%[57]。GESICA 研究前瞻性地纳入了 102 例狭窄大于 50% 的症状型 ICA 疾病患者，所有患者均接受了针对其不同的危险因素的药物治疗，同时进行预防性抗血栓形成治疗。在 23.4 个月时，38.2% 的患者发生了脑血管事件。20 个患者接受了介入治疗，其中 13 例进行了支架置入，围术期并发症发生率为 14.2%[58]。SSYLVIA 试验前瞻性地入组了 61 例支架置入患者，围术期卒中率 6.6%，而 1 年随访卒中发生率 13.1%；6.5% 的患者在 30 天内发生了“小卒中”[59]。最近，翼展实验前瞻性地评估了 45 例接受翼展支架植入以及经皮腔内球囊血管成形术的患者。围术期卒中发生率为 4.5%，1 年卒中发生率 9.3%[60]。

最近，SAMMPRIS 研究提供了介入治疗 ICA 疾病的重要信息。Chimowitz 等 [61] 入组了 451 例存在 TIA 或卒中的患者，其 ICA 狭窄率分布于 70%~99%。患者接受单纯强化药物治疗或强化药物联合血管成形及翼展支架植入术。研究入组 451 例患者后中止，因为 30 天的卒中或死亡率在血管成形及支架置入组为 14.7%，而药物控制组为 5.8%。然而，批评者认为 SAMMPRIS 研究存在方法学上的问题，尤其是手术者经验、药物治疗不足，以及患者选择缺陷 [42]。尽管如此，根据 SAMMPRIS 研究中药物治疗组的治疗方案及其效果，很明显，药物治疗应当成为 ICA 疾病的一线治疗方法。但对于强化药物治疗下仍存在症状的患者来说，介入治疗仍不失为一种重要选择。

讨论

血管内血流重建在颅内血管狭窄治疗中的角色尚待明确。数个重要研究提示目前的技术可能无法提供比强化药物治疗更大的获益。因此，颅内血管狭窄的介入治疗应当限于对药物治疗不敏感的特定人群。随着介入工具的进展，颅内血管狭窄患者从血管内血流重建手术中获益将成为可能。

参·考·文·献

[1] Roger VL, Go AS, Lloyd-Jones DM, et al. American Heart Association Statistics Committee and Stroke Statistics Subcommittee. Heart disease and stroke statistics—2012 update: a report from the American Heart Association. Circulation 2012;125:e2–e220

[2] Kan P, Mokin M, Dumont TM, et al. Cervical carotid artery stenosis: latest update on diagnosis and management. Curr Probl Cardiol 2012;37:127–169

[3] Young KC, Jain A, Jain M, Replogle RE, Benesch CG, Jahromi BS. Evidencebased treatment of carotid artery stenosis. Neurosurg Focus 2011;30:E2

[4] Brott TG, Halperin JL, Abbara S, et al. American College of Cardiology; American Stroke Association; American Association of Neurological Surgeons; American College of Radiology; American American College of Radiology; Society of NeuroInterventional Surgery; Society for Vascular Medicine; Society for Vascular Surgery. 2011 ASA/ACCF/AHA/AANN/AANS/ ACR/ASNR/CNS/ SAIP/SCAI/SIR/SNIS/SVM/SVS guideline on the management of patients with extracranial carotid and vertebral artery disease. A report of the American College of Cardiology Foundation/American Heart Association Task Force on Practice Guidelines, and the American Stroke Association, American Association of Neuroscience Nurses, American Association of Neurological Surgeons, American College of Radiology, American Society of Neuroradiology, Congress of Neurological Surgeons, Society of Atherosclerosis Imaging and Prevention, Society for Cardiovascular Angiography and Interventions, Society of Interventional Radiology, Society of NeuroInterventional Surgery, Society for Vascular Medicine, and Society for Vascular Surgery. Circulation 2011;124:e54–e130

[5] Siddiqui AH, Natarajan SK, Hopkins LN, Levy EI. Carotid artery stenting for primary and secondary stroke prevention. World Neurosurg 2011;76(6, Suppl):S40–S59

[6] [No authors listed.] Randomised trial of endarterectomy for recently symptomatic carotid stenosis: final results of the MRC European Carotid Surgery Trial (ECST). Lancet 1998;351:1379–1387

[7] Barnett HJ, Taylor DW, Eliasziw M, et al. Benefit of carotid endarterectomy in patients with symptomatic moderate or severe stenosis. North American Symptomatic Carotid Endarterectomy Trial Collaborators. N Engl J Med 1998;339:1415–1425

[8] Chalela JA. Evaluating the carotid plaque: going beyond stenosis. Cerebrovasc Dis 2009;27(Suppl 1):19–24

[9] Taussky P, Sangala JR, Meyer FB. Carotid endarterectomy and treatment options for carotid occlusive disease. World Neurosurg 2011;76(6, Suppl):S35–S39

[10] Brott TG, Hobson RW II, Howard G, et al. CREST Investigators. Stenting versus endarterectomy for treatment of carotid-artery stenosis. N Engl J Med 2010;363:11–23

[11] Wiebers DO, Feigin VL, Brown RD. Handbook of Stroke. Baltimore: Lippincott Williams & Wilkins; 2006

[12] Ricotta JJ, Aburahma A, Ascher E, Eskandari M, Faries P, Lal BK. Society for Vascular Surgery. Updated Society for Vascular Surgery guidelines for management of extracranial carotid disease: executive summary. J Vasc Surg 2011;54:832–836

[13] Nussbaum ES, Mocco J. Cerebral Revascularization: Microsurgical and Endovascular Techniques. New York: Thieme; 2011

[14] Endovascular versus surgical treatment in patients with carotid stenosis in the Carotid and Vertebral Artery Transluminal Angioplasty Study (CAVATAS): a randomised trial. Lancet 2001;357:1729–1737

[15] Gurm HS, Yadav JS, Fayad P, et al. SAPPHIRE Investigators. Long-term results of carotid stenting versus endarterectomy in high-risk patients. N Engl J Med 2008;358:1572–1579

[16] Matsumura JS, Gray W, Chaturvedi S, Yamanouchi D, Peng L, Verta P. Results of carotid artery stenting with distal embolic protection with improved systems: Protected Carotid Artery Stenting in Patients at High Risk for Carotid Endarterectomy (PROTECT) trial. J Vasc Surg 2012;55:968–976, e5

[17] Antoniou GA, Murray D, Georgiadis GS, et al. Percutaneous transluminal angioplasty and stenting in patients with proximal vertebral artery stenosis. J Vasc Surg 2012;55:1167–1177

[18] Edgell RC, Zaidat OO, Gupta R, et al. Multicenter Study of Safety in Stenting for Symptomatic Vertebral Artery Origin Stenosis: Results from the Society of Vascular and Interventional Neurology Research Consortium. J Neuroimaging 2011

[19] Stayman AN, Nogueira RG, Gupta R. A systematic review of stenting and angioplasty of symptomatic extracranial vertebral artery stenosis. Stroke 2011;42:2212–2216

[20] Kumar Dundamadappa S, Cauley K. Vertebral artery ostial stenosis: prevalence by digital subtraction angiography, MR angiography, and CT angiography. J Neuroimaging 2013;23:360–367

[21] Morris P. Practical Neuroangiography. Philadelphia: Lippincott Williams & Wilkins; 2007

[22] Filippidis A, Kapsalaki E, Patramani G, Fountas KN. Cerebral venous sinus thrombosis: review of the demographics, pathophysiology, current diagnosis, and treatment. Neurosurg Focus 2009;27):E3

[23] Borhani Haghighi A, Edgell RC, Cruz-Flores S, et al. Mortality of cerebral venous-sinus thrombosis in a large national sample. Stroke 2012;43:262–264

[24] Saposnik G, Barinagarrementeria F, Brown RD Jr, et al. American Heart Association Stroke Council and the Council on Epidemiology and Prevention. Diagnosis and management of cerebral venous thrombosis: a statement for healthcare professionals from the American Heart Association/American Stroke Association. Stroke 2011;42:1158–1192

[25] Guo XB, Guan S, Fan Y, Song LJ. Local thrombolysis for severe cerebral venous sinus thrombosis. AJNR Am J Neuroradiol 2012;33:1187–1190

[26] Dashti SR, Hu YC, Yao T, et al. Mechanical thrombectomy as first-line treatment for venous sinus thrombosis: technical considerations and preliminary results using the AngioJet device. J Neurointerv Surg 2013;5:49–53

[27] Rahman M, Velat GJ, Hoh BL, Mocco J. Direct thrombolysis for cerebral venous sinus thrombosis. Neurosurg Focus 2009;27:E7

[28] Ferro JM, Canhão P, Stam J, Bousser MG, Barinagarrementeria F. ISCVT Investigators. Prognosis of cerebral vein and dural sinus thrombosis: results of the International Study on Cerebral Vein and Dural Sinus Thrombosis (ISCVT). Stroke 2004;35:664–670

[29] Coutinho JM, Ferro JM, Zuurbier SM, et al. Thrombolysis or anticoagulation for cerebral venous thrombosis: rationale and design of the TO-ACT trial. Int J Stroke 2012

[30] Broderick J, Brott T, Kothari R, et al. The Greater Cincinnati/Northern Kentucky Stroke Study: preliminary first-ever and total incidence rates of stroke among blacks. Stroke 1998;29:415–421

[31] Chimowitz MI, Lynn MJ, Howlett-Smith H, et al. Warfarin-Aspirin Symptomatic Intracranial Disease Trial Investigators. Comparison of warfarin and aspirin for symptomatic intracranial arterial stenosis. N Engl J Med 2005;352:1305–1316

[32] Sacco RL, Kargman DE, Gu Q, Zamanillo MC. Race-ethnicity and determinants of intracranial atherosclerotic cerebral infarction. The Northern Manhattan Stroke Study. Stroke 1995;26:14–20

[33] Komotar RJ, Kellner CP, Raper DM, Strozyk D, Higashida RT, Meyers PM. Update on the natural history of intracranial atherosclerotic disease: A critical review. World J Radiol 2010; 2:166–171

[34] Youmans JR, Winn HR. Youmans' Neurological Surgery, 6th ed. Philadelphia: Saunders/Elsevier; 2011

[35] Wityk RJ, Lehman D, Klag M, Coresh J, Ahn H, Litt B. Race and sex differences in the distribution of cerebral atherosclerosis. Stroke 1996;27:1974–1980

[36] Feldmann E, Wilterdink JL, Kosinski A, et al. Stroke Outcomes and Neuroimaging of Intracranial Atherosclerosis (SONIA) Trial Investigators. The Stroke Outcomes and Neuroimaging of Intracranial Atherosclerosis (SONIA) trial. Neurology 2007;68:2099–2106

[37] Caplan LR, Gorelick PB, Hier DB. Race, sex and occlusive cerebrovascular disease: a review. Stroke 1986;17:648–655

[38] Moossy J. Pathology of cerebral atherosclerosis. Influence of age, race, and gender. Stroke 1993;24(12, Suppl):I22–I23, I31–I32

[39] Wong KS, Huang YN, Gao S, Lam WW, Chan YL, Kay R. Intracranial stenosis in Chinese patients with acute stroke. Neurology 1998;50:812–813

[40] Komotar RJ, Wilson DA, Mocco J, et al. Natural history of intracranial atherosclerosis: a critical review. Neurosurgery 2006;58:595–601, discussion 595–601

[41] Smith WS, Lev MH, English JD, et al. Significance of large vessel intracranial occlusion causing acute ischemic stroke and TIA. Stroke 2009;40:3834–3840

[42] Alexander MJ. Intracranial stenting for intracranial atherosclerotic disease: still much to learn. J Neurointerv Surg 2012;4:85–86

[43] Derdeyn CP, Grubb RL Jr, Powers WJ. Cerebral hemodynamic impairment: methods of measurement and association with stroke risk. Neurology 1999;53:251–259

[44] Naritomi H, Sawada T, Kuriyama Y, Kinugawa H, Kaneko T, Takamiya M. Effect of chronic middle cerebral artery stenosis on the local cerebral hemodynamics. Stroke 1985;16:214–219

[45] Grubb RL Jr, Derdeyn CP, Fritsch SM, et al. Importance of hemodynamic factors in the prognosis of symptomatic carotid occlusion. JAMA 1998; 280:1055–1060

[46] Caplan LR. Intracranial branch atheromatous disease: a neglected, understudied, and underused concept. Neurology 1989;39:1246–1250

[47] Bogousslavsky J, Barnett HJ, Fox AJ, Hachinski VC, Taylor W. Atherosclerotic disease of the middle cerebral artery. Stroke 1986;17:1112–1120

[48] Kern R, Steinke W, Daffertshofer M, Prager R, Hennerici M. Stroke recurrences in patients with symptomatic vs asymptomatic middle cerebral artery disease. Neurology 2005;65:859–864

[49] Thijs VN, Albers GW. Symptomatic intracranial atherosclerosis: outcome of patients who fail antithrombotic therapy. Neurology 2000;55:490–497

[50] Arenillas JF, Molina CA, Montaner J, Abilleira S, González-Sánchez MA, Alvarez-Sabín J. Progression and clinical recurrence of symptomatic middle cerebral artery stenosis: a long-term follow-up transcranial Doppler ultrasound study. Stroke 2001;32:2898–2904

[51] Kremer C, Schaettin T, Georgiadis D, Baumgartner RW. Prognosis of asymptomatic stenosis of the middle cerebral artery. J Neurol Neurosurg Psychiatry 2004;75:1300–1303

[52] Sauvageau E, Ecker RD, Levy EI, Hanel RA, Guterman LR, Hopkins LN. Recent advances in endoluminal revascularization for intracranial atherosclerotic disease. Neurol Res 2005;27(Suppl 1):S89–S94

[53] Schumacher HC, Khaw AV, Meyers PM, Gupta R, Higashida

RT. Intracranial angioplasty and stent placement for cerebral atherosclerosis. J Vasc Interv Radiol 2004;15(1 Pt 2):S123–S132

[54] Higashida RT, Meyers PM, Connors JJ III, et al. Intracranial angioplasty and stenting for cerebral atherosclerosis: a position statement of the American Society of Interventional and Therapeutic Neuroradiology, Society of Interventional Radiology, and the American Society of Neuroradiology. J Vasc Interv Radiol 2009;20(7, Suppl):S312–S316

[55] The EC/IC Bypass Study Group. Failure of extracranial-intracranial arterial bypass to reduce the risk of ischemic stroke. Results of an international randomized trial. N Engl J Med 1985;313:1191–1200

[56] Fiorella D. Endovascular treatment of intracranial stenosis. World Neurosurg 2011;76(6, Suppl):S66–S70

[57] Jiang WJ, Xu XT, Jin M, Du B, Dong KH, Dai JP. Apollo stent for symptomatic atherosclerotic intracranial stenosis: study results. AJNR Am J Neuroradiol 2007;28:830–834

[58] Mazighi M, Tanasescu R, Ducrocq X, et al. Prospective study of symptomatic atherothrombotic intracranial stenoses: the GESICA study. Neurology 2006;66:1187–1191

[59] SSYLVIA Study Investigators. Stenting of Symptomatic Atherosclerotic Lesions in the Vertebral or Intracranial Arteries (SSYLVIA): study results. Stroke 2004;35:1388–1392

[60] Bose A, Hartmann M, Henkes H, et al. A novel, self-expanding, nitinol stent in medically refractory intracranial atherosclerotic stenoses: the Wingspan study. Stroke 2007;38:1531–1537

[61] Chimowitz MI, Lynn MJ, Derdeyn CP, et al. SAMMPRIS Trial Investigators. Stenting versus aggressive medical therapy for intracranial arterial stenosis. N Engl J Med 2011;365(11):993–1003

专业术语缩略词英汉对照

ABI　ankle-brachial index　踝肱指数
ABS　apical ballooning syndrome　心尖球形综合征
ACA　anterior cerebral artery　大脑前动脉
ACAS　Asymptomatic Carotid Atherosclerosis Study　无症状颈动脉粥样硬化研究
ACEI　angiotensin-converting enzyme inhibitor　血管紧张素转换酶抑制剂
AChA　anterior choroidal artery　脉络膜前动脉
ACoA　anterior communicating artery　大脑前交通动脉
ACP　anterior clinoid process　前床突
ACTH　adrenocorticotropic hormone　促肾上腺皮质激素
AHA　American Heart Association　美国心脏协会
AICA　anteroinferior cerebellar artery　小脑前下动脉
ARB　angiotensin receptor-blocking agent　血管紧张素受体阻滞剂
ARDS　acute respiratory distress syndrome　急性呼吸窘迫综合征
ASA　anterior spinal artery　脊髓前动脉
ASPECTS　Alberta Stroke Program Early CT Score　阿尔伯特卒中项目早期 CT 评分
ATP　adenosine triphosphate　三磷酸腺苷
AVM　arteriovenous malformation　动静脉畸形
BA　basilar artery　基底动脉
BAO　basilar artery occlusion　基底动脉闭塞
BASICS　Basilar Artery International Cooperative Study　基底动脉国际合作研究
BBB　blood brain barrier　血脑屏障
BP　blood pressure　血压
BTO　balloon test occlusion　球囊闭塞试验
CAS　carotid artery stenting　颈动脉支架植入术
CBF　cerebral blood flow　脑血流量
CBV　cerebral blood volume　脑血容量
CC　corpus callosum　胼胝体
CCA　common carotid arery　颈总动脉
CCAs　cavernous carotid aneurysms　颈动脉海绵窦段动脉瘤
CCF　carotid-cavernous sinus fistula　颈动脉海绵窦瘘
CEA　carotid endarterectomy　颈动脉内膜切除术
CHADS　Congestive heart failure Hypertension Age Diabetes Stroke　充血性心力衰竭、高血压、年龄、糖尿病、卒中研究
CHF　congestive heart failure　充血性心力衰竭
CM　cavernous malformation　海绵状血管畸形
CMR　cerebral metabolic rate　大脑代谢率
CMRO　cerebral metabolic rate for oxygen consumption　脑耗氧量代谢率
CN　cranial nerve　脑神经

CO_2 carbon dioxide 二氧化碳
CO carbon monoxide 一氧化碳
COSS Carotid Occlusion Surgery Study 颈动脉闭塞手术研究
CPA cerebellopontine angle 小脑脑桥角
CPP cerebral perfusion pressure 脑灌注压
CS cavernous sinus 海绵窦
CSF cerebrospinal fluid 脑脊液
CSVT cerebral sinus and venous thrombosis 脑静脉窦血栓形成
CT computed tomography 计算机断层扫描
CTA computed tomography angiography 计算机断层扫描血管造影
CVI cerebrovascular injury 脑血管损伤
CVR cerebral vascular resistance 脑血管阻力
CVR cerebral venous flux 脑静脉流量
dACA distal anterior cerebral artery 大脑前动脉远端动脉
DAVF dural arteriovenous fistulae 硬脑膜动静脉瘘
DCI delayed cerebral ischemia 迟发性脑缺血
DCS direct cortical stimulation 直接皮质刺激
DHC decompressive craniectomy 去骨瓣减压术
DSA digital subtraction angiography 数字减影血管造影
DTI diffusion-tensor imagingm 弥散张量成像
DVAs developmental venous anomalies 发育性静脉畸形
ECA external carotid artery 颈外动脉
ECASS Ⅲ European Cooperative Acute Stroke study Ⅲ 欧洲合作急性脑卒中Ⅲ期临床研究
ECG electrocardiogram 心电图
ECST European Carotid Surgery Trial 欧洲颈动脉外科手术临床试验
EEG electroencephalographic 脑电图
ELANA excimer laser-assisted nonocclusive anastomosis 准分子激光辅助非闭塞吻合术
EMG electromyography 肌电图
EPO erythropoietin 促红细胞生成素
EVD extracranial ventricular drainage 脑室外引流
FDA Food and Drug Administration 美国食品和药品监督管理局
FIA familial intracranial aneurysm 家族性颅内动脉瘤
fMRI functional magnetic resonance imaging 功能磁共振成像
GCS Glasgow Coma Scale 格拉斯哥昏迷评分
GnRH gonadotropin-releasing hormone 促性腺激素释放激素
GOS Glasgow Outcome Score 格拉斯哥预后评分
HDL high-density lipoprotein 高密度脂蛋白
HO heme oxygenase 血红素氧化酶
H_2S hydrogen sulfide 硫化氢
IA intracranial atherosclerosis 颅内动脉粥样硬化
IAs intracranial aneurysms 颅内动脉瘤
ICA internal carotid artery 颈内动脉
ICAD intracranial atherosclerotic disease 颅内动脉粥样硬化性疾病
ICG indocyanine green 吲哚菁绿
ICH intracerebral hemorrhage 颅内出血
ICP intracranial pressure 颅内压
ICU intensive care unit 重症监护室
IHAST International Hypothermia during Aneurysm Surgery Trial 国际动脉瘤术中低温治疗临床试验
IL interleukin 白介素
INR international normalized ratio 国际标准化比率
IONM intraoperative neurophysiological monitoring 术中神经生理监测

IPH intraparenchymal hemorrhage 脑实质出血
ISUIA International Study of Unruptured Intracranial Aneurysms 国际未破裂颅内动脉瘤临床研究
IVH intraventricular hemorrhage 脑室出血
LHRH luteinizing hormone releases hormone 促黄体激素释放激素
LOA lateral olfactory artery 侧嗅动脉
LP lumbar puncture 腰穿
LSA lateral striate artery 外侧豆纹动脉
LSS lumbar spinal stenosis 腰椎管狭窄症
MAP mean arterial pressure 平均动脉压
MCA middle cerebral artery 大脑中动脉
MEPs motor evoked potentials 运动诱发电位
MOA medial olfactory artery 嗅内侧动脉
MPChA medial posterior choroidal artery 脉络膜后内侧动脉
MRA magnetic resonance angiogram 磁共振血管造影
MRI magnetic resonance imaging 磁共振成像
mRS Modified Rankin Scale 改良 Rankin 量表
MRV magnetic resonance venography 磁共振静脉成像
NASCET North American Symptomatic Carotid Endarterectomy Trial 北美症状性颈动脉内膜切除术临床试验
NIHSS National Institutes of Health Stroke Scale 美国国立卫生研究院卒中量表
NINDS National Institute of Neurological Disorders and Stroke 美国国家神经疾病和卒中研究所
NIRS near-infrared spectroscopy 近红外光谱技术
NMDA N-Methyl-D-aspartate N- 甲基 -D- 天冬氨酸
NMR nuclear magnetic resonance 磁共振
NO nitric oxide 一氧化氮
NOS nitric oxide synthase 一氧化氮合成酶
NPO nil per os 禁食禁饮
nTMS navigated transcranial magnetic stimulation 导航经颅磁刺激
OA occipital artery 枕动脉
ON optic nerve 视神经
OZ orbitozygomatic 眶颧的
PA tissue-type plasminogen activator 组织型纤溶酶原激活物
$PaCO_2$ pressure of arterial carbon dioxide 动脉二氧化碳分压
PaO_2 pressure of arterial oxygen 动脉氧分压
PCA posterior cerebral artery 大脑后动脉
PCoA posterior communicating artery 后交通动脉
PCS posterior cavernous sinus 后海绵窦
PED pipeline embolization devic pipeline 栓塞装置
PET positron emission tomography 正电子发射断层扫描
PFO patent foramen ovale 卵圆孔未闭
PICA posterior inferior cerebellar artery 小脑后下动脉
PICS posterior intercavernous sinus 后海绵间窦
PNSAH Perimesencephalic Nonaneurysmal Subarachnoid Hemorrhage 中脑周围非动脉瘤性蛛网膜下腔出血研究
PNVT neurovascular transposition 神经血管转位
PROACT Prolyse in Acute Cerebral Thromboembolism 重组尿激酶治疗急性脑血栓栓塞研究
PSA posterior spinal artery 脊髓后动脉
PTT partial thromboplastin time 部分凝血活酶时间
PVA palyvinyl alcohol 聚乙烯醇
PVA posterior clinoid process 后床突
PVD peripheral vascular disease 周围性血管疾病
RCT randomized controlled trial 随机临床对照研究
SAH subarachnoid hemorrhage 蛛网膜下腔出血

SCA	arteria cerebelli superior　小脑上动脉
SCL	subclavian artery　锁骨下动脉
SDH	subdural hematoma　硬膜下血肿
SEEP	sensory evoked potentials　感觉诱发电位
SIADH	syndrome of inappropriate antidiuretic hormone secretion　抗利尿激素分泌不当综合征
SOF	superior orbital fissure　眶上裂
SPECT	single photon emission computed tomography　单光子发射计算机断层扫描
SSEP	somatosensory evoked potential　体感诱发电位
STA	superficial temporal artery　颞浅动脉
SV	saphenous vein　隐静脉
SV	stroke volume　卒中面积
SVR	systemic vascular resistance　全身血管阻力
TBI	tramatic brain injury　脑外伤
TCD	transcranial doppler　经颅超声多普勒
TEE	transesophageal echocardiography　多维超声心动图
TIA	transient ischemic attack　短暂性脑缺血发作
TIAs	transient ischemic attacks　短暂性脑缺血发作
TNF-α	tumor necrosis factor-α　肿瘤坏死因子-α
TSH	thyrotropin stimulating hormone　促甲状腺激素
TT	thromboplastin time　凝血活酶时间
TTP	time-to-peak　最大峰值时间
VA	vertebral artery　椎动脉
VAD	vertebral artery disease　椎动脉疾病
VBI	vertebrobasilar insufficiency　椎基底动脉供血不足
VBOD	vertebrobasilar occlusive disease　椎基底动脉闭塞性疾病
VEGF	vascular endothelial growth factor　血管内皮生长因子
VRD	vascular reconstruction devices　血管重建设备
WFNS	World Federation of Neurosurgical Societies　世界神经外科学会联合会